D1573824

Gerhard Steinbeck

Gustav Paumgartner (Hrsg.)

Therapie innerer Krankheiten

11., vollständig überarbeitete und aktualisierte Auflage

Gerhard Steinbeck
Gustav Paumgartner (Hrsg.)

Therapie innerer Krankheiten

11., vollständig überarbeitete und aktualisierte Auflage

Mit 136 Abbildungen, 428 Tabellen und 253 Übersichten

Mitherausgeber
T. Brandt, B. Göke, N. Greten
W. Hiddemann, H. Lode, K. Mann
H. Riess, T. Risler, M. Schattenkirchner
W. Seeger, M. Wehling

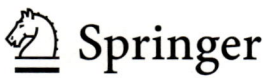

Professor Dr. Gerhard Steinbeck
Professor Dr. Gustav Paumgartner
Medizinische Klinik und Poliklinik I und II
Klinikum der Universität München-Großhadern
Ludwig-Maximilians-Universität
Marchioninistr. 15
81377 München

ISBN 3-540-23750-X   11. Auflage
Springer Medizin Verlag Heidelberg

Bibliografische Information Der Deutschen Bibliothek
Die Deutsche Bibliothek verzeichnet diese Publikation in der Deutschen Nationalbibliografie; detaillierte bibliografische Daten sind im Internet über 〈〈http://dnb.ddb.de〉〉 abrufbar.

Dieses Werk ist urheberrechtlich geschützt. Die dadurch begründeten Rechte, insbesondere die der Übersetzung, des Nachdrucks, des Vortrags, der Entnahme von Abbildungen und Tabellen, der Funksendung, der Mikroverfilmung oder der Vervielfältigung auf anderen Wegen und der Speicherung in Datenverarbeitungsanlagen, bleiben, auch bei nur auszugsweiser Verwertung, vorbehalten. Eine Vervielfältigung dieses Werkes oder von Teilen dieses Werkes ist auch im Einzelfall nur in den Grenzen der gesetzlichen Bestimmungen des Urheberrechtsgesetzes der Bundesrepublik Deutschland vom 9. September 1965 in der jeweils geltenden Fassung zulässig. Sie ist grundsätzlich vergütungspflichtig. Zuwiderhandlungen unterliegen den Strafbestimmungen des Urheberrechtsgesetzes.

Springer Medizin Verlag.
Ein Unternehmen von Springer Science+Business Media
springer.de
© Springer Medizin Verlag 1973, 1974, 1977, 1980, 1983, 1988, 1991, 1995, 1999, 2003, 2005
Printed in Germany

Die Wiedergabe von Gebrauchsnamen, Warenbezeichnungen usw. in diesem Werk berechtigt auch ohne besondere Kennzeichnung nicht zu der Annahme, dass solche Namen im Sinne der Warenzeichen- und Markenschutzgesetzgebung als frei zu betrachten wären und daher von jedermann benutzt werden dürften.

Produkthaftung: Für Angaben über Dosierungsanweisungen und Applikationsformen kann vom Verlag keine Gewähr übernommen werden. Derartige Angaben müssen vom jeweiligen Anwender im Einzelfall anhand anderer Literaturstellen auf ihre Richtigkeit überprüft werden.

Planung: Hinrich Küster
Projektmanagement: Gisela Zech-Willenbacher
Lektorat: Ursula Illig, Stockdorf
Design: deblik Berlin

SPIN 10826571
Satz: Fotosatz-Service Köhler GmbH, Würzburg
Druck: Stürtz AG, Würzburg

Gedruckt auf säurefreiem Papier   26/3160 SM – 5 4 3 2 1 0

Vorwort zur 11. Auflage

Die Therapie innerer Krankheiten entwickelt sich so rasch weiter, dass Herausgeber und Autoren innerhalb von nur zwei Jahren dem Leser eine Neuauflage unseres Buches vorlegen möchten. Dabei wurde das bewährte Konzept des Herausgebers früherer Auflagen, Prof. G. Riecker, beibehalten, in dem das therapeutische Vorgehen an der Ätiologie und Pathogenese des zu behandelnden Krankheitszustandes ausgerichtet und auf eine kritisch abgewogene Darstellung rationaler Therapiekonzepte großer Wert gelegt wird. Die einzelnen Kapitel enthalten neben einem allgemeinen Therapieplan spezielle Maßnahmen zur Akut- und Dauertherapie mit ihren Indikationen, Kontraindikationen sowie den unerwünschten Wirkungen und Komplikationen.

Auf eine stadiengerechte Therapie, Supportivmaßnahmen und Nachsorge wird besonderer Wert gelegt. Wie mit der 10. Auflage begonnen, werden Tipps für die Praxis und Warnhinweise speziell hervorgehoben und am Ende eines jeden Kapitels, wo immer möglich, Internet-Adressen, Tipps für Patienten sowie Adressen von Selbsthilfegruppen aufgeführt.

Das positive Ergebnis einer Leserbefragung hat uns bestärkt, die Kapitelstrukturierung und die Didaktik beizubehalten. Unverändert ist es das Bemühen der Herausgeber, die Therapie innerer Krankheiten straff, aber vollständig einschließlich Multimorbidität und Begleiterkrankungen so darzustellen, dass das Lehrbuch auch in komplexen klinischen Situationen ein wertvoller Ratgeber ist.

Einem vielfach geäußerten Leserwunsch folgend haben die Autoren dort, wo es ihnen möglich erschien, Therapieempfehlungen im Sinne der evidenzbasierten Medizin jeweils am Ende ihrer Kapitel in Form einer Tabelle bewertet. Das verwendete Beurteilungsschema klassifiziert die Therapieempfehlung und ihren Evidenzgrad nach einem einfachen und übersichtlichen Schema (▶ S. VIII). Mit dieser inhaltlichen Ausrichtung wendet sich das Lehrbuch an den Assistenten in der internistischen Weiterbildung, den Allgemein-Internisten sowie den Schwerpunkt-Internisten gleichermaßen.

Allen Kollegen, die an der 11. Auflage mitgearbeitet haben, sei für ihre Mühe und Sorgfalt gedankt. Unser Dank gilt auch dem Springer-Verlag und seinen Mitarbeitern (Ursula Illig – Lektorat, Meike Seeker – Herstellung, Renate Schulz – Copyediting, Gisela Zech – Projektmanagement und Hinrich Küster – Programmplanung), die unser Vorhaben der vorliegenden 11. Auflage mit allen Kräften und Sachverstand unterstützt haben.

Die Herausgeber

Wozu Evidenz-basierte Therapieempfehlungen?

Vielerorts ist heute zu vernehmen, dass man das Reden von der „Evidenz-basierte Medizin" (EbM) nicht mehr hören könne. Hierbei liegt die Vermutung sehr nahe, dass etwas Offensichtliches und Notwendiges zu oft und in nicht immer glücklicher Weise propagiert wurde und so eine Ermüdung des „Publikums" eingetreten ist.

Dabei beschreibt EbM nur etwas, was im ärztlichen Handeln der Neuzeit, also der Zeit der „ausufernden" Wissenschaft (Wissensverdoppelung alle 4 Jahre!), absolute Pflicht und Schuldigkeit sein muss: das vorhandene Wissen in den täglichen ärztlichen Entscheidungen auch anzuwenden.

Der in diesem Zusammenhang sicher führende britische Wissenschaftler David Sackett (Brit Med J 312 [1996]:71–72) definiert EbM so: „Evidenz-basierte Medizin ist der gewissenhafte, ausdrückliche und vernünftige Gebrauch der gegenwärtig besten externen, wissenschaftlichen Evidenz für Entscheidungen in der medizinischen Versorgung individueller Patienten. Die Praxis der Evidenz-basierten Medizin bedeutet die Integration individueller klinischer Expertise mit der best verfügbaren externen Evidenz aus systematischer Forschung."

Obwohl es Anfänge einer strukturierten EbM schon im Paris des 19. Jahrhunderts gab, kam es erst durch die beeindruckenden Erfolge der klinischen Forschung der jüngeren Vergangenheit zu einer Intensivierung und Formulierung der EbM mit Breitenwirkung in allen betroffenen Bereichen einschliesslich der gesetzgeberischen Aktivitäten.

Wenn es überhaupt eine Geburtsstunde der EbM gibt, und die Bemühungen nicht eher einem Zustand permanenten Kreissens ähnlicher sind, könnte die Publikation der CAST-Studie (The Cardiac Arrhythmia Suppression Trial; N Engl J Med 321 [1989]:406–412) als solche gesehen werden. In dieser doppelblinden, plazebokontrollierten Studie konnte gezeigt werden, dass Ärzte – die Autoren eingeschlossen – über Jahrzehnte Patienten geschadet hatten, da die getesteten Antiarrhythmika zwar die Zahl von ventrikulären Rhythmusstörungen senkten, aber leider die Mortalität erhöhten! Vor dieser entscheidenden Studie ging man einfach davon aus, dass reduzierte Rhythmusstörungen mit einer besseren Prognose korrelieren und hatte nie ernsthaft an dieser Hypothese gezweifelt.

Evidenzbildung ist daher unverzichtbar, und es fehlen noch viele Studien, vor allem auch solche, die auf ältere und multimorbide Patienten anwendbar sind, denn diese werden systematisch aus den üblichen Studien ausgeschlossen. Daraus folgt, dass immer auch Extrapolationen auf individuelle Patienten notwendig sind, die von der EbM nicht erfasst werden, aber die Mehrzahl der täglichen Behandlungsfälle repräsentieren. Weiter folgt auch, dass EbM immer nur approximativ realisiert werden kann. Sie kann die ärztliche Kunst, die immer eine integrative individualisierte Leistung darstellt, nur unterstützen, niemals ersetzen. EbM ist keine Kochbuchmedizin!

Natürlich beschreibt die obige Definition der EbM noch keinen unumstrittenen Weg zur Bewertung und Umsetzung vorhandenen Wissens aus z. B. klinischen Studien, und es gibt ein nicht zu vernachlässigendes Auseinanderklaffen der Ansprüche der EbM und der Realisierbarkeit in einer durch Budget-Beschränkungen belasteten Gesellschaft.

Aber die Anstrengungen, der EbM zu einer angemessenen Bedeutung zu verhelfen, manifestieren sich heute in zahlreichen Organisationen (deren wichtigste sicherlich die Cochrane-Collaboration ist), einer leider viel zu großen Zahl konträrer Leitlinien, Empfehlungen, Zeitschriften und – relativ neuen Datums – auch Lehrbüchern.

Aus diesen Bemühungen heraus sind nun eine Vielzahl von Bewertungsmaßstäben der vorhandenen Fakten, aber auch der im Konsensverfahren extrahierten „vorherrschenden Meinung" in Bereichen ohne wesentliche Studienunterstützung entstanden. In dieser Bewertung verwendet die Evidenz-basierte Medizin Kriterien, die im Wesentlichen von der medizinischen Biometrie und der klinischen Epidemiologie in den letzten Jahrzehnten entwickelt worden sind.

Das wahrscheinlich herausragendste Element Evidenz-basierter Medizin ist die größtmögliche Transparenz und Reproduzierbarkeit der Vorgehensweise. Sie muss in überprüfbaren

Regeln erfolgen, insbesondere muss die Vollständigkeit der Verwendung aller vorhandener Quellen gewährleistet werden, damit nicht nur die „positiven" Studien in die Bewertung eingehen. Dass hier Grenzen der Verlässlichkeit der EbM existieren, ist offensichtlich, denn „negative" Studien werden gerne unveröffentlicht „be- oder vergraben".

Diese Bewertungsbemühungen haben nun zu unterschiedlich komplexen und damit anwendungsfreundlichen Kriterien in der Beurteilung von Therapievorschlägen geführt. Hierbei wird regelhaft geprüft, ob eine Empfehlung günstig oder ungünstig für den Patienten ist und vor allem, ob diese Empfehlung auf „erstklassigen", also plazebokontrollierten, doppelblinden oder nur auf offenen, unkontrollierten Studien, ob sie nur auf einer oder mehreren übereinstimmenden oder diskrepanten Studien oder nur auf einer „Expertenmeinung", also dem Konsens aufgrund allgemeiner ärztlicher Erfahrung ohne konkrete Studienunterstützung beruhen.

Wir haben uns bei der Neuauflage der „Therapie innerer Krankheiten" als einem der ersten deutschsprachigen Bücher überhaupt entschieden, die Therapieempfehlungen im Sinne der EbM zu bewerten. Hierbei waren die einschlägigen Verfahren des American College of Cardiology, der American Heart Association und der European Society of Cardiology wegweisend, was gleichzeitig auf eine gewisse Dominanz der Kardiologie in diesem Bereich hinweist und Ansporn für andere klinische Bereiche sein sollte.

Die folgende Vorgabe wurde den Autoren zur Bewertung gegeben:

Therapieempfehlung

Die Therapieempfehlung sagt aus, in welchem Maße die Indikation zu einer medikamentösen und ggf. nicht-medikamentösen Therapie gegeben ist. Auf der Basis sowohl von Evidenz als auch von Expertenmeinung wird entschieden, ob eine Therapie uneingeschränkt empfohlen (I), mit Einschränkung empfohlen (II) oder abgelehnt (keine Indikation) werden muss.

Evidenzgrad	Definition
I	Krankheitszustände, für die es Evidenz und/oder eine Übereinstimmung von Expertenmeinungen darüber gibt, dass die Therapie nützlich und effektiv ist.
II	Krankheitszustände, für die es widersprüchliche Evidenz und/oder Expertenmeinungen darüber gibt, dass die Therapie nützlich und effektiv ist.
IIa	Evidenz und/oder Expertenmeinung sprechen eher dafür, dass die Therapie nützlich und effektiv ist.
IIb	Evidenz und/oder Expertenmeinung sprechen eher nicht dafür, dass die Therapie nützlich und effektiv ist.
Keine Indikation	Krankheitszustände, für die es Evidenz und/oder eine Übereinstimmung von Expertenmeinungen darüber gibt, dass die Therapie nicht nützlich und nicht effektiv, in einigen Fällen auch schädlich sein kann.

Evidenzgrad

Der Evidenzgrad sagt aus, in welchem Maße die jeweilige Therapieempfehlung wissenschaftlich begründbar ist.

Evidenzgrad	Definition
A	Basiert auf multiplen randomisierten Studien.
B	Basiert auf einzelnen randomisierten Studien, nicht-randomisierten Studien und Beobachtungsregistern.
C	Basiert auf dem Konsens von Expertenmeinungen.

Diese vergleichsweise simple Vorgabe sollte den Versuch des Kompromisses zwischen wissenschaftlichem Anspruch und Praktikabilität erkennen lassen und trägt neben den Chancen der EbM auch ihren Grenzen Rechnung. Sie kann die sorgfältige Risiko-Nutzen-Abwägung im Einzelfall in keiner Weise ersetzen, sondern nur Orientierungshilfen in zunehmend komplexeren Situationen therapeutischer Möglichkeiten und Gefahren geben.

Gerhard Steinbeck   Martin Wehling

Inhaltsverzeichnis

Sektion A
Herz und Gefäße

1 Koronarinsuffizienz und Herzinfarkt 3
   I. Spyridopoulos, A. M. Zeiher

2 Kardiomyopathien 34
   H. P. Schultheiß, U. Kühl

3 Akute kardiale Dyspnoe
   und Lungenödem 62
   W. von Scheidt

4 Schock und akute Kreislaufinsuffizienz ... 71
   W. Seeger, H. D. Walmrath, H. G. Lasch

5 Chronische Herzinsuffizienz 97
   E. Erdmann

6 Erworbene Herzklappenfehler 122
   D. Horstkotte, C. Piper

7 Endokarditis 137
   D. Horstkotte, J. Wagener, C. Piper

8 Perikarditis 154
   B. Maisch, M. Herzum

9 Chronisches Cor pulmonale 166
   D. Beuckelmann, E. Erdmann

10 Angeborene Herzfehler
   im Erwachsenenalter 174
   D. Horstkotte, D. Fassbender

11 Bradykarde Rhythmusstörungen 184
   W. Jung, B. Lüderitz

12 Tachykarde Rhythmusstörungen 198
   G. Steinbeck, C. Reithmann, M. Näbauer

13 Funktionelle kardiovaskuläre Störungen .. 225
   P. Trenkwalder

14 Chronische arterielle Hypotonie – Synkope 230
   W. von Scheidt, P. Trenkwalder

15 Arterielle Hypertonie 237
   D. Fliser, E. Ritz

16 Periphere arterielle
   Durchblutungsstörungen 254
   H. Rieger

17 Venen- und Lymphgefäßerkrankungen ... 270
   H. Partsch

18 Allgemeine Intensivtherapie 280
   M. Ruß, M. Seige, K. Werdan

Sektion B
Atmungsorgane, Allergie

19 Chronisch-obstruktive Atemwegserkrankung und Lungenemphysem 345
   S. Friesecke, J. Lorenz

20 Asthma bronchiale 359
   J. Seybold, N. Suttorp

21 Pneumonien 373
   H. Lode

22 Erkrankungen der Pleura 387
   J. Cyran, P. Wex

23 Lungenembolie und Lungeninfarkt 401
   B. E. Strauer, M. P. Heintzen

24 Lungengerüsterkrankungen 410
   C. Vogelmeier, J. Behr

25 Sarkoidose 435
   U. Costabel

26 Akute und chronische
   respiratorische Insuffizienz 442
   D. Walmrath, F. Grimminger, W. Seeger

27 Mediastinal-, Lungen-
   und Pleuratumoren 481
   R. M. Huber, A. Schalhorn

28 Schlafbezogene Atmungsstörungen 501
H. F. Becker, J. H. Peter, P. von Wichert

29 Allergiebedingte Erkrankungen 512
U. Lepp, P. Zabel

Sektion C
Niere und ableitende Harnwege

30 Glomerulonephritiden 529
J. Floege, E. Schulze-Lohoff, M. Weber

31 Interstitielle Nephritis 554
J. E. Scherberich

32 Hereditäre Nierenerkrankungen 563
J. E. Scherberich

33 Wasser- und Elektrolythaushalt 579
S. Wolf, T. Risler

34 Akutes Nierenversagen 599
B. D. Bader, Ch. M. Erley

35 Chronische präterminale
Niereninsuffizienz 613
W. Samtleben

36 Hämodialyse, Hämofiltration,
Peritonealdialyse 624
C. J. Olbricht, R. Brunkhorst

37 Nierentransplantation 640
R. Schindler, U. Frei

38 Tumoren der Niere 660
J. T. Hartmann, C. Bokemeyer

39 Nephrolithiasis 666
H. Oßwald

40 Harnwegsinfektionen 671
T. Risler, S. Wolf

Sektion D
Ösophagus und Gastrointestinaltrakt

41 Erkrankungen der Speiseröhre 685
M. Katschinski

42 Erkrankungen des Magens
und des Zwölffingerdarms 710
R. Arnold, J. Tebbe

43 Darmerkrankungen 724
M. Göke

44 Pankreaserkrankungen 762
A. C. C. Wagner, B. Göke

Sektion E
Leber und Gallenwege

45 Hepatitiden 779
G. R. Pape

46 Cholestatische Lebererkrankungen und
Stoffwechselerkrankungen der Leber ... 805
U. Beuers

47 Leberzirrhose 817
T. Sauerbruch

48 Erkrankungen der Gallenblase
und der Gallenwege 839
G. Paumgartner, U. Beuers

Sektion F
Stoffwechsel

49 Grundlagen der Ernährung 851
G. Wolfram

50 Diabetes mellitus 858
F. Rinninger, E. Standl

51 Fettstoffwechselstörungen 898
E. Windler, H. Greten

52 Adipositas 912
A. Hamann

53 Gicht und andere Krankheiten des Purin- und Pyrimidinstoffwechsels 918
B. S. Gathof, N. Zöllner

54 Hereditäre Störungen des Aminosäurenstoffwechsels 925
B. Koletzko

55 Porphyrien 930
M. O. Doss, M. Doss

Sektion G
Endokrines System

56 Erkrankungen von Hypothalamus und Hypophyse 943
S. Petersenn

57 Erkrankungen der Schilddrüse 960
R. Hörmann, K. Mann

58 Erkrankungen der Nebenschilddrüsen . . . 983
J. Pfeilschifter

59 Erkrankungen der Nebenniere 992
S. R. Bornstein, K. Mann

60 Erkrankungen der Ovarien 1010
R. Kimmig, T. Strowitzki

61 Erkrankungen der Hoden 1025
K. Mann, H. M. Behre, A. Harstrick, N. Schleucher

62 Störungen des Wachstums und der Entwicklung 1052
B. P. Hauffa

Sektion H
Blut und lymphatisches System

63 Anämien 1063
T. Büchner

64 Aplastische Anämie und verwandte Zytopenien 1078
N. Frickhofen

65 Myelodysplastische Syndrome 1090
C. Aul, U. Germing, A. Giagounidis

66 Akute Leukämien 1099
W. Kern, W. Hiddemann

67 Chronische myeloproliferative Erkrankungen 1108
R. Hehlmann, E. Lengfelder, U. Berger, A. Reiter, A. Hochhaus

68 Hodgkin-Lymphome 1124
M. Sieber, V. Diehl, M. Pfreundschuh

69 Non-Hodgkin-Lymphome 1133
F. Hartmann, R. Schmits, M. Pfreundschuh

70 Monoklonale Gammopathien 1148
H. Ludwig

71 Ersatz von Blut und Blutkomponenten . . . 1163
W. Sibrowski, P. Krakowitzky

72 Blutstammzell- und Knochenmarktransplantation 1179
H.-J. Kolb

Sektion I
Hämostatisches System

73 Angeborene plasmatische Gerinnungsstörungen 1195
M. Barthels

74 Erworbene plasmatische Gerinnungsstörungen 1212
H. Riess

75 Angeborene und erworbene Thrombozytenfunktionsstörungen 1223
R. E. Scharf, H. Riess

76 Antithrombotische Therapie: Antikoagulanzien, Plättchenhemmer und Thrombolytika 1235
H. Ostermann

Sektion J
Gelenke, Knochen, Muskeln

77 Rheumatische Erkrankungen 1249
K. Krüger, M. Schattenkirchner

| 78 | Knochenerkrankungen 1286
G. E. Hein

| 79 | Physikalische Therapie 1296
E. Senn

Sektion K
Nervensystem

| 80 | Kopfschmerz 1317
S. Förderreuther, T. Brandt

| 81 | Schwindel 1334
T. Brandt

| 82 | Zerebrale Durchblutungsstörungen 1347
R. L. Haberl

| 83 | Epilepsien 1362
D. Schmidt

| 84 | Hypersomnien 1380
D. Schmidt

| 85 | Idiopathisches Parkinson-Syndrom und andere Basalglienerkrankungen 1385
W. H. Oertel, D. Brandstädter, K. Eggert

| 86 | Entzündliche Erkrankungen des Nervensystems 1403
H. Prange, A. Bitsch

| 87 | Polyneuropathien 1445
K. Reiners, R. Gold

| 88 | Erkrankungen der Skelettmuskulatur ... 1461
D. Pongratz

| 89 | Hirntodbestimmung und Organtransplantation 1472
S. Förderreuther, H. Angstwurm

| 90 | Therapie chronischer Schmerzen 1477
R. Baron

| 91 | Schlafmitteltherapie 1493
G. Hajak, P. Eichhammer, E. Rüther

| 92 | Therapie mit Psychopharmaka 1506
B. Bandelow, E. Rüther

Sektion L
Infektionskrankheiten

| 93 | Bakterielle Infektionskrankheiten 1531
W. V. Kern

| 94 | Rickettsiosen, Q-Fieber und Ehrlichiosen .. 1570
T. Löscher

| 95 | Chlamydien- und Mykoplasmeninfektionen 1576
M. Allewelt, H. Lode

| 96 | Virusinfektionen 1581
B. Salzberger, T. Glück

| 97 | Parasitosen 1602
T. Löscher, F. von Sonnenburg

| 98 | Tuberkulose 1631
K. Häußinger, H. Bergstermann

| 99 | Systemische Pilzinfektionen 1642
G. Just-Nübling, M. Ruhnke

| 100 | Aids und HIV-Infektion 1655
J. R. Bogner, F. D. Goebel

| 101 | Infektionen bei neutropenischen Patienten 1672
G. Maschmeyer

| 102 | Antibakterielle Chemotherapie 1680
R. Stahlmann, H. Lode

Sektion M
Therapie unter besonderen Umständen

| 103 | Allgemeine Prinzipien der klinischen Pharmakologie 1707
M. Wehling

| 104 | Besonderheiten der Arzneimitteltherapie in der Schwangerschaft 1728
W. E. Paulus

| 105 | Pharmakotherapie: Besonderheiten bei älteren Patienten 1742
J. C. Frölich

Anhang

A1. Laborreferenzbereiche 1757

A2. Nomogramm zur Bestimmung
der Körperoberfläche 1762

A3. Dosisanpassung bei Niereninsuffizienz . . . 1763

A4. Häufigste Erreger – Antibiotikaauswahl . . 1777

A5. Physikalische Unverträglichkeit
von Antibiotika und Antimykotika
in Infusionslösungen 1780

A6. Relative Potenz und Äquivalenzdosen
von Glucocorticosteroiden 1780

A7. Relative Potenz und Äquivalenzdosen
von Opioiden 1781

A8. Giftnotrufzentralen in Deutschland 1781

A9. Tropenmedizinische Institute
im deutschsprachigen Raum 1781

Sachverzeichnis 1783

Medikamentenverzeichnis 1809

Herausgeberverzeichnis

Herr Prof. Dr. Dr. h. c. T. Brandt
Neurologische Klinik und
Poliklink – Großhadern
Klinikum der Universität
München
Marchioninistr. 15
D-81377 München

Herr Prof. Dr. B. Göke
Medizinische Klinik II
Klinikum Großhadern
Ludwig-Maximilians-Universität
Marchioninistr. 15
D-81377 München

Herr Prof. Dr. H. Greten
Universitäts-Krankenhaus
Eppendorf
Medizinische Kernklinik
und Poliklinik
Martinistr. 52
D-20246 Hamburg

Herr Prof. Dr. W. Hiddemann
Klinikum der Universität
München
Medizinische Klinik
und Poliklinik III
Großhadern
Marchioninistr. 15
D-81377 München

Herr Prof. Dr. H. Lode
Lungenklinik Heckeshorn
Pneumologie I
Zum Heckeshorn 33
D-14109 Berlin

Herr Prof. Dr. K. Mann
Universitätsklinikum Essen
Abt. für Endokrinologie
Zentrum für Innere Medizin
Hufelandstr. 55
D-45147 Essen

Herr Prof. Dr. G. Paumgartner
Medizinische Klinik und
Poliklinik II
Klinikum Großhadern
Ludwig-Maximilians-Universität
München
Marchioninistr. 15
D-81377 München

Herr Prof. Dr. H. Riess
Universitätsklinikum Charité
Medizinische Fakultät der
Humboldt-Universität zu Berlin
Augustenburger Platz 1
D-13353 Berlin

Herr Prof. Dr. T. Risler
Med. Univ. Klinik Tübingen
Otfried-Müller-Str. 10
D-72076 Tübingen

Herr Prof. Dr. M. Schattenkirchner
Humanwissenschaftliches
Institut der Ludwig-Maximilians-
Universität
Rheumatologische Privatpraxis
Promenadeplatz 12
D-80333 München

Herr Prof. Dr. W. Seeger
Universität Gießen
Medizinische Klinik II
Klinikstr. 36
D-35392 Gießen

Herr Prof. Dr. G. Steinbeck
Medizinische Klinik und Poliklinik I
Klinikum Großhadern
Ludwig-Maximilians-Universität
München
Marchioninistr. 15
D-81377 München

Herr Prof. Dr. M. Wehling
Institut für Pharmakologie
Mannheim
Ruprecht-Karls-Universität
Heidelberg
Universitätsklinikum Mannheim
Theodor-Kutzer-Ufer 1–3
D-68167 Mannheim

Autorenverzeichnis

Herr Dr. M. Allewelt
Zentralklinik Emil von Behring
Pneumologie I
Department Lungenklinik
Heckeshorn
Zum Heckeshorn 33
D-14109 Berlin

Herr Prof. Dr. H. Angstwurm
Klinikum der
Universität München
Neurologische Klinik u. Poliklinik
Konsiliardienst Innenstadt
Ziemssenstr. 1, D-80336 München

Herr Prof. Dr. R. Arnold
Klinikum der Philipps-Universität
Zentrum Innere Medizin
Baldingerstr., D-35033 Marburg

Herr Prof. Dr. C. Aul
St. Johannes-Hospital
Medizinische Klinik II
An der Abtei 7–11
D-47166 Duisburg

Frau Dr. B. D. Bader
Prinz-Handjery-Str. 62 a
D-14167 Berlin-Zehlendorf

Herr Dr. B. Bandelow
Georg-August-Universität
Göttingen
Psychiatrische Universitätsklinik
Robert-Koch-Str. 40
D-37075 Göttingen

Herr Prof. Dr. R. Baron
Neurologische Universitätsklinik
Niemannsweg 1, D-24105 Kiel

Frau Prof. Dr. M. Barthels
Domagkweg 17, D-30627 Hannover

Herr Dr. H. F. Becker
Philipps-Universität Marburg
Medizinische Poliklinik
D-35033 Marburg

Herr Prof. Dr. J. Behr
Klinikum Großhadern
Medizinische Klinik I
Pulmologische Abteilung
Marchioninistr. 15
D-81377 München

Herr Prof. Dr. H. M. Behre
Universität Halle
Sektion Andrologie
Universitätsklinik und Poliklinik
für Urologie
Magdeburger Str. 16
D-06112 Halle

Frau Dr. U. Berger
Landwehrstr. 16
D-67341 Speyer

Herr Dr. H. Bergstermann
Zentralkrankenhaus Gauting
Robert-Koch-Allee 2
D-82131 Gauting

Herr Prof. Dr. D. Beuckelmann
Interne Klinik Dr. Agirov
Münchner Str. 23–29
D-82335 Berg

Herr Prof. Dr. U. Beuers
Klinikum Großhadern
Medizinische Klinik II
Marchioninistr. 15
D-81377 München

Herr Dr. A. Bitsch
Ruppiner Kliniken
Neurologische Klinik
Fehrbellinerstr. 38
D-16816 Neuruppin

Herr Prof. Dr. J. R. Bogner
Medizinische Poliklinik
Klinikum Innenstadt
Infektionsambulanz & Tagesklinik
Pettenkoferstr. 8 a
D-80336 München

Herr Prof. Dr. C. Bokemeyer
Universitätsklinikum Tübingen
Medizinische Klinik
Abteilung II
Otfried-Müller-Str. 10
D-72076 Tübingen

Herr Univ.-Prof. Dr. S. R. Bornstein
Universitätsklinikum Düsseldorf
Med. Klinik u. Poliklinik
Abt. Endokrinologie
Moorenstr. 5
D-40225 Düsseldorf

Herr Dr. D. Brandstädter
Klinikum der Philipps-Universität
Marburg
Zentrum für Nervenheilkunde,
Klinik für Neurologie
und Poliklinik
Rudolf-Bultmann-Str. 8
D-35033 Marburg

Herr Prof. Dr. R. Brunkhorst
Medizinische Hochschule
Nephrologie
Konstanty-Gutschow-Str. 8
D-30625 Hannover

Herr Prof. Dr. T. Büchner
Medizinische Universitätsklinik
Innere Medizin Abteilung A
Albert-Schweitzer-Str. 33
D-48149 Münster

Herr Prof. Dr. U. Costabel
Ruhrlandklinik
Pneumologie/Allergologie
Tüschener Weg 40
D-45239 Essen

Herr Prof. Dr. J. Cyran
Medizinische Klinik I
Klinikum am Gesundbrunnen
SLK-Kliniken Heilbronn GmbH
Am Gesundbrunnen 24
D-74078 Heilbronn

Autorenverzeichnis

Herr Prof. Dr. V. Diehl
Universität zu Köln
Medizinische Klinik I
Haus LebensWert
Josef-Stelzmann-Str. 9
D-50924 Köln

Herr Prof. Dr. M. O. Doss
Konsultation Porphyrie
Postfach 1220
D-35002 Marburg

Frau Dr. M. Doss
Internistin, Gastroenterologin
Biegenstr. 3
D-35037 Marburg

Frau Dr. K. Eggert
Klinikum der Philipps-Universität Marburg
Zentrum für Nervenheilkunde,
Klinik für Neurologie und Poliklinik
Rudolf-Bultmann-Str. 8
D-35033 Marburg

Herr Dr. P. Eichhammer
Universität Regensburg
Klinik u. Poliklinik für
Psychiatrie u. Psychotherapie
Universitätsstr. 84
D-93053 Regensburg

Herr Prof. Dr. E. Erdmann
Universität zu Köln
Klinik III für Innere Medizin
Josef-Stelzmann-Str. 9
D-50924 Köln

Frau Prof. Dr. C. M. Erley
Medizinische Klinik
Abt. Innere Medizin III
Universitätsklinikum Tübingen
Otfried-Müller-Str. 10
D-72076 Tübingen

Herr Dr. D. Fassbender
Herzzentrum
Nordrhein-Westfalen
Kardiologische Klinik
Ruhr-Universität Bochum
Georgstr. 11
D-32545 Bad Oeynhausen

Herr PD Dr. D. Fliser
Abt. Nephrologie
Medizinische Hochschule
Hannover
Carl-Neuberg-Str. 1
3065 Hannover

Herr Prof. Dr. J. Floege
Medizinische Fakultät der RWTH
Abt. Innere Medizin II
Pauwelsstr., D-52074 Aachen

Frau Dr. S. Förderreuther
Klinikum Großhadern
Neurologische Klinik
Marchioninistr. 15
D-81377 München

Herr Prof. Dr. U. Frei
Charité, Campus Virchow
Medizinische Klinik Nephrologie
Augustenburger Platz 1
D-13353 Berlin

Herr Prof. Dr. N. Frickhofen
Dr.-Horst-Schmidt-Kliniken
Hämatologie und Onkologie
Ludwig-Erhard-Str. 100
D-65199 Wiesbaden

Frau Dr. S. Friesecke
Steinstr. 37–38
D-17489 Greifswald

Herr Prof. Dr. J. C. Frölich
Institut für Klinische
Pharmakologie
Medizinische Hochschule
Konstanty-Gutschow-Str. 8
D-30625 Hannover

Frau PD Dr. B. S. Gathof
Klinikum der Universität zu Köln
Transfusionsmedizin
D-50924 Köln

Herr PD Dr. U. Germing
Universitätsklinikum Düsseldorf
Hämatologie, Onkologie und
Immunologie
Moorenstr. 5
D-40225 Düsseldorf

Herr Dr. A. Giagounidis
St. Johannes-Hospital
Medizinische Klinik II
An der Abtei 7–11
D-47166 Duisburg

Herr Dr. T. Glück
Universität Regensburg
Klinik und Poliklinik
für Innere Medizin
D-93042 Regensburg

Herr Prof. Dr. F. D. Goebel
Medizinische Poliklinik
Klinikum Innenstadt
Infektionsambulanz
und Tagesklinik
Pettenkoferstr. 8 a
D-80336 München

Herr Priv.-Doz. Dr. M. Göke
Abteilung Gastroenterologie
und Hepatologie
Medizinische Hochschule Hannover
Carl-Neuberg-Str. 1
D-30625 Hannover

Herr Prof. Dr. R. Gold
Neurologische Universitätsklinik
Josef-Schneider-Str. 11
D-97080 Würzburg

Herr PD Dr. F. Grimminger
Universität Gießen
Medizinische Klinik II
Klinikstr. 36, D-35385 Gießen

Herr Prof. Dr. R. L. Haberl
Krankenhaus Harlaching
Sanatoriumsplatz 1
D-81545 München

Herr Prof. Dr. G. Hajak
Klinik u. Poliklinik f. Psychiatrie
u. Psychotherapie
Universität Regensburg
Universitätsstr. 84
D-93042 Regensburg

Herr PD Dr. A. Hamann
Medizin. Klinik u. Poliklinik
Abt. Innere Medizin I
Universitätsklinikum Heidelberg
Bergheimer Str. 58
D-69115 Heidelberg

Herr Dr. A. Harstrick
Universitätsklinikum Essen
Abteilung. für Endokrinologie
Zentrum für Innere Medizin
Hufelandstr. 55, D-45122 Essen

Herr Prof. Dr. F. Hartmann
Innere Medizin I
Universitätskliniken
des Saarlandes
D-66421 Homburg/Saar

Herr Dr. J. T. Hartmann
Universitätsklinikum Tübingen
Medizinische Klinik
Abteilung II
Otfried-Müller-Str. 10
D-72076 Tübingen

Herr PD Dr. B. P. Hauffa
Zentrum für Kinderheilkunde
Universitätsklinikum Essen
Abt. für Hämatologie, Onkologie
und Endokrinologie
Hufelandstr. 55, D-45122 Essen

Herr Prof. Dr. K. Häußinger
Zentralkrankenhaus Gauting
Robert-Koch-Allee 2
D-82131 Gauting

Herr Prof. Dr. R. Hehlmann
Klinikum Mannheim
der Universität Heidelberg
III. Medizinische Klinik
Wiesbadener Str. 7–11
D-68305 Mannheim

Herr Prof. Dr. G. E. Hein
Klinikum der Friedrich-Schiller-
Univ. Jena
Klinik für Innere Medizin IV
Erlanger Allee 101
D-07740 Jena

Herr Prof. Dr. M. P. Heintzen
Städtische Kliniken Braunschweig
Med. Klinik II
Salz-Dahlumer-Str. 90
D-38126 Braunschweig

Herr Dr. M. Herzum
Philipps-Universität Marburg
Abtg. für Innere Medizin –
Kardiologie
Baldingerstr., D-35033 Marburg

Herr PD Dr. A. Hochhaus
Klinikum Mannheim der
Universität Heidelberg
III. Medizinische Klinik
Onkologisches Zentrum
Theodor-Kutzer-Ufer
D-68167 Mannheim

Herr Prof. Dr. R. Hörmann
Klinikum Lüdenscheid
Innere Abteilung I
Paulmannshöher Str. 14
D-58515 Lüdenscheid

Herr Prof. Dr. D. Horstkotte
Herz- und Diabeteszentrum NRW
Kardiologische Klinik
Georgstr. 11
D-32545 Bad Oeynhausen

Herr Prof. Dr. R. M. Huber
Klinikum der Universität
München – Innenstadt
Medizinische Klinik
Ziemssenstr. 1
D-80336 München

Herr Dr. W. Jung
Klinikum der Johann Wolfgang
Goethe-Universität
Medizinische Klinik IV
Theodor-Stern-Kai 7
D-60590 Frankfurt

Frau PD Dr. G. Just-Nübling
Klinikum der Universität
Abteilung Infektiologie
Theodor-Stern-Kai 7
D-60596 Frankfurt

Herr Prof. Dr. M. Katschinski
Chefarzt Medizinische Klinik I
Gastroenterologie
DIAKO
Gröpelinger Heerstr. 406
D-28239 Bremen

Herr Prof. Dr. W. V. Kern
Infektiologie,
Abt. Innere Medizin II
Medizinische Universitätsklinik
Hugstetter Str. 55, D-79106 Freiburg

Herr Dr. W. Kern
Ludwig-Maximilians-Universität
Klinikum Großhadern
Medizinische Klinik III
Marchioninistr. 15
D-81377 München

Herr Prof. Dr. R. Kimmig
Direktor der Klinik
Klinik für Frauenheilkunde
und Geburtshilfe
Universitätsklinikum Essen
Hufelandstr. 55, D-45122 Essen

Herr Prof. Dr. H.-J. Kolb
Klinikum Großhadern
Medizinische Klinik III
Marchioninistr. 15
D-81377 München

Herr Prof. Dr. B. Koletzko
Klinikum der Universität
München
Kinderklinik und Kinderpoliklinik
im Dr. von Haunerschen
Kinderspital
Abteilung Stoffwechsel
und Ernährung
Lindwurmstr. 4
D-80337 München

Frau Dr. P. Krakowitzky
Universitätsklinikum Münster
Institut für Transfusionsmedizin
Domagkstr. 11, D-48149 Münster

Herr Prof. Dr. K. Krüger
Internist – Rheumatolge
St.-Bonifatiusstr. 5/II
D-81541 München

Herr Dr. U. Kühl
Universitätsklinikum
Benjamin Franklin
Hindenburgdamm 30
D-12200 Berlin

Herr Prof. Dr. H. G. Lasch
Zentrum für Innere Medizin
Klinikstr. 36, D-35392 Gießen

Frau PD Dr. E. Lengfelder
Stephanien-Ufer 19 m
D-68199 Mannheim

Frau Dr. U. Lepp
Medizinische Klinik
des Forschungszentrums Borstel
Parkallee 35, D-23845 Borstel

Herr Prof. Dr. J. Lorenz
Kreiskrankenhaus Lüdenscheid
Abteilung Innere II
Paulmannshöher Str. 14
D-58515 Lüdenscheid

Herr Prof. Dr. T. Löscher
Universität München
Abteilung für Infektions-
und Tropenmedizin
Leopoldstr. 5
D-80802 München

Herr Prof. Dr. Dr. h. c. B. Lüderitz
Medizinische Universitätsklinik
und Poliklinik – Innere Medizin
Sigmund-Freud-Str. 25
D-53105 Bonn

Herr Prof. Dr. H. Ludwig
Wilhelminen-Spital
I. Medizinische Abteilung
mit Onkologie
Montleart-Str. 37, A-1160 Wien

Herr Prof. Dr. B. Maisch
Philipps-Universität Marburg
Abtg. für Innere Medizin –
Kardiologie
Baldingerstr., D-35033 Marburg

Herr Prof. Dr. G. Maschmeyer
Universitätsmedizin Berlin
Charité
Campus Virchow-Klinikum
Med. Klinik m.S. Hämatologie/
Onkologie
Augustenburger Platz 1
D-13353 Berlin

Herr PD Dr. M. Näbauer
Medizinische Klinik und Poliklinik I
Klinikum Großhadern
Ludwig-Maximilians-Universität
München
Marchioninistr. 15
D-81377 München

Herr Prof. Dr. W. H. Oertel
Klinikum der Philipps-Universität
Marburg
Zentrum für Nervenheilkunde,
Klinik für Neurologie und Poliklinik
Rudolf-Bultmann-Str. 8
D-35033 Marburg

Herr Prof. Dr. C. J. Olbricht
Katharinenhospital Stuttgart
Kriegsbergstr. 60
D-70174 Stuttgart

Herr Prof. Dr. H. Oßwald
Pharmakologisches Institut
Wilhelmstr. 56
D-72074 Tübingen

Herr Prof. Dr. H. Ostermann
Klinikum Großhadern
Medizinische Klinik III
Marchioninistr. 15
D-81377 München

Herrn Prof. Dr. med. G. R. Pape
LMU München
Klinikum Großhadern
Medizinische Poliklinik II
Marchioninistr. 15
D-81366 München

Herr Prim. Prof. Dr. H. Partsch
Baumeistergasse 85
A-1160 Wien

Herr Prof. Dr. W. E. Paulus
Beratungszentrum
für Reproduktionstoxikologie
Roggenburg/Universitäts-
Frauenklinik,
Kloster Roggenburg
Klosterstr. 5
D-89297 Roggenburg

Herr Dr. J. H. Peter
Philipps-Universität Marburg
Medizinische Poliklinik
D-35033 Marburg

Herr PD Dr. S. Petersenn
Universitätsklinikum Essen,
Zentrum für Innere Medizin
Abt. für Endokrinologie
Hufelandstr. 55
D-45122 Essen

Herr Prof. Dr. J. Pfeilschifter
Universitätsklinik
BG-Kliniken Bergmannsheil
Bürkle-de-la-Camp Platz 1
D-44789 Bochum

Herr Prof. Dr. M. Pfreundschuh
Innere Medizin I
Universitätskliniken
des Saarlandes
D-66421 Homburg/Saar

Frau Dr. C. Piper
Herzzentrum Nordrhein-Westfalen
Kardiologische Klinik
Ruhr-Universität Bochum
Georgstr. 1
D-32545 Bad Oeynhausen

Herr Prof. Dr. D. Pongratz
Ludwig-Maximilians-Universität
München
Medizinische Klinik Innenstadt,
Friedrich-Baur-Institut
Ziemssenstr. 1a
D-80336 München

Herr Prof. Dr. H. Prange
Georg-August-Universität
Göttingen
Klinik und Poliklinik
für Neurologie
Robert-Koch-Str. 40
D-37075 Göttingen

Herr Prof. Dr. K. Reiners
Neurologische Universitätsklinik
Josef-Schneider-Str. 11
D-97080 Würzburg

Herr PD Dr. A. Reiter
Hauptstr. 106, D-64683 Einhausen

Herr PD Dr. C. Reithmann
Medizinische Klinik und Poliklinik I
Klinikum Großhadern
Ludwig-Maximilians-Universität
München
Marchioninistr. 15
D-81377 München

Herr Prof. Dr. H. Rieger
Aggertal-Klinik
Schwerpunktklinik für
Gefäßerkrankungen
D-51766 Engelskirchen

Herr Prof. Dr. F. Rinninger
Universitätsklinikum
Hamburg-Eppendorf
Medizinsche Kernklinik
und Poliklinik
Martinistr. 52, D-20246 Hamburg

Herr Prof. Dr. E. Ritz
Klinikum der Universität
Heidelberg
Sektion Nephrologie
Bergheimer Str. 58
D-69115 Heidelberg

Herr Priv.-Doz. Dr. M. Ruhnke
Medizinische Klinik und Poliklinik
mit Schwerpunkt Hämatologie/
Onkologie, Charité Campus Mitte
Humboldt-Universität zu Berlin
Schumannstr. 20/21, D-10117 Berlin

Herr Prof. Dr. E. Rüther
Universität Göttingen
Zentrum Psychosoziale Medizin
Klinik u. Poliklinik für
Psychiatrie u. Psychotherapie
Von-Siebold-Str. 5
D-37075 Göttingen

Herr Dr. M. Ruß
Martin-Luther-Universität
Halle-Wittenberg
Klinikum für Innere Medizin III
Ernst-Grube-Str. 40
D-06097 Halle/Saale

Herr Prof. Dr. B. Salzberger
Universität Regensburg
Klinik und Poliiklinik
Innere Medizin
D-93042 Regensburg

Herr Prof. Dr. W. Samtleben
Klinikum Großhadern
Medizinische Klinik I
Marchioninistr. 15
D-81377 München

Herr Prof. Dr. T. Sauerbruch
Medizinische Univ.-Klinik
und Poliklinik I
Allgemeine Innere Medizin
Sigmund-Freud-Str. 25
D-53105 Bonn

Herr Prof. Dr. A. Schalhorn
Klinikum der Universität
München – Großhadern
Medizinische Klinik III
Marchioninistr. 15
D-81377 München

Herr Prof. Dr. R. E. Scharf
Universitätsklinikum Düsseldorf
Institut für Hämostaseologie
u. Transfusionsmedizin
Heinrich-Heine-Universität
Moorenstr. 5
D-40225 Düsseldorf

Herr Prof. Dr. W. von Scheidt
Klinikum Augsburg
I. Medizinische Klinik
Stenglinstr. 2, D-86156 Augsburg

Herr Prof. Dr. J. E. Scherberich
Städt. Krankenhaus München
Harlaching
II. Medizinische Abteilung
Sanatoriumsplatz 2
D-81545 München

Herr PD Dr. R. Schindler
Charité-Virchow-Klinikum
Nephrologie/Intensivmedizin
Augustenburger Platz 1
D-13353 Berlin

Herr Dr. N. Schleucher
Universitätsklinikum Essen
Innere Klinik und Poliklinik
Tumorforschung
Hufelandstr. 55, D-45122 Essen

Herr Prof. Dr. D. Schmidt
Emeritus Professor of Neurology
Free University of Berlin
Managing Editor Epilepsy Research
Epilepsy Research Group
Goethestr. 5, D-14163 Berlin

Herr PD Dr. R. Schmits
Innere Medizin I
Universitätskliniken des Saarlandes
D-66421 Homburg/Saar

**Herr Univ.-Prof. Dr.
H. P. Schultheiß**
Medizin. Klinik II:
Kardiologie u. Pulmologie
Universitätsklinikum Benjamin
Franklin
Hindenburgdamm 30
D-12200 Berlin

Frau Dr. E. Schulze-Lohoff
Kliniken der Stadt Köln
Krankenhaus Merheim
Medizinische Klinik I
Ostmerheimer Str. 200
D-51058 Köln

Herr Dr. M. Seige
Innere Abteilung
Kreiskrankenhaus Köthen
Andreas-Hofer-Platz 7
D-06366 Köthen

Herr Prof. Dr. E. Senn
FMH Physikalische Medizin
u. Rehabilitation
Stadthofstr. 3, CH-6004 Luzern

Herr Dr. J. Seybold
Charité der Humboldt-Univ.
Campus Virchow-Klinikum
Medizinische Klinik mit
Schwerpunkt Infektiologie
Augustenburger Platz 1
D-13353 Berlin

Herr Prof. Dr. Dr. W. Sibrowski
Institut für Transfusionsmedizin
Universitätsklinikum Münster
Domagkstr. 11, D-48149 Münster

Herr PD Dr. M. Sieber
Kreiskrankenhaus Gummersbach GmbH
Wilhelm-Breckow-Allee 20
D-51643 Gummersbach

Herr Prof. Dr. F. von Sonnenburg
Universität München
Abteilung Infektions- und Tropenmedizin
Leopoldstr. 5
D-80802 München

Herr PD Dr. I. Spyridopoulos
Universitätsklinik Frankfurt
Kardiologie
Theodor-Stern-Kai 7
D-60590 Frankfurt/Main

Herr Prof. Dr. R. Stahlmann
Freie Universität Berlin
Universitätsklinikum Benjamin Franklin
Institut für Klinische Pharmakologie und Toxikologie
Garystr. 5, D-14195 Berlin

Herr Prof. Dr. E. Standl
Städt. Krankenhaus München-Schwabing
II. Medizinische Abteilung
Kölner Platz 1
D-80804 München

Herr Prof. Dr. B. E. Strauer
Heinrich-Heine-Universität Düsseldorf
Medizinische Klinik I
Moorenstr. 5
D-40225 Düsseldorf

Herr Prof. Dr. T. Strowitzki
Ärztlicher Direktor
Abt. Gynäkologie, Endokrinologie u. Fertilitätsstörungen
Voßstr. 9
D-69115 Heidelberg

Herr Prof. Dr. N. Suttorp
II. Medizinische Klinik
Campus Virchow-Klinikum
Augustenburger Platz 1
D-13353 Berlin

Herr Dr. J. Tebbe
Klinikum der Phillips-Universität
Klinik f. Innere Medizin
Labor für Neurogastroenterologie & Motilität
Baldingerstr., D-35033 Marburg

Herr Prof. Dr. P. Trenkwalder
Interne Abteilung
Klinikum Starnberg
Oßwaldstr. 1
D-82319 Starnberg

Herr Prof. Dr. C. Vogelmeier
Klinikum der Phillips-Universität Marburg
Klinik für Innere Medizin
Schwerpunkt Pneumologie
Baldingerstr., D-35033 Marburg

Frau Dr. J. Wagener
Herzzentrum Nordrhein-Westfalen
Kardiologische Klinik
Ruhr-Universität Bochum
Georgstr. 11
D-32545 Bad Oeynhausen

Herr Prof. Dr. A. C. C. Wagner
Medizinische Klinik II
Klinikum Großhadern
Ludwig-Maximilians-Universität
Marchioninistr. 15
D-81377 München

Herr PD Dr. H. D. Walmrath
Justus-Liebig-Universität Gießen
Zentrum für Innere Medizin
Klinikstr. 36
D-35392 Gießen

Herr Prof. Dr. M. Weber
Kliniken der Stadt Köln
Krankenhaus Merheim
Medizinische Klinik I
Ostmerheimer Str. 200
D-51058 Köln

Herr Prof. Dr. K. Werdan
Martin-Luther-Universität Halle-Wittenberg
Klinik für Innere Medizin III
Ernst-Grube-Str. 40
D-06097 Halle/Saale

Herr Dr. P. Wex
Abt. für Thorax- und Gefäßchirurgie
Klinik Löwenstein gGmbH
D-74245 Löwenstein

Herr Prof. Dr. P. von Wichert
Philipps-Universität Marburg
Medizinische Poliklinik
D-35033 Marburg

Herr Prof. Dr. E. Windler
Universitätsklinikum Hamburg-Eppendorf
Martinistr. 52, D-20246 Hamburg

Frau Dr. S. Wolf
Medizinische Klinik III
Nephrologie
Otfried-Müller-Str. 10
D-72076 Tübingen

Herr Prof. Dr. G. Wolfram
Technische Universität München
Lehrstuhl für Ernährungslehre
Alte Akademie 16
D-85350 Freising-Weihenstephan

Herr Prof. Dr. P. Zabel
Forschungszentrum Borstel
Abteilung Klinische Medizin
Parkallee 35, D-23845 Borstel

Herr Prof. Dr. A. M. Zeiher
Klinikum der Johann Wolfgang Goethe-Universität
Medizinische Klinik IV
Theodor-Stern-Kai 7
D-60590 Frankfurt

Herr Prof. Dr. N. Zöllner
Universität München
Medizinische Poliklinik
Pettenkoferstr. 8a
D-80336 München

Abkürzungsverzeichnis

AaDO$_2$	alveoloarterielle Sauerstoffdifferenz	CK	Kreatinkinase
ACE	angiotensinumwandelndes Enzym (angiotensin-converting enzyme)	CMV	Zytomegalievirus; kontrollierte Beatmung (controlled mandatory ventilation)
ACT	activated clotting time		
ACTH	adrenocorticotropes Hormon	CO	Herzzeitvolumen (cardiac output)
ACVB	aortokoronarer Venenbypass	COPD	chronisch obstruktive Atemwegserkrankung (chronic obstructive pulmonary disease)
ADH	antidiuretisches Hormon		
AEP	akustisch evozierte Potenziale		
AFP	α-Fetoprotein	CPAP	kontinuierlicher positiver Atemwegsdruck (continuous positive airway pressure)
AGS	adrenogenitales Syndrom		
(A)ICD	(automatischer) implantierbarer Kardioverter-Defibrillator		
Aids	erworbenes Immmunschwächesyndrom (aquired immunodeficiency syndrome)	CPR	kardiopulmonale Reanimation
		CR	komplette Remission (complete remission)
		CRH	Corticotropin-releasing Hormon
ALAT	Alaninaminotransferase (= GPT)	DES	medikamentenbeschichtete Stents (drug-eluting stents)
ANF (ANP)	atrialer natriuretischer Faktor (atriales natriuretisches Peptid)		
		DHEA(S)	Dehydroepiandrosteron(sulfat)
AP	alkalische Phosphatase	DIC	disseminierte intravasale Koagulopathie (disseminated intravascular coagulation)
APSAC	anisoylierter Plasminogen-Streptokinase-Aktivatorkomplex		
ARDS	akutes Atemnotsyndrom des Erwachsenen (adult respiratory distress syndrome)	DSA	digitale Subtraktionsangiographie
		EBM	evidenzbasierte Medizin
ASAT	Aspartataminotransferase (= GOT)	EBV	Epstein-Barr-Virus
ASS	Acetylsalicylsäure	ECMO	extrakorporale Membranoxygenation
avDO$_2$	arteriovenöse Sauerstoffdifferenz		
AVK	arterielle Verschlusskrankheit	EEG	Elektroenzephalogramm
AZ	Allgemeinzustand	EK	Erythrozytenkonzentrat
BAL	bronchioloalveoläre Lavage	EKZ	extrakorporale Zirkulation
BE	Basenüberschuss (base excess)	EMG	Elektromyographie
BfArM	Bundesinstitut für Arzneimittel und Medizinprodukte	ENG	Elektroneurographie
		ER(C)P	endoskopische retrograde (Cholangio-)Pankreatographie
BGA	Blutgasanalyse		
BiPAP	bilevel positive airway pressure	ESWL	extrakorporale Stoßwellenlithotripsie
BIPAP	biphasic positive airway pressure	EZ	Ernährungszustand
BMI	Body Mass Index	FEIBA	Factor eight inhibitor bypassing activity
BSG	Blutkörperchensenkungsgeschwindigkeit (= BKS)		
		FEV$_1$	forcierte exspiratorische Einsekundenkapazität (forciertes exspiratorisches Volumen in 1 s)
BUN	Blutharnstoff-Stickstoff (blood urea nitrogen)		
		FFP	gefrorenes Frischplasma (fresh frozen plasma)
BWS	Brustwirbelsäule		
CAPD	kontinuierliche ambulante Peritonealdialyse	FRC	funktionelle Residualkapazität
		FSH	follikelstimulierendes Hormon
CAVH	kontinuierliche arteriovenöse Hämofiltration	FSME	Frühsommer-Meningoenzephalitis
		FSP	Fibrinogenspaltprodukte
CAVHD	kontinuierliche arteriovenöse Hämodialyse	GABA	γ-Amino-Buttersäure (γ-amino butyric acid)
CI	Herzindex (cardiac index)		

G-CSF	granzulozytenstimulierender Faktor (granulocyte-colony stimulationg factor)	NHL	Non-Hodgkin-Lymphom
GFR	glomeruläre Filtrationsrate	NMR	Kernspintomogramm/-graphie (nuclear magnetic resonance)
GM-CSF	granulozyten-monozyten-stimulierender Faktor (granulocyte-monozyte-colony stimulationg factor)	NSAID	nichtsteroidale Antiphlogistika (nonsteroidal antiinflammatoric drugs)
GP IIa/IIIb	Glykoprotein IIa/IIIb	NYHA	New York Heart Association
GGT	γ-Glutamyl-Transpeptidase	PAF	plättchenaktivierender Faktor
GnRH	Gonadotropin-releasing Hormon	pAVK	periphere arterielle Verschlusskrankheit
GOT	Glutamat-Oxalat-Transaminase	PCP	Pneumocystis-carinii-Pneumonie
GPT	Glutamat-Pyruvat-Transaminase	PCR	Polymerase-Kettenreaktion
HCG	humanes Choriogonadotropin	PE	Probeexzision
HIT	heparininduzierte Thrombopenie	PEEP	positiver endexspiratorischer Atemwegsdruck (positive endexpiratory pressure)
HIV	humanes Immunschwächevirus (human immunodeficiency virus)	PET	Positronenemissionstomographie
HLA	humanes Leukozytenantigen	PG	Prostaglandin
HM(P)G	humanes (post)menopausales Gonadotropin	PNH	paroxysmale nächtliche Hämoglobinurie
HMV	Herzminutenvolumen	PNS	peripheres Nervensystem
HPV	humanes Papillomvirus	PPSB	Prothrombinkomplex-Faktorenkonzentrat (Prothrombin-Proconvertin-Stuart-Faktor-B)
HSV	Herpes-simplex-Virus		
HUS	hämolytisch-urämisches Syndrom		
HWS	Halswirbelsäule	PR	partielle Remission
HWZ	Halbwertszeit	PRIND	prolongiertes reversibles ischämisches neurologisches Defizit
IABP	intraaortale Ballongegenpulsation		
IL	Interleukin	PT(C)A	perkutane transluminale (Koronar-)Angioplastie
INR	international normalized ratio		
IPPV	intermttierende Überdruckbeatmung (intermittent positive pressure ventilation)	RAAS	Renin-Angiotensin-Aldosteron-System
		rt-PA	rekombinanter Gewebeplasminogenaktivator (recombinant tissue plasminogen activator)
ITP	idiopathische thrombozytopenische Purpura (Morbus Werlhof)		
IU	internationale Einheit (international unit)	SERM	selektiver Östrogenrezeptor-Modulator (selective estrogen receptor modulator)
KG	Körpergewicht		
KHK	koronare Herzkrankheit		
KMT	Knochenmarktransplantation	SIMV	synchronisierte intermittierende Beatmung (synchronized intermittent mandatory ventilation)
KO	Körperoberfläche		
LE	Lupus erythematodes		
LK	Lungenkarzinom	SIRS	systemisches entzündliches Syndrom (systemic inflammatory response syndrome)
LMWH	niedermolekulares Heparin (low molecular weight heparin)		
LWS	Lendenwirbelsäule	SLE	systemischer Lupus erythematodes
MALT	mukosaassoziertes lymphatisches Gewebe (mucosa-associated lymphatic tissue)	SPECT	Single-Photon-Emissionscomputertomographie
		SSEP	somatosensorisch evozierte Potenziale
MAO-Hemmer	Monoaminoxidase-Hemmer	SSW	Schwangerschaftswoche
MHK	minimale Hemmkonzentration	STH	somatotropes Hormon
MOF	Multiorganversagen (multi-organ failure)	TBW	Gesamtkörpergewicht (total body weight)
MRT	Magnetresonanztomogramm/-graphie (= NMR)	TDM	Drug Monitoring (therapeutic drug monitoring)

TEA	Thrombendarteriektomie	TVT	tiefe Venenthrombose
TEE	transösophageale Echokardiographie (transesophageal echocardiography)	TX	Transplantation
		UAW	unerwünschte Arzneimittelwirkung
TENS	transkutane elektrische Nervenstimulation	VC	Vitalkapazität
		VEP	visuell evozierte Potenziale
TEP	Totalendoprothese	VIP	vasoaktives intestinales Peptid
TIA	transiente ischämische Attacke	WHO	Weldgesundheitsorganisation (World Health Organization)
TK	Thrombozytenkonzentrat		
TNF	Tumornekrosefaktor	ZNS	zentrales Nervensystem
TPE	totale parenterale Ernährung	ZVD	zentraler Venendruck
TRH	Thyreotropin-releasing Hormon	ZVK	zentraler Venenkatheter
TSH	Thyreoidea-stimulierendes Hormon		

Sektion A
Herz und Gefäße

1. **Koronarinsuffizienz und Herzinfarkt** – 3
   I. Spyridopoulos, A. M. Zeiher

2. **Kardiomyopathien** – 34
   H. P. Schultheiß, U. Kühl

3. **Akute kardiale Dyspnoe und Lungenödem** – 62
   W. von Scheidt

4. **Schock und akute Kreislaufinsuffizienz** – 71
   W. Seeger, H. D. Walmrath, H. G. Lasch

5. **Chronische Herzinsuffizienz** – 97
   E. Erdmann

6. **Erworbene Herzklappenfehler** – 122
   D. Horstkotte, C. Piper

7. **Endokarditis** – 137
   D. Horstkotte, J. Wagener, C. Piper

8. **Perikarditis** – 154
   B. Maisch, M. Herzum

9. **Chronisches Cor pulmonale** – 166
   D. Beuckelmann, E. Erdmann

10. **Angeborene Herzfehler im Erwachsenenalter** – 174
    D. Horstkotte, D. Fassbender

11. **Bradykarde Rhythmusstörungen** – 184
    W. Jung, B. Lüderitz

12. **Tachykarde Rhythmusstörungen** – 198
    G. Steinbeck, C. Reithmann, M. Näbauer

13. **Funktionelle kardiovaskuläre Störungen** – 225
    P. Trenkwalder

14. **Chronische arterielle Hypotonie – Synkope** – 230
    W. von Scheidt, P. Trenkwalder

15 Arterielle Hypertonie – 237
D. Fliser, E. Ritz

16 Periphere arterielle Durchblutungsstörungen – 254
H. Rieger

17 Venen- und Lymphgefäßerkrankungen – 270
H. Partsch

18 Allgemeine Intensivtherapie – 280
M. Ruß, M. Seige, K. Werdan

1 Koronarinsuffizienz und Herzinfarkt

I. Spyridopoulos, A. M. Zeiher

1.1 Grundlagen – 4

1.2 Therapie von Risikofaktoren und Begleitkrankheiten – 5

1.3 Angina pectoris – 7
1.3.1 Formen der Angina pectoris – 7
1.3.2 Medikamentöse Therapie der stabilen Angina pectoris – 8
1.3.3 Invasive bzw. operative Therapie der koronaren Herzkrankheit – 13

1.4 Akutes Koronarsyndrom – 16
1.4.1 Präklinische Therapie des akuten Koronarsyndroms – 17
1.4.2 Spezielle medikamentöse Therapie beim akuten Koronarsyndrom – 19
1.4.3 Invasive oder nichtinvasive Reperfusionstherapie beim akuten Myokardinfarkt – 20
1.4.4 Thrombolytische Therapie – 21
1.4.5 Interventionelle Therapie des akuten Myokardinfarkts – 23
1.4.6 Überwachungsprogramm – 24
1.4.7 Behandlung von Komplikationen – 24
1.4.8 Mobilisierung und Nachbehandlung – 27

Literatur – 31

Die koronare Herzkrankheit gilt als die häufigste Todesursache in den westlichen Ländern. Dabei spielen nicht nur genetische, sondern auch Umwelteinflüsse eine wichtige Rolle. In Deutschland erleiden jedes Jahr pro 100.000 Einwohnern 444 Männer und 138 Frauen einen Myokardinfarkt. 50% dieser Patienten versterben an dem Infarkt, 30%, bevor ihnen ärztliche Hilfe zuteil werden kann.

Der Begriff der koronaren Herzerkrankung kann unterteilt werden in stabile Formen der Koronarerkrankung, z. B. die stabile Angina pectoris, und in ein sog. akutes Koronarsyndrom. Letzteres schliisst nicht nur Formen der instabilen Angina ein, sondern auch den akuten Myokardinfarkt, vorausgesetzt eine Myokardschädigung liegt vor. Die Behandlung der koronaren Herzerkrankung besteht nicht nur in der Akuttherapie, sondern insbesondere in der Primär- und Sekundärprävention. Dabei hat sich gezeigt, dass durch eine konsequente Behandlung von Risikofaktoren wie Hypertonie, Nikotinabusus oder Hypercholesterinämie eine signifikante Risikoreduktion für schwerwiegende kardiale Ereignisse erreicht werden kann.

Neben Statinen, ACE Hemmern und auch Betarezeptorenblockern ist aber Acetylsalicylsäure (ASS) immer noch mit das wichtigste Medikament bei der Behandlung der koronaren Herzerkrankung. Beim akuten Koronarsyndrom ist sie das erste Medikament, das neben Heparin zum Einsatz kommt. Ansonsten hat sich die Akutbehandlung des Myokardinfarktes in den letzten 20 Jahren mit dem Einsatz der Lysetherapie und interventioneller Verfahren zur koronaren Revaskularisierung entscheidend verbessert. Spätestens seit der groß angelegten GUSTO-I-Studie (Global Utilization of Streptokinase for Occluded Arteries Study) von 1993 ist die Thrombolysetherapie bei der Behandlung des akuten Myokardinfarktes wichtigste konservative Behandlungsalternative zur akuten Revaskularisation (The GUSTO Investigators 1993). Die PTCA ist nach heutigem Standard aber die effektivste Behandlungsmodalität zur Akutbehandlung des Myokardinfarktes, noch vor der Thrombolysetherapie, was durch eine Reihe von Vergleichsstudien in den letzten Jahren belegt wurde.

Durch adjunktive Therapie mittels einer neuen Generation von Thrombozytenaggregationshemmern, den GP-IIb/IIIa-Antagonisten wie Abciximab, Tirofiban oder Eptifibatid, hat sich ein weiteres wichtiges Kapitel bei der Behandlung des akuten Koronarsyndroms aufgetan. Neue aufregende Therapieformen eröffnen sich unter dem Begriff Angiogenese (Gefäßneubildung). So verspricht die Stammzellentherapie oder die Therapie mit Genprodukten zur Induktion einer intrakardialen Gefäßneubildung neue Dimensionen bei der Therapie der stabilen koronaren Herzerkrankung, aber auch beim akuten Koronarsyndrom.

1.1 Grundlagen

Manifestationsformen der koronaren Herzkrankheit

Transitorische Myokardischämie. Häufig manifestiert sich die koronare Herzkrankheit (KHK) als transitorische Myokardischämie mit oder ohne Angina pectoris, mit einem wahrscheinlich beträchtlichen Anteil stummer Myokardischämien. Ursache sind signifikante (i. Allg. >75% Einengung) arteriosklerotische Koronarstenosen mit oder ohne vasomotorische (spastische) Komponenten. Eine Angina pectoris stellt häufig die Primärmanifestation der KHK dar, kann aber ebenso im Verlauf der übrigen Formen auftreten und hat hier für die Therapieindikation und die vorgeschaltete Diagnostik erhebliche Bedeutung.

Akutes Koronarsyndrom. Eine weitere Form der koronaren Herzkrankheit ist das akute Koronarsyndrom (früher **instabile Angina pectoris**) mit unterschiedlichen Ausprägungen und charakteristischen Komplikationen, als Endstufe der akute Myokardinfarkt. Ursache ist in der Regel der thrombotische Verschluss einer stenosierten Koronararterie durch Ruptur einer arteriosklerotischen Plaque (60–65%) oder Erosion der Endothelzellschicht (35–40%), selten durch Koronarembolie oder Spasmus (<10%). Meist ist eine Entzündungsreaktion in der Gefäßwand für die Plaqueinstabilität verantwortlich. Der Herzinfarkt kann die primäre Manifestationsform der KHK darstellen oder nach längerer oder kurzfristiger, zunehmender Angina pectoris auftreten.

> **!** Die Bezeichnung „akutes Koronarsyndrom" ist ein Überbegriff für alle instabilen Formen der Angina pectoris mit oder ohne laborchemisch nachgewiesener Myokardschädigung.

Herzrhythmusstörungen und plötzlicher Herztod. Diese können als Primärmanifestation oder im Rahmen von transitorischen Myokardischämien oder einem akuten Koronarsyndrom auftreten. Herzinsuffizienz durch ischämische Myokardiopathie (arteriosklerotisches Narbenherz), Mitralinsuffizienz und Herzaneurysma treten vorwiegend als Sekundärmanifestation auf.

Therapieziele bei koronarer Herzkrankheit

Das Therapieziel beim akuten Koronarsyndrom besteht in der Behandlung der akuten Erkrankung und der Verminderung ihrer Folgen. Bei der chronischen KHK ist die beschwerdeorientierte Therapie unbestritten. Die Angina pectoris stellt jedoch nur ein unsicheres Warnsystem für eine Myokardischämie dar. Die Beseitigung oder Verhütung der Ischämie selbst im Sinne der Prävention ist das eigentliche Behandlungsziel, und zwar nach Maßgabe der Prognosebeeinträchtigung (Verschlechterung des kardialen Zustands, kardiale Ereignisse, kardialer Tod).

Einschätzung der Prognose

Die Beurteilung der Prognose ist ein entscheidender Gesichtspunkt für Art und Intensität der therapeutischen Maßnahmen. Die Prognose kann heute auf nichtinvasivem Wege mit hoher statistischer Wahrscheinlichkeit abgeschätzt werden aufgrund von:
— Beschwerdebild, Risikoprofil (Risikofaktoren und Lebensstil, Lebensalter und Geschlecht, Familienanamnese, Begleitkrankheiten)
— objektiven Tests der Belastungsischämie (Belastungs-EKG, Belastungs-Thallium-Myokardszintigraphie, Stressechokardiographie)
— gestörter Ventrikelfunktion (pauschaler Parameter – Auswurffraktion, geschätzt durch zweidimensionale Echokardiographie, linksventrikuläre Angiographie oder Radionuklidventrikulographie), ggf. klinischen Zeichen der Dekompensation; unterstützender Hinweis: EKG-Veränderungen
— zusätzlichen ventrikulären Rhythmusstörungen in Verbindung mit gestörter Ventrikelfunktion

Wenn Beschwerdebild oder Ischämiezeichen eindeutig oder mehrere Faktoren verdächtig sind, folgt die anatomische Diagnose (Koronarangiographie), für deren Konsequenzen (Revaskularisierung, konservative Therapie) die gleichen Faktoren maßgeblich sind.

> **Praxistipp**
> Die Behandlung der Risikofaktoren der KHK soll den Verlauf beeinflussen. Sie ist in allen Stadien indiziert, um sowohl die Progression der Koronarveränderungen zu verlangsamen als auch die stufenweise Verschlechterung durch kardiale Ereignisse und deren Rezidive zu verhüten.

Risikoreduktion ist dringlich, weil durch die Manifestation der KHK die Gefährdung bereits bewiesen ist, und besonders wichtig bei jüngeren Patienten, bei mehrfachen Risikofaktoren und bei hochgefährdeten Kranken.

1.2 Therapie von Risikofaktoren und Begleitkrankheiten

Die Allgemeinbehandlung besteht in der Therapie von Risikofaktoren und Begleitkrankheiten, dem Abbau von psychosozialem Stress und der Stimulation zu einer gesundheitsbewussten Lebensweise. Die Maßnahmen sind grundsätzlich, bei familiärer Belastung für Gefäßleiden schon in frühem Alter anzustreben, bei Manifestationen einer KHK zwingend erforderlich und bei erhöhter Gefährdung zu intensivieren.

Hypertonie

Die Hypertonie ist ein Risikofaktor für die Progression der Koronarsklerose, vermehrt bei bestehender Koronarstenose das Missverhältnis zwischen Sauerstoffbedarf und -versorgung und vergrößert das Risiko kardialer Ereignisse. Bei KHK sind niedrig normale Werte anzustreben. Hochdruckmittel, welche die Blutfette steigern können, sind in der Langzeittherapie bei gleichzeitiger KHK weniger erwünscht; dies betrifft v. a. Thiazide, während bei Betarezeptorenblockern der gleichzeitige Nutzen bei KHK eindeutig überwiegt. Für die ACE-Hemmer (ACE: angiotensin converting enzyme) oder Angiotensin-Rezeptorantagonisten ist der therapeutische Nutzen eindeutig belegt, da sie die Mortalität bei manifester KHK oder Risikogruppen deutlich reduzieren (Yusuf et al. 2000).

Nikotinabusus

Die Bedeutung des Zigarettenrauchens für die Entstehung der KHK ist heute unbestritten (Bartecchi et al. 1994). Morbidität und Letalität des Myokardinfarkts sind bei Rauchern deutlich erhöht. Sogar regelmäßiges Passivrauchen ist mit einem erhöhten KHK-Risiko verbunden (Kawachi et al. 1997). Wird das Rauchen eingestellt, kann sich die erhöhte KHK-Gefährdung des Rauchers im Laufe mehrerer Jahre wieder zurückbilden (Dobson et al. 1991).

Fettstoffwechselstörungen

Der Zusammenhang zwischen Hyperlipoproteinämie und KHK ist mittlerweile eindeutig belegt:

HMG-CoA-Reduktasehemmer. Durch die Einführung der HMG-CoA-Reduktasehemmer (Statine) wurde die Effektivität der pharmakologischen Lipidsenkung deutlich gesteigert. Die Inzidenz kardialer Ereignisse, die KHK-Letalität und auch die Gesamtmortalität werden durch die Statintherapie signifikant gesenkt (The Scandinavian Simvastatin Survival Study Group 1994). Des Weiteren haben Statine bei der Primärprävention zu einer ca. 20 %igen Risikoreduktion geführt (Shepherd et al. 1995).

Cave
Beim Gebrauch von Fibraten zusätzlich zu Statinen ist es in neuerer Zeit zu Todesfällen gekommen, wahrscheinlich verursacht durch eine Potenzierung einer muskulären Rhabdomyolyse.

Die gleichzeitige Applikation von anderen Medikamenten, die auch über Cytochrom-P450 abgebaut werden oder dieses hemmen, führt zu einer Erhöhung des Statin-Spiegels im Serum. Bis auf Fluvastatin (Cytochrom P 2C9) werden die anderen Statine (Atorvastatin, Simvastatin, Pravastatin und Lovastatin) hauptsächlich über Cytochrom P 3A4 metabolisiert, sodass bei gleichzeitiger Therapie mit z. B. Ciclosporin A, Ketoconazol, Amiodaron, Gemfibrozil etc. unbedingt Fluvastatin bevorzugt werden sollte. Als Initialdosis werden für die Statine meistens 10 oder 20 mg einmal täglich p. o. eingesetzt, die Maximaldosis beträgt 80 mg 1×/Tag. Atorvastatin senkt das LDL-Cholesterin im Vergleich zu den anderen Statinen bei gleicher Dosierung am stärksten.

Ezetimibe. Seit 2003 erhältlicher Cholesterinabsorptionsinhibitor aus der Gruppe der 2-Azetidinone, welcher durch seine Wirkung im Darm zu einer isolierten Reduktion des LDL-Cholesterins im Serum ohne relevante Veränderung von HDL-Cholesterin und Triglyzeriden bewirkt. In Kombination mit Statinen kommt es zu einer zusätzlichen LDL-Senkung von bis zu 20 %. Die Halbwertszeit beträgt ca. 13 h, sodass die tägliche Gabe von einmal 10 mg p. o. ausreicht. Zugelassen ist Ezetimibe bisher bei primärer Hypercholesterinämie in Kombination mit einem Statin oder als Monotherapie bei Statinunverträglichkeit. Auch bei homozygoter familiärer Hypercholesterinämie kann es in Kombination mit einem Statin oder zusätzlich zu weiteren begleitenden Maßnahmen, wie z. B. einer LDL-Apherese, eingesetzt werden.

An Nebenwirkungen fand sich bisher eine statistische nicht signifikante Erhöhung an Patienten mit Transaminasenerhöhungen in der Kombination Statin und Ezetimibe (1 %), sodass vorerst eine regelmäßige Kontrolle der Leberenzyme unter der Therapie empfohlen wird. Da keine Interaktionen mit Cytochrom-P450-Isoenzymen bestehen, wird die pharmakokinetische Interferenz mit anderen Medikamenten als sehr gering eingeschätzt.

Lipidsenkung zur Sekundärprävention. Generelle Behandlungsziele in der Sekundärprävention sind ein LDL-Cholesterin < 100 mg/dl, und ein HDL-Cholesterin > 35 mg/dl. Neuere Studien (Collins et al. 2003; Cannon et al. 2004; Nissen et al. 2004) zeigen sogar, dass eine Absenkung des LDL-Cholesterins auf Werte unter 80 mg/dl die Progression der koronaren Atherosklerose noch weiter hemmt bzw. eine weitere Senkung der Mortalität bewirkt als bei Zielwerten von unter 100 mg/dl. Eine Diät bleibt aber Basis der Therapie: Abbau von Übergewicht sowie Einschränkung der Kalorien-, Fett- und Cholesterinzufuhr. Insbesondere der Ersatz gesättigter Fette durch hochungesättigte pflanzliche Öle scheint das KHK-Risiko effektiv zu senken (Hu et al. 1997). Die Therapiestrategie sollte umso aggressiver sein, je stärker der Patient gefährdet ist, sie sollte realistische Ziele beinhalten und stets die individuelle Situation des Patienten berücksichtigen.

Einer Hypertriglyzeridämie liegt häufig ein Diabetes mellitus oder eine Adipositas zugrunde, sodass therapeutisch Gewichtsreduktion und verbesserte Blutzuckerkontrolle wichtig sind.

Diabetes mellitus

Die Inzidenz der KHK ist gegenüber Nichtdiabetikern 2- bis 3fach erhöht. Im Falle eines Herzinfarktes sind bei Diabetikern häufiger Komplikationen zu erwarten (Stone et al. 1989). Diabetiker bedürfen daher einer besonders intensiven Primär- und Sekundärprävention. Insbesondere der Einsatz von ACE-Hemmern oder Angiotensin-Rezeptorantagonisten hat sich bei gefährdeten Diabetikern als vorteilhaft zur Reduktion schwerwiegender kardiovaskulärer Ereignisse erwiesen (Yusuf et al. 2000). Ziel bei der Behandlung eines Diabetikers sollte die Einstellung des arteriellen Blutdrucks auf Werte unter 130/80 mmHg sowie des HbA1c auf Werte bis zu 6,5 % sein.

Andere Begleitkrankheiten

Neben den klassischen Risikofaktoren sind folgende Begleitkrankheiten und andere Einflüsse zu berücksichtigen, welche die Sauerstoffversorgung des Herzens beeinträchtigen oder das Herzinfarktrisiko auf andere Weise erhöhen können: Hyperthyreose, Fieber, Infektionen, Anämie, Operationen, Neuauftreten einer Tachyarrhythmia absoluta, veränderte Komedikation (z. B. Sympathomimetika, Östrogene).

Psychosomatik

Persönlichkeitsstruktur (Typ-A-Persönlichkeit) und psychosozialer Stress sind offenbar von Bedeutung (Ruberman et al. 1984), jedoch besteht über die direkte kausale Beziehung bis heute Unklarheit. In der akuten Krankheitsphase einer Angina pectoris sowie beim Infarkt ist es aber wichtig, dass Belastungssituationen jeder Art vermieden werden. Langfristig können Arbeitsplatzwechsel, Auflösung beruflicher und familiärer Schwierigkeiten sowie Änderung des Lebensstils den Verlauf der Erkrankung günstig beeinflussen.

Körperliches Training

Epidemiologische Untersuchungen konnten zeigen, dass regelmäßige körperliche Bewegung das Risiko senkt, an einer KHK zu erkranken (Leon u. Connett 1991). Dosierte körperliche Übung (am besten in der ambulanten Herzgruppe) ökonomisiert Muskeltätigkeit und Herzarbeit des Koronarkranken, verbessert das körperliche und psychische Befinden und erhöht die Überlebenschancen im Falle eines Myokardinfarkts. Dabei soll blutdrucksteigernde statische Belastung vermieden werden. Die Belastung sollte immer unter der Ischämie- und Erschöpfungsgrenze bleiben (vorausgehende ergometrische Testung). Starke und wettkampfmäßige Anstrengungen, Arbeiten unter Zeitdruck, plötzliche große Höhe (>1500 m) sowie Kältereize sind zu vermeiden.

> **Praxistipp**
> Flugreisen sind bei Koronarpatienten (außer unmittelbar nach Infarkt) unter Medikamentenschutz erlaubt und fast immer unproblematisch.

1.3 Angina pectoris

Das Ischämiesyndrom wird durch ein kritisches Missverhältnis zwischen myokardialem Sauerstoffbedarf und koronarer Sauerstoffversorgung hervorgerufen, das erst bei etwa 75%iger Koronarstenose (d.h. bereits fortgeschrittenen Koronarveränderungen!) hämodynamisch wirksam und klinisch manifest wird. Die Therapie besteht in der Verlaufsbeeinflussung (Allgemeintherapie), der Senkung des Sauerstoffbedarfs (Allgemeintherapie und Medikamente) und der Verbesserung der Sauerstoffversorgung (bedingt möglich durch Medikamente und revaskularisierende Interventionen) und gliedert sich in Anfalls- und Dauertherapie. Die medikamentöse Dauertherapie basiert auf 5 Säulen:

- Thrombozytenaggregationshemmern und Antikoagulanzien
- Betarezeptorenblockern
- ACE-Hemmern oder Angiotensin-Rezeptorantagonisten
- Statinen
- Vasodilatatoren wie Nitraten oder Calciumantagonisten

1.3.1 Formen der Angina pectoris

Stabile Angina pectoris

Sie tritt auf in Form einzelner Anfälle (sporadisch), bei denen die Ischämieschwelle (Belastungsgrenze, Anginaschwelle) relativ konstant ist. Eine gewisse Variabilität der Belastungsgrenze aufgrund wechselnder sympathischer Aktivität und äußerer Bedingungen ist allerdings immer gegeben. Es besteht ein fließender Übergang mit einer zunehmenden dynamischen Komponente bis zu teilweise spontan auftretenden Anfällen. Die dynamische Komponente wird mit reagiblen Wandanteilen exzentrischer Stenosen erklärt, die mit einer Tonuserhöhung reagieren und somit eine medikamentöse Beeinflussung durch Vasodilatatoren ermöglichen. Abgegrenzt werden muss das akute Koronarsyndrom im engeren Sinn (▶ unten).

Das Auftreten nächtlicher Angina pectoris kann verschiedene Ursachen haben und verlangt entsprechende differenzialtherapeutische Überlegungen. Bei latenter Herzinsuffizienz kommt u. a. eine abendliche Nitrat- und/oder Diuretikagabe in Frage.

Variant- oder Prinzmetal-Angina

Als eine rein spastische Anfallsauslösung stellt diese Form das Extrem der dynamischen Form der Angina pectoris dar. Allerdings liegen oft gleichzeitige Koronarveränderungen vor, auf deren Bereich sich die Spasmen jedoch nicht beschränken und die nicht hochgradig zu sein brauchen.

Der Einsatz von Vasodilatatoren ist bei der Prinzmetal-Angina vorrangig. Nitrate und Calciumantagonisten werden zur Prophylaxe eingesetzt, entfalten ihre Wirkung aber auch im akuten Anfall. Betarezeptorenblocker können die Anfälle z.T. verschlimmern (besonders nichtselektive) und sind i. Allg. kontraindiziert (allenfalls in therapieresistenten Fällen zu empfehlen: vorsichtige stationäre Testung). Eine koronare Diagnostik einschließlich Ergonovin-Test ist bei diesen Patienten auf jeden Fall anzustreben, da bei Identifizierung einer zusätzlichen koronaren Stenosierung im Spasmusbereich eine Ballondilatation mit Implantation eines Koronarstents in manchen Fällen überraschend wirksam sein kann. Bypass-Operationen kommen nur bei gleichzeitiger hochgradiger, interventionell nicht behandelbarer Koronarstenosen in Betracht.

Stumme Myokardischämie

Ein ungelöstes Problem stellt die stumme Myokardischämie dar. Belastungstests als Screening-Verfahren sind nur für Risikogruppen sinnvoll und praktikabel. Die adäquate Untersuchung besteht darin, zu prüfen, ob bei ambulanter ST-Strecken-Analyse schmerzlose Ischämieperioden im Tagesverlauf auftreten.

Derzeit kann für die Koronartherapie nur die Schlussfolgerung gezogen werden, dass es bei Anginapatienten nicht nur auf die Anfallsbehandlung ankommt, sondern dass die Wirksamkeit der antiischämischen Therapie in Belastungstests überprüft werden sollte und dass die Kranken über den ganzen Tag in geeigneter Weise antiischämisch abgedeckt werden sollten.

Die antiischämische Therapie ist in gleicher Weise einsetzbar wie oben beschrieben.

Akutes Koronarsyndrom

> **Cave**
> Das akute Koronarsyndrom ist ein Notfall und bedarf sofortiger stationärer Behandlung.

Für die Therapie und Prognose ist wesentlich, dass dem akuten Koronarsyndrom (ACS) offenbar eine komplexe Pathogenese mit schweren Gefäßveränderungen, Plaquefissuren mit Thrombusbildung und zusätzlichen spastischen Vorgängen zugrunde liegt.

Im Gegensatz zur Bestimmung der kardialen Enzymen (CK, CK-MB) lassen sich durch die kardialen Troponine Herzmuskelschäden sensitiver erfassen. Vorsicht bezüglich der Spezifität der Troponine ist bei Patienten mit terminaler Niereninsuffizienz geboten. Bei diesen Patienten finden sich oftmals aufgrund einer eingeschränkten Nieren-Clearance für großmolekülige Proteine erhöhte Troponin-T-Werte. Hier empfiehlt sich zum Nachweis eines Myokardschadens der Nachweis des kleinmolekularen Troponin I.

Die Akuttherapie bei Patienten mit instabiler Angina zielt darauf, die Entwicklung zum Infarkt zu verhüten und ein symptomarmes Intervall zu erreichen. Stationäre Überwachung (nichtinvasives Monitoring) sowie intensive Allgemeinbehandlung, einschließlich Sedierung und aggressiver Elimination auslösender Faktoren, die den myokardialen Sauerstoffbedarf steigern können, sind erforderlich. Die medikamentöse Therapie beinhaltet initial ASS und eine Therapie mit unfraktioniertem Heparin, wobei allerdings die Behandlung mit Enoxaparin, einem niedermolekularem Heparin, im Vergleich zu unfraktioniertem Heparin mindestens gleichwertig ist (SYNERGY-Studie, ACC-Kongress 2004).

> **Praxistipp**
> Dosierungsvorschlag für ASS: Erstdosis 250 (100–300) mg oral oder i.v. (500 mg Aspisol), Folgedosen 100 mg oral täglich.

Des Weiteren wird nach neuesten Erkenntnissen empfohlen, Patienten mit akutem Koronarsyndrom mit ausreichender Wahrscheinlichkeit für ein koronares Ereignis (insbesondere wenn die Möglichkeit einer invasiven Abklärung gegeben ist), mit Clopidogrel zusätzlich zu ASS zu behandeln (Mehta et al. 2001). Die alleinige Gabe intravenöser GP-IIa/IIIb-Thrombozytenaggregationshemmer hat für Tirofiban (PRISM Study Investigators 1998; PRISM-PLUS Study Investigators 1998) und Eptifibatid (The Pursuit Trial Investigators 1998), nicht aber für Abciximab (Califf 1999) bei akutem Koronarsyndrom ohne nachfolgende koronare Intervention eine verbesserte 30-Tage-Mortalität gezeigt. Dennoch sollte, insbesondere bei Hochrisikopatienten mit reversiblen EKG-Veränderungen und positivem Troponintest, ein intravenöser GP-IIb/IIIa-Hemmer (Abciximab, Tirofiban oder Eptifibatid) angesetzt und eine zügige invasive Koronardiagnostik mit eventueller Revaskularisierung eingeleitet werden.

Zusätzlich empfiehlt sich eine Kombinationstherapie mit Betarezeptorenblockern (z.B. Atenolol oder Metoprolol) und Glyceroltrinitrat (als Infusion oder sublingual-bukkal), um den Blutdruck (beim Nichthypertoniker auf 95–110 mmHg systolisch) und die Herzfrequenz zu senken (55–60/min). Calciumantagonisten haben an Bedeutung verloren. Bei bestimmten Kontraindikationen gegen Betablocker (z.B. schwere obstruktive Lungenerkrankung) kann Diltiazem eingesetzt werden (Gibson et al. 1986). Wird durch Betablockade eine kardiale Dekompensation befürchtet, besteht die Möglichkeit zum titrierten Einsatz des kurzwirksamen Betablockers Esmolol (Brevibloc).

Weiteres Vorgehen. Dies beruht bei Patienten mit fraglichem Infarkt entscheidend auf der Risikostratifizierung durch Troponine und EKG-Veränderungen (◘ Abb. 1-1):

— Bei Patienten ohne EKG-Veränderungen, mit negativem Troponintest und geringer Wahrscheinlichkeit für eine KHK empfiehlt sich nach Infarktausschluss (über mindestens 6 h) mit serieller Troponintestung und EKGs eine frühzeitige Ischämiediagnostik, z.B. Belastungs-EKG.
— Bei Patienten ohne EKG Veränderungen, mit negativem Troponintest, aber hohem kardiovaskulärem Risiko empfielt sich die stationäre Aufnahme zur weiteren nichtinvasiven oder vereinzelt auch invasiven Diagnostik.
— Patienten mit reversiblen EKG-Veränderungen und positivem Troponintest fallen in eine Hochrisikogruppe und profitieren unmittelbar von einer invasiven Abklärung mit eventueller Koronarintervention. Die Koronarangiographie sollte so rasch wie möglich durchgeführt werden, ggf. gefolgt von einer PTCA oder Bypass-Operation.

1.3.2 Medikamentöse Therapie der stabilen Angina pectoris

Beeinflussung der Blutgerinnung

Orale Thrombozytenaggregationshemmer. Thrombozytenaggregationshemmer als Dauertherapie (ASS; alternativ Clopidogrel oder Ticlopidin bei ASS-Allergie) spie-

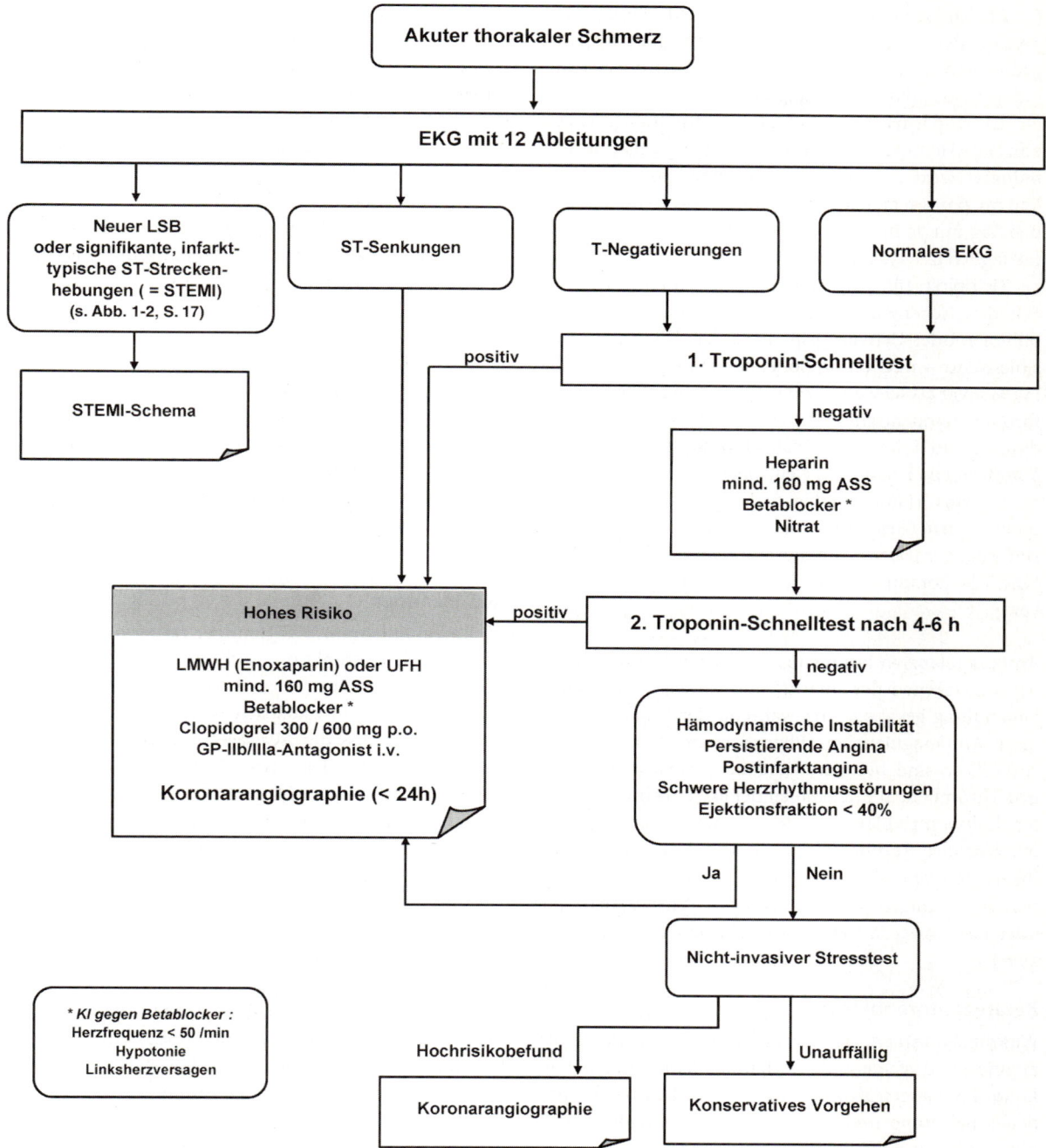

Abb. 1-1. Risikostratifizierung beim akuten Koronarsyndrom

len heute bei der Therapie der KHK eine entscheidende Rolle (Fuster et al. 1989). Zur primären Prävention sind sie zwar nur bei Risikopatienten sinnvoll, zur sekundären Prävention sind sie jedoch bei jedem Patienten mit KHK und nach Bypass-Operation lebenslang indiziert, sofern keine Kontraindikationen vorliegen (100 mg ASS pro Tag wirksam und verträglich). Bei Patienten mit akutem Koronarsyndrom, die nicht mit ASS vorbehandelt sind, sollte jedem Patienten ASS als First-Line-Medikament verabreicht werden, in oben beschriebener Dosierung.

Des Weiteren sollte jeder Patient bei Durchführung einer koronaren Ballondilatation mit ASS vorbehandelt werden. Die Langzeitanwendung nach Herzinfarkt und bei koronarer Herzerkrankung ist unverzichtbarer Bestandteil der Therapie.

Thienopyridine. Thienopyridine (Ticlopidin und Clopidogrel) führen zu einer irreversiblen Hemmung der ADP-Rezeptoren auf der Thrombozytenoberfläche, was zu einer Inhibition der ADP-vermittelten Aktivierung des

GP-IIb/IIIa-Rezeptorkomplexes und damit der Quervernetzung der Thrombozyten durch Fibrinogen führt. Aufgrund seines günstigeren Nebenwirkungsprofils ist Clopidogrel im klinischen Alltag die Substanz der Wahl. Es bewirkt 2–5 h nach Gabe einer Aufsättigungsdosis eine effiziente Hemmung der Thrombozytenaggregation. Clopidogrel wird mit einer Aufsättigungsdosis von 300–600 mg p. o. am ersten Tag begonnen und ab dem folgenden Tag mit 75 mg/Tag p. o. fortgeführt. Ticlopidin wird 2 × täglich mit 250 mg/Tag p. o. dosiert.

Ticlopidin führt in 20 % der Fälle zu einer Diarrhö. Seltenere Nebenwirkungen sind ein Hautausschlag (morbilliform oder Urtikaria) in 11,5 % der Fälle, eine reversible Neutro- und Thrombozytopenie in 2,3 % der Fälle, in 1 % sogar als schwere Verlaufsform. Sehr selten tritt eine thrombozytopenische Purpura (TTP) mit dann allerdings 25–40 % Mortalität auf. **Clopidogrel** führt nur in 0,05 % zu einer schweren Neutropenie (kein Unterschied zu Aspirin). Hautausschlag tritt etwas häufiger auf als unter Aspirin (6 % vs. 4,6 %), gastrointestinale Blutungen sind seltener unter Clopidogrel im Vergleich zu Aspirin. Eine TTP kommt in ca. 4 Fällen auf 1.000.000 Patienten vor.

Antikoagulanzien. Intravenöses Heparin wird ausschließlich im Rahmen der Infarkt- und Revaskularisierungsbehandlung gegeben oder während der Umstellung auf orale Antikoagulanzien (Phenprocoumon oder Warfarin). Diese sind bei Herzwandaneurysma, wandständigen Thromben, in Einzelfällen bei extrem eingeschränkter linksventrikulärer Funktion, bei aneurysmatisch-dilatierender Koronarsklerose und bei zusätzlichen Indikationen, wie Vorhofflimmern mit oder ohne Klappenerkrankungen (z. B. Mitralstenose), Thromboembolie oder bei schweren Gefäßleiden als Dauertherapie indiziert.

Betarezeptorenblocker

Wirkmechanismen. Betarezeptorenblocker wirken antianginös und steigern die Ischämietoleranz durch **Senkung des Sauerstoffverbrauchs**. Besonders bei körperlicher Belastung und Steigerung der Sympathikusaktivität schlägt der Effekt zu Buche (geringerer Anstieg von Blutdruck, Frequenz, Kontraktilität). Die optimale Dosierung ist erreicht, wenn die Ruheherzfrequenz auf 50–60/min eingestellt ist. Bevorzugt eingesetzt werden β_1-spezifische Blocker ohne **intrinsische Aktivität** (ISA) wie Metoprolol. Sie haben daher eine Zusatzindikation bei Hypertonie und ggf. bei tachykarden Rhythmusstörungen und sind in diesen Fällen mit besonderem Gewinn einzusetzen.

Indikationseinschränkung und Kontraindikationen. Koronare Spasmen und periphere Durchblutungsstörungen können verstärkt werden (wahrscheinlich besonders durch nichtselektive Präparate). Bei **Prinzmetal-Angina** sind sie daher in der Regel nicht geeignet. Ausnahmsweise sind hier Calciumantagonisten die Mittel der Wahl. Die negativ inotrope Wirkung erfordert eine langsame einschleichende Therapie bei schwerer Ventrikelfunktionsstörung. Kontraindikationen sind eine manifeste kardiale Dekompensation, eine schwere Hypotonie (systolisch < 90 mmHg), das Syndrom des kranken Sinusknotens und sonstige bradykarde Rhythmusstörungen (evtl. Schrittmacherindikation), die Neigung zur schweren Bronchialobstruktion, außerdem können Hypoglykämien verstärkt und maskiert werden.

> **Praxistipp**
> Generell sollten bei KHK Betablocker ohne ISA bevorzugt werden, da die Studien, die in der Sekundärprophylaxe nach Herzinfarkt eine Senkung der Mortalität zeigten (BBPP 1988; Timolol-induced reduction … 1981), ausschließlich mit Präparaten ohne ISA durchgeführt wurden.

ACE-Hemmer

Wirkmechanismen. ACE-Hemmer **vermindern die linksventrikuläre Dysfunktion** und die Entwicklung einer Herzinsuffizienz am vorgeschädigten Herzen. Studien mit großem Patientenkollektiv wie SAVE etc. haben den günstigen Einfluss der ACE-Hemmer bei Patienten mit eingeschränkter linksventrikulärer Funktion eindeutig belegt (Pfeffer et al. 1992). Mittlerweile kann die Reduktion der Mortalität durch ACE-Hemmer bei herzinsuffizienten Patienten als Klasseneffekt bezeichnet werden.

Spätestens seit Abschluss der HOPE-Studie gehören ACE-Hemmer aber auch bei Patienten mit Koronarerkrankung oder erhöhtem Koronarrisiko selbst bei normaler linksventrikulärer Funktion dringend zur Dauertherapie (Yusuf et al. 2000). Patienten mit Diabetes mellitus oder Gefäßerkrankungen und mindestens 1 kardialen Risikofaktor (Hypertonie, Hypercholesterinämie, Nikotinabusus) haben, wenn sie mit Ramipril behandelt wurden, eine 22 % niedrigere Ereignisrate für Tod oder Myokardinfarkt. Erstaunlicherweise beruhte der positive Effekt bei diesen Patienten nicht auf einer Senkung des arteriellen Blutdruckes. Andere protektive Mechanismen der ACE-Hemmer wie antiinflammatorische Wirkungen werden derzeit diskutiert.

Dosierung und Nebenwirkungen. ACE-Hemmer sollten niedrig dosiert begonnen werden, evtl. mit einer Testdosis des kurzwirksamen Captopril (6,25 mg oral). Bei Verträglichkeit kann die Dosis (insbesondere bei älteren Patienten) langsam gesteigert werden.

> **! Cave**
> Vorsicht mit der Gabe von ACE-Hemmern bei Patienten mit Nierenarterienstenose – diese erleiden bei Therapiebeginn einen akuten Blutdruckabfall.

Als häufigste Nebenwirkung entwickelt sich ein **chronischer Husten**, der nach Absetzen der Therapie rückläufig ist. Als Alternativtherapie empfehlen sich in solchen Fällen Angiotensin-1-Rezeptor-Antagonisten. Wie aus der Diabetesforschung bekannt, sind ACE-Hemmer insbesondere bei Patienten mit vorgeschädigter Nierenfunktion (Proteinurie) wichtiger Therapiebestandteil. Vorsicht ist aber geboten bei sich verschlechternder Niereninsuffizienz oder bei vorbestehender Niereninsuffizienz. Die Nierenfunktionswerte sind engmaschig zu überwachen.

AT$_1$-Rezeptorantagonisten

Angiotensin-II-Rezeptorantagonisten binden hochspezifisch an den AT$_1$-Rezeptor, welcher alle bislang bekannten Effekte von Angiotensin-II maßgeblich vermittelt. In klinischen Studien zur Hypertonie und Herzinsuffizienzbehandlung zeigte sich bei Verwendung äquivalent wirksamer Dosierungen mindestens eine Gleichwertigkeit zu den bekannten ACE-Hemmern. Die Kombination mit einem ACE-Hemmer führe zu vermehrten Nebenwirkungen, wobei z. T. allerdings auch ein zusätzlicher klinischer Effekt messbar war (in der VALUE-Studie niedrigere Rate am erstmaligen Auftreten eines Diabetes mellitus bei Patienten mit arterieller Hypertonie [Julius et al. 2004], in der VALIANT-Studie weniger stationäre Wiederaufnahmen bei Patienten mit Herzinsuffizienz [Pfeffer et al. 2003b]). In klinischen Studien sind bisher Losartan, Candesartan und Valsartan ausgiebig getestet worden. Aufgrund ihrer langen Halbwertszeit müssen sie prinzipiell nur einmal am Tag eingenommen werden. Im Vergleich zum ACE-Hemmer findet sich ein deutlich besseres Nebenwirkungsprofil (signifikant seltener Reizhusten oder Hauterscheinungen). Valsartan sollte mit 2 × 40 mg eingeschlichen werden. Die Dosis kann dann in 3 Schritten alle 2 Wochen verdoppelt werden. Candesartan wird mit 2 × 4 mg eingeschlichen. Beide Substanzen können wie bei den ACE-Hemmern bis zu einem Serumkreatinin von 3,0 mg/dl bzw. bis zu einem 30 %igen Anstieg des Serumkreatinins gegeben werden. Valsartan ist bisher der einzige AT$_1$-Rezeptorantagonist, der auch beim akuten Infarkt erfolgreich getestet wurde (Pfeffer et al. 2003a), Candesartan und Valsartan zusätzlich bei der chronischen Herzinsuffizienz (Pfeffer et al. 2003b).

Die in Tabelle 1-1 aufgeführten Tagesgesamtdosierungen lassen sich als gleich wirksam einstufen.

Nitrate

Wirkmechanismen. Nitrate sind vorwiegend **venös angreifende Vasodilatatoren**. Sie wirken antianginös und steigern die Belastungstoleranz. Die Wirkung kommt zustande durch eine Verminderung des venösen Rückflusses (aderlassähnliche Wirkung) und damit eine Senkung des enddiastolischen Drucks. Es kommt zu einer Abnahme des extravasalen Drucks, besonders in den subendokardialen Myokardbezirken, und einer Steigerung der Koronarperfusion.

> **! Die Nitrattherapie hat keinen Einfluss auf die Progression oder Prognose der KHK, ist jedoch als symptomatische Therapie unverzichtbar.**

Anfalls- und Dauertherapie. Nitrate in sublingualer oder bukkaler Anwendung sind das einzige Mittel zur prompten Kupierung eines Anginaanfalls (Wirkungseintritt innerhalb 1–2 min) bzw. zur vorbeugenden Anwendung vor erfahrungsgemäß anginaauslösenden Situationen. Ansonsten sind Nitrate wichtiger Bestandteil der antianginösen Dauertherapie. Bei Patienten mit Tendenz zur Lungenstauung sind sie von zusätzlichem Vorteil.

Nitrattoleranz. Das Problem der Dauertherapie mit Nitraten besteht darin, dass es bei kontinuierlich erhöhtem Blutspiegel rasch (innerhalb 1 Tages) zur Abschwächung der antiischämischen Wirkung kommt (Nitrattoleranz), die allerdings auch bereits innerhalb 12 h wieder reversibel ist und durch eine relativ höher dosierte Therapie im Anfall ggf. überspielt werden kann. Daraus ergibt sich, dass mit Nitraten kein kontinuierlicher Schutz aufrechtzuerhalten ist, sondern täglich ein etwa 12-stündiges wirkungsarmes Intervall eingehalten werden sollte, das bei Bedarf durch eine andere antianginöse Medikation abzudecken ist (Betablocker, Calciumantagonisten oder – wenn ein gleichartiges Wirkungsprinzip angestrebt wird – Molsidomin). Auch eine alleinige Therapie mit Molsidomin (1–3 × 2–8 mg, typischerweise 1 × 8 mg) ist möglich. Mit einer einmaligen Gabe von 120 mg Isosorbiddinitrat

Tabelle 1-1. Tagesgesamtdosierungen von ACE-Hemmern und AT$_1$-Rezeptorantagonisten

	Tagesgesamtdosis
ACE-Hemmer	
Benazepril	20 mg (2 × 10 mg)
Captopril	150 mg (3 × 50 mg)
Enalapril	20 mg (2 × 10 mg)
Lisinopril	20 mg (1 × 20 mg)
Perindopril	4 mg (1 × 4 mg)
Quinapril	10 mg (1 × 10 mg)
Ramipril	10 mg (2 × 5 mg)
Trandolapril	2 mg (1 × 2 mg)
AT$_1$-Rezeptorantagonisten	
Candesartan	32 mg (2 × 16 mg)
Valsartan	320 mg (2 × 160 mg)

(ISDN) retard kann ein etwa 12-stündiger Schutz erzielt werden kann, der bei Patienten mit Tendenz zu Lungenstauung auf die Nacht, sonst auf den Tag verlegt wird.

Transdermale Nitratanwendung. Die transdermale Nitratanwendung (Salben, Pflaster) ergibt eine weniger sichere, meist niedrigere Dosierung, bei deren Erfolg auch psychologische Momente mitspielen. Bei therapeutischen Systemen (TTS) mit kontinuierlicher Substanzabgabe sollte die Applikation ebenfalls nach 12 h unterbrochen werden.

Nebenwirkungen. Einzelne Personen reagieren auf Nitrate besonders empfindlich (Blutdruckabfall: Nitratsynkope), die Erstdosis sollte daher niedrig gehalten werden. Besondere Vorsicht ist bei Hypotoniegefährdung (hochgradige Aortenstenose), Hypovolämie u. Ä. geboten. Der Blutdruck fällt sonst i. Allg. nur um 5–10 mmHg ab. Es besteht aber die Tendenz zu Reflextachykardie, daher ist die Kombination mit Betablockern sinnvoll. Im Übrigen treten Flush und Kopfschmerz auf (besonders bei den rasch wirkenden Präparaten), die bei regelmäßiger Anwendung und einschleichender Dosierung unabhängig vom Problem der Nitrattoleranz jedoch verschwinden.

Calciumantagonisten

Wirkmechanismen. Die antiischämische Wirkung der Calciumantagonisten beruht neben der Senkung der Nachlast (Sauerstoffbedarf) auf einer Koronardilatation, besonders wenn reagible Wandanteile (bei exzentrischer Stenose) oder Spasmen vorliegen. Calciumantagonisten sind wegen ihrer vasodilatierenden Wirkung bei gleichzeitiger Hypertonie oder bei peripheren Durchblutungsstörungen gut geeignet. Ihre Anwendung kann allerdings bei Hypotonie limitiert sein.

Diltiazem. Diltiazem (Dilzem, z. B. 3-mal 60 mg p.o.) nimmt eine Mittelstellung zwischen Nifedipin und Verapamil ein (kein Frequenzanstieg). Klinisch ist Diltiazem zur Monotherapie bei Behandlungsbeginn geeignet oder in der Kombination mit Nitraten anstelle von Betablockern, wenn diese schlecht verträglich sind.

Verapamil (Isoptin). In therapeutischen Dosen ist sowohl mit vasodilatierenden als auch elektrophysiologischen (Hemmung von AV-Überleitung und Sinusfrequenz) und negativ inotropen Wirkungen zu rechnen, die allerdings nur bei entsprechenden Vorbefunden bzw. Vorschädigung bedeutsam werden, umgekehrt auch therapeutisch ausgenutzt werden können: Bei Verapamil wird keine Reflextachykardie beobachtet, die Anwendung bei Sinustachykardie, supraventrikulären tachykarden Rhythmusstörungen einschließlich Tachyarrhythmia absoluta bei Vorhofflimmern kann daher erfolgen, falls Betablocker kontraindiziert sind. Eine Kontraindikation für Verapamil liegt vor bei gleichzeitig bestehendem Sinusknotensyndrom bzw. Sinusbradykardie oder AV-Blockierung. Die antiischämische Wirksamkeit ist gut, wobei Dosen von 3-mal 80–120 mg oral unretardiert gegeben werden. Die Wirkung von retardierten Präparaten ist wegen eines starken hepatischen First-Pass-Effekts weniger sicher.

Nifedipin (Adalat). Gegenüber der sehr starken vasodilatierenden Wirkung im arteriellen und koronaren Strombereich treten im therapeutischen Dosisbereich elektrophysiologische und meist auch negativ inotrope Wirkungen völlig zurück. Bei KHK ist das Auftreten der reflektorischen Herzfrequenzsteigerung weniger günstig. Nachdem gezeigt werden konnte, dass kurz wirksames Nifedipin bei KHK sogar eine Zunahme der Mortalität bewirken kann, ist der Einsatz dieser Substanz für diese Indikation nicht mehr zu rechtfertigen (Furberg et al. 1995). Nebenwirkungen sind Kopfschmerz, Flush, Hypotonie und (statisch bedingte) Beinödeme.

Lang wirksame Dihydropyridine. Lang wirksame Calciumantagonisten wie Felodipin oder Isradipin spielen bei der Behandlung einer Angina pectoris nur eine untergeordnete Rolle. Sie kommen hauptsächlich dann zum Einsatz, wenn gleichzeitig eine behandlungsbedürftige Hypertonie vorliegt und die therapeutischen Dosierungen von Betablockern oder ACE-Hemmern ausgeschöpft sind.

Statine

Wirkungsweise und Anwendung. Versuche, die Progression der KHK durch eine spezielle medikamentöse Therapie zu hemmen, haben bisher mit Ausnahme der Statine nicht überzeugt. Eine aggressive lipidsenkende Therapie scheint zu einer erkennbaren, quantitativ jedoch geringen Regression atherosklerotischer Läsion zu führen. Von ungleich größerer klinischer Bedeutung ist jedoch der Nachweis, dass Statine eine Stabilisation atheromatöser Plaques bewirken, evtl. bedingt durch einen antiinflammatorischen Mechanismus; dadurch wird die Häufigkeit von Plaquerupturen und die daraus folgende Thrombenbildung (als morphologisches Korrelat akuter ischämischer Koronarsyndrome) verringert (Brown et al. 1990).

Nebenwirkungen. Statine haben eine Reihe von Nebenwirkungen, wovon die Rhabdomyolyse am meisten gefürchtet ist. Ceravastatin musste wegen Todesfällen durch schwere Rhabdomyolyse sogar vom Markt genommen werden.

> **Cave**
> Es ist größte Vorsicht geboten bei der Kombination eines Statins mit anderen cholesterinsenkenden Mitteln.

Auch Erhöhung der Leberwerte wurden beobachtet. Nach Beginn einer Statintherapie sollten die laborchemischen Basisparameter ca. 2 Wochen nach der ersten Einnahme und nach jeder Dosiserhöhung kontrolliert werden.

Medikamentöse Kombinationstherapie

Primär sollten bei Patienten mit Angina pectoris **Betablocker** zum Einsatz kommen, evtl. ergänzt durch Nitrate. Je mehr spastische Vorgänge bei der Angina anzunehmen sind (z. B. Prinzmetal Angina), desto mehr treten Calciumantagonisten als Kombinationspartner für Nitrate in den Vordergrund, z. B. Diltiazem oder auch Verapamil.

Bei Patienten mit koronarer Herzerkrankung sind neben einer Therapie mit Betablockern **ACE-Hemmer** bzw. Angiotensin-Rezeptorantagonist als Dauertherapie zwingend erforderlich. Die jeweiligen Zusatzindikationen, Kontraindikationen und evtl. Nebenwirkungen ergeben beim individuellen Patienten weitere Hinweise. Bei Hypertonie sind neben Betablockern und ACE-Hemmern auch lang wirksame Calciumantagonisten günstig, bei peripheren Durchblutungsstörungen Calciumantagonisten, bei tachykarden Rhythmusstörungen Betablocker. Außerdem gehören Statine bei allen Patienten mit koronarer Herzerkrankung zur Standardtherapie.

1.3.3 Invasive bzw. operative Therapie der koronaren Herzkrankheit

Koronarangiographie. Die Koronarangiographie ist bei der KHK v. a. dann indiziert, wenn der Patient von einer revaskularisierenden Maßnahme (Ballondilatation oder Bypass-Chirurgie) profitieren würde. Hinweisend sind Ischämiezeichen bereits bei niedrigen Belastungsstufen: ST-Segment-Senkungen von > 0,2 mV in den Brustwandableitungen bei der Ergometrie, ausgedehnte Perfusionsdefekte im Myokardszintigramm oder Wandbewegungsstörungen in der Stressechokardiographie. Da die nichtinvasiven Beurteilungen oft unzuverlässig sind, wird mittlerweile die Indikation zur Koronarangiographie großzügig gestellt. Dabei spielt eine Rolle, dass die Herzkatheteruntersuchung heute ein sehr geringes Risiko aufweist (< 0,1 % Letalität) und im Falle einer stenosierenden Erkrankung wenig eingreifende und hoch effektive perkutane Therapieformen (insbesondere Ballondilatation mit Stentimplantationen) zunehmend verfügbar geworden sind. In ◘ Übersicht 1-1 sind die sich ergebenden Indikationen zur Koronarangiographie zusammengestellt. Diese ist im Prinzip immer dann indiziert, wenn sich möglicherweise Konsequenzen im Sinne einer revaskularisierenden Intervention ergeben können.

Perkutane Intervention (PTCA) mit oder ohne Stentimplantation. Die koronare Ballondilatation (PTCA) eignet sich am besten für Fälle symptomatischer **Ein- bis Zweigefäßerkrankung**, aber in neuerer Zeit auch für die Behandlung einer Dreigefäß-KHK aufgrund verbesserter Interventionstechniken und einer zunehmend geringeren Rate an Interventionskomplikationen. Je nach Indikationsstellung eignen sich etwa 40–60 % der operationswürdigen KHK-Patienten zur Ballondilatation, sodass für die Bypass-Operation v. a. die Hochrisikofälle übrig bleiben. Des Weiteren besteht die Möglichkeit, ein bereits verschlossenes Gefäß mechanisch wiederzueröffnen. Dies ist nicht nur bei einer akuten Thrombose, sondern u. U. auch noch bei einem bereits vor Wochen eingetretenen Gefäßverschluss möglich.

Die Einführung der **Stents** hat zu einer deutlichen Reduktion der Rate an Restenosen und damit zu besseren Langzeitergebnissen geführt (Erbel et al. 1998; Serruys et al. 1994; Suryapranata et al. 1998).

> **!** Spätestens seit Einführung der GP-IIb/IIIa-Inhibitoren zur Verringerung des Thromboserisikos hat sich die primäre Stentimplantation im Vergleich zur alleinigen PTCA durchgesetzt.

Übersicht 1-1
Indikationen zur Koronarangiographie

— **Patienten mit Angina pectoris:**
- bei akutem Koronarsyndrom mit hohem kardiovaskulären Risiko (z. B. positiver Troponintest)
- bei typischer schwerer oder bei therapieresistenter Angina
- bei ausgeprägter Belastungsischämie
- bei atypischer oder leichter Angina, wenn Ischämietests hinweisend und/oder Auswurffraktion < 50 % (in Ruhe) und/oder Risikoprofil ungünstig bzw. multiple Risikofaktoren

— **Patienten mit oder nach Herzinfarkt:**
- bei akutem Infarkt (sofortige Indikation)
- bei inkomplettem Infarkt, Troponin positiv (Eilindikation)
- bei Postinfarktangina
- bei positiven Ischämietests nach abgelaufenem Infarkt
- bei < 40–35 % herabgesetzter Auswurffraktion oder Herzversagen im akuten oder weiteren Verlauf
- nach erfolgreicher Lysebehandlung bei gleicher Indikation wie oben
- nach erfolgloser Lysebehandlung („Rescue PTCA").

— **Sonstige:**
- Patienten nach Kammerflimmern
- bei schwerer Kardiomyopathie zur diagnostischen Sicherung
- bei symptomlosen Personen mit stark positivem Ischämietest, wenn Risikoprofil ungünstig bzw multiple Risikofaktoren

Vorteile und Ergebnisse der PTCA. In ◘ Übersicht 1-2 sind die Vorteile und Limitierungen sowie die Ergebnisse der Ballondilatation aufgeführt. Seit dem Einsatz von Stents und GP-IIa/IIIb-Rezeptoren-Blockern haben sich die Voraussetzungen der interventionellen Therapie entscheidend verbessert, sodass die Indikation zur interventionellen Therapie im Vergleich zur konservativen Therapie heutzutage großzügiger gestellt werden kann.

Medikamentenbeschichtete Stents. Eine weitere Senkung des Restenoserisikos lässt sich durch die Verwendung spezieller medikamentenbeschichteter Stents (DES, „drug-eluting stents") erzielen. Hierbei werden vorwiegend antiproliferative Substanzen eingesetzt, um so die für die In-Stent-Restenose verantwortliche neointimale Hyperplasie durch glatte Muskelzellen zu verhindern. Zum aktuellen Zeitpunkt sind 2 Substanzen klinisch verbreitet: Das Makrolid-Antibiotikum Rapamycin (Sirolimus) und das Zytostatikum Paclitaxel, weitere Substanzen befinden sich derzeit in Phase-III-Studien. Ein weiterhin verbleibendes Problem ist die Behandlung der In-Stent-Restenose. Bei Patienten mit In-Stent-Restenose ist die intrakoronare Brachytherapie eine erfolgreiche Therapiestrategie. Sie reduziert das Risiko einer erneuten Restenose im Stent immerhin um ca. 70 % im Vergleich zur reinen Ballonangioplastie. Die Reduktion von In-Stent-Restenosen durch DES wird derzeit in Studien erprobt.

> ❗ Während die intrakoronare Brachytherapie bei der Behandlung einer In-Stent-Restenose eine therapeutische Bedeutung erlangt, ist die Prävention einer Restenose im Stent bisher nur über eine Medikamentenbeschichtung möglich.

PTCA vs. Bypass-Chirurgie. Mehrere vergleichende Studien haben in den vergangenen Jahren den äquivalenten Nutzen von Bypass-Chirurgie und PTCA bei geeigneten Patienten belegt, sodass die geringere Belastung für den Patienten heute zugunsten der PTCA Eingang in die Indikationsstellung gefunden hat. Eine Ausnahme scheinen jedoch Patienten mit Diabetes mellitus zu sein, die insbesondere bei Mehrgefäßerkrankung eher von einer Bypass-Operation als von einer Mehrgefäßintervention profitieren. Es liegt auf der Hand, dass die PTCA als der

---

Übersicht 1-2
Koronare Ballondilatation (PTCA): Besonderheiten und Ergebnisse

- **Voraussetzungen:**
  - eine oder mehrere Koronarstenosen, die mit dem Katheter erreicht werden können
  - keine Dilatation an einem absolut lebensnotwendigen Gefäß, bei dessen Verschluss ein sofortiger Schock erfolgen würde, z. B. Restgefäß bei mehrfachen Verschlüssen, Stammstenose
  - Operationsbereitschaft für notfallmäßige Bypass-Operation

- **Vorteil gegenüber Bypass-Operation:**
  - Vermeiden oder Hinausschieben der Operation
  - Vermeidung der Warte-, Krankenhaus- und Rehabilitationszeiten mit ihren psychischen und sozialen Folgen
  - kein Operations- oder Narkoserisiko
  - Eingriff bei Rezidiv wiederholbar, z. B. mit intrakoronarer Bestrahlung (Brachytherapie)
  - Verringerung der Rezidivrate durch medikamentös beschichtete Stents
  - eine evtl. spätere Bypass-Operation wird nicht erschwert
  - Möglichkeit, bereits thrombotisch verschlossene Gefäße mechanisch wieder zu eröffnen (bei akutem Myokardinfarkt, aber auch evtl. noch nach Wochen)
  - evtl. auch nicht operationswürdige, aber Beschwerden verursachende Gefäße risikoarm angehbar
  - auch durch vorausgegangene Bypass-Operation nicht erschwert
  - auch an Stenosen von Bypass-Gefäßen anwendbar

- **Nachteil gegenüber Bypass-Operation:**
  - Möglichkeit einer Rezidivstenose nach PTCA
  - Vollrevaskularisierung durch Bypass-Operation
  - Verringerung des Operationsrisikos durch minimal invasive Eingriffe oder Operationen am schlagenden Herzen
  - bei Hochrisikofällen u. U. gefährlicher als Bypass-Operation bzw. nicht geeignet

- **Primärerfolg:**
  - zu 80–95 % Passage und Dilatation der Stenose möglich

- **Komplikationen (durch Dissektion oder Thrombose am Ort des Eingriffs):**
  - Mortalität <1 % (Eingefäßerkrankung), bei Mehrgefäßerkrankung bis 1 %
  - Koronarverschluss mit Notoperation und (verkleinertem) Infarkt: <5 %
  - Restenosierung zu 20–30 % nach 3–6 Monaten (später kaum noch) (mit medikamentös beschichteten Stents geringer)
  - hohe Primärerfolgsrate bei Zweiteingriff

kleinere Eingriff durchgeführt werden sollte, wenn dies aufgrund des Koronarbefundes möglich ist. Das Gesamtrisiko des Verfahrens ist bisher geringer als das der Bypass-Operation, obwohl – selten – Infarkte und Notfalloperationen vorkommen (deutlich <1% Letalität, 2–4% Komplikationen). Gerade bei jüngeren Patienten ist es sinnvoll, eine Bypass-Operation hinauszuschieben, da diese (außer bei Anastomosierung der A. mammaria interna) nach einem Jahrzehnt doch ihre wesentliche Wirksamkeit verloren hat. Dennoch ist zu bemerken, dass die Fortschritte in der Bypass-Chirurgie dramatisch sind und durch minimal invasive Eingriffe oder Eingriffe am schlagenden Herzen ohne Herz-Lungen-Maschine in Zukunft der Möglichkeit einer Revaskularisierung neue Dimensionen verleihen werden.

Medikamentöse Begleittherapie der invasiven Verfahren. Aufgrund der bei der PTCA eintretenden Gefäßwandläsion ist eine antithrombotische Begleitbehandlung angezeigt, die mit Acetylsalicylsäure und bei der Intervention zusätzlich mit Heparin durchgeführt wird. Insbesondere bei Koronarläsionen mit einem instabilen oder rupturierten Plaqueareal kann es zu thrombotischen Mikroembolisationen kommen, die zu einer mikrovaskulären Dysfunktion mit Einschränkung der Myokardfunktion (positiver Troponintest) führen können. Die daraus resultierende schlechtere Langzeitprognose kann durch die i.v.-Gabe von GP-IIb/IIIa-Thrombozytenaggregationshemmern teilweise reduziert werden. Als Präparate stehen Abciximab, Tirofiban oder Eptifibatid zur Verfügung, deren Effektivität v.a. in Zusammenhang mit interventionellen Eingriffen bei instabiler Angina gut belegt ist (Kereiakes et al. 1998; PRISM-PLUS Study Investigators 1998; The PURSUIT Trial Investigators 1998; Randomised placebo-controlled trial of abciximab before and during coronary intervention in refractory unstable angina 1997; The RESTORE Investigators 1997).

Bei etwa 30% der Patienten ist mit einer Restenosierung innerhalb der ersten 4–6 Monate zu rechnen (durch Proliferations- und Fibrosierungsvorgänge; danach kaum noch) sofern keine medikamenten-beschichtete Stents verwendet werden (DES; ▶ oben). Eine erneute Dilatation ist dann möglich, allerdings mit einer 50%igen Restenosewahrscheinlichkeit. Eine Reduktion der Restenoserate konnte bisher nur durch gleichzeitigen Einsatz einer intrakoronaren radioaktiven Bestrahlungstherapie (Brachytherapie) bei der Redilatation erreicht werden.

Indikation zur Bypass-Operation. Übersicht 1-3 gibt die Indikationen zur Bypass-Operation an.

Ergebnisse der Bypass-Chirurgie. Es ergibt sich, dass der symptomatische Erfolg der Bypass-Chirurgie in der Regel sehr gut ist, wenn vorher schwer beeinflussbare erhebliche Beschwerden bestanden (Alderman et al.

Übersicht 1-3
Indikationen zur Bypass-Operation

- **Indikation aufgrund der Symptomatik:**
  - medikamentös therapieresistente oder schlecht behandelbare Angina pectoris aufgrund einer hämodynamisch wirksamen Koronarstenose
  - auch bei Ein- und Zweigefäßerkrankung, wenn nicht perkutan zu behandeln
  - bei wiederholten Restenosierungen nach PTCA, dann z.B. minimal invasiv
  - als Kombinationseingriff, z.B. perkutan und minimal invasiv

- **Prognostische Indikation:**
  - Hauptstammstenose
  - Dreigefäßerkrankung
  - Zweigefäßerkrankung mit proximaler LAD-Stenose, wenn perkutan nicht behandelbar
  - Voraussetzung:
    - Angina pectoris
    - und/oder pathologischer Ischämiereaktion
    - und/oder eingeschränkter Ventrikelfunktion

- **Zusätzlicher kardialer Eingriff:**
  - Klappenoperation
  - Aneurysmektomie
  - Defektverschluss (z.B. Vorhof- oder Ventrikelseptumdefekt)
  - Aortendissektionskorrektur

1983). Der Erfolg schließt Anginabeschwerden und Medikamentenbedarf (ggf. weniger Nebenwirkungen), körperliche Leistungsfähigkeit und Lebensqualität ein. Die erhoffte Infarktverhütung ist jedoch nicht festzustellen, wobei allerdings zu berücksichtigen ist, dass die meist blande verlaufenden perioperativen Infarkte mitgezählt sind, sodass bei konservativer Behandlung im Verlauf doch mehr symptomatische Infarkte auftreten. Die Lebenserwartung wird nur bei solchen Patienten verbessert, die mehrere der folgenden Risikoindikatoren aufweisen, die sich in ihrer Bedeutung addieren:

- beeinträchtigte Ventrikelfunktion (Auswurffraktion weniger als 35%)
- schwerer Koronarbefund (Hauptstammstenose, Dreigefäßerkrankung, Zweigefäßerkrankung mit proximaler LAD-Stenose)
- stark positive Ischämiereaktion, ggf. unterstützt durch weitere klinische Schwerezeichen wie EKG-Veränderungen und v.a. Schwere der Angina

Patienten ohne solche Kriterien, z.B. mit Eingefäßerkrankung, aber auch Mehrgefäßerkrankung mit guter Ventrikelfunktion ohne sicheren Ischämienachweis, weisen dagegen keinen Unterschied ihrer Lebenserwartung bei Bypass-Chirurgie oder konservativer Therapie auf. Nach 5–10 Jahren führen arteriosklerotische Stenosen und Verschlüsse in den implantierten Venen (Vorteil der A. mammaria interna!) und ein Fortschreiten der Grundkrankheit in den Nativgefäßen zu einer Angleichung von Beschwerdebild und Lebenserwartung in den operativ oder konservativ behandelten Gruppen.

1.4 Akutes Koronarsyndrom

Grundlagen. Das akute Koronarsyndrom subsumiert einen fließenden Übergang von der instabilen Angina Pectoris (IAP), dem Infakt ohne ST-Hebungen (Non-Q-wave-Infarkt, NSTEMI) bis hin zum Infarkt mit ST-Streckenhebungen (Q-wave-Infarkt, STEMI). Die Erhöhung der Creatinkinase (CK) oder des herzspezifischen Troponins über die 99%-Perzentile eines normalen Referenzkollektivs bei gleichzeitigem Vorliegen einer erhöhten klinischen Wahrscheinlichkeit (Myocardial infarction redefined 2000) sichert die Diagnose „Akuter Myokardinfarkt". Die Vorgehensweise bei akuten thorakalen Schmerzen hängt zunächst im Wesentlichen vom sofort erstellten Oberflächen-EKG mit 12 Ableitungen (sowie der 6 rechtsventrikulären Ableitungen!) ab. Der in ❏ Abb. 1-1 und 1-2 dargestellte Algorithmus fasst dies nochmals zusammen.

> **❗ Cave**
> Das akute und meist dramatische Ereignis des Myokardinfarktes ist so gefährlich, dass bereits der Verdacht genügt, um eine sofortige Krankenhauseinweisung zu veranlassen. Der Transport sollte unter Überwachungsbedingungen erfolgen. Auch schwere Angina-pectoris-Anfälle, zusammengefasst als instabile Angina pectoris, werden als mögliche Infarktvorläufer stationär behandelt, wenn möglich auf einer Intensivstation.

Prähospitalphase. 60% der Infarkttodesfälle treten innerhalb der 1. Stunde auf und beruhen häufig auf malignen Arrhythmien, v. a. Kammerflimmern. Es steht mittlerweile außer Frage, dass das initiale Zeitfenster zwischen Symptombeginn und Beginn einer Reperfusionstherapie entscheidenden Einfluss auf die Mortalitätsrate hat. Werden in den ersten 6 h nach Symptombeginn 30 pro 1000 Patienten durch den Einsatz einer Thrombolysetherapie gerettet (Fibrinolytic Therapy Trialists' Collaborative Group 1994), so sind es 80 Patientenleben pro 1000 bei Thrombolysebeginn in der 1. Stunde nach Symptombeginn (Boersma et al. 1996). Da zumeist allein durch den Transport zum nächsten Krankenhaus wichtige Minuten verrinnen, stellt sich die Frage nach einer Lysetherapie schon im Notarztwagen, auch unter dem Gesichtspunkt, dass immerhin ca. 37% der Patienten mit akutem Herzinfarkt vor Einweisung in eine Klinik versterben. Dennoch haben einzelne Studien bis heute keinen sicheren Vorteil gegenüber einer Thrombolyse in der Klinik erbracht (The European Myocardial Infarction Project Group 1993; Linderer et al. 1993). Ein weiterer Grund ist die Überlegenheit der interventionellen Reperfusionstherapie bei der Behandlung des akuten Myokardinfarktes.

> **Praxistipp**
> Wenn innerhalb von 90 min nach dem medizinischen Kontakt ein erfahrenes Interventionszentrum angefahren werden kann, ist dies die Therapie der Wahl beim Verdacht auf einen akuten Myokardinfarkt.

Primäre Arrhythmien. Lebensbedrohliche Arrhythmien kündigen sich häufig durch Warnarrhythmien an. Eine prophylaktische antiarrhythmische Therapie wird jedoch nicht empfohlen. Der arrhythmiebedingte Herzstillstand kündigt sich häufig durch Vorläufer wie Bradykardie mit Hypotonie und Extrasystolen, Tachykardie mit ventrikulärer Extrasystolie, „gefährliche" Extrasystolen (multiple, multiforme Extrasystolen, salvenförmiges Auftreten, R-auf-T-Phänomenen) sowie AV-Block II. und III. Grades an. Bei der Auslösung dieser Arrhythmien spielt die stark gesteigerte sympathische und parasympathische Stimulation eine wichtige Rolle und muss bei ¹en therapeutischen Maßnahmen berücksichtigt werden. Schmerzbehandlung mindert sie und ist damit auch eine Arrhythmieprophylaxe! Kammerflimmern am 2.–4. Tag nach Infarkt tritt meist als sekundäres Kammerflimmern in der Folge von Herzversagen und Schock auf und hat eine schlechte Prognose. Spätes Kammerflimmern während der weiteren Krankenhausperiode kommt v. a. bei solchen Patienten vor, die bereits anfangs elektrisch instabil waren und eine schwer eingeschränkte linksventrikuläre Funktion oder eine fortbestehende Ischämie haben. In diesen Risikofällen erscheint eine koronare Revaskularisierung besonders vordringlich.

Postinfarktphase. Nach überstandenem Herzinfarkt ist bei asymptomatischen Patienten vor Klinikentlassung ein Belastungsischämietest und die Beurteilung der Ventrikelfunktion angezeigt. Besonders bei erheblicher Arrhythmie oder linksventrikulärer Dysfunktion sollte auch ein Langzeit-EKG gemacht werden. Bei Belastungsischämie, erheblich gestörter Pumpfunktion oder anginösen Beschwerden ist eine Koronarangiographie indiziert (❏ Übersicht 1-1) und die zuvor besprochene Indikation für revaskularisierende Eingriffe zu prüfen. Nach erfolgreicher Thrombolyse kann bei komplikationsloser Postinfarktphase die Frühmobilisation vor Durchführung einer Koronarangiographie abgewartet werden. Bei beschwerdefreien Patienten mit guter linksventrikulärer

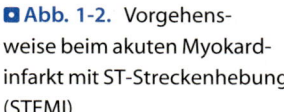

Abb. 1-2. Vorgehensweise beim akuten Myokardinfarkt mit ST-Streckenhebung (STEMI)

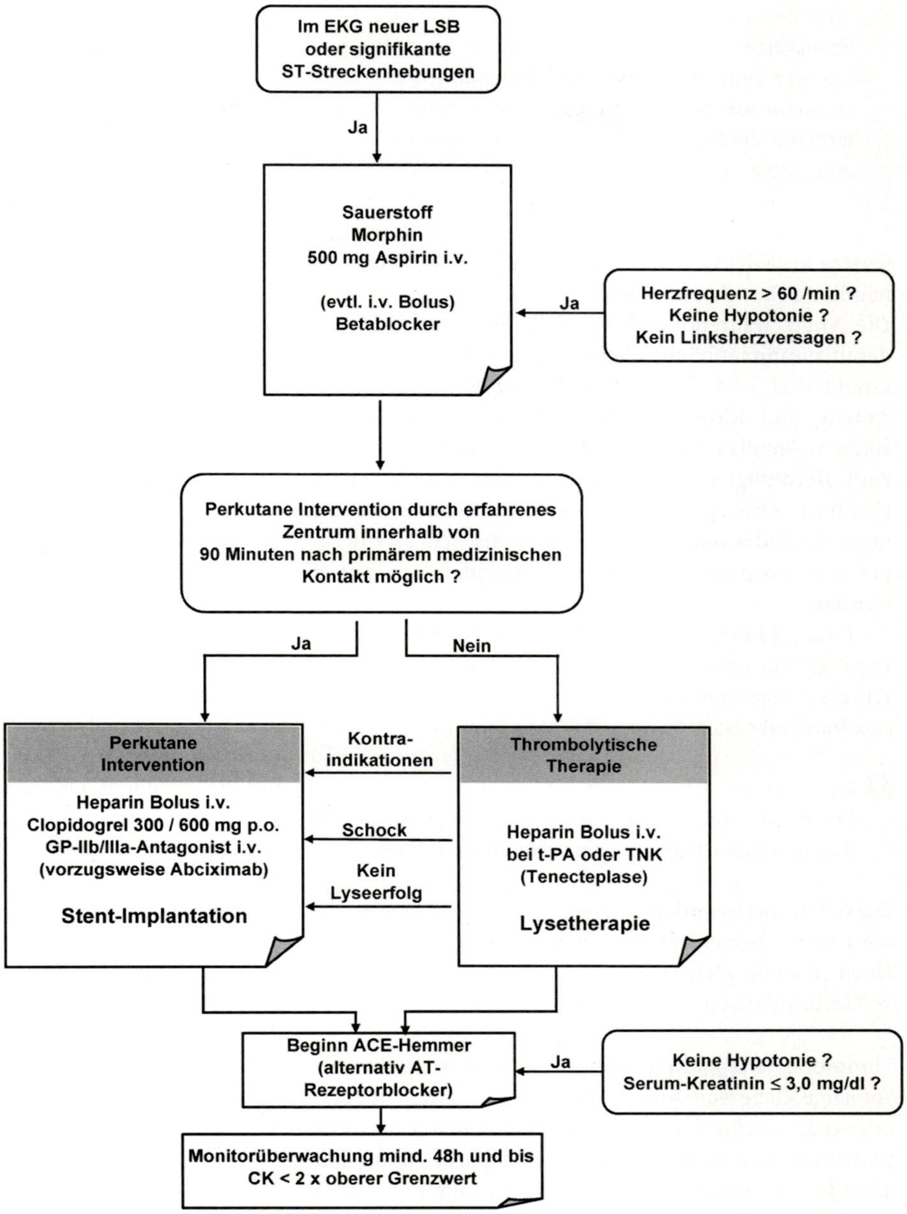

Funktion und negativem Ischämienachweis ist auch ein konservatives Vorgehen gerechtfertigt, insbesondere wenn es sich um ältere Patienten handelt, bei denen infolge Begleiterkrankungen (z. B. fortgeschrittener Niereninsuffizienz, schwere arterieller Verschlusskrankheit) ein höheres Komplikationsrisiko befürchtet wird (Tu et al. 1997).

1.4.1 Präklinische Therapie des akuten Koronarsyndroms

Die Krankenhausletalität des Myokardinfarktes konnte in den letzten Jahrzehnten deutlich gesenkt werden. Dies ist v. a. der frühen Therapie mit Acetylsalicylsäure zu verdanken sowie einem gesteigerten Bewusstsein, eine schnelle Reperfusion der verschlossenen Koronararterie zu erreichen, entweder mittels PTCA oder medikamentöser Thrombolyse. Für die präklinische Akuttherapie gelten die im Folgenden besprochenen Grundsätze.

Allgemeinmaßnahmen, Transport. Der Patient sollte beruhigt und in eine entlastende Lage gebracht werden (meist halbaufrecht im Sessel)! Die Vermutungsdiagnose Herzinfarkt genügt zunächst (Schmerztyp, Risikoprofil) und sollte, wenn verfügbar, bereits präklinisch mittels EKG gesichert werden. Der Krankenhaustransport wird möglichst schnell angefordert, bereits mit Voranmeldung in der Notaufnahme des Zielkrankenhauses über die Rettungsleitstelle.

> **Praxistipp**
> Der Herzrhythmus wird während des gesamten Transports sorgfältig überwacht, am besten unter fortlaufender Monitorkontrolle mit Defibrillationsbereitschaft.

Sedativa. Sedativa und Anxiolytika sind bei der Behandlung des akuten Koronarsyndroms unentbehrlich. Die Angst während und vor dem Schmerzanfall und damit zusammenhängende Fluktuationen der Sympathikusaktivität und des Blutdrucks können ischämische Anfälle und Rhythmusstörungen auslösen oder verstärken. Sedativa sind in allen diesen Situationen indiziert. Bevorzugt werden Benzodiazepine wie Diazepam (Valium), Oxazepam (Adumbran) u.a. Beim Infarkt muss die Sedierung ggf. im Rahmen der Schmerztherapie mit Morphin oder anderen Opioiden erzwungen werden.

Eine präklinische Schmerztherapie ist entscheidend wichtig! Indiziert ist die großzügige Gabe von Opioiden, z.B. als Morphium initial 5–10 mg (ggf. bis 30 mg) langsam bzw. fraktioniert i.v.

Cave
Keinesfalls sollten bei Verdacht auf Myokardinfarkt intramuskuläre Injektionen durchgeführt werden.

Die Gefahr der atemdepressiven Wirkung von Morphium wird eher überschätzt. Wegen der häufig eintretenden Übelkeit ist die gleichzeitige Gabe von Antiemetika sinnvoll (z.B. Metoclopramid 10 mg i.v.).

Thrombozytenaggregationshemmer und Heparin. Die sofortige Gabe von Acetylsalicylsäure (250–500 mg i.v. oder p.o.) ist eine der effektivsten Maßnahmen zur Mortalitätssenkung (ISIS-2 1988). Auch Heparin (Bolus mit 5000 IU i.v.) und Clopidogrel (300–600 mg p.o.) sollte auf jeden Fall bereits durch den Notarzt verabreicht werden.

Prähospitale Thrombolyse. Eine sichere prähospitale Infarktdiagnostik mit Beurteilung einer typischen klinischen Symptomatik und die Interpretation infarkttypischer EKG-Veränderungen sowie Ausschluss des Patienten bei Kontraindikationen sind durch den Notarzt zu gewährleisten. Bezüglich der Auswahl eines bestimmten Fibrinolytikums bieten sich im Notarztwagen am ehesten neuere Fibrinolytika an, die als Bolusinjektion appliziert werden können, im Gegensatz zu Streptokinase oder t-PA, die beide mittels Perfusor infundiert werden müssen. Die bisherigen Studien zur prähospitalen Lyse (z.B. Steg et al. 2003) waren nicht in der Lage, einen Vorteil gegenüber dem Transport in ein Interventionszentrum herauszustellen. Wir können aufgrund der derzeitigen Datenlage daher keine Empfehlung zur prähospitalen Lyse außerhalb eines Studienprotokolls geben!

Betablocker und Nitrate. Diese sollten gemeinsam verabreicht werden, um nitratbedingte Reflextachykardien zu vermeiden, insbesondere bei Patienten mit erhöhtem Blutdruck. Rasch wirkende Nitrate können als Kapsel oder Spray sublingual-bukkal appliziert werden. Für die Gabe eines Betablockers (z.B. Metoprolol 5 mg langsam i.v.) benötigt man einen intravenösen Zugang. Bei kardiogenem Schock sollte eine Betablocker- oder Nitrattherapie, insbesondere bei Hypotonie, vermieden werden. Lediglich bei Lungenödem bei normalen oder erhöhten Blutdruckwerten gehören Nitrate neben einem Diuretikum wie Furosemid (Lasix) 20–40 mg i.v. (nicht bei Hypotonie) zur Standardtherapie.

Bradykardie. Atropin ist indiziert bei hämodynamisch kritischer Bradykardie (Sinusbradykardie und sonstigen bradykarden Störungen), d.h. bei Bradykardie mit kalten Akren, Schweiß etc., nicht aufgrund einer bestimmten Herzfrequenz – kein schematisches Vorgehen! Ein langsamer Puls ist sonst tolerabel und eher günstig, solange der Patient hämodynamisch stabil ist. Atropin 0,5–1 mg i.v. wird am besten fraktioniert unter Berücksichtigung der Herzfrequenz gegeben. Nur im Notfall kann unter strenger Indikationsstellung bei Ausbleiben eines Frequenzanstiegs, besonders bei höhergradiger AV-Blockierung und fehlender Möglichkeit der Schrittmachertherapie, Suprarenin (1 mg, 1:100 verdünnt in NaCl) vorsichtig und langsam fraktioniert gegeben werden, oder Orciprenalin (Alupent) 0,25–0,5 mg ($^1/_2$–1 Amp.), sehr langsam i.v. gegeben werden, was mit erhöhter Ektopiegefahr verbunden ist.

> **Praxistipp**
> Ein temporärer Schrittmacher (z.B. transkutan; erfordert aber eine gleichzeitige Sedierung des Patienten) ist ggf. die am besten verträgliche Therapie bei hämodynamisch wirksamen Bradykardien.

Ventrikuläre Arrhythmien. Eine prophylaktische antiarrhythmische Therapie wird nicht durchgeführt. Ventrikuläre Extrasystolie ist keine Indikation zur antiarrhythmischen Therapie. Lediglich bei anhaltenden, hämodynamisch stabilen Kammertachykardien ist eine medikamentöse Therapie indiziert: Die Gabe von Lidocain ist mittlerweile obsolet, da wirkungsvollere Antiarrhytmika, z.B. Amiodaron, zur Verfügung stehen. Amiodaron kann auch in der Prähospitalphase verabreicht werden, z.B. als Bolusinjektion: 150 mg i.v., gefolgt von einer 2. Dosis, falls erforderlich. Alternativ steht auch Ajmalin (Gilurytmal) zur Verfügung, das in einer Dosierung von 25–50 mg i.v. gegeben wird. Bei Schock sollte die Gabe eines Antiarrhythmikums wegen der negativ inotropen Nebenwirkung unterbleiben. Bei schnellen, polymorphen und hämodynamisch instabilen Kammertachykardien sollte ohne Verzögerung unter Kurznarkose z. B. mit Midazolam (Dormicum) 2–5 mg und Etomidat (Hypnomidate) 12–20 mg i.v. eine Elektrokardioversion durchgeführt werden.

> **Cave**
> Verschiedene Antiarrhythmika sollten aufgrund einer erhöhten Proarrhythmie nie gleichzeitig eingesetzt werden.

Herz-Kreislauf-Stillstand. Bei Herz-Kreislauf-Stillstand (Pulslosigkeit) erfolgt die sofortige Reanimation, die auch durch Laien ohne Medikamente und Defibrillator bei raschem Beginn durchaus gute Chancen hat! Nach den neuen Leitlinien der American Heart Association ist bei einer Laienreanimation nur noch eine Herzmassage erforderlich bis zum Eintreffen des Notarztes, der dann die weitere Stabilisierung, einschließlich der Beatmung und gegebenfalls eine Defibrillation einleitet. Als erstes Notfallmedikament beim Herz-Kreislauf-Stillstand empfiehlt sich **Adrenalin** (Suprarenin) 0,5 mg als Bolus i. v. Ein Azidoseausgleich kann bei respiratorischer Azidose primär durch Hyperventilation erfolgen, die Gabe von Bicarbonat sollte möglichst nicht „blind" durchgeführt werden, sondern nur bei protrahierter Reanimation bzw. nach Vorliegen von Blutgaswerten.

Absolute Arrhythmie bei Vorhofflimmern mit schneller Überleitung. Die Frequenzsenkung erfolgt primär mit **Betablockern** oder, falls Kontraindikationen vorliegen, mit **Calciumantagonisten** wie Diltiazem oder Verapamil. Bei älteren Patienten oder Zeichen der Herzinsuffizienz kann alternativ auch ein Digitalispräparat eingesetzt werden, sofern keine Vorbehandlung oder ein Kaliummangel vorliegt. Bei normofrequenter Überleitung ist keine spezielle Behandlung indiziert. Bei mangelndem Erfolg medikamentöser Maßnahmen inbesondere bei hämodynamischer Instabilität oder Zeichen der kardialen Dekompensation sollte eine frühzeitige Elektrokardioversion erfolgen.

1.4.2 Spezielle medikamentöse Therapie beim akuten Koronarsyndrom

Allgemeinmaßnahmen. Es ist eine aggressive Schmerztherapie indiziert! Bei Bedarf verabreicht man wiederholt 5–10 mg **Morphin** i. v. (auch vasodilatierend, ▶ oben). Wegen der meist morphininduzierten Übelkeit mit Brechreiz sollte begleitend **Metoclopramid** (Paspertin) verabreicht werden. **Anxiolytika** wie Diazepam (Valium) oder Oxazepam (Adumbran) können zur Sedierung eingesetzt werden. Es ist von großer Bedeutung, eine Beruhigung des Patienten zu erreichen und für Nachtruhe zu sorgen.

Sauerstoff ist generell indiziert, i. Allg. 2–4 l O_2 mit Nasensonde oder Maske. Er wirkt im Wesentlichen dann, wenn eine stauungsbedingte Gasaustauschstörung (oder ein gleichzeitiges Lungenleiden) vorliegt. Besonders wichtig sind die Abschirmung und körperliche Ruhigstellung des Patienten insbesondere am 1. Tag. Nach Stabilisierung wird leichte, besser flüssige Kost verabreicht, kein Stuhlgang. Danach ist für weichen Stuhl zu sorgen, von Anfang an ist Bettstuhl (mit pflegerischer Hilfe) besser als Bettpfanne. Gelagert wird entsprechend Befinden und hämodynamischer Situation.

Thrombozytenaggregationshemmer. Falls ASS präklinisch noch nicht gegeben wurde, erfolgt eine Erstdosis von 250 mg oral oder 500 mg i.v. (Aspisol); Fortsetzung mit 100 mg oral täglich (▶ oben).

Die kombinierte Gabe von ASS und Clopidogrel führt bei Patienten mit akutem Koronarsyndrom unabhängig von einer perkutanen Revaskularisation zu einer Abnahme der Mortalität bzw. schwerer kardiovaskulärer Ereignisse. Eine Aufsättigungsdosis von mindestens 300 mg Clopidogrel sollte dabei so früh wie möglich verabreicht werden – falls möglich, mindestens 6 h vor einer Intervention. Eine schnellere Aufsättigung mit 600 mg Clopidogrel wird von uns favorisiert und ist u. a. in der ISAR-REACT Studie mit Erfolg getestet worden (Kastrati et al. 2004).

Empfehlungen hinsichtlich der Mindesteinnahmedauer einer kombinierten Behandlung mit ASS bei anderen Indikationen sind in ☐ Tabelle 1-2 aufgeführt. Nach akutem Koronarsyndrom wird in manchen Leitlinien die Einnahme von 1–9 Monaten empfohlen, was durch die Datenlage (Steinhubl et al. 2002; Yusuf et al. 2001) jedoch nicht über die Dauer von 1 Monat gesichert ist. Wir empfehlen daher, nur Patienten mit zusätzlichen Risikofaktoren, wie z. B. Diabetes mellitus, aortokoronaren Venengrafts oder

☐ **Tabelle 1-2.** Mindesteinnahmedauer einer Clopidogrel-Therapie

Indikation	Mindesteinnahmedauer
Elektive Stent-Implantation bei stabiler KHK	1 Monat
Stent-Implantation beim akuten Koronarsyndrom	mindestens 1 Monat
Implantation eines Drug-eluting Stents	3 Monate (CYPHER) 6 Monate (TAXUS)
Implantation eines Stent-Grafts	12 Monate
Brachytherapie einer In-Stent-Restenose	12 Monate

zerebraler Atherosklerose dauerhaft mit Clopidogrel zu behandeln. Im Einzelfall muss eine Kosten-Nutzen-Abwägung für eine verlängerte Behandlungsdauer getroffen werden.

Heparin. Heparin wird als Bolus von 5000 IU verabreicht, falls es präklinisch noch nicht gegeben wurde, anschließend 1000 IU/h i. v. (Ziel-PTT 70–80 s). Bei erfolgreicher Lysetherapie wird Heparin hoch dosiert für einige Tage weitergeführt, bei fortbestehender Ischämie bis zur Koronarangiographie. Eine Vollheparinisierung ist insbesondere nach erfolgreicher Thrombolyse mit t-PA zur Vermeidung eines thrombotischen Rebound-Effektes indiziert, wobei die PTT um die 80 s liegen sollte. Nach Absetzen der intravenösen Heparinisierung mit unfraktioniertem Heparin geht man zur Thromboseprophylaxe auf subkutanes, am besten niedermolekulares Heparin über. Eine dauerhafte orale Antikoagulation ist nur bei bestimmten Begleitumständen (Thrombus, Ventrikelaneurysma, Vorhofflimmern) indiziert.

GP-IIb/IIIa-Hemmer. Bei der Diagnose eines akuten Myokardinfarktes sollten vor einer interventionellen Behandlung umgehend auch intravenöse GP-IIa/IIIb-Thrombozytenaggregationshemmer verabreicht werden (▶ unten). Der gleichzeitige Einsatz einer Thrombolysetherapie mit GP-IIa/IIIb-Thrombozytenaggregationshemmern kann derzeit aufgrund erhöhter Blutungskomplikationen nicht empfohlen werden.

Kurzwirkende Betarezeptorenblocker. Eingesetzt werden **Metoprolol** (Beloc) 5–10 mg fraktioniert i. v., 1 mg/min, oder oral 50(–250) mg pro Tag, und **Atenolol** (Tenormin) 25(–50) mg pro Tag. In Ausnahmefällen ist der Einsatz des ultrakurzwirksamen **Esmolol** über Perfusor unter fortlaufender hämodynamischer Überwachung sinnvoll. Kurzwirksame Betarezeptorenblocker sind beim akuten Herzinfarkt generell indiziert, als Routinetherapie zur Infarktverkleinerung (Zielblutdruck systolisch nicht < 95 mmHg, Zielherzfrequenz nicht < 45/min), insbesondere bei hyperdynamem Zustand. Sofern keine Herzinsuffizienz, Hypotonie, höhergradiger AV-Block oder andere Kontraindikationen bestehen, ist die Verträglichkeit gut (Yusuf et al. 1985).

ACE-Hemmer. Die ACE-Hemmer sind etablierter Bestandteil der Myokardinfarktbehandlung. Es konnte gezeigt werden, dass die Mortalitätsreduktion durch ACE-Hemmer additiv zu den Effekten der Behandlung mit Acetylsalicylsäure und Betablockern besteht (GISSI-3 1994; Pfeffer et al. 1992). Lediglich bei Patienten mit kleinen Infarkten und normaler linksventrikulärer Funktion besteht keine gesicherte Indikation. Zur Therapieeinleitung hat sich die Gabe von **Captopril** in der initialen Dosierung von 6,25–12,5 mg bewährt, die bei stabiler Hämodynamik 18–24 h nach Infarkteintritt erfolgen soll. Danach ist eine Dosistitration über 4–6 Tage auf 3-mal 50 mg Captopril (oder Äquivalenzpräparat) anzustreben mit anschließender Umstellung auf einen langwirksamen ACE-Hemmer. Die Effekte auf die Mortalität erscheinen umso besser, je höher die Dosis gewählt wird.

Nitrate. Wie in der präklinischen Phase können rasch wirkende Nitrate beim akuten Myokardinfarkt ebenfalls wiederholt sublingual-bukkal appliziert werden, bei anhaltendem Brustschmerz besser als Infusion (2–3 mg/h). Da es sich aber beim akuten Infarkt zumeist um einen thrombotischen Gefäßverschluss handelt, der durch Vasodilatation nicht zu behandeln ist, sollte bei Nichtansprechen der Nitrattherapie diese nicht weitergeführt werden. Als Vorlastsenker bei Lungenstauung und Lungenödem (systolischer Blutdruck soll dabei nicht unter 100 mmHg fallen), sowie im Rahmen der Optimierung von Vor- und Nachlast bei Pumpversagen sind Nitrate indiziert (zusammen mit anderen Vasodilatatoren und Maßnahmen). Ein gesicherter Effekt der Nitrattherapie auf die Mortalität nach akutem Infarkt wurde bisher nicht bestätigt (ISIS-4 1995).

 Cave
Vorsicht mit Nitratgabe bei Rechtsherzinfarkt (evtl. vorsorglich niedrigere Dosierung bei Hinterwandinfarkt).

Calciumantagonisten. Für **Nifedipin** konnte kein günstiger Effekt auf Infarktgröße oder Mortalität belegt werden, sodass der grundsätzliche Einsatz in der akuten Infarktbehandlung nicht empfohlen werden kann. **Diltiazem** (Dilzem) und **Verapamil** (Isoptin) sind wahrscheinlich besser geeignet; allerdings fand sich lediglich in einer Subgruppe von Patienten ohne Herzinsuffizienz ein günstiger Effekt. Der generelle Einsatz von Calciumantagonisten in der akuten Infarktphase ist derzeit nicht zu empfehlen (Yusuf et al. 1991).

Magnesium. Die MAGIC-Studie mit über 6000 Patienten ergab keinen Einfluss einer Magnesiumgabe auf die Mortalität nach 30 Tagen. Eine Magnesiumgabe ist daher nicht generell indiziert.

> **Praxistipp**
> Bei niedrigen Serumwerten und insbesondere bei Auftreten von Torsade-des-Pointes-Tachykardien wird die Gabe von Magnesiumsulfat (z. B. Cormagnesin 2–6 g pro Tag i. v.) empfohlen.

1.4.3 Invasive oder nichtinvasive Reperfusionstherapie beim akuten Myokardinfarkt

Obwohl der Nutzen der thrombolytischen Therapie beim ST-Hebungsinfarkt eindeutig erwiesen ist, sprechen den-

noch mehrere Gründe eindeutig für eine katheterbasierte Reperfusionsstrategie:
- Viele Patienten besitzen absolute oder relative Kontraindikationen gegen eine Lysetherapie, vorzugsweise Frauen und ältere Patienten.
- Das Risiko einer intrazerebralen Blutung im Rahmen einer Lysetherapie liegt (mit einer überproportionalen Erhöhung bei älteren Patienten) bei 0,6–1,6 %.
- Weniger als die Hälfte der lysierten Patienten erreichen eine komplette Wiederherstellung des koronaren Blutflusses.
- Ein Drittel der lysierten Patienten erleiden einen Reinfarkt im Bereich des zuvor betroffenen Koronargefäßes. Die jüngste Metaanalyse vergleichender Studien (Keeley et al. 2003) zeigt die klinische Überlegenheit der primären Intervention, unabhängig davon, ob ein Notfalltransport in ein anderes Krankenhaus dabei notwendig wurde.

Bei allen Patienten mit thorakalen Beschwerden innerhalb der letzten 12 h sowie infarkttypischen ST-Streckenhebungen im EKG bzw. neu augetretenem Linksschenkelblock sollte eine katheterbasierte Reperfusion durchgeführt werden, sofern der Patient innerhalb von 90 min nach dem initialen medizinischen Kontakt einem erfahrenen Zentrum zugeführt werden kann (◘ Abb. 1-2). Kann der Patient nicht innerhalb von 90 min einer Katheterintervention zugeführt werden, bleibt die thrombolytische Therapie die Alternativtherapie der Wahl. Insbesondere innerhalb der ersten 2 h nach Schmerzbeginn ist der klinische Ausgang sogar mit der PCTA vergleichbar, wobei mit zunehmendem Zeitfenster die Katheterintervention an Vorteil gewinnt. Patienten im kardiogenen Schock oder mit Kontraindikation gegen eine thrombolytische Therapie sollten in jedem Fall einer raschen perkutanen Revaskularisation zugeführt werden. Die neuen Leitlinien der europäischen Gesellschaft für Kardiologie empfehlen die Hinzunahme eines GP-IIb/IIIa-Antagonisten bei der perkutanen Revaskularisation im Rahmen eines ST-Hebungsinfarkts, wobei zumindest für den Einsatz von Abciximab auch eine gute Datenlage besteht.

Vergleich zwischen Thrombolyse und primärer Angioplastie. Die Überlegenheit einer sofortigen PTCA bei akutem Myokardinfarkt über die Lysetherapie ist mittlerweile ein akzeptiertes Konzept. Schon Anfang der 90er-Jahre gab es eine Reihe von Studien zum Vergleich zwischen Lysetherapie und primärer Angioplastie. Obwohl an kleinen Patientenkollektiven durchgeführt, zeichnete sich schon damals ein geringer Behandlungsvorteil zugunsten der interventionellen Therapie aus. Die prospektiven Daten dieser Studien wurden im Folgenden in 2 Metaanalysen untersucht, wo sich eine signifikant niedrigere Mortalität und Reinfarktrate im Vergleich zu Patienten mit Lysetherapie zeigte. Dies wurde z. T. erklärt durch eine geringere Reokklusionsrate in den ersten 2 Wochen (Ohman et al. 1990) und weniger letale Blutungskomplikationen bei interventionell behandelten Patienten im Vergleich zu Patienten unter Lysetherapie. Das längere Zeitintervall zwischen Symptombeginn und Revaskularisationstherapie bei der interventionellen Therapie im Vergleich zur Thrombolyse konnte den Unterschied zwischen beiden Therapieformen nicht nivellieren (Every et al. 1996). Ein weiterer Vorteil einer interventionellen Therapie bei akutem Myokardinfarkt liegt darin, dass es bei dieser Therapieform im Vergleich zur Thrombolyse kaum Kontraindikationen gibt. In jedem Fall profitieren von einer primären Angioplastie Patienten mit absoluter Kontraindikation gegen eine Thrombolysebehandlung. Der Vorteil einer mechanischen Revaskularisation im Vergleich zur Lysetherapie wurde noch eindeutiger nach Einsatz von Stents und GPIIb/IIIa-Rezeptorenblocker (Schömig et al. 2000; Keeley u. Grines 2004).

1.4.4 Thrombolytische Therapie

Grundlagen der Thrombolyse. Durch eine thrombolytische Therapie kann das Gefäß je nach Umständen bei 50–90 % der Patienten innerhalb kurzer Zeit (meist innerhalb 1 Stunde) wiedereröffnet werden. ◘ Übersicht 1-4 zeigt die Indikationen und Kontraindikationen einer thrombolytischen Therapie beim Myokardinfarkt. Entscheidend ist der sofortige und großzügige Einsatz einer Thrombolyse ohne unnötigen, meist organisatorisch bedingten Zeitverlust unter Beachtung der absoluten Kontraindikationen (zerebraler Insult innerhalb der letzten 6 Monate, größeres Trauma oder Operation innerhalb der letzten 3 Wochen, sehr schwere Retinopathie). Der Erfolg einer Lyse besteht in einer Reduktion der Infarktgröße um durchschnittlich 20–30 %, in einer Zunahme der Auswurffraktion (sofern sie erniedrigt war) und einer Verringerung der Frühsterblichkeit (Krankenhaussterblichkeit) von etwa 12–16 % auf 7–10 % (ISIS-2 1988). Der prognostische Gewinn ist nach 1 Jahr noch erhalten und wird aufgrund des Erhalts von Myokardgewebe als längerfristig angesehen.

> **Übersicht 1-4**
> **Indikationen und Kontraindikationen einer thrombolytischen Therapie bei Myokardinfarkt**
>
> - **Indikationen:**
>   - klinischer Verdacht auf akuten Herzinfarkt und infarkttypische ST-Hebung >0,1 mV in mindestens 2 benachbarten Ableitungen
>   - Neuauftreten eines kompletten Linksschenkelblocks innerhalb von 6–12 h seit Symptombeginn

▼

- **Absolute Kontraindikationen:**
  - anamnestisch zerebrales Ereignis innerhalb von 6 Monaten (hämorrhagischer oder nichthämorrhagischer Schlaganfall, Schädel-Hirn-Trauma, Hirnoperation, sonstige relevante zentralnervöse Störung)
  - bekannter intrakranieller Tumor
  - große Operation, schweres Trauma oder schwere Blutung innerhalb der letzten 3–6 Wochen
  - aktive Blutung oder bekannte Blutungsdiathese
  - Verdacht auf Aortendissektion
  - traumatische kardiopulmonale Reanimation innerhalb der letzten 3 Wochen
  - schwere hämorrhagische Retinopathie
- **Relative Kontraindikationen:**
  - vorbestehende effektive Antikoagulation
  - Schwangerschaft
  - stattgehabte Entbindung innerhalb der letzten Woche
  - aktives gastrointestinales Ulkus
  - transitorische ischämische Attacke (TIA) innerhalb der letzten 6 Monate
  - akute Pankreatitis
  - infektiöse Endokarditis
  - akute kavernöse Lungentuberkulose
  - fortgeschrittene Lebererkrankung/portale Hypertension
  - Demenz
  - frische intrakardiale Thromben
  - inadäquat behandelte arterielle Hypertonie (Blutdruck systolisch >180 mmHg, diastolisch >110 mmHg)
  - Punktion eines nicht komprimierbaren Gefäßes innerhalb der letzten 2 Wochen
- **Keine Kontraindikationen:**
  Menstruationsblutung
  Reanimation (auch bei längerer Dauer)
  diabetische Retinopathie ohne Einblutung

Indikationen zur Thrombolyse. Die Indikationen zur Thrombolyse beim akuten Herzinfarkt sind durch die American Heart Association (AHA) und das American College of Cardiology 1999 neu definiert worden (Ryan et al. 1999). Darunter fallen Symptome mit einer Dauer von >20 min und <12 h mit im EKG vorhandenen ST-Hebungen von >0,1 mV in mindestens 2 Ableitungen oder ein (neu aufgetretener) Linksschenkelblock mit klinischem Verdacht eines akuten Myokardinfarktes definiert. Bei Symptompersistenz bis zu 24 h kann eine Lysetherapie zwar noch sinnvoll sein, sollte aber eher zurückhaltend eingesetzt werden. Bei Persistenz der Symptome >24 h ist nach Ansicht der AHA eine Lysetherapie i. Allg. nicht mehr sinnvoll.

Bezüglich des Alters des Patienten gibt es keine Beschränkungen. Auch Patienten in höherem Alter, insbesondere bei jüngerem biologischen Alter, können durchaus von einer Lysetherapie profitieren. Der älteste in der GUSTO-Studie eingeschlossene Patient war 110 Jahre alt (The GUSTO Investigators 1993). Bei kardiogenem Schock ist die Indikation besonders dringlich, wenn keine Möglichkeit der Akutrevaskularisierung durch PTCA gegeben ist. Bei Hinterwandinfarkt erscheint das Verhältnis von Nutzen zu Nebenwirkungen (Hypotonie möglich) weniger günstig als bei Vorderwandinfarkt, die Lyse wird aber auch hier empfohlen. Insbesondere Patienten mit Rechtsherzbeteiligung (EKG-Diagnose) scheinen von der Thrombolyse bei Hinterwandinfarkt zu profitieren. Die Ergebnisse der Enzymtests werden wegen des Zeitverlusts auf keinen Fall abgewartet und spielen für die Indikation zur Thrombolyse praktisch keine Rolle. Ein starker Enzymanstieg oder ein EKG-Befund mit R-Verlust oder Q-Zacken sollte möglichst noch nicht aufgetreten sein.

Wahl des Thrombolytikums. Im Routineeinsatz gelten die klassischen Thrombolytika **Streptokinase** und **rt-PA** noch immer als Mittel der ersten Wahl. Aufgrund der GUSTO-Ergebnisse (The GUSTO Investigators 1993) ist bei Patienten <45 Jahren mit Vorderwandinfarkt <4 h rt-PA vorzuziehen, während nicht zuletzt auch aus Kosten-Nutzen-Gründen bei Patienten >75 Jahre, begrenztem Hinterwandinfarkt und/oder Infarktalter >6 h Streptokinase als Thrombolytikum zu empfehlen ist. Bei Streptokinase ist eine gleichzeitige Gabe von Corticosteroiden zur Verhütung allergischer Nebenwirkungen von fraglichem Wert. Als weitere Alternative steht Reteplase zur Verfügung, das häufig aufgrund seiner einfachen Applikationsform (2-mal 10 IU als Bolus innerhalb von 30 min) bevorzugt wird und ebenso wirksam ist wie Streptokinase oder rt-PA. Urokinase wird nur noch selten benutzt.

Dosierung der Thrombolytika. Bei i. v.-Fibriolyse:
- Streptokinase 1,5 Mio IU über 60 min
- rt-PA (Actilyse) 15 mg als Bolus, dann 50 mg über 30 min, gefolgt von 35 mg über 60 min i. v. (Gesamtdosis: 100 mg in 90 min)
- Reteplase 10 IU als Bolus, gefolgt von einer zweiten Bolusgabe von 10 IU nach 30 min
- Azylstreptase (APSAC, Eminase) 30 mg i. v. als Bolus
- Urokinase als Bolus 1,5 Mio. IU, anschließend 1,5 Mio. IU in 60–90 min

Medikamentöse Begleittherapie bei Thrombolyse. Die an einer großen Patientenzahl durchgeführte ISIS-2-Studie (ISIS-2 1988) ergab, dass die Mortalität durch **Acetylsalicylsäure** (sofortiger Beginn mit 160 mg ASS täglich oral) fast ebenso stark gesenkt wird wie durch die Lysetherapie allein, dass aber ein Optimum durch die Kombination beider Maßnahmen erzielt wird (30-Tage-Sterblichkeit

7–8%). Daher ist die gleichzeitige Anwendung von ASS heute obligat. Sie sollte bereits präklinisch begonnen werden (▶ oben). **Heparin** wird gleichzeitig angewendet. Insbesondere bei Verwendung von rt-PA als Thrombolytikum ist Heparin wichtig, während sein zusätzlicher Nutzen bei Verwendung von Streptokinase oder APSAC derzeit nicht erwiesen ist. Eine Kombinationstherapie einer Thrombolyse mit einem **GP-IIb/IIIa-Hemmer** kann derzeit aufgrund erhöhter Blutungskomplikationen nicht empfohlen werden (Califf 1999).

Risiken und Kontraindikationen einer Thrombolyse. Das hauptsächliche Risiko der Thrombolyse besteht in **Blutungen** (bis 5% transfusionsbedürftige Blutungen, v. a. an Punktionsstellen, 0,5–1% zerebrale Blutungen). Die wichtigsten Risikofaktoren für eine mittelschwere bis schwere nichtzerebrale Blutung sind nach Aussage der GUSTO-1-Studie fortgeschrittenes Alter, geringes Körpergewicht und weibliches Geschlecht (The GUSTO Investigators 1993). Zu weiteren Kontraindikationen ◘ Übersicht 1-4. Schwer kontrollierbare Hypertension ist eine relative Kontraindikation, wobei die Lysetherapie aber nach medikamentöser Kontrolle der Blutdruckwerte durchgeführt werden darf.

Cave
Zum Zeitpunkt der Wiedereröffnung des verschlossenen Gefäßes, die an rascher Besserung von Klinik und EKG und am Enzymauswascheffekt deutlich wird, ist mit Reperfusionsarrhythmien zu rechnen.

Herzkatheter nach Thrombolyse. Patienten, die nach erfolgloser Thrombolyse weiterhin Angina-pectoris-Beschwerden haben, sollten unverzüglich in das nächstgelegene Zentrum zur „Rescue-PTCA" verlegt werden. Bei diesen Patienten ist die unmittelbare Durchführung einer interventionellen Therapie zum Erreichen einer koronaren Reperfusion und damit besseren Langzeitprognose die einzige verbleibende Therapieoption. Anders verhält es sich bei Patienten nach erfolgreicher Lysetherapie. Bei diesen Patienten muss eine Koronarintervention nicht unmittelbar durchgeführt werden (Landau et al. 1994). Im Gegenteil sollte die PTCA dann erst nach einem Intervall von 2–4 Tagen durchgeführt werden, um Komplikationen wie Blutungen oder erschwerte Revaskularisation bei großem intravasalem Thrombus und veränderter Gerinnungssituation zu vermeiden.

1.4.5 Interventionelle Therapie des akuten Myokardinfarkts

Primäre Angioplastie (PTCA) beim akuten Myokardinfarkt. Neben der besseren Überlebensrate und der geringeren Rate an Reokklusionen im Vergleich zur Thrombolyse bietet die interventionelle Akuttherapie des Myokardinfarktes weitere Vorteile: der thrombotische Verschluss wird vollständig wiedereröffnet; die zugrunde liegende Stenose und Plaqueruptur wird zeitgleich beseitigt, die Nebenwirkungen der Angioplastie sind im Vergleich zur Lysetherapie geringer und die frühzeitige Kenntnis des Koronarstatus, insbesondere bei Mehrgefäßerkrankungen, erlaubt die rechtzeitige und spezifische Differenzialtherapie hinsichtlich Zeitpunkt und Ausmaß weiterer Revaskularisationsmaßnahmen. Durch Einführung neuer Begleitmaßnahmen, wie dem Einsatz von GP-IIb/IIIa-Rezeptor-Blockern und Stentimplantationen, konnte im Vergleich zur Thrombolysetherapie nicht nur die akute, sondern auch die langfristige Erfolgsrate nochmals deutlich verbessert werden (Schomig et al. 2000).

Indikation zur primären Angioplastie. Wenn die Möglichkeiten zur PTCA gegeben sind, sollte der Patient mit akutem Myokardinfarkt sofort angiographiert und gegebenfalls revaskularisiert werden. In Häusern, in denen keine Möglichkeit zur Herzkatheteruntersuchung gegeben ist, muss alternativ eine Lysetherapie durchgeführt werden. Falls nach Lysetherapie subjektive oder objektive Ischämiezeichen weiterbestehen oder wiederauftreten, muss der Patient zur schnellen Angiographie und Revaskularisierung umgehend an ein interventionelles Zentrum überwiesen werden. Insbesondere bei jungen Patienten mit Vorderwandinfarkt und fehlenden Reperfusionszeichen unter aggressiver Thrombolysetherapie ist immer eine sofortige mechanische Rekanalisation mittels PTCA anzustreben. Ebenso ist bei Patienten im akuten kardiogenen Schock die primäre Angioplastie, wenn denn verfügbar, Therapie der 1. Wahl.

Angioplastie nach erfolgloser Thrombolyse. Patienten nach erfolgloser Thrombolysetherapie, sog. Lyse-Versager, weisen zum Zeitpunkt der Intervention eine doppelt so hohe Rate an kardiogenem Schock auf wie Patienten, die bei akutem Myokardinfarkt direkt mit primärer Angioplastie behandelt werden. Durch diese Negativselektion, verursacht durch eine verzögerte Reperfusion, mögen die mäßigen Langzeitergebnisse zu erklären sein. Trotzdem stellt die primäre Angioplastie bei erfolgloser Lysetherapie noch immer die einzige Therapieoption dar.

Angioplastie nach erfolgreicher Thrombolyse. Die Ergebnisse einer unmittelbar nach Lyse routinemäßig durchgeführten PTCA waren enttäuschend, v. a. aufgrund einer erhöhten Komplikationsrate (Simoons et al. 1988). Sofern kein Lyseversagen und keine Postinfarktangina vorliegen, ist es ausreichend, wenn in dieser Situation elektiv vorgegangen wird. Bei Patienten nach erfolgreicher Lysetherapie ist es als ausreichend anzusehen, wenn vor Klinikentlassung Ischämietests (bei kleinem Myokardinfarkt) durchgeführt und bei Belastungsischämie Angiographie und Revaskularisationsmaßnahmen angeschlossen werden.

GP-IIb/IIIa-Rezeptor-Blockade als Begleittherapie. Durch den Einsatz der GP-IIa/IIIb-Rezeptor-Blocker konnte die Prognose insbesondere von Patienten mit positivem Troponintest entscheidend verbessert werden (Hamm u. Braunwald 2000). Gerade diesen Patienten haben oft komplexe und ulzerös veränderte Koronarstenosen mit hohem Embolierisiko in die Mikrozirkulation. Drei Substanzen sind momentan als periinterventionelle Begleittherapie zugelassen: Abciximab, Tirofiban und Eptifibatid. Für Patienten mit ST-Hebungsinfarkt existieren Daten jedoch nur für Abciximab.

1.4.6 Überwachungsprogramm

Unkomplizierter Verlauf. Bei unkompliziertem Verlauf einschließlich hyperdynamen Zustands, auf Nitrate rasch reagierender Lungenstauung oder auf vorsichtige Volumengabe rasch reagierender Hypotonie (Hypovolämie):
- Herzfrequenz und -rhythmus (Monitor)
- Blutdruck (nichtinvasiv)
- peripherer Venenkatheter
- Urinvolumen (täglich)
- Temperatur, klinische Untersuchung (Stauungszeichen, EKG, Röntgenaufnahme des Thorax)
- Echokardiographie mit Doppler (Wandbewegungsstörung, Ausmaß und Verlauf der Ventrikelfunktionsstörung, Wandthromben, Abschätzung des Pulmonalisdrucks über die Akzelerationszeit)
- Routinelabor (Kalium, Kreatinin, Enzyme usw.)

Komplizierter Verlauf. Bei kompliziertem Verlauf sollten zusätzlich eingesetzt werden:
- Pulmonaliskatheter (Pulmonalisdruck, Pulmonalarterienverschlussdruck als Hinweis auf Linksherzfüllungsdruck und Lungenödemgefahr, Herzzeitvolumen)
- möglichst invasive arterielle Blutdruckmessung, Blutgase und Atmung
- Urinvolumen stündlich mit regelmäßiger Bilanzierung
- Labor nach Bedarf, möglichst Lactat (als Indikator ausreichender peripherer Perfusion)

1.4.7 Behandlung von Komplikationen

Indikation für eine frühe antiarrhythmische Therapie. Indikationen für eine antiarrhythmische Therapie in der frühen Infarktphase liegen vor, wenn die Arrhythmie länger andauernd ist, hämodynamisch relevant ist, den Sauerstoffverbrauch des Herzens erhöht oder eindeutig zu schwerwiegenden ventrikulären Arrhythmien (Kammertachykardie, Kammerflimmern) prädisponiert. Obwohl nach Wiedereröffnung des Infarktgefäßes häufig hämodynamisch stabile ventrikuläre Reperfusionsarrhythmien beobachtet werden, sind diese nicht ohne weiteres mit einem erhöhten Risiko für Kammertachykardien oder Kammerflimmern gleichzusetzen und deshalb nicht behandlungspflichtig. Zudem konnte gezeigt werden, dass die prophylaktische antiarrhythmische Therapie mit Klasse-I-Antiarrhythmika keine effektive Verhütung von Kammertachykardien oder Kammerflimmern bewirkt, sondern vielmehr das Risiko einer lebensbedrohlichen Bradykardie oder Asystolie erhöht (Hine et al. 1989). Sollte eine antiarrhtythmische Therapie in der akuten Infarktphase dennoch notwendig sein, so ist **Amiodaron** das Medikament der 1. Wahl (als Perfusor 1,2 g/24 h bis zu einer Aufsättigung von 10 g) ◘ Übersicht 1-5 gibt einen Überblick über die Therapie von Herzrhythmusstörungen beim akuten Myokardinfarkt.

Übersicht 1-5
Therapie von Herzrhythmusstörungen bei akutem Myokardinfarkt (Einzelheiten ▶ Text)

- generell: normalen Kaliumspiegel sicherstellen (evtl. Kaliumgabe auch bei normalem Spiegel)
- Sinusbradykardie und andere bradykarde Störungen, wenn behandlungsbedürftig:
  - Atropin 0,5–1,5 mg i.v./s.c.
  - wenn atropinresistent: elektrischer Schrittmacher (Orciprenalin vermeiden!)
- hochgradige ventrikuläre Extrasystolie (d.h. nur bei intermittierender Kammertachykardie, akzeleriertem idioventrikulärem Rhythmus):
  - frequenzabhängig: ▶ Sinusbradykardie
  - nicht frequenzabhängig (Einzelheiten ▶ Text)
    - Amiodaron (Cordarex) 300 mg in 250 ml Glucoselösung über $1/2$–2 h i.v. oder 10–20 mg/kgKG als Gesamtdosis in 24 h (Nebenwirkungen beachten)
    - alternativ Ajmalin (Gilurytmal), 50 mg langsam i.v. (10 mg/min) oder Infusion 300 mg/12 h, evtl. mehr (150 mg in 500 ml 5 %iger Glucose- oder Lävulose) Cave: intraventrikuläre Leitungsstörung!
    - besonders bei Torsades-Tachykardie Magnesium (z.B. 2 g Magnesiumsulfat langsam i.v., danach 2 g über 2–4 h, 2 g über 6–12 h, 2 g über 24 h).)
- idioventrikulärer Rhythmus, normofrequent, benigne z.B. als Zeichen der Reperfusion bei akutem Myokardinfarkt: keine spezielle Behandlung.

- Kammertachykardie (anhaltend):
  - Elektrokardioversion (anschließend Amiodaron oder Ajmalininfusion ▶ oben)
  - Magnesium (z. B. 2 g Magnesiumsulfat langsam i. v., danach 2 g über 2–4 h, 2 g über 6–12 h, 2 g über 24 h)
- Kammerflimmern:
  - Elektrodefibrillation
  - bei Therapieresistenz i.v.-Therapie wie Extrasystolie und wiederholte Defibrillation, Elektrolytsituation überprüfen
  - anschließend Rezidivprophylaxe für mindestens 24 h (Amiodaroninfusion, ▶ oben)
  - Natriumbicarbonat (1 mval/kgKG) in der Regel nur aufgrund von Blutgaswerten bei länger dauernder Reanimation oder vorbestehender Azidose; Anhebung des arteriellen pH-Wertes auf 7,10–7,15; zuvor effektive Beatmung und Elektrolytkorrektur sicherstellen!
  - bei anhaltend instabiler Situation Amiodaron (Cordarex), initial 300 mg in 250 ml 5%iger Glucose über 30 min, anschließend Aufsättigung mit 1,2 g Tagesdosis (über 10–14 Tage)
  - bei resistentem Kammerflimmern Magnesium hoch dosiert (▶ oben), Cordarex i. v. und Wiederholung der DC-Defibrillation
- AV-Block bei Hinterwandinfarkt:
  - Grad I: keine Therapie
  - Grad II Typ Wenckebach: Zuwarten oder wie Sinusbradykardie
  - Grad II Typ Mobitz II: Schrittmacher
  - Grad III: passagerer Schrittmacher, bei gutem Befinden und ausreichender Frequenz evtl. noch zuwarten oder wie Sinusbradykardie
- AV-Block bei Vorderwandinfarkt (generell prognostisch ungünstiger!):
  - Grad I: beobachten
  - Grad II Typ Wenckebach: zuwarten (cave: Atropin), evtl. Schrittmacher
  - Grad II Typ Mobitz II: Schrittmacher
  - Grad III: Schrittmacher (trotzdem ungünstige Prognose)
- AV-Block bei gleichzeitigen intraventrikulären Leitungsstörungen (bifaszikulärer Block etc.): spricht für Schrittmacher, evtl. auch prophylaktisch
- neu auftretende intraventrikuläre Leitungsstörungen (bifaszikulär, Linksschenkelblock): prophylaktischer Schrittmacher zu erwägen
- Sinustachykardie:
  - wenn möglich, Ursache behandeln (Erregung, Angst, Herzinsuffizienz etc.), meist selbst nicht behandlungsbedürftig
  - bei sympathischer Überstimulation Betablocker erwägen
- Vorhoftachykardie mit schneller Überleitung:
  - Metoprolol 5 mg i. v.[a]
  - Propranolol 1–3 mg fraktioniert i. v. oder Pindolol 0,5 mg i. v.[a]
  - Amiodaron 150–300 mg i. v. über $1/2$–2 h
  - Elektrokardioversion, insbesondere bei hämodynamischer Instabilität
- Vorhofflattern:
  - Elektrokardioversion, wenn symptomatisch oder schnelle Kammerfrequenz
  - Metoprolol 5 mg i. v.[a]
  - elektrophysiologische Ablation
- Vorhofflimmern:
  - zur Verlangsamung schneller absoluter Arrhythmie: Metoprolol 5 mg i. v., bei Kontraindikationen gegen Betablocker Verapamil 5–10 mg i. v.[a], evtl. Digitalis bei Patienten mit Herzinsuffizienz
  - kurz wirksamer Betablocker, z. B. Esmolol
  - Amiodaron 150–300 mg i. v. über $1/2$–2 h
  - Elektrokardioversion, insbesondere bei hämodynamischer Instabilität
- Vorhofextrasystolie: Metoprolol 5 mg i. v.

[a] Besondere Vorsicht bei Hypotonie und Hinweisen auf eingeschränkte Pumpleistung: Rhythmisierung kann aber hämodynamisch entscheidend sein. Bei breitem QRS-Komplex (fragliche aberrierende Leitung) als Kammertachykardie behandeln, dann bevorzugt mit Amiodaron (so auch bei Wolff-Parkonson-White-Syndrom).

Cave
Unter allen Umständen sollte vermieden werden, verschiedene Antiarrhythmika gleichzeitig zu benutzen, da ein erhöhtes Risiko der Proarrhythmie besteht.

Arrhythmieprophylaxe. Als wirkungsvolle Basismaßnahmen zur Verhütung bedrohlicher Arrhythmien gilt die frühzeitige Abschirmung vor erhöhter sympathoadrenerger Aktivität durch Gabe von Betablockern und Sedativa sowie die rechtzeitige Behandlung von Elektrolytstörungen, insbesondere der Hypokaliämie (Zielwert 4,5 mmol/l).

Kammertachykardien. Kammertachykardien und Kammerflimmern innerhalb der ersten 48 h werden dem eigentlichen Infarktgeschehen zugerechnet, danach sind sie als prognostisch ungünstig zu werten und werden dementsprechend aggressiver behandelt. Häufig stellen sie dann eine Indikation zur Implantation eines automatischen Cardioverter-Defibrillator (ICD) dar.

> **Praxistipp**
>
> In der Infarktakutphase wird bei Auftreten hämodynamisch stabiler und anhaltender Kammertachykardien (>30 s) nicht mehr Lidocain, sondern Amiodaron verwendet, initial 150–300 mg als Kurzinfusion, (nachfolgend 1,2 g/24 h). Generell ist der Einsatz von Klasse-I-Antiarrhythmika bei Patienten mit struktureller Herzerkrankung nicht mehr akzeptabel.

Bradykardien. Hämodynamisch bedrohliche Bradykardien infolge Sinusknotendysfunktion oder höhergradiger AV-Blockierungen sind häufig nur transienter Natur. Insbesondere bei anteriorem Myokardinfarkt sollte bei neuaufgetretenen höhergradigen AV-Blockaden frühzeitig die Indikation für einen temporären Schrittmacher gestellt werden. Bei inferiorem Myokardinfarkt sollte nur bei mangelndem Ansprechen auf medikamentöse Maßnahmen oder bei hämodynamischer Instabilität die Versorgung mit einem temporären Schrittmacher erfolgen.

Grundlagen der Schocktherapie. Dank der invasiven Überwachung ist heute eine vergleichsweise effektive und risikoarme Therapie möglich geworden. Bei Herzversagen und Schock liegen z. T. erforderliche Kompensationsvorgänge vor, deren Beeinflussung dosiert und unter quantitativen Messungen erfolgen muss. Die hämodynamischen Werte sollen dabei nicht „normalisiert", sondern entsprechend den wechselnden Gegebenheiten optimiert werden. Dies bedeutet Kompromisse. Das Infarktherz benötigt eine Steigerung des Füllungsdrucks vor dem linken (pulmonalkapillärer Verschlussdruck bis 20 mmHg statt normal bis 12 mmHg) bzw. bei Rechtsherzinfarkt vor dem rechten Herzen, damit eine ausreichende Auswurfleistung (>2,0 statt normal 2,7–3,5 l/min/m²) aufrechterhalten wird. Auf der anderen Seite verschlechtert eine überhöhte Vorlast – zusätzlich zur Gefahr eines Lungenödems – die myokardiale Sauerstoffbilanz (Infarktvergrößerung, Arrhythmiegefahr). Aus dem gleichen Grunde sollte die (durch endogene Katecholamine ohnehin stimulierte) Inotropie eher gesenkt und nur soweit nötig gestützt werden. Die Nachlast (der arterielle Blutdruck) soll niedrig gehalten und die kompensatorische Vasokonstriktion nach Möglichkeit abgeschwächt werden, ohne dass jedoch die gerade beim Infarktpatienten kritische Koronarperfusion unzureichend wird. Der Schwerpunkt der Therapie liegt also auf dem peripheren Kreislauf, dessen Einzelgrößen so beeinflusst werden sollen, dass mit möglichst geringer Herzbelastung eine noch eben ausreichende Organperfusion aufrechterhalten wird. Dabei spielt auch die Verteilung des knappen Auswurfvolumens eine Rolle, die mittels **Dopamin** in spezifischer (niedriger) Dosierung günstiger gestaltet werden kann. Daher ist es weitgehend üblich, bei allen Zuständen mit knappem Herzminutenvolumen eine Basistherapie mit niedrigdosiertem Dopamin durchzuführen (100–300 µg/min). An verschiedenen Stellen des Kreislaufsystems droht sich – krankheits- und therapiebedingt – ein Circulus vitiosus zu entwickeln, wenn die therapeutischen Maßnahmen nicht quantitativ aufeinander abgestimmt werden. Im kardiogenen Schock ist entscheidend, ob sich das Infarktgefäß durch Thrombolyse oder PTCA noch rechtzeitig öffnen lässt.

Linksherzinsuffizienz und Lungenödem. Bei Lungenödem infolge Herzinfarkts lassen sich spezielle Gesichtspunkte definieren, die keine Rang- oder Reihenfolge darstellen, sondern vielmehr alle berücksichtigt werden müssen.

- Zurückhaltung ist bei positiv inotropen Maßnahmen geboten (Infarktvergrößerung, Arrhythmiegefahr, Wirkungsvoraussetzungen ungünstig, Restherz ohnehin stark katecholaminstimuliert).
- Circulus vitiosus infolge Hypoxämie vermeiden! Wenn trotz erhöhter Sauerstoffzufuhr der p_aO_2 < 60 mmHg fällt, ist künstliche Beatmung indiziert, die auch kräftesparend wirkt. Dabei muss der Patient jedoch sediert und sorgfältig überwacht werden. Der aus atemphysiologischen Gründen erforderliche leichte PEEP (4–6 mbar) führt erfahrungsgemäß nicht zu einem relevanten Abfall des Herzindex.
- Den überhöhten Lungenkapillardruck vorsichtig senken, nur auf „optimal" erhöhte Werte um 18 (15–22) mmHg, damit der Herzindex nicht unter den noch tolerablen Wert von 2,2 l/min/m² abfällt. Die Senkung der Druckwerte im kleinen Kreislauf wird durch Diuretika (Furosemid i. v.) und/oder Vasodilatanzien erzielt, wobei ein erhöhter arterieller Blutdruck eine günstige Ausgangslage darstellt. Bei Normotonie oder leichter Hypertonie sollte Glyceroltrinitrat infundiert werden (maximal über 24–36 h), neben Betablockern und ACE-Hemmern.
- Der arterielle Druck sollte dabei niedrig, aber nicht so niedrig eingestellt werden, dass ein Circulus vitiosus durch koronare Hypoperfusion entsteht. Es gibt dafür keinen festen Wert, vielmehr ist die Grenze je nach Koronarstatus etwas unterschiedlich, i. Allg. sollten 90–100 mmHg systolisch und 60 mmHg diastolisch aber nicht unterschritten werden.
- Positiv inotrope Maßnahmen sind zumindest dann unumgänglich, wenn die Auswurfleistung ungenügend bleibt, obwohl der Linksherzfüllungsdruck (Lungenkapillardruck, Pulmonalarterienverschlußdruck) auf die genannten Werte „optimiert" wurde (oder gar noch darüber hinaus stark erhöht ist) und obwohl der periphere Widerstand gesenkt wurde. Verwendet wird vorzugsweise **Dobutamin** als Infusion (100–150–300 µg/min) in Kombination mit **Dopamin** in spezifischer (niedriger) Dosierung (um 150 µg/min, bei 300 µg/min auch leicht positiv inotrope Wirkung). Falls dies zu keiner hämodynamischen Verbesserung führt, bleibt als Alternative nur Adrenalin zur Erhö-

hung der Inotropie und Auswurfleistung, allerdings auf Kosten der Sauerstoffbilanz des Myokards.
- Digitalis wird in der Akutphase nur verwendet bei Vorhofflimmern mit tachykarder Überleitung und kardialer Dekompensation, weil es in der akuten Infarktsituation zu schlecht steuerbar und zu arrhythmogen ist. Die klinischen und röntgenologischen Zeichen von Lungenstauung und Lungenödem weisen eine beträchtliche Zeitverzögerung gegenüber der Hämodynamik auf, sodass sie zur Steuerung der Therapie – jedenfalls in allen schwereren Fällen – nicht ausreichen.
- Die sonstigen Maßnahmen wie halbaufrechte Lagerung und Bekämpfung von Angst und Erregung und von Tachypnoe werden wie üblich angewandt.

Andere Schockursachen nach Myokardinfarkt. Bei plötzlichem Schock, der nicht als unmittelbares Pumpversagen, sondern unerwartet innerhalb der 1. Woche auftritt, ist an Septumperforation und Papillarmuskelabriss zu denken (neben Herzruptur). Das Systolikum ist meist eindeutig, u. U. aber schwer interpretierbar (Ultraschalldiagnostik mit Farb-Doppler wichtig!). Der Defekt ist potenziell operabel. Überbrückung erfolgt durch intraaortale Ballonpulsation (IABP) plus Dobutamin-Dopamin, ggf. Hubschraubertransport zum nächsten herzchirurgischen Zentrum.

1.4.8 Mobilisierung und Nachbehandlung

Mobilisierung. Sie beginnt bereits während der akuten Krankheitsphase, um den ungünstigen Einflüssen der Immobilisation entgegenzuwirken (Übersicht 1-6), und wird später als Rehabilitation fortgesetzt. Ziele der Rehabilitation sind Leistungssteigerung (bei geringerem Anstieg von Sympathikusantrieb, Blutdruck und Herzfrequenz), psychische Stabilisierung und Einübung gesundheitsbewusster Lebensweise einschließlich Bekämpfung der Risikofaktoren.

Risikoeinschätzung für den Patienten. Grundsätzlich ist ein differenziertes Vorgehen je nach der prognostischen Gefährdung angezeigt. Daher sollte auch bei asymptomatischen Patienten vor Krankenhausentlassung ein Belastungstest und eine Risikobeurteilung erfolgen. Aufgrund von Belastungsischämie, Ventrikelfunktionsstörung (Auswurffraktion) und Rhythmusstörungen kann bereits auf nichtinvasivem Weg zwischen Patienten mit großer, mäßiger und geringer Gefährdung unterschieden werden, mit entsprechenden Konsequenzen für das weitere diagnostische und therapeutische Vorgehen. Außerdem ist die Prognose bei einem komplizierten Akutverlauf stark belastet (Pumpversagen, protrahierte Angina, anhaltende elektrische Instabilität; Tabelle 1-3).

Übersicht 1-6
Mobilisierung nach Myokardinfarkt

- **Unkomplizierter Verlauf:**
  - 1.–2. Tag: Bettruhe, Liegen mit angehobenem Kopfende oder Sitzen im Bett, flüssig-breiige Kost, kein Stuhlgang
  - 3.–4. Tag: Aufstehen, passive Bewegungsübungen, Atemübungen, normale Kost, Stuhlgang (Nachtstuhl, Toilette)
  - 5.–7. Tag: Aufstehen, Herumgehen im Zimmer, Toilette, Treppensteigen
  - 2.–4. Woche: je nach Risikobeurteilung Rekonvaleszenz zu Hause oder Anschlussheilverfahren; Beginn eines Trainingsprogramms
  - danach: Rückkehr ins Berufsleben mit modifiziertem Tagesablauf, Trainingsprogramm (Koronargruppe)

- **Komplizierter Verlauf:** großer Infarkt, ernste, besonders ventrikuläre Arrhythmien, Herzinsuffizienz, ischämische Schmerzen, Fieber, Sekundärkomplikationen erfordern individuelles Vorgehen und verzögern die Mobilisation

---

Thrombozytenaggregationshemmer. Als Dauertherapie nach Herzinfarkt sind Thrombozytenaggregationshemmer (ASS) regelmäßig zu empfehlen, ebenso nach instabiler Angina. Eine Dosierung von 100 mg täglich zur Reinfarktprophylaxe ist ausreichend. Patienten, die interventionell mit einem Stent behandelt wurden, sollten Clopidrogel für mindestens 1 Monat, manchmal bis zu 1 Jahr zusätzlich zu ASS einnehmen (Mehta et al. 2001).

Sekundärprevention mit Betarezeptorenblockern. Bei Betablockern ist bei routinemäßiger Langzeittherapie nach Herzinfarkt ein positiver prognostischer Effekt hinsichtlich Lebenserwartung und kardialer Ereignisse („sekundäre Prävention") nachweisbar (BBPP 1988), wobei es sich um Betablocker ohne intrinsische Aktivität handelt (Atenolol, Metoprolol, Propranolol, Timolol). Aber auch hier hat sich gezeigt, dass v. a. Risikogruppen von der Therapie profitieren (mit Rhythmusstörungen, Angina, Hypertonie, beginnender Herzinsuffizienz, Reinfarkt, höherem Alter, Diabetes).

ACE-Hemmer. In der Infarktnachbehandlung waren sie wirksam, indem nach mittelschwerem Infarkt (Vorderwandinfarkt mit eingeschränkter Ejektionsfraktion, aber ohne Dekompensationszeichen) Herzdilatation, Belastungsfüllungsdruck und ergometrische Leistung im 1-Jahres-Verlauf günstig beeinflusst wurden, und zwar

◘ **Tabelle 1-3.** Risikogruppen und Vorgehen bei (bezüglich Angina) asymptomatischen Patienten nach Herzinfarkt (Zeitpunkt vor Krankenhausentlassung)

Gefährdungsgrad	Mortalität im 1. Jahr
Hochgefährdet (20% der Patienten) Pumpversagen im Akutverlauf oder schwere linksventrikuläre Dysfunktion (Auswurffraktion <35%) (bei erheblichen Rhythmusstörungen zusätzlich 10–15% Gefährdung) Konsequenz: spezielle Therapiemöglichkeiten prüfen (Eildiagnostik), oft nur konservative Therapie möglich	>30%
Gefährdet (30% der Patienten) Belastungsischämie und/oder linksventrikuläre Dysfunktion (Auswurffraktion <50%) Konsequenz: Koronarangiographie, ggf. Interventionen sowie medikamentöse Therapie (bei erheblichen Rhythmusstörungen zusätzliche Gefährdung, ggf. antiarrhythmische Therapie?)	10–>20%
Geringes Risiko (50% der Patienten) Bei symptomlimitierter Belastung keine Ischämie, Auswurffraktion normal, Rhythmus stabil Konsequenz: aktive und rasche Rehabilitation, Ermutigung, kein langes Ausscheiden aus dem Berufsleben!	<2%

unabhängig von zusätzlicher Therapie mit Betablockern und Diuretika. Darüber hinaus beeinflussen ACE-Hemmer den Postinfarktverlauf ebenfalls günstig bei erhaltener linksventrikulärer Funktion. Gleichzeitig konnte in der SAVE-Studie auch die Häufigkeit akuter ischämischer Ereignisse durch die Gabe von ACE-Hemmern reduziert werden. Die signifikante Mortalitätsreduktion bei KHK-Patienten durch ACE-Hemmer hat sich in weiteren Studien bestätigt. Somit erscheint eine allgemeine Empfehlung zur Gabe von ACE-Hemmern in der chronischen Infarkttherapie unabdingbar. AT_1-Rezeptorantagonisten sind als gleichwertige Alternative zu sehen.

Heparin bzw. Antikoagulanzien. Sie werden nach der stationären Phase weiter gegeben, wenn spezielle Indikationen vorliegen: murale Thromben mit und ohne Aneurysma, in Einzelfällen schwerste Ventrikelfunktionsstörung (Auswurffraktion <25%), intermittierendes und permanentes Vorhofflimmern, die seltene (5%) dilatierend-aneurysmatische Koronarsklerose, therapiepflichtige Gefäßkrankheiten, Thromboembolie- und Thrombophlebitisvorgeschichte.

Phenprocoumon (Marcumar). Sowohl eine orale Antikoagulation mit einer INR zwischen 3,0 und 4,0 als auch eine „moderate" orale Antikoagulation (INR 2,0–3,0) kombiniert mit ASS sind effizienter als Aspirin alleine hinsichtlich der Vermeidung kardiovaskulärer Komplikationen. Beide sind allerdings mit einer signifikant höheren Rate an größeren Blutungen im Vergleich zu ASS alleine behaftet. Zu einer alleinigen „moderaten" oralen Antikoagulation (INR 2,0–3,0) existieren allerdings nicht ausreichend Daten, eine niedrige INR-Einstellung (<2,0) zusätzlich zu ASS besitzt keinen Vorteil gegenüber einer Monotherapie mit ASS.

Calciumantagonisten und Nitrate. Bei stabiler Angina können langwirkende Calciumantagonisten oder Nitrate in Kombination mit Betablockern eingesetzt werden. Ein genereller Effekt auf die Langzeitprognose ist aber nicht belegt. Entsprechendes gilt für Nitrate, die im Langzeitverlauf nach den Ergebnissen der ISIS-4-Studie keinen günstigen Effekt auf die Mortalität nach akutem Infarkt zeigen (ISIS-4 1995).

Sekundärprävention durch Hormonersatztherapie bei Frauen. In 2 weiteren Studien (Hodis et al. 2003; Manson et al. 2003) war die Gabe von Östrogen alleine bzw. in Kombination mit Progestin bei postmenopausalen Frauen nicht in der Lage, die Progression einer bestehenden koronaren Herzerkrankung angiographisch oder hinsichtlich klinischer Endpunkte günstig zu beeinflussen. In der vorzeitig beendeten WHI-Studie bestand nach 1 Jahr sogar ein um 80% höheres Risiko für Tod oder Myokardinfarkt. Derzeit muss von einer Hormonersatztherapie bei Patientinnen mit koronarer Herzkrankung als Sekundärprävention dringend abgeraten werden.

Evidenz der Therapieempfehlungen

Patienten mit stabiler KHK ohne bisherigen Myokardinfarkt (nach den Leitlinien der American Heart Association 2002)

	Evidenzgrad	Therapie-empfehlung
ASS bei Patienten ohne Kontraindikation	B	IIa
Senkung des LDL-Cholesterins durch Medikamente auf Werte <100 mg/dl		
− bei Patienten mit einem LDL-Cholesterin >130 mg/dl	A	I
− bei Patienten mit einem LDL-Cholesterin zwischen 100 und 130 mg/dl*	C	IIa
ACE-Hemmer		
− bei Patienten mit Diabetes mellitus	A	I
− bei Patienten mit linksventrikulärer Dysfunktion	A	I
− bei Patienten mit KHK/oder einer anderen Gefäßerkrankung	B	IIa
Betablocker als Initialtherapie bei Patienten ohne Kontraindikation	C	IIa

* Nach unserer Meinung inzwischen mehr Evidenz für diese Empfehlung durch 3 weitere Studien (Collins et al. 2003; Nissen et al. 2004; Cannon et al. 2004), sodass wahrscheinlich auch hier eine Klasse-I-Evidenzgrad-A-Empfehlung vorliegen dürfte.

Akutes Koronarsyndrom mit ST-Hebungen (nach den Leitlinien der Europäischen Gesellschaft für Kardiologie, 2003, und den Leitlinien der Deutschen Gesellschaft für Kardiologie 2004)

	Therapie-empfehlung	Evidenzgrad
Medikamentöse Therapie in der Akutphase		
ASS (150–325 mg)	A	I
Betablocker i.v. bei fehlenden Kontraindikationen	A	IIb
ACE-Hemmer p.o. am 1. Tag für alle Patienten ohne Kontraindikationen	A	IIb
ACE-Hemmer p.o. am 1. Tag für Patienten mit erhöhtem Risiko	A	I
Nitrate	A	IIb
Calciumantagonisten	B	III
Magnesium	A	III
Lidocain	B	III
Reperfusionstherapie		
Reperfusionstherapie bei allen Patienten mit thorakalem Schmerz <12 h, assoziiert mit ST-Streckenhebungen oder neuem Linksschenkelblock im EKG	A	I
Primäre PTCA		
− optimale Therapie, falls <90 min nach primärem Kontakt durchführbar	A	I
− indiziert bei Patienten mit kardiogenem Schock oder Kontraindikationen	C	I
− zusätzlich GP-IIb/IIIa-Antagonisten mit Stentimplantation gegen Thrombolyse	A	IIa
− zusätzlich GP-IIb/IIIa-Antagonisten ohne Stentimplantation	A	I
Rescue-PTCA bei fehlgeschlagener Thrombolyse und Patienten mit ausgedehntem Infarktareal	B	IIa

	Therapie-empfehlung	Evidenzgrad
Thrombolytische Behandlung		
— bei fehlenden Kontraindikationen und fehlender Möglichkeit, den Patienten innerhalb von 90 min einer primären PTCA zuzuweisen	A	I
— Verwendung eines fibrinspezifischen Fibrinolytikums (z. B. Tenecteplase oder Alteplase) bei später Vorstellung des Patienten (<4 h nach Schmerzbeginn)	B	IIa
— Gabe von gewichtsadaptiertem Heparin bei Verwendung von Alteplase oder Reteplase	B	I
— optionale Gabe von Heparin bei Verwendung von Streptokinase	B	IIa

Prähospitale Lyse wird in den deutschen Leitlinien als Klasse-I-Empfehlung (Evidenz B) angegeben. Nach unserer Meinung trifft dies nicht zu, da die CAPTIM-Studie Unzulänglichkeiten besitzt und diese deutliche Auslegung durch die Daten nicht wiedergegeben wird.

* Inzwischen noch mehr Evidenz für Abciximab+Stent beim STEMI, daher in Zukunft wahrscheinlich Klasse-I-Empfehlung zusammen mit Abciximab+Stenting (Antoniucci et al. JACC 2003;42:1879–1885 und Topol et al. JACC 2003;42:1886–1889).

Sekundärprävention bei akutem Koronarsyndrom mit ST-Hebungen

	Evidenzgrad	Therapie-empfehlung
Nikotinkarenz	C	I
Optimale Einstellung des Blutzuckers beim Diabetiker	B	I
Optimale Einstellung des arteriellen Blutdrucks beim Hypertoniker	C	I
Mediterrane Diät	B	I
Fischölkapseln (n3-ungesättigte Fettsäuren, 1 g/Tag)	B	I
ASS (75–160 mg/Tag)	A	I
Clopidogrel bei Unverträglichkeit von ASS	C	IIb
Orale Antikoagulanzien bei Unverträglichkeit von ASS	B	IIa
Betablocker	A	I
ACE-Hemmer	A	I
Statin bei LDL-Cholesterin >115 mg/dl unter Diät	A	I
Fibrate bei HDL≤45 mg/dl oder Triglyzeride ≥200 mg/dl	A	IIa
Calciumantagonisten (Diltiazem/Verapamil) bei Kontraindikationen gegen Betablocker	B	IIb
Nitrate ohne klinische Symptomatik (keine Angina pectoris)	A	III
Hormonersatztherapie bei postmenopausalen Frauen	A	III

Verwendete Leitlinien:
ACC/AHA (2002) Guideline Update for the Management of Patients With Chronic Stable Angina – Summary Article. A Report of the American College of Cardiology/American Heart Association Task Force on Practice Guidelines (Committee on the Management of Patients With Chronic Stable Angina). Circulation 107:149–158
Hamm CW (2004) Leitlinien: Akutes Koronarsyndrom (ACS) Teil 1: ACS ohne persistierende ST-Hebung. Z Kardiol 93:72–90
Hamm CW (2004) Leitlinien: Akutes Koronarsyndrom (ACS) Teil 2: Akutes Koronarsyndrom mit ST-Hebung. Z Kardiol 93:324–341
The Task Force on the Management of Acute Myocardial Infarction of the European Society of Cardiology (2003) Management of acute myocardial infarction in patients presenting with ST-segment elevation. Eur Heart J 24:28–66

> **Leitlinien – Adressen – Tipps**
>
> **Internetadressen**
> Deutsche Gesellschaft für Kardiologie:
> www.dgkardio.de
> American Heart Asssociation:
> www.americanheart.org
>
> **Tipps für Patienten**
> Deutsche Herzstiftung www.herzstiftung.de

Literatur

Alderman EL, Fisher LD, Litwin P, Kaiser GC, Myers WO, Maynard C, Levine F, Schloss M (1983) Results of coronary artery surgery in patients with poor left ventricular function (CASS). Circulation 68: 785–795

Bartecchi CE, MacKenzie TD, Schrier RW (1994) The human costs of tobacco use (1). N Engl J Med 330: 907–912

The Beta-Blocker Pooling Project (BBPP) Research Group (1988) The Beta-Blocker Pooling Project (BBPP): Subgroup findings from randomised trials in post infarction patients. Eur Heart J 9: 8–16

Boersma E, Maas AC, Deckers JW, Simoons ML (1996) Early thrombolytic treatment in acute myocardial infarction: reappraisal of the golden hour. Lancet 348: 771–775

Braunwald E, Antman EM, Beasley JW, Califf RM, Cheitlin MD, Hochman JS, Jones RH, Kereiakes D, Kupersmith J, Levin TN, Pepine CJ, Schaeffer JW, Smith EE, 3rd, Steward DE, Theroux P, Gibbons RJ, Alpert JS, Eagle KA, Faxon DP, Fuster V, Gardner TJ, Gregoratos G, Russell RO, Smith SC Jr (2000) ACC/AHA guidelines for the management of patients with unstable angina and non-ST-segment elevation myocardial infarction: executive summary and recommendations. A report of the American College of Cardiology/American Heart Association task force on practice guidelines (committee on the management of patients with unstable angina). Circulation 102: 1193–1209

Brown G, Albers JJ, Fisher LD, Schaefer SM, Lin JT, Kaplan C, Zhao XQ, Bisson BD, Fitzpatrick VF, Dodge HT (1990) Regression of coronary artery disease as a result of intensive lipid-lowering therapy in men with high levels of apolipoprotein B. N Engl J Med 323: 1289–1298

Califf RM (1999) Glycoprotein IIb/IIIa blockade and thrombolytics: early lessons from the SPEED and GUSTO IV trials. Am Heart J 138: S12–15

Cannon CP, Braunwald E, McCabe CH, Rader DJ, Rouleau JL, Belder R, Joyal SV, Hill KA, Pfeffer MA, Skene AM (2004) Intensive versus moderate lipid lowering with statins after acute coronary syndromes. N Engl J Med 350: 1495–1504

The CAPTURE Study (1997) Randomised placebo-controlled trial of abciximab before and during coronary intervention in refractory unstable angina. Lancet 349: 1429–1435

Collins R, Armitage J, Parish S, Sleigh P, Peto R (2003) MRC/BHF Heart Protection Study of cholesterol-lowering with simvastatin in 5963 people with diabetes: a randomised placebo-controlled trial. Lancet 361: 2005–2016

Dobson AJ, Alexander HM, Heller RF, Lloyd DM (1991) How soon after quitting smoking does risk of heart attack decline? J Clin Epidemiol 44: 1247–1253

Erbel R, Haude M, Hopp HW, Franzen D, Rupprecht HJ, Heublein B, Fischer K, de Jaegere P, Serruys P, Rutsch W, Probst P (1998) Coronary-artery stenting compared with balloon angioplasty for restenosis after initial balloon angioplasty. Restenosis Stent Study Group. N Engl J Med 339: 1672–1678

The European Myocardial Infarction Project Group (1993) Prehospital thrombolytic therapy in patients with suspected acute myocardial infarction. N Engl J Med 329: 383–389

Every NR, Parsons LS, Hlatky M, Martin JS, Weaver WD (1996) A comparison of thrombolytic therapy with primary coronary angioplasty for acute myocardial infarction. Myocardial Infarction Triage and Intervention Investigators. N Engl J Med 335: 1253–1260

Fibrinolytic Therapy Trialists' (FTT) Collaborative Group (1994) Indications for fibrinolytic therapy in suspected acute myocardial infarction: collaborative overview of early mortality and major morbidity results from all randomised trials of more than 1000 patients. Lancet 343: 311–322

Fuster V, Cohen M, Halperin J (1989) Aspirin in the prevention of coronary disease. N Engl J Med 321: 183–185

Gibson RS, Boden WE, Theroux P, Strauss HD, Pratt CM, Gheorghiade M, Capone RJ, Crawford MH, Schlant RC, Kleiger RE et al. (1986) Diltiazem and reinfarction in patients with non-Q-wave myocardial infarction. Results of a double-blind, randomized, multicenter trial. N Engl J Med 315: 423–429

GISSI-3, Gruppo Italiano per lo Studio della Sopravvivenza nell'infarto Miocardico (1994) Effects of lisinopril and transdermal glyceryl trinitrate singly and together on 6-week mortality and ventricular function after acute myocardial infarction. Lancet 343: 1115–1122

The GUSTO investigators (1993) An international randomized trial comparing four thrombolytic strategies for acute myocardial infarction. N Engl J Med 329: 673–682

Hamm CW, Braunwald E 82000) A classification of unstable angina revisited. Circulation 102: 118–122

Hine LK, Laird N, Hewitt P, Chalmers TC (1989) Meta-analytic evidence against prophylactic use of lidocaine in acute myocardial infarction. Arch Intern Med 149: 2694–2698

Hodis HN, Mack WJ, Azen SP, Lobo RA, Shoupe D, Mahrer PR, Faxon DP, Cashin-Hemphill L, Sanmarco ME, French WJ, Shook TL, Gaarder TD, Mehra AO, Rabbani R, Sevanian A, Shil AB, Torres M, Vogelbach KH, Selzer RH (2003) Hormone therapy and the progression of coronary-artery atherosclerosis in postmenopausal women. N Engl J Med 349: 535–545

Hu FB, Stampfer MJ, Manson JE, Rimm E, Colditz GA, Rosner BA, Hennekens CH, Willett WC (1997) Dietary fat intake and the risk of coronary heart disease in women. N Engl J Med 337: 1491–1499

ISIS-2 (Second International Study of Infarct Survival) Collaborative Group (1988) Randomised trial of intravenous streptokinase, oral aspirin, both, or neither among 17,187 cases of suspected acute myocardial infarction: ISIS-2. Lancet ii: 349–360

ISIS-3 (Third International Study of Infarct Survival) Collaborative Group (1992) ISIS-3: a randomised comparison of streptokinase vs tissue plasminogen activator vs anistreplase and of aspirin plus heparin vs aspirin alone among 41,299 cases of suspected acute myocardial infarction. Lancet 339: 753–770

ISIS-4 (Fourth International Study of Infarct Survival) Collaborative Group (1995) ISIS-4: a randomised factorial trial assessing early oral captopril, oral mononitrate, and intravenous magnesium sulphate in 58,050 patients with suspected acute myocardial infarction. Lancet 345: 669–685

Julius S, Kjeldsen SE, Weber M, Brunner HR, Ekman S, Hansson L, Hua T, Laragh J, McInnes GT, Mitchell L, Plat F, Schork A, Smith B, Zanchetti A (2004) Outcomes in hypertensive patients at high cardiovascular risk treated with regimes based on valsartan or amlodipine: the VALUE randomised trial. Lancet 363: 2022–2031

Kastrati A, Mehilli J, Schuhlen H, Dirschinger J, Dotzer F, ten Berg JM, Neumann FJ, Bollwein H, Volmer C, Gawaz M, Berger PB, Schomig A (2004) A clinical trial of abciximab in elective percutaneous coronary intervention after pretreatment with clopidogrel. N Engl J Med 350: 232–238

Kawachi I, Colditz GA, Speizer FE, Manson JE, Stampfer MJ, Willett WC, Hennekens CH (1997) A prospective study of passive smoking and coronary heart disease. Circulation 95: 2374–2379

Keeley EC, Grines CL (2004) Primary coronary intervention for acute myocardial infarction. JAMA 291:736–739

Keeley EC, Boura JA, Grines CL (2003) Primary angioplasty versus intravenous thrombolytic therapy for myocardial infarction. Lancet 361:13–20

Kereiakes DJ, Lincoff AM, Miller DP, Tcheng JE, Cabot CF, Anderson KM, Weisman HF, Califf RM, Topol EJ (1998) Abciximab therapy and unplanned coronary stent deployment: favorable effects on stent use, clinical outcomes, and bleeding complications. EPILOG Trial Investigators. Circulation 97: 857–864

Landau C, Glamann DB, Willard JE, LD HI, Lange RA (1994) Coronary angioplasty in the patient with acute myocardial infarction. Am J Med 96:536–543

Leon AS, Connett J (1991) Physical activity and 10.5 year mortality in the Multiple Risk Factor Intervention Trial (MRFIT). Int J Epidemiol 20:690–697

Linderer T, Schroder R, Arntz R, Heineking ML, Wunderlich W, Kohl K, Forycki F, Henzgen R, Wagner J (1993) Prehospital thrombolysis: beneficial effects of very early treatment on infarct size and left ventricular function. J Am Coll Cardiol 22: 1304–1310

Manson JE, Hsia J, Johnson KC, Rossouw JE, Assaf AR, Lasser NL, Trevisan M, Black HR, Heckbert SR, Detrano R, Strickland OL, Wong ND, Crouse JR, Stein E, Cushman M (2003) Estrogen plus progestin and the risk of coronary heart disease. N Engl J Med 349:523–534

Mehta SR, Yusuf S, Peters RJ, Bertrand ME, Lewis BS, Natarajan MK, Malmberg K, Rupprecht H, Zhao F, Chrolavicius S, Copland I, Fox KA (2001) Effects of pretreatment with clopidogrel and aspirin followed by long-term therapy in patients undergoing percutaneous coronary intervention: the PTCA-CURE study. Lancet 358: 527–533

Myocardial infarction redefined – a consensus document of The Joint European Society of Cardiology/American College of Cardiology Committee for the redefinition of myocardial infarction (2000) J Am Coll Cardiol 36: 959–969

Nissen SE, Tuzcu EM, Schoenhagen P, Brown BG, Ganz P, Vogel RA, Crowe T, Howard G, Cooper CJ, Brodie B, Grines CL, DeMaria AN (2004) Effect of intensive compared with moderate lipid-lowering therapy on progression of coronary atherosclerosis: a randomized controlled trial. Jama 291:1071–1080

Ohman EM, Califf RM, Topol EJ, Candela R, Abbottsmith C, Ellis S, Sigmon KN, Kereiakes D, George B, Stack R (1990) Consequences of reocclusion after successful reperfusion therapy in acute myocardial infarction. TAMI Study Group. Circulation 82: 781–791

Pfeffer MA, Braunwald E, Moye LA, Basta L, Brown EJ, Jr., Cuddy TE, Davis BR, Geltman EM, Goldman S, Flaker GC et al. (1992) Effect of captopril on mortality and morbidity in patients with left ventricular dysfunction after myocardial infarction. Results of the survival and ventricular enlargement trial. The SAVE Investigators. N Engl J Med 327:669–677

Pfeffer MA, McMurray JJ, Velazquez EJ, Rouleau JL, Kober L, Maggioni AP, Solomon SD, Swedberg K, Van de Werf F, White H, Leimberger JD, Henis M, Edwards S, Zelenkofske S, Sellers MA, Califf RM (2003a) Valsartan, captopril, or both in myocardial infarction complicated by heart failure, left ventricular dysfunction, or both. N Engl J med 349:1893–1906

Pfeffer MA, Swedberg K, Granger CB, Held P, McMurray JJ, Michelson EL, Olofsson B, Ostergren J, Yusuf S, Pocock S (2003b) Effects of candesartan on mortality and morbidity in patients with chronic heart failure: the CHARM-Overall programme. Lancet 362:759–766

PRISM Study Investigators (Platelet Receptor Inhibition in Ischemic Syndrome Management) (1998) A comparison of aspirin plus tirofiban with aspirin plus heparin for unstable angina. N Engl J Med 338: 1498–1505

PRISM-PLUS Study Investigators (Platelet Receptor Inhibition in Ischemic Syndrome Management in Patients Limited by Unstable Signs and Symptoms) (1998) Inhibition of the platelet glycoprotein IIb/IIIa receptor with tirofiban in unstable angina and non-Q-wave myocardial infarction. N Engl J Med 338: 1488–1497

The PURSUIT Trial Investigators (1998) Inhibition of platelet glycoprotein IIb/IIIa with eptifibatide in patients with acute coronary syndromes. Platelet glycoprotein IIb/IIIa in unstable angina: receptor suppression using integrilin therapy. N Engl J Med 339: 436–443

The RESTORE Investigators, Randomized Efficacy Study of Tirofiban for Outcomes and Restenosis (1997) Effects of platelet glycoprotein IIb/IIIa blockade with tirofiban on adverse cardiac events in patients with unstable angina or acute myocardial infarction undergoing coronary angioplasty. Circulation 96: 1445–1453

Ruberman W, Weinblatt E, Goldberg JD, Chaudhary BS (1984) Psychosocial influences on mortality after myocardial infarction. N Engl J Med 311:552–559

Ryan TJ, Antman EM, Brooks NH, Califf RM, Hillis LD, Hiratzka LF, Rapaport E, Riegel B, Russell RO, Smith EE 3rd, Weaver WD, Gibbons RJ, Alpert JS, Eagle KA, Gardner TJ, Garson A, Jr., Gregoratos G, Smith SC Jr. (1999) 1999 update: ACC/AHA guidelines for the management of patients with acute myocardial infarction. A report of the American College of Cardiology/American Heart Association Task Force on Practice Guidelines (Committee on Management of Acute Myocardial Infarction). J Am Coll Cardiol 34:890–911

The Scandinavian Simvastatin Survival Study (4S) (1994) Randomised trial of cholesterol lowering in 4444 patients with coronary heart disease. Lancet 344: 1383–1389

Schömig A, Kastrati A, Dirschinger J, Mehilli J, Schricke U, Pache J, Martinoff S, Neumann FJ, Schwaiger M (2000) Coronary stenting plus platelet glycoprotein IIb/IIIa blockade compared with tissue plasminogen activator in acute myocardial infarction. Stent vs. Thrombolysis for Occluded Coronary Arteries in Patients with Acute Myocardial Infarction Study Investigators. N Engl J Med 343: 385–391

Serruys PW, de Jaegere P, Kiemeneij F, Macaya C, Rutsch W, Heyndrickx G, Emanuelsson H, Marco J, Legrand V, Materne P et al. (1994) A comparison of balloon-expandable-stent implantation with balloon angioplasty in patients with coronary artery disease. Benestent Study Group. N Engl J Med 331:489–495

Shepherd J, Cobbe SM, Ford I, Isles CG, Lorimer AR, MacFarlane PW, McKillop JH, Packard CJ (1995) Prevention of coronary heart disease with pravastatin in men with hypercholesterolemia. West of Scotland Coronary Prevention Study Group. N Engl J Med 333: 1301–1307

Simoons ML, Arnold AE, Betriu A, de Bono DP, Col J, Dougherty FC, von Essen R, Lambertz H, Lubsen J, Meier B et al. (1988) Thrombolysis with tissue plasminogen activator in acute myocardial infarction: no additional benefit from immediate percutaneous coronary angioplasty. Lancet i: 197–203

Steg PG, Bonnefoy E, Chabaud S, Lapostolle F, Dubien PY, Cristofini P, Leizorovicz A, Touboul P (2003) Impact of time to treatment on mortality after prehospital fibrinolysis or primary angioplasty: data from the CAPTIM randomized clinical trial. Circulation 108:2851–2856

Steinhubl SR, Berger PB, Mann JT, 3rd, Fry ET, DeLago A, Wilmer C, Topol EJ (2002) Early and sustained dual oral antiplatelet therapy following percutaneous coronary intervention: a randomized controlled trial. Jama 288:2411–2420

Stone PH, Muller JE, Hartwell T, York BJ, Rutherford JD, Parker CB, Turi ZG, Strauss HW, Willerson JT, Robertson T et al. (1989) The effect of diabetes mellitus on prognosis and serial left ventricular function after acute myocardial infarction: contribution of both coronary disease and diastolic left ventricular dysfunction to the adverse prognosis. The MILIS Study Group. J Am Coll Cardiol 14: 49–57

Suryapranata H, van't Hof AW, Hoorntje JC, de Boer MJ, Zijlstra F (1998) Randomized comparison of coronary stenting with balloon angioplasty in selected patients with acute myocardial infarction. Circulation 97: 2502–2505

Timolol-induced reduction in mortality and reinfarction in patients surviving acute myocardial infarction (1981) N Engl J Med 304: 801–807

Tu JV, Pashos CL, Naylor CD, Chen E, Normand SL, Newhouse JP, McNeil BJ (1997) Use of cardiac procedures and outcomes in elderly patients with myocardial infarction in the United States and Canada. N Engl J Med 336: 1500–1505

Woods KL, Fletcher S, Roffe C, Haider Y (1992) Intravenous magnesium sulphate in suspected acute myocardial infarction: results of the second Leicester Intravenous Magnesium Intervention Trial (LIMIT-2). Lancet 339: 1553–1558

Yusuf S, Peto R, Lewis J, Collins R, Sleight P (1985) Beta blockade during and after myocardial infarction: an overview of the randomized trials. Prog Cardiovasc Dis 27: 335–371

Yusuf S, Held P, Furberg C (1991) Update of effects of calcium antagonists in myocardial infarction or angina in light of the second Danish Verapamil Infarction Trial (DAVIT-II) and other recent studies. Am J Cardiol 67: 1295–1297

Yusuf S, Sleight P, Pogue J, Bosch J, Davies R, Dagenais G (2000) Effects of an angiotensin-converting-enzyme inhibitor, ramipril, on cardiovascular events in high-risk patients. The Heart Outcomes Prevention Evaluation Study Investigators. N Engl J Med 342: 145–153

Yusuf S, Zhao F, Mehta SR, Chrolavicius S, Tognoni G, Fox KK (2001) Effects of clopidogrel in addition to aspirin in patients with acute coronary syndromes without ST-segment elevation. N Eng J Med 345: 494–502

2 Kardiomyopathien

H.P. Schultheiß, U. Kühl

2.1 **Grundlagen** – 35

2.2 **Dilatative Kardiomyopathie** – 37
2.2.1 Medikamentöse Therapie – 38
2.2.2 Herztransplantation – 40
2.2.3 Alternative Behandlungsverfahren – 40

2.3 **Entzündliche Kardiomyopathien** – 41
2.3.1 Grundlagen – 41
2.3.2 Spezifische Therapie – 42
2.3.3 Ausblick – 43

2.4 **Hypertrophe Kardiomyopathie** – 43
2.4.1 Grundlagen – 43
2.4.2 Therapie – 43

2.5 **Restriktive Kardiomyopathien** – 48

2.6 **Arrhythmogene rechtsventrikuläre Kardiomyopathie** – 48

2.7 **Spezifische Kardiomyopathien** – 48
2.7.1 Akute Virusmyokarditis – 49
2.7.2 Schwangerschaftskardiomyopathie – 50
2.7.3 Myokardbeteiligung bei nichtviralen Infektionskrankheiten – 50
2.7.4 Nichtinfektiöse entzündliche Herzmuskelerkrankungen – 50
2.7.5 Myokardbeteiligung bei neuromuskulären Erkrankungen – 54
2.7.6 Toxische Kardiomyopathien – 55
2.7.7 Physikalische Einwirkungen auf das Herz – 56
2.7.8 Weitere myokardiale Erkrankungen – 56
2.7.9 Sekundäre restriktive Kardiomyopathien – 56

Literatur – 60

Kardiomyopathien sind eine heterogene Gruppe von oft progredient verlaufenden Erkrankungen des Herzmuskels mit nicht selten fatalem Ausgang. Die Prognose der meisten Krankheitsbilder ist nach wie vor ernst und eine spezifische Behandlung für die Mehrzahl nicht in Sicht. Ein großer Teil der betroffenen Patienten ist unabhängig vom zugrunde liegenden Krankheitsbild durch die voranschreitende Pumpfunktionsstörung oder den plötzlichen Herztod bei akut auftretenden Rhythmusstörungen bedroht. So beträgt z. B. die 10-Jahres-Letalität der Myokarditis 45 %, die 5-Jahres-Letalität der dilatativen Kardiomyopathie (DCM) 20 % (mit 41 % häufigste Indikation zur Herztransplantation) und die mittlere Lebenserwartung der AL-Amyloidosc ca. 2 Jahre. Die gängigen, nicht ursachenbezogenen symptomatischen Behandlungsformen können zwar in vielen Fällen die Beschwerden mildern und ein Voranschreiten der Erkrankung verzögern; die durch Rhythmusstörungen oder Herzinsuffizienz bedingte ernste Prognose bleibt davon letztlich aber unberührt.

Das fehlende Verständnis der dem Erkrankungsverlauf zugrunde liegenden Pathomechanismen und das Fehlen generell akzeptierter diagnostischer Leitlinien hat bisher die Entwicklung allgemein akzeptierter Therapierichtlinien der DCM verhindert, obwohl aufgrund der großen gesundheitsökonomischen Relevanz des Krankheitsbildes ein deutlicher Handlungsbedarf zur Entwicklung neuer Diagnose- und Therapieverfahren besteht. Eine rationelle Diagnostik pathologischer Myokardprozesse ist nur invasiv mittels Myokardbiopsie möglich. Die differenzierte Analyse von Myokardgewebe hat erheblich zum heutigen Verständnis der Kardiomyopathien beigetragen und erlaubt erstmals eine ätiologische Klassifikation der verschiedenen Krankheitsbilder. Während in der Vergangenheit die in ihrer Entstehung unklare idiopathische (dilatative) Kardiomyopathie und die genetisch bedingten (familiären) Formen das Gros der Erkrankungen darstellten, treten heute, nicht zuletzt durch den Fortschritt in der Diagnostik, die spezifischen (und hier insbesondere die viral-entzündlichen Kardiomyopathien) immer mehr in den Vordergrund. Virale Infektionen und/oder chronische Entzündungsprozesse des Myokards lassen sich heute immunbistologisch und molekularbiologisch bei mehr als der Hälfte der Patienten mit chronischer Myokarditis oder DCM nachweisen.

Die auf der Biopsiediagnostik begründete ätiologische Einteilung verschiedener Kardiomyopathien bildet die Grundlage für die Entwicklung neuer spezifischer Therapieoptionen. Die bisher vorliegenden Daten der immunmodulatorischen Behandlung von Patienten mit viraler Herzmuskelerkrankung bestätigen dieses Konzept. Sie führten zur Initiierung einer europaweit durchgeführten, randomisierten Multicenterstudie (BICC: Betaferon in patients with Chronic viral Cardiomyopathy), die Ende 2002 begonnen wurde, um die Effektivität der spezifisch antiviralen Therapie in einem größeren Patientenkollektiv mit viral induzierter Kardiomyopathie plazebokontrolliert zu überprüfen.

2.1 Grundlagen

In der älteren Literatur wurden Kardiomyopathien als „Erkrankungen des Herzmuskels unklarer Ätiologie" definiert und von spezifischen Herzmuskelerkrankungen bekannter Ätiologie abgegrenzt. Entsprechend ihrer charakteristischen anatomischen Veränderungen, unterschiedlichen klinischen Verläufe und variierenden zur Erkrankung führenden und diese unterhaltenden pathophysiologischen Mechanismen wurden sie in dilatative, hypertrophe, restriktive und nicht klassifizierbare Kardiomyopathien eingeteilt.

Mit wachsender Kenntnis pathologischer Vorgänge wurde deutlich, dass die Grenzen zwischen primären und sekundären Herzmuskelerkrankungen zunehmend verwischen und durch diese Einteilung keine allgemeingültige Unterscheidung der Kardiomyopathien möglich ist. Das zunehmend bessere Verständnis zugrunde liegender Krankheitsabläufe führte 1996 zu einer Neueinteilung der Kardiomyopathien (Übersicht 2-1). Vereinfacht wurden hierin Kardiomyopathien als Erkrankungen des Herzmuskels mit kardialer Dysfunktion definiert. Wie in der vorausgegangenen Fassung blieb die Einteilung in dilatative, hypertrophe, restriktive und nicht klassifizierbare Erkrankungen bestehen.

Als eigenständige Krankheitsentität wurde die arrhythmogene rechtsventrikuläre Kardiomyopathie neu aufgenommen. Die Klassifizierung erfolgt somit überwiegend nach pathophysiologischen Gesichtspunkten, berücksichtigt aber, wenn möglich, auch ätiologische und pathogenetische Gesichtspunkte. Als spezifische Kardiomyopathien werden jetzt alle zur myokardialen Funktionseinschränkung führenden Krankheitsbilder kardialen oder systemischen Ursprungs bezeichnet.

> **Übersicht 2-1**
> **Klassifikation der Kardiomyopathien entsprechend der WHO**
> **(mod. nach Richardson et al. 1996)**
>
> - **Dilatative Kardiomyopathien**
>   - idiopatische Kardiomyopathie
>   - familiär/genetisch bedingte Kardiomyopathien
>   - entzündliche Kardiomyopathien
>   - Sonderformen der spezifischen Kardiomyopathien
>
> - **Hypertrophe Kardiomyopathien**
>   - hypertroph obstruktive Kardiomyopathie
>   - hypertroph nichtobstruktive Kardiomyopathie
>
> - **Restriktive Kardiomyopathien**
>
> - **Arryhtmogene rechtsventrikuläre Kardiomyopathie**
>
> - **Unklassifizierte Kardiomyopathien**
>   - Fibroelastose
>   - systolische Kontraktionsstörung ohne Ventrikeldilatation
>   - mitochondriale Kardiomyopathien
>
> - **Spezifische Kardiomyopathien**
>   - ischämische Kardiomyopathie
>   - Klappenvitien
>   - Hypertonie
>   - entzündliche/infektiöse Erkrankungen
>   - tachykardieinduzierte Kardiomyopathien
>   - metabolische Kardiomyopathien
>   - Systemerkrankungen
>   - Muskeldystrophien
>   - neuromuskuläre Erkrankungen
>   - hypersensitive/toxische Reaktionen
>   - peripartale Kardiomyopathie

Dilatative Kardiomyopathie

Idiopathische Formen. Die idiopatische dilatative Kardiomyopathie umfasst alle Erkrankungen des Herzmuskels, bei denen trotz Einsatz aller heute zur Verfügung stehender diagnostischer Möglichkeiten die Ätiologie der Myokardschädigung nicht befriedigend erklärt werden kann. Hierzu zählen auch die familiären/genetischen Krankheitsformen und Kardiomyopathien, die im Zusammenhang mit kardiovaskulären Erkrankungen auftreten, sofern die Grunderkrankung (z. B. ischämische Kardiomyopathie) das Ausmaß der Myokardschädigung nicht ausreichend erklärt. Zu den Kardiomyopathien mit bekannter Ätiologie zählen v. a. die viral bzw. immunologisch und die toxisch (z. B. Alkohol, Adriamycin) bedingten Erkrankungsformen.

Pathophysiologie. Pathophysiologisch ist die dilatative Kardiomyopathie (DCM) durch eine gestörte systolische und diastolische Funktion, eine Dilatation beider Ventrikel und eine Abnahme der linksventrikulären Auswurffraktion charakterisiert. Mit zunehmender Einschränkung der kardialen Funktion kommt es im Rahmen dieser Erkrankung zu den für die Herzinsuffizienz typischen Veränderungen der Hämodynamik im großen und kleinen Kreislauf.

Hypertrophe Kardiomyopathie

Ätiologie. Die hypertrophe Kardiomyopathie (HCM) ist durch eine asymmetrische, v. a. das Septum betreffende links- und/oder rechtsventrikuläre Hypertrophie charakterisiert. Bei einem Teil der Patienten wird eine Obstruktion der Ausflussbahn mit einem systolischen Druckgradienten gesehen. Die hypertrophe Kardiomyopathie tritt gehäuft familiär auf. Bei über 50 % der Patienten liegt ein autosomal dominanter Erbgang vor, ein Teil der Erkrankungsverläufe beruht auf Spontanmutationen. Die bisher identifizierten, mit der Erkrankung assoziierten hypertrophischen Kardiomyopathiegene kodieren für kontraktile Proteine der Herzmuskulatur. Daher wird diese Kardiomyopathieform auch als „Erkrankung des kardialen Sarkomers" definiert.

Pathophysiologie. Pathophysiologisch sind die HCM insbesondere durch eine verminderte diastolische Dehnbarkeit der Ventrikelmuskulatur, klinisch durch Belastungsdyspnoe, Angina pectoris, Herzrhythmusstörungen und Synkopen charakterisiert. Das endsystolische und das enddiastolische Kammervolumen sind normal oder verkleinert, die Ejektionsfraktion bzw. das Schlagvolumen sind in Ruhe normal oder hochnormal; unter Belastung kann es jedoch zu einer erheblichen Abnahme kommen.

Restriktive Kardiomyopathie

Ätiologie. Die restriktiven Kardiomyopathien sind durch eine überwiegend diastolische Füllungsbehinderung des rechten, linken oder beider Ventrikel bei nahezu normaler systolischer Funktion gekennzeichnet. Ursache hierfür sind meist Endokard- oder endokardnahe Myokardfibrosen, wobei einige systemische Erkrankungen dem Bild einer restriktiven Kardiomyopathie entsprechen können. Dies sind v. a. die Amyloidose und Hämochromatose, die kardiale Sarkoidose und die Endomyokardfibrose. Bei fortgeschrittenen Erkrankungen kommt es häufig zu thrombotischen Auflagerungen am Endokard mit nachfolgender Obliteration des Ventrikelkavums.

Pathophysiologie und Klinik. Hämodynamisch führt die Füllungsbehinderung infolge der verminderten Dehnbarkeit zu der charakteristischen Druckkurve mit einem frühdiastolischen Dip, einer Plateaubildung bei insgesamt hohem enddiastolischem Druck.

Klinisch ist das Krankheitsbild durch eine venöse Einflussstauung, Pleuraergüsse, Aszites und pulmonale Stauung charakterisiert.

Arrhythmogene rechtsventrikuläre Dysplasie

Pathogenese. Die arrhythmogene rechtsventrikuläre Dysplasie (ARVD) ist eine genetisch heterogene Erkrankung mit autosomal dominantem Erbgang mit inkompletter Penetration und beschriebenen Mutationen in 3 Chromosomenbereichen (14q23-24, 14q12-22, 1q42-q43), die sich bei Männern überwiegend im jugendlichen Alter manifestiert. Hierbei wird das Myokardgewebe transmural in zunehmendem Maße durch Fett- und Bindegewebe ersetzt. Die Bedeutung der Genveränderungen für die Ausbildung des Phänotyps ist unklar, da auch apoptotische Veränderungen beschrieben wurden, die für den Myokardverlust verantwortlich sein könnten. Auch entzündliche Vorgänge (virale Myokarditis) werden beobachtet und als auslösende Ursachen diskutiert.

Histopathologie. Der atropische Myokardersatz beginnt zunächst segmental und weist häufig fokalen Charakter auf. Die pathologisch-anatomischen Veränderungen werden überwiegend im rechten Ventrikelmyokard gefunden, können aber auch auf das linksventrikuläre Myokard übergreifen. Ist das Myokard noch weitgehend erhalten, sind die Wanddicken normal oder sogar verdickt. Mit zunehmender Atrophie des Myokards sind die Ventrikelwände, oft unter Bildung von Aneurysma, ausgedünnt und ähneln im Erscheinungsbild dem Morbus Uhl.

Nicht klassifizierbare Kardiomyopathien

Diese Gruppe enthält seltene Kardiomyopathieformen wie die Fibroelastose oder mitochondriale Erkrankungen, die sich keiner der anderen Gruppen zuordnen lassen oder Charakteristika unterschiedlicher Kardiomyopathien aufweisen.

Spezifische Kardiomyopathien

Der Begriff der spezifischen Kardiomyopathien wird für Erkrankungen mit bekannter Ätiologie oder Krankheitsformen, die in Assoziation mit Schädigungen anderer Organsysteme auftreten, verwendet.

Bei der ischämischen Kardiomyopathie ist das Ausmaß und globale Auftreten der ventrikulären Kontraktionsstörung durch die Lokalisation der koronaren Makroangiopathie nicht ausreichend erklärt, sodass zusätzliche ätiologische (Mikroangiopathie?) Ursachen angenommen werden müssen.

Ebenso erklärt die Schwere des Klappenfehlers oder die Volumenbelastung bei den mit Klappenfehlern assoziierten valvulären Kardiomyopathien nicht die ventrikuläre Dysfunktion. Bei der hypertensiven Kardiomyopathie besteht eine unklare kardiale Funktionseinschränkung trotz Myokardhypertrophie. Die entzündliche Kardiomyopathie ist durch ihre Assoziation mit einer myokardialen Entzündungsreaktion charakterisiert. Idiopathische, infektiöse und autoimmunologische Ätiologien der Myokarditis werden diskutiert.

Metabolische Kardiomyopathien treten bei endokrinologischen Erkrankungen (Hyperthyreose, Phäochromozytom, Diabetes mellitus etc.), familiären Speichererkrankungen, neuromuskulären Erkrankungen oder bestimmten Mangelzuständen (Selen) auf.

Auch bei verschiedenen Systemerkrankungen, z. B. dem systemischem Lupus Erytematodes, der rheumatoiden Arthritis, der Sklerodermie und bei infiltrativen malignen Erkrankungen, kann eine Myokardbeteiligung mit Störung der diastolischen oder systolischen Pumpfunktion auftreten. Hypersensitive oder toxische Myokardschädigungen werden bei chronischem Alkoholabusus, Katecholamingabe, Anthrazyklintherapie oder nach Bestrahlungen gesehen.

2.2 Dilatative Kardiomyopathie

Die Behandlung der dilatativen Kardiomyopathie erfolgt im Hinblick auf die vorherrschende klinische Symptomatik entsprechend den allgemein gültigen Behandlungsrichtlinien der Herzinsuffizienz (Hoppe 1998; Remme 2001). Jede symptomatische Herzinsuffizienz, aber auch jede myokardiale Pumpfunktionsstörung ohne Beschwerden des Patienten stellt eine Behandlungsindikation da. Primäres Ziele sind Verringerung der Letalität, Reduktion der Symptome und Verhinderung der Progression der Erkrankung und ihrer Komplikationen wie Zunahme der Herzinsuffizienz, plötzlicher Herztod durch Rhythmusstörungen oder Embolien. Die Prognose der DCM ist sehr ungünstig. Die 5-Jahres-Überlebensrate beträgt nach Erstdiagnose 40–50 %, die 2-Jahres-Überlebensrate bei fortgeschrittener Dilatation des linken Ventrikels (Ejektionsfraktion, EF < 30 % < 50 %). Ein wesentliches Ziel der Therapie der DCM muss es daher sein, eine Verbesserung der Überlebensrate der Patienten nicht nur im Endstadium der Erkrankung, sondern bereits in der Frühphase anzustreben.

2.2.1 Medikamentöse Therapie

Die medikamentöse Behandlung der Herzinsuffizenz erfolg entsprechend den allgemeinen Richtlinien abhängig vom Schweregrad der myokardialen Funktionseinschränkung primär mit ACE-Hemmern, Betarezeptorenblockern, Digitalis und Diuretika und Aldosteronantagonisten. AT_1-Rezeptor-Antagonisten stellen Alternativen unter bestimmten Bedingungen dar.

ACE-Hemmer. Unabhängig vom Schweregrad ist bei herzinsuffizienten Patienten das Renin-Angiotensin-Aldosteron-System (RAAS) aktiviert. Die Blockierung des RAAS durch ACE-Hemmer bildet somit die Grundlage jeder Herzinsuffizienztherapie. Die Therapieeinleitung erfolgt bei Patienten mit leicht und mittelgradig eingeschränkter Pumpfunktion mit zunächst niedrigen Dosierungen, die in der Regel gut toleriert werden. Bei Patienten mit deutlich eingeschränkter linksventrikulärer Kontraktilität (EF <30%) oder systolischen Blutdruckwerten <100 mmHg beginnt man vorzugsweise mit einem kurz wirksamen Präparat, z. B. Captopril 6,25 mg (3,125 mg) unter engmaschigen Blutdruckkontrollen.

 Cave
Um initiale Bludruckabfälle zu vermeiden, sollten nach ausgiebiger diuretischer Vorbehandlung dehydrierte Patienten vor Therapiebeginn mit einem ACE-Hemmer ausgeglichen bilanziert sein.

Wird die initiale Dosis vom Patienten gut vertragen, wird die Dosis langsam gesteigert. Eine Umstellung auf Präparate mit einer längeren Halbwertszeit erscheint sinnvoll (Dosierungen und Äquivalenzdosen ◘ Tabelle 2-1).

Angiotensin$_1$-Rezeptor Antagonisten. AT1-Rezeptor-Antagonisten gelten als nebenwirkungsärmer und besser tolerabel als ACE-Hemmer. Sie stellen aber bisher nur bei wenigen ACE-Hemmer-Nebenwirkungen, z. B. beim Husten, eine echte Behandlungsalternative dar. Hinsichtlich der Mortalität bieten sie keine Vorteile gegenüber ACE-Hemmern (ELITE II)(Pitt 2000). Darüber hinaus hat sich gezeigt, dass die Kombination aus einem ACE-Hemmer und einem AT_1-Rezeptor-Antagonisten bei gleichzeitiger Betablockertherapie bezüglich einer Langzeitprognose keinen Vorteil bietet. Daher stellt die ACE-Hemmer-/ AT_1-Antagonisten Kombinationstherapie nur bei unüberwindbaren Nebenwirkungen durch Betablocker eine Behandlungsalternative dar.

Betarezeptorenblocker. Neben dem durch ACE-Hemmer blockierbaren RAAS trägt auch eine überschießende sympathische Aktivität zum klinischen Syndrom der Herzinsuffizienz bei. Aufgrund neuer Studien profitieren herzinsuffiziente Patienten sowohl in frühen (NYHA I–II) als auch in schweren Stadien (NYHA III–IV) signifikant von einer zusätzlichen Betablockade mit Bisoprolol (CIBIS II), Metoprolol (MERIT-HF) oder Carvedilol (COPERNICUS).

Ähnlich wie bei den ACE-Hemmern erfolgt die Betablockergabe zunächst einschleichend in niedriger Dosierung unter langsamer Steigerung der Dosis alle 2–4 Wochen (Tabelle 2-1).

> **Praxistipp**
> Um eine zusätzliche Betablockergabe zu ermöglichen, sollte bei mit hohen Dosen ACE-Hemmer vorbehandelten Patienten u. U. eine Reduktion der ACE-Hemmer-Dosis erfolgen. Kardial Dekompensierte Patienten müssen zunächst rekompensiert werden.

Cave
Hypotension, Bradykardie oder eine Verschlechterung der Herzinsuffizienz kann auf jeder Therapiestufe eintreten und erfordert daher eine engmaschige Kontrolle der entsprechenden Parameter.

Aldosteronantagonisten. In der Standardtherapie der schweren Herzinsuffizienz mit auch unter ACE-Hemmer-Therapie stimuliertem RAAS (Escape-Phänomen) besteht zusätzlich zur Gabe anderer Diuretika eine Indikation für Aldosteronantagonisten. Bereits in einer niedrigen Dosierung von 25 mg pro Tag führt die Spironolactongabe, zusätzlich zu Behandlung mit ACE-Hemmern, Diuretika und Digitalis, zu einer signifikanten Reduktion der Mortalität und Senkung der Hospitalisierungsrate (RALES) (Pitt 1999). Hyperkaliämien traten bei 2% der Patienten auf, bei 10% der männlichen Patienten kam es zu einer Gynäkomastie.

Diuretika. Diuretika sind nach wie vor von zentraler Bedeutung in der Therapie der Herzinsuffizienz. Sie sollten nicht als Monotherapie, sondern nur in Verbindung mit ACE-Hemmern (Stimulation des RAAS) bei Nachweis einer Flüssigkeitsretention eingesetzt werden. In der Regel beginnt die diuretische Therapie mit einem Thiazid, solange die glomeruläre Filtrationsrate >30 ml/min liegt (Kreatinin <1,6 mg/dl). Bei Zunahme der Hypervolämie ist jedoch der Einsatz eines Schleifendiuretikums vorzuziehen.

Antikoagulanzien. Aufgrund klinischer Studien muss heute davon ausgegangen werden, dass es bei ca. 20 % der Patienten mit dilatativer Kardiomyopathie (EF <40%) zu thromboembolischen Komplikationen kommt, nicht selten finden sich auch bei Sinusrhythmus echokardiographisch intrakavitäre Thromben. Es empfiehlt sich daher, Patienten mit deutlich eingeschränkter linksventrikulärer Funktion zu antikoagulieren (INR ≈ 2,5).

◘ Tabelle 2-1. Medikamentöse Therapie der Herzinsuffizienz

Medikament	Anfangsdosis [mg]	Erhaltungsdosis [mg]	Tagesmaximaldosis [mg] (Gaben)	Nebenwirkungen
ACE-Hemmer[a]				
Captopril	6,25–12,5 (3)	nach Bedarf	100 (3)	Hypotonie, Hyperkaliämie,
Enalapril	2,5 (2)	10 (2)	20 (2)	Niereninsuffizienz,
Lisinopril	2,5 (1)	10–20 (1)	20 (1)	Husten, Flush,
Quinapril	2,5 (1)	10–20 (1)	20 (2)	angioneurotisches Ödem,
Perindopril	2 (1)	4 (1)	4 (1)	Neutropenie, Kopfschmerz,
Ramipril	1,25 (2)	2,5–5 (2)	5 (2)	Schluckstörung, Übelkeit
Fosinopril	10 (1)	20 (1)	40 (1)	
Trandolapril	0,5 (1)	2 (1)	2 (1)	
Betarezeptorenblocker[a]				
Metoprolol	12,5–25 (2)	20–100 (2)	200 (2)	Hypotonie, Bradykardie,
Bisoprolol	2,5 (2)	10 (2)	10 (2)?	Zunahme der Herz-
Cavedilol	3,125–6,25 (2)	12,5–25 (2)	50 (2)	suffizienz bei zu schneller Dosissteigerung
Diuretika				
Hydrochlorothiazid	25 (1)	nach Bedarf	50 (1)	Hypotonie, Hypokaliämie,
Torasemid	10 (1)	nach Bedarf	200 (1)	Hyperglykämie,
Furosemid	10–40 (1)	nach Bedarf	240 (2)	selten: Pankreatitis, Anaphylaxie
Aldosteronantaginisten[a]				
Spironolacton	25 (1)	nach Bedarf	100 (2)	Hyperkaliämie, Gynäkomastie
Digitalispräparate				
Digoxin	0,25 (1)	nach Bedarf	nach Bedarf	Kardiotoxizität, Verwirrtheit,
Digitoxin	0,07–0,1 (1)	nach Bedarf	nach Bedarf	Übelkeit, Erbrechen, Sehstörungen
Angiotensin$_1$-Rezeptor-Antagonisten[a]				
Lorsatan	25 (1)	50 (1)	100 (1)	Durchfall, Verdauungs-
Candesartan	2 (1)	8–16 (1)	16 (1)	störung, Schwindel
Valsartan		80–320		
Irbesatan		150–300		
Andere				
Hydralazin	10–25 (3)	75 (3)	100 (3)	Kopfschmerz, Übelkeit, Schwindel, Tachykardie, Lupus erythematodes
Isosorbiddinitrat	10 (3)	40 (3)	80 (3)	Kopfschmerz, Hypotonie, Flush

[a] Medikamente mit nachgewiesener Verringerung der Mortalität.

Stufenplan. Obwohl der Stufenplan bei der Therapie der Herzinsuffizienz, was die medikamentöse Therapie betrifft, als überholt angesehen werden muss, wird in der ◘ Übersicht 2-2. versucht, eine gewisse Reihung der Maßnahmen bei der symptomatischen Therapie der dilatativen Kardiomyopathie in Abhängigkeit vom Schweregrad der Erkrankung vorzunehmen. Prinzipiell umfassen die pharmakotherapeutischen Maßnahmen bei eingeschränkter linksventrikulärer Funktion die frühzeitige Gabe von:

- Vasodilatatoren (insbesondere ACE-Hemmer, bei Unverträglichkeit AT_1-Rezeptor-Antagonisten oder z. B. Isosorbiddinitrat+ Hydralazin)
- Diuretika
- Betarezeptorenblocker
- Herzglykoside
- Aldosteronantagonisten

Übersicht 2-2
Stufenplan der Therapie der dilatativen Kardiomyopathie

- **Stufe I:**
  - Elimination kardiotoxischer bzw. kardiodepressiver Substanzen
  - körperliche Schonung, Kochsalz- und Wasserrestriktion

- **Stufe II:**
  - ACE-Hemmer*, evtl. Diuretika

- **Stufe III:**
  - ACE-Hemmer, Diuretika, Betablocker, Herzglykoside

- **Stufe IV:**
  - ACE-Hemmer, Diuretika, Herzglykoside, Betablocker, Aldosteronantagonisten

- **Stufe V:**
  - evtl. zusätzlich intermittierend positiv inotrope Substanzen iv (z. B. PDE-Hemmer, Sympathikomimetika, dopaminerge Substanzen)

- **Stufe VI:**
  - Assist-Device („Kunstherz"), Herztransplantation

* Nur bei Unverträglichkeit Hydralazin + Isosorbiddinitrat oder Angiotensin$_1$-Rezeptor-Antagonisten

---

2.2.2 Herztransplantation

Trotz aller Fortschritte der medikamentösen Therapie der schweren Herzinsuffizienz bei DCM und trotz einer verbesserten Lebenserwartung der Patienten unter einer medikamentösen Kombinationstherapie ist dieses Krankheitsbild durch seinen progredienten klinischen Verlauf charakterisiert. Aufgrund der großen Fortschritte auf dem Gebiet der Herztransplantation ist diese heute bislang die einzige realistische therapeutische Alternative bei Patienten, bei denen sich sämtliche medikamentöse Therapieverfahren als refraktär erwiesen haben. Unter den neueren Therapieschemata beträgt derzeit die 1-Jahres-Überlebensrate nach Herztransplantation ca. 80 %; die 5-Jahres-Überlebensquote liegt bei knapp 70 %.

2.2.3 Alternative Behandlungsverfahren

Schrittmachertherapie

In den vergangenen Jahren hat das Verfahren der sog. **biventrikulären Schrittmachertherapie** bei Patienten mit symptomatischer Herzinsuffizienz im Stadium NYHA III oder IV und begleitendem Linksschenkelblock auch bei Patienten mit DCM zunehmende Anwendung gefunden.

Durch eine gleichzeitige Schrittmacherstimulation von rechtem (gewöhnliche RV-Elektrode) und linkem (über eine spezielle in einen Koronarsinusast implantierte Elektrode) Ventrikel gelingt es, bei diesen Patienten die Aktivierung des geschädigten Ventrikelmyokards zu resynchronisieren und damit einhergehend Kontraktilität und Hämodynamik deutlich zu verbessern. Die mittelfristige anhaltende Besserung von Symptomen, Belastbarkeit und Lebensqualität ist mittlerweile erwiesen (Cazeau 2001), allerdings fehlen noch Langzeitbeobachtungen, ob auch die Mortalität der mit diesem Verfahren behandelten Patienten günstig beeinflusst wird.

Mechanische Kreislaufunterstützung

In den letzten Jahren gibt es Einzelfallberichte, dass **mechanische Unterstützungssysteme** (MCS) – primär als „Bridge to Transplant" implantiert – zu einer signifikanten Verbesserung der linksventrikulären Funktion geführt haben und nach mehreren Monaten wieder explantiert werden können. Allerdings ist zur Zeit noch unklar, welche Patienten sich möglicherweise kardial so stabilisieren, dass eine Entfernung des MCS ohne nachfolgende Herztransplantation möglich ist.

Immunadsorption

▶ Abschn. 2.3.2.

2.3 Entzündliche Kardiomyopathien

2.3.1 Grundlagen

Ätiologie und Pathogenese. Die entzündliche Kardiomyopathie ist durch eine Myokarditis in Assoziation mit einer kardialen Dysfunktion charakterisiert. Die Myokarditis – eine inflammatorische Erkrankung des Myokards – wird durch histologische, immunhistologische und molekularbiologische Befunde mithilfe von Myokardbiopsien diagnostiziert. Aufgrund unterschiedlicher Krankheitsverläufe unterscheidet man die akute Myokarditis von der entzündlichen Kardiomyopathie (= chronische Myokarditis) (Schultheiß 1998).

Neben der direkten Schädigung durch pathogene Viren spielen autoimmunologische Mechanismen für die Entwicklung und Progredienz der chronische Myokarditis bzw. entzündlichen Kardiomyopathie eine bedeutende Rolle (Kühl, 1996). Grundlage für diese Annahme sind histologische und immunhistologische Untersuchungen von Myokardbiopsien bei Patienten, bei denen vor Biopsie die klinische Diagnose einer dilatativen Kardiomyopathie gestellt wurde (Kühl, 1997; Noutsias 1999).

Diagnostik. Wegen der uncharakteristischen Symptomatik ist die klinische Diagnose nur als Verdacht möglich bzw. differenzialdiagnostisch zu erwägen. Eine sichere Diagnosefindung ist nur durch gleichzeitige histologische, immunhistologische und molekularbiologische Aufarbeitung von Myokardbiopsien möglich.

Biopsiegesteuerte Einteilung der entzündlichen Kardiomyopathien. Bezüglich des Pathomechanismus der chronischen Herzmuskelentzündung ist derzeit ungeklärt, ob die Virusinfektion bzw. Persistenz für die Krankheitsentstehung und die Krankheitsprogression von unabhängiger Bedeutung sind oder ob es auch ohne Viruspersistenz im Rahmen der akuten Virusinfektion zu einer Induktion autoimmunologischer Mechanismen kommen kann, die dann sekundär für die kontinuierliche Schädigung des Myokards und die Progression der Erkrankung entscheidend sind. Da die histologische Diagnostik mit zahlreichen Problemen behaftet ist, sollte heute routinemäßig zusätzlich eine immunhistologische und molekularbiologische (Nachweis einer Viruspersistenz) Aufarbeitung der Myokardbiopsien erfolgen. Hierdurch ist es möglich zumindest 4 verschiedene Krankheitsentitäten zu unterscheiden (Abb. 2-1).

- **Postmyokarditische Herzmuskelerkrankung:** Die Behandlung dieser Patienten erfolgt medikamentös konservativ entsprechend dem klinischen Beschwerdebild.
- **Chronisch virale Herzmuskelerkrankung:** Eine antivirale Therapie stellt eine mögliche Therapieoption dar, die allerdings nicht durch randomisierte Studien belegt ist.
- **Chronisch-persistierende Virusmyokarditis:** Bei diese Befundkonstellation mit molekularbiologischem Virusnachweis wird die Indikation einer antiviralen Behandlung – z. B. mit Interferonen – derzeit diskutiert, erste Pilotstudien sind positiv.
- **Chronisch autoimmunologische Myokarditis:** Bei diesen Patienten wird derzeit eine Indikation zur immunsuppressiven Therapie mit Kortison und/oder Azathioprim diskutiert. Auch hier liegen erste positive Therapieergebnisse vor.

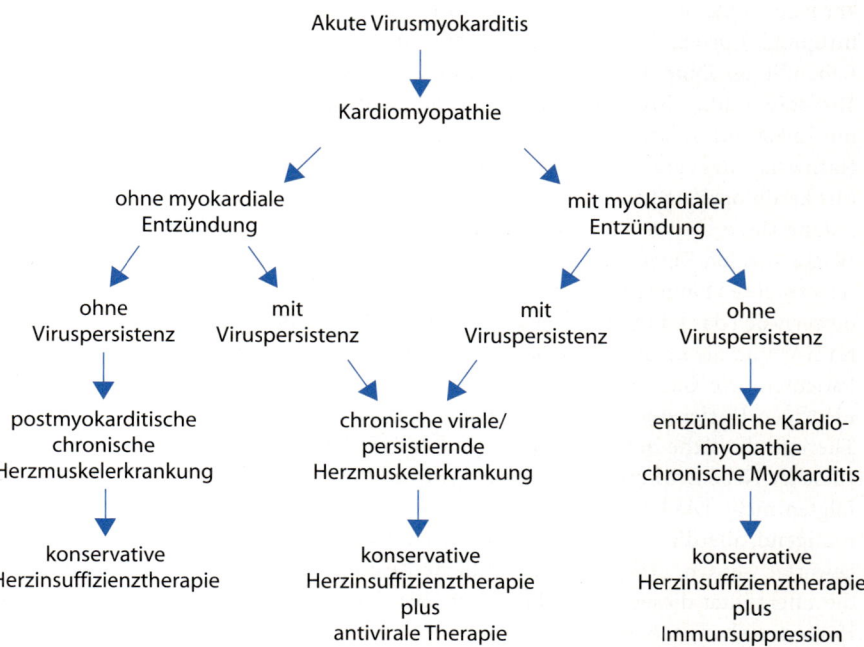

Abb. 2-1. Biopsiegesteuerte Einteilung der Kardiomyopathien

2.3.2 Spezifische Therapie

Die Progredienz der dilatativen Kardiomyopathie kann in der Regel medikamentös insbesondere dann nicht auf Dauer verhindert werden, wenn die auslösende Ursache unklar bleibt. Anders verhält es sich bei Patienten mit entzündlicher Kardiomyopathie und/oder einer nachgewiesenen Viruspersistenz.

> **Praxistipp**
> Da der Spontanverlauf der entzündlichen Herzmuskelerkrankungen sehr variabel ist und der klinische Verlauf aus einer zeitlichen Einmalbeobachtung nicht ausreichend abgeschätzt werden kann, sollte eine Kontrolle der klinischen Befunde und des Biopsiebefundes zur Beurteilung des natürlichen Verlaufes in einem Abstand von etwa 4–6 Monaten erfolgen.

Findet sich zu diesem Zeitpunkt eine chronisch persistierende Entzündung oder eine Viruspersistenz ohne Hinweis für eine Verbesserung der Myokardfunktion, sollte eine immunmodulierende bzw. antivirale Therapie im Rahmen kontrollierter Studien in Erwägung gezogen werden.

Antivirale Medikation mit Interferonen. Bei ca 20 % der Patienten mit dem klinischen Bild einer DCM können enterovirale oder adenovirale Infektionen des Myokards, oftmals ohne eine ausgeprägte Entzündung des Myokards, nachgewiesen werden (Pauschinger 1999 a, b). Der Anteil an Pavovirus-B19-positiven Patienten liegt beträchtlich höher. Für diese Patienten besteht ebenso wie für Patienten mit nachweisbarer Virusinfektion und myokardialer Entzündungsreaktion (entzündliche Kardiomyopathie) prinzipiell die Indikation zur virustatischen Behandlung. Erste Ergebnisse aus einer Interferon-β-Therapie-Studie (BICC, ▶ Einführung) an 29 Patienten mit linksventrikulärer Funktionsstörung und positivem Nachweis eines entero- bzw. adenoviralen Genoms in der Myokardbiopsie zeigen, dass durch eine 6-monatige subkutane Gabe von 18 Mio. IU Interferon-β (IFN-β) pro Woche in allen Fällen eine effektive Viruselimination erreicht werden kann (Kühl et al. 2003). Parallel hierzu verbessern sich das klinische Beschwerdebild (entsprechend NYHA) und die myokardiale Pumpfunktion bei 67 % der Patienten. Die Gabe von IFN-β wurde in dieser relativ niedrigen Dosierung von allen Patienten gut vertragen. Therapieabbrüche aufgrund kardialer oder IFN-β-spezifischer Nebenwirkungen (grippeartige Symptome) erfolgten nicht. Die berichteten Ergebnisse sind somit ermutigend, allerdings müssen randomisierte Studien abgewartet werden, bevor eine verbindliche Aussage über die Effektivität dieser Behandlungsform bei der viralen Herzerkrankung möglich sind.

Immunsuppressive Therapie. Die Indikation für eine immunsuppressive Behandlung bei chronischer Myokarditis besteht nur für diejenigen Patienten, bei denen ein chronisch autoimmunologischer Entzündungsprozess im Myokard ohne Viruspersistenz nachgewiesen wird. Die Behandlung erfolgt mit Corticosteroiden, Azathioprin oder Ciclosporin A. Dabei wird in der Regel α-Methylprednisolon initial in einer Dosierung von 1 mg/kgKG (bei Kindern 1–2 mg/kgKG) für zunächst 4 Wochen gegeben. In der Folgezeit erfolgt eine schrittweise (1- bis 2-wöchentlich) Reduktion der Corticoiddosis um jeweils 5–8 mg bis auf eine Erhaltungsdosis von 12 mg. Die Behandlungsdauer beträgt zunächst 6 Monate.

Persistiert der Entzündungsprozess (bei 35–40 % der Patienten), kann additiv zur fortgesetzten Corticoidtherapie (12 mg) eine Azathiopringabe erfolgen. Diese scheint jedoch nur effektiv zu sein, wenn eine ausreichende Immunsuppression gelingt, erkennbar an der Reduktion der peripheren Lymphozyten auf Werte um 1000/µl.

Erste Ergebnisse zeigen, dass bei entsprechender molekularbiologischer und immunhistochemischer Charakterisierung der chronischen Myokarditis bei 65–70 % der Patienten eine signifikante klinische, hämodynamische und immunhistologische Verbesserung erreicht werden kann. Einschränkend muss jedoch hervorgehoben werden, dass die Ergebnisse größerer randomisierter Untersuchung noch ausstehen. Erst nach Vorliegen dieser Daten kann eine endgültige Aussage über den Nutzen einer immunsuppressiven Therapie unter den oben dargestellten Voraussetzungen gemacht werden.

 Cave
Bei enterovirus- und adenoviruspositiven Patienten kann es unter Immunsuppression zu einer Verschlechterung der Myokardfunktion kommen.

Hyperimmunseren und Immunadsorption. Unter der Vorstellung der Bedeutung zellulärer und humoraler Komponenten des Immunsystems für die Pathogenese der akuten und chronischen Herzinsuffizienz im Rahmen einer myokardialen Entzündungsreaktion sind verschiedentlich Versuche unternommen worden, durch passive Immunisierung mit Hyperimmunseren die Virusreplikation zu inhibieren oder mögliche Autoantikörper oder -antigene mittels Immunadsorption aus dem Serum dieser Patienten zu eliminieren. Wenngleich keinem dieser Therapieansätze bisher eine klinische Bedeutung zukommt, konnte nach mehrwöchiger Immunadsoption parallel zur Elimination zirkulierender Autoantikörper gegen den β_1-Rezeptor eine Verbesserung der linksventrikulären Kontraktilität beobachtet werden. Ob dieser positive Effekt ausschließlich der Entfernung dieses speziellen Autoantikörpers zuzuschreiben ist, bleibt fraglich, da neben anderen Autoantikörpern sicherlich weitere immunologisch aktive, immunglobulinähnliche Komponenten wie Rezeptorantagonisten, lösliche Adhäsionsmoleküle, Zytokine oder das Immunsystem stimulierende Autoantigene ebenfalls entfernt oder zumindest inaktiviert werden.

2.3.3 Ausblick

Die Progredienz der dilatativen Kardiomyopathie kann in der Regel medikamentös insbesondere dann nicht auf Dauer verhindert werden, wenn die auslösende Ursache unklar bleibt. Anders verhält es sich bei Patienten mit entzündlicher Kardiomyopathie und/oder einer nachgewiesenen Viruspersistenz. Hier besteht auch nach längerer Erkrankungsdauer prinzipiell die Möglichkeit einer Remission der Entzündung bzw. der Viruselimination. Durch die Kombination der histologischen, immunhistochemischen und molekularbiologischen Diagnostik erscheint es möglich, bestimmte Patientenkollektive exakt zu charakterisieren und einer spezifischen immunmodulierenden bzw. immunsuppressiven Therapie zuzuführen.

Über den optimalen Zeitpunkt des Therapiebeginns kann aufgrund fehlender Daten gegenwärtig nur spekuliert werden. Wir sind der Meinung, dass die Immunsuppression bzw. eine antivirale Therapie möglichst frühzeitig, noch vor dem Auftreten schwerwiegender Kontraktilitätsstörungen, erfolgen sollte, da eine vollständige Normalisierung der Ventrikelfunktion bei schwerer Myokardschädigung kaum noch zu erreichen ist und eine Progression der Erkrankung nur durch eine früh einsetzende Therapie verhindert werden kann. Beide Behandlungskonzepte werden gegenwärtig in mehreren randomisierten Studien intensiv untersucht. Bis zum Vorliegen dieser Ergebnisse sollten die immunsuppressive und die antivirale Behandlung weiterhin speziellen Zentren vorbehalten bleiben.

2.4 Hypertrophe Kardiomyopathie

2.4.1 Grundlagen

Klinik. Klinisch ist das Krankheitsbild der hypertrophen Kardiomyopathien durch Angina pectoris, Luftnot und Arrhythmien gekennzeichnet (Maron 1995). Kurzzeitige Bewusstseinsstörungen bis hin zur Synkope werden oft bei der obstruktiven Form, die eine Sonderform der hypertrophen Kardiomyopathien darstellt, gesehen. Außerdem sind **Rhythmusstörungen**, und hierbei insbesondere supraventrikuläre und ventrikuläre Tachykardien, typisch für die hypertrophen Kardiomyopathien.

Prognose. Insgesamt besteht bei der hypertrophen Kardiomyopathie eine relativ hohe jährliche Mortalität (3–8%), wobei diese von dem Alter der Patienten, dem Ausmaß der Obstruktion des Ausflusstraktes, der positiven Familienanamnese, vorhandenen Tachyarrhythmien und der funktionellen Beeinträchtigung des Patienten abhängig ist. Das Auftreten der Rhythmusstörungen wird wahrscheinlich durch verschiedene Faktoren – irregulären Faserverlauf, Myokardischämie und -fibrose sowie deutlich erhöhten intraventrikulären Drucke – begünstigt.

Im Endstadium der Erkrankung kommt es bei einem geringen Prozentsatz der Patienten parallel zur Zunahme der klinischen Symptomatik zu einer Dilatation des linken Ventrikels mit jetzt normal dicken oder sogar verdünnten Ventrikelwänden bei deutlich vergrößertem linkem Ventrikel und jetzt auch gestörter systolischer Funktion. Zu diesem Zeitpunkt lässt sich dann eine Obstruktion im Bereich des linken Ventrikels bzw. Ausflusstraktes nicht mehr nachweisen. Die differenzialdiagnostische Abgrenzung von der DCM ist in diesem Stadium nur noch sehr schwer möglich.

2.4.2 Therapie

Ziel der Therapie ist es, die klinischen Symptome Dyspnoe, pektanginöse Beschwerden, Häufigkeit der synkopalen Anfälle bzw. der Schwindelerscheinungen und die Rhythmusstörungen positiv zu beeinflussen (◘ Übersicht 2-3)

Übersicht 2-3
Stufenplan der Therapie der hypertrophen Kardiomyopathie

- **Stufe I:**
  - körperliche Schonung, Vermeidung von Akutbelastung physischer und psychischer Art

- **Stufe II:**
  - Calciumantagonisten oder Betablocker

- **Stufe III:**
  - Therapie wie bei Stufe II
  - bei pulmonaler Stauung evtl. Diuretika
  - bei Vorhofflimmern Kardioversion, evtl. Digitalis
  - bei Tachyarrhythmien: Disopyramid, Amiodaron
  - bei symptomatischen ventrikulären Tachykardien: Therapie nach elektrophysiologischer Austestung, Ablation, implantierbarer Defibrillator (ICD)

- **Stufe IV:** bei nicht erfolgreicher medikamentöser Therapie über 6 Monate und deutlicher Obstruktion
  - perkutane transluminale septale Myokardablation (PTSMA)
  - transaortale Myektomie

- **Stufe V:**
  - Herztransplantation

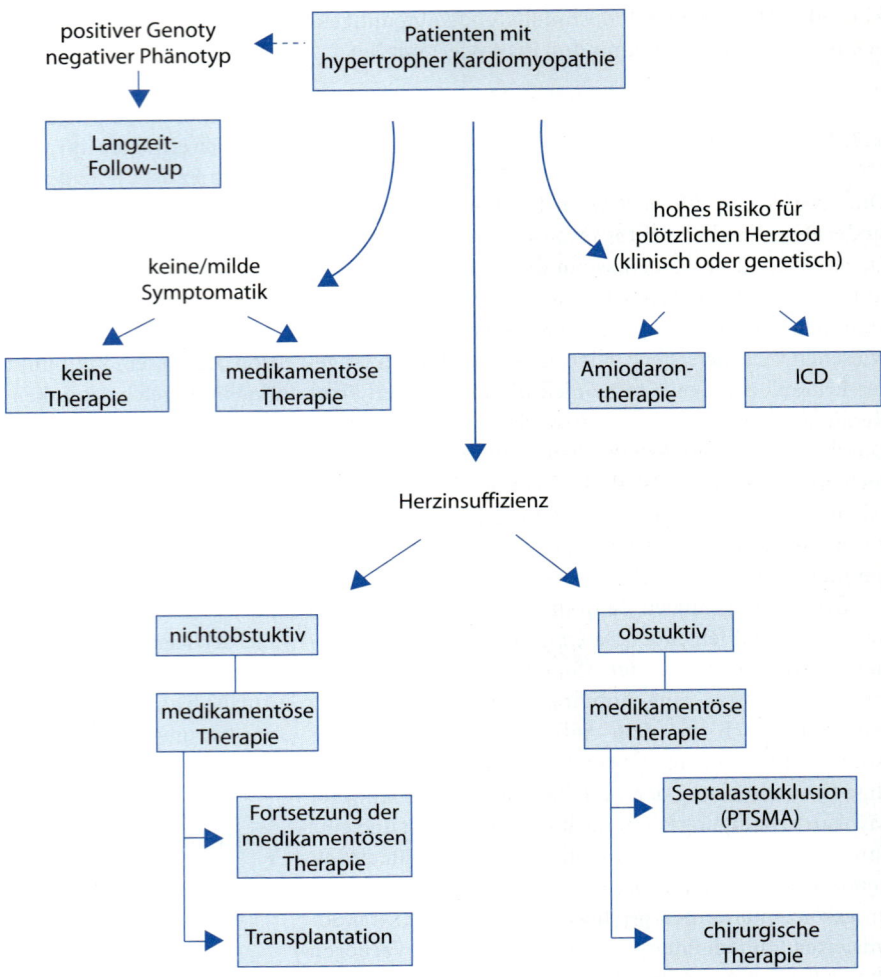

Abb. 2-2. Therapie der hypertrophen Kardiomyopathie. ICD: implantierbarer Cardioverter/Defibrillator

(Spirito 1997). Medikamentös werden v. a. Betablockerder und der Calciumantagonist Verapamil eingesetzt, obwohl es hierzu größere Studien nicht gibt. Bei medikamentös nicht ausreichend behandelbaren Patienten mit ausgeprägtem klinischen Beschwerdebild (NYHA-Stadium III oder IV) und erhöhtem intraventrikulärem Druckgradienten in Ruhe oder unter Provokation entwickelt sich zwischenzeitlich die transluminale septale Myokardablation (PTSMA) zur Therapie der 1. Wahl. Dabei wird eine effektive Beseitigung der intraventrikulären Obstruktion bei möglichst geringer Infarktausdehnung angestrebt (Boekstegers 2001). Nur noch in Ausnahmefällen wird eine AV-sequenzielle Schrittmachertherapie oder eine operative Myektomie durchgeführt (Abb. 2-2).

Medikamentöse Therapie

Eine Übersicht über die medikamentöse Therapie gibt Tabelle 2-2.

Betarezeptorenblocker

Der Einsatz von Betablockern – und hierbei insbesondere von **Propranolol** – hat sich seit den 60er-Jahren als wesentliche Therapieform bei der hypertrophen Kardiomyopathie durchgesetzt. Durch die Gabe von Betablockern gelingt es, die wesentlichen klinischen Erscheinungen und Symptome zu verbessern. Eine Reduktion der Obstruktion im Ausflusstrakt sowie eine Verbesserung der diastolischen Dehnbarkeit werden hierfür verantwortlich gemacht. Die Senkung der Angina-pectoris-Frequenz und der Dyspnoe lassen sich durch die Hemmung der sympathischen Stimulation des Herzens mit Abnahme des myokardialen Sauerstoffverbrauchs, durch Reduzierung der Herzfrequenz, der linksventrikulären Kontraktilität und der systolischen Wandspannungen erklären. Die Beurteilung des Therapieerfolges orientiert sich demnach auch in 1. Linie an der Änderung der vom Patienten subjektiv empfundenen Beschwerden.

Die Dosierung richtet sich außer nach der klinischen Symptomatik nach der Herzfrequenz, wobei ein Abfall auf 60 Schläge pro Minute als optimale Grenze angesehen werden sollte. Nach einschleichendem Therapiebeginn (3-mal 20 mg pro Tag) liegt die endgültige Dosierungshöhe im Mittel bei 120–240 mg pro Tag.

Neuere Untersuchungen lassen jedoch vermuten, dass es unter einer Betablockertherapie zu keiner signifikanten Verbesserung der Überlebenswahrscheinlichkeit kommt.

◼ **Tabelle 2-2.** Therapie der hypertrophen Kardiomyopathie

Medikament	Anfangsdosis [mg]	Erhaltungsdosis [mg]	Maximaldosis [mg]	Nebenwirkungen
Hypertroph obstruktive Kardiomyopathie (HOCM)				
Propranolol	10–20 (3)	40–60 (3)	180 (3)	Hypotonie, Schwindel, Bronchospasmus, negative Inotropie
				Cave: Bradykardie mit PA-Druck-Anstieg und Lungenödem
Verapamil	20 (3)	60–180 (3)	240 (3)	Hypotonie, Schwindel, Obstipation, AV-Block, Ödeme
Hypertroph nichtobstruktive Kardiomyopathie (HCM)				
Propranolol	10–20 (3)	40–60 (3)	180 (3)	▶ oben
Diltiazem	60 (3)	90 (3)	180 (3)	▶ Verapamil
Bei Rhythmusstörungen				
Amiodaron	600–1000 (1) (Aufsättigung 12 g)	100–300 (1)	600 (1)	Bradykardie, AV-Block, Hyperthyreose, Korneaablagerungen, Photosensibilität, Leberschäden, Lungenfibrose
Digitalis	–	nach Bedarf	–	Bradykardie, AV-Block, **Cave:** kein Digitalis bei HOCM
ICD-Implantation, Focus-Ablation				
Andere Behandlungsformen Katheterintervention (PTSMA)				
Operative Myektomie				

(): Gaben pro Tag

Calciumantagonisten

Verapamil. In den letzten Jahren hat sich zunehmend die Gabe des Calciumantagonisten Verapamil als eine sehr effektive Therapie der hypertrophen Kardiomyopathie etabliert. Unter der Gabe von Verapamil kommt es zu einer deutlichen Reduktion der Ausflusstraktobstruktion, zu einer Verbesserung der diastolischen Relaxation und der diastolischen Füllungsphase bei gleichzeitiger Beeinflussung der systolischen Funktion. Darüber hinaus liegen Untersuchungen vor, die eine Reduktion der Ventrikelwandhypertrophie unter der Therapie mit Verapamil beschreiben. Parallel zu den verbesserten hämodynamischen Befunden kommt es bei den behandelten Patienten zu einer deutlich stärkeren Belastbarkeit.

Da die Gabe von Calciumantagonisten auch dann noch bei einem hohen Prozentsatz der Patienten zum Therapieerfolg führt, wenn vorher bereits mit einem Betablocker ohne eindeutigen klinischen Erfolg therapiert wurde, muss heute davon ausgegangen werden, dass der Calciumantagonist Verapamil das Therapeutikum der 1. Wahl darstellt. Dies wird unterstrichen durch Studien, die zeigen, dass es unter der Therapie mit Verapamil – im Gegensatz zur Betablockertherapie – zu einer Verbesserung der Überlebenswahrscheinlichkeit kommt.

Zu beachten ist, dass es unter der Therapie mit Verapamil zu einer Beeinflussung der Erregungsausbreitung kommen kann, insbesondere bei Sinusknotendysfunktion sowie bei AV-Blockierungen. Bei diesen Patienten ist die Verabreichung von Verapamil als kontraindiziert anzusehen, es sei denn, es erfolgt eine Schrittmacherimplantation. Darüber hinaus muss bei einem geringen Prozentsatz der Patienten mit Zunahme der pulmonalen Stauung sowie Hypotension gerechnet werden.

Andere Calciumantagonisten. Für die Calciumantagonisten Nifedipin und Diltiazem liegen derzeit noch keine kontrollierten Studien an größeren Patientenkollektiven vor, sodass eine endgültige Beurteilung der Wirksamkeit dieser Calciumantagonisten bei der Therapie der hypertrophen Kardiomyopathie nicht möglich ist.

Disopyramid

Die medikamentöse Behandlung der hypertroph obstruktiven Kardiomyopathie (HOCM) mit Disopyramid wird von einigen Arbeitsgruppen empfohlen. Aufgrund der stark negativ inotropen Wirkung dieser Substanz scheint es zu einer deutlichen Reduktion des intrakavitären Druckgradienten zu kommen. Dies könnte die beschriebene Verbesserung der kardialen Symptome bei gleichzeitiger verbesserter Belastbarkeit dieser Patienten erklären. Da Disopyramid außerdem sehr effektiv bezüglich der Therapie supraventrikulärer und ventrikulärer Arrhythmien ist, sollte der Einsatz dieser Substanz bei gleichzeitigem Vorliegen von Rhythmusstörungen in Erwägung gezogen werden.

Amiodaron

Auch für die Substanz Amiodaron liegen Untersuchungen vor. Die Substanz wurde einerseits sehr effektiv als Antiarrhythmikum in der Therapie der HOCM eingesetzt und führte auch zu einer Verbesserung der klinischen Symptomatik und der Belastbarkeit der Patienten, die vorher nicht von einer Therapie mit Betablockern bzw. Calciumantagonisten profitiert hatten. Obwohl der Wirkmechanismus von Amiodaron bei der HOCM bisher nicht geklärt ist, könnte der positive Therapieeffekt durch die bradykardisierende Wirkung, eine verbesserte diastolische Funktion bei gleichzeitiger negativer Inotropie erklärt werden. Da einige Untersuchungen jedoch trotz einer Verbesserung der Symptomatik, einer verbesserten Belastbarkeit und des Rückgangs von ventrikulären Tachykardien im Holter-EKG über eine relativ hohe Mortalität unter der Amiodarontherapie berichten, muss bis zum Vorliegen größerer Studien eine deutliche Zurückhaltung zumindest bezüglich der hochdosierten Gabe empfohlen werden.

Diuretika

Die Gabe von Diuretika wurde bei Patienten mit HOCM lange Zeit als kontraindiziert angesehen. Verschiedene Untersuchungen zeigen jedoch, dass es unter der Kombinationstherapie eines Diuretikums mit einem Betablocker oder einem Calciumantagonisten zu einer Verbesserung der pulmonalen Stauung und konsekutiv zu einer Verbesserung der klinischen Symptome kommen kann. Dieser positive therapeutische Effekt ist wahrscheinlich auf eine Reduktion der linksventrikulären Füllungsdrucke zurückzuführen.

So ist der Einsatz der Diuretika in Kombination mit einem Betablocker oder aber einem Calciumantagonisten v. a. bei Patienten mit pulmonaler Stauung indiziert. Da bei diesen Patienten meist eine normale bis hyperdyname linksventrikuläre systolische Funktion vorliegt und die klinische Symptomatik im Wesentlichen durch eine gestörte diastolische Funktion erklärbar ist, sollte der Einsatz von positiv inotropen Substanzen einschließlich Digitalis bei diesen Patienten unbedingt vermieden werden. Im Spätstadium der Erkrankung kann es bei einigen Patienten zu einem klinischen Erscheinungsbild wie bei einer DCM kommen. Da zu diesem Zeitpunkt auch eine Störung der systolischen Funktion des linken Ventrikels vorliegt, ergeben sich die gleichen therapeutischen Prinzipien wie bei der DCM.

Therapiezeitpunkt

Obwohl die frühzeitige medikamentöse Therapie bei asymptomatischen Patienten z. T. noch kontrovers diskutiert wird, erscheint es sinnvoll, so bald wie möglich mit der Therapie zu beginnen, um so möglicherweise den plötzlichen Herztod zu verhindern und eine Verlangsamung der Progression der Erkrankung zu erreichen. Die Therapie mit Betablockern oder Verapamil sollte daher auch bei asymptomatischen jungen Patienten begonnen werden, wenn in der Familienanamnese ein plötzlicher Herztod beschrieben wird, eine ausgeprägte linksventrikuläre Hypertrophie vorliegt oder aber eine deutliche Obstruktion nachweisbar ist. Im Gegensatz dazu scheint die prophylaktische Gabe bei älteren (>50 Jahre), asymptomatischen Patienten mit nur geringer linksventrikulärer Hypertrophie und nur geringer Obstruktion nicht indiziert.

Antiarrhythmische Therapie

Sowohl supraventrikuläre als auch ventrikuläre Arrhythmien treten bei der hypertrophen Kardiomyopathie gehäuft auf. Die jährliche Mortalität bei der hypertrophen Kardiomyopathie auf dem Boden des plötzlichen Herztodes beträgt 3–8%. Hierbei haben Patienten mit nichtanhaltenden ventrikulären Tachykardien ein Risiko von ca. 8% (Hochrisikogruppe), wohingegen Patienten ohne Risikofaktoren für einen plötzlichen Herztod in die Niedrigrisikogruppe gehören. Dagegen haben junge Patienten auch ohne objektivierbare Risikofaktoren (positive Familienanamnese, Synkope, ventrikuläre Tachykardien) immer noch ein Risiko von 3–4%, an einem plötzlichen Herztod zu versterben.

Insgesamt ist es schwierig, generelle Empfehlungen bezüglich der antiarrhythmischen Therapie bei Patienten mit hypertropher Kardiomyopathie mit asymptomatischen ventrikulären Tachykardien, die im Langzeit-EKG identifiziert werden, zu geben.

Sowohl für **Propranolol** als auch für **Amiodaron** gibt es zwar einige Hinweise auf eine Reduktion ventrikulärer Arrhythmien; eine kontrollierte Studie, die nachweist, dass durch diese Therapie tatsächlich der plötzliche Herztod vermieden werden kann, liegt jedoch nicht vor. Das gleiche gilt für den Calciumantagonisten **Verapamil**. Aufgrund der bekannten Risiken einer antiarrhythmischen Therapie sollte daher von einer routinemäßigen Anwendung einer Amiodarontherapie oder anderer antiarrhythmischer Substanzen bei kurzzeitigen asymptomatischen ventrikulären Tachykardien abgesehen werden. Bei gehäuftem Auftreten ventrikulärer Tachykardien erscheint es jedoch sinnvoll, auf dem Boden engmaschiger Kontrollen einschließlich elektrophysiologischer Untersuchungen eine gezielte antiarrhythmische Behandlung einzuleiten. Bei länger andauernden, v. a. symptomatischen ventrikulären Tachykardien ist eine elektrophysiologische Untersuchungen dringlich indiziert. Bei positivem Ergebnis und/oder Zugehörigkeit zur Hochrisikogruppe erscheint die Implantation eines **automatischen Cardioverter-Defibrillators (ICD)** gerechtfertigt. Neben der Unterbrechung lebensbedrohlicher Tachykardien ergibt sich durch Möglichkeit der Schrittmacherfunktion auch eine Therapieoption für mögliche Bradyarrhythmien. Darüber hinaus sollte ein operatives Vorgehen diskutiert werden, auch wenn die Obstruktion nicht ausgeprägt ist und primär keine hämodynamische Indikation darstellt.

Beim Auftreten von Erregungsausbreitungsstörungen, insbesondere auch, wenn gleichzeitig die Therapie mit Verapamil oder Propranolol indiziert ist, muss ein **Schrittmacher** implantiert werden.

Supraventrikuläre Tachykardien führen häufig zu einer deutlichen hämodynamischen Verschlechterung. Es sollte daher das Ziel sein, die Patienten sofort wieder in den Sinusrhythmus zu überführen. Bei stabilem Vorhofflimmern muss die Ventrikelfrequenz regelmäßig kontrolliert werden. Die Gabe von Verapamil, einem Betablocker und möglicherweise zusätzlich von Digitalisglykosiden kann in dieser Situation indiziert sein. Bei chronischem Vorhofflimmern und bereits dilatiertem linkem Ventrikel ist die Gabe von Digitalis nicht kontraindiziert, da es in dieser Situation zu keiner Zunahme des Druckgradienten kommt. Amidaron ist wahrscheinlich das effektivste antiarrhythmische Therapieprinzip zur Vermeidung von Vorhofflimmern. Da bei Patienten mit Vorhofflimmern ein erhöhtes Risiko bezüglich embolischer Komplikationen besteht, sollte in dieser Situation eine Antikoagulation erfolgen. Dies ist unabhängig davon, ob das Vorhofflimmern wieder in einen Sinusrhythmus überführt werden kann oder nicht.

Schrittmachertherapie: DDD-Stimulation

Erstmals in den 60er-Jahren wurde die Beobachtung gemacht, dass es bei Patienten mit hypertroph obstruktiver Kardiomyopathie (HOCM) durch eine Schrittmacherstimulation zu einer Reduktion des Druckgradienten im linksventrikulären Ausflusstrakt kommen kann. Kleinere Studien belegten, dass durch eine DDD-Stimulation mit einer individuell und optimal eingestellten AV-Überleitung eine 40–80%ige Reduktion des linksventrikulären Ausflusstraktgradienten zu erzielen ist. Zwischenzeitlich vorliegende kleinere Langzeituntersuchungen konnten die initial positiven Effekte der DDD-Stimulation allerdings nicht bestätigen, sodass aus heutiger Sicht für diese Therapieform routinemäßig keine Indikation mehr besteht.

Perkutane transluminale septale Myokardablation

Ziel der perkutanen transluminalen septalen Myokardablation (PTSMA) ist eine alkoholinduzierte **Septalarterienastokklusion** und damit eine gezielte Reduktion des hypertrophierten Interventrikularseptums sowie konsekutiv des linksventrikulären Ausflussbahngradienten (Seggewiss 1999). Vergleichbar mit den chirurgischen Verfahren umfassen die bisherigen Einschlusskriterien Patienten mit einem Schweregrad über NYHA III, die trotz ausreichender medikamentöser Therapie symptomatisch sind. Es sollte ein linksventrikulärer Ausflusstraktgradient > 50 mmHg in Ruhe und/oder > 100 mmHg unter Belastung (z. B. Valsalva-Pressversuch) dokumentiert sein. Die bisherigen Ergebnisse zeigen bei 90–95% der Patienten eine signifikante Gradientenreduktion. Die Hospitalmortalität liegt bei 0–< 2%. Ein AV-Block III tritt zumindest passager bei bis zu 60% der Behandelten auf. Durch den Einsatz der Myokardkontrast-Echokardiographie kann die Häufigkeit eines AV-Block III deutlich reduziert werden, sodass heute von der Notwendigkeit einer dauerhaften Schrittmacherimplantation nach PTSMA bei < 10% der Patienten gerechnet werden muss. Weitere mögliche Komplikationen, die in Einzelfällen berichtet wurden, stellen ventrikuläre Rhythmusstörungen, der periinterventionelle Ventrikelseptumdefekt, zerebrale Embolien und der arterielle Vorderwandinfarkt dar. Dennoch scheint sich dieser Eingriff bei entsprechend symptomatischen Patienten als Therapie der Wahl zu etablieren.

Chirurgische Therapie

Ziel des operativen Vorgehens der **transortalen Myektomie** im subaortalen Septumbereich und evtl. des Mitralklappenersatzes ist es, durch die Reduktion einer dynamischen Obstruktion im linksventrikulären Ausflusstrakt neben der Verbesserung des linksventrikulären enddiastolischen Druckes eine Verbesserung der Symptome und der Lebensqualität des Patienten zu erreichen (Schulte 1999).

Die Indikation zur Operation richtet sich im Wesentlichen nach klinischen Kriterien. Sie besteht dann, wenn bei einem klinischen Schweregrad III trotz ausreichender medikamentöser Therapie mit Verapamil und/oder Propranolol keine eindeutige Verbesserung zu erreichen ist. Darüber hinaus sollte auch noch bei NYHA-Schweregrad IV (kardiale Dekompensation) eine operative Behandlung angestrebt werden. Die Indikationsstellung zur Operation ist weitgehend unabhängig vom Ausmaß der intrakavitären Druckdifferenz, da diese keine enge Korrelation mit dem klinischen Schweregrad zeigt. Erfahrungsgemäß kommt jedoch eine Operation nur bei Patienten mit einem Druckgradienten > 50 mmHg in Frage. Asymptomatische Patienten werden, auch wenn der Druckgradient deutlich erhöht ist, primär nicht operiert. Die Indikation für einen Mitralklappenersatz sollte nur bei deutlicher Regurgitation gestellt werden.

Allgemein muss die relative hohe perioperative Letalität (1,7–6,6 %) beachtet werden. Darüber hinaus muss mit folgenden postoperativen Komplikationen (12–14 %) gerechnet werden:
- Ventrikelseptumdefekt (1,9 %)
- AV-Block III (ca. 4 %)
- der Remyektomie (3–4 %)
- zerebrale Embolie (1,1 %)
- Herzinsuffizienz (4,0 %)

2.5 Restriktive Kardiomyopathien

Grundlagen. Entsprechend der WHO-Klassifikation darf von einer primären restriktiven Kardiomyopathie nur gesprochen werden, wenn die hämodynamischen Kriterien erfüllt sind, ohne dass eine Eosinophilie, eine Amyloidose oder andere Speichererkrankungen bekannt sind. Da wir heute die Ursachen dieser Hämodynamik der restriktiven Kardiomyopathie sehr ähnliche Formen kennen, müssen sie der Gruppe der spezifischen Herzmuskelerkrankungen zugerechnet werden. Hierzu zählen im Wesentlichen die Amyloidosen, die Hämochromatose, die kardiale Beteiligung bei Sarkoidose sowie die Endomyokardfibrose.

Symptomatische Therapie. Eine kausale Therapie gibt es nicht. Digitalispräparate kommen nur bei schneller Flimmerarrhythmie infrage, da sie potenziell arrhythmogen sind. Diuretika zur Behandlung von Stauungssymptomen reduzieren möglicherweise die ventrikulären Füllungsdrucke und bedingen hierdurch eine Abnahme der Auswurfleistung mit konsekutiver Hypotension.

2.6 Arrhythmogene rechtsventrikuläre Kardiomyopathie

Grundlagen. Klinisch ist das Krankheitsbild durch eine Rechtsherzvergrößerung mit eingeschränkt pumpendem Myokard charakterisiert (Fontaine 1999). Neben einer oft asymptomatischen Rechtsherzvergrößerung – auch der linke Ventrikel kann mit betroffen sein – sind ventrikuläre, seltener supraventrikuläre Tachykardien sowie Synkopen oder in Einzelfällen der plötzliche Herztod oftmals die ersten Manifestationszeichen der Erkrankung. 3 % der kardialen unerwarteten Todesfälle von Leistungssportlern werden auf dieses Krankheitsbild zurückgeführt. Schwindel und Palpitationen können Ausdruck der tachykarden Rhythmusstörungen sein. Das Auftreten von Belastungsdyspnoe und pektanginöser Beschwerden ist vom Ausmaß einer Myokardveränderungen abhängig und liegt im fortgeschrittenen Stadium regelmäßig vor.

 Cave
Aufgrund des erhöhten Risikos, einen plötzlichen Herztod zu erleiden, sollten alle Patienten mit einer rechtsventrikulären Dysplasie elektrophysiologisch untersucht werden.

Hierbei können häufig anhaltende ventrikuläre Tachykardien mit unterschiedlicher QRS-Morphologie induziert werden, obgleich die Tachykardien im Oberflächen-EKG monomorph erscheinen.

Therapie. Wichtigstes Therapieziel ist die **Kontrolle der Rhythmusstörungen**. Klasse-I-Antiarrhytmika sind in der Regel ineffektiv (Wichter 1992). Gute Behandlungserfolge sind für Substanzen der Klasse III belegt. Gelingt es, die ventrikulären Tachykardien durch Amiodaron oder Sotalol zu unterdrücken und liegt keine ausgeprägte Kontraktilitätsstörung vor, ist die Lebenserwartung der Patienten kaum eingeschränkt. In seltenen Fällen können medikamentös nicht behandelbare, schnelle Reentry-Tachykardien durch eine Hochfrequenzablation so modifiziert werden, dass eine nachfolgende medikamentöse Behandlung erfolgreich durchgeführt werden kann. Bei Patienten mit therapiefraktären Kammertachykardien und/oder Zustand nach Reanimation wird die Prognose durch die Implantation eines ICD wahrscheinlich verbessert. Reizleitungsstörungen erfordern mitunter eine Schrittmacherimplantation. Sind die Rhythmusstörungen konservativ nicht beherrschbar oder liegt eine therapieresistente Herzinsuffizienz vor, besteht die Indikation zur Herztransplantation.

2.7 Spezifische Kardiomyopathien

Unter spezifischen Herzmuskelerkrankungen werden nach der Definition der WHO entzündliche und nichtentzündliche Myokarderkrankungen verstanden, die als auf das Myokard beschränkt sind oder im Rahmen von Allgemeinerkrankungen auftreten (Richardson 1996). Das Spektrum der dadurch hervorgerufenen kardialen Symptome reicht von klinisch belanglosen elektrokardiographischen ST- und T-Veränderungen über Störungen der Erregungsausbreitung und Reizbildung, Verminderung der kontraktilen Funktion des Myokards bis zu ausgeprägter kardialer Insuffizienz von akutem oder chronischem Charakter.

Prinzipiell liegt der Schwerpunkt der Therapie auf der **Behandlung der Grundkrankheit**, die in den einzelnen speziellen Abschnitten zur Darstellung kommt. Die Behandlung der kardialen Manifestation richtet sich nach Art und Umfang der klinisch erfassten Symptome. Sie ist in ihrer Abhängigkeit vom Schweregrad der Herzinsuffizienz (entsprechend den jeweiligen Abschnitten) vorzunehmen.

2.7.1 Akute Virusmyokarditis

Grundlagen

Ätiologie. Unter den durch Infektionserreger ausgelösten Myokarditiden haben virusbedingte Formen die größte Bedeutung. Die wesentlichen Erreger, die für eine Virusmyokarditis in Frage kommen, sind geordnet nach Häufigkeit: Coxsackie B-, Influenza-, Adeno-, ECHO-, Coxsackie A-, Herpes Zoster-, Poliomyelitis-, Zytomegalie-, Röteln-, Hepatitis-, Varizellen-, Gelbfieber- und Choriomeningitisviren. In letzter Zeit mehren sich Berichte über Parvovirus-B19-induzierte Myokarditis.

Diagnostik. Klinisch scheint die Virusmyokarditis in einem weit überwiegenden Prozentsatz durch Coxsackie-B-Viren, Adenoviren und Parvovirus B19 hervorgerufen zu werden. Bisher vorgenommene virologische Untersuchungsbefunde (Virusisolation, Antikörpernachweis, elektronenoptische und immunhistochemische Verfahren) waren bei der Diagnosefindung wenig hilfreich. Erst durch die Einführung der rekombinanten DNA-Technologie ist es gelungen, eine Virusinfektion direkt im Zielorgan (Myokard) nachzuweisen. Es steht heute außer Zweifel, dass es im Rahmen einer Virusinfektion zum Befall des Myokards kommen kann. Die Tatsache, dass auch bei Patienten mit der klinischen Verdachtsdiagnose DCM ohne engen zeitlichen Zusammenhang zu einer Virusinfektion virale DNA/RNA im Myokard nachgewiesen werden kann, belegt einerseits die Möglichkeit einer Viruspersistenz im Myokard und macht andererseits klar, dass es sich zumindest bei einem Teil der Patienten mit DCM um eine durch Virusinfektion hervorgerufene Erkrankung handelt (▶ Abschn. 2.3).

Klinik. Klinisch ist das Krankheitsbild der Virusmyokarditis durch eine ausgeprägte Variabilität charakterisiert. So kann sie einerseits völlig symptomlos verlaufen, andererseits aber in kürzester Zeit zu einer schweren Herzinsuffizienz oder zum plötzlichen Herztod führen. Aufgrund epidemiologischer Untersuchungen muss man davon ausgehen, dass bei dem weit überwiegenden Prozentsatz der Patienten mit akuter Virusmyokarditis diese unkompliziert verläuft.

Therapie

Kommt es im Rahmen einer akuten Virusmyokarditis zu den Zeichen der Herzinsuffizienz, so gelten zunächst prinzipiell die im Abschn 2.3 aufgeführten Therapierichtlinien. Kommt es trotz strikter Bettruhe und trotz Einsatzes von Diuretika, Vasodilatanzien, Digitalis und evtl. positiv inotropen Substanzen zu einer weiteren hämodynamischen Verschlechterung, so sollte der Einsatz einer intraortalen Ballonpulsation bzw. eines mechanischen Kreislaufunterstützungssystems in Erwägung gezogen werden (◘ Übersicht 2-4). Darüber hinaus muss diskutiert werden, inwieweit bei irreversiblem Myokardversagen eine

> **Übersicht 2-4**
> **Unspezifische Therapie der akuten Virusmyokarditis**
>
> - Bettruhe bzw. körperliche Schonung
> - strenge Bilanzierung (Diuretika, Hämofiltration)
> - Vasodilatatoren (ACE-Hemmer, Isosorbiddinitrat)
> - positiv inotrope Substanzen (Dopamin, Dobutamin, Phosphodiesterasehemmer)
> - intraaortale Ballonpulsation
> - mechanische Kreislaufunterstützungssysteme
> - akute Herztransplantation

akute Herztransplantation vorgenommen werden sollte. Vorläufige Berichte über bei akuter Virusmyokarditis durchgeführte Herztransplantationen zeigen jedoch, dass die Ergebnisse bezüglich der 1-Jahres-Überlebensrate in diesem Patientenkollektiv deutlich schlechter sind als bei aus anderen Gründen transplantierten Patienten.

Kommt es nach anfänglicher Stabilisierung trotz einer konsequenten Therapie der Herzinsuffizienz zu einer weiteren langsamen Progression der Herzinsuffizienz, so muss der diffenzialtherapeutische Einsatz einer antiviralen bzw. immunsuppressiven Therapie in Erwägung gezogen werden. Zahlreiche experimentelle und klinische Befunde (einschließlich der amerikanischen Myokarditisstudie) haben jedoch keine eindeutig positiven Langzeiteffekte einer immunsuppressiven Therapie bei der akuten Myokarditis gezeigt. Hieraus ergibt sich, dass von einer immunsuppressiven Therapie bei der akuten Virusmyokarditis abgeraten werden muss. Dies gilt insbesondere für die frühe Akutphase mit Nachweis von Zellnekrosen, eines akut entzündlichen Prozesses sowie einer möglicherweise noch bestehenden akuten Virusinfektion der Zellen. Hier scheint zumindest aufgrund von experimentellen Untersuchungen die Gefahr einer akuten Verschlechterung des Krankheitsbildes zu bestehen. Auch alternative Therapieverfahren (Interferon, monoklonale Antikörper, Immunadsorptionstechniken, Hyperimmunseren, antivirale Substanzen) können derzeit bei der akuten Virusmyokarditis nicht als gesicherte therapeutische Möglichkeiten empfohlen werden.

Auch die Verwendung nichtsteroidaler antiinflammatorischer Substanzen erscheint in der Akutphase der Myokarditis nicht empfehlenswert. Experimentelle Untersuchungen haben gezeigt, dass es unter der Gabe von Indometacin oder Acetylsalicylsäure zu einer verstärkten viralen Replikation, einer verminderten Interferonproduktion und zu vermehrten myokardialen Nekrosen kam. In der Spätphase der Myokarditis könnten jedoch nichtsteroidale antiinflammatorische Substanzen insbesondere bei begleitenden symptomatischen Perikarditiden sinnvoll sein.

Zusammenfassend muss daher festgestellt werden, dass trotz erheblicher Fortschritte bezüglich Verständnis und Diagnostik der akuten Virusmyokarditis derzeit noch keine spezifische Therapie dieser Erkrankung möglich ist. Neben Bettruhe bzw. strikter körperlicher Schonung kommen somit die allgemeinen Therapiemaßnahmen wie bei einer Herzinsuffizienz zum Tragen. Nur in Einzelfällen sollte bei schleichender Progression der Erkrankung und immunhistologisch eindeutig nachgewiesenen zellulären Infiltraten ohne Myozytolysen eine Steroidtherapie bzw. eine Kombinationstherapie (Corticoide und Azathioprin bzw. Ciclosporin) in Erwägung gezogen werden.

Für die chronischen Verlaufsformen gelten die unter 2.3 gemachten Therapieempfehlungen.

2.7.2 Schwangerschaftskardiomyopathie

Grundlagen

Das Auftreten klinischer Symptome einer DCM gegen Ende der Schwangerschaft bzw. innerhalb von 5 Monaten nach Entbindung wird als Schwangerschaftskardiomyopathie bezeichnet. Zahlreiche Noxen werden für die Entstehung verantwortlich gemacht: Ernährungsfehler, Veränderungen an den kleinen Koronargefäßen, hormonelle Einflüsse, immunologische Mechanismen, induziert durch fetale, myometriale oder Toxiantigene.

Klinisch werden die Patientinnen mit zunehmender Belastungsdyspnoe und Zeichen der Herzinsuffizienz auffällig. Das Krankheitsbild kann sich rasch entwickeln. Insbesondere im letzten Schwangerschaftsmonat ist die Diagnose aufgrund der erwähnten physiologischen Veränderungen erschwert. 50% der Erkrankten zeigen in den folgenden 6 Monaten eine spontane Verbesserung, die gewöhnlich bereits nach 6 Wochen einsetzt. Eine Verschlechterung der linksventrikulären Funktion wird bei 25–50% beobachtet. Todesursachen dieser Patientinnen sind eine progredientes Pumpversagen, Rhythmusstörungen oder Embolien. Mehrheitlich wird von einer erneuten Schwangerschaft abgeraten.

Schwierig bleibt die Frage, wann nach einer postpartalen Kardiomyopathie eine vollständige Restitutio ad integrum erreicht ist. So konnte gezeigt werden, dass bei diesen Patientinnen auch nach vollständiger Normalisierung der echokardiographischen Größen- und Funktionsparameter häufig die sog. kontraktile Reserve eingeschränkt bleibt (Lampert 1997). Somit wird bei Patientinnen mit Normalisierung der Parameter in Ruhe eine Stressechokardiographie zur weiteren Risikostratifizierung empfohlen (Zobel 2000).

Therapie

Die Behandlung entspricht. der konventionellen Herzinsuffizienztherapie mit Digitalis, ACE-Hemmern und Diuretika und ggf. Antikoagulation. Eine absolute Kontraindikation für ACE-Hemmer besteht nur in den ersten 3 Schwangerschaftsmonaten, sie sollten aber, wenn möglich, auch nicht in der Stillperiode eingesetzt werden. Alternativ ist die Gabe von Hydralazin möglich. Eine Digitalisierung kann erfolgen. Eine Einsparung von Diuretika durch restriktive Flüssigkeitsaufnahme sollte angestrebt werden. Die schwangerschaftsbedingte Hyperkoagibilität erhöht die Neigung zu thrombembolischen Ereignissen (53%), sodass eine Antikoagulation mit Heparin erfolgen sollte. Obwohl kontrollierte Studien fehlen, gibt es Hinweise, dass Patientinnen bei nicht spontaner Ausheilung von einer immunsuppressiven Therapie profitieren, wenn eine myokardiale Entzündungsreaktion vorliegt (▶ 2.3).

2.7.3 Myokardbeteiligung bei nichtviralen Infektionskrankheiten

Erkrankungen durch Bakterien, Chlamydien, Mykoplasmen, Pilze, Protozoen und Würmer führen vereinzelt zu Herzmuskelbefall. Dies gilt insbesondere für septische Erkrankungen, auch im Rahmen einer bakteriellen Endokarditis, für bakterielle Komplikationen nach kardiochirurgischen Eingriffen und für antibiotikaresistente Keime, besonders im Rahmen der Intensivtherapie. Behandlung mit Immunsuppressiva, Steroiden und Zytostatika sind gelegentlich ebenso wie kardiochirurgische Eingriffe durch Pilzinfektionen kompliziert, die auch das Myokard befallen können. Unter den Protozoenerkrankungen spielen in Entwicklungsländern Malaria und v.a. in Südamerika die Chagaskrankheit eine wesentliche Rolle. Wurminfektionen können durch Echinokokkuszysten und Filariabefall zu kardialen Symptomen führen.

Therapeutisch liegt bei den genannten Erkrankungen der Schwerpunkt auf der Behandlung der Grundkrankheit (◻ Tabelle 2-3). Spezielle kardiale Probleme werden in Abhängigkeit von Art und Schweregrad symptomatisch behandelt.

2.7.4 Nichtinfektiöse entzündliche Herzmuskelerkrankungen

Rheumatische Karditis

Grundlagen

Obwohl die Prävalenz des rheumatischen Fiebers (RF) in Mitteleuropa auf <0,1% gesunken ist, stellen Klappenläsionen auf dem Boden einer rheumatischen Endokarditis neben der degenerativen Genese die größte nosologische Gruppe erworbener Herzklappenfehler dar. Die Entstehung eines RF setzt eine über 10 oder mehr Tage bestehende, nicht antibiotisch therapierte Infektion **mit β-hämolysierenden Streptokokken** voraus. Bei einem Manifestationsgipfel zwischen dem 4. und 14. Lebensjahr er-

■ Tabelle 2-3. Behandlung spezieller Myokarditisformen

Stadium	Manifestation	Therapie
Borrelienmyokarditis Stadium 1	Erythema migrans	Doxycyclin 2-mal 100 mg pro Tag per os oder Amoxicillin 3- bis 4-mal 500 mg pro Tag per os oder Erythromycin 3- bis 4-mal 500 mg pro Tag per os oder Roxithromycin 2-mal 150 mg pro Tag per os jeweils über 10–21 Tage
Stadium 2:	neurologische und kardiale Manifestation	Doxycyclin 2-mal 100 mg pro Tag per os oder Amoxicillin 4-mal 500 mg pro Tag per os jeweils über 30 Tage
	klinisch schwere Organmanifestation	Ceftriaxon 1-mal 100 mg/kgKG i.v. pro Tag oder Cefotaxim 2- bis 4-mal 6 g i.v. pro Tag über 14 Tage
Infektiös-toxische Myokarditis bei Diphterie Bei Diphtherieverdacht		initial einmalig Diphtherieantitoxin Penicillin G 2–4 Mio. IU oder Erythromycin 3- bis 4-mal 200 mg jeweils über 2 Wochen
Myokarditis bei Pilzerkrankungen (opportunistische Infektionen bei Immunsuppression) Kryptokokkose		Fluconazol (Diflucan) 400 mg pro Tag per os oder i.v. oder Amphotericin B (AmBisone) maximal 1 mg/kgKG pro Tag + Flucytosin 4-mal 50 mg/kgKG über 6 Wochen
		persistierende Titer: Rezidivprophylaxe mit 200 mg Amphotericin B pro Tag
Aspergillose		Itraconazol 600 mg pro Tag oder Amphotericin B + Flucytosin (Dosierungen wie bei Kryptokokkose)
Myokarditis durch Protozoen (opportunistische Infektionen bei Immunsuppression) Toxoplasma gondii		Pyrimethamin (z.B. Daraprim) + Sulfadiazin (z.B. Aristamid) + Folsäure
		alternativ: Pyrimethamin + Clindamycin 2–3 g pro Tag oder Spiramycin (auch während 1 Trimenon)
Chagasmyokarditis		Herzinsuffizienztherapie wie bei DCM

kranken ca. 3% besonders prädisponierter Patienten nach einer solchen Streptokokkeninfektion – meist der oberen Atemwege – an einem RF.

Bei einmaliger rheumatischer Fieberepisode resultiert nur selten ein rheumatischer Herzklappenfehler. Wiederholte Rezidive führen dagegen zu einem zunehmenden Prozentsatz kardialer Manifestationen und konsekutiver Veränderungen des Klappenendokards, sodass schließlich hämodynamisch wirksame Läsionen hieraus resultieren. Für die Prävention rheumatischer Herzklappenfehler kommt deshalb der Rezidivprophylaxe eine ausschlaggebende Bedeutung zu.

Therapie

Im Akutstadium des RF ist wegen der bei Kindern regelhaft nachweisbaren, bei Erwachsenen seltener zu sichernden Karditis insbesondere dann Bettruhe zu empfehlen, wenn eine kardiale Beteiligung durch ein neuauftretendes Herzgeräusch, eine Herzvergrößerung oder EKG-Veränderungen gesichert ist. Zur Beseitigung der ursächlichen Streptokokkeninfektion ist eine Behandlung mit **Penicillin** unverzüglich einzuleiten und über mindestens 10 Tage fortzuführen. Zum Streptokokkennachweis ist eine Verzögerung des Therapiebeginns bis maximal 24 h vertretbar, da das klinische Bild in aller Regel keine Zweifel an der

◘ Tabelle 2-4. Therapie des akuten rheumatischen Fiebers

Therapie	Dosierung	Applikation	Dauer [Tage]	Hinweise
Bettruhe			20–30	bei Karditis
Lagerung, Kontrakturprophylaxe, Kryotherapie in Ergänzung zu Acetylsalicylsäure				bei Arthritis
Digitalisglykoside, Saluretika, ACE-Hemmer				bei Herzinsuffizienz cave: AV-Block!
Antibiose (nach Rachenabstrich unverzüglich, <24 h)				
Benzylpenicillin (Penicillin G)	1–2 Mio IU pro Tag	i.v.	mindestens 10	
Clemizolpenicillin (Megacillin)	1–2 Mio IU pro Tag	i.v.		bei Procainallergie
Phenoxymethyl-Penicillin (Penicillin V)	1–2 Mio IU pro Tag Kinder 1–2 Jahre: 0,3–0,6 Mio. IU pro Tag	p.o.		
	3–6 Jahre: 0,6–1,2 Mio. IU pro Tag			
	7–14 Jahre: 0,8–1,6 Mio. IU pro Tag			
Phenoxypropylpenicillin (Propicillin)	1–2 Mio IU pro Tag	p.o.		
Erythromycin	20 mg/kG pro Tag	i.v.		bei Penicillinallergie
Antiinflammatorische Medikation				
Acetylsalicylsäure	4-mal 1,5–2,5 g pro Tag	p.o.	initial	
	3-mal 1,0 g pro Tag	p.o.	20–80	
Prednisolon	40–100 mg pro Tag stufenweise Reduktion	p.o. p.o.	3–6 10–14	allein oder in Kombination mit ASS

Rezidivprophylaxe im Anschluss

Diagnose zulässt. Als Dosis für das Oralpenicillin sind für Erwachsene in der Regel 1–2 Mio. IU pro Tag ausreichend (◘ Tabelle 2-4).

Bei schweren symptomatischen Verläufen (Arthritis, Karditis) sind neben der symptomatischen Behandlung zusätzlich **Steroide** indiziert. Die Dosierung orientiert sich am Therapieeffekt und beträgt initial meist 40–100 mg Prednisolon pro Tag oder äqivalente Dosen anderer Corticosteroide. Nach 3- bis 6-tägiger Therapie erfolgt die schrittweise Dosisreduktion. Ist über eine längere Zeit eine Steroidbehandlung erforderlich, kann eine alternierende Dosierung mit dem Ziel durchgeführt werden, die endogene Cortisolproduktion nicht vollständig zu hemmen.

Bei weniger schweren Verläufen wird eine Behandlung mit Salicylsäurederivaten in hoher Dosierung eingeleitet. Die initiale Behandlung mit 4-mal 1,5–2,5 g **Acetyl-salicylsäure** (ASS) pro Tag für Erwachsene wird nach einigen Tagen halbiert und für einige Wochen beibehalten (◘ Tabelle 2-4). Diese symptomatische Therapie hat keinen Einfluss auf die Dauer des rheumatischen Fiebers oder die Ausbildung eines späteren Herzklappenfehlers.

Bestehen bei florider Karditis die Zeichen einer Herzinsuffizienz, so ist die übliche Stufentherapie einzuleiten. Vor der Gabe von Digitalisglykosiden sind die bei akuter rheumatischer Karditis häufig vorhandenen Erregungsüberleitungsstörungen auszuschließen.

Rezidivprophylaxe des rheumatischen Fiebers

Von ausschlagender Bedeutung für die Entstehung eines manifesten rheumatischen Herzklappenfehlers sind die Häufigkeit und Schwere von rheumatischen Fieberrezidiven, deren Abstand von der initialen Attacke und das Alter der Patienten zu diesem Zeitpunkt. Das Ausmaß der klinischen Manifestation bei der Ersterkrankung hat keinen Einfluss auf die Rezidivwahrscheinlichkeit. Das Auftreten von Rezidiven ist im Wesentlichen von der Prophylaxe abhängig. Penicillinbehandlungen, die nach dem erneuten Auftreten von Symptomen eines Infekts der oberen Atemwege begonnen werden, können Rezidive nicht zuverlässig verhindern, sodass nur eine langjährige Dauertherapie Erfolg verspricht. Für die Entscheidung über die erforderliche Dauer der antibiotischen Prävention sind Untersuchungen über die Inzidenz und die Zeitintervalle zwischen initialer rheumatischer Karditis und dem ersten Rezidiv bedeutsam. Danach treten 78 % aller Erstrezidive innerhalb von 9 Jahren nach dem initialen Fieberschub auf. Bei Patienten, die vor dem 15. Lebensjahr ein rheumatisches Fieber erworben hatten, traten weitere 7 % der Rezidive später als 9 Jahre nach der Ersterkrankung, aber vor Ablauf des 25. Lebensjahres auf. Bei konsequenter Anwendung der Rezidivprophylaxe können rheumatische Fieberrezidive somit nahezu vollständig verhindert werden.

> **Praxistipp**
> Die Sekundärprävention von Streptokokkeninfektionen der oberen Atemwege besteht in einer Langzeittherapie über 5–10 Jahre nach rheumatischem Fieber bei Patienten, die nach dem 15. Lebensjahr erstmals an einem rheumatischen Fieber erkrankten, und einer Behandlung bis zum 25. Lebensjahr, wenn die Erkrankung in der Kindheit lag.

Die Mindestdosis bei oraler Behandlung beträgt 2-mal 0,25 Mio. IU Phenoxymetylpenicillin pro Tag bzw. 3-mal 0,2 Mio. IU Propicillin pro Tag. Größere Sicherheit bietet eine Dosierung von 4-mal 0,25 Mio. IU Phenoxymethylpenicillin pro Tag (Tabelle 2-5).

Die Erfolge bei Anwendung säurelabiler Penicillinderivate mit unzuverlässiger Resorption sind schlecht. Hinsichtlich Effektivität und Praktikabilität ist der parenteralen Penicillingabe der Vorzug zu geben. Dabei wird empfohlen, 1,2 Mio. IU Benzathin-Benzyl-Penicillin alle 2–3 Wochen intramuskulär zu verabreichen. Die Ausdehnung der Intervalle auf 4 Wochen wird mit einer höheren Rückfallquote bezahlt. Patienten mit Penicillinallergie erhalten 0,5–0,1 g Sulfadiazin oral.

Unter der parentalen Penicillinprophylaxe beträgt die Rezidivquote 0,4 %, unter Sulfonamiden 2,8 %. Ein erneuter Anstieg des Antistreptolysin-O-Titers zeigt die Ineffektivität der Prophylaxe an. Der Nutzen einer prophylaktischen Tonsillektomie ist umstritten.

Prophylaxe bakterielle Endokarditiden. Nach durchgemachter rheumatischer Karditis sind auch dann Veränderungen, insbesondere des valvulären Endokards, anzunehmen, wenn keine Klappenläsion (pathologisches Herzgeräusch) nachweisbar ist. Diese Endokardveränderungen prädisponieren zur infektiösen Endokarditis und erfordern bei zu erwartenden Bakteriämien die prophylaktische Anwendung von Antibiotika entsprechend den akzeptierten Empfehlungen. Die Rezidivprophylaxe des RF ist für die Prophylaxe bakterieller Endokarditiden ungeeignet.

Kollagenkrankheiten

Grundlagen

Die kardiale Beteiligung bei Kollagenosen ist bei den verschiedenen Krankheitsformen unterschiedlich ausgeprägt. Beim Lupus erythematodes disseminatus überwiegen perikardiale Manifestationen neben einer verrukösen Endokarditis, die meist keine hämodynamischen Folgewirkungen hat. Entzündliche Myokardinfiltrationen sind

Tabelle 2-5. Empfehlungen zur Prophylaxe des rheumatischen Fiebers (RF): Langzeittherapie bei RF in der Kindheit, sonst 5–10 Jahre nach dem RF

Arzneistoff	Präparatename	Dosierung	Applikation
Bei Penicillinallergie kontraindiziert			
Phenoxymethyl-Penicillin (Penicillin V)	Megacillin	2- bis 4-mal 0,25 Mio IU pro Tag	p.o.
Phenoxybutyramid-Penicillin (Propicillin)	Baycillin	3- bis 4-mal 0,2 Mio IU pro Tag	p.o.
Bei oraler Antikoagulanzientherapie relativ kontraindiziert			
Benzathin-Benzylpenicillin	Tardocillin	1,2 Mio IU alle 14–21 Tage	i.m.
Bei Penicillinallergie			
Sulfadiazin	Sulfadiazin-Heyl	0,5–1,0 g pro Tag	p.o.

seltener. Bei der Periarteriitis nodosa stehen ebenso wie bei allergisch-hyperergischen Vaskulitiden und auch der Wegener-Granulomatose entzündliche Gefäßveränderungen im Vordergrund mit sekundärer Beteiligung des Myokards. Patienten mit Sklerodermie sind durch Ausbildung eines Cor pulmonale gefährdet. Im Myokard lassen sich dabei häufig fibrotische Bezirke als Reste einer entzündlichen Infiltration nachweisen. Bei der Dermatomyositis sind entzündliche Infiltrate in ähnlicher Weise wie an der Skelettmuskulatur auch im Herzmuskelgewebe nachgewiesen. Die rheumatoide Arthritis wird im Langzeitverlauf in der ganz überwiegenden Zahl durch eine Perikardobliteration kompliziert, die in der Regel keine hämodynamische Auswirkung hat. Außerdem kommt dabei eine Klappendeformierung, v. a. an der Aorta zur Beobachtung.

Alle Formen können in Einzelfällen durch entzündliche Beteiligung des Myokards Rhythmusstörungen, Blockierungen im Überleitungssystem oder Funktionseinschränkungen der Ventrikel erkennen lassen, die aber selten bis zur manifesten Herzinsuffizienz reichen.

Therapie

Der Schwerpunkt der Therapie liegt auch hier in der Behandlung des Grundleidens, auf deren Darstellung verwiesen sei. Für die kardiale Therapie ergeben sich keinen für die im Stufenplan aufgeführten Empfehlungen hinausgehenden spezielleren Gesichtspunkte.

Allergische Myokarditis

Bei schweren Reaktionen kann sich eine allergische Myokarditis mit entzündlichen Infiltraten manifestieren, deren Symptomatologie durch AV-Verzögerung, Extrasystolen, komplexe Rhythmusstörungen oder selten auch durch eine akute Herzinsuffizienz charakterisiert ist. Zusätzlich zur kardialen Therapie besteht eine Indikation zur Gabe von hohen Dosen von Corticosteroiden, 100–200 mg Prednisolon 3- bis 4-mal täglich.

Bei der Mehrzahl der Patienten verlieren sich die Symptome rasch.

Myokardbeteiligung bei genetisch bestimmten Stoffwechselstörungen

Die Liste der genetisch determinierten Krankheitsbilder mit Myokardbeteiligung ist außerordentlich umfangreich. In der Mehrzahl der Fälle kommt der Myokardbeteiligung keine dominante Rolle im Symptombild und auch im Verlauf zu. Einige Formen sind aber mit einer therapierefraktären myokardialen Insuffizienz verbunden. Das gilt insbesondere für bestimmte Speicherkrankheiten. Dabei sind die therapeutischen Möglichkeiten häufig beschränkt.

Lipidspeicherkrankheiten. Zu den Speicherkrankheiten auf dem Gebiet des Lipidstoffwechsels gehören der Morbus Gaucher, die Gangliosidosen (Morbus Sandhoff), der Morbus Fabry und das Refsum-Syndrom. Bei den erstgenannten sind myokardiale Infiltrationen mit einem Glykozerebrosid bzw. mit Glykosphingolipiden nur selten nachgewiesen. Bei Morbus Fabry ist eine Myokardbeteiligung durch Einlagerung von Ceramid-Di-und Trihexosid häufiger, sodass eine Kardiomegalie resultiert. Auch bei Morbus Refsum sind kardiale Manifestationen häufiger beschrieben, insbesondere Rhythmusstörungen und plötzlicher Herztod. Bei diesem Krankheitsbild sind therapeutische Ansätze durch Zufuhr phytanarmer Nahrung und in schweren Fällen durch Plasmapherese möglich. Die kardiale Therapie ist symptomorientiert.

Kohlenhydratstoffwechselstörungen. Enzymdefekte sind die Ursache verschiedener Formen von Glykogenosen, von denen die Pompe-Glykogenose (Typ II) in ihrer infantilen Variante durch früh auftretende myokardiale Insuffizienz in ihrem Verlauf bestimmt wird. Auch die Erwachsenenform führt zu zunehmender Einschränkung der Herzleistung. Dagegen haben die Glykogenose Forbes (Typ III) ebenso wie die Aminopektinose (Typ IV) nur selten eine kardiale Insuffizienz zur Folge. In Einzelfällen ist eine Herzinsuffizienz bei Mukoviszidosen Typ I Pfaundler-Hurler und Typ II Hunter beschrieben. Auch hierbei sind nur symptomatische Möglichkeiten der Therapie gegeben.

Endomyokardfibrose (Hypereosinophiliesyndrom)
Die Endokarditis parietalis fibrolastica, erstmals 1936 von Löffler beschriebe, ist ein Ausdruck einer kardialen Beteiligung bei einem Hypereosinophiliesyndrom. Typisch ist eine Obliteration der Spitzenregion des rechten und/oder linken Ventrikels, die durch eine Endomyokardfibrose und appositionelle Thromben bedingt ist.

Die Therapie ist symptomatisch und zielt in 1. Linie auf eine Senkung der Eosinophilenzahl. Medikament der Wahl ist Prednisolon (1 mg/kgKG pro Tag). Alternativ stehen Cytarabin und 6-Thioguanin zur Verfügung. Wegen der Gefahr embolischer Komplikationen empfiehlt sich eine orale Antikoagulation. In sehr schweren Fällen muss eine endokardiale Dekortikation bzw. eine Laserablation des Endokards in Erwägung gezogen werden. Bei schweren Klappeninsuffizienzen ist ein Mitral- bzw. Trikuspidalklappenersatz beschrieben.

2.7.5 Myokardbeteiligung bei neuromuskulären Erkrankungen

Progressive Muskeldystrophie. Die progressive Muskeldystrophie vom Typ Duchenne ist auch unter kardiologischen Gesichtspunkten durch einen prognostisch ungünstigen Verlauf gekennzeichnet. Die Mehrzahl der betroffenen Patienten erreicht nicht das 25. Lebensjahr. Kardiale Symptome bestehen in Herzinsuffizienz und/oder Störungen der Reizbildung und Erregungsleitung. Histologisch findet sich im Myokard eine Fibrose neben Atrophie, sodass sich eine charakteristische elektrokardiographische Abweichung mit R-Überhöhung in V1 und tiefem Q in V5 und V6 nachweisen lässt. Vereinzelt werden auch Störungen im AV-Knoten und im His-Bündel beobachtet. Eine kausale Therapie der autosomal rezessiven Erkrankung ist nicht bekannt. Die Behandlung ist also symptombezogen. Es muss auf eine besondere Empfindlichkeit gegenüber Muskelrelaxanzien hingewiesen werden. Betablocker können ebenso wie Verapamil eine gestörte AV-Überleitung verstärken.

Dystrophia myotonica. Bei dieser autosomal dominanten Muskelerkrankung überwiegen Leitungsstörungen, z. T. mit Adams-Stokes-Symptomatik, gegenüber einer kardialen Insuffizienz. Die Häufigkeit einer kardialen Beteiligung wird auf 30–85 % geschätzt, wobei die große Diskrepanz z. T. auf die Auswertung in verschiedene Krankheitsphasen zurückgeht. Eine symptomatische Therapie bei Leitungsstörungen bradykarden Typs und bei dem Syndrom des kranken Sinusknotens ist durch Schrittmacherimplantation möglich. Herzglykoside und auch Antiarrhythmika sind durch eine höhere Quote von unerwünschten Wirkungen in ihrer Anwendung eingeschränkt.

Myasthenia gravis pseudoparalytica. Histologisch werden bei Myastheniekranken relativ oft entzündliche Infiltrate im Myokard beobachtet, die auf den immunpathologischen Entstehungsprozess zurückgeführt werden. Die Behandlung der Myasthenie mit Prostigmin hat in einigen Fällen auch Tachykardie und Störungen der Erregungsrückbildung im EKG günstig beeinflusst. Betablocker dagegen, ebenso wie Lidocain und andere Antiarrhythmika, können die myasthenischen Symptome zu verstärken.

Friedreich-Ataxie. Die höchste Inzidenz unter den genetisch determinierten neuromuskulären Erkrankungen hat die Friedreich-Ataxie. Kardiale Insuffizienz oder Rhythmusstörungen mit plötzlichem Herztod sind bei 50–75 % aller Patienten die Todesursache. Die Lebenserwartung übersteigt selten das 40. Lebensjahr.

In der Mehrzahl liegt eine hypertrophische Kardiomyopathie vor. Vereinzelt sind auch dilatative Kardiomyopathien beschrieben. Entsprechend der vorherrschenden Symptomatologie einer hypertrophen Kardiomyopathie sind Betablocker zur Behandlung vielfach angewandt worden. Neuerdings werden Calciumantagonisten wie bei der primären hypertrophen Kardiomyopathie bevorzugt. Diese Therapie hat auf den neurologischen Prozess keinen negativen Einfluss, sodass eine zeitlich begrenzte Besserung des kardialen Status erwartet werden kann.

2.7.6 Toxische Kardiomyopathien

Die Zahl toxischer Substanzen mit myokardialer Rückwirkung ist außerordentlich groß. Sie lässt sich sowohl bei Pharmaka mit primärem kardialen Angriffspunkt wie auch bei solchen mit extrakardialer Indikation nachweisen. Die Schädigungsmuster beziehen sich z. T. auf allergische Erscheinungen, z. T. sind sie Ausdruck einer gesteigerten Irritabilität. Schließlich spielen Überdosierungen eine erhebliche Rolle.

Toxische Wirkungen werden darüber hinaus von zahlreichen Gruppen von Genuss- und Umweltgiften, Schwermetallen, Aerosolen, Lösungsvermittlern und weiteren in der chemischen Industrie verwendeten Substanzen mit kardiotoxischer Potenz ausgelöst. Aus dieser großen Gruppe seien 2 Substanzklassen behandelt, die aufgrund ihrer häufigen Anwendung größere Bedeutung besitzen: Antrazykline, die als Zytostatika verwandt werden, und Alkohol als Beispiel für toxische Wirkungen von Genussmitteln (▶ unten).

Antrazyklinkardiomyopathie

Kardiotoxische Effekte lassen sich unmittelbar nach Gabe von Adriamycin nachweisen. Sie bilden sich bei einmaliger Gabe nach wenigen Tagen zurück. Die Langzeittherapie lässt eine eindeutige Korrelation zwischen der verabreichten Gesamtdosis und der prozentualen Häufigkeit einer toxischen Myokardschädigung vom Typ einer dilatativen Herzinsuffizienz erkennen. Bei einer Gesamtdosis von 400 mg/m²KO wird die Häufigkeit auf 2 %, bei einer Gesamtdosis von 700 mg/m²KO dagegen auf 20 % geschätzt. Die Erfahrung haben zu der Empfehlung geführt, eine Gesamtdosis von 400–500 mg/m²KO nicht zu überschreiten. Höhere Dosen können nur bei engmaschigen Kontrollen verantwortet werden. Für Daunorubicin gelten die gleichen Gesichtspunkte.

Für die Behandlung kardialer Symptome gelten die genannten Gesichtspunkte. Neuere Mitteilungen stellen eine protektive Wirkung von Calciumantagonisten und Betablockern zur Diskussion.

Alkoholkardiomyopathien

Grundlagen

Die akute Zufuhr größerer Alkoholmengen wirkt am gesunden Herzen negativ inotrop und vermag Rhythmusstörungen auszulösen. Bei vorgeschädigtem Myokard kann die Wirkung bis zur manifesten Herzinsuffizienz gesteigert sein. Auch Rhythmusstörungen können unter diesen Bedingungen bedrohliche Formen annehmen. Die häufig am Wochenende erfolgende Zufuhr größerer Alkoholmengen hat zum Begriff „Holiday-Heart-Syndrom" geführt.

Die **alkoholinduzierte Kardiomyopathie** wird als chronische Herzmuskelerkrankung definiert, die in ausgeprägten Fällen mit einer Ventrikeldilatation einhergeht und in ihrer Symptomatologie von der DCM klinisch nicht unterschieden werden kann. Charakteristisch sind Herzinsuffizienz und Rhythmusstörungen. Als toxische Grenzdosis wird ein täglicher Konsum von >80 g über

Jahre angesehen. Unklar ist bisher, warum nur etwa 1 % der chronischen Alkoholiker an einer Alkoholkardiomyopathie erkrankt.

Therapie

Basis der Therapie ist eine strikte **Alkoholkarenz**. Die Einhaltung solcher Empfehlungen bedarf häufig des Einsatzes systematischer psychosozialer Rehabilitationsmaßnahmen, deren Erfolgsquote zwischen 30 und 50 % schwankt. Spezielle therapeutische Maßnahmen orientieren sich symptombezogen an dem aufgeführten Stufenplan. Es besteht eine Neigung zu thromboembolischen Komplikationen, sodass bei nachgewiesenen Thromben, bei Vorhofflimmern und stattgehabten Embolien sowie bei stark dilatierten Ventrikeln oder Vorhöfen – sofern der Alkoholkonsum zwischenzeitlich sicher eingestellt wurde – eine **Dauerantikoagulanzientherapie** indiziert ist.

2.7.7 Physikalische Einwirkungen auf das Herz

Hitze, Unterkühlung und Strahleneinwirkungen lösen bestimmte Schädigungsmuster am Herzen aus. Längere Kälteeinwirkung, z. B. bei Schlafmittelintoxikationen, verursacht AV-Überleitungsstörungen, die bei komplexen Formen die Gabe von Antiarrhythmika notwendig machen. Durch Strahlenwirkungen kommt eine Myokardfibrose zustande, die selten eine Herzinsuffizienz, häufig aber eine verminderte Belastbarkeit und Extrasystolien auslöst.

2.7.8 Weitere myokardiale Erkrankungen

Die Zahl der weiteren Krankheitsformen mit myokardialer Beteiligung ist durch die bisher genannten Formen nicht ausgeschöpft. Bei Diabetikern ist neben der Neigung zu koronarer Herzkrankheit auch eine diabetische Kardiomyopathie beobachtet worden, wahrscheinlich auf der Basis einer Mikroangiopathie mit verminderter Herzleistung. Als weiteres Charakteristikum besteht bei etwa 20 % der Diabetiker eine autonome Neropathie mit Tachykardie und starrer Herzfrequenz. Dabei kommen auch vermehrt Fälle mit plötzlichem Herztod vor.

Die Therapie besteht in einer sorgfältigen Einstellung der Diabetes und symptomatisch wirksamen kardiotherapeutischen Maßnahmen bzw. grundsätzlich in der Therapie des Grundleidens (z. B. bei endokrin bedingten Kardiomyopathien), die auch imstande ist, die kardialen Symptome zu beseitigen. Mangelernährungen mit Defizit an Nahrungseiweiß und überwiegender Kohlenhydraternährung ebenso wie Kardiomyopathien durch Vitamin-B_1-Mangel kommen in Ländern mit höherem sozioökonomischem Standart nicht vor, spielen aber in Entwicklungsländern noch eine große Rolle. Vitamin- und Proteinzufuhr stellen die Basistherapie dar.

2.7.9 Sekundäre restriktive Kardiomyopathien

Amyloidose

Grundlagen

Die Amyloidose ist eine Systemerkrankung, bei der in zahlreichen Organen durch interstitielle Ablagerung von Amyloidfibrillen normale Gewebestrukturen zerstört werden. Eine kardiale Beteiligung tritt überwiegend bei der primären Amyloidose auf und wird zu 30–35 % gesehen. 40 % dieser Patienten sind herzinsuffizient. Im Gegensatz zur senilen systemischen Amyloidose und den sekundären Erkrankungsformen besitzt die primäre Amyloidose mit einer mittleren Lebenserwartung von 9 Jahren nach Diagnose eine schlechtere Prognose. Bei familiären, auf einer Mutation des Transthyretins (Präalbumin) beruhenden Formen ist das Herz zu ca. 30 % betroffen. Die Amyloidablagerungen finden sich vorzugsweise zwischen den Myozyten, in den Papillarmuskeln und im Endokard. Die Herzklappen sind häufig fokal verdickt. Auch die Koronargefäße können lumeneinengende interstitielle Amyloideinlagerungen im Bereich der Media und Adventitia aufweisen. Da überwiegend die kleineren Gefäße betroffen sind, zeigt die Koronarangiographie trotz pektanginöser Beschwerdesymptomatik häufig einen unauffälligen Befund.

Klinik. Meist sind Patienten über 30 Jahre betroffen. Die klinische Symptomatik ist zunächst gering. Im fortgeschrittenen Stadium, abhängig vom Grad der Amyloidinfiltration, besteht eine diastolische Funktionsstörung mit den typischen Zeichen einer Rechtsherzinsuffizienz. Pektanginöse Beschwerden sind sowohl auf die Mikroangiopathie als auch auf Obliterationen epikardialer Koronargefäße zurück zu führen. Eine bei 10–15 % der Patienten bestehende Hypotonie wird auf eine sekundäre Infiltration des autonomen Nervensystems zurückgeführt, die wohl auch für weitere Symptome wie Synkopen, Durchfälle, fehlendes Schwitzen oder Impotenz verantwortlich verantwortlich ist. Therapierefraktäre supraventrikuläre und ventrikuläre Arrhythmien sind nicht selten. Atrioventrikuläre Leitungsstörungen und arrhythmiebedingte plötzliche Todesfälle wurden v. a. bei der familiären Amyloidose beschrieben.

Therapie und Verlauf

Die mittlere Lebenserwartung ist vom Amyloidosetyp abhängig und beträgt bei der AL-Amyloidose ca. 2 Jahre. Eine spezifische Behandlung besteht nicht. Therapeutisch werden insbesondere alkylierende Substanzen wie **Melphalan** und **Corticosteroide**, seltener **Colchicin** eingesetzt. Während eine Interferonmonotherapie keine Vorteile bringt, scheint der Verlauf in Kombination mit einer hochdosierten Dexamethasongabe günstiger zu sein. Durch die zugrunde liegende systemische Erkrankung mit zahlreichen Organmanifestationen bleiben die Ergebnisse der Herztransplantation beim AL-Typ der Amyloidose unbefriedigend. Familiäre, auf einer Transthyretinfehlbildung beruhende Formen profitieren in Einzelfällen von einer Lebertransplantation.

Die kardiale Therapie mit Glykosiden vermag in der Regel nur für eine begrenzte Zeit die Symptomatik zu bessern oder die Progression zu verlangsamen. Prinzipiell sollte der Einsatz von Glykosiden jedoch nur selten zurückhaltend erfolgen, da bei kardialer Amyloidose sehr häufig unter Digitalistherapie vermehrt schwere Rhythmusstörungen beobachtet werden. Bei ausreichendem systolischem Druck (>100 mmHg) ist ein Versuch mit arteriell wirksamen Vasodilatanzien zur Verminderung der Nachlast angezeigt. Diuretika und venös wirksame Vasodilatanzien vermindern den Füllungsdruck, sodass in der Mehrzahl eine Verminderung des Auswurfvolumens resultiert. In Einzelfällen ist auch das Reizleitungssystem von Amyloideinlagerungen betroffen, sodass bei höhergradiger Blockierung des AV-Knotens oder bei einem Syndrom des kranken Sinusknotens eine Schrittmacherapplikation erwogen werden muss.

Sarkoidose

Grundlagen

Die Sarkoidose (Morbus Boeck) ist eine systemische Erkrankung unklarer Ätiologie mit überwiegend pulmonalem Befall mit pulmonaler Fibrose und Hypertonie und einer hieraus resultierenden Rechtsherzinsuffizienz. Eine kardiale Mitbeteiligung lässt sich im autoptischen Material in ca. 25% nachweisen. Klinisch wird sie aber nur in ca. 5% der Patienten diagnostiziert.

Klinik. Die häufigsten Manifestationen sind Herzrhythmusstörungen, plötzlicher Herztod und Linksherzinsuffizienz. Dem plötzlichen Herztod, der häufigsten Todesursache der kardialen Sarkoidose (bis 65%), liegen etwa zu gleichen Teilen tachykarde ventrikuläre Rhythmusstörungen sowie AV-Blockierungen zugrunde. Häufig besteht Vorhofflimmern. Die chronische Linksherzinsuffizienz mit dem klinischen Bild einer dilatativen Kardiomyopathie ist mit 39% der Fälle die zweithäufigste Erscheinungsform der myokardialen Sarkoidose, umgekehrt ist jedoch die Sarkoidose mit 0,5–1% eine seltene Diagnose bei klinisch vermuteter dilatativer Kardiomyopathie.

Therapie

Die symptomatische Therapie richtet sich nach der klinischen Manifestation der Erkrankung. Besteht eine ausgeprägte Herzinsuffizienz, wird therapiert wie in ▢ Tabelle 2-1 beschrieben. Bei Arrhythmien erfolgt, je nach Natur der Rhythmusstörungen, die Gabe von Antiarrhythmika, Schrittmacher- oder ICD-Systemen.

Die Indikation zur hochdosierten Corticoidstherapie ist bei kardialer Manifestation der Sarkoidose unbestritten und kann zu deutlichen Verbesserungen führen. Prednisolon wird zunächst für 6 Wochen in einer Dosierung von 1 mg/kgKG pro Tag gegeben. Hieran schließt sich eine Dauerbehandlung mit 0,25 mg/kgKG pro Tag für 1 Jahr an.

Bei Verschlechterung der Symptomatik nach Corticoidreduktion kann eine erneute Erhöhung auf 1 mg/kgKG pro Tag Prednisolon mit anschließendem Ausschleichen der Dosierung erfolgen. Bei steroidrefraktärer Symptomatik kann ergänzend eine niedrig dosierte Gabe von Methotrexat, Cyclophosphamid oder Azathioprin erwogen werden. Hierbei handelt es sich aber um experimentelle Therapieansätze ohne gesicherte Indikation. Histopathologisch führen Steroide bei einem Teil der Patienten zu einem Abheilen der Granulome, jedoch kommt es u. U. zur Ausbildung narbiger Aneurysmata.

Hämochromatose

Grundlagen

Die primäre idiopathische Hämochromatose ist eine autosomal rezessive Eisenspeicherkrankheit mit überwiegender Manifestation in Haut, Leber, Pankreas, Gonaden und dem Herzen. Sie tritt bevorzugt bei Frauen nach dem 50. Lebensjahr auf. Sekundäre Formen resultieren aus einer Störung der Hämoglobinsynthese mit ineffektiver Erythropoetinsynthese oder werden nach massiven Bluttransfusionen gesehen. Die erhöhte Eisenresorption und Eisenablagerung führt zu einem zirrhotischen Umbau der betroffenen Organe. Im Myokard finden sich eine Eisenspeicherung vorzugsweise im sarkoplasmatischen Retikulum der Myozyten und im Erregungsleitungssystem. Eine kardiale Beteiligung wird bei rund einem Drittel der Erkrankten angenommen. Es kann eine dilatative oder restriktive Kardiomyopathie entstehen. Die Prognose ist bei Bestehen einer ausgeprägten diastolischen Funktionsstörung schlechter als bei den überwiegend systolischen Myokardschädigungen. 30% der Patienten versterben an den Folgen der Herzbeteiligung.

Klinik und Diagnostik. Herzinsuffizienz, supraventrikuläre und ventrikuläre Arrhythmien und Blockbilder sind die häufigsten kardialen Symptome. Echokardiographie, CT oder MRT geben oftmals entscheidende diagnostische Hinweise bei milden Verlaufsformen. Eine Wandhypertrophie kann bei ca. 40% der Patienten vorliegen. Gesichert wird die Organmanifestation durch die Myokardbiopsie.

Therapie

Die symptomatische Therapie der Herzinsuffizienz und der Rhythmusstörungen wird dem führenden Beschwerdebild angepasst und unterscheidet sich nicht von kardialen Krankheitsbildern.

Aderlass. Aderlässe sind die Therapie der Wahl bei der primären Krankheitsform. Pro 500 ml Blut werden etwa

250 mg Eisen entfernt. Die Therapie muss zunächst konsequent bis zum Absinken des Serumeisens oder Auftreten einer Anämie fortgeführt werden, danach als Dauertherapie mit Aderlässen in größeren Abständen. Durch diese Behandlung gelingt auch eine ausreichende Mobilisierung des abgelagerten Eisens für die Neubildung des Hämoglobins. Die Gabe von Chelatkomplexbildner wie Deferoxamin kann die kardiale Funktionsstörung bei Patienten mit sekundärer Hämochromatose verbessern. In therapierefraktären Fällen besteht die Indikation zur Herztransplantation.

Löffler-Endokarditis

Grundlagen

Die Loeffler-Endokarditis ist eine rasch progrediente Erkrankung mit deutlicher Eosinophilie des Blutes (50 % der Patienten), Arteriitis und Neigung zur Thrombenbildung. Ihre Ätiologie ist nicht bekannt. Ein Zusammenhang mit leukämischen Erkrankungen (ca. 25 %), parasitären Infektionen oder allergischen und autoimmunologischen Reaktionen sowie einer Medikamentenunverträglichkeit wird diskutiert. Eine kardiale Beteiligung liegt bei 70–80 % der Patienten mit diesem Syndrom vor. Betroffen sind v. a. Männer (9:1) zwischen 20 und 50 Jahren. Beide Ventrikel sind betroffen, insbesondere die Herzspitze und der subvalvuläre Ausflusstrakt. Die Erkrankung verläuft in mehreren Stadien. Im Bereich des entzündlich veränderten Endokards und der intramuralen Zellnekrosen bilden sich teilweise ausgeprägte thrombotische Ablagerungen.

Pathologisch-histologisch findet man zusätzlich eine obliterative Endarteriitis und Periarteriitis der intramuralen Koronararterien. Letztlich führen die chronische Entzündung und reparative fibrotische Prozesse zu einer teilweise ausgeprägten Verdickung des Endokards mit diastolischer Funktionsstörung im Sinne einer restriktiven (obliterativen) Kardiomyopathie.

Therapie

Aufgrund der im terminalen Stadium irreversiblen Myokardveränderungen und der mit einer 3-Jahres-Letalität von 80–95 % schlechten Prognose der unbehandelten Fälle ist ein frühzeitiger Therapiebeginn wichtig. Im frühen Stadium zeigt sich ein teilweise gutes Ansprechen der Peri-/Myokarditis auf Glucocorticoide, ggf. in Kombination mit Hydroxycarbamid oder Vincaalkaloiden. Bei Therapieversagern wird eine Kombinationstherapie mit Cytarabin und 6-Thioguanin empfohlen. Positive Berichte, allerdings mit nur wenigen behandelten Patienten, liegen auch über eine Behandlung mit rekombinantem α-Interferon vor.

Die symptomatische Behandlung der Herzinsuffizienz erfolgt mit Digitalis, Diuretika und Nachlastsenkern. Zur Prävention thromboembolischer Komplikationen ist eine Antikoagulation mit Cumarinderivaten, ggf. in Kombination mit Plättchenaggregationshemmern, stets anzuraten. Ausgeprägte, zur therapierefraktären Herzinsuffizienz führende fibrotische Veränderungen und hochgradige Klappenvitien müssen chirurgisch versorgt werden. Die perioperative Letalität der Endokardresektion ist mit jedoch 20–30 % belastet.

Evidenz der Therapieempfehlungen

	Evidenzgrad	Therapieempfehlung
Dilatativ/entzündliche Kardiomyopathie (Kap. 1)		
ACE	A	I
Betablocker	A	I
Diuretika	A	I
Diuretika + ACE	C	IIa
Aldosteronantagonisten	B	I
Aldosteronantagonisten + ACE	A	I
AT$_1$-Rezeptorenblocker	B	IIa
AT$_1$-Rezeptorenblocker bei ACE-Unverträglichkeit	A	I
AT$_1$-Rezeptorenblocker + ACE	B	IIb
Isosorbiddinitrat	A	IIb
Isosorbiddinitrat bei ACE-Unverträglichkeit	B	I
Glykoside	B	I
Calciumantagonist	A	keine Indikation
α-Blocker	B	IIb
Antikoagulation	C	IIa

	Evidenzgrad	Therapieempfehlung
Antiarrhythmika	B	IIb (Ausnahme Vorhofflimmern)
ICD	B	I
Assist-Device	C	IIa
HTX	A	I
Positiv-inotrope Substanzen	C	
	A	I (kurzzeitig)
keine Indikation (chronisch)		
Resynchronisation	A	IIa
Immunadsorption	C	IIa
Immunsuppression	C	IIa
Interferon	C	IIa
Hypertrophe Kardiomyopathie		
Calciumantagonisten (Verapamil)	A	I
Betablocker	A	I
Diuretika	C	I
Disopyramid	C	IIa
Amiodaron	C	IIa
Glykoside	C	keine Indikation (Ausnahme Spätstadium mit LV-Dilatation und eingeschränkter LV-Funktion)
ICD	B	I (bei Synkopen oder ventrikulären Tachykardien)
PTSMA	B	I (bei entsprechendem Gradienten)
Arrhythmogene rechtsventrikuläre Dysplasie (antiarrhythmische Therapie)		
Klassi-I-Antiarrhythmika	B	I
Klasse-III-Antiarrhythmika	C	I
ICD	C	IIa
Hochfrequenzablation	C	IIa
Nichtinfektiöse entzündliche Herzmuskelerkrankungen		
Penicillin	A	I
Kortikosteroide	A	I
Salicylsäurederivate	B	IIa
Rezidivprophylaxe (Tabelle 2-5)	A	I
Allergische Myokarditis (Kortikosteroide)	C	IIa
Endomyokardfibrose (Kortikosteroide)	C	I
Endomyokardfibrose (Cytarabin/6-Thioguanin)	C	IIa
Amyloidose (Melphalan)	C	IIa
Amyloidose (Kortikosteroide)	C	IIc
Sarkoidose (Kortikosteroide)	C	I
Sarkoidose (Methotrexat)	C	IIa
Sarkoidose (Cyclophosphamid)	C	IIa
Sarkoidose (Azathioprin)	C	IIa
Hämochromatose (Aderlass)	C	IIa
Hämochromatose (Deferroxamin)	C	IIa
Eosinophile Myokarditis (Kortikosteroide)	B	I

Leitlinien – Adressen – Tipps

Leitlinien der Fachgesellschaften für die Behandlung der chronischen Herzinsuffizienz

Remme WJ, Swedberg K (2001) Guidelines for the diagnosis and treatment of heart failure: Task Force for the Diagnosis and Treatment of Chronic Heart Failure, European Society of Cardiology. Europ Heart J 22: 1527–1560

Hoppe UC, Erdmann E (1998) Leitlinien zur Therapie der chronischen Herzinsuffizienzzt. Kardiol 87: 645–661

European Society of Cardiology: Guidelines for Diagnosis and Management of Heart Disease (Leitlinien der ESC für das Fachgebiet der Kardiologie):
www.escardio.org/scinfo/guidelines.htm?3110GL

Internetadressen

Deutsche Gesellschaft für Kardiologie; Hinweis auf Verantstaltungen, Fortbildungen, Kongresse, Stipendien und Leitlinien für das Fachgebiet der Kardiologie: www.dgkardio.de

American College of Cardiology; Hinweis auf Verantstaltungen, Fortbildungen, Kongresse, Stipendien und Leitlinien für das Fachgebiet der Kardiologie: www.acc.org

American Heart Association; Hinweis auf Verantstaltungen, Fortbildungen, Kongresse, Stipendien und Leitlinien für das Fachgebiet der Kardiologie: www.americanheart.org

European Society of Cardiology; Hinweis auf Verantstaltungen, Fortbildungen, Kongresse, Stipendien und Leitlinien für das Fachgebiet der Kardiologie: www.escardio.org

National Library of Medicine („Medline"); Literaturdatenbank für die Fachgebiete der Medizin: www.ncbi.nlm.nih.gov/entrz/query.fcgi

Literatur

Abrahams J et al. (2002) ACC/AHA/NASPE 2002 Guideline update for implantation of cardiac pacemakers and antiarrhythmia devices: ACC: www.acc.org; AHA: www.americanheart.org; NASPE: www.naspe.org

Boekstegers P, Steinbigler P, Molnar A, Schwaiblmair M, Becker A, Knez A, Haberl R, Steinbeck D (2001) Pressure-guided nonsurgical myocardial reduction induced by small septal infarctions in hypertrophic obstructive cardiomyopathy J Am Coll Cardiol 38: 846–853

Betocchi S, Losi MA, Piscione F, Boccalatte M, Pace L, Golino P, Perrone-Filardi P, Briguori C, Franculli F, Pappone C, Salvatore M, Chiariello M (1996) Effects of dual-chamber pacing in hypertrophic cardiomyopathy on left ventricular outflow tract obstruction and on diastolic function. Am J Cardiol 77: 498–502

Cazeau S, Leclercq C, Lavergne T, Walker S, Varma C, Linde C, Garrigue S, Kappenberger L, Haywood GA, Santini M, Bailleul C, Daubert JC (2001) Effects of multisite biventricular pacing in patients with heart failure and intraventricular conduction delay. N Engl J Med 344: 873–380

Demakis JG, Rahimtoola SH, Sutton GC, Meadows WR, Szanto PB, Towbin JR, Gunnar RM (1971) Natural course of peripartum cardiomyopathy. Circulation 44: 1053–1060

Fontaine G, Fontaliran F, Hebert JL, Chemla D, Zenati O, Lecarpentier Y, Frank R (1999) Arrhythmogenic right ventricular dysplasia. Annu Rev Med 50: 17–35

Hoppe UC, Erdmann E (1998) Leitlinien zur Therapie der chronischen Herzinsuffizienzzt. Kardiol 87: 645–661

Kühl U, Noutsias M, Seeberg B, Schultheiss HP (1996) Immunohistological evidence for a chronic intramyocardial inflammatory process in dilated cardiomyopathy. Heart 75: 295–300

Kühl U, Pauschinger M, Schultheiß HP (1997) Neue Konzepte zur Diagnostik der entzündlichen Herzmuskelerkrankung. Dtsch Med Wschr 122: 690–698

Kühl U, Pauschinger M, Schwimmbeck PL, Seeberg B, Lober C, Noutsias M, Poller W, Schultheiß HP (2003) Interferon-β-treatment eliminates cardiotropic viruses and improves left ventricular dysfunction in patients with myocardial persistence of viral genomes and left ventricular dysfunction. Circulation 107: 2793–2798

Maron BJ, Gardin JM, Flack JM, Gidding SS, Kurosaki TT, Bild ED (1995) Prevalence of hypertrophic cardiomyopathy in a general population of young adults. Echocardiographic analysis of 4111 subjects in the CARDIA study. Circulation 92: 785–791

Noutsias M, Seeberg B, Schultheiß HP, Kühl U (1999) Expression of cell adhesion molecules in dilated cardiomyoppathy – Evidence for endothelial activation in dilated cardiomyopathy. Circulation 99: 2124–2131

Pauschinger M, Bowles NE, Fuentes-Garcia FJ, Pham V, Kühl U, Schwimmbeck PL, Schultheiss HP, Towbin JA (1999a) Detection of adenoviral genome in the myocardium of adult patients with idiopathic left ventricular dysfunction. Circulation 99: 1348–1354

Pauschinger M, Doerner A, Kühl U, Schwimmbeck PL, Poller W, Kandolf R, Schultheiss HP (1999b) Enteroviral RNA replication in the myocardium of patients with left ventricular dysfunction and clinically suspected myocarditis. Circulation 99: 889–895

Pitt B, Zannad F, Remme WJ et al. (1999) The effect of spironolactone on morbidity and mortality in patients with severe heart failure. Randomized Aldactone Evaluation Study Investigators [see comments]. N Engl J Med 341: 709–717

Pitt B, Poole-Wilson PA, Segal R et al. (2000) Effect of losartan compared with captopril on mortality in patients with symptomatic heart failure: randomised trial – the Losartan Heart Failure Survival Study ELITE II. Lancet 355: 1582–1587

Remme WJ, Swedberg K (2001) Guidelines for the diagnosis and treatment of heart failure: Task Force for the Diagnosis and Treatment of Chronic Heart Failure, European Society of Cardiology. Eur Heart J 22: 1527-1560

Richardson P, McKenna W, Bristow M, Maisch B, Mautner BJOC, Olsen E, Thiene G, Goodwin J, Gyarfas I, Martin I, Nordet P (1996) Report of the 1995 World Health Organization/International Society and Federation of Cardiology Task Force on the definition and classification of cardiomyopathies. Circulation 93: 841–842

Schulte HD, Gramsch-Zabel H, Schwartzkopff B, Gams E (1999) [Hypertrophic cardiomyopathy (HCM). Surgical vs. drug therapy]. Z Kardiol 88: 163–172

Schultheiss HP, Pauschinger M, Dörner A, Kühl U, Bilger J, Schwimmbeck PL (1998) Entzündliche Herzmuskelerkrankungen. In: Ganten D, Ruckpaul K (Hrsg) Handbuch der molekularen Medizin, Bd Herz-Kreislauf-Erkrankungen. Springer, Berlin Heidelberg, S 111–146

Seggewiss H, Faber L, Gleichmann U (1999) Percutaneous transluminal septal ablation in hypertrophic obstructive cardiomyopathy. Thorac Cardiovasc Surg 47:94–100

Spirito P, Seidman CE, McKenna WJ, Maron BJ (1997) The management of hypertrophic cardiomyopathy. N Engl J Med 336: 775–785

Wichter T, Borggrefe M, Haverkamp W, Chen X, Breithardt G (1992). Efficacy of antiarrhythmic drugs in patients with arrhythmogenic right ventricular disease. Results in patients with inducible and noninducible ventricular tachycardia. Circulation 86:29–37

Zobel C, Deutsch HJ, Schwinger RHG, Erdmann E (2000) Peripartale Kardiomyopathie – Pathophysiologie, Diagnostik und aktuelle Therapie. Dtsch Med Wschr 125:90–94

3 Akute kardiale Dyspnoe und Lungenödem

W. von Scheidt

3.1 **Grundlagen** – 63

3.2 **Therapie** – 65
3.2.1 Vasodilatanzien – 66
3.2.2 Akute Diurese – 67
3.2.3 Venöse Staubinden – 68
3.2.4 Opioide – 68
3.2.5 Beseitigung der arteriellen Hypoxämie – 68
3.2.6 Kausaltherapie – 69

Literatur – 70

Das kardiogene Lungenödem ist eine lebensbedrohliche Situation mit massiver akuter Dyspnoe. Es entsteht durch einen erhöhten hydrostatischen Druckgradienten zwischen Lungenkapillaren und Alveolen infolge eines erhöhten Lungenkapillardruckes. Eine Vielzahl kardiovaskulärer Erkrankungen kann sich erstmals oder nach längerem Bestehen als Lungenödem manifestieren. Die Diagnostik darf bei klinischem Verdacht auf ein Lungenödem sofortige Therapiemaßnahmen nicht verzögern. Primäre Therapieziele bei kardiogenem Lungenödem sind rasche Anhebung des arteriellen Sauerstoffpartialdruckes, Senkung des Lungenkapillardruckes und Linderung der quälenden Luftnot. Dies wird erreicht durch Sauerstoffgabe, medikamentösen oder maschinellen Volumenentzug, medikamentöse Vor- und Nachlastsenkung, Sedierung, ggf. maschinelle Beatmung und rasche Therapie der auslösenden Ursache, wie z. B. akuter Myokardinfarkt, hypertensive Krise, Mitralklappeninsuffizienz.

3.1 Grundlagen

Der Begriff Lungenödem beschreibt, unabhängig von der auslösenden Ursache, einen Zustand stark erhöhter extravasaler Lungenflüssigkeit infolge eines Missverhältnisses zwischen kapillärer Filtration und lymphatischem Abtransport. In fast allen Fällen ist die Filtration pathologisch erhöht. Häufigste Ursache hierfür ist ein erhöhter hydrostatischer Druckgradient zwischen Lungenkapillaren und Alveolen infolge eines erhöhten Lungenkapillardrucks. Dies kennzeichnet das **kardiogene Lungenödem** (Allison 1991; Erdmann 2000; Williams et al. 1998). Hiervon abzugrenzen ist das Lungenödem infolge einer Kapillarpermeabilitätsstörung (**nichtkardiogenes Lungenödem,** ARDS; (Allison 1991; Williams et al. 1998) (◘ Übersicht 3-1). Die Stadien des kardiogenen Lungenödems sind in ◘ Übersicht 3-2 aufgeführt. Die klinische Symptomatik des Lungenödems ist in ◘ Übersicht 3-3 skizziert, die Differenzialdiagnose der akuten Dyspnoe in ◘ Übersicht 3-4.

Übersicht 3-1
Pathogenese des kardiogenen und nichtkardiogenen Lungenödems

- **Filtration ↑:**
  - *Hydrostatischer Druckgradient Kapillare – Alveole ↑:*
    - Lungenkapillardruck ↑ („kardiogenes Lungenödem"), bei allen Zuständen mit Linksherzinsuffizienz (z. B. Hypertonie, dekompensiertem Aortenvitium, Mitralinsuffizienz, dilatativer Kardiomyopathie, koronarer Herzkrankheit), bei Mitralstenose, Hypervolämie jeder Genese, venookklusiver Lungenerkrankung
    - intraalveolärer Druck ↓, z. B. bei Bronchusstenosen, nach Pleurapunktion
  - *Kolloidosmotischer Druck des Plasmas ↓[a]:*
    - Hypoproteinämie bzw. Hypalbuminämie (nephrotisches Syndrom, alimentärer Eiweißmangel, eiweißverlierende Enteropathie, allgemeine Überwässerung bei Niereninsuffizienz)
  - *Kapillarpermeabilität ↑ („Permeabilitätsödem", ARDS):*
    - Toxine und Noxen bei Sepsis, Schock, Trauma, Verbrauchskoagulopathie, Urämie, Viruspneumonie, Medikamente (z. B. Barbiturate, Acetylsalicylsäure, Nitrofurantoin, Histamin, Glitazone), Heroin, Magensaftaspiration, Reizgasinhalation, Strahlenpneumonitis

- **Lymphabstrom ↓[a]:**
  - venöse Hypertonie (Rechtsherzinsuffizienz jeder Genese, Perikardkonstriktion), Mediastinalprozesse, Lymphangiosis

- **Unterschiedliche Ursachen:**
  - Katecholaminexzess/Sympathikusaktivierung (z. B. Höhenlungenödem, neurogenes Lungenödem, Phäochromozytom), nach Kardioversion, nach extrakorporaler Zirkulation, Eklampsie, bei Überdosierung von Narkotika (sowohl Injektions- als auch Inhalationsnarkotika), Ödem nach Lungentransplantation, Marathonlauf, Hypoglykämie

[a] Als alleinige Ursache eines Lungenödems kaum wirksam

> **Übersicht 3-2**
> **Stadien des kardiogenen Lungenödems**
>
> — *Stadium 1:* erhöhte Filtration → konsekutive Erhöhung des Lymphabflusses (bis zu 10fach; normal 20 ml/h); extravasale Lungenflüssigkeit nicht erhöht
> — *Stadium 2:* interstitielles Ödem peribronchovaskulär, später perialveolär
> — *Stadium 3:* intraalveoläres Ödem (Pulmonalkapillardruck > 28 mmHg)

> **Übersicht 3-3**
> **Symptomatik des Lungenödems**
>
> — Tachypnoe > 25/min
> — Hypoxämie, Zyanose
> — feuchte (evtl. zusätzlich trockene) Rasselgeräusche bis hin zu Distanzrasseln, schaumiger Auswurf (cave: keine feuchten Rasselgeräusche bei interstitiellem Ödem)
> — Blutdruck variabel (je nach Ursache und Dauer des Ödems)
> — Tachykardie
> — Unruhe, Angst, Schwitzen

> **Übersicht 3-4**
> **Differenzialdiagnose der akuten Dyspnoe**
>
> — kardiogenes Lungenödem
> — Permeabilitätslungenödem
> — Asthma bronchiale
> — Lungenembolie
> — akute, ausgedehnte Pneumonie
> — Atelektase großer Lungenanteile
> — Pneumothorax
> — Pleuraerguss
> — Hämatothorax
> — Mediastinalemphysem
> — Fremdkörperaspiration
> — Reizgasinhalation
> — zentralnervöse Störungen (z. B. zerebraler Insult)
> — neuromuskuläre Störungen
> — akute Epiglottitis
> — Glottisödem
> — psychogene Dyspnoe

grobblasigen Rasselns (in Extremfällen bis hin zum Distanzrasseln) sowie röntgenologisch eine diffuse interstitielle und alveoläre Transparenzminderung.

Diagnostik. Diagnostische Maßnahmen dürfen bei klinisch begründetem Verdacht auf ein kardiogenes Lungenödem sofortige Therapiemaßnahmen nicht verzögern und müssen ggf. zeitversetzt erfolgen. Die primären diagnostischen Maßnahmen im Rahmen der intensivmedizinischen Betreuung umfassen problemorientierte, rasche Erhebung der Anamnese oder Fremdanamnese, körperliche Untersuchung, insbesondere kardiale und pulmonale Auskultation, Blutgasanalyse, Röntgen-Thorax-Untersuchung, EKG, transthorakale, ggf. transösophageale (Doppler-)Echokardiographie sowie Picco- oder Swan-Ganz-Katheter.

Mögliche Ursachen des kardiogenen Lungenödems sind in ◘ Übersicht 3-5 aufgeführt. Als häufigste Ursachen werden hypertensive Krise, tachyarrhythmisches Vorhofflimmern und akutes Koronarsyndrom beobachtet (Edoute et al. 2000; Gandhi et al. 2001).

> **Übersicht 3-5**
> **Ursachen des kardiogenen Lungenödems (Auswahl)**
>
> — **Akute Erkrankung, häufig keine vorangegangenen Dyspnoeattacken:**
>   – akuter Myokardinfarkt
>   – akute Myokarditis
>   – akute Mitralinsuffizienz (z. B. Segelausriss bei Prolaps, Papillarmuskeldysfunktion oder -ruptur bei Myokardinfarkt, Endokarditis)
>   – akute Aorteninsuffizienz (z. B. Endokarditis, Aortendissektion)
>   – Kunstklappendysfunktion
> — **Kardiovaskuläre Vorerkrankung meist bekannt:**
>   – systolische Dysfunktion: koronare Herzkrankheit (global: ischämische CMP; regional: Narbe, Aneurysma), dilatative CMP, hypertensive Krise, dekompensiertes Hochdruckherz, hypertroph obstruktive CMP, metabolisch-toxische CMP (Alkohol, negativ inotrope Pharmaka), Aortenstenose und -insuffizienz, Mitralinsuffizienz
>   – diastolische Dysfunktion: koronare Herzkrankheit, hypertrophe CMP (primär, sekundär), hypertroph obstruktive CMP, infiltrative CMP (z. B. Amyloid), restriktive CMP, Mitralstenose, pendelndes Vorhofmyxom
>   – rhythmogen: extreme bzw. lang anhaltende Tachykardie (z. B. Tachyarrhythmia absoluta, Kammertachykardie), extreme Bradykardie
>
> CMP: Kardiomyopathie

Klinik. Bei voll ausgebildetem alveolärem Lungenödem leidet der Patient unter ausgeprägtester Dyspnoe und zeigt den typischen Auskultationsbefund eines fein- bis

3.2 Therapie

Therapieziele. Primäre Therapieziele in der Behandlung des kardiogenen Lungenödems sind eine rasche Erhöhung des arteriellen Sauerstoffpartialdrucks (p_aO_2) bzw. der O_2-Transportkapazität (Produkt aus Hämoglobingehalt des Blutes, O_2-Sättigung und Herzzeitvolumen), eine deutliche Senkung des Lungenkapillardrucks und eine Linderung der subjektiv quälenden Dyspnoe. Kontraindiziert sind beim unkomplizierten Lungenödem daher alle Mittel, die den arteriellen oder venösen Blutdruck, das zentrale Blutvolumen und die Herzfrequenz steigern. Die möglichen Maßnahmen zum Erreichen der primären Therapieziele sind in ◘ Übersicht 3-6 aufgeführt.

Übersicht 3-6
Allgemeiner Behandlungsplan bei kardiogenem Lungenödem

- **Vorlastsenkung und Volumenentzug:**
  - *mechanisch:*
    - Aufsetzen (ohne eigene muskuläre Haltearbeit „Herzbettposition")
    - Volumensequestration mit Staubinden an Extremitäten
    - Hämofiltration
  - *medikamentös (venöse Vasodilatation, Diurese):*
    - Nitroglycerin: sublingual 0,4–1,6 mg (z. B. Nitrolingual Kps. à 0,8 mg; Nitrolingual-Spray, 1 Dosis = 0,4 mg); i. v. 1–6 mg/h
    - Molsidomin: i. v.-Bolus 2–4 mg (z. B. Corvaton Amp. à 2 mg), Infusion 1–6 mg/h
    - Furosemid: 40–80 mg i. v. über 1–2 min (z. B. Lasix Amp. à 20, 40 mg)
    - Morphin: 3–10 mg i. v. über ca. 3 min (Amp. à 10, 20 mg).

- **Oxygenierung:**
  - Sauerstoff über Nasensonde oder Maske
  - CPAP-Masken-Spontanatmung
  - maschinelle Beatmung mit PEEP

- **Sedierung:**
  - Morphin (► oben).

- **Kombinierte Vor- und Nachlastsenkung (Senkung des Pulmonalkapillardrucks und des systemischen Gefäßwiderstands):**
  - Nitroprussidnatrium: Infusion beginnen mit 0,2 µg/kgKG/min, alle 3–5 min steigern um ca. 0,2–0,5 µg/kgKG/min bis auf 1–6 µg/kgKG/min unter Blutdruckkontrolle
  - Urapidil: akut 12,5–50 mg i. v. (z. B. Ebrantil Amp. à 50 mg),
  - Enalapril[a]: akut 1,25 mg über 5 min i. v. (z. B. Xanef Amp. à 1,25 mg)
  - Nifedipin[a]: p. o. 10 mg (z. B. Adalat 10, Kapsel zerbeißen, Inhalt schlucken), Infusion 1–6 mg/h
  - Nitrendipin[a]: 5 mg p. o. (z. B. Bayotensin akut, Phiole à 1 ml)

- **Kausaltherapie, z. B.:**
  - Antihypertensiva bei hypertensiver Krise
  - Katecholamine und Vasodilatanzien bei systolischer Myokardinsuffizienz
  - Antiarrhythmika bzw. Digitalis bei Tachykardie/ Tachyarrhythmia absoluta
  - negative Bilanzierung bei Überwässerung
  - interventionelle kardiologische Maßnahmen, z. B. Lyse oder PTCA bei akutem Myokardinfarkt, PTCA bei akutem Myokardinfarkt mit kardiogenem Schock, intraaortale Ballonpumpe bei medikamentös therapierefraktärem Pumpversagen
  - herzchirurgische Intervention, z. B. Klappenchirurgie

[a] insbesondere bei hypertensivem Lungenödem

Stufenplan für die Therapie. Nach Verbesserung des p_aO_2 und Senkung des Lungenkapillardrucks sind weiterführende kausaltherapeutische Schritte erforderlich nach Maßgabe der diagnostizierten kardialen Ursachen. Ein Stufenplan zur Therapie des kardiogenen Lungenödems ist in ◘ Tabelle 3-1 wiedergegeben.

Bei leichten Formen des Lungenödems sind Aufsetzen des Patienten möglichst ohne eigene muskuläre Haltearbeit, O_2-Zufuhr über Nasensonde oder besser Maske mit 4–8 l/min, 0,4–1,6 mg Nitroglycerin p. o. sowie 20–80 mg Furosemid i. v. ausreichend. Führen diese Maßnahmen nicht innerhalb von 15 min zu deutlicher Besserung, sollte neben einer intravenösen Nitroglycerinzufuhr (1–6 mg/h je nach arteriellem Blutdruck), erneuter Furosemidgabe, Morphinapplikation (3–10 mg i. v.), eine Überdruck-Masken-Spontanatmung (CPAP: continuous positive airway pressure) erfolgen.

Bei unzureichendem Effekt wird eine maschinelle Hämofiltration durchgeführt. Bei akuter lebensbedrohlicher Hypoxämie (ausgeprägte Zyanose, somnolenter Patient) bzw. Ineffizienz obengenannter Maßnahmen ist die endotracheale Intubation mit Beginn einer maschinellen Beatmung unter Verwendung eines positiven endexspiratorischen Drucks (PEEP) notwendig. Durch die genannten Therapieschritte sollten der $p_aO_2 > 60$–70 mmHg bzw. die arterielle Sauerstoffsättigung $> 95\%$ liegen und eine deutliche Senkung des Lungenkapillardrucks auf Werte um 15–20 mmHg unter Erhalt stabiler Kreislaufverhältnisse

Tabelle 3-1. Stufentherapie des kardiogenen Lungenödems. Primäre Ziele: $p_aO_2 > 60$ mmHg, gesenkter Pulmonalkapillardruck < 18 mmHg mit stabilem Kreislauf, subjektiv deutliche Minderung der Dyspnoe

Stufe I	aufrechte Körperposition O_2-Nasensonde/-Maske 4–8 l/min Nitroglycerin p.o. 0,8–1,6 mg Furosemid i.v. 40–80 mg Kausaltherapie
Stufe II	Nitroglycerininfusion 1–6 mg/h Furosemid wiederholen Morphin 3–10 mg i.v. CPAP-Masken-Spontanatmung maschinelle Hämofiltration Kausaltherapie
Stufe III	maschinelle Beatmung mit PEEP Kausaltherapie

erreicht werden. Bei Vorliegen einer primären diastolischen Dysfunktion als Lungenödemursache (Übersicht 3-5) sollte aufgrund der stärkeren Vorlastabhängigkeit des Schlagvolumens die Reduktion des Lungenkapillardrucks vorsichtiger erfolgen. Die Therapiemaßnahmen bei kardiogenem Lungenödem werden nachfolgend im Einzelnen erläutert.

3.2.1 Vasodilatanzien

Überwiegend venöse Vasodilatanzien

Die Anwendung venodilatierender Pharmaka hat sich besonders beim Lungenödem als Folge einer akuten Linksherzinsuffizienz bewährt (Allison 1991; Cotter G et al. 2001). Die hämodynamischen Wirkungen von venösen Vasodilatanzien wie Nitroglycerin oder Molsidomin sind bei Patienten mit Linksherzinsuffizienz different von den Wirkungen bei solchen ohne Funktionsstörungen des linken Ventrikels.

Wirkmechanismus. Im Gegensatz zum Gesunden kommt es beim herzinsuffizienten Patienten auch bei ausgeprägter Senkung des zur Nutzung des Frank-Starling-Mechanismus stark erhöhten Lungenkapillardrucks, d.h. linksventrikulären Füllungsdrucks, zunächst nicht zu einer Abnahme der linksventrikulären Auswurfleistung. Der suffiziente Ventrikel und der Ventrikel mit isolierter diastolischer Dysfunktion hingegen reagieren aufgrund des intakten Frank-Starling-Mechanismus auf eine vergleichbare Vorlastminderung mit einer deutlichen Abnahme der Auswurfleistung des linken Ventrikels (von Scheidt 2000b). Das Risiko der Vorlastsenkung ist daher umso geringer, je insuffizienter der linke Ventrikel ist.

Risiken der Vorlastsenkung. Gefährlich wird jedoch eine Vorlastsenkung des insuffizienten Ventrikels bei normalem oder nur gering erhöhtem Füllungsdruck. Hierbei wird durch die Vorlastminderung die Auswurfleistung des linken Ventrikels so weit vermindert, dass Zeichen des Vorwärtsversagens mit Organminderdurchblutung und konsekutiven Symptomen eintreten (Schwindel, Synkope, prärenales Nierenversagen, Schock).

> **Praxistipp**
> Die Vorlastsenkung bei Linksherzinsuffizienz sollte daher Pulmonalkapillardruckwerte von etwa 15 mmHg nicht unterschreiten.

Dosierung der Vasodilatanzien. Bei niedriger Dosierung von Nitroglycerin (0,4–0,8 mg sublingual oder 1 mg/h i.v.) bleibt der arterielle Mitteldruck in der Regel unbeeinflusst, eine höhere Dosierung (3 mg/h i.v.) bewirkt zusätzlich eine arterioläre Vasodilatation (Verminderung der kardialen Nachlast) mit der Gefahr der arteriellen Hypotonie. Darüber hinaus kann eine nitratinduzierte Verstärkung einer arteriellen Hypoxämie infolge Vergrößerung des pulmonalen Rechts-Links-Shunts beobachtet werden. 3–5 min nach sublingualer Applikation von 0,8–1,6 mg Nitroglycerin sinkt der linksventrikuläre Füllungsdruck um 30–50 %.

Alternativ zu Nitroglycerin kann Molsidomin i.v. mit vergleichbarer Wirkung eingesetzt werden (Übersicht 3-6). Repetitive i.v.-Bolus-Gaben von Isosorbiddinitrat (3–4 mg alle 4 min, Ziel: O_2-Sättigung > 96 %, Abbruch bei Abfall des systolischen Blutdrucks < 110 mmHg oder > 30 %) erwiesen sich als effektiver als BiPAP-Spontanatmung (BiPAP: biphasischer positiver Atemwegsdruck) ohne Nitratgaben (Sharon et al. 2000).

Arterielle Vasodilatanzien

Wirkmechanismus. Die Nachlastminderung verdient bei der Therapie des kardialen Lungenödems deshalb besondere Beachtung, weil mit ihr eine Steigerung der Herzleistung unter Entlastung des linksventrikulären Myokards möglich wird. Durch arterielle Vasodilatation (nur diese Determinante der Wandspannung lässt sich schnell und ausgiebig beeinflussen) kommt es aufgrund der sinkenden systolischen Wandspannung des linken Ventrikels zu einer verbesserten Auswurfleistung. Der myokardiale O_2-Verbrauch sinkt, Ausmaß und Geschwindigkeit der Kontraktion nehmen zu bei gleicher Inotropie. Der Nutzen der arteriellen Vasodilatation ist umso größer, je höhergradiger die Myokardinsuffizienz ist, da der Zuwachs an Schlagvolumen bei identischer Nachlastminderung (gleiche Drucksenkung) umso größer ist, je stärker die Kontraktilitätseinschränkung ist (von Scheidt 2000b). Die kombinierte venöse und arterielle Vasodilatation führt somit zu einer Vorlastsenkung mit Minderung der

Luftnot und gleichzeitig zu einer Zunahme der kardialen Auswurfleistung.

Verfügbare Präparate. Prinzipiell kommen alle Vasodilatanzien als Nachlastsenker in Frage, man beschränkt sich jedoch auf wenige Substanzen, die als gemeinsame Charakteristika zuverlässige Wirkung, gute Steuerbarkeit – also schnell einsetzender und kurz dauernder Effekt – und wenige Nebenwirkungen besitzen. Als balancierte venöse und arterielle Vasodilatanzien mit vergleichbarer Nachlast- und Vorlastsenkung stehen intravenös applizierbar mit guter Steuerbarkeit Nitroprussidnatrium, der α-Adrenozeptor-Antagonist Urapidil sowie der ACE-Hemmer Enalapril zur Verfügung, als überwiegend arterieller Vasodilatator Nifedipin (◘ Übersicht 3-6). Urapidil, Enalapril und Nifedipin sind v. a. bei hypertensiver Ursache des Lungenödems sinnvoll einsetzbar (▶ hierzu Therapie der hypertensiven Krise, Kap. 15).

Bei Lungenödem und drohendem kardiogenem Schock sind schwerpunktmäßig rasch wirkende und gut steuerbare positiv inotrope Pharmaka (Dopamin, Dobutamin, Adrenalin) einzusetzen (▶ Kap. 4 und ◘ Übersicht 3-7).

Übersicht 3-7
Differenzialindikation für venöse und/oder arterielle Vasodilatanzien und positiv inotrope Pharmaka bei kardiogenem Lungenödem

- Lungenödem, normoton:
  - Nitroglycerin
  - Molsidomin

- Lungenödem, hypertensiv:
  - Nitroglycerin
  - Urapidil
  - Enalapril
  - Nifedipin
  - Nitroprussidnatrium

- Lungenödem und kardiogener Schock:
  - (Nitroglycerin)
  - Katecholamine
  - intraaortale Ballonpumpe (IABP)

- Lungenödem bei akuter Aorten-/Mitralinsuffizienz, Ventrikelseptumdefekt bei Infarkt:
  - Nitroprussidnatrium
  - IABP
  - Notfalloperation

3.2.2 Akute Diurese

Rasch wirksame Schleifendiuretika

Verfügbare Präparate:
- Furosemid 0,5–1,0 mg/kgKG (z. B. Lasix, Amp. à 20 oder 40 mg), ggf. nach 20 min eine weitere Einzeldosis oder als Dauerinfusion (maximal 4 mg/min i. v., maximal 100 mg/h bzw. 1,5 g pro Tag)
- Etacrynsäure (Hydromedin, Injektionsflasche à 50 mg)
- Piretanid (12 mg i. v., Arelix Amp. à 6 oder 12 mg)
- Torasemid (10–40 mg i. v., Unat Amp. à 10 mg)

Wirkmechanismus. Die i.v.-Injektion bewirkt in der Regel durch die Hemmung der Natriumrückresorption im aufsteigenden Schenkel der Henle-Schleife eine massive Diurese innerhalb von 15–30 min. Durch die massive Diurese wird das intravasale Flüssigkeitsvolumen in der Lunge vermindert, ebenso die Lungengefäßdrucke und der zentrale Venendruck mit Besserung der Dyspnoe und Stunden später konsekutiver Reduktion des extravasalen Flüssigkeitsvolumens. Bei der Anwendung von Furosemid ebenso wie von Etacrynsäure tritt die Senkung des Lungenkapillardrucks bereits nach 5–15 min. ein, d. h. vor der diuretischen Wirkung. Dies weist auf extrarenale Wirkungen im Sinne einer vergrößerten Volumenkapazität des Niederdrucksystems hin. So lässt sich innerhalb von 5–15 min eine Abnahme des Pulmonalkapillardrucks um 25 % noch ohne Einsetzen eines diuretischen Effektes nachweisen. Das Plasmavolumen nimmt ab, der Hämatokrit und der kolloidosmotische Druck können zunehmen.

 Cave
Bei Patienten im Schock, bei Thromboembolie und bei klinisch manifesten zerebralen Durchblutungsstörungen sollte man mit akut-diuretischen Maßnahmen zurückhaltend sein.

Hämofiltration

Durchführung. Die Hämofiltration ist eine ideale und sehr wirksame Methode zur Flüssigkeitselimination. Zwischen einem arteriellen und einem venösen Verweilkatheter oder zwischen 2 venösen Verweilkathetern wird eine wasserdurchlässige Filterkapillare durch den arteriovenösen Druckunterschied bzw. durch eine Rollerpumpe perfundiert (Blumenstein 1994). Hierbei entsteht wie in den Glomerula der Nieren ein „Ultrafiltrat". Die stündlich abfiltrierte Menge liegt in der Größenordnung von 500–1000 ml. Dies erfordert eine kontinuierliche, genau bilanzierte Substitution von Flüssigkeit, Elektrolyten und Bicarbonat, ohne die schon in wenigen Stunden eine bedrohliche Hypovolämie, Hypokaliämie und Azidose entstünden. Diese Therapieform ist nur unter intensivmedizinischer Betreuung durchführbar.

Indikation. Die Indikation zur Hämofiltration ist gegeben, wenn einerseits trotz Einsatz von O_2 einschließlich CPAP-Spontanatmung, Nitroglycerin und intravenöser Diuretikatherapie keine Besserung der Hypoxämie eintritt, andererseits noch keine sofort beatmungspflichtige Hypoxämie besteht (◘ Tabelle 3-1). Durch venovenöse Hämofiltration mittels Rollerpumpe ist ein Flüssigkeitsentzug von bis zu 3 l in 2–3 h möglich mit einer Senkung des Lungenkapillardrucks um 40 % bei konstantem arteriellem Druck und Herzindex, Abnahme der intrapulmonalen Shunt-Fraktion und konsekutiv deutlicher Besserung der Hypoxämie. Bei ausgeprägtester Linksherzinsuffizienz mit beginnendem kardiogenem Schock sind dem Flüssigkeitsentzug jedoch hämodynamische Grenzen gesetzt.

3.2.3 Venöse Staubinden

Bläst man an 4 Extremitäten alternierend (d. h. simultan an jeweils 3 Extremitäten) Blutdruckmanschetten jeweils nicht länger als 15–20 min bis zu einem Druck etwa 10 mmHg unterhalb des diastolischen Blutdrucks auf, so führt dies zu merklichen Änderungen der Blutverteilung mit Verminderung der Blutüberfüllung in der Lunge. Die Verminderung der zirkulierenden Blutmenge beträgt etwa 600 ml. Es empfiehlt sich aber, die Staubinden beim Abschluss der Behandlung nicht gleichzeitig zu lösen, da durch den vermehrten Blutrückstrom zum Herzen die Gefahr des Ödemrezidivs besteht. Ein weiterer Nachteil ist die Akkumulation und Einschwemmung saurer Stoffwechselprodukte. Dieses Verfahren ist nur gerechtfertigt als Erstversorgung in Ermangelung besserer Therapieoptionen.

3.2.4 Opioide

Wirkmechanismus. Morphin oder Morphinderivate sind aufgrund ihres sedierenden und euphorisierenden Effektes beim akuten Lungenödem hilfreich, um die Unruhe und Angst des Patienten zu dämpfen. Morphin führt darüber hinaus zu einer venösen Vasodilatation und damit zu einer Senkung des Lungenkapillardrucks. Kontraindikationen für Morphin sind der akute Asthmaanfall, die chronische respiratorische Globalinsuffizienz, Niereninsuffizienz (Akkumulation des in der Leber konjugierten Morphins) und akute zerebrale Durchblutungsstörungen.

Dosierung. Die Dosis der i.v.-Injektion von Morphin bei Lungenödem sollte unter Kontrolle von Blutdruck und Atemfrequenz (Gefahr der Atemdepression) 3–10 mg über etwa 3–5 min betragen und ggf. in 15-minütigen Abständen maximal 2-mal wiederholt werden (Allison 1991). Wegen des additiven Effektes auf die Vorlastminderung sollte es nicht zeitgleich mit Furosemid injiziert werden. Als Antagonist steht **Naloxon** zur Verfügung.

3.2.5 Beseitigung der arteriellen Hypoxämie

Sauerstoff

Neben den genannten Maßnahmen, die im Wesentlichen über eine Senkung des Lungenkapillardrucks die Hypoxämie positiv beeinflussen, ist die kontinuierliche O_2-Zufuhr obligat. Die Zufuhr erfolgt über eine Nasensonde oder besser über Maske. Hierbei können inspiratorische O_2-Konzentrationen von etwa 35 % bei 4 l O_2/min über Nasensonde bis hin zu 80 % bei 8–10 l O_2/min über Maske erzielt werden. Der O_2-Fluss sollte daher nicht weniger als etwa 3–4 l/min betragen. Die Maßnahme bezweckt eine Erhöhung des p_AO_2 (alveolärer O_2-Partialdruck) und somit bei gegebener erhöhter alveoloarterieller Sauerstoffdifferenz einen Anstieg des p_aO_2 (arterieller O_2-Partialdruck).

> **Praxistipp**
> In den meisten Fällen herrscht bei akutem kardialem Lungenödem eine Partialinsuffizienz mit Hypokapnie und Hyperventilation vor. Die Gefahr einer sauerstoffbedingten Atemdepression mit nachfolgender Hyperkapnie fällt deshalb nicht ins Gewicht.

Hohe O_2-Konzentrationen können die Bildung von Resorptionsatelektasen und Sauerstoffradikalen fördern, Makrophagen aktivieren und die Granulozytenaggregation in der Lunge steigern (Slutsky 1994). Zusätzlich wird der mukoziliäre Apparat beeinträchtigt mit der Gefahr der Steigerung der Bronchialverschleimung.

Überdruckspontanatmung

Durchführung. Es hat sich in der Behandlung des Lungenödems als außerordentlich hilfreich erwiesen, die O_2-Zufuhr mit einem positiven Atemwegsdruck zu verbinden (CPAP: continuous positive airway pressure). Die **CPAP-Spontanatmung** setzt eine fest sitzende Nasen-, besser Mund-Nasen-Atemmaske voraus und kann nur bei kooperativen und wachen Patienten durchgeführt werden. Ein positiver Druck von 15 cm H_2O sollte nicht überschritten werden, um die Atemarbeit des Patienten nicht unnötig zu erschweren und eine Hyperinflation zu vermeiden. Eine **BiPAP-Atmung** (BiPAP: bilevel positive airway pressure) mit einem inspiratorischen Überdruck von etwa 10–20 cm H_2O bei variabler Druckanstiegsgeschwindigkeit und einem exspiratorischen Überdruck von etwa 5 cm H_2O ist vorzuziehen, da sie dem Patienten die Atemarbeit erleichtert und zu einer verbesserten Oxygenierung führt (Mehta et al. 1997; Tobin 2001).

Wirkung. Es erfolgt durch Erhöhung der funktionellen Residualkapazität eine Vergrößerung der Gasaustauschfläche. Durch Öffnen bzw. endexspiratorisches Offenhalten schlecht oder nicht ventilierter Alveolen wird das Ventilations-Perfusions-Mitmatch verbessert mit konsekutiver Abnahme des intrapulmonalen Shunts. Die Lungencompliance wird erhöht, da zum Insufflieren großer Alveolen nach dem Laplace-Gesetz weniger Druck erforderlich ist (Slutsky 1994; Tobin 1994, 2001). Darüber hinaus kommt es auch bei fehlender Abnahme des Filtrationsdrucks zumindest zu einer Flüssigkeitsredistribution vom intra- und perialveolären Raum zum peribronchovaskulären Raum. Die Kombination von O_2-Zufuhr mit CPAP- oder BiPAP-Masken-Spontanatmung hat sich im Vergleich zur alleinigen O_2-Zufuhr als effektiver erwiesen, mit rascherer Reduktion der Atemfrequenz und rascherem Anstieg der arteriellen O_2-Konzentration (Mehta et al. 1997). Hierdurch lassen sich die Intubation und maschinelle Beatmung häufiger vermeiden.

Maschinelle Beatmung mit PEEP

Kriterien für die Einleitung der maschinellen Beatmung. Besteht trotz aller genannten Maßnahmen die respiratorische Insuffizienz fort mit Orthopnoe, Zyanose, beginnender Bewusstseinseintrübung, so sind – neben einer erneuten Überprüfung der Diagnose und der mitwirkenden Kausalfaktoren – die Intubation des Patienten und die maschinelle Beatmung mit PEEP (positiver endexspiratorischer Atemwegsdruck) unter Analgosedierung, ggf. zusätzlicher Muskelrelaxation, indiziert. Als funktionelle Richtwerte zur Einleitung einer künstlichen Beatmung werden, unter kritischer Würdigung der individuellen klinischen Situation, angegeben (Burchardi et al. 2000; Slutsky 1994; Tobin 2001):
- Atemfrequenz > 30/min
- Atemzugvolumen < 7 ml/kgKG
- Vitalkapazität < 12 ml/kgKG
- p_aCO_2 > 55 mmHg
- p_aO_2 bei Raumluft < 50–55 mmHg
- p_aO_2 bei reiner Sauerstoffatmung < 100–200 mmHg

Wirkung. Bei akuter Linksherzinsuffizienz bewirkt die künstliche Beatmung neben einer Erhöhung des intraalveolären Drucks in der Regel eine Senkung des systemischen und pulmonalen Gefäßwiderstandes sowie der Drucke im Niederdrucksystem und im Gefolge davon eine Besserung der arteriellen Hypoxämie, ggf. mit einem Anstieg des Herzzeitvolumens.

Durchführung. Die konkrete Durchführung der künstlichen Beatmung ist absolut individuell und richtet sich nach den repetitiv zu messenden Veränderungen des Gasaustauschs. Bezüglich der Einzelheiten der Beatmungspraxis wird auf die entsprechende Literatur verwiesen (Burchardi et al. 2000; Slutsky 1994; Tobin 2001).

Bei Lungenödem wird aufgrund der pathophysiologischen Überlegungen zwingend eine PEEP-Beatmung durchgeführt mit einem endexspiratorischen positiven Druck von 5–15 cm H_2O. Hierdurch wird die arterielle Hypoxämie aufgrund der genannten Mechanismen verbessert.

Die PEEP-Beatmung kann in variablem Ausmaß zu einer Senkung des Herzzeitvolumens führen. Die rechtsventrikuläre Vorlast nimmt ab, die rechtsventrikuläre Nachlast nimmt zu, die linksventrikuläre Füllung wird durch eine diastolische Septumvorwölbung zum linken Ventrikel hin erschwert. Bei Myokardinsuffizienz ist jedoch eine Vorlastabnahme nicht von einer übermäßigen Abnahme des Schlagvolumens gefolgt, darüber hinaus führt eine Senkung des transmuralen Aortendrucks zur Nachlastsenkung mit konsekutiv positiver Auswirkung auf das Schlagvolumen. Bei PEEP-Beatmung muss daher beachtet werden, dass die Hypoxämieverbesserung nicht durch eine übermäßige Abnahme des Herzzeitvolumens erkauft wird, da die O_2-Transportkapazität und damit die O_2-Versorgung der Gewebe von beiden Größen gleichermaßen abhängt. Ständige Kontrollen von p_aO_2 und Herzzeitvolumen sind zur Optimierung beider Größen daher unerlässlich.

> **Praxistipp**
> Arterielle Sauerstoffdruckwerte um 60–70 mmHg sind hierbei ausreichend, da sie eine vollständige Hämoglobinsättigung mit O_2 garantieren.

Wesentliche Nebenwirkung der PEEP-Beatmung ist neben der Abnahme des Herzzeitvolumens das Barotrauma mit Ausbildung eines Pneumothorax oder Pneumomediastinums.

Relative Kontraindikationen der PEEP-Beatmung sind Emphysem, Hypovolämie, kardiogener Schock und pulmonal-vaskuläre Hypertonie.

3.2.6 Kausaltherapie

Nach den geschilderten Erstmaßnahmen zur Senkung des Pulmonalkapillardrucks und Beseitigung der Hypoxämie muss umgehend gemäß der in Übersicht 3-5 aufgeführten differenzialdiagnostischen Möglichkeiten eine Kausaltherapie eingeleitet werden:
- Bei der akuten myokardialen Linksherzinsuffizienz mit oder ohne kardiogenen Schock stehen Katecholamine (Dopamin, Dobutamin, Adrenalin), Diuretika und Vasodilatanzien (Übersicht 3-6, 3-7) an 1. Stelle. Bei unzureichendem Therapieeffekt sind mechanische Kreislaufunterstützungsverfahren (intraaortale Ballonpumpe, linksventrikuläre Assistsysteme) zu erwägen.
- Reperfusionsmöglichkeiten bei akutem Myokardinfarkt (Lyse oder Akut-PTCA) sollten voll ausgeschöpft werden. Der Patient im kardiogenen Schock bei akutem Myokardinfarkt muss zur Abschätzung einer potenziellen PTCA-Option umgehend koronarangiographiert werden.

- Digitalisglykoside sind beim Lungenödem bei Vorhofflimmern mit schneller Überleitung indiziert.
- Insbesondere bei Mitralstenose mit Lungenödem sind frequenzsenkende Maßnahmen (Betablocker, Digitalisglykoside, Verapamil) essenziell zur Verlängerung der Diastolendauer. In der Nachsorge ist bei einer Mitralstenose die operative Beseitigung des Strömungshindernisses anzustreben.
- Das Lungenödem im Verlauf von hypertonen Krisen verschiedener Genese spricht gut auf blutdrucksenkende Medikamente (◘ Übersicht 3-6) und auf eine akute Diurese an. Positiv inotrope Pharmaka sind in dieser Situation nicht indiziert.

Spezielle Therapiemaßnahmen. Wesentlich ist die Erkennung von Ursachen, die eine spezielle Therapiemaßnahme fordern. Beispiele sind die Notfalloperation oder Valvuloplastie bei dekompensierter Aortenstenose mit Lungenödem und kardiogenem Schock, die akute Klappenchirurgie bei Mitralsegelausriss unterschiedlicher Genese oder bei akuter Aorten- oder Mitralinsuffizienz im Rahmen einer Endokarditis, der operative Verschluss eines Ventrikelseptumdefekts bei Infarkt, die Akutoperation (oder Lysetherapie bei fehlender Operabilität) einer durch akute Thrombosierung stenosierten Kunstklappe.

Die Abgrenzung einer primär diastolischen Funktionsstörung als Lungenödemursache (◘ Übersicht 3-5) ist notwendig zur Einleitung der adäquaten Differenzialtherapie, die neben der oben erwähnten vorsichtigen medikamentösen Vorlastsenkung den Verzicht auf positiv inotrope Pharmaka zugunsten der Verwendung von Calciumantagonisten vom Verapamiltyp, von Betablockern und evtl. von ACE-Hemmern bei Relaxationsstörung umfasst (von Scheidt 2000).

Wie schon erwähnt, ist beim akuten Nierenversagen eine Herzinsuffizienz nicht die einzige Ursache des Lungenödems. Die Beseitigung der allgemeinen Überwässerung (hypotone Hyperhydratation) durch Wasserentzug (akute Diurese, Hämofiltration, extrakorporale Dialyse mit Ultrafiltration) und die sorgfältige Beachtung der ausgeglichenen Flüssigkeitsbilanz gehören hier zu den Sofortmaßnahmen wie auch zur Prophylaxe weiterer Ödemattacken.

Leitlinien – Adressen – Tipps

Leitlinien und Internetadressen
Leitlinie zur apparativen Beatmung:
www.divi-org.de

Literatur

Allison RC (1991) Initial treatment of pulmonary edema: a physiological approach. Am J Med Sci 302: 385

Bersten AD, Holt AW, Vedig AE, Skowronski GA, Baggoley CJ (1991) Treatment of severe cardiogenic pulmonary edema with continuous positive airway pressure delivered by face mask. N Engl J Med 325: 1825

Blumenstein M (1994) Nierenersatzverfahren in der Intensivmedizin. In: Peter K, Lawin P, Briegel J (Hrsg) (1994) Intensivmedizin 1994, Bd 84. Thieme, Stuttgart

Burchardi H, Larsen R, Schuster (Hrsg) (2000) Intensivmedizin. Springer, Berlin Heidelberg

Cotter G, Kaluski E, Moshkovitz Y, Milovanov O, Krakover R, Vered Z (2001) Pulmonary edema: new insight on pathogenesis and treatment. Curr Opin Cardiol 16: 159

Edoute Y, Roguin A, Behar D, Reisner SA (2000) Prospective evaluation of pulmonary edema. Crit Care Med 28: 330

Erdmann E (Hrsg) (2000) Klinische Kardiologie, 5. Aufl. Springer, Berlin Heidelberg

Gandhi SK, Powers JC, Nomeir AM, Fowle K, Kitzman DW, Rankin KM, Little WC (2001) The pathogenesis of acute pulmonary edema associated with hypertension. N Engl J Med 344: 17

Hoffmann B, Welte T (1999) Die Anwendung einer nichtinvasiven, druckunterstützten Beatmung zur Behandlung des kardiogenen Lungenödems. Med Klin 94: 58

Mehta S, Jay GD, Woolard RH, Hipona RA, Connolly EM, Cimini DM, Drinkwine JH, Hill NS (1997) Randomized, prospective trial of bilevel vs. continuous positive airway pressure in acute pulmonary edema. Crit Care Med 25: 260

Scheidt W von (2000a) Diastolische Dysfunktion In: Erdmann E (Hrsg) Herzinsuffizienz, 2. Aufl. Wissenschaftliche Verlagsgesellschaft, Stuttgart

Scheidt W von (2000b) Vasodilatanzien. In: Erdmann E (Hrsg) Herzinsuffizienz, 2. Aufl. Wissenschaftliche Verlagsgesellschaft, Stuttgart

Sharon A, Shpirer I, Kaluski E, Moshkovitz Y, Krakover R, Vered Z, Cotter G (2000) High-dose intravenous isosorbide-dinitrate is safer and better tha BiPAP ventilation combined with conventional treatment for severe pulmonary edema. J Am Coll Cardiol 36: 832

Slutsky AS (1994) Consensus conference on mechanical ventilation – January 28–30, 1993 at Northbrook, Illinois, USA, Part I. Intensive Care Med 20: 64

Slutsky AS (1994) Consensus conference on mechanical ventilation – January 28–30, 1993 at Northbrook, Illinois, USA, Part II. Intensive Care Med 20: 150

Tobin MJ (1994) Mechanical ventilation. N Engl J Med 330: 1056

Tobin MJ (2001) Advances in mechanical ventilation. N Engl J Med 344: 1986

Williams JA, Hutson HR, Spears KL (1998) Dyspnea. In: Rosen P (ed) Emergency medicine – concepts and clinical practice, 4th edn. Mosby Year Book, St. Louis, p 1460

4 Schock und akute Kreislaufinsuffizienz

W. Seeger, H. D. Walmrath, H. G. Lasch

4.1	**Grundlagen**	– 72
4.2	**Allgemeine Therapieprinzipien**	– 74
4.2.1	Kausale Therapie – 74	
4.2.2	Frühzeitige symptomatische Therapie – 74	
4.2.3	Prophylaxe des (Multi-)Organversagens – 76	
4.3	**Spezielle Therapie** – 76	
4.3.1	Hypovolämischer Schock – 76	
4.3.2	Kardiogener Schock – 79	
4.3.3	Septischer Schock – 86	
4.3.4	Anaphylaktischer Schock – 92	
4.3.5	Weitere Formen des Schocks – 93	
4.4	**Prophylaxe des Multiorganversagens – Perspektiven**	– 94
	Literatur – 95	

Unter den verschiedenen Auslösern eines Schockgeschehens kommt der Sepsis besondere Bedeutung zu. Die schwere Sepsis und der septische Schock sind bei steigender Inzidenz auch heute noch mit einer inakzeptablen hohen Letalität von 40–60% verknüpft. Diesem Umstand wurde in den letzten Jahren durch eine Vielzahl von experimentellen und klinischen Untersuchungen Rechnung getragen, doch das Wissen um die pathophysiologischen Abläufe und die daraus resultierenden Therapieoptionen ist noch sehr lückenhaft, und zahlreiche neue Therapieansätze scheiterten regelhaft. Trotz dieser ernüchternden Bestandsaufnahme zeichnen sich aufgrund jüngster Studien möglicherweise neue Behandlungsoptionen ab. Eine multizentrische Phase-III-Studie (Bernard 2001) zur Effizienz einer Therapie mit aktiviertem Protein C (a-PC) wurde unlängst abgeschlossen. In dieser Studie wurde eine signifikante Senkung der Sterblichkeit in der a-PC-Behandlungsgruppe im Vergleich zur Kontrollgruppe erzielt. Bemerkenswert ist, dass mit dieser neuen Therapiemethode erstmals nach den vielen Therapieanstrengungen der letzten Jahre in einer multizentrischen Überprüfung die Prognose der Sepsis eindeutig verbessert werden konnte. Weitere klinische Daten, die gegenwärtig erhoben werden, werden hilfreich sein, um mögliche Indikationen für a-PC in der schweren Sepsis und im septischen Schock festzulegen.

Eine ähnliche Therapiestrategie, die in das Gerinnungssystem eingreift, stellt der Tissue Factor Pathway Inhibitor (TFPI) dar. Eine randomisierte, plazebokontrollierte Phase-II-Studie bei schwerer Sepsis, in der TFPI infundiert wurde, ist mittlerweile ausgewertet (Abraham 2000), und tendenziell zeigte sich in dieser Untersuchung in der Behandlungsgruppe eine Reduktion der Sterblichkeit am Tag 28. Eine internationale Phase-III-Studie prüft zur Zeit den Effekt von TFPI auf Morbidität und Letalität bei Patienten mit schwerer Sepsis.

Darüber hinaus konnte in 2 kleineren kontrollierten Studien (Bollaert et al. 1998; Briegel et al. 1999) bei Patienten mit therapierefraktärem septischem Schock durch eine Therapie mit 3-mal 100 mg Hydrocortison pro Tag über 5 Tage bzw. durch 1-mal 100 mg Hydrocortison, gefolgt von einer Dauerinfusion von 0,18 mg/kgKG/h für 5–10 Tage, eine signifikante Reduktion des Multiorganversagens und der Persistenz des septischen Schocks erzielt werden, und es zeigte sich ein Trend zu reduzierter Letalität. Für diese Ergebnisse werden einerseits eine relative Nebenniereninsuffizienz im Verlauf der Sepsis und andererseits antiinflammatorische Effekte diskutiert. Derzeit werden diese Beobachtungen in einer multizentrischen Phase-III-Studie überprüft.

4.1 Grundlagen

Als **Schock** definieren wir einen Zustand, in dem die zelluläre O_2-Aufnahme und/oder -Verwertung in zahlreichen Organsystemen einen durch den Bedarf vorgegebenen kritischen Schwellenwert unterschreitet. Hieraus kann im Extremfall ein Multiorganversagen resultieren.

Die Ursache für die allgemeine kritische Limitierung des zellulären aeroben Metabolismus (im Folgenden als O_2-Defizit bezeichnet) kann grundsätzlich auf 4 Ebenen liegen:

- **Pulmonaler Gasaustausch:** Ein ausreichender Übertritt von Sauerstoff in das die Lunge passierende Blut während der Lungenpassage ist nicht gewährleistet.
- **Makrozirkulation:** Der O_2-Transport in der Makrozirkulation ist kritisch reduziert. Essenzielle Faktoren hierfür sind: Pumpleistung des Herzens, intravasales Volumen und Sauerstofftransportkapazität (bestimmt durch Hämoglobin und O_2-Sättigung). Einen besonderen Aspekt stellt der relative Volumenmangel dar, charakterisiert durch inadäquate Gefäßweitstellung großer Strombahnareale (Distributionsstörung auf Makrozirkulationsebene).
- **Mikrozirkulation:** Die kapilläre Perfusion in zahlreichen Endstrombahngebieten ist – trotz ausreichender Makrozirkulation – kritisch eingeschränkt oder aufgehoben. Fehlverteilungen des Blutflusses in der Endstrombahn selbst (Distributionsstörung auf Mikrozirkulationsebene) und kapilläre Stasephänomene spielen hierbei eine wesentliche Rolle.
- **Zellstoffwechsel:** Trotz ausreichenden O_2-Angebotes über Makro- und Mikrozirkulation ist die zelluläre O_2-Verwertung gestört.

Aus dieser pathophysiologischen Grundlage ist ersichtlich, dass für ein Schockgeschehen einerseits unterschiedlichste Ursachen/Auslöser verantwortlich sind (◘ Übersicht 4-1), andererseits aber die Endstrecken des Geschehens unabhängig von der Ätiologie weitgehende Ähnlichkeiten aufweisen können. Ebenso werden folgende Aspekte deutlich:

- Entsprechend der unterschiedlichen Ätiologie kann sich ein Schockgeschehen perakut (z. B. Extremfall des Kreislaufstillstands) oder protrahiert über Stunden und Tage (z. B. schleichende Blutverluste) entwickeln.
- Je nach Ätiologie kann, muss aber nicht, das O_2-Defizit von einer Beeinträchtigung der Substratzufuhr (Glucose, Aminosäuren, Fette etc.) und des Abtransportes von Metaboliten des Zellstoffwechsels (z. B. CO_2) begleitet sein. Hieraus resultieren pathophysiologische Veränderungen, die das Bild des individuellen Schockgeschehens zusätzlich zum O_2-Defizit prägen.
- Ein Schockgeschehen kann sich primär auch auf mehreren Ebenen manifestieren, oder es tritt als Sekundärfolge ein (z. B. Mikrozirkulationsveränderungen durch Stasephänomene bei primär hämorrhagischem Schock).

Übersicht 4-1
Ursachen des Schocks

- **Verminderte pulmonale Sauerstoffaufnahme:**
  - atmosphärischer O_2-Mangel
  - Versagen des Atemantriebes (z. B. Intoxikation, zerebrales Trauma, hirnorganische Erkrankungen)
  - Verlegung der großen Atemwege (z. B. Trauma, Aspiration, Tumor, schwere Bronchokonstriktion)
  - Versagen der Gasaustauschfunktion der Lunge (z. B. schwere Pneumonie, ARDS, Lungenödem, ausgedehnte Aspiration, beideitiger Pneumothorax, invasives Tumorwachstum)

- **Beeinträchtigung der Makrozirkulation:**
  - *Volumenmangel:*
    - akute Blutverluste (z. B. gastrointestinale Blutung, Trauma, Blutungen aus Gefäßpunktionsstellen bei Antikoagulation)
    - Plasmaverluste (z. B. großflächige Verbrennungen, Ergüsse in große Körperhöhlen)
    - Wasser- und Elektrolytverluste (z. B. Diarrhö, Polyurie bei Diabetes mellitus, Diabetes insipidus und akutem Nierenversagen, Schwitzen/Exsikkose)
  - *Pumpversagen des Herzens:*
    - akutes Myokardversagen (z. B. Myokardinfarkt, Myokarditis, dilatative Kardiomyopathie, Überdosis negativ inotroper Pharmaka)
    - brady- oder tachykarde Rhythmusstörungen
    - Neuauftreten oder Dekompensation von Herzvitien (z. B. bakterielle Endokarditis, Papillarmuskelnekrose und Mitralinsuffizienz nach Myokardinfarkt, Stenosierung/Thrombosierung von Herzklappen, Septumperforation nach Myokardinfarkt)
    - Einschränkung der diastolischen Füllung (z. B. Perikardtamponade, Compliancestörung von Endo-, Myo- oder Perikard, Tumor auf Vorhofebene)
  - mechanische Verlegung der Ausflussbahnen (z. B. Lungenembolie, hypertroph obstruktive Kardiomyopathie, Tumoren, Thromben, dissezierendes Aortenaneurysma)
  - exzessive Nachlasterhöhung durch Zunahme des Gefäßwiderstands (z. B. hypertensive Krise, Rechtsherzdekompensation bei pulmonaler Hypertonie)
  - *Reduzierte O_2-Transportkapazität des Blutes:*
    - exzessive Anämie (chronische Blutungen, Synthesestörungen)
    - Störung der O_2-Bindung des Hämoglobins (z. B. CO-Intoxikation)
  - *Relativer Volumenmangel – Distributionsstörung:*
    - vagovasale Synkope
    - anaphylaktischer Schock (dabei zusätzlich absolute Volumenverluste durch Erhöhung der Gefäßpermeabilität)
    - Vena-cava-Kompressionssyndrom bei Schwangeren
    - zentralnervöse Störungen der Blutdruckregulation (Trauma, hirnorganische Erkrankungen)
    - metabolisch-endokrinologisch bedingte Störungen der Blutdruckregulation (z. B. Addison-Kkrise, Hypothyreose)
    - pharmakologisch verursachte Vasodilatation (z. B. ACE-Hemmer, Calciumantagonisten)

- **Beeinträchtigung der Mikrozirkulation:**
  - septischer Schock (Endotoxine, Exotoxine, Superantigene, Plasmodien)
  - SIRS (systemic inflammatory response syndrome)
  - disseminierte intravasale Gerinnung, Verbrauchskoagulopathie

- **Beeinträchtigung der zellulären O_2-Verwertung**
  - Sepsis (?)
  - Intoxikationen (z. B. Zyanid)

- Jedes Schockgeschehen wird zunächst reversible (funktionelle) Veränderungen zur Folge haben, bei Progression jedoch in irreversible Schädigungen mit Zelluntergang in multiplen Organen einmünden. Der Übergang (point of no return) ist fließend und klinisch nur unscharf zu erfassen.
- Eine derart grundlegende Störung wie ein allgemeines zelluläres O_2-Defizit wird notwendigerweise eine Vielzahl von reaktiven metabolischen, humoralen und nervalen Veränderungen hervorrufen. Diese können zum einen als kompensatorische Regulationsmechanismen verstanden werden, die dem Ziel dienen, den Schaden für den Gesamtorganismus zu minimieren. Klassisches Beispiel ist die Zentralisation auf Makrozirkulationsebene: die Perfusion von Organen, die in der Akutphase „unwichtig" sind, wird eingeschränkt (Haut, Gastrointestinaltrakt), um den O_2-Transport zu kritischen Organen (Gehirn, Myokard) zu optimieren. Sekundär können aus diesen Kompensationsmechanismen jedoch Folgeveränderungen resultieren, die das Geschehen auf nachteilige Art perpetuieren. Beim genannten Beispiel der Zentralisation kann dies die Ischämie der intestinalen Mukosa sein, die über einen Barriereverlust die Einschwemmung von Bakterien und Toxinen und somit septischen Komplikationen ermöglicht.
- Die gegenwärtig vorhandenen diagnostischen Möglichkeiten sind noch in vieler Hinsicht unzureichend. Erfasst werden können Beeinträchtigungen des pulmonalen O_2-Transportes (Blutgasanalyse) und der Makrozirkulation (Messung der Drücke im großen und ggf. im kleinen Kreislauf; Herzzeitvolumenbestimmung). Störungen der Mikrozirkulation und des zellulären O_2-Metabolismus entziehen sich bislang weitgehend der direkten Diagnostik und sind allenfalls anhand von sekundären metabolischen Veränderungen (z. B. Lactatbildung, metabolische Azidose) und Zellschäden (z. B. Freisetzung intrazellulärer Enzyme wie LDH oder Transaminasen) zu erfassen, was für eine frühzeitige Therapie unzureichend ist.

4.2 Allgemeine Therapieprinzipien

Aus den Gemeinsamkeiten der pathophysiologischen Abläufe ergeben sich trotz unterschiedlicher Ätiologie einige grundsätzliche Überlegungen zur Behandlung.

4.2.1 Kausale Therapie

Am Anfang jeder therapeutischen Überlegung steht beim Schock der Versuch, die auslösende Ursache zu beseitigen. Dies kann unterschiedlichste Behandlungsstrategien zur Folge haben, z. B. Ösophagusvarizensklerosierung bei akuter Blutung, Behandlung tachykarder Rhythmusstörungen als Ursache eines Low-Output-Syndroms oder Fokussanierung und Antibiotikatherapie bei Sepsis. Wesentliche Richtlinien werden z. T. in dem nachfolgenden Kapitel zur speziellen Therapie des Schocks angesprochen, z. T. sind sie den Kapiteln zu den entsprechenden einzelnen Erkrankungen zu entnehmen.

4.2.2 Frühzeitige symptomatische Therapie

Eine kausale Therapie verlangt oftmals Vorbereitungszeit, ist manchmal nicht durchführbar oder nicht sofort realisierbar, wenn der Patient sich bereits im Schock befindet. Parallel zu dem Versuch, ursächlich zu behandeln, muss somit unverzüglich eine symptomatische Therapie eingeleitet werden. Dies ist besonders eklatant beim akuten Herz-Kreislauf-Stillstand, der augenblickliche Reanimationsmaßnahmen erfordert (im Detail aufgeführt im ▶ Kap. 18, „Allgemeine Intensivtherapie"). Aber auch unterhalb der Schwelle eines solchen Ereignisses muss bei jedem manifesten oder drohenden Schock akut vor dem Hintergrund gehandelt werden, dass jede weitere Progredienz Sekundärveränderungen auslöst, die das Geschehen perpetuieren können, bis hin zum Überschreiten des „Point of no Return". Rasch einzuleitende Therapiemaßnahmen, die unabhängig von der Schockursache zur Anwendung kommen sollten, sind die im Folgenden genannten.

Sicherung der oberen Atemwege und der arteriellen Oxygenierung

Je nach Bewusstseinszustand des Patienten kann es notwendig sein, Verlegungen der oberen Atemwege (Erbrochenes, zurückfallende Zunge) mechanisch zu entfernen, einen Guedel-Tubus einzulegen oder gar zu intubieren. Mit Ausnahme von Patienten mit O_2-sensitiven Atemregulationsstörungen sollte grundsätzlich ein erhöhter O_2-Partialdruck, z. B. mittels Zufuhr von 4–6 l O_2/min über Nasensonde oder besser Maske, angestrebt werden.

Indikation zur mechanischen Beatmung. Intubation und mechanische Beatmung mit erhöhter F_iO_2 können aus pneumologischen Gründen indiziert sein (unzureichende arterielle Oxygenierung und/oder CO_2-Elimination; ▶ Kap. 26), oder die Indikation kann sich aus den Allgemeinveränderungen des Patienten bei zunehmender Schocktiefe ergeben:
- zunehmende Eintrübung mit Gefahr der inadäquaten Ventilation und der Aspiration
- zunehmende Atemmuskelinsuffizienz bei vermehrter Atemarbeit
- nicht stabilisierbare Kreislaufverhältnisse mit drohender Notwendigkeit einer Reanimation
- beginnendes ARDS als Schockorganmanifestation (▶ Kap. 26)

Ebenso kann eine bevorstehende proximale Intestinoskopie (Blutung) bei bereits eingetrübtem Bewusstsein eine frühzeitige Intubation zur Sicherung der Atemwege nahe legen.

Aufrechterhaltung eines „minimalen Blutdruckes"

Bei Absinken des systemischen Blutdruckes unter einen Mittelwert von 60–70 mmHg versagen Zentralisationsmechanismen, die Perfusion kritischer Organe nimmt ab (Zerebrum, Koronarkreislauf), und das Schockgeschehen kann sich rasch perpetuieren. In dieser Situation einer dekompensierenden Makrozirkulation ist es geboten, rasch Volumen und/oder Katecholamine zur Aufrechterhaltung dieses minimalen Blutdrucks zur Anwendung zu bringen. Deren Auswahl wird sich nach der primären Verdachtsdiagnose richten (▶ Abschn. 4.3, ◻ Tabelle 4-3) und dient der Überbrückung bis zur Anwendung eines möglichst spezifisch kausalen Therapieregimes.

Säure-Base-Ausgleich

Lactatanstieg. Unabhängig von der Ätiologie des Schocks zieht jedes zunehmende O_2-Defizit eine anaerobe Glykolyse mit vermehrter Entstehung saurer Valenzen nach sich. Es entsteht eine metabolische Azidose, und oberhalb eines Schwellenwertes, der die metabolische Kapazität der Leber überschreitet, ist Lactat in der systemischen Zirkulation nachweisbar. Bei Mikrozirkulationsstörungen wird das volle Ausmaß von Lactatbildung und Azidose durch die Untersuchung von Blutproben aus der zentralen Zirkulation oftmals nicht erfasst, da sich die sauren Valenzen in den gestörten Perfusionsarealen anhäufen (hidden acidosis). Bei „Wiedereröffnung" derartiger Perfusionsgebiete werden diese sauren Valenzen dann ausgeschwemmt, und das volle Ausmaß von Azidose und Lactatbildung wird offenbar. Eine Azidose hat ungünstige Auswirkungen auf zahlreiche Regulationssysteme; unter anderem wird die Ansprechbarkeit der Widerstandsgefäße auf endogene und exogene vasoaktive Substanzen wie Katecholamine verschlechtert. Ursächlich wird eine Azidose durch die Therapie des jeweiligen Schocks behandelt.

Korrektur der Azidose. Aufgrund der genannten Nachteile einer Azidose sollte jedoch zusätzlich durch Pufferung eine rasche Korrektur des Blut-pH auf niedrig-physiologische Werte angestrebt werden; als Ziel-pH wird in der Regel 7,30–7,35 genannt.

Standardlösungen zur Pufferung sind 8,4 %ige (1-molare) Natriumbicarbonatlösung und THAM-Puffer (Trometamol) in einer 0,3-molaren Zubereitung. Eine Pufferung sollte stets unter engmaschigen Kontrollen der Blutgase und des pH erfolgen, um eine Alkalisierung zu vermeiden. Die einzige Situation, bei der standardmäßig eine maximale Gabe von 100 ml $NaHCO_3$ ohne pH-Kontrolle erfolgt, ist der akute Herz-Kreislauf-Stillstand.

Abschätzung der Puffermenge. Bei durch Blutgasanalyse nachgewiesener manifester Azidose kann der Bedarf an Puffersubstanzen nach folgenden Formeln abgeschätzt werden:
- Menge Natriumbicarbonat (8,4 %) [ml]
  = Basenüberschuss · Körpergewicht [kg] · 0,3
- Menge THAM-Puffer (0,3 M) [ml]
  = Basenüberschuss · Körpergewicht [kg]

Die Autoren bevorzugen jedoch, die so errechneten Puffermengen nur mit zwischenzeitlicher erneuter Kontrolle des pH-Wertes anzuwenden, um Korrekturen der Berechnungsmengen zu ermöglichen.

Unerwünschte Wirkungen des Azidoseausgleichs. Aus einer Pufferung mit Natriumbicarbonat können folgende Nachteile entstehen:
- **Alkalose durch Überkompensation:** Diese führt zu einer Linksverschiebung der O_2-Bindungskurve mit Verschlechterung der O_2-Abgabe ins Gewebe. Außerdem begünstigt eine Alkalose das Auftreten ektoper Reizbildung am Herzen, die Gefahr von Kammerflimmern wird erhöht.
- **Hypernatriämie:** Die hiermit verbundene akute Erhöhung der Serumosmolarität induziert intra-/extrazelluläre Wasserverschiebungen mit Störungen zellulärer Funktionen und u. a. das Auftreten einer zerebralen Eintrübung.
- **Hypokaliämie:** Diese resultiert aus Kaliumverschiebungen in den intrazellulären Raum bei Alkalisierung; die wesentliche Gefahr besteht in einer ektopen Reizbildung am Herzen mit Auftreten von Vorhofarrhythmien und Kammerflimmern.
- **Hyperkapnie und Liquorazidose:** Bei der Pufferung saurer Valenzen mit Natriumbicarbonat entsteht CO_2. Kann dieses nicht durch gesteigerte Ventilation rasch eliminiert werden, droht insbesondere bei Verwendung großer Bicarbonatmengen ein schneller pCO_2-Anstieg im Blut. Dieser kann eine Liquorazidose provozieren, da die Verteilung des (membranpermeablen) CO_2 über die Blut-Hirn-Schranke in den Liquorraum hinein schneller erfolgt als die des gelösten $NaHCO_3$; nach der Henderson-Hasselbalch-Gleichung entsteht so im lokalen Kompartiment eine „paradoxe Azidose". Folgen dieser Liquorazidose können u. a. Benommenheit, Verwirrtheit, komatöse Zustände und Krampfanfälle sein. Bei Verwendung von THAM-Puffer gelten die „Nebenwirkungen" der Alkalose durch Überkompensation und der Hypokaliämie ebenso, nicht jedoch die Gefahren durch Hypernatriämie, Hyperkapnie und Liquorazidose. Bei hohen Natriumwerten im Serum (>155–160 mmol/l) und Störungen der pulmonalen CO_2-Elimination wird somit vielfach eine Verwendung von THAM-Puffer favorisiert. Mögliche Nachteile dieser körperfremden Substanz sind nicht vollständig zu überblicken; u. a. kön-

nen hohe Dosen eine Atemdepression hervorrufen, und eine paravenöse Infusion kann zu Hautnekrosen führen. Alternativ kann bei schwerer Azidose und Hypernatriämie eine Bicarbonatdialyse angewendet werden (▶ Kap. 36).

4.2.3 Prophylaxe des (Multi-)Organversagens

Grundlagen

Eine rasche Therapie des Schocks ist dringend geboten zur Überwindung der akuten Krisensituation, jedoch ebenso als Prophylaxe zur Verhinderung der Manifestation von Schockorganen. Deren Ausmaß ist in vollem Umfang häufig erst nach 24–48 h erfassbar. Kommt es in dieser Phase zu einem Multiorganversagen, so ist die Letalität trotz Überwindung der initialen Schocksituation sehr hoch. Neben der „klassischen" Schocktherapie ist es somit nahe liegend, nach Maßnahmen zu suchen, die in diesem Fenster zwischen Trigger und Organversagen die Manifestation des Letzteren reduzieren können. Etabliert ist die Verwendung von Heparin und Diuretika.

Therapie

Heparin bei Verbrauchskoagulopathie. Bei nahezu allen Formen des Schocks kann im weiteren Verlauf eine Aktivierung der intravasalen Gerinnung auftreten; bei einigen Schockarten ist sie bereits frühzeitig vorhanden (Formen des septischen Schocks; Schock nach Fruchtwasserembolisation). Eine solche Gerinnungsaktivierung kann eine disseminierte intravasale (bevorzugt kapilläre) Thrombosierung und Embolisation zur Folge haben, es resultiert ein Verbrauch von Gerinnungsfaktoren (Verbrauchskoagulopathie; disseminierte intravasale Koagulopathie, DIC). Dieses Geschehen trägt wesentlich zur Manifestation gravierender Mikrozirkulationsstörungen im Schock bei (▶ unten). Seit langem ist aus tierexperimentellen Untersuchungen und aus klinischen Anwendungen bekannt, dass eine frühzeitige Applikation von Heparin die disseminierte intravasale Gerinnungsaktivierung verhindern kann.

Hieraus resultiert die Empfehlung, bei allen Formen des drohenden oder manifesten Schocks frühzeitig Heparin in niedriger Dosierung als Dauerinfusion zur Anwendung zu bringen (10.000–20.000 IU pro 24 h). Eine Ausnahme stellt der primär hämorrhagische Schock dar, bei dem eine Heparinanwendung erst nach Sanierung der Blutungsquelle möglich ist.

Bei vorbestehenden oder durch das Schockgeschehen bereits manifest gewordenen Gerinnungsstörungen gelten gesonderte Therapierichtlinien, die in ▶ Kap. 74 behandelt werden.

Diuretika. Diuretika sollten nach Ausgleich eines Volumendefizits frühzeitig zur Anregung und Unterhaltung der Diurese eingesetzt werden, in Einzeldosen von 10–125 mg Furosemid bis zu einer maximalen Tagesdosis von 1 g.

Weitere – bislang nicht etablierte – Ansätze zur Prophylaxe des schockinduzierten Organversagens werden am Schluss dieses Kapitels (▶ Abschnitt 4.4) behandelt.

4.3 Spezielle Therapie

4.3.1 Hypovolämischer Schock

Auslöser dieser Form des Schocks sind ein absoluter Verlust von Blut, Plasma oder Wasser und Elektrolyten. Die Verluste können prinzipiell nach außen oder nach innen (präformierte Höhlen, Interstitium) erfolgen.

Kausale Therapie

Beim hämorrhagischen Schock muss selbstverständlich versucht werden, weitere Blutverluste zu verhindern. Bei Blutungen nach außen ist dies ggf. durch Kompression möglich, endoskopische Maßnahmen verlangen in der Regel Vorbereitungszeit und eine Stabilisierung des Patienten. Techniken der endoskopischen Blutstillung einschließlich der Anwendung von Ballonsonden bei blutenden Ösophagusvarizen sind in den entsprechenden Kapiteln aufgeführt.

Besteht die Ursache der Blutung wesentlich in einer allgemeinen Gerinnungsstörung, beinhalten die Erstmaßnahmen den Versuch, diese zu beheben. Bei therapeutischer Verwendung von Antikoagulanzien und Fibrinolytika bedeutet dieses in der Regel deren Antagonisierung und/oder den Ersatz von Faktoren (Vitamin K und PPSB bei Dicumarolen; Protaminsulfat bei Heparintherapie; Frischplasmen, Fibrinogen und ggf. Aprotinin oder Tranexamsäure bei fibrinolytischer Therapie). Ein entsprechendes Vorgehen gilt für spontan (z. B. Leberzirrhose, Verbrauchskoagulopathie) oder im Rahmen von Intoxikationen aufgetretene Störungen der plasmatischen Gerinnung; Details zu diesen Maßnahmen sind in dem ▶ Kap. 74 „Erworbene plasmatische Gerinnungsstörungen" erläutert. Ebenso kann eine spontane oder therapeutisch induzierte (Zytostatikatherapie) Thrombozytopenie als Ursache oder begünstigender Faktor einer ausgedehnten Blutung die Zufuhr von Thrombozyten notwendig machen (▶ unten, Abschn. „Volumenersatztherapie" und Kap. 71).

Volumenersatztherapie

Therapieziel. Darüber hinaus besteht das konsequente Therapieziel eines hypovolämischen Schocks in der schnellen Volumenauffüllung des zentralen Kreislaufs. Eine solche ist partiell durch Volumenverschiebung zu erreichen: durch Hochlagerung der Beine oder deren Kompression durch sog. „Schockhosen" kann eine Mobilisation von periphervenösem und -kapillärem Blut für das zentrale Kompartiment rasch erreicht werden, der maximale Effekt ist jedoch begrenzt. Im Vordergrund steht somit die Volumenzufuhr über einen oder mehrere großlumige periphervenöse Zugänge oder über zentralvenöse Katheter. Letztere erlauben zusätzlich die Steuerung der Volumenzufuhr über die Messung des zentralen Venendruckes.

Die Wahl des Volumenersatzmittels richtet sich nach der Ursache des Volumenmangels sowie im Akutfall nach der Verfügbarkeit von Präparaten (z. B. Blutkomponenten).

Blutpräparate. Blutpräparate werden nur bei hämorrhagischer Genese eines Schockgeschehens verabreicht. Bei Blutverlusten über 30 % des Gesamtvolumens wird allgemein die Indikation zur Gabe von Blut gesehen, jedoch hängt die Entscheidung zur Blutübertragung auch von den individuellen Kompensationsmöglichkeiten des einzelnen Patienten ab.

❗ Cave
In der Akutsituation kann der Blutverlust nicht am Hämoglobingehalt abgeschätzt werden, da hierzu ein Einstrom von Flüssigkeit aus dem interstitiellen Raum zur Kompensation des Verlustes an intravasalem Volumen stattgefunden haben muss.

Nach erfolgter „Verdünnung" des intravasal verbliebenen Blutes mit interstitieller Flüssigkeit (Stunden) entspricht ein Blutverlust > 30 % einem Abfall des Hämoglobingehaltes auf < 10 g/dl (1 g/dl = 0,62 mmol/l), ausgehend von einem initial normalen Hämoglobingehalt. Bevorzugtes Produkt zum Ersatz von Blutverlusten ist das Erythrozytenkonzentrat. Bei gleichzeitig vorliegenden Gerinnungsstörungen und Thrombozytenmangel sind auch diese Komponenten durch Frischplasmen und Thrombozytenkonzentrate zu ersetzen.

Nebenwirkungen von Blutpräparaten. Folgende Aspekte müssen hierbei im Auge behalten werden:
- **Infektionsrisiko:** Trotz weitgehender Kontrollen ist das Risiko der Übertragung viraler Infektionen (HIV, Hepatitis) nicht völlig auszuschließen. Jede Zufuhr beinhaltet eine Risikoabwägung.
- **Transfusionsreaktionen:** Die Inzidenz allergischer und febriler Reaktionen ist bei Erythrozytenkonzentraten zwar gering, sie können jedoch auftreten. Entsprechende therapeutische Maßnahmen müssen vorbereitet sein.
- **Transfusionsazidose und Hyperkaliämie:** Bei Massentransfusionen werden wesentliche Mengen saurer Valenzen sowie extrazellulär freigesetztes Kalium übertragen. Erstere verlangen evtl. eine zusätzliche Pufferung; die Kaliumzufuhr ist in der Regel nur bei schon bestehendem Nierenversagen problematisch.
- **Verdünnung plasmatischer Faktoren:** Bei Massentransfusionen führt eine alleinige Zufuhr von Erythrozytenkonzentraten zur Erschöpfung plasmatischer Faktoren, wodurch eine Blutungsneigung perpetuiert werden kann. Deswegen gilt als Regel, ab dem 5. bis 10. Erythrozytenkonzentrat für je 2 Konzentrate eine Einheit Frischplasma (250 ml) zu substituieren. Bei deren Verwendung ist das Risiko einer Hepatitis- oder HIV-Übertragung nicht gänzlich ausgeschlossen, es sollte jedoch bei kontrolliert geführten Blutbanken sehr gering sein. Auch für Frischplasmen gilt die oben angesprochene Risikoabwägung.
- **Hypokalzämie:** Diese kann bei Massentransfusionen durch das Citrat als Stabilisator zur Gerinnungshemmung des Konservenblutes hervorgerufen werden. Bei entsprechenden Symptomen kann eine parenterale Calciumzufuhr notwendig werden.
- **Aggravierung einer bestehenden Thrombozytopenie:** Alleinige Zufuhr von Erythrozyten kann bei schon bestehender kritischer Thrombozytopenie durch deren Umsatzsteigerung die Blutungsneigung verstärken. Wie bereits erläutert, ist in diesem Fall die gleichzeitige Zufuhr von Blutplättchen zu erwägen.

Kontrovers diskutiert wird die Dosierung der Erythrozytensubstitution im hämorrhagischen Schock. Einerseits könnte das Erreichen nahezu physiologischer Hämoglobinwerte angestrebt werden, um die O_2-Transportkapazität des Blutes weitgehend zu normalisieren. Die zu substituierende Menge würde hierbei anhand des Blutverlustes bzw. der Hämoglobinerniedrigung abgeschätzt (etwa 1 Erythrozytenkonzentrat pro Hämoglobinabfall um 1 g/dl), und die Substitution selbst durch zwischenzeitliche Hämoglobinbestimmung und Kontrolle des zentralen Venendruckes (cave: Hypervolämie) überwacht. Andererseits sprechen pathophysiologische Untersuchungen zur Fluidität des Blutes und zur Optimierung des Hämatokrit bei Mikrozirkulationsstörungen dafür, als Zielvorgabe im hämorrhagischen Schock im Hinblick auf die genannten sekundären Stasephänomene in der kapillären Strombahn einen erniedrigten Hämatokrit anzustreben und einen Teil der Volumensubstitution durch Elektrolyt- oder kolloidale Volumenersatzlösungen vorzunehmen (▶ unten). In Abwägung dieser Zielvorgaben sprechen sich die Autoren dafür aus, bei der Erythrozytensubstitution im hämorrhagischen Schock einen Hämatokrit von 30–35 % anzustreben.

Körpereigene kolloidale Plasmaersatzmittel. Standard ist in diesem Fall die Verwendung von Humanalbuminlösungen. Sie sind prinzipiell für den Volumenersatz geeignet, hohe Kosten grenzen jedoch ihre Verwendung erheblich ein.

Praxistipp
Humanalbumin sollte somit nur für die Volumentherapie bei Patienten mit ausgeprägter Hypoproteinämie zum Einsatz kommen (z. B. Eiweißverluste bei Verbrennungen, Verluste in großen Körperhöhlen).

Eine Indikation zur Zufuhr von Frischplasmen oder pasteurisierten Plasmaproteinlösungen ergibt sich beim Schock nicht aus der Notwendigkeit einer Volumenersatztherapie, jedoch möglicherweise aufgrund begleitender Gerinnungsstörungen (▶ Kap. 74).

Körperfremde kolloidale Plasmaersatzmittel. Diese können bei Blut- und Plasmaverlusten substituiert werden. Entscheidend für den Therapieeffekt beim Schock ist die intravasale Volumenwirkung dieser Substanzen. Zu der Menge an extern zugeführtem Volumen addiert sich über den kolloidosmotischen Effekt der Flüssigkeitseinstrom aus dem interstitiellen Raum (Funktion als Plasmaexpander). Dessen Ausmaß hängt vom mittleren Molekulargewicht, von der Verteilung der Molekulargewichte, der Konzentration des jeweiligen Kolloids und von dessen Verweildauer im Intravasalraum ab. Die unter kolloidalen Ersatzmitteln einsetzende Hämodilution verbessert die Fließeigenschaften des Blutes wahrscheinlich auch in Bezirken der Mikrozirkulation und kann somit einer kapillären Stase entgegenwirken. Grundsätzlich folgt aus diesen Eigenschaften, dass bei Überdosierung aufgrund einer ausgedehnten Volumenverschiebung eine Volumenüberlastung des Intravasalraumes resultieren kann. Darüber hinaus verändern sich die pharmakokinetischen Eigenschaften und somit auch der therapeutische Benefit der Kolloide bei ausgeprägter Erhöhung der Gefäßpermeabilität, wie z. B. bei der Sepsis. In diesem Fall erfolgt eine vermehrte Verteilung der Kolloide auch in den interstitiellen Raum, der kolloidosmotische Effekt ist vermindert oder gar aufgehoben, und aus der interstitiellen Akkumulation der Kolloide (z. B. im Parenchym der Lunge) können unübersichtliche Sekundäreffekte resultieren. Bei ausgedehnter Schrankenstörung engt sich somit die Indikation zur Verwendung von Kolloiden ein.

Verfügbare Präparate. Für die Volumenersatztherapie finden im Wesentlichen 3 Stoffgruppen Verwendung:

- **Dextrane** sind hydrolysierte Glukopolysaccharide mit hohem Molekulargewicht. Klinisch finden 2 Präparationen Verwendung: Dextran 60 (Macrodex), mittleres Molekulargewicht 60.000, als leicht hyperonkotische 6 %ige Lösung, und Dextran 40 (Rheomacrodex), mittleres Molekulargewicht 40.000, als leicht hyperonkotische 10 %ige Lösung. Die 10 %ige Dextran-40-Lösung führt intravasal bei rascher Infusion annähernd zu einem 200 %igen Volumeneffekt in Relation zum infundierten Volumen, der etwa 3–4 h anhält. Mit Dextran 60 kann ein 150 %iger Volumeneffekt für etwa 6 h erreicht werden. Will man eine Volumenmobilisation aus dem interstitiellen und intrazellulären Raum vermeiden, sollte man Elektrolytlösungen in ungefähr der gleichen Größenordnung wie Dextran verabreichen. Beachtung finden sollte auch die herabgesetzte renale Ausscheidung dieser Kolloide bei Niereninsuffizienz, die bei anurischen Patienten zu einer beträchtlichen Kumulation führen kann. Die Hemmung der Erythrozyten- und Thrombozytenaggregation durch Dextrane (v. a. Dextran 40) ist im Hinblick auf die schockinduzierten Mikrozirkulationsstörungen in der Regel erwünscht.
  Anaphylaktische Reaktionen können bei Dextraninfusionen durch präformierte Antikörper auftreten, eine Sensibilisierung kann durch Aufnahme von Dextranen mit der Nahrung erfolgt sein. Gibt man vor einer Dextrainfusion 20 ml Dextran 1 (Promit) mit einem Molekulargewicht von ungefähr 1000, so kommt es zur Bindung der Antikörper an das kleinmolekulare Hapten, und eine Komplexbildung mit den großmolekularen Dextranen und die anaphylaktische Reaktion bleibt weitgehend aus. Dennoch ist es notwendig, bei Verwendung von Dextranen die ersten 10–20 ml der Lösung unter besonderer Überwachung zu infundieren, um ggf. den Beginn einer anyphylaktischen Reaktion frühzeitig zu erkennen, die weitere Infusion zu stoppen und entsprechende Therapiemaßnahmen einzuleiten (▶ 4.3.4).
- **Hydroxyethylstärke** (HAES) wird mit einem Molekulargewicht von 450.000 und 200.000 angeboten, der intravasale Volumeneffekt liegt bei der 6 %igen HAES-450-Lösung bei ungefähr 100 % und hält für etwa 8 h an, bei der 10 %igen HAES-200-Lösung bei 150 % und hält für 4–6 h an. Die kleineren HAES-Moleküle werden direkt renal eliminiert, während HAES 450 über die Serumamylase abgebaut wird. Anaphylaktische Reaktionen können unter einer HAES-Therapie auftreten, sie sind aber seltener als bei Dextranen; eine Haptenvorbehandlung existiert nicht. HAES-Lösungen können die Faktor-VIII-Aktivität herabsetzen und die Prothrombinzeit verlängern aus diesem Grund sollten sie bei Gerinnungsstörungen nicht als Volumenersatztherapie eingesetzt werden.
- **Gelatinepräparate** sind Polypeptidpolymerisate, die aus tierischen Kollagenen gewonnen werden. Der intravasale Volumeneffekt liegt bei 100 % und damit deutlich unter den Werten für Dextrane und HAES 200, die Wirkdauer beträgt etwa 3 h. Die kürzere Wirkdauer und fehlende Volumenexpansion erklären sich aus einem höheren Anteil an niedermolekularen Fraktionen, die sehr schnell renal eliminiert werden. Auch bei Gelatinepräparationen kann es in seltenen Fällen zu anaphylaktischen Reaktionen kommen.

Elektrolytlösungen. Elektrolytlösungen in Form von Ringer-Lactat- und 0,9 %iger NaCl-Lösung finden zur Substitution von Wasser- und Elektrolytverlusten Verwendung (z. B. ausgedehnte gastroenterale Flüssigkeitsverluste). Ein Unterschied bezüglich des Volumeneffektes besteht zwischen diesen beiden Lösungen nicht. Der Vorteil des lactathaltigen Präparates besteht darin, dass die Chloridzufuhr reduziert und somit die Gefahr einer hyperchlorämischen Azidose gemindert wird. Andererseits ist die Zufuhr von Lactat bei schon bestehender Lactatazidose nachteilig, sie verschleiert zudem die diagnostische Verwertung dieses Parameters der Schocktiefe und sollte bei bereits manifestem Schock vermieden werden. Elektrolytfreie Glucoselösungen (5 %) sind indiziert, wenn für die Entwicklung des Volumenmangelschocks vorwiegend Verluste an freiem Wasser verantwortlich sind (z. B. im Coma diabeticum).

Prinzipiell sind kristalloide Lösungen auch für die Korrektur eines Volumenmangelschocks bei Blut- oder Plasmaverlusten verwendbar. Aufgrund ihrer wesentlich verkürzten Verweildauer im Intravasalraum (Verteilung auf den ganzen Extravasalraum) und eines fehlenden kolloidosmotischen Effektes (der kolloidosmotische Druck wird intravasal sogar erniedrigt) ist dann jedoch eine etwa 2- bis 4fache Infusionsmenge im Vergleich zu den kolloidalen Plasmaersatzmitteln notwendig.

Durch den Abstrom in die Extravasalräume kann eine protrahierte Ödembildung gefördert werden, dies gilt auch für die Entwicklung eines Hirnödems.

Aus diesen Gründen wird eine Therapie mit kristalloiden Lösungen im hämorrhagischen Schock in der Regel nur begleitend zur Therapie mit Blut, Blutbestandteilen und kolloidalen Plasmaersatzmitteln durchgeführt.

Dosierung der Volumenersatztherapie. Aus den Ausführungen wird deutlich, dass bei vielen Formen des Volumenmangelschocks gleichzeitig oder nacheinander verschiedene Volumenersatzmittel zur Anwendung kommen werden. So wird z. B. beim akuten hämorrhagischen Schock die Therapie häufig mit körperfremden Kolloiden in Kombination mit kristalloiden Lösungen begonnen, bei Verfügbarkeit von Erythrozytenkonzentraten werden diese sodann mit der Zielvorgabe eines Hämatokrit > 30 % substituiert, und bei Massentransfusion kann im weiteren Verlauf die zusätzliche Applikation von Frischplasmen notwendig werden.

Die Dosierung der Volumenersatztherapie richtet sich nach dem abgeschätzten Volumenverlust und nach dem klinischen Verlauf. Solange Hypotension und Zeichen des Schocks persistieren, sollte eine Volumenzufuhr fortgesetzt werden, bis der zentralvenöse Druck bei Patienten ohne links- oder rechtskardiale Vorschädigung 8–12 mmHg beträgt. Diese Zielvorgabe muss in Abhängigkeit von Begleiterkrankungen modifiziert werden. So ist z. B. bei Patienten mit vorbestehender pulmonaler Hypertonie und chronischer Rechtsherzbelastung ein höherer zentraler Venendruck notwendig, um eine ausreichende rechtsventrikuläre Vorlast zu erreichen.

Monitoring bei Volumenersatztherapie. Bei vorbestehender Linksherzinsuffizienz müssen Zeichen der pulmonalvenösen Stauung besonders kritisch verfolgt werden, um eine Überwässerung mit Rückwärtsdekompensation zu verhindern. In diesen Situationen ist eine regelmäßige echokardiographische Beurteilung der rechts- und linksventrikulären Funktion sowie der diastolischen Füllungszustände sehr hilfreich. Ein invasiveres Monitoring in Form eines Pulmonaliskatheters (Swan-Ganz-Katheters) zur Bestimmung des Herzzeitvolumens, der pulmonalen und peripheren Widerstände sowie des pulmonalkapillären Verschlussdruckes (Pc, Wedge-Druck) kann bei Patienten mit schwerer Herzinsuffizienz oder bei gleichzeitigem Vorliegen verschiedener Schockformen zur adäquaten Therapieüberwachung notwendig werden. Die Indikation zur Anlage eines Rechtsherzkatheters sollte bei allen Schockformen angesichts der Diskussion möglicher nachteiliger Effekte individuell entschieden werden.

Überbrückende Therapie mit Katecholaminen

Trotz des primären Stellenwertes der Volumenersatztherapie bei Patienten mit Volumenmangelschock ergeben sich doch Situationen, in denen die Zufuhr großer Volumina zur Aufrechterhaltung eines kritischen mittleren Blutdruckes nicht ausreichend schnell gelingt. In diesen Fällen ist es indiziert, als Überbrückung Katecholamine zur Anwendung zu bringen. Noradrenalin ist in dieser Situation das Medikament der ersten Wahl (zur Dosierung und Differenzialtherapie bei Patienten mit kardialen Erkrankungen ▶ Abschnitt 4.3.2). Da die Stabilisierung der Makrozirkulation hierbei mit dem Preis einer zusätzlichen Einschränkung der Mikrozirkulation erkauft wird, ist es selbstverständlich, dass diese überbrückende Therapie umgehend durch adäquaten Volumenersatz abgelöst werden muss.

Einen besonderen Aspekt stellt die Anwendung des vasokonstriktorischen Agens Terlipressin bei oberen gastrointestinalen und insbesondere Ösophagusvarizenblutungen dar. Primäres Therapieziel ist hierbei nicht eine allgemeine Vasokonstriktion, sondern die Drosselung der Blutzufuhr zu der Blutungsquelle; zu Indikationen und Dosierung ▶ Kap. 47.

4.3.2 Kardiogener Schock

Ursachen

Ein kardiogener Schock wird durch eine kritische Verminderung des Herzzeitvolumens trotz adäquater Volumenfüllung des Kreislaufsystems ausgelöst. Die Ursachen für das Pumpversagen können vielfältig sein; wesentliche Konstellationen ▶ Übersicht 4-1. Sie ordnen sich unter die Rubriken:

— akutes Myokardversagen,
— brady- oder tachykarde Rhythmusstörungen
— Neuauftreten oder Dekompensation von Herzvitien
— Einschränkung der diastolischen Füllung
— mechanische Verlegung der Ausflussbahnen
— exzessive Nachlasterhöhung durch Zunahme des Gefäßwiderstands

Akuter Myokardinfarkt. Die häufigste Ursache des kardiogenen Schocks ist der Myokardinfarkt. Zur Entwicklung eines Schocks kommt es in Abhängigkeit von der Größe des infarzierten Areals (bei > 40 % der linksventrikulären Muskelmasse), jedoch können auch kleinere Infarzierungen bei bereits vorbestehender Verminderung der linksventrikulären Leistungsreserve eine kritische Abnahme des Herzzeitvolumens provozieren. Darüber hinaus können komplizierende Ereignisse im Rahmen eines akuten Myokardinfarktes für die Kreislaufdekompensation verantwortlich sein. Diese umfassen im Wesentlichen:

— brady- und tachykarde Rhythmusstörungen (z. B. AV-Blockierungen und anhaltende Kammertachykardien)
— akutes Auftreten einer Mitralinsuffizienz bei Papillarmuskelinfarzierung
— Ruptur des interventrikulären Septums
— Perikardtamponade (Ruptur der freien Ventrikelwand)

Die Letalität eines kardiogenen Schocks im Rahmen eines akuten Myokardinfarktes liegt bei etwa 50 %.

Akute Lungenembolie. Eine weitere häufige Ursache eines kardiogenen Schocks ist die akute massive Lungenembolie (▶ Kap. 23). Alle weiteren in ◘ Übersicht 4-1 aufgeführten Auslöser sind seltener; ihre nähere Charakterisierung ist den entsprechenden Spezialkapiteln zu entnehmen.

Klinik

Neben den typischen Zeichen des Schocks mit Zentralisation, feuchter, kühler Haut, Zyanose, arterieller Hypotonie, Tachykardie (falls keine bradykarde Rhythmusstörung vorliegt), Oligurie und mentalen Störungen können Symptome der auslösenden Grunderkrankung vorhanden sein (z. B. Myokardinfarkt, Lungenembolie) oder auch gänzlich fehlen (z. B. Kardiomyopathie). Es fehlen die Zeichen des Volumenmangels. Bei führender linksventrikulärer Insuffizienz können neben den Symptomen des Schocks die klinischen Zeichen eines Lungenödems in den Vordergrund treten, bei der Lungenembolie kann die Dyspnoe aufgrund der begleitenden Gasaustauschstörung der Lunge das klinische Erscheinungsbild wesentlich prägen, und bei dominierender Rechtsherzdekompensation imponieren die Zeichen der Einflussstauung (Halsvenen, Stauungsleber).

Diagnostik

Die Echokardiographie erlaubt in vielen Fällen die Beurteilung der systolischen oder diastolischen linksventrikulären Fehlfunktion oder des Rechtsherzversagens. Bei der Rechtsherzkatheterisierung findet sich per definitionem ein deutlich herabgesetztes Herzminutenvolumen (Cardiac Index < 2,0–2,2 l/min/m²KO). Die Füllungsdrücke können jedoch in Abhängigkeit von der Ursache des kardiogenen Schocks unterschiedlich verändert sein (◘ Tabelle 4-1). Bei führender linksventrikulärer Insuffizienz finden sich ein erhöhter pulmonalkapillärer Verschlussdruck und ein erhöhter diastolischer Pulmonalarteriendruck. Die zentralvenösen Drücke müssen – in Abhängigkeit von der Funktion des rechten Ventrikels – jedoch keineswegs erhöht sein. Bei Vorliegen eines linksventrikulären Infarktes mit wesentlicher rechtsventrikulärer Beteiligung finden sich sowohl klinisch als auch hämodynamisch die Zeichen der Rechtsherzinsuffizienz mit Erhöhung des zentralen Venendruckes; die pulmonalkapillären Verschlussdrücke sind in Abhängigkeit von der Dominanz des links- oder rechtsventrikulären Versagens

◘ Tabelle 4-1. Hämodynamische Charakteristika häufiger Formen des kardiogenen Schocks

Ursache	CI	Pc	PVR	ZVD	Kommentar
Linksherzinfarkt	↓	↑	n	(↑)	
Aortenvitien	↓	↑	n	(↑)	
Mitralvitien	↓	↑	(↑)	(↑)	hohe V-Wellen bei akuter Mitralinsuffizienz; PVR bei chronischen Vitien erhöht
Rechtsherzinfarkt	↓	n	n	↑	meist in Kombination mit Linksherzinfarkt
Lungenembolie	↓	n	↑	↑	bei untrainiertem rechtem Herzen pulmonalarterieller Mitteldruck in der Regel < 40 mmHg
Dekompensierendes chronisches Cor pulmonale	↓	n	↑	↑	pulmonalarterieller Mitteldruck oft > 40 mmHg
Perikardtamponade	↓	↑	n	↑	diastolische Druckangleichung in allen Herzhöhlen

CI: Cardiac Index; Pc: pulmonalkapillärer Verschlussdruck; PVR: pulmonalvaskulärer Widerstand; ZVD: zentraler Venendruck; n normal erhöht oder nicht erhöht. Eine Erhöhung des pulmonalvaskulären Widerstandes findet sich bei der Lungenembolie, bei Dekompensation eines chronischen Cor pulmonale sowie – bei vorbestehend chronischem Verlauf – häufig bei Mitralvitien.

Therapie

Essenziell ist die möglichst rasche Anwendung kausaler Therapiemaßnahmen. Diese können sich je nach Ursache des Geschehens grundlegend unterscheiden. Ausgehend von der eingangs diskutierten Klassifikation des kardiogenen Schocks gibt ◘ Tabelle 4-2 eine Übersicht wesentlicher spezifischer Therapieansätze; Details zu diesen Maßnahmen sind den jeweiligen Spezialkapiteln zu entnehmen. Die spezifischen Therapieformen müssen jedoch in den allermeisten Fällen von allgemeinen Therapiemaßnahmen begleitet werden, um eine rasche Stabilisation des Patienten zu ermöglichen. Diese haben beim kardiogenen Schock das Ziel, die Nachlast des linken bzw. rechten Ventrikels zu reduzieren und die myokardiale Kontraktilität zu steigern, um hierdurch die Auswurfleistung des Herzens akut zu erhöhen. Hinzu kommen ggf. eine Optimierung der Herzfrequenz und des Flüssigkeitshaushaltes, eine Senkung des O_2-Bedarfs (Sedation, Schmerzbekämpfung) und im Extrem mechanische Assist-Systeme. Unterschieden werden muss zwischen führender Linksherz- und Rechtsherzinsuffizienz.

Linksherzinsuffizienz

Positiv-inotrope Medikamente

Ziel der Anwendung dieser Substanzgruppe ist es, Kontraktilitätsreserven des Myokards zu mobilisieren. Hierdurch steigt in der Regel der myokardiale Sauerstoffverbrauch an, was für eine ischämisch verursachte Myokardinsuffizienz unter dem Aspekt der Myokardprotektion prinzipiell von Nachteil ist. Ein solcher Nachteil muss jedoch in Kauf genommen werden, um die vital bedrohliche Schocksituation zu überwinden. Standardmedikamente in dieser Situation sind Katecholamine (Wirkungsprofil und Dosierung in ◘ Tabelle 4-3).

Dobutamin (Therapie 1. Wahl). Dobutamin hat stärkere β_1- als β_2-mimetische Wirkung, es steigert β_1-vermittelt am Herzen Frequenz, Inotropie und Überleitungsgeschwindigkeit, über die β_2-Adrenozeptoren wirkt es peripher mäßig gefäßdilatierend. Der letztere Effekt kann jedoch durch die zusätzliche α-sympathikomimetische Wirkung des Dobutamin antagonisiert werden.

Adrenalin (Therapie 2. Wahl). Ein weitgehend überlappendes Wirkungsprofil besitzt Adrenalin, dessen maximale Wirkung jedoch die des Dobutamin übertrifft. In vielen Zentren ist im kardiogenen Schock Dobutamin Medikament der 1. Wahl, das dann bei unzureichender Wirkung durch Adrenalin abgelöst oder ergänzt wird. Alternativ kann eine β_1-zentrierte Katecholamintherapie auch direkt mit niedrigen Dosen Adrenalin begonnen werden. Wesentliche Nebenwirkungen sind die erwähnte Steigerung des myokardialen O_2-Verbrauches sowie die Zunahme der Spontanautomatie mit Gefahr der Tachykardien und des Flimmerns auf Vorhof- und Kammerebene.

Dopamin. Das Wirkungsprofil erhöhter Dopamindosierung (Tachykardie) ist im kardiogenen Schock nicht erwünscht.

Noradrenalin. Entsprechendes trifft auf Noradrenalin zu, das den im typischen kardiogenen Schock erhöhten peripheren Widerstand zusätzlich steigert, die Nachlast erhöht und somit als Circulus vitiosus das Herzzeitvolumen weiter reduzieren kann.

> **Praxistipp**
> Die Dosierung der β_1-zentrierten Katecholamintherapie im kardiogenen Schock sollte nach dem Konzept des „So viel wie nötig – so wenig wie möglich" vorgenommen werden, möglichst immer mit einer Nachlastsenkung kombiniert und sobald wie möglich nach Stabilisierung der zirkulatorischen Situation ausgeschlichen werden.

Herzglykoside. Zur Behandlung der akuten Myokardinsuffizienz und des kardiogenen Schocks sind herzwirksame Glykoside heute nicht mehr Medikamente der 1. Wahl. Unstrittig ist dagegen ihre Indikation zur Senkung der Überleitungsfrequenz bei absoluter Tachyarrhythmie (Vorhofflimmern, Vorhofflattern) und peripherem Pulsdefizit, um eine Optimierung der Kammerfrequenz und somit des Herzzeitvolumens zu erreichen. Informationen zur akuten Digitalisierung aus dieser Indikation finden sich im ▶ Kap. 12.

Phosphodiesterasehemmer. Phosphodiesterasehemmer (Enoximon, Milrinon, Amrinon) entwickeln ihre positiv inotrope Wirkung über eine Erhöhung des intrazellulären cAMP-Spiegels unter Umgehung der β-Rezeptoren. Prinzipiell könnten sie somit ein zusätzliches Therapiefenster bei Versagen der β_1-zentrierten Katecholamintherapie im kardiogenen Schock eröffnen. Sie steigern die Herzfrequenz und besitzen peripher vasodilatierende Wirkung, was bei therapeutischer Anwendung im kardiogenen Schock in die Planung der Gesamttherapie kritisch mit einbezogen werden muss. Bislang konnte sich diese Substanzgruppe nicht als Standard in der Behandlung des kardiogenen Schocks etablieren, jedoch liegen zahlreiche positive Fallberichte vor. Eine besondere Indikation könnte sich bei gleichzeitiger systolischer und diastolischer Fehlfunktion (niedrige Compliance) des linksventrikulären Myokards ergeben, da diese Substanzgruppe im Gegensatz zu den β_1-zentrierten Katecholaminen die diastolische Re-

Tabelle 4-2. Übersicht kausaler/spezifischer Therapiemaßnahmen beim kardiogenen Schock

Ursache	Therapiemaßnahme
Akutes Myokardversagen	
Myokardinfarkt	Fibrinolyse und Akut-PTCA (bei Verfügbarkeit Verfahren der 1. Wahl) als rekanalisierende Maßnahmen; Heparin und Acetylsalicylsäure zur Vermeidung weiterer Koronarverschlüsse
Myokarditis	ggf. antimikrobielle Therapie, Corticosteroide
Überdosis negativ inotroper Pharmaka	primäre und sekundäre Detoxifikationsmaßnahmen, z. T. spezifische Antagonisierung möglich (z. B. Ca^{2+} und Digitalis bei Calciumantagonisten; Natrium und Glukagon bei Betarezeptorenblockern)
Brady- oder tachykarde Rhythmusstörungen	
Bradykarde Rhythmusstörungen	Atropin, Orciprenalin/Suprarenin, Schrittmacher (transvenös, transthorakal), Antagonisierung evtl. medikamentöser Ursachen (z. B. Digitalisantikörper)
Tachyarrhythmie bei Vorhofflimmern/-flattern	Hemmung der Überleitung (Digitalis, Calciumantagonisten), ggf. Kardioversion (medikamentös, elektrisch) oder Overdrive
Ventrikuläre Tachykardie	Kardioversion, Antiarrhythmika, Overdrive
Kammerflimmern	Reanimation, Defibrillation, Antiarrhythmika
Neuauftreten oder Dekompensation von Herzvitien	
Bakterielle Endokarditis	Antibiotika
Alle Vitien mit hämodynamischer Dekompensation	kardiochirurgischer Eingriff (z. B. Klappenersatz), wenn möglich nach Stabilisation, ggf. als Notfall
Einschränkung der diastolischen Füllung	
Perikardtamponade	Perikardpunktion und -drainage; ggf. operative Perikardfensterung
Myokardiale Compliancestörung	bei zugrunde liegender Hypertrophie ggf. Calciumantagonisten
Perikardkonstriktion	ggf. operative Dekortikation
Vorhoftumor	operative Entfernung
Mechanische Verlegung der Ausflussbahnen	
Lungenembolie	Fibrinolyse, Katheterembolektomie oder -fragmentation und operative Embolektomie als rekanalisierende Maßnahmen; Antikoagulation und (passagerer) V.-cava-Filter zur Prävention weiterer Embolien
Hypertrophe Kardiomyopathie mit Obstruktion	Calciumantagonisten, Betarezeptorenblocker; ggf. chirurgische Therapie
Dissezierendes Aortenaneurysma der Aorta ascendens	chirurgische Therapie
Exzessive Nachlasterhöhung durch Zunahme des Gefäßwiderstands	
Hypertensive Krise	systemische Vasodilatation (▶ Text), bei Phäochromozytom ggf. α-Blocker
Pulmonale Hypertonie	Therapie der pulmonalen Grunderkrankung, Sauerstoff, pulmonale Vasodilatation (▶ Text)

■ Tabelle 4-3. Wirkungsprofil und Dosierung von Sympathomimetika

Arzneistoff	Präparatename	Rezeptorbesetzung				Dosis im manifestem Schock [µg/kg/min]
		α	β_1	β_2	dopaminerg	
Adrenalin	Suprarenin	++	+++	++	–	0,1–0,5(–1,5)
Noradrenalin	Arterenol	+++	+	–	–	0,1–0,5(–1,5)
Dobutamin	Dobutrex	+	+++	+	–	1–10
Dopamin	Dopamin	(+)	(+)	–	+++	bis 3
Dopamin	Dopamin	+++	+++	+	+++	>5–10
Dopexamin	Dopacard	–	+	+++	+++	1–8

laxation verbessert (lusitrope Wirkung) und somit nicht über eine vermehrte „Versteifung" des Ventrikels die Störung der diastolischen Füllung verstärkt.

Nachlastsenkung

Das Ziel dieses Therapieansatzes besteht darin, durch Senkung der Nachlast die Auswurfleistung des dekompensierenden linken Ventrikels zu erhöhen.

Nitroprussidnatrium. Medikament der 1. Wahl unter intensivmedizinischen Bedingungen ist aufgrund der optimalen **Steuerbarkeit** Nitroprussidnatrium. Es relaxiert systemische Widerstandsgefäße unter Umgehung einer Rezeptorbindung durch Freisetzung von NO (endothelium derived relaxing factor), das den glattmuskulären c-GMP-Gehalt erhöht. Die Substanz wirkt bzw. sistiert nach Absetzen innerhalb von Sekunden bis Minuten. Eine Therapie mit Nitroprussidnatrium beim kardiogenen Schock setzt voraus:

- Blutdrucküberwachung mittels invasiver arterieller Druckmessung
- ausreichende Volumenfüllung des Kreislaufsystems; wegen der Linksherzinsuffizienz ist der linksventrikuläre Füllungsdruck in der Regel erhöht (Pc >15–18 mmHg bei Messung mit Swan-Ganz-Katheter)
- Ausschluss einer mechanischen Ursache, die eine Steigerung des Herzzeitvolumens verhindert (z. B. Aortenstenose; ▶ unten)

Dosierung und Titration. Nitroprussidnatrium wird mittels Infusion einschleichend dosiert, um initiale Druckabstürze zu vermeiden (Beginn mit 2–10 µg/min). Die „Kunst" besteht darin, jeden kleinen vasodilatatorischen Effekt zunächst durch Steigerung des Herzzeitvolumens kompensieren zu lassen, um den Blutdruck stabil zu halten, bevor eine weitere Dosissteigerung ohne Risiko möglich ist. Ein arterieller Mitteldruck von 60–70 mmHg sollte während dieser Phase der Dosissteigerung nur kurzfristig unterschritten werden. Es kann notwendig sein, während der Phase der Dosissteigerung zunächst unterstützend eine Katecholaminapplikation oder eine Dosiserhöhung derselben vorzunehmen (Dobutamin, Adrenalin; ▶ oben), um nach erfolgter Vasodilatation und gesteigertem Herzzeitvolumeng im Gegenzug dann die Katecholamine langsam zu reduzieren bzw. abzusetzen. Der vasodilatorische Effekt der einschleichenden Nitroprussidnatriumtherapie kann optimal am systemischen Gefäßwiderstand (Swan-Ganz-Katheter) abgelesen und durch engmaschige klinische Beobachtung (Temperatur der Extremitäten, periphere Verschiebung der Kältegrenze) verfolgt werden. Der „Titrationsprozess" kann insgesamt mehrere Stunden in Anspruch nehmen.

Die optimale Dosis ist diejenige, bei welcher der Schockzustand unterbrochen ist und eine gute Perfusion aller Organsysteme (häufig ablesbar an der Steigerung der Diurese) und der Extremitäten gegeben ist, jedoch noch keine Hypotension durch überschießende Vasodilatation provoziert wird. In der Regel sinken unter diesen Bedingungen überhöhte Pc-Werte und ein erhöhter zentralvenöser Druck. Nitroprussidnatriumdosen >100 µg/min, im Extrem bis zu 500 µg/min, können hierfür notwendig sein. In diesem Dosisbereich sollte Natriumthiosulfat in vierfacher Dosierung zur Verhinderung einer Zyanidintoxikation gleichzeitig verabreicht werden.

Die wesentlichen **Nebenwirkungen** der Nitroprussidnatriumtherapie resultieren aus der Hauptwirkung und betreffen Blutdruckabfälle bei fehlender kompensatorischer Erhöhung des Herzzeitvolumens. Klassisches Beispiel ist die Aortenstenose, bei der eine Zunahme der Auswurfleistung durch den Klappenfehler begrenzt wird und eine „poststenotische" Vasodilatation ein Absinken des arteriellen Mitteldruckes mit Reduktion der koronaren Perfusion und weiterer Dekompensation provozieren kann. Über seinen Effekt der intrazellulären c-GMP-Erhöhung hemmt Nitroprussidnatrium in geringem Umfang die Plättchenaggregation, was bei Blutungsrisiken von Bedeutung sein kann.

Alternative Substanzen. Alternative Medikamente zur Nachlastsenkung sind α-Blocker, Calciumantagonisten vom Nifedipintyp und ACE-Hemmer, die jedoch schlechter steuerbar und somit für die Akutphase des kardiogenen Schocks von Nachteil sind. Eine besondere Indikation für α-Blocker ergibt sich beim Phäochromozytom (▶ Kap. 15). Nach Überwindung des Schocks bieten sich insbesondere ACE-Hemmer zur Dauertherapie der linksventrikulären Insuffizienz mittels Nachlastsenkung an; das Überführen der Nitroprussidnatriummedikation in eine Therapie mit zunächst intravenösen und dann oralen Nachlastsenkern sollte in der Regel unter intensivmedizinischer Überwachung vorgenommen werden.

Vorlastsenkung und Volumenentzug

Wie erwähnt, ist zur Therapie des kardiogenen Schocks, insbesondere bei Anwendung einer Nachlastsenkung, eine suffiziente Volumenfüllung des Kreislaufs essenziell. Andererseits entsteht im Spontanverlauf des protrahierten kardiogenen Schocks, evtl. auch durch Therapiemaßnahmen, oftmals eine Hypervolämie: bei bestehendem Linksherzversagen sind die pulmonalkapillären Drucke z. T. erheblich >15–18 mmHg erhöht, es droht (besteht) ein Lungenödem. Entsprechende Therapiestrategien werden im Kapitel 3 behandelt. An dieser Stelle soll erwähnt werden, dass die notwendigen Maßnahmen zur Volumenverschiebung (z. B. Vorlastsenkung mit Nitroglycerin) und zur Volumenreduktion (Diuretika; bei bereits eingeschränkter Nierenfunktion arteriovenöse oder venovenöse Hämofiltration) auch die linkskardiale Auswurfleistung beeinflussen. Im optimalen Fall resultiert bei dilatiertem linkem Ventrikel aus der Reduktion des z. T. excessiv vergrößerten enddiastolischen Durchmessers eine Verbesserung der Kontraktilität. Unter diesem Aspekt gehört ein Volumenentzug auch in das Arsenal der Therapiemaßnahmen beim kardiogenen Schock. Die direkten hämodynamischen Auswirkungen eines maschinellen Filtrationsverfahrens sollten unter intensivmedizinischen Bedingungen auch im kardiogenen Schock kontrollierbar sein.

Optimierung der (Vorhof- und) Kammerfrequenz

Durch den Sympathikotonus des im Schock befindlichen Patienten sowie Anwendung der β_1-zentrierten Katecholamintherapie besteht in den allermeisten Fällen eine Sinustachykardie. Bei inadäquatem Frequenzanstieg (z. B. Sick Sinus), Vorhofflimmern mit niedriger Überleitungsfrequenz oder gar atrioventrikulärer Blockierung sollte im kardiogenen Schock die Indikation für einen transvenösen Schrittmacher großzügig gestellt werden, um das Herzzeitvolumen durch ein individuell zu findendes Optimum der Herzfrequenz zu erhöhen (in der Regel 100–120/min). Bei Compliancestörung des Herzens kann es sinnvoll sein, eine sequenzielle Stimulation von Vorhof und Ventrikel vorzunehmen, um die diastolische Füllung des linken Ventrikels zu verbessern. Zu bedenken ist, dass für bestimmte Konstellationen, z. B. die Mitralstenose, das Optimum der Frequenz bei niedrigeren Werten mit entsprechend längerer Diastolendauer besteht.

Mechanische Assist-Systeme

Aortale Gegenpulsation. Bei der aortalen Gegenpulsation wird ein Ballonkatheter über die A. femoralis in der Aorta thoracalis distal der abgehenden Kopf- und Armgefäße platziert. R-Zacken-getriggert wird der Ballon des Katheters rhythmisch in der Diastole aufgepumpt, um einen zusätzlichen Blutfluss und eine verbesserte Koronarperfusion zu erreichen. Vor Öffnung der Aortenklappe in der Systole wird der Ballon entleert, was einer mechanischen Nachlastsenkung während der Auswurfphase des linken Ventrikels entspricht. Im optimalen Fall wird durch dieses Verfahren eine Steigerung des Herzzeitvolumens (10–20 %) bei gleichzeitig verbesserter Koronarperfusion erreicht. Die Gegenpulsation ist zum Zeitgewinn und zur Stabilisierung hämodynamisch kritischer Patienten vor einem kardiochirurgischen Eingriff (Klappenersatz, aortokoronare Bypassoperation, akute Herztransplantation) oder zur Stabilisierung eines kardiogenen Schocks bei akutem Myokardinfarkt (z. B. vor Akut-PTCA) geeignet. Ein biventrikuläres Assist-System kommt v. a. bei Rechts- und Linksherzversagen zur Überbrückung vor Transplantation infrage (z. B. bei Kardiomyopathie).

Sedation und Schmerzbekämpfung

Da der Grundumsatz und somit der O_2-Bedarf bei agitierten Patienten deutlich erhöht ist, sollten Schmerz- und Unruhezustände bei Vorliegen eines kardiogenen Schocks medikamentös bekämpft werden. Medikamente 1. Wahl sind
- **Morphin** (z. B. 5–10 mg i. v.) und Morphinanaloga
- **Benzodiazepine** (z. B. wiederholt 3–5–10 mg Diazepam i. v.)

 Cave
Wichtig ist, durch die Schmerzbekämpfung nicht neue ischämische Ereignisse zu verschleiern, die evtl. spezifischer therapeutischer Maßnahmen bedürfen, und eine Ateminsuffizienz zu vermeiden.

Rechtsherzinsuffizienz

Häufigste Ursachen sind akute oder chronisch rezidivierende Lungenembolien, die Dekompensation eines Cor pulmonale bei Grunderkrankung der Lunge sowie der akute Myokardinfarkt (posterior-inferior) mit wesentlicher oder dominanter rechtsventrikulärer Beteiligung. Die Prinzipien der allgemeinen Behandlung entsprechen denen beim Linksherzversagen (Nachlastsenkung, Steigerung der myokardialen Kontraktilität, Optimierung von Frequenz und Flüssigkeitshaushalt), ihre Umsetzung beinhaltet jedoch einige Besonderheiten.

Nachlastsenkung

Mechanische Verlegung der Lungenstrombahn. Dieser Therapieansatz tritt bei jeder Rechtsherzinsuffizienz aufgrund eines erhöhten pulmonalvaskulären Widerstandes in den Vordergrund. Bei mechanischer Verlegung der

Lungenstrombahn durch Thromboembolie sind **rekanalisierende Maßnahmen** (Fibrinolyse, Katheterverfahren, operative Embolektomie; ▶ Kap. 23) essenziell. Chronisch rezidivierende Emboli, die nach Organisation der Lyse nicht mehr zugängig sind, können in ausgesuchten Fällen im Intervall mittels operativem Desobliterationsverfahren saniert werden.

Reaktive Vasokonstriktion in der Lunge. Bei dekompensierendem Cor pulmonale unterschiedlicher Ursache besteht zwar in der Regel ein chronischer (anatomisch „fixierter") Gefäßumbau der Lunge, superponiert findet sich bei akuter Dekompensation jedoch immer zu wesentlichem Anteil eine akute Vasokonstriktion, die prinzipiell gefäßrelaxierenden Ansätzen zugänglich ist.

Wesentliche Trigger sind die hypoxische Vasokonstriktion (Euler-Liljestrand-Mechanismus) und die Vasokonstriktion durch inflammatorische Mediatoren bei infektiösen Prozessen (▶ Kap. 9). Die großzügige Applikation von **O_2 und ggf. mechanische Beatmung** zur Eröffnung kollabierter Alveolarbezirke, bevorzugt durch Techniken der Maskenbeatmung, zielen bei dekompensierendem Cor pulmonale auf eine Reduktion der hypoxisch getriggerten Vasokonstriktion. Ebenso stellt die Behandlung infektiöser (Antibiotika) und inflammatorischer (z. B. Steroide) Prozesse des Lungenparenchyms oder des Bronchialbaumes unter diesem Aspekt eine kausale Therapie der Nachlastsenkung dar, die jedoch erst mit Latenz zum Tragen kommt. Bei deutlich erhöhtem Hämatokrit (> 60 %) ist eine Aderlasstherapie indiziert, in der Regel als isovolämische Hämodilution.

Vasodilatanzien. Akut wirksam ist die intravenöse Zufuhr von Vasodilatanzien zur Relaxation der pulmonalvaskulären Widerstandsgefäße. Die meiste Erfahrung besteht in dieser Hinsicht mit den kurzwirksamen (Halbwertszeit jeweils < 5 min) vasodilatativen Prostaglandinen (PG):
- PGE_1 (Standarddosierung 30–50 ng/kg/min)
- PGI_2 (Standarddosierung 5–10 ng/kg/min)
- Alternativ kann auch das länger wirkende Prostazyklinanalogon Iloprost Anwendung finden (Standarddosierung 1–3 ng/kg/min)

Bei intravenöser Zufuhr dieser und anderer Vasodilatanzien besteht jedoch der Nachteil der fehlenden **pulmonalen Selektivität** (◻ Abb. 4-1). Sie dilatieren nicht nur die pulmonale Strombahn, sondern nach Lungenpassage auch die periphere Zirkulation, mit der Gefahr des weiteren Druckabfalls, falls die pulmonale Vasodilatation nicht von einer adäquaten Steigerung der rechtsventrikulären Auswurfleistung begleitet wird. Dieses trifft auch für PGE_1 zu, obwohl diese Substanz bei der ersten Lungenpassage zu einem großen Prozentsatz in inaktive (oder partiell aktive) Metabolite umgewandelt wird. Darüber hinaus entbehrt die Vasodilatation nach intravenöser Zufuhr des Agens der **intrapulmonalen Selektivität**: Der Widerstand wird in den gut belüfteten Arealen der Lunge reduziert, jedoch ebenso (oder gar bevorzugt) in nicht ventilierten (ödematösen/atelektatischen) Bezirken, mit der Gefahr einer Zunahme des **pulmonalen Shunts** und einer Verschlechterung der arteriellen Oxygenierung. Trotz dieser Nachteile kann es bei pulmonaler Hypertonie und akut dekompensierendem rechtem Ventrikel gelingen, durch Titrierung der vasodilatativen Prostaglandine den Vorteil der rechtskardialen Nachlastsenkung zu nutzen, bevor periphere Vasodilatation und Verschlechterung des Gasaustausches diesen Therapieansatz begrenzen.

Inhalative Therapieansätze Ein neuartiger Therapiezugang wurde mit der inhalativen Applikation eines Vasorelaxans entwickelt. Diese erlaubt eine selektive Anreicherung des Agens in den gut ventilierten Bezirken mit hoher Lokalkonzentration ohne wesentliche begleitende Vasodilatation in schlecht ventilierten Arealen der Lunge sowie in der systemischen Peripherie. Beschrieben wurde dieser Ansatz für die Inhalation von **NO** ($\approx$ 0,5–40 ppm im Atemgas), die Aerosolapplikation von **PGI_2** ($\approx$ 1–15 ng/kgKG/min über die Inspirationsluft) und **Iloprost**, das stabilere Analogon des PGI_2, ($\approx$ 1 ng/kgKG/min über die Inspirationsluft). Insbesondere für Iloprost wurde nachgewiesen, dass durch Verneblung dieser Substanzen bei Patienten mit dekompensierender primärer und sekundärer pulmonaler Hypertonie eine signifikante Reduktion des pulmonalvaskulären Widerstandes erreicht werden kann, begleitet von einem Anstieg des Herzzeitvolumens und der arteriellen Sättigung.

Myokardiale Kontraktilität und Volumenhaushalt
Hinsichtlich der Auswahl der Sympathikomimetika gilt die Präferenz der β_1-zentrierten Katecholamintherapie für die rechtskardiale Insuffizienz ebenso wie für das Linksherzversagen. Zu bedenken ist jedoch, dass ein ischämischer/dilatierter rechter Ventrikel besonders sensitiv mit ektoper Rhythmusbildung reagieren kann. Die eingeschränkte Indikation für Herzglykoside trifft bei akuter Rechtsherzdekompensation ebenso zu wie für das Linksherzversagen dargelegt. Wichtig ist die Steuerung des Volumenhaushaltes, d. h. insbesondere die Regulation der Vorlast. Einerseits besteht bei chronischem Verlauf eines Cor pulmonale oftmals eine Hypervolämie mit hohen zentralvenösen Drucken und Zeichen der chronischen Stauung, die den Versuch eines Flüssigkeitsentzuges nahelegen (Diuretika, Filtration), andererseits benötigt der rechte Ventrikel in der Situation der akuten Dekompensation eine erhöhte Vorlast. Dieses trifft nicht nur für das chronische Cor pulmonale zu, sondern ebenso für die Lungenembolie sowie den rechtsventrikulären Infarkt, die beide oftmals zur Stabilisierung der zirkulatorischen Verhältnisse eine akute Volumenzufuhr verlangen. Der optimale zentralvenöse Druck wird in all diesen Situationen individuell zu finden sein; er liegt in der Regel bei 8–12 mmHg.

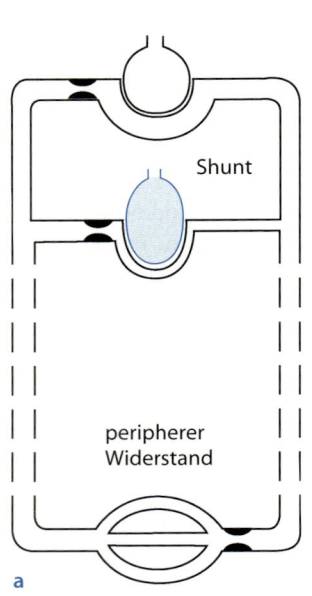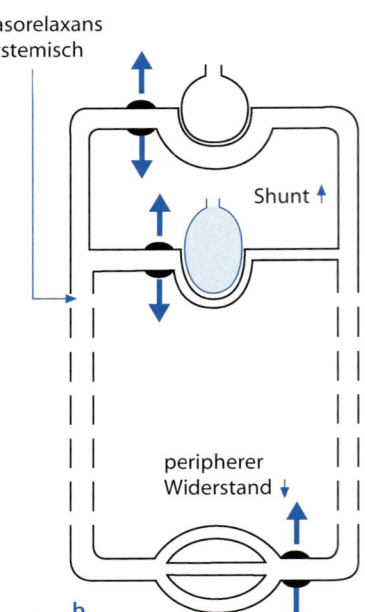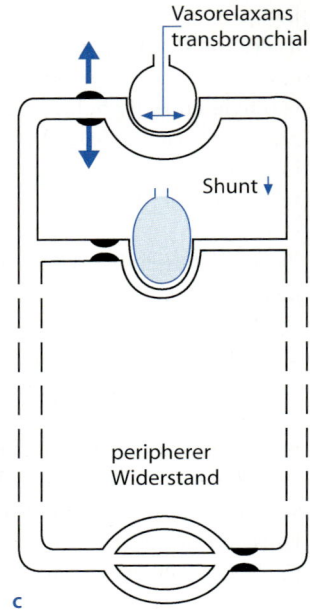

Abb. 4-1 a–c. Vasodilatation bei pulmonaler Hypertonie. **a** In Bezirken mit ödematösen/atelektatischen Alveolen liegt eine Vasokonstriktion vor, die den pulmonalvaskulären Widerstand erhöht, jedoch den Shunt-Fluss in diesen Arealen reduziert. **b** und **c** Wirkungsprofile systemischer und inhalativer Applikation eines vasodilatierenden Agens; Details im Text

4.3.3 Septischer Schock

Für die USA errechnete eine Studie (Angus et al. 2001) jährlich 751.000 Fälle mit schwerer Sepsis, dies entspricht 3 Fällen pro 1000 Einwohnern. Die resultierenden Behandlungskosten belaufen sich auf 16,7 Mrd. Dollar jährlich, und die Inzidenz der schweren Sepsis steigt nach diesen Untersuchungen jedes Jahr um ca. 1,5 % an. Darüber hinaus sind die Sepsis und v. a. der septische Schock mit einer hohen Letalität verknüpft.

Nach gegenwärtigem Kenntnisstand lassen sich die Abläufe bei der Sepsis in 3 Ebenen des Geschehens ordnen (Übersicht 4-2):
- systemische Einschwemmung von Mikroben (Bakterien, Pilze, Viren, Protozoen) oder von mikrobiellen Produkten aus einem Fokus/mehreren Foci
- Aktivierung einer Vielzahl von Mediatorsystemen (zirkulierend und ortsständig) und inflammatorisch kompetenten Zellen
- diffuse entzündliche Prozesse in zahlreichen Mikrozirkulationsgebieten und inadäquate Gewebsperfusion, die im Extremfall in ein Multiorganversagen einmünden

2-Phasen-Hypothese der Sepsis. Die derzeit vorliegenden klinischen Daten zur Sequenz der Zytokinfreisetzung im Verlauf der Sepsis sind im Gegensatz zu den experimentellen Daten noch bruchstückhaft. Dennoch wird zzt. die Hypothese favorisiert, dass die Sepsis in 2 Phasen einzuteilen ist:

- **1. Phase:** Die Sepsis beginnt mit einer frühen **hyperinflammatorischen Phase** mit der übersteigerten Freisetzung proinflammatorischer Zytokine wie Tumornekrosefaktor (TNF) und Interleukinen (IL) wie IL-1 und IL-6.
- **2. Phase:** In der Folge tritt eine **Immunparalyse** ein, auch Spätphase der Sepsis genannt. Sie ist gekennzeichnet durch die Dominanz der antiinflammatorischen Zytokine IL-10, IL-13 sowie Tumor Growth Factor β (TGF-β) und Suppression der proinflammatorischen Mediatoren.

Dieser „Zytokin-Shift" begrenzt Ausmaß und Dauer der Entzündungsreaktion, der Preis könnte allerdings in Immuninkompetenz im späten Verlauf der Sepsis bestehen.

Einfluss auf die Perfusion. Neben den Zytokinen sind zahlreiche Lipid- und Peptidmediatoren, O_2-Radikale und Produkte aktivierter Gerinnungs- und Komplementkaskaden in die komplexe pathogenetische Sequenz der Sepsis eingebunden. Eine hierarchische Ordnung dieser Mediatoren (wichtig/unwichtig; übergeordnet/nachgeordnet; Früh-/Spätmediatoren) ist gegenwärtig noch nicht sicher möglich. Unter dem Einfluss der mikrobiellen Produkte sowie der körpereigenen inflammatorischen Effektoren entstehen Mikrozirkulationsstörungen in zahlreichen Endstrombahngebieten, die gekennzeichnet sind durch die Begriffe:
- „Perfusionsfehlverteilung" (mismatch; Abb. 4-2)
- „Mikrothrombosierung"
- „Capillary Leakage" mit Flüssigkeitsextravasation

Übersicht 4-2
Ebenen der Sepsis: mikrobielle Produkte, humorale und zelluläre Effektoren und Mikrozirkulationsstörungen

- **Bakterielle Produkte:**
  - Endotoxine (Lipid A)
  - Exotoxine
  - weitere mikrobielle Produkte
- **Mediatoren:**
  - *zirkulierend/humoral:*
    - Gerinnungssystem: lösliches Fibrin, Splitprodukte, Mikroemboli, Mikrothrombose
    - Komplementsystem: Anaphylatoxine, Membrankomplexe
  - *zirkulierend/zellulär:*
    - Granulozyten: Proteasen, Sauerstoffradikale, Leukotriene
    - Monozyten: Zytokine
  - *ortsständig/zellulär:*
    - Makrophagen: Proteasen
    - Mastzellen: Sauerstoffradikale, NO
    - weitere organtypische Zellen: Lipidmediatoren, (Prostaglandine, Thromboxan, Leukotriene, platelet-activating factor), Zytokine/Tumornekrosefaktor, Tissue Factor, Plasminogenaktivator-Inhibitor (PAI)
- **Mikrozirkulation:**
  - Störung der Perfusionsverteilung (Vasomotorik, Mikrothromben)
  - diffuse inflammatorische Reaktion (Leakage-Ödem)
  - Zellfunktionsstörung, Zelluntergang

NO: Stickstoffmonoxid = Endothelium Derived Relaxing Factor

Hierdurch entsteht trotz aufrechterhaltener Makrozirkulation aufgrund lokaler ischämischer Verhältnisse eine O_2-Schuld der abhängigen Organzellen. Darüber hinaus sind möglicherweise Störungen der zellulären O_2-Verwertung an der Pathogenese des septischen Schocks mitbeteiligt. In der Summe ziehen diese Veränderungen zunächst schwere Funktionsstörungen der betroffenen Organe nach sich und im weiteren Verlauf eine zunehmende Einschränkung des zellulären Erhaltungsstoffwechsels, der schließlich zu Zellnekrosen und Verlust der Organfunktion führt.

Definition von Sepsis und SIRS
Die Diagnose Sepsis (ACCP Consensus Conference 1992) basiert in der klinischen Routine wesentlich auf einem typischen Erscheinungsbild, charakterisiert durch die in

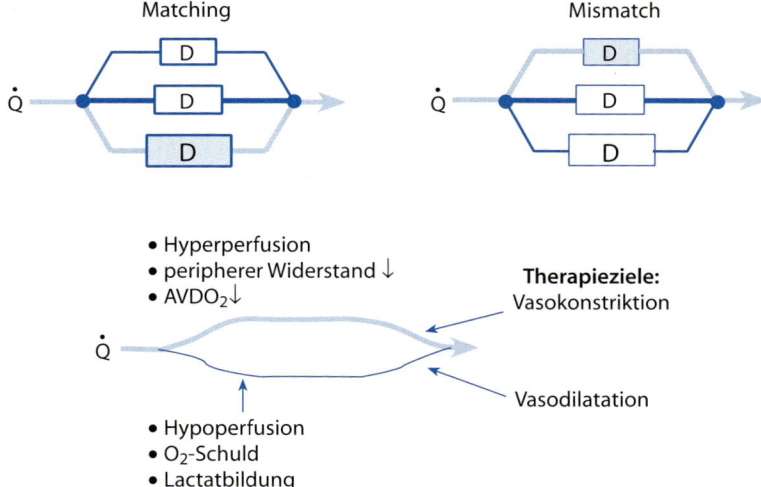

◘ **Abb. 4-2.** Schematische Vorstellung zur Perfusionsfehlverteilung in der Sepsis. Unter physiologischen Bedingungen ist die Verteilung des Perfusionsflusses Q auf den lokalen Perfusionsbedarf D abgestimmt (matching). In der Sepsis entsteht dagegen eine gemessen am Bedarf unangepasste Verteilung (mismatch). Im unteren Bildteil sind die Konsequenzen einer parallel zueinander bestehenden inadäquaten Vasodilatation und Vasokonstriktion sowie idealisierte Therapieziele angedeutet. $AVDO_2$: arteriovenöse Sauerstoffdifferenz

◘ Übersicht 4-3 aufgelisteten Symptome, in Kombination mit einer vermuteten Eintrittspforte. Eine „harte" Definition der Sepsis verlangt dagegen den Nachweis der Mikroben bzw. der mikrobiellen Produkte im Blut. Letzteres gelingt jedoch nur zu einem geringen Prozentsatz, in der Regel bei <30% der klinisch als Sepsis imponierenden Erkrankungen. Dahinter steht – im Einzelfall wie allgemein – die ungelöste Frage, ob dieser Erkrankungsform wirklich immer eine infektionsbedingte (mikrobielle) Ursache zugrunde liegt oder ob nichtmikrobielle auslösende Konstellationen eine entsprechende klinische Endstrecke triggern können (◘ Abb. 4-2). Bedeutsam sind in dieser Hinsicht ausgedehnte Gewebeschädigungen, wie sie z. B. bei Polytrauma, Verbrennung, Pankreatitis oder auch großen operativen Eingriffen entstehen. Die Frage ist, ob möglicherweise alle diese Konstellationen in eine Sepsis oder einen septischen Schock übergehen. Als Rationale hierfür ließe sich anführen, dass über initial getriggerte Schrankenstörungen in Darm und Lunge eine sekundäre Bakterien- oder Toxininvasion das als Sepsis imponierende Geschehen wesentlich perpetuieren könnte. Alternativ muss man davon ausgehen, dass auch die genannten nichtmikrobiellen Auslöser über eine Aktivierung humoraler und zellulärer Effektoren eine vergleichbare pathogenetische Endstrecke mit inflammatorischen Prozessen und inadäquater Gewebeperfusion in zahlreichen Mikrozirkulationsgebieten auslösen können.

An dieser Stelle setzt die Definition (Muckart u. Bhagwanjee 1997) des **SIRS (System Inflammatory Response Syndrome)** ein (Übersicht 4-3): Sie übernimmt klinisch übliche Kriterien der Sepsis, verlangt jedoch **nicht** eine infektiöse Ursache des Geschehens, sondern lässt alternativ verschiedene Formen ausgedehnter Gewebeschädigung oder auch immunologischer Triggerung als Startermechanismen zu.

> **Die Sepsis ist somit eine Entität innerhalb des SIRS, aber SIRS heißt keineswegs immer Sepsis.**

Dies ist nicht die Definition einer klar formulierten Krankheitsentität, sondern eine „Sammeltopfdefinition", mit der ihr innewohnenden Gefahr, dass per definitionem pathogenetische Gemeinsamkeiten vorgetäuscht werden, wo möglicherweise keine bestehen. Die unten aufgeführten Therapierichtlinien zum septischen Schock werden sich aus diesem Grund an der klassischen Definition der Sepsis (mikrobielle Ursache) ausrichten, auch wenn viele Ansätze auch für ein nicht infektiös verursachtes SIRS zutreffen.

Übersicht 4-3
Definition des Syndroms der systemischen entzündlichen Reaktion (SIRS: systemic inflammatory response syndrome)

— Zwei oder mehrere der folgenden klinischen Symptome einer systemischen Reaktion weisen auf eine endotheliale Entzündung hin:
  - Körpertemperatur > 38 °C oder < 36 °C [a]
  - Beschleunigung der Herzfrequenz über 90 Schläge/min [a]
  - Tachypnoe, die sich mit einer Atemfrequenz über 20 Atemzüge/min manifestiert oder Hyperventilation, die anhand von p_aCO_2-Werten < 32 mmHg erkennbar wird [a]
  - Veränderungen der Leukozytenzahl mit Werten > 12.000/μl, < 4000/μl oder Vorliegen von mehr als 10% unreifen neutrophilen Granulozyten [a]

— Vorliegen (oder starker Verdacht) einer unbekannten Ursache einer endothelialen Entzündung, z. B.:
  - Infektion (verursacht durch gramnegative oder grampositive Bakterien, Viren, Pilze, Parasiten, Hefepilze oder andere Keime) [a]
  - Pankreatitis
  - Ischämie
  - Multitrauma und Gewebeschädigung
  - hämorrhagischer Schock
  - immunologisch vermittelte Organschädigung; Anwendung exogener Mediatoren (z. B. Tumornekrosefaktor, Interleukin-1, Interleukin-2)

— Fehlen anderer bekannter Ursachen für solche klinischen Anomalien

[a] Diese Charakteristika werden üblicherweise einer klinischen Diagnose der Sepsis zugrunde gelegt.

Klinik und hämodynamische Stadieneinteilung

Stadieneinteilung des septischen Schocks. Allgemeine Symptome der Sepsis sind in ◘ Übersicht 4-3 aufgeführt. Im Hinblick auf die Entwicklung eines Schocks treten die hämodynamischen Veränderungen in den Vordergrund, deren Stadieneinteilung in Anlehnung an Siegel (Siegel 1981) in ◘ Tabelle 4-4 wiedergegeben ist.

Das **Stadium I** ist gekennzeichnet durch einen Anstieg der Herzfrequenz und des Herzminutenvolumens, der periphere Widerstand ist erniedrigt. Der arterielle Mitteldruck ist in dieser Phase noch weitgehend unverändert, und es liegt noch keine O_2-Schuld vor, der Patient befindet sich noch nicht im Schock. **Stadium II** und – in Akzentuierung – **Stadium III** repräsentieren dann die typische Situa-

■ Tabelle 4-4. Hämodynamische Veränderungen im septischen Schock

Parameter	Charakterisierung in 4 Stadien			
	I	II	III	IV
Herzfrequenz	↑	↑↑	↑↑	↑
Arterieller Mitteldruck	ø	ø	↓	↓↓
Herzzeitvolumen	↑	↑↑↑	↑↑	ø/↓
Peripherer Gefäßwiderstand	↓	↓↓↓	↓↓↓	ø/↓/↑
Pc (wedge pressure)	↓	↓	ø	↑↑
O_2-Aufnahme absolut	↑	↑	↑/↓	↓↓
O_2-Aufnahme relativ	ø	ø	↓↓	↓↓↓
$AVDO_2$	↓	↓↓↓	↓↓↓	↓/↑
Lactat	ø	↑	↑↑	↑↑↑
		hyperdynamer	hypodynamer	
		Schock		

$AVDO_2$: arteriovenöse Sauerstoffdifferenz

tion des zunehmenden septischen Schocks. Die Haut ist warm, eher überwärmt, und trocken. Aufgrund der generellen Ödemeinlagerung („capillary leakage") besteht häufig ein intravasaler Volumenmangel. Das Kernproblem ist jedoch ein deutlich erniedrigter peripherer Widerstand, kompensiert oder eben nur partiell kompensiert durch eine erhebliche Steigerung des Herzindex (CI >3,5 l/min/m²KO). Aufgrund der Hyperzirkulation und der gestörten O_2-Ausschöpfung in der Peripherie ist die arteriovenöse O_2-Differenz stark erniedrigt. Relativ zu einem erhöhten O_2-Bedarf in dieser septischen Situation geht der Patient eine O_2-Schuld ein, d.h. er wird metabolisch sauer, das Lactat als Integral der akkumulierenden O_2-Schuld über die Zeit nimmt deutlich zu (>3–5 mmol/l). Mit diesem Stadium III ist die klassische Situation des **hyperdynamen** septischen Schocks erreicht.

Diese hyperzirkulatorische Phase kann bis unmittelbar präfinal bestehenbleiben, mit dann massiver O_2-Schuld, oder in einer späten Phase des Geschehens in die **hypodyname** Form des septischen Schocks übergehen, das **Stadium IV** nach Siegel: das Herzzeitvolumen sinkt, der periphere Gesamtwiderstand steigt, die Haut wird kalt, feucht, marmoriert. Die Letalität in dieser Phase ist extrem hoch.

Klinik. Diese Stadien müssen keineswegs regelhaft durchlaufen werden, sondern sind von Begleiterkrankungen und therapeutischen Interventionen beeinflusst. Bereits frühzeitig können Störungen der Organfunktionen manifest werden, insbesondere Oligurie, respiratorische (Partial-)Insuffizienz (zunächst kompensiert durch Hyperventilation), gastrointestinale Symptomatik (multiple Schleimhautläsionen, paralytischer Ileus) und Bewusstseinseintrübung mit motorischer Unruhe. Häufig besteht trotz der Hyperzirkulation eine (reversible) „septische Kardiomyopathie": das Herzzeitvolumen ist relativ zum stark erniedrigten peripheren Widerstand nur inadäquat gesteigert, das diastolische Volumen ist erhöht (Zunahme der Compliance), die Auswurffraktion ist relativ zur diastolischen Vordehnung deutlich erniedrigt.

Therapie

Gemäß der pathogenetischen Sequenz des septischen Geschehens sind therapeutische Ansätze auf verschiedenen Ebenen möglich:
- Bekämpfung der mikrobiellen Ursache
- symptomatische Therapie der zirkulatorischen Störungen
- immunmodulierende und hämostaseologische Therapie

Die Punkte 1 und 2 stellen die Basis der gegenwärtigen Therapie des septischen Schocks dar; neue immunmodulierende und hämostaseologische Therapieformen stehen unmittelbar vor der klinischen Einführung. Darüber hinaus sind ggf. spezifische Therapiemaßnahmen zur Überbrückung ausfallender Organfunktionen notwendig, die in den jeweiligen Spezialkapiteln behandelt werden (insbesondere ARDS und akutes Nierenversagen). Wichtig ist die Vermeidung jeglicher arterieller Hypoxämie (O_2 über Nasensonde oder besser Maske; frühzeitige Indikation zur Beatmung).

Bekämpfung der mikrobiellen Ursache

Fokussuche und -sanierung. Diese beginnt mit der Identifizierung der Eintrittspforte und der Suche nach einem sanierbaren **Fokus**, unter Einschluss sonographischer (Abdomen, Nieren, Echokardiographie) und radiologischer (ggf. auch Computertomographie) Verfahren.

Wenn ein septischer Fokus bekannt ist, sollte dieser möglichst unverzüglich inzidiert, drainiert oder chirurgisch entfernt werden (ubi pus, ibi evacua!).

In der Regel sollte ein operativer Eingriff nicht aufgrund der Schwere des septischen Bildes verschoben werden, wenn er die einzige Möglichkeit der Fokussanierung darstellt. Dieses Prinzip gilt auch für potenziell infizierte prothetische Materialien (z. B. Venen-, Peritonealdialyse- oder Hickman-Katheter, Osteosynthesematerialien). Wenn vital unerlässliche Fremdkörper infiziert sind (z. B. Schrittmacher, künstliche Herzklappen) und als Sepsisquelle dienen, ist ein kurzzeitiger konservativer Behandlungsversuch (Antibiotika) gerechtfertigt. Bei Versagen dieser Therapie muss jedoch der Versuch des Ersatzes durch eine neue Prothese unternommen werden, in der Hoffnung, dass diese sich nicht unmittelbar reinfiziert.

Gezielte Antibiotikatherapie. Zweites Standbein der antimikrobiellen Behandlung ist die Anwendung von Antibiotika, die möglichst gezielt und konsequent erfolgen sollte. Vor deren Beginn sollte stets über Blutkulturen und Asservierung von Sputum, Urin und Stuhl, durch Abstriche im Nasen-Rachen-Bereich, durch Punktion von Ergüssen (Pleura, Aszites, Perikard, große Gelenke) sowie ggf. Liquorpunktion versucht werden, einen **Keimnachweis** zu erzielen. Bei Verdacht auf eine pneumogene Sepsis wird angestrebt, den Keimnachweis über flexible Bronchoskopie und bronchoalveoläre Lavage oder Bürstenabstrich zu führen. Erste Hinweise werden möglicherweise bereits durch die mikroskopische Untersuchung von Punktions-, Abstrich- oder Lavagematerialien (Kokken oder Stäbchen; Gram-Färbung) erhalten. Nach Abnahme der Materialien wird bei Vorliegen eines septischen Schocks die Antibiotikatherapie sodann unverzüglich begonnen, auf der Basis der am wahrscheinlichsten in Betracht kommenden Erreger und der örtlichen Resistenzlage entsprechender Keime. Bei Keimnachweis und Vorliegen eines Antibiogramms wird die Therapie dann ggf. korrigiert.

Details zur Antibiotikatherapie werden ausführlich im Kapitel 102 „Antibakterielle Chemotherapie" behandelt. Standard ist in dieser Situation die parenterale Applikation bakterizider Antibiotika als Zwei- oder Dreifachkombination.

Immunglobuline, monoklonale Anti-Endotoxin-Antikörper, Colony Stimulating Factors. Diese Ansätze können als erweiterter antimikrobieller Ansatz angesehen werden, jedoch konnte in den bislang vorliegenden klinischen Studien kein sicherer Vorteil dokumentiert werden. Lediglich bei hämatologisch erkrankten Patienten mit Antikörpermangelsyndrom oder Granulozytopenie (primär oder nach Zytostatikatherapie) stellen Immunglobuline und Colony Stimulating Factors bislang eine gesicherte Indikation bei schweren Infektionen oder Sepsis dar.

Symptomatische Therapie des septischen Schocks
Diese umfasst die Volumensubstitution, vasoaktive Pharmaka und einen Säure-Base-Ausgleich (▶ Abschn. 4.2.2).

Volumensubstitution. Aufgrund der diffusen Leckage kapillärer Gefäße und z. T. veränderter peripherer Vasomotorik (Pooling) besteht in der Sepsis in aller Regel ein absoluter und relativer intravasaler Volumenmangel mit der Notwendigkeit des Flüssigkeitsersatzes zur Stabilisierung der Makrozirkulation. Darüber hinaus legt die **unterstellte** pathologische „O_2-Supply Dependency" in der Sepsis nahe, die makrozirkulatorischen Bedingungen weitgehend zu optimieren (◘ Abb. 4-3): über einen weiten Bereich ist die periphere O_2-Aufnahme abhängig von dem O_2-Transport (Herzzeitvolumen · Sauerstoffgehalt des Blutes) und erreicht nicht – wie unter physiologischen Bedingungen – ein Plateau. Hieraus wurde die Forderung abgeleitet, den O_2-Transport möglichst auf „supranormale" Werte anzuheben (>600 ml/min/m²), um das O_2-Defizit der peripheren Organe mit anaerobem Stoffwechsel, Lactatbildung und Zellschädigung zu minimieren (Sprung et al. 2001). Auch wenn das unterstellte pathophysiologische Konzept nicht zweifelsfrei belegt ist, ist die Notwendigkeit der Volumensubstitution im septischen Schock unbestritten. Kontrovers wird diskutiert, **was** und **wieviel** zu geben ist.

Frühzeitige Volumenzufuhr in ausreichendem Umfang kann zur Verbesserung der Letalität im septischen Schock führen (Rivers et al. 2001). Angestrebt werden ein zentraler Venendruck (CVP) von 8–12 mmHg, ein mittlerer arterieller Druck von >65 mmHg, eine Urinproduktion von >0,5 ml/kg/h sowie eine zentralvenöse Sättigung von >70 %. Wird über die ersten 6 h der Volumenzufuhr beim septischen Schock keine zentralvenöse Sättigung von 70 % bei einem CVP von 8–12 mmHg erreicht, werden Crythozytenkonzentrate transfundiert bis zu einem Hämatokrit von 30 oder 35 %. Zusätzlich kann Dobutamin infundiert werden (bis maximal 20 μg/kg/min), um eine zentralvenöse Sättigung von 70 % zu erzielen.

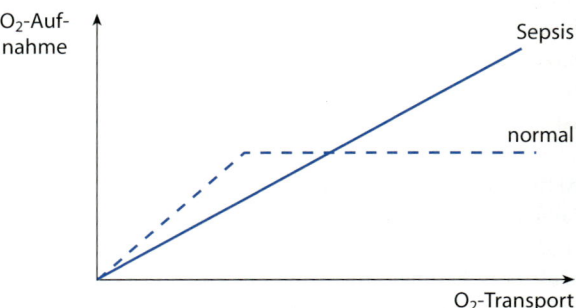

◘ **Abb. 4-3.** Konzept der pathologischen „O_2-Supply-Dependency" in der Sepsis. Über einen weiten Bereich ist die O_2-Aufnahme vom O_2-Transport abhängig und erreicht nicht – wie unter physiologischen Bedingungen – ein Plateau

Durch die diffuse Schrankenstörung geht der oben diskutierte Vorteil (intravasale Volumenexpansion) natürlicher Kolloide und kolloidaler Ersatzmittel zu einem wesentlichen Teil wieder verloren, und eine vermehrte interstitielle Akkumulation der Kolloide muss angenommen werden. Aus diesem Grund bevorzugen die Autoren in der Sepsis einen initialen Flüssigkeitsersatz mit Elektrolyt- oder Monosaccharidlösungen, unter Berücksichtigung der plasmatischen Elektrolytkonzentrationen, und nehmen eine zusätzliche Zufuhr von Kolloiden nur bei Absinken des kolloidosmotischen Druckes auf < 15–20 mmHg vor. Eine Indikation zur Zufuhr von Frischplasmen kann sich bei Gerinnungsstörungen ergeben (▶ Kap. 71, 74). Als Kompromiss zwischen einer Optimierung der rheologischen Eigenschaften des Blutes und einer Maximierung des O_2-Transportes wird eine Hämoglobinkonzentration um 10–12 g/dl angestrebt.

Monitoring bei Volumensubstitution. Die Kontrolle der Volumensubstitution sollte im septischen Schock immer unter Messung des zentralvenösen sowie ggf. (Swan-Ganz-Katheter) des pulmonalkapillären Verschlussdruckes vorgenommen werden. Angestrebt werden normale bis hochnormale Werte (ZVD ≈8–12 mmHg, Pc ≈10–14 mmHg bei Patienten ohne besondere Vorerkrankungen). Bei Patienten mit persistierender Azidoseneigung und Lactatbildung ist ein zusätzlicher „Fluid-Challenge" gerechtfertigt. Darunter versteht man eine gestufte Flüssigkeitszufuhr, z. B. in Portionen à 250 ml, bis zu einem Pc von 15 (maximal 18) mmHg, in der Hoffnung, hierdurch die anaerobe Stoffwechsellage zu durchbrechen. Bei Patienten mit ausgeprägtem septischem Schock kann es notwendig sein, unter den genannten Kontrollen innerhalb weniger Stunden mehrere Liter Volumen zu substituieren. In dieser Phase hat die Optimierung der zirkulatorischen und metabolischen (Lactatbildung) Verhältnisse Vorrang vor dem Konzept der Volumenreduktion zur symptomatischen Verbesserung eines (meist gleichzeitig bestehenden) ARDS mit pulmonaler interstitieller Flüssigkeitseinlagerung.

Vasoaktive und positiv inotrope Pharmaka. Für die Anwendung einer β_1-zentrierten Katecholamintherapie (Dobutamin, Adrenalin) im septischen Schock, d. h. in Abwesenheit eines myokardialen Versagens als primäre Schockursache, können 2 Gründe angeführt werden: das Konzept der Optimierung des O_2-Transportes auf supranormale Werte und das Bestehen einer septischen Kardiomyopathie. Vielfach wird daher die regelmässige Applikation von Dobutamin im septischen Schock trotz eines in der Regel bereits erhöhten Herzzeitvolumens befürwortet. Die Autoren setzen Dobutamin und Adrenalin im septischen Schock nur ein, wenn die Steigerung des Herzzeitvolumens weit hinter dem zu erwartenden Anstieg bei peripherer Widerstandsabnahme zurückbleibt. Das wesentliche zirkulatorische Problem liegt in der hyperdynamen Phase des septischen Schocks in der peripheren Verteilungsstörung mit Nebeneinander von inadäquat hyper- und hypoperfundierten Kapillarbezirken. Ideal wäre somit – wie in ◘ Abb. 4-3 als Therpieziel skizziert – eine selektive Vasodilatation bzw. Vasokonstriktion jeweils spiegelbildlich zur Verteilungsstörung. Da dieses gegenwärtig nicht möglich ist, bleibt bei zunehmendem Verlust des peripheren Gesamtwiderstandes im septischen Schock nur die Applikation von Vasokonstriktoren, um (nach Ausschöpfen der Volumentherapie) die Makrozirkulation zu stabilisieren.

Genutzt wird hierzu (Sprung et al. 2001) der α-mimetischen Schwerpunkt einer Noradrenalin- oder seltener einer hochdosierten Dopamintherapie (◘ Tabelle 4-3). Für die Dosierung gilt auch hier „so viel wie nötig, jedoch so wenig wie möglich", mit dem Ziel eines arteriellen Mitteldrucks von minimal 60–70 mmHg (peripherer Gesamtwiderstand >300–500 dyn · s · cm^{-5}, je nach Erhöhung des Herzzeitvolumens). Im Bewusstsein bleiben muss, dass als Preis für die Stabilisierung der Makrozirkulation die Hypoperfusion ischämischer Kapillarbezirke noch verstärkt werden kann, sodass eine Reduktion der α-zentrierten Katecholamintherapie so bald wie möglich angestrebt werden muss. Kommt es trotz Maximierung der Noradrenalintherapie zu einem zunehmenden peripheren vasomotorischen Kollaps, ist die Grenze der etablierten therapeutischen Ansätze erreicht, die Letalität ist in dieser Phase extrem hoch.

Weitere Ansätze zur Verbesserung der Mikrozirkulation. Verbleibende Ansätze (Angiotensin, Glycylpressin) sind experimenteller Natur und auf Einzelfälle beschränkt. Entsprechendes gilt für die Applikation von Argininanaloga (z. B. L-NMMA), um die Bildung von NO (endothelium derived relaxing factor; im Überschuss gebildet in den hyperfundierten Shunt-Gebieten?) zu unterdrücken. Bisherige Phase-II-Studien wurden wegen kardialer Komplikationen nach L-NMMA-Applikation bei Patienten mit Sepsis abgebrochen.

Immunmodulierende und hämostaseologische Therapie Mediatorblockade. Die Aktivierung körpereigener Mediatorsysteme (TNF-α und IL-1) in der „hyperinflammatorischen" Phase der Sepsis legt antiinflammatorische Therapieansätze auf Ebene der Zytokine nahe. Die Effizienz einer Neutralisierung der IL-1-Wirkung durch einen physiologisch vorhandenen IL-1-Rezeptor-Antagonisten (Opal et al. 1997) und von monoklonalen Antikörpern gegen TNF (Abraham et al. 1998) sowie von TNF-Rezeptor-Fusionsproteinen (Abraham et al. 2001), die als Rezeptorantagonisten fungieren, erbrachte in multizentrischen Phase-III-Studien bislang keinen Überlebensvorteil, jedoch steht eine endgültige Bewertung der Anti-TNF-Therapiestrategie noch aus.

Hämoperfusion. Entsprechendes gilt für Ansätze zur Therapie der Sepsis mittels **extrakorporaler Toxin- oder Zytokinelimination** (Hämoperfusion mit Kohle oder fixiertem Polymyxin B; Hämofiltration). Ausreichende Belege für einen Einsatz dieser Therapieformen aus der Indikation der Toxin- oder Zytokinelimination in der Sepsis gibt es bislang nicht.

Corticosteroide. Von einer Zufuhr **hoch dosierter Glucocorticoide** in der Sepsis erhoffte man sich eine Suppression proinflammatorischer Zytokine sowie eine Inhibition zahlreicher zellulärer und humoraler Mediatorsysteme (bevorzugte Dosierung 30 mg Methylprednisolon/kgKG pro Tag über 48 h). Eine Vielzahl kontrollierter klinischer Studien zur Gabe hochdosierter Steroide wurden durchgeführt, doch die Metaanalysen (Cronin et al. 1995; Lefering u. Neugebauer 1995) belegen eindeutig, dass mit diesem Therapieansatz keine Reduktion der Letalität erzielt werden kann und als nachteiliger Effekt die Zahl der Sekundärinfektionen ansteigt. Somit ist keine allgemeine Indikation für die Anwendung von hochdosiertem Methylprednisolon bei der Sepsis und dem septischem Schock gegeben.

Neben der hoch dosierten Glucocorticoidtherapie wurden in den letzten Jahren einige klinische Untersuchungen zur prolongierten **niedrig dosierten Hydrocortisontherapie** unternommen. In diesen Studien (Bollaert et al. 1998; Briegel et al. 1999) konnte gezeigt werden, dass die prolongierte Anwendung (5–10 Tage) „supraphysiologischer" Dosen von Hydrocortison (250–300 mg pro Tag) beim therapierefraktären septischen Schock zu einer Reduktion von Multiorganversagens und Schockpersistenz führt. Eine multizentrische, kontrollierte Studie prüft gegenwärtig die Effizienz dieser Therapie bezüglich der Letalität. Auch wenn diese Daten derzeit noch nicht vorliegen, sollte man angesichts der schlechten Prognose eines therapierefraktären septischen Schocks diese Therapie im Einzelfall in die Überlegungen einbeziehen, wenn mit einem ACTH-Test oder Cortisolspiegeln eine relative Nebennierenrindeninsuffizienz gesichert ist.

Hämostaseologische Therapie. Komplexe Interaktionen bestehen zwischen inflammatorischen Prozessen und der Gerinnung in der Sepsis. Die proinflammatorischen Zytokine sind in der Lage, die Gerinnungskaskade zu aktivieren. Vor diesem Hintergrund war es nahe liegend, Therapiestrategien mit Eingriff in das Gerinnungssystem zu entwickeln. So konnte erstmals in einer kontrollierten, multizentrischen Phase-III-Studie (Bernard 2001) die Letalität der schweren Sepsis durch Intervention auf der Ebene der Gerinnungsaktivierung mittels aktiviertem Protein C (a-PC) signifikant gesenkt werden. Eine Zulassung von a-PC durch die entsprechenden Behörden ist in den USA und Europa erfolgt (Xigris). Vor dem Hintergrund der hohen Therapiekosten und dem Blutungsrisiko ist a-PC in Europa nur für Patienten mit 2 Organversagen zugelassen. Diese Indikationen und die geltenden Kontraindikationen sollten strikt beachtet werden.

4.3.4 Anaphylaktischer Schock

Pathophysiologie

Zugrunde liegt im typischen Fall eine Immunreaktion Typ I, die IgE-vermittelt zur Aktivierung von Mastzellen und basophilen Granulozyten führt (▶ Kap. 29 „Allergiebedingte Krankheiten"). Eine Vielzahl von Medikamenten (Antibiotika, Lokalanästhetika, Zytostatika, Antiphlogistika), Insektengifte, Impfstoffe, Seren und jodhalige Kontrastmittel sind in der Lage, Sensibilisierung und bei nachfolgender Applikation eine anaphylaktische Reaktion zu provozieren; entsprechende Ereignisse können bei Blutübertragungen auftreten.

Es kommt perakut zu einer massiven Freisetzung von Mediatoren aus Mastzellen und basophilen Granulozyten (Histamin, Serotonin, plättchenaktivierendem Faktor/PAF, Prostaglandinen, Leukotrienen) und in Form einer Kaskadenreaktion zu weiterer sekundärer Mediatorliberation unter Einbeziehung verschiedener inflammatorisch kompetenter Zellen. In der Summe bewirken diese Mediatoren eine akute vaskuläre Permeabilitätserhöhung mit Ödembildung in verschiedenen Gefäßbezirken (Haut, gastrointestinale Schleimhäute, Lunge, Bronchialsystem, Larynx). Die rasche Flüssigkeitsexsudation sowie vasomotorische Störungen mit peripherem (venösem) Pooling des Blutes bewirken einen akuten relativen und absoluten intravasalen Volumenmangel, in der Regel begleitet von einer Reflextachykardie. Bei ausgeprägter Hypotension und Abfall des Herzzeitvolumens aufgrund der intravasalen Volumenverarmung/-verschiebung werden Zeichen des anaeroben Zellstoffwechsels evident (metabolische Azidose, Lactatbildung).

Klinik

Das klinische Bild einer anaphylaktischen Reaktion kann in Ausmaß und Schweregrad stark variieren, abhängig von Grad der Sensibilisierung, Antigenmenge, Antigenart und Modus der Antigenzufuhr (im Extremfall intravenös).

Leitbefunde sind:
- **allergisches Ödem** (Urtikaria und Juckreiz, Pharynx- und Epiglottisödem)
- **gastrointestinale Symptome** (Übelkeit, Erbrechen, Tenesmen, Diarrhö)
- **bronchopulmonale Symptome** (Bronchospastik, Ödem der Bronchialschleimhaut; auch Lungenödem)
- **kardiozirkulatorische Symptome** (Rhythmusstörungen, Blutdruckabfall)

Unbehandelt kann ein anaphylaktischer Schock innerhalb weniger Minuten im Exitus letalis enden.

Therapie

Zur Therapie des anaphylaktischen Schocks gehören akute Notfallmaßnahmen ebenso wie Maßnahmen zur Prophylaxe weiterer allergischer Zwischenfälle.

Akutmaßnahmen. Mittel der Wahl zur (partiellen) Antagonisierung weiterer Mediatorfreisetzung, Antagonisierung der vasomotorischen Störungen und – vermutlich – Reduktion der Gefäßpermeabilitätserhöhung ist Adrenalin. Erst an 2. Stelle folgen Glucocorticoide, deren Wirkungseintritt frühestens nach etwa 15 min zu erwarten ist. Drittes wichtiges Ziel ist eine rasche Volumenzufuhr zur Kompensation des absoluten und relativen intravasalen Volumenmangels. Zahlreiche Autoren befürworten darüber hinaus die Applikation eines H_1-Rezeptor-Antagonisten. Bei prädominantem Vasomotorenkollaps kann ggf. kurzzeitig eine Noradrenalindauerinfusion indiziert sein (◘ Tabelle 4-3). Die Behandlung der (z. T. massiven) Bronchospastik entspricht der Therapie eines schweren Asthmaanfalles. Bei ausgedehntem Larynxödem und Verlegung der oberen Atemwege muss eine Intubation oder – wenn das aufgrund der Schwellung nicht mehr möglich ist – eine notfallmäßige Tracheotomie oder Krikothyreotomie durchgeführt werden. Ein akutes (Permeabilitäts-) Lungenödem verlangt eine kontrollierte Beatmung (◘ Übersicht 4-4).

Übersicht 4-4
Notfallmaßnahmen beim anaphylaktischen Schock

- Stop der Allergenzufuhr
- Anlegen eines venösen Zuganges
- Adrenalin i. v.: 0,5–2 ml einer 1 : 10 verdünnten handelsüblichen Suprareninlösung (entsprechend 0,05–0,2 mg), langsam unter Puls- und Blutdruckkontrolle; anschließend ggf. Adrenalindauerinfusion
- alternativ bei fehlendem i. v.-Zugang: Adrenalin über Trachealtubus oder i.m.
- Glucocorticoide i. v., z. B. 250 mg (Methyl)-Prednisolon
- möglichst rasche Volumensubstitution (Elektrolyt- und kolloidale Lösungen)
- H_1-Rezeptor-Antagonist i. v., z. B. 4–8 mg Dimetidenmaleat
- ggf. antiobstruktive Therapie (β_2-Mimetika als Aerosol und i.v., Aminophyllin i. v.; ► Kap. 20, „Asthma bronchiale")

Prophylaxe. Wenn möglich, Vermeidung jeglicher erneuter Allergenzufuhr; Eintragung im Allergiepass. Bei vital bedrohlichen Insektenstichallergien Ausrüstung des Patienten mit sublingual oder als Aerosol applizierbarem Katecholamin, zusätzlich Adrenalin zur Injektion im Notfall. Im Einzelfall zu erwägen sind Densibilisierungsmaßnahmen. Sollen radiologische Untersuchungen mit Kontrastmitteln bei bekannter oder vermuteter Allergie durchgeführt werden, muss eine medikamentöse Vorbereitung des Patienten getroffen werden. Diese umfasst die vorausgehende (etwa 30 min vorher) Applikation eines H_1- (z. B. 4–8 mg Dimetidenmaleat) und H_2-Rezeptor-Antagonisten (z. B. 50–100 mg Ranitidin) sowie die vorhergehende Verabreichung von Corticosteroiden, z. B. 100 mg (Methyl-)Prednisolon oral am Vorabend und intravenös etwa 60 min vor der Untersuchung. Zur Vorbereitung gehören ebenfalls ein liegender venöser Zugang sowie die Bereitstellung eines kompletten Notfallinstrumentariums.

4.3.5 Weitere Formen des Schocks

Diese sind in ◘ Übersicht 4-1 aufgelistet. Da per definitionem alle Störungen der O_2-Transportkette zwischen der Atmosphäre und der zellulären O_2-Verwertung ein Schockgeschehen auslösen können, richtet sich die Therapie nach der jeweiligen Lokalisation der Störung. Erkrankungen der Atemregulation, der Bronchien und des Lungenparenchyms werden in den entsprechenden Kapiteln behandelt. Bei gravierender Reduktion der O_2-Transportkapazität des Blutes durch exzessive Anämie oder z. B. CO-Intoxikation stellen Erythrozytensubstitution bzw. O_2-Zufuhr (evtl. hyperbar) die spezifischen Therapiemaßnahmen dar. Darüber hinaus können zahlreiche auslösende Konstellationen zu einem zirkulatorischen Versagen (Blutdruck- und Herzzeitvolumenabfall) aufgrund eines relativen intravasalen Volumenmangels (Distributionsstörung auf Makroebene mit Verteilung des Blutes in die Peripherie) führen. In der Regel kommt es hierbei zu einem kurzzeitigen Bewusstseinsverlust (Synkope), bei Persistieren der Symptomatik kann sich jedoch durch die akkumulierende O_2-Schuld der peripheren Organe ein Schockgeschehen entwickeln. Wichtigste Auslöser sind die vagovasale Synkope, das Vena-cava-Kompressionssyndrom bei Schwangeren, zentralnervöse oder endokrinologische Störungen der Blutdruckregulation sowie überschießende pharmakologisch verursachte Vasodilatation. Spezifische Therapiemaßnahmen richten sich nach der auslösenden Konstellation. Im Vordergrund der symptomatischen Therapie stehen die Rückverlagerung des Volumens (Beine hoch, Oberkörper tief), intravasale Volumenzufuhr sowie ggf. Maßnahmen zur Tonisierung der peripheren Vasomotorik (◘ Tabelle 4-3).

4.4 Prophylaxe des Multiorganversagens – Perspektiven

Eine zügige und suffiziente Therapie des Schocks ist die beste „Prophylaxe" der Schockorganmanifestation mit der Extremvariante des Multiorganversagens. Oftmals beginnt die Schocktherapie jedoch erst spät (bereits manifeste Lactatazidose), oder sie ist nur verzögert erfolgreich. Es ist somit nahe liegend, nach Maßnahmen zu suchen, die in dem Fenster zwischen Trigger (Schock) und Organversagen die Manifestation des Letzteren reduzieren können. Folgende Aspekte verdienen Erwähnung:

Korrigierter Endpunkt der Schocktherapie

In vereinfachter Diktion lässt sich das Ziel der Therapie der wichtigsten Schockformen (Volumenmangel, kardiogen, Sepsis) als Stabilisierung der – messtechnisch leicht zugänglichen – Makrozirkulation charakterisieren. Durch Messung des pH-Wertes der Magenwandmukosa (Magensonde mit Ballon zur Blutgasäquilibration mit der Schleimhaut) ließ sich zeigen, dass in diesem wichtigen Mikrozirkulationsareal noch eine Azidose bestehen kann, wenn die Makrozirkulation bei Patienten mit Schock bereits stabilisiert erscheint (Gutierrez et al. 1992). Hieraus wurde die Forderung abgeleitet, Maßnahmen zur Stabilisierung der zirkulatorischen Verhältnisse im Schock und Endpunkte dieser Maßnahmen nicht an der Makrozirkulation, sondern an der Mikrozirkulation auszurichten. Dieser Aspekt kann gegenwärtig noch nicht Eingang in allgemeine Therapierichtlinien finden, zumal die mikrozirkulatorischen Verhältnisse unter klinischen Bedingungen noch weitgehend eine „Black Box" sind. Verbesserte diagnostische Techniken könnten es jedoch in Zukunft ermöglichen, Störungen der Mikrozirkulation zum direkten Zielparameter der Therapie zu erheben.

Verhinderung von humoralen und zellulären Sekundäreffekten

Der Ansatz überlappt sich mit den Ausführungen zur Mediatorblockade in der Sepsis mit dem Unterschied, dass nicht Mediatoren des Schocks, sondern Effektoren der (nachfolgenden) Organschädigung im Blickfeld stehen. Die etablierte Anwendung von Heparin zur Prophylaxe/Frühtherapie von Mikroembolisation und -thrombosierung gehört in diese Rubrik; alle anderen Ansätze zur Blockade zellulärer und humoraler Effektoren sind bislang experimenteller Natur.

Spezifische organprotektive Maßnahmen

Hierunter fallen Maßnahmen der Prophylaxe und Frühtherapie spezifischer Schockorganmanifestationen. Hinsichtlich der Niere scheint eine möglichst kontinuierliche Aufrechterhaltung einer Diurese von > 50 ml/h (ggf. Volumenzufuhr, Diuretika; ▶ oben) zur Vermeidung eines akuten Nierenversagens sinnvoll. Im Hinblick auf die Lunge ist zunächst die spontane, unterstützende Maskenbeatmung und schließlich die kontrollierte Beatmung bei zunehmender respiratorischer Insuffizienz wichtig, eine initiale, prophylaktische Beatmung hat sich jedoch nicht als günstig erwiesen. Aspirationen müssen vermieden werden, ebenso bakterielle Belastungen des Tracheobronchialbaumes, um sekundäre (nosokomiale) Pneumonien zu reduzieren (▶ Kap. 26, „Akute und chronische respiratorische Insuffizienz"). Pharmakologische Interventionen zur spezifischen Prophylaxe eines ARDS während der Phase des Schocks sind gegenwärtig noch experimenteller Natur. Schließlich muss auch ein „protektives" Beatmungsregime als neues Therapieverfahren in der Sepsis angesehen werden. Vor dem Hintergrund, dass die überwiegende Zahl von Patienten mit einer schweren Sepsis auch beatmet wird, dass die Lunge ein zentrales Organ für die Induktion und die Perpetuierung der Sepsis ist und dass der Einfluss des mechanischen Traumas unter der Beatmung auf Zytokinliberation und nichtpulmonale Organfunktionen nachgewiesen werden konnte, kommt der Beatmungsstrategie erhebliche Bedeutung für das Behandlungskonzept in der Sepsis zu. Die gegenwärtige Studienlage favorisiert Beatmungsverfahren mit niedrigen Atemzugvolumina und hohem PEEP-Niveau, um das Barotrauma der Lunge und das „transpulmonale inflammatorische Trauma" zu minimieren (▶ Kap. 26).

Bezüglich des Gastrointestinaltrakts könnte dem Dopexamin (◘ Tabelle 4-3) aufgrund seines Wirkungsprofils und seiner Fähigkeit zur Steigerung der gastrointestinalen Perfusion in Zukunft eine Bedeutung zukommen, jedoch stehen vor einer Therapieempfehlung noch klinische Studien aus. Da die Ischämie der intestinalen Mukosa ein Schlüsselereignis für Barriereverlust und sekundäre Bakterien- und Toxininvasion sein könnte, wäre die Dekontamination des Darmtraktes prinzipiell attraktiv, ist jedoch hinsichtlich Durchführbarkeit und Erfolg gegenwärtig nicht beurteilbar. Wichtig scheint es, jede längerfristige Stase im Intestinaltrakt zu vermeiden, auch durch pharmakologische Stimulation der Darmmotorik (zur Prophylaxe von Magenulzera im Schock ▶ Kap. 42, „Erkrankungen des Magens und des Zwölffingerdarmes"). Spezifische prophylaktische Maßnahmen zur Vermeidung des wichtigen Leberversagens im akuten und protrahierten Schock, insbesondere bei septischer Genese des Geschehens, sind bislang nicht bekannt.

Evidenz der Therapieempfehlungen

	Evidenzgrad	Therapieempfehlung
Prophylaxe des Multiorganversagens		
Heparin	C	I
Diuretika	C	I
Protektive Beatmung	B	I
Hypovolämischer Schock		
Kolloidale Plasmaersatzmittel	C	I
Elektrolytlösungen	C	I
Erythrozytenkonzentrate (Hb-Abfall > 30 %)	C	I
Kardiogener Schock		
Dobutamin 1. Wahl	C	I
Adrenalin 2. Wahl	C	I
Dopamin	C	IIb
Natriumnitroprussid	C	I
Kardiogener Schock bei pulmonaler Hypertonie		
PEG1, PGI2, Iloprost i. v.	C	IIa
PGI2, Iloprost; NO inhalativ	C	IIa
Septischer Schock		
Fokussuche, Fokussanierung	C	I
Antibiotische Therapie	C	I
Frühzeitige Volumenzufuhr	B	I
Dobutamin, Noradrenalin	C	I
Hydrocortison	B	I
Aktiviertes Protein C	B	I
Anaphylaktischer Schock		
Notfallmaßnahmen	C	I

Leitlinien – Adressen – Tipps

Leitlinien und Internetadressen
www.dgho-infektionen.de/agiho/content/e125/index_ger.html
www.divi-org.de/pdfs/leitlinien.pdf
www.sepsisforum.org
www.sepsis-gesellschaft.de

Tipps für Patienten
www.survivingsepsis.org/index.cfm

Literatur

Abraham E (2000) Coagulation abnormalities in acute lung injury and sepsis. Am J Respir Cell Mol Biol 22:401–404

Abraham E, Anzueto A, Gutierrez G, Tessler S, San Pedro G, Wunderink R, Dal Nogare A, Nasraway S, Berman S, Cooney R, Levy H, Baughman R, Rumbak M, Light RB, Poole L, Allred R, Constant J, Pennington J, Porter S for the NORASEPT II Study Group (1998) Monoclonal antibody to human tumor necrosis factor alpha in the treatment of patients with septic shock: a multi-center, placebo-controlled, randomized, double blind clinical trial. Lancet 351: 929–933

Abraham E, Laterre PF, Garbino J, Pingleton S, Butler T, Dugemier T, Margolis B, Kudsk K, Zimmerli W, Anderson P, Reynaert M, Lew D, Lesslauer W, Passe S, Cooper P, Brudeska A, Modi M, Leighton A, Salgo M, Van der Auwera P, for the Lenercept Study Group (2001) Lenercept (p55 tumor necrosis factor receptor fusion protein) in severe sepsis and early septic shock: A randomized, double-blind, placebo-controlled, multicenter phase III trial with 1342 patients. Crit Care Med 29 :503–510

ACCP/SCCM Consensus Conference Committee (1992) Definitions for sepsis and organ failure and guidelines for use of innovative therapies in sepsis. Chest 101: 1644–1656

Angus DC, Linde-Zwirble WT, Lidicker J, Clermont G, Carcillo J, Pinsky MR (2001) Epidemiology of severe sepsis in the United States: Analysis of incidence, outcome, and associated costs of care. Crit Care Med 29: 1303–1310

Bernard GR, Vincent JL, Laterre PF, LaRosa SP, Lopez-Rodriguez A, Steingrun JS, Garber GE, Helterbrand JD, Ely EW, Fisher CJ (2001) Efficacy and safety of recombinant human activated protein C for severe sepsis. N Engl J Med 344: 699–709

Bollaert PE, Charpentier C, Levy B, Debouverie M, Audibert G, Larcan A (1998) Reversal of late septic shock with supraphysiologic doses of hydrocortisone. Crit Care Med 26: 645–650

Briegel J, Forst H, Haller M, Schelling G, Kilger E, Kuprat G, Hemmer B, Hummel T, Lenhart A, Heyduck M, Stoll C, Peter K (1999) Stress doses of hydrocortisone reverse hyperdynamic septic shock: A prospective, randomized, double-blind, single-center study. Crit Care Med 27: 723–732

Cronin L, Cook DJ, Carlet J (1995) Corticosteroid treatment for sepsis: a critical appraisal and meta-analysis of the literature. Crit Care Med 23: 1430–1439

Gutierrez G, Palizas F, Doglio G, Wainsztein N et al. (1992) Gastric intramucosal pH as a therapeutic index of tissue oxygenation in critically ill patients. Lancet 339: 195–201

Lefering R, Neugebauer EAM (1995) Steroid controversy in sepsis and septic shock: a meta.analysis. Crit Care Med 23: 1294–1303

Muckart DJJ, Bhagwanjee S (1997) American College of Chest Physicians/Society of Critical Care Medicine Copnsensus Conference: definition of the systemic inflammatory response syndrome and allied disorders in relation to critically injured patients. Crit Care Med 25: 1789–1795

Opal SM, Fisher CJ, Pribble JP, Dhainaut JF, Vincent JL, Brase R, Lowry SF, Sadoff JC, Slotman GJ, Levy H, Balk RA, Shelly MP, LaBrecque JF, Lookabaugh J, Donovan H, Baughman R, Norman J, DeMaria E, Matzel K, Abraham E, Seneff M, and the Interleukin-1 Receptor Antagonist Sepsis Investigator Group (1997) The confirmatory interleukin-1 receptor antagonist trial in severe sepsis: a phase III randomized, double blind, placebo-controlled, multicenter trial. Crit Care Med 25: 1115–1124

Rivers E, Nguyen B, Havstad S, Ressler J, Muzzin A, Knoblich B, Peterson E, Tomlanovich M (2001) Early goal-directed therapy in the treatment of severe sepsis and septic shock. N Engl J Med 345: 1368

Siegel JH (1981) Relations between circulatory and metabolic changes in sepsis. Ann Rev Med 32: 175–181

Sprung CL, Bernard GR, Dellinger RP (2001) Guidelines for the mangement of severe sepis and septic shock. Intensive Care Med 27 [Supplement1]: S1–S134

5 Chronische Herzinsuffizienz

E. Erdmann

5.1 Grundlagen – 98
5.1.1 Epidemiologie und Pathogenese – 98
5.1.2 Pathophysiologie – 99
5.1.3 Diagnostik und Differenzialdiagnose – 99

5.2 Therapie – 100
5.2.1 Therapieprinzipien – 100
5.2.2 Kausaltherapie – 101
5.2.3 Allgemeine Maßnahmen – 101
5.2.4 Medikamentöse Therapie – 101

5.3 Therapierefraktäre Herzinsuffizienz – 117

5.4 Neuere Therapieverfahren – 119

Literatur – 120

Die chronische Herzinsuffizienz ist die häufigste zur Krankenhausaufnahme führende interne Erkrankung. Sie ist altersabhängig und betrifft zwischen 5 und 10% der Patienten über 75 Jahre. Leider ist die Prognose auch heute noch relativ schlecht. Man darf davon ausgehen, dass nach 4 Jahren 20–40% der Patienten verstorben sind. Auch vor diesem Hintergrund ist eine korrekte, d. h. leitliniengerechte Therapie unumgänglich. Es konnte in sehr großen kontrollierten prospektiven Studien eindeutig nachgewiesen werden, dass durch eine Kombinationstherapie mit Diuretika, ACE-Hemmern und Betarezeptorenblockern eine Reduktion der Letalität um 30–50% erreicht werden konnte. Die zusätzliche Gabe von Spironolacton im Stadium III und IV nach der NYHA-Klassifikation hat eine weitere Reduktion der Letalität um etwa 25% zur Folge gehabt (CIBIS-II-Investigators 1999; MERIT-HF Study Group 1999; Packer et al. 2001). Dies zeigt, dass es unverzeihlich ist, herzinsuffizienten Patienten diese nachgewiesenermaßen wirksame Therapie vorzuenthalten. Die Deutsche Gesellschaft für Kardiologie hat deshalb die entsprechenden Leitlinien publiziert und ins Internet gestellt (▶ Abschnitt „Leitlinien")

5.1 Grundlagen

Unter einer Herzinsuffizienz versteht man eine eingeschränkte körperliche Belastbarkeit aufgrund einer nachweisbaren kardialen Funktionsstörung (WHO-Definition). Bei Patienten mit Herzinsuffizienz besteht ein Missverhältnis zwischen der geförderten Blutmenge und dem der jeweiligen Situation entsprechenden Blutbedarf. Bei einem Krankheitsverlauf über Wochen und Monate handelt es sich um eine chronische Herzinsuffizienz, im Gegensatz zur akuten Herzinsuffizienz, bei der die kardialen Funktionsstörungen mit entsprechender Symptomatik im Verlauf von Minuten bis Stunden auftreten.

Die chronische Herzinsuffizienz ist die häufigste kardiale Erkrankung. Wegen der schlechten Prognose im Stadium der manifesten Herzinsuffizienz NYHA (New York Heart Association) III und IV (Letalität 20–40% pro Jahr) sind eine frühzeitige Diagnostik und Therapie notwendig.

Eine Leistungsschwäche des Herzens mit verminderter Pumpfunktion wirkt sich auf fast alle Organe des Körpers aus. Das **Syndrom Herzinsuffizienz** ist dementsprechend nicht nur durch kardiale Symptome, sondern besonders durch extrakardiale Folgestörungen charakterisiert. Diese sind zumeist für die vom Patienten geschilderten Beschwerden verantwortlich und sind andererseits auch bei therapeutischen Interventionen zu berücksichtigen. Die kardiale Leistungsschwäche äußert sich in den meisten Fällen initial nur bei körperlicher Belastung (**Belastungsinsuffizienz**), später dann auch in Ruhe (**Ruheinsuffizienz**) (◘ Übersicht 5-1).

Übersicht 5-1
Einteilung der klinischen Schweregrade von Herzkrankheiten
nach der New York Heart Association (NYHA)

- *Grad I:* Herzkranke ohne Einschränkung der körperlichen Leistungsfähigkeit. Bei gewohnter körperlicher Betätigung kommt es nicht zum Auftreten von Dyspnoe, anginösem Schmerz oder zu Palpitationen.
- *Grad II:* Patienten mit leichter Einschränkung der körperlichen Leistung. Diese Kranken fühlen sich in Ruhe und bei leichter Tätigkeit wohl. Beschwerden machen sich erst bei stärkeren Graden der gewohnten Betätigung bemerkbar.
- *Grad III:* Patienten mit starker Einschränkung der körperlichen Leistung. Diese Kranken fühlen sich in Ruhe wohl, haben aber schon bei leichten Graden der gewohnten Tätigkeit Beschwerden.
- *Grad IV:* Patienten, die keine körperliche Tätigkeit ausüben können, ohne dass Beschwerden auftreten. Die Symptome der Herzinsuffizienz können sogar in Ruhe auftreten und werden durch körperliche Tätigkeit verstärkt.

5.1.1 Epidemiologie und Pathogenese

Die häufigste Ursache der chronischen Herzinsuffizienz ist der **Herzinfarkt**. Nachfolgend ist bei den meisten dieser Patienten eine ventrikuläre Dysfunktion bzw. eine Pumpfunktionsstörung echokardiographisch oder ventrikulographisch nachweisbar. Weitere Ursachen zeigt ◘ Übersicht 5-2.

> **Übersicht 5-2**
> **Ursachen der chronischen Herzinsuffizienz**
>
> - Drucküberlastung:
>   - Hypertonie und koronare Herzerkrankung (etwa 70 % aller Fälle), Aortenstenose, Cor pulmonale
>
> - Volumenüberlastung:
>   - Aorteninsuffizienz, Mitralinsuffizienz, angeborene Vitien
>
> - Füllungsbehinderung:
>   - Mitralstenose, restriktive Kardiomyopathie, konstriktive Perikarditis, andere Compliancestörungen
>
> - Erkrankungen der Herzmuskelzelle:
>   - primär: hypertrophe Kardiomyopathie, Myokarditis
>   - sekundär: toxische Herzschädigung (z. B. alkohol- bzw. medikamentös induziert), metabolische Herzerkrankung, endokrine Herzerkrankung
>
> - Abnahme der kontraktilen Muskelmasse:
>   - Zustand nach Herzinfarkt, Aneurysma, koronare Herzerkrankung

5.1.2 Pathophysiologie

Neuroendokrine Kompensationsmechanismen. Sie werden ausgelöst durch verschiedene Pumpfunktionsstörungen mit Aktivierung des Renin-Angiotensin-Aldosteron-Systems, es kommt zur Natrium- und Wasserretention mit der Folge einer Zunahme der Vor- und Nachlast. Die Aktivierung des sympathikoadrenergen Systems führt zu erhöhten Noradrenalinspiegeln, die eine Abnahme der funktionellen myokardialen β-Adrenozeptoren sowie andere Änderungen des membranären Adenylatzyklasesystems bewirken. Dadurch wird der physiologische Regulator der myokardialen Kontraktilität, das Noradrenalin, weitgehend ineffektiv. Im Gegensatz zu den myokardialen β-Adrenozeptoren bleiben die vaskulären α-Adrenozeptoren intakt, sodass erhöhte Noradrenalinspiegel ebenso wie das in aller Regel erhöhte Angiotensin II fast ausschließlich vasokonstriktorisch wirksam sein können und die Nachlast weiter erhöhen. Da gerade das insuffiziente Herz besonders nachlastempfindlich im Sinne einer Abnahme des Herzminutenvolumens reagiert, kann durch das Überwiegen der vasokonstriktorischen Hormone bei chronischer Herzinsuffizienz eine weitere Pumpfunktionsstörung induziert werden. Die initial möglicherweise hilfreichen Gegenregulationsmechanismen bei chronischer Herzinsuffizienz (Aktivierung des sympathikoadrenergen und insbesondere des Renin-Angiotensin-Aldosteron-Systems) verschlechtern im weiteren Verlauf die hämodynamische Situation zusätzlich.

Nierenfunktion. Eine Schlüsselrolle in der weiteren Progression der chronischen Herzinsuffizienz nimmt die Niere bzw. die Nierendurchblutung ein. Durch das Überwiegen der vasokonstriktorischen Hormone und die verminderte renale Perfusion kommt es nicht nur zu einer **Salz- und Wasserretention**, sondern auch zu einer zusätzlichen Renin- und Noradrenalinproduktion.

Hämodynamik. Hämodynamisch ist die manifeste chronische Herzinsuffizienz charakterisiert durch:
- Tachykardie
- erhöhte Füllungsdrücke (Vorlastzunahme)
- erhöhten peripheren Widerstand (Nachlastzunahme)
- verminderte myokardiale Kontraktilität

Systolische Herzinsuffizienz. Unter einer systolischen Herzinsuffizienz verstehen wir die primäre Kontraktionsstörung des Myokards (z. B. nach Myokardinfarkt) und als Folge ein inadäquat vermindertes Schlagvolumen. Das Herz arbeitet mit erhöhten intrakardialen Drücken und erhöhtem intraventrikulären Volumen.

Diastolische Funktionsstörung. Bei primärer diastolischer Funktionsstörung besteht eine verminderte Compliance des linken Ventrikels (erhöhte Steifigkeit), sodass das Schlagvolumen bei normalem intraventrikulärem Volumen aber diastolisch erhöhten intraventrikulären Drücken erbracht wird. Diastolische Funktionsstörungen werden durch Änderungen der Herzmuskelmasse (Hypertrophie), der Muskeleigenschaften (Steifigkeitszunahme), aber auch durch extramyokardiale Faktoren (z. B. Perikardkonstriktion) verursacht. Eine Zunahme der Fibrosierung nach Muskelzelluntergang (koronare Herzerkrankung) führt dazu, dass der diastolischen ventrikulären Füllung ein erhöhter Widerstand entgegengesetzt wird, dadurch werden hohe Füllungsdrucke verursacht. Fortgeschrittene diastolische Funktionsstörungen führen zur Pulmonalvenenstauung bei normaler systolischer Funktion (als Prototyp ist die restriktive Kardiomyopathie anzusehen).

Zumeist liegt eine **Kombination aus systolischer und diastolischer Störung der linksventrikulären Funktion** vor (z. B. nach Myokardinfarkt und Aneurysmabildung).

5.1.3 Diagnostik und Differenzialdiagnose

Diagnostik. Die Erkennung kausaler Faktoren der Herzinsuffizienz ist für die richtige Therapie unumgänglich. Dementsprechend gilt für den Untersuchungsvorgang:

- Mit herkömmlichen Methoden werden die häufigsten Ursachen einer Herzinsuffizienz erfasst (▶ Übersicht 5-2).
- Bei Auftreten diagnostischer oder therapeutischer Probleme werden spezielle Untersuchungstechniken mit gezielter Fragestellung eingesetzt (◘ Übersicht 5-3).

Differenzialdiagnose. Die Befundkonstellation von Leistungsminderung, venöser Einflussstauung mit evtl. generalisierten Ödemen und großem Herzen bei bekannter kardialer Schädigung deutet auf die häufigste Form, nämlich die einer Stauungsherzinsuffizienz, hin. Extrakardiale Ursachen einer chronischen venösen Einflussstauung sind differenzialdiagnostisch abzugrenzen (intrathorakale Strombahnhindernisse, Beckenvenenthrombose, Lymphödeme).

Generalisierte Ödeme ohne zentrale Venendrucksteigerung werden bei allen Krankheitszuständen mit nephrotischem Syndrom, bei allgemeiner Überwässerung, im Verlauf oligurischer Nierenkrankheiten und bei Eiweißmangel gefunden. Idiopathische Ödeme stellen ein ätiologisch uneinheitliches Krankheitsbild vorwiegend bei jungen Frauen dar, bei denen keine begleitenden Herz-, Nieren- oder Lebererkrankungen nachweisbar sind (z. B. Diuretikaabusus, Hypokaliämie).

Zustände mit hohem Herzzeitvolumen sind ohne vorbestehende Herzerkrankung nur selten Ursache einer Herzinsuffizienz (high-output failure). Meist handelt es sich um arteriovenöse Shunts: bei AV-Fisteln, Morbus Paget, Thyreotoxikose, Anämie, Beri-Beri, multiplem Myelom, fibröser Dysplasie etc., die zu einer Überlastung und nachfolgenden Dilatation führen. Die Behandlung der Grundkrankheit stellt gleichzeitig die Kausaltherapie des „High-Output Failure" dar.

Übersicht 5-3
Diagnostisches Vorgehen bei Herzinsuffizienz

- Anamnese
- klinische Untersuchung:
  - Auskultation von Herz und Lungen
  - Palpation des Abdomens (Leberstauung etc.)
  - Nachweis von Ödemen (Knöchel, Unterschenkel, Aszites)
- EKG (Rhythmusstörungen, koronare Herzkrankheit etc.)
- Röntgenaufnahme des Thorax (pulmonale Stauung, Herzgröße etc.)
- Echokardiographie (intrakardiale Volumina, Septumdicke, Durchmesserverkürzung, Klappenvitien, Thromben etc.)
- nuklearmedizinische Diagnostik (koronare Herzerkrankung, regionale Kontraktionsstörungen, Auswurffraktion)
- klinisch-chemische Untersuchung:
  - Serumelektrolyte
  - Transaminasen und Stauungsenzyme
  - harnpflichtige Substanzen
  - Blutbild und Entzündungsparameter
- Lungenfunktionsprüfung (Blutgase, Vitalkapazität)
- Oberbauchsonographie (Leber- und Milzgröße, Abdominalgefäße)
- Herzkatheteruntersuchungen und Angiographie (Ursache und Ausmaß der Funktionsstörung)
- Herzmuskelbiopsie bei unklarer Diagnose (Myokarditis, Speicherkrankheiten)

5.2 Therapie

5.2.1 Therapieprinzipien

Als allgemeine Richtlinie gilt, dass jede klinisch manifeste, also symptomatische Verlaufsform einer Herzinsuffizienz therapiepflichtig ist. Neue kontrollierte Therapiestudien an Patienten mit nachgewiesener ventrikulärer Dysfunktion (linksventrikuläre Auswurffraktion ≤ 35 %), aber noch ohne Herzinsuffizienzsymptomatik zeigen eindeutig, dass eine frühzeitige Behandlung mit ACE-Hemmern das Auftreten von Herzinsuffizienzsymptomen verzögert oder verhindert und dadurch die Prognose verbessert. Der Behandlungsplan basiert auf zwei Grundprinzipien, der Kausaltherapie und der symptomatischen Therapie.

Auch wenn die therapeutischen Ziele bei chronischer Herzinsuffizienz meist mit einer verbesserten Hämodynamik und einer verbesserten Belastbarkeit einhergehen, so hat sich doch gezeigt, dass diese beiden Parameter nicht unbedingt etwas mit einer verbesserten Prognose zu tun haben.

Der allgemeine Therapieplan bei chronischer Herzinsuffizienz ist in ◘ Übersicht 5-4 dargestellt.

Übersicht 5-4
Allgemeiner Therapieplan bei chronischer Herzinsuffizienz

- **Kausaltherapie:**
  - Behandlung des Grundleidens (z. B. Hypertonie)
  - Operation bei Klappenfehlern, KHK, Pericarditis constrictiva etc.
  - antiarrhythmische Therapie

- **Allgemeine Maßnahmen:**
    - Vermeidung körperlicher Anstrengungen
    - Gewichtsreduktion
    - natriumarme Diät
    - Flüssigkeitsrestriktion
    - Vermeidung von Alkoholabusus

Medikamentöse Therapie:
- Herzglykoside bei Vorhofflimmern
- Diuretika bei Cor pulmonale und Ödemen
- Diuretika, ACE-Hemmer und Betarezeptorenblocker bei Insuffizienzstadien NYHA I–IV
- Digitalis (NYHA III und IV bei Sinusrhythmus)

Herztransplantation:
- bei Versagen der medikamentösen Therapie.

5.2.2 Kausaltherapie

Nur selten gelingt es, durch eine Behandlung des Grundleidens die Herzinsuffizienz vollständig und dauerhaft zu beseitigen. Sehr häufig sind hingegen behandelbare Ursachen einer chronischen Herzinsuffizienz für deren Schweregradzunahme verantwortlich. Das gilt für die arterielle Hypertonie, Herzklappenfehler, Shunt-Vitien, ischämische Episoden bei der koronaren Herzerkrankung, Herzrhythmusstörungen, metabolische und toxische Störungen (z. B. Hyperthyreose, Alkohol) und mechanische Faktoren (z. B. Pericarditis constrictiva, intrakavitäre Thromben). Nicht selten dekompensiert gerade bei älteren Patienten eine Aortenstenose nach einer aufgetretenen Anämie oder nach Gabe negativ inotroper Pharmaka (Calciumantagonisten).

Von größter Bedeutung ist die **Beseitigung von Herzrhythmusstörungen** (tachykardes Vorhofflimmern, ventrikuläre Rhythmusstörungen), die zu einer wesentlichen Reduktion des Herzauswurfs durch zu kurze diastolische Füllungszeiten führen. Korrekturen von Elektrolytstörungen sowie die Reduktion des intravasalen und intrakardialen Volumens durch eine adäquate diuretische Therapie sind vor einer spezifischen antiarrhythmischen Behandlung angebracht. Wenn immer möglich, sollte eine operative Therapie eines Herzfehlers vor Auftreten einer manifesten Herzinsuffizienz durchgeführt werden.

5.2.3 Allgemeine Maßnahmen

Körperliche Schonung und Gewichtsreduktion. Die Vermeidung körperlicher Anstrengungen und eine konsequente Gewichtsreduktion sind bei manifester chronischer Herzinsuffizienz wesentlich. Gegen moderate körperliche Aktivität (z. B. Gymnastik, Spazierengehen) ist nichts einzuwenden. Im Gegenteil, neuere Untersuchungen deuten darauf hin, dass durch regelmäßige, der Leistungsfähigkeit angepasste körperliche Bewegung die Inaktivitätsatrophie der Skelettmuskulatur verhindert und das körperliche und psychische Befinden verbessert wird.

Vermeidung von Alkoholabusus. Übermäßiger Alkoholgenuss sollte eingeschränkt werden. Es erscheint in unserer Gesellschaft aber kaum wirkungsvoll, auch von geringen Mengen alkoholischer Getränke abzuraten. Genauere Untersuchungen über die Auswirkungen des Alkoholgenusses liegen nur für die koronare Herzerkrankung vor, bei der eher ein günstiger Effekt für Mengen bis 30 g/Tag nachweisbar ist. Bei vielen Formen der dilatativen Kardiomyopathie scheint der übermäßige Alkoholgenuss eine wesentliche ätiologische Rolle zu spielen. Bei manchen Patienten werden Herzrhythmusstörungen (paroxysmales Vorhofflimmern) bereits durch relativ kleine Alkoholmengen ausgelöst.

Ursachen für eine Dekompensation. Die Determinanten der kardialen Funktion sind Herzfrequenz, Vorlast, Nachlast und Kontraktilität. Es ist in jedem Einzelfall zu prüfen, ob bei diesen Determinanten innerhalb der letzten Zeit Veränderung aufgetreten sind (z. B. Hypothyreose, Gabe eines Calciumantagonisten, Absetzen eines Herzglykosids).

Viele Patienten mit kompensierter Herzinsuffizienz können unter zusätzlicher körperlicher Belastung ebenso wie im Rahmen eines Infektes oder nach Weglassen wichtiger Medikamente (Diuretika, Antihypertensiva) eine zunehmende Verschlechterung ihres Befindens mit Lungenstauung und Atemnot erfahren. Häufig tritt eine derartige Dekompensation dann auf, wenn der Sinusrhythmus in tachyarrhythmisches Vorhofflimmern umschlägt (Mitralstenose). Die hervorstechenden Symptome sind neben der Tachyarrhythmie Dyspnoe bei geringster Belastung und psychische Unruhe. Bei der Tachyarrhythmia absoluta ist die Diastolendauer häufig so kurz, dass der linke Ventrikel nicht entsprechend gefüllt wird (mangelnde Vordehnung) mit der Folge eines verminderten Herzminutenvolumens. In diesen Fällen der rhythmogenen Herzinsuffizienz mit Tachyarrhythmie ist die Verlangsamung der Herzschlagfolge das primäre therapeutische Ziel. In der Regel ist der Schritt von der Erkennung der auslösenden Ursache(n) der Herzinsuffizienzsymptomatik (bei vorbestehender kardialer Funktionsstörung) zur therapeutischen Konsequenz zwingend.

5.2.4 Medikamentöse Therapie

Die Standardtherapie der chronischen manifesten Linksherzinsuffizienz auf dem Boden einer koronaren Herzerkrankung bzw. einer dilatativen Kardiomyopathie beruht auf einer **Kombinationstherapie mit Diuretika, Digitalis,**

ACE-Hemmern und Betarezeptorenblockern. Diese Behandlung ist – wenn nicht Kontraindikationen vorliegen – als Kombinationstherapie durchzuführen. Im Schweregrad NYHA III und IV ist durch die zusätzliche Gabe von Spironolacton (25 mg p.o. pro Tag) eine weitere Senkung der Letalität um etwa 25 % (oder 10 % absolut) zu erreichen.

> ❗ Große kontrollierte Therapiestudien der letzten Jahre haben eindeutig gezeigt, dass die zusätzliche Gabe von ACE-Hemmern zu einer Basistherapie mit Diuretika und Digitalis die Lebensqualität und die Prognose der Patienten mit symptomatischer Herzinsuffizienz und nachgewiesener linksventrikulärer Dysfunktion deutlich verbessert.

So nahm die Lebenszeit dadurch bei Patienten mit schwerer Herzinsuffizienz (NYHA III–IV) um 40 % zu, bei Patienten mit mittelgradiger Herzinsuffizienz (NYHA II–III) um 16 %. Wenn keine Herzinsuffizienzsymptomatik nachweisbar war, aber eine verminderte linksventrikuläre Auswurffraktion (<35 %), wurde durch die Gabe von ACE-Hemmern die Prognose zwar nicht statistisch signifikant verbessert, wohl aber die Inzidenz des Auftretens einer manifesten Herzinsuffizienz und die Zahl der Krankenhauseinweisungen im Verlaufe von 4 Beobachtungsjahren vermindert. Die Deutsche Gesellschaft für Kardiologie empfiehlt in ihren Leitlinien deshalb die Gabe von ACE-Hemmern uneingeschränkt in allen Stadien der systolischen Herzinsuffizienz (Hoppe u. Erdmann 2001).

Untersuchungen an einer kleineren Anzahl von Patienten mit kompensierter Herzinsuffizienz und mit hydropischer manifester Herzinsuffizienz haben ergeben, dass der alleinige Einsatz von ACE-Hemmern nicht ausreichend ist. Erst nach zusätzlicher Gabe von Diuretika zeigte sich eine symptomatische Besserung (Anand et al. 1990; Richardson et al. 1980). Kontrollierte Untersuchungen bei Patienten mit nachgewiesener linksventrikulärer Dysfunktion und kompensierter Herzinsuffizienz haben außerdem ergeben, dass das Absetzen von Digitalis bei Weitergabe von Diuretika und ACE-Hemmern bei 25 % der Patienten zu einer Verschlechterung der Symptomatik mit Dyspnoe und Lungenödem innerhalb von 3 Monaten führt (Packer et al. 1993). Nachdem 3 große randomisierte prospektive Doppelblindstudien mit Bisoprolol, Carvedilol und Metoprolol in den Herzinsuffizienzstadien NYHA II–IV einen eindeutigen Überlebensvorteil (+34 %) gezeigt haben, muss man heute alle derartigen Patienten mit einem dieser Betablocker behandeln. Auch im Stadium NYHA I bei Zustand nach Infarkt sind Betablocker in der Sekundärprophylaxe indiziert.

Diuretika

> **Praxistipp**
> Diuretika sind die Basis jeder Herzinsuffizienzbehandlung.

Die schnellste symptomatische Besserung einer hydropischen Herzinsuffizienz ist in der Regel durch eine Diuretikatherapie zu erzielen. Dabei stehen die Reduktion der Dyspnoe (Lungenstauung) und die Verringerung der Ödeme im Vordergrund. Nach der initialen, meist deutlichen Besserung der Symptomatik zeigt sich jedoch bei vielen Patienten, dass Diuretika alleine keinen zufrieden stellenden, stabilen Zustand erreichen lassen. Körperliche Schwäche, andere Nebenwirkungen (Hypokaliämie!) und eine bei älteren Patienten oft ausgeprägte Hypotonie, häufig verknüpft mit nächtlichen Wadenkrämpfen, sind die Folge. Man geht deshalb heute frühzeitig zu einer Kombinationstherapie von Diuretika mit Digitalis und ACE-Hemmern über. Wegen der großen Bedeutung der Diuretika für die Therapie der chronischen Herzinsuffizienz soll im Folgenden jedoch näher auf einige praktisch wichtige Einzelheiten eingegangen werden.

Stark wirksame Diuretika

Furosemid, Torasemid, Piretamid und Bumetanid werden rasch intestinal resorbiert und erreichen bei kurzer Wirkungsdauer schnell ihr Wirkungsmaximum. Diese Schleifendiuretika führen zu einer gesteigerten Ausscheidung von Natrium, Kalium und Protonen (Tabelle 5-1). Mög-

Tabelle 5-1. Wirkungen der Diuretika auf die Elektrolytausscheidung

Diuretikum	K^+	Cl^-	Mg^{2+}	Ca^{2+}	H^+	HCO_3^-
Schleifendiuretika Furosemid, Torasemid, Piretamid	↑↑	↑↑	↑↑	↑↑	↑	↑/=
Thiazide Hydrochlorothiazid	↑↑	↑↑	↑↑	↓↓	↑↑	↑/=
Kaliumsparende Diuretika Spironolacton, Triamteren, Amilorid	↓↓	=	↓	↓/=	↓	=

=: keine Änderung; ↑: vermehrte Ausscheidung; ↓: Retention.

liche Begleiteffekte sind eine Hypovolämie, Hypokaliämie und eine metabolische Alkalose. Sie sind Mittel der Wahl bei bereits eingeschränkter Nierenfunktion (Kreatinin-Clearance < 40 ml/min, Serumkreatinin > 1,6 mg/dl), da sie unabhängig von der glomerulären Filtration wirksam sind.

Der vermutete direkte Angriff am pulmonalen und am peripheren Strombett (direkte hämodynamische Wirkung) ist wahrscheinlich das Ergebnis einer raschen Natrium- und Wasserelimination. Trotzdem ist diese Eigenschaft für die Soforttherapie der Linksherzdekompensation wesentlich.

Spezifische Nebenwirkung aller Schleifendiuretika ist eine dosisabhängige Innenohrschädigung, die zu temporären, in seltenen Fällen auch irreversiblen Hörverlusten führen kann (◘ Tabelle 5-3). Durch gleichzeitige Gabe anderer ototoxisch wirksamer Pharmaka (Aminoglykoside) wird diese Nebenwirkung verstärkt.

Mittelstark wirksame Diuretika

Die natriuretische Wirksamkeit der Thiazide (z. B. Hydrochlorothiazid) beträgt 7–10 % der gefilterten Natriummenge. Thiazide induzieren eine Mehrausscheidung von Natrium, Chlorid und Wasser sowie Kalium und Bicarbonat. Mit Ausnahme von Metolazon vermindern diese Substanzen dosisabhängig die renale Durchblutung, senken die glomeruläre Filtrationsrate und können so zu einer Verschlechterung der Nierenfunktion und damit zur Aufhebung der diuretischen Wirksamkeit führen. Deshalb sollten Thiazide bei eingeschränkter Nierenfunktion (endogene Kreatinin-Clearance < 40 ml/min, Kreatinin > 1,6 mg/dl) nicht verwendet werden. Im Gegensatz zu den Schleifendiuretika vermindern Thiazide die renale Calciumausscheidung. Deshalb sind sie bei gleichzeitig bestehender idiopathischer Hyperkalziurie indiziert.

Die diuretische Wirksamkeit nach oraler Gabe von Hydrochlorothiazid beginnt innerhalb von 2 h, die Maximalwirkung tritt 2–6 h nach Einnahme auf (◘ Tabelle 5-2). Die Wirkdauer einer Einzeldosis eines Thiazids beträgt zwischen 6 und 24 h, Chlorthalidon hat eine noch längere Wirkdauer (bis > 48 h).

Schwach wirksame Diuretika

Spironolacton, Triamteren und Amilorid als „kaliumsparende Diuretika" zählen zu den schwach wirksamen Substanzen neben den heute nicht mehr gebräuchlichen Carboanhydrasehemmern und den osmotisch wirksamen Mitteln. Trotz schwacher natriuretischer Potenz (< 5 % der filtrierten Natriummenge) führen sie zur kaliumverlust-

◘ Tabelle 5-2. Dosierung und Wirkung gebräuchlicher Diuretika

Arzneistoff	Präparatename (Beispiel)	Dosierung[a]		Wirkung		
		Einzeldosis [mg]	Dosisbereich [mg]	Beginn [h]	Maximum [h]	Dauer [h]
Thiazide/Derivate						
Chlorothiazid	Chlotride	500	500–2000	1–2	4	6–12
Hydrochlorothiazid	Esidrix	25	25–100	1–2	4	6–12
Metolazon	Zaroxylin	5	5–10	1	2	12–24
Chlortalidon	Hygroton	100	50–200	2	8–9	48–72
Schleifendiuretika						
Furosemid	Lasix	40	40–160 20 (Amp.)	0,5	1–2 sofort (i. v.)	6–8 4–6
Torasemid	Torem	10	10–30	1	6	1–12
Bumetanid	Fordiuran	1,0	0,5–2,0	1	4	
Piretanid	Arelix	6	3–12	1	2	4–6
Antikaliuretische Diuretika						
Spironolacton	Aldactone	50	200–300			48–72
Kaliumcanrenoat	Aldactone p. inj.	100 (Amp.)	200–600	1–2	2–6	24–26
Triamteren	Jatropur	50	50–100	2	4–6	8–16
Amilorid	Arumil	5	5–10	2	4–6	10–24

[a] Dosierung bezogen auf normale Nierenfunktion; ohne Angaben: orale Applikation.

freien Natriurese. Die Wirksamkeit von Spironolacton ist aldosteronabhängig. Es bietet sich daher bei allen Formen des sekundären Aldosteronismus an. Wichtig ist, dass nach oraler Applikation ein langsamer Anstieg der Natriumausscheidung nach 2–4 Tagen beginnt, während die Ausscheidung des Kaliums zurückgeht. Triamteren und Amilorid entfalten ihre Wirkung aldosteronunabhängig innerhalb weniger Stunden.

Die kaliumsparenden Diuretika werden vorwiegend in Kombination mit Thiaziden oder auch Schleifendiuretika verordnet, verstärken deren natriuretischen Effekt und kompensieren den Kaliumverlust. Da die kaliumsparenden Diuretika auch die Protonenabgabe in das Tubuluslumen behindern, können sie sowohl eine Hyperkaliämie als auch eine metabolische Azidose verursachen. Bei Störungen der Nierenfunktion sind diese Medikamente kontraindiziert. Für Spironolacton sind häufige schmerzhafte Gynäkomastien beim Mann und eine Abnahme der Libido sowie Zyklusstörungen bei der Frau bekannt. Diese Nebenwirkungen hat die Nachfolgesubstanz Eplerenon nicht.

Die Verlängerung der Überlebenszeit um etwa 25% durch Spironolacton bei schwerer Herzinsuffizienz ist ursächlich nicht geklärt. Der diuretische Effekt spielt bei der gegebenen geringen Dosis wahrscheinlich keine Rolle. In Frage kommen die Verhinderung der Hypokaliämie (Rhythmusstörungen) und eine Antagonisierung der aldosteronbedingten Steifigkeitszunahme durch Verminderung der Fibrosierung des insuffizienten Myokards.

Nebenwirkungen der diuretischen Therapie

Einen Überblick gibt ❏ Tabelle 5-3.

Wasser- und Elektrolythaushalt. Praktisch alle Diuretika können ohne regelmäßige Therapiekontrolle, insbesondere wenn gleichzeitig eine Kochsalzrestriktion eingehalten wird, eine Hypovolämie und Hyponatriämie verursachen. Die diuretikainduzierte Verkleinerung des extrazellulären Flüssigkeitsvolumens verstärkt über eine Stimulation der ADH-Sekretion die Hyponatriämie zusätzlich. Kaliummangelzustände haben den gleichen Effekt. Eine chronische Diuretikagabe ohne Kombination mit einem Antikaliuretikum führt häufig zu einer Abnahme des Gesamtkörperkaliums, die speziell bei einer gleichzeitigen Digitalistherapie problematisch ist. Herzrhythmusstörungen und körperliche Schwäche sind die Folgen. Eine Substitution mit Kalium, oder besser eine Kombination mit einem kaliumsparenden Diuretikum, sollte frühzeitig erwogen werden. Schleifendiuretika steigern die renale Magnesiumausscheidung (Wadenkrämpfe).

Kohlenhydrat- und Fettstoffwechsel. Unter einer Therapie mit Thiaziden und Schleifendiuretika wird in der Regel eine Verschlechterung der Kohlenhydrattoleranz bei Diabetes mellitus beobachtet. Auch eine signifikante Steigerung der Serumtriglyzeride, der VLDL- und der LDL-Cholesterin-Fraktion wurde für Thiazide und Schleifendiuretika nachgewiesen, bei unveränderter HDL-Fraktion. Die klinische Bedeutung dieser sehr geringen metabolischen Störungen ist nicht nachgewiesen.

Harnsäurestoffwechsel. Thiazidderivate und Schleifendiuretika führen durch Verminderung der renalen Urat-Clearance praktisch regelmäßig zu einem leichten Anstieg der Serumharnsäurekonzentration. Außer bei Gichtpatienten hat dieser Effekt klinisch keine Bedeutung.

Andere Nebenwirkungen. Für Furosemid und Thiazide sind interstitielle Nephritiden, insbesondere bei vorbe-

❏ **Tabelle 5-3.** Nebenwirkungen der diuretischen Therapie

Stoffgruppe	Hyperurikämie	Hypokaliämie	Hyperkaliämie	Azidose	Alkalose	Andere
Thiazide	+	+	–	–	+	KH-Intoleranz Leuko-, Thrombopenie Pankreatitis Leberversagen Hypersensitivitätsangiitis
Schleifendiuretika	+	+	–	–	+	Kohlenhydratintoleranz Ototoxizität Leberversagen gastrointestinale Blutung
Spironolacton	–	–	+	+	–	Gynäkomastie Dys-, Amenorrhö
Triamteren/Amilorid	–	–	+	+	–	Muskelkrämpfe (alle Diuretika)

stehenden Nierenerkrankungen, beschrieben worden. Schönlein-Hennoch-artige Veränderungen an den unteren Extremitäten wurden nach Gabe von Etacrynsäure beobachtet. Allergische Reaktionen, speziell bei Patienten mit Sulfonamidallergie, können auftreten, wenn mit einem Sulfonamidderivat (Thiazide, Furosemid) behandelt wird. In seltenen Fällen ist das Auftreten einer Pankreatitis bei einer Therapie mit Thiaziden berichtet worden. Die Beeinträchtigung der erektilen Potenz durch Diuretika ist häufiger als nach Betablockern.

Interaktionen mit anderen Medikamenten

Da herzinsuffiziente Patienten in der Regel eine Vielzahl von Medikamenten wegen anderer Begleiterkrankungen einnehmen, müssen eine Reihe von Arzneimittelinteraktionen beachtet werden.

Herzglykoside. Die durch Thiazide bzw. Schleifendiuretika induzierte Hypokaliämie ist für sich allein in der Regel folgenlos. Bei gleichzeitiger Digitalistherapie können Nebenwirkungen in Form von Herzrhythmusstörungen resultieren. Regelmäßige Elektrolytkontrollen sind notwendig.

ACE-Hemmer. Besonders bei der Erstgabe eines ACE-Hemmers bei vorheriger Diuretikatherapie mit der Folge eines stimulierten Renin-Angiotensin-Aldosteron-Systems ist größte Vorsicht geboten. Wegen der Gefahr von schweren Hypotonien und Synkopen sollte bei diesen Patienten die stationäre Einstellung oder die vorherige Reduktion bzw. das Absetzen der Diuretika erwogen werden.

Die Kombination von kaliumsparenden Diuretika mit einer ACE-Inhibitor-Therapie ist wegen potenziell bedrohlicher Hyperkaliämien genau zu überlegen. Wenn wegen nachgewiesener Hypokaliämien ACE-Hemmer mit kaliumsparenden Diuretika kombiniert werden, sind regelmäßige Elektrolytkontrollen notwendig. Spironolacton braucht in der Regel etwa 3 Tage, bis eine Wirkung nachweisbar wird. Anschließend sollte mit 25 mg p.o./Tag behandelt werden. Höhere Dosen führen praktisch immer (gelegentlich erst nach mehreren Wochen!) zur Hyperkaliämie.

Nichtsteroidale Antiphlogistika. Durch eine Hemmung der Prostaglandinsynthese wird der natriuretische Effekt der Diuretika abgeschwächt bzw. sogar aufgehoben. Schon bei herzgesunden Patienten kann diese Wirkung zur Wassereinlagerung und zu passageren Nierenfunktionsstörungen führen.

 Cave
Von einer Therapie mit Prostaglandinsyntheseinhibitoren bei Herzinsuffizienz muss daher abgeraten werden.

Indikationen einer Diuretikatherapie bei chronischer Herzinsuffizienz

Die chronisch verminderte Herzleistung führt zur Retention von Natrium und Wasser (Stimulation des Renin-Angiotensin-Aldosteron-Systems). Das totale Blutvolumen ist gesteigert. Die zunehmende positive Flüssigkeitsbilanz wird klinisch als interstitielles Ödem, als Transsudat oder als parenchymatöse Kongestion gesehen und trägt aufgrund der erhöhten Vor- und Nachlast zur Verschlechterung der kardialen Pumpfunktion bei.

Nach Diurektikatherapie sinken die Füllungsdrucke des Herzens (Vorlasterniedrigung) ebenso wie der mittlere arterielle Druck (Nachlasterniedrigung). Die pulmonale Stauung nimmt dann ebenso wie die Wandspannung des linken Ventrikels ab, damit wird zugleich der myokardiale Sauerstoffverbrauch gesenkt. Bei schwerer Herzinsuffizienz nimmt das Herzminutenvolumen nach Diuretikagabe in der Regel nicht ab, da die Frank-Starling-Kurve bei diesen Patienten meist bereits einen abszissenparallelen Verlauf hat. Bei länger dauernder adäquater Diuretikatherapie kann, wahrscheinlich infolge der Ökonomisierung der Herzarbeit (Abnahme der Wandspannung, Reduktion des linksventrikulär enddiastolischen Volumens etc.) das Herzminutenvolumen sogar zunehmen.

Diuretika bieten sich bei der chronischen Herzinsuffizienz als Initialtherapie bei normalem bis hohem arteriellem Druck (Hypertonie) und natürlich bei Ödemen bzw. bei hohen Füllungsdrucken an. Dabei wird die medikamentöse Therapie durch Restriktion der oralen Salzzufuhr unterstützt.

Vor einer überschießenden Diurese (Gewichtsabnahme >1 kg pro Tag) durch hohe Dosen rasch wirksamer Diuretika ist zu warnen, da dann zusätzliche Risiken, wie thromboembolische Komplikationen, Abnahme der Nierenfunktion und schwere Kreislaufregulationsstörungen auftreten können.

> **Praxistipp**
> Anzustreben ist eine tägliche Gewichtsabnahme von 500 g pro Tag bei hydropischer chronischer Herzinsuffizienz. Beim immobilisierten Patienten und bei schwerster Herzinsuffizienz wird die gleichzeitige Antikogulanzientherapie empfohlen (z.B. 2-mal 10000 IU Heparin s.c. pro Tag).

Beim isolierten Cor pulmonale haben sich Herzglykoside, andere positiv inotrope Substanzen, auch ACE-Hemmer und Betablocker als wenig hilfreich erwiesen. Bei diesem Krankheitsbild sind (niedrigdosiert!) Diuretika, evtl. in Kombination mit vorsichtigen Aderlässen, indiziert.

Diuretika bei kompensierter Herzinsuffizienz

Die chronische Diuretikatherapie bei Patienten mit kompensierter Herzinsuffizienz (ohne Ödeme, aber nach früher durchgemachter Dekompensation) wird kontrovers diskutiert. Es spricht aber viel dafür, grundsätzlich Diuretika mit ACE-Hemmern und Betablockern zu kombinieren: die Drucke in der A. pulmonalis liegen niedriger (weniger Dyspnoe bei Belastung), es gibt seltener Dekompensationen unter zusätzlichen Belastungen, ACE-Hemmer alleine verhindern nicht die Wassereinlagerung! Die milde antihypertensive Wirkung ist erwünscht. In diesen Fällen kommt man in der Regel mit niedrig dosierten Thiaziden (z. B. 12,5–25 mg Hydrochlorothiazid) gut hin.

Dosierung

Zur Behandlung der chronischen Herzinsuffizienz sind vorzugsweise Diuretika mit mittlerer Wirkdauer geeignet. Bei eingeschränkter Nierenfunktion (Kreatininclearance < 40 ml/min) ist ein Schleifendiuretikum angebracht. Initial wird hoch dosiert, z. B.:
- Furosemid 2- bis 3-mal 40–80 mg p. o.
- Hydrochlorothiazid 2-mal 25–50 mg

Nach Erreichen des vermutlich ödemfreien Gewichts sind geringe bis mittlere Dosen (z. B. 25 mg Hydrochlorothiazid pro Tag) als Dauertherapie meist ausreichend. Bei späteren Gewichtszunahmen um > 500 g pro Tag muss die Einzeldosis gesteigert oder das Dosisintervall verkürzt werden. Es hat sich bewährt, derartige Patienten zum täglichen Wiegen anzuhalten. Wenn trotz hoher Furosemidgaben (> 250 mg i. v.) keine gute diuretische Wirkung zu erzielen ist, wirkt häufig die Kombination von Furosemid mit 10 mg Metolazon (oder 50–100 mg Hydrochlorothiazid noch gut (sequenzielle Nephronblockade) (◘ Tabelle 5-4).

Die Kombinationstherapie der Diuretika mit Digitalis, ACE-Hemmern und Betablockern ist bewährt.

Andere Maßnahmen des Flüssigkeitsentzugs

Hämofiltration. Wenn trotz hochdosierter Diuretikagaben bei schwerer chronischer Herzinsuffizienz ausgeprägte Ödeme fortbestehen und sich eine Hyponatriämie mit Durst, Hypotonie und Schwäche entwickelt (Verdünnungshyponatriämie), liegt eine extreme Stimulation des Renin-Angiotensin-Aldosteron-Systems und des Vasopressins vor. Bei Serumnatriumwerten < 130 mval/l steigt die Letalität erheblich an. Die Natriumgabe führt nur zur weiteren Flüssigkeitsretention. In diesen Fällen hat sich für den notwendigen Wasserentzug die Hämofiltration bewährt. Damit ist es möglich, in relativ kurzer Zeit große Flüssigkeitsmengen schonend zu entfernen. Eine Hyponatriämie (< 134 mval/l) bei den schweren Formen der chronischen Herzinsuffizienz hat eine besonders schlechte Prognose. Gerade in dieser Situation ist der therapeutisch günstige Effekt der ACE-Hemmer bewiesen. Allerdings können ACE-Hemmer gerade bei diesen Patienten zu Hypotonie, Synkopen und Nierenversagen führen. In einer solchen Situation muss mit besonders niedrigen Dosen (z. B. 6,25 mg Captopril/Tag) einschleichend und unter stationärer Kontrolle behandelt werden.

Aderlass. Außer beim chronischen Cor pulmonale mit erhöhtem Hämatokrit (▶ Kap. 9) und bei der Herzinsuffizienz bei Polyzythaemia vera sind Aderlässe bei chronischer Herzinsuffizienz im Gegensatz zum akuten Lungenödem nicht indiziert.

Herzglykoside

Wenn eine manifeste Linksherzinsuffizienz mit verminderter Auswurffraktion und erhöhten Füllungsdrucken zweifelsfrei nachgewiesen wurde, sind Herzglykoside in der Regel gut wirksam. Das gilt auch für die Kombinationstherapie mit Diuretika und ACE-Hemmern. In kontrollierten Untersuchungen hat sich gezeigt, dass etwa 25 % der Patienten mit kompensierter manifester Linksherzinsuffizienz nur mit Diuretika und ACE-Hemmern nach Weglassen des Digitalispräparates eine Zunahme ihrer Beschwerden bzw. ein Lungenödem bekommen. Dies gilt für die chronische Linksherzinsuffizienz mit

◘ **Tabelle 5-4.** Herzinsuffizienztherapie bei Diuretikaresistenz

Medikamentöse Therapie	Weitere Maßnahmen
Schleifendiuretikum (z. B. 3-mal 80 mg Furosemid i. v.) + Metozalon (5–10 mg p.o.) oder Hydrochlorothiazid 50 mg p.o.	täglich Kaliumkontrolle und Gewichtskontrolle
Bei Hypokaliämie: Schleifendiuretikum + Spironolacton (z. B. 100 mg i. v. über 3 Tage, dann Dosisreduktion auf 50 mg und schließlich 25 mg p.o.)	initial täglich Kaliumkontrolle
Bei niedrigen Blutdruckwerten: Dopamin (+Dobutamin) i. v.	–
Bei Verdünnungshyponatriämie: Schleifendiuretikum (Furosemid) in hoher Dosierung i. v. plus	stationäre Bettruhe, Reduktion der Trinkmenge (< 1 l pro Tag)
ACE-Hemmer (z. B. Captopril 2- bis 3-mal 50 mg p.o.)	–

Sinusrhythmus und erst recht für das tachyarrhythmische Vorhofflimmern. Neuere Untersuchungen zeigen, dass niedrige Serumdigoxinspiegel (0,6–0,8 ng/ml) die Letalität reduzieren, während höhere Digoxinspiegel (> 0,9–1,2 ng/ml) in dieser Hinsicht ungünstig wirken.

Pharmakologie
Herzglykoside steigern die Kontraktionskraft und Kontraktionsgeschwindigkeit des Herzmuskels. Therapeutisch werden heute praktisch nur noch Digoxine, ihre Derivate (Metil- sowie Acetyldigoxin) und Digitoxin eingesetzt.

Experimentelle Untersuchungen zeigten einen fließenden Übergang von der positiv inotropen zur toxischen Wirkung der Herzglykoside. Wahrscheinlich ist neben der kontraktionssteigernden Herglykosidwirkung die vagotone und antiadrenerge Wirkung therapeutisch wesentlicher. Sie führt bei Vorhofflimmern durch die Hemmung der AV-Überleitung zu der erwünschten Frequenzreduktion.

Bei chronischer Herzinsuffizienz kommt es zu einer Dysfunktion der Barorezeptoren in den großen Gefäßen (Aortenbogen), im Karotissinus und möglicherweise auch im Niederdrucksystem. Daraus resultiert eine reduzierte afferente Aktivität hemmender Impulse auf das Vasomotorenzentrum. Dies hat eine vermehrte Aktivität sympathischer Efferenzen und eine Verminderung des Vagotonus zur Folge. Herzglykoside heben die Barorezeptordysfunktion weitgehend wieder auf und wirken dadurch antiadrenerg.

Die Reduktion der neurohumoralen Aktivität konnte durch eine Abnahme des vorher erhöhten Plasmanoradrenalins nach kontrollierter Digitalisgabe beim Menschen nachgewiesen werden. Alle positiv inotropen Pharmaka mit tachykarder Wirkung bzw. weiterer Stimulation des Katecholaminsystems haben sich als ungünstig für die Prognose der Patienten erwiesen (Kao et al. 1989).

Pharmakokinetik
Digoxine. Digoxin wird je nach galenischer Zubereitungsform zwischen 50 und 80 % enteral resorbiert, bei der alkoholischen Lösung liegt die Bioverfügbarkeit bei 80–100 %. Interindividuelle Unterschiede der Resorption von Digoxin aus Tabletten zwischen 50 und 80 % treten auf. Die Bioverfügbarkeit von β-Acetyldigoxin liegt bei 80–85 %, die des β-Metildigoxins wird mit 65–100 % angegeben. Die höchsten Serumkonzentrationen werden im Allgemeinen 30–120 min nach Tabletteneinnahme gemessen, das Gleichgewicht zwischen Blutspiegeln und Organverteilung (Rezeptorbindung) stellt sich erst nach 6–8 h ein. Bestimmungen der Blutspiegel vor dieser Zeit ergeben zu hohe Werte, d. h. keine Gleichgewichtskonzentrationen, und sind damit für die Therapieentscheidung irrelevant.

Digoxine werden nur zu etwa 10 % in der Leber metabolisiert. Sehr selten treten bei einigen Patienten vermehrt die fast kardioinaktiven Dihydrodigoxine im Blut auf. Man nimmt an, dass diese Sättigung des Laktonrings in unteren Darmabschnitten durch spezielle Bakterien (Eubacterium lentum) geschieht. Sehr selten kann es bei Patienten mit unerklärlich hohem Digoxinbedarf zur Bildung und Resorption derartiger Verbindungen kommen.

Die Digoxine werden zu etwa 70 % unverändert mit dem Urin ausgeschieden. Dabei entspricht die Digoxin-Clearance in etwa der Kreatinin-Clearance. Dementsprechend ist die Digoxinausscheidung beim Diabetes insipidus ebenso wie bei forcierter Diurese normal, d. h. nicht gesteigert. Bei der Hämodialyse oder der Peritonealdialyse ist die Elimination derart gering, dass dies nicht berücksichtigt werden muss.

Die Halbwertszeiten im Körper für Digoxin liegen bei etwa 40–25 h, für β-Metildigoxin bei etwa 55 h. β-Acetyldigoxin wird nach Resorption sofort und vollständig zu Digoxin metabolisiert. Die Serumkonzentrationen für Digoxine liegen bei therapeutischer Dosierung zwischen 1 und 1,5 ng/ml.

Digitoxin. Digitoxin wird nach oraler Zufuhr praktisch vollständig resorbiert (etwa 97 %). Es hat auch die geringste interindividuelle Streuung der Bioverfügbarkeitswerte. Da es sehr stark an Serumalbumin gebunden wird (etwa 95 %), liegen deutlich höhere Blutspiegel vor (10–25 ng/ml) als bei den Digoxinen, die nur etwa 20 % Proteinbindung aufweisen. Die freien Digitoxin- bzw. Digoxinkonzentrationen im Serum sind jedoch in üblichen therapeutischen Konzentrationen praktisch gleich. Aufgrund des ausgeprägten enterohepatischen Kreislaufs und der erheblichen fäkalen Elimination, die bei Niereninsuffizienz alternativ gesteigert werden kann, ist die Halbwertszeit (etwa 7–9 Tage) bei nierengesunden und bei urämischen Patienten gleich. Deshalb braucht man trotz Niereninsuffizienz keine Dosisreduktion vorzunehmen. Bei Vergiftungen mit Digitoxin werden durch Hämoperfusion größere Mengen entfernt, während die Hämodialyse ebenso wie die Peritonealdialyse unwirksam ist. Durch die Gabe von Colestyramin lässt sich wegen des erheblichen enterohepatischen Kreislaufs des Digitoxins ebenfalls eine wirksame Reduktion des Körperbestandes erreichen. Auch bei einer Dauerbehandlung mit Digitoxin bei Patienten mit Leberfunktionsstörungen (Hepatitis, Zirrhose) kommt es selbst bei gleichzeitiger Niereninsuffizienz zu keiner Änderung der Eliminationskinetik.

Pharmakodynamik
Beim insuffizienten Herzen führt die Kontraktionskraftzunahme des Herzmuskels zu einem erhöhten Schlagvolumen, einer Abnahme des zuvor erhöhten Füllungsdruckes und einer Abnahme des Ventrikelvolumens. Der vorher erhöhte Sympathikusantrieb mit peripherer Vasokonstriktion nimmt ab, der Gefäßwiderstand sinkt. Diese Wirkungen führen zu einer Erniedrigung der Wandspannung des linken Ventrikels und dementsprechend bei chronischer Gabe zu einer Abnahme des myokardialen

Sauerstoffverbrauchs trotz besserer Pumpleistung des Herzens. Beim Gesunden bewirken Herzglykoside eine Zunahme des peripheren Widerstandes aufgrund der direkten Gefäßwirkung (Vasokonstriktion) und dadurch eher eine Abnahme des Herzminutenvolumens trotz steigender Kontraktilität und steigenden myokardialen Sauerstoffverbrauchs.

Wirkungseintritt. Der Wirkungseintritt der Herzglykoside hängt von der Resorptionsgeschwindigkeit nach oraler Zufuhr ab. Nach i.v.-Gabe tritt die Glykosidwirkung bei Digoxin nach 10–20 min und bei Digitoxin nach 30–40 min auf, das Maximum der Wirkung wird erst nach 4–6 h erreicht.

Cave
Die i.v.-Gabe von Digitoxin ist wegen der hohen Bioverfügbarkeit von 95 % obsolet.

Wichtige Arzneimittelinteraktionen mit Digitalis

Eine Reihe von Pharmaka beeinflussen die Rezeptoren, die Verteilung im Körper, den Metabolismus und die Elimination der Herzglykoside. Einige davon sind wichtig für die praktische Therapie.

Beeinflussung der Resorption. Aktivkohle, Neomycin, Kaolin-Pektin, Sulfosalazin, Colestyramin und einige Antazida hemmen in unterschiedlichem Maße die Bioverfügbarkeit von Digoxin bzw. seinen Derivaten. Dies gilt besonders dann, wenn die Arzneimittel gleichzeitig verabreicht werden. Digitoxin wird generell besser resorbiert. Wahrscheinlich sind deswegen weniger und vom Ausmaß her geringere Interaktionen bekannt. Die Ionenaustauscherharze Colestyramin und Colestipol hemmen die Digitoxinresorption und -rückresorption im Darm. Auch schwere Darmschleimhautschädigungen bei zytostatischer Therapie können zu einer Resorptionsstörung für Digoxine führen. Das gilt für Sprue, Colitis ulcerosa und Morbus Crohn.

Beeinflussung des Metabolismus. Nur für **Rifampicin** ist eine klinische Relevanz der Enzyminduktion der mischfunktionellen Oxidasen mit entsprechend verstärkter Bildung der hydrophilen, weniger wirksamen Metaboliten des Digitoxins bewiesen.

Beeinflussung der Elimination. Digoxin wird vorwiegend glomerulär filtriert, eine gewisse tubuläre Sekretion scheint eine Rolle zu spielen. Die Digoxin-Clearance entspricht in etwa der Kreatinin-Clearance. Chinidin erniedrigt die Digoxin-Clearance erheblich, möglicherweise durch Hemmung der tubulären Sekretion neben einer Änderung des Verteilungsraumes. Gleichzeitige Gabe von 1 g Chinidin p.o. führt in der Regel zu einer Verdoppelung der Digoxinspiegel. Für Digitoxin sind klinisch irrelevante Änderungen der Serumkonzentration nach Chinidingabe nachgewiesen worden.

> **Praxistipp**
> Es empfiehlt sich, bei gleichzeitiger Chinidintherapie eine Halbierung der Digoxindosis vorzunehmen.

Amiodaron (Cordarex), Verapamil (Isoptin), Diltiazem (Dilzem), nicht aber Nifedipin (Adalat), erhöhen die Digoxinspiegel um bis zu 50 % (Tabelle 5-5). Die klinische Relevanz ist unsicher. Geringe Änderungen der Digoxinkonzentrationen durch manche Antiarrhythmika und nichtsteroidale Antirheumatika (< 20 %) sind beschrieben, ohne dass dem eine klinische Bedeutung zukommt.

Interaktionen am Herzglykosidrezeptor. Die wichtigste und oft klinische lebensbedrohliche Interaktion von Herzglykosiden geht auf eine **Hypokaliämie-induzierte Arrhythmie** zurück. Hypokaliämie (und Hypomagnesämie) erhöhen die Affinität der Herzglykoside zum Rezeptor mit teilweise drastisch verstärkter Wirksamkeit (alle Arten von Rhythmusstörungen).

Indirekte Interaktionen. Die negativ dromotrope Digitaliswirkung kann zum totalen AV-Block führen, wenn

Tabelle 5-5. Pharmaka, die die Elimination von Digoxin hemmen

Arzneistoff	Präparatename (Beispiel)	Zunahme des Digoxinspiegels [%]	Therapie
Chinidin	Chinidin-Duriles	100	Reduktion der Digoxindosis
Amiodaron	Cordarex	50–100	Reduktion der Digoxindosis
Verapamil	Isoptin	50	Reduktion der Digoxindosis
Diltiazem	Dilzem	0–20	–
Spironolacton	Aldactone, Osyrol	0–20	–

gleichzeitig Betarezeptorenblocker oder Verapamil bzw. Diltiazem gegeben werden. Sympathikomimetika und ebenso Reserpin steigern die bathmotrope Digitaliswirkung und können bei gleichzeitiger Gabe Extrasystolien und andere Arrhythmien hervorrufen. Gleiches gilt für einige Inhalationsnarkotika, die Katecholamine freisetzen können. Auch die arrhythmogenen Effekte der trizyklischen Antidepressiva werden dadurch erklärt.

Messung der Digitaliskonzentration im Blut

Therapeutische Spiegel für Digoxin liegen zwischen 0,7 und 1,5 ng/ml und für Digitoxin zwischen 10 und 25 ng/ml. Auch innerhalb dieses Konzentrationsbereiches können bei erhöhter Digitalisempfindlichkeit (diuretikainduzierte Hypokaliämie) Nebenwirkungen, meist in Form von Herzrhythmusstörungen, auftreten.

 Cave
Nach neueren Untersuchungen sind nur niedrige Digoxinspiegel (<0,8 ng/ml) günstig. Spiegel >1,0 ng/ml erhöhen die Letalität. Man sollte deshalb bei Sinusrhythmus niedrige Dosen wählen.

> **Praxistipp**
> Eine Therapie nach Blutspiegeln hat sich für Herzglykoside jedoch nicht bewährt.

Andererseits sind erhöhte Herzglykosidspiegel häufiger mit Nebenwirkungen verknüpft. Die Bedeutung der Serumspiegel als alleiniger Indikator für eine Intoxikation ist nicht sehr groß, wenn man einmal von extrem hohen Werten absieht. Trotzdem wird man bei Verdacht auf glykosidbedingte Nebenwirkungen eine Serumkonzentrationsbestimmung durchführen.

Dabei ist es notwendig, die Serumkonzentration erst nach erfolgter Gleichgewichtseinstellung im Körper (mehr als 6–8 h nach der letzten Einnahme) durchzuführen. Andernfalls erhält man falsch zu hohe Werte. Die Bestimmung der Serumdigitaliskonzentration ist angezeigt bei:
— Verdacht auf Intoxikation
— wechselnder Nierenfunktion (nur Digoxintherapie)
— unklaren anamnestischen Angaben mit Konsequenzen für die weitere Therapie
— Schrittmacherträgern und Verdacht auf Fehleinnahme
— ausbleibender Wirkung
— unerklärlich hohem Digitalisbedarf

Indikationen für Herzglykoside

Vorhofflimmern und Vorhofflattern. Bei Patienten mit rhythmogener Herzinsuffizenz aufgrund von Vorhofflimmern oder Vorhofflattern mit schneller Kammerfrequenz führt die Glykosidgabe fast regelhaft zu einer deutlichen Besserung der Ruheherzfrequenz und damit der Herzinsuffizienzsymptome, sofern eine Hyperthyreose, eine Pericarditis constrictiva und restriktive Kardiomyopathien ausgeschlossen sind (◘ Übersicht 5-5). Die im AV-Knoten überleitungshemmende und damit frequenzreduzierende Glykosidwirkung führt zu einer Zunahme der Diastolendauer mit verbesserter Füllung des linken Ventrikels, Zunahme der Auswurffraktion und Anstieg des Herzminutenvolumens. Gelegentlich werden zur Kontrolle der Kammerfrequenz bei tachykardem Vorhofflimmern sehr hohe Glykosiddosen benötigt. Oft ist es dann besser, einen Betablocker (z. B. 50–100 mg Atenolol) oder einen Calciumantagonisten (z. B. 3-mal 80 mg Verapamil) zusätzlich zu geben, um die Herzfrequenz in den erwünschten Bereich um 70–80/min einzustellen. Bei Vorhofflimmern besteht praktisch keine Korrelation zwischen der Höhe der Plasmaspiegel und der Ruheherzfrequenz.

Die Belastungsherzfrequenz wird bei Vorhofflimmern durch Herzglykoside nicht wesentlich reduziert. Auch deshalb bietet sich die Kombinationstherapie mit einem Betablocker an (z. B. 5 mg Bisoprolol).

> **Übersicht 5-5**
> **Vorgehen bei tachyarrhythmischem Vorhofflimmern oder Vorhofflattern**
>
> — Ausschluss einer kausal zu behandelnden Erkrankung (z. B. Hyperthyreose, Lungenembolie)
> — Digitalis (z. B. initial 0,5 mg Digitoxin p.o., danach alle 4–6 h 0,25 mg p.o. bis zu 1,5 mg Gesamtdosis
> — Bei fortbestehender Tachyarrhythmie ohne Indikation zur Defibrillation zusätzlich:
>   – Bisoprolol, z. B. 5–10 mg p.o. oder
>   – Verapamil, z. B. 2–3-mal 80 mg p.o.

Medikamentöse Konversion des Vorhofflimmerns oder Vorhofflatterns in Sinusrhythmus. Kontrollierte Studien haben keinen Vorteil der Digitalistherapie für die medikamentöse Konversion von Vorhofflimmern oder Vorhofflattern in Sinusrhythmus gezeigt. Bei paroxysmalem Vorhofflimmern verhindern Herzglykoside durch ihre AV-blockierende Wirkung die Tachysystolie. Bei diastolischer Herzinsuffizienz ist die Erhaltung des Sinusrhythmus besonders wichtig, deshalb sind alle Anstrengungen zu machen, das Vorhofflimmern wieder zu konvertieren.

Sinustachykardie und paroxysmales Vorhofflimmern. Eine Sinustachykardie hat immer eine Ursache, die abklärungsbedürftig und nach Möglichkeit kausal zu behandeln ist (Hyperthyreose, Hypovolämie etc.). Durch Herzglykoside lässt sich eine Sinustachykardie nur selten beeinflussen. Wenn doch symptomatisch therapiert werden soll, sind Betablocker oder Calciumantagonisten vom Verapamiltyp effektiver. Ein Bradykardie-Tachykardie-

Syndrom, evtl. mit paroxysmalem Vorhofflimmern (Sinusknotensyndrom), sollte nicht mit Digitalis behandelt werden, da gefährliche Bradykardien beschrieben worden sind, es sei denn, es wurde zuvor ein Schrittmacher implantiert.

Therapie mit Herzglykosiden bei Sinusrhythmus. Die chronische Druck- und Volumenüberlastung des Herzens mit den klinischen Symptomen der manifesten Linksherzinsuffizienz (NYHA III–IV), etwa bei rheumatischen Klappenfehlern, angeborenen Vitien oder dekompensierter arterieller Hypertonie, spricht in der Regel gut auf die Herzglykosidtherapie in Kombination mit Diuretika, Betablockern und ACE-Hemmern an (Übersicht 5-6). Wenn Sinusrhythmus ohne eine manifeste Herzinsuffizienz (NYHA I–II) vorliegt, sind Herzglykoside in aller Regel auch nicht wirksam.

Eindeutig konnte in der DIG-Studie an etwa 7000 Patienten nachgewiesen werden, dass die Notwendigkeit zur Krankenhausbehandlung wegen dekompensierter Linksherzinsuffizienz durch Digitalis gesenkt werden kann. Die Überlebenszeit war jedoch nur bei niedrigen Digoxinspiegeln (<0,9 ng/ml) verlängert, da es zu einer Übersterblichkeit wegen Rhythmusstörungen (vorwiegend bei leichter bzw. mittelgradiger Herzinsuffizienz) gekommen war. Deshalb ist der Einsatz von Digitalis bei Herzinsuffizienz durchaus kritisch zu sehen und sollte auf die gesicherten Indikationen für eine Digitalistherapie (Übersicht 5-6) beschränkt bleiben.

Tabelle 5-6. Veränderungen der Digitalisempfindlichkeit

Erhöht	Hypokaliämie
	Durchfall, Erbrechen, Laxanzien, Diuretika etc.
	Hyperkalzämie
	Hypomagnesiämie (Alkohol!)
	Hypoxie, Myokardinfarkt
	AV-Überleitungsstörungen
	Hypothyreose
	höheres Lebensalter
	Amyloidose, Hämochromatose
	Azidose (Cor pulmonale)
	Therapie mit Katecholaminen
	verschiedene Inhalationsanästhetika (z. B. Halothan)
Erniedrigt	Hyperkaliämie
	Fieber
	Hyperthyreose

> **Übersicht 5-6**
> **Indikationen für eine Digitalistherapie**
>
> — **Rhythmusstörungen:**
>   – tachykardes Vorhofflimmern, Vorhofflattern
>   – (paroxysmales Vorhofflimmern)
>   – (paroxysmale Vorhof- und AV-Knotentachykardie)
>
> — **chronische Herzinsuffizienz:**
>   – manifeste Linksherzinsuffizienz bei koronarer Herzkrankheit, dilatativer Kardiomyopathie oder Vitium cordis

Keine Indikationen für Herzglykoside. Bei Patienten mit Sinusrhythmus und kleinem Herzen bzw. bei vorwiegender diastolischer Herzinsuffizienz (restriktive Kardiomyopathien, Amyloidose, Hämochromatose, Endomyokardfibrose etc.) sowie bei praktisch vollständigem Verlust kontraktiler Herzmuskelmasse (große Ventrikelaneurysmen oder Akinesien mit bereits hyperdynam schlagenden basalen Ventrikelanteilen) ist ein günstiger Effekt von Herzglykosiden in der Regel nicht nachweisbar. Gleiches gilt für die Pericarditis constrictiva und die Mitralklappenstenose mit Sinusrhythmus. Beim chronischen isolierten Cor pulmonale ist in der Regel ebenfalls keine Besserung durch eine Digitalistherapie zu erwarten. Diese Patienten sind oft besonders digitalisempfindlich wie auch Patienten mit Amyloidose und Hämochromatose (Tabelle 5-6).

Digoxin oder Digitoxin

Es gibt keine gesicherten experimentellen oder klinischen Ergebnisse für eine unterschiedliche pharmakodynamische Wirkung eines Herzglykosids. Lediglich die pharmakokinetischen Eigenschaften müssen bei der Therapie berücksichtigt werden. Da **Strophanthin** unzuverlässig und nur zu 1–5 % oral resorbiert wird, ist es für die orale Therapie nicht geeignet. Intravenös gegeben hat es gegenüber den Digoxinen und dem Digitoxin keine Vorteile.

Serumkonzentrationsbestimmungen sind heute mit geringem Aufwand für alle Digoxine und Digitoxin überall möglich. Wenn trotzdem Intoxikationen vorkommen, so gilt dies meist für ältere Patienten mit Niereninsuffizienz oder mit wechselnder Nierenfunktion (70–80 % der betroffenen Patienten). Dies unterstreicht die Bedeutung der entsprechenden Dosisreduktion bei eingeschränkter endogener Kreatininclearance für **Digoxin**.

Da **Digitoxin** unabhängig von der Nierenfunktion eliminiert wird, braucht man keine Dosisanpassung vorzunehmen. Andererseits muss die relativ lange Halbwertszeit im Serum für Digitoxin von etwa 5–9 Tagen bedacht werden, während sie bei den Digoxinen bei normaler Nierenfunktion nur etwa 35–60 h beträgt und bei Nieren-

◼ Tabelle 5-7. Pharmakokinetische Parameter und Erhaltungsdosen für Herzglykoside bei normaler Nierenfunktion

Glykosid	Vollwirkdosis (Körperbestand) [mg]	Absorptionsquote [%]	Tägliche Erhaltungsdosis [mg]	Tägliche Abklingquote [%]
Digitoxin	1,0	90	0,07	9
Digoxin	1,0	75	0,25–0,375	20
β-Acetyldigoxin	1,0	80	0,2–0,3	20
β-Metildigoxin	1,0	90	0,2	15–20

insuffizienz maximal auf etwa 5 Tage ansteigt. Wenn man im Normalfall mit 0,07 mg Digitoxin pro Tag behandelt, sollten eigentlich keine Intoxikationen vorkommen, weder bei Nieren- noch bei Leberinsuffizienz.

Dosierung von Digitoxin bzw. Digoxin und seinen Derivaten

Wenn man sich darüber im klaren ist, dass 1 mg Digitoxin bzw. Digoxin im Körper sein müssen, damit eine gute Wirkung erzielt werden kann, dann ist die Digitalistherapie heute recht einfach geworden. Man gibt z. B. 3 Tage lang je 5-mal 0,07 mg Digitoxin p. o. und setzt die Behandlung am 4. Tag mit 0,07 mg pro Tag fort (Erhaltungsdosis). Für Digoxine werden 3 Tage lang je 0,5 mg gegeben, und anschließend wird mit der Erhaltungsdosis (0,25–0,375) fortgefahren (◼ Tabelle 5-7). Bei Niereninsuffizienz muss die Digoxindosis entsprechend der Kreatinin-Clearance reduziert werden. Einen gewissen Anhalt gibt das **Serumkreatinin**:

— >1,2–2 mg/dl = 75% der Normaldosis
— >2–3 = 50% Normaldosis
— >3,0 = 25% der Normaldosis

Nebenwirkungen und Intoxikationen

Nebenwirkungen. Unerwünschte Glykosidwirkungen (Nebenwirkungen), die keinen bedrohlichen Charakter haben, werden durch einfache **Reduktion der Dosis** behandelt. 90% aller unerwünschten Herzglykosidwirkungen manifestieren sich als Herzrhythmusstörungen, nur bei etwa 30% der Patienten findet man extrakardiale Nebenwirkungen wie Übelkeit, Erbrechen, Müdigkeit, Kopfschmerzen, Psychosen oder (Farb-)Sehstörungen. Ausschließlich extrakardiale Symptome werden lediglich bei etwa 5–10% der nachgewiesen Nebenwirkungen gesehen. Bei den kardialen Symptomen sind die ventrikulären Extrasystolen, evtl. als Bigeminus, und die AV-Blockierungen am häufigsten. Die paroxysmalen atrialen Tachykardien und das Vorhofflimmern haben je einen Anteil von 10–30% aller digitalisbedingten Herzrhythmusstörungen. Grundsätzlich können alle Herzrhythmusstörungen auch durch Herzglykoside hervorgerufen werden.

Bei Herzgesunden mit oft massiven Digitalisintoxikationen zeigt sich eine große Vielfalt von Reizbildungs- und Reizleitungsstörungen mit raschen Änderungen des elektrokardiographischen Bildes. Bei diesen Patienten überwiegen Störungen der Automatie im Bereich des Sinus- und des Tawara-Knotens sowie des Vorhofs. Beim Herzkranken besteht eine lockere Korrelation zwischen der Höhe des Glykosidspiegels und der Gefährlichkeit der Herzrhythmusstörungen. Bei massiven Intoxikationen werden regelmäßig Hyperkaliämien gefunden, die sogar die Dialysetherapie erforderlich machen können (>6 mval/l). Der vasokonstriktorische Glykosideffekt kann bei hohen Dosen gelegentlich zu Gefäßspasmen mit krisenhaften Blutdruckanstiegen und sogar Mesenterialinfarkten führen.

Therapie der Digitalisintoxikation. In Abhängigkeit von der Schwere der Herzglykosidintoxikation ist nach den Richtlinien zu verfahren, die in ◼ Übersicht 5-7 dargelegt sind. Bei leichteren Formen mit Extrasystolie genügt in der Regel die Digitalispause und die Zufuhr von Kalium. Bei massiven Intoxikationen ist die Magenspülung wichtig, da oft noch erhebliche Mengen aus dem Magen entfernt werden können. Die Gabe von Atropin oder das Legen einer Schrittmachersonde wird wegen der zusätzlichen Vagusreizung vor dieser Prozedur empfohlen. Nach der Spülung sollte Kohle oder Colestyramin instilliert werden, um eine möglichst große Glykosidmenge zu absorbieren.

Hämodialyse, Peritonealdialyse oder forcierte Diurese sind generell nutzlos, da mehr als 99% des Digoxins oder Digitoxins im Körpergewebe gebunden sind.

Durch die Verfügbarkeit der **Digoxinantikörper** (Digitalis-Antidot) sind alle anderen Verfahren der Entgiftung heute überholt. Selbst schwerste Intoxikationen können damit innerhalb von Stunden erfolgreich behandelt werden.

— 80 mg Digitalis-Antidot erniedrigen den Digoxinspiegel etwa um 1 ng/ml (bzw. 10 ng/ml bei Digitoxin).
— Bei massiven Intoxikationen sollten deshalb initial 160 mg Digitalis-Antidot i. v. und nach etwa 60 min weitere 80 oder 160 mg bzw. mehr gegeben werden.

> **Übersicht 5-7**
> **Therapie der Digitalisintoxikation**
>
> - Digitalispause
> - Kaliumzufuhr, z. B. 80–120 mval als Brausetabletten
> - bei Bradykardie: Atropin 1–2 mg i.v.
> - bei ventrikulären Arrhythmien:
>   - Lidocain 100 mg i.v. oder etwa 3 mg/h i.v. (Perfusor)
>   - Magnesium i.v. (z. B. 20 mval in 20 min)
> - bei weiterbestehender Bradykardie:
>   - passagerer Schrittmacher (externer SM, transösophageale oder transvenöse Stimulation)
> - Digitalis-Antidot 80 mg i.v./1 mg zu inaktivierendes Digoxin oder Digotoxin
> - bei Kammerflimmern: Defibrillation
> - bei Hyperkaliämie: Hämofiltration oder Hämodialyse

Kontraindikationen für Herzglykoside
Einen Überblick gibt ◘ Übersicht 5-8.

> **Übersicht 5-8**
> **Kontraindikationen einer Digitalistherapie**
>
> - Bradykardie und AV-Block II. und III. Grades
> - Elektrolytstörungen (Hypo- bzw. Hyperkaliämien)
> - Sick-Sinus-Syndrom
> - Wolff-Parkinson-White-(WPW-)Syndrom
> - obstruktive Kardiomyopathie mit Sinusrhythmus
> - Karotissinussyndrom
> - Kammertachykardie

Beim AV-Block II. Grades sowie bei schon vorbestehenden Bradykardien sind Herzglykoside kontraindiziert. Beim Sinusknotensyndrom (Bradykardie-Tachykardie-Syndrom) können deutliche Veränderungen der Sinusknotenerholungszeit und Bradykardien vorkommen. Auch im Rahmen eines Karotissinussyndroms treten gelegentlich schwere Bradykardien nach Digitalis auf. Digitalis verlängert die Refraktärzeit der anterograden Leitung über den AV-Knoten, kann aber beim Wolff-Parkinson-White-(WPW-)Syndrom gleichzeitig die effektive Refraktärzeit der akzessorischen Leitungsbahn verkürzen. Dadurch kann die Zahl der Impulse, die die Kammern bei Vorhofflimmern beim WPW-Syndrom erreichen, noch zunehmen. Bei der obstruktiven hypertrophen Kardiomyopathie können Herzglykoside durch Zunahme der Kontraktilität des linken Ventrikels den Druckgradienten an der Ausflussbahn noch erhöhen und dadurch Beschwerden oder Synkopen provozieren.

ACE-Hemmer
1987 wurde das Ergebnis der CONSENSUS-Studie publiziert, in der 253 Patienten mit kongestiver Herzinsuffizienz im Stadium NYHA IV eingeschlossen waren. Alle Patienten waren bereits mit Digitalis und Diuretika behandelt, zusätzlich wurde randomisiert doppelblind entweder Enalapril oder Plazebo gegeben. Die Studie wurde vorzeitig vom Ethikkomitee abgebrochen, da die Zwischenauswertung ergeben hatte, dass die Patienten ohne Enalapril gegenüber der Verumgruppe eine 40 % höhere Letalität aufwiesen. Die Subgruppenanalyse ergab, dass die Lebensverlängerung durch die ACE-Hemmer bei den Patienten mit der höchsten neurohumoralen Aktivität, mit Hyponatriämie und der schwersten Herzinsuffizienz am deutlichsten war. Seit dieser Zeit ist es nicht mehr vertretbar, Patienten mit schwerer chronischer Linksherzinsuffizienz auf dem Boden einer dilatativen Kardiomyopathie oder einer koronaren Herzerkrankung ohne ACE-Hemmer zu behandeln. Inzwischen ist für alle ACE-Hemmer bei allen Formen der systolischen Linksherzinsuffizienz die lebensverlängernde Wirkung zweifelsfrei nachgewiesen. Dementsprechend hat die Deutsche Gesellschaft für Kardiologie in ihren Leitlinien zur Herzinsuffizienztherapie die ACE-Hemmer als unverzichtbar bewertet.

Pharmakodynamische Wirkungen
Angiotensin-Converting-Enzym. ACE-Inhibitoren hemmen kompetitiv das Angiotensin-Converting-Enzym (ACE) mit der Folge einer verminderten Bildung von Angiotensin II aus Angiotensin I. Da das ACE identisch mit dem bradykininabbauenden Enzym Kininase II ist, hat die Gabe von ACE-Hemmern eine Aktivierung des Kallikrein-Kinin-Systems zur Folge. Dieses lokale, gewebeständige Hormonsystem bewirkt eine Vasodilatation und eine Natriumexkretion. Das Renin-Angiotensin-System ist als humorales System (klassisches RAS) und als lokales Gewebe-Renin-Angiotensin-System in verschiedenen Organen nachgewiesen worden. Wahrscheinlich wirken ACE-Hemmer bei chronischer Gabe sowohl durch Hemmung des humoralen als auch durch Hemmung lokaler, parakriner und intrakriner Renin-Angiotensin-Systeme in den Geweben selbst.

Die Bedeutung der Hemmung der Angiotensin-II-Bildung bei der chronischen Herzinsuffizienz ist unumstritten. Ob die Zunahme der endogenen Kinine (Ursache für den Husten) ebenfalls wesentlich ist, muss zzt. noch als ungeklärt angesehen werden.

Lokale Renin-Angiotensin-Systeme. Das lokale Renin-Angiotensin-System im Herzen, im Gehirn oder an den Gefäßen lässt sich durch ACE-Hemmer ebenfalls weitgehend hemmen. Man meint, dass die Linksherzhypertrophie, die Intimaproliferation bei Endothelläsionen, die Mediahypertrophie bei Hypertonie und die Mesangiumproliferation des Glomerulums bei Diabetes mellitus vom

◘ Tabelle 5-8. Pharmakokinetische Eigenschaften verschiedener ACE-Hemmer

	Captopril	Enalapril	Perindopril	Lisinopril	Ramipril	Quinapril	Cilazapril	Fosinopril
Wirkungsbeginn [h]	0,5	1,0	1,5	1–2	1–2	1	1–2	1
Wirkungsmaximum [h]	1–2	4–5	4–8	6–8	6–8	2–4	4–10	3–4
Wirkungsdauer [h]	8–12	12–24	24	24	48	24	24	24
Plasma-HWZ	1,7	11	6	12,5	13–17	3	15–20	<12
Bioverfügbarkeit [%]	60	40	19	25	44	60	60–70	25
Hauptsächliche Elimination	Niere	Niere	Niere	Niere	Niere	Niere	Niere	Niere/Leber
Prodrug	nein	ja	ja	nein	ja	ja	ja	ja
Mittlere Tagesdosis [mg]	3-mal 25	1- bis 2-mal 10	1-mal 4	2-mal 5	2-mal 5	1-mal 10	1-mal 2,5	1-mal 10–20
Initiale Einzeldosis [mg]	6,25	2,5		2,5	2,5	2,5		

Ausmaß der lokalen Angiotensin-II-Erhöhung gesteuert werden (Lewis et al. 1993). Gerade das Ausbleiben dieser Angiotensin-II-abhängigen Wachstumseffekte nach Gabe von ACE-Hemmern scheint für die günstige Prognose der Patienten mit Hypertonie oder mit Herzinsuffizienz wesentlich zu sein.

Folgen der verminderten Angiotensin-II-Bildung. Sowohl durch Hemmung der Bildung von Angiotensin II als auch durch die Aktivierung der Kinine resultiert eine Senkung des peripheren Widerstandes, eine Verbesserung des aeroben Skelettmuskelstoffwechsels, eine wesentliche Reduktion der sympathischen Aktivität (Senkung des zirkulierenden Noradrenalins), eine Reduktion der Herzfrequenz und Verminderung der Herzgröße sowie eine Reduktion der linksventrikulären Hypertrophie und eine Abnahme der interstitiellen myokardialen Fibrose. Ungünstige gegenregulatorische Mechanismen wie bei anderen Vasodilatatoren sind nach ACE-Hemmern nicht beschrieben.

Pharmakokinetische Eigenschaften

Captopril hat einen raschen Wirkungseintritt und eine relativ kurze Plasmahalbwertszeit. Alle anderen ACE-Inhibitoren entwickeln ihre maximale Wirkung erst nach mehreren Stunden und weisen eine längere Plasmahalbwertszeit und Wirkdauer auf (◘ Tabelle 5-8). Bis auf Fosinopril werden alle ACE-Hemmer überwiegend renal eliminiert. **Fosinopril** wird zusätzlich hepatisch ausgeschieden. Bei Reduktion der renalen Clearance um die Hälfte ist auch eine Reduktion der ACE-Hemmer-Dosis notwendig, da die Eliminationshalbwertszeiten dann auch etwa das Doppelte ansteigen. Etwa 35 % der Gesamtdosis von Captopril werden während einer 4-stündigen Hämodialyse entfernt. Auch mit der Peritonealdialyse wird Captopril gut eliminiert.

Indikationen für ACE-Hemmer

Die zusätzliche Gabe von ACE-Hemmern zu Diuretika und Digitalis bei schwerer manifester Linksherzinsuffizienz ist mit einem erheblichen Zugewinn an Lebensqualität und Lebenszeit verbunden (Anand et al. 1990; Paul et al. 1992). Gleiches gilt für Patienten mit mittelgradiger Herzinsuffizienz (◘ Abb. 5-1). Wenn eine verminderte kardiale Auswurffraktion nachgewiesen wurde, aber keine Symptome der Herzinsuffizienz, reduziert die zusätzlich Gabe von Enalapril zwar signifikant das Auftreten von Herzinsuffizienz und die Zahl der Krankenhausaufnahmen innerhalb von 4 Jahren, die Letalität wird jedoch nicht statistisch signifikant reduziert.

ACE-Hemmer sind immer dann indiziert, wenn eine **symptomatische Herzinsuffizienz** besteht, da dann die Prognose, die Belastbarkeit und die Häufigkeit stationärer Krankenhausaufnahmen deutlich verbessert werden. Die Therapie der chronischen Herzinsuffizienz mit ACE-Hemmern ist eine Langzeittherapie, die bei einmal nachgewiesener Indikation wahrscheinlich lebenslang durchgeführt werden muss – falls nicht Nebenwirkungen die weitere Gabe verhindern. ACE-Hemmer sind einer Kombinationstherapie mit Hydralazin plus Isosorbiddinitrat eindeutig überlegen, was die Prognose der Patienten anbetrifft. Andere Vasodilatatoren (mit Ausnahme der AT$_1$-Antagonisten) haben sich demgegenüber nicht bewährt.

Es gibt Hinweise dafür, dass ACE-Hemmer immer mit Diuretika kombiniert werden müssen.

Wirkungen auf die linksventrikuläre Dilatation. Die progressive linksventrikuläre Dilatation nach Myokardinfarkt mit Übergang in die Herzinsuffizienz wird durch die Gabe von ACE-Hemmern deutlich verlangsamt. Wenn im Gefolge eines Myokardinfarktes eine Herzinsuffizienz auftritt, sollten gleichfalls ACE-Hemmer gegeben werden, da dies die Überlebenszeit um 20–30 % verlängert.

Dosierung von ACE-Hemmern

ACE-Hemmer werden außerordentlich gut vertragen.

Direkt nach Beginn der Therapie kann bei Patienten mit Salz- und/oder Flüssigkeitsmangel bzw. bei stimuliertem Renin-Angiotensin-Aldosteron-System ein übermäßiger Blutdruckabfall mit Synkopen auftreten. Gefährdet sind Patienten mit höhergradiger Herzinsuffizienz, mit vorbestehender Diuretikatherapie, mit Erbrechen und/oder Durchfall, mit Hämodialysetherapie oder bei durch Nierenerkrankungen bedingtem Bluthochdruck.

Deshalb sollten Salz- und/oder Flüssigkeitsverluste vor Beginn der ACE-Hemmer-Therapie ausgeglichen werden bzw. eine bestehende Therapie mit Diuretika reduziert oder ggf. abgesetzt werden. Gefährdete Patienten sollten während der primären Einstellung auf ACE-Hemmer unbedingt stationär überwacht werden. Es sind dies:
- Patienten mit schwerer Herzinsuffizienz, insbesondere unter einer höherdosierten Diuretikatherapie
- Patienten mit deutlicher Hyponatriämie
- Patienten mit Herzinsuffizienz und deutlich eingeschränkter Nierenfunktion
- Patienten mit vorbestehender arterieller Hypotonie

Die **Anfangstagesdosis** bei chronischer Herzinsuffizienz muss niedrig gewählt werden:
- 6,25 mg Captopril
- 2,5 mg Enalapril
- 2,5 mg Quinapril p. o.

Diese Dosis sollte nur schrittweise in Abhängigkeit vom individuellen Ansprechen des Patienten auf die Therapie erhöht werden. Als **Zieltagesdosis** sind in den großen kontrollierten Untersuchungen mit günstigem Ergebnis für die Prognose der Patienten gewählt worden:
- 3-mal 50 mg Captopril
- 2-mal 10 mg Enalapril
- 2-mal 5 mg Ramipril p. o.

Niedrigere Dauerdosen (außer bei Niereninsuffizienz) haben, wie die ATLAS-Studie zeigte, wahrscheinlich gleich günstige Wirkung auf die Prognose. Aus tierexperimentellen Untersuchen geht eher hervor, dass die ACE-Inhibitor-Dosis hoch angesetzt werden sollte, da die organprotektive Wirksamkeit wahrscheinlich von der Hemmung des gewebeständigen, lokalen ACE-Systems abhängt.

Welcher ACE-Hemmer ist geeignet? Wahrscheinlich gibt es keine pharmakodynamisch wesentlichen Unterschiede zwischen den ACE-Hemmern. Dementsprechend kann für die Indikation „chronische Herzinsuffizienz" im Prinzip jeder ACE-Hemmer genommen werden. Die pharmakokinetischen Eigenschaften der ACE-Inhibitoren sind deutlich verschieden. Während **Captopril** schnell und kurz wirkt und dementsprechend bei dieser Indikation 3-mal täglich dosiert werden muss, wirken **Enalapril** und andere relativ langsam und lange und brauchen nur 2-mal pro Tag gegeben zu werden. Ramipril braucht nur 1 × täglich (z. B. 10 mg) gegeben werden.

> **Praxistipp**
> ACE-Hemmer werden, wenn einmal wegen Herzinsuffizienz indiziert, lebenslang gegeben.

Nebenwirkungen

Einen Überblick gibt ◘ Übersicht 5-9.

> **Übersicht 5-9**
> **Nebenwirkungen der ACE-Hemmer**
> - Hypotonie (besonders bei Erstgabe)
> - Zunahme einer Niereninsuffizienz
> - trockener Reizhusten
> - angioneurotisches Ödem
> - Exanthem
> - Geschmacksveränderungen
> - Leuko-, Thrombopenie

Das Auftreten einer symptomatischen Hypotonie mit Schwindel oder Synkopen bei Erstdosierung oder bei Steigerung der Dosis und v. a. bei vorheriger Aktivierung des Renin-Angiotensin-Systems ist die häufigste Nebenwirkung (▸ oben).

Wegen des potenziell lebensbedrohlichen, wenn auch sehr selten auftretenden **angioneurotischen Ödems** (Inzidenz < 0,1 %) sollten die Patienten speziell aufgeklärt werden. Bei etwa 5–10 % der chronisch behandelten Patienten stellt sich ein trockener Reizhusten ein. Ein Wechsel des ACE-Hemmers beseitigt das Problem in der Regel nicht. Dann sind AT$_1$-Rezeptor-Antagonisten (z. B. Candesartan, Losartan, Valsartan) indiziert.

Wenn ACE-Hemmer auch einen nachgewiesenen protektiven Effekt bei bereits eingeschränkter Nierenfunktion (bei vorbestehender arterieller Hypertonie oder bei

Diabetes mellitus) haben, so muss zu Behandlungsbeginn doch die Nierenfunktion zumindest in wöchentlichen Abständen überwacht werden, da gelegentlich eine zunehmende Niereninsuffizienz auftreten kann.

Exantheme, Geschmacksstörungen und Leuko- sowie Thrombopenien sind extrem selten.

Interaktionen mit anderen Medikamenten

Einen Überblick gibt ◘ Übersicht 5-10.

> **Übersicht 5-10**
> **Interaktionen von ACE-Hemmern**
>
> - Acetylsalicylsäure: Abschwächung der Wirkung
> - kaliumsparende Diuretika: Hyperkaliämie
> - Lithium: Zunahme der Lithiumspiegel
> - Allopurinol: Leukopenie

Eine gewisse Wirkabschwächung bei gleichzeitiger Gabe von Acetylsalicylsäure ist beschrieben. Durch die Senkung der Aldosteronkonzentration nach ACE-Hemmer-Therapie resultiert meist eine geringfügige Erhöhung der Serumkaliumkonzentration. Die gleichzeitige Gabe eines kaliumsparenden Diuretikums sollte wegen potenziell gefährdender Hyperkaliämien sehr vorsichtig erfolgen (Spironolakton 25 mg p. o.).

 Cave
Wenn wegen trotzdem auftretender Hypokaliämien ein Aldosteronantagonist oder ein anderes kaliumsparendes Diuretikum zusätzlich zum ACE-Hemmer verordnet wird, sind regelmäßige Kontrollen der Serumkaliumkonzentration unbedingt notwendig.

Bei Patienten mit einer gleichzeitigen Lithiumbehandlung müssen die Lithiumspiegel kontrolliert werden, da es meist zu Anstiegen der Serumlithiumkonzentration kommt. Die gleichzeitige Gabe von Allopurinol kann Leukopenien hervorrufen.

Kontraindikationen

Die Kontraindikationen gegen eine ACE-Hemmer-Therapie sind in ◘ Übersicht 5-11 zusammengefasst. Wichtig ist, dass eine beidseitige Nierenarterienstenose oder eine Nierenarterienstenose bei Einzelniere (sowie Transplatniere) sicher ausgeschlossen wurden, da andernfalls nach ACE-Hemmer-Therapie bedrohliche Hypotonien und Niereninsuffizienzen resultieren können.

Die höhergradige Mitral- oder Aortenklappenstenose ist ebenso eine Kontraindikation wie die hypertroph obstruktive Kardiomyopathie, Schwangerschaft und Stillzeit, Hyperkaliämie und gleichzeitige Behandlung mit Immunsuppressiva.

Alternativen zu ACE-Hemmern bei chronischer Herzinsuffizienz

Grundsätzlich werden ACE-Hemmer heute zusätzlich zu Diuretika und Digitalis auch aus prognostischen Gründen gegeben, auch wenn die vorbestehende chronische Linksherzinsuffizienz bei reduzierter ventrikulärer Funktion mit Diuretika und Digitalis bereits kompensiert erscheint. ACE-Hemmer verbessern aber auch die Lebensqualität und die Leistungsfähigkeit der herzinsuffizienten Patienten. Wenn wegen Nebenwirkungen oder Kontraindikationen keine ACE-Hemmer gegeben werden können, bietet sich die Therapie mit AT_1-Rezeptor-Antagonisten als gleichwertig an (z. B. 8–16 mg Candesartan).

> **Übersicht 5-11**
> **Kontraindikationen für ACE-Hemmer**
>
> - Überempfindlichkeit
> - bekanntes angioneurotisches Ödem
> - Nierenarterienstenose (beidseitig oder bei Einzelniere)
> - höhergradige Klappenstenose
> - Leber- und Niereninsuffizienz
> - Schwangerschaft und Stillzeit
> - Hyperkaliämie

AT_1-Rezeptor-Antagonisten

Pharmakodynamische Wirkungen

ACE-Inhibitoren hemmen die Entstehung von Angiotensin II, das mit der schlechten Prognose der chronischen Herzinsuffizienz kausal verknüpft zu sein scheint. Angiotensinrezeptorantagonisten blockieren die AT-Rezeptoren und verhindern dadurch die Wirkung von Angiotensin II (◘ Abb. 5-1). Es lag daher nahe, die bei der Hypertonie bekannte Wirksamkeit von Angiotensinrezeptorantagonisten auch bei der chronischen Herzinsuffizienz zu überprüfen. Durch eine Vielzahl von Untersuchungen hat sich gezeigt, dass auch AT_1-Rezeptor-Antagonisten günstig bei der chronischen Herzinsuffizienz wirken.

Eine Überlegenheit gegenüber den ACE-Hemmern konnte in randomisierten Großstudien weder für Losartan, Candesartan noch Valsartan nachgewiesen werden. Auch die zusätzliche Gabe (ACE-Hemmer + AT_1-Rezeptor-Antagonisten) hatte in kontrollierten Untersuchungen keinen Vorteil, wenn der ACE-Hemmer entsprechend den Leitlinien hoch genug dosiert worden war (z. B. 3 × 50 mg Captopril). Die heutige Kombinationsbehandlung mit Diuretika, Digitalis, ACE-Hemmern (oder AT_1-Rezeptorenblocker), Betablockern und Spironolacton scheint das therapeutische Optimum darzustellen. Eine weitere Hemmung von neurohumoralen Gegenregulationsmechanismen (Endothelinrezeptorantagonisten, TNFα-Blockern) hat sich nicht bewährt.

Dosierung

Zumindest Candesartan, Losartan und Valsartan können 1-mal täglich gegeben werden. Initial wird mit der kleinsten verfügbaren Dosis begonnen und dann langsam über Tage und Wochen – je nach Schwere der Herzinsuffizienz auf 16 mg Candesartan, 50 mg Losartan oder 160 mg Valsartan gesteigert. Es empfiehlt sich, mit AT_1-Blockern ähnlich wie bei ACE-Hemmern zu verfahren bezüglich der langsamen Steigerung der Dosis und der Vorsichtsmaßnahmen bei aktiviertem RAAS.

Kontraindikationen

Wie auch die ACE-Hemmer sollten die AT_1-Rezeptor-Antagonisten nicht während der Schwangerschaft bzw. der Stillzeit gegeben werden. Bei schwerer Leberinsuffizienz, biliärer Zirrhose oder Gallenwegsobstruktion sind diese Pharmaka ebenfalls nicht indiziert.

Kombinationstherapie

Wie auch die ACE-Hemmer, lassen sich die AT_1-Rezeptor-Antagonisten hervorragend mit Diuretika kombinieren. Eine geringe Diuretikadosis zusätzlich zu den AT_1-Rezeptor-Antagonisten reicht für eine erhebliche Verstärkung des blutdrucksenkenden Effektes aus. Die Kombination von Candesartan und Losartan mit einem Hydrochlorothiazid erwies sich als sehr vorteilhaft. Die Wirksamkeit hält über 24 h trotz nur 1-mal täglicher Einnahme an.

Die gleichzeitige Gabe von kaliumsparenden Diuretika sollte wie bei den ACE-Inhibitoren nur sehr vorsichtig durchgeführt werden (z. B. Spironolacton 25 mg p. o. pro Tag).

Betarezeptorenblocker

Aufgrund ihrer antiadrenergen und dadurch negativ inotropen Wirkung bei erhöhtem Noradrenalinspiegel galten Betarezeptorenblocker früher bei Patienten mit Herzinsuffizienz als kontraindiziert. Inzwischen haben 3 große, prospektive randomisierte, doppelblinde Studien übereinstimmend gezeigt, dass Bisoprolol, Carvedilol oder Metoprolol – wenn zusätzlich zu Diuretika, Digitalis und ACE-Hemmern gegeben – die Letalität der Herzinsuffizienz um >30% senken. Der akute Herztod (vermutlich arrhythmogen) wird sogar um >40% reduziert. Das gilt für alle Stadien der chronischen Linksherzinsuffizienz (NYHA II–IV) und sowohl für Patienten nach Myokardinfarkt als auch für die dilatative Kardiomyopathie. Betablocker mit intrinsischer sympathoadrenerger Aktivität (ISA) haben diesen günstigen Effekt nicht (Xamoterol, Bucindolol). Deshalb sollte man bei Herzinsuffizienz nur die Betablocker geben, für die die Verbesserung der Prognose auch nachgewiesen wurde (▶ oben).

Erstaunlicherweise hat eine genauere Analyse der Studiendaten gezeigt, dass alle Patienten von der Betablockergabe profitieren: alte Patienten, Diabetiker, Stadium NYHA IV, mit Niereninsuffizienz, unter Vorbehandlung mit anderen Pharmaka (Digitalis, Spironolacton, Amiodaron). Ja, es sieht sogar so aus, als ob derartige „Risikopatienten" den größten Nutzen haben.

> ❗ Der prognostische Vorteil der Betablockertherapie ist derart groß (und unter evidenzbasierten Kriterien derart gut bewiesen), dass man es heute nicht mehr vertreten kann, Herzinsuffizienten den Betablocker nicht zu verordnen.

Die „Kunst" dieser Therapie besteht darin, mit extrem niedrigen Dosen zu beginnen und nur nach jeweils 2–3 Wochen eine Dosissteigerung vorzunehmen. Das führt dazu, dass man die Zieldosis frühestens nach 12–16 Wochen erreicht. Eine langsamere Dosissteigerung ist problemlos möglich, eine schnellere kann deletäre Folgen haben. Da man die Ursache der Lebensverlängerung unter dieser Therapie nicht wirklich verstanden hat, ist auch keine pathophysiologisch begründbare Abweichung von dieser Dosierungsempfehlung (Übersicht 5-12) möglich. Wenn Patienten diese Therapie nicht „vertragen", ist praktisch immer mit relativ zu hohen Dosen behandelt worden. Bradykardien bis 50/min und Blutdrucke bis 90–100 mmHg systolisch sind häufig und nach entsprechender Aufklärung der Patienten fast immer tolerabel. Nach 3–6 Monaten steigen die Blutdruckwerte unter dieser Therapie meist wieder ein wenig an als Zeichen der kardialen Besserung. Wenn die erwünschte Reduktion der Herzfrequenz auf Werte um 60/min mit niedrigen Dosen bereits erfolgt ist, sollte keine weitere Dosissteigerung vorgenommen werden.

Welcher Betablocker? Auch wenn die verschiedenen Betablocker unterschiedliche zusätzliche Eigenschaften

---

Übersicht 5-12
Therapeutische Empfehlungen für die Behandlung der chronischen Herzinsuffizienz mit Betarezeptorenblockern

- Einsatz nur bei Patienten, die seit mehr als 2 Wochen stabil sind
- nur zusätzlich zu Diuretika, Digitalis und ACE-Hemmern
- nicht, wenn in den letzten 14 Tagen die Diuretikadosis gesteigert werden musste
- ambulante Therapie bei NYHA I–III
- stationäre Therapie bei NYHA IV
- Testdosis: 10% der Zieldosis
- Steigerung der Dosis alle 2–3 Wochen
- Zieldosis: 1-mal 10 mg Bisoprolol, 2-mal 100 mg Metoprolol, 2-mal 25 mg Carvedilol
- vor jeder Dosiserhöhung klinische Untersuchung des Patienten
- Verbesserung des Befindens erst nach 3–6 Monaten zu erwarten

haben (α-Blockade, selektive $β_1$-Blocker), so ist wissenschaftlich nicht eindeutig bewiesen, dass von den 3 kontrolliert untersuchten Substanzen (Bisoprolol, Carvedilol, Metoprolol) eine besser ist als die andere.

Wann soll man mit einem Betablocker beginnen? Grundsätzlich sollte ein Patient vor dem Beginn einer Betablockertherapie bereits mit Diuretika, Digitalis und ACE-Hemmern behandelt sein, wie es den entsprechenden Studienprotokollen entspricht. Andererseits wissen wir, dass Betablocker sowohl in der Sekundärprophylaxe nach Herzinfarkt als auch bei arterieller Hypertonie (das sei im Hinblick auf NYHA-I-Stadien angemerkt) lebensverlängernd wirken. Die Deutsche Gesellschaft für Kardiologie hat deshalb in ihren Leitlinien zur Therapie der Herzinsuffizienz die Betablocker für diese Patienten und die Herzinsuffizienzstadien II–IV für notwendig erachtet.

Andere Pharmaka

Positiv inotrope Pharmaka (außer Digitalis)

Dobutamin und Dopamin. Die Behandlung der chronischen Herzinsuffizienz mit Sympathikomimetika hat sich insgesamt nicht bewährt. Die nach Infusionsbeginn oft nachweisbaren Blutdruckanstiege der vorher hypotonen Patienten gehen in der Regel mit einer Tachykardie einher und bessern den Zustand nur kurzfristig. In kontrollierten Untersuchungen ist eine Wirkungsabschwächung schon nach wenigen Tagen nachgewiesen worden. Wenn Dobutamin intermittierend über Wochen und Monate gegeben wird, um die Toleranzentwicklung zu unterlaufen, ist nach dem Ergebnis randomisierter Studien mit einer Übersterblichkeit zu rechnen.

Dopamin in sehr niedriger Dosierung (1–2 μg/kgKG/min i. v.) verbessert die renale und intestinale Durchblutung und führt zu einer besseren Diurese. Der Nutzen dieser Eigenschaft ist umstritten. In höheren Konzentrationen steigt aufgrund der α-adrenergen Wirkung der periphere Widerstand an. Damit eignet sich Dopamin nicht zur Behandlung der schweren chronischen Herzinsuffizienz. Eine orale Therapie mit Levodopa hat sich ebenfalls nicht bewährt.

Phosphodiesteraseinhibitoren. Phosphodiesterasehemmer (Amrinon, Milrinon, Enoximon) bewirken über eine Hemmung des cAMP-Abbaus in der Zelle einen vasodilatierenden und positiv inotropen Effekt unter Umgehung des „downregulierten β-Adrenozeptors". Diese „Inodilatoren" haben aber wie Katecholamine frequenzsteigernde und arrhythmogene Wirkungen. Bei oraler Therapie der chronischen Linksherzinsuffizienz führten Phosphodiesteraseinhibitoren ausnahmslos zu einer Übersterblichkeit. Bei der kurzfristigen intravenösen Anwendung auf der Intensivstation sind ebenso wie in der postoperativen Phase (z. B. nach aortokoronarer Bypassoperation) günstige Ergebnisse berichtet worden.

Prenalterol und Xamoterol. β-Adrenozeptor-Agonisten mit partiell antagonistischer (betablockierender) Wirkung haben sich bei schwerer chronischer Herzinsuffizienz ebenfalls nicht als günstig erwiesen (The Xamoterol in Severe Heart Failure Study Group 1990). Es gibt Hinweise dafür, dass jede Zunahme der Herzfrequenz bei chronischer Herzinsuffizienz mit einer erhöhten Letalität verbunden ist. Es sieht so aus, als seien Herzglykoside die einzigen positiv inotropen Pharmaka, die sich bei der chronischen Herzinsuffizienztherapie bewährt haben.

Vasopeptidaseinhibitoren

Neue Pharmaka, die gleichzeitig das ACE und den Abbau der natriuretischen Peptide (ANP, BNP) hemmen, sind bei Herzinsuffizienz und Hypertonie sehr gut wirksam. Der erste Vertreter dieser Hemmer der neutralen Endopeptidase (NEP) und des ACE ist das Omapatrilat. Klinische Untersuchungen haben allerdings eine erhöhte Rate an angioneurotischen Ödemen gezeigt, deshalb eignet es sich nicht für die Herzinsuffizienztherapie.

Antiarrhythmika

40–50 % der Patienten mit chronischer Herzinsuffizienz versterben am rhythmogenen plötzlichen Herztod. Als Ursache haben sich sowohl akute Bradykardien als auch maligne ventrikuläre Rhythmusstörungen mit der Folge von Kammerflimmern herausgestellt. Komplexe ventrikuläre Herzrhythmusstörungen sind häufiger bei Patienten mit verminderter linksventrikulärer Auswurffraktion nachgewiesen worden. Ein prognostischer Vorteil einer prophylaktischen Antiarrhythmikatherapie bei Patienten mit schwerer chronischer Herzinsuffizienz mit oder ohne Herzrhythmusstörungen hat sich jedoch nicht nachweisen lassen. Wahrscheinlich ist die Behandlung mit Antiarrhythmika selbst bei Patienten mit komplexen ventrikulären Rhythmusstörungen aufgrund der arrhythmogenen Eigenwirkung der Antiarrhythmika sogar mit einer schlechteren Prognose verbunden (▶ Kap. 11, Kap. 12). Nur für Betablocker konnte bislang bei Herzinsuffizienz eine Reduktion des plötzlichen Herztodes um ca. 40 % nachgewiesen werden.

Die Leitlinien zur medikamentösen Therapie der chronischen Linksherzinsuffizienz nach Stadieneinteilung werden von der Deutschen Gesellschaft für Kardiologie regelmäßig aktualisiert (▶ www.dgk.org) (◘ Tabelle 5-9) (Hoppe u. Erdmann 2001).

5.3 Therapierefraktäre Herzinsuffizienz

Wenn Patienten trotz einer adäquaten und ausreichend dosierten Behandlung mit Diuretika, Digitalis, ACE-Hemmern (oder AT_1-Blockern) und Betablockern weiterhin symptomatisch bleiben, spricht man von einer therapierefraktären Herzinsuffizienz. Diesem Zustand liegen

Tabelle 5-9. Leitlinien der Deutschen Gesellschaft für Kardiologie zur Therapie der chronischen Herzinsuffizienz (Hoppe u. Erdmann 2001)

	NYHA I	NYHA II	NYHA III	NYHA IV
ACE-Hemmer	+	+	+	+
Betablocker				
Nach Herzinfarkt	+	+[a]	+[a]	+[a]
Bei Hypertonie	+	+	+	+
Diuretika				
Thiazide	bei Hypertonie bei Überwässerung	+	+	+
Schleifendiuretika	bei Überwässerung		+	+
Spironolacton	bei Hypokaliämie	bei Hypokaliämie +	+	+
Digitalis	bei Vorhofflimmern	bei Vorhofflimmern	+	+
AT$_1$-Blocker	bei Nebenwirkungen unter ACE-Hemmern	bei Nebenwirkungen unter ACE-Hemmern	bei Nebenwirkungen unter ACE-Hemmern	bei Nebenwirkungen unter ACE-Hemmern

[a] nur bei stabilen Patienten

manchmal ungenügend behandelte bzw. unerkannte Ursachen zugrunde (Übersicht 5-13). Auszuschließen sind weiterhin unerkannte Komplikationen der medikamentösen Therapie. Findet eine therapierefraktäre Herzinsuffizienz hierdurch keine ausreichende Erklärung, so sind differenzialdiagnostisch weitere kardiale, extrakardiale und exogene Ursachen ebenso wie Fehldiagnosen in Betracht zu ziehen. Wenn der Patient trotz Beachtung dieser Faktoren und trotz gesicherter Medikamenteneinnahme bei Flüssigkeitsrestriktion und Bettruhe in ansonsten gutem körperlichem Zustand und ohne wesentliche Begleiterkrankungen ist, muss eine Herztransplantation erwogen werden.

Übersicht 5-13
Differenzialdiagnose der therapieresistenten Herzinsuffizienz

- **Myokardiale Ursachen:**
  - Terminalstadien chronischer Herzinsuffizienz
  - Myokarditiden
  - Herzwandaneurysmen
  - Speicherkrankheiten
  - Akromegalieherz
  - Amyloidose
  - alkoholische Herzerkrankung
  - obstruktive Kardiomyopathie

- **Perikardiale Ursachen:**
  - akute Perikarditis
  - Panzerherz
  - Perikarderguss
  - Dressler-Syndrom (Myokardinfarktspätsyndrom)
  - Tumoren (z. B. Vorhofmyxom), Zysten

- **Endokardiale Ursachen:**
  - Endokarditis
  - Klappenfehler (z. B. Mitralstenose)
  - Endokardfibrose (Löffler, Karzinoid)

- **Extrakardiale Ursachen:**
  - arterielle Hypertonie
  - pulmonal:
    - akutes Cor pulmonale (Lungenembolie)
    - chronisches Cor pulmonale (pulmonale Infekte)
  - renal (z. B. Azotämie),
  - hormonal (z. B. Hyperthyreose, Myxödem).

- **Rhythmusstörungen:**
  - Brady- und Tachykardien, Arrhythmien

- **Exogene (medikamentöse) Ursachen:**
  - Digitalisintoxikation
  - negativ inotrope Pharmaka (Calciumantagonisten, nicht-steroidale Antiphlogistika)
  - Adriamycin und andere Anthrazykline

Herztransplantation. Die Indikationen zur Herztransplantation umfassen prinzipiell alle Herzerkrankungen im therapierefraktären Endstadium, die keiner anderen kausalen Therapie zugänglich und konservativ ausbehandelt sind. Die Kontraindikationen der Herztransplantation sind in ◘ Übersicht 5-14 aufgelistet.

Die 1-Jahres-Überlebensrate nach Herztransplantation beträgt etwa 85 %, die 5-Jahres-Überlebensrate 78 %. Damit ist diese Therapie prognostisch deutlich günstiger als jede medikamentöse Therapie der chronischen Herzinsuffizienz im Stadium NYHA III–IV.

Für die verstorbenen Patienten werden als häufigste Todesursachen ein Spätverlauf einer Infektion mit 30–40 %, eine akute Abstoßung mit 20–30 %, eine chronische Abstoßung mit 5–10 % angegeben sowie andere kardiale Ursachen mit 20 %. Etwa 70–90 % der Patienten können vollständig rehabilitiert werden, sodass eine Rückkehr in Schule, Beruf oder adäquate häusliche Beschäftigung möglich wird. Die Herztransplantation ist eine sinnvolle, effektive und unverzichtbare Therapie der konventionell nicht beherrschbaren Herzinsuffizienz beim sonst gesunden Patienten unter 60–65 Jahren.

Übersicht 5-14
Kontraindikatione der Herztransplantation

- Alter über 60–65 Jahre
- generalisierte Arteriosklerose
- floride Infektion
- pulmonaler Gefäßwiderstand > 5 Wood-Einheiten ($>400\,dyn \cdot s \cdot cm^{-5}$)
- irreversible Leber- bzw. Nierenschädigung
- Alkoholismus, Rauchen, psychische Instabilität
- unbehandeltes Malignom
- floride Ulcera duodeni bzw. ventriculi

5.4 Neuere Therapieverfahren

Chirurgische Verfahren. Mehrfach wurde an größeren Patientenkollektiven versucht, durch mehr oder weniger aggressive chirurgische Eingriffe die Herzinsuffizienzsymptomatik zu verbessern und die Überlebenszeit zu verlängern. Bislang gibt es leider noch keine gesicherten Erfolge, obwohl zumindest theoretisch Vorteile verständlich wären. Bei der Batista-Operation wird der linke Ventrikel durch Herausschneiden eines Wandareals verkleinert. Bei der Kardiomyoplastie wurde Skelettmuskulatur aus dem Schultergürtel um das insuffiziente Herz gelegt und in einem aufwendigen Verfahren an rhythmische Kontraktionen „gewöhnt". Durch Umkleidung mit einem Kunststoffnetz (Acorn-Verfahren) soll eine diastolische Begrenzung der Dilatation erreicht und eine Verbesserung der Pumpfunktion erzielt werden. Überzeugende gute Ergebnisse unter kontrollierten Bedingungen liegen bisher nicht vor.

Synchronisationstherapie. Vielversprechender als diese blutigen Maßnahmen mit hoher operativer Komplikationsrate scheint die **biventrikuläre Stimulation** des insuffizienten Herzens bei Linksschenkelblock zu sein (Chow et al. 2003; Stellbrink et al. 2003). Dem liegen die Beobachtungen zugrunde, dass Patienten mit Linksschenkelblock und sehr breitem Kammerkomplex (QRS ≥150 ms) eine besonders schlechte Prognose haben, dass man echokardiographisch dabei eine asynchrone Ventrikelkontraktion sieht, weil rechter und linker Ventrikel sowie das Septum sich zeitlich unterschiedlich kontrahieren und schließlich, dass die biventrikuläre gleichzeitige Stimulation das Herzminutenvolumen bei niedrigem Füllungsdruck ansteigen lässt. Diese Synchronisationstherapie hat in mehreren prospektiven Studien zumindest eine Verbesserung der Leistungsfähigkeit und des Wohlbefindens der Patienten zur Folge gehabt. In einer Metaanalyse von 4 Einzelstudien ergab sich sogar eine statistisch signifikante Lebensverlängerung durch die biventrikuläre Stimulation. Man sollte deshalb bei allen Patienten mit Linksschenkelblock im NYHA-Stadium III und IV diese biventrikuläre Schrittmachertherapie erwägen.

Mechanischer Herzersatz. Der Einsatz eines solchen „Kunstherz" ist in vielen Zentren heute bereits möglich. Verschiedene Modelle stehen zur Auswahl. Überlebenszeiten von 12–18 Monaten sind berichtet worden – wenn auch häufig limitiert durch zerebrale Embolien. Grundsätzlich ist dieses Problem noch ungelöst. Deshalb werden diese teilweisen oder totalen Kunstherzen in der Regel zur Überbrückung der Zeit gebraucht, bis ein Spenderorgan gefunden werden kann.

Evidenz der Therapieempfehlungen

	Evidenzgrad	Therapie-empfehlung	Anmerkungen
Diuretika	B	I	Grundsätzlich bei Ödemen und bei Hypertonie
Herzglykoside	C	IIa	Bei Vorhofflimmern und bei Sinusrhythmus in niedriger Dosierung
ACE-Hemmer	A	I	Bei allen Formen der Herzinsuffizienz
AT1-Rezeptorantagonisten	A	I	Wenn ACE-Hemmer nicht vertragen werden
Betablocker	A	I	Bei allen Formen der Herzinsuffizienz
Herztransplantation	A	I	Wenn medikamentös nicht erfolgreich therapierbar

Leitlinien – Adressen – Tipps

Leitlinien und Internetadressen

Hoppe U, Erdmann E, im Auftrag der Deutschen Gesellschaft für Kardiologie, Herz- und Kreislaufforschung (2001) Leitlinien zur Therapie der chronischen Herzinsuffizienz. Z Kardiol 90: 218–237
  www.dgkardio.de/leitlinien/index.php
Remme W, Swedberg K, for the Task Force for the diagnosis and treatment of chronic heart failure, European Society of Cardiology (2001) Guidelines for the diagnosis and treatment of chronic heart failure. Eur Heart J 22: 1527–1560
www.idealibrary.com

Literatur

Anand IS, Kalra GS, Ferrari R, Wahi PL, Harris PC, Poole-Wilson PA (1990) Enalapril as initial and sole treatment in severe chronic heart failure with sodium retention. Int J Cardiol 28: 341–346

Chow A, Lane R, Cowie M (2003) New pacing technologies for heart failure. BMJ 329: 1073–1077

CIBIS II Investigators and Committees (1999) The cardiac insufficiency bisoprolol study II (CIBIS II): a randomised trial. Lancet 353: 9–13

Cohn J, Tognoni G et al., for the Valsartan Heart Failure Trial Investigators (2001) A randomized trial of the angiotensin-receptor-blocker valsartan in chronic heart failure. N Engl J Med 345: 1667–1675

Erdmann E, Lechat P, Verkenne P, Wiemann H (2001) Results from post-hoc analyses of the CIBIS II trial: effect of bisoprolol in high-risk patient groups with chronic heart failure. Eur Heart J 3: 469–479

Ferguson DW, Berg WJ, Sanders JS, Roach PJ, Kempf JS, Kienzle MG (1989) Sympathoinhibitory responses to digitalis glycosides in heart failure patients. Direct evidence from sympathetic neural recordings. Circulation 80: 65–77

Hoppe U, Erdmann E (2001) Leitlinien zur Therapie der chronischen Herzinsuffizienz. Z Kardiol 90: 218–237

Jessup M, Bronzena S (2003) Heart failure. N Engl J Med 348: 2007–2018

Kao W, Gheorghiade M, Hall V, Goldstein S (1989) Relation between plasma norepinephrine and response to medical therapy in men with congestive heart failure secondary to coronary artery disease or idopathic dilated cardiomyopathy. Am J Cardiol 64: 609–613

Lewis EJ, Hunsicker LG, Bain RP, Rohde RD, for the Collaborative Study Group (1993) The effect of angiotensin-converting-enzyme inhibition on diabetic nephropathy. N Engl J Med 329: 1456–1462

McMurray J, Östergren J, Swedberg K et al., for the CHARM Investigators and Committees (2003) Effects of candesartan in patients with chronic heart failure and reduced left-ventricular systolic function taking angiotensin-converting-enzyme inhibitors: the CHARM-Added trial. Lancet 362: 767–771

MERIT-HF Study Group (1999) Effect of metoprolol CR/XL in chronic heart failure: Metoprolol CR/XL randomised intervention trial in congestive heart failure (MERIT-HF). Lancet 353: 2001–2007

Packer M et al., for the RADIANCE-Study (1993) Withdrawal of digoxin from patients with chronic heart failure treated with angiotensin-converting-enzyme inhibitors. N Engl J Med 329: 1–7

Packer M, Coats A, Fowler M et al., for the Carvedilol Prospective randomized cumultative survival study group (2001) Effect of carvedilol on survival in severe chronic heart failure (COPERNICUS) N Engl J Med 344: 165–168

Paul M, Bachmann J, Ganten D (1992) The tissue renin-angiotensin systems in cardiovascular disease. Trends Cardiovasc Med 2: 94–99

Pitt B, Remme W, Zannad F et al., for the Eplerenone Post-Acute Myocardial Infarction Heart Failure Efficacy and Survival Study Investigators (2003) Eplerenone, a selective aldosterone blocker, in patients with left ventricular dysfunction after myocardial infarction. N Engl J Med 348: 1309–1321

Remme WJ, Swedberg K (2001) Guidelines for the diagnosis and treatment of chronic heart failure. Eur Heart J 22: 1527–1560

Richardson A, Bayliss J, Scriven AJ, Parameshwar J, Poole-Wilson PA, Sutton GC (1987) Double-blind comparison of captopril alone against frusemide plus amiloride in mild heart failure. Lancet 26: 709–711

Stellbrink C, Auriccio A, Lemke B et al. (2003) Positionspapier zur kardialen Resynchronisationstherapie. Z Kardiol 92: 96–103

The Xamoterol in Severe Heart Failure Study Group (1990) Xamoterol in serve heart failure. Lancet 336: 1–6

6 Erworbene Herzklappenfehler

D. Horstkotte, C. Piper

6.1 Chronische Herzklappenfehler – 123
6.1.1 Allgemeiner Behandlungsplan – 123
6.1.2 Mitralklappenprolaps – 125
6.1.3 Konservative Therapie und Operationsindikation bei chronischen Herzklappenfehlern – 126

6.2 Dekompensierte chronische Herzklappenfehler – 131
6.2.1 Mitralstenose – 131
6.2.2 Mitralinsuffizienz – 132
6.2.3 Aortenstenose – 132
6.2.4 Aorteninsuffizienz – 132

6.3 Akute Herzklappenfehler – 133
6.3.1 Akute Aorteninsuffizienz – 133
6.3.2 Akute Mitralinsuffizienz – 133

6.4 Zustand nach Herzklappenoperation – 134
6.4.1 Allgemeiner Behandlungsplan – 134
6.4.2 Prophylaxe thromboembolischer Komplikationen – 134
6.4.3 Prophylaxe thromboembolischer Komplikationen während der Schwangerschaft – 135
6.4.4 Endokarditisprophylaxe – 135

Literatur – 136

Seit Penicillinderivate zur Therapie und Prophylaxe von Streptokokkeninfekten breit angewandt werden, sind die sog. rheumatischen Herzklappenfehler wesentlich seltener geworden. Degenerative Herzklappenfehler – insbesondere kalzifizierende Aortenstenosen und Mitralinsuffizienz bei Funktionsstörung des subvalvulären Klappenapparates – werden dagegen parallel dem Zugewinn an allgemeiner Lebenserwartung häufiger beobachtet (Horstkotte u. Loogen 1987). Nosologisch bedeutsam sind daneben infektiöse und ischämische Herzklappenfehler, Stenosen auf dem Boden angeborener bikuspider, primär nicht stenotischer Aortenklappen und myxomatöse Degenerationen der Mitralklappe. Als Ausdruck dieses ätiologischen Wandels hat das mittlere Alter der symptomatischen Patienten in den letzten 30 Jahren deutlich zugenommen.

Die Zahl der erstmals diagnostizierten wie der pro Jahr operierten Herzklappenfehler (1982: n = 3788; 1992: n = 9284; 2000: n = 15.590) ist in Deutschland stetig steigend, eine Abnahme der Prävalenz in absehbarer Zukunft nicht zu erwarten (Kalmar u. Irrgang 2001).

6.1 Chronische Herzklappenfehler

6.1.1 Allgemeiner Behandlungsplan

Bei Patienten mit chronischen Herzklappenfehlern umfasst der allgemeine Behandlungsplan:
- Typischen Komplikationen soll vorgebeugt werden.
- Bei chronischer Volumenbelastung muss eine medikamentöse, die Progression verlangsamende Therapie eingesetzt werden.
- Der Verlauf ist genau zu beobachten, um den optimalen Interventionszeitpunkt festzulegen. Dabei ist zu berücksichtigen, dass die subjektiv angegebene Symptomatik häufig nicht mit der hämodynamischen Schwere des Klappenfehlers oder der myokardialen Adaptation an die veränderten Lastbedingungen korreliert.
- Über angemessene/zumutbare Belastungen in Beruf und Freizeit ist zu beraten. Die zumutbare Belastung (Belastbarkeit) orientiert sich an der hämodynamischen Schwere des Klappenfehlers und der myokardialen bzw. pulmonalvaskulären Adaptation, nicht am Leistungsvermögen des Patienten (Leistungsfähigkeit).

Körperliche Belastung

Aorteninsuffizienz. Aufgrund der frequenzbedingten Verkürzung der Diastolendauer und der abfallenden systemischen Widerstände nimmt bei der chronischen Aorteninsuffizienz die Regurgitationsfraktion am totalen Schlagvolumen unter dynamischer Belastung ab. Sind bei kompetenter Mitralklappe, normalem effektivem Schlagvolumen und normaler Ejektionsfraktion auch unter Belastung kardiale Reserve und aerobe Kapazität (Spiroergometrie) nicht eingeschränkt (Weber Klasse A), sollte nur auf statische und höhergradige dynamische Belastungen verzichtet werden. Schon bei leichter Einschränkung der kardialen Reserve bzw. aeroben Kapazität sind Belastungen über 1,5 W/kgKG auch von asymptomatischen Patienten zu meiden. Neben der Überprüfung der Operationsindikation ist beim Auftreten von Symptomen die körperliche Belastbarkeit auf Anstrengungen des täglichen Lebens zu reduzieren (< 1,0 W/kgKG).

Mitralinsuffizienz. Für Patienten mit Mitralinsuffizienz ist zusätzlich zu berücksichtigen, dass bei Erhöhung der systemarteriellen Widerstände die konsekutive Zunahme der transmitralen Regurgitation eine plötzliche, kritische Drucksteigerung im linken Vorhof mit der Gefahr eines Lungenödems zur Folge haben kann. Ungewohnte Belastungen sollten deshalb vermieden werden. Ein konkomitierender arterieller Hochdruck bedarf einer besonders sorgfältigen medikamentösen Einstellung.

Mitralstenose. Da die Dyspnoe Leitsymptom der Mitralstenose ist und mit dem Ausmaß der pulmonalen Drucksteigerung eng korreliert, genügt meist die Empfehlung, beim Auftreten von Luftnot oder Hustenreiz die Belastung abzubrechen. Aufgrund serieller Einschwemmkatheteruntersuchungen sind kritische pulmonale Drucksteigerungen bei Belastung in **Abhängigkeit von der Klappenöffnungsfläche** (KÖF) bei Mitralstenosen nicht wahrscheinlich (Horstkotte u. Loogen 1987):
- > 2,5 cm² bis zu einer Belastung von 2,0 W/kgKG
- 2,0–2,5 cm² bis 1,4 W/kgKG
- zwischen 1,5 und 2,0 cm² bis 0,8 W/kgKG

Aortenstenose. Die statistisch belegte Gefahr belastungsinduzierter Synkopen und plötzlicher Todesfälle bei Patienten mit Aortenstenose zwingt zur Empfehlung, körperliche Belastungen einzuschränken. Synkopen können als Folge der unter Belastung abfallenden systemarteriellen Widerstände ohne adäquate Steigerung des linksventrikulären Auswurfvolumens auftreten. Auf den konsekutiven Abfall der Koronarperfusion reagieren die bei fortgeschrittener Aortenstenose latent ischämischen subendokardialen Myokardareale besonders empfindlich, sodass sekundär ventrikuläre Arrhythmien, evtl. auch Asystolien auftreten können. Aus diesen Gründen sollte die Belastung selbst bei Patienten mit transvalvulären Druckverlusten < 0,5 mmHg/ml SV, normalem Schlagvolumen (SV) und normaler linksventrikulärer Pumpfunktion, bei denen weder Hinweise auf eine koronare Herzerkrankung noch Kammerendteilveränderungen im Ruhe-EKG vorliegen, auf 2,0 W/kgKG beschränkt bleiben. Alle übrigen Patienten sollten nur übliche Belastungen des Alltagslebens verrichten. Von sportlicher Betätigung ist abzuraten.

Prophylaxe und Therapie von Arrhythmien

Die häufigste mit Herzklappenfehlern vergesellschaftete Arrhythmie ist das Vorhofflimmern. Nach erstmaligem Auftreten ist zu prüfen, ob die Wiederherstellung des Sinusrhythmus sinnvoll ist. Dies ist in der Regel der Fall, wenn zuvor eine aktive Vorhofkontraktion bestand, mit dem Auftreten des Vorhofflimmerns eine Leistungsminderung oder Zunahme der Symptome verbunden ist und Aussicht besteht, den Sinusrhythmus längerfristig zu erhalten. Bei fortgeschrittenen Klappenfehlern und einer Vorhofdilatation >55 mm sind die Aussichten dazu gering. Bei Mitralstenosen mit Klappenöffnungsflächen <2,0 cm² und geeigneter Morphologie sollte nach dem erstmaligen Auftreten von Vorhofflimmern eine Valvulotomie erwogen werden. Bei Mitral-, Aorteninsuffizienz und Aortenstenose muss die Indikation zur operativen Intervention neu beurteilt werden, da das Auftreten von Vorhofflimmern häufig auf eine Erschöpfung der myokardialen Adaptation an die erhöhte Belastung hinweist.

Bezüglich der Durchführung der medikamentösen/elektrischen Konversion, der Notwendigkeit einer vorausgehenden Antikoagulation und der Frequenzkontrolle bei persistierendem Vorhofflimmern gelten die gleichen Therapieempfehlungen wie bei nichtvalvulärem Vorhofflimmern (► Kap. 12).

Bei Kombination von Antiarrhythmika und oralen Antikoagulanzien können Medikamenteninteraktionen eintreten, sodass die INR zu Therapiebeginn engmaschig kontrolliert werden sollte.

Prophylaxe thromboembolischer Komplikationen

Aufgrund der primären Endokardschädigungen sowie der unphysiologischen Blutströmung besteht bei zahlreichen erworbenen Vitien ein erhöhtes Risiko intrakardialer Thrombenbildungen und konsekutiver Embolien (Kardioembolien). Sekundäre Veränderungen der kardialen Morphologie und Physiologie (Vorhof-, Ventrikelgröße und -funktion, Vorhofflimmern, Abnahme des Herzzeitvolumens etc.) erhöhen das Thromboembolierisiko (Horstkotte et al. 2001), sodass für die in ◻ Übersicht 6-1 genannten Indikationen Konsens über die Notwendigkeit einer oralen Antikoagulanzienbehandlung mit Cumarinen (z.B. Marcumar, Fallidrom, Warfarin) besteht (Horstkotte u. Loogen 1987; Piper u. Horstkotte 1998; Salem et al. 2001).

 Cave
Der gelegentlich noch gebräuchliche Quickwert (statt der „International Normalized Ratio", INR) ist zur Therapiesteuerung obsolet, da außer im selben Labor nicht reproduzierbar (Stein et al. 2001).

Das Risiko sowohl von Blutungen als auch von Thromboembolien ist weitgehend von der Stabilität der Gerinnungshemmung (Schwankung der INR-Werte) und entgegen früheren Auffassungen nur wenig von der Intensität der Antikoagulation abhängig, solange ein therapeutischer Korridor mit einer INR von 2,0–3,5 eingehalten wird. Es sollte deshalb den Patienten ein konkreter INR-Zielwert (statt eines Korridors!) genannt und eine möglichst geringe Fluktuation um diesen Wert angestrebt werden (Horstkotte u. Bergemann 2001). Dies ist nach entsprechender Schulung in der Regel nur durch Messung der Gerinnungsaktivität durch den Patienten selbst unter Zuhilfenahme geeigneter Gerinnungsmonitore (z. B. CoaguChek) und Selbstadjustierung der Antikoagulanziendosierung möglich (Horstkotte u. Bergemann 2001). Die notwendige Intensität einer Antikoagulanzientherapie zeigt ◻ Tabelle 6-1.

Übersicht 6-1
Dauerbehandlung mit oralen Antikoagulanzien bei erworbenen Herzklappenfehlern (nach Piper u. Horstkotte 1998; Salem et al. 2001)

- Indikationen:
  - Mitralstenose und Vorhofflimmern/instabiler Sinusrhythmus (II)[a]
  - Mitralstenose, Sinusrhythmus und linker Vorhof >55 mm (I)
  - kombinierte Mitralklappenfehler und Vorhofflimmern/instabiler Sinusrhythmus (II)
  - Mitralinsuffizienz und Vorhofflimmern (I)
  - Mitralvitien mit Sinusrhythmus und anamnestischer Thromboembolie oder Thrombennachweis (Echo)[b] (II)
  - Mitralinsuffizienz und Herzindex <2,0 l/min/m² oder LVEDD >70 mm (II)
  - alle sonstigen Klappenfehler mit kausalen Thromboembolien (II)
  - Mitralstenose mit Sinusrhythmus und SEC (III)
  - Aortenvitien, Vorhofflimmern, SEC oder linksventrikulärer Pumpfunktionsstörung (II)
  - Mitralklappenprolaps (MKP)[c] und rezidivierende Thromboembolien oder einmalige Thromboembolie und SEC (I)

— **Keine Indikationen:**
  – Mitralvitien mit Sinusrhythmus ohne Thromboembolien und mäßig vergrößerter linker Vorhof (< 50 mm)
  – Mitralklappenprolaps (MKP) ohne Thromboembolien
  – Mitralinsuffizienz mit Sinusrhythmus
  – Aortenvitien mit Sinusrhythmus
  – isolierte Trikuspidal- und Pulmonalvitien

[a] Evidenzbasierte Empfehlungen zur Intensität (◘ Tabelle 6-1) der Antikoagulation (Horstkotte u. Loogen 1987; Piper u. Horstkotte 1998; Salem et al. 2001). Im individuellen Fall sind die vorgeschlagenen therapeutischen Zielbereiche unter Berücksichtigung patientenseitiger Faktoren kritisch zu überprüfen.
[b] Bei rezidivierenden Thromboembolien trotz adäquater Antikoagulation erfolgt die Einstellung in den nächsthöheren therapeutischen Zielbereich (◘ Tabelle 6-1). Tritt auch dann noch eine Thromboembolie auf, empfiehlt sich die Kombination mit 100 mg Acetylsalicylsäure pro Tag (ASS; Aspirin), bei ASS-Unverträglichkeit mit Clopidogrel (Iscover, Plavix) 75 mg pro Tag.
[c] ▶ 6.2.2.
LVEDD: linksventrikulärer enddiastolischer Durchmesser; SEC: spontaner Echokontrast.

Endokarditisprophylaxe

Patienten mit Herzklappenfehlern sind für mikrobielle Endokarditiden besonders prädisponiert, sodass die Empfehlungen zur Prophylaxe sorgfältig anzuwenden sind (▶ Kap. 7).

6.1.2 Mitralklappenprolaps

Der Mitralklappenprolaps stellt innerhalb der erworbenen Herzklappenfehler eine eigene Entität dar. Er ist mit einer Inzidenz von 3–4 % in der Gesamtbevölkerung relativ häufig und wird meist nicht korrekt behandelt.

Grundlagen

Die früh-, spät- oder holosystolische Vorwölbung überdimensionierter, malformierter oder durch den Halteapparat ungenügend verankerter Mitralsegel in den linken Vorhof (Mitralklappenprolaps, MKP) kann verschiedene Ursachen haben:

— Einlagerung saurer Glykosaminoglykane in die Segel und Chordae der Mitralklappen mit sekundärer Zerstörung der Kollagenfaserstrukturen (primärer Mitralklappenprolaps)
— Sehnenfädenrupturen bzw. sekundäre Veränderungen des Mitralklappenapparates im Gefolge abnormer Belastungen

Beim primären MKP sind begleitende Organmanifestationen häufig, ansonsten ist die Symptomatik auf das Herz beschränkt. Wesentliche Komplikationen sind Arrhythmien, thromboembolische Ereignisse mit meist transienter, gelegentlich persistierender Beeinträchtigung sowie oft ausgeprägte Störungen der Endothelfunktion.

Therapie von Arrhythmien

Die häufigste Komplikation des symptomatischen MKP sind supraventrikuläre Tachykardien, Vorhofflimmern sowie unter Belastung meist zunehmende ventrikuläre Arrhythmien. Mittel der Wahl sind Betarezeptorenblocker.

Der plötzliche Herztod ist bei der Prävalenz des MKP keine überdurchschnittlich häufige Komplikation.

> **Praxistipp**
> Nur bei Dokumentation anhaltender Kammertachykardien ist bei Mitralklappenprolaps eine antiarrhythmische Therapie indiziert.

In Fällen mit unzureichender medikamentöser Suppression der Arrhythmien sind antitachykarde Schrittmachersysteme und chirurgische Interventionen (zunehmend häufig Klappenrekonstruktionen) erfolgreich gewesen. Die Langzeitresultate sind noch mehr als bei

◘ **Tabelle 6-1.** Intensität der oralen Antikoagulanzientherapie (mod. nach Piper u. Horstkotte 1998)

Antikoagulation	INR (Zielwert) [%]	INR (vertretbarer Therapiekorridor) [%]
I: niedrig dosierte Antikoagulation (low dose anticoagulation)	2,5	2,0–3,0
II: moderate Antikoagulation (moderate anticoagulation)	3,0	2,5–3,5
III: intensivierte Antikoagulation (more intensive anticoagulation)	3,5	3,0–4,0
IV: intensive Antikoagulation (intensive anticoagulation)	4,0	3,5–4,5

Mitralinsuffizienzen anderer Genese von der Erfahrung des Chirurgen abhängig (Sonders u. Scott 2001).

Therapie thromboembolischer Komplikationen

Der MKP scheint für die Entstehung fokaler, transienter zerebraler Ischämien (TIA) bei jungen Patienten ohne Hinweis auf sonstige Emboliequellen eine bedeutende Rolle zu spielen. Bei Patienten <45 Jahren mit rezidivierenden transitorischen ischämischen Attacken (TIA) oder sonstigen thromboembolischen Komplikationen ist der MKP 6fach überrepräsentiert.

Eine Thromboembolieprophylaxe ist bei Patienten mit MKP und Sinusrhythmus nach abgelaufenen zerebralen Ischämien oder peripheren Embolien ohne erkennbare sonstige Ursache gerechtfertigt. Da Plättchenaggregate im Gefolge erhöhter Thrombozytenaggregationsneigung als ursächlich angesehen werden, sind Thrombozytenfunktionshemmer Mittel der 1. Wahl. Dabei ist für die Kombination von Acetylsalicylsäure (ASS, 100 mg pro Tag) und Dipyridamol (75 mg pro Tag) ein höherer präventiver Nutzen als für die ASS-Monotherapie (100–200 mg pro Tag) beschrieben. Eine vermutete therapeutische Gleichwertigkeit der Thienopyridine (z. B. Clopidogrel 75 mg pro Tag) ist für dieses Indikationsgebiet nicht abschließend geprüft.

Endokarditisprophylaxe

Aufgrund der mit dem MKP vergesellschafteten morphologischen Endokardveränderungen mit konsekutiver Entstehung von Plättchen-Fibrin-Thromben (ATV) besteht im Gefolge von Bakteriämien das Risiko einer mikrobiellen Besiedlung. Eine im Vergleich zur Normalbevölkerung erhöhte Inzidenz bakterieller Endokarditiden ist für den MKP ohne begleitende Mitralinsuffizienz jedoch nicht belegt. Hochgradig myxomatös degenerierte Mitralklappensegel prädisponieren in einem höheren Maße zur Ausbildung großer ATV, sodass insbesondere bei erwartet hohem Bakteriämierisiko dennoch eine Prophylaxe sinnvoll erscheint (▶ Kap. 7).

Therapie der Angina pectoris

Im Vergleich zu Patienten mit koronarer Herzkrankheit sind pektanginöse Beschwerden bei Patienten mit primärem MKP durch schnell wirksame Nitratpräparate meist schlechter zu beeinflussen, von anderer Symptomatik (länger anhaltend) und zeigen andere Charakteristika im Belastungs-EKG (späteres Auftreten, lange Persistenz nach Beendigung der Belastung). Sie sind wahrscheinlich Ausdruck einer Endotheldysfunktion und sollten entsprechend behandelt werden (▶ Kap. 1). Bei Einsatz eines Betarezeptorenblockers bietet Nebivolon (Nebilet) aufgrund erster Erfahrungen möglicherweise Vorteile.

6.1.3 Konservative Therapie und Operationsindikation bei chronischen Herzklappenfehlern

Mitralstenose

Konservative Therapie. Die hämodynamischen Auswirkungen der Mitralstenose sind außer von der Mitralklappenöffnungsfläche vom transmitralen Flussvolumen (Herzzeitvolumen, HZV) und der Durchströmungszeit (Diastolendauer) abhängig. Die Prävention kritischer Anstiege des HZV erfordert eine Beratung über zumutbare Belastungen. Bei symptomatischen Patienten kann durch Kochsalzrestriktion und Behandlung mit Diuretika das Zirkulationsvolumen vermindert werden. Die medikamentöse Therapie hat darüber hinaus das Ziel, bei Sinusrhythmus durch Langzeitbehandlung mit Betablockern die Herzfrequenz zu begrenzen, bei intermittierendem Vorhofflimmern durch Digitalisierung schnelle Überleitungen zu vermeiden und bei chronischem Vorhofflimmern die Herzfrequenz durch Therapie mit Digitalisglykosiden, ggf. in Kombination mit Kalziumantagonisten (Verapamil) oder Betablockern dauerhaft so zu regulieren, dass eine größtmögliche Leistungsfähigkeit resultiert (Horstkotte u. Loogen 1987).

Mitralvalvulotomie. Für die Langzeitprognose von Patienten mit Mitralstenose sind Dauer und Ausmaß der rechtsventrikulären Druckbelastung entscheidend. Bei rezidivierenden Rechtsherzdekompensationen über einen präinterventiven Zeitraum von >12 Monaten verschlechtert sich die postoperative Prognose signifikant. Dilatationen des rechten Ventrikels >15 mm/m²KO sind prognostisch ebenfalls ungünstig. Die Höhe des pulmonalvaskulären Widerstandes ist dagegen prognostisch nicht prädiktiv, da das Ausmaß seiner postinterventiven Rückbildung im Einzelfall nicht vorhersagbar ist. Wegen der raschen Progredienz der Obstruktion ab einer Mitralklappenöffnungsfläche <0,8 cm²/m²KO ist, unabhängig von sonstigen Parametern, dies eine Interventionsindikation aus hämodynamischer Sicht (◘ Übersicht 6-2). Eine Intervention ist auch bei rezidivierenden thromboembolischen Komplikationen trotz ausreichender oraler Antikoagulation (INR 3,0–4,0) sowie bei Frauen mit höhergradigerer Mitralstenose (KÖF <1,5 cm²) und beabsichtigter Schwangerschaft indiziert (Faßbender et al. 1998; Horstkotte u. Loogen 1987).

Keine Interventionsindikation stellt das Auftreten eines Lungenödems im Gefolge intermittierenden Vorhofflimmerns oder eines erhöhten Herzminutenvolumens (Belastung, Fieber etc.) dar.

Die perkutane Ballonvalvulotomie unter Verwendung des Inoue-Ballons wird in darauf spezialisierten Zentren heute mit guten Langzeitergebnissen (anhaltende Beschwerdebesserung, Freiheit von Rezidivstenosen) durchgeführt, wenn echokardiographisch die in ◘ Übersicht 6-2 genannten Kriterien erfüllt sind. Schlechte Valvotomieergebnisse sind nahezu ausschließlich durch unzureichende Selektion der Patienten bedingt. Klappenverkalkungen allein stellen aber keine Kontraindikation für das katheterinterventionelle Verfahren dar (Faßbender et al. 1998; Neumayer et al. 2002). Bei morphologisch nicht geeignetem Mitralklappenapparat oder rascher Rezidivstenose nach primärer Mitralvalvotomie ist ein Klappenersatz indiziert. Späte Rezidivstenosen nach chirurgischer Kommissurotomie oder Ballonvalvulotomie können mit gutem Langzeitergebnis einer (Re-)Valvulotomie zugeführt werden (Neumayer et al. 2002).

Mitralinsuffizienz

Konservative Therapie. Bei gegebener Insuffizienzfläche wird die Regurgitationsfraktion weitgehend von den Widerständen bestimmt, gegen die das linksventrikuläre Myokard anterograd und retrograd Volumen fördert (Impedanz). Eine Senkung des peripheren arteriellen Wider-

---

Übersicht 6-2
Kontraindikationen und Echo-Score für eine Mitralvalvulotomie. Die Erfolgsaussichten der Ballontechnik können durch subtile echokardiographische Untersuchungen abgeschätzt werden (Ziffern in Klammern: Score-Punkte). Bei ≤ 10 Punkten ist die Klappenmorphologie i. Allg. gut, bei 10–14 Punkten weniger gut und bei > 14 Punkten eher ungeeignet

- Kontraindikationen:
    - Kontraindikation für transseptale Katheterisierung
    - Thrombennachweis im linken Vorhof[a,b]
    - Mitralinsuffizienz, angiokardiographischer Schweregrad > II [c,d]
    - koronare Herzkrankheit, hämodynamisch bedeutsames Aortenklappenvitium oder andere angeborene/erworbene Herzfehler, die eine chirurgische Intervention erfordern
    - genuine Störung der plasmatischen Gerinnung
    - Thrombozytopenie < 80.000/µl
    - ungeeignete Klappenmorphologie (▶ Echo-Score)[e]

- **Echo-Score**[e] (mod. nach Wilkins et al. 1988)
    - Beweglichkeit der Segel: nicht beeinträchtigt (0)
    - gute Mobilität, wobei nur die Spitzen nicht adäquat separieren (1)
    - verminderte Beweglichkeit der basalen und mittleren Segelanteile (2)
    - diastolische Vorwärtsbewegung der Segel überwiegend von der Basis aus (3)
    - keine oder nur geringe diastolische Vorwärtsbewegung (4)
- *Segelverdickung:*
    - normale Segeldicke (0)
    - geringe Verdickung der Segel (< 5 mm) (1)
    - Verdickung im Bereich der Schließungsränder bis 8 mm bei normaler Dicke der mittleren Segelabschnitte (2)
    - Verdickung der gesamten Segel bis 8 mm (3)
    - Verdickung der Segel > 8 mm (4)
- *Lage des residualen Ostiums relativ zum Klappenanulus:*
    - zentral (0)
    - in einem Durchmesser gering exzentrisch (1)
    - in beiden Durchmessern gering exzentrisch (2)
    - in einem Durchmesser deutlich exzentrisch (3)
    - in beiden Durchmessern deutlich exzentrisch (4)
- *Klappenverkalkung:*
    - normale Echogenität (0)
    - gering vermehrte Echogenität (1)
    - vermehrte Echogenität der Segel insgesamt, deutlicher im Bereich der Schließungsränder (2)
    - vermehrte Echogenität der Segel im Bereich der Schließungsränder und der mittleren Segelabschnitte (3)
    - deutlich vermehrte Echogenität der gesamten Segel (4)
- *Veränderung des subvalvulären Klappenapparates:*
    - unauffälliger subvalvulärer Klappenapparat (0)
    - minimale Verdickung, beschränkt auf die segelnahen Abschnitte der Chordae (1)
    - Verdickung der Chordae bis zu einem Drittel ihrer Länge (2)
    - Verdickung der Chordae, die sich bis in die distalen (papillarmuskelnahen) Abschnitte erstrecken (3)
    - Verdickung und Verkürzung der Chordae bis zu den Papillarmuskeln (4)

[a] Untersuchungsmethode der Wahl ist die transösophageale Echokardiographie (TEE)
[b] entfällt, wenn nach oraler Antikoagulation über mindestens 2 Monate ein vormals gesicherter Thrombus mittels TEE nicht mehr nachweisbar ist
[c] oder > 2/4 Schweregrade mittels Farb-Doppler-Echokardiographie
[d] bei normaler linksventrikulärer Impedanz
[e] gut geeignet bei ≤ 10 Score-Punkten, wenig geeignet bei 10–14 Punkten, eher ungeeignet bei > 14 Punkten

standes hat einen Anstieg des anterograden Auswurfvolumens bei gleichzeitiger Abnahme der Regurgitationsfraktion zur Folge.

Der frühzeitige Beginn einer Langzeittherapie mit Vasodilatatoren ist deshalb ein akzeptiertes Behandlungskonzept, obwohl Ergebnisse von Langzeitstudien über den prognostischen Nutzen oder eine Verlangsamung der Progression der Mitralinsuffizienz spärlich sind (Levine u. Gaasch 1996). Die umfangreichsten Erfahrungen liegen mit **Dihydralazin** vor (z. B. Nepresol, Pertenso). Die Behandlung mit **ACE-Inhibitoren** ist verbreiteter, obwohl sich eine parasympathisch vermittelte Verschlechterung der linksventrikulären Pumpfunktion manifestieren kann (Wisenbaugh et al. 1992). Wegen der erwünschten Konstanz der Widerstandssenkung sind ACE-Hemmer mit längerer Halbwertzeit vorteilhaft (Ramipril, Lisinopril, Fosinopril) (Piper et al. 1998).

Operationsindikation. Die Impedanzverhältnisse bei der Mitralinsuffizienz erschweren die Bestimmung des optimalen Operationszeitpunkts. Da keine isovolumetrische Kontraktion vorliegt (Sofortsystolikum!) und der linke Ventrikel via inkompetenter Mitralklappe einen großen Teil seines erhöhten enddiastolischen Volumens gegen geringen Widerstand in den Vorhof auszuwerfen vermag, kann die linksventrikuläre Ejektionsfraktion auch bei fortgeschrittener Mitralinsuffizienz erhalten oder gesteigert sein. Obwohl dies nicht gleichbedeutend mit einer normalen myokardialen Pumpfunktion ist, unterbleiben in diesem Erkrankungsstadium häufig Untersuchungen zur Prüfung der Operationsindikation (Piper et al. 1998).

Verlässlichster Indikator einer beginnenden Erschöpfung der myokardialen Adaptation an die chronische Volumenbelastung ist der ausbleibende **Anstieg der linksventrikulären Ejektionsfraktion unter ergometrischer Leistung** (Radionuklidventrikulographie, RNV; Magnetresonanztomographie, MRT) (◘ Übersicht 6-3) (Piper et al. 1998). Die Stressechokardiographie wird auch zur Beurteilung dieses Indikationsrahmens an Bedeutung gewinnen, sobald noch bestehende technische Probleme gelöst sind (Schwammenthal et al. 1997). Daneben werden ein linksventrikuläres enddiastolisches Volumen >160 ml, ein linksventrikulärer enddiastolischer Diameter >65 mm, ein linksventrikulärer endsystolischer Diameter >45 mm und eine linksventrikuläre Ejektionsfraktion in Ruhe <60% als Prädiktoren einer postoperativ persistierenden linksventrikulären Pumpfunktionsstörung angesehen (Horstkotte u. Bergemann 2001). Eine linksventrikuläre Ejektionsfraktion <45% und rechtsventrikuläre Dysfunktionen (insbesondere rechtsventrikuläre Ejektionsfraktion <30%) sind prognostisch besonders ungünstig (Borer et al. 1991). Bei Anstieg der linksatrialen v-Welle unter medikamentös (1 µg/kgKG/min Norepinephrin) induzierter peripherer Widerstandserhöhung über 60 mmHg bzw. um das 2,5fache des Ausgangswertes sollte die chirurgische Intervention ebenfalls erfolgen.

Eine großzügigere Indikationsstellung ist vertretbar, wenn aufgrund der echokardiographisch dokumentierten Morphologie die Mitralklappe wahrscheinlich rekonstruiert werden kann (Bonow et al. 1998; Espada und Westaby 1998).

Bei chronisch dekompensierter Mitralinsuffizienz ist die postoperative Prognose besonders schlecht, wenn ein Missverhältnis zwischen linksventrikulärer Wanddicke und Ventrikelgröße, d. h. eine hohe Wandspannung besteht. Ab einem Wanddicke/Radius-Quotienten von 4,0 ist perioperativ häufig mit einem Pumpversagen zu rechnen, sodass überbrückende Maßnahmen (maschineller Linksherzbypass) verfügbar sein sollten.

Ein einmaliges, rasch rekompensierbares Lungenödem z. B. im Gefolge einer plötzlichen linksventrikulären Impedanzänderung (Blutdruckanstieg) stellt keine eigenständige Operationsindikation dar.

Aorteninsuffizienz

Konservative Therapie. Die konservativen Therapiemöglichkeiten bei symptomatischen Patienten mit Aorteninsuffizienz und vergrößertem linksventrikulärem Durchmesser sind auf eine Behandlung mit **Digitalisglykosiden** und Senkung einer evtl. vorhandenen diastolischen Blutdruckerhöhung, vorzugsweise mit **ACE-Hemmern**, beschränkt. Eine chronische Nachlastsenkung resultiert in einer Reduktion der linksventrikulären Volumina und der Regurgitationsfraktion und ist deshalb geeignet, die Progression der Aorteninsuffizienz zu verlangsamen (Levine u. Gasch 1996).

Bei Bradykardien mit konsekutiver Verlängerung der Diastolendauer resultiert eine erhebliche Zunahme der Regurgitationsfraktion. Bradykardisierende Medikamente sind deshalb kontraindiziert. Bei Ausbleiben der reflektorischen Frequenzsteigerung parallel zur Schwere einer Aorteninsuffizienz ist die Indikation zur Schrittmacherimplantation (DDD-Schrittmacher) frühzeitig zu stellen, falls die Operation des Klappenfehlers noch nicht angezeigt ist.

Operationsindikation. Die Indikation zum Klappenersatz wird bei chronischer Aorteninsuffizienz nach wie vor häufig zu spät gestellt (Horstkotte u. Loogen 1987), sodass postoperativ eine linksventrikuläre Funktionsstörung persistiert. Für asymptomatische Patienten mit chronischer, höhergradiger Aorteninsuffizienz besteht nur solange keine Operationsindikation, wie in Ruhe und unter Belastung eine normale linksventrikuläre Pumpfunktion nachweisbar ist. Ein ausbleibender Anstieg der linksventrikulären Ejektionsfraktion unter ergometrischer Leistung zeigt frühzeitig eine Erschöpfung der myokardialen Adaptation an. Zudem besteht eine enge Korrelation zur kardialen Reserve und aeroben Kapazität. Bei Anstieg der linksventrikulären Ejektionsfraktion um weniger als 5% des Ausgangswertes sollte deshalb die Operationsindikation auch bei weitgehend asymptomatischen Patienten nicht hinausgeschoben werden. Sonstige Indikationskriterien zum Klappenersatz sind in ◘ Übersicht 6-3 zusammengestellt (▶ unten). Ein Wanddicke/Radius-Quotient von > 3,5 zeigt eine schlechte Prognose an.

Aortenstenose

Konservative Therapie. Da der transaortale Druckgradient (dp_{AO}) bei der Aortenklappenstenose (AS) streng mit dem transaortalen Durchströmungsvolumen korreliert, sind der kathetertechnisch gemessene dp_{AO} oder der mittels cw-Doppler-Echokardiographie bestimmte instantane Druckgradient prinzipiell ungeeignet, die Schwere einer AS zu quantifizieren. Zuverlässige Quantifizierungsparameter sind der transaortaler Widerstand oder der transaortale Druckverlust (DV), der als Quotient aus mittlerem systolischen Druckgradienten (dp_{AO}) und antegradem Schlagvolumen (SV) berechnet wird: DV [mmHg/ml] = dp_{AO}/SV (Horstkotte et al. 1998).

Kein Handlungsbedarf besteht bei Aortenstenosen, solange die systolische Wandspannung durch Zunahme der Muskelmasse und Abnahme des linksventrikulären Radius (konzentrische Hypertrophie) konstant bleibt (adäquate Adaptation) und keine Myokardischämien nachzuweisen sind (ST-Veränderungen im EKG, stumme Myokardischämien im Holter-EKG). Eine Vorlastsenkung mit Nitraten und Diuretika kann die Progression des Klappenfehlers nicht verlangsamen und ist ggf. äußerst behutsam einzusetzen. Patienten mit normalen linksventrikulären Füllungsdrucken und Ejektionsfraktionen reagieren auf Vorlastsenkung häufig mit einer Verschlechterung der Auswurfparameter (erschöpfte Vorlastreserve).

Die Therapie mit **Digitalisglykosiden** ist bei linksventrikulärer Dilatation und Abfall der Ejektionsfraktion angezeigt. In diesen Fällen besteht aber prinzipiell die Indikation zum Klappenersatz.

Operationsindikation. Eine symptomatische Aortenklappenstenose (kausale Angina pectoris, Schwindel, Synkopen, ventrikuläre Arrhythmien) erfordert stets eine baldige chirurgische Intervention, solange keine übergeordneten Gesichtspunkte (Komorbidität) dem entgegenstehen (Horstkotte u. Loogen 1987; Horstkotte et al. 1998). Das Lebensalter allein ist nicht entscheidungsrelevant. Auch bei asymptomatischen Patienten mit inadäquater myokardialer Adaptation (u. a. Vergrößerung des linksventrikulären Durchmesser, Zunahme des Quotienten aus enddiastolischem Radius und Wanddicke, erhöhter systolischer Wandspannung) ist die Indikation zur chirurgischen Intervention gegeben (Horstkotte u. Bergemann 2001; Horstkotte u. Loogen 1987; Horstkotte et al. 1998; Otto et al. 1997). Wirklich asymptomatische Patienten mit hochgradiger AS tragen ein niedriges Risiko eines plötzlichen Herztodes. Allerdings beträgt das Risiko, innerhalb von 2 Jahren bedeutsame kardiale Komplikationen zu erleiden oder zu versterben, > 25 %, sodass bei der Mehrzahl der Patienten die Progredienz der Erkrankung rasch und das symptomfreie Intervall kurz ist (Otto et al. 1997). Für den Kliniker ist die günstige Prognose der asymptomatischen AS wenig beruhigend, da zum einen jede hämodynamisch hochgradige AS von jetzt auf gleich symptomatisch werden kann und zudem der Übergang zur inadäquaten myokardialen Adaptation klinisch unbemerkt verläuft.

> ❗ **Für eine verantwortungsvolle Verlaufsbeobachtung der Aortenstenose ist es deshalb erforderlich, frühzeitig eine beginnende Erschöpfung der Adaptation durch Belastungsuntersuchungen zu erkennen, um die Patienten zum optimalen Zeitpunkt einer operativen Intervention zuzuführen (Horstkotte et al. 1998).**

Derartige Untersuchungen sind ohne Komplikationen durchführbar, solange alle Kriterien einer unstrittigen Interventionsindikation fehlen (Horstkotte et al. 1998). Ein Anstieg der Ejektionsfraktion von ≤ 5 % zeigt erfahrungsgemäß eine Erschöpfung der Adaptation an. Eine konstante oder abfallende Ejektionsfraktion unter Belastung ist auch nach erfolgreichem Klappenersatz mit erhöhter Morbidität und Mortalität vergesellschaftet.

Klappenersatz und Prognose. Die im Gegensatz zu anderen Klappenfehlern gute Prognose betagter Patienten nach Klappenersatz wegen einer Aortenstenose erlaubt es nicht, dem Patienten aufgrund des Lebensalters allein die erforderliche Operation vorzuenthalten. Aufgrund des bekannten natürlichen Verlaufs und der Progression (Sonders u. Scott 2001) ist der elektive Aortenklappenersatz ab einem transaortalen Druckverlust von 1 mmHg/ml SV gerechtfertigt (Horstkotte et al. 1998). Ab einem Widerstand von 1,4 mmHg/ml ist die Operation aus hämodynamischer Sicht, bei einem Druckverlust > 0,8 mmHg/ml dann indiziert, wenn progrediente Kammerendteilveränderungen elektrokardiographisch dokumentiert sind oder die Patienten eine eingeschränkte Belastungstoleranz angeben (◘ Übersicht 6-3).

Bei begleitender koronarer Herzerkrankung erleichtert die Kenntnis der exponentiellen Progression der Aortenstenose in Abhängigkeit vom aktuellen Verkalkungsgrad der Klappe und dem transaortalen Druckverlust die klinische Entscheidung hinsichtlich eines operativen Simultaneingriffes (Piper et al. 2000).

Rechtsseitige Klappenfehler

Trikuspidalinsuffizienz. Die klinische Bedeutung einer Trikuspidalinsuffizienz wird weniger durch die Insuffizienzfläche als durch den rechtsventrikulären Druck bestimmt. Die medikamentös-konservativen Therapieergebnisse sind meist unbefriedigend. Die symptomatische diuretische Therapie ist wegen des Abfalls der rechtsventrikulären Füllungsdrucke einerseits und der konsekutiv verminderten Pumpleistung andererseits schwierig zu steuern. Da die Trikuspidalinsuffizienz selten isoliert

Übersicht 6-3
Indikation zur chirurgischen Intervention bei erworbenen Herzklappenfehlern

- **Mitralstenose**[a]:
  - rezidivierende Rechtsherzinsuffizienz[b]
  - rechtsventrikulärer enddiastolischer Durchmesser > 15 mm/m²[b]
  - MÖF < 0,8 cm²/m²
  - NYHA III und MÖF < 1,0 cm²/m²
  - rezidivierende Thromboembolien trotz intensiver Antikoagulation INR 3,0–4,0
  - MÖF < 1,5 m² und beabsichtigte Schwangerschaft

- **Mitralinsuffizienz**:
  - Abfall der linksventrikulären EF unter Belastung[b]
  - rechtsventrikuläre Dysfunktion (insbesondere EF < 30%)[b]
  - Anstieg der linksventrikulären EF unter Belastung < 10% der Ruhe-EF
  - enddiastolischer Volumenindex des linken Ventrikels > 100 ml/m²
  - enddiastolischer Durchmesser des linken Ventrikels > 63 mm
  - transmitraler Reflux > 50% des totalen Auswurfvolumens (bei systemarteriellen Widerständen von 900–1300 dyn·s·cm^{-5})
  - linksatriale v-Welle > 60 mmHg oder Anstieg der linksatrialen v-Welle um das 2,5fache nach systemarterieller Widerstandserhöhung auf ca. 1600 dyn·s·cm^{-5}

- **Aorteninsuffizienz**:
  - Abfall der linksventrikulären EF unter Belastung[b]
  - Anstieg der linksventrikulären EF unter Belastung < 5% der EF unter Ruhebedingungen
  - enddiastolischer Volumenindex des linken Ventrikels > 175 ml/m²
  - endsystolischer Volumenindex des linken Ventrikels > 60 ml/m²
  - transaortaler Reflux > 50% des totalen Auswurfvolumens
  - transaortaler Reflux > 30% des totalen Auswurfvolumens bei kausal symptomatischen Patienten

- **Aortenstenose**:
  - manifeste Rechtsherzinsuffizienz[b]
  - (Zustand nach) myokardiale(r) Dekompensation[b]
  - Abfall der linksventrikulären EF unter Belastung[b]
  - Anstieg der linksventrikulären EF unter Belastung < 5% der Ruhe-EF
  - transaortaler Druckverlust > 1,4 mmHg pro ml SV, unabhängig von sonstigen Befunden
  - Synkopen, Angina pectoris, Schwindel als kausale Symptome der Aortenstenose
  - progrediente ST-T-Veränderungen im EKG, Nachweis stummer Myokardischämien im Holter-EKG und/oder eingeschränkte Belastungstoleranz bei transaortalem Druckverlust > 0,8 mmHg/ml
  - linksventrikulärer enddiastolischer Durchmesser > 60 mm (bei Fehlen einer begleitenden Volumenbelastung)

[a] bei geeigneter Klappenmorphologie alternativ Ballonvalvotomie.
[b] optimaler Operationszeitpunkt bereits verstrichen.
MÖF: Mitralklappenöffnungsfläche, EF: Ejektionsfraktion, SV: Schlagvolumen.

---

auftritt und meist linksseitige Herzklappenfehler begleitet, ist bei der chirurgischen Intervention von Mitral- und/oder Aortenklappenfehlern auf eine begleitende Trikuspidalinsuffizienz zu achten und diese operativ zu beseitigen (**Anulusraffung**, ggf. **Ringimplantation**).

Trikuspidalstenose. Bei Trikuspidalstenosen ist jegliche medikamentöse Therapie ungeeignet, die venöse Stauungssymptomatik nachhaltig günstig zu beeinflussen. Die **Valvulotomie** ist bei geeigneter Klappenmorphologie mit ähnlichen Langzeitergebnissen wie die der Mitralklappen durchführbar. Das periinterventionelle Risiko ist geringer. Auch in Referenzzentren bestehen jedoch nur begrenzte Erfahrungen mit dieser Katheterintervention.

Pulmonalklappenfehler. Bei **Pulmonalstenosen** ist die Ballonvalvulotomie heute Therapie der Wahl. Angestrebt wird eine initiale Senkung des transvalvulären Gradienten um ca. ²/₃ des Ausgangswertes. Im kurzfristigen weiteren Verlauf tritt durch Abnahme des muskulären Ausflussbahngradienten regelhaft eine weitere hämodynamische Verbesserung ein. Medikamentöse Therapieoptionen bei **Pulmonalinsuffizienz** sind nicht etabliert.

6.2 Dekompensierte chronische Herzklappenfehler

Bei der Dekompensation eines chronischen Herzklappenfehlers sind aus praktischen Gesichtspunkten 2 Situationen zu unterscheiden:
- Die Verschlechterung der klinischen Situation bei einem bislang myokardial und pulmonalvaskulär adaptierten Klappenfehler durch plötzliche Änderung der die hämodynamischen Auswirkungen der Stenose oder Insuffizienz bestimmenden Faktoren. Typische Beispiele hierfür sind das akute Lungenödem bei Mitralstenose nach Auftreten einer Tachyarrhythmia absoluta sowie das Lungenödem bei Mitralinsuffizienz während einer hypertensiven Krise.
- Die Erschöpfung der myokardialen Kompensation bei chronischer Druck- und/oder Volumenbelastung. In diesen Fällen ist die Indikation zur chirurgischen Intervention stets gegeben; der Zeitpunkt, zu dem Lebenserwartung und Lebensqualität in optimaler Weise beeinflusst werden können, ist jedoch verstrichen (Übersicht 6-3).

6.3.1 Mitralstenose

Die Dekompensation einer Mitralstenose (**akutes Lungenödem**) hat entweder eine Steigerung des Herzminutenvolumens (Anämie, Fieber, Schwangerschaft, Therapie mit vasoaktiven Substanzen!) oder eine Verkürzung der Diastolendauer (Vorhofflimmern mit schneller Überleitung, Sinustachykardie) und damit eine kritische Erhöhung des transmitralen Flussvolumens und konsekutiv der linksatrialen Drucke zur Ursache. Eine medikamentöse Rekompensation gelingt in aller Regel rasch, sobald die verursachenden Faktoren beherrscht sind (Tabelle 6-2).

Tabelle 6-2. Therapie des akuten Lungenödems bei Mitralstenose

Erforderliche Änderung	Therapieziel	Therapiemaßnahme
Akute Senkung des venösen Rückstroms	Erniedrigung des transmitralen Durchflussvolumens	„Herzbett" (erhöhter Oberkörper, herabhängende Beine)
	Senkung des Pulmonalkapillardrucks	Glyceroltrinitrat (sublingual)
		Morphin (3–10 mg langsam i. v.)
		Diuretika: Furosemid (z. B. Lasix) 40–125 mg i. v., (je nach Nierenfunktion, evtl. Etacrynsäure, z. B. Hydromedin)
Erhöhung der Diurese	Senkung des intravasalen Volumens	Diuretika, z. B. Furosemid
	Senkung des venösen Rückstroms	
	Erniedrigung des Herzzeitvolumens	
Beseitigung der Ursachen eines Herzzeitvolumenanstiegs	Vermeidung von körperlicher Belastung	Bettruhe
	Fiebersenkung	Antipyretika, Kühlung, Infekttherapie
	Anämievermeidung/-ausgleich	Hämoglobin- und Hämatokritausgleich
	Verringerung der Flüssigkeitszufuhr	Beschränkung der Trink- bzw. Infusionsmenge, Diurese
Beseitigung der Ursachen einer verminderten diastolischen Füllungszeit	Verhinderung des intermittierenden Vorhofflimmerns, Wiederherstellung von Sinusryhthmus bzw. Frequenzkontrolle (40–50/min) bei erfolglosem Rhythmisierungsversuch	elektrische Kardioversion
		Frequenzsenkung: Digitalis, Verapamil, evtl. Betarezeptorenblocker, z. B. Propanolol 1,0–2,0 mg langsam i. v. oder Esmolol (Brevibloc) über Perfusor
		Cave: Verabreichung von Pharmaka, die eine weitere Zunahme des Herzzeitvolumens (z. B. arteriell wirksame Vasodilatatoren, Katecholamine) und/oder eine Beschleunigung der Herzfrequenz bewirken (z. B. β-Sympathikomimetika wie Theophyllin, Atropin, Tokolytika o. Ä.)

6.2.2 Mitralinsuffizienz

Bei akuter Dekompensation einer Mitralinsuffizienz ist zunächst zu prüfen, ob eine myokardiale Erschöpfung ursächlich ist und somit prinzipiell eine Operationsindikation besteht oder ob eine akute Veränderung der linksventrikulären Impedanz zum Anstieg des transmitralen Regurgitationsvolumens und der linksatrialen Drucke geführt hat. In letzterem Fall besteht die Therapie in einer Modulation der linksventrikulären Impedanz durch Senkung des systemarteriellen Widerstandes. Dies gelingt unter hämodynamischem Monitoring am schnellsten und zuverlässigsten mit Nitroprussidnatrium (Nipruss). Dobutamin (Dobutrex) sollte Patienten vorbehalten bleiben, bei denen der positiv inotrope Effekt erwünscht ist, d. h. trotz Therapie mit Nitroprussidnatrium der Herzindex nicht über 1,8 l/min/m² ansteigt. Die Rückbildung des Lungenödems kann außer durch eine kontrollierte Beatmung mit positivem endexspiratorischem Druck (PEEP) oder CPPV-Modus durch Einsatz der chronisch venovenösen Hämofiltration (CVVH) beschleunigt werden (Horstkotte et al. 1993a).

6.2.3 Aortenstenose

Optimierung der Oxygenierung. Wegen der limitierten konservativen Behandlungsmöglichkeiten stellt die pulmonale Stauung bei myokardial dekompensierter Aortenstenose ein therapeutisches Dilemma dar. In jedem Fall ist eine Optimierung der Oxygenierung erforderlich. Meist sind die frühzeitige Intubation unter Vermeidung vasoaktiv wirksamer Substanzen zur Prämedikation und eine kontrollierte Beatmung zweckmäßig. Eine Senkung der stets erhöhten Vorlast kann zu einem akuten Pumpversagen führen („low output failure"), da die zur Überwindung der Stenose notwendige myokardiale Wandspannung möglicherweise nicht mehr aufgebracht werden kann. Der Einsatz von Nitraten und Diuretika muss deshalb besonders behutsam, möglichst unter Kontrolle der zentralen Hämodynamik erfolgen. Zur Therapie des Lungenödems ist die chronisch venovenöse Hämofiltration risikoärmer und effizienter.

Nachlastmodulation. Eine Modulation der kompensatorisch erhöhten Nachlast kann zu einer kritischen Erniedrigung des systemischen Perfusionsdrucks führen. Therapiekonzepte wie bei chronischer Herzinsuffizienz anderer Genese sind für die akut dekompensierte Aortenstenose unbrauchbar. So ist z. B. eine Nachlastsenkung ungeeignet, das linksventrikuläre Myokard nachhaltig zu entlasten, weil der Gesamtwiderstand, gegen den der linke Ventrikel arbeitet, wesentlich vom valvulären Widerstand bestimmt wird.

> **Praxistipp**
> Therapie der Wahl bei dekompensierter Aortenstenose ist der sofortige Aortenklappenersatz.

Eine medikamentöse Rekompensation führt zwar zu einer geringen Senkung der perioperativen Letalität, wird aber mit einer Übersterblichkeit während der Rekompensationsphase erkauft. Insgesamt ist die Prognose bei dringlichem Klappenersatz am günstigsten (Horstkotte u. Loogen 1987; Horstkotte et al. 1998). Überbrückungsmaßnahmen wie eine palliative Valvulotomie stellen keine therapeutische Alternative dar. Falls der Einsatz positiv inotroper Substanzen unumgänglich ist, sind solche mit möglichst ausgeglichener peripher-vaskulärer Wirkung auszuwählen. Dies gilt z. B. für Adrenalin (Suprarenin) unabhängig von der Dosierung und für Dopamin in einer Dosierung von etwa 8–10 µg/kgKG/min.

Gelegentlich besteht bei einer terminalen myokardialen Insuffizienz primär unklarer Ätiologie ein mäßiggradiger transaortaler Druckgradient. In diesen Fällen ist zu klären, ob es sich um eine myokardial dekompensierte AS oder um eine nichtvalvulär bedingte Herzinsuffizienz mit begleitender AS handelt.

Bei Berücksichtigung des transaortalen Druckverlustes (DV) gelingt die Differenzierung leicht: Jede myokardial dekompensierte AS muss während des natürlichen Verlaufs der Erkrankung eine Nachlasterhöhung erreicht haben, die zum Übergang von der adäquaten zur inadäquaten myokardialen Adaptation geführt hat. Ein derartiger Übergang ist bei einem DV <1 mmHg/ml SV bisher nicht beobachtet worden. Der DV bleibt auch bei abfallender myokardialer Pumpleistung konstant, sodass bei einem DV >1,0 mmHg/ml SV eine dekompensierte AS, bei niedrigeren Druckverlusten eine primär andere Genese der Dekompensation anzunehmen ist. Bei 95% der von uns beobachteten Patienten mit dekompensierter AS lag der DV >1,3 mmHg/ml SV (1,7 ± 0,3 mmHg/ml) (Horstkotte et al. 1998).

6.2.4 Aorteninsuffizienz

Die dekompensierte chronische Aorteninsuffizienz ist therapeutisch nur durch Verkürzung der Diastolendauer in ihrer hämodynamischen Auswirkung zu mindern. Die optimale Herzfrequenz beträgt ca. 120/min. Sollte eine solche Tachykardie nicht bereits reflektorisch bestehen, ist der Einsatz eines passageren Schrittmachers nützlich. Häufig sind Bradykardien oder Erhöhung des systemischen Widerstandes für eine akute Dekompensation ursächlich. Im letzteren Fall ist eine behutsame Vasodilatatorentherapie mit Nitroprussidnatrium (Nipruss) angezeigt.

6.3 Akute Herzklappenfehler

Sieht man von plötzlichen Obstruktionen nativer oder prothetischer Herzklappen durch Thromben, Tumoren oder endokarditische Vegetationen ab, handelt es sich bei akuten Klappenfehlern nahezu ausschließlich um Insuffizienzen der Mitral- und Aortenklappe. Akute Regurgitationen stellen eigenständige Krankheitsbilder dar und haben mit den chronischen Klappeninsuffizienzen nur wenige pathophysiologische, klinische und prognostische Gemeinsamkeiten.

6.3.1 Akute Aorteninsuffizienz

Grundlagen

Häufigste Ursachen sind die infektiöse Endokarditis (Inzidenz etwa 0,005 %/Jahr) und die akute Aortendissektion unter Einbeziehung des Klappenapparates (etwa 0,0004 %/Jahr). Daneben können nichtinfektiöse Endokarditiden, Traumata und Prothesendysfunktion ursächlich sein. Die bettseitige Diagnostik kann durch Auskultation und Messung des diastolischen Blutdrucks, apparativ mit semiquantitativer Graduierung durch die Farb-Doppler-Echokardiographie, Magnetresonanztomographie oder Angiokardiographie erfolgen.

Therapie

Die akute Therapie besteht in der Behandlung der Lungenstauung durch Anwendung des Herzbetts und O_2-Zufuhr über Nasensonde oder bessser Maske. Beim Auftreten eines Lungenödems ist die kontrollierte maschinelle Beatmung mit positivem endexspiratorischem Druck (PEEP) obligat. Die medikamentöse Therapie erfolgt mit β_1-Sympathikomimetika, z. B. Dobutamin (Dobutrex) und Diuretika (Furosemid, Etacrynsäure). Bei hämodynamisch instabilen Patienten ist die chronisch venovenösen Hämofiltration vorteilhaft. Zur Verkürzung der Diastolendauer und damit Senkung der Regurgitationsfraktion ist eine Frequenz um 120/min optimal. Wird diese reflektorisch nicht erreicht, weil z. B. im Gefolge einer Endokarditis ein AV-Block auftritt, ist die passagere Schrittmacherstimulation sinnvoll.

Die akute Operationsindikation besteht bei Endokarditiden unabhängig von etwaigen infektionsseitigen Komplikationen (▶ Kap. 7) bei einem Herzindex unter konservativer Therapie <1,8 l/min/m² bzw. einer Regurgitationsfraktion >30 % des anterograden Auswurfvolumens. Bei Aortendissektionen unter Einbeziehung des Aortenklappenapparates ist die Indikation zum dringlichen chirurgischen Eingriff immer gegeben (Letalität etwa 2 %/h). Gleiches gilt für Dysfunktionen mechanischer oder biologischer Herzklappenprothesen (Horstkotte u. Loogen 1987).

6.3.2 Akute Mitralinsuffizienz

Grundlagen

Ursachen akuter Mitralinsuffizienzen sind infektiöse Endokarditiden, ischämische Herzerkrankungen (akute Verschlüsse des R. circumflexus bzw. der rechten Koronararterie mit konsekutiver Dysfunktion des posterioren Papillarmuskels), Sehnenfadenrupturen bei Mitralklappenprolaps bzw. Marfan-Syndrom, traumatische Abrisse des subvalvulären Mitralklappenapparates, nichtinfektiöse Endokarditiden und Prothesendysfunktionen.

Für die bettseitige Diagnostik ist neben der Auskultation und der Anamneseerhebung die Analyse der Pulmonalkapillardruckkurve wichtig. Apparativ kann bettseitig mittels Echokardiographie die Ätiologie und mittels Farb-Doppler-Echokardiographie die Schwere der Mitralinsuffizienz semiquantitativ graduiert werden.

Therapie

Die Therapie der Wahl besteht in einer Optimierung der Oxygenierung durch Einsatz der kontrollierten maschinellen Beatmung zu einem frühen Zeitpunkt. Bei Entwicklung eines progredienten Lungenödems ist die Beatmung mit kontinuierlichem positivem Druck (CPPV-Modus, „continuous positive pressure ventilation") obligat. Die hämodynamische Modulation erfolgt unter Einsatz von Vasodilatatoren, wie Nitroprussidnatrium (Nipruss) und ggf. Dopexamin (Dopacard) mit dem Ziel, den systemischen peripheren Widerstand auf 400–600 $dyn \cdot s \cdot cm^{-5}$ zu senken (Horstkotte et al. 1993a). Die Therapie mit Nitroprussidnatrium wird mit 0,5 μg/kgKG/min eingeleitet und kontinuierlich gesteigert, bis der systolische Blutdruck auf 90–95 mmHg gesenkt ist. Die dafür üblicherweise benötigte Dosis beträgt zwischen 3,5 und 10 μg/kgKG/min (Horstkotte et al. 1993a).

Wird hierbei keine den erniedrigten Widerständen adäquate Volumenförderung erzielt (Herzindex ≤1,8 l/min/m²), müssen zusätzlich β_1-Sympathikomimetika eingesetzt werden, z. B. Dobutamin oder Dopexamin. Ist unter medikamentösen Maßnahmen allein die hämodynamische Situation nicht zu stabilisieren und eine dringliche Operation nicht möglich, können die linksventrikuläre Impedanz und die Koronarperfusion durch Einsatz der intraaortalen Gegenpulsation (IABP) günstig beeinflusst werden, wobei neben hohen Füllungsvolumina die unmittelbare präsystolische Deflation des Ballons eine maximale zusätzliche Nachlastsenkung bewirkt (Horstkotte et al. 1993a).

Eine akute Operationsnotwendigkeit besteht bei ätiologisch ursächlicher Endokarditis außer bei den akzeptierten Indikationen aufgrund infektionsseitiger Komplikationen (▶ Kap. 7) bei einem nach ausreichender Nachlastsenkung nicht >1,8 l/min/m² ansteigenden Herzindex bzw. bei persistierenden Pulmonalkapillardruckerhöhungen >30 mmHg. Beim kompletten, echokardiographisch rasch nachweisbaren Papillarmuskelabriss ist die

Mitralinsuffizienz immer schwer und die Operation dringlich. Auch Prothesendysfunktionen stellen stets eine dringliche Operationsindikation dar (Horstkotte et al. 1993a). Die Indikation zur chirurgischen Intervention besteht auch bei Mitralinsuffizienz des angiokardiographischen Schweregrades III und IV und einer Latenz von weniger als 5 Tagen sowie bei einer längeren Latenz dann, wenn der Herzindex noch $>1{,}8$ l/min/m² und die Ejektionsfraktion $>35\%$ liegen.

6.4 Zustand nach Herzklappenoperation

6.4.1 Allgemeiner Behandlungsplan

Frühe postoperative Dokumentation. Um den Erfolg herzklappenchirurgischer Interventionen zu dokumentieren und Ausgangsbefunde für die Langzeitbeobachtung verfügbar zu machen, ist die frühpostoperative Dokumentation des Auskultationsbefundes (Phonokardiogramm, besser Spektralanalyse), der postoperativen Belastbarkeit (Treppentest, Ergometer), des EKG und von Laborparametern (LDH) zweckmäßig, die das Ausmaß einer intravasalen Hämolyse anzeigen (Horstkotte u. Loogen 1987). Daneben sollten etwa 3 Monate postoperativ echokardiographische Untersuchungen mittels M-Mode und 2-D- sowie Doppler und Farb-Doppler durchgeführt werden, um die Durchmesser der Herzhöhlen, die Pumpfunktion der Herzkammern sowie den transprothetischen Druck- und Volumenverlust zu dokumentieren. Im Anschluss an diese frühpostoperative Dokumentation sind für die routinemäßige Verlaufsbeobachtung Anamnese, Auskultation und Phonokardiographie, EKG-Kontrollen und Bestimmung der Hämolyseparameter meist ausreichend.

Beurteilung der postoperativen Belastbarkeit. Die Beurteilung der postoperativen Belastbarkeit (z. B. hinsichtlich der Wiederaufnahme der Berufstätigkeit) erfordert neben anamnestischen Angaben in Zweifelsfällen die Objektivierung der Leistungsfähigkeit (Treppentest, Ergometer), ggf. spiroergometrische und Einschwemmkatheteruntersuchungen zur Bestimmung der Pulmonalarteriendrucke in Ruhe und unter ergometrischer Leistung (Horstkotte u. Loogen 1987).

6.4.2 Prophylaxe thromboembolischer Komplikationen

Aufgrund direkter Interaktion von Blutbestandteilen mit dem künstlichen Material von Herzklappenprothesen sowie unphysiologischer Durchströmungsprofile mit Ausbildung von turbulenter Strömung und Rezirkulationsarealen sind **alle verfügbaren Kunstklappen** thrombogen und erfordern eine dauerhafte Behandlung mit oralen Antikoagulanzien (z. B. Marcumar, Fallidrom, Coumadin) (Piper u. Horstkotte 1998, Stein et al. 2001).

Das Risiko sowohl von Blutungen als auch Thromboembolien unter Dauerantikoagulation ist weitgehend von der **Stabilität der Gerinnungshemmung** (Varianz der INR-Werte) und entgegen früheren Auffassungen nur wenig von der Intensität der Antikoagulation abhängig, solange ein therapeutischer Korridor einer INR von

Tabelle 6-3. Intensität der oralen Antikoagulation nach Herzklappenersatz unter Berücksichtigung patientenseitiger Faktoren und der vermutlichen intrinsischen Thrombogenität des Implantates

Risiko	INR-Zielwert[a]
AKE, SR, keine Risikofaktoren	2,5
AKE, AF und SEC	3,0
AKE, AF und LVEDD > 70 mm oder EF < 35 %	3,0
MKE, SR, keine Risikofaktoren	2,5
MKE, AF und LA > 55 mm	3,0
MKE, AF, LA > 55 mm und LVEDD > 70 mm oder EF < 35 %	3,5
MKE und SEC	3,5

[a] Die angegebenen Zielwerte sind nur für die St. Jude Medical-Doppelflügelprothese getestet (Hostkotte et al. 1993 b). Sie können wahrscheinlich analog auch für andere moderne Doppelflügelprothesen angewandt werden. Prothesen mit hoher Thrombogenität (u. a. Lillehei-Kaster, Cutter-Smeloff, Starr-Edwards, Jyros, Medtronic Parallel) erfordern eine intensive Antikoagulation (Tabelle 6-1). Für die übrigen Prothesen, insbesondere die Mehrzahl der Mono-Kippdeckelprothesen (u. a. Björk-Shiley, Medtronic Hall) ist eine geringfügig intensivere Antikoagulation als oben angegeben sinnvoll (Hirsh et al. 1989; Stein et al. 2001).

AF: Vorhofflimmern; AKE: Aortenklappenersatz; EF: linksventrikuläre Ejektionsfraktion; LVEDD: linksventrikulärer enddiastolischer Durchmesser; MKE: Mitralklappenersatz; SEC: spontaner Echokontrast.

2,0–4,0 nicht verlassen wird (Horstkotte u. Bergemann 2001). Die nach Prothesenimplantation anzustrebenden INR-Werte sind in ◘ Tabelle 6-3 zusammengestellt.

Die Kombination einer moderaten Antikoagulation mit Thrombozytenfunktionshemmern (100 mg ASS pro Tag) resultiert in einer Abnahme thromboembolischer Komplikationen, ohne dass vermehrte Blutungskomplikationen beobachtet worden wären (Turpie et al. 1993; Stein et al. 2001).

> **Praxistipp**
>
> Kunstklappenträger, die trotz adäquater Antikoagulation thrombotische oder embolische Komplikationen erleiden, sollten eine intensivere Antikoagulation erhalten oder zusätzlich mit einem Thrombozytenfunktionshemmer behandelt werden: 100 mg ASS oder 400 mg Dipyridamol oder 75 mg Clopidogrel pro Tag (Horstkotte u. Bergemann 2001; Stein et al. 2001).

Eine intrakardiale Thrombose entsteht häufig im Gefolge einer passageren Hyperkoagulabilität, z.B. im Rahmen von Infektionen oder Hyperfibrinogenämien anderer Genese. Hinweise hierauf sind neben einem passageren Anstieg des Serumfibrinogens, der passagere Nachweis von F_1- und F_2-Fragmenten oder D-Dimeren bzw. der intermittierende Nachweis von spontanem Echokontrast (SEC). Bei Prothesenthrombosen sind Fibrinolyse und Reoperation etablierte, alternativ anwendbare Therapieverfahren. Bei Rezidivthrombosen oder konsekutiver Prothesendysfunktion ist der Klappenreersatz einer Fibrinolysetherapie vorzuziehen (Horstkotte u. Bergemann 2001).

Die Implantation von Bioprothesen erscheint prognostisch in der Regel nur dann vorteilhaft, wenn keine sonstigen Indikationen für eine dauerhafte orale Antikoagulanzienbehandlung bestehen. Nach Implantation erfolgt für 3 Monate eine Antikoagulation mit einer INR von 3,0 (Stein et al. 2001).

6.4.3 Prophylaxe thromboembolischer Komplikationen während der Schwangerschaft

Patientinnen insbesondere mit mechanischen Herzklappenprothesen tragen während der Schwangerschaft ein erhöhtes Risiko für Thromboembolien und Klappenthrombosen. Die für die Mutter wirksamste Antikoagulation mit Cumarinderivaten kann beim Kind zur Embryopathie führen (Gohlke-Bärwolf 2001). Eine Warfarindosis <5 mg pro Tag und eine INR <3,0 sind wahrscheinlich nicht mit einer erhöhten Inzidenz von Embryopathien vergesellschaftet und resultieren in einer niedrigen fetalen Komplikationsrate (<15%). Heparin kann die Plazenta nicht passieren und ist deshalb nicht teratogen. Unter Heparin sind aber höhere mütterliche Komplikationsraten beschrieben. Folgende Therapieoptionen werden alternativ empfohlen (Bonow et al. 1998):

— Heparin während des 1. Trimenons, orale Antikoagulation bis zur 36. Schwangerschaftswoche und danach erneute Heparingabe s.c. (aPTT 6 h nach Injektion 2–3fach erhöht)
— orale Antikoagulation bis zur 36. Schwangerschaftswoche und aPTT-gesteuerte Heparingabe bis postpartal

Spezielle Kalibrierungen während der Schwangerschaft dienen dem Ziel, einen Heparinspiegel von 0,2–0,4 IU/ml oder einem Anti-Faktor-Xa-Spiegel von 0,3–0,7 IU/ml einzuhalten. Bezüglich des Einsatzes und der Dosierung niedermolekularen Heparins besteht mangels kontrollierter Studien kein Konsens. Es wird empfohlen, niedermolekulare Heparine (NMH) 2-mal täglich gewichtadjustiert s.c. zu applizieren und den Anti-Faktor-Xa-Spiegel regelmäßig zu kontrollieren. Vier Stunden nach Injektion von NMH sollte der Anti-Faktor-Xa-Spiegel etwa 1,0 IU ml betragen (Salem et al. 2001).

6.4.4 Endokarditisprophylaxe

Patienten mit prothetischen Herzklappen tragen das höchste Risiko, an einer mikrobiellen Endokarditis (Prothesenendokarditis) zu erkranken, sodass die Prophylaxeempfehlungen besonders sorgfältig und in Zweifelsfällen großzügig anzuwenden sind (▶ Kap. 7).

> **Leitlinien – Adressen – Tipps**
>
> **Leitlinien**
>
> Bonow RO, Carabello B, de Leon Jr. AC et al. ACC/AHA guidelines for the management of patients with valvular heart disease. Executive Summary. A Report of the American College of Cardiology / American Heart Association Task Force on Practice Guidelines (Committee on Management of Patients with Valvular Heart Disease). Circulation 1998;98:1949-1984
>
> Gohlke-Bärwolf C, Acar J, Oakley C, Butchart E, Burckhardt D, Bodnar E, Hall R, Delahaye JP, Horstkotte D, Kremer R, Krayenbühl HP, Krzeminska-Pakula M, Samama M (1995) Guidelines for prevention of thromboembolic events in valvular heart disease. Eur Heart J 16: 1320–1330
>
> **Internetadressen**
>
> American College of Cardiology: www.acc.org
> American Heart Association: www.amhrt.org

Deutsche Gesellschaft für Kardiologie:
www.dgkardio.de
Deutsche Herzstiftung: www.herzstiftung.de
European Society of Cardiology:
www.escardio.org
Arbeitsgemeinschaft Selbstkontrolle
der Antikoagulation e.V.: www.asaev.de
www.cardiologe.de

Tipps für Patienten

Deutsche Herzstiftung, Vogtstr. 50,
60322 Frankfurt am Main
Tel. 069/95 51 28-0, Fax: 069/95 51 28-313
E-Mail: info@herzstiftung.de

Arbeitsgemeinschaft Selbstkontrolle der
Antikoagulation e.V., Geschäftsstelle
Frau H. Sichmann, Im Gründchen 1, 35764 Sinn
Tel./Fax 02772/957686
E-Mail: info@ASAev.de

Literatur

Bonow RO, Carabello B, De Leon AC et al (1998) ACC/AHA Guidelines for the management of patients with valvular heart disease. J Am Coll Cardiol 32: 1486–1588

Borer JS, Hochreiter C, Rosen S (1991) Right ventricular function in severe non-ischemic mitral insufficiency. Eur Heart J 12 [Suppl B]: 22–25

Espada R, Westaby St (1998) New developments in mitral valve repair. Curr Opin Cardiol 13: 80–84

Faßbender D, Schmidt HK, Seggewiß H, Mannebach H, Bogunovic N (1998) Diagnose und Differenzialtherapie der Mitralstenose. Herz 23: 420–428

Gohlke-Bärwolf C (2001) Antikoagulation in gravidate und post partum bei Vitien, Thrombosen oder Vorhofflimmern. Fötale Bedrohung vs. maternelle Thrombembolie. Z Kardiol 91 [Suppl 4]: 49–56

Hirsh J, Poller L, Deykin D, Sevine M, Dalen JE (1989) Optimal therapeutic range for oral anticoagulants. Chest 95 [Suppl]: 5S–11 S

Horstkotte D, Bergemann R (eds) (2001). Antithrombotic management after heart valve replacement: Results and consequences of the GELIA study. Eur Heart J Suppl 3 [Suppl Q]

Horstkotte D, Loogen F (1987) Erworbene Herzklappenfehler. Urban & Schwarzenberg, München Wien Baltimore

Horstkotte D, Schulte HD, Niehues R, Klein RM, Piper C, Strauer BE (1993a) Diagnostic and therapeutic considerations in acute severe mitral regurgitation: Experience in 42 consecutive patients entering the intensive care unit with pulmonary edema. J Heart Valve Dis 2: 512–522

Horstkotte D, Schulte HD, Bircks W, Strauer BE (1993b) Unexpected findings concerning thromboembolic complications and anticoagulation after complete ten year follow-up of patients with St. Jude Medical Prostheses. J Heart Valve Dis 2: 291–301

Horstkotte D, Piper C, Wiemer M, Schultheiß (1998) Management von Patienten mit Aortenklappenstenosen. Herz 23: 434–440

Horstkotte D, Hering D, Piper C (2001) Cardiac morphology and physiology predisposing to thrombus formation. Eur Heart J Suppl 3 [Suppl Q]: Q811

Kalmar P, Irrgang E (2001) Cardiac surgery in Germany during 2000. A report by the German Society for Thoracic and Cardiovascular Surgery. Thorac Cardiovasc Surg 49: XXXIII–XXXVIII

Levine HJ, Gaasch WH (1996) Vasoactive drugs in chronic regurgitant lesions of the mitral and aortic valves. J Am Coll Cardiol 28: 1083–1091

Neumayer U, Schmidt HK, Fassbender D, Mannebach H, Bogunovic N, Horstkotte D (2002) Early (three month) results of percutaneous mitral valvotomy with the Inoue Balloon in 1,123 consecutive patients comparing various age groups. Am J Cardiol 90: 47–50

Otto CM, Burwash IG, Legget ME, Munt BI, Fujioka M, Healy NL, Kraft CD, Miyake-Hull CY, Schwaegler RG (1997) Prospective study of asymptomatic valvular aortic stenosis. Clinical, echocardiographic, and exercise predictors of outcome. Circulation 95: 2262–2270

Piper C, Horstkotte D (1998) Intrakardiale Thrombose und konsekutive Thromboembolien bei Patienten mit Herzklappenfehlern: Prädispositionen und Konzepte zur Prävention. Z Kardiol 87 (Suppl 4): 1–6

Piper C, Wiemer M, Schultheiß HP, Horstkotte D (1998) Sinnvolle Diagnostik und Therapie bei organischer und relativer Mitralklappeninsuffizienz. Herz 23: 429–433

Piper C, Bergemann R, Schulte HD, Körfer R, Horstkoette D (2000) Ist die Abschätzung der Progression valvulärer Aortenstenosen möglich? Dtsch Med Wschr 125: 484-488

Salem DN, Daudelin DH, Levine HJ, Pauker SG, Eckman MH, Riff J (2001) Antithrombotic therapy in valvular heart disease. Chest 119 [1 Suppl]: S207–S219

Schwammenthal E, Vered Z, Rabinowitz B, Kaplinsky E, Feinberg S (1997) Stressechocardiography beyond coronary artery disease. Eur Heart J 18 (Suppl D): 130–137

Sonders JH, Scott ML (2001) Pitfalls in surgical decision making during mitral valve repair. Curr Op Cardiol 16: 140–145

Stein PD, Alpert JS, Bussey HI, Dalen JE, Turpie AGG (2001) Antithrombotic therapy in patients with mechanical and biological prosthetic heart valves. Chest 119 [1 Suppl]: S220–S227

Turpie AG, Gent M, Laupacis A, Latour Y, Gunstensen J, Basile F, Klimek M, Hirsh J (1993) A comparison of aspirin with placebo in patients treated with warfarin after heart-valve replacement. N Engl J Med 329: 524–529

Wilkins GT, Weyman AE, Abascal V, Block P, Palacios I (1988) Percutaneous balloon dilatation of the mitral valve: analysis of echocardiographic variables related to outcome and the mechanism of dilatation. Br Heart J 60: 299–308

Wisenbaugh T, Essop R, Rothlisberger C, Sareli P (1992) Effects of a single oral dose of captopril on left ventricular performance in severe mitral regurgitation. Am J Cardiol 69: 348–353

7 Endokarditis

D. Horstkotte, J. Wagener, C. Piper

7.1 Grundlagen und Diagnostik – 138
7.1.1 Grundlagen – 138
7.1.2 Diagnostik – 139

7.2 Therapie der infektiösen Endokarditis bei nativen Klappen – 140
7.2.1 Allgemeiner Behandlungsplan – 140
7.2.2 Spezielle antimikrobielle Therapie – 141
7.2.3 Adjuvante Therapie – 144
7.2.4 Drug Monitoring – 145
7.2.5 Chirurgische Therapie – 145

7.3 Prothesenendokarditis – 147
7.3.1 Grundlagen – 147
7.3.2 Therapie – 147

7.4 Endokarditisprophylaxe – 148
7.4.1 Grundlagen – 148
7.4.2 Empfehlungen zur Durchführung – 149

7.5 Rheumatische Endokarditis – 149
7.5.1 Grundlagen – 149
7.5.2 Primärprophylaxe – 150
7.5.3 Therapie des akuten rheumatischen Fiebers – 151
7.5.4 Rezidivprophylaxe – 151

7.6 Endokardfibroelastose – 151

7.7 Endomyokardfibrose – 152

7.8 Löffler-Endokarditis – 152

7.9 Libman-Sacks-Endokarditis – 152

7.10 Endokarditis beim Karzinoidsyndrom – 152

Literatur – 153

Unbehandelt verläuft die mikrobiell verursachte Endokarditis (IE) letal. Verzögerungen in der Diagnostik und Therapiefehler werden reglehaft mit einer erheblichen Prognoseverschlechterung bezahlt. Eine IE ist bei allen Patienten mit unklarem Fieber oder nachgewiesener Bakteriämie – insbesondere von Streptokokken, Enterokokken und Staphylokokken – oder bei Neuauftreten eines Herzgeräuschs zu vermuten und unverzüglich mittels Echokardiographie abzuklären. Bei vermuteter oder gesicherter IE ist eine enge Kooperation zwischen Kardiologie, Mikrobiologie und Kardiochirurgie unabdingbar. Für die Mehrzahl der heute Erkrankten wird eine chirurgische Intervention noch während der akuten Infektion erforderlich.

7.1 Grundlagen und Diagnostik

7.1.1 Grundlagen

Definition, Häufigkeit, Terminologie. Die infektiöse Endokarditis (IE) ist eine endovaskuläre, durch Mikroorganismen verursachte Infektion kardiovaskulärer Strukturen oder des Endothels der großen intrathorakalen Gefäße sowie intrakardial implantierten prothetischen Materials (z. B. Herzklappenprothesen, Schrittmachersonden). Die in den letzten Jahrzehnten stetig angestiegene Inzidenz der IE in Mitteleuropa beträgt derzeit ca. 0,006 %/Jahr.

Die **klinische Bezeichnung** einer IE ist vollständig, wenn sie folgende Informationen enthält:
— Aktivität der Erkrankung (aktive oder „floride" vs. abgeheilte, d. h. mikrobiell sanierte IE)
— Erst- oder Rezidivinfektion
— diagnostischer Status (gesichert, vermutet, möglich)
— beteiligte kardiovaskuläre Strukturen (z. B. native Aortenklappenendokarditis, Mitralprothesenendokarditis)
— Mikrobiologie (ursächlicher Erreger, kulturnegative Endokarditis, mikrobiologisch negative Endokarditis)

Prädisponierende Faktoren. Intaktes Endokard ist gegen eine mikrobielle Besiedlung weitgehend resistent. Prädisponierende **Schädigungen des endokardialen Endothels** sowie konsekutiv entstandene abakterielle Mikrothromben sind wesentliche Voraussetzungen für die Adhäsion vermehrungsfähiger Mikroorganismen, die im Gefolge exogener oder endogener Bakteriämien auftreten und bei Versagen der humoralen oder zellulären Infektabwehr nur verzögert aus dem Blutstrom eliminiert werden. Erkrankungen mit Komplementverbrauch, eine reduzierte zelluläre Immunreaktivität und immunsuppressive Serumfaktoren bei Immundefektsyndromen, intensivmedizinische Therapie, Alkoholismus, terminale Niereninsuffizienz, Glucocorticosteroidtherapie, desolater Zahnstatus oder Drogenabusus prädisponieren deshalb zu einer infektiösen Endokarditis.

Ätiologie. Obwohl unter geeigneten Bedingungen nahezu alle Mikroorganismen eine IE verursachen können, dominieren (ca. 90 %) **grampositive Kokken**, u. a. wegen ihrer an Fibronektin, Lektine und andere Proteine gebundenen Adhäsionseigenschaften (Übersicht 7-1). Eine bakterielle Adhäsion erfolgt bevorzugt an frischen, plättchenreichen Thromben, sodass eine Hyperkoagulabilität (Leukämien, Leberzirrhose, Karzinome, chronisch entzündliche Darmerkrankungen, systemischer Lupus erythematodes) ebenfalls mit einer erhöhten IE-Inzidenz vergesellschaftet sind.

Pathogenese. Nach Infektion der Mikrothromben entsteht eine in den ersten 3 Wochen besonders embolieträchtige „Vegetation" mit Tendenz zur Größenzunahme durch Zelldetritus, Thrombozyten- und Fibrinanreicherung. Da humorale Abwehrmechanismen aufgrund der fehlenden Vaskularisierung des Endokards kaum wirksam werden können und die Fibrinablagerungen eine wirkungsvolle Barriere gegen Phagozyten darstellen (Expositionsschutz), resultiert eine weitgehend ungestörte Erregervermehrung. Die Reduplikationsrate der Erreger vermindert sich erst, wenn die Größe der Vegetation die Diffusion von Nährstoffen limitiert. Trotz lang dauernder Therapie mit bakterizid wirksamen Antibiotika kann diese niedrige Reduplikationsrate eine Sterilisierung der Vegetation verhindern (Rezidivinfektion).

Lokalisation. Das Endokard der Aorten- (ca. 50 %) und Mitralklappen (ca. 25 %) sowie der Nahtring prothetischer Herzklappen (20 %) sind Prädilektionsstellen für eine **linksseitige IE**, die zu 90 % unter dem klinischen Bild einer systemischen Infektion oder Sepsis verläuft. **Rechtsherzendokarditiden** werden gehäuft bei intravenösem Drogenabusus und nach Implantation eines Schrittmachers oder ICD (implantierbarer Cardioverter-Defibrillator) beobachtet und manifestieren sich klinisch meist mit einer pulmonalen Symptomatik (septische Lungenembolien). Die häufigsten kardialen Komplikationen der IE sind eine akute Klappeninsuffizienz, intrakardiale Abszesse, Aneurysmen und Fisteln. Arterielle Embolien, Immunkomplexnephritiden, ein akutes Nie-

> **Übersicht 7-1**
> **Mikroorganismen, die als Verursacher infektiöser Endokarditiden bedeutsam sind.**
> **Die Systematik berücksichtigt die für den Kliniker wichtige Empfindlichkeit gegenüber Antibiotika**

- **Penicillinempfindliche Kokken (MHK$_{Pen}$[a] < 0,1 µg/ml):**
  - *Viridans-Streptokokken:*
    - Streptococcus sanguis I (gordonii), S. mitior (mitis), S. sanguis II, S. mutans, S. milleri, S. salivarius, S. lactis, Nutrionally variant Streptococci (NVS)
  - *D-Streptokokken:*
    Streptococcus bovis
  - *β-hämolysierende Streptokokken:*
    Gruppe A (Streptococcus pyogenes), Gruppe B (S. agalactiae), Gruppe C (S. equisimilis), Gruppe F, Gruppe G
  - *Pneumokokken*

- **Enterokokken und wenig penicillinempfindliche Streptokokken (MHK$_{Pen}$[a] > 0,1 µg/ml):**
  - *Enterokokken:*
    - Enterococcus faecalis, E. faecium

- **Staphylokokken/Mikrokokken:**
  - *koagulasepositive Staphylokokken:*
    - Staphylococcus aureus
  - *koagulasenegative Staphylokokken:*
    - Staphylococcus epidermidis, S. hominis, S. haemolyticus
  - *Micrococcus spp.*

- **Grampositive Stäbchenbakterien:**
  - *Corynebakterien:*
    - Corynebacterium xerosis, C. pseudodiphtheriticum, C. jeikeium
  - *Lactobacillus spp.*
  - *Erysipelothrix rhusiopathiae*
  - *Listeria monocytogenes*
  - Nocardia asteroides
  - Bacillus spp.

- **Gramnegative Stäbchenbakterien:**
  - *Enterobakterien:*
    - Escherichia coli, Salmonella spp., Serratia marcescens
  - *Pseudomonaden:*
    - Pseudomonas aeruginosa
  - *Sonstige:*
    - Haemophilus parainfluenzae[b], H. aphrophilus[b], Actinobacillus actinomycetem comitans[b], Brucella melitensis, Cardiobacterium hominis[b], Eikenella corrodens[b], Kingella kingae[b], Acinetobacter calcoaceticus, Legionella pneumophilia

- **Gramnegative Kokken:**
  - *Neisserien:*
    - Neisseria meningitides und andere Spezies, ausgenommen N. gonorrhoeae

- **Mykobakterien (insbesondere schnell wachsende Mykobakterien):**
  - Mycobacterium chelonae, M. fortuitum

- **Rickettsien und Chlamydien:**
  - Coxiella burnetii (Q-Fieber)

- **Anaerobe Bakterien:**
  - Peptostreptokokken
  - Bacteroides spp.

- **Pilze:**
  - Candida spp.

[a] MHK: minimale Hemmkonzentration
[b] zusammengefasst als HACEK-Gruppe

---

renversagen, Vaskulitiden und aseptische Meningoenzephalitiden sind für die Mehrzahl der extrakardialen Endokarditiskomplikationen verantwortlich (Horstkotte 1995; Myklonakis u. Calderwood 2001).

7.1.2 Diagnostik

Mikrobiologische Diagnostik. Ein verzögerter Erregernachweis nach ungezielt begonnener antibiotischer Behandlung verschlechtert die Prognose der IE erheblich, da aufgrund des Expositionsschutzes nur hohe Diffusionsgradienten auch in den tiefen Vegetationsschichten Bakterizidie gewährleisten (Horstkotte et al. 1991).

 Cave
Bei Endokarditisverdacht muss deshalb bis zum Erregernachweis in der Blutkultur auf eine antibiotische Therapie verzichtet werden, solange keine unmittelbar vitale Bedrohung vorliegt.

Bei vitaler Bedrohung durch einen septischen Krankheitsverlauf ist eine kalkulierte Chemotherapie nach Abnahme von 3 Blutkulturen im Abstand von jeweils 1 h zu beginnen. Eine ungezielt begonnene Antibiotikatherapie sollte zugunsten des Versuchs eines Erregernachweises beendet werden (Horstkotte 1995; Horstkotte 2002; Washington 1989). Suppressive Phasen nach Beendigung einer antibiotischen Therapie dauern bis zu 6 Tagen. Zur Neutralisation der antibiotischen Wirkungen können **spezielle Blutkultursysteme** eingesetzt werden (Horstkotte 2002).

Die Abnahme der Blutkulturen (BK) unter sterilen Bedingungen, der sachgerechte Transport und eine Information an das Labor, dass der Verdacht auf eine IE besteht, sollten selbstverständlich sein. Blutkulturen nur bei ansteigenden Temperaturen abzunehmen, ist nicht zweckmäßig, da bei florider IE von einer kontinuierlichen Bakteriämie auszugehen ist. Bei septischen Temperaturen ist der Prozensatz positiver BK am geringsten (Horstkotte 1995). Jede Blutkultur besteht aus einer anaeroben und einer aeroben Flasche. Gewöhnlich reichen 3-mal 2 venöse BK pro 24 h zum Erregernachweis aus, wenn jeweils 5–10 ml Blut abgenommen und in das 9fache Volumen einer nährstoffreichen Bouillon eingebracht werden.

Die **mikrobiologische Standarddiagnostik** umfasst neben dem Erregernachweis in mindestens 2 unabhängig gewonnenen Blutkulturen einen quantitativen Reihenverdünnungstest mit Bestimmung der minimalen Hemmkonzentration (MHK) von Antibiotika und Antibiotikakombinationen (Raimer et al. 1997). Die Erregerbestimmung bis zur Spezies ist obligat. Positive Kulturen sind mindestens 12 Monate aufzubewahren (Horstkotte 2002). Arteriell entnommene BK bieten auch bei Pilzendokarditiden keine Vorteile (Horstkotte 1995). Einwandfreie Abnahme- und Labortechniken vorausgesetzt, liegt die Häufigkeit kulturnegativer Endokarditiden nicht >5 %. Chirurgisch exzidiertes Klappengewebe sollte stets für eine eilige mikrobiologische Untersuchung asserviert werden.

Antikörpernachweis und PCR. Bei IE durch Candida, Bartonella, Legionella, Chlamydien und Coxiella burnetii sind serologische Untersuchungen möglich. Für Erreger der HACEK-Gruppe, Streptokokken und Enterokokken ist der Wert serologischer Untersuchungen dagegen nicht hinreichend belegt (Burnie u. Clark 1995).

Als neue wertvolle Methode zur Diagnostik bei kultur-negativen IE hat sich der **Nachweis viraler DNA mittels PCR-Technik** erwiesen (Goldenberger et al. 1997; Horstkotte 2002; Myklonakis 2001).

7.2 Therapie der infektiösen Endokarditis bei nativen Klappen

7.2.1 Allgemeiner Behandlungsplan

Fehler und Verzögerungen in der Diagnostik und Therapie infektiöser Endokarditiden ziehen gleichermaßen häufig katastrophale Folgen nach sich (Horstkotte 1995).

Allgemeinmaßnahmen. Die allgemeinen Maßnahmen der konservativen Therapie beinhalten neben der Fiebersenkung den Ausgleich der Flüssigkeits- und der Elektrolytbilanz unter Berücksichtigung fieberbedingter Flüssigkeitsverluste einerseits und des Ausmaßes einer eventuellen kardialen Insuffizienz andererseits.

> **Praxistipp**
> Auf zentrale Verweilkatheter sollte möglichst verzichtet werden. Die Verwendung flexibler peripherer Verweilkanülen ist ratsam.

Sanierung von Infektionsquellen. Die gezielte Sanierung einer kausalen Infektionsquelle (Erregerübereinstimmung) sollte während der Antibiotikatherapie angestrebt werden. Eine ungezielte Elimination möglicher Infektionsquellen ist nicht sinnvoll. Die früher gefürchteten endogenen Rezidivinfektionen, d.h. neuerliche Infektionen aus einer Bakteriämiequelle, die bereits die ursprüngliche IE verursacht, ist klinisch bedeutungslos, ihre Inzidenz mit und ohne systematische „Sanierung" gleichermaßen niedrig (<1 %) (Horstkotte et al. 1994).

Heparin. Antikoagulanzien sind bei Patienten mit IE relativ kontraindiziert (▶ Abschn. 7.2.3). Antikoagulanzien und Heparin haben keinen Einfluss auf die Inzidenz thromboembolischer Komplikationen, sind aber mit einer erhöhten Rate von Blutungskomplikationen verbunden. Tierexperimentell konnte ein positiver Einfluss einer thrombozytenfunktionshemmenden Therapie auf die Vegetationsgröße, die Geschwindigkeit der Sanierung und auf die Inzidenz thrombembolischer Komplikationen gezeigt werden (Kupferwasser et al. 1999). Eine niedrig dosierte, nicht patient- oder ACT-gesteuerte Therapie mit Heparinen ist zu empfehlen (3-mal 5000 IU Standardheparin oder 1-mal fraktioniertes Heparin pro Tag s.c.). Eine vorbestehende orale Antikoagulanzienbehandlung sollte zugunsten der besser steuerbaren Heparinbehandlung sofort beendet werden (Horstkotte 1995).

Verlaufskontrolle und Diagnostik. Die Verlaufsbeobachtung von Patienten mit IE umfasst neben regelmäßigen Messungen von Blutdruck, Puls und Gewicht die Überprüfung des kardialen und pulmonalen Auskultationsbefundes und die Kontrolle von Blutsenkung, Blutbild, des C-reaktiven Proteins, des Gerinnungs- und Urinstatus sowie der harnpflichtigen Substanzen. Auch bei klinisch unkompliziert erscheinendem Verlauf sollte 2-mal wöchentlich ein EKG angefertigt werden, um Störungen der Erregungsüberleitung und -ausbreitung sowie der Repolarisation frühzeitig zu erfassen. Echokardiographische Verlaufskontrollen dienen der Beurteilung der Vegetationsgröße und der lokalen Ausbreitung der Infektion (deutliche Überlegenheit der omniplanen transösophagealen Echokardiographie!), der Durchmesser der Herzhöhlen, der durch eine progrediente myokardiale Volumenbelastung oder Sepsismediatoren möglicherweise eingeschränkten kardialen Pumpfunktion sowie dem Ausschluss eines Perikardergusses.

7.2.2 Spezielle antimikrobielle Therapie

Zur Überwindung des Expositionsschutzes innerhalb der Vegetation muss ein hoher Diffusionsgradient des günstigsten Antibiotikums/der günstigsten Antibiotikakombination erzielt werden. Es gilt also, eine bakterizide Therapie und hohe, nur durch parenterale Applikation erzielbare Serumspiegel am Infektionsort für eine maximale Zeitdauer zu erzielen. Eine Toleranzentwicklung, d. h. eine minimale bakterizide Konzentration (MBK), die um den Faktor 10 höher liegt als die minimale Hemmkonzentration (MHK), ist klinisch nicht relevant, sodass die routinemäßige Bestimmung der MBK nicht sinnvoll ist (Gutschik 1999). Die gezielte Therapie der Endokarditiserreger entsprechend der MHK stellt die optimale antibiotische Behandlung dar. Sie kann durch Gabe zusätzlicher Antibiotika aus ungerechtfertigtem Sicherheitsbedürfnis nicht verbessert werden. Eine unzureichende Therapiedauer bedingt wegen des Expositionsschutzes die Gefahr der Rezidivinfektion, sodass auch bei unkomplizierten Krankheitsverläufen eine 4-wöchige Therapie empfehlenswert ist. Für Antibiotikakombinationen und antimikrobiell schwer zu sanierende Infektionen gelten besondere Empfehlungen (Tabelle 7-1).

Penicillinsensible Streptokokken. Die Standardtherapie besteht in der Kombination von Penicillin G und einem Aminoglykosid (Gentamicin, evtl. Streptomycin nach Ausschluss einer „High-level-Resistance"), da eine synergistische Wirkung beider Substanzen meist selbst dann erzielt wird, wenn der Erreger gegen Aminoglykoside allein wenig empfindlich ist. Auch tierexperimentelle Untersuchungen belegen bei Kombinationsbehandlung eine raschere Keimelimination aus der endokarditischen Vegetation.

Unter Berücksichtigung therapeutisch wünschenswerter, hoher Diffusionsgradienten einerseits und der Gefahr einer dosisabhängigen zytotoxischen Reaktion andererseits haben sich über 30 min applizierte, in 4–6 Einzeldosen aufgeteilte Penicillintagesdosen von 12–20 Mio. IU (maximal 5 Mio. IU/Dosis) bewährt.

Bei nur mäßig penicillinempfindlichen Streptokokken kann die Penicillintagesdosis bis auf 24 Mio. IU/24 h erhöht werden. Bei hohen Penicillindosierungen ist auf Elektrolytentgleisungen (Kontrolle von Serumnatrium und -kalium) zu achten. Mehrere Einzeldosen sind essenziell wegen der initial hohen Spitzenkonzentrationen mit raschem Abfall durch renale Elimination und Inaktivierung des Penicillins (Halbwertszeit 20–30 min). Das Aminoglykosid muss nach dem Penicillin verabreicht werden. Die in Tabelle 7-1 angegebenen Gentamicindosierungen sind durch Serumtalspiegelbestimmungen zu kontrollieren (▶ Abschn. 7.2.4) und einer eventuellen Niereninsuffizienz anzupassen. Statt Reduktion der Einzeldosis ist im Falle des Gentamicins eine Verlängerung des Therapieintervalls zweckmäßig.

Bei unkompliziertem Endokarditisverlauf und hochempfindlichen Erregern (MHK < 0,1 µg/ml) ist eine Penicillinmonotherapie mit 12–20 Mio. IU/24 h in 4-6 Einzeldosen vertretbar, wenn ein hohes Risiko für Aminoglykosidnebenwirkungen besteht, z. B. bei vorbestehenden Nierenfunktionsstörungen oder Vorschädigung von N. I und N. VIII (Horstkotte 2002). Die Behandlungsdauer beträgt für Penicillin G üblicherweise 4 Wochen, für das Aminoglykosid 2 Wochen.

Penicillinunverträglichkeit. Besteht eine Unverträglichkeit gegenüber Penicillin und Cephalosporinen, ist die Kombination von Vancomycin mit Gentamicin erprobt (Tabelle 7-1). Bei einer MHK_{Pen} von 0,1–0,5 µg/l oder beim Vorliegen einer Prothesenendokarditis ist die Therapie mit 20–24 Mio. IU Penicillin (4–6 Einzeldosen)/24 h oder 2 g Ceftriaxon (1 Dosis)/24 h in Kombination mit Gentamicin sinnvoll (Tabelle 7-1). Penicillinresistente Streptokokken (MHK > 0,5 mg/l) sind wie Enterokokken zu behandeln.

Enterokokken und penicillinresistente Streptokokken. Enterokokken (insbesondere E. faecalis) haben in den letzten Jahren eine Toleranz gegenüber zahlreichen zellwandaktiven Antibiotika erworben und sind in aller Regel resistent gegenüber den meisten Cephalosporinen, Antistaphylokokkenpenicillinen, Clindamycin, Makrolidantibiotika, Tetrazyklinen und relativ resistent (MHK_{Genta} 4–64 mg/l) gegenüber Aminoglykosiden. Hohe Penicillindosen verschlechtern die Bakterizidie oft (Eagle-Effekt). Die synergistisch wirksame Kombination mit einem Aminoglykosid ist wegen der dann regelhaft resultierenden bakteriziden Wirkung unverzichtbar. Für die Auswahl des Aminoglykosids ist wesentlich, dass eine „High-level Resistance" (HLR) gegen Streptomycin bei bis zu 80 % der Enterococcus-faecalis-Stämmen besteht, eine HLR gegenüber Gentamicin in Mitteleuropa dagegen bislang nur selten vorliegt.

◻ Tabelle 7-1. Therapieempfehlungen bei infektiösen Endokarditiden mit Erregernachweis

Erreger	Sonstige Bedingungen	Antibiotikum	Dosierung	Therapiedauer
Penicillinempfindliche Streptokokken (MHK[Pen] <0,1 µg/ml)	Penicillinverträglichkeit	Penicillin G[a, b]	12–20 Mio. IU/24 h in 4–6 Einzeldosen	mindestens 4 Wochen[c]
		plus Gentamicin[d, e]	3-mal 1 mg/kgKG/24 h	2 Wochen
	Penicillinunverträglichkeit	Vancomycin[f,g] plus	2-mal 15 mg/kgKG/24 h	4 Wochen
		Gentamicin[d,e]	3-mal 1 mg/kgKG/24 h	2 Wochen
Penicillinempfindliche Streptokokken (MHK[Pen] 0,1–0,5 µg/ml)	Penicillinverträglichkeit	Penicillin G oder	20–24 Mio. IU/24 h in 4–6 Einzeldosen	4 Wochen
		Ceftriaxon plus	2 g/24 h in einer Einzeldosis	4 Wochen + 2 Wochen Monotherapie
		Gentamicin[d,e]	3-mal 1 mg/kgKG/24 h	2 Wochen
	Penicillinunverträglichkeit	Vancomycin[f,g]	2-mal 15 mg/kgKG/24 h	4 Wochen Monotherapie
Enterokokken und penicillinresistente Streptokokken (MHK[Pen] 0,1–8 µg/ml, MHK[Genta] <500 µg/ml)	Penicillinverträglichkeit	Penicillin G plus	16–20 Mio. IU/24 h in 4–6 Einzeldosen	4–6 Wochen[i]
		Gentamicin[d,j]	3-mal 1 mg/kgKG/24 h	4–6 Wochen[i]
	Penicillinunverträglichkeit oder MHK[Pen] >8 µg/ml	Vancomycin[f,j] plus	2-mal 15 mg/kgKG/24 h	4–6 Wochen[i,k]
		Gentamicin[d]	3-mal 1 mg/kgKG/24 h	4–6 Wochen[i,k]
Oxacillinempfindliche Staphylokokken[l] (MHK[Oxa] <1 µg/ml)	Penicillinverträglichkeit	Di- oder Flucloxacillin[a,f] plus	8–12 g/24 h in 3–4 Einzeldosen	4–6 Wochen
		Gentamicin[d,n]	3-mal 1 mg/kgKG/24 h	3–5 Tage
	Penicillinunverträglichkeit	Vancomycin[f] plus	2-mal 15 mg/kgKG/24 h	4–6 Wochen[k]
		Gentamicin[d,m]	3-mal 1 mg/kgKG/24 h	3–5 Tage
Oxacillinresistente Staphylokokken (MHK[Oxa] >1 µg/ml)	Nativklappenendokarditis	Vancomycin[f,n] plus	2-mal 15 mg/kgKG/24 h	4–6 Wochen
		Gentamicin	3-mal 1 mg/kgKG/24 h	2 Wochen
	Prothesenendokarditis	Vancomycin plus	2-mal 15 mg/kgKG/24 h	4–6 Wochen
		Gentamicin plus	3-mal 1 mg/kgKG/24 h	2 Wochen
		Rifampicin	3-mal 300–450 mg p.o.	4–6 Wochen
Pseudomonas aeruginosa	Empfindlichkeitsprüfung in vitro	Azlocillin[a,n] plus	4-mal 5 g/24 h	mindestens 6 Wochen
		Tobramycin[d]	3 mg/kgKG/24 h in 2–3 Einzeldosen	mindestens 6 Wochen
E. coli, Klebsiellen, Proteus, Serratia, Enterobacter		Cefotaxim[a] plus	4-mal 2 g/24 h	4–6 Wochen[k]
		Gentamicin[d]	3 mg/kgKG/24 h in 2–3 Einzeldosen	4–6 Wochen[k]
Haemophilus, Actinobacillus, Cardiobacterium hominis, Eikenella, Kingella (HACEK)[o]	penicillinempfindlich	Ceftriaxon	2 g/24 h in 1 Einzeldosis	3–4 Wochen
		Ampicillin plus	12 g/24 h in 3–4 Einzeldosen	4–6 Wochen
		Gentamicin[d]	3 mg/kgKG/24 h in 2–3 Einzeldosen	4–6 Wochen
Candida und andere Pilze		Amphotericin B[p] plus	1 mg/kgKG/24 h	mindestens 6 Wochen
		Flucytosin[p]	3- bis 4-mal 50 mg/kgKG/24 h	mindestens 6 Wochen

(Fußnoten zu Tabelle 7-1)

^a Kurzinfusion über 30 min.
^b Bei unkompliziertem Erkrankungsverlauf und hochsensiblen Erregern ist eine Penicillinmonotherapie (12–20 Mio. IU/24 h) über mindestens 4 Wochen vorzuziehen, wenn ein erhöhtes Risiko einer Aminoglykosidtoxizität anzunehmen ist (vorbekannte Nierenfunktionsstörungen, Schädigungen des N. VIII, Alter > 65 Jahre).
^c Bei unkompliziertem Erkrankungverlauf und kurzer Erkrankungsdauer (< 3 Monate) kann bei jungen Patienten (< 35 Jahre) die Therapiedauer insgesamt auf 2 Wochen reduziert werden.
^d Kurzinfusion über 30 min. *nach* Applikation des β-Lactam-Antibiotikums; Serumspiegelkontrollen zwingend erforderlich (▶ Abschn. 7.2.4); maximale Tagesgesamtdosis für Gentamicin 240 mg.
^e bei empfindlichen Erregern alternativ Streptomycin (2-mal 0,5 g/24 h)
^f Kurzinfusion über mindestens 60 min; liegt der Vancomycinserumspiegel < 25 μl/ml, kann die Einzeldosis erhöht werden; maximale Tagesgesamtdosis 2 g.
^g alternativ Cefazolin (3-mal 1–2 g/24 h) in Kombination mit Gentamicin über 4 Wochen.
ⁱ Identische Therapiedauer für die Einzelkomponenten einer kombinierten Antibiotikatherapie, da nur die Kombination mit dem Aminoglykosid bakterizid wirksam ist; bei komplizierten Verläufen, echokardiographischem Nachweis großer Vegetationen (> 5 mm) und einer mehr als 2-monatigen Erkrankungsdauer ist eine 6-wöchige Therapie vorzuziehen.
^j Alternativ Imipenem (3- bis 4-mal 1 g/24 h); Tageshöchstdosis 40 mg/kgKG oder ca. 4 g; tierexperimentell und erste klinische Ergebnisse belegen eine gute Wirksamkeit auch von Teicoplanin; bei Vancomycinresistenz ist Quinupristin/Dalfopristin (Synercid) derzeit die einzige verfügbare Alternative.
^k Nur bei unkomplizierten Erkrankungsverläufen ist eine nur 4-wöchige Therapiedauer vertretbar.
^l Mehr als die Hälfte der koagulasenegativen Staphylokokken sind oxacillinresistent.
^m bei koagulasenegativen Staphylokokken und gezielter Indikation (Abszesse, intrakardiale Fisteln, Implantation prothetischen Materials) zusätzlich 3-mal 300 mg Rifampicin.
ⁿ alternativ Piperacillin (4-mal 5 g/24 h) oder Ceftazidin (4-mal 2 g).
^o überwiegend ampicillinresistent.
^p besondere Therapierichtlinien (▶ Text).

Bei Enterococcus-faecium-Stämmen ist die Therapie mit Gentamicin dagegen nicht sinnvoll, da deren Aminoglykosidazetylase auch Gentamicin inaktiviert (Gutschik 1999). In jedem Fall muss die synergistische Wirksamkeit verschiedener Aminoglykoside mikrobiologisch geprüft werden. In Kombination mit Gentamicin können prinzipiell Penicillin, Vancomycin oder Ampicillinderivate eingesetzt werden. Die 4-wöchige Kombination von Penicillin G und Gentamicin gilt deshalb als Therapie der Wahl.

Bei komplizierten Verläufen ist eine 6-wöchige Therapie zu empfehlen. Für Patienten mit Penicillinunverträglichkeit sind Vancomycin und in beschränktem Umfang auch Imipenem erprobt (Thomas et al. 1986) (◘ Tabelle 7-1). Von den 3 Resistenzgenen (VanA, VanB, VanC) ist bei Enterokokken VanA am häufigsten und bedingt eine gleichzeitige Resistenz gegen Vancomycin und Teicoplanin. VanB-Stämme sind meist gegen Vancomycin resistent, aber gegen Teicoplanin sensibel. VanC-Stämme sind schwach sensibel gegenüber Vancomycin und voll sensibel gegenüber Teicoplanin. Bei VanA/VanB-Resistenzen wurde in Einzelfällen Quinupristin/Dalfopristin (Synercid) mit Erfolg eingesetzt (Moutin et al. 1997).

Staphylokokken. Mehr als 80 % der Staphylokokken produzieren Penicillin-β-Lactamase (Penicillinresistenz). Staphylococcus-aureus-Stämme sind jedoch sensibel (MHK_{Oxa} < 1 μg/ml) auf **Isoxazolylpenicilline (Oxacillin, Cloxacillin, Dicloxacillin)** und **Cephalosporine**. Die Kombination mit einem Aminoglykosid resultiert tierexperimentell in einer rascheren Sterilisierung der Vegetation. Angesichts der hohen Rate von Staphylococcus-aureus-Endokarditiden (etwa 90 % der Staphylokokkeninfektionen), die bei verzögerter Keimelimination noch im floriden Infektionsstadium operiert werden müssen, ist die Kombinationsbehandlung zu bevorzugen (◘ Tabelle 7-1).

Bei der Antibiotikawahl sind außerdem die zunehmenden Raten von oxacillinresistenten Staphylococcus-aureus-Stämmen (MHK_{Oxa} > 1 μg/ml) und die trotz guter In-vitro-Wirksamkeit klinisch hohe Versagerquote von Cephalosporinen zu berücksichtigen. Bis auf die sehr seltenen Fälle von penicillinempfindlichen Staphylokokken (MHK_{Pen} < 0,1 μg/ml), die wie peniclinempfindliche Streptokokken therapiert werden, ist deshalb eine etwa 2-wöchige Kombination von Isoxazolylpenicillin und Gentamicin bei mindestens 6-wöchiger Penicillintherapie zu empfehlen (◘ Tabelle 7-1).

Obwohl Rifampicin in Kombination mit Isoxazolylpeniclinen prinzipiell antagonistisch wirkt, ist die zusätzliche Gabe beim Nachweis von Abszessen, intrakardialen Fisteln oder Prothesenendokarditiden ratsam, da Rifampicin auch auf phagozytierte Staphylokokken wirkt und in vitro die Sterilisierung von Abszessen beschleunigt.

Für **oxacillinresistente Staphylococcus-epidermidis-Stämme** ist Vancomycin (MHK_{Vanco} < 1,6 μg/ml) das Antibiotikum der Wahl. Vancomycin zeigt bei Staphylococcus-aureus-Infektionen eine deutlich geringere Bakterizidie als penicillinaseresistente Penicilline, daher ist nur bei einer Penicllinallergie vom IgE-Typ von einem Penicillin abzusehen (Horstkotte 2002). Die Kombination von Vancomycin mit Gentamicin und Rifampicin (oder Fosfomycin) ist der Vancomycinmonotherapie häufig überlegen. Bei gentamicinresistenten Staphylokokken ist aufgrund von In-vitro-Empfindlichkeitsprüfungen ein alternatives Aminoglykosid (z. B. Tobramycin) zu wählen.

Bei Verwendung von Teicoplanin bei Endokarditiden sind gegenüber der Therapie sonstiger Infektionen folgende Besonderheiten zu beachten: Bei i. v.-Drogenabhängigen kann die Eliminationsgeschwindigkeit von Teicoplanin hoch sein, sodass die Dosierung auf 12 mg/kgKG/24 h erhöht werden muss. Die gleiche Dosierung gilt für die Teicoplaninmonotherapie bei Staphylokokkenendokarditiden (Gruneberg u. Wilson 1996). Serumspiegelkontrollen sind nicht erforderlich.

Gramnegative Erreger. Endokarditiden durch gramnegative Bakterien machen etwa 5 % aller IE aus (◘ Übersicht 7-1) (Horstkotte 2002). Überwiegende Auslöser sind Enterobakterien, Pseudomonas spp. und Keime der HACEK-Gruppe. Standardisierte Empfehlungen zur Antibiotikabehandlung sind nicht sinnvoll, da die Sensibilität gegenüber Antibiotika stark differieren kann. Die Therapie ist in jedem Fall von der Empfindlichkeitsprüfung in vitro abhängig. Aufgrund tierexperimenteller und begrenzter klinischer Erfahrungen können folgende Orientierungshilfen gegeben werden:

- **Pseudomonas spp.** Infektiöse Endokarditiden durch diese Erreger können durch Kombination von Azlocillin oder Piperacillin (5-mal 4 g/24 h), mit Gentamicin, Tobramycin oder Netilmicin behandelt werden. Die Therapiedauer beträgt mindestens 6 Wochen. Bei Aorten- und oder Mitralklappenendokarditiden durch Pseudomonas aeruginosa ist meist der frühzeitige Klappenersatz und anschließend eine 6-wöchige, hochdosierte Antibiotikatherapie erforderlich. Mit der von wesentlich geringeren toxischen Nebenwirkungen begleiteten Monotherapie mit Ciprofloxacin liegen erste günstige Erfahrungen vor.
- **Enterobakterien (Escherichia coli, Klebsiellen, Serratia, Proteus, Enterobacter).** Da eine starke Variabilität im Empfindlichkeitsspektrum dieser Erreger besteht, sollte eine gezielte Therapie der Endokarditiserreger entsprechend der MHK erfolgen. Therapieerfahrungen mit der Kombination eines β-Lactam-Antibiotikums, z. B. Cefotaxim (4-mal 2 g/24 h) plus Gentamicin sind verfügbar. In der Regel ist eine mindestens 6-wöchige Therapie erforderlich.
- **HACEK-Gruppe (◘** Übersicht 7-1). Für diese Erregergruppe hat sich eine hohe Resistenz gegenüber Ampicillin gezeigt. Daher sollte die Therapie primär mit einem Cephalosporin der 3. Generation begonnen werden, z. B. Ceftriaxon 2 g/24 h. Aufgrund der guten Pharmakokinetik von Ceftriaxon ist die tägliche Einmaldosierung möglich. Falls Ampicillinempfindlichkeit nachgewiesen ist, kann alternativ mit einer Kombination aus Ampicillin plus Aminoglykosid behandelt werden.

Pilze. In den letzten Jahren hat die Anzahl von Pilzendokarditiden deutlich zugenommen. Ursächlich ist wahrscheinlich eine Zunahme immunkompromittierter Patienten, von i. v.-Drogenabusus, Herzoperationen, Verwendung von Breitbandantibiotika und parenteraler Ernährung (Horstkotte 2002).

Ohne chirurgische Intervention können Pilzendokarditiden nur selten saniert werden. Sind Candidaarten ursächlich, besteht die antimykotische Therapie der Wahl in der synergistisch wirksamen Kombination von Amphotericin B und Flucytosin. Amphotericin B wird unter hoher Volumen- und NaCl-Zufuhr zur Verminderung der Nephrotoxizität nach einschleichendem Beginn bis 1,0 mg/kgKG/24 h dosiert. Die kumulative Dosis sollte 3 g nicht überschreiten. Unter der Therapie sind Hämatopoese und Leberfunktion zu überwachen. Insbesondere zu Therapiebeginn können eine deutliche Erhöhung der Körpertemperatur und hypotone Kreislaufreaktionen auftreten, die bei niedriger Dosierung, evtl. kontinuierlicher Applikation, geringer sind. Die Nebenwirkungsrate von lipososmalem Amphotericin B (Ambisome) liegt deutlich niedriger. Bei nicht durch Candida verursachten Pilzendokarditiden kann nach entsprechendem Empfindlichkeitstest evtl. auf die Kombination mit Flucytosin verzichtet werden.

Kulturnegative Endokarditiden. Die Therapie erfolgt unter Berücksichtigung der klinischen Symptomatik. Bei subakutem Beginn richtet sich die Behandlung primär gegen penicillinempfindliche Streptokokken. Bei akuten klinischen Verläufen ist die auch gegen oxacillinresistente Staphylokokken wirksame und bei Penicillinallergien einsetzbare Kombinationsbehandlung mit Vancomycin und Gentamicin zu empfehlen.

7.2.3 Adjuvante Therapie

Glucocorticoide. Während in tierexperimentellen Untersuchungen ein günstiger Effekt hochdosierter Glucocorticoidgaben bei Sepsis/septischem Schock nachgewiesen wurde, ist in klinischen Untersuchungen ein solcher prognostischer Nutzen bisher nicht belegt. Die Indikation zum Einsatz von Glucocorticosteroiden aus anderer Indikation sollte bei gesicherter Endokarditis besonders kritisch gehandhabt werden.

Antithrombin III (AT III). Bei etwa 15 % der IE-Patienten, die eine Gerinnungsstörung entwickeln, besteht eine disseminierte intravasale Koagulation, bei 35 % eine hepatische

Synthesestörung mit konsekutivem Abfall der Vitamin-K-abhängigen Gerinnungsfaktoren und bei ca. 50 % eine isolierte Thrombozytenfunktionsstörung als Folge direkter Schädigung der Thrombozyten durch Bakterien, Toxine und Immunkomplexe. Nur bei Störung der plasmatischen Hämostase zu Ungunsten des antikoagulatorischen Potenzials ist eine AT-III-Substitution indiziert. Die bei IE durch Staphylococcus aureus beobachtete Schädigung von Endothelzellen durch α-Toxin mit konsekutivem Defekt der Gefäßpermeabilität (Capillary-Leak-Syndrom) ist durch Modulation des Gerinnungssystems nicht beeinflussbar.

Polyvalente und spezifische Immunglobuline. Gesicherte Erkenntnisse über den im Einzelfall vermuteten, aber nicht belegten Nutzen eines frühzeitigen Einsatzes polyvalenter Immunglobuline (Ig-GAM) zur Prävention zytotoxischer Wirkungen bakterieller Exotoxine (z. B. Streptolysin-O-bildende Streptokokken, Staphylococcus aureus, Pseudomonas) liegen nicht vor.

Monoklonale Antikörper (HA-1A; Centoxin). Zur Neutralisierung von Endotoxinen gramnegativer Bakterien sind spezifische monoklonale Antikörper (Anti-Endotoxine) entwickelt worden, die den Lipid-A-Anteil des Endotoxins erkennen und binden können und als Antizytokine wirken (Ziegler et al. 1991). Ihr Nutzen ist umstritten, da der Einsatz sehr frühzeitig erfolgen muss, der übereilte Einsatz vor Sicherung einer gramnegativen Sepsis aber die Prognose zu verschlechtern scheint (McClosky et al. 1994). Die Zulassung von Centoxin ruht zur Zeit.

C1-Inhibitor-Konzentrat (Berinert). Die praktisch therapierefraktäre Vasodilatation und das Capillary-Leak-Syndrom bei der foudroyant verlaufenden IE sind Folgen der Kontaktaktivierung des Komplementsystems. In der Regulation des Komplement- wie des Bradykinin-Kinin-Systems spielt der C1-Inhibitor eine zentrale Rolle. Beide Systeme setzen nach ihrer Aktivierung vasoaktive Peptide frei (u. a. Bradykinin, Anaphylatoxin). Die Therapie mit C1-Inhibitor-Konzentraten resultiert im Einzelfall in einer drastischen Besserung auch solcher Krankheitsbilder, die aus empirischer Erfahrung prognostisch kaum aussichtsreich erscheinen (Hack et al. 1993). Der Indikationsrahmen und der optimale Therapiezeitpunkt sind ungeklärt, da kontrollierte Therapiestudien fehlen. Die zur Zeit vorgeschlagene Dosierung (6000 IU initial, 3000 IU nach 12 h, 2000 IU nach 24 h, 1000 IU nach 36 h) ist nicht validiert.

7.2.4 Drug Monitoring

Bei der IE sind die renalen und hepatischen Exkretionsmechanismen von Pharmaka regelhaft gestört, sodass ein Drug Monitoring erforderlich wird (Horstkotte 2002). Insbesondere die Bestimmung der Serumantibiotikaspiegel ist unverzichtbarer Bestandteil der Endokarditistherapie, da einerseits hohe Diffusionsgradienten für das Therapieergebnis entscheidend sind, andererseits Änderungen der Nierenfunktion, des Herzminutenvolumens oder pharmakologische Interaktionen die Serumspiegel nachhaltig beeinflussen können.

Antibiotika mit potenziell nephro- und ototoxischer Wirkung (Audiogramm vor Therapiebeginn!) bedürfen einer besonders sorgfältigen Therapiekontrolle, insbesondere wenn sie kombiniert werden.

Für die routinemäßige Therapieüberwachung der Aminoglykoside und des Vancomycins ist der **Serumspiegeltalwert** (Serumkonzentration vor Gabe der Folgemedikation) ausreichend. Eine Einschränkung der glomerulären Filtrationsrate wird unter Gentamicintherapie bei etwa 10 % der Patienten beobachtet, wobei im Wesentlichen hohe Serumtalspiegel, eine hohe Gesamtdosis und lange Therapiedauer ursächlich sind. Nach einer Initialdosis von 1,0–1,5 mg/kgKG, abhängig von der Schwere der IE und der Erregerempfindlichkeit, sollten die Dosierung und Dosierungsintervallen von Gentamicin der Kreatinin-Clearance angepasst werden. Insbesondere bei Kombinationsbehandlung mit β-Lactam-Antibiotika ist die 1-mal tägliche Gabe von Gentamicin (maximal 400 mg in 60 min per Kurzinfusion) zu überlegen. In klinischen und tierexperimentellen Untersuchungen sind eine bessere Wirksamkeit und geringere Nebenwirkungen belegt. Allerdings fehlt bislang der Nachweis, dass dieses Therapieregime auch zur Behandlung der IE vorteilhaft ist.

Bei den β-Lactam-Antibiotika werden aufgrund der großen therapeutischen Breite keine routinemäßigen Serumspiegelkontrollen benötigt.

7.2.5 Chirurgische Therapie

Treten im Krankheitsverlauf einer akuten IE Komplikationen auf, ist stets zu prüfen, ob die Fortführung der konservativen Therapie oder eine operative Intervention erforderlich ist. Für einige, häufig auftretende Komplikationen ist belegt, dass eine dringliche Operation die Prognose verbessert, z. B. Herzinsuffizienz bei akuter Aorteninsuffizienz (Horstkotte et al. 1991). Obwohl die Operationsindikation bei IE nicht vom ursächlichen Erreger allein abhängt, ist zu berücksichtigen, dass eine konservative Sanierung bei IE durch Staphylococcus aureus, gramnegative Bakterien und Pilze überproportional häufig nicht gelingt (Wallace et al. 2002).

Vegetationen und Thromboembolien. Zur Abwägung des operativen Risikos und des präventiven Nutzens einer operativen Intervention ist die **transösophageale Echokardiographie** (TEE) von zentraler Bedeutung:

- Generell liegt das Risiko einer thromboembolischen Komplikation bei IE in Mitralposition deutlich höher als in Aortenposition.
- Bereits organisierte Vegetationen embolisieren seltener als akute.
- Mobile sowie große Vegetationen, insbesondere Mitralklappenvegetationen >10 mm (Emboliefrequenz >50 % innerhalb von 28 Tagen) stellen eine besonders hohe Embolisationsgefährdung dar (Horstkotte 1995; Horstkotte et al. 1991).
- Nach einer Embolie zeigt sich eine anhaltend hohe Thromboemboliegefährdung bei weiterem echokardiographischem Nachweis von Vegetationen. Bei etwa der Hälfte der Patienten tritt innerhalb von 30 Tagen ein Thromboembolierezidiv auf. Bei zerebralen Embolien sollte nach Ausschluss einer zerebralen Blutung die Operation innerhalb von 72 h durchgeführt werden. Die progrediente Manifestation der Blut-Hirn-Schranken-Störung nach Ablauf dieser Frist verschlechtert die Prognose, da Bei Einsatz der Herz-Lungen-Maschine das Risiko intrazerebraler Blutungen ansteigt. Später als 8 Tage nach den Ereignissen ist gegenüber konservativ behandelten Patienten keine Prognoseverbesserung mehr nachweisbar (Piper et al. 2001).
- Spontaner Echokontrast während akuter IE ist mit einer erhöhten thromboembolischen Komplikationsrate assoziiert.
- Abklatschvegetationen am anterioren mitralen Segel im Rahmen einer primären Aortenendokarditis führen zu einer sekundären Zerstörung der Mitralklappe. Eine frühzeitige Operation kann einen Doppelklappenersatz in manchen Fällen verhindern (Piper et al. 2001).

Ein klinisch bewährter Algorithmus prognostisch sinnvoller Therapieentscheidungen nach Auftreten embolischer Komplikationen während florider IE ist in ◘ Abbildung 7-1 dargestellt (Horstkotte 1995; Horstkotte 2002).

Persistierende Sepsis trotz Antibiotikabehandlung. Eine trotz gezielter Antibiotikatherapie über mehr als 48 h persistierende Sepsis beeinflusst die Prognose einer IE nachhaltig negativ, wenn β-hämolysierende Streptokokken, Enterokokken, Staphylokokken, nicht aber Viridansstreptokokken die ursächlichen Erreger sind (Horstkotte et al. 1991). Die chirurgische Entfernung der Sepsisquelle führt zur statistischen Prognoseverbesserung (Horstkotte et al. 1991). Das Vorliegen und die Verlaufsentwicklung einer Sepsis sollte mittels geeigneter Score-Systeme überprüft werden.

Akutes Nierenversagen. Neben embolischen Ereignissen und einer diffusen Glomerulonephritis kann ein akutes Nierenversagen (ANV) im Verlauf einer IE auch prärenal oder toxisch (Kofaktor: antibiotische Therapie) bedingt sein. Eine kontinuierliche Hämofiltration (CVVH) ist dann angezeigt. Hämodialysebehandlungen stellen auch wegen der kardialen Situation keine adäquate Alternative dar. Unabhängig von der Genese zeigt das ANV eine so

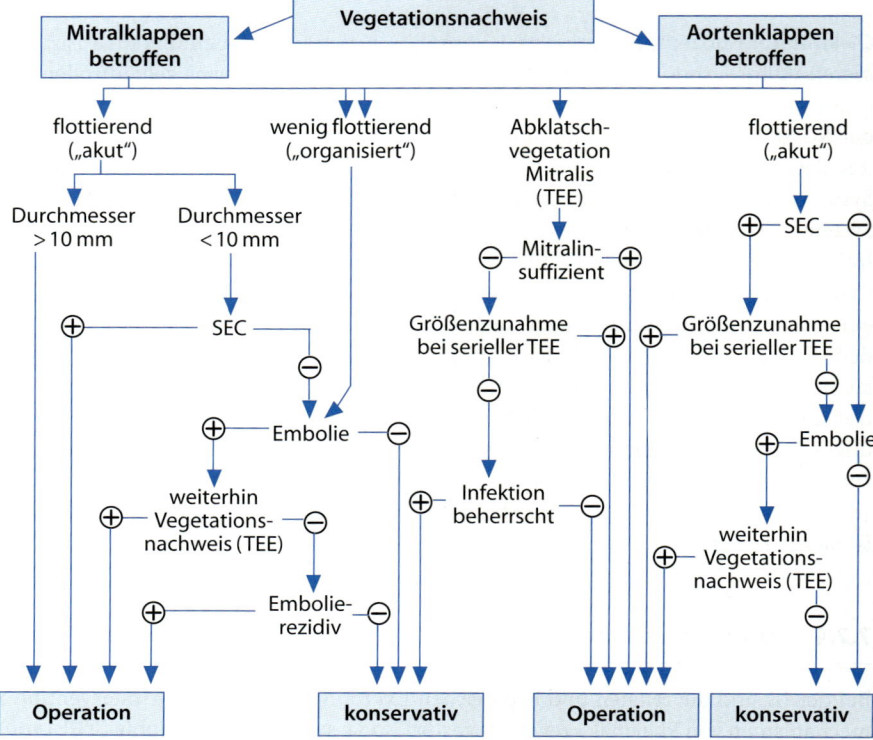

◘ **Abb. 7-1.** Prognostisch sinnvolle Therapieentscheidungen nach Manifestation embolischer Komplikationen während florider Endokarditis. SEC = spontaner Echokontrast, TEE = transösophageale Echokardiographie

drastische Prognoseverschlechterung an, dass eine frühzeitige chirurgische Intervention erforderlich ist (Horstkotte 1995).

Akute Klappenschlussunfähigkeit und myokardiale Insuffizienz. Tritt im Gefolge einer **Aortenklappenendokarditis** eine Herzinsuffizienz auf, ist die Prognose besonders schlecht, da das Myokard an die akute Volumenmehrbelastung nicht adaptiert ist. Außerdem besteht, anders als bei der Mitralinsuffizienz, keine Möglichkeit, einen Teil des vergrößerten enddiastolischen Volumens gegen geringen Widerstand retrograd zu fördern. Für Patienten mit höhergradiger, akuter Aorteninsuffizienz und konservativ nicht rasch zu beseitigendem Lungenödem besteht deshalb eine dringliche Operationsindikation. Bei einer Herzfrequenz von 120/min wird die für die Regurgitationsfraktion entscheidende Diastolendauer optimal verkürzt (evtl. Schrittmachertherapie, z. B. bei AV-Block).

Das Auftreten eines Lungenödems im Gefolge einer akuten, infektiös bedingten **Mitralinsuffizienz** ist prognostisch günstig zu bewerten. Selbst leicht- bis mittelgradige, akut entstandene Mitralinsuffizienzen können ein Lungenödem zur Folge haben. Dies ist nicht Ausdruck einer linksventrikulären myokardialen Insuffizienz, sondern Folge des durch den erhöhten linksventrikulären enddiastolischen Druck systolisch und durch das Regurgitationsvolumen diastolisch gesteigerten linksatrialen Drucks. Da in diesen Fällen keine bedeutsame myokardiale Kontraktilitätsstörung besteht, gelingt die Rekompensation häufig, insbesondere wenn durch Einsatz von Vasodilatoren die linksventrikuläre Impedanz günstig beeinflusst wird. Bewährt hat sich die Kombination aus Natriumnitroprussid und Dobutamin. Die Indikation zum dringlichen Klappenersatz ist zurückhaltender zu stellen als bei der akuten Aortenklappeninsuffizienz (Horstkotte et al. 1992).

7.3 Prothesenendokarditis

7.3.1 Grundlagen

Häufigkeit und Pathogenese. Mechanische und biologische Herzklappenprothesen prädisponieren für polymerassoziierte Infektionen, insbesondere durch **koagulasenegative Staphylokokken** (CONS). CONS sind in der Lage, durch Bildung eines spezifischen Biofilms ihre Empfindlichkeit gegenüber Antibiotika um mehrere Titerstufen bis hin zur Resistenz zu reduzieren (Horstkotte 2002). Auch gramnegative Bakterien, Pilze und Mischinfektionen sind bei Prothesenendokarditiden (PE) häufiger als bei Nativklappenendokarditis. Die aus künstlichen Werkstoffen hergestellten Prothesen ermöglichen potenziellen Endokarditiserregern keine Adhäsion, solange sie frei von Thromben sind. Infektionen nehmen deshalb bei mechanischen Prothesen in der Regel ihren Ausgang vom Nahtring oder von nahtringnahen Thromben. Die Infektion von Bioprothesen kann dagegen auf die Taschen beschränkt bleiben, deren sekundäre Degeneration einleiten und eine nur geringe Tendenz zur Beteiligung des Nahtrings oder zu Abszedierungen zeigen.

Unterschieden werden:
- Prothesenendokarditiden, die innerhalb 1 Jahres nach Klappenersatz wegen einer floriden Nativklappenendokarditis entstehen (primäre PE)
- Prothesenendokarditiden, bei denen primär keine infektiöse Endokarditis vorlag (sekundäre PE)

Der Unterteilung in Prothesenfrüh- und Spätendokarditiden kommt heute keine prognostische oder therapeutische Bedeutung mehr zu. Die Inzidenz der sekundären Prothesenfrühendokarditiden sollte unter 0,25 % liegen. Für Bioprothesen beträgt die jährliche Inzidenz von Spätendokarditiden 0,91 % (Aortenklappen) bzw. 0,49 % (Mitralklappen), für mechanische Prothesen 0,54 % (Aortenklappen) bzw. 0,45 % (Mitralklappen).

7.3.2 Therapie

Die medikamentöse Behandlung der Prothesenendokarditis unterscheidet sich nicht grundsätzlich von der einer Nativklappenendokarditis. Folgende spezielle Aspekte sind zu berücksichtigen:
- Die abnormen Blutströmungsbedingungen zusammen mit dem implantierten künstlichen Material begünstigen die Entstehung großer Vegetationen (transösophageale Echokardiographie!), sodass thromboembolische Komplikationen häufiger als bei Nativklappenendokarditiden auftreten. Bei unkomplizierten Verläufen sollte deshalb die Antikoagulation fortgeführt werden, allerdings mit dem besser steuerbaren Heparin anstelle oraler Antikoagulanzien (Horstkotte 2002).
- Die Größe der Vegetation und die Entwicklung eines Biofilmes bedingen einen erheblichen Expositionsschutz der Mikroorganismen gegenüber antimikrobiellen Chemotherapeutika, sodass bei alternativ angegebenen Therapiekonzepten (▶ Abschn. 7.2.2) in jedem Fall die höchstdosierte Therapie, die Kombinationstherapie und die längste Therapiedauer auch dann zu wählen ist, wenn die Patienten nach Einleitung der gezielten antimikrobiellen Therapie rasch entfiebern und sich keine Prothesenrandlecks ausbilden.
- Die Schwierigkeiten, Vegetationen im Gefolge einer PE zu sanieren, und die erhöhte Thromboemboliegefährdung stellen unabhängig von den gesicherten Indikationen für einen chirurgischen Zweiteingriff (▶ Abschn. 7.2.5) zusätzliche Argumente für eine frühzeitige operative Reintervention dar.

- Sind novobiocinempfindliche, koagulasenegative Staphylokokken für eine PE ursächlich, ist das Vorliegen von (Mikro-)Abszessen wahrscheinlich, sodass stets zusätzlich mit 3-mal 300 mg Rifampicin pro Tag behandelt werden sollte.
- Während florider PE entstandene paravalvuläre Abszesse sind meist progredient, sodass bei Entwicklung einer myokardialen Insuffizienz die Indikation zur Reoperation besonders frühzeitig gestellt werden muss, insbesondere dann, wenn aufgrund des vorbestehenden, meist chronischen Herzklappenfehlers eine myokardiale Pumpfunktionsstörung vorlag, sodass eine akute Volumenbelastung besonders schlecht toleriert wird.

7.4 Endokarditisprophylaxe

7.4.1 Grundlagen

Abakterielle thrombotische Vegetationen. Abakterielle thrombotische Vegetationen (ATV) sind wesentliche Voraussetzung einer bakteriellen Endokarditis. Bei der Mehrzahl der angeborenen, operativ korrigierten oder nicht korrigierten Herzfehler und bei allen erworbenen Herzklappenfehlern vor und nach chirurgischer Intervention muss das Vorliegen von ATV unterstellt und eine Endokarditisprophylaxe empfohlen werden (◘ Übersicht 7-2). Aufgrund empirischer Erfahrung können prädisponierende Herzfehler mit besonders hohem Endokarditisrisiko abgegrenzt werden, bei denen u. U. ein von der Standardempfehlung abweichendes, größere Sicherheit versprechendes Prophylaxeregime angezeigt ist. Das höchste Risiko tragen Patienten mit prothetischen Herzklappen, Conduit-Prothesen, zyanotischen Herzfehlern oder durchgemachter IE (Defektheilung) (Horstkotte 2002).

Übersicht 7-2
Zur infektiösen Endokarditis prädisponierende Herzfehler und postoperative Befunde

- **Prophylaxe erforderlich**
  - Zustand nach biologischem oder mechanischem Herzklappenersatz[a]
  - Zustand nach Conduit-Implantation[a]
  - Zustand nach infektiöser Endokarditis[a]
  - zyanotische Herzfehler[a]
  - Zustand nach palliativer Operation angeborener Herzfehler (insbesondere arteriopulmonale Shunt-Anlage)
  - angeborene nicht operierte Herzfehler
  - inkomplett korrigierte angeborene Herzfehler
  - erworbene Herzklappenfehler (z. B. rheumatisch, verkalkt)
  - Ventrikelseptumdefekt und operativer Verschluss eines Ventrikelseptumdefekt unter Verwendung von Patch-Material
  - Aortenisthmusstenose
  - Vorhofseptumdefekt (Primumtyp und Sekundumtyp mit Mitralklappenprolaps)
  - Mitralklappenprolaps mit systolischem Geräusch
  - hypertroph obstruktive Kardiomyopathie
  - bikuspide Aortenklappe ohne Stenose
  - periphere Pulmonalstenose
  - weniger als 6 Monate zurückliegender kardiochirurgischer Eingriff

- **Prophylaxe nicht erforderlich:**
  - Herzgeräusche ohne echokardiographische Korrelate
  - Vorhofseptumdefekt (Sekundumtyp)
  - Mitralklappenprolaps ohne systolisches Geräusch
  - Morbus Ebstein ohne Störung der Trikuspidalklappenfunktion
  - Aortensklerose
  - koronare Herzkrankheit
  - Zustand nach Schrittmacherimplantation
  - Zustand nach Verschluss eines Ventrikelseptumdefekts
  - Zustand nach nach operativem oder katheterinterventionellem Verschluss eines Vorhofseptumdefektes (nach 12 Monaten)
  - Zustand nach Ligatur eines Ductus Botalli apertus
  - Zustand nach Aortenisthmusstenoseoperation
  - Zustand nach koronarer Bypassoperation

[a] besonders hohes Endokarditisrisiko

Bakteriämien. Bakteriämien als Voraussetzung für die Entstehung einer Endokarditis können mannigfaltigen Eingriffen folgen, die Haut oder Schleimhäute verletzen. Bei diagnostischen oder therapeutischen Eingriffen im Zahn-, Mund- und Kieferbereich und am Respirationstrakt sind Bakteriämien durch penicillinempfindliche grampositive Bakterien besonders häufig; nach Zahnextraktionen werden z. B. bei bis zu 90 % der Patienten positive Blutkulturen gefunden. Im Gefolge diagnostischer oder therapeutischer Eingriffe im Gastrointestinal- oder Urogenitaltrakt muss sich die Prophylaxe v. a. gegen Enterokokken richten. Bei Eingriffen an der Haut, bei kutanen Infektionen und perkutanen Interventionen sind Staphylokokkenbakteriämien zu erwarten (◘ Übersicht 7-3).

> **Übersicht 7-3**
> **Diagnostische und therapeutische Eingriffe, die aufgrund der nachgewiesenen Bakteriämieinzidenzen einer Endokarditisprophylaxe bei entsprechend disponierten Patienten bedürfen**
>
> - **Oropharynx und Respirationstrakt (erwartete Bakteriämie durch penicillin-empfindliche grampositive Erreger):**
>   - Zahnextraktionen, zahnärztlich-chirurgische Eingriffe
>   - Zahnsteinentfernungen, Paradontalkürettage, Zahnwurzelbehandlungen
>   - Tonsillektomie, Adenotomie und sonstige Hals-Nasen-Ohren-ärztliche Eingriffe
>   - nasotracheale Intubation[a]
>   - Sklerosierung von Ösophagusvarizen
>   - Ösophagusdilatation
>   - starre Bronchoskopie
>   - transösophageale Echokardiographie[a]
>   - orotracheale Intubation (in geübten Händen[a])
>   - flexible Bronchoskopie[a]
>   - Ösophagusmanometrie[a]
>   - Ösophagogastroskopie ohne Biopsie[a]
>
> - **Gastrointestinal- und Urogenitaltrakt (erwartete Bakteriämie durch Enterokokken):**
>   - abdominalchirurgische (auch mikroinvasive) Eingriffe
>   - Ösophagogastroduodenoskopie (ÖGD)[a]
>   - endoskopische retrograde Cholangiopankreatographie (ERCP)
>   - Hämorrhoidektomie
>   - Kolonkontrasteinlauf (KE)
>   - Leberbiopsie
>   - flexible Rektosigmoidokoloskopie[a]
>   - urogenitale Operationen
>   - extrakorporale Stoßwellenlithotripsie im Bereich der Harnabfluss-, Gallen- oder Pankreaswege (ESWL)
>   - Zystoskopie
>   - Blasenkatheterisierung[a]
>   - Hysterektomie[a]
>   - Zervixdilatation[a]
>   - Geburt
>   - Kürettage[a]
>   - Einlage und Wechsel von Intrauterinpessaren[a]
>
> - **Haut und perkutane Interventionen (erwartete Bakteriämie durch koagulasenegative und -positive Staphylokokken):**
>   - operative Eingriffe bei Infektionen der Haut und ihrer Anhangsgebilde
>   - perkutane Valvulotomie
>   - sonstige, lang dauernde Herzkatheterisierungen[a]
>   - chronische Hämodialyse, Hämofiltration und Peritonealdialyse[b]
>
> [a] Fakultativ bei hohem patientenseitigem Endokarditisrisiko.
> [b] Die bei diesem Verfahren gelegentlich auftretenden Bakteriämien lassen eine Endokarditisprophylaxe sinnvoll erscheinen. Da die Prophylaxe jedoch einer Antibiotikadauertherapie gleichkäme, ist sie nicht zu empfehlen.

7.4.2 Empfehlungen zur Durchführung

Die aktuellen Prophylaxeempfehlungen (Horstkotte 2002) sehen bei Eingriffen im Bereich des Oropharynx, Respirations-, Gastrointestinal- und Urogenitaltraktes die prophylaktische Gabe von Amoxicillin vor (Tabelle 7-2a). Vor einer chirurgischen Behandlung von Infektionen im Bereich der Haut oder der Hautanhangsgebilde ist Clindamycin zu empfehlen (Tabelle 7-2b). Clindamycin bietet auch eine Alternative bei Eingriffen im Oropharynxbereich. Bei Patienten mit besonders hohem Endokarditisrisiko sind parenterale Prophylaxeregime wegen der sichereren Applikation, der zuverlässiger zu erzielenden und insgesamt höheren Wirkspiegel überlegen. Die dauernde Antibiotikagabe zur Primär- oder Rezidivprophylaxe bakterieller Endokarditiden ist nicht sinnvoll. Antibiotikaregime, wie sie z. B. zur Rezidivprophylaxe eines akuten rheumatischen Fiebers eingesetzt werden, sind zur Verhinderung einer bakteriellen Endokarditis ungeeignet.

7.5 Rheumatische Endokarditis

Das akute rheumatische Fieber wird im Kap. 77, „Rheumatische Erkrankungen" behandelt, sodass hier nur die Therapie der rheumatischen Endokarditis besprochen werden soll, die im akuten Stadium Teil meist einer Pankarditis ist.

7.5.1 Grundlagen

Häufigkeit und Pathogenese. Ein akutes rheumatisches Fieber wird in Mitteleuropa nur noch selten beobachtet,

◘ **Tabelle 7-2 a.** Empfehlungen zur Prophylaxe bakterieller Endokarditiden bei Eingriffen im Bereich *Oropharynx, Respirations-, Gastrointestinal-* und *Urogenitaltrakt* (mit erwarteter Bakteriämie durch (Viridans-)Streptokokken bzw. Enterokokken)

Risiko	Penicillinverträglichkeit	Penicillinunverträglichkeit
Erhöht[d]	Amoxicillin p.o. 2 g (< 70 kgKG) bis 3 g (≥ 70 kgKG) 60 min vor dem Eingriff (Kinder 50 mg/kgKG)	Vancomycin 1 g (als Infusion über 1 h)[b] 60–90 min vor dem Eingriff beginnen!
Besonders hoch[c,d]	Amoxicillin p.o. 2 g (< 70 kgKG) bis 3 g (≥ 70 kgKG) 60 min vor dem Eingriff (Kinder 50 mg/kgKG) plus Amoxicillin 1 g p.o. nach 6 h[a]	wie oben

◘ **Tabelle 7-2 b.** Empfehlungen zur Prophylaxe bakterieller Endokarditiden vor chirurgischen Maßnahmen bei Infektionen von Haut- und Hautanhangsgebilden (mit erwarteter Bakteriämie durch Staphylokokken)[f]

Risiko	Oral	Parenteral
Erhöht[d]	600 mg Clindamycin p.o. 60 min vor dem Eingriff	1 g Vancomycin (als Infusion über 1 h)[e]; 60–90 min vor dem Eingriff beginnen!
Besonders hoch[c,d]	wie oben plus 300 mg Clindamycin p.o. 6 h nach dem Eingriff	wie oben evtl. erneute Gabe nach 12 h[b]

[a] 800 mg Teicoplanin i.v. oder 600 mg Clindamycin p.o. (nur bei Oropharynxeingriffen) als Alternative; bei Patienten mit besonders hohem Risiko dann zusätzlich 300 mg Clindymycin 6 h nach dem Eingriff.
[b] Bei hospitalisierten Patienten evtl. in Kombination mit 1,5 mg/kgKG Gentamicin i.v.
[c] Ein besonders hohes Risiko besteht bei Zustand nach Herzklappenersatz mittels mechanischer oder biologischer Prothesen, Zustand nach mikrobiell verursachter Endokarditis und bei zyanostischen Herzfehlern.
[d] Die Antibiotikagaben sollten bei begründetem Verdacht auf eine länger dauernde Bakteriämie evtl. bis zu 48 h wiederholt werden.
[e] 800 mg Teicoplanin als Alternative.
[f] Bei wiederholten Interventionen an verschiedenen Tagen ist die Prophylaxe ohne Änderung des Schemas jeweils notwendig.

ist aber in Südosteuropa, Nordafrika, der Türkei und im Nahen und Fernen Osten nach wie vor endemisch.

Eine zentrale Rolle in der Pathogenese des akuten rheumatischen Fiebers spielt das als Antigen wirkende M-Protein der β-hämolysierenden Streptokokken der serologischen Gruppe A. Die gebildeten Antikörper zeigen Kreuzreaktionen mit Streptokokkensubstanzen einerseits, Proteinen verschiedener Gewebe andererseits und scheinen sensibilisierend zu wirken, sodass nach erneuter Streptokokkeninfektion bei genetisch determinierten Patienten die für das rheumatische Fieber typischen Reaktionen am Herzmuskelsarkolemm (rheumatische Myokarditis), am Endokard (rheumatische Endokarditis), am Perikard (rheumatische Perikarditis), an der Gelenksynovia (akutes Gelenkrheuma), den Hautarterien (Erythema anulare), den Nierenglomerula (diffuse Glomerulonephritis) und der Pleura (Pleuritis) ausgelöst werden können.

> Die Entstehung eines rheumatischen Fiebers setzt eine über 10 oder mehr Tage bestehende Streptokokkeninfektion voraus, bei der es sich meist um einen Infekt der oberen Atemwege, eine Scharlacherkrankung oder eine Tonsillitis handelt (Dajani et al. 1989).

7.5.2 Primärprophylaxe

Um immunologischen Sekundärkomplikationen vorzubeugen, ist die unverzügliche Therapie des ursächlichen Streptokokkeninfektes mit Phenoxymethyl-Penicillin (Penicillin V) erforderlich, in einer Dosierung von:

- 0,3–0,6 Mio. IU pro Tag bei Kindern bis zum Ende des 2. Lebensjahres
- 0,6–1,2 Mio. IU pro Tag (3–6 Jahre)
- 0,6–1,6 Mio. IU pro Tag (7–14 Jahre)
- 2 Mio. IU pro Tag (>14 Jahre)

Zum diagnostischen Nachweis der Streptokokken im Rachenabstrich ist ein verzögerter Therapiebeginn von maximal 24 h vertretbar. Das klinische Bild ist in der Regel eindeutig (Dajani et al. 1989).

7.5.3 Therapie des akuten rheumatischen Fiebers

Allgemeinmaßnahmen. Im akuten Stadium des rheumatischen Fiebers ist wegen der bei Kindern regelhaft, bei Erwachsenen seltener nachweisbaren Karditis insbesondere dann Bettruhe zu empfehlen, wenn aufgrund eines neu aufgetretenen Herzgeräusches, einer Herzvergrößerung oder EKG-Veränderungen eine kardiale Beteiligung besteht.

Penicillin. Zur Beseitigung der ursächlichen Streptokokkeninfektion ist eine Behandlung mit Penicillin unverzüglich einzuleiten und über mindestens 10 Tage fortzuführen (▶ Abschn. 7.5.2).

Glucocorticosteroide. Bei schweren symptomatischen Verläufen ist zusätzlich die Behandlung mit Steroiden erforderlich. Die Dosierung muss sich am Therapieeffekt orientieren und beträgt initial meist 60–100 mg Prednisolon pro Tag oder äquivalente Dosen anderer Corticosteroide. Nach 3- bis 6-tägiger Therapie erfolgt die schrittweise Reduzierung.

Acetylsalicylsäure. Bei weniger schweren Verläufen wird eine Behandlung mit Salicylsäurederivaten in hoher Dosierung empfohlen. Die initiale Behandlung mit täglich 4-mal 1,5–2,5 g Acetylsalicylsäure für Erwachsene wird nach einigen Tagen halbiert und für einige Wochen beibehalten.

Der Einsatz von Steroiden und Salizylsäurederivaten stellt nur eine symptomatische Therapie dar. Es gibt keine Hinweise, dass sie einen Einfluss auf die Dauer des rheumatischen Fiebers oder auf die Ausbildung eines späteren Herzklappenfehlers haben.

Therapie der Herzinsuffizienz. Bestehen bei florider Karditis Zeichen einer Herzinsuffizienz, sind eine Therapie mit ACE-Hemmern, eine diuretische Behandlung und – nach Ausschluss von Erregungsüberleitungsstörungen – eine Digitalisierung angezeigt.

7.5.4 Rezidivprophylaxe

Von ausschlaggebender Bedeutung für die Entstehung eines manifesten rheumatischen Herzklappenfehlers sind neben dem Ausmaß der initialen kardialen Beteiligung die Häufigkeit und Schwere von Rezidiven, deren Abstand von der initialen Attacke und das Alter der Patienten zu diesem Zeitpunkt. Dem Auftreten von Rezidiven kann durch eine Penicillinlangzeittherapie vorgebeugt werden (Tabelle 7-3). Die Prophylaxe ist für Patienten, die nach dem 15. Lebensjahr ein akutes rheumatisches Fieber durchmachten, über eine Dauer von (5–)10 Jahren, für Erkrankungen vor dem 15. Lebensjahr bis zum Ablauf des 25. Lebensjahres erforderlich (Dajani et al. 1989).

> **! Cave**
>
> Penicillinbehandlungen, die nach dem erneuten Auftreten von Symptomen eines Infektes der oberen Atemwege begonnen werden, können ein Rezidiv des rheumatischen Fiebers nicht zuverlässig verhindern, sodass nur die langjährige Dauerprophylaxe Erfolg verspricht.

7.6 Endokardfibroelastose

Die Endokardfibroelastose ist pathologisch-anatomisch durch fibröse Veränderungen des linksventrikulären, seltener auch linksatrialen Endokards gekennzeichnet, häufig unter Affektion der Mitral- und Aortenklappe.

Tabelle 7-3. Empfehlungen zur Rezidivprävention des rheumatischen Fiebers

Patientenseitige Bedingungen	Antibiotika	Dosierung
Penicillinverträglichkeit	Penicillin V	2- bis 4-mal 0,25 Mio. IU pro Tag p.o.
	oder Propicillin	3- bis 4-mal 0,2 Mio. IU pro Tag p.o.
	oder Benzathin-Benzylpenicillin	1,2 Mio. IU alle 14–21 Tage i.m.[a]
Penicillinunverträglichkeit	Clindamycin 3-mal 150 g pro Tag p.o.	Sulfadiazin 0,5–1,0 g pro Tag p.o.

[a] Bei oraler Antikoagulanzientherapie sind i.m.-Injektionen kontraindiziert.

Man unterscheidet zwischen der dilatativen und der seltenen kontraktiven Verlaufsform. Ätiologisch wird eine pränatale subendokardiale Hypoxie oder eine fetale Endokarditis diskutiert, es kommt zu familiären Häufungen. Die Symptomatik der Endokardfibroelastose besteht aus Dyspnoe, ausgeprägte (paroxysmale) Tachykardie, sowie Zeichen der Herzinsuffizienz.

Eine kausale Therapie ist nicht möglich. In der symptomatischen Behandlung steht die medikamentöse Herzinsuffizienztherapie im Vordergrund. Bei einer valvulären Beteiligung sollte ein chirurgischer Klappenersatz oder eine Valvuloplastie erwogen werden. Als Ultima Ratio könnte eine orthotope Herztransplantation in Frage kommen.

Die Prognose ist aufgrund der raschen Progredienz insgesamt schlecht, nur etwa 13 % überleben das 2. Lebensjahr (Meyer et al. 2000).

7.7 Endomyokardfibrose

Die vorzugsweise im tropischen Regenwaldgürtel vorkommende Endomyokardfibrose ist die chronische, die seltener und überwiegend in klimatisch gemäßigten Zonen vorkommende Löffler-Endokarditis die akute Verlaufsform derselben Erkrankung. Die Endomyokardfibrose resultiert funktionell in einer restriktiven Kardiomyopathie, die individuell symptomatisch behandelt wird (▶ Kap. 2).

7.8 Löffler-Endokarditis

Die Endokarditis parietalis fibroplastica Löffler ist die kardiale Manifestation des hypereosinophilen Syndroms, bei dem außerdem Lungen, Knochenmark und Zerebrum, seltener auch Nieren, Gastrointestinaltrakt, Leber und Haut betroffen sein können. Die Löffler-Endokarditis ist gekennzeichnet durch eine regelhaft mit Bluteosinophilie im Gefolge zahlreicher Grunderkrankungen (z. B. Asthma bronchiale, Parasitosen, Morbus Hodgkin) und häufig mit Thromboembolien einhergehende fibrotische Verdickung des apikalen und subvalvulären Endokards beider Herzkammern (rechtsventrikuläre Biopsie!). Es bestehen eosinophile Infiltrationen des Myokards und meist ausgedehnte parietale Thromben.

Therapie. Therapeutisch stehen im Stadium der akuten Nekrosen die Reduktion der Eosinophilenzahl und die Elimination der kardiotoxisch wirkenden, kationischen Proteine der Eosinophilen im Vordergrund. Günstige Resultate über die Behandlung mit Glucocorticoiden, ggf. in Kombination mit Hydroxycarbamid oder Vincaalkaloiden sind in Einzelfällen dokumentiert. Bei Therapieversagern kann eine Kombinationsbehandlung mit Cytarabin und 6-Thioguanin erfolgen (Haas et al. 1985). Ein anderer Therapieansatz ist die Behandlung mit rekombinantem α-Interferon (Murphy et al. 1990). Weitere Therapiemöglichkeiten bestehen in einer Plasma- und Leukapheresetherapie. Eine Antikoagulation zur Prävention thromboembolischer Komplikationen ist zwingend, die Therapie mit Thrombozytenfunktionshemmern zur Vermeidung zusätzlich beobachteter thrombotischer Gefäßverschlüsse fakultativ. Im Stadium der Fibrose kann eine symptomatische Therapie mit ACE-Inhibitoren und Diuretika erfolgen. Eine Digitalisierung ist nur im Falle von Vorhofflimmern indiziert.

In konservativ nicht beherrschbaren Fällen ist die mit 20- bis 30 %iger perioperativer Letalität behaftete Thrombenausräumung und Endokardresektion indiziert, wobei häufig die Halteapparate der Atrioventrikularklappen geopfert werden müssen, sodass ein Mitral- und/oder Trikuspidalklappenersatz erforderlich wird.

7.9 Libman-Sacks-Endokarditis

Eine kardiale Beteiligung bei systemischem Lupus erythematodes (SLE) in Form einer Myo-, Peri- oder Endokarditis besteht klinisch bei der Hälfte der Patienten, ist autoptisch jedoch regelhaft nachzuweisen. Bei ca. 10 % der klinisch diagnostizierten und etwa 50 % der Obduktionsfälle geht der SLE mit einer abakteriellen verrukösen Endokarditis des valvulären und parietalen Endokards einher (Libman-Sacks-Endokarditis), d.h. die Erkrankung ist klinisch um den Faktor 5 unterdiagnostiziert. Ein pathogenetischer Zusammenhang mit IgG-Antiphospholipid-Antikörpern wird diskutiert.

Therapie. Therapeutisch haben eine Antikoagulation oder Therapie mit Corticosteroiden auch in Kombination mit Azathioprin und/oder Cyclophosphamid bei SLE nur geringen Einfluss auf die Entstehung einer Libman-Sacks-Endokarditis bzw. auf Inzidenz oder Schwere eines konsekutiven Herzklappenfehlers (Moder et al. 1999).

7.10 Endokarditis beim Karzinoidsyndrom

Ein Karzinoidsyndrom besteht, wenn die von Karzinoidzellen sezernierten endokrin aktiven Substanzen (Serotonin, Histamin, Kinine, Prostaglandine) aufgrund aufgehobener hepatischer Inaktivierung (meist nach Lebermetastasierung eines Dünndarmkarzinoids) systemisch wirksam werden und das rechte Herz erreichen. Auch eine Linksherzbeteiligung nach pulmonaler Metastasierung ist möglich und wird bei einem Drittel der Patienten beobachtet. Es wird angenommen, dass die sezernierten Substanzen das endokardiale Endothel schädigen und eine Proliferation von Myozyten und Myofibroblasten mit überschießender Bildung kollagener Fibrillen und saurer Mukopolysaccharide bewirken.

Therapie. Neben der Therapie der Grunderkrankung und symptomatischer Behandlung mit α-Sympathikomimetika und 4-Hydroxytryptamin-Antagonisten (Methysergid) ist bei Patienten mit Zeichen der konsekutiven Herzinsuffizienz eine Digitalisierung und saluretische Therapie erforderlich. Methysergid besitzt eine gewisse intrinsische Aktivität und kann die Endokardfibrose verstärken. Ein Klappenersatz oder eine Pulmonalkommissurotomie wird bei konservativ nicht beherrschbarer Rechtsherzinsuffizienz in seltenen Fällen erforderlich.

Leitlinien – Adressen – Tipps

Leitlinien

Horstkotte D, on behalf of the Task Force of Infective Endocarditis of the European Society of Cardiology (2003) Guidelines on prevention, diagnosis and treatment of infective endocarditis: www.escardio.org/knowledge/guidelines

Internetadressen

American College of Cardiology: www.acc.org
American Heart Association: www.amhrt.org
Deutsche Gesellschaft für Kardiologie:
  www.dgkardio.de
Deutsche Herzstiftung: www.herzstiftung.de
European Society of Cardiology:
  www.escardio.org
  www.cardiologe.de

Tipps für Patienten

Deutsche Herzstiftung, Vogtstr. 50,
60322 Frankfurt am Main
Tel. 069/95 51 28-0, Fax: 069/95 51 28-313
E-Mail: info@herzstiftung.de

Literatur

Burnie JP, Clark J (1995) Immunoblotting in the diagnosis of culture-negative endocarditis caused by streptococci and enterococci. J Clin Pathol 48: 1130–1136

Bürrig KF, Schulte-Terhausen J, Hort W (1991) Special role of the endocardium in the pathogenis of endocarditis. In: Horstkotte D, Bodnar E (eds) Infective endocarditis. ICR, London, pp 3–9

Dajani AS, Bisno AL, Chung KJ et al. (1989) Prevention of rheumatic fever. A statement for health professionals by the Comittee on rheumatic fever and infective endocarditis of the Council on Cardiovascular Disease in the young, the American Heart Association. Pediatr Infect Dis J 8: 263–266

Goldenberger D, Künzli A, Vogt P, Zbinden R, Altwegg M (1997) Molecular diagnosis of bacterial endocarditis by broad-range PCR amplicfication and direct sequencing. J Clin Microbiol 35: 2733–2739

Gruneberg RN, Wilson APR (1996) Dosage recommendations for teicoplanin: what have we learned? Chemother J [Suppl. 5/11]: 13–15

Gutschik E (1999) New developments in the treatment of infective endocarditis infective cardiovasculitis. Int J Antimicrob Agents 13: 79–92

Haas R, Mundinger A, Bohn T, Schaz K, Hunstein W (1985) Therapiemöglichkeiten beim Hypereosinophilie-Syndrom mit Endomyocarditis fibroplastica Löffler. Dtsch Med Wochenschr 41: 1573–1576

Hack CE, Ogilvie AC, Eisele B, Erenberg AJM, Wagstaff J, Thijs LG (1993) C1-inhibitor substitution therapy in septic shock and in the vascular leak syndrome induced by high doses of interleukin-2. Intensive Care Med 19: S19–S28

Horstkotte D (1995) Mikrobiell verursachte Endokarditis. Steinkopff, Darmstadt

Horstkotte D, Schulte HD, Bircks W (1991) Factors influencing prognosis and indication for surgical intervention in acute native-valve endocarditis. In: Horstkotte D, Bodnar E (eds) Infective endocarditis. ICR, London, pp 171–197

Horstkotte D, Niehues R, Klein RM, Piper C, Schultheiß HP, Schulte HD, Strauer BE (1992) Diagnostische und therapeutische Probleme bei akuter hochgradiger Mitralinsuffizienz. Intensivmedizin 29: 288–297

Horstkotte D, Piper C, Niehues R (1994) Prognose und Nachsorge mikrobiell verursachter Endokarditiden. In: Gahl K (Hrsg) Infektiöse Endokarditis. Steinkopff, Darmstadt, S 325–358

Horstkotte D, on behalf of the Task Force of Infective Endocarditis of the European Society of Cardiology (2004) Guidelines on prevention, diagnosis and treatment of infective endocarditis. Executive summary. Eur Heart J 25: 267–276

Kupferwasser LI, Yeaman MR, Shapiro SM et al. (1999) Acetylsalicylic acid reduces vegetation bacterial density, hematogenous bacterial dissemination and fequency of embolism events in experimental staphylococcus aureus endocarditis through antiplatelet and antibacterial effects. Circulation 99: 2791–2797

McClosky RV, Straube RC, Sanders C, Smith SM, Smith CR (1994) Treatment of septic shock with human monoclonal antibody HA-1A: A randomized, double-blind, placebo-controlled trial. Ann Intern Med 121: 1–5

Meyer T, Reiter H, Mirzaie M, Hasenfuß G, Unterberg C (2000) Symptomatik der primären Endokardfibroelastose im Erwachsenenalter. Dtsch Med Wochenschr 125: 168–171

Moder KG, Miller TD, Tazelaar HD (1999) Cardiac involvement in systemic lupus erythematosus. Mayo Clin Proc 74: 275–284

Mouton JW, Endtz HP, den Hollander JG, van den Braak N, Verbrugh HA (1997) In-vitro activity of quinupristin/dalfopristin compared with other widely used antibiotics against strains isolated from patients with endocarditis. J Antimicrob Chemother 39 [Suppl A]: 75–80

Murphy PT, Fenelly DF, Stuart M, O'Donnell JR (1990) Alpha-interferon in a case of hypereosinophilic syndrome. Br J Haematol 75: 619–620

Myklonakis E, Calderwood SB (2001) Infective endocarditis in adults. N Engl J Med 345: 1318–1330

Piper C, Wiemer M, Schulte HD, Horstkotte D (2001) Stroke is not a contraindication for urgent valve replacement in acute infective endocarditis. J Heart Valve Dis 10: 703–711

Raimer LG, Wilson ML, Weinstein MP (1997) Update on detection of bacteremia and fungemia. Clin Microbiol Rev 10: 444–465

Thomas L, Horstkotte D, Rosin H (1986) Imipenem/Cilastatin bei penicillinallergischen Patienten mit Enterokokken-Endokarditis. FAC 5: 389–393

Wallace SM, Walton BI, Kharbanda RK, Hardy R, Wilson AP, Swanton RH (2002) Mortality from infective endocarditis: clinical predictors of outcome. Heart 88: 53–60

Washington JA (1989) Blood cultures: An overview. Eur J Clin Microbiol Infect Dis 8: 803–806

Ziegler EJ, Fisher CJ, Sprung CJ et al. (1991) Treatment of gramnegative bacteremia and septic shock with HA 1A human monoclonal antibody against endotoxin. N Engl J Med 324: 429–436

8 Perikarditis

B. Maisch, M. Herzum

8.1 **Grundlagen** – 155

8.2 **Allgemeine Aspekte der Therapie** – 158
8.2.1 Perikardtamponade – 158
8.2.2 Pericarditis constrictiva – 159

8.3 **Spezielle Therapie der Perikarditis und des Perikardergusses** – 159
8.3.1 Bakterielle, mykotische und protozoenassoziierte Perikarditis – 159
8.3.3 Virale Perikarditis – 160
8.3.4 Autoreaktive Perikarditis – 161
8.3.5 Idiopathische Perikarditis – 162
8.3.6 Perikarditis beim „Post-Cardiac-Injury-Syndrom" – 163
8.3.7 Urämische Perikarditis – 163
8.3.8 Perikarditis bei Vaskulitiden und Kollagenosen – 163
8.3.9 Rezidivierend-akute Perikarditis, chronische Perikarditis – 163
8.3.10 Maligner Perikarderguss – 163
8.3.11 Perikarditis nach Bestrahlung – 164

Literatur – 164

Erkrankungen des Herzbeutels sind nicht selten Stiefkinder in der Diagnostik des Internisten und Kardiologen: Die Perikarditis mit kleinem Perikarderguss (feuchtes Perikard) wird häufig verkannt oder bleibt unbeachtet, obgleich der Patient über erhebliche präkordiale Beschwerden klagt oder Endstreckenveränderungen im EKG vorliegen.

Die Ursache größerer, im Echokardiogramm nicht übersehbarer Perikardergüsse wird nicht selten als idiopathisch abgetan, weil eine zytologische, molekulare oder virologische bzw. bakteriologische (PCR auf kardiotrope Erreger) Perikardergussanalyse unterbleibt. Eine ungezielte Therapie nur mit nichtsteroidalen Antiphlogistika oder eine (zu) kurze Corticoidtherapie ist die Folge, die u. U. an den häufigen Rezidiven von Perikarditiden nicht unschuldig ist. Eine kausal orientierte Therapie setzt aber eine ätiologsche Abklärung voraus.

Neben einer differenzierten Diagnostik bietet die radiologisch von subxyphoidal oder echokardiographisch gesteuerte Perikardpunktion, ggf. mit Epi- und Perikardbiopsie unter perikardioskopischer Kontrolle auch therapeutische Möglichkeiten. Bei malignen Ergüssen kann eine intraperikardiale Zytostatikatherapie mit Cisplatin (Maisch et al. 2002 b) oder Thiotepa vorgenommen werden, bei autoreaktiven (mit der PCR virusnegativen) Ergüssen kann mit kristalloidem Triamcinolon (500–1000 mg) hoch dosiert und bei nur geringen systemischen Nebenwirkungen behandelt werden (Maisch et al. 2002 a). Bei putridem Perikarderguss mit Keimnachweis ist neben einer systemischen Antibiotikatherapie und einer Ergusspunktion eine chirurgische Perikardspülung (Keimverdünnung) unumgänglich. Die chirurgische Therapieoption gilt auch für die konstriktive Perikarditis. Bei chronischen oder chronisch rezidivierenden Ergüssen hat sich die mehrmonatige Therapie mit Colchicin (3- bis 4-mal 0,5 mg pro Tag) gegenüber anderen Antiphlogistika zur Behandlung und Verhinderung von Rezidiven als überlegen gezeigt. Die Empfehlungen der European Society of Cardiology zum Management von Perikarderkrankungen (Maisch et al. 2004) sind die bislang einzigen verfügbaren internationalen Leitlinien.

8.1 Grundlagen

Herzbeutelerkrankungen umfassen sterile und infektiöse Entzündungen des Epi- und Perikards mit und ohne Ergussbildung, den neoplastischen Perikarderguss sowie die **chronische Perikarditis** und **Pericarditis constrictiva** als Folgezustände der **akuten Perikarditis**. Unter **Concretio pericardii** versteht man Verwachsungen des viszeralen mit dem parietalen Perikardblatt, unter **Accretio pericardii** die Verwachsungen des parietalen Perikardblatts mit der Umgebung.

Nicht jede Ergussbildung im Perikard ist pathologisch. 20–50 ml eines Transsudates befinden sich normalerweise im Perikard. Kleine (< 10 mm echofreier Raum) symptomlose Flüssigkeitsansammlungen finden sich mit zunehmendem Alter (bis 15 % aller über 80-jährigen Menschen, dabei v. a. Frauen) sowie bei Schwangerschaften bis zur 1 Woche post partum (in ca. 45 % aller Schwangerschaften) (Soler-Soler et al. 2001).

Epidemiologie, Ätiologie und Pathogenese. Hinsichtlich der Therapie muss zwischen einer **infektiösen** und einer **sterilen** Perikarditis – und bei letzterer zwischen einer autoimmunen, einer metabolischen und neoplastischen Ursache – unterschieden werden. Infektiöse Herzbeutelentzündungen können durch Infiltration der Erreger aus der Nachbarschaft, lymphogen und hämatogen hervorgerufen werden. In Tabelle 8-1 sind häufige Ursachen, Pathogenese und Therapie von Perikarderkrankungen aufgeführt.

Pathophysiologie. Eine **rasche Ergussentwicklung** im Perikard führt durch Kompression des rechten Ventrikels und ggf. des rechten und/oder linken Vorhofes zur Füllungsbehinderung der Herzkammern und damit zum Abfall des Herzminutenvolumens und des Blutdrucks. Die venöse Einflussstauung vor dem rechten Herz ist an der deutlichen Halsvenenstauung und dem hohen zentralen Venendruck zu erkennen. Bei **langsamer Ergussentwicklung** kommt es zur Dehnung des Perikards. Dadurch kann es zu einem Erguss von bis zu 2 l ohne Herzbeuteltamponade kommen.

Die **Pericarditis constrictiva** entsteht durch bindegewebig-narbige und häufig auch kalkeinlagernde Organisation der Entzündung im Perikard. Auch hierbei kommt es zur Füllungsbehinderung insbesondere des rechten Ventrikels. Die chronische venöse Einflussstauung verursacht periphere Ödeme, Aszites sowie eine „Cirrhose cardiaque".

□ Tabelle 8-1. Ursachen, Häufigkeit und Pathogenese der Perikarditis (mod. nach Maisch 1994 und Maisch et al. 2004)

Ätiologie	Häufigkeit [%]	Pathogenese	Therapie	Evidenzgrad	Therapieempfehlung
Idiopathisch	> 50% aller Perikarditiden	sterile, seröse oder fibrinöse, manchmal hämorrhagische Entzündung mit fraglich viraler, autoimmuner und postinfektiöser sekundärer Immunpathogenese	Perikardpunktion wenn möglich, Instillation von 500–1000 mg Triamcinolon; nichtsteroidale Antiphlogistika, Colchicin, Steroide p.o.	B B	I I
Infektiöse Perikarditiden					
Viral bedingt	30–50	durch Vermehrung der Erreger und ggf. Bildung von Toxinen im Perikardgewebe verursachte seröse, fibrinöse, z.T. hämorrhagische Entzündung (Bakterien, Viren, Tuberkulose, Pilze) oder purulente Entzündung (Bakterien)	erregerspezifische Therapie, Perikardpunktion, nichtsteroidale Antiphlogistika	B	I
Bakteriell bedingt	5–10				
Bei Tuberkulose	3–20				
Bei Lues	selten				
Bei Pilzerkrankungen	selten				
Bei Parasitosen	selten				
Perikarditis und Perikarderguss bei Erkrankungen benachbarter Organe					
Myokardinfarkt (P. epistenocardica)	30	bei Myokarditis und Pneumonie als infektiöse (Viren, Bakterien) oder als para- und post-infektiös steril auftretende Entzündung; bei Aortenaneurysma blutiger Erguss	nichtsteroidale Antiphlogistika, Steroide erregerspezifische Therapie, sonst ▶ oben	B	II
Myokarditis	30			B B	IIa I
Aortenaneurysma	?		keine Perikardpunktion!	B	I
Lungeninfarkt	selten		nichtsteroidale Antiphlogistika	B	I
Pneumonie	?				
Ösophaguserkrankungen	selten				
Infektiöse Endokarditis		pathognomonisch für Klappenringabszess	Antibiotika, frühzeitiger Klappenersatz	B	I
Perikarditis bei Stoffwechselerkrankungen					
Niereninsuffizienz (Urämie)	häufig	virale, toxische und/oder auto-immunologische fibrinöse Entzündung bei Niereninsuffizienz; seröser, cholesterinreicher Erguss bei Myxödem	bei größeren Ergüssen Perikardpunktion und Instillation von Triamcinolon, Therapie der Grunderkrankung	B B	I I/IIc
Myxödem	selten				
Addison-Krise	selten				
Diabetische Ketoazidose	selten				
Andere Formen					
Cholesterinperikarditis	selten	Transsudation von Cholesterin nach Perikardverletzung, das eine sterile, serofibrinöse Entzündung verursacht	Perikardpunktion, Versuch mit intraperikardialem Triamcinolon	C	IIa
Bei hypertropher Kardiomyopathie	ca. 10%	meist kleine Ergüsse unklarer Genese	ggf. Antiphlogistika	C	IIa
Bei Schwangerschaft	selten	meist kleine Ergüsse unklarer Genese	vorsichtige Gabe von Diuretika	C	I
Perikarderguss bei Tumoren					
Primäre Herztumoren	selten	seröse oder fibrinöse, häufig hämorrhagische Begleitperikarditis durch die Infiltration maligner Zellen	Operation, falls möglich	C	I
Sekundäre metastasierende Tumoren	häufig		systemische Zytostatikatherapie; Perikardpunktion und intra-perikardiale Gabe von Cisplatin (50 mg/m²KO) oder Thiotepa; bei Lymphomen intraperikardiale Instillation von Triamcinolon (500–1000 mg)	B	I

Klinik und Verlauf. Der Verlauf einer Perikarditis wird in erster Linie von ihrer Genese geprägt. Bei **purulenter Perikarditis** stehen ein septischer Zustand des Patienten mit hohem Fieber und Schüttelfrost im Vordergrund. Bei den übrigen Perikarditiden kann eine Temperaturerhöhung bis 39 °C vorkommen. Zum Teil treten jedoch heftige präkordiale Schmerzen auf, die inspiratorisch verstärkt sind und durch Vornüberbeugen des Oberkörpers abgeschwächt werden. Häufig steht die perikardiale Erkrankung im Hintergrund der Allgemeinerkrankung und wird zufällig bei echokardiographischen oder radiologischen Untersuchungen entdeckt.

Jede akute Perikarditis kann in eine akut- oder chronisch-rezidivierende Verlaufsform übergehen, ohne dass dafür Risikofaktoren definiert sind (Sagrista-Sauleda et al. 1999). Während bei den akuten infektiösen Perikarditiden Erreger die Entzündung verursachen, sind ihre Rezidive meistens als sterile, postinfektiös autoimmune Erkrankung aufzufassen.

Diagnostik. Perikardreiben, leise Herztöne, Halsvenenstauung, periphere Ödeme einschließlich Aszites, niedrige arterielle Blutdruckwerte mit einem Pulsus paradoxus sind **klinische Zeichen** einer Perikardentzündung bzw. eines Perikardergusses.

Im **EKG** kann eine ST-Strecken-Hebung aus dem deszendierenden Teil der R-Zacke, eine Absenkung der PR-Strecke und bei großem Erguss mit einem „Swinging heart" auch ein elektrischer Alternans bestehen. Eine periphere und zentrale Niedervoltage ist ein Zeichen einer Perikarddtamponade und ensteht nicht durch eine große Ergussbildung per se (Bruch et al. 2001).

Die „bocksbeutelartige" Verbreiterung der Herzsilhouette im **Röntgenbild der Thoraxorgane** legt den Verdacht auf einen Perikarderguss nahe.

Die **Echokardiographie** stellt heute die sensitivste Methode zur Diagnose eines Perikardergusses dar. Selbst kleine Ergussmengen von 5–10 ml können sicher festgestellt werden. Man unterscheidet je nach Ausdehnung und Organisationsgrad des Ergusses 6 Typen (Horowitz et al. 1974). Die Echokardiographie mit **Doppler-Untersuchung** kann wertvolle Hinweise liefern, insbesondere der Versuch der Abgrenzung von einer restriktiven Kardiomyopathie (Hatle et al. 1989).

Perikardiozentese. Eine Aufklärung der Ätiologie und Pathogenese ermöglicht in vielen Fällen die Perikardiozentese (Perikardpunktion) mit anschließender mikrobiologischer, serologischer, laborchemischer, immunologischer und zytologischer Untersuchung des Punktates (Tabelle 8-2). Diese sollte v. a. bei dem Verdacht auf eine purulente Perikarditis sowie bei unerklärten chronischen und rezidivierenden Perikarditiden/Perikardergüssen durchgeführt werden. Sie ist ein Muss bei der Perikardtamponade (Merce et al. 1998).

Perikardioskopie. Die Perikardioskopie kann gefahrlos ab einer Ergussmenge von etwa 200 ml durchgeführt

Tabelle 8-2. Differenzierung der Perikarditiden anhand der Punktatflüssigkeiten

Ergusstyp	Kennzeichen	Erkrankungen
Purulent	Granulozyten > 10.000/ml	eitrige Perikarditis
Transudat	Eiweiß < 3 g/l, LDH < 60% der Serum-LDH	Leberzirrhose Herzinsuffizienz
Exsudat – serös	Eiweiß > 3 g/l	idiopathische Perikarditis (post-)viral
	LDH > 60% der Serum-LDH	nach Myokardinfarkt postoperativ
	lymphozytenreich	bei Kollagenosen Tuberkulose
Exsudat – hämorrhagisch	Eiweiß > 3 g/l	neoplastisch
	Hämoglobingehalt im Erguss mindestens 2 g/dl, aber geringer als im venösen Blut	Idiopathisch
	LDH > 60% der Serum-LDH	(post-)viral
	z. T. lymphozytenreich	bei Kollagenosen
Exsudat – hämorrhagisch	Eiweiß > 3 g/l	Perforation
	Hämoglobingehalt im venösen Blut = Hämoglobingehalt im Erguss	Aortendissektion

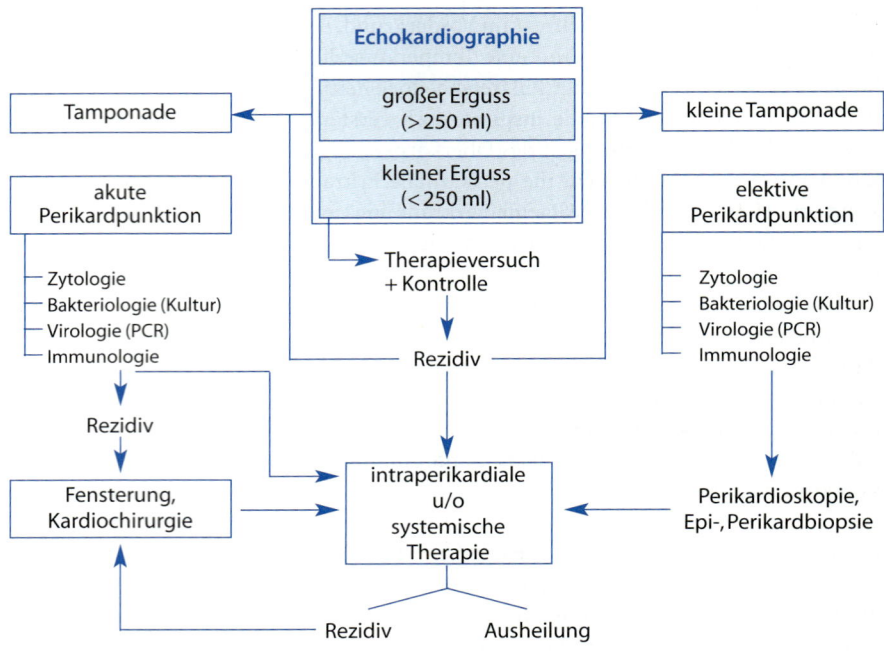

Abb. 8-1. Diagnostik und Therapie bei Perikarderguss

werden. Dabei wird ein Pigtail-Katheter in den Herzbeutel eingebracht und der Erguss entfernt. Über ein Endoskop können Epikard und Perikard inspiziert und auffällige Strukturen biopsiert werden. Dadurch konnte die diagnostische Aussagefähigkeit der Perikardiozentese deutlich gesteigert werden (Maisch et al. 2001).

Herzkatheteruntersuchung. Eine Pericarditis constrictiva erfordert auch heute noch meist die invasive Diagnostik durch Herzkatheterismus, die häufig eine Endomyokardbiopsie zur Unterscheidung der restriktiven (infiltrativen) Kardiomyopathie beinhaltet.

Eine Synopsis des diagnostischen Ablaufs ist in Abb. 8-1 vorgegeben: In Abhängigkeit von der Größe des im Echokardiogramm validierten Ergusses und dem Auftreten einer Tamponade ist die Ergusspunktion dringlich oder elektiv vorzusehen. Bei kleinen Ergüssen kann zunächst ein Therapieversuch mit Antiphlogistika unternommen werden, bevor eine diagnostische Perikardpunktion angestrebt wird.

8.2 Allgemeine Aspekte der Therapie

Die Therapie der Perikarditis und des Perikardergusses hängt stark von der Ätiologie und Genese ab. Deshalb sollte der Behandlung immer eine ausreichende Diagnostik möglichst mit Punktion des Perikardergusses oder Biopsie des Perikards und Epikards vorausgehen.

Die häufig starken Schmerzen der Perikarditis sprechen in der Regel auf die Gabe von **nichtsteroidalen** **Antiphlogistika** besser an als auf Morphinderivate. In der allgemeinen antiinflammatorischen Therapie wird heute vermehrt **Colchicum** als Therapie bereits beim ersten Auftreten eines Ergusses eingesetzt (Übersicht 8-3) (Adler et al. 1998a).

 Cave

Vorsicht ist bei der Gabe von Antikoagulanzien geboten, da therapeutische Dosierungen von Cumarinderivaten bzw. Heparin im Rahmen der perikarditischen Exsudation zu Einblutungen in den Herzbeutel führen können. Eine niedrig dosierte Heparingabe kann jedoch durchgeführt werden.

8.2.1 Perikardtamponade

Eine sofortige Intervention erfordert die Perikardtamponade, da sie durch Kompression meist des rechten Ventrikels, aber auch des rechten und/oder linken Vorhofes zur Füllungsbehinderung der Kammern mit Halsvenenstauung, Pulsus paradoxus, Abfall des arteriellen Blutdruckes und einem kardiogenen Schock führt. Die wichtigsten Ursachen für eine Perikardtamponade sind in Übersicht 8-1 aufgeführt.

Perikardiozentese. Die Diagnose wird echokardiographisch, v. a. aber klinisch (Tachykardie, Hypotonie, Halsvenenstauung) gestellt. Eine große Ergussmenge allein sollte nicht zur Diagnose einer Perikardtamponade verleiten, da bei rascher Entwicklung des Ergusses selbst

> **Übersicht 8-1**
> **Ursachen der Perikardtamponade**
>
> - neoplastische Erkrankungen
> - iatrogen (aortokoronare Bypassoperation etc.)
> - idiopathische (virale) Perikarditiden
> - Urämie
> - akuter Myokardinfarkt (v. a. bei Antikoagulation)
> - bakteriell, tuberkulös
> - nach Bestrahlung
> - Postperikardiotomiesyndrom
> - Vaskulitiden, Kollagenosen

> **Übersicht 8-2**
> **Häufigste Ursachen der Pericarditis constrictiva**
>
> - nach Hämoperikard
> - idiopathisch
> - tuberkulös
> - urämisch
> - rheumatoide Arthritis und Lupus erythematodes
> - neoplastische Infiltration des Perikards
> - nach mediastinaler Bestrahlung
> - nach bakterieller und mykotischer Perikarditis

100 ml zur Tamponade führen können, andererseits bei langsamer Entstehung 2 l Erguss klinisch keine Tamponadezeichen hervorrufen müssen (Fowler 1993).

> **Praxistipp**
> Bei Perikardtamponade sollte nach Einleitung blutdruckunterstützender Maßnahmen durch Volumenzufuhr und ggf. der Gabe α-adrenerger Katecholamine umgehend die Perikardiozentese durchgeführt werden.

Dazu wird das Perikard in Lokalanästhesie unter Durchleuchtung subxiphoidal in Richtung rechtes Ohr punktiert und zur Drainage ein Pigtail-Katheter eingelegt. Ausnahmsweise kann auch in Richtung linkes Ohr, von apikal oder von präkordial punktiert werden, obwohl hierbei häufiger Komplikationen wie Pneumothorax, Verletzung der Koronararterien oder Punktion der rechten Kammer oder des rechten Vorhofes auftreten. Viele Zentren führen heute auch eine ultraschallgesteuerte Perikardpunktion in der Axillarlinie an der Stelle des kleinsten Abstands des Perikardergusses zur Kutis durch.

Bei wiederholtem Auftreten von die Hämodynamik beeinträchtigenden Perikardergüssen sollte die **Fensterung des Perikards** durch eine Ballonkathetertechnik (Ziskind et al. 1993) oder operativ erfolgen.

8.2.2 Pericarditis constrictiva

Bei der Pericarditis constrictiva kommt es zur chronischen Füllungsbehinderung des Herzens durch eine Fibrosierung und/oder Verkalkung des Perikards und/oder des Epikards. Die häufigsten Ursachen der Pericarditis constrictiva sind in ◘ Übersicht 8-2 aufgeführt. Eine Pericarditis constrictiva kann sich innerhalb von 3 Monaten nach dem/der initialen Perikardtrauma/-erkrankung entwickeln.

Klinisch imponieren meistens Zeichen der chronischen Rechtsherzinsuffizienz mit peripheren Ödemen, Aszites und auch Leberzirrhose, sowie, weniger spezifisch, chronische Müdigkeit, Dyspnoe und ggf. Brustschmerzen. Eine Kalksichel um die Herzsilhouette **kann** im Röntgenbild der Thoraxorgane erste Hinweise geben. Die sichere Diagnose erlaubt die Herzkatheteruntersuchung, bei der ein (enddiastolischer) Druckangleich in allen 4 Herzhöhlen auffällt und die Endomyokardbiopsie eine Abgrenzung zur restriktiven (infiltrativen) Kardiomyopathie ermöglicht (Myers u. Spodick 1999). Wichtige Hinweise für die Diagnose und auch die erforderliche operative Therapie kann heute die Computertomographie und Magnetresonanztomographie leisten (Rienmuller et al. 1993; Maisch et al. 2004).

Die Therapie besteht in der **(Teil-)Resektion des Perikards**. Die Letalität dieser Operation beträgt bis zu 20 %. Postoperativ tritt häufig eine akute Dilatation des Herzens auf, v. a. wenn es unter dem fibrosierten und/oder verkalkten Perikard zur Atrophie des Myokards gekommen ist (Rienmuller et al. 1985). Die akute Herzinsuffizienz kann mit Herzglykosiden sowie Vor- und Nachlastsenkung behandelt werden. Auch nach erfolgreicher Perikardresektion kann durch eine Epicarditis constrictiva erneut eine Rechtsherzinsuffizienz auftreten, deren Therapiemöglichkeiten sehr begrenzt sind (Kaemmerer et al. 1989).

8.3 Spezielle Therapie der Perikarditis und des Perikardergusses

8.3.1 Bakterielle, mykotische und protozoenassoziierte Perikarditis

Die meist mit hohem Fieber und septischem Krankheitsbild einhergehende Infektion des Herzbeutels durch Bakterien verursacht einen purulenten Perikarderguss. Perikarditiden durch Pilze, die v. a. bei immunsupprimierten Patienten auftreten, können klinisch auch mit geringen

Infektionszeichen verlaufen. Bei bakteriellen Infektionen der das Herz umgebenden Lunge, des infradiaphragmalen Abdomens, nach Herzoperationen, perkutaner Koronarangioplastie und Operationen im oberen Gastrointestinaltrakt sowie der Anlage epikardialer und sehr viel seltener auch endomyokardialer Schrittmachersonden muss mit dieser lebensbedrohlichen Erkrankung gerechnet werden. Weiterhin entsteht bei 10–15 % aller Patienten mit bakterieller Endokarditis durch Ringabszesse, Aneurysmarupturen oder Ruptur eines myokardialen Abszesses eine purulente Perikarditis. Dementsprechend sind Pneumokokken, Staphylokokken und Streptokokken besonders häufige Erreger (Goodman 2000).

> **Cave**
> Die Punktion des Ergusses bei bakterieller und mykotischer Perikarditis ermöglicht zwar die Diagnose, die Isolation des Erregers und die testgerechte antibiotische und antimykotische Therapie, die Infektion kann jedoch nur durch frühzeitige chirurgische Eröffnung des Perikards und Anlage einer Saugspüldrainage beherrscht werden (I, B).

Die alleinige Drainage des Ergusses nach Punktion und Instillation von antimikrobiellen Substanzen führt in der Regel nicht zum dauerhaften Erfolg.

Eine immunsuppressive Behandlung ist kontraindiziert.

Die Prognose der Erkrankung ist mit einer Letalität bis zu 50 % ernst, insbesondere wenn die chirurgische Intervention erst spät erfolgt.

Perikarditiden durch Protozoen sind selten. Die durch Amöben und Toxoplasmen (zunehmend im Rahmen einer Aids-Erkrankung!) induzierte Herzbeutelentzündung wird medikamentös im Rahmen der Allgemeininfektion behandelt. Infektionen mit Echinokokken (Zysten) und Zystizerken erfordern in der Regel neben einer medikamentösen antiparasitären Medikation die chirurgische Entfernung der Zysten, sofern diese ohne erneute Aussaat des Erregers erfolgen kann.

Die Therapie der Perikarditis bei Borreliose (Nachweis der DNA durch PCR in der Biopsie oder der Antikörper druch ELISA im Erguss oder Plasma) erfolgt mit einer 3-wöchigen intravenösen Therapie durch ein Cephalosporin der 3. Generation (I, C).

Die Therapie einer durch Q-Fieber (Rickettsien) oder durch Chlamydien hervorgerufenen Perikarditis kann mit einem Makrolidantibiotikum (z. B. Azithromycin) oder einem Tetrazyklin erfolgen (I, C).

Die Therapie beim Perikarderguss im Rahmen einer infektiöser (bakterieller) Endokarditis besteht neben einer gezielten Antibiotikabehandlung im raschen Herzklappenersatz.

Mit dem Rückgang der tuberkulösen Erkrankungen in Westeuropa ist auch die tuberkulöse Perikarditis selten geworden. Sie stellt aber in Entwicklungsländern immer noch eine bedeutende Komplikation der Tuberkulose dar. Die Diagnose kann durch Perikardpunktion und ggf. perikardioskopisch geführte Biopsie gesichert werden, ist aber klinisch auch bei einer Lungentuberkulose und Perikarderguss wahrscheinlich. Dennoch sind isolierte tuberkulöse Perikardergüsse nicht selten, sodass eine weitere wegweisende akute Organmanifestation an Lunge oder Niere nicht obligat ist. Die Adenosindeaminase (ADA) im Perikarderguss ist ein wegweisender diagnostischer Marker (Dogan et al. 1999). Die Therapie erfolgt mit einer tuberkulostatischen Viererkombination für mindestens 6 Monate (I, B). Zusätzlich führt die Gabe von 60 mg Prednison, v. a. zu Anfang der Behandlung, zu einer schnelleren klinischen Besserung (IIa, B). Ob die Steroidmedikation die Inzidenz und die Ausprägung einer Pericarditis constrictiva zu senken vermag, bleibt umstritten (Maisch et al. 1982) (Tabelle 8-3).

8.3.3 Virale Perikarditis

Als Erreger werden, ähnlich wei bei der Myokarditis, in erster Linie Coxsackieviren der Typen B und A, Echo-, Masern-, Röteln- und Mumpsviren sowie Parvovirus B19, Epstein-Barr- und Zytomegalievirus angenommen. Wegen der zeitlichen Verzögerung zwischen Virusinfektion und klinischer Manifestation gelingt in der Regel die Isolation des Virus aus dem Herzbeutel nicht, sodass nur serologisch und, bei epikardialer Biopsie, molekularbiologisch (PCR bzw. In-situ-Hybridisierung auf RNS von Entero-, Influenza-, Coxsackie und Hepatitis-C-Viren bzw. auf DNS von Adeno-, Epstein-Barr-, Herpes-simplex-, CMV und Parvovirus B19) Hinweise auf die Ätiologie gewonnen werden können (Satoh et al. 1993).

Die Therapie richtet sich nach dem klinischen Bild. Bei großem Erguss oder Tamponadezeichen muss eine Perikardiozentese, ggf. mit Perikardioskopie und Peri- sowie Epikardbiopsie durchgeführt werden (I, B).

Eine Schmerzlinderung ist meist durch Gabe von nichtsteroidalen Antiphlogistika zu erzielen, z. B.:
- Acetylsalicylsäure 2–3 g pro Tag
- Indometacin 100–200 mg pro Tag
- Colchicin 1–2 g pro Tag in der 1.–3. Woche, Erhaltungsdosis 1 g pro Tag über 3–6(–12) Monate (Adler et al. 1998b) (I, B)

Eine antivirale Behandlung von Perikarditiden mit Hyperimmunglobulinen (z. B. bei CMV-assoziiertem Perikarderguss) oder Interferon (α oder γ) wurde bisher nur in Kasuistiken beschrieben (IIa, C). Die prospektive Wertigkeit dieser Therapie, die bei Myokarditis in größeren Patientengruppen bereits angewendet wurde, bleibt für die reine Perikarditis noch zu validieren.

Ist die virale Genese aus Erguss (Isolation/PCR) oder Epikard (PCR) nicht zu sichern, kann wie bei der idiopathischen Perikarditis eine 3- bis 6-monatige Therapie

◻ Tabelle 8-3. Tuberkulostatische Basistherapie bei tuberkulöser Perikarditis (I, B)

Arzneistoff	Dosierung	Nebenwirkungen	Interaktionen
Isoniazid (INH)	5–10 mg/kgKG pro Tag, maximal 400 mg pro Tag	Hepatitis Neuropathie allergische Hautreaktionen hämolytische/aplastische Anämie Psychosen lupoide Reaktionen	Carbamazepin Phenytoin Phenobarbital Salizylate
Rifampicin (RMP)	10 mg/kgKG pro Tag	Hepatitis allergische Hautreaktionen thrombozytopenische Purpura hämolytische Anämie akutes Nierenversagen	Antikoagulanzien Verapamil orale Kontrazeptiva Corticoide Digitalis Theophyllin Chinidin
Streptomycin (SM)	0,5–1,0 g pro Tag, kumulativ maximal 30 g	Hörverlust Drehschwindel Ataxie Nephropathie Agranulozytose aplastische Anämie	andere Aminoglykoside
Pyrazinamid (PZA)	25 mg/kgKG pro Tag, maximal 2 g pro Tag	Hepatitis Erbrechen Arthralgien allergische Hautreaktionen Photosensibilisierung sideroblastische Anämie	urikosurische Pharmaka Ascorbinsäure Probenecid
Ethambutol (EMB)	25 mg/kgKG pro Tag	dosisabhängig: Retrobulbärneuritis Arthralgien allergische Hautreaktionen selten Transaminaseanstieg periphere Neuropathie	–

mit Colchicin sinnvoll sein (I, B). Diese kann auch die antivirale Therapie ergänzen.

8.3.4 Autoreaktive Perikarditis

Diese ist gekennzeichnet durch einen fehlenden Virusnachweis (Virusisolation negativ, negative PCR auf kardiotrope Erreger um Erguss und in der Epikardbiopsie, keine IgM-Titer gegen kardiotrope Viren im Perikardexsudat nachweisbar), aber durch lymphozytäre und mononukleäre Zellen in der Perikardflüssigkeit sowie Antikörper gegen Herzmuskelgewebe, insbesondere gegen sarkolemmale Proteine.

Die initiale Therapie erfolgt bei Ergüssen, die ohnehin einer Perikardpunktion unterzogen werden, durch eine einmalige intraperikardiale Instillation von 0,5–1 g Triamcinolon-Kristallsuspension und kann durch eine perorale Prednisolontherapie mit oder ohne Kombination mit Azathioprin bis zum völligen Verschwinden des Ergusses fortgeführt werden (◻ Übersicht 8-3) (Asplen u. Levine 1970). Alternativ kann hier eine perorale Colchicintherapie (1 mg pro Tag) für 3–9 Monate nützlich sein (I, B).

Übersicht 8-3
Behandlung der akuten, der rezidivierenden und der chronischen virusnegativen, meist autoreaktiven Perikarditis

— Therapie bei akuter, rezidivierender und chronischer virusnegativer Perikarditis:
  – Acetylsalicylsäure 2–3 g pro Tag
  – Indometacin 100–200 mg pro Tag unter gleichzeitiger Magenschutztherapie (z.B. mit Cimeti-

▼

din 200–400 mg pro Tag, Ranitidin 150–300 mg pro Tag oder Omeprazol 20–40 mg pro Tag) bis mindestens 1 Woche nach Verschwinden der Perikarditis/des Perikardergusses (I, B)
- Colchicin 2–3 mg pro Tag über 1 Woche; Erhaltungsdosis 1–2 mg pro Tag für 2–6 Monate (I, B); bei Auftreten von Diarrhöe Loperamid bei Bedarf und Dosisreduktion

— **Bei ungenügendem Therapieerfolg:**
- Corticosteroide, z. B. Prednison, beginnend mit 100 mg pro Tag über mindestens 1 Woche, treppenförmig abfallende Dosierung bis 25 mg pro Tag je nach Therapieerfolg, dann langsame Dosisreduktion um 5 mg pro Woche bis zum Verschwinden der Perikarditis/des Perikardergusses (I, C)
- evtl. überlappender Einsatz von nichtsteroidalen Antiphlogistika oder Colchicin kurz vor Beendigung der Corticosteroidtherapie

— **Bei wiederholt rezidivierender Perikarditis und chronischer Perikarditis unter konventionellen Antiphlogistika:**
- Versuch mit Colchicin, beginnend mit 3 mg pro Tag; Fortführung bis 1 Woche nach Verschwinden der Perikarditis (Adler et al. 1998a, b) (I, B)
- ggf. Kombination mit Glucocorticoiden (50–100 mg pro Tag Prednison), Therapiedauer meist 3–9 Monate, Blutbildkontrollen erforderlich (I, B)

— **Bei wiederholt rezidivierender und chronischer colchicinresistenter Perikarditis**
(mod. nach Asplen u. Levine 1970) (I, B):
- Kombinationstherapie aus

	Initial 3 Wochen	Weitere 3–6 Monate
Prednison	1,25 mg/kgKG pro Tag	0,30 mg/kgKG pro Tag
Azathioprin	2,00 mg/kgKG pro Tag	0,85 mg/kgKG pro Tag

- Die Gesamtleukozytenzahl sollte dabei nicht unter 3000/µl fallen.

— **Bei medikamentös therapierefraktärer chronischer Perikarditis:**
- Perikardfensterung oder Perikardektomie (chirurgisch) (I, B)
- transkutane Perikardfensterung (I, B)

— **Pericarditis constrictiva:**
- Perikardektomie oder Teilperikardektomie (I, B)

8.3.5 Idiopathische Perikarditis

Die idiopathische Perikarditis stellt heute zahlenmäßig den größten Anteil an den Perikardentzündungen. Dies liegt auch daran, dass die meist durchgeführten Untersuchungen der Perikardflüssigkeit auf Eiweiß, Bakterien und die Ergusszytologie nicht ausreichen, um Diagnosen wie Virusperikarditis oder autoreaktive Perikarditis zu erhärten, weil nicht überall molekularbiologische Verfahren und immunserologische Untersuchungen zur Verfügung stehen. Diese sind aber die Voraussetzung für eine differenzierte Diagnostik. Die modernen Untersuchungsmethoden sowie serologische und molekularbiologische Techniken konnten einerseits eine virale Ätiologie für die bisher als idiopathisch geltenden Erkrankungen nahe legen (Satoh 1993), pathogenetisch werden andererseits nach Elimination der Viren am ehesten zelluläre und humorale Immunreaktionen für die Entzündung der Perikardblätter verantwortlich gemacht (Maisch 1992). Insofern gilt auch hier nach Ausschluss kardiotroper Erreger im Perikard das unter autoreaktiver Perikarditis ausgeführte Therapieschema.

Therapeutisch steht bei der nichtinfektiösen, am ehesten autoimmunen Genese der Erkrankung die Behandlung mit **nichtsteroidalen Antiphlogistika** (I, B) im Vordergrund, z. B.
— Acetylsalicylsäure 2–3 g pro Tag
— Indometacin 100–200 mg pro Tag
— Colchicin 2–3 g pro Tag über 1–3 Wochen, Erhaltungsdosis 1–2 g pro Tag über 3–6 Monate

Bei unzureichendem Behandlungserfolg können **Glucocorticoide** (Prednison 100 mg für 3 Tage bis zu 3 Wochen, dann treppenförmige Dosisreduktion unter klinischer und echokardiographischer Kontrolle der Perikarditis; Medikation bis mindestens 1 Woche nach Verschwinden der Perikarditis fortführen) oftmals das Krankheitsbild kennzeichnen. Eine Begleitmedikation zum Schutz der Magenschleimhaut, insbesondere bei zusätzlicher Einnahme von nichtsteroidalen Antirheumatika, (z. B. H_2-Rezeptor-Antagonisten oder Protonenpumpeninhibitor) und zur vorbeugenden Osteoporosebehandlung (Biphosphonate) ist obligat.

Große Ergussmengen, insbesondere mit Tamponadezeichen, erfordern die Perikardpunktion und ggf. die Perikardioskopie mit Epikardbiopsie.

> **Praxistipp**
> Eine intraperikardiale Instillation von kristalloiden Glucocorticoiden (Triamcinolonacetat 500–1000 mg, z. B. Volon A) erbringt bei idiopathischer Perikarditis gegenüber der systemischen Gabe den Vorteil einer initial hohen Lokaldosis mit nur geringen systemischen Nebenwirkungen und macht eine Fortführung der Therapie durch weitere perorale Behandlung mit Corticosteroiden meist nicht notwendig (Maisch et al. 2001, Maisch et al. 2002a). Es sollte aber eine überlappende 3- bis 6-monatige Behandlung mit Colchicin erfolgen.

8.3.6 Perikarditis beim „Post-Cardiac-Injury-Syndrom"

Typischerweise tritt das „Post-cardiac-Injury-Syndrom" 2–4 Wochen nach Herzinfarkt oder Herzoperationen auf. Retrosternale Schmerzen, Fieber bis 39 °C, Leukozytose (Granulozytose), Perikardreiben und -erguss sowie beschleunigte Blutsenkung sind typische klinische und laborchemische Zeichen für die Erkrankung. Pathogenetisch werden zelluläre und humorale Autoimmunreaktionen gegen das Perikard und Epikard verantwortlich gemacht (Maisch et al. 1979). Die Erkrankung kann auch andere seröse Häute betreffen oder eine Pneumonitis mit sich bringen. Das Dressler-Syndrom (Postinfarktsyndrom) wie auch die Pericarditis epistenocardica haben durch die frühe Reperfusionstherapien (systemische oder lokale Lyse oder PTCA) deutlich in ihrer Inzidenz abgenommen (Indik u. Alpert 2000).

Das autoimmune Postinfarktsyndrom (Dressler) ist von der Perikarditis epistenocardica bei transmuralem Infekt (entzündungs- und nekrosebedingt) und der frühen autoimmunen Perikarditis durch Boosterung präexistenter Antikörper differenzialdiagnostisch abzugrenzen.

Die Therapie wird in gleicher Weise wie bei der idiopathischen Perikarditis durchgeführt. Bei etwa 1 % der Patienten mit Postkardiotomiesyndrom muss mit der Entwicklung einer Perikardtamponade gerechnet werden, die eine umgehende Perikardiozentese erfordert.

8.3.7 Urämische Perikarditis

Am häufigsten erleiden Patienten mit Niereninsuffizienz kurz vor oder nach dem Beginn einer Hämodialysebehandlung eine Perikarditis. Dabei wurden Virusinfekte, toxisch wirkende retinierte Substanzen und immunologische Reaktionen als Ursache für eine Entzündung des Perikards verantwortlich gemacht (Gunukula u. Spodick 2001). Mit einer hämodynamisch wirksamen Ergussbildung ist bei etwa 20 % der Patienten zu rechnen.

Eine Schmerzlinderung ist häufig durch den Beginn oder die Intensivierung der Hämodialysebehandlung zu erreichen. Dagegen ist die Reduktion der Ergussmenge durch diese Behandlung meist nicht zu erzielen (de Pace et al. 1984). Nichtsteroidale Antiphlogistika führen zwar zur Normalisierung einer erhöhten Körpertemperatur, sind jedoch meist ungeeignet, Schmerz und Ergussmenge oder die Perikardtamponade zu beseitigen (Spector et al. 1983).

Bei der urämischen Perikarditis mit Ergussbildung hat sich gleichfalls die intraperikardiale Instillation von Corticosteroiden zur Beseitigung und Rezidivprophylaxe eines Ergusses als nützlich erwiesen. Nach Instillation von 50–100 mg Triamcinolonacetat (I, C) in den Herzbeutel wird der Perikardkatheter umgehend entfernt, um einer bakteriellen Infektion des Perikards vorzubeugen (Quigg et al. 1985).

8.3.8 Perikarditis bei Vaskulitiden und Kollagenosen

Patienten mit systemischem Lupus erythematodes zeigen autoptisch in bis zu 60 % Zeichen einer Perikarditis. Klinisch manifestiert sie sich jedoch nur bei 25 %. Eine Perikardtamponade ist sehr selten (bis 1 %) (Doherty u. Siegel 1985). Eine Therapie ist nur bei symptomatischen Patienten erforderlich (I, C), zunächst mit nichtsteroidalen Antiphlogistika, z. B.:
— Acetylsalicylsäure 2–3 g pro Tag
— Indometacin 100–200 mg pro Tag

Sollte die Perikarditis hierauf nicht ansprechen führt der Einsatz von Corticosteroiden (50–100 mg pro Tag, in abfallender Dosierung bis 1 Woche nach Verschwinden der Perikarditis) in der Regel zum Erfolg.

Bei Patienten mit rheumatoider Arthritis finden sich nur bei 10 % klinische Zeichen einer Perikarditis, obwohl echokardiographisch bei bis zu 50 % der Patienten im Verlauf der Erkrankung ein Perikarderguss nachweisbar wird. Nur symptomatische Patienten bedürfen einer Behandlung der Perikarditis (▶ oben).

 Cave
Die symptomatische Perikarditis bei Patienten mit rheumatoider Arthritis sollte engmaschig kontrolliert werden, da es bei etwa 25 % dieser Patienten rasch zur hämodynamisch wirksamen, auch hämorrhagischen Ergussbildung kommt. Die Entwicklung einer Pericarditis constrictiva im Gefolge der Perikarditis bei rheumatoider Arthritis tritt vergleichsweise oft auf und scheint durch die Anwendung von Corticosteroiden nicht zu verhindern zu sein.

Nur die Perikardektomie führt dann zur Verbesserung der klinischen und hämodynamischen Situation (Ziskind et al. 1993).

8.3.9 Rezidivierend-akute Perikarditis, chronische Perikarditis

Ein besonderes Problem der Perikarditis besteht in der Rezidivfreudigkeit der Erkrankung. Hierfür scheinen autoimmunologische Pathomechanismen sowie ein zu frühes Absetzen der antiphlogistischen Therapie verantwortlich zu sein. Eine infektiöse Ursache findet sich in der Regel nicht. Ein Therapieschema für die akute, die rezidivierende und die chronische Perikarditis ist in ◘ Übersicht 8-3 (▶ oben) zusammengefasst.

8.3.10 Maligner Perikarderguss

Die seltenen primären Herztumoren (Rhabdomyosarkom, Angiosarkom, Mesotheliom, Teratom, Fibrosarkom) sowie die Infiltration des Perikards durch lokales Tumorwachstum oder Metastasen eines Malignoms (v. a. Bronchialkarzinom, Mammakarzinom, malignes Melanom, Leukämien, Hodgkin- und Non-Hodgkin-Lymphome) führen in bis zu 85% zur perikardialen Mitbeteiligung mit Ausbildung von großen Ergussmengen und Zeichen der Perikardtamponade (Soler-Soler et al. 2001).

Bei Verdacht auf einen malignen Perikarderguss sollte nach Punktion und ggf. Perikardioskopie mit gezielter Epikardbiopsie ein Pigtail-Katheter in den Herzbeutel eingebracht werden. Zeigen die laborchemischen Untersuchungen (hämorrhagischer Erguss, spezifische Dichte >1,016 und Proteinkonzentration >3 mg/dl), die Ergusszytologie und/oder die Perikardbiopsie eine maligne Ursache des Ergusses, sollte zur Vermeidung eines frühzeitigen Rezidivs palliativ ein Zytostatikum (50 mg cis-Platin/alternativ: Mitoxantron) in den Herzbeutel instilliert werden. Nach 24–48 h kann die Perikardflüssigkeit und anschließend der Perikardkatheter entfernt werden. Alternativ kann auch über mehrere Tage Thiotepa intraperikardial gegeben werden (I, B).

Die Prognose ist in der Regel von der Grundkrankheit bestimmt. Rezidive werden mit dieser Therapie selten erlebt. Wenn diese dennoch auftreten, ist eine wegen der möglichen peritonealen Aussaat nicht ganz unproblematische chirurgische oder kardiologische Perikardfensterung möglich. Letztere erfolgt mit Hilfe eines durch den Punktionskanal vom Perikard nach abdominal durchgezogenen Valvuloplastiekatheters unter ausreichender Sedierung und Analgesie des Patienten.

8.3.11 Perikarditis nach Bestrahlung

Bereits während oder Monate nach der Therapie kann es durch die Bestrahlung des Herzens im Rahmen einer Radiatio bei Brustkrebs, Hodgkin und Non-Hodgkin-Lymphomen zu einem Strahlenschaden am Herzen kommen. Dieser manifestiert sich am häufigsten am Perikard, betrifft jedoch auch die Herzklappen (Insuffizienz), die Koronarien (Stenosen) und das Myokard (Myokardfibrose, die zu einer restriktiven Herzfunktionsstörung führen kann) (Benoff u. Schweitzer 1995). Je nach Strahlendosis und Applikationsmodalitäten ist mit Strahlenperikarditis bei 2–20% der Patienten zu rechnen. Nicht selten entwickelt sich Jahre später eine konstriktive Perikarditis. Da bei der Mantelfeldbestrahlung auch die Schilddrüse im Bestrahlungsfeld liegt, muss differenzialdiagnostisch ein Perikarderguss durch eine Hypothyreose sowie auch durch den Primärtumor ausgeschlossen werden (Perikardiozentese).

Therapeutisch können zur Schmerzbehandlung nichtsteroidale Antiphlogistika, bei deren Versagen auch Corticosteroide eingesetzt werden. Die Beendigung der Steroidtherapie muss unter häufigen Kontrollen vorgenommen werden, da sich Lungen- und Herzmuskelschäden als Folge der Bestrahlung unter dem Corticoidentzug häufig aggravieren.

Leitlinien – Adressen – Tipps

Leitlinien

Die bisher einzigen verfügbaren Leitlinien zum Management von Perikarderkrankungen stammen von der European Society of Cardiology und sind als „full text version" im Internet (www.escardio.org unter guidelines) und als „executive summary" im European Heart Journal verfügbar:
Maisch B, Seferovic P, Ristic A, Erbel R, Rienmüller R, Adler Y, Tomkowski W, Thiene G, Yacoub M, for the Task Force on the Diagnosis and Management of Pericardial Diseases of the European Society of Cardiology (2004) 25: 587–610

Internetadressen

www.carditis.com
www.escardio.org
www.herzstiftung.de

Tipps für Patienten

Bei Entzündungen von Herzmuskel (Myokarditis) oder des Herzbeutels (Perikarditis) sollten stärkere körperliche Belastungen (z. B. Sport) unterbleiben. Für Patientenkontakte und Veranstaltungen der ersten deutschen Patientenselbsthilfegruppe Kardiomyopathien und Perikarderkrankungen:
www.uni-marburg.de/herzzentrum

Literatur

Adler Y, Finkelstein Y, Guindo J, Rodriguez de la Serna A, Shoenfeld Y, Bayes-Genis A, Sagie A, Bayes de Luna A, Spodick DH (1998a) Colchicine treatment for recurrent pericarditis. A decade of experience. Circulation 97: 2183–2185

Adler Y, Guindo J, Finkelstein Y, Khouri A, Assali A, Bayes-Genis A, Bayes de Luna A (1998b) Colchicine for large pericardial effusion. Clin Cardiol 21: 143–144

Asplen CH, Levine HD (1970) Azathioprine therapy of steroid-responsive pericarditis. Am Heart J 80: 109–111

Benoff LJ, Schweitzer P (1995) Radiation therapy-induced cardiac injury. Am Heart J 129: 1193–1196

Bonnefoy E, Godon P, Kirkorian G, Fatemi M, Chevalier P, Touboul P (2000) Serum cardiac troponin I and ST-segment elevation in patients with acute pericarditis. Eur Heart J 21: 832–836

Bruch C, Schmermund A, Dagres N, Bartel T, Caspari G, Sack S, Erbel R (2001) Changes in QRS voltage in cardiac tamponade and pericardial effusion. Reversibility after pericardiocentesis and after anti-inflammatory drug treatment. JACC 38: 219–226

de Pace NL, Nestico PF, Schwartz AB, Mintz GS, Schwartz JS, Kotler MN, Swartz C (1984) Predicting success of intensive dialysis in the treatment of uremic pericarditis. Am J Med 76: 38–46

Dogan R, Demircin M, Sarigul A, Ciliv G, Bozer AY (1999) Diagnostic value of adenosine deaminase activity in pericardial fluids. J Cardiovasc Surg (Torino) 40: 501–504

Doherty NE, Siegel RJ (1985) Cardiovascular manifestations of systemic lupus erythematosus. Am Heart J 110: 1257–1265

Fowler NO (1993) Cardiac tamponade: a clinical or an echocardiographic diagnosis? Circulation 87: 1738–1741

Goodman LJ (2000) Purulent pericarditis. Curr Treat Options Cardiovasc Med 2: 343–350

Gunukula SR, Spodick DH (2001) Pericardial disease in renal patients. Semin Nephrol 21: 52–56

Hatle LK, Appleton CP, Popp RL (1989) Differentiation of constrictive pericarditis and restrictive cardiomyopathy by doppler echocardiography. Circulation 79: 357–370

Holzmann M (1965) Klinische Elektrokardiographie. Thieme, Stuttgart

Horowitz MS, Schultz CS, Stinson EB, Harrison DC, Popp RL (1974) Sensitivity and specificity of echocardiographic diagnosis of pericardial effusions. Circulation 50: 239–246

Indik JH, Alpert JS (2000) Post-myocardial infarction pericarditis. Curr Treat Options Cardiovasc Med 2: 351–356

Kaemmerer H, Sechtem U, Gross-Fengels W, Höpp HW (1989) Aktuelle Diagnose und Therapie der chronischen Perikarditis constrictiva. Med Klinik 84: 537–541

Maisch B (1992) Myocarditis and pericarditis – old questions and new answers. Herz 17: 65–70

Maisch B (1994) Pericardial diseases, with a focus on etiology, pathogenesis, pathophysiology, new diagnostic imaging methods, and treatment. Curr Opin Cardiol 9: 379–388

Maisch B, Berg PA, Schuff-Werner P, Kochsiek K (1979) Clinical significance of immunopathological findings in patients with postpericardiotomy syndrome. I. Relevance of antibody pattern. Clin Exp Immunol 38: 189–197

Maisch B, Maisch S, Kochsiek K (1982) Immune reactions in tuberculous and chronic constrictive pericarditis. Am J Cardiol 50: 1007–1013

Maisch B, Ristic AD, Rupp H, Spodick DH (2001) Pericardial access using the PerDUCER and flexible percutaneous pericardioscopy. Am J Cardiol 88: 1323–1326

Maisch B, Ristic AD, Pankuweit S (2002a) Intrapericardial treatment of autoreactive pericardial effusion with triamcinolone: the way to avoid side effects of systemic corticosteroid therapy. Eur Heart J 23: 1503–1508

Maisch B, Ristic AD, Pankuweit S, Neubauer A, Moll R (2002b). Neoplastic pericardial effusion. Efficacy and safety of intrapericardial treatment with cisplatin. Eur Heart J 23: 1625–1631

Maisch B, Seferovic PM, Ristic AD, Erbel E, Rienmüller R, Adler Y, Tomkowski WZ, Thiene G, Yacoub M (2004) Guidelines on the diagnosis and management of pericardial diseases. Eur Heart J 3: 1–28

Merce J, Sagrista-Sauleda J, Permanyer-Miralda G, Soler-Soler J (1998) Should pericardial drainage be performed routinely in patients who have large pericardial effusion without tamponade? Am J Med 105: 106–109

Myers RB, Spodick DH (1999) Constrictive pericarditis: clinical and pathophysiologic characteristics. Am Heart J 138: 219–232

Quigg RJ, Idelson BA, Yoburn DC, Hymes JL, Schick EG, Bernard DB (1985) Local steroids in dialysis-associated pericardial effusion. A single intrapericardial administration of triamcinolone. Arch Int Med 145: 2249–2250

Rienmuller R, Doppman JL, Lissner J, Kemkes BM, Strauer BE (1985) Constrictive pericardial disease: prognostic significance of a non-visualized left ventricular wall. Radiology 156: 753–755

Rienmuller R, Gurgan M, Erdmann E, Kemkes BM, Kreutzer E, Weinhold C (1993) CT and MR evaluation of pericardial constriction: a new diagnostic and therapeutic concept. J Thorac 8: 108–121

Sagrista-Sauleda J, Angel J, Permanyer-Miralda G, Soler-Soler J (1999) Long-term follow-up of idiopathic chronic pericardial effusion. N Engl J Med 341: 2054–2059

Satoh T (1993) Demonstration of the Epstein-Barr genome by the polymerase chain reaction and in situ hybridisation in a patient with viral pericarditis. Br Heart J 69: 563–564

Soler-Soler J, Sagrista-Sauleda J, Permanyer-Miralda G (2001) General cardiology: Management of pericardial effusion. Heart 86: 235–240

Spector D, Alfred H, Siedlecki M, Briefel G (1983) A controlled study of the effect of indomethacin in uremic pericarditis. Kidney Int 24: 663–669

Thould AK (1986) Constrictive pericarditis in rheumatoid arthritis. Ann Rheum Dis 45: 89–94

Ziskind AA, Pearce AC, Lemmon CC, Burstein S, Gimple LW, Hermann HC, McKay R, Block PC, Waldman H, Palacios IF (1993) Percutaneous balloon pericardiotomy for the treatment of cardiac tamponade and large pericardial effusions: description of technique and report of the first 50 cases. Am J Cardiol 23: 1–5

9 Chronisches Cor pulmonale

D. Beuckelmann, E. Erdmann

9.1 Grundlagen – 167

9.2 Therapie – 168
9.2.1 Allgemeine Therapieprinzipien – 168
9.2.2 Spezielle Therapie – 169
9.2.3 Therapie unter besonderen Umständen – 173

Literatur – 173

Das chronische Cor pulmonale ist eine sehr häufig verkannte Erkrankung bei Patienten mit Luftnot. Oft werden die Beschwerden dieser Patienten dann als psychogen verkannt, wenn Lungenfunktion und linksventrikuläre Pumpfunktion normal sind. Durch Zunahme der Patienten mit chronisch obstruktiver Bronchopneumopathie ist zu erwarten, dass die Zahl der Patienten mit pulmonaler Hypertonie ebenfalls steigen wird.

In der Therapie der primär pulmonalen Hypertonie hat sich mit Einführung der inhalativen Prostazyklintherapie sowie mit oral wirksamen Endothelinantagonisten ein völlig neues Therapieprinzip etablieren können (Hoeper et al. 2000). Neben der symptomatischen Besserung lassen diese Behandlungsoptionen hoffen, das auch die sehr schlechte Prognose der betroffenen Patienten gebessert werden kann.

9.1 Grundlagen

Definition

Der Begriff chronisches Cor pulmonale bezeichnet die infolge einer Lungenerkrankung aufgetretene Rechtsherzbelastung bis hin zur Insuffizienz. Die Weltgesundheitsorganisation definiert das Cor pulmonale pathologisch anatomisch als „rechtsventrikuläre Hypertrophie, verursacht durch Erkrankungen, die entweder die Funktion oder die Struktur der Lunge betreffen". Die pulmonale Hypertonie ist definiert als chronische Erhöhung des pulmonalarteriellen Mitteldrucks > 20 mmHg in Ruhe und > 30 mmHg unter Belastung.

Pathogenese und Ursachen

Pathogenese. Das pulmonale Gefäßbett weist eine grundsätzlich andere Physiologie der Widerstandsregulation als andere Gefäßprovinzen auf. Im Rahmen einer Hypoxämie kommt es im Gegensatz zur arteriellen Gefäßstrombahn im Pulmonalgefäßbett zur Vasokonstriktion (**Euler-Liljestrand-Reflex**). Darüber hinaus wird im Gegensatz zu anderen Organen in der Lunge bei steigendem Blutfluss durch aktive Gefäßerweiterung der Druck in der A. pulmonalis weitgehend konstant gehalten. Zusätzlich kommt es zur druckpassiven Rekrutierung der apikalen Gefäßabschnitte, wodurch der Gefäßwiderstand weiter vermindert werden kann. Bei der Regulation des vaskulären Tonus spielen Defekte der Endothelfunktion, der pulmonalen glatten Gefäßmuskulatur und zirkulierende Faktoren im Blut eine Rolle. Das pulmonalarterielle Endothel produziert verschiedene Mediatoren, die unter normalen Bedingungen den pulmonalvaskulären Tonus sowie die Proliferation glatter Gefäßmuskelzellen fein regulieren. Vasodilatierende Mediatoren umfassen NO-, prostazyklin- und heparinähnliche Mediatoren. Vasokonstriktorische und die Zellproliferation fördernde Faktoren umfassen Endothelin 1, Thromboxan und Serotonin.

Ursachen. Die häufigste Ursache (85 %) des Cor pulmonale ist die **chronisch obstruktive Bronchopneumopathie** (COPD; ▶ Kap. 19). Weitere Ursachen sind in der ◘ Übersicht 9-1 zusammengestellt.

Übersicht 9-1
Ursachen des chronischen Cor pulmonale

- **Cor pulmonale parenchymale (ausgedehnter Lungenparenchymschaden bzw. -parenchymverlust):**
  - chronische Bronchitis
  - Granulomatosen, Tuberkulose, Pneumokoniosen, Fibrosen
  - Bronchiektasen
  - Zystenlunge
  - Kollagenosen
  - allergische Alveolitiden
  - Asthma bronchiale
  - Emphysem (obstruktive und nichtobstruktive Formen)
  - Medikamente (Bleomycin, Busulfan, Methotrexat, Amiodarone, D-Penicillamin, Sulfasalazin)

- **Cor pulmonale vasculare (multiple Obstruktionen der Lungengefäße):**
  - rezidivierende Mikroembolien (z. B. postoperativ)
  - Angiitiden (z. B. Periarteriitis, systemischer Lupus erythematodes etc.)
  - primäre Pulmonalsklerose
  - primär vaskuläre pulmonale Hypertonie
  - chronische Höhenexposition
  - Medikamente (historisch: Fenfluramin und andere Appetitzügler)

- **Cor pulmonale bei funktionseinschränkenden extrapulmonalen Erkrankungen:**
  - Thoraxdeformitäten (z. B. extreme Kyphoskoliose, Trichterbrust)
  - Pickwick-Syndrom
  - Pleuraschwarte
  - Thorakoplastik
  - Zustand nach Lungenresektion
  - primäre alveoläre Hypoventilation
  - neuromuskuläre Erkrankungen (z. B. Poliomyelitis, progressive Muskeldystrophie)

Diagnostik und Klinik

Klinik. Das klinische Bild ist einerseits geprägt durch die Grunderkrankung (z. B. chronisch obstruktive Bronchopneumopathie oder Sklerodermie), andererseits tritt die Symptomatik des Cor pulmonale hinzu. Die Symptomatik des pulmonalen Hypertonus mit Cor pulmonale ist charakterisiert durch rasche Erschöpfbarkeit und verminderte Leistungsfähigkeit, Belastungsdyspnoe sowie in fortgeschrittenen Stadien Tachykardien bis hin zu Symptomen der Rechtsherzdekompensation mit peripheren Ödemen und gestauten Halsvenen. Da die langsame Erhöhung des pulmonalen Gefäßwiderstandes zunächst zu einer angepassten Hypertrophie des rechten Ventrikels mit fast normalen Füllungsdrucken führt, sind viele Patienten zunächst über lange Zeit kardial asymptomatisch. Erst wenn die manifesten Zeichen der Rechtsherzinsuffizienz auftreten (▶ unten), wird die Diagnose des chronischen Cor pulmonale gestellt.

Dekompensiertes Cor pulmonale. Das dekompensierte Cor pulmonale ist charakterisiert durch Dyspnoe, Tachykardie, Zyanose, betonten 2. Herzton und Pulmonalklappeninsuffizienz. Regelhaft ist ein hepatojugulärer Reflux nachweisbar. Die Prognose ist schlecht und hängt im Wesentlichen vom Ausmaß der pulmonalen Hypertonie ab. Bei einem Mitteldruck > 50 mmHg im kleinen Kreislauf beträgt die durchschnittliche Überlebensrate lediglich 2–3 Jahre. Allerdings ist bei Jugendlichen manchmal ein längerer Verlauf bekannt.

EKG. Das EKG ist eine insensitive diagnostische Methode, 50 % aller Patienten mit manifester pulmonaler Hypertonie weisen ein unauffälliges Ruhe-EKG auf. In fortgeschrittenen Stadien des Cor pulmonale kommt es jedoch zu den typischen EKG-Kriterien der rechtsventrikulären Hypertrophie wie Steil- bis Rechtstyp, SI/SII/SIII-Typ, positivem Sokolow-Index ($RV_1 + SV_5 \geq 1{,}05$ mV), biphasisches bis präterminal negatives T in V_1–V_3 sowie P dextroatriale.

Röntgen. Im Röntgenbild des Thorax gilt als Zeichen der pulmonalen Hypertonie die > 18 mm erweiterte, rechts absteigende Pulmonalarterie in Höhe des Zwischenbronchus. Daneben finden sich verstärkte vaskuläre Zeichen in den oberen Lungenzonen durch „Recruitment", Pleuraergüsse weisen auf das Vorliegen eines dekompensierten Cor pulmonale hin.

Echokardiographie. Echokardiographisch lassen sich beim Cor pulmonale eine Dilatation des rechten Ventrikels und des rechten Vorhofs im M-Mode und 4-Kammer-Blick nachweisen. Ausgezeichnet geeignet ist die **Doppler-Echokardiographie** zur Druckmessung im rechten Kreislauf, wenn eine Trikuspidalinsuffizienz vorliegt. Mit dem gepulsten oder cw-Doppler lässt sich der Druckgradient an der Trikuspidalklappe mit guter Reproduzierbarkeit bestimmen und hieraus der systolische Druck in der A. pulmonalis abschätzen.

Pulmonale Funktionsdiagnostik. Die Lungenfunktion dient der Diagnostik und Therapiekontrolle der zugrunde liegenden Lungenerkrankung, die Lungenperfusionsszintigraphie hilft, chronische Lungenembolien auszuschließen.

Rechtsherzkatheter. Die Rechtsherzkatheteruntersuchung ist die einzige Untersuchungsmethode, mit der direkt der Druck in der A. pulmonalis sowie der pulmonale Verschlussdruck gemessen werden können. Die invasive Messung erlaubt die Diagnostik einer latenten pulmonalen Hypertonie durch die Rechtsherzkatheteruntersuchung unter Belastung. In diesem Fall finden sich normale Drucke im rechten Kreislauf in Ruhe, unter Ergometerbelastung kommt es jedoch zu einem abnormen Anstieg des Mitteldruckes auf über 30 mmHg.

9.2 Therapie

9.2.1 Allgemeine Therapieprinzipien

Therapie der Grunderkrankung. An erster Stelle der therapeutischen Überlegungen muss die Behandlung der Grunderkrankung stehen, da es hierdurch häufig möglich ist, die pulmonale Hypertonie zu bessern oder zumindest einer Verschlechterung entgegenzuwirken. Hierzu zählt die antiobstruktive Therapie bei COPD, die Corticosteroidgabe bei interstitiellen Lungenerkrankungen sowie die Antikoagulation bei rezidivierenden Lungenembolien. Bei allergischen Alveolitiden sollte das Antigen soweit wie möglich vermieden werden. Nach medikamentös-induzierter pulmonaler Hypertonie (z. B. Busulfan, Methotrexat und Amiodaron) muss gefahndet werden. Zur speziellen Therapie der zugrunde liegenden Erkrankungen sei auf die entsprechenden Kapitel in diesem Buch verwiesen.

Reversibilitätsprüfung und/oder Medikamententestung. Vor Einleitung einer Therapie, die die Senkung des pulmonalen Drucks zum Ziel hat, sollte eine Reversibilitätsprüfung im Akutversuch durchgeführt werden. Diese Prüfung dient zur Klärung der Fragen:
- Liegt ein fixierter oder reversibler pulmonaler Hypertonus vor?
- Führt Sauerstoff zu einer signifikanten Drucksenkung?
- Führen Pharmaka zu einer signifikanten Drucksenkung?

Da die Variabilität des mittleren Pulmonalarteriendrucks relativ groß ist, ist eine Diagnosestellung und Prognoseabschätzung für den Einzelpatienten aus einer einzigen

Messung problematisch. Bei guter Beschallbarkeit ist die echokardiographische Untersuchung als Screening-Methode im Zusammenhang mit der unblutigen Messung des arteriellen Blutdrucks akzeptabel. Der Nachteil gegenüber einer invasiven Messung ist, dass das Herzzeitvolumen nicht mitbestimmt werden kann. In Zweifelsfällen ist daher angesichts der schlechten Prognose des Cor pulmonale die invasive Messung mittels Rechtsherzkatheter und Bestimmung des Herzzeitvolumens mit Medikamententestung gerechtfertigt.

9.2.2 Spezielle Therapie

Sauerstoff (B, I)

Durchführung. Nach der krankheitsspezifischen Therapie steht die Beseitigung oder Besserung der Hypoxämie durch Sauerstoffgabe an 2. Stelle. Die Gabe von Sauerstoff bessert nicht nur das Befindens der Patienten, sondern vermag auch die Prognose bei Patienten mit COPD nachhaltig zu verbessern.

> **!** Die Langzeit-O_2-Therapie ist die bisher einzige therapeutische Maßnahme, bei der in kontrollierten Studien eine Senkung der Letalität bei Patienten mit chronisch-obstruktiver Bronchopneumopathie und pulmonaler Hypertonie nachgewiesen wurde.

In 2 großen kontrollierten Studien zeigte sich, dass bei Patienten mit COPD und Hypoxämie (p_aO_2 < 50 mmHg) die Gabe von Sauerstoff die Überlebensrate bessern kann. Die MRC-Studie demonstrierte, dass die tägliche, über 15 h durchgeführte Sauerstoffgabe im Vergleich zur Kontrollgruppe zu einer Besserung der 4-Jahres-Überlebensrate von 25 auf 45 % führte. Die NIH-Studie zur gleichen Fragestellung wies nach, dass diesbezüglich eine 24-stündige Sauerstoffdauertherapie einen besseren Effekt hat als eine 12-stündige, nur nächtliche Gabe. Die 2-Jahres-Überlebensraten wurden in der Dauertherapiegruppe im Vergleich zur nächtlichen Applikation von 50 auf 75 % gebessert. Diese Studien (Nocturnal Oxygen Therapie Trial Group 1980; Stuart-Harris et al. 1981) haben somit klar belegen können, dass in dieser Patienten-Gruppe eine O_2-Gabe über möglichst lange Zeit während des Tages und der Nacht vorteilhaft ist. Weitere Untersuchungen ergaben, dass ein positiver Effekt insbesondere dann zu erwarten ist, wenn erst eine mittelgradige pulmonale Hypertonie (PA-Mitteldruck < 35 mmHg) vorliegt.

Indikation und Monitoring. Angestrebt wird die Sauerstoffgabe in einer Dosierung, die einen dauerhaften Anstieg des PO_2 auf > 60 mmHg gewährleistet.

> **!** Cave
> Wenn eine chronische O_2-Therapie erwogen wird, ist ein Langzeittest notwendig, in dem gezeigt werden muss, dass es durch eine derartige O_2-Zuatmung nicht zu einem kritischen Anstieg des CO_2 kommt.

Indikation und Entscheidungskriterien zur Anwendung der O_2-Langzeittherapie sind in den Empfehlungen der Deutschen Gesellschaft für Pneumologie zusammengefasst (◘ Übersicht 9-2).

> **Übersicht 9-2**
> **Indikation zur O_2-Langzeittherapie**
>
> — mehrfacher Nachweis eines PO_2 < 50–55 mmHg trotz optimierter Therapie der Grunderkrankung
> — sichere Anhebung des PO_2 > 60 mmHg unter O_2-Substitution
> — Kooperationsfähigkeit und Motivation des Patienten, die O_2-Therapie mindestens 16 h durchzuführen

Wenngleich der prognostisch positive Effekt bisher nur bei Patienten mit COPD gezeigt wurde, ist doch ratsam, in Analogie auch bei anderen pulmonalen Erkrankungen, die bei Hypoxämie mit p_aO_2-Werten < 50–55 mmHg zur Erhöhung des Pulmonalisdruckes geführt haben, die O_2-Langzeittherapie einzuleiten.

Medikamentöse Therapie

Antikoagulation

Eine chronische Antikoagulation, in der Regel mit Phenprocoumon, ist bei Patienten mit chronisch rezidivierenden Lungenembolien immer indiziert. Da die Ätiologie der primär pulmonalen Hypertonie immer noch unklar ist, stützen sich die bisherigen Behandlungskonzepte weitgehend auf die histologisch nachweisbaren Veränderungen der Lungenarterien. So finden sich bei einem beträchtlichen Anteil dieser Patienten Gerinnsel der kleinen Pulmonalarterienäste. Es ist unklar, ob es sich um kleine Embolien oder lokal entstandene Thrombosen handelt. Dieses war die Basis für den Einsatz der Antikoagulation bei Patienten mit primär pulmonaler Hypertonie. Inzwischen ließ sich nachweisen, dass durch eine derartige Antikoagulation wahrscheinlich auch die Prognose der Patienten gebessert wird (Fuster et al. 1984). Allerdings handelt es sich hierbei nicht um prospektive und kontrollierte Studien.

> **Praxistipp**
> Dennoch sollte bei Patienten mit primär pulmonaler Hypertonie mangels anderer sicherer langfristiger Therapieoptionen immer eine Antikoagulation durchgeführt werden. Angestrebt wird eine Ziel-INR von 2,0–3,0.

Vasodilatanzien

Die theoretischen Überlegungen zur Behandlung der pulmonalen Hypertonie mit Vasodilatanzien haben die Erwartungen nicht erfüllt. Untersuchungen wurden durchgeführt mit:
- Calciumantagonisten (Nifedipin, Diltiazem, Verapamil) (B, IIa)
- ACE-Hemmern (B/C, IIb bis III)
- direkten Vasodilatanzien (Hydralazin, Nitraten) (B/C, IIb bis III)
- α-Blockern (Prazosin, Phentolamin) (B/C, IIb bis III)
- $β_2$-Sympathomimetika (Salbutamol, Tirbutorol) (B/C, IIb bis III)

Häufig findet sich bei der akuten Testung eine effiziente und signifikante Pulmonalarteriendrucksenkung unter Therapie mit Calciumantagonisten. Gleichzeitig wird jedoch der systemische Gefäßwiderstand gesenkt. Rich et al. (1992) konnten in einem Kollektiv von Patienten mit primär pulmonaler Hypertonie bei 26 % einen signifikanten hämodynamischen Effekt einer Therapie mit hochdosierten Calciumantagonisten (Nifedipin 10–40 mg p. o.) im Akutversuch nachweisen. Diese Patienten zeigten unter fortgesetzter Behandlung mit Calciumantagonisten ein deutlich besseres Überleben als die Patienten, die auf die Therapie im Akutversuch nicht angesprochen hatten. Allerdings handelt es sich hierbei nicht um eine prospektive und kontrollierte Studie. Andere Untersuchungen ergaben keinen Vorteil dieser Behandlung. Es ist somit zulässig, bei Patienten mit pulmonaler Hypertonie den Effekt einer Calciumantagonistentherapie akut und chronisch zu überprüfen. Vorsicht ist hier jedoch angezeigt, da bei schwerer pulmonaler Hypertonie durch raschen Blutdruckabfall Todesfälle beschrieben sind.

Die Dauertherapie erfolgt mit:
- Nifedipin 30–240 mg p. o. pro Tag
- Diltiazem 120–900 mg p. o. pro Tag

Prostazyklin und Prostazyklinderivate (A, I)

Eine prospektive und randomisierte Studie an 81 Patienten mit primär pulmonaler Hypertonie (Barst et al. 1996), bei der die Hälfte der Patienten zusätzlich zur konventionellen Behandlung eine Prostazyklindauertherapie (**Epoprostenol**, Flolan) erhielt, zeigte eine signifikant bessere Prognose der Patientengruppe, die über einen Zeitraum von 12 Wochen die zusätzlich die Prostazyklininfusion bekam (Dosierung: durchschnittlich 9,2 µg/kgKG/min). Eine vergleichbare Besserung fand sich auch bei sekundären Formen einer pulmonalen Hypertonie im Rahmen einer systemischen Sklerodermie mit Lungenfibrose (Badesch et al. 2000). Der wesentliche Nachteil dieser Therapie liegt neben dem hohen Preis in der Notwendigkeit einer kontinuierlichen intravenösen Infusion mit zunehmender Tachyphylaxie.

Eine große Studie, die die Effektivität subkutaner Gaben eines **Prostazyklinanalogs (Treprostinid)** über 12 Wochen untersuchte, zeigte, dass die Patienten unter Therapie eine verbesserte Leistungsfähigkeit und pulmonale Hämodynamik gegenüber Plazebo aufwiesen. Die Substanz befindet sich derzeit bei der FDA im Zulassungsverfahren.

Ein neuerer therapeutischer Ansatzpunkt ist die Inhalation des stabilen Prostazyklinderivates **Iloprost**, um durch den inhalativen Applikationsweg eine selektive Vasodilatation der Pulmonalisstrombahn zu erreichen. Hoeper et al. (2000) wiesen bei 24 Patienten mit primär pulmonaler Hypertonie und schwerer Herzinsuffizienz über 1 Jahr eine signifikante Verbesserung der Leistungsfähigkeit und pulmonalen Hämodynamik nach. Die Inhalation erfolgt mittels eines speziellen Verneblers. Die applizierten Dosierungen schwanken in den verschiedenen Publikationen zwischen 2,5 und 10 µg 6- bis 9-mal täglich. In einer plazebokontrollierten Studie an über 200 Patienten über 12 Wochen wiesen Iloprost-behandelte Patienten eine signifikante Besserung der Herzinsuffizienz und des 6-Minuten-Gehtests auf (Olschewski et al. 2002). Inzwischen ist die Substanz für die Therapie der pulmonalen Hypertonie zugelassen (Ventavis).

Beraprost ist ein chemisch stabiles und oral wirksames Prostazyklinanalogon. Eine offene und unkontrollierte Dosierungsstudie zeigte eine signifikante Verbesserung der kardiopulmonalen Hämodynamik und der Schwere der Herzinsuffizienz (Nagaya et al. 1999). Der Effekt von Beraprost wird zur Zeit in einer großen multizentrischen Phase-III-Studie bei Patienten mit pulmonaler Hypertonie der NYHA-Klassen II und III untersucht.

Bosentan (B, IIa). Endothelin I (ET1) gehört zu den stärksten Vasokonstriktoren. Neben einer anhaltenden Kontraktion der Lungengefäße fördert es die Entstehung von Fibrosen und Entzündungsprozessen. Bei Patienten mit pulmonaler Hypertonie korreliert der Druck in der Arteria pulmonalis mit der Höhe der Endothelin-I-Spiegel. Bosentan ist ein **Antagonist von ET1** durch Blockade der Endothelinrezeptoren ET_a und ET_b, wobei lediglich die ET_a-Blockade klinisch relevant ist. Auf der Basis von 2 doppelblinden plazebokontrollierten klinischen Studien wurde gezeigt, dass durch Einnahme von 2-mal 125 mg Bosentan pro Tag eine signifikante Verbesserung der körperlichen Leistungsfähigkeit und ein signifikanter Abfall des pulmonalarteriellen Widerstandes zu erreichen ist (Channick et al. 2001). Eine abgeschlossen Phase-3-Studie bei Patienten mit primär pulmonaler Hypertonie und pulmonaler Hypertonie bei Kollagenose dokumentierte inzwischen auch eine Zunahme des komplikationsfreien Überlebens (Rubin et al. 2002). Als wesentliche Nebenwirkung fand sich bei 11 % der Patienten eine Leberwerterhöhung. Interaktionen mit Antikoagulanzien sind nicht beschrieben. Bosentan (Tracleer) ist zur Therapie der primär pulmonalarteriellen Hypertonie und der pulmonalen Hypertonie bei Sklerodermie zugelassen.

Neue Therapien der pulmonalen Hypertonie

Experimentelle Untersuchungen haben nachweisen können, dass die Patienten mit pulmonaler Hypertonie eine erhöhte Aktivität der Phosphodiesterase Typ 5 (PDE-5) Aktivität aufweisen. Tierversuche haben zeigen können, dass der PDE-5-Hemmer Sildenafil (Viagra) den pulmonalen Gefäßwiderstand und den Lungenarteriendruck senkt. Erste Studien weisen darauf hin, dass Sildenafil auch bei Menschen zu einer Senkung des pulmonalen Gefäßwiderstandes führt. Positiv hierbei ist, dass dies nicht mit einer Verschlechterung der Ventilations-Perfusions-Verteilungsstörung einhergeht. Zur endgültigen Bewertung bedarf es kontrollierter Studien an größeren Patientenkollektiven sowohl für die Monotherapie, als auch für die Kombination, z. B. mit inhalativem Iloprost. Sildenafil ist für die Therapie der pulmonalen Hypertonie bisher nicht zugelassen.

Weitere Vasodilatatoren werden in ihrer Wirkung auf den pulmonalen arteriellen Widerstand zur Zeit untersucht (Stickstoffmonoxid), Levosimendan). Der Einsatz dieser Substanzen muss jedoch zum jetzigen Zeitpunkt noch als ausschließlich experimentell angesehen werden.

Chirurgische Therapie

Drei chirurgische Therapieverfahren haben sich in den letzten Jahren in der Behandlung der chronisch pulmonalen Hypertonie mit Cor pulmonale etablieren können:
- pulmonale Thrombendarteriektomie
- Lungentransplantation
- Herz-Lungen-Transplantation

Pulmonale Thrombendarteriektomie (B, IIa)

Die elektive pulmonale Thrombendarteriektomie chronischer, nicht lysierter pulmonaler Thromboembolien hat eine deutlich geringere Sterblichkeit als die akute Thrombembolektomie im Rahmen einer fulminanten Lungenembolie. Bei fehlender Lyse großer Thrombembolien kommt es zur Organisation und Ausbildung fibröser Verbindungen zwischen Thrombus und Intima der Pulmonalarterienwand. Lediglich bei 1–2 % aller Patienten mit akuter Lungenembolie kommt es nicht zu einer mindestens partiellen Rekanalisation. Die Operation wird im Rahmen eines hypothermen Herz-Kreislauf-Stillstands bei extrakorporaler Zirkulation durchgeführt. Hierbei werden die Pulmonalishauptstännde sequenziell eröffnet und thrombendarteriektomiert. Wichtig hierbei ist, dass neben dem intraluminalen Thrombus auch die subintimale Endatherektomie durchgeführt wird. Spezialisierte Zentren berichtet über eine perioperative Letalität von 10–15 % (Jamieson et al. 1998). Die Voraussetzen für die Durchführung einer Thrombendarteriektomie sind in Übersicht 9-3 zusammengestellt.

Übersicht 9-3
Indikation zur Thrombendarteriektomie bei chronischem Cor pulmonale

- pulmonale Hypertonie mit Cor pulmonale im Stadium NYHA III–IV
- pulmonaler Widerstand > 400 dyn · s · cm^{-5}
- Nachweis einer chronischen, nicht lysierten Thromboembolie in der Angiographie oder im Spiral-CT
- Befall der zentralen Pulmonalisstrombahn

Transplantation

Indikation und Wahl der Methode. Als Indikationen für die Lungentransplantation gelten ein irreversibles Lungenleiden aufgrund einer restriktiven oder obstruktiven Lungenerkrankung sowie die pulmonale Hypertonie im Endstadium mit einer durchschnittlichen Lebenserwartung von nicht mehr als etwa 12 Monaten.

Drei verschiedene Arten der Lungentransplantation werden durchgeführt:
- einseitige Lungentransplantation
- doppelseitige Lungentransplantation
- Herz-Lungen-Transplantation

In früheren Jahren wurde der Herz-Lungen-Transplantation zur Therapie des chronischen Cor pulmonale im Endstadium auf dem Boden unterschiedlicher Lungenerkrankungen Vorrang eingeräumt. Die wesentliche Schwierigkeit für die **isolierte Lungentransplantation** besteht darin, die myokardiale Funktion des rechten Ventrikels präzise abzuschätzen sowie seine Fähigkeit zur postoperativen Erholung und Rekompensation vorherzusagen. Trotz nichtinvasiver (Echokardiographie, Magnetresonanzsonographie) Methoden zur Abschätzung der rechtsventrikulären Auswurffraktion ist es bis heute nicht möglich, eine sichere Vorhersage über die myokardiale Kontraktilitätsreserve und Erholungsfähigkeit des schwer vorgeschädigten rechten Ventrikels nach Transplantation zu treffen. Die **Herz-Lungen-Transplantation** wurde bei dieser Indikation daher von den meisten Arbeitsgruppen bevorzugt eingesetzt.

Die neueren Erfahrungen mehrerer Zentren haben jedoch gezeigt, dass die rechtsventrikuläre Dysfunktion, auch ausgeprägten Ausmaßes, potenziell reversibel ist, sobald die erhöhte Nachlast durch Insertion eines neuen pulmonalen Kreislaufs, d. h. einer neuen Lunge, vermindert wird.

Die Zurückhaltung vergangener Jahre bezüglich einer **einseitigen Lungentransplantation** bei chronischem Cor pulmonale mit pulmonaler Hypertonie begründete sich in dem Phänomen des Hyperperfusionsschadens der transplantierten Lunge. Dieser wird dadurch hervorgerufen, dass der überwiegende Teil des Herzzeitvolumens unmittelbar postoperativ durch die transplantierte Lunge ausgeworfen wird und es hierdurch einerseits zu einem Lungenödem, andererseits zu einem Ventilations-Perfusions-Mismatch kommt. In den letzten Jahren haben sich jedoch zunehmend Hinweise dafür ergeben, dass auch bei Patienten mit schweren pulmonalen Hypertonien die einseitige Lungentransplantation ohne bleibenden Schaden durchgeführt werden kann.

Deutsche Autoren empfehlen die Durchführung einer einseitigen Lungentransplantation bei Cor pulmonale lediglich dann, wenn nachgewiesenermaßen eine noch ausreichende rechtsventrikuläre Pumpfunktion vorliegt. Diese Abschätzung ist jedoch, wie oben ausgeführt, schwierig. Aus diesem Grund wird die Indikation zur einseitigen Lungentransplantation oder Herz-Lungen-Transplantation im Bereich der Grenzindikationen oft schwer zu stellen sein. Erheblichen Einfluss auf die Entscheidungsfindung hat jedoch die Tatsache, dass wegen des Mangels an Spenderorganen eine Herz-Lungen-Transplantation kaum noch durchführbar ist, sodass zunehmend auf Einzelorgantransplantationen ausgewichen werden muss.

Voraussetzungen. Die Selektionskriterien für Transplantatempfänger sind in Übersicht 9-4 aufgeführt.

Prognose. Patienten nach einseitiger Lungentransplantation haben eine deutlich bessere Prognose, als es dem natürlichen Krankheitsverlauf entspricht. So werden aus größeren Zentren 1-Jahres-Überlebensraten von 70 % und 2-Jahres-Überlebensraten um 60 % berichtet. Aufgrund der kürzeren Erfahrung als mit der Herztransplantation kann über die langfristige Prognose und langfristige Komplikationen, z. B. die Bedeutung der Bronchiolitis obliterans, zum jetzigen Zeitpunkt noch keine Aussage getroffen werden. Ob die immunologisch hochaktive und mit der Außenwelt in Verbindung stehende transplantierte Lunge auf Dauer eine ebenso gute Langzeitprognose aufweisen wird wie das transplantierte Herz, muss zum jetzigen Zeitpunkt daher noch offen bleiben.

Insgesamt sind die therapeutischen Möglichkeiten bei Cor pulmonale in Abb. 9-1 schematisch zusammengefasst.

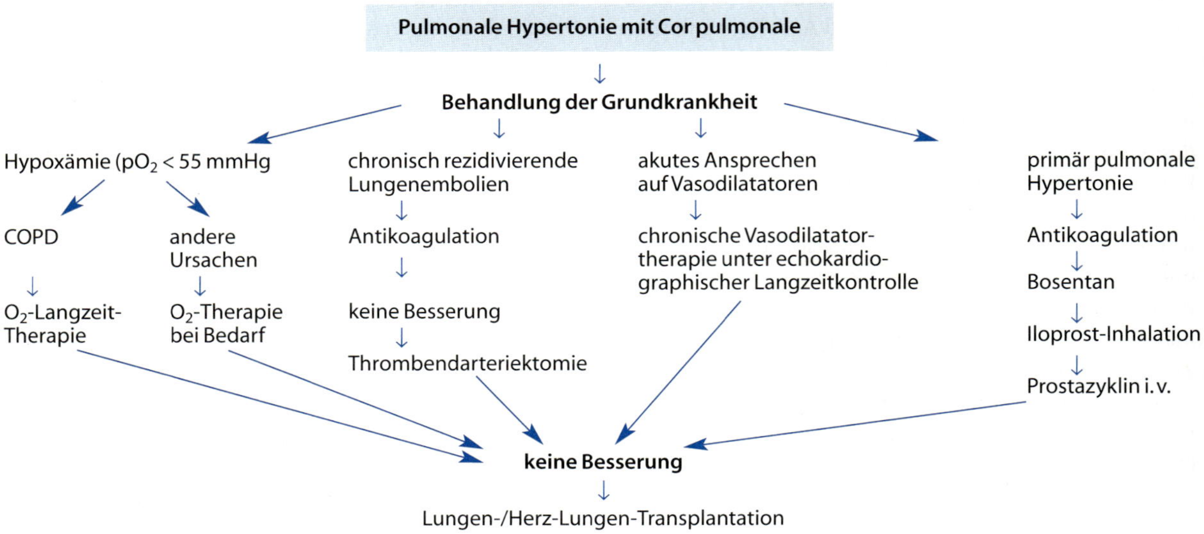

Übersicht 9-4
Voraussetzungen für die Lungentransplantation

- terminale Lungenerkrankungen mit Zeichen der Krankheitsprogression und einer Lebenserwartung < 12–18 Monaten
- keine anderen systemischen Erkrankungen
- keine signifikante koronare Herzerkrankung
- keine Kontraindikation gegen eine Immunsuppression
- psychologische Stabilität, keine Zeichen einer Alkohol-, Medikamenten- oder Drogenabhängigkeit
- ambulante Patienten, ggf. unter O_2-Gabe
- keine präoperative systemische Corticosteroidtherapie wegen der Infektionsgefahr
- einseitige Lungentransplantation:
  - Alter ≤ 60 Jahre
  - keine chronisch infektiösen Lungenerkrankungen (chronische Bronchitis, Bronchiektasen, zystische Lungenfibrose)
- bilaterale Lungentransplantation:
  - Alter ≤ 50 Jahre

Abb. 9-1. Therapiealgorithmus bei Cor pulmonale

9.2.3 Therapie unter besonderen Umständen

Rechtsherzinsuffizienz

Das kompensierte Cor pulmonale ohne Herzinsuffizienz bedarf keiner spezifischen kardialen Therapie. Hier ist die Senkung des pulmonalen Hochdrucks neben der Behandlung der Grunderkrankung ausreichend.

Diuretika. Ist eine Belastungsherzinsuffizienz aufgetreten, ist ein therapeutischer Versuch mit Diuretika gerechtfertigt, z. B. Hydrochlorothiazid 25 mg pro Tag p. o. In der Regel sollte eine Kombination mit einem kaliumsparenden Diuretikum erfolgen, z. B. mit Triamteren in Dytide H oder Amilorid in Moduretik. Bei Patienten mit dekompensiertem Cor pulmonale und hydropischer Rechtsherzinsuffizienz ist die Gabe eines Schleifendiuretikums meist unumgänglich, z. B. Furosemid 40–160 mg oder Torasemid 10–40 mg.

Herzglykoside. Digitalisglykoside sind bei isolierter Rechtsherzinsuffizienz meist ohne großen therapeutischen Nutzen. Liegt aber gleichzeitig eine Linksherzinsuffizienz vor, können deren Symptome durch Digitalis oft gebessert werden. Darüber hinaus treten Arrhythmien durch Digitalis bei der Rechtsherzinsuffizienz häufiger auf. Das tachyarrhythmische Vorhofflimmern oder -flattern ist jedoch auch beim Cor pulmonale eine Indikation zur Digitalistherapie mit dem Ziel der Frequenzreduktion.

Dekompensiertes Cor pulmonale

Beim dekompensierten Cor pulmonale werden in der Regel **Diuretika** zur Ausschwemmung der Ödeme und zur Senkung des pulmonalarteriellen Widerstandes intravenös gegeben. Bei Polyglobulie mit einem Hämatokrit über 60 % können **Aderlässe** hilfreich sein, wenngleich kontrollierte Studien hierzu nicht vorliegen. Daneben sinkt der Hämatokrit unter einer kontinuierlichen Sauerstofftherapie in der Regel von selbst ab. Der Hämatokritwert sollte jedoch nicht wesentlich unter 50 % gesenkt werden.

Die bei der Linksherzinsuffizienz oft günstig wirksamen **Vasodilatatoren** haben sich beim dekompensierten Cor pulmonale nicht bewährt, da der pulmonale Druck in der Regel geringer gesenkt wird als der systemische Druck und weil der rechte Ventrikel bei Cor pulmonale kritisch auf einen Abfall des koronaren Perfusionsdruckes reagiert.

Leitlinien – Adressen – Tipps

http://www.vh.org/
http://www.pph-primarypulmonaryhypertension.com/
http://www.nhlbi.nih.gov/labs/pulmonarycritcare/
http://www.pphcure.org/
http://www.mayo.edu./cv/wwwpg_cv/pul_cln/pulclnhp.htm
http://www.phcentral.org/

Literatur

Badesch DB, Tapson VF, McGoon MD et al. (2000) Continuous intravenous epoprostenol for pulmonary hypertension due to the scleroderma spectrum of disease. A randomized, controlled trial. Ann Intern Med 132: 425–434

Barst RJ, Rubin LJ, Long WA (1996) A comparison of continuous intravenous epoprostenol (prostacyclin) with conventional therapy for primary pulmonary hypertension. N Engl J Med 334: 296–301

Channick RN, Simonneau G, Robbins IM et al. (2000) Effects of the dual endothelin receptor antagonist bosentan in patients with pulmonary hypertension: a placebo-controlled study. Circulation 102: II100

Fuster V, Steele PM, Edwards WD, Gersh BJ, McGoon MD, Frye RL (1984) Primary pulmonary hypertension: natural history and the importance of thrombosis. Circulation 70: 580–587

Hoeper MM, Schwarze M, Ehlerding S et al. (2000) Long-term treatment of primary pulmonary hypertension with aerosolized iloprost, a prostacyclin analogue. N Engl J Med 342: 1866–1870

Jamieson SW (1998) Pulmonary thrombendarterectomy. Heart 79: 118–120

McLaughlin VV, Hess DM, Sigman J et al. (2000) Long term effects of UT-15 on hemodynamics and exercise tolerance in primary pulmonary hypertension. Eur Respir J 16: 394s

Nagaya N, Uematsu M, Okano Y et al. (1999) Effect of orally actice prostacyclin analogue on survival of outpatients with primary pulmonary hypertension. J Am Coll Cardio 34: 1188–1192

Nocturnal Oxygen Therapy Trial Group (1980) Continuous or nocturnal oxygen therapy in hypoxemic chronic obstructive lung disease: a clinical trial. Ann Intern Med 93: 391–398

Olschewski H, Simonneau G, Galie N, Higenbottam T, Naeije R, Rubin LJ, Nikkho S, Speich R, Hoeper MM, Behr J, Winkler J, Sitbon O, Popov W, Ghofrani HA, Manes A, Kiely DG, Ewert R, Meyer A, Corris PA, Delcroix M, Gomez-Sanchez M, Siedentop H, Seeger W (2002) Inhaled iloprost for severe pulmonary hypertension. N Engl J Med 347: 322–329

Rich S, Kaufmann E, Levy PS (1992) The effect of high doses of calcium-channel blockers on survival in primary pulmonary hypertension. N Engl J Med 327: 76–81

Stuart-Harris SH, Flenley DC, Bishof JM et al. (1981) Long term domiciliary oxygen therapy in chronic hypoxic cor pulmonale complicating chronic bronchitis and emphysema: report of the Medical Research Council Working Party. Lancet 1(8222): 681–686

10 Angeborene Herzfehler im Erwachsenenalter

D. Horstkotte, D. Fassbender

10.1	Allgemeine Beratung	– 175
10.2	Isolierte valvuläre Pulmonalstenose	– 177
10.3	Angeborene Aortenklappenstenose	– 177
10.4	Persistierender Ductus Botalli	– 178
10.5	Aortenisthmusstenose	– 178
10.6	Ventrikelseptumdefekt	– 179
10.7	Persistierendes Foramen ovale	– 179
10.8	Vorhofseptumdefekt	– 180
10.9	Fallot-Tetralogie	– 181
10.10	Nicht korrigierbare Herzfehler	– 181
	Literatur	– 182

Angeborene Herzfehler bei Erwachsenen sind für den Allgemeinmediziner, Internisten und Kardiologen zunehmend wichtig, da dank operativer Korrektur, zumindest aber Palliationsmöglichkeiten und verbesserter medikamentös-konservativer Therapie die Lebenserwartung der Mehrzahl auch jener Patienten erheblich verbessert wurde, die vor 30 Jahren nur selten das Erwachsenenalter erreichten. Dennoch bestehen postoperativ oft eine erhöhte Morbidität und Mortalität, Limitierungen der Belastung und spezielle Anforderungen an die Patientenführung.

Besondere Probleme bietet die Indikation zur Intervention bei bisher asymptomatischen Patienten oder oligosymptomatischen älteren Patienten, bei denen ein angeborener Herzfehler erst im fortgeschrittenen Lebensalter diagnostiziert wird, bzw. die Indikation zu Zweiteingriffen am Herzen nach unzureichender Palliation erwogen werden muss. Die Zahl dieser Patienten nimmt in den letzten Jahren deutlich zu.

Die Behandlung Erwachsener mit angeborenen Herzfehlern („grown-up congenital heart disease", GUCH) erfordert spezielle Kenntnisse, sodass sich an mehreren Herzzentren GUCH-Arbeitsgruppen etabliert haben, in denen sich u. a. Kardiochirurgen, Kinder- und Erwachsenenkardiologen die Behandlung der Patienten teilen. Vor kurzem wurde das Kompetenznetz „Angeborene Herzfehler" (KNAHS) genehmigt. Nach dem Aufbau der Netzwerkzentrale in Berlin werden von dort multizentrische Studien koordiniert und neue Leitlinien für die Diagnostik und Therapie angeborener Herzfehler erarbeitet.

10.1 Allgemeine Beratung

Die Beratung über zumutbare Belastungen erfordert im Einzelfall die Kenntnis der zentralen Hämodynamik. Wurden sog. Korrekturoperationen durchgeführt, ist zu berücksichtigen, dass diese mit wenigen Ausnahmen Palliativeingriffe darstellen. Nur Patienten mit frühzeitig operiertem Ductus Botalli, Vorhofseptumdefekt vom Secundum-Typ (ASD II) und isoliertem Ventrikelseptumdefekt (VSD) ohne residuale myokardiale Funktionsstörung, mit erhaltener Vorhofkontraktion und normaler zentraler Hämodynamik sind hinsichtlich ihrer körperlichen Belastbarkeit nicht limitiert und haben eine statistisch nicht reduzierte Lebenserwartung. Auch diese Patienten werden jedoch im postoperativen Spätverlauf häufig symptomatisch, insbesondere durch Arrhythmien. Gleiches gilt für die geringgradige, nicht interventionsbedürftige Pulmonalstenose (Druckverlust < 25 mmHg) (Hayes et al. 1993), während für den drucktrennenden VSD vereinzelt eine höhere Prävalenz von komplexen Arrhythmien und plötzlichen Herztodesfällen beschrieben wurde.

Große Hilfe kann der betreuende Arzt leisten bezüglich der beruflichen Eingliederung durch Beratung und Aufklärung über das Leistungsvermögen und die in der Regel überdurchschnittliche Leistungsbereitschaft insbesondere jüngerer Erwachsener mit angeborenen Herzfehlern (Horstkotte et al. 1993).

> **Praxistipp**
> Die Beurteilung von Belastbarkeit und Prognose von Patienten mit nicht korrigierten oder korrigierend operierten Herzfehlern ist nur individuell möglich, da im Einzelfall das Ausmaß der morphologischen Veränderungen von Myokard und herznahen Gefäßen, die zentrale Hämodynamik und der Einfluss des Korrekturzeitpunkts auf das funktionelle Ergebnis sehr verschieden sein können.

Aufenthalt in großen Höhen. Wegen des mit zunehmender Höhe über dem Meeresspiegel abfallenden Sauerstoffpartialdrucks sind Patienten mit **zyanotischen Herzfehlern** (Abnahme des paO_2) und **pulmonalvaskulärer Hypertonie** (reaktiver Anstieg der pulmonalvaskulären Widerstände, konsekutiver Abfall des pulmonalarteriellen O_2-Gehalts) Aufenthalte in Höhen >1000 m sowie Flüge, bei denen der Kabineninnendruck dieser Höhe entspricht, nicht zu empfehlen. Letzeres ist häufig selbst bei Inlandsflügen der Fall.

Vererbung. Es bestehen keine gesicherten Erkenntnisse darüber, dass – mit Ausnahme der genetisch determinierten Defekte (z. B. Marfan-, Noonen-, Holt-Oram-Syndrom) – ein erhöhtes Risiko besteht, angeborene Herzfehler weiterzuvererben. Dies gilt auch für den häufigsten zyanotischen Herzfehler, die Fallot-Tetralogie (Horstkotte et al. 1993). Andererseits wurde in einigen nichtkontrollierten Beobachtungsserien von Müttern mit zyanotischen Herzfehlern bei bis zu 14% der Patientinnen beobachtet, dass auch bei den Kindern zyanotische Herzfehler auftraten (Whittemore et al. 1983).

Schwangerschaft. Von einer Schwangerschaft sollte Patientinnen mit nicht korrigierbaren oder nur palliativ operierten Herzfehlern, bedeutsamen myokardialen Pumpfunktionsstörungen nach einer Korrekturoperation (NYHA III und IV) und pulmonalvaskulären Widerstandserhöhungen >800 dyn · s · cm^{-5} aus Fürsorgegesichtspunkten sowohl der Mutter (häufig funktionelle Verschlechterung während der Schwangerschaft, intrauteriner Fruchttod, perinatale Komplikationen) als auch dem erwünschten Kind gegenüber (erhöhtes Risiko von intrauterinen Schädigungen und Frühgeburten, verkürzte Lebenserwartung der Mutter) abgeraten werden (Whittemore et al. 1983). Die Geburt sollte unter lumbaler Epiduralnarkose spontan erfolgen.

Endokarditisrisiko. Die meisten Patienten mit angeborenen Herzfehlern haben ein erhöhtes, alle Patienten mit zyanotischen Herzfehlern ein beträchtliches Risiko, an einer bakteriellen Endokarditis zu erkranken. Palliative Operationen wie Shunt-Anlagen können dieses Risiko zusätzlich steigern. Die Indikation zur Anwendung der einschlägigen Empfehlungen zur Endokarditis-prophylaxe sind deshalb besonders sorgfältig anzuwenden (▶ Kap. 7).

Behandlungsplan bei pulmonalarterieller Hypertonie

Ist die kausale oder palliative Therapie eines angeborenen Herzfehlers nicht möglich oder nicht mehr sinnvoll („fixierte", d.h. nicht reversible pulmonalvaskuläre Widerstandserhöhung, Eisenmenger-Reaktion), sind zur Vermeidung einer Verschlimmerung des Krankheitsbildes folgende Aspekte zu berücksichtigen:
- Nikotinabstinenz
- regelmäßige Grippeschutzimpfungen
- frühzeitige und konsequente Therapie respiratorischer Infekte
- orale Antikoagulation (obligat nach rezidivierenden pulmonalen Embolien, wahrscheinlich auch sinnvoll zur Primärprophylaxe) (Fuster et al. 1984)
- körperliche Schonung zur Vermeidung eines Anstiegs des Herzminutenvolumens (HZV) und einer weiteren konsekutiven Steigerung der pulmonalarteriellen Drucke; kurzfristige Belastung kleiner Muskelgruppen zur Prävention muskulärer Atrophien sind dagegen wünschenswert
- medikamentöser Versuch zur Senkung der pulmonalarteriellen Drucke

Prüfung der pulmonalen Gefäßreagibilität. Voraussetzung für die Einleitung einer medikamentösen Behandlung der pulmonalarteriellen Hypertonie ist die Testung der Vasoreagibilität. Diese erfolgt unter kontinuierlichem Monitoring von HZV, pulmonalarteriellen Drucken und pulmonalvaskulären Widerständen meist mittels inhaliertem Stickstoffmonoxid (NO) oder aerolisiertem Prostazyklin, z. B.:
- NO-Atmung, aufsteigend 2, 5, 10, 20 ppmNO für jeweils 15 min
- Inhalation von Prostazyklinaerosolen, aufsteigend 10, 15, 20 µg Iloprost (Ilomedin)

Die Wirkung von Iloprost setzt nach wenigen Minuten ein und hält für 3–4 h an. Als Nachweis der Gefäßreagibilität gilt ein Abfall des Pulmonalarteriendrucks bzw. des pulmonalvaskulären Widerstandes um mehr als 20% des jeweiligen Ausgangswertes. Eine gesicherte Grenze für die Vasoreagibilität, ab der eine Therapie nicht mehr sinnvoll erscheint, ist bisher nicht etabliert. Allgemein wird eine pulmonalarterielle Drucksenkung <10 mmHg (bei konstantem oder ansteigendem HZV) als wenig erfolgversprechend angesehen, den klinischen Verlauf günstig zu beeinflussen.

Entschließt man sich zur Langzeittherapie, sind 3 Monate nach Therapiebeginn ergospirometrische Untersuchungen mit pulmonaler Druck- und Widerstandsmessung sinnvoll. Kann dabei kein andauernd günstiger hämodynamischer Effekt dokumentiert werden, sollte die z. T. nebenwirkungsreiche und kostenintensive Therapie beendet werden.

Die früher favorisierte Therapie mit Diltiazem (Dilzem) in hohen Dosierungen (z. B. 4-mal 180 mg pro Tag) ist bei Patienten mit primärer pulmonaler Hypertonie, aber nur selten bei Patienten mit angeborenen Herzfehlern und konsekutiver pulmonalarterieller Druckerhöhung erfolgreich.

Dagegen sind die im Folgenden besprochenen Therapieschemata erprobt, bislang aber spezialisierten Zentren vorbehalten.

Endothelrezeptorantagonisten (z. B. Bosentan). Dem ausgeprägt vasokonstriktorisch wirksamen Endothelin-1 kommt in der Pathogenese der pulmonalen Hypertonie wahrscheinlich zentrale Bedeutung zu. Bosentan ist ein oral applizierbarer Antagonist der Endothelrezeptoren ET_A und ET_B. Selektive ET_A-Antagonisten sind in der Erprobung.

In kleinen randomisierten Therapieserien zeigt sich ein nachhaltig günstiger Effekt auf funktionelle (Belastungstoleranz) und hämodynamische Parameter. Die Behandlung ist spezialisierten Zentren vorbehalten und wird initial mit 125 mg Bosentan pro Tag begonnen, aufgeteilt in 2 Tagesdosen, und bei guter Verträglichkeit nach etwa 4 Wochen verdoppelt.

Prostazykline (Epoprostenol, Flolan). Die bei pulmonalvenöser Hypertonie kontraindizierten Prostazykline (Prostaglandin I_2) erfordern wegen ihrer kurzen Halbwertzeit von nur 2–3 min eine kontinuierliche intravenöse Infusion, vorzugsweise über Port-Systeme. Eine Therapieunterbrechung kann schwerste Komplikationen (z. B. akutes Rechtsherzversagen) nach sich ziehen. Regelhaft tritt eine Tachyphylaxie mit der Notwendigkeit der Dosiserhöhung auf.

Die initiale Dosierung beträgt in der Regel 4–8 ng/kg/min. Bei Langzeitapplikation sind Tagesdosen von 11–70 μg/kgKG regelhaft erforderlich (Matthes et al. 2001).

Oral anwendbare Prostazykline (Beroprost) sind im Ausland zur Behandlung der primären pulmonalen Hypertonie zugelassen. Bei systemischer Anwendung ist die Nebenwirkungsrate beträchtlich.

Prostazyklinanaloga (z. B. Iloprost). Wegen der bi- bzw. triphasischen Elimination ist die Halbwertszeit dieser Substanz deutlich länger als für PGI_2. Die dadurch verlängerten Applikationsintervalle ermöglichen eine inhalative ambulante Therapie. Die Toleranzentwicklung bei Einsatz dieser Substanz ist gering. Die Tagesgesamtdosis beträgt bei Langzeitanwendung im Mittel 75–200 μg (1–3 μg/kgKG pro Tag) (Matthes et al. 2001). Die Nebenwirkungsrate bei inhalativer Anwendung ist gering.

Kombination von Iloprost und Sildenafil. Erste Untersuchungen zeigen einen erheblichen synergistischen Effekt, wenn Iloprost und Sildenafil (50 mg pro Tag) kombiniert werden (Ghofrani et al 2002).

Die Behandlung der manifesten Rechtsherzinsuffizienz folgt den etablierten Therapierichtlinien bei anderen Grunderkrankungen (▶ Kap. 5). Bei Patienten mit angeborenen Herzfehlern sind vor Therapiebeginn stets Erregungsüberleitungsstörungen mittels 24-Stunden-Holter-EKG auszuschließen.

Als Ultima Ratio bleibt die Herz-Lungen-Transplantation bzw. isolierte Lungentransplantation plus Korrektur des kausalen kardialen Defektes.

10.2 Isolierte valvuläre Pulmonalstenose

Grundlagen
Gelegentlich wird eine valvuläre Pulmonalstenose (PS) erst im Erwachsenenalter diagnostiziert. Die Prognose von Patienten mit valvulärer PS und/oder infundibulärer PS und einem transpulmonalen Druckgradienten von < 25 mmHg ist nicht limitiert, eine Intervention folglich nicht indiziert. Eine Progression der valvulären Obstruktion bzw. die Entwicklung einer reaktiven konzentrischen Hypertrophie der rechtsventrikulären Vorderwand und des Infundibulums (sog. kontraktiles Infundibulum) ist unwahrscheinlich, wenn bis zum 12. Lebensjahr der transpulmonale Druckverlust < 50 mmHg beträgt (Hayes et al. 1993).

Therapie
In Anlehnung an die inzwischen guten Erfahrungen mit anhaltend guten Langzeitergebnissen (geringe Restenosierungstendenz) bei Neugeborenen und Kindern (O'Connor et al. 1992) ist die Ballonvalvulotomie heute auch bei Erwachsenen Therapie der Wahl. Sie ist indiziert bei transpulmonalen Druckverlusten > 50 mmHg und wird mit Ballondurchmessern durchgeführt, die ca. um den Faktor 1,2 größer gewählt werden als der Pulmonalklappenanulus. Anzustreben sind primär residuale Druckgradienten < 25 mmHg. Mit der postinterventionellen Regression der Infundibulumhypertrophie nimmt der Gradient in aller Regel innerhalb von 3–6 Monaten, bei sehr hohen Ausflussbahngradienten binnen 1 Jahres weiter ab. Die Intervention ist in geübten Händen bei Erwachsenen risikoarm. Seltene Komplikationen sind trikuspidale Sehnenfadenabrisse, AV-Blockierungen und Herztamponaden. Eine leichte pulmonale Insuffizienz wird bei ca. 25 % der behandelten Patienten erzeugt.

10.3 Angeborene Aortenklappenstenose

Die Inzidenz der angeborenen Aortenklappenstenose (AS) beträgt 0,05 % der Neugeborenen, die Prävalenz der bivalvulären Aortenklappe etwa 1,5 %.

Die angeborene, während der Kindheit und Adoleszenz nicht operationsbedürftige AS weist eine erhebliche Tendenz zu morphologischen Veränderungen, späterer Progredienz der Obstruktion und eine hohe Endokarditisprädisposition auf. Eine Endokarditisprophylaxe ist stets erforderlich. Regelmäßige Verlaufskontrollen sind ab einem transaortalen Druckverlust > 0,4 mmHg/ml Schlagvolumen angezeigt. Die allgemeinen Therapieempfehlungen und der Indikationskatalog zur Operation folgen den Angaben bei erworbener AS (▶ Kap. 6).

Eine Ausnahme stellt die angeborene Aortenstenose mit einem transaortalen Druckverlust von 1,0–1,4 mmHg/ml Schlagvolumen dar. Diese ist im Gegensatz zu Patienten höheren Lebensalters bis in das junge Erwachsenenalter mit guten Ergebnissen mittels Ballonvalvulotomie zu therapieren, da die das Interventionsergebnis negativ beeinflussenden degenerativen/kalzifizierenden Veränderungen des Klappenapparates in dieser Altergruppe fast immer fehlen. Die Ballongröße wird anhand der echokardiographisch bestimmten Weite des Aortenklappenrings festgelegt.

Seltene Komplikationen dieser Intervention sind Ventrikelperforationen und schwere Aorteninsuffizienzen. Dagegen sind Komplikationen im Bereich des arteriellen Zugangs häufig.

10.4 Persistierender Ductus Botalli

Grundlagen
Die Inzidenz beträgt ca. 0,05 % aller Neugeborenen.

> **Praxistipp**
> Der vor Eintritt einer pulmonalvaskulären Widerstandserhöhung operativ oder spontan verschlossene Ductus Botalli apertus (PDA) bedarf keiner Therapie und prädisponiert nicht zur bakteriellen Endokarditis.

Wurde der PDA nach Eintritt einer irreversiblen pulmonalen Widerstandserhöhung verschlossen, sind die oben aufgeführten Behandlungsmaßnahmen zu berücksichtigen.

Ein erstmals im Erwachsenenalter diagnostizierter PDA ist hämodynamisch seitens der Lungenstrombahn wenig bedeutsam, da die Größe des Shunt-Volumens keine oder nur diskrete kardiopulmonale Symptome verursacht und systemarterielle Drucke offensichtlich nicht in die Lungenstrombahn vermittelt werden. Die chronische linksventrikuläre Volumenbelastung mag jedoch mit der Zeit eine Pumpinsuffizienz des linksventrikulären Myokards bewirken, die sich z. B. durch das erstmalige Auftreten von Vorhofflimmern manifestieren kann.

Aufgrund des Zugewinns an allgemeiner Lebenserwartung werden in den letzten Jahren betagte Patienten mit PDA ohne begleitende pulmonalarterielle Hypertonie vermehrt im Sinne einer Linksherzinsuffizienz kardial symptomatisch, wobei eine begleitende arterielle Hypertonie (linksventrikuläre Druckbelastung) die meist nur mäßige Volumenbelastung erheblich zu aggravieren scheint.

Therapie
Für die in dem vorgenannten Sinne symptomatisch werdenden Patienten, bei asymptomatischen Patienten mit einem Shuntvolumen ≥20 % (Qp/Qs ≥1,2) oder bei „zufällig" entdeckten, wenig symptomatischen Patienten mit PDA, bei denen eine konsekutive linksventrikuläre Dilatation >65 mm besteht, ist der **interventionelle Duktusverschluss** heute Therapie der Wahl (Schräder et al. 1999).

Die Auswahl des geeigneten Occluder-Systems richtet sich nach der Duktusmorphologie: bei kurzen, konischen (fenestrierten) Verbindungen sind meist Coils (Spiralsystem), bei ampullären, konisch elongierten, tubulären und multiplen konstringierten Dukten Amplatzer-Occluder oder Ivalon-Pröpfe vorteilhaft (Schräder et al. 1999).

Ist ein interventioneller Verschluss ausnahmsweise technisch nicht möglich, erfolgt die chirurgische Ligatur oder der Verschluss mittels transaortaler Patch-Plastik, die wegen Verkalkungen und Aneurysmata mit zunehmendem Alter der Patienten jedoch mit einem nicht unerheblichen perioperativen Risiko behaftet sind.

10.5 Aortenisthmusstenose

Grundlagen
Nach Korrektur einer Aortenisthmusstenose (Prävalenz 0,06 % aller Neugeborenen) sind Letalität und Morbidität vom Ausmaß einer evtl. persistierenden Obstruktion, bereits eingetretener myokardialer Schädigungen, begleitender Aortenklappenfehler (bikuspidale Aortenklappe, Aorteninsuffizienz) und vom Ausmaß des postoperativen Blutdruckabfalls abhängig.

Bei Erwachsenen mit interventionsbedürftiger Aortenisthmusstenose liegen postduktale Formen vor, wobei es sich meist um einen obliterierten Ductus Botalli (Lig. Botalli) handelt. Bei ca. 40 % dieser Patienten ist postinterventionell mit erhöhten Blutdruckwerten zu rechnen. Selbst bei Patienten ohne residualen Druckgradienten und ohne begleitende Aortenklappeninsuffizienz resultiert bei später Behandlung (2. oder 3. Lebensdekade) bei wenigstens 30 % keine Blutdrucknormalisierung.

Therapie
Mit zunehmendem Interventionsalter nimmt die Wahrscheinlichkeit einer postinterventionellen Blutdrucknormalisierung ab, sodass nach Diagnostik einer interventionsbedürftigen Aortenisthmusstenose (Druckgradient ≥40 mmHg bei altersentsprechend normalem Herzminutenvolumen) der Eingriff im Vorschulalter (2.–5. Lebensjahr) zu empfehlen ist (Clarkson et al. 1983). Jenseits des 45. Lebensjahrs ist die Wahrscheinlichkeit einer postoperativen Blutdrucknormalisierung gering, während die Risiken einer interventionellen Behandlung geringfügig, einer Operation beträchtlich ansteigen.

Katheterinventionelle Behandlung. Als primäre Therapie der Wahl isolierter Aortenisthmusstenosen im Kindes- wie im Erwachsenenalter ist die **Stentimplantation** anzusehen (Thanopoulos et al. 2000). Eine katheterinterventionelle Behandlung ist gegenüber einer Zweitoperation auch bei Rekoarktation nach initialer chirurgischer Therapie zu favorisieren (Magee et al. 1999), weil das Risiko des chirurgischen Rezidiveingriffs hoch ist, die Reoperation häufig unbefriedigende Ergebnisse liefert und eine Ballonangioplastie anhaltend gute Ergebnisse aufweist, wenn sie technisch korrekt durchgeführt wird. Rekoarktationen sind bei 5–10 % der operativ behandelten Aortenisthmusstenosen zu erwarten.

Bei Ballonangioplastien ist der Ballondurchmesser so zu wählen, dass er das 1,5fache des distalen Referenzsegmentes und das 3fache des Stenosedurchmessers nicht überschreitet. Möglicherweise muss mit einer erhöhten Inzidenz später auftretender Aneurysmata gerechnet werden, sodass grundsätzlich eine Langzeitkontrolle der so behandelten Patienten erforderlich ist.

Bei Aortenisthmusstenosen im Erwachsenenalter finden sich im Bereich des Isthmus und der proximalen Kollateralgefäße regelhaft Intimaverdickungen, bei 10–30 % konsekutive Aneurysmata, die allerdings nur eine geringe Tendenz zur Größenzunahme zeigen und selten rupturieren.

Chirurgische Therapie. Die Indikation zur Operation ist im fortgeschrittenen Lebensalter außer bei den seltenen Fällen mit peripherer Organischämie meist im Gefolge einer Progression der Koarktation bis hin zur Aortenatresie kritisch zu beurteilen. In aller Regel ist eine Stentimplantation zu favorisieren, auch wenn bisher offen ist, ob die Operation oder die perkutane transluminale Angioplastie mit adjuvanter Stentimplantation langfristig die besseren Ergebnisse liefert.

Gelingt es bei spät diagnostizierter Aortenisthmusstenose nicht, den Blutdruck in Ruhe bzw. unter alltäglichen Belastungen medikamentös befriedigend zu senken, ist nach individueller Risiko-Nutzen-Abwägung eine Operation auch in diesen Lebensabschnitten möglich. Eine Blutdrucknormalisierung wird hierdurch zwar nicht mehr erzielt, wohl aber wird der arterielle Hypertonus medikamentös besser therapierbar und einem kritischen Blutdruckanstieg unter Belastungsbedingungen entgegengewirkt, sodass die gefürchteten Spätkomplikationen (Apoplex, Ruptur zerebraler und aortaler Aneurysmen) häufiger verhindert werden können.

Medikamentöse Therapie. Die medikamentöse Therapie umfasst die **Endokarditisprophylaxe** (auch bei Rest- oder Rezidivstenosen sowie begleitenden Aortenklappenfehlern) und die Behandlung einer postoperativ persistierenden arteriellen Hypertonie. Neben einer verminderten Compliance der Gefäßwände ist wahrscheinlich sowohl eine Renin-Angiotensin- als auch eine sympathisch (Dysfunktion der Barorezeptoren) vermittelte Vasokonstriktion Ursache der ausbleibenden Ruheblutdrucknormalisierung selbst nach effizienter Beseitigung der Koarktation.

Bei etwa 50 % der jenseits des Kindesalters operierten Patienten mit Normalisierung der Ruheblutdruckwerte kommt es unter Belastung zu hypertensiven systolischen und/oder diastolischen Blutdruckwerten, sodass bei diesen Patienten eine Blutdruckmessung über 24 h und unter Ergometerbelastung durchgeführt werden sollte.

Bei Persistenz einer arteriellen Hypertonie unter Ruhebedingungen ist neben den allgemeinen Therapiemaßnahmen eine Behandlung mit Saluretika und ACE-Inhibitoren, evtl. zusätzlich mit Betarezeptorenblockern erforderlich (▶ Kap. 15). Liegt ausschließlich ein Belastungshochdruck vor, sind höhergradigere Belastungen zu unterlassen. Eine Monotherapie mit Saluretika oder Betarezeptorenblockern ist in diesen Fällen oft am effizientesten.

Zur Hochdrucktherapie bei nicht korrigierten Aortenisthmusstenosen sollte auf Vasodilatatoren verzichtet werden.

10.6 Ventrikelseptumdefekt

Grundlagen

Zu unterscheiden sind druckangleichende und druckreduzierende Ventrikelseptumdefekte (VSD). Beim druckangleichenden Ventrikelseptumdefekt bleibt der perinatale Widerstandsabfall in den Lungengefäßen aus, wenn keine gleichzeitig bestehende Pulmonalstenose den Druck reduziert. Unterbleibt ein Verschluss des Ventrikelseptums oder ein palliatives Banding der Pulmonalarterie, mündet die Erkrankung in die Eisenmenger-Reaktion. Die Patienten versterben überwiegend in der Kindheit oder der Adoleszenz, sodass dieser Herzfehler bei Erwachsenen nur selten beobachtet wird. Ventrikelseptumdefekte mit Pulmonalstenose werden im nächsten ▶ Abschnitt dieses Kapitels besprochen.

Therapie

Der druckreduzierende Ventrikelseptumdefekt hat eine gute Prognose, selbst wenn er sich nicht spontan verschließt und bis ins Erwachsenenalter persistiert. Er kann mit guter Erfolgsaussicht auch im Erwachsenenalter chirurgisch oder bei geeigneter Morphologie katheterrechnisch mittels Coils oder spezieller Occluder (Amplatzer) verschlossen werden, wobei die Interventionskriterien denen in der Kindheit entsprechen ($Q_P/Q_S > 1,3$).

Der kathetertechnische Verschluss ist eine komplexe Intervention und nach wie vor spezialisierten Zentren vorbehalten.

Die konservative Therapie besteht in der Endokarditisprophylaxe (▶ Kap. 7). Beim Auftreten von Zeichen einer Rechtsherzinsuffizienz ist eine Digitalisierung empfehlenswert und die Operationsindikation zu überprüfen.

10.7 Persistierendes Foramen ovale

Das im Embryonalkreislauf offene Septum primum lehnt sich im Gefolge der linksatrialen Druckerhöhung nach der Geburt dem Septum secundum an und fusioniert bei 75–80 % aller Menschen mit diesem. Es ist dann definitiv verschlossen.

Bei 20–25 % fusioniert es nicht, bleibt mobil und kann sich bei rechtsatrialer Drucksteigerung öffnen. Damit ist prinzipiell ein Rechts-Links-Shunt und konsekutiv eine Gerinnselverschleppung aus der venösen in die arterielle Strombahn möglich. Der Zusammenhang von **zerebrovaskulär embolischen Ereignissen** (stroke) und dem Nachweis eines persistierenden Foramen ovale (PFO) wird zunehmend häufig hergestellt, ist aber nach wie vor nicht abschließend gesichert.

Bei jungen Patienten ohne Nachweis einer anderen Schlaganfallursache ist nach subtiler klinischer Untersuchung die Indikation zum PFO-Verschluss seitens des Neurologen zu stellen. Die Altersgrenze wird kontrovers beurteilt; sie ist bei Patienten ohne auffällige kardiovaskuläre Risikofaktoren bei 50–55 Jahren zu ziehen. Ein kausaler Zusammenhang zwischen PFO und „Stroke" ist bei (hoch-)mobilem Vorhofseptum bzw. Vorhofseptumaneurysma wahrscheinlich.

Der katheterinterventionelle Verschluss ist bei entsprechender Erfahrung risikoarm und mit großem Erfolg möglich (Braun et al. 2002).

10.8 Vorhofseptumdefekt

Grundlagen

Den präatrialen Kurzschlussverbindungen, d.h. dem **Ostium-secundum-Defekt** (ASD II), dem **Ostium-primum-Defekt** (ASD I) und den **partiellen Lungenvenenfehlkonnektionen** (Sinus-venosus-Defekt, ASD II mit partieller Lungenvenenfehlmündung) ist das erhöhte pulmonale Zirkulationsvolumen bei erhaltenem Schutz der Lungenstrombahn vor „systemarterieller" Druckbelastung gemeinsam. Der ASD II ist der häufigste Herzfehler dieser Gruppe, insbesondere im Erwachsenenalter, da er oft bis ins 4. Lebensjahrzehnt asymptomatisch verläuft, kein Herzgeräusch verursacht und deshalb lange Zeit unentdeckt bleiben kann.

Therapie

Die Therapiestrategie wird hauptsächlich durch die Morphologie des Defektes bestimmt. Der Sinus-venosus-Defekt liegt posterior und kranial (hoher ASD) zwischen der Einmündung der Vena cava superior und der Fossa ovalis und ist zu mehr als 90 % mit einer partiellen Lungenvenenfehlmündung vergesellschaftet. Der Ostium-primum-Defekt ist Teil des Fehlbildungskomplexes des Atrioventrikularklappenkanals. Beide Defekte bleiben heute nur ausnahmsweise bis ins Erwachsenenalter undiagnostiziert. Sinus-venosus- und Ostium-primum-Defekte sind nur chirurgisch korrigierbar, während der Ostium-secundum-Defekt komplikationsarm und mit einer hohen Erfolgsrate katheterinterventionell verschlossen werden kann, solange er nicht von partiellen Fehlmündungen insbesondere der rechtsseitigen Lungenvenen begleitet ist (Häufigkeit 20–25 %).

Katheterinterventioneller ASD-II-Verschluss. Dieses Verfahren ist Therapie der Wahl, wenn keine begleitenden Fehlbildungen vorliegen und zur Verankerung der verschiedenen, heute verfügbaren Verschlusssysteme inferior und dorsal ein ausreichender Randsaum nachweisbar ist.

Der Verschluss ist aus hämodynamischen Gründen bei einem Verhältnis des pulmonalen (Q_P) zum systemischen Zirkulationsvolumen (Q_S) von $Q_P/Q_S > 1,5$ indiziert, da die Patienten während des bislang überschaubaren postinterventionellen Zeitraumes in der Regel asymptomatisch bleiben, normale rechtsventrikuläre Durchmesser und in einem hohen Prozentsatz auch ihren Sinusrhythmus behalten.

Die Indikation wurde früher strenger gestellt, als nur kardiochirurgische Interventionsmöglichkeiten bestanden und die Patienten eine kürzere Lebenserwartung hatten. Aufgrund der allgemeinen Verlängerung der Lebenserwartung ist heute davon auszugehen, dass auch Patienten mit einem Shunt-Volumen von ca. 30 % des Lungenflusses im fortgeschrittenen Lebensalter symptomatisch werden.

Die Implantation des Verschlusssystems erfolgt unter paralleler fluoroskopischer und transösophageal-echokardiographischer Kontrolle in Intubationsnarkose. Neben der Kontrolle einer optimalen Positionierung liefert die transösophageale Echokardiographie in geübten Händen auch zuverlässige Informationen bezüglich des Abstands des zu implantierenden Systems zu kardialen Strukturen (z. B. Koronarsinus und Mitralklappe), die durch den Occluder nicht kompromittiert werden dürfen. Der früher als Kriterium für eine erfolgreiche Implantation angesehene aortale Randsaum ist dagegen für das Implantationsergebnis kaum mehr relevant.

Nicht erfolgreich positionierbare Verschlusssysteme können problemlos über die Führungsschleuse retrahiert werden, sodass chirurgische Notfallinterventionen aus diesem Grund nicht mehr zu befürchten sind, sondern bei erfolgloser Katheterintervention ein chirurgischer ASD-Verschluss elektiv erfolgen kann.

Wesentliche periinterventive Komplikationen der Technik sind Embolien, insbesondere Luftembolien, Malpositionierungen bei mangelhafter Implantationstechnik, Arrhythmien und Überleitungsstörungen bis hin zum kompletten AV-Block sowie Perikardergüsse und Perikardtamponaden. Spätkomplikationen werden selten beobachtet und betreffen in aller Regel implantatassoziierte Thrombenbildungen.

Nach erfolgreichem Occluder-Verschluss eines ASD ist eine **thrombozytenfunktionshemmende Therapie** mit 100 mg Acetylsalicylsäure pro Tag für 6 Monate bis zur kompletten Endothelialisierung des Implantates obligat. Bei bekannter Thrombophilie ist alternativ eine Antikoagulationstherapie erforderlich; eine Endokarditisprophylaxe ist für 12 Monate sinnvoll.

Chirurgischer Verschluss von Vorhofseptumdefekten. Bei nicht katheterinterventionell verschließbaren Vorhofseptumdefekten ist der chirurgische Eingriff indiziert. Mit zunehmendem Lebensalter persistieren häufig Symptome und Arrhythmien. Eine individuelle Nutzen-Risiko-Abwägung ist deshalb erforderlich, die das lebensalterabhängige Operationsrisiko und das Ausmaß der bereits eingetretenen (und praktisch nicht mehr reversiblen) physiologischen (Ejektionsfraktion, Herzminutenvolumen, Vorhofflimmern) und morphologischen Veränderungen (Dilatation von rechtem Vorhof und rechtem Ventrikel) sowie die Höhe des pulmonalvaskulären Widerstands berücksichtigen muss.

Prinzipiell kann auch in diesen fortgeschrittenen Fällen eine chirurgische Behandlung nützlich sein, solange noch eine bedeutsame Volumenentlastung von rechtem Ventrikel und Lungenkreislauf zu erwarten ist, sodass bei Widerständen bis 600 dyn · s · cm^{-5} eine Operation bis etwa zum 60. Lebensjahr empfohlen werden kann.

Bei Widerständen bis 1000 dyn · s · cm^{-5} ist die Operation nur in Einzelfällen (z. B. Alter <30 Jahre, noch gute rechtsventrikuläre Pumpfunktion) sinnvoll. Bei pulmonalvaskulären Widerständen oberhalb dieser Grenze (Eisenmenger-Reaktion) sind Operationen kontraindiziert.

10.9 Fallot-Tetralogie

Grundlagen

Die Fallot-Tetralogie (TOF) der Schweregrade III und IV wird im Säuglingsalter, die der Schweregrade I und II im Kindesalter korrigiert (Horstkotte et al. 1993). Bei Interventionsnotwendigkeit innerhalb der ersten 3 Lebensmonate und anatomisch ungünstiger Form ist ggf. eine zweizeitige Operation (palliative Shunt-Operation, spätere Korrektur) erforderlich, während bei Intervention jenseits des 3. Lebensmonats und ausreichenden anatomischen Voraussetzungen eine primäre Korrektur erfolgt (Kirklin et al. 1992).

Therapie

Die Beratung über zumutbare Belastungen muss das Ergebnis von echokardiographischen und ergospirometrischen Untersuchungen, ggf. auch das der Herzkatheteruntersuchung berücksichtigen. Insbesondere bei präoperativ lang andauernder und schwerer Zyanose resultiert eine schlechte Belastbarkeit, während Patienten mit TOF-Korrekturoperation ansonsten durchaus belastbar, leistungsfähig und oft besonders leistungsbereit sind (Horstkotte et al. 1993).

Bei manifester Herzinsuffizienz ist das Korrekturergebnis hinsichtlich residualer Shunts, Obstruktion der rechtsventrikulären Ausflussbahn oder einer Pulmonalinsuffizienz zu überprüfen, ggf. ist bei Pulmonalinsuffizienz ein Rezidiveingriff mit Implantation einer Prothese erforderlich.

Eine spät nach Korrekturoperation auftretende Insuffizienz des rechts- und/oder linksventrikulären Myokards wird bei spät operierten Patienten mit präoperativ ausgeprägter Zyanose häufig gefunden, sodass eine disseminierte myokardiale Schädigung ischämischer Genese anzunehmen ist und die entsprechenden Therapierichtlinien anzuwenden sind (▶ Kap. 5).

> **Praxistipp**
> Eine Endokarditisprophylaxe ist bei TOF-Patienten zeitlebens erforderlich, das Endokarditisrisiko persistiert auch nach der Korrekturoperation.

Wesentliche Ursachen der spätpostoperativen Morbidität und Letalität sind plötzliche Herztodesfälle und **komplexe ventrikuläre Arrhythmien**. Beide Komplikationen treten mit zunehmendem Abstand von der Operation häufiger auf (Horstkotte et al. 1993). Dies erfordert eine besonders sorgfältige Nachbeobachtung insbesondere von Patienten mit präoperativer TOF III und IV, wenn die Korrekturoperation spät erfolgte, die Echokardiographie eine eingeschränkte linksventrikuläre Pumpfunktion aufdeckt oder die Patienten subjektiv über Rhythmusstörungen, Schwindel oder Synkopen klagen. Bei symptomatischen Patienten (Palpitationen, Arrhythmien, Synkopen und Schwindel) und bei Patienten, bei denen das in der Verlaufskontrolle prinzipiell erforderliche Langzeit-EKG komplexe oder häufige ventrikuläre Arrhythmien aufzeigt, muss die Indikation zu einer antiarrhythmischen Therapie bzw. Implantation eines automatischen Cardioverter-Defibrillators (ICD) besonders sorgfältig geprüft werden.

10.10 Nicht korrigierbare Herzfehler

Der allgemeine Behandlungsplan bei Patienten mit nicht korrigierbaren Herzfehlern nach ausreichender Palliation beschränkt sich auf eine Behandlung mit **Digitalisglykosiden**, **Diuretika** und/oder **ACE-Inhibitoren**. Werden unter Digitalistherapie Überleitungsstörungen befürchtet, ist eine Schrittmacherimplantation angezeigt.

Bei allen nicht korrigierbaren Herzfehlern besteht eine erhöhte Endokarditisprädisposition, sodass die Richtlinien zur **Endokarditisprophylaxe** Anwendung finden (▶ Kap. 7). Die Inzidenz von **Hirnabszessen** steigt mit zunehmendem Rechts-Links-Shunt an. Präventionsmöglichkeiten bestehen nicht. Die an sich günstige Prognose ist weitgehend davon abhängig, dass die Diagnose frühzeitig und die Therapie sachgerecht erfolgen (Piper et al. 1993).

Besteht eine **Zyanose**, resultiert eine erythropoetinvermittelte Zunahme der Erythrozytenzahl und des zirkulierenden Blutvolumens, bis der Hämatokrit so weit angestiegen ist, dass die Transportkapazität eine ausreichende periphere Sauerstoffversorgung gewährleistet. Eine Hämodilution (Aderlass) macht diese Kompensation zunichte und begünstigt zudem den Eisenmangel, der sich bei Patienten mit zyanotischen Herzfehlern hinsichtlich Blutviskosität (reduzierte Verformbarkeit mikrozytärer Erythrozyten) und Erythrozytenüberlebenszeit besonders ungünstig auswirkt. Mit Ausnahme von Patienten mit überschießender Erythrozytose bewirkt eine Hämodilution bei dieser Patientengruppe deshalb nur kurzfristig eine Blutviskositätsminderung, die von einer anhaltenden Hyperviskosität gefolgt wird, sodass in dieser hinsichtlich Hyperviskositätssymptomen in aller Regel asymptomatischen Patientengruppe eine Hämodilution unzweckmäßig ist. Bei einer überschießenden, d. h. aufgrund defekter Feedback-Mechanismen unkontrollierten Erythrozytose, begrenzt schließlich die (in diesen Fällen meist symptomatische) Hyperviskosität die nutritive O_2-Versorgung der Gewebe, sodass bei Patienten mit einem Hämatokrit > 70 % und Hyperviskositätssymptomatik eine **Hämodilution** sinnvoll ist.

In aller Regel sind Präparate zur **Eisensubstitution** nicht indiziert, da sie eine rasche und inadäquat hohe Erythrozytose bewirken. Eine Therapie mit ca. 250–300 mg Eisen-(II)-Sulfat pro Tag mag in Einzelfällen mit manifestem Eisenmangel und der Zyanose unangemessen niedrigem Hämatokrit angezeigt sein, wenn darunter der Hämatokrit engmaschig überwacht wird.

Patienten mit zyanotischen Herzfehlern weisen eine Hypokoagulabilität und klinisch manifeste, **erhöhte Blutungskomplikationsraten** auf, sodass Thrombozytenfunktionshemmer und orale Antikoagulanzien auch bei hohem Hämatokrit prinzipiell nicht indiziert sind, zumal das Thromboembolierisiko im Erwachsenenalter (im Gegensatz zum 1.–4. Lebensjahr) gering ist. In den seltenen Fällen mit Hyperkoagulabilität und rezidivierenden Thromboembolien ist eine Sekundärprophylaxe mit oralen Antikoagulanzien (Phenprocoumon, Marcumar) indiziert. Die Intensität sollte auf eine „International Normalized Ratio" (INR) von 2,5–3,0 eingestellt werden.

> **Praxistipp**
>
> Die klinisch-chemische Analyse des Blutes von Patienten mit hohem Hämatokrit bedarf spezieller Sachkunde außerhalb des Routinebetriebs, sodass das Labor stets darauf hingewiesen werden sollte, dass die Probe von einem Patienten mit zyanotischem Herzfehler stammt.

Eine plötzliche klinische Verschlechterung palliativ operierter Patienten mit nicht korrigierten Herzklappenfehlern wird am häufigsten verursacht durch:
- Entwicklung einer pulmonalarteriellen Hypertonie nach Anlage systemarterieller zu pulmonalarteriellen Shunt-Verbindungen, wodurch das Lungenzirkulationsvolumen ab-, die Zyanose zunimmt. Neuerliche Palliativoperationen sind bei dieser Konstellation nicht möglich. Die verbleibende Therapieoption ist die einer Herz-Lungen-Transplantation.
- Akute pulmonale Drucksteigerungen mit nachfolgendem Lungenödem bei den sehr seltenen Insuffizienzen einer pulmonalen Drosselungsoperation (Banding) zur Druckreduktion. In diesem Fall kann ein erneutes Banding unternommen werden.
- Auftreten von Vorhofflimmern nach Fontan-Operation. Hier sollten alle Anstrengungen unternommen werden, einen Sinusrhythmus wiederherzustellen (▶ Kap. 12).

Leitlinien – Adressen – Tipps

Leitlinen
Deutsche Gesellschaft für Pädiatrische Kardiologie: Leitlinien zur rationellen Diagnostik und Therapie von Erkrankungen des Herzens und des Kreislaufs bei Kindern und Jugendlichen. Abrufbar unter: www.kinderkardiologie.org

Internetadressen
American College of Cardiology: www.acc.org
American Heart Association: www.amhrt.org
Deutsche Gesellschaft für Kardiologie: www.dgkardio.de
Deutsche Gesellschaft für Pädiatrische Kardiologie: www.kinderkardiologie.org
Deutsche Herzstiftung: www.herzstiftung.de
Europäische Gesellschaft für Pädiatrische Kardiologie: www.aepc.org
European Society of Cardiology: www.escardio.org
Grown Up Congenital Heart Patients Association: www.guch.demon.co.uk
Kompetenznetz Angeborene Herzfehler: www.kompetenznetz-angeboreneherzfehler.de
www.herzkrankekinder.de

Tipps für Patienten
Deutsche Herzstiftung, Vogtstr. 50,
60322 Frankfurt am Main
Tel. 069/95 51 28-0, Fax: 069/95 51 28-313
E-Mail: info@herzstiftung.de

Deutsches Zentrum für herzkranke Kinder e.V.,
Nordring 2, 48249 Dülmen
Tel. 02594/78306-0, Fax 02594/78306-20

Literatur

Braun MU, Fassbender D, Schoen SP et al. (2002) Transcatheter closure of patent foramen ovale in patients with cerebral ischemia. J Am Coll Cardiol 39: 2019–25

Clarkson PM, Nicholson MR, Barratt-Boyes BG, Neutze JM, Whitlock RM (1983) Results after repair of coarctation of the aorta beyond infancy: a 10 to 28 year follow-up with particular reference of late systemic hypertension. Am J Cardiol 51: 1481–1488

Fuster V, Steele PM, Edwards WD, Gersh BJ, McGoon MD, Frye RL (1984) Primary pulmonary hypertension: Natural history and the importance of thrombosis. Circulation 70: 580–587

Ghofrani HA, Wiedemann R, Rose F et al. (2002) Combination therapy with oral sildenafil and inhaled iloprost for severe pulmonary hypertension. Ann Intern Med 136: 515–522

Hayes CJ, Gersony WM, Driscoll DJ, Keane JF, Kidd L, O'Fallon WM, Pieroni DR, Wolfe RR, Weidman WH (1993) Second natural history study of congenital heart defects. Results of treatment of patients with pulmonary valvular stenosis. Circulation 87 [Suppl 2]: 28–37

Horstkotte D, Paselk CH, Bircks W, Loogen F (1993) Klinische Langzeitergebnisse nach Korrekturoperation einer Fallotschen Tetralogie. Z Kardiol 82:502–522

Kirklin JW, Blackstone EH, Jones RA, Shimazaki Y, Kirklin JK, Mayer E, Pacifico AD, Castaneda AR (1992) Morphologic and surgical determinants of outcome events after repair of tetralogy of fallot and pulmonary stenosis: a two-institution study. J Thorac Cardiovasc Surg 103:706–723

Magee AG, Brzezinska-Rajszys G, Qureshi SA (1999) Stent implantation for aortic coarctation and recoarctation. Heart 82: 600–606

Matthes J, Mathen F, Herzig S, Waßermann K (2001) Therapie der schweren pulmonalen Hypertonie mit Prostazyklin und Iloprost. Dtsch Med Wschr 126:631–7

O'Connor BK, Beckmann RH, Lindauer A, Rocchini A (1992) Intermediate-term outcome after pulmonary balloon valvuloplasty: comparison with a matched surgical control group. J Am Coll Cardiol 20:169–175

Piper C, Horstkotte D, Arendt G, Strauer BE (1993) Hirnabszesse bei Patienten mit zyanotischen Herzfehlern. Z Kardiol 82:188–193

Schräder R, Hofstetter R, Fassbender D et al (1999) Transvenous closure of patent ductus arteriosus with Ivalon plugs. Multicenter experience with a new technique. Invest Radiol 34:65–70

Thanopoulos BD, Hadjinikolaou L, Konstadopoulou GN, et al. (2000) Stent treatment for coarctation of the aorta: intermediate term follow up and technical considerations. Heart 84:65–70

Whittemore R, Hobbins JC, Engle MDA (1983) Pregnancy and its outcome in women with and without surgical treatment of congenital heart disease. York Medical, New York, pp 362–388

11 Bradykarde Rhythmusstörungen

W. Jung, B. Lüderitz

11.1 Grundlagen – 185

11.2 Medikamentöse Therapie – 186
11.2.1 Sympathomimetika – 186
11.2.2 Parasympatholytika – 187

11.3 Schrittmachertherapie – 187
11.3.1 Allgemeiner Behandlungsplan – 187
11.3.2 Indikationen zur permanenten Schrittmacherimplantation – 188
11.3.3 Auswahl des Stimulationsmodus – 191
11.3.4 Herzschrittmacherzwischenfälle – 194

Literatur – 197

Die Behandlung permanenter bradykarder Rhythmusstörungen ist die Domäne der Schrittmachertherapie. Diese hat sich seit der Erstimplantation eines Herzschrittmachers durch Senning 1958 von einer rein lebenserhaltenden Maßnahme zu einer immer differenzierteren Therapieform entwickelt. In Deutschland leben über 250.000 Menschen mit einem Herzschrittmacher, und jedes Jahr kommen ca. 70.000 Patienten hinzu. Heute sind Lebensqualität, Leistungsfähigkeit und Langzeitprognose wichtige Zielgrößen in der Behandlung bradykarder Rhythmusstörungen. Um diese Anforderungen zu erreichen, sollte das Schrittmachersystem einen weitgehend physiologischen Zustand erhalten bzw. wiederherstellen. Im Gegensatz zur Pharmakotherapie von Herzerkrankungen liegen zur Prognose unter Schrittmacherbehandlung kaum randomisierte Studien vor. Die Systemauswahl ist daher häufig auf die jeweils physiologisch beste Stimulationsform mit dem Ziel einer optimalen Hämodynamik ausgerichtet. Neben diesen traditionellen Indikationen werden heute bei Patienten mit interventionsbedürftigen Bradykardien und symptomatischem paroxysmalem Vorhofflimmern komplexe Schrittmachersysteme mit präventiven und antitachykarden Stimulationsalgorithmen implantiert. Neben der Auswahl des Schrittmachersystems beeinflusst auch der Stimulationsort der implantierten Elektroden den Langzeiterfolg. Alternative Elektrodenpositionen, wie z. B. die Multisite Pacing, septale, biatriale oder bifokale Stimulation werden in prospektiven Studien untersucht.

Die europäische Multicenterstudie AFT (Atrial Fibrillation Therapy) hat 370 Patienten mit paroxysmalem Vorhofflimmern mit oder ohne antibradykarde Schrittmacherindikation eingeschlossen. Wesentliches Ziel der prospektiven und randomisierten Studie war es, zu prüfen, ob durch Anwendung von verschiedenen Präventionsalgorithmen die Inzidenz von Vorhofflimmern reduziert werden kann. Die vorläufigen Ergebnisse zeigen, dass bei Aktivierung der Präventionsalgorithmen die Last („burden") von Vorhofflimmern signifikant reduziert werden kann.

Ziel der prospektiven Studie DAPPAF (Dual-site Atrial Pacing for Prevention of Atrial Fibrillation) ist es, den Nutzen der bifokalen Stimulation (rechter Vorhof und Eingang Koronarsinus) bei Patienten mit schrittmacherpflichtigen bradykarden Rhythmusstörungen und medikamentös therapierefraktärem Vorhofflimmern mit einer physiologischen, frequenzadaptiven Zweikammerstimulation im hohen rechten Vorhof zu vergleichen. Für einige selektionierte Subgruppen konnten die vorläufigen Studienergebnisse Erfolg versprechende Resultate liefern.

Die UK-PACE (United Kingdom Pacing and Cardiovascular Event Trial) vergleicht in einem prospektiven und randomisierten Design bei 2000 Patienten (Alter > 70 Jahre) mit einem höhergradigen AV-Block 3 Stimulationsmodi: die physiologische Zweikammer- mit der Einkammerstimulation und der frequenzadaptiven Einkammerstimulation. Der primäre Endpunkt dieser Multicenterstudie ist die Gesamtmortalität. Die Ergebnisse werden in Kürze erwartet und werden möglicherweise einen Meilenstein in der Behandlung von älteren Patienten mit höhergradiger Erregungsleitungsstörung darstellen.

11.1 Grundlagen

Ursachen. Bradykardien (Herzfrequenz < 60/min) entstehen entweder durch eine Dysfunktion der Reizbildung oder aufgrund einer gestörten Erregungsleitung. Unter klinischen Bedingungen gewinnen Störungen der Reizbildung und der Erregungsleitung v. a. beim sog. Sinusknotensyndrom, bei den sinuatrialen sowie atrioventrikulären Blockierungen verschiedener Schweregrade besondere Relevanz (◘ Abb. 11-1).

Diagnostik. Eine korrekte Diagnose ist Voraussetzung für eine zielführende Therapie unter Ausschöpfung der heute verfügbaren Behandlungsverfahren. Neben der Anamnese (Bewusstlosigkeit, Schwindelgefühl etc.) sind Standard-EKG, Langzeit-EKG (24-h-Holter-EKG) und Belastungs-EKG (pathologische Bradykardie) unentbehrlich. Darüber hinaus kann eine Kipptischuntersuchung und eine mehrtägige Aufzeichnung mittels Event-Recorder zur Diagnosesicherung angezeigt sein. In Einzelfällen ist eine vertiefende elektrophysiologische Untersuchung mit in-

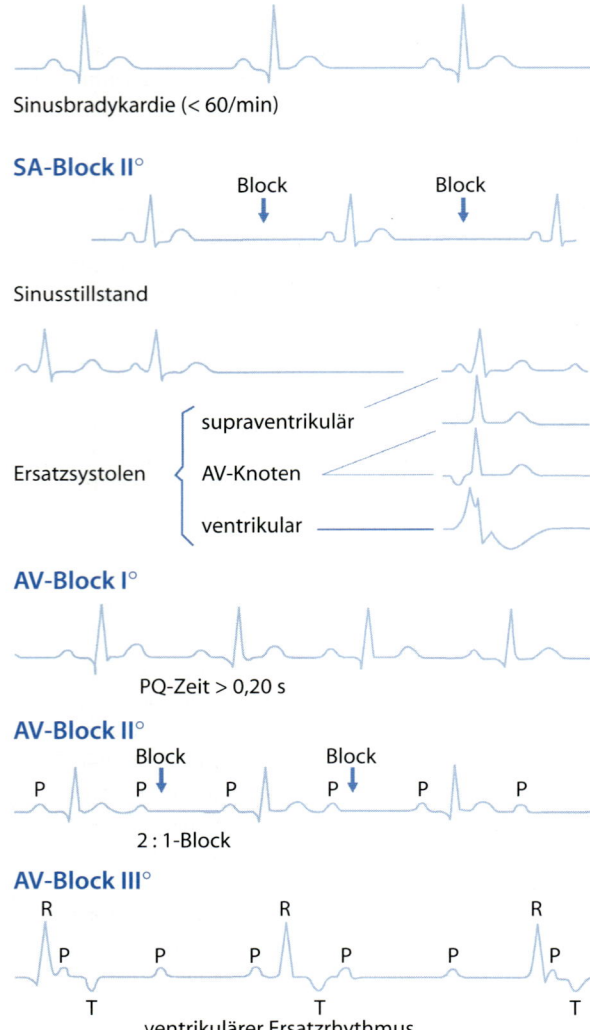

◘ Abb. 11-1. Die wichtigsten bradykarden Reizbildungs- und Erregungsleitungsstörungen

trakardialer Stimulation und Ableitung (Vorhofstimulation, His-Bündel-Elektrographie) erforderlich.

11.2 Medikamentöse Therapie

Grundsätzlich lassen sich bradykarde Dysrhythmien medikamentös behandeln; vielfach gelingt es jedoch nicht, die Herzfrequenz ausreichend und dauerhaft zu beschleunigen. In derartigen Fällen mit Bradykardien von Krankheitswert ist die Implantation eines elektrischen Schrittmachers langfristig nicht zu umgehen. An pharmakologischen Möglichkeiten kommen – insbesondere in der Akuttherapie – **Sympathomimetika** und **Vagolytika** in Frage. Klinische Bedeutung besitzen Orciprenalin und Atropin bzw. Ipratropiumbromid.

11.2.1 Sympathomimetika

Orciprenalin

Wirkung. Das Sympathomimetikum Orciprenalin (Alupent) steigert die Herzfrequenz über eine **Stimulation der β-Rezeptoren**. Die Impulsbildung des Sinusknotens wird beschleunigt, die Erregungsleitung in Vorhof, AV-Knoten und His-Purkinje-System nimmt zu, und die Erregbarkeit heterotoper Automatiezentren wird gesteigert. Fernerhin wirkt die Substanz positiv inotrop und erhöht den myokardialen Sauerstoffverbrauch, was insbesondere bei stenosierender Koronarsklerose zu berücksichtigen ist. Für die Behandlung von Bradykardien ist in der Regel der Einfluss auf die Reizbildung, insbesondere die der sekundären und tertiären Reizbildungszentren, von größerer Bedeutung als die Wirkung auf die Erregungsleitung. Bei vorbestehender, z. B. durch digitalisbehandlung gesteigerter myokardialer Erregbarkeit beinhaltet die Anwendung von β-Sympathomimetika die Gefahr von Extrasystolen und Tachyarrhythmien bis hin zum Kammerflimmern. Auch Sauerstoff- und/oder Kaliummangel begünstigen die antibradykarde Wirkung der Sympathomimetika, während eine Azidose diesem Einfluss entgegenwirkt.

Indikation. Die Hauptindikationen für Orciprenalin sind vornehmlich akute und weniger die chronischen **Reizbildungs- und Erregungsleitungsstörungen**, partielle oder totale AV-Blockierungen, wobei sowohl intranodale wie faszikuläre Blockbildungen günstig beeinflusst werden. Es wird sowohl eine Abnahme des Blockierungsgrades wie eine Akzeleration primärer, sekundärer und tertiärer Ersatzzentren (bei totalem AV-Block) erreicht. Häufig gelingt es somit, das Intervall bis zur elektrischen Schrittmachertherapie zu überbrücken.

Applikationsform und Dosierung. Sympathomimetika sind vorzugsweise parenteral anzuwenden. Bei i. v.-Gabe tritt die Wirkung innerhalb weniger Sekunden ein. Eine exakte Dosierung lässt sich nicht angeben, da sie nach dem erreichten Frequenzergebnis einzurichten ist. Bei der anzustrebenden Frequenz sind das Alter und das klinische Bild des Patienten zu berücksichtigen. Als Anhaltspunkt für die Dosierung sei genannt:
- 0,5–1,0 mg i. v. für die Akuttherapie
- 5–50 µg/min (je nach effektiver Kammerfrequenz) für die nachfolgende Dauerinfusion (bei weniger bedrohlichen Fällen auch primär einsetzbar)
- 6-mal 10–20 mg (= ½–1 Tbl.) pro Tag für die orale Dauerbehandlung, wobei zu berücksichtigen ist, dass die Alupentwirkung nach 3–4 h weitgehend abgeklungen ist

 Cave
Es ist zu betonen, dass die pharmakologische Langzeittherapie von bradykarden Rhythmusstörungen nach wie vor problematisch ist.

Nebenwirkungen. An unerwünschten Wirkungen werden unter Orciprenalin Unruhe, Schlaflosigkeit, Mundtrockenheit, Übelkeit, Parästhesien, Tremor und Extrasystolie beobachtet. Letztere kann bei relativer oder absoluter Orciprenalinüberdosierung zu bedrohlichen Arrhythmien und Tachykardien (evtl. Kammerflimmern) führen. Als Antidot sind Betarezeptorenblocker einzusetzen.

11.2.2 Parasympatholytika

Atropin

Wirkung. Als Parasympatholytikum (= Vagolytikum) hat in der antibradykarden Therapie das Atropin Bedeutung. Durch Parasympatholyse kommt es zu einem Überwiegen des Sympathikotonus mit konsekutiver Zunahme der Sinusfrequenz und Verbesserung der atrioventrikulären Überleitung. Da das His-Purkinje-System und die Ventrikelmuskulatur parasympathisch praktisch nicht innerviert sind, werden die distalen Anteile des Erregungsleitungssystems durch Vagolytika auch nicht beeinflusst.

> **Praxistipp**
> Im Gegensatz zu den β-Sympathomimetika führt also Atropin nicht zu einer Steigerung der Irritabilität des Ventrikelmyokards, was insbesondere bei der Therapie digitalisinduzierter Bradykardien von Vorteil ist.

Indikation. Atropin ist v. a. bei **vagal bedingten Sinusbradykardien** indiziert, ferner bei sinuatrialen Blockierungen und intermittierendem Sinusstillstand. Durch Erhöhung der Sinusfrequenz lassen sich zudem heterotope Reizbildungszentren supprimieren. Auch bei AV-Blockierung, z. B. bei Hinterwandinfarkt, kann Atropin wegen seiner leitungsverbessernden Wirkung im Intranodalbereich erfolgreich angewendet werden.

Cave
Distale Leitungsblockierungen lassen sich jedoch nicht mit Atropin angehen; durch Erhöhung der Sinusfrequenz kann es sogar zu einer Zunahme des Blockierungsgrades kommen.

Applikationsform und Dosierung. Atropin ist bevorzugt parenteral zu applizieren, mittlere Dosierung 0,5–1,0(–2,0) mg Atropinsulfat i. v. Die Wirkdauer liegt bei 60 min. Zur oralen Dauertherapie (3- bis 6-stündlich 0,25–0,5 mg) ist Atropin wegen seiner kurzen Wirkdauer und der nicht unerheblichen Nebenwirkungen nicht geeignet. Diese Feststellung muss wohl auch für den Tropasäureester Ipratropiumbromid (Itrop) mit einer angegebenen Wirkdauer von 2–4 h gelten (▶ unten).

Nebenwirkungen. In Einzelfällen kann es nach Atropingabe als unerwünschte Wirkung zu supraventrikulären und ventrikulären Tachykardien (evtl. auch Kammerflimmern) kommen. Die extrakardialen Nebenwirkungen des Atropins bestehen in Mundtrockenheit, Obstipation, Völlegefühl, Inappetenz, Sehstörungen, Miktionsstörungen, Hitzegefühl und Auslösung von Glaukomanfällen.

Cave
Beim Glaukom ist Atropin daher kontraindiziert.

Auch Halluzinationen sind beobachtet worden Als Antidot stehen Parasympathomimetika und Betarezeptorenblocker zur Verfügung.

Ipratropiumbromid (Itrop)

Ipratropiumbromid (Itrop) kann intravenös oder oral angewendet werden:
- 5–15 mg (= $^1/_2$–1$^1/_2$ Filmtbl.) akut
- 2- bis 3-mal 10–15 mg (= 1–1$^1/_2$ Filmtbl.) pro Tag als Lanzeittherapie

Die rasche i. v.-Applikation von 0,5–1,0 mg führt nach 1–3 min zum vagolytisch bedingten Frequenzanstieg, der im Vergleich zu Atropin etwa doppelt so stark ist und deutlich länger anhält. Die Steigerung der Herzfrequenz beträgt bei Sinusbradykardien im Durchschnitt 82 %, bei Vorhofflimmern etwa 10 %. Ipratropiumbromid scheint nach den bisherigen Erfahrungen bei klinisch relevanten Bradykardien jedoch keine grundsätzliche Alternative zum elektrischen Schrittmacher darzustellen.

11.3 Schrittmachertherapie

11.3.1 Allgemeiner Behandlungsplan

Indikation
Neben der kausalen, allgemeinen und medikamentösen Behandlung kardialer Arrhythmien haben, insbesondere in der Notfallmedizin, elektrotherapeutische Maßnahmen heute ihren festen Platz (▢ Übersicht 11-1).

> **Übersicht 11-1**
> **Indikationen zur Schrittmachertherapie**
>
> - **Bradykardie mit klinischer Symptomatik**
>   – (Adams-Stokes-Anfälle, kardiogener Schock, Angina pectoris, Herzinsuffizienz, Schwindelzustände, Leistungsminderung)
>   – AV-Blockierungen
>   – SA-Blockierungen
>   – Bradyarrhythmia absoluta

- pathologische Sinusbradykardie
- Karotissinussyndrom
- Sinusknotensyndrom (Bradykardie-Tachykardie-Syndrom)

— **Rechtsschenkelblock mit linksanteriorem Hemiblock** (relative Indikation)

Die Anwendung der elektrischen Stimulation gliedert sich in:
— temporäre Schrittmacherbehandlung
— permanente elektrische Stimulation mit Schrittmacherimplantation

Die **zeitlich begrenzte Elektrostimulation** mit einem **externen Schrittmacher** kann sich u. a. ergeben:
— bei akut auftretender Asystolie mit Adams-Stokes-Anfällen (◘ Übersicht 11-2)
— bei kardiogenem Schock oder im Rahmen interventioneller Eingriffe, z. B. perkutaner transluminaler Angioplastie (PTCA) der rechten Herzkranzarterie
— während der Akutphase eines Myokardinfarktes
— zur Überbrückung bei symptomatischen bradykarden Rhythmusstörungen bis zur definitiven Implantation
— bei Schrittmacherdysfunktionen bzw. infizierten Schrittmachersystemen
— bei rezidivierenden Kammertachykardien zur Überstimulation
— bei Vergiftungen, Elektrolytstörungen oder Behandlung von Torsades-des-Pointes-Tachykardien
— zur Absicherung in der postoperativen Phase der Herzchirurgie

Übersicht 11-2
Symptomatik des Morgagni-Adams-Stokes-Syndrom (rhythmogene, symptomatische zerebrale Minderdurchblutung)

— Bewusstseinstrübung bzw. Bewusstlosigkeit von kurzer Dauer (Sekunden bis Minuten)
— plötzlicher Beginn
— Synkopen (Sekundenereignis)
— Pulslosigkeit
— Krämpfe (epileptiform) ohne Inkontinenz, ohne typische Prodromi
— Leichenblässe („scheintot")
— Atemstillstand
— Verletzungsgefahr (z. B. Commotio) bei unvermitteltem Sturz

In Notfallsituationen ist die Schrittmachertherapie der medikamentösen Therapie an Schnelligkeit und Wirkung eindeutig überlegen. Diese Situationen sind v. a. hinsichtlich einer raschen Überweisung in die Klinik von Wichtigkeit, z. B. akut auftretender totaler AV-Block bei frischem Vorderwandinfarkt, partieller oder totaler AV-Block bei Hinterwandinfarkt.

11.3.2 Indikationen zur permanenten Schrittmacherimplantation

Die Indikationsstellung zur **permanenten Schrittmacherimplantation** setzt eine sorgfältige Analyse der zugrunde liegenden Herzrhythmusstörungen voraus. Vor allem ist die Frage zu klären, ob die Symptomatik wirklich in kausalem Zusammenhang mit der dokumentierten oder vermuteten Bradykardie steht. Die folgenden Beschwerden können durch eine Bradykardie bedingt sein (symptomatische Bradykardie):

— **Synkope:** passagerer Verlust des Bewusstseins, i. Allg. mit anschließendem raschem Wiederaufklaren. Charakteristisch ist das unerwartete Auftreten bei geringerer Ausprägung präsynkopaler Beschwerden wie Schwarzwerden vor den Augen, uncharakteristische Fallneigung, beginnende Bewusstseinstrübung. Weitere, jedoch sehr uncharakteristische Beschwerden im Falle länger anhaltender Bradykardien können sein: Verwirrtheitszustände, Antriebsarmut, Konzentrationsschwäche.
— Eine **langanhaltende Bradykardie** ist selten die alleinige Ursache für eine Herzinsuffizienz. Sie kann jedoch eine vorbestehende Herzinsuffizienz verschlimmern.

Differenzialdiagnostisch sind andere kardiale und nichtkardiale Ursachen auszuschließen, insbesondere tachykarde Herzrhythmusstörungen, neurologische Erkrankungen und schlafbezogene Atmungsstörungen (Schlafapnoesyndrom). Beim Schlafapnoesyndrom können überwiegend nächtliche Herzrhythmusstörungen in Form von Sinusbradykardien, Sinusarrest sowie AV-Blockierungen, aber auch ventrikuläre Tachykardien auftreten, die nicht einer Schrittmachertherapie bedürfen.

Die endgültige Entscheidung zur Schrittmacherimplantation kann nur vom gesamten klinischen Bild abhängig gemacht werden. Folgende Faktoren sollten hierbei berücksichtigt werden:
— biologisches Alter des Patienten
— begleitende kardiale oder extrakardiale Erkrankung mit begrenzter Lebenserwartung
— Notwendigkeit einer Medikation mit negativ chronotroper (frequenzsenkender) oder dromotroper (leitungsverzögernder) Wirkung; hierzu gehören Digitalis, Antiarrhythmika, Betarezeptorenblocker, Antihypertensiva, Neuroleptika
— begleitende zerebrovaskuläre Erkrankung mit der Gefahr einer Bradykardie-induzierten zerebralen Hypoxämie

Die Indikation zur Schrittmachertherapie bradykarder Herzrhythmusstörungen lässt sich wie folgt einteilen:
- **Indikation:** Hier herrscht allgemeine Übereinstimmung in den internationalen Fachgesellschaften.
- **Relative Indikation:** Hier wird die Schrittmachertherapie häufig eingesetzt. Bei bestimmten Rhythmusstörungen herrscht allerdings keine Übereinstimmung über die Notwendigkeit der Schrittmachertherapie. Relativ ist die Indikation auch dann, wenn zwar ein pathologischer EKG-Befund vorliegt, ein kausaler Zusammenhang mit der angegebenen Symptomatik aber nur vermutet werden kann.
- **Keine Indikation:** Hier herrscht weitgehend Übereinstimmung, dass eine Schrittmachertherapie unnötig ist.

Sinusknotenerkrankung

Synonyme: Sinusknotendysfunktion; Sinusknotensyndrom; Sick-Sinus-Syndrom; Bradykardie-Tachykardie-Syndrom.

Indikation zur Schrittmachertherapie. Intermittierende oder anhaltende Sinusbradykardie mit eindeutiger Korrelation zu hierdurch verursachten Beschwerden (symptomatische Sinusbradykardie). Hierzu zählen auch medikamentös bedingte symptomatische Sinusbradykardien, sofern auf diese Medikation nicht verzichtet werden kann. Letztere sind jedoch nicht dem Sinusknotensyndrom im engeren Sinne zuzuordnen.

Relative Indikation. Ausgeprägte Sinusbradykardie (spontan auftretend oder als Folge einer notwendigen Medikation) mit Frequenzen unter 40/min oder Pausen >3 s ohne eindeutige, jedoch mutmaßliche Korrelation zwischen Sinusbradykardie (oder -pausen) und den Beschwerden.

Keine Indikation. Sinusbradykardien (oder -pausen) ohne Beschwerden (asymptomatische Sinusbradykardie), auch wenn niedrige Frequenzen dokumentiert worden sind oder ausgeprägte Sinusbradykardien oder -pausen während des Schlafes (i. Allg. nur kurz anhaltend) bei normalem Frequenzprofil während des Wachzustandes.

Karotissinussyndrom (kardioinhibitorische Form)

Indikation zur Schrittmachertherapie. Rezidivierende(!) Synkopen, die in klarem Zusammenhang mit einer Reizung des Karotissinus auftreten und durch Alltagsbewegungen auslösbar sind (leichter Druck auf die Halsgegend, Kopfbewegungen zur Seite, Blick nach oben) und eine kurzfristige Asystolie verursachen (Sinusknotenstillstand, AV-Block III. Grades).

Relative Indikation. Patienten mit rezidivierenden, anderweitig nicht erklärbaren(!) Synkopen, ohne dass ein klarer Zusammenhang mit Druck auf den Karotissinus bzw. auslösenden Alltagsbewegungen nachweisbar ist, jedoch pathologischer Ausfall (über 3 s) eines Karotissinusdruckversuchs (sog. **hypersensitiver Karotissinusreflex**). Eine weitere relative Indikation liegt beim Karotissinussyndrom vom gemischten Typ (kardioinhibitorisch und vasodepressorisch) mit rezidivierenden Synkopen vor.

Keine Indikation. Bei folgenden Konstellationen besteht keine Indikation zur Schrittmachertherapie:
- asymptomatische Patienten mit hypersensitivem Karotissinusreflex
- Patienten mit uncharakteristischen Beschwerden und pathologischem Ausfall des Karotissinusdruckversuchs
- rezidivierende Präsynkopen oder Synkopen, bei rein vasodepressorischer Form des Karotissinussyndroms ohne Bradykardien

> **Praxistipp**
> Im Hinblick auf die Durchführung des Karotissinusdruckversuchs sollte beachtet werden, dass der Druck nur so stark ausgeübt wird, dass der Puls der ipsilateralen A. temporalis tastbar bleibt.

Bradyarrhythmie bei Vorhofflimmern

Indikation zur Schrittmachertherapie. Bradyarrhythmie mit langsamer Kammerfrequenz oder langen Pausen und eindeutigem Zusammenhang zu Symptomen einer zerebralen Minderdurchblutung oder Herzinsuffizienz.

Relative Indikation. Bradyarrhythmie (<40/min) oder lange Pausen (>3–4 s) und vermutetem Zusammenhang zur klinischen Symptomatik.

Keine Indikation. Asymptomatische Bradyarrhythmie, auch wenn die Frequenz unter 40/min abfällt oder einzelne RR-Intervalle, die länger sind als 3 s.

Atrioventrikuläre Leitungsstörung

Die Schrittmacherindikation richtet sich bei den AV-Blockierungen nach der Symptomatik und nach prognostischen Erwägungen.

Indikation. Indikationen zur Implantation eines Herzschrittmachers sind:
- erworbener totaler AV-Block (III. Grades, intermittierend oder permanent): insbesondere bei Auftreten von Beschwerden oder bei ausgeprägten Bradykardien (Frequenz < 40/min bei beschwerdefreien Patienten oder Asystolien von 3 s oder mehr) oder bei Links- und/oder Rechtsherzinsuffizienz oder bei häufigen ventrikulären Ektopien oder bei unzureichendem Frequenzanstieg bei Belastung ohne/mit Auftreten komplexer ventrikulärer Arrhythmien oder bei einem Ersatzrhythmus mit breitem QRS-Komplexen; myotone Dystrophie

- intermittierender oder permanenter AV-Block II. Grades ungeachtet der anatomischen Lokalisation bei entsprechender Symptomatik
- AV-Block II. Grades, Typ II (Mobitz, i. Allg. distale Blockierung) mit breiten QRS-Komplexen, permanent oder intermittierend, auch wenn ohne Beschwerden
- AV-Block III. Grades nach Katheterablation

Relative Indikation. Eine relative Indikation liegt vor bei:
- AV-Block III. und II. Grades, 2:1- oder höhergradige Blockierungen mit schmalen QRS-Komplexen bei asymptomatischen Patienten
- AV-Block II. Grades, Typ I (Wenckebach) mit Lokalisation distal des AV-Knotens (äußerst selten, überwiegend supra-His)

Keine Indikation. Keine Indikation für einen permanenten Schrittmacher besteht bei:
- AV-Block I. Grades
- AV-Block II. Grades (Wenckebach) mit Lokalisation im Bereich des AV-Knotens, wenn asymptomatisch und/oder die Blockierungen nur selten auftreten
- isolierten Überleitungsstörungen, insbesondere nachts

Angeborener AV-Block III. Grades

Indikation. Insbesondere bei langsamem Ersatzrhythmus (<40–50/min) oder spontaner Asystolie >3 s mit eindeutiger Korrelation zu Beschwerden; unzureichendem Frequenzanstieg bei Belastung mit hierdurch bedingter Limitierung der körperlichen Belastbarkeit ohne/mit Auftreten komplexer ventrikulärer Arrhythmien unter Belastung, eingeschränkter linksventrikulärer Funktion, Ersatzrhythmus mit breiten QRS-Komplexen, gehäuften ventrikuläre Ektopien, verlängertem QT-Intervall.

Relative Indikation. Langsamer Ersatzrhythmus mit Beschwerden unter Ruhebedingungen (Konzentrationsschwäche, Müdigkeit und Abgeschlagenheit), jedoch mit ausreichendem Frequenzanstieg unter Belastung, verbunden mit guter Belastbarkeit.

Keine Indikation. AV-Block III. Grades ohne Beschwerden.

Intraventrikuläre Blockierung

Patienten mit **bifaszikulärem Block und Synkope** sollten zusätzlich zum Langzeit-EKG eine elektrophysiologische Untersuchung mit programmierter Kammerstimulation erhalten, da in der Mehrzahl der Fälle ventrikuläre Tachykardien als pathologischer Befund erhoben werden.

Indikation. Eine Indikation zur Schrittmacherimplantation besteht bei:
- bifaszikulärem Block bei symptomatischen Patienten mit intermittierendem totalem AV-Block
- bifaszikulärem Block bei asymptomatischen Patienten mit AV-Block II. Grades Mobitz Typ II, 2:1- oder höhergradigen AV-Blockierungen

Relative Indikation. Eine relative Indikation liegt vor bei:
- bifaszikulärem Block mit oder ohne AV-Block I. Grades, bei symptomatischen Patienten nach Ausschluss anderer Ursachen
- deutlicher HV-Zeit-Verlängerung (>100 ms), alternierendem Schenkelblock oder Infra-Hiss-Blockierung unter Vorhofstimulation bei asymptomatischen Patienten

Keine Indikation. Bifaszikulärer Block (z. B. linksanteriorer Hemiblock und Rechtsschenkelblock) mit oder ohne AV-Block I. Grades oder AV-Block II. Grades Typ Wenckebach ohne Symptomatik.

> **Praxistipp**
> Der bifaszikuläre Block bei asymptomatischen Patienten stellt im Rahmen von Operationen keine Indikation zur prophylaktischen Schrittmacherimplantation dar.

Vasovagales Syndrom

Das vasovagale Syndrom ist charakterisiert durch Synkopen, die in Ruhe in aufrechter Position auftreten und denen häufig Prodromalsymptome vorausgehen. Unterschieden wird die **vasodepressorische Reaktion** mit abruptem Abfall des arteriellen Blutdruckes von der **kardioinhibitorischen Reaktion** mit deutlicher Bradykardie und/oder Asystolie. Die Synkopen oder Präsynkopen können durch Kipptischuntersuchungen reproduziert werden. Bleibt beim kardioinhibitorischen Typ die alleinige medikamentöse Therapie ineffektiv (Testwiederholung, z. B. unter Betarezeptorenblockade), kann in Einzelfällen die Implantation eines Zweikammerschrittmachers erfolgen. Die Indikation wird erhärtet durch eine erfolgreiche temporäre Stimulation während der Kipptischuntersuchung.

Neue Indikationen

- Bei der hypertroph obstruktiven Kardiomyopathie (HOCM) erfolgt die Schrittmacherimplantation mit dem Ziel, die klinische Symptomatik zu verbessern, den intraventrikulären Druckgradienten zu reduzieren, die diastolische Funktion zu verbessern und eine evtl. Mitralinsuffizienz zu vermindern. Akut- und Langzeiteffekte werden jedoch noch sehr diskrepant beurteilt.
- Auch bei hypertropher nichtobstruktiver Kardiomyopathie (HNCM), dilatativer Kardiomyopathie (DCM) und sekundärer Myokardschädigung wurde eine Schrittmachertherapie versucht. Die Anzahl behandelter Patienten ist für eine abschließende Beurteilung jedoch noch zu gering.

- Bei Patienten mit gegenüber medikamentöser Behandlung therapierefraktärem Vorhofflimmern konnte gezeigt werden, dass einzelnen Patienten von präventiven Algorithmen und/oder antitachykarden Stimulationsformen profitieren können. Bevor eine generelle Empfehlung ausgesprochen werden kann, müssen zukünftige Studienergebnisse abgewartet werden.
- Schließlich konnte auch bei Patienten mit medikamentös nicht beherrschbarer Herzinsuffizienz, deutlich eingeschränkter linksventrikulärer Pumpfunktion (LVEF <35%) und Vorliegen eines Linksschenkelblocks >150 ms gezeigt werden, dass die Implantation eines biventrikulären Schrittmachersystems zu einer signifikanten Verbesserung führt. Auch hier lassen die vorliegenden Daten jedoch noch keine generelle Empfehlung zur Implantation zu.

Bradykarde Rhythmusstörungen nach herzchirurgischen Operationen

Vorübergehende bradykarde Rhythmusstörungen treten nach herzchirurgischen Operationen in einer Häufigkeit auf, die die routinemäßige Implantation temporärer epimyokardialer Schrittmacherelektroden während des herzchirurgischen Eingriffs gerechtfertigt erscheinen lassen.

Indikation. Chirurgisch bedingter AV-Block II. oder III. Grades.

Relative Indikation. Sinusknotenfunktionsstörung mit daraus resultierender hämodynamischer Instabilität, die eine Mobilisation und Rehabilitation des Patienten unmöglich macht.

Keine Indikation. In der Regel alle bradykarden Rhythmusstörungen während der ersten 14 postoperativen Tage und alle bradykarden Rhythmusstörungen in Zusammenhang mit einem Mehrorganversagen.

Bradykarde Rhythmusstörungen nach Herztransplantation

AV-Blockierungen nach Herztransplantation sind eine Rarität, sodass eine Empfehlung aufgrund zu niedriger Fallzahlen unmöglich erscheint. Die Indikation zur permanenten Schrittmacherimplantation wegen Sinusknotendysfunktion nach Herztransplantation wird häufig zu früh und daher zu oft gestellt.

Indikation. Symptomatische Sinusknotenfunktionsstörung nach Ablauf des 1. postoperativen Monats.

Relative Indikation. Symptomatische Sinusknotenfunktionsstörung nach den ersten 14 postoperativen Tagen, aber vor Ablauf des 1. postoperativen Monats mit resultierender hämodynamischer Instabilität, die eine Mobilisation und Rehabilitation des Patienten unmöglich macht und medikamentös nicht zu beherrschen ist.

Keine Indikation. Alle bradykarden Rhythmusstörungen vor Ablauf der ersten 14 postoperativen Tage.

Schrittmacherimplantation in der Postinfarktperiode (etwa ab 10. Tag)

Synkopen nach Infarkt sind häufig auf tachykarde ventrikuläre Arrhythmien zurückzuführen, sodass bei gleichzeitig bestehenden Störungen der atrioventrikulären oder intraventrikulären Leitung eine elektrophysiologische Untersuchung zur differenzialdiagnostischen Klärung erfolgen sollte.

Indikation. Eine Indikation zur Schrittmacherimplantation besteht bei:
- persistierendem AV-Block II. oder III. Grades bei Vorderwandinfarkt
- AV-Block II oder III. Grades bei Hinterwandinfarkt, der mehr als 2–4 Wochen nach dem Infarktereignis bestehenbleibt

Relative Indikation. Die folgenden Konstellationen stellen relative Indikationen dar:
- Patienten mit anhaltendem AV-Block I. Grades und begleitendem Schenkelblock (der vor Infarkt nicht dokumentiert wurde)
- Patienten mit vorübergehendem AV-Block II. Grades und gleichzeitigem Schenkelblock

Keine Indikation. Keine Indikation besteht bei:
- Patienten mit passageren Störungen der AV-Überleitung während der akuten Infarktphase ohne gleichzeitige intraventrikuläre Leitungsstörung
- Patienten mit passagerem AV-Block II. oder III. Grades und gleichzeitigem isoliertem linksanteriorem faszikulärem Block
- Patienten mit infarktbedingtem linksanteriorem faszikulärem Block und AV-Block I. Grades

11.3.3 Auswahl des Stimulationsmodus

Einen Überblick geben die ◘ Tabellen 11-1 und 11-2.

Zur Auswahl stehen Einkammersysteme (vorhof- oder ventrikelstimulierend: AAI, VVI) und Zweikammersysteme (DDD-Stimulation). Diese Systeme können entweder mit konstanter, programmierbarer Frequenz in inhibierter Arbeitsweise (AAI oder VVI), physiologisch (DDD) oder frequenzadaptierend (VVI-R, DDD-R) durch besondere Sensoren arbeiten. In Anlehnung an die Bewertung der Schrittmacherindikation werden 3 Kategorien für die Auswahl des Stimulationsmodus vorgeschlagen (◘ Tabelle 11-2):
- Indikation: **optimale** Stimulationsart
- Relative Indikation: **akzeptable** Stimulationsart
- Keine Indikation: **ungeeignete** Stimulationsart

◻ Tabelle 11-1. Erläuterung des Schrittmachercodes zur Identifikation von Herzschrittmachern

1 Stimulationsort	2 Detektionsort	3 Betriebsart	4 Programmierbarkeit	5 Antitachykardiefunktion
V = Ventrikel	V = Ventrikel	I = Inhibition	P = bis 2 Funktionen	O = keine
A = Vorhof (Atrium)	A = Vorhof (Atrium)	T = Triggerung	M = multi-	B = Burst
D = Vorhof und Ventrikel	D = Vorhof und Ventrikel	D = Inhibition x und Triggerung	O = nicht programmierbar C = Telemetrie R = Frequenzadaption	S = Scanning E = extern
Beispiele für Schrittmachercodes				
V	V	I	O	O
V	D	D	M	O
D	V	I	M	O
D	D	D	M	O
A	A	I	P	O
A	A	I	M	B

Einkammersysteme

AAI (vorhofstimulierend, vorhoferkennend, inhibierte Arbeitsweise)

Indikation. Symptomatische Sinusknotenfunktionsstörung bei intakter AV-Leitung (kein AV-Block I. Grades, kein bisfaszikulärer Block, Wenckebach-Punkt bei Vorhofstimulation >140/min). Die jährliche Inzidenz therapiebedürftiger AV-Blockierungen ist bei sorgfältiger Patientenselektion gering.

Relative Indikation. Sinusknotensyndrom mit intermittierendem Vorhofflimmern

Keine Indikation. Keine Indikation besteht bei:
— vorbestehendem AV-Block I. oder höheren Grades und/oder Wenckebach-Punkt bei Vorhofstimulation <140/min
— Karotissinussyndrom, da hier intermittierender AV-Block häufig

VVI (ventrikelstimulierend, ventrikelerkennend, inhibierte Arbeitsweise)

Indikation. Bei chronischem Vorhofflimmern. Jede symptomatische Bradyarrhythmie, besonders dann, wenn die Vorhofkontraktionen hämodynamisch bedeutungslos sind (Vorhofflattern oder -flimmern) und/oder kein Hinweis für ein Schrittmachersyndrom als Folge eines Verlustes der Vorhofkontraktion oder der fehlenden Vorhof-Kammer-Synchronisation besteht. Das Auftreten dieses Syndroms kann vor Implantation eines VVI-Schrittmachers nicht mit letzter Sicherheit ausgeschlossen werden. Bei Austausch eines Aggregates sollte bei bekanntem Schrittmachersyndrom auf einen anderen Stimulationsmodus übergewechselt werden.

Relative Indikation. Symptomatische Bradykardie jeder Art dann, wenn eine möglichst einfache Stimulationsart gewählt werden soll (z. B. wegen des Alters des Patienten).

Keine Indikation. Folgende Konstellationen stellen keine Indikation dar:
— Sinusknotensyndrom mit und ohne intermittierendem Vorhofflimmern
— AV-Block
— Karotissinussyndrom ohne Hysteresefunktion
— Zweiknotenerkrankung (binodale Erkrankung)
— bekanntes Schrittmachersyndrom (bei Schrittmacheraustausch) oder entsprechende Symptome im Rahmen einer temporären ventrikulären Stimulation vor initialer permanenter Schrittmacherimplantation
— Notwendigkeit des Beitrags der Vorhofkontraktion wegen Herzinsuffizienz

Frequenzadaptive Einkammersysteme (VVI-R-Stimulation)

Unter physiologischen Bedingungen ist die belastungsabhängige Variation der Herzfrequenz der Hauptmechanismus zur Adaptation des Herzzeitvolumens. Dieses setzt sich aus den Teilgrößen Frequenz und Schlagvolumen zusammen, wobei unter Belastung das Schlagvolumen um etwa 50 %, die Herzfrequenz jedoch um 300 % gesteigert werden kann. Durch sog. **Biosensoren** gesteuerte frequenzadaptive Herzschrittmacher erlauben einen belastungsabhängigen Frequenzanstieg. Die meisten eingesetzten Biosensoren basieren auf dem Prinzip der Muskelaktivität und/oder dem Atemminutenvolumen.

Indikation. Bradyarrhythmie bei Vorhofflimmern mit inadäquatem Frequenzanstieg; AV-Block III. Grades bei Zu-

◘ Tabelle 11-2. Richtlinien für die Auswahl des Schrittmachermodus (nach Jung et al. 1997)

Diagnose	Optimal	Akzeptabel	Ungeeignet
Sinusknotensyndrom ohne tachykarde Phasen	AAI(R) DDD(R) + Spezialalgorithmen[a] DDI(R)	VVI < 45/min[d]	VVI(R) VDD(R)
Bradykardie-Tachykardie-Syndrom, intermittierendes Vorhofflimmern	DDD(R) + Mode-Switching[b] DDI(R)	AAI(R)	VVI(R) VDD(R) DDD(R) ohne Mode-Switching[b]
AV-Block permanent	DDD	VDD	VVI(R)
intermittierend	DDD + Spezialalgorithmen[a]	DDD VDD VVI < 45/min[d]	VVI(R) DDI(R)
Zweiknotenerkrankung chronotrope Inkompetenz ohne tachykarde Phasen	DDDR	DDD	VVI(R) VDD(R)
Vorhofarrhythmien	DDD(R) + Mode-Switching[b]	VDD(R) + Mode-Switching[b]	VVI(R) – DDI(R) DDD(R) und VDD(R) ohne Mode-Switching[b]
Bradyarrhythmie bei chronischem Vorhofflimmern	VVI(R)		DDD(R) VDD(R)
Karotissinussyndrom und vasovagales Syndrom	DDD (+ Spezialalgorithmen[c]) DDI (+ Hysterese) DDD (+ Hysterese)	VVI + Hysterese[e]	AAI(R) VDD(R) VVI(R)

[a] z. B. automatischer Moduswechsel von AAI nach DDD oder AV-Zeit-Hysterese
[b] automatischer Moduswechsel, z. B. von DDD nach DDI oder andere frequenzbegrenzende Algorithmen
[c] z. B. spezieller Frequenzanstieg während der Kardioinhibition
[d] nur akzeptabel bei seltenen asystolischen Pausen
[e] nur bei fehlender retrograder Leitung während Kardioinhibition und bei niedrig programmierter Interventionsfrequenz

stand nach His-Bündel-Ablation wegen therapierefraktären chronischen Vorhofflimmerns

Keine Indikation. AV-Block und Zweiknotenerkrankung

Vor- und Nachteile. Vorteile liegen im hämodynamischen Gewinn durch sensorgesteuerten Frequenzanstieg; die Nachteile sind Verlust der AV-Synchronität, bei retrograder Leitung ist ein Schrittmachersyndrom möglich.

Zweikammerschrittmachersysteme (DDD-Stimulation) mit oder ohne Spezialalgorithmen

Indikation. Eine Indikation liegt vor in folgenden Fällen:
- permanenter AV-Block mit intakter Sinusknotenfunktion
- bei intermittierendem AV-Block physiologische Stimulation mit zusätzlichen Spezialalgorithmen, um häufige Interferenzen mit Eigenrhythmus zu vermeiden

Relative Indikation. Beim intermittierenden AV-Block ist die DDD-/VDD-Stimulation ohne Spezialalgorithmen akzeptabel, aber nicht optimal; VDD-„Single-Lead"-Systeme beim permanenten AV-Block; Zweiknotenerkrankung mit chronotroper Inkompetenz.

Kontraindikation. Chronisches Vorhofflimmern; beim intermittierendem AV-Block DDI-Systeme.

Vor- und Nachteile. Der langfristige hämodynamische **Vorteil** besteht durch Erhaltung der Vorhofkontraktion zur Ventrikelfüllung, teilweise Supprimierung von atrialen und ventrikulären Arrhythmien. Als Nachteile wirken sich aus, dass diese Schrittmacher teurer, komplexer zu programmieren sind als Einkammersysteme; die Nachkontrolle ist aufwendiger, die Implantation schwieriger (2 Elektroden).

Frequenzadaptive Zweikammerschrittmacher (DDD-R-Stimulation)

Indikation. Binodale Erkrankung des Reizbildungs- und Erregungsleitungssystems (Sinusknotenfunktionsstörung ohne adäquaten Frequenzanstieg unter Belastung und gleichzeitig gestörte AV-Überleitung). Bei gleichzeitig bestehenden intermittierendem Vorhofflimmern zusätzlich Mode-Switch Funktion.

Kontraindikation. Chronisches Vorhofflimmern.

Vor- und Nachteile. Vorteil ist der hämodynamische Gewinn durch AV-Synchronität und sensorgesteuerten Frequenzanstieg. **Nachteilig** wirkt sich aus, dass genaue Kenntnisse erforderlich sind, das System sehr zeitaufwendig zu programmieren ist und das teuerste antibradykarde Schrittmachersystem darstellt.

11.3.4 Herzschrittmacherzwischenfälle

Bradykardiebedingte Symptome bei Patienten mit antibradykarden Herzschrittmachern legen den Verdacht einer Schrittmacherfehlfunktion nahe. Die häufigste **Schrittmacherkomplikationen innerhalb der ersten 3 Monate** nach Implantation sind die Elektrodendislokation und die Reizschwellenerhöhung.

Als **Spätkomplikationen** treten auf:
- erneute kardiale Symptomatik bei Batterieerschöpfung und Elektrodenbruch
- zunehmende Verlangsamung der Herzfrequenz bei Batterieerschöpfung

Eine plötzlich auftretende bradykardiebedingte Symptomatik bei Stimulationsinsuffizienz ist bedingt durch Elektrodendislokation, Sondenbruch, Adapterdiskonnektion und Reizschwellenanstieg.

Therapeutische Sofortmaßnahmen. Die klinische Symptomatik ist vom zugrunde liegenden Eigenrhythmus bei Schrittmacherausfall abhängig: bei Herz-Kreislauf-Stillstand sofortige Reanimationsmaßnahmen. Bei ausgeprägter Bradykardie mit entsprechender klinischer Symptomatik:
- Atropin 0,5–1 mg i. v.; nicht bei Glaukom
- Orciprenalin (Alupent) 0,5 mg langsam i. v.

Sofortige Einweisung in die Klinik, Transport in ärztlicher Begleitung, ggf. passagere Schrittmacherstimulation. Bei Zeichen der Herzbeuteltamponade bei Myokardperforation (Blutdruckabfall, obere Einflussstauung, Pulsus paradoxus) sofort Perikardpunktion (Jung u. Lüderitz 1995). Auch ohne ausgeprägte klinische Symptomatik sollte eine Schrittmacherfunktionsprüfung bei Verdacht auf Dysfunktion in der implantierenden Klinik bzw. bei einem Kardiologen erfolgen.

> **Praxistipp**
> Eine regelmäßige Überwachung der Schrittmacherfunktion durch den Kardiologen bzw. in einer Schrittmacherambulanz ist im Rahmen der Weiterbetreuung zur frühzeitigen Erkennung einer Fehlfunktion unerlässlich.

Evidenz der Therapieempfehlungen

	Evidenz-grad	Therapie-empfehlung
Atrioventrikuläre (AV) Leitungsstörungen		
AV-Block III. und II. Grades mit höhergradigen AV-Blockierungen ungeachtet der anatomischen Lokalisation		
— bei symptomatischer Bradykardie (sowie Herzinsuffizienz)	C	I
— bei medikamentös induzierter Bradykardie	C	I
— bei spontanen Asystolien > 3 sec oder einem Ersatzrhythmus < 40/min bei wachen, symptomfreien Patienten	B, C	I
— nach Katheterablation des AV-Knotens	B, C	I
— nach einem postoperativem AV-Block (nicht rückbildungsfähig)	C	I
— bei neuromuskulären Erkrankungen mit oder ohne Symptomatik	B	I
AV-Block II. Grades mit symptomatischer Bradykardie	B	I
Asymptomatischer AV-Block III. Grades, Herzfrequenz > 40/min, besonders bei Kardiomegalie und LV-Dysfunktion	B, C	IIa
Asymptomatischer AV-Block II. Grades (Typ II, Mobitz) mit schmalem QRS-Komplex	B	IIa
Asymptomatischer AV-Block II. Grades (Typ I, Wenckebach) mit intra- oder infrahisärer Blockierung	B	IIa
AV-Block I. oder II. Grades mit Symptomen ähnlich wie beim Schrittmachersyndrom	B	IIa
Ausgeprägter AV-Block I. Grades (> 0,3 sec) bei LV-Dysfunktion oder kongestiver Herzinsuffizienz	C	IIb
Neuromuskuläre Erkrankungen mit AV-Block II. oder I. Grades mit oder ohne Symptome	B	IIb
Asymptomatischer AV-Block I. Grades	B	III
Asymptomatischer AV-Block II. Grades (Typ I, Wenckebach)	B, C	III
Rückbildungsfähiger AV-Block (z. B. Lyme-Erkrankung, während Hypoxie beim Schlafapnoe-Syndrom ohne Symptome)	B	III
Intraventrikuläre Leitungsstörungen (Bifaszikulärer Block)		
Bifaszikulärer Block mit intermittierendem AV-Block III. Grades	B	I
Bifaszikulärer Block mit AV-Block II. Grades (Typ II, 2:1 oder höhergradigen Blockierungen)	B	I
Alternierender Schenkelblock (LSB/RSB)	C	I
Synkope ohne sicheren Bezug zum AV-Block (Kammertachykardie als Ursache ausgeschlossen)	B	IIa
Deutliche HV-Zeit-Verlängerung (> 100 ms) ohne Symptome	B	IIa
Infrahisäre Blockierungen unter Vorhofstimulation	B	IIa
Neuromuskuläre Erkrankungen bei bifaszikulärem Block mit oder ohne Symptome	C	IIb
Bifaszikulärer Block ohne AV-Block oder Symptome	B	III
Bifaszikulärer Block mit AV-Block I. Grades ohne Symptome	B	III

	Evidenz-grad	Therapie-empfehlung
Sinusknotenerkrankung (SSS) bzw. -dysfunktion		
SSS mit dokumentierter symptomatischer Bradykardie	C	I
Symptomatische chronotrope Inkompetenz	C	I
SSS (HF < 40/min, Pausen > 3 sec), spontan oder medikamentös, mit vermutetem Zusammenhang zur klinischen Symptomatik	C	IIa
Synkope unklarer Ursache mit Nachweis von höhergradigen SSS	C	IIa
Gering symptomatische Patienten (HF < 30/min in der Wachphase)	C	IIb
Asymptomatische Patienten (HF < 40/min oder Pausen)		III
Karotissinussyndrom und neurokardiogene Synkope		
Rezidivierende Synkopen, in eindeutigem Zusammenhang mit einer Reizung des Karotissinus (> 3 sec), ohne Medikation	C	I
Rezidivierende Synkopen, nicht provozierbar durch Alltagsbewegungen, mit hypersensitivem Karotissinusreflex (> 3 sec)	C	IIa
Rezidivierende, symptomatische neurokardiogene Synkope, spontane Bradykardie dokumentiert oder beim Kipptisch provoziert	B	IIa
Hypersensitiver Karotissinusreflex ohne Symptome	C	III
Rezidivierende Synkopen, Benommenheit, Schwindel ohne hypersensitiven Karotissinusreflex	C	III
Situative vasovagale Synkope mit effektiver Verhaltensstrategie	C	III
Hypertrophe obstruktive Kardiomyopathie		
Sinusknotendysfunktion oder AV-Block (▶ oben)	C	I
Medikamentös therapierefraktär, symptomatisch, signifikanter Ruhegradient oder provozierbare LV-Ausflussbahnobstruktion	A	IIb
Asymptomatische Patienten oder medikamentös kontrolliert		III
Symptomatische Patienten ohne LV-Ausflussbahnobstruktion		III
Idiopathische dilatative Kardiomyopathie (IDC)		
Sinusknotendysfunktion oder AV-Block (▶ oben)	C	I
Biventrikuläre Stimulation bei Patienten mit IDC oder ischämischer Kardiomyopathie, medikamentös therapierefraktär, symptomatische NYHA-Klassifikation III oder IV, LVEDD >55 mm, verlängertes QRS Intervall (> 130 ms), LV-Ejektionsfraktion < 35 %	A	IIa
Asymptomatische idiopathische dilatative Kardiomyopathie		III
Herztransplantation		
Sinusknotendysfunktion oder AV-Block (▶ oben)	C	I
Symptomatische Bradyarrhythmie/chrontrope Inkompetenz mit vermuteter Dauer über mehrere Monate	C	IIb
Asymptomatische Bradyarrhythmie nach Herztransplantation		III

HF Herzfrequenz, *IDC* idiopathische dilatative Kardiomyopathie, *LV* linksventrikulär, *LSB* Linksschenkelblock, *RSB* Rechtsschenkelblock, *SSS* Sinusknotenerkrankung.

Leitlinien – Adressen – Tipps

Leitlinien

Gregoratos G, Abrams J, Epstein AE, Freedman RA, Hayes DL, Hlatky MA, Kerber RE, Naccarelli GV, Schoenfeld MH, Silka MJ, Winters SL, on behalf of Task Force Members (2002) ACC/AHA/NASPE (2002) Guideline Update for implantation of cardiac pacemakers and antiarrhythmia devices: Full text. A report of the ACC/AHA Task Force on Practice Guidelines: www.acc.org/clinical/guidelines/Pacemaker/pacemaker.pdf

Gregoratos G, Abrams J, Epstein AE, Freedman RA, Hayes DL, Hlatky MA, Kerber RE, Naccarelli GV, Schoenfeld MH, Silka MJ, Winters SL, on behalf of Task Force Members (2002) ACC/AHA/NASPE (2002) guideline update for implantation of cardiac pacemakers and antiarrhythmia devices: Summary Article Circulation 106: 2145–2161

Krämer LI, Markewitz A, Fröhlig G, Fischer W, Griebenow R, bearbeitet im Auftrag der „Kommission für Klinische Kardiologie" der Deutschen Gesellschaft für Kardiologie – Herz- und Kreislaufforschung (2001) Leitlinien und Empfehlungen zum Curriculum „Practice of Cardiac Pacing". Z Kardiol 90: 522–529

Lemke B, Rybak K, Wiegand U, bearbeitet im Auftrag der „Kommission für Klinische Kardiologie" der Deutschen Gesellschaft für Kardiologie – Herz- und Kreislaufforschung (2003) Leitlinien und Empfehlungen. Stellungnahme zu den Leitlinien zur Herzschrittmachertherapie. Z Kardiol 92: 200–206

Lemke B, Fischer W, Schulten HK, bearbeitet im Auftrag der „Kommission für Klinische Kardiologie" der Deutschen Gesellschaft für Kardiologie – Herz- und Kreislaufforschung (1966) Richtlinien zur Herzschrittmachertherapie. Indikationen, Systemwahl, Nachsorge. Z Kardiol 85: 611–627

Markewitz A, Fröhlig G, Fischer W, für die Arbeitsgruppe Herzschrittmacher, Griebenow R, Krämer LI, für die Bundesärztekammer, bearbeitet im Auftrag der „Kommission für Klinische Kardiologie" der Deutschen Gesellschaft für Kardiologie – Herz- und Kreislaufforschung (2001) Curriculum „Praxis der Herzschrittmachertherapie". Z Kardiol 90: 77–85

Internetadressen

http://www.dgkardio.de
http://www.escardio.de
http://www.naspe.org
http://www.acc.org
http://www.americanheart.org

Literatur

Jung W, Lüderitz B (2001) Herzschrittmacher-Zwischenfall. In: Loch FC, Knuth P (Hrsg) Leitfaden Notfallmedizin nach Leitsymptomen. Deutscher Ärzteverlag, Köln, 4. Aufl., S 151–153

Jung W, Manz M, Lüderitz B (1992) Bradykarde Herzrhythmusstörungen. Internist 33: W57–W68

Jung W, Neubrand, Lüderitz B (2001) Einsatz von Hochfrequenzstrom in der Endoskopie bei Patienten mit Herzschrittmachern. In: Sauerbruch T, Scheurlen Ch (Hrsg) Empfehlungen der Deutschen Gesellschaft für Verdauungs- und Stoffwechselkrankheiten für die Durchführung endoskopischer Untersuchungen. Demeter, Stuttgart, 3. Aufl., S 49–56

Lamas GA, Lee KL, Sweeney MO, Silverman R, Leon A, Yee R, Marinchak RA, Flaker G, Schron E, Orav EJ, Hellkamp AS, Greer S, McAnulty J, Ellenbogen K, Ehlert F, Freedman RA, Estes III NAM, Greenspon A, Goldman L., for the Mode Selection Trial in Sinus-Node Dysfunction et al. (2002) Ventricular pacing or dual-chamber pacing for sinus node dysfunction. N Engl J Med 346: 1850–1862

Lamas GA, Ellenbogen KA, Hennekens CA, Montanez A (2004) Evidence base for pacemaker mode selection. From physiology to randomized trials. Circulation 109: S443–451

Kerr CR, Connolly SJ, Abdollah H, Roberts RS, Gent M, Yusuf S, Gillis AM, Tang ASL, Talajic M, Klein GJ, Newman DM, and for the Canadian Trial of Physiological Pacing (CTOPP) Investigators (2004) Canadian Trial of Physiological Pacing: Effects of physiological pacing during long-term follow-up. Circulation 109: S 357–362

Krämer LI, Markewitz A, Fröhlig G, Fischer W, Griebenow R (2001) Leitlinien und Empfehlungen zum Curriculum „Praxis der Herzschrittmachertherapie". Z Kardiol 90: 522–529

Lemke B, Fischer W, Schulten HK (1996) Richtlinien zur Herzschrittmachertherapie – Indikationen, Systemwahl, Nachsorge. Z Kardiol 85: 611–628

Lüderitz B (1989) Herzschrittmacher. Therapie und Diagnostik kardialer Rhythmusstörungen. Springer, Berlin Heidelberg New York Tokyo

Lüderitz B (1998) Herzrhythmusstörungen. Diagnostik und Therapie, 5. Aufl. Springer, Berlin Heidelberg New York Tokyo

Malcolm C, Ward D, Camm J, Rickards AF, Ingramm A, Perrins J, Charles R, Jones S, Cobbe S (1991) Recommendations for pacemaker prescription for symptomatic bradycardia. Br Heart J 66: 185–191

12 Tachykarde Rhythmusstörungen

G. Steinbeck, C. Reithmann, M. Näbauer

12.1	Grundlagen	– 199
12.2	Indikation zur antiarrhythmischen Therapie	– 200
12.3	Klassifikation von Antiarrhythmika	– 201
12.3.1	Klassifikation nach Vaughan-Williams	– 201
12.3.2	Wahl des Antiarrhythmikums	– 201
12.4	Spezielle Therapie	– 202
12.4.1	Sinustachykardie	– 202
12.4.2	Vorhofflattern	– 202
12.4.3	Vorhoftachykardie	– 204
12.4.4	Vorhofflimmern	– 204
12.4.5	Supraventrikuläre Tachykardie	– 210
12.4.6	Wolff-Parkinson-White-Syndrom	– 210
12.4.7	Extrasystolie	– 211
12.4.8	Kammertachykardie und Kammerflimmern	– 214
12.5	Therapiekontrolle und unerwünschte Wirkungen von Antiarrhythmika	– 215
12.5.1	Therapiekontrolle	– 215
12.5.2	Unerwünschte Wirkungen	– 217
12.6	Alternativen zur medikamentösen Therapie	– 218
12.6.1	Antitachykarde Stimulation	– 218
12.6.2	Katheterablation	– 219
12.6.3	Herzchirurgischer Eingriff	– 219
12.6.4	Implantierbarer Defibrillator	– 219
	Literatur	– 223

Die Therapie tachykarder Rhythmusstörungen wurde in den vergangen 10 Jahren revolutioniert. Der Stellenwert der medikamentösen antiarrhythmischen Therapie hat stark abgenommen, nachdem die CAST-Studie (Cardiac Arrhythmia Suppression Trial Investigators 1989) eine Übersterblichkeit von Patienten mit ventrikulären Arrhythmien nach Myokardinfarkt unter Klasse-I-Antiarrhythmika gezeigt hatte. Dank der rasanten technologischen Entwicklung sind maligne ventrikuläre Arrhythmien zur Domäne des implantierbaren Defibrillators geworden (The Antiarrhythmics versus Implantable Defibrillators [AVID] Investigators 1997). Regelmäßige supraventrikuläre Tachykardien können mit hoher Erfolgsrate durch die Radiofrequenz-Katheterablation kurativ behandelt werden. Die Therapie des weit verbreiteten Vorhofflimmerns bleibt im Wesentlichen eine medikamentöse, wobei erste interventionelle Verfahren für die Zukunft auf kurative Ansätze hoffen lassen.

12.1 Grundlagen

Eine Tachykardie ist definiert als eine Herzfrequenz von mehr als 100/min, unabhängig von der Ursache. Diese Tachykardie kann entstehen im Sinusknoten, im Vorhof, im AV-Überleitungsgewebe und in der Kammer.

Als **elektrophysiologischer Entstehungsmechanismus** müssen 2 Prinzipien diskutiert werden:
- fokale Impulsbildung
- kreisende Erregung

Durch tierexperimentelle sowie invasive klinisch-elektrophysiologische Untersuchungen konnte der Pathomechanismus einzelner tachykarder Rhythmusstörungen geklärt werden, z. B. kreisende Erregung als Ursache der regelmäßigen Tachykardie mit schmalem QRS-Komplex bei Wolff-Parkinson-White-(WPW-)Syndrom und AV-Knoten-Tachykardien sowie Vorhofflattern. Für andere Rhythmusstörungen konnte die Ursache wahrscheinlich gemacht werden, z. B. kreisende Erregung als Ursache von Vorhofflimmern sowie einigen Formen von Kammertachykardien oder fokale Impulsbildung als Ursache der atrialen Tachykardie und von Spitzentorsaden. In der aktuellen klinischen Situation muss die Pathogenese häufig unberücksichtigt bleiben.

Ursachen

Häufige Ursachen von Rhythmusstörungen sind (ohne Anspruch auf Vollständigkeit) in ◘ Übersicht 12-1 aufgeführt.

Übersicht 12-1
Ursachen von Herzrhythmusstörungen

- koronare Herzkrankheit (v. a. akute Ischämie, Zustand nach Myokardinfarkt)
- Kardiomyopathie:
  - dilatativ
  - hypertroph
  - restriktiv
  - infiltrativ
- entzündliche Herzerkrankungen
- angeborene und erworbene Herzklappenfehler
- Mitralklappenprolaps
- Tumoren des Herzens
- Thoraxtraumen
- ZNS-Erkrankungen und Störungen der autonomen Innervation des Herzens
- degenerative Erkrankungen des Reizbildungs- und Erregungsleitungssystems
- neuromuskuläre Erkrankungen
- Ethylalkohol
- Pharmaka, z. B.:
  - Antiarrhythmika
  - trizyklische Antidepressiva und Phenothiazine
  - Herzglykoside
- Elektrolytstörungen (Kalium-, Calcium-, Natrium-, Magnesiumstoffwechsel)
- extrakardiale Erkrankungen:
  - Lebererkrankungen
  - Nierenerkrankungen
  - endokrinologische Störungen, z. B. Hyper- und Hypothyreose, Hyperparathyreoidismus, Phäochromozytom, Akromegalie
  - Autoimmunerkrankungen
- Herzschrittmacher
- psychische Ursachen

12.2 Indikation zur antiarrhythmischen Therapie

Im Wesentlichen gibt es für die Einleitung einer antiarrhythmischen Therapie 3 Indikationen:
- Beschwerden des Patienten durch Extrasystolen/Tachykardien
- hämodynamische Beeinträchtigung
- Gefahr des plötzlichen Herztodes

Klinik. Die klinische Symptomatik durch nichtanhaltende – d.h. innerhalb von 30 s spontan sistierende – oder anhaltende Rhythmusstörungen ist außerordentlich variabel und wird bestimmt vom individuellen Patienten, von der Art der Rhythmusstörung sowie der kardialen und peripheren Adaptation, d.h. von der kardialen Grunderkrankung. So kann die Rhythmusstörung einerseits völlig asymptomatisch oder harmlos sein (Palpitation), in anderen Fällen v.a. neurologische Symptome (unsystematischer Schwindel, Krampfanfälle, Synkopen) sowie Zeichen der Herzinsuffizienz und Angina pectoris hervorrufen. Systemische oder Lungenembolien können das Auftreten von Rhythmusstörungen komplizieren. Eine anhaltende Tachykardie wird in Abhängigkeit von der Frequenz, dem Ursprung (supraventrikulär/ventrikulär) und der Grunderkrankung mit zunehmender Dauer praktisch in jedem Falle zu einer hämodynamischen Beeinträchtigung führen. In besonders bedrohlichen Fällen kommt es zum progredienten oder akuten Rückwärtsversagen des linken Ventrikels (Lungenödem) oder zu Vorwärtsversagen (Blutdruckabfall, Bewusstseinsverlust) bis zum kardiogenen Schock und/oder über eine Degeneration in Kammerflimmern zum plötzlichen Herztod.

Extrasystolen bis hin zu nichtanhaltenden Tachykardien, die zwar zu subjektiven Beschwerden führen, den Patienten aber objektiv nicht gefährden, stellen in der täglichen Praxis die große Mehrheit dar.

Vorgehen bei der antiarrhythmischen Therapie. Nach sorgfältiger internistischer Untersuchung auf eine organische Herzerkrankung ist für die Therapie ggf. ein eingehendes Gespräch des Arztes mit dem Patienten zur Erläuterung der Harmlosigkeit des Befundes von vorrangiger Bedeutung. In bestimmten Fällen kommt darüber hinaus zur Unterdrückung der klinischen Symptomatik eine medikamentöse antiarrhythmische Therapie hinzu. Aus primärpräventiver Sicht zur Verhinderung des plötzlichen Herztods haben sich Betarezeptorenblocker und ACE-Hemmer, nicht aber Klasse-I-Antiarrhythmika als wirksam erwiesen.

Identifikation gefährdeter Patientengruppen. Durch Untersuchungen der letzten Jahre konnten durch den plötzlichen Herztod gefährdete Patientengruppen besser charakterisiert werden (Übersicht 12-2). Die Patientengruppen 1–4 haben ein lebensbedrohliches Ereignis einer Kammertachykardie oder eines Kammerflimmerns überstanden und müssen wegen der hohen Rezidivgefahr in der Regel mit einem implantierbaren Cardioverter-Defibrillator (ICD) versorgt werden (Sekundärprophylaxe). Patienten der Gruppe 5 sind zwar asymptomatisch, tragen aber dennoch ein hohes Risiko, an einem plötzlichen Herztod zu versterben und benötigen einen ICD zur Primärprophylaxe. Demgegenüber weiß man von den Patientengruppen 6–8 zwar ebenfalls um ein erhöhtes Risiko des plötzlichen Herztodes. Da es sich hier jedoch um asymptomatische Patienten handelt, ist eine Therapieentscheidung allenfalls im Einzelfall zu erwägen; es liegen bisher keine kontrollierten Therapiestudien vor, die den Nutzen einer antiarrhythmischen Therapie für diese Gruppe belegen (▶ unten).

Übersicht 12-2
Durch den plötzlichen Herztod gefährdete Patientengruppen

- **Nach stattgehabtem lebensbedrohlichen Ereignis:**
  - 1. Zustand nach erfolgreicher Reanimation bei Kreislaufstillstand infolge Kammertachykardie oder Kammerflimmern
  - 2. Anhaltende Kammertachykardien, z.B. bei koronarer Herzkrankheit, dilatativer oder hypertropher Kardiomyopathie, Zustand nach Myokarditis, angeborenes oder erworbenes Vitium cordis u.a.
  - 3. Synkope als mutmaßliche Folge einer tachykarden Rhythmusstörung bei kardialer Grunderkrankung
  - 4. Angeborenes symptomatisches QT- oder Brugada-Syndrom
- **Asymptomatisch mit hohem Risiko:**
  - 5. Nichtanhaltende Kammertachykardie im chronischen Verlauf nach Myokardinfarkt mit erheblich reduzierter Pumpfunktion (EF ≤40%) und elektrophysiologisch induzierbarer ventrikulärer Tachyarrhythmie
  - 6. Erheblich reduzierte linksventrikuläre Pumpfunktion (EF ≤30%) im chronischen Verlauf nach Myokardinfarkt
- **Asymptomatisch mit erhöhtem Risiko:**
  - 7. Gehäufte (d.h. mehr als 10/h) und/oder komplexe ventrikuläre Extrasystolen (z.B. mehr als 10 ventrikuläre Paare pro 24 h oder Salven) innerhalb von 3 Monaten nach abgelaufenem Myokardinfarkt
  - 8. Gehäufte und komplexe ventrikuläre Extrasystolie bei dilatativer Kardiomyopathie
  - 9. Salvenförmige ventrikuläre Extrasystolie bei hypertropher Kardiomyopathie

Therapieplan. Der Behandlungsplan jeder Herzrhythmusstörung gliedert sich in der Klinik ebenso wie in der Praxis in:
- Aufklärung des Patienten
- Kausaltherapie, z. B. Beseitigung einer Myokardischämie, Ausgleich einer Elektrolytstörung, Therapie einer Hyperthyreose
- physikalische Maßnahmen, z. B. Manöver zur Vagusreizung bei supraventrikulären Tachykardien
- medikamentöse antiarrhythmische Therapie
- elektrische Maßnahmen, z. B. antitachykarde Stimulation, DC-Kardioversion und DC-Defibrillation (▶ unten), Katheterablation
- chirurgische Maßnahmen
- Reanimation

12.3 Klassifikation von Antiarrhythmika

12.3.1 Klassifikation nach Vaughan-Williams

Tabelle 12-1 zeigt eine modifizierte Klassifikation aktueller Antiarrhythmika nach Vaughan-Williams (Vaughan-Williams 1970), der tierexperimentelle elektrophysiologische Befunde in normalem Herzgewebe zugrunde liegen. Gemeinsames Merkmal der **Klasse-I-Antiarrhythmika** ist eine Blockade des Natriumkanals, wobei sich eine Unterteilung in Klasse IA (QT-Zeit-Verlängerung), Klasse IB (QT-Zeit-Konstanz oder -Verkürzung) und Klasse IC (QT-Zeit-Konstanz) eingebürgert hat. **Antiarrhythmika der Klasse II** hemmen die intrinsische und extrinsische sympathische Aktivität durch die kompetitive Blockierung von Betarezeptoren und entfalten eine negativ chronotrope und dromotrope Wirkung.

Klasse-III-Antiarrhythmika sind demnach Hemmer eines oder mehrerer Kaliumströme, woraus eine Verlängerung der Aktionspotenzialdauer, der Refraktärzeit und, unter klinischen Bedingungen, der QT-Zeit resultieren. Merkmal der **Klasse-IV-Antiarrhythmika** ist eine Hemmung des langsamen Einwärtsstromes von Calciumionen, der wesentlich beteiligt ist an der spontanen Impulsbildung im Sinusknoten und der Überleitung im AV-Knoten.

Kritik an der Vaughan-Williams-Klassifikation. Als Limitierung dieser Klassifikation haben neuere Untersuchungen ergeben, dass Antiarrhythmika nicht nur einen einzelnen, sondern mehrere Ionenkanäle des Herzens blockieren können: So kommt beispielsweise die Verlängerung der QT-Zeit als Merkmal der Klasse IA, z. B. durch Chinidin, durch eine zusätzliche Hemmung eines oder mehrerer repolarisierender Kaliumströme zustande. Die Wirkung der Klasse-I-Antiarrhythmika auf den Natriumkanal wird durch die Anlagerung und Verweildauer am Kanal bestimmt. Da beide Vorgänge durch die erregungsabhängigen Zustände des Natriumkanales beeinflusst werden, ergibt sich eine Abhängigkeit der Klasse-I-Wirkung von der Erregungsfrequenz des Myokards, woraus sich Untergruppen der Klasse I mit unterschiedlicher antiarrhythmischer und proarrhythmischer Potenz ableiten lassen. Nach diesen Befunden ergeben sich erhebliche Überschneidungen, insbesondere zwischen der bisherigen Klasse-IA- und -IC-Untergruppierung (Steinbeck 1983).

12.3.2 Wahl des Antiarrhythmikums

In der Klinik richtet sich die Wahl für das eine oder andere Antiarrhythmikum meist nicht nach der Pathogenese einer Rhythmusstörung (die häufig ungeklärt bleibt), sondern sie ist empirisch.

Tabelle 12-1. Klassifikation von Antiarrhythmika (mod. nach Vaughan-Williams 1970)

Klasse	Wirkung	Arzneistoff (Beispiele)
I	Lokalanästhetika	
	A – Abnahme der Leitungsgeschwindigkeit (QRS ↑), Verlängerung der Erregungsdauer (QT ↑)	Chinidin, Ajmalin, Disopyramid
	B – Abnahme der Leitungsgeschwindigkeit nur bei hoher Herzfrequenz, Verkürzung der Erregungsdauer (QT ↓)	Lidocain, Diphenylhydantoin, Mexiletin
	C – deutliche Abnahme der Leitungsgeschwindigkeit (QRS ↑) Konstanz der Erregungsdauer (QT unverändert)	Propafenon, Flecainid
II	Betarezeptorenblocker	Propranolol, Metroprolol, Bisoprolol
III	Repolarisationshemmer: Verlängerung der Erregungsdauer (QT ↑)	Amiodaron, Sotalol *(noch nicht im Handel: Dofetilid, Ibutilid, Azimilid)*
IV	Calciumantagonisten	Verapamil, Gallopamil, Diltiazem

Abschätzung des proarrhythmischen Risikos. Zur Abschätzung von Häufigkeit und Art des proarrhythmischen Risikos und von antiarrhythmischer Wirkung hat die Vaughan-Williams-Klassifikation mit den oben genannten Einschränkungen klinische Bedeutung in Bezug auf:

- **Proarrhythmische Wirkung:** Klasse IA und IC sind gegenüber IB sowohl potenter antiarrhythmisch als auch proarrhythmisch.
- **Art der Proarrhythmie:** Klasse-I-Antiarrhythmika mit zusätzlicher Hemmung des Kaliumstroms (Klasse IA nach Vaughan-Williams) sowie Klasse-III-Antiarrhythmika können über eine abnorme QT-Zeit-Verlängerung Spitzentorsaden induzieren, Klasse-IC-Substanzen über eine ausgeprägte QRS-Verbreiterung monomorphe (relativ langsamfrequente) unaufhörliche Kammertachykardien.
- **Angriffsort von Antiarrhythmika:** Substanzen der Klasse IA und C greifen bevorzugt am Vorhof und Ventrikel, Klasse IB bevorzugt am Ventrikel an; es besteht eine Kontraindikation für Klasse IA und IC bei Patienten mit vorgeschädigtem Reizbildungs- und Reizleitungssystem.

> **Cave**
> Antiarrhythmische Kombinationstherapie: falls indiziert, nur Kombination verschiedener Klassen von Antiarrhythmika. Eine Kombinationstherapie kann zu einer Potenzierung negativ inotroper und proarrhythmischer Effekte führen und sollte nur stationär eingeleitet werden.

Das proarrhythmische Risiko der Antiarrhythmika der Klasse IC (CAST-Studie) hat das Interesse auf Substanzen der Klasse III gelenkt. Hauptvertreter ist **Amiodaron**, das primär verschiedene Kaliumkanäle hemmt und damit eine Verlängerung von Aktionspotenzialdauer und Refraktärzeit aller Abschnitte des Herzens bewirkt (angefangen vom Sinusknoten über den Vorhof, spezifisches atrioventrikuläres Reizleitungssystem bis zum Kammermyokard). Demgegenüber ist Sotalol, das als Betarezeptorenblocker auch zur Klasse II gehört, mit einer höheren Rate an Proarrhythmien (Spitzentorsaden) assoziiert. Eine Darstellung der verschiedenen an der Repolarisation des Herzmuskels beteiligten Kaliumströme ist im Rahmen dieses Lehrbuches nicht möglich. Bemerkenswert ist jedoch, dass Amiodaron eine wenig selektive Substanz ist und hemmende Wirkung auf verschiedene Kaliumströme wie auch auf den Natriumkanal, den Calciumkanal und schließlich auch eine nichtkompetitive betablockierende Wirkung entfaltet. Der Stellenwert neuerer, in Deutschland nicht zugelassener Klasse-III-Antiarrhythmika (Ibutilid, Dofetilid, Azimilid) kann noch nicht abschließend beurteilt werden, mit dem Sotalol vergleichbare Proarrhythmien werden jedoch ebenfalls beobachtet.

12.4 Spezielle Therapie

Voraussetzung für eine erfolgreiche Therapie ist eine sorgfältige elektrokardiographische Diagnostik der Rhythmusstörung und die Berücksichtigung der Grunderkrankung. Bei allen zum akuten Kreislaufstillstand führenden tachykarden Rhythmusstörungen ist die rechtzeitig vorgenommene transthorakale Elektroschocktherapie die einzig lebensrettende Maßnahme.

12.4.1 Sinustachykardie

Obwohl die Herzfrequenz >100/min liegt, muss eine Sinustachykardie nicht obligat pathologisch, sondern kann auch physiologisch sein (z. B. beim Kind, bei körperlicher und emotionaler Belastung, bei erhöhter Körpertemperatur).

Darüber hinaus sind **pharmakologisch** (Adrenalin, Atropin, Hyperthyreose, Alkohol, Nikotin, Koffein), **reflektorisch** (Orthostase, Hypotonie und Schock, Anämie, Hypoxie, Cor pulmonale, Herzinsuffizienz, Aorteninsuffizienz) und **pathologisch** (Perikarditis, Myokarditis) bedingte Sinustachykardien zu unterscheiden. Dabei ist die Tachykardie regelhaft nur ein Symptom der sie verursachenden Erkrankung; dementsprechend steht die Therapie der Grunderkrankung ganz im Vordergrund. Nur in Ausnahmefällen kommt eine symptomatische medikamentöse Therapie in Betracht, z. B. eine Sedierung mit Diazepam oder eine Betablockertherapie, z. B. beim hyperkinetischen Herzsyndrom.

12.4.2 Vorhofflattern

Vorhofflattern gilt wegen der Gefahr der 1:1-AV-Überleitung als **potenziell lebensbedrohliche Rhythmusstörung**, die klinische Symptomatik wird von der Kammerfrequenz bestimmt. Deshalb ist die Rhythmusstörung unbedingt therapiebedürftig (Ausnahme: längere Zeit bestehendes Vorhofflattern mit normofrequenter Kammeraktion).

Medikamentöse Akuttherapie. Eine rasche medikamentöse Therapie führt zwar nur selten zu einer Unterbrechung des Vorhofflatterns, dagegen aber über eine Hemmung der AV-Überleitung zu einer Abnahme der Kammerfrequenz und damit zur prompten Besserung der klinischen Symptomatik (◘ Tabelle 12-2). Geeignete Substanzen sind:

- Verapamil fraktioniert 5–10 mg i. v.
- Herzglykoside i. v. (z. B. Digoxin 0,4–0,6 mg) bei eingeschränkter Pumpfunktion
- Betarezeptorenblocker i. v. (z. B. Metoprolol 5–10 mg)

☐ **Tabelle 12-2.** Antiarrhythmische Differenzialtherapie (akut und chronisch) supraventrikulärer tachykarder Rhythmusstörungen

Rhythmusstörung	Akutbehandlung	Dauertherapie

Vorhofflattern	Verapamil 5–10 mg i.v. oder Betablocker (Esmolol, Metoprolol) oder Herzglykoside i.v. oder atriale Hochfrequenzstimulation oder DC-Kardioversion (bis 50 Ws)	*Ziel: Regularisierung zu und Erhalt von Sinusrhythmus:*
		  Betablocker
		  Katheterablation
		Ziel: Normalisierung der Kammerfrequenz:
		  Herzglykoside oder Calciumantagonisten (Verapamil, Diltiazem) oder Betablocker
		  Herzglykoside und Betablocker (cave: Calciumantagonisten plus Betablocker)

Vorhoftachykardie	wenn Digitalisüberdosierung und Intoxikation ausgeschlossen, Verapamil 5–10 mg i.v. oder Herzglykoside oder Betablocker i.v.	Verapamil oder Amiodaron bei multifokaler atrialer Tachykardie, ansonsten wie bei Vorhofflattern

Vorhofflimmern	Verapamil 5–10 mg i.v. oder Herzglykoside oder Betablocker i.v., evtl. Notfall-DC-Kardioversion (100–400 Ws)	*Ziel: Regularisierung zu und Erhalt von Sinusrhythmus (Voraussetzung: Antikoagulation):*
		  keine Therapie (nach 1. Episode)
		  Betablocker
		  Propafenon oder Flecainid oder Chinidin oder Disopyramid in Kombination mit Betalocker oder Calciumantagonisten oder Herzglykosiden
		  Amiodaron
		  DC-Kardioversion
		Ziel: Normalisierung der Kammerfrequenz wie bei Vorhofflattern

AV-Knoten-Reentry-Tachykardie	Manöver zur Vagusstimulation Adenosin 6–12 mg i.v. im Bolus (Wirkungseintritt < 30 s, Wirkdauer 5–20 s), alternativ Verapamil 5–10 mg i.v.	bei hoher Anfallsfrequenz: Verapamil oder Betablocker Katheterablation

WPW-Syndrom	Vorhofflimmern: Ajmalin 50 mg i.v. (cave: hypertrophe Kardiomyopathie), cave: Verapamil oder Herzglykoside i.v.
	bei höhergradiger Herzinsuffizienz sofortige DC-Defibrillation (100–360 Ws)
	regelmäßige Tachykardie mit schmalem QRS:
	  Verapamil, Adenosin oder Ajmalin i.v.
	regelmäßige Tachykardie mit breitem QRS:
	  Ajmalin i.v.
	  evtl. antitachykarde Stimulation
	  DC-Kardioversion (R-synchron, 50 Ws)
		Katheterablation
		
		Katheterablation
		Propafenon oder Amiodaron (selten)
		wie bei Tachykardie mit schmalem QRS

> **Cave**
> Zu warnen ist vor einer alleinigen Therapie des Vorhofflatterns mit *Chinidin* oder *Disopyramid*, da diese Substanzen über eine Verminderung der Vorhofflatterfrequenz bzw. eine vagolytische Wirkung eine 2:1- oder 4:1-AV-Blockierung aufheben und damit eine akut bedrohliche Steigerung der Kammerfrequenz induzieren können.

Atriale Überstimulation oder elektrische Kardioversion. Persistiert das Vorhofflattern, kommt zur Unterbrechung die atriale Hochfrequenzstimulation (z. B. über eine Reizsonde im rechten Vorhof oder Ösophagus) oder die DC-Kardioversion (DC = direct current) R-Zacken-synchronisiert mit kleiner Stromstärke (bis 50 Ws) in Kurznarkose in Betracht. Durch Stimulation wird entweder direkt Sinusrhythmus erreicht oder Vorhofflimmern induziert, das später in Sinusrhythmus umspringen kann.

Medikamentöse Dauertherapie. Nach erfolgter Rhythmisierung hat die antiarrhythmische Dauertherapie den Erhalt von Sinusrhythmus zum Ziel. Unter Abwägung von Nutzen und Risiko sollte zunächst einem Betablocker der Vorzug gegeben werden. Bei Therapieversagen ist Amiodaron einsetzbar. Allerdings sollte heute frühzeitig eine Katheterablation als definitive Therapie angestrebt werden, da sich damit Vorhofflattern in den meisten Fällen dauerhaft eliminieren lässt.

Katheterablation. Als Alternative zur bzw. bei Unwirksamkeit der medikamentösen Therapie ist eine invasive elektrophysiologische Untersuchung indiziert. Ergibt diese, dass dem Vorhofflattern ein Makro-Reentry im rechten Vorhof entgegen dem oder im Uhrzeigersinn zugrunde liegt, bietet eine Katheterablation mittels Radiofrequenzenergie im Isthmusbereich zwischen Trikuspidalring und V. cava inferior dem Patienten eine große Aussicht auf Heilung der Rhythmusstörung ohne Beeinflussung der AV-Überleitung. Inzwischen sind die Langzeiterfolge der Katheterablation mit etwa 90 % zu veranschlagen, sodass die Katheterablation bei Vorhofflattern oft bereits primär, jedenfalls aber nach erfolglosen medikamentösen Therapieversuchen als Therapie der Wahl anzusehen ist.

Normalisierung der Kammerfrequenz. Nur in Ausnahmefällen wird man sich bei Vorhofflattern auf eine Normalisierung der Kammerfrequenz durch Verzögerung der A-V-Überleitung beschränken. Effektive Substanzen sind dann: Verapamil und Diltiazem als Calciumantagonisten, Herzglykoside sowie Betarezeptorenblocker ggf. auch eine Kombination aus Herzglykosiden und Betarezeptorenblockern.

Zu vermeiden sind Kombinationen von Calciumantagonisten und Betablockern, da sich deren negativ chronotropen und negativ dromotropen Wirkungen auf die AV-Leitung addieren und somit zu bedrohlichen Asystolien führen können.

Antikoagulation. Da auch bei Vorhofflattern echokardiographisch häufig atriale Thromben und spontaner Echokontrast gefunden werden und Vorhofflimmern häufig eine begleitende Arrhythmie darstellt, werden die für Vorhofflimmern geltenden Antikoagulationsleitlinien auch für Patienten mit Vorhofflattern empfohlen.

12.4.3 Vorhoftachykardie

Die atriale Tachykardie unterscheidet sich vom Vorhofflattern durch die Vorhoffrequenz (regelhaft zwischen 120 und 220/min) und die P-Wellen-Konfiguration. Sie kann ohne, aber auch mit einer schweren kardialen Grunderkrankung einhergehen (z. B. akuter Myokardinfarkt, akutes oder chronisches Cor pulmonale).

Ist die Rhythmusstörung nicht durch Herzglykoside hervorgerufen, so steht die **Therapie der Grunderkrankung**, falls möglich, im Vordergrund. In den anderen Fällen entspricht die medikamentöse Akutbehandlung der des Vorhofflatterns. Die Gefahr der plötzlichen Kammerfrequenzsteigerung durch Deblockierung der AV-Überleitung ist viel geringer als bei Vorhofflattern, sodass Akutmaßnahmen wie eine atriale Hochfrequenzstimulation oder eine DC-Kardioversion meistens nicht erforderlich sind. Bei der speziellen Form der multifokalen atrialen Tachykardie ist von günstigen Effekten einer Dauertherapie mit **Verapamil** berichtet worden; bei einer Reihe von Patienten ist eine Rezidivprophylaxe mit Amiodaron zum Erhalt von Sinusrhythmus notwendig. Vielen der Patienten mit ektoper atrialer Tachykardie kann mit der Katheterablation mittlerweile ein kurativer Eingriff angeboten werden (Erfolgsrate 90 % bei fokaler atrialer Tachykardie, geringer bei Makro-Reentry-Mechanismus).

12.4.4 Vorhofflimmern

Die Prävalenz des Vorhofflimmerns nimmt mit steigendem Lebensalter zu; mit 3–5 % bei über 65-Jährigen ist es die häufigste Herzrhythmusstörung überhaupt. Die Ursachen des Vorhofflimmerns sind mit den Ursachen von Herzrhythmusstörungen allgemein (Übersicht 12-1) praktisch identisch. Neben extrakardialen Ursachen, insbesondere der Hyperthyreose, stellen vor allen Dingen die hypertensive Herzerkrankung, die Herzinsuffizienz unterschiedlicher Genese sowie die koronare und valvuläre Herzerkrankung häufige Ursachen dar. Schließlich ist bei einigen Patienten trotz sorgfältiger kardiologischer Diagnose keine Ursache eruierbar (idiopathisches Vorhofflimmern, „lone atrial fibrillation"). Vorhofflimmern führt zu einer Verminderung der kardialen Leistungsfähigkeit, insbesondere unter körperlicher Belastung. Aus diesen Gründen sind antiarrhythmische Maßnahmen indiziert, die entweder den normalen Sinusrhythmus wiederherstellen oder aber die abnorm hohe Kammerfrequenz durch Bremsen der AV-Überleitung senken. Darüber hinaus ist zu prüfen, ob eine Antikoagulation zur Embolieprophylaxe erforderlich ist.

Regularisierung zum Sinusrhythmus

Orale Langzeittherapie. Mehrere Untersuchungen weisen darauf hin, dass bei der antiarrhythmischen Behandlung von Vorhofflimmern ein proarrhythmischer Effekt durch Klasse-I-Antiarrhythmika, insbesondere aber auch durch Sotalol auftreten könnte (Fetsch et al. 2001; Flaker et al. 1992). Unter Abwägung von Nutzen und Risiko ist vorrangig ein Betarezeptorenblocker zu empfehlen. Bei Unwirksamkeit oder Nebenwirkungen kommen entsprechend der ◘ Tabelle 12-2 in Betracht:

- Propafenon (Rytmonorm) 450–900 mg
- Flecainid (Tambocor) bis 200 mg
- Chinidin bis 600 mg, ggf. in fixer Kombination mit Verapamil (Cordichin)
- Disopyramid (Rythmodul, Norpace, Diso-Duriles) 400–900 mg
- Amiodaron

> **Praxistipp**
> Flecainid, Chinidin und Disopyramid sollten mit einem AV-überleitungsbremsenden Medikament (Betarezeptorenblocker, Calciumantagonist vom Verapamiltyp) kombiniert werden.

Bei fortgeschrittener Grunderkrankung sollte der Regularisierungsversuch grundsätzlich unter stationären Bedingungen und regelmäßiger EKG-Kontrolle erfolgen, bei minimaler Herzerkrankung oder Fehlen jeglicher Grunderkrankung erscheint auch ein ambulanter Therapieversuch vertretbar. Grundsätzlich sollte mit niedrigen Dosen begonnen und eine langsame Dosissteigerung vorgenommen werden. Unter Berücksichtigung der kardialen Grunderkrankung als wesentlichem Risikofaktor für einen proarrhythmischen Effekt sollten Klasse-I-Antiarrhythmika nur dann eingesetzt werden, wenn keine oder nur eine geringe Grunderkrankung vorliegt, Amiodaron bei Patienten mit koronarer Herzerkrankung oder Herzinsuffizienz jedweder Ursache.

Realistische Ziele einer Regularisierungstherapie sind das *Erreichen von Sinusrhythmus* bei 50–80 % der Patienten und der *Erhalt von Sinusrhythmus* nach 12 Monaten bei 50–60 %.

Akuttherapie. Als Alternative zur oralen antiarrhythmischen Dauertherapie ist auch eine akute medikamentöse Regularisierungsstrategie durch i.v.-Gabe von Antiarrhythmika möglich, z. B. 2 mg/kgKG Propafenon oder Flecainid i. v. Auch mit einer hochdosierten oralen antiarrhythmischen Einmalgabe, z. B. Propafenon 600 mg p. o., sind gute Therapieergebnisse erzielt worden (Capucci et al. 1994).

Wenn auch diese Strategien durch die Kürze der notwendigen Überwachung vorteilhaft sind, liegen hierfür bisher kaum ausreichende Erfahrungen für den Einsatz unter ambulanten Bedingungen vor.

Ein medikamentöser Regularisierungsversuch ist nicht indiziert wegen zu geringer Erfolgsaussichten bei

- lange bestehendem Vorhofflimmern (als Orientierung: >12–18 Monate)
- sehr großem linkem Vorhof (echokardiographischer Durchmesser >55–60 mm)
- fortgeschrittener kardialer Grunderkrankung (Mitralvitium, Kardiomyopathie)

DC-Kardioversion. Als Alternative zur medikamentösen Regularisierung, gerade im Hinblick auf die proarrhythmischen Effekte der Klasse-I-Substanzen, wird die primäre elektive DC-Kardioversion von Vorhofflimmern immer stärker bevorzugt, worunter sich in fast allen Fällen Sinusrhythmus herstellen lässt (Durchführung der externen DC-Kardioversion in Kurznarkose, R-Zacken-getriggerte DC-Energieabgabe 100–360 Ws mit anterolateraler Position der Schockelektroden, bei Unwirksamkeit Wechsel auf anteroposteriore Elektrodenanlage). Neuere Defibrillatoren mit biphasischer Schockform weisen bei geringerer Schockenergie eine höhere Effektivität in der Kardioversion von Vorhofflimmern auf. Die biphasische Schockapplikation erfolgt üblicherweise mit 100–200 Ws. Für die seltenen Fälle der Unwirksamkeit dieses Verfahrens, z. B. bei sehr stark übergewichtigen Patienten, ist auch eine Regularisierung mittels DC-Energie über eine interne Elektrodenanlage möglich (z. B. rechter Vorhof vs. A. pulmonalis oder Koronarsinus). Allerdings besteht für viele Patienten die Notwendigkeit zur anschließenden antiarrhythmischen Dauertherapie zur Aufrechterhaltung des Sinusrhythmus (▶ oben).

> **Praxistipp**
> Bei Kardioversion oder Defibrillation von Schrittmacherträgern muss die Position der Schockelektroden so gewählt werden, dass das elektrische Feld senkrecht zum Verlauf der Schrittmachersonden verläuft (Elektrodenplatzierung z. B. antero-posterior), um das Risiko der Schädigung des Schrittmachers durch die Schockenergie zu minimieren.

 Cave
Die elektive DC-Kardioversion gilt als kontraindiziert bei Digitalisintoxikation, während sie unter „therapeutischen" Glykosiddosen gefahrlos vorgenommen werden kann.

Antikoagulation bei Regularisierungsversuchen

Wesentliche Voraussetzung jeden medikamentösen oder elektrischen Regularisierungsversuches ist eine Vorbehandlung mit Antikoagulanzien über 3 Wochen entweder mit Heparin in PTT-wirksamer Dosierung oder Phenprocoumon (z. B. Marcumar) mit therapeutischer Einstellung (INR 2,0–3,0). Nach Kardioversion ist die Antikoagulation in jedem Fall für mindestens 4 Wochen fortzuführen. Nur wenn das Vorhofflimmern bei Beginn des Regularisierungsversuches maximal 2 Tage besteht, kann unter Hinnahme eines kleinen, wohl akzeptablen Embolierisikos auf eine vorherige Antikoagulation verzichtet werden. Allerdings weisen andere Untersuchungen darauf hin, dass auch bei Vorhofflimmern, das nur Stunden bis wenige Tage besteht, Vorhofthromben nachweisbar sein können (Stoddard et al. 1995). Bei der Indikationsstellung zur sofortigen Kardioversion ohne Antikoagulation ist auch zu berücksichtigen, dass die überwiegende Anzahl von Vorhofflimmerepisoden asymptomatisch bleibt und die tatsächliche Dauer der Arrhythmie leicht unterschätzt werden kann (Fetsch et al. 2001).

> **Praxistipp**
> Alternativ zur 3-wöchigen Antikoagulation vor Kardioversion kann eine transösophageale Echokardiographie (TEE) zum Ausschluss von Thromben im linken Vorhof durchgeführt werden.

Hierbei wird zunächst eine therapeutische Antikoagulation eingeleitet. Wird von einem erfahrenen Untersucher in der TEE ein Thrombus ausgeschlossen, kann dann unmittelbar die Kardioversion angeschlossen werden. Nach erfolgreicher Regularisierung muss wie beim konventionellen Vorgehen eine Antikoagulation mit Phenprocoumon für mindestens 4 Wochen fortgeführt werden. Beide Verfahren (Abb. 12-1a) weisen eine vergleichbar geringe Emboliereate auf (Klein et al. 2000). Ist das Embolierisiko besonders hoch (stattgehabte Embolie, fortgeschrittene Grunderkrankung, deutlich dilatierter linker Vorhof), sollte konventionell mit vorheriger 3-wöchiger Antikoagulation vorgegangen werden.

Normalisierung der Kammerfrequenz

Bei Auftreten einer Tachyarrhythmia absoluta kann über eine medikamentöse Hemmung der AV-Überleitung eine zuverlässige Abnahme der Kammerfrequenz erzielt werden, sodass eine DC-Kardioversion als Akutbehandlung nur selten (z. B. bei unmittelbar einsetzender hämodynamischer Dekompensation bei schwerem Cor pulmonale oder akutem Myokardinfarkt) angewendet werden muss (Tabelle 12-2). Geeignete Substanzen sind:

— Verapamil 5–10 mg fraktioniert i. v.
— Herzglykoside i. v. (z. B. Digoxin 0,4–0,6 mg) bei eingeschränkter Pumpfunktion
— Betarezeptorenblocker i. v. (z. B. Metoprolol 5–10 mg)

Dabei ist zu berücksichtigen, dass von Herzglykosiden keine direkte regularisierende Wirkung zu erwarten ist. Ist in der Dauertherapie nur eine Normalisierung der Kammerfrequenz beabsichtigt, so empfiehlt sich je nach Grunderkrankung, Begleiterkrankung und Alter eine Behandlung mit Herzglykosiden, einem Calciumantagonisten (Verapamil oder Diltiazem) oder einem Betablocker.

> **Praxistipp**
> Da eine Monotherapie mit Herzglykosiden zwar die Kammerfrequenz unter Ruhebedingungen, nicht jedoch unter körperlicher Belastung ausreichend senkt, sollten Herzglykoside bei körperlich aktiven Patienten mit einem Betablocker oder Calciumantagonisten vom Verapamil-Typ kombiniert werden.

Schließlich sind Patienten, die unter allen genannten Maßnahmen keine ausreichende Frequenzsenkung zeigen und klinisch symptomatisch bleiben (bis hin zur Entwicklung einer „Tachymyopathie"), Kandidaten für eine Katheterablation der AV-Überleitung mit Schrittmacherimplantation.

Schlaganfallrisiko und Antikoagulation

Mehrere prospektive, plazebokontrollierte Studien belegen, dass nicht nur Patienten mit rheumatisch (Mitralfehler), sondern auch mit nichtrheumatisch verursachtem Vorhofflimmern von einer Dauerantikoagulation profitieren und sich das beträchtliche Risiko eines häufig schicksalhaften Schlaganfalles durch orale Gabe der Vitamin-K-Antagonisten Warfarin oder Phenprocoumon um etwa 70 % senken lässt (Petersen et al. 1989; SPAF II 1994).

Besonders hervorzuheben ist dabei, dass dieser Therapieeffekt nicht nur durch hoch dosiertes Warfarin oder Phenprocoumon (International Normalized Ratio, INR, 3,0–4,5), sondern auch mit niedriger dosierter oraler Antikoagulation (INR 2,0–3,0) erzielt werden kann.

Besonders wirksam ist diese Therapie bei Patienten mit Hochdruck, Herzinsuffizienz sowie nach bereits abgelaufener Thrombembolie. Allerdings ist gegenüber diesem Vorteil der Nachteil des steigenden Blutungsrisikos im höheren Lebensalter abzuwägen. Acetylsalicylsäure in einer Dosierung von 75 mg pro Tag war nicht wirksamer als Plazebo. Auch in einer Dosierung von 325 mg pro Tag ist sie weniger wirksam als Warfarin oder Phenprocoumon. Aus epidemiologischen Daten, Interventionsstudien sowie Untergruppenanalysen ergeben sich neue Empfehlungen für die Antikoagulation von Patienten mit Vorhofflimmern, die in Tabelle 12-3 dargestellt sind.

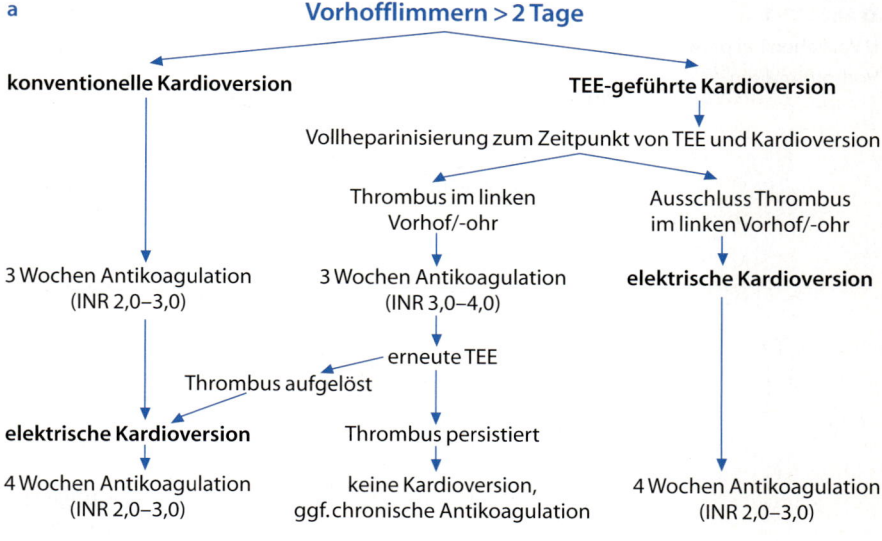
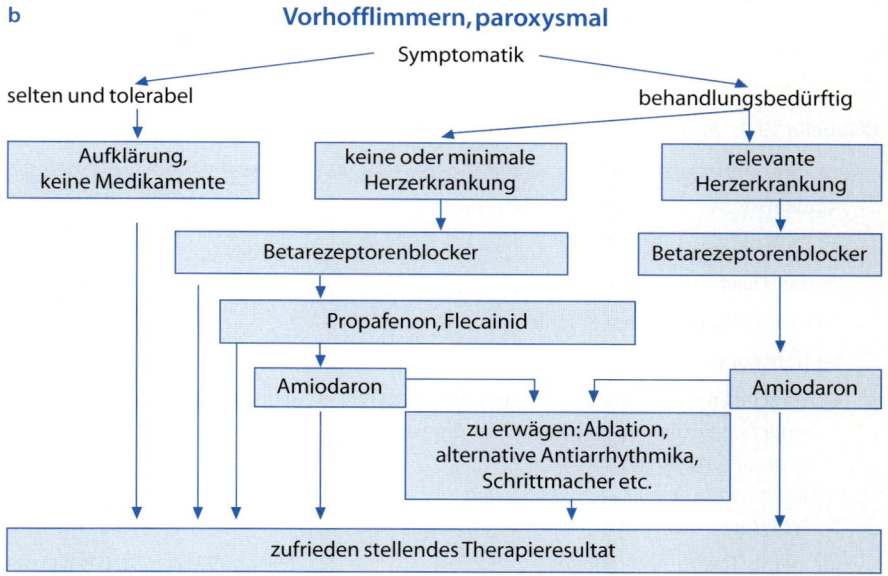
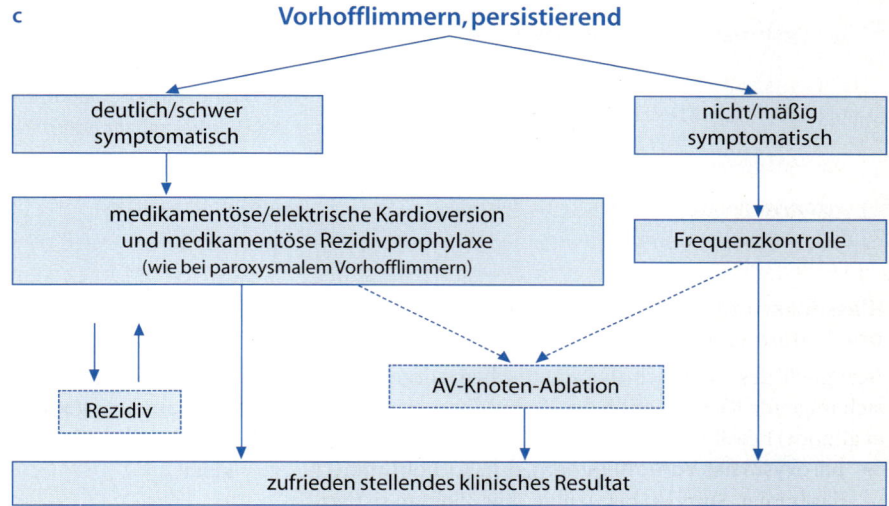

Abb. 12-1. Therapiealgorithmen bei Vorhofflimmern. TEE: transösophageale Echokardiographie
a Antikoagulation bei Kardioversion von Vorhofflimmern
b Vorgehen bei bei paroxysmalem Vorhofflimmern
c Vorgehen bei persistierendem Vorhofflimmern

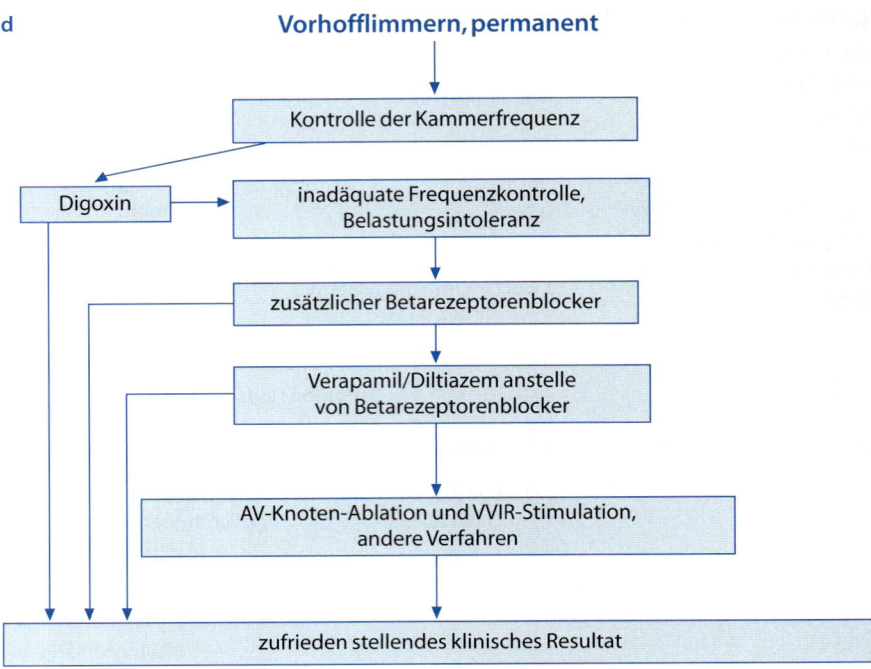

Abb. 12-1 (Fortsetzung)
d Vorgehen bei permanentem Vorhofflimmern

Tabelle 12-3. Antikoagulation bei Vorhofflimmern

Konstellation	Therapie
Zustand nach arterieller Embolie Rheumatischer Herzklappenfehler Vorhofthrombus	hoch dosiertes Phenprocoumon (Marcumar) (INR 3,0–4,0)

Chronisches, nichtrheumatisches Vorhofflimmern mit:
    Reduktion der linksventrikulären Pumpfunktion
    Vergrößerung des linken Vorhofes
    Hochdruck oder Mitralringverkalkung
    Hyperthyreose, Diabetes mellitus
	niedrig dosiertes Phenprocoumon (Marcumar) (INR 2,0–3,0)

Idiopathisches Vorhofflimmern	Alter < 60 Jahre: Acetylsalicylsäure 300 mg pro Tag oder keine Therapie Alter ≥ 60 Jahre: Acetylsalicylsäure 300 mg pro Tag
(Intermittierendes) paroxysmales Vorhofflimmern	wenn Anfälle selten und eine kurze Anfallsdauer (bis max. 24 h) vom Patienten verlässlich angegeben werden kann, keine Antikoagulation erforderlich; in allen anderen Fällen wie bei anhaltendem Vorhofflimmern
Vorhofflattern	Antikoagulation wie bei Vorhofflimmern zu empfehlen
Paroxysmale supraventrikuläre Tachykardie	keine Antikoagulation

Klassifizierung des Vorhofflimmerns und Differenzialtherapie

Bezüglich des praktisch-therapeutischen Vorgehens hat sich folgende Klassifikation des Vorhofflimmerns (Fuster et al. 2001) bewährt:

— **paroxysmales Vorhofflimmern**, d. h. Vorhofflimmern, das binnen Stunden bis wenige Tage spontan sistiert
— **persistierendes Vorhofflimmern**, d. h. Vorhofflimmern, das akut auftritt, aber auch nach mehreren Tagen nicht spontan sistiert
— **permanentes Vorhofflimmern**, d. h. Vorhofflimmern, das nicht in Sinusrhythmus zurückgeführt werden kann

Paroxysmales Vorhofflimmern. Fraglos ist der Leidensdruck bei Patienten mit paroxysmalem Vorhofflimmern besonders groß, sodass eine regularisierende Therapie zumeist indiziert ist. Die Antiarrhythmika zur Therapie des paroxysmalen Vorhofflimmerns entsprechen denen zur Regularisierung anhaltenden Vorhofflimmerns. Hier kann bei vagal getriggertem Vorhofflimmern Flecainid oder Disopyramid von Vorteil sein, bei adrenergem Vorhofflimmern ein Betablocker. Die Notwendigkeit einer vorherigen Antikoagulation bzw. transösophagealen Echokardiographie zum Ausschluss von Thromben besteht bei länger anhaltenden Phasen von Vorhofflimmern (≥ 2 Tage). Vorhofflimmern kann Teilsymptom des sog. Bradykardie-Tachykardie-Syndroms im Rahmen eines Sinusknotensyndroms sein; in diesem Falle ist eine antiarrhythmische Therapie zumeist nur unter dem Schutz einer Schrittmacherimplantation möglich. Zum Auftreten von Vorhofflimmern bei WPW-Syndrom ▶ siehe dort.

Weist ein Patient neben Vorhofflimmern **auch Phasen von Vorhofflattern** auf, so hat sich ein kombiniertes Vorgehen mit Katheterablation und antiarrhythmischer Therapie (**Hybridtherapie**) bewährt. Bei 10–20 % der Patienten mit Vorhofflimmern kann unter einer Therapie mit Klasse-IC-Antiarrhythmika oder Amiodaron erstmals mit dem Auftreten von Vorhofflattern gerechnet werden. Eine Ablation von Vorhofflattern kann bei den meisten dieser Patienten zu einer kompletten Suppression atrialer Arrhythmien führen, wenn nach Ablation die antiarrhythmische Medikation fortgeführt wird (Reithmann et al. 2000).

Bei Unwirksamkeit der medikamentös antiarrhythmischen Therapie von hochsymptomatischen Patienten mit paroxysmalem Vorhofflimmern werden derzeit verschiedene **nichtmedikamentöse Therapiestrategien** im Rahmen klinischer Studien evaluiert:

- **Katheterablation von Pulmonalvenentriggern:** Ein vielversprechender Ansatz beruht auf der Erkenntnis, dass insbesondere in den Pulmonalvenen lokalisierte Foci durch hochfrequente elektrische Aktivität Vorhofflimmern triggern können. Durch fokale Ablation oder die elektrische Isolierung der Pulmonalvenen mittels Katheterablation im Bereich der Pulmonalvenenostien (Haissaguerre et al. 2000) kann derzeit eine Erfolgsrate von 50–70 % erreicht werden. Als wesentliche Komplikationsmöglichkeit dieser derzeit als klinisch-experimentell zu bezeichnenden Methode muss in seltenen Fällen mit Pulmonalvenenstenosen gerechnet werden.
- **Präventive Schrittmacherstimulation:** Es ist bekannt, dass Patienten mit einer gesicherten Schrittmacherindikation aufgrund von Sinusbradykardien unter physiologischer vorhofgesteuerter Stimulation signifikant weniger häufig Vorhofflimmern aufweisen als Patienten mit alleiniger Kammerstimulation. Es wird derzeit in Studien untersucht, ob durch eine präventive Stimulation mit neu entwickelten Algorithmen zur Suppression möglicher Trigger das Wiederauftreten von Vorhofflimmern auch bei Patienten ohne Schrittmacherindikation verhindert werden kann.

Persistierendes Vorhofflimmern. In die schwierige Therapieentscheidung bei persistierendem Vorhofflimmern zwischen Regularisierungsstrategie einerseits oder Normalisierung der Kammerfrequenz andererseits gehen ein die Symptomatik des Patienten sowie Chancen und Risiken der antiarrhythmischen Therapie (Grunderkrankung, bisherige Therapieversuche, Dauer des Vorhofflimmerns etc.). Als Regularisierungsstrategie wird immer mehr der DC-Kardioversion gegenüber der oralen antiarrhythmischen Langzeittherapie der Vorzug gegeben: nach einer ersten Episode von Vorhofflimmern wird dann entweder gar nicht oder mit einem Betablocker behandelt und nur nach wiederholtem Auftreten ein Klasse-I- oder Klasse-III-Antiarrhythmikum eingesetzt. Tritt unter antiarrhythmischer Therapie Vorhofflattern auf, so ist auch hier das kombinierte Vorgehen mit Katheterablation des Vorhofflimmerns und Fortführung der antiarrhythmischen Therapie zur Rezidivprophylaxe des Vorhofflimmerns indiziert. Untersuchungen der letzten Jahre belegen, dass für die meisten Patienten durch die Wiederherstellung des Sinusrhythmus („Rhythmuskontrolle") gegenüber einer korrekten Einstellung der Kammerfrequenz („Frequenzkontrolle") kein eindeutiger Vorteil zu erzielen ist. In einer ersten Studie fand sich kein Vorteil in der klinischen Symptomatik zwischen beiden Strategien (Hohnloser et al. 2000). Patienten mit regularisierender Therapie (Amiodaron) zeigten eine bessere Belastungstoleranz, wurden aber häufiger stationär aufgenommen (zur Kardioversion oder wegen unerwünschter Nebenwirkungen von Amiodaron). Ähnliches fand sich in einer nachfolgenden, sehr großen Studie an mehr als 4000 Patienten, in der kein Überlebensvorteil für eine der beiden Strategien nachgewiesen werden konnte (The AFFIRM Investigators 2002). Auch Schlaganfallhäufigkeit, Lebensqualität und kognitive Fähigkeiten zeigten bei beiden Strategien keinen Unterschied. Eine Rhythmuskontrolle erforderte jedoch wiederum eine höhere Zahl von Krankenhausaufenthalten und zeigte vermehrt kritische Herzrhythmusstörungen, insbesondere Bradykardien und Torsade-de-Pointes-Tachykardien. Diese Studien belegen damit, dass das Vorgehen im Einzelfall von der klinischen Konstellation abhängig gemacht werden muss und kann, insbesondere von der klinischen Symptomatik, subjektiver Beeinträchtigung und Leidensdruck, Alter und langfristigen Aussichten auf Erhalt des Sinusrhythmus.

Permanentes Vorhofflimmern. Das Therapieziel bei permanentem Vorhofflimmern besteht in einer medikamentösen Kontrolle der Kammerfrequenz in Ruhe und unter Belastung. Nur in den wenigen Fällen einer medikamentös nicht kontrollierbaren Tachyarrhythmie kann die His-Ablation in Verbindung mit der Implantation eines Einkammerschrittmachers erforderlich sein.

Auf der Basis des derzeitigen Kenntnisstandes sind von der Working Group on Arrhythmias der Europäischen Gesellschaft für Kardiologie Therapieempfehlungen erarbeitet worden, die in den ◘ Abb. 12-1b–d wiedergegeben sind. Natürlich sollten, wann immer möglich, erkennbare Ursachen des Vorhofflimmerns kausal behandelt werden (z. B. arterielle Hypertonie, Herzinsuffizienz, Hyperthyreose, Mitralvitium).

12.4.5 Supraventrikuläre Tachykardie

Die supraventrikuläre Tachykardie ist eine häufige Rhythmusstörung sowohl bei Herzgesunden als auch bei kardialer Grunderkrankung. Die große Mehrzahl ist durch einen Reentry-Mechanismus bedingt, wobei etwa zwei Drittel auf AV-Knoten-Reentry und ein weiteres Drittel auf Reentry infolge akzessorischer Leitungsbahnen mit retrograder Leitung vom Ventrikel zum Vorhof entfallen. Die Rhythmusstörung tritt meist mit einer Dauer von Minuten bis Stunden oder Tagen auf, kann aber auch über Wochen persistieren. Die klinische Symptomatik und damit die Indikation zur Therapie hängen von der kardialen Grunderkrankung, von Häufigkeit und Dauer der Anfälle und der Frequenz der Tachykardie ab.

Vagusreizung

Jüngere Patienten und solche ohne kardiale Grunderkrankung tolerieren auch hohe Herzfrequenzen gut. Wenn die Anfallsdauer nur wenige Minuten beträgt, legen die Patienten sich kurz hin und warten das spontane Anfallsende ab. Andere haben gelernt, ihre Anfälle durch Manöver zur Vagusreizung selbst zu kupieren. Diese sollten auch vom Arzt für die Akuttherapie zuerst versucht werden:
— ein Schluck kaltes Wasser
— Reizung der Rachenhinterwand mit Spatel
— einseitiger Karotisdruckversuch

Medikamentöse Therapie und Anfallsprophylaxe

Schlagen Maßnahmen zur Vagusreizung fehl, so ist die Injektion von **Adenosin** (Bolusinjektion 6–12 mg i. v.) zu empfehlen, das gegenüber Verapamil den Vorteil der etwas höheren Wirksamkeit, eines rascheren Wirkungseintritts von unter 30 s sowie einer kurzen Wirkdauer von nur 5–20 s besitzt. Bei fehlender Wirksamkeit sollte die Gabe von **Verapamil** 5 mg fraktioniert langsam i. v. (Isoptin) erfolgen, ggf. zu wiederholen durch eine 2. Injektion nach 10 min.

Falls überhaupt eine **Dauertherapie** zur weiteren Anfallsprophylaxe erforderlich ist: Verapamil 3-mal 80–120 mg oder ein Betablocker.

Katheterablation

Zwischenzeitlich hat die Katheterablation mit Radiofrequenzenergie einen grandiosen Siegeszug in der Therapie supraventrikulärer Tachykardien auf dem Boden einer AV-Knoten-Reentry-Tachykardie angetreten (Jackman et al. 1992). Mit zunehmender Erfahrung kann heute diesen Patienten eine Heilung von den genannten Rhythmusstörungen mit einer Erfolgsrate von mehr als 95 % angeboten werden, bei geringem Risiko und insbesondere unter Erhalt der normalen AV-Überleitung. Deswegen steht diese kurative therapeutische Option an 2. Stelle, falls eine medikamentöse Anfallsprophylaxe mit Verapamil oder einem Betablocker nicht zum Ziel führt.

Auch wenn die Substanzen wirksam sind, aber mit unerwünschten Wirkungen verbunden, bei hochfrequenten, hämodynamisch bedrohlichen Tachykardien, bei Kinderwunsch junger Frauen oder aber bei risikoreichen Berufen, wird die Katheterablation durchgeführt (Planung einer invasiven elektrophysiologischen Untersuchung nur in Verbindung mit dem Ziel der Ablation in gleicher Sitzung).

Eine Dauertherapie mit Amiodaron oder Propafenon kommt nur bei Patienten in Betracht, bei denen eine Katheterablation nicht durchführbar ist oder nicht erfolgreich war.

12.4.6 Wolff-Parkinson-White-Syndrom

Im Rahmen des Wolff-Parkinson-White-Syndroms (WPW-Syndrom) kommt es zu folgenden Rhythmusstörungen:
— paroxysmale regelmäßige Tachykardie mit schmalem QRS-Komplex
— paroxysmale regelmäßige Tachykardie mit breitem QRS-Komplex
— Vorhofflimmern

Die erstgenannte Rhythmusstörung ähnelt elektrokardiographisch und klinisch der AV-Knoten-Reentry-Tachykardie, die Tachykardie mit breitem QRS-Komplex ist im Anfall nicht von einer echten Kammertachykardie zu unterscheiden. Besonders bedrohlich ist die Konstellation von Vorhofflimmern bei WPW-Syndrom, wenn die akzessorische Leitungsbahn (Kent-Bündel) zwischen Vorhof und Ventrikel eine kurze Refraktärzeit aufweist; durch schnelle Überleitung via akzessorische Bahn kann es unter Umgehung des AV-Knotens zu einer abnorm hohen Kammerfrequenz, Kammerflimmern und damit zum plötzlichen Herztod kommen.

Akuttherapie

Medikamentöse Therapie der 1. Wahl ist die Gabe von **Ajmalin** (Gilurytmal) 25–50 mg langsam i. v. (◘ Tabelle 12-2).

 Cave
Vorsicht bei Ajmalingabe bei hypertropher Kardiomyopathie.

Da bei Vorhofflimmern sowohl Verapamil als auch Herzglykoside, i. v. gegeben, in Einzelfällen zu einer Zunahme der via akzessorischer Leitungsbahn auf die Kammer geleiteten Impulse und damit zu einer paradoxen Steigerung der Kammerfrequenz führen können, sind diese Medikamente bei WPW-Vorhofflimmern kontraindiziert.

Liegt eine bedrohliche Symptomatik, eine Kammerfrequenz >250/min oder eine höhergradige Herzinsuffizienz vor, sollte unverzüglich eine DC-Kardioversion (R-Zacken-synchron, 100–360 Ws) vorgenommen werden.

Im Falle einer regelmäßigen Tachykardie mit schmalem QRS-Komplex ist Verapamil i. v. ebenso effektiv wie Ajmalin i. v. Aus den oben genannten Erwägungen ist jedoch zu empfehlen, bei vermutetem oder bekanntem WPW-Syndrom grundsätzlich zurückhaltend mit dem Einsatz von Verapamil oder Herzglykosiden zu sein. Für die seltene regelmäßige antidrome Tachykardie mit breitem QRS-Komplex kommt neben der Ajmalingabe vor einer eventuellen DC-Kardioversion auch eine antitachykarde Stimulation als Akuttherapie in Betracht, falls die technischen Voraussetzungen und Erfahrungen hierfür bestehen.

Dauertherapie und Anfallsprophylaxe

Von der Häufigkeit her prävaliert die paroxysmale regelmäßige Tachykardie mit schmalem QRS-Komplex beim WPW-Syndrom bei weitem, sodass dieser Patient wie bei AV-Knoten-Reentry zunächst in Manövern zur Vagusreizung unterrichtet werden sollte. Reicht dies nicht aus, empfehlen wir eine medikamentöse Dauertherapie zur Anfallsprophylaxe mit einem Betarezeptorenblocker.

Katheterablation

Noch etwas früher als bei AV-Knoten-Reentry hat sich die Radiofrequenzkatheterablation zur definitiven Therapie wenige Jahre nach deren klinischer Inauguration (Jackman et al. 1991) durchgesetzt. Mit zunehmender Erfahrung beträgt die Erfolgsrate 90–95 % (allerdings auf Kosten einer langen Untersuchungs- und auch Röntgendurchleuchtungsdauer in Einzelfällen) bei minimalem Risiko des Eingriffs und einer Rezidivrate von 5 %. Dementsprechend plädieren wir für eine Indikationsstellung wie bei AV-Knoten-Reentry, in einzelnen Fällen sogar beim asymptomatischen Patienten (z. B. risikoreicher Beruf: Dachdecker, Pilot, Hochleistungssportler). Schließlich ist die Indikation zur primären Ablation gegeben, wenn sich aus der Anamnese Hinweise für ein erhöhtes Risiko ergeben wie:
- Vorhofflimmern mit schneller AV-Überleitung, insbesondere mit RR-Intervallen < 250 ms
- rezidivierende Reentry-Tachykardien und Vorhofflimmern beim gleichen Patienten
- Verdacht auf mehrere akzessorische atrioventrikuläre Verbindungen
- zusätzliche Herzerkrankung

In allen Fällen wird eine invasive elektrophysiologische Untersuchung nur mit dem Ziel einer Ablation der akzessorischen Bahn in gleicher Sitzung durchgeführt.

12.4.7 Extrasystolie

Supraventrikuläre und ventrikuläre Extrasystolen sind die häufigsten Rhythmusstörungen überhaupt. Sie kommen bei Herzgesunden und Herzkranken gleichermaßen vor. Ihre prognostische Bedeutung gewinnen diese Rhythmusstörungen durch das Vorhandensein einer kardialen Grunderkrankung, sodass eine Klärung einer kardialen Grunderkrankung im Vordergrund steht (◘ Übersicht 12-1).

Supraventrikuläre Extrasystolie

Sie gilt als harmlos und nicht behandlungsbedürftig. Bei ausgeprägter subjektiver Beeinträchtigung und wenn sie als Vorläufer anhaltender supraventrikulärer Arrhythmien (z. B. Vorhofflimmern) anzusehen ist, ist allerdings ein Therapieversuch gerechtfertigt, z. B. mit Betarezeptorenblockern.

Ventrikuläre Extrasystolie

Klassifikation. Auf Kammerebene werden monotope von polytopen Extrasystolen unterschieden, ferner der ventrikuläre Bigeminus, Paare und Salven sowie das R-auf-T-Phänomen. Zur Einschätzung der prognostischen Bedeutung dieser ventrikulären Extrasystolen (VES) hat eine Klassifikation von Lown und Wolff, die ursprünglich nur für Patienten mit koronarer Herzkrankheit (KHK) aufgestellt worden war, weite Verbreitung auch bei anderen Erkrankungen gefunden. Diese hierarchische Klassifikation der ventrikulären Arrhythmien weist jedoch erhebliche Limitierungen auf und sollte durch eine rein deskriptive, quantitative Beschreibung der ventrikulären Rhythmusstörungen ersetzt werden (Vorhandensein und Häufigkeit monotoper sowie polytoper VES, ventrikulärer Bigemini, Paare und Salven, R-auf-T-Phänomen, z. B. im Langzeit-EKG).

Therapiebedürftigkeit bei Myokardinfarkt. Behandlungsbedürftig erscheint die ventrikuläre Extrasystolie lediglich im Rahmen des akuten Myokardinfarkts, wobei Lidocain i. v. Therapie der 1. Wahl ist (50–100 mg im Bolus, anschließend Infusion mit 2–4 mg/min).

Die rein prophylaktische Lidocaingabe beim akuten Myokardinfarkt zur Verhinderung von Kammerflimmern, obwohl in einer randomisierten Studie für die i. m.-Injektion belegt, bleibt umstritten (erschwerte Enzymdiagnostik des Infarkts und Therapie (Lyse) durch i. m.-Injektion). Auf der Intensivstation ist bei entsprechender Überwachung eine prophylaktische Lidocaintherapie entbehrlich.

Therapiebedürftigkeit bei erhöhtem Risiko. Koronarkranke nach abgelaufenem Myokardinfarkt haben ein erhöhtes Risiko, am plötzlichen Herztod zu sterben, wenn sie im Langzeit-EKG häufige ventrikuläre Extrasystolen (>10/h) und/oder sog. komplexe ventrikuläre Rhythmusstörungen (z. B. >10 ventrikuläre Paare pro 24 h oder Salven) aufweisen (Multicenter Postinfarction Research Group 1983). Ein erhöhtes Risiko scheint auch bei dilatativer Kardiomyopathie und häufigen ventrikulären Paaren und Salven gegeben zu sein (Meinertz et al. 1984).

Die Mehrzahl der bisher vorgelegten Studien zur Primärprophylaxe des plötzlichen Herztodes nach Myokardinfarkt mittels Betarezeptorenblockern spricht dafür, dass mit diesen Substanzen die Gesamtletalität und der plötzliche Herztod nach Infarkt gesenkt werden können. Dagegen konnte unter antiarrhythmischer Langzeittherapie (u. a. mit Phenytoin, Procainamid, Aprindin, Mexiletin) eine Verminderung der Gesamtmortalität bzw. der plötzlichen Herztodesfälle bisher nicht nachgewiesen werden.

CAST-Studie. Wegen methodischer Unzulänglichkeiten aller bis dahin vorgelegten Antiarrhythmikastudien wurde in einer groß angelegten Studie erneut die Frage geprüft, ob lokalanästhetisch wirksame Antiarrhythmika der Klasse IC (**Encainid,** in Deutschland nicht im Handel, und **Flecainid**), welche die Häufigkeit der ventrikulären Extrasystolie nach Myokardinfarkt zu vermindern vermögen, damit auch die Prognose nach Myokardinfarkt verbessern (Cardiac Arrhythmia Suppression Trial [CAST] Investigators 1989). Aufgrund einer Zwischenanalyse musste diese prospektiv angelegte, plazebokontrollierte Untersuchung abgebrochen werden, da die mit Verum behandelte Patientengruppe (Encainid, Flecainid) eine signifikante Übersterblichkeit aufwies, mutmaßlich bedingt durch eine proarrhythmische Wirkung der Antiarrhythmika. Aufgrund dieser Ergebnisse, die Ende 1993 auch zu Änderungen der Zulassung von Antiarrhythmika der Klassen I und III seitens des Bundesgesundheitsamtes geführt haben, ist die Indikation für eine antiarrhythmische Therapie mit Klasse-I-Antiarrhythmika aus prognostischer Sicht aufzugeben.

Primärprevention des plötzlichen Herztodes nach Myokardinfarkt. Patienten mit asymptomatischen einzelnen bzw. gehäuften oder komplexen ventrikulären Extrasystolen sind geeignet für eine prophylaktische Therapie mit **Betarezeptorenblockern** ohne sympathikomimetische Eigenaktivität, wobei mit der Therapie möglichst früh begonnen werden sollte. Im Gegensatz zu den ungünstigen Effekten der Klasse-I-Antiarrhythmika schienen Pilotstudien nach Myokardinfarkt einen günstigen Effekt für das Klasse-III-Antiarrhythmikum **Amiodaron** anzuzeigen. Obwohl diese Ergebnisse durch 2 groß angelegte Studien nicht voll bestätigt werden konnten (Cairns et al. 1997 [CAMIAT]; Julian et al. 1997 [EMIAT]), ist im Einzelfall eine Indikation für Amiodaron aus symptomatischer oder auch prognostischer Indikation zu diskutieren, wenn gehäufte und komplexe ventrikuläre Extrasystolen bis zu ventrikulären Salven nach Myokardinfarkt durch Betablocker nicht supprimierbar sind.

Primärprävention bei Kardiomyopathien. Der Wert einer prophylaktischen antiarrhythmischen Therapie mit Antiarrhythmika der Klassen III (Amiodaron) zur Verhinderung des plötzlichen Herztodes bei **dilatativer Kardiomyopathie** ist nicht gesichert, sodass auch in diesem Falle nur die Beschwerdesymptomatik des Patienten durch Arrhythmien Anlass für eine solche Therapie geben sollte. Allerdings wird bei fortgeschrittener Herzinsuffizienz die Prognose durch eine Dauertherapie mit einem Betarezeptorenblocker und ACE-Hemmer verbessert (▶ unten).

Bei Vorliegen einer **hypertrophen Kardiomyopathie** gelten das gehäufte Auftreten ventrikulärer Paare und Salven (auch asymptomatisch), die anamnestische Angabe einer Synkope bzw. eine durch den plötzlichen Herztod belastete Familienanamnese als Indikatoren für eine ungünstige Prognose. Die Empfehlung zur Amiodarontherapie gilt jedoch nur eingeschränkt, da sie lediglich auf retrospektiven Erfahrungsberichten beruht.

Antiarrhythmische Dauertherapie. Obligate Voraussetzung aller skizzierten und für Klasse-I- und -III-Antiarrhythmika sicher restriktiv zu handhabenden Indikationen für eine antiarrhythmische Dauertherapie ist eine auf den Einzelfall abgestimmte Dosierung (◻ Tabelle 12-4) mit sorgfältiger Therapiekontrolle (v. a. Kontrolle der Symptomatik bei symptomatischer Indikation, Nachweis der Wirksamkeit mittels 24-h-EKG bei der prognostischen Indikation) sowie die Erfassung von unerwünschten Wirkungen (▶ unten). ◻ Tabelle 12-5 gibt einen Überblick über Empfehlungen zur Behandlung der ventrikulären Extrasystolie aus symptomatischer oder prognostischer Indikation, in Abhängigkeit davon, ob, und wenn ja, welche kardiale Grunderkrankung vorliegt. Vor jeder Therapie ist zu prüfen, ob nicht eine nur temporäre oder kausal angehbare Ursache der ventrikulären Extrasystolie besteht, z. B. eine Myokarditis, Herzklappenfehler, Auslösung durch Alkohol oder Elektrolytstörungen (v. a. Kalium- und Magnesiummangel) (◻ Übersicht 12-1).

◻ Tabelle 12-5 führt schließlich auch auf, welche medikamentösen Maßnahmen geeignet sind, die Prognose durch Vermeidung des plötzlichen Herztodes zu verbessern. Zu betonen ist, dass dieses wichtige Ziel mit keinem Klasse-I-Antiarrhythmikum erreichbar ist. Stattdessen haben sich hierfür insbesondere bei Patienten nach großem abgelaufenem Infarkt oder fortgeschrittener Herzinsuffizienz ACE-Hemmer und Betarezeptorenblocker in großen kontrollierten Studien (CIBIS II 1999; MERIT 1999) als sehr wirksam erwiesen. Offensichtlich ist die ventrikuläre Extrasystolie nur ein Indikator, nicht aber die Ursache einer Gefährdung durch den plötzlichen Herztod. Eine Verbesserung der Prognose ist daher nicht über einen rein antiarrhythmischen, d. h. antiektopen Angriffspunkt, sondern nur über eine langfristige Verbes-

Tabelle 12-4. Medikamentöse Therapie der ventrikulären Extrasystolie

Arzneistoff	Präparatename	Orale Dosierung für Dauertherapie
Betarezeptorenblocker		
Propranolol	Dociton	3-mal 20–40 mg
Metoprolol, retardiert	Beloc-Zok	1-mal 50–200 mg
Bisoprolol	Concor	1-mal 5–10 mg
Propafenon: nur einzusetzen bei Unwirksamkeit anderer Substanzen und wenn kein Myokardinfarkt bzw. kein Anhalt für relevante KHK	Rytmonorm	3-mal 150–300 mg
Mexiletin: nur einzusetzen bei Unwirksamkeit anderer Substanzen und wenn kein Myokardinfarkt bzw. kein Anhalt für relevante KHK	Mexitil	2- bis 4-mal 200 mg
Flecainid: nur einzusetzen bei Unwirksamkeit anderer Substanzen und wenn kein Myokardinfarkt bzw. kein Anhalt für relevante KHK	Tambocor	2-mal 100–200 mg
Amiodaron	Cordarex	200–400 mg (nach Aufsättigung mit 600–1000 mg pro Tag für 14 Tage)

Tabelle 12-5. Therapie der ventrikulären Extrasystolie

Kardiale Grunderkrankung	Therapie aus	
	symptomatischer Indikation[a]	prognostischer Indikation
Akuter Myokardinfarkt	Betablocker	Betablocker
Nach Myokardinfarkt mit Pumpfunktionsstörung	Betablocker Amiodaron	Betablocker ACE-Hemmer
Herzinsuffizienz	Betablocker Amiodaron	Betablocker ACE-Hemmer (Amiodaron)
Hypertrophe Kardiomyopathie	Betablocker (Amiodaron)	(Amiodaron)
Keine Herzerkrankung	Betablocker (Klasse-I-Antiarrhythmikum)	–

[a] Eine symptomatische Indikationsstellung setzt deutliche, subjektiv und objektiv beeinträchtigende Symptome voraus. Therapieempfehlungen basieren auf allgemeinem Konsens vieler Autoren und/oder kontrollierten Studien, eingeschränkte Empfehlungen (*in Klammern*) auf Pilot- oder nicht kontrollierten Studien.

serung der hämodynamischen Situation zu erreichen. Solche Verbesserungen sind u. a. durch Nachlastsenkung, Verbesserung der Endothelfunktion, antiischämische Effekte, Normalisierung der neurohumoralen Regulation und Senkung der Herzfrequenz zu erzielen.

12.4.8 Kammertachykardie und Kammerflimmern

Akuttherapie

Medikamentöse Akuttherapie bei Kammertachykardie. Bei Vorliegen einer Kammertachykardie ist eine notfallmäßige Klinikeinweisung obligat, da es sich mit jederzeit möglichem Übergang in Kammerflimmern um eine lebensbedrohliche Rhythmusstörung handelt. Auf der Intensivstation sollte zur medikamentösen Regularisierung bei Verdacht auf oder bei gesichertem Myokardinfarkt Lidocain (Xylocain) 100 mg langsam i. v. gegeben werden, ggf. wiederholt durch eine zweite Injektion von 50 mg nach 5–10 min.

In allen anderen Fällen sollte Ajmalin (Gilurytmal) 50 mg i. v. wegen besserer Wirksamkeit (Unterbrechung und Frequenzverlangsamung der Tachykardie) bei gleichzeitig guter Steuerbarkeit infolge kurzer Halbwertzeit bevorzugt werden. Eine Alternative ist Amiodaron (Cordarex) 150 mg i. v. bei höhergradig eingeschränkter linksventrikulärer Pumpfunktion wegen geringerer negativ inotroper Wirkung.

Cave
In der Regel sollten akut intravenös nicht mehr als 2 Antiarrhythmika wegen der Addition ihrer negativ inotropen Effekte und erschwerter Unterbrechungsmöglichkeit durch DC-Kardioversion gegeben werden.

Antitachykarde Stimulation, Kardioversion. Sind die Substanzen nicht wirksam und wird die Tachykardie weiterhin hämodynamisch toleriert, so kann – soweit hierzu die technischen Möglichkeiten und Erfahrungen vorhanden sind – der Versuch einer Ventrikelstimulation zur Unterbrechung der Kammertachykardie gemacht werden. Andernfalls ist unverzüglich eine Elektroschockbehandlung in Kurznarkose (R-Zacken-synchron mit kleiner Stromstärke, z. B. mit 50 Ws beginnend) vorzunehmen.

Polymorphe Kammertachykardien. Polymorphe Kammertachykardien (Spitzentorsaden) treten im Rahmen des angeborenen und erworbenen QT-Syndroms auf, wobei insbesondere auch an die proarrhythmische Auslösung durch Antiarrhythmika aber auch Medikamente mit primär extrakardialer Wirkung (z. B. Antidepressiva, Antihistaminika, Antibiotika; ausführliche Liste unter: http://www.qtdrugs.org) zu denken ist. Therapeutisch steht die Ausschaltung der Ursachen im Vordergrund; als darüber hinaus hilfreich hat sich für diese spezielle Rhythmusstörung die hochdosierte intravenöse Magnesiumzufuhr erwiesen:
- Magnesiumsulfat 2 g i. v.
- evtl. Isoproterenol i. v.
- evtl. temporäre Schrittmacheranlage bei Entstehung aus Bradykardie heraus

Akuttherapie bei Kammerflimmern. Bei Kammerflimmern ist die rechtzeitig vorgenommene externe DC-Defibrillation (200–360 Ws) die einzig lebensrettende Maßnahme. Neue biphasische Defibrillatoren sind bei geringerer Energie (100–200 Ws) mindestens so effektiv wie monophasische Defibrillatoren.

Das Auftreten von Kammerflimmern stellt die Hauptursache des akuten Herz-Kreislauf-Stillstandes und des plötzlichen Herztodes dar. Nur sofort vom Arzt, von medizinischem Pflegepersonal, aber auch von Rettungssanitätern und geschulten Laien eingeleitete kardiopulmonale Reanimationsmaßnahmen sind lebensrettend, wenn nicht sofort defibrilliert werden kann.

Nach rascher Erkennung des Herz-Kreislauf-Stillstandes gilt für die Reihenfolge der Basismaßnahmen der kardiopulmonalen Reanimation das ABC der Wiederbelebung (Übersicht 12-3).

Abweichend von der ABC-Regel ist zu betonen, dass bei hochgradigem Verdacht oder auf dem EKG-Monitor diagnostiziertem Kammerflimmern der sofortigen externen DC-Defibrillation (200–360 Ws), sofern möglich, die höchste Priorität zukommt. Die Einleitung einer antiarrhythmischen Therapie mit Amiodaron i. v. (300 mg) bei Kammerflimmern oder pulsloser ventrikulärer Tachykardie ist nach 3 in rascher Folge verabreichten erfolglosen Defibrillationen sinnvoll. Insbesondere Patienten, bei denen Kammerflimmern oder eine pulslose ventrikuläre Tachykardie nur kurzzeitig durch eine Defibrillation

---

Übersicht 12-3
Kardiopulmonale Reanimation

- A: Freimachen der *Atemwege*: Entfernen von Fremdkörpern, Überstrecken des Halses, Anheben des Unterkiefers
- B: *Beatmen*: Mund-zu-Mund oder Mund-zu-Nase; 2 Hübe von 800–1200 ml initial über je 1–1,5 s Inspirationsdauer
- C: *Circulation*: Herzdruckmassage: Rückenlage des Patienten auf fester Unterlage; Kompression des Thorax am Übergang vom 2. zum 3. distalen Sternumdrittel; Kompression durch senkrecht einwirkenden Druck 4–5 cm; 80–100 Kompressionen/min
- Bei der Ein- und Zweihelfermethode wird 15-mal konsekutiv das Herz massiert, im Anschluss daran erfolgt eine 2-malige Atemspende

unterbrochen werden kann, bevor die ventrikuläre Tachyarrhythmie erneut auftritt, können von der frühzeitigen Einleitung dieser medikamentös-antiarrhythmischen Therapie mit Amiodaron profitieren (Dorian et al. 2002).

Angesichts einer Zahl von etwa 80.000 Patienten, die pro Jahr in der Bundesrepublik Deutschland am plötzlichen Herztod sterben, kann eine nennenswerte Reduktion dieser plötzlichen Todesfälle nur dadurch erzielt werden, dass auf breiter Basis Laien in der praktischen Durchführung der Reanimation unterrichtet werden. Andererseits kann durch diese Maßnahmen das Leben nur weniger Patienten gerettet werden, wenn sie älter als 70 Jahre sind, wenn das Ereignis unbeobachtet oder außerhalb des Krankenhauses auftritt oder als terminale Rhythmusstörung entweder eine Asystolie oder eine elektromechanische Entkopplung vorliegt.

Erste Erfahrungen zeigen, dass der möglichst **frühzeitige Einsatz automatischer externer Defibrillatoren durch geschulte Laien** in Flugzeugen und Kasinos zu einer Verbesserung der Prognose reanimierter Patienten beizutragen vermag. Ob dies auch für andere Orte mit großem Menschenauflauf (Stadtzentren, Fußballstadien) gilt, wird geprüft.

Dauertherapie

Medikamentöse Dauertherapie. Nach der Unterbrechung der akuten Rhythmusstörung muss wegen der großen Rezidivgefahr, verbunden mit dem Risiko des plötzlichen Herztodes, unbedingt eine Langzeittherapie angeschlossen werden. Bei Patienten mit koronarer Herzerkrankung oder dilatativer Kardiomyopathie steht als Klasse-III-Antiarrhythmikum **Amiodaron** (Cordarex) zur Verfügung. Den positiven Amiodaronwirkungen in der Langzeittherapie (Heger et al. 1981) stehen allerdings erhebliche Nebenwirkungen gegenüber.

Cardioverter-Defibrillator. Zwischenzeitlich hat eine kontrollierte Studie, die die Wirksamkeit der Implantation eines Cardioverter-Defibrillators (ICD) mit einer empirischen Amiodarontherapie bei Patienten mit überlebtem plötzlichem Herz-Kreislauf-Stillstand und/oder hämodynamischer bedrohlicher ventrikulärer Tachykardie verglich, einen signifikanten Überlebensvorteil für die mit dem ICD versorgten Patienten ergeben (The Antiarrhythmics vs. Implantable Defibrillators Investigators 1997), so-dass für diese Patienten die Implantation eines Defibrillators, sofern keine Kontraindikationen bestehen, die Therapie der Wahl darstellt.

Differenzialtherapie. Basierend auf Studien sowie eigener Erfahrung wird die Differenzialtherapie der monomorphen Kammertachykardie und Kammerflimmern bei koronarer Herzkrankheit und dilatativer Kardiomyopathie, der polymorphen Kammertachykardie sowie der monomorphen Kammertachykardie bei Herzgesunden in der ◘ Abb. 12-2 als Flussdiagramme dargestellt.

12.5 Therapiekontrolle und unerwünschte Wirkungen von Antiarrhythmika

12.5.1 Therapiekontrolle

Untersuchungsschema. Nach jeder Therapieeinleitung ist eine Therapiekontrolle obligat vorzunehmen. Hierfür kommen in Betracht:
- klinische Untersuchung (Symptomatik des Patienten)
- Laborkontrolle (u. a. Blutbild, Transaminasen, Nierenfunktion)
- EKG
- 24-h-Langzeit-EKG
- programmierte Stimulation des Herzens

Die Therapiekontrolle ist erforderlich, da jede Einleitung einer medikamentösen antiarrhythmischen Therapie die Gefahr einer paradoxen Zunahme der Rhythmusstörungen in sich birgt. Diese **proarrhythmische Wirkung** kann praktisch durch jede Substanz hervorgerufen werden; die Häufigkeit muss mit etwa 5–15 % veranschlagt werden. Deswegen sind als minimales Kontrollprogramm die Untersuchungsgänge 1–3 zu fordern. Aus dem EKG können Verlängerungen der PQ-Zeit, QRS-Dauer sowie v. a. abnorme Verlängerungen der QT-Zeit als potenzielle Vorläufer medikamentös induzierter maligner Rhythmusstörungen (Spitzentorsaden) erkannt werden. Ist die Indikation zur Therapie entweder die Verhinderung des Wiederauftretens einer lebensbedrohlichen Rhythmusstörung oder die primäre Prophylaxe des plötzlichen Herztodes (◘ Übersicht 12-2), müssen Kontrollen des 24-h-Langzeit-EKGs, selten eine programmierte Stimulation des Herzens zur Therapiekontrolle vorgenommen werden.

Während das Langzeit-EKG den potenziellen Auslöser anhaltender ventrikulärer Arrhythmien (Anzahl der Extrasystolen) beurteilt, werden diese Extrasystolen von der programmierten Ventrikelstimulation vorgegeben und die Bereitschaft des Myokards zur Perpetuierung von Tachykardien, vermutlich auf der Basis von kreisenden Erregungen, geprüft. Allerdings haben sich die Erwartungen, mit der seriellen elektrophysiologischen Testung eine effektive medikamentös-antiarrhythmische Therapie im Einzelfall zu ermitteln, nicht bestätigt (Steinbeck et al. 1992). Heute spielt die pharmakologische Therapie gegenüber dem implantierbaren Defibrillator (▶ Abschn. 12.6.4) eine untergeordnete Rolle.

Spontanvariabilität. Die Häufigkeit der ventrikulären Extrasystolie unterliegt einer ausgeprägten Spontanvariabilität. Um von einer eindeutigen antiarrhythmischen Wirksamkeit auszugehen, ist daher zu fordern, dass:
- die Häufigkeit ventrikulärer Extrasystolen mehr als 20/h und/oder ventrikulärer Paare und Salven mehr als 10/24h im therapiefreien Intervall der 24-h-Langzeit-EKG-Periode beträgt

a Monomorphe ventrikuläre Tachykardie bei koronarer Herzerkrankung

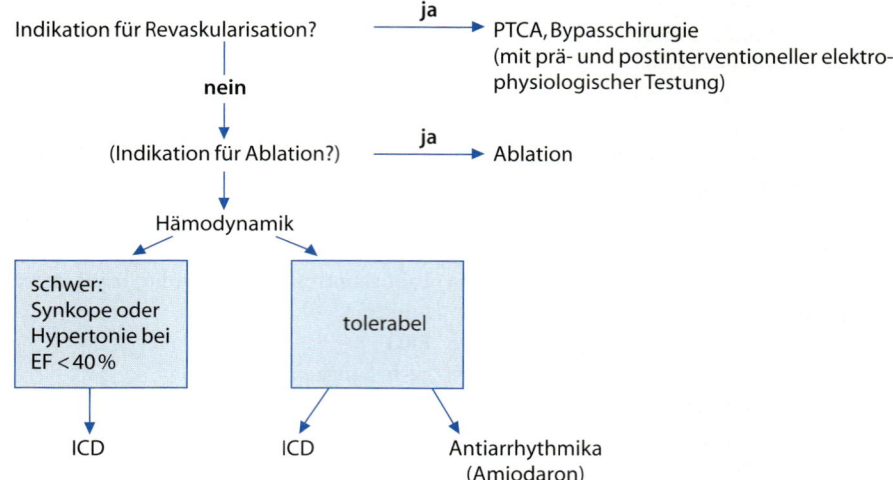

b Kammerflimmern bzw. plötzlicher Kreislaufstillstand bei koronarer Herzerkrankung

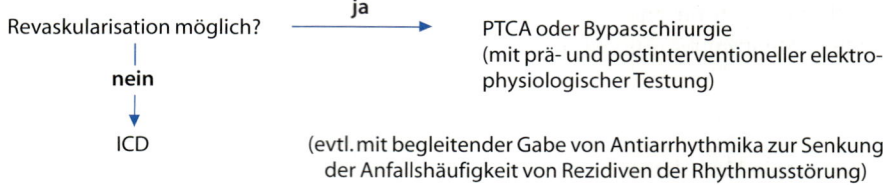

c Therapiealgorithmus bei monomorpher ventrikulärer Tachykardie/Kammerflimmern bei dilatativer Kardiomyopathie

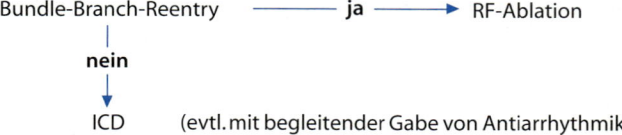

d Polymorphe ventrikuläre Tachykardie

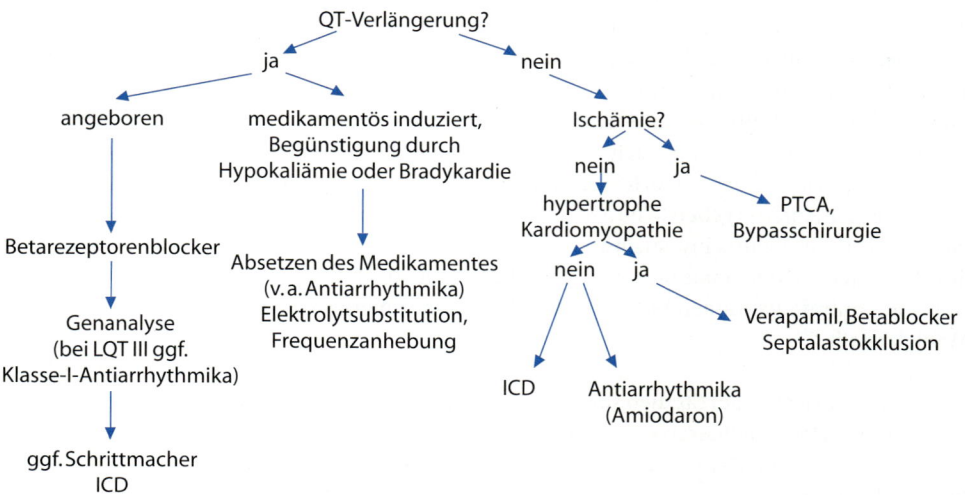

Abb. 12-2. Therapiealgorithmen bei ventrikulären Tachyarhythmien. EF: Ejektionsfraktion; ICD: implantierbarer Cardioverter-Defibrillator; LQT III: familiäres QT-Syndrom (Romano-Ward-Syndrom.); PTCA: perkutane transluminale Koronarangioplastie; RF-Ablation: Radiofrequenzablation

◻ Abb. 12-2 (Fortsetzung)

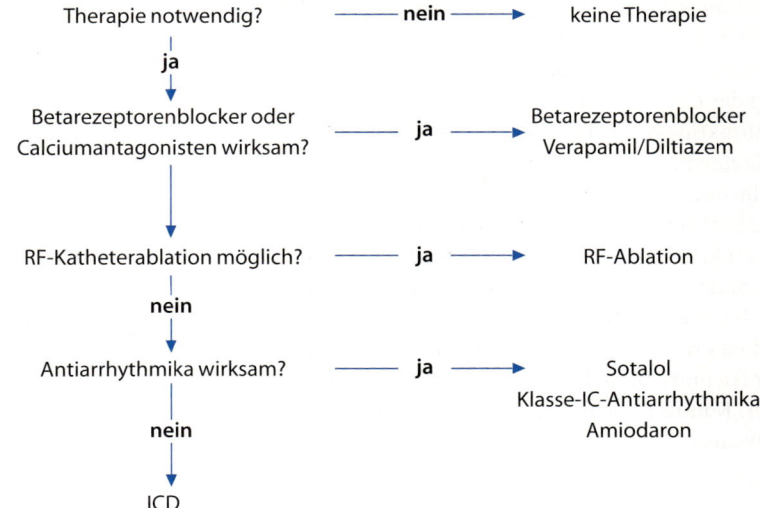

e Monomorphe ventrikuläre Tachykardie bei Herzgesunden

– eine Reduktion ventrikulärer Extrasystolen durch ein Antiarrhythmikum um mehr als 80 % und ventrikulärer Paare bzw. Salven um 90 % oder mehr durch das 24-h-Langzeit-EKG unter Therapie nachgewiesen wird

Wird der Einfluss eines Antiarrhythmikums sowohl auf einfache VES als auch auf Paare und Salven bei einem Patienten gemessen, so ist evtl. bereits bei geringerer Suppressionsrate von einem nachweisbaren Therapieeffekt auszugehen.

12.5.2 Unerwünschte Wirkungen

Unerwünschte Wirkungen und evtl. sich daraus ergebende Kontraindikationen für antiarrhythmische Substanzen sind in ◻ Übersicht 12-4 dargestellt.

Übersicht 12-4
Unerwünschte Wirkungen von Antiarrhythmika

- Kardial:
  - negativ inotrop: alle Substanzen
  - negativ chronotrop (Sinusfrequenz ↓, PQ-Zeit ↑): u. a. Betablocker, Sotalol, Amiodaron
  - negativ-dromotrop (QRS ↑): Antiarrhythmika der Klasse IA und C
  - paradoxe proarrhythmische Wirkung (teilweise durch QT ↑ erfassbar): alle Antiarrhythmika
- Extrakardial:
  - gastrointestinal: Klasse I, u. a. Chinidin
  - Zentralnervensystem: v. a. Klasse I
  - Besonderheiten: Blutbild, Leberfunktion, Pseudo-LE, Vagolyse, Schilddrüse

Kardiale Nebenwirkungen

Alle Antiarrhythmika wirken **negativ inotrop** (möglicherweise verstärkt bei Disopyramid). Deswegen sollten Antiarrhythmika bei Patienten mit vorbestehender Herzinsuffizienz der NYHA-Klasse III nur unter klinischer Überwachung, bei Patienten der NYHA-Klasse IV nur in Ausnahmefällen überhaupt gegeben werden. Substanzen mit deutlich **negativ chronotroper** Wirkung können nicht bei Patienten mit vorbestehender Sinusbradykardie bzw. Sinusknotensyndrom eingesetzt werden; auch bei normaler Sinusknotenfunktion sollte die Gabe von zwei die Herzfrequenz verlangsamenden Substanzen vermieden werden (z. B. kein Verapamil i. v. bei vorbestehender Betablockertherapie). Antiarrhythmika der Klasse IA und IC sollten nicht bzw. nur unter entsprechender Kontrolle bei vorbestehender intraventrikulärer Reizleitungsstörung (Schenkelblock) angewendet werden.

> **Cave**
> Schließlich ist als gravierendste Nebenwirkung der Antiarrhythmika die proarrhythmische Wirkung zu nennen. Zur möglichst frühzeitigen Erfassung sind regelmäßige klinische und EKG-Kontrollen erforderlich. Bradykardien und Elektrolytstörungen, speziell Hypokaliämie, begünstigen diese Nebenwirkungen und sollten vermieden bzw. konsequent behandelt werden.

Extrakardiale Nebenwirkungen

An extrakardialen Nebenwirkungen sind die auf den **Gastrointestinaltrakt** (Übelkeit, Erbrechen, Durchfälle; v. a. bei Chinidin) und das **Zentralnervensystem** (Schwindel, Somnolenz, Tremor und Krämpfe, Schlaflosigkeit; v. a. bei Klasse I) zu nennen.

Ferner müssen **Besonderheiten** einzelner Substanzen berücksichtigt werden: Agranulozytosen (u. a. Aprindin, Chinidin, Propafenon), Vagolyse (Mundtrockenheit, Akkommodationsstörung, Harnverhalt bei älteren Patienten durch Disopyramid und Chinidin). Eine Ausnahmestellung nimmt schließlich Amiodaron ein, das bei hoher Dauerdosierung (400 mg pro Tag und mehr) gravierende Nebenwirkungen (Korneaablagerungen, Photosensibilisierung der Haut und Pseudozyanose, Cholestase, Schilddrüsenfunktionsstörungen: Hypo- und v. a. Hyperthyreose, Lungenfibrose) hervorrufen kann.

Aufgrund der geschilderten unerwünschten Wirkungen ist abschließend festzuhalten, dass es ein ideales Antiarrhythmikum, das selektiv die Rhythmusstörungen beseitigt, ohne kardiale oder extrakardiale Nebenwirkungen zu besitzen, nicht gibt. Dementsprechend ist in der klinischen Praxis eine differenzierte Therapie mit Antiarrhythmika unter Berücksichtigung von Indikation, Wirksamkeit, Kontraindikationen und v. a. Nebenwirkungen der Substanzen der Vorzug zu geben (Lüderitz 1998).

12.6 Alternativen zur medikamentösen Therapie

Insbesondere bei regelmäßigen supraventrikulären Tachykardien und lebensbedrohlichen ventrikulären Tachyarrhythmien ist die medikamentös antiarrhythmische Therapie wegen potenzieller unerwünschter Wirkungen (Proarrhythmie) und unzureichender Wirksamkeit durch sich rasant entwickelnde elektrische Verfahren in den Hintergrund gedrängt worden. Die Indikationen für diese elektrischen und auch operative Verfahren sind in ◘ Tabelle 12-6 aufgeführt.

12.6.1 Antitachykarde Stimulation

Regelmäßige supra- und ventrikuläre Tachykardien mit Ausnahme von Vorhof- und Kammerflimmern können durch antitachykarde Stimulation unterbrochen werden. Dies kann man sich neben der Akuttherapie mittels temporärer transvenöser Reizsonde auch für die Dauertherapie mittels implantierter Systeme, die neben der Abgabe hochenergetischer DC-Schocks auch zur antitachykarden Stimulation befähigt sind (ICD), zunutze machen (Übersicht bei Lüderitz 1998).

Die Dauertherapie mit rein antitachykarden Schrittmachersystemen ist zugunsten der Katheterablation bzw. der ICD-Therapie verlassen worden.

◘ Tabelle 12-6. Alternativen zur medikamentös-antiarrhythmischen Therapie

Verfahren		Indikation
Katheterablation	etabliert	WPW-Syndrom
		AV-Knoten-Reentry-Tachykardie
		AV-Ablation bei therapieresistenter Tachyarrhythmie durch Vorhofflimmern
		Vorhofflattern und atriale Tachykardie
		bestimmte Formen von Kammertachykardien (unaufhörlich, bei Herzgesunden, Bundle-Branch-Reentry)
	experimentell	Vorhofflimmern (Pulmonalvenenisolation, Maze)
Implantierbarer Defibrillator	etabliert	Sekundärprophylaxe des plötzlichen Herztodes nach Herz-Kreislauf-Stillstand oder hämodynamisch gravierender Kammertachykardie
		Primärprophylaxe des plötzlichen Herztodes bei koronarer Herzerkrankung mit reduzierter linksventrikulärer Auswurffraktion (<35%), asymptomatischen ventrikulären Salven sowie elektrophysiologisch induzierbarer anhaltender ventrikulärer Tachyarrhythmie (seltene Indikation)
	nicht etabliert	alle anderen Indikationen zur Primärprophylaxe des plötzlichen Herztodes
		atrialer Defibrillator
Präventive Schrittmachertherapie	experimentell	paroxysmales Vorhofflimmern

12.6.2 Katheterablation

Nach wenigen Jahren der klinischen Erprobung hat sich die Methode der **Katheterablation mit Radiofrequenzenergie** bereits vollständig durchgesetzt zur Unterbrechung akzessorischer atrioventrikulärer Leitungsbahnen des WPW-Syndroms sowie bei AV-Knoten-Reentry-Tachykardien ohne Notwendigkeit einer Schrittmacherimplantation. Auf die sehr hohen Erfolgsaussichten bei niedriger Komplikations- und Rezidivrate ist bereits für diese Rhythmusstörungen eingegangen worden (▶ Abschn. 12.4.5 und 12.4.6), sodass für viele Patienten die Katheterablation zur (kurativen) Therapie der 1. Wahl geworden ist.

Als ebenso etabliert gilt die Methode zwischenzeitlich bei Vorhofflattern, atrialen Tachykardien sowie bestimmten Formen von Kammertachykardien (unaufhörliche, bei Herzgesunden, Bundle-Branch-Reentry). Natürlich kann auch die normale AV-Überleitung bei medikamentös therapierefraktärer Tachyarrhythmie durch permanentes Vorhofflimmern mit dieser Methode unterbrochen werden. Die klinischen Ergebnissen sind gut; allerdings macht dieser Eingriff eine Schrittmacherimplantation erforderlich.

12.6.3 Herzchirurgischer Eingriff

Für einen herzchirurgischen Eingriff kommen prinzipiell das WPW-Syndrom und Kammertachykardien auf dem Boden einer koronaren Herzerkrankung in Betracht. Gezielte Maßnahmen setzen eine exakte Ursprungslokalisierung der Tachykardie mit einer präoperativen elektrophysiologischen Untersuchung und/oder einem intraoperativen Mapping voraus. Wegen der hohen Letalität derartiger Eingriffe sind sie in den letzten Jahren weitgehend zugunsten der Katheterablation bzw. ICD-Implantation verlassen worden. Im Rahmen der operativen Versorgung von Patienten mit Mitralvitien und Vorhofflimmern gibt es erste vielversprechende Berichte über die Durchführung einer begleitenden modifizierten Maze-Prozedur (Kompartimentierung des linken Vorhofs) zur Therapie des Vorhofflimmerns.

12.6.4 Implantierbarer Defibrillator

Indikation. Die Möglichkeit, automatische Cardioverter bzw. Defibrillatoren (ICD) implantieren zu können, hat in den letzten Jahren auch in Deutschland große Bedeutung und breite Anwendung gefunden. Indiziert sind diese Systeme für Patienten mit anhaltenden Kammertachykardien bzw. Kammerflimmern auf dem Boden einer organischen Herzerkrankung, wenn diese nicht kausal angehbar ist. Der immense technologische Fortschritt auf diesem Gebiet ermöglicht es heute, Defibrillatoren zu implantieren, die je nach Bedarf intervenieren in Form einer antitachykarden Stimulation oder niedrig- und hochenergetischer DC-Schocks, mit gleichzeitiger Funktion als EKG-Speicher bzw. VVI- oder DDD-Schrittmacher.

Methode. Die Entwicklung rein transvenöser Sonden und kleiner, subpektoral oder subkutan implantierbarer Aggregate hat die Sternotomie und Implantation epikardialer Patchelektroden überflüssig gemacht. Dadurch konnte die Letalität des Eingriffs auf unter 1% gesenkt und die Patientenakzeptanz wesentlich gesteigert werden.

Sekundär- und Primärprophylaxe des plötzlichen Herztodes. Zwischenzeitlich liegen kontrollierte Studien zur Sekundär- und Primärprophylaxe des plötzlichen Herztodes durch diese Therapieform vor: So erbrachte der Defibrillator bei Patienten mit erfolgreich überstandenem Herz-Kreislauf-Stillstand bzw. bei hämodynamisch bedrohlicher Kammertachykardie einen signifikanten Überlebensvorteil im Vergleich zu einer empirischen Amiodarontherapie (The Antiarrhythmics vs. Implantable Defibrillators Investigators 1997). Schließlich erwies sich das System auch zur Primärprophylaxe des plötzlichen Herztodes als überlegen gegenüber einer konventionellen Therapie bei Patienten im chronischen Verlauf nach Myokardinfarkt mit reduzierter linksventrikulärer Auswurffraktion und asymptomatischen ventrikulären Salven sowie elektrophysiologisch induzierbarer anhaltender ventrikulärer Tachyarrhythmie (Moss et al. 1996; Buxton et al. 1999). Aber auch bei Patienten ohne Nachweis von Arrhythmien ist bei Vorliegen einer hochgradigen Einschränkung der linksventrikulären Pumpfunktion (EF ≤30%) im chronischen Verlauf nach Myokardinfarkt die Defibrillatortherapie der konventionellen Therapie überlegen (Moss and the MADIT II Investigators 2002). In diese Richtung zeigen auch Studien zur Resynchronisationstherapie. So wird bei Patienten mit fortgeschrittener Herzinsuffizienz und verlängerter QRS-Dauer die Mortalität durch die Kombination einer biventrikulären Stimulation und eines ICD signifikant reduziert (Bristow et al. 2004).

Ob weitere Patienten mit bestimmten kardialen Grunderkrankungen oder Rhythmusstörungen geeignete Kandidaten für eine primär-prophylaktische ICD-Implantation sind, wird derzeit in größeren Studien untersucht, insbesondere in der Primärprophylaxe des plötzlichen Herztods nach frisch überstandenem Myokardinfarkt und bei Patienten mit chronischer Herzinsuffizienz auf Boden einer dilatativen Kardiomyopathie.

Weiterentwicklung. Zahlreiche weitere Defibrillatorentwicklungen bzw. -studien sind auf dem Weg und werden mutmaßlich bereits in den kommenden Jahren unsere Indikationen für diese Therapieform verändern. Der Einsatz dieser aufwendigen und kostenintensiven Ergänzungen bzw. Alternativen zur medikamentösen Therapie fußt auf der Auffassung, dass der plötzliche Herztod bei vielen Patienten ein durch Medikation nicht verhinderbarer, grundsätzlich aber überbrückbarer bzw. prophylaktisch verhinderbarer „elektrischer Unfall" des Herzens ist, nicht jedoch das Endstadium des Organversagens bedeuten muss. Zu wünschen ist, dass wir mit diesen Systemen nicht nur die wenigen Patienten versorgen, die glückhaft einen plötzlichen Herz-Kreislauf-Stillstand infolge Kammerflimmerns überstanden haben (Sekundärprophylaxe), sondern basierend auf entsprechend aussagefähigen Studien diese Therapieform auch zur Primärprophylaxe bei entsprechend gefährdeten Patienten zukünftig einsetzen können.

Evidenz der Therapieempfehlungen

Antithrombotischen Therapie bei Vorhofflimmern

Klinische Situation	Therapie	Evidenzgrad	Therapieempfehlung
Alle Patienten mit Vorhofflimmern (Ausnahme: „lone atrial fibrillation")	Antithrombotische Therapie (orale Antikoagulation oder Aspirin)	A	I
Patienten mit hohem Risiko* für Schlaganfall	Orale Antikoagulation (z. B. Marcumar, INR-Ziel 2–3)	A	I
Patienten mit niedrigem Risiko* für Schlaganfall oder bei Kontraindikationen für orale Antikoagulation	Aspirin 325 mg	A	I
Patienten mit Vorhofflimmern und rheumatischer Mitralklappenerkrankung oder Mitralklappenersatz	Orale Antikoagulation (z. B. Marcumar, INR-Ziel nicht unter 2–3)	B	I
Antikoagulation im Umfeld einer Kardioversion bei Vorhofflimmern oder -flattern von mehr als 48 h oder unbekannter Dauer	Orale Antikoagulation (z. B. Marcumar, INR-Ziel 2–3) für 3–4 Wochen vor und nach Kardioversion	B	I
Transösophageales Screening auf Thrombus im linken Vorhof oder Herzohr als Alternative zu vorlaufender Antikoagulation vor Kardioversion	Sofern kein Thrombus nachweisbar: PTT-wirksame Heparinisierung vor Konversion mit nachfolgender Antikoagulation für 3–4 Wochen	B	I

Quelle: Fuster V et al. (2001) ACC/AHA/ESC-Guidelines for the management of patients with atrial fibrillation.
* Risikofaktoren für Schlaganfall und systemische Embolie bei Patienten mit Vorhofflimmern nicht-valvulärer Genese:

	Relatives Risiko
Vorangegangener Schlaganfall oder TIA	2,5
Hochdruck	1,6
Herzinsuffizienz	1,4
Höheres Lebensalter (kontinuierlich, je Dekade)	1,4
Diabetes mellitus	1,7

Langfristigen Therapie bei AV-Knoten-Reentry-Tachykardie

Klinische Situation	Therapie	Evidenzgrad	Therapie-empfehlung
Hämodynamisch schlecht tolerierte AV-Knoten-Reentry-Tachykardie	Katheterablation	B	I
	Verapamil, Diltiazem, Betablocker, Sotalol, Amiodaron	C	IIa
Rezidivierende, symptomatische AV-Knoten-Reentry-Tachykardie	Katheterablation	B	I
	Verapamil	B	I
	Diltiazem, Betablocker	C	I
AV-Knoten-Reentry-Tachykardie mit seltenen, gut tolerierten Episoden	Keine Therapie	C	I
	Vagale Manöver	B	I
	Verapamil, Diltiazem, Betablocker	B	I
	Katheterablation	B	I

Quelle: Blomström-Lundqvist C et al. (2003) ACC/AHA/ESC guidelines for the management of patients with supraventricular arrhythmias.

Langfristige Therapie bei supraventrikulären Tachykardien auf dem Boden akzessorischer Leitungsbahnen

Klinische Situation	Therapie	Evidenzgrad	Therapie-empfehlung
WPW-Syndrom: Präexzitation mit symptomatischen Arrhythmien, gut toleriert	Katheterablation	B	I
	Flecainid, Propafenon,	C	IIa
	Sotalol, Betablocker, Amiodaron	C	IIa
	Verapamil, Diltiazem, Digoxin	C	III
WPW-Syndrom mit Vorhofflimmern und schneller Leitung oder schlecht tolerierter Tachykardie	Katheterablation	B	I
AV-Reentry-Tachykardie mit akzessorischer Bahn ohne Präexzitation, hämodynamisch schlecht toleriert	Katheterablation	B	I
	Flecainid, Propafenon,	C	IIa
	Sotalol, Amiodaron	C	IIa
	Betablocker	C	IIb
	Verapamil, Diltiazem, Digoxin	C	III
AV-Reentry-Tachykardie mit akzessorischer Bahn ohne Präexzitation, seltene, gut tolerierte Episoden	Keine Therapie	C	I
	Vagale Manöver	B	I
	Therapie nur im Anfall: Verapamil, Diltiazem, Betablocker	B	I
	Katheterablation	B	I
	Sotalol, Amiodaron	B	IIb
	Flecainid, Propafenon	C	IIb
	Digoxin	C	III
Asymptomatische Präexzitation	Keine Therapie	C	I
	Katheterablation	B	IIa

Quelle: Blomström-Lundqvist C et al. (2003) ACC/AHA/ESC guidelines for the management of patients with supraventricular arrhythmias.

Prävention des plötzlichen Herztodes

Klinische Situation	Therapie	Evidenzgrad	Therapieempfehlung
Primärprävention			
Nach Myokardinfarkt	Betablocker	A	I
	ACE-Hemmer	B	I
	Lipidsenker	A	I
	Amiodaron	A	IIa
Myokardinfarkt mit linksventrikulärer Pumpfunktionsstörung	Betablocker	A	I
	ACE-Hemmer	A	I
	Amiodaron	A	IIa
Chronischer Verlauf nach Myokardinfarkt mit linksventrikulärer Pumpfunktionsstörung	Aldosteronrezeptor-Antagonisten	B	I
	ICD (wenn EF ≤ 30%)	B	IIa
Hämodynamisch tolerierte ventrikuläre Tachykardien nach Myokardinfarkt	Amiodaron	C	IIa
	Betablocker	C	IIa
Nach Myokardinfarkt EF ≤ 40% + spontane nichtanhaltende VTs + VTs induzierbar mit Kammerstimulation	ICD	B	I
Dilatative Kardiomyopathie	Betablocker ACE-Hemmer	A	I
	Aldosteronrezeptor-Antagonisten	B	IIa
	ICD	B	IIb*
	Amiodaron	B	IIb
Sekundärprävention			
Nach Kreislaufstillstand durch ventrikuläre Tachykardie oder Kammerflimmern ohne transiente oder behebbare Ursache	ICD	A	I
Anhaltende ventrikuläre Tachykardie bei struktureller Herzerkrankung	ICD	B	I
Synkope ungeklärter Ätiologie bei in der elektrophysiologischen Untersuchung induzierbarer relevanter ventrikuläre Tachykardie oder Kammerflimmern	ICD	B	I
Anhaltende ventrikuläre Tachykardie ohne strukturelle Herzerkrankung, die einer anderen Behandlung nicht zugänglich ist	ICD	C	I

Quellen: Priori S et al. (2001) Task force in sSudden cardiac death.
Priori S et al. (2003) Update of the guidelines on sudden cardiac death of the European Society of Cardiology. Eur Heart J 24:13–15.
Gregoratos G et al. (2002) ACC/AHA/NASPE 2002 guideline update for implantation of cardiac pacemakers and antiarrhythmia devices.
*Aufgrund der DEFINITE-Studie (Kadish et al. 2004) ist bei Patienten mit nicht-ischämischer Kardiomyopathie mit schwerer LV-Dysfunktion und nicht-anhaltenden ventrikuläre Tachykardien eine ICD-Implantation nach Prüfung des Einzelfalls möglich.

Leitlinien – Adressen – Tipps

Leitlinien

Bundesanstalt für Straßenwesen, Reihe „Mensch und Sicherheit", Heft M 115, 2/2001. Begutachtungsleitlinien zur Kraftfahreignung (bei Herzrhythmusstörungen)

Deutsche Gesellschaft für Kardiologie – Herz- und Kreislaufforschung (Hrsg) (1998) Richtlinien für die Durchführung invasiver elektrophysiologischer Untersuchungen. Z Kardiol 87: 502–512

Deutsche Gesellschaft für Kardiologie – Herz- und Kreislaufforschung (Hrsg) (1999) Richtlinien für die Durchführung der nichtinvasiven Diagnostik von Rhythmusstörungen. Z Kardiol 88: 51–60

Deutsche Gesellschaft für Kardiologie – Herz- und Kreislaufforschung (Hrsg) (2000) Leitlinien zur Implantation von Defibrillatoren. Z Kardiol 89: 126–135

Blomström-Lundqvist C, Scheinman MM et al. (2003) ACC/AHA/ESC guidelines for the management of patients with supraventricular arrhythmias – executive summary. Circulation 108: 1871–1909

Gregoratos G, Abrams J et al. (2002) ACC/AHA/NASPE 2002 guideline update for implantation of cardiac pacemakers and antiarrhythmia devices: summary article. Circulation 106: 2145–2161

Fuster V et al. (2001) ACC/AHA/ESC guidelines for the management of patients with atrial fibrillation: executive summary: a report of the American College of Cardiology/American Heart Association Task Force on Practice Guidelines and the European Society of Cardiology Committee for Practice Guidelines and Policy Conferences. Circulation 104: 2118–2150

Kinsara AJ (2000) Guidelines 2000 for cardiopulmonary resucitation and emergency cardiovascular care. Circulation 104: E45

Priori S et al. (2001) Task Force on Sudden Death of the European Society of Cardiology. Eur Heart J 22: 1374–1450

Priori S, Aliot E et al. (2003) Update of the guidelines on sudden cardiac death of the European Society of Cardiology. Eur Heart J 24: 13–15

Task Force on Syncope, European Society of Cardiology (2001) Guidelines on management (diagnosis and treatment) of syncope. Eur Heart J 22: 1256–1306

Internetadressen

Deutsche, europäische und amerikanische Gesellschaften für Kardiologie bzw. Rhythmologie mit Informationen zu Veranstaltungen, Fortbildungen, Kongressen sowie Therapieempfehlungen:
American College of Cardiology: www.acc.org
American Heart Association:
    www.americanheart.org
Deutsche Gesellschaft für Kardiologie – Herz- und Kreislaufforschung: www.dgkardio.de
Deutsche Herzstiftung: www.herzstiftung.de
Europäische Gesellschaft für Kardiologie:
    www.escardio.org
North American Society of Pacing and Electrophysiology: www.naspe.org
Liste von Medikamenten mit potenziell QT-Zeit verlängernder Wirkung:
    http://www.qtdrugs.org/

Literatur

The Atrial Fibrillation Follow-up Investigation of Rhythm Management (AFFIRM) Investigators (2002) A comparison of rate control and rhythm control in patients with atrial fibrillation. N Engl J Med 347: 1825–1833

Bristow MR, Saxon LA, Boehmer J, Krueger S, Kass DA, De Marco T, Carson P, DiCarlo L, DeMets D, White BG, DeVries DW, Feldman AM (2004) Comparison of Medical Therapy, Pacing, and Defibrillation in Heart Failure (COMPANION) Investigators. Cardiac-resynchronization therapy with or without an implantable defibrillator in advanced chronic heart failure. N Engl J Med 350: 2140–2150

Buxton AE, Lee KL, Fisher JD, Josephson ME, Prystowsky EN, Hafley G (1999) A randomized study of the prevention of sudden death in patients with coronary artery disease. Multicenter Unsustained Tachycardia Trial Investigators. N Engl J Med 341: 1882–1890

Cairns JA et al. (1997) Randomised trial of outcome after myocardial infarction in patients with frequent or repetitive ventricular premature depolarisations: CAMIAT. Lancet 349: 675

Capucci A et al. (1994) Conversion of recent onset atrial fibrillation to sinus rhythm by a single oral loading dose of propafenone or flecainide. Am J Cardiol 74: 503

Cardiac Arrhythmia Suppression Trial (CAST) Investigators (1989) Preliminary report: Effect of encainide and flecainide on mortality in a randomized trial of arrhythmia suppression after myocardial infarction. N Engl J Med 321: 406

Dorian P, Cass D, Schwartz B et al. (2002) Amiodarone as compared to with lidocaine for shock-resistant ventricular fibrillation. N Engl J Med 346: 884–890

Fetsch T, Breithardt G, Engberding R et al. (2001) Prevention of atrial fibrillation after cardioversion – results from the PAFAC trial. Circulation 104 (Suppl II): 699 (Abstract)

Flaker GC, Blackshear JL, McBride R, Kronmal RA, Halperin JL, Hart RG, on behalf of the Stroke Prevention in Atrial Fibrillation Investigators (1992) Antiarrhythmic drug therapy and cardiac mortality in atrial fibrillation. J Am Coll Cardiol 20: 527

Fuster V et al. (2001) ACC/AHA/ESC guidelines for the management of patients with atrial fibrillation: executive summary: a report of the American College of Cardiology/American Heart Association Task Force on Practice Guidelines and the European Society of Cardiology Committee for Practice Guidelines and Policy Conferences. Circulation 104: 2118–2150

Haissaguerre M, Jais P, Shah D et al. (2000) Electrophysiological end point for catheter ablation of atrial fibrillation initiated from multiple pulmonary venous foci. Circulation 101: 1409–1417

Heger JJ, Prystowsky EN, Jackman WM, Naccarelli GV, Warfel KA, Rinkenberger RL, Zipes DP (1981) Amiodarone – clinical efficacy and electrophysiology during long-term therapy for recurrent ventricular tachycardia or ventricular fibrillation. N Engl J Med 305: 539

Hohnloser SH, Kuck KH, Lilienthal J (2000) Rhythm or rate control in atrial fibrillation – Pharmacological Intervention in Atrial Fibrillation (PIAF): a randomized trial. Lancet 356: 1789–1794

Huikuri HV, Castellanos A, Myerburg RJ (2001) Sudden death due to cardiac arrhythmias. N Engl J Med 345: 1473–1482

Jackman WM, Wang X, Friday KJ, Roman CA et al. (1991) Catheter ablation of accessory atrioventricular pathways (Wolff-Parkinson-White syndrome) by radiofrequency current. N Engl J Med 324: 1605

Jackman WM, Beckman KJ, McClelland JH et al. (1992) Treatment of supraventricular tachycardia due to atrioventricular nodal reentry by radiofrequency catheter ablation of slow pathway conduction. N Engl J Med 327: 313

Julian DG et al. (1997) Randomised trial of effect of amiodarone on mortality in patients with left ventricular dysfunction after recent myocardial infarction: EMIAT. Lancet 349: 667

Kadish A, Dyer A, Daubert JP, Quigg R, Estes NA, Anderson KP, Calkins H, Hoch D, Goldberger J, Shalaby A, Sanders WE, Schaechter A, Levine JH (2004) Defibrillators in Non-Ischemic Cardiomyopathy Treatment Evaluation (DEFINITE) Investigators. Prophylactic defibrillator implantation in patients with nonischemic dilated cardiomyopathy. N Engl J Med 350: 2151–2158

Klein AL, Grimm RA, Murray RD et al. (2001) Use of transesophageal echocardiography to guide cardioversion in patients with atrial fibrillation. N Engl J Med 344: 1411–1420

Lüderitz B (1998) Therapie der Herzrhythmusstörungen, 5. Aufl. Springer, Berlin Heidelberg New York Tokyo

Meinertz T, Hofmann T, Kasper W, Treese N, Bechtold H, Stienen U, Pop T, von Leitner ER, Andresen D, Meyer J (1984) Significance of ventricular arrhythmias in idiopathic dilated cardiomyopathy. Am J Cardiol 53: 902

MERIT-HF Study Group (1999) Effect of metoprolol CR/XL in chronic heart failure: Metoprolol CR/XL Randomised Intervention Trial in Congestive Heart Failure (MERIT-HF). Lancet 353: 2001–2007

Morady F, Sauve MJ, Malone P, Shen EN, Schwartz AB, Bhzandari A, Keung E, Sung RJ, Scheinman MM (1983) Long-term efficacy and toxicity of high-dose amiodarone therapy for ventricular tachycardia or ventricular fibrillation. Am J Cardiol 52: 975

Moss AJ et al. (1996) Improved survival with an implanted defibrillator in patients with coronary disease at high risk for ventricular arrhythmia. N Engl J Med 335: 1933

Moss AJ et al. (2002) Prophylactic implantation of a defibrillator in patients with myocardial infarction and reduced ejection fraction. N Engl J Med 346: 877–883

Multicenter Postinfarction Research Group (1983) Risk stratification and survival after myocardial infarction. N Engl J Med 309: 331

Petersen P, Boysen G, Godtfredsen J, Andersen ED, Andersen B (1989) Placebo-controlled, randomized trial of warfarin and aspirin for prevention of thromboembolic complications in chronic atrial fibrillation: the Copenhagen AFASAK Study. Lancet I: 175

Reithmann C, Hoffmann E, Spitzlberger G et al. (2000) Catheter ablation of atrial flutter due to amiodarone therapy for paroxysmal atrial fibrillation. Eur Heart J 21: 565–572

Roden DM (2004) Drug-induced prolongation of the QT interval. N Engl J Med 350: 1013–1022

SPAF II: The Stroke Prevention in Atrial Fibrillation Investigators (1994) Warfarin vs. aspirin for prevention of thromboembolism in atrial fibrillation: Stroke Prevention in Atrial Fibrillation II Study. Lancet 343: 687

Steinbeck G (1983) Tachykarde Rhythmusstörungen. In: Lüderitz B (Hrsg) Handbuch der inneren Medizin. Bd IX/1: Herzrhythmusstörungen. Springer, Berlin Heidelberg New York Tokyo, S 617

Steinbeck G, Andresen D, Bach P et al. (1992) A comparison of electrophysiologically guided antiarrhythmic drug therapy with beta-blocker therapy in patients with symptomatic, sustained ventricular tachyarrhythmias. N Engl J Med 327: 987

Stoddard MF et al. (1995) Left atrial appendage thrombus is not uncommon in patients with acute atrial fibrillation and a recent embolic event: a transoesophageal echocardiographic study. J Am Coll Cardiol 25: 452

The Antiarrhythmics Versus Implantable Defibrillators (AVID) Investigators (1997) A comparison of antiarrhythmic drug therapy with implantable defibrillators in patients resuscitated from near-fatal ventricular arrhythmias. N Engl J Med 337: 1576

The Cardiac Insufficiency Bisoprolol Stuby II (CIBIS-II): a randomized trial (1999) Lancet 353: 9–131

Van Gelder IC, Hagens VE, Bosker HA, Kingma JH, Kamp O, Kingma T, Said SA, Darmanata JI, Timmermans AJ, Tijssen JG, Crijns HJ (2002) Rate control versus electrical cardioversion for persistent atrial fibrillation study group. N Engl J Med 347: 1834–1840

Vaughan-Williams EM (1970) Classification of antiarrhythmic drugs. In: Sandoe E, Flenstedt-Jensen E, Olesen KH (eds) Symposium on cardiac arrhythmias. Astra, Södertälje/Sweden, p 449

Wever EF, Robles de Medina EO (2004) Sudden death in patients without structural heart disease. J Am Coll Cardiol 43: 1137–1144

13 Funktionelle kardiovaskuläre Störungen

P. Trenkwalder

13.1 Grundlagen – 226

13.2 Allgemeine Therapieprinzipien – 227
13.2.1 Aufklärung und Führung des Patienten – 228
13.2.2 Körperliche Übungsbehandlung – 228
13.2.3 Medikamentöse Therapie – 228
13.2.4 Psychotherapeutische Verfahren – 228

13.3 Spezielle Therapiesituationen – 229

Literatur – 229

Herzbeschwerden wie Thoraxschmerzen, Atemnot oder Palpitationen zählen zu den häufigsten Symptomen in der allgemeinmedizinisch-internistischen Praxis oder in Notfallambulanzen. Zwar ist oft eine körperliche Ursache erkennbar – z. B. akutes Koronarsyndrom, Lungenstauung, Tachyarrhythmie –, in vielen Fällen fehlt aber eine fassbare organisch-strukturelle Erklärung. Übrig bleiben die häufigen funktionellen Herzbeschwerden oder – weiter gefasst – funktionellen kardiovaskulären Störungen. Diese umfassen ein vielschichtiges Spektrum von Beschwerden, in dem Herz und Gefäße als Erfolgsorgane führen, ohne dass sich spezifische Organschäden nachweisen lassen. Die letzten Jahre haben neue Diagnosen (z. B. Syndrom X), neue Organbeziehungen (z. B. Ösophagusdyskinesien als Ursache von Thoraxschmerzen) und neue pathophysiologische Erklärungen (z. B. endotheliale Dysfunktion; sensitive heart syndrome) gebracht. Was fehlt, sind im Gegensatz zu anderen Gebieten der Kardiologie prospektive Studien zur Prävalenz, zur standardisierten Diagnostik und v. a. zur „evidenzbasierten" Therapie. Funktionelle kardiovaskuläre Störungen finden sich in allen Altersklassen, isoliert oder parallel zu einer organischen Grundkrankheit.

13.1 Grundlagen

Symptomatik

Das **Beschwerdespektrum** funktioneller kardiovaskulärer Störungen umfasst u. a.:
- „Herzsensationen" (z. B. Herzstechen, Herzdruck), „echte" Herzschmerzen
- Rhythmusstörungen (Palpitationen, Herzklopfen, Herzjagen, Herzstolpern)
- verminderte körperliche Leistungsfähigkeit und rasche Ermüdbarkeit
- Atemnot (Hyperventilationssyndrom)
- (unspezifischer) Schwindel („Gefühl der Leere im Kopf"), „Schwarzwerden vor den Augen" bis hin zu Präkollapszuständen, Kopfschmerzen

Klassifikation und Basisdiagnostik

Die Einteilung in hyperdyname und hypodyname Störungen, funktionelle Herzrhythmusstörungen und funktionelle Herzschmerzen (◘ Tabelle 13-1) orientiert sich an der Symptomatik bzw. an einfach zugänglichen Messparametern und bietet gleichzeitig einen pathophysiologisch sinnvollen Ausgangspunkt für die Therapie. Genauso wichtig ist neben der **organ- und symptombezogenen Herz-Kreislauf-Diagnostik** die **psychosomatische Basisdiagnostik** zum Erkennen begleitender psychischer Störungen, psychophysiologischer Interaktionen und eines etwaigen psychodynamischen Hintergrundes. Dementsprechend verschiebt sich dann die Behandlungsebene vom Allgemeinarzt, Internisten oder Kardiologen zum psychosomatisch-psychotherapeutisch geschulten Allge-

◘ **Tabelle 13-1.** Einteilung der funktionellen kardiovaskulären Störungen

Form	Störung
Hyperdyname Störungen	hyperkinetisches Herzsyndrom
	Mitralklappenprolapssyndrom (MKPS)
	hypertone Regulationsstörung – „Praxishypertonie"
	sympathikovasale Krise
	Panikattacken
Hypodyname Störungen	hypotone Regulationsstörung
	asympathikotone Hypotonie
	vasovagale Synkope
Funktionelle Herzrhythmusstörungen	vegetative Ruhetachykardie
	„harmlose" Extrasystolie (z. B. bei Hyperventilation)
	Bradykardie bei Vagotonie
Funktionelle Herzschmerzen	Kardialgie-Mitralklappenprolapssyndrom (MKPS)
	„funktionelle" Angina pectoris – Syndrom X
	Herzphobie – Herzneurose
	Ösophagusmotilitätsstörungen

meinarzt oder Internisten sowie zum fachärztlichen Psychotherapeuten oder Psychosomatiker.

Hyperdyname Kreislaufregulationsstörungen. Die Diagnose „hyperkinetisches Herzsyndrom" (typische Symptome: Herzsensationen, Herzjagen, verminderte Leistungsfähigkeit, unsystematischer Schwindel) wird heute selten gestellt. Umso häufiger wird bei ähnlicher Symptomatik ein Mitralklappenprolapssyndrom diagnostiziert. Als „neue" hypertone Regulationsstörung ist die Praxishypertonie (normale Blutdruckwerte im Alltag bei erhöhten Werten in der Arztpraxis) dazugekommen. Panikreaktionen (Panikattacken) können alle Formen von hyperdynamen Kreislaufregulationsstörungen umfassen.

> **Cave**
> Bei allen hyperdynamen Störungen müssen Hyperthyreose, Drogenkonsum (Kokain, Ecstasy u.a.) Entzugsdelirien (Alkohol, Drogen), Katecholaminexzess (Therapie mit Sympathikomimetika – Nasentropfen, Asthmasprays – oder Phäochromozytom) und andere Zustände einer Hyperzirkulation ausgeschlossen werden (Trenkwalder 1996).

Hypodyname Kreislaufregulationsstörungen. ▶ Kap. 14.

Mitralklappenprolaps (MKP) und Mitralklappenprolapssyndrom (MKPS). Während der Begriff MKP eine morphologische Störung („Normvariante") der Mitralklappe mit Prolaps eines oder beider Segel in den linken Vorhof bescheibt (Hanrath 1996), umfasst der Begriff MKPS die Kombination aus MKP, meist charakteristischem Auskultationsbefund und wechselndem klinischen Beschwerdebild mit starker funktioneller Komponente: Hier führen Herzsensationen oder „Herzschmerzen" und (überwiegend tachykarde) Herzrhythmusstörungen. Weitere Details zum MKP im Kap. 6.

Syndrom X. Hier finden sich typische Angina pectoris, EKG-Veränderungen bei Belastung und ein normales Koronarangiogramm (Ausschluss einer koronaren Makrangiopathie). Ursächlich werden eine koronare Mikroangiopathie (strukturell bei hypertensiver Mikroangiopathie oder funktionell bei endothelialer Dysfunktion), eine sympathikovagale Imbalance oder eine abnorme Schmerzwahrnehmung (sensitive heart syndrome) diskutiert (Kaski et al. 1995). Übergänge zu Ösophagusmotilitätsstörungen kommen vor. Überproportional häufig finden sich Angst- und Panikstörungen sowie depressive Syndrome. Die spezifische Diagnose eines Syndrom X mit intrakoronarer Doppler-Untersuchung und Bestimmung der koronaren Flussreserve ist wissenschaftlichen Fragestellungen vorbehalten, umso wichtiger ist eine Basispsychosomatische Exploration (Gersh et al. 1997)

Ösophagusmotilitätsstörungen. Angina-pectoris-ähnliche Beschwerden finden sich bei gastroösophagealer Refluxkrankheit (Sodbrennen = engl. „heartburn"), aber auch bei Ösophagusspasmen unterschiedlicher Ausprägung (gering erhöhter Tonus der glatten Ösophagusmuskulatur bei Hypertonikern, Extremform: „Nussknackerösophagus"). Röntgenaufnahmen des Ösophagus mit Kontrastmittel, Ösophagoskopie, pH-Metrie und Ösophagusmanometrie sichern die Diagnose (Richter 2001).

13.2 Allgemeine Therapieprinzipien

Die Therapie hyperdynamer kardiovaskulärer Störungen, funktioneller Herzrhythmusstörungen und funktioneller Herzschmerzen gliedert sich in:
— Aufklärung und Führung des Patienten
— körperliche Übungsbehandlung
— symptomatische medikamentöse Therapie
— psychotherapeutische Verfahren, unterstützt durch ausgewählte Psychopharmaka

Tabelle 13-2. Therapieprioritäten bei funktionellen kardiovaskulären Störungen

	Aufklärung und Führung	Körperliche Übungsbehandlung	Betablocker	Psychopharmaka	Psychotherapie	Andere
Hyperkinetisches Herzsyndrom	x	xx	xx	x	x	
Mitralklappenprolapssyndrom	xx	x	xx		x	
Praxishypertonie	x	xx				
Panikattacken	x		xx	xx	xx	
Vegetative Ruhetachykardie	x	x	xx			
„Harmlose" Extrasystolie	x	x			x	
Syndrom X	x	x	x	x	x	xx
Herzphobie		x	x	x	xx	

x wichtig; xx sehr wichtig

Die jeweiligen Therapie-Prioritäten sind der ◘ Tabelle 13-2 zu entnehmen.

Die Behandlung hypotoner Kreislaufregulationsstörungen und Synkopen wird im Kap. 14 beschrieben.

13.2.1 Aufklärung und Führung des Patienten

Die Aufklärung des Patienten über erhobene Befunde und – bei wiederholt negativen Ergebnissen– das bewusste Ansprechen einer funktionellen Genese steht immer am Anfang. Wiederholungsuntersuchungen bei negativen Befunden sind genauso zu vermeiden wie eine immer weiter reichendere Diagnostik. Nicht immer ist zu erwarten, dass negative Befunde vom Patienten mit Erleichterung aufgenommen werden, viel häufiger ist Rat- bis Hilflosigkeit. Hier gewinnt die souveräne Führung des Patienten durch den erfahrenen und psychosomatisch geschulten Therapeuten an Bedeutung: Aufklärung über die Natur funktioneller Beschwerden, Ansprechen von Auslösefaktoren und -situationen sowie deren Vermeidung, Vermittlung von Sicherheit und empathisches Verständnis für die Gesamtsituation des Patienten. Die Behandlung sollte in „einer Hand" bleiben, aber bei Bedarf um den psychotherapeutischen Spezialisten erweitert werden (Herrmann u. Rüger 1999).

13.2.2 Körperliche Übungsbehandlung

Körperliche Aktivität und körperliches Training wirken ausgleichend auf das Beschwerdebild und die objektiven Zeichen der Funktionsstörung bei allen hyperdynamen (aber auch bei hypodynamen) funktionellen Syndromen. Auch bei funktionellen Herzschmerzen und endothelialer Dysfunktion ist eine Besserung zu erwarten. Zu bevorzugen sind Ausdauersportarten wie Walking, Jogging, Radfahren, Bergwandern, Schwimmen und Skilanglauf. Der Patient muss regelmäßig (mindestens 3- bis 4-mal pro Woche, besser täglich) 50–70 % seiner maximalen Kreislaufleistung über mindestens 30–40 min erreichen. Dies entspricht bei einem 30-Jährigen einer Herzfrequenz von 140–150/min, bei einem 60-Jährigen von 110–120/min (Faustregel: 180 minus Lebensalter = Trainingspuls).

13.2.3 Medikamentöse Therapie

Betarezeptorenblocker

Der gesteigerte β-adrenerge Antrieb („Sympathikotonus") am Herzen (und z. T. auch in der Gefäßperipherie) macht die Behandlung mit Betarezeptorenblockern zur gezielten Therapie bei hyperdynamen kardiovaskulären Störungen und funktionellen Herzrhythmusstörungen.

Verfügbare Präparate und Dosierung. Bei funktionellen kardiovaskulären Störungen wirken alle Betablocker gleichsinnig; Präparate, die länger auf dem Markt sind, z. B. Atenolol, Bisoprolol, Metoprolol oder Propranolol, bieten eine erhöhte Arzneimittelsicherheit. Kardioselektive (β_1-selektive) Blocker (wie Atenolol, Betaxolol, Bisoprolol, Metoprolol, Nebivolol) haben insgesamt weniger Nebenwirkungen (kalte Extremitäten, Hypoglykämieneigung) und sind mit Einschränkungen bei dieser Indikation zu bevorzugen. Fast immer kommt man mit einer einzigen oralen Tagesdosis aus, z. B. 50 mg Atenolol, 2,5–5 mg Bisoprolol, 50–100 mg Metoprolol, 5 mg Nebivolol.

> **Praxistipp**
>
> Stets sollte die Betablockertherapie einschleichend begonnen werden (Beginn mit der halben angegebenen Dosis), im Einzelfall sind aber individuell höhere Dosen (bis zum Doppelten der angegebenen Dosis) erforderlich. Anzustreben ist eine Absenkung der Herzfrequenz um ca. 20 % oder eine Zielfrequenz <60/min. Die Therapie sollte primär auf einige Wochen beschränkt bleiben, bei bestimmten Patienten ist eine punktuelle Therapie möglich, d. h. die Einnahme einer Einzeldosis vor speziellen Belastungssituationen (z. B. Prüfung, Verkaufsverhandlung, musikalischer Auftritt).

Psychopharmaka

Sedierende Psychopharmaka wie Tranquilizer sollten wegen der Gefahr der Gewöhnung und der Verstärkung kardiovaskulärer Beschwerden (wie Leistungsminderung, orthostatische Dysregulation) generell kritisch eingesetzt werden. Stehen Angst, Anspannung, Rastlosigkeit oder Schlaflosigkeit im Vordergrund, sind trotzdem für die ersten Tage bis Wochen kleine Tagesdosen eines Benzodiazepins indiziert, z. B. 2-mal 2–5 mg Diazepam, 1,5–3 mg Bromazepam oder 0,5–1 mg Lorazepam.

Überwiegt die depressive bis depressiv-ängstliche Stimmungslage, ist ein trizyklisches Antidepressivum mit vorherrschend anxiolytischer Wirkung einzusetzen, z. B. 25–100 mg Amitriptylin, 50–150 mg Doxepin oder 25–75 mg Trimipramin (Cave: negativ inotrope Wirkung, im Einzelfall Verstärkung von Herzrhythmusstörungen!). Bei Panikattacken sind aufgrund des günstigeren Nebenwirkungsspektrums moderne Serotoninwiederaufnahmehemmer (SRI) zu bevorzugen, z. B. 20 mg Seroxat oder 20 mg Cipramil. Bei funktionellen (nichtkardialen) Herzschmerzen gibt es positive Daten für eine Behandlung mit 25–50 mg Imipramin, einem trizyklischen Antidepressivum.

13.2.4 Psychotherapeutische Verfahren

Die Beteiligung psychischer Faktoren an der Pathogenese funktioneller kardiovaskulärer Störungen, die Differenziertheit des einzelnen Patienten und Zeit sowie

Ausbildung des behandelnden Arztes bestimmen den Stellenwert psychotherapeutischer Methoden im Behandlungsplan. Oft ist eine („kleine") symptom- oder lösungsorientierte Psychotherapie ausreichend, um den Patienten z. B. aus dem Circulus vitiosus von Herzbeschwerden und – leider oft iatrogen verstärkter – Herzangst herauszuführen (Herrmann u. Rüger 1999). Positive Ergebnisse liegen u. a. mit Entspannungsverfahren wie autogenem Training, mit psychodynamischer Psychotherapie und mit kognitiv-behavioraler Gruppentherapie vor.

13.3 Spezielle Therapiesituationen

Hyperkinetisches Herzsyndrom – Mitralklappenprolapssyndrom

Am Anfang steht die symptomatische medikamentöse Therapie mit Betarezeptorenblockern und evtl. Sedativa zur akuten Symptomlinderung, dann wird mit einer konsequenten körperlichen Übungsbehandlung begonnen, unterstützt durch Entspannungsverfahren. Nur bei Symptompersistenz, häufigen Rezidiven und Übergängen zu Panikstörungen ist eine problemzentrierte Psychotherapie indiziert.

Funktionelle Herzrhythmusstörungen

Aufklärung über die Harmlosigkeit der Rhythmusstörungen ist genauso wichtig wie Hinweise zur Vermeidung (Cave: Alkoholgenuss – auch kleine Mengen – als Trigger; häufigeres Auftreten in Ruhe, v. a. im Sitzen oder in Linksseitenlage). Bei der häufigen Persistenz von z. B. „harmlosen" Extrasystolen sollte ein Therapieversuch mit Entspannungsverfahren, Verhaltenstherapie oder körperlicher Übungstherapie gemacht werden. Betarezeptorenblocker sind oft nicht ausreichend wirksam. Selten besteht die Indikation zu einer spezifischen antiarrhythmischen Therapie mit z. B. Propafenon (300–600 mg) oder Flecainid (200–300 mg).

Funktionelle Herzschmerzen

Bei hyperkinetischen Zuständen werden Betarezeptorenblocker verordnet, bei sonstigen Risikofaktoren werden diese konsequent behandelt (z. B. Nikotinkarenz durch Raucherentwöhnungsprogramm, Statintherapie bei Hypercholesterinämie). Eine mögliche endotheliale Dysfunktion kann ebenfalls durch Nikotinkarenz und Normalisierung einer Hypercholesterinämie verbessert werden, dazu kommen evtl. die Gabe eines ACE-Hemmers (z. B. 2,5–10 mg Ramipril, 5–20 mg Enalapril) oder AT_1-Blockers. Eine Östrogentherapie (z. B. Presomen 0,3 mg) bei postmenopausalen Frauen wird heute aufgrund fehlender Langzeitdaten eher kritisch gesehen. Eine symptomatische Therapie kann mit Nitraten (z. B. Isosorbidmononitrat 20–60 mg) und/oder Calciumantagonisten (Diltiazem 120–270 mg, Nifedipin 30–60 mg, Amlodipin 5–10 mg) erfolgen. Bei Verdacht auf gestörte Schmerzwahrnehmung ist Imipramin (25–50 mg) indiziert. Bei paralleler organischer Herzerkrankung ist keine sichere Differenzierung möglich, evtl. ergänzend Entspannungsverfahren und problemzentrierte Psychotherapie.

Evidenz der Therapieempfehlungen

	Evidenzgrad	Therapieempfehlung
Aufklärung und Führung	C	IIa
Körperliche Übungstherapie	B	I
Betablocker	B	I
Psychopharmaka	B	IIa

Leitlinien – Adressen – Tipps

Leitlinien
Einheitliche Leitlinien der Fachgesellschaften zum Thema der funktionellen kardiovaskulären Störungen gibt es bisher leider nicht.

Literatur

Gersh BJ, Braunwald E, Bonow RO (2001) Chest pain with normal coronary arteriogram. In: Braunwald E, Zipes DP, Libby P (eds) Heart disease. Saunders, Philadelphia, pp 1328–1330

Hanrath P (1996) Erworbene Herzklappenfehler. In: Erdmann E, Riecker G (Hrsg) Klinische Kardiologie. Springer, Berlin Heidelberg, S 370–376

Herrmann C, Rüger U (1999) Funktionelle Herzbeschwerden. Dtsch Ärztebl 96: A-128–130

Kaski JC, Rosano GMC, Collins P et al. (1995) Cardiac syndrome X: clinical characteristics and left ventricular function – longterm follow-up study. J Amer Coll Cardiol 25: 807–814

Richter JE (2001) Oesophageal motility disorders. Lancet 358: 823–828

Trenkwalder P (1996) Der Thoraxschmerz. Medikon, München

14 Chronische arterielle Hypotonie – Synkope

W. von Scheidt, P. Trenkwalder

14.1 Grundlagen – 231

14.2 Therapie der chronischen arteriellen Hypotonie – 232
14.2.1 Nichtmedikamentöse Maßnahmen und Verhaltensregeln – 233
14.2.2 Medikamentöse Therapie – 233

14.3 Therapie bei ausgewählten Formen von Synkopen – 234

Literatur – 236

14 Chronische arterielle Hypotonie – Synkope

Die sympathikotone orthostatische Hypotonie ist eine prognostisch harmlose Kreislaufregulationsstörung, die asympathikotone orthostatische Hypotonie eine prognostisch ernste Teilproblematik im Rahmen von zumeist neurologischen Systemerkrankungen. Schellong-Test und, bei asympathikotoner Hypotonie, autonome Funktionsteste sind diagnostisch einzusetzen. Eine spezifische Therapie der sympathikotonen orthostatischen Hypotonie ist häufig unnötig, eine wirksame Therapie der asympathikotonen Formen nur unzureichend möglich.

Synkopen sind ein häufiges Problem und können je nach Ursache eine banale Ohnmacht sein oder Vorläufer des plötzlichen Herztodes. Bei Herzgesunden sind sie zumeist autonom-nervaler (vasovagaler) Genese, bei Vorliegen einer strukturellen Herzerkrankung häufig rhythmogen bedingt. Diagnostisch sind die Kipptischuntersuchung bei Verdacht auf neurokardiogene Synkope, die elektrophysiologische Untersuchung oder die Langzeitrhythmusüberwachung (implantierbarer Loop-Recorder) bei Verdacht auf rhythmogene Synkope wegweisend. Mechanisch obstruktive Synkopen sind zumeist leicht zu erkennen mittels (Doppler-)Echokardiographie. Neurokardiogene Synkopen werden mittels Patientenaufklärung, Stehtraining, erhöhter Flüssigkeitszufuhr und ggf. medikamentös behandelt. Bei den prognostisch ernsten rhythmogenen oder mechanisch obstruktiven Synkopen wird die zugrunde liegende Rhythmusstörung bzw. Erkrankung gemäß aktuellen Empfehlungen therapiert. Aktuelle Leitlinien zur Diagnostik und Therapie von Synkopen wurden 2001 von der European Society of Cardiology veröffentlicht (Task Force on Syncope 2001).

14.1 Grundlagen

Definitionen

Orthostatische Hypotonie

Bei der orthostatischen Hypotonie sinkt im Stehen der systolische Blutdruck üblicherweise um >20–30 mmHg, der diastolische Blutdruck um >10 mmHg. Zusätzlich treten Symptome der zerebralen Minderperfusion bzw. deutliche Leistungsminderung auf.

Abgegrenzt werden (◘ Übersicht 14-1):
- nicht autonom-neurogene (sympathikotone) Formen mit deutlichem Frequenzanstieg
- autonom-neurogene (asympathikotone) Formen ohne Änderung der Herzfrequenz

Lageunabhängige Hypotonien, häufig mit zusätzlicher orthostatischer Verstärkung, treten auf bei chronischen Volumenmangelzuständen (u. a. Diarrhö, Diabetes insipidus, Nebenniereninsuffizienz, Hypothyreose) oder kardialen Erkrankungen mit Hypotonie (höhergradige Herzinsuffizienz, Aortenstenose, pulmonale Hypertonie, Perikarderkrankungen).

Übersicht 14-1
Einteilung der chronischen arteriellen Hypotonie

- **Lageunabhängige Hypotonie:**
  - Volumenmangelzustände (Diarrhö, Diabetes insipidus, Nebenniereninsuffizienz, Hypothyreose)
  - kardiale Erkrankungen mit Hypotonie (Herzinsuffizienz, Aortenstenose, pulmonale Hypertonie, Perikarderkrankungen)

- **Nicht autonom-neurogene (sympathikotone) orthostatische Hypotonie:**
  - konstitutionell
  - medikamentös induziert (arterielle und venöse Vasodilatanzien, Diuretika, trizyklische Antidepressiva, Insulin, Tranquilizer, L-Dopa und Dopaminagonisten, Vincristin, Alkohol)
  - vermindertes effektives Blutvolumen (▶ auch Volumenmangelzustände)
  - postinfektiös

- **Autonom-neurogene (asympathikotone) orthostatische Hypotonie:**
  - peripheres und zentrales ANS: Bradbury-Egglestone-Syndrom (Syn.: progressive autonomic failure, idiopathische orthostatische Hypotonie, idiopathic postural hypotension), Dopamin-β-Hydroxylase-Mangel

> - zentrales ANS: Shy-Drager-Syndrom (multiple Systematrophie)
> - autonome Dysfunktion bei strukturellen Hirnerkrankungen (u.a. Parkinson Syndrom, zerebrovaskuläre Erkrankungen, multiple Sklerose)
> - peripheres ANS ohne sensomotorische Polyneuropathie (akute und subakute autonome Neuropathie, Pandysautonomie)
> - peripheres ANS mit sensomotorischer Polyneuropathie; klinisch bedeutsam: Diabetes mellitus, Urämie, Amyloidose, akut entzündliche Neuropathie, akute intermittierende Porphyrie, Riley-Day Syndrom (familiäre Dysautonomie), chronisch sensorische und autonome Neuropathie
> - Sonderform: postprandiale Hypotonie
>
> ANS = autonomes Nervensystem

Übersicht 14-2
Einteilung der Synkopen

> - **Autonom-nerval vermittelte Synkopen (Reflexsynkopen, vasovagale Synkopen):**
>   - neurokardiogene Synkope
>   - Karotissinussynkope
>   - viszerale Reflexsynkopen, z. B. Miktionssynkope, postprandiale Synkope, Hustensynkope, Schmerzsynkope
>   - zentral induzierte Synkope (Emotionssynkope)
>   - Reflexsynkope bei Aortenstenose
> - **Orthostatische Hypotonie mit Synkope** (◘ Übersicht 14-1)
> - **Kardiogene Synkope:**
>   - mechanische Obstruktion (z. B. Aortenstenose, hypertroph-obstruktive Kardiomyopathie, Vorhofmyxom)
>   - rhythmogene Synkope
> - **Zerebrovaskuläre Synkope**
> - **Medikamentös-induzierte Synkopen (Hypotonie oder rhythmogen)**
> - **Ungeklärte Synkopen**

Synkope

Synkope ist definiert als plötzliche, kurzzeitige und spontan reversible Bewusstlosigkeit mit Tonusverlust infolge einer kritischen Verminderung der zerebralen Durchblutung. Die Synkope muss von anderen Störungen des Bewusstseins wie zerebralen Krampfanfällen, Komata (z. B. Hypoglykämie) oder Narkolepsie abgegrenzt werden.

Pathogenetische Differenzierung. Pathogenetisch können Synkopen differenziert werden in:
- inadäquate Vasokonstriktion
- unzureichende kardiale Auswurfleistung

Die **inadäquate Vasokonstriktion** kennzeichnet, fakultativ begleitet von Bradykardie, die autonom-nerval vermittelten, vasovagalen Synkopen. Die **unzureichende Auswurfleistung** infolge mechanischer Obstruktion oder, häufiger, infolge von bradykarden oder tachykarden Rhythmusstörungen, kennzeichnet die kardiogenen Synkopen, d. h. Synkopen bei kardialen Grunderkrankungen. Autonom-nervale vermittelte Synkopen stellen bei Patienten ohne kardiale Grunderkrankung die häufigste Synkopenform dar. ◘ Übersicht 14-2 gibt eine Einteilung der unterschiedlichen Formen von Synkopen.

Diagnostik

Bei orthostatischer Hypotonie sollten ein Schellong-Test sowie, bei asympathikotonen Formen, autonome Funktionsteste erfolgen. Die Synkopendiagnostik umfasst nach gezielter Anamnese üblicherweise den Nachweis bzw. Ausschluss einer strukturellen Herzerkrankung mittels EKG, Echokardiographie und Ergometrie. Bei Herzgesunden mit Synkopen im Stehen oder Sitzen schließt sich eine Kipptischuntersuchung an (ggf. mit pharmakologischer Belastung mittels Nitroglycerin oder Isoprenalin).

Bei Nachweis einer strukturellen Herzerkrankung erfolgt eine Arrhythmiediagnostik mittels Langzeit-EKG oder elektrophysiologischer Untersuchung. Loop-Recorder (miniaturisierte, subkutan implantierte EKG-Speicher mit retrograder Rhythmusdokumentation bei Aktivierung nach stattgehabter Synkope) dienen der Erfassung seltener Rhythmusereignisse.

14.2 Therapie der chronischen arteriellen Hypotonie

Bei **lageunabhängigen** Formen der chronischen Hypotonie stehen die Volumensubstitution bei Volumenmangel, die Hormonsubstitution bei hormonellen Störungen mit Hypotonie (z. B. Nebennierenrindeninsuffizienz oder Hypothyreose) sowie die kausale Therapie kardialer Grunderkrankungen mit Hypotonie an 1. Stelle. Stets ist an die Auslösung oder Verstärkung einer chronischen Hypotonie durch blutdrucksenkende, sedierende oder entwässernde Medikamente zu denken, die Dosis anzupassen oder das Medikament ganz abzusetzen (◘ Übersicht 14-1).

Eine spezifische Therapie der sympathikotonen Formen der orthostatischen Hypotonie ist häufig unnötig, eine wirksame Therapie der asympathikotonen Formen oft trotz Kombination von Therapiemaßnahmen nur unzureichend möglich. Mögliche Ansatzpunkte sind Zunahme des effektiven Blutvolumens mit konsekutiver Vorlasterhöhung infolge verbessertem venösen Rückstrom oder Volumenretention, Erhöhung des peripheren Gefäßwiderstands infolge arterieller Vasokonstriktion oder Blockade vasodilatierender Effekte.

14.2.1 Nichtmedikamentöse Maßnahmen und Verhaltensregeln

Training der Gefäßregulation. Ein Training der Gefäßregulation durch körperliche Bewegung, Wechselduschen, Bürstenmassagen etc. ist empfehlenswert. Schwimmen ist wegen Verminderung des venösen Poolings günstig. Auf eine ausreichende Flüssigkeits- (mindestens 2,5 l pro Tag) und Salzzufuhr (mindestens 5 g pro Tag) und Zurückhaltung mit Alkohol ist zu achten.

Verbesserung des venösen Rückstroms. Der venöse Rückstrom kann *passiv* durch Stützstrümpfe oder besser Kompressionsstrumpfhosen mit zusätzlicher Kompression des abdominellen Splanchnikusgebietes, im Extremfall durch Antigravitationsanzüge, sowie Vermeiden von längerem Stehen und Sitzen verbessert werden. **Aktive** Maßnahmen umfassen mechanische Manöver im Stehen wie Beine kreuzen, Gehen auf der Stelle, auf Stuhllehne aufstützen, Fuß auf Stuhl stellen oder Hockstellung („squatting"). Bei Patienten mit autonomer Dysfunktion ist Schlafen mit erhöhtem Oberkörper (10–30° erhöhtes Kopfteil) eine bewährte Maßnahme (Freeman 1993). Wichtig ist auch die Vermeidung hypotonieverstärkender Situationen wie großer Mahlzeiten, Alkoholzufuhr oder abruptem Aufstehen.

14.2.2 Medikamentöse Therapie

Bei **nicht autonom-neurogenen Formen**, v. a. der konstitutionellen Hypotonie, können Dihydroergotamin, Sympathikomimetika mit überwiegender α-Wirkung (ohne Verstärkung der meist bestehenden Tachykardie) und Fludrocortison eingesetzt werden (Tabelle 14-1).

Bei den **autonom-neurogenen Formen** ist meist eine Kombination von Dihydroergotamin, Fludrocortison und Sympathikomimetika mit kombinierter α- und β-Wirkung sowie von speziellen, z. T. experimentellen Thera-

Tabelle 14-1. Medikamentöse Therapie der chronischen Hypotonie

Stoffgruppe	Arzneistoff	Tagesdosis (orale Gabe)
Sympathikomimetika		
– mit überwiegender α-Wirkung	Midodrin	2-mal 1,25–2,5–5 mg
	Norfenefrin	3-mal 15–45 mg
	Oxilofrin	2- bis 3-mal 16–32 mg
– mit kombinierter α-β-Wirkung	Etilefrin	3-mal 5–10 mg
		1- bis 2-mal 25 mg retard
– indirekt	Amezinium	1- bis 3-mal 10–30 mg
Mutterkornalkaloide	Dihydroergotamin	2-mal 1–2 mg
		2-mal 2,5 mg retard
Mineralocorticoide	9-α-Fludrocortison	0,1–0,2 mg (initial bis 0,5 mg)
Andere (spezielle Indikationen ▶ Text)	Clonidin	0,15–0,3–0,6 mg
	L-Dihydroxyphenylserin	800–1200 mg
	Desmopressin	0,5–4 μg (i. v./s. c.!)
	Indometacin	50–200 mg
	Octreotid	0,05 mg s. c. (!)
Übliche Kombinationen:		
Bei sympathikotoner orthostatischer Hypotonie	Dihydroergotamin und Sympathikomimetikum	
	Dihydroergotamin und Fludrocortison	
	Sympathomimetikum und Fludrocortison	
Bei asympathikotoner orthostatischer Hypotonie	Fludrocortison und Sympathikomimetikum (Etilefrin)	
	Fludrocortison und Dihydroergotamin	
	Fludrocortison/Sympathomimetikum/Dihydroergotamin	
Spezielle Therapieformen ▶ Text		

pieformen erforderlich. Eine Monotherapie mit reinen α-Mimetika bzw. indirekten Symphthikomimetika ist hier wenig hilfreich. ◘ Tabelle 14-1 enthält eine Übersicht der medikamentösen Therapie der chronischen Hypotonie (incl. Dosierungen).

Sympathikomimetika

Bei den Sympathikomimetika werden unterschieden
— Substanzen mit überwiegender α-Wirkung (Midodrin, Norfenefrin, Oxilofrin)
— solche mit kombinierter α-β-Wirkung (Etilefrin)
— indirekte Sympathikomimetika (Amezinium, in Deutschland als orales Präparat nicht erhältlich)

Etilefrin ist bei ausgeprägter sympathikotoner Hypotonie mit Tachykardie zu vermeiden, da es diese aufgrund der β-stimulierenden Wirkung verstärken kann, Amezinium setzt bei autonomer Dysfunktion eine erhaltene Restfunktion des postganglionären sympathischen Neurons voraus (z. B. bei Shy-Drager-Syndrom).

Generell sind reine α-Mimetika bei nicht autonomen sympathikotonen Formen, Etilefrin bei autonomer Dysfunktion (Amezinium nur bei Shy-Drager-Syndrom) zu empfehlen. Während Etilefrin und Midodrin auch oral gut wirksam sind, ist die perorale Gabe von Norfenefrin bei geringer Bioverfügbarkeit unzuverlässig.

Kontraindikationen. Kontraindikationen sind koronare Herzkrankheit, Glaukom, tachkarde Rhythmusstörungen und hypertroph obstruktive Kardiomyopathie.

Mutterkornalkaloide

Mutterkornalkaloide, z. B. Dihydroergotamin, wirken vorwiegend tonisierend auf die venösen Kapazitätsgefäße (nur in höheren Dosen Zunahme des peripheren Gefäßwiderstands). Nebenwirkungen sind Gefäßspasmen (Extremitäten, Koronarien) bis zur arteriellen Ischämie.

In der Schwangerschaft sind die Substanzen kontraindiziert (sichere Kontrazeption bei jüngeren Frauen erforderlich!).

Mineralocorticoide

Mineralocorticoide wie Fludrocortison führen zu einer Natrium- und Flüssigkeitsretention; sie erhöhen das intravasale Volumen sowie den perivaskulären hydrostatischen Druck in den unteren Extremitäten und steigern die vasokonstriktorische Wirkung endogener Katecholamine. Fludrocortison ist Mittel der Wahl bei autonomer Dysfunktion mit asympathikotoner Hypotonie (Freeman 1993). Gewichtszunahme, periphere und Lidödeme sowie Hypokaliämie sind dosisabhängige Nebenwirkungen. Bei Ödemzuständen (Herzinsuffizienz, Leberzirrhose, nephrotisches Syndrom) sind Mineralocorticoide kontraindiziert.

Spezielle Therapieformen

Spezielle, z. T. experimentelle Therapieformen sind:
— Clonidin bei komplettem Ausfall zentraler und efferenter sympathischer Strukturen (Bradbury-Egglestone-Syndrom), in dieser Situation wirkt Clonidin aufgrund seiner ausschließlich postganglionären $α_2$-Rezeptor-Stimulation blutdrucksteigernd
— Versuch mit Amezinium, evtl. in Kombination mit Tyramin bei Shy-Drager Syndrom
— L-Dihydroxyphenylserin bei Dopamin-β-Hydroxylase-Mangel
— Vasopressinanaloga wie Desmopressin bei Shy-Drager-Syndrom
— Prostaglandinsynthesehemmer (z. B. Indometacin oder Ibuprofen) oder Somatostatinanaloga (Octreotid) bei postprandialer Hypotonie (Freeman 1993)
— Noradrenalinpumpe via Portkatheter (Oldenburg et al. 1999)

14.3 Therapie bei ausgewählten Formen von Synkopen

Karotissinussynkopen

Nur ein geringer Teil der (meist älteren) Patienten mit hypersensitivem Karotissinusreflex leiden unter Karotissinussynkopen. Therapie der Wahl bei eindeutiger Karotissinussynkope – überwiegend vom kardioinhibitorischen Typ – ist die Implantation eines AV-sequenziellen Schrittmachers.

Situative oder Emotionssykopen

Bei situativen bzw. Emotionssykopen und anderen Formen der Reflexsynkopen (◘ Übersicht 14-2) ist die Vermeidung der speziellen Auslösesituation vordringlich.

Neurokardiogene Synkope

Allgemeinmaßnahmen

Einen Überblick gibt ◘ Tabelle 14-2.

Nach Aufklärung über den Mechanismus und die gute Prognose des Krankheitsbildes sollten Patienten angehalten werden, potenzielle Auslöser wie Dehydratation, längeres Stehen, große Mahlzeiten, Miktion im Stehen, hypotonieverstärkende Medikamente etc. zu meiden. Bei Auftreten typischer Prodromalsymptome sollte unverzüglich eine liegende Körperhaltung eingenommen werden. Hilfreich können isometrische Übungen sein, insbesondere ein isometrischer Unterarmgegenzug (Auseinanderziehen der verhakten Fingerspitzen (Brignole M et al. 2002). Die genaue Patienteninformation bezüglich Ursache dieser Synkopenform und Verhalten bei Beginn der Prodromalphase führt auch ohne medikamentöse Therapie zu einem deutlichen Rückgang der Anfallshäufigkeit (Task Force on Syncope 2001).

◩ **Tabelle 14-2.** Therapie der neurokardiogenen Synkope

Aufklärung, Vermeiden von Auslösesituationen, erhöhte Flüssigkeitszufuhr		
Stehtraining, in Prodromalphase isometrischer Unterarmgegenzug		
Bei fehlender Effizienz der genannten Maßnahmen individueller medikamentöser Therapieversuch möglich (nach Leitlinien keine Medikamentenempfehlungen!)		
Midodrin		2-mal 1,25–5 mg pro Tag
Fluoxetin		20 mg pro Tag
Betarezeptorenblocker	z. B. Metoprolol	2-mal 50–100 mg pro Tag oder 1-mal 50–100 mg retard pro Tag
	Bisoprolol	1-mal 5–10 mg pro Tag
	Atenolol	1-mal 50 mg pro Tag
Fludrocortison		0,1–0,2 mg pro Tag
Schrittmacherimplantation in Einzelfällen mit ausgeprägter Kardioinhibition und häufigen Synkopen oder ernsthafter Verletzung		

> **Praxistipp**
> Patienten mit 1-maliger Synkope ohne Verletzung bedürfen zunächst keiner spezifischen, insbesondere keiner medikamentösen Therapie

Stehtraining

Zur Desensibilisierung eines vermuteten hypersensitiven ventrikulären Baroreflexes wurde das Stehtraining eingeführt. Der Patient steht mit dem Rücken schräg zur Wand, mit einem Fußabstand von ca. 15–20 cm von der Wand und ausschließlich mit den Schultern angelehnt. Die Umgebung sollte weich gepolstert sein. Die Stehzeit wird, beginnend mit 2-mal 5–10 min pro Tag, gesteigert auf 2-mal 40 min pro Tag. In 2 Untersuchungen konnte durch Stehtraining die spontane Synkopenrezidivrate auf 0 % gesenkt werden (DiGirolamo et al. 1999; Ector et al. 1998). Problematisch erscheint die Akzeptanz des Verfahrens, da es dauerhaft durchgeführt werden muss. Bei Beendigung des Stehtrainings treten erneut Synkopen auf.

Medikamentöse Therapie

Aufgrund des weitgehenden Fehlens randomisierter, plazebokontrollierter, doppelblinder Studien sind Empfehlungen nur mit Zurückhaltung zu geben. Zu einigen Substanzen liegen widersprüchliche Ergebnisse vor. Eine eindeutige medikamentöse Therapieempfehlung wird daher von der Task Force on Syncope der European Society of Cardiology nicht gegeben. Als effektiv können sich individuell jedoch Betarezeptorenblocker, der α-Adrenozeptor-Agonist Midodrin, der Serotoninwiederaufnahmehemmer Fluoxetin sowie das Mineralocorticoid Fludrocortison erweisen (Atiga 1999; Task Force on Syncope 2001).

Midodrin in einer Dosierung von 2-mal 2,5–5 mg täglich (bis maximal 40 mg pro Tag) führte sowohl kurz- als auch langfristig (Samniah et al. 2001) zu einer deutlichen Reduktion der Synkopenhäufigkeit.

Betarezeptorenblocker dienen zur Unterbindung der initialen präsynkopalen, den hypersensitiven linksventrikulären Barorezeptor aktivierenden Sympathikusexzitation. Neben vielen positiven Ergebnissen zumeist nichtrandomisierter Studien liegen auch fehlende Effektivitätsnachweise in z. T. randomisierten Studien vor (Cox 1995; Madrid 2001; Sheldon 2001; Sra 1993; Task Force on Syncope 2001). In einer dieser randomisierten Studien wurden allerdings auch Patienten mit unauffälligem Kipptischversuch eingeschlossen unter dem allgemeinen klinischen Verdacht auf eine vasovagale Synkope ohne Nachweis einer neurokardiogenen Synkope im engeren Sinne (Madrid 2001; Sheldon 2001). Bis zum Vorliegen der Ergebnisse einer großen internationalen Studie, die gegenwärtig durchgeführt wird (Sheldon 2001) kann individuell ein Therapieversuch mit Betablockern bei Ineffizienz oder fehlender Durchführbarkeit von Stehtraining empfehlenswert sein. Die notwendige Zeitdauer einer medikamentösen Therapie ist nicht bekannt. Bei Absetzen einer Betablockertherapie muss jedoch mit einem Wiederauftreten von Synkopen bei etwa der Hälfte der Patienten gerechnet werden (Cox 1995).

Auch bei Patienten mit ausgeprägter **kardioinhibitorischer Betonung** der neurokardiogenen Synope (ausgeprägte Bradykardie oder prolongierte Asystolie) wurde ursprünglich eine medikamentöse Therapie mit Betarezeptorenblockern(!) empfohlen (Sra 1993). Alternativ wird eine Schrittmacherindikation diskutiert (▶ unten).

Medikamentöse Alternativen

Fluoxetin ist ein Serotoninwiederaufnahmehemmer mit Erhöhung der zentralnervösen, intrasynaptischen Serotoninspiegel. Durch Fluoxetin wird eine Blockade zentraler serotoninerger sympathikoinhibitorischer Mechanismen erzielt. Eine Therapie mit Fluoxetin erwies sich in einer randomisierten, plazebokontrollierten Studie als effektiv (DiGirolamo 1999). Eine Medikamentenunverträglichkeit wird bei etwa 20% der Patienten beobachtet, ebenso kann selten ein prosynkopaler Effekt eintreten. Die Dosierung beträgt üblicherweise 20 mg pro Tag, aufgrund der langen Halbwertszeit ist mit einem Effekt erst nach mehreren Wochen zu rechnen.

Fludrocortison kann sich als nützlich erweisen, da beobachtet wurde, dass sich durch akute Volumenzufuhr unmittelbar vor einem Kipptischversuch das Auftreten einer neurokardiogenen Synkope zumeist verhindern lässt. Hierdurch wird ein Kofaktor in der Pathogenese ausgeschaltet. Fludrocortison sollte jedoch nicht als Monotherapie verabreicht werden.

Als ineffektiv oder unverträglich sind belegt oder gelten Disopyramid, Etilefrin, Verapamil, Scopolamin, Theophyllin (Task Force on Syncope 2001).

Schrittmacherimplantation

Aufgrund der überwiegenden Aktivierung der vasodepressorischen Efferenz bei neurokardiogener Synkope kann eine Unterbindung der kardioinhibitorischen Efferenz mittels Schrittmacherimplantation nur eine untergeordnete Rolle spielen (Task Force on Syncope 2001). Neben unkontrollierten Studien liegen 2 randomisierte Multicenterstudien vor. Sie belegen eine Teileffektivität in einer selektierten Subgruppe mit ausgeprägter Kardioinhibition (Connolly et al. 1999; Sutton et al. 2000). Die Synkopenrezidive wurden gesenkt, nicht jedoch die Häufigkeit von Präsynkopen. Es erfolgte keine standardisierte Therapie der Kontrollgruppen. In der aktuellen VPS-II-Studie wurde allen Patienten mit ausgeprägter kardiohibitorischer Synkope ein Zweikammer-Schrittmacher eingesetzt, jedoch nur bei der Hälfte der Patienten aktiviert. In dieser Studie war keine Überlegenheit der Schrittmachertherapie zur Rezidivverhütung einer Synkope nachweisbar (Connolly et al. 2003).

> **Praxistipp**
> Gemäß der Task Force on Syncope wird eine Schrittmacherimplantation empfohlen bei Patienten mit kardioinhibitorischer Synkope und einer Frequenz von > 5 Synkopen pro Jahr oder ausgeprägter Verletzung und Alter > 40 Jahre. Diese Empfehlung wird durch das Ergebnis der VPS-II-Studie relativiert.

Leitlinien – Adressen – Tipps

Leitlinien
Task Force on Syncope (2001) Guidelines on management (diagnosis and treatment) of syncope. Eur Heart J 22: 1256–1306

Literatur

Atiga WL, Rowe P, Calkins H (1999) Management of vasovagal syncope. J Cardiovasc Electrophysiol 10:874–886

Brignole M, Croci F, Menozzi C, Lolli G (2002) Isometric arm-counterpressure maneuvers to abort vasovagal syncope. J Am Coll Cardio 40: 2053–2059

Connolly SJ, Sheldon R, Roberts RS, Gent M (1999) The North American vasovagal pacemaker study (VPS): a randomized trial of permanent cardiac pacing for the prevention of vasovagal syncope. J Am Coll Cardiol 33:16–20

Connolly SJ, Sheldon RS, Thorpe K, Roberts RS, Gent M (2003) Pacemaker therapy for the prevention of syncope in patients with recurrant severe vasovagal syncope: Second Vasovagal Pacemaker Study (VPS II). JAMA 289: 2224–2229

Cox MM, Perlman BA, Mayor MR, Silberstein TA, Levin E, Pringle L, Castellanoss A, Myerburg RJ (1995) Acute and long-term beta-adrenergic blockade for patients with neurocardiogenic syncope. J Am Coll Cardiol 26:1293–1298

DiGirolamo E, Di Iorio C, Leonzio L, Sabatini P, Barsotti A (1999) Usefulness of a tilt training program for the prevention of refractory neurocardiogenic syncope in adolescents. A controlled study. Circulation 100:1798–1801

DiGirolamo E, Di Iorio C, Sabatini P, Leonzio L, Barsotti A (1999) Effects of paroxetine hydrochloride, a selective serotonin reuptake inhibitor, on refractory vasovagal syncope: a randomized, double-blind, placebo-controlled study. J Am Coll Cardiol 33:1227–1230

Ector H, Reybrouck T, Heidbuchel H, Gewillig M, van de Werf F (1998) Tilt training: a new treatment for recurrent neurocardiogenic syncope or severe orthostatic intolerance. PACE 21:193–196

Freeman R, Miyawaki E (1993) The treatment of autonomic dysfunction. J Clin Neurophysiol 10:61–82

Madrid A, Ortega I, Rebollo GJ (2001) Lack of efficacy of atenolol for the prevention of neurally-mediated syncope in a highly symptomatic population: a prospective, double-blind, randomized and placebo-controlled study. J Am Coll Cardiol 37:554–557

Oldenburg O, Karliova M, Koeppen S (1999) Das Shy Drager Syndrom. Dtsch Med Wschr 124:8–12

Samniah N, Sakaguchi S, Lurie KG, Iskos D, Benditt DG (2001) Efficacy and safety of midodrine hydrochloride in patients with refractory vasovagal syncope. Am J Cardiol 88:80–83

Sheldon RS, Raj SR, Rose S, Connolly SJ (2001) Betablockers in syncope: the jury is still out. J Am Coll Cardiol 38:2135

Sra JS, Jazayeri MR, Avitall B, Dhala A, Deshpande S, Blank Z, Akhtar M (1993) Comparison of cardiac pacing with drug therapy in the treatment of neurocardiogenic (vasovagal) syncope with bradycardia or asystole. N Engl J Med 328:1085–1090

Sutton R, Brignole M, Menozzi C (2000) Dual-chamber pacing in treatment of neurally-mediated tilt-positive cardioinhibitory syncope. Pacemaker vs. no therapy: a multicentre randomized study (VASIS trial). Circulation 102:294–299

Task Force on Syncope (2001) Guidelines on management (diagnosis and treatment) of syncope. Eur Heart J 22:1256–1306

15 Arterielle Hypertonie

D. Fliser, E. Ritz

15.1 Maßnahmen vor Therapiebeginn – 238
15.1.1 Sicherung der Diagnose „Bluthochdruck" – 238
15.1.2 Ausschluss sekundärer Hochdruckursachen – 239
15.1.3 Erfassen von weiteren Risikofaktoren und von Zielorganschäden – 241

15.2 Antihypertensive Therapie – wer, wann, wie? – 242
15.2.1 Nichtmedikamentöse Maßnahmen zur Blutdrucksenkung – 243
15.2.2 Grundsätze der medikamentösen antihypertensiven Therapie – 244
15.2.3 Medikamentenauswahl und Substanzklassen – 245

15.3 Wie muss der Hypertoniker betreut werden? – 249

15.4 Spezielle Probleme der Bluthochdrucktherapie – 250

Literatur – 253

In den aktuellen nationalen (Deutsche Hochdruckliga) und internationalen (World Health Organization/International Society of Hypertension) Leitlinien wird derzeit ein Blutdruck > 140/90 mmHg als manifeste Hypertonie definiert (Tabelle 15-1). Dies ist eine willkürliche Grenzziehung, da das kardiovaskuläre Risiko selbst im normotensiven Bereich mit steigendem Blutdruck zunimmt. Für die Entscheidung, ob und wie der erhöhte Blutdruck behandelt werden sollte, muss deshalb das kardiovaskuläre Gesamtrisiko des Hypertonikers erfasst werden. Letzteres leitet sich nicht nur von der absoluten Blutdruckhöhe, sondern auch von Begleiterkrankungen, zusätzlichen Risikofaktoren und hochdruckbedingten Zielorganschäden ab (Tabellen 15-2, 15-3). Dennoch hilft die genannte Kategorisierung, den Risikofaktor Bluthochdruck zu quantifizieren und je nach Höhe und Begleitumständen eine optimale Therapie einzuleiten.

Vor allem bei älteren Menschen findet sich häufig eine sog. isolierte systolische Hypertonie, d. h. ein erhöhter systolischer Blutdruck bei gleichzeitig normalem diastolischem Blutdruck und somit erheblicher Blutdruckamplitude. Dies wird auf die Zunahme der Steifigkeit der Aorta im höheren Lebensalter zurückgeführt. Epidemiologische Langzeitstudien, z. B. die Framingham Studie und die „Multiple Risk Factor Intervention Trial", haben belegt, dass es selbst bei einem geringen Anstieg sowohl des diastolischen als auch des systolischen Blutdrucks unabhängig vom Alter oder Geschlecht zur Zunahme von kardiovaskulären Ereignissen kommt. So haben Patienten mit isolierter systolischer Hypertonie im Vergleich zu Personen mit einem systolischem Blutdruck < 140 mmHg ein 2- bis 3fach erhöhtes Risiko für kardiovaskuläre Ereignisse wie z. B. Myokardinfarkt oder plötzlichen Herztod. Auch die isolierte systolische Hypertonie ist somit eindeutig behandlungsbedürftig.

15.1 Maßnahmen vor Therapiebeginn

15.1.1 Sicherung der Diagnose „Bluthochdruck"

Eine Blutdruckerhöhung wird oft nur zufällig durch eine Blutdruckmessung festgestellt. Hochdruckassoziierte Symptome treten in der Regel nur bei Patienten mit einem schwerem Hypertonus auf und sollten Anlass zur sofortigen diagnostischen Abklärung sein, um ernsthafte Folgeschäden zu vermeiden (maligne Hypertonie!). Typisch sind Kopfschmerzen beim Aufwachen, die meist okzipital lokalisiert sind, Schwindel, Ohrensausen, Nervosität, Palpitationen, Nasenbluten und Sehstörungen. Im weiteren Verlauf können eine Vielzahl von Folgeerkrankungen (▶ Tabelle 15-2) mit der entsprechenden klinischen Symptomatik auftreten.

Da der Blutdruck durch viele Faktoren beeinflusst wird, z. B. körperliche Aktivität oder Stress (z. B. „Weißkittel-Hypertonie" bei der ärztlichen Untersuchung),

Tabelle 15-1. Klassifikation von Blutdruckbereichen. Wenn der systolische und diastolische Blutdruck bei einem Patienten in unterschiedliche Klassen fallen, sollte die höhere Klasse Anwendung finden (Deutsche Hochdruckliga 2003; WHO – ISH-Empfehlungen 1999)

Klassifikation	Systolisch [mmHg]	Diastolisch [mmHg]
Optimal	<120	<80
Normal	<130	<85
Im Grenzbereich liegend	130–139	85–89
Milde Hypertonie (Schweregrad 1)	140–159	90–99
Mittelschwere Hypertonie (Schweregrad 2)	160–179	100–109
Schwere Hypertonie (Schweregrad 3)	≥180	≥110
Isolierte systolische Hypertonie	≥140	<90

◘ **Tabelle 15-2 a.** Risikostratifizierung zur Prognosebeurteilung und Therapieeinleitung bei Hypertonie: kardiovaskuläre Risikofaktoren und weitere Risikofaktoren (mod. nach Deutsche Hochdruckliga 2003; WHO – ISH-Empfehlungen 1999)

Kardiovaskuläre Risikofaktoren (anzuwenden bei der Risikostratifizierung, ◘ Tabelle 15-3)	Schweregrad der Hypertonie (◘ Tabelle 15-1) Alter Männer > 55 Jahre Frauen > 65 Jahre Zigarettenrauchen Gesamtcholesterin > 6,5 mmol/l (ca. 250 mg/dl) Diabetes mellitus Familienanamnese mit frühzeitiger kardiovaskulärer Erkrankung
Weitere Risikofaktoren (gehen nicht in die risikostratifizierung nach ◘ Tabelle 15-3 ein)	Übergewicht körperliche Inaktivität erhöhtes Fibrinogen erhöhtes LDL-Cholesterin erniedrigtes HDL-Cholesterin Mikroalbuminurie

◘ **Tabelle 15-2 b.** Risikostratifizierung zur Prognosebeurteilung und Therapieeinleitung bei Hypertonie: Endorganschäden und Folgeerkrankungen (mod. nach Deutsche Hochdruckliga 2001; WHO – ISH-Empfehlungen 1999)

Endorganschäden	Folgeerkrankungen
Linksventrikuläre Hypertrophie (im EKG oder in der Echokardiographie)	koronare Herzerkrankung linksventrikuläre Hypertrophie Herzinsuffizienz
Proteinurie (> 300 mg pro Tag), Serumkreatininerhöhung (> 1,3 mg/dl)	Niereninsuffizienz
sonographischer oder radiologischer Nachweis arteriosklerotischer Plaques an den großen Gefäßen	(dissezierendes) Aortenaneurysma periphere arterielle Verschlusskrankheit zerebrovaskuläre Erkrankungen (ischämische Herdzeichen inklusive TIA, Hirnblutung)
Hypertensive Retinopathie I–II°	hypertensive Retinopathie III–IV° (Hämorrhagien, Cotton-Wool-Exsudate, Papillenödem)

TIA: transitorische ischämische Attacke

empfiehlt die Deutsche Hochdruckliga zur Diagnosesicherung **mindestens 3 Blutdruckmessungen an 2 verschiedenen Tagen.** Dabei soll der Blutdruck nach 5 min im Sitzen oder Liegen unter Ruhebedingungen gemessen werden. Bei Älteren und bei Patienten mit Diabetes mellitus sollten auch Messungen im Stehen erfolgen, um orthostatische Blutdruckabfälle zu erkennen. Bei therapeutischen Entscheidungen im Grenzbereich sollten zusätzliche Informationen anhand von **Blutdruckselbstmessung** und **ambulanter 24-h-Blutdruckmessung** herangezogen werden. Ist eine Blutdruckerhöhung gesichert, sind Untersuchungen zur Erkennung sekundärer Hochdruckursachen, zusätzlicher kardiovaskulärer Risikofaktoren und Zielorganschäden notwendig.

15.1.2 Ausschluss sekundärer Hochdruckursachen

Die **primäre arterielle Hypertonie** (auch essenzielle Hypertonie genannt) wird als Bluthochdruck ohne erkennbare Ursachen definiert, wohingegen bei Vorliegen einer sekundären Hypertonie die Blutdruckerhöhung durch eine diagnostisch fassbare und potenziell heilbare Erkrankung verursacht wird (◘ Tabelle 15-4). Die primäre arterielle Hypertonie ist im Kollektiv aller Hypertoniker bei etwa 95 % der Patienten vorzufinden. Das Erkennen der seltenen sekundären Hochdruckursachen ist wichtig, da der Patient wegen der zugrunde liegenden Erkrankung evtl. gefährdet ist (Phäochromozytom!) und/oder einer

◘ Tabelle 15-3. Risikostratifizierung zur Prognosebeurteilung und Therapieeinleitung bei Hypertonie: Risikoklassen (mod. nach Deutsche Hochdruckliga 2003; WHO – ISH-Empfehlungen 1999)

Andere Risikofaktoren (RF) und Erkrankungen (◘ Tabelle 15-2)	Blutdruck [mmHg]		
	Schweregrad 1 (milde Hypertonie) SBD 140–159 oder DBD 90–99	Schweregrad 2 (mittelschwere Hypertonie) SBD 160–179 oder DBD 100–109	Schweregrad 3 (schwere Hypertonie) SBD >180 oder DBD >110
Keine	niedriges Risiko	mittleres Risiko	hohes Risiko
1–2 RF	mittleres Risiko	mittleres Risiko	sehr hohes Risiko
3 oder mehr RF oder Diabetes oder Endorganschäden	hohes Risiko	hohes Risiko	sehr hohes Risiko
Folgeerkrankungen	sehr hohes Risiko	sehr hohes Risiko	sehr hohes Risiko

SBD: systolischer Blutdruck; DBD: diastolischer Blutdruck

◘ Tabelle 15-4. Untersuchungen zum Ausschluss einer sekundären Hypertonieursache

Untersuchung	Begründung
Obligat	
Urinstatus	Proteinurie oder Hämaturie bei parenchymatöser Nierenerkrankung
Serumkreatinin bzw. Kreatinin-Clearance	Kreatininerhöhung bzw. Verminderung der Kreatinin-Clearance (genauer!) bei parenchymatöser Nierenerkrankung
Serumkalium	Hypokaliämie bei Morbus Conn (und anderen Formen von Mineralocorticoidexzess)
Bei gegebenen Verdacht	
Urinsediment	dysmorphe Erythrozyten und evtl. Erythrozytenzylinder bei Glomerulonephritis
Sonographie des Abdomens	Nebennierentumor, parenchymatöse Nierenerkrankung
Doppler-Sonographie der Nieren	Nierenarterienstenose
Katecholamine im 24-h-Urin	erhöht bei Phäochromozytom
Kaliumausscheidung im 24-h-Urin	erhöht (bzw. trotz Hypokaliämie normal) bei Morbus Conn
Serumaldosteron und Reninaktivität	erhöht bzw. erniedrigt bei Morbus Conn (beides leicht erhöht bei Nierenarterienstenose und anderen Formen des sekundären Hyperaldosteronismus)
Serumcortisol-Tagesprofil	pathologisch bei Cushing-Syndrom
Blutgasanalyse	metabolische Alkalose bei Morbus Conn
MRT Kopf-Hals-Bereich	neurovaskuläre Kompression
Schlaflabor	Schlafapnoe-Syndrom

kurativen Behandlung zugeführt werden kann (z. B. Korrektur einer Nierenarterienstenose).

> ❗ Die Diagnose einer primären Hypertonie ist somit eine Ausschlussdiagnose, wenn das Vorliegen einer sekundären Hochdruckursache unwahrscheinlich gemacht worden ist.

Insbesondere das Auftreten einer arteriellen Hypertonie vor dem 30. und nach dem 50. Lebensjahr, negative Familienanamnese, rasche Entwicklung, höhergradige Hypertonie (diastolischer Blutdruck >105 mmHg), Therapierefraktärität (Blutdruckerhöhung trotz medikamentöser Dreifachtherapie) und unklare Einschränkung der Nierenfunktion sprechen für das Vorliegen einer sekundären Hypertonieform. An eine **renovaskuläre Hypertonie** sollte speziell bei Vorliegen einer sonographisch einseitig kleinen Niere, systolisch/diastolischem Strömungsgeräusch paraumbilikal oder in der Flanke (häufig falschpositiv bei extrarenalen Gefäßstenosen im Abdominalbereich), bei Atherosklerose in anderen Gefäßregionen (periphere arterielle Verschlusskrankheit, koronare Herzkrankheit) und bei Ansteigen des Serumkreatinins nach ACE-Hemmer Gabe gedacht werden.

15.1.3 Erfassen von weiteren Risikofaktoren und von Zielorganschäden

Zum Abschätzen des kardiovaskulären Gesamtrisikos des Hypertonikers sollten zusätzliche Risikofaktoren erfasst werden, z. B. Diabetes mellitus, Dyslipidämie (inkl. der Erhöhung von Lipoprotein (a)), Übergewicht und Zigarettenrauchen (◘ Tabelle 15-5). Bei Übergewicht spielt die Verteilung des Körperfetts eine entscheidende Rolle: stammbetonte, sog. androide Fettsucht (Stammfettsucht) mit Bauchansatz hat eine engere Beziehung zum kardiovaskulären Risiko als hüftbetonte gynoide Fettsucht. Sie ist anhand des Taille-Hüft-Quotienten (hip-waist-ratio) quantifizierbar; der Quotient sollte unter 0,8 liegen.

> **Praxistipp**
> Eine positive Familienanamnese bezüglich kardiovaskulärer Zwischenfälle bei Verwandten 1. Grades sagt das Risiko besser vorher als die Summe aller bekannten Risikofaktoren und sollte daher immer in die Therapieentscheidung einbezogen werden.

◘ **Tabelle 15-5.** Untersuchungen zum Erfassen von zusätzlichen kardiovaskulären Risikofaktoren und Folgeerkrankungen

Untersuchung	Begründung
Obligat	
Body Mass Index (BMI) = Körpergewicht [kg]/Körpergröße [m]^2	Übergewicht (BMI > 26 kg/m^2), Adipositas (BMI > 30 kg/m^2)
Albuminausscheidung	Nierenschädigung, kardiovaskulärer Prognosemarker
Serumkreatinin	Niereninsuffizienz
Serumglucose	Diabetes mellitus
Triglyzeride und Gesamtcholesterin (ggf. HDL- und LDL-Cholesterin)	Dyslipidämie
EKG	Ischämiezeichen (koronare Herzkrankheit), linksventrikuläre Hypertrophie
Fakultativ	
Oraler Glucosebelastungstest	Glucoseintoleranz
24-h-Urin	Proteinurie, Kreatinin-Clearance
Sonographie des Abdomens	Bauchaortenaneurysma, verminderte Nierengröße bei Nephrosklerose
Echokardiographie	linksventrikuläre Funktion/Hypertrophie
Belastungs-EKG	Ischämiezeichen (koronare Herzkrankheit)
B-Bild und Doppler-Sonographie der A. carotis	Intima-Media-Dicke, Stenosen
Fundoskopie	Fundus hypertonicus (Prognosemarker!)
TSH	bei Tachykardie und stark schwankenden Blutdruckwerten zum Ausschluss einer Hyperthyreose

Die Fahndung nach Zielorganschäden umfasst die Erfassung vaskulärer Komplikationen, z. B. Apoplex und Myokardinfarkt, und die gezielte Untersuchung auf Hochdruckfolgen an Herz, Niere, Gefäßen und Auge (Tabelle 15-2). Bei Hypertonikern kann es auch ohne Vorliegen einer Koronarstenose zu Angina pectoris kommen. Dies ist auf die verminderte Koronarreserve zurückzuführen (Syndrom X).

Durch Nephrosklerose kommt es beim Patienten mit (langjähriger) Hypertonie zur Albuminurie (Normwert: <20 mg/l oder <30 mg/24 h). Die Albuminurie ist ein hochsensitiver Prädiktor des kardiovaskulären Risikos, weshalb sie zur Indikationsstellung für und zur Verlaufskontrolle unter Therapie wertvolle Information gibt. Vor Therapiebeginn sollte besonders bei älteren Hypertonikern die A. carotis mit B-Bild und Dppler-sonographisch untersucht werden, da bei höhergradigen Verschlüssen eine zu starke Blutdrucksenkung zu neurologischen Katastrophen führen kann. Außerdem sollte bei älteren Patienten die Aorta abdominalis zur Erkennung von Aneurysmata und höhergradiger Atherosklerose sonographisch überprüft werden. Von größter Wichtigkeit ist die Erkennung eines „malignen" Augenhintergrunds (Fundus hypertonicus III–IV), d. h. Streifenblutungen, baumwollflockige Exsudate und Papillenschwellung, der eine maligne Gangart der Hypertonie anzeigt.

15.2 Antihypertensive Therapie – wer, wann, wie?

Das primäre Ziel der Hochdruckbehandlung besteht nicht allein darin, den Blutdruck zu senken, sondern die Lebenserwartung der betroffenen Patienten unter Wahrung der Lebensqualität zu steigern. Dies bedeutet, dass die antihypertensive Therapie in 1. Linie die Zahl kardiovaskulärer Zwischenfälle vermindern muss und die Rückbildung von Zielorganschäden fördern sollte. Die Therapie des Hypertonikers umfasst deshalb neben der eigentlichen Blutdrucksenkung die Behandlung aller korrigierbarer kardiovaskulärer Risikofaktoren. Berücksichtigt man Hypertonieschweregrad, zusätzliche Risikofaktoren, Endorganschäden und Folgeerkrankungen, lässt sich das kardiovaskuläre Gesamtrisiko des einzelnen Patienten 4 Risikoklassen zuordnen (Tabelle 15-3). Die Wahrscheinlichkeit, in den folgenden 10 Jahren einen kar-

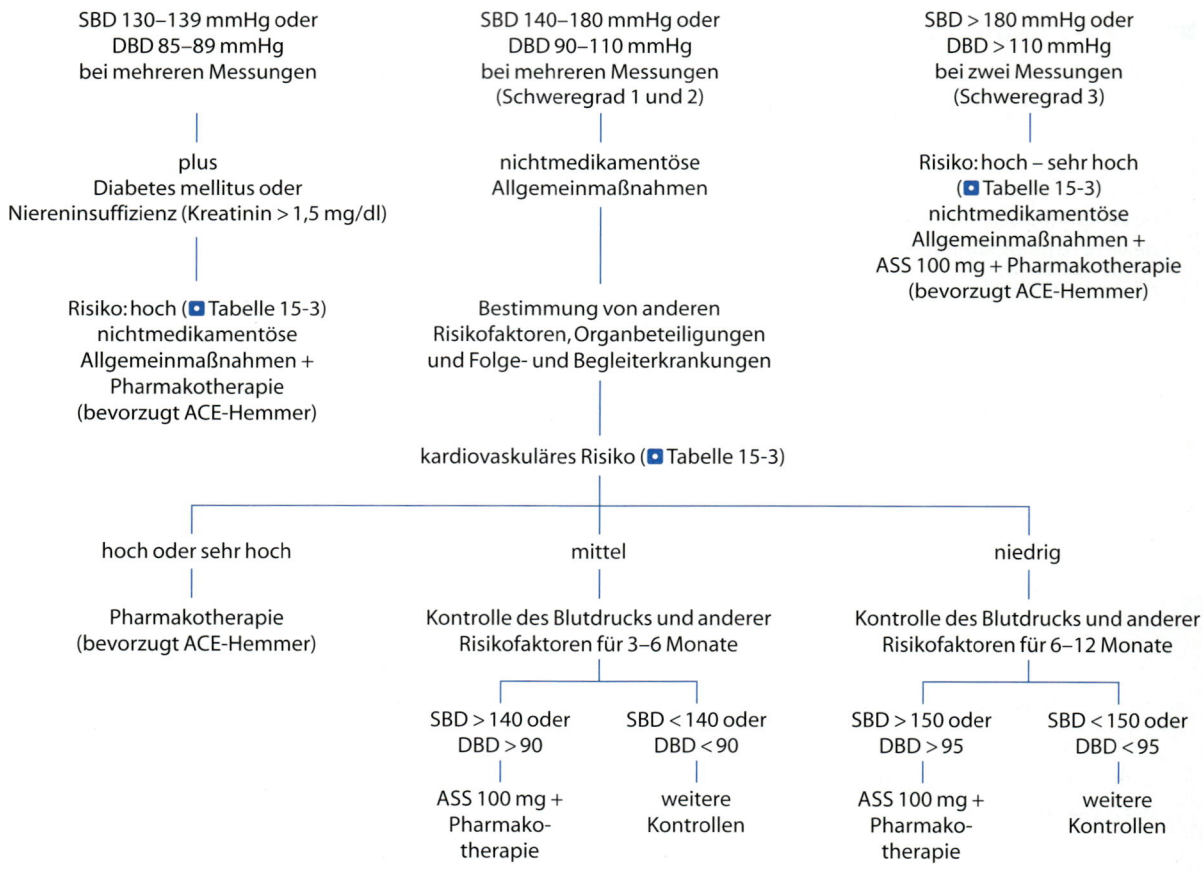

Abb. 15-1. Antihypertensive Therapie in Abhängigkeit von Blutdruck und Risikokonstellation (modifiziert nach Empfehlungen der WHO/ISH 1999 und der Deutschen Hochdruckliga 2003). ASS: Acetylsalicylsäure; DBD: diastolischer Blutdruck; SBD: systolischer Blutdruck

◻ Tabelle 15-6. Wirksamkeit von Allgemeinmaßnahmen auf den Blutdruck und das kardiovaskuläre Risiko

	Blutdrucksenkung	Senkung des koronaren Risikos
Gewichtsabnahme	+++	?
Alkoholbeschränkung[1]	++	+ bis ++
Kochsalzbeschränkung	++	?
Ausgleichsport	++	++
Vegetarische Ernährung	+	+
Reichlicher Fischverzehr	+	++
Erhöhte Faserstoffaufnahme	+	++
Einstellung des Rauchens	–	+++
Fettbeschränkung und Fettmodifikation[2]	–	+
Stressreduktion	+	?

+: positiver Einfluss; –: fehlender Einfluss
[1]: maximal 20–30 g reiner Alkohol pro Tag bei Männern bzw. 10–15 g bei Frauen (Einzelheiten ► Text)
[2]: besonders bei Gesamtcholesterinwerten > 6,5 mmol/l (ca. 250 mg/dl)

diovaskulär bedingten Todesfall, nichttödlichen Schlaganfall und/oder Myokardinfarkt zu erleiden, beträgt bei niedrigem Risiko unter 15 %, bei mittlerem Risiko 15–20 %, bei hohem Risiko 20–30 % und bei sehr hohem Risiko sogar über 30 %.

Die aktuellen Therapieempfehlungen der WHO – ISH, die praktisch unverändert von der Deutschen Hochdruckliga übernommen wurden, sind in ◻ Abb. 15-1 dargestellt. **Danach sollten alle Patienten mit einem Blutdruck von >140/90 mmHg behandelt werden.** Bei Patienten mit niedrigem und mittlerem Gesamtrisiko sollten zunächst nichtmedikamentöse Maßnahmen (◻ Tabelle 15-6) für einen Zeitraum von 3–12 Monaten zum Tragen kommen, da mindestens 25 % der Patienten in diesem Zeitraum ihren erhöhten Gelegenheitsblutdruck verlieren. Wenn sich der Blutdruck nach dieser vorgegebenen Zeit nicht normalisiert, sollte eine medikamentöse Therapie eingeleitet werden. Bei Patienten mit hohem bzw. sehr hohem Risiko wird neben nicht-medikamentösen Maßnahmen ein **sofortiger** Therapiebeginn mit Medikamenten empfohlen.

15.2.1 Nichtmedikamentöse Maßnahmen zur Blutdrucksenkung

Eine **übermäßige diätetische Kochsalzzufuhr** steigert besonders bei übergewichtigen Patienten mit metabolischen Syndrom, bei Patienten mit Diabetes mellitus und bei Patienten mit Nierenkrankheiten den Blutdruck. Andererseits wird durch diätetische Kochsalzbeschränkung die Wirksamkeit fast aller Antihypertensiva potenziert. Empfohlen wird deshalb eine Kochsalzzufuhr von maximal 6 g pro Tag (ca. 100 mmol). Dies kann ohne gravierende Einschnitte in die Lebensqualität der Patienten erreicht werden, allein durch Vermeidung von Nahrungsmitteln, denen beim Zubereitungsprozess reichlich Kochsalz zugesetzt wird (gesalzene Fleischwaren, z. B. Salami, konservierte Gemüse, Fertiggerichte, Tiefkühlkost, Hartkäse, stark gesalzene Brotsorten etc.) sowie Vermeidung des Zusalzens während der Speisenzubereitung und bei Tisch. Die Mitarbeit des Patienten kann durch Überprüfung der **Natriumausscheidung im 24-h-Urin** überprüft werden. Ergebnisse aus neueren prospektiven Studien haben klar belegt, dass nicht nur Kochsalzrestriktion, sondern auch eine calcium- und kaliumhaltige Ernährung (fettarme Milchprodukte, Obst und Gemüse) bei hypertensiven Patienten den Blutdruck senkt (sog. DASH-Diät). Die Erhöhung der Kaliumzufuhr hatte in einigen Studien sogar eine Verminderung des Schlaganfall-Risikos zur Folge.

Die **Gewichtsreduktion** ist ein wichtiges Element der antihypertensiven Behandlung. Für die Motivation des Patienten ist es wichtig, dass der Großteil der antihypertensiven Wirkung bereits nach einer Gewichtsabnahme wenigen Kilogramm erzielt wird. Durch Gewichtsreduktion wird auch die Kochsalzsensitivität des Blutdrucks deutlich vermindert. Eine **fettarme Reduktionskost** empfiehlt sich bei allen übergewichtigen, dyslipidämischen und diabetischen Hochdruckpatienten. Dies bedeutet die Zufuhr von initial 20–25 kcal/kgKG pro Tag und Reduktion des Fettanteils auf 30 % der Energie, wobei besonders auf die Zufuhr von einfach und mehrfach ungesättigten Fettsäuren zu achten ist. Eine fettbeschränkte Kost beinhaltet in 1. Linie eine Verminderung der Zufuhr von Fleisch, Eiern und Zusatzfetten wie Butter, Palmitin etc.

Der regelmäßige Ausgleichsport ist ein wichtiges Element in der Behandlung des Hypertonikers. Allerdings führt körperliche Belastung kurzfristig zum Blutdruckanstieg, der beim Hypertoniker wegen der beeinträchtigten Vasodilatation besonders ausgeprägt sein kann. Vor Beginn eines körperlichen Trainings sollte dies durch Belastungsergometrie ausgeschlossen werden. Nach längerer Ausdauerbelastung kommt es jedoch auch beim untrainierten Hypertoniker zu einem länger anhaltenden Blutdruckabfall. Zur Erreichung eines optimalen Effektes sollte 2- bis 3-mal pro Woche mindestens 15, optimal 45 min trainiert werden. Als Faustregel sollte dabei eine Trainingspulsfrequenz von 180–Lebensalter erreicht werden. Geeignete Sportarten sind Laufen, Radfahren und Schwimmen, abzuraten ist von Kraftsportarten und Sportarten mit isometrischen Anteilen.

Alkoholkonsum von mehr als etwa 30 g pro Tag führt dosisabhängig zum Blutdruckanstieg. Da allerdings in den letzten Jahren mehrere Studien zeigten, dass andererseits ein moderater Alkoholkonsum die kardiovaskuläre Letalität reduziert, sollte der hypertensive Patient zum vernünftigen Umgang mit dem Alkohol geleitet werden.

Stressreduktion ist in geringem Umfang blutdrucksenkend. Der Stressverminderung sind jedoch in der modernen Berufswelt meist enge Grenzen gezogen.

15.2.2 Grundsätze der medikamentösen antihypertensiven Therapie

Die medikamentöse Ersteinstellung des Blutdrucks erfolgt bei der Mehrzahl der Patienten durch den Hausarzt oder niedergelassenen Internisten. Nur im Falle der schweren bzw. malignen Hypertonie oder der Hochdruckkrise mit Organkomplikationen ist eine stationäre Einstellung notwendig. Prinzipiell sollten Antihypertensiva einschleichend dosiert und die Dosierungen langsam bis zum Erreichen des Zielblutdrucks titriert werden, um den Blutdruck schonend zu senken. Generell sollten heute bevorzugt Antihypertensiva mit langer Wirkungsdauer (24-h-Wirkung bei 1-mal täglicher Dosierung) eingesetzt werden, um die Tablettenzahl zu reduzieren und die Einnahmetreue (Compliance) zu erhöhen. Die antihypertensive Wirkung am Ende des Dosierungsintervalls bezogen auf die Maximalwirkung („trough-to-peak ratio") sollte deutlich >50 % liegen. Da in der Regel eine lebenslange Therapie erforderlich ist, sollten die eingesetzten Medikamente nicht die Lebensqualität beeinträchtigen, da dies zur Verminderung der Therapietreue bzw. zum Absetzen der Medikamente führen kann.

In den bisherigen Therapieempfehlungen der Deutschen Hochdruckliga war das Konzept einer individualisierten sequenziellen Monotherapie, d.h. das „Ausprobieren" einzelner Substanzen, in der Erstbehandlung von

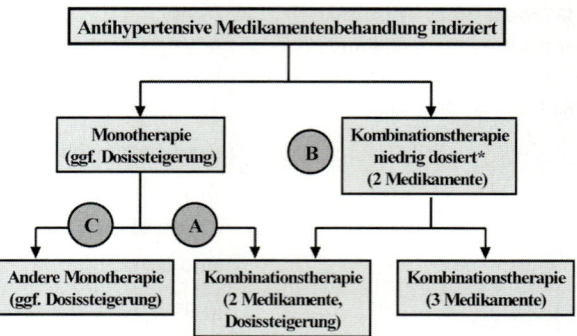

Abb. 15-2. Richtlinien zur medikamentösen Therapie (modifiziert nach Empfehlungen der Deutschen Hochdruckliga 2003). A = Stufentherapie (Monotherapie → Kombinationstherapie), B = primäre Kombinationstherapie, C = sequenzielle Monotherapie (Wechsel des Monotherapeutikums bei Ineffizienz und Nebenwirkungen). *evidenzbasierte Daten liegen derzeit vor für Diuretikum + ACE-Hemmer sowie Diuretikum + Beta-Rezeptorblocker

Patienten mit unkomplizierten primären Bluthochdruck verankert. Der wesentliche Grund für dieses Vorgehen bestand darin, dass individuelles Ansprechen und Nebenwirkungen der jeweiligen Monotherapeutika im Einzelfall nicht sicher vorhergesagt werden können. In den kürzlich überarbeiteten Empfehlungen wurde dieses Konzept liberalisiert, sodass bereits auf der ersten Behandlungsstufe eine niedrig dosierte antihypertensive Kombinationstherapie möglich ist (Abb. 15-2). Diese Entscheidung beruht auf der Erfahrung, dass nur bei 50–60 % der Patienten mit milder Hypertonie eine Blutdrucknormalisierung mit einer Monotherapie gelingt, wohingegen bei den übrigen Patienten eine Kombinationstherapie, vorzugsweise zunächst mit einen Diuretikum, notwendig ist. Die von der Deutschen Hochdruckliga empfohlenen Kombinationen zeigt Abb. 15-3. Je schwerer der Hypertonus desto seltener ist eine Monotherapie möglich, dies ist z. B. oft bei Patienten mit Diabetes mellitus der Fall. Das Prinzip der Kombinationstherapie besteht darin, Nebenwirkungen zu minimieren und Kompensationsmechanismen, mit deren Hilfe der Organis-

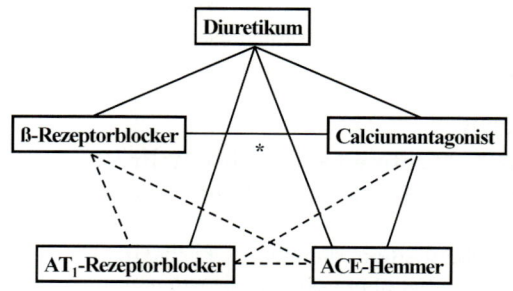

Abb. 15-3. Sinnvolle und mögliche Antihypertensiva-Kombinationen (modifiziert nach Empfehlungen der Deutschen Hochdruckliga 2003), —— synergistisch, - - - - möglich, *nur für Dihydropyridine sinnvoll

mus der Blutdrucksenkung entgegenwirkt, pharmakologisch zu blockieren (z. B. ACE-Hemmer plus Diuretikum; letzteres steigert durch negative Natriumbilanz die Aktivität und damit die Hemmbarkeit des Renin-Angiotensin-Systems). Eine Kombination von Präparaten, die einen vergleichbaren Wirkangriffspunkt haben oder ein stark unterschiedliches pharmakokinetisches Profil zeigen (z. B. kurze und lange Halbwertzeit) ist sinnlos. Pharmakokinetisch und pharmakodynamisch sinnvoll begründete fixe Kombinationspräparate gestatten es, die Zahl der täglich einzunehmenden Tabletten zu vermindern und die Kosten zu senken.

15.2.3 Medikamentenauswahl und Substanzklassen

Die Medikamentenauswahl sollte sich v. a. nach **Begleiterkrankungen, Risikoprofil und Nebenwirkungen** richten. ◘ Tabelle 15-7 fasst wichtige und/oder beim Hypertoniker häufig vorkommende Begleiterkrankungen und die sich hieraus ergebenden spezifischen Indikationen und Kontraindikationen einzelner Antihypertensiva zusammen. Ein weiterer Gesichtspunkt sind mögliche negative Auswirkungen der Antihypertensiva auf Stoffwechselparameter wie z. B. Glucosetoleranz. Bezüglich der Nebenwirkungen ist darauf hinzuweisen, dass viele Therapiekomplikationen ausgeprägt dosisabhängig sind. In der ◘ Tabelle 15-8 sind therapeutische Dosen und Nebenwirkungen der gängigen Antihypertensivaklassen aufgelistet.

Diuretika

Diuretika sind nach wie vor unverzichtbarer Bestandteil der antihypertensiven Therapie. Distal tubulär angreifende Diuretika wie z. B. Thiazide wriken bei Patienten mit normaler Nierenfunktion stärker antihypertensiv als Schleifendiuretika. Mit zunehmender Niereninsuffizienz sind Thiazide in Monotherapie allerdings schlechter wirksam und sollten durch Schleifendiuretika ergänzt werden. Ihre antihypertensive Wirkung beruht in der Frühphase auf einer vermehrten Ausscheidung von Kochsalz und Flüssigkeit mit Abnahme des Herzminutenvolumens. Bei Dauertherapie überwiegt die Senkung des peripheren Widerstandes durch ein vermindertes Ansprechen der glatten Gefäßmuskulatur auf vasokonstriktorische Reize. In Interventionsstudien senkte die Therapie mit **niedrig dosierten Thiaziddiuretika** die kardio- und zerebrovaskuläre Morbidität und Letalität. Höhere Dosen können hingegen gravierende metabolische Nebenwirkungen verursachen (◘ Tabelle 15-8), weshalb heute nur noch niedrige Tagesdosen (z. B. 12,5–25 mg Hydrochlorothiazid) verwendet werden sollten. Damit werden bereits bis zu 80 % des maximalen antihypertensiven Effektes erzielt. Bei Gabe eines niedrig dosierten Thiaziddiuretikums ist die fixe Kombination mit einem kaliumsparenden Diuretikum (z. B. Triamteren) sinnvoll, da dadurch eine ausgeprägte Hypokaliämie vermieden und das Risiko eines plötzlichen Herztodes reduziert werden kann.

Betarezeptorenblocker

Betarezeptorenblocker senken die Herzfrequenz (negative Chronotropie) und vermindern die Kontraktilität (negative Inotropie), die renale Reninfreisetzung und die Empfindlichkeit des Barorezeptors. Auch für Betarezeptorenblocker ist eine Senkung der kardiovaskulären Morbidität nachgewiesen, jedoch scheinen sie im Vergleich zu Diuretika nicht so effektiv zu sein. Als Erklärungsmöglichkeit hierfür können negative metabolische Effekte dienen, z. B. Abnahme der Insulinsensitivität. Tatsächlich kam es in großen kontrollierten Studien unter Therapie mit Betarezeptorenblockern zu signifikant häufigerem Auftreten eines Typ-2-Diabetes. Dennoch ist ihr Einsatz bei kardialen Hochrisikopatienten mit Bluthochdruck unverzichtbar, z. B. in der Sekundärprophylaxe nach Myokardinfarkt. Nach abruptem Absetzen von Betarezeptorenblockern kann es zur reaktiven Tachykardie, Palpitationen und Blutdruckanstieg kommen, deshalb sollte die Therapie langsam ausgeschlichen werden. Des Weiteren ist zu berücksichtigen, dass wasserlösliche Betarezeptorenblocker (z. B. Atenolol, Bisoprolol) bei eingeschränkter Nierenfunktion kumulieren und somit auch ihre Kardioselektivität verlieren (Dosisanpassung!).

ACE-Hemmer und AT_1-Rezeptoren-Blocker

ACE-Hemmer senken den Blutdruck durch Hemmung des Angiotensin-converting-Enzyms (ACE), das Angiotensin I in Angiotensin II umwandelt. Gleichzeitig wird Bradykinin vermindert abgebaut, da ACE auch als Kininase fungiert. Bradykinin führt in der Folge zu vermehrter Bildung von vasodilatierenden Prostaglandinen. In randomisierten kontrollierten Studien waren ACE-Hemmer einer antihypertensiven Behandlung mit Betablockern und/oder Diuretika bezüglich der Senkung kardiovaskulärer Ereignisse ebenbürtig; bei Patienten mit Diabetes mellitus z. T. sogar überlegen. Bei Patienten mit hohem bis sehr hohem Risikoprofil sollten deshalb bevorzugt ACE-Hemmer eingesetzt werden.

AT_1**-Rezeptoren-Blocker** hemmen die Wirkung von Angiotensin II direkt am Angiotensin$_1$-Rezeptor, der Vasokonstriktion, Aldosteronfreisetzung und Sympathikusaktivierung steuert. AT_1-Rezeptoren-Blocker haben ähnliche Effekte wie ACE-Hemmer und sollten eingesetzt werden, wenn Letztere wegen spezifischer Nebenwirkungen durch Potenzierung der Bradykininwirkung (z. B. Reizhusten, Angioödem) abgesetzt werden müssen. AT_1-Rezeptoren-Blocker haben ein exzellentes Nebenwirkungsprofil, vergleichbar mit dem einer Plazebotherapie. Allerdings sind die pharmakodynamisch begründbaren renalen Nebenwirkungen (◘ Tabelle 15-8) mit denen von ACE-Hemmern praktisch identisch. AT_1-Rezeptoren-Blocker sollten deshalb, ähnlich wie auch ACE-Hemmer,

◘ Tabelle 15-7. Differenzialtherapie der Hypertonie unter Berücksichtigung von Begleiterkrankungen

	Thiazid-diuretika	Beta-blocker[1]	ACE-Hemmer/ AT$_1$-Rezeptoren-Blocker	Calciumantagonisten	
				Diltiazem/ Verapamil	Lang wirksame Dihydropyridine
Junge Patienten (<50 Jahre)	+ bis ++	++	++	+	+
Hohes Alter (>65 Jahre)	++	+	+	+	+ bis ++
Isolierte systolische Hypertonie	++	+	+	+	+ bis ++
Schwangerschaft	–	++	–	+	+
Herzerkrankungen					
Angina pectoris	+	++	+	++	(+)[2]
Zustand nach Myokardinfarkt	+	++	++	+	–
Zustand nach Bypassoperation oder Koronarangioplastie	+	+	++	+	+
Herzinsuffizienz	++[3]	++[4]	++	–	±
Linksventrikuläre Hypertrophie	++		++	+	+
Hypertrophe Kardiomyopathie	±	+	±	++	+
Bradykardie					
AV- oder SA-Block	+	–	+	–	+
Sinusknotensyndrom	+	±	+	+	+
Tachykardie					
supraventrikulär	+	++	+	++	+
ventrikulär	+	++	+	+	+
Lungenkrankheiten					
Obstruktive Lungenerkrankung	+	–	+	+	+
Nierenkrankheiten					
Bilaterale Nierenarterienstenose	+	+	–	+	+
Niereninsuffizienz	++[5]	±	++[6]	+	+
Diabetische Nephropathie	+	+	++	+	+
Stoffwechselkrankheiten					
Diabetes mellitus	+	(±) bis +[7]	++	+	+
Verminderte Glucosetoleranz	+	±	+	+	+
Gicht	±	+	+	+	+
Dyslipidämie	+	±	+	+	+
Osteoporose	++	+	+	+	+
Gefäßerkrankungen					
Zerebrale Durchblutungsstörungen	++	+	++	+	+ bis ++
Periphere arterielle Verschlusskrankheit	+	–	++	+	+
Aortenaneurysma	+	++	+	+	+
Sonstige Erkrankungen					
Migräne	+	++	+	++	+
Hypertyreose	+	++	+	+	+
Seniler Tremor	+	++	+	+	+
Depression	+	±	+	+	+

++: Mittel der Wahl; +: geeignet; ±: nicht geeignet; –: kontraindiziert
[1]: bevorzugter Einsatz von β_1-selektiven Blockern, außer beim essenziellen Tremor
[2]: bei instabiler Angina pectoris kontraindiziert
[3]: Schleifendiuretika, wenn Wirkung nicht ausreichend
[4]: Gefahr der negativen inotropen Wirkung – langsame einschleichende Dosierung
[5]: wenn Kreatinin-Clearance < 40 ml/min, Schleifendiuretika oder Kombination
[6]: Therapiebeginn bis zu einem Serumkreatinin von etwa 5,0 mg/dl unter Vorsichtsmaßnahmen möglich
[7]: evtl. verminderte Hypoglykämiewahrnehmung

Tabelle 15-8. Auswahl der gängigsten Medikamente zur Therapie der arteriellen Hypertonie

Wirksubstanz	Handelsname (Beispiele)	Tagesdosen [mg]	Nebenwirkungen der Substanzklasse
Diuretika			
Thiazide			Hypokaliämie, Hyponatriämie, Hyperglykämie, Hyperurikämie und Gicht, Hypercholesterinämie, Hypertriglyzeridämie, Störungen der errektilen Potenz, Dehydratation, Hyperkalzämie (bei Thiaziden); Hypokalzämie (bei Schleifendiuretika), Ototoxizität (Furosemid bei Niereninsuffizienz)
Hydrochlorothiazid*	Esidrix	12,5–25	
Chlorthalidon	Hygroton	12,5–25	
Schleifendiuretika			
Furosemid*	Lasix	1- bis 3-mal 20–80	
Torasemid	Unat	1- bis 2-mal 5–10	
Betarezeptorblocker			
β₁-selektiv			Bradykardie, Herzinsuffizienz, Bronchospasmus, Raynaud-Phänomen, Müdigkeit, Schlafstörungen, Halluzinationen, Schwindel, Depression, Hypertriglyzeridämie, Hypercholesterinämie, Psoriasis, gestörte Hypoglykämiewahrnehmung bei Diabetikern (v. a. bei nichtselektiven Betablockern)
Atenolol*	Tenormin	25–100	
Bisoprolol*	Concor	2,5–10	
Metoprolol*	Beloc	1- bis 2-mal 50–100	
Nicht β₁-selektiv			
Propranolol*	Dociton	2-mal 40–80	
Zusätzliche α-Blockade			
Carvedilol	Dilatrend	1- bis 2-mal 12,5–25	
Calciumantagonisten			
Dihydropyridine			Tachykardie, Flush, gastrointestinale Störungen, Ödeme bei 5–10 %, Kopfschmerzen
Nifedipin*	Adalat retard	2- bis 3-mal 20	
Nitrendipin	Bayotensin	1- bis 2-mal 10–20	
Amlodipin	Norvasc	5–10	
Felodipin	Modip	2,5–10	
Benzothiazepine			
Diltiazem*	Dilzem retard	1–2 × 120	Diltiazem und Verapamil: Bradykardie, AV-Block, Obstipation, periphere Ödeme, Zahnfleischhypertrophie
Phenylalkylamine			
Verapamil*	Isoptin retard	1–2 × 120–240	
ACE-Hemmer			akutes Nierenversagen bei beidseitiger Nierenarterienstenose, Hyperkaliämie, Leukopenie (insbesondere bei Captopril), Panzytopenie, Husten, Angioödem, urtikarielles Exanthem, Fieber, Geschmacksstörungen (bei Captopril)
Enalapril*	Xanef	1–2 × 2,5–10	
Captopril*	Lopirin	2–3 × 12,5–50	
Fosinopril	Fosinorm	10–20	
Lisinopril*	Acerbon	2,5–20	
Ramipril	Delix	1,25–10	
Quinapril	Accupro	2,5–40	
Trandolapril	Gopten	0,5–4	
AT₁ Rezeptoren-Blocker			akutes Nierenversagen bei beidseitiger Nierenarterienstenose, Hyperkaliämie
Candesartan	Blopress	4–16	
Eprosartan	Teveten	600–800	
Irbasatan	Aprovel	150–300	
Losartan	Lorzaar	50–100	
Telmisartan	Micardis	40–80	
Valsartan	Diovan	80–160	
Olmesartan	Votum	10–40	

◻ **Tabelle 15-8** (Fortsetzung)

Wirksubstanz	Handelsname (Beispiele)	Tagesdosen [mg]	Nebenwirkungen der Substanzklasse
Alpha₁-Blocker			Orthostase, Tachykardie, Palpitationen, Schwindel, Flush, Kopfschmerz, Aggravierung einer Herzinsuffizienz, Ödeme
Doxazosin*	Diblocin	1–16	
Prazosin*	Minipress	2- bis 3-mal 4	
Urapidil	Ebrantil	2- bis 3-mal 30–60	
Antisympathotonika			Bradykardie, Sedierung, Mundtrockenheit, Müdigkeit, orthostastische Hypotonie, Schlaflosigkeit, Potenzstörungen
α-Methyldopa*	Presinol	3- bis 4-mal 125–750	
Clonidin*	Catapressan	1- bis 2-mal 0,075–0,3	
Moxonidin	Cynt	0,2–0,6	
Direkte Vasodilatatoren			Angina pectoris, Flüssigkeitsretention, Kopfschmerz, Tachykardie, Anorexie Medikamentenlupus durch Dihydralazin, Haarwuchs im Gesicht und am Körper unter Minoxidil
Dihydralazin*	Nepresol	3- bis 4-mal 12,5–50	
Minoxidil	Lonolox	2- bis 3-mal 5–10	

Die Dosisempfehlungen entsprechen nicht in allen Fällen den Angaben in den Packungsbeilagen. Die Auswahl der Handelsnamen ist willkürlich. *: Medikamente von denen Generika existieren.

bei Patienten mit aktiviertem Renin-Angiotenin-System (z. B. bei Vorliegen von Volumendepletion durch Diuretikagabe oder Herzinsuffizienz) nur unter entsprechenden Vorsichtsmaßnahmen angewandt werden (engmaschige Kontrolle von Serumkreatinin und -kalium).

Calciumantagonisten

Calciumantagonisten sind eine pharmakologisch heterogene Substanzklasse; sie umfasst Benzothiazepine (z. B. Diltiazem), Phenylalkylaminderivate (z. B. Verapamil) und Dihydropyridine (z. B. Nifedipin). Alle 3 Klassen modifizieren den Calciumeinstrom in die Zelle durch Interaktion mit unterschiedlichen Bindungsstellen der Alpha₁-Untereinheit des spannungsabhängigen Calciumkanals vom L-Typ. Dadurch kommt es zur Vasorelaxation und zur Verminderung des peripheren Gefäßwiderstandes. Kurz wirksame Calciumantagonisten vom Dihydropyridintyp (z. B. Nifedipin) können durch Erzeugung einer Reflextachykardie bei koronarkranken Patienten Angina-pectoris-Anfälle auslösen, weshalb ihr Einsatz bei diesen Patienten unterbleiben sollte. Mittlerweile wurde in randomisierten kontrollierten Studien gezeigt, dass lang wirkende Calciumantagonisten vom Dihydropyridintyp keine Reflextachykardie verursachen und darüber hinaus zur signifikanten Senkung der kardio- und zerebrovaskulären Morbidität führen.

Alpha₁-Rezeptoren-Blocker

Alpha₁-Rezeptoren-Blocker hemmen den postsynaptischen α_1-Rezeptor. Sie beeinflussen den Lipidstoffwechsel günstig. Wegen der relaxierenden Wirkung auf den Sphincter vesicae werden sie auch bei älteren Männern mit benigner Prostatahyperplasie angewendet. In der ALLHAT-Studie, in der an insgesamt 40.000 Patienten eine Standardtherapie mit dem Thiaziddiuretikum Chlorthalidon verglichen wird mit dem α_1-Rezeptoren-Blocker Doxazosin, dem ACE-Hemmer Lisinopril und dem Calciumantagonisten Amlodipin, ist es bei den mit Doxazosin behandelten Patienten signifikant häufigeren zur Herzinsuffizienz gekommen. Als Konsequenz wird derzeit von einer antihypertensiven Monotherapie mit einem α_1-Rezeptoren-Blocker abgeraten, weshalb diese nicht mehr der Gruppe der „First-Line"-Antihypertensiva angehören (◻ Abb. 15-2).

Antisympathotonika

Antisympathotonika vermindern durch eine Stimulation zentraler α_2- bzw. Imidazolinrezeptoren die periphere Sympathikusaktivität, weshalb die Blutdrucksenkung ohne Reflextachykardie erfolgt. Wegen ihrer sedierenden Wirkung und Mundtrockenheit werden sie nicht als „First-Line"-Antihypertensiva empfohlen. Nach abruptem Absetzen (v. a. von hochdosierten Clonidin oder bei gleichzeitiger Betablockertherapie) kann es zu einer hypertensiven Krise kommen.

Direkte Vasodilatatoren

Direkte Vasodilatatoren führen durch Relaxation der glatten Muskulatur der Widerstandsgefäße zur Verminderung des peripheren Gefäßwiderstandes. Wegen kompensatorischer Sympathikusaktivierung kommt es zu einer Reflextachykardie. Bei Patienten mit koronarer Herzerkrankung kann hierdurch ein Angina-pectoris-Anfall ausgelöst werden. Zusätzlich tritt eine Flüssigkeitsretention auf, weshalb eine Begleittherapie mit einem Diuretikum und einem Medikament zur Senkung der Herzfrequenz (z. B. Betarezeptorenblocker) empfohlen wird. Wegen der ausgeprägten Nebenwirkungen sollten Vasodilatatoren nur bei Patienten mit schwerer Hypertonie zum Einsatz kommen.

15.3 Wie muss der Hypertoniker betreut werden?

Hypertoniker sind chronisch Kranke mit meist geringem Leidensdruck. Eine optimale Behandlung der Hypertonie zwingt oft zu eingreifender Änderung des Lebensstils. Die Einsicht in diese Maßnahmen ist daher gebunden an gute Information und an hohe Motivation des Patienten. Ein wichtiges Element zur Erhöhung der Therapietreue sind regelmäßige Blutdruckselbstmessungen des Patienten. Daneben sind regelmäßige ärztliche Kontrollen unerlässlich. Diese dienen der Kontrolle des Therapieerfolges, Motivation des Patienten, Erfassung von Nebenwirkungen, Durchführung von Laborkontrollen sowie Verlaufskontrolle hochdruckbedingter Organschäden.

In Übersicht 15-1 sind Empfehlungen zur Verlaufskontrolle bei der Betreuung unkomplizierter Hochdruckkranker mit primärer Hypertonie zusammengefasst. Auffällige Befindlichkeitsminderung sollte daran denken lassen, dass der in der Praxis gemessene Gelegenheitsblutdruck evtl. überhöht ist, sodass unter häuslichen Bedingungen die Blutdruckwerte zu niedrig liegen. Dies kann ggf. durch 24-h-Blutdruckmessung belegt werden. Es ist auch wichtig, den Blutdruck im Sitzen und Stehen zu messen, um unter Therapie bei älteren Patienten oder Diabetikern Episoden von orthostatischem Blutdruckabfall mit Sturzgefahr zu vermeiden.

Häufig stellt sich die Frage, ob die antihypertensive Medikation versuchsweise abgesetzt werden kann. Es ist selten, dass ein Patient, der einmal medikamentpflichtig wurde, nach Absetzen der Medikamente langfristig medikamentenfrei normotensiv bleibt. Dies kommt lediglich nach erheblicher Gewichtsreduktion vor oder nach kardiovaskulären Ereignissen wie Myokardinfarkt etc. Bei Fehlen derartiger Momente sollte man mit dem Aussetzen der antihypertensiven Therapie sehr zurückhaltend sein. Es muss auch bedacht werden, dass sich unter antihypertensiver Therapie die hochdruckbedingte Hypertrophie kardialer und vaskulärer Strukturen zurückbildet. Somit bilden sich wichtige Verstärkermechanismen zurück, die zur Aufrechterhaltung eines erhöhten Blutdrucks beitragen. Ein Wiederanstieg des Blutdrucks erfolgt daher oft erst nach Monaten. Patienten kommen daher erst 1–2 Jahren, dann aber mit einem schweren Hochdruckrezidiv, wieder in ärztliche Behandlung.

Der Patient mit therapierefraktärer Hypertonie. Wenn ein hypertensiver Patient unter einer medikamentösen Dreifachkombination (immer inklusive Diuretikum!) in adäquater Dosierung nicht normotensiv ist, so ist eine Reihe von Überlegungen angezeigt (Übersicht 15-2). Findet sich keine Erklärung, bietet sich die Gabe eines hochpotenten Vasodilators an (z. B. Minoxidil). Bei derart schwierigen Fällen ist die Überweisung in eine Spezialambulanz ratsam. Erfahrungsgemäß ist der Ausschluss fehlender Einnahmetreue besonders wichtig. Das Fehlen der typischen Bradykardie unter Betarezeptorenblockern oder mangelnde Hemmung des zirkulierenden ACE unter ACE-Hemmern (außer Captopril!) deuten auf mangelnde Therapietreue hin. Falls Zweifel bestehen, empfiehlt es sich, die Patienten unter Aufsicht Antihypertensiva einnehmen zu lassen. Nicht zuletzt sollte bei entsprechenden anamnestischen Hinweisen (z. B. nächtliche Atempausen bei starkem Schnarchen, fragmentierter nächtlicher Schlaf mit pathologischer Einschlafneigung am Tage) das Vorliegen einer schlafbezogenen Atemstörung mit Obstruktion (Schlafapnoe-Syndrom) ausgeschlossen werden; ggf.

Übersicht 15-1
Empfehlungen zur Verlaufskontrolle von Hochdruckkranken

- initial in 1- bis 2-wöchentlichen Abständen ärztliche Messung von Blutdruck im Sitzen und Stehen (Orthostase!); bei guter Blutdruckeinstellung Kontrolle in 3- bis 4-monatlichem Abstand
- Erziehung des Patienten zur Blutdruckselbstmessung
- regelmäßige gezielte Befragung nach Nebenwirkungen
- Laborkontrollen:
  – Diuretika: anfänglich 2-wöchentlich, später alle 6 Monate Kalium, gelegentlich Harnsäure, Magnesium, Natrium, Kreatinin, Glucose, Lipide
  – Betarezeptorblocker: in mehrmonatlichen Abständen Lipidstatus und Glucose
  – ACE-Hemmer: zu Therapiebeginn mehrfach Kreatinin und Kalium
- Verlaufskontrolle bzw. Erfassung hochdruckbedingter Organschäden
- alle 1–3 Jahre Serumkreatinin oder Kreatinin-Clearance, EKG, Urinstatus, ggf. Echokardiogramm, Belastungs-EKG, angiologischer Status

muss auch der Lebenspartner nach typischen Symptomen befragt werden.

> **Übersicht 15-2**
> **Vorgehen bei Patienten mit therapierefraktärem Bluthochdruck (Checkliste)**
>
> - *Stimmt die Blutdruckmessung?* Gerätefehler, Pseudohypertonie (Gefäßsklerose)
> - *Liegt eine „Weißkittel-Hypertonie" vor? Ist das Blutdrucktagesprofil abnorm?* Messung durch nichtärztliches Personal, Selbstmessung, ambulante 24-h-Blutdruckmessung
> - *Ist die Dosis der Medikamente zu niedrig oder die Kombination nicht sinnvoll?*
> - *Ist die Einnahmetreue mangelhaft?* Vergesslichkeit bei älteren Patienten, ungenügende Aufklärung; Nebenwirkungen, z. B. Potenzstörungen, kompliziertes Einnahmeschema
> - *Wird blutdrucksteigernde Begleitmedikation eingenommen?* Kontrazeptiva, nichtsteroidale Antiphlogistika, Steroide, Ciclosporin A, Sympathikomimetika, Lakritze, Erythropoetin (beim niereninsuffizienten Patienten)
> - *Ist die Kochsalzzufuhr überhöht?* Bestimmung von Natrium im 24-h-Urin
> - *Liegt ein Anstieg des Körpergewichts vor?* Regelmäßige Gewichtskontrolle
> - *Besteht übermäßiger Alkoholkonsum?*
> - *Handelt es sich um eine (schwere) sekundäre Hypertonie wie z. B. Nierenarterienstenose, Phäochromozytom, Niereninsuffizienz oder Morbus Conn?* Überweisung in Spezialambulanz
> - *Liegt ein Schlafapnoe-Syndrom (obstruktive schlafbezogene Atemstörung) oder eine neurovaskuläre Kompression des Hirnstamms vor?* Überweisung in Spezialambulanz

15.4 Spezielle Probleme der Bluthochdrucktherapie

Hochdruck im Alter

Durch randomisierte plazebokontrollierte Studien ist klar belegt, dass die antihypertensive Behandlung des älteren Menschen (einschließlich der isolierten systolischen Hypertonie) die Häufigkeit kardio- und zerebrovaskulärer Zwischenfälle deutlich vermindert. Hierzu wurden insbesondere Thiaziddiuretika und lang wirkende Calciumantagonisten untersucht. Allerdings kann beim älteren Menschen wegen atherosklerotischer Gefäßveränderungen der plethysmographisch gemessene Blutdruckwert überhöht sein (**Pseudohypertonie**). Der alte Patient ist auch besonders orthostasegefährdet, speziell bei Hypovolämie (z. B. Erbrechen, Durchfall, forcierte Diuretikabehandlung), bei autonomer Polyneuropathie (z. B. Diabetes) oder bei gleichzeitiger Behandlung mit Psychopharmaka. Deshalb empfiehlt es sich beim älteren Patienten, regelmäßig den **Blutdruck auch im Stehen zu messen**. Da nicht selten klinisch latente Stenosen der Koronar- und Gehirngefäße bestehen, sollte die Blutdrucksenkung langsam, evtl. über Wochen erfolgen. Der ältere Mensch ist häufig nicht in der Lage komplexen Behandlungsvorschriften zu folgen. Es empfehlen sich **einfache Therapieschemata** mit wenigen Medikamenteneinnahmen und Kombinationspräparaten. Besonders bei Verwirrung des Patienten ist auch auf Fehleinnahme der Medikamente zu achten.

Hypertonie bei Diabetes mellitus

Diabetes mellitus und Hypertonie treten häufig zusammen auf; beim Typ-1-Diabetiker im Regelfall durch die Entwicklung einer diabetischen Nephropathie, beim Typ-2-Diabetiker bereits oft vorher aufgrund des vorangehenden metabolischen Syndroms.

> **Praxistipp**
>
> Da Patienten mit Diabetes mellitus und Hypertonus ein besonders hohes kardiovaskuläres Risiko haben, wird bereits bei einem Blutdruck von > 130/85 mmHg eine medikamentöse Therapie empfohlen.

Aufgrund von Daten aus neueren prospektiven kontrollierten Studien wird bei dieser Patientengruppe der Einsatz von Inhibitoren des Renin-Angiotensin-Systems (ACE-Hemmer und AT_1-Rezeptorblocker) bevorzugt, da sie die kardiovaskuläre Morbidität und Letalität unabhängig von dem Effekt auf den Blutdruck senken. Bei Typ-2-Diabetikern wurde unter 10 mg Ramipril eine signifikante Senkung kardiovaskulärer Zwischenfälle beobachtet, weshalb von einigen Autoren eine ACE-Hemmer-Gabe unabhängig vom Blutdruck empfohlen wird. Zudem wird aufgrund der Datenlage aus großen prospektiven kontrollierten Studien die Gabe von 100 mg Acetylsalicylsäure täglich als Begleittherapie des hypertensiven Diabetikers zur Senkung der kardiovaskulären Letalität empfohlen.

Hochdruck bei Nierenkrankheiten und Niereninsuffizienz

Eine Nierenkrankheit kann sowohl Ursache (**renoparenchymale Hypertonie**) als auch Folge eines Bluthochdrucks sein (**hypertensive Nephropathie**). Die Häufigkeit, mit der bei bestehender Nierenkrankheit ein Hochdruck auftritt, hängt vom Grad der Nierenfunktionseinschränkung, der Höhe der Kochsalzzufuhr, dem Geschlecht (häufiger bei Männern), dem Lebensalter und der Art der Nierenerkrankung ab. Das Auftreten einer Hypertonie bei nierenkranken Patienten ist ein wichtiger prognostischer Faktor, da mit steigendem Blutdruck die Proteinurie und die Geschwindigkeit des renalen Funktionsverlustes zunehmen und das Risiko atherosklerotischer Komplikationen (die bei Niereninsuffizienten 20-mal häufiger auftreten als bei Nierengesunden) weiter gesteigert wird. Beim Hypertoniker mit Nierenerkrankung sollte deshalb eine Blutdruckerhöhung bereits im normotensiven Bereich (>130/85 mmHg) behandelt und der Blutdruck, wenn dies toleriert wird, auf 125/75 mmHg oder darunter gesenkt werden, insbesondere wenn bereits eine Nierenfunktionseinschränkung und/oder eine höhergradige Proteinurie (>1 g/Tag vorliegen).

In prospektiven kontrollierten Studien verzögerten ACE-Hemmer, aber auch AT_1-Rezeptorblocker (Nephropathie beim Typ 2 Diabetes mellitus) im Vergleich zu anderen Antihypertensiva den Nierenfunktionsverlust als Ausdruck einer blutdruckunabhängigen renoprotektiven Wirkung signifikant stärker, weshalb sie bei Nierenpatienten unter Beachtung der bekannten Vorsichtsmaßnahmen bevorzugt eingesetzt werden sollten. Bei Patienten mit fortgeschrittener Niereninsuffizienz (Serumkreatinin >5 mg/dl) sollte jedoch auf die Erstgabe eines ACE-Hemmers verzichtet werden, da der häufige initiale Kreatininanstieg eine Dialysepflichtigkeit zur Folge haben kann. Neuere Untersuchungen deuten auf eine gesteigerte Aktivität des sympathischen Nervensystems bei Vorliegen einer Nierenerkrankung bzw. Niereninsuffizienz hin. Dies begründet die gute antihypertensive Wirksamkeit von Antisympathotonika (z.B. Clonidin) bei nierenkranken Patienten. Die Blutdrucksenkung bei hypertensiven Patienten mit Niereninsuffizienz wird oft von einem initialen Kreatininanstieg begleitet. Diese Veränderungen sind in der Regel funktionell und sollten nicht zwingend zum Abbruch der Therapie führen. Viele Antihypertensiva müssen wegen Kumulationsgefahr in ihrer Dosis der Nierenfunktion angepasst werden (z.B. ACE-Hemmer und wasserlösliche Betarezeptorenblocker).

Hochdruckbehandlung bei Schwangeren

Die Behandlung einer Schwangeren mit Hypertonus (schwangerschaftsinduzierte Hypertonie, Präeklampsie und Eklampsie) stellt eine besondere Herausforderung dar. Bei Patientinnen mit milder Hypertonie ist aufgrund der Studiendatenlage eine antihypertensive Therapie mit α-Methyldopa und Hydralazin die Standardtherapie; gute Erfahrungen liegen auch für $β_1$-selektive Rezeptorenblocker vor (Metoprolol, Atenolol) vor.

 Cave
Strikt kontraindiziert sind in der Schwangerschaft ACE-Hemmer und AT_1-Rezeptoren-Blocker, die zur Fehlanlage mit Fehlfunktion der fetalen Nieren führen, sowie im 1. Trimenon Calciumantagonisten (Nifedipin).

Diuretika sollen bei Schwangeren nur bei klarer Indikation (z.B. Niereninsuffizienz) eingesetzt werden; sie sind besonders bei Patienten mit Präeklampsie wegen der intravaskulären Volumenkontraktion problematisch. Patientinnen mit schwerer Hypertonie oder ausgeprägter Proteinurie (Präeklampsie: Hochdruck, Proteinurie und Ödeme) sollten hospitalisiert und einem Nephrologen vorgestellt werden.

Hypertensive Krise und hypertensiver Notfall

Die hypertensive Krise ist als exzessive Blutdruckerhöhung mit diastolischen Blutdruckwerten >120 mmHg definiert, ohne dass erkennbare Organschäden vorliegen. In solchen Fällen ist eine behutsame Blutdrucknormalisierung durch körperliche Ruhe und orale Gabe von Antihypertensiva ausreichend. Dagegen liegt ein hypertensiver Notfall dann vor, wenn infolge eines krankhaft erhöhten Blutdrucks eine lebensbedrohliche Situation entstanden ist und die klinische Situation eine sofortige Drucksenkung verlangt, um weitere hochdruckinduzierte Organschäden zu verhindern. Dies ist der Fall, wenn neben stark erhöhten Blutdruckwerten auch kardiovaskuläre oder zerebrale Endorganschäden vorliegen (hypertensive Enzephalopathie, intrakraniale Blutung mit neurologischen Ausfällen, dissezierendes Aortenaneurysma, akuter oder drohender Myokardinfarkt, akutes Linksherzversagen mit drohendem Lungenödem, Eklampsie, maligne Hypertonie). Die maligne Gangart der Hypertonie ist gekennzeichnet durch diastolische Blutdruckwerte >115 mmHg, malignen Fundus hypertonicus (d.h. Fundus III-IV), mikroangiopathische hämolytische Anämie (MAHA), rasch progrediente Niereninsuffizienz und eine unbehandelt sehr schlechten Prognose (die 1-Jahres-Mortalität beträgt >90%).

Die sofortige, jedoch nicht abrupte Blutdrucksenkung, die beim hypertensiven Notfall angezeigt ist, macht evtl. eine intravenöse Therapie unter intensivmedizinischer Überwachung notwendig. Beim Hypertoniker ist die Autoregulation der zerebralen Durchblutung nur im Bereich höherer Blutdruckwerte intakt. Eine zu starke Absenkung des Blutdrucks führt deshalb bereits bei Blutdruckwerten im oberen Normbereich zu zerebraler Hypoperfusion und kann neurologische Katastrophen verursachen (akute Erblindung, Hemiplegie oder Paraparese).

 Cave
Besondere Vorsicht ist bei der hypertensiven Krise des älteren Patienten geboten, bei dem häufig zusätzlich arteriosklerotische Stenosen der großen hirnversorgenden Gefäße vorliegen. Deshalb sollte der Blutdruck um nicht mehr als 25% innerhalb der ersten Stunde gesenkt werden, auf jeden Fall nicht <150/100 mmHg!

Die gängigen Medikamente zur ambulanten und stationären Behandlung einer hypertensiven Krise bzw. eines hypertensiven Notfalls sind in ◘ Tabelle 15-9 zusammengefasst. Wie bereits erwähnt, können kurz wirksame Calciumantagonisten wie Nifedipin bei koronarkranken

◻ Tabelle 15-9. Medikamente zur Therapie der hypertensiven Krise und des hypertensiven Notfalls

Medikament	Anwendung	Anfangsdosis	Zeitverlauf der Wirkung	
			Beginn	Dauer
Sofortmaßnahmen				
Nifedipin	Kapsel zerbeißen*	5 mg, nach 20 min 2. Gabe	5–10 min	2–4 h
	Tbl. zerbeißen	5 mg	10–20 min	2–4 h
Nitrendipin	Phiole oral*	5 mg, nach 20 min 2. Gabe	5–10 min	2–4 h
Nitroglycerin	oral	3 Hübe oder 1,2 mg als Kapsel	2–10 min	10–30 min
Urapidil	i.v.	25 mg	2–10 min	3–6 h
Captopril	oral	12,5–25 mg	10–20 min	2–4 h
Clonidin	s.c.	0,075–0,15 mg	10–20 min	3–6 h
Lasix	i.v.	40–80 mg bei (Prä-)Lungenödem	5–10 min	1–3 h
Stationäre Maßnahmen				
Nitroglycerin	kontinuierlich i.v.	5–10 µg/min	1–5 min	3–10 min
Dihydralazin	i.m., kontinuierlich i.v.	Bolus 6,25–12,5 mg, nach 30 min 2. Gabe 0,1–0,2 mg	5–10 min	1 h
Urapidil	kontinuierlich i.v.	15 mg/h	10 min	3–6 h
Nitroprussidnatrium	kontinuierlich i.v.	0,25 µg/kgKG/min	sofort	2–5 min
Diazoxid	i.v.	Bolus 150 mg	1–5 min	4–12 h

* Dies ist wegen der Sofortwirkung und intensiven sympathischen Gegenregulation nicht zu empfehlen, da durch Erzeugung einer Reflextachykardie bei koronarkranken Patienten Angina-pectoris-Anfälle ausgelöst werden können; die Gabe der Tablettenform ist weniger problematisch.

Patienten eine myokardiale Ischämie verursachen, weshalb bei solchen Patienten zur Blutdrucksenkung unbedingt Nitroglycerin eingesetzt werden sollte.

Leitlinien – Adressen – Tipps

Leitlinien

Deutsche Hochdruckliga/Deutsche Hypertonie Gesellschaft (2003). Hypertonie. Empfehlungen zur Hochdruckbehandlung, 18. Auflage

Zidek W et al. for the German Society of Hypertension (2003) New recommendations of the German Hypertension League for the drug treatment of hypertension. Dtsch Med Wochenschr 128: 2468–2469

World Health Organization – International Society of Hypertension Subcommittee (1999) Guidelines for the Management of Hypertension. J Hypertens 17: 151–183

Kjeldsen SE et al. for the 1999 WHO/ISH Hypertension Guidelines subcommittee (2002) 1999 WHO/ISH Hypertension Guidelines – highlights and ESH update. J Hypertens 20: 153–155

Chobanian AV et al. for the National Heart, Lung, and Blood Institute Joint National Committee on Prevention, Detection, Evaluation, and Treatment of High Blood Pressure; National High Blood Pressure Education Program Coordinating Committee (2003) The Seventh Report of the Joint National Committee on Prevention, Detection, Evaluation, and Treatment of High Blood Pres-sure: the JNC 7 report. JAMA 289: 2560–2572

Internetadressen

Deutsche HochdruckLiga/Deutsche Hypertonie Gesellschaft: www.paritaet.org/hochdruckliga
E-Mail: Hochdruckliga@t-online.de

Literatur

Appel LJ et al. for the Writing Group of the PREMIER Collaborative Research Group (2003) Effects of comprehensive lifestyle modification on blood pressure control: main results of the PREMIER clinical trial. JAMA 289: 2083–2093

ALLHAT Officers and Coordinators for the ALLHAT Collaborative Research Group (2002) The antihypertensive and lipid-lowering treatment to prevent heart attack trial. Major outcomes in high-risk hypertensive patients randomized to angiotensin-converting enzyme inhibitor or calcium channel blocker vs diuretic: The Antihypertensive and Lipid-Lowering Treatment to Prevent Heart Attack Trial (ALLHAT). JAMA 288: 2981–2997

Dahlof B et al. for the LIFE Study Group (2002) Cardiovascular morbidity and mortality in the Losartan Intervention For Endpoint reduction in hypertension study (LIFE): a randomised trial against atenolol. Lancet 359: 995–1003

Hansson L et al. (1998) Effects of intensive blood-pressure lowering and low-dose aspirin in patients with hypertension: Principal results of the Hypertension Optimal Treatment (HOT) randomised trial. Lancet 351: 1755–1762

Hansson L et al. (1999) Randomised trial of old and new antihypertensive drugs in elderly patients: cardiovascular mortality and morbidity the swedish trial in old patients with hypertension-2 study. Lancet 354: 1751–1756

The Heart Outcomes Prevention Evaluation (HOPE) Study investigators (2000) Effects of an angiotensin-convertting enzyme inhibitor, ramipril, on cardiovascular events in high-risk patients. N Engl J Med 342: 145–153

Psaty BM et al. (2003) Health outcomes associated with various antihypertensive therapies used as first-line agents. A network meta-analysis. JAMA 289: 2534–2544

Sacks FM et al. for the DASH-Sodium Collaborative Research Group (2001) Effects on blood pressure of reduced dietary sodium and the Dietary Approaches to Stop Hypertension (DASH) diet. DASH-Sodium Collaborative Research Group. N Engl J Med 344: 3–10

Staessen JA et al. (1997) Randomised double-blind comparison of placebo and active treatment for older patients with isolated systolic hypertension. The Systolic Hypertension in Europe (Syst-Eur) Trial Investigators. Lancet 350: 757–764

Vasan RS et al. (2001) Impact of high-normal blood pressure on the risk of cardiovascular disease. N Engl J Med 345: 1291–1297

Whelton PK et al. (1997) Effects of oral potassium on blood pressure. Meta-analysis of randomized controlled clinical trials. JAMA 277: 1624–1632

16 Periphere arterielle Durchblutungsstörungen

H. Rieger

16.1 Akuter peripherer Arterienverschluss – 255
16.1.1 Grundlagen – 255
16.1.2 Therapie – 255

16.2 Chronische periphere arterielle Durchblutungsstörungen – 257
16.2.1 Grundlagen – 257
16.2.2 Einteilung – 257
16.2.3 Therapie der chronischen peripheren arteriellen Verschlusskrankheit – 258

16.3 Endangiitis obliterans – 265
16.3.1 Grundlagen – 265
16.3.2 Therapie – 265

16.4 Entzündliche Gefäßerkrankungen – 266
16.4.1 Entzündung großer Transportarterien – 266

16.5 Funktionelle Durchblutungsstörungen – 267
16.5.1 Ergotismus – 268
16.5.2 Iatrogen-traumatische Störungen – 268
16.5.3 Raynaud-Phänomen – 268
16.5.4 Funktionelle Mikroangiopathien – 269

Literatur – 269

Periphere arterielle Durchblutungsstörungen im Kompetenzbereich der klinischen Angiologie umfassen akute und chronische Formen sowohl als Folge organischer Gefäßveränderungen als auch im Sinne rein funktioneller Störungen. Am weitaus häufigsten sind chronische periphere arterielle Verschlusskrankheiten der unteren Extremitäten auf dem Boden einer stenosierenden oder obliterierenden Arteriosklerose (90–95 %). Die Prävalenz der chronischen peripheren arteriellen Verschlusskrankheit der Beine wird – je nach Altersgruppe – mit 1,6–11,4 % angegeben.

Die Inzidenz (Neuerkrankungen pro 1000 Einwohner pro Jahr) wird mit 2–8 % benannt (TASC 2000). Dies bedeutet, dass eine periphere arterielle Verschlusskrankheit bei jedweden Beinbeschwerden oder ätiologisch unklaren Hautläsionen im Bereich der unteren Extremitäten differenzialdiagnostisch berücksichtigt werden muss! Dies gilt umso mehr, als ein Patient mit peripherer arterieller Verschlusskrankheit ganz generell ein vaskulärer Risikopatient ist, dessen Behandlung – soweit es die Beeinflussung vaskulärer Risikofaktoren angeht – auch die koronare und zerebrale Strombahn betreffen muss.

Die Endangiitis obliterans (5 % der Gefäßkranken) nimmt insofern eine Sonderstellung ein, als das Einstellen des Rauchens als eine äußerst kostengünstige, aber dennoch schwierige Therapie die Progredienz des Leidens entscheidend reduzieren kann. Vasospastische Syndrome (Raynaud-Phänomen) und entzündliche Gefäßkrankheiten im engeren Sinne (Vaskulitiden) sind zwar vergleichsweise seltener, stellen allerdings hohe therapeutische Ansprüche, die nicht nur in angiologischen, sondern auch in allgemein internistischen Lehrbüchern abrufbar sein müssen.

Neue therapeutische Überlegungen gehen dahin, über eine durch Wachstumsfaktoren induzierte Neoangiogenese die Durchblutungssituation amputationsbedrohter Extremitäten zu verbessern. Klinisch kontrollierte Studien müssen abgewartet werden (Engelmann u. Nikol 2002).

16.1 Akuter peripherer Arterienverschluss

16.1.1 Grundlagen

Es handelt sich um einen plötzlichen Verschluss großer Transportarterien der Arme (A. subclavia, A. axillaris, A. brachialis, Unterarmarterien) oder Beine (A. iliaca, A. femoralis communis, A. femoralis superficialis, Unterschenkelarterien). Der Begriff des akuten peripheren Arterienverschlusses sagt nichts über die hierdurch hervorgerufene Symptomatik aus: Stumm ablaufende Verschlüsse (z. B. bei bereits bestehender Arteriosclerosis obliterans mit gut ausgebildeten Kollateralen) können ebenso akut entstehen wie solche mit schwerer klinischer Symptomatik, die dann als „akutes Ischämiesyndrom" bezeichnet werden.

80 % aller akuten Arterienverschlüsse betreffen die Becken- und Beinarterien. In wiederum 70–80 % ist eine Embolie die Ursache. Eine akute Thrombose ist mit 15–25 % wesentlich seltener. Das Verhältnis der Inzidenzen von Embolie und akuter Thrombose hängt allerdings vom Krankengut ab. Während bei Patienten ohne periphere Gefäßkrankheit die Embolie dominiert treten bei Gefäßkranken gehäuft akute Thrombosen auf der Basis vorbestehender Stenosen auf.

Klinik. Häufig imponiert der akute Extremitätenarterienverschluss auch klinisch als akutes Ischämiesyndrom mit eindringlicher Symptomatik mit mehr oder weniger hochgradiger Gewebeischämie und vitaler Gefährdung der betroffenen Gliedmaßenabschnitte oder gar – je nach vorbestehendem Morbiditätsmuster – einer Gefährdung des Lebens.

16.1.2 Therapie

Therapieziel ist es, innerhalb der Ischämietoleranzzeiten der abhängigen Gewebestrukturen die Blutzirkulation in der betroffenen Extremität insoweit wieder herzustellen, dass anatomische Integrität und Funktion der Gliedmaße erhalten bleiben. Die Ischämietoleranzzeiten sind für die Muskulatur 4–6, für die Haut ≤10, für periphere Nerven ≤12 und für bindegewebige Strukturen >12 h.

Prästationäre Sofortmaßnahmen

Antikoagulation. 5000–10000 IU Heparin sind sofort i. v. zu verabreichen, um eine den Verschluss verlängernde Appositionsthrombose bzw. eine häufig konsekutiv auftretende Venenthrombose zu verhindern. Letztere ist besonders bei älteren Patienten zu befürchten.

Analgesie. Eine wirksame Schmerzbekämpfung, ggf. mit Opioiden, ist notwendig, z. B. Morphin 5–10 mg langsam intravenös.

Lagerung. Mäßige Beintieflagerung: 20–30° und weiche Polsterung der Extremität (Watteverband).

Kreislaufstabilisierung. Kolloidale iso- oder hyperonkotische Plasmaexpander (z. B. bei ausreichender Herzfunktion HAES 200).

Klinikeinweisung. Eine schnelle Klinikeinweisung (am besten in eine Einrichtung mit gefäßchirurgischer, angiologischer und radiologisch-interventioneller Kompetenz) unter Dokumentation der vom Erstkonsultierten getroffenen Maßnahmen ist stets notwendig, um die Extremität in toto oder so weit als möglich zu erhalten und ein Postischämiesyndrom zu vermeiden.

Kontraindizierte Maßnahmen. Zu unterlassen sind:
- **Intramuskuläre Injektionen:** Diese würden eine evtl. in der Klinik indizierte Thrombolyse verbieten.
- **Beinhochlagerung:** Hierdurch würde die Perfusion weiter verschlechtert.
- **Exogene Wärmezufuhr:** Hierdurch würde der O_2-Bedarf des Gewebes erhöht.
- **Injektion von vasoaktiven Substanzen:** Distal des Verschlusses tritt ohnehin eine Vasoparalyse ein, sodass nur mit ungünstigen Umverteilungsphänomenen zu rechnen wäre.
- **Fixation der Extremität:** Hierdurch würde der Entwicklung von Druckulzera Vorschub geleistet.
- **Ambulanter Therapieversuch:** Amputationsrate und Letalität steigen in den ersten 24 h nach Einsetzen der Symptomatik steil an. Eine konservative Therapie (Spontanverlauf) darf nur nach ausreichender Diagnostik und Abklärung der invasiven Therapieoptionen unter stationärer Überwachung erfolgen.

Stationäre Behandlung

Die Beseitigung des akut aufgetretenen Strombahnhindernisses kann grundsätzlich chirurgisch, mit Hilfe eines transarteriellen Katheters oder durch systemische Thrombolyse erfolgen. Idealerweise sollte die Entscheidung hierüber von Gefäßchirurgen und interventionellem Angiologen/Radiologen gemeinsam getroffen werden.

Die erforderliche bildgebende Diagnostik (Duplex, Angiographie, CT, Echokardiographie etc.) hängt von den Vorerkrankungen und der verfügbaren Zeit ab.

Indikationen zur chirurgischen Behandlung. Grundsätzlich ist die chirurgische Behandlung bei einer akuten Verlegung großer Transportarterien proximal des Unterarms bzw. der Kniekehle (ggf. Oberschenkel) vorzuziehen:
- **Embolie:** Die Embolektomie ist die Methode der Wahl bei embolischen Verschlüssen. Sie gehört zu den allgemeinchirurgischen Notfalleingriffen und sollte in jeder chirurgischen Abteilung ohne große Belastung des Patienten (evtl. in Lokalanästhesie) möglich sein.
- **Akute Thrombose:** Der chirurgische Eingriff (Thrombektomie, Thrombendarteriektomie oder Bypassverfahren) unterliegt den speziellen Regeln der rekonstruktiven Gefäßchirurgie. Die Durchführung einer Thrombektomie sollte somit in Abteilungen mit gefäßchirurgischer Erfahrung vorgenommen werden.
- **Amputation:** Liegt eine protrahierte komplette Ischämie mit Myolyse (CK!) ohne Möglichkeit zur gewebeerhaltenden Revaskularisation vor, muss rechtzeitig amputiert werden, um sekundäre Organschäden (Nierenversagen, Multiorganversagen etc.) mit evtl. letalem Ausgang zu verhindern.

Indikationen zum therapeutischen Kathetereinsatz. Mit Hilfe eines transarteriell eingeführten Kathetersystems kann sowohl ein Embolus durch Aspiration entfernt werden (sog. Aspirationsembolektomie) als auch ein Thrombus vorzugsweise mit Urokinase oder rekombinantem „Tissue Plasminogen Activator" (rt-PA) lokal lysiert werden (sog. regionale bzw. lokale Thrombolyse).

Der Einsatz dieser Techniken ist an große einschlägige Erfahrung gebunden und sollte nur in speziellen angiologischen bzw. interventionell radiologischen Abteilungen nach Absprache mit den Fachpartnern (Gefäßchirurgen, Angiologen) erfolgen, da ein erheblicher Ermessensspielraum besteht. Hauptindikationen sind:
- akute Embolie oder akute Thrombose während einer konventionellen perkutanen transluminalen Angioplastie
- akute Thrombose einer femoropoplitealen oder femorokruralen Gefäßprothese
- frische embolische oder akute/subakute thrombotische Segmentverschlüsse größerer Arterien distal der A. brachialis bzw. distal der proximalen A. femoralis superficialis bei ungünstigen operativen Möglichkeiten
- akute Verlegung distaler und akraler Arterienbereiche (Unterarm- und Fingerarterien bzw. Trifurkation, Unterschenkel- und Zehenarterien), wenn im weiteren Verlauf mit akralen Gewebeverlusten oder erheblichen Folgeschäden (z. B. ausgeprägtes Raynaud-Phänomen) gerechnet werden muss

Indikationen zur systemischen Thrombolyse. Die systemische Thrombolyse mit Streptokinase oder Urokinase kommt unter folgenden Umständen in Betracht (Übersicht bei Leyhe u. Rieger 1998):
- fehlende Kontraindikationen
- keine absolute Dringlichkeit chirurgischer Therapie, z. B. bei unvollständigem Ischämiesyndrom oder relativ schneller Erholung der Extremität durch rasch funktionierende Kollateralen (aufgeschobene oder abwartende Dringlichkeit, die die für einen Thrombolyseversuch erforderliche Zeit lässt)

- weit peripher oder akral gelegene akute Verschlüsse, die keiner Operation und nur begrenzt einer regionalen Thrombolyse zugänglich sind

Entscheidend für die Indikation ist auch, dass sich durch einen evtl. Misserfolg der Lysebehandlung die Situation des Beines mutmaßlich nicht verschlechtert.

Aus einer Vielzahl unterschiedlicher Dosierungs- und Durchführungsschemata sind 2 Verfahren etabliert: Konventionelle Streptokinase oder Urokinasebehandlung sowie die hochdosierte Streptokinase-Kurzzeitlyse.

- **Konventionelle Lyse:** Initialdosis 250.000 IU Streptokinase über 20 min i.v., anschließend 100.000 IU/h; nach 24 h zusätzlich Heparin (aPTT ≈ 60 s). Als Lytikum kann auch Urokinase appliziert werden (keine allergischen Reationen, aber teuer). Initial- und Dauerdosierung entsprechen denen bei Streptokinase. Die zusätzliche Heparintherapie (Ziel-aPTT wie oben) muss allerdings sofort und nicht – wie bei Streptokinase – erst 24 h später eingeleitet werden.
- **Kurzzeitschema:** Initialdosis: 250.000 IU Streptokinase in 20 min intravenös; anschließend 9 Mio. IU Streptokinase über 6 h (1,5 Mio./h); zusätzlich Heparin mit Ziel-aPTT von 60 ▶ Wiederholungen an jeweils aufeinanderfolgenden Tagen sind 2- bis 3-mal möglich.

Indikationen zur konservativen Therapie. Das sind im Wesentlichen:
- fehlende oder hochgradig eingeschränkte allgemeine Operabilität (inadäquates Nutzen-Risiko-Verhältnis einer invasiven Therapie)
- fehlende Möglichkeit zur prognostisch erfolgversprechenden Revaskularisation beim inkompletten Ischämiesyndrom ohne Notwendigkeit einer Amputation.

Die konservative Behandlung besteht im Wesentlichen darin, die praestationär aufgegriffenen Behandlungsmaßnahmen weiterzuführen.

Poststationäre Betreuung

Abgesehen von der unmittelbaren postoperativen Betreuung, die idealerweise als Anschlussheilbehandlung in einer qualifizierten angiologischen Rehabilitationseinrichtung durchgeführt werden sollte, und der Therapie von Komplikationen (z.B. Postischämiesyndrom) konzentriert sich die Nachsorge in 1. Linie auf die Verhütung von Rezidiven. In diese Bemühungen ist der Hausarzt in der Regel mit eingebunden. Folgende Hauptregeln zur Rezidivprophylaxe müssen beachtet werden:
- Ausschaltung der Emboliequelle (v.a. Herz und lokal vorgeschaltete Aneurysmen)
- medikamentöse Prophylaxe:
  - Antikoagulation nach erfolgreicher systemischer und lokaler Thrombolyse (über ca. 3 Monate), bei bekannter, nicht zu beseitigender Emboliequelle (langfristig), nach Anlage eines autologen Venenbypass bei femorokruraler oder kruropedaler Überbrückung (6–12 Monate); üblicherweise mit Phenprocumon (Marcumar) mit einer Ziel-INR von 2–3. Möglicherweise wird in Zukunft ein direkter Thrombinhemmer (Melagatran Ximelagatran) ohne generelle Notwendigkeit einer regelmäßigen laborgestützten Überwachung verfügbar sein (Kaplan 2003).
  - **Plättchenfunktionshemmung** mit Acetylsalicylsäure (ASS) oder Clopidogrel bei Kontraindikation gegen eine an sich indizierte Antikoagulation, nach Thrombendarteriektomie bzw. nach Anlage eines Kunststoffbypass; Dosierung von ASS 100–300 mg pro Tag, von Clopidogrel 75 mg pro Tag
  - Im Falle einer „High-risk"-Bypassanlage mit großer Reverschlusstendenz kann im Einzelfall eine Kombination antikoagulatorischer und plättchenfunktionshemmender Substanzen erwogen werden.

Hinsichtlich der Kontraindikationen und unerwünschten Wirkungen der Antikoagulanzien und Plättchenfunktionshemmer ▶ Kap. 76.

16.2 Chronische periphere arterielle Durchblutungsstörungen

16.2.1 Grundlagen

Chronische arterielle Durchblutungsstörungen haben sich so langsam entwickelt, dass eine ausreichende Kollateralenbildung stattfinden konnte. Kurzfristige, nennenswerte Spontanänderungen sind nicht zu erwarten – es sei denn, es träten neue Verschlüsse hinzu, die das klinische Bild schlagartig verschlechtern können.

Periphere Durchblutungsstörungen bedeuten aus Sicht der klinischen Angiologie im weiteren Sinne Strombahnhindernisse (Stenosen/Verschlüsse) im Bereich des Aortenbogens und der supraaortalen hirnversorgenden Halsarterien, der Nieren- und Mesenterialarterien sowie im engeren Sinne solche der infrarenalen Bauchaorta und der Arm- und Beinarterien.

16.2.2 Einteilung

Die Einteilung arterieller Durchblutungsstörungen kann aufgrund ihrer Lokalisation, Ätiologie oder Klinik vorgenommen werden, ▶ dazu auch entsprechende Lehrbücher der Inneren Medizin.

Lokalisation. Je nach Lokalisation chronischer arterieller Verschlüsse spricht man im Bereich der oberen Körperhälfte vom Schultergürtel-, Oberarm-, Unterarm- und digitalen Verschlusstyp. Im Bereich der unteren Extremitäten werden der Becken-, Oberschenkel-, Unterschenkel- und der akrale Typ unterschieden.

Ätiologie. Im Falle der Arteriosklerose als häufigste oder der Endangiitis (Buerger-Syndrom) als zweithäufigste Ursache arterieller Durchblutungsstörungen spricht man von einer Arteriosclerosis obliterans bzw. Endangiitis obliterans. Arteriosclerosis und Endangiitis obliterans werden als systemische, generalisierte Arterienkrankheiten unter dem Begriff „arterielle Verschlusskrankheit" zusammengefasst (AVK). Um die periphere Lokalisation chronischer arteriosklerotischer oder endangiitischer Durchblutungsstörungen zu markieren – etwa im Gegensatz zur koronaren, mesenterialen oder renalen Strombahn –, spricht man auch von peripherer AVK (pAVK).

Von der pAVK sollten die entzündlichen Arterienkrankheiten (Angiitis, Vaskulitis) abgetrennt werden (▶ Abschn. 16.4).

Über die AVK und die entzündlichen peripheren Arterienkrankheiten hinaus bleibt eine heterogene Gruppe, die man als AVK im weiteren Sinne ansprechen kann, und die eher lokalisiert und weniger generalisiert auftritt (Gefäßwanddysplasien, traumatische Gefäßschäden, Kompressionssyndrome, arterielle Durchblutungsstörungen als Folge hämatologischer Grunderkrankungen).

Schließlich sind die funktionellen Durchblutungsstörungen zu nennen, v. a. das primäre Raynaud-Syndrom, die keine organischen Arterienschäden erkennen lassen und außerhalb des Begriffs der pAVK liegen.

Klinik. Die arterielle Verschlusskrankheit, d. h. die chronische Arteriosclerosis obliterans und Endangiitis obliterans, wird nach klinischen Gesichtspunkten in 4 Schweregrade eingeteilt (Fontaine-Stadien), die nach wie vor Grundlage differenzialtherapeutischer Entscheidungen sind.
- **Stadium I:** Es liegen zwar Stenosen oder Arterienverschlüsse vor, die aber unter den normalen Bedingungen des täglichen Lebens keine Symptome bzw. Beschwerden verursachen.
- **Stadium II:** Beschwerden treten nur während Belastung (Armarbeit, Gehen) auf (ischämische Belastungsinsuffizienz). Eine Unterteilung in ein Stadium IIa und IIb sollte im Hinblick auf die therapeutische Weichenstellung das Ausmaß der individuellen Beeinträchtigung wiedergeben (**IIa:** Claudicatio wird toleriert, **IIb:** Claudicatio wird nicht toleriert).
- **Stadium III:** Hier reicht bereits die Ruhedurchblutung nicht mehr aus, sodass auch ohne Gehbelastung in der Regel akral lokalisierte Beinschmerzen bestehen (ischämische Ruheschmerzen).
- **Stadium IV:** Dieses Stadium ist durch spontane Gewebeläsionen in Form oberflächlicher Hautdefekte, Ulzera, Nekrosen oder Gangrän gekennzeichnet (ischämische Läsionen).

Das Stadium IV muss pathogenetisch differenziert betrachtet werden: Die herkömmliche Klassifikation nach Fontaine fasst dieses folgerichtig als pathogenetische „Weiterentwicklung" des Stadiums III und somit als das klinisch am meisten fortgeschrittene Stadium arterieller Durchblutungsstörungen mit mehr oder weniger vitaler Gefährdung der betroffenen Extremität auf. Insoweit liegt Eindeutigkeit vor.

Demgegenüber gibt es Krankheitsbilder, die klinisch zwar wie ein Stadium IV aussehen, aber im definierten Sinne keine sind. Es sind dies Patienten, die bislang im chronischen Stadium II waren, sich aber durch Bagatelltraumen zusätzlich eine Gewebeläsion zugezogen haben (z. B. nach operativer Nagelentfernung, Stoßverletzung, chronischer Drucktraumatisierung etc.). Bei diesen Patienten ist der Gewebedefekt nicht primär durch eine hämodynamisch nicht mehr kompensierte arterielle Durchblutungsstörung entstanden; es handelt sich vielmehr um ein bis dahin quoad extremitatem unkritisches Stadium II, auf das sich ein komplizierender Verletzungsdefekt sekundär aufgepfropft hat. Dieser Sachverhalt wird mit dem Begriff **„kompliziertes Stadium II"** belegt. Es versteht sich von selbst, dass eine solche Art Gewebeläsion (Gewebedefekt *bei* AVK) eine wesentlich günstigere Prognose hat als eine im Fontaine-Stadium IV (Gewebeläsion *durch* AVK).

Kritische Ischämie. Dieser Begriff – international „critical leg ischemia" – wird als Oberbegriff der fortgeschrittenen Stadien der pAVK (Stadien III/IV) verwendet.

16.2.3 Therapie der chronischen peripheren arteriellen Verschlusskrankheit

Stadium I
Gewöhnlich wird im Stadium I auf eine spezielle angiologische Behandlung zugunsten präventiver Maßnahmen verzichtet, da weder eine objektive Gefährdung der Extremität noch Beschwerden vorliegen.

Aufklärung und Risikofaktorenmanagement. Zur Therapie der atherogenen Grunderkrankungen bzw. Reduktion der klassischen vaskulären Risikofaktoren sollte man dem Patienten den Zusammenhang zwischen Risikofaktoren und Gefäßwandschaden mit einfachen Worten vor Augen führen. Dies gilt insbesondere für das Rauchen: Rauchen ist gerade für die Extremitätenarterien ein Risikofaktor 1. Ordnung und nicht durch medikamentöse Einstellhilfen therapierbar. Nur eine genügend intensive Patientenmotivierung kann hier etwas bewegen; dies ist v. a. beim Buerger-Syndrom für die Prognose entscheidend. Ratschläge, auf Zigarren oder Pfeife umzusteigen, sind falsch, da frühere Zigarettenraucher allzuleicht der gewohnten Inhalation verfallen. Auf leichtere Zigaretten ausweichen zu können, ist ebenfalls ein Trugschluss: Untersuchungen haben gezeigt, dass die Inhalationstiefe bzw.

-frequenz unbewusst so eingestellt wird, dass etwa diejenige Nikotinanflutung erreicht wird, an die der Patient bisher gewöhnt war. Die beste Chance, dem Rauchen zu entkommen, ist die vollständige und abrupte Abstinenz, unabhängig davon, welche Raucherkategorie der Raucher angehört (Genuss, Erholung: 25%; Gewohnheit, Beruhigung: 45%; psychische und/oder physische Abhängigkeit: etwa 30%). Die Bedingungen der patienteneigenen Lebensumstände und des unmittelbaren psychosozialen Umfeldes sind hierbei entscheidend. Praktische Hilfen bei der Raucherentwöhnung sind in einem Handbuch zusammengefasst worden (Jork et al. 1992). Weitere Beratung durch: Wissenschaftlicher Aktionskreis Tabakentwöhnung (WAT) e.V., Frankfurt/Main, Tel. 0 69/53 05 48 72 oder bei Barth und Bengel (2003).

Eine Art medikamentöse Unterstützung verspricht man sich vom Gebrauch verschiedener Hilfsmittel:
- **Nicotinkaugummis** (z. B. Nicorette)
- **Nicotinpflaster** (z. B. Nicotinell TTS). Die Dosierung muss individuell (gewichtsabhängig) ermittelt werden: Hierzu stehen folgende Pflastergrößen zur Verfügung:
  - 10 cm² (17,5 mg Nicotin), Abgabe in 24 h: 7 mg
  - 20 cm² (35,0 mg Nicotin), Abgabe in 24 h: 14 mg
  - 30 cm² (52,5 mg Nicotin), Abgabe in 24 h: 21 mg

Das Prinzip ist es, durch eine niedrig dosierte bukkale oder transdermale Nikotinaufnahme das suchtähnliche Verlangen nach einer Zigarette zu hemmen. Nach bisheriger Erfahrung sind bei 20–30% der Anwender Nikotinkarenzen bis zu 1 Jahr erzielt worden. Auch bezüglich der übrigen „klassischen" vaskulären Risikofaktoren steht therapeutisch eine Änderung des individuellen Verhaltens bzw. der individuellen Lebensführung an 1. Stelle!

Neben den klassischen atherogenen Risikofaktoren müssen weitere beeinflussbare Prognosefaktoren berücksichtigt werden: Hyperhomocysteinämie, Hyperkoagulabilität (v. a. Antiphospholipid-Antikörpersyndrom, Hyperfibrinogenämie) und Hyperinsulinämie.

Medikamentöse Progressionsprophylaxe. Handelt es sich speziell um Stenosen im femoropoplitealen Bereich, können Plättchenfunktionshemmer vom ASS-Typ die Progredienz hemmen (100–300 mg ASS pro Tag). Günstige Ergebnisse liegen neuerdings auch für andere Thrombozytenfunktionshemmer vor (ADP-Rezeptor-Hemmung), z. B. Clopidogrel (75 mg pro Tag). Der Nutzen moderner Glykoprotein-(GP-)IIb/IIIa-Rezeptorhemmer (Fibrinogenrezeptorhemmung) ist in diesem speziellen Zusammenhang noch nicht gesichert.

Weitergehende Empfehlungen gehen dahin, alte pAVK-Patienten zur Inzidenzreduktion koronarer und cerebraler vaskulärer Ereignisse mit 75–325 mg ASS/Tag zu behandeln (Antiplatelet Trialist' Collaboration 1994).

> **Praxistipp**
> Aufgrund der bekannt hohen Koinzidenzen arteriosklerotischer Lumeneinengungen auch in anderen vitalen Gefäßprovinzen sollten im Rahmen eines vaskulären Check-up auch die extrakraniellen hirnversorgenden, die koronaren Arterien und – v. a. bei bestehender Hypertonie – die Bauchaorta (Aneurysma) und die Nierenarterien untersucht werden.

Stadium II (Claudicatio intermittens)

Unabhängig von der Claudicatio als solcher und der damit verbundenen Behinderung im beruflichen und privaten Lebensbereich ist die Lebenserwartung der Claudicatio-Patienten gegenüber vergleichbaren Kontrollen signifikant verkürzt. Ursächlich kommen die koinzident vorliegende koronare Herzkrankheit (40–70%) und zerebrale Durchblutungsstörungen in Betracht (20–40%). Die Todesursachen bei pAVK sind zu 55% koronare und zu 11% zerebrale vaskuläre Ereignisse (Transatlantic Inter-Society ConsensusWorking Group 2000). Vor diesem Hintergrund ist es notwendig, die Claudicatio intermittens nicht nur ihrer selbst willen Ernst zu nehmen, sondern darüber hinaus nach lebensbegrenzenden arteriosklerotischen Manifestationen im koronaren und zerebralen (A. carotis/vertebralis) Strombereich zu suchen (Clement 2000).

Im Stadium II der arteriellen Verschlusskrankheit besteht definitionsgemäß keine Gefährdung der Extremität! Dieser Sachverhalt ist dem Patienten wegen häufig bestehender Ängste, sich einer „dringend notwendigen" Operation unterziehen zu müssen oder gar das Bein zu verlieren, klarzumachen. Im Patientengespräch ist zu ermitteln, inwieweit – unabhängig von der absoluten Gehleistung – die Beschwerden individuell eine berufliche und/oder private Behinderung bedeuten (individueller Verlust an Lebensqualität). Mit anderen Worten: Als erstes ist zu ermitteln, ob der Patient die Claudicatiobeschwerden toleriert.

Toleranz der Claudicatiobeschwerden

In diesem Falle kommen unter generellem Verzicht auf invasive vaskuläre Eingriffe folgende Maßnahmen in Betracht:
- Bekämpfung und Kontrolle der vaskulären Risikomarker wie im Stadium I
- systematisches Gefäßtraining, wenn möglich im Rahmen einer AVK-Gruppe (über die Deutsche Gefäßliga, ▶ Abschn. „Leitlinien – Adressen – Tipps")
- Prophylaxe gegen traumatische Gewebsläsionen durch entsprechende Aufklärung, vorsichtige Pediküre, Wahl geeigneten Schuhwerks etc.

Fehlende Toleranz der Claudicatiobeschwerden

Wird der Patient durch die Limitierung der schmerzfreien Gehstrecke im Stadium II beruflich behindert oder

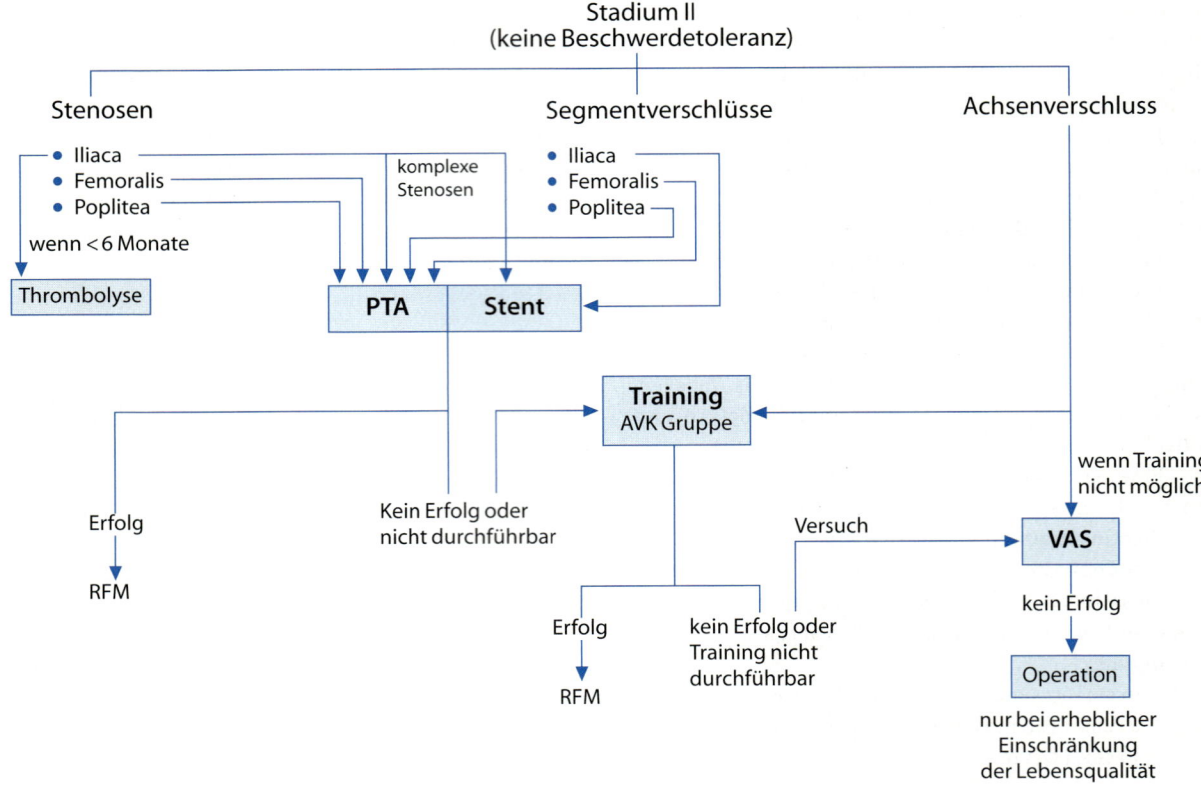

◘ **Abb. 16-1.** Orientierende Hilfe zur Therapieentscheidung im nicht tolerierten Stadium II der peripheren artiellen Verschlusskrankheit. PTA: perkutane transluminale Angioplastie; RFM: Risikofaktormanagement; Stent: endovaskuläre Gefäßstütze; VAS: vasoaktive Substanz

wird die Lebensqualität im privaten Bereich zu stark reduziert, stehen grundsätzlich die im Folgenden besprochenen therapeutischen Möglichkeiten zur Verfügung (◘ Abb. 16-1).

Programmierte und verschlusslokalisationsbezogene Trainingstherapie

> **Praxistipp**
> Die Trainingstherapie ist Grundlage der Behandlung der symptomatischen Claudicatio.

In besonderen Fällen (bei trainingsbehinderten Kranken oder bei sehr guter technischer Interventionsmöglichkeit) kann allerdings die Stufe der Trainingsbehandlung übersprungen und sogleich auf einen interventionellen Eingriff zugegangen werden. Hier sind v. a. isolierte Stenosen und kurze Verschlüsse zu nennen.

Als **Trainingsmethoden** kommen ein einfaches Gehtraining, ein Intervalltraining oder ein Ergometertraining in Betracht, bei dem jeweils die der Verschlusslokalisation unmittelbar nachgeschaltete Muskulatur zur Erreichung der transkollateralen Flusssteigerung (NO-vermittelt) mit entsprechendem Wachstumsreiz für die Kollateralen gezielt beansprucht werden sollte: z. B. Kniebeugen bei Beckenstrombahnhindernis, Zehenstandsübungen bei Oberschenkelstrombahnhindernissen und Lagerungsübungen bei distalen Unterschenkelarterienverschlüssen.

Gute Voraussetzungen für einen **optimalen Trainingseffekt** liegen unter folgenden Bedingungen vor:
— Caudicatio-Anamnese < 1 Jahr
— verbliebene Gehstrecke von 200–300 m
— einseitige, möglichst infrainguinale Verschlusslokalisation
— gute hämodynamische Kompensation (Knöchelarteriendruck > 70 mmHg)

Das Training muss täglich, auf Dauer und konsequent durchgeführt werden. Es sollte möglichst der Kontakt zu einer ambulanten Gefäßsportgruppe hergestellt werden (Information über die Deutsche Gefäßliga: ► Abschn. „Leitlinien – Adressen – Tipps").

Vasoaktive Substanzen

Aus der großen Anzahl z. T. ungeprüfter sog. vasoaktiver Substanzen und Substanzkombinationen, für die eine Steigerung der schmerzfreien Gehstrecke geltend gemacht wird, haben sich aufgrund mehrfach bestätigter plazebokontrollierter doppelblinder klinischer Studien lediglich

Folgende als tauglich erwiesen (Deutsche Gesellschaft für Angiologie, Gesellschaft für Gefäßmedizin 2001; Schwabe u. Paffrath 2001):
- **Naftidrofuryl**, z. B. Dusodril, 300–600 mg pro Tag p. o. (1. Wahl)
- **Pentoxifyllin**, z. B. Trental, 800–1200 mg pro Tag p. o.
- **Buflomedil**, z. B. Bufedil, 450–600 mg pro Tag p. o.
- u. U. **Prostaglandine**, z. B. Prostavasin, 40 μg in 250 ml NaCl über 2 h i. v. 2-mal pro Tag (für das Stadium II noch nicht zugelassen). Metaanalytisch konnte die klinische Wirksamkeit der Prostanoide im Stadium II der pAVK bestätigt werden (Reiter et al. 2002).

Ihr Einsatz kann – ggf. gemeinsam mit einem AVK-gerechten Trainingsprogramm – dann gerechtfertigt sein, wenn im Stadium II keine lumeneröffnende Maßnahme bzw. kein Training durchgeführt werden sollen oder können. Die zu erwartende Gehstreckenverlängerung beträgt in der Regel nicht mehr als 200 m, was im Einzelfall allerdings eine erhebliche Steigerung der Lebensqualität bedeuten kann. Tritt nach 6-wöchiger Therapie kein befriedigender Behandlungserfolg ein, sollte die Medikation beendet werden. Für eine weitere Substanz, Cilostazol (z. B. Pleta, einen Phosphodiesterase-III-Hemmer), wird die Zulassung in Deutschland in absehbarer Zeit erwartet.

Therapeutische Neoangiogenese

In der ersten Phase-II-Studie konnten die absolute und schmerzfreie Gehstrecke durch Applikation eines Wachstumshormons („fibroblast growth factor") signifikant erhöht werden (Kopp et al. 2004).

Bestätigende Phase-III-Studien stehen aus. Ob der erhebliche therapeutische Aufwand gerechtfertigt ist, muss bezweifelt werden, zumal die in der o. g. Studie erzielten Gehstreckenzuwächse diejenigen nach konventionellen Therapieoptionen (vasoaktive Substanzen, Training) nicht übertrafen.

Strombahnwiederherstellende Verfahren

Hier kommen folgende Möglichkeiten in Betracht:
- perkutane transluminale Angioplastie (PTA) ggf. mit Stentimplantation
- Thrombolyse
- Operation

Die **perkutane transluminale Angioplastie (PTA)** sowie die Stentimplantation sind als Alternativen zur Operation geeignet, Stenosen und Verschlüsse der arteriellen Beckenstrombahn sowie Stenosen und kurze Segmentverschlüsse der femoro-poplitealen und prinzipiell auch der Unterschenkelarterien zu dilatieren bzw. zu rekanalisieren. PTA und Stentimplantation werden sowohl vom Internisten (Angiologen) als auch vom interventionell tätigen Radiologen als auch vom Gefäßchirurgen durchgeführt.
- **Beckenstrombahn:** Stenosen im aortoiliakalen Bereich lassen sich mit Hilfe der konventionellen PTA erfolgreich angioplastieren. Die primäre technische Erfolgsrate liegt bei 84–97 % mit einer 5-Jahresoffenheit von 73–90 %. Verschlüsse der A. iliaka communis oder der A. iliaca externa können alternativ von Operation mit einem Stent endovaskulär versorgt werden. Die primäre Erfolgsrate liegt bei 40–70 %, die 3-Jahresoffenheit bei 82 %.
- **Leistenarterie:** Stenosen und vor allem Verschlüsse sind kathetertechnisch schwieriger anzugehen. Operative Verfahren sind meist vorzuziehen.
- **Femoro-poplitealer Bereich:** Stenosen und Verschlüsse sind anerkannte Indikationen zur primären PTA. Die primäre Erfolgsrate angioplastierter Stenosen wird mit 80–96 % bei einer 5-Jahresoffenheit von ca. 60 % angegeben. Die primäre Erfolgsrate femoropoplitealer Verschlüsse ist Verschlusslängenabhängig (< 3 cm: 89 %, < 10 cm: 86 %, > 10 cm: 26–50 %) bei einer 3-Jahresoffenheit von ca. 60 %. Die Stentimplantation in diesen Arteriensegmenten kommt wegen häufiger Frühverschlüsse nur selten in Betracht.
- **Unterschenkelarterien:** Das verbesserte Instrumentarium erlaubt in besonderen Fällen, Stenosen und Verschlüsse auch in diesem Strombahnbereich – vor allem proximal – kathetertechnisch zu behandeln.

Die **systemische Thrombolyse** hat kaum noch eine Bedeutung. „Restindikationen" können Stenosen der infrarenalen Aorta und der Beckenarterien dann sein, wenn sie ein typisches angiomorphologisches Muster als Hinweis auf gute Lysierbarkeit zeigen. Auch bei subakuten Verschlüssen dieser Gefäßregionen kann bei Kranken < 50 Jahre (Risikoreduktion) die Indikation zur systemischen Lyse erwogen werden. Hinsichtlich Durchführung, Monitoring und Management der Komplikationen sei auf die spezielle Literatur verwiesen (Martin u. Fiebach 1994; Leyhe u. Rieger 1998).

In aller Regel wird bei subakuten auch längerstreckigen Verschlüssen nicht mehr die systemische, sondern die Katheter-vermittelte sog. **lokale Thrombolyse** mittels Urokinase oder – vorwiegend – rekombinant synthetisiertem Plasminogenaktivator (rtPA) durchgeführt. Die Vorteile sind vor allem die geringere Komplikationsrate, eine bessere Dosierungskontrolle und die Möglichkeit, nach erfolgreicher Lyse aber verbliebener Reststenose diese in gleicher Sitzung zu dilatieren.

Hinsichtlich des weiteren Indikationsspektrums sei auf die spezielle Literatur verwiesen (Groß-Fengels 1998).

Operation

Es gibt im Stadium II der pAVK keine primäre Indikation zur Gefäßoperation. Nur bei Versagen aller bisher dargestellten Therapieformen und sehr hohem Leidensdruck des Patienten kann an eine gefäßchirurgische Intervention gedacht werden (Abb. 16-1).

Stadium III und IV (kritische Ischämie)

Grundsätzlich ist im Stadium III und IV die klinische Indikation zu **lumeneröffnenden Maßnahmen** gegeben. Sind eine zufriedenstellende allgemeine und lokale Operabilität und gute Voraussetzungen zur Katheterbehandlung gegeben, wird einer dieser Wege beschrieben. Bieten sich diese Möglichkeiten primär nicht an – und dies ist bei etwa 60 % der Patienten der Fall – müssen konservative Behandlungsversuche unternommen werden, die in allgemeine und spezielle Therapiemaßnahmen unterteilt werden können.

Allgemeine Maßnahmen

Eingeschränkte Bettruhe. Bei Kranken in den Stadien III und IV wird durch Gehen und die damit verbundene Erhöhung des Durchblutungsbedarfs der Unterschenkelmuskulatur die Hautdurchblutung der distalen und akralen Extremitätenpartien (distaler Unterschenkel, Fuß, Zehen) reduziert oder gar völlig aufgehoben. Eine eingeschränkte Bettruhe ist somit notwendig, um die akrale Hautdurchblutung (und um diese geht es in den Stadien III und IV) nicht weiter zu senken.

Begleitende Thromboseprophylaxe. Die begleitende Thromboseprophylaxe sollte mit einem **niedermolekularen Heparin** erfolgen.

Krankengymnastik. Sie dient gerade bei älteren Patienten der Vermeidung von Kontrakturen insbesondere bei schmerzbedingten Schonhaltungen (z. B. Fersenulkus).

Lagerung. Die betroffene Extremität muss so gelagert werden, dass das Beingewicht gleichmäßig weich verteilt und dadurch die Ferse entlastet wird. Eine Wattepolsterung unter beiden Unterschenkeln mit überstehenden Füßen und „frei schwebenden" Fersen hat sich bewährt. Mit großer Regelmäßigkeit stößt man im Rahmen der Konsiliartätigkeit oder angiologischen Ambulanz auf Patienten, die – in Unkenntnis dieser Vorsorgemaßnahmen – z. T. ausgedehnte Fersennekrosen haben, die gelegentlich weder vom Arzt noch vom Pflegepersonal noch vom Patienten selbst bemerkt worden sind. Ein weiteres Gebot ist es, das Fußende des Bettes um etwa 20–30° nach unten zu neigen und, wenn möglich, den Oberkörper erhöht zu lagern. Am besten gelingt dies mit dreiteiligen Betten („Herzbetten"). Hierdurch wird die hydrostatische Druckdifferenz zwischen Herzebene und Fuß vergrößert, wodurch es peripher aus pathophysiologischen Gründen zu einer für den ischämischen Bereich günstigen Perfusionsumverteilung kommt.

Schmerztherapie. Eine Schmerztherapie kann **systemisch** oder über eine **Periduralanästhesie** erfolgen.
- **Analgetika:** Reicht im Falle ischämischer Schmerzen die oben beschriebene Lagerung nicht aus, muss medikamentös mit peripheren und/oder zentralen Analgetika entsprechend den üblichen Stufenschemata eingegriffen werden (Übersicht bei Rieger u. Scheffler 1999). Eine **Bedarfsmedikation** bei nur gelegentlich auftretenden Schmerzen sollte mit einem langwirkenden Nichtopioidanalgetikum (z. B. nichtsteroidale Antirheumatika) oder mit einer Kombination eines oralen peripher wirkenden mit einem schwachen zentral wirkenden Opioidanalgetikum versucht werden (z. B. Tramadol, Tilidin). Bei schweren Dauerschmerzen sollte eine nach der Uhr orientierte gleichmäßige Medikation stark wirksamer Opioide mit einem peripher angreifenden Nichtopioid erfolgen. Bewährt hat sich auch die Opioidtherapie über transdermale Transportsysteme z. B. Fentanylpflaster (Übersicht bei Rieger u. Scheffler 1999).
- **Periduralanästhesie:** Ist die Therapie mit systemischen Analgetika nicht ausreichend, hat sich die Periduralanästhesie bewährt. Nach Bedarf können systemische Analgetika bzw. Lokalanästhetika (LA) injiziert und Schmerzfreiheit erzielt werden (z. B. Bupivacain, Opioide). Bei niedriger Konzentration der LA (z. B. Bupivacain 0,125- oder 0,0625 %ig) können die unangenehme Anästhesie und eine motorische Schwäche des gesamten Beines vermieden werden.
- **Rückenmarknahe Elektrostimulation (SCS = „spinal cord stimulation"):** Über den wirklichen Nutzen des SCS besteht noch keine Klarheit.

Behandlung bestehender Ödeme. Patienten mit Stadium III und IV der arteriellen Verschlusskrankheit haben nicht selten Ödeme im Bereich des betroffenen Vorfußes, Fußrückens oder gar distalen Unterschenkels. Ursachen sind:
- schmerzlindernde Hängeposition des erkrankten Beines (d. h. hydrostatisch)
- entzündlich
- pathologische Erhöhung der Kapillarpermeabilität (Ischämie, Entzündung)

Ödeme bedeuten vergrößerte Diffusionsstrecken. Wenn man weiter bedenkt, dass darüber hinaus im ischämischen Ulkusbereich mit einer Reduktion der verfügbaren, d. h. durchströmten Kapillaren gerechnet werden muss, lässt sich ableiten, dass es insgesamt in diesen Gewebezonen zu Ver- und Entsorgungsstörungen kommen muss. Ein Ödem spielt somit eine kritische Rolle. Mit anderen Worten: Als Voraussetzung weitergehender therapeutischer Bemühungen muss das Ödem beseitigt werden!

Dies sollte nur in Ausnahmefällen mit Diuretika geschehen. Maßnahmen der Wahl sind:
- **Beinflachlagerung:** Da gerade diese Beinposition Schmerzen bereiten kann, muss sie analgetisch erzwungen werden (▶ oben).
- **Bekämpfung ödembegünstigender Bedingungen:** Hierzu gehören im Einzelfall die Lokalbehandlung sowie antibiotische, antimykotische und antiphlogistische Behandlungsversuche.

Verbesserung der Hautperfusion. Im Falle der Stadien III und IV haben wir eine grundsätzlich andere hämodynamische Situation vor uns als im Stadium II. Während im Claudicatio-Stadium versucht werden soll, die Durchblutung der arbeitenden Beinmuskulatur zu steigern, geht es in den Stadien III und IV vordergründig um die Verbesserung der Ruhedurchblutung der akralen Extremitätenpartien, d. h. vornehmlich der Haut!

Medikamentöse Therapie. Die Substanzen der 1. Wahl sind Prostanoide, und zwar die Prostaglandine E_1 (Alprostadil/Prostavasin) oder das stabile Analogon des Prostazyklin I_2 (Iloprost/Ilomidin). Dosierungen:
— 40 µg Alprostadil in 250 ml NaCl über 2 h 2-mal pro Tag i. v.
— 0,5–2 ng/kgKG/min Iloprost über 6 h 1-mal pro Tag i. v.

 Cave
Kontraindikation für die Gabe von Prostanoiden: manifeste Herzinsuffizienz.

Alprostadil ist generell für die Stadien III/IV der pAVK zugelassen, Iloprost nur für die Indikation Endangiitis obliterans. Eine kürzlich fertiggestellte Metaanalyse konnte die klinische Wirksamkeit der Prostanoide bei kritischer Extremitätenischämie hinsichtlich sowohl der Ulcusabheilung als auch der ischämischen Ruheschmerzen bestätigen (Creutzig et al. 2004).

Sympathektomie. Die Indikation stellt sich nur in Ausnahmefällen bei vorwiegend distalem Verschlussmuster (▶ unten Buerger-Syndrom).

Hämorheologische Behandlungsansätze (Viskositätssenkung). Vom Konzept her ist die Senkung der Plasmaviskosität insofern folgerichtig, als gerade in den kutanen Mikrogefäßen der relative Plasmaanteil (Plasmakrit) sein Maximum innerhalb des Gefäßsystems erreicht. Insofern sollte die Senkung der Plasmaviskosität zu einer Verbesserung der Mikrozirkulation beitragen können. Insgesamt hat sich die Therapie bislang aus klinischer Sicht nicht überzeugend bewährt. Da Fibrinogen den Hauptanteil der Plasmaviskosität stellt, kann – vergleichbar zur chronischen therapierefraktären Angina pectoris – neuerdings mit einer intermittierenden niedrig dosierten Urokinasetherapie versucht werden, die Mikrozirkulation bei Patienten im Stadium III/IV zu verbessern, (Dosierung: 500.000 IU Urokinase i. a. oder i. v. pro Tag über jeweils 30 min für 2–3 Wochen).

Im Rahmen eindeutiger Hyperviskositätssyndrome, z.B. bei Paraproteinosen, kann mittels Plasmapherese eine erhebliche Reduktion der pathologisch erhöhten Plasmaviskosität und damit verbunden eine Steigerung der Mikrozirkulation in den akralen Gewebebereichen bewirkt werden.

Die Senkung der Vollblutviskosität (Hämodilution) bedeutet ganz allgemein eine Verdünnung aller im Blut vorhandenen zellulären und gelösten Bestandteile. Das Konzept der Hämatokritsenkung geht, ebenso wie das der Fibrinogensenkung, dahin, die Mikrozirkulation in den ischämischen Gewebebereichen zu verbessern.
— **Hypervolämische Hämodilution:** Die einfachste Form ist die alleinige Infusion von 500 ml/24 h einer niedermolekularen normo- oder hyperonkotischen kolloidalen Lösung ohne begleitenden Aderlass über etwa 12 Tage. Sie wird empfohlen, wenn ein relativ niedriger Ausgangshämatokrit knapp über 40 % ohne Zeichen einer Herzinsuffizienz vorliegt. Als Hämodiluenzien kommen v. a. nieder- und mittelmolekulare Hydroxyethylstärken in Frage (HAES 40 oder HAES 200).
— **Normovolämische Hämodilution:** Bei allen Patienten im Stadium III und IV, deren Hämatokritwert > 45 % liegt, werden über einen abgeschnittenen Infusionsschlauch 1- bis 2-mal pro Woche 250–300 ml Blut in eine leere Infusionsflasche entnommen und simultan 500 ml Hydroxyethylstärke der oben genannten Präparationen infundiert. So können Hämatokritwerte etwa um 40 % erreicht werden.

Wenn auch die hämodynamischen Effekte und klinischen Beobachtungen gute Argumente für den Einsatz der Hämodilution bieten, so stehen absichernde klinische Studien noch aus. Bei folgenden Konstellationen ist eine Hämodilutionstherapie kontraindiziert:
— klinisch manifeste koronare Herzkrankheit
— Herzinsuffizienz
— Exsikkose
— Anämie
— Thrombozytose
— Niereninsuffizienz

Neoangiogenese. Das Konzept der therapeutischen Neoangiogenese beruht auf dem Potenzial angiogener Wachstumsfaktoren im Sinne einer postnatalen therapeutisch induzierten Kapillaraussprossung. Sie muss gegenüber der embryonalen Vaskulogenese und der Arteriogenese (Wachstum kollateraler Gefäße) abgegrenzt werden. Gefäßspezifisch sind v. a. die Mitglieder der VEGF-Familie (vascular endothelial growth factor), die Angiopoetine sowie die Ephrine. Erste klinische Anwendungen im Rahmen monozentrischer Phase-I-Studien waren positiv (◘ Übersicht bei Engelmann u. Nikol 2002). In einer ersten Phase-II-Studie konnte die klinische Wirksamkeit einer therapeutischen Angiogenese auf der Basis transplantierter autologer Knochenmarkszellen bei 29 Patienten (Pilotstudie) mit peripherer chronischer kritischer Ischämie wahrscheinlich gemacht werden (Tateishi et al. 2002). Ergebnisse plazebokontrollierter klinischer Studien (Phase III) müssen abgewartet werden.

Spezielle Behandlungsformen in den Stadien III und IV

Abgesehen von den grundsätzlich in den Stadien III und IV anzuwendenden Allgemeinmaßnahmen kommen im Stadium IV zusätzliche spezielle Behandlungsformen in Betracht.

Lokalbehandlung. Die instrumentelle Säuberung ischämischer Ulzera hat entscheidenden Einfluss auf den klinischen Verlauf. Man muss sich vorstellen, dass die regenerative Potenz eines ischämischen Defektes hochgradig eingeschränkt ist und bereits durch Störfaktoren, die eine unter normalen Durchblutungsbedingungen ablaufende Wundheilung nicht beeinträchtigen würden, empfindlich gehemmt oder gar ausgelöscht werden kann. So ist es notwendig, regelmäßig mit „kleinem Besteck" (Pinzette, Schere, Skalpell, Sonde etc.) den Defektbereich zu revidieren. Hierzu gehören im Einzelnen:
- täglicher Verbandswechsel
- Abtragung nekrotischer Gewebeteile
- Fahndung nach Eiterretentionen, die sich häufig durch eine lokale Druck-(Entzündungs-)Schmerzhaftigkeit vermuten lassen
- Zurückschneiden oder Entfernen des Zehennagels bei subungualer Retention
- Entfernen fibrinoider, glasiger Beläge, die sich gerne auf granulierenden Wunden bilden; zur Verhütung Feuchthalten des Defektbereichs, z. B. mit einem transparenten Gel wie Actovegin (Vorteil gegenüber Salben: die Wunde wird nicht „zugeschmiert" und bleibt der weiteren Beurteilung zugänglich)
- Wundreinigung durch lokal aufzubringende enzymatisch oder osmotisch aktive Substanzen
- gezielter (kritischer) Einsatz hydrokolloidaler Wundverbände
- Wachstumsfaktoren

Antibiotika. Trotz des berechtigten Einwandes einer bei pAVK-Patienten möglicherweise nicht optimalen lokalen antibiotischen Wirkkonzentration halten wir den Versuch einer systemischen Antibiotikatherapie in allen Fällen einer klinisch bedeutsamen lokalen bakteriellen Superinfektion nach entsprechender Keim- und Resistenzbestimmung für gerechtfertigt, insbesondere bei Diabetikern. Die diabetischen Nekrosen sind regelmäßig mischbakteriell superinfiziert und neigen aufgrund der beim Diabetiker ebenfalls geschwächten Abwehrfunktion der Granulozyten zur Einschmelzung. Auf der anderen Seite ist die akrale Hautdurchblutung häufig gut (trockener und warmer Fuß des Zuckerkranken), sodass günstige Bedingungen für eine systemische antibiotische Therapie vorliegen, die somit auch die zentrale Behandlungsmaßnahme darstellt!

In jedem Falle sollte ein Antibiogramm angefertigt werden. Nicht selten sind Breitspektrumantibiotika erforderlich (z. B. Gyrasehemmer, Carbapeneme).

> **Praxistipp**
> Aufgrund ihrer hohen Bioverfügbarkeit bei oraler Einnahme und ihrer guten Gewebegängigkeit haben sich insbesondere Gyrasehemmer bewährt, nachteilig wirkt sich ihre Gefahr einer Multiresistenzentwicklung aus.

Bei schlechten Durchblutungsverhältnissen kann gelegentlich die intraarterielle Antibiotikainfusion (Leistenarterie) von Vorteil sein, um höhere Wirkstoffkonzentrationen im akralen Versorgungsbereich zu erzielen. Folgende Antibiotika sind intraarteriell (mittels Motorspritze, z. B. Perfusor) applikabel:
- Cefotaxim (z. B. Claforan) 2-mal 2 g pro Tag in je 50 ml Haemaccel
- Ceftriaxon (z. B. Rocephin) 1-mal 2 g pro Tag in 50 ml Aqua ad injectionem
- Mezlocillin (z. B. Baypen) 3-mal 5 g pro Tag in 50 ml Aqua ad injectionem

Ceftriaxon und Mezlocillin sind vom Bundesinstitut für Arzneimittel und Medizinprodukte zwar nicht zugelassen, werden aber in praxi zur i. a.-Infusion eingesetzt.

Die genannten konservativen allgemeinen und speziellen Behandlungsverfahren sind im Sinne eines Entscheidungsbaumes als Orientierung zur Behandlung der Stadien III und IV in den ◘ Abb. 16-2 und 16-3 zusammengefasst worden.

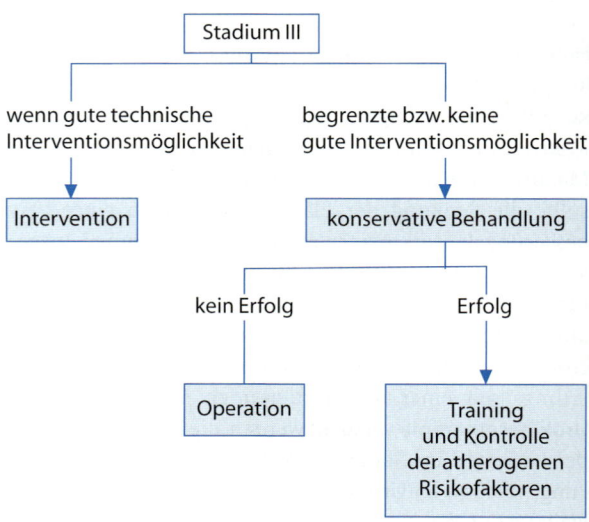

◘ Abb. 16-2. Therapiestrategien im Stadium III der peripheren arteriellen Verschlusskrankheit

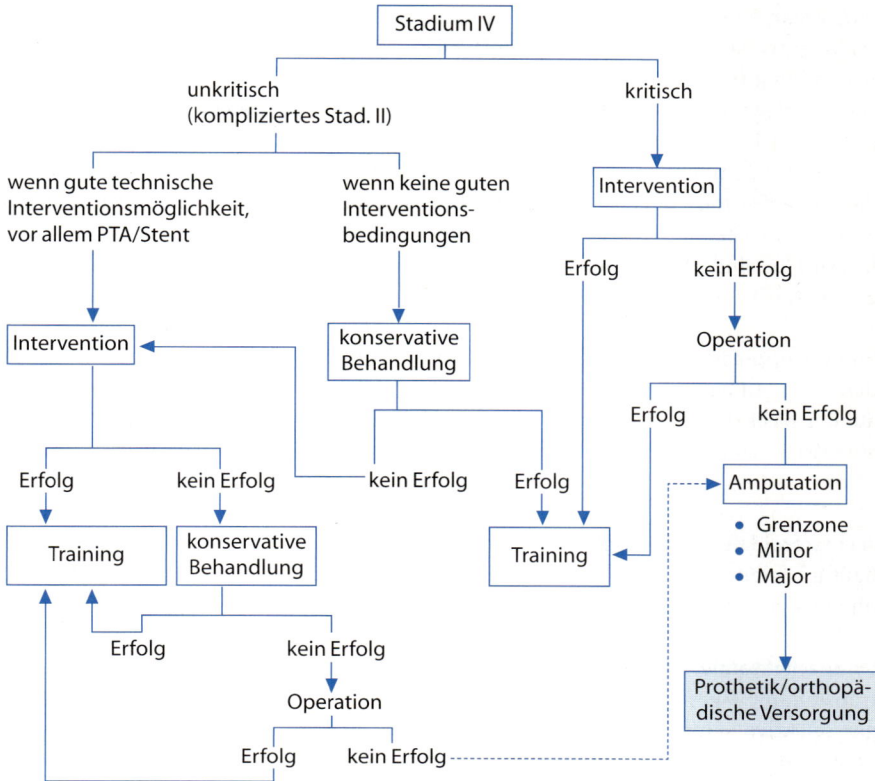

◘ Abb. 16-3. Therapiestrategien im Stadium IV der peripheren arteriellen Verschlusskrankheit. PT: perkutane transluminale Angioplastie

16.3 Endangiitis obliterans

16.3.1 Grundlagen

Die Endangiitis obliterans ist eine nicht arteriosklerotisch bedingte Form der arteriellen Verschlusskrankheit mit herdförmig-segmentärer entzündlicher Reaktion aller Wandschichten (vorwiegend Intima) mittelgroßer muskulärer Extremitätenarterien und -venen **(Synonyma: Buerger-Krankheit, Thrombangiitis obliterans, Morbus v. Winiwarter-Buerger, Buerger-Syndrom).** Die nosologische Einheit des Buerger-Syndroms ist nach jahrzehntelanger Diskussion heute allgemein anerkannt (Lawall et al. 2001).

Ätiologie und Pathogenese. Die Ätiologie ist bisher unbekannt. Als ätiologisch hochverdächtig muss das **inhalative Zigarettenrauchen** gelten bei gleichzeitig gesteigerter Empfindlichkeit der Gefäßwand auf Nikotin bzw. auf eines oder mehrere der übrigen Verbrennungsprodukte. Pathogenetisch wird ein immunpathologischer Mechanismus dahingehend diskutiert, dass dem Nikotin oder anderen Verbrennungsstoffen des Tabaks die Rolle eines präzipitierenden Faktors zukommt.

Klinische Besonderheiten. Gegenüber der Arteriosclerosis obliterans als der bei weitem häufigsten Form der pAVK liegen beim Buerger-Syndrom folgende klinische Besonderheiten vor:

- Manifestationsalter niedriger (meist < 40 Jahre)
- Zigarettenraucher (typischerweise ist das Rauchen der einzige Risikofaktor)
- periphere und/oder akrale Lokalisation der arteriellen Verschlüsse: Unterarmarterien, Hohlhandbogen- und Fingerarterien, Kniekehlenarterien, Unterschenkel- und Zehenarterien
- oberflächliche Phlebitis migrans sive saltans

> **Praxistipp**
> Bei jungen zigarettenrauchenden Menschen, v. a. bei Männern mit einer oberflächlichen Phlebitis, ist nach einer Endangiitis obliterans zu fahnden!

16.3.2 Therapie

Je nach Stadium der Erkrankung kommen die für die pAVK genannten Therapiemöglichkeiten in Betracht. Im Stadium der floriden Entzündung sollten jedoch invasive Eingriffe nur bei einer Extremitätenbedrohung vorgenommen werden.

Einstellen des Rauchens. Da offenbar sowohl Ätiologie als auch Pathogenese mit der Aufnahme von Nikotin oder anderer beim Rauchen anfallender Tabakverbrennungsprodukte einhergehen, ist die Aufgabe des Rauchens die auch für die Prognose des Leidens **entscheidende** Maßnahme.

Prostaglandine. Speziell zugelassen für die Therapie der Endangiitis ist Prostazyklin (Ilomedin). Die intravenöse Behandlung (0,5–2,0 ng/kgKG/min) muss über 3–4 Wochen erfolgen und ist häufig mit Nebenwirkungen assoziiert, die sich jedoch über eine Dosisanpassung beherrschen lassen. Im Vergleich zur Plazebogruppe ließen sich die Therapieerfolge um etwa 20 % verbessern (Loosemore et al. 1994). Generell zugelassen ist PGE_1 (Alprostadil/Prostavasin) in einer Dosierung von 20–40 μg in 200 bzw. 400 ml NaCl über 2 bzw. 4 h.

Immunsuppression. Die Therapie mit Corticosteroiden oder anderen Immunsuppressiva, die theoretisch auf der Basis der immunpathogenetischen Vorstellungen ableitbar wäre, hat zu keinen praktischen Erfolgen geführt.

Nichtsteroidale Antiphlogistika. Zur Behandlung der häufig begleitenden oberflächlichen Phlebitis sind Antiphlogistika indiziert (Diclofenac, COX-2-Hemmer).

Sympathektomie. Die Sympathektomie (operativ oder transkutan CT-gesteuert) bedeutet eine mehr oder weniger selektive sympathische Denervierung eines Armes oder Beines, also auch die Blockade vasokonstriktorischer sympathischer Impulse. Dies betrifft die Hautgefäße mehr als die Muskelgefäße, sodass eine kutane Vasodilatation mit kutaner Mehrdurchblutung resultiert. Die Indikation ist immer dann in Erwägung zu ziehen, wenn ein hoher Sympathikotonus (dauerhaft kühle und feuchte/ nasse Hände/Füße) besteht, distale Verschlüsse angiographisch nachgewiesen wurden und schmerzhafte therapierefraktäre Läsionen oder ein schweres Raynaud-Phänomen vorliegen.

Induzierte Hypertonie. Eine v. a. in früheren Jahren vorgenommene Steigerung der Druckreserve ist durch die Anhebung des systemischen Blutdrucks möglich. Eine moderate systolische Blutdrucksteigerung bei Normo- und Hypotonikern um etwa 20–30 mmHg mit entsprechendem Anstieg des poststenotischen Drucks kann mittel- bis längerfristig (Wochen bis Monate) mit Mineralocorticoiden erreicht werden. Die Therapie sollte zeitlich auf die Erreichung des Behandlungsziels begrenzt werden (z. B. Stabilisierung bzw. Abheilung der Nekrosen). Dosierung: initial 2- bis 3-mal 0,1 mg Fludrocortison pro Tag über mehrere Tage (z. B. Astonin-H).

Anschließend ggf. langsame Dosissteigerung, bis eine reproduzierbar messbare postokklusive Drucksteigerung von 10–20 mmHg über der Knöchelarterie gemessen werden kann.

 Cave
Therapiebedingte Ödembildung bei induzierter Hypertonie v. a. im ischämischen Bereich bei Patienten mit Endangiitis obliterans.

Gefäßchirurgische Intervention. Da es sich meist um periphere Arterienverschlüsse handelt, kommen technisch vorwiegend femorokrurale oder gar kruropedale Überbrückungen in Betracht. Da die Offenheitsraten derart peripherer Bypasses begrenzt sind, nach eingetretenem Reverschluss meist eine ungünstigere Situation als zuvor besteht und sich damit die Krankheitsprognose gerade dieses jungen Patientengutes verschlechtert, ist die Indikation streng zu stellen und nur in erfahrenen gefäßchirurgischen Zentren umzusetzen.

16.4 Entzündliche Gefäßerkrankungen

Es handelt sich primär um aseptische entzündliche immunpathologische Prozesse, die sich innerhalb der Gefäßwand abspielen. Infektiöse Gefäßwandschäden (z. B. durch Bakterien, Viren, Pilze) liegen nach allgemeinem Verständnis außerhalb dieser Definition (◘ Übersicht bei Rieger 1998a).

Die Einteilung ist uneinheitlich. Im Hinblick auf die praktische Angiologie soll zwischen der Gefäßwandentzündung größerer Transportarterien und der Entzündung mittlerer, kleinerer und kleinster Gefäße unterschieden werden. Überlappungen und Übergänge sind nicht selten. Die Vaskulitiden der mittleren, kleinen und kleinsten Arterien werden im ▶ Kap. 77 (Rheumatologie) besprochen.

16.4.1 Entzündung großer Transportarterien

Takayasu-Krankheit
Synonyme: Arteriitis segmentalis obliterans, brachiozephale Arteriitis, Truncoarteriitis productiva granulomatosa, „Pulseless Disease".

Grundlagen
Es handelt sich um eine in Westeuropa seltenere entzündliche chronisch verlaufende Gefäßerkrankung (histologisch Riesenzellarteriitis) meist folgender Arterienabschnitte (Konsensuskonferenz Singapur 1995):

I Befall nur der supraaortalen Äste
IIa Befall des Aortenbogens und der supraaortalen Äste
IIb Befall des Aortenbogens, der supraaortalen Äste sowie der deszendierenden Aorta thoracalis
III Befall der deszendierenden Aorta thoracalis, der Aorta abdominalis und ihrer großen Äste
IV Befall nur der Aorta abdominalis und ihrer großen Äste
V Befall aller Abschnitte der Aorta und ihrer großen Äste
P+ Befall auch der Pulmonalarterien
C+ Befall auch der Koronararterien

Die Ätiologie ist unbekannt. Das weibliche Geschlecht ist vermehrt betroffen (5:1). Für eine Immunpathogenese sprechen die häufige Assoziation mit HLA-DR 2 und MB 1, in den USA mit HLA-DR 4 und MB 3 sowie die Steigerung der Immunglobuline und die Vergesellschaftung mit anderen Autoimmunkrankheiten.

Therapie

Corticosteroide. Im akuten Stadium 1 mg/kgKG Prednison täglich. Nach deutlicher Reduktion der Blutsenkungsreaktion und CRP langsamer (6–12 Monate) Rückgang auf eine Erhaltungsdosis von möglichst <10 mg pro Tag. Behandlungsdauer mindestens 2 Jahre. Danach Auslassversuch (▶ unten).

Immunsuppressiva. Bei Therapieresistenz und unter dem Aspekt einer niedrigeren Steroiddosis kommt eine additive Cyclophosphamidtherapie in Betracht: 2 mg/kgKG pro Tag. Reicht auch dies nicht, kann das intensivierte **Fauci-Schema** in Ansatz kommen:
- Prednisolon 1 mg/kgKG alle 8 h
- plus Cyclophosphamid 2–4 mg/kgKG/Tag (alternativ: 10–25 mg Methotrexat pro Woche)

In schweren Fällen muss auf das **Austin-Behandlungsschema** ausgewichen werden:
- 1 g Prednisolon i.v. plus 15 mg Cyclophosphamid/kgKG i.v. alle 14 Tage über 6 Wochen
- anschließend alle 4 Wochen für 9–12 Monate

Therapie der begleitenden Durchblutungsstörung. Grundsätzlich sollten – wie bei allen aseptischen entzündlichen Gefäßprozessen – invasive Therapiemaßnahmen nach Möglichkeit nicht während der floriden Entzündung sondern erst nach deren Remission erfolgen.
- Bei Befall auch der **hirnversorgenden Halsarterien** hängt die Frage der Operation (z. B. Karotisdesobliteration) vom klinischen Stadium bzw. vom kraniellen CT-Befund ab:
- Bei Befall der **armversorgenden** Arterien entscheidet die klinische Beeinträchtigung über den Einsatz lumeneröffnender Verfahren (PTA, Operation). Meist ist die Beeinträchtigung nicht so groß, dass operiert werden müßte.
- Bei Befall der **Nierenarterien** entscheiden ggf. das Ausmaß der renovaskulären Hypertonie bzw. deren medikamentöse Einstellbarkeit oder/und das Ausmaß einer begleitenden Niereninsuffizienz über den Einsatz rekanalisierender Verfahren.
- Sind die **Beckenarterien** betroffen, gelten die Therapieregeln, die bei den chronisch peripher arteriellen Durchblutungsstörungen aufgeführt wurden.

Arteriitis temporalis (Riesenzellarteriitis)

Grundlagen

Es handelt sich um eine aseptische Entzündung mittel- bis großkalibriger Arterien im gesamten Organismus, vorwiegend der Äste der A. carotis externa und auch der distalen A. carotis interna. Hauptvertreter sind:
- Arteriitis temporalis
- Arteriitis ophthalmica
- Arteriitis der A. lingualis

Die A. temporalis ist keineswegs immer betroffen. Autopsien haben gezeigt, dass häufig arterielle Gefäße aller Körperregionen in den Krankheitsprozess einbezogen sind.

Die Ätiologie ist unbekannt. Viele Autoren sehen in der Erkrankung einen vorwiegend vaskulären Manifestationstyp der Polymyalgia rheumatica. Eine genetische Koppelung ist dadurch evident, dass Kaukasier wesentlich häufiger als Schwarze betroffen sind und dass die nördlichen Breitengrade eine höhere Prävalenz zeigen. Bei etwa 40 % der Patienten besteht eine Assoziation zum HLA-DR4.

Therapie

Corticosteroide. Die Riesenzellarteriitis gilt als ausgesprochen steroidsensibel, sodass selbst in unklaren Fällen eine probatorische Steroidtherapie (ggf. nach Entnahme einer Gewebeprobe) angezeigt ist; dies um so eher, als eine mögliche Arteriitis ophthalmica unbehandelt häufig zur Erblindung führt (>50 %).

Dosierung: Initialer Corticoidstoß (z. B. **Prednisolon**) mit 1–2 mg/kgKG pro Tag (je nach Ophthalmicabefall) über 7 Tage. Dann in Abhängigkeit von der Klinik Reduktion pro Woche um 10–20 mg bis auf 20 mg pro Tag. Ab 20 mg sollte nur noch in 2,5-mg-Schritten unter Kontrolle der Entzündungsparameter reduziert werden. Als Erhaltungsdosis werden 7,0–10 mg pro Tag angegeben (unterhalb der Cushing-Schwelle).

Ein Auslassversuch ist unter Kontrolle der Entzündungsparameter (BSG, CRP) nach frühestens 1 Jahr möglich, die Therapiedauer beträgt jedoch im Mittel 2 Jahre.

Immunsuppressiva. Immunsuppressiva (Methotrexat, Cyclophosphamid, Azathioprin) dienen der Reduktion der Steroiddosis (nicht konsensfähig gesichert).

Analgetika. Analgetische Behandlung der in 80 % vorhandenen, z. T. starken Kopfschmerzen

 Cave
Keine Gabe ergotaminhaltiger Substanzen zur Behandlung der Kopfschmerzen bei Riesenzellarteriitis.

16.5 Funktionelle Durchblutungsstörungen

Unter diesem Überbegriff werden arterielle Durchblutungsstörungen zusammengefasst, die Folge einer vasospastischen und/oder vasodilatierenden Fehlsteuerung der Gefäßweite sind (◘ Übersicht Rieger 1998b):

- Ergotismus
- iatrogen-traumatische Störungen
- Raynaud-Phänomen
- funktionelle Mikroangiopathien

16.5.1 Ergotismus

Grundlagen

Als Ergotismus werden arterielle vasospastische Durchblutungsstörungen großer, mittlerer und kleiner Extremitenarterien bezeichnet, die Folge einer meist **chronischen Einnahme ergotaminhaltiger Substanzen** sind (z. B. Migränepräparate). Alle Stadien arterieller Durchblutungsstörungen einschließlich akuter Ischämiesyndrome (▶ Abschn. 16.1, 16.2) können das klinische Bild prägen.

Therapie

Im Vordergrund steht das Absetzen der ergotaminhaltigen Präparate. Da nicht selten eine Abhängigkeit von Ergotamin besteht, wird die Einnahme häufig geleugnet; der Nachweis im Urin ist möglich. In schweren Fällen mit Extremitätengefährdung sind Vasodilatanzien indiziert:
- Nitroprussidnatrium (Nipruss 0,3 µg/kgKG/min)
- Nitroglycerin (0,1–0,3 mg i. a. oder 0,8–2,4 mg sublingual)
- Calciumantagonisten (z. B. Nifedipin 0,1–0,2 mg i. a. oder 10 mg sublingual)
- Prostaglandin E_1 i. a. als Dauerinfusion

Sympathikusblockade. Bei extremitätenbedrohender Ischämie zunächst Sympatholyse über Plexus- oder Periduralkatheter, ggf. anschließend erfolgt danach eine CT-gesteuerte Sympathektomie.

16.5.2 Iatrogen-traumatische Störungen

Es handelt sich um spastische Vasokonstriktionen, die im Rahmen diagnostischer und/oder therapeutischer Maßnahmen als Komplikationen nach Kontakt des Instrumentariums mit der Gefäßinnenwand auftreten können. Auslösend wirken in der Regel Arterienpunktionen und Manipulationen mit Führungsdraht und Katheter im Rahmen der **perkutanen transluminalen Angioplastie** und abgeleiteter Techniken. Am häufigsten sind die A. brachialis, die A. poplitea und die Unterschenkelarterien betroffen.

Therapie. Folgende Therapieversuche kommen in Betracht:
- Prostaglandin E_1 2–4 µg i. a.
- Lidocain 1 % 0,3–5,0 ml i. a.
- Nifedipin 0,1–0,2 mg i. a. oder 10 mg sublingual
- Nitroglycerin 0,1–0,3 mg i. a. oder 0,8–2,5 mg sublingual
- Tolazolin 10–20 mg i. a.

In den meisten Fällen kommt es innerhalb von 2 h nach Therapiebeginn zum Rückgang der Ischämiezeichen.

Eine andere Möglichkeit einer iatrogenen traumatischen Schädigung ist die **intraarterielle Injektion ungeeigneter Substanzen** (z. B. Thiopental, Zytostatika). Unmittelbar nach oder noch während der Injektion kommt es zu Schmerzen, Abblassung des abhängigen Extremitätenbereichs und den objektiven Zeichen einer akuten arteriellen Durchblutungsstörung mit Nekrosegefahr.

Therapie. Hier kommen zum Einsatz:
- sofortige Beendigung der Injektion
- Nadel liegenlassen
- Infusion isotoner NaCl-Lösung
- Injektion von 5000 IU Heparin i. v.
- direkte Vasodilatanzien (wie oben)
- Analgetika
- ggf. stationäre Einweisung

16.5.3 Raynaud-Phänomen

Unter einem Raynaud-Phänomen (Raynaud-Syndrom) versteht man eine anfallsartige, meist durch Kälte oder Emotion ausgelöste, reversible vasospastische Ischämie ausschließlich der Finger- und/oder Zehenarterien mit Blässe, Zyanose und Rötung.

Primäres Raynaud-Syndrom. Beim primären Raynaud-Syndrom sind zum Zeitpunkt der Untersuchung keine stenosierenden oder obliterierenden Gefäßveränderungen der Digitalarterien oder der vorgeschalteten Transportarterien sowie keine Gefäßwandschäden anderer Art zu erkennen (d. h. keine assoziierte vaskuläre Grunderkrankung).

Sekundäres Raynaud-Syndrom. Beim sekundären Raynaud-Phänomen liegen Gefäßverschlüsse oder Gefäßwandschäden anderer Art vor, z. B.
- obliterierende Arteriosklerose
- Endangiitis obliterans
- Vaskulitiden bzw. Kollagenose
- Vibrationstraumen

Es ist bislang umstritten, ob auch solche Erkrankungen oder Bedingungen, die zwar ebenfalls zu einem Raynaud-Phänomen führen, aber **extravaskulären** Ursprungs sind, zum sekundären Raynaud-Phänomen zählen sollen; z. B. neurologische Erkrankungen oder Medikamenteneinflüsse (Betablocker, Clonidin, Noradrenalin, Bleomycin, Vinblastin, hormonale Antikonzeptiva, HIV-Proteinase-Inhibitoren etc.).

Therapie des primären Raynaud-Syndroms
- Aufklärung des Patienten über die prinzipielle Harmlosigkeit seines Leidens und quoad extremitatem gute Prognose

- Beseitigung auslösender Umstände, z. B.:
  - Kälteexposition (evtl. berufliche Arbeitsplatzumsetzung)
  - Emotion

Hinsichtlich der medikamentösen Behandlung sind **Calciumantagonisten** vom Nifedipintyp die Substanzen der 1. Wahl (10–30 mg Nifedipin 3-mal pro Tag). In der weiteren Rangfolge sind Diltiazem, Nicardipin, Felodipin und Verapamil genannt. Die Substanzen der älteren Generation (Sympathikolytika wie Reserpin, Guanethidin, Methyldopa) oder Alpharezeptorenblocker (Prazosin, Phenoxybenzamin) sind in der Wirkung unsicher, jedoch mit erheblichen Nebenwirkungen belastet. In schweren Fällen können – z. T. auf der Basis kontrollierter klinischer Studien – Prostazyklin (Iloprost) in einer Dosis von 0,5–3,0 ng/ kgKG/ min oder PGE_1 (40 µg/h i. v. über 3 h) eingesetzt werden.

Therapie des sekundären Raynaud-Phänomens
- Behandlung der Grundkrankheit
- sonst wie bei der primären Form

16.5.4 Funktionelle Mikroangiopathien

Es handelt sich um vasokonstriktorische und/oder dilatative Dysregulationen kleiner und kleinster Hauptgefäße. Hierzu gehören primäre und sekundäre Formen der Akrozyanose (Therapieversuch mit Alpharezeptorenblockern, Calcium- oder Serotoninantagonisten), der Erythromelalgie (Therapieversuch mit Sedativa oder Neuroleptika) und der Livedokrankheiten (Therapie der Grundkrankheit).

Leitlinien – Adressen – Tipps

Leitlinien

Deutsche Gesellschaft für Angiologie, Gesellschaft für Gefäßmedizin (2001) Leitlinien zur Diagnostik und Therapie der arteriellen Verschlusskrankheit der Becken-Bein-Arterien. VASA 39: Suppl 57

Leitlinien der Deutschen Gesellschaft für Innere Medizin (2001) Rationelle Diagnostik und Therapie in der Inneren Medizin. Hier: Kapitel E, Erkrankungen der Gefäße. Urban & Fischer, München

Transatlantic Inter-Society Consensus Working Group (2000) Management of peripheral arterial disease. J Vasc Surg 31: 1–296

Internetadressen und Tipps für Patienten

Deutsche Gefäßliga e. V., Postfach 4038, 69254 Malsch b. Heidelberg, Tel: 07253/26228, Fax: 07253/278160, www.deutsche-gefaessliga.de

---

Literatur

Antiplatelet Trialist's Collaboration (1994) Collaborative overview of randomised trials of antiplatelet therapy prevention of death, myocardial infarction, and stroke by prolonged antiplatelet therapy in various categories of patients. Brit Med J 308: 81–106

Barth J, Bengel J (2003) Interventionen zur Raucherentwöhnung bei kardiovaskulären Erkrankungen. In: Jordan J, Bardé B, Zeiher AM (Hrsg) Statuskonferenz Psychokardiologie, Bd. 6. Verlag für Akademische Schriften

Clement D (2000) A clinical approach to the management of the patient with coronary and/or carotid artery disease who presents with leg ischaemia. Int Angiol 19: 97–125

Deutsche Gesellschaft für Angiologie, Gesellschaft für Gefäßmedizin (2001): Leitlinien zur Diagnostik und Therapie der arteriellen Verschlusskrankheit der Becken-Bein-Arterien. VASA 39: Suppl 57

Dormandy J, Stock G (1990) Critical leg ischemia. Springer, Berlin Heidelberg New York

Engelmann MG, Nikol S (2002) Therapeutische Angiogenese als Behandlungsmöglichkeit bei kritischer peripherer Ischämie. In: Vallbracht C, Roth FJ, Strauss AL (Hrsg) Interventionelle Gefäßtherapie. Steinkopff, Darmstadt, S 363–373

Gross-Fengels W (1998) Katheter-vermittelte lokale Fibrinolyse. In: Rieger H, Schap W (Hrsg) Klinische Angiologie. Springer, Berlin Heidelberg New York, S 332–338

Jork K, Troschke J, Rieger H (Hrsg) (1992) Gesundheitsberatung zur Tabakentwöhnung. Gustav Fischer, Stuttgart New York

Kaplan KL (2003) Direct thrombin inhibitors. Expert Opin Pharmacother 4: 653–666

Kopp CW, Minar E, Steiner S (2004) Therapeutische Angiogenese bei peripherer arterieller Verschlusskrankheit. J Kardiol 3: 79–83

Lawall H, Diehm C, Zwetter U (2001) Buerger-Syndrom – Ursachen, Diagnose, Therapie. Cardiovasc 5: 22–28

Leyhe A, Rieger H (1998) Systemische Thrombolyse arterieller Strombahnhindernisse. In: Rieger H, Schoop W (Hrsg) Klinische Angiologie. Springer, Berlin Heidelberg New York, S 286–302

Loosemore TM, Cholmers Tc, Dormandy IA (1994) A meta-analysis of randomized placebo control trials in Fontaine stages III und IV peripheral occlusive arterial disease. Int Angiol 13: 133–142

Martin M, Fiebach BJO (1994) Fibrinolytische Behandlung peripherer Arterien- und Venenverschlüsse. Hans Huber, Bern Göttingen

Reiter M, Bucek RA, Stümpflen A, Dirisamer A, Minar E (2002) Prostanoids in the treatment of intermittent claudication – a meta-analysis. VASA 31: 219–224

Rieger H (1998a) Entzündliche Gefäßkrankheiten. In: Rieger H, Schoop W (Hrsg) Klinische Angiologie. Springer, Berlin Heidelberg New York, S 549–610

Rieger H (1998b) Funktionelle Durchblutungsstörungen. In: Rieger H, Schoop W (Hrsg) Klinische Angiologie. Springer, Berlin Heidelberg New York, S 611–626

Rieger H, Scheffler A (1999) Schmerztherapie in der Inneren Medizin – chronische periphere arterielle Verschlußkrankheit. Internist 40: 133–139

Schwabe U, Paffrath D (2001) Arzneiverordnungsreport 2001. Springer, Berlin Heidelberg New York, S 390–401

Tateishi Y, Yuyama T, Matsimoto T (2002) Therapeutic angiogenesis by autologous transplantation of bone marrow cells – a pilot study. Lancet 360: 427–435

Transatlantic Inter-Society Consensus Working Group (2000) Management of peripheral arterial disease. J.Vasc Surg 31: 1–296

17 Venen- und Lymphgefäßerkrankungen

H. Partsch

17.1 Akute Venenerkrankungen – 271
17.1.1 Oberflächliche Thrombose – 271
17.1.2 Tiefe Beinvenenthrombose – 272
17.1.3 Thrombosen der oberen Extremität – 275

17.2 Chronische Venenerkrankungen – 275
17.2.1 Einfache, unkomplizierte Varikose – 275
17.2.2 Chronische Veneninsuffizienz – 275

17.3 Erkrankungen der Lymphgefäße – 277
17.3.1 Erysipel und akute Lymphangitis – 277
17.3.2 Chronische Lymphgefäßerkrankungen – 277

Literatur – 279

Im Verhältnis zu ihrer praktischen und sozialmedizinischen Bedeutung gehören Venen- und Lymphgefäßerkrankungen noch immer zu den Stiefkindern der Schulmedizin. Thrombosen im Bereich der unteren Extremität werden oft nicht erkannt und sind die häufigste Ursache für eine Pulmonalembolie. Darüber hinaus können Spätfolgen in Form eines postthrombotischen Syndroms resultieren, dessen Maximalvariante ein (rezidivierendes) Unterschenkelgeschwür sein kann.

Nach epidemiologischen Untersuchungen erleidet ca. 1 % unserer erwachsenen Bevölkerung ein Geschwürleiden, wobei die häufigste Ursache eine chronische Veneninsuffizienz darstellt, entweder in Folge einer tiefen Beinvenenthrombose oder einer primären Klappeninsuffizienz, vorwiegend in Verbindung mit Krampfadern. Bei rechtzeitiger optimaler Therapie könnte die Häufigkeit derartiger Folgeerkrankungen reduziert werden. Neue, im Vergleich zur klassischen Varizenoperation weniger invasive Verfahren (Kathetermethoden, Schaumverödung) finden zunehmend Verbreitung.

Eine akute, unklare Beinsymptomatik sollte nicht mit Diuretika, Antiphlogistika und Bettruhe behandelt, sondern sofort abgeklärt werden. Die Wahrscheinlichkeit, dass dabei eine tiefe Beinvenenthrombose gefunden wird, liegt zwischen 15 und 25 %. Ist die Diagnose bestätigt, wird heute vorwiegend eine konservative Therapie durchgeführt, die aus der subkutanen Verabreichung eines niedermolekularen Heparinpräparates in therapeutischer Dosis besteht, gefolgt von oralen Antikoagulanzien, sowie aus einer guten Beinkompression und Gehübungen bei mobilen Patienten. Neu ist hier der Verzicht auf die Bettruhe, die nicht imstande ist, die Rate von klinisch relevanten Pulmonalembolien zu reduzieren (Aschwanden et al. 2001; Schellong et al. 2000).

Neue Antikoagulanzien werden derzeit in klinischen Studien getestet und dürften in den nächsten Jahren in die Therapie Eingang finden, z. B. Pentasaccharide (Fondaparinux, das bei spezieller Indikation für die Thromboseprophylaxe bereits zugelassen ist), Thrombinantagonisten (z. B. Ximelagatran) und orales Heparin.

Inwieweit sich bei spezieller Indikation (junge Patienten mit kurzer Anamnese und massiver proximaler Thrombose) neue thrombusbeseitigende Maßnahmen durchsetzen werden, hängt davon ab, ob zukünftige Studien eine deutliche Überlegenheit des Wirkungs-Nebenwirkungs-Verhältnisses im Vergleich zur konservativen Therapie zeigen können. Über viel versprechende Zwischenergebnisse für Katheterlyseverfahren (Comerota et al. 1995) oder über eine Kombination einer lokoregionären Lyse mit anschließender Thrombektomie (Largiader et al. 2001) wurde berichtet.

In der Therapie der chronischen Veneninsuffizienz werden Versuche gemacht, eine gestörte Klappenfunktion wiederherzustellen, wobei neben chirurgischen Klappenrekonstruktionen auch an einer intravenösen Implantation künstlicher Klappen gearbeitet wird. Klinische Studien liegen noch nicht vor.

17.1 Akute Venenerkrankungen

Venöse thromboembolische Erkrankungen stellen einen Krankheitskomplex dar, der durch eine Gerinnselbildung in oberflächlichen oder tiefen Venen sowie durch eine Verschleppung von Thromben in die Lungenstrombahn charakterisiert ist. Alle 3 Komponenten kommen wesentlich häufiger als früher vermutet auch gleichzeitig vor.

17.1.1 Oberflächliche Thrombose

Grundlagen

Das typische klinische Bild ist gekennzeichnet durch die klassischen Entzündungssymptome (Rubor, Tumor, Dolor, Calor) im Bereich einer Varize („Varikothrombose") oder auch einer unveränderten oberflächlichen Vene.

Zwei Aspekte haben wichtige therapeutische Konsequenzen:
- Mitbeteiligung von Einmündungsstellen der oberflächlichen Venen in das tiefe Venensystem (Krosse,

- Perforantes), woraus eine Quelle für rezidivierende Lungenembolien resultieren kann
- gleichzeitige Thrombosierung von tiefen Venenanteilen, bei Duplex-Ultraschalluntersuchungen mit einer Häufigkeit von etwa 20–40 % beschrieben

❗ Cave
Eine oberflächliche Thrombose („Phlebitis") kann mit einer tiefen Thrombose und/oder einer klinisch meist stummen Lungenembolie einhergehen.

Therapie
Einen Überblick gibt ◘ Übersicht 17-1.

Übersicht 17-1
Oberflächliche Thrombose: zusammengefasste Therapieempfehlungen (Evidenzgrad/Therapieempfehlung)

- exakte Kompressionsverbände, Druckverstärkung durch Schaumgummipolster oder Tupfer im Bereich der entzündeten Stränge (C/IIa)
- Stichinzision und Expression von Koagula (C/IIa)
- Geh- und Bewegungstraining (Hospitalisierung nur selten erforderlich) (C/IIa)
- Analgetika bzw. Antiphlogistika bei Bedarf (C/IIa)
- niedermolekulares Heparin bei Rezidiven und mündungsnaher Lokalisation (Leiste, Kniekehle, Perforantes) (B/IIa)
- Krossektomie (und Thrombektomie) bei Hineinragen des Thrombuskopfes in die V. femoralis (C/II)
- evtl. Dauerantikoagulation bei rezidivierenden Verläufen (C/IIa)

Praxistipp
Suche nach klinisch nicht erkennbaren Thrombusanteilen (proximal) sowie in tiefen Venen mittels Duplex-Sonographie

---

Die Basistherapie besteht in **exakten Kompressionsverbänden**, wobei sich eine lokale Druckerhöhung durch Schaumgummipolster auf die entzündeten Areale empfiehlt. Durch Stichinzision und Expression von Koagula kann eine schlagartige Schmerzmilderung erreicht werden. In jedem Fall ist bei einer oberflächlichen Venenthrombose aktives Herumgehen und Vermeiden von Bettruhe zu empfehlen.

Die Verabreichung von Analgetika und Antiphlogistika ist unter dieser Therapie nur selten erforderlich.

Eine Mitbeteiligung von tiefen Venenabschnitten macht eine sofortige **Heparinisierung** unerlässlich (◘ Übersicht 17-2). In diesem Fall ist zu verfahren wie bei einer tiefen Beinvenenthrombose (▶ Abschn. 17.1.2). Acetylsalicylsäure kann eine Antikoagulation nicht ersetzen. Ragt ein Thrombuskopf über die Krosse in die V. femoralis, ist eine **chirurgische Thrombenentfernung** mit Krossektomie zu diskutieren.

Praxistipp
Heparinsalben und kühle Umschläge können bei Phlebitiden an der oberen Extremität ausreichen, an den Beinen ist eine wirksame Bekämpfung der Stase durch Kompression und Gehübungen unerlässlich.

17.1.2 Tiefe Beinvenenthrombose

Grundlagen
Es handelt sich um eine häufige, oft nicht diagnostizierte Erkrankung, die entweder von einer bekannten auslösenden Ursache ihren Ausgang nimmt („symptomatische Thrombose") oder „idiopathisch" aus heiterem Himmel auftritt.

Prädisponierende Faktoren. Prädisponierende Faktoren sind: Alter, früher durchgemachte thromboembolische Ereignisse, Malignome, Einnahme von Sexualhormonen oder deren Hemmern („Pille"), Adipositas sowie erworbene oder hereditäre thrombophile Hämostasestörungen (Familienanamnese oft positiv).

Auslösende Faktoren. Dazu gehören Operationen, Bettruhe, Immobilisation, Traumen, Geburt, Überanstrengung („thrombose par l'effort"), langes Sitzen (z. B. Reisethrombose bei Langstreckenflügen).

Diagnostik. Besonders bei bettlägrigen Patienten kann eine Thrombose klinisch oligo- oder asymptomatisch verlaufen. Bei klinischem Verdacht ist vor Einleitung einer Therapie eine Diagnosesicherung durch ein bildgebendes Verfahren (Duplexsonographie, Phlebographie) unerlässlich.

Ursachen. Eine Abklärung der Ursache einer (rezidivierenden) Thrombose hat wichtige therapeutische Konsequenzen:
- längere Antikoagulation bzw. entsprechende konsequente Prophylaxe bei Operationen, Immobilisierung oder Hormontherapie im Falle einer nachgewiesenen Thrombophilie
- Tumortherapie im Falle eines zugrunde liegenden Malignoms, wie es bei 25 % der Patienten mit proximaler Thrombose gefunden wird

Prophylaxe. Leitlinien existieren v. a. für die chirurgische Thromboseprophylaxe, nicht aber für den internistischen Bereich (▶ Leitlinien).

Therapie

Entfernung des Thrombus

Eine thrombusbeseitigende Therapie ist dann zu überlegen, wenn die Erfolgsaussichten in einem vernünftigen und verantwortbaren Verhältnis zur Möglichkeit von Misserfolgen und Komplikationen stehen. Das Therapieziel, ein postthrombotisches Syndrom zu verhindern, kann heute in den meisten Fällen auch durch eine gute konservative Behandlung mit anschließender konsequent durchgeführter Kompression erreicht werden.

Thrombolytische Therapie (nur in der Klinik). Frische, bis zu einer Woche alte Thrombosen können durch Streptokinase, Urokinase oder rt-PA aufgelöst werden. Die Behandlung ist bei jungen Patienten und ausgeprägten Thrombosen zu überlegen und mit den Patienten bezüglich Erfolgsaussichten und Risiken zu besprechen.
- **Systemische Lyse:** Durchführung und Kontraindikationen werden in ▶ Kap. 76 besprochen.
- **Lokale Lyse:** Unter den verschiedenen technischen Möglichkeiten einer lokoregionalen Lyse dürfte nur jene Variante bessere Erfolge als die Systemlyse aufweisen, bei der das Lytikum über einen Katheter direkt in den Thrombus eingebracht wird. Über positive Resultate wurde auch mit einer unmittelbar anschließenden chirurgischen Entfernung der (teil-)lysierten Thromben berichtet.

Chirurgische Therapie. Eine **Thrombektomie** ist im Falle einer Extremitätenbedrohung indiziert (Phlegmasia coerulea dolens mit drohender arterieller Ischämie), bei isolierter Beckenvenenthrombose im Einzelfall zu diskutieren.

Die genannten thrombusbeseitigenden Maßnahmen können zu einer Restitutio ad integrum führen. Überzeugende Vergleichsstudien, die eine signifikante Reduktion von postthrombotischen Spätschäden im Vergleich zu einer konservativen Therapie belegen, fehlen leider bisher.

Cavaschirm

Bei rezidivierenden Lungenembolien, bei denen eine Antikoagulation wirkungslos (z B. Malignome) oder kontraindiziert ist (z. B. Gehirntraumen), kann der Einsatz eines Cavaschirms angezeigt sein. Eine praktisch wichtige Indikation für einen passageren Schirm besteht dann, wenn kurz nach Auftreten einer Thrombose eine chirurgische Intervention erforderlich ist, etwa die Operation eines malignen Tumors. Wegen möglicher Komplikationen (Beinschwellung, Schirmdislokation) sollte die Indikation sehr sorgfältig gestellt werden.

Antikoagulanzientherapie

Heparin. Die konservative Behandlung wird immer mit Heparin eingeleitet. Verschiedene Schemata sind in der ▫ Übersicht 17-2 dargestellt.

Übersicht 17-2
Alternative Heparinschemata bei akuter Thrombose

- **Intravenöse Heparinisierung:**
  - unfraktioniertes Heparin: 80 IU/kgKG als Bolus, Dauertropf mit 18 IU/kgKG/h
- **Subkutanes Heparin:**
  - nach 5000 IU Heparin als Bolus i. v.: Depotheparin s. c., 3-mal 12.500 IU oder 2-mal 25.000 IU pro Tag
- **Niedermolekulares Heparin:**
  - Tinzaparin (Innohep) 1-mal 175 IU/kgKG pro Tag
  - Enoxaparin (Clexane) 2-mal 100 IU/kgKG pro Tag
  - Nadroparin (Fraxiparin) 2-mal 0,4–0,9 ml pro Tag (nach KG)
  - Certoparin (Sandoparin) 2-mal 8000 IU pro Tag
  - Reviparin (Clivarin) 2-mal 87,5 IU/kgKG pro Tag
  - Dalteparin (Fragmin) 1-mal täglich 200 IU/kgKG pro Tag

(▶ siehe jeweilige Gebrauchsanweisung)

Bei Verwendung von unfraktioniertem Standardheparin ist eine aPTT-Adaptierung der Dosen essenziell (2- bis 3facher Kontrollwert, 55–85 s). **Niedermolekulare Heparine** können in **gewichtsadaptierter Dosis** subkutan appliziert werden, wodurch Kontrollen von Gerinnungsparametern (aPPT, Thrombinzeit) entfallen.

Ihre Überlegenheit bezüglich Effektivität und Sicherheit im Vergleich zur intravenösen Dauerinfusion von unfraktioniertem Heparin wurde in zahlreichen Studien nachgewiesen. Durch die subkutane Gabe entfällt bei mobilen Patienten auch die Notwendigkeit einer Bettruhe, Patienten können vielmehr mit exakt angelegten Kompressionsverbänden weiter mobil gehalten werden.

Orale Antikoagulation mit Cumarinderivaten. Nach 5–10 Tagen Heparinisierung erfolgt eine überlappende Umstellung auf orale Antikoagulanzien, wobei Heparin erst 2 Tage nach Erreichen von INR-Werten zwischen 2,0 und 3,0 abgesetzt werden sollte. Für die Dauer der oralen Antikoagulation (▫ Übersicht 17-3) werden bei der unkomplizierten Erstthrombose in der Regel 3–6 Monate empfohlen, bei Rezidivthrombosen, v.a. bei persistierendem Basisrisiko wie Thrombophilie oder Malignom eine möglichst lange Therapiedauer unter Abwägung des dabei jeweils erhöhten Blutungsrisikos.

Bei Kontraindikation gegen eine orale Antikoagulation scheint eine Sekundärprävention in Form von niedermolekularem Heparin in Prophylaxedosen durch 3 Monate gleich effektiv zu sein, wobei in der Anfangsphase eine wöchentliche Thrombozytenkontrolle empfohlen wird, um eine heparininduzierte Thrombozytopenie nicht zu übersehen.

Übersicht 17-3
Orale Antikoagulation mit Phenprocoumon (Marcumar)

- Vor Therapie:
  - PTZ-Ausgangswert
  - Suchtest auf Blut im Stuhl (z. B. Haemoccult) negativ
  - vorherige Gastroskopie bei Magenanamnese
- Vorgehen:
  - 1. Tag: 3–4 Tbl. (9–12 mg)
  - 2. Tag: 2–3 Tbl. (6–9 mg)
  - 3. Tag: Erhaltungsdosis (0,75–6 mg)
  - INR-Kontrollen ab 3. Tag, angestrebter Bereich 2,0–3,0
  - Beendigung der Heparingabe erst 2 Tage nach Erreichen eines therapeutischen INR-Bereiches

Adjuvante Therapie

Kompressionsverband. Mit einem exakt angelegten Kompressionsverband, vorzugsweise mit Kurzzugbinden, gelingt es beim ambulanten, symptomatischen Thrombosepatienten, die Schmerzen beim Gehen schlagartig zu lindern sowie die Beinschwellung in wenigen Tagen zu beseitigen. Bevorzugt werden Fixverbände nach der Fischer-Technik (Zinkleimverband und darüber gewickelte Kurzzugbinden am Unterschenkel, Klebebinden für den Oberschenkel), die mit einem Andruck von etwa 40 mmHg oberhalb des Knöchels und einem graduiertem Druckabfall nach proximal angelegt werden.

Bei Verwendung von subkutan applizierten Heparinen, bevorzugt von niedermolekularem Heparin, kann der mobile Patient weiter gehen und muss nicht immobilisiert werden. Diese Therapie kann stationär durchgeführt werden, unter der Voraussetzung der in der Übersicht 17-4 wiedergegebenen Kriterien aber – mit erheblicher Kostenersparnis – auch zu Hause.

Die Verbände sind anfangs nach Lockerwerden im Abstand von 1–2 Tagen, später 1-mal pro Woche zu wechseln. Nach 4 Wochen sollten **Kompressionsstrümpfe** bis zur Ödemfreiheit, möglichst für mindestens 1 Jahr verordnet werden, die das Auftreten von postthrombotischen Folgeerscheinungen signifikant reduzieren können.

Die gelegentlich immer noch empfohlene Bettruhe bis zu 10 Tagen und mehr entspricht zwar einer langen Tradition, ist aber bezüglich ihrer Sicherheit weniger durch Studien abgesichert als eine Heimbehandlung. Wenn die Thrombose bei einem bettlägrigen Patienten auftritt, empfiehlt es sich, den Patienten erst nach sicherer Antikoagulation (und in Abhängigkeit von der Ursache seiner Immobilisierung) wieder aufstehen zu lassen.

Übersicht 17-4
Voraussetzung für die häusliche Behandlung einer tiefen Venenthrombose

- gesicherte Diagnose (Duplexsonographie oder Phlebographie)
- niedermolekulares Heparin s. c. in Therapiedosen
- überlappend Einstellung auf orale Antikoagulanzien unter INR-Kontrollen
- mobile Patienten mit adäquater Kompression weiter mobil halten
- kooperativer Patient (bzw. Angehörige)
- Patientenaufklärung

Praxistipp
Akut auftretende Beinschwellung bei mobilen Patienten: subkutane Injektion von niedermolekularem Heparin (therapeutische Dosis, ▶ Herstellerempfehlung), fester Kompressionsverband, sofort abklären (Duplex-Sonographie, Phlebographie)

❗ Cave
Rezidivthrombose bei guter Einstellung der Antikoagulation: Verdacht auf Malignom!

Einen zusammenfassenden Überblick zur Behandlung der tiefen Beinvenenthrombose gibt ◘ Übersicht 17-5.

Übersicht 17-5
Tiefe Beinvenenthrombose: zusammengefasste Therapieempfehlungen (Evidenzgrad/Therapieempfehlung)

- Therapieeinleitung erst nach eindeutig verifizierter Diagnose (Duplexsonographie oder Phlebographie) (C/IIa)
- Heparinbehandlung während mindestens 5 Tagen (bevorzugt niedermolekulares Heparin s.c. in Therapiedosen) (A/I)
- überlappend orale Antikoagulation (alternativ bei Kontraindikation niedermolekulares Heparin in Prophylaxedosis zur Sekundärprävention) (A/I)
- Mobilhalten von mobilen Patienten mit Kompressionsverbänden (B/IIa)
- kürzere Hospitalisierungsdauer oder Heimbehandlung reduziert Kosten (B/IIa)
- Kompressionsstrümpfe zur Verhinderung eines postthrombotischen Syndroms (A/I)

17.1.3 Thrombosen der oberen Extremität

Grundlagen
Eine Thrombose im Bereich der oberen Extremität steht praktisch immer im Zusammenhang mit zumindest einem der folgenden 3 Faktoren:
- iatrogene Läsion nach intravenösen Injektionen und Infusionen
- Schultergürtelkompressionssyndrom
- maligne Grunderkrankung (Phlebitis saltans)

Manuelle Tätigkeiten mit erhobenen Armen können besonders bei Vorliegen einer funktionellen Enge zwischen Klavikula und 1. Rippe („thoracic outlet-syndrome") zu einem Verschluss der V. subclavia führen.

Therapie
Eine Fibrinolyse oder Thromboektomie, evtl. gefolgt von einer Resektion der 1. Rippe, wird nur in seltenen Fällen zur Diskussion stehen. Da die Spätfolgen nach einer Armvenenthrombose in der Regel gering sind, empfiehlt sich eine konservative Therapie analog der Behandlung einer tiefen Beinvenenthrombose:
- Heparin für 5–10 Tage (◘ Übersicht 17-2)
- orale Antikoagulation für 3 Monate (◘ Übersicht 17-3)
- Verbände bis zum Abschwellen des Arms

17.2 Chronische Venenerkrankungen

17.2.1 Einfache, unkomplizierte Varikose

Grundlagen
Bei den anlagemäßig bedingten Varizen können kleine (Besenreiser- und retikuläre Varizen) von großen Varizen (Stamm- und Seitenastvarizen) unterschieden werden. Kleine Varizen sind sichtbar, große Varizen auch oft nur tastbar.

CEAP-Klassifikation. Nach der neuen „CEAP"-Klassifizierung (C = clinic, E = etiology, A = anatomy, P = pathophysiology) sind kleine Varizen in die Gruppe C1, große Varizen in die Gruppe C2 einzuordnen, wobei das Suffix A für asymptomatische und S für symptomatische verwendet wird.

Therapie
Kleine Varizen. Falls die Venenveränderungen als kosmetisches Problem empfunden werden, kann eine Verödungsbehandlung durchgeführt werden.

Große Varizen. Eine aktive Behandlung empfiehlt sich bei ausgeprägter Stammvarikose (V. saphena magna bzw. parva, großkalibrige insuffiziente Perforantes) v. a. bei jüngeren Menschen und dann, wenn mit einem Fortschreiten der Erkrankung (Anamnese) bzw. dem Auftreten von Stauungszeichen im Sinne einer chronischen Veneninsuffizienz zu rechnen ist.

Bei Vorliegen von massiven Refluxen im Bereich der Mündung der V. saphena magna bzw. parva sowie von insuffizienten Perforantes ist eine Operation oder alternativ eine Katheterobliteration oder Schaumverödung vorzuziehen. Eine exakte Kompressionstherapie unmittelbar nach dem Eingriff verhindert starke Schmerzen und ermöglicht die sofortige Mobilisierung des Patienten, der möglichst viel gehen soll.

 Cave
Bei Vorliegen von großen Varizen ist vor Einleitung einer Behandlung eine klare Refluxdiagnostik sowie ein „Mapping" mittels Duplexsonographie zu fordern.

Gegenüber der klassischen Stripping-Operation sind heute endovenöse Obliterationsverfahren (Laser, Radiofrequenz) sowie die Schaumverödung im Vormarsch. Einen zusammenfassenden Überblick zur Behandlung der einfachen, unkomplizierten Varikose gibt ◘ Übersicht 17-6.

Übersicht 17-6
Unkomplizierte Varikosis: zusammengefasste Therapieempfehlungen (Evidenzgrad/Therapieempfehlung)

- sorgfältige Indikationsstellung bei aktivem Vorgehen (Operation, Verödung) in Abhängigkeit vom Beschwerdegrad und objektiven Krankheitswert (C/IIa)
- große Varizen: operieren; neue Alternative: endovenöse Katheterobliteration, Schaumverödung (C/IIa)
- kleine Varizen: sklerosieren (C/IIa)
- bei Ödem: Kompressionsstrümpfe (B/IIa), Venenpharmaka (B/IIa)
- Bei Varizenblutung: feste Kompression der blutenden Stelle (kein proximaler Tourniquet!), Bein hoch lagern, später evtl. chirurgische Ligatur oder Verödung der zuführenden Varize (C/IIa)

17.2.2 Chronische Veneninsuffizienz

Grundlagen
Unter diesem Begriff werden im deutschen Sprachraum vorwiegend venöse Stauungserscheinungen subsumiert, die nach Widmer 3 Stadien aufweisen können:
- Stadium I (CEAP Klasse C3): prä- und subfasziales Ödem, Erweiterung kleiner Venen unter dem Innenknöchel („Corona phlebectatica")

- **Stadium II (CEAP Klasse C4):** Lipodermatosklerose, Hyperpigmentation, Stauungsekzem
- **Stadium III (CEAP Klasse C5, 6):** venöses Unterschenkelgeschwür (C6) bzw. Zustand nach abgeheiltem Ulkus (C5)

Klinik. Besonders bei länger bestehenden Stauungserscheinungen kann es zur Ausbildung eines Lymphödems kommen, zu Faszienklerose und zu einer Versteifung des Sprunggelenkes im Rahmen von schmerzhaften Ulzera. Die genannten Hautveränderungen signalisieren eine mangelhafte venöse Drainage der Haut aufgrund einer Störung der venösen Pumpfunktion.

Hauptursachen für diese funktionelle Störung sind pathologische Rückströmungen (Reflux) in erweiterten und klappeninsuffizienten, oberflächlichen und/oder tiefen Venen sowie in insuffizienten Vv. perforantes (z. B. postthrombotisches Syndrom).

Diagnostik. Zu den objektiven Nachweismethoden zählen einerseits Verfahren, die venöse Reflux bzw. Obstruktionen nachweisen (Doppler, Duplexsonographie), andererseits Techniken, welche die gestörte venöse Pumpfunktion messen können (plethysmographische Methoden).

Therapie

Kompressionsbehandlung. Bei starker Schwellung und Schmerzen ist nach Ausschluss eines akuten thrombotischen Prozesses eine Therapiephase mit **festen Kurzzugverbänden** (Übersicht 17-7), die Tag und Nacht belassen werden können, zu empfehlen. Nach Rückgang von Ödem und Schmerzen, nach Erweichung der lipodermatosklerotischen Areale bzw. nach Abheilung der Unterschenkelgeschwüre wird auf eine **Erhaltungstherapie** übergegangen, die in der Regel in der Verordnung von medizinischen Kompressionsstrümpfen in der Klasse II und III besteht.

> **Übersicht 17-7**
> **Bindenqualitäten für Kurzzug-Fixverbände (Alternativen)**
>
> - Fertigzinkleim (z. B. Varicex F) mit darübergewickelten Rosidal- oder Comprilan-Binden (Unterschenkel) – „Fischer-Verband"
> - 2 übereinander angelegte Rosidal- oder Comprilan-Binden (Unterschenkel)
> - Klebebinden, z. B. Porelast, Acrylastic für den Unterschenkel, Panelast, Tricoplast für den Oberschenkel

> **Praxistipp**
> - Die Basistherapie der chronischen Veneninsuffizienz besteht in einer Dauerkompression für den Alltag.
> - Schwellung und Schmerzen bei postthrombotischem Syndrom sprechen gut auf Kompression an, nicht auf eine Erhöhung der Antikoagulanziendosis.

 Cave
Kompression bei arterieller Verschlusskrankheit, (diabetischer) Neuropathie

Lokaltherapie. Zur Behandlung einer **Stauungsdermatitis** empfehlen sich glucocorticoidhaltige Externa in einer dem Hautzustand angepassten Salbengrundlage bis zur Rückbildung der akuten Entzündung.

Beim **Ulcus cruris** steht die Lokaltherapie im Vergleich zur Kompressionsbehandlung im Hintergrund. Nach Ulkusreinigung (mechanisches Debridement, enzymhaltige Salben, Spülen mit Kochsalzlösung) können hydroaktive Wundauflagen, die ein feuchtes Milieu schaffen, die Heilung fördern. Verschiedene Formen eines künstlichen Hautersatzes (z. B. kultivierte Keratinozyten) sowie diverse Wachstumsfaktoren sind in Erprobung.

Nach Abklingen der Entzündungserscheinungen bzw. Abheilen des Ulkus empfiehlt sich abends eine indifferente Therapie mit fetthaltigen Salbengrundlagen.

 Cave
Vor einer polypragmatischen Lokalbehandlung des Ulcus cruris, z. B. mit antibiotikahaltigen Salben oder antimikrobiell wirkenden Externa, muss v. a. im Hinblick auf die hohe Allergisierungsrate gewarnt werden.

Refluxtherapie. Nach entsprechenden Funktionsuntersuchungen (Duplexsonographie, plethysmographische Messung der venösen Pumpleistung mit und ohne Varizenkompressionstest) vermag eine gezielte Ausschaltung von venösen Refluxen in den oberflächlichen Venen bzw. Vv. perforantes durch Operation, Katheterverfahren oder Schaumverödung eine Ulkusabheilung zu beschleunigen sowie die Rezidivquote zu verringern.

Venenpharmaka. Sog. ödemprotektive Pharmaka (Rutoside, Aescin, synthetische Substanzen) sowie venentonisierende Medikamente in ausreichender Dosierung können unterstützend eingesetzt werden. Durch verschiedene Studien wurde v. a. eine Verbesserung der subjektiven Beschwerden und eine damit verbundene Verbesserung der Lebensqualität nachgewiesen.

 Cave
Venös bedingte Ödeme sind keine Indikation für Diuretika.

Antibiotika. Diese sind bei einem Ulcus cruris nur dann indiziert, wenn Zeichen einer Systeminfektion vorliegen.

Lebensstil. Langes Sitzen und Stehen, Heben von schweren Lasten und warme Sitzbäder sollten vermieden werden. Zu empfehlen sind reichlich Bewegung mit Gehen und Laufen, kaltes Duschen und Schwimmen. Übergewicht und Stuhlverstopfung sind zu vermeiden.

Einen zusammenfassenden Überblick zur Behandlung der chronischen Veneninsuffizienz gibt ◘ Übersicht 17-8.

> **Übersicht 17-8**
> **Chronische Veneninsuffizienz: zusammengefasste Therapieempfehlungen (Evidenzgrad/Therapieempfehlung**
>
> - Dauerkompression für den Alltag ist die Basistherapie: Kurzzug-Fixverbände zur Entstauung: Ulcus crusis (C6) (A/I), chronische Veneninsuffizienz (C3–C5) (B/IIa).
> - Medizinische Kompressionsstrümpfe der Klassen II bis III dienen zur Erhaltung (B/IIa).
> - Venenpharmaka können unterstützend wirken, die Kompression aber nicht ersetzen (B/IIa).
> - Lebensführung ist wichtig: gehen, schwimmen, kalt duschen. Vermeiden von langem Sitzen, Stehen, warmen Bädern, Übergewicht, Stuhlverstopfung (B/IIa).

17.3 Erkrankungen der Lymphgefäße

17.3.1 Erysipel und akute Lymphangitis

Grundlagen

Das Erysipel ist eine vorwiegend durch β-hämolysierende Streptokokken der Gruppe A, selten durch Staphylokokken oder gramnegative Keime verursachte, flächenhafte Entzündung der Haut, die wahrscheinlich obligat mit einer Lymphdrainagestörung assoziiert ist. Rezidivierende Erysipelschübe führen zu einer Verschlechterung der Lymphdrainage und können ein klinisch inapparentes Lymphödem in eine manifeste Form überführen.

Sehr oft wird das Erysipel mit dem akuten Aufflammen einer chronischen Stauungsdermatitis („Hypodermitis") verwechselt. Fast immer lassen sich Eintrittspforten für die Keime feststellen (erodierte Interdigitalmykose, Insektenstich und andere Traumen, Zahnaffektionen).

Eine bakteriell bedingte Lymphangitis und Lymphadenitis findet sich häufig bei einer zugrunde liegenden Pyodermie. Rote Streifen, die Venen begleiten, sind charakteristisch.

Therapie

Der klassische, streptokokkenbedingte Rotlauf, spricht sehr gut auf Penicillin an. Dabei dürfte bezüglich der Wirksamkeit kein Unterschied zwischen Oralpenicillin (3-mal 1500 IU pro Tag) und einer parenteralen Verabreichung von hohen Dosen (3-mal 10 Mio IU pro Tag) bestehen. Bei einer Penicillinallergie kann auf ein Makrolidantibiotikum ausgewichen werden. Die Möglichkeit einer Folgeerkrankung (Niere, Herz, Gelenke) darf nicht aus dem Auge gelassen werden.

Bei Verdacht auf eine Besiedelung durch Staphylokokken oder gramnegative Keime sind entsprechende Breitbandantibiotika einzusetzen. Ein derartiger Verdacht ist dann gegeben, wenn Pyodermien oder ein infiziertes Ulcus cruris die Eintrittspforte darstellen bzw. wenn die Penicillintherapie nicht in kurzer Zeit anspricht. Die Therapiedauer sollte mindestens 10 Tage betragen.

Bei rezidivierenden Erysipelen ist eine Langzeit bzw. Dauertherapie mit Oralpenicillin (z. B. 1-mal 1500 IU pro Tag) zu empfehlen.

> **Praxistipp**
> Rötung und Schwellung am Unterschenkel ohne Fieber, Lymphadenitis und erhöhte Entzündungsparameter („Hypodermitis") sprechen nicht auf Antibiotika, aber auf Kompression an. Harn-, Harnstoff- und Kreatininkontrollen sind durchzuführen.

Einen zusammenfassenden Überblick zur Behandlung von Erysipel und akuter Lymphangitis gibt ◘ Übersicht 17-9.

> **Übersicht 17-9**
> **Erysipel und akute Lymphangitis: zusammengefasste Therapieempfehlungen (Evidenzgrad/Therapieempfehlung)**
>
> - Penicillin über 10 Tage (A/I)
> - bei Pyodermie: Abstrich, Breitbandantibiotikum (A/I)
> - Kompressionstherapie an den Extremitäten (Lymphdrainagestörung) (C/II)

17.3.2 Chronische Lymphgefäßerkrankungen

Grundlagen

Das Lymphödem hat viele verschiedene pathogenetische und klinische Facetten. Bezüglich der Pathogenese werden primäre, anlagebedingte Formen von sekundären Lymphödemen unterschieden.
- Primäre Lymphödeme können selten hereditär bedingt sein (kongenital: Nonne Milroy-Syndrom, in der Pubertät: Meige-Syndrom).

- Primäre Lymphödeme, die vor dem 35. Lebensjahr auftreten, werden als Lymphoedema praecox bezeichnet, solche nach dem 35. Lebensjahr als Lymphoedema tardum. Besonders bei letzterer Form ist immer der Ausschluss einer malignen Grunderkrankung vordringlich.
- Sekundäre Lymphödem kommen v. a. nach operativer oder strahlentherapeutischer Lymphknotenausschaltung vor (typisches Beispiel: Postmastektomielymphödem). Weitere Ursachen beinhalten Lymphgefäßverletzungen, die Filariose sowie andere Noxen.

Klinik. Es können 4 Stadien unterschieden werden:
- **Stadium 0:** klinisch inapparente Schädigung der Lymphdrainage
- **Stadium I:** reversibles Lymphödem
- **Stadium II:** irreversibles Lymphödem
- **Stadium III:** chronische Verhärtung der Haut, Papillomatose („Elephantiasis")

Nach dem Ort der Erstmanifestation können distale Lymphödeme von proximalen Lymphödemen unterschieden werden. Eine praktisch sehr wichtige Differenzierung unterscheidet zwischen malignen und nichtmalignen Lymphödemen.

Therapie

Unter dem Begriff der **komplexen physikalischen Entstauungstherapie (KPE)** wird eine Kombination folgender Therapiemaßnahmen verstanden:
- Kompressionstherapie
- manuelle Lymphdranage
- gezielte Bewegungsübungen
- Hautpflege

Kompressionsbehandlung. Die Kompressionbehandlung entspricht jener der Therapiephase der chronischen Veneninsuffizienz (Übersicht 17-7). Wenn unter einer konsequent durchgeführten Kompressionstherapie keine weitere Umfangreduktion der Extremitäten erreicht werden kann, empfehlen sich Maßstrümpfe der Kompressionsklasse III zur Dauerbehandlung.

Apparative Massage. Bei distalen Lymphödemen kann eine apparative Massage (z. B. sequenzielle Druckwellenmassage) zusätzlich einen sehr positiven Effekt ausüben (z. B. 1- bis 2-mal täglich 1 h Massage). Die Druckwellenmassage kann aber unter keinen Umständen die anderen Maßnahmen ersetzen. Allein, in intermittierenden Abständen ohne dazwischen durchgeführte exakte Kompressionstherapie ist diese Behandlung sinnlos. Bei proximalen Lymphödemen kann die apparative Massage zu einem Anschwellen der Extremitätenwurzel führen, v. a. dann, wenn keine ausreichende manuelle Lymphdrainage erfolgt.

Manuelle Lymphdrainage. Die manuelle Lymphdrainage ist eine sehr wirksame Maßnahme, die allerdings, ähnlich wie die apparative Kompression, isoliert durchgeführt ungenügend ist und in ein Behandlungskonzept eingebettet werden muss. Die sachgemäße Durchführung obliegt speziell ausgebildetem, physikalisch medizinischen Fachpersonal.

Bewegungsübungen. Ein gezieltes Bewegungstraining ähnlich wie bei den chronischen Venenerkrankungen unterstützt die Wirkung der Kompressionsbehandlung. Entsprechende Merkblätter, die dem Patienten mitgegeben werden, können sehr hilfreich sein.

Lokale Hautpflege. Diese Behandlungskomponente hat die Aufgabe, Infektionen zu verhindern und eine trockene Haut mit entsprechend indifferenten fettenden Salbengrundlagen zu pflegen.

 Cave
Die komplexe physikalische Entstauungstherapie ist kontraindiziert bei Ödemen nichtlymphatischer Genese, z. B. Lipödem, zyklisch-idiopathischem Ödem, venösem, kardialem, nephrotischem oder hepatischem Ödem.

Chirurgische Therapie. In sorgfältig ausgewählten Situationen können proximale Kontinuitätsunterbrechungen von Lymphkollektoren durch Transplantation von Lymphgefäßen überbrückt werden. Erfolge nach lymphvenösen Anastomosen konnten bisher kaum überzeugend dokumentiert werden. Die Implantation von Kunststofffäden oder von Omentumanteilen ist obsolet. Reduktionsoperationen sind speziellen Einzelfällen vorbehalten.

Einen zusammenfassenden Überblick zur Behandlung des Lymphödems gibt Übersicht 17-10.

Übersicht 17-10
Lymphödem: zusammengefasste Therapieempfehlungen (Evidenzgrad/ Therapieempfehlung)

- Komplexe physikalische Entstauungstherapie:
  - (Dauer-) Kompression
  - manuelle Lymphdrainage
  - Bewegungsübungen
  - Hautpflege (B/IIA)
- Langzeitprophylaxe mit niedrigdosiertem Penicillin (z. B. 1500 IU pro Tag p.o.) bei rezidivierendem Erysipel (B/IIA)
- orale Therapie mit Cumarinen, Rutosiden? (C/II)

Leitlinien – Adressen – Tipps

Leitlinien

Blättler W, Gerlach H, Partsch H, Marshall M, Hertel T (2003) Leitlinien zur Diagnostik und Therapie der tiefen Bein-Beckenvenen-Thrombose. Phlebologie 32: 157–163

Hach-Wunderle V (2002) Diagnostik und Therapie der Venenthrombose und Lungenembolie. VASA 31:2924–3018

Leitlinien online:
www.uni-duesseldorf.de/AWMF

Enke A, Haas S, Krauspe R et al. (2003) Stationäre und abulante Thromboseembolieprophylaxe in der Chirurgie und der perioperativen Medizin: interdisziplinäre Leitlinie. Phlebologie 32: 164–169

Internetadressen

International Society on Thrombosis and Haemostasis: Veranstaltungen, Publikationen, Proceedings der letzten Kongresse:
www.med.unc.edu/isth
Zeitschrift: J Thrombosis Haemostasis
International Union of Phlebology: Hinweise auf Veranstaltungen, Tagungen, Links: www.uip-phlebologyonline.org
International Society of Lymphology: Guidelines, Kongresse, Zeitschrift: Lymphology: www.u.arizona.edu/~witte/ISL.htm

Tipps für Patienten

Selbsthilfegruppen: Deutsche Venenliga, Bäderstr. 2a, D-56864 Bad Bertrich
Tel/Fax 02674/14448
Im Internet: www.lymphoedem.at/info.htm

Literatur

Abenhaim L, Kurz X, Norgren L, Clement D (1999) The management of chronic venous disorders of the leg (CVDL). An evidence based report of an international task-force. Phlebology 14 [Suppl1]: 1–126

Alexander K (1993) Gefäßkrankheiten. Urban & Schwarzenberg, München Wien Baltimore

Aschwanden M, Labs KR, Engel R, Schwob A, Jeanneret C, Mueller-Brand J, Jäger K (2001) Acute deep vein thrombosis: early mobilization does not increase the frequency of pulmonary embolism. Thromb Haemost 85:42–46

Beebe HG, Bergan JJ, Bergqvist D et al. (1995) Classification and grading of chronic venous disease in the lower limbs. A consensus statement. VASA 24: 313–317

Comerota AJ, Aldridge SC, Cohen G, Ball DS, Pliskin M, White IV(1994) A strategy of aggressive regional therapy for acute iliofemoral venous thrombosis with contemporary venous thrombectomy or catheter-directed thrombolysis. J Vasc Surg 20: 244–254

Földi E, Kubik S (2003) Textbook of lymphology. Urban & Fischer, München

Gloviszki P, Yao ST (2001) Handbook of venous disorders. Arnold, London

Hach W, Hach-Wunderle V (1994) Die Rezirkulationskreise der primären Varikose. Springer, Berlin Heidelberg New York

Haid-Fischer F, Haid H (1985) Venenerkrankungen, 5. Aufl. Thieme, Stuttgart

Koller F, Duckert F (Hrsg) (1983) Thrombose und Embolie. Schattauer, Stuttgart

Largiader J, Blättler W, Gloor B (2001) Combination therapy of venous thrombosis with local thrombolysis and surgical thrombectomy. Kongressbd Dtsch Ges Chir 118: 479–481

Nicolaides AN (2000) Investigation of chronic venous insufficiency. A consensus statement. Circulation 102: e126–e163

Olszewski WL (1991) Lymph stasis: Pathophysiology, diagnosis and treatment. CRC, Boca Raton

Rabe E (Hrsg) (2003) Grundlagen der Phlebologie. Viavitel, Köln

Schellong SM, Schwarz T, Kropp J, Prescher Y, Beuthien-Baurnann B, Daniel WG (1999) Bed rest in deep vein thrombosis and the incidence of scintigraphic pulmonary embolism. Thromb Haemost 82 [Suppl]: 127–129

Sixth ACCP Consensus Converence on Antithrombotic Therapy (2001) Chest 119, Suppl. 1

Widmer LK, Stähelin HB, Nissen C, da Silva A (1982) Venen-, Arterienkrankheiten. Koronare Herzkrankheit bei Berufstätigen. Prospektiv-epidemiologische Untersuchung. Basler Studie I–III (1959–1978). Hans Huber, Bern Stuttgart Wien

18 Allgemeine Intensivtherapie

M. Ruß, M. Seige, K. Werdan

18.1 Indikationen, Grenzen und rechtliche Aspekte der Intensivtherapie – 282
- 18.1.1 Indikationen – 282
- 18.1.2 Formen der eingeschränkten Intensivtherapie – 283
- 18.1.3 Grenzen der Intensivtherapie – 284

18.2 Pharmakotherapie beim kritisch Kranken – 284
- 18.2.1 Allgemeine Pharmakologie – 284
- 18.2.2 Spezielle Pharmakologie (Auszug) – 288

18.3 Kardiopulmonale Reanimation beim Erwachsenen – 292
- 18.3.1 Basismaßnahmen (Basic Life Support, BLS) – 292
- 18.3.2 Erweiterte Maßnahmen (Advanced Life Support, ALS) – 295

18.4 Gefäßpunktionen in der Notfall- und Intensivmedizin – 297
- 18.4.1 Vorbemerkungen – 297
- 18.4.2 Periphere Venenpunktion – 299
- 18.4.3 V. jugularis externa – 299
- 18.4.4 Zentrale, thoraxnahe Venen – 300
- 18.4.5 V. femoralis – 301
- 18.4.6 Arterielle Punktionen – 301

18.5 Schmerz- und Stresstherapie – 301
- 18.5.1 Vorbemerkungen – 301
- 18.5.2 Schmerztherapie beim wachen Patienten – 304
- 18.5.3 Analgosedierung beim beatmeten Patienten – 304
- 18.5.4 Spezielle Pharmakologie – 306
- 18.5.5 Muskelrelaxation – 314
- 18.5.6 Kurznarkose – 315

18.6 Künstliche Ernährung des kritisch Kranken – 316
- 18.6.1 Indikationen zur künstlichen Ernährung – 316
- 18.6.2 Feststellung des Ernährungsbedarfs – 316
- 18.6.3 Enterale Ernährung – 319
- 18.6.4 Parenterale Ernährung – 320

18.7 Supportive Therapie eingeschränkter Organfunktionen – 321
- 18.7.1 Intensivmedizinisches Qualitätsmanagement – 321
- 18.7.2 Voraussetzungen und Monitoring – 321
- 18.7.3 Supportive Therapieverfahren – 324

18.8	**Spezielle Krankheitsbilder des Intensivpatienten**	– 324
18.8.1	Sinusitis – 324	
18.8.2	Akalkulöse Cholezystitis – 325	
18.8.3	Stressulkus – 327	
18.8.4	Polyneuropathie und Myopathie des kritisch Kranken – 329	
18.8.5	Septische Enzephalopathie – 330	
18.8.6	Autonome Dysfunktion – 330	
18.9	**Prophylaxemaßnahmen in der Intensivmedizin**	– 330
18.9.1	Allgemeine Infektionsprophylaxe – 330	
18.9.2	Prophylaxe katheterassoziierter Infektionen – 331	
18.9.3	Selektive Dekontamination des Verdauungstraktes – 335	
18.9.4	Infektionsprophylaxe mit Immunglobulinen – 335	
18.9.5	Stressulkusprophylaxe – 336	
18.9.6	„Single-Shot-Antibiotikaprophylaxe" bei perkutaner endoskopischer Gastrostomie – 336	

Literatur – 338

Die Intensivmedizin gilt häufig noch – auch unter Internisten – als „Lebensrettungsmedizin", die primär dazu dienen soll, für den Patienten akut bedrohliche Störungen der Vitalfunktionen zu beseitigen. Diese Aufgabe ist auch unbestritten sehr wichtig.

Aber internistische Intensivmedizin muss mehr sein! Neben der Beseitigung akut bedrohlicher Störungen der Vitalfunktionen bei einem kritisch kranken internistischen Patienten muss auch die Grundkrankheit während der Intensivphase adäquat behandelt werden: Dies bedeutet nicht nur Fortführung der laufenden, vor der Übernahme auf die Intensivstation begonnenen internistischen Behandlung, sondern auch Eingehen auf die intensivmedizinische Phase einer internistischen Erkrankung.

„Lebensrettungsmedizin" und „intensiv-internistische" Betreuung unserer Patienten müssen Hand in Hand gehen und können nicht parallel und abgekoppelt voneinander praktiziert werden. Die internistische Intensivmedizin ist ein Teil der Inneren Medizin.

Für uns Internisten ist dies Chance, aber auch Verpflichtung zugleich!

18.1 Indikationen, Grenzen und rechtliche Aspekte der Intensivtherapie

18.1.1 Indikationen

Folgende **Erkrankungen** sind eine Indikation für die Aufnahme von internistischen Patienten auf die Intensivstation (Task Force of the American College of Critical Care Medicine 1999):

- **Herz-Kreislauf-Erkrankungen:** akuter Myokardinfarkt mit Komplikationen; kardiogener Schock; komplexe Arrhythmien mit der Notwendigkeit zu engmaschigem Monitoring und Intervention; akute kongestive Herzinsuffizienz mit respiratorischer Insuffizienz und/oder der Notwendigkeit zur hämodynamischen Unterstützung; Hochdruckkrisen; instabile Angina pectoris, besonders in Verbindung mit Arrhythmien, hämodynamischer Instabilität oder persistierender Angina pectoris; Herzstillstand; Perikardtamponade oder Perikardkonstriktion mit hämodynamischer Instabilität; dissezierendes Aortenaneurysma; AV-Block III. Grades
- **Lungenerkrankungen:** akute respiratorische Insuffizienz mit Beatmungspflichtigkeit; Lungenembolie mit hämodynamischer Instabilität; Patienten auf einer Wachstation (intermediate care station) mit Verschlechterung der Lungenfunktion; Notwendigkeit einer intensiven Bronchialtoilette; massive Hämoptysen; respiratorische Insuffizienz mit der Notwendigkeit zur sofortigen Intubation
- **neurologische Erkrankungen:** akuter Apoplex mit Bewusstseinstrübung; metabolisches, toxisches oder anoxisches Koma; intrakranielle Blutung mit Gefahr der Einklemmung; akute Subarachnoidalblutung; Meningits mit Bewusstseinstrübung oder respiratorischer Beeinträchtigung; ZNS- oder neuromuskuläre Erkrankungen mit zunehmender Verschlechterung der neurologischen oder pulmonalen Funktion; Status epilepticus; zentraler Vasospasmus; schweres Schädel-Hirn-Trauma
- **Intoxikationen:** hämodynamische Instabilität; beträchtliche Bewusstseinstrübung mit inadäquatem Atemwegsschutz; Krämpfe; hirntote oder potenziell hirntote Patienten als mögliche Organspender
- **gastrointestinale Erkrankungen:** lebensbedrohliche Blutungen mit Hypotension oder Angina pectoris, anhaltender Blutung oder mit Begleiterkrankungen; fulminantes Leberversagen; schwere Pankreatitis; Ösophagusperforation mit oder ohne Mediastinitis
- **endokrine Erkrankungen:** diabetische Ketoazidose, kompliziert durch hämodynamische Instabilität, Bewusstseinstrübung, respiratorische Insuffizienz oder schwere Azidose; Thyreotoxikose oder Myxödemkoma mit hämodynamischer Instabilität; hyperosmolarer Zustand mit Koma und/oder hämodynamischer Instabilität; andere endokrine Störungen wie Nebennierenkrisen mit hämodynamischer Instabilität; ausgeprägte Hyperkalzämie mit Bewusstseinstrübung und der Notwendigkeit zur hämodynamischen Überwachung; Hypo- oder Hypernatriämie mit Krämpfen, Bewusstseinstrübung; Hypo- oder Hypermagnesiämie mit hämodynamischer Beeinträchtigung oder Arrhythmien; Hypo- oder Hyperkaliämie mit Arrhythmien oder Muskelschwäche; Hypophosphatämie mit Muskelschwäche
- **postoperative Patienten,** die hämodynamisches Monitoring, Atemunterstützung oder intensiver Pflege bedürfen
- **Sonstiges:** septischer Schock mit hämodynamischer Instabilitität; hämodynamisches Monitoring; Notwendigkeit zur Intensivpflege; Blitzschlag; Beinahe-Ertrinken; Hypo-/Hyperthermie; neue/experimentelle Therapieansätze mit möglichen Komplikationen

Folgende **Krankheitsbefunde** sind ebenfalls eine Indikation für eine intensivmedizinische Überwachung bzw. Therapie:
- **Vitalfunktionen:** Puls < 40 oder > 150/min; systolischer Blutdruck < 80 oder 20 mmHg unter dem für den Patienten üblichen Wert; mittlerer arterieller Blutdruck < 60 mmHg; diastolischer Blutdruck > 120 mmHg; Atemfrequenz > 35/min
- **körperliche Untersuchungsbefunde** (erstmalig festgestellt): Anurie; Atemwegsobstruktion; Zyanose; Perikardtamponade; Koma; seitendifferente Pupillen bei einem bewusstlosen Patienten; anhaltende Krämpfe; Verbrennungen > 10 % der Körperoberfläche.
- **Laborwerte** (erstmalig festgestellt): Serumnatrium < 110 oder > 170 mval/l; Serumkalium < 2,0 oder > 7,0 mval/l; p_aO_2 < 50 mmHg (6,67 kPa); pH < 7,1 oder > 7,7; Serumglucose > 800 mg/dl (44,4 mmol/l); Serumcalcium > 15 mg/dl (3,74 mmol/l); toxische Spiegel von Medikamenten oder anderen chemischen Substanzen bei einem hämodynamisch oder neurologisch beeinträchtigten Patienten
- **EKG:** Myokardinfarkt mit komplexen Arrhythmien, hämodynamischer Instabilität oder kongestiver Herzinsuffizienz; anhaltende Kammertachykardie oder Kammerflimmern; AV-Block III. Grades mit hämodynamischer Instabilität
- **Bildgebung (erstmalig festgestellt):** dissezierendes Aortenaneurysma; zerebrale Blutung, Kontusion oder Subarachnoidalblutung mit Bewusstseinstrübung oder fokalneurologischen Zeichen; Ruptur von Darm, Harnblase, Leber, Ösophagusvarizen oder Uterus mit hämodynamischer Instabilität

Die **Rückverlegung eines Intensivpatienten** auf die Wachstation bzw. Allgemeinstation ist möglich (Task Force of the American College of Critical Care Medicine 1999), sobald der Zustand des Patienten sich stabilisiert hat und die Notwendigkeit zur Intensivüberwachung, Intensivtherapie und Intensivpflege nicht mehr erforderlich ist. Auch der Patient, dessen Zustand sich verschlechtert hat und bei dem keine aktiven Interventionen mehr geplant sind, kann auf die Wach- oder Allgemeinstation zurückverlegt werden.

Nach erfolgreicher Intensivbehandlung sollte der Patient auch ohne Intensivtherapie mit zufriedenstellender **Lebensqualität** weiterleben können. Bei kritisch Kranken wird sich diese Gewißheit jedoch häufig erst im Laufe der Behandlung herausstellen. Von vornherein sollte man demzufolge nur bei Patienten mit in absehbarer Zeit sicher infauster Prognose auf den Einsatz der Intensivtherapie verzichten.

18.1.2 Formen der eingeschränkten Intensivtherapie

Der Notarzt steht häufig vor der Entscheidung, lebenserhaltende Maßnahmen sofort einleiten zu müssen, ohne die Krankengeschichte des Patienten im Einzelnen zu kennen. Liegen diese Informationen dann vor – z. B. das Wissen um eine weit fortgeschrittene Tumorerkrankung – sollte der Sinn der laufenden intensivtherapeutischen Maßnahmen neu überdacht und diese ggf. situationsbezogen bis auf eine Basistherapie (▶ unten) eingeschränkt und zusätzliche Therapiemaßnahmen (medikamentös, apparativ-organerhaltend, Reanimation) nicht mehr eingeleitet werden. Ein ähnlicher Entscheidungszwang ergibt sich bei Patienten, die trotz intensiver Behandlung über einen längeren Zeitraum keine Besserung zeigen und bei denen die kausale Therapie der Grundkrankheit nicht geholfen hat oder nicht mehr möglich ist, deren Prognose sich damit erst im Laufe der Intensivtherapie als infaust herausstellt. Die Entscheidung zur Therapiebegrenzung und zum Therapieabbruch im Rahmen der passiven Sterbehilfe sind gebotene Maßnahmen, um Sterbeprozesse nicht zu verlängern (Radke 2000). Sie sollten möglichst mit der einhelligen Zustimmung des gesamten Teams – des Intensivmediziners, der an der Behandlung der Grundkrankheit Beteiligten und des Pflegepersonals – getroffen werden. Die Entscheidungen müssen emotionsfrei und mit gegenseitigem Verständnis für die jeweiligen Sachargumente getroffen werden. Das Gespräch mit den dem Patienten Nahestehenden kann dazu beitragen, den mutmaßlichen Willen des nicht mehr entscheidungsfähigen Kranken wahrscheinlich zu machen. Die psychische Belastung Angehöriger in solchen Situationen wird gemildert, wenn sie davon überzeugt werden können, dass nach menschlichem Ermessen eine Besserung des Patientenbefindens nicht mehr zu erwarten wäre und die Fortführung einer maximalen Intensivtherapie nur das Sterben verlängern würde.

Intensivmedizinische Basistherapie. Die Basistherapie beinhaltet Schmerzbekämpfung und Angstlinderung, adäquate Flüssigkeitssubstitution, Beseitigung von Atemnot und Basispflege. Menschliche Zuwendung sowie Vermeidung des Verdurstens, des Verhungerns und des Erstickens bei jedem Patienten bis zum Tode sind menschliche Pflichten. Selbst bewusstlos scheinende Kranke sollten nicht alleine gelassen werden, Besuche durch Angehörige lassen sich in der Regel problemlos in die Stationstätigkeit integrieren. Diese können häufig auch über religiöse Wertvorstellungen des Schwerstkranken Auskunft geben und so ggf. den Besuch eines Geistlichen veranlassen.

> **Praxistipp**
> Laboruntersuchungen sind bei dieser Basistherapie nur bei erwarteter therapeutischer Konsequenz erforderlich. Täglich ist jedoch der Zustand des Kranken neu zu bewerten und das laufende Therapieregime zu überdenken.

18.1.3 Grenzen der Intensivtherapie

Limitationen durch Krankheit und Therapiemöglichkeiten

Biologische Faktoren des Schwerstkranken – z. B. Alter, Begleiterkrankungen, Abwehrschwäche, Organversagen – determinieren zunächst einmal die Erfolgsmöglichkeiten des intensivmedizinischen Handelns. Durch neue Therapiemaßnahmen lassen sich diese Grenzen der Intensivtherapie zwar teilweise erweitern, andererseits nehmen Lebensalter und Multimorbidität der Intensivpatienten zu. Aufgrund der Komplexität der intensivmedizinischen Krankheitsbilder sind prognostische Aussagen häufig mit großen Unsicherheiten behaftet, und auch der Wirksamkeitsnachweis einer durchgeführten Therapie kann im Einzelfall sehr schwierig sein. Es ist verständlich, dass dadurch der effiziente Einsatz neuer Arzneimittel erheblich erschwert wird. Andererseits wird aufgrund der steigenden Kosten der Zwang durch Dokumentation einer gesicherten Wirksamkeit neuer Pharmaka im Sinne der Ergebnisforschung auf der Intensivstation immer größer („Nutzen-Kosten-Relation").

Ethische Grenzen

Bei der Frage „Was ist im Interesse des Patienten?" (Radke 2000) ist der Intensivmediziner mit Fragen der „Nutzen-Sinn-Überlegung", der im besten Fall erzielbaren Lebensqualität als Begrenzungskriterium und dem vermutlichen Wertbild des Kranken („Was ist dem Kranken sein Leben wert?") konfrontiert.

Rechtliche Fragen

Die Intensivtherapie setzt – wie jede ärztliche Behandlung – die ausdrücklich oder stillschweigend gegebene Einwilligung des Patienten voraus. In Eilfällen („Dringlichkeit therapeutischen Handelns"), in denen weder die Entscheidung des Patienten noch eines Personenberechtigten herbeigeführt werden kann, ist der mutmaßliche Wille des Patienten maßgebend, den der Arzt – soweit möglich – zu ermitteln hat. Dem Patienten nahe stehende Auskunftspersonen können für den Arzt Entscheidungshilfen liefern. Hat der Patient vorher die Intensivbehandlung in einer nicht gegen jede Vernunft oder gegen Rechtsvorschriften verstoßenden schriftlichen Verfügung („Patientenverfügung", „Patiententestament") abgelehnt, so bedarf dies der Auslegung. Bleiben Zweifel, ist davon auszugehen, dass der Patient sich für lebenserhaltende Maßnahmen entscheiden würde („in dubio pro vita") (Radke 2000).

Äußert der Patient dagegen bei vollem Bewusstsein und in vollem Verständnis der damit verbundenen Konsequenzen dem Arzt gegenüber den Wunsch, nicht mehr behandelt zu werden („Patientenverfügung"), so muss dieser Wunsch respektiert werden (Radke 2000). Die Entscheidung des einwilligungsfähigen und voll informierten Patienten ist auch dann verbindlich, wenn sie irrational und für den Arzt nicht nachvollziehbar ist: So muss die Weigerung eines Zeugen Jehovas, in Kenntnis aller Umstände eine vital indizierte Bluttransfusion vornehmen zu lassen, respektiert werden. Dagegen muss der bewusstlose Suizidale behandelt werden, auch wenn alle äußeren Umstände auf einen versuchten Bilanzselbstmord (Selbsttötung nach freiem Willen und nach reiflicher Überlegung) hindeuten.

Ein Urteil des Bundesverfassungsgerichtes führt zu den Grenzen ärztlicher Behandlungspflicht aus, dass „Maßnahmen zur Lebensverlängerung nicht schon deswegen unerlässlich sind, weil sie technisch möglich sind. Angesichts des bisherige Grenzen überschreitenden Fortschritts medizinischer Technologie bestimmt nicht die Effizienz der Apparatur, sondern die an der Achtung des Lebens und der Menschenwürde ausgerichtete Einzelfallentscheidung die Grenze ärztlicher Behandlungspflicht".

18.2 Pharmakotherapie beim kritisch Kranken

Die Pharmakologie der auf der Intensivstation eingesetzten Arzneimittel ist in der Regel bei gesunden Probanden und bei Patienten mit stabilen chronischen Erkrankungen ermittelt worden. **Multiorgandysfunktionssyndrom** (MODS) und **Sepsis** des schwerkranken Intensivpatienten können jedoch Pharmakokinetik und Pharmakodynamik der häufig notwendigen medikamentösen Polypragmasie inter- und sogar intraindividuell während des Krankheitsverlaufes in einer oft noch nicht überschaubaren Weise beeinflussen. Der intensivmedizinisch Tätige benötigt deshalb einen hohen Grad an Wachsamkeit, um bekannte und unbekannte, potenziell gefährliche Nebenwirkungen und Interaktionen möglichst frühzeitig zu erkennen und damit Schaden vom Patienten abzuwenden und den Behandlungserfolg nicht zu gefährden.

Im Folgenden soll ein kurzer Abriss über dieses Gebiet gegeben werden. Umfassende Übersichten mit Literaturzitaten finden sich bei Böhm (2002).

18.2.1 Allgemeine Pharmakologie

Eigenschaften des „idealen Pharmakons"

Die Eigenschaften des – nach Ansicht der Autoren – „idealen" Pharmakons zum Einsatz auf der Intensivstation sind in ◘ Übersicht 18-1 aufgeführt. Zahlreiche Faktoren können Wirkungsintensität und -dauer sowie das Spektrum unerwünschter Wirkungen von Arzneimitteln beim kritisch Kranken mit seinen wechselnden Befundverbesserungen und Befundverschlechterungen beeinflussen (Übersicht 18-2).

Übersicht 18-1
Eigenschaften des „idealen" Pharmakons für den Einsatz beim kritisch Kranken auf der Intensivstation

- intravenös applizierbar
- rascher Wirkungseintritt
- konzentrationsabhängige Wirkungsintensität
- „Dosierung nach Wirkung" (gut steuerbar)
- keine Toleranzentwicklung
- aussagekräftiges Drug Monitoring
- rasche Abklingquote, keine Kumulation
- Elimination sowohl renal als auch hepatisch
- inaktive Metabolite
- keine Interaktion mit anderen Pharmaka
- Kompatibilität mit anderen Infusionslösungen
- Wasserlöslichkeit
- keine Absorption an Spritzen und Infusionsbestecken
- günstiger Preis im Vergleich zu „nichtidealen" Alternativpräparaten

Übersicht 18-2
Faktoren, die Wirkungen und Nebenwirkungen von Pharmaka bei kritisch Kranken beeinflussen können

- Pharmakonelimination:
  - Änderungen in der Ausscheidung
  - Änderungen der Metabolisierung
- Änderungen der:
  - Pharmakonrezeptoren (Zahl, Affinität)
  - Wirksamkeit von Metaboliten
  - Proteinbindung
- Formen der Medikamentenapplikation
- Schweregradänderung von Grundkrankheit: Multiorganversagen, Sepsis
- extrakorporale Therapieverfahren: Hämodialyse, Hämofiltration, Plasmapherese
- künstliche Beatmung
- Störungen des Säure-Basen-Haushaltes
- Hypoxie

Geänderte Pharmakokinetik: Pharmakonelimination

Eingeschränkte Nierenfunktion (Böhm 2002). Eine Nierenfunktionseinschränkung führt zur verminderten Elimination von Arzneimitteln und – meist noch mehr – ihrer Metabolite. Die **glomeruläre Funktionsstörung** (betrifft z. B. Aminoglykoside) ist dabei meistens stärker ausgeprägt als die der **tubulären Sekretion** (betrifft z. B. Penicilline). Die zur Verfügung stehenden Korrekturnomogramme stützen sich dabei meistens auf das Serumkreatinin oder die Kreatinin-Clearance, deren Bestimmung bei Hyperbilirubinämie methodische Probleme machen kann, zumindest bei manchen Analyseverfahren. Bei katabolen Patienten mit ausgeprägtem Muskelschwund können Kreatininbestimmungen das Ausmaß der Nierenschädigung unterschätzen.

Beeinträchtigte hepatische Metabolisierung (Böhm 2002). Die Metabolisierung lipophiler Pharmaka zu renal eliminierbaren hydrophilen Substanzen in der Leber kann bei kritisch Kranken auf mehreren Ebenen gestört sein. Eine **verminderte Leberdurchblutung** und eine **geänderte Plasmaproteinbindung** beeinflussen die Abgabe des Pharmakons an die Leberzelle. Die hepatische Metabolisierung erfolgt zunächst durch Phase-I-Enzyme (Oxidation, Hydroxylierung etc.), üblicherweise durch die Cytochrom-P450-Systeme. Daran kann sich eine Phase-II-Enzymreaktion (Glukuronidierung, Sulfatierung, Azylierung etc.) anschließen. Beide Enzymsysteme können bei kritisch Kranken in ihrer Funktion vermindert oder gesteigert sein, wobei das P450-System empfindlicher ist. Demzufolge sind Pharmaka, die durch das Phase-I-System oder das Phase-I- und das Phase-II-System (z. B. Midazolam) metabolisiert werden, störanfälliger als diejenigen, die nur durch das Phase-II-System verstoffwechselt werden (z. B. Lorazepam).

Zu den Modulatoren dieser Enzymsysteme gehören Zytokine (Interleukin 1, Interferon, Endotoxin, Stickoxid) (Iber et al. 1999), Niereninsuffizienz, Stress, Leberischämie und -hypoxie, diätetische Faktoren, Fieber, Alter und bestimmte Pharmaka (ausführliche Diskussion bei Böhm 2002 u. Park 1993).

Extrahepatische Metabolisierung. Eine extrahepatische Pharmakonmetabolisierung kann im Darm, in der Lunge und in den Nieren stattfinden. Ihr Anteil wird auf 10–20 % geschätzt. Obwohl diese extrahepatische Metabolisierung bei schweren Lebererkrankungen eine größere Bedeutung erlangen könnte, scheint dies beim kritisch Kranken ohne klinische Relevanz zu sein.

Geänderte Pharmakodynamik: Pharmakonrezeptoren

Rezeptordesensibilisierung. Änderungen von Zahl und Affinität von Pharmakonrezeptoren beim kritisch Kranken führen häufiger zur Abschwächung, seltener zu einer Steigerung der Arzneimittelwirkung. Eine Toleranzentwicklung findet sich bei der Gabe von **Benzodiazepinen**

und Opioiden. Ein relativer Corticosteroidmangel beim kritisch Kranken kann auf Rezeptorebene zu einem verminderten Ansprechen des Herz-Kreislauf-Systems auf Katecholamine führen (Burchardi et al. 2000).

> ❗ Bei schweren Formen der Herzinsuffizienz und im kardiogenen bzw. septischen Schock muss mit einer *Katecholamintoleranz* infolge einer Abnahme der myokardialen β_1-Adrenozeptoren und einer Zunahme der inhibitorischen G-Proteine gerechnet werden (Burchardi et al. 2000).

Diese Katecholamintoleranz kann durch Dosissteigerung teilweise kompensiert werden. Die Abschwächung der positiv inotropen Katecholaminwirkung tritt innerhalb von Stunden ein und ist nach 24–48 abgeschlossen. Betroffen davon sind sowohl endogene als auch pharmakologisch applizierte, ihre positive inotrope Wirkung über eine Stimulation der myokardialen β_1-Adrenozeptoren entfaltende Katecholamine als auch – in geringerem Maße – die Phosphodiesterasehemmer. Bei chronischer Herzinsuffizienz wird versucht, durch Betarezeptorenblocker in sehr niedriger Dosierung die „downregulierten" myokardialen β-Adrenozeptoren erneut hochzuregulieren und damit die Katecholaminansprechbarkeit wieder zu verbessern. Für akute Formen der Herzinsuffizienz auf der Intensivstation liegen diesbezüglich keine Erfahrungen vor.

Die β_2-Adrenozeptor-vermittelte positiv inotrope Katecholaminwirkung spielt im Vergleich zur β_1-Adrenozeptor-Stimulation nur eine untergeordnete Rolle. Die myokardialen β_2-Adrenozeptoren zeigen bei herzinsuffizienten Patienten keine Abnahme, trotzdem ist die Ansprechbarkeit auf β_2-Sympathikomimetika reduziert. β_1-Adrenozeptoren stellen im menschlichen Herzen nur etwa 15 % der Gesamtheit aller Adrenozeptoren. Ob durch ihre Stimulation ein relevanter positiv inotroper Effekt zu erzielen ist, wird kontrovers diskutiert. Bei höhergradiger Herzinsuffizienz bleibt die Zahl myokardialer β_1-Adrenozeptoren unverändert bzw. nimmt sogar zu. Dennoch ist die positiv inotrope Wirkung von β-Adrenozeptor-Agonisten bei terminaler Herzinsuffizienz ebenfalls abgeschwächt. Die Gefäße zeigen nur im septischen, nicht aber im kardiogenen Schock eine Katecholamintoleranz, mit einer verminderten bis fehlenden Vasokonstriktion auf β-Adrenozeptor-Agonisten. In diesem Fall scheint jedoch nicht die im Tierexperiment bei Sepsis und Endotoxinämie gefundene Abnahme der Zahl der Gefäß-β-Adrenozeptoren die entscheidende Rolle zu spielen, sondern vielmehr das vermehrt gebildete Stickoxid. Durch Hydrocortison und durch Hemmstoffe der Stickoxidsynthase lässt sich im Sepsis- und Endotoxintiermodell die stark abgeschwächte vasokonstriktorische Katecholaminwirkung wieder verbessern. Für Hydrocortison liegen bereits günstige Erfahrungen bei Patienten vor. So konnte durch die niedrigdosierte Gabe von Glucocorticoiden (200–300 mg Hydrocortisonäquivalent/Tag) bei Patienten mit septischem Schock die Dauer der Katecholamin-Therapie signifikant verkürzt werden (Briegel et al. 1999). Eine französische Multizenterstudie konnte zeigen, dass dadurch die Überlebensprognose von Patienten mit septischem Schock gebessert werden kann (Annane et al. 2002). Dieses Konzept wird derzeit in der multizentrischen europäischen Corticus-Studie weiter überprüft. Die Zahl der Gefäß-β_2-Adrenozeptoren ist im Tierexperiment bei Sepsis und Endotoxinämie als unverändert beschrieben.

Eine erste Studie mit einem Hemmstoff der Stickoxidsynthase zeigte bei Patienten mit Sepsis eine Übersterblichkeit (Lopez 2004). Dagegen fand sich bei Patienten mit kardiogenem Schock bei Einsatz eines Stickoxidsynthase-Hemmers – allerdings in wesentlich niedrigerer Dosierung – in einer kleinen Studie eine Letalitätssenkung (Cotter 2004); eine größere Überprüfungsstudie ist angelaufen.

Manche der Rezeptordesensibilisierungen beim kritisch Kranken lassen sich pharmakologisch partiell ausgleichen. So kann die abgeschwächte positiv inotrope Wirkung von Katecholaminen trotz Downregulation der myokardialen β_1-Adrenozeptoren z. T. wieder hergestellt werden, wenn der Abbau des vermindert gebildeten zyklischen Adenosinmonophosphats durch Gabe eines Phosphodiesterasehemmers verlangsamt wird.

Lässt sich die Pharmakonwirkung quantifizieren – wie z. B. die Herz-Kreislauf-Wirkung der Katecholamine – so werden solche Toleranzphänomene erkannt und möglicherweise behandelbar. Schwieriger ist es dagegen, wenn solche quantifizierbaren Messungen im Klinikalltag nicht verfügbar sind, wie z. B. beim Einsatz von Sedativa und Analgetika (▶ Abschn. 18.5.3). Hier kann sich dann durchaus die Frage stellen, ob z. B. eine Bewusstseinstrübung durch die Grundkrankheit, durch eine Überdosierung von Pharmaka oder durch Änderungen des Pharmakonrezeptorstatus hervorgerufen worden ist.

Arzneimittelinteraktionen, Arzneimittelinkompatibilitäten, unerwartete und unerwünschte Pharmakonwirkungen

Die Rate schädigender Arzneimittelwirkungen liegt auf den Intensivstationen (Leape et al. 1999; Park 1993) mit 19/1000 Patiententagen fast doppelt so hoch wie auf den Allgemeinstationen (10/1000 Patiententage).

Unser Denken ist von dem Konzept „ein Pharmakon – eine Wirkung" geprägt. Beim Intensivpatienten ist dieses Konzept kaum anwendbar: Die häufig notwendige Polypragmasie der Intensivtherapie, verbunden mit Organfunktionsstörungen unterschiedlichen intra- und interindividuellen Ausmaßes sowie der gleichzeitigen intravenösen Infusion mehrerer Pharmaka, stellt eine permanente Gefährdung durch unerwünschte Arzneimittelinteraktionen und Arzneimittelinkompatibilitäten dar. Hier kann dem Intensivmediziner nur höchste Wachsamkeit, sorgfältige Vorabinformation und ein möglichst standardisiertes Vorgehen empfohlen werden.

> **! Cave**
> Beispielhaft soll hier das *Amiodaron* aufgeführt werden, das zu einem signifikanten Anstieg der Plasmakonzentrationen von Digoxin, Warfarin, Phenytoin und vieler Klasse-I-Antiarrhythmika (Chinidintyp, Flecainid) führt und in den meisten Fällen eine 20–50 %ige Dosisreduktion der betreffenden Arzneimittel erforderlich macht (Nolan 1997).

Insbesondere bei älteren und schwerkranken Patienten muss mit paradoxen Pharmakonwirkungen gerechnet werden, so z. B. mit Agitation bei der Gabe von Benzodiazepinen.

Einfluss des Schweregrades der Erkrankung auf die Pharmakonwirkung

Die zur Erzielung einer erwünschten Wirkung notwendige Arzneimittelmenge kann mit dem Schweregrad sowie mit der Besserung oder Verschlechterung des Krankheitszustandes des Patienten variieren, z. B. aufgrund von Rezeptoränderungen oder einer modifizierten Metabolisierung und -elimination des Pharmakons. Ein Beispiel dafür ist die Wirkung des Dopamins in niedriger Dosierung (2–5 μg/kgKG/min): Während damit bei Gesunden eine Vasodilatation über die Stimulation dopaminerger Rezeptoren zu erzielen ist, führt die gleiche Dosis bei Patienten mit septischem Schock – durch die Stimulation von α-Adrenozeptoren – zur Vasokonstriktion; ein Effekt, der bei Gesunden nur bei höheren Dopaminkonzentrationen gesehen wird (Burchardi et al. 2000; Park 1993).

Eine am Schweregrad von Multiorganversagen und Sepsis orientierte Pharmakondosierung, ggf. mit Unterstützung durch Software, könnte hier zur Therapieoptimierung beitragen.

Drug Monitoring

Das Drug Monitoring auf der Intensivstation orientiert sich an den Standardempfehlungen (Therapeutic Drug Monitoring 2001). Eindeutig toxische, aber auch eindeutig subtherapeutische Dosierungen können damit erkannt werden.

Serum- und Plasmaspiegelbestimmungen. Für zahlreiche Arzneimittel sind Serum- und Plasmaspiegelbestimmungen verfügbar, jedoch nur bei wenigen sind diese Messungen obligat (z. B. bei Aminoglykosiden, Immunsupressiva). Diesbezügliche Informationen darüber finden sich im Themenheft Therapeutic Drug Monitoring (2001) und in den entsprechenden Kapiteln dieses Buches.

> **! Cave**
> Aussagekräftig ist ein Drug Monitoring nur bei exakter Einhaltung der teils substanzspezifischen Abnahmebedingungen (Tal- bzw. Spitzenspiegel; Blut nicht mit derselben Nadel aspirieren, mit der das Medikament gespritzt worden ist).

Aktive Metaboliten und freie Pharmakonkonzentration. Bei zahlreichen Medikamenten ist allerdings nur eine schwache Korrelation von Wirkung und Plasmakonzentration vorhanden. Vor allem bei Sedativa (insbesondere bei Benzodiazepinen) sind Plasmaspiegel wenig hilfreich, u. a. wegen der Nichterfassung aktiver/inaktiver Metabolite. Die meisten Messmethoden bestimmen die Gesamt- und nicht die freie Pharmakonkonzentration, sodass Änderungen im Ausmaß der Plasmaproteinbindung über- oder unterschätzt werden können.

Die Wertigkeit von **Digoxinspiegelbestimmungen** – Abnahme frühestens 2 h nach der letzten i.v.-Gabe – ist durch mögliche Kreuzreaktionen mit digoxinähnlichen Substanzen bei kritisch Kranken mit Nieren- und Leberinsuffizienz eingeschränkt (Park 1993).

Formen der Arzneimittelapplikation

Die **i.v.-Applikation** wird wegen des schnellen Wirkungseintritts und der Verlässlichkeit der Darreichung in der Regel bevorzugt. Häufig erscheint der Einsatz von Arzneimitteln mit kurzer Halbwertszeit als **Infusion** erstrebenswert (Übersicht 18-1). Die **rektale Gabe** wird gelegentlich gewählt, v. a. bei nicht in parenteraler Form verfügbaren Arzneimitteln, wie Paracetamol und nichtsteroidalen Antiphlogistika. Geeignet in bestimmten Situationen ist auch die **intratracheale Gabe**: β_2-Agonisten und Anticholinergika bei Patienten mit schwerem Bronchospasmus; Atropin, Lidocain und Adrenalin bei der Reanimation. Bei der Reanimation sollte die Dosis dann das 2- bis 2,5fache der intravenösen betragen. Das Medikament kann – aufgelöst in 10 ml Aqua ad inject. oder physiologischer Kochsalzlösung – direkt in den Tubus instilliert werden Auf die umständliche, tiefendobronchiale Applikation über einen in den Tubus eingeführten Katheter kann verzichtet werden (Madler et al. 1999, S. 349–368). Nach der Applikation sollte mehrmals ventiliert werden, um das Medikament in der Lungenperipherie zu verteilen. Die Wirkung tritt im Vergleich zur i. v.-Gabe später ein, und die erzielbaren Spitzenplasmaspiegel sind niedriger.

Die häufig vorhandene Hypomotilität des Magen-Darm-Trakts und die gleichzeitige Opioidgabe sprechen gegen eine **orale Medikation**.

> **! Cave**
> Auf die *subkutane* und *intramuskuläre Applikationsform* sollte bei Intensivpatienten in der Regel verzichtet werden (schlechte Hautdurchblutung bei Schockzuständen, Gerinnungsstörungen, Gefahr des Auftretens von infizierten Hämatomen).

Viele **kurz wirksame Pharmaka** beenden ihre Wirkung durch Umverteilung. Bei länger dauernder Anwendung können allerdings die Depots gefüllt sein, und dann bestimmt bei diesen Substanzen die Clearance das Abklingen der Wirkung. So wird z. B. Clomethiazol, dessen kurze Wirkungsdauer auf einer Umverteilung beruht, bei länger dauernder Gabe zum lang wirksamen Arzneimittel. Nicht vernachlässigt werden können auch die teils wesentlich höheren Kosten von kurz wirksamen Darreichungsformen im Vergleich zu Standardpräparaten.

Supportive Therapie des Organversagens und ihr Einfluss auf Arzneimittelwirkungen

Hämofiltration, Hämodialyse und kardiopulmonaler Bypass. Die Hämofiltration, deren Hauptindikation in der kurzfristigen Korrektur des Flüssigkeitshaushaltes liegt, ermöglicht eine zufrieden stellende Elimination von harnpflichtigen Substanzen bei einem anurischen Patienten nur durch Filtratmengen von 15–20 l pro Tag. Dieses und andere Probleme (großvolumige Flüssigkeits- und Elektrolytsubstitution, Korrektur des Säure-Basen-Haushalts) zeigten die Grenzen der Hämofiltration als kontinuierliches Nierenersatzverfahren auf, sodass die venovenöse oder arteriovenöse Hämodialyse (Hämodiafiltration) als Modifikation der Hämofiltration zur kontinuierlichen Therapie des akuten Nierenversagens bei Intensivpatienten zunehmend häufiger eingesetzt wird. Bei Bedarf werden hierzu auch großporige Filter verwendet, die für Moleküle mit einem Molekulargewicht von bis zu 30 000 durchlässig sind. Dadurch kann es z. T. zur beträchtlichen Elimination von körpereigenen Blutbestandteilen und Medikamenten in Abhängigkeit von einer Vielzahl von Einflussfaktoren (Übersicht 18-3) kommen. Zur Korrektur wurden Dosierungsrichtlinien für Pharmaka bei Verwendung kontinuierlicher Hämofiltration und Hämodialyse mit unterschiedlichen Dialysat- bzw. Filtratflüssen erarbeitet (Tabelle 18-2).

Zu beachten ist weiterhin, dass einige Membranen Medikamente (z. B. Aminoglykoside) absorbieren. Mit komplexen Einflüssen auf die Pharmakonelimination muss auch beim Einsatz des kardiopulmonalen Bypass im Rahmen von Herzoperationen oder extrakorporaler Membranoxygenierung gerechnet werden.

Übersicht 18-3
Faktoren, die die Pharmakonelimination durch Hämofiltration und Hämodialyse beeinflussen (mod. nach Park 1993)

- **Filtereigenschaften:**
  - Art (Plattenfilter, Kapillare)
  - Austauschfläche
  - Porengröße und -verteilung
  - Alterungsgeschwindigkeit
- **Blutfluss:**
  - bei venovenösen Verfahren abhängig von Pumprate
  - bei arteriovenösen Verfahren abhängig von Blutdruck und Kathetergröße
- **Ultrafiltratmenge**
- **Dialysat:**
  - Dialysatfluss und -zusammensetzung
- **Pharmakon:**
  - Molekulargewicht
  - Plasmaproteinbindung
  - Plasmakonzentration und Verteilungsvolumen
  - elektrische Ladung

Respiratorische Insuffizienz und Beatmung. Die mechanische Beatmung kann die Elimination von Arzneimitteln beeinträchtigen. Die künstliche-Beatmung vermindert sowohl den hepatischen als auch den renalen Blutfluss, Letzteren bis zu etwa 30 %. Beides reduziert die Ausscheidung von Arzneimitteln und ihrer Metaboliten.

Die Hypoxie akuter und chronischer Lungenerkrankungen kann sowohl stimulierende als auch hemmende Wirkungen auf Enzyme des Arzneimittelmetabolismus haben. Bei schwerer respiratorischer Insuffizienz wird der gesteigerte Blutfluss zur Atemmuskulatur durch eine Drosselung des Blutflusses zu anderen Organen, z. B. Leber und Nieren, kompensiert. Dies wiederum kann mit einer Einschränkung der Pharmakonelimination verknüpft sein. Ein Anstieg des p_aCO_2 mit respiratorischer Azidose kann die Plasmaproteinbindung von Pharmaka, z. B. von Morphin, verändern. Darüber hinaus wirkt CO_2 als Narkotikum und verstärkt die Effekte von Sedativa und Analgetika.

Medikamentendosierungen bei krankhaft adipösen Patienten auf Intensivstation. Die veränderten Lebens- und Ernährungsgewohnheiten der westlichen Welt führen zu einer zunehmenden Prävalenz übergewichtiger (BMI > 25) und auch krankhaft übergewichtiger (BMI > 30) Patienten. Für die Dosierungen bei dieser Patientenpopulation liegen häufig keine Angaben vor. Aufgrund der z. T. schwerwiegenden Nebenwirkungen bei Substanzen mit geringer therapeutischer Breite (z. B. Theophyllin) sollte hierbei stets mit der Dosis für das ideale Körpergewicht begonnen werden und die Dosierung nach klinischem Effekt gesteigert werden. Soweit vorliegend werden bei den einzelnen Medikamenten Dosisempfehlungen für Patienten mit einem BMI (body mass index = Körpergewicht in kg/Körpergröße in m² von > 40 (= Adipositas III° nach WHO) gegeben (Erstad 2004).

18.2.2 Spezielle Pharmakologie (Auszug)

Sedativa, Analgetika und Muskelrelaxanzien

Diese Substanzen werden in ▶ Abschnitt 18.5 besprochen.

Diuretika

Für eine diuretische Therapie gibt es beim kritisch Kranken u. a. folgende **Indikationen**:
- Beseitigung der Salz- und Wasserretention infolge neurohumoraler Dysregulation durch Katecholamine, Steroide, antidiuretisches Hormon und Aktivierung des Renin-Angiotensin-Systems
- Reduktion des Gewebeödems infolge Flüssigkeitsüberladung oder vermehrter Kapillarpermeabilität durch Entzündungsmediatoren
- Senkung des erhöhten intrakraniellen Drucks nach Schädel-Hirn-Traumata
- Behandlung des akuten oligurischen Nierenversagens

Durch die Gabe von Diuretika bei Intensivpatienten mit akutem Nierenversagen konnte bisher kein signifikanter Überlebensvorteil gezeigt werden, im Gegenteil erbrachte eine retrospektive Untersuchung eine Steigerung von Mortalität und Erhöhung der Inzidenz einer terminalen Niereninsuffizienz in Zusammenhang mit der Gabe von Diuretika (Mehta 2002). Insbesondere bei Nierenversagen im Rahmen einer Sepsis sollte frühzeitig auf eine weitere Diuretikagabe verzichtet werden und stattdessen ein Nierenersatzverfahren (Hämofiltration, Hämodialyse) zur Anwendung kommen.

Furosemid. Die Clearance von Furosemid ist von der Nierenfunktion abhängig, die Substanz akkumuliert bei Niereninsuffizienz. Die Gefahr der Ototoxizität wird durch gleichzeitige Aminoglykosidgabe verstärkt.

Die Akkumulation von Furosemid erklärt zumindest teilweise die ausgeprägte Diurese, die in der Erholungsphase nach akutem Nierenversagen gesehen werden kann. Bei Lebererkrankungen ist die Clearance nicht verändert, die diuretische Wirkung jedoch variabel.

Antibiotika

Diese Substanzen werden in Kap. 102 besprochen.

Pharmaka zur Stressulkusprophylaxe

Diese Substanzen werden in ▶ Abschnitt 18.8.3 besprochen.

Kardiovaskuläre Pharmaka

Amiodaron. Amiodaron ist hinsichtlich seiner Pharmakokinetik, Pharmakodynamik, Biotransformation und Medikamenteninteraktion (▶ oben) ein sehr komplexes Arzneimittel (Nolan 1997). Es hat eine Halbwertszeit von 25–30 Tagen, mit großer individueller Variabilität, sein sehr großes Verteilungsvolumen beträgt 71–174 l/kgKG, und die Frage der linearen Pharmakokinetik ist noch ungeklärt. Die Ausscheidung von Amiodaron und seines ebenfalls aktiven Metaboliten Desethylamiodaron, allerdings mit etwas unterschiedlichem Wirkspektrum, erfolgt fast ausschließlich über die Leber.

Herz- und Niereninsuffizienz scheinen die Pharmakokinetik nicht zu beeinflussen, wohl aber das Lebensalter, mit einer verlängerten Halbwertszeit sowohl des Amiodarons als auch des Desethylamiodarons und einer erhöhten Nebenwirkungsrate beim älteren Patienten. Bei Patienten mit eingeschränkter linksventrikulärer Pumpfunktion muss mit einer weiteren Pumpfunktionseinschränkung, jedoch keiner Änderung des systemischen Gefäßwiderstandes oder des Pulmonalkapillardrucks gerechnet werden (Nolan 1997).

Da Amiodaron sehr lipophil ist, ist mit einer verlängerten Aufsättigungszeit bei stark adipösen Patienten zu rechnen; die Aufsättigungsphase (1 g/Tag) sollte bis zum Erreichen der unteren therapeutischen Serumspiegel fortgesetzt werden, begleitet von Kontrollen der Spiegel in der Erhaltungsphase (Erstad 2004).

Digoxin. Vorhofflimmern und **Vorhofflattern** sind die wesentlichen Indikationen für den Einsatz von Digitalis auf der Intensivstation, während die positiv inotrope Wirkung bei Akutkranken im Vergleich zu der von Katecholaminen in den Hintergrund tritt. Mit einer Zunahme der Digitalistoxizität muss gerechnet werden bei Hypokaliämie, Hypomagnesiämie, Hyperkalzämie, Hypoxie, Hypothyreose, Myokardischämie und Störungen des Säure-Basen-Haushalts. Beim kritisch Kranken ist es oft schwierig, die klinischen Zeichen der Digitalisintoxikation frühzeitig zu erkennen, da gastrointestinale und zentralnervöse Nebenwirkungen häufig durch die Grundkrankheit maskiert werden. Die EKG-Veränderungen einer Digitalisintoxikation sind vielgestaltig und vieldeutig (▶ Kap. 5).

Bei schwerer **Niereninsuffizienz** steigt die Eliminationshalbwertszeit von normalerweise 36 h auf mehr als 100 h an, wobei ein Gleichgewichtszustand nicht vor 1–2 Wochen erreicht wird. Die Digoxin-Clearance wird durch andere Pharmaka, insbesondere Chinidin (Anstieg des Digoxinspiegels), Verapamil und Amiodaron, vermindert; dadurch wird die Überdosierungsgefahr erhöht.

Lidocain. Lidocain wird in der Leber metabolisiert und besitzt eine rasche Clearance, die Eliminationshalbwertszeit beträgt 1,5–2 h. Bei Herzinsuffizienz nehmen sowohl Clearance als auch Verteilungsvolumen aufgrund der verminderten Gewebeperfusion ab. Bei Lebererkrankungen findet sich eine variable Abnahme der Clearance, die Clearance älterer männlicher Patienten ist ebenfalls vermindert (Nolan 1997). Es besteht eine signifikante Aufnahme von Lidocain in die Lunge, die jedoch unabhängig von einer Lungeninsuffizienz ist.

Cave
Nach Myokardinfarkten und nach Operationen am offenen Herzen kann Lidocain ohne Toxizitätszeichen akkumulieren, möglicherweise hervorgerufen durch eine vermehrte Proteinbindung an α_1-Glykoprotein.

Tabelle 18-1. Auszug aus der „Freiburger Liste" zur Medikamentendosierung während kontinuierlicher Nierenersatzverfahren (nach Keller 1995)

Name	Normalpatient GFR 100 ml/min			Anurisch ohne HD		Anurisch mit 1,5 l/h CVVHD			Bemerkungen
	Loading	Maximaldosis	Intervall	Maximaldosis	Intervall	Multiplikator	Maximaldosis	Intervall	
Analgetika									
ASS		300 mg	6 h	100–300 mg	6–24 h	1	100–300 mg	6–24 h	
Morphin		5–10 mg	variabel	Dosis 50–75%	verlängert	1	wie bei Anurie		
Paracetamol		500 mg	4 h	500 mg	8 h	1	wie bei Anurie		
Magensäureblocker									
Famotidin		20 mg	12 h	10 mg	12 h	1,5	10 mg	12 h	
Omeprazol		10–20 mg	24 h	unverändert		1	wie bei Anurie		
Pirenzepin		10 mg	12 h	unverändert		1	wie bei Anurie		
Ranitidin		100–150 mg	12 h	50–75 mg	12 h	1	wie bei Anurie		
Antiarrhythmika									
Propafenon	90–180 mg/3 h	200 mg	8 h	200 mg	8–24 h	1	wie bei Anurie		Blutspiegel: 0,2–1 µg/ml
Antihypertensiva									
Enalapril		10 mg	12 h	5 mg	12 h	1	wie bei Anurie		
Enaprilat		2,5 mg	6 h	1,25 mg	12 h	1	wie bei Anurie		
Verapamil		100 mg über 24 h		50 mg/24 h	Dauerinfusion	1	wie bei Anurie		
Betablocker									
Bisoprolol		10 mg	24 h	5–10 mg	24 h	1	wie bei Anurie		
Sotalol		160 mg	6–12 h	80 mg	24 h	2,7	80 mg	8 h	
Kardiaka									
Digoxin		0,2 mg	24 h	0,02–0,05 mg	24 h	wie bei Anurie			Blutspiegel 0,7–2,0 µg/l
Antibiotika									
Gentamicin	1,5–2,0 mg/kgKG	1,3–1,7 mg/kgKG	8 h	0,3–0,42 mg/kgKG	24 h	5–6	1,5–2,0 mg/kgKG	24 h	Blutspiegel <2 µg/ml
Tobramycin	1,5–2,0 mg/kgKG	1,3–1,7 mg/kgKG	8 h	0,3–0,42 mg/kgKG	24 h	5–6	1,5–2,0 mg/kgKG	24 h	Blutspiegel <2 µg/ml
Cefotaxim		2 g	8–12 h	2 g	12 h	wie bei Anurie			

18 Allgemeine Intensivtherapie

Medikament	Dosis (normal)	Intervall	Dosis (Anurie)	Intervall	Multiplikator CVVHD	CVVHD	Dosis CVVHD	Intervall CVVHD	Bemerkungen
Cefotiam	1–2 g	12 h	0,5 g	12 h	1–1,5		0,5 g	12 h	Kinetik wenig bekannt
Ceftazidin	1–2 g	8–12 h	0,5 g	24 h	2,4	wie bei Anurie	0,75 g	12 h	
Ceftriaxon	1–2 g	24 h	1 g	24 h		wie bei Anurie			
Ciprofloxacin	200–400 mg	12 h	200 mg	24 h		wie bei Anurie			
Ofloxacin	200 mg	12 h	50 mg	24 h	1,4	wie bei Anurie	75 mg	24 h	
Amoxycillin	1–2 g	8 h	1 g	24 h	1,4	wie bei Anurie	1 g	12 h	
Ampicillin	0,5–4,0 g	6 h	1–3 g	24 h	1,6	wie bei Anurie	1–2 g	12 h	
Flucloxacillin	1–2 g	6–8 h	2 g	24 h		wie bei Anurie			
Mezlocillin	4 g	6 h	2 g	24 h		wie bei Anurie			
Oxacillin	1–2 g	6 h	1 g	8 h		wie bei Anurie			
Benzylpenicillin	1–5 Mio. IU	4–6 h	2 Mio. IU	12 h		wie bei Anurie			
Piperacillin	4 g	6 h	2 g	24 h	1,5	wie bei Anurie	3 g	24 h	
Erythromycin	250–500 mg	6–8 h	250–500 mg	12–24 h		wie bei Anurie			
Imipenem/Cilastatin	0,5–1 g	6–8 h	0,5 g	24 h		wie bei Anurie			
Cotrimazol	160 T + 800 S	12 h	160 T + 800 S	24 h		wie bei Anurie			
Vancomycin	500 mg	6 h	1,0 g	168 h	4		1,0 g	48–72 h	Talspiegel <10 µg/ml
Fluconazol	200–400 mg	24 h	200–400 mg	72 h	3,8		400 mg	24 h	
Aciclovir	5–10 mg/kgKG	8 h	5–12 mg/kgKG	24 h	1,3		6,5–15 mg/kgKG	24 h	
Diuretika									
Furosemid	20–80 mg	8 h	maximal 500–1500 mg pro Tag	1		wie bei Anurie			
Sedativa									
Phenobarbital	100–400 mg	8–12 h	100–200 mg	24 h	2,9		100–200 mg	8–12 h	

Medikamente, die anurisch ohne Hämodialyse und anurisch unter kontinuierlicher venovenöser Hämodialyse (CVVHD) mit 1,5 l/h unverändert dosiert werden: Adrenalin, Ajmalin, Amiodaron, Amphotericin, Clindamycin, Diazepam, Digitoxin, Diltiazem, Dobutamin, Dopamin, Fentanyl, Glucocorticosteroide (alle), Lidocain, Naloxon, Metoprolol, Midazolam, Nifedipin, Noradrenalin, Pentazocin, Phenytoin, Theophyllin, Urapidil.

Anleitung zur „Freiburger Liste":

Die angegebenen Dosierungen von Medikamenten wurden mit großer Sorgfalt zusammengestellt, sind aber nicht als alleinige Information für die Dosierung von Medikamenten bei Nierenkranken zu verwenden. Die Dosierungsanleitungen der Hersteller sollten zur Kontrolle herangezogen werden.

Die angegebenen Dosierungen für Normalpersonen und anurische, nicht dialysierte Patienten sind Anhaltspunkte und müssen der jeweiligen klinischen Situation angepasst werden.

Medikamente mit sehr unterschiedlichen Dosierungen (z. B. Zytostatika) werden hier nicht aufgeführt.

Wenn bei normaler Nierenfunktion eine andere Dosierung gewählt werden würde als in der Tabelle aufgeführt, dann sollte die Dosis auch bei Anurie oder CVVHD entsprechend angepasst werden.

Multiplikator = Faktor mit dem die Tagesdosis des anurischen Patienten multipliziert werden muss, solange CVVHD mit 1,5 l Dialysat/Filtrat durchgeführt wird.

ASS: Acetylsalicylsäure; GFR: glomeruläre Filtrationsrate; HD: Hämodialyse; UAW: unerwünschte Arzneimittelwirkungen.

Katecholamine. Die üblicherweise eingesetzten Katecholamine (▶ Kap. 4) werden wie die endogenen rasch abgebaut, v. a. in der Leber. Plasmaspiegel sind zur Therapieentscheidung nicht hilfreich (abgeschwächte Wirkung durch Adrenozeptordesensibilisierung, ▶ oben) Die Katecholamindosierung richtet sich ausschließlich nach der gewünschten Herz-Kreislauf-Wirkung (Burchardi et al. 2000).

Esmolol. Esmolol (Brevibloc), ein β_1-selektiver Blocker ohne partiell agonistische Wirkung, ist ein intravenös applizierbarer Betablocker mit **sehr guter Steuerbarkeit**. Es zeigt einen raschen Wirkungseintritt (Verteilungshalbwertszeit 2 min) und – aufgrund der kurzen Eliminationshalbwertszeit von 9 min – ein sehr rasches Abklingen (15 min) der betablockierenden Wirkung nach Beendigung der Infusion. Die Behandlung beginnt mit einer Bolusgabe und wird mittels Infusion fortgeführt:
— Bolus von 500 µg/kgKG über 1 min
— Infusionserhaltungsdosis von 50 µg/kgKG/min

Sollte nach 4 min der erwünschte Erfolg noch nicht eingetreten sein, so kann – nach nochmaliger Bolusgabe von je 500 µg/kgKG – die Dosis alle 4 min um je 50 µg/kgKG/min bis auf maximal 200 µg/kgKG/min gesteigert werden. Einfachere Therapieempfehlungen bestehen in einer i. v.-Bolus-Applikation von 50 bzw. 100 mg oder in der i. v.-Bolus-Gabe von 40 mg, gefolgt von einer Erhaltungsdosis von 4–12 mg/min (Literatur bei Madler et al. 1999, S. 249–262, 417–421, 453–463).

Esmolol hat eine dosisabhängige Wirkung und wird durch Erythrozytenesterasen zu inaktiven Metaboliten abgebaut. Es besteht eine Inkompatibilität der Lösung mit Diazepam, Furosemid, Natriumbicarbonat und Thiopental. Interaktionen mit anderen Intensivpharmaka (Warfarin, Morphin, Digoxin, Succinylcholin) sind unterschiedlich klinisch relevant.

Indikationen sind supraventrikuläre Tachykardien, die schnelle Kontrolle erhöhter Kammerfrequenzen bei Vorhofflimmern oder Vorhofflattern peri- oder postoperativ oder unter anderen Bedingungen mit dringendem Behandlungsbedarf, nicht kompensatorische Sinustachykardie sowie die begleitende arterielle Hypertonie. Intensivmedizinisch im Vordergrund dürfte dabei die Behandlung von **tachykardem Vorhofflimmern und Vorhofflattern** stehen: hier tritt innerhalb von 5–15 min ein Therapieerfolg ein. Etwa 60–80 % der Patienten zeigen die erwünschte Reduktion der Kammerfrequenz. Auch bei Patienten, die zuvor Digitalis ohne ausreichende Wirkung erhalten haben, kann mit einem Therapieerfolg gerechnet werden.

Hinsichtlich **nicht zugelassener Indikationen** werden bei herzchirurgischen Patienten postoperative hypertensive Krisen vergleichbar gut mit Esmolol therapiert wie mit Natriumnitroprussid, ohne dessen ungünstige Wirkung auf den arteriellen Sauerstoffpartialdruck. Auch bei instabiler Angina pectoris und bei akutem Myokardinfarkt mit höhergradig eingeschränkter Pumpfunktion lassen sich – bei entsprechender Vorsicht – mit Esmolol günstige Effekte erzielen (Madler et al. 1999, S. 417–421).

18.3 Kardiopulmonale Reanimation beim Erwachsenen

Die Leitlinien zur kardiopulmonalen Reanimation beinhalten Basismaßnahmen (Herzdruckmassage, Atemspende ohne technische Hilfsmittel) und erweiterte Maßnahmen (Beatmung mit technischen Hilfsmitteln, Elektrotherapie des Herzens, Medikamentengabe, prästationäre Versorgung des akuten Moykardinfarktes). Kardiopulmonale Reanimationen laufen nach bestimmten Algorithmen ab (◘ Tabelle 18-2, Abb. 18-1, 18-2; ▶ unten), die sich nach sofort begonnenen Basismaßnahmen (Notruf; Klärung der Fragen: Bewusstlosigkeit? Atemstillstand? Pulslosigkeit?; Herzdruckmassage und Atemspende) bei den erweiterten Maßnahmen aufspalten in:
— Algorithmus bei pulsloser Kammertachykardie bzw. Kammerflimmern
— Algorithmus bei Asystolie und bei elektromechanischer Entkopplung.

Die europäischen und US-amerikanischen Leitlinien zur Reanimation sind zunächst in den ILCOR-Empfehlungen (International-Liaison-Committee-on-Resuscitation) und schließlich in den „Guidelines 2000 for Cardiopulmonary Resuscitation and Emergency Cardiovascular Care" zusammengefasst worden (AHA – ECC 2000). Diese Empfehlungen gehen auch auf spezielle Reanimationssituationen ein. Eine aktuelle Übersicht zur kardiopulmonalen Reanimation findet sich bei Eisenberg u. Mengert (2001); zur präklinischen Reanimation siehe Madler et al. (1999, S. 317–323), intrahospitale Notfallsituationen sind bei Sablotzki et al. (2000) abgehandelt.

18.3.1 Basismaßnahmen (Basic Life Support, BLS)

Literatur ▶ AHA – ECC 2000 (S I-22–I-59) (◘ Abb. 18-1).

Basisdiagnostik. Die Alarmierung des Rettungsdienstes geschieht sofort nach Feststellung der Bewusstlosigkeit (Reaktionslosigkeit auf Anruf). Nach Alarmierung des Rettungsdienstes (in Deutschland in der Regel über Telefon 110 oder 112) erfolgt die Feststellung des Atemstillstandes (bei überstrecktem Kopf und angehobenem Kinn zum Öffnen der Atemwege) sowie des Kreislaufstillstandes (fehlender Karotispuls). Danach beginnt sofort die Herzdruckmassage und Atemspende, sowohl bei der 1-Helfer- als auch der 2-Helfer-Methode im Verhältnis 15:2.

Tabelle 18-2. Basismaßnahmen der kardiopulmonalen Reanimation (CPR) (Basic Life Support, BLS) (nach AHA – ECC 2000, S I-22–I-59)

Funktion	Überprüfung	Maßnahme
Ansprechbarkeit	Vorsichtig Schultern der Person berühren, fragen „Ist alles in Ordnung?"	Reaktion vorhanden: weitere Hilfe veranlassen, Ansprechbarkeit regelmäßig prüfen
		keine Reaktion: Rettungssystem alarmieren, danach zur Person zurückkehren („phone first")
		Ausnahme („phone fast"): zuerst kardiopulmonale Reanimation bei Erwachsenen mit Beinahe-Ertrinken, Trauma und Intoxikation
Atemwege	Mund öffnen: Fremdkörper, Erbrochenes?	Fremdkörper o. Ä. entfernen
		Kopf leicht überstrecken und Unterkiefer bzw. Kinn hochziehen/hochdrücken
(Be-)Atmung	Ohr über geöffneten Atemwegen positionieren und auf Ausatmung achten (hören und fühlen)	Atmung vorhanden: Person ohne wahrscheinliches Trauma der Halswirbelsäule in stabile Seitenlage bringen; Atmung regelmäßig überprüfen
	Blick auf Brustkorb: Heben und Senken des Brustkorbs?	keine Atmung: Insufflation von Luft in Mund-zu-Mund, Mund-zu-Nase oder anderer Technik
		Applikation von effektiven (Heben und Senken des Brustkorbs?) Luftinsufflationen: ohne O_2-Gabe 10 ml/kgKG (700–1000 ml) in 2 s (Klasse IIa), mit O_2-Gabe ($\geq 40\%$) 6–7 ml/kgKG (400–600 ml) in 1–2 s (Klasse II b)
Zirkulation	Beobachten: Spontanbewegungen?	positiv: weiter beatmen; Zirkulation regelmäßig überprüfen
	Tasten: Karotispuls?	negativ (oder unsicher): Start mit Herzdruckmassage, Frequenz 100/min (Klassse IIb)
CPR (1- oder 2-Helfer-Methode):	Kombination von Beatmung und Herzdruckmassage	Verhältnis 15:2 (auf 15 Thoraxkompressionen folgen 2 Luftinsufflationen, Durchführung bis: – Person Zeichen von Spontanatmung/Zirkulation aufweist – Hilfe anwesend ist – Retter erschöpft ist

Präkordialer Faustschlag. Der präkordiale Faustschlag (Werdan 2001) gilt bei beobachtetem Herz-Kreislauf-Stillstand als Klasse-I-Intervention (für gewöhnlich indiziert, immer akzeptabel, nützlich und effektiv), im Falle eines nicht beobachteten Eintritts des Herzstillstandes als Klasse-IIb-Maßnahme (kann hilfreich sein, wahrscheinlich nicht schädlich).

Lagerung. Ein **bewusstloser Patient** mit Spontanatmung soll in die stabile Seitenlage gebracht werden, soweit kein Trauma der Halswirbelsäule befürchtet werden muss.

Technik der Atemspende. Die Atemspende lässt sich als **Mund-zu-Mund-, Mund-zu-Nase oder Mund-zu-Tracheo-stoma-Technik** durchführen: Aus hygienischen Gründen und bei Gesichtsverletzungen erscheint die Mund-zu-Nase-Beatmung das bevorzugte Verfahren. Bei rekliniertem Kopf und angehobenem Kinn soll das Volumen – ohne Sauerstoffunterstützung – von 0,7–1,0 l (10 ml/kgKG) unter Verschluss des jeweiligen alternativen Atemweges in 2 s ohne Kraftaufwand insuffliert werden; im Falle der Sauerstoffunterstützung mit $\geq 40\%$ sollten geringere Atemzugvolumina von 0,4–0,6 l (6–7 ml/kgKG) angewendet werden (AHA – ECC 2000; Dörges u. Wenzel 2001).

❗ Die Notwendigkeit der Atemspende bei der kardiopulmonalen Reanimation wird – obwohl derzeit Standard (AHA – ECC 2000, Dörges u. Wenzel 2001) –

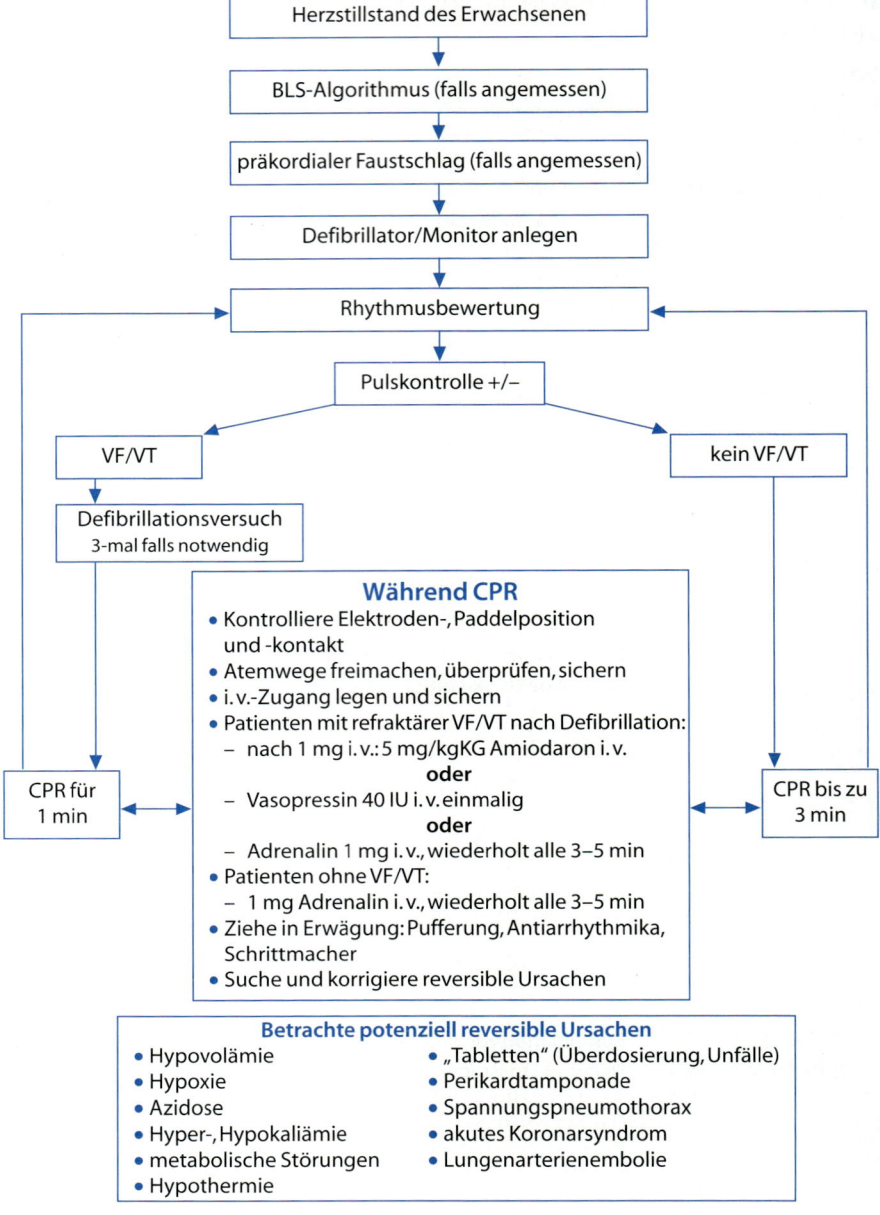

Abb. 18-1. ILCOR-Empfehlungen zu den erweiterten Maßnahmen der kardiopulmonalen Reanimation (ACLS = Advanced Cardiac Life Support). Erläuterungen ▶ Text (mod. nach AHA – ECC 2000). BLS: Basic Life Support, Basismaßnahmen; CPR: kardiopulmonale Reanimation; VF: Kammerflimmern; VT: Kammertachykardie

durchaus hinterfragt, dabei postulierend, dass die ausschließliche Thoraxkompression zur Oxygenierung des Blutes in der frühen Phase des Herzstillstandes ausreichen sollte (Eisenberg u. Mengert 2001). Die Ergebnisse einer Studie an Patienten mit Herz-Kreislauf-Stillstand in der Prähospitalphase unterstützen dieses Konzept: Die Krankenhausüberlebensrate der mit und ohne Atemspende reanimierten Patienten war nicht unterschiedlich (Hallstrom et al. 2000).

Technik der Herzdruckmassage. Nicht ruckartig, sondern kontrolliert und mit einer Eindrücktiefe von 4–5 cm erfolgen Kompression und Relaxation der 100 Massagestöße/min. Der Handballen liegt dabei auf dem unteren Drittel des Manubrium sterni, 2 Querfinger oberhalb des Xiphoids. Der die Herzdruckmassage Ausführende positioniert sich mit seinem Oberkörper senkrecht zum Thorax des Bewusstlosen, seine Arme sind dabei gestreckt. Baldmöglichst sollten ein Zweithelfer instruiert und Herzdruckmassage und Beatmung koordiniert durchgeführt werden.

Neue Methoden zur Optimierung der Herzdruckmassage. In der klinischen Erprobung befinden sich derzeit verschiedene Methoden zur Steigerung der Effektivität der Herzdruckmassage, wie die sequenzielle thorakoabdominelle Kompression, die CPR mittels penumatischer Weste, die aktive Kompressions-Dekompressions-Reanimation und die sog. „inspiratory threshold valve". Während die „pneumatische Weste" v. a. den Kompressionsvorgang automatisiert, haben die anderen genannten Verfahren eine Steigerung des venösen Rückflusses zum Ziel. Derzeit ist die aktive Kompressions-Dekompressions-Reanimation am besten untersucht und konnte in mehreren Studien gute Ergebnisse zeigen, wobei der Erfolg von der Ausbildung dem täglichen Umgang mit der verwendeten Saugpumpe abhängt (Plaisance 1999). Nach den aktuellen Empfehlungen können mechanische Hilfsmittel zur CPR verwendet werden.

18.3.2 Erweiterte Maßnahmen (Advanced Life Support, ALS)

Literatur ▶ AHA – ECC 2000 (S I-86–I-165) (Abb. 18-2).

Rettungskette. Die Rettungskette setzt sich zusammen aus:
- leichtem Zugang zum Rettungssystem mit einer einheitlichen Notrufnummer
- Laienreanimation als Bestandteil des Erste-Hilfe-Kurses für Führerscheinkandidaten; anzustreben ist das Erlernen der Laienreanimation durch Angehörige von Hochrisikogruppen, z. B. Koronarkranke
- frühestmöglicher Reanimation: wo immer möglich, auch durch nichtärztliche Rettungskräfte mittels halbautomatischer Defibrillatoren („Frühdefibrillation") vor Eintreffen des Notarztes; bisherigen Ergebnisse im Flugverkehr und in Kasinos sind ermutigend und weiter verfolgungswürdig (AHA – ECC 2000; Wallmeyer et al. 2001)
- früher Durchführung der Gesamtheit erweiterter Maßnahmen: dazu ist die Vervollständigung des Notarztrettungssystems anzustreben mit dem Ziel, in zweireihigen (Rendezvous-)Systemen Notarzteintreffintervalle von 10–15 min, in einreihigen (Stationierungssystemen) noch kürzere Intervalle zu erreichen

Defibrillation. Vor Intubation sollen bei Kammerflimmern oder pulsloser Tachykardie 3 Schocks von 200, 200–300 und 360 J (oder äquivalente biphasische Energien) innerhalb von 30–45 s kurz aufeinanderfolgend appliziert werden, um damit die Impedanzsenkung durch die vorausgegangene Defibrillation auszunutzen und die Wahrscheinlichkeit des Schockerfolgs zu erhöhen (Werdan 2001).

Beatmung. Nicht länger als 30 s sollte die Intubation als sicherste Beatmungsmethode in Anspruch nehmen. Die Intubation (Klasse-I-Empfehlung) sollte nur durch sehr gut trainierte Personen praktiziert werden. Im Zweifelsfall ist (auch aus juristischen Gründen) die leichter zu beherrschende Maskenatmung (Beatmung immer mit 100 % Sauerstoff) anzuwenden. Larynxmaske oder Kombitubus gelten als Klasse-IIa-Option (Datenlage spricht eher für Sinnhaftigkeit des Vorgehens).

Applikation von Medikamenten. Der (peripher-)venöse Zugang ist ebenfalls eine Klasse-I-Intervention. Die Anflutzeit der Medikamente beträgt 1–2 min.

 Cave
Aufgrund vielfältiger Komplikationsmöglichkeiten wird die Anlage eines zentralvenösen Zugangs unter Reanimationsbedingungen als nur in Ausnahmefällen indiziert angesehen.

Alternativ besteht insbesondere bei Kindern, aber auch bei Erwachsenen die Möglichkeit, Medikamente über eine intraossäre Kanüle zu applizieren; diese wird unterhalb der Tuberositas tibialis in der Markhöhle platziert und ermöglicht neben der Gabe von Medikamenten auch die Infusion von Flüssigkeit.

Adrenalin, Atropin und Lidocain können in Notfällen auch **endobronchial** über den Tubus gegeben werden. Hierbei muss dann die Dosis mindestens verdoppelt (2- bis 2,5fach) gegeben werden, in 10 ml 0,9 % NaCl.

Adrenalin ist das einzige routinemäßig empfohlene Medikament, alle anderen, z. B. Antiarrhythmika, Natriumbicarbonat, Calcium- und Magnesiumzubereitungen, sind allenfalls speziellen Reanimationssituationen vorbehalten.
- **Adrenalin:** Die Standarddosis beträgt 1 mg i. v. alle 3–5 min bis zur Kreislaufstabilisierung, gefolgt von jeweils 20 ml i. v.-Spülvolumina. Dosen >1 mg haben bestenfalls den primären, nicht jedoch den langfristigen Reanimationserfolg verbessern können. Höhere Adrenalindosen korrelieren sogar mit einem ungünstigen neurologischen Defizit. Dennoch sehen die Empfehlungen im Verlauf der Reanimation eine Steigerung der Adrenalindosis auf bis zu 0,2 mg/kgKG alle 3–5 min im Sinne einer Klasse-IIb-Empfehlung vor.
- **Vasopressin:** Ermutigend, aber noch nicht Standardempfehlung, ist die Wirkung von Vasopressin (40 IU i. v.), das in Vergleichsstudien mit Adrenalin zumindest gleichwertig, bei Nachweis einer Asystolie sogar vorteilhaft war (Wenzel 2004). Im Falle eines adrenalinrefraktären Schocks infolge Kammerflimmerns bei Erwachsenen gilt Vasopressin als Klasse-IIa-Empfehlung.
- **Atropin:** In einer Dosierung von 1 mg als Bolus i. v. alle 3–5 min, bis zu einer Gesamtdosis von 0,04 mg/kgKG, ist Atropin indiziert bei Asystolie und pulsloser elektrischer Aktivität. Die Dosis von 1 mg sollte nicht unterschritten werden, da es bei niedrigeren Dosen zu paradoxen Effekten (Bradykardien) kommen kann. Bei symptomatischen Bradykardien tritt die Atropingabe hinter die transvenöse oder behelfsweise transösophageale oder transkutane Stimulation zurück.
- **Amiodaron:** Amiodaron wird empfohlen bei Persistenz von Kammertachykardie oder Kammerflimmern nach Defibrillation und Adrenalingabe (Klasse-IIb-Empfehlung). Initial wird eine rasche Infusion von 300 mg in 20–30 ml Kochsalz- oder Glucoselösung

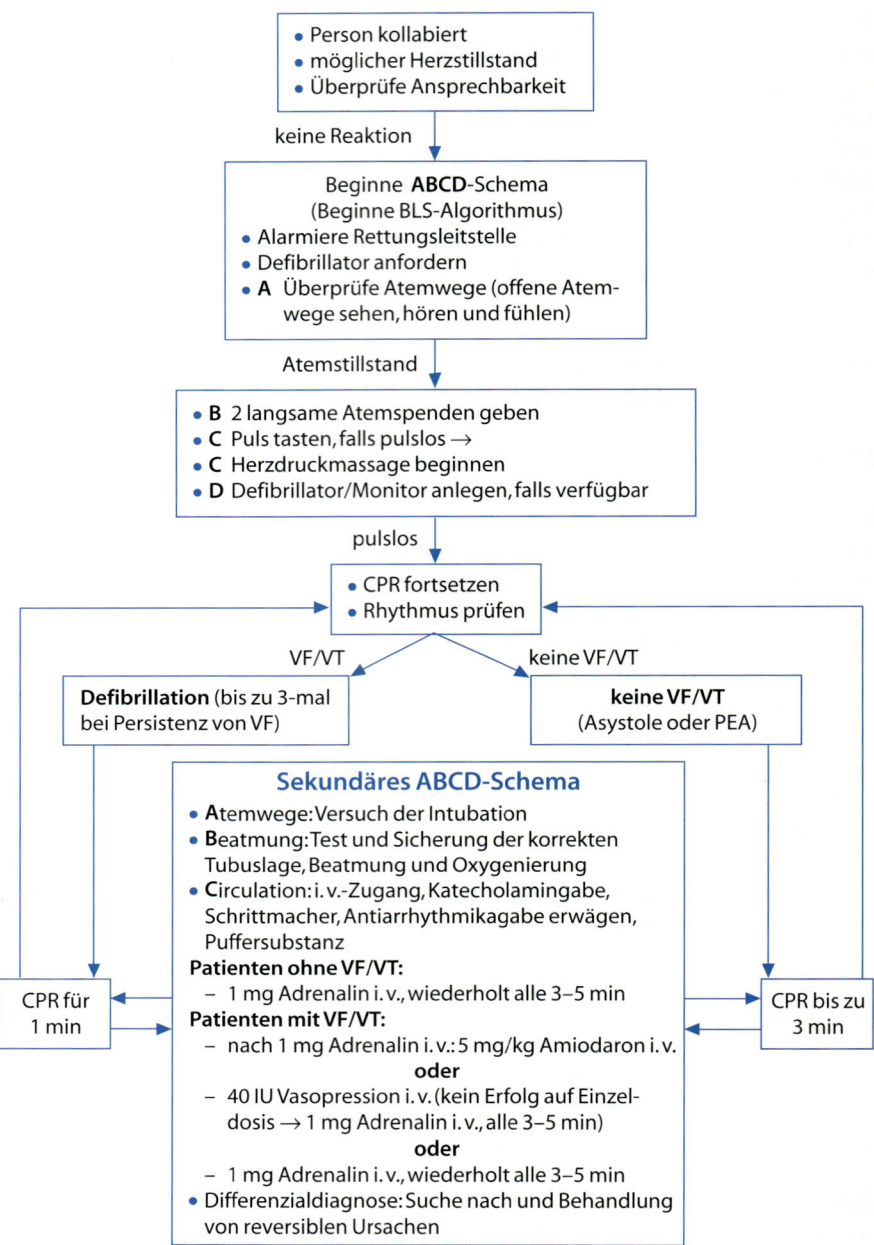

◻ **Abb. 18-2.** Empfehlungen zur Notfall-Herz-Kreislauf-Behandlung (ECC = Emergency Cardiovascular Care). Erläuterungen ▶ Text (mod. nach AHA – ECC 2000). BLS: Basic Life Support, Basismaßnahmen; CPR: kardiopulmonale Reanimation; PEA: pulslose elektrische Aktivität; VF: Kammerflimmern; VT: Kammertachykardie

gegeben, ggf. gefolgt von 1 mg/min für 6 h und anschließend 0,5 mg/min bis zu einem täglichen Maximum von 2 g (Dorian et al. 2002).

— **Lidocain:** Die Gabe von Lidocain ist generell nicht als Routinemaßnahme zu sehen, auch nicht bei Patienten mit akutem Myokardinfarkt! In einer Dosis von 1,0–1,5 mg/kgKG i. v. kann Lidocain bei Kammerflimmern oder pulsloser Kammertachykardie nach erfolgloser Defibrillation und Adrenalingabe verabreicht werden (Wirksamkeit als unsicher eingestuft), ggf. gefolgt von weiteren 0,5–0,75 mg/kgKG innerhalb von 3–5 min (Maximaldosis 3 mg/kgKG oder 200–300 mg/h). Lidocain stellt derzeit allerdings bei dieser Indikation im Vergleich zu Amiodaron nur ein Anti-

arrhythmikum der 2. Wahl dar. Vor einer Defibrillation angewandt, erhöht Lidocain eher die Defibrillationsschwelle.

— **Ajmalin:** Monomorphe Kammertachykardien nicht primär ischämischer Genese können mit Lidocain nur zu etwa 10 % unterbrochen werden. Dagegen ist Ajmalin (1,0 mg/kgKG i. v.) mit einer 60 %igen Erfolgsrate wesentlich effektiver.

— **Natriumbicarbonat.** Da eine bedeutsame arterielle Azidose während der kardiopulmonalen Reanimationssituation in der Regel durch eine unzureichende Ventilation begründet ist und Natriumbicarbonat selbst zu einem paradoxen intrazellulären CO_2-Anstieg führen kann, ist die Gabe von Natriumbicarbonat

üblicherweiser nicht indiziert. In speziellen Situationen kann die Gabe von Bicarbonat allerdings hilfreich sein: bei vorbestehender metabolischer Azidose, bei Hyperkaliämie und bei Intoxikationen mit trizyklischen Antidepressiva oder Phenobarbital. Nach protrahiertem Herz-Kreislauf-Stillstand oder lang dauernden Wiederbelebungsbemühungen – nach ineffektiver Defibrillation, Herzmassage, Intubation, Beatmung und Vasopressorentherapie – kann Bicarbonat (1 mval/kgKG als initiale Dosis) von Nutzen sein.
- **Elektrolyte (Calcium, Magnesium):**
  - Eine **Calciumgabe** als Routinemaßnahme kann nicht empfohlen werden. Nur im Falle einer Hypokalzämie, einer Hyperkaliämie oder einer Intoxikation mit Calciumantagonisten ist die Gabe von Calcium bedingt indiziert (Klasse-IIb-Empfehlung): 10%ige Calciumchloridlösung in einer Dosis von 2–4 mg/kgKG, Wiederholung in 10-minütigen Intervallen möglich.
  - Die Applikation von **Magnesium** (i.v.-Gabe von 1–2 g Magnesiumsulfat in 1–2 min) ist indiziert bei bestätigter Hypomagnesiämie und refraktärem oder rezidivierendem Kammerflimmern. Ebenfalls indiziert ist Magnesium bei Torsade-des-Pointes-Tachykardie.

Weitere Maßnahmen. Enttäuschend war der Einsatz der **transkutanen antibradykarden Stimulation** in einer Studie mit 1056 Patienten mit Herz-Kreislauf-Stillstand: Weder bei Asystolie noch überbrückend nach Defibrillation mit nachfolgender Asystolie konnte dadurch der Ausgang der prähospitalen kardiopulmonalen Reanimation entscheidend effizienter gestaltet werden (Werdan 2001).

Stabilisierung von Herz-Kreislauf-System und Lungenfunktion nach erfolgter kardiopulmonaler Reanimation

Nach Durchführung von Reanimationsmaßnahmen erfolgt die Stabilisierung des Herz-Kreislauf-Systems und der Lungenfunktion.
- Zur **Herz-Kreislauf-Stabilisierung** dienen kristalloide und kolloide Plasmaersatzlösungen sowie Katecholamine.
- Da nicht wenige Schockpatienten bewusstseinsgetrübt sind, muss eine **ausreichende Ventilation** gesichert werden. Dies kann die tracheale Intubation und kontrollierte Beatmung erforderlich machen. Die Indikation zur Beatmung richtet sich nach den Standardkriterien. Intubierte Patienten sollten initial kontrolliert beatmet werden, um den peripheren O_2-Verbrauch, z. B. der Atemmuskulatur, so gering als möglich zu halten. Da Lungeninfiltrate und Lungenödem häufig sind, ist zum Erreichen einer ausreichenden Oxygenierung häufig der Einsatz einer Überdruckbeatmung erforderlich.
- Hypoxämie und eine übermäßige Atemarbeit können zur Verschlimmerung der Herzinsuffizienz beitragen. Eine gemessene arterielle O_2-Sättigung von >92% und ein arterieller O_2-Partialdruck von mindestens 60 mmHg können als Kontrollparameter herzangezogen werden. Bereits bei ersten Hinweisen auf eine erhöhte Atemarbeit sollte eine Atemunterstützung vorgenommen werden, um zur Entlastung des Herzens beizutragen. Dazu dienen auch Anxiolyse und Analgesie sowie die Beseitigung von Fieber (Hyperthermie steigert den O_2-Verbrauch um 7%/°C).
- Die **negativen Auswirkungen der künstlichen Beatmung auf die Herzfunktion** (Zunahme der rechtsventrikulären Nachlast, Veränderungen der links- und rechtsventrikulären Füllung, Abnahme der linksventrikulären diastolischen Dehnbarkeit) müssen beachtet werden (Seige et al. 2001).
- Die **Myokarddepression** kann weiterhin durch **Anästhetika** und **Sedativa verstärkt** werden. Während Benzodiazepine und Opioide für sich keine relevante Myokarddepression hervorrufen (mit Ausnahme von Pethidin), können sie in Kombination einen additiven negativ inotropen Effekt induzieren.

In mehreren Studien konnte gezeigt werden, dass nach kardiopulmonaler Reanimation durch die Induktion einer milden therapeutischen Hypothermie mit Temperaturen zwischen 32° und 34°C eine Verbesserung des Überlebens und der neurologischen Funktion erreicht werden kann (Bernard 2002; Holzer 2002); aufgrund der guten Ergebnisse ist das „Coolina" nach CPR bei Herzstillstand aufgrund von Kammerflimmern als Klasse-I-Maßnahme in die ILCOR-Empfehlungen eingegangen (Nolan 2003).

18.4 Gefäßpunktionen in der Notfall- und Intensivmedizin

Die folgenden Erörterungen konzentrieren sich auf Gefäßpunktionen in der Notfall- und Intensivmedizin. Unabhängig vom Punktionsort gibt es 3 Punktionsverfahren:
- Katheter-über-Punktionskanülen-Technik (Venenverweilkanülen)
- Seldinger-Technik (zentrale Venenkatheter, Shaldon- und Swan-Ganz-Katheter, Schleusen für Schrittmacher und zur interventionellen Kardiologie)
- Katheter-durch-Punktionskanülen-Technik (peripher punktierte zentralvenöse Katheter, seltener angewandt)

Zur detaillierten Punktionstechnik ▶ auch Roberts u. Hedges (1998, S. 281–393).

18.4.1 Vorbemerkungen

Die sichere Beherrschung der unterschiedlichen Gefäßpunktionen ist als „Conditio sine qua non" in der Intensivmedizin anzusehen. Die Platzierung einer venösen Verweilkanüle gilt beim vital gefährdeten Patienten als unverzichtbar, selbst wenn zunächst keine oder nur eine einmalige intravenöse Injektion vorgesehen ist.

Ort und Verfahren einer Gefäßpunktion. Die Art der Venenverweilkanüle oder des zentralen Venenkatheters (ZVK) sowie Ort und Verfahren einer Gefäßpunktion werden entscheidend beeinflusst durch:
- verfügbare Zeit
- Umgebung (Notarzteinsatz, Krankenhaus)
- Erfahrung des punktierenden Arztes
- Art der zu applizierenden Medikamente, Infusionen und Blutprodukte (Venenverweilkanüle ausreichend? Mehrlumenkatheter notwendig?)
- mehrere Gefäßzugänge notwendig
- möglicherweise fibrinolytische Therapie im weiteren Verlauf
- angeborene, erworbene oder iatrogene hämorrhagischen Diathesen (z. B. Hämophilie, Leberzirrhose, Thrombozytenaggregationshemmung)
- anatomische Gegebenheiten des Patienten
- voraussichtliche Verweildauer
- zur Verfügung stehendes Kathetermaterial

Auswahl des Kathetermaterials. Das gewählte Katheterlumen muss der Gefäßgröße entsprechen, aber auch groß genug sein, um die gewünschte Infusionsgeschwindigkeit zu ermöglichen. Diese ist entsprechend dem Hagen-Poiseuille-Gesetz proportional zur 4. Potenz des Lumenradius und umgekehrt proportional zur Katheterlänge (100 ml/min bei 18-G-Venenverweilkanüle; etwa 200 ml/min bei 16 G). Die Kanülen sollten zur gleichzeitigen Injektion von Medikamenten über einen eigenen Injektionskonus verfügen.

> **Praxistipp**
> Zentrale Venenkatheter eignen sich wegen ihrer Länge und des oft geringen Lumens nicht zur raschen Volumensubstitution. Ausnahme bilden nur High-Flow- oder Dialysekatheter.

Zu beachten ist, dass zwischengeschaltete 3-Wege-Hähne mehrheitlich durch ein geringes Lumen die maximale Infusionsgeschwindigkeit verlangsamen. Die Verwendung blauer 3-Wege-Hähne und Verschlussstopfen für venöse Zugänge und roter für arterielle Katheter ist obligat.

Das notfallmäßige Legen thoraxnaher ZVK setzt Erfahrung voraus und sollte nur von Geübten durchgeführt werden. Die zentrale Venenpunktion unter sterilen Kautelen benötigt relativ viel Zeit, mögliche Komplikationen (z. B. Pneumothorax, arterielle Fehlpunktion) stellen weitere Nachteile dar. Oberkörpertieflage und die Verwendung eines **Taschen-Doppler-Gerätes** erhöhen die Trefferquote z. B. der V. jugularis interna (VJI) beim ersten Zustechen von 36 auf 95% (Straub 1988). Kann man bei der Punktion einer nicht sichtbaren Vene in der erwarteten Tiefe kein Blut aspirieren, empfiehlt sich der langsame Rückzug unter Aspiration, weil häufig die Vene beim Vorschieben der Kanüle komprimiert und anschließend durchstochen wurde. Bei der Ausmessung der Einführungslänge der ZVK ist die Verschiebung der Katheterspitze (V. basilica bis 7 cm, Jugularvenen bis 3 cm) durch Arm- oder Kopfbewegungen zu berücksichtigen.

> **Praxistipp**
> Die Katheterspitze sollte im kranialen Teil der V. cava superior liegen und röntgenologisch kontrolliert werden.

Muss möglicherweise eine Fibrinolysetherapie im weiteren Krankheitsverlauf durchgeführt werden, ist kritisch zu prüfen, ob nicht ein peripherer Zugang ausreicht. Die Anlage zentraler Venenkatheter (◘ Übersicht 18-4) außerhalb der Klinik sollte in Abhängigkeit von der Erkrankung des Patienten eher Ausnahme als Regel bleiben.

> **Übersicht 18-4**
> **Indikationen für zentrale Venenkatheter**
>
> - **Sichere Indikationen für einen zentralvenösen Katheter:**
>   - Unmöglichkeit, einen anderen Venenzugang zu finden
>   - Messung des zentralvenösen Drucks
>   - Applikation von Medikamenten und Infusionen, die nur zentralvenös verabreicht werden dürfen (parenterale Ernährung, Zytostatika)
>   - Einlage eines Pulmonalarterienkatheters oder einer Herzschrittmachersonde
>   - Anlage eines Dialysekatheters
>
> - **Mögliche Indikationen für einen zentralvenösen Katheter:**
>   - sichere Zufuhr von hochwirksamen, für den Patienten essenziellen Substanzen (z. B. Katecholamine) mittels Infusomaten oder Spritzenpumpen
>   - Medikamente, die keinesfalls paravenös laufen dürfen (z. B. Zytostatika)
>   - häufige Blutentnahmen bei schlechten peripheren Venenverhältnissen

Überwachung und Dokumentation nach ZVK-Anlage.
Jeder Gefäßzugang sollte bezüglich der folgenden Kriterien überwacht und deren Veränderung dokumentiert werden:
- Datum und Uhrzeit der Anlage und des letzten Verbandwechsels
- Lage und Fixierung
- Infektions- und Thrombosezeichen
- Anzeichen für Paravasat
- Durchgängigkeit
- Kompatibilität der gegebenen Medikamente und Infusionen
- neu aufgetretener Herzrhythmusstörungen
- peripherer Ischämie bei arteriellen Kathetern
- Schäden des Kathetermaterials

Da eine Infektion die häufigste Komplikation von Gefäßzugängen ist, muss auf die korrekte Einhaltung der hygienischen Leitlinien bei Anlage und Verbandswechsel geachtet werden. Konnten diese in einer Akutsituation nicht eingehalten werden, sollte man den jeweiligen Katheter nach Stabilisierung des Patienten neu anlegen. Flügelkanülen aus Stahl sind in der Erwachsenennotfallmedizin nicht von Vorteil.

Zunehmend werden Notärzte auch zum Interhospitaltransfer von Intensivpatienten herangezogen. Hierbei entscheidet häufig eine optimale Vorbereitung darüber, ob der Transport ohne Komplikationen durchgeführt werden kann. Neben einem zentralen Venenkatheter gehört dazu ggf. auch die Kanülierung einer Arterie zur invasiven Blutdruckmessung.

18.4.2 Periphere Venenpunktion

Punktionsort. Als primärer Punktionsort eignen sich alle sichtbaren oder tastbaren Extremitätenvenen. Die Armvenen sind wegen des geringeren Phlebitis- und Thromboserisikos zu bevorzugen. Die Auswahl der Venen erfolgt **von distal nach proximal**, denn eine Thrombose oder Entzündung einer proximalen Vene verhindert die Verwendung einer distal davon gelegenen. Gelenknahe Punktionsorte und die dominante Extremität sollten für längerfristige Katheter zunächst vermieden werden.

Von den Ellenbeugevenen kann die V. basilica auch zum Vorschieben eines zentralen Venenkatheters benutzt werden. Auch die V. saphena magna, vom Innenknöchel an der medialen Seite des Unterschenkels nach kranialwärts ziehend, eignet sich etwa 5 cm proximal des Sprunggelenks zur Punktion mit einer Venenverweilkanüle.

Punktionstechnik. Nach Anlegen einer Stauung mittels Blutdruckmanschette oder Stauschlauch erfolgt die Hautdesinfektion. Periphere Venen können subkutan stark verschieblich und bei älteren Patienten sklerotisch und damit brüchig sein. Ein Wegrollen der Vene wird durch Umfassen der Hand oder des Unterarmes des Patienten und Straffung der Haut mit dem Daumen etwas distal der Einstichstelle verhindert. Bei der **direkten Venenpunktion** mit einem Einstichwinkel von ungefähr 30–45° zur Haut flacht man nach Einströmen des Blutes den Punktionswinkel ab und schiebt dann die Kunststoffkanüle über den Stahlmandrin in der Vene vor. Bei der **indirekten Punktion** durchsticht man die Haut etwas seitlich der Vene, flacht die Nadel ab, schiebt die gesamte Kanüle subkutan parallel zur Vene vor und sticht dann von lateral in das Gefäß ein. Anschließend wird der Stahlmandrin unter Kompression der Vene entfernt, die Infusion angebracht, die Punktionsstelle verbunden und die Kanüle gegen Zug fixiert.

Werden die Venen trotz Stauung nicht sichtbar, so sollte die Stauung kurz gelöst und danach wieder angelegt werden. Eine bessere Darstellung der Venen gelingt auch durch Herabhängen des Armes, durch wiederholten Faustschluss, durch lokale Wärme- oder Nitratapplikation und durch leichtes Beklopfen der Einstichregion.

 Cave
Durch eine liegende Kunststoffkanüle darf der Stahlmandrin nicht wieder eingeführt werden, denn eine geknickte Kanüle kann dadurch perforieren oder abgeschert werden.

Fehlplatzierte Infusionsnadeln sollten zunächst belassen werden, um bei einer erneuten Stauung und Punktion einen größeren Blutaustritt zu verhindern.

18.4.3 V. jugularis externa

Beim reanimationspflichtigen Patienten bietet sich die V. jugularis externa als bevorzugter Zugang wegen des raschen Wirkungseintritts injizierter Medikamente an. Die Vene verläuft sichtbar am Hals vom Kieferwinkel über den M. sternocleidomastoideus nach kaudal und mündet nicht mehr sichtbar in den Venenwinkel.

Punktionstechnik. Bei der Punktion wird der Kopf des flach liegenden Patienten überstreckt und zur Gegenseite gewendet. Hilfreich ist die Oberkörpertieflage oder eine Erhöhung des intrathorakalen Drucks durch entsprechende Atmung oder Beatmung. Stauversuche durch Abdrücken oberhalb der Klavikula stören aus räumlichen Gründen eher, als dass sie nützen. Die Punktion erfolgt über dem mittleren Drittel des M. sternocleidomastoideus mit straff gezogener Haut. Nach erfolgreicher Punktion steigt das Blut meist nur verzögert in der Kanüle auf, was bei der Beurteilung der korrekten Katheterlage zu berücksichtigen ist.

18.4.4 Zentrale, thoraxnahe Venen

Die Entscheidung für die Punktion der V. subclavia oder der V. jugularis interna, als die beiden häufigsten und konkurrierenden Gefäße zur Einlage von Cavakathetern, ist von einer Vielzahl an Faktoren abhängig. Im Vordergrund steht dabei oft die Erfahrung des Arztes bezüglich des einen oder anderen Zuganges. Eine Reihe objektiver Kriterien sollten dennoch unbedingt beachtet werden. Die ◘ Tabelle 18-3 kann eine Entscheidungshilfe unter Beachtung der Vor- und Nachteile der beiden Zugangswege nach der Literatur und der Erfahrung der Autoren geben.

Die Seldinger-Technik scheint wegen der Erstpunktion mit kleinkalibriger Nadel, der Abdichtung der Gefäß- und Hautpunktionsstelle durch den Katheter und wegen der Anlagemöglichkeit von Mehrlumenkathetern von Vorteil zu sein. Durch einen zu tief eingelegten Führungsdraht ausgelöste Rhythmusstörungen sistieren in der Regel nach Zurückziehen des Drahts. Primärer Punktionsort sollte die rechte Seite sein, weil hier die Pleurakuppel tiefer steht, der Ductus thoracicus links mündet und weil es für einen Rechtshänder einfacher ist. Für beide Venen gibt es zahlreiche Zugangswege und Beschreibungen, die beiden gebräuchlichsten werden wiedergegeben.

V. subclavia

Punktionstechnik. Als knöcherne Leitstrukturen dienen Schlüsselbein, Manubrium sterni und die 1. Rippe. Zur Punktion der V. subclavia bringt man den Patienten in Kopftieflage (bessere Gefäßfüllung, Vermeidung einer Luftembolie), die Arme werden an den Körper angelegt und der Kopf zur Gegenseite gedreht. Die V. subclavia verläuft zwischen der 1. Rippe und dem Schlüsselbein zum Sternoklavikulargelenk. Der Einstich zum infraklavikulären Zugang erfolgt 1–2 cm unterhalb des Schlüsselbeins etwas medial der Medioklavikularlinie. Nach Lokalanästhesie wird die Nadelspitze unter dem Schlüsselbein unter ständigem, leichtem Knochenkontakt flach, in einem Winkel von 30° zur Körperoberfläche, in Richtung auf das Sternoklavikulargelenk geführt. Nach Überwinden eines Widerstandes (Lig. costoclaviculare) trifft man in 4–6 cm Tiefe auf die Vene, gekennzeichnet durch schlagartiges Aspirieren venösen Blutes. Je nach Körpergröße des Patienten beträgt die Kathetereinführungslänge rechts 10–15 cm und links 14–18 cm.

V. jugularis interna

Punktionstechnik. Bei Punktion der V. jugularis interna erfolgt die Lagerung des Patienten in oben beschriebener Weise. Orientierungspunkte sind die palpable A. carotis, der sternale und klavikuläre Bauch des M. sternocleidomastoideus und die V. jugularis externa. Mit der linken Hand die A. carotis in Höhe des Kehlkopfes tastend, wird die Kanüle etwa 1 cm lateral der Arterie, im Kreuzungsbereich der schräg verlaufenden V. jugularis externa mit dem M. sternocleidomastoideus, in einem Winkel von etwa 45° eingestochen. Zielrichtung für die vorzuschiebende Kanüle ist der mediale Rand des klavikulären Anteils des M. sternocleidomastoideus. In 2–4 cm Tiefe findet sich die V. jugularis interna, die besonders leicht und unbemerkt durchstochen wird. Eine Blutaspiration ist dann beim Zurückziehen der Nadel möglich. Die größenabhängigen Einführungslängen der Katheter betragen rechts 10–12 cm und links 12–14 cm.

◘ Tabelle 18-3. Entscheidungshilfe für die Gefäßwahl bei zentralvenöser Punktion

Kriterium	Bevorzugtes Gefäß	Erläuterung
Respiratorische Insuffizienz, künstliche Beatmung	V. jugularis interna	geringeres Pneumothoraxrisiko
Gerinnungsstörung	V. femoralis oder V. jugularis	interna unmittelbare Kompression einer fehlpunktierten Arterie möglich
Schock, Hypovolämie	V. subclavia	offenes Lumen durch bindegwebige Fixierung, knöcherne Leitstrukturen
Bevorstehende Operation	V. jugularis interna, V. subclavia oder V. femoralis	Beachtung des voraussichtlichen OP-Gebietes und der intraoperativen Zugänglichkeit
Akutes Nierenversagen	V. jugularis interna oder V. femoralis	falls Venenthrombose auftritt, keine Behinderung einer ggf. notwendigen Shunt-Anlage am Arm
Chronisch obstruktive Lungenerkrankung, Emphysem	V. jugularis interna	geringeres Pneumothoraxrisiko
Reanimation	V. femoralis	keine Unterbrechung der Reanimation notwendig

18.4.5 V. femoralis

Gelingt keine periphere Venenpunktion, so empfiehlt sich in Notfallsituationen die Kanülierung der V. femoralis, weil sie auch im Schock kaum kollabiert und andere Maßnahmen am Kopf und Oberkörper des Patienten nicht behindert werden.

Punktionstechnik. Die Punktion erfolgt etwa 1 cm medial der gut tastbaren A. femoralis, 1–3 cm unterhalb des Leistenbandes, schräg in kranialer Richtung. Bei adäquater Punktion lässt sich dunkelrotes, nach Absetzen der Spritze nicht pulsierendes Blut aspirieren. Falls dies nicht gelingt, so sollte die Kanüle unter Sog in das Gefäß zurückgezogen werden, da gelegentlich die Vene durch den Druck der Nadel kollabiert und das Gefäß durchstochen worden ist. Bei Verwendung längerer Katheter sollte die Katheterspitze in Nabelhöhe liegen.

Risiken und Komplikationen. Risiken sind mit der Punktion der V. femoralis selten verbunden. Bei einer Fehlpunktion der Femoralarterie lässt sich die Blutung nach Kanülenentfernung durch längere Kompression (etwa 10 min) sicher beherrschen. Aufsteigende Infektionen oder Thrombosierungen mit der Gefahr einer Lungenembolie als Komplikationen eines Katheters der V. femoralis treten erst bei längerer Liegedauer auf und sind für die Akutversorgung ohne große Relevanz. Einige Untersuchungen zeigen sogar, dass Infektions- und Thromboseraten bei Leistenbeugekathetern nicht höher sind als bei Cavakathetern der oberen Körperhälfte.

18.4.6 Arterielle Punktionen

Zur Platzierung eines Katheters stehen die beiden in der Regel punktierten Gefäße A. radialis und A. femoralis sowie seltener A. brachialis (Cave: funktionelle Endarterie), A. axillaris, A. dorsalis pedis und A. temporalis zur Verfügung. **Indikationen** zur arteriellen Kanülierung in der Intensivmedizin sind:
- Messung des Blutdrucks (engmaschige Messung notwendig, Kreislaufinstabilität)
- häufige Blutgasanalysen (Beatmung, Störungen der Lungenfunktion oder des Säure-Basen-Haushalts)
- kontinuierliche arteriovenöse Hämofiltration und Hämodialyse (A. femoralis)
- Triggersignal der intraaortalen Ballonpumpe

Punktionstechnik. Die Punktion der A. radialis erfolgt nach Prüfung ihres Kollateralkreislaufes (Allen-Test, klinisch oder mit der cw-Doppler-Sonographie) bei leicht überstrecktem Handgelenk medial des Processus styloideus radii unter palpatorischer Kontrolle in einem Winkel von 30° zur Haut.

> **Cave**
> Bei nicht angelegter, verschlossener oder insuffizienter A. ulnaris sollte die Punktion der A. radialis, besonders bei Patienten mit kardiovaskulären Risikofaktoren, möglichst vermieden werden.

Zudem sollten bei allen arteriellen Kathetern häufige klinische Kontrollen der Durchblutung distal der Punktionsstelle durchgeführt werden; einerseits können so thromboembolische Komplikationen, andererseits ein nicht ausreichender Kollateralkreislauf frühzeitig erkannt werden. Dies ist insbesondere deshalb wichtig, da ein negativer Allen-Test nicht in jedem Fall aussagekräftig über eine ausreichende Kollateralversorgung ist.

Die A. femoralis wird ähnlich der Vene ungefähr 1–3 cm unterhalb des Leistenbandes nach palpatorischer oder sonographischer Lokalisation punktiert.

18.5 Schmerz- und Stresstherapie

18.5.1 Vorbemerkungen

Eine körperliche und psychische Ausnahmesituation, geprägt durch Schmerzerlebnisse, Angstzustände, Schlafentzug, Erlebenmüssen der eigenen vital bedrohlichen Erkrankung, eventuelle Unfähigkeit zur verbalen Kommunikation, emotionale Ohnmacht, Abhängigkeit und Verlust der Intimsphäre kennzeichnen den Aufenthalt des kritisch Kranken auf der Intensivstation.

Das Schlafvermögen des Patienten wird in erheblichem Maße durch exogene Faktoren wie konstante Beleuchtung, monotone Geräusche der Beatmungsgeräte, regelhafte Therapieabläufe und Notfälle bei anderen Patienten gestört, aber auch durch endogene Faktoren beeinflusst wie Angst, Leidensfähigkeit, Einstellung zur Erkrankung, Wille zur Genesung und Sorge um die Zukunft. Diese Einflüsse, ausgelöst durch die eigene Erkrankung, aber auch durch die intensivmedizinische Behandlung, führen zu einer Zahl unerwünschter psychischer, vegetativer und endokriner Stressreaktionen, die den Erfolg der Behandlung infrage stellen können.

Die Situation des Intensivpatienten muss so erträglich wie möglich gestaltet werden. Basis dafür bilden eine einfühlsame und verständnisvolle Zuwendung und das häufig zeitintensive Eingehen auf seine Wünsche, Nöte und Ängste durch Pflegepersonal und Ärzte. Die Analgesie und Sedierung bietet dabei die medikamentöse Unterstützung.

> Selbst unter Analgosedierung sollte jeder Patient so behandelt werden, als wenn er wach und ansprechbar wäre. Die wiederholte verbale Versicherung, dass die Atemunterstützung zeitlich begrenzt und gut überwacht sei, gehört ebenso dazu wie die Ankün-

digung potenziell schmerzhafter Therapiemaßnahmen, Behutsamkeit bei Personalgesprächen und eine lärmarme Umgebung.

Indikationen zur Analgosedierung

Die wichtigsten, im Behandlungsverlauf wiederholt zu prüfenden Indikationen zur Analgosedierung sind:
- Schmerzen und Erregung
- Toleranz der maschinellen Beatmung
- Angstzustände und psychische Belastungen
- Abschwächung vegetativer Reaktionen
- Bewusstseinsverlust für diagnostische und therapeutische Prozeduren
- Reduktion der motorischen Aktivität
- Behandlung von Entzugserscheinungen
- Induktion des Nachtschlafes

Therapieziele

Ziel ist es, eine dem Krankheitsbild und dem Behandlungsstadium entsprechende Analgesie und Sedierung zu erreichen. Hierbei kann die Analgosedierung in 3 Abschnitte unterteilt werden:
- **Akutphase.** In der posttraumatischen oder postoperativen Akutphase müssen die Vitalfunktionen des Patienten stabilisiert werden, unterstützt durch eine oft tiefe Analgosedierung. Eine Mitarbeit des Patienten ist dabei kaum notwendig. Die erreichte Sedierungstiefe kann anhand einer Vielzahl von Scores oder Skalen (DeJonghe et al. 2000), z. B. der nach Ramsay (Ramsay et al. 1974) modifizierten Skala in ◘ Übersicht 18-5, abgeschätzt werden.
- **Entwöhnungsphase.** In der Entwöhnungsphase dagegen wird ein schmerzfreier, psychovegetativ abgeschirmter und kooperativer Zustand des Patienten angestrebt, der dessen aktive Mitarbeit bei weiteren diagnostischen und therapeutischen Eingriffen ermöglicht. Agitierte und unkooperative Verhaltensstörungen müssen häufig behandelt werden.
- **Koordinationsphase.** Die Verlegung des Patienten auf eine Normalstation wird in der Koordinations- und Aktivierungsphase vorbereitet. Das Behandlungsziel ist ein teilmobilisierter, psychovegetativ stabiler Patient mit möglichst wiedererlangtem Tag-Nacht-Rhythmus.

> **Übersicht 18-5**
> **Punkteskala zur Beurteilung der Sedierungstiefe (nach Ramsay et al. 1974)**
>
> - 1: ängstlich, agitiert, ruhelos
> - 2: ruhig, orientiert, kooperativ, die Beatmung tolerierend
> - 3: schlafend, sofortige Reaktion auf leichte Berührung oder laute Geräusche
> - 4: schlafend, verzögerte Reaktion auf leichte Berührung oder laute Geräusche
> - 5: keine Reaktion auf leichte Berührung oder laute Geräusche, aber sofortige Reaktion auf Schmerzreize
> - 6: keine Reaktion auf Schmerzreize

Therapiekonzept und Präparateauswahl

Bisher gibt es kein einheitliches, optimales Konzept der Analgosedierung in der Intensivmedizin, da die alleinige Applikation eines Medikamentes wegen seines Wirkungsspektrums (Analgesie oder Sedierung!) oder seiner unerwünschten Wirkungen meistens nicht ausreicht, eine für Arzt und Patient befriedigende Analgesie und Sedierung zu erreichen. Die Anforderungen an ein „ideales" Medikament zur Analgosedierung sind in ◘ Übersicht 18-6 aufgeführt.

Aufgrund dieser vielfältigen Anforderungen kommen bevorzugt **Arzneimittelkombinationen** – besonders bei längerer Anwendung – zum Einsatz. Im Schrifttum finden sich eine Vielzahl an Variationen, wobei sich Kombinationen aus in der Regel Opioidanalgetika und zentral dämpfenden Medikamenten der in ◘ Tabelle 18-4 aufgeführten Substanzgruppen bewährt haben. Grundsätzlich sollte versucht werden, die angestrebte Analgosedierung mit 2–3 möglichst gut steuerbaren Medikamenten zu erreichen und der klinischen Situation ständig anzupassen.

 Cave
Voraussetzung für die Sedierung ist eine ausreichende Schmerztherapie, denn mangelnde Analgesie darf nicht nur durch tiefere Sedierung ausgeglichen werden.

Nichtopioidanalgetika können im Rahmen der Stufentherapie des Schmerzes sinnvoll mit Opioiden kombiniert werden.

Die im Folgenden erwähnten Dosierungen der Medikamente sollen eine Leitlinie geben, wesentlichste Orientierungspunkte sind natürlich der klinische Erfolg, das Auftreten von unerwünschten Wirkungen und Interaktionen sowie die gegebenen pharmakologischen Leitlinien (▶ Abschn. 18.5.4).

Verfahren der Lokal- und Regionalanästhesie

Eine Alternative zur systemischen Schmerztherapie stellen bei ausgewählten Schmerzzuständen (z. B. Rippenfrakturen) die Verfahren der Lokal-, Regional-, und Spinalanästhesie dar. Hauptvorteil dieser Methoden ist, dass Schmerzen in einzelnen Körperregionen ohne oder nur mit geringen systemischen Nebenwirkungen der Opioide (Atemdepression, Sedierung, Übelkeit, Erbrechen, Obstipation) behandelt werden können; weitere Einzelheiten bei Roberts u. Hedges (1998, S. 454–515).

Übersicht 18-6
Anforderungen an das „ideale" Medikament zur Analgosedierung

- schnell eintretende analgetische und sedierende Wirkung
- erhaltene Erweckbarkeit und Kooperation des Patienten
- Erzeugung einer Amnesie
- rasche neurologische Beurteilbarkeit nach Absetzen
- gute Dosis-Wirkungs-Relation und kurze Halbwertszeit
- große therapeutische Breite
- geringe Beeinträchtigung anderer Organfunktionen, fehlende Organtoxizität
- einschätzbare Elimination bei Leber- und Nierenfunktionsstörungen
- keine Änderung der Pharmakokinetik bei Schock, Hypoxie und Eiweißmangel
- geringe Interaktionen mit anderen Medikamenten
- keine zeitlichen Anwendungsbeschränkungen
- keine Immunsuppression
- minimale Beinflussung des endokrinen Status
- geringe Abhängigkeitsentwicklung
- antagonisierbar

Tabelle 18-4. Pharmaka zur Analgesie und Sedierung in der Intensivmedizin

Analgetika	*Opioide*	Morphin
		Fentanyl
		Alfentanil
		Sufentanil
		Remifentanil
		Piritramid
		Buprenorphin
		Pentazocin
		Tramadol
	Nichtopioide	Paracetamol
		Metamizol
		Acetylsalicylsäure
		Diclofenac
	Lokalanästhetika	systemisch gegeben (z. B. Procain)
Sedativa und Hypnotika	*Benzodiazepine*	Midazolam
		Diazepam
		Flunitrazepam
		Lormetazepam
	Barbiturate	Methohexital
		Thiopental
		Phenobarbital
	Sonstige	γ-Hydroxybuttersäure
		Propofol
		Ketamin
		Etomidat
Neuroleptika		Droperidol
		Haloperidol
		Fluphenazin
Andere		Clonidin
		Clomethiazol
		Betablocker
Antidote		Naloxon (Opioide)
		Flumazenil (Benzodiazepine)

18.5.2 Schmerztherapie beim wachen Patienten

Die Schmerzbehandlung des Intensivpatienten beinhaltet neben der Gabe von peripher wirksamen Analgetika fast immer den Einsatz von Opioiden. Unter Berücksichtigung der Eigenschaften, der Nebenwirkungen und der Pharmakokinetik der zur Verfügung stehenden Analgetika muss bezüglich der Schmerzstärke, der zu erwartenden Schmerzdauer, der Grund- und Begleiterkrankungen eine Stufen- und Differenzialtherapie durchgeführt werden.

Die Analgetikagabe kann hierbei in regelmäßigen Abständen nach einem zuvor festgelegten Medikamentenplan oder auf Wunsch in partieller Eigenregie des Patienten geschehen. Letzteres wird als „Patient-controlled Analgesia" (PCA) bezeichnet und führt zu einer Reduktion der Gesamtdosis der applizierten Analgetika.

Bei akuter Myokardischämie, Herzinsuffizienz, Ateminsuffizienz und Schock sollten Opioide mit möglichst geringer kreislauf- und atemdepressiver Wirkung eingesetzt werden: Morphin (1. Wahl), Piritramid, Tramadol oder die partiellen Morphinantagonisten Buprenorphin und Pentazocin. Pethidin besitzt die stärkste kreislaufdepressive Wirkung, sodass von seinem Einsatz bei akutem Myokardinfarkt besonders in der prästationären Phase dringend abgeraten werden muss. Hier ist Morphin (2–5 mg i.v. alle 5–30 min bis zu einer Tagesdosis von 2–3 mg/kgKG) ebenfalls Mittel der 1. Wahl.

Als Alternativen sind die sublinguale Applikation von Buprenorphin und die orale Gabe von Morphin zu nennen. Durch Sedierung oder die Gabe eines Neuroleptikums kann eine Dosisreduktion des Analgetikums erzielt und die durch Opioide hervorgerufene Übelkeit reduziert werden. In der prästationären Phase sollte man sich wegen der oft eingeschränkten Behandlungsmöglichkeiten einer evtl. auftretenden respiratorischen Insuffizienz auf die alleinige Gabe eines Opioids verlassen oder primär Ketamin anwenden (▶ Abschn. 18.5.4).

18.5.3 Analgosedierung beim beatmeten Patienten

Vor allem durch die Einführung neuer Beatmungstechniken und zur Vermeidung gravierender Nebenwirkungen der Intensivtherapie (Infektionen, unerwünschter Arzneimittelwirkungen, Muskelatrophie) ist man bestrebt, die tiefe Analgosedierung so kurz wie möglich anzuwenden, den Patienten möglichst bald kontrolliert-assistiert oder assistiert zu beatmen und frühzeitig aktiv vom Beatmungsgerät zu entwöhnen. Die neuen Spontan(be)atmungsformen, z. B. Biphasic Positive Airway Pressure (BiPAP) mit fließendem Übergang von totaler zu partieller maschineller Atmungsunterstützung erlauben und fördern die lungenphysiologisch wichtige Spontanatmung; sie erfordern nicht nur in der Entwöhnungsphase eine ausreichende Angst- und Schmerzfreiheit bei erhaltener Kooperativität ohne wesentliche Sedierung. Das Gleiche erfordert die immer häufiger angewendete nichtinvasive Beatmung. Die bezüglich ihrer gewünschten Stärke überwachte, kontinuierliche Basisapplikation der Analgetika und Sedativa mit zusätzlicher Gabe eines Medikamentenbolus bei ärztlichen oder pflegerischen Maßnahmen (z. B. Lagerung, Absaugen, Bronchoskopie) ist aus unserer Sicht zu bevorzugen.

> **Praxistipp**
>
> Feste Medikamentenmischungen in Perfusoren sind weit verbreitet, aber speziell in der Entwöhnungsphase sollte die getrennte Dosierung des Analgetikums und Sedativums möglich sein.

Auswahl der geeigneten Medikamentenkombinationen. Als Analgetika kommen bei beatmeten Patienten v. a. die zentral wirksamen Schmerzmittel vom Morphintyp und Ketamin zum Einsatz. Peripher wirksame Analgetika eignen sich zwar für die postoperative oder posttraumatische Stufentherapie des Schmerzes, sie spielen jedoch für die Analgosedierung des beatmeten Intensivpatienten aufgrund ihrer geringeren analgetischen Potenz eine untergeordnete Rolle. Aus der Vielzahl der beschriebenen Medikamentenkombinationen werden folgende Therapieschemata zur Analgosedierung von Beatmeten aufgrund ihres günstigen Wirkung-Nebenwirkungs-Verhältnisses bevorzugt:

- Benzodiazepin (Midazolam, Flunitrazepam) plus Opioid (Fentanyl, Sufentanil, Alfentanil)
- Propofol plus Opioid
- Benzodiazepin plus Ketamin

Alternative Kombinationen sind:

- Barbiturat (Methohexital) plus Opioid plus Clonidin
- γ-Hydroxybuttersäure plus Opioid, supplementiert mit einem Benzodiazepin oder Neuroleptikum
- Neuroleptikum (Droperidol) plus Opioid, bei Bedarf mit einem Benzodiazepin ergänzt

Bei der Auswahl der Medikamente müssen Halbwertszeit, Interaktionen, therapeutische Breite, kardiozirkulatorische Nebenwirkungen und atemdepressorische Wirkung in der Entwöhnungsphase sowie spezifische Erfordernisse der zu behandelnden Krankheit beachtet werden. Die Entscheidung für oder gegen ein bestimmtes Medikament wird auch durch die persönlichen Erfahrungen des Behandelnden geprägt.

In der klinischen Praxis wird zur Analgesie derzeit bei Beatmeten Fentanyl (auch Sufentanil und Alfentanil) bevorzugt (starke analgetische Potenz, große therapeutische Breite, geringe kardiozirkulatorische Nebenwirkungen, gute Steuerbarkeit aufgrund der kurzen Plas-

◘ **Tabelle 18-5.** Kurztest zur Diagnose des Delirium auf der Intensivstadion (Confusion Assessment Method – Intensive Care Unit). Ein Delirium kann diagnostiziert werden bei Vorliegen der Merkmale 1 und 2 sowie zusätzlich eines der beiden Merkmale 3 oder 4

Merkmal	Beschreibung
1. Akute Veränderung des mentalen Status oder stark fluktuierender Verlauf	Gibt es Anhalt für eine akute Veränderung des mentalen Status im Vergleich zum Aufnahmestatus? Hat das auffällige Verhalten innerhalb der letzten 24 h stark fluktuiert (On-off-Phänomen, Veränderung in der Schwere der Ausprägung)? Gibt es Veränderungen auf der Sedierungs- oder der Glasgow Coma Scale?
2. Aufmerksamkeitsstörung	Hatte der Patient Schwierigkeiten, die Aufmerksamkeit zu fokussieren? Ist die Fähigkeit, die Aufmerksamkeit aufrecht zu erhalten oder sich einem neuen Thema zuzuwenden, reduziert? Welchen Score erreicht der Patient in einem Aufmerksamkeitstest („Attention Screening Acamination [ASE] Score")? (Ein visueller Aufmerksamkeitstest misst die Fähigkeit des Patienten, sich an 10 vorher gezeigte Bilder zu erinnern, bei einem auditiven Aufmerksamkeitstest veranlasst man den Patienten, immer dann die Hand zu drücken oder zu nicken, wenn der Buchstabe A in einer Reihe zufällig genannter Buchstaben vorkommt.)
3. Konfuse Gedanken	Beim extubierten Patienten ist zu ermitteln, ob er konfuse oder unzusammenhängende Gedanken hat, die sich z. B. in irrelevanter Kommunikation, unklarem Gedankenfluss oder nicht logischen Gedankensprüngen äußern können. Bei beatmeten Patienten soll dieser die folgenden Fragen beantworten: — Können Steine auf einem Fluss schwimmen? — Gibt es Fische im Meer? — Wiegt ein Kilogramm mehr als zwei? — Kann man mit einem Hammer einen Nagel einschlagen? War der Patient in der Lage, folgenden Fragen und Aufforderungen zu folgen? — Haben Sie unklare Gedanken? — Halten Sie so viele Finger hoch! (Untersucher zeigt dem Patienten 2 Finger) — Nun machen Sie das gleiche mit der anderen Hand! (ohne die Anzahl der Finger dem Patienten erneut zu zeigen)
4. Veränderte Bewusstseinslage (jedes andere Level als wach, wie z. B. hyperaktiv, stuporös, komatös	Wach: normal, spontan vollkommen bewusst über die Umgebung, interagiert angemessen Vigilant: hyperalert Lethargisch: schläfrig, aber leicht erweckbar, manche Dinge der Umgebung werden oder sind nicht bewusst; kommuniziert spontan mit dem Untersucher, wird nach minimaler Aufforderung vollkommen bewusst und interaktiv Stupor: schwierig erweckbar, kaum Bewusstsein über die Umgebung, keine spontane Interaktion mit dem Untersucher, gelangt auch nach Schmerzreiz nur zu einer inkompletten Orientierung. Kann nur durch starke und wiederholte Stimuli erweckt werden; ohne Stimulus schläft der Patient sofort wieder ein. Koma: unerweckbar, bewusstlos, keine spontane Interaktion, keine Reaktion auf starke Schmerzreize

mahalbwertszeit). Auch Morphin, Piritramid und Buprenorphin werden angewandt, die beiden Letzteren allerdings mit eingeschränkterer Steuerungsmöglichkeit (lange Halbwertszeit, geringere therapeutische Breite). Zunehmende Bedeutung erfährt die kontinuierliche vegetative Abschirmung mit Clonidin als Basis einer Analgosedierung.

Gewöhnungseffekt, Durchgangssyndrome, Delirium. Ein Problem der meisten Medikamente zur Analgesie und Sedierung ist, dass nach einigen Behandlungstagen öfter ein **Gewöhnungseffekt** auftritt, der meistens durch eine Dosissteigerung oder Änderung des Konzeptes der gewählten Analgosedierung kompensiert werden muss.

Agitierte Verhaltensstörungen („Durchgangssyndrom") des Patienten während der Intensivbehandlung, bevorzugt in der Entwöhnungsphase auftretend, müssen rechtzeitig erkannt und wegen ihrer unterschiedlichen Behandlungsweise differenzialdiagnostisch zugeordnet werden:
- Alkoholentzug
- Opioidentzug
- zentrales anticholinerges Syndrom
- hypoxische, metabolische, febrile oder toxische Störungen
- septische Enzephalopathie
- Benzodiazepinakkumulation

Die Diagnostik deliranter Syndrome ist von besonderer Bedeutung, v. a. die Unterscheidung Angst und Agitation einerseits sowie Delirium andererseits; während bei Angst und Agitation eine Sedierung mit Benzodiazepinen wie zum Beispiel Lormetazepam indiziert ist, kann durch diese Substanzen ein Delirium verstärkt und verlängert werden; eine Steigerung der Dosierung, bei fehlendem Behandlungserfolg, kann zu einer Beeinträchtigung der Atmung führen. Andererseits führt die Behandlung der Angst durch Haloperidol meist nur zu einer scheinbaren Beruhigung des Patienten und kann zum Gefühl des „in sich eingeschlossen sein" führen. Zur Diagnose eines Deliriums auf der Intensivstation wird der „CAM-ICU-Score" (Confusion Assesment Method-Intensiv Care Unit) empfohlen; Jacobi 2002; ◘ Tabelle 18-5; einen Therapiealgorhythmus zur Analgosedierung zeigt ◘ Abb. 18-3.

18.5.4 Spezielle Pharmakologie

Opioide
Von den zentralen Effekten der Opioide spielt für die Analgosedierung die analgetische Wirkkomponente die entscheidende Rolle. Die gemeinsamen und differenten Wirkungen und pharmakologischen Eigenschaften (◘ Tabelle 18-6) von Morphin und seinen synthetischen Derivaten werden durch ihre substanzspezifischen Bindungen an die verschiedenen Opioidrezeptoren in den unterschiedlichsten Regionen des ZNS ausgelöst. Natürliche Liganden dieser Rezeptoren sind körpereigene Peptide, die **Endorphine**. Außer der starken analgetischen Wirkung besitzen die Opioide weitere, z. T. therapeutisch genutzte Eigenschaften (Sedierung, Euphorie, Dämpfung des Hustenreflexes, Atemdepression).

Die wichtigsten, zwischen den einzelnen Opioiden unterschiedlich stark ausgeprägten, unerwünschten **Nebenwirkungen** sind Übelkeit, Erbrechen, Dysphorie, Tonussteigerung der glatten Muskulatur des Gastrointestinaltraktes mit verlängerter Verweildauer des Mageninhaltes und Obstipation bis hin zum paralytischen Ileus, Druckerhöhung des Oddi-Sphinkter, Störung der Harnblasenentleerung mit Harnverhalt, Histaminfreisetzung, Toleranz- und Abhängigkeitsentwicklung und Atemdepression bei Nichtbeatmeten.

Bei der klinischen Anwendung sind Faktoren, die ihre analgetische Wirkung beeinflussen können, zu beachten und dementsprechend die applizierte Dosis zu adaptieren. Mit einer **gesteigerten Wirkung** muss bei zügiger Injektion, Alkalose, Niereninsuffizienz, Leberzirrhose, hohen Magnesiumspiegeln, Hypoproteinämie, Muskelatrophie, Hypothyreose und Hyperventilation gerechnet werden. Eine **Abschwächung der Wirkung** findet sich bei Azidose, forcierter Diurese, Enzyminduktion, niedrigem Magnesiumspiegel, Hyperproteinnämie, erhöhter Muskelmasse, Hyperthyreose und Hypoventilation.

> **Cave**
> Die zu rasche Applikation von Opioiden kann eine ausgeprägte Muskelrigidität hervorrufen und durch langsamere Injektion und vorherige Gabe eines zentralen Muskelrelaxanz (Benzodiazepin) vermieden werden.

Einer Bradykardie kann durch vorherige Atropingabe vorgebeugt werden. Die Senkung erhöhter Drucke in den Gallenwegen ist durch Zugabe von Droperidol möglich. Die atemdepressive Eigenschaft einiger Opioide kann die Adaptation an die Beatmungsmaschine erleichtern und auch zur Behandlung spontan hyperventilierender Patienten genutzt werden. Zur Vermeidung von Entzugssymptomen empfiehlt sich eine ausschleichende Dosisreduktion, hilfreich kann dabei die Gabe von Clonidin sein.

Die interindividuellen Bedürfnisse nach analgetischer Medikation sind sehr unterschiedlich; ebenso ist die therapeutische Breite vom klinischen Umstand abhängig; so ist eine Dosierung am oberen Ende der therapeutischen Spanne bei einem beatmeten Patienten mit starken Schmerzen ohne Bedenken wegen der atemdepressiven Wirkung der Opiate möglich, während gleiches für einen älteren, spontan atmenden Patienten mit exazerbierter chronisch-obstruktiver Atemwegserkrankung nicht gilt. In diesen Fällen empfiehlt sich die häufige Gabe sehr niedriger Opiatdosen sowie die häufige Schmerzevaluation. Bei stark adipösen Patienten ist das gleiche Vorgehen indiziert, möglicherweise ist der Analgetikbedarf aufgrund

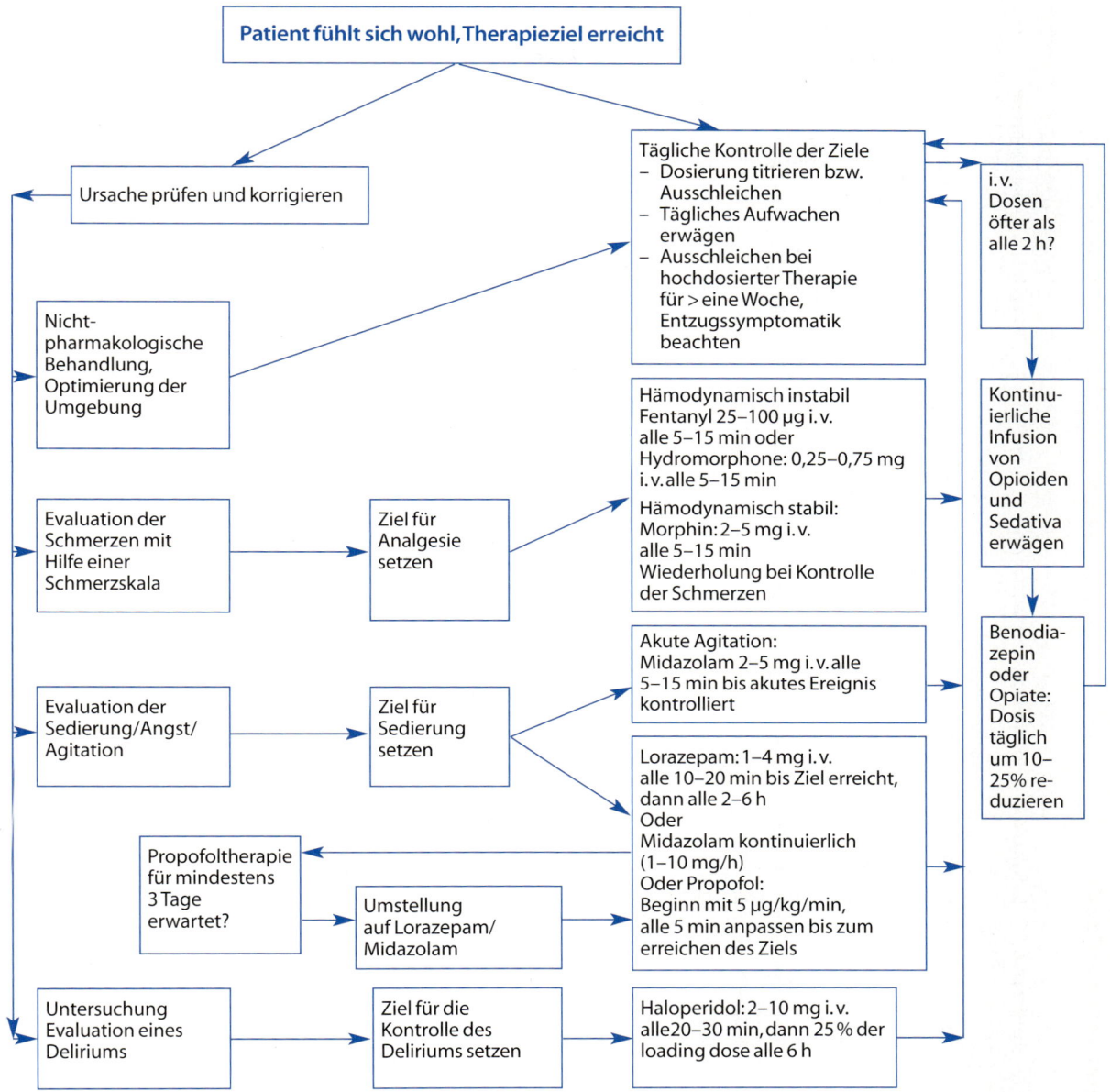

Abb. 18-3. Therapiealgorhythmus

der Produktion endogener Opiate im Fettgewebe sogar reduziert. Eine ähnlich Vorgehensweise ist bei der Dosierung von Benzodiazepinen angebracht.

Morphin. Die intravenöse Gabe von Morphin zur Analgosedierung wird in Deutschland wegen dessen Histaminliberation mit nachfolgender arterieller Hypotonie und wegen der im Vergleich zu anderen Opioden geringen analgetischen Potenz und langen Halbwertzeit relativ selten durchgeführt. Morphin kann oral, rektal, subkutan, intramuskulär und intravenös appliziert werden. Bei einem ausgeprägtem First-Pass-Effekt wird es in der Leber zum Hauptmetabolit Morphin-6-Glukuronid verstoffwechselt. Dieser besitzt selbst noch sedierende und analgetische Eigenschaften und kann bei eingeschränkter Nierenfunktion kumulieren und das Bild einer Morphinintoxikation hervorrufen. Eine Dosisreduktion ist weiterhin bei Leberzirrhose oder verminderter hepatischer Perfusion notwendig. Morphin besitzt von den Opioiden die stärkste hemmende Wirkung auf den Gastrointestinaltrakt. Ein akuter Myokardinfarkt und Schmerzen durch infauste Tumorleiden sind die häufigsten Indikationen für Morphin.

Fentanyl. Im Vergleich zu Morphin zeichnet es sich durch eine 100- bis 300fach stärkere analgetische Potenz und eine große therapeutische Breite aus. Blutdruckabfälle und Bradykardien sind wegen der wesentlich geringeren

Tabelle 18-6. Eigenschaften der zur analgetischen Therapie verwendeten Opioide[a]

	Morphin	Alfentanil	Fentanyl	Sufentanil	Piritramid	Pentazocin	Pethidin	Tramadol	Buprenorphin
Analgetische Potenz	1	40–50	100–300	bis 1000	0,25–0,7	0,3	0,1	0,1	10–20
Einmalgabe i.v. [µg/kgKG]	50–100	10–80	1–10	0,7–2	100–300	300–500	300–1200	500–1000	3–8
Erhaltungsdosis i.v. [µg/kgKG/h]	30–70–100	10–35–100	1–2–(6)	0,2–0,75(–1)	100–200				
Wirkdauer	3–5 h	10–20 min	30–60 min	30–45 min	6–8 h	2–6 h	3–4–8[b] h	2–5 h	6–8 h
Eliminations-HWZ [h]	3 h	1,6	1–3,5(–7)	2,5	3–4	2–3	3–6–20[b]	4–6	4–6
Therapeutische Breite LD 50/ED 50	35	1082	277	26716	11	4	6	33	7933
Atemdepression	+	++	+++	+++	(+)	(+)	(+)	(+)	(+)
Kreislaufdepression	+	(+)	+	(+)	(+)	(+)	++	(+)	(+)
Histaminliberation	++	(+)	(+)	(+)	–	–	–	–	–
Bemerkungen						partieller Antagonist	Myokarddepression	partieller Antagonist	partieller Antagonist

[a] Ohne Anspruch auf Vollständigkeit, die angegebenen Dosierungen sind Anhaltspunkte.
[b] Betrifft Metabolite.
HWZ: Halbwertszeit.

Histaminliberation seltener, letzteres ist für die Behandlung von Asthmatikern wesentlich. Bei relativ kurzer Wirkdauer besitzt Fentanyl wegen seiner Lipophilie eine relativ lange Eliminationshalbwertszeit. Dies kann nach längerer Anwendung durch Freisetzung von Gewebedepots zu Rebound-Phänomenen führen und ist besonders nach Extubation zu beachten. Eine Niereninsuffizienz ist auf die Clearance ohne Einfluss.

Alfentanil. Im Vergleich zu Fentanyl ist der Wirkungseintritt bei Alfentanil um etwa $^2/_3$ schneller, die Wirkdauer entspricht ebenfalls ungefähr $^2/_3$ der des Fentanyls. Aufgrund des geringeren Verteilungsvolumens und seiner fehlenden Speicherung in Muskulatur und Fettgewebe erweist sich Alfentanil als sehr gut steuerbares Analgetikum. Die analgetische Potenz beträgt das 40- bis 50fache gegenüber Morphin. Der sedierende Effekt ist gering. Hinsichtlich der Nebenwirkungen ist dieses Opioid mit den anderen dieser Klasse vergleichbar. Die kardiovaskuläre Beeinträchtigung scheint aufgrund der schwächeren Histaminfreisetzung geringer zu sein.

Sufentanil. Sufentanil ist mit einer analgetischen Potenz von ungefähr 1000 das stärkste Opioid. Es wurde nach seiner Anwendung zur Einleitung und Erhaltung von Allgemeinanästhesien auch zur Langzeitanalgosedierung von Intensivpatienten eingesetzt. Von Vorteil ist, dass die Substanz in reduzierter Dosis von 0,25–0,35 µg/kgKG/h noch ausreichende analgetische und sedierende, aber keine atemdepressiven Wirkungen hat und somit gut in der Entwöhnungsphase einsetzbar ist. Die kardiozirkulatorischen Nebenwirkungen sind gering, vorausgesetzt, dass ein evtl. Volumenmangel ausgeglichen wurde.

Remifentanil. Im Gegensatz zu allen bisher gebräuchlichen Opioidanalgetika wird das neueste Opioid aus der Gruppe der 4-Anilinopiperidine schnell durch körpereigene unspezifische Blut- und Gewebeesterasen hydrolysiert. Die entstehenden Abbauprodukte haben nur noch eine minimale Aktivität am µ-Rezeptor. Demzufolge kann bei der Anwendung von Remifentanil auch nach mehrstündiger Infusionsdauer noch mit einer gleichbleibend kurzen Wirkdauer (mehrheitlich 15 min) nach dem Infusionsende gerechnet werden. In Kombination mit kleinen, wiederholten Bolusgaben von Midazolam (1–3 mg) wird Remifentanil auch erfolgreich zur Analgosedierung von beatmeten Intensivpatienten eingesetzt.

Piritramid. Piritramid hat nur einen leicht sedierenden Effekt. Übelkeit und Erbrechen sind selten. Die überwiegende Anwendung ist ebenso wie für die nachfolgend aufgeführten Opioide in der postoperativen Schmerztherapie oder bei Reduktion des Analgetikabedarfes in der Restitutionsphase zu sehen.

Pentazocin. Dieses Opioidanalgetikum ist durch eine analgetische, gering zentral sedierende Wirkung mit agonistischem und weniger ausgeprägtem antagonistischem Effekt an Opioidrezeptoren gekennzeichnet. Dadurch besteht die Gefahr der Auslösung akuter Entzugssymptome bei Patienten und Opioidabhängigen, wenn diese zuvor hohe Dosen eines reinen Opioidagonisten erhalten haben.

Buprenorphin. Der partielle µ-Rezeptor-Agonist mit fehlender intrinsischer Wirkung an den anderen Opioidrezeptoren besitzt wegen seiner Lipophilie einen schnellen Wirkungseintritt. Die atemdepressive Wirkung ist durch Naloxon nicht zu antagonisieren, hier ist die Gabe des funktionellen Antagonisten Doxapram notwendig. Die analgetische Wirkung von Buprenorphin ist aufgrund des „Ceiling Effect" (▶unten) begrenzt.

Pethidin. Pethidin hat wegen seiner Lipophilie einen schnellen Wirkungseintritt und wird aufgrund seiner geringen atemdepressorischen und sedierenden Wirkung bevorzugt beim spontan atmenden Patienten angewendet. Eine hohe Dosierung ist durch die kardiodepressive Eigenschaft limitiert. Pethidin wird oft mit Phenothiazinen gegeben, um die auxilläre Wärmeproduktion („shivering") zu unterbinden.

Naloxon. Der reine Opioidantagonist hebt alle Opioidwirkungen auf und besitzt in einem breiten therapeutischen Bereich keine eigenen pharmakologischen Wirkungen. Die Auslösung eines Opioidentzugssyndroms muss beachtet werden. Wegen der viel kürzeren Halbwertszeit als die der meisten Opioide sind eine sorgfältige Nachbeobachtung der Patienten und ggf. weitere Gaben notwendig. Bei Opioidvergiftungen können viel höhere Dosierungen (bis 2 mg/kgKG) und längere, dann kontinuierliche Gaben (Stunden bis Tage) – orientierend am klinischen Bild – notwendig sein.
- Bolus i. v. 0,2–2 mg titrierend
- Erhaltungsdosis i. v. 0,1–2 mg repetitiv
- Wirkungseintritt nach i. v.-Gabe 1–2 min
- Wirkdauer 15–90 min
- Eliminationshalbwertszeit 1–1,5 h

Benzodiazepine und Benzodiazepinantagonisten

Wirkweise. Benzodiazepine wirken sedativ-hypnotisch, anxiolytisch, antikonvulsiv und zentral muskelrelaxierend, mit primärem Angriffspunkt im limbischen System, das die höchste Dichte an Benzodiazepinrezeptoren trägt. Sie wirken durch Aktivitätsmodifikation der GABA-(Gamma-Aminobuttersäure-)Rezeptoren, die mit Benzodiazepinrezeptoren assoziiert sind und weisen daher einen „Ceiling Effect" auf, d. h. ihre Wirkung kann über eine Dosissteigerung nicht beliebig verstärkt werden. Benzodiazepine besitzen eine große therapeutische Breite, erzeugen eine retrograde Amnesie und müssen zur Analgosedierung mit Opioiden oder Ketamin kombiniert werden. Die Differenzialtherapie mit intravenös applizierbaren Benzodiazepinen basiert auf unterschiedlichen pharmakokinetischen Eigenschaften (Tabelle 18-7).

Nach intravenöser Applikation treten sedativ-hypnotische Effekte bereits nach einigen Sekunden auf, stark lipophile Substanzen wie z. B. Diazepam, Flunitrazepam und Midazolam sind dabei rascher wirksam als die weniger lipophilen Substanzen wie Lormetazepam.

Elimination, Nebenwirkungen. Bei einer Dauermedikation determiniert die hepatische Clearance die Wirkdauer der Substanzen. Leberfunktionsstörungen und die eingeschränkte Leberleistung des älteren Patienten können zur Kumulation, zur Verlängerung der Wirkdauer und zum Auftreten unerwünschter Nebenwirkungen führen. Besonders in der Kombination mit Opioiden kann bei kardiovaskulären Risikopatienten eine dosisabhängige arterielle Hypotonie auftreten. Die atemdepressive Wirkung ist v. a. bei einer Bolusinjektion zu beachten.

Eine länger als 10–14 Tage dauernde Anwendung führt zur **Gewöhnung** mit Abschwächung der hypnotischen Wirkung. Eine **ausschleichende Dosierung** ist empfehlenswert, um eine Entzugssymptomatik mit Hyposomnie, Angstzuständen, Schwindel, Schwächegefühl und extrapyramidalen Störungen zu vermeiden. Formen einer psychischen Abhängigkeit finden sich erst nach monatelanger Applikation.

Arzneimittelinteraktionen. Hinsichtlich der Arzneimittelinteraktionen ist v. a. auf den H$_2$-Rezeptor-Antagonisten **Cimetidin** hinzuweisen, dessen Gabe bis zur 50%igen Einschränkung der hepatischen Benzodiazepin-Clearance führen kann. Erhebliche Dosissteigerungen oder paradoxe Reaktionen können besonders bei Patienten mit Alkoholabusus beobachtet werden. Benzodiazepine sind bei Myasthenia gravis kontraindiziert.

Midazolam. Durch seine kurze Halbwertszeit mit rascher Elimination ist das wasserlösliche, venenverträgliche Midazolam gut steuerbar und wird daher häufig zur Analgosedierung verwendet. Midazolam hat die doppelte Wirkstärke von Diazepam. Die zur Erzeugung der gewünschten Sedierungstiefe notwendige Dosis unterliegt erheblichen interindividuellen Schwankungen, daneben können auch Toleranz und Tachyphylaxie auftreten (zur Umgehung siehe Savic et al. 1991). Midazolam wird zum 1-Hydroxymidazolam mit 10%iger Aktivität und kürzerer Halbwertszeit als die der Muttersubstanz metabolisiert. Seine Pharmakokinetik wird durch Urämie nicht wesentlich beeinflusst, bei Leberzirrhose dagegen ist die Clearance reduziert und die Eliminationshalbwertszeit deutlich verlängert. Im septischen Schock nehmen Clearance und Verteilungsvolumen ab.

Tabelle 18-7. Kennzeichen häufig angewandter Sedativa und Hypnotika[a]

	Midazolam	Diazepam	Flunitrazepam	Methohexital	Thiopental	Propofol	Clonidin	Clomethiazol
Einmalgabe i. v. [mg/kgKG]	0,15–0,23	0,1–0,3	0,01–0,03	0,5–2,0	3–7	2–2,5	0,002–0,005	4–7
Erhaltungsdosis i. v. [mg/kgKG/h]	0,05–0,2	0,03–0,08	0,004–0,01	1–4		1–4(–12)	0,001–0,003	1–4(–6)
Wirkdauer	kurz	lang	lang	20 min	5–15 min	4–10 min		
Eliminations-HWZ [h]	1,7–2,6–15[b]	24–57–100[c]	6–25–30[c]	1–3–6	3–8	0,5–1–6 Tage	8–11(–20)	4
Therapeutische Breite LD 50/ED 50	146	29	236	4,7			4,5	

[a] Ohne Anspruch auf Vollständigkeit, die angegebenen Dosierungen sind Leitlinien.
[b] Bei Einschränkung der Leberfunktion.
[c] Betrifft Metabolite und bei älteren Patienten.
[d] Betrifft das tiefe Kompartiment.
HWZ: Halbwertszeit.

Diazepam. Diazepam ist auf der Intensivstation zunehmend durch neuere, kurz oder mittellang wirkende Benzodiazepine ersetzt worden. Gründe hierfür sind die fehlende Wasserlöslichkeit und seine lange Wirkungsdauer mit unerwünschtem Überhang, der wesentlich durch den aktiven Metaboliten Desmethyldiazepam (Eliminationshalbwertszeit ungefähr 50–100 h) verursacht wird. Eine Eliminationshemmung tritt bei gleichzeitiger Gabe von H_2-Rezeptor-Antagonisten, Isoniazid und Propranolol auf. Die Substanz wird u. a. zur Therapie des Tetanus, von Krampfanfällen und des Alkoholentzuges eingesetzt.

Flunitrazepam. Flunitrazepam ist ein partiell wasserlösliches, mittellang wirkendes Medikament mit wenig aktiven Metaboliten. Es ist daher gut steuerbar und Bestandteil einiger empfohlener Kombinationen zur Analgosedierung. Die hypnotische und anxiolytische Wirkung ist gegenüber Diazepam 2- bis 5fach stärker.

Lormetazepam. Diese Substanz wird im Gegensatz zu Diazepam durch patientenbedingte Faktoren wenig beeinflusst. Bei raschem Wirkungseintritt (innerhalb von 10 min) ist die maximale Wirkung nach 45–60 min erreicht. Beim Abbau entstehen keine aktiven Metabolite, und die Eliminationshalbwertszeit ist beim älteren Patienten nicht verlängert.
- Bolus i. v. 0,02–0,03 mg/kgKG
- Eliminationshalbwertszeit 10–22 h

Benzodiazepinantagonist Flumazenil. Flumazenil antagonisiert kompetitiv die zentralen sedierenden, nicht aber die peripheren Herz- und Kreislaufeffekte der Benzodiazepine durch seine hohe Rezeptoraffinität bei fehlender intrinsischer Aktivität. Zu beachten ist seine gegenüber allen Benzodiazepinen deutlich kürzere Halbwertszeit von ungefähr 1 h.

Indikationen innerhalb der Intensivtherapie sind die Benzodiazepinintoxikation, die Aufhebung einer paradoxen Reaktion, die Benzodiazepinantagonisierung nach Langzeitsedierung mit schon erfolgter Extubation und die differenzialdiagnostische Anwendung bei somnolenten oder komatösen Bewusstseinszuständen. Unterschiedlich wird die Gabe beim Coma hepaticum beurteilt, eine probatorische Anwendung zur Verbesserung der Vigilanz ist sicher gerechtfertigt. Die Injektion sollte langsam erfolgen und die Infusionsgeschwindigkeit an der Vigilanz orientiert werden, um eine akute Entzugssymptomatik zu vermeiden.
- Bolus i. v. 0,25 mg
- Erhaltungsdosis i. v. 0,1–0,5 mg/h
- Wirkungseintritt nach i. v. Gabe 1–2 min
- Wirkdauer abhängig von der Konzentration des Benzodiazepins
- Eliminationshalbwertszeit 50 min

Propofol

Propofol wird als Fettemulsion appliziert und ist ein Hypnotikum ohne analgetische Wirkung. Es eignet sich besonders gut zur Vertiefung einer Analgosedierung bei pflegerischen oder ärztlichen Maßnahmen, aber auch zur Sedierung von Beatmeten bis zu 5 Tagen (Cohen 1996; Shapiro 1995a). Bei längerer Anwendung (>5 Tage) ist bei bis zu 55% der Patienten die Entwicklung einer Toleranz oder erhöhten Clearance zu beobachten (Buckley 1997).

 Cave
Unter Propofoldauertherapie sind regelmäßige Kontrollen der Blutfettspiegel notwendig, da etwa 20% der Patienten eine Hypertriglyzeridämie (>500 mg/dl) entwickeln (Barrientos-Vega et al. 1997).

Zu den Vorteilen zählt die kurze Halbwertszeit, eine antiemetische Wirkung, eine relativ konstante Aufwachzeit sowie die fehlende Kumulation auch bei Leber- und Nierenerkrankungen. Im Vergleich zu Midazolam weist Propofol mit im Mittel 27 vs. 237 min eine deutlich kürzere und weniger variable Aufwachzeit (±17 vs. ±222 min) aus tiefer und langer Sedierung auf (Chamorro et al. 1996). Die Aufwachzeit ist lediglich bei Patienten mit Leberzirrhose verlängert. Zu beachten ist ein Anstieg des Propofolplasmaspiegels um bis zu 30% bei gleichzeitiger Anwendung von Fentanyl oder Alfentanil. Eine Hemmung der Cortisolproduktion wie bei Etomidat tritt nicht auf.

Ketamin

Ketamin wirkt in niedriger, subanästhetischer Dosierung von 0,25–0,5 mg/kgKG/h fast ausschließlich analgetisch. Der Patient bleibt dabei normalerweise wach, kooperativ und zeigt kaum Veränderungen der respiratorischen und kardiovaskulären Parameter. Bei Dosen >0,5 mg/kgKG/h ist mit Somnolenz, dissoziativer Anästhesie und mit einer zentralen, sympathikusvermittelten Kreislaufstimulation (Anstieg von Blutdruck und Herzfrequenz) zu rechnen. Diese Eigenschaften erklären den häufigen Einsatz von Ketamin in der prästationären Notfallmedizin. Nachteilig ist die Zunahme des zerebralen Sauerstoffverbrauches und Blutflusses, wobei Letzteres zum Anstieg des intrakraniellen Druckes führen kann.

Bei Vorliegen einer pulmonalen Hypertonie, einer koronaren Herzkrankheit, einer arteriellen Hypertonie und einer intrakraniellen Druckerhöhung ist besondere Wachsamkeit beim Einsatz von Ketamin geboten. Die unerwünschten psychomimetischen Nebenwirkungen (Halluzinationen, Träume) treten erst bei höheren Dosierungen (>1 mg/kgKG/h) auf und machen eine Kombination mit Benzodiazepinen obligat.

Das in die klinische Praxis eingeführte S(+)-Enantiomer ist etwa in halbierter Dosis anzuwenden und soll weniger unerwünschte Wirkungen haben.

Als Vorteile der **Kombination Ketamin/Midazolam** werden eine nur geringe Beeinträchtigung der Darm-

motorik, die gute Kooperationsfähigkeit mit dem analgosedierten Patienten und die Einsatzmöglichkeit bei hypotoner Kreislaufregulation und bronchialer Obstruktion angegeben. Für die praktische Anwendung wird trotz pharmakokinetischer Bedenken gegen fixe Arzneimittelkombinationen folgendes Vorgehen empfohlen:
- Bolus i.v. 1–2 mg/kgKG Ketamin + 0,15–0,2 mg/kgKG Midazolam
- Erhaltungsdosis i.v. 0,3–2 mg/kgKG/h Ketamin + 1–0,25 mg/kgKG/h Midazolam
- Eliminationshalbwertszeit 2,5–4 h

γ-Hydroxybuttersäure

γ-Hydroxybuttersäure (GHB) besitzt eine dosisabhängige sedierende Wirkung ohne analgetische, muskelrelaxierende oder vegetativ hemmende Effekte. Die kardiovaskulären, atemdepressiven und gastrointestinalen Einflüsse sind gering. GHB wird zu Kohlendioxid und Wasser ohne aktive Zwischenprodukte metabolisiert. Der hohe Natriumanteil der Infusionslösung muss beachtet werden. Gelegentlich auftretende Myoklonien, Brechreiz und die im Einzelfall unkalkulierbar lange klinische Wirkdauer führten nach intial häufiger Anwendung in der Anästhesie zur späteren Verdrängung dieser Substanz. Zunehmend wird jetzt über die Anwendung der GHB als Sedierungskomponente bei der Analgosedierung von Intensivpatienten sowie zur Therapie des Alkohol- und Opioidentzuges berichtet. Ursache dafür sind kardiovaskuläre Stabilität auch bei katecholaminpflichtigen Patienten, Erhaltung der Kooperativität des gering sedierten Patienten in der Entwöhnungsphase, eine schlafregulative Wirkung und eine geringere Inzidenz deliranter Syndrome unter der Anwendung von GHB. Ein verzögertes Erwachen des Intensivpatienten aus der Langzeitanalgosedierung stellt im Gegensatz zur Anwendung im operativen Bereich nur ein relatives Problem dar.

Zur Analgosedierung ist die **Kombination mit einem Opioid** notwendig, ggf. muss mit einem Benzodiazepin, unter möglicher Reduktion der GHB-Dosis, die Sedierung vertieft werden. Eine Verbesserung der Sedierung bei ungenügender Benzodiazepinwirkung, vermutlich durch Umgehung des „Ceiling Effect", ist durch eine Kombination mit GHB beschrieben worden.
- Bolus i.v. 40–50 (35–90) mg/kgKG über 10 min
- Erhaltungsdosis i.v. 20 mg/kgKG/h
- Wirkungseintritt nach i.v.-Gabe 5–10 min nach Injektionsende
- Wirkdauer 1–3,5 h
- Eliminationshalbwertszeit 30–40 min

Clomethiazol

Das sedierend und antikonvulsiv wirkende Vitamin-B_1-Derivat wird vorwiegend zur **Therapie des Alkoholentzuges** eingesetzt. Die möglichen unerwünschten Wirkungen sind Atemdepression, Tachykardie, Hypotonie, Salivation und Bronchorrhö und bedingen besonders bei der intravenösen Therapie und bei Patienten mit pulmonalen Erkrankungen eine gute Überwachung und kontrollierte Arzneimittelgabe. Bei längerer Anwendungsdauer kommt es gerade bei Intensivpatienten zur Verlängerung der Eliminationshalbwertszeit, zu einer Abnahme der Clearance und zu einer Belastung des Flüssigkeitshaushaltes (0,8 %ige Lösung). Gelegentlich ist das medikamenteneigene Abhängigkeitspotenzial zu beachten.
- Bolus i.v. 4–7 mg/kgKG
- Erhaltungsdosis i.v. 1–4(–6) mg/kgKG/h
- Eliminationshalbwertszeit 4 h

Clonidin

Der $α_2$-Adrenozeptor-Agonist wirkt anxiolytisch, sedierend und analgetisch. Neben seinem Einsatz bei arterieller Hypertonie, bei Opioid- und Alkoholentzug ist er auch bei anderen agitierten Bewusstseinszuständen von Intensivpatienten anwendbar. Initial kommt es zu einem vorübergehenden Blutdruckanstieg, dem eine anhaltende Blutdrucksenkung folgt. Die langsame Verabreichung des Bolus ist wichtig, die sehr hohen Erhaltungsdosierungen sind vorzugsweise beim Alkoholentzugsdelir notwendig. An Nebenwirkungen sind Bradykardie, Abnahme der Darmmotilität und verminderter Speichelfluss zu nennen. Ein ausschleichendes Absetzen des Medikamentes ist notwendig. Als Antidot kann Tolazolin zum Einsatz kommen. Clonidin wird zunehmend auch als Basismedikament einer Analgosedierung oder Narkose zur vegetativen Dämpfung in niedriger Dosierung (z. B. 0,3–1 μg/kgKG/h) ohne wesentliche Nebenwirkungen, aber mit günstiger Beeinflussung des Opioid- und Narkosemittelverbrauches und einer Reihe protektiver Wirkungen (Niere, Endokrinum, Gehirn, Herzmuskel) eingesetzt.
- Bolus i.v. 2–5 μg/kgKG
- Erhaltungsdosis i.v. 9–45(–200) μg/h
- Eliminationshalbwertszeit 8–11(–20) h

Betarezeptorenblocker

Unruhe und Schmerzzustände, Agitiertheit, und kritische Phasen der Intensivbehandlung wie z. B. Intubation und das Entwöhnen von der Beatmungsmaschine gehen häufig mit einer gesteigerten Sympathikusaktivität (Hochdruck, Tachykardie, vermehrtes Schwitzen) einher. Vor allem Patienten mit einer höhergradigen koronaren Herzkrankheit sind dadurch gefährdet, eine akute Koronarischämie zu erleiden. In solchen Fällen kann die Gabe eines Betablockers sehr hilfreich sein. Häufig wird jedoch bei diesen kritisch Kranken aus verständlicher Sorge vor Nebenwirkungen und wegen schlechter Steuerbarkeit auf den Einsatz von Betablockern verzichtet. Diese berechtigten Bedenken sind beim Einsatz des innerhalb 1 min intravenös applizierbaren **Esmolols** aufgrund seiner kurzen Halbwertszeit von 9 min und damit guten Steuerbarkeit in viel geringerem Maße angezeigt (▶ Abschn. 18.2.2, „Kardiovaskuläre Pharmaka"). Auch oral gegebene $β_1$-selektive Blocker (z. B. Metoprolol, Bisoprolol; Celiprolol mit intrinsischer sympathomimetischer Aktivität) können in solchen Fällen wirksam sein und relativ gefahrlos unter Beachtung der Kontraindikationen eingesetzt werden.

Etomidat

Etomidat ist ein hochpotentes Hypnotikum ohne analgetische Wirkung mit schnellem Wirkungseintritt, kurzer Wirkdauer und der geringsten Kreislaufdepression. Da es schon nach einmaliger Gabe, aber besonders nach längerer Applikation zur **Hemmung der adrenalen Cortisolproduktion** kommt (Wagner et al. 1984) und eine erhöhte Mortalität von Intensivpatienten auftrat, kann die früher geübte, wiederholte oder kontinuierliche Anwendung von Etomidat bei kritisch Kranken nicht mehr empfohlen werden. Die Einschränkung der Cortisolproduktion ist durch die ungefähr 6 h anhaltende Hemmung der 11-β-Hydroxylase erklärt.

- Bolus i. v. 0,15–0,3 mg/kgKG
- Wirkungseintritt 15–20 s
- Wirkdauer 2–5 min
- Eliminationshalbwertszeit 75 min

Barbiturate

Seit der Einführung von Benzodiazepinen haben Barbiturate an Bedeutung verloren. Hepatische Enzyminduktion, kardiale Depression, Beeinflussung der Thermoregulation, Hemmung der gastrointestinalen Motilität, mögliche Immunsuppression, geringere therapeutische Breite und Hyperalgesie in niedriger Dosierung lassen eine Verwendung von Barbituraten zur Langzeitsedierung bei internistischen Intensivpatienten nicht mehr als Mittel der 1. Wahl erscheinen. Die teils strikte Ablehnung der Barbiturate zur Analgosedierung von internistischen Intensivpatienten ist durch verschiedene Untersuchungen überzeugend relativiert worden.

> **Praxistipp**
> Dagegen kommen Barbiturate bei neurochirurgischen Patienten mit Schädel-Hirn-Trauma wegen ihrer hirndrucksenkenden und den zerebralen O_2-Verbrauch senkenden Eigenschaften häufig zur Anwendung.

Methohexital. Dieses Barbiturat ist wegen seine pharmakologischen Eigenschaften am besten zur Sedierung geeignet. Eine strenge Dosis-Wirkungsrelation (fehlender „Ceiling Effect") ermöglicht eine gute Steuerung der Sedierungstiefe unter Kontrolle der Plasmaspiegel (2,5–4,5 mg/l, maximal 1,5–12,7 mg/l). Die hirndrucksenkende Wirkung, der schnell abklingende Sedierungseffekt nach Absetzen, das relativ ruhige und orientierte Aufwachen nach Langzeitsedierung, eine nur geringe Depression der gastrointestinalen Motilität und die im Vergleich zu den Thiobarbituraten geringe Enzyminduktion sind hervorzuhebende Eigenschaften dieser Substanz. Eine Einschränkung der Leberfunktion verlängert und verstärkt die Wirkung von Methohexital. Nierenfunktionsstörungen beeinflussen die Elimination nicht. Die nicht unerhebliche Natriumzufuhr muss beachtet werden.

Neuroleptika

Wirkungsweise. Die Dämpfung der emotionalen Erregbarkeit, die Indifferenz gegenüber äußeren Reizen sowie eine generelle Antriebsminderung führen zu einer **psychomotorischen Wandlung bei erhaltener Kooperativität** und kennzeichnen die Wirkung der Neuroleptika. Eine anxiolytische und hypnotische Wirkkomponente fehlt. Neuroleptika sind kein genereller Ersatz für Sedativa vom Typ der Benzodiazepine. Man sollte versuchen, zwischen einem reinem Sedierungsbedarf oder einer notwendigen Distanzierung zu differenzieren. Die Behandlung mit Neuroleptika wird von nicht stark irritierten Patienten oft als unangenehm empfunden, da eine gewisse aufgezwungene Teilnahmslosigkeit bei oft wachem Geist erlebt wird. In der Intensivmedizin kam analog dem Konzept der Neuroleptanalgesie und -anästhesie vorwiegend **Droperidol** in Kombination mit einem **Opioid** zum Einsatz. Neuroleptika führen zu einer Abnahme des Muskeltonus, beeinflussen die periphere und zentrale Kreislaufregulation und haben teilweise auch eine parasympathikolytische und hypotherme Wirkung. Eine Toleranzentwicklung kann besonders bei Phenothiazinen nach Tagen bis Wochen auftreten, mit Verstärkung der unerwünschten Wirkungen nach weiterer Dosiserhöhung. Je stärker die neuroleptische Potenz einer Substanz, desto eher können extrapyramidal-motorische, hyperkinetisch-dystone Wirkungen (Schlundkrämpfe, unwillkürlich einschießende Bewegungen) auftreten, die sich mit Biperiden (2,5–5 mg, 2- bis 4-mal pro Tag) gut behandeln lassen.

Droperidol. Droperidol (Dehydrobenzperidol, DHBP) eignet sich in Verbindung mit Opioiden (z. B. Fentanyl) für die Langzeitanalgosedierung. Als Vorteile dieser Kombination werden u. a. angeführt: Verstärkung der analgetischen Wirkung von Opioiden, Senkung des Gallengangsdrucks, Verminderung des Suchtpotenzials von Opioiden und Benzodiazepinen, Fehlen einer Kumulation auch bei älteren Patienten und große therapeutische Breite. Von den potenziellen Nachteilen sind extrapyramidal-motorische Symptome selten zu erwarten. Entzugssymptome lassen sich durch Ausschleichen der Medikation häufig vermeiden. Droperidol besitzt eine starke **antiemetische Wirkung** und mindert dadurch die emetische Tendenz der Opioide.

Haloperidol. Seine Anwendung in der Intensivmedizin ist als Mittel der Wahl (Shapiro 1995a) auf die **Behandlung des Alkoholentzugsdelirs und anderer deliranter Syndrome** begrenzt. Repetitive intravenöse Dosen von 1–5 mg 4- bis 6-mal täglich sind dabei in der Regel ausreichend.

Fluphenazin. Fluphenazin scheint sich aufgrund seiner relativ guten Steuerbarkeit als kontinuierlich zuführbares Neuroleptikum auf der Intensivstation zu bewähren. In der Behandlung des Alkoholentzugsdelirs stellt es eine echte Alternative zu Clomethiazol dar: Initialdosis von 5–10 mg, danach kontinuierliche Zuführung von 20–40 mg über den Tag.

18.5.5 Muskelrelaxation

Indikation

Eine sehr tiefe Analgosedierung einschließlich Muskelrelaxation des Beatmeten ist durch die Anwendung der heutigen Beatmungskonzepte, bestehend aus supportiven oder die Spontanatmung ermöglichenden, kontrollierten Beatmungstechniken und einem gut analgesierten und möglichst wenig sedierten Patienten, nur noch bei bestimmten Erkrankungen oder Therapieproblemen indiziert (Hoyt 1995; Prielipp 2000) (◘ Übersicht 18-7).

Übersicht 18-7
Intensivmedizinische Indikationen zur Muskelrelaxation

- Intubation oder operative Eingriffe
- Intoleranz der Beatmung trotz tiefer Analgosedierung, mit der Gefahr des Barotraumas der Lunge
- Senkung des Beatmungsdrucks bei Erhöhung der thorakalen Compliance
- Senkung des O_2-Bedarfs bei kritisch gestörtem O_2-Transport
- Senkung des Metabolismus bei Muskelzittern, Krämpfen (Tetanus, Status epilepticus), malignem neuroleptischem Syndrom
- Vermeiden von Fluktuationen des intrakraniellen Drucks nach Schädel-Hirn-Trauma oder hypoxischer Hirnschädigung
- Vermeidung von Bewegungsartefakten bei diagnostischen und therapeutischen Prozeduren
- Wunddehiszenz nach ausgedehnten Laparotomien
- Zwerchfellhernie, bronchopleurale Fistel

Nachteile und Nebenwirkungen

Zum reduziertem Einsatz der Relaxanzien haben nicht nur substanzspezifische unerwünschte Wirkungen, sondern v. a. die nach längerer Applikation (>48 h) auftretenden neuromuskulären Wirkungen geführt (▶ Abschn. 18.8.4), welche die zügig angestrebte Entwöhnung und Mobilisation deutlich behindern, den Aufenthalt auf der Intensivstation verlängern und damit den Zeitraum für

---

Übersicht 18-8
Probleme der Langzeitmuskelrelaxation (Prielipp 2000)

- unbemerkte, ungenügende Sedierung
- Atrophie der Muskulatur mit verzögerter Entwöhnung von der maschinellen Beatmung und Mobilisation
- Unterdrückung des Hustenreflexes mit Sekretverhalt, Atelektasenbildung, pulmonaler Infektion und Verschlechterung des Gasaustausches
- verminderte neurologische Beurteilbarkeit
- Nebenwirkungen auf das autonome Nervensystem und das Herz-Kreislaufsystem
- Atonie des Magen-Darm-Traktes
- Förderung der katabolen Stoffwechsellage durch fehlenden Muskeltonus
- verstärkte Gefahr des Auftretens von Lagerungsschäden (Dekubitus, periphere Nerven)
- vermehrtes Auftreten von tiefen Venenthrombosen

---

das Auftreten weiterer Komplikationen vergrößern können. Patienten mit chronisch obstruktiver Lungenerkrankung und Steroidmedikation sind nach Langzeitrelaxierung durch Tage bis Monate anhaltende Muskelschwäche mit myopathischem, neuropathischem oder gemischtem Muster besonders gefährdet.

Die in ◘ Übersicht 18-8 aufgeführten potenziellen Nachteile einer länger dauernden Muskelrelaxation erfordern für diese eine strenge Indikationsstellung und eine möglichst kurze Anwendungszeit.

 Cave
Unabdingbare Voraussetzung für die Gabe von peripheren Muskelrelaxanzien ist eine tiefe Analgosedierung mit adäquater maschineller Beatmung, denn bewusstes Wahrnehmen von Atemnot und Schmerz ist für den paralysierten Patienten ein schreckliches Erlebnis!

Das Ausmaß der Analgosedierung kann über den Tag variieren, deshalb müssen Blutdruck, Herzfrequenz, Pupillenstatus, Tränenfluss und Grimassieren des Patienten beobachtet werden. Das EEG dient zur objektiven Kontrolle der Analgosedierung, gekennzeichnet durch verminderte hochfrequente Aktivitäten. Besondere Aufmerksamkeit gebührt der korrekten Lagerung zur Vermeidung von Druckschäden und der Kontrolle des Lidschlusses durch das Pflegepersonal. Die objektive Überwachung der Relaxation selbst ist möglichst mittels der peripheren Nervstimulation (**Relaxometrie**) mit dem Vierfachreiz („Train of four", TOF) bettseitig durchzuführen, weil bei Schwerkranken die notwendigen Dosen der Relaxanzien oft deutlich niedriger sind, als es die zur Relaxierung von Gesunden ermittelten Dosisrichtlinien angeben (Prielipp 2000; Rudis 1997; Shapiro 1995b). Diese Dosisanpassung führt zu einer deutlichen Reduktion der Häufigkeit und Schwere v. a. der neuromuskulären Nebenwirkungen (Hoyt 1995; Rudis et al. 1997). Bei stark übergewichtigen Patienten scheint die Dosierung für eine adäquate Muskelrelaxation eher im Bereich des tatsächlichen Gesamtkörpergewichts („total body weight", TBW) als im Bereich des Idealgewichts zu liegen; dennoch empfiehlt sich ein Beginn der Relaxation mit einer auf dem Idealgewicht basierenden Dosis und eine individuelle Dosisanpassung.

Verwendete Substanzen

Zur längeren Relaxierung von Intensivpatienten kommen nur **nichtdepolarisierende** Relaxanzien zum Einsatz, bevorzugt Vecuronium, Cisatracurium, Atracurium, Pancuronium und Pipecuronium (Prielipp 2000; Shapiro 1995b). Die Gabe von 1–1,5 mg/kgKG **Succinylcholin** zur Intubation gilt als einzige Indikation dieses **depolarisierenden** Muskelrelaxans in der Intensivmedizin.

 Cave
Kontraindikationen für den Einsatz von Succinylcholin sind Krankheiten, die einer funktionellen Denervierung entsprechen (Polytrauma, Verbrennung, ausgedehnte Weichteilverletzung, Querschnittstrauma, neurologische oder neuromuskuläre Erkrankungen, evtl. auch Sepsis und Multiorganversagen), da sonst exzessive Hyperkaliämien auftreten können (Prielipp 2000).

Pancuronium. Das nichtdepolarisierende Muskelrelaxans mit Steroidstruktur ist noch das für die meisten Intensivpatienten empfohlene Muskelrelaxans (Shapiro 1995b). Aber besonders beim internistischen Intensivpatienten sind – allerdings dosisabhängige – vagolytische und indirekt sympathomimetische Eigenschaften zu beachten, die zum Anstieg der Herzfrequenz um 10–15 % des Ausgangswertes und zu Blutdruckanstiegen führen können. Ganglioplegie und Histaminfreisetzung spielen hingegen keine Rolle. Pancuronium wird zu 20–40 % metabolisiert und zu 60–80 % mit seinen aktiven Metaboliten renal ausgeschieden. Daraus resultiert die erhebliche Zunahme der Wirkzeiten bei Einschränkungen der Nierenfunktion. Die Interaktionen sind ähnlich wie bei Atracurium und Vecuronium (▶ unten). Dosisrichtlinien für erwachsene Intensivpatienten (Prielipp 2000):
- Bolus 0,1 mg/kgKG
- Infusion (0,02–)0,06–0,12 mg/kgKG/h

Vecuronium. Dieses nichtdepolarisierende Muskelrelaxans ohne ganglienblockierende oder vagolytische Eigenschaften aus der Gruppe der Aminosteroide beeinflusst das Herz-Kreislauf-System im Vergleich zu Pancuronium weniger und setzt im Gegensatz zu Atracurium kaum Histamin frei. Es gilt daher als Mittel der Wahl bei **Patienten mit Herzerkrankungen und/oder mit hämodynamischer Instabilität**, bei denen das Auftreten von Tachykardien vermieden werden sollte (Shapiro 1995b). Bei Leber- und Niereninsuffizienz ist mit einer Wirkungsverlängerung (normal 20–30 min) zu rechnen, da Vecuronium zu 20–30 % in der Leber metabolisiert und zu 20 % renal eliminiert wird und ein aktiver Metabolit überwiegend durch die Nieren ausgeschieden wird. Nach 8–12 Wochen kontinuierlicher Applikatio wurden auch Toleranzerscheinungen mit bis zu 10fachen Dosissteigerungen beobachtet. Interaktionen im Sinne von Wirkzeitverlängerungen sind durch Antibiotika, α- und Betablocker, Protamin und MAO-(Monoaminoxidase-)Hemmer beschrieben. Dosisrichtlinien für erwachsene Intensivpatienten (Prielipp 2000):
- Bolus 0,08–0,1 mg/kgKG
- Infusion (0,01–)0,06–0,12 mg/kgKG/h

Atracurium. Atracurium ist ein nichtdepolarisierendes Benzylisochinolin-Muskelrelaxans. Seine Wirkzeit wird durch Leber- und Niereninsuffizienz und eine verminderte Cholinesteraseaktivität nicht beeinträchtigt, da es zu 60 % spontan zerfällt (**Hofmann-Zerfall**) und zu 30 % durch unspezifische Esterasen gespalten wird. Ein potenzieller Nachteil ist eine **Histaminfreisetzung** mit Blutdruckabfall, Tachykardie und Bronchospasmus, er kann durch langsame Injektion des Bolus gemildert werden. Die neuromuskuläre Blockade ist etwa 1 h, bei Intensivpatienten maximal 5 h nach der letzten Gabe (Infusionsende) sicher abgeklungen. Eine Verlängerung der neuromuskulären Blockade ist durch Aminoglykoside, Polypeptidantibiotika, Lithium- und Magnesiumsalze sowie Procainamid und Chinidin beschrieben. Dosisrichtlinien für erwachsene Intensivpatienten (Prielipp 2000):
- Bolus 0,4–0,5 mg/kgKG über mindestens 5 s
- Infusion 0,24–0,72(–1,22) mg/kgKG/h

Cisatracurium. Die wichtigsten Unterschiede des R-cis-Isomers von Atracurium sind größere Wirkpotenz, keine Histaminsfreisetzung und weniger Interaktion mit den autonomen Ganglien. Cisatracurium unterliegt ebenso dem Hofmann-Zerfall und ist damit in seiner Wirkdauer unabhängig von Organfunktionsstörungen. Dosisrichtlinien für erwachsene Intensivpatienten (Prielipp 2000):
- Bolus 0,2 mg/kgKG über mindestens 5 s
- Infusion 0,15–0,18 mg/kgKG/h

18.5.6 Kurznarkose

Für Kurznarkosen beim wachen oder schon analgosedierten Intensivpatienten stehen bevorzugt zur Verfügung:
- Midazolam (0,15 mg/kgKG)
- Propofol (2 mg/kgKG)
- Methohexital (1,0 mg/kgKG)
- Thiopental (3–7 mg/kgKG)

Bei der Auswahl ist die stärkere kreislaufdepressive Wirkung von Methohexital und Thiopental zu berücksichtigen. Methohexital und Thiopental müssen erst aufgelöst werden und stehen demzufolge nicht in Sekundenschnelle zur Verfügung. Bei Midazolam muss mit unterschiedlich langen Ansprechzeiten und mit Therapieversagern gerechnet werden. Nur Thiopental besitzt eine analgetische Wirkung.

18.6 Künstliche Ernährung des kritisch Kranken

Die Ernährungsbehandlung stellt einen wichtigen Bereich im Gesamtkonzept der Intensivtherapie dar, der zur Erhaltung und Wiederherstellung wichtiger Organfunktionen sowie zur Wundheilung beiträgt, aber bei nicht indizierter oder fehlerhafter Durchführung zu wesentlichen Komplikationen führt. Die Stabilität der vitalen Funktionen ist die Voraussetzung, dass eine Nährstoffzufuhr nutzbringend und nicht eine zusätzliche Belastung für den Organismus ist. Die künstliche Ernährung kann als enterale Ernährung oder parenterale Ernährung allein oder in Ergänzung zueinander durchgeführt werden.

> ! Eine sehr frühe enterale Ernährung ist als physiologische Form der Nahrungsaufnahme wenn immer möglich zu bevorzugen (Napolitano u. Bochicchio 2000; Zaloga u. Roberts 1997).

Ein schlechter Ernährungszustand des Patienten ist mit einer höheren Komplikationsrate, vermehrten Infektionen, längerer Verweildauer im Krankenhaus und erhöhter Sterblichkeit verbunden.

An dieser Stelle soll auf Besonderheiten der Ernährung von kritisch Kranken eingegangen werden.

18.6.1 Indikationen zur künstlichen Ernährung

Prinzipiell kann die Notwendigkeit zur künstlichen Ernährung gegeben sein, wenn ein Patient mit der normalen Nahrungszufuhr nicht bedarfsadaptiert ernährt werden kann. Das tritt ein, wenn er nicht ausreichend essen darf, kann oder will, oder wenn eine schwere Erkrankung (z. B. Coma diabeticum, Verbrennung, akutes Nierenversagen) eine disproportionale Vermehrung oder Verminderung einzelner Nahrungsbestandteile erfordert.

Art, Umfang und Zeitpunkt für den Beginn einer künstlichen Ernährung bei kritisch Kranken sind sehr differenziert zu betrachten und wurden besonders im letzten Jahrzehnt detailliert untersucht. Es galt und gilt die Schlüsselfrage zu beantworten: Welche Patientengruppe profitiert in welchem Zeitraum von welcher Form der künstlichen Ernährung? Zahlreiche Untersuchungen zeigen, dass die notwendige Ernährungsform und der Zeitpunkt des Beginns sowohl von der Art und Schwere der Erkrankung oder Operation, vom Ernährungszustand des Patienten als auch vom aktuellen Erkrankungsabschnitt (Akutphase, Postaggressionsphase, Erholungsphase) abhängen. Eine Trennung oder zumindest eine Polarisation des Patientengutes ist notwendig, da nur die akut und schwer Erkrankten und die primär deutlich Unterernährten von einer künstlichen Ernährung, v. a. von einer frühzeitigen enteralen Ernährung profitieren. Bei leichter Erkrankten können die Komplikationen einer künstlichen Ernährung gegenüber dem Nutzen durch Vermeidung einer Unter- oder Fehlernährung überwiegen, v. a. bei parenteraler Ernährung (Souba 1997; The Veterans Affairs Total Parenteral Nutrition Cooperative Study Group 1991).

Zur Bestimmung des Ernährungszustandes stehen anthropometrische Methoden (Broca-Index, Body Mass Index, Trizepshautfaltendicke, Armmuskelumfang) und biochemische Größen (Gesamteiweiß, Serumalbumin, Serumtransferrin, Cholinesterase, Immunstatus) mit ihren Vor- und Nachteilen zur Verfügung.

Schwere akute Erkrankungen sind durch relativ einheitliche, aber komplexe Stoffwechselveränderungen gekennzeichnet (Lavery u. Glover 2000):
- Die akute Phase (Aggressionsphase, „ebb phase", hypodyname Phase) dauert nach dem Ereignis einige Stunden bis wenige Tage. In dieser Zeit stehen die Stabilisierung der Vitalfunktionen sowie die Flüssigkeits- und Elektrolytsubstitution im Vordergrund.
- Es folgt die Postaggressionsphase (flow phase) mit einer sehr variablen, mitunter wochenlangen Dauer. Hier hat die Ernährungstherapie eine große Bedeutung, denn dieser Zeitraum ist u. a. durch eine systemische Inflammationsreaktion, eine gestörte Glucoseverwertung, eine verstärkte Lipolyse und Fettoxidation sowie einen gesteigerten Proteinkatabolismus gekennzeichnet. Eine gezielte Ernährungstherapie kann diese negativen Erscheinungen günstig beeinflussen, aber leider nicht vollständig verhindern.
- In der anabolen Phase werden zuvor abgebaute Energiereserven, Funktions- und Strukturelemente unter einem überdurchschnittlich hohen Energiebedarf wieder aufgebaut.

18.6.2 Feststellung des Ernährungsbedarfs

Wegen der schwerwiegenden Folgen einer Hyperalimentation (z. B. schwere Leberfunktionsstörungen, metabolische Azidose, Hyperglykämie, erhöhte Kohlendioxidproduktion) oder einer Malnutrition (schlechtere Prognose, vermehrte Komplikationen) sollte eine Zuordnung des aktuellen Erkrankungsabschnitts und eine möglichst genaue Feststellung des Ernährungsbedarfs erfolgen.

Abschätzung des Basisbedarfs. Eine grobe Abschätzung des Basisbedarfs (Grundumsatz) Gesunder und Kranker gelingt mit der Formel:

> Basiskalorienbedarf = 25 kcal · Körpergewicht [kg]

Messungen mit doppelt markiertem schwerem Wasser, ein vom Gasaustausch unabhängiges Verfahren, stellten dar, dass der energetische Basisbedarf des Intensivpatienten nicht erhöht ist und bei etwa 20 kcal/kgKG pro Tag liegt (Koea et al. 1995). Wesentlich genauer und häufiger wird der Tagesbasisbedarf Gesunder nach der Harris-Benedict-Gleichung berechnet:

- Männer: Basisbedarf [kcal] = 66 + (13,7 · Gewicht [kg]) + (5 · Größe [cm]) – (6,8 · Alter [Jahre])
- Frauen: Basisbedarf [kcal] = 655 + (9,6 · Gewicht [kg]) + (1,7 · Größe [cm]) – (4,7 · Alter [Jahre])

Ermittlung des Ruheenergiebedarfs. Basisbedarf und Ruheenergieumsatz Gesunder unterscheiden sich nur unwesentlich (Kreymann et al. 1992). Zur Bestimmung des Gesamtenergiebedarfs wird der Basisbedarf je nach Aktivitätsgrad mit einem Aktivitätsfaktor multipliziert. Der tägliche Kalorienbedarf kritisch Kranker wird aber durch den alleinigen Gebrauch der Basisbedarfsformeln unterschätzt und kann durch Addition eines Prozentsatzes, der sich aus der Grunderkrankung ergibt, besser bestimmt werden.

Ausreichend genaue und reproduzierbare Bestimmungen des Ruheenergieumsatzes (Tabelle 18-8) und des respiratorischen Quotienten bei Intensivpatienten sind durch bettseitige Messgeräte möglich. Sie sind sowohl bei beatmeten als auch bei spontan atmenden Patienten einsetzbar. Zur genauen Ermittlung des Ruheenergiebedarfs haben sich Messwerte bewährt, die mittels indirekter Kalorimetrie und Herzzeitvolumenmessung (Parameter des Gasaustausches und der Kreislaufzirkulation) gewonnen wurden (Kreymann et al. 1992; Zakko u. Van Dam 1996).

Die Energiezufuhr beträgt entsprechend dem Krankheitsbild und -stadium beim Erwachsenen zwischen 25–30(–40) kcal/kgKG pro Tag und liegt damit ungefähr 10–35(–60)% über dem errechneten Ruheenergiebedarf. Nicht nur wegen der gravierenden Nebenwirkungen einer Hyperalimentation wurde auf einer Konsenskonferenz eine anfängliche tägliche Kalorienzufuhr von 25 kcal/kgKG bei kritisch Kranken vorgeschlagen (Cerra et al. 2001).

Da das Ziel der künstlichen Ernährung kritisch Kranker die weitgehende Verhinderung eines Abbaus des Ernährungszustandes und nicht dessen Aufbau ist, können die oben genannten Verfahren zur Einschätzung des Energiebedarfs als ausreichend genau angesehen werden. Die Synopsis der Ergebnisse aus indirekter Kalorimetrie, Herzzeitvolumenmessung und Stickstoffbilanz erlauben eine Einschätzung des aktuellen Erkrankungsabschnitts (Aggressions- oder Postaggressionsphase oder schon Erholungsphase?) und ermöglichen eine bedarfsadaptierte Ernährung des Intensivpatienten. Alle Patienten, besonders aber Schwerkranke, profitieren von einer zeitgerechten und bedarfsadaptierten Ernährung, denn es ist einfacher, die fettfreie Körpermasse zu erhalten als verlorengegangene Substanz wieder aufzubauen.

Anpassung der Nahrungszusammensetzung. Kritisch kranke Patienten benötigen im Vergleich zu Gesunden – wegen der krankheitsbedingten Stoffwechselveränderungen – relativ mehr Eiweiß/Aminosäuren, weniger Zucker, mehr Fett und möglicherweise auch eine gezielte Modulation des Hypermetabolismus durch spezifische Nahrungsbestandteile (▶unten). Die regelmäßige Stoffwechselkontrolle und Anpassung der Menge und Zusammensetzung einer künstlichen Ernährung muss betont werden. Je nach notwendiger und möglicher Gabe eines Nahrungsbestandteils ist das Energieverhältnis von Kohlenhydrat : Protein : Fett auf ungefähr 30(–60) : 15–25 : 30–

Tabelle 18-8. Ruheenergieumsatz bei internistischen Intensivpatienten (mod. nach Kreymann et al. 1992)

Erkrankung	Ruheenergieumsatz [%]
Phlebothrombose	103 ± 12
Myokardinfarkt	111 ± 11
Instabile Angina pectoris	107 ± 9
Pankreatitis	127 ± 15
Leberzirrhose	129 ± 16
Schwere Infektion	155 ± 14
Sepsis	124 ± 12
Septischer Schock	102 ± 24
Sepsis-Erholungsphase	161 ± 22
Normalpersonen	100[a]

[a] 100% = 848 ± 83 kcal/m^{2}KO/24 h; (1 kcal = 4,187 kJ); Angaben Mittelwert ± SD.

50 gegenüber der normalen Ernährung (50:20:30) geändert.

Proteinbedarf

Dem Eiweißhaushalt ist aufgrund des ausgeprägten Proteinkatabolismus – eine besonders komplikationsträchtige Stoffwechselveränderung schwerkranker Patienten – verstärkte Aufmerksamkeit zu widmen. Der Eiweißabbau kann anhand einer deutlich negativen Stickstoffbilanz (◘ Übersicht 18-9) (Kierdorf et al. 1990; Roth et al. 1980) oder einer erhöhten Harnstoff-Stickstoff-Produktionsrate (HST-N-PR) nachgewiesen werden.

Übersicht 18-9
Berechnung der Stickstoffbilanz pro Tag

- $N_{Bilanz} = N_{Einfuhr} - [N_{Ausfuhr} + (\Delta\,Harnstoff/100) \cdot$ Körpergewicht [kg] · Körperwasserfaktor]
- $N_{Ausfuhr}$ [g] = Urinstickstoff + Stickstoffausscheidung im Stuhl
- Δ Harnstoff = Serumharnstoff am Ende – Serumharnstoff am Anfang der Messung
- Körperwasserfaktor: Frauen = 0,6; Männer = 0,55

Die an gesunden Probanden ermittelte Stickstoffbilanz ist z. B. bei einer Stickstoffeinfuhr von 6,7 g/12 h (entspricht 40 g Protein), einer Stickstoffausscheidung von 6,7 g/12 h und einem Urinvolumen von 1100 ml/12 h ausgeglichen.

Bei **schwerer Sepsis** und **Multiorganversagen** werden Stickstoffverluste von 21–37(–50) g pro Tag beobachtet. Dies entspricht einem Muskelabbau von 500–1000 g pro Tag (Behrendt u. Baumanns 2000)!

Der Proteinkatabolismus ist hormonell präformiert und lässt sich durch keine wie auch immer konzipierte Ernährung durchbrechen, sondern nur abschwächen. Aminosäuredosierungen von 1,0–1,5 g/kgKG pro Tag während des Postaggressionsstoffwechsels und 1,5–2,0 g/kgKG pro Tag in der anabolen Phase haben sich bei intakter Nierenfunktion hinsichtlich der Verbesserung der Stickstoffbilanz als optimal erwiesen. Untersuchungen zum Körpereiweißbestand mit modernen Methoden (Gamma-Neutronenaktivierung) zeigen, dass mit einer Proteinzufuhr von 1,2 g/kgKG/d womöglich schon das anabole Maximum beim kritisch Kranken erreicht wird (Ishibashi et al. 1998).

Eine Modifikation der Proteinmenge und -zusammensetzung ist erforderlich bei schwereren Leberfunktionsstörungen (0,6–1,2 g/kgKG pro Tag) (Müller 1995) und bei akuter Niereninsuffizienz (0,6–1,5 g/kgKG pro Tag) je nach Ausmaß des Proteinkatabolismus – beurteilt anhand der Stickstoffbilanz – und unter Beachtung des Aminosäurenverlustes unter Dialysebehandlung. 2 g Aminosäuren pro Stunde diskontinuierlicher Hämodialyse und 0,2 g Aminosäuren pro Liter Filtrat bei einer kontinuierlichen Hämofiltration gehen verloren (Druml 2001).

Kohlenhydrate

Die **Glucose** ist der wichtigste Nährstoff, da sie von allen Zellen auch unter hypoxischen Bedingungen verbraucht werden kann. Eine wesentliche Veränderung des Kohlenhydratstoffwechsels bei kritisch Kranken (Polytrauma, Sepsis) ist die **Hyperglykämie**, selbst wenn keine oder nur wenige Kohlenhydrate zugeführt werden. Ursachen sind die eingeschränkte Glucoseaufnahme und -verwertung in der Muskulatur und die gesteigerte hepatische Glucosebildung aus Glykogen und später aus glukoplastischen Aminosäuren, Lactat, Pyruvat und Glycerin. Daher sollte parenteral mit einer vorsichtigen Glucosegabe von ungefähr 1–2 g/kgKG pro Tag begonnen und bei geringem Insulinbedarf um 0,5–1 g/kgKG pro Tag gesteigert werden.

Maximal können nur 4–5 g/kgKG pro Tag Glucose oxidiert werden. Ein zugeführter Überschuss wird als Glykogen und Triglyzeride gespeichert und führt zu einer Leberverfettung mit Funktionsstörungen.

Praxistipp

Die Notwendigkeit intravenöser Insulindosierungen von > 4–5 IU/h (bei Diabetikern bis 8 IU/h) zur Erhaltung hochnormaler oder leicht erhöhter Blutzuckerspiegel signalisieren spätestens die notwendige Reduktion der zugeführten Glucosemenge.

Durch eine **intensivierte Insulintherapie** mit Zielblutzuckerspiegeln zwischen 80 und 110 mg/dl (4,4–6,1 mmol/l) konnte bei postoperativen Intensivpatienten eine signifikante Senkung der Letalität und Morbidität während des Aufenthaltes auf der Intensivstation und im Krankenhaus erzielt werden (Van den Berghe et al. 2001). Als Ursache für diesen Behandlungserfolg wird die verminderte Prädisposition für das Auftreten von intensivmedizinischen Komplikationen wie Bakteriämien, schweren Infektionen, prolongierter Beatmung, Polyneuropathie des kritisch Kranken und Multiorganversagen unter einer intensivierten Insulintherapie angenommen.

Der Einsatz von **Glucoseaustauschstoffen** (Xylit, Sorbit, Fructose) ist heutzutage wegen der hereditären Fructoseintoleranz auf Xylit beschränkt. Xylit wird bei deutlicher Glucoseverwertungsstörung und zur besseren Verwertung von Fettsäuren durch eine geringere insulinstimulierende Wirkung und damit geringere Hemmung der Lipolyse empfohlen. Nach hepatischer Metabolisierung sind auch Lactat und neugebildete Glucose die Endprodukte. Damit sind Glucoseaustauschstoffe ebenfalls nicht vollständig insulinunabhängig. Die Anwendungsbeschränkungen und Dosierungsgrenzen (Xylit < 3 g/kgKG pro Tag) sind wegen der hepatischen Zwangsverstoffwechselung und dem kritischen Abfall der ATP-Konzentration im Hepatozyten bei erhöhter Zufuhr oder Leberinsuffizienz strikt einzuhalten.

Fette

Fettemulsionen sind nicht nur hochwertige Energieträger, sondern enthalten auch essenzielle Strukturbausteine des Zellstoffwechsels. Positive Eigenschaften sind ein hoher Energiegehalt, periphervenöse Verträglichkeit, Senkung der CO_2-Produktion, Erhaltung der endogenen Lipolyse mit vermindertem Hyperinsulinismus, alternatives Substrat bei Hyperglykämie und geringere Induktion einer Fettleber. Der immunsupprimierende Effekt intravenös applizierter langkettiger Fettemulsionen wird angeregt untersucht und diskutiert. Ob dies auch für Mischlösungen aus langkettigen (LCT) und mittelkettigen Triglyzeriden (MCT) gilt, ist nicht abschließend geklärt. Ihr Vorteil liegt in einer schnelleren Hydrolyse und carnitinunabhängigen Verarbeitung des MCT-Anteils. Die Zufuhr von Fettsäuren unterschiedlicher Länge entspricht auch mehr dem natürlichen Nahrungsangebot.

Fettemulsionen können auch bei schwerkranken Patienten mit akutem Nierenversagen, Leberinsuffizienz und Sepsis unter Beachtung der Kontraindikationen appliziert und vom Körper verwertet werden. Ein einschleichender Beginn mit einer Steigerung von 0,25–0,5 g/kgKG pro Tag wird nach Stabilisierung des Kohlenhydratstoffwechsels empfohlen. Zeigt die regelmäßige Kontrolle einen erhöhten Serumtriglyzeridspiegel (>3 mmol/l), so ist eine Dosisreduktion von normalerweise 1–2 g/kgKG pro Tag auf 0,5–1 g/kgKG pro Tag notwendig.

Als Kontraindikationen gelten Hyperlipidämie, Schock, schwere Mikrozirkulationsstörung, Verbrauchskoagulopathie, Hypoxie und schwere Azidose (pH <7,2).

Spurenelemente und Vitamine

15 Elemente (Eisen, Zink, Kupfer, Chrom, Selen, Jod, Kobalt, Mangan, Nickel, Molybdän, Fluor, Zinn, Silizium, Vanadium und Arsen) konnten in verschiedenen Tierversuchen als essenziell für die Gesundheit ermittelt werden. Davon werden beim Menschen die ersten 7 nach den strengen Kriterien von Cotzias für die Katalyse zahlreicher Enzyme als essenziell angesehen (Jeejeebhoy 2000). Der Tagesbedarf für den Gesunden ist recht gut bekannt (Aggett 1985), nur vereinzelt jedoch für die verschiedenen Erkrankungen der Intensivpatienten. Freie oder gesamte Plasmakonzentrationen spiegeln je nach Spurenelement den Bestand im Organismus richtig, falsch oder nur unvollständig wider. Dies liegt in der fehlenden freien Beweglichkeit der Elemente zwischen den einzelnen Kompartimenten der Zellen, der Organe oder des Körpers, bedingt durch Komplexbildung oder durch den Einbau in Proteine.

> ❗ Plasmaspiegel von Spurenelementen können somit nur vereinzelt neben klinischen Mangelerscheinungen als Orientierung dienen.

Vitamine müssen als essenzielle Nahrungsbestandteile obligate Komponenten einer künstlichen Ernährung sein. Da die Angaben über den Vitaminbedarf von Kranken weit auseinandergehen, sollten die empfohlenen Dosierungsrichtlinien eingehalten werden. Die handelsüblichen Kombinationspräparate enthalten sichere Dosierungen.

Die Rolle von Spurenelementen (z. B. Selen) und Vitaminen (z. B. Vitamin E und C) als antioxidative Wirkstoffe zur Therapie spezifischer Krankheitsbilder wird derzeit in klinischen Studien untersucht (Übersicht bei Grimble 1996; Jeejeebhoy 2000).

18.6.3 Enterale Ernährung

Indikation und Vorgehen

Der frühzeitige (3–24 h nach akutem Ereignis) enterale Ernährungsaufbau erhält als physiologische Form der Nahrungszufuhr die Barrierefunktion der Darmmukosa durch Versorgung der Epithelien mit luminalen Nährstoffen, reduziert Stoffwechselentgleisungen, vermindert die Häufigkeit infektiöser Komplikationen und Wundheilungsstörungen und verkürzt die Verweildauer auf der Intensivstation oder im Krankenhaus von Schwerkranken im Vergleich zur rein parenteralen Ernährung (Kudsk u. Minard 1995; Kudsk et al. 1992; Moore 1992 et al.), aber auch gegenüber einer verzögert begonnen enteralen Ernährung (Kompan et al. 1999).

Mit dem steigenden Interesse an einer enteralen Ernährung und dem zunehmenden Wissen um die Rolle des Darmes bei der Entwicklung von Sepsis und Multiorganversagen stiegen auch die Untersuchung und der Gebrauch von enteralen Kostformen, die mit Ingredienzien zur Beeinflussung der immunologischen, metabolischen und entzündlichen Antwort des Körpers versehen sind. Immunmodulierende enterale Nährlösungen (Immunonutrition), die Arginin, Nukleotide, Glutamin und mehrfach ungesättigte Fettsäuren (Omega-3-Fettsäuren) enthalten, verkürzen die Immundepression, verbessern die posttraumatische Immunantwort und führen zur weiteren Senkung von Infektionsraten und Wundheilungsstörungen, zur Verkürzung der Beatmungszeit, des Aufenthaltes auf der Intensivstation und im Krankenhaus und damit zur signifikanten Kostensenkung bei einigen Subgruppen von kritisch Kranken (Übersicht bei Heyland et al. 2001; Napolitano u. Bochicchio 2000; Wyncoll u. Beale 2001). Trotz dieser Erwägungen, die für die Immunonutrition sprechen, zeigte sich in mehreren randomisierten Studien nur bei Patienten mit leichter Sepsis (APACHE II <15) eine Verbesserung, bei schwerer Sepsis (APACHE II >15) zeigte sich kein Überlebensvorteil für den Therapiearm mit der Immunonutrition (Bowers 1995; Rodrigo-Casanova 1998; Bertolini 2003; Atkinson 1998) tendenziell zeigte sich sogar eine Verschlechterung im Vergleich zur enteralen Standartmedikation (Kreymann 2003), sodass eine generelle Anwendung der Immunonutrition nicht empfohlen wird.

Häufig wird eine gastrale Ernährung durch antroduodenale Motilitätsstörungen erschwert oder verhindert. Die endoskopische oder radiologisch geführte Einlage einer tief duodenalen oder besser jejunalen Ernährungssonde ermöglicht bei der Mehrzahl der Patienten eine gute Durchführbarkeit der enteralen Ernährung, da Jejunum und Ileum wesentlich weniger von schweren Motilitätsstörungen betroffen sind. Bei Patienten mit ausgeprägten Motilitätsstörungen sollte zumindest eine enterale „Tröpfchenernährung" (z. B. 100–250 ml Sondenkost verdünnt mit 100–250 ml Tee pro Tag) über gastrale, tief duodenale oder jejunale Sonden zur schleimhautprotektiven Therapie durch ein luminales Nahrungsangebot – unterstützt durch Prokinetika – erfolgen.

Als Prokinetika stehen u. a. verschiedene Parasympathomimetika, Metoclopramid, Domperidon, Ceruletid und Erythromycin, aber auch Klysma und Schwenkeinlauf zur Verfügung. Studien und Übersichten über Probleme und Komplikationen der enteralen Ernährung weisen auf, dass eine jejunale Sondeneinlage (nur bei 1 bzw. 9 % der Patienten; Adam u. Batson 1997; Napolitano u. Bochicchio 2000) und die Anwendung von prokinetischen Maßnahmen noch völlig unzureichend genutzt werden.

Die enterale Ernährung wird in der Regel isoton (ungefähr 300 mosmol) mit 20 ml/h begonnen und stufenweise je nach Verträglichkeit um 20 ml/h alle 4–24 h bis zur erforderlichen Menge gesteigert. Tritt eine Diarrhö auf, die häufigste Nebenwirkung, so sind eine Verdünnung der Sondenkost und Verlangsamung der Applikationsgeschwindigkeit notwendig. Eine Bolusgabe (50–400 ml über 3–30 min) wird bei gastraler und die kontinuierliche Infusion bei enteraler Sondenlage zur Imitation des natürlichen Speiseangebotes bevorzugt.

Kontraindikationen

Die absoluten Kontraindikationen zur enteralen Ernährung haben sich im Konzept einer modernen Intensivtherapie deutlich vermindert auf:
- gastrointestinale Blutungen
- gastrointestinale Passagehindernisse
- Ileus
- intestinale Pseudoobstruktion
- Peritonitis

Eine akute Pankreatitis (ödematös-exsudativ oder nekrotisierend), Operationen am oberen und unteren Gastrointestinaltrakt mit entsprechenden Anastomosen, tägliche operative Verbandswechsel bei Verbrennungspatienten und die Lebertransplantation gehören heute nicht mehr zu den Kontraindikationen eines enteralen Nahrungsangebotes.

Eine Ergänzung der enteralen durch eine parenterale Ernährung oder ein Überwiegen der parenteralen gegenüber der enteralen Nährstoffapplikation kann u. a. indiziert sein bei:
- nicht ausreichender enteraler Ernährung
- hyperosmolarem und ketoazidotischem Coma diabeticum
- höhergradiger hepatischer Enzephalopathie
- unmittelbarer postoperativer Darmatonie
- Malassimilationssyndrom
- Morbus Crohn, Colitis ulcerosa
- gastrointestinalen Fisteln

Die Schulung des intensivmedizinisch tätigen Personals, die Anpassung des Tagesablaufes und die Verwendung standardisierter Ernährungspläne führten zu einer Erhöhung der enteral applizierten Kalorienmenge von fast 30 % (Adam u. Batson 1997; Napolitano u. Bochicchio 2000)!

Wesentliche Komplikationen der enteralen Ernährung sind Reflux der Sondenkost mit Aspiration, Diarrhö, Schleimhautläsionen durch die Sonde sowie Sondenfehllagen mit ihren Folgen.

18.6.4 Parenterale Ernährung

Trotz hochwertiger und kompletter Infusionslösungen bleibt die intravenöse Nährstoffzufuhr ein unphysiologischer Vorgang, der wichtige körpereigene Regulationsmechanismen umgeht und tief in die Homöostase eingreift. Man unterscheidet:
- totale parenterale Ernährung (TPE)
- partielle parenterale Ernährung (PPE)

Nach sorgfältiger Prüfung der Indikation ist eine parenterale Ernährung notwendig, wenn eine enterale Ernährung nicht ausreichend oder kontraindiziert ist. Die TPE dient durch entsprechende Zusammensetzung der langfristigen Ernährung, ohne dass es zum Auftreten von Mangelerscheinungen kommt. Eine PPE wird vorwiegend zur Ergänzung einer verminderten enteralen Ernährung besonders beim enteralen Ernährungsaufbau und in Umstellungsphasen von parenteraler zu enteraler Ernährung angewandt.

> **Praxistipp**
> Wegen der hohen Osmolalität der parenteralen Ernährungslösungen ist meistens eine Applikation über zentrale Venenkatheter notwendig.

Je nach Stabilität der Stoffwechsellage und den Erfordernissen der Erkrankung können die Nährstoffe in separaten Lösungen oder als Komplettlösungen verabreicht werden. Übersichten zur Wahl und Zusammensetzung der Infusionslösungen finden sich bei Druml (1997) und Semsroth (1994). Ein einschleichender Beginn der parenteralen Ernährung unter exakter Stoffwechselüber-

◻ Tabelle 18-9. Parameter zur Kontrolle einer künstlichen Ernährung (nach Druml 1997; Hackl 1997)

Parameter	Parenterale Ernährung		Enterale Ernährung
	Akute Phase	Stabile Phase	Stabile Phase
Blutbild	1-mal pro Tag	3-mal pro Woche	1-mal pro Woche
Blutzucker	3-mal pro Tag	1-mal pro Tag	nach Bedarf
Kalium, Natrium	2-mal pro Tag	1-mal pro Tag	1-mal pro Woche
Elektrolyte	1-mal pro Tag	3-mal pro Woche	1-mal pro Woche
Triglyzeride	1-mal pro Tag	3-mal pro Woche	nach Bedarf
Blutgasanalyse	1-mal pro Tag	3-mal pro Woche	
Harnstoff-N, Kreatinin	1-mal pro Tag	2-mal pro Woche	1-mal pro Woche
Urinharnstoff, -zucker	1-mal pro Tag	2-mal pro Woche	1-mal pro Woche
NH₃ (Leberinsuffizienz)	1-mal pro Tag	2-mal pro Woche	2-mal pro Woche
Gesamteiweiß	1-mal pro Tag	2-mal pro Woche	14-tägig
Prothrombinzeit	1-mal pro Tag	2-mal pro Woche	nach Bedarf
Osmolarität	1-mal pro Tag	1-mal pro Tag	1-mal pro Woche
Flüssigkeitsbilanz	3-mal pro Tag	1-mal pro Tag	nach Bedarf
Stuhlfrequenz, -konsistenz	regelmäßig	regelmäßig	regelmäßig
Gewicht	1-mal pro Tag	1-mal pro Tag	14-tägig
Trizepshautfaltendicke			14-tägig

wachung und eine kontinuierliche, kontrollierte Zufuhr sind günstig. Die Parameter und die Zeitabstände einer Stoffwechselüberwachung richten sich primär nach den individuellen Erfordernissen der Erkrankung des Patienten, eine Orientierungshilfe soll ◻ Tabelle 18-9 geben.

Besonderes Augenmerk wird derzeit auf die quantitativ bedeutendste freie Aminosäure **Glutamin** in Form von **Dipeptidlösungen** (Alanyl-Glutamin, Glycyl-Glutamin) gelegt, weil die intrazelluläre Glutaminkonzentration besonders bei schweren Erkrankungen stark abfällt und Glutamin als essenzielle Aminosäure beim Schwerkranken zu betrachten ist. Wegen seiner Instabilität war Glutamin in den bisherigen Infusionslösungen nicht enthalten. Positive Auswirkungen auf die Funktion des Darmepithels, der Zellen des Immunsystems und der Muskulatur sind durch Glutaminsubstitution beschrieben, da diese Zellen Glutamin besonders intensiv verstoffwechseln. Klinisch konnte dies bisher durch einen günstigeren Verlauf bei Patienten nach Knochenmarktransplantation und bei anderen kritisch Kranken durch positive Beeinflussung der Funktion der Darmepithelien, der Lymphozyten und der Stickstoffbilanz belegt werden.

Der Nachweis einer bisher nicht eindeutig erklärten, signifikant verminderten Spätletalität (6. Monat) von Intensivpatienten, die eine mit Glutamin angereicherte totale parenterale Ernährung erhielten, im Vergleich zu einer normalen Aminosäurezusammensetzung, gelang nur Griffith et al. (1997).

18.7 Supportive Therapie eingeschränkter Organfunktionen

18.7.1 Intensivmedizinisches Qualitätsmanagement

Die supportive, nur selten kausale Therapie temporär eingeschränkter Organfunktionen kritisch Kranker ist eine der wesentlichen Aufgaben der Intensivtherapie. In den letzten 20 Jahren haben die Schwere der Krankheitsbilder, die Komplexität der Erkrankungen, die Komorbidität und das Alter der Intensivpatienten und demzufolge auch die Komplexität der Überwachung und Behandlung sowie auch der Pflegeaufwand erheblich zugenommen (Jakob u. Rothen 1997).

Das intensivmedizinische Qualitätsmanagement und eine adäquate Ausbildung dienen zur Aufrechterhaltung des erforderlichen Behandlungsstandards (DIVI 1999). Bei einem Zuwenig an notwendiger Intensivtechnologie nimmt das Sterberisiko zu (Bastos et al. 1996).

18.7.2 Voraussetzungen und Monitoring

Leitlinien zur Ausstattung einer Intensivstation (DIVI 1999) und zum apparativen Monitoring des Intensivpatienten (Schuster u. Werdan 2000, S 995–1018) haben zum Ziel, die supportive Therapie des Organversagens in möglichst standardisierter Form sicher und effizient zu gestalten.

Monitoring

Adäquates Monitoring (◘ Übersicht 18-11) (Burchardi et al. 2000; Burchell et al. 1997; Henze et al. 2001; Schuster u. Werdan 2000, S. 995–1018) dient dazu:
- eine kontinuierliche Patientenüberwachung zu gewährleisten
- frühzeitig korrekturbedürftige Abweichungen von der Norm zu erkennen
- die Wirksamkeit von Therapiemaßnahmen zu überprüfen

Zur frühen Erfassung unerwünschter Abweichungen (z.B. des Atemwegswiderstandes, des Blutdrucks, der Herzfrequenz) können obere und untere Alarmgrenzen des überwachten Parameters festgelegt werden. Trendanalysen der aufgezeigten Parameter sollten bei Bedarf verfügbar sein ebenso wie der dokumentierte Zeitvorlauf vor Einsetzen des Alarms. Wünschenswert sind weiterhin Online-Analysen wie z.B. Mehrkanal-EKG-Analyse von ST-Strecken-Änderungen.

Dokumentation

Regelmäßige systematische Patientenuntersuchungen sind schriftlich im Krankenblatt festzuhalten, mit Kommentaren zum aktuellen klinischen Befund einschließlich der Trendänderungen von Vitalfunktionen, hämatologischen, biochemischen sowie mikrobiologischen Parametern. Patientendaten-Managementsysteme werden zunehmend für diese Datendokumentation und -verarbeitung eingesetzt.

Übersicht 18-11
Monitoring des Intensivpatienten

- **Klinische Beurteilung**

- **Monitoring des Herz-Kreislauf-Systems:**
  - EKG
  - Blutdruck (nichtinvasiv, invasiv)
  - zentraler Venendruck
  - Pulmonalalarterienkatheter[1] und Alternativkonzepte (COLD, Picco): Pulmonalarteriendruck, Herzzeitvolumen, Pulmonalkapillardruck, systemischer und pulmonaler Gefäßwiderstand; evtl. rechtsventrikuläre Auswurffraktion, rechtsventrikulärer Druck, O_2-Sättigungen (Shunt-Nachweis), gemischtvenöse O_2-Sättigung, extravasales Lungenwasser
  - transthorakale/transösophageale Echokardiographie[2]

- **Oxygenierung:**
  - Pulsoximetrie
  - intermittierende arterielle Blutgasanalyse (p_aO_2)

- **Ventilation (* bei beatmeten Patienten):**
  - intermittierende arterielle Blutgasanalyse (p_aO_2)
  - Kapnometrie*
  - Diskonnektionsalarm*
  - Stenosealarm*
  - inspiratorische O_2-Konzentration*

- **Perfusion des Gastrointestinaltrakts:**
  - intramurale gastrale pH-Tonometrie

- **Zentrales, peripheres und autonomes Nervensystem**

- **Skelettmuskulatur**

- **Nierenfunktion**

- **Körpertemperatur**

- **Laborbasisprogramm**

- **Infektiologische Parameter**

[1] Indikationen: (1) Akuter Myokardinfarkt mit progressiver Hypotension, kardiogenem Schock oder mechanischen Infarktkomplikationen; (2) Rechtsherzinfarkt mit Hypotension; (3) Schwere oder progressive kongestive Herzinsuffizienz; (4) Pulmonale Hypertonie: zur Diagnostik und zur Steuerung der Vasodilatatorentherapie; (5) Schock, bei ausbleiben der Besserung auf die Gabe von Volumen oder Vasopressoren; (6) Kardiochirurgische Eingriffe bei Hochrisikopatienten, v.a. mit klinisch relevanter linksventrikulärer Dysfunktion; (7) Gefäßchirurgische Eingriffe; (8) Septischer Schock, ohne Ansprechen auf Volumengabe und niedrig dosierte Gabe von inotropen/vasopressorischen Pharmaka; (9) Verschiedene Formen der respiratorischen Insuffizienz.

[2] Indikationen: (1) Hypovolämie/verminderte Vorlast als Ursache anhaltender Hypotonie; (2) Systolische Dysfunktion; (3) Diastolische Dysfunktion; (4) Perikardtamponade; (5) Messung des Herzzeitvolumens; (6) Linksventrikulärer Infarkt und Myokardischämie; (7) Rechtsventrikulärer Infarkt; (8) Stumpfe und perforierende Herzverletzungen; (9) Lungenembolie; (10) Vitien; (11) Endokarditis; (12) Dissezierendes thorakales Aortenaneurysma; (13) Ulzerierte Aortenplaques; (14) Intrakardiale Shunts: (15) Herz-Thromben und -Tumoren.

Standardisierung von Überwachungs- und Therapieprotokollen

Verfügbarkeit, korrekte Eichung und Funktion der Ausstattung sind im Voraus zu überprüfen. Der Ausführende muss entweder ausreichende Erfahrung besitzen oder aber entsprechend angeleitet werden, und eine kompetente Assistenz sollte gewährleistet sein. Der zu erwartende Nutzen hat die voraussehbaren Risiken zu rechtfertigen. Eine Risiko-Nutzen-Abwägung empfiehlt sich bei potenziell risikoreichen Maßnahmen mindestens 1-mal täglich, ebenso die Entfernung aller invasiven Instrumente, sobald sie nicht mehr gebraucht werden.

Intravasale Katheter:
- radiologische Kontrolle der Lage „zentraler" Katheter nach Insertion und Reposition
- Überprüfung der Messkurvenkonfiguration auf Validität in regelmäßigen Abständen
- bei liegendem Pulmonaliskatheter: Bestimmung von Herzzeitvolumen, O_2-Transport und -Verbrauch sowie anderen, abgeleiteten Variablen; Ergebnisdokumentation in regelmäßigen Abständen

O_2-Therapie:
- Überwachung aller Hochrisikopatienten mit der Pulsoximetrie
- Überwachung mit Kapnometrie in ausgewählten Fällen
- Durchführung und Interpretation arterieller Blutgasanalysen initial und dann in regelmäßigen Abständen

Tracheale Intubation:
- Die Indikation zur trachealen Intubation liegt vor, wenn der Patient nicht ausreichend in der Lage ist:
  - die Blutgashomöostase aufrechtzuerhalten, mit oder ohne supportive Sauerstofftherapie
  - den schützenden Glottisreflex aufrechtzuerhalten
  - Sekret abzuhusten.
- Alle Patienten sind vor der Intubation ausreichend zu oxygenieren und so zu behandeln, als ob sie aspirationsgefährdet seien.
- Die korrekte Tubuslage muss zunächst mittels Thoraxauskultation/-inspektion überprüft werden; die Kapnometrie wird dafür empfohlen.
- Anschließend erfolgen Überprüfung der korrekten Tubuslage mittels Röntgenbild und/oder Bronchoskopie, Dokumentation des Abstandes Zahn (oder Zahnfleisch) bzw. Nase-Tubus-Spitze sowie Cuffvolumens oder Cuffdrucks.

Maschinelle Beatmung:
- Installation des Monitoring für Patient und Beatmungsgerät
- individuelle Einstellung der Alarmgrenzen am Beatmungsgerät
- alle Geräte- und Patientenalarmsysteme müssen in kontinuierlich überwachten Arealen der Intensivstation sichtbar/hörbar sein
- Ermittlung der günstigsten Kombination von FiO_2, Beatmungsfrequenz, -form und -modus bei allen Patienten mit hochgradig eingeschränkter kardiorespiratorischer Funktion (Schuster u. werdan 2000, S. 985–994; Seige et al. 2001) mittels Blutgasbestimmungen, hämodynamischen Messungen und – in besonderen Fällen – auch mit Parametern des O_2-Transportes und -Verbrauchs

Nichtinvasive Beatmung. Die nichtinvasive Beatmung (NIV) (Burchardi et al. 2001; Schuster u. Werdan 2000, S. 970–984) kann über Nasen- oder Gesichtsmasken als reiner kontinuierlicher positiver Atemwegsdruck (CPAP), im druckunterstützten Modus und als BiPAP (bi-level positive airway pressure) angewendet werden. Die NIV entwickelt sich zunehmend als Alternative bzw. Ergänzung zur Respiratortherapie einschließlich Weaning-Phase, erfordert aber unbedingt eine adäquate Einlernphase! Als gesicherte Indikation gilt derzeit die akute Exazerbation einer chronisch obstruktiven Lungenerkrankung (Burchardi et al. 2001).

Entwöhnung von der Beatmung (weaning off) und Extubation. Die Mehrheit aller beatmeten Patienten bedarf nur einer kurzzeitigen Unterstützung durch ein Beatmungsgerät und kann ohne Schwierigkeiten entwöhnt werden. Bei Problempatienten kann die Weaning-Phase allerdings bis zu 40 % und mehr der Gesamtbeatmungszeit betragen. Das Vorgehen nach einem standardisierten Entwöhnungsprotokoll im Vergleich zum Weaning nach individuellen Entscheidungen reduziert die Beatmungsdauer und führt zu einer höheren Erfolgsrate (Esteban u. Alia 1998).

Voraussetzungen für den **Beginn der Entwöhnung:**
- Ursache für Beatmung gebessert oder beseitigt
- Gasaustausch: $p_aO_2/F_iO_2 > 200$ bei PEEP ≤ 5 mbar
- Herz-Kreislauf-System stabil
- Patient wach
- $f/Vt < 105$ (f = Atemfrequenz/min; Vt = Atemzugvolumen = Tidalvolumen)

Versuch der Spontanatmung:
- druckunterstützte Beatmung (7 mbar) oder T-Stück für 30 min
  - Versuch der Spontanatmung erfolgreich (gute Toleranz) → Extubation
  - Versuch der Spontanatmung nicht erfolgreich (schlechte Toleranz) → maschinelle Atmungsunterstützung mit erneutem graduellem Entzug wie oben → Versuch der Spontanatmung 1-mal pro Tag mit druckunterstützter Beatmung < 8 mbar oder T-Stück für 2 h: → gute Toleranz → Extubation; → schlechte Toleranz → weiter wie oben

Probleme im Weaning (Erschöpfung der Atemmuskulatur, vermehrter Ventilationsbedarf; reduzierte Funktion des zentralen, peripheren und autonomen Nervensystems – Critical Illness Neuropathie und Myopathie, autonome Dysfunktion – zeigen sich beim Patienten als Schwitzen und Nasenflügeln, Zyanose, Tachypnoe, Tachykardie, paradoxe abdominelle Atmung, interkostale, suprasternale und supraclaviculäre Einziehungen und trachealer Deszensus sowie als erhöhte Aktivität des M. sternocleidomastoideus.

Vorsichtsmaßnahmen in der Weaning-Phase:
- Bei Patienten, bei denen das Offenhalten der Atemwege nicht gewährleistet ist, sollte die reguläre Extubation so lange hinausgezögert werden, bis ein Luftstrom am entblockten Cuff vorbei eindeutig nachweisbar ist.
- Vor der Extubation werden Schlund- und Trachealsekret abgesaugt, und es wird ausreichend präoxygeniert.
- Unmittelbar nach der Extubations wird der Patient engmaschig beobachtet und überwacht.

18.7.3 Supportive Therapieverfahren

Therapieverfahren zur Unterstützung einzelner gestörter Organfunktionen und des Multiorgandysfunktionssyndroms (MODS) (Baue et al. 2000; Schuster u. Werdan 1998) werden in verschiedenen Kapiteln dieses Buches dargestellt. An dieser Stelle soll nur auf einige spezielle Aspekte hingewiesen werden.
- **Herz-Kreislauf-System:** Volumensubstitution und Therapie mit inotropen und vasoaktiven Pharmaka ▶ Kap. 4 sowie bei Burchardi et al. (2000) und Meier-Hellmann (2004). Antiarrhythmika und passagere Schrittmachertherapie ▶ Kap. 11, Kap. 12 und bei Schuster u. Werdan (2000, S. 1019–1030)
- **Lunge:** ▶ Kap. 26 und bei Schuster u. Werdan (2000, S. 970–984 und 985–994)
- **Wasser-, Elektrolyt- und Säure-Basen-Haushalt:** ▶ Kap. 33
- **Gastrointestinaltrakt:** ▶ Abschnitt 18.8.2 und 18.8.3 sowie bei Schuster u. Werdan (2000, S. 1031–1040)
- **Leber:** ▶ Kap. 45–47 und bei Schuster u. Werdan (1998, S. 442–452)
- **Pankreas:** ▶ bei Schuster u. Werdan (1998, S. 453–458)
- **Niere:** ▶ Kap. 34, Kap. 36 und bei Schuster u. Werdan (1998, S. 1062–1070)
- **ZNS, peripheres Nervensystem und Skelettmuskulatur:** ▶ Abschnitt 18.8.4 und 18.8.5 und bei Schuster u. Werdan (1998, S. 485–492)
- **Blutzellen und Gerinnungssystem:** Verbrauchskoagulopathie und disseminierte intravasale Gerinnung ▶ Kap. 74 und bei Knöbl (2001); Substitution mit Blut und Blutbestandteilen ▶ Kap. 71

18.8 Spezielle Krankheitsbilder des Intensivpatienten

18.8.1 Sinusitis

Grundlagen
Die Sinusitis ist eine häufige, aber zu wenig diagnostizierte nosokomiale Infektion bei kritisch Kranken. Patienten mit Schädel-Hirn-Trauma sowie abwehrgeschwächte und beatmete Patienten sind für eine Nebenhöhlenentzündung und ihren aggravierten Verlauf besonders empfänglich. Das Vorliegen einer Nasennebenhöhlenentzündung mit ihren gefährlichen Komplikationen (◘ Übersicht 18-12) sollte wegen der recht hohen kumulativen Inzidenz von 17–25 % bei intubierten Intensivpatienten (Bach et al. 1992; Holzapfel et al. 1993) stets in die Differenzialdiagnose des Status febrilis und der Sepsis aufgenommen werden (International Sepsis Forum 2001).

Ätiologie. Einen wesentlichen prädisponierenden Faktor stellt ein über mehrere Tage liegender nasotrachealer Tubus dar (Mayhall 1996; Seiden 1993). Bis zu 95 % aller nasotracheal und ungefähr 60 % aller orotracheal Intubierten entwickeln innerhalb von 7 Tagen sonographisch nachgewiesene, pathologische Veränderungen der Kieferhöhlen (Schleimhautödem, Sekretverhalt).

Allerdings scheint es weitere prädisponierende Faktoren zu geben (Westergren et al. 1997): Nicht nur 65 % der orotracheal Intubierten, sondern auch tracheotomierte

---

Übersicht 18-12
Komplikationen der Nasennebenhöhlenentzündung (nach Mayhall 1996; Seiden 1993)

- Orbitale Komplikationen:
  - periorbitales, präseptales Ödem
  - Orbitazellulitis
  - subperiostaler Abszess
  - Orbitaabszess
  - kavernöse Sinusthrombose

- Intrakranielle Komplikationen:
  - Meningitis
  - Epiduralabszess
  - subdurales Empyem
  - Hirnabszess
  - venöse Sinusthrombose

- Sepsis

- Pneumonie

Patienten entwickeln Ödeme und Sekretverhalt, und die Übereinstimmung zwischen Tubusseite und einseitiger Sinusitis liegt nur bei 65 %. Diese Annahme unterstützt auch eine Studie von Holzapfel, die nur einen tendenziellen Unterschied zwischen orotrachealer (16 %) und nasotrachealer (19 %) Intubation bezüglich der Häufigkeit einer Sinusitis fand (Holzapfel et al. 1993). Das Auftreten einer Sinusitis wird weiterhin durch Immobilisation, flache Rückenlage, Sedierung, Beatmung, Verletzungen des Schädels, nasogastrische Sonden und erhöhten zentralvenösen Druck begünstigt.

Klinik und Diagnose. Sedierung und analgetische Therapie verschleiern häufig den Gesichtsschmerz als typisches Krankheitszeichen der Sinusitis. Fieber und Leukozytose sind unspezifische Symptome, eitriger nasaler oder pharyngealer Sekretfluss gilt als Alarmsignal, ist aber nur inkonstant anzutreffen, sodass Sepsis oder Meningitis durchaus als Erstmanifestation der Sinusitis auftreten können.

Für die bildgebende Diagnostik stehen A- und B-Mode-Sonographie, konventionelle Röntgenaufnahmen und Computertomographie (CT) zur Verfügung. Sonographie und Röntgenaufnahmen sind bettseitig durchführbar und zeigen pathologische Veränderungen der Kieferhöhlen (Ödem, Sekretverhalt) sehr zuverlässig an. Die CT gilt als sensitivstes und spezifischstes Verfahren, da hier alle Nasennebenhöhlen gut beurteilt werden können und eine sicherere Differenzierung zwischen Schleimhautschwellung, Sekretverhalt und Luft möglich ist. Nur die Kieferhöhlen, in ungefähr 85 % Ort der Sinusitis oder mitbeteiligt, sind einer bettseitigen Punktion und Aspiration zur mikrobiologischen Diagnostik zugänglich. Erst das pathologisch veränderte Sekret und ein Nachweis pathogener Keime sind beweisend für eine Sinusitis, denn Schleimhautschwellung und Sekretverhalt sind wesentlich häufiger zu beobachten als eine wirkliche bakterielle Infektion (Geiss 1999).

Die Kontamination des Punktats mit Keimen der Nasenschleimhaut ist ein nicht zu vernachlässigendes Problem, denn eine Punktion der Kieferhöhle nach Präparation und Desinfektion des Knochens ergab nur noch bei 6 % der radiologisch und klinisch vermuteten Fälle eine bakterielle Infektion. Die beträchtliche Mehrheit der Patienten hatte eine nichtinfektiöse, reaktiv entzündliche Sinusitis (Westergren et al. 1998).

Bei einer bakteriellen Infektion ist mehrheitlich von einer Mischinfektion mit anaeroben und aeroben Erregern auszugehen. Es dominieren Prevotella spp., Fusobacterium spp., Streptococcus spp., Acinetobacter, Haemophilus influenzae und Candida (Bert u. Lambert 1995; Mayhall 1996; Westergren et al. 1998). Multisistente Staphylococcus-aureus- und Pseudomonasaeruginosa-Stämme müssen entsprechend der Resistenzsituation des Krankenhauses in Betracht gezogen werden.

Therapie
Entscheidend ist, dass bei Patienten mit den genannten Symptomen und prädisponierenden Faktoren an das Vorliegen einer Sinusitis gedacht und die Behandlung möglichst frühzeitig begonnen wird. Übereinstimmung herrscht in der Literatur hinsichtlich der Basistherapie, bestehend aus der Entfernung aller nasalen Fremdkörper, der Applikation von schleimhautabschwellenden und mukolytischen Medikamenten und dem Beginn einer systemischen antibiotischen Therapie unter Beachtung des anaeroben Keimspektrums (Geiss 1999; Mayhall 1996) mit z. B.
- Breitspektrumpenicillin + Betalaktamaseinhibitor
- Carbapenem oder Chinolon + Metronidazol
- Cephalosporin der 3. Generation + Metronidazol

Bezüglich der operativen Intervention reichen Studienergebnisse und Empfehlungen von einer sofortigen Sinusdrainage über einen konservativen Therapieversuch von 48 oder 96 h und bei Nichtansprechen anschließende Sinusdrainage bis hin zur rein konservativen Therapie (Mayhall 1996). Die Wahl der Therapiestrategie sollte individuell unter frühzeitiger kontinuierlicher Mitbetreuung dieser Patienten durch den HNO-Arzt bzw. Mund-Kiefer-Gesichts-Chirurgen getroffen werden. Im Krankheitsverlauf ist zu berücksichtigen, dass radiologische Veränderungen gegenüber einer klinischen Besserung mit 1–2 Wochen Verzögerung abklingen können.

18.8.2 Akalkulöse Cholezystitis

Grundlagen
Die Stresscholezystitis ist eine potenziell lebensbedrohliche Komplikation, die im Verlauf verschiedener intensivmedizinischer Krankheitsbilder, nach Polytrauma und Verbrennungen oder postoperativ auftritt. Die Entwicklung von mehreren sonographischen Kennzeichen einer akuten Cholezystitis kann bei 18–20 % aller Intensivpatienten prospektiv nachgewiesen werden (Molenat et al. 1996), 0,5–4,2 % werden bisher cholezystektomiert (Schwarz et al. 1996). Bei 87–95 % der Fälle handelt es sich dabei um eine akute akalkulöse Cholezystitis (AAC), da kein Konkrement in der Gallenblase nachgewiesen werden kann.

In den letzten 15 Jahren ist es zu einem Anstieg der absoluten und relativen Häufigkeit der akalkulösen Cholezystitis gekommen, verursacht einerseits durch die Etablierung eingreifenderer Operationen und der Intensivtherapie und andererseits durch eine erhöhte Aufmerksamkeit gegenüber diesem Krankheitsbild. Bis zu 60 % der unbehandelten AAC verlaufen kompliziert.

Ätiologie. Die Genese der akalkulösen Cholezystitis wird durch eine Vielzahl ursächlicher Faktoren (z. B. ischämische Schädigungen der Gallenblasenwand, Änderung der

> **Übersicht 18-13**
> **Erkrankungen, die zur akalkulösen Cholezystitis prädisponieren (Macheiner u. Gritzmann 1996)**
>
> - Sepsis
> - Polytrauma
> - Verbrennungen
> - große Operationen
> - parenterale Ernährung
> - Schock und Reanimation
> - Beatmung und Opioidtherapie
> - Herzinsuffizienz
> - Pankreatitis
> - Hämolyse
> - Medikamentenüberdosierung
> - Aids
> - Alkoholismus
> - schwere Arteriosklerose
> - Diabetes mellitus
> - Hämobilie
> - Hypersensitivitätsreaktion
> - systemischer Lupus erythematodes
> - Malignome
> - Parasitosen
> - perniziöse Anämie
> - Wochenbett
> - rheumatoide Arthritis
> - Sarkoidose
> - Sichelzellanämie
> - Bluttransfusion

Gallezusammensetzung, biliäre Stase, systemische Entzündungsreaktionen) geprägt, ohne jedoch einen monomorphen Entstehungsmechanismus nachweisen zu können. Eine Reihe schwerer Erkrankungen ist mit einer AAC assoziiert (◘ Übersicht 18-13).

Klinik und Diagnose. Aufgrund der Vielgestalt der Grunderkrankungen des Intensivpatienten beginnt und verläuft die akute Cholezystitis auf der Intensivstation häufig unerkannt. Die charakteristischen Symptome einer Cholezystitis (rechtsseitiger Oberbauchschmerz, „Murphy-Zeichen", Abwehrspannung, Fieber, Übelkeit, Erbrechen) sind beim Intensivpatienten durch analgetisch und sedierend wirkende Medikamente schwerer festzustellen oder können durch andere differenzialdiagnostisch zu erwägende Erkrankungen verursacht sein. Die laborchemischen Zeichen (Leukozytose, Erhöhung von AP, γ-GT, GOT, GPT, Bilirubin) sind beim kritisch Kranken ebenfalls relativ unspezifisch. Die genannten Symptome treten zudem inkonstant auf. Zum Zeitpunkt der Diagnosestellung findet sich bei 40–100 % aller Patienten bereits ein fortgeschrittenes, prognostisch ungünstiges Stadium mit Gangrän, Empyem, pericholezystitischem Abszess oder Perforation, mit einer Letalität von bis zu 75 %.

Der frühzeitigen Diagnose durch bildgebende und auch invasive Verfahren kommt deshalb ein hoher Stellenwert zu. Sonographie, kontrastmittelverstärkte Computertomographie, Szintigraphie mit technetiummarkierten, gallegängigen Medikamenten und die perkutane, ultraschallgesteuerte Punktion stehen hierfür zur Verfügung. Die Ultraschalluntersuchung mit und ohne Punktion hat wegen ihrer bettseitigen und beliebig wiederholbaren Anwendung die größte Bedeutung (Braun u. Blank 1996; Macheiner u. Gritzmann 1996).

Verschiedene sonomorphologische Kriterien (◘ Übersicht 18-14) wurden erarbeitet und erreichen einzeln oder in verschiedenen Kombinationen eine Sensitivität zwischen 43 und 100 % und eine Spezifität von 68–100 % (Übersicht bei Imhof et al. 1992; Macheiner u. Gritzmann 1996). Ursachen für diese Schwankungen sind, dass kein Symptom pathognomonisch ist, dass es keine einheitliche Definition der AAC gibt (ab welchem Stadium der Gallenblasenveränderung spricht man von einer AAC?) und dass 61–95 % der Intensivpatienten Veränderungen der Gallenblase mit und ohne Krankheitswert und mit unterschiedlicher therapeutischer Konsequenz entwickeln (Helbich et al. 1997; Molenat et al. 1996). Die kontrastmittelverstärkte Computertomographie ist die Untersuchung mit der größten Sensitivität und Spezifität (je 90–100 %).

> **Übersicht 18-14**
> **Sonographische Befunde der akalkulösen Cholezystitis (Macheiner u. Gritzmann 1996)**
>
> - fokale oder diffuse Wandverdickung (> 3 mm) der nicht kontrahierten Gallenblase
> - Hydrops (> 8–10 × 4–5 cm)
> - Sludge
> - pericholezystitische Flüssigkeit
> - Fragmentation der Gallenblasemukosa
> - echogene intramurale Herde (Gasansammlung)
> - echoarme intramurale Herde
> - subseröser, echoarmer Halo (Ödem)
> - diffuse oder partielle Echogenität des Gallenblasenlumens
> - sonographisches Murphy-Zeichen
> - verminderte Kontraktilität nach i.v.-Gabe von Cholezystokinin

Die ultraschallgesteuerte, perkutane Punktion der Gallenblase kann die Diagnostik und Therapie der AAC sehr effektiv gestalten, da sie sowohl das diagnostische Spektrum (visuelle, pathologische und mikrobiologische Beurteilung der Galle) erweitert und gleichzeitig therapeutisch durch Abpunktion der Galle und eventueller Einlage einer Drainage wirksam ist (Braun u. Blank 1996; Melin et al. 1995).

Therapie

Obwohl die akute Cholezystitis primär keine Infektionserkrankung darstellt – zum Operationszeitpunkt ist zumindest bei jedem Dritten die Galle steril – wird eine **intravenöse antibiotische Therapie** eingeleitet. Diese sollte therapeutische Wirkkonzentrationen in der Galle erzielen und das zu erwartende, in der Regel gramnegative, aber auch anaerobe Keimspektrum abdecken. Die weitere Behandlung besteht aus der Cholezystektomie oder der Gallenblasenpunktion und/oder Drainage, falls der Patient inoperabel ist. Im Vergleich zur Letalität von 0,5–1,8 % der Cholezystektomie bei akuter Cholezystitis oder Gallenblasenempyem (Tisnado u. Newsome 2000) liegt die Sterblichkeitsrate bei der Notfallcholezystektomie von älteren und schwerer erkrankten Intensivpatienten mit im Mittel 13–25 % wesentlich höher.

Die ein- oder mehrmalig wiederholt durchgeführte **perkutane, transhepatische Gallenblasenpunktion** mit und ohne Drainageeinlage gilt als echte Alternative zur konventionellen oder laparoskopischen Cholezystektomie bei kritisch Kranken (Hashizume et al. 1998; Tisnado u. Newsome 2000; Waxman 2000). Die Cholezystostomie ermöglicht mit einer primären Erfolgsrate von >90 % bei temporär oder permanent inoperablen Patienten eine Entlastung und Drainage der Gallenblase, verbunden mit einer deutlichen klinischen Besserung (Braun u. Blank 1996; Melin et al. 1995). An Komplikationen sind ein Galleleck (3 %), Sepsis (unter Antibiotika selten) und vereinzelt vasovagale Reaktionen, Blutungen und Pneumothorax zu nennen. Über Todesfälle bei der Durchführung der Cholezystostomie wurde bisher nicht berichtet. Die bei 25 % der Patienten notwendige Drainage wird für 7–32 Tage (im Mittel 15 Tage) belassen, um die Ausbildung eines stabilen Stichkanals zur Verhinderung einer galligen Peritonitis zu ermöglichen. Bei der akalkulösen Cholezystitis kann die perkutane Gallenblasenpunktion bei ungefähr 55 % der Patienten als kurativ angesehen werden, die andere Hälfte wurde zu unterschiedlichen Zeitpunkten cholezystektomiert (Braun u. Blank 1996).

Eine medikamentöse **Prophylaxe** der akuten Cholezystitis des Intensivpatienten wurde mit **Ceruletid** (Stimulation der Gallenblasenkontraktilität) erfolgreich versucht, kann aber wegen der deutlichen Nebenwirkungen bei 67 % der Patienten nicht generell empfohlen werden (Hasse et al. 1995).

18.8.3 Stressulkus

Grundlagen

An dieser Stelle sollen nur einige intensivmedizinische Gesichtspunkte der Ulkuskrankheit abgehandelt werden, zur Vertiefung möchten wir auf ▶ Kap. 42 verweisen.

Wenige Stunden nach einem akuten Stressereignis können Erosionen und Ulzera der Schleimhaut vorwiegend im Magenkorpus, weniger im Antrum oder Duodenum, auftreten. Die Pathophysiologie dieser Läsionen ist komplex und unterscheidet sich von der der durch Säure und Helicobacter pylori hervorgerufenen Ulzera. Durch eine mukosale Minderversorgung mit oxygeniertem Blut als Folge von Minderperfusion oder Hypoxie wird ein schleimhautschädigender Circulus vitiosus in Gang gesetzt, bestehend aus venöser Stase, Sludge, Vasospasmus, Gewebehypoxie, Mediatorenfreisetzung, Radikalbildung und Autokongestion der Gefäße. Die Magensäuresekretion ist bei den meisten kritisch Kranken reduziert und nur bei Patienten mit Sepsis, Verbrennungen, erhöhtem intrakraniellem Druck oder Schädel-Hirn-Trauma erhöht (Del Valle et al. 1999).

Die gut belegte, sehr effektive Stressulkusprophylaxe bei Intensivpatienten durch Säuresuppression, Säureneutralisation oder Schleimhautprotektion deutet auf einen Einfluss der verbliebenen Magensäuresekretion des kritisch Kranken hin. Nicht das Ulkus selbst, sondern seine Komplikationen, v. a. die Stressulkusblutung und die Perforation, gefährden den Patienten und sind daher neben der Letalität und Rate an unerwünschten Wirkungen (Pneumonien) die entscheidenden Kriterien zur Beurteilung der Ulkusprophylaxe. Wegen des sich in Studien und Metaanalysen hartnäckig haltenden Verdachts auf eine erhöhte Pneumonierate bei beatmeten Patienten unter einer Stressulkusprophylaxe hatten die in den letzten Jahren durchgeführten Studien und Metaanalysen das Ziel, das Risiko einer gastrointestinalen Blutung und einer beatmungsbedingten Pneumonie zu prüfen und geeignete Substanzgruppen zur Ulkusprophylaxe und die davon profitierenden Patientengruppen zu identifizieren (Cook et al. 2001).

Stressulkusblutung

Eine gastrointestinale Blutung des kritisch Kranken kann 2 Schweregraden zugeordnet werden. Zum einen die **offenkundige Blutung**, nachgewiesen durch Hämatemesis oder Aspiration aus einer gastralen Sonde, und zum anderen die **klinisch relevante Blutung**, bestehend aus einer offenkundigen Blutung mit arterieller Hypotension und Transfusionsbedarf von 2 Erythrozytenkonzentraten.

Die Rate der offenkundigen Blutung liegt bei beatmeten Intensivpatienten bei 9 % und im Gesamtkollektiv der Intensivpatienten bei 4,4 % (Cook et al. 1991). Die Häufigkeit klinisch relevanter gastrointestinaler Blutungen bei kritisch Kranken auf der Intensivstation ist in den letzten 20 Jahren von bis zu 20 % ohne Prophylaxe auf derzeit ungefähr 1,5 % gesunken (Cook et al. 1994). Dafür sind neben der Ulkusprophylaxe überwiegend die verbesserten intensivmedizinischen Therapiemöglichkeiten verantwortlich

Für das Auftreten klinisch relevanter Stressulkusblutungen im Gesamtkollektiv der Intensivpatienten konn-

ten in einer großen prospektiven Studie nur 2 der vermuteten Risikofaktoren statistisch signifikant bestätigt werden (Cook et al. 1994):
- maschinelle Beatmung > 48 h (15,6faches Risiko)
- Koagulopathie mit < 50.000 Thrombozyten/µl oder verlängerter partieller Thromboplastinzeit (4,3faches Risiko)

Die Blutungsinzidenz bei Abwesenheit dieser Risikofaktoren liegt nur bei 0,1 %, bei Vorhandensein eines oder beider bei 3,7 %. Eine arterielle Hypotonie erhöht das Risiko tendenziell um den Faktor 3,7. Zu beachten ist aber, dass in dieser Untersuchung Patienten mit Schädel-Hirn-Verletzungen, Pfortaderhochdruck, Sepsis und Multiorganversagen (Krankheitsbilder mit gastraler Hyperazidität) deutlich unterrepräsentiert waren.

Beatmete kritisch Kranke (> 48 h Beatmungszeit) zeigen als weiteren unabhängigen Prädiktor für eine klinisch relevante Blutung eine Niereninsuffizienz mit erhöhtem Serumkreatininwert. Durch eine Stressulkusprophylaxe und eine enterale Ernährung wird das Blutungsrisiko dagegen signifikant vermindert.

Eine Verlängerung des Aufenthaltes auf der Intensivstation um durchschnittlich 6,5 Tage, eine Erhöhung des relativen Letalitätsrisikos um 12,5 % und einer Steigerung der Behandlungskosten um durchschnittlich 12 215 $ (kanadische Dollar im Jahr 1995) können einer relevanten Blutung zugeordnet werden (Heyland et al. 1996), sodass eine Stressulkusprophylaxe bei Patienten mit dem entsprechenden Risikoprofil aus medizinischen und ökonomischen Gründen sinnvoll ist.

Stressulkusprophylaxe

In der Vorbeugung einer Stressulkusblutung des kritisch Kranken sind H$_2$-Rezeptor-Antagonisten, Sucralfat und Antazida (◘ Tabelle 18-10) hocheffektiv gegenüber Plazebo (Cook et al. 1996).

Bei einem pH-Wert < 4 ist der Magensaft von 90 % der Intensivpatienten steril. Dies gilt nur noch für 15 % bei einem intragastralen pH-Wert > 4 unter säurehemmender Medikation, bedingt durch eine pH-Wert-abhängige Kolonisation des Magensaftes mit gramnegativen Keimen. Diese Erreger können unter anderem durch Regurgitation und/oder weitere Kolonisation des oropharyngealen Raumes und anschließender Mikroaspiration in das Bronchialsystem gelangen und nosokomiale, besonders beatmungsassoziierte Pneumonien hervorrufen (Bonten et al. 1995).

Der Vergleich von Ranitidin (3-mal 50 mg i. v. pro Tag) mit Sucralfat (4-mal 1 g intragastral pro Tag) zeigte in der Prophylaxe einer klinisch relevanten Blutung bei für mehr als 48 Stunden beatmeten Intensivpatienten eine signifikant niedrigere Blutungsrate für Ranitidin (1,7 vs. 3,8 %). Im Gegensatz zu früheren Untersuchungen und Metaanalysen konnte kein signifikanter Unterschied der Sterblichkeit (23,5 vs. 22,8 %) und nur ein Trend in der Reduzierung der Gesamtrate beatmungsassoziierter Pneumonien (19,1 vs. 16,2 %) unter Sucralfat nachgewiesen werden (Cook et al. 1998, 2001).

Differenziert man Frühpneumonien (Auftreten am Beatmungstag 1–4) von Spätpneumonien (Auftreten von Beatmungstag 5–16), so tritt ein klarer Vorteil für Sucralfat (5 % Spätpneumonierate) gegenüber Antazida und H$_2$-Rezeptor-Antagonisten hervor (16 vs. 21 % Spätpneu-

◘ **Tabelle 18-10.** Medikamente zur Stressulkusprophylaxe

Medikament	Applikation	Dosierung
Sucralfat	p.o./Magensonde	(2–)4(–6)-mal 1 g pro Tag
H$_2$-Rezeptor-Antagonisten		
Ranitidin	i.v.	Bolus 50 mg, dann 150–400 mg pro Tag
Cimetidin	i.v.	1000–2000 mg pro Tag
Famotidin	i.v.	1- bis 2-mal 20 mg pro Tag
Protonenpumpenhemmer		
Omeprazol	p.o. (Kps.)	1- bis 2-mal 20–40 mg pro Tag
	i.v.	Bolus 80 mg, dann bis 200 mg pro Tag
	Magensonde (Suspension)	2-mal 40 mg pro Tag (1. Tag), dann 1-mal 20 mg pro Tag
Pantoprazol	p.o.	1- bis 2-mal 40 mg pro Tag
	i.v.	1-mal 40 mg pro Tag
Lanzoprazol	p.o.	1- bis 2-mal 15–30 mg pro Tag
Antazida		
Al(OH)$_3$/Mg(OH)$_2$	p.o./Magensonde	bis 12-mal 24 mEq pro Tag (ggf. unter Magen-pH-Kontrolle)
Pirenzepin	i.v.	3-mal 10 mg pro Tag

monierate). Dies ist in sofern von Bedeutung, weil die Spätpneumonien die eigentlichen nosokomialen Pneumonien sind und hier der Einfluss einer Anhebung des pH-Wertes im Magen aus zeitlichen Gründen erst zum Tragen kommen kann (93% der gramnegativen Spätpneumonien bei pH > 4). Die Spätpneumonien werden zu mehr als 65% durch ein typisch intestinales, zuvor auch im Magen festgestelltes, gramnegatives Keimspektrum hervorgerufen. Antazida (bis zu 12-mal 24 mEq pro Tag, pH-metrisch titriert), Ranitidin (150 mg pro Tag kontinuierlich i.v.) und Sucralfat (6-mal 1 g pro Tag) unterschieden sich statistisch nicht signifikant in der Verhinderung einer klinisch relevanten Blutung, wenngleich die Tendenz zur erhöhten Blutungsrate unter Sucralfat (10%) gegenüber Antazida und H_2-Antagonisten (4 und 6%) zu erkennen war. Eine Verminderung der Sterblichkeit konnte für keine Gruppe nachgewiesen werden (Prod'hom et al. 1994).

Das für Antazida und H_2-Rezeptor-Antagonisten geschriebene gilt auch für die Protonenpumpeninhibitoren, ohne dass für diese Substanzgruppe ähnlich umfangreiche Untersuchungen und Analysen zur Stressulkusprophylaxe vorliegen.

18.8.4 Polyneuropathie und Myopathie des kritisch Kranken

Grundlagen

Das systemische inflammatorische Reaktionssyndrom (systemic inflammatory response syndrome, SIRS) und die Sepsis sind durch die Aktivierung einer Vielzahl humoraler und zellulärer Reaktionen geprägt. Diese grundlegenden Störungen der Homöostase führen auch zu verschiedenen Beeinträchtigungen des neuralen und neuromuskulären Systems (Tabelle 18-11), vermutlich durch Permeabilitäts- und Mikrozirkulationsstörungen, Toxin- oder Mediatorenwirkungen verursacht. Die beiden Hauptmanifestationen sind Polyneuropathie des kritisch Kranken und septische Enzephalopathie (▶ Abschn. 18.8.5) und treten bei bis zu 70% der Schwerkranken auf. Muskelrelaxanzien und Corticosteroide können schädigende Effekte am neuromuskulären System hervorrufen, die sich als transiente neuromuskuläre Blockade, axonale motorische Neuropathie oder Myopathie der dicken Filamente zeigen (Bolton 1996).

Klinik. Das klinische Bild von Polyneuropathie und Myopathie ist durch eine Schwäche der Extremitäten, Hyporeflexie, verzögerte Entwöhnung von der Beatmungsmaschine und durch eine komplikationsreiche, verlängerte motorische Rehabilitation mit erhöhter Letalität gekennzeichnet (Latronico et al. 1996). Wegen der eingeschränkten klinisch-neurologischen Beurteilbarkeit eines Intensivpatienten kommt den elektrophysiologischen Untersuchungen (Elektromyo- und Elektroneurographie), der Messung der CK im Serum, der Nerven- und Muskelbiopsie, der Liquorpunktion und gelegentlich der Kernspintomographie eine entscheidende diagnostische und differenzialdiagnostische Bedeutung zu.

Tabelle 18-11. Neuromuskuläre Erkrankungen des Intensivpatienten (mod. nach Bolton 1996)

Erkrankung	Vorkommen	Klinik	Elektromyographie	CK	Muskelbiopsie
Polyneuropathie des kritisch Kranken	häufig	Atemschwäche, schlaffe Extremitäten	axonale Degeneration motorischer und sensorischer Fasern	normal	Denervationsatrophie
Motorische Neuropathie	mit Muskelrelaxanzien	Atemschwäche, schlaffe	axonale Degeneration motorischer Fasern	normal	Denervationsatrophie
Transiente neuromuskuläre Blockade	mit Muskelrelaxanzien	Atemschwäche, schlaffe Extremitäten	abnormale repetitive Nervenstimulation	normal	normal
Myopathie der dicken Filamente	mit Steroiden, Muskelrelaxanzien	Atemschwäche, schlaffe Extremitäten, Asthma	abnormale spontane Aktivität	erhöht	zentraler Verlust der dicken Filamente
Inaktivitätsmyopathie	häufig	Muskelschwund	normal	normal	normal oder Atrophie der Typ-II-Fasern
Nekrotisierende Myopathie	selten	schlaffe Extremitäten, Myoglobinurie	abnormale spontane Muskelaktivität	deutlich erhöht	panfaszikuläre Muskelfasernekrosen

Therapie

Eine gesicherte spezifische Therapie der neuromuskulären Erkrankungen des Intensivpatienten ist nicht bekannt. In einer retrospektiven Analyse fanden sich jedoch bei Patienten mit Multiorgandysfunktionssyndrom signifikant seltener Polyneuropathien bei denjenigen, die mit **Immunglobulinen** (ivIgGMA, Pentaglobin) behandelt worden waren (Mohr et al. 1997). Die effektive Behandlung der Sepsis und der Ursachen eines Multiorganversagens sowie der Hyperkatabolie wird als vordringlich angesehen. Remissionen treten oft erst nach Wochen bis Monaten ein, manchmal verbleibt eine neuromuskuläres Defizit. Nach schwerem Krankheitsverlauf finden sich bei mehr als 90% noch nach Jahren Muskelschwäche und neurologische Defizite (Flechter et al. 2003). Muskelschwund und Schwäche stellen bei ARDS-Patienten ein Jahr nach überlebter Erkrankung die wesentlichen, Leistungsfähigkeit und Lebensqualität beeinträchtigenden Symptome dar (Herridge et al. 2003; Hudson u. Lee 2003).

18.8.5 Septische Enzephalopathie

Grundlagen

Die septische Enzephalopathie ist eine reversible multifokale oder diffuse Funktionsstörung des Zentralnervensystems, die im Zusammenhang mit einer systemischen Infektion auftritt, ohne erkennbare strukturelle, metabolische oder medikamentöse Schäden des Gehirns. Sie kommt bei 9–23% der Patienten mit Sepsis und zu 50–71% bei schwerer Sepsis vor (Eidelman et al. 1996).

Ätiologie und Pathogennese. Die Entstehungsmechanismen sind noch nicht abschließend geklärt. Es wurden und werden verschiedene pathogene Einflüsse untersucht, z. B. eine direkte bakterielle Schädigungen des ZNS, Endotoxinwirkungen, veränderte zerebrale Perfusion, gestörte Blut-Hirn-Schranke, geändertes Neurotransmittermuster, gestörtes Aminosäureverhältnis, gestörter zerebraler Stoffwechsel, Zytokinwirkung und unerwünschte Medikamentenwirkungen (Bogdanski et al. 1999).

Klinik. Die septische Enzephalopathie kann den klassischen Leitsymptomen der Sepsis als Frühzeichen vorausgehen. Veränderungen der Persönlichkeit und des Bewusstseins, gekennzeichnet durch Konzentrationsstörungen, Irritabilität, Agitation, Desorientiertheit, Konfusion, Somnolenz, Stupor oder Koma, sind die klinischen Manifestationen.

Diagnose und Differenzialdiagnose. Die septische Enzephalopathie ist eine Ausschlussdiagnose, denn es dürfen die genannten Symptome nicht durch psychiatrische oder neurologische Erkrankungen, Meningitis, Enzephalitis, Epilepsie, zerebrovaskuläre Insuffizienz, metabolische Entgleisungen, Störungen des Säure-Basen- oder Elektrolythaushaltes, endokrine Erkrankungen, hypertensive Enzephalopathie, Leber- und Nierenversagen, unerwünschte Arzneimittelwirkungen oder durch eine Analgosedierung hervorgerufen sein. Das **EEG** ist eine zuverlässiges Verfahren, um enzephalopathische Veränderungen und ihren Schweregrad festzustellen. Kranielles Computertomogramm, Kernspintomogramm und Befunde der Liquoruntersuchung sind bis auf eine leichte Eiweißerhöhung (600–900 mg/l) meistens unauffällig (Young et al. 1990). Die Letalität von septischen Patienten mit Enzephalopathie (33–39%) ist gegenüber septischen Patienten mit normaler Bewusstseinslage (16–27%) erhöht, wobei hier die Frage offen bleibt, ob dies auf die Enzephalopathie zurückzuführen oder nur ein Kennzeichen der schweren Sepsis ist. Zumindest korreliert die Sterblichkeit der Patienten mit der Höhe des Glasgow Coma Score, der derzeit als der prognostisch aussagekräftigste Parameter der septischen Enzephalopathie gilt (Eidelman et al. 1996). Ein direkter Zusammenhang sowohl zwischen grampositiver als auch gramnegativer Bakteriämie und dem Schweregrad der Enzephalopathie konnte nachgewiesen werden.

Therapie

Eine spezifische Therapie der septischen Enzephalopathie ist derzeit noch nicht etabliert, die Behandlung der Sepsis und der Multiorgandysfunktionen gelten als wichtigste Maßnahmen, daraufhin kommt es im Gegensatz zu den neuromuskulären Veränderungen zu einer raschen Besserung (Bolton 1996).

18.8.6 Autonome Dysfunktion

Septisches und nichtseptisches MODS sind durch eine autonome Dysfunktion geprägt, welche sich als Einschränkung der Herzfrequenzvariabilität sowie der Baro- und Chemoreflexsensitivität bemerkbar macht, im Ausmaß mit dem Schweregrad des MODS korreliert und auch die Intensivpatienten verlässlich und praktikabel meßbar ist (Schmidt 2000, 2001). Eine gezielte Therapie der autonomen Dysfunktion des MODS-Patienten existiert bisher nicht.

18.9 Prophylaxemaßnahmen in der Intensivmedizin

18.9.1 Allgemeine Infektionsprophylaxe

Häufigkeit von Infektionen. Unter allen hospitalisierten Patienten haben Intensivpatienten das höchste Risiko, eine endemische oder epidemische nosokomiale Infektion zu erleiden. Etwa 45% aller Intensivpatienten haben Infektionen, und bei jedem Fünften (20,6%) ist diese Infektion auf der Intensivstation erworben worden. Dabei führen Pneumonien (46,9 bzw. 16,6 % nosokomiale Pneumonien), Infektionen des unteren Respirationstrakts (17,8 %), Harnwegsinfektionen (17,6 %) und Bakteriämien (12 %) (Vincent et al. 1995). Die Infektionsraten liegen auf medizinischen bzw. kardiologischen Intensivstationen mit 3–24 % bzw. 2 % unterhalb des Durchschnitts der Intensivstationen.

Invasive medizinische Maßnahmen sind die dominierenden **Risikofaktoren** nosokomialer Infektionen. Nosokomiale Infektionen verschlechtern nicht nur die Prognose quoad vitam, sondern verlängern auch den Intensivstations- und Krankenhausaufenthalt um ein Mehrfaches. Das Infektionsrisiko steigt in folgendem Maße:
- Verweildauer auf der Intensivstation > 3 Tage: 2,5fach
- Verweildauer auf der Intensivstation 5–6 Tage: 15fach
- Blasenkatheter (> 10 Tage): 3,2fach
- intrakranielles Druckmonitoring: 2,5fach
- maschinelle Beatmung: 1,75fach
- zentralvenöser Katheter: 1,35fach
- Pulmonaliskatheter: 1,2fach

Strategien zur Prävention. Grundlage der Infektionskontrolle ist die konsequente Einhaltung nötiger Hygienemaßnahmen (Wenzler et al. 2002; ◘ Übersicht 18-15 und 18-16).

Übersicht 18-15
Die wichtigsten Hygienemaßnahmen auf Intensivstationen
(in Anlehnung an Daschner 2001)

- Händewaschen und Händedesinfektion
- Schulung und Disziplin aller Personen (Vorbildfunktion der leitenden Ärzte und Pflegekräfte)
- hygienisch einwandfreie pflegerische Techniken zur Verhütung von Blasenkatheterinfektionen, Venenkatheterinfektionen, Pneumonien bei Beatmung und Wundinfektionen
- Einsatz von speziellem Personal (Krankenhaushygieniker, Hygienefachschwester/-pfleger)
- sichere, gezielte und sinnvolle Desinfektions- und Sterilisationsverfahren
- sichere und einfache Isolierungstechniken (z. B. Kohort-Isolierung, Kittelwechsel, Einwegschürzen)
- ausreichende Pflegepersonal-Patienten-Relation (zu wenig Personal bedeutet immer auch weniger Hygiene!)
- sorgfältige Indikation von Antibiotikatherapien und Antibiotikaprophylaxe (schriftliche Leitlinien!); perioperative Antibiotikaprophylaxe ist in der Regel nicht länger als 24 h erforderlich
- möglichst wenig und möglichst kurze Verweildauer von Fremdkörpern im Patienten (Venenkatheter, Blasenkatheter, arterielle Katheter, Hirndrucksonden etc.)

Übersicht 18-16
Unnötige Hygienemaßnahmen auf Intensivstationen
(in Anlehnung an Wenzler et al. 2002)

- routinemäßige Abklatschuntersuchungen
- routinemäßige Personaluntersuchungen (z. B. Rachenabstriche)
- routinemäßige Luftkeimzahlbestimmungen (nur gezielt zur Aufdeckung von Übertragungen bei Epidemien, z. B. Staphylokokken)
- routinemäßige Wasseruntersuchungen
- UV-Lampen
- Plastiküberschuhe oder spezielles Schuhwerk (Fußboden kein Erregerreservoir für Harnwegsinfektionen, Wundinfektionen, Sepsis, Pneumonien, Venenkatheterinfektionen)
- routinemäßige Desinfektion von Waschbecken, Siphons, Gullis, Badewannen, Fußboden
- Klebematten, Desinfektionsmatten
- Wechsel der Vernebler und Beatmungsschläuche alle 48 h
- Personal-, Material- und Geräteschleusen
- Umkleiden bei Betreten oder Verlassen der Intensivstation

18.9.2 Prophylaxe katheterassoziierter Infektionen

Literatur ▶ Pearson 1996.
Katheterassoziierte Infektionen sind die **häufigste Ursache nosokomialer Bakteriämien** auf der Intensivstation, mit einer Bakteriämieinzidenz von 2,1–30,2/1000 Zentralvenenkatheter-Tage und einer Letalität von 0,2 % bei bakteriellen und bis zu 81 % bei Pilzinfektionen. Bereits infizierte Patienten haben diesbezüglich ein überdurchschnittlich hohes Risiko. Von den möglichen Kontaminationsursachen spielt die **primäre Keimbesiedlung der Punktionsstelle** eine wesentliche Rolle; weitere Quellen sind die hämatogene Besiedlung insbesondere der Katheterspitze bei Bakteriämien und Fungämien, Kontaminationen der Infusionssysteme einschließlich Zubehör und unsterile Infusionslösungen. Mundpflege und intratracheale Absaugung bedeuten bei beatmeten Patienten – insbesondere mit Subklavia- oder Jugularisvenenkathetern – nicht zu unterschätzende Infektionsquellen. Bei Kathetern zur arteriellen Druckmessung und bei Pulmonaliskathetern stehen v. a. die **häufigen Manipulationen am System zur Druckmessung** und weniger das lokale Infektionsrisiko an der Punktionsstelle im Vordergrund: die Kontamination mit unsteriler Kalibrierungslösung, das häufige Abnehmen von Blutproben sowohl zur Blut- als auch zur Blutgasanalyse und der Einsatz von Mehr-

weghähnen (günstiger: Ansatzstücke mit selbstdichtendem Diaphragma) bedeuten zusätzliche Kontaminationsmöglichkeiten und erfordern jedesmal strenges aseptisches Arbeiten.

Prävention

In ◘ Übersicht 18-17 sind die wichtigsten Pflegetechniken zur Prävention katheterassoziierter Infektionen aufgeführt.

Übersicht 18-17
Die wichtigsten Pflegetechniken zur Verhinderung von venenkatheterassoziierten Infektionen (ausschnittsweise aus Wenzler et al. 2002)

- Sichtkontrolle der Infusionsbehälter auf Haarrisse, Trübung oder Ausflockung
- Zumischen von Medikamenten erst unmittelbar vor Gebrauch; die Einstichstelle im Gummistopfen ist zu desinfizieren
- Händedesinfektion vor Legen des Venenkatheters
- bei peripher-zentralen und zentralen Venenkatheterisierungen sowie bei Venae sectio sterile Handschuhe und sterile Abdeckung einsetzen
- sorgfältige Desinfektion der Einstichstelle, durch mehrmaliges Abreiben mit einem sterilen Tupfer (1 min Einwirkzeit bei zentralen, 30 s bei peripheren Venenkathetern)
- steigendes Infektionsrisiko mit der Dauer des Katheterisierungsvorganges, unabhängig vom gewählten Zugangsweg
- Insertionen zentralvenöser und arterieller Katheter sind als chirurgische Maßnahmen aufzufassen – alle Beteiligten sollten demzufolge Mundschutz, sterile Mäntel und Handschuhe tragen
- Katheter sorgfältig fixieren
- Händesdesinfektion vor Manipulationen an Venenkatheter, Verbindungsstellen und 3-Wege-Hähnen
- Wechsel der Infusionssysteme: für Blut und Blutprodukte 24 h, für Lipdlösungen 12 h, für lipidhaltige Mischlösungen 24 h
- für Gefäßkatheter keine festen Wechselintervalle: Risiken für Phlebitis, katheterassoziierte Infektion und Verschluss zeitabhängig linear ansteigend; blande zentrale Venenkather nur bei Verdacht auf Venenkathetersepsis entfernen
- Infusionssysteme und Systeme zur Messung des zentralen Venendrucks alle 72 h auswechseln
- Zahl der Verbindungsstellen und intravenösen Zugänge so gering wie möglich halten
- Punktionsstelle täglich durch sanfte Palpation durch den Verband bzw. Inspektion untersuchen; bei Fieber unklarer Genese oder Schmerzen an der Punktionsstelle Verband entfernen und Einstichstelle inspizieren
- Inspektion der Einstichstelle mit Verbandwechsel spätestens nach 72 h; erhöhte Venenkathetersepsisrate durch okklusive Folienverbände
- Blutentnahme aus Venenkather nur in Notfallsituationen oder unmittelbar vor Entfernen
- bei eitriger Thrombophlebitis, Entzündungen der Venenkathetereintrittsstelle und bei Venenkathetersepsis Entfernung des gesamten Infusionssystems einschließlich Verweilkanüle, ebenso – möglichst – bei Phlebitis ohne Infektionszeichen
- Verwendung sog. Sterilfilter in Infusionssystemen als routinemäßige Maßnahme zur Infektionsprophylaxe nicht zu empfehlen
- alle angestochenen und wiedergebrauchten Infusionsflaschen im Kühlschrank bei 4 °C aufbewahren; Infusionen, denen andere Lösungen beigemischt wurden, nicht länger als 12 h im Kühlschrank bei 4 °C lagern
- Zeitpunkt des Legens von Venenkathetern, Verbandwechsel und jede Art von Infusionen im Krankenblatt dokumentieren
- erhöhtes Infektionsrisiko bei notfallmäßig gelegten Kathetern → spätestens nach 24 h entfernen

---

Desinfektion der Punktionsstelle. 2%iges wässriges Chlorhexidin scheint Alkohol und jodhaltigen Antiseptika überlegen zu sein. Seine antimikrobielle Wirksamkeit hält nach der Applikation 6 h vor, eine Inaktivierung durch (Blut-)Eiweiß tritt nicht ein, und die Häufigkeit katheterassoziierter Bakteriämien ist im Vergleich niedriger (Zitat 43 in Bjornson 1993). Die Hautentfettung mit Aceton kann nicht zur Senkung der Infektionshäufigkeit beitragen, führt aber zur Hautirritation.

Durch Abdecken der Punktionsstelle mit **antimikrobiellen Salben** (z. B. Polymyxin-Neomycin-Bacitracin) wurde zwar eine Senkung der Keimbesiedlung von Katheterspitzen erreicht, eine Senkung katheterassoziierter Bakteriämien ließ sich dadurch aber nicht erzielen. Dem nicht gesicherten Nutzen steht das Risiko gehäufter Katheterpilzinfektionen gegenüber, v. a. beim Einsatz von Breitspektrumantibiotika (Zitate 40, 46–49 in Bjornson 1993).

Abdeckung des Katheters an der Punktionsstelle. Dies erfolgt entweder mit steriler Gaze und Pflaster oder mit einer transparenten, semipermeablen Polyurethanfolie. Letztere bietet einige Vorteile: Sie ist handlich und wasserdicht, besitzt eine gute Hauthaftung, erlaubt die Inspektion der Punktionsstelle und verursacht weniger Hautirritation. Durch ihre limitierte Wasserdampf-, O_2- und CO_2-Permeabilität kann sie aber das Mikromilieu der Haut ungünstig im Sinne eines gesteigerten Bakterienwachstums beeinflussen. Derzeit ist noch ungeklärt, ob dies zu einem erhöhten Risiko katheterassoziierter Infektionen führt (Brun-Buisson 2004; Carrasco 2004).

Silberimprägnierte Kollagenmanschetten, die dem Katheter im Insertionsbereich übergestreift werden, scheinen für die bakterielle Migration entlang des Katheters eine Barriere darzustellen: über eine Senkung der Häufigkeit besiedelter Katheterspitzen auf ein Drittel und eine Reduktion katheterassoziierter Bakteriämien auf ein Viertel wurde – allerdings nicht unwidersprochen – berichtet (Zitate 17, 49, 54, 55 in (Bjornson 1993)).

Einsatz von antibiotika-/antiseptikabeschichteten Kathetern. Eine signifikante Senkung katheterassoziierter Infektionen lässt sich durch Beschichten der zentralvenösen und arteriellen Katheter mit Antibiotika (z. B. Cefazolin; Minocyclin und Rifampicin) und Antiseptika (z. B. Silber-Sulfadiazin und Chlorhexidin) erzielen. Über eine Senkung der Kolonisierung um 50 % und der Infektionsrate um 80 % und mehr wurde berichtet (Brun-Buisson 2004; Carrasco 2004).

Katheterwechsel über Führungsdraht. Der Austausch eines zentralvenösen Katheters über einen Führungsdraht führt zu einer im Trend geringfügig erhöhten Rate der Katheterkolonisierung (relatives Risiko 1,26; unabhängig ob bereits eine Infektion vorliegt oder nicht), der Infektion an der Punktionsstelle (1,52) und der Bakteriämie (1,72). Der Vorteil dieses Vorgehens ist die Senkung der mechanischen Komplikationen (relatives Risiko 0,48). Der routinemäßige Katheterwechsel alle 3 Tage mit oder ohne Führungsdraht bringt keinen Vorteil (Cook et al. 1997). Es wird folgendes Vorgehen empfohlen (Pearson 1996):
- Wechsel eines infizierten Katheters mit Platzierung des neuen Katheters an anderer Stelle
- Wechsel eines nicht funktionsfähigen Katheters mit Führungsdraht, falls sich kein Hinweis auf eine lokale Infektion ergibt
- Katheterwechsel mit einem Führungsdraht trotz Verdacht auf eine Katheterinfektion bei blander Punktionsstelle (kein Erythem, kein Eiter) mit Entfernen des platzierten Katheters im Falle einer positiven Blutkultur

Katheter für hämodynamisches Monitoring (Bjornson 1993; Pearson 1996). Katheter zur arteriellen Druckmessung und Pulmonalarterienkatheter bergen ein höheres Infektionsrisiko als zentralvenöse Zugänge (▶ jedoch Tabelle 18-12). Vor allem die häufigen Manipulationen am System zur Druckmessung – und weniger das lokale Infektionsrisiko an der Punktionsstelle – stehen hier im Vordergrund: Die Kontamination mit unsteriler Kalibrierungslösung, das häufige Abnehmen von Blutproben sowohl zur Blut- als auch zur Blutgasanalyse und der Einsatz von Mehrweghähnen (günstiger: Ansatzstücke mit selbstdichtendem Diaphragma) bedeuten zusätzliche Kontaminationsmöglichkeiten und erfordern jedesmal strenges aseptisches Arbeiten (Zitate 9, 29, 30, 65, 69–72 in Bjornson 1993).

Auch die Lokalisation der Punktionsstelle scheint für das Infektionsrisiko von Bedeutung: In der A. femoralis platzierte Katheter zeigten eine höhere Kolonisierungsrate als die in der A. radialis (Zitat 73 in Bjornson 1993).

Diagnose der katheterassoziierten Infektionen

Literatur ▶ Bjornson 1993; Bodmann 2001; Llewelyn 2001; Pearson 1996

Bei Fehlen spezifischer Symptome basiert die Diagnose einer katheterassoziierten Infektion auf der Trias **„Fieber, Schüttelfrost und Leukozytose ohne Zeichen einer lokalen Infektion"**, mit Abklingen dieser Symptomatik nach Entfernen des Katheters. **Qualitative mikrobiologische Kulturen von Katheterspitzen** sind als diagnostische Routineverfahren aufgrund der hohen falsch-positiven Rate nicht geeignet. Dagegen korrelieren **semiquantitative Verfahren** (≥ 15 Bakterien pro Katheterspitze) mit der Häufigkeit katheterassoziierter Infektionen. Mindestens 2 positive peripher- oder zentralvenöse Blutkulturen sind zu fordern. Negative Blutkulturen schließen eine katheterassoziierte Infektion nicht aus. Dagegen besteht eine gute Korrelation von lokaler Hautrötung (> 4 mm im Durchmesser) sowie einer Kolonisierung (> 50 Kolonien eines Keimes, mit Ausnahme koagulasenegativer Staphylokokken) der Punktionsstelle mit einer katheterassoziierten Infektion bzw. einer Katheterkolonisierung (Zitate 20, 22 in Bjornson 1993).

65–85 % der wegen Infektionsverdachtes entfernten Katheter sind steril. Aufgrund der nicht unbeträchtlichen Morbiditätsrate, die mit der Neuplatzierung eines Katheters an anderer Stelle verknüpft ist, wird von manchen Autoren in solchen Fällen der Katheterwechsel mittels eines Führungsdrahtes empfohlen (Zitate 64, 74, 77, 78 in Bjornson 1993). Sollte die nachfolgende semiquantitative mikrobiologische Analyse des entnommenen Kathetersegmentes den Nachweis einer Katheterkolonisierung erbringen, so ist natürlich der via Führungsdraht eingebrachte Katheter zu entfernen und ein neuer Katheter über eine neue Punktionsstelle einzuführen (▶ oben, Abschnitt „Katheterwechsel über Führungsdraht").

Therapie der katheterassoziierten Infektionen

Literatur ▶ Bodmann 2001; Pearson 1996

Das **Entfernen des infizierten Katheters** aus der Blutbahn stellt den ersten Schritt zur Beseitigung der Katheterinfektion dar. Inwieweit eine antibiotische Therapie zusätzlich erforderlich ist, hängt ab von der Art des kultivierten Keimes, der Immunkompetenz des Patienten und dem Vorhandensein prädisponierender Faktoren für eine metastatische Infektion (z. B. Herzklappenerkrankungen, Diabetes). Bei Fehlen positiver Blutkulturen sollte sich die empirische Therapie gegen die beiden häufigsten Verursacher einer katheterassoziierten Infektion richten, gegen Staphylococcus aureus und S. epidermidis. Eine systemi-

◘ Tabelle 18-12. Nosokomiale Infektionen auf Intensivstationen – iatrogene Risikofaktoren (mod. nach Martin 1993)

Art der Infektion	Risikofaktor	Risikosteigerung
Nosokomiale Infektionen gesamt	Verweildauer auf der Intensivstation	
	> 3 Tage	2,5
	1–2 Tage	2,54[a]
	3–4 Tage	8,99[a]
	5–6 Tage	15,01[a]
	14–20 Tage	60,40[a]
	Blasenkatheter (> 10 Tage)	3,2
	Blasenkatheterisierung	1,41[a]
	intrakranielles Druckmonitoring	2,5
	arterieller Katheter, Schock	2,5
	Trauma bei Aufnahme	2,07[a]
	maschinelle Beatmung	1,75[a]
	Stressulkusprophylaxe	1,38[a]
	zentralvenöser Katheter	1,35[a]
	Pulmonalarterienkatheter	1,20[a]
Pneumonien, beatmungsassoziiert	intrakranielles Druckmonitoring	4,2
	Stressulkusprophylaxe mit Cimetidin	2,5
	24-stündlicher Tubuswechsel	2,3
	Herbst-Winter-Saison	2,1
Pneumonien, intensivstationserworben	nasogastrale Sonde	6,5
	Thorax- oder Abdominalchirurgie (oberer Gastrointestinaltrakt)	4,3
	rasch fortschreitende letale Grundkrankheit	3,9
	therapeutische Bronchoskopie	3,0
Infektionen, assoziiert mit periphervenösen Zugängen	kutane Kolonisierung der Punktionsstelle	3,9
	Katheterkontamination	3,8
	Feuchtigkeit im Punktionsbereich unter Verband	2,5
	Katheterliegedauer > 3 Tage	1,8
	systemische Antibiotikatherapie	0,5
Infektionen, assoziiert mit zentralvenösen Kathetern zur parenteralen Ernährung	Swan-Ganz-Katheter in anderer Position	3,8
	Hospitalisierungsdauer > 50 Tage	1,8
Infektionen, assoziiert mit zentralvenösen Kathetern	Bakteriämie	9,4
	kutane Kolonisierung der Punktionsstelle	9,2
	Katheterliegedauer > 4 Tage	?

[a] Die Daten stammen aus einer europäischen 1-Tages-Prävalenzstudie (Daul 1993).

sche Antibiotikabehandlung mit Belassen des Katheters führt nicht zum Erfolg.

Staphylococcus aureus. Katheterinfektionen durch Staphylococcus aureus sind durch eine hohe Rate metastatischer infektiöser Komplikationen gekennzeichnet. Hier ist die Antibiotikagabe zusätzlich zur Entfernung des Venenkatheters obligat. Vancomycin mit oder ohne Acylaminopenicillin mit Beta-Laktamase-Inhibitor oder ein Cephalosporin nach Erregertestung sind hier Antibiotika der 1. Wahl (Bodmann u. Vogel 2001). Die Therapiedauer beträgt bei unkomplizierten Verläufen mindestens 14 Tage, da sonst mit Rezidiven gerechnet werden muss. Bei komplizierteren Verläufen – Persistenz von Fieber und/oder Bakteriämie nach einer Therapie von mehr als 3 Tagen – muss mit einer längeren Behandlungsdauer gerechnet werden. Ist ein Entfernen des Katheters nicht möglich, so muss trotz adäquater Therapie mit einem Rezidiv gerechnet werden (Zitate 79–83 in Bjornson 1993).

Staphylococcus epidermidis, gramnegative Keime, Pilze. Zur Therapie dieser Keime liegen nur wenig gesicherte

Tabelle 18-13. Nosokomiale Candidämie: Risikofaktoren (mod. nach Martin 1993)

Risikofaktor	Risikosteigerung	
	Studie 1 a	Studie 2 a
Vorausgehende Antibiotikagabe (> 2 Tage)	12,5	25,1
Hickman-/zentralvenöse Katheter	7,2	26,4
Parenterale Ernährung	3,0	n. b.
Kolonisierung	10,4	4,5
Steroide	4,2	4,9
Neutropenie	2,3	n. b.
Nierenversagen/Hämodialyse	18,1	22,1
Ileus	N. B.	3,8

[a] Studie 1 und Studie 2: Zitate 80 und 81 in Martin (1993).
n. b.: nicht bestimmt.

Fakten vor. Zur Behandlung von Katheterbakteriämien durch Staphylococcus epidermidis sollte **Vancomycin** eingesetzt werden, da die meisten Stämme gegenüber den semisynthetischen Penicillinen und Cephalosporinen resistent sind. Bei Geschwächten und Immunsupprimierten scheint neben der Katheterentfernung eine 3- bis 5-tägige Antibiotikatherapie angezeigt. Bei nichtimmunsupprimierten Patienten ist häufig die alleinige Katheterentfernung als ausreichend anzusehen (Zitat 13 in Bjornson 1993).

Katheterinfektionen durch gramnegative Keime sind häufig verursacht durch eine hämatogene Katheterbesiedlung, ausgehend von einer vorbestehenden Organinfektion. Sie können durch Entfernen des Katheters, durch Elimination des Fokus und eine testgerechte Antibiotikatherapie behandelt werden.

Katheterassoziierte **Fungämien** (◘ Tabelle 18-13) führen häufig zur septischen Metastasierung (u. a. Endophthalmitis), sodass hier neben der Katheterentfernung eine systemische antimykotische Standardtherapie angezeigt ist (Zitate 4, 86, 87 in Bjornson 1993).

> **Praxistipp**
> Patienten mit Fungämien sollten wöchentlich – über einen Zeitraum von 3–4 Wochen – auf chorioretinale Läsionen untersucht werden.

18.9.3 Selektive Dekontamination des Verdauungstraktes

Die selektive Dekontamination des Verdauungstraktes (SDD) ist derzeit für das Gesamtkollektiv der „kritisch Kranken" keine Standardtherapie (Bonten et al. 2000), sondern bleibt besonders infektgefährdeten Subgruppen vorbehalten, z. B. Patienten mit akuten Leukämien und hochgradigen Neutropenien. Wird die SDD (bestehend aus oraler/enteraler Gabe von Polymyxin, Tobramycin und Amphotericin B in Kombination mit einer 4-tägigen Gabe von Cefotaxim) bei einer insgesamt niedrigen Prävalenz von Vancomycin-resistenten Enterokokken oder Methicillin-resistenten Staphylokokken eingesetzt, kann dies möglicherweise die Mortalität senken (Jonge 2003).

18.9.4 Infektionsprophylaxe mit Immunglobulinen

Durch prophylaktische Gabe von Immunglobulinen (Ig) kann das Auftreten von Infektionen bei verschiedenen Intensivpatientenkollektiven gesenkt werden (Werdan 2002). Diese supportive Maßnahme stellt jedoch derzeit keine Standardmaßnahme für den generellen Einsatz von Immunglobulinen dar.

Nach klassifizierten **Operationen mit hohem Operationsrisiko** (▶ unten) senkt die prophylaktische Gabe von IgG (jeweils 0,4 g/kgKG erstmals unmittelbar nach der Operation, dann wöchentlich, maximal 4-mal) die Häufigkeit von Infektionen, insbesondere von Pneumonien (um 50 %) und verkürzt die Verweildauer der Patienten auf der Intensivstation (um 2 Tage) und im Krankenhaus (um 7,5 Tage). Bei diesen Operationen handelt es sich um:

- Ösophagustumorchirurgie
- kontaminierte abdominelle Operationen (z. B. Abszess, Fistel, Perforation)
- „Second Look" bei abdominellen Operationen nach einem Misserfolg des vorausgegangenen chirurgischen Eingriffs
- operative Behandlung einer schweren, transfusionspflichtigen (>10 Einheiten) gastrointestinalen Blutung
- Peritoneallavage wegen schwerer Pankreatitis (mit mehr als 3 erfüllten Kriterien nach Ranson)

- rupturiertes Bauchaortenaneurysma oder Aneurysma mit einem Transfusionsbedarf von mehr als 20 Einheiten
- schweres abdominelles oder retroperitoneales Trauma mit Transfusionsbedarf von mehr als 10 Einheiten und Intubationspflichtigkeit länger als 24 h

Bei **Patienten mit schwerem Trauma** (Injury Severity Score 16–50) senkt die prophylaktische i. v. Gabe von IgG (0,25 g/kgKG an den Tagen 1, 2, 3, 6) zwar die Häufigkeit von Infektionen, insbesondere Pneumonien (um mehr als 50 %), die infektionsverursachte Morbidität und Letalität werden allerdings nicht vermindert.

18.9.5 Stressulkusprophylaxe

▶ Abschnitt 18.8.3.

18.9.6 „Single-Shot-Antibiotikaprophylaxe" bei perkutaner endoskopischer Gastrostomie

Die häufigsten Komplikationen nach Anlage einer enteralen Ernährungssonde mit der perkutanen endoskopischen Technik (PEG) sind lokale und systemische Infektionen mit einer Häufigkeit bis zu 30 %. Eine einmalige Antibiotikaprophylaxe (1 g Ceftriaxon i. v. bzw. 2,2 g Amoxicillin/Clavulansäure i. v.) 30 min vor PEG-Anlage kann das Auftreten dieser Infektionen wirksam reduzieren (Thomas 2003).

Evidenz der Therapieempfehlungen

	Evidenzgrad	Therapieempfehlung
Hydrocortison bei nachgewiesener Nebenniereninsuffizienz in niedriger Dosierung bei Sepsis	B[4]	IIb[4]
NO-Synthase-Inhibitor bei septischem Schock	B[4]	keine Empfehlung[4]
Kardiopulmonale Reanimation		
Präkordialer Faustschlag bei beobachteten Herzstillstand	C[4]	I[1]
Präkordialer Faustschlag ohne beobachteten Herzstillstand	C[4]	IIb[2]
Atemspende	B[4]	IIa[4]
Herzdruckmassage (15 Kompressionen/2 Insufflationen)	C[4]	IIa[4]
Defibrillation	C[4]	IIa
Frühdefibrillation mit semiautomatischen Defibrillatoren	B[4]	I[2]
Beatmung/Intubation	C[4]	I[1]
Peripher venöser Zugang	C[4]	I[1]
Intraossärer Zugang (Tuberositas tibialis), falls anderer Gefäßzugang nicht möglich	C[4]	IIa[4]
Larynxmaske/Kombitubus	C[4]	IIa[1]
Adrenalin bei Reanimation in Standarddosis (1 mg alle 3–5 min)	C[4]	unbestimmt[1,2]
Vasopressin bei Asystolie	B[4]	IIb
Vasopressin bei VF	IIb[1,2], IIa[4]	
Lidocain bei ventrikulärer Tachykardie und stabilem Kreislauf	B[4]	unbestimmt[1,2], keine Empfehlung[4]
Amiodaron bei monomorpher oder polymorpher ventrikulärer Tachykardie	B[4]	IIb[1,2]
Atropin bei Bradykardie mit Spontankreislauf	C[4]	IIb[1,2]
Natriumbicarbonat bei lang andauernder Reanimation	C[4]	IIb[4]
Kalzium als Routinemaßnahme	C[4]	keine Empfehlung[2]
Kalzium bei Hypokalzämie, Hyperkaliämie und Intoxikation mit Kalziumantagonisten	C[4]	IIb[2]
Milde (32–34 °C) Hyperthermie nach CPR bei Herzstillstand aufgrund von Kammerflimmern	B[4]	IIb[2]

	Evidenzgrad	Therapieempfehlung
Schmerztherapie		
Die vom Patienten geäußerten Schmerzen sind Grundlage der gewählten Schmerztherapie, Score-Systeme sind zur Therapie und Therapiekontrolle empfohlen	B[5]	I[4]
Analgosedierung eines beatmeten, agitierten, kritisch kranken Patienten erst nach ausreichender Schmerztherapie und Behandlung aller reversiblen physiologischen Ursachen	C[5]	IIa[4]
Gebrauch validierter Skalen zur Evaluation der Sedierungstiefe beim beatmeten Patienten	B[5]	IIa[4]
Spezielle Pharmakologie		
Midazolam oder Diazepam für die schnelle Sedierung des akut agitierten Patienten	C[5]	IIa[4]
Propofol als bevorzugtes Sedativum, wenn schnelles Aufwachen (z. B. zur neurologischen Untersuchung bei neurochirurgischen Operationen) wichtig ist	B[5]	IIa[4]
Midazolam nur zum kurzzeitigen Gebrauch (unvorhersagbare Aufwachphase und Zeit bis zur Extubation bei Infusion >48 h)	B[5]	I[4]
Künstliche Ernährung des kritisch kranken Patienten		
Frühzeitige enterale Ernährung	C[3]	I[3]
Immunonutrition bei leichter Sepsis (APACHE<15)	B[3]	IIb[3]
Immunonutrition bei schwerer Sepsis (APACHE>15)	B[3]	keine Empfehlung[3]
Mit Antioxidanzien und Omega-3-Fettsäuren angereicherte Sondennahrung bei ARDS	B[3]	IIa[3]
Normoglykämie	B[4]	IIa[4]
Selektive Darmdekontamination (SDD) bei geringer Inzidenz multiresistenter Erreger	B[4]	IIa[4]

[1] ILCOR (Internatinal Liaison Committee on Resuscitation)
[2] American Heart Association
[3] DGEM (Deutsche Gesellschaft für Ernährungsmedizin)
[4] Nach Meinung der Autoren (z. B. bei neuer Datenlage)
[5] Empfehlung der ADDM (American College of Critical Care Medicin) der SCCM (Society of Critical Care Medicine)

Die Empfehlungen der Fachgesellschaften wurden z. T. nach einem anderen Schema vergeben, die Einordnung nach Empfehlung und Evidenz erfolgte in diesem Fall nach Einschätzung der Autoren.

Leitlinien – Adressen – Tipps

Leitlinien
AHA – ECC (2000) Guidelines 2000 for cardiopulmonary resuscitation and emergency cardiovascular care – a consensus on science. Circulation 102 (Suppl 8): I1–I384

Task Force of the American College of Critical Care Medicine SoCCM (1999) Guidelines for intensive care unit admission, discharge, and triage. Crit Care Med 27: 633–638

Internetadressen
American Heart Association: www.americanheart.org

Deutsche Gesellschaft für Internistische Intensivmedizin und Notfallmedizin: www.dgiin.de

European Society of Intensive Care Medicine: www.esicm.org

Literatur

* Expertenempfehlungen

Adam S, Batson S (1997) A study of problems associated with the delivery of enteral feed in critically ill patients in five ICUs in the UK. Intensive Care Med 23: 261–266

Ahamad I, Mouncher A, Abdoolah A, Stenson R, Wright J, Daniels A, Tillett J, Hawthorne AB, Thomas G (2003) Antibiotic prophylaxis for percutaneous endoscopic gastrostomy. Aliment Pharmacol Ther 18: 209–215

Aggett PJ (1985) Physiology and metabolism of essential trace elements: an outline. Clin Endocrinol Metab 14: 513–543

AHA – ECC (2000) Guidelines 2000 for cardiopulmonary resuscitation and emergency cardiovascular care – a consensus on science. Circulation 102 (Suppl 8): I1–I384

Annane D, Sébille, V, Charpentier C, Bollaert PE, Francois B, Korach JM, Capellier G, Cohern Y, Azoulay E, Troche G, Chaumet-Riffault JM, Bellissant E (2002) Effect of a treatment with low doses of hydrocortisone and fludrocortisone on mortality in patients with septic shock. JAMA 288: 862–871

Atkinson S, Sieffert E, Bihari D (1998) A prospective, randomized, double-blind, controlled clinical trial of enteral immunonutrition in the critically ill. Guy's Hospital Intensive Care Group. Crit Care Med 26: 1164–1172

Barrientos-Vega R, Sanchez-Soria MM, Morales-Garcia C, Robas-Gomez A, Cuena-Boy R, Ayensa-Rincon A (1997) Prolonged sedation of critically ill patients with midazolam or propofol: Impact on weaning and costs. Crit Care Med 25: 33–44

Bastos PG, Knaus WA, Zimmerman JE, Magalhaes Jr A, Sun X, The Brazil APACHE III Study Group (1996) The importance of technology for achieving superior outcome from intensive care. Intensive Care Med 22: 664–669

Baue AE, Faist E, Fry DE (2000) Multiple organ failure – pathophysiology, prevention and therapy. Springer, New York Berlin Heidelberg

Behrendt W, Raumanns J (2000) Stoffwechseländerungen und künstliche Ernährung. In: Schuster HP, Werdan K (Hrsg) Intensivtherapie bei Sepsis und Multiorganversagen, 3. Aufl. Springer, Berlin Heidelberg New York, S 311–332

Bernard SA, Buist MD (2002) Treatment of comatose survivors of out-of-hospital cardiac arrest with induced hypothermia. N Engl J Med 346: 557–563

Bert F, Lambert ZN (1995) Microbiology of nosocomial sinusitis in intensive care unit patients. J Infect 31: 5–8

Bjornson HS (1993) Pathogenesis, prevention, and management of catheter-associated infections. New Horiz 1: 271–278

Bertolini G, Iapichino G, Radrizzani D, Facchini R, Simini B, Bruzzone P, Zanforlin G, Tognoni G (2003) Early enteral immunonutrition in patients with severe sepsis: results of an interim analysis of a randomized multicentre clinical trial. Intensive Care Med 29: 834–840

Bodmann K-F, Vogel F (2001) Antimikrobielle Therapie der Sepsis – Empfehlungen einer Arbeitsgruppe der Paul-Ehrlich-Gesellschaft für Chemotherapie e.V. Chemotherapie Journal 10: 43–55 *

Bogdanski R et al. (1999) Die septische Enzephalopathie. Dtsch Med Wochenschr 34: 123–130

Böhm D (2002) Rationale Arzneimitteltherapie bei kritisch Kranken. Intensiv Notfallbeh 27: 153–190

Bolton CF (1996) Sepsis and the systemic inflammatory response syndrome: neuromuscular manifestations. Crit Care Med 24: 1408–1416

Bonten MJ, Gaillard CA, Ramsay G (1995) The pathogenesis of nosocomial pneumonia in mechanically ventilated patients. In: Vincent JL (ed) Yearbook of the intensive care and emergency medicine. Springer, Berlin Heidelberg New York, pp 711–725

Bonten MJ, Kullberg BJ, van Dalen R, Girbes AR, Hoepelman IM, Hustinx W, van der Meer JW, Speelman P, Stobberingh EE, Verbrugh HA, Verhoef J, Zwaveling JH (2000) Selective digestive decontamination in patients in intensive care. The Dutch Working Group on Antibiotic Policy. J Antimicrob Chemother 46: 351–362

Bower RH, Cerra FB, Bershadsky B, Licari JJ, Hoyt DB, Jensen GL, Van Buren CT, Rothkopf MM, Daly JM, Adelsberg BR (1995) Early enteral administration of a formula (impact) supplemented with arginine, nucleotides, and fish oil in intensive care unit patients: results of a multicenter, prospektive, randomized, clinical trial. Crit Care Med 23: 436–449

Braun B, Blank W (1996) Gallenblasenpunktion und -drainage als Therapie der akuten Cholezystitis. Med Klin 91: 359–365

Briegel J, Forst H, Haller M, Schelling G, Kilger E, Kuprat G, Hemmer B, Hummel T, Lenhart A, Heyduck M, Stoll C, Peter K (1999) Stress doses of hydrocortison reverse hyperdynamic septic shock: a prospective, randomized, double-blind, single-center study. Crit Care Med 27: 723–732

Brun-Buisson C, Doyon F, Sollet JJP, Cochard JF, Cohen Y, Nitenberg G (2004) Prevention of intravascular catheter-related infection with newer chlorhexidine-silver sulfadiazine-coated catheters: a randomized controlled trial. Intensive Care Med 30: 837–843

Buckley PM (1997) Propofol in patients needing long-term sedation in intensive care: an assessment of the development of tolerance. Intensive Care Med 23: 969–974

Burchardi H, Briegel J, Eckart J, Hasenfuss G, Hermann HP, Holtz J, Meier-Hellmann A, Möllhoff T, Radermacher P, Roessler M, Speiss C, Thiemermann C, Werdan K (2000) Expertenforum – Hämodynamisch aktive Substanzen in der Intensivmedizin. Anästhesiologie & Intensivmedizin 41: 557–631 *

Burchardi H, Kuhlen R, Schönhofer B, Müller E, Criée CP, Welte T (2001) Konsensus-Statement zu Indikation, Möglichkeiten und Durchführung der nicht-invasiven Beatmung bei der akuten respiratorischen Insuffizienz. Intensivmed 38: 611–621 *

Burchell SA, Yu MH, Takiguchi SA, Ohta RM, Myers SA (1997) Evaluation of a continuous cardiac output and mixed venous oxygen saturation catheter in critically ill surgical patients. Crit Care Med 25: 388–391

Caffrey SL, Willoughby PH, Pepe PE, Becker LB (2002) Public use of automated external defibrillators. N Engl J Med 347: 1242–1247

Carrasco MN, Bueno A, de las Cuivas C, Jimenez S, Salinas I, Sartorius A, Recio T, Generelo M, Ruiz-Ocana F (2004) Evaluation of a triple-lumen central venous heparin-coated catheter versus a catheter coated with chlorhexidine and silver sulfadiazine in ciritically ill patients. Intensive Care Med 30: 633–688

Cerra FB, Benitez MR, Blackburn GL, Irwin RS, Jeejeebhoy KN, Katz DP, Pingleton SK, Pomposelli J, Rombeau J, Shronts E, Wolfe RR, Zaloga GP (2001) ACCP consensus statement: applied nutrition in ICU patients. Chest 111: 769–778

Chamorro C, de Latorre FJ, Montero A, Sanchez-Izquierdo JA, Jareno A, Moreno JA, Gonzalez E, Barrios M, Carpintero JL, Martin-Santos F, Otero B, Ginestal R (1996) Comparative study of propofol vs. midazolam in the sedation of critically ill patients: results of a prospective, randomized, multicenter trial. Crit Care Med 24: 932–939

Cohen D, Horiuchi K, Kemper M, Weissman C (1996) Modulating effects of propofol on metabolic and cardiopulmonary responses to stressful intensive care unit procedures. Crit Care Med 24: 612–617

Cook DJ, Witt LG, Cook RJ, Guyatt GH (1991) Incidence of clinically important bleeding in mechanically ventilated patients. J Intensive Care Med 6: 167–174

Cook DJ, Fuller HD, Guyatt GH, Marshall JC, Leasa D, Hall R, Winton TL, Rutledge F, Todd TJ, Roy P, for the Canadian Critical Care Trials Group (1994) Risk factors for gastrointestinal bleeding in critically ill patients. N Engl J Med 330: 377–381

Cook DJ, Reeve BK, Guyatt GH, Heyland DK, Griffith LE, Buckingham L, Tryba M (1996) Stress ulcer prophylaxis in critically ill patients. Resolving discordant meta-analyses. JAMA 275: 308–314

Cook DJ, Randolph A, Kernerman P, Cupido C, King D, Soukup C, Brun BC (1997) Central venous catheter replacement strategies: a systematic review of the literature. Crit Care Med 25: 1417–1424

Cook DJ, Guyatt G, Marshall J, Leasa D, Fuller H, Hall R, Peters S, Rutledge F, Griffith L, McLellan A, Wood G, Kirby A (1998) A comparison of sucralfate and ranitidine for the prevention of upper gastrointestinal bleeding in patients requiring mechanical ventilation. Canadian Critical Care Trials Group. N Engl J Med 338: 791– 797

Cook DJ, Heyland DK, Marshall J (2001) On the need for observational studies to design and interpret randomized trails in ICU patients: a case study in stress ulcer prophylaxis. Intensive Care Med 27: 347–354

Daschner F (2001) Hygiene auf der Intensivstation. In: Burchardi H, Larsen R, Schuster H-P, Suter PM (Hrsg) Intensivmedizin, 8.Aufl. Springer, Berlin Heidelberg New York, S 1069–1082

Daul AE, Wenzel RR, Wagner K, Schäfers RF, Paar D, Philipp T (1993) Kontinuierliche Hämodialyse (CVVHD) unter Verwendung einer bikarbonatgepufferten Elektrolytlösung als Dialysat. Intensiv- und Notfallbehandlung 18: 140–146

DeJonghe B, Cook D, Appere-De VC, Guyatt G, Meade M, Outin H (2000) Using and understanding sedation scoring systems: a systematic review. Intensive Care Med 26: 275–285

Del Valle J, Cohen H, Laine L, Scheiman JM (1999) Acid peptic disorders. In: Yamada T, Alpers DH, Laine L, Owyang C, Powell DW (eds) Textbook of gastroenterology, 3rd edn. Lippincott Williams & Wilkins, Philadelphia New York Baltimore, pp 1370–1444

Deutsche Interdisziplinäre Vereinigung für Intenivmedizin und Notfallmedizin (DIVI) (1999) Empfehlungen der DIVI – Bau, Einrichtung und Organisation von Intensivbehandlungseinheiten. Intensivmed 36: 314–325 *

Dohrmann (2003) DGEM-Leitlinie Enterale Ernährung: Grundlagen. Akt Ernähr Med 28: S26–35

Dörges V, Wenzel V (2001) Ventilation zur kardiopulmonalen Reanimation. Intensivmed 38: 576–589

Druml W (1997) Infusionstherapie und parenterale Ernährung. In: Lasch HG, Lenz K, Seeger W (Hrsg) Lehrbuch der Internistischen Intensivtherapie, 3.Aufl. Schattauer, Stuttgart New York, S 226–240

Druml W (2001) Künstliche Ernährung bei akutem Nierenversagen. Intensiv- und Notfallbehandlung 26: 123–137

Eidelman LA, Putterman D, Putterman C, Sprung CL (1996) The spectrum of septic encephalopathy. Definitions, etiologies, and mortalities. JAMA 275: 470–473

Eisenberg MS, Mengert TJ (2001) Cardiac resuscitation. N Engl J Med 344: 1304–1313

Erstad B (2004) Dosing of medications in morbidly obese patients in the intensive care unit setting. Intensive Care Med 30: 18–32

Esteban A, Alia I (1998) Clinical management of weaning from mechanical ventilation. Intensive Care Med 24: 999–1008

Fletcher SN, Kennedy DD, Ghosh IR, Misra VP, Kiff K, Coakley JH, Hinds CJ (2003) Persistent neuromuscular and neurophysiologic abnormalities in long-term survivors of prolonged ciritical illness. Crit Care Med 31: 1012–1016

Forum IS (2001) Summary of recommentation. Intensive Care Med 27: S128–S134

Geiss HK (1999) Nosocomial sinusitis. Intensive Care Med 25: 1037–1039

Griffiths RD, Jones C, Palmer TE (1997) Six-month outcome of critically ill patients given glutamine-supplemented parenteral nutrition [see comments]. Nutrition 13: 295–302

Grimble RF (1996) Theory and efficacy of antioxidant therapy. Curr Opin Crit Care 2: 260–266

Hackl JM (1997) Enterale Ernährung. In: Lasch HG, Lenz K, Seeger W (Hrsg) Lehrbuch der Internistischen Intensivtherapie, 3. Aufl. Schattauer, Stuttgart New York, S 240–253

Hallstrom A, Cobb L, Johnson E, Copass M (2000) Cardiopulmonary resuscitation by chest compression alone or with mouth-to-mouth ventilation. N Engl J Med 342: 1546–1553

Hashizume M, Sugimachi K, MacFayden BV (1998) The clinical management and results of surgery for acute cholecystitis. Semin Laparos Surg 5: 69–80

Hasse C, Zielke A, Nies C, al Bazaz B, Gotzen L, Rothmund M (1995) Influence of ceruletid on gallbladder contraction: a possible prophylaxis of acute acalculous cholecystitis in intensive care patients? Digestion 56: 389–394

Helbich TH, Mallek R, Madl C, Wunderbaldinger P, Breitenseher M, Tscholakoff D, Mostbeck GH (1997) Sonomorphology of the gallbladder in critically ill patients. Value of a scoring system and follow-up examinations. Acta Radiol 38: 129–134

Henze D, Soukop J, Menzel M, Radke J (2001) Laboranalysen in der Intensivmedizin. Intensiv- und Notfallbehandlung 26: 40–51

Herridge MS, Cheung AM, Tansey CM, Matte-Martyn A, Dia-Granados N, Al-Saidi F, Cooper AB, Guest CB, Mazer D, Mehta S, Stewart TA, Barr A, Cook D, Slutskiy AS, for the Canadian Critical Care Trials Group (2003) One-year outcomes in survivors of the acute respiratory distress syndrome. N Engl J Med 348: 683–693

Heyland DK, Gafni A, Griffith L, for the Canadian Critical Care Trials Group (1996) The clinical and economical consequence of clinically important gastrointestinal bleeding in critically ill patients. Clin Intensive Care 7: 121–125

Heyland DK, Novak F, Drover JW, Jain M, Su X, Suchner U (2001) Should immunonutrition become routine in criticallly ill patients? JAMA 286: 944–953

Holzapfel L, Chevret S, Madinier G, Ohen F, Demingeon G, Coupry A, Chaudet M (1993) Influence of long-term oro- or nasotracheal intubation on nosocomial maxillary sinusitis and pneumonia: results of a prospective, randomized, clinical trial. Crit Care Med 21: 1132–1138

Holzer et al. (2002) Therapeutic hypothermia to improve the neurologic outcome after cardiac arrest. N Engl J Med 346: 549

Hoyt JW (1995) Neuromuscular blocking agents in the critical care setting. Curr Opin Crit Care 1: 261–266

Hudson LD, Lee CM (2003) Neuromuscular sequelae of critical illness. N Engl J Med 348: 745–747

Hund E (2001) Neurological complications of sepsis: critical illness polyneuropathy and myoopathy. J Neurol 248: 929–934

Iber H, Sewer MB, Barclay TB, Mitchell SR, Li T, Morgan ET (1999) Modulation of drug metabolism in infectious and inflammatory diseases. Drug Metab Rev 31: 29–41

Ishibashi N, Plank LD, Sando K, Hill GL (1998) Optimal protein requirements during the first 2 weeks after onset of criticall illness. Crit Care Med 26: 1529–1535

Jakob SM, Rothen HU (1997) Intensive care 1980–1995: Change in patient characteristics, nursing workload and outcome. Intensive Care Med 23: 1165–1170

Jacobi J, Frager GL, Coursin DB, Riker RR, Fontaine D, Wittbrodt ET, Chalfin DB, Masica MF, Bjerke HS, Coplin WM, Crippen DW, Fuchs BD, Kelleher RM, Marik PE, Nasraway SA Jr, Murray MJ, Peruzzi WT, Lumb PD (2002) Clinical practice guidelines for the sustained use of sedatives and analgesics in the ciritically ill adult. Crit Care Med 30: 119–141

Jeejeebhoy KN (2000) Micronutrient deficiencies. In: Grenvik A, Ayres SM, Holbrook PR, Shoemaker WC (eds) Textbook of critical care, 4th edn. W.B. Saunders, Philadelphia, pp 926–931

Jonge ED (2003) Effects of selective decontamination of difestive tract on mortality and acquisition of resistant bacteria in intensive care: a randomised controlled trial. Lancet 362: 1011–1016

Keller E (1995) Einfluss der kontinuierlichen Nierenersatztherapie auf die Pharmakokinetik von Arzneimitteln. Intensivmed 32: 605–611

Kierdorf H, Maurin N, Heintz B, Kindler J, Sieberth HG (1990) Eiweißkatabolie bei schwerkranken internistischen Intensivpflegepatienten. Intensivmed 27: 193–200

Kleinschmidt S (2001) Analgesie, Sedierung, Relaxation und Therapie von Psychosyndromen. In: Burchardi H, Larsen R, Schuster HP, Suter PM (Hrsg) Intensivmedizin, 8. Aufl. Springer, Berlin Heidelberg New York, S 341–365

Knöbl P (2001) Hämostasestörung bei Multiorgandysfunktion und Sepsis. Intensivmed 38: 19–15

Koea JB, Wolfe RR, Shaw JHF (1995) Total energy expenditure during total parenteral nutrition: ambulatory patients at home vs. patients with sepsis in surgical intensive care. Surgery 118: 54–62

Kompan L, Kremzar B, Gadzijev E, Prosek M (1999) Effects of early enteral nutrition on intestinal permeability and the development of multiple organ failure after multiple injury. Intensive Care Med 25: 157–161

Kreymann G, Ebener C, Hartl W, von Heymann C, Spiess C (2003) DGEM-Leitlinie: Enterale Ernährung. Intensivmedizin 28: S42–S50

Kreymann G, Grosser S, Schwarzenberg H, Plonsker M, Costard-Jäckle A, Greten H (1992) Klinische Wertigkeit der indirekten Kalorimetrie in der internistischen Intensivmedizin – Teil 1–3. Intensivmed 29: 24–50

Kudsk KA, Minard G (1995) Enteral vs. parenteral nutrition in the critically ill and injured. Curr Opin Crit Care 2: 255–260

Kudsk KA, Croce MA, Fabian TC, Minard G, Tolley EA, Poret HA, Kuhl MR, Brown RO (1992) Enteral vs. parenteral feeding. Effects on septic morbidity after blunt and penetrating abdominal trauma. Ann Surg 215: 503–511

Latronico N, Fenzi F, Recupero D, Guarneri B, Tomelleri G, Tonin P, De Maria G, Antonini L, Rizzuto N, Candiani A (1996) Critical illness myopathy and neuropathy. Lancet 347: 1579–1582

Lavery GG, Glover P (2000) The metabolic and nutritional response to critical illness. Curr Opin Crit Care 6: 233–238

Leape LL, Cullen DJ, Clapp MD, Burdick E, Demonaco HJ, Erickson JI, Bates DW (1999) Pharmacist participation on physician rounds and adverse drug events in the intensive care unit. JAMA 282: 267–270

Llewelyn M, Cohen J (2001) Diagnosis of infection in sepsis. Intensive Care Med 27: S10–S32

Lopez A, Lorente JA, Steingrub J, Bakkter J, McLuckie A, Willatts S, Brockway M, Anzueto A, Holzapfel L, Breen D, Silverman MS, Takala J, Donaldson J, Arneson C, Grove G, Grossman S, Grover R (2004) Multiple-center, randomized, placebo-controlled, double-blind study of the nitric oxide synthase inhibitor 546C88: effect on survival in patients with septic shock. Crit Care Med 32: 21–30

Macheiner P, Gritzmann N (1996) Sonographie der Stresscholezystitis – Diagnose und Differenzialdiagnose. Z Gastroenterol 34: 21–26

Madler C, Jauch K-W, Werdan K (1999) Das NAW-Buch – Praktische Notfallmedizin, 2. Aufl. Urban & Schwarzenberg, München Wien Baltimore

Martin MA (1993) Nosocomial infections in intensive care units: an overview of their epidemiology, outcome, and prevention. New Horiz 1: 162–171

Mayhall CG (1996) Nosocomial sinusitis in the intensive care unit. Curr Opin Crit Care 2: 366–370

Meier-Hellman A, Burgard G (2004) New therapeutic approaches in the treatment of shock: hypertonic hyperoncotic solutions ans vasopressin. Internist 45: 305–314

Melin MM, Sarr MG, Bender CE, van Heerden JA (1995) Percutaneous cholecystostomy: a valuable technique in high-risk patients with presumed acute cholecystitis [see comments]. Br J Surg 82: 1274–1277

Metha L, Pascual MT, Soroko S (2002) Diuretics, mortality and non-recovery of renal function in acute renal failure. JAMA 288: 2547–2553

Mohr M, Englisch L, Roth A, Burchardi H, Zielmann S (1997) Effects of early treatment with immunoglobulin on critical illness polyneuropathy following multiple organ failure and gram-negative sepsis. Intensive Care Med 23: 1144–1149

Molenat F, Boussuges A, Valantin V, Sainty JM (1996) Gallbladder abnormalities in medical ICU patients: an ultrasonographic study. Intensive Care Med 22: 356–358

Moore FA, Feliciano DV, Andrassy RJ, McArdle AH, Booth FV, Morgenstein WT, Kellum-JM J, Welling RE, Moore EE (1992) Early enteral feeding, compared with parenteral, reduces postoperative septic complications. The results of a meta-analysis. Ann Surg 216: 172–183

Müller MJ (1995) Nutrition in liver disease. In: Vincent JL (ed) Yearbook of the intensive care and emergency medicine. Springer, Berlin Heidelberg New York, pp 789–806

Napolitano LM, Bochicchio G (2000) Enteral feeding of the critically ill. Curr Opin Crit Care 6: 136–142

Nolan PE (1997) Pharmacokinetics and pharmakodynamics of intravenous agents for ventricular arrhythmias. Pharmacotherapy 17: 65S–75S

Nolan JP, Morley PT, Joek TL, Hickey RW (2003) Therapeutic hypothermia after cardiac arrest. An advisory statement by the Advancement Life Support Task Force of the International Liaison Committee on Resuscitation. Resuscitation 57: 231–235

Park GR (1993) Pharmacokinetics and pharmacodynamics in the critically ill patient. Xenobiotica 23: 1195–1230

Pearson ML (1996) Guidelines for prevention of intravascular device-related infections. Am J Infect Control 24: 293

Plaisance P, Lurie KG, Vicaut E (1999) A comparison of standard cardiopulmonary resuscitation and active compression-decompression cardiopulmonary resuscitation for out of hospital cardiac arrest. French Active Compression-Decompression Cardiopulmonary Resuscitation STudy Group. N Engl J Med 341: 569–575

Prielipp RC (2000) Neuromuscular blocking drugs in patients in the ICU. In: Grenvik A, Ayres SM, Holbrook PR, Shoemaker WC (eds) Textbook of critical care, 4th edn. W.B. Saunders, Philadelphia, pp 972–984

Prod'hom G, Leuenberger P, Koerfer J, Blum A, Chiolero R, Schaller MD, Perret C, Spinnler O, Blondel J, Siegrist H et al. (1994) Nosocomial pneumonia in mechanically ventilated patients receiving antacid, ranitidine, or sucralfate as prophylaxis for stress ulcer. A randomized controlled trial. Ann Intern Med 120: 653–662

Radke J (Hrsg) (2000) Ethische, juristische und ökonomische Aspekte der Intensivmedizin. Intensiv- und Notfallbehandlung 25: 161–192

Ramsay MA, Savege TM, Simpson BR, Goodwin R (1974) Controlled sedation with alphaxalone-alphadolone. Br Med J 2: 656–659

Roberts JR, Hedges JR (1998) Clinical procedures in emergency medicine, 3rd edn. W.B. Saunders, Philadelphia

Rodrigo Casanova MP, Garcia Pena JM (1997) The effect of the composition of the enteral nutrition on infection in the critical patients. Nutr Hosp 12: 80–84

Roth E, Funovics J, Schulz F, Karner J (1980) Biochemische Methoden zur Bestimmung des klinischen Eiweißkatabolismus. Infusionsther Klin Ernähr 7: 306–309

Rudis MI, Sikora CA, Angus E, Peterson E, Popovich J, Hyzy R, Zarowitz BJ (1997) A prospective, randomized, controlled evaluation of peripheral nerve stimulation vs. standard clinical dosing of neuromuscular blocking agents in critically ill patients. Crit Care Med 25: 575–583

Sablotzki A, Dehne MG, Prondzinsky R, Friedrich I, Radke J (2000) Management von Notfallsituationen im Krankenhaus. Intensiv- und Notfallbehandlung 25: 152–160

Savic I, Widen L, Stone ES (1991) Feasibility of reversing benzodiazepine tolerance with flumazenil. Lancet 337: 133–137

Schierholz JM, Fleck C, Beuth J (2000) The antimicrobial efficacy of a new central venous catheter with long-term broad-spectrum activity. J Antimicrob Chemother 46: 45–50

Schmidt HB, Heinroth KM, Müller-Werdan U et al. (2000) Die autonome Dysfunktion des Intensivpatienten – ein Überblick. Intensivmed 37: 7–18

Schmidt HB, Werdan K, Müller-Werdan U (2001) Autonomic dysfunction in the ICU patients. Curr Opin Crit Care 7: 314–322

Schuster HP, Werdan K. (1998) Themenheft: „Organversagen in der Intensivmedizin". Internist 39: 441–508

Schuster HP, Werdan K (2000) Themenheft: „Intensivmedizin – Bewährte und neue Konzepte auf dem Prüfstand". Internist 41: 969–1076

Schwarz NT, Walgenbach KJ, Brunagel G, Hirner A (1996) Die akute Cholezystitis – Eine seltene Komplikation beim intensivpflichtigen Patienten. Langenbecks Arch Chir 113 Suppl. II: 364–366

Seiden AM (1993) Sinusitis in the critical care patient. New Horiz 1: 261–270

Seige M, Werdan K, Prondzinsky R (2001) Beatmung bei Herzkranken. Intensivmed 38: 299–313

Semsroth M (1994) Parenterale Ernährung. In: Benzer H, Burchardi H, Larsen R, Suter PM (Hrsg) Intensivmedizin, 7. Aufl. Springer, Berlin Heidelberg New York, S 120–150

Shapiro BA, Warren J, Egol AB, Greenbaum DM, Jacobi J, Nasraway SA, Schein RM, Spevetz A, Stone JR (1995a) Practice parameters for intravenous analgesia and sedation for adult patients in the intensive care unit: an executive summary. Society of Critical Care Medicine. Crit Care Med 23: 1596–1600

Shapiro BA, Warren J, Egol AB, Greenbaum DM, Jacobi J, Nasraway SA, Schein RM, Spevetz A, Stone JR (1995b) Practice parameters for sustained neuromuscular blockade in the adult critically ill patient: an executive summary. Society of Critical Care Medicine. Crit Care Med 23: 1601–1605

Souba WW (1997) Nutritional support. N Engl J Med 336: 41–48

Straub H (1988) Dopplersonographische Diagnostik der Venenerkrankungen. In: Ruland O, Bosiers M (Hrsg) Doppler-Sonographische Diagnostik. Deutscher Ärzteverlag, Köln, S 73–84

Task Force of the American College of Critical Care Medicine SoCCM (1999) Guidelines for intensive care unit admission, discharge, and triage. Crit Care Med 27: 633–638

The Veterans Affairs Total Parenteral Nutrition Cooperative Study Group (1991) Perioperative total parenteral nutrition in surgical patients. N Engl J Med 325: 525–532

Therapeutic Drug Monitoring (Themenheft) (2001) Brit J Clin Pharmacol 52 (Suppl 1): S1–S103

Tisnado J, Newsome JM (2000) Interventional radiology for the critically ill patient. In: Grenvik A, Ayres SM, Holbrook PR, Shoemaker WC (eds) Textbook of critical care, 4th edn. W.B. Saunders, Philadelphia, pp 447–474

Van den Berghe G, Wouters P, Weekers F, Verwaest C, Bruyninckx F, Schetz M, Vlasselaers D, Ferdinande P, Lauwers P, Bouillon R (2001) Intensive insulin therapy in critically ill patients. N Engl J Med 345: 1359–1367

Vincent J-L, Bihari DJ, Suter PM, Bruining HA, White J, Nicolas-Chanoin M-H, Wolff M, Spencer RC, Hemmer M, for the EPIC International Advisory Committee (1995) The prevalence of nosocomial infection in intensive care units in Europe – results of the European Prevalence of Infection in Intensive Care (EPIC) Study. JAMA 274: 639–644

Wagner RL, White PF, Kan PB, Rosenthal MH, Feldman D (1984) Inhibition of adrenal steroidogenesis by the anesthetic etomidate. N Engl J Med 310: 1415–1421

Wallmeyer S, Wolfhard U, Erbel R (2001) Kardiale Defibrillation durch Laien- und Ersthelfer „First Responder" – Überlegungen zu einem neuen Rettungskonzept gegen den plötzlichen Herztod. Intensivmed 38: 590–594

Waxman K (2000) The acute abdomen. In: Grenvik A, Ayres SM, Holbrook PR, Shoemaker WC (eds) Textbook of critical care, 4th edn. W.B. Saunders, Philadelphia, pp 1603–1609

Wenzel V, Krismer AC, Arntz HR, Sitter H, STadlbauer KH, Lindner KH (2004) A comparison of vasopressin an depinephrine for out-of-hospital cardiopulmonary resuscitation. N Engl J Med 350: 105–113

Wenzler S, Ebner W, Zehender M, Rüden F, Daschner F (2002) Sinnvolle und nicht sinnvolle Hygienemaßnahmen in der internistischen Intensivmedizin. Intensivmed 39: 265–273

Werdan K (2001) Mechanische und elektrische Therapie kardialer Arrhythmien. In: van Aken H, Reinhart K, Zimpfer M (Hrsg) Intensivmedizin. Thieme, Stuttgart New York, S 176–188

Werdan K (2001) Assessment of IVIG for prophylaxis and therapy of sepsis. Curr Opin Crit Care 7: 354–361

Westergren V, Berg S, Lundgren J (1997) Ultrasonographic bedside evaluation of maxillary sinus disease in mechanically ventilated patients. Intensive Care Med 23: 393–398

Westergren V, Lundblad L, Hellquist HB, Forsum U (1998) Ventilator-associated sinusitis: a review. Clin Infect Dis 27: 851–864

Wyncoll D, Beale R (2001) Immunologically enhanced enteral nutrition: current status. Curr Opin Crit Care 7: 128–132

Young GB, Bolton CF, Austin TW, Archibald YM, Gonder J, Wells GA (1990) The encephalopathy associated with septic illness. Clin Invest Med 13: 297–304

Zakko W, Van Dam J (1996) Techniques for nutritional assessment: tips for designing an effective enteral feeding regimen. J Crit Illness 11: 405–412

Zaloga GP, Roberts PR (1997) Early enteral feeding improves outcome. In: Vincent J-L (ed) Yearbook of the intensive care and emergency medicine. Springer, Berlin Heidelberg New York, pp 701–714

Sektion B
Atmungsorgane, Allergie

19 Chronisch-obstruktive Atemwegserkrankung und Lungenemphysem – 345
S. Friesecke, J. Lorenz

20 **Asthma bronchiale** – 359
J. Seybold, N. Suttorp

21 **Pneumonien** – 373
H. Lode

22 **Erkrankungen der Pleura** – 387
J. Cyran, P. Wex

23 **Lungenembolie und Lungeninfarkt** – 401
B. E. Strauer, M. P. Heintzen

24 **Lungengerüsterkrankungen** – 410
C. Vogelmeier, J. Behr

25 **Sarkoidose** – 435
U. Costabel

26 **Akute und chronische respiratorische Insuffizienz** – 442
D. Walmrath, F. Grimminger, W. Seeger

27 **Mediastinal-, Lungen- und Pleuratumoren** – 481
R. M. Huber, A. Schalhorn

28 **Schlafbezogene Atmungsstörungen** – 501
H. F. Becker, J. H. Peter, P. von Wichert

29 **Allergiebedingte Erkankungen** – 512
U. Lepp, P. Zabel

19 Chronisch-obstruktive Atemwegserkrankung und Lungenemphysem

S. Friesecke, J. Lorenz

19.1 Grundlagen – 346

19.2 Allgemeine Therapieprinzipien – 346
19.2.1 Prävention – 346
19.2.2 Allgemeine Maßnahmen – 347
19.2.3 Pharmakotherapie – 348
19.2.4 Chirurgische Therapie – 352
19.2.5 Therapie der respiratorischen Insuffizienz – 353

19.3 Stadienbezogene Therapie der stabilen COPD – 354

19.4 Therapie der akuten Exazerbation – 355
19.4.1 Ambulante Therapie – 355
19.4.2 Stationäre Behandlung – 355
19.4.3 Behandlung auf der Intensivstation – 356

19.5 Monitoring im Verlauf – 356

Literatur – 358

Die chronisch-obstruktive Lungenerkrankung ist weltweit zz. die vierthäufigste Todesursache; ein weiterer Anstieg von Prävalenz und Mortalität der Erkrankung wird für die kommenden Jahrzehnte vorausgesagt. Die Prävalenz wurde 1990 auf 9,34/1000 bei Männern und 7,33/1000 bei Frauen geschätzt (Murray u. Lopez 1996). Die COPD verursacht somit einen bedeutenden Anteil an Arztkonsultationen, Krankenhausaufnahmen und Notfällen. Dies bedeutet auch eine erhebliche ökonomische Belastung für die Gesundheitssysteme.

19.1 Grundlagen

Nach der Definition der WHO liegt eine chronische Bronchitis vor, wenn über einen Zeitraum von mindestens 2 aufeinanderfolgenden Jahren in jedem Jahr über mindestens 3 Monate an den meisten Tagen der Woche Husten und Auswurf besteht.

Die chronisch-obstruktive Bronchitis ist gekennzeichnet durch eine chronische Inflammation der Atemwege. Hauptursache der Inflammation ist die Reaktion auf inhalierte Schadstoffe, insbesondere **Zigarettenrauch**. Die pathologischen Veränderungen schreiten mit der Zeit fort. Pathophysiologisches Hauptkennzeichen ist die Atemwegsobstruktion, die nicht oder wenig reversibel ist. In der Folge kommt es zu pulmonaler Hyperinflation, Störungen des Gasaustausches und schließlich zur pulmonalen Hypertonie mit Cor pulmonale.

Das Lungenemphysem ist eine Erkrankung, die mit einer permanenten und destruktiven Erweiterung der Atemwege distal der terminalen Bronchiolen einhergeht, wobei als Ursache der Erweiterung eine Lungenfibrose auszuschließen ist. Eine Imbalance zwischen Proteinasen und Antiproteinasen und oxidativer Stress sind pathogenetisch bedeutsam.

Aufgrund der gemeinsamen Ätiologie bestehen obstruktive Bronchitis und Lungenemphysem häufig nebeneinander. Die klinische Betreuung beider Formen ist in der Spätphase der Erkrankung oft identisch. Die angloamerikanische Bezeichnung „chronic obstructive pulmonary disease" (COPD) umfasst als Oberbegriff beide Krankheitsbilder.

Die COPD kann in 4 Schweregrade eingeteilt werden, diese Einteilung dient als Orientierung für die zu wählende Therapie (Tabelle 19-1). Zu bemerken ist, dass klinische Symptomatik und Schweregrad der Obstruktion nicht miteinander korrelieren. Ziel der Therapie ist eine Reduktion der Symptome und eine Verbesserung der Lebensqualität. Eine langfristige Beeinflussung der progredienten Verschlechterung der Lungenfunktion konnte bisher für keine Medikation gezeigt werden. Eine Expertenkommission der Global Initiative for Chronic Obstructive Lung Disease (GOLD), des US National Heart, Lung and Blood Institute (NHLBI) und der WHO hat auf der Basis der derzeitigen Evidenz Leitlinien für das Management der COPD erarbeitet. An diesen orientiert sich die folgende Darstellung.

19.2 Allgemeine Therapieprinzipien

19.2.1 Prävention

Raucherentwöhnung

Das Zigarettenrauchen ist die Hauptursache für die Entwicklung und Progression einer COPD, 80–90 % der Fälle sind Folge des Rauchens. Entsprechend ist die **Nikotin-**

Tabelle 19-1. Schweregradeinteilung der COPD (Gold 2003)

Schweregrad	FEV[a]/FVC[b]	FEV$_1$[a] (% vom Sollwert)	Klinik
0: Risikopatient	normal	normal	chronischer Husten und Auswurf
1: mild	<70%	≥80%	mit oder ohne chronische Symptome
2: mäßig	<70%	50% ≤ FEV$_1$ < 80%	mit oder ohne Husten, Auswurf, Dyspnoe
3: schwer	<70%	30% ≤ FEV$_1$ < 50%	
4: sehr schwer	<70%	<30% oder <50% plus oder	respiratorische Insuffizienz Zeichen der Rechtsherzinsuffizienz

[a] Nach Bronchodilatation; [b] forcierte exspiratorische Vitalkapazität.

karenz die effektivste Maßnahme sowohl in der Primär- als auch in der Sekundärprävention, es kann eine weitere Progression verhindert werden (Evidenz A).

Der Patient sollte daher unbedingt angehalten werden, das Rauchen aufzugeben. Neben entsprechender Beratung kann eine medikamentöse Unterstützung hilfreich sein:

Nikotinersatztherapie

Um die Entzugserscheinungen zu mildern, sollte jedem Patienten eine Nikotinersatztherapie für kurze Zeit angeboten werden, vorausgesetzt, es bestehen keine Kontraindikationen. Die Langzeitabstinenzraten können dadurch gesteigert werden (Lancaster et al. 2001). Das Nikotin kann transdermal über ein Pflaster oder oral als Kaugummi zugeführt werden. Zu empfehlen ist die Gabe eines **Nikotinpflasters**, weil wegen der kontinuierlichen Freisetzung eine Bedarfssteuerung und somit eine Fortsetzung des suchttypischen Verhaltens nicht erfolgt. Dies wäre bei der Verwendung von Kaugummi der Fall.

Dosis. Je nach Menge der täglich konsumierten Zigaretten 10–40 mg/24 h, Dosisreduktion über die nächsten 4–12 Wochen.

Kontraindikationen. Nicht angewandt werden sollte die Nikotinersatztherapie bei
- symptomatischer KHK
- pAVK im Stadium II–IV nach Fontaine
- symptomatischer zerebraler Ischämie

Bupropion

Das Antidepressivum Bupropion kann die Nikotinabstinenz erleichtern und die Langzeitabstinenzraten steigern (Lancaster et al. 2001), andererseits sind z. T. gravierende Nebenwirkungen zu beachten, sodass der Einsatz sorgfältig gemeinsam mit dem Patienten abgewogen werden muss.

Dosis. Beginn mit 150 mg, zunächst kann weiter geraucht werden, es wird ein Tag innerhalb der ersten beiden Therapiewochen verabredet, an dem das Rauchen beendet wird. In der 2. Woche wird die Dosis auf 2-mal 150 mg erhöht und das Rauchen beendet. Die Therapiedauer beträgt 7–9 Wochen. Die Tageshöchstdosis von 300 mg darf nicht überschritten werden. Bei älteren Personen wird eine maximale Dosis von 150 mg empfohlen.

Nebenwirkungen. Die möglichen Nebenwirkungen sind zahlreich und z. T. schwerwiegend. Insbesondere sind zu nennen: Krampfanfälle (Häufigkeit 0,1 %), schwerwiegende Überempfindlichkeitsreaktionen bis hin zum anaphylaktischen Schock, Blutdruckanstieg (insbesondere in Kombination mit einem Nikotinpflaster), Tachykardie. Ungefährlich, aber unangenehm und häufig sind Schlafstörungen (> 40 %) und Kopfschmerzen (26 %).

Kontraindikationen. Krampfanfälle in der Anamnese, Bulimie oder Anorexie, schwere Leberzirrhose, bipolare Psychose in der Anamnese, Schwangerschaft.

 Cave
Vorsicht ist geboten bei Patienten mit Erkrankungen, die zu einer herabgesetzten Krampfschwelle führen könnten (Schädel-Hirn-Trauma in der Anamnese, Tumor des ZNS, Alkoholmissbrauch) und bei gleichzeitiger Therapie mit Medikamenten, die die Krampfschwelle herabsetzen (Antidepressiva, Theophyllin).

Influenzaschutzimpfung

Eine Influenzaschutzimpfung wird für alle Patienten mit COPD empfohlen (Impfempfehlungen 2000), da eine Gefährdung durch die Erkrankung und durch mögliche Komplikationen, insbesondere die Influenzapneumonie, besteht. Die Inzidenz von schwerer Erkrankung und Tod kann um etwa 50 % reduziert werden (Nichol et al. 1994).

Durchführung. Die Impfung sollte jährlich vor Beginn der Influenzasaison im September oder Oktober erfolgen (Evidenz A), als einmalige intramuskuläre Injektion, vorzugsweise in den Oberarm.

Nebenwirkungen. An der Injektionsstelle kann gelegentlich eine leichte Rötung und Schwellung auftreten, die sich sehr schnell wieder zurückbildet. Einige Stunden nach der Impfung können gelegentlich grippeähnliche Symptome auftreten. Diese klingen in den folgenden Tagen rasch ab. Schwere Nebenwirkungen wie ein anaphylaktischer Schock sind sehr selten. In Einzelfällen wurde über passagere neurologische Komplikationen berichtet bis hin zum Auftreten eines Guillain-Barré-Syndroms. Das Risiko, dass die heutigen Impfstoffe ein Guillain-Barré-Syndrom auslösen, ist sicher nicht größer als das Risiko eines Gesunden, einen komplizierten Verlauf einer Influenza-Infektion zu erleiden (Faruque et al. 2001).

Kontraindikationen. Die einzige Kontraindikation ist die Überempfindlichkeit gegen Hühnereiweiß. Patienten mit fieberhaften Infekten sollten ebenfalls nicht geimpft werden, das Ausheilen des Infektes sollte abgewartet werden.

Pneumokokkenschutzimpfung

Die i. m./s. c.-Applikation einer 23-valenten Pneumokokkenvakzine (z. B. Pneumorax 23) alle 5 Jahre ist weniger etabliert. Die Schutzwirkung bei älteren Erwachsenen ist relativ schwach.

19.2.2 Allgemeine Maßnahmen

Patientenschulung

Der Sinn der Schulung und Aufklärung liegt im Erreichen eines besseren Krankheitsverständnisses des Patienten.

Damit soll eine Erhöhung der Therapietreue und folglich eine Verbesserung des Gesundheitszustandes (Celli 1995) und Vermeidung von Exazerbationen erzielt werden.

Die Aufklärung sollte – individuell angepasst – thematisieren: Basiswissen über die Pathophysiologie der Erkrankung, Prinzipien der Therapie, Sinn und Nebenwirkungen der eingesetzten Medikamente, Atem- und Hustentechniken, Inhalationstechniken, Verhaltensmaßregeln im Falle von akuter Luftnot, Indikatoren für das Aufsuchen des Arztes oder Notarztes.

Trainings- und Bewegungstherapie

Körperliche Schonung und Trainingsmangel führen dazu, dass für eine gegebene Leistung mehr muskuläre Durchblutung erforderlich ist und somit mehr Atemarbeit geleistet werden muss. Erhalt oder Verbesserung der Ökonomie der Atmung ist ein wichtiges Ziel der Sporttherapie bei COPD neben den allgemein bekannten Vorteilen für Knochendichte, Koordination (Sturzvermeidung!), Glucose- und Fettstoffwechsel sowie Blutdruck.

Ausdauertraining

Wenn möglich, sollte ein regelmäßiges Ausdauertraining durchgeführt werden. Der Nutzen zeigt sich sowohl in verbesserter Leistungsfähigkeit als auch in verminderter Luftnot (Berry et al. 1999).

Kontraindikationen. Es gilt folgende Kontraindikationen für ein Ausdauertraining zu beachten:
- Cor pulmonale, pulmonale Hypertonie
- respiratorische Globalinsuffizienz unter Belastung
- kardiologische Kontraindikationen (Myokarditis, schwere Mitral- oder Aortenstenose, unbehandelte koronare Herzerkrankung etc.)

Voraussetzungen (▶ Leitlinien, Franz 2001). 50 W oder >0,7 W/kgKG über 3 min im Steady State der Herzfrequenz und dabei ein $pO_2 \geq 55$ mm Hg. Die Belastungsuntersuchung sollte 30 min nach Inhalation von 2 Hüben eines kurzwirkenden β_2-Mimetikums erfolgen. Die FEV_1 sollte >60% vom Soll betragen.

Dosierung. Täglich mindestens 10 min, in der Woche mindestens 60 min. Die Empfehlung der Atemwegsliga gibt eine Belastungsintensität von 60–70% der maximalen Herzfrequenz (220 minus Lebensalter) an. Da jedoch häufig eine ausgeprägte Dekonditionierung der Skelettmuskulatur besteht, werden nicht selten selbst bei Gehbelastungen Herzfrequenzen erreicht, die die Empfehlung deutlich überschreiten können. Daher sollten am Anfang unter Beachtung der Grunderkrankung und des subjektiven Empfindens des Patienten im Sinne eines Aufbautrainings auch kurzfristige Überschreitungen der angestrebten Leistungsherzfrequenzen akzeptiert werden (▶ Leitlinien, Franz 2001).

Bewegungstherapie

Wenn eine pulmonale Hypertonie besteht und somit eine Kontraindikation für Ausdauertraining in der oben beschriebenen Form, profitiert der Patient von einer Bewegungstherapie, bei der nur so kleine Muskelgruppen gleichzeitig belastet werden, dass keine Steigerung des HZV erforderlich ist. Auch dadurch kann eine Muskelatrophie vermieden und sogar eine Ökonomisierung der Muskelarbeit erreicht werden (Olschewski u. Seeger 2000).

Ernährungstherapie

Eine ungewollte Gewichtsabnahme ist ein unabhängiger Prädiktor für Letalität. Eine Hyperalimentation mit einer kohlenhydratreichen Diät – im Verein mit Trainings- und Bewegungstherapie und gegebenenfalls unterstützt durch die Gabe eines Anabolikums (z. B. Nandrolon) ist indiziert.

Physiotherapie

Der Einsatz der Physiotherapie ist empirisch. Ziel ist die Ökonomisierung der Atmung mit Reduktion der Atemarbeit, die Sekretmobilisierung, die Verbesserung der Selbstbeobachtung und die Prävention des exspiratorischen Bronchialkollapses. Es ist für die Patienten günstig, mit individuellen Übungsbehandlungen unter Anleitung erfahrener Physiotherapeuten zu beginnen, um dann die erlernten Techniken im häuslichen Bereich selbständig fortzuführen.

19.2.3 Pharmakotherapie

Keine der zz. für die Therapie der COPD existierenden Medikamente kann den Langzeitverlauf beeinflussen, der durch eine progrediente Verschlechterung der pulmonalen Funktion gekennzeichnet ist (Pauwels et al. 1999; Burge et al. 2000). Der Hauptsinn der Pharmakotherapie besteht in der Verminderung der Symptomatik der Exazerbationsprävention und -behandlung.

Medikamente für die Dauertherapie

Inhalative Bronchodilatatoren sind die wichtigsten Medikamente in der symptomatischen Therapie der COPD. Sie werden sowohl in der Akut-, als auch in der Dauertherapie eingesetzt. Von allen Substanzen konnte gezeigt werden, dass sie die Belastbarkeit verbessern, ohne notwendigerweise signifikante Veränderungen der exspiratorischen Einsekundenkapazität (FEV_1) zu erzielen (Guyatt et al. 1987).

Die verwendeten Substanzen wirken entweder über eine Stimulation der β_2-Rezeptoren oder über eine Hemmung der cholinergen Signalübertragung in den Atemwegen.

Die Dosis-Wirkungs-Beziehung (FEV_1-Anstieg) ist bei allen Bronchodilatatoren eher flach. Nebenwirkungen sind pharmakologisch vorhersagbar und dosisabhängig.

Inhalative β_2-Agonisten

Wirkmechanismen

Die durch Stimulation der β_2-Rezeptoren erreichten Wirkungen sind eine Bronchodilatation über eine Relaxation der Atemwegsmuskulatur, eine Hemmung der Freisetzung von Entzündungsmediatoren, eine Stimulation der Flimmertätigkeit des tracheobronchialen Epithels und damit eine Verbesserung der mukoziliären Clearance. Klinisch ist die Sekretmobilisation durch β_2-Mimetika meist ausgeprägter als die durch Expektoranzien.

Unerwünschte Wirkungen wie Tremor, Tachykardie, flüchtiger Abfall der Sauerstoffsättigung durch pulmonale Vasodilatation ergeben sich ebenfalls aus der Stimulation von β_2-Rezeptoren.

> ❗ Bei inhalativer Applikation werden die unerwünschten Wirkungen in der Regel nur bei Überdosierung hervorgerufen, das Verhältnis von erwünschter zu unerwünschter Wirkung ist hier am günstigsten. Daher sollten β-Agonisten, wann immer möglich, inhaliert werden.

Lediglich bei kooperationsunfähigen Patienten und bei stärkster Bronchialobstruktion kann die Deposition des Inhalats in den Atemwegen unzureichend sein. In diesen Fällen ist eine orale oder parenterale Gabe (s.c. oder i.v.) vorzuziehen.

Pharmakokinetik und Dosierung

Kurzwirksame β_2-Mimetika. Die Wirkdauer der kurzwirksamen β_2-Mimetika beträgt etwa 4 h. Daraus ergibt sich eine maximal 6-mal tägliche Inhalationsfrequenz. Gebräuchliche Substanzen (Auswahl) sind Fenoterol, Salbutamol oder Terbutalin.

Einzeldosen:
- Fenoterol: 0,05–0,1 mg (1–2 Hub Berodual, 1 Hub Berotec 100)
- Salbutamol: 0,1–0,2 mg (1–2 Hub Bronchospray)
  Terbutalin: 0,25–0,5 mg (1–2 Hub Bricanyl)

> ❗ **Cave**
> Die Maximaldosis von insgesamt 20 Hüben der stärksten Einzeldosis in bis zu 6 Anwendungen pro Tag darf nicht überschritten werden.

Langwirksame β_2-Mimetika. Langwirksame β_2-Mimetika, wie Formoterol und Salmeterol, mit einer Wirkdauer von etwa 12 h und somit nur 2-mal täglicher Applikation sind patientenfreundlicher und beugen nächtlichen Symptomen vor.

Dosierung:
- Formoterol: 0,006–0,012 mg 2-mal täglich
- Salmeterol 0,025–0,05 mg 2-mal täglich

Applikationsform

Taschendosieraerosol. Die gebräuchlichste Anwendungsform ist das Taschendosieraerosol. Für den korrekten Gebrauch muss der Patient jedoch Aerosolfreisetzung und Inhalation koordinieren können.

Vernebler. Ist die Anwendung eines Aerosols nicht möglich, können im Akutfall die Medikamente über einen Vernebler appliziert werden. Als Lösungen sind Fertigpräparationen im Handel, z. B. Berotec (Lösungsspender) und Sultanol (Inhalationslösung, Dosis: 1,25–2,5 mg in 2 ml 0,9%iger NaCl). Die applizierte Dosis ist dabei jedoch schlecht abschätzbar. Für die chronische, häusliche Anwendung sind zusätzlich hygienische Probleme zu bedenken. Im Einzelfall kann bei nachgewiesener Verbesserung des Peak Flows dem Wunsch des Patienten nach dieser Applikationsform entsprochen werden (Tashkin et al. 1996).

Pulverinhalatoren. Eine weitere Alternative sind die Pulverinhalatoren. Eine Koordination zwischen Pulverfreisetzung und Inhalation ist nicht nötig. Die erforderliche inspiratorische Atemstromstärke für die Inhalation beträgt > 0,5 l/s; diese ist im Einzelfall bei schwerer Obstruktion nicht aufzubringen. Mögliche Präparate sind Serevent (Diskus), Salbulair (Turbohaler), Oxis (Turbohaler).

Inhalative Anticholinergika

Wirkung. Atropinabkömmlinge blockieren die Wirkung von Acetylcholin an muskarinischen Rezeptoren und wirken damit der vagal vermittelten Bronchokonstriktion entgegen. Die Kombination mit einem kurzwirksamen β_2-Agonisten bei stabiler COPD hat additiven Effekt auf die FEV_1-Verbesserung (Evidenz A; COMBIVENT-Studie 1994). Eine Tachyphylaxie wird nicht beobachtet.

Unerwünschte Wirkungen fehlen. Auch die sekreteindickende Wirkung von Atropin fehlt bei den zur Inhalationstherapie eingesetzten Derivaten.

Pharmakokinetik und Dosierung. Der maximale bronchodilatatorische Effekt von Ipratropiumbromid wird erst nach 30 min erreicht, die Wirkdauer beträgt 6–8 h. Daher ist der notfallmäßige Einsatz bei akuter Obstruktion und eine Verkürzung der Dosierintervalle nicht sinnvoll. Die Inhalation erfolgt entweder allein oder in Kombination mit einem β-Agonisten:
- Ipratrobiumbromid (Atrovent) 0,2–0,5 mg 2- bis 4-mal täglich
- Oxitropiumbromid 0,1–0,4 mg 2- bis 4-mal täglich

Tiotropiumbromid hat eine lange Wirkdauer, die eine einmal tägliche Dosierung (18 µg pro Hub) erlaubt. Pharmakologisch und klinisch ist es den kurzwirksamen Substanzen überlegen.

◘ Tabelle 19-2. Inhalative Steroide

Substanz	Präparate	Einzeldosis (Dosis pro Hub)	Tagesmaximaldosis
Beclometason	Sanasthmax, Sanasthmyl	0,25 mg	2-mal 1 mg
Budesonid	Pulmicort	0,2–0,4 mg	2-mal 0,8 mg
Fluticason	Flutide	0,125–0,25 mg	2-mal 1 mg

Theophyllin

Wirkung. Theophyllin besitzt eine bronchodilatatorische Wirkung, die schwächer ist als die der β_2-Mimetika. Weitere Wirkungen sind eine Stimulation der Zilientätigkeit in den Atemwegen mit Beschleunigung des Sekrettransportes, eine Stimulation der Atemmuskulatur und eine Hemmung der Freisetzung von Entzündungsmediatoren. Die beiden letztgenannten Effekte fallen bei üblicher Dosierung nicht ins Gewicht.

Nebenwirkungen. Kopfschmerzen, Übelkeit, Unruhe, Krampfanfälle, tachykarde Herzrhythmusstörungen, Hyperglykämie, Hypokaliämie. Die therapeutische Breite ist sehr gering, zudem kommt es zu Veränderungen des Theophyllinspiegels durch Interaktionen mit Pharmaka, die wie Theophyllin über das Cytochrom P450 metabolisiert werden. Aus diesen Gründen sind Kontrollen des Serumspiegels erforderlich, der Zielspiegel beträgt 8–12 mg/l.

Applikation und Dosierung. Als **Anfangsdosierung** für Nichtraucher wird 8 mg/kg Idealgewicht empfohlen, die Erhaltungsdosis liegt bei 11–13 mg/kg Idealgewicht. Raucher benötigen meist eine höhere, Patienten mit Herz- oder Leberinsuffizienz eine niedrigere Dosis.

> **Praxistipp**
> Eine einschleichende Dosierung ist ratsam. Die Einnahme sollte in der Regel 2-mal täglich erfolgen, wobei die Abenddosis etwa zwei Drittel der Gesamtdosis betragen sollte.

Indikation. Nur etwa jeder zweite Patient mit COPD spricht auf Theophyllin an. Der therapeutische Nutzen ist umstritten. Die Wirkung von Theophyllin sollte daher durch Auslassversuch in einer stabilen Krankheitsphase geprüft werden.

Inhalative Steroide

Wirkung. Diese Substanzgruppe weist ein großes Spektrum von antiinflammatorischen Wirkungen auf, die sich sowohl auf zelluläre (Apoptoseinduktion von Eosinophilen und Mastzellen) wie humorale Mechanismen (Hemmung der Transkription von Zytokingenen) erstrecken. Zudem weist sie einen permissiven Effekt für die Wirkung der β_2-Adrenergika auf. Klinisch findet sich eine Verringerung der Exazerbationshäufigkeit und Exazerbationsschwere und eine langsamere Verschlechterung der krankheitsbezogenen Lebensqualität bei mittelschwerer und schwerer COPD, nicht jedoch bei leichtem Schweregrad (Burge et al. 2000).

Unerwünschte Wirkungen. Bei inhalativer Anwendung:
— Mundsoor (Abhilfe: Vorschaltung eines Spacers zur Verringerung der pharyngealen Deposition, Mundausspülen nach der Inhalation oder Applikation vor dem Essen oder Zähneputzen)
— Heiserkeit (Abhilfe: ►oben)
— sehr selten Bronchospasmus

Im Einzelfall können auch systemische Nebenwirkungen nicht ausgeschlossen werden: Die Inzidenz von Katarakten ist erhöht.

Applikation und Dosierung. Die Applikation erfolgt 2-mal täglich, die Dosierungen sind aus ◘ Tabelle 19-2 zu ersehen.

Indikation. Inhalative Steroide sollten nur regelmäßig verordnet werden, wenn
— der Patient symptomatisch ist und einen dokumentierten Effekt aufweist (Spirometrie, Symptomatik, Exazerbationsfrequenz) oder
— die FEV_1 <50% des Sollwertes beträgt und wiederholte Exazerbationen Behandlungen mit Antibiotika und/oder oralen Glucocorticoiden erfordern (Evidenz B).

Empfohlen wird eine probeweise Therapie mit inhalativen Glucocorticoiden für 6 Wochen bis zu 3 Monaten, um Responder zu identifizieren. Eine kurze orale Therapie, wie häufig empfohlen, mit Glucocorticoiden ist hingegen ein schlechter Prädiktor für eine Langzeitwirkung inhalativer Steroide (Burge et al. 2000).

Tabelle 19-3. Antibiotika bei akuter Exazerbation der COPD

Schweregrad	Vorherrschende Erreger	Antibiotikumklasse (Alternativen)	Substanzbeispiele	Therapiedauer (Tage)
1	Pneumokokken, Haemophilus	Cephalosporin 2. Generation	Cefuroxim	5
		Aminopenicillin	Amoxicillin	
		Neues Makrolid	Azithromycin	
2	Pneumokokken, Haemophilus, Klebsiella pneumoniae, Staphylokokken	Cephalosporin 2. oder 3. Generation	Ceftriaxon (i.v.), Cefpodoxim (p.o.)	5
		Aminopenicillin + BLI	Ampicillin/Sulbactam	
		Fluorchinolon 3. oder 4. Generation	Levofloxacin, Moxifloxacin	
3	wie bei 2, zusätzlich Proteus, E. coli, Pseudomonas	Cephalosporin 3. Generation	▶ oben	5–10, bei schwerer Bronchusdeformation auch >10
		Acylaminopen+BLI	Piperacillin/Tazobactam	
		Fluorchinolon 2., 3. oder 4. Generation	Ciprofloxacin, ▶ oben	

BLI β-Lactamase-Inhibitor.

Zusätzliche Medikamente für die akute Exazerbation

Systemische Glucocorticoide

Eine Langzeittherapie mit oralen Glucocorticoiden wird nicht empfohlen (Rice et al. 2000; Evidenz A). Es gibt keine Evidenz für einen Nutzen, die Nebenwirkungen hingegen können eine relevante Verschlechterung der Krankheitserscheinungen zur Folge haben. Insbesondere ist hier die Steroidmyopathie zu nennen (Decramer et al. 1994), die auf eine krankheitsbedingt erhöhte Last der Muskelpumpe trifft und somit die muskuläre Leistungsfähigkeit negativ beeinflusst und der Ventilationsinsuffizienz Vorschub leistet.

Antibiotika

Indikation. Die Indikation für Antibiotika ist gegeben bei einer akuten Exazerbation mit eitrigem Sputum und bei einer nachgewiesenen bakteriellen Infektion oder Fieber. Das Bronchialsystem des Patienten mit COPD ist meist bakteriell kolonisiert. Je nach Schweregrad der Erkrankung dominieren unterschiedliche Erreger, dies muss bei der Auswahl des Antibiotikums berücksichtigt werden (Lorenz 2001). Eine Keimelimination ist bei schwerer deformierender chronischer Bronchitis oft nicht mehr möglich, das Ziel kann nur eine Keimreduktion sein, um die akute Entzündung zu beherrschen. Eine Dauertherapie mit Antibiotika hat auf den Verlauf der Erkrankung keine Auswirkung.

Auswahl der Substanz. Die Auswahl des Antibiotikums erfolgt kalkuliert je nach Schweregrad der COPD (Tabelle 19-3), ein Erregernachweis aus Sputum ist nicht kosteneffizient.

Medikamente ohne gesicherte Indikation

Mukolytika, Sekretolytika

Obwohl einige Patient mit zähem Sputum von Mukolytika profitieren, scheint der generelle Nutzen gering zu sein. Daher wird der routinemäßige Gebrauch dieser Substanzen nicht empfohlen (Evidenz D).

Indikation. Die Indikation kann gegeben sein, wenn im Beschwerdebild das erschwerte Abhusten viskösen Sekrets im Vordergrund steht. Da dies in der Regel Ausdruck eines Bronchospasmus mit begleitender Dyskrinie ist, sollten zunächst β_2-Agonisten und Theophyllin eingesetzt werden. Nur wenn diese Medikamente keine ausreichende Wirkung haben, können probatorisch Expektoranzien eingesetzt werden. Sollte der versuchsweise Einsatz zu einer symptomatischen Besserung führen, so kann das Expektorans über 1–2 Wochen weitergegeben werden. Eine Dauertherapie wird nicht empfohlen.

Applikation und Dosierung. Empfohlen wird
- Ambroxol 75–120 mg täglich in Form von Retardkapseln oder Filmtabletten
- Acetylcystein 600 mg täglich als Granulat oder Brause

Nebenwirkungen. Selten kommt es zu allergischen Reaktionen. Andere relevante unerwünschte Wirkungen sind nicht zu erwarten.

> **Praxistipp**
> β_2-Mimetika und Theophyllin wirken als Sekretomotorika, sie beschleunigen den Sekrettransport über eine Verbesserung der Flimmertätigkeit des Bronchialepithels. Sie gelten bei der COPD als Expektoranzien der ersten Wahl.

Antioxidanzien

Antioxidanzien, besonders N-Acetylcystein, können die Häufigkeit von Exazerbationen reduzieren. Der Einsatz bei Patienten mit rezidivierenden Exazerbationen kann erwogen werden (Evidenz B). Bevor jedoch der routinemäßige Einsatz empfohlen werden kann, müssen die Ergebnisse derzeit laufender Studien abgewartet werden.

Antitussiva

> ⓘ Obwohl der Husten manchmal für den Patienten belastend ist, ist der regelmäßige Gebrauch von Antitussiva bei stabiler COPD kontraindiziert (Evidenz D), da Husten ein wichtiger Schutzmechanismus ist, insbesondere bei dem destruierten Flimmerepithel des COPD-Patienten.

α_1-Proteaseinhibitor

Etwa 1% aller diagnostizierten Lungenemphyseme liegt ein angeborener schwerer Mangel des α_1-Proteaseinhibitors (α_1-PI) zugrunde. In diesen Fällen kann eine lebenslange Substitution von humanem α_1-PI die Progression verlangsamen oder aufhalten.

Indikation. Serumspiegel <35% des Sollwertes und Nachweis einer obstruktiven Ventilationsstörung (FEV$_1$ <50% und >35%).

Kontraindikation. Raucher, Eiweißallergie, schwerer IgA-Mangel.

Applikation und Dosierung. Wöchentliche Infusion von humanem α_1-PI-Konzentrat, Initialdosis 60 mg/kgKG, Dosiskorrektur nach dem Talspiegel vor der nächsten Infusion. Der Talspiegel sollte >35% vom Sollwert liegen.

Nebenwirkungen. Selten treten allergische Reaktionen auf.

19.2.4 Chirurgische Therapie

Beim inhomogenen Lungenemphysem können chirurgische Therapieverfahren sinnvoll sein.

Bullektomie

Wenn beim großbullösen Emphysem eine Bulla gesundes Gewebe komprimiert, über die Hälfte des Hemithorax einnimmt, die Perfusion der betroffenen Seite <25% der Gesamtperfusion ausmacht und keine schweren Begleiterkrankungen bestehen, kann eine Bullektomie effektiv sein. Bei so selektierten Patienten nimmt dadurch die Dyspnoe ab und die Lungenfunktion verbessert sich (Mehran u. Deslauriers 1995, Evidenz C).

Volumenreduktionsplastik

Patienten mit schwerer Überblähung (Residualvolumen >200% des Sollwertes), inhomogener, in den Oberfeldern betonter Emphysemverteilung im HR-CT (hochauflösendes Computertomogramm) und einer FEV$_1$ <40%, aber >20% des Sollwertes, können von einer Resektion der am schwersten betroffenen Lungenareale profitieren. Diese kann zu einer Dekompression gesunder Lungenanteile, einer Verbesserung der Zwerchfellgeometrie und einer Homogenisierung der Ventilations-Perfusions-Verteilung führen. Welche Patienten profitieren, ist nicht sicher vorhersagbar. Wenn die Atemwegsobstruktion vornehmlich Folge eines passiven Bronchialkollapses ist, ist eher ein Effekt zu erwarten, eine niedrige Rti (inspiratorische Resistance) wäre somit ein Vorhersageparameter für einen Nutzen (Ingenito et al. 1998). Um eine LVRS (operative Lungenvolumenreduktion) generell zu empfehlen, liegen derzeit zu wenig Daten vor. Patienten mit einer im CT homogenen Emphysemausprägung, einer FEV$_1$ <20% des Sollwertes oder einer CO-Diffusionskapazität <20% des Sollwertes profitieren nicht (National Emphysema Treatment Trial Research Group 2001).

Lungentransplantation

Eine Lungentransplantation sollte bei COPD erwogen werden, wenn folgende Kriterien bestehen (Maurer et al. 1998):
- Alter <60 Jahre
- Nicht- oder Exraucher
- Schwere Flusslimitierung (FEV$_1$ <35%)
- Ateminsuffizienz: pO$_2$ <7,3–8,0 kPa (55–60 mm Hg), pCO$_2$ >6,7 kPa = 50 mm Hg
- Lebenserwartung <18 Monate
- Keine schweren Begleiterkrankungen

In einem sorgfältig selektierten Patientengut konnte nach einer Lungentransplantation eine Verbesserung von Lebensqualität und funktioneller Kapazität gezeigt werden (Hosenpud et al. 1998; Evidenz C).

19.2.5 Therapie der respiratorischen Insuffizienz

O_2-Therapie

Die Sauerstoffgabe über mindestens 15 h am Tag kann bei chronischer respiratorischer Insuffizienz die Überlebenszeit verlängern (Report of the Medical Research Council Working Party 1981; Evidenz A). Zusätzlicher Nutzen resultiert aus einem fallenden Hämatokrit für die Hämodynamik, und aus der verbesserten Oxygenisierung für die Leistungsfähigkeit und die zerebrale Funktion (Tarpy u. Celli 1995).

Indikation. Schwere COPD mit
- $p_aO_2 \leq 7{,}3$ kPa (55 mm Hg) oder $SO_2 \leq 88\%$ mit oder ohne Hyperkapnie
- p_aO_2 zwischen 7,3 kPa (55 mm Hg) und 8,0 kPa (60 mm Hg), wenn begleitend
  - pulmonaler Hochdruck,
  - periphere Ödeme als Hinweis auf eine Herzinsuffizienz,
  - Polyglobulie (Hämatokrit > 55).

Unerwünschte Wirkungen. Zum einen eine Zunahme einer Hyperkapnie, zum anderen kann es zu Brand- oder Explosionsunfällen kommen, v. a. bei Rauchern.

Kontraindikationen. Relative Kontraindikationen sind
- Anstieg des CO_2 unter O_2-Gabe um > 10 mm Hg fortgesetzter Nikotinabusus
- Bei gutem klinischen Erfolg ohne symptomatische Hyperkapnie und fehlenden Therapiealternativen kann im Einzelfall trotz pCO_2-Anstiegs Sauerstoff verordnet werden.

Applikation und Dosierung. Die preiswerteste und sicherste Möglichkeit der Sauerstofflieferung ist die über einen **Sauerstoffkonzentrator**. Nachteil ist jedoch, dass der Patient an das stationäre Gerät gebunden ist. Daher sollte einem Patienten mit auf die Wohnung beschränkter Mobilität ein Konzentrator verordnet werden. Ein mobiler Patient sollte **Flüssigsauerstoff** erhalten. Er muss über die Explosionsgefahr aufgeklärt werden, eine regelmäßige Wartung mit 24-h-Dienst muss gewährleistet sein. Die Sauerstoffgabe sollte über 18–24 h am Tag erfolgen.

Ziel der Therapie ist eine Steigerung des p_aO_2 auf mindestens 60 mm Hg in Ruhe und/oder eine Sättigung von mindestens 90%. Diese Werte gewährleisten ein adäquates Sauerstoffangebot an die Organe. Entsprechend muss die Flussrate eingestellt werden.

Kontrollen. Nach spätestens 2 Monaten muss eine Therapiekontrolle (Blutgasanalyse ohne O_2 und 30 min mit der eingestellten O_2-Dosis am eigenen Gerät) erfolgen.

Nichtinvasive Beatmungstherapie (NIPPV)

Stabile COPD mit chronisch hyperkapnischer Ateminsuffizienz

Es gibt derzeit keine Evidenz, dass diese Patienten von einer nichtinvasiven Beatmung profitieren.

Akute Exazerbation

Bei der akuten respiratorischen Insuffizienz im Rahmen der akuten Exazerbation verbessert die nichtinvasive Beatmung schneller die Blutgase als eine Standardtherapie, reduziert die Notwendigkeit einer Intubation, vermindert die Dauer des Krankenhausaufenthaltes und die Krankenhausmortalität (Brochard et al. 1995; Evidenz A).

> ❗ Ein wichtiger Faktor für den prognostischen Vorteil der NIPPV ist das Vermeiden der Intubation und folglich der mit der Intubation und der invasiven Beatmung verbundenen Komplikationen, insbesondere der Beatmungspneumonie.

Wirkmechanismus. Die NIPPV entlastet die erschöpfte Atempumpe, hierbei wirken mehrere Faktoren zusammen (Heyder et al. 2001). Zum einen reduziert eine inspiratorische Druckunterstützung den von der Muskulatur zu leistenden Anteil an der Inspiration. Zum zweiten antagonisiert ein eingestellter PEEP den intrinsischen PEEP (PEEPi), der bei Spontanatmung von den Atemmuskeln zusätzlich überwunden werden muss.

Indikation (mindestens 2 Kriterien sollten erfüllt sein):
- mäßige bis schwere Dyspnoe mit Einsatz der Atemhilfsmuskulatur und paradoxer Bauchwandexkursion
- mäßige bis schwere Azidose (pH 7,30–7,35) und Hyperkapnie (p_aCO_2 6,0–8,0 kPa, 45–60 mm Hg)
- Atemfrequenz > 25/min

Kontraindikationen (ein Kriterium genügt):
- Atemstillstand
- akut lebensbedrohliche Hypoxämie
- Herz-Kreislauf-Instabilität (Hypotonie, Arrhythmien, akuter Herzinfarkt)
- Bewusstseinstrübung (Somnolenz, Koma)
- fehlende Kooperation
- hohes Aspirationsrisiko (Schluckstörung, Ileus)
- zähes oder reichliches Sekret, wenn bronchoskopisch nicht korrigierbar
- kürzlich vorausgegangene Operation im Gesicht oder ösophagogastral
- Gesichts- oder Schädeltrauma, nicht korrigierbare nasopharyngeale Abnormitäten

Beatmungseinstellung:
- Modus: meist druckunterstützte Spontanatmung (PSV oder BIPAP)

- EPAP-Druck: 0–5 mbar. Die Einstellung erfolgt nach klinischen Kriterien, eine Messung des PEEPi beim spontan atmenden Patienten ist invasiv und aufwendig und wird daher in der Regel nicht durchgeführt. Zu vermeiden ist die Einstellung eines zu hohen PEEP, der die Überblähung verstärken würde.
- IPAP-Druck: initial mit 8–10 mbar beginnen, in den folgenden 15–30 min steigern, bis der Patient ruhiger wird und das AMV hoch genug ist (Ziel etwa 15–20 l/min). Eine Steigerung des IPAP auf über 20 mbar ist meist nicht sinnvoll (Dichtigkeitproblem der Maske, Überwindung des Verschlussdruckes des unteren Ösophagussphinkters, somit Gefahr der Magenbeatmung).
- Flussanstiegssteilheit: hoch
- O_2: je nach SO_2, Ziel 90 %

Eine effektive nichtinvasive Beatmung zeigt sich als subjektive Besserung, Abfall von Atemfrequenz und pCO_2 um mindestens 20 % und Normalisierung der Sauerstoffsättigung. Dieser Effekt tritt in der Regel innerhalb von 1–2 h ein. Eine Fortführung der NIPPV bei ausbleibender Wirkung über diese Zeit hinaus ist nicht sinnvoll, möglicherweise sogar nachteilig; der Patient sollte intubiert und invasiv beatmet werden.

Invasive Beatmung

Die invasive Beatmung bei Exazerbation einer terminalen COPD ist nicht immer sinnvoll, da die Prognose zweifelhaft ist. Im bestmöglichen Fall wird der Patient nach einigen Tagen problemlos von der Beatmung entwöhnt und kann das Krankenhaus im vorbestehenden Zustand verlassen. Die Wahrscheinlichkeit hierfür beträgt etwa 50 % (Dales et al. 1999). Die durchschnittliche Lebenserwartung danach beträgt jedoch weniger als 1 Jahr. Valide Prädiktoren für das individuelle Therapieergebnis gibt es nicht.

Die Entscheidung für oder gegen eine invasive Beatmung sollte die Prognose des Patienten, die mögliche Reversibilität der auslösenden Ursache und die Wünsche des Patienten berücksichtigen. Im Idealfall sollte bei schwerer COPD mit absehbar begrenzter Lebenserwartung das Vorgehen im Fall einer akuten Verschlechterung mit dem Patienten und seinen Angehörigen im Voraus besprochen werden.

Indikationen. Mögliche Indikationen für eine invasive Beatmung bei COPD:
- lebensbedrohliche Hypoxämie ($pO_2 < 5,3$ kPa, 40 mm Hg)
- Atemstillstand
- zusätzliche Erkrankungen (Sepsis, Lungenembolie, Barotrauma etc.)
- Ausschlussgründe für die NIPPV
- Versagen der NIPPV

Komplikationen. Bei der Beatmung bei COPD sind das Barotrauma, die Kreislaufdepression durch Verstärkung der bereits bestehenden Hyperinflation und die Überkorrektur der respiratorischen Azidose zu nennen.

❗ **Daher ist bei der Beatmungseinstellung unbedingt auf ein ausreichend niedriges AZV und eine ausreichend lange Exspirationszeit zu achten. BGA-Kontrollen müssen sehr engmaschig erfolgen.**

Ziel sollte nicht sein, die Hyperkapnie bei Patienten mit chronischer respiratorischer Insuffizienz zu normalisieren, sondern die respiratorische Azidose, die dem Anteil der akuten Verschlechterung an der Hyperkapnie entspricht (Karg u. Bullemer 1996). Komplikationen im Verlauf der Beatmung sind die **Beatmungspneumonie** und schließlich das **Weaning-Versagen**. Das Entwöhnen von der mechanischen Beatmung kann bei COPD sehr schwierig sein oder sogar fehlschlagen.

Beatmungseinstellung. Eine mögliche initiale Einstellung:
- AZV 5–7 ml/kgKG
- $p_{Plat} < 35$ mm Hg
- Flow 70–100 l/min
- kurze Inspirations-, möglichst lange Exspirationszeit, optimiert anhand der Flowkurve am Display des Respirators
- PEEP: die Wahl des optimalen PEEP-Levels muss individuell titriert werden, um den intrinsischen PEEP infolge der Exspirationsbehinderung auszugleichen ohne jedoch eine weitere Hyperinflation zu erzeugen (Wrigge u. Putensen 2000).

Die Beatmung sollte zunächst für 24–36 h kontrolliert erfolgen, um eine völlige Entlastung der erschöpften Atempumpe zu erreichen und eine Auffüllung der entleerten Glykogenspeicher zu ermöglichen.

19.3 Stadienbezogene Therapie der stabilen COPD

Das Therapieziel bei stabiler COPD außerhalb der akuten Exazerbation liegt in der Vermeidung oder Kontrolle von Symptomen und der Reduktion der Häufigkeit und des Schweregrades akuter Exazerbationen. Von keiner der derzeit existierenden Therapien konnte bisher ein Einfluss auf den Langzeitverlauf der Erkrankung mit progredienter Verschlechterung der Lungenfunktion gezeigt werden.

Die empfohlenen Therapiemaßnahmen richten sich je nach dem Stadium der COPD (◘ Übersicht 19-1).

Übersicht 19-1
Therapiemaßnahmen in Abhängigkeit vom Stadium der COPD

Alle Stadien
- Nikotinkarenz
- Influenzaschutzimpfung

Milde COPD
- Kurzwirksame inhalative β-Agonisten oder Anticholinergika bei Bedarf

Mäßig schwere und schwere COPD
- Inhalative β-Agonisten regelmäßig, evtl. zusätzlich Anticholinergika, bei nachgewiesener Wirkung (evtl. zusätzlich Theophyllin)
- Inhalative Glucocorticoide, wenn signifikante Symptomatik und dokumentiertes Ansprechen in der Lungenfunktion oder bei wiederholten Exazerbationen und einer $FEV_1 < 50\%$

Sehr schwere COPD
- Inhalativa (und Theophyllin) wie bei mäßig schwerer COPD
- Sauerstofftherapie bei respiratorischer Insuffizienz
- Therapie der Rechtsherzinsuffizienz (Kap. 5)
- Erwägen chirurgischer Therapiemaßnahmen

19.4 Therapie der akuten Exazerbation

Bei der COPD kommen akute Exazerbationen häufig vor. Die häufigsten Gründe für Exazerbationen sind Infektionen der Atemwege und Luftverschmutzung; bei etwa einem Drittel der Fälle kann der Grund nicht identifiziert werden. Die Rolle bakterieller Infektionen, die man bisher als die Hauptverursacher für Exazerbationen ansah, wird zz. kontrovers diskutiert.

19.4.1 Ambulante Therapie

Zunächst ist die Entscheidung zu treffen, ob ein Patient mit akuter Exazerbation zu Hause behandelt werden kann oder ins Krankenhaus eingewiesen werden muss. Das Risiko, in der akuten Exazerbation zu sterben, korreliert mit der Entwicklung einer respiratorischen Azidose, der Notwendigkeit einer mechanischen Atemhilfe und vorhandenen Begleiterkrankungen. Wenn alle diese Kriterien fehlen, kann der Versuch einer ambulanten Behandlung gemacht werden:
- Erhöhung von Dosis und Inhalationsfrequenz der inhalierten β_2-Mimetika (Evidenz A)
- ggf. Hinzufügen eines ausreichend dosierten inhalativen Anticholinergikums, z. B. Atrovent 3-mal 4 Hub
- ggf. Applikation der Inhalativa über einen Vernebler
- orale Glucocorticoide (Evidenz A) bei einer $FEV_1 < 50\%$. Eine Dosis von 40 mg Prednisolon/Tag über 10 Tage wird empfohlen (Evidenz D).
- Antibiotika, wenn vermehrt eitriges Sputum produziert wird (Evidenz B). Erfasst werden sollten Streptococcus pneumoniae, Haemophilus influenzae und Moraxella catarrhalis. Dies geschieht z. B. mit einem Aminopenicillin + β-Lactamase-Inhibitor oder mit einem Cephalosporin der 2. Generation.

19.4.2 Stationäre Behandlung

Es wird jedoch meist nötig sein, den Patienten ins Krankenhaus einzuweisen. Die Indikationen für eine stationäre Behandlung sind gegeben, wenn die Symptomatik ausgeprägt ist, wenn eine Zyanose oder eine neu aufgetretene Arrhythmie (meist Tachyarrhythmia absoluta) festgestellt wird, signifikante Begleiterkrankungen bestehen, die initiale antiobstruktive Medikation versagt oder die häusliche Versorgung nicht gewährleistet ist.

Die Behandlung der schweren, aber nicht lebensbedrohlichen Exazerbation umfasst folgende Maßnahmen:

Eine **Sauerstoffgabe** sollte in jedem Fall erfolgen, um eine adäquate Oxygenisierung sicherzustellen. Anzustreben ist ein $p_aO_2 > 60$ mm Hg und eine $SO_2 > 90\%$.

 Cave
Unter O_2-Gabe kann eine CO_2-Retention auftreten, daher sollten die arteriellen Blutgase nach 30 min kontrolliert werden.

Inhalativa. Kurzwirksame inhalative β_2-Mimetika sind die Basis der Therapie, sie sollten in höherer Frequenz und Dosis angewendet werden als in der Dauertherapie (Evidenz A), bei unzureichendem Effekt sollte mit Anticholinergika kombiniert werden.

Praxistipp
Die Verwendung von Spacern oder Verneblern erleichtert die effektive Applikation für den dyspnoischen Patienten.

Theophyllin. Die Gabe von Theophyllin kann bei der schweren Exazerbation erwogen werden, die Datenlage zeigt allerdings nur geringe Verbesserungen, hingegen auch erhebliche Nebenwirkungen wie eine Verschlechterung des Gasaustausches (Mahon et al. 1999). In jedem Fall muss der Theophyllinspiegel engmaschig überwacht werden, um **Überdosierungen** zu vermeiden.

Glucocorticoide. Bei der akuten Exazerbation werden Glucocorticoide oral oder i.v. gegeben (Evidenz A), dadurch wird die Dauer der Exazerbation verkürzt (Niewöhner et al. 1999). Die empfohlene Dosis liegt bei 30–40 mg/Tag für 10–14 Tage. Eine längere Therapiedauer zeigt keinen größeren Nutzen, aber ausgeprägtere Nebenwirkungen.

Antibiotika. Bei vermehrter Produktion eitrigen Sputums sollte ein Antibiotikum eingesetzt werden (Anthonisen et al. 1987; Evidenz B). Die Auswahl richtet sich nach dem Krankheitsstadium (◨ Tabelle 19-3).

Weitere Maßnahmen. Auf ausreichende Flüssigkeits- und Kalorienzufuhr ist zu achten. Thromboseprophylaxe, wenn nötig.
- Eine Entlassung aus stationärer Behandlung kann erfolgen, wenn
- inhalative β_2-Agonisten nicht häufiger als alle 4 h nötig sind,
- ein vorher mobiler Patient mindestens wieder im Zimmer umhergehen kann,
- der Patient essen und schlafen kann, ohne durch Dyspnoe wesentlich gestört zu werden,
- klinische und blutgasanalytische Stabilität für mindestens 12–24 h besteht,
- korrekte Anwendung der Medikamente gewährleistet ist.

19.4.3 Behandlung auf der Intensivstation

Indikation zur Intensivbehandlung

Bei schwerer therapierefraktärer Dyspnoe oder schwerer respiratorischer Insuffizienz ($p_aO_2 < 6{,}7$ kPa, 50 mm Hg und/oder schwerer oder zunehmender Hyperkapnie ($p_aCO_2 > 9{,}3$ kPa, 70 mm Hg) mit respiratorischer Azidose (pH $< 7{,}3$) trotz O_2-Gabe sollte der Patient auf der Intensivstation behandelt werden.

Medikamentöse Therapie

Die für das Management der schweren Exazerbation unter ▶ Abschn. 19.4.2. dargestellten Therapiemaßnahmen kommen auch bei der intensivpflichtigen Exazerbation zur Anwendung, z. T. empirisch in höherer Dosierung:
- Inhalative Bronchodilatatoren: Die GOLD-Leitlinien (▶ Abschn. Leitlinien) empfehlen für die schwere Exazerbation, „Frequenz und Dosis zu erhöhen". Kontrollierte Daten, aufgrund derer eine konkrete Dosisempfehlung gegen werden könnte, fehlen. Unter intensivstationärem Monitoring können z. B. initial 4 Hub eines β_2-Mimetikums gegeben werden, diese Dosis kann, wenn keine Überdosierungserscheinungen aufgetreten sind (insbesondere tachykarde Herzrhythmusstörungen), nach 15 min wiederholt werden, danach alle 3 h. In jedem Fall sollte die Applikation über einen Spacer oder über einen Vernebler erfolgen.
- Inhalative Anticholinergika: alle 6 h über Spacer oder Vernebler, z. B. Ipratropium 0,5 mg 4-mal täglich.
- Systemische Glucocorticoide: z. B. Prednisolon 50 mg alle 6 h. Inhalative Glucocorticoide bringen keinen darüber hinaus gehenden Nutzen, sie werden in der Akutsituation in der Regel nicht eingesetzt.
- Theophyllin: bei fehlender Vormedikation mit Theophyllin 1 Amp. = 200 mg als Kurzinfusion über 20–30 min, dann über Perfusor (1 g/50 ml) 0,2–0,8 mg/kgKG/h, Steuerung nach Serumspiegel. Bei Theophyllinvormedikation erst Bestimmung des Serumspiegels. Die Tagesmaximaldosis liegt bei 16 mg/kg Idealgewicht.
- Sauerstoff
- Thromboseprophylaxe
- bilanzierte Volumentherapie, ausreichende Kalorienzufuhr, wenn nötig parenteral
- ggf. Morphin 5 mg s. c. oder i. v. zur Linderung von schwerer Dyspnoe

Nichtinvasive Beatmung

Wenn trotz medikamentöser Therapie und Sauerstoffgabe eine akute respiratorische Insuffizienz persistiert oder diese so ausgeprägt ist, dass ein Therapieeffekt nicht abgewartet werden kann, sollte – wenn möglich – eine nichtinvasive Beatmung begonnen werden. Einzelheiten ▶ Abschn. 19.2.4.

> **Praxistipp**
>
> Zur besseren Toleranz der Maskenbeatmung und zur raschen Verminderung des Dyspnoeempfindens kann Morphin 5–10 mg i. v. oder s. c. gegeben werden.

Invasive Beatmung

Ob bei Kontraindikationen für eine nichtinvasive Beatmung oder bei Versagen derselben eine Eskalation der Therapie mittels invasiver Beatmung sinnvoll ist und vom Patienten gewünscht wird, sollte nach Möglichkeit rechtzeitig eruiert werden. Eine wahrscheinlich reversible Ursache für die akute Verschlechterung spricht für den Beginn einer Beatmung (Einzelheiten ▶ Abschn. 19.2.4). Die Bronchodilatatoren werden über den Inspirationsschenkel des Beatmungssystems appliziert, entweder über einen Vernebler oder über ein übliches Dosieraerosol und einen Spacer.

19.5 Monitoring im Verlauf

Die COPD zeigt meist eine progrediente Verschlechterung der Lungenfunktion, auch unter optimaler Therapie. Der Patient sollte daher regelmäßig betreut werden. Zeichen für eine Verschlechterung der Erkrankung oder für Komplikationen, wie z. B. eine Rechtsherzinsuffizienz, müssen beachtet werden. Die Therapie sollte besprochen werden, insbesondere die Einhaltung der Verordnung, das Auftreten von Nebenwirkungen und die Effektivität.

Hauptverlaufsparameter ist das FEV_1. Wenn FEV_1 < 40 % des Sollwertes oder bei Zeichen der Atem- oder Rechtsherzinsuffizienz sind Messungen der arteriellen Blutgabe indiziert.

> **Praxistipp**
> Wichtig ist auch, sich zu vergewissern, dass der Patient korrekt inhaliert, indem man sich ein Manöver demonstrieren lässt. In jedem Fall muss ein noch bestehender Nikotinabusus thematisiert werden.

Evidenz der Therapieempfehlungen

	Evidenzgrad	Therapieempfehlung
Nichtmedikamentöse Maßnahmen		
Raucherentwöhnung	A	I
Influenzaimpfung	A	I
Pneumokokkenimpfung	A	IIb
Patientenschulung	B	IIa
Trainings- und Bewegungstherapie	B	IIa
Ernährungstherapie	B	IIa
Physiotherapie	C	IIa
Bullektomie	C	IIa
Volumenreduktionsplastik	B	IIa
Lungentransplantation	B	IIa
Sauerstofflangzeittherapie	B	I
Nichtinvasive Beatmung		
— Dauertherapie	B	IIb
— Exazerbationstherapie	A	I
Invasive Beatmung	C	I
Medikamentöse Maßnahmen		
Nikotinersatz/Bupropion	B	I
Kurzwirksame β_2-Agonisten	A	I
Langwirksame β_2-Agonisten	A	I
Inhalative Anticholinergika	A	I
Theophyllin		
— Dauertherapie	A	IIb
— Exazerbationstherapie	B	IIb
Inhalative Steroide		
— Dauertherapie	A	IIa
— Exazerbationstherapie	B	Keine Indikation
Systemische Steroide		
— Dauertherapie	B	Keine Indikation
— Exazerbationstherapie	A	I
Antibiotika		
— Dauertherapie	B	Keine Indikation
— Exzerbationstherapie	A	I
Mukolytika/Sekretolytika		
— Dauertherapie	B	IIb
— Exazerbationstherapie	C	IIa
Antioxidanzien	B	IIa
Antitussiva	C	Keine Indikation
α_1-Proteinaseinhibitor bei schwerem α_1-PI-Mangel	B	I

Leitlinien – Adressen – Tipps

Relevante Leitlinien

Global Initiative for Chronic Obstructive Lung Disease, NHLBI/WHO Workshop Report, 4/1998

Franz IW (2001) Standards der Sportmedizin: Lungensport. Dtsch Z Sportmed 52: 144–145

Tipps für Patienten: Selbsthilfegruppen

Patientenliga Atemwegserkrankungen e.V.
http://www.patientenliga-atemwegserkrankungen.de

Deutsche Selbsthilfegruppe für Sauerstoff-Langzeit-Therapie (LOT), Brunhuberstr. 23, 82512 Wasserburg

Literatur

Anthonisen JR, Manfreda J, Warren CP, Hershfield ES, Harding GK, Nelson NA (1987) Antibiotic therapy in exacerbations of chronic obstructive pulmonary disease. Ann Intern Med 106: 196–204

Berry MJ, Rejeski WJ, Adair NE, Zaccaro D (1999) Exercise rehabilitation and chronic obstructive pulmonary disease stage. Am J Respir Crit Care Med 160: 1248–1253

Brochard L, Mancebo J, Wysocki M et al. (1995) Non-invasive ventilation for acute exacerbations of chronic obstructive pulmonary disease. New Engl J Med 833: 817–822

Burge PS, Calverley PM, Jones PW, Spencer S, Anderson JA, Maslen TK (2000) Randomised, double blind, placebo controlled study of fluticasone propionate in patients with moderate to severe chronic obstructive pulmonary disease: the ISOLDE trial. Br Med J 320: 1297–1303

Celli BR (1995) Pulmonary rehabilitation in patients with COPD. Am J Respir Crit Care Med 152: 861–864

COMBIVENT Inhalation Aerosol Study Group (1994) In chronic obstructive pulmonary disease, a combination of ipratropium and albuterol is more effective than either agent alone. An 85-day multicenter trial. Chest 105: 1411–1419

Dales RE, O'Connor A, Hebert P, Sullivan K, McKim D, Llewellyn-Thomas H (1999) Intubation and mechanical ventilation for COPD. Development of an instrument to elicit patient preferences. Chest 116: 792–800

Decramer M, Lacquet LM, Fagard R, Rogiers P (1994) Corticosteroids contribute to muscle weakness in chronic airflow obstruction. Am J Respir Crit Care Med 150: 11–16

Faruque A, Singelton J, Franks A (2001) Influenza vaccination for healthy young adults. New Engl J Med 345: 1543–1547

Guyatt GH, Townsend M, Pugsley SO et al. (1987) Bronchodilators in chronic airflow limitation. Effects on airway function, exercise capacity and quality of life. Am Rev Respir Dis 135: 1069–1074

Heyder S, Alte C, Gröschel A, Sybrecht GW (2001) Nicht invasive Beatmung bei der COPD. Intensivmed 38 (Suppl 1, I): 23–38

Hosenpud JD, Bennett LE, Keck BM, Fiol B, Boucek MM, Novick RJ (1998) The registry of the International Society for Heart and Lung Transplantation: Fifteenth official report – 1998. J Heart Lung Transplant 17: 656–668

Impfempfehlungen (2000) der ständigen Impfkommission (STIKO) am Robert Koch-Institut. Stand: Januar 2000. Dtsch Ärztebl (Suppl) 16/2000

Ingenito E, Evans R, Loring S et al. (1998) Relation between preoperative inspiratory lung resistance and the outcome of lung-volume-reduction surgery for emphysema. New Engl J Med 338: 1181–1185

Karg O, Bullemer F (1996) Beatmung bei chronisch-obstruktiver Atemwegserkrankung (COPD). Intensivmed 33: 167–172

Lancaster T, Stead L, Silagy C, Sowden A (2000) Effectiveness of interventions to help people stop smoking: findings from the Cochrane Library. Br Med J 321: 355–358

Lorenz J (2001) Exazerbation der chronischen Bronchitis. In: Lorenz J (Hrsg) Atemwegsinfektionen in Klinik und Praxis. Unimed, Bremen, S 32–54

Mahon JL, Laupacis A, Hodder RV et al. (1999) Theophylline for irreversible chronic airflow limitation: a randomized study comparing n of 1 trials to standard practice. Chest 115: 38–48

Maurer JR, Frost AE, Estenne M, Higenbottam T, Glanville AR (1998) International guidelines for the selection of lung transplant candidates. The International Society for Heart and Lung Transplantation, the American Thoracic Society, the American Society of Transplant Physicians, the European Respiratory Society. Transplantation 66: 951–956

Mehran RJ, Deslauriers J (1995) Indications for surgery and patient work-up for bullectomy. Chest Surg Clin N Am 5: 717–734

Murray CJL, Lopez AD (1996) Evidence-based health policy lessons from the global burden of disease study. Science 274: 740–743

National Emphysema Treatment Trial Group (2001) Patients at high risk of death after lung-volume-reduction surgery. New Engl J Med 345: 1075–1083

Nichol KL, Margolis KL, Wuorenma J, Von Sternberg T (1994) The efficacy and cost effectiveness of vaccination against influenza among elderly persons living in the community. New Engl J Med 331: 778–784

Niewöhner DE, Erbland ML, Deupree RH et al. (1999) Effect of systemic glucocorticoids on exacerbations of chronic obstructive pulmonary disease. Department of Veterans Affairs Cooperative Study Group. New Engl J Med 340: 1941–1947

Olschewski H, Seeger W (2000) Therapie der schweren pulmonalen Hypertonie. Unimed, Bremen, S 76

Pauwels RA, Lofdahl CG, Laitinen LA et al. (1999) Long-term treatment with inhaled budesonide in persons with mild chronic obstructive pulmonary disease who continue smoking. European Respiratory Society Study on Chronic Obstructive Pulmonary Disease. New Engl J Med 340: 1948–1953

Report of the Medical Research Council Working Party (1981) Long term domiciliary oxygen therapy in hypoxemic chronic hypoxic cor pulmonale complicating chronic bronchitis and emphysema. Lancet 1: 681–686

Rice KL, Rubins JB, Lebahn F et al. (2000) Withdrawal of chronic systemic corticosteroids in patients with COPD: a randomized trial. Am J Respir Crit Care Med 162: 174–178

Tarpy SP, Celli BR (1995) Long-term oxygen therapy. New Engl J Med 333: 710–714

Tashkin DP, Vleecker E, Braun S et al. (1996) Results of a multicenter study of nebulized inhalant bonchodilator solutions. Am J Respir Crit Care Med 100: 62S–69S

Wrigge H, Putensen C (2000) What is the „Best PEEP" in chronic obstructive pulmonary disease? Intensive Care Med 26: 1167–1169

20 Asthma bronchiale

J. Seybold, N. Suttorp

20.1 Grundlagen – 360

20.2 Therapie des chronischen Asthma bronchiale – 360
20.2.1 Allgemeine Therapieprinzipien – 360
20.2.2 Prophylaxe/Allergenkarenz/Hyposensibilisierung – 362
20.2.3 Pharmakotherapie – 362
20.2.4 Stufentherapie des chronischen Asthma bronchiale – 367

20.3 Therapie des schweren Asthmaanfalls/Status asthmaticus – 367
20.3.1 Grundlagen – 367
20.3.2 Medikamentöse Therapie – 369
20.3.3 Nichtinvasive Beatmung – 370
20.3.4 Intubation und Beatmung – 370

Literatur – 371

Die Therapie des Asthma bronchiale befindet sich im Wandel. Die Stellung von inhalativen Steroiden als antiinflammatorische Dauertherapie ist nunmehr gesichert. **Langwirkende** inhalative β_2-Agonisten haben ihren Platz im Stufenschema der Asthmatherapie gefunden, **kurzwirkende** inhalative β_2-Mimetika ergänzen die Therapie auf allen Stufen als **Bedarfsmedikation**. Die aktuelle Diskussion bezieht sich auf die seit einigen Jahren verfügbaren Leukotrienrezeptorantagonisten und auf das so alte Theophyllin, das in niedriger Dosis zusätzlich einen gewissen antientzündlichen Effekt aufweist. Neuartige Therapieansätze befinden sich in der klinischen Prüfung (Phosphodiesterase-4-Hemmer, Anti-IgE), deren Stellenwert für die Therapie des Asthma bronchiale derzeit noch nicht abschätzbar ist (Giembycz 2000; Busse 2001). Hinsichtlich der Umsetzung bestehender Therapieempfehlungen besteht leider noch Nachholbedarf (Rabe et al. 1999).

20.1 Grundlagen

Asthma bronchiale ist eine Erkrankung, die von einer variablen und reversiblen Atemwegsobstruktion infolge chronischer Entzündung und Hyperreaktivität der Atemwege gekennzeichnet ist (Nolte 1998).

Auslöser. Es kommen sowohl allergische, z. B. Pollen, Milben, Tierhaare als auch nichtallergische Auslöser wie bakterieller/viraler Infekt, körperliche Anstrengung, Medikamente, inhalative Reizstoffe wie Gase, Dämpfe, Staub und Rauch in Betracht.

Pathogenese. Nach Exposition tritt bei Disponierten zunächst eine bronchiale Sofort-, dann eine Spätreaktion auf, am Ende verbleibt eine bronchiale Hyperreaktivität, die wiederum die Bühne für nachfolgende asthmatische Attacken abgibt. Bronchokonstriktion, Schleimhautödem sowie Dyskrinie im Rahmen der asthmatischen Sofortphase werden durch Freisetzungsprodukte von Mastzellen, aber auch von Eosinophilen, z. B. plättchenaktivierender Faktor (PAF), Leukotrien B_4, C_4, D_4 und Histamin verursacht. Bereits während der Sofortreaktion wird mittels zahlreicher chemotaktischer Faktoren mit nachfolgender Invasion von Entzündungszellen die Basis für die Spätreaktion gelegt. Das Substrat von bronchialer Hyperreaktivität und asthmatischer Spätreaktion ist somit eine unterschiedlich ausgeprägte, protrahiert verlaufende, bronchiale Entzündungsreaktion (Busse u. Lemanske 2001; Kroegel 1998).

Schweregradeinteilung. Asthma bronchiale kann in sehr unterschiedlicher klinischer Ausprägung auftreten. Es kann sehr leichtgradig verlaufen mit sporadisch auftretenden leicht reversiblen Bronchokonstriktionen im Rahmen einer körperlichen Belastung oder bei saisonaler Allergenbelastung. Bei sehr schwerem Asthma bronchiale empfindet der Patient kontinuierlich Beschwerden, es treten regelmäßig in der Nacht Asthmasymptome auf, häufige Exazerbationen kennzeichnen den weiteren Verlauf. Im Extremfall verlangt ein Status asthmaticus die Beatmung. Dieser klinischen Schweregradeinteilung steht eine erprobte antiobstruktive/antientzündliche Stufentherapie gegenüber (◘ Tabelle 20-1; NIH 1997; Kroegel 1998; Nolte 1998).

20.2 Therapie des chronischen Asthma bronchiale

20.2.1 Allgemeine Therapieprinzipien

Peak-Flow-gesteuerte Therapie

Eine partnerschaftliche Interaktion von Patient und Arzt ist die Basis der Asthmabehandlung. Die Kooperation des Patienten ist sowohl für die Vermeidung von Auslösesituationen als auch für die Einhaltung des Therapieplanes unerlässlich. Durch selbstständige Messung mittels eines „Peak-Flow-Messgerätes" (z. B. Mini-Wright, Vitalograph) wird der Patient in die Lage versetzt, bei einer evtl. veränderten Symptomatik erste therapeutische Änderungen selbstständig vornehmen zu können. Es ist selbstverständlich, die Qualität der antiobstruktiven Therapie regelmäßig durch Spirometrie oder Ganzkörperplethysmographie zu **kontrollieren**.

Inhalative Pharmakotherapie

Asthma bronchiale ist eine Erkrankung der Atemwege und daher bietet sich eine inhalative Pharmakotherapie an. Der Vorteil liegt im Erreichen hoher lokaler Medikamentenspiegel ohne Inkaufnahme wesentlicher systemischer Nebenwirkungen. Das zur **inhalativen Medikamentenapplikation** im Gegensatz zur Tabletteneinnahme ein gewisses Maß an Koordination, Intelligenz und Erfahrung zusammenkommen müssen, ist von Nachteil. Ein wichtiges Ziel besteht darin, durch Einsatz aller verfügbaren pädagogischen und didaktischen Hilfsmittel (z. B. Inhalationsmonitorsysteme, Inhalierhilfen) die inhalative Pharmakotherapie besser zu nutzen.

▫ **Tabelle 20-1.** Antiobstruktive und antientzündliche Stufentherapie bei Asthma bronchiale

Schweregrad	Dauertherapie	Bedarfsmedikation
Intermittierendes, leichtes Asthma, Beschwerden ≤ 2-mal pro Woche	Keine	Inhalatives β_2-Mimetikum bei Bedarf
Leichtes, persisitierendes Asthma, Beschwerden 3- bis 6-mal/Woche	Inhalative Steroide 0,5 (– 1) mg pro Tag oder DNCG, Nedocromil (Kinder) oder Leukotrienantagonisten[a, b]	Inhalatives β_2-Mimetikum bei Bedarf
Mittelschwer, persistierend; Beschwerden täglich; PEF 60–80 %	Inhalative Steroide 1(–2) mg pro Tag) oder inhalative Steroide 1(–2) mg pro Tag) plus[a] inhalatives langwirkendes β_2-Mimetikum (± retardiertes Theophyllin) oder inhalative Steroide 1(–2) mg pro Tag) plus[a] retardiertes Theophyllin oder inhalative Steroide 1(–2) mg pro Tag) plus[a] Leukotrienantagonisten	Inhalatives β_2-Mimetikum bei Bedarf
Schweres, persistierendes Asthma; Beschwerden ständig; PEF < 60 %	Wie Stufe 3, jedoch inhalative Steroide in hoher Dosis (2 mg pro Tag) plus orale Glucocorticoide (± inhalatives Anticholinergikum)	Inhalatives β_2-Mimetikum bei Bedarf
Schwerer Asthmaanfall, Status asthmaticus (Details s. Text)	Inhalatives β_2-Mimetikum plus Glucocorticoide i. v. plus Theophyllin i. v. plus inhalatives Anticholinergikum ggf. β_2-Mimetika i. v.	
Besonderheit des nächtlichen Asthmas	Inhalative Steroide (bis 2 mg pro Tag) plus 2 Hübe eines langwirkenden β_2-Mimetikums zur Nacht oder inhalative Steroide (bis 2 mg pro Tag) plus retardiertes Theophyllin zur Nacht oder Inhalative Steroide (bis 2 mg pro Tag) plus orales retardiertes β_2-Mimetikum zur Nacht	

[a] Zusätzliche Therapieoption, keine obligate Therapie.
[b] Als Monotherapie nur für das anstrengungsinduzierte Asthma zugelassen.

20.2.2 Prophylaxe/Allergenkarenz/ Hyposensibilisierung

Allergenkarenz

❗ **Bei jedem neu auftretenden Asthma bronchiale ist es erforderlich, eine eventuelle allergische Komponente zu erfassen, da die Identifizierung und Meidung der auslösenden Noxe eine kausale Therapie darstellt.**

Ist Allergenkarenz nicht möglich, ist für bestimmte Situationen eine Hyposensibilisierung zu erwägen. Diese Behandlung ist immer eine begleitende Maßnahme neben einer medikamentösen Asthmatherapie.

Hyposensibilisierung

Die Hyposensibilisierungsbehandlung durch einen erfahrenen Arztes kann zur Reduktion der Asthmasymtome und -medikamente führen und die Hyperreaktivität vermindern (Abramson et al. 2003). Wichtige Voraussetzungen für den behandelnden Arzt sind detaillierte Kenntnisse in der Pathophysiologie des Asthma bronchiale sowie eine notfallmedizinische Ausbildung und Ausrüstung.

Indikationen. Eine Hyposensibilisierung kommt in Betracht, wenn eine nachgewiesene, IgE-vermittelte Sensibilisierung von Relevanz ist und eine Allergenkarenz nicht möglich ist. Die Entscheidung hängt von der Schwere des Krankheitsbildes, der Breite des Allergenspektrums und der Compliance des Patienten ab. Unumstritten ist die Indikation zur Hyposensibilisierung bei IgE-vermittelten Insektengiftallergien (Wespe, Biene) nach lebensbedrohlichen systemischen Reaktionen (▶ Kap. 29).

Kontraindikationen. Folgende Kontraindikationen gelten für die Hyposensibilisierungsbehandlung:
- Unerfahrenheit des Arztes
- schweres Asthma bronchiale
- chronische Infekte
- Autoimmunkrankheiten
- fehlende Patientencompliance
- Alter < 5 und > 45 Jahre
- Schwangerschaft
- β-Blockertherapie
- potenzielle Patientengefährdung durch im Notfall notwendiges Adrenalin
- fehlende nachvollziehbare Indikation, d.h. ohne Nachweis des relevanten Allergens, fehlende Sicherung der IgE-vermittelten Sensibilisierung, kein positiver inhalativer Provokationstest (außer bei Pollenallergie), fehlender Versuch der Allergenkarenz, fehlender Versuch der konsequenten medikamentösen Therapie.

20.2.3 Pharmakotherapie

Mit β_2-Adrenergika, Steroiden, Theophyllin, Anticholinergika, Antiallergika und Leukotrienrezeptorantagonisten stehen 6 Medikamentenklassen zur Verfügung (◨ Tabelle 20-2).

β_2-Adrenergika

Eigenschaften, Wirkung. β_2-Adrenergika (z. B. **Fenoterol, Reproterol, Salbutamol, Terbutalin, Salmeterol, Formoterol**) wirken stark bronchodilatierend, sie erhöhen die mukoziliäre Clearance und reduzieren das bronchiale Schleimhautödem. Sie sind jedoch ohne Einfluss auf die Entzündungsreaktion in der Bronchialschleimhaut und ohne Einfluss auf die bronchiale Hyperreaktivität.

Die **langwirkenden β_2-Adrenergika Salmeterol und Formoterol** unterscheiden sich v. a. hinsichtlich der Wirkdauer. Beide Wirkstoffe sind für die Akuttherapie nicht zugelassen. Allerdings konnte für Formoterol eine rasch einsetzende Wirkung gezeigt werden, die den Einsatz als Akutmedikation durchaus rechtfertigt (Tattersfield et al. 2001).

Nebenwirkungen. Die klinisch relevanten Nebenwirkungen einer Therapie mit β_2-Adrenergika bestehen – v. a. bei Überdosierung – in Muskeltremor, Hypokaliämie und tachykarden Rhythmusstörungen.

Indikation. Eine inhalative β_2-adrenerge **Dauer**therapie darf nur bei gleichzeitiger regelmäßiger inhalativer Steroidgabe erfolgen. Als **Bedarfs**medikation sind **kurzwirksame inhalative β_2-Adrenergika** Mittel der Wahl.

Praktisches Vorgehen. (▶ dazu auch Tabelle 20-1)
- Bei leichtem, intermittierendem Asthma bronchiale (Beschwerden ≤ 2-mal/Woche) ist die alleinige, symptomorientierte Anwendung eines **kurzwirksamen, inhalativen β_2-Adrenergikums** angezeigt.
- Das leichte, persistierende Asthma (Beschwerden ≤ 3- bis 6-mal/Woche) verlangt eine prophylaktisch/ antiinflammatorische Dauerbehandlung mit inhalativen Corticoiden, die durch symptomorientierte Gabe eines **kurzwirksamen** β_2-Adrenergikums unterstützt werden kann. Cave: Eine alleinige inhalative β_2-mimetische **Dauertherapie** gilt als obsolet.
- Die **langwirksamen** β_2-Adrenergika (Salmeterol, Formoterol) besitzen keine antiinflammatorische Wirkkomponente. Sie dürfen nicht ohne gleichzeitige inhalative Steroidtherapie appliziert werden. Für die Akuttherapie sind langwirkende β_2-Adrenergika nicht indiziert. Allerdings rechtfertigt der schnelle Wirkungseintritt von **Formoterol** (im Gegensatz zu Salmeterol) den Einsatz in einer Notfallsituation, wenn kein **kurz**wirksames β_2-Adrenergikum verfügbar ist. Die langwirksamen β_2-Adrenergika sind ab einem

◘ Tabelle 20-2. Auswahl relevanter Pharmaka zur Behandlung des Asthma bronchiale

Freiname	Handelsname (Beispiele)	Wirkstoffgehalt pro Hub/Zug/Tbl./Amp. [mg]	Mittlere Dosis
Inhalative Steroide			
Budesonid	Pulmicort	0,2 mg/Hub, 0,2/0,4 mg/Zug	2-mal 2 Hub/ 2-mal 1 Zug
Fluticason	Flutide	0,125/0,25 mg/Hub, 0,25/0,5 mg/Zug	2-mal 2 Hub/ 2-mal 1 Zug
Flunisolid	Inhacort	0,25 mg/Hub	2-mal 2 Hub
Beclometasondipropionat	Sanasthmax	0,25 mg/Hub	4-mal 2 Hub
β_2-Adrenergika, inhalativ, kurzwirksam (Anwendung v. a. als Bedarfsmedikation)			
Fenoterol	Berotec	0,1/0,2 mg/Hub	4-mal 2 Hub[a]
Salbutamol	Sultanol	0,1 mg/Hub	4-mal 2 Hub[a]
Reproterol	Bronchospasmin	0,5 mg/Hub	4-mal 2 Hub[a]
Terbutalin	Bricanyl	0,01 mg/Hub	4-mal 2 Hub[a]
β_2-Adrenergika, inhalativ, langwirksam (nur zur Dauertherapie, keine Bedarfsmedikation)			
Salmeterol	Serevent	0,025 mg/Hub, 0,05 mg/Zug	2-mal 2 Hub[b]/ 2-mal 1 Zug[b]
Formoterol	Oxis	0,06/0,012 mg/Zug	2-mal 1 Zug[b]
Kombination inhalativer Steroide mit inhalativen, langwirksamen β_2-Adrenergika			
Fluticason + Salmeterol	Viani	100/250/500 mg + 0,025 mg/Zug	2-mal 1 Zug[c]
Budesonid + Formoterol	Symbicort	0,16 mg + 0,0045 mg/Zug	2-mal 2 Zug[c]
β_2-Adrenergika, oral			
Salbutamol	Volmac/Loftan	4 oder 8 mg/Tbl.	2-mal 1 Tbl.[d]
Bambuterol	Bambec	10 mg/Tbl.	1-mal 1 Tbl.
Fenoterol	Berotec	2,5 mg/Tbl.	3-mal 1 Tbl.
Terbutalin	Bricanyl-Duriles	7,5 mg/Tbl.	2-mal 1 Tbl.[d]
β_2-Adrenergika, intravenös			
Reproterol	Bronchospasmin	0,09 mg/Amp.	Max. 5 Amp. pro Tag
Fenoterol	Partusisten	0,5 mg/Amp.	Max. 8 Amp. pro Tag[e]
Terbutalin	Bricanyl	0,5 mg/Amp.	4-mal $^1/_2$ Amp.[f]
Anticholinergika			
Ipratropium	Atrovent	0,02 mg/Hub	3-mal 2 Hub
Oxitropium	Ventilat	0,1 mg/Hub	2-mal 2 Hub
Tiotropium	Spiriva	0,018 mg/Zug	1-mal 1 Zug
Kombination mit β_2-Adrenergikum			
Ipratropium + Fenoterol	Berodual	0,02 mg/Hub + 0,05 mg Hub	Bei Bedarf bzw. 4-mal 2 Hub[a]
Leukotrienantagonist			
Montelukast	Singulair	10 mg/Tbl.	1-mal 1 Tbl. abends[g]

◨ **Tabelle 20-2** (Fortsetzung)

Freiname	Handelsname (Beispiele)	Wirkstoffgehalt pro Hub/Zug/Tbl./Amp. [mg]	Mittlere Dosis
"Mastzellstabilisatoren"			
Cromoglicinsäure	DNCG	20 mg/Dosisbeh.	4-mal 1 Applik.
	Intal-Aerosol	1 mg/Hub	4-mal 2 Hub
Nedocromil	Tilade	2 mg/Hub	4-mal 2 Hub
Kombination von Fenoterol + Cromoglicinsäure	Ditec	0,05 mg/Hub, 1 mg/Hub	4-mal 2 Hub
Theophyllin, oral, Retardpräparate			
Theophyllin	Euphylong	125–500 mg/Kps.	2-mal 1 Kps.[d,h]
	Bronchoretard	100–500 mg/Kps.	2-mal 1 Kps.[d,h]
Theophyllin, intravenös			
Theophyllin	Euphylong	200 mg/Amp	2-mal 2 Amp
	Solosin	208 mg/Amp	2-mal 2 Amp

Hub freigesetzte Einzeldosis aus Dosieraerosolen; *Zug* freigesetzte Dosis aus Pulverinhalationssystemen (z. B. Aerolizer, Diskus, HandiHaler, MAGhaler, Novolizer, Rotadisk, Turbohaler).
[a] Bei regelmäßiger Inhalation zusätzliche Gabe von inhalativen Steroiden nötig.
[b] Nur in Kombination mit inhalativen Steroiden; für den Notfall ungeeignet!
[c] Für den Notfall ungeeignet!
[d] Retard-Präparat.
[e] In i. v.-Form zugelassen nur zur Tokolyse.
[f] Nur zur s. c.-Applikation zugelassen.
[g] Als Monotherapie nur für anstrengungsinduziertes Asthma zugelassen.
[h] Wiederholte Spiegel im Serum notwendig, da starke individuelle Schwankungen.

mittelschweren Asthma bronchiale (persisitierende, tägliche Beschwerden) von Nutzen, wenn unter inhalativer Steroidtherapie (1000–2000 µg pro Tag) keine Symptomfreiheit erreicht wird. Eine weitere Indikation für langwirkende inhalative β_2-Mimetika ist das nächtliche Asthma bronchiale.
— Die **orale** Gabe von β_2-Adrenergika ist nur in extrem seltenen Situationen zweckmäßig: zum einen beim nächtlichen Asthma (nach mangelnder Besserung unter langwirkenden inhalativen β_2-Adrenergika oder retardiertem Theophyllin), zum anderen bei sehr schwerem, aber stabilem Asthma bronchiale, wenn trotz optimierter antiobstruktiver Therapie inhalative β_2-Adrenergika vermutlich nicht alle Lungenareale erreichen. Als Präparate stehen z. B. retardiertes Salbutamol oder Bambuterol zur Verfügung. Die orale Gabe von β_2-Adrenergika erhöht (durch die im Vergleich zur Inhalation größere Substanzmenge) enorm die Wahrscheinlichkeit unerwünschter Wirkungen. Zudem ist die intestinale Resorptionsrate oraler β_2-Adrenergika stark variabel.
— Die **subkutane** Applikation von z. B. 4-mal ½ Amp. Terbutalin erscheint beim schweren Asthmaanfall in der präklinischen Phase vertretbar.
— Die **intravenöse** Applikation von β_2-Adrenergika bleibt dem Status asthmaticus vorbehalten (▶ unten).

Inhalative Steroide

Eigenschaften, Wirkung. Inhalative Steroide (z. B. **Budesonid, Fluticason, Flunisolid, Beclometasondipropionat**) reduzieren die Zytokinbildung und Mediatorsynthese in Entzündungs- und Atemwegszellen. Entsprechend vermögen inhalative Steroide die asthmatische Spätreaktion und damit auch die bronchiale Hyperreaktivität zu beeinflussen. Diese Medikamentengruppe ist zur Behandlung einer akuten Obstruktion ungeeignet. Der ausschließlich prophylaktische Effekt tritt frühestens 1–3 Wochen nach Inhalationsbeginn auf.

Nebenwirkungen. Klinisch relevante Nebenwirkungen sind oropharyngeale Candidiasis und Heiserkeit. Bei Präparaten mit hoher pulmonaler Rezeptorbindungsaffinität und entsprechender guter topischer Wirksamkeit, mit geringer Resorption aus dem Magen-Darm-Trakt sowie mit starker hepatischer First-pass-Inaktivierung ist bei Erwachsenen nicht mit signifikanten systemischen Corticoidnebenwirkungen zu rechnen. Die oben genannten inhalierbaren Steroide erfüllen diese Bedingungen. Eine inhalative Steroidtherapie mit Dosieraerosolen erfordert in jedem Fall die Verwendung einer Inhalierhilfe („Spacer"). Zudem sollte nach jeder Anwendung der Mund gespült werden und eine Mahlzeit folgen. Die Tatsache, dass die Steroidinhalation in der Regel nur 2-mal pro Tag erforderlich ist, erhöht die Patientencompliance.

Indikation. Die Indikation zur Therapie mit inhalativen Steroiden ist unumstritten. Ein Asthma bronchiale, dessen Symptomatik über kurzzeitige, mäßige Beschwerden mit langen, beschwerdefreien Intervallen hinausgeht, bedarf der inhalativen Corticoidtherapie mit täglich mindestens 0,4 mg der etablierten Substanzen. Inhalative Steroide haben beim allergischen und nichtallergischen Asthma bronchiale im Rahmen der antiobstruktiven Stufentherapie einen herausragenden Platz.

Cromoglicinsäure und Nedocromil

Eigenschaften, Wirkung. Lange Zeit galt die Hemmung der Mediatorfreisetzung aus Mastzellen als Haupteffekt dieser Pharmaka. Cromoglicinsäure (Dinatriumcromoglykat, DNCG) und Nedocromil wirken jedoch auch auf andere inflammatorische Zellen. Nach Inhalation sind sie in erster Linie prophylaktisch wirksam und haben einen schützenden Effekt bei der spezifischen Allergenprovokation und beim Anstrengungsasthma. Der prophylaktische Effekt tritt erst nach längerer, kontinuierlicher Therapie auf. Entsprechend müssen Patienten mehrere Wochen vor der „Pollensaison" mit der regelmäßigen Inhalation von DNCG oder Nedocromil beginnen.

 Cave
Zur Behandlung einer akuten Bronchoobstruktion sind beide Antiallergika ungeeignet.

Nebenwirkungen. Als Nebenwirkungen können in seltenen Fällen unspezifische lokale Reizerscheinungen auftreten.

Indikation. Die typische Indikation für Cromoglicinsäure und Nedocromil ist das allergische Asthma bronchiale. Erfahrungsgemäß ist die Wirksamkeit bei Kindern besser als bei Erwachsenen. Anstrengungsinduziertes Asthma bronchiale stellt eine weitere mögliche Indikation für DNCG oder Nedocromil dar. Die Wirksamkeit dieser Medikamente ist im Vergleich zu einer inhalativen Steroidtherapie geringer (Childhood Asthma Management Program Research Group 2000).

Leukotrienrezeptorantagonisten

Eigenschaften, Wirkung. Die Cysteinyl-Leukotriene LTC_4, LTD_4 besitzen ein Wirkungsspektrum, das für die Pathogenese des Asthma bronchiale wesentlich ist. Hier ist v. a. die Bronchokonstriktion zu nennen, die länger und um den Faktor 1000 stärker ist als die histamininduzierte Atemwegsverengung, sowie die Zunahme der Mukussekretion und der Chemotaxis für Eosinophile. Leukotrienrezeptorantagonisten sind aufgrund ihrer dokumentierten bronchodilatatorischen Wirksamkeit sowie ihrer antientzündlichen Effekte in der Lage, die asthmatische Früh- und Spätreaktion sowie die bronchiale Hyperreaktivität zu vermindern. In diesem Sinne stellen Leukotrienrezeptorantagonisten eine Innovation in der Behandlung von Atemwegserkrankungen dar.

Indikation. Durch Leukotriene dominierte obstruktive Atemwegserkrankungen sind das allergische Asthma sowie das Anstrengungs- und analgetikainduzierte Asthma. Eine Therapie mit Leukotrienrezeptorantagonisten kann bei diesen Indikationen vorteilhaft sein (Dahlen et al. 2002; Drazen et al. 1999; Naureckas u. Solway 2001).

Bei leichter Symptomatik kann eine Monotherapie mit Leukotrienrezeptorantagonisten versucht werden, insbesondere bei Ablehnung inhalativer Corticosteroide durch den Patienten. Allerdings ist dabei zu beachten, dass der einzige in Deutschland eingeführte Leukotrienantagonist Montelukast als Monotherapie nur für das anstrengungsinduzierte Asthma zugelassen ist. Für das mittelschwere bis schwere Asthma wurde noch nicht ausreichend belegt, dass Patienten von der zusätzlichen Gabe von Leukotrienantagonisten unter inhalativer Corticoidtherapie profitieren oder dadurch einen steroideinsparenden Effekt erzielen können (Naureckas u. Solway 2001; Robinson et al. 2001; Ducharme 2001).

Wenngleich die Einordnung der neuen Medikamentenklasse in die bestehenden Therapieempfehlungen und die Stellung in Kombination mit anderen Medikamenten noch nicht abgeschlossen ist, kann beim leichten bis mittelschweren Asthma eine bestehende Therapie mit Leukotrienantagonisten erweitert werden (▶ Tabelle 20-1).

Nebenwirkungen. Von Interesse hinsichtlich der Compliance und der Patientensicherheit ist, dass Leukotrienrezeptorantagonisten (z. B. Montelukast) in der Regel als Tablette einmalig pro Tag eingenommen werden müssen und dass bisher keine Nebenwirkungen berichtet wurden, die nicht auch in der Placebogruppe zur Beobachtung kamen. Nur bei höher dosierter Therapie wurden vereinzelt Transaminasenerhöhungen beobachtet (Drazen et al. 1999).

Antihistaminika

Auch den neueren, nichtsedierenden Antihistaminika (z. B. Cetirizin, Desloratadin, Fexofenadin) kommt im

Rahmen der Asthmatherapie allenfalls eine adjuvante Rolle zu, sofern ein allergisches Asthma mit einer allergischen Rhinitis einhergeht. Das Risiko der Kardiotoxizität scheint bei diesen Substanzen im Gegensatz zu den älteren Antihistaminika von geringerer Bedeutung zu sein.

Anticholinergika

Eigenschaften, Wirkung. Die beiden kurzwirksamen Acytelcholinantagonisten Ipratropium und Oxitropium, sowie das seit Juni 2002 zugelassene Tiotropium, hemmen die vagusvermittelte Bronchokonstriktion, die z. B. reflektorisch nach Inhalation von Kaltluft oder Rauch auftreten kann. Inwieweit aber beim Patienten jeweils eine Obstruktion infolge Stimulation muskariner Rezeptoren vorliegt, ist schwer zu entscheiden. Die Wirksamkeit von Anticholinergika muss daher immer im Einzelfall mittels Broncholysetest geprüft werden.

Nebenwirkungen. Als einzig relevante Nebenwirkung der Inhalation von 4-mal 40 µg Ipratropium, 2-mal 200 µg Oxitropium oder 1-mal Tiotropium wurde gelegentlich Mundtrockenheit beobachtet; Befürchtungen hinsichtlich eventueller Bronchialsekreteindickung oder reduzierter Zilienaktivität haben sich nicht bewahrheitet.

Indikation. Beim akuten, schweren Asthmaanfall (insbesondere bei sehr niedrigem FEV_1) ist die Anticholinergikagabe zusätzlich zum β_2-Adrenergikum indiziert (Rodrigo u. Rodrigo 2000). Als Dauertherapie vermögen Anticholinergika bei bestehender bronchialer Hyperreaktivität und Neigung zur reflektorischen Bronchokonstriktion nach unspezifischer Stimulation die Symptome zu mildern. Anticholinergika werden häufiger bei der chronisch obstruktiven Lungenkrankheit (COPD), weniger beim Asthma bronchiale eingesetzt.

Theophyllin

Eigenschaften, Wirkung. Theophyllin ist ein Xanthinderivat, das nur oral oder intravenös in ausreichend hohen Konzentrationen zugeführt werden kann. Es besitzt einen guten bronchospasmolytischen Effekt, der im Vergleich zu den β_2-Agonisten jedoch geringer ist. Theophyllin steigert die mukoziliäre Clearance und die Kontraktilität der Atemmuskulatur. Darüber hinaus bewirkt es eine Stimulation des Atemzentrums.

Nebenwirkungen. Theophyllin besitzt eine geringe therapeutische Breite. Der angestrebte Blutspiegel beträgt 5–20 mg/l. Die antiinflammatorische Wirksamkeit ist offenbar bei Theophyllinserumkonzentrationen von 5–10 mg/l gegeben (Evans et al. 1997). Unerwünschte Nebenwirkungen, die z. T. bereits im therapeutischen Bereich auftreten können, beinhalten Übelkeit, Erbrechen, Tremor, Schlaflosigkeit sowie tachykarde Herzrhythmusstörungen.

> Der Versuch, das enge therapeutische Fenster zu treffen, wird durch eine sehr variable Theophyllinclearance erschwert. Diese ist bei Rauchern erhöht, bei Rechtsherzinsuffizienz und Lebererkrankungen (dekompensiertes Cor pulmonale!) sowie bei Fieber oder Gabe von Makrolidantibiotika erniedrigt.

Vor diesem pharmakokinetischen Hintergrund wird die Notwendigkeit der wiederholten Medikamentenspiegelbestimmungen verständlich.

Indikation. Die Indikation zur Verwendung von Theophyllin im Rahmen der antiobstruktiven Stufentherapie ist bei schwergradigem Asthma eindeutig.

— **schweres Asthma:** Retardiertes Theophyllin ist angezeigt, wenn inhalative Steroide und inhalative β_2-Adrenergika nicht in der Lage sind, das Asthma bronchiale zu kontrollieren. Nach einschleichender Dosierung erhalten Nichtraucher pro Tag 12 mg Theophyllin/kgKG, Patienten mit Lebererkrankungen 9 mg/kgKG und Raucher bis zu 18 mg/kgKG.

> **Praxistipp**
> Es hat sich bewährt, retardiertes reines Theophyllin 2-mal am Tag zu applizieren.

— **nächtliches Asthma:** Eine weitere Indikation für Theophyllin ist die Protektion gegenüber nächtlichen Asthmaanfällen (als Alternative bzw. Ergänzung zu den langwirkenden inhalativen β_2-Adrenergika).
— **akuter Asthmaanfall:** Unverzichtbar ist die intravenöse Gabe von Theophyllin in Notfallsituationen (▶ Abschn. 20.3.2; Lipworth 1997, Levy et al. 1998).
— **mittelschweres Asthma:** Eine Indikation für Theophyllin in der Asthmatherapie zeichnet sich aufgrund seiner antiinflammatorischen Wirksamkeit ab, sodass u. U. eine Steroideinsparung resultieren kann (Evans et al. 1997). Die entzündungshemmende Aktivität von Theophyllin ist jedoch deutlich geringer anzusetzen als die der inhalativen Steroide. Eine alleinige Theophyllingabe ohne gleichzeitigen Einsatz von inhalativen Steroiden wird nicht empfohlen.

Orale Glucocorticoide

Eigenschaften, Wirkung. Oral applizierte Steroide weisen vielfältige Wirkungen (antiinflammatorisch, immunsuppressiv, antiproliferativ) und Nebenwirkungen (exogenes Cushing-Syndrom) auf (▶ auch Kap. 59).

Indikation. Trotz Ausschöpfung aller therapeutischen Maßnahmen kommen manche Patienten mit chronischem Asthma bronchiale nicht ohne eine dauernde oder zumindest zeitweise orale Therapie mit Glucocorticoiden aus. Orale Steroide stehen unstritig am Ende des therapeutischen Stufenplans, wenn inhalative Steroide, β_2-Adrenergika und Theophyllin und Leukotrienantagonisten ein chronisches Asthma bronchiale nicht kontrollieren können. Im Falle der Steroidlangzeittherapie ist bekanntlich die kleinste, noch wirksame orale Steroiddosis zu ermitteln; dazu muss auch der steroideinsparende Effekt der inhalativen Corticoide genutzt werden. Eine weitere Indikation für orale Steroide ist die vorübergehende Behandlung einer akuten Verschlechterung eines zuvor ohne Steroide stabilen Asthma bronchiale. Ein wesentlicher Gesichtspunkt der Handhabung dieser Medikamentengruppe ist, sie bei gegebener Indikation (interkurrenter Bronchialinfekt, Allergenexposition) rechtzeitig, in ausreichend hoher Dosierung, z.B. 1 mg Prednisolon/kgKG pro Tag inital und ausreichend lange (über 1–4 Wochen) zu geben. Im Falle der akuten Verschlechterung muss bei Patienten mit oraler Steroiddauertherapie die Prednisolondosis um den Faktor 5–10 erhöht werden. Die alternierende Steroidtherapie hat sich bei Patienten mit Asthma bronchiale nicht bewährt.

 Cave
Eine Behandlung des Asthma bronchiale durch Corticosteroiddepotinjektionen oder durch ACTH-Injektion gilt als obsolet.

20.2.4 Stufentherapie des chronischen Asthma bronchiale

Eine aktualisierte Stufentherapie des Asthma bronchiale ist in ▪ Tabelle 20-1 angegeben. Sie berücksichtigt zum einen den schon lange bekannten Aspekt des frühzeitigen Beginns der inhalativen Steroidtherapie. Darüber hinaus wird deutlich, dass bei leichten Formen des Asthma bronchiale inhalative β_2-Agonisten primär als Bedarfs-, nicht als Basistherapie zur Anwendung kommen sollen. Während die langwirkenden inhalativen β_2-Adrenergika (Salmeterol, Formoterol) ihren festen Platz gefunden haben, wird die Einordnung der Leukotrienrezeptorantagonisten in die bestehenden Therapieempfehlungen noch intensiv diskutiert (NIH 1997; Wettengel et al. 1994).

20.3 Therapie des schweren Asthmaanfalls/Status asthmaticus

20.3.1 Grundlagen

Der Unterschied zwischen schwerem Asthmaanfall und Status asthmaticus ist quantitativ. Man spricht von einem Status, wenn die Dyspnoe trotz Ausschöpfung der medikamentösen Therapie mehrere Stunden (>6–24 h) anhält (Nolte 1998).

Ursachen
Die Ursachen eines schweren Asthmaanfalls sind vielfältig: massive Allergenexposition, durch Infektion akut getriggert, Nichteinhalten der Stufentherapie, Unterdosierung der Steroide (zu schnell reduziert, zu langsam erhöht), medikamentös (Gabe von β_2-Blockern, Acetylsalicylsäure), Fehleinschätzung der Schwere der initialen Asthmaattacke durch den Patienten, Angehörigen oder Arzt.

Symptome
Die klinische Beurteilung des Schweregrades der akuten Obstruktion orientiert sich am Auskultationsbefund (lautes Giemen und Brummen vs. „stille" Lunge), an der Bewusstseinslage (orientiert vs. verwirrt), an Puls und Blutdruck (Tachykardie, Auftreten eines Pulsus paradoxus), an der Atemqualität (geordneter Einsatz der Atemhilfsmuskulatur vs. inspiratorische Einziehung der Bauchmuskulatur); vgl. auch ▪ Tabelle 20-3.

▪ **Tabelle 20-3.** Symptome des schweren Asthmaanfalls/Status asthmaticus

Noch kompensiert	Bedrohlich (evtl. Beatmung nötig)
Lautes Giemen und Brummen	Stille Lunge
Patient redet in einem Satz	Patient spricht nur einzelne Worte
Patient orientiert	Patient verwirrt
Peak exspiratver Fluss (PEF) <50%	PEF <33%
Atemfrequenz <25	Atemfrequenz >35
Tachykardie <130/min	Tachykardie >140/min
	Pulsus paradoxus
Geordneter Einsatz der Atemhilfsmuskulatur	Inspiratorische Einziehung der Bauchmuskulatur
p_aO_2 und p_aCO_2 erniedrigt	p_aO_2 tief, p_aCO_2 hoch

◻ **Tabelle 20-4.** Therapie des schweren Asthmaanfalls/Status asthmaticus

Maßnahme	Bemerkungen
5–10 l/min O_2 nasal	**Cave:** Hyperkapnie bei COPD
β_2-Mimetika inhalativ	
Dosieraerosol: 5 Hub in Spacer	Auf gute Inhalationstechnik achten (möglichst mit „Spacer")
Dosieraerosol: 3 Hub alle 10 min	
Vernebelung von 5–10 mg Salbutamol	
Anticholinergika inhalativ	
Ipratropium-Dosieraerosol: 4 Hub in Spacer alle 10 min	Große therapeutische Breite
Vernebelung von Ipratropium 0,5 mg/h Stunden 1–3, dann alle 4 h	
Glucocorticoide intravenös	
250 mg Prednisolon i.v. sofort, dann 4-mal 100 mg Prednisolon pro Tag i.v. oder p.o.	Inhalative Steroidtherapie verzichtbar Wirkung erst nach Stunden
Theophyllin intravenös	
6 mg/kgKG über 20 min zur Aufsättigung	**Cave:** kardiale Nebenwirkungen
0,5–1 mg/kgKG/h als Dauerinfusion	Zahlreiche Medikamenteninteraktionen, engmaschige Spiegelkontrollen
β_2-Mimetika intravenös	
Maximal 0,45 mg Reproterol pro Tag; 4 mg Fenoterol pro Tag	**Cave:** kardiale Nebenwirkungen und Kaliumabfall im Serum
Adrenalin nur für den Notfall	
Nichtinvasive Beatmung: akzeptierte Alternative	
Intubation und Beatmung	
Indikation zur Beatmung	**Cave:** RR-Abfall bei Beginn der Beatmung!
Intubation mit großem Tubus	
Standardeinstellung für CMV-Beatmung	
8–10 ml/kgKG Atemzugvolumen	**Cave:** Pneumothorax
Frequenz 10–12/min, I/E > 1:3, u.U. Relaxation	
Permissive Hyperkapnie	$p_aCO_2 < 80 (–100)$ mm Hg halten
Vorsichtiger (!) Einsatz von PEEP	Exo-PEEP immer unter Intrinsic-PEEP
Eventuell Narkose mit Ketamin oder Halothan	
Eventuell Absaugung mit dem flexiblen Bronchoskop	
Entwöhnung vom Respirator	
Klassische Deeskalation von CMV über SIMV zu CPAP plus Hilfsdruck im Flow-by-Modus	
Entwöhnung in kleinen Schritten und mit „langem Atem"	**Cave:** keine alleinige Intubation ohne Unterstützung
Eventuell „Entwöhnung im Schlaf" PEEP, Hilfsdruck	

20.3.2 Medikamentöse Therapie

Zur Therapie des schweren Asthmaanfalls ▶ auch Tabelle 20-4.

Sauerstoffgabe. Die Gabe von 5–10 l O_2/min über eine Nasensonde ist bei jedem Patienten mit schwerem Asthmaanfall geboten (im Gegensatz zum Patienten mit COPD). Ziel: Sauerstoffsättigung ≥ 90 %.

Inhalative β_2-Agonisten. Der Patient hat vor Klinikaufnahme in der Regel bereits zahlreiche Hübe eines β_2-adrenergen Dosieraerosols inhaliert. Möglicherweise wurden β_2-Sympathikomimetika präklinisch parenteral appliziert (z. B. ½ Amp. Terbutalin s. c.). Trotzdem sollten unter Aufsicht nochmals mehrere Hübe eines β_2-Mimetikums – möglichst mit Inhalierhilfe („Spacer") – inhaliert werden, um grob fehlerhafte Aerosolbenutzung zu erkennen. Dabei sind 3 Hübe pro 10 min für 30 min erlaubt.

Insgesamt sollten nicht mehr als 20 Hübe eines Dosieraerosols pro Tag gegeben werden. Häufig ist die kontinuierliche Inhalation von β_2-Agonisten nach Feuchtvernebelung sehr wirksam mit 2,5–10 mg Salbutamol oder Terbutalin.

Inhalative Anticholinergika. Inhalative Anticholinergika können beim schweren Asthmaanfall entweder als Dosieraerosol über eine Inhalierhilfe („Spacer") oder als Feuchtvernebelung inhaliert werden. Bei beiden Applikationsformen kann das Anticholinergikum zusammen mit dem β_2-Sympathikomimetikum inhaliert werden, z. B. 80 µg Ipratropiumbromid (4 Hübe Atrovent) alle 10 min bzw. 500 µg/h.

Glucocorticoide. Ein schwerer Asthmaanfall verlangt immer die frühzeitige Gabe eines Glucocorticoids, z. B. 250 mg Prednisolon initial i. v., dann 100 mg alle 6 h p. o. oder i. v.

Steroide wirken bekanntlich nur mit einer mehrstündlichen Latenz. Eine **inhalative** Steroidtherapie ist unter diesen Bedingungen zunächst verzichtbar. Eine **orale** Therapie ist hinsichtlich der Wirksamkeit mit der i. v.-Therapie vergleichbar. Nach Überstehen des akuten Ereignisses können Steroide schnell auf 50 mg Prednisolon pro Tag reduziert werden.

Theophyllin. Ist die bisherige Therapie des schweren Asthmaanfalls unzureichend, ist eine parenterale Theophyllintherapie indiziert. Vor Beginn dieser Therapie ist die Bestimmung des aktuellen Theophyllinspiegels (als Schnelltest) sinnvoll. Sofern der Patient bisher kein Theophyllin erhalten hat, werden 6 mg/kgKG als Kurzinfusion über 20 min zur Aufsättigung appliziert. Die Erhaltungsdosis beträgt etwa 0,6 mg/kgKG/h (0,8–1,0 g Theophyllin pro Tag).

 Eine wiederholte Medikamentenspiegelbestimmung ist bei der sehr variablen Theophyllinclearance unverzichtbar (Nolte 1998; Levy et al. 1998).

Parenteraler β_2-Agonist. In manchen Fällen lässt sich die intravenöse Infusion eines β_2-Adrenergikums nicht vermeiden, d. h. bis zu 4 mg Fenoterol pro Tag oder 0,45 mg Reproterol pro Tag sind notwendig.

Hierdurch lassen sich Lungenareale erreichen, die bei schwerster Obstruktion auf inhalativem Weg unerreichbar geworden sind. Diesem pathophysiologisch einleuchtenden Prinzip steht entgegen, dass die Wirksamkeit parenteraler β_2-Agonisten beim akuten Asthma in klinischen Studien noch nicht belegt werden konnte (Travers et al. 2001). Die Dosierung erfolgt nach Wirkung, die Herzfrequenz sollte jedoch nicht über 140/min steigen.

> **Cave**
> Gravierende Nebenwirkungen, die bei intravenöser Therapie sehr viel schneller als bei inhalativer Therapie auftreten, bestehen in einem Abfall der Serumkaliumkonzentration, in Muskeltremor und in tachykarden Herzrhythmusstörungen.

Eine neuauftretende Tachyarrhythmie bei Vorhofflimmern verlangt, falls eine Dosisreduktion des β_2-Adrenergikums nicht möglich ist, eine entsprechende antiarrhythmische Therapie (z. B. Digitalis, Verapamil). Eine Monitorüberwachung des Patienten ist bei intravenöser β_2-sympatikomimetischer Therapie zwingend, zumal in der Regel Theophyllin gleichzeitig verabreicht wird (Lipworth 1997).

Volumentherapie. Patienten im Status asthmaticus benötigen eine ausreichende intravenöse Volumentherapie, da sie in der Regel einen Volumenmangel aufweisen. Aufgrund der vermehrten Rechtsherzbelastung ist in dieser Situation oftmals ein erhöhter zentralvenöser Druck (> 8 mm Hg) zur hämodynamischen Stabilisierung notwendig. Vorlastsenkende Maßnahmen (Nitrate, Diuretika) sind in der Regel kontraproduktiv.

Sekretolytika. Sekretolytika werden in hoher Dosis intravenös (nicht inhalativ) gegeben, z. B. 4-mal 2 Amp. N-Acetylcystein und 4-mal 3 Amp. Ambroxol.

Vorsichtige Sedation. Die Sicherheit und Ruhe des erfahrenden Arztes sind von unschätzbarem Wert bei der Führung des Patienten. Sie ersetzen häufig Sedativa. Gegebenenfalls (bei ausgeprägter Hyperventilation oder wenn die Indikation zur Beatmung feststeht) ist eine sehr vorsichtige Therapie mit z. B. Promethazin in 10 mg-Portionen (= ⅕ Amp.!) gestattet.

20.3.3 Nichtinvasive Beatmung

Vermehrt wird bei Asthmapatienten mit akuter respiratorischer Insuffizienz auf den Nutzen einer nichtinvasiven Beatmung über eine Gesichts- oder Nasenmaske mit einem CPAP („continuous positive airway pressure")- oder einem BIPAP („biphasic positive airway pressure")-Gerät hingewiesen (Mehta u. Hill 2001). Das Ziel dieses Verfahrens, das Atemarbeit reduzieren und das Atemminutenvolumen erhöhen kann, ist es, die endotracheale Intubation zu vermeiden. Diese Option erscheint angebracht, wenn eine gewisse Kooperation des Patienten noch möglich und das Schluckvermögen erhalten ist. Die Patienten-Ventilator-Synchronisation ist bei den ängstlichen und tachypnoischen Asthmapatienten am besten durch ein in nichtinvasiver Beatmungstechnik geübtes ärztliches und pflegerisches Personal zu etablieren.

Völlige Erschöpfung, fehlendes Schluckvermögen, Vorliegen sehr großer Bronchialsekretmengen, Somnolenz oder Koma sind Konstellationen, bei denen primär eine Intubation und Beatmung notwendig wird. Während die nichtinvasive Beatmung bei Exazerbation einer chronisch obstruktiven Lungenerkrankung eine etablierte Therapiemodalität darstellt, ist die in der Literatur berichtete Erfahrung mit diesem Vorgehen bei beatmungspflichtigem Asthma bronchiale noch eingeschränkt (Levy et al. 1998; Fernandez et al. 2001).

20.3.4 Intubation und Beatmung

Indikation zur Beatmung

Entscheidend ist das gesamte klinische Bild und der bisherige klinische Verlauf. „Silent chest", zunehmende Verwirrtheit, paradoxer Puls, extreme Tachykardie oder gar Auftreten einer Bradykardie, flache hochfrequente Atmung sowie durch Blutgase dokumentierte schwere Hyperkapnie mit respiratorischer Azidose begründen die Notwendigkeit der maschinellen Beatmung (▶ Tabelle 20-4; Suttorp 1997). Unter den geschilderten Gegebenheiten sind endotracheale Intubation und Initiierung der Beatmung häufig wegen des ausgeprägten systemischen Druckabfalls schwierig.

> **Praxistipp**
> Deswegen sollte vor der Intubation Volumen gegeben und eine Noradrenalininfusion bereitgehalten werden. Alle Bemühungen sind darauf gerichtet, ein Barotrauma zu vermeiden.

Beatmungseinstellung

Eine typische Beatmungseinstellung umfasst ein Atemzugvolumen von etwa 8–10 ml/kgKG, eine Frequenz von 10–12/min und ein I/E(Inspiration/Exspiration)-Verhältnis von >1:3. Eine vorübergehende Hyperkapnie mit Anstieg des p_aCO_2 auf 80(–100) mm Hg ist akzeptabel („permissive Hyperkapnie"). Eine druckkontrollierte Beatmung ist – wenn auch durch Studien nicht belegt – vermutlich vorteilhaft. Die Alternative ist die volumenkontrollierte Beatmung mit dezelerierendem inspiratorischen Fluss. Das endinspiratorische Plateau muss dann eher kurz gewählt werden, um der Exspiration mehr Zeit einzuräumen. Der F_IO_2 (inspiratorischer O_2-Gehalt) orientiert sich am p_aO_2 (Levy et al. 1998; Suttorp 1997).

PEEP-Beatmung

Die Applikation eines positiven endexspiratorischen Drucks (PEEP) ist umstritten, aber entgegen früherer Lehrmeinung nicht verboten. Patienten im Status asthmaticus weisen einen hohen endogenen PEEP (auto-PEEP) mit dynamischer Lungenüberblähung auf. Die Vorstellung, durch Applikation eines exogenen PEEP (Bereich von 2–6 cm H_2O), der maximal 85% des endogenen PEEP betragen soll (Ranieri et al. 1993), die Atemwege offen zu halten und damit eine bessere Ventilation zu erreichen, ist einleuchtend.

Von diesem Konzept des „Exo-PEEP bei Endo-PEEP" scheinen in erster Linie beatmete COPD-Patienten, bei denen Atemflusslimitierung durch Atemwegskonstriktion/-kompression sowie dynamische Lungenüberblähung im Vordergrund stehen, zu profitieren. Die Übertragbarkeit auf Patienten mit Asthma bronchiale ist nicht gesichert. Zusammenfassend ist es wünschenswert, bei beatmeten Patienten im Status asthmaticus den endogenen PEEP sowie das Ausmaß der dynamischen Überblähung routinemäßig zu erfassen.

Therapie der exzessiven Obstruktion

Behandlung der exzessiven Obstruktion: Bei extremem Bronchospasmus kann eine Narkose mit Ketamin oder Halothan von Vorteil sein. Letztere Narkoseform verlangt spezielle Ausrüstung und Erfahrung. Vereinzelt wurde bei sehr schwergradiger Obstruktion und Versagen der konventionellen Therapie mit Erfolg die hochdosierte parenterale Gabe von Magnesiumsulfat angewendet (Rowe et al. 2000). Über die kontinuierliche inhalative Adrenalingabe bestehen keine systematischen Erfahrungen. Notfallmäßig kann Adrenalin auch verdünnt intratracheal appliziert werden. Wenn zäher Schleim in großen Mengen die Ventilation behindert, ist die Bronchiallavage mit dem flexiblen Bronchoskop indiziert. Spülungen mit warmer Kochsalzlösung, der bei Bedarf β_2-Agonisten und Acetylcystein zugegeben wird, helfen bei der Befreiung der Atemwege.

Entwöhnung vom Respirator

Die Entwöhnung des obstruktiven Patienten vom Respirator ist überdurchschnittlich schwierig. Zunächst gelten die allgemeinen Prinzipien der Entwöhnung (▶ Kap. 26) wie Reduktion der Sedation und schrittweise Deeskalation der Beatmungsinvasivität von CMV („controlled mechanical ventilation") über SIMV (synchronisierte druckkontrollierte Beatmung) zu CPAP-Atmung mit PEEP und Hilfsdruck.

> ❗ Beim langsamen Erwachen des Asthma-bronchiale-Patienten gilt die Besonderheit, dass der liegende Trachealtubus häufig ein maximaler Reiz mit der Folge einer heftigen Konstriktion der hyperreaktiven Atemwege darstellt. Diese Patienten müssen „im Schlaf entwöhnt werden", d.h. sie werden – sobald vertretbar, und bevor die Sedation kritisch reduziert wurde – extubiert.

Gegebenenfalls muss (nach etwa 10–14 Tagen) eine Tracheotomie zwischengeschaltet werden, da eine Trachealkanüle im Vergleich zum orotracheal liegenden Tubus als weniger reizend erlebt wird. Eine alleinige Intubation ohne Applikation von Hilfsdruck und/oder PEEP muss vermieden werden, da diese Konstellation (keine Lippenbremse, kein Glottisschluss, Resistancezunahme durch liegenden Tubus) der Atemmuskulatur höhere Leistungen abverlangt als im Falle der Extubation.

Weitere Maßnahmen

Der beatmete Patient im Status asthmaticus benötigt in der Regel einen Multilumenkatheter sowie ein invasives Blutdruckmonitoring. Ein Pulmonaliskatheter kann bei drohendem Rechtsherzversagen zur Steuerung der Volumenzufuhr und vasoaktiver Pharmaka notwendig werden. Eine Antibiose ist im Status asthmaticus in der Regel nicht erforderlich; länger dauernde Beatmung mit der Möglichkeit der nosokomialen Pneumonie verlangt im Verlauf dann jedoch oftmals eine entsprechende Antibiotikatherapie (▶ Kap. 21). Eine Therapieliste des schweren Asthmaanfalls ist in ◘ Tabelle 20-4 dargestellt.

Sedation. Neben einer Basissedation (z.B. mit Benzodiazepinen und Morphinderivaten) ist häufig eine Relaxation (z.B. durch Pancuronium, keine Histaminliberatoren) nötig.

Leitlinien – Adressen – Tipps

Leitlinien und Internetadressen

http://www.evidence.de
  Asthma-Leitlinien für Ärzte (1/2004) (Medizinisches Wissensnetzwerk der Universität Witten/Herdecke)
http://www.pneumologie.de
  Deutsche Gesellschaft für Pneumologie Verbindung zu lungenrelevanten Seiten, Therapieleitlinien
http://www.cochrane.de
  Deutsches Cochrane Zentrum Sammlung systematischer Übersichtsarbeiten
http://www.ginasthma.com
  Global Initiative for Asthma, Therapierichtlinien

Tipps für Patienten

http://www.patientenleitlinien.de/Asthma/asthma.html Patientenleitlinie Asthma (Medizinisches Wissensnetzwerk evidence.de der Universität Witten/Herdecke)
http://www.patienten-information.de
  Patienten-Informationsdienst der Ärztlichen Zentralstelle Qualitätssicherung (ÄZQ)
http://www.lungenstiftung.de
  Deutsche Lungenstiftung e.V.

Literatur

Abramson MJ, Puy RM, Weiner JM (2003) Allergen immunotherapy for asthma. Cochrane Database Syst Rev 4: CD001186
Busse WW (2001) Anti-immunoglobulin E (omalizumab) therapy in allergic asthma. Am J Respir Crit Care Med 164: S12–17
Busse WW, Lemanske RF (2001) Asthma. N Engl J Med. 344: 350–362
Childhood Asthma Management Program Research Group (2000) Long-term effects of budesonide or nedocromil in children with asthma. N Engl J Med 343: 1054–1063
Dahlen SE, Malmstrom K, Nizankowska E et al. (2002) Improvement of Aspirin-intolerant asthma by montelukast, a leukotriene antagonist. A randomized, double-blind, placebo-controlled trial. Am J Respir Crit Care Med 165: 9–14
Drazen JM, Israel E, O'Byrne PM (1999) Treatment of asthma with drugs modifying the leukotriene pathway. N Engl J Med 340: 197–206
Ducharme F (2001) Addition of anti-leukotriene agents to inhaled corticosteroids for chronic asthma. Cochrane Database Syst Rev 3: CD003133
Evans DJ, Taylor DA, Zetterstrom O, Chung KF, O'Connor BJ, Barnes PJ (1997) A comparison of low-dose inhaled budesonide plus theophylline and high-dose inhaled budesonide for moderate asthma. N Engl J Med 337: 1412–1418
Fernandez MM, Villagra A, Blanch L, Fernandez R (2001) Non-invasive mechanical ventilation in status asthmaticus. Intensive Care Med 27: 486–492
Giembycz MA (2000) Phosphodiesterase 4 inhibitors and the treatment of asthma: where are we now and where do we go from here? Drugs 59: 193–212
Kroegel C (1998) Asthma bronchiale. Thieme, Stuttgart New York
Levy BD, Kitch B, Fanta CH (1998) Medical and ventilatory management of status asthmaticus. Intens Care Med 24: 105–117
Lipworth BJ (1997) Treatment of acute asthma. Lancet 350 (Suppl): 18–23
Mehta S, Hill NS (2001) Noninvasive ventilation. Am J Respir Crit Care Med 163: 540–577
National Institutes of Health (NIH) (1997) Guidelines for the diagnosis and management of asthma. NIH Publication No 97–4051
Naureckas ET, Solway J (2001) Mild Asthma. N Engl J Med 345: 1257–1262
Nolte D (1998) Asthma, 7. Aufl. Urban & Schwarzenberg, München Wien Baltimore

Rabe KF, Vermeire PA, Soriano JB, Maier WC (1999) Clinical management of asthma in 1999: the Asthma Insights and Reality in Europe (AIRE) study. Eur Respir J 16: 802–807

Ranieri VM, Giuliani R, Cinnella G et al. (1993) Physiologic effects of positive end-expiratory pressure in patients with chronic obstructive pulmonary disease during acute ventilatory failure and controlled mechanical ventilation. Am Rev Respir Dis 147: 5–13

Robinson DS, Campbell D, Barnes PJ (2001) Addition of leukotriene antagonists to therapy in chronic persistent asthma: a randomised double-blind placebo-controlled trial. Lancet 357: 2007–2011

Rodrigo GJ, Rodrigo C (2000) First-line therapy for adult patients with acute asthma receiving a multiple-dose protocol of ipratropium bromide plus albuterol in the emergency department. Am J Respir Crit Care Med 161: 1862–1868

Rowe BH, Bretzlaff JA, Bourdon C, Bota GW, Camargo CA Jr (2000) Intravenous magnesium sulfate treatment for acute asthma in the emergency department: a systematic review of the literature. Ann Emerg Med 36: 181–190

Suttorp N (1997) Hochgradige obstruktive Ventilationsstörung/Status Asthmaticus. In: Lasch H, Lenz K, Seeger W (Hrsg) Lehrbuch der Internistischen Intensivtherapie. Schattauer, Stuttgart, S 358–364

Tattersfield AE, Löfdahl CG, Postma DS (2001) Comparison of formoterol and terbutalin for as-needed treatment of asthma: a randomised trial. Lancet 357: 257–261

Travers A, Jones AP, Kelly K, Barker SJ, Camargo CA Jr, Rowe BH (2001) Intravenous β_2-agonists for acute asthma in the emergency department, The Cochrane Library, 4. Oxford: Update Software

Wettengel R et al. (1994) Empfehlungen der Deutschen Atemwegsliga zum Asthmamanagement bei Erwachsenen und bei Kindern. Med Klin 89: 57–67

21 Pneumonien
H. Lode

21.1 Grundlagen – 374
21.1.1 Pathogenese – 374
21.1.2 Klinik – 376
21.1.3 Diagnostik – 376

21.2 Therapie – 377
21.2.1 Allgemeine Therapieprinzipien – 377
21.2.2 Physikalische Maßnahmen – 377
21.2.3 Antibiotikatherapie – 378

Literatur – 386

Die Pneumonie ist definiert als eine Entzündung des Lungenparenchyms mit Beteiligung der Alveolen und des Interstitiums. Hierbei können allergische, chemische, physikalische und infektiöse Faktoren eine ursächliche Rolle spielen. Im Folgenden wird nur auf die infektiöse Pneumonie eingegangen. Die klassische Einteilung der Pneumonien in lobäre, bronchopneumonische und interstitielle Formen ist weitgehend verlassen, stattdessen wird die Angabe der mikrobiellen Ätiologie, der klinischen Symptome (akut, chronisch) sowie der ggf. vorhandenen Grunderkrankungen, des Alters und der Röntgenmorphologie bevorzugt. Bei den infektiösen Pneumonien ist die Unterteilung in bakterielle und nichtbakterielle Formen (Viren, Parasiten, Pilze, Protozoen) von Bedeutung.

21.1 Grundlagen

21.1.1 Pathogenese

Infektionsweg. Pneumonieerreger können die Lunge aerogen oder hämatogen erreichen. Die aerogene Infektion ist die häufigste. Die Mikroorganismen stammen dabei
- aus der normalen und mikrobiellen Flora des Oropharynx und der paranasalen Sinus,
- aus Aerosolen von anderen Erkrankten, die durch Husten oder Niesen übertragen werden.

Allgemein gelangen nur Teilchen von unter 5–10 µm Durchmesser in die Alveolen. Diese Deposition erfolgt in der Regel nur dann, wenn die Abwehrmechanismen der Atemwege gestört sind. Die Manifestation einer Pneumonie hängt ab von der Kapazität des individuellen und spezifischen Abwehrsystems, insbesondere der alveolären Makrophagen und der Granulozyten, sowie von der Virulenz der Erreger.

Prädisponierende Faktoren. Respiratorische Virusinfektionen können bakterielle Pneumonien fördern (Störung der mukoziliären Klärfunktion, Depression der alveolären Makrophagen und der Granulozytenaktivität sowie muköse Hypersekretion und qualitative Veränderung der pulmonalen Oberflächensubstanzen), ebenso Aspiration von Mageninhalt, Fremdkörpern oder Ölen sowie anhaltende Inhalation von trockener Luft, endotracheale Intubation und Tracheotomie. Bei mechanischer Beatmung bestehen meist resistenzmindernde Grunderkrankungen. Postoperativ und bei Intubation spielen sog. **Miniaspirationen** eine dominierende Rolle. Hämatogene Keimokulation der Lunge ist eher selten (infizierte Thromboembolie, Sepsis, Heroinsüchtige mit bakterieller Phlebitis oder Rechtsherzendokarditis).

Erregerspektrum. Bei den Erregern in ▢ Übersicht 21-1 ist zwischen häufigen und seltenen sowie ambulant erworbenen Pneumonien und Infektionen im Krankenhaus zu unterscheiden.

Übersicht 21-1
Erreger der akuten Pneumonie

- **Bakterien**
  - *Häufig*
    - Streptococcus pneumoniae
    - Staphylococcus aureus
    - Haemophilus influenzae
    - Gemischte anaerobe Bakterienflora
      Bacteroides ssp.
      Fusobacterium ssp.
      Peptostreptococcus ssp.
      Peptococcus ssp.
    - Enterobacteriaceae
      Escherichia coli
      Klebsiella pneumoniae
      Enterobacter ssp.
      Serratia ssp.
      - Pseudomonas aeruginosa
      - Legionella ssp.
  - *Selten*
    - Acinetobacter var. Anitratus
    - Actinomyces und Arachnia ssp.
    - Aeromonas hydrophilia
    - Bacillus ssp.
    - Eikenella corrodens
    - Francisella tularensis
    - Neisseria meningitidis
    - Nocardia ssp.
    - Pasteurella multocida
    - Peptococcus ssp.
    - Proteus ssp.
    - Pseudomonas pseudomallei

- Salmonella ssp.
- Streptococcus faecalis
- Streptococcus pyogenes
- Yersinia pestis

- **Viren**
  - *Häufig*
    - Influenza-A-Virus
    - Influenza-B-Virus
    - Adenovirus Typ 4 und Typ 7
  - *Selten*
    - Rhinovirus
    - Adenovirus Typ 1,2,3,5
    - Enteroviren
      ECHO-Viren
      Coxsackie-Viren
      Poliovirus
    - Epstein-Barr-Virus
    - Zytomegalievirus
    - Respiratory-syncitial-Virus
    - Varicella-Zoster-Virus
    - Parainfluenzavirus

- **Pilze**
  - Aspergillus ssp.
  - Candida ssp.
  - Pneumocystis carinii
  - Coccidioides immitis
  - Cryptococcus neoformans

- Histoplasma capsulatum
- Mukormykosen
  - Rhizopus ssp.
  - Absidia ssp.
  - Mucor ssp.

- **Rickettsien**
  - Coxiella burnetii

- **Bakterienähnliche Ereger**
  - Mycoplasma pneumoniae
  - Chlamydia ssp.
    - C. psittaci
    - C. trachomatis
    - C. pneumoniae

- **Mykobakterien**
  - Mycobacterium tuberculosis
  - MOTT

- **Parasiten**
  - Ascaris lumbricoides
  - Ancylostoma duodenale
  - Echinococcus granulosus
  - Strongyloides stercoralis
  - Toxoplasma gondii
  - Trichinella spiralis
  - Toxocara ssp.
  - Paragonimus westermani

Außerhalb des Hospitals dominieren nach wie vor Pneumokokken (60–40%), gefolgt von Legionellen, Staphylokokken, Haemophilus influenzae und anderen Enterobakterien, sowie Chlamydien, Mykoplasmen und Viren (Allewelt et al. 1997; Bartlett et al. 2000; Ruiz et al. 1999; Schaberg u. Lode 1991a; ◘ Tabelle 21-1). Ein spezielles Problem stellen Pneumocystis-carinii-Pneumonien bei HIV-infizierten Patienten dar.

Nosokomiale Pneumonien werden gebahnt durch Grunderkrankungen wie Alkoholismus, Diabetes mellitus, chronische Bronchitis, Immundefizienz, aber auch durch intensivmedizinische Maßnahmen, zytostatische oder Antibiotikatherapie sowie die viel häufiger als bisher angenommene Aspiration bzw. Inhalation. Besondere Bedeutung hat die Kolonisation der normalen oropharyngealen Bakterienflora mit Enterobakterien, anaeroben Bakterien und Pseudomonas aeruginosa. Diese Dominanz von Problemkeimen (▶ Tabelle 21-1) tritt innerhalb weniger Tage nach Krankenhauseinweisung auf (ATS 1996; Plouffe et al. 1996).

◘ **Tabelle 21-1.** Erreger bei nosokomialen Pneumonien (Letalität 20–60%). (Nach Lode 1986)

Häufig	Weniger häufig
Klebsiella ssp.	Andere Enterobakterien
Staphylococcus aureus	H. influenzae
Pseudomonas aeruginosa	Pneumokokken
Legionella ssp.	Anaerobe orale Flora
E. coli	Aspergillus ssp.

Tabelle 21-2. Klinische Differenzialdiagnose zwischen typischer und atypischer Pneumonie. (Mod. nach Lode et al. 1997)

	Typische Pneumonie	Atypische Pneumonie
Beginn	Perakut	Langsam
Schüttelfrost	+++	+
Respiratorische Prodromi	++	++
Husten	+++	+
Sputum	+++	(+)
Fieber	> 39 °C	≤ 39 °C
Tachypnoe	+++	+
Tachykardie	+++	+
Auskultatorisch typisches Rasselgeräusch	+++	0
Röntgenbild des Thorax	Segmentale oder lobäre Infiltrate	Diffuse, interstitielle Infiltrate
Leukozytose	+++	+

0 nie; (+) sehr selten; + selten; ++ häufig; +++ sehr häufig.

21.1.2 Klinik

Die Beurteilung richtet sich nach folgenden Fragen:
- Wo wurde die Infektion erworben – ambulant oder nosokomial?
- In welchem Alter befinden sich die Patienten (Neugeborene, Greisenalter) und bestehen gravierende Grunderkrankungen?
- Handelt es sich um eine Pneumonie mit typischer oder atypischer Symptomatik?
- Wo ist die Pneumonie klinisch und röntgenologisch lokalisiert, und wie sieht die Röntgenmorphologie aus?
- Liegt ein Erregernachweis vor bzw. wie kann dieser optimal geführt werden?

Die typische ambulant erworbene Pneumokokkenpneumonie tritt während der kalten Jahreszeit auf und beginnt mit Schüttelfrost gefolgt von Fieber und Reizhusten mit wenig Auswurf. Meist geht ein viraler Infekt der Luftwege voraus. Bakterielle Pneumonien bieten in der Regel ein schweres klinisches Bild, während atypische Pneumonien langsamer beginnen, selten über 38,5 °C Fieber entwickeln und auch röntgenologisch eher spärlich diffuse Veränderungen aufweisen (Tabelle 21-2).

Die Begriffe atypische und typische Pneumonie sollten allerdings nur noch für die klinische Symptomatik und nicht mehr für die Erreger verwendet werden, da z. B. die nicht seltene **Legionellenpneumonie** meist atypisch verläuft.

Eine moderne Einteilung der ambulant erworbenen Pneumonie zeigt die Übersicht 21-2.

> **Übersicht 21-2**
> **American Thoracic Society – Einteilung der ambulant erworbenen Pneumonien**
>
> - Pneumoniepatienten außerhalb des Krankenhauses ohne Grunderkrankung und mit einem Lebensalter unter 60 Jahren
> - Patienten außerhalb des Krankenhauses mit Grunderkrankungen und/oder einem Lebensalter von 60 Jahren und älter
> - hospitalisierte Patienten mit milder bis mäßig schwerer ambulant erworbener Pneumonie
> - hospitalisierte Patienten mit schwerer ambulant erworbener Pneumonie

21.1.3 Diagnostik

Die Diagnose einer Pneumonie gründet sich auf folgende Symptome:

Fieber, Husten, Auswurf, Pleuraschmerzen und klinischer und/oder röntgenologischer Nachweis eines pulmonalen Infiltrates. Im Blutbild meist Leukozytose mit Linksverschiebung, aber auch normale Leukozytenzahlen oder auch Leukopenie.

Erregernachweis. Der Erregernachweis erfolgt bei bakteriellen Peumonien mikrobiologisch, bei den nichtbakteriellen meist serologisch. Die einwandfreie Sicherung des bakteriellen Erregers ist schwierig, sodass 80–90 % der Pneumonien in Deutschland ohne Sicherung des Erregers behandelt werden. Sputumbefunde sind nur bei optimalen Untersuchungsbedingungen (purulentes Sputum, schneller Transport, Waschung im Labor etc.) verwertbar. Als sinnvolle Alternativen zum Erregernachweis sei auf die besondere Aussagekraft von Pleuraexsudaten und Blutkulturen (15–30 % positiv) hingewiesen. Virologische und serologische Untersuchungen sind v. a. bei Verdacht auf nichtbakterielle Pneumonien indiziert, sowie bei Legionellenpneumonien und opportunistischen Infektionen bei immunsupprimierten Patienten, wobei letztere allerdings häufig invasiver und aggressiver diagnostischer Verfahren (perbronchiale oder offene Lungenbiopsie) bedürfen (Collin u. Ramphal 1998; Schaberg u. Lode 1991a; Shelhaer et al.1992).

Nachweis der Pneumonieerreger durch:
- Blutkulturen
- Pleurapunktion
- transtracheale Aspiration
- Bronchoskopie
    - Lavage (möglichst quantitativ)
    - Bürstenabstrich (geschützt)
    - perbronchiale Biopsie
- perthorakale Punktion
- offene Lungenbiopsie
- Erreger-Antigen-Nachweise: (z. B. Pneumokokken, L. pneumophila Serogruppe 1 im Urin)
- direkte Immunfluoreszenz
- ELISA
- PCR

21.2 Therapie

21.2.1 Allgemeine Therapieprinzipien

Zu den allgemeinen Therapiemaßnahmen gehören:
- körperliche Schonung (feste Bettruhe nur bei jüngeren Patienten bis zur Entfieberung sinnvoll)
- Luftanfeuchtung, reichlich Flüssigkeit, leicht verdauliche Nahrung
- Antitussiva nur bei unproduktivem Reizhusten, sonst Bronchosekretolytika bei produktivem Husten bzw. Bronchodilatoren bei obstruktivem Lungenbefund
- atemphysikalische Maßnahmen bei bronchialer Hypersekretion (Lagerung, Vibration und Klopfmassagen, Atemgymnastik, ▶ Abschn. 21.2.2)
- O_2-Zufuhr bei deutlicher arterieller Hypoxie
- Digitalisierung bzw. Diuretika bei Zeichen der myogenen Herzinsuffizienz, Thromboseprophylaxe
- Kreislauf- bzw. Schockbehandlung bei schweren septischen und fieberhaften Verläufen
- frühzeitige Beatmung bei den ersten Anzeichen der Entwicklung einer Ateminsuffizienz (möglichst primär in Form einer nichtinvasiven Maskenbeatmung)

21.2.2 Physikalische Maßnahmen

Spezielle atemphysikalische Maßnahmen

Spezielle atemphysikalische Maßnahmen (Lagerungsdrainage, Vibration, Klopfmassagen und Trachealabsaugung) sollen Bronchialsekrete mobilisieren und Atelektasen verhindern, den Gasaustausch verbessern und die Atemarbeit vermindern. Da es auch zu Infektionsausbreitung, Arrhythmieauslösung etc. kommen kann, sind sie nur indiziert
- bei bronchialer Hypersekretion (z. B. bei Bronchiektasenträgern, zystischer Fibrose, Lungenabszess, nicht selten auch postoperativ),
- bei Störung des Hustenreflexes (z. B. neurologische Grunderkrankung),
- bei trachealer Intubation.

Bei akuter bakterieller Pneumonie ohne wesentliche anatomische Vorerkrankungen und ohne vermehrte bronchiale Sekretion ist der Effekt atemphysikalischer Maßnahmen nicht gesichert.

Verbesserung der Lungenexpansion

Verbesserung der Lungenexpansion mittels IPPB (Überdruckbeatmung), Atemrohr oder CPAP (kontinuierlich positiver Atemwegsdruck) ist hinsichtlich Erfolg und Nebenwirkungen umstritten und nur bei neuromuskulären Grunderkrankungen routinemäßig zu empfehlen.

Aerosolapplikation

Eine Aerosolapplikation mittels Verneblern oder anderen Inhalationsapparaten bleibt zu 90 % oberhalb der Bifurkation. Bronchodilatorisch wirksame Pharmaka (Sympathikomimetika, Anticholinergika) sind nur bei bronchialer Obstruktion indiziert und haben darüber hinaus den Vorteil, dass sie den Mukoziliartransport fördern. Dieser Effekt auf die muköziliäre Clearance ist von den sonst empfohlenen Broncho- bzw. Mukosekretolytika nicht gesichert, nur bei Ambroxol in höchster Dosis scheint ein vermehrter mukolytischer Effekt auch klinisch nachweisbar zu sein. Mukolytische Aerosole wie z. B. Acetylcysteine sind in vitro in der Lage, die Viskosität eines zähen Sputums zu reduzieren, jedoch gibt es keine gesicherten Daten über den klinischen Effekt.

Auch können Acetylcysteine in Aerosolform die Bronchialschleimhaut reizen und eine Obstruktion auslösen.

> ❗ **Daher ist die routinemäßige Gabe von Bronchodilatanzien bzw. Mukolytika in Aerosolform oder auch nur die Inhalation von Flüssigkeiten wie Kochsalz bei der Behandlung von akuten Lungeninfektionen nicht gesichert und nicht zu empfehlen.**

Inhalierte Sympathikomimetika wie auch systemisch verabreichte Aminophyllinderivate können den muköziliären Transport verbessern und eine Bronchokonstriktion vermindern, sodass sie ggf. verordnet werden sollten.

Sauerstoffzufuhr

Sauerstoffzufuhr mittels Nasenkatheter, O_2-Maske, Venturi-Maske oder endotrachealem Tubus sollte nicht kritiklos erfolgen und ist nur bei **deutlich hypoxischen** Patienten (P_aO_2 unter 50–60 mm Hg) indiziert. Mukoziliäre Clearance und Alveolarmakrophagenfunktion werden bereits bei inspiratorischen O_2-Konzentrationen unter 50 % gehemmt.

21.2.3 Antibiotikatherapie

Allgemeines Vorgehen

Die antibiotische Therapie der Pneumonien sollte möglichst gezielt nach bakteriologischem Ergebnis und **Antibiogramm** erfolgen. Dies ist besonders bei der bedrohlichen nosokomialen Pneumonie sowie bei Pneumonien immungestörter Patienten zu fordern.

Initialtherapie

Bei der Initialtherapie kann das Gram-Präparat des purulenten Sputums eine schnelle orientierende Hilfe und wichtige Information sein. Bei der Auswahl der antibakteriellen Substanzen sollten vorwiegend bakterizide Antibiotika gewählt werden, was insbesondere bei Patienten mit schweren Vorerkrankungen und/oder Immunstörung gilt. Initial wird das optimale Antibiotikum **parenteral** in ausreichend hoher Dosis eingesetzt, nach einigen Tagen kann zumeist auf eine orale Behandlung übergegangen werden. Die Dauer der antibiotischen Pneumoniebehandlung richtet sich v. a. nach dem klinischen Befund und weniger nach dem Röntgenverlauf: In der Regel gilt eine Therapie 3–5 Tage über die Entfieberung hinaus als ausreichend.

> ❗ Eine Mindestbehandlungszeit von 6–10 Tagen sollte angestrebt werden, bei abszedierenden Pneumonien muss häufig wesentlich länger bis zu mehreren Wochen behandelt werden.

Bei der Pneumonie durch Legionellen, Mykoplasmen oder Chlamydien sollten Antibiotika ebenfalls für mindestens 2–3 Wochen verabreicht werden (Steinhoff et al. 1996; Stout u. Yu 1997).

Auswahl der Antibiotika

Hinsichtlich der Auswahl der Antibiotika in den einzelnen Substanzklassen sollten auch epidemiologische und wirtschaftliche Gesichtspunkte berücksichtigt werden: es ist gerechtfertigt, hochwirksame neue und teure Cephalosporinpräparate wie auch entsprechende Penicilline besonders bedrohten Patienten auf Intensivstationen vorzubehalten, während im ambulanten Bereich und auch auf Normalstationen die Resistenzsituation der Erreger und die Begrenztheit des Krankheitsbildes häufig eine ebenso erfolgreiche Therapie mit kostengünstigeren Präparaten erlaubt (ATS 2001; Bartlett u. Mundy 1995; Fang et al. 1990; Fine et al. 1997; Schaberg u. Lode 1991b).

Gezielte Antibiotikatherapie

Die gezielte Antibiotikatherapie der Pneumonien auf der Basis eines adäquaten Erregernachweises mit Resistenzbestimmung bietet zumeist wenig Schwierigkeiten (◘ Tabelle 21-3). Neben den erwähnten Grundsätzen bei der Auswahl des Chemotherapeutikums sollte berücksichtigt werden:

- Leber- und Nierenfunktion
- Alter des Patienten
- mögliche Interaktionen mit anderen Pharmaka
- allergische Anamnese
- mögliche Schwangerschaft
- potenzielle Unverträglichkeit der zu wählenden Substanz
- Vorbehandlung mit anderen Antibiotika

Generell gilt, dass wegen der geringen biologischen Nebenwirkungen bei bekannten Erregern ein wirksames Antibiotikum mit dem schmalsten Wirkungsspektrum angewandt werden sollte.

Antibiotikatherapie bei immunsupprimierten Patienten. Bei immunsupprimierten Patienten – insbesondere bei Granulozytopenie oder Organtransplantation – muss allerdings selbst bei positivem Keimnachweis häufig kombiniert behandelt werden, um v. a. eine ausreichende **Bakterizidie** zu gewährleisten. Hierbei sind Kombinationen von modernen Penicillinen (z. B. Piperacillin) oder auch neueren Cephalosporin- bzw. Carbapenemderivaten (Ceftazidim, Ceftriaxon, Cefotaxim, Cefepime, Imipenem, Meropenem u. a.) mit Aminoglykosidantibiotika oder Ciprofloxacin die Mittel der Wahl.

„Ungezielte" Antibiotikatherapie

Bei der Mehrzahl der Pneumonien muss in der Anfangsphase und bei vielen Erkrankungen auch im weiteren Verlauf ohne eine adäquate mikrobiologische Information behandelt werden. Hierbei handelt es sich zwar um eine ungezielte, jedoch aufgrund der klinischen Konstellation unter Berücksichtigung der Röntgenmorphologie und der Grunderkrankung des individuellen Patienten eine weitesgehend kalkulierbare Antibiotikatherapie. Einzelnen, klinisch durchaus definierbaren Pneumonieformen sind in der Regel auch bestimmte mikrobielle Erreger mit Wahrscheinlichkeit zuzuordnen (Bartlett et al. 2000; Lode 1986).

Therapie bei typischen klinischen Konstellationen

Ambulant erworbene Pneumonien

Ambulant erworbene Pneumonien mit typischer Symptomatik der akuten bakteriellen Infektion bei Patienten ohne Grunderkrankungen sind zumeist Pneumokokken-

◘ Tabelle 21-3. Antibiotikatherapie der Pneumonie bei nachgewiesenem Erreger

Erreger	Antibiotikum	Dosierung
Pneumokokken	Penicillin G	3- bis 4-mal 600.000 IU pro Tag i.v. oder
	Penicillin V	i.m. 4-mal 400.000–800.000 IU
	Erythromycin, Clarithromycin, Roxithromycin, Azithromycin	
	Cephalosporine	
	Tetrazykline, Ketolide	
Staphylokokken	Flucloxacillin, Dicloxacillin	4-mal 1–2 g pro Tag i.v. bis zur Entfieberung, dann oral 3,0 g
	Vancomycin, Teicoplanin[a]	2-mal 15 mg/kgKG pro Tag i.v.
	Cefotiam/Cefamandol	1- bis 3-mal 2–3 g pro Tag i.v.
	Linezolid[a]	2-mal 600 mg pro Tag
Haemophilus influenzae	Amoxicillin, Ampicillin, Mezlocillin, evtl. plus Clavulansäure oder Sulbactam	3- bis 4-mal 1–2 g pro Tag i.v.
	Cefotiam/Cefamandol/Cefuroxim	3-mal 1–2 g pro Tag i.v.
	Chinolonderivat[e]	2-mal 200–750 mg oral/(i.v.)
Mycoplasma pneumoniae	Azithromycin, Clarithromycin	1- bis 2-mal 250–500 mg pro Tag p.o.
	Roxithromycin, Tetrazykline	4-mal 500 mg pro Tag p.o.
	Chinolonderivat[e]	2-mal 200–750 mg oral/(i.v.)
	Ketolide (Telithromycin)	1-mal 800 mg oral
Klebsiella ssp.	Cefotiam, Cefazolin, Cefazedon	2- bis 3-mal 2 g pro Tag i.v.
	Gentamicin[b]	5–6 mg/kgKG pro Tag i.v. oder i.m.
	Modernes Cephalosporin, Carbapenem, Monobactam[d]	3-mal 1–2 g pro Tag i.v.
	Chinolonderivat	2-mal 200–750 mg oral/(i.v.)
Pseudomonas aeruginosa	Piperacillin + Tazobactam	3- bis 4-mal 3–5 g pro Tag i.v.
	+ Tobramycin	5–6 mg/kgKG pro Tag i.v.
	Ceftazidim, Cefepim	2- bis 3-mal 2 g pro Tag i.v.
	Chinolonderivat	2-mal 200–750 mg oral (i.v.)
E. coli	Amoxicillin/Ampicillin/Mezlocillin	2- bis 3-mal 2 g pro Tag i.v.
	Gentamicin[b]	5–6 mg/kgKG pro Tag i.v.
	Cefotiam/Cefuroxim	3- bis 4-mal 1–2 g pro Tag i.v.
	Modernes Cephalosporin, Carbapenem, Monobactam[d]	3-mal 1–2 g pro Tag i.v.
	Chinolonderivat[e]	2-mal 200–750 mg oral/(i.v.)
Proteus mirabilis	Amoxicillin/Ampicillin/Mezlocillin	3- bis 4-mal 2–4 g pro Tag i.v.
	Cefotiam/Cefuroxim	3- bis 4-mal 1–2 g pro Tag i.v.
	Modernes Cephalosporin oder Carbapenem[d]	3-mal 1–2 g pro Tag i.v.
	Chinolonderivat	2-mal 200–750 mg oral/(i.v.)
Proteus vulgaris, morganii, rettgeri	Piperacillin, Mezlocillin	4-mal 3–5 g pro Tag i.v.
	Gentamicin[b]	5–6 mg/kgKG pro Tag i.v. oder i.m.
	Modernes Cephalosporin, Carbapenem, Monobactam[d]	3- bis 4-mal 2 g pro Tag i.v.
	Chinolonderivat	2-mal 200–750 mg oral/(i.v.)
Serratia ssp.	Antibiogramm unerlässlich, Gentamicin[b]	5–6 mg/kgKG pro Tag i.v. oder i.m.
	Modernes Cephalosporin, Carbapenem, Monobactam[d]	3- bis 4-mal 2 g pro Tag i.v.
	Chinolonderivat	2-mal 200–750 mg oral (i.v.)

◘ **Tabelle 21-3** (Fortsetzung)

Erreger	Antibiotikum	Dosierung
Legionella pneumophila	Erythromycin, Clarithromycin, Azithromycin, (Rifampicin)	1- bis 4-mal 0,5–1 g pro Tag p.o.
	Chinolonderivat	1-mal 200–750 mg oral/(i.v.)
Anaerobier	Penicillin G	4-mal 6 Mio. IU pro Tag i.v.
	Clindamycin (Cefoxitin)	3- bis 4-mal 0,6 g pro Tag i.v.
	Metronidazol/Ornidazol	

[a] Bei Penicillinallergie sowie MRSA.
[b] Ersatzweise Tobramycin oder Netilmicin in gleicher Dosierung. Bei Gentamicin- bzw. Tobramycinresistenz: Amikazin 1-mal 15 mg/kgKG pro Tag i.v. oder i.m.
[c] Bei Penicillinallergie oder Bacteroides fragilis.
[d] Cefotaxim, Ceftriaxon, Cefepim, Imipenem/Cilastatin, Mezlocillin, Aztreonam.
[e] Moderne Chinolone: Levofloxacin, Moxifloxacin.

◘ **Tabelle 21-4.** Behandlung von Patienten mit ambulant erworbener Pneumonie: ambulante Therapie (Oral- oder Sequenzialtherapie). (Mod. nach den Empfehlungen der ATS 2001)

Gruppen	Begleitumstände, Grunderkrankungen	Typische Erreger	Empfohlene empirische Therapie
Gruppe A	Keine	S. pneumoniae M. pneumoniae C. pneumoniae (als alleiniger Erreger oder Mischinfektion) H. influenzae Legionellen Viren und andere Erreger (selten)	Makrolid (Clarithromycin, Azithromycin) oder Doxycyclin (**Cave:** Resistenzen!)[a]
Gruppe B	Kardiopulmonale Grunderkrankungen oder andere komplizierte Faktoren (▸ Tabelle 21-2)	S. pneumoniae (auch mäßig resistente Stämme) M. pneumoniae C. pneumoniae (Mischinfektion) H. influenzae gramnegative Enterobakterien Viren und zahlreiche andere Erreger (selten)	a) Oralcephalosporin (z.B. Cefuroxim, Cefpodoxim) b) Amoxicillin (hoch dosiert; 3-mal täglich 1,0 g) c) Amoxicillin/Clavulansäure d) initial: Ceftriaxon i.v., anschließend: Cefpodoxim p.o. eine dieser 4 Alternativen **plus** Makrolid[b] oder Doxycyclin oder Fluorchinolon (Gr. III oder IV)[c] (Monotherapie)

[a] Viele Stämme von S. pneumoniae sind resistent gegen Doxycyclin und andere Tetrazykline, die Behandlung mit Doxycyclin wir daher nur bei Patienten, die auf Makrolide allergisch reagieren bzw. bei schlechter Verträglichkeit der Makrolide empfohlen.
[b] Erythromycin ist nicht ausreichend gegen H. influenzae wirksam; in Kombination mit Amoxicillin sollen daher Clarithromycin bzw. Azithromycin oder Doxycyclin angewandt werden.
[c] Pneumokokkenwirksame Fluorchinolone sind Levofloxacin (Gr. III) oder Moxifloxacin (Gr. IV).

◘ Tabelle 21-5. Behandlung von Patienten mit ambulant erworbener Pneumonie: stationäre Therapie (nicht auf der Intensivstation). (Mod. nach den Empfehlungen der ATS 2001)

Gruppen	Begleitumstände, Grunderkrankungen	Typische Erreger	Empfohlene empirische Therapie
Gruppe A	Keine	S. pneumoniae H. influenzae M. pneumoniae C. pneumoniae Mischinfektion Legionellen Viren und zahlreiche andere Erreger (selten)	Makrolid (Clarithromycin, Azithromycin) oder Doxycyclin (**Cave:** Resistenzen!) [a]
Gruppe B	Kardiopulmonale Grunderkrankungen oder andere komplizierte Faktoren (► Tabelle 21-2)	S. pneumoniae (auch mäßig resistente Stämme) H. influenzae M. pneumoniae C. pneumoniae (Mischinfektion) gramnegative Enterobakterien Legionellen Viren und zahlreiche andere Erreger (selten)	a) Oralcephalosporin (z. B. Cefuroxim, Cefpodoxim) b) Amoxicillin (hoch dosiert; 3-mal täglich 1,0 g) c) Amoxicillin/Clavulansäure d) initial: Ceftriaxon i. v. anschließend: Cefpodoxim p. o. eine dieser 4 Alternativen **plus** Erythromycin (i. v. oder p. o.) oder Ertapenem (1,0 g i. v. täglich) **oder** Fluorchinolon (Gr. III oder IV) [b] (Monotherapie)

[a] Bei Patienten, die auf Makrolide allergisch reagieren, kann alternativ Doxycyclin gegeben werden.
[b] Pneumokokkenwirksame Fluorchinolone sind Levofloxacin (Gr. III) oder Moxifloxacin (Gr. IV).

infektionen. Diese können auch heute noch mit **Penicillin G** oder seinen Derivaten behandelt werden; allerdings ist auch in Deutschland eine vermehrte Penicillin- und Makrolidresistenz neuerdings zu beachten (Reinert et al. 2002) Die tägliche Dosierung sollte dabei 4–6, maximal 12 Mio. IE Penicillin G nicht überschreiten, da nachgewiesenermaßen bei Dosierungen über 10 Mio. IE täglich vermehrt mit Superinfektionen zu rechnen ist. Alternativen zur Penicillintherapie, insbesondere bei Allergien oder nicht klarer Abgrenzung zur atypischen Pneumonie, sind Makrolidantibiotika (Erythromycin, Roxithromycin, Clarithromycin, Azithromycin).

Tetrazykline sind in der Wirksamkeit nicht mehr sicher, da vermehrt resistente Pneumokokkenstämme isoliert worden sind. Bei Patienten mit chronisch-obstruktiven Lungenerkrankungen liegen gehäuft Bronchopneumonien durch Haemophilus influenzae und/oder Pneumokokken vor, sodass primär mit Aminobenzylpenicillin (Amoxicillin oder Ampicillinderivate) behandelt werden sollte (◘ Tabellen 21-4 und 21-5). Alternativpräparate sind hier Cefuroxim, Cefixim, Cefpodoxim, Loracarbef oder neuere Makrolidantibiotika.

Bei Patienten mit **Vorerkrankungen** wie Diabetes mellitus, Herzinsuffizienz, Leberzirrhose, Alkoholkrankheit, Niereninsuffizienz oder hohem Alter müssen bei ambulant erworbenen Pneumonien vermehrt auch **Klebsiellen** und **Staphylokokken** berücksichtigt werden, sodass hier orale Cephalosporine, parenterale Cephalosporine wie Cefotiam, Cefazolin oder Cefazedon und auch moderne Fluorchinolone wie Levofloxacin oder Moxifloxacin indiziert sein können.

Aspirationspneumonie

Die Aspirationspneumonie stellt sich meist als abszedierende und/oder nekrotisierende Pneumonie im Röntgenbild dar und tritt vermehrt im Bereich der rechten Lunge und zwar im posterioren Oberlappensegment oder apikalen Unterlappensegment auf. Zumeist beginnen diese nekrotisierenden Pneumonien mit kleinen konfluierenden Einschmelzungsherden, aus denen aber auch Lungenabszesse, Gangrän sowie Bronchopneumonien mit Empyembildung resultieren können. Gehäuft bestehen neurologische Vorerkrankungen, Alkoholkrankheit, Periodontitis, Gingivitis oder andere zu Aspiration dispo-

Tabelle 21-6. Behandlung der Aspirations- und abszedierenden Pneumonie

Erreger	Pneumokokken, Staphylokokken, anaerobe Keime, Klebsiellen (häufig Mischinfektionen)
Therapie	Cefotiam, Cefotetan, Cefuroxim (Normalstation) 2- bis 3-mal 2,0 g i.v. plus Clindamycin 3-mal 600–900 mg i.v. oder Ampicillin/Sulbactam, Amoxicillin/Clavulansäure 3-mal 1,5–3,0 g i.v.

Tabelle 21-7. Behandlung „atypischer Pneumonien"

Mykoplasmen	Tetrazykline	Makrolid Fluorchinolon
Chlamydien	Tetrazykline	Makrolid Fluorchinolon
Legionellen	Makrolid	Fluorchinolon Rifampicin
Viren Influenza A	Oseltamivir, Zanamivir	
Varicella/Herpes	Aciclovir	Ara A

nierende Grunderkrankungen. Meist handelt es sich um Mischinfektionen (Allewelt u. Lode 2001; Bartlett 1987; Bartlett et al. 1974). Insbesondere bei ambulant erworbenen Aspirationspneumonien stehen anaerobe Keime als Erreger im Vordergrund. Hierbei dominieren Peptostreptokokken, Bacteroides melaninogenicus, Fusobakterien, während bei den aeroben grampositiven Keimen Streptokokken und Staphylokokken überwiegen. Im Krankenhausbereich (insbesondere in der unmittelbaren postoperativen Phase mit Aspirationsvorgängen) müssen zusätzlich gramnegative Kolonisationskeime aus dem Oropharynx wie Klebsiella ssp., Proteus ssp. und Pseudomonas aeruginosa berücksichtigt werden.

Bei nicht zu bedrohlichem Krankheitsbild wird ein Standardcephalosporin parenteral in Kombination mit Clindamycin oder eine β-Laktam-β-Laktamase-Inhibitorkombination empfohlen (Tabelle 21-6).

> **Praxistipp**
> Bei bedrohlichem Krankheitsbild und intensivmedizinischer Überwachung sollte Cefotaxim/Ceftriaxon in einer Dosierung von 3-mal 2 g bzw. 1-mal 2–4 g i.v. und Clindamycin 1,8–2,7 g täglich i.v. gegeben werden.

Die zusätzliche Gabe von Clindamycin ist deshalb sinnvoll, da nach neueren Untersuchungen bis zu 20 % der anaeroben Erreger auch bei Atemwegsinfektionen aus der Gruppe der Bacteroides-fragilis-Stämme bzw. aus penicillinresistenten anderen anaeroben Erregern bestehen können. Darüber hinaus ist Clindamycin auch ein wirksames Staphylokokkenmittel, was insbesondere in der Kombination mit modernen Cephalosporinen, Penicillinen sowie Chinolonen von Bedeutung sein kann. Clindamycin hat sich dem Metronidazol bei anaeroben Atemwegsinfektionen als überlegen erwiesen (Gudiol et al. 1990).

Atypische Pneumonien

Bei atypischen Pneumonien, d.h. ambulant erworbenen Pneumonien, die von der klinischen Symptomatik mehr als atypisch imponieren, muss von Erregern wie Chlamydien (Ornithose, C. pneumoniae, Rickettsien (Q-Fieber), Mykoplasmen oder Legionellen ausgegangen werden. Differenzialdiagnostisch und damit auch therapeutisch muss darauf hingewiesen werden, dass Mykoplasmenpneumonien vorwiegend im jugendlichen Erwachsenenalter auftreten und primäre Viruspneumonien außerhalb von Epidemiezeiten außerordentlich selten sind (Blasi et al. 1993; Steinhoff et al.1996). Im Röntgenbild findet man bei diesen atypischen Pneumonien häufig perihiläre Verdichtungen mit fächerartigen Streifenzeichnungen im Sinne der interstitiellen Pneumonie.

> **Praxistipp**
> Als Anfangsbehandlung empfiehlt sich: Azithromycin in einer i.v.-Dosierung von 0,5 g täglich bzw. oral Roxithromycin, Clarithromycin oder Azithromycin (250–500 mg täglich; Tabelle 21-7).

Alternativ können auch Tetrazykline oder moderne Fluorchinolone verabreicht werden. Auf eine ausreichende Therapiedauer von mindestens 14 Tagen sei besonders hingewiesen. Neuerdings sind auch Ketolide für diese Indikation zugelassen, wie z. B. Telithromycin in einer täglichen Dosis von 1-mal 800 mg.

Grippepneumonie

Grippepneumonien sind selten direkte Influenzakomplikationen, vielmehr meist bakterielle Superinfektionen, z. B. häufig durch Staphylokokkus aureus. Bei derartigen Krankheitsbildern sollte die Behandlung mit einem penicillinasefesten Penicillin erfolgen.

> **Praxistipp**
> Vorwiegend wird dabei Flucloxacillin i. v. (Erwachsene täglich 4–8 g, Kinder 100–200 mg/kgKG) eingesetzt.

Nach Entfieberung und Eintritt der klinischen Besserung kann oral weiterbehandelt werden mit Flucloxacillin oder Dicloxacillin (Erwachsene täglich 3 g, Kinder 100 mg/kgKG) über längere Zeit bis zum vollständigen Rückgang der Lungeninfiltration.

> **Praxistipp**
> Als Alternativpräparate – z. B. bei Vorliegen einer Penicillinallergie – kommen Clindamycin (i. v. täglich 1,8–2,7 g, oral 0,9 g pro Tag) oder Cefamandol bzw. Cefotiam in einer Dosis von 4 g in Betracht.

Legionärspneumonie

Die Legionärspneumonie ist in den westlichen Industrieländern häufiger als bisher vermutet: 3–7 % der ambulant erworbenen Pneumonien und 5–14 % der nosokomialen Pneumonien (Fang et al. 1990; Walsh et al. 2002). Vermehrt betroffen sind ältere Männer mit chronischer Bronchitis und Steroidtherapie sowie anderen immunsupprimierenden Erkrankungen. Während die klinische Symptomatik eher zu einer atypischen Pneumonie neigt, kann im Röntgenbild eine Lobärpneumonie imponieren. Die Diagnose wird am schnellsten gestellt durch Antigennachweis in Körpersekreten (Urin, BAL); der serologische Nachweis von Antikörpern im Immunfluoreszenztest ist meist erst nach 2–6 Wochen möglich.

> **Praxistipp**
> Mittel der Wahl ist *Azithromycin* i. v. in einer Dosis von 0,5 g pro Tag bzw. Clarithromycin 1- bis 2-mal 500 mg bei schwerem Verlauf zusätzlich Rifampicin (▶ Tabelle 21-7).

Neuere Alternativen mit guter Wirksamkeit sind moderne Fluorchinolone wie Levofloxacin und Moxifloxacin. Die Behandlungsdauer der Legionellenpneumonie sollte zur Vermeidung einer chronischen Pneumonie bzw. einer lokalisierten Fibrose mindestens 2–3 Wochen betragen (Stout u. Yu 1997).

Nosokomiale Pneumonie

Die nosokomiale Pneumonie bleibt trotz der deutlichen Weiterentwicklung der intensivmedizinischen Therapie ein bedrohliches Krankheitsbild und die Letalität wird insbesondere bei Patienten mit Intensivbehandlung zwischen 40–70 % angegeben. Einfach und überall zutreffende therapeutische Empfehlungen existieren für die nosokomiale Pneumonie nicht; Gründe hierfür sind die schwierige Diagnosestellung und die komplexe Ätiologie. Die nachfolgenden Empfehlungen beruhen auf einem Statement der American Thoracic Society (ATS 1996), die in einem umfangreichen Papier zu den unterschiedlichen und schwierigen Problemen der nosokomialen Pneumonie detailliert Stellung genommen hat. Diese Empfehlungen basieren auf der Bewertung des Schweregrades der Infektion, dem Vorliegen von bestimmten Risikofaktoren für einzelne Erreger und berücksichtigen auch den Zeitpunkt (früh/spät) der Manifestation einer nosokomialen Pneumonie.

Schweregrade der nosokomialen Pneumonie und bakterielle Ätiologie

Patienten mit milder bis mäßig schwerer nosokomialer Pneumonie weisen bei der Manifestation innerhalb von 5 Tagen nach Krankenhausaufnahme in der Regel die üblichen Erreger der ambulant erworbenen Pneumonie wie **Haemophilus influenzae**, Pneumokokken, und **Staphylococcus aureus** auf. Dieses gilt insbesondere, wenn keine weiteren Risikofaktoren oder Grunderkrankungen vorliegen.

Patienten mit schweren nosokomialen Pneumonien sind charakterisiert durch eine respiratorische Insuffizienz, einen schnellen radiologischen Progress, eine primär multilobäre Infiltration, Zeichen eines septischen Krankheitsbildes mit hämodynamischen Auswirkungen, Gerinnungsstörungen oder akuter Niereninsuffizienz, weswegen eine **intensivmedizinische Behandlung** notwendig ist. Bei dieser Konstellation und der Frühmanifestation einer derartigen Pneumonie müssen zusätzlich enterobakterielle Erreger berücksichtigt werden, die in der ◘ Tabelle 21-8 aufgelistet sind.

Spezielle Risikofaktoren und Keimspektrum

> ❗ Bei Patienten mit einer milden bis mäßig schweren nosokomialen Pneumonie können spezifische Risikofaktoren vermehrt mit bestimmten Keimen korreliert sein.

◘ **Tabelle 21-8.** Nosokomiale Pneumonie I. Leitkeime und Antibiotika der Wahl bei milder bis mäßig schwerer Infektion, keine besonderen Risikofaktoren, frühe oder späte Manifestation – bzw. schwere Infektion mit frühem Auftreten. (Mod. nach ATS 1996)

Leitkeime	Antibiotika
Enterobacteriaceae	Cephalosporine
Haemophilus influenzae	bei Penicillinallergie
Staphylokokkus aureus (Oxacillin sensibel)	Clindamycin plus Aztreonam
Pneumokokken	Fluorchinolone

Alkoholismus, Ösophagusveränderungen und Störungen des Zentralnervensystems disponieren zur Aspiration, sodass hier eine anaerob-aerobe Mischflora berücksichtigt werden muss (◘ Tabelle 21-9). Staphylokokken werden vermehrt bei Schädel-Hirn-Traumen, bei Diabetikern sowie bei Patienten mit Niereninsuffizienz, vorangegangenen antibiotischen Behandlungen, abgelaufener Influenzainfektion sowie bei anamnestischen Hinweisen auf einen intravenösen Drogengebrauch gefunden (ATS 1996; Ewig et al. 2001; Kolleff 1999; Lode et al. 1997; Rello u. Torres 1996).

Zeitpunkt der Manifestation

Manifestiert sich eine nosokomiale Pneumonie nach länger dauerndem Hospitalaufenthalt oder nach einer Intensivbehandlung, oder kommt es zur frühen Manifestation einer schweren Pneumonie bei Patienten mit multiplen Risikofaktoren, insbesondere hämatologischen und/oder immunologischen Krankheitsbildern, muss an resistente gramnegative Erreger wie **Pseudomonas aeruginosa, Enterobacter ssp., Acinetobacter ssp.** und/oder **Stenotrophomonas maltophilia** gedacht werden (Trouillet et al. 1998; ◘ Tabelle 21-10).

Pulmonale Infektionen durch opportunistische Pilzerreger

Bei immunsupprimierten Patienten – v. a. bei **Granulozytopenie** – sind nach den Bakterien opportunistische

◘ **Tabelle 21-9.** Nosokomiale Pneumonie II. Leitkeime und Antibiotika der Wahl bei milder bis mäßig schwerer Infektion plus Risikofaktoren: Manifestation zu jeder Zeit. (Mod. nach ATS 1996)

Leitkeime	Basisantibiotika plus
Anaerobier (bei Aspiration) *Staphylococcus aureus,* Koma, Schädeltrauma, Diabetes mellitus, Niereninsuffizienz	Clindamycin oder β-Lactam/β-Lactamase-Inhibitor (allein) ± Glykopeptidantibiotika (falls MRSA häufig)
Legionellen (hohe Steroiddosis)	Makrolidantibiotika ± Rifampicin
Pseudomonas aeruginosa (langer Intensivaufenthalt) Steroide, Antibiotika, schwere Grunderkrankungen	Behandlung wie bei schwerer Pneumonie

◘ **Tabelle 21-10.** Nosokomiale Pneumonie III. Leitkeime und Antibiotika der Wahl bei schwerer Infektion mit Risikofaktoren bzw. spätes Auftreten einer schweren Infektion. (Mod. nach ATS 1996)

Leitkeime plus	Therapie
Pseudomonas aeruginosa, Acinetobacter ssp., Stenotrophomonas	Aminoglykoside oder Ciprofloxacin plus eine weitere Substanz wie Pseudomonaswirksames Penicillin β-Lactam/β-Lactamase-Inhibitoren Ceftazidim, Cefepim, Cefpirom Imipenem, Meropenem
MRSA (methicillinresistenter Staphylococcus aureus)	Glykopeptidantibiotika[a] Linezolid[a]

[a] Bei Verdacht auf MRSA-Infektion.

Pilze die häufigsten Erreger von pulmonalen Infektionen (Collin u. Ramphal 1998; Shelhaer et al.1992; Walsh et al. 2002).

Die hauptsächlichen Erreger von Pilzpneumonien sind **Aspergillus ssp., Candida ssp.,** Zygomyzeten und **Cryptococcus neoformans**. Die diagnostische Sicherung einer klinisch bedeutsamen Pilzpneumonie ist schwierig, da eine derartige Infektion häufig präterminal im Krankheitsverlauf auftritt und die behandelnden Ärzte invasive diagnostische Eingriffe scheuen. Jedoch muss betont werden, dass der diagnostisch eindeutige Nachweis einer Pilzpneumonie letztlich die histologische Demonstration des Pilzes im Lungengewebe oder eine positive Kultur mit hohen Keimzahlen aus eine Lavage bzw. aus einer Lungenbiopsie darstellt.

> **Praxistipp**
> Bei einer gesicherten Aspergillus- oder Candidapneumonie wird die Behandlung mit hohen Dosen von Amphotericin B (bis 1,0 mg/kgKG pro Tag) bzw. liposomalem Amphotericin B (bis 5 mg/kgKG pro Tag) empfohlen. Neuere Alternativen sind Voriconazol bzw. Caspifungin

Bei gesicherten Candidapneumonien kann auch Fluconazol in einer Dosierung von 1-mal 400–1000 mg pro Tag eingesetzt werden.

Parasitäre Pneumonien

Immunsupprimierte Patienten werden auch betroffen von parasitären Pneumonien, besonders durch **Pneumocystis carinii**, Toxoplasma gondii und Strongyloides stercoralis. Bei Patienten mit ausgeprägter Immunsuppression ist **Pneumocystis carinii** einer der häufigsten Erreger der diffusen pulmonalen Infiltrationen. Eine Pneumocystosis tritt besonders häufig auf bei kongenitalem oder erworbenem Immundefizienzsyndrom (Aids) sowie bei Kindern unter lymphoblastischer Leukämieremission und bei immunkomprimierten Patienten, bei denen Corticosteroide schnell reduziert werden. Die Diagnose muss durch fiberbronchoskopische Lavage, durch perbronchiale Biopsie bzw. offene Lungenbiopsie gesichert werden. Dies gilt auch für Pneumonien bei Aids, die zwar zu 70–80% durch Pneumocystis carinii verursacht werden, bei denen jedoch in 20–30% der Fälle bekapselte Bakterien wie Pneumokokken und Haemophilus influenzae, aber auch atypische Mykobakterien, Kryptokokken oder auch andere pulmonale Manifestationen, z. B. das Kaposi-Sarkom, vorliegen (Collin u. Ramphal 1998; Shelhaer et al.1992; Walsh et al. 2002).

> **Praxistipp**
> Die Behandlung der Pneumocystis-carinii-Pneumonie kann sowohl mit Pentamidin (4 mg/kgKG) oder mit der Kombination Sulfamethoxazol und Trimethoprim vorgenommen werden (◘ Tabelle 21-11).

Beide Behandlungsformen sind insbesondere bei Aids-Patienten mit **beträchtlichen Nebenwirkungen** verbunden und müssen intensiv überwacht werden (Kolleff 1999).

Trotz des Zuwachses an wirksamen Antibiotika bleiben viele Pneumonien, insbesondere die nosokomialen Infektionen, ein beträchtliches diagnostisches und therapeutisches Problem. Die Schwierigkeiten liegen offenbar weniger bei den Erregern oder den Chemotherapeutika als bei der immunologischen Verfassung des individuellen Patienten.

Leitlinien – Adressen – Tipps

Leitlinien

American Thoracic Society (ATS) (2001) Guidelines for the initial management of adults with community-acquired pneumonia. Diagnosis, assessment of severity, and initial antimicrobial therapy. Am J Respir Crit Care Med 163:1730–1754

◘ Tabelle 21-11. Pneumocystis-carinii-Pneumonie

Medikamente	Dosierung
Trimethoprim (TMP)	15–20 mg/kgKG pro Tag oral
	10–15 mg/kgKG pro Tag i.v.
+ Sulfamethoxazol (SMZ)	100 mg/kgKG pro Tag oral
	50–75 mg/kgKG pro Tag i.v.
Hinweis: Optimale Serumspitzenkonzentration: 5 mg/l TMP, 100 mg/l SMZ	
Pentamidin	4 mg pro Tag i.m./langsam i.v.
Trimethoprim	15–20 mg/kgKG pro Tag oral
+ Dapsone	100 mg pro Tag oral

Internetadressen

http://www.nih.gov
National Institutes of Health, Bethesda, Washington
　　http://www.rki.de
Robert-Koch-Institut
　　http://www.idsociety.org
Infectious Diseases Society of America (IDSA)
　　http://www.zct.berlin.de
Zeitschrift für Chemotherapie, Informationen zur rationalen Infektionstherapie

Tipps für Patienten

Literatur

Allewelt M, Steinhoff D, Rahlwes M, Höffken G, Schaberg T, Lode H (1997) Wandel im Erregerspektrum ambulant erworbener Pneumonien (1982–1992). Dtsch Med Wochenschr 122: 1027–1032

Allewelt M, Lode H (2001) Diagnostik und Therapie abszedierender Pneumonien. Therapeutische Umschau 58: 599–603

American Thoracic Society (ATS) (1996) Hospital-acquired pneumonia in adults: diagnosis, assessment of severity, initial antimicrobial therapy, and preventive strategies. Am J Respir Crit Care Med 153: 1711–1725

American Thoracic Society (ATS) (2001) Guidelines for the initial management of adults with community-acquired pneumonia. Diagnosis, assessment of severity, and initial antimicrobial therapy. Am J Respir Crit Care Med 163: 1730–1754

Bartlett JG (1987) Anaerobic bacterial infections of the lung. Chest 91: 901–909

Bartlett JG, Mundy LM (1995) Community-acquired pneumonia. N Engl J Med 353: 1618–1624

Bartlett JG, Gorbach SL, Finegold SM (1974) The bacteriology of aspiration pneumonia. Am J Med 56: 202–207

Bartlett JG, Dowell SF, Mandell LA et al. (2000) Practice guidelines for the management of community-acquired pneumonia in adults. Clin Infect Dis 160: 98–104

Blasi F, Cosentini R, Leynani D, Denti F, Allegra L (1993) Incidence of community-acquired pneumonia caused by Chlamydia pneumoniae in Italian patients. Eur J Clin Microbiol Infect Dis 12: 696–699

Collin BA, Ramphal R (1998) Pneumonia in the compromised host including cancer patients and transplant patients. Infect Dis Clin North Am 12: 781–805

Ewig S, Walger P, Vetter H (2001) Nosokomiale Pneumonie. Therapeutische Umschau 58: 609–613

Fang GDM, Fine J, Orloff D, Arisumi VL et al. (1990) New and emerging etiologies for community-acquired pneumonia with implications for therapy. Medicine (Baltimore) 69: 307–316

Fine MJ, Auble TE, Yealy DM et al. (1997) A prediction rule to identify low-risk patients with community-acquired pneumonia. N Engl J Med 336: 243–250

Gudiol F, Manresa F, Pallares R et al. (1990) Clindamycin vs. penicillin for anaerobic lung infections. Arch Intern Med 150: 2525–2529

Kolleff MH (1999) Antimicrobial therapy of ventilator-associated pneumonia. How to select an appropriate drug regimen. Chest 115: 8–11

Lode H (1986) Initial therapy in pneumonia; clinical radiological and laboratory data important for the choice. Am J Med 80 (Suppl 5c): 70–74

Lode H, Schaberg T, Raffenberg M (1997) Therapie der nosokomialen Pneumonie. Dtsch Med Wochenschr 122: 93–96

Plouffe JF, Breimann RF, Facklam RR (1996) Bacteremia with Streptococcus pneumonia. Implications for therapy and prevention. JAMA 275: 194–198

Reinert RR, Al-Lahham A, Lemperle M et al. (2002) Emergence of macrolide and penicillin resistance among invasive pneumococcal isolates in Germany. J Antimicrob Chemother 49: 61–68

Rello J, Torres A (1996) Microbial causes of ventilator-associated pneumonia. Semin Respir Infect 11: 24–31

Ruiz M, Ewig S, Marcos MA et al. (1999) Etiology of community-acquired pneumonia . Am J Respir Crit Care Med 160: 397–405

Schaberg T, Lode H (1991a) Klinik und Diagnostik der ambulant erworbenen Pneumonien. Dtsch Med Wochenschr 116: 1877–1880

Schaberg T, Lode H (1991b) Antibiotische Therapie der ambulant erworbenen Pneumonien. Dtsch Med Wochenschr 116: 1917–1920

Shelhaer JH, Toews GB, Masur H et al. (1992) NIH conference. Respiratory disease in the immunosuppressed patients. Ann Intern Med 117: 415–432

Steinhoff D, Lode H et al. (1996) Chlamydia pneumoniae as a cause of community-acquired pneumonia in hospitalized patients in Berlin. Clinical Infect Dis 22: 958–964

Stout JE, Yu VL (1997) Legionellosis. N Engl J Med 337: 682–687

Trouillet JL, Chastre J, Vugnat A et al. (1998) Ventilator-associated pneumonia caused by potentially drug-resistant bacteria. Am J Respir Crit Care Med 157: 531–539

Walsh TJ, Pappa P, Winston DJ et al. (2002) Voriconazole compared with liposomal amphotericin B for empirical antifungal therapy in patients with neutropenia and persistent fever. N Engl J Med 346: 225–234

22 Erkrankungen der Pleura

J. Cyran, P. Wex

22.1	**Pleuraerguss** – 388	
22.1.1	Allgemeine Therapiemaßnahmen – 388	
22.1.2	Spezielle Konstellationen – 390	
22.2	**Pleuraempyem** – 394	
22.2.1	Allgemeine Therapieprinzipien – 394	
22.2.2	Therapie des chronischen Pleuraempyems – 395	
22.3	**Pleuritis sicca** – 396	
22.4	**Pneumothorax** – 396	
22.4.1	Grundlagen – 396	
22.4.2	Allgemeine Therapiemaßnahmen – 397	
22.5	**Pleuratumoren** – 398	
22.5.1	Malignes Pleuramesotheliom – 398	
22.5.2	Benignes Pleuramesotheliom – 398	
22.5.3	Weitere benigne Pleuratumoren – 398	
	Literatur – 399	

Als Erkrankungen der Pleura werden Entzündungen, Ergüsse, tumoröse Veränderungen sowie verschiedene Formen des Pneumothorax bezeichnet. Pleuraerkrankungen treten mit und ohne begleitende Lungenerkrankung auf. Häufigste Ursachen sind Pneumonie, Tuberkulose, Lungeninfarkt oder Malignome (Light 1995; Kolditz et al. 2003).

22.1 Pleuraerguss

Häufigste Ursachen eines Pleuraergusses sind:
- Herzinsuffizienz
- Pneumonie (Tbc, bakteriell, viral)
- maligne Erkrankungen
- Lungenembolie
- Leberzirrhose mit Aszites
- gastrointestinale Erkrankungen

22.1.1 Allgemeine Therapiemaßnahmen

Klinik. Die Unterscheidung von Pleuraergüssen in Transsudat und Exsudat ist von diagnostischer Bedeutung, manchmal jedoch schwierig (Tabelle 22-1). Ein Pleuraerguss sollte klinisch-chemisch, zytologisch und mikrobiologisch untersucht werden. Zusätzlich können immunzytologische Untersuchungen und die Bestimmung von Tumormarkern weiterhelfen (Übersicht 22-1).

Tabelle 22-1. Diagnostische Untersuchung des Pleuraergusses

Laborparameter	Transsudat	Exsudat
Gesamteiweiß (GE) [g/dl]	< 3	> 3
GE im Pleuraerguss/GE im Serum	< 0,5	> 0,5
Laktatdehydrogenase (LDH) [U/l]	< 200	> 200
LDH-Pleuraerguss/LDH-Serum	< 0,6	> 0,6
Leukozytenzahl [1/ml]	< 1000	> 1000
Erythrozytenzahl [1/ml]	< 10000	> 10000
pH-Wert	> 7,3	< 7,2 (Tbc, Pneumonie)
Glucose [mg/dl]	> 80	< 40 (Tbc, bakterielle Entzündung)
Cholesterin [mg/dl]	< 60	> 60
Bilirubin im Pleuraerguss/Bilirubin im Serum	< 0,6	> 0,6
Amylase [U/l]		> 500 (Pankreatitis, Ösophagusruptur)

Übersicht 22-1
Ursache von Pleuraergüssen

- **Transsudat**
  - manifeste Herzinsuffizienz
  - Hypoproteinämie und Dysproteinämie
  - nephrotisches Syndrom
  - Leberzirrhose
  - Anämie
  - Makroglobulinämie
  - Hungerzustände
  - Pericarditis constrictiva
  - Obstruktion der V. cava superior
  - Meigs-Syndrom
  - Trauma
  - Myxödem
  - Asbestose

- **Exsudat**
  - Tuberkulose
  - Lungeninfarkt
  - Pneumonie (bakteriell, virusinduziert)
  - Tumorinfiltration (primär oder metastatisch)
  - Urämie
  - Pankreatitis
  - rheumatisches Fieber
  - Kollagenosen
  - Dressler-Syndrom (nach Myokardinfarkt, Herzoperation)
  - subphrenische Infektionen (Appendizitis, Cholezystitis)

- Malignom des Magens und des Colons, Divertikulitis, Pankreatitis
- Hämoblastosen, Lymphome
- Mykosen (Aktinomykose, Kokzidioidomykose)
- Amöbiasis

Pleuraempyem
- bakterielle Pneumonie
- Lungenabszess
- Tuberkulose
- bronchopleurale Fistel, Bronchiektasen
- perforierende Verletzungen
- subdiaphragmale Abszedierung
- Bronchialkarzinom mit Perforation
- Ösophagusperforation
- Mediastinitis
- Hämatothorax
- Trauma

- Tuberkulose
- neoplastische Infiltration von Pleura oder Lunge
- Spontanpneumothorax
- Lungeninfarkt
- postoperativ nach Thorakotomie

Chylothorax
- traumatische Läsion des Ductus thoracicus
- Tumorinfiltration des Ductus thoracicus
- Filariose
- idiopathisch

Pseudochylothorax
- fettige Degeneration zellreicher Ergüsse

eosinophiler Erguss
- Lungeninfarkt, Pilzinfektion
- Medikamente (Nitrofurantoin)
- Parasitosen

Pleuraergüsse werden in seröse, sanguinolente, hämorrhagische, purulente oder chylöse Ergüsse unterschieden. Transsudate sind klar und hellgelb, Exsudate trübe, dunkelgelb und erstarren häufig beim Stehen. Transsudate sind häufig beidseitig, Exsudate meist einseitig vorhanden. Blutige Pleuraergüsse sind malignomverdächtig, kommen jedoch auch nach Lungenembolie oder Trauma vor.

Bei Einsatz der in ◘ Abb. 22-1 aufgezeigten Stufendiagnostik lässt sich die Zahl der sog. idiopathischen Pleuraergüsse unter 5 % senken bei sicherem Ausschluss einer malignen oder tuberkulösen Ursache. Führt die Untersuchung des Pleurapunktates nicht zur diagnostischen Klärung, wird eine Pleurablindbiopsie oder besser eine Thorakoskopie durchgeführt (Heffner 1998).

Zusätzlich zur Behandlung der Grundkrankheit ist eine lokale Therapie der Pleuraergüsse notwendig. Lokale Therapiemaßnahmen schließen Punktionen, Drainagen sowie Instillationen von Medikamenten und anderen Substanzen ein. Primäre Behandlungsziele sind die Linderung der Atemnot und der Schmerzen. Sekundäre Ziele sind das Verhindern einer Pleuraschwarte oder eines Pleuraempyems mit dauerhaftem Funktionsverlust der Lunge.

Pleurapunktion. Große Pleuraergüsse werden nicht nur diagnostisch, sondern auch therapeutisch punktiert. Wegen der Gefahr von intrapleuralen Unterdrucksymptomen mit Hustenreiz, Engegefühl oder Thoraxschmerzen bis zum seltenen unilateralen Lungenödem sollten nicht mehr als 1000–1500 ml abpunktiert werden.

 Cave
Klagt der Patient über Thoraxschmerzen, Brustenge oder tritt Reizhusten auf, ist die Punktion sofort zu beenden.

Bei kreislauflabilen Patienten kann während der Pleurapunktion ein Volumenersatz durchgeführt werden.

Pleuradrainage. Entzündliche, neoplastische und hämorrhagische Pleuraergüsse neigen zu Kammerung und Verklebung mit nachfolgender Pleuraschwartenbildung. Bei derartigen Ergüssen ist deshalb primär das Legen einer Pleuradrainage angezeigt. Wiederholungspunktionen sind selten sinnvoll. Bei rasch nachlaufendem Erguss ist eine Pleuradrainage zu bevorzugen (Light 1995; Colice et al. 2000; Davis et al. 2003; Tasci et al. 2004). Wenn diese erfolglos bleibt, ist das videoassistierte Thorakoskopieren, Debridieren und Auflösen der Kammerungen angezeigt.

Punktionstechnik. Punktiert wird im Bereich der stärksten perkutorischen Dämpfung, bei gekammertem Erguss unter sonographischer Kontrolle. Um Lufteintritt zu vermeiden, wird am besten ein Punktionsset mit Mehrweghahn verwendet.

Wegen der Gefahr eines Empyems ist strenge Sterilität angezeigt.

Eine antitussive Medikation vor der Punktion oder eine routinemäßige Instillation von Corticosteroiden nach der Punktion ist nicht erforderlich.

Weitere Maßnahmen

Abhängig von der Grundkrankheit kann die Ergussausschwemmung unterstützt werden mit Diuretika, z. B. Schleifendiuretika wie Furosemid (Lasix) oder Torasemid (Unat), kombiniert mit Thiaziden (Hygroton) oder/und Aldosteronantagonisten (Spironolacton).

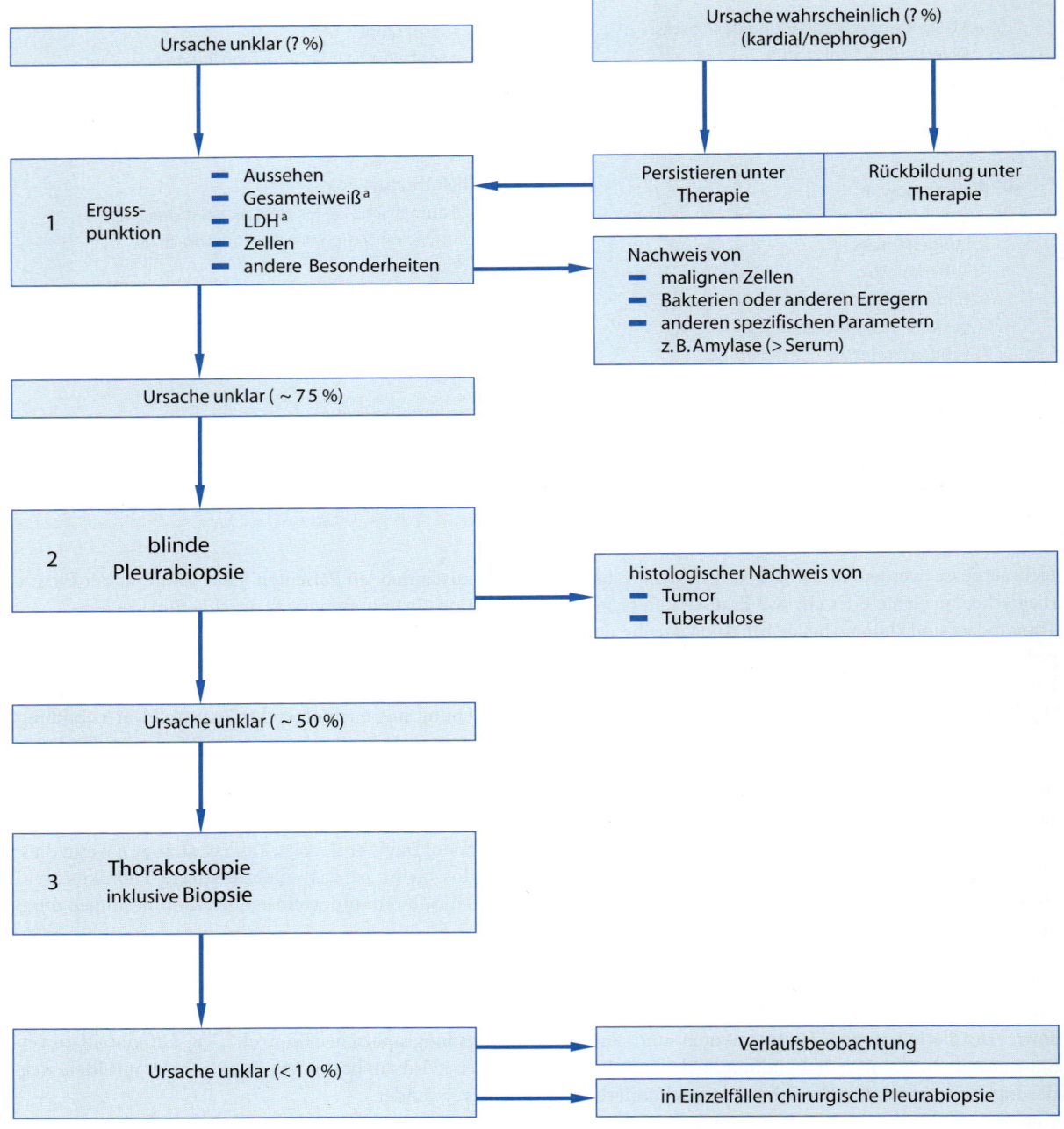

Abb. 22-1. Die Stufendiagnostik beim Pleuraerguss; [a] Quotient Punktat/Serum

Praxistipp
Um pleuralen Verklebungen vorzubeugen ist frühzeitig eine intensive Atemgymnastik (Dehnungsübungen, Förderung der Zwerchfellatmung) – bei immobilisierten Patienten intermittierende Lagerung (erkrankte Seite nach oben) – notwendig.

22.1.2 Spezielle Konstellationen

Pleuritis tuberculosa

Häufigste Ursache einer nichthämorrhagischen Pleuritis exsudativa ist noch immer die Tuberkulose. Die Tuberkulinhautreaktion ist meist stark positiv; eine negative Tuberkulinreaktion schließt eine Pleuritis tuberculosa nicht aus. Nur bei weniger als 20 % gelingt der Nachweis von Tuberkelbakterien aus dem Exsudat. Die diagnostische Trefferquote erhöht sich mit Hilfe der histologischen Untersuchung von Pleuragewebe, das bei

◘ Tabelle 22-2. 6-Monats-Regime zur Behandlung der Tuberkulose (DZK 2001)

Initialphase	Stabilisierungsphase
2 (–3) Monate	4 Monate
INH, RMP, PZA, SM oder EMB täglich	INH, RMP täglich
INH, RMP, PZA, SM oder EMB täglich	INH, RMP 2- bis 3-mal pro Woche

INH Isoniazid; *RMP* Rifampicin; *PZA* Pyrazinamid; *SM* Streptomycin; *EMB* Ethambutol.

◘ Tabelle 22-3. Dosierung von Antituberkulotika für Erwachsene bei täglicher Einnahme. (Nach Moores 1994)

Medikament	Dosierung [mg/kgKG]	Maximale Tagesdosis
Isoniazid	5	300 mg
Rifampicin	10	600 mg
Pyrazinamid	25–35	2,5 g
Streptomycin	15–20	1,0 g
Ethambutol	25 (2 Monate), später	20 2,0 g
Protionamid	5–15	750 mg

der Thorakoskopie gewonnen wird (Ronson u. Miller 1998).

Mit einem effektiven Therapieregime soll eine schnelle Vernichtung der Bakterien erreicht, eine Resistenzentwicklung verhindert und Rückfälle vermieden werden (► Tabelle 22-2).

> **Praxistipp**
> Alle Antituberkulotika sollen auf einmal (oder in kurzen Intervallen) in voller Tagesdosis eingenommen werden. Die Einnahme nach der Mahlzeit verbessert die Verträglichkeit.

> **Praxistipp**
> Die Behandlung dauert i. Allg. mindestens 6 Monate. Man unterscheidet bei der Behandlung die Initialphase von 2 Monaten Dauer und die daran anschließende Stabilisierungsphase (◘ Tabelle 22-2).

Initialphase. In der Initialphase werden 3 oder 4 wirksame Antituberkulotika gegeben (► Tabelle 22-2). Die Kombination von Isoniazid, Rifampicin und Pyrazinamid ist obligat. Das 4. Therapeutikum ist Streptomycin oder Ethambutol. Zur Minderung der pleuralen Reaktion können, nach möglichst vollständigem Ablassen des Pleuraergusses, zusätzlich 100 mg Prednisolon intrapleural oder über 2–3 Wochen täglich 2-mal 10 mg per os gegeben werden.

Richtige Dosierung und zuverlässige Einnahme der Medikamente sind für die Wirksamkeit der Therapie von grundlegender Bedeutung. Die Dosierung erfolgt pro kgKG (◘ Tabelle 22-3).

Neoplastische Ergüsse

Häufigste Ursache eines Pleuraexsudates sind maligne Ergüsse.

Diagnostik. Bei der zytologischen Untersuchung des Punktates steht die Suche nach Tumorzellen im Vordergrund.

Lässt sich die Ätiologie des Pleuraergusses nicht aus dem Punktat abklären, sollte eine Pleurabiopsie oder gleich eine Thorakoskopie durchgeführt werden. Mit der Thorakoskopie lassen sich zusätzlich das Ausmaß der pleuralen und pulmonalen Metastasierung abschätzen (Antunes et al. 2003).

Durch Untersuchung des Punktates, Biopsie und thorakoskopische Betrachtung der Pleura, lassen sich insgesamt über 95 % der Pleuraerkrankungen differenzialdiagnostisch abklären (◘ Abb. 22-1).

Primärtumoren. Die häufigsten Primärtumoren, die zu einem malignen Pleuraerguss führen, sind das Bronchialkarzinom, Mammakarzinom, Lymphom sowie Pleuramesotheliom. Metastasen von gastrointestinalen Karzinomen, Pankreaskarzinomen oder gynäkologischen Tumoren führen in weniger als 1 % aller Fälle zu einem malignen Pleuraerguss.

Tabelle 22-4. Erfolgsraten verschiedener Pleurodesemittel bei malignem Pleuraerguss. (Nach Ronson u. Miller 1998)

Substanz	Publikationen [n]	Patientenzahl [n]	Erfolgsrate [%][a]
Talkum	12	95	95 (76–100)
Tetrazykline	12	315	88 (83–100)
Fibrinkleber	3	61	84 (77–90)
Quinacrin	9	128	80 (57–100)

[a] Mittelwert und Bereich.

Pleurodese als Therapiemaßnahme

Die Pleurodese ist die wichtigste lokale Therapiemaßnahme bei malignem Pleuraerguss (Waller et al. 1995; Wex u. Haas 2000). Nur selten ist durch die systemische Tumortherapie eine ausreichende Kontrolle der Ergussbildung und der daraus resultierenden Beschwerden wie Dyspnoe, Reizhusten und Einschränkung der körperlichen Belastbarkeit zu erreichen (Lymphome, kleinzelliges Bronchialkarzinom, Mammakarzinom). Der Therapieerfolg wiederholter Pleurapunktionen ist meist nur von kurzer Dauer und führt zu einem nicht unerheblichen Proteinverlust.

> **Praxistipp**
> Die Pleurodese, die Obliteration des Pleuraspaltes, ist das Therapieverfahren der Wahl. Als Standardmethode hat sich die Pleurodese mit *Tetrazyklinen* bewährt. Die Erfolgsquote ist hoch, die Nebenwirkungsrate gering.

Als gleich wirksam haben sich die Talkum- und Quinacrin-Pleurodese erwiesen, jedoch mit höherer Nebenwirkungsrate. Die Pleurodese mit lokal applizierten Zytostatika oder Radioisotopen hat wegen Unverträglichkeiten und schlechteren Erfolgen nachrangige Bedeutung (Hartmann et al. 1993). Eine Übersicht über die Erfolgsraten verschiedener Pleurodeseverfahren gibt Tabelle 22-4.

Technik der Pleurodese. Voraussetzung für eine erfolgreiche Pleurodese ist das vollständige Ablassen des Ergusses. Dies wird am besten mit einer ausreichend dicken Pleuradrainage (18–24 Charrière) erreicht. Die Drainage wird in der Regel in der mittleren Axillarlinie gelegt. Dabei sollte die Pleuradrainage möglichst subpulmonal platziert sein. Die Absaugung erfolgt als Dauersaugdrainage mit 15–20 cm H_2O über 24–36 h.

Nach sonographischer und/oder radiologischer Kontrolle der vollständigen Pleuraergussentfernung und Lungenentfaltung wird das Pleurodesemittel über die liegende Pleuradrainage, bei doppelläufigen Drainagen über den Medikamentenkanal appliziert.

Pleurodese mit Tetracyclin. Bei der Tetracyclinpleurodese (Abb. 22-2) empfiehlt es sich, ausreichend hoch zu dosieren und ein saures Tetracyclin zu wählen, weil auch der pH-Wert für den Erfolg der Pleurodese von Bedeutung ist.

Wegen der Möglichkeit heftiger Pleuraschmerzen wird zunächst eine Lokalanästhesie der Pleura mit 150 mg Lidocain in 50 ml isotonischer Kochsalzlösung durchgeführt. Dann wird Tetracyclinhydrochlorid (Supramycin) intrapleural verabreicht in einer Dosis von 20 mg/kgKG in 50 ml 0,9%iger Kochsalzlösung. Auch Rolitetracyclin (Reverin) kann in der gleichen Dosierung verwendet werden.

Nach der Instillation wird die Pleuradrainage 1 h abgeklemmt. Danach wird die Saugdrainage wieder ange-

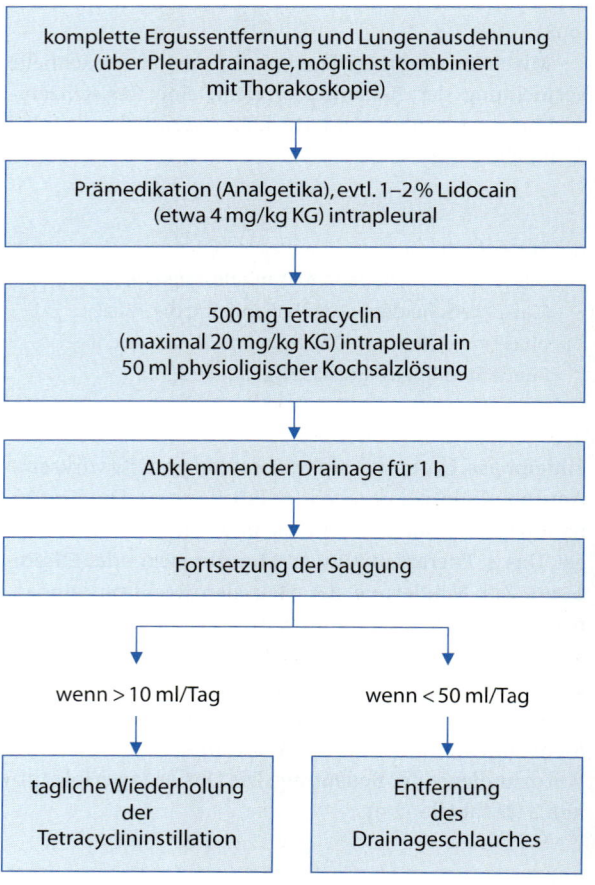

Abb. 22-2. Vorgehen bei der Pleurodesetherapie mit Tetracyclin

schlossen. Die Instillation von Tetrazyklinen kann im Abstand von 24 h 3-mal wiederholt werden. Im Allgemeinen kann die Drainage nach 3 Tagen entfernt werden.

Nachbehandlung. Nach der Pleurodese können Pleuraschmerzen den Einsatz von Schmerzmitteln wie 50 mg Tilidinhydrochlorid (Valoron) oder 10 mg Buphrenophin (Temgesic sublingual) oder 10 mg Morphinum hydrochloricum s. c. notwendig machen.

In etwa 50 % der Fälle treten Fieberreaktionen über 1–7 Tage mit Temperaturen zwischen 38 und 40 °C auf. Fieber über 38,5 °C wird mit täglich 3-mal 500 mg Paracetamol (Benuron) gesenkt.

Chirurgische Therapie

Nur im Ausnahmefall sind chirurgische Behandlungsmethoden des Pleuraergusses wie Pleurektomie bei Pleuratumoren oder von umschriebenen Pleurakarzinosen notwendig. Obwohl diese Therapie bei 85–100 % der Patienten erfolgreich ist, ist sie wegen der hohen Operationsmortalität von bis zu 10 % bei jüngeren Patienten nur in Ausnahmefällen angezeigt, wenn präoperativ (nach Thorakoskopie und CT) der Befund radikal operabel erscheint oder ein Primärtumor bereits vorher erfolgreich behandelt werden konnte.

Parapneumonischer Pleuraerguss

Die bakteriellen Pneumonien gehen zu 40 % mit einem Pleuraerguss einher. Je länger die Pneumonie unbehandelt bleibt, desto häufiger entwickelt sich ein Pleuraerguss; in 10 % der Fälle ist dieser Pleuraerguss bakteriell infiziert.

Therapie. Bakteriell infizierte Ergüsse erfordern meist eine Pleuradrainage und Spülbehandlung mit physiologischer Kochsalzlösung.

> **Praxistipp**
> Solange der Erreger nicht bekannt ist, ist eine Kombinationsbehandlung mit Antibiotika entsprechend den Richtlinien der Paul-Ehrlich-Gesellschaft notwendig, z. B. Amoxicillin in Kombination mit einem β-Lactamase-Inhibitor (Sulbactan, Clavulansäure). Wegen der Häufigkeit von Mischinfektionen mit Anaerobiern sollte das Antibiotikaregime auch Metronidazol oder Clindamycin enthalten (▶ Abschn. 22.2.1 und 22.2.2).

Pleuraerguss bei Autoimmunerkrankungen

Der Pleuraerguss, ein Exsudat, kann im Unterschied zum rheumatischen Fieber als Erstmanifestation vor den Gelenkbeschwerden auftreten. Im Rahmen der Polyserositis rezidivieren diese Ergüsse. Sie finden sich häufiger bei Männern als bei Frauen. Das Exsudat ist klar, gelblich, steril, lymphozytenreich und hat einen niedrigen Glucosegehalt (< 20 mg%).

Dressler-Syndrom

Das Dressler-Syndrom tritt nach Myokardinfarkt, Herzoperation oder Thoraxtrauma auf und ist gekennzeichnet durch die Trias Pleuroperikarditis, Fieber sowie pulmonale Infiltrate.

Steroidtherapie. Pleuraergüsse bei Autoimmunerkrankungen sprechen sehr gut auf eine Steroidbehandlung an. Hier empfiehlt sich die Gabe von Prednisolon, initial von 1,5 mg/kgKG/Tag mit schrittweiser Reduzierung auf eine Erhaltungsdosis nach Möglichkeit unter 10 mg/Tag. In der Regel verschwindet der Pleuraerguss innerhalb von wenigen Wochen. Chronische Pleuraergüsse bei rheumatoider Arthritis sprechen nicht auf Steroide und nicht auf nichtsteroidale Antiphlogistika an.

 Cave
Bei der Gabe von Steroiden muss, infolge der medikamenteninduzierten Immunsuppression, die Gefahr einer Empyementwicklung bedacht werden.

Pleuraerguss bei anderen Erkankungen

Aids

Aids-assoziierte Ergüsse treten infolge Aids-assoziierter Infektionen auf wie bei Pneumocystis carinii, Pilzen, Mykobakterien, Kryptokokken oder einem pulmonalen Kaposi-Syndrom.

Pleuraerguss bei Pankreatitis

Bei Pankreatitis kommen begleitend meist linksseitige Pleuraexsudate bei etwa 15 % der Erkrankten vor. Typischerweise handelt es sich um ein Exsudat mit hoher Amylasekonzentration, die zur differenzialdiagnostischen Abgrenzung herangezogen werden kann.

Meigs-Syndrom

Pleuraergüsse und Aszites in Verbindung mit nichtmetastasierenden Tumoren im Beckenbereich werden Meigs-Syndrom genannt. Meigs beschrieb ein benignes Ovarialfibrom. Aszites und Pleuraerguss verschwinden bei Entfernen des Beckentumors rasch.

Pleuraerguss bei Lungenembolie

Im Rahmen einer Lungenembolie tritt der Pleuraerguss bei 20 % aller Emboliepatienten auf. Ursache für die Ergussentstehung ist entweder eine Permeabilitätsänderung der viszeralen Pleura bei Infarktpneumonie oder eine Rechtsherzinsuffizienz nach Lungenembolie. Die Ergüsse sind meist klein. Bei Proteineinstrom über Permeabilitätssteigerungen der viszeralen Pleura treten Exsudate auf, bei Rechtsherzinsuffizienz Transsudate. Dementsprechend sind nicht alle Pleuraergüsse infolge Lungenembolie blutig.

> **Cave**
> Geht ein Pleuraerguss im Rahmen einer stattgehabten Lungenembolie nicht innerhalb von 10 Tagen zurück, muss eine Komplikation vermutet werden, wie z. B. ein Hämatothorax oder ein Pleuraempyem.

Hämatothorax

Definitionsgemäß liegt ein Hämatothorax vor, wenn der Hämatokritwert des Ergusses 50 % des Hämatokritwertes des peripheren Blutes überschreitet.

Therapie. Hauptkomplikationen eines Hämatothorax sind die Superinfektion mit der Gefahr eines Pleuraempyems sowie die frühzeitige Bildung eines Fibrothorax infolge rasch progredienter Schwartenbildung. Das Blut muss rasch aus dem Pleuraraum entfernt werden, am besten über eine doppellumige Spül-/Pleuradrainage. Führt diese innerhalb von 5–10 Tagen nicht zum Erfolg, ist die videoassistierte Thorakoskopie Therapie der ersten Wahl.

Chylothorax

Häufigste Ursache eines Chylothorax ist die Infiltration oder ein Verschluss des Ductus thoracicus bei Tumoren (Lymphom, Bronchialkarzinom, Mammakarzinom). Beim Chylothorax ist das Punktat milchig-weiß, der Fettgehalt 1–7 g% (über 100 mg% Triglyzeride, Chylomikronen, Sudan-III-Färbung positiv).

Therapie. Bei Malignomen sollte ein Chylothorax drainiert werden. Reicht als Palliativtherapie eine Pleurodese nicht aus, kann zusätzlich eine Mediastinalbestrahlung das Nachlaufen des Pleuraergusses reduzieren.

> Bei traumatisch bedingtem Chylothorax (Ruptur des Ductus thoracicus), ist ein konservatives Vorgehen mit wiederholter Pleurapunktion oder fraktioniertem Ablassen des Ergusses über eine Pleuradrainage bei gleichzeitiger fettarmer oder parenteraler Ernährung indiziert. Führt dies nicht innerhalb von 2 Wochen zum Erfolg und beträgt die tägliche Chylusdrainage über 500 ml ist die videothorakoskopische oder chirurgische Unterbindung des Ductus thoracicus notwendig.

Pseudochylothorax

Ein Pseudochylothorax tritt im Verlauf chronischer Pleuritiden mit länger bestehenden Pleuraergüssen mit fettiger Zelldegeneration, z. B. bei Tuberkulose oder rheumatoider Arthritis, selten bei Malignomen auf. Das Exsudat eines Pseudochylothorax ist milchig-trüb, metallisch glänzend, enthält keine Chylomikronen und enthält im Unterschied zum Chylothorax viel Cholesterin.

22.2 Pleuraempyem

> Pleuraempyeme treten als Komplikation v. a. parapneumonisch (60 %), bei Tuberkulose (10 %), bei malignen Pleuraergüssen, bei Hämatothorax oder Chylothorax, nach thoraxchirurgischen Eingriffen, bei abdominellen Infektionen (20 %) und zu 10 % ohne erkennbare Ursache auf.
>
> Grampositive Keime, v. a. Staphylokokken und Pneumokokken sind die häufigsten Erreger parapneumonischer Ergüsse. Als gramnegative Erreger werden am häufigsten Escherichia coli, Pseudomonas aeruginosa, Klebsiellen und Haemophilus influenzae gefunden. Relativ häufig sind auch Mischinfektionen mit aeroben und anaeroben Keimen.

22.2.1 Allgemeine Therapieprinzipien

> Voraussetzung für die erfolgreiche Behandlung des Pleuraempyems ist eine optimale Drainagebehandlung mit Einbeziehung aller Empyemkammern (► unten), in Kombination mit einer wirksamen Antibiotikatherapie. Die parenterale Antibiotikabehandlung sollte wenigstens 4 Wochen durchgeführt werden.

◘ Übersicht 22-2 zeigt Therapievorschläge für die Antibiotikawahl, bis das Ergebnis der Kulturen bekannt ist oder für Situationen, in denen das Ergebnis der Kulturen nicht abgewartet werden kann.

> **Übersicht 22-2**
> **Initialtherapie mit Antibiotika bei der Behandlung des Pleuraempyems**
>
> - **Monosubstanzen**
>   - Imipenem 3-mal 1 g/Tag (Zienam)
> - **Kombinationsbehandlung**
>   - Clindamycin 3-mal 600 mg (Sobelin) und Ceftazidim 2-mal 1 g/Tag (Fortum)
>   - Penicillin 3-mal 10 Mio. IE, Metronidazol 3-mal 500 mg/Tag (Clont) und Ceftazidim 2-mal 1 g/Tag (Fortum)
>   - Clindamycin 3-mal 600 mg (Sobelin) und Aztreonam 2-mal 2 g/Tag (Azactam)

Die endgültige Wahl der Antibiotika sollte vom Ergebnis der Kulturen und der Erregerempfindlichkeit abhängig gemacht werden.

Ein tuberkulöses Pleuraempyem bedarf einer tuberkulostatischen Behandlung mit einer Kombinationstherapie mit Isoniazid, Rifampicin, Pyrazinamid, ggf. kombiniert mit Ethambutol oder Streptomycin (▶ Abschn. 22.1.2, ◘ Tabelle 22-3).

Therapieziel. Beim Pleuraempyem werden 3 Stadien unterschieden: exsudatives Stadium I, fibropurulentes Stadium II und organisiertes Stadium III. Ziel jeder Behandlung ist eine möglichst rasche Sanierung des Empyems und anschließende Obliteration der Empyemhöhle.

> **Praxistipp**
> Von Anfang an ist es sinnvoll, alle Therapiemaßnahmen mit Atemgymnastik zur Erhöhung der Zwerchfellbeweglichkeit zu ergänzen.

Spül-/Saugdrainage

Häufig ist ein Pleuraempyem gekammert, sodass das Legen einer Spüldrainage unter sonographischer Kontrolle notwendig ist. Sind mehrere Einzelkammern vorhanden, in denen sich Empyemreste halten, werden mehrere Drainagen gelegt. Die Saugdrainage bleibt bis zur vollständigen Beseitigung des Empyems liegen, die durch CT gesichert werden kann.

- Spül-/Saugdrainage und fakultativ intrapleurale Fibrinolyse ist die Therapie der ersten Wahl für das exsudative Stadium des Pleuraempyems Stadium I (−10–20 cm H_2O).
- Ist eine bronchopleurale Fistel Ursache eines Pleuraempyems, wird der Unterdruck auf 20–30 cm H_2O erhöht, um die Lunge der Thoraxwand anzulegen.

- Nach der Drainage des purulenten Exsudates erfolgt eine Spülbehandlung der Pleurahöhle 2- bis 4-mal täglich mit 1 l körperwarmer antiseptischer Lösung (z. B. 2–10 %iges Betaisodona in physiologischer Kochsalzlösung) über den zuführenden Schenkel der Drainage innerhalb von 60 min. Die Spülbehandlung wird wiederholt bis sich keine Erreger mehr aus dem Rücklauf anzüchten lassen.

> **Praxistipp**
> 2 Tage vor der mikrobiologischen Untersuchung sollte ausschließlich mit physiologischer Kochsalzlösung gespült werden.

Intrapleurale Fibrinolyse

Liegt ein gekammertes Pleuraempyem mit Fibrinsepten und multiplen nicht miteinander kommunizierenden Pusansammlungen vor, ist eine intrapleurale Fibrinolyse indiziert: Dabei werden 250.000 IE Streptokinase oder 100.000 IE Urokinase in jeweils 100 ml physiologischer Kochsalzlösung instilliert (Antunes u. Neville 2003; Colice et al. 2000; Tasci et al. 2004). Nach der Instillation sollte die Drainage für 4 h abgeklemmt werden. Die Instillation kann über 1–2 Wochen wiederholt werden.

> ❗ Bei vorausgegangener Infektion ist wegen der Gefahr einer allergischen Reaktion Urokinase zu bevorzugen. Je früher mit der Fibrinolyse begonnen wird, desto geringer sind die pleuralen Verschwartungen.

Videothorakoskopie

Die Videothorakoskopie der Empyemevakuation ist eine wichtige Behandlungsmöglichkeit für das fibrinopulente Stadium II des Pleuraempyems (Wex et al. 2000). In videoassistierter Technik werden Drainagen gezielt eingelegt und kombiniert mit instrumenteller Lösung von Fibrinsepten, Pleurakammern und lokalem Debridement von Pleura/Lungenoberfläche. Der Krankheitsverlauf wird dadurch verkürzt und die Chronifizierung des Empyems vermieden. Der Entschluss zur Thorakoskopie sollte gefasst werden, wenn eine Pleuradrainage die Pleurahöhle nicht innerhalb von 10 Tagen beseitigen kann und Fieber persistiert.

22.2.2 Therapie des chronischen Pleuraempyems

Besteht trotz optimaler Behandlung nach 2 Monaten das Pleuraempyem fort, liegt das Stadium III des Pleuraempyems mit Organisation und meist auch verbleibender pleuraler Resthöhle vor. Sind Thoraxdrainage, Spül-/Saugbehandlung und Fibrinolyse dann ohne ausreichenden Erfolg geblieben, so ist die Dekortikation der Lunge mit Empyemektomie, Entfernung der verschwarteten viszeralen und parietalen Pleura mit ergänzender Zwerchfelldekortikation die Therapie der Wahl (Wex et al. 2000).

> **Praxistipp**
> Bei Vorliegen einer persistierenden bronchopleuralen Fistel kommt die offene Empyembehandlung (Thoraxfensterung) zur Anwendung.

Über das Thoraxfenster erfolgt eine Lokalbehandlung mit Debridement, Kochsalz-, H_2O_2- und Braunovidonspülungen bis zur völligen, bakteriologisch mehrfach nachgewiesenen Keimfreiheit. Danach erfolgt die Auffüllung des gereinigten Pleurahohlraumes mittels einer Muskelplastik durch Transponierung von Brustkorbmuskulatur (M. latissimus dorsi, M. pectoralis major, M. serratus anterior) zur Hohlraumplombierung. Vorteil dieser Methode ist die Schonung des Lungenparenchyms.

22.3 Pleuritis sicca

Pathognomonisch für eine Pleuritis sind:
- scharfer, atemabhängiger Schmerz
- Reizhusten
- Fieber
- lederknarrenähnliches Geräusch und flache Atmung mit Schonhaltung

Häufigste Ursachen einer Pleuritis sind:
- Infektionen (bakteriell, viral)
- Lungeninfarkt mit Pleurabeteiligung
- Autoimmunkrankheiten
- neoplastische Erkrankungen

Therapie

Symptomatische analgetische und antiphlogistische Therapie
Eine symptomatische analgetische Therapie ist wegen der ausgeprägten Schmerzsymptomatik einer Pleuritis sicca besonders wichtig. Parallel hierzu wird – sofern möglich – eine kausale Behandlung der Grundkrankheit eingeleitet.
Verwendet werden: Antiphlogistika wie **Diclofenac** (Voltaren) oder **Indometacin** (Amuno) 3-mal täglich 50 mg.
Bei schweren Schmerzzuständen 4-mal 20 Tropfen **Tilidin** (Valoron) oder **Morphinderivate** wie z.B. 10 mg s.c. **Oxyicodon** (Eukodal).
Bei quälendem Hustenreiz helfen
- Dihydrocodeinhydrotartrat (Paracodin) 3-mal täglich 10 mg oder
- Hydrocodonbitartrat (Dicodid) 3-mal täglich 5–10 mg s.c.

Wohltuend sind lokale Wärmeapplikationen (Brustwickel). Ist der pleuritische Schmerz einem bestimmten Segment zuzuordnen, hilft eine Interkostalblockade mit Procainchlorid (Novocain).

22.4 Pneumothorax

22.4.1 Grundlagen

Ein Pneumothorax kann entstehen durch einen Defekt der viszeralen Pleura, der parietalen Pleura oder beider Pleurablätter (z.B. Stichverletzung, Rippenspießung). Jeder Spontanpneumothorax bedarf der subtilen Klärung des Zustandes der Pleura, der Lunge, der Bronchien und der Klärung der Art des Luftaustrittes. Größere Pneumothoraces bedürfen einer Drainage oder Operation. Ein Mantelpneumothorax, der weniger als 15% der betroffenen Lunge umfasst, kann beobachtet werden. Nach ihrer Entstehung kann in traumatisch oder iatrogen bedingten Pneumothorax sowie in Spontanpneumothorax unterschieden werden. Sonderformen sind Spannungspneumothorax und Seropneumothorax.

Spontanpneumothorax
Die Inzidenz des Spontanpneumothorax pro Jahr liegt bei 7,4/100.000 für männliche und bei 1,2/100.000 für weibliche Personen (Männer:Frauen wie 5:1, am häufigsten in der 2. und 3. Lebensdekade).

Dem **idiopathischen Spontanpneumothorax** liegen angeborene oder erworbene Lungenparenchymveränderungen, v.a. im Lungenoberlappenbereich, zugrunde (Sahn u. Heffner 2000). Dazu zählen subpleurale Blasen oder Texturveränderungen mit der Ausbildung von Pneumatisationskammern als Folge interstitieller oder alveolärer Entzündungen. Nikotingenuss erhöht das Spontanpneumothoraxrisiko erheblich.

Die **sekundäre Form des Spontanpneumothorax** tritt bei obstruktiven und restriktiven Lungenparenchymerkrankungen auf (obstruktive Bronchitis, Tumoreinschmelzung, Lungenabszess, stumpfes oder perforierendes Trauma, Explosion, Caisson-Krankheit, Pneumocystis carinii bei Aids, pleurale Endometriose, Lymphangioleiomyomatose, Marfan-Syndrom oder iatrogen bedingt nach transbronchialer Lungenbiopsie, Gefäßpunktion, externer Herzmassage, Überdruckbeatmung oder Perikardpunktion).

Der sekundäre Spontanpneumothorax ist von größerer Bedeutung, da die schon eingeschränkte Lungenfunktion weiter reduziert wird und dadurch lebensbedrohliche Komplikationen auftreten können.

Klinik. Leitsymptome eines Spontanpneumothorax sind:
- akut einsetzender Thoraxschmerz
- Dyspnoe
- tympanitischer Klopfschall

- abgeschwächtes Atemgeräusch
- röntgenologisch retrahierte Lunge

> **Praxistipp**
> Die Röntgenthoraxaufnahmen sind im Exspirium anzufertigen. Hierdurch wird der pleurale Luftsaum deutlicher.

Spannungspneumothorax

Beim Spannungspneumothorax besteht eine dramatische klinische Symptomatik mit Tachypnoe, Tachykardie, Zyanose, Kaltschweißigkeit, im Spätstadium zusätzlich Somnolenz. Die arterielle (nicht kapilläre) Blutgasanalyse weist eine schwere Hypoxämie auf. Im Thoraxröntgenbild besteht eine Verlagerung des Mediastinums zur gesunden Seite.

22.4.2 Allgemeine Therapiemaßnahmen

Primäres therapeutisches Ziel ist die möglichst schnelle und vollständige Wiederausdehnung der Lunge, sekundäres Ziel die Rezidivprophylaxe.

Spannungspneumothorax

> ❗ Der Spannungspneumothorax ist ein lebensbedrohlicher Notfall, der eine sofortige Entlastungspunktion, notfalls mit einer dicklumigen Nadel mit aufgesetztem, geschlitztem Fingerling als Einwegventil, verlangt.

Unter klinischen Bedingungen ist eine Saugdrainage indiziert.

Spontanpneumothorax

Bei kleinem (<15 % Pleuraluftvolumen eines Hemithorax) unkompliziertem Spontanpneumothorax (ohne Atemnot, ohne Blutung, ohne Infektion, ohne Spannungszeichen) ist ein abwartendes Verhalten gerechtfertigt. Bei Bedarf werden Analgetika wie
- 3-mal täglich 25–50 mg Tilidin (Valoron) und
- bei Hustenreiz alle 6 h 10 mg Dihydrocodeinhydrotartrat (Paracodin),
- bei Bedarf auch Sedativa 3-mal täglich 5 mg Diazepam (Valium) gegeben.

Thoraxdrainage. Bei allen größeren Spontanpneumothoraces muss die Erstbehandlung in der Anlage einer suffizienten Thoraxdrainage bestehen. Dicklumige Drainagen über 20 Charr sind dünnkalibrigen Kathetern (Matthys-Kathetern) vorzuziehen, da diese eine zusätzlich pleural verklebende induktive Wirkung besitzen. Typische Punktionsstelle ist (aus kosmetischen Gründen) der 4. ICR in der mittleren und/oder vorderen Axillarlinie.

Mit einem Sog von –20 cm Wassersäule über 3–5 Tage, erforderlichenfalls auch länger, wird meist eine komplette Absaugung der eingedrungenen Luft mit vollständiger Entfaltung der Lunge erreicht. In Einzelfällen kann die Drainage-/Sogbehandlung 8–10 Tage in Anspruch nehmen. Regelmäßige Kontrollen der Drainagefunktion auf Durchgängigkeit (melken) sind notwendig. Ist die Lunge röntgenologisch vollständig entfaltet, wird der Drainageschlauch für 1 Tag abgeklemmt und bei weiterhin entfalteter Lunge gezogen.

Rezidivprophylaxe. Charakteristisch für den Spontanpneumothorax ist die hohe Rezidivrate von 30–50 % innerhalb von 10 Jahren nach dem Erstereignis. Ursächlich hierfür verantwortlich sind bei der Erstbehandlung nicht erkannte pathologische Veränderungen der peripheren pleuropulmonalen Gewebetextur (Bullae). Zweckmäßig ist deshalb ein zusätzliches Thorax-CT. Sind darin Bullae erkennbar, ist das Pneumothoraxrezidiv über kurz oder lang vorgezeichnet.

> **Praxistipp**
> Daraus resultiert einerseits die Notwendigkeit einer an die Drainagebehandlung angeschlossenen Pleurodese als Rezidivprophylaxe, oder besser die Entscheidung zur sofortigen videoassistierten Thorakoskopie zur Abtragung der Bullae als kausale Behandlung.

Thorakoskopie. Die Indikation zur Thorakoskopie mit Abtragung von Emphysemblasen (paraseptales Emphysem) besteht bei primärem radiologischem Nachweis von Bullae, oder wenn nach 5–7 Tagen Dauersogdrainage eine komplette Entfaltung der Lunge nicht erreicht wurde. Die operative Technik der videoassistierten Thorakoskopie erlaubt die komplette Inspektion der Lunge, die Entfernung blasentragender Lungenareale und ermöglicht eine suffiziente Pleurodese (mechanisch, Argon-Beamer) oder eine partielle parietale Pleurektomie als sicherste Methode zur Rezidivprophylaxe.

> Bei ausgedehnter Pleurakammerung wird manchmal eine zusätzliche Minithorakotomie notwendig.

Die Entscheidung für oder gegen eine operative Behandlung hängt von verschiedenen Voraussetzungen ab, wie Lebensalter, individuelle Risikofaktoren, Mobilität des Patienten, Ursachen des Pneumothorax, Rezidivfall oder unzureichende Vorbehandlung. Bei schwerer Grunderkrankung mit stark reduziertem Allgemeinzustand ist nicht selten eine mehrwöchige Drainagebehandlung mit lokaler Pleurodese zweckmäßig und notwendig.

22.5 Pleuratumoren

Primäre Pleuratumoren werden von sekundären Pleuratumoren unterschieden. Primäre Pleuratumoren sind selten (2 pro 1 Mio. Einwohner pro Jahr). Pleuratumoren treten primär als maligne oder benigne Mesotheliome, sekundäre Pleuratumoren als Pleurametastasen, am häufigsten bei Bronchialkarzinom, Mammakarzinom oder Lymphom auf.

Klinische Leitsymptome sind Thoraxschmerz, Reizhusten, Dyspnoe und im fortgeschrittenen Stadium allgemeine Tumorzeichen wie Gewichtsverlust und Inappetenz.

22.5.1 Malignes Pleuramesotheliom

Grundlagen

Ätiologie. Zwischen Asbestexposition und nachfolgendem Pleuramesotheliom besteht ein anerkannter Zusammenhang. Die lange Latenzzeit zwischen Asbestexposition und Tumormanifestation (20–40 Jahre) ist typisch. Die jeweiligen Gewerbezweige erklären die regional unterschiedliche Geschlechtsverteilung.

Klinik. Das maligne Pleuramesotheliom wächst diffus mit unregelmäßiger Oberfläche und führt zu ausgedehnten pleuralen Tumorknoten. Es geht mit einem blutigen, rasch nachlaufenden Pleuraerguss einher und wächst infiltrierend in Lunge, Perikard, Diaphragma, Retro- und Peritoneum.

Diagnostik. Der hämorrhagische Erguss ist zellreich und enthält neben malignen auch häufig normal differenzierte Mesothelzellen, Lymphozyten, Leukozyten und Histiozyten. Diagnostisch nahezu beweisend ist sein hoher Gehalt an Hyaluronidase. Immunhistochemische Untersuchungen zeigen, dass die Tumorzellen Keratin und Vimentin enthalten, aber kein Muzin oder CEA.

Histologisch finden sich epitheliale und mesenchymale Elemente, sodass die Abgrenzung eines diffus wachsenden Pleuramesothelioms von einem Adenokarzinom häufig sehr schwierig ist. Zur Diagnosesicherung ist daher eine ausreichend große Gewebeprobe notwendig. Diese lässt sich am ehesten im Rahmen einer Thorakoskopie gewinnen.

Prognose. Die Prognose des malignen Pleuramesothelioms ist schlecht. Die durchschnittliche Überlebenszeit beträgt 5–10 Monate.

Therapie

Bei malignem Pleuramesotheliom haben alle therapeutischen Maßnahmen nur eine palliative Zielsetzung. Operation, Chemotherapie und Bestrahlung werden einzeln oder in Kombination eingesetzt.

- Für die prognostisch günstigeren epitheloiden Pleuramesotheliome besteht eine 5-Jahres-Überlebenschance von 30 % für die kombinierte Behandlung mit einer Pleuropneumektomie und lokaler, adjuvanter oder neoadjuvanter Cisplatin-basierter Therapie (Sugarbaker et al. 1991).
- Eine Bestrahlungstherapie sollte versucht werden, ob als Monotherapie oder in Verbindung mit operativen Maßnahmen. Bestrahlungsdosen von 40–50 Gy werden symptomatisch und analgetisch erfolgreich eingesetzt.
- Wegen der infausten Prognose und des quälenden Krankheitsbildes sollten Palliativmaßnahmen sowie ein konsequente Schmerztherapie frühzeitig eingeleitet werden. Eine Pleurodese ist häufig wegen der Verschwielung der Pleura visceralis nicht möglich.

22.5.2 Benignes Pleuramesotheliom

Benigne Pleuramesotheliome wachsen solitär, lokalisiert und gehen meist von der viszeralen Pleura aus. Selten werden sie von einem paraneoplastischen Syndrom wie einer hypertrophischen Osteoarthropathie oder Hypoglykämien begleitet. Zu 90 % treten sie ohne begleitenden Pleuraerguss auf. Therapie der Wahl ist eine komplette operative Entfernung.

22.5.3 Weitere benigne Pleuratumoren

Benigne Pleuratumoren können als Fibrome, Lipome, Angiome, Neurinome oder Chondrome auftreten und erhebliche differenzialdiagnostische Probleme aufwerfen. Für die Diagnosestellung hilfreich sind Biopsien unter sonographischer oder CT-Kontrolle oder die Biopsie während einer Thorakoskopie.

Der Grund zur chirurgischen Entfernung dieser Tumoren liegt in einer im Verlauf dokumentierten Größenzunahme – also einem expressivem Wachstum – und bei wirbelsäulennaher Lage (Neurinome) in der Gefahr der Ausdehnung durch das Foramen intervertebrale in den Rückenmarkskanal mit möglicher Querschnittssymptomatik.

Evidenz der Therapieempfehlungen (soweit bekannt)

	Evidenzgrad	Therapieempfehlung
Pleuraerguss		
Pleurapunktion	C	IIB
Ergussanalyse	B/C	I
Pleuradrainage	B	IIA
Blinde Pleurabiopsie	B	IIB
Thorakoskopie und Biopsien	C	I
Entzündlicher Pleuraerguss		
Pleurapunktion	C	IIb
Pleuradrainage	B	I
Antibiotika	B/C	I
Maligner Pleuraerguss		
Pleurodese	B	I
Pleurapunktion	B	IIB
Pleuradrainage und chemisch/medikamentöse Pleurodese	B	IIA
Thoraskoskopie und chemisch/medikamentöse Pleurodese	B	I
Thorakoskopie (VATS) und Pleurektomie	C	IIA
Pleuraempyem		
Pleuradrainage	B	I
Intrapleurale Fibrinolyse (Streptokinase/Urokinase)	B	I
Spül-Saugdrainage	C	IIA
Pneumothorax		
Beobachtung (kleiner Pneu)	C	IIb
Drainage	B	IIa
Chemische Pleurodese	A	IIb
Thoraskoskopie	B	IIa
Malignes Pleuramesotheliom		
Talkumpleurodese	C	IIa
Pleurektomie	C	IIa
P3D-Resektion (Pleuro-Pneumonektomie)	C	IIa

Leitlinien – Adressen – Tipps

AWMF – Leitlinienregister Nr. 010/007 Pneumothorax
AWMF – Leitlinienregister Nr. 010/008 Pleuraempyem
British Thoracic Society – Guidelines: Malignant pleural effusions
American College of Chest Physicians – AACP Consensus Statement: Medical and surgical treatment of parapneumonic effusions

Literatur

Antunes G, Neville E et al. (2003) BTS guidelines for the management of malignant pleural effusions. Thorax 58 (Suppl II): 29–38

Colice GL, Curtis A, Deslauriers J, Heffner J, Light R et al. (2000) AACP Consensus statement: medial and surgical treatment of parapneumonic effusions. An evidence-based guideline. Chest 18: 1158–1171

Davies RJO, Gleeson FV (2003) Introduction to the methods used in the generation of the British Thoracic Society guidelines for the management of pleural diseases. Thorax 58 (Suppl II): 1–7

Deutsches Zentrales Komitee zur Bekämpfung der Tuberkulose (2001) Richtlinien zur medikamentösen Bekämpfung der Tuberkulose. Pneumologie 55: 494–511

Hartmann DL, Gaither JM, Kesler KA et al. (1993) Comparison of insufflated talc under thoracoscopic guidance with standard tetracycline and bleomycin pleurodesis for control of malignant pleural effusions. J Thorac Cardiovasc Surg 105: 743–747

Heffner JE (1998) Evaluating diagnostic tests in the pleural space. Differentiating transudates from exudates as a model. Clin Chest Med 19: 277–293

Kennedy MD, Sahn SA (1994) Noninvasive evaluation of the patient with a pleural effusion. Chest Surg Clin NA 4: 451–465

Kolditz M, Halank M, Höffken G (2003) Parapneumonischer Erguss und Pleuraempyem – akutelle Aspekte zur Teinteilung, Diagnose und Therapie. Pneumologie 58: 83–91

Light RW (1995) Pleural diseases, 3rd ed. Williams & Wilkins, Baltimore

Loddenkemper R (1998) Thoracoscopy: state of the art. Eur J Respir 11: 213–221

Moores DWO (1994) Management of the malignant pleural effusion. Chest Surg Clin NA 4: 481–495

Ronson RS, Miller Ji (1998) Video-assistted thoracoscopy for pleural disease. Chest Surg Clin NA 4: 919–932

Sahn SA, Heffner JE (2000) Spontaneous pneumothorax. NEJM 12: 868–874

Sugarbaker DJ, Heher EC, Lee T et al. (1991) Extrapleural pneumonectomy, chemotherapy and radiotherapy in the treatment of diffuse malignant pleural mesothelioma. J Thorac Cardio Vasc Surg 102: 10–15

Tasci S, Ewig S, Lüderitz B (2004) Diagnose und Therapie von parapneumonischen Pleuraergüssen und Empyemen. Dtsch Ärztebl 101: A638–648

Waller DA, Morritt GN, Forty J (1995) Video-assisted thoracoscopid pleurectomy in the management of malignant pleural effusion. Chest 107: 1454–1456

Wex P, Haas V (2000) Minimalinvasive Techniken im purulent-fibrinösen Stadium des Pleuraempyems. Dtsch Ges Chir, Kongressband, S 484–489

23 Lungenembolie und Lungeninfarkt

B. E. Strauer, M. P. Heintzen

23.1 Grundlagen – 402
23.1.1 Lungenembolie – 402
23.1.2 Lungeninfarkt – 403

23.2 Allgemeine Therapieprinzipien – 404
23.2.1 Soforttherapie – 404
23.2.2 Spezielle Therapie – 406
23.2.3 Rezidivprophylaxe und Nachsorge – 408

Literatur – 409

Die akute Lungenembolie ist eine häufige schwerwiegende internistische Erkrankung; in Deutschland werden jährlich 60.000 bis 80.000 Fälle diagnostiziert (Heintzen u. Strauer 1999). Unbehandelt ist die Sterblichkeit der Lungenembolie mit 30 % sehr hoch, bei adäquater und frühzeitiger Therapie kann sie deutlich reduziert werden. Trotzdem wird in einer der aktuellen großen Lungenemboliestudien die kumulative Sterblichkeit nach 3 Monaten immer noch mit 17,5 % angegeben (ICOPER-Studie, Goldhaber et al. 1999).

In Anbetracht der hohen Mortalität ist neben einer schnellen und sicheren Diagnostik v. a. eine rasche und adäquate Therapie der Lungenembolie in der Frühphase erforderlich, in der chronischen Verlaufsphase ist neben der Ursachenabklärung die Prävention eines Rezidives essentiell.

Als frühe Komplikation der Lungenembolie entwickelt sich bei einem Drittel der klinisch manifesten Embolien ein Lungeninfarkt, etwa die Hälfte der Lungeninfarkte führen zur Infarktpneumonie (Dalen et al. 1977).

Bei chronisch rezidivierender Lungenembolie besteht das Risiko einer progredienten pulmonalen Druckerhöhung mit ungünstiger Prognose (Moser et al. 1990).

23.1 Grundlagen

Im Gefolge eines embolischen Lungenarterienverschlusses (größer 50 % des Lungenarterienquerschnittes) entsteht das akute Cor pulmonale der Lungenembolie mit rechtsventrikulärer Druckbelastung (systolischer Druck > 30 mm Hg). Seltenere Ursachen des akuten Cor pulmonale sind eine schwere Hypoxie, ein Lungenödem, der Spontanpneumothorax oder ein akuter Asthma-bronchiale-Anfall (Strauer et al. 1983).

23.1.1 Lungenembolie

Die **akute Lungenembolie** manifestiert sich klinisch als plötzlicher Herztod (postmortal gesichert), akutes Cor pulmonale oder akut einsetzende Dyspnoe ohne signifikante hämodynamische Veränderung (◘ Tabelle 23-1; Dalen et al. 1977). Als Embolien kommen Thromben (in 80–90 % der Fälle), Fettgewebs- und Knochenmarkspartikel, Amnionflüssigkeit, Gewebs- und Tumorzellen, Bakterien und Parasiten sowie Luft oder Fremdkörper in Betracht (◘ Übersicht 23-1).

Übersicht 23-1
Nosologie des Embolus bei akuter Lungenembolie

- **Thromboembolie**
  - Thrombophlebitis (untere Extremitäten und Beckenvenen: 80–90 %. V. cava inferior und obere Extremitäten: 10–20 %)
  - Herzerkrankung (chronische) Herzinsuffizienz, Vorhofflimmern, Kardiomyopathie, Endokarditis
  - disseminierte intravasale Gerinnung (z. B. Verbrauchskoagulopathie)
  - iatrogen (V.-cava-Katheter, V.-femoralis-Punktionen)
  - prädisponierende Faktoren: Medikamente (Diuretika, Glucocorticoide, Antikonzeptiva u. a.), Malignome (Pankreaskarzinom u. a.)
- **Fettgewebs- und Knochenmarkspartikel (10–15 μm)**
  - Knochenfraktur, Verbrennung, Crush-Syndrom, Weichteilverletzung, äußere Herzmassage, Herzoperationen mit extrakorporaler Zirkulation, Lymphographie, Schlangenbiss
- **Luft**
  - Venentraumatisierung, chirurgische und geburtshilflich-gynäkologische Eingriffe, Abort, Herzkatheteruntersuchungen, i. v.-Injektionen und Infusionen, Retropneumoperitoneum
- **Gewebe- und Tumorzellen**
  - Trauma, Organpunktionen, operative Eingriffe, Chorionepitheliom, Nierenkarzinom, primäres Leberkarzinom, Magenkarzinom
- **Bakterien und Parasiten**
  - Schistosomiasis, Ankylostomiasis
- **Amnionflüssigkeit**
  - intrauteriner Fruchttod, Riesenbaby, vorzeitige Plazentalösung
- **Fremdkörper**
  - abgebrochene Injektionsnadeln, Venenkatheter

◻ **Tabelle 23-1.** Lungenembolie: Kriterien der Klassifikation und der Schweregradeinteilung. (Nach Goldhaber et al. 1986)

I. Akut, chronisch-rezidivierend			
II. Ausmaß der pulmonal-arteriellen Querschnittseinengung:			
klein (<25%)	submassiv (25–50%)	massiv (>50%)	fulminant (>66%)
akute, kurzfristige Symptome	akute Dyspnoe Tachykardie	schwere, akute Dyspnoe, Kollaps	Schock
pO_2 normal	<80–90 mm Hg	<60 mm Hg	<40 mm Hg
III. Hämodynamischer Schweregrad [I–IV]			
IV. Lokalisation der Embolie (zentral, intermediär, disseminiert)			

Chronisch rezidivierende Lungenembolien führen bei unvollständiger endogener Spontanlyse zur chronischen pulmonalen Druckerhöhung. Bei Anstieg des mittleren pulmonal-arteriellen Druckes auf >30 mm Hg nimmt die Lebenserwartung deutlich ab.

23.1.2 Lungeninfarkt

Lungeninfarkte entstehen bei einem Drittel der klinisch manifesten Lungenembolien und führen in der Hälfte dieser Fälle zur Infarktpneumonie. Begünstigt wird das Auftreten des Lungeninfarktes durch die Verengung der distalen Lungenarterien bei gleichzeitiger Erhöhung des Druckes in den Lungenvenen. Dadurch wird die häufige Lokalisation der Lungeninfarkte in den unteren Lungenabschnitten und die erhöhte Inzidenz der Lungeninfarkte bei kardialen Grunderkrankungen und erhöhtem linksatrialen und -ventrikulären Füllungsdruck erklärt. Die Rückbildung eines Lungeninfarktes ist bei Patienten mit kardialer Grunderkrankung deutlich verzögert. Bei verzögerter Abheilung sind **Kavernenbildung** (aseptische Nekrose oder Abszessbildung) mit nachfolgender Gefahr der Ausdehnung oder Komplikation (Ruptur, Blutung, Pleuraempyem) möglich (Dalen et al. 1977).

Epidemiologie. Die akute Lungenembolie ist die dritthäufigste Todesursache überhaupt und die häufigste letale Lungenerkrankung. Autoptisch sind in bis zu 25% aller Todesfälle Lungenembolien nachweisbar, von denen nur etwa ein Drittel klinisch erkannt war.

Die jährliche Inzidenz der tiefen Beinvenenthrombose und Lungenembolie in der Bevölkerung der westlichen Welt wird auf 0,5–1‰ geschätzt (Torbicki et al. 2000). Die Lungenemboliehäufigkeit ist altersabhängig, deutlich mehr als die Hälfte aller Patienten sind älter als 60 Jahre. In etwa zwei Drittel der Fälle liegt gleichzeitig eine **Herzerkrankung** vor (Vitium cordis, Kardiomyopathie, Myokardinfarkt, Herzinsuffizienz, Herzrhythmusstörung).

> ❗ Das Risiko einer Thromboembolie ist bei Schwangeren etwa 5-mal höher als bei Nichtschwangeren, zwei Drittel der Lungenembolien treten postpartal auf.

Differenzialdiagnose. Die Differenzialdiagnose (◻ Übersicht 23-2) ist für eine rationale Therapie von grundlegender klinischer Bedeutung.

In Abhängigkeit vom Schweregrad der Lungenembolie muss die diagnostische Klärung sehr schnell erfolgen und dann eine dem Schweregrad der Erkrankung angepasste Therapie unmittelbar begonnen werden. Eine zielgerichtete und sichere Diagnostik sowie eine schnelle, der

---

Übersicht 23-2
Differenzialdiagnose der Lungenembolie

- **akute Luftnot**
    - Pneumothorax
    - Lungenödem
    - Pneumonie
    - Asthma bronchiale
    - Pleuritis
    - Perikarditis
    - Aktelektasen (Bronchusstenose)
    - Pleura- und Lungentumoren
- **akuter Thoraxschmerz**
    - Angina pectoris, Myokardinfarkt
    - Pleuritis
    - Perikarditis
    - Aortenaneurysma (dissezierend)
    - Interkostalneuralgie
    - akutes Abdomen
    - Milzinfarkt
    - Gallenkoliken, Pankreatitis

▼

- **Unklarer Schock**
  - Myokardinfarkt
  - Perikardtamponade
  - Herzrhythmusstörungen (brady-/tachykard)
  - Aortenaneurysma (dissezierend)
  - septischer, anaphylaktischer Schock
  - Myokarditis
  - Vorhofmyxom
  - Endocarditis lenta
- **Synkopen**
  - zerebrales Krampfleiden
  - Hypoglykämien
- zerebrale Embolien (Endokarditis u.a.)
- Intoxikationen
- Karotissinussyndrom
- Hysterie
- vagovasale Synkopen
- **Tachykardie**
  - Herzrhythmusstörungen
  - Hochdruckkrisen (Phäochromozytom)
  - schwere orthostatische Dysregulation
  - vagovasale Synkopen

Situation angepasste Therapie kann die hohe Letalität der schwerwiegenden Lungenembolie senken.

23.2 Allgemeine Therapieprinzipien

Eine Therapie ist wegen der hohen Mortalitätsrate (20–30 %) eines jeden akuten embolischen Ereignisses möglichst rasch und bereits bei klinischem Embolieverdacht einzuleiten. Ziel ist die Normalisierung der hämodynamischen Auswirkungen der Lungenembolie sowie die symptomatische Beschwerdebesserung und wirksame Rezidivprophylaxe.

Die Therapie der Lungenembolie richtet sich nach Schwere und Stadium der Erkrankung (massive oder nichtmassive Lungenembolie, rezidivierende Lungenembolie, Lungeninfarkt) und nach den Möglichkeiten von Diagnosesicherung und Therapie. Demzufolge werden die ambulante Notfalltherapie (Verdachtsdiagnose), die stationäre Erstversorgung (wahrscheinliche Diagnose) und die klinische Therapie (gesicherte Diagnose) unterschieden (▶ Übersicht 23-3).

Übersicht 23-3
Differenzialtherapie der Lungenembolie

- **Verdachtsdiagnose** (z. B. ambulante Notfallversorgung)
  - Allgemeinmaßnahmen (Ruhigstellung, Analgesie, O$_2$-Zufuhr u. a.)
  - ggf. positiv inotrop wirksame Pharmaka
  - ggf. Schockbehandlung
- **Wahrscheinliche Diagnose** (z. B. klinische Erstversorgung)
  - Allgemeinmaßnahmen (wie oben)
  - Antikoagulation (Heparin)
  - ggf. positiv inotrop wirksame Pharmaka
  - ggf. Schockbehandlung
- **Gesicherte Diagnose** (klinische Therapie)
  - Allgemeinmaßnahmen, ggf. Schockbehandlung
  - Thrombolyse (▶ Tabelle 23-1)
  - ggf. begleitend bzw. postthrombolytisch Heparin
  - Katheterfragmentation des Embolus
  - chirurgische Embolektomie

23.2.1 Soforttherapie

Diagnostik und Therapie von Patienten mit Verdacht auf eine relevante Lungenembolie sollten unter Überwachungsbedingungen erfolgen. In der Akutphase ist neben den allgemein zu empfehlenden Basistherapiemaßnahmen (▶ unten), die kausaltherapeutische Rekanalisation der Lungenstrombahn vordringlich, darüber hinaus muss die Grunderkrankung adäquat behandelt werden.

Zu den erforderlichen Basismaßnahmen gehören die Sedierung und Analgesie, die Insufflation von Sauerstoff (auch ggf. mechanische Ventilation), die Mobilisierung und die Hochlagerung des Oberkörpers und ggf. kreislaufunterstützende Maßnahmen (Katecholamine).

 Cave
Bei hämodynamisch bedeutsamer Lungenembolie ist eine ungezielte Volumentherapie oder die Applikation von Nitraten aufgrund der möglichen Verschlechterung der Hämodynamik kontraindiziert.

In der chronischen Phase ist v. a. die Rezidivprophylaxe von entscheidender Bedeutung.

Bettruhe. Durch sofortige Bettruhe, ggf. unterstützt durch **Kompressionstherapie** der als Thrombusquelle in Frage kommenden unteren Extremität (80–90 % der Fälle) und durch die Heparintherapie wird einer weiteren Ablösung von Thromben aus den tiefliegenden Venen vorgebeugt und das appositionelle Thrombenwachstum verhindert.

Sedierung und Analgesie. Sedierung (z. B. Diazepam 5–10 mg i. v.) und Analgesie (z. B. Morphin 5–10 mg i. v. tragen zur Verbesserung der Ventilation bei.

> **! Cave**
> Dabei ist jedoch die Gefahr der *Atemdepression* zu beachten.

Sauerstoffgabe. Die Sauerstoffzufuhr wirkt sich günstig auf die häufig bestehende Hypoxie, begleitende Herzrhythmusstörungen und die subjektiven Beschwerden aus (Dyspnoe, Tachypnoe, Schmerz). Unter Kontrolle der Blutgasanalyse wird Sauerstoff über eine Nasensonde oder Maske mit 2–10 l/min appliziert. Wenn eine mechanische Beatmung notwendig ist, müssen die Nebeneffekte der Beatmung beachtet werden.

> **! Cave**
> Durch positiven intrathorakalen Druck bei mechanischer Ventilation wird der venöse Rückstrom weiter vermindert und das bereits eingetretene rechtsventrikuläre Pumpversagen bei Patienten mit massiver Lungenembolie weiter verschlechtert. Daher sollten – wenn möglich – die Beatmungsdrucke niedrig gehalten werden.

Heparin und niedermolekulares Heparin. Liegen keine Kontraindikationen gegen eine Antikoagulation vor, so ist bereits beim Verdacht auf eine Lungenembolie die effektive Antikoagulation mit unfraktioniertem Heparin (UFH) oder niedermolekularem Heparin (NMH) indiziert. UFH wird mit einem i. v.-Bolus von 10.000 IE begonnen und dann mit einer kontinuierlichen Infusion von 400–500 IE/kgKG und Tag fortgeführt. Besonders in der Frühphase der Therapie sind engmaschige Kontrollen der PTT und eine sofortige Dosisanpassung (ggf bei Unterdosierung additive Bolusgabe von jeweils 5000 IE i. v.) erforderlich (Ziel: PTT auf das 2- bis 3fache der Norm verlängern). Die Therapie mit NMH erfolgt in gewichtsadaptierter therapeutischer Dosierung, z. B. Enoxaparin 2-mal täglich 1 mg/kgKG s. c. (Kakkar et al. 1977; Merli et al. 2001).

> **! Cave**
> Bei Patienten mit *Niereninsuffizienz* muss die Heparintherapie entsprechend angepasst werden und engmaschiger kontrolliert werden.

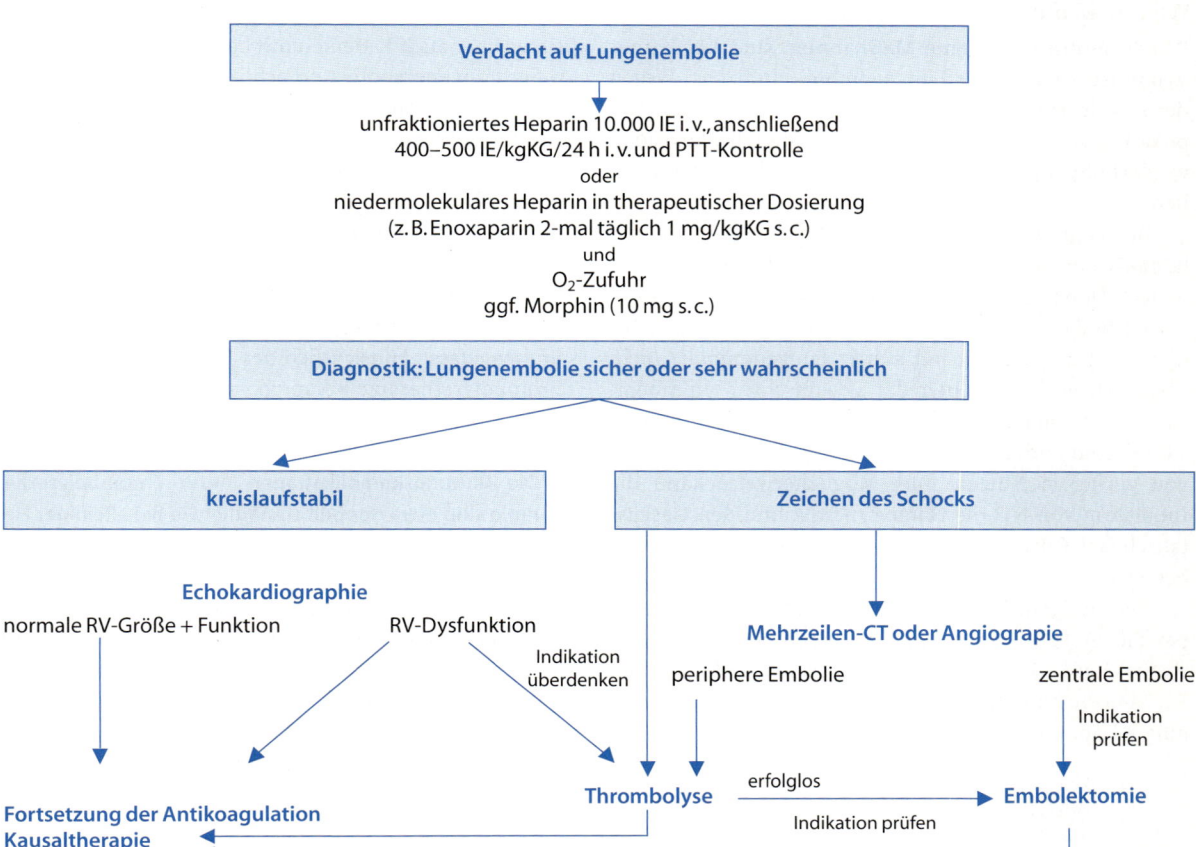

Abb. 23-1. Therapie bei Verdacht auf Lungenembolie in Abhängigkeit vom klinischen Bild (kreislaufstabil oder Zeichen des Schocks) und zusätzlichen technischen Befunden (Echokardiographie, Mehrzeilen-CT, Angiographie)

Die Antikoagulation senkt die Letalität von Patienten mit Lungenembolien hochsignifikant, verringert die Ausbildung neuer und appositioneller Thromben, erlaubt die körpereigene endogene Thrombolyse und reduziert die Rate von Rezidiven. Meist ist bei UFH eine hohe Initialdosis erforderlich, die im weiteren Verlauf reduziert werden kann.

 Cave
Die Therapie mit UFH birgt in 0,5–5 % der Fälle die Gefahr der heparininduzierten Thrombozytopenie (HIT II), sodass entsprechende regelmäßige Kontrollen des Blutbildes erforderlich sind (Thrombozytenbestimmung vor Beginn der Therapie, nach 4–5 Tagen Heparintherapie und anschließend alle 2 Tage).

Unter der Therapie mit NMH ist die Inzidenz der HIT Typ II erheblich niedriger, sodass wegen der günstigeren Pharmakokinetik mit vorhersehbarer Effektivität der Antikoagulation und einfacherer Applikation diese Therapie häufig vorgezogen wird (Warkentin et al. 1995).

 Bei Nachweis einer HIT Typ II ist eine sofortige Beendigung der Heparintherapie notwendig. Die Antikoagulation wird mit Hirudin fortgeführt.

Weitere Maßnahmen
Positiv inotrop wirksame Maßnahmen sind bei hämodynamisch wirksamer Lungenembolie indiziert. Wegen der gesteigerten Heterotopieneigung des Myokards (Hypoxie) sind bei Verwendung von Digitalisglucosiden wiederholte Injektionen kleiner Digitalisdosen vorzuziehen.

Bei Kreislaufdepression sind in Abhängigkeit von der hämodynamischen Beeinträchtigung **Katecholamine** indiziert (Dopamin, Dobutamin, Norepinephrin; ▶ Kap. 4).

Vasodilatatoren sind bezüglich ihrer klinischen Indikation bei Patienten mit akuter Lungenembolie nicht gesichert, weil sie neben der gewünschten pulmonalvaskulären Dilatation auch zur systemischen Hypotension führen und dadurch gerade bei Patienten im Schock von geringem Nutzen sind. Möglicherweise kann die Inhalation von NO die Hämodynamik und den Gasaustausch bei Patienten mit massiver Lungenembolie verbessern.

Bei heftigem Hustenreiz sind **Antitussiva** angezeigt, bei Fieber (Thrombophlebitis, Lungeninfarkt) **Antibiotika** (▶ Kap. 21), ggf. nach vorheriger Sputumkultur und Resistenzbestimmung. Hinsichtlich der Schockbehandlung ▶ Kap. 4.

23.2.2 Spezielle Therapie

Differenzialtherapie entsprechend des Schweregrades
Die Abwägung von Nutzen, Risiko und Kosten gebieten eine Differenzialtherapie entsprechend des klinischen Schweregrades der Lungenembolie.

Bei **kleinen und submassiven Embolien (klinischer Schweregrad I und II)** ist die Ausweitung der Therapie über den allgemeinen oben genannten Behandlungsplan nicht sinnvoll, da prognostisch keine Verbesserung resultiert.

Bei **massiver (klinischer Schweregrad III)** und **fulminanter Lungenembolie (klinischer Schweregrad IV)** entscheiden Schwere und Dauer der akut einsetzenden Druckbelastung des rechtsventrikulären Myokards über den Krankheitsausgang, sodass in jedem Einzelfall die Indikation zum Einsatz spezieller Therapiemaßnahmen (Thrombolyse, ggf. mit mechanischer Fragmentierung, chirurgische Embolektomie) zu prüfen ist.

Thrombolyse
Die thrombolytische Behandlung der akuten Lungenembolie mit Streptokinase, Urokinase oder t-PA ist weitgehend auf Patienten im Schock oder Präschock begrenzt. Nach Resultaten des MAPPET(Management Strategy and Prognosis of Pulmonary Embolism Trial)-Registers profitieren aber auch Patienten mit hämodynamisch stabiler großer Lungenembolie und echokardiographischen Zeichen der Rechtsherzbelastung von einer Thrombolyse (Konstantinides et al. 1997).

Im Vergleich zur alleinigen Heparintherapie führt die Thrombolyse schneller zu einer signifikanten Reduktion des mittleren pulmonal-arteriellen Druckes, zu einem deutlichen Anstieg des Cardiac-Index und zu einer Verkleinerung des rechten Ventrikels. Richtlinien für die Dosierung der Thrombolytika sind in ▢ Tabelle 23-2 zusammengefasst. Hinsichtlich der Kontraindikation einer Thrombolysetherapie ▶ Kap. 76.

 Cave
Die Blutungskomplikationen unter Thrombolysetherapie sind etwa doppelt so häufig wie bei alleiniger Heparinbehandlung.

In der überwiegenden Zahl der Studien ist nach einem Therapiezeitraum von 5–7 Tagen kein Unterschied mehr zwischen Heparin- und Thrombolysetherapie festzustellen. Der wissenschaftlich eindeutige, in einer ausreichend großen randomisierten Studie geführte Beweis eines tatsächlichen Überlebensvorteils durch Thrombolyse ist bislang nicht erfolgt.

Mechanische Fragmentierung plus Thrombolyse
Als Alternative zur chirurgischen Intervention steht die Kombination einer mechanischen Fragmentierung des

◻ **Tabelle 23-2.** Therapie der akuten Lungenembolie mit Thrombolytika

Thrombolytikum	Dosierung
Streptokinase	initial 250.000 IU i.v. als Bolus über 5 min (vorher Allergieprophylaxe beachten), dann 100.000 IU/h (24–72 h) i.v. oder Kurzzeitlyse mit 1,5 Mio. IU i.v. in 30 min, nach der Lyse Heparin
Urokinase	initial 300.000–500-000 IU (5 min.) i.v., dann 100.000–200.000 IU/h i.v. über 24–72 h oder Kurzzeitlyse mit 2 Mio. IU über 60 min, begleitende Heparintherapie
Gewebsplasminogenaktivator (rt-PA)	15 mg als Bolus über 5 min i.v., dann 50 mg über 30 min i.v., dann 35 mg über 60 min i.v., oder Gabe von 5-mg-Boli bis zur hämodynamischen Stabilisierung; Heparin begleitend

die zentrale Lungenstrombahn verlegenden Thrombus mittels Katheter in Kombination mit einer lokalen Thrombolysetherapie zur Verfügung (Horstkotte et al. 1990). Die Fragmentierung führt zu einer erheblichen Vergrößerung der Thrombenoberfläche und in Kombination mit der Thrombolyse zu einer schnelleren Rekanalisation der Lungenstrombahn. Mit diesem Verfahren konnte bei Patienten mit Lungenembolie und kardiogenem Schock die Rate die Hospitalentlassungen von 28 auf 71 % verbessert werden. Dies Verfahren ist nur in der Hand eines geübten invasiven Spezialisten erfolgversprechend.

Chirurgische Embolektomie

Indikation. Die chirurgische Embolektomie ist indiziert bei angiographisch gesicherter akuter, zentraler massiver oder fulminanter Lungenembolie, bei Patienten mit großer Lungenembolie und Kontraindikationen für eine Thrombolyse und bei Patienten mit massiver Lungenembolie, zentralen Thromben und fehlgeschlagener Thrombolyse, wenn entsprechende operative Erfahrungen erreichbar sind (Bell u. Simon 1982; Torbiki 2000).

Bei klinisch symptomatischer pulmonaler Druckerhöhung und Nachweis zentraler Gefäßverlegung auf dem Boden einer chronisch rezidivierenden Lungenembolie kann die operative **pulmonale Thrombendarteriektomie** (Moser et al. 1990) indiziert sein. In sehr seltenen Fällen muss aufgrund der sonst infausten Prognose die Lungen bzw. Herz-Lungen-Transplantation überdacht werden.

❗ **Prognose.** Die hohe Operationsletalität (20–50 %) bei der Akutoperation ist zum einen auf den lebensbedrohlichen Allgemeinzustand der Patienten zurückzuführen, anderseits auf die Gefahr der akuten *rechtsventrikulären Dilatation* bei der zum Anschluss der Herz-Lungen-Maschine erforderlichen Perikaderöffnung sowie auch auf fehlindizierte Operationen (Schock anderer Genese).

Nach operativer Thrombendarteriektomie von Patienten mit chronisch rezidivierender Lungenembolie und pulmonaler Druckerhöhung liegt die perioperative Letalität in den wenigen sehr erfahrenen Zentren bei etwa 10 %.

Lungenembolie während der Schwangerschaft

> **Praxistipp**
> Für die medikamentöse Behandlung der akuten Lungenembolie während der Schwangerschaft ist *Heparin* (UFH zunächst i.v., dann ggf. s.c.) das Mittel der Wahl, da eine transplazentare Passage nicht auftritt und Heparin auch postpartal nicht in die Muttermilch übertritt.

Nach der Geburt kann auf eine Therapie mit oralen Antikoagulanzien für 3 Monate umgestellt werden.

 Cave
Im ersten Trimenon der Schwangerschaft und während der letzten 6 Wochen der Schwangerschaft sind orale Antikoagulanzien (Marcumar, Coumadin) kontraindiziert.

Als Rezidivprophylaxe kann die Unterbindung der V. cava inferior notwendig werden. Eine Störung des Schwangerschaftsverlaufes sowie Komplikationen bei zukünftigen Schwangerschaften sind selten. In Anbetracht der medikamentösen und chirurgischen Möglichkeiten ist eine Unterbrechung der Schwangerschaft nicht erforderlich.

Luftembolie

Bei Luftembolie (tödliche Dosis 0,5–1,5 ml/kgKG) empfiehlt sich therapeutisch die Beseitigung der Lufteintrittspforte, O₂-Zufuhr, ggf. Intubation und maschinelle Ventilation. Bei großen Luftmengen mit Luftansammlung im rechten Herzen (auskultatorisch rumpelndes systolisch/

Tabelle 23-3. Rezidivprophylaxe und Nachsorge der Lungenembolie

Prophylaxe	Nachsorgemaßnahmen
Allgemein	Behandlung des Grundleidens Vermeidung thromboembolischer Komplikationen Krankengymnastik Bandagen, Gummistrümpfe Frühmobilisierung
Medikamentös	Fortsetzung der Antikoagulanzienbehandlung, ggf. Digitalisierung
Operativ	Varizenbehandlung, Venenligatur, V.-cava-Filter

diastolisches Geräusch präkordial) kann die Luft in Linksseitenlage aus dem rechten Vorhof durch Punktion oder mittels eines intravasalen Katheters abgesaugt werden.

23.2.3 Rezidivprophylaxe und Nachsorge

Eine wirksame Rezidivprophylaxe (Tabelle 23-3) beinhaltet allgemeine und physikalische Maßnahmen, die Fortführung der Antikoagulanzienbehandlung sowie operative Eingriffe.

Physikalische Maßnahmen
Die allgemeinen und physikalischen Maßnahmen zielen darauf ab, prädisponierende Faktoren der Thromboseentstehung zu behandeln bzw. zu vermeiden (► Übersicht 23-1).

> **Praxistipp**
> Durch frühzeitige Mobilisation, isometrisches Muskeltraining, Anlage von Kompressionsstrümpfen sowie die effektive Behandlung prädisponierender Erkrankung (z. B. kardiovaskuläre Erkrankung) kann die Rezidivrate der tiefen Venenthrombose mit Lungenembolie gesenkt werden.

Antikoagulanzien
Bereits ab dem 2. Tag nach dem Emboliereignis kann mit der überlappenden Behandlung mit oralen Antikoagulanzien (Marcumar®, Coumadin®) begonnen werden, um die Verweildauer im Krankenhaus so kurz wie möglich zu halten. Wenn der Ziel-INR(International Normalized Ratio)-Wert von 2,5 (Bereich 2–3) erreicht ist, wird die Heparintherapie sukzessiv nach einer mindestens 5-tägigen gemeinsamen Therapie abgesetzt.

Die orale Antikoagulation ist so lange fortzusetzen, wie die Risikofaktoren der Thromboseentstehung existent sind. Die Dauer der Therapie variiert somit zwischen 3–6 Monaten (z. B. nach Frakturen mit Thromboembolie) und lebenslanger Therapie (z. B. hereditärer Gerinnungsdefekt mit rezidivierenden Embolien, Herzklappenvitium mit Thromboembolie). Bei hoher Rezidivgefahr oder bereits mehrfach eingetretenen Rezidivembolien kann durch **operative Sanierung** des Quellgebietes ein erneutes Rezidiv verhindert werden.

Operative Therapie und Sperrmaßnahmen
Durch chirurgische Unterbindung thrombosegefährdeter Venenabschnitte kann die Emboliereigung langfristig gesenkt werden. Dies schließt nicht aus, dass der operative Eingriff selbst zu einem erhöhten postoperativen Risiko führt und mit thromboembolischen Komplikationen einhergeht, insbesondere bei Patienten mit Herzinsuffizienz (bis zu 50% der Fälle). Die Indikation zum operativen Vorgehen ist daher auf Risikopatienten begrenzt (Übersicht 23-4).

> **Übersicht 23-4**
> **Indikationen zur Ligatur der V. femoralis oder der V. cava inferior**
> - rezidivierende Thromboembolie
> - Thromboembolie unter laufender Antikoagulation
> - Kontraindikationen für Antikoagulanzien
> - Zustand nach massiver Lungenembolie mit Schock
> - septische Embolie

Die Ligatur der V. femoralis beidseits ist ein relativ risikoarmer Eingriff, durch den Embolierezidive in etwa 90% der Fälle erfolgreich behandelt werden können. Subjektive, durch venöse Blutabflussbehinderung hervorgerufene Missempfindungen an den unteren Extremitäten treten postoperativ auf und schränken die breite Anwendung dieser Verfahren erheblich ein. Als wichtigste chirurgische Maßnahme ist die **iliofemorale Thrombektomie**, ggf. mit Anlage einer AV-Fistel anzusehen.

Perkutan implantierbare Cavafilter senken in der Frühphase nach Implantation die Inzidenz der Lungenembolie, führen aber zu zahlreichen Komplikationen (Thrombosierung, Filterwanderung, Embolisation und Perforation). Langfristig ist die erhöhte Rate von Rezidiven der tiefen Beinvenenthrombose evident, sodass der initiale positive Effekt aufgehoben wird. Die Filterimplantation hat keinen Effekt auf die akute und langfristige Letalität der Patienten mit Lungenembolie. Insgesamt ist daher diese Therapie praktisch verlassen (Decousus et al. 1998). Der Stellenwert passagerer Filtermaßnahmen ist bislang nicht sicher geklärt.

Evidenz der Therapieempfehlungen

	Evidenzgrad
Unfraktionierte Heparine	IA
Niedermolekulare Heparine	IA
Fibrinolyse im Schock	IIA
Fibrinolyse ohne Schock	IIB
Orale Langzeitantikoagulation	IA

Leitlinien – Adressen – Tipps

Relevante Leitlinien: Torbicki A, Beek EJR, Charbonnier B et al. (2000) Guidelines on Diagnosis and Management of Acute Pulmonary Embolism Task Force of the European Society of Cardiology. Eur Heart J 21: 1301–1336

MAPPET (Management Strategy and Prognosis of Pulmonary Embolism Trial): Konstantinides S, Geibel A, Olschewski M et al. (1997) Association between thrombolytic therapy and the prognosis of hemodynamically stable patients with major pulmonary embolism. Circulation 96: 882–888

ICOPER: Goldhaber SZ, Visani L, De Rosa M (1999) Acute pulmonary embolism: clinical outcomes in the International Cooperative Pulmonary Embolism Registry (ICOPER). Lancet 353: 1386–1389

Literatur

Alpert JS, Smith R, Carlson J, Ockene IS, Dexter L, Dalen JE (1976) Mortality in patients treated for pulmonary embolism. JAMA 236(13): 1477–1480

Bell WR, Simon TL (1982) Current status of pulmonary thromboembolic disease: pathophysiology, diagnosis, prevention, and treatment. Am Heart J 103: 239–262

Dalen JE, Haffajee CI, Alpert JS III et al. (1977) Pulmonary embolism, pulmonary hemorrhage and pulmonary infarction. N Engl J Med 296: 1431–1435

Decousus H, Leizorovicz A, Parent F et al. (1998) A clinical trial of vena caval filters in the prevention of pulmonary embolism in patients with proximal deep vein thrombosis. N Engl J Med 338: 409–415

Goldhaber SZ, Vaughan DE, Markis JE et al. (1986) Acute pulmonary embolism treated with tissue plasminogen activator. Lancet II: 886–889

Goldhaber SZ, Visani L, De Rosa M (1999) Acute pulmonary embolism: clinical outcomes in the International Cooperative Pulmonary Embolism Registry (ICOPER). Lancet 353: 1386–1389

Heintzen MP, Strauer BE (1999) Akutes Cor pulmonale bei Lungenembolie. Internist 40: 710–721

Horstkotte D, Heintzen MP, Strauer BE (1990) Kombinierte mechanische und thrombolytische Wiedereröffnung der Lungenstrombahn bei massiver Lungenembolie mit kardiogenem Schock. Intensivmedizin 27: 124–132

Kakkar VV, Corrigan TP, Fossard DP et al. (1977) Prevention of fatal postoperative pulmonary embolism by low doses of heparin. Reappraisal of results of international multicentre trial. Lancet: 567–569

Konstantinides S, Geibel A, Olschewski M et al. (1997) Association between thrombolytic therapy and the prognosis of hemodynamically stable patients with major pulmonary embolism. Circulation 96: 882–888

Loo J van de (1978) Antikoagulantien und Thrombolytika in der Behandlung der akuten Lungenembolie. Verh Dtsch Ges Inn Med 84: 287–298

Merli G, Spiro TE, Olsson CG et al. (2001) Subcutaneous enoxaparin once or twice daily compared with intravenous unfractionated heparin for treatment of venous thromboembolic disease. Ann Intern Med 134: 191–202

Moser KM, Auger WR, Fedullo PF (1990) Chronic major vessel thromboembolic pulmonary hypertension. Circulation 81: 1735–1743

Strauer BE, Motz W, Cade R (1983) Pathophysiologie und Klinik der Lungenembolie. Verh Dtsch Ges Herz Kreislaufforsch 49: 41–62

Torbicki A, Beek EJR, Charbonnier B et al. (2000) Guidelines on Diagnosis and Management of Acute Pulmonary Embolism Task Force of the European Society of Cardiology. Eur Heart J 21: 1301–1336

Warkentin TE, Levine MN, Hirsh J et al. (1995) Heparin-induced thrombocytopenia in patients treated with low-molecular-weight heparin or unfractionated heparin N Engl J Med 332: 1330–1335

24 Lungengerüsterkrankungen

C. Vogelmeier, J. Behr

24.1 Grundlagen – 411
24.1.1 Definition und Klassifikation – 411
24.1.2 Diagnose, Indikation zur Therapie und Erfolgsbeurteilung – 414

24.2 Allgemeine Therapieprinzipien – 418
24.2.1 Medikamentöse Therapie – 419
24.2.2 Unterstützende Maßnahmen – 421
24.2.3 Symptomatische Therapie – 422
24.2.4 Therapie der Komplikationen – 422
24.2.5 Lungentransplantation – 424

24.3 Spezielle Therapie – 424
24.3.1 Lungenfibrosen durch exogene Einwirkungen – 424
24.3.2 Lungenfibrosen durch endogene Einwirkungen – 429
24.3.3 Idiopathische Lungenfibrosen – 431

Literatur – 433

Die neue Klassifikation der idiopathischen interstitiellen Pneumonien (IIP) beruht auf Vorarbeiten der Pathologen Katzenstein und Myers (1998) und wurde in einer internationalen, multidisziplinären Konsensuskonferenz unter Beteiligung der American Thoracic Society und der European Respiratory Society vereinheitlicht (2002). Die neue Klassifikation hat auch wesentliche Implikationen für die diagnostische und therapeutische Vorgehensweise bei dieser Erkrankungsgruppe. Durch die Definition von pathologischen Entitäten, denen klinische Krankheitsbilder mit unterschiedlicher Prognose zugeordnet werden können, wurde eine Differenzierung der Behandlungsstrategien ermöglicht. Für die Entitäten DIP („desquamative interstitial pneumonia"), RBILD („respiratory broncholitis-associated interstitial lung disease"), NSIP („nonspecific interstitial pneumonia") und COP („cryptogenic interstitial pneumonia") ist die konventionelle immunsuppressive Therapie unter Einsatz von Corticosteroiden und ggf. Zytostatika wie Azathioprin oder Cyclophosphamid erfolgversprechend mit Aussicht auf eine mittelfristig relativ günstige Prognose. Im Gegensatz dazu profitieren von diesem Behandlungsansatz nach objektiven Kriterien nur zwischen 11 und 32 % der Patienten, bei denen eine UIP („unusual interstitial pneumonia") vorliegt. Im Fall der UIP müssen deshalb die Risiken einer Langzeitimmunsuppression und der zu erwartende therapeutische Nutzen individuell kritisch gegeneinander abgewogen und der Behandlungserfolg engmaschig überprüft werden. Eine randomisierte, plazebokontrollierte Studie mit Interferon-g-1b konnte keinen positiven Therapieeffekt nachweisen. Hinweise auf ein verbessertes Überleben von Patienten im Frühstadium der Erkrankung (Vitalkapazität > 62 % des Sollwertes) unter Interferon-γ werden in einer Studie überprüft. Eine weitere randomisierte, plazebokontrollierte Studie an Patienten mit idiopathischer Lungenfibrose vom Typ der UIP ergab einen signifikant positiven Effekt auf die Vitalkapazität und die Diffusionskapazität bei Einsatz von N-Acetylcystein 3 × 600 mg/Tag zusätzlich zu einer Basistherapie mit Corticosteroiden und Azathioprin. Die akute interstitielle Pneumonie (AIP) weist trotz immunsuppressiver Therapie eine besonders ungünstige Prognose auf mit einer Mortalität von 62 % innerhalb von 2 Monaten und repräsentiert damit am ehesten das histologische und klinische Korrelat des historischen Hamman-Rich-Syndroms. Für keine Form der idiopathischen interstitiellen Pneumonien stehen gegenwärtig kurative Therapieansätze zur Verfügung. Diese Sachlage erfordert intensive Überlegungen zur Ätiopathogenese, damit die Heilungschancen mittels Beseitigung exogen-ätiologischer oder endogen-pathogenetischer Kausalfaktoren voll genutzt werden können. Hieraus ergeben sich möglicherweise auch Wege für eine begründete Prophylaxe. Schließlich sollte versucht werden, sekundäre und komplikative Krankheitserscheinungen günstig zu beeinflussen. Für einen Teil der Patienten stellt heute die Lungentransplantation eine realistische Behandlungsmöglichkeit dar.

24.1 Grundlagen

24.1.1 Definition und Klassifikation

Lungengerüsterkrankungen im engeren Sinne betreffen primär das Interstitium der Lunge, das Alveolarepithel und das Endothel der Lungengefäße. Histologisch sind sie durch eine entzündliche Infiltration der Alveolarwand (Alveolitis) und die Proliferation von Fibroblasten mit vermehrter Bildung von Bindegewebe charakterisiert, die in variabler Ausprägung vorliegen können. Unmittelbar angrenzende Bronchioli sind häufig in den Krankheitsprozess miteinbezogen. Die Begriffe „interstitielle Lungenerkrankung", „fibrosierende Alveolitis" und „(interstitielle) Lungenfibrose" werden im klinischen Gebrauch oft synonym verwendet. Die Gruppe der interstitiellen Lungenerkrankungen umfasst eine große Zahl von Differenzialdiagnosen mit sehr unterschiedlichen Pathomechanismen, klinischen Präsentationen und Verläufen. Abzugrenzen sind flüchtige Lungeninfiltrate, Zirkulationsstörungen (z. B. Stauungsfibrose), Schocklunge oder Neoplasien. Die zielgerichtete Therapie einer interstitiellen Lungenerkrankung setzt deshalb eine sorgfältige

Diagnostik voraus, die bei unklaren Konstellationen die Gewinnung einer Lungenhistologie beinhalten sollte.

Es kommen generalisierte und umschriebene Lungengerüsterkrankungen vor. Erstere entstehen entweder als Folge einer Alveolitis oder einer primären Fibroblastenproliferation, letztere sind vorwiegend infektiöser Genese. ◘ Tabelle 24-1 gibt einen Überblick über die grundlegende Einteilung der generalisierten Lungengerüsterkrankungen nach ätiologischen und histomorphologischen Kriterien. Bei den Krankheitsfällen durch **exogene Noxen** hat deren Ausschaltung als erste und wichtigste therapeutische Maßnahme zu gelten. Außerdem sind die wichtigsten Systemerkrankungen aufgeführt, die das Lungengerüst als Organmanifestation betreffen können.

◘ **Tabelle 24-1.** Übersicht der Lungengerüsterkrankungen

Bekannte Ursache	Unbekannte Ursache
Primär fibrosierende Erkrankungen mit variabler Alveolitis	
Asbestose	idiopathische Lungenfibrose (UIP, usual interstitial pneumonia)
Toxische Dämpfe und Gase	NSIP (nonspecific interstitial pneumonia)
Hartmetallfibrose (GIP, giant cell interstitial pneumonia)	DIP (desquamative interstitial pneumonia)
Medikamente, inklusive Zytostatika	RBILD (respiratory bronchioloitis-associated interstitial lung disease)
Bestrahlung	AIP (acute interstitial pneumonia)
	LIP (lymphoid interstitial pneumonia)
	Kryptogene organisierende Pneumonie (ehemals Bronchiolitis obliterans mit organisierender Pneumonie, BOOP-Syndrom)
Aspirationspneumonie	Kollagenosen (systemische Sklerose/Sklerodermie, SLE, rheumatoide Arthritis u. a.)
Infektionen: Pneumocystis carinii, Varizellen, Aspergillen u. a.	Pulmonales Hämorrhagiesyndrom (Goodpasture Syndrom, SLE u. a.)
	Alveolarproteinose (Lymphoproliferative Erkrankungen, HIV-Infektion)
ARDS-Residuum (Trauma, Sepsis u. a.)	Lymphangioleiomyomatose
Amyloidose	eosinophile Pneumonie
	Neoplasien: Alveolarzellkarzinom, Lymphom, Lymphangiosis carcinomatosa
Erbkrankheiten: tuberöse Sklerose, Morbus Recklinghausen, Morbus Niemann-Pick, Morbus Gaucher u. a.	
Gastrointestinale Erkrankungen: Morbus Crohn, primäre biliäre Leberzirrhose etc., Graft-vs.-host-Reaktion nach KMT	
Primär granulomatöse Entzündungen mit Alveolitis und variabler Fibrose	
Infektionen:	Sarkoidose
Tuberkulose	Histiocytosis X
Anorganische Stäube:	Granulomatöse Vaskulitiden:
Silikose	Morbus Wegener, Churg-Strauss-Syndrom, lymphomatoide Granulomatose u. a.
Berylliose	bronchozentrische Granulomatose
Organische Stäube:	
exogen-allergische Alveolitis (einzelne Formen ▶ Tabelle 24-5)	

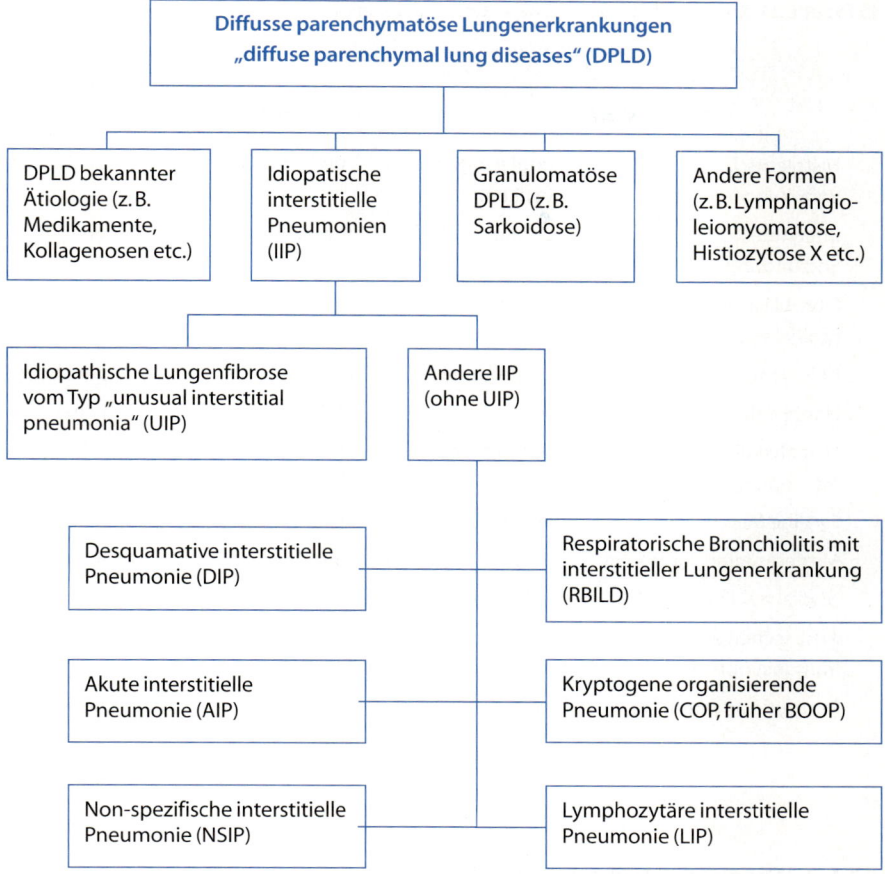

Abb. 24-1. Klassifikation der idiopathischen interstitiellen Lungenerkrankungen

Diese sind durch die Behandlung des Grundleidens günstig zu beeinflussen. Grundsätzlichen histomorphologischen Gesichtspunkten wird in ◘ Tabelle 24-1 durch die Einteilung in nichtgranulomatöse, granulomatöse und vaskulitische Krankheitsformen Rechnung getragen.

Die bisherige histologische Klassifikation der idiopathischen interstitiellen Pneumonien (IIP) von Liebow wurde basierend auf Vorarbeiten der Pathologen Katzenstein und Myers (1998) durch die internationale, multidisziplinäre Konsensusklassifikation der American Thoracic Society und European Respiratory Society (2002) ersetzt. Letztere definiert anhand klinischer, röntgenmorphologischer und histopathologischer Kriterien 7 Entitäten. Die zugrunde liegende Systematik der Klassifikation diffuser parenchymatöser Lungenerkrankungen ist in ◘ Abb. 24-1 zusammengefasst. Die histopathologische und klinisch-prognostische Differenzierung von 5 der 7 Krankheitsentitäten – UIP („unusual interstitial pneumonia"), NSIP („nonspecific interstitial pneumonia"), DIP/RBILD („desquamative interstitial pneumonia"/„respiratory bronchiolitis-associated interstitial lung disease") und AIP („acute interstitial pneumonia") – sind in ◘ Tabelle 24-2 gegenübergestellt.

Wesentlicher Vorteil der neuen Klassifikation ist die Tatsache, dass sich die hier beschriebenen Entitäten gravierend hinsichtlich ihrer Prognose und therapeutischen Ansprechbarkeit unterscheiden, wodurch dieser Klassifikation auch eine hohe klinische Wertigkeit zukommt (Tabelle 24-2). Hervorzuheben ist dabei die neu in die Klassifikation aufgenommene NSIP, die i. Allg. gut auf eine immunsuppressive Therapie anspricht und v. a. bei im Vordergrund stehender Alveolitis eine gute Langzeitprognose aufweist (mittlere Überlebensrate 12,2 Jahre), während die mediane Überlebensrate der Patienten mit UIP nur 2,8 Jahre beträgt. Eine Sonderstellung nimmt die insgesamt seltene AIP ein, die durch eine diffuse und homogene Fibroblastenproliferation gekennzeichnet ist und als Reparaturstadium eines diffusen Alveolarschadens aufgefasst wird. Die Erkrankung weist eine hohe Frühletalität von 62% nach 2 Monaten auf, für die Überlebenden des akuten Stadiums ist die Prognose jedoch relativ gut und Rezidive sind nicht beschrieben. Aus heutiger Sicht dürfte die AIP dem ursprünglich als Hamman-Rich-Syndrom beschriebenen Krankheitsbild entsprechen.

Am Ende des Krankheitsprozesses vieler interstitieller Lungenerkrankungen steht die irreversible Lungenfibrose mit zu Atelektasen und wabigen Hohlräumen führenden Indurationen und Sklerosierungen, was auch als **Honigwabenlunge** („honey comb lung") oder „endstage lung" bezeichnet wird und therapeutisch nicht mehr beeinflusst werden kann.

Tabelle 24-2. Klassifikation und Charakteristika der idiopathischen interstitiellen Pneumonien (IIP)

	UIP	NSIP	DIP/RBILD	AIP
Histologisches Verteilungsmuster	ungleichmäßig, variabel	uniform, diffus	uniform, diffus	uniform, diffus
Interstitielle Entzündung	gering	deutlich	gering	gering ausgeprägt
Fibroblastenproliferation	chrakteristisch, fokal	gering, selten fokal	keine	diffus
Kollagenbildung	ungleichmäßig	variabel	variabel, gering	keine
Honigwabenbildung	häufig	selten	keine	keine
Intraalveoläre Makrophagen	selten, fokal	selten, variabel peribronchiolär (RBILD)	diffus (DIP)	keine
Hyaline Membranen	keine	keine	keine	häufig
Mittleres Alter (Jahre)	60	50	40	50
Medianes Überleben	2,8 Jahre	ca. 12 Jahre	> 12 Jahre	ca. 2 Monate
Ansprechen auf Immunsuppression	schlecht	gut	gut	schlecht
Restitutio ad integrum	nein	möglich, selten	nein (DIP) möglich (RBILD)	möglich, selten

24.1.2 Diagnose, Indikation zur Therapie und Erfolgsbeurteilung

Eine Übersicht über die Diagnostik und Therapieindikation gibt die ◘ Tabelle 24-3.

Klinische Manifestationen

Therapeutisch zu beeinflussen ist im Wesentlichen die entzündliche Komponente des Krankheitsgeschehens, insbesondere die **Alveolitis**. Der alveolitische Schub ist fakultativ begleitet von klinischen Allgemeinsymptomen wie Kältegefühl, Schüttelfrost, Fieber und Hustenreiz, kann aber auch unbemerkt bleiben. Im chronischen Stadium der Erkrankung stehen Belastungs- und/oder Ruhedyspnoe im Vordergrund. Die Mehrzahl der Patienten klagt außerdem über trockenen Husten und eine Behinderung der tiefen Inspiration („**Door-stop-Phänomen**"). Bei solchen Patienten fallen bei der Inspektion eine Zyanose und in fortgeschrittenen Fällen Uhrglasnägel und Trommelschlegelfinger auf. Auskultatorisch finden sich endinspiratorisch akzentuiert feinblasiges **Knisterrasseln (sog. Velcro rales)**, v. a. über den basalen Lungenabschnitten, sowie hochstehende dorsale Lungengrenzen mit eingeschränkter Atemvariabilität. In Spätstadien kommen die Zeichen des Cor pulmonale hinzu.

Diagnostik

Röntgenmorphologie. Röntgenologisch lassen sich diffuse, punkt- und/oder netzförmige Schatten oder passagere Infiltrate dokumentieren. In fortgeschrittenen Fällen imponiert die klassische Verdichtung der Lungengrundstruktur als Ausdruck der Fibrose. Die konventionelle Röntgenaufnahme des Thorax zeigt allerdings bei bis zu 10 % der Patienten trotz manifester Lungengerüsterkrankung einen unauffälligen Befund. Wesentlich sensitiver ist die **hochauflösende Computertomographie (HR-CT)**, die auch in Frühstadien einen sicheren Nachweis interstitieller Lungenveränderungen erlaubt und bei entsprechender Technik sogar eine semiquantitative Aussage über das Ausmaß der Lungenparenchymverdichtung ermöglicht. Unterschiedliche röntgenmorphologische Erscheinungsformen und Verteilungsmuster geben differenzialdiagnostische Hinweise, z. B. in der Unterscheidung zwischen Sarkoidose und idiopathischer Lungenfibrose. Bestimmte Erkrankungen, wie z. B. die Lymphangioleiomyomatose der Lungen oder die Histiocytosis X, lassen sich alleine auf der Basis des Befundes der HR-CT mit relativ hoher Sicherheit diagnostizieren. In gewissen Grenzen ist auch die Abgrenzung verschiedener Formen der IIP möglich.

Insbesondere lässt der Nachweis eines subpleural ausgeprägten Honigwabenmusters mit Traktionsbronchiektasen bei gleichzeitiger Abwesenheit von milchglasartigen Trübungen des Lungenparenchyms den Rückschluss

■ **Tabelle 24-3.** Diagnostik und Therapieindikation bei Lungengerüsterkrankungen

1. Sind exogene Noxen oder eine übergeordnete Systemerkrankung ursächlich?
2. Besteht eine signifikante Lungenfunktionseinschränkung?
3. Besteht eine aktive Alveolitis?

Allgemeine Krankheitszeichen

– Klinische Symptome	Dyspnoe, Hustenreiz, Leistungsminderung, ggf. Fieberschübe, Gewichtsverlust, Uhrglasnägel, velcro rales
– Thoraxröntgen	feinfleckige, streifige oder netzige Verschattungen, Progredienz?

Spezielle Diagnostik

– Lungenfunktion	CO-Transferfaktor, Blutgase unter Belastung, Vital- und Totalkapazität, Atemwegswiderstand, FEV_1, Tiffeneau-Index
– Hochauflösende Computertomographie (HR-CT)	Milchglastrübung (= Alveolitis), retikuläres Muster (= Fibrose)
– Bronchoalveoläre Lavage	Pathologisch: – Granulozyten > 3–5% – Lymphozyten > 10–15%
– Biopsie	– NSIP, DIP/RBILD, BOOP: günstigere Prognose, besseres Ansprechen auf Immunsuppression – UIP: ungünstigere Prognose und geringeres Ansprechen auf Immunsuppression – AIP: rascher Verlauf und hohe Frühletalität

auf das Vorliegen einer idiopathischen Lungenfibrose vom Typ der „unusual interstitial pneumonia" mit einer Spezifität von ca. 90% zu. Auf diese Weise können auf der Basis des HR-CT-Befundes zusammen mit den klinischen Befunden ca. 60% der Patienten mit UIP ohne Notwendigkeit einer chirurgischen Lungenbiopsie diagnostiziert werden.

Lungenfunktion. Das entscheidende Kriterium für die Therapieindikation stellt die objektivierbare Beeinträchtigung der Atmungsfunktion dar. Diese kann mittels Lungenfunktionsanalyse einschließlich Belastungstests gemessen werden. Die Einschränkung der Diffusionskapazität, beurteilt anhand des CO-Transferfaktors im „Single-breath-Verfahren", ist der sensitivste Parameter für die Erfassung einer beginnenden Behinderung des Gasaustausches. Allerdings ist seine Spezifität gering, sodass auch reversible Verteilungsstörungen miterfasst werden. Erst in fortgeschritteneren Stadien der Erkrankung kommt es zum Abfall des p_aO_2 unter Belastung und zu einer restriktiven Ventilationsstörung, kenntlich an einer eingeschränkten Vital(VK)- und Totalkapazität (TK). Die Spiroergometrie erlaubt eine weitgehend objektive Beurteilung der kardiorespiratorischen Funktionseinschränkung und liefert mit den Parametern maximale Sauerstoffaufnahme, alveoloarterielle Sauerstoffpartialdruckdifferenz sowie maximale Ventilation und Totraumventilation spezifische Kriterien für die Beurteilung des pulmonalen Gasaustausches. Einige Formen von interstitiellen Lungenerkrankungen können auch mit einer obstruktiven Ventilationsstörung einhergehen. Als Beispiele seien die Lymphangioleiomyomatose und die Histiocytosis X genannt. Weiter kann sich auch ein hyperreagibles Bronchialsystem entwickeln. Dies wird insbesondere bei der exogen-allergischen Alveolitis und bei der Sarkoidose beobachtet.

Bronchoalveoläre Lavage (BAL). Prinzipiell kann sich eine Alveolitis durch eine Veränderung und/oder Vermehrung der intraalveolären Zellpopulation äußern. Mittels der wenig invasiven und risikoarmen Technik der bronchoalveolären Lavage können Zellen aus der Lungenperipherie gewonnen werden, deren Zahl und Differenzierung ein repräsentatives Bild der intrapulmonalen Entzündungsvorgänge liefern. Unter Lokalanästhesie werden in verschiedene Lungensegmente mittels eines Fiberbronchoskops portionsweise je 20–50 ml Kochsalzlösung bis zu einer Gesamtmenge von 100–300 ml eingebracht und dann wieder abgesaugt. Gegenindikationen für dieses diagnostische Verfahren sind eine fortgeschrittene arterielle Hypoxämie ($p_aO_2 < 55$–60 mm Hg), die durch O_2-Insufflation nicht behebbar ist, und/oder eine Vitalkapazität unter 1,2 l. Diagnostisch wegweisende Befunde sind eine Lymphozytose größer 50% mit Überwiegen der T-Helferzellen bei der Sarkoidose bzw. mit Überwiegen der T-Suppressorzellen bei der exogen-allergischen Alveolitis; eine isolierte Eosinophilenerhöhung auf über 25 % spricht für das Vorliegen einer eosinophilen Pneumonie.

> **Praxistipp**
> Für die verschiedenen Formen der IIP gibt es keine charakteristischen Befunde, jedoch gilt eine signifikante Erhöhung des Anteils der Lymphozyten im Differenzialzellbild auf mehr als 10 % als prognostisch günstig und signalisiert, dass ein Therapieversuch mit Corticoiden Erfolg verspricht.

Möglicherweise liegt aber in diesen Fällen eine NSIP vor, die per se eine relativ gute Prognose aufweist. Mehr als 3–5 % neutrophile Granulozyten und das Vorhandensein von eosinophilen Granulozyten sprechen für einen aggressiven, prognostisch eher ungünstigen Krankheitsprozess bei einer idiopathischen Lungenfibrose vom Typ der UIP.

Der Stellenwert der bronchoalveolären Lavage in der Diagnostik der idiopathischen interstitiellen Pneumonien muss heute mit großer Zurückhaltung beurteilt werden; nur in Einzelfällen kann sie spezifische diagnostische Hinweise geben, so z. B. bei der Sarkoidose, bei der eosinophilen Pneumonie und bei der Alveolarproteinose. Ein zusätzlicher diagnostischer Gewinn ergibt sich aus dem Nachweis bzw. Ausschluss zugrunde liegender oder komplikativ bestehender Infektionen (z. B. Mykobakteriosen oder Aspergillosen), was insbesondere vor Einleitung einer immunsuppressiven Therapie von Bedeutung ist.

Histologie. Den Goldstandard für die Diagnostik von interstitiellen Lungenerkrankungen stellt die histologische Analyse von Lungengewebe dar. Mittels transbronchialer Gewebeentnahme im Rahmen einer Fiberbronchoskopie lassen sich mit hoher Treffsicherheit Erkrankungen diagnostizieren, die sich primär im Bereich des bronchovaskulären Bündels manifestieren, wie z. B. das Alveolarzellkarzinom oder die Sarkoidose. Für die histologische Differenzierung der unterschiedlichen Formen der IIP sind die so gewonnen Biopsien jedoch rein quantitativ nicht ausreichend, sodass eine positive Diagnosesicherung nicht möglich ist. Dennoch kann die transbronchiale Biopsie durch den Ausschluss möglicher Differenzialdiagnosen eine Beitrag zur Diagnostik von interstitiellen Lungenerkrankungen leisten. Die chirurgische, offen oder thorakoskopisch durchgeführte, Lungenbiopsie ermöglicht dem geübten Pathologen bei derartigen Erkrankungen in 80–90 % der Fälle eine klare Zuordnung zu einer spezifischen Form der IIP, wobei die HR-CT für die Festlegung des zu untersuchenden Lungenareals hilfreich ist. Da die neue histologische Klassifikation nach Katzenstein auch Aussagen über die Erfolgsaussichten einer immunsuppressiven Therapie und die Prognose der Erkrankung erlaubt, ist die klinische Wertigkeit der chirurgischen Lungenbiopsie heute als hoch einzuschätzen.

Diagnostische Strategie

Eine Synopsis des diagnostischen Algorithmus für Patienten mit neu aufgetretener interstitieller Lungenerkrankung liefert ◘ Abb. 24-2. Ausgangspunkte sind eine eingehende Anamnese und komplette klinische Untersuchung des Patienten sowie nichtinvasive technische Untersuchungsverfahren, die eine Routinelaboruntersuchung, Lungenfunktionsuntersuchung, Thoraxröntgenaufnahme in 2 Ebenen und eine HR-CT der Lunge umfassen.

Ergibt sich aus diesen Befunden ein Hinweis auf eine exogene Genese der Erkrankung durch organische oder anorganische Stäube bzw. eine berufliche Schadstoffexposition, so ist bei geringem Krankheitsschweregrad zunächst die Durchführung einer Expositionskarenz anzuraten. Kommt es hierunter zu einer vollständigen klinischen Remission, so kann die Diagnose als gesichert gelten und weitere diagnostische Maßnahmen sind in der Regel nicht erforderlich. Hat die interstitielle Lungenerkrankung bereits einen mittleren oder höheren Schweregrad erreicht, so ist auch bei Vorliegen einer potenziell ursächlichen exogenen Noxe die Durchführung einer flexiblen Fiberbronchoskopie, einschließlich bronchoalveolärer Lavage und transbronchialer Biopsie, erforderlich. Sind die hierdurch erhobenen Befunde mit der vermuteten exogen induzierten Lungengerüsterkrankung kompatibel oder bestätigen diese, so ist eine weitere diagnostische Aufarbeitung nicht mehr erforderlich und neben entsprechenden Karenzmaßnahmen sollte eine symptomatische Therapie erfolgen.

Ergibt sich aus der initialen, nichtinvasiven Diagnostik kein Hinweis auf eine exogene Genese der Erkrankung, so stellt sich die Frage nach dem Vorliegen einer Systemerkrankung. Hierfür wird gezielt nach extrapulmonalen Manifestationen, einer Kollagenose oder einer Vaskulitis gesucht. Im positiven Fall kann die Diagnose möglicherweise durch eine entsprechende Biopsie extrapulmonaler Organe – Haut, Muskeln, Niere, Fettgewebe, Nasennebenhöhlenschleimhaut etc. – gestellt werden. Zur Untermauerung der Diagnose sind außerdem spezifische serologische bzw. immunologische Befunde zu erheben, die zur Diagnosebestätigung einer Vaskulitis (antizytoplasmatische Antikörper bei Morbus Wegener oder Churg-Strauss-Syndrom) bzw. einer Kollagenose (z. B. Rheumafaktor bei rheumatoider Arthritis, antinukleäre Antikörper bei Lupus erythematodes oder Sklerodermie) dienen. Lässt sich aufgrund dieser Befunde das Vorliegen einer Systemerkrankung ausschließen oder nicht mit hinreichender Wahrscheinlichkeit diagnostizieren, so ist als nächster Schritt die Durchführung einer Fiberbronchoskopie mit standardisierter bronchoalveolärer Lavage und

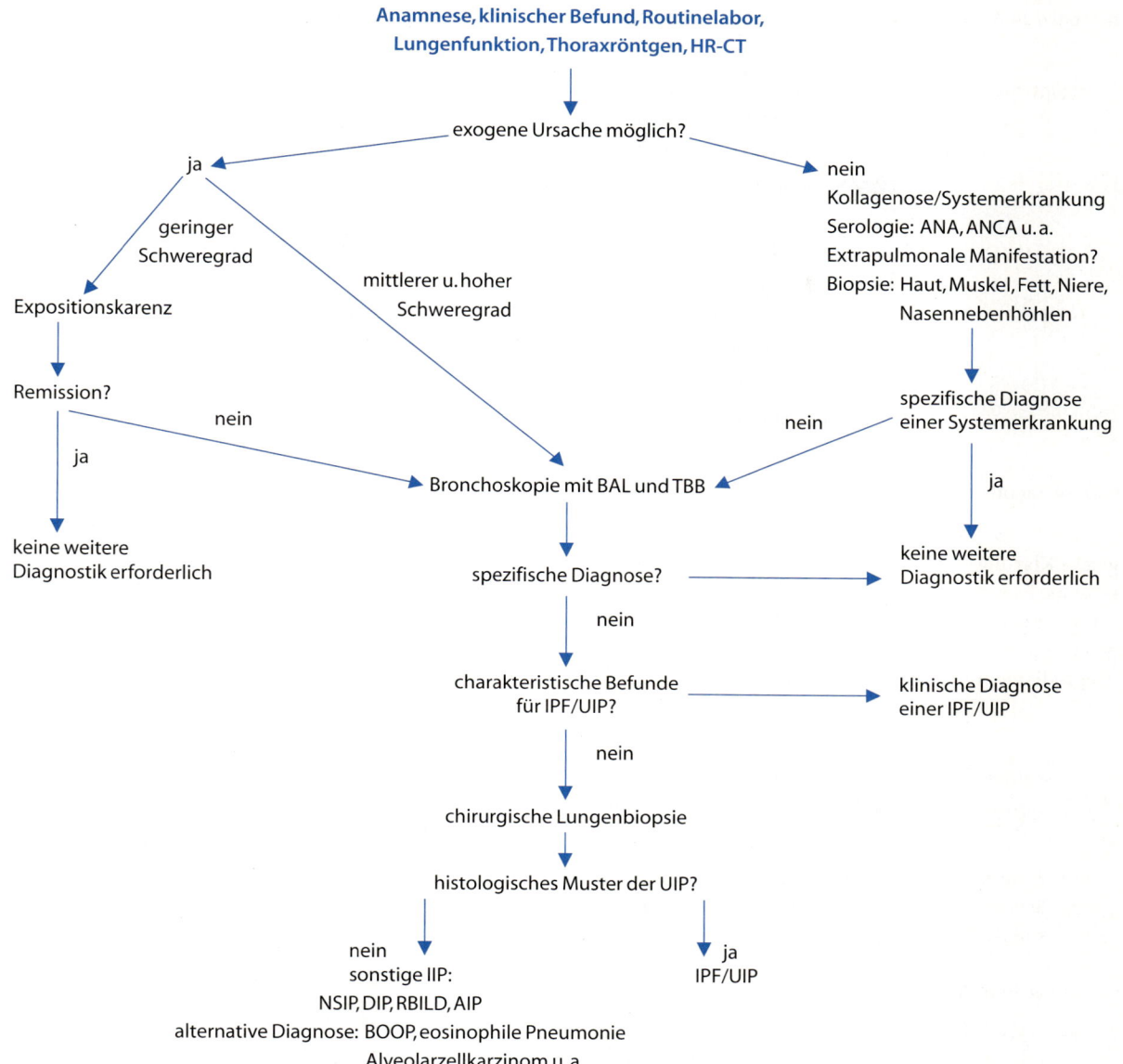

Abb. 24-2. Algorithmus zur Diagnostik der interstitiellen Lungenerkrankungen (Abkürzungen ▸ Text)

transbronchialer Biopsie durchzuführen. Mit diesem Verfahren lassen sich in der Regel die folgenden spezifischen Diagnosen nachweisen: Sarkoidose, Histiocytosis X, eosinophile Pneumonie, Lymphangiosis carcinomatosa und Alveolarzellkarzinom. Führt die bronchoskopische Diagnostik nicht zu einer spezifischen Diagnose, so kann bei typischer Befundkonstellation insbesondere hinsichtlich der Röntgenmorphologie in der HR-CT die klinische Diagnose einer idiopathischen Lungenfibrose vom Typ der UIP gestellt werden. Die hierfür geltenden diagnostischen Kriterien sind in ◘ Tabelle 24-4 zusammengefasst. Erfahrungsgemäß gelingt dies allerdings nur in etwas mehr als der Hälfte der Fälle, wobei in diesen Fällen eine diagnostische Spezifität von immerhin ca. 90% erreicht wird. Sind die Untersuchungsergebnisse der nicht-invasiven Methoden, einschließlich der HR-CT, sowie der bronchoskopischen Analytik nicht typisch für das Vorliegen einer idiopathischen Lungenfibrose vom UIP-Typ, so ergibt sich die Möglichkeit zur chirurgischen Lungenbiopsie, in der Regel als **videoassistierte thorakoskopische Biopsie**, aus einem mittelgradig veränderten Lungenareal entsprechend der HR-CT-Diagnostik. Die histologische Klassifikation der interstitiellen Lungenerkrankungen stellt den Goldstandard der Diagnostik dar und erlaubt in den verbleibenden Fällen meist die positive Diagnosestellung einer spezifischen Form der idiopathischen interstitiellen Pneumonien. Abweichend von dem dargestellten Algorithmus kann nach Durchführung der nichtinvasiven Diagnostik einschließlich der HR-CT auch direkt mittels chirurgischer **Lungenbiopsie** eine histolo-

◻ **Tabelle 24-4.** Diagnosekriterien der IPF/UIP in Abwesenheit einer chirurgischen Lungenbiopsie[a]

Hauptkriterien	Ausschluss bekannter Ursachen einer interstitiellen Lungenerkrankung inklusive der Systemerkrankungen
	Restriktives Lungenfunktionsmuster und Gasaustauschstörung
	Beidseits basale retikuläre Verdichtungen subpleural im HR-CT, Milchglastrübung weniger als 30%
	BAL oder transbronchiale Biopsie ohne Hinweis auf eine alternative Diagnose
Nebenkriterien	Alter über 50 Jahre
	Langsam zunehmende Belastungsdyspnoe ohne andere Ursache
	Erkrankungsdauer über 3 Monate
	Inspiratorisches Knisterrasseln beidseits basal

[a] Alle 4 Hauptkriterien und 3 von 4 Nebenkriterien müssen erfüllt sein.

gische Klärung angestrebt werden. Dieses Vorgehen bietet sich insbesondere für relativ junge Patienten (<50 Jahre) mit geringem perioperativem Risiko und bei Fehlen exogener Noxen als mögliche Ursache sowie ggf. bei rasch progredientem Krankheitsverlauf an.

24.2 Allgemeine Therapieprinzipien

Einen allgemeinen Therapieplan zeigt die ◻ Übersicht 24-1.

Übersicht 24-1
Lungengerüsterkrankungen – allgemeiner Therapieplan

1. Ausschaltung exogener Noxen
2. Behandlung zugrundeliegender Systemerkrankungen

Aktive fibrosierende Alveolitis:

- 0,5–1,5 mg/kgKG/Tag Prednisonäquivalent für 2 Monate, danach Dosisreduktion um 10 mg pro Woche bis zum Erreichen der Erhaltungsdosis von 10–20 mg/Tag

- Bei Progredienz unter Corticosteroiden:
    - zusätzlich 1,5–2 mg/kgKG/Tag Azathioprin oder Cyclophosphamid

- Alternativen:
    - Colchicin 1- bis 2-mal 0,6 mg/Tag hat im Vergleich zur Corticoidmonotherapie keine bessere Wirkung aber geringere Nebenwirkungen.
    - Für den klinischen Routineeinsatz noch nicht ausreichend etabliert:
    - Ciclosporin A, hochdosiertes N-Acetylcystein, γ-Interferon, Pirfenidon u. a.

Begleitende Therapie:

- Allgemeinmaßnahmen:
    - Vermeidung inhalativer Noxen (Tabakrauch, Stäube etc.) und potenziell krankheitsauslösender Pharmaka (z. B. Antidepressiva, Amiodaron etc.)
    - Behandlung von gastroösophagealem Reflux

- Frühstadium:
    - Atemtherapie, gezielte Physiotherapie

- Fortschreitende respiratorische Insuffizienz:
    - Sauerstofflangzeittherapie, Lungentransplantation

- Therapie der Komplikationen:
    - Inhalative Therapie antitussiv und antiobstruktiv,
    - ggf. Sekretolyse und Antibiotika

24.2.1 Medikamentöse Therapie

Aktive fibrosierende Alveolitis

Eine Alveolitis sollte behandelt werden, bevor irreversible Schäden durch Zerstörung von Alveolarstrukturen eingetreten sind. Im Falle eines durch exogene Einwirkungen bedingten Leidens oder einer Systemerkrankung steht an der Spitze der möglichen therapeutischen Maßnahmen naturgemäß die Karenz gegenüber der schädigenden Noxe bzw. die Behandlung des übergeordneten Leidens. In den übrigen Fällen wird eine Suppression des entzündlichen Prozesses versucht. Die hierfür zum Einsatz kommenden Medikamente konzentrieren sich auf: **Corticosteroide, Azathioprin** und **Cyclophosphamid**. Während eine primäre Steroidmonotherapie bei der NSIP, der DIP/RBILD, dem BOOP-Syndrom und bei fibrosierenden Alveolitiden im Rahmen von Systemerkrankungen angemessen sein kann, wird für die Primärtherapie der UIP eine primäre Kombinationstherapie aus Corticosteroiden plus Azathioprin oder Cyclophosphamid empfohlen (▶ Abschn. 24.3).

Corticosteroide. Die meisten Autoren empfehlen eine Corticoidbehandlung von 0,5 bis höchstens 1,5 mg Prednisonäquivalent/Tag und kgKG für etwa 2 Monate. Ist ein Erfolg erkennbar, wird nach langsamer Reduktion über mehrere Wochen die Verabreichung der geringst wirksamen Dosis, meist von 15–30 mg/Tag für 2–3 Jahre angeraten.

> ❗ Dabei sollte intensiv darauf geachtet werden, dass nicht die möglichen Nebenwirkungen der Therapie (Cushing-Syndrom, Hautveränderungen, Gewichtszunahme, Diabetes, Osteoporose u. a.) den potenziellen therapeutischen Nutzen überwiegen, nachdem eine anhaltende objektivierbar günstige Beeinflussung durch Glucocorticoidmonotherapie nur in 12–37 % beobachtet wird, während bis zu 57 % der betroffenen Patienten nur initial bzw. subjektiv auf die Behandlung ansprechen.

Azathioprin. Im Falle eines Nichtansprechens auf die Steroidgabe, einer zu hohen notwendigen Erhaltungsdosis, erheblicher Nebenwirkungen der Steroidtherapie oder einer Hochrisikokonstellation für unerwünschte Effekte (z. B. Alter über 70 Jahre, schlecht eingestellter Diabetes mellitus oder arterieller Hypertonus, schwere Osteoporose) ist der Einsatz von zytotoxischen Substanzen zu erwägen.

> **Praxistipp**
> Die Kombination Azathioprin (1,5–2 mg/kgKG) plus Corticosteroid (0,5 mg/kgKG Prednisonäquivalent) wird wegen des relativ günstigen Nebenwirkungsprofils häufig eingesetzt.

Es existiert bislang keine Vergleichsstudie zwischen Cyclophosphamid und Azathioprin. Betrachtet man das Wirkungs- und Nebenwirkungspotenzial der beiden Substanzen, so ergibt sich, dass die Wirkung von Cyclophosphamid schneller einsetzt, Azathioprin aber die geringere Langzeittoxizität aufweist. So ist auch denkbar, in Anlehnung an die bei Kollagenosen geübte Praxis, nach einer Initialbehandlung mit Cyclophosphamid im Langzeitverlauf auf Azathioprin umzustellen. Dieses Vorgehen bietet sich v. a. bei rasch progredientem Krankheitsverlauf an. Lässt sich nach 6–12 Monaten Therapie kein objektivierbarer Erfolg erzielen, sollte die Behandlung beendet werden.

Eine Leukozytenzahl im peripheren Blut unter 4000/µl erfordert eine Dosisreduktion, während bei anhaltenden Leukozytenzahlen über 8000/µl eine Erhöhung der Dosis erwogen werden sollte, wobei in der Regel eine Dosis von maximal 150 mg Azathioprin oder Cyclophosphamid pro Tag nicht überschritten wird. Eine Cochran-Metaanalyse bezüglich des Einsatzes von Immunsuppressiva bei idiopathischer Lungenfibrose (2003) kommt zu dem Schluss, dass weder für Azathioprin noch für Cyclophosphamid hochwertige Studien vorliegen, stellt jedoch auch fest, dass es für Azathioprin möglicherweise einen kleinen Langzeitüberlebensvorteil geben könnte.

> ❗ **Cave**
> Kontraindiziert ist die gleichzeitige Verabreichung von Allopurinol und Azathioprin, weil Allopurinol die Xanthinoxidase und damit den Abbau von Azathioprin hemmt, wodurch eine Kumulation von Azathioprin resultiert, die zu lebensgefährlichen Agranulozytosen führen kann.

Ein Schritt im Abbau von Azathioprin wird durch die Thiopurin-S-Methyltransferase (TPMT) katalysiert. Es wurden 3 Mutationen dieses Enzyms beschrieben, die bei Homozygotie (ca. 0,3 % der Bevölkerung) zu einer starken, bei Heterozygotie (ca. 11 % der Bevölkerung) zu einer intermediären Reduktion der TPMT-Aktivität führt. Bei diesen Patienten kommt es vermehrt zu myelosuppressiven oder hepatotoxischen Nebenwirkungen.

> ❗ Ein engmaschiges Monitoring der entsprechenden Laborparameter ist unbedingt erforderlich, auch molekularbiologische Screeningmethoden stehen inzwischen zur Verfügung.

Cyclophosphamid. Alternativ steht die Gabe von Cyclophosphamid (z. B. Endoxan) – i. Allg. in einer Dosis von 1,5–2 mg/kgKG oral verabreicht – zusammen mit geringen Mengen Corticoiden (0,5 mg/kgKG Prednisonäquivalent) zur Verfügung. Der im Vergleich zu Azathioprin raschere Wirkungseintritt von Cyclophosphamid lässt dessen Einsatz v. a. bei **rasch progredienten Krank-**

heitsbildern sinnvoll erscheinen. Auch hier ist eine Dosisanpassung in Abhängigkeit von der Leukozytenzahl im peripheren Blut (▶ oben) notwendig.

Mögliche unerwünschte Wirkungen von Cyclophosphamid umfassen Agranulozytosen, Aufflackern ruhender Tuberkulosen, Infektionen mit opportunistischen Keimen, Induktion von Tumorerkrankungen – besonders im Bereich der ableitenden Harnwege, Sterilität und sogar Begünstigung fibrotischer Prozesse.

Cyclophosphamid kann auch in Form einer Stoßtherapie gegeben werden. Damit ist die monatliche i.v.-Applikation von 500–1500 mg/m² Körperoberfläche in steigender Dosis gemeint. Kontrazeptive Maßnahmen sowie laufende Kontrollen des Blutbilds sind erforderlich.

Cyclophosphamid verhilft maximal 40 % der Patienten mit idiopathischer fibrosierender Alveolitis zu einem objektiv nachprüfbaren Erfolg im Sinne eines Stillstandes der Erkrankung oder sogar geringer funktioneller Verbesserungen. Eine lebensverlängernde Wirkung ist für die Kombination von Corticosteroiden und Cyclophosphamid nicht eindeutig belegt, während in einer relativ kleinen, prospektiv randomisierten und placebokontrollierten Studie eine signifikante Verbesserung der Fünf-Jahres-Überlebensraten unter Corticosteroiden plus Azathioprin im Vergleich zu Corticosteroiden plus Placebo beobachtet wurde. Weder für die Cyclophosphamidstoßtherapie noch für die Kombination aus Corticosteroid plus Cyclophosphamid als Second-line-Therapie bei Steroid-non-Respondern ist bisher eine klinische Wirksamkeit bzw. Überlegenheit nachgewiesen.

Colchicin. Einen weiteren möglichen Therapieansatz bietet Colchicin, das die Produktion von Wachstumsfaktoren für Fibroblasten durch Alveolarmakrophagen hemmen kann. Bisher vorliegende Studien belegen keinen Mortalitätsunterschied für die Behandlung mit Colchicin 1- bis 2-mal 0,6 mg/Tag im Vergleich zur Corticoidmonotherapie. Allerdings sind die Nebenwirkungen unter Colchicin deutlich geringer. Einen weiteren möglichen Therapieansatz bietet Colchicin, das die Produktion von Wachstumsfaktoren für Fibroblasten durch Alveolarmakrophagen hemmen kann. Bisher vorliegende Studien belegen keinen Mortalitätsunterschied für die Behandlung von Colchicin in einer Dosierung von 1–2 × 0,6 mg/Tag im Vergleich zur Corticoidmonotherapie. Allerdings sind die Nebenwirkungen unter Colchicin deutlich geringer. Nachdem Corticosteroide als Monotherapie bei idiopathischer Lungenfibrose als unwirksam eingestuft werden, bietet Colchicin aus heutiger Sicht keine therapeutische Option.

Andere Immunsuppressiva. Über die Wirkung von Ciclosporin A liegen bisher nur Fallberichte und kleinere Fallsammlungen vor, die z. T. positive Effekte beschreiben. Andere Immunsuppressiva spielen in diesem Zusammenhang nur für die Behandlung von übergeordneten systemischen Immunkrankheiten eine Rolle.

D-Penicillamin, das früher gelegentlich empfohlen wurde, hat sich mangels nachprüfbarer therapeutischer und wegen erheblicher toxischer Effekte für die Behandlung von Lungenfibrosen nicht bewährt.

„Ausgebrannte" Fibrosen, Honigwabenlunge

In diesem Stadium ist ein messbarer therapeutischer Erfolg durch Einsatz von Immunsuppressiva nicht mehr zu erwarten. Die Therapie sollte sich daher auf begleitende Behandlungsmaßnahmen sowie auf die Prophylaxe und die Behandlung von Komplikationen konzentrieren.

Perspektiven

Die neue histologische Klassifikation der idiopathischen interstitiellen Pneumonien hat hinsichtlich der Pathogenese, insbesondere der UIP, den Akzent von der Alveolitis auf die fibroproliferative Komponente verschoben. Dies macht zumindest vordergründig die begrenzte Wirksamkeit der bisherigen, antiinflammatorischen Behandlungsansätze verständlich. Neue Therapiestrategien basieren dementsprechend auf dem Einsatz antifibrotisch wirksamer Medikamente.

Einen Ansatzpunkt liefern oxidative Pathomechanismen, die sowohl im Rahmen der alveolitischen als auch der fibroproliferativen Komponente an der Entwicklung einer fibrosierenden Alveolitis beteiligt sind. Dabei kommt es vermehrt zur Freisetzung von reaktiven Sauerstoffmetaboliten, insbesondere aus aktivierten Phagozyten der Lunge. Gleichzeitig herrscht ein Mangel an Antioxidanzien, speziell an Glutathion, dem quantitativ bedeutendsten Antioxidans der Lunge. Die Folge ist eine vermehrte oxidative Belastung und Schädigung des Lungenparenchyms und eine Verstärkung von fibroproliferativen Aktivitäten in der Lunge. Strategien, die zu einer Verstärkung antioxidativer Schutzmechanismen in der Lunge führen, könnten hier einen erfolgreichen Behandlungsansatz darstellen.

Pilotstudien mit hochdosiertem N-Acetylcystein (3-mal 600 mg NAC/Tag p.o.) konnten auf biochemischer Ebene antioxidative Effekte in der Lunge durch Erhöhung der pulmonalen Glutathionspiegel demonstrieren. Dabei liefert NAC Cystein und Cysteinverbindungen als Substrat für die Optimierung der zellulären Glutathionsynthese.

Der therapeutische Nutzen dieser Therapiestrategie (Behr et al. 1997) wurde in einer randomisierten, plazebokontrollierten, europäischen Multicenterstudie an 155 Patienten mit idiopathischer Lungenfibrose überprüft, wobei alle Patienten eine Basistherapie, bestehend aus Corticosteroiden plus Azathioprin in den empfohlenen Dosierungen, erhielten, zusätzlich aber randomisiert mit N-Acetylcystein 3 × 600 mg/Tag oder Plazebo behandelt wurden. Die bisher vorliegenden Ergebnisse dieser Studie belegen nach einem Jahr einen signifikanten Unterschied zu Gunsten der NAC-Gruppe hinsichtlich der primären Endpunkte Vitalkapazität und Diffusionskapazität. Die

Überlebensrate nach einem Jahr war in beiden Behandlungsarmen nicht unterschiedlich und betrug ca. 90%, was im Vergleich zu ähnlichen Populationen mit idiopathischer Lungenfibrose aus der Literatur ein ausgesprochen günstiges Ergebnis darstellt und den schon aus früheren Studien fraglich ablesbaren Effekt der Azathioprintherapie auf das Überlegen möglicherweise bestätigt. Eine definitive Aussage ist jedoch nicht möglich, da in dieser Studie bezüglich der Basistherapie mit Prednison und Azathioprin keine Plazebokontrolle mitgeführt wurde.

Auch für **Pirfenidon**, einem Pyridinderivat, konnten in präklinischen Studien antifibrotische Eigenschaften nachgewiesen werden. Diese umfassen insbesondere die Hemmung der Transkription von Transforming Growth Factor β (TGF-β), Platelet Derived Growth Factor (PDGF) und Kollagen. In einer offenen Phase-II-Studie an 54 Patienten mit fortgeschrittener, konventionell therapierefraktärer idiopathischer Lungenfibrose (Raghu et al. 1999) konnte in der Mehrzahl der Fälle eine Stabilisierung oder sogar eine leichte Verbesserung der Lungenfunktion gezeigt werden, eine verbesserte Überlebensrate wird diskutiert. In Japan wird die Kombination aus Pirfenidon plus Prednison derzeit gegen Prednison plus Placebo an IPF-Patienten in einer Multicenterstudie geprüft.

Interferone stellen eine weitere Substanzgruppe mit antiproliferativen und antifibrotischen Eigenschaften dar. Eine vor kurzem abgeschlossene Phase-II-Studie mit Interferon-β-1a an über 200 IPF-Patienten konnte jedoch keinen positiven Effekt im Vergleich zu Placebo dokumentieren.

Große Hoffnungen wurden in die Behandlung der idiopathischen Lungenfibrose mit Interferon-γ-1b gesetzt. Interferon-γ-1b hat ausgeprägte antiproliferative Effekte auf Fibroblasten, es hemmt die TGF-β-Wirkung und kann die Synthese von Matrixmetalloproteinasen stimulieren. In einer Pilotstudie an 18 Patienten mit Lungenfibrose wurde Interferon-γ-1b (3 × 200 µg s.c. pro Woche) plus niedrig dosiertes Prednison mit einer Prednison-Monotherapie verglichen. Dabei zeigte sich im Verlauf eines Jahres in der Interferon-γ-Gruppe eine signifikante Verbesserung der Lungenfunktion, während die corticoidtherapierten Patienten eine Progression der Lungenfunktionseinschränkung hinnehmen mussten (Ziesche et al. 1999). Aufgrund dieser ermutigenden Befunde wurde – trotz kontroverser Diskussion der Ergebnisse von Ziesche et al. – eine plazebokontrollierte Phase-III-Multicenterstudie an IPF-Patienten in den USA und Kanada initiiert, die jedoch hinsichtlich des primären Endpunktes – progressionsfreies Überleben – ein negatives Ergebnis erbrachte. Hinsichtlich des Gesamtüberlebens zeigte sich ein Trend zu Gunsten der Interferon-γ-Therapie, der jedoch keine statistische Signifikanz erreichte. Lediglich a posteriori durchgeführte Subgruppenanalysen an weniger schwer erkrankten Patienten mit einer forcierten Vitalkapazität bei Studieneinschluss von wenigstens 62% des Sollwertes ergaben einen signifikanten Überlebensvorteil für die Interferon-γ-Therapie. Dementsprechend wurde eine Nachfolgestudie an einem weniger schwerkranken Patientengut initiiert.

Weitere therapeutische Überlegungen richten sich auf die Manipulation spezifischer Entzündungsmediatoren, denen eine wichtige Rolle im Krankheitsprozess zugeschrieben wird. Hierzu zählt auch TNF-α, das sowohl inflammatorische als auch fibroproliferative Effekte induzieren kann. In einer randomisierten, plazebokontrollierten Phase-II-Studie wird derzeit der gentechnologisch gewonnene TNF-α-Antikörper Etanercept zur Behandlung der idiopathischen Lungenfibrose getestet. Ergebnisse dieser Studie werden Mitte des Jahres 2005 vorliegen.

Aufgrund der zunehmenden Kenntnisse über die Pathogenese der Lungenfibrose werden immer neue mögliche Therapieansatzpunkte definiert, die sich u. a. auf Interleukin-12, Anti-Interleukin-10 und Anti-TGF-β-1 sowie auf Leukotriene und Prostaglandine konzentrieren. Dabei wird an klassischen pharmakologischen Synthesehemmern und Rezeptorantagonisten, spezifischen monoklonalen Antikörpern und Antisense-mRNA als möglichen Interventionsmodi gearbeitet.

24.2.2 Unterstützende Maßnahmen

Körperliche Aktivität

Die körperliche Aktivität des betroffenen Patienten sollte sich an die Beeinträchtigung des Gasaustausches anpassen. Patienten mit gering- und mittelgradigen Funktionseinschränkungen müssen zur Beibehaltung ihrer Aktivitäten ermutigt werden, da dies die Lebensqualität der Patienten positiv beeinflusst. In begrenztem Umfang können Rehabilitationsprogramme die Belastbarkeit der Patienten verbessern, z. B. im Vorfeld einer geplanten Lungentransplantation. Geeignet sind hierzu auch regelmäßige Ausdauerbelastungen, z. B. auf dem Fahrradergometer, unter pulsoxymetrischer Kontrolle der arteriellen Sauerstoffsättigung, ggf. auch unter supplementärer Sauerstoffgabe während der Belastung.

> ❗ Das Auftreten einer Hypoxämie oder ihre Verstärkung unter Belastung begünstigt die Entstehung eines Cor pulmonale. Versicherungsrechtlich wird deshalb bei der Entwicklung einer Lungenfibrose rasch ein hoher Grad von Erwerbsminderung oder Berufs- und Erwerbsunfähigkeit erreicht.

Atemtherapie

Physiotherapeutische Behandlungsansätze können v. a. bei gering- bis mittelstarken Funktionseinschränkungen der Lunge eine Bereicherung des therapeutischen Spektrums darstellen. Durch gezielte Übungen kann die Atemmuskulatur und Hilfsmuskulatur gestärkt, die Brustkorbbeweglichkeit und Sekretmobilisation verbessert sowie die Ventilation harmonisiert werden. Auch für Komplikationen wie Bronchialobstruktion, Bronchiektasen und Pleuraverschwartungen bietet die physikalische Medizin hilfreiche Therapieansätze. Für Einzelheiten wird auf die entsprechende Fachliteratur verwiesen.

 Cave
Es muss jedoch beachtet werden, dass v. a. in fortgeschrittenen Erkrankungsfällen die Atemtherapie eine Belastung des kardiopulmonalen Systems darstellen und zu einer Verschlechterung führen kann.

Ernährung

Unterernährung und Übergewicht verstärken möglicherweise die pulmonale Funktionseinbuße. Bei stark unterernährten Patienten als Folge einer pulmonalen Kachexie kann die Anlage einer perkutanen endoskopischen Gastrostomie (PEG) zur hochkalorischen Ernährung in Erwägung gezogen werden.

> **Praxistipp**
> Liegt eine deutliche Hyperkapnie vor, ist diese u. U. durch eine vermehrte Zufuhr von Fetten und die dadurch bedingte Verminderung der endogenen Produktion von Kohlendioxid günstig zu beeinflussen.

Übergewichtige Patienten erfahren durch Gewichtsreduktion z. T. erstaunliche Verbesserungen ihrer respiratorischen Insuffizienz.

Impfung

Grundsätzlich besteht bei Patienten mit Lungengerüsterkrankungen eine gesteigerte Anfälligkeit gegenüber Infektionen des Respirationstraktes. Unisono wird diesen Patienten ein alljährliche Grippeschutzimpfung empfohlen. Weiter kommt eine Impfung mit einer Pneumokokkenvakzine in Betracht.

24.2.3 Symptomatische Therapie

Atemnot und Hustenreiz

Sauerstoffgabe. Die sinnvollste Therapie der Atemnot besteht in der Gabe von O_2 (▶ unten). Von Atemanaleptika ist abzuraten. Sie verstärken die Dyspnoe und verschlechtern die Energiebilanz, indem sie den Atemantrieb steigern, ohne das pulmonale Grundproblem selbst günstig zu beeinflussen.

Psychopharmaka, Sedativa, Opiate. Quälende Atemnot lindert man mit leicht bis mittelstark wirkenden Psychopharmaka, z. B. **Chlorazepat** (Tranxilium 5 oder 10 mg, 1 Kaps. am Abend), **Diazepam**, (z. B. Valium 2-mal 2,5–5 mg/Tag) oder **Bromazepam** (Lexotanil 1,5–6 mg/Tag).

Dass diese Stoffgruppe nach langzeitiger Einnahme eine Abhängigkeit bewirken kann, darf in diesen Fällen nicht zu ihrer generellen Ablehnung führen, da im fortgeschrittenen Stadium einer Lungenfibrose häufig nur so das Schicksal der Patienten erträglicher gestaltet werden kann. Ein gelegentlicher Wechsel der Präparate und der Dosierung sei empfohlen.

 Cave
Stärkere Sedativa sollten nicht eingesetzt werden, da sie die Funktion des Atemzentrums beeinträchtigen und dadurch die respiratorische Insuffizienz verstärken können.

Opiate können in fortgeschrittenen Fällen mit therapierefraktärer Atemnot ebenfalls zur symptomatischen Therapie eingesetzt werden. Orale Verabreichungsformen (Morphinsulfat) eignen sich dabei zur ambulanten Therapie, wobei man sich der erheblichen atemdepressiven Wirkung bewusst sein muss. Die intravenöse Morphingabe wird v. a. präfinal bei infauster Prognose zum Einsatz gebracht, wenn eine mechanische Beatmung nicht mehr indiziert ist.

Antitussiva. Ebenfalls atemdepressiv wirken **Hustenblocker**, die gleichwohl in bestimmten Fällen zweckmäßig sein können, z. B. **Clobutinol** (Silomat), 2- bis 3-mal/Tag 1–2 Drg. zu je 40 mg, entsprechend 20–40 Trpf.) oder **Codipront** (2-mal 1 Kaps. zu 30 mg Codein/Tag). In vielen Fällen kann auch durch inhalative Corticosteroide eine Linderung des Hustenreizes erzielt werden. Neben den aus der Asthmatherapie bekannten Inhalatoren (z. B. Budesonid 2-mal 200–400 μg/Tag oder Fluticason 2-mal 250–500 μg/Tag) ist gelegentlich die Inhalation einer Budesonid-Suspension (2-mal 0,5–1,0 mg/Tag) mit einem geeigneten Düsenvernebler effektiv.

Sekretolyse. Leiden die Patienten unter schwer abzuhustendem Sekret, stellt die Anfeuchtung der Bronchialschleimhaut mittels Inhalation einer 0,9%igen Sole-(Kochsalz)-Lösung mit einem geeigneten Inhalationsgerät (3- bis 4-mal täglich etwa 5–10 min) eine häufig wirksame Maßnahme dar.

24.2.4 Therapie der Komplikationen

Bronchialobstruktion

Die Therapie der gelegentlich sekundär vorhandenen Bronchialobstruktion unterscheidet sich nicht von der Behandlung von obstruktiven Lungenerkrankungen (▶ Kap. 19).

Bakterielle Bronchitis

Antibiotikatherapie. Eine bakterielle Infektion der Atemwege ist anzunehmen, wenn der Patient eine deutliche

Zunahme und Gelb-/Grünverfärbung seines Bronchialsekretes bemerkt. Bei Patienten mit Lungengerüsterkrankungen, insbesondere wenn sie unter einer immunsuppressiven Therapie stehen, sollte frühzeitig die Indikation zur Antibiotikatherapie gestellt werden. An erster Stelle steht die Verordnung von Breitspektrum-β-Laktamen wie

- Amoxicillin, am besten in Kombination mit einem β-Lactamase-Inhibitor (z. B. Augmentan 3-mal 1–2 Tbl./Tag p. o.) oder
- neueren Makroliden (z. B. Rulid 300 mg/Tag p. o.)
- neue Chinolone (z. B. Avalox 400 mg/Tag p. o.).

Tetrazykline (z. B. Doxycyclin 2-mal 100 mg/Tag p. o.) und Chinolone (z. B. Ciprofloxacin 2-mal 500 mg/Tag p. o.) kommen erst an zweiter Stelle in Betracht. Da viele der Patienten immunsupprimiert sind und in fibrotischen Lungen seltene Erreger auftreten können, die einer konventionellen Antibiotikabehandlung nicht zugänglich sind, empfiehlt sich in dieser Patientengruppe bei Infektionszeichen immer eine mikrobiologische Diagnostik zumindest des Sputum durchzuführen. Dabei ist besonderes Augenmerk zu legen auf tuberkulöse und nichttuberkulöse Mykobakterien, Pneumocystis carinii und Aspergilli.

Pneumonie

Die Behandlung einer komplizierend auftretenden infektiösen Pneumonie erfolgt nach den im ▶ Kap. 21 dargelegten Prinzipien. Wenn Patienten mit Lungengerüsterkrankungen unter Immunsuppression eine Pneumonie entwickeln, kommt ein sehr großes Erregerspektrum in Betracht. Damit ist eine kalkulierte antibiotische Therapie nicht möglich. Daher sollte in diesen Fällen – sofern die Lungenfunktion der Patienten dies zulässt – eine bronchoskopische Sekretgewinnung mittels bronchoalveolärer Lavage oder geschützter Bürste zum Erregernachweis erfolgen. Grundsätzlich empfiehlt es sich, diese Patienten unter stationären Bedingungen mit intravenös verabreichten Antibiotika zu behandeln.

Bronchiektasen, sekundäre Wabenlunge

Bronchiektasen können Ursache oder Folge fibrotischer Lungenprozesse sein. Die Behandlung besteht in einer Intensivierung der für die Bronchitis empfohlenen Maßnahmen. Bilden sich große Mengen putriden Bronchialschleims, wird die Behandlung ergänzt durch eine bewusste morgendliche Bronchialtoilette zur Erleichterung des Abflusses von Bronchialsekret: Kopftieflagerung, Abklopfen des Rückens, am besten nach Aerosolinhalation.

Cor pulmonale

Zur Behandlung des Cor pulmonale ▶ Kap. 9.

Respiratorische Insuffizienz

Indikation zur O$_2$-Langzeittherapie

Nach den Empfehlungen der Deutschen Atemwegsliga ist bei der Erfüllung der folgenden Kriterien die Indikation für eine O$_2$-Langzeittherapie gegeben:
- $p_aO_2 < 55$ mm Hg in Ruhe, im Schlaf oder während körperlicher Anstrengung oder
- $p_aO_2 < 60$ mm Hg bei Hinweisen auf ein chronisches Cor pulmonale.

Bei Vorliegen einer schweren pulmonalen Hypertonie ist auch bei p_aO_2-Werten von über 60 mm Hg eine O$_2$-Langzeittherapie zu erwägen. Es ist zu fordern, dass die genannten Kriterien in einer stabilen Krankheitsphase und bei optimaler Pharmakotherapie erfüllt sind. Weiter müssen sie durch mehrfache Kontrollen während eines Zeitraums von mindestens 2 Monaten bestätigt werden.

 Cave
Eine schwere Hyperkapnie ($p_aCO_2 > 70$ mm Hg) stellt eine relative Kontraindikation dar. In diesen Fällen ist die Kombination mit einer intermittierenden Selbstbeatmung zu erwägen.

Dosierung. Die Indikationsstellung für die Anwendung der O$_2$-Langzeittherapie sollte in enger Kooperation mit einem Pneumologen erfolgen. Der Verordnung sollte ein überwachter Versuch mit einer O$_2$-Gabe über mindestens 6 h vorangehen, um zum einen die adäquate „Dosis" einzustellen (angestrebter $p_aO_2 > 60$ mm Hg) und zum anderen das Verhalten des p_aCO_2 zu prüfen. Üblicherweise ist dazu eine O$_2$-Zufuhr von 1–3 l/min ausreichend. Entgegen auf früheren pathophysiologischen Erkenntnissen beruhenden Befürchtungen kommt es selbst bei Patienten mit relativ ausgeprägter p_aCO_2-Erhöhung nur relativ selten zu einer kritischen Zunahme des p_aCO_2 als Folge der O$_2$-Therapie. Dieser unerwartete Befund ist darauf zurückzuführen, dass die p_aCO_2-Erhöhung häufig durch ein Missverhältnis von Ventilation und Perfusion und nicht durch eine Verminderung des Atemantriebs bedingt ist.

Applikation. Der Sauerstoff wird in der Regel über Nasenbrillen verabreicht, von denen verschiedene Modelle angeboten werden. Bei schwerer Hypoxie ist die Verwendung einer Gesichtsmaske zu erwägen; diese wird aber von vielen Patienten wegen einer dadurch ausgelösten Klaustrophobie nicht langfristig toleriert. Die transtracheale Applikation mittels eines transkutan implantierten dünnen Katheters stellt für die wenigen Patienten mit einem hohen O$_2$-Bedarf eine Alternative dar, wobei dieses Verfahren aber aufgrund der möglichen Komplikationen wie akute Sekretverlegung der zentralen Atemwege eine enge Anbindung des Patienten an ein pneumologisches Zentrum voraussetzt.

Als O_2-Quelle kommen im Wesentlichen O_2-Konzentratoren, die O_2 aus der Umgebungsluft anreichern, und Flüssigsauerstofftanks zur Anwendung. Am einfachsten zu handhaben sind die Konzentratoren, da sie nur der Versorgung mit einer Stromquelle bedürfen. Zu den großen Nachteilen der Systeme gehört die erhebliche Geräuschentwicklung, das hohe Gewicht und die Netzstromabhängigkeit, wodurch die Mobilität der Patienten eingeschränkt wird. **Flüssigsauerstoffsysteme** haben den bedeutenden Vorteil, dass sie üblicherweise neben einem großen stationären Tank auch ein handliches transportables System umfassen und damit die Mobilität des Patienten fördern, was insbesondere aus psychologischer Sicht und zur Erhaltung der Muskelkraft von Bedeutung ist. Es werden verschiedene Systeme angeboten, die zu einer Verminderung des O_2-Verbrauchs beitragen, indem z. B. nur während der Inspiration O_2 angeliefert wird.

Verlauf. Nach Initiierung der Therapie sollte mindestens einmal pro Jahr die Effektivität der verabreichten „Dosis" geprüft werden. Der Patient muss darüber aufgeklärt werden, dass seine Prognose umso besser ist, je länger pro Tag er das Gerät einsetzt.

> **!** Eine Mindestdauer der Therapie von 16 h/Tag ist zu fordern. Insbesondere während des Schlafs ist die O_2-Gabe notwendig, da es dabei zu einer oft kritischen Verminderung des p_aO_2 mit der möglichen Folge von malignen Herzrhythmusstörungen kommt. Patienten, die nicht aufhören zu rauchen, sollten nicht mit O_2 therapiert werden, nicht zuletzt wegen der akuten Explosionsgefahr bei O_2-Anwendung und gleichzeitigem Zigarettenkonsum.

Invasive Beatmung

Der Patient mit einer interstitiellen Lungenerkrankung kann beatmungspflichtig werden, wenn plötzlich oder zunehmend auftreten:
- bronchopulmonaler Infekt
- Hypoxie
- Hyperkapnie
- Präschocksymptomatik

Die Beatmung ist wegen der infolge der Fibrose stark reduzierten Lungencompliance erschwert, sodass hohe Beatmungsdrucke eingesetzt werden müssen um eine ausreichende Ventilation zu erzielen. Einzelheiten zu derartigen Situationen fallen in das Gebiet der Intensivmedizin. Die Prognose ist in diesem Stadium einer fortgeschrittenen Lungenfibrose sehr ungünstig. Bei Fehlen einer klar identifizierbaren und unter Behandlung reversiblen Ursache für die Beatmungssituation ist davon auszugehen, dass Patienten mit fortgeschrittener Lungenfibrose eine invasive Beatmung auf einer Intensivstation nicht überleben.

24.2.5 Lungentransplantation

Aufbauend auf die bisherigen Erfahrungen ist die Lungentransplantation als eine realistische therapeutische Option für geeignete Patienten mit Lungengerüsterkrankungen im Terminalstadium anzusehen. In der Regel bevorzugt man die einseitige Organübertragung. Besteht eine schwere chronische Infektion, wie beispielsweise bei der Mukoviszidose, werden beide Lungenflügel ersetzt. Auch Patienten mit schon ausgeprägter pulmonaler Hypertonie werden in der Mehrzahl doppelseitig transplantiert. Nur bei jungen Patienten (< 40 Jahre), mit zusätzlicher Schädigung des linken Ventrikels kommt eine Herz-Lungen-Transplantation in Betracht.

Indikationen. Aufgrund derzeitiger Erfahrungen erscheinen Patienten für die isolierte ein- oder auch doppelseitige Lungentransplantation geeignet, die folgende Bedingungen erfüllen:
- schwere Lungenfibrose im Endstadium
- trotz konventioneller Therapiemaßnahmen progrediente respiratorische Insuffizienz in den letzten 12 Monaten
- geschätzte Lebenserwartung unter konventioneller Therapie weniger als 2 Jahre
- Lebensalter unter 60(–65) Jahre für Einzellungen-, unter 50(–55) Jahre für Doppellungentransplantation
- erhaltene Fähigkeit, auf ebener Strecke für mehrere min zu gehen (mit oder ohne O_2-Anreicherung der Atemluft)
- keine Corticoiddauermedikation > 20 mg Prednisonäquivalent
- keine übergeordnete Systemerkrankung mit klinisch relevantem extrapulmonalem Organbefall; keine wesentlichen Erkrankungen anderer Organe (insbesondere der Nieren oder der Leber)
- Stabilität der psychischen Konstitution (mit überdurchschnittlichem Lebenswillen) und des sozialen Umfelds
- keine Kachexie, kein wesentliches Übergewicht (BMI < 30)

Kontraindikationen. Relative Kontraindikationen stellen ausgeprägte Pleuraverschwartungen und hochgradige Thoraxdeformitäten dar.

24.3 Spezielle Therapie

24.3.1 Lungenfibrosen durch exogene Einwirkungen

Infektionen

Virale Infekte werden häufig als Ursache der generalisierten idiopathischen Lungenfibrose vermutet, ein Beweis dieses Zusammenhangs steht jedoch aus.

Die sich lymphogen ausbreitende **Lungentuberkulose** kann röntgenologisch dem Bild der diffusen interstitiellen Fibrose täuschend ähneln; desgleichen die Restheilungen nicht gelöster, **bakterieller Pneumonien** z. B. durch Staphylokokken, Klebsiellen u. a., die allerdings die Lunge nur selten generalisiert betreffen.

Mykosen (Aspergillosen!) spielen vorwiegend bei immunsupprimierten Patienten (Cave: Corticosteroide und Immunsuppressiva!) eine Rolle. Auch hier ist ein generalisierter Befall der Lunge die Ausnahme. Der Befall mit **Pneumocystis carinii** kann ebenfalls das Bild einer Lungenfibrose vortäuschen. Die Pneumocystispneumonie gewann v. a. in Zusammenhang mit der Aids-Epidemie große Bedeutung, wird aber auch nach Organtransplantationen und im Rahmen einer immunsuppressiven bzw. zytostatischen Therapie gehäuft beobachtet.

Stäube

Anorganische Stäube

Silikose. Die häufigste Staublunge, die Silikose, entsteht durch die zytotoxische Wirkung der als Quarzstaub eingeatmeten kristallinen Kieselsäure. Makrophagen phagozytieren die Quarzteilchen, da sie diese aber nicht fermentieren können, sterben sie ab und setzen die Quarzteilchen sowie ihre eigenen Inhaltsstoffe frei. Dadurch werden sowohl in den Alveolarsepten als auch im abtransportierenden Lymphsystem fibroblastenstimulierende Faktoren frei. Eine Bindegewebsproliferation und Lungenfibrose ist die Folge.

> ❗ **Die Erkrankung kann sich auch Jahre nach der Quarzstaubeinwirkung entwickeln. Sie schreitet eigengesetzlich und ohne nachweisbare Beeinflussung durch bisher anwendbare Therapiemaßnahmen fort, gelegentlich sogar nach Beendigung der Exposition. Deshalb muss sich das ärztliche Bemühen auf die Prophylaxe, die Linderung der Symptome und die Behandlung der Sekundärerscheinungen konzentrieren. Neuerdings ist auch bei Patienten mit Anthrasilikose (Kohlebergbau), die ein Lungenkarzinom entwickeln, die Anerkennung als Berufserkrankung unter bestimmten Voraussetzungen möglich.**

Am häufigsten wird die Quarzstaublunge im Steinkohlenbergbau beobachtet. Die Entfernung des Silikotikers aus dem Staubmilieu ist nicht in jedem Falle zwingend erforderlich, da man dadurch den Krankheitsprozess nicht sicher beeinflusst. Dies gilt v. a. für ältere Personen mit leichten, kaum fortschreitenden Quarzstaublungen, wie sie beispielsweise bei Gussputzern und Porzellanarbeitern vorkommen. Schwere und akut auftretende Silikosen, beobachtbar bei **Mineuren** in stark quarzhaltigen Urgestein, bedürfen klinischer Behandlung. Die betroffenen Patienten müssen vor jeglicher erhöhter Staubeinwirkung geschützt werden.

Für die Behandlung einer akuten Silikose werden auch **Corticoide** empfohlen. Sicherheitshalber wird man jedem, der röntgenologisch eindeutige Zeichen einer Quarzpneumokoniose aufweist, raten, das gefährliche Staubmilieu zu meiden. Die Prognose erscheint um so günstiger, je geringfügiger die Schädigung bei Abschluss der Quarzstaubexposition war.

Die Prophylaxe der Silikose ist ebenso wie jene der anderen industriellen Pneumokoniosen Aufgabe der Arbeitsmedizin und des technischen Arbeitsschutzes. Die unsichtbaren Stäube mit Teilchengrößen zwischen 2 und 7 µm gefährden am meisten. Eisenoxid- und Aluminiumstäube sollen einen begrenzten Schutzeffekt vor einer Erkrankung an Silikose vermitteln.

Die Pneumokoniose begünstigt die Entwicklung einer Lungentuberkulose, eines perifokalen Lungenemphysems und eines chronisch-bronchitischen Syndroms mit Bronchialobstruktion. Die Therapie entspricht den hierfür in ▶ Abschn. 24.2 aufgezeigten Richtlinien.

Asbestose. Die Asbestlungenfibrose entwickelt sich in den Unter- und Mittelfeldern der Lungen nach Einatmung von Mikrofasern des Bergflachses, die hauptsächlich Mischsilikate aus Magnesium, Eisen und Calcium enthalten. Das pathogene Prinzip geht von der Faserstruktur des Asbests aus.

Kunststeine, Bauplatten aus Zement, Material für Schall-, Lärm- und Feuerschutz, Isolierstoffe, Brems- und Kupplungsbeläge, Kautschuk, Bodenbeläge, Papiere, Farbanstriche, Filter und sogar Rauchwaren enthielten früher oftmals reichlich Asbest, dürfen aber heute generell nur mit asbestfreien Ersatzstoffen geliefert werden. Ausnahmegenehmigungen für den Einzelfall kommen vor. Seit 1990 besteht in der Bundesrepublik Deutschland ein Totalverbot für die gefährlichste Asbestart: Krokydolith.

Die Asbestose neigt wie die Silikose zum Fortschreiten, auch wenn man den Betroffenen aus dem Staubmilieu herausnimmt. Für die Therapie und Prophylaxe der Asbestose gelten fast uneingeschränkt die für die Silikose gemachten Aussagen. Als Komplikationen müssen Pleuraergüsse, die auch der Manifestation einer Lungenfibrose vorangehen, basale und laterale Pleuraschwarten (Plaques) mit und ohne Verkalkung sowie Malignome in Rechnung gezogen und entsprechend behandelt werden.

> ❗ **Pleuramesotheliome und Bronchialkarzinome kommen gehäuft vor. Erstere entwickeln sich oft Jahrzehnte nach kurzer, beruflich bedingter und kaum beachteter Einatmung von Asbeststaub, letztere in der Regel nur nach jahrelanger Einwirkung von Blauasbest (Krokydolith).**

Andere Pneumokoniosen. Lungenfibrosen durch Stäube aus anderen Silikatgemischen, wie Talkum oder Kaolin, sind ebenso wie jene im **Gefolge** einer Anthrakose überwiegend auf Verunreinigung mit Quarz oder Asbest zurückzuführen. Im Übrigen handelt es sich um Depotstaubpneumokoniosen mit geringer Granulombildung ohne wesentliche Neigung zur Fibrose und ohne klinische Symptomatik. Ähnlich zu beurteilen und ohne therapeutische Konsequenz sind weitere Pneumokoniosen, so auch die Eisenoxidlunge (Schweißerlunge, Siderose), die sich nach Beendigung der Exposition meistens zurückbildet. Einen ernsteren Krankheitswert besitzen wegen der hartnäckigen Begleitbronchitiden und möglicher Progredienz die Hartmetallfibrosen, die von Hartmetallschleifern und bei der Sinterung von Kobaltpulver mit Wolfram, Chrom und anderen Karbiden erworben werden können. Die sehr seltene Berylliose ist von der Sarkoidose nur durch den anamnestischen Nachweis der Berylliumexposition und durch den Lymphozytentransformationstest zu unterscheiden, sie erfordert eine hochdosierte Corticoidtherapie.

Organische Stäube

Die wiederholte Inhalation verschiedener organischer Stäube führt bei einem Teil der betroffenen Individuen zur Entwicklung von Symptomen und pathologischen Befunden, die als exogen-allergische Alveolitis bezeichnet werden.

Klinik der exogen-allergischen Alveolitis. Das klinische Bild ist vielfältig: Bei der klassischen schubweisen Verlaufsform (akuter Verlauf) kommt es in den ersten 6–8 h nach Exposition zu einer systemischen Reaktion (Temperaturanstieg, Schüttelfrost, Myalgien) und einer pulmonalen Reaktion (Dyspnoe, Husten, Abfall von Total-, Vital- und Diffusionskapazität sowie des arteriellen pO_2). Es sind aber auch schleichende Verlaufsformen (chronischer Verlauf) bekannt. Es gibt eine große Anzahl verschiedener Arten der exogen-allergischen Alveolitis (Tabelle 24-5), wobei quantitativ Farmer- und Vogelhalterlunge im Vordergrund stehen.

Pathogenese. Die Pathogenese der exogen-allergischen Alveolitis ist bislang nur partiell entschlüsselt, was vermutlich in erster Linie auf den komplexen Aufbau der krankmachenden organischen Stäube zurückzuführen ist. Diese enthalten neben spezifischen Antigenen, die Typ-III- und Typ-IV-Reaktionen auslösen können, eine Reihe von Komponenten wie Partikel, Endo- und Mykotoxine, die antigenunabhängige Reaktionen nach sich ziehen können.

Kausale Therapie, Prophylaxe. Die kausale Therapie, die zugleich der Prophylaxe dient, ist die Beendigung der Exposition gegenüber antigenhaltigen Stäuben. Diese Forderung kann einschneidende Auswirkungen für die Erwerbstätigkeit z. B. des betroffenen Landwirts haben. Das Tragen von Atemschutzmasken als Therapie- und Vorbeugungsmaßnahme der Farmerlunge reicht meist nicht aus, wenn auch nach Heustaubprovokationen eine beschränkte Schutzwirkung beobachtet worden ist. Dies gilt wegen der erheblichen Randundichtigkeit sicher für die billigen Einwegvorrichtungen.

> **Praxistipp**
> Besser sind *Halbmasken*, die an den Anliegestellen zur Haut gut abdichten und mit einem für Feinstaub wirksamen Partikelfilter der Klasse P2 (DIN 3181) ausgestattet sind. Letzterer bewirkt eine Staubabscheidung von etwa 95% bei maximalen respiratorischen Druckdifferenzen von 0,7 mbar während eines Atemminutenvolumens von 30 l. In Frage kommen auch der Airmaster, dessen Filter und dazugehöriger Turboventilator am Gurt getragen werden, sowie der ARACAL-Airstream-Staubschutzhelm.

Aber auch der Schutz durch diese aufwendigen Systeme ist für Patienten mit Farmerlunge meist unzureichend.

Akuttherapie. Für die Behandlung des akuten Schubs mit ausgeprägter Lungenfunktionseinschränkung und neu aufgetretenen Verschattungen eignen sich Glucocorticoide, die einige Tage in Höhe von 1 mg/kgKG Prednisonäquivalent gegeben, sodann aber zügig reduziert und ausgeschlichen werden.

Die Therapie der chronischen exogen-allergischen Alveolitiden entspricht den Maßnahmen, die bei Lungenfibrosen anderer Genese angezeigt sind.

Physikalische und chemische Schadwirkungen

Strahlenpneumonitis

Eine auf dem Röntgenbild durch schleierartige Trübungen im Bereich des Bestrahlungsfeldes charakterisierte Strahlenpneumonitis findet sich nach der Radiotherapie des Mammakarzinoms in bis zu 24% und des Bronchial- sowie Ösophaguskarzinoms in bis zu 62% der Fälle. Sie tritt nach einer Dosis von 20 Gy selten, nach 60 Gy häufig etwa 5–8 Wochen später auf.

Therapie bei akuter pulmonaler Reaktion. Corticosteroide, anfänglich 0,5–1 mg/kgKG Prednisonäquivalent über mehrere Wochen. Danach langsame Dosisreduktion und Ausschleichen der Therapie.

Stark erhöhte Sauerstoffkonzentrationen

Pathogenese. Die Schädigung des Alveolarepithels durch Sauerstoffkonzentrationen über 40% bei atmosphärischem Druck kann zuerst zu einer exsudativ-alveolären, sodann fibroblastisch-proliferativen Reaktion führen. Verbreiterte alveolare Membranen versteifen die Lungen, sodass bei der Beatmung höhere Drucke erforderlich werden.

■ **Tabelle 24-5.** Exogen-allergische Alveolitiden mit Neigung zur interstitiellen Fibrosierung (Therapie und Prophylaxe erfordern das Meiden der Exposition)

Erkrankung	Exposition, Antigenquelle	Bekanntes Antigen
Farmerlunge	Verfütterung von feucht eingebrachtem, verschimmeltem Heu oder Stroh	Thermoaktinomyzeten: Saccharopolyspora rectivigula (Micropolyspora faeni), Thermoactinomyces vulgaris (Thermomonosporaviridis), Aspergillus fumigatus
Vogelhalterlunge	Reinigen von Vogelstallungen (Taubenschlag, Käfig von Wellensittichen, Hühnerstallung), Kot und Hautabschilferungen verschiedener Vogelarten	Tierische Proteine, die mit dem Vogelkot oder von der Haut und ihren Anhangsgebilden (Flaumhaare) in die umgebende Luft abgegeben werden
Befeuchterlunge	Klimaanlagen, z. B. Druckereien, in Großraumbüros; Luftbefeuchter	Thermoaktinomyzeten, Schimmelpilze? Protozoen? in verunreinigten Filtern und Befeuchtungsvorrichtungen
Bagassose	Umschichten von verschimmeltem, fauligem Zuckerrohrstroh	Thermoaktinomyzeten
Pilzarbeiterlunge	Einmischen von Pilzkeimlingen in durch Erhitzung pasteurisierten Kompost	Thermoaktinomyzeten, Austernpilz-Sporen
Suberose	Eichenrinde, Herstellung und Bearbeitung von Kork	Penicillium frequentans, Korkbestandteile?
Ahornrindenschälerkrankheit	Abschälen von Ahornstämmen	Cryptostoma corticale
Sequoiose	Bearbeitung von Zedern- und Mammutbäumen (Sequoia, redwood)	Graphium, Aureobasidium pullulans
Sonstige Holzstaub- und Papierarbeiterlunge	Holzstaub, Sägemehl von Kiefern- und Fichtenstämmen	Alternaria, Aktinomyzeten
Käsewascherkrankheit	Abwaschen von schimmeligen Emmentaler Laiben in Vorratskellern	Penicillium casei
Malzarbeiterlunge	Umschaufeln von keimender (erwärmter) Gerste mit Hand (veraltete Brauereitechnik)	Aspergillus fumigatus, Aspergillus clavatus, Mucor mucedo
Kornkäferlunge (Getreidestaublunge)	Verfütterung von Korn, Getreide, das vom Kornkäfer befallen ist	Kornkäferextrakt

 Cave
Eine Beatmung mit 100% O_2 induziert in der Regel nach 3–4 Tagen morphologisch nachweisbare Veränderungen im Interstitium, z. B. eine Ödembildung, in der Folge eine Fibrose.

Therapeutische Möglichkeiten. Der Behandlungsversuch besteht in einer schrittweisen Senkung der überhöhten, inspiratorischen Sauerstoffspannung unter Steigerung der Atemfrequenz, Erhöhung des endexspiratorischen Drucks, Verlängerung der Inspiration, Umlagerung des Patienten etc. In Frage kommt auch eine extrakorporale Membranoxygenierung.

Vergiftungen mit Phosgen, Nitrosegasen und Kampfgasen

Pathogenese. Diese Vergiftungen hinterlassen in seltenen Fällen als Defektheilung eine chemisch-toxische Pneumonie oder eine Bronchiolitis mit lokalem oder diffusem fibrotischem Umbau. Ähnlich wie hochkonzentrierter O_2 entfalten auch das peroral aufgenommene **Paraquat** (Gramaxone), inhalierte **Persulfate** und ähnliche Substanzen ihre schädigende Wirkung auf intrazelluläre Enzymsysteme durch reaktive Sauerstoffmetaboliten.

Therapie. Die Behandlung erfordert in den ersten Wochen nach der toxischen Einwirkung Corticoide unter Antibiotikaschutz, Inhalationen mit 0,9%iger Natriumchloridlösung als Aerosol sowie die Versorgung einer bronchitischen oder bronchialobstruktiven Komplikation. Von einer Überdruckbeatmung sollte man nach Möglichkeit Abstand nehmen und die evtl. notwendige Erhöhung des Sauerstoffgehalts der Atemluft besonders vorsichtig hinsichtlich Konzentration und Verabreichungsdauer bemessen, beispielsweise in einem Intervallrhythmus.

> Die gezielte Initialtherapie der akuten *Paraquatvergiftung* mit Magenspülungen und Instillation von Bentonit (Fuller-Erde, silikathaltige vulkanische Flugasche), Hämoperfusion sowie die experimentelle Verabreichung von Antioxidanzien (z. B. Superoxiddismutase, Katalase, Glutathion, Acetylcystein) ist bedeutsam für die Prophylaxe und Heilungschance der häufig fatal verlaufenden exsudativen und fibroblastisch-proliferierenden Prozesse im alveolokapillären Bereich.

Medikamentöse Schadwirkungen

Diese Arzneinebenwirkungen am Respirationsorgan manifestieren sich entweder als akute interstitielle Entzündung mit flüchtigen, grobfleckigen oder flächenhaften Infiltraten, wie sie selten, z. B. nach Gabe von Penicillin, Acetylsalicylsäure, Chloroquin (Resochin), Sulfonamiden u. a., beobachtet werden. Sie heilen in der Regel, gelegentlich nach mehrfachen Rezidiven, spontan und narbenlos aus. Alternativ kann es erst Monate nach der Einnahme bzw. nach Initiierung der Anwendung bestimmter Medikamente zu einer interstitiellen Fibrose kommen. Auch diese Fälle besitzen nach Elimination des kausalen Agens quoad vitam eine günstige Prognose. Bei ausgeprägten Krankheitsbildern empfiehlt sich eine Corticoidbehandlung mit einer Initialdosis von 0,5–1 mg/kgKG Prednisonäquivalent (Übersicht 24-2, Tabelle 24-6).

Tabelle 24-6. Medikamente, die flüchtige Lungeninfiltrate und fibrosierende Lungengerüsterkrankungen auslösen können

Substanzen	Zytostatika
Amiodaron (Cordarex)	Bleomycin
Nitrofurantoin	Myleran
Gold	Methotrexat
Diphenylhydantoin (z. B. Epanutin, Zentropil)	Cyclophosphamid (Endoxan)
Carbamazepin (z. B. Tegretal)	Leukeran
Methysergid (Deseril)	Alkeran
Penicillamin	Natulan
Chloroquin (Resochin)	
Salazosulfapyridin (Azulfidine)	
Pindolol (z. B. Visken)	
Ölaspiration	

Übersicht 24-2
Medikamente, die flüchtige Lungeninfiltrate ohne Neigung zur Fibrosierung auslösen können

Azathioprin (Imurek)
Ibuprofen
Imipramin (Tofranil)
Isoniazid [a]
Paraaminosalicylsäure [a]
Penicilline [a]
Sulfonamide [a]

[a] Über eine Induktion eines Erythematodes visceralis kann es jedoch zu fibrotischen intrapulmonalen Prozessen kommen

Am bekanntesten sind die entsprechenden Lungengerüstveränderungen nach Amiodaron (Cordarex), Bleomycin und Nitrofurantoin (z. B. Furadantin). Die akute Pneumonitis nach der zuletzt genannten Substanz bildet sich meist rasch spontan zurück, wenn das Medikament weggelassen wird.

Von den mit Bleomycin behandelten Kranken müssen 3–35% je nach inkorporierter Dosis mit einer fibrosierenden Alveolitis und chronischen, teils irreversiblen Lungenfibrosen rechnen. Dasselbe trifft für 2–11% der etwa 3–4 Jahre lang mit Busulfan therapierten Personen zu. Zur Behandlung dieser Komplikationen ist ein Versuch mit Steroiden anzuraten. Amiodaron (Cordarex) soll in einer Häufigkeit von etwa 5% eine akute interstitielle Lungenerkrankung verursachen. Schwere Krankheitserscheinungen sind nach 2–5 Monaten Therapiedauer aufgetreten und waren durch Absetzen des Medikaments und Corticoidbehandlung zu heilen.

Im Verlauf einer Goldtherapie der rheumatoiden Gelenkerkrankungen kommt es bisweilen nach 150–800 mg Gold zu einem interstitiell-alveolären Lungeninfiltrat mit Fibrosierung. Eine mehrwöchige Corticoidbehandlung ist in diesen Fällen indiziert.

Seltener werden fibrosierende Alveolitiden nach Einsatz von Cyclophosphamid, Mitomycin, Chlorambucil und Melphalan beobachtet. Mit einer Prävalenz von 3–8% entstehen interstitielle Lungenreaktionen im Gefolge einer Behandlung mit dem Folsäureantagonisten Methotrexat. Sie gleichen einer desquamativen interstitiellen Pneumonie, teils mit Granulombildung, wie nach Busulfan.

Verdichtungen des Lungengerüsts sowie Ergüsse und Schwarten im Pleuraraum kommen ebenso wie retroperitoneale Fibrosen $1/2$ bis mehrere Jahre nach der Einnahme von Methysergid vor.

24.3.2 Lungenfibrosen durch endogene Einwirkungen

Kollagenosen

Systemische Bindegewebserkrankungen führen in unterschiedlicher Häufigkeit zu interstitiellen Lungenerkrankungen, die der idiopathischen Lungenfibrose histologisch und im klinischen Verlauf ähnlich sind.

Sklerodermie. Am häufigsten werden fibrosierende Alveolitiden bei Patienten mit systemischer Sklerose (Sklerodermie) beobachtet, die in etwa 50% der Fälle eine klinisch relevante interstitielle Lungenerkrankung mit radiologisch erkennbaren Verdichtungen der Lungenunterfelder aufweisen. Histologisch lassen sich in bis zu 100% entsprechende Lungenparenchymveränderungen erfassen. Eine systemische immunsuppressive Therapie ist v. a. bei Vorliegen einer aktiven Alveolitis in der bronchoalveolären Lavage indiziert. Das Vorgehen weicht nicht von der unter ▶ Abschn. 24.2.1 beschriebenen immunsuppressiven Therapie ab. Alternativ dazu wird auch die Behandlung mit D-Penicillamin empfohlen, diese weist jedoch eine hohe Nebenwirkungsrate auf, was in einer Studie in etwa einem Drittel der Fälle zum Abbruch der Therapie führte (De Clerck et al. 1997). Ebenfalls wegen der z. T. erheblichen Nebenwirkungen erscheint aus heutiger Sicht die Therapie mit Interferon-γ nicht für den breiten klinischen Einsatz geeignet.

Systemischer Lupus erythematodes. Die möglichen pulmonalen Manifestationen des systemischen Lupus erythematodes (SLE) umfassen eine akute Lupuspneumonitis mit und ohne alveoläre Hämorrhagie, eine fibrosierende Alveolitis, eine Bronchiolitis obliterans mit organisierender Pneumonie (BOOP-Syndrom), eine pulmonale Vaskulitis und Hypertonie sowie eine Pleuritis. Die fibrosierende Alveolitis im Rahmen des SLE führt in der Regel nur zu einer geringen bis mittelschweren Fibrosierung. Das therapeutische Prozedere ist analog zu ▶ Abschn. 24.2.1.

Bei der akuten Lupuspneumonitis ist dagegen eine hochdosierte Corticoidbehandlung (1–2 mg/kgKG), ggf. in Kombination mit Cyclophosphamid indiziert. Der Einsatz der Plasmapherese ist in therapierefraktären Fällen angezeigt.

 Cave
Etwa 40% der Todesfälle bei SLE sind auf interkurrente Infekte zurückzuführen, weshalb auf infektiöse Komplikationen zu achten ist.

Rheumatoide Arthritis. Eine pulmonale Beteiligung bei der progredient chronisch rheumatoiden Arthritis (sog. primär chronische Polyarthritis) findet sich radiologisch bei etwa 20% der Fälle. Zeitlich folgen in der Regel die Lungenveränderungen dem Gelenkbefall, sie können ihm aber auch vorausgehen. Meist handelt es sich um eine interstitielle Fibrose in den Unterfeldern mit kleinnodulärem oder retikulärem Muster und mit Wabenbildungen im fortgeschrittenen Stadium. Die interstitielle Pneumonie bei der rheumatoiden Arthritis kann ein hochgradiges Ausmaß erreichen. In 20% der Fälle genügt eine Corticoidbehandlung, andernfalls sind bei fulminantem Verlauf Versuche mit Azathioprin oder Cyclophosphamid gerechtfertigt. Alternativ ist auch der Einsatz von Methotrexat (wöchentlich 7,5–20 mg p. o.) möglich. Differenzialdiagnostisch ist auf pulmonale Nebenwirkungen der Substanzen zur Behandlung der primär chronischen Polyarthritis zu achten. Die pulmonalen Veränderungen bei der Spondylitis ankylopoetica (Morbus Bechterew), die in etwa 8% beobachtet werden, zeichnen sich durch eine vorwiegend in den Oberfeldern vorhandene Fibrose aus.

Polymyositis, Dermatomyositis. Die Polymyositis/Dermatomyositis wird in 10–30% der Fälle von einer interstitiellen Lungenerkrankung begleitet. Bei dieser Konstellation sind häufig Anti-Jo-1-Antikörper als relativ spezifische Immunmarker nachweisbar. Da der Anti-Jo-1-Antikörper gegen die Histidyl-t-RNA-Synthetase gerichtet ist, spricht man auch vom „Antisynthetasesyndrom".

> **Praxistipp**
> Die Patienten sprechen auf eine Monotherapie mit *Corticosteroiden* meist nicht ausreichend an, weshalb zusätzlich *Cyclophosphamid* oder *Azathioprin* in den unter ▶ Abschn. 24.2.1 angegebenen Dosierungen verabreicht wird.

Sjögren-Syndrom. Eine Sonderstellung nimmt das Sjögren-Syndrom ein, das in bis zu 60% der Fälle mit einer pulmonalen Manifestation einhergeht. Dabei handelt es sich meist um eine lymphozytäre Alveolitis mit nur geringer Fibrosierung, die auf Corticosteroide in der Regel gut anspricht. Zu beachten ist allerdings, dass ein Teil der Patienten im Verlauf ein malignes Lymphom entwickelt.

Vaskulitiden

Periarteriitis nodosa. Eine pulmonale Mitbeteiligung lässt sich in etwa 20–30% der Fälle von Periarteriitis nodosa an multiplen, uncharakteristischen Verschattungen erkennen.

Wegener-Granulomatose. Die Wegener-Granulomatose ist eine nekrotisierende granulomatöse Vaskulitis, die sich im oberen Respirationstrakt und häufig subpleural mit meist unscharf begrenzten Herden von wechselnder Anzahl und Größe manifestieren kann. Zentrale Einschmelzungen kommen vor. Die Behandlung erfordert eine konsequente Verabreichung von

- 40–60 mg Prednisonäquivalent/Tag und eine Woche später von zusätzlich

— 2 mg/kgKG/Tag Cyclophosphamid bis zu einem Jahr nach Erreichen des Inaktivitätsstadiums.

Anstelle von Cyclophosphamid wird als 2. Wahl Azathioprin (2 mg/kgKG/Tag) empfohlen. Für die Remissionserhaltung kann im chronischen Stadium alternativ auch eine Therapie mit Trimethoprim-Sulfamethoxazol durchgeführt werden. Bei Beschränkung auf die oberen Atemwege kommt die Gabe von Trimethoprim-Sulfamethoxazol auch als Primärtherapie im akuten Stadium in Betracht.

Lymphomatoide Granulomatose. Nekrotisierende, granulomatöse Veränderungen der Lungengefäßwände bilden sich auch bei der lymphomatoiden Granulomatose aus. An dieser Erkrankung sterben die Hälfte der Patienten zwischen 1 und 3 Jahre nach Stellung der Diagnose, unabhängig von der Therapie, die jener der Wegener-Granulomatose gleicht. Die Hälfte dieser Patienten entwickeln im weiteren Verlauf ein malignes Lymphom.

Goodpasture-Syndrom. Beim Goodpasture-Syndrom, einer Angiitis in Lungen und Nieren, sowie bei der idiopathischen akuten Lungenhämosiderose finden sich häufig neben einer Anämie wechselnde Verdichtungen, die sich bei ersterem jedoch selten zu fibrotischen Prozessen umbilden. Die Therapie der Wahl der akuten bedrohlichen Lungenblutung als Folge dieser Erkrankungen besteht in einer Corticoidpulstherapie mit 500–1000 mg Prednisonäquivalent täglich i.v. für 3 Tage.

Die Plasmapherese steht in Hinblick auf die isolierte Lungenblutung im Rahmen eines Goodpasture-Syndroms als Alternative an 2. Stelle, da sie dem Blut Gerinnungsfaktoren entzieht und damit die Blutungsneigung verstärkt werden kann, andererseits eine Überlegenheit im Vergleich zur Corticosteroidtherapie nicht erwiesen ist.

> **Praxistipp**
> Bei zusätzlicher Nierenbeteiligung, speziell wenn noch keine Anurie und Dialysepflicht besteht (Kreatinin < 6 mg/dl), sollte die Plasmapherese aus renaler Indikation durchgeführt werden, da der Effekt der alleinigen medikamentösen Immunsuppression auf die Erhaltung bzw. Rückgewinnung der Nierenfunktion unzureichend ist. In jedem Fall muss die Plasmapherese wegen der negativen Beeinflussung der Blutgerinnung unter Substitution von Fresh-frozen-Plasma (FFP) erfolgen.

Weitere Erkrankungen

Histiocytosis X. Die unter der Bezeichnung Histiocytosis X zusammengefassten Erkrankungen (eosinophiles Granulom der Lunge, Morbus Hand-Schüller-Christian, Morbus Abt-Letterer-Siwe) können mit schweren Veränderungen des Lungengerüsts einhergehen. Die auf die Lunge beschränkte Histiocytosis X tritt fast ausschließlich bei ausgeprägtem Zigarettenkonsum auf, wobei der Zigarettenrauch als Kausalfaktor angesehen wird. Eine Regulationsstörung des Immunsystems oder eine Überempfindlichkeitsreaktion wird als Ursache diskutiert. Eine Bluteosinophilie gehört typischerweise nicht zum Krankheitsbild, während die Gewebseosinophilie zu den histologischen Charakteristika zählt.

Der Therapieplan beinhaltet an vorderster Stelle eine Beendigung des Zigarettenrauchens. Corticosteroide und Zytostatika sind häufig ohne Wirkung. Ein Charakteristikum der Histiocytosis X ist das Vorhandensein einer Bronchialobstruktion, die auch höhere Schweregrade erreichen kann und für deren Behandlung die üblichen Therapeutika für obstruktive Lungenerkrankungen zum Einsatz kommen. Der Verlauf der Erkrankung ist sehr variabel, das Spektrum reicht von der Spontanremission bis zur unaufhaltsamen Progression. Dabei korreliert das Ausmaß des Lungengerüstumbaus bei Diagnosestellung mit dem zu erwartenden Verlauf, prognostisch ungünstig sind rezidivierende Pneumothoraces. Im Endstadium steht die Lungentransplantation als Therapieoption zur Verfügung.

Bronchozentrische Granulomatose. Die bronchozentrische Granulomatose wird als Hypersensitivitätsreaktion gegenüber mikrobiellen Antigenen, meist Aspergillus fumigatus, aufgefasst. Sie weist daher Gemeinsamkeiten mit der exogen-allergischen Alveolitis und der allergischen bronchopulmonalen Aspergillose auf. Histologisch sind die Gefäße typischerweise nicht vom Entzündungsprozess betroffen. Die Prognose ist günstig, eine Behandlung mit Corticoiden meist effektiv.

Mukoviszidose

Pathogenese und Klinik. Die Mukoviszidose führt sekundär zur Lungenfibrose. Das durch das Mukoviszidosegen auf dem Chromosom 7 kodierte Protein („cystic fibrosis transmembrane conductance regulator" = CFTR) ist ein Chloridkanal. Der bei Patienten mit Mukoviszidose bestehende Defekt des CFTR führt in der Lunge dazu, dass die Epithelzellen kein Chlorid und damit kein Wasser in das Bronchiallumen sezernieren können. Dies bedingt eine deutliche Vermehrung der Sputumviskosität, was wiederum das Angehen von Infektionen begünstigt. Die Besiedelung der Lunge mit pathogenen Bakterien ist die Folge. Darüber hinaus liegt in der Lunge dieser Patienten eine schwere chronische granulozytäre Entzündung vor. Histomorphologisch kommt es dadurch zur Ausbildung von Bronchiektasen, Fibrose und emphysemartigen Bezirken. Funktionell steht eine zunehmende kaum reversible Bronchialobstruktion im Vordergrund, die im Terminalstadium eine respiratorische Globalinsuffizienz verursacht.

Therapeutische Strategie. Die Therapie sollte bereits unmittelbar nach Diagnosestellung beginnen. Ihr Grundpfeiler ist eine sehr intensive Krankengymnastik und **Atemtherapie** (Lagerungsdrainage, Vibrationsmassage, autogene Drainage, VRP 1-Desitin etc.).

- An Sekretomotorika kommt v. a. **Acetylcystein**, z. B. Fluimucil 3-mal 200 mg/Tag p. o. zur Anwendung.
- In den letzten Jahren ist die **rekombinante humane Desoxyribonuklease** als Therapeutikum zur Verminderung der Sputumviskosität bei Mukoviszidose eingeführt worden. Die inhalative Gabe dieser Substanz bewirkt bei der Mehrzahl der Patienten (allerdings nur für die Dauer der Therapie) eine geringe bis moderate Verbesserung der Lungenfunktion bei gleichzeitiger Reduktion von infektiösen Exazerbationen
- Die in fortgeschritten Stadien beobachtete chronische Besiedelung des Bronchialsystems mit **Staphylococcus aureus, Haemophilus influenzae** und v. a. **Pseudomonas aeruginosa** ist prognostisch von wesentlicher Bedeutung. Je nach Zentrum kommen verschiedene Regimes der Antibiotikatherapie zur Anwendung: langfristige orale Gabe, in Intervallen vorgenommene intravenöse Applikation und/oder dauerhafte inhalative Verabreichung nach Antibiogramm
- Tobramycin 2-mal 80 mg/Tag bzw.
- Colistin 2-mal 1 Mio. IE/Tag

Grundsätzlich sollte sich die Auswahl der eingesetzten Antibiotika an dem jeweiligen Antibiogramm ausrichten. Die Therapie der Bronchialobstruktion orientiert sich an den üblichen Richtlinien, in Fällen mit schwerer Hypoxie wird eine O_2-Langzeittherapie (▶ Kap. 26) erforderlich. In weit fortgeschrittenen Stadien ist schließlich eine beidseitige Lungentransplantation zu diskutieren.

Lymphangioleiomyomatose

Es handelt sich um eine bedrohliche Proliferation glatter Muskelzellen in der Lunge von Frauen im gebärfähigen Alter. Als Therapie hat sich nur die monatliche i. m.-Injektion von 40 mg **Medroxyprogesteron**, bei ausbleibendem Erfolg kombiniert mit einer beidseitigen Ovarektomie, in einem Teil der Fälle als wirksam erwiesen. Ein zunächst auf ein Jahr begrenzter Therapieversuch mit Medroxyprogesteronactetat erscheint daher gerechtfertigt. Die Behandlung kann auch mit 10–50 mg/Tag **Medroxyprogesteronacetat** p. o. durchgeführt werden. Anhand des klinischen und lungenfunktionsanalytischen Verlaufs sollte dann über die Fortsetzung der Therapie entschieden werden.

Mendelson-Syndrom

Die Aspiration sauren Magensaftes in bewusstlosem Zustand oder wiederholt in kleinen Mengen z. B. bei Alkoholabusus, Epilepsie, Sklerodermie und ösophagobronchialen Fisteln kann ein Atemnotsyndrom mit fibrotischem Umbau in den basalen Lungenabschnitten hervorrufen.

Die Behandlung besteht in der Verhinderung weiterer Aspiration durch Behandlung der Grundsituation, Intubation, Schockbehandlung, bei Bedarf Entfernung von aspiriertem solidem Material. Eine antibiotische Therapie mit einem Breitspektrum-β-Laktam (z. B. Claforan 3-mal 2 g/Tag i. v.) und einer gegen Anaerobier wirksamen Substanz (z. B. Clindamycin 3-mal 600 mg/Tag i. v.) ist indiziert. Von Corticosteroiden wird abgeraten.

Alveolarproteinose

Die Alveolarproteinose ist durch PAS-positives Material (Phospholipide und Surfactantproteine) und eine Hyperplasie der Alveolarzellen Typ II gekennzeichnet. Sie wird entweder idiopathisch oder im Rahmen von Infektionen (Mykobakterien, Nokardien etc.), durch inhalative Noxen (Quarzstaub, Metallstäube etc.) und bei Malignomen (Leukämien, Lymphome) beobachtet. Pathogenetisch wird ein Defekt des Granulocyte-Macrophage-Colony-Stimulating-Factor(GM-CSF)-Systems vermutet, das u. a. für die pulmonale Surfactant-Clearance verantwortlich ist. Da es bei etwa einem Drittel der Patienten zu einer Spontanremission kommt, bleiben Therapiemaßnahmen den symptomatischen und progredienten Fällen vorbehalten.

> **Praxistipp**
> Die Therapie der Wahl ist die therapeutische bronchoalveoläre Lavage. In Vollnarkose und bei liegendem Carlens-Tubus wird zunächst eine stabile Einlungenventilation installiert, während die zu lavagierende Lunge (man beginnt mit der stärker betroffenen Seite) durch 5-minütiges Abklemmen der zuführenden Leitungen entgast wird. Danach erfolgt über ein Y-Stück eine Lungenspülung mit 700–1000 ml physiologischer Kochsalzlösung, die auf 37 °C angewärmt ist. Dabei wird milchige Spülflüssigkeit zurückgewonnen. Der Vorgang wird wiederholt, bis das Effluat weitgehend klar ist, erforderlich sind meist 10–40 l Spülvolumen, wobei bei einer Flüssigkeitsretention von > 2 l in der Lunge die Prozedur abgebrochen werden muss. Typischerweise kommt es nach der therapeutischen Lavage innerhalb von 24 h zu einer deutlichen Besserung. Etwa 50 % der Patienten erreichen so eine anhaltende Remission, während für den Rest Lavagen in 6- bis 24-monatigen Intervallen erforderlich sind.

24.3.3 Idiopathische Lungenfibrosen

Die neue Klassifikation der Lungengerüsterkrankungen unbekannter Genese nach histomorphologischen Kriterien ist von prognostischer Bedeutung. Der Nachweis einer **NSIP** („nonspecific interstitial pneumonia"), einer **DIP** („desquamative interstitial pneumonia" oder einer

RBILD („respiratory bronchiolitis interstitial lung disease") legt eine relativ günstige Prognose nahe, mit gutem Ansprechen auf die immunsuppressive Therapie. Die mittlere Lebenserwartung der Patienten mit NSIP und DIP beträgt ca. 10–12 Jahre, bei der RBILD ist die Lebenserwartung wahrscheinlich nicht beeinträchtigt.

Im Gegensatz dazu ist die UIP („usual interstitial pneumonia") durch eine mesenchymale Proliferation gekennzeichnet, die kaum auf immunsuppressive Therapiemaßnahmen anspricht und mit einer medianen Überlebensrate von nur 2,8 Jahren einhergeht. Nach heutiger Nomenklatur sollte der Begriff der idiopathischen Lungenfibrose nur auf Patienten mit UIP angewendet werden. Die AIP („acute interstitial pneumonia") ist durch eine diffuse und homogene Fibroblastenproliferation und einen foudroyanten Verlauf gekennzeichnet. Die Frühletalität der AIP beträgt dementsprechend 62 % in den ersten beiden Monaten. Wahrscheinlich gehören die von Hamman und Rich erstmals beschriebenen akuten interstitiellen Lungenfibrosen in diese Krankheitsgruppe.

NSIP, DIP, RBILD

Die primäre Therapie besteht in Corticosteroiden in einer Dosis von 0,5–1,5 mg/kgKG pro Tag für mindestens 4–6 Wochen. Bei gutem Ansprechen erfolgt eine langsame Dosisreduktion, bis eine Erhaltungsdosis meist zwischen 10 und 30 mg/Tag erreicht ist. Bei nicht Ansprechen auf die Corticoidmonotherapie oder wenn eine Erhaltungsdosis von >15 mg/Tag Prednisonäquivalent mit langfristigen Steroidnebenwirkungen erforderlich ist, wird zusätzlich Azathioprin in einer Dosis von 2 mg/kgKG pro Tag verabreicht. Sowohl bei der DIP als auch bei der RBILD ist das inhalative Zigarettenrauchen in >90 % der Fälle ursächlich (mit-)verantwortlich.

> ! Zigarettenkarenz ist dementsprechend in diesen Fällen eine wesentliche zusätzliche Therapiemaßnahme.

Bei Einhaltung der Zigarettenkarenz kann in der Regel nach spätestens einem Jahr ein Absetzversuch für die immunsuppressive Therapie unternommen werden. Im Gegensatz dazu sollte bei der NSIP die Immunsuppression beibehalten werden, auch wenn diese langfristig oft auf sehr geringe Dosen (5–10 mg Prednisonäquivalent jeden 2. Tag) reduziert werden kann.

Idiopathische Lungenfibrose/UIP

Aufgrund der derzeitigen Studienlage sollten Patienten, bei denen die Diagnose einer IPF/UIP gestellt wurde, einer Primärtherapie mit 0,5 mg/kgKG Prednisonäquivalent plus 2 mg/kgKG Azathioprin (maximal 150 mg/Tag) plus 3×600 mg N-Acetylcystein/Tag zugeführt werden. Dabei ist anzumerken, dass die Empfehlung bezüglich N-Acetylcystein aufgrund der Aktualität der oben geschilderten Daten noch nicht Eingang in internationale Richtlinien gefunden hat. Die Autoren dieses Kapitels sind aber der Meinung, dass die Daten so überzeugend und die potenziellen Nebenwirkungen von N-Acetylcystein so geringfügig sind, dass dieses Medikament bereits zum jetzigen Zeitpunkt zum Einsatz kommen sollte. Für Azathioprin empfiehlt sich eine einschleichende Dosierung mit einer Initialdosis von 25 oder 50 mg und 7- bis 14-tägiger Dosissteigerung um 25 mg bis zum Erreichen der Zieldosis sowie engmaschige Laborkontrollen (Blutbild, Leberwerte). Die Corticosteroiddosis wird nach 4 Wochen auf 0,25 mg/kgKG Prednisonäquivalent und nach weiteren 8 Wochen schrittweise auf die Erhaltungsdosis von 0,125 mg/kgKG reduziert.

Nach 3 und 6 Monaten werden die behandelten Patienten reevaluiert, um den Therapieeffekt zu objektivieren. Ein positiver Effekt ist erkennbar an
- Abnahme der Dyspnoe und Zunahme der Belastbarkeit
- Abnahme der interstitiellen Zeichnungsvermehrung im Röntgenbild oder HR-CT
- Anstieg der VK oder der TK um mindestens 10 % und 200 ml
- Anstieg der Diffusionskapazität im Single-breath-Verfahren um mindestens 15 % und 3 ml/min/mm Hg
- Verbesserung der arteriellen Sauerstoffsättigung oder des p_aO_2 um 4 % bzw. 4 mm Hg oder mehr unter standardisierter Belastung

Von einer Stabilisierung ist auszugehen wenn
- Anstieg der VK oder der TK um weniger als 10 % und 200 ml
- Anstieg der Diffusionskapazität im Single-breath-Verfahren um weniger als 15 % und 3 ml/min/mm Hg
- Verbesserung der arteriellen Sauerstoffsättigung oder des p_aO_2 um < 4 % bzw. < 4 mm Hg unter standardisierter Belastung

Von einem Therapieversagen ist auszugehen wenn nach 6 Monaten folgende Befunde erhoben werden:
- Zunahme der Dyspnoe und Abnahme der Belastbarkeit
- Zunahme der interstitiellen Zeichnungsvermehrung im Röntgenbild oder HR-CT
- Abfall der VK oder der TK um mindestens 10 % und 200 ml
- Abnahme der Diffusionskapazität im Single-breath-Verfahren um mindestens 15 % und 3 ml/min/mm Hg
- Verschlechterung der arteriellen Sauerstoffsättigung oder des p_aO_2 um 4 % bzw. 4 mm Hg oder mehr unter standardisierter Belastung

Wird nach 3–6 Monaten ein Therapieversagen dahingehend festgestellt, dass eine signifikante Progression der Erkrankung eintritt oder nicht tolerable Nebenwirkungen auftreten, so sind alternative Therapiestrategien zu erwägen, die u. a. den Einschluss in klinische Studien, für geeignete Patienten auch die Lungentransplantation beinhalten.

AIP

Auf die sehr ungünstige Prognose und hohe Frühletalität der AIP wurde bereits hingewiesen. Bisherige Therapieversuche umfassten hochdosierte Corticoide (1–10 mg/kgKG/Tag), Immunglobuline und antivirale Medikamente. Für keinen dieser Behandlungsansätze ist bisher ein Vorteil beschrieben.

Kryptogen organisierte Pneumonien (ehemals BOOP-Syndrom)

Die Erkrankung manifestiert sich häufig akut mit grippaler Symptomatik, Fieber, Husten, Krankheitsgefühl. Lungenfunktionell imponiert meist eine Restriktion, eine Diffusionsstörung und eine Hypoxämie. Röntgenologisch finden sich bilaterale alveoläre Infiltrate, die sich im HR-CT oft *landkartenartig* von nicht betroffenen Lungenarealen abgrenzen lassen. Während die BAL-Zytologie meist unspezifisch ist, findet sich histologisch typischerweise eine überschießende Granulationsgewebsbildung in den Bronchioli, den Alveolargängen und den umgebenden Alveolen.

Die Primärtherapie besteht in 1–1,5 mg/kgKG Prednisonäquivalent p.o., bei foudroyantem Krankheitsverlauf können auch hochdosierte Gaben von Methylprednisolon 250 mg i.v. alle 6–8 h erforderlich sein. Bei günstigem Verlauf wird die Dosis nach 4–8 Wochen schrittweise reduziert. Rezidive, v.a. im ersten Jahr, sind nicht selten, weshalb die Patienten regelmäßig alle 6–8 Wochen kontrolliert werden sollten. Bei ungenügendem Ansprechen auf die Corticoidmonotherapie und bei Rezidiven ist die Kombination mit Azathioprin 2 mg/kgKG oder Cyclophosphamid 2 mg/kgKG indiziert.

Leitlinien – Adressen – Tipps

Leitlinien

Deutschsprachige Leitlinien gibt es noch nicht.

Joint Statement of the American Thoracic Society, and the European Respiratory Society (2000) Idiopathic pulmonary fibrosis. Diagnosis and treatment, international consensus statement. Am J Resp Crit Care Med 161: 646–664

American Thoracic Society, European Respiratory Society (2002) International multidisciplinare consensus classification of the idiopathic interstitial pneumonias. Am J Resp Crit Care Med 165: 277–304

Tipps für Patienten und Internetadressen

http://www.atemwegsliga.de
   Deutsche Atemwegsliga
http://www.patientenliga-atemwegs-erkrankungen.de
   Patientenliga für Atemwegserkrankungen
http://www.lungenstiftung.de
   Deutsche Lungenstiftung

Literatur

American Thoracic Society (1998) International guidelines for the selection of lung transplant candidates. Am J Respir Crit Care Med 158: 335–339

American Thoracic Society, European Respiratory Society (2000) Idiopathic pulmonary fibrosis: diagnosis and treatment international consensus statement. Am J Respir Crit Care Med 161: 646–664

American Thoracic Society, European Respiratory Society (2002) International multidisciplinare consensus classification of the idiopathic interstitial pneumonias. Am J Resp Crit Care Med 165: 277–304

Baumgartner KB, Samet J, Stidley CA, Colby TV, Waldron JA and the collaborating centers (1997) Cigarette smoking: a risk factor for idiopathic pulmonary fibrosis. Am J Respir Crit Care Med 155: 242–248

Baumgartner KB, Coultas DB, Stidley CA, Hunt WC, Colby TV, Waldron JA and the collaborating centers (2000) Occupational and environmental risk factors for idiopathic pulmonary fibrosis. Am J Epidemiol 152: 307–315

Behr J, Vogelmeier C, Beinert T, Meurer M, Krombach F, König G, Fruhmann G (1996) Bronchoalveolar lavage for evaluation and management of scleroderma lung disease. Am J Respir Crit Care Med 154: 400–406

Behr J, Maier K, Degenkolb B, Krombach F, Vogelmeier C (1997) Antioxidative and clinical effects of high-dose N-acetylcysteine in fibrosing alveolitis: adjunct therapy to maintenance immunosuppression. Am J Respir Crit Care Med 156: 1897–1901

Bivet S, Philit F, Sab JM, Langevin B, Paret M, Guerin C, Robert D (2001) Outcome of patients with idiopathic pulmonary fibrosis admitted to the ICU for respiratory failure. Chest 120: 209–212

Bjoraler JA, Ryu JH, Edwin MK, Myers JL, Tazelaar HD, Schroeder DR, Offord KP (1998) Prognostic significance of histopathologic subsets in idiopathic pulmonary fibrosis. Am J Respir Crit Care Med 157: 199–203

British Thoracic Society (1999) The diagnosis, assessment and treatment of diffuse parenchymal lung disease in adults. Thorax 54 (Suppl 1): S1

Costabel U (1993) Deutsche Gesellschaft für Pneumologie. Empfehlungen zur diagnostischen bronchoalveolären Lavage. Pneumologie 47: 607

Daniil ZD, Gilchrist FC, Nicholson AG, Hansell DM, Harris J, Colby TV, du Bois RM (1999) A histologic pattern of nonspecific interstitial pneumonia is associated with a better prognosis than usual interstitial pneumonia in patients with cryptogenis fibrosing alveolitis. Am J Respir Crit Care Med 160: 899–905

Davies HR, Richeldi L, Walters EH (2003) Immunodulatory agents for idiopathic pulmonary fibrosis. Cochrane-Database-Syst-Rev 3: CD003134

Dayton CS, Schwartz DA, Helmers RA, Pueringer RJ, Gilbert SR, Merchant RK, Hunninghake GW (1993) Outcome of subjects with idiopathic pulmonary fibrosis who fail corticosteroid therapy. Chest 103: 69–73

DeClerck LS, Dequeker J, Francx L, Demedts M (1987) D-penicillamine therapy and interstitial lung disease in scleroderma. A long-term followup study. Arthritis Rheum 30: 643–650

Douglas WW, Ryu JH, Swensen SJ, Offord KP, Schroeder DR, Caron GM, DeRemee RA and members of the lung study group (1998) Colchizine vs. prednisone in the treatment of idiopathic pulmonary fibrosis: a randomized prospective study. Am J Respir Crit Care Med 158: 220–225

Egan TM, Westerman JH, Lambert CJ et al. (1992). Isolated lung transplantation for end-stage lung disease: a viable therapy. Ann Thorac Surg 53: 590595

Erbes R, Schaberg T, Loddenkemper R (1995) Lung function tests in patients with idiopathic pulmonary fibrosis: are they helpful for predicting outcome? Chest 111: 51–57

Gay SE, Kazerooni EA, Toews GB et al. (1998) Idiopathic pulmonary fibrosis: predicting response to therapy and survival. Am J Respir Crit Care Med 157: 1063–1072

Hubbard R, Lewis S, Richards K, Johnson I, Britton J (1996) Occupational exposure to metal or wood dust and etiology of cryptogenic fibrosing alveolitis. Lancet 347: 284–289

Hubbard R, Venn A, Smith C, Cooper M, Johnston I, Britton J (1998) Exposure to commonly prescribed drugs and the etiology of cryptogenic fibrosing alveolitis: a case-control study. Am J Respir Crit Care Med 157: 743–747

Johnson MA, Kwan S, Snell NJC, Nunn AJ, Darbyshire JH, Turner-Warwick M (1989) Randomised controlled trial comparing prednisolone alone with cyclophosphamide and low dose prednisolone in combination in cryptogenic alveolitis. Thorax 44: 280–288

Katzenstein AL, Fiorelli RF (1994) Nonspecific interstitial pneumonia/fibrosis. Histologic features and clinical significance. Am J Surg Pathol 18: 136–147

Katzenstein AL, Myers JL (1998) Idiopathic pulmonary fibrosis. Clinicial relevance of pathologic classification. Am J Respir Crit Care Med 157: 1301–1315

Kitaichi M, Nishimura K, Itoh H, Izumi T (1995) Pulmonary lymphangioleiomyomatosis: A report of 46 patients including a clinicopathologic study of prognostic factors. Am J Respir Crit Care Med 151: 527–533

Macnaughton PD, Evans TW (1992) Management of adult respiratory distress syndrome. Lancet 339: 469–472

Nagai S, Kitaichi M, Itoh H, Nishimura K, Izumi T, Colby TV (1998) Idiopathic nonspecific interstitial pneumonia/fibrosis: comparison with idiopathic pulmonary fibrosis and BOOP. Eur Respir J 12: 1010–1019

Peters SG, McDougall JC, Douglas WW, Coles DT, DeRemee RA (1993) Colchicine in the treatment of pulmonary fibrosis. Chest 103: 101–104

Raghu G, Braun KK, Williamson ZB, Starko K, Noble PW, Schwartz DA, King TE Jr, for the Idiopathic Pulmonary Fibrosis Study Group (2004) A placebo-controlled trial of interferon gamma-1b in patients with idiopathic pulmonary fibrosis. N Engl J Med 350: 125–133

Raghu G, Depaso WJ, Cain K et al. (1991) Azathioprine combined with prednisone in the treatment of idiopathic pulmonary fibrosis: A prospective double-blind, randomized, placebo-controlled clinical trial. Am Rev Respir Dis 144: 291–296

Raghu G, Johnson WC, Lockhart D, Mageto Y (1999) Treatment of idiopathic pulmonary fibrosis with a new antifibrotic agent, pirfenidone: results of a prospective, open-label Phase II study. Am J Respir Crit Care Med 159: 1061–1069

Raghu G, Brown KK, Behr J (2001) Idiopathic pulmonary fibrosis: evolving concepts in pathogenesis and management. ATS Continuing Education Monograph Series

Rosenow EC III, Myers JL, Swensen SJ, Pisani RJ (1992) Drug-induced pulmonary disease. An Update. Chest 102: 239–250

Schwartz DA, Van Fossen DS, Davis CS, Helmers RA, Dayton CS, Burmeister LF, Hunninghake GW (1994a) Determinants of progression in idiopathic pulmonary fibrosis. Am J Respir Crit Care Med 149: 444–449

Schwartz DA, Helmers RA, Galvin JR et al. (1994b) Determinants of survival in idiopathic pulmonary fibrosis. Am J Respir Crit Care Med 149: 450–454

Selman M, Carrillo G, Salas J, Padilla RP, Perez-Chavira R, Sansores R, Chapela R (1998) Colchicine, d-penicillamine, and prednisone in the treatment of idiopathic pulmonary fibrosis: a controlled clinical trial. Chest 114: 507–512

Silver RM, Warrick JH, Kinsella MB, Staudt LS, Baumann MH, Strange C (1993) Cyclophosphamide and low-dose prednisone therapy in patients with systemic sclerosis (scleroderma) with interstitial lung disease. J Rheumatol 20: 838–844

Swensen S, Aughenbaugh G, Myers J (1997) Diffuse lung disease: diagnostic accuracy of CT in patients undergoing surgical biopsy of the lung. Radiology 205: 229–234

Taylor JR, Ryu J, Colby TV, Raffin TA (1990) Lymphangioleiomyomatosis. Clinical course in 32 patients. N Engl J Med 323: 1254–1260

Tobin RW, Pope II CE, Pellefrini CA, Emond MJ, Sillery J, Raghu G (1998) Increased prevalence of gastroesophageal reflux in patients with idiopathic pulmonary fibrosis. Am J Respir Crit Care Med 158: 1804–1818

Turner-Warwick M, Burrows B, Johnson A (1980) Cryptogenic fibrosing alveolitis: response to corticosteroid treatment and its effect on survival. Thorax 35: 593–599

Vogelmeier C, Mazur G, Pethran A, Beinert T, Buhl R, Becker WM (1995) Immunpathogenese der exogen-allergischen Alveolitis. Immun Infekt 23: 86–91

Wells AU, Hansell DM, Rubens MB, Cullinan P, Black CM, du Bois RM (1993) The predictive value of appearances on thin-section computed tomography in fibrosing alveolitis. Am Rev Respir Dis 148: 1076–1082

Wells AU, Hansell DM, Rubens MB, King AD, Cramer D, Black CM, du Bois RM (1997) Fibrosing alveolitis in systemic sclerosis: indices of lung function in relation to extent of disease on computed tomography. Arthritis Rheum 40: 1229–1236

Ziesche R, Hofbauer E, Wittman K, Petkov V, Block LH (1999) A preliminary study of long-term treatment with interferon Gamma-1b and low-dose prednisolone in patients with idiopathic pulmonary fibrosis. N Engl J Med 341: 1264–1269

25 Sarkoidose

U. Costabel

25.1 Grundlagen – 436
25.1.1 Manifestationsformen – 436
25.1.2 Aktivitätsbeurteilung – 436

25.2 Therapie – 437
25.2.1 Allgemeine Therapieprinzipien – 437
25.2.2 Therapieverfahren im Einzelnen – 437
25.2.3 Sonstige Maßnahmen – 439
25.2.4 Behandlung von Komplikationen und Begleiterkrankungen – 439

25.3 Extrathorakaler Organbefall – 439

25.4 Sarkoidose und Schwangerschaft – 440

Literatur – 440

Die Sarkoidose ist eine granulomatöse Systemerkrankung unbekannter Ätiologie. Eine kausale Therapie ist daher nicht möglich. Die Lungen mit hilären und mediastinalen Lymphknoten sind bevorzugt befallen. Die Diagnose gilt als gesichert, wenn typische klinisch-radiologische Befunde durch den Nachweis nichtverkäsender epitheloidzelliger Granulome bestätigt werden. Charakteristische immunologische Befunde sind die Unterdrückung der Tuberkulin- und anderer Hautreaktionen vom verzögerten Typ, verbunden mit einer verstärkten zellulären Immunreaktion vom Th-1-Typ in den befallenen Organen. Ein akuter Krankheitsbeginn mit Erythema nodosum oder die Erstmanifestation als asymptomatische bihiläre Lymphadenopathie ist meist mit einer selbstlimitierenden Verlaufsform verbunden, während ein schleichender Beginn, besonders in Verbindung mit multiplen extrapulmonalen Organmanifestationen, zur progressiven Fibrose der Lunge und anderer Organe führen kann. Wenn die Notwendigkeit einer Behandlung besteht, sind Corticosteroide mit ihrer antiinflammatorischen und immunsuppressiven Wirkung die Mittel der Wahl (Hunninghake et al. 1999).

25.1 Grundlagen

25.1.1 Manifestationsformen

Die Sarkoidose manifestiert sich klinisch in 2 Formen, die sich in Bezug auf Prognose und therapeutische Maßnahmen grundsätzlich unterscheiden (Hunninghake et al. 1999).

Akute Sarkoidose

Die akute Sarkoidose (etwa 25 % aller Erkrankungsfälle) wird auch als **Löfgren-Syndrom** bezeichnet. Hierbei findet sich die Trias
- bihiläre Lymphome
- Polyarthritis (insbesondere der Sprunggelenke)
- Erythema nodosum

Häufig finden sich auch allgemeine Krankheitszeichen wie Fieber, Myalgien und grippale Symptome. Die Prognose ist in der Regel gut, in 80–90 % der Fälle wird innerhalb von 1–2 Jahren eine Spontanheilung beobachtet. **Corticosteroide** sind nur ausnahmsweise und für die Dauer der Gelenkschmerzen indiziert, falls eine symptomatische Behandlung mit nichtsteroidalen Antiphlogistika nicht ausreicht.

Chronische Sarkoidose

Die **chronische Sarkoidose** verläuft oft relativ symptomarm, in 45 % der Fälle asymptomatisch. Sie beginnt schleichend, wird häufig zufällig bei einer aus ganz anderen Gründen veranlassten Röntgenuntersuchung bei völligem Wohlbefinden entdeckt. Etwa 30 % klagen über pulmonale Symptome wie Husten, Atemnot, thorakales Druckgefühl, 10 % leiden unter Allgemeinsymptomen wie Müdigkeit, Abgeschlagenheit und Appetitlosigkeit, und 15 % fallen primär wegen extrathorakaler Manifestationen an Auge, Parotis, Haut oder den peripheren Lymphknoten auf. Die spontane Remissionsrate ist mit etwa 60 % deutlich geringer als bei der akuten Form. Die Dauer der Erkrankung, der Verlauf und die Prognose sind zum Zeitpunkt der Diagnose deshalb schwer einzuschätzen.

25.1.2 Aktivitätsbeurteilung

Der Begriff „Aktivität" wird bei Sarkoidose häufig gebraucht, sollte allerdings **nicht** mit dem Ausmaß der Erkrankung (d. h. der Zahl der befallenen Organe, der Granulomdichte innerhalb eines betroffenen Organes) verwechselt werden, sollte auch **nicht** mit ungünstiger Prognose verbunden werden (z. B. hat die hoch aktive akute Sarkoidose, das Löfgren-Syndrom, die beste Prognose), und schließlich auch **nicht** mit der Notwendigkeit, eine Corticosteroidtherapie zu beginnen, da auch aktive Sarkoidosen in hohem Prozentsatz spontan ausheilen können (Costabel et al. 1994).

Als sog. **Aktivitätsmarker** wurden in den letzten Jahren zahlreiche Substanzen beschrieben, die im Rahmen der Immunpathogenese der Sarkoidose als Entzündungsmediatoren eine Rolle spielen, und entweder im Serum oder in der bronchoalveolären Lavage nachweisbar sind. Von diesen immunologischen/biologischen Markern hat lediglich das **Serum-ACE** Eingang in die klinische Diagnostik gefunden. Es hat sich zur Steuerung der Corticoidtherapie bewährt. Auch Lavagezytologie und Galliumszintigraphie, auf die anfangs große Hoffnungen gesetzt wurden, sollten nur in Ausnahmefällen, bei widersprüchlichen sonstigen Befunden, zur Therapieentscheidung mit herangezogen werden, und sind in der Verlaufskontrolle meistens entbehrlich.

> **Praxistipp**
> Die Beurteilung der Krankheitsaktivität erfolgt nach wie vor aufgrund des klinischen Bildes (Symptome), der Verlaufstendenz des Röntgenbildes (Progredienz) und der Lungenfunktion (Verschlechterung).

25.2 Therapie

25.2.1 Allgemeine Therapieprinzipien

Ziel der medikamentösen Therapie muss sein, einen irreversiblen Funktionsverlust der betroffenen Organe zu verhindern und die Symptome, soweit gravierend und störend, zu lindern. Der Grundgedanke der Therapie mit Corticosteroiden besteht darin, die Granulomentwicklung zu stoppen, ihre Rückbildung herbeizuführen und bei rechtzeitiger Anwendung die Umwandlung in eine irreparable Fibrose zu verhindern. Angesichts der unbekannten Ätiologie der Sarkoidose handelt es sich dabei um keine kausale Therapie, sondern lediglich um eine Suppressionstherapie der verstärkten zellulären Immunreaktionen. Der natürliche Krankheitsverlauf, d.h. der Zeitpunkt, an dem die Krankheit nach Eliminierung des krankheitsauslösenden Faktors zur Ruhe kommt, kann durch eine Corticosteroidtherapie nicht beeinflusst werden (Paramothayan 2002).

Remissionsraten

> **Praxistipp**
> Bei den therapeutischen Überlegungen ist zu bedenken, dass sich die Sarkoidose durch eine *hohe spontane Remissionsrate* auszeichnet.

Global gesehen finden sich Spontanremissionen bei 60–70 % der Patienten, während der Verlauf in 10–30 % der Fälle chronisch oder progredient ist, wobei es geographische und ethnische Unterschiede gibt. Die Prognose der Sarkoidose ist umso günstiger, je akuter sie beginnt. Eine schwere extrathorakale Organmanifestation (z.B. Herz, zentrales Nervensystem, Leber) findet sich zum Zeitpunkt der Diagnosestellung nur bei 4–7 % der Patienten, mit zunehmender Krankheitsdauer wird dieser Prozentsatz höher (Hillerdal et al. 1984; Hunninghake et al.1999; Neville et al.1983).

Die **radiologische Typeneinteilung** besitzt eine gewisse prognostische Aussagekraft:
- Spontanremissionen finden sich beim
- Typ I (bihiläre Lymphome) in 55–90 %
- Typ II (bihiläre Lymphome und Lungenparenchymbefall) in 40–70 %
- Typ III (ausschließlich Lungenparenchymbefall ohne bihiläre Lymphome) in 10–20 %
- Typ IV (Fibrosestadium) in 0 %

In der Regel sind diese Remissionen nach 1–3 Jahren erreicht, die Krankheit zeigt dann keine Aktivitätszeichen mehr.

Prognose

Generell ist die Prognose quoad vitam gut, die sarkoidosebezogene Mortalität ist niedrig und beträgt 1–5 % (Viskum u. Vesto 1993). Meist sind progrediente respiratorische Insuffizienz, Myokard- und ZNS-Beteiligung oder Lungenblutung aus aspergillusbesiedelten Höhlenbildungen die unmittelbaren Todesursachen.

Ungünstige prognostische Faktoren, die mit chronischem oder progredientem Verlauf assoziiert sind, umfassen:
- Lupus pernio
- chronische Uveitis
- höheres Lebensalter (> 40 Jahre)
- chronische Hyperkalzämie
- Nephrokalzinose
- schwarze Rasse
- progrediente Lungensarkoidose
- Nasenschleimhautbeteiligung
- zystische Knochenläsionen
- Neurosarkoidose
- Herzbefall
- chronische respiratorische Insuffizienz

25.2.2 Therapieverfahren im Einzelnen

Corticosteroidtherapie

Indikation

Die Indikationen zu einer systemischen Corticosteroidtherapie richten sich nach Verlaufsform, Organbeteiligung und Funktionsstörung der befallenen Organe sowie nach der Befundprogredienz (Deutsche Gesellschaft für Pneumologie 1998).

Absolute Indikation zur Corticoidtherapie. Als absolute Indikationen zur Corticoidtherapie gelten Augen-, Herz-, ZNS-Beteiligung und ein Hyperkalzämiesyndrom. Seltenere absolute Indikationen stellen Befall der Skelettmuskulatur, der endokrinen und exkretorischen Drüsen, Knochensarkoidose mit Funktionsstörungen oder Komplikationsmöglichkeiten, große Halslymphome, Nierensarkoidose mit Funktionsstörung, schwere Lebersarkoidose mit Ikterus und entstellende Hautveränderungen dar. Auch Verläufe, die mit einer hämolytischen Anämie oder einer Thrombozytopenie einhergehen, müssen behandelt werden.

Relative Indikation zur Corticoidtherapie. Generell besteht bei der **Lungensarkoidose** nur eine relative Indikation.

- **Sarkoidose Typ I.** Im Typ I ist in der Regel keine Corticoidtherapie erforderlich, auch nicht bei Persistenz oder vorübergehender Größenzunahme der bihilären Lymphome.
- **Löfgren-Syndrom.** Die akute Sarkoidose (Löfgren-Syndrom) wird mit nichtsteroidalen Antiphlogistika behandelt. Nur wenn die Gelenkschmerzen dadurch nicht beherrschbar sind, wird in Ausnahmefällen kurzzeitig (4–8 Wochen) eine Glucocorticoidgabe nötig.
- **Sarkoidose Typ II und III.** Die Sarkoidose des Typ II und III sollte nur bei Lungenfunktionseinschränkungen oder anhaltenden Symptomen behandelt werden (Hunninghake et al. 1994; Gibson et al. 1996). Selbst bei Progredienz des radiologischen Befundes ohne Hinweis auf zunehmende Fibrosierung kann man beim symptomlosen Patienten mit normaler Lungenfunktion u. U. zuwarten.
- **Sarkoidose Typ IV.** Auch im Fibrosestadium ist ein Therapieversuch und bei Ansprechen eine Langzeittherapie in niedriger Dosierung (5–15 mg Prednison täglich) angezeigt.

Dosierung

> **Praxistipp**
> Die Therapie der Wahl besteht in der oralen Gabe von Prednison oder Prednisolon, initial 20–40 mg täglich.

Nach 2–4 Wochen erfolgt die stufenweise Reduktion in den nächsten 2–3 Monaten auf eine Erhaltungsdosis von 7,5–15 mg täglich. Diese Reduktion sollte individuell in Abhängigkeit vom initialen Ansprechen vorgenommen werden. Eine alternierende Gabe, z. B. die doppelte Dosis jeden 2. Tag, kann ebenfalls gewählt werden. Nach etwa 2 Monaten hat die Therapie meist bereits zur Beschwerdefreiheit und einer Normalisierung des Serum-ACE geführt. Allerdings sollte die Behandlung dann noch nicht beendet werden, da bei kurzer Behandlungszeit die Rezidivneigung hoch ist.

Therapiedauer

Die Therapiedauer bis zum ersten Auslassversuch beträgt in der Regel 6–12 Monate (Hunninghake et al, 1999).

Therapiekontrolle

Die Therapiekontrolle stützt sich neben der klinischen Untersuchung auf Lungenfunktionsuntersuchungen, Thoraxröntgenkontrollen und Serum-ACE-Bestimmungen. Die erste Kontrolle wird nach 4 Wochen erfolgen, später können die Abstände auf 3 Monate verlängert werden. Falls die Sarkoidose inaktiv geworden ist, d. h. 3 Monate nach Therapieende keine neuen Beschwerden aufgetreten sind, das Thoraxröntgenbild nicht progredient ist und die Lungenfunktion sich ebenfalls nicht verschlechtert hat, können die weiteren Untersuchungsintervalle auf 6-monatige, später jährliche Abstände verlängert werden. Nach 3-jähriger inaktiver Krankheitsphase können routinemäßige Kontrolluntersuchungen unterbleiben, da dann mit einem Rezidiv nur noch extrem selten zu rechnen ist. Falls nach einem Therapieauslassversuch lediglich das Serum-ACE ansteigen sollte, ist dies allein noch kein Grund zur Wiederaufnahme der Corticosteroidtherapie, ebenso ist eine pathologische Lavagezytologie allein kein Grund zur Behandlung.

Therapie des Rezidivs

Tritt nach dem Auslassversuch ein Rückfall auf (Häufigkeit 16–74 %; Hunninghake et al. 1994; Gottlieb et al. 1997), so kann je nach klinischer Symptomatik und Ausmaß der eingetretenen radiologischen oder lungenfunktionellen Verschlechterung entweder mit der üblichen Anfangsdosierung oder mit einer niedrigeren Prednisondosis erneut mit der Therapie begonnen werden. Nach einjähriger Behandlung des Rezidivs ist ein erneuter Auslassversuch angebracht.

Kontraindikationen

Absolute **Kontraindikationen** gegenüber dem Einsatz von Corticoiden bei behandlungsbedürftiger Sarkoidose existieren nicht. Die Folgen eines Corticoidverzichtes bei bedrohlicher Sarkoidose (des Herzens, des ZNS u. a.) können schwerer wiegen als die Verschlechterung einer Zweitkrankheit (z. B. insulinbedürftiger Diabetes mellitus, fortgeschrittene Osteoporose). Alternativen zur Corticoidmonotherapie können in diesen Fällen allerdings immunsuppressive Kombinationstherapien aus niedrig dosiertem Prednison in Verbindung mit anderen Medikamenten darstellen.

Alternativen zur Corticosteroidtherapie

Indikation

Alternative Medikamente kommen bei Corticoidresistenz (d. h. bei Patienten, die nur auf hohe Dosen ansprechen) oder bei schweren Corticoidnebenwirkungen in Betracht. Die Präparate können entweder allein, günstiger jedoch in Kombination mit einer niedrigen, eben noch verträglichen Corticoidgabe appliziert werden. Wegen ihres günstigen Nebenwirkungsprofils sind Azathioprin oder Methotrexat vorzuziehen.

Präparate

- **Azathioprin** wird in einer Dosis von 100–150 mg täglich eingesetzt und zeichnet sich durch eine geringe Rate an Nebenwirkungen aus. Eigene Erfahrungen können die günstigen Bewertung durch andere Autoren unterstreichen (Pacheco et al. 1985; Müller-Quernheim et al. 1999).

- **Methotrexat** wird in einer Dosis von 10–25 mg wöchentlich, analog der Dosis in der Behandlung der rheumatoiden Arthritis, ebenfalls mit gutem Erfolg eingesetzt (Baughman u. Lower 1999). Vor allem potenzielle Leberfunktionsstörungen sind unter dieser Therapie zu beachten.
- **Chlorambucil** wird anfangs in einer Dosis von 4–6 mg täglich verabreicht und, falls erforderlich, wöchentlich um 2 mg auf eine Maximaldosis von 12 mg täglich gesteigert. Darunter sind v. a. regelmäßige **Blutbildkontrollen** erforderlich. Bei etwa 80 % der so behandelten Patienten wurde eine Besserung des Krankheitsbildes beobachtet (Israel u. McComb 1991).
- **Chloroquin** in einer Tagesdosis von 250–500 mg kommt v. a. bei **Hautsarkoidose** in Betracht, ist allerdings mit dem Risiko der Retinopathie und Korneatrübung belastet. Diesbezüglich günstiger erscheint **Hydroxychloroquin** (200–400 mg täglich; Baltzan et al. 1999). Auch bei Hyperkalzämie und bei Neurosarkoidose können Chlorquin oder Hydrochloroquin eingesetzt werden (Adams et al. 1989; Sharma 1998).
- **Cyclophosphamid** hat ein höheres karzinogenes Risiko und sollte Mittel der letzten Wahl sein (100–150 mg täglich).
- Die Behandlung mit **Pentoxifyllin**, das die Bildung von Tumornekrosefaktor-α hemmt und in einer unkontrollierten Studie bei einigen Patienten wirksam war, sollte zunächst noch als experimentell angesehen werden (Zabel et al. 1997).
- Ein weiterer Tumornekrosefaktor – Antagonist, **Infliximab**, wird zurzeit in einer kontrollierten Studie geprüft.

Als unwirksam haben sich folgende Behandlungsmaßnahmen erwiesen: Ciclosporin, Antituberkulotika, Antibiotika, Fiebertherapie, Vitamine, Spironolacton oder die Immunstimulation (BCG/Tuberkulin, Levamisol, Eigenblut).

25.2.3 Sonstige Maßnahmen

Eine **topische** Corticoidapplikation kommt nur dann in Betracht, wenn keine systemische Behandlungsindikation vorliegt (beim Befall der vorderen Augenabschnitte und Hautsarkoidose). Die **inhalative** Corticoidtherapie kann bislang nur bei bronchoskopisch verifiziertem, im Vordergrund stehendem Bronchialschleimhautbefall mit Hustensymptomatik versucht werden. Zur Behandlung des Lungenbefalls kann diese Therapieform bislang nicht empfohlen werden, da ihre Effektivität durch kontrollierte Studien noch nicht belegt ist.

Eine zusätzliche präventive Therapie mit Isoniazid (INH) bei alten tuberkulösen Veränderungen oder positivem Tuberkulintest wird nicht mehr empfohlen. Hier reichen die wegen der Sarkoidose durchgeführten klinischen und radiologischen Kontrollen aus.

Die Osteoporoseprophylaxe mit Vitamin D und Calcium bei der Sarkoidose bedarf einer strengen Indikationsstellung und Überwachung (**Cave:** Hyperkalzämie!).

> **Praxistipp**
>
> Eine *konsequente Bewegungstherapie* ist die beste Prophylaxe gegenüber der Corticoidosteoporose. Auf regelmäßige sportliche Tätigkeit soll in keinem Fall verzichtet werden. Isometrisches Training der Rückenmuskulatur ist ebenfalls zu empfehlen.

In den meisten Fällen sind die Patienten arbeitsfähig. Die Krankschreibung richtet sich nach den Symptomen des Patienten und nicht nach dem radiologischen Schweregrad des Lungenbefalls.

25.2.4 Behandlung von Komplikationen und Begleiterkrankungen

Bei obstruktiver Ventilationsstörung bzw. bronchialer Hyperreaktivität kommen inhalative Corticoide, β_2-Mimetika und Theophyllin zur Anwendung.

Bei ausgedehnter **fibrös-zystischer** Lungensarkoidose des Stadiums IV, möglicherweise mit sekundären **Bronchiektasen**, erfordern häufig vorkommende bakterielle Infekte eine entsprechende antibiotische Therapie.

Die seltene Komplikation des **Aspergilloms**, das sich in sekundären großbullösen oder fibrös-zystischen Veränderungen bildet, kann eine lebensbedrohliche Hämoptoe hervorrufen. Eine Resektion sollte angestrebt werden, falls die Lungenfunktion dies noch zulässt. Auch eine arterielle Embolisation kommt in Betracht. Eine systemische antimykotische Therapie ist bei Aspergillom nicht erfolgversprechend.

Bei weitgehend zerstörter Lunge mit schwerer respiratorischer Insuffizienz ist die Indikation zur Lungentransplantation zu prüfen. Im transplantierten Organ kann die Sarkoidose wieder auftreten, lässt sich jedoch meist durch die nach Transplantation notwendige Immunsuppression erfolgreich kontrollieren.

25.3 Extrathorakaler Organbefall

Augensarkoidose

Auch ohne Sehstörungen ist in allen Fällen von Sarkoidose die augenärztliche Untersuchung erforderlich. Bei einem sarkoidoseverdächtigen Befund ist zumindest eine probatorische Corticoidtherapie, sei es lokal oder systemisch, indiziert. Die Uveitis posterior verlangt eine systemische Therapie.

Hautsarkoidose

Ein ausgedehnter, entstellender Hautbefall oder ein Lupus pernio muss systemisch mit Corticosteroiden behandelt werden, da lokale Therapieformen allein nicht ausreichen. Bei Hautsarkoidose hat sich auch Hydrochloroquin oder Methotrexat als wirksam erwiesen.

Myokardsarkoidose

Der Herzbefall stellt eine lebensbedrohliche Komplikation dar. Bei begründetem Verdacht ist die sofortige Einleitung einer hochdosierten Corticoidtherapie mit einer initialen Dosis von 60–80 mg Prednison unter stationären Bedingungen erforderlich. Neben der Gabe von Antiarrhytmika kann sich auch die Notwendigkeit zum Einsatz eines Schrittmachers ergeben. Leitbefunde sind Reizleitungsstörungen, alle Arten von Herzrhythmusstörungen und eine therapierefraktäre Herzinsuffizienz.

Neurosarkoidose

Die ZNS-Beteiligung stellt ebenfalls eine absolute Behandlungsindikation mit initialen Tagesdosen von 60–80 mg Prednison dar. Die neurologischen Symptome sind vielfältig, am häufigsten treten Hirnnervenschädigungen in Erscheinung. Raumfordernde intrakranielle Granulomagglomerate sowie eine granulomatöse Meningitis können auftreten. Epileptische Anfälle können die Folge sein. Die granulomatöse Angiitis kann zu Gefäßverschlüssen und zum Hirninfarkt führen. Ferner werden bei Befall des Hypothalamus und der Hypophyse hormonelle Ausfälle beobachtet (Diabetes insipidus, addisonähnliche Krankheitsbilder, Galaktorrhö, Amenorrhö, Wachstumsstillstand), die zusätzlich zur Corticoidtherapie hormonell substituiert werden müssen.

Sonstige Organmanifestationen

Die Nierenbeteiligung erfordert bei Nierenfunktionsstörung ebenfalls eine Corticoidtherapie. Die Lebersarkoidose muss nur bei progressivem Anstieg der Cholestaseenzyme und Ikterus behandelt werden. Weitere seltene Therapieindikationen sind der Befall von Schilddrüse, Parotis und Pankreas. Bei hochgradiger Milzvergrößerung (Hypersplenismus) stellt sich die Frage der Splenektomie. Asymptomatische Zysten an den Fingerknochen (Morbus Jüngling) bedürfen keiner Therapie.

Hyperkalzämie

Eine Hyperkalzämie wird mit Corticosteroiden behandelt, alternativ hat sich hier auch Chloroquin in einer Tagesdosis von 500 mg bewährt.

25.4 Sarkoidose und Schwangerschaft

Ein Schwangerschaft wirkt sich auf die Erkrankung günstig aus. Viele Patienten verbessern sich und können Corticosteroide reduzieren oder absetzen. Da bei einigen Patienten die Krankheitsaktivität postpartal wieder zunehmen kann, sollte 2–3 Monate nach Entbindung eine Kontrolluntersuchung erfolgen.

Evidenz der Therapieempfehlungen

	Evidenzgrad	Therapieempfehlung
Orale Corticosteroide	A	I
Azathioprin	B	IIa
Methotrexat	B	IIa
Chlorambucil	B	IIa
Chloroquin	B	IIa
Hydrochloroquin	B	IIa

Leitlinien – Adressen – Tipps

Leitlinien zur Sarkoidosetherapie gibt es nicht, allenfalls Empfehlungen im Sinne eines Expertenkonsensus:

Deutsche Gesellschaft für Pneumologie (1998) Empfehlungen zur Therapie der Sarkoidose. Pneumologie 52: 26–30

Hunninghake GW, Costabel U, Ando M et al. (1999) ATS/ERS/WASOG Statement on Sarcoidosis. Sarcoidosis Vasc Diffuse Lung Dis 16: 149–173

Internetadressen und Tipps für Patienten

http://www.sarkoidose.de

Deutsche Sarkoidose Vereinigung gemeinnütziger e.V., Postfach 3043, 40650 Meerbusch, Telefon/Fax: 02150/7360

Literatur

Adams JS, Diz MM, Sharma OP (1989) Effective reduction in the serum 1,25-dihydroxyvitamin D and calcium concentration in sarcoidosis-associated hypercalcemia with short-course chloroquine therapy. Ann Intern Med 111: 437–438

Baltzan M, Mehta S, Kirham TH, Cosio MG (1999) Randomized trial of prolonged chloroquine therapy in advanced pulmonary sarcoidosis. Am J Respir Crit Care Med 160: 192–197

Baughman RP, Lower EE (1999) A clinical approach to the use of methotrexate for sarcoidosis. Thorax 54: 742–746

Costabel U, Du Bois R, Eklund A et al. (1994) Consensus Conference: activity of sarcoidosis. Eur Respir J 7: 624–627

Deutsche Gesellschaft für Pneumologie (1998) Empfehlungen zur Therapie der Sarkoidose. Pneumologie 52: 26–30

Gibson GJ, Prescott RJ, Muers MF et al. (1996) British Thorax Society Sarcoidosis Study effect of long term corticosteroid treatment. Thorax 51: 238–247

Gottlieb JE, Israel HL, Steiner RM, Triolo J, Patrick H (1997) Outcome in sarcoidosis. The relationship of relapse to corticosteroid therapy. Chest 111:623–631

Hillerdal G, Nou E, Osterman K, Schmekel B (1984) Sarcoidosis: epidemiology and prognosis. A 15-year European study. Am Rev Respir Dis 130:29–32

Hunninghake GW, Gilbert S, Pueringer R et al. (1994) Outcome of the treatment for sarcoidosis. Am J Respir Crit Care Med 149:893–898

Hunninghake GW, Costabel U, Ando M et al. (1999) ATS/ERS/WASOG Statement on Sarcoidosis. Sarcoidosis Vasc Diffuse Lung Dis 16:149–173

Israel HL, McComb BL (1991) Chlorambucil treatment of sarcoidosis. Sarcoidosis 8:35–41

Müller-Quernheim J, Kienast K, Held M, Pfeifer S, Costabel U (1999) Treatment of chronic sarcoidosis with an azathioprine/prednisolone regimen. Eur Respir J 14:1117–1122

Neville E, Walker AN, James DG (1983) Prognostic factors predicting the outcome of sarcoidosis: an analysis of 818 patients. Q J Med 52:525–533

Paramothayan S, Jones PW (2002) Corticosteroid therapy in pulmonary sarcoidosis: a systematic review. JAMA 287:1301–1307

Sharma OP (1998) Effectiveness of chloroquine and hydroxychloroquine in treating selected patients with sarcoidosis with neurologic involvement. Arch Neurol 55:1248–1254

Pacheco Y, Marechal C, Marechal F, Biot N, Perrin Fayolle M (1985) Azathioprine treatment of chronic pulmonary sarcoidosis. Sarcoidosis 2:107–113

Viskum K, Vestbo J (1993) Vital prognosis in intrathoracic sarcoidosis with special reference to pulmonary function and radiological stage. Eur Respir J 6:349–353

Zabel P, Entzian P, Dalhoff K, Schlaak M (1997) Pentoxifylline in the treatment of sarcoidosis. Am J Respir Crit Care Med 155:1665–1669

26 Akute und chronische respiratorische Insuffizienz

D. Walmrath, F. Grimminger, W. Seeger

26.1 Grundlagen – 443
26.1.1 Akute und chronische Formen der respiratorischen Insuffizienz – 443

26.2 Beatmungstechniken – 444
26.2 1 Atemhilfen und nichtinvasive Beatmung – 444
26.2.2 Invasive Beatmung – 448

26.3 Lungenödem – 457

26.4 Akute respiratorische Insuffizienz – 458
26.4.1 ARDS – 458
26.4.2 Prävention und Therapie des ARDS – 462

26.5 Chronische respiratorische Insuffizienz – 474
26.5.1 Grundlagen – 474
26.5.2 Therapie – 476

Literatur – 478

Mit dem Wechsel in das neue Jahrtausend ist es 35 Jahre nach der Erstbeschreibung des ARDS („adult respiratory distress syndrome"), das die Extremform einer akuten respiratorischen Insuffizienz darstellt, erstmals gelungen die Sterblichkeit in einer multizentrischen, kontrollierten Studie an 861 Patienten um 22 % zu senken (ARDS-Network Study 2000). Die herausragende Bedeutung dieser Untersuchung muss vor dem Hintergrund gesehen werden, dass über 35 Jahre eine Vielzahl von Therapieanstrengungen unternommen worden waren, die bislang alle keinen Vorteil für das Überleben der Patienten mit ARDS erbracht hatten. Dieser Erfolg wurde jedoch nicht durch Einsatz neuer komplizierter oder raffinierter Pharmaka erzielt, sondern lediglich durch die Begrenzung des Atemzugvolumens auf 6 ml/kgKG gegenüber 12 ml/kgKG.

Im Rückschluss müssen wir aus dieser Studie aber auch lernen, dass die Beatmung schädigen und die Prognose der von uns beatmeten Patienten negativ beeinflussen kann. Der Stellenwert der invasiven Beatmung zur Überbrückung akuter lebensbedrohlicher hypoxämischer Zustände gilt nach wie vor als unumstritten, unterschiedliche Beatmungsstrategien können aber mit einer signifikanten Reduktion der Letalität einher gehen. Mit dem Wissen um die „iatrogene" Schädigung der Lunge unter der Beatmung ist es naheliegend, den Stellenwert der nichtinvasiven Beatmung, neben seiner Bedeutung für die chronisch obstruktiven Lungenerkrankungen, auch für das hypoxämische Lungenversagen nicht als Alternative sondern als ergänzende Therapieoption zur konventionellen Beatmung zu diskutieren. Für die nichtinvasive Beatmung bei COPD-Patienten belegte eine Metaanalyse (Keenan et al. 1997) eindeutig einen Überlebensvorteil. Eine neue multizentrische, kontrollierte Studie (Plant et al. 2000) bei 236 COPD-Patienten erzielte sogar eine Senkung der Letalität durch die Ergänzung der Standardtherapie mit nichtinvasiver Beatmung um 50 %.

Zusammenfassend zeigen diese Untersuchungen, dass der Beatmung als Therapie eine entscheidende Bedeutung zufällt und „Indikationen, Dosis, Nebenwirkungen etc." wie bei allen übrigen Therapieformen ebenfalls beherrscht werden müssen.

26.1 Grundlagen

Eine respiratorische Insuffizienz bezeichnet den Funktionsverlust des Atmungsapparates (zentrales Atemzentrum, Atemmuskulatur, Lunge), eine ausreichende O_2-Aufnahme und Kohlensäureabgabe für den Organismus zu gewährleisten.

Diagnostisch spricht man von einer **Partialinsuffizienz** (normokapnische Hypoxämie), wenn in der arteriellen Blutgasanalyse allein der arterielle Sauerstoffpartialdruck (p_aO_2) unterhalb des alterstypischen Referenzwertes liegt. Eine **Globalinsuffizienz** (hyperkapnische Hypoxämie) liegt vor, wenn gleichzeitig ein Anstieg des arteriellen Kohlensäurepartialdrucks (p_aCO_2) auf > 45 mm Hg gemessen wird.

Neben dieser allgemeinen Definition der respiratorischen Insuffizienz sind für die Diagnose, die Einschätzung des klinischen Schweregrades und den Einsatz adäquater Therapiemaßnahmen, die bei schwerer respiratorischer Insuffizienz in der maschinellen Beatmung gipfeln, die physiologischen und pathophysiologischen Grundlagen der Atemmechanik, des Gasaustausches und des kardiopulmonalen Zusammenspiels von besonderer Bedeutung.

Vor dem epidemiologischen Hintergrund, dass 20 % der erwachsenen männlichen Bevölkerung an einer chronisch-obstruktiven Atemwegserkrankung (COPD) leiden, von denen ein Drittel eine respiratorische Insuffizienz entwickeln, gehört die Diagnose und umfassende Therapie der respiratorischen Insuffizienz zu den zentralen Aufgaben der Inneren Medizin.

26.1.1 Akute und chronische Formen der respiratorischen Insuffizienz

In Abhängigkeit von der Krankheitsdynamik können 2 Formen der respiratorischen Insuffizienz unterschieden werden, die akute und die chronische respiratorische Insuffizienz.

Akute respiratorische Insuffizienz. Die akute respiratorische Insuffizienz tritt in Form eines plötzlichen oder rasch progredienten Verlusts der Atempumpfunktion oder der Gasaustauschfunktion auf. Beides führt in kürzester Zeit zu einem lebensbedrohlichen Zustand, der notfallmäßige Maßnahmen erfordert.

Chronische respiratorische Insuffizienz. Meist verläuft die respiratorische Insuffizienz jedoch chronisch, wobei ein schleichender Funktionsverlust lange Zeit kompensiert werden kann. Die chronische respiratorische Insuffizienz kann vor ihrer klinischen Manifestation bereits unter Ruhebedingungen in einer latenten Form vorliegen, bei der erst unter körperlicher Belastung eine mangelhafte Oxygenierung des Blutes evident wird. Nach meist mehrjährigem Verlauf geht diese dann oft unter dem Bild einer akuten Progredienz in ein Stadium der terminalen Dekompensation über. Übergänge zwischen beiden Verläufen können ebenfalls auftreten (z. B. akuter schwerer Asthmaanfall bei chronischem Asthma bronchiale oder Entwicklung einer chronischen respiratorischen Insuffizienz als Endstadium eines protrahiert verlaufenden akuten Lungenversagens).

26.2 Beatmungstechniken

Seit Beginn der maschinellen Beatmung vor etwa 40 Jahren wurde eine verwirrende Vielzahl von Beatmungsmodalitäten sowie Respiratoren entwickelt. Nachfolgend sollen im Überblick die wichtigsten Techniken vorgestellt werden. Die Reihenfolge wird in Form der Eskalation gewählt, die von der einfachen Atemhilfe und Unterstützung der Spontanatmung (nichtinvasive Beatmung) bis zur kontrollierten Beatmung reicht (invasive Beatmung). Letztere kann wiederum in ihrem Ausmaß danach gewichtet werden, inwieweit eigene Atemaktivitäten des Patienten erhalten bleiben, oder ob sie nahezu komplett vom Respirator übernommen werden.

26.2 1 Atemhilfen und nichtinvasive Beatmung

O_2-Insufflation

Die O_2-Insufflation stellt die einfachste Form der Oxygenierungs- oder Atemhilfe dar. Sie kann über Nasensonden, Brillen oder über eine Gesichtsmaske durchgeführt werden und hat ihren Stellenwert insbesondere bei progredienter Gasaustauschstörung mit im Vordergrund stehender arterieller Hypoxämie. Bei einer nasopharyngealen Applikation von 5–6 l/min angefeuchtetem O_2 kann man von einer Anhebung der inspiratorischen O_2-Konzentration (F_iO_2) auf ca. 0,4 (40 %) ausgehen; dieser Prozentsatz kann deutlich erhöht werden bei Verwendung von Gesichtsmasken und Hauben zur effektiveren Anreicherung der Inspirationsluft mit O_2.

Eine ausbleibende Oxygenierungsverbesserung unter O_2-Inhalation kann bei respiratorischen Partialinsuffizienz als Hinweis auf einen ausgeprägten intrapulmonalen Shuntfluss und bei hinzukommender Hyperkapnie als Hinweis auf ein zusätzliches Versagen der Atempumpe gewertet werden.

 Cave
Bei der akuten Dekompensation einer chronischen respiratorischen Insuffizienz (Globalinsuffizienz bei COPD) kann eine vorsichtige O_2-Insufflation versucht werden, doch muss stets auf die Entstehung einer CO_2-Narkose geachtet werden (▶ unten).

Nichtinvasive Beatmung
Von einer nichtinvasiven Beatmung spricht man dann, wenn eine Unterstützung der Spontanatmung über eine Gesichts- oder Nasenmaske bzw. Adammaske (nose pillows) erfolgt, unabhängig vom Ausmaß der maschinellen Unterstützung. Alle nachfolgend aufgeführten Modi für die nichtinvasive Beatmung sind selbstverständlich auch unter Nutzung von liegendem Endotrachealtubus oder bereits platzierter Trachealkanüle anwendbar.

Indikationen für eine nichtinvasive Beatmung
Wesentliche Indikationen sind:
- akute Dekompensation bei chronisch-obstruktiven (z. B. COPD) und restriktiven (z. B. Fibrose, Kyphoskoliose) Lungenerkrankungen
- beidseitige Pneumonie
- Initialphase eines ARDS
- kardiales Lungenödem
- chronisch intermittierende Heimbeatmung bei Patienten mit schwerstgradiger chronischer Insuffizienz der Lungenfunktion und/oder der Atempumpe

Techniken der nichtinvasiven Beatmung
Wesentliche Techniken der nichtinvasiven Beatmung sind:
- CPAP („continuous positive airway pressure"):
  – Continuous-Flow-System
  – Demand-Flow-System
- BiPAP („bilevel positive airway pressure")
- PSV/ASB („pressure support ventilation/assisted spontaneous breathing")

Spontanatmung mit CPAP
Voraussetzungen. Die Spontanatmung mit kontinuierlichem positiven Atemwegsdruck, der auch endexspiratorisch positiv bleibt (PEEP), setzt einen kooperationsfähigen Patienten voraus, bei dem Husten- und Schluckreflex vorhanden sein müssen. Zudem muss eine ausreichende Atempumpfunktion gesichert sein, da aufgrund fehlender Druckvariationen durch das CPAP-System selbst keine Atembewegungen verursacht werden. Häufig wird jedoch durch CPAP, wenn dieses technisch gut realisiert ist, eine Verbesserung des Gasaustausches und eine Reduktion der Atemarbeit erreicht. Hierfür ist eine Rekrutierung atelektatischer Alveolarbezirke durch den auch end-

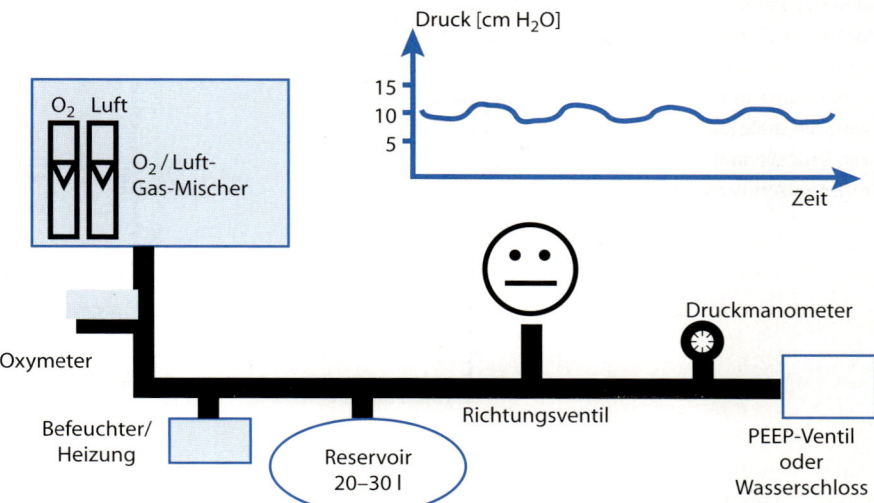

Abb. 26-1. Schematische Darstellung der Komponenten eines Continuous-Flow-CPAP-Systems (Details ▶ Text)

exspiratorisch erhöhten alveolären Druck verantwortlich. Der Shuntfluss wird reduziert mit einer verbesserten arteriellen Oxygenierung, und die Compliance der Lunge nimmt zu, was einer Reduktion der Atemarbeit entspricht.

Technisch kann CPAP über 2 verschiedene Systeme appliziert werden: das Continuous-Flow- oder das Demand-Flow-CPAP.

Continuous-Flow-System. Die Komponenten eines Continuous-Flow-Systems (▣ Abb. 26-1) umfassen ein Mischsystem für Luft und O_2, einen Befeuchter mit Heizung und einen Reservoirbeutel aus Latex oder einen Faltenbalg mit einer hohen Compliance und einem Volumen von etwa 20–30 l. Das Reservoir sollte möglichst patientennah zur Druckkonstanz in das System integriert sein. Ein Richtungsventil hinter dem Volumenspeicher verhindert die Rückatmung von CO_2. Das Exspirationsteil ist mit einem mechanischen PEEP-Ventil oder einem Wasserschloss versehen. Durch korrekt gewählte hohe Flussrate (z. B. 30 l/min) und das große Reservoirvolumen wird auch bei schneller Atmung eine hohe Druckkonstanz des Systems nahezu „trägheitslos" gewährleistet, ohne wesentlichen inspiratorischen Druckabfall und ohne Aufbau eines „Druckberges" bei der Exspiration.

CPAP-High-Flow-Systeme unterscheiden sich von den Continuous-Flow-Systemen durch einen wesentlich höheren Gasfluss, der ein Reservoir überflüssig macht. Nachteil dieser Systeme ist ein hoher Gasverbrauch; Anwärmen und Befeuchten sind durch den hohen Fluss kaum realisierbar.

Demand-Flow-System (▣ Abb. 26-2). Dieser Modus ist in den meisten modernen Beatmungsgeräten integriert. Auf einem voreingestellten CPAP-Niveau wird der Atemwegsdruck kontinuierlich gemessen: bei inspiratorischem Abfall dieses Drucks wird das Inspirationsventil geöffnet und der Gasfluss erhöht, bis das CPAP-Niveau wieder erreicht wird; bei Exspiration übersteigt der Atemwegsdruck das CPAP-Niveau, das Inspirationsventil wird geschlossen. Die vom Flowventil gelieferte Gasmenge ist der vom Patienten geatmeten Menge proportional (demand = Bedarf). Die Effektivität dieses Systems hängt in hohem Maße von der Ansprechzeit der Ventile ab. Eine verzögerte Ansprechzeit verlangt inspiratorisch (Erzeugung eines Unterdrucks) und exspiratorisch (Überwindung eines „Druckberges") gar eine vermehrte Atemarbeit, die den prinzipiellen Vorteil des CPAP völlig zunichte machen kann (als „schlecht" in ▣ Abb. 26-2 charakterisiert).

Augmentierte Spontanatmung mittels BiPAP („bilevel positive airway pressure")

Vorangestellt werden sollte an dieser Stelle, dass der Terminus Bi(I)PAP für 2 verschiedene Beatmungsmodi benutzt wird:
- zum einen für den hier zu charakterisierenden „**Bilevel**-positive-airway-pressure-Modus" (nachfolgend als BiPAP abgekürzt)
- und zum anderen für den später beschriebenen „**Bi-phasic**-positive-airway-pressure-Modus" (als BIPAP abgekürzt), die völlig unterschiedliche Techniken darstellen.

Indikation. BiPAP-Ventilatoren sind tragbare und einfach zu handhabende Geräte, die für die intermittierende Heimbeatmung via Gesichts-, Nasen- oder Adammaske entwickelt wurden. Das Verfahren wird jedoch auch bei der akuten respiratorischen Insuffizienz zunehmend zur initialen, nichtinvasiven Augmentierung der Spontanat-

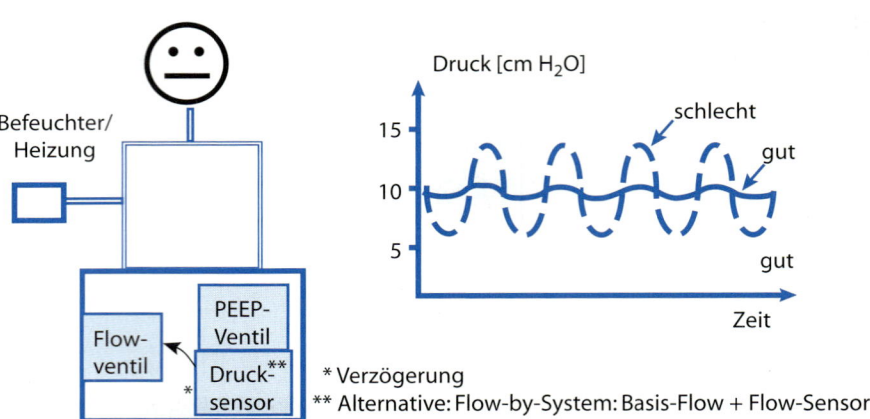

Abb. 26-2. Schematische Darstellung der Komponenten eines Demand-Flow-CPAP-Systems. Die geglättete Beatmungsdruckkurve zeigt ein effektiv arbeitendes System (*gut*), die steile Kurve (*schlecht*) den Druckverlauf bei verzögerter Ventilansprache

mung eingesetzt, ebenso bei der Dekompensation einer chronischen respiratorischen Insuffizienz.

Funktionsweise. Ein hoher Gasfluss („continuous high flow"; ◘ Abb. 26-3) erzeugt einen positiven Atemwegsdruck, der zyklisch zwischen einem hohen inspiratorischen und einem niedrigeren exspiratorischen Druckniveau wechselt. Im spontanen (patientengetriggerten) **Arbeitsmodus** wird die Inspiration als eine Zunahme des Flows detektiert und durch eine Erhöhung des Gasflusses bis zum vorgewählten Inspirationsdruck für eine bestimmte Zeit oder bis zu einem Abfall des Flows auf einen Schwellenwert unterstützt. Während der Exspiration wird der Gasfluss soweit zurückgenommen, bis die untere vorgewählte Druckgrenze erreicht ist.

Bei Auswahl eines **zeitgesteuerten Modus** werden Atemfrequenz und Inspirations-Exspirations-Zeitverhältnis fest vorgegeben. Durch den periodischen Druckaufbau übernimmt das Gerät einen Teil der Atemarbeit. Die Geräte verfügen zumeist über ein gemeinsames Inspirations- und Exspirationssystem; die Ausatmung und der Auslass des überschüssigen Gases erfolgen über eine „whisper swivel".

> Die Gefahr der Rückatmung mit der Entstehung einer Hyperkapnie ist durch den hohen Gasfluss in diesem System zwar gering, doch ist dies bei niedrigem endexspiratorischen Druck (< 4 cm H_2O) möglich (Ferguson u. Gilmartin 1995) und sollte bei der Überwachung der Patienten berücksichtigt werden.

PSV/ASB („pressure support ventilation/assisted spontaneous breathing")

Funktionsweise. Realisiert wird diese Technik zumeist durch voll ausgerüstete Respiratoren, die dann jedoch zur nichtinvasiven Augmentierung der Spontanatmung via Maskentechnik eingesetzt werden. Dabei löst der Patient

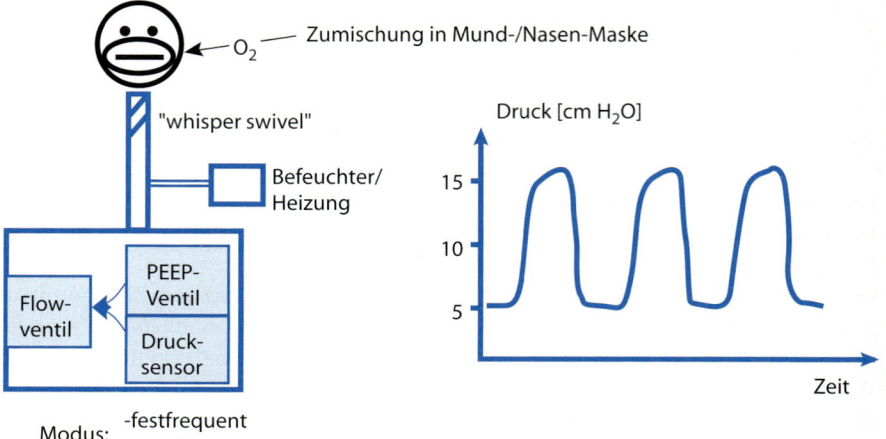

Abb. 26-3. Schematische Darstellung der Komponenten eines BiPAP-Systems. Das Beatmungssystem besteht aus einem gemeinsamen Inspirations- und Exspirationssystem mit einer „whisper swivel" zur Ausatmung

PSV: Pressure Support Ventilation

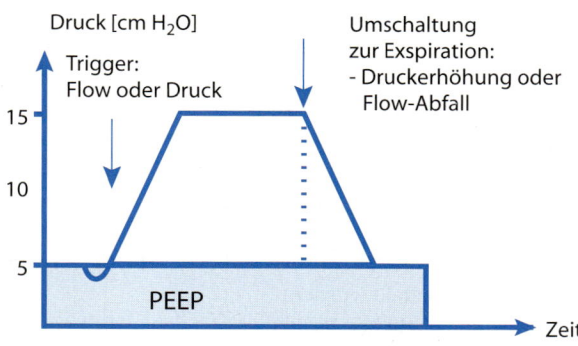

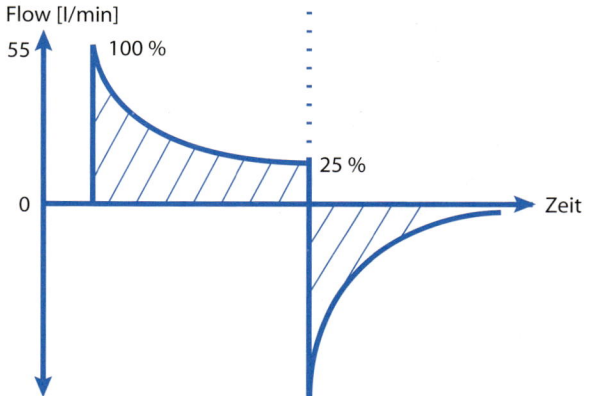

Abb. 26-4. Beatmungsdruck- und Flow-Verlauf bei PSV

am CPAP atmend durch Druck- oder Flowtriggerung eine maschinelle Druckunterstützung aus (Abb. 26-4). Der vom Respirator gelieferte Gasfluss wird dazu erhöht, bis ein vorgewählter positiver Atemwegsdruck, der sich aus dem CPAP-Niveau und dem aufgesetzten Unterstützungsdruck zusammensetzt, erreicht ist. Die Inspiration wird beendet und das voreingestellte CPAP-Niveau wieder angesteuert, wenn vorgegebene Schwellen von Druck- („Gegenatmung" des Patienten) oder Flusswerten (Abfall des inspiratorischen Gasflusses) überschritten werden.

Die **Effektivität** und der „Komfort" für den Patienten hängen wie beim Demand-CPAP von der Ansprechzeit der Respiratorventile ab. Bei hoch gewählten Unterstützungsdrücken wird nahezu die gesamte Atemarbeit vom Respirator übernommen, bei schrittweiser Reduktion der Unterstützungsdrücke wird eine zunehmende Übernahme der Atemarbeit vom Patienten gefordert.

Nachweis der Wirksamkeit nichtinvasiver Beatmung in kontrollierten Studien

Die Entwicklung der nichtinvasiven Beatmung erfolgte zumeist in anwendungsorienterten kleineren Untersuchungen, jedoch liegen mittlerweile auch Daten aus kontrollierten Studien und 2 Metaanalysen vor. Bei Patienten mit dekompensierter COPD konnte gezeigt werden, dass durch nichtinvasive Beatmung – im Vergleich zu Kontrollgruppen ohne Augmentierung der Spontanatmung – die Notwendigkeit zur Intubation und kontrollierten Beatmung sowie die Letalität signifikant reduziert werden können. Eine randomisierte, multizentrische Untersuchung (Plant et al. 2000) bei 236 COPD-Patienten belegte eine Senkung der Intubationshäufigkeit um 12 % und der Letalität um 10 %. Bei Patienten mit **kardiogenem Lungenödem** konnte ebenfalls gezeigt werden, dass allein durch Anwendung der CPAP Intubationsfrequenz und Gasaustauschstörung signifikant reduziert werden können und tendenziell auch die Letalität (Metaanalyse Pang et al. 1998; Masip et al. 2000). Unklar ist zum gegenwärtigen Zeitpunkt der Stellenwert der nichtinvasiven Beatmung bei der Pneumonie, dem ALI („acute lung injury"), dem ARDS und den restriktiven Lungenerkrankungen. Es werden dringend kontrollierte Studien benötigt, die diese unterschiedlichen Kollektive getrennt untersuchen, um klare Behandlungskonzepte für die unterschiedlichen Indikationen sowie für eine frühzeitige oder ergänzende Anwendung der nichtinvasiven Beatmung erarbeiten zu können. Den oben angeführten Gasaustauschverbesserungen unter nichtinvasiver Beatmung können folgende Effekte der nichtinvasiven Beatmung zugrunde liegen:

- Eine Zunahme der funktionellen Residualkapazität durch den kontinuierlich erhöhten intraalveolären Druck, die über eine Reduktion von Mikroatelektasen zu erklären ist und zu einer Verbesserung des Gasaustausches führt.
- Eine Abnahme der Atemarbeit durch die verbesserte Compliance und – im Falle von BiPAP oder PSV – durch die Übernahme eines Teiles der Atemarbeit durch das Gerät. Hierdurch wird einer drohenden Erschöpfung der Atemmuskulatur entgegengewirkt.
- Eine Einflussnahme auf die rechts- und linkskardiale Funktion, die in der Summe bei kardiogenem Lungenödem eine Reduktion der pulmonalen Flüssigkeitseinlagerung zur Folge haben kann (► Abschn. Einfluss der Beatmung auf kardiale Funktionen).

Vorteile und Nachteile der nichtinvasiven Beatmung

Stellt man die wesentlichen Charakteristika der nichtinvasiven und der invasiven Beatmung gegenüber, so lassen sich die im Folgenden genannten Vor- bzw. Nachteile der nichtinvasiven Augmentierung der Spontanatmung erkennen (Übersicht 26-1).

> **Übersicht 26-1**
> **Vor- und Nachteile der nichtinvasiven Beatmung**
>
> **Vorteile**
> - Intubationstrauma entfällt
> - weniger zirkulatorische und renale Nebenwirkungen
> - Darmmotilität erhalten
> - Muskelabbau geringer
> - Verweildauer auf der Intensivstation gesenkt?
> - Risiko nosokomialer Pneumonien?
> - Kostensenkung?
> - Arbeitsbelastung des ärztlichen und pflegerischen Personals?
>
> **Nachteile**
> - Patient muss kooperationsfähig sein
> - Konjunktivitis
> - Hautnekrosen im Bereich der Maske
> - Magenüberblähung
> - enterale Ernährung erschwert
> - Bronchialtoilette erschwert (Physiotherapie!)

! **Besonders die Vermeidung der endotrachealen Intubation mit ihren Komplikationen (Verletzung, Fehlintubation, Aspiration) einschließlich der hierzu notwendigen tiefen Sedation sowie ggf. Relaxation stehen als Vorteil im Vordergrund.**

Interessanterweise zeigte eine jüngste Studie an COPD-Patienten, dass die Arbeitsbelastung des ärztlichen und pflegerischen Personals bei Vergleich von invasiver und nichtinvasiver Beatmung innerhalb der ersten 48 h keinen Unterschied aufwies, im weiteren Verlauf jedoch bei nichtinvasiver Beatmung signifikant geringer war (Nava et al. 1997).

26.2.2 Invasive Beatmung

Hierbei wird die Beatmung über einen Endotrachealtubus oder eine Trachealkanüle vorgenommen. Nur in Ausnahmefällen sollte eine nasotracheale Intubation durchgeführt werden (z. B. Kieferfrakturen), um Verlegungen der Nasennebenhöhlen mit assoziierten Infektionen und Nekrosen des Nasenseptums zu vermeiden. Darüber hinaus ist über den endotrachealen Weg die Versorgung des Patienten mit einem großlumigen Tubus möglich, um den Atemwegswiderstand für die Weaning-Phase (Entwöhnung) möglichst gering zu halten.

Standardbeatmungsmodi

Es sind zahlreiche Beatmungsmodi entwickelt worden. Die wesentlichen Grundformen sind die volumenkontrollierte sowie die druckkontrollierte Beatmung (◘ Abb. 26-5). Beide Systeme können in unterschiedlichem Maße eigene Atemanstrengungen des Patienten zulassen (SIMV, Triggerung). Ein neu entwickeltes „offenes System", das sehr flexibel zusätzliche Atembewegungen des Patienten sowohl während der Inspiration als auch während der Exspiration erlaubt, liegt der BIPAP-Technik zugrunde. Zudem erlauben nahezu alle Respiratoren die Anwendung von CPAP mit PSV, die bereits bei der nichtinvasiven Beatmung vorgestellt wurden.

Die grundsätzlichen Variablen, aus denen sich ein individuelles Atemmuster zusammensetzt, werden in ihrer Bedeutung für den Gasaustausch einerseits und für Lungenschädigungen unter der Beatmung andererseits charakterisiert. Dieses sind:
- die Höhe des PEEP (Endo- und Exo-PEEP)
- das Inspirations-Exspirations-Zeitverhältnis
- die Atemfrequenz
- die vorgegebenen Inspirationsdrücke bzw. Inspirationsvolumina

Volumenkontrollierte Beatmung

Bei diesem Modus werden Atemzugvolumen (V_T) oder Atemminutenvolumen (AMV), die Atemfrequenz (f), das Inspirations-Exspirations-Verhältnis (I:E) und der Gasfluss (Formkurve) während der Inspiration vorgegeben. Atemfrequenz und I:E-Verhältnis legen die Inspirationszeit (t_i) und Exspirationszeit (t_e) fest. Die t_i zerfällt in eine dynamische Phase (Gasfluss zur Erreichung des vorgegebenen Volumens) und eine statische Plateauphase (kein weiterer Gasfluss). Über diese Einstellungsoptionen ergibt sich bei der volumenkontrollierten Beatmung der Inspirationsdruck (Spitzendruck und Plateaudruck; ▶ Abb. 26-5) als nicht frei wählbare Größe. Durch Drucklimitierung können Spitzendrücke oberhalb eines bestimmten Niveaus „abgeschnitten" werden, jedoch möglicherweise um den Preis eines reduzierten Atemzugvolumens.

Druckkontrollierte Beatmung

Primäre Einstellgröße ist hier nicht das Atemzugvolumen V_T, sondern der inspiratorische Beatmungsdruck bzw. die Druckdifferenz zum PEEP; diese werden während der gesamten Inspirationsphase konstant aufrechterhalten. Alle übrigen Variablen entsprechen denen unter volumenkontrollierter Beatmung. Somit ergeben sich in dieser Betriebsart als nicht frei wählbare Größen V_T und AMV.

Vorteile und Nachteile der volumen- und druckkontrollierten Beatmung

Volumenkontrollierte Beatmung. Der Vorteil der volumenkontrollierten Beatmung besteht in der Sicherstel-

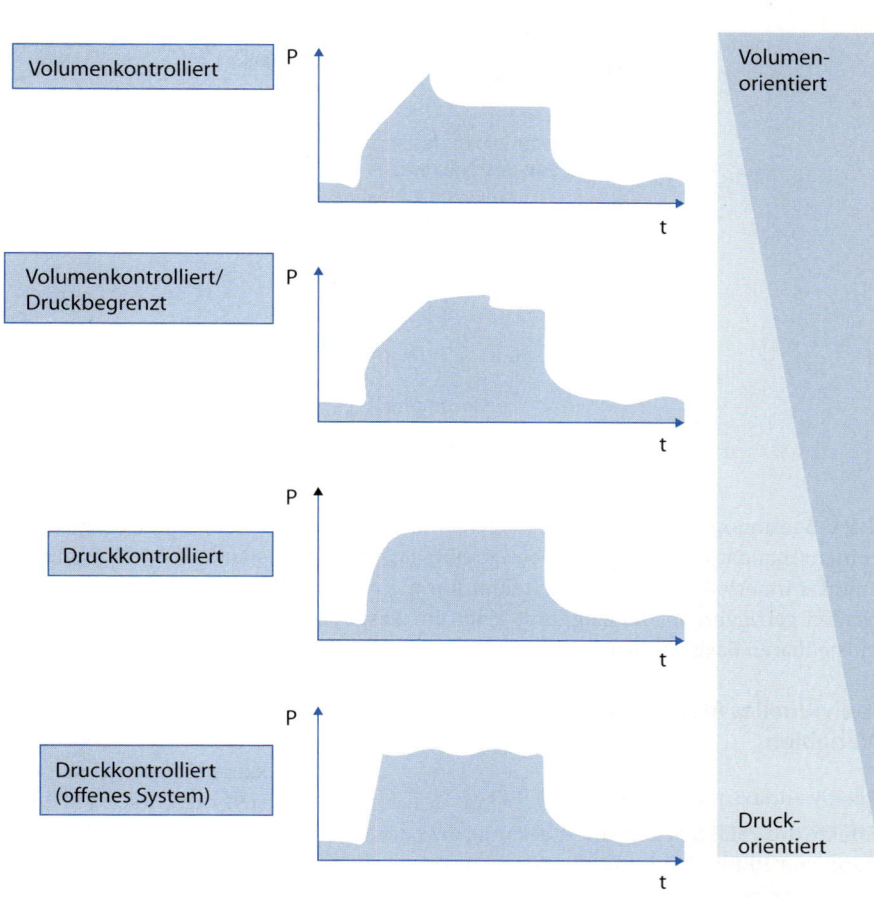

Abb. 26-5. Darstellung der Beatmungsdruckverläufe bei den geläufigsten Beatmungsformen zur kontrollierten Beatmung. (Mod. nach Dr. E. Bahns)

lung der alveolären Ventilation. Als **Nachteile** werden aufgeführt:
- mangelnde Kontrolle der Druckspitzen während der Inspiration (die jedoch über eine Drucklimitierung erreichbar ist)
- geringere zeitliche Ausnutzung des Spitzendrucks zur Rekrutierung atelektatischer Alveolarbezirke während der Inspiration (Spitzendruck wird verzögert erreicht; Plateaudruck liegt unter Spitzendruck)
- Druckabfälle während Leckagen und Volumenumverteilung (Lungenbezirke mit unterschiedlichen Zeitkonstanten, Pendelluft) während der späteren Phase der Inspiration

Diese Nachteile werden sämtlich durch die druckkontrollierte Beatmung vermieden.

Druckkontrollierte Beatmung. Der Nachteil der druckkontrollierten Beatmung besteht in der fehlenden Sicherheit in der Vorgabe der alveolären Ventilation (kompensierbar durch entsprechende Alarmsysteme).

Vor dem Hintergrund der vermuteten Bedeutung von Druckspitzen für eine Lungenschädigung unter der Beatmung (► unten) wird bei kritischer akuter respiratorischer Insuffizienz (Prototyp ARDS) die druckkontrollierte Beatmung zunehmend favorisiert, jedoch liegen hierzu gegenwärtig keine kontrollierten Studien vor. Durch entsprechende Vorgaben des inspiratorischen Atemgasflusses in Verbindung mit Druckalarmgrenzen kann das Atemmuster einer volumenkontrollierten Beatmung weitgehend dem einer druckkontrollierten Beatmung angeglichen werden.

Spontanatmung bei druck- oder volumenkontrollierter Beatmung

Triggerung. Beide Standardmodi erlauben bei entsprechender Einstellung, dass der Patient „vorzeitig" zur eingestellten Frequenz einen maschinellen Atemzug auslöst (**Triggerung;** Auslösung über Druck- oder Flow-Signale). Volumen und Zeitdauer dieses Atemzuges können allerdings bei diesem Modus nicht vom Patienten bestimmt werden. Durch Absenkung der Triggerschwelle und Reduktion der maschinellen Atemfrequenz kann eine zunehmende eigene Atemaktivität des Patienten gefördert werden.

◘ Abb. 26-6. Effekte des PEEP

Effekte des PEEP

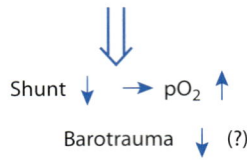
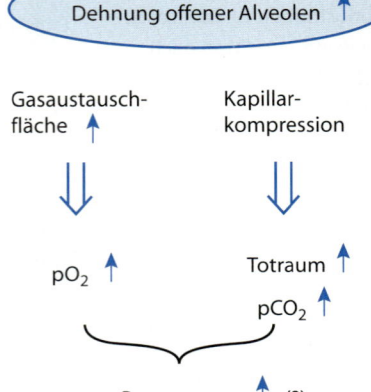

SIMV-Beatmung. Der Begriff SIMV („synchronized intermittent mandatory ventilation") beschreibt, dass der Respirator innerhalb vorgegebener Zeitfenster die vom Patienten getriggerten Atemzüge mit einer am Respirator einstellbaren Basisfrequenz verbindet.

Individuelles Atemmuster und einstellbare Variablen

Positiv endexspiratorischer Druck (PEEP)

Effekte des PEEP. Seit langem ist bekannt, dass die Anwendung von PEEP einem exspiratorischen Alveolarkollaps entgegenwirkt und atelektatische Bezirke eröffnet werden können, mit der Folge einer Reduktion von Shuntfluss und Oxygenierungsstörung (◘ Abb. 26-6). Gleichzeitig ist offensichtlich, dass bereits offene Atelektasen bei steigendem PEEP zunehmend gedehnt werden, wodurch schließlich eine Kapillarkompression mit steigender Totraumventilation resultiert.

Auswahl des „Best-PEEP". Kontrovers diskutiert wird gegenwärtig, welche PEEP-Einstellung für die Minimierung von Lungenschäden unter der Beatmung am günstigsten ist. Lungenschäden können durch folgende Vorgänge bedingt sein:
- „Shear-Stress" an der alveoloepithelialen Oberfläche durch permanenten Kollaps und Wiedereröffnung von Atelektasen (◘ Abb. 26-7)
- Druckschädigung der eröffneten Alveolen (Spitzendruck?, Plateaudruck?, Integral des Drucks über die Zeit? Druckgradient zwischen Exspiration und Inspiration?)
- Überdehnung der verbliebenen offenen Alveolarbezirke („Babylunge" in der Lunge) durch für diese Restbezirke zu große Atemvolumina

Angesichts der Unklarheit, welche Mechanismen dem „Barotrauma" oder dem „Volutrauma" der Lunge unter der Beatmung zugrunde liegen, erklärt sich der Tatbestand, dass ein hoher PEEP einerseits protektiv wirken könnte (Offenhalten von Alveolen und Verhinderung des permanenten Rekollapses; Vermeidung hoher F_iO_2-Werte durch Minimierung des Shuntflusses), jedoch andererseits ein Baro-/Volutrauma provozieren könnte (Stretch offener Alveolen; ▶ Abb. 26-12).

Dieser Hintergrund erklärt auch, dass es gegenwärtig keine sicheren Daten darüber gibt, nach welchen Kriterien der „Best-PEEP" auszuwählen sei. Sehr viel pathophysiologische Plausibilität spricht für die Zielvorgabe, durch Auswahl eines PEEP-Wertes oberhalb eines **unteren Flexionspunktes** ($P_{flex\ unten}$) möglichst viele Alveolarbezirke zu rekrutieren und vor erneuter Atelektasenbildung bei der nachfolgenden Ausatmung zu schützen. Durch Erstellung einer Druck-Volumen-Schleife kann ein solcher Druckwert zumeist definiert werden; 2 technische Varianten dieses Vorgehens sind in ◘ Abb. 26-8 illustriert. Dieses Vorgehen erlaubt auch, einen **oberen Flexionspunkt** zu charakterisieren ($P_{flex\ oben}$), bei dem offensichtlich eine Überdehnung von Lungenparenchymstrukturen in größerem Umfang beginnt.

Der Nachteil eines solchen Vorgehens liegt darin, dass die aufgeführten Techniken sehr aufwendig sind und durch den Start der Manöver bei niedrigen Ausgangsdrücken ihrerseits eine Atelektasenbildung provozieren können. Eine Alternative besteht darin, bei fest eingestelltem Atemzugvolumen den PEEP in Stufen zu erhöhen, und den Effekt auf den endinspiratorischen Plateaudruck abzulesen. Steigt der Plateaudruck nur unterproportional an, bewegt man sich offensichtlich im günstigen Bereich der Druck-Volumen-Beziehung (optimale Compliance); steigt der Plateaudruck in gleichem Ausmaß oder gar überproportional zum PEEP-Sprung an, hat man diesen Bereich offenbar nach oben verlassen.

Eine 3. Technik ist in ◘ Abb. 26-9 dargestellt. Der Best-PEEP wird nach dem Ziel eingestellt, den arteriellen pO_2 zu optimieren (Minimierung des Shuntflusses durch

Abb. 26-7. Einfluss des PEEP auf die Lungenschädigung unter Beatmung

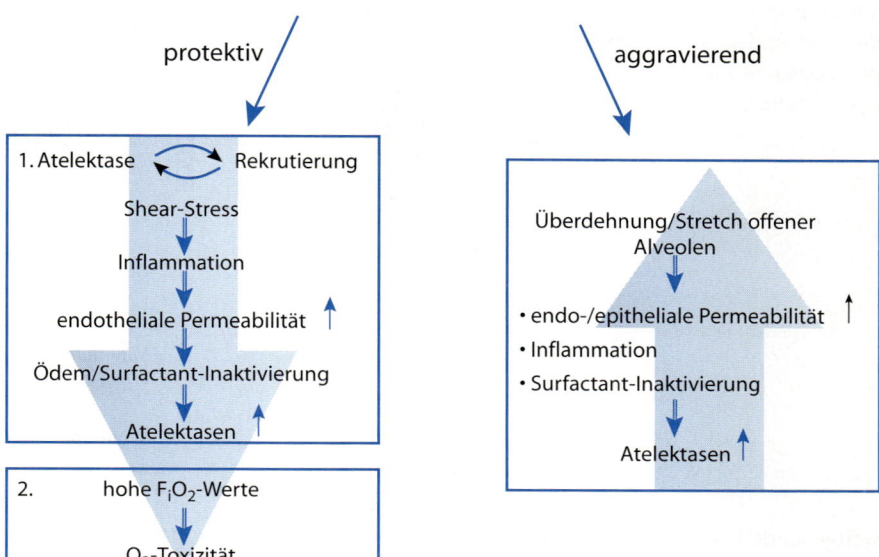

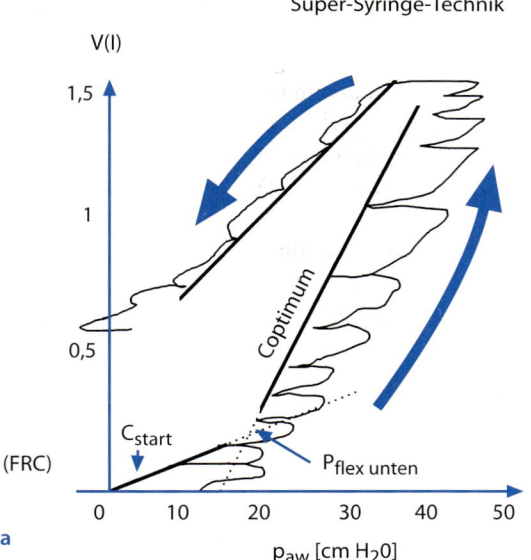

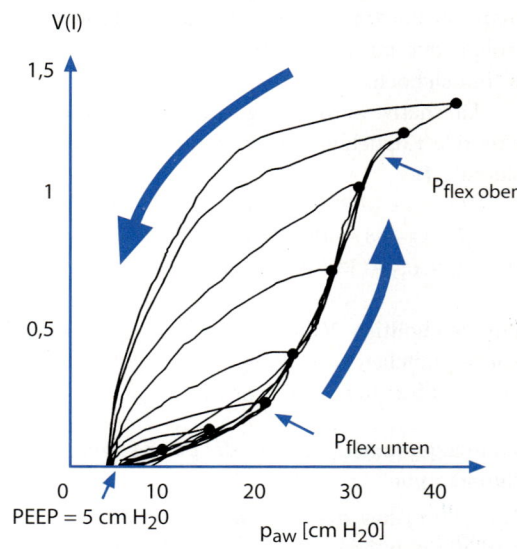

Abb. 26-8a, b. Verfahren zur Bestimmung des unteren und oberen Flexionspunktes: **a** Super-Syringe-Technik: eine mit O_2 gefüllte Spritze (2 l) wird mit dem Tubus des Patienten konnektiert. Schrittweise werden ca. 200 ml injiziert mit anschließender Pause von 2–3 s unter laufender Beatmungsdruckregistrierung. Dieses Manöver wird so oft wiederholt bis ein Beatmungsdruck von ca. 40 cm H_2O oder ein Gesamtvolumen von 25 ml/kgKG erreicht ist. Anschließend wird im gleichen Zeitintervall und mit gleichem Spritzenvolumen schrittweise aspiriert. **b** Atemschleifentechnik: unter einer Beatmung mit einem F_iO_2 von 1 werden die inspiratorischen Plateaudrücke bei verschieden hohen Atemzugvolumina, die in randomisierter Abfolge appliziert werden, registriert und die Druck-Volumen-Kurve erstellt

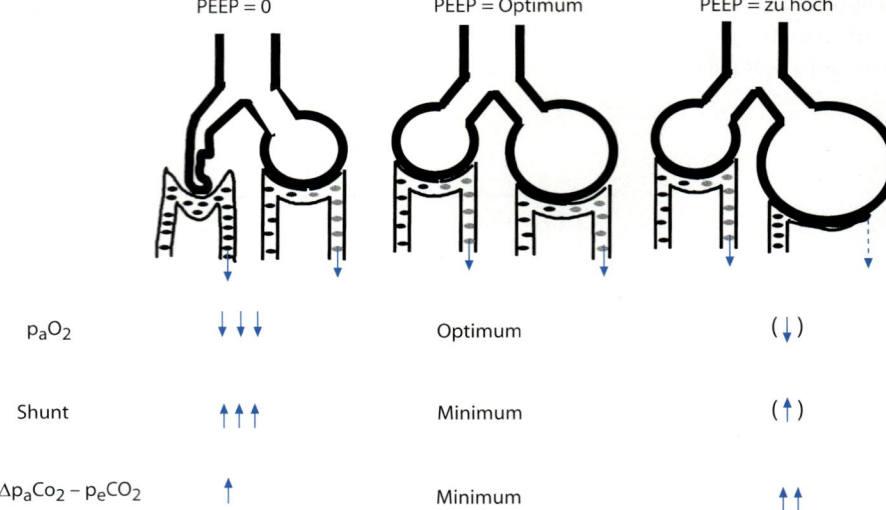

Abb. 26-9. Einfluss verschiedener PEEP-Niveaus auf den p_aO_2, den Shunt und die arterioendexspiratorische pCO_2-Differenz zur Bestimmung des Best-PEEP

weitgehende Rekrutierung von Alveolen), jedoch gleichzeitig den arterioendexspiratorischen CO_2-Gradienten zu minimieren (Vermeidung von Alveolarüberdehnung und Kompression der entsprechenden Kapillaren).

Wie bereits ausgeführt, ist jedoch keine dieser Vorgehensweisen durch kontrollierte Studien abgesichert. Eine kürzlich publizierte Untersuchung (Amatoe et al. 1995, 1998) beschreibt zwar eine verminderte Letalität von ARDS-Patienten durch Beatmung mit PEEP-Werten oberhalb des $P_{flex\ unten}$, jedoch wurde in dieser Studie zugleich das Atemzugvolumen reduziert („low tidal volume"; ▶ unten), es kamen zusätzliche Rekrutierungsmanöver zur Anwendung, und die Letalität in der Kontrollgruppe mit „konventioneller" Beatmung war ungewöhnlich hoch.

Alternativ werden Algorithmen vorgeschlagen, die eine fixe Koppelung von F_iO_2 und PEEP-Niveau favorisieren, z. B.

- $F_iO_2 > 0{,}8 \rightarrow PEEP > 12$ cm H_2O
- F_iO_2 0,5–0,8 $\rightarrow PEEP = 12$ cm H_2O
- $F_iO_2 < 0{,}5 \rightarrow PEEP < 12$ cm H_2O

Eine endgültige Validierung dieser unterschiedlichen konzeptionellen Vorstellungen zum PEEP durch kontrollierte Studien steht jedoch noch aus.

Atemzugvolumen, Konzept der permissiven Hyperkapnie

Einstellung des Atemzugvolumens und permissive Hyperkapnie. In enger Verbindung mit der Diskussion zur Auswahl der PEEP-Höhe steht die Diskussion um die optimale Höhe des Atemzugvolumens. Retrospektive Analysen favorisierten das Konzept, durch „low-tidal-volume" (ca. 5–6 ml/kgKG; gegenüber „konventioneller" Beatmung mit 10–12 ml/kgKG; ◘ Abb. 26-10) eine Vermeidung von Baro-/Volutraumen und eine verbesserte Überlebensrate bei akuter respiratorischer Insuffizienz zu erreichen (Hickling et al. 1994). Der Preis dieses Vorgehens besteht zumeist in einem Anstieg des pCO_2 durch die Abnahme der alveolären Ventilation, als „permissive Hyperkapnie" bezeichnet. Dessen wesentliche Vorteile und Nachteile sind in ◘ Abb. 26-11 aufgeführt. Dieses Konzept wurde durch 3 kontrollierte Studien hinsichtlich der Letalität von ARDS-Patienten überprüft (Brochard et al. 1998; Hudson 1998; Stewart et al. 1998), ein Nutzen dieses Vorgehens konnte im Gegensatz zu der oben erwähnten Studie (Amato et al. 1998) nicht belegt werden. Erst bei der ARDS-Network Study 2000, die 861 ARDS- und ALI-Patienten einschloss und vergleichend die Prognose mit einem protektiven Atemzugvolumen von 6 ml/kgKG mit einem traditionellen Atemzugvolumen von 12 ml/kgKG verglich, war die Letalität im protektiven Beatmungsarm um 22% geringer. Darüber hinaus wurde im protektiven Arm dieser Studie signifikant die Beatmungsdauer und das Auftreten nichtpulmonaler Organstörungen reduziert.

> **Das Konzept der niedrigen Atemzugvolumina muss somit gegenwärtig für Patienten mit ARDS und ALI als Standard angesehen werden.**

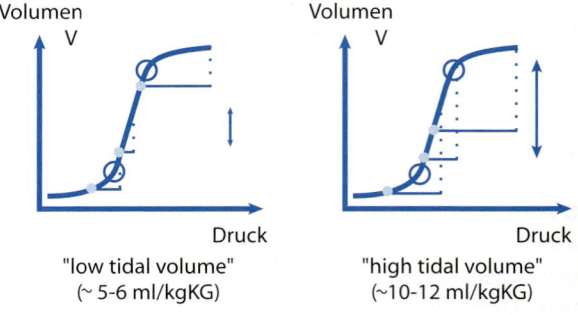

Abb. 26-10. Konzept der Low- und High-tidal-volume-Beatmung und der Einfluss des Fußpunktes auf der Druck-Volumen-Kurve, von dem aus das Atemzugvolumen gestartet wird

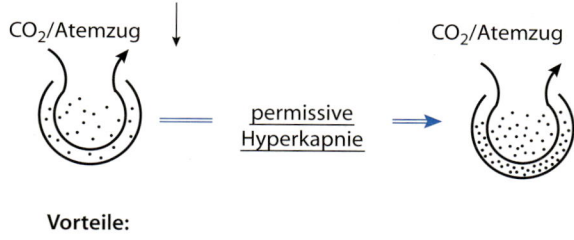

Vorteile:

- geringe alveoläre Ventilation pro CO_2-Elimination ⇓
- Reduktion des Barotraumas? ⇓
- Inflammation ↓   ARDS ↓   ?

Nachteile:

- Sympathikotonus ↑
- Atemantrieb ↑ → Bedarf an Sedativa ↑
- Sedativa ↑ ⎫ Darmmotilität ↓
  Muskelrelaxanzien ↑ ⎬ Atemmuskelabbau ↑ (?)
  ⎭ Polyneuropathie ↑ (?)
- respiratorische Azidose (z. B. O_2-Bindungskurve des Hb)
- zerebrale Vasodilatation

◘ **Abb. 26-11.** Vorteile und Nachteile der permissiven Hyperkapnie

Begrenzung des Spitzendrucks

Aus den bisherigen Ausführungen wird deutlich, dass viele der aufgeführten Beatmungsmodi bestrebt sind, hohe Spitzendrücke unter der Beatmung zu vermeiden, weil diese für Lungenschäden unter der Beatmung Bedeutung haben könnten. Eine Konsensuskonferenz zu diesem Thema (Slutsky 1994) schlug als maximal tolerablen Inspirationsdruck 35 cm H_2O vor. In der eben erwähnten Network-Studie lag der Spitzendruck bei 33 cm H_2O und der Plateaudruck bei 26 cm H_2O. Bei Lungen mit gravierendem Complianceverlust kann dieses Ziel nur durch optimale Rekrutierung (▶ Abschn. PEEP) und sehr niedrige Atemzugvolumina erreicht werden.

„Inverse-ratio-Ventilation"

Veränderung des Inspirations-Exspirations-Zeitverhältnisses. Eine Erhöhung des endexspiratorischen Drucks wird alternativ zur Einstellung eines hohen PEEP-Wertes auch erreicht, wenn die Exspirationszeit zunehmend verkürzt wird, mit dem Effekt, dass der Ausatemfluss noch nicht beendet ist und somit der vorgegebene PEEP-Wert noch nicht erreicht ist, wenn die erneute Inspiration beginnt (◘ Abb. 26-12). Ein hierdurch erzeugter Endo-PEEP (auch Auto- oder Intrinsic PEEP genannt) addiert sich dann zum maschinell eingestellten Exo-(oder Extrinsic)-PEEP.

Auswirkungen auf die Belüftung pathologischer Lungenbezirke. Eine detaillierte Betrachtung ergibt, dass dieses Phänomen insbesondere Alveolen betrifft, die durch ihre Lage hinter einer Bronchien- oder Bronchiolenengstellung nur langsam be- und entlüftet werden können („hohe Zeitkonstante"; „dynamischer PEEP"; ◘ Abb. 26-13). In einer inhomogen erkrankten Lunge könnte sich ein Endo-PEEP somit bevorzugt in pathologischen Lungenbezirken auswirken (hoher Endo-PEEP), während gesunde Bezirke weniger betroffen sind (fehlender Endo-PEEP).

Theoretisch könnte dieses Vorgehen somit eine Individualisierung des PEEP-Wertes in Abhängigkeit von dem Schweregrad der Erkrankung der einzelnen Lungenareale ermöglichen. Diesem möglichen Vorteil stehen jedoch folgende Nachteile gegenüber:

- Bronchialengstellung und Alveolarschädigung müssen keineswegs parallel gehen, erstere entscheidet jedoch über die Höhe des Endo-PEEP.
- Das Monitoring des Endo-PEEP ist nur begrenzt möglich. Die üblichen Verfahren erzeugen am Ende der Exspiration einen Ventilationsstillstand, mit Messung der zusätzlichen Druckhöhe oberhalb des Exo-PEEP, die sich bei dem dann erfolgenden Druckausgleich auf Tubushöhe einstellt. Dieses ist jedoch ein „Mittelwert-Endo-PEEP", der nicht die Variabilität in den verschiedenen Lungenpartien widerspiegelt.

> ❗ **Cave**
> Insgesamt gilt somit, dass eine „Inverse-ratio-Beatmung" aufgrund der Überblähungsgefahr besonders engmaschig überwacht werden muss.

Die Höhe des Endo-PEEP, der sich zum Exo-PEEP addiert, muss mit genanntem Verfahren abgeschätzt werden. Der Vorteil dieses theoretisch interessanten Vorgehens gegenüber der maschinellen PEEP-Einstellung ist bisher nicht durch kontrollierte klinische Studien belegt.

Druckkontrollierte Beatmung mit offenem System (BIPAP-Modus)

Funktionsweise. Durch schnell regulierende Ventile erlaubt der BIPAP-Modus, dass der Patient zwar mit wählbarem Zeitmuster druckkontrolliert beatmet wird, dass er aber aufgrund eines „offenen" Systems mit schneller Nachsteuerung des angebotenen Drucks auf jedem Niveau zusätzlich „frei" atmen kann (▶ Abb. 26-5). Dieser durch technische Neuerungen erst in letzter Zeit möglich gewordene Modus besitzt in mehrerer Hinsicht eine große Attraktivität (◘ Abb. 26-14).

Vorteile des BIPAP-Modus. Die alveoläre Ventilation ist durch die Druckvorgaben sichergestellt, aber der Patient

◘ **Abb. 26-12.** Darstellung der Beatmungsdruckverläufe und Flow-Verläufe bei unterschiedlichen Inspirations-Exspirations-Zeitverhältnissen (*I : E* „inverse ratio ventilation")

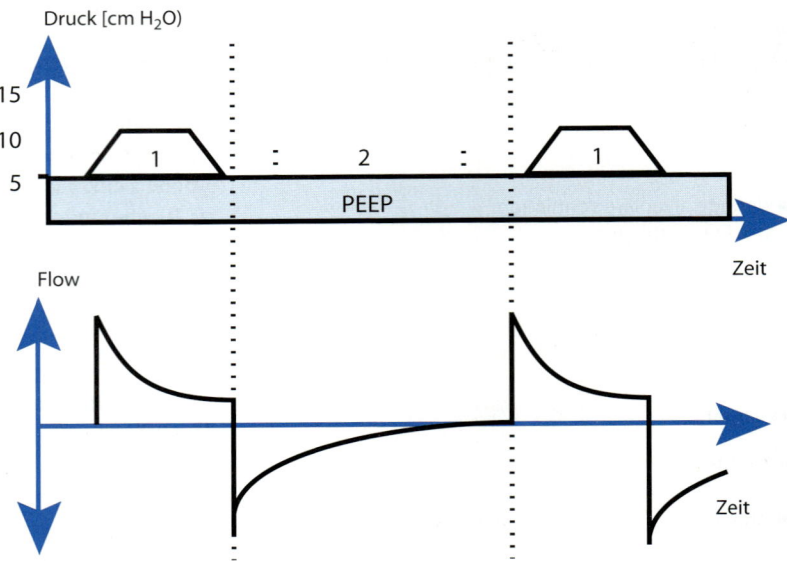

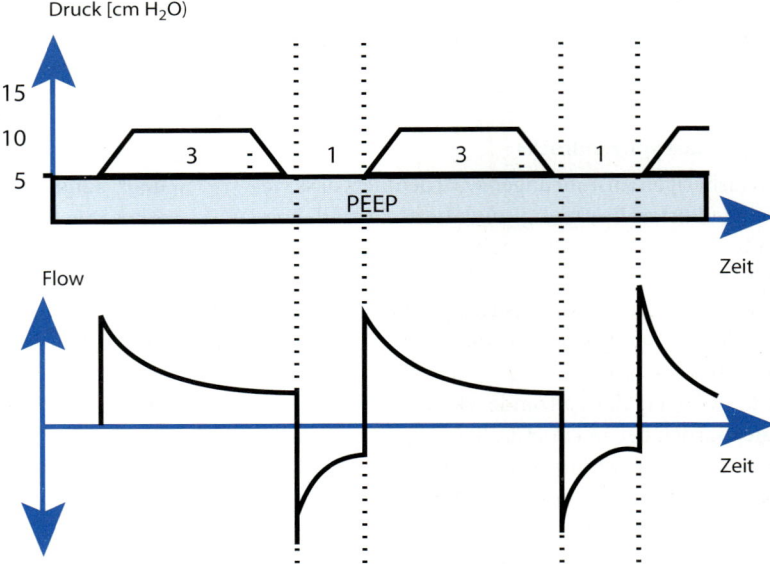

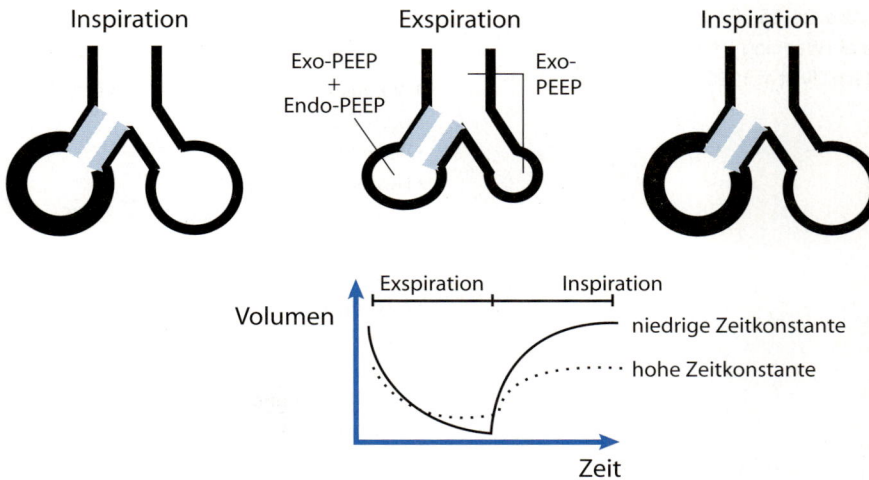

Abb. 26-13. Einfluss der Zeitkonstanten auf die Entstehung eines Endo-PEEP bei inhomogenen Lungenverhältnissen

kann dennoch nach seinen Bedürfnissen völlig flexibel selbstständig atmen. Hierdurch erhöht sich die alveoläre Ventilation, besonders in den durch Atelektasen bedrohten basalen (zwerchfellnahen) Abschnitten der Lunge, da durch die Diaphragmabewegung die regionale Ventilation gefördert wird. Es wird vermutet, dass hierdurch eine Verbesserung der arteriellen Oxygenierung gelingt. Zudem verlangt diese Technik durch die „Atemfreiheit" nur eine geringe Sedationstiefe, eine Relaxation entfällt. Die hieraus resultierenden Vorteile (z. B. Darmtätigkeit, Atemmuskulatur) sind in Abb. 26-14 aufgeführt. Es muss jedoch festgehalten werden, dass die pathophysiologisch gut begründeten Vorteile des BIPAP-Modus bislang noch nicht durch große kontrollierte Studien hinsichtlich Beatmungsdauer sowie Morbidität und Letalität der Patienten validiert wurden.

Ein dem BIPAP-Modus vergleichbarer Ansatz wird bei der „airway pressure release ventilation" (APRV) realisiert: Ausgangspunkt ist ein hoher alveolärer Druck; durch regelmäßige kurzzeitige Druckabsenkungen werden Atembewegungen verursacht („inverse-ratio-BIPAP").

Verfahren des „Weaning" (Entwöhnung)

Es gibt eine Vielzahl von Entwöhnungstechniken, die in der Regel mehr durch praktische Erfahrungen als durch standardisierte Vorgehensweisen begründet sind. Meistens werden zunehmend Spontanatmungsvorgänge in die Ventilation integriert (z. B. Triggerung der Ventilation, SIMV), und ein Übergang in Formen der augmentierten Spontanatmung findet statt (z. B. CPAP mit PSV). Als letzter „Test" der Spontanatmungsfähigkeit vor Extubation wird oftmals ein Selbstatemversuch bei liegendem Tubus mit T-Stück und ggf. O_2-Gabe durchgeführt, jedoch muss bedacht werden, dass die Bedingungen eines solchen „Tests" aufgrund des erhöhten Atemwegswiderstandes durch den Tubus und dem fehlenden „Stimmlippen-PEEP" gegenüber der realen Spontanatmung eher erschwert sind. Alternativ betrachten viele Zentren eine suffiziente Spontanatmung unter CPAP ≤ 5 cm H_2O und PSV ≤ 5 cm H_2O bei $F_iO_2 \leq 0{,}5$ als ausreichende Basis für eine Extubation.

Ein Konzept, das Kriterien der Patientenbeobachtung (Atemfrequenz, vegetative Veränderungen, Angst und Dyspnoe) einbezieht und in Anlehnung an eine der wenigen kontrollierten Studien (Ely et al. 1996) auf diesem Gebiet erstellt wurde, ist in Abb. 26-15 wiedergegeben.

Einfluss der Beatmung auf kardiale Funktionen

Einfluss auf die rechtsventrikuläre Funktion. Gut belegt ist der Einfluss erhöhter intrathorakaler Drücke, wie sie exemplarisch durch hohe PEEP-Werte hervorgerufen

BIPAP-Effekte

weniger Sedativa
keine Muskelrelaxanzien

Atemantrieb ↑
Polyneuropathierisiko ↓ (?)
Atemmuskulatur ↑ (?)
Darmtätigkeit ↑

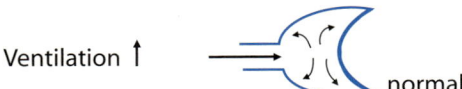
Ventilation ↑ normal

Gasaustausch ↑ BIPAP
verbesserte regionale
Ventilation (zwerchfellnah/basal) (?)
sekundäres Pneumonierisiko ↓ (?)
geringere Kosten (?)
verkürzte Entwöhnungsphase (?)

Abb. 26-14. Effekte der BIPAP-Beatmung

□ **Abb. 26-15.** Beispiel für ein Weaning-Verfahren. (Nach Ely et al. 1996)

Weaning-Verfahren

1. Voraussetzungen für Weaning-Versuch
- $p_aO_2/F_iO_2 > 200$ mmHg
- PEEP ≤ 5 cm H_2O
- Hustenstoß vorhanden
- „rapid shallow breathing index" < 105
  – unter CPAP ≤ 5 cm H_2O
  – unter PSV 5 cm H_2O
- niedrige Katecholamindosen
- intermittierende oder niedrig dosierte Sedation

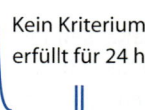

$$\frac{\text{Atemfrequenz [1/min]}}{\text{Atemzugvolumen [l]}}$$

2. Spontanatmung
T-Stück, CPAP ≤ 5 cm H_2O und ggf. PSV 5 cm H_2O, $F_iO_2 \leq 0,5$

1 Kriterium erfüllt ⇒ Beatmung

- 35 Atemzüge/min für länger als 5 min
- Sauerstoffsättigung < 90 %
- Herzfrequenz > 140/min
- Veränderung der Herzfrequenz um > 50 % in Richtung Brady- oder Tachykardie
- 90 mmHg > systolischer RR > 180 mmHg
- Angst

Kein Kriterium erfüllt für 24 h ⇒ Extubation

□ **Abb. 26-16.** Einfluss von Beatmung und PEEP auf die rechtskardiale Funktion

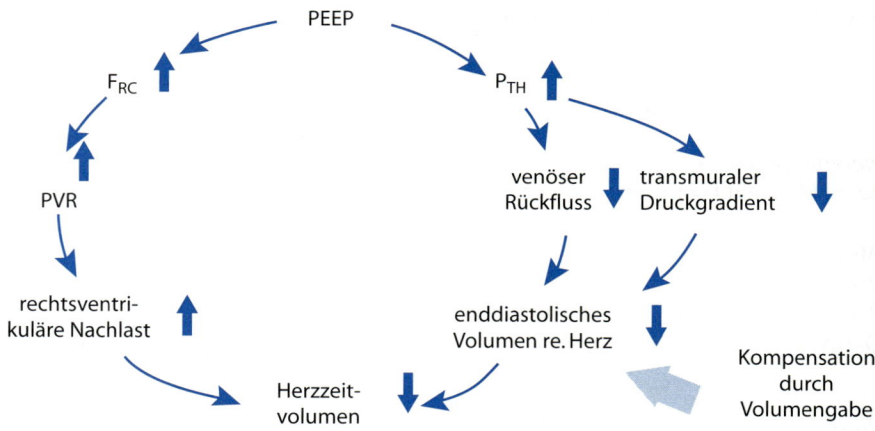

werden, auf die Füllung des rechten Ventrikels und die rechtsventrikuläre Funktion (□ Abb. 26-16). Zudem erhöht sich bei steigendem PEEP die Nachlast des rechten Ventrikels. Beide Effekte tragen wesentlich zu dem häufig zu beobachtenden Abfall des Herzzeitvolumens bei Beginn einer Überdruckbeatmung bei; dieses kann zumeist durch ausreichende intravasale Volumengaben zur Erhöhung der Vorlast des rechten Ventrikels kompensiert werden.

Einfluss auf die linksventrikuläre Funktion. Diese Effekte einer Überdruckbeatmung müssen sich jedoch keineswegs immer nachteilig auswirken. Bei einem Lungenödem aufgrund linkskardialer Insuffizienz führen z. B. die vermehrten Atembewegungen bei zunehmender Dyspnoe zu einem Circulus vitiosus mit Progredienz der pulmonalen Ödembildung (□ Abb. 26-17). Eine Überdruckbeatmung – oder eine Augmentierung der Spontanatmung – kann dieses Geschehen durch Erhöhung des intrathorakalen Drucks zumindest partiell antagonisieren (□ Abb. 26-18; Details ▶ Abschn. 26.3).

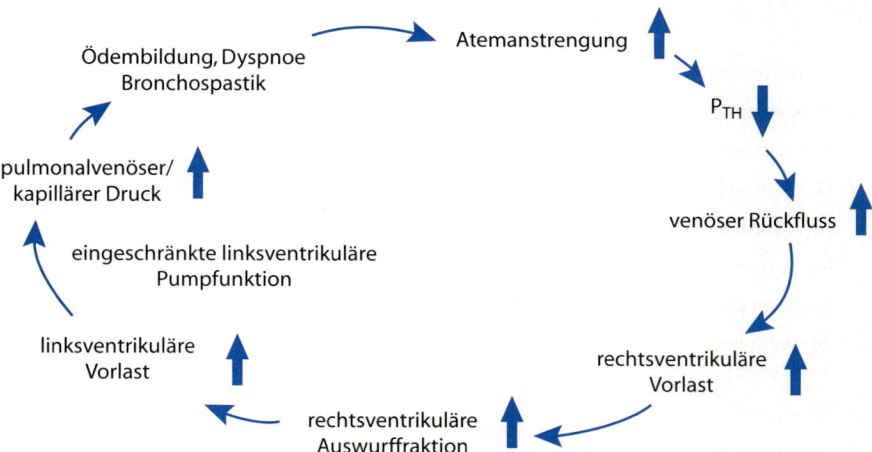

Abb. 26-17. Einfluss einer vermehrten Spontanatmung (Dyspnoe) bei eingeschränkter linkskardialer Pumpfunktion

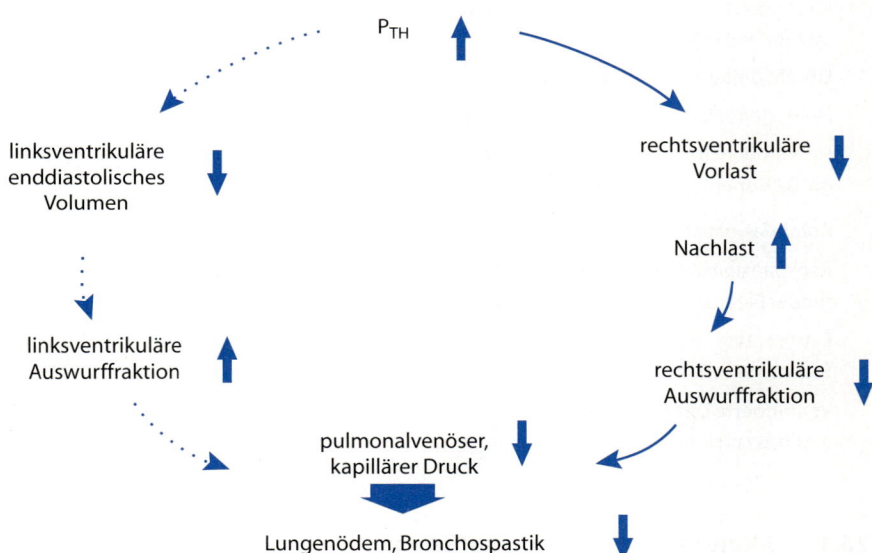

Abb. 26-18. Einfluss von Überdruckbeatmung (nichtinvasiv, invasiv) und PEEP bei eingeschränkter linkskardialer Pumpfunktion

26.3 Lungenödem

Grundlagen

Der Begriff Lungenödem beinhaltet eine Zunahme des extravaskulären Flüssigkeitsgehaltes der Lunge, mit Verteilung im interstitiellen und/oder alveolären Kompartiment. Die Ursachen dieses Geschehens lassen sich entweder im Wesentlichen einordnen unter
- Permeabilitätserhöhung der alveolokapillären Schranke oder
- Zunahme des mikrovaskulären Filtrationsdrucks (Tabelle 26-1).

Therapie

Prinzipien der Behandlung der ersteren Gruppe werden im nachfolgenden ▶ Abschn. „ARDS" dargestellt.

Einem erhöhten kapillären Filtrationsdruck liegen zumeist kardiale Ursachen zugrunde, deren Behandlung im ▶ Kap. 3 dargestellt wird. Besonderheiten des Einflusses einer nichtinvasiven oder invasiven Beatmung auf rechts- und linkskardiale Funktionen und damit zusammenhängende pulmonale Ödembildung ▶ oben. Therapeutische Aspekte zu seltenen Formen pulmonaler Ödembildung sind in Tabelle 26-1 stichwortartig aufgeführt.

◻ Tabelle 26-1. Ursachen pulmonaler Flüssigkeitseinlagerung

Ursache	Häufigkeit	Kommentare zur Therapie
Vermehrt durchlässige alveolokapilläre Schranke (zusammengefasst als nichtkardiogenes Ödem)		
Pneumonien	+++	Antibiotika
Alle Formen des ARDS (adultes respiratorisches Distresssyndrom)	++	▶ entsprechenden Abschnitt
Aspiration von Magensaft	++	Schluckstörungen erkennen/vermeiden
Inhalation toxischer Gase	+	Hochdosierte inhalative Corticosteroide
Erhöhter O$_2$-Partialdruck	+	F$_i$O$_2$ unter Beatmung möglichst gering halten
Bestrahlungspneumonitis	++	Optimierte Bestrahlungsregime, Kontrollen ggf. Steroide
Hypersensitivitätspneumonitis	++	Allergenvermeidung
„Reperfusion injury" (Wiedereröffnung des Gefäßbettes nach Embolisation, Lungentransplantation)	+	Bislang keine Standardtherapie
Intakte alveolokapilläre Schranke		
Anstieg des mikrovaskulären Drucks der Lunge		
Kardiogen (myogene Insuffizienz, Mitralvitien, „steifer" linker Ventrikel)	+++	▶ Kap. 3
Überhydratation (Nierenversagen)	++	Volumenentzug; ggf. Dialysemaßnahmen
Neurogenes Lungenödem (bei Hirntrauma)	+	Bislang keine Standardtherapie
Höhenödem (bei raschem Aufstieg auf große Höhen)	++	Rascher Abstieg aus Höhenlage; Nifidepin
Abfall des interstitiellen Druckes der Lunge		
Reexpansionsödem (nach Absaugen großer Pleuraexsudate)	+	Große Exsudate fraktioniert absaugen
Extrem starke Inspiration bei extrathorakaler Stenose	+	Stenose beseitigen? Atemhilfen
Verminderte Lymphdrainage bei Lymphangiosis carcinomatosa	+	Behandlung der Grunderkrankung

26.4 Akute respiratorische Insuffizienz

Grundlagen

Unter dem Begriff **Akute respiratorische Insuffizienz** werden akut auftretende und unter adäquater Therapie meist reversible Lungenfunktionsverluste zusammengefasst.

Ätiologie. Zu den wichtigsten zugrunde liegenden Krankheitsbildern, die in den entsprechenden Kapiteln behandelt werden, zählen:
- ausgedehnte Pneumonie
- Asthmaanfall
- Lungenembolie
- Pneumothorax
- kardiogenes Lungenödem

26.4.1 ARDS

Von den oben genannten Krankheitsbilder abgegrenzt wird ein Erkrankungsbild, bei dem akute inflammatorische Prozesse im Lungenparenchym eine Gasaustauschstörung induzieren: in Analogie zum Atemnotsyndrom der Neugeborenen – auch als IRDS (**"infant respiratory distress syndrome"**) bezeichnet – wird dieses **akutes (adultes) respiratorisches Distresssyndrom (ARDS)** genannt (Ashbaugh et al. 1967).

Das ARDS ist eine akute Funktionsstörung der Gasaustauschstrecke der Lunge (Kapillare – Interstitium – Alveole), die nach unterschiedlichen Auslösern bei Lungengesunden ohne spezielle Prädisposition auftreten kann. Es ist unabhängig von Störungen des zentralen

Atemantriebs, des Gasflusses in den großen und kleinen Atemwegen, des Blutflusses in den großen pulmonalen Gefäßen und der linksventrikulären Funktion.

Definitionskriterien. Nach gegenwärtig gültiger Konsensusdefinition (Bernard et al. 1994) wird es durch folgende Kriterien definiert:
- akutes Auftreten der Erkrankung
- Verhältnis arterieller O_2-Partialdruck (p_aO_2) zur inspiratorischen O_2-Konzentration (F_iO_2, Fraktion des O_2-Anteils in der Inspirationsluft, erhöht bei nasaler O_2-Gabe oder maschineller Beatmung; Maximalwert 1) $p_aO_2/F_iO_2 \leq 200$ mm Hg (Normalwert bei Gesunden: p_aO_2 ca. 85 mm Hg, $F_iO_2 = 0{,}21$ entspricht p_aO_2/F_iO_2 ca. 405 mm Hg)
- bilaterale Infiltrate auf dem Thoraxröntgenbild
- fehlende Zeichen einer linksventrikulären Funktionsstörung (Ausschluss eines kardiogenen Lungenödems)

Ätiologie. Wichtig ist, dass diesem Geschehen wiederum **unterschiedlichste Ursachen** zugrunde liegen können, die grob in solche mit **direkter Schädigung des Lungengewebes** (z. B. Aspiration, Kontusion, Pneumonie, Inhalationstrauma, Barotrauma) und solche mit **indirekter Affektion des Lungengewebes** (z. B. Schock, Sepsis, Polytrauma, nekrotisierende Pankreatitis, Massentransfusion) unterschieden werden (◘ Übersicht 26-2). Dieses hat in früheren Jahren zu einer Vielzahl von Begriffen geführt, die heute jeweils als Varianten des ARDS betrachtet werden (z. B. Schocklunge, septisches Lungenversagen, posttraumatische pulmonale Insuffizienz, Transfusionslunge). Diese Synonyma unterstreichen auch die häufige Assoziation des ARDS mit akuten Funktionsstörungen anderer Organe (akutes Nieren- oder Leberversagen) z. B. im Rahmen eines septischen Geschehens.

Das ARDS stellt dann eine Teilkomponente eines MOF („multiple organ failure") dar, und es muss mit einer erhöhten Letalität gerechnet werden.

Übersicht 26-2
Direkte und indirekte Auslöser eines ARDS

Direkte Lungenparenchymaffektionen
- diffus ausgebreitete pulmonale Infektion (Auslöser: Bakterien, Viren, Pilze, Protozoen): „parapneumonisches" ARDS
- Aspiration von Mageninhalt
- Aspiration von Süßwasser/Salzwasser (Ertrinken)
- Lungenkontusion
- Inhalation toxischer Gase (NO_2, Ozon, Rauchgase)
- Exposition gegenüber hohen O_2-Partialdrücken
- chemische Agenzien mit bevorzugter Verteilung in die Lunge (z. B. Paraquat, Bleomycin, Amiodaron)
- rascher Aufstieg in große Höhen („Höhenödem")
- „interstitieller Unterdruck": Reexpansion; schwere obere Atemwegsobstruktion

Indirekte Lungenparenchymaffektionen
- Sepsis; Endo-, Exotoxinnämie
- SIRS („systemic inflammatory response syndrome")
- Polytrauma
- Blutungsschock mit Massentransfusion
- TRALI („transfusion related acute lung injury")
- DIC (disseminierte intravasale Gerinnung/Verbrauchskoagulopathie)
- Operationen mit langen kardiopulmonalen Bypasszeiten
- Pankreatitis
- Verbrennungen
- Embolie (Fruchtwasser, Fett)
- Narkotikaintoxikation (z. B. Heroin, Barbiturate)
- Schädel-Hirn-Trauma; intrakranielle Drucksteigerung
- Sichelzellkrise; schwere Verlaufsform der Malaria

Acute lung injury. Bei geringerer funktioneller Ausprägung der Gasaustauschstörung wird der Begriff ALI („acute lung injury") benutzt. Die Kriterien entsprechen exakt denen des ARDS, jedoch wird ein p_aO_2/F_iO_2-Quotient < 300 mm Hg gefordert.

Abgrenzung zur Pneumonie. Problematisch ist die Abgrenzung zwischen Pneumonie und ARDS. In klassischer Definition wird eine lokale/umschriebene infektiöse Verursachung einer Infiltration der Lunge mit assoziierter Gasaustauschstörung als Pneumonie bezeichnet. Pneumonien können jedoch eine diffuse Ausbreitung inflammatorischer Prozesse in der gesamten Lunge zur Folge haben, ein Vorgang, der mit dem Begriff **„parapneumonisches ARDS"** belegt wurde.

Die Übergänge zwischen Pneumonie und ARDS sind fließend und entziehen sich häufig einer exakten klinischen Definition. Aus diesem Grund hat die erwähnte amerikanisch-europäische Konsensuskonferenz zum Thema ARDS lediglich den Schweregrad der Gasaustauschstörung berücksichtigt, und keine Abgrenzung zwischen Pneumonie und anderen Auslösern einer beidseitigen Infiltration der Lunge vorgenommen.

Inzidenz und Letalität des ARDS. Die Inzidenz eines ARDS liegt je nach Definition und Schweregrad der initialen Gasaustauschstörung zwischen 3 und 75/100.000. Die Letalität lag vor 20 Jahren noch bei über 70 % und wird mittlerweile auf 40–50 % geschätzt (Villar u. Slutsky 1989; Milberg et al. 1995).

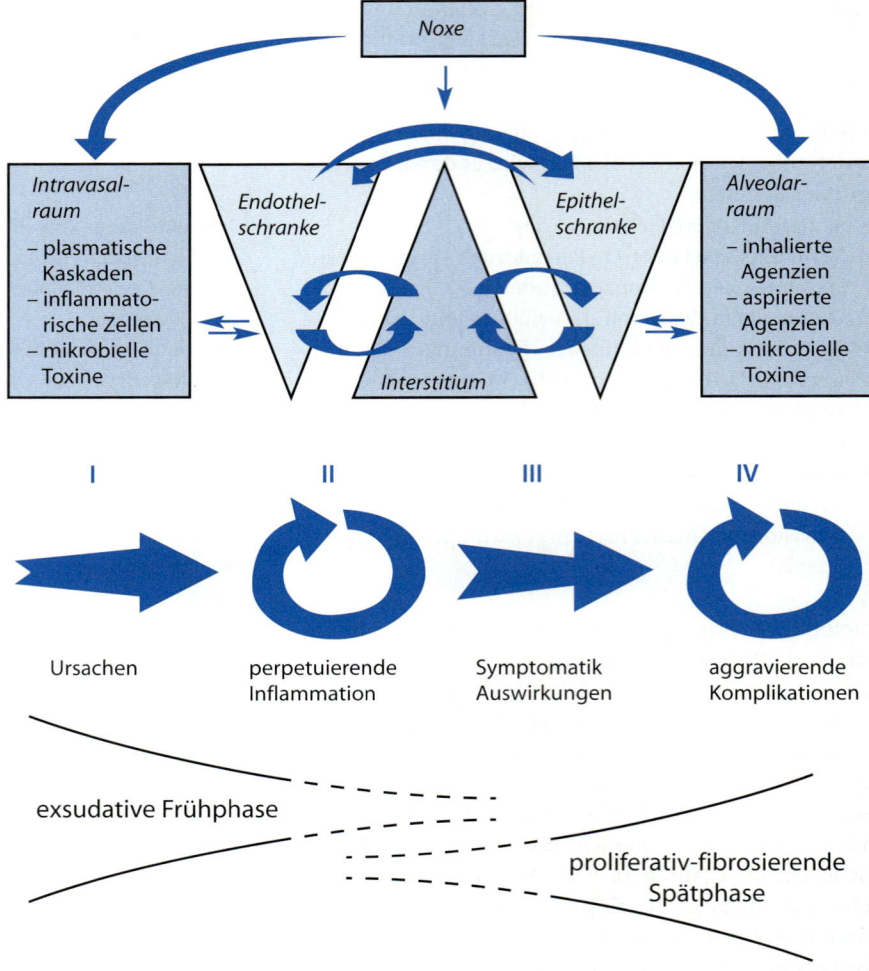

■ Abb. 26-19. Übersicht der auslösenden Ereignisse und mehrstufige Entwicklung des ARDS

Klinik

Die klinische Erscheinungsform des ARDS kann unterschiedliche Facetten aufweisen. Bekannt sind Verlaufsformen (insbesondere in der Frühphase) mit prädominanter interstitieller und alveolärer Ödembildung und dennoch nur mäßig gestörter Gasaustauschfunktion der Lunge (radiologisch „weiße Lunge" bei nur mäßig erhöhtem F_iO_2). Demgegenüber gibt es schwerwiegende Störungen der Gasaustauschfunktion (Shunt, Ventilations-Perfusions-Fehlverteilung), die nach radiologischen und CT-Kriterien nur mit nur mäßig erhöhter interstitieller und alveolärer Flüssigkeitseinlagerung verbunden sind.

Die Gasaustauschstörungen selbst können sich in unterschiedlichen Varianten darstellen:
— Sie können charakterisiert sein durch prädominanten Shuntfluss bei ansonsten normaler Ventilations-Perfusions-Verteilung oder
— durch ein ausgeprägtes „Mismatch" von Perfusions- und Ventilationsfluss.

Pathogenese des ARDS

Systemische Triggerung. Ein ARDS kann über Noxen via **Intravasalraum** oder via **Alveolarraum** ausgelöst werden (■ Abb. 26-19). Bei einer systemischen Triggerung des Geschehens wird die pulmonalvaskuläre Einschwemmung von aktivierten inflammatorischen Zellen, von Produkten aktivierter Kaskadensysteme sowie (bei der Sepsis) von bakteriellen Toxinen als wesentlich verantwortlich angesehen (■ Abb. 26-20).

Transbronchiale Triggerung. Auslöser eines ARDS mit transbronchialem Zugang zur Lunge sind im Wesentlichen inhalierte Agenzien (z. B. Rauchgase) sowie aspirierte Materialien und lokal liberierte mikrobielle Agenzien im Rahmen einer Pneumonie.

Perpetuierende Inflammation. Diese Trigger lösen als „zweite Welle" der pathogenetischen Sequenz eine perpetuierende Inflammation im Lungenparenchym selbst aus. Eine **exsudative Frühphase** und eine, klinisch häufig schwer abgrenzbare, **proliferativ-fibrosierende** Spätphase werden unterschieden (▶ Abb. 26-19).

Systemische Auslöser
- bakterielle Produkte (Endotoxin, Exotoxine, FMLP, ...)
- Gewebstrauma/Nekrosen
- Fremdoberflächen

Systemische Effektoren
- Aktivierung der Komplementkaskade
- Aktivierung der Gerinnungskaskade
- Aktivierung der Kallikrein-Kinin-Kaskade
- Stimulation zirkulierender „inflammatorisch-kompetenter" Zellen (PMN, Monozyten, Thrombozyten, Lymphozyten)

Direkte „pulmotrope" Auslöser
- chemische Agenzien -> Zellnekrosen
- chemische Agenzien als inflammatorische Stimuli
- in situ liberierte mikrobielle Agenzien bei Besiedlung der Lunge mit Bakterien, Viren, Pilzen, Parasiten

In-situ-Effektoren der Frühphase

Humoral	Zellulär
– Eikosanoide	– PMN
– PAF	– Makrophagen
– Zytokine	– intravasal-resident
– O_2-Radikale	– interstitiell
– Proteasen	– alveolär
– „alveolär" generierte Gerinnungsprodukte	– Endothelzellen
	– Pneumozyten Typ II

In-situ-Effektoren der Spätphase

Humoral	Zellulär
– Eikosanoide (?)	– Makrophagen
– PAF (?)	– Pneumozyten Typ II
– Zytokine (?)	– Fibroblasten
– Wachstumsfaktoren	– glatte Muskelzellen
– Colony-simulating-faktoren	– PMN (?)
	– Endothelzellen
	– Lymphozyten

Abb. 26-20. Übersicht der inflammatorischen Abläufe beim ARDS; *FMLP* formyliertes Methionin-Leucin-Phenylanalin; *PMN* polymorphkernige Granulozyten; *PAF* plättchenaktivierender Faktor

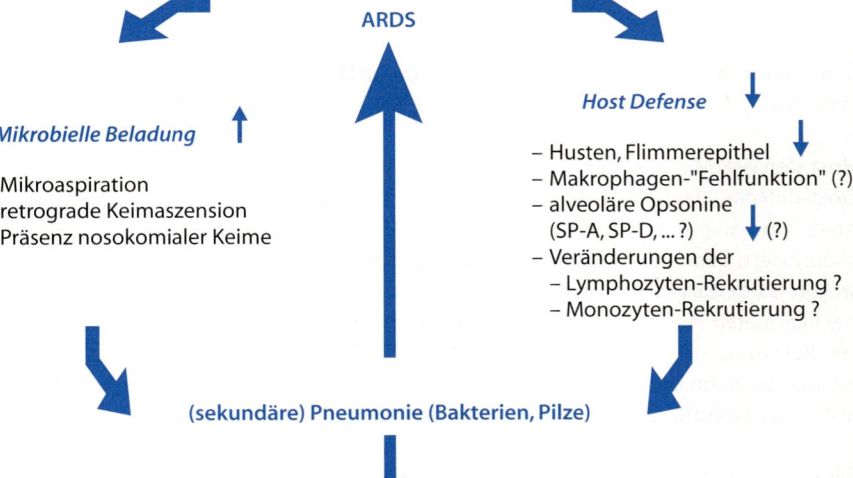

Abb. 26-21. Einfluss des ARDS auf die Host-defense-Mechanismen der Lunge; *SP-A, SP-D* Surfactantprotein A und D

Die perpetuierende Inflammation an der Gasaustauschstrecke der Lunge bedingt als typische pathophysiologische Veränderung:
— **interstitielle und alveoläre Ödembildung** bei endoepithelialer Permeabilitätserhöhung
— **Atelektasenbildung** durch Störung der alveolären Surfactantfunktion
— hieraus resultierende **Gasaustauschstörung**
— **pulmonalvaskuläre Widerstandserhöhung** durch Vasokonstriktion, Mikroembolisation oder Mikrothrombosierung

Diese pathophysiologischen Abläufe können wesentlich zur Perpetuierung des Krankheitsgeschehens beitragen, **aggravierende Komplikationen** können auftreten. Hervorzuheben sind insbesondere Störungen der Host-

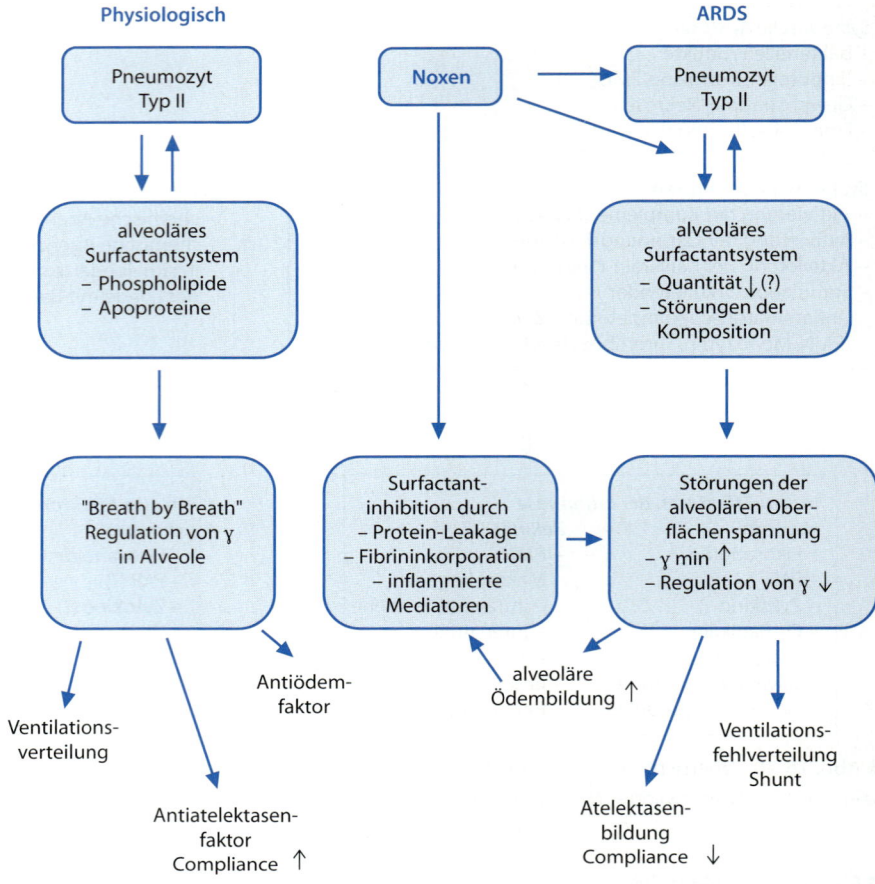

Abb. 26-22. Physiologische Surfactantfunktionen und Fehlfunktion im ARDS; γ Oberflächenspannung

defense-Mechanismen und des alveolären Surfactantsystems.

Host-defense-Mechanismen, Mikroaspirationen. Die Host-defense-Mechanismen im alveolären Kompartiment sind unter den Bedingungen eines ARDS kompromittiert; grundsätzliche Vorstellungen hierzu sind in Abb. 26-21 dargestellt. Zudem kommt es insbesondere bei beatmeten Patienten zu einer vermehrten mikrobiellen Belastung der Lunge, für die im Wesentlichen eine retrograde Keimaszension aus dem Gastrointestinaltrakt mit Mikroaspirationen verantwortlich gemacht wird.

> Es resultiert in Abhängigkeit von der Dauer des ARDS eine zunehmende Inzidenz *nosokomialer Pneumonien,* die die Letalität des ARDS signifikant erhöhen (Mustard et al. 1991).

Störungen der alveolären Surfactantfunktion. Ausgeprägte Störungen der alveolären Surfactantfunktion sind durch klinische Studien belegt (Günther et al. 1996). Es imponieren eine ausgeprägte Veränderung der Surfactantkomposition und eine Inhibition der Surfactantfunktion durch extravadierte plasmatische Proteine und inflammatorische Mediatoren sowie alveoläre Gerinnungsprozesse (Abb. 26-22).

26.4.2 Prävention und Therapie des ARDS

Vermeidung/Behandlung der Auslöser des ARDS

Allgemeines Ziel ist es,
- eine (weitere) direkte Einwirkung von Noxen auf das Lungenparenchym zu unterbinden und
- Auslöser mit sekundärer Aktivierung inflammatorischer Zellen und zirkulierender humoraler Kaskadensysteme und somit eine sekundär hämatogen vermittelte Lungenparenchymaffektion zu vermeiden oder therapeutisch zu sanieren.

An dieser Stelle können angesichts der Vielzahl an ARDS-Auslösern nur exemplarische Ausführungen gemacht werden. In die erste Rubrik fällt das Erkennen und Vermeiden von **Aspirationsereignissen,** z. B. bei Patienten mit neurologisch verursachten Schluckstörungen, bei bewusstseinsgetrübten Patienten, bei Patienten unter künstlicher Beatmung. Weiterhin ist die Behandlung primärer bzw. Vermeidung sekundärer **Pneumonien** zu nennen (▶ unten).

Innerhalb der zweiten Rubrik steht aufgrund ihrer quantitativen Bedeutung die Vermeidung und Therapie der **Sepsis** im Vordergrund (Fokussanierung und differenzierte Antibiotikatherapie). Ohne Beherrschung einer

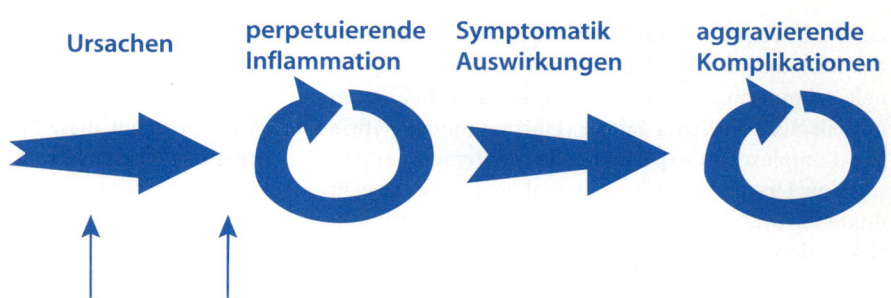

Abb. 26-23. Antiinflammatorische Strategien des ARDS: Inhibition systemischer Effektoren als Auslöser

Inhibition systemischer Effektoren als ARDS-Auslöser

Effektorsystem	Therapieansatz	Klinische Studien
Gerinnungssystem	Heparin	keine Studie/n; jedoch klinisch etabliert
	AT (auch Proteaseninhibition)	laufende klinische Studie/n
Komplement	C1-Esteraseinhibition	nur Fallberichte
Kallikrein-Klinin	Aprotinin neuere Inhibitorsubstanzen	kein Nutzen; bislang keine Studien
Granulozyten	Pentoxifyllin (auch Anti-TNF-Konzept)	laufende klinische Studien
	Hemmung von Adhäsionsmolekülen	keine Studien; jedoch geplant
	Eikosapentaensäure (auch Anti-Eikosanoid-Strategie)	keine Studien; jedoch geplant
	liposomales PGE_1	in kontrollierten Studien kein Benefit
Thrombozyten Monozyten Lymphozyten	Hemmung von Adhäsionsmolekülen	keine Studie/n

zugrunde liegenden Sepsis ist eine therapeutische Sanierung eines ARDS nahezu ausgeschlossen.

 Cave
Jedes Schockgeschehen sollte durch Einsatz aller intensivmedizinischen Maßnahmen möglichst frühzeitig und effizient unterbrochen werden, um die Entwicklung sekundärer Organkomplikationen unter Einschluss des ARDS zu verhindern.

Die Prophylaxe bzw. Therapie des ARDS bei hämorrhagisch-nekrotisierender Pankreatitis verlangt vordringlich die Sanierung des Bauchspeicheldrüsenprozesses. Weitere Beispiele ergeben sich aus dem Katalog der wichtigsten ARDS-Trigger in der Übersicht 26-2.

Antiinflammatorische Strategien

Bei Auslösung des ARDS über ein systemisches Geschehen wie Sepsis, Polytrauma, Schock oder Pankreatitis ist der Versuch naheliegend, Inzidenz und Perpetuierung der entzündlichen Abläufe im Lungenparenchym durch Inhibition **plasmatischer Kaskadensysteme** und zirkulierender **inflammatorischer Zellen** zu inhibieren (Abb. 26-23).

Heparin, Antithrombin. Klinisch etabliert ist die Applikation von **Heparin**, ggf. in Kombination mit Antithrombin, um bei disseminierter intravasaler Gerinnung (DIC, Verbrauchskoagulopathie) eine weitere Aktivierung der Gerinnungskaskade mit Entstehung von löslichem und partikulärem Fibrin zu verhindern. Darüber hinaus findet Heparin generell weite Verwendung im intensivmedizinischen Bereich, um auch bei nicht manifester DIC einer Aktivierung intravasaler Gerinnung vorzubeugen. Die Rationale dieses Vorgehens im Hinblick auf pulmonale Veränderungen besteht darin, dass sowohl Mikroemboli als auch lösliches Fibrin (Fibrinmonomer-Fibrinogen-Komplexe) in experimentellen Systemen ein ARDS reproduzieren können (Seeger et al. 1988), und dass Produkte intravasaler Gerinnung in der pulmonalen Mikrozirkulation im ARDS häufig histologisch nachweisbar sind.

Trotz der breiten klinischen Etablierung dieses Vorgehens gibt es jedoch keine kontrollierte klinische Studie, die schlüssig beweisen würde, dass durch die Suppression der Gerinnungsaktivierung bei kritisch kranken Patienten die Inzidenz des ARDS oder die Progression einer bereits eingetretenen akuten respiratorischen Insuffizienz reduziert wird. Aus experimentellen Überlegungen ist darüber hinaus das Konzept entwickelt worden, hohe Dosen an Antithrombin aufgrund seiner breiten Antiproteasenwirkung zur Senkung der Inzidenz sowie der Letalität des ARDS einzusetzen. Dieser Ansatz stellt die Bedeutung leukozytärer Proteasen für die pathogenetische Sequenz des ARDS in den Vordergrund der Überlegungen. Hierzu stehen jedoch beweiskräftige klinische Untersuchungen noch aus.

Aprotinin, C1-Esterase-Inhibitor. Als weitere Antiprotease mit bevorzugter Wirkung auf das Kallikrein-Kinin-System wurde Aprotinin bei Patienten mit ARDS zur Anwendung gebracht, ohne dass ein klinischer Nutzen nachgewiesen wurde. Als Inhibitor des Komplementsystems steht gegenwärtig nur der C1-Esterase-Inhibitor zur Verfügung. Kasuistiken beschreiben dessen Einsatz bei Sepsispatienten; kontrollierte Studien zum Einsatz des C1-Esterase-Inhibitors beim ARDS liegen gegenwärtig noch nicht vor.

Suppression der Granulozytenaktivierung. Zahlreiche experimentelle Studien zur Rolle von Granulozyten in der Initialphase des ARDS favorisieren das Konzept einer pharmakologischen Suppression der Granulozytenaktivierung beim ARDS. Zum Teil fand die intravenöse Applikation von Prostaglandin E_1 (▶ unten) auch unter diesem Gesichtspunkt klinische Anwendung. Neuere Studien haben jedoch gezeigt, dass die erreichbaren Plasmakonzentrationen an PG E_1, und wahrscheinlich auch möglicher aktiver Metabolite, für eine effektive Inhibition der Granulozytenaktivierung durch zahlreiche inflammatorische Stimuli nicht ausreichen (Farmer et al. 1991).

Ein neuer Ansatz in dieser Hinsicht stellt die Anwendung liposomalen PG E_1 dar, der in kontrollierten Studien jedoch keine Verbesserung der Morbidität und Letalität erbrachte.

Experimentell beeindruckende Daten im Hinblick auf die Granulozytenaktivierung liegen für Pentoxifyllin vor, das zudem die endotoxininduzierte Bildung des Tumornekrosefaktors supprimieren kann (Snider 1988). Klinische Untersuchungen zum Einfluss von Pentoxifyllin auf die Inzidenz des ARDS und auf die Morbidität/Letalität bei eingetretenem ARDS sind begonnen worden, sodass im Hinblick auf diese Substanz mit interessantem antiinflammatorischen Profil valide klinische Daten in den nächsten Jahren zu erwarten sind.

Die Suppression der Granulozytenaktivierung und -diapedese durch mit Eikosapentaensäure angereicherte Lipidpräparationen oder monoklonale Antikörper gegen leukozytäre Adhäsionsmoleküle stellen weitere Ansätze dar, die sich gegenwärtig in der experimentellen/klinischen Erprobung befinden.

Bei allen diesen Konzepten zur Suppression der Granulozytenaktivierung und -diapedese wird allerdings kritisch zu fragen sein, inwieweit der mögliche Vorteil einer Hemmung leukozytenassoziierter inflammatorischer Prozesse nicht durch den Nachteil der Schwächung der Host-defense-Kompetenz aufgehoben wird. Bislang liegen hierzu keine klinischen Studien vor. Ebenso existieren keine kontrollierten Studien, die zeigen könnten, dass eine Inhibition systemischer Thrombozyten, Monozyten- oder Lymphozytenaktivierung ein bedeutsames Konzept zur Prophylaxe und/oder Therapie des ARDS darstellt.

Inhibitoren, Antagonisten inflammatorischer Mediatoren. Hinsichtlich der entzündlichen Prozesse im Lungenparenchym selbst (vaskuläres, interstitielles und alveoläres Kompartiment) sind zahlreiche prophylaktische und therapeutische Interventionen denkbar (◘ Tabelle 26-2). Das grundsätzliche Problem besteht darin, dass diese Ansätze mit Anwendung von Inhibitoren und/oder Antagonisten inflammatorischer Mediatoren jeweils nur einen Teilaspekt der pathogenetischen Abläufe erfassen. Dieses ist vielfach als Argument dafür verwandt worden, dass ein solches Vorgehen im Hinblick auf das ARDS prinzipiell nicht möglich ist. Andererseits ist es jedoch durchaus vorstellbar, dass bei bestimmten Auslösern/Varianten des ARDS einzelne pathogenetische Sequenzen quantitativ so sehr dominieren, dass ihre Suppression einen wesentlichen therapeutischen Effekt hat. Für alle in ◘ Tabelle 26-2 aufgeführten spezifischen antiinflammatorischen Ansätze gilt, dass entsprechende Mediatoren in der bronchoalveolären Lavage von ARDS-Patienten z. T. in wesentlich erhöhter Menge nachgewiesen werden konnten (z. B. Leukotriene, Tumornekrosefaktor, Interleukin-6 und -8, sowie – indirekt – O_2-Radikale). Darüber hinaus haben sich alle dort aufgelisteten Ansätze in bestimmten experimentellen Modellen zur Auslösung und/oder Therapie eines ARDS als wirksam erwiesen, interessante klinische Ergebnisse zu diesen neuen Ansätzen sind in den nächsten Jahren zu erwarten.

Ergebnisse mit der Substanz Ketoconazol, bekannt als fungistatisches Pharmakon, das einen Thromboxansynthetaseinhibitor darstellt, liegen bereits vor. In 2 kleineren Studien konnte Ketoconazol in Dosierungen, die noch keine fungistatische Wirkung besitzen, die Überlebens-

Tabelle 26-2. Antiinflammatorische Strategien des ARDS: Inhibition lokaler entzündlicher Prozesse

Therapieprinzip	Rationale	Klinische Studien
Corticoide	Breite (unspezifische) antiinflammatorische Potenz	Inzidenz: n = 4, Therapie: n = 2 kein Nutzen
Zyklooxygenasehemmer	Thromboxansuppression; Tx im Plasma/BAL	Laufende Studien: Indometacin
Thromboxansynthetase-hemmer	Tx-Suppression	(Dazoxiben: kein Nutzen)
		Ketoconazol: kein Nutzen
Lipoxygenasehemmer	Leukotriensuppression	Studien geplant
LT-Antagonisten	LT im Urin/BAL	
Eikosapentaensäure		
Acetylcystein	O_2-Radikal-„Wirkung" in BAL	Laufende Studien
Ambroxol	O_2-Radikal-„Wirkung" in BAL	1 Studie
α-Tocopherol	O_2-Radikal-„Wirkung" in BAL	Kasuistiken
Desferioxamin	O_2-Radikal-„Wirkung" in BAL	?
Anti-TNF	TNF in BAL	(n = 8) kein Nutzen
Löslicher TNF-Rezeptor		(n = 3) kein Nutzen
IL-1-Rezeptorantagonist		(n = 3) kein Nutzen
Weitere Anti-Zytokine oder Rezeptorantagonisten	Zytokine in BAL	Studien geplant
PAF-Antagonist	Experimentelle Daten	(n = 2) kein Nutzen
α_1-PI	Elastase in BAL	Laufende Studie(n)

BAL bronchoalveoläre Lavage; *Tx* Thromboxan; *LT* Leukotrien; *TNF* Tumornekrosefaktor; *PAF* plättchenaktivierender Faktor; α_1-*PI* α_1-Proteinaseinhibitor

rate von ARDS-Patienten signifikant verbessern (Slotman et al. 1988; Tomasa 1993). Dieses interessante Ergebnis, das die Rolle des Thromboxans in der Pathogenese des ARDS unterstreicht, muss jedoch in zumindest einer großen klinischen Studie verifiziert werden, bevor eine generelle Empfehlung zum therapeutischen Einsatz dieser Substanz ausgesprochen werden kann.

Zusammenfassend gilt somit gegenwärtig, dass bislang für keinen der in Tabelle 26-2 aufgeführten spezifischen antiinflammatorischen Ansätze ein klinischer Nutzen in der Prophylaxe und Therapie des ARDS durch Studien gesichert werden konnte.

Corticosteroide. Entsprechendes gilt auch für die Anwendung **hochdosierter Corticosteroide**. Diese besitzen bekanntermaßen eine breite antiinflammatorische Wirkung, jedoch werden keinesfalls alle inflammatorisch wirksamen Mediatorsysteme supprimiert. Dieses trifft sogar für die vielfach bei der Corticoidtherapie in den Vordergrund gestellte Suppression von Lipoxygenaseprodukten der Arachidonsäure zu (Grimminger u. Seeger 1990). Andererseits inhibieren Steroide z. T. auch die Bildung körpereigener antiinflammatorischer Systeme, und sie supprimieren – wahrscheinlich über multiple Interferenzen mit dem Zytokinnetzwerk – in wesentlichem Umfang Host-defense-Mechanismen der Lunge und des Gesamtorganismus. Kontrollierte Studien zum möglichst frühzeitigen Einsatz hochdosierter Corticoide bei Patienten mit Sepsis („High-risk-ARDS-Kollektiv") sowie bei Patienten mit manifester respiratorischer Insuffizienz haben keinen therapeutischen Nutzen dieses Vorgehens im Hinblick auf Inzidenz und Letalität des ARDS nachweisen können (Bone et al. 1989b).

Dies steht nur scheinbar im Widerspruch zu der klinischen Erfahrung, dass bei einigen Patienten mit ARDS durch hochdosierte Corticosteroide **akut** eine Verbesserung der Gasaustauschfunktion erreicht werden kann. Offenbar geht ein solcher Akuteffekt nicht mit einer grundsätzlichen Verbesserung des Gesamtverlaufes einher, zumal die zitierten klinischen Studien z. T. eine deutlich erhöhte Rate von Sekundärinfektionen bei steroidtherapierten Patienten belegten.

> **!** Der Einsatz hochdosierter Corticosteroide bei Patienten mit hohem Risiko der Entwicklung eines ARDS bzw. mit manifester exsudativer Frühphase des ARDS ist somit nach gegenwärtigem Kenntnisstand nicht generell indiziert.

Folgende Ausnahmen bzw. Sonderaspekte müssen jedoch beachtet werden:
- Bei Patienten mit vorbestehender endogener oder therapieinduzierter (langzeitige Corticoidapplikation) NNR-Insuffizienz müssen selbstverständlich Steroide, in der Akutsituation in erhöhter Dosierung, verabreicht werden (▶ Kap. 59).
- Es ist gegenwärtig klinisch etabliert, inhalative Corticosteroide zur Verhinderung einer akuten respiratorischen Insuffizienz („toxisches" Lungenödem) nach Rauchgasinhalation zu applizieren (Inhalation einer großen Steroidmenge über Stunden). Kontrollierte Studien liegen zu diesem Vorgehen jedoch nicht vor.
- Bei Patienten mit ausgeprägter Pneumocystis-carinii-Pneumonie und Übergang in ein allgemeines ARDS wird ein frühzeitiger Einsatz von Corticosteroiden befürwortet, um über die antiinflammatorische Wirkung „Zeit zu gewinnen" für die Wirkung der parallel eingeleiteten speziellen antimikrobiellen Therapie; bisher verfügbare Studien scheinen den Nutzen dieses Vorgehens zu belegen (Gagnon et al. 1990).
- Ein Sonderaspekt könnte die proliferativ-fibrosierende Spätphase des ARDS darstellen: bei Patienten, die bei einer offenen Lungenbiopsie(!) fibroproliferative Veränderungen in Abwesenheit jeglicher Infektion aufwiesen, konnte durch mehrtägige intravasale Applikation hochdosierter Steroide eine Reduktion der radiologischen und funktionellen Lungenparenchymveränderungen erzielt werden (Meduri et al. 1991). Dieser mögliche therapeutische Einsatz der Steroide als „späte antiproliferative Droge in Abwesenheit von Infektionen" bedarf jedoch der Bestätigung durch weitere kontrollierte Studien.
- Laufende Studien überprüfen die Frage, ob in der Sepsis Corticosteroide in mäßiger Dosierung einen therapeutischen Vorteil bringen. Hintergrund dieses Vorgehens ist die Annahme eines erhöhten Basisbedarfes an Corticosteroiden in der Sepsis, dem durch die Hochregulation der endogenen Steroidproduktion nur ungenügend Rechnung getragen wird. Sollte sich dieser Ansatz für die Behandlung der Sepsis als sinnvoll erweisen, müssten auch seine Auswirkungen auf die Inzidenz und Progression des ARDS überprüft werden.

Symptomatische Therapie des ARDS

In der Frühphase der akuten respiratorischen Insuffizienz haben Ansätze der symptomatischen Therapie 3 wesentliche Ziele:

- akute Verbesserung der klinisch manifesten pulmonalen Funktionsstörung
- Vermeidung der Entwicklung einer nosokomialen Pneumonie und pneumogenen Sepsis
- Verhinderung der Progression des Geschehens zur proliferativ-fibrosierenden Spätphase

Relativ einfach überprüfbar sind die Auswirkungen einer Akutintervention auf zugängliche pathophysiologische Veränderungen, wie z. B. Störungen des Gasaustausches, der pulmonalen Hämodynamik und der Flüssigkeitsbilanz der Lunge. Hierbei dient eine vorausgehende und möglicherweise eine nachfolgende Steady-State-Phase als Bezug zur Beurteilung der erzielbaren Veränderung durch eine Akutintervention („Within-Patient-Study").

Eine so erreichbare akute Verbesserung organphysiologischer Veränderungen ist jedoch keineswegs mit einer Reduktion der Inzidenz von nosokomialer Pneumonie und fibrosierendem Spätstadium, sowie mit einer Verringerung der Morbidität (Beatmungsdauer, Intensivstationsaufenthalt) und/oder der Letalität des ARDS gleichzusetzen. Dieser Aspekt wird bei den nachfolgenden Behandlungskonzepten jeweils zu hinterfragen sein. Eine Übersicht der wichtigsten symptomatischen Therapieansätze ist in ◨ Abb. 26-24 dargestellt.

Vasomotion

Als vasomotorische Veränderungen imponieren beim ARDS die pulmonale Hypertension und die Perfusionsfehlverteilung. Beide Aspekte können therapeutisch beeinflusst werden.

Intravenöse Applikation von Vasodilatanzien. Durch Infusion von $PG\ E_1$ oder $PG\ I_2$ kann der erhöhte pulmonalvaskuläre Widerstand beim ARDS gesenkt werden (Radermacher et al. 1989, 1990; Shoemaker u. Appel 1988). Dieser Effekt ist dosisabhängig, die maximale Widerstandsreduktion beträgt etwa 30–50 %, und die Wirkung klingt nach Absetzen der vasodilatativen Prostanoide innerhalb kurzer Zeit ab. Begleitend findet sich in aller Regel eine Zunahme des Herzzeitvolumens und der rechtsventrikulären Ejektionsfraktion. Da dieser Ansatz pulmonaler Vasodilatation jedoch nicht selektiv ist – d. h. dass alle Gefäßgebiete der Lunge einbezogen werden – resultiert zumeist eine Zunahme des Shuntflusses und der Durchblutung minderventilierter Areale. Da andererseits jedoch durch die Steigerung des Herzzeitvolumens die zentralvenöse O_2-Sättigung ansteigt, ergibt sich aus der Summe dieser Veränderungen meist nur ein mäßiger Abfall des arteriellen pO_2; in manchen Fällen zwingt eine deutliche pO_2-Abnahme jedoch zu einer Erhöhung des F_iO_2 beim beatmeten Patienten. Diese systemische Vasodilatation kann insbesondere bei Patienten mit Sepsis und per se niedrigem peripheren Widerstand problematisch sein.

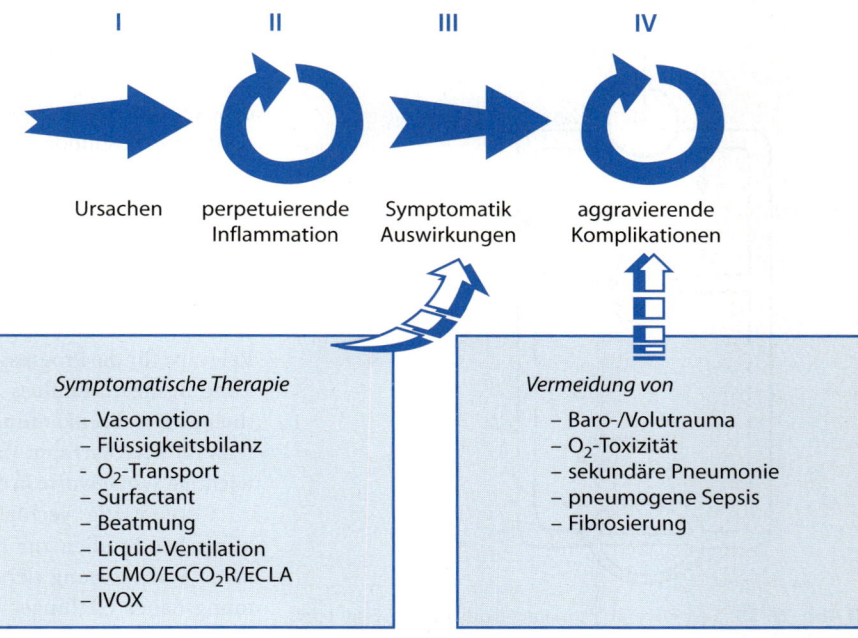

Abb. 26-24. Symptomatische Therapieansätze beim ARDS und Strategien zur Vermeidung aggravierender Komplikationen; *ECMO* extrakorporale Membranoxygenierung; *ECCO$_2$R* extrakorporale CO$_2$-Elimination; *ECLA* extrakorporale Lungenassistenz; *IVOX* intravasale Oxygenierung

Folgende therapeutische Vorteile einer systemischen Anwendung von Vasodilatanzien könnten erzielt werden:
— Korrelierend mit der Steigerung des Herzzeitvolumens kommt es zu einer Zunahme des O$_2$-Transportes (ḊO$_2$), die per se vorteilhaft sein könnte (▶ unten).
— Theoretisch können vasodilatative Prostaglandine auch eine postkapilläre Vasokonstriktion reduzieren, hierüber den mikrovaskulären Druck senken und die Ödembildung der Lunge vermindern. Die Existenz eines solchen Effektes ist jedoch unter klinischen Bedingungen bislang nicht zweifelsfrei nachgewiesen worden.
— Sowohl PG E$_1$ als auch PG I$_2$ wirken inhibierend auf die Thrombozytenaggregation und möglicherweise weitere inflammatorisch kompetente Zellen und stellen somit zusätzlich einen Therapieansatz zur Reduktion der perpetuierenden Entzündungsmechanismen beim ARDS dar.

Im Gegensatz zu einer früheren Untersuchung mit geringer Fallzahl (Holcroft et al. 1986) konnte eine verbesserte Überlebensrate von Patienten mit Sepsis und ARDS unter kontinuierlicher PG E$_1$-Therapie in 2 späteren kontrollierten Studien nicht nachgewiesen werden (Bone et al. 1989; Jenkinson 1989; Russell et al. 1994); für PG I$_2$ liegen keine entsprechenden Studien vor.

> ❗ Ein systematischer Einsatz intravenöser Vasodilatanzien beim ARDS sollte somit gegenwärtig nur im Rahmen klinischer Studien vorgenommen werden. Eine Ausnahme stellen ggf. Patienten mit schwerwiegenden pulmonal-hypertensiven Krisen dar, die akut durch Rechtsherzversagen bedroht sind, und deren pulmonalvaskulärer Widerstand in vielen Fällen durch Infusion von PG I$_2$ oder PG E$_1$ reduziert werden kann.

Inhalative Vasodilatanzien. In experimentellen Untersuchungen und klinischen Studien bei ARDS-Patienten wurde der endotheliale relaxierende Faktor NO über den Inspirationsschenkel des Beatmungssystems zugeführt (Frostell et al. 1991; Puybasset et al. 1994; Roissant et al. 1993; Walmrath 1996a; Zapol et al. 1994). Durch diese akute Intervention gelang eine rasche Absenkung des erhöhten pulmonalvaskulären Widerstandes. Diese war jedoch nicht mit einer Zunahme des Shuntflusses und der Perfusion minderventilierter Areale verbunden. Dieses erklärt sich aus der Tatsache, dass über den inhalativen Zugang das vasodilatative Agens selektiv nur in gut oder zumindest mäßig ventilierte Areale der Lunge verteilt wird (◻ Abb. 26-25). Bei den meisten Patienten resultierte hieraus, trotz der erzielten Reduktion des pulmonalvaskulären Widerstandes, sogar eine Verbesserung der Ventilations-Perfusions-Verteilung mit Abnahme des Shuntflusses und Anstieg des arteriellen pO$_2$.

Neuere Studien an ARDS-Patienten zeigten, dass ein entsprechendes Profil selektiver pulmonaler Vasodilatation auch durch Aerosolapplikation von PG I$_2$ erreicht werden kann (Walmrath et al. 1993, 1995, 1996a). Aufgrund der hohen Lokalkonzentration des vernebelten Prostaglandins im Alveolarraum und in den angrenzenden Kompartimenten gelingt auch durch diesen Ansatz eine Senkung des pulmonalarteriellen Drucks und des pulmonalvaskulären Widerstandes ohne wesentliche begleitende periphere Gefäßweitstellung. Durch die bevorzugte Ge-

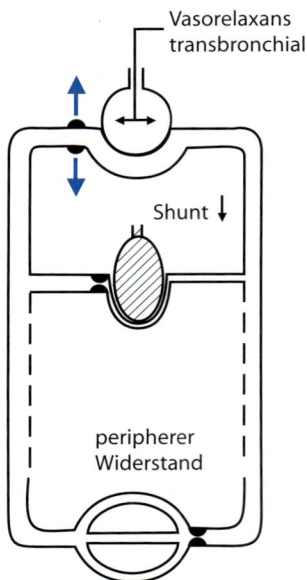

Abb. 26-25. Selektive pulmonale Vasodilatation. Eine *selektive* pulmonale Vasodilatation kann durch transbronchiale Applikation eines Vasorelaxans erzielt werden. Bei der akuten respiratorischen Insuffizienz erfolgt ein Teil der pulmonalen Perfusion (trotz Drosselung durch die hypoxische Vasokonstriktion) durch ödematöse/atelektatische Bezirke mit der Konsequenz des Shuntflusses. Ein vasodilatierendes Agens, systemisch appliziert, führt zu einer Gefäßweitstellung in *allen* Bezirken der Lunge und somit in der Regel zu einer Zunahme des Shuntflusses. Darüber hinaus resultiert eine periphere Gefäßweitstellung. Bei inhalativer Applikation des Vasodilatans (gasförmig oder Aerosol) gelangt dieses mit dem Ventilationsstrom nur in gut belüftete Areale der Lunge und bewirkt eine *selektive* Gefäßweitstellung in diesen Arealen durch hohe Lokalkonzentrationen: durch Umverteilung der Perfusion zu ventilierten Arealen kommt es zu einer Reduktion des Shuntflusses

fäßweitstellung in den gut ventilierten Arealen (nur diese werden vom Aerosol erreicht) wird bei vielen der Patienten eine Umverteilung der Perfusion mit Verbesserung der Ventilations-Perfusions-Verteilung erreicht. Insgesamt besteht somit kein Zweifel daran, dass die Veränderungen der pulmonalen Vasomotion in der exsudativen Frühphase des ARDS durch vasodilatative Agenzien beeinflusst werden können.

> **Praxistipp**
> Besonders attraktiv scheint grundsätzlich der transbronchiale Applikationsweg zu sein, da er unterschiedliche Therapieziele (Senkung der pulmonalvaskulären Drücke und Verbesserung der Perfusions-Ventilations-Fehlverteilung) verbindet.

Hierdurch könnte prinzipiell die pulmonale Ödembildung vermindert und die Notwendigkeit der Anwendung „aggressiver" Beatmungsparameter (hohe O_2-Partialdrücke und Beatmungsdrücke, ▶ unten) reduziert werden, dieses verbunden mit der Hoffnung, die Entwicklung zur proliferativ-fibrosierenden Spätphase der Erkrankung zu vermeiden.

Andererseits werden sowohl durch inhaliertes NO als auch durch aerosoliertes PG I_2 und PG E_1 zahlreiche weitere biologische Effekte hervorgerufen, die nicht akut messbar sind, jedoch wahrscheinlich ebenso erhebliche Relevanz für die Progression oder Regression der Erkrankung besitzen. Einfluss auf die endothelialen und epithelialen Schrankenfunktionen, Host-defense-Kompetenz im Alveolarraum und Mesenchymaktivierung sind wichtige Schlagworte in diesem Zusammenhang.

Gegenwärtig verfügbare Daten aus kontrollierten klinischen Studien zur NO-Inhalation bei ARDS zeigen keine Verbesserung der Überlebensrate oder der Beatmungsdauer (Dellinger et al. 1998; Lundin et al. 1999; Taylor et al. 2004); entsprechende Daten zur PGI_2-Aerosolierung bei ARDS stehen noch aus. Gegenwärtig sollten diese Therapieansätze somit kontrollierten klinischen Studien oder individuell zu begründenden Heilversuchen vorbehalten bleiben.

Almitrin als „Verstärker" der hypoxischen Vasokonstriktion. Trotz irregulärer Vasokonstriktion in mehreren Gefäßgebieten kommt es insbesondere in der exsudativen Frühphase des ARDS, möglicherweise über endogen liberierte Vasodilatanzien, auch zu einer inadäquaten Perfusion nicht- oder minderventilierter Areale, d. h. zu einem Versagen der hypoxischen Vasokonstriktion. Dieses Phänomen kann erheblich zu dem pulmonalen Shunt-Fluss beim ARDS beitragen. **Almitrin** (Vektarion) ist eine Substanz, die wahrscheinlich eine „Sensibilisierung" von O_2-Chemorezeptoren bewirkt. Hierüber erhält dieses Agens, das zur Verstärkung des Atemantriebes bei COPD-Patienten eingesetzt wird, auch eine rein intrapulmonale Wirksamkeit. Nach intravenöser Applikation führt Almitrin zu einer akuten Reduktion des pulmonalen Shuntflusses und hierüber zu einer akuten Verbesserung des Gasaustauschs, allerdings um den Preis eines Anstiegs des pulmonalarteriellen Drucks (Prost et al. 1991; Reyes et al. 1988). Besonders ausgeprägt ist diese Wirkung bei einer Kombination von Almitrin mit inhalativem NO (Gallart et al. 1998). Langzeituntersuchungen zum Einfluss von Almitrin auf Morbidität und Letalität des ARDS stehen noch aus.

Flüssigkeitsbilanz und O_2-Transport
Auch wenn kausal beim ARDS eine Permeabilitätserhöhung der endothelialen und epithelialen Schranke für die Flüssigkeitseinlagerung verantwortlich ist, bedeutet dieses **nicht** eine Unabhängigkeit der Flüssigkeitsbilanz von der Höhe des mikrovaskulären Drucks in der Lungen-

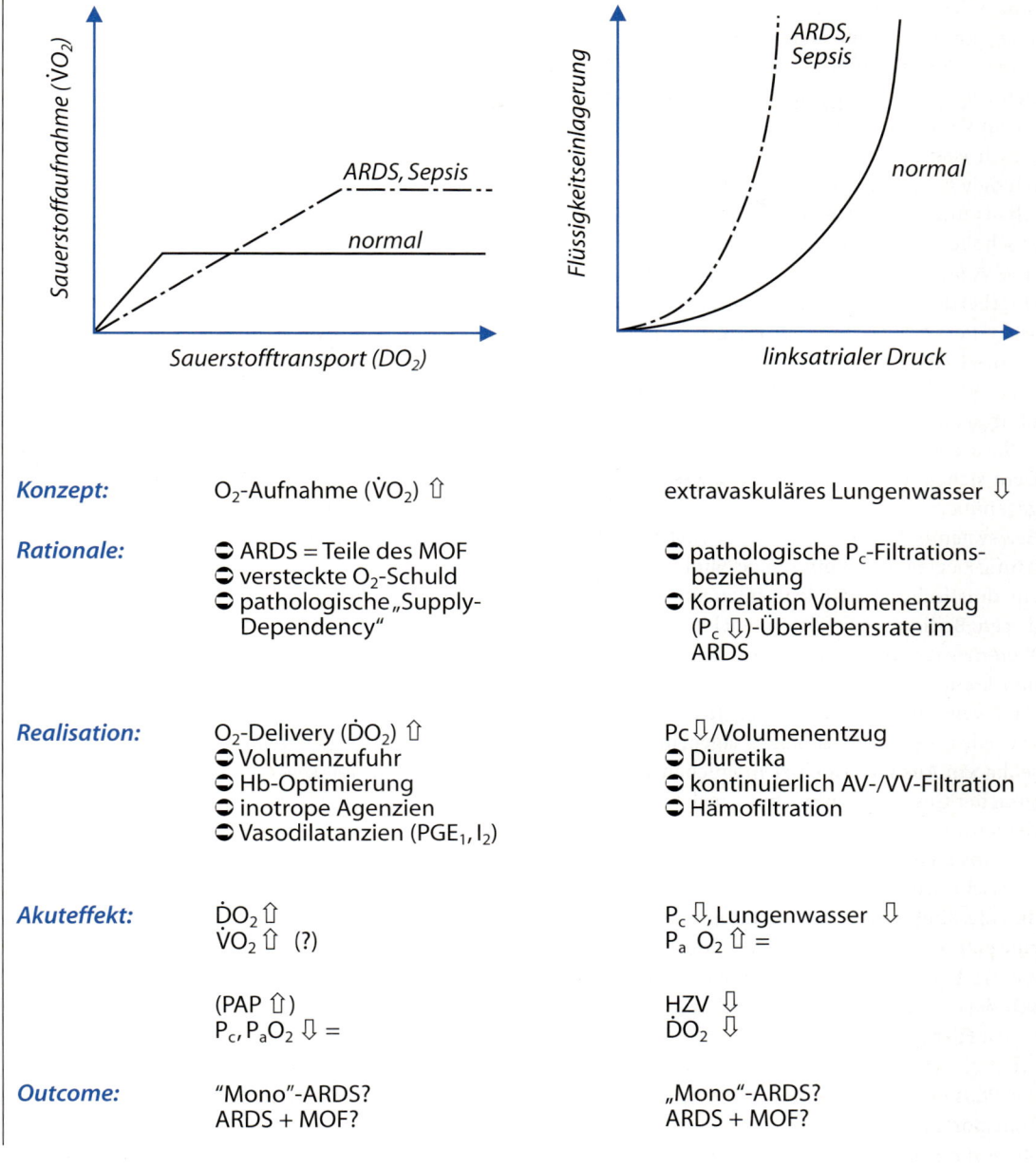

Abb. 26-26. Flüssigkeitshaushalt bei ARDS und Sepsis. *Links* Pathologische „Supply-Dependency" der O_2-Aufnahme ($\dot{V}O_2$) vom O_2-Transport ($\dot{D}O_2$) bei ARDS/Sepsis. *Rechts* Gesteigerte Flüssigkeitsfiltration in Abhängigkeit vom linksatrialen Druck bei ARDS. Die hieraus abzuleitenden therapeutischen Konsequenzen ▶ Text; *MOF* Multiorganversagen; *PAP* pulmonalarterieller Druck; p_c pulmonalkapillärer Verschlussdruck; *CO* Herzzeitvolumen. (Aus Lasch et al. 1997)

strombahn. Im Gegenteil, es findet sich bei Permeabilitätserhöhung eine steilere Abhängigkeitsfunktion von der Höhe des kapillären Drucks und somit des linksatrialen Drucks (◘ Abb. 26-26). Hieraus folgt, dass ein „ödemfreier" Zustand allein durch Absenken des Filtrationsdrucks zwar nicht erreicht werden kann, dass aber durch Reduktion des hydrostatischen Drucks in der pulmonalen Strombahn eine Verminderung der Flüssigkeitseinlagerung erzielbar ist.

Volumenentzug oder Volumenzufuhr in der exsudativen Phase. Eine Absenkung des hydrostatischen Druckniveaus ist durch eine negative Flüssigkeitsbilanzierung des Patienten mit nachfolgendem Absinken des zentralvenösen sowie des linksatrialen Drucks möglich (Diuretikatherapie, kontinuierliche arteriovenöse und venovenöse Filtration, Hämofiltration, Hämodialyse). In klinischen Studien zeigte sich bei denjenigen ARDS-Patienten, bei denen ein Volumenentzug sowie ein Absenken des kapillären hydrostatischen Drucks in der pulmonalen Strombahn möglich war, eine geringere Letalität als bei respiratorisch insuffizienten Patienten, bei denen dieses nicht gelang (Schuller et al. 1991; Sznajder u. Wood 1991). Retrospektive Analysen legen nahe, ohne beweisend zu sein, dass hierbei der erreichte Flüssigkeitsentzug nicht nur Indikator einer verbesserten Ausgangsposition war, sondern kausal zu der Reduktion von Morbidität und Letalität im ARDS beitrug. Diese Daten favorisieren das Behandlungskonzept des Volumenentzuges in der exsudativen Phase des ARDS.

Dem stehen jedoch limitierend 2 wesentliche Faktoren gegenüber:
— Bei systemischer Auslösung des ARDS finden sich häufig begleitend akute renale Funktionsstörungen, ein drastischer Flüssigkeitsentzug begünstigt unter diesen Bedingungen die Entwicklung eines akuten Nierenversagens. Dieses ist zwar prinzipiell reversibel und könnte somit als „passagere Nebenwirkung" in Kauf genommen werden, trägt jedoch andererseits, wie jedes zusätzliche Organversagen, in nicht vorhersehbarem Ausmaß zu einer möglichen Verschlechterung der Gesamtprognose bei – insbesondere bei Patienten mit ARDS im Rahmen von Sepsis und Multiorganversagen.
— Klinische Untersuchungen bei Patienten mit Sepsis, die allerdings kontrovers diskutiert werden, belegen eine pathologische „Supply-Dependency" der O_2-Aufnahme bei diesem Patientenkollektiv (schematisch skizziert in ◘ Abb. 26-26; Russell et al. 1990; Vincent 1990). Hieraus wird von einigen Arbeitsgruppen abgeleitet, bei septischen Patienten, insbesondere in der Phase der Laktatbildung, eine Erhöhung des O_2-Transportes ($\dot{D}O_2$) anzustreben, um hierüber eine Steigerung der O_2-Aufnahme ($\dot{V}O_2$) peripherer Organe und somit eine Reduktion der versteckten O_2-Schuld zu erreichen. Realisiert werden kann dieses Konzept insbesondere durch Volumenzufuhr, Hb-Optimierung und Anwendung positiv inotroper Agenzien (favorisiert gegenwärtig Dobutamin; Reinhart et al. 1990; Vincent 1990).

Entscheidungskriterien. Aus diesen Überlegungen ergibt sich ein therapeutisches Dilemma bei ARDS-Patienten:
— Volumenentzug zur Reduktion pulmonaler Ödembildung und Verbesserung der Gasaustauschfunktion wird in der Regel erkauft mit einer Abnahme des Herzzeitvolumens und des O_2-Transports, somit möglicherweise mit einer Aggravierung der versteckten O_2-Schuld kritischer Organe aufgrund der pathologischen $\dot{D}O_2/\dot{V}O_2$-Beziehung.
— Volumenzufuhr zielt demgegenüber auf die Reduktion der postulierten O_2-Schuld bei septischen Patienten, nimmt jedoch eine mögliche Verschlechterung der pulmonalen Flüssigkeitsbilanz und des Gasaustausches in Kauf. Klinische Studien, die die Überlegenheit des einen oder des anderen Behandlungskonzeptes in der exsudativen Frühphase des ARDS belegen könnten, stehen aus.

Ein „pathophysiologisch begründeter" Kompromiss könnte darin bestehen, das Vorgehen von den Begleitumständen des ARDS abhängig zu machen. Das Vorgehen der Autoren besteht darin, bei „Mono"-ARDS Flüssigkeitsentzug zur Verbesserung der pulmonalen Symptomatik auch um den Preis einer Reduktion des $\dot{D}O_2$ und möglicherweise einer Verschlechterung der renalen Funktion zu versuchen; hierbei sollte auf ausreichend hohe Hämoglobinwerte (>10 g/l) zur Reduktion der Nachteile auf den O_2-Transport geachtet werden.

> **Praxistipp**
> Bei einem ARDS im Rahmen eines nicht beherrschten septischen Geschehens mit Laktatbildung und begleitender Fehlfunktion verschiedener Organe geben wir demgegenüber dem Konzept der Volumenzufuhr zur Optimierung des O_2-Transportes den Vorzug.

Beatmungstherapie bei ARDS

Modifikationen der Beatmungstechnik von ARDS-Patienten ist in den letzten Jahren viel Aufmerksamkeit zugewandt worden; die allgemeinen Konzepte nichtinvasiver und invasiver Beatmung sind oben ausführlich dargestellt. Wie die ARDS-Network Study (2000) eindeutig belegt hat, führt eine lungenprotektiv ausgerichtete Respiratortherapie insgesamt zu einer Senkung der Letalität von ARDS-Patienten. Alle gegenwärtig angewandten Varianten der Beatmungstechnik zielen primär auf eine Verbesserung der arteriellen Oxygenierung durch Rekrutierung atelektatischer/ödematöser Alveolarbezirke (◘ Abb. 26-27). In einem optimalen „Arbeitsbereich" (▶ Diskussion zum „Best-PEEP" und zur Höhe des Zugvolumens) wird zudem eine Zunahme der Compliance erreicht. Kritisch ist die Zielvorgabe, aggravierende Komplikationen durch die Beatmung selbst in Form von O_2-Toxizität und Baro-/Volutrauma sowie hämodynamische Nebenwirkungen zu vermeiden.

> ⚠ **Gegenwärtig kann keine Beatmungstechnik für sich in Anspruch nehmen, Ödembildung, inflammatorische Prozesse der Lunge und Fibrosierungstendenz *per se* zu reduzieren.**

Überlegungen zum Beatmungsmodus. Vor dem Hintergrund der grundsätzlichen Ausführungen zur Be-

Ziele		Realisation
○ Gasaustausch	⇑	+
○ Atelektasen	⇓	+
○ Compliance	⇑	+
○ O_2-Toxizität	⇓	+/−
○ Baro-Volutrauma	⇓	+/−
○ NW Hämodynamik	⇓	+/−
○ NW Niere	⇓	+/−
○ Ödem	⇓	∅/?
○ Inflammation	⇓	∅/?
○ Fibrosierung	⇓	∅/?

Abb. 26-27. Ziele der gegenwärtigen Beatmungstechniken und deren Realisation

atmungstechnik sind beim ARDS folgende Fragen von Bedeutung:
- **Wann** sollte mit kontrollierter Beatmung oder Anwendung einer augmentierten Spontanatmungsform begonnen werden? Es gibt gegenwärtig keine Studie, die eine **präventive** Beatmung bei nur geringfügiger Beeinträchtigung der Gasaustauschfunktion oder gar bereits bei erhöhtem Risiko der Entwicklung eines ARDS rechtfertigt. Andererseits sollte eine Respiratortherapie auch nicht unter Inkaufnahme von Hypoxie und zunehmender Atelektasenbildung der Lunge ungebührlich lange verzögert werden.
- Hat die Anwendung **augmentierter Spontanatmungsformen** unter Verwendung von Gesichtsmasken oder Nasenmasken in der **Initialphase** des ARDS Vorteile gegenüber dem „klassischen" Vorgehen mit Intubation und kontrollierter Beatmung? Wird hierdurch die Inzidenz einer kontrollierten Beatmung reduziert, und besitzt dieses signifikante Bedeutung für die Prognose von ARDS-Patienten? Bislang liegen hierzu keine prospektiven, kontrollierten Studien vor; die Autoren setzen die augmentierte Spontanatmung via Maskentechnik (zumeist BiPAP-Modus oder High-Flow-CPAP) zunehmend in der Frühphase einer akuten respiratorischen Insuffizienz ein, um Zeit für parallel ergriffene therapeutische Maßnahmen zu gewinnen (z. B. Antibiotikatherapie bei rasch progredienter beidseitiger Pneumonie).

- Gelingt durch „sanfte Beatmung" (Vermeidung von Barotrauma und O_2-Toxizität) eine Prävention der Entwicklung zur proliferativ-fibrosierenden Spätphase? Welche Beatmungsmodi sind in dieser Hinsicht am günstigsten? Welche „Grenzwerte" sollten möglichst nicht überschritten werden (z. B. F_iO_2 möglichst ≤0,6; Spitzendrücke/Druckbegrenzung möglichst ≤30–32 cm H_2O)?. Welchen Stellenwert hat in diesem Zusammenhang das Konzept der permissiven Hyperkapnie (Hickling et al. 1990). Auf aktuelle Studien zu dieser Thematik wird in ▶ Abschn. 26.2 eingegangen; nur wenige Fragen sind gegenwärtig für das ARDS schon beantwortet (niedrige Atemzugvolumina). Das von den Autoren dieses Beitrages zz. praktizierte Vorgehen ist in ◘ Abb. 26-28 dargestellt.

> **Praxistipp**
> Intermittierende Bauchlagerung. Weiterhin erwähnenswert als Modifikation der Beatmungstechnik ist die intermittierende Bauchlagerung. Ihr Ziel besteht darin, prädominant basal lokalisierte ödematöse/atelektatische Bezirke zu rekrutieren, und somit eine Verbesserung der Oxygenierung und der atemmechanischen Belastung der Lunge zu erzielen (Langer et al. 1988).

Computertomographische Untersuchungen legen nahe, dass durch einen periodischen Wechsel zwischen Bauch- und Rückenlage eine Reduktion oder Umverteilung der basal lokalisierten Verdichtungsstrukturen gelingt (Gattinoni et al. 1991). „Kinetische Betten" versuchen, allerdings mit deutlich geringerer Effizienz, dieses Ziel durch einen ständigen Wechsel zwischen Rechts- und Linksschräglage zu erzielen.

Auch wenn die intermittierende Bauchlagerung in vielen intensivmedizinischen Bereichen mittlerweile bei schwerem ARDS routinemäßig eingesetzt wird, muss festgehalten werden, dass der Nutzen dieses Konzeptes hinsichtlich Beatmungsdauer, Komplikationsrate und Letalität des ARDS in einer multizentrischen Studie nicht nachgewiesen werden konnte (Gattinoni et al. 2001).

Hochfrequenzbeatmung, Verfahren des extrakorporalen Gasaustauschs. Hochfrequenzventilation und Verfahren des extrakorporalen Gasaustausches stellen weitere Alternativen bei der Beherrschung des schweren ARDS dar. Zur **Hochfrequenzbeatmung** sind keine Studien verfügbar, die einen signifikanten Vorteil gegenüber konventionellen Beatmungstechniken belegen würden. Die 1979 durchgeführte NHLBI-Studie zur **extrakorporalen Membranoxygenation**, durchgeführt bei Patienten mit sehr hoher Letalität, zeigte keinen therapeutischen Gewinn dieses sehr kostenintensiven Verfahrens.

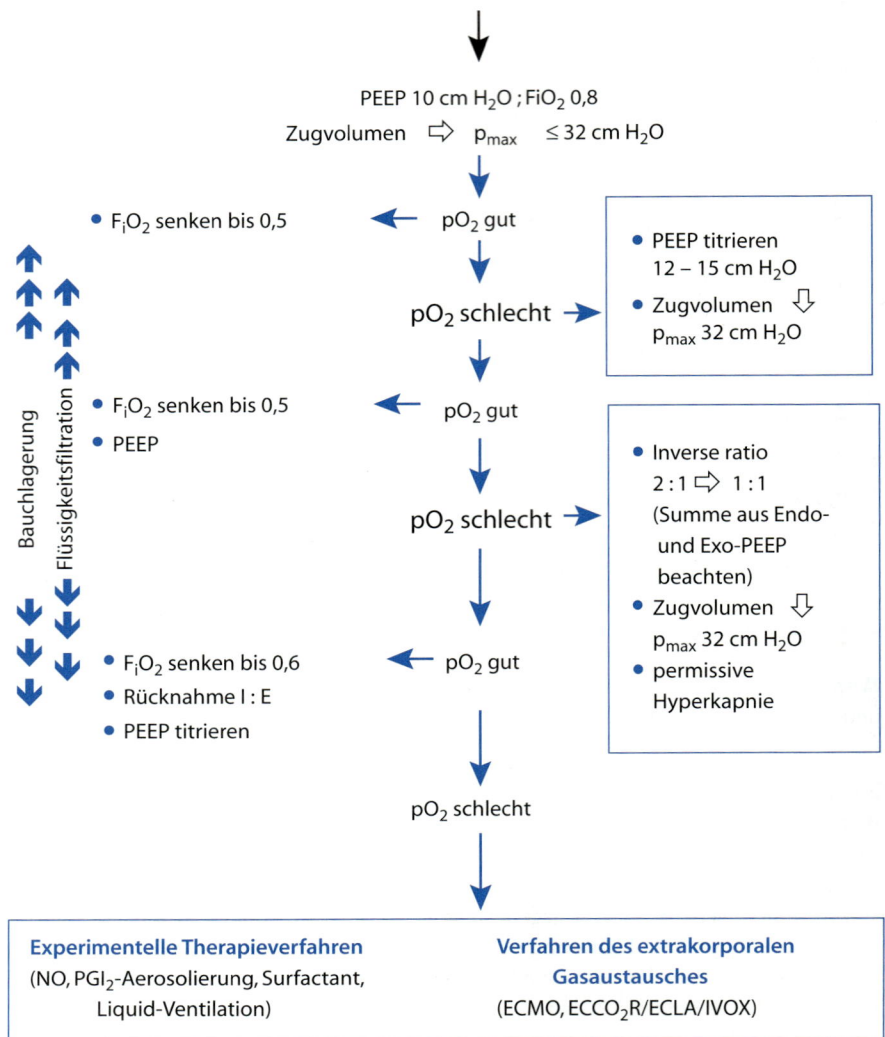

Abb. 26-28. Beatmungsstrategie beim ARDS

Weiterentwicklungen des Konzeptes des extrakorporalen Gasaustausches waren zentriert um die CO_2-**Elimination** (**ECCO$_2$R**) oder CO_2-Elimination in Kombination mit partieller extrakorporaler Oxygenierung (ECLA). Diese in wenigen spezialisierten Zentren verfügbaren Techniken sind in den letzten Jahren optimiert worden, und beeindruckend hohe Überlebensraten von Patienten mit schwersten Gasaustauschstörungen wurden präsentiert. Es muss jedoch berücksichtigt werden, dass – wahrscheinlich durch Verbesserung der konventionellen Beatmungstechniken – die Letalität in diesem Patientenkollektiv mit schwerstem ARDS allgemein gesenkt werden konnte. Die bisher einzige kontrollierte Studie zum Vergleich zwischen ECLA und konventioneller Beatmung erbrachte keinen Vorteil des extrakorporalen Gasaustauschverfahrens (Morris et al. 1994), jedoch wird dieses in weiteren Studien erneut zu überprüfen sein.

Ein weniger aufwendiges extrapulmonales Gasaustauschverfahren stellt das **IVOX**-System dar (High et al. 1992): Hierbei handelt es sich um einen langen Hohlfaser-Membranoxygenator, der in die V. cava inferior bis in die Höhe des rechten Vorhofes eingeführt wird: mittels kontinuierlicher O_2-Durchströmung dieses passager intravasal plazierten Oxygenators gelingt eine Elimination von CO_2 und eine Oxygenierung des die Hohlfasern umströmenden Blutes. Die Gasaustauschfläche dieser Anordnung ist bislang jedoch so gering, dass in der Regel nur weniger als 30 % des Gasaustausches über diese Oberfläche realisiert werden kann; technische Weiterentwicklungen könnten dieses Defizit jedoch in Zukunft verringern helfen.

Surfactantapplikation

Die komplexen Störungen der Surfactantfunktion beim ARDS sind oben erläutert worden; experimentell kann durch transbronchiale Zufuhr einer ausreichenden Menge von funktionell aktivem Surfactant die Oberflächenspannungsregulation an der Alveolaroberfläche ohne Zweifel akut verbessert werden, mit assoziierter Reduktion der Atelektasenbildung, Verbesserung der Gasaustauschfunktion durch Abnahme des Shuntflusses sowie Erhöhung der Compliance. Darüber hinaus lassen experimentelle Untersuchungen vermuten, dass durch Wiederherstellung einer intakten alveolären Surfactantfunktion die Leckage von Flüssigkeit in den Alveolarraum reduziert werden kann. Eine intakte Surfactantfunktion scheint zudem die Entwicklung eines Baro-/Volutraumas zumindest partiell verhindern zu können.

Transbronchiale Surfactantapplikation hat sich bei unreifen Frühgeborenen mit IRDS in zahlreichen Studien als gesichertes Therapiekonzept etabliert: arterielle Oxygenierung und Compliance werden akut verbessert, die Letalität sowie die Inzidenz bronchopulmonaler Dysplasien werden reduziert.

Bei Erwachsenen mit ARDS und schwerster Gasaustauschstörung ist bislang nur in 2 größeren Studien Surfactant transbronchial appliziert worden, z. T. mit beeindruckender akuter Verbesserung der Gasaustauschfunktion (Gregory et al. 1997; Walmrath et al. 1996b). Momentan befindet sich synthetisches Surfactantmaterial mit rekombinant erstelltem Apoprotein SP-C in der klinischen Erprobung im Rahmen einer Multicenterstudie. Gegenwärtig ist somit noch nicht gesichert, ob durch hochdosierte transbronchiale Surfactantapplikation beim ARDS eine Verbesserung der Morbidität und Letalität gelingt.

ARDS als Teil des Multiorganversagens

Die sekundäre nosokomiale Pneumonie ist eine wesentliche aggravierende Komplikation des ARDS. Hiermit verbunden sind eine Perpetuierung des inflammatorischen Geschehens im Lungenparenchym und eine systemische Einschwemmung von Mikroben, mikrobiellen Toxinen und sehr wahrscheinlich inflammatorischen Mediatoren. Quantitativ dominiert die Letalität von ARDS-Patienten aufgrund von Sepsis/Multiorganversagen eindeutig über die Letalität wegen zunehmender respiratorischer Insuffizienz im proliferativ-fibrosierenden Folgestadium.

Stressulkusprophylaxe. Eine wichtige Route der mikrobiellen Kolonisation der Atemwege und des Lungenparenchyms unter der Beatmung ist die retrograde Migration von Bakterien aus dem oberen Gastrointestinaltrakt des Patienten via Oropharynx. Störungen der gastrointestinalen Motilität und eine Unterdrückung der Magensäureproduktion sind von besonderer Bedeutung für eine bakterielle Überwucherung des Magens, die dann Ausgangspunkt einer pulmonalen Kolonisation sein kann (Inglis et al. 1993). Diese Überlegungen führten zu dem Konzept, H_2-Antagonisten und Antazida zur Stressulkusprophylaxe bei beatmeten Patienten zu vermeiden, und eine solche z. B. mittels Sucralfat durchzuführen, das den pH des Magens nicht verändert (Driks et al. 1987). Bislang steht jedoch der definitive Beweis einer Reduktion der Morbidität und Letalität des ARDS durch dieses Vorgehen noch aus.

Selektive digestive Dekontamination. Ein weiteres Konzept stellt die selektive digestive Dekontamination (SDD) dar. Durch regelmäßige orale oder gastrale Applikation von nichtresorbierbaren Antibiotika und Antimykotika, z. T. verbunden mit systemischer Antibiotikaapplikation, soll die mikrobielle Besiedlung des Magen-Darm-Traktes und hierüber die retrograde Keimaszension in die Lunge reduziert werden. Die Ergebnisse mehrerer Studien sprechen dafür, dass durch dieses Regime eine Reduktion der sekundären Pneumonien unter der Beatmung gelingen kann (van Saene et al. 1992), jedoch ist unklar, ob dieses für alle Patientenkollektive gilt. Möglicherweise reicht allein die oropharyngeale Dekontamination, um die Inzidenz der nosokomialen Pneumonien unter Beatmung zu reduzieren. Eine signifikante Reduktion der Letalität von ARDS-Patienten unter Anwendung eines SDD-Regimes konnte jedoch bislang nicht gezeigt werden.

Oropharyngeale Hygiene und Überwachung des Erregerspektrums. Ein wesentlicher Nachteil einer regelhaften SDD-Anwendung besteht in der Provokation von Antibiotikaresistenzen, insbesondere im grampositiven Bereich, sodass die Anwendung des SDD-Konzeptes bei Patienten mit ARDS gegenwärtig nicht befürwortet wird.

> **Praxistipp**
> Eine sorgfältige *oropharyngeale Hygiene* der beatmeten Patienten in Kombination mit regelmäßiger *Überwachung des Erregerspektrums* im Nasen-Rachen-Raum, in der Trachea und in den tiefen Atemwegen (Bronchoskopie), wird als Basis einer gezielten Antibiotikatherapie favorisiert.

Weitere Komplikationen, die im Verlauf einer ARDS-Behandlung auftreten können und entsprechende prophylaktische und therapeutische Maßnahmen sind stichwortartig in ◘ Tabelle 26-3 zusammengefasst.

◻ **Tabelle 26-3.** Therapie des ARDS: Reduktion der Komplikationen

Ansatz	Kommentar/Therapie
Reduktion von Komplikationen der Langzeitbeatmung	
Sekundäre Pneumonie/pneumogene Sepsis	Ulkusprophylaxe ohne Anhebung des Magen-pH zur Reduktion retrograder Keimaszension (z. B. Sucralfat)
	Optimierung der Beatmungshygiene
	Adäquate Antibiotikatherapie bei mikrobieller Besiedlung
Sinusitis	Bevorzugt bei nasaler Intubation; orale Intubation vorziehen
Muskelabbau	Verhinderung von Katabolismus und Proteinmangelernährung
	Frühe enterale Ernährung; Zufuhr von Glutamindipeptid (?)
	Krankengymnastik passiv, aktiv sobald möglich
Atemmuskelschwäche	Verhinderung von Katabolismus und Proteinmangelernährung
	Kontinuierlicher oder periodischer Einsatz von Beatmungsformen mit Erhalt eigener Atem(muskel)tätigkeit (z. B. CPAP mit IPS oder BIPAP)
	Möglichst geringer Verbrauch an Sedativa und Muskelrelaxanzien
„Koma-Polyneuropathie"	Ursache ungelöst; Optimierung der Ernährungstherapie (?)
Dekubitus, sekundäre Hautinfektionen	Optimale Dekubitusprophylaxe
Tracheomalazie	Niedrigdruck-Cuffs; Wechsel der Cuffposition
Trachealstenose	Rechtzeitige Tracheotomie
Reduktion/Therapie ARDS-assoziierter thorakaler Komplikationen	
Pleuraergüsse	Häufig bei sekundärer Pneumonie; Punktion/Drainage; mikrobiologische Diagnostik
(Spannungs-)Pneumothorax	Im Zweifel CT-Kontrolle
	Drainage bei großem Pneu/Spannungspneu
	Adaptation der Beatmung: möglichst Reduktion des Spitzendruckes und des Inspirationszeit-Druckniveau-Produktes
	Versuch der Pleuraverklebung bei persistierendem Pneumothorax (Tetrazykline, Fibrinkleber)
	Operative Pleurodese bei persistierendem Leck
Pneumomediastinum, Hautemphysem	Adaptation der Beatmung: möglichst Reduktion des Spitzendrucks und des Inspirationszeit-Druckniveau-Produktes

26.5 Chronische respiratorische Insuffizienz

26.5.1 Grundlagen

Die chronische respiratorische Insuffizienz ist definiert als chronisch progredientes Versagen des Atmungssystems (Lunge und Atempumpe), O_2-Aufnahme und CO_2-Abgabe sicherzustellen.

Ätiologie

Wesentliche Ursachen sind:
— Überwiegender Funktionsverlust des **Lungenparenchyms**: Im Vordergrund steht die **Gasaustauschstörung** mit Entwicklung einer chronischen arteriellen Hypoxämie, zunächst oftmals begleitet von Hypokapnie aufgrund der kompensatorischen Hyperventilation, bei weiterer Progredienz auch Hyperkapnie. Zugrunde liegen interstitielle Lungenerkrankungen mit Fibrosierung einschließlich der Pneumokonio-

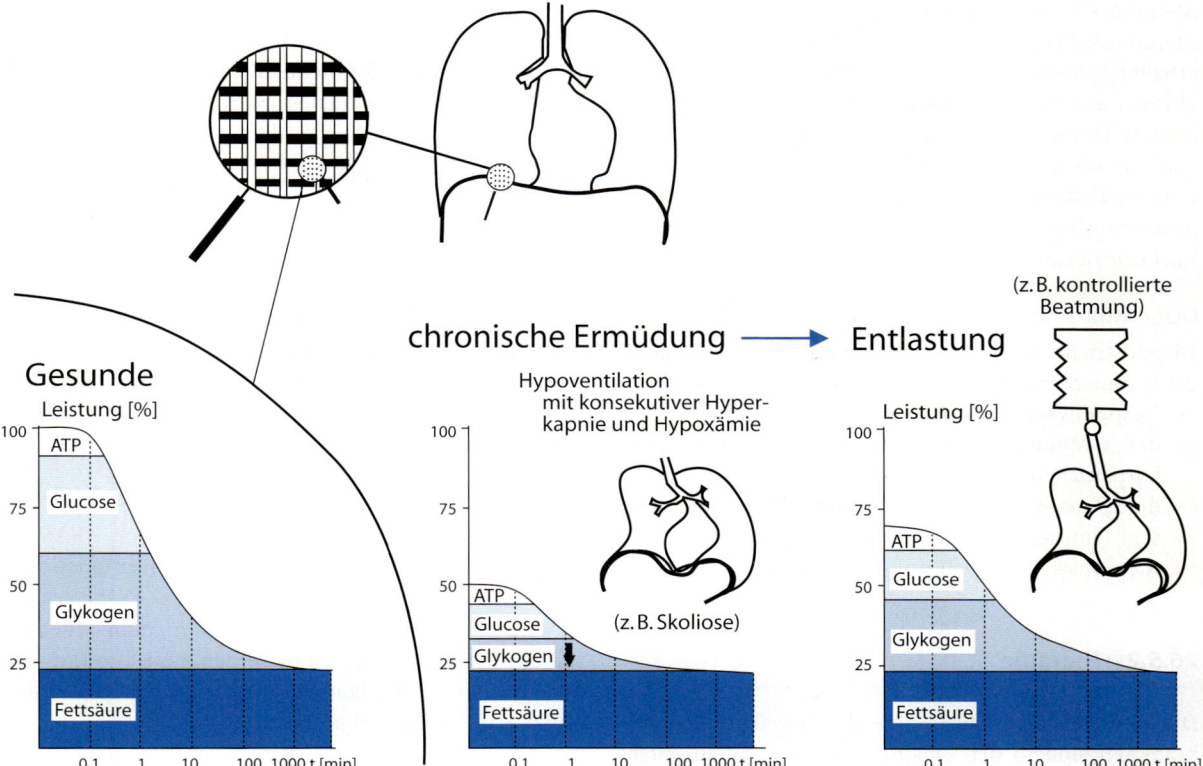

Abb. 26-29. Bedeutung der Energieträger für die Atemmuskulatur. *Links* Die verfügbare Gesamtenergiemenge der Atemmuskulatur stützt sich auf verschiedene Energieträger, wobei die Fettsäureoxidation die ermüdungsfreie Dauerleistung gewährleistet. *Mitte* Eine chronische Überlastung der Atemmuskulatur (z. B. bei der Torsionsskoliose) führt über einen vermehrten Energieverbrauch schließlich zur Glykogenverarmung sowie zur Ermüdung der Atemmuskulatur. *Rechts* Eine kontrollierte Beatmung führt über die passagere Entlastung der Atemmuskulatur zur Wiederauffüllung der Energie, d. h. der Glykogenspeicher und damit zur Erholung der Atemmuskulatur mit nachfolgender Normoventilation auch am Tage. (Nach Schönhofer u. Köhler 1995)

sen, chronisch-karnifizierende Pneumonien, Parenchymumbau und -verlust bei verschiedenen Formen der Lungentuberkulose sowie Tumorausbreitung in der Lunge (Bronchialkarzinom, Lymphangiosis carcinomatosa, Metastasen) sowie Vaskulitiden mit Gefäßrarefizierung.
— Überwiegender Funktionsverlust der **Atempumpe** (Atemsteuerung, Atemmuskulatur, knöcherner Thorax, obere Atemwege, Bronchialsystem): Im Vordergrund steht die **alveoläre Hypoventilation** mit Entwicklung einer chronischen Hyperkapnie und zumeist nur mäßiger arterieller Hypoxämie. In diese Rubrik gehören die chronisch-obstruktiven Lungenerkrankungen vom Typ des „Blue Bloater", chronisches Asthma bronchiale, Pleuraschwarten, Thoraxdeformitäten, Tracheomalazie, neuromuskuläre Erkrankungen sowie Obesitas-Hypoventilations-Syndrom. Die chronisch-obstruktiven Lungenerkrankungen, unter denen etwa 20 % der erwachsenen Männer leiden, von denen wiederum ca. 30 % eine respiratorische Insuffizienz mit progredienter Hyperkapnie entwickeln, repräsentieren die größte Einzelgruppe innerhalb der verschiedenen Formen der chronischen respiratorischen Insuffizienz.
— **Mischformen.** Es finden sich sowohl Funktionsverluste des Lungenparenchyms als auch der Atempumpe. Beispiele sind das Lungenemphysem/COPD vom Typ des „Pink Puffer", sowie die Mukoviszidose.

Klinik

Bei nahezu allen genannten Formen kommt es im protrahierten Verlauf durch den Versuch, die erhöhte Atemarbeit zu überwinden bzw. die alveoläre Ventilation zur Kompensation der Gasaustauschstörung übermäßig zu steigern, zu einer zunehmenden Beanspruchung der **Atemmuskulatur**. Erholungszeiten für die Atemmuskeln entfallen zunehmend, da selbst in der Ruhe die Atemarbeit grenzwertig groß wird. Hierdurch treten **Ermüdungserscheinungen** der Atemmuskeln auf, die sich biochemisch (z. B. Erniedrigung der energiereichen Phosphate; Abb. 26-29) und funktionell (Atemmuskeltests, wie z. B. $p_{0,1}$) verifizieren lassen. Es ist nicht möglich, eine

Atemmuskelarbeit, die mehr als 40 % der maximalen Atemmuskelleistung übersteigt, chronisch aufrecht zu erhalten, sondern der Patient gerät in einen Circulus vitiosus aus atemmuskulärer Erschöpfung und zunehmender Dekompensation durch sinkende alveoläre Ventilation. Luftnot macht sich bei leichter Belastung und bei weiterer Dekompensation auch in Ruhe bemerkbar. Die permanent hohe Atemarbeit kann zu einer pulmonalen Kachexie führen.

Diagnostik

Diagnostische Tests zur Quantifizierung des Ausmaßes der chronischen respiratorischen Insuffizienz sind:
- **Dyspnoeskalen** (Ausmaß der Luftnot)
- der **„6-Minuten-Walk"** (Ausmaß der Limitierung der körperlichen Leistungsfähigkeit)
- die **Spiroergometrie** (max. O_2-Aufnahme, ventilatorische Limitierung der O_2-Aufnahme)
- Atemmuskeltests (z. B. $p_{0,1}$, $p_{0,1\,max}$, Ratio $p_{0,1}/p_{0,1\,max}$)

26.5.2 Therapie

Die **kausalen** Therapieansätze der jeweiligen Grundkrankheit sind in den entsprechenden Kapiteln aufgeführt. Im Folgenden sind allgemeine **symptomatische** Behandlungsaspekte bei chronischer respiratorischer Insuffizienz angesprochen.

O_2-Langzeittherapie

Diese kommt bei allen Formen der respiratorischen Insuffizienz in Betracht, bei denen eine arterielle Hypoxämie in Ruhe ($pO_2 < 60$ mm Hg) vorliegt und/oder sich Zeichen der Hypoxie (Anstieg des pulmonalarteriellen Drucks, Polyglobulie) bemerkbar machen. Der Nutzen dieses Vorgehens ist durch kontrollierte Studien gesichert für Patienten mit COPD. In Analogie wird die O_2-Langzeittherapie jedoch bei anderen pneumologischen Erkrankungen mit arterieller Hypoxämie in Ruhe als plausibel betrachtet. Eine O_2-Therapie kann auch bei ausgeprägter arterieller Hypoxämie unter **körperlicher Belastung** zur Anwendung kommen, um hypoxische Phasen unter diesen Bedingungen zu vermeiden und die Belastbarkeit zu verbessern.

Applikation und Titrierung. Die Mindestzeit der O_2-Therapie sollte 16–18 h/Tag unter Einschluss der Nachtschlafphase betragen; die O_2-Menge sollte anhand der arteriellen Blutgase titriert werden (angestrebt wird eine arterielle O_2-Sättigung > 90 %).

> ❗ Eine sich unter der O_2-Therapie entwickelnde Hyperkapnie (die Hypoxämie als Stimulus der Atmungsregulation fällt weg!) ist Anlass, die inhalative O_2-Menge zu reduzieren.

Als häusliche O_2-Quellen kommen O_2-**Konzentratoren** (billigste und sicherste O_2-Quelle) sowie **Flüssigsauerstoff** (Verbesserung der Mobilität des Patienten durch die Abfüllung von transportablen „Babyflaschen") in Frage.

> **Praxistipp**
> Die Applikation kann über 1- oder 2-lumige *Nasensonden* oder über einen *Trachealkatheter* (kosmetisch günstiger, geringere Austrocknung der Nasenschleimhäute) nach vorhergehender Anlage eines kleinen Tracheotomiekanals (z. B. Scoop-System) erfolgen. Durch den trachealen Zugang werden O_2-Verluste über den Mund minimiert, im Vergleich zur nasalen Applikation werden bei gleicher O_2-Menge höhere O_2-Sättigungswerte erreicht.

Komplikationen. Allerdings können Komplikationen auftreten (tracheale Blutung, Infektionen des Katheterkanals, Entstehung eines „Mukusballes" am endotrachealen Teil der Kanüle, der aspiriert werden kann), sodass vor Anlage eines Trachealkatheters eine sorgfältige **Nutzen-Risiko-Abwägung** erfolgen muss.

Intermittierende Selbstbeatmung

Diese kommt bei allen Formen des primären oder sekundären Pumpversagens der Atmung mit Entwicklung einer Hyperkapnie in Betracht (z. B. neuromuskuläre Krankheiten, Kyphoskoliose, terminale Verlaufsformen der COPD und der Lungenfibrosen). Zugrunde liegt die Zielvorstellung, durch die zeitweilige Abnahme der Atemarbeit mittels Maskenbeatmung die Erholung einer ständig an der Leistungsgrenze arbeitenden Atemmuskulatur zu ermöglichen (▶ Abb. 26-29). Die regenerierte Atemmuskulatur kann dann in den Zwischenzeiten ihre Pumpfunktion besser wahrnehmen. Zur intermittierenden Beatmung findet zumeist die BiPAP-Technik (▶ Abschn. 26.2) unter Nutzung von Nasen- oder Nase-Mund-Masken Anwendung.

> **Praxistipp**
> Angestrebt wird eine weitgehende Ruhigstellung der Atemmuskulatur unter der Maskenbeatmung. Praktisch kommt diese bevorzugt nachts sowie in schweren Fällen intermittierend tagsüber in Betracht.

Stimulation vs. Dämpfung des Atemzentrums

Eine Stimulation des Atemzentrums – durch sog. **Atemanaleptika** – könnte kurzfristig die alveoläre Ventilation steigern, jedoch um den Preis von Atemanstrengung, Energieverbrauch und möglicherweise zusätzlicher Atemmuskelerschöpfung mit weiterer Dekompensation des Systems.

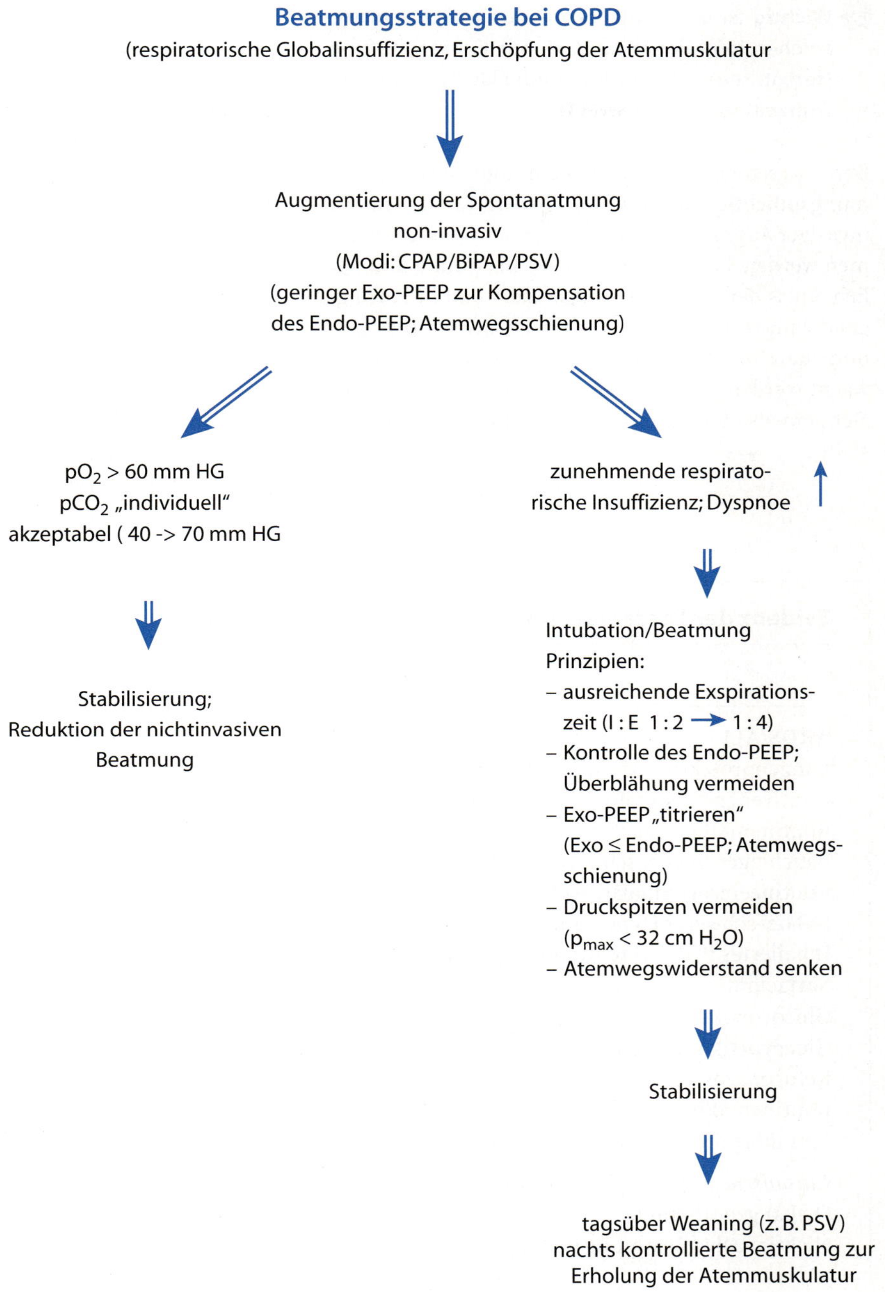

◘ **Abb. 26-30.** Beatmungsstrategie bei COPD

Beatmungsstrategie bei COPD
(respiratorische Globalinsuffizienz, Erschöpfung der Atemmuskulatur

⇓

Augmentierung der Spontanatmung
non-invasiv
(Modi: CPAP/BiPAP/PSV)
(geringer Exo-PEEP zur Kompensation
des Endo-PEEP; Atemwegsschienung)

⇙ ⇘

pO_2 > 60 mm HG
pCO_2 „individuell"
akzeptabel (40 -> 70 mm HG

zunehmende respiratorische Insuffizienz; Dyspnoe ↑

⇓

Stabilisierung;
Reduktion der nichtinvasiven
Beatmung

⇓

Intubation/Beatmung
Prinzipien:
– ausreichende Exspirationszeit (I : E 1 : 2 → 1 : 4)
– Kontrolle des Endo-PEEP;
  Überblähung vermeiden
– Exo-PEEP „titrieren"
  (Exo ≤ Endo-PEEP; Atemwegsschienung)
– Druckspitzen vermeiden
  (p_{max} < 32 cm H_2O)
– Atemwegswiderstand senken

⇓

Stabilisierung

⇓

tagsüber Weaning (z. B. PSV)
nachts kontrollierte Beatmung zur
Erholung der Atemmuskulatur

Eine Dämpfung des Atemzentrums – durch Sedativa oder Morphinanaloga – könnte einen ökonomischeren Einsatz der Atemmuskeln ermöglichen (bei höherem venösen und somit alveolärem pCO_2 wird pro Atemzug mehr CO_2 eliminiert), jedoch um den Preis von Hyperkapnie und ggf. arterieller Hypoxie, die vital bedrohlich sein können. Ein beiden Aspekten Rechnung tragendes Konzept muss individuell gefunden werden.

Körperliches Training, Krankengymnastik

Dosiertes körperliches Training sollte nach vorheriger sorgfältiger Testung der Belastbarkeitsgrenzen in den meisten Fällen angestrebt werden, um die Mobilität des Patienten zu erhalten. Physikalische Maßnahmen wie Drainage-Techniken haben für Patienten mit chronischen Atemwegserkrankungen und Schleimproduktion, z. B. Mukoviszidose, einen hohen Stellenwert.

Behandlung der akuten Dekompensation

Interkurrente Infekte der Atemwege können bei allen Formen der chronischen respiratorischen Insuffizienz lebensbedrohliche Verschlechterungen provozieren, die eine rasche Behandlung erforderlich machen.

> **!** Wichtig ist daher die Vermeidung und Begrenzung solcher Infektionen, z.B. durch Grippeimpfung im Herbst, regelmäßige Pneumokokkenimpfung sowie frühzeitige antibiotische Therapie.

Bei Progredienz des Geschehens und drohender Beatmungspflichtigkeit sollte zunächst ein Versuch mit nichtinvasiver Augmentierung der Spontanatmung unternommen werden. Ist eine kontrollierte Beatmung unumgänglich, muss der hohe Atemwegswiderstand in Form genügend langer Exspirationszeiten berücksichtigt werden, und die Höhe des Endo-PEEP sollte regelmäßig überwacht werden. Ein Beispiel eines Beatmungsregimes bei Dekompensation einer COPD ist in ◘ Abb. 26-30 dargestellt.

Leitlinien – Adressen – Tipps

Leitlinien und Internetadressen

Leitlinien existieren noch keine, höchstens Empfehlungen der Fachgesellschaften.
Deutsche Gesellschaft für Innere Medizin (2001) Rationale Diagnostik und Therapie in der Inneren Medizin. Urban & Fischer, München
http://www.ards.org
http://www.thoracic.org
http://www.ards.com./links.htm

Tipps für Patienten

http://www.gesundheitspilot.de
http://www.ards.org

Evidenz der Therapieempfehlungen

	Evidenzgrad	Therapieempfehlung
ARDS/ALI		
Lungenprotektive Beatmung, niedrige Atemzugvolumina	B	I
Positiver endexspiratorischer Druck (PEEP)	B	I
Routinemäßige Bauchlagerung	B	I
Bauchlagerung bei schwerem ARDS	B	IIa
Routineeinsatz inhalatives NO	A	I
NO bei schwerer Hypoxämie	B	IIa
Inhaliertes PGI_2 bei schwerer Hypoxämie	B	IIa
Surfactant	C	I
Glucocortikoide (Frühphase ARDS)	A	IIa
Glucocortikoide (Spätphase ARDS)	B	IIa
Ketoconazol	B	
Routinemäßige extrakorporale Membranoxygenierung	B	
Extrakorporale Membranoxygenierung bei schwerer Hypoxämie	C	IIa
Chronische respiratorische Insuffizienz		
O_2-Langzeittherapie	B	I
Nichtinvasive Beatmung bei akuter Exazerbation einer COPD	A	I

Literatur

Acute Respiratory Distress Syndrome (ARDS) Network (2000) Ventilation with lower tidal volumes as compared with traditional tidal volumes for acute lung injury and the acute respiratory distress syndrome. N Engl J Med 342: 1301–1308

Amato MBP, Barbas CSV, Medeiros DM et al. (1995) Beneficial effects of the „open lung approach" with low distending pressures in acute respiratory distress syndrome: a prospective randomized study on mechanical ventilation. Am J Respir Crit Care Med 1835–1846

Amato MBP, Barbas CSV, Medeiros DM et al. (1998) Effect of a protective ventilation strategy on mortality in the acute respiratory distress syndrome. N Engl J Med 338: 347–354

Ashbaugh DG, Bigelow DB, Petty TL, Levine BE (1967) Acute respiratory distress in adults. Lancet II: 319–323

Bernard GR, Artigas A, Brigham KL et al. and the Consensus Committee (1994) The American-European Consensus conference on ARDS. Am J Respir Crit Care Med 149: 818–824

Bone RC, Fisher CJ Jr, Clemmer TP, Slotman GJ, Metz CA, Balk RA (1989a) Sepsis Syndrome: A Valid Clinical Entity. Methylprednisolone Severe Sepsis Study Group. Crit Care Med 17: 389–393

Bone RC, Slotman G, Maunder R, Silvermann H, Ursprung JJ (1989b) Randomized Double-Blind, Multicenter Study of Prostaglandin E_1 in patients with the adult respiratory distress syndrome. Chest 96: 114–119

Brochard L, Roudot-Thoraval F, Roupe E Collaborative group on VT reduction (1998) Tidal volume reduction for prevention of ventiolator-induced lung injury in acute respiratory distress syndrome (ARDS): a multicenter randomized study. Am J Respir Crit Care Med 158: 1831–1838

Dellinger RP, Zimmermann JL, Taylor RW et al. and The Inhaled Nitric Oxide in ARDS Study Group (1998) Effects of inhaled nitric oxide in patients with acute respiratory distress syndrome: Results of a randomized phase II trial. Crit Care Med 26: 15–23

Driks MR, Craven CE, Cell BR et al. (1987) Nosocomial pneumonia in intubated patients given sucralfate as compared with antacids or histamine type 2 blockers. N Engl J Med 317: 1376–1382

Ely EW, Baker AM, Dunagan DP et al. (1996) Effect on the duration of mechanical ventilation of identifying patients capable of breathing spontaneously. N Engl J Med 335: 1864–1869

Farmer JC, Burkey ThH, Kew RR, Webster RO (1991) Concentration-dependent regulatory effects of prostaglandin E_1 on human neutrophil function in vitro. Am Rev Respir Dis 144: 593–599

Ferguson GT, Gilmartin M (1995) CO_2 rebreathing during BiPAP ventilatory assistance. Am J Respir Crit Care Med 151: 1126–1135

Frostell C, Fratacci M-D, Wain JC, Jones R, Zapol WM (1991) Inhaled nitric oxide. A selective pulmonary vasodilator reversing hypoxic pulmonary vasoconstriction. Circulation 83: 2038–2047

Gagnon S, Boota AM, Fischl MA (1990) Corticosteroids as adjunctive therapy for Pneumocystis carinii pneumonia in the acquired immunodeficiency syndrome. N Engl J Med 323: 1440–1450

Gallart L, Lu Q, Puybasset L et al. and the NO Almitrine Study Group (1998) Intravenous almitrine combined with inhaled nitric oxide for acute respiratory distress syndrome. Am J Respir Crit Care Med 158: 1770–1777

Gattinoni L, Pelosi P, Vitale G, Pesenti A, D'Andrea L, Mascheroni D (1991) Body positive changes redistribute lung computed-tomographie density in patients with acute respiratory failure. Anesthesiol 74: 15–23

Gattinoni L, Tognoni G, Pesenti A et al. and the Prone-Supine Study Group (2001) Effect of Prone Positioning on the Survival of Patients with Acute Respiratory Failure. N Engl J Med 345: 568–573

Gregory TJ, Steinberg KP, Spragg R et al. (1997) Bovine surfactant therapy for patients with acute respiratory distress syndrome. Am J Respir Crit Care Med 155: 1309–1315

Grimminger F, Seeger W (1990) Regulation inflammatorischer Abläufe – Angriffspunkte und Grenzen steroidaler Antiphlogistika. Medwelt 41: 951–964

Günther A, Siebert C, Schmidt R et al. (1996) Surfactant alterations in severe pneumonia, ARDS, and cardiogenic lung edema. Am J Respir Crit Care Med 153: 176–184

Hickling KG, Henderson SJ, Jackson R (1990) Low mortality associated with low volume pressure limited ventilation with permissive hypercapnia in severe adult respiratory distress syndrome. Intens Care Med 16: 372–377

Hickling KG, Walsh J, Henderson S, Jackson R (1994) Low mortality rate in adult respiratory distress syndrome using low volume, pressure limited ventilation with permissive hypercapnia: a prospective study. Crit Care Med 22: 1568–1578

High KM, Snider MT, Richard R, Russell GB et al. (1992) Clinical trials of an intravenous oxygenator in patients with adult respiratory distress syndrome. Anesthesiology 77: 856–863

Holcroft JW, Vassar MJ, Weber CJ (1986) Prostaglandin E_1 and survival in patients with the adult respiratory distress syndrome. Ann Surg 203: 371–378

Hudson LD (1998) Protective ventilation for patients with acute respiratory distress syndrome. N Engl J Med 338: 385–387

Inglis TJJ, Sherratt MJ, Sproat LJ, Gibson JS, Hawkey PM (1993) Gastroduodenal dysfunction and bacterial colonisation of the ventilated lung. Lancet 341: 911–913

Jenkinson S (1989) Prostaglandin E_1: not the magic bullet in ARDS. Chest 96: 1–2

Keenan SP, Kernerman PD, Cook DJ, Martin CM, McCormack D, Sibbald WJ (1997) Effect of noninvasive positive pressure ventilation on mortality in patients admitted with acute respiratory failure: a meta-analysis. Crit Care Med 25: 1685–1692

Langer M, Mascheroni D, Marcolin R, Gattinoni L (1988) The Prone Position in ARDS Patients. Chest 94: 103–107

Lasch HG, Lenz L, Seeger W (Hrsg) (1997) Lehrbuch der Internistischen Intensivtherapie, 3. Aufl. Schattauer, Stuttgart

Lundin S, Mang H, Smithies M, Stenqvist O, Frostell C for The European Study Group of Inhaled Nitric Oxide (1999) Inhalation of nitric oxide in acute lung injury: results of a european multicenter study. Intensive Care Med 25: 911–919

Masip J, Betbesé AJ, Páez J et al. (2000) Non-invasive pressure support ventilation vs. conventional oxygen therapy in acute cardiogenic pulmonary oedema: a randomised trial. Lancet 356: 2126–2132

Meduri GU, Belenchia JM, Estes RJ, Wunderink RG, El Torky M, Leeper KV Jr (1991) Fibroproliferative phase of ARDS. Clinical findings and effects of corticosteroids. Chest 100: 943–952

Milberg JA, Davis DR, Steinberg KP, Hudson LD (1995) Improved survival of patients with acute respiratory distress syndrome (ARDS): 1983–1993. JAMA 273(4): 306–309

Morris AH, Wallace CJ, Menlove RL, Clemmer TP et al. (1994) Randomized clinicl trial of pressure controlled inverse ratio ventilation and extracorporeal CO_2 removal for adult respiratory distress syndrome. Am J Respir Crit Care Med 149: 295–305

Mustard RA, Bohnen JMA, Rosati C, Schouten D (1991) Pneumonia complicating abdominal sepsis. An independent risk for mortality. Arch Surg 126: 170–175

National Heart, Lung, and Blood Institute (NHLBI) (1979) Extracorporeal Support for Respiratory Insufficiency. In: Division of Lung (ed) Diseases. A Collaborative Study in Response to RFP-NHLI-73-20

Nava S, Evangelisti I, Rampulla C, Compagnoni ML, Fracchia C, Rubini F (1997) Human and financial costs of noninvasive mechanical ventilation in patients affected by COPD and acute respiratory failure. Chest 111: 1631–1638

Pang D, Keenan SP, Cook DJ, Sibbald WJ (1998) The effect of positive pressure airway support on mortality and the need for intubation in cardiogenic pulmonary edema. Chest 114: 1185–1192

Plant PK, Owen JL, Elliott MW (2000) Early use of non-invasive ventilation for acute exacerbations of chronic obstructive pulmonary disease on general respiratory wards: a multicentre randomised controlled trial. Lancet 355: 1931–1935

Prost JF, Desché P, Jardin F, Margairaz A (1991) Comparison of the effects of intravenous almitrine and positive end-exspiratory pressure on pulmonary gas exchange in adult respiratory distress syndrome. Eur Respir J 4: 683–687

Puybasset L, Rouby JJ, Mourgeon E, Stewart TE et al. (1994) Inhaled nitric oxide in acute respiratory failure: dose-response curves. Int Care Med 20: 319–327

Radermacher P, Santak B, Becker H, Falke KJ (1989) Prostaglandin E_1 and nitroglycerin reduce pulmonary capillary pressure but worsen ventilation-perfusion distributions in patients with adult respiratory distress syndrome. Anesthesiology 70: 601–606

Radermacher P, Santak B, Wüst HJ, Tarnow J, Falke KJ (1990) Prostacyclin and right ventricular functions in patients with pulmonary hypertension associated with ARDS. Intens Care Med 16: 227–232

Reinhart K, Hannemann L, Kuss B (1990) Optimal oxygen delivery in critically ill patients. Intens Care Med 16: 149–155

Reyes A, Roca J, Rodriguez-Roisin R, Torres A, Ussetti P, Wagner PD (1988) Effect of almitrine on ventilation-perfusion distribution in adult respiratory distress syndrome. Am Rev Respir Dis 137: 1062–1067

Rossaint R, Lopez S, Falke KJ, Slama K, Pison U, Zapol WM (1993) Inhaled nitric oxide for the adult respiratory distress syndrome. N Engl J Med 328: 399–405

Russell JA, Ronco JJ, Dodek PM (1990) Physiologic effects and side effects of prostaglandin E_1 in the adult respiratory distress syndrome. Chest 97: 684–692

Russell JA, Phang PT (1994) The oxygen delivery/consumption controversy. Approaches to management of the critically ill. Am J Respir Crit Care Med 149: 533–537

Schönhofer B, Köhler D (1995) Atemregulation und Kompensationsmechanismus bei ventilatorischer Insuffizienz. Internist 36: 769–780

Schuller D, Mitchell JP, Calandrino FS, Schuster DP (1991) Fluid balance during pulmonary edema. Is fluid gain a marker or a cause of poor outcome? Chest 100: 1068–1075

Seeger W, Neuhof H, Hall J, Roka L (1988) Pulmonary vasoconstrictor response to soluble fibrin in isolated lungs: possible role of thromboxane generation. Circ Res 62: 651–659

Shoemaker WC, Appel PL (1986) Effects of prostaglandin E_1 in adult respiratory distress syndrome. Surgery 99: 275–282

Slotman GJ, Burchard KW, D'Arezzo A et al. (1988) Ketaconazole prevents acute respiratory failure in critically ill surgical patients. J Trauma 28: 648–654

Slutsky AS (1994) Consensus conference on mechanical ventilation January 28–30, 1993 at Northbrook, Illinois, USA. Part I. Intensive Care Med 150: 1722–37

Snider GL (1988) ARDS, neutrophils and pentoxifylline. Am Rev Respir Dis 138: 1103–1105

Stewart TE, Meade MO, Cook DJ (1998) Evaluation of a ventilation strategy to prevent barotrauma in patients at high risk for acute respiratory distress syndrome. N Engl J Med 338: 355–361

Sznajder JI, Wood LDH (1991) Beneficial effects of reducing pulmonary edema in patients with acute hypoxemic respiratory failure. Chest 100: 890–891

Taylor RW, Zimmerman JL, Dellinger RP, Straube RC, Criner GJ, Kelly KM, Smith TC, Small RJ (2004) Low-dose inhaled nitric oxide in patients with acute lung injury – randomized controlled trial. JAMA 291: 1603–1631

Tomasa G (1993) A double-blind, prospective, randomized trial of ketoconazole, a thromboxane synthetase inhibitor, in the prophylaxis of the adult respiratory distress syndrome. Crit Care Med 21: 1635–1642

Van Saene HKF, Stoutenbeek CC, Stoller JK (1992) Selective decontamination of the digestive tract in the intensive care unit: current status and future prospects. Crit Care Med 20: 691–703

Villar J, Slutsky AS (1989) The incidence of the adult respiratory distress syndrome. Am Rev Respir Dis 140: 814–816

Vincent JL (1990) The relationship between oxygen demand, oxygen uptake, and oxygen supply. Intens Care Med 16: 145–148

Vincent JL, Roman A, de Backer D, Kahn RJ (1990) Oxygen uptake/supply dependency. Effects of short-term dobutamine infusion. Am Rev Respir Dis 142: 2–7

Walmrath D, Schneider T, Pilch J, Grimminger F, Seeger W (1993) Aerolised prostacyclin reduces pulmonary artery pressure and improves gas exchange in the adult respiratory distress syndrome (ARDS). Lancet 342: 961–962

Walmrath D, Schneider T, Pilch J, Grimminger F, Seeger W (1995) Aerosolized prostacyclin in patients with severe pneumonia in the absence and presence of fibrosis. Am J Respir Crit Care Med 151: 724–730

Walmrath D, Schermuly R, Schneider T, Olschewski H, Grimminger F, Seeger W (1996a) Direct comparison of inhaled nitric oxide and aerosolized prostacyclin in ARDS. Am J Respir Crit Care Med 153: 991–996

Walmrath D, Günther A, Ghofrani HA, Schermuly R, Schneider T, Grimminger F, Seeger W (1996b) Bronchoscopic surfactant administration in patients with severe adult respiratory distress syndrome (ARDS) and sepsis. Am J Respir Crit Care Med 154: 57–62

Yu M, Tomasa G (1993) A double-blind, prospective, randomized trial of ketoconazole, a thromboxane synthetase inhibitor, in the prophylaxis of the adult respiratory distress syndrome. Crit Care Med 21: 1635–1642

Zapol WM, Riman S, Gillis N, Marletta M, Bosken CH (1994) Nitric oxide and the lung. Am J Respir Crit Care Med 149: 1375–1380

27 Mediastinal-, Lungen- und Pleuratumoren

R. M. Huber, A. Schalhorn

27.1 Mediastinaltumoren – 482
27.1.1 Grundlagen – 482
27.1.2 Thymom – 483
27.1.3 Mediastinale Keimzelltumoren – 485

27.2 Lungentumoren – 485
27.2.1 Lungenkarzinom – 486
27.2.2 Biologisches Verhalten – 486
27.2.3 Stadieneinteilung – 488
27.2.4 Therapie – 488

27.3 Pleuratumoren – 497
27.3.1 Primäre Pleuratumoren – 497
27.3.2 Sekundäre (metastatisch bedingte) Pleuratumoren – 498

Literatur – 499

Bei den Tumoren im Lungenbereich – mit Pleura und Mediastinum – ist nach wie vor in erster Linie das Lungenkarzinom zu nennen. Bei Männern ist es der häufigste bösartige Tumor, bei Frauen bereits der dritthäufigste. In den letzten Jahren ist insbesondere die Chemotherapie durch die Entwicklung neuer Substanzen effektiver geworden, wie in neueren Studien gezeigt werden konnte (Anderson et al. 2000; Rodriguez et al. 2001; Schalhorn 2002). Die Entwicklung geht u. a. deswegen in die Richtung multimoduler interdisziplinärer Therapiekonzepte.

27.1 Mediastinaltumoren

27.1.1 Grundlagen

Pathologie

Im Bereich des Mediastinums lassen sich verschiedenste Raumforderungen nachweisen, die in ca. 60 % der Fälle durch eine Neoplasie bedingt sind. In ca. 30 % handelt es sich um einen malignen Mediastinaltumor. Der Anteil der malignen Tumoren liegt bei Patienten, bei denen ein Tumor zufällig entdeckt wurde, nur bei ca. 10 %, bei den symptomatischen Patienten jedoch bei ca. 50 % (Cameron et al. 2001; Schalhorn u. Sunder-Plassmann 2000). Die häufigsten Raumforderungen sind in ◘ Tabelle 27-1 zusammengestellt. Die Häufigkeit der einzelnen Neoplasien wird vom Alter beeinflusst. Bei Kindern machen neurogene Tumoren fast die Hälfte aus, gefolgt von Thymomen mit 28 % sowie Lymphomen und Keimzelltumoren mit je 9 %. Bei Erwachsenen dagegen überwiegen Thymome und Lymphome mit 31 bzw. 26 %, gefolgt von neurogenen und Keimzelltumoren mit je 15 % (Cameron et al. 2001). Mediastinale Metastasen fallen nicht unter die Mediastinaltumoren. Ihre Behandlung richtet sich nach den jeweiligen Richtlinien des Primärtumors. Fließend sind die Übergänge bei den Lymphomen, die in ◘ Tabelle 27-1 nur dann den Mediastinaltumoren zugeordnet wurden, wenn es sich um isolierte mediastinale Lymphome handelte.

◘ **Tabelle 27-1.** Relative Häufigkeit primärer Mediastinaltumoren. (Aus Becker u. Wahrendorf 1998)

Tumoren	Häufigkeit [%]
Neurogene Tumoren	25,3
Thymome	23,3
Lymphome[a]	15,3
Keimzelltumoren	12,2
Endokrine Tumoren	7,8
Mesenchymale Tumoren	7,3
Primäre Karzinome	5,7
Andere	2,9

[a] Gemeint sind isolierte mediastinale Lymphome. Je nach Intensität des Stagings sind Schwankungen möglich!

Klinik

Klinische Symptome können anfangs oft völlig fehlen oder sehr uncharakteristisch (Appetitlosigkeit, Gewichtsabnahme, Schwäche und thorakale Missempfindungen) sein. In fortgeschrittenen Fällen führt die Infiltration oder Kompression benachbarter Strukturen zu Symptomen. Je nach Lokalisation und Ausdehnung des Tumors können dann Husten, Dyspnoe, Stridor, Dysphagie oder kardiale Symptome im Vordergrund stehen. Weitere klinische Hinweise können ein V.-cava-superior-Syndrom, ein Horner-Syndrom oder endokrinologische Störungen (z. B. Gynäkomastie bei β-HCG-produzierenden Keimzelltumoren, Hyperkalzämie bei Tumoren der Nebenschilddrüse oder Hypertonus bei gesteigerter Katecholaminproduktion durch endokrine Tumoren) sein.

Diagnostik

— In den meisten Fällen wird die Röntgenuntersuchung des Thorax erste Hinweise auf einen Mediastinaltumor ergeben. In früheren Stadien kann jedoch der Tumor in den Übersichtsaufnahmen nicht ausreichend sichtbar sein. Von den bildgebenden Verfahren ist heute die Computertomographie die aussagekräftigste Untersuchung, die daher in allen Fällen durchgeführt werden muss.

— In den verschiedenen Kompartimenten des Mediastinums finden sich bestimmte Tumoren – jeweils mit einer besonderen Häufung. Im oberen Mediastinum sind dies bevorzugt Thymome, Schilddrüsenneoplasien, Lymphome und Keimzelltumoren, im vorderen Mediastinum in absteigender Reihenfolge Thymome, Schilddrüsenneoplasien, Lymphome, Lymphknotenmetastasen und Keimzelltumoren. Im mittleren Mediastinum findet man besonders Lymphome, Lymphknotenmetastasen, Paragangliome und als benigne Erkrankungen bronchogene Zysten und Ösophagusdivertikel. Im hinteren Mediastinum handelt es sich häufig um neurogene Tumoren und Paragangliome (Natrath et al. 2000).

— In allen Fällen ist eine exakte histologische Diagnose unerlässlich. Immer sollten auch primär extramediastinale Tumoren ausgeschlossen werden. Bei den meisten Lymphomen lässt sich die Diagnose durch Probeexzision (PE) eines extramediastinal gelegenen Lymphknotens sichern.

- Die Bronchoskopie wird ein Lungenkarzinom und die Ösophagoskopie ein Ösophaguskarzinom als Ursache mediastinaler Lymphknotenvergrößerungen sichern.
- Die Szintigraphie weist ektopes Schilddrüsengewebe nach.
- Eine Myasthenie weist ebenso wie die seltene isolierte Aplasie der Erythropoese auf ein Thymom hin.
- Hormonmessungen (z. B. ACTH, β-HCG, Katecholamine) und Tumormarker – z. B. CEA, CYFRA 21-1 (Fragment des Cytokeratins 19), NSE (neuronenspezifische Enolase) oder AFP – können ebenfalls wichtige diagnostische Hinweise geben.
- Falls auch eine Feinnadelpunktion und die Mediastinoskopie (mit PE) noch nicht zur endgültigen Diagnose führen, muss eine Thorakotomie angestrebt werden.

Die exakte histologische Sicherung der Diagnose ist obligatorisch, da nur sie eine adäquate und effektive Therapie ermöglicht.

Therapie

Bei Mediastinalbefall primär extramediastinal gelegener Tumoren richtet sich die Therapie nach den für den jeweiligen Primärtumor zutreffenden Richtlinien. Primär mediastinal gelegene neurogene, endokrine und mesenchymale Tumoren werden i. Allg. wie bei extramediastinalem Befall behandelt. Die verschiedenen Formen der mediastinalen Hodgkin- und Non-Hodgkin-Lymphome werden in den entsprechenden Lymphomkapiteln besprochen, sodass wir im Folgenden nur auf das Thymom und die mediastinalen Keimzelltumoren eingehen.

27.1.2 Thymom

Histologie

Neoplasien des Thymus sind selten. Entsprechend der Abstammung des Thymus von der Schlundtasche sind sie epithelialer Struktur, enthalten aber in unterschiedlichem Ausmaß auch lymphatische Elemente.

Für die histologische Einteilung setzt sich zunehmend die Klassifikation von Marino, Müller-Hermelink und Kirchner durch (Nathrath et al. 2000). Diese vorwiegend auf zytomorphologischen und ätiopathogenetischen Kriterien beruhende Einteilung ordnet die Thymome 6 verschiedenen Typen zu, wobei z. B. das medulläre und das Mischtypthymom praktisch nie zur Invasion und Metastasen führen. Die anderen Typen neigen in unterschiedlichem Ausmaß zur Invasion und Metastasierung, wobei besonders die Thymuskarzinome durch eine vergleichsweise hohe Aggressivität charakterisiert sind.

Klinik

Die durch das Thymom bedingten Lokalsymptome wie Husten, Luftnot, Schluckstörungen und Schmerzen können oft lange Zeit fehlen und sind zudem oft unspezifisch. Nicht selten wird ein Thymom zufällig im Rahmen einer Röntgenuntersuchung des Thorax entdeckt. Relativ oft wird ein Thymom über eine Myasthenia gravis oder – wesentlich seltener – aufgrund einer isolierten Hypo- bzw. Aplasie der Erythropoese oder einer Hypogammaglobulinämie diagnostiziert. Bei einer Myasthenia gravis findet sich in ca. 20 % ein normaler und in ca. 80 % ein pathologischer Thymus, wobei meist eine Thymushyperplasie und nur in ca. 10 % aller Myastheniefälle ein Thymom vorliegt (Schalhorn u. Sunder-Plassmann 2000).

Stadieneinteilung

Der klinische Schweregrad eines Thymoms wird entscheidend durch das Fehlen oder Vorhandensein eines invasiven Wachstums bestimmt. Dies spiegelt sich in der in Tabelle 27-2 dargestellten Stadieneinteilung nach Masaoka et al. (1981) wider, die für die Therapieplanung entscheidend ist. Stadium I entspricht laut Definition dem benignen Thymom. Bei nichtinvasivem Wachstum mit intakter Kapsel (ca. zwei Drittel aller operierten Patienten) ist nur in ca. 2 % der Fälle, bei invasivem Wachstum jedoch in einem hohen Prozentsatz mit einem Rezidiv zu rechnen. Dementsprechend sind die 10-Jahres-Überlebensraten bei invasivem Wachstum (Stadien IIa–IVb) entscheidend schlechter (8,5–30 %) als bei der nichtinvasiven Form mit 65–85 % (Schalhorn u. Sunder-Plassmann 2000).

Tabelle 27-2. Stadieneinteilung der epithelialen Thymustumoren nach Masaoka (Masaoka 1981)

Stadium	Kriterien
I	Tumor makroskopisch vollständig von einer Kapsel umgeben und mikroskopisch keine Invasion der Kapsel
IIa	Makroskopisch Invasion des umgebenden Fettgewebes oder der mediastinalen Pleura
IIb	Mikroskopisch Invasion der Tumorkapsel
III	Makroskopisch Invasion von benachbarten Organen: Perikard, große Gefäße, Lunge
IV	Pleurale oder perikardiale Ausdehnung
IVb	Lymphogene oder hämatogene Metastasen

◘ **Tabelle 27-3.** Therapieplan beim Thymom. (Nach Präuer et al. 2000)

Stadium	Chirurgie	Strahlentherapie	Chemotherapie
I	Komplette Resektion	nein	nein
II	Komplette Resektion	35–50 Gy	nein
III-operabel	Komplette Resektion	35–50 Gy	nein
	Inkomplette Resektion	35–50 Gy	Chemotherapie?
III-inoperabel	u. U. sekundäre Operation	35–50 Gy	Chemotherapie
IVa	u. U. sekundäre Operation	Primäre Chemotherapie +/– Strahlentherapie	
IVb		Primäre Chemotherapie +/– Strahlentherapie	

Therapieplan

Der allgemeine Therapieplan ist in Anlehnung an Präuer et al. (2000) in ◘ Tabelle 27-3 dargestellt.

Operative Therapie

Prinzipiell sollte immer die **kurative Operation** angestrebt werden. Im Stadium I ermöglicht sie die vollständige Entfernung des Thymoms und in einem sehr hohen Prozentsatz die Heilung. Da bei Verletzung der Kapsel mit Rezidiven und/oder Abklatschmetastasen zu rechnen ist, sollte auf Probebiopsien verzichtet und eine Verletzung der Kapsel unbedingt vermieden werden. Bei sicher radikaler Operation erübrigen sich in diesem Stadium weitere Maßnahmen.

Auch in den Stadien II und III sollte immer die potenziell kurative Operation angestrebt werden. Wegen des oft langsamen und vorwiegend lokal begrenzten Wachstums sind dabei auch radikalere Eingriffe – z. B. mit Resektion von Lungengewebe – indiziert, wenn damit alles Tumorgewebe entfernt werden kann. Bei ausgedehnten, nicht mehr kurativ operablen Stadien, sollte dennoch eine lokale Tumorreduktion angestrebt werden, um lokale Komplikationen (z. B. Herztamponade oder Trachealkompression) zu verhindern.

Nachbestrahlung

! Thymome sind relativ strahlensensibel. Daher ist in allen Fällen eines invasiven Thymoms (Stadium II und III) eine Nachbestrahlung mit 35–45 Gy auch dann anzustreben, wenn der Tumor in toto entfernt wurde.

Chemotherapie

Eine Chemotherapie des invasiven Thymoms ist nur dann indiziert, wenn die lokale Ausdehnung der Erkrankung lokale Maßnahmen wie Operation und/oder Strahlentherapie erschwert oder unmöglich macht (besonders Stadium III und IVa) und/oder wenn die Erkrankung metastasiert ist (Stadium IVb). Bei primärer Chemotherapie richtet sich die nachfolgende Lokaltherapie nach dem Ansprechen auch etwaiger Metastasen. Wegen der meist geringen Fallzahlen kann eine verbindliche Angabe für ein bestimmtes Protokoll zz. nicht gegeben werden.

— **Adriamycin, Cisplatin** und **Alkylanzien** zählen zu den effektiven Substanzen, die in verschiedenen Kombinationen, oft unter Zugabe von Steroiden, Anwendung finden. Mit solchen Kombinationen werden zwar in ca. 55–90 % Remissionen erzielt, der Anteil langanhaltender Vollremissionen ist jedoch niedrig.
— Ist die Indikation für eine Chemotherapie gegeben, kommt häufig die Kombination aus Cyclophosphamid, Adriamycin, Oncovin (= Vincristin) und Prednison, das sog. **CHOP-Protokoll**, zum Einsatz.
— Wir sahen relativ günstige Ergebnisse auch unter der **COPP-Therapie**, also der in der Hodgkin-Therapie angewandten Kombination aus Cyclophosphamid, Vincristin (=Oncovin), Prednison und Procarbazin (Göldel et al. 1989).

An einer geringen Fallzahl von 11 Patienten erreichten Fornasiero et al. (1985) in 10 Fällen ein Ansprechen (4/11 Vollremissionen) mit einer Kombination aus:
— Cisplatin (50 mg/m²KO/Tag 1 i. v.)
— Adriamycin (40 mg/m²KO /Tag 1 i. v.)
— Vincristin (0,6 mg/m²KO/Tag 3 i. v.)
— Cyclophosphamid (700 mg/m²KO/Tag 4 i. v.)

Ähnliche Ergebnisse werden auch mit der ebenfalls Cisplatin enthaltenden **BAPP-Kombination** angegeben. Bestehen keine Kontraindikationen gegen Cisplatin, wählen wir derzeit in der Mehrzahl der fortgeschrittenen Fälle mit Thymom diese BAPP-Therapie (◘ Tabelle 27-4).

Kommt es nach primär erfolgreicher kurativer Therapie zu einem **Rezidiv**, sollten wiederum zunächst die

◧ **Tabelle 27-4.** BAPP-Chemotherapie des fortgeschrittenen Thymoms

Chemothera-peutikum	Dosierungen	Therapie-dauer
Bleomycin	12 mg/m² KO i. v.	1 Tag
Adriamycin	50 mg/m² KO als Kurzinfusion	1 Tag
Cisplatin	50 mg/m² KO als Kurzinfusion	1 Tag
Prednison	40 mg/m² KO p. o.	1.–5. Tag

Wiederholung alle 4 Wochen bzw. nach Regeneration des Blutbildes

lokalen Maßnahmen in Erwägung gezogen werden. Nur falls diese technisch nicht mehr möglich sind, kann eine der oben genannten Formen der Chemotherapie Anwendung finden.

Die Durchführung der hier angegebenen teilweise sehr intensiven Chemotherapien bedarf spezieller onkologischer Erfahrung und sollte nur in entsprechenden Fachpraxen und -kliniken durchgeführt werden.

27.1.3 Mediastinale Keimzelltumoren

Grundlagen

Bei den mediastinalen Keimzelltumoren unterscheidet man vereinfacht die
— benignen differenzierten Teratome,
— die Seminome und
— die nichtseminomatösen Keimzellkarzinome.

In allen Fällen müssen die β-HCG- und AFP-Spiegel (humanes β-Choriongonadotropin- und α-Fetoprotein-Spiegel) bestimmt werden. Die exakte Untersuchung der Gonaden (einschließlich der Sonographie) ist unerlässlich, um sicher zwischen einem primär extragonadal gelegenen Tumor und Metastasen eines gonadalen Keimzelltumors zu unterscheiden.

Benigne differenzierte Teratome

Bei den differenzierten gutartigen Teratomen finden sich in ca. 75 % Verkalkungen. Wenn die Prozesse zystisch sind und Haare und/oder Zähne enthalten, werden sie als Dermoidzysten bezeichnet. Oft handelt es sich um Zufallsbefunde. Bei diesen gutartigen Teratomen ist mit der Operation die Behandlung abgeschlossen.

Seminome

Die mediastinalen Seminome sind meist fortgeschritten, sodass die Operation dann nur noch diagnostischen Charakter hat und allenfalls eine Teilentfernung des Tumors ermöglicht. Meist liegen die Tumormarker im Normbereich, eine geringe Erhöhung des β-HCG-Wertes ist jedoch in einem niedrigen Prozentsatz der Fälle möglich. Hohe β-HCG- und erhöhte AFP-Spiegel sprechen gegen ein reines Seminom, die Behandlung erfolgt dann wie bei den nichtseminomatösen malignen Keimzelltumoren.

Beim reinen, nichtmetastasierenden Seminom führt die alleinige Strahlentherapie in einem hohen Prozentsatz zu einer Vollremission. Es werden 5-Jahres-Überlebensraten von 58–82 % erzielt. Beim lokal sehr weit fortgeschrittenen oder metastasierenden mediastinalen Seminom behandeln wir wie beim metastasierenden gonadalen Seminom sehr erfolgreich mit der systemischen Chemotherapie (▶ Kap. 61).

Nichtseminomatöse Keimzelltumoren

Bei den nichtseminomatösen malignen Keimzelltumoren (maligne Teratome mit verschiedenen Subtypen) ist die primäre Chemotherapie mit cisplatinhaltigen Kombinationen indiziert, die wie bei primär gonadalem Sitz in einem sehr hohen Prozentsatz (>80 %) zur Remission führt (Gerl et al. 1994). Einzelheiten zur Wahl und Durchführung der Chemotherapie sind in ▶ Kap. 61 nachzulesen. Bei Männern mit malignem Teratom mit β-HCG-Erhöhung ist in ca. 30–50 % der Fälle eine Gynäkomastie erster Hinweis auf den Tumor. In einem großen Teil der Fälle sind die Tumormarker AFP und/oder β-HCG erhöht, die damit sehr gute Verlaufsparameter für die Effektivität der Chemotherapie darstellen.

27.2 Lungentumoren

Unter Lungentumoren versteht man primär in der Lunge entstandene oder metastatisch bedingte Neubildungen unterschiedlicher Histologie. Bei den primären Lungentumoren überwiegen bei weitem die epithelialen Tumoren und von diesen wiederum die verschiedenen Typen des Lungenkarzinoms, auf die im Folgenden besonders eingegangen wird. Bei den seltenen gutartigen Papillomen und Adenomen sind alleinige operative Maßnahmen ausreichend. Die vom Mesothel ausgehenden Tumoren werden im ▶ Abschn. 27.3.1 besprochen. Bei den ebenfalls seltenen primär pulmonalen Weichteilsarkomen erfolgt die Behandlung wie bei den extrapulmonal gelegenen.

> ❗ Bei Lungenmetastasen richtet sich das therapeutische Konzept nach den jeweils für den Primärtumor zutreffenden Richtlinien.

27.2.1 Lungenkarzinom

Epidemiologie

Unter dem Begriff Lungenkarzinom (LK) werden maligne epitheliale Lungentumoren unterschiedlicher Histologie zusammengefasst. In der ◘ Übersicht 27-1 sind die wichtigsten Typen des LK in Anlehnung an die Klassifizierung der WHO aufgeführt. Das LK ist der häufigste bösartige Tumor des Mannes, während es in der Häufigkeit bei Frauen jetzt bereits an der 3. Stelle steht.

> **Übersicht 27-1**
> **Histologische Klassifizierung der Lungenkarzinome in Anlehnung an die WHO**
>
> 1. Plattenepithelkarzinom
> 2. (Kombiniertes) kleinzelliges Karzinom
> 3. Adenokarzinom
>   a) azinär
>   b) papillär
>   c) bronchioloalveolär
>   d) solides Karzinom mit Schleimbildung
>   e) andere
> 4. Adenosquamöses Karzinom
> 5. Großzelliges Karzinom
>   a) großzelliges neuroendokrines Karzinom
>   b) klarzelliges Karzinom
>   c) basaloides Karzinom
>   d) lymphoepitheliales Karzinom
> 6. Pleomorphes sarkomatoides Karzinom
> 7. Karzinoidtumoren
>   a) typisch
>   b) atypisch
> 8. Bronchialdrüsenkarzinom
>   a) adenoidzystisches Karzinom
>   b) mukoepidermoides Karzinom
> 9. Andere Karzinom

Im Jahr 2002 starben in Deutschland 28.724 Männer und 10.953 Frauen an bösartigen Lungentumoren, die damit 7,4 % bzw. 2,4 % aller Todesfälle verursachten. Während in den westlichen Bundesländern in den letzten Jahren die standardisierte Mortalitätsrate durch das LK bei Männern konstant blieb und jetzt sogar leicht abfällt, steigt sie bei Frauen weiter kontinuierlich an (Becker u. Wahrendorf 1998; Statistisches Bundesamt März 2004).

> ❗ **Es besteht eine enge Beziehung zwischen Dauer und Menge des Rauchens und der Häufigkeit eines LK.**

Bei über 40 „Packungsjahren" steigt das Risiko für ein LK im Vergleich zu einem Nichtraucher um das 11fache. Rauchen verursacht etwa 85 % aller Lungenkarzinome, während pulmotrope Karzinogene, Luftverschmutzung und andere Faktoren zusammen nur ca. 15 % ausmachen (Häußinger u. Kohlhäufel 2000).

◘ **Tabelle 27-5.** Lungenkarzinom (*LK*): Häufigkeit der verschiedenen histologischen Typen, Sammelstatistik (n = 2106)

Histologischer Typ	Relative Häufigkeit [%] (Mittelwertbereich)
Kleinzelliges LK	21,1 (17–29)
Nichtkleinzelliges LK	75,8 (65–83)
Plattenepithelkarzinom	35,7 (33–38)
Adenokarzinom[a]	27,9 (23–29)
Großzelliges LK	12,2 (9–15)
Andere Formen[b]	3,0 (0–6)

[a] Einschließlich bronchioloalveolärem Karzinom.
[b] Einschließlich Tumoren mit gemischter Histologie.

Klassifikation

Der überwiegende Anteil der Lungenkarzinome lässt sich den 4 Hauptgruppen, nämlich dem kleinzelligen LK, dem Plattenepithel- und dem Adenokarzinom sowie dem großzelligen LK zuordnen. In Abhängigkeit von der untersuchten Patientenpopulation kann der Anteil der einzelnen Typen erheblich schwanken. In ◘ Tabelle 27-5 ist die Häufigkeitsverteilung dargestellt, wie sie sich aus der Zusammenfassung von 4 größeren Studien mit insgesamt 2106 Patienten ergibt (Schalhorn u. Sunder-Plassmann 2000). Das Geschlecht scheint die Häufigkeit bestimmter Typen des LK zu beeinflussen: Bei Männern überwiegt bisher noch das Plattenepithelkarzinom mit 55 %, während es sich bei Frauen relativ häufig um ein Adenokarzinom handelt. Eine relative Häufung des Adenokarzinoms findet sich auch bei Nichtrauchern, während bei Rauchern das Plattenepithelkarzinom und das kleinzellige LK überwiegen. Der Anteil von Mischtumoren, in denen sich gleichzeitig verschiedene histologische Strukturen nachweisen lassen, wird mit zunehmend verfeinerten histochemischen Methoden in Zukunft wahrscheinlich ansteigen. Weltweit nimmt der Anteil der Adenokarzinome im Verhältnis zu den Plattenepithelkarzinomen zu.

27.2.2 Biologisches Verhalten

Vom biologischen Verhalten her bestehen große Unterschiede zwischen dem kleinzelligen LK und der Gruppe der nichtkleinzelligen Lungenkarzinome (Plattenepithel-, Adeno- und großzelliges LK), die das therapeutische Vorgehen entscheidend beeinflussen.

Kleinzelliges Lungenkarzinom

Tumorwachstum. Das kleinzellige LK ist durch ein sehr rasches Wachstum mit einer kurzen Tumorverdopplungszeit von im Mittel 55 Tagen gekennzeichnet (Strauss et al. 1983). Bei Primärdiagnose befinden sich bereits $^2/_3$–$^3/_4$ der Patienten mit kleinzelligem LK in lokal fortgeschrittenen Stadien, und in ca. 40% der Fälle lassen sich mit differenzierten Methoden bereits Fernmetastasen nachweisen. Ohne spezifische Therapie beträgt die mediane Überlebenszeit bei Limited Disease (Definition ▶ Abschn. 27.2.3) nur 14 Wochen und bei Extensive Disease nur 7 Wochen (Livingston 1980).

Peptidproduktion und paraneoplastische Syndrome. Neben der neuronenspezifischen Enolase (NSE) können die Zellen des kleinzelligen LK in einem relativ hohen Prozentsatz Peptidhormone (u. a. ACTH, ADH, Calcitonin, Parathormon) bilden, die in Einzelfällen über ein paraneoplastisches Syndrom zur Tumordiagnose führen (Carbone 1997).

Ansprechen auf Chemotherapie. Bedingt durch die rasche Proliferation spricht das kleinzellige LK sehr gut auf die Chemotherapie an. In der Literatur werden für mehr als 15 Substanzen Remissionsraten von wenigstens 20% angegeben (Livingston 1980; Schalhorn 2002). Mit Remissionsraten um 40% haben besonders die **Anthrazykline** (Adriamycin und Epirubicin), **Cyclophosphamid, Etoposid, Ifosfamid, Methotrexat, Paclitaxel, Topotecan, Vincristin** und **VM-26** klinische Bedeutung erlangt. Vindesin und Cisplatin wurden überwiegend bei bereits vorbehandelten Patienten angewandt, sodass sie mit Remissionsraten um 15% ebenfalls zu den effektiven Substanzen zählen. Von den neueren Substanzen erwies sich Topotecan auch in der Second-line-Therapie als effektiv, da es im **Rezidiv** nach primären Ansprechen noch einmal in über 30% zu einer erneuten Remission führte (Ardizzoni et al. 1997).

Da mit der Monotherapie nur selten eine Vollremission, die alleine die Chance auf ein längeres krankheitsfreies Überleben bietet, erzielt wird und da zudem die so erzielten Remissionen meist nur kurz anhalten, ist in der überwiegenden Mehrzahl der Fälle eine **Kombinationschemotherapie** indiziert, auf die weiter unten eingegangen wird.

Nichtkleinzelliges Lungenkarzinom

Tumorwachstum. Die Gruppe der nichtkleinzelligen Lungenkarzinome (NKLK) ist meist durch ein langsameres Tumorwachstum mit oft längeren Tumorverdopplungszeiten von über 100 Tagen gekennzeichnet (Strauss et al. 1983). Im Einzelfall kann sich das nichtkleinzellige LK aber fast so maligne wie ein kleinzelliges LK verhalten. Bei fortgeschrittener Erkrankung liegt die mediane Überlebenszeit ohne spezifische Therapie im Bereich von Wochen bis wenigen Monaten.

Ansprechen auf die Chemotherapie. In der Monotherapie führten nur einzelne Substanzen, die bereits vor 1990 zur Verfügung standen, zu Remissionen. Die Remissionsraten schwanken erheblich, wobei das Stadium der Erkrankung und der Allgemeinzustand die Ergebnisse entscheidend beeinflussen. Mit mittleren Remissionsraten von wenigstens 15% gelten auch heute noch **Ifosfamid, Cisplatin, Mitomycin C** und **Vindesin** als effektiv, während für Adriamycin, Carboplatin und Vepesid in der Monotherapie nur Remissionsraten um 10% angegeben werden (Schalhorn 2002; Schalhorn u. Sunder-Plassmann 2000).

In den letzten Jahren wurde die Chemotherapie des fortgeschrittenen NKLK durch die Entwicklung neuer Substanzen erheblich bereichert, die in der Monotherapie in zahlreichen Studien zu Remissionsraten um 20% führen und die in der Mehrzahl meist gut verträglich sind. **Gemcitabine** und **Vinorelbin** haben ebenso wie die Taxane **Docetaxel** und **Paclitaxel** bereits eine große klinische Bedeutung erlangt (Schalhorn 2002). Ein Vorteil dieser neuen Substanzen liegt darin, dass die Verträglichkeit vergleichsweise gut ist und dass etwaige Toxizitäten i. Allg. gut steuerbar sind.

Cave
Eine antiallergische Therapie mit Dexamethason, H_1- und H_2-Rezeptorenblockern beim Paclitaxel und Dexamethason beim Docetaxel ist zwingend erforderlich.

Früher wurde der Wert der Chemotherapie in der Behandlung des NKLK oft in Frage gestellt, obwohl immer wieder Patienten von einer Chemotherapie durch eine Remission und besonders durch eine klinische Besserung erheblich profitierten. Erst durch eine Metaanalyse von 52 randomisierten Studien und z. B. die Studie von Cullen et al. (1999), in der die sog. MIC-Therapie-Kombination mit einer alleinigen „best supportive care" verglichen wurde, konnte eindeutig belegt werden, dass cisplatinhaltige Kombinationschemotherapien das Überleben signifikant verlängern (Anderson et al. 2000; Non-small Cell Lung Cancer Collaborative Group 1995). Die mediane Überlebenszeit stieg in der Studie von Cullen et al. von 4,8 auf 6,9 Monate an, und in beiden Studien konnte nach einem Jahr eine um 10% höhere Überlebensrate nachgewiesen werden. Weitere jüngere randomisierte Studien belegen eindeutig, dass selbst Monotherapien in der Lage sind, das Überleben der Patienten signifikant zu verlängern und/oder krankheitsbedingte Symptome und die Lebensqualität eindeutig zu verbessern (Shepherd et al. 2000; The Elderly Lung Cancer Vinorelbine Italian Study Group 1999). Die Frage nach der optimalen Therapie ist weiter offen.

> **Praxistipp**
> Wichtig ist, dass verschiedene effektive Protokolle zur Verfügung stehen, die unter Berücksichtigung von Patientencharakteristika, Praktikabilität und persönlicher Erfahrung ausgewählt werden müssen (Schalhorn 2002).

27.2.3 Stadieneinteilung

Diagnostik und Staging

Für die exakte Therapieplanung ist bei jeder Form des Lungenkarzinoms eine genaue Kenntnis der Tumorausbreitung von entscheidender Bedeutung. Neben Sicherung des Primärtumors mit exakter histologischer Differenzierung sind bildgebende Verfahren zur Beurteilung des Mediastinums, der Leber, der Nebennieren und des Skelettsystems unerlässlich. Im möglichen Stadium Limited Disease ist beim kleinzelligen LK mit unauffälligem Skelettszintigramm eine Knochenbiopsie (Jamshidi-Punktion) und ein CT des Schädels zu fordern. Sind Tumormarker wie das CEA und CYFRA 21-1 und/oder die NSE und/oder Pro-GRP (Pro-Gastrin-releasing-Peptide) – die beiden letzteren beim kleinzelligen LK – erhöht, sind sie gute Parameter für den Verlauf der Erkrankung bzw. für die Effektivität der Therapie.

TNM-Staging und Therapieplanung. In ◘ Tabelle 27-6 ist das „Staging" des LK nach dem TNM-System dargestellt (Sobin u. Wittekind 1997). Unter Berücksichtigung von T, N und M (Tumor, Lymphknoten, Metastasen) lässt sich das LK einem bestimmten Stadium zuordnen (◘ Tabelle 27-7), was zwingende Voraussetzung für die Therapieplanung beim nichtkleinzelligen LK ist.

> ! Für die Therapieplanung des kleinzelligen LK ist nach wie vor die Einteilung in Limited bzw. Extensive Disease sehr wichtig (◘ Tabelle 27-8), wenngleich primär auch die Stadiierung nach dem TNM-System vorgenommen werden sollte.

Für die Wahl der Therapie ist auch der Allgemeinzustand des Patienten von großer Bedeutung. Er wird am besten mittels des Karnofsky-Index (◘ Tabelle 27-9) erfasst.

27.2.4 Therapie

Kleinzelliges Lungenkarzinom

> ! Wegen der raschen und frühzeitigen Metastasierung sind alleinige lokale Maßnahmen wie Operation und/oder Strahlentherapie beim kleinzelligen LK i. Allg. kontraindiziert. Die Chemotherapie steht im Therapiekonzept an erster Stelle.

Langzeitergebnisse der Kombinationschemotherapie

Im Allgemeinen werden 2–3 der bereits in der Monotherapie effektiven Substanzen kombiniert. Bei nicht vorbehandelten Patienten im Stadium Limited Disease werden heute mit den verschiedenen Kombinationschemotherapien (± lokaler Nachbestrahlung) Remissionsraten von 70–95 %, einschließlich 40–80 % kompletter Remissionen erzielt. Die mediane Überlebenszeit steigt auf 10–15 Monate, bei Patienten mit Vollremission sogar auf bis zu 20 Monate an; nach 1 Jahr überleben noch 40–90 % der Patienten. Die Langzeiterfolge sind aber auch bei Limited Disease immer noch nicht befriedigend, erst in bis zu 10 % der Fälle kann mit einer Langzeitremission (über 2–3 Jahre hinaus) und mit einer möglichen Heilung gerechnet werden.

Bei Extensive Disease liegen die Remissionsraten mit 50–90 % ebenfalls noch recht hoch, die Zahl der klinischen Vollremissionen liegt jedoch nur zwischen 20 und 50 %. Die mediane Überlebenszeit steigt auf 7–10 Monate, die 1-Jahres-Überlebensrate auf 20–40 % an (Schalhorn 2002). Selbst nach Erreichen einer Vollremission werden Langzeitremissionen in den fortgeschrittenen Krankheitsstadien leider nur in sehr wenigen Einzelfällen erzielt.

Intensivierte Chemotherapie und Stammzellsupport

Eine Intensivierung der Chemotherapie (noch ohne Stammzellsupport) führte bisher nicht zu besseren Langzeitergebnissen. Auch die Hochdosistherapie mit nachfolgender Transfusion autologer Stammzellen kann die Prognose nicht eindeutig verbessern. Vergleichsweise günstige Ergebnisse an sehr kleinen Fallzahlen dürfen nicht überbewertet werden, da es sich jeweils um hoch selektierte Patienten mit sehr günstigen Prognosekriterien handelt.

In der ◘ Tabelle 27-10 sind verschiedene Zytostatikakombinationen aufgeführt, deren Effektivität an größeren Fallzahlen bewiesen wurde. Bisher gibt es immer noch keinen Beweis für die Überlegenheit einer bestimmten Chemotherapiekombination. Vor allem im Stadium Limited Disease scheint jedoch die Kombination Cisplatin/Etoposid der Kombination Epirubicin/Cyclophosphamid/Vincristin überlegen zu sein (Sundstrøm 2002). Die Patienten mit Extensive Disease gezeigte Überlegenheit von Irinotecan/Cisplatin gegenüber Cisplatin/Etoposid bedarf noch einer Bestätigungsstudie (Noda 2002). Entscheidend ist sicher, dass gerade zu Beginn konsequent und ausreichend intensiv behandelt wird. Die Wahl der Therapie wird auch von der Praktikabilität, der Verträglichkeit und den jeweils spezifischen Nebenwirkungen der Einzelsubstanzen beeinflusst. Die oft gravierenden möglichen Toxizitäten der Zytostatika müssen beachtet werden.

◘ Tabelle 27-6. „TNM-Staging" des Lungenkarzinoms. (Nach Sobin u. Wittekind 1997)

T – Primärtumor

T_x	Primärtumor kann nicht beurteilt werden bzw. Nachweis von malignen Zellen im Sputum oder bei Bronchialspülungen, jedoch Tumor weder radiologisch noch bronchoskopisch sichtbar
T_0	Kein Anhalt für Primärtumor
T_{is}	Carcinoma in situ
T_1	Tumor 3 cm oder weniger in größter Ausdehnung, umgeben von Lungengewebe oder viszeraler Pleura, kein bronchoskopischer Nachweis einer Infiltration proximal eines Lappenbronchus (Hauptbronchus frei)
T_2	Tumor mit einem der folgenden Kennzeichen hinsichtlich Größe und Ausbreitung: – > 3 cm in größter Ausdehnung – mit Befall des Hauptbronchus, 2 cm oder weiter distal der Carina – Infiltration der viszeralen Pleura – assoziierte Atelektase oder obstruktive Entzündung bis zum Hilus, aber nicht der ganzen Lunge
T_3	Tumor jeder Größe mit direkter Infiltration einer der folgenden Strukturen: Brustwand, Zwerchfell, mediastinale Pleura, parietales Perikard oder Tumor im Hauptbronchus weniger als 2 cm distal der Carina, aber Carina selbst nicht befallen oder Tumor mit Atelektase oder obstruktiver Entzündung der ganzen Lunge
T_4	Tumor jeder Größe mit Infiltration einer der folgenden Strukturen: Mediastinum, Herz, große Gefäße, Trachea, Ösophagus, Wirbelkörper, Carina oder getrennte(r) Tumorknoten im gleichen Lappen oder Tumor mit malignem Pleuraerguss

N – Regionäre Lymphknoten

N_x	Regionäre Lymphknoten können nicht beurteilt werden
N_0	Keine regionären Lymphknotenmetastasen
N_1	Metastasen in ipsilateralen peribronchialen Lymphknoten und/oder ipsilateralen Hiluslymphknoten (einschließlich einer direkten Ausbreitung des Primärtumors)
N_2	Metastasen in ipsilateralen mediastinalen und/oder subkarinalen Lymphknoten
N_3	Metastasen in kontralateralen mediastinalen Hilus-, ipsi- oder kontralateralen Skalenus- oder supraklavikulären Lymphknoten

M – Metastasen

M_x	Das Vorliegen von Metastasen kann nicht beurteilt werden
M_0	Keine Fernmetastasen
M_1	Fernmetastasen (beinhaltet auch pulmonale Metastasen außerhalb des primär Tumor-tragenden Lappens

❗ **Cave**
Alle im Folgenden aufgeführten Therapien dürfen nur bei ausreichender onkologischer Erfahrung mit Kenntnis der relevanten Nebenwirkungen und ihrer Vermeidung bzw. Behandlung durchgeführt werden.

Besonderheiten einzelner Therapien

Folgende Besonderheiten sind bei bestimmten Therapieprotokollen zu berücksichtigen:

– Von der Kombination aus **Adriamycin, Cyclophosphamid** und **Oncovin** = **Vincristin** existieren zahlreiche Modifikationen, die in der Literatur unter dem Begriff **ACO** oder **CAV** aufgeführt werden (Livingston 1980, 1988; Schalhorn 1985; Seeber et al. 1983). Die in ◘ Tabelle 27-9 angegebene Form liegt mit einer Cyclophosphamiddosis von 750 mg/m²KO in einem vergleichsweise noch relativ gut verträglichen Bereich, von manchen Autoren werden auch 1000 mg/m²KO als Dosis angegeben. Während in einem Teil der ursprünglichen Protokolle Vincristin an den Tagen 1, 8 und 15 gegeben wird, beinhalten neuere Protokolle oft nur die Einmalgabe am 1. Tag. Aus Gründen der Praktikabilität und zum Hinausschieben der **Vincristinpolyneuropathie** verzichten wir heute i. Allg. auf die Vincristininjektion an den Tagen 8 und 15.

◘ **Tabelle 27-7.** Stadiengruppierung unter Berücksichtigung von T, N, M. (Nach Sobin u. Wittekind 1997)

Stadien	TNM-Klassifizierung		
Okkultes Karzinom	T_x	N_0	M_0
Stadium IA	T_1	N_0	M_0
Stadium IB	T_2	N_0	M_0
Stadium IIA	T_1	N_1	M_0
Stadium IIB	T_2	N_1	M_0
	T_3	N_0	M_0
Stadium IIIA	T_1	N_2	M_0
	T_2	N_2	M_0
	T_3	$N_{1,2}$	M_0
Stadium IIIB	jedes T	N_3	M_0
	T_4	jedes N	M_0
Stadium IV	jedes T	jedes N	M_1

◘ **Tabelle 27-8.** Einteilung des kleinzelligen Lungenkarzinoms in die Stadien Limited Disease und Extensive Disease

Limited Disease	Extensive Disease
Erkrankung auf eine Thoraxhälfte begrenzt	jedes Stadium, das nicht unter Limited Disease fällt
± Befall ipsilateraler oder kontralateraler mediastinaler oder supraklavikulärer Lymphknoten	Nachweis von Fernmetastasen
± ipsilateraler Pleuraerguss, unabhängig von der Zytologie	
Stadium I–IIIB nach dem TNM-System	Stadium IV nach dem TNM-System

◘ **Tabelle 27-9.** Aktivitätsindex (nach Karnofsky)

Definition	[%]	Kriterien
Patient hat eine normale Aktivität: keine besondere Pflege erforderlich	100	normal, keine Klagen, keine Krankheitszeichen nachweisbar
	90	normale Aktivität, geringfüge Befunde oder Symptome der Krankheit
	80	normale Aktivität mit Anstrengung, einzelne Symptome oder Befunde
Arbeitsunfähig; Leben im häuslichen Milieu möglich; die meisten persönlichen Bedürfnisse können selbst verrichtet werden, gelegentliche Unterstützung erforderlich	70	Patient sorgt für sich, ist aber nicht zu regelmäßiger Arbeit in der Lage
	60	gelegentliche Hilfe erforderlich, die meisten Bedürfnisse können selbst erledigt werden
	50	beträchtliche Unterstützung und häufige Arztbesuche notwendig
Patient ist nicht in der Lage, sich selbst zu versorgen; benötigt Betreuung auf einer Pflegestation oder im Krankenhaus; rasche Progression der Erkrankung möglich	40	regelmäßig besondere Pflege und Unterstützung erforderlich
	30	stark geschwächt, Krankenhausaufnahme indiziert; Zustand noch nicht bedrohlich
	20	sehr krank, Krankenhauseinweisung und sofortige stützende therapeutische Maßnahmen erforderlich
	10	moribund, letaler Prozess rasch fortschreitend
	0	Tod

◘ **Tabelle 27-10.** Protokolle zur Chemotherapie des kleinzelligen Lungenkarzinoms

ACO-I nach Livingston (1980, 1988) und Seeber et al. (1983)		
Adriamycin	60 mg/m²KO i.v.	Tag 1
Cyclophosphamid[a]	750 mg/m²KO i.v.	Tag 1
Oncovin (= Vincristin)	≤ 2 mg i.v.	Tag 1
Vincristindosis altersabhängig: ≤ 50 Jahre: 2 mg; ≤ 60 Jahre: 1,5 mg; > 60 Jahre: 1 mg		
Wiederholung alle 3 Wochen		
ACE-Kombination nach Klastersky et al. (1985)		
Adriamycin	45 mg/m²KO i.v.	Tag 1
Cyclophosphamid[a]	1000 mg/m²KO i.v.	Tag 1
Etoposid	80 mg/m²KO i.v.	Tage 1–3
Wiederholung alle 3 Wochen unter Berücksichtigung der Blutbildwerte		
EPICO-Therapie nach Drings et al. (1986)		
Epirubicin	70 mg/m²KO über 15–30 min i.v.	Tag 1
Cyclophosphamid[a]	1000 mg/m²KO über 30 min i.v.	Tag 1
Oncovin (= Vincristin)	2 mg i.v.	Tag 1
Wiederholung alle 3 Wochen unter Berücksichtigung des Blutbildes		
Cisplatin/Etoposid nach Natale et al. (1979)		
Cisplatin	90 mg/m²KO i.v. (Kurzinfusion)	Tag 1
Etoposid	100 mg/m²KO i.v. (1-h-Infusion)	Tage 1–3
Wiederholung alle 3 Wochen bzw. nach Normalisierung der Blutwerte		
Carboplatin/Etoposid nach Schiller et al. (2002)		
Carboplatin[b]	300 mg/m²KO i.v. (Kurzinfusion)	Tag 1
Etoposid	120 mg/m²KO i.v. (1-h-Infusion)	Tage 1–3
Wiederholung alle 3 Wochen bzw. nach Normalisierung der Blutwerte		
Topotecan (second-line) nach Huber et al. (2000)		
Topotecan	1,25 mg/m²KO i.v. (30-min-Infusion)	Tage 1–5
Wiederholung alle 3 Wochen bzw. nach Normalisierung der Blutwerte		

[a] Zur Vermeidung einer sog. Endoxanzystitis wird eine i.v.-Gabe von Mesna zur Stunde 0, 4 und 8 nach der Cyclophosphamidtherapie empfohlen. Die Einzeldosis von Mesna beträgt jeweils 20% der Cyclophosphamiddosis. Die 2. und/oder 3. Mesnadosis kann auch oral gegeben werden. Wegen der verzögerten und inkompletten Resorption beträgt die Mesnadosis dann jeweils 40% der Cyclophosphamiddosis und wird bereits nach 2 bzw. 6 h gegeben.
[b] Dosierung heute meist nach Ziel-AUC 5–6, Berechnung über „Calvert-Formel", ▶ Tabelle 27-11 (Calvert et al. 1989).

— Die unter höheren **Cyclophosphamid- und Ifosfamiddosen** mögliche **hämorrhagische Zystitis** kann durch die Gabe von **Mesna** verhindert werden, sodass wir heute nach jeder i.v.-Gabe von Cyclophosphamid oder Ifosfamid Mesna zum Blasenschutz geben. Die zweite und dritte Mesnagabe kann heute auch oral erfolgen.
— Die von Drings angegebene **EPICO-Therapie** (Drings et al. 1986) steht mit einer Cyclophosphamiddosis von 1000 mg/m²KO zwischen der hier angegebenen ACO-I- und der wegen seiner toxischen Nebenwirkungen nicht mehr aufgeführten ACO-II-Therapie. Die ACE-Kombination (Klastersky et al. 1985) und Cisplatin/Etoposid sind für uns neben den verschiedenen ACO-Modifikationen eine besonders bevorzugte Chemotherapie, v.a. im Stadium Limited Disease.
— Auch wenn die neuen HT_3-Rezeptor-Antagonisten zu einer weitgehenden Reduktion des cisplatinbedingten Erbrechens führen, wählen wir im metastasierten

Stadium **cisplatinhaltige Kombinationen** wegen möglicher nephro- und neurotoxischer Nebenwirkungen und der notwendigen forcierten Diurese mit genauer Flüssigkeits- und Elektrolytbilanzierung oft nicht als Primärtherapie. Da mit Cisplatin/Etoposid auch bei einem Rückfall oder primär nicht ausreichendem Ansprechen bei ausgewählten Patienten noch in ca. 30 % eine Remission erzielt wird, kann diese Therapie dann zum Einsatz gelangen. Bei der Kombination mit simultaner Strahlentherapie im limitierten Stadium ist jedoch Cisplatin/Etoposid v. a. wegen der geringeren lokalen Toxizität Anthrazyklin-haltigen Kombinationen vorzuziehen. Cisplatin kann ggf. durch das ebenfalls effektive Carboplatin ersetzt werden (Schalhorn u. Sunder-Plassmann 2000), das kaum nephro- oder neurotoxisch, dafür aber etwas knochenmarktoxischer ist.

- Üblicherweise wurde **Carboplatin** bisher in Kombinationstherapien mit 300 mg/m²KO als Kurzinfusion (30 min) an Tag 1 in jedem Zyklus gegeben. Nachdem eine sehr enge Korrelation zwischen der Nierenfunktion und möglichen toxischen Nebenwirkungen des Carboplatins auf das Knochenmark besteht, sollte heute die Carboplatindosis unter Berücksichtigung der Nierenfunktion und einer AUC-Zielgröße nach den Angaben von Calvert et al. (1989) berechnet werden. Die angestrebte AUC, also die „area under the concentration curve", richtet sich nach der klinischen Situation (Tabelle 27-11).

Rezidivtherapie

Kommt es nach einer primären Remission erst nach einer längeren Therapiepause (>1 Jahr?) zu einem Rückfall, kann erneut die ursprüngliche Therapie eingeleitet werden. Führt die primäre Chemotherapie nicht zu einem Ansprechen, oder kommt es rasch (innerhalb von 3 Monaten) unter einer noch laufenden oder erst kurz beendeten Chemotherapie zu einem erneuten Progress, muss auf eine andere Therapie mit noch nicht genutzten Substanzen gewechselt werden. Bei ausreichender Knochenmarkfunktion kann **Topotecan** gewählt werden, das in der Second-line-Therapie primär sensitiver kleinzelliger Lungenkarzinome (KLK) immerhin in 38 % der Fälle eine erneute Remission ermöglicht und selbst bei primär progredienter Erkrankung vereinzelt eine Remission induziert (Ardizzioni et al. 1997; ▶ Tabelle 27-10). In einer randomisierte Studie war eine Topotecanmonotherapie (Remissionsrate 24,3 %, mediane Überlebenszeit 24,7 Wochen) mindestens so effektiv wie die Kombination aus Adriamycin/Cyclophosphamid/Oncovin, die zu 17,3 % bzw. 22 Wochen führte (von Pawel et al. 1999). Huber et al. (2000) zeigten zudem, dass 1,25 mg/m²KO Topotecan an den Tagen 1–5 zu den gleichen Ergebnissen führt wie die bisherige Standarddosis von 1,5 mg/m²KO. Durch diese etwas niedrigere Topotecandosis kann die Häufigkeit der KM(Knochenmark)-Toxizität gesenkt werden.

> **Praxistipp**
> Selbst bei den Patienten mit Limited Disease eines KLK wird im Laufe der Zeit in ca. ≥ 90 % der Fälle eine Resistenz auch gegenüber den intensiveren Therapieprotokollen eintreten. Bei primärem Progress oder Rezidiv/Progress innerhalb von 3 Monaten wird man auf eine Chemotherapie ganz verzichten und die palliativen Maßnahmen ganz in den Vordergrund stellen müssen. Alternativ können die Patienten bei gutem Allgemeinzustand in Studien mit neuen Substanzen oder Protokollen eingeschlossen werden.

Therapieplan im Stadium Limited Disease

Primäre Operation mit adjuvanter Chemotherapie

Bei einem kleinen peripher gelegenen Primärtumor ohne hilären oder mediastinalen LK(Lymphknoten)-Befall (T_1/N_0; T_2/N_0, T_1/N_1) kann primär operiert werden (meist Lobektomie). In allen Fällen müssen anschließend 4–6 Zyklen einer adjuvanten Chemotherapie folgen. Immerhin können mit diesem Vorgehen 3-Jahres-Überlebensraten von über 30 % erzielt werden. In allen anderen Fällen mit Limited Disease ist die primäre Chemotherapie und Strahlentherapie mit einem der oben genannten Protokolle indiziert.

Tabelle 27-11. Berechnung der Carboplatindosierung (Calvert-Formel, Calvert et al. 1989)

Klinische Situation	Ziel-AUC [mg/ml/min]
Carboplatinmonotherapie, keine Vorbehandlung	5–7
Carboplatinmonotherapie, myelosuppressiv vorbehandelt	4–6
Carboplatinkombinationen in Standarddosierungen, keine Vorbehandlung	4–6
Berechnung der notwendigen Carboplatindosis nach Calvert: Dosis [mg] = AUC [mg/ml/min] · [GFR (ml/min) +25]	

AUC Area under the concentration curve; *GFR* glomeruläre Filtrationsrate.

Prophylaktische Strahlentherapie

Bei Vollremission bereits nach 2 oder 3 Zyklen kann im Intervall zwischen den Therapiezyklen die prophylaktische Strahlentherapie (PCI) des Schädels mit 30 Gy eingeschoben werden. Die PCI führt nicht nur zu einer eindeutigen Reduktion von späteren Hirnmetastasen, sondern steigert nach einer großen Metaanalyse bei diesen Patienten die Überlebensrate nach 3 Jahren signifikant um ca. 5 % (Aupérin et al. 1999).

Dauer der Chemotherapie

In der adjuvanten Situation oder bei klinischer Vollremission bereits unter der primären Chemotherapie, wird diese nach 4–6 Zyklen beendet, da bisher in keiner Studie ein Nutzen einer Erhaltungstherapie nachgewiesen wurde. Nach Erzielen einer Teilremission führt ein Wechsel auf eine andere Chemotherapie nur noch sehr selten zu einer Vollremission, sodass auch hier die Chemotherapie nach 4–6 Zyklen beendet wird. Zeigt ein Tumor nach 2 Therapiezyklen nicht bereits ein eindeutiges Ansprechen, muss allerdings auf eine andere Kombination gewechselt werden. Bei völlig fehlendem Ansprechen kann an der Richtigkeit der histologischen Diagnose gezweifelt werden. Das therapeutische Vorgehen muss dann neu überdacht werden und sich an das Vorgehen beim nichtkleinzelligen LK anlehnen (▶ unten).

Lokale Bestrahlung

Die lokale Bestrahlung ist fester Bestandteil der Therapie des kleinzelligen LK im Stadium Limited Disease, da sie nicht nur die Häufigkeit von Lokalrezidiven senkt, sondern nach 2 Metaanalysen auch die Langzeitprognose der Patienten verbessert (Busch et al. 2000). Eine frühe simultane Therapie ist der späten sequentiellen Bestrahlung vorzuziehen. In einer randomisierten Studie war dann die hyperfraktionierte Bestrahlungen der konventionellen Bestrahlungen überlegen (Turrisi et al. 1999; Takada et al. 2002).

Therapieplan im Stadium Extensive Disease

Chemotherapie, Auswahl des Therapieprotokolls

Bei Extensive Disease werden ebenfalls die oben genannten Zytostatikakombinationen angewandt. Angesichts des meist schlechteren Allgemeinzustandes und der häufigen Knochenmarkinfiltration muss mit stärkeren toxischen Nebenwirkungen gerechnet werden.

> ❗ Die Dosierungen der Therapieprotokolle dürfen besonders in diesem Stadium nicht schematisch gewählt werden, sondern müssen der Toxizität angepasst werden.

Strahlentherapie

Eine prophylaktische Schädelbestrahlung ist in diesen Stadien nicht indiziert. Über die lokale Nachbestrahlung des Primärtumors wird individuell unter Berücksichtigung des Gesamtverlaufs und der lokalen tumorbedingten Probleme entschieden.

Palliative Therapie

Bei primär oder sekundär nicht (mehr) ausreichendem Ansprechen kann in einem Teil der Fälle ein Wechsel auf eine andere Chemotherapie versucht werden. Meist müssen dann symptomatische Maßnahmen (Sauerstoff, Analgetika) im Vordergrund stehen. Bei Hämoptysen und/oder tumorbedingter Bronchialobstruktion kann die endoskopische Lasertherapie, ggf. ergänzt durch eine Lokalbestrahlung im „Afterloading-Verfahren" eine gute Palliation ermöglichen.

Nichtkleinzelliges Lungenkarzinom

Operative Therapie

In den Stadien I–IIIA sollte immer die Operation des Tumors angestrebt werden, da sie dem Patienten eine reelle Chance auf Heilung bietet. Nach den Daten von Präuer et al. (2000) beträgt die 5-Jahres-Überlebensrate im Stadium IA 80 %, im Stadium IB 40–50 % und fällt in den Stadien II und IIIA auf 30–40 % bzw. 10–35 % ab. In den Stadien IIIB und IV ist eine Operation des Primärtumors in kurativer Intention nicht mehr indiziert.

Strahlentherapie

Nach R0(vollständiger Resektion ohne jeden Tumorrest)-Resektion des LK bringt eine adjuvante Strahlentherapie in den Stadien I und II bisher keine Überlebensvorteile, sodass heute nur im Stadium IIIA nachbestrahlt wird. Ist eine Operation bei Patienten der Stadien I–IIIA aus internistischen Gründen und/oder technisch nicht (mehr) möglich, kann die „kurative' Strahlentherapie immerhin zu 3-Jahres-Überlebensraten von ca. 15 % führen (PORT Metaanalysis Group 1998; Busch et al. 2000).

Multimodale Therapie

Während in den operablen Stadien I und II sowie für das Stadium IV das therapeutische Vorgehen gut definiert ist, ist die Therapie besonders in den Stadien IIIA und IIIB derzeit in einem starken Wandel begriffen. Aber auch in den Stadien I und II wird in Studien der Stellenwert der multimodalen Therapie überprüft.

> **Praxistipp**
> Im Stadium IIIA führt eine präoperative Chemo- und Radiotherapie mit anschließender Operation möglicherweise zu besseren Langzeitergebnissen als die Operation mit nachfolgender adjuvanter Strahlentherapie. Eine große randomisierte Studie konnte auch einen Vorteil der adjuvanten Chemotherapie zeigen (The International Adjuvant Lung Cancer Trial Collaborative Group 2004).

Endgültige Sicherheit über das richtige Vorgehen werden erst laufende randomisierte Studien und Metaanalysen geben, in denen die verschiedenen Therapieansätze verglichen werden (Huber u. Schalhorn 2000).

Ist in den Stadien I–IIIA aus technischen oder internistischen Gründen eine Operation nicht mehr möglich, wurde bisher ebenso wie im Stadium IIIB nur bestrahlt. Nachdem erste Studien einen Anstieg der medianen Überlebenszeit durch die zusätzliche Chemotherapie im Vergleich zur Strahlentherapie alleine nachweisen, gilt heute auch in der Metaanalyse als gesichert, dass die Radiochemotherapie zu einem allerdings sehr moderaten und zeitlich leider nur begrenzen Anstieg des Überlebens führt. Die Frage der nach der optimalen Radiochemotherapie ist weiter offen. Daher sollten möglichst viele Patienten im Rahmen von Studien behandelt werden. Bei schlechtem Allgemeinzustand (AZ) und/oder gravierenden internistischen Begleiterkrankungen ist es weiterhin gerechtfertigt, in den inoperablen Stadien I–IIIB alleine zu bestrahlen.

Chemotherapie bei metastasierter Erkrankung (Stadium IV)

Auch wenn in Phase-II-Studien mit meist kleinen Fallzahlen oft beeindruckende Ergebnisse angegeben werden, lassen erst randomisierte Studien eine ausreichend sichere Bewertung und Einordnung eines neuen Zytostatikums und/oder einer neuen Kombination zu. In den letzten Jahren wurden zahlreiche Phase-III-Studien durchgeführt. Selbst wenn man nur Studien mit wenigstens 50 (meist >100) Patienten pro Therapiearm auswählt, konnten 23 randomisierte Studien (davon 21 ab 1994) mit zusammen knapp 10.000 Patienten ausgewertet werden. Bezüglich der Chemotherapie des fortgeschrittenen metastasierten nichtkleinzelligen LK lassen sich folgende Schlussfolgerungen ziehen (Schalhorn 2002):

- Mit einer Monochemotherapie, besonders mit den neuen Substanzen (Taxane, Gemcitabin und Vinorelbin), lassen sich in bis zu 20% der Fälle Remissionen erzielen.
- Platinhaltige Kombination ermöglichen besonders mit den Taxanen, Gemcitabin oder Vinorelbin Remissionsraten von 20–30%. Im Vergleich zu einer Monotherapie steigen die Remissionsraten oft signifikant an. Eine Standardtherapie, die allen anderen überlegen ist, kristallisierte sich bisher nicht heraus!
- Leider enthalten die Studien nicht nur Patienten mit metastasierter Erkrankung (Stadium IV), sondern immer auch Patienten mit dem Stadium IIIB. Remissionsraten >30% werden besonders dann erzielt, wenn der Anteil der Patienten mit dem Stadium IIIB hoch ist.
- Im direkten Vergleich zur Monotherapie wird die mediane Überlebenszeit durch moderne Kombinationen nur in einem Teil der Studien signifikant verlängert.
- Unter einer Monotherapie überleben die Patienten median 6–9 Monate, mit den Kombinationen werden bei Auswertung von 28 von 30 Studienarmen mediane Überlebenszeiten von 7–11 Monaten erzielt.
- In den Studien mit Vergleich von ≥2 verschiedenen Therapiekombinationen lassen sich keine signifikanten Unterschiede nachweisen, selbst wenn in die Studien teilweise mehr als 1000 Patienten aufgenommen wurden (Bonomi et al. 2000; Rodriguez et al. 2001; Scagliotti et al. 2000; Schiller et al. 2002).
- Kombinationen aus >2 Zytostatika bringen bisher keine Vorteile.
- Die Toxizitäten können in Abhängigkeit von den verschiedenen Zytostatika und von der gewählten Dosisintensität sehr unterschiedlich und oft gravierend sein.
- Wie bei der Auswertung der früheren Studien bereits beschrieben, haben praktisch nur Patienten in gutem AZ (Karnofsky-Index wenigstens 70%) eine Chance auf eine Remission (Anderson et al. 2000; Schalhorn 2002; Schalhorn u. Sunder-Plassmann 2000; Schiller et al. 2002).

Für die Indikation zu einer Chemotherapie und für deren Wahl lassen sich folgende Schlussfolgerungen ziehen:

- Am ehesten profitieren Patienten in einem guten bis sehr gutem AZ von einer Chemotherapie.
- Eine Kombinationstherapie ist indiziert, wenn der Patient relativ jung ist, sich in einem guten AZ befindet und/oder wenn die Erkrankung vergleichsweise rasch verläuft.
- Bei weniger gutem AZ, höherem Lebensalter und/oder langsamerem Tumorwachstum kann eine der modernen Monotherapien (◘ Tabelle 27-12) versucht werden.
- Die möglichen spezifischen Toxizitäten der Einzelsubstanzen und deren Kombinationen müssen bei jeder Therapieentscheidung auch unter Berücksichtigung der individuellen Patientensituation beachtet werden.
- Bei der Wahl der Therapie müssen zusätzlich Aspekte der Praktikabilität und natürlich auch die Kosten (direkte und indirekte!) berücksichtigt werden.

Die Entscheidung zu einer Chemotherapie wird auch heute noch individuell gefällt. Da Patienten in einem schlechten AZ mit einem Karnofsky-Index von 60% oder gar schlechter nur sehr selten von einer Chemotherapie profitieren (Schalhorn u. Sunder-Plassmann 2000), wird man im Gegensatz zum kleinzelligen LK überwiegend Patienten in gutem AZ behandeln.

Protokolle und Therapiewahl

In den ◘ Tabellen 27-12 und 27-13 sind mögliche Therapieprotokolle dargestellt. Die früher oft propagierte Cisplatin/Vindesin-Kombination haben wir wegen hoher Toxizität und das Ifosfamid-5-Tages-Protokoll wegen der gro-

◘ **Tabelle 27-12.** Protokolle zur Monochemotherapie beim nichtkleinzelligen Lungenkarzinom

Docetaxel[a]	75–100 mg/m²KO als Kurzinfusion	alle 3 Wochen
	35 mg/m²KO als Kurzinfusion	Tage 1, 8, 15, alle 3–4 Wochen
Gemcitabin	1250 mg/m²KO als 30-min-Infusion	Tage 1, 8, alle 3 Wochen
Paclitaxel[a]	175–200 mg/m²KO als 3-h-Infusion	alle 3 Wochen
	80–100 mg/m²KO als 3-h-Infusion	wöchentlich
Vinorelbin	25–30 mg/m²KO i.v.	wöchentlich
	30 mg/m²KO	Tage 1 und 8, alle 3 Wochen bei älteren Patienten

[a] **Cave:** Antiallergische Therapie vor Docetaxel und Paclitaxel ist zwingend erforderlich!

ßen zeitlichen Belastung der Patienten nicht mehr mit aufgenommen (Schalhorn u. Sunder-Plassmann 2000). Die sog. MIC-Therapie, also die Kombination aus Mitomycin C, Ifosfamid und Cisplatin wird besonders in den angelsächsischen Ländern angewandt (Cullen et al. 1988, 1999). Da Etoposid in der Monotherapie wenig effektiv ist und auch die Cisplatin/Etoposid-Kombination in einer neuen randomisierten Studie mit zusammen 599 Patienten eine überraschend niedrige Remissionsrate zeigt, verliert auch diese früher oft als eine Art Standard bezeichnete Therapie an Bedeutung (Bonomi et al. 2000).

> **Praxistipp**
> Derzeit bieten sich besonders *Zweier-Kombinationen* aus Cisplatin und Taxanen (Paclitaxel oder Docetaxel), Gemcitabin oder Vinorelbin an, die letztlich alle ähnlich effektiv sind.

Wegen der stärkeren Nebenwirkungen von Cisplatin (Nephrotoxizität, Neurotoxizität) und der notwendigen forcierten Diurese wird in den Kombinationen Carboplatin weiter an Bedeutung gewinnen und Cisplatin oft ersetzen können (Schalhorn 2002; Scagliotti et al. 2000; Schiller et al. 2002). Als eine der verschiedenen möglichen platinfreien Kombinationen haben wir zunächst Mitomycin C/Vinorelbin mit aufgenommen.

> **Praxistipp**
> Bei den *Monotherapien* haben bisher der Antimetabolit Gemcitabin, das semisynthetische Vincaalkaloid Vinorelbin und die Taxane Docetaxel und Paclitaxel die größte Bedeutung erlangt (◘ Tabelle 27-12).

Gerade die wöchentliche Applikation, die auch bei den Taxanen möglich ist, ermöglicht mit diesen 4 Substanzen zumeist sichere Therapien, da die möglichen Nebenwirkungen meist geringer ausgeprägt sind und die Therapie von der Dosis und den Intervallen her leicht adjustiert werden kann (Schalhorn 2002).

Wie bei allen Chemotherapien sind gute Kenntnisse zum Wirkmechanismus, zu den Durchführungsbestimmungen und zur Minimierung und ggf. Behandlung möglicher Nebenwirkungen zwingende Voraussetzung.

Überprüfung des Therapieeffekts

Nach 2–3 Behandlungszyklen sollte der Therapieeffekt überprüft werden. Eine Fortsetzung der Chemotherapie erscheint nur dann gerechtfertigt, wenn ein Ansprechen oder ein Stillstand bzw. eine klinische Besserung nachgewiesen wird. Über die Dauer der Chemotherapie liegen keine verbindlichen Richtlinien vor. Eine Behandlungsdauer von mehr als 6 Zyklen scheint aber i. Allg. nicht sinnvoll. Da in den fortgeschrittenen Fällen ein Therapieerfolg praktisch immer zeitlich begrenzt und eine Heilung leider nicht möglich ist, muss bei jeder Therapie zumindest eine Balance zwischen den positiven Wirkungen auf den Tumor und den unerwünschten toxischen Nebenwirkungen erzielt werden. Die in den ◘ Tabellen 27-12 und 27-13 aufgeführten Therapieprotokolle dürfen nicht als simple Kochrezepte aufgefasst werden. Bei jedem Therapiezyklus müssen die möglichen Nebenwirkungen bedacht und durch sorgfältige Planung und Durchführung so weit wie möglich vermieden werden, ohne dass es zu Einbußen an der erwünschten Effektivität kommt.

Vorgehen bei Progress

Kam es früher unter/nach einer der Chemotherapien eines nichtkleinzelligen LK zu einem primären oder sekundären Progress, stand praktisch keine wirksame Chemotherapie mehr zur Verfügung. Neue Untersuchungen zeigen, dass einige Patienten sehr wohl von einem Wechsel auf eine andere Chemotherapie profitieren können (Huisman et al. 2000). Naturgemäß schwanken die Ergebnisse in Abhängigkeit von der Patientenauswahl erheb-

Tabelle 27-13. Protokolle zur Kombinationschemotherapie beim nichtkleinzelligen Lungenkarzinom. Die Besonderheiten der jeweiligen Therapie ▶ Text

Cisplatin/Etoposid (Longeval et al. 1980)

Cisplatin	90 mg/m²KO als Kurzinfusion	Tag 1
Etoposid	120 mg/m²KO als 1-h-Infusion	Tage 1–3

Wiederholung alle 3 Wochen

Carboplatin/Etoposid

Carboplatin (AUC 6)	300 mg/m²KO als Kurzinfusion	Tag 1
Etoposid	120 mg/m²KO als 1-h-Infusion	Tage 1–3

Wiederholung alle 3 Wochen

„MIC" Mitomycin C/Ifosfamid/Cisplatin (Cullen et al. 1988, 1999)

Mitomycin C	6 mg/m²KO als Bolus i.v.	Stunde 1
Ifosfamid	3000 mg/m²KO als Infusion	Stunde 1–4
Mesna	1000 mg/m²KO als Infusion	Stunde 1–4
Mesna	600 mg/m²KO als Kurzinfusion	Stunde 7
Cisplatin	50 mg/m²KO als Infusion	Stunde 7–8
Mesna	600 mg/m²KO als Kurzinfusion	Stunde 11

Wiederholung alle 3(–4) Wochen

Cisplatin/Docetaxel (Schiller et al. 2002)

Cisplatin	75 mg/m²KO i.v.	Tag 1
Docetaxel[a]	75 mg/m²KO als 1-h-Infusion	Tag 1

Wiederholung alle 3 Wochen

Cisplatin/Gemcitabin (Parra 2002)

Cisplatin	70 mg/m²KO i.v.	Tag 1
Gemcitabin	1000 mg/m²KO als 30-min-Infusion	Tage 1 und 8

Wiederholung alle 3 Wochen

Cisplatin/Paclitaxel (Schiller et al. 2002)

Cisplatin	75 mg/m²KO i.v.	Tag 1
Paclitaxel[b]	175 mg/m²KO als 3-h-Infusion	Tag 1

Wiederholung alle 3 Wochen

Cisplatin/Vinorelbin (Depierre et al. 1994)

Cisplatin	80 mg/m²KO als Kurzinfusion	Tag 1
Vinorelbin	30 mg/m²KO i.v.	Tage 1, 8, 15

Wiederholung alle 3 Wochen

Carboplatin/Paclitaxel

Paclitaxel[b]	175 mg/m²KO als 3-h-Infusion	Tag 1
Carboplatin (AUC 6)	300 mg/m²KO als Kurzinfusion	Tag 1

Wiederholung alle 3 Wochen

Mitomycin C/Vinorelbin (Schiller et al. 2002)

Mitomycin C (MMC)[c]	6–8 mg/m²KO i.v.	Tag 1
Vinorelbin	25 mg/m²KO i.v.	Tage 1 und 8

Wiederholung alle 3 Wochen

[a] Antiallergische Therapie mit Dexamethason erforderlich.
[b] Antiallergische Therapie mit Dexamethason und H_1- und H_2-Rezeptorantagonist zwingend erforderlich.
[c] Gabe von ≥ 100 mg Solu-Decortin vor MMC i.v.

lich, für die modernen Monotherapeutika werden in Phase-II-Studien. Remissionsraten zwischen 0 und etwa 20% angegeben. Docetaxel zeigt im Vergleich zu best supportive care im Rezidiv einen Überlebensvorteil (Shephard et al. 2000). Pemetrexed war in einer Studie zu Docetaxel äquieffektiv (Hanna et al. 2004). Prinzipiell bleibt festzuhalten, dass ein Patient im Einzelfall erneut profitieren kann. Oft reicht es aus, wenn die Krankheit erneut stabilisiert werden kann und Symptome sich erneut bessern können.

Palliativtherapie

Bei sehr vielen Fällen mit einem metastasierten nichtkleinzelligen LK, besonders bei schlechtem Allgemeinzustand, wird man auf eine Chemotherapie verzichten. Dann stehen symptomatische Maßnahmen im Vordergrund: Rezidivierende Pleuraergüsse sprechen oft auf lokale Maßnahmen wie eine Pleurodese mit Tetrazyklinen oder Zytostatika an (Hautmann et al. 2000). Besonders effektiv ist die Pleurodese mittels Talkum, die üblicherweise unter thorakoskopischer Sicht durchgeführt wird (Passlick et al. 2000). Aber auch die Instillation über die liegende Pleuradrainage wird durchgeführt. Der palliativen Strahlentherapie kommt beim symptomatischen Primärtumor und/oder bei schmerzenden und/oder frakturgefährdeten Knochenmetastasen eine große Bedeutung zu. Auf den möglichen Einsatz der Lasertherapie, der lokalen Bestrahlung im Afterloading-Verfahren und anderer endoskopischer Verfahren wurde bereits im Abschnitt über das kleinzellige LK hingewiesen.

27.3 Pleuratumoren

27.3.1 Primäre Pleuratumoren

Grundlagen

Primäre Pleuratumoren leiten sich von den vom mittleren Keimblatt abstammenden Mesothel ab und werden als Mesotheliome bezeichnet. Mesotheliome, die auch im Bereich des Peritoneums (und des Perikards) auftreten können, sind seltene Tumoren. Lokalisierte gutartige Formen können erfolgreich operiert werden und rezidivieren nur selten. In der Mehrzahl handelt es sich um diffus wachsende maligne Tumoren, die entsprechend ihrem mikroskopischen Bild einem epithelialen, einem fibrösen oder einem Mischtyp zugeordnet werden.

> ❗ Für das diffus wachsende Mesotheliom ist heute ein Zusammenhang mit einer Asbestexposition gesichert, sodass der Tumor bei beruflicher Exposition als Berufskrankheit anerkannt wird (Mezger 2000).

Therapie

Langzeitergebnisse

Eine befriedigende Therapie existiert bisher nicht. Die Überlebenszeit hängt entscheidend vom Allgemeinzustand, der Histologie und vom Stadium der Erkrankung ab. Im klinischen Stadium I beträgt die mediane Überlebenszeit 16,6 Monate, im weit fortgeschrittenen Stadium IV nur noch 1,4 Monate. Fasst man alle Fälle zusammen, leben Patienten ohne Gewichtsabnahme median 10,5 und mit Gewichtsabnahme nur 4,8 Monate. Wegen des diffusen Wachstums ist eine radikale Operation nur in Einzelfällen möglich. Der Überlebensgewinn ist nach Ruffie et al. (1989) allerdings gering. Der Strahlentherapie kommt allenfalls palliative Bedeutung zu.

Chemotherapie

Auch die Ergebnisse der Chemotherapie sind wenig befriedigend. Die exakte Bestimmung der Remissionsraten und damit der Effektivität der Chemotherapie ist beim diffusen Mesotheliom schwierig, sodass sehr unterschiedliche Remissionsraten angegeben werden.

Insgesamt ist der Effekt der bisherigen Chemotherapie gering. Nach Sammelstatistiken mit zusammen wenigstens 50 Patienten zeigen lediglich Adriamycin und Cisplatin mit Remissionsraten von 18 bzw. 14% in der Monotherapie eine schwache Aktivität, und für Carboplatin sind Remissionsraten um 10% wahrscheinlich. An allerdings geringen Fallzahlen werden für Kombinationen aus Adriamycin und Cisplatin bzw. v. a. Cisplatin und Gemcitabin höhere Remissionsraten (>20%) angegeben. Ob diese Ergebnisse sich an größeren Fallzahlen bestätigen lassen und zu einem relevanten Überlebensgewinn führen, bleibt noch offen. In einer randomisierten Studie zeigte allerdings Pemetrexed in Kombination mit Cisplatin gegenüber Cisplatin alleine einen signifikanten Vorteil (Vogelzang et al. 2003).

Ob in fortgeschrittenen Fällen eine Chemotherapie versucht werden soll, muss individuell unter Berücksichtigung des Allgemeinzustandes, des Tumorstadiums, der Wachstumsgeschwindigkeit und der Motivation des Patienten entschieden werden. Eine Standardtherapie existiert nicht. Im Einzelfall eines hoch motivierten Patienten in gutem AZ kann bei fortgeschrittenem malignem Mesotheliom eine Adriamycinmonotherapie oder eine Cisplatin-Adriamycin- bzw. eine Cisplatin-Gemcitabin-Kombination diskutiert werden (Antmann et al. 2000; Byrne et al. 1999; Mezger 2000; Passlick et al. 2000). Pemetrexed dürfte den Stellenwert der Chemotherapie deutlich erhöhen.

27.3.2 Sekundäre (metastatisch bedingte) Pleuratumoren

Grundlagen

In der überwiegenden Zahl der Fälle handelt es sich bei den Pleuratumoren bzw. bei der Pleurakarzinose um Metastasen eines extrapleural gelegenen Primärtumors. Zahlenmäßig stehen das Bronchial- und das Mammakarzinom besonders im Vordergrund. Zu bedenken ist aber, dass eine Vielzahl von anderen Tumoren, wie z. B. die gastrointestinale Karzinome und das Ovarialkarzinom, in fortgeschrittenen Stadien einen malignen Pleuraerguss verursachen können. Nach Sicherung des Primärtumors und der Malignität des Ergusses (meist durch Zytologie, Tumormarker und Eiweißgehalt im Erguss, gelegentlich durch Thorakoskopie) wird i. Allg. mit der systemischen Therapie eine Rückbildung des Ergusses angestrebt. Einzelheiten hierzu sind beim jeweiligen Primärtumor nachzulesen.

Therapie

Pleurodese

Bildet sich der Erguss unter einer systemischen Therapie nicht ausreichend zurück, läuft nach Punktion sehr rasch nach oder ist eine systemische Therapie bei einem bestimmten Tumor nicht indiziert, sollte eine Pleurodese angestrebt werden. Bei sicher malignem Erguss kann, nach **vollständiger Entleerung**, Bleomycin oder Mitoxantron oder Thiotepa (**Cave:** Knochenmarktoxiziät!) intrapleural installiert werden. In einem hohen Prozentsatz gelingt eine Verklebung der Pleurablätter und damit ein Sistieren der Ergussbildung bereits durch die intrapleurale Gabe von Tetrazyklinen nach völliger Trockenlegung des Ergusses (Hautmann et al. 2000). Die derzeit effektivste Therapie ist die Pleurodese mit Talkum im Rahmen einer Thorakoskopie. Alternativ, aber vermutlich etwas ungünstiger ist die Instillation von Talkum über die liegende Thoraxdrainage (Passlick et al. 2000).

Evidenz der Therapieempfehlungen

	Evidenzgrad	Therapieempfehlung
SCLC, Limited Disease		
– Polychemotherapie	B	I
– Radiochemotherapie	A	I
– Prophylaktische Schädelbestrahlung bei kompletter Remission	A	I
SCLC, Extensive Disease		
– Polychemotherapie	B	I
– Rezidivchemotherapie	B	I
NSCLC, Stadium I–II		
– Primär Resektion	C	I
– Adjuvante Therapie	B	IIa
– Induktionstherapie	B	IIa
NSCLC, Stadium IIIA		
– Adjuvante Therapie	B	IIa
– Induktionstherapie	B	IIa
NSCLC, Stadium IIIB		
– Radiochemotherapie	A	I
NSCLC, Stadium IV		
– Polychemotherapie	A	I
– Rezidivchemotherapie	B	I
Maligner Pleuraerguss		
– Pleurodese mit Talkum	B	I

> **Leitlinien – Adressen – Tipps**
>
> **Leitlinien und Internetadressen**
> Tumorzentrum München:
> http://www.med.uni-muenchen.de/tzm/homepage.htm
> http://www.krebsinfo.de
> American College of Chest Physicians; Chest (2003) 123, Suppl. 1
> American Society of Clinical Ducology (2004) J Clin Oncol 22, S 330–353
> Empfehlungen zur Therapie des Bronchialkarzinoms (2002) Pneumologie 56, S 113–131

Literatur

American Thoracic Society (2000) Management of malignant pleural effusions. Am J Respir Crit Care Med 162: 1987–2001

Anderson H, Hopwood P, Stephens RJ et al. (2000) Gemcitabine plus best supportive care (BSC) vs. BSC in inoperable non-small cell lung cancer – a randomized trial with quality of life as the primary outcome. Br J Cancer 83: 447–453

Antman KH, Pass HI, Schiff PB (2001) Management of mesothelioma. In: DeVita VT Jr, Hellman S, Rosenberg SA (eds) Cancer – principles an practice of oncology, 6th edn. Lippincott, Williams & Wilkins, Philadelphia, pp 1943–1969

Ardizzoni A, Hansen H, Dombernowsky P et al. (1997) Topotecan, a new active drug in the second-line treatment of small-cell lung cancer: a phase II study in patients with refractory and sensitive disease. J Clin Oncol 15: 2090–2096

Aupérin A, Arriagada R, Pignon JP et al. (1999) Prophylactic cranial irradiation for patients with small-cell lung cancer in complete remission. New Engl J Med 341: 476–484

Becker N, Wahrendorf J (1998) Krebsatlas der Bundesrepublik Deutschland, 3. Aufl. Springer, Berlin Heidelberg New York Tokyo

Bonomi P, Kim KM, Fairclough D et al. (2000) Comparison of survival and quality of life in advanced non-small-cell lung cancer patients treated with two dose levels of paclitaxel combined with cisplatin vs. etoposide with cisplatin: Results of an Eastern Cooperative Oncology Group Trial. J Clin Oncol 18: 623–631

Byrne MJ, Davidson JA, Musk AW et al. (1999) Cisplatin and gemcitabine treatment for malignant mesothelioma: a phase II study. J Clin Oncol 17: 25–30

Calvert AH, Newell DR, Gumbrell LA et al. (1989) Carboplatin dosage: a prospective evaluation of a simple formula based on renal function. J Clin Oncol 7: 1748–1756

Cameron RB, Loehrer PJ, Thomas CR Jr (2001) Neoplasma of the mediastinum. In: DeVita VT Jr, Hellman S, Rosenberg SA (eds) Cancer – principles an practice of oncology, 6th edn. Lippincott, Williams & Wilkins, Philadelphia, pp 1019–1036

Carbone DP (1997) The biology of lung cancer. Semin Oncol 24: 38–401

Cullen MH, Joshi R, Chetiyawardana AD, Woodroffe CM (1988) Mitomycin, ifosfamide, and cis-platin in non-small cell lung cancer: treatment good enough to compare. Br J Cancer 58: 359–361

Cullen MH, Billingham LJ, Woodroffe CM et al. (1999) Mitomycin, ifosfamide, and cisplatin in unresectable non-small cell lung cancer: Effects on survival and quality of life. J Clin Oncol 17: 3188–3194

Depierre A, Chastang C, Quiox E et al. (1994) Vinorelbine versus vinorelbine plus cisplatin in advanced non-small cell lung cancer: a randomized trial. Ann Oncol 5: 37–42

Drings P, Bülzebruck H, Hruska D et al. (1986) EPICO in der Chemotherapie des kleinzelligen Lungenkarzinoms. Fortschritte in der Chemotherapie. Aktuelle Onkol 29: 104–114

Fornasiero A, Daniele O, Sperandio P et al. (1985) Chemotherapy of invasive or metastatic thymoma: report of 11 cases. Cancer Treat Rep 68: 1205–1210

Gerl A, Clemm C, Kohl P et al. (1994) Primär extragonadale Keimzelltumoren. Med Klinik 89: 240–244

Göldel N, Böning L, Fredrik A et al. (1989) Chemotherapy of invasive thymoma. A retrospective study of 22 cases. Cancer 63: 1493–1500

Hanna N, Shepherd FA, Fossella FV et al. (2004) Randomized phase III trial of pemetrexed versus docetaxel in patients with non-small-cell lung cancer previously treated with chemotherapy. J Clin Oncol 22: 1589–1597

Häußinger KE, Kohlhäufel E (2003) Ätiologie und Epidemiologie des Lungenkarzinoms. In: Schalhorn A, Huber R (Hrsg) Tumorzentrum München – Empfehlungen zur Diagnostik, Therapie und Nachsorge: Tumoren der Lunge und des Mediastinums. Zuckschwerdt, München, S 1–5

Hautmann H, Dudel C, Fischer R et al. (2003) Palliative Therapie. In: Schalhorn A (Hrsg) Tumorzentrum München: Empfehlungen zur Diagnostik, Therapie und Nachsorge – Tumoren der Lunge und des Mediastinums. Zuckschwerdt, München, S 134–150

Huber R, Schalhorn A (2003) Multimodale Therapie des Lungenkarzinoms. In: Schalhorn A, Huber R (Hrsg) Tumorzentrum München: Empfehlungen zur Diagnostik, Therapie und Nachsorge – Tumoren der Lunge und des Mediastinums, Zuckschwerdt, München, S 118–123

Huber R, Gatzemeier U, Gosse H et al. (2000) Topotecan as second line treatment of small cell lung cancer. Onkologie 23 (Suppl 3): 9–12

Huisman C, Smit EF, Giaccone G, Postmus PE (2000) Second-line chemotherapy in relapsing or refractory non-small cell lung cancer: a review. J Clin Oncol 18: 3722–3730

Klastersky J, Sculier JP, Dumont IP et al. (1985) Combination chemotherapy with adriamycin, etoposide, and cyclophosphamide for small cell carcinoma of the lung. Cancer 56: 71–75

Livingston RB (1980) Small cell carcinoma of the lung. Blood 56: 575–584

Livingston RB (1988) Treatment of advanced non-small cell lung cancer; the Southwest Oncology Group Experience. Semin Oncol 15 (Suppl 7): 37–41

Longeval E, De Jager R, Tatgnon H et al. (1980) Cisplatin-Vp 16–213 combination chemotherapy in non small cell bronchogenic carcinoma; phase I–II clinical trial. Proc AACR & ASCO 21: 368(C-195)

Masaoka A, Monden Y, Nakahara K, Tanioka T (1981) Follow-up study of thymomas with special reference to their clinical stages. Cancer 48: 2485–2492

Mezger J (2000) Benigne und maligne Mesotheliome. In: Wilmanns W, Huhn D, Wilms K (Hrsg) Internistische Onkologie, 2. Aufl. Thieme, Stuttgart, S 738–742

Natale R, Hilaris B, Goldbey R, Wittes R (1979) Induction chemotherapy in small cell carcinoma of the lung (SCCL). Proc AACR & ASCO 20: 343 (C-214)

Nathrath W, Fendt F (2003) Tumoren des Mediastinums. Pathologie. In: Schalhorn A, Huber R (Hrsg) Tumorzentrum München – Empfehlungen zur Diagnostik, Therapie und Nachsorge: Tumoren der Lunge und des Mediastinums. Zuckschwerdt, München, S 160–167

Noda K, Nishiwaki Y, Kawahara M et al. (2002) Irinotecan plus cisplatin compared with etoposide plus cisplatin for extensive small cell lung cancer. N Engl J Med 346: 85–91

Non-small Cell Lung Cancer Collaborative Group (1995) Chemotherapy in non-small cell lung cancer. A meta-analysis using updated data on individual patients from 52 randomised clinical trials. BMJ 311: 899–909

Parra H (2002) Superiority of three-week versus four-week schedule of cisplatin and gemcitabine. Results of a randomized phase II study. World Conference on Lung Cancer 2000: 155

Passlick B, Hatz R, Ulmer J, Thetter O (2003) Videoassisitierte thorakoskopische Chirurgie/minimal invasive Chirurgie. In: Schalhorn A, Huber R (Hrsg) Tumorzentrum München: Empfehlungen zur Diagnostik, Therapie und Nachsorge – Tumoren der Lunge und des Mediastinums. Zuckschwerdt, München, S 28–29

Pawel J von, Schiller JH, Shepherd FA et al. (1999) Topotecan vs. cyclophosphamide, doxorubicin and vincristine for the treatment of recurrent small-cell lung cancer. J Clin Oncol 17: 658–667

PORT Metaanalysis Group (1998) Postoperative radiotherapy in non-small cell lung cancer. Lancet 352: 257–263

Präuer HW, Müller C, Thetter O (2003) Operative Behandlung des Lungenkarzinoms. In: Schalhorn A, Huber R (Hrsg) Tumorzentrum München: Empfehlungen zur Diagnostik, Therapie und Nachsorge – Tumoren der Lunge und des Mediastinums. Zuckschwerdt, München, S 56–60

Präuer HW, Schalhorn A, Zimmermann F (2003) Tumoren des Mediastinums: Diagnostik und Therapie. In Schalhorn A (Hrsg) Manual Tumoren der Lunge und des Mediastinums, 6. Aufl. Zuckschwerdt, München, S 168–176

Rodriguez J, Pawel J, Pluzanska A et al. (2001) A multicenter, randomized phase III study of docetaxel + cisplatin and docetaxel + carboplatin vs. vinorelbine + cisplatin in chemotherapy–naive patients with advanced and metastatic non-small cell lung cancer. ASCO Proc 20: 141, 1252

Ruffie P, Feld R, Minkin S et al. (1989) Diffuse malignant mesothelioma of the pleura in Ontario and Quebec: a retrospective study off 332 patients. J Clin Oncol 7: 1157–1168

Scagliotti GV, De Marinis F, Rinaldi M et al. (2000) Phase III randomized trial comparing three platinum based doublets in advanced non-small cell lung cancer. ASCO Proc 20: 308a, 1227

Schalhorn A (1985) Lungenkarzinom: Möglichkeiten und Grenzen der Chemotherapie. Teil I: Kleinzelliges Lungenkarzinom. Teil II: Nicht-kleinzelliges Lungenkarzinom. Fortschr Med 103: 309–311, 453–456

Schalhorn A, Huber R, Petersen V (2003) Chemotherapie des kleinzelligen Lungenkarzinoms. In: Schalhorn A, Huber R (Hrsg) Manual: Tumoren der Lunge und des Mediastinums, 6. Aufl. Zuckschwerdt, München, S 90–100

Schalhorn A (2002) Moderne Chemotherapie beim Lungenkarzinom. Internist 43: 416–430

Schalhorn A, Sunder-Plassmann L (2000) Lungenkarzinom. In: Wilmanns W, Huhn D, Wilms K (Hrsg) Internistische Onkologie. Thieme, Stuttgart, S 617–640

Schiller JH, Harrington D, Belani CP et al. (2002) Comparison of four chemotherapy regimens for advanced non-small cell lung cancer. New Engl J Med 346: 92–98

Seeber S, Niederle N (1983) Chemotherapie des kleinzelligen Lungenkarzinoms. In: Hellriegel KP, Sack H (Hrsg) Lungenkarzinom, Mammakarzinom. Springer, Berlin Heidelberg New York Tokyo, S 11–18

Shepherd FA, Dancey J, Ramlau R et al. (2000) Prospective randomized trial of docetaxel vs. supportive care in patients with non-small-cell lung cancer previously treated with platinum based chemotherapy. J Clin Oncol 18: 2095–2103

Sobin LH, Wittekind C (eds) (1997) TNM: Classification of malignant tumours, 5th edn. Wiley-Liss, New York

Strauss MJ, Moran RE, Shakney SE (1983) Growth characteristics of lung cancer. In: Srauss MJ (ed) Lung cancer. Clinical diagnosis and treatment. Grune & Stratton, New York, pp 63–84

Sundstrøm S, Bremnes RM, Kaasa S et al. (2002) Cisplatin and Etoposide regimen is superior to cyclophosphamide, epirubicin, and vincristine regimen in small-cell lung cancer: results from a randomized phase III trial with 5 years' follow-up. J Clin Oncol 20: 4665–4672

Takada M, Fukuoka M, Kawahara M et al. (2002) Phase III study of concurrent versus sequential thoracic radiotherapy in combination with cisplatin and etoposide for limited-stage small-cell lung cancer: Results of the Japan Clinical Oncology Group Study 9104. J Clin Oncol 20: 3054–3060

The Elderly Lung Cancer Vinorelbine Italian Study Group (1999) Effects of vinorelbine on quality of life and survival of elderly patients with advanced non-small-cell lung cancer. J Natl Cancer Inst 91: 66–72

The International Adjuvant Lung Cancer Trial Collaborative Group (2004) Cisplatin-based adjuvant chemotherapy in patients with completely resected non-small-cell lung cancer. N Engl J Med 350: 351–360

Turrisi AT, Kim K, Blum R et al. (1999) Twice-daily compared with once-daily thoracic radiotherapy in limited small-cell lung cancer treated concurrently with cisplatin and etoposide. N Engl J Med 340: 265–271

Vogelzang NJ, Rusthoven JJ, Symanowski J et al. (2003) Phase III study of pemetrexed in combination with cisplatin versus cisplatin alone in patients with malignant pleural mesothelioma. J Clin Oncol 21: 2636–2644

Zimmermann F, Pöllinger B, Lindner H (2003) Strahlentherapie. In: Schalhorn A, Huber R (Hrsg) Tumorzentrum München: Empfehlungen zur Diagnostik, Therapie und Nachsorge – Tumoren der Lunge und des Mediastinums. Zuckschwerdt, München, S 67–89

28 Schlafbezogene Atmungsstörungen

H. F. Becker, J. H. Peter, P. von Wichert

28.1 Schlaf und Atmung – 502

28.2 SBAS mit Obstruktion der oberen Atemwege – 502
28.2.1 Grundlagen – 502
28.2.2 Allgemeine Therapieprinzipien – 503
28.2.3 Therapie im Einzelnen – 505

28.3 SBAS ohne Obstruktion der oberen Atemwege – 507
28.3.1 Grundlagen – 507
28.3.2 Alveoläre Hypoventilation – 507
28.3.3 Therapie der zentralen Schlafapnoe – 509

Literatur – 510

Schlafbezogene Atmungsstörungen (SBAS) sind häufige Erkrankungen, die unbehandelt mit einem erhöhten Risiko kardiovaskulärer Erkrankungen und gesteigerter Mortalität einhergehen. Die **obstruktive Schlafapnoe (OSA)** stellt die häufigste SBAS mit Obstruktion der oberen Atemwege dar. Patienten mit niedrigem Risiko werden initial mit Gewichtsreduktion, Alkoholkarenz und Schlafhygiene behandelt. Eine medikamentöse Therapie wird nicht mehr empfohlen. Bei einer hohen Gefährdung des Patienten wird im Schlaflabor die nasale CPAP("continuous positive airway pressure")-Therapie (nCPAP) eingeleitet, die rasch und sicher zur kompletten Beseitigung aller obstruktiven Atmungsstörungen führt. Kontrollierte Studien belegen die wesentliche Verbesserung von Symptomen und Lebensqualität (Jenkinson et al. 1999) sowie eine deutliche Blutdrucksenkung auch am Tag bei arterieller Hypertonie unter nCPAP (Becker et al. 2003). Als Behandlungsalternativen kommen evtl. die Tracheotomie oder die kieferchirurgische Intervention in Betracht.

Die häufigste SBAS ohne Obstruktion der oberen Atemwege ist die **sekundäre alveoläre Hypoventilation**. Meist tritt sie im Schlaf bei chronisch obstruktiver Atemwegserkrankung (COPD), bei neuromuskulären Erkrankungen oder bei Kyphoskoliose auf. Behandlung der Wahl ist die Positivdruckbeatmung über eine Maske, die zu einer wesentlichen Verbesserung der ansonsten ungünstigen Prognose führt.

Bei schwerer chronischer Herzinsuffizienz wird bei bis zu 50 % der Patienten eine Cheyne-Stokes-Atmung (CSA) nachgewiesen. Diese Form der schlafbezogenen Atmungsstörung kann zu einer weiteren Verschlechterung der Prognose bei Patienten mit Herzinsuffizienz führen. Als Ergänzung der optimalen medikamentösen Therapie kann eine Sauerstofftherapie, bei deren Versagen nCPAP und ggf. eine druckgesteuerte Beatmung eingesetzt werden (Sin et al. 2000).

28.1 Schlaf und Atmung

Einteilung der schlafbezogenen Atmungsstörungen. Sowohl hinsichtlich der Pathomechanismen als auch aus therapeutischer Sicht werden 2 Formen der schlafbezogenen Atmungsstörungen (SBAS) unterschieden:
- SBAS mit Obstruktion der oberen Atemwege, hierzu zählen:
  - obstruktive und gemischte Schlafapnoe
  - obstruktives Schnarchen
- SBAS ohne Obstruktion der oberen Atemwege, hierzu zählen:
  - primäre alveoläre Hypoventilation
  - sekundäre alveoläre Hypoventilation
  - zentrale Schlafapnoe

Da sich die Therapie grundsätzlich unterscheidet, werden beide Formen der SBAS gesondert besprochen.

28.2 SBAS mit Obstruktion der oberen Atemwege

28.2.1 Grundlagen

Die auch beim Gesunden vorhandene Zunahme des Widerstands der oberen Atemwege im Schlaf ist bei den Patienten verstärkt. Bei partieller Obstruktion im Bereich des Pharynx treten obstruktives Schnarchen bzw. Hypopnoen auf, bei kompletter Okklusion der oberen Atemwege sind Apnoen die Folge. Als Folge der frustranen Atemanstrengungen bei verschlossenem oberem Atemweg entsteht eine Hypoxie und Hyperkapnie. Eine zentralnervöse Alarmreaktion (Arousal) mit Zunahme des pharyngealen Muskeltonus terminiert die Atmungsstörung und das meist laute Schnarchen signalisiert das Wiedereinsetzen der Atmung. Die physiologische Schlafstruktur wird gestört und der Anteil des Tiefschlafs („non rapid eye movement", NREM 3+4) sowie auch des REM("rapid eye movement")-Schlafs ist reduziert. Häufig liegen gemischte Apnoen vor, mit initial zentralem und anschließend obstruktivem Anteil. Da sich gemischte Apnoen vom Pathomechanismus und auch therapeutisch nicht von der rein obstruktiven Form unterscheiden, werden sie zu den obstruktiven SBAS gezählt. Zur Quantifizierung wird die durchschnittliche Anzahl von Apnoen und Hypopnoen pro Schlafstunde, der Apnoe-Index (AHI) berechnet.

Abgrenzung zu physiologischen Atmungsstörungen. Apnoen und Hypopnoen treten in geringer Zahl auch physiologisch auf. Epidemiologische Daten zeigen, dass bereits ab einem AHI von 5/h das Risiko kardiovaskuläre Erkrankungen zu entwickeln ansteigt. Deshalb werden >5 Apnoen und Hypopnoen pro Schlafstunde als pathologisch bewertet. Diese willkürlich festgelegte Grenze, ist jedoch lediglich als Richtwert anzusehen. Patienten mit obstruktivem Schnarchen oder dem „upper airway resistance syndrome" (erhöhter Widerstand der oberen Atemwege) können infolge der Schlafstrukturstörung eine behandlungsbedürftige SBAS aufweisen, ohne dass Apnoen oder Hypopnoen vorliegen. Neben Apnoen und Hypopnoen muss also auch die Schlafstrukturstörung berücksichtigt werden.

Symptome. Als Leitsymptom berichten die Patienten eine vermehrte Tagesmüdigkeit mit Einschlafneigung. Trotz ausreichend langer Schlafdauer besteht in monotonen Situationen (Lesen, Autofahren, Fernsehen etc.) die Neigung, ungewollt einzuschlafen. Fremdanamnestisch werden Schnarchen und Atemstillstände angegeben. Zahlreiche uncharakteristische Symptome wie Konzentrations- und Gedächtnisstörungen, Reizbarkeit, Potenzstörungen, Kopfschmerzen, Nykturie und allgemeine Leistungsminderung werden häufig berichtet.

Epidemiologie. Schlafbezogene Atmungsstörungen mit Obstruktion der oberen Atemwege (mehr als 10 bzw. 15 Apnoen/Hypopnoen pro Schlafstunde) liegen bei etwa 10% der Männer und 4% der Frauen vor (Bearpark et al. 1995; Peter et al. 1985; Young et al. 1993).

Eine Adipositas findet sich bei etwa 50% der Patienten, ein arterieller Hypertonus bei 30–60% und eine manifeste pulmonale Hypertonie bei etwa 20%. Seltener besteht eine manifeste Rechtsherzinsuffizienz, eine Polyglobulie oder nächtliche bradykarde Herzrhythmusstörungen.

Die Schlafapnoe stellt einen unabhängigen Risikofaktor für die Entstehung eines Myokardinfarkts dar und einen prognostisch ungünstigen Faktor hinsichtlich der Mortalität nach Myokardinfarkt (Hung et al. 1990; Krieger et al. 1983). Bei mehr als der Hälfte der Patienten mit transitorisch ischämischer Attacke oder Apoplex liegt eine unbehandelte Schlafapnoe vor.

Diagnostik. Der entscheidende Schritt in der Diagnosefindung besteht darin, an das Vorliegen einer SBAS zu denken. Im klassischen Fall ist eine vermehrte Tagesschläfrigkeit bereits klinisch evident: der Patient schläft während der Anamnese ein oder berichtet über die Einschlafneigung, sobald er zur Ruhe kommt. Da sich die Symptome schleichend entwickeln, sind sie für den Patienten oft schlecht erkennbar. Daher muss die vermehrte Tagesschläfrigkeit meist gezielt herausgearbeitet werden und nach Einschlafneigung in monotonen Situationen gefragt werden, wie z.B. nach dem Mittagessen, beim Fernsehen oder Lesen, bei Besprechungen oder Autofahrten von über 1 h Dauer. Die Fremdanamnese sollte sowohl hinsichtlich der Tagesschläfrigkeit als auch des Schnarchens erhoben werden. Das Leitsymptom der vermehrten Tagesschläfrigkeit bedarf immer der polysomnographischen Messung im Schlaflabor, die auch die Objektivierung der Symptome mittels Schlaflatenztest und Vigilanztest beinhaltet.

28.2.2 Allgemeine Therapieprinzipien

Risikoprofil des Patienten

Die Behandlungsindikation und die Wahl der geeigneten Therapie erfolgt individuell anhand der Symptome, des Schlaflaborbefunds und des Risikoprofils der Patienten (Tabelle 28-1). Die Behandlungsindikation ergibt sich anhand der Symptome und/oder des Risikos. Ein hohes Risiko liegt generell bei einem AHI von mehr als 30–40/h vor. Außerdem stellt die Tätigkeit z.B. in der Personenbeförderung ebenso wie relevante Begleiterkrankungen ein hohes Risiko dar.

— Ein hohes Risiko erfordert einen kurzfristigen Behandlungsbeginn mit nCPAP, dessen Wirkung sofort einsetzt und auch langfristig die sichere Beseitigung der Schlafapnoe garantiert. Sollte nCPAP nicht toleriert werden, so kommen alternativ BiPAP oder automatisches nCPAP in Frage. Wird die nasale Ventilationstherapie insgesamt nicht toleriert, so kommt

Tabelle 28-1. Faktoren der individuellen Risikobeurteilung als Basis der Therapieplanung

Allgemeine Faktoren	Begleiterkrankungen
Symptome	Arterielle Hypertonie
Alter	Herzinsuffizienz
Anzahl der Apnoen	Koronare Herzkrankheit
Anzahl der Hypopnoen	Polyglobulie
Dauer der Apnoen/Hypopnoen	Herzrhythmusstörungen
Schlafstrukturstörung	Pulmonale Erkrankungen
Beruf	Pulmonale Hypertonie

eine chirurgische Therapie in Betracht (Tracheotomie oder Kieferosteotomie, ▶ unten).
— Bei niedrigem Risiko werden zunächst Allgemeinmaßnahmen und ein medikamentöser Behandlungsversuch durchgeführt (▶ unten). Bei unzureichendem Erfolg ist nCPAP indiziert. Bei Patienten mit niedrigem Risiko kommt bei Inakzeptanz von nCPAP oder BiPAP (▶ unten) neben der Kiefervorverlagerung auch ein Therapieversuch mit einer Protrusionsprothese in Frage.

Prävention/Beseitigung von Risikofaktoren

Gewichtsreduktion. Adipositas aggraviert häufig eine bestehende Schlafapnoe oder manifestiert diese bei gegebener Prädisposition. Eine Gewichtsabnahme reduziert sowohl die Anzahl der Atemstillstände als auch die Symptomatik, wenngleich der individuelle Effekt der Gewichtsreduktion nicht vorhersagbar ist und auch nur sehr selten eine vollständige Beseitigung der obstruktiven Schlafapnoe erzielt wird.

Bei Patienten mit massiver Adipositas nahm der Bodymass-Index nach Gewichtsreduktionschirurgie von 45 kg/m² auf 33 kg/m² im Mittel ab und der Apnoe-Index sank von durchschnittlich 40/h auf 11/h. Siebeneinhalb Jahre nach der Operation war lediglich eine geringe Gewichtszunahme, jedoch ein Anstieg der Apnoen auf 24/h festzustellen.

Eine Gewichtsreduktion wird bei übergewichtigen Patienten immer angestrebt. Kontrolluntersuchungen nach erfolgter Gewichtsabnahme sind erforderlich, da das Ausmaß des Behandlungserfolgs nicht linear mit der Gewichtsreduktion verläuft, nicht vorhergesagt werden kann und der Effekt nicht sicher auch dauerhaft anhält. Bei mittlerem und hohem Risiko flankiert die Gewichtsreduktion die nCPAP-Therapie.

Meiden von Alkohol, Schlaf- und Beruhigungsmitteln. Durch die Wirkungen des Alkohols als Narkotikum und auch durch seinen muskelrelaxierenden Effekt wird eine Obstruktion der pharyngealen Atemwege induziert oder verstärkt. Sowohl Schnarchen als auch die Zahl und Dauer von Apnoen und Hypopnoen nehmen zu. Patienten mit Schlafapnoe sollten daher spätnachmittags und abends keinen Alkohol zu sich nehmen.

Cave
Da Schlaf- und auch Beruhigungsmittel prinzipiell die gleichen negativen Effekte auf die Atmung haben, sind auch diese Medikamente kontraindiziert.

Schlafhygiene und Schlafpositionstraining. Die Manifestation von SBAS wird infolge Stress, unregelmäßigen Schlafzeiten (Schicht- und Nachtdienst) sowie Schlafdefizit begünstigt. Daher sollte versucht werden, einen regelmäßigen Tagesablauf mit ausreichender Schlafdauer, möglichst einem kurzen Mittagsschlaf, körperlicher Aktivität und abendlichen Entspannungsphasen einzuhalten. Der Kollaps der oberen Atemwege wird durch die Rückenlage begünstigt, da das Zurückfallen der Zunge den Pharynx mehr einengt als in Seiten- und Bauchlage. Bei Patienten mit milder SBAS treten Apnoen oft vorwiegend in Rückenlage auf. Durch Schlafpositionstraining kann sich der Patient daran gewöhnen, in Seiten- und Bauchlage zu schlafen, was die SBAS vermindert. Diese Behandlung kann bei geringem Risiko und überwiegend in Rückenlage auftretenden Atmungsstörungen versucht werden, besitzt jedoch nur beschränkte dauerhafte Erfolgsaussichten.

> **Praxistipp**
> Kommerziell erhältliche „Antischnarchgeräte", die laut Herstellerangaben Schnarchen registrieren und über verschiedene Mechanismen (Geräusch, Stromschlag oder Vibrationen) zu einer Weckreaktion führen und somit den Patienten veranlassen, seine Körperposition zu verändern, sind völlig inadäquat. Die induzierte Störung der Schlafstruktur begünstigt die Zunahme der Atmungsstörung.

Anatomische Defekte der oberen Atemwege/Rhinitis. Die behinderte Nasenatmung verstärkt die Kollapsneigung der oberen Atemwege und begünstigt das Auftreten einer SBAS. Leider führt z. B. die operative Therapie einer behinderten Nasenatmung beim Erwachsenen trotz objektivierter Abnahme des nasalen Widerstands nicht zu einer relevanten Verbesserung der SBAS. Die chirurgische Beseitigung ausgeprägter anatomischer Defekte der oberen Atemwege wie Septumdeviation, obstruierender Nasenpolypen oder sehr großer Tonsillen ist jedoch dann sinnvoll, wenn hohe Behandlungsdrucke unter der nCPAP Therapie (▶ unten) benötigt werden, da diese nach chirurgischer Intervention oft abgesenkt werden können.

Medikamentöse Behandlung

Therapie von Begleiterkrankungen. In der Therapie von Begleiterkrankungen und hier insbesondere der arteriellen Hypertonie sollte auf Medikamente verzichtet werden, die selbst zu einer Verstärkung der Tagesschläfrigkeit beitragen (Clonidin und Reserpin). Bei Patienten mit schwerer OSA können bei der Behandlung mit β-Blockern vermehrt bradykarde Herzrhythmusstörungen auftreten. Deshalb ist ein begleitendes Langzeit-EKG sinnvoll. Liegt eine effektive Therapie der OSA vor, so können β-Blocker bedenkenlos eingesetzt werden.

Medikamentöse Therapie der SBAS. Verschiedene Medikamente wie trizyklische Antidepressiva, Medroxyprogesteron, Azetazolamin, Almitrin oder auch Theophyllin wurden an kleineren Kollektiven auf ihre Wirksamkeit in der Therapie der Schlafapnoe getestet.

> ⚠ Die Substanzen waren jedoch nicht sicher wirksam und/oder mit erheblichen Nebenwirkungen belastet, sodass sie *nicht* zur Therapie der Schlafapnoe empfohlen werden.

Sauerstoffgabe. Die Gabe von O_2 ist bei Patienten mit OSA nicht sinnvoll, da O_2 keine Wirkung auf die pharyngeale Obstruktion entfaltet.

> ⚠ **Cave**
> Die O_2-Gabe kann im Gegenteil eine Bedrohung für den Patienten darstellen, da unter O_2 die Atemstillstände länger anhalten können.

28.2.3 Therapie im Einzelnen

nCPAP

Die Therapie mit nCPAP (nasaler kontinuierlich positiver Atemwegsdruck) wurde 1981 von Sullivan et al. erstmals in der Behandlung der Schlafapnoe eingesetzt.

Wirkmechanismus. Bei nCPAP wird durch ein Gebläse ein Luftstrom erzeugt, der über einen Schlauch und eine weiche Nasenmaske an die Atemwege des Patienten geleitet wird. Durch ein Ventil kann ein individuell als effektiv zu ermittelnder Druck zwischen 3–20 mbar eingestellt werden, der sich in die Atemwege fortsetzt. Der positive Druck schient passiv den pharyngealen Muskelschlauch und verhindert somit dessen Kollaps.

Therapieeinleitung. Der für jeden Patienten effektive Behandlungsdruck wird individuell im Schlaflabor ermittelt. Nach Auswahl einer geeigneten Nasenmaske und Information über die Therapie erhält er die Gelegenheit, sich an die Maske und einen initial verabreichten geringen Druck von 5–8 cm H_2O zu adaptieren. Maskensitz und Dichtigkeit werden optimiert. Der Patient schläft dann bei niedrigem Druck (3 cm H_2O) ein und anhand des kontinuierlichen Mitschriebs der Polysomnographie werden Atmungsstörungen erfasst. Beim Auftreten obstruktiver Atmungsstörungen wird der Behandlungsdruck in Schritten von etwa 1–2 cm H_2O/min gesteigert, bis zunächst Apnoen, dann Hypopnoen und schließlich auch Schnarchen beseitigt sind. Der Druck wird nur beim Vorliegen obstruktiver Atmungsstörungen gesteigert, nicht aber bei zentralen Apnoen oder ungestörter Atmung. Da der effektive Druck mit dem Schlafstadium und der Körperlage variiert – in Rückenlage und im REM-Schlaf werden höhere Werte benötigt – muss im Verlauf der ersten Behandlungsnacht der Druck weiter gesteigert werden, weshalb es sich bewährt hat, den effektiven Druck während mindestens einer Therapienacht im Schlaflabor zu ermitteln. Da nCPAP keine kausale Therapie der Schlafapnoe darstellt, ist die möglichst kontinuierliche Behandlung im Schlaf auch unter ambulanten Bedingungen erforderlich. Für die ambulante Weiterbehandlung wird der Druck appliziert, unter dem in allen Schlafstadien und in Rückenlage sämtliche obstruktiven Atmungsstörungen beseitigt wurden.

Risiken und Nebenwirkungen. Als akute Nebenwirkungen wurden in der ersten Behandlungsnacht langfristige Hypoventilationen (Krieger et al. 1983) und eine akute Herzinsuffizienz beschrieben (Fietze et al. 1996; Stammnitz et al. 1995). Weiterhin kann selten Dyspnoe infolge Verlegung der Atemwege bei weicher Epiglottis auftreten. Diese zwar seltenen aber doch bedrohlichen Nebenwirkungen machen eine kontinuierliche Überwachung des Patienten im Schlaflabor während der ersten Behandlungsnacht unter permanenter Registrierung von Atmung und EKG erforderlich.

Eine harmlose aber bei bis zu 25 % der Patienten auftretende Nebenwirkung stellt eine Rhinitis dar, die meist durch Mundlecks ausgelöst wird. Durch Lokaltherapeutika oder in schwereren Fällen durch den Einbau eines beheizten Luftbefeuchters in das Schlauchsystem ist die Rhinitis therapierbar. Probleme mit Druckstellen durch die Nasenmaske oder den Lärm der nCPAP-Geräte sind durch technische Weiterentwicklung heute von geringer Bedeutung, falls die Maskenanpassung von geschultem Personal erfolgt.

> **Praxistipp**
> Da nCPAP eine Langzeitbehandlung darstellt, ist eine regelmäßige Betreuung des Patienten mit Objektivierung des Therapieerfolgs und Behandlung von Nebenwirkungen obligat.

Effekte. Die sofortige Beseitigung der Atmungsstörungen unter nCPAP führt zur Restitution der physiologischen Schlafstruktur. Die vermehrte Einschlafneigung am Tage ist bereits nach 2–3 Behandlungsnächten stark reduziert bis aufgehoben. Die Therapie u. a. der repetitiven Hypoxiephasen, der Arousal sowie der intrathorakalen Druckschwankungen führt zur Beseitigung, der apnoeassoziierten system- und pulmonalarteriellen Blutdruckanstiege im Schlaf (Mayer et al. 1991; Podszus et al. 1994; Sin et al. 2000) sowie der Herzrhythmusstörungen (Becker et al. 1995a). Auch die arterielle Hypertonie am Tag wird bei konsequenter nCPAP-Therapie günstig beeinflusst (Becker et al. 2003; Pepperell et al. 2002). Das Unfallrisiko nimmt ab (Cassel et al. 1996). Unter nCPAP wird das erhöhte Mortalitätsrisiko der unbehandelten Patienten mit SBAS auf die Altersnorm gesenkt (He et al. 1988). Bei Patienten mit Herzinsuffizienz und obstruktiver Schlafapnoe konnte in zwei kontrollierten Studien eine Verbesserung der linksventrikulären Ejektionsfraktion und der Lebensqualität sowie eine Abnahme der Sympathikusaktivität nachgewiesen werden (Kaneko et al. 2003; Mansfield et al. 2004).

nCPAP erweist sich im Schlaflabor bei etwa 95% der Patienten als effektive Therapie der SBAS mit Obstruktion der oberen Atemwege (Becker et al. 1995b). Bei einer regelmäßigen Nachbetreuung mit mindestens jährlichen Kontrolluntersuchungen liegt die Langzeitakzeptanz in europäischen Therapiezentren um 70–80%.

BiPAP-Therapie

Sanders u. Kern beschrieben 1990 erstmals die BiPAP- („bilevel positive airway pressure")-Therapie (BiPAP; eingetragenes Warenzeichen der Fa. Respironics, USA). Hierbei handelt es sich um eine nCPAP mit 2 Druckstufen: ein höherer Druck während der Inspiration und ein niedrigerer Druck während der Exspiration. (Es sind mittlerweile mehrere Geräte erhältlich, die nach diesem Prinzip arbeiten, zur Vereinfachung wird hier der Begriff BiPAP benutzt).

Der Vorteil von BiPAP in der Therapie der obstruktiven SBAS besteht darin, dass während der Exspiration ein um 3–5 cm H_2O geringerer Druck verabreicht werden kann und somit die Ausatmung erleichtert wird. BiPAP weist durch Fehltriggerungen bei Lecks eine größere Störanfälligkeit als nCPAP auf, stellt aber eine Bereicherung der Therapie bei Patienten dar, die Probleme während der Ausatmung unter nCPAP angeben.

Automatisches nCPAP

In den letzten Jahren wurden nCPAP-Geräte eingeführt, die selbstständig im Schlaflabor den effektiven Behandlungsdruck ermitteln oder in der ambulanten Langzeittherapie den Behandlungsdruck den jeweiligen Erfordernissen automatisch anpassen. Eine der konventionellen Therapie vergleichbare Reduktion von Atmungsstörungen wurde mit einem Teil der automatischen nCPAP-Geräten erzielt. Dennoch sind prinzipielle Limitationen zu beachten: Störung des Steueralgorithmus durch Lecks, Atmungsstörungen bei zu langsamem Druckanstieg oder nach Druckabsenkung. Automatische nCPAP-Geräte stellen jedoch eine wertvolle Therapieoption dar, falls hohe und im Verlauf der Nacht variable Behandlungsdrucke erforderlich sind und der Patient diese nicht toleriert.

Chirurgische Therapie

Tracheotomie. Seit dem erstmaligen Einsatz zur Behandlung des Pickwick-Syndroms 1969 (Kuhlo et al. 1969) war die Tracheotomie für mehr als 10 Jahre die einzige effektive Therapie der Schlafapnoe. Die Behandlung führt durch die Umgehung der pharyngealen Obstruktion zur kompletten Beseitigung von obstruktiven und gemischten Apnoen. Aufgrund der erheblichen medizinischen und psychologischen Probleme kommt die Dauertracheotomie nur noch bei anderweitig nicht zu behandelnden Patienten in Frage.

Uvulo-Palato-Pharyngo-Plastik (UPPP). Die UPPP soll über eine Resektion der Tonsillen, eines Teils des weichen Gaumens, des hinteren Gaumenbogens und von Pharynxschleimhaut zur Erweiterung des Pharynx führen. Es zeigt sich jedoch, dass zwar das Schnarchen gelegentlich reduziert, die Schlafapnoe aber nur in weniger als 25% der Fälle suffizient therapiert werden kann (Sher 1995). Noch gravierender ist die Tatsache zu bewerten, dass eine UPPP die erhöhte Mortalität der Patienten nicht beeinflusst (He et al. 1988). Parameter, die präoperativ einen Behandlungserfolg vorhersagen können, existieren nicht. Daher kann die UPPP, die neben dem Operationsrisiko zu weiteren Komplikationen führen (Stimmveränderungen, nasale Regurgitation) und eine anschließende CPAP-Therapie verunmöglich kann, nicht empfohlen werden.

Kiefervorverlagerung. Die maxillomandibuläre Osteotomie (MMO) wurde erstmals von Riley et al. (1990) zur Therapie der obstruktiven SBAS eingesetzt, falls nCPAP nicht toleriert wurde. Bei der MMO werden Ober- und Unterkiefer 10–15 mm vorverlagert, um eine Aufweitung der pharyngealen Atemwege zu erzielen. Voraussetzung dieser Operation (Hochban et al. 1994) sind umfangreiche Voruntersuchungen u. a. mittels Fernröntgenaufnahmen, die eine Selektion geeigneter Patienten gestatten. Sollte der Patient nCPAP ablehnen und anhand der Voruntersuchungen prinzipiell für eine Operation in Frage kommen, so kann die MMO in spezialisierten Zentren als Behandlungsalternative angeboten werden. Als Nebenwirkung sind neben dem Operationsrisiko prinzipiell Infekte und Nervenschädigungen in seltenen Fällen möglich. Über einen Zeitraum von 2 Jahren nach der Operation zeigte sich ein nahezu konstant gutes Therapieresultat (Conradt et al. 1997).

Prothesen

Unterkiefervorverlagerungsprothese (Esmarch-Prothese). Wird nCPAP nicht toleriert, kann bei milder Schlafapnoe ein Behandlungsversuch mit einer Unterkiefervorlagerungsprothese erfolgen. Hierbei handelt es sich um Unter- und Oberkieferprothesen, die durch Zug auf den Unterkiefer zu einer Vorverlagerung desselben samt Zunge führen. Dadurch soll eine gewisse Erweiterung des Pharynx erreicht und die Obstruktion verhindert werden. Die Wirksamkeit der Methode ist individuell sehr unterschiedlich, bei mittelschwerer und schwerer Schlafapnoe jedoch unzureichend. Eine komplette Beseitigung der SBAS ist nicht zu erwarten, lediglich eine Reduktion der Atmungsstörungen um ca. 50% im Mittel (Schönhofer et al. 1997). Zahnlockerungen, Druckstellen und Kieferfehlhaltungen können als Nebenwirkungen auftreten. Über die Langzeitakzeptanz liegen keine Daten vor.

28.3 SBAS ohne Obstruktion der oberen Atemwege

28.3.1 Grundlagen

Definition und Pathophysiologie. Diese auch als „zentrale" SBAS bezeichneten Erkrankungen sind durch eine Reduktion oder das Fehlen des Atemantriebs und/oder eine gestörte Atemmuskelfunktion gekennzeichnet. Unterschieden werden:
- die zentrale Schlafapnoe und die Cheyne-Stokes-Atmung,
- die primäre alveoläre Hypoventilation (Synonym: Undines-Fluch-Syndrom),
- die sekundäre alveoläre Hypoventilation bei obstruktiven und restriktiven Lungenerkrankungen sowie bei neuromuskulären (Poliomyelitis, Muskeldystrophien, spinalen Muskelatrophien) und skelettalen Krankheitsbildern (Kyphoskoliose, Thoraxdeformitäten).

Zentrale Schlafapnoe und Cheyne-Stokes-Atmung. Die zentrale Schlafapnoe (ZSA) ist definiert durch Apnoen, bei denen keine Atemanstrengungen nachweisbar sind. Eine häufige Sonderform der ZSA ist die Cheyne-Stokes-Atmung (CSA), die durch eine langsame Zu- und Abnahme des Atemzugvolumens zwischen den zentralen Apnoen gekennzeichnet ist. Die Weckreaktionen treten dabei während des Ventilationsmaximums und nicht am Ende der Apnoe auf. Da insbesondere eine Herzinsuffizienz CSA bewirken kann – bei 40–50 % der Patienten mit schwerer Herzinsuffizienz tritt eine Cheyne-Stokes-Atmung auf – muss immer eine Ursachensuche erfolgen. Auch neurologische Erkrankungen können CSA und ZSA induzieren. Bei einem kleinen Teil der Patienten bleibt die Ätiologie ungeklärt.

Sekundäre alveoläre Hypoventilation. Bei diesen häufigen Störungen der Atmung im Schlaf liegt eine pulmonale Erkrankung bzw. eine extrapulmonal bedingte restriktive Ventilationsstörung vor, die initial im Schlaf, später auch am Tag zur Hypoventilation führt. Abgesehen von der zentralen Schlafapnoe ist die Prognose aller genannten zentralen SBAS ohne Therapie ungünstig.

Bei Patienten mit respiratorischen Erkrankungen führen die bereits physiologischerweise vorhandene Abnahme von Ventilation und Atemantrieb sowie die supprimierten Arousalmechanismen und/oder eine Atemmuskelschwäche zur Hypoxie und Hyperkapnie, insbesondere im REM-Schlaf. Die Atmungsstörungen mit konsekutiven Arousalreaktionen stören die physiologische Schlafstruktur und setzen die hypoxische und hyperkapnische Atemantwort weiter herab. Die Schlaffragmentation aggraviert die Kollapsneigung der oberen Atemwege. Hinzu kommt oft eine Schwäche und/oder Ermüdung der Atemmuskulatur, verursacht durch eine vermehrte mechanische Belastung, eine muskuläre Schwäche oder eine ungünstige Hebelwirkung der Atemmuskulatur.

Primäre alveoläre Hypoventilation. Die primäre alveoläre Hypoventilation, also ohne erkennbare Ursache, ist ein sehr seltenes Krankheitsbild. Es treten schwere Hypoventilationen auf, sobald der Patient einschläft. Eine Reduktion des Atemantriebs im Schlaf bei dieser auch als „Undines Fluch" bezeichneten Erkrankung führt zur schweren respiratorischen Globalinsuffizienz. Die Therapie entspricht der bei sekundärer alveolärer Hypoventilation (▶ unten).

Symptome und Diagnostik. Bei ZSA/CSA werden vermehrte Tagesschläfrigkeit und Leistungsminderung berichtet, oft jedoch in milderer Form und von den kardialen oder neurologischen Symptomen der Grundkrankheit überlagert. Schnarchen ist nicht typisch. Symptome und Befunde, die auf eine **primäre oder sekundäre alveoläre Hypoventilation** hinweisen, sind:
- progrediente Belastungsdyspnoe
- nächtliches Erwachen mit Dyspnoe
- morgendliche Kopfschmerzen
- Hypoxie und Hyperkapnie bereits am Tage

Bei Patienten, bei denen eine sekundäre alveoläre Hypoventilation (Lungenerkrankungen, Kyphoskoliose, neuromuskuläre Krankheiten etc.) oder eine Cheyne-Stokes-Atmung (schwere Herzinsuffizienz) vorliegen könnte, sollte eine gezielte Befragung nach den genannten Symptomen und ggf. ein nächtliches Monitoring der Atmung erfolgen.

28.3.2 Alveoläre Hypoventilation

Allgemeine Therapieprinzipien

Bei einer gegebenen Abnahme der Ventilation ist das Ausmaß der Hypoxie und Hyperkapnie entscheidend vom Ausgangsniveau abhängig. Aus diesem allgemeinen Prinzip leitet sich die Bedeutung der optimalen Therapie der Grundkrankheit ab. Vermeiden von aggravierenden Faktoren wie Nikotin- und Alkoholkonsum, antiobstruktive Therapie bei obstruktiver Lungenerkrankung, Behandlung von Infekten sowie Therapie der oft vorliegenden Herzinsuffizienz seien hier als Beispiele genannt.

Therapie im Einzelnen

Nichtinvasive Beatmung

Die **Negativdruckbeatmung**, z. B. in Tankrespiratoren, wird heute wegen der Gefahr von schweren Obstruktionen der oberen Atemwege im Schlaf nicht mehr empfohlen. Heute wird die **Positivdruckbeatmung** via Maske („noninvasive positive pressure ventilation" = NPPV) eingesetzt.

Indikation und Ziele. Die Indikation zur NPPV wird bei Patienten mit chronischer respiratorischer Insuffizienz mit Hypoxie und Hyperkapnie am Tage gestellt. Gelegentlich sind die Blutgasveränderungen jedoch ausschließlich im Schlaf vorhanden.

> **Praxistipp**
> Exakte Grenzwerte hinsichtlich Blutgasen, Lungenfunktionswerten und polysomnographischen Befunden, ab denen die Behandlung begonnen werden soll, werden bewusst nicht angegeben, da eine *individuelle Indikationsstellung* erfolgen soll, die sich u. a. an der Grunderkrankung, den Wünschen und Erfordernissen des Patienten sowie den Langzeitbetreuungsmöglichkeiten orientiert.

Bei der geringen Beeinträchtigung der Patienten durch NPPV ist die frühzeitige Therapieindikation möglich und sinnvoll. Die unter NPPV verbesserte O_2-Versorgung, Beseitigung der Hyperkapnie und Steigerung der Atemmuskelfunktion führt zur Erhaltung der körperlichen Mobilität. Spätschäden wie Rechtsherzinsuffizienz und Cor pulmonale werden verhindert. Neben der Reduktion der Mortalität zielt NPPV also auf die Senkung der Morbidität, der Hospitalisierungsfrequenz und auf die Verbesserung der Lebensqualität der Patienten ab.

Beatmungsformen und Zugangsweg. NPPV wird entweder volumen- oder druckgesteuert durchgeführt. Die Auslösung der Inspirationsphase (Triggerung) kann durch den Patienten (assistierte Beatmung) oder das Beatmungsgerät (kontrollierte Beatmung) erfolgen. Prinzipiell kann eine suffiziente Ventilation sowohl mit volumen- als auch druckgesteuerten Geräten erzielt werden.

Bei Patienten mit **primären Lungenerkrankungen** hat sich die assistierte, druckgesteuerte Beatmung mittels BiPAP wegen des höheren Behandlungskomforts bewährt. Die Vorteile von BiPAP sind: Leckkompensation, sensible Flowtriggerung bei kontinuierlichem Gasfluss und der einfache Handhabung ohne Alarme.

Die kontrollierte Beatmung (sowohl volumen- als auch druckgesteuert) wird bei Patienten mit **Kyphoskoliose** oder **neuromuskulären Erkrankungen** hervorragend toleriert, da eine Muskelermüdung als Ursache der respiratorischen Insuffizienz im Vordergrund steht. Die kontrollierte Beatmung, gewährleistet bei dieser Patientengruppe eine optimale Entlastung der Atemmuskulatur.

Wirkmechanismus. NPPV entfaltet seine Wirkung über folgende Mechanismen:
- Aufrechterhaltung einer ausreichenden O_2-Versorgung
- Beseitigung einer relevanten Hyperkapnie
- Entlastung und somit Funktionssteigerung der Atemmuskulatur
- Restitution der physiologischen Schlafstruktur
- Abnahme der Arousalschwelle
- Verbesserung der hypoxischen und hyperkapnischen Atemantwort

Therapieeinleitung. Der Patient wird zunächst ausführlich über die geplante Therapie aufgeklärt. Liegt eine neuromuskuläre Erkrankung oder eine Kyphoskoliose vor, so wird eine kontrollierte Beatmung mit einem druck- oder volumengesteuerten Beatmungsgerät angestrebt. Bei allen anderen Krankheitsbildern kommt initial eine assistierte Beatmung mit BiPAP zum Einsatz.

Der meistgenutzte Zugangsweg der NPPV ist die individuell oder industriell hergestellte **Nasenmaske**. Nach Maskenanpassung wird die Therapie im Wachzustand begonnen. Bei der kontrollierten Ventilation wird eine knapp über der Eigenfrequenz des Patienten liegende Atemfrequenz gewählt. Als Atemzugvolumen bei volumengesteuerten Geräten wird initial mit etwa 15 ml/kgKG begonnen. Bei BiPAP hat sich eine Grundeinstellung des Druckes von 12–14 cm H_2O inspiratorisch und 2–4 cm H_2O exspiratorisch bewährt. Die Einstellung wird anschließend anhand des Befindens des Patienten und den Blutgaswerten optimiert. Es erfolgt dann eine Messung der Atmung im Schlaf unter NPPV mit dem Ziel, Hypoxiephasen mit Abfall der S_aO_2 unter 90 % durch weitere Verbesserung der Geräteeinstellung vollständig zu beseitigen. Nach wenigen Behandlungsnächten wird auch die Hyperkapnie am Tage beseitigt bis stark reduziert. Normokapnie am Tage wird angestrebt, pCO_2-Werte bis 50 mm Hg können jedoch toleriert werden, falls eine weitere Druck- oder Atemzugvolumensteigerung vom Patienten nicht toleriert wird.

> **Praxistipp**
> Wesentliches Problem aller Nasenmasken sind Mundlecks, was zu Mundtrockenheit und Schleimhautreizung bis hin zur völligen Ineffektivität der Beatmung führen kann. Sind auch Kinnhaltebänder ineffektiv, so wird eine Gesichtsmaske erforderlich.

NPPV stellt eine ambulante Dauertherapie dar. Meist ist eine Beatmung im Schlaf ausreichend, bei progredienten neuromuskulären Erkrankungen kann aber eine intermittierende Therapie auch am Tage erforderlich werden.

Effekte. Ellis et al. beschrieben 1987 erstmals die NPPV als effektive Therapie der chronischen respiratorischen Globalinsuffizienz. Zahlreiche Autoren konnten den guten Therapieerfolg von NPPV sowohl bei chronischer als auch akut exazerbierter chronischer respiratorischer Insuffizienz reproduzieren (Brochard et al. 1990; Laier-Groeneveld et al. 1991).

Bei chronischer respiratorischer Insuffizienz auf dem Boden restriktiver Ventilationsstörungen bei Kyphoskoliose oder posttuberkulösem Syndrom liegen eine Vielzahl von Untersuchungen vor, die eine Erfolgsrate der NPPV von nahe 100 % über 4–5 Behandlungsjahre ergeben. Während dies auch für Post-Polio-Zustände und langsam progrediente Muskelerkrankungen zutrifft, ist die Prognose bei rasch fortschreitenden Erkrankungen wie der Duchenne-Muskeldystrophie oder der amyotrophen Lateralsklerose naturgemäß deutlich ungünstiger, wenngleich sich unter NPPV auch bei diesen Patienten oft eine wesentliche Verbesserung der Lebensqualität erzielen lässt.

Die häufigste Ursache einer chronischen respiratorischen Insuffizienz stellt die COPD dar. Trotz O_2-Langzeittherapie ist die Prognose dieser Patienten ungünstig, insbesondere wenn nächtliche Desaturationen ($S_aO_2 < 90\%$ über mindestens 5 min) vorliegen. Verschiedene Studien zeigen eine Verbesserung der Blutgase, der körperlichen Belastbarkeit, der Muskelfunktion und eine Beseitigung nächtlicher Hypoxämien unter NPPV bei diesen Patienten. Im Vergleich zur O_2-Langzeittherapie allein führte die zusätzliche NPPV Behandlung bei COPD-Patienten zur Verbesserung der Blutgase und der Lebensqualität. Die Akzeptanz von NPPV im Kollektiv der COPD-Patienten ist jedoch im Vergleich zu den oben genannten Krankheitsgruppen noch unbefriedigend. Eine weitere Verbesserung der Beatmungsgeräte für die Langzeittherapie erscheint wesentlich, um auch bei COPD hohe Complianceraten zu erzielen. Kontrollierte Studien, die eine Abnahme der Mortalität unter NPPV bei COPD zeigen, liegen noch nicht vor.

Risiken und Nebenwirkungen. Im Wesentlichen treten lokale Nebenwirkungen wie Maskenlecks, Druckstellen und Schleimhautirritationen auf, deren Therapie im Rahmen der nCPAP-Therapie besprochen wurde (▶ Abschn. 28.2.3). Wesentliches Risiko der NPPV-Therapie ist deren Ineffektivität bzw. gar eine Verschlechterung der respiratorischen Insuffizienz. Dies kann durch Masken mit zu großem Totraum, fehlerhafte Triggerung des Beatmungsgeräts bei Leck, zu hoher Exspirationsdruck mit Lungenüberblähung beim Emphysempatienten oder eine unzureichende Einstellung des Beatmungsgeräts auftreten. Die Therapieeinleitung und Langzeitbetreuung sollte daher in einem Zentrum mit entsprechender Erfahrung und diagnostischen Möglichkeiten erfolgen.

28.3.3 Therapie der zentralen Schlafapnoe

Allgemeine Therapieprinzipien

Bei neurologischer Grunderkrankung ist eine ZSA meist Ausdruck einer schweren zerebralen Schädigung, die sekundär zur ZSA führt. Eine Therapie der ZSA ist bei diesen Patienten wenig erfolgversprechend. Liegt der ZSA eine Herzinsuffizienz zugrunde, stellt eine optimale Herzinsuffizienztherapie die Behandlungsbasis dar. Liegen dann noch Atmungsstörungen vor, so kommen ebenso wie bei ZSA ungeklärter Ätiologie die unten genannten Behandlungsverfahren zum Einsatz.

Therapie im Einzelnen

Nasaler CPAP

Bei idiopathischer ZSA ist ein Behandlungsversuch mit nCPAP (▶ auch Abschn. 28.2.3) indiziert, da bei etwa 30% der Patienten ursächlich eine Obstruktion der oberen Atemwege vorliegt, die mit den derzeit gebräuchlichen Parametern wie Induktionsplethysmographie, Ösophagusdruckmessung oder Zwerchfell-EMG übersehen werden kann. In diesen Fällen stellt nCPAP eine effektive Therapie der fälschlich als ZSA klassifizierten SBAS dar. Bei Unwirksamkeit von nCPAP kommt die nasale Beatmungstherapie zum Einsatz (▶ unten).

Eine intensiv diskutierte Indikation zur nCPAP-Therapie stellt die chronische Herzinsuffizienz mit Cheyne-Stokes-Atmung (CSA) dar. CSA wird bei etwa 40–50 % der Patienten mit schwerer Herzinsuffizienz nachgewiesen. Die Mortalität der Patienten mit Herzinsuffizienz und CSA erscheint gegenüber solchen ohne CSA bei vergleichbarer linksventrikulärer Funktionseinschränkung deutlich gesteigert. In der bislang größten Studie mit einer mittleren Nachbeobachtungszeit von 2,2 Jahren verbesserte sich die linksventrikuläre Auswurffraktion bei Patienten mit CSA, die nCPAP nutzten (Sin et al. 2000). Diese vielversprechenden Daten rechtfertigen einen Therapieversuch mit nCPAP bei chronischer Herzinsuffizienz, wenngleich weitere kontrollierten Studien erforderlich sind.

Sauerstoffgabe

Sowohl bei Patienten mit idiopathischer ZSA als auch Cheyne-Stokes-Atmung bei Herzinsuffizienz kann eine Therapie mit O_2-Gabe im Schlaf bei ca. 30–50 % der Patienten die ZSA deutlich reduzieren oder beseitigen. Es wird angenommen, dass die O_2-Gabe zu einem Anstieg des p_aCO_2 über die Apnoeschwelle führt und somit die zentralen Apnoen vermieden werden. Ein Behandlungsversuch mit dieser einfach applizierbaren Therapie kann unternommen werden.

Nichtinvasive Positivdruckbeatmung

Falls nCPAP oder O_2 nicht zum Therapieerfolg führen, stellt bei idiopathischer ZSA und CSA die nichtinvasive Positivdruckbeatmung (NPPV) eine aussichtsreiche Therapieform dar. Die druckgesteuerte NPPV mittels „bilevel positive airway pressure" (BiPAP) im assistiert/kontrollierten oder kontrollierten Modus wird eingesetzt. Die Atemfrequenz wird so gewählt, dass sie knapp über der Eigenfrequenz des Patienten liegt. Der Patient kann dann zwar bei Bedarf zusätzliche Atemzüge auslösen, wird aber überwiegend vom Gerät beatmet. Es werden Behandlungsdrücke von 10–16 cm H_2O inspiratorisch und 2–4 cm H_2O exspiratorisch benötigt. Seit Kurzem steht ein Gerät zur automatischen NPPV bei CSA zur Verfügung.

Evidenz der Therapieempfehlungen

	Evidenzgrad	Therapieempfehlung
Obstruktive Schlafapnoe		
nCPAP	A	I
Gewichtsreduktion	B	I
Kiefervorlagerungsoperation	B	I
Kiefervorverlagerungssprothesen bei milder OSA	B	IIa
UPPP	Keine Indikation	Keine Indikation
Sauerstoff	Keine Indikation	Keine Indikation
Medikamentöse Therapie	Keine Indikation	Keine Indikation
Hypoventilationssyndrome		
Nicht-invasive Beatmung	B	I–IIa
Sauerstoff	B	IIa
Medikamentöse Therapie	Keine Indikation	Keine Indikation
Cheyne-Stokes-Atmung		
Medikamentöse Therapie der Herzinsuffizienz	B	I
Sauerstoff	B	IIa
nCPAP	B	IIa
Nicht-invasive Beatmung	B	IIa

Leitlinien - Adressen - Tipps

Leitlinien

Die Leitlinie „Nicht-erholsamer Schlaf" befindet sich auf der AWMF-Homepage unter:
http:// www.uni-duesseldorf.de/www/awmf/ll/schlm-01.htm

Internetadressen und Tipps für Patienten

Deutsche Gesellschaft für Schlafforschung und Schlafmedizin (DGSM): http://www.dgsm.de
Schlafstörungen und ihre Behandlungsmethoden – Ratgeber für Patienten: http://www.uni-marburg.de/sleep/dgsm/rat/welcome.html

Literatur

Bearpark H, Elliott L, Grunstein R, Cullen S, Schneider H, Althaus W, Sullivan C (1995) Snoring and sleep apnea: A population study in Australian men. Am J Respir Crit Care Med 151:1459–1465

Becker H, Brandenburg U, Peter JH, von Wichert P (1995a) Reversal of sinus arrest and atrioventricular conduction block in patients with sleep apnea during nasal continuous positive airway pressure. Am J Respir Crit Care Med 151:215–218

Becker H, Stammnitz A, Schneider H, Peter JH, von Wichert P (1995b) Die nasale „continuous positive airway pressure (nCPAP)"-Therapie bei obstruktiven schlafbezogenen Atmungsstörungen. Dtsch Med Wochenschr 120:783–789

Becker HF, Jerrentrup A, Ploch T, Grote L, Penzel T, Sullivan CE, Peter JH (2003) Effect of nasal continuous positive airway pressure (nC-PAP) treatment on blood pressure in patients with obstructive sleep apnea (OSA). Circulation 107:68–73

Brochard L, Isabey D, Piquet J et al. (1990) Reversal of acute exacerbations of chronic obstructive lung disease by inspiratory assistance with a face mask. N Engl J Med 323:1523–1530

Cassel W, Ploch T, Becker C, Dugnus D, Peter JH, von Wichert P (1996) Risk of traffic accidents in patients with sleep-disordered breathing: reduction with nasal CPAP. Eur Respir J 9:2606–2611

Conradt R, Hochban W, Brandenburg U, Heitmann J, Peter JH (1997) Long term follow-up after surgical treatment of obstructive sleep apnoea by maxillomandibular advancement. Eur Respir J 10:123–128

Ellis ER, Bye PT, Bruderer JW, Sullivan CE (1987) Treatment of respiratory failure during sleep in patients with neuromuscular disease. Positive-pressure ventilation through a nose mask. Am Rev Respir Dis 135:148–152

Fietze I, Bölcskei PL, Hörmann K et al. (1996) Komplikationen bei der nasalen CPAP-Therapie: Konsequenzen für die Praxis. Med Klin 91:758–765

He J, Kryger MH, Zorick FJ, Conway W, Roth T (1988) Mortality and apnea index in obstructive sleep apnea. Experience in 385 male patients. Chest 94:9–14

Hochban W, Brandenburg U, Peter JH (1994) Surgical treatment of obstructive sleep apnea by maxillomandibular advancement. Sleep 17:624–629

Hung J, Whitford EG, Parsons RW, Hillman DR (1990) Association of sleep apnoea with myocardial infarction in men. Lancet 336:261–264

Jenkinson C, Davies RJ, Mullins R, Stradling JR (1999) Comparison of therapeutic and subtherapeutic nasal continuous positive airway pressure for obstructive sleep apnea: a randomised prospective parallel trial. Lancet 353:2100–2105

Kaneko Y, Floras JS, Usui K, Plante J, Tkacova R, Kubo T, Ando S, Bradley TD (2003) Cardiovascular effects of continuous positive airway pressure in patients with heart failure and obstructive sleep apnea. N Engl J Med 348:1233–1241

Krieger J, Weitzenblum E, Monassier JP, Stoeckel C, Kurtz D (1983) Dangerous hypoxaemia during continuous positive airway pressure treatment of obstructive sleep apnoea. Lancet 2: 1429–1430

Kuhlo W, Doll E, Franck MC (1969) Erfolgreiche Behandlung eines Pickwick-Syndroms durch eine Dauertrachealkanüle. Dtsch Med Wochenschr 24: 1286–1290

Laier-Groeneveld G, Huttemann U, Criée CP (1991) Die nichtinvasive intermittierende Selbstbeatmung (ISB) als Therapie der chronischen Ateminsuffizienz. Med Klin 86: 229–233

Mansfield DR, Gollogly NC, Kaye DM, Richardson M, Bergin P, Naughton MT (2004) Controlled trial of continuous positive airway pressure in obstructive sleep apnea and heart failure. Am J Respir Crit Care Med 169: 361–366

Mayer J, Becker H, Brandenburg U, Penzel T, Peter JH, von Wichert P (1991) Blood pressure and sleep apnea: results of long-term nasal continuous positive airway pressure therapy. Cardiology 79: 84–92

Pepperell JC, Ramdassingh-Dow S, Crosthwaite N, Mullins R, Jenkinson C, Stradling JR, Davies RJ (2002) Ambulatory blood pressure after therapeutic ans subtherapeutic nasal continuous positive airway pressure for obstructive sleep apnoea: a randomised parallel trial. Lancet 359: 204–210

Peter JH, Siegrist J, Podszus T, Mayer J, Sälzer K, von Wichert P (1985) Prevalence of sleep apnea in healthy industrial workers. Klin Wochenschr 63: 807–811

Podszus T, Greenberg H, Scharf SM (1994) Influence of sleep state and sleep-disordered breathing on cardiovascular function. In: Saunders NA, Sullivan CE (eds) Sleep and breathing. Marcel Dekker, New York, pp 257–310

Riley RW, Powell NB, Guilleminault C (1990) Maxillofacial surgery and nasal CPAP. A comparison of treatment for obstructive sleep apnea syndrome. Chest 98: 1421–1425

Sanders MH, Kern N (1990) Obstructive sleep apnea treated by independently adjusted inspiratory and expiratory positive airway pressures via nasal mask. Physiologic and clinical implications. Chest 98: 317–324

Schönhofer B, Stoohs RA, Rager H, Wenzel M, Wenzel G, Köhler D (1997) A new tongue advancement technique for sleep-disordered breathing. Am J Respir Crit Care Med 155: 732–738

Sher AE (1995) Update on upper airway surgery for obstructive sleep apnea. Curr Opin Pulmon Med 1: 504–511

Sin DD, Logan AG, Fitzgerald FS, Liu PP, Bradley TD (2000) Effects of continuous positive airway pressure on cardiovascular outcomes in heart failure patients with and without Cheyne-Stokes respiration. Circulation 102: 61–66

Stammnitz A, Becker H, Schneider H, Peter JH, von Wichert P (1995) Fehler und Gefahren bei der Einleitung der nasalen Beatmungstherapie obstruktiver Schlafapnoen. Pneumologie 49 (Suppl 1): 190–194

Sullivan CE, Issa FG, Berthon-Jones M, Eves L (1981) Reversal of obstructive sleep apnoea by continuous positive airway pressure applied through the nares. Lancet 1: 862–865

Young T, Palta M, Dempsey J, Skatrud J, Weber S, Badr S (1993) The occurrence of sleep-disordered breathing among middle-aged adults. N Engl J Med 328: 1230–1235

29 Allergiebedingte Erkrankungen

U. Lepp, P. Zabel

29.1 Grundlagen – 513

29.2 Allgemeine Therapieprinzipien – 513
29.2.1 Allergenkarenz – 514
29.2.2 Spezifische Immuntherapie (SIT) – 516
29.2.3 Pharmakotherapie – 518

29.3 Therapie im Einzelnen – 519
29.3.1 Anaphylaktischer Schock – 519
29.3.2 Pruritus, Quincke-Ödem, Urtikaria und weitere allergische Exantheme – 521
29.3.3 Allergische Rhinokonjunktivitis, Pharyngitis und Laryngitis – 521
29.3.4 Nahrungsmittelallergie/Pseudoallergie – 522
29.3.5 Arzneimittelallergie – 523
29.3.6 Bienen- und Wespengiftallergie – 523

Literatur – 526

Kaum ein Begriff wird in der Laienpresse so häufig falsch verwendet wie der Ausdruck „Allergie". Alles was unangenehm ist oder eine Abneigung hervorruft, wird als allergieauslösender Stoff bezeichnet. Eine Allergie ist jedoch eine spezifische Änderung der Immunitätslage im Sinne einer krankmachenden Überempfindlichkeit. Allergische Erkrankungen können nahezu alle Organe betreffen. Heute leiden ca. 20–30 % der Bevölkerung in Deutschland unter einer Allergie. Untersuchungen zur Prävalenz in vielen Ländern zeigen, dass allergische Erkrankungen in den letzten Jahrzehnten v. a. in den westlichen Ländern deutlich zunehmen. Erste Ergebnisse eines Ost-West-Vergleiches kurz nach der Wiedervereinigung zeigen, dass Einflüsse wie das Leben in Kleinfamilien, hoher sozioökonomischer Status und die damit verbundene zunehmende Hygiene, westliche Ernährungsgewohnheiten, hohe Allergenexposition in Innenräumen durch Isolation der Häuser, aber auch die Art der Umweltverschmutzung, zusammengefasst als „westernization", mit dieser zunehmenden Prävalenz in Verbindung stehen (von Mutius 2000). Entsprechend wird im Rahmen der Angleichung der Lebensgewohnheiten nun auch in den ostdeutschen Bundesländern eine Zunahme allergischer Erkrankungen beobachtet (Weiland et al. 1999). Epidemiologische Untersuchungen an Kindern in ländlichen und städtischen Regionen konnten zeigen, dass Kinder, die sich häufig im Viehstall aufhalten, seltener Allergien entwickeln im Vergleich zu Kindern, die nie Kontakt zu entsprechenden Orten haben. Dies legt den Schluss nahe, dass die frühe Exposition mit hohen Konzentrationen mikrobieller Bestandteile (z. B. Endotoxine) einen protektiven Effekt bezüglich einer Allergieentwicklung haben könnte (Riedler et al. 2001).

29.1 Grundlagen

Bis heute wird die Einteilung der Allergie von Gell u. Coombs (1963) in 4 Grundtypen (◘ Tabelle 29-1) nach den unterschiedlichen Immunreaktionen verwendet:

Die **Typ-I-Reaktion** umfasst die klassische Soforttypreaktion, die durch zellständiges IgE vermittelt wird. Durch Kreuzvernetzung dieser v. a. auf Mastzellen lokalisierten IgE-Antikörper kommt es zur Freisetzung von Mediatorsubstanzen, z. B. Histamin und Leukotrienen, die im Wesentlichen die typische Symptomatik wie Quaddelbildung, Rhinorrhö u. a. hervorrufen. Dieser frühen Phase („early phase reaction", EPR) schließt sich eine späte Phase („late phase reaction", LPR) mit einem Maximum nach ca. 4–6 h an. Diese wird durch den Einstrom von Entzündungszellen induziert, der ebenfalls Folge freigesetzter Mediatoren ist. Neuere Klassifikationsvorschläge (Kay 1997) ordnen diese späte Phase der zellvermittelten Allergie zu.

Bei der **Typ-II-Reaktion** handelt es sich um eine zytotoxische Reaktion, die durch Antikörper oder direktes Einwirken von Killerzellen auf die Zielzellen entsteht. Teilweise sind diese Reaktionen komplementabhängig.

Bei der **Typ-III-Reaktion** aktivieren zirkulierende Immunkomplexe das Komplementsystem mit nachfolgender chronischer Entzündungsreaktion.

Die **Typ-IV-Reaktion** stellt die klassische verzögerte Allergie dar, die durch antigenspezifische T-Zellen vermittelt wird.

Diese strenge Einteilung der Reaktionstypen nach Gell u. Coombs wird der komplexen immunologischen Reaktion, die einer allergischen Erkrankung zugrunde liegt, nicht immer gerecht und ist aufgrund neuerer Erkenntnisse erweiterungsbedürftig (Kay 1997).

Abzugrenzen ist die **Pseudoallergie**, eine Überempfindlichkeitsreaktion, deren klinische Symptomatik der einer Allergie ähnelt, ohne dass jedoch eine immunologische Reaktion vorliegt. Die zugrunde liegende Pathogenese ist bisher weitgehend unbekannt. Vor allem im deutschsprachigen Raum hat sich der Begriff der Pseudoallergie durchgesetzt. Oft wird jedoch auch der Ausdruck „**Intoleranz**" verwendet.

29.2 Allgemeine Therapieprinzipien

Die therapeutischen Maßnahmen gliedern sich in kausale und symptomatische. Im Vordergrund der kausalangreifenden Therapie stehen die Allergenkarenz und bei der IgE-vermittelten Allergie die spezifische Immuntherapie (Hyposensibilisierung). Symptomatisch wirkt dagegen die Pharmakotherapie. Eine wichtige, oft vergessene Maßnahme, ist die **Patientenschulung**. Insbesondere für das Asthma bronchiale und die atopische Dermatitis wurden hierzu strukturierte Schulungsprogramme entwickelt.

Die allgemeinen Richtlinien sind in ◘ Tabelle 29-1 zusammengefasst. Da mehr als 80 % der allergischen Er-

◻ Tabelle 29-1. Reaktionstypen der Allergie, dazugehörige Krankheitsbilder und deren Therapieoptionen

Reaktionstyp	Typ I	Typ II	Typ III	Typ IV
An der Reaktion beteiligte Komponenten	IgE-Antikörper, Mastzellen, Mediatoren (z. B. Histamin, Leukotriene)	Killerzellen oder Komplementaktivierung durch Antikörper	Immunkomplexe, Komplementaktivierung	antigenspezifische T-Zellen, Zytokine
Typisches Krankheitsbild	Allergische Rhinokonjunktivitis, allergisches Asthma	Transplantatabstoßung, allergische Thrombozytopenie	Vaskulitis, exogen allergische Alveolitis (EAA), Serumkrankheit	Kontaktekzem Tuberkulinreaktion
Therapiemöglichkeiten	Allergenkarenz, spezifische Immuntherapie, Mastzellstabilisatoren, Antihistaminika, Glucocorticoide, Adrenalin (Schock) (Anti-IgE-Therapie)	Allergenkarenz, Immunsuppression, Glucocorticoide	Allergenkarenz, Immunsuppression, in Einzelfällen, Glucocorticoide (nichtsteroidale Antiphlogistika)	Allergenkarenz, Immunsuppression, Antihistaminika zur Juckreizstillung, Glucocorticoide, (nichtsteroidale Antiphlogistika)

krankungen dem IgE-vermittelten Typ (Typ-I-Allergie) zuzuordnen sind, soll im weiteren v. a. die Therapie dieser Allergieform dargestellt werden.

29.2.1 Allergenkarenz

❗ **Wichtigste Behandlungsmaßnahme ist die Vermeidung der relevanten Allergenen, die durch eine subtile, alle Einzelheiten erfassende Diagnostik herausgefunden werden müssen.**

Pollen

Bei ubiquitär vorkommenden Allergenen, wie z. B. Pollen, ist eine Karenz häufig nicht möglich. Den betroffenen Patienten kann z. B. im Falle einer Pollenallergie jedoch ein saisonaler Ortwechsel empfohlen werden. Es ist sinnvoll, die Fenster möglichst lange geschlossen zu halten oder Gartenarbeiten und Sport im Freien während der Hauptpollenbelastung (2–3 h nach Sonnenaufgang und am späten Nachmittag) zu meiden. Eine Linderung kann erreicht werden, wenn die nächtliche Pollenbelastung durch Duschen und Haarewaschen vor dem Zubettgehen reduziert wird, außerdem kann im Auto eine Lüftung mit Pollenfilter nützlich sein. Die Pollenflugvorhersage in Tageszeitungen sowie lokalen Radio- und Fernsehsendern ermöglicht dem Patienten einzuschätzen, wann Vorsicht angezeigt ist. Wichtig ist jedoch, dass durch solche Maßnahmen die Lebensqualität des Patienten nicht über Gebühr eingeschränkt wird.

Hausstaubmilben

Die Hausstaubmilben benötigen eine hohe Luftfeuchtigkeit und möglichst konstante Temperaturen über 20 °C. Die höchsten Konzentrationen findet sich daher auf Matratzen, aber auch in Polstermöbeln und Teppichen. Bei Kindern muss zusätzlich an Kuscheltiere als Allergenquelle gedacht werden. Eliminationsverfahren können physikalischer Natur sein. So kann häufiges Lüften und Senken der relativen Luftfeuchtigkeit (< 40 %) bereits eine Reduktion von Milbenallergenen erbringen. Auch das Waschen bei 60 °C tötet Milben ab, sodass Decken und Kissen, die bei 60 °C gewaschen werden können, sinnvoll sind. Dieser Waschvorgang muss regelmäßig (mindestens 4- bis 5-mal/Jahr, besser 1-mal monatlich) durchgeführt werden. Sinnvoll ist außerdem die Erneuerung von Matratzen und die Entfernung von „Staubfängern" und stark allergenbelasteten Teppichen/Teppichböden.

> **Praxistipp**
> Waschbare Decken und Kissen müssen nicht übermäßig teuer sein. Die Patienten sollten nur darauf achten, dass sie wirklich bei 60 °C zu waschen sind. Das Emblem „für Hausstaubmilbenallergiker geeignet" ist für den Kauf keine Voraussetzung.

□ **Tabelle 29-2.** Beispiele für hausstaubmilbendichte Encasings

Firma	Name des Bezugs	Material des Bezugs (Angabe des Herstellers)
Allergopharma	Allergocover	eng gewebte Polyesterfaser
Dr. Beckmann	Acb Original Improved	Baumwolle/Polyester, Polyurethan/Polymer-Film
	Acb Perfekt Novo	Polyurethan/Polymer-Film
	Acb Pristine	eng gewebt
ILLA Healthcare GmbH	ALLERGICA-cotton	Baumwolle/Polyester, Polyurethan
Lohmann	Curaderm Protection	Baumwolle/Polyester, atmungsaktive Innenbeschichtung

Eine besonders gute Milbenreduktion im Bett kann durch mit Polyurethan- bzw. Goretex beschichtete Überzüge (**Encasings**) für Decken, Kissen aber v. a. Matratzen erreicht werden (Ehnert et al. 1992). Sie sind undurchlässig für Hausstaubmilben und deren (allergene) Exkremente, gleichzeitig aber ausreichend luft- und feuchtigkeitsdurchgängig. Beispiele für Hersteller entsprechender Encasings gibt □ Tabelle 29-2 wieder.

> **Praxistipp**
> Patienten beklagen sich häufig über ein unangenehmes Knistern der Überzüge. Dies ist für die Matratzen, bei denen die Überzüge sehr eng anliegen, meist kein Problem. Die Kombination aus bei 60 °C waschbaren Decken und Kissen mit Überzügen für die Matratze ist dann optimal, wenn die Decken und Kissen regelmäßig gewaschen werden. Rutscht die Decke in den Überzügen, kann ein eingeklebtes Klettband an Decke und Überzug helfen.

Der Einsatz von Akariziden und Chemikalien ist umstritten. Gerade bei der Behandlung von Matratzen zeigten sich schlechte Ergebnisse. Das akarizid wirksame Benzoylbenzoat (z. B. Acarosan, Fa. Allergopharma), z. T. zusammen mit der Tanninsäure (z. B. Lowal, Fa. Dr. Beckmann), kann jedoch auf Teppichböden eingesetzt werden, die nicht entfernt werden können (Woodfolk et al. 1995). Die Anwendung dieser Präparate sollte mindestens 2-mal pro Jahr erfolgen.

Haustiere

Probleme bereiten insbesondere **Katzen-, Hunde- und Pferdeallergene**. Bei relevanter Allergie sollte das Haustier aus dem häuslichen Milieu entfernt werden. Bei der Beratung betroffener Patienten muss man jedoch beachten, dass sich das Katzenallergen Fel d1 noch bis zu 1 Jahr nach Entfernung des Tiers in der Wohnung nachweisen lässt. Tierallergene können in der Kleidung an Orte getragen werden, an denen es eigentlich keine Haustierhaltung gibt (Arlian et al. 2001). Auch in öffentlichen Gebäuden, Schulen und Kinos wurden größere Mengen des Katzenallergen Fel d1 identifiziert, sodass es für Betroffene schwer sein kann, Tierallergene völlig zu meiden. Gleiches gilt für Personen, die gegen Pferdeepithelien allergisch sind und deren Angehörige reiten. Bei stark sensibilisierten Patienten, die ihre eigenen Haustiere bereits abgeschafft haben und die aufgrund dieser indirekten Exposition noch unter Symptomen leiden, kann in Ausnahmefällen eine spezifische Immuntherapie erwogen werden.

Nahrungsmittel

Bei Nahrungsmittelallergien ist die Karenz die einzige Therapieform mit nachgewiesener Wirksamkeit. Ausführliche **Diätpläne** mit Meidungsstrategien, Hinweisen zu sinnvollem Ersatz der betroffenen Nahrungsmittel und die eingehende Beratung der betroffenen Patienten sind unabdingbar. Hierbei muss insbesondere bei Grundnahrungsmitteln (z. B. Milch) durch Nennung geeigneter Alternativen (z. B. Soja) darauf geachtet werden, eine Fehlernährung zu vermeiden und dem Patienten eine gute Lebensqualität zu ermöglichen (Ehlers et al. 2000).

Eine Ausnahme bei den Karenzempfehlungen stellen hitzeempfindliche Allergene dar. Hierzu zählen v. a. die **baumpollenassoziierten Nahrungsmittel**, wie z. B. Stein- und Kernobst und Karotte, die vorwiegend oropharyngeale Symptome, das sog. orale Allergiesyndrom (OAS) hervorrufen. Die verantwortlichen Allergene sind z. T. sehr labil und werden durch ausreichend langes Erhitzen zerstört (Vieths et al. 1995). Die betroffenen Patienten können die unverträglichen Nahrungsmittel in gekochter Form meist symptomlos verzehren. Eine absolute Sicherheit gibt es jedoch nicht. Inzwischen wurden hitze- und verdauungsstabile Proteine in einigen Nahrungsmittelgruppen entdeckt (Asero 1999).

Latex

Wasserlösliche Proteine aus Naturlatex (Posch et al. 1997) können zu Allergien v. a. bei Beschäftigten im Gesundheitswesen, bei Patienten, die mehrfach operiert wurden (z. B. Kinder mit Spina bifida), und bei Arbeitern in der Gummiindustrie führen. Die Vermeidung aller latexhaltiger Produkte in der Medizin wäre erstrebenswert, hilfreich ist jedoch bereits die Elimination gepuderter naturlatexhaltiger Handschuhe, die als bedeutsamste Allergenträger nach einer neueren Richtlinie (TRGS 540) inzwischen am Arbeitsplatz unzulässig sind. Zusätzlich sollte eine naturlatexallergenfreie medizinische Versorgung gefährdeter Patienten erfolgen und Personen mit Handekzem oder schweren atopischen Erkrankungen sollten vorbeugend nur naturlatexallergenfreie Handschuhe tragen (Rueff u. Przybilla 1996a). Betroffene müssen mit einem Allergiepass und Notfallmedikamenten ausgestattet werden und selbst eine strikte Allergenkarenz einhalten (z. B. naturlatexfreie Kondome verwenden, Markenname Avanti).

29.2.2 Spezifische Immuntherapie (SIT)

Die spezifische Immuntherapie (Hyposensibilisierung) mit Allergenextrakten stellt eine Kausaltherapie dar. Ihre Wirkung ist komplex und induziert zahlreiche immunologische Veränderungen. Ziel dieser Therapie ist die Umorientierung der Immunantwort.

Indikation

Eine spezifische Immuntherapie (SIT) ist nur dann sinnvoll, wenn eine IgE-vermittelte Sensibilisierung sowie ein eindeutiger Zusammenhang zwischen Exposition gegenüber dem Allergen und klinischer Symptomatik nachgewiesen sind. Die SIT ist besonders geeignet für
- Bienen- und Wespengiftallergie
- allergische Rhinokonjunktivitis
- allergisches Asthma bronchiale

Die besten Erfolge werden mit Insektengiften und Pollenallergenen erreicht. Bei der Allergie gegen Hausstaubmilben wird die SIT v. a. durchgeführt, wenn die Allergenkarenz nicht ausreichend wirksam ist. Unter bestimmten Voraussetzungen ist die Therapie für die Tierhaarallergie geeignet, bei der Behandlung der atopischen Dermatitis spielt sie dagegen keine Rolle. Standardisierte Allergenextrakte müssen für die relevanten Allergene verfügbar sein, weshalb z. B. eine Immuntherapie bei Schimmelpilzallergie nur in Ausnahmefällen sinnvoll ist. Bei der Nahrungsmittelallergie kommt die SIT ebenfalls nur selten in Betracht (► Abschn. 29.3.4).

Folgende Voraussetzungen sprechen für eine Hyposensibilisierung:
- Karenz oder medikamentöse Therapie nicht ausreichend bzw. mit starken Nebenwirkungen behaftet
- schmales Allergenspektrum
- gute Compliance des Patienten zu erwarten.

Kontraindikationen

Absolute Kontraindikationen für eine SIT sind ein unzureichend therapiertes Asthma bronchiale (mit FEV_1 < 70 %), kardiovaskuläre Erkrankungen mit erhöhtem Risiko von Nebenwirkungen unter Adrenalingabe (KHK, höhergradige Herzrhythmusstörungen), β-Blocker-Therapie, Autoimmunerkrankungen, Immundefektsyndrome, maligne und lymphoproliferative Erkrankungen, Schwangerschaft und schwerwiegende psychiatrische Erkrankungen. Die Therapie mit ACE-Hemmern ist als Kontraindikation umstritten (Kleinhans 2000).

> ❗ Bei einer bestehenden Insektengiftallergie, insbesondere wenn schwergradige allergische Reaktionen mit möglichem tödlichem Ausgang drohen, können diese Kontraindikationen als relativ eingeschätzt werden.
> Dies gilt besonders für eine bestehende Schwangerschaft. Die Schwere der Grunderkrankung, das Risiko von Nebenwirkungen einer SIT und die Gefahr durch die vorliegende Allergie müssen dann genauestens gegeneinander abgewogen werden.

Verfügbare Präparate

Zur Verfügung stehen Präparate von verschiedenen Herstellerfirmen (► Abschn. Adressen). Man unterscheidet wässrige und Semidepotpräparate. Wegen des höheren Schockrisikos von wässrigen Extrakten werden Semidepotpräparate für die Therapie bevorzugt. Die Allergene sind an Aluminium-hydroxid absorbiert bzw. an Tyrosin gebunden, sodass es nur zu einer langsamen Allergenresorption kommt. Wässrige Extrakte finden noch Anwendung in der Einleitungsphase einer Insektengifthyposensibilisierung.

Analog zu den Toxoiden bei Schutzimpfungen sind durch chemische Vorbehandlung mit Formaldehyd oder Glutaraldehyd sog. Allergoide verfügbar geworden. Bei diesen findet man eine Veränderung der Tertiär- und Quartärstruktur, wodurch sie bei erhaltener Immunogenität vermindert allergen sind, d. h. das Risiko von Nebenwirkungen ist vermindert. Die meisten doppelblind, placebokontrollierten Studien wurden jedoch mit nativen Allergenen durchgeführt.

> **Praxistipp**
> In jüngerer Zeit gibt es Hinweise dafür, dass die *sublinguale Immuntherapie* bei Pollen- bzw. Hausstaubmilbenallergie eine wirksame Behandlungsvariante darstellen könnte. Ausreichende Daten zur endgültigen Bewertung dieser Therapieform liegen jedoch noch nicht vor.

Verwenden sollte man ausschließlich gut charakterisierte und standardisierte Allergene. Die früher verwendeten ungereinigten Allergenpräparationen, die zudem auch nur unzureichend standardisierte Allergenkonzentrationen enthielten, sind für den klinischen Einsatz obsolet.

Die Hyposensibilisierungslösungen werden – mit Variationen – von der Industrie in Form einer Verdünnungsreihe geliefert. Der Einleitungsphase, bei der in 7- bis 14-tägigen Abständen bis zur individuellen Höchstdosis gesteigert wird, schließt sich eine Erhaltungsphase mit Wiederholung dieser Dosis in 4- bis 6-wöchigen Abständen an. Es sollte eine möglichst hohe kumulative Dosis erreicht werden.

> **Praxistipp**
> Für besonders hochgradig sensibilisierte Patienten kann eine zusätzliche Verdünnung (Stärke 0) bestellt werden. Sie enthält 1/10 der Konzentration der Anfangslösung (Flasche 1). Mit Hilfe weiterer Flaschen der Verdünnungslösung, die nur den Puffer und ein Konservans enthalten, lassen sich im Bedarfsfall weitere Verdünnungen herstellen.

Vorgehen bei Hyposensibilisierung

> **! Cave**
> Die Injektionen sollten nur von speziell geschulten und ausgebildeten Ärzten durchgeführt werden. Sämtliche zur Notfalltherapie des allergischen Schocks notwendigen Medikamente und Hilfsmittel müssen griffbereit sein.

Die Injektion erfolgt tief subkutan an der Streckseite des Oberarms etwa handbreit über dem Ellbogengelenk, d. h. soweit distal, dass im Notfall der Arm mittels Staubinde abgebunden werden kann.

Vor jeder Injektion muss eine ausführliche Anamnese des Patienten über die Verträglichkeit der letzten Injektion, zwischenzeitlich aufgetretene Erkrankungen, Impfungen, derzeitige Infekte und neu verordnete Medikamente erfolgen. Erst dann kann die Entscheidung über die erforderliche Dosis oder etwaiges Auslassen eine Injektion erfolgen (Übersicht 29-1). Patienten mit Asthma bronchiale sollten ein Peak-Flow-Tagebuch führen und dieses jeweils vor den Injektionen zeigen, damit der Arzt überprüfen kann, ob das Asthma zum Zeitpunkt der Injektion stabil ist.

> **Übersicht 29-1**
> **Gründe für Auslassen einer Injektion**
>
> - Akuter Infekt in der letzten Woche
> - Neu verordnete β-Blocker (Aussetzen der Therapie bis zur Umstellung der antihypertensiven Therapie)
> - Impfung
> - Operative Eingriffe
> - Verschlechterung des Asthmas und/oder Reduktion der Peak-Flow-Werte um > 20 %
> - Schwere Exazerbation einer atopischen Dermatitis

Perenniale Allergene wie Hausstaubmilben können ganzjährig verabreicht werden. Bei den saisonalen Allergenen erfolgt die Einleitungsphase präsaisonal, die Erhaltungsphase wird dann in 4- bis 6-wöchigen Abständen fortgeführt, wobei die Dosis während der Pollenflugzeit um mindestens $1/5$ der letzten Dosis reduziert wird. Dieses Vorgehen ist möglich, wenn der Patient in dieser Zeit nur wenig Beschwerden hat. Treten stärkere Symptome auf, muss die SIT bis zum Ende der Pollenflugzeit ausgesetzt werden.

Bei Insektengiftallergie kann wie bei saisonalen Allergenen vorgegangen werden. Neben den konventionellen Dosierungsschemata kann auch eine Schnellhyposensibilisierung indiziert sein, insbesondere wenn die Therapie während der Insektenflugzeit durchgeführt werden muss. Hierzu werden wässrige Extrakte 3- bis 5-mal täglich in schnell ansteigender Dosierung unter stationären Bedingungen injiziert. Die Erhaltungsphase erfolgt dann, evtl. mit einem Semidepotpräparat, wie bei der konventionellen Hyposensibilisierung in anfangs wöchentlichen, dann 2-wöchentlichen und schließlich 4- bis 6-wöchentlichen Abständen.

Vorgehen bei Lokalreaktion, Überschreitung des Injektionsintervalls

Jeder Packung von Hyposensibilisierungslösungen ist ein Dosierungsschema beigelegt, dass als Richtschnur verwendet werden kann. Die Dosis wird jedoch individuell gewählt und richtet sich nach lokaler und systemischer Verträglichkeit. Treten bei der Behandlung an der Injektionsstelle starke Lokalreaktionen oder eine starke verzögerte Lokalreaktion auf, sollte die Dosis nicht gesteigert werden.

Bei systemischen Reaktionen sollte um 2–3 Dosisstufen zurückgegangen werden. Ist das Intervall bei Semidepotpräparaten in der Einleitungsphase über 14 Tage oder in der Erhaltungsphase über 8 Wochen ausgedehnt worden, muss die letzte Dosis wiederholt werden. Bei längeren Intervallen ist eine Dosisreduktion notwendig, sind in der Einleitungsphase 4 Wochen oder in der Erhaltungsphase mehrere Monate zwischen den Injektionen überschritten, muss die Therapie neu eingeleitet werden.

Therapie von Allgemeinreaktionen

Bei jeder Hyposensibilisierungsbehandlung könne anaphylaktische Reaktionen bis hin zum anaphylaktischen Schock auftreten. Diese Reaktionen treten erfahrungsgemäß in den ersten 30 min nach der Injektion auf, weshalb die Patienten diese Zeit in der Praxis verbringen müssen. Es empfiehlt sich danach nochmals die Injektionsstelle zu begutachten, um starke lokale Sofortreaktionen selbst einschätzen zu können. Die Therapie von Allgemeinreaktionen ist im ▶ Abschn. 29.3.1 beschrieben.

> **Cave**
> Die Notfallsituation sollte regelmäßig mit dem Praxisteam geübt werden! Dabei kann auch gleich überprüft werden, ob noch alle Medikamente aktuell, alle Hilfsmittel betriebsbereit sind.

29.2.3 Pharmakotherapie

Die medikamentöse Therapie wird v. a. dann notwendig, wenn eine Karenz nicht möglich ist oder keinen ausreichenden Effekt erbringt. Die Pharmakotherapie richtet sich nach der Art der Allergie, dem Manifestationsorgan sowie den pharmakologischen Eigenschaften der zu Verfügung stehenden Arzneistoffe. Sie ist antiallergisch und „antientzündlich".

Hemmung der Bildung bzw. Freisetzung von Mediatorstoffen

Bei der allergischen IgE-vermittelten Allergie (anaphylaktischer Typ) werden aus Mastzellen präformierte Mediatoren wie **Histamin** u. a. freigesetzt bzw. neu gebildet, wie z. B. **Leukotriene**. Ein Ansatzpunkt der Therapie ist daher die Hemmung der Bildung und Freisetzung dieser Mediatoren.

- Cromone: **Dinatriumcromoglycat** (DNCG) und sein Nachfolger **Nedocromil** gelten als „Mastzellstabilisatoren", die in der Lage sind, die Mediatorsekretion aus Mastzellen zu hemmen. Der Mechanismus ist noch unklar. Beide Substanzen werden lokal, z. B. bronchial, konjunktival und nasal, appliziert. Von DNCG steht auch eine intestinale Darreichungsform zur Verfügung, die Wirkung auf allergische Reaktionen am Gastrointestinaltrakt ist jedoch umstritten.
- **Lodoxamid** besitzt DNCG-artige Wirkung, hemmt jedoch zusätzlich die Eosinophilenmigration. Das Präparat ist nur zur topischen Anwendung am Auge im Handel (Alomide).

Hemmung der Wirkung von Mediatoren der Allergie und Entzündung

Antihistaminika

Die Auswirkungen des durch die Sofortreaktion vom anaphylaktischen Typ freigesetzten Histamins können durch die Gabe von Antihistaminika kompetitiv gehemmt werden. Für die Behandlung werden v. a. Antagonisten des H_1-Rezeptors eingesetzt.

Die ersten auf dem Markt erhältlichen Antihistaminika hatten sehr stark sedierende Nebenwirkungen. Deshalb haben heute nur noch wenige eine klinische Bedeutung z. B. Clemastin (Tavegil 1- bis 2-mal 2 mg/Tag) und Dimetinden (Fenistil in Notfällen bis zu 4 mg langsam i. v. oder 3-mal 1–2 mg oral).

> **Praxistipp**
> Wegen ihres raschen Wirkungseintritts werden sie v. a. beim *anaphylaktischen Schock* verwendet. Sie können aber auch bei starkem *nächtlichen Juckreiz*, z. B. bei atopischer Dermatitis, gerade wegen ihrer sedierenden Wirkung vorteilhaft sein.

Die weitere Entwicklung konzentrierte sich v. a. auf die Minderung der sedierenden Nebenwirkungen. Diese **Antihistaminika der 2. Generation** (Übersicht 29-2) besitzen zusätzliche unspezifische Wirkungen (z. B. Hemmung der Freisetzung von inflammatorischen Zytokinen) mit entsprechend verbessertem therapeutischen Effekt. Teilweise liegen diese Präparate auch zur Lokaltherapie vor. Anwendungsbereich sind v. a. **allergische Rhinitis und Rhinokonjunktivitis sowie die Urtikaria**.

> **Übersicht 29-2**
> **Antihistaminika der 2. Generation zur systemischen oder lokalen Anwendung**
>
> - Azelastin (Allergodil) systemisch 2-mal 2 mg und lokal 2-mal 0,14 mg/Seite
> - Ceterizin (Zyrtec) 1-mal 10 mg
> - Hydroxyzin (Atarax) 1-mal 25–75 mg
> - Loratadin (Lisino) 1-mal 10 mg
> - Levocabastin (Livocab) Augen: 2- bis 4-mal 0,025 mg/Seite, Nase: 2- bis 4-mal 0,05 mg/Seite
> - Mizolastin (Mizollen) 1-mal 10 mg
> - Terfenadin (Teldane) 2-mal 30–60 mg (max. 120 mg)

Bei Patienten mit kardialen Beschwerden ist bei der Anwendung von Antihistaminika Vorsicht geboten, da es zu Wechselwirkungen am Cytochrom P450 kommen kann (Darsow u. Ring 1996).

> **Cave**
> Insbesondere von Terfenadin und Hydroxizin wurde über *kardiotoxische Nebenwirkungen* berichtet. Diese traten v. a. bei Überdosierung und gleichzeitiger Gabe von Ketokonazol und Makroliden, aber auch bei gleichzeitigem Genuss von *Grapefruitsaft* auf.

Inzwischen sind aktive Metaboliten verschiedener Präparate als eigenständige Arzneimittel auf dem Markt, bei denen versucht wurde, diese kardiotoxischen Nebenwirkungen zu vermeiden. Sie haben die gleichen Indikationen wie die Ursprungsmedikamente. Beispiele dieser **Antihistaminika der 3. Generation** zur systemischen Anwendung sind Levocetrizin (Xusal 1-mal 5 mg), Fexofenadin (Telfast 1-mal 120–180 mg) und Desloratadin (Aerius 1-mal 5 mg). Obwohl die Antihistaminika der 2. und 3. Generation deutlich weniger sedierend als die der 1. Generation wirken, ist mit einer Verstärkung der Wirkung von Alkohol zu rechnen.

Da es kaum vergleichende Studien gibt, bleibt unklar, ob einzelne Antihistaminika für verschiedene Indikationen Vorteile gegenüber anderen bieten.

> **Praxistipp**
> Somit muss für den einzelnen Patienten „sein" individuelles Präparat gefunden werden. Dabei zeigt die klinische Erfahrung, dass die unzureichende Wirkung eines Antihistaminikums bei einem Patienten keine Rückschlüsse für die ganze Substanzklasse zulässt. Bei längerem Gebrauch wurde in Bezug auf Antihistaminika der 1. und 2. Generation Gewöhnungseffekte beobachtet, die dazu führen, dass das gewählte Präparat weniger wirksam ist. Ein anderes Antihistaminkum kann in diesem Fall wiederum eine Wirkung erzielen.

Leukotrienrezeptorantagonisten

Die von der Arachidonsäure abstammenden Leukotriene, die früher „slow-reacting substance of anaphylaxis" (SRSA) genannt wurden, wirken sehr stark bronchokonstriktorisch, erhöhen die bronchiale Hyperreagibilität und die Gefäßpermeabilität und führen zu vermehrter Sputumsekretion. In den letzten Jahren wurden Substanzen entwickelt, die selektiv entweder in den Metabolismus der Arachidonsäure eingreifen (5-Lipoxygenase-Inhibitoren) oder die Blockade der Mediatoren am Erfolgsorgan unterbinden (Leukotrienrezeptorantagonisten). In Deutschland ist bisher nur der Leukotrienrezeptorantagonist Montelukast (Singulair) im Handel. Er wird in der Behandlung des Asthma bronchiale eingesetzt und hat brochodilatatorische und antientzündliche Wirkungen (Kroegel et al. 1997). Ob Leukotrienrezeptorantagonisten auch wirksam bei Urtikaria und Polyposis nasi sind, ist Gegenstand laufender Untersuchungen.

Glucocorticoide

Glucocorticoide können die Synthese zahlreicher Mediatoren herunterregulieren, andererseits aber auch die Synthese antiinflammatorischer Proteine sowie von β-adrenergen-Rezeptoren induzieren. Somit wirken sie antientzündlich, hemmen die Hyperreagibilität der Bronchialschleimhaut und normalisieren die mukoziliäre Clearance. Diese Wirkungen treten erst nach Stunden ein, obwohl es auch Hinweise für eine unspezifische, „membranstabilisierende" Wirkung gibt, die bereits nach 20–30 min beobachtet wird.

Indikation zur systemischen Anwendung. Beim Quincke-Ödem mit Behinderung der Atmung, schweren Asthma bronchiale und zur Verhinderung von Spätsymptomen beim anaphylaktischen Schock wird die systemische Anwendung empfohlen. Zur Behandlung der Pollenallergie sollten Glucocorticoide möglichst topisch angewendet werden (z. B. Budesonid, Fluticason, Beclometason, Mometason). Systemisch kommen sie nur in Ausnahmezuständen und zeitlich begrenzt in Frage. Kurzwirksame Präparate wie Prednison und Prednisolon sind zu bevorzugen.

> ❗ **Auch die von manchen Patienten gewünschte i. m.-Injektion von Triamcinolon ist nicht sinnvoll!**

Kurzfristig kann eine systemische Corticoidanwendung bei Urtikaria, Quincke-Ödem, schwerwiegender atopischer Dermatitis und bei der Arzneimittelallergie indiziert sein.

Dosierung. Es werden hohe Initialdosen mit der 3- bis 5fachen Menge der Erhaltungsdosis bevorzugt. Dann wird die Dosis nach 3–5 Tagen stufenweise abgebaut, bis zum Erreichen der individuellen Erhaltungsdosis. Diese sollte unterhalb der sog. Cushing-Schwelle (die individuell jedoch Unterschiede aufweisen kann) liegen und eine Rückbildung der Symptome um 50–70 % bewirken. Bei langandauernder Anwendung muss das Absetzten ausschleichend erfolgen.

Anti-IgE-Therapie

In absehbarer Zeit wird in Deutschland der monoklonale, humanisierte Anti-JgE-Antikörper Omalizumab zur subkutanen Anwendung auf den Markt kommen. Vermutlich wird er unter dem Namen Xolair vorerst zur Behandlung von mittelschwerem bis schwerem allergischem Asthma zugelassen werden.

29.3 Therapie im Einzelnen

29.3.1 Anaphylaktischer Schock

Der anaphylaktische Schock ist die Maximalvariante der allergischen Reaktion vom IgE-vermittelten Typ. Die Reaktion kann innerhalb von Minuten nach Allergenkontakt auftreten. Grundlage der Therapie ist daher das schnelle Erkennen der Situation, gefolgt von raschem, aktiven therapeutischen Handeln. Dieses richtet sich nach dem Schweregrad der Reaktion (◘ Tabelle 29-3). **Typische Auslöser** sind Insektengifte, Medikamente und deren Zusatzstoffe, Nahrungsmittel, Farb- und Konser-

◻ Tabelle 29-3. Schweregradeinteilung anaphylaktischer Reaktionen. (Nach Tryba et al. 1994)

Stadium		Symptomatik
0	Lokal (am Ort des Kontaktes mit dem Auslöser)	Lokal begrenzte, kutane Reaktion
I	Leichte Allgemeinreaktion	Disseminierte kutane Reaktionen (z. B. Flush, generalisierte Urtikaria, Pruritus); Schleimhautreaktionen (z. B. Nase, Konjunktiven); Allgemeinreaktionen (z. B. Unruhe, Kopfschmerz)
II	Ausgeprägte Allgemeinreaktion	Kreislaufdysregulation (Blutdruck-, Pulsveränderung); Luftnot (leichte Dyspnoe, beginnender Bronchospasmus); Stuhl- bzw. Urindrang
III	Bedrohliche Allgemeinreaktion	Schock (schwere Hypotension, Blässe); Bronchospasmus mit bedrohliche Dyspnoe; Bewusstseinstrübung, -verlust, ggf. mit Stuhl- bzw. Urinabgang
IV	Vitales Organversagen	Atem- und Kreislaufstillstand

vierungsstoffe, Berufsstoffe (Latex) u. a. Ein Sonderfall stellt die Summationsanaphylaxie dar, bei der mehrere Faktoren (z. B. Verzehr eines speziellen Nahrungsmittels und körperliche Belastung) zusammenkommen müssen, um eine Schocksymptomatik auszulösen. Mit einer anaphylaktischen Reaktion im Rahmen von Allergietesten oder einer Hyposensibilisierungsbehandlung muss immer gerechnet werden.

❗ Frühsymptome können z. B. Juckreiz (Handteller, Fußsohlen), Augenjucken, Niesreiz und trockener Husten sein. Sie treten jedoch nicht in jedem Falle auf.

Allgemeine Maßnahmen
− Beendigung der Allergenzufuhr, z. B. Abschnüren der Extremität bei Auslösung der Reaktion durch intrakutane, subkutane oder intramuskuläre Injektion und/oder Umspritzen der Einstichstelle mit 0,1–0,2 ml Suprareninlösung 1:1000
− Legen eines venösen, großlumigen Zugangs
− Flachlagerung
− frühzeitig Sauerstoffzufuhr
− Evt. Intubation und Beatmung

Medikamentöse Therapie anaphylaktischer Reaktionen
− Stadium I:
    − **Histaminantagonisten:** H_1- und H_2-Antagonisten zusammen als Kurzinfusion (H_1-Antagonisten: sedierende Antihistaminika wegen schnellem Wirkungseintritt, bevorzugt z. B. Dimetinden 8 mg oder Clemastin 4 mg; H_2-Antagonisten: z. B. Cimetidin 400 mg oder Ranitidin 100 mg)
    − **Corticosteroide:** Bei erwarteteter Progredienz 50–125 mg Prednisolonäquivalent
− Stadium II: wie Stadium I und zusätzlich
    − β-Mimetika-Inhalation
    − Ringer-Lactat 500 ml i. v.
    − **Corticosteroide:** 250–500 mg Prednisolonäquivalent i. v.
− Stadium III: wie Stadium II und zusätzlich
    − Adrenalin 0,1 mg/min (Suprarenin 1:1000, 1 mg/10 ml) i. v. Nach etwa 1 mg Adrenalin:
    − Noradrenalin
    − mehrere Liter Ringer-Lactat, 1–2 l HES i. v.
    − **Corticosteroide:** 1000 mg Prednisolonäquivalent i. v.
    − Theophyllin 5 mg/kgKG, weiter 10 mg/kgKG/24 h i. v.
− Stadium IV: wie Stadium III und Reanimation (ABC-Regel)

❗ 1) Nicht zu zögerlich *Adrenalin* geben, dieses muss aber verdünnt werden! Die iv-Injektion ist sehr unangenehm für den Patienten, daher langsam injizieren, Patienten beruhigen!
2) Im manifesten Schockzustand ist viel Volumen notwendig (hoher Flüssigkeitsverlust intravaskulär), daher nicht nur Elektrolytlösungen sondern auch *Kolloide* verwenden!
3) Frühzeitig Sauerstoff!
4) Regelmäßiges Training des Praxis-/Klinikteams!

Schockapotheke in der Praxis

Einrichtungen oder Praxen, die Allergietests und/oder Hyposensibilisierunsbehandlungen durchführen, müssen eine **Schockapotheke** bereithalten (Sennekamp et al. 1990). Diese sollte enthalten:
- Adrenalinampullen (Suprarenin)
- Antihistaminikum zur intravenösen Injektion (z. B. Fenistil, Tavegil)
- Glucocorticoide zur Injektion möglichst ohne Konservierungsmittel (z. B. Solu-Decortin)
- β-Mimetikum als Dosieraerosol
- Theophyllin zur Injektion/Infusion
- Infusionslösungen (Elektrolyte und Kolloide)
- Zubehör (z. B. Verweilkanülen, Laryngoskop, Trachealtuben, O_2-Gabe)

Notfallapotheke, Selbstmedikation für den Patienten

Patienten mit Insektengiftallergie, Allergie gegen ein potenziell gefährliches Nahrungsmittel oder einer anaphylaktischen Reaktion ungeklärter Ursache in der Anamnese sollten mit einer Notfallapotheke zur Selbstmedikation ausgerüstet werden (Müller et al. 1991). Diese sollte Folgendes enthalten:
- schnell wirksames Antihistaminikum zur oralen Einnahme (Dimetindenmaleat 8 mg oder Clemastin 4 mg)
- Corticosteroid zur oralen Einnahme (100 mg Prednisolonäquivalent)
- Adrenalin zur Injektion (z. B. Fastjekt Autoinjektor) nach entsprechender Schulung, z. B. Üben der Handhabung mittels Fastjekt Trainer

Der Patient wird angewiesen, die ersten beiden Medikamente sofort einzunehmen, das Adrenalin dagegen bereit zu legen und bei systemischen Reaktionen zusätzlich zu injizieren.

29.3.2 Pruritus, Quincke-Ödem, Urtikaria und weitere allergische Exantheme

Bei allergischer Urtikaria und allergischem Quincke Ödem ist die Karenz gegenüber den ermittelten Auslösern (z. B. Nahrunsgmittelallergene, Pseudoallergene) bzw. das Aufsuchen internistischer Ursachen für einen Pruritus (z. B. Diabetes mellitus, Neoplasie) vordringlich. Für die medikamentöse Therapie stehen die nichtsedierenden Antihistaminika im Vordergrund. Gelegentlich wird die Kombination mit H_2-Blockern empfohlen (4-mal 300 mg Cimetidin oder 2-mal 150 mg Ranitidin/Tag). In der Schwangerschaft wird Clemastin bevorzugt.

> **Praxistipp**
> Von der lokalen Anwendung von Antihistaminika ist abzuraten, da mit Kontaktsensibilisierungen zu rechnen ist.

Ergänzend können Glucocorticoide gegeben werden. Diese können bei Druckurtikaria und Urtikariavaskulitis systemisch (im Bereich von 20–40 mg Prednisolonäquivalent) appliziert werden. Besondere Therapieverfahren wie die Gabe von Nifedipin, Dapson, Danazol u. a. sollten dem Spezialisten vorbehalten bleiben.

Sonderformen des Quincke-Ödems stellen das **hereditäre angioneurotische Ödem** (HANE) und das erworbene **angioneurotische Ödem** (EANE) dar. Diese insgesamt seltenen Formen sind nicht allergischen Ursprungs und bedürfen spezieller Behandlung. Das EANE tritt meist als paraneoplastische Symptomatik auf.

 Cave
ACE-Hemmer können bei 1 von 3000 Patienten ein EANE auslösen!

29.3.3 Allergische Rhinokonjunktivitis, Pharyngitis und Laryngitis

Allergische Rhinokonjunktivitis

Die **Karenz** steht wie bei allen allergischen Erkrankungen im Vordergrund. Die unterschiedlichen Möglichkeiten sind für die häufigsten Allergene wie Hausstaubmilben, Tierepthelien und Pollen in ▶ Abschn. 29.2.1 dargestellt.

Ist eine Karenz nicht möglich oder nicht ausreichend erfolgreich, sollte eine **medikamentöse Therapie** durchgeführt werden, die sich nach der Stärke der Symptome richtet. Leichte Beschwerden können mit der topischen Gabe von DNCG, Nedocromil oder einem Antihistaminikum (z. B. Allergodil, Livocab) beherrscht werden. Für das Auge ist auch die lokale Gabe von Lodoxamid (Alomide) möglich. Reichen diese Maßnahmen nicht aus, sollte auf ein topisches Steroid oder die systemische Gabe eines Antihistaminikums der 2. oder 3. Generation übergegangen werden. Bei starken rhinokonjunktivitischen Symptomen kann die gleichzeitige Gabe eines oralen Antihistaminikums (2. oder 3. Generation) und eines topischen Glucocorticoids notwendig werden. Selten müssen Glucocorticoide systemisch verabreicht werden, dann jedoch möglichst niedrig dosiert und kurzzeitig.

 Cave
Zeitweise ist die Gabe eines *lokal abschwellenden Nasensprays* (z. B. Olynth, Otriven) notwendig. Die Patienten sollten aber auf die Gefahr des Privinismus aufmerksam gemacht werden, da die kurzfristige, aber überzeugende Besserung der Nasenatmung bei man-

chen Patienten zum unkontrollierten Gebrauch dieser (freiverkäuflichen) Nasensprays führt.

Die lokale Gabe von Vaseline, als „Pollenschutzcreme" im Handel, ist wirkungslos. Sie verhindert z. T. eine frühzeitige sinnvolle Therapie (Klimek et al. 2000).

Speziell bei der Pollenallergie und bei Hinweisen auf einen beginnenden Etagenwechsel im Sinne eines allergischen Asthma bronchiale sollte frühzeitig an eine spezifische Immuntherapie (Hyposensibilisierung) gedacht werden (▶ Abschn. 29.2.2).

Eine besondere Erkrankung stellt die Aspirin-Trias (Santer's disease) dar, bei der das gemeinsame Auftreten von ASS-Intoleranz (Pseudoallergie), Nasenpolypen und Asthma bronchiale beschrieben wird. Prinzipiell sollten die Patienten ASS völlig meiden. Reaktionen gegen andere nichtsteroidale Antiphlogistika mit z. T. anaphylaktischen Reaktionen sind beschrieben. Cyclooxygenase-2-Hemmer wie Meloxicam (Mobec) und Rofecoxib (Vioxx) scheinen jedoch für die betroffenen Patienten verträglich zu sein. In einzelnen Fällen kann eine ASS-Toleranzinduktion durch langfristige wiederholte Gaben steigender Dosen versucht werden, vornehmlich um das Nachwachsen von Nasenpolypen zu vermeiden (Feldweg u. Horan 2001).

Allergische Erkrankungen von Mundhöhle, Rachen und Kehlkopf

In der Mundhöhle und im Pharynxbereich muss die IgE-vermittelte Reaktion mit oropharyngealen Beschwerden im Sinne eines oralen Allergiesyndroms bei pollenassoziierter Nahrungsmittelallergie (Stich u. Pichler 1993) von Reaktionen vom Spättyp z. B. bei Kontaktallergie gegen Dentalmaterial abgegrenzt werden. In beiden Fällen steht die Karenz im Vordergrund. Bei der pollenasoziierten Nahrungsmittelallergie kommt in besonderen Fällen die Hyposensibilisierung mit den verantwortlichen Pollen in Betracht (▶ Abschn. 29.3.4). Können die Auslöser nicht völlig gemieden werden oder wurden sie versehentlich verzehrt, können beim oralen Allergiesyndrom systemische Antihistaminika der 2. oder 3. Generation helfen. Droht eine stärkere Reaktion bis hin zum allergischen Schock, muss eine Notfallapotheke mit einem Antihistaminikum der 1. Generation (schnell resorbierbar), einem Glucocorticoid und einem Adrenalinpräparat rezeptiert werden (▶ Abschn. 29.3.1).

Eine akute Situation stellen das Pharynx- und Larynxödem bei systemischer IgE-vermittelter Reaktion, aber auch bei lokalem Stich eines Insekts dar. Eine sofortige medikamentöse Therapie wie beim anaphylaktischen Schock (▶ Abschn. 29.3.1) muss eingeleitet werden, um möglichst eine Notkoniotomie unnötig zu machen.

Allergisches Asthma ▶ Kap. 20.

29.3.4 Nahrungsmittelallergie/Pseudoallergie

Für die allergische Reaktion auf Nahrungsmittel sind vermutlich verschiedene Reaktionstypen verantwortlich. Bisher sind jedoch nur IgE-vermittelte Allergien bewiesen. Die häufigsten Symptome treten an der Haut auf. Es sind jedoch auch Beschwerden am Magen-Darm-Trakt oder Respirationstrakt (Wüthrich 1993) beschrieben. Besonders gefürchtet sind die kardiovaskulären Reaktionen, die bis zum anaphylaktischen Schock führen können. Pseudoallergische Reaktionen treten bei Kontakt zu Zusatzstoffen in der Nahrungsmittelzubereitung, wie z. B. Farb- und Konservierungsstoffen, auf. Die Symptome entsprechen denen einer „echten" Nahrungsmittelallergie.

Karenz und Notfallmedikamente

Den wichtigsten Pfeiler der Intervention bei Nahrungsmittelallergien und Pseudoallergien stellt die Karenz dar (▶ Abschn. 29.2.1). Besondere Sorgfalt bedarf die Betreuung von Patienten, die gegen Allergene oder Pseudoallergene reagieren, die potenziell schwere, anaphylaktische Reaktionen auslösen können und das z. T. in kleinsten Mengen (z. B. Milch, Ei, Fisch und Krustentiere, Erdnüsse, Nüsse, Samen, Sellerie, Natriumdisulfit). Sie können in verarbeiteten Produkten auch in versteckter Form vorkommen, ohne dass dies für den Verbraucher ersichtlich ist. Neben der eingehenden kompetenten Beratung des Patienten wird dann die Rezeptur von Notfallmedikamenten (▶ Abschn. 29.3.1) erforderlich.

Hyposensibilisierung

Die Hyposensibilisierung (spezifische Immuntherapie) wird bei der Nahrungsmittelallergie nur in Ausnahmefällen angewandt. Bei der baumpollenassoziierten Nahrungsmittelallergie gibt es die Möglichkeit der spezifischen Immuntherapie mit Pollenextrakten, die auch einen positiven Einfluss auf die Nahrungsmittelallergie haben kann (Henzgen et al. 1999). Eine orale Toleranzinduktion/Desaktivierung mit nativen Nahrungsmitteln (Wüthrich u. Hofer 1996) kommt nur in Einzelfällen (zuverlässige und kooperative Patienten) und bei nicht sicher vermeidbaren Nahrungsmitteln, z. B. Kuhmilch in Frage. Im Einzelfall ist die Steigerungsphase unter stationären Bedingungen durchzuführen.

Medikamentöse Therapie

Bei vorwiegend gastrointestinalen Beschwerden, kann eine zeitlich begrenzte Therapie mit Cromoglycinsäure versucht werden. Die Datenlage ist jedoch widersprüchlich (Darlath 1984). Bei leichten Symptomen (z. B. oropharyngeale Beschwerden) empfiehlt sich zur symptomorientierten Therapie ein modernes, nichtsedierendes, schnell wirksames Antihistaminikum. Eine Überprüfung der Wirksamkeit von Cromoglycinsäure oder Antihistaminika ist im Einzelfall durch kontrollierte Provokation zu empfehlen.

29.3.5 Arzneimittelallergie

Die durch pathogene Immunmechanismen ausgelösten Arzneimittelnebenwirkungen sind klinisch durch eine große Vielfalt gekennzeichnet. Sie können sich an verschiedenen Organen und Organsystemen manifestieren, z. B. an den Atemwegen (z. B. Asthma, Rhinitis, exogen allergische Alveolitis), der Leber (intrahepatische Cholestase, Hepatitis), und am hämatopoetischen System (z. B. Agranulozytose, Thrombozytopenie, hämolytische Anämie). Am häufigsten ist die Haut betroffen, wobei makulopapulöse und urtikarielle Exantheme nach systemischer Medikamentengabe und die Kontaktdermatitis durch topische Anwendung die häufigsten Manifestationsformen darstellen. Schwere Verlaufsformen sind anaphylaktische Reaktionen, das Lyell-Syndrom, systemische Vaskulitiden und das seltene sog. Hypersensitivitätssyndrom. Das Arzneimittelfieber (Serumkrankheit, Arthus-Reaktion) stellt eine besondere Manifestation der Arzneimittelallergie dar. Die Zahl der als Antigene vorkommenden Medikamente ist sehr hoch, fast alle Medikamente sind potenzielle Allergene. Da die Mechanismen, die für die Reaktion verantwortlich sind, oft unklar bleiben, ist eine Klassifikation der Arzneimittelallergien kaum möglich (Gruchalla 2000).

Die kausale Therapie und damit die wichtigste Maßnahme ist die Elimination des ursächlichen Allergens. Dessen Identifizierung kann jedoch sehr schwierig sein, falls betroffene Patienten mit mehreren verschiedenen Medikamenten therapiert werden. In Frage kommen in erster Linie Arzneimittel, die in den letzten Wochen vor Auftreten der Reaktion verabreicht wurden. Da bisher verlässliche Haut- und In-vitro-Tests praktisch nicht zur Verfügung stehen (Gruchalla 2001), muss die Entscheidung über eine Karenz nach den Wahrscheinlichkeiten getroffen werden, wobei die Sensibilisierungsfähigkeit bekanntermaßen unterschiedlich ist (Schulz u. Kasemir 1990). Des Weiteren richtet sich die Therapie ausschließlich nach dem klinischen Bild (▶ Tabelle 29-1). Falls Hauterscheinungen im Vordergrund stehen, ist die Zusammenarbeit mit einem Dermatologen ratsam.

> **Praxistipp**
> Nach Abschluss der Behandlung muss dem Patienten ein *Allergiepass* ausgehändigt werden. Darin ist anzugeben, ob es sich um einen Verdachts- oder durch Provokationsteste gesicherten Fall handelt. Ebenso sind Alternativen anzugeben, falls deren Verträglichkeit mittels Provokation gesichert ist.

Eine Toleranzinduktion durch langfristige wiederholte Gaben steigender Dosen kommt nur außerordentlich selten in Betracht. Sie ist nur sinnvoll, wenn es sich um ein lebenswichtiges, nicht ersetzbares Medikament handelt (Gruchalla 2000).

 Cave
Die Toleranzinduktion ist mit dem Risiko einer erneuten allergischer Reaktion behaftet und sollte deshalb nur von Experten durchgeführt werden.

29.3.6 Bienen- und Wespengiftallergie

Allergische Reaktionen auf Bienen- und Wespengifte sind potenziell lebensbedrohlich, sodass mit dem allergischen Patienten geeignete Maßnahmen zum Schutz vor weiteren Reaktionen erarbeitet werden müssen. Hierzu wird nach Schweregradeinteilung der systemischen Reaktion, Identifikation des auslösenden Insekts (Anamnese, Hauttests und In-vitro-Tests) und Ermittlung von individuellen Risikofaktoren die Therapie festgelegt.

Diese Diagnostik gehört ebenso wie die dann evtl. einzuleitende Schnellhyposensibilisierung (Rueff u. Przybilla 1996b) unter stationären Bedingungen in die Hand eines Allergologen.

Karenz und Notfallapotheke
Mit dem Patienten müssen auf jeden Fall Maßnahmen zur Vermeidung neuerlicher Stiche besprochen werden.

> **Praxistipp**
> So sollten im Freien weder Eis noch Kuchen, süße Getränke u. a. verzehrt werden. Der Patient sollte sich von Mülleimern und Fallobst fernhalten und z. B. beim Motorradfahren Helm, Handschuhe und Motorradkleidung tragen, die der Haut dicht anliegt. Oft sind gerade die einfachen Hinweise hilfreich („Bei Annäherung von Insekten oder in Nestnähe sind hastige oder schlagende Bewegungen zu vermeiden, langsam zurückziehen! Nester dürfen nicht erschüttert werden. Nicht in ein Flugloch hauchen.").

Weitere Hinweise ▶ auch Abschn. Leitlinien „Bienen- und Wespengiftallergie" (Rueff et al. 2000).

Unabhängig von der Notfallbehandlung und nachfolgender langfristiger Hyposensibilisierung sollte jeder gefährdete Patient mit einer Notfallapotheke ausgerüstet werden (▶ Abschn. 29.3.1).

Evidenz der Therapieempfehlungen

	Evidenzgrad	Therapieempfehlung
Anaphylaktischer Schock		
Pharmakotherapie	C	I
Pruritus, Urtikaria		
Karenz gegenüber Auslöser	B	IIa
Antihistaminika bei Pruritus	B	IIb
Antihistaminika bei Urtikaria	A	I
Glucocorticoide	B	I (keine Indikation bei Pruritus)
Andere medikamentöse Therapie bei Urtikaria	C	IIa
Quincke-Ödem		
Medikamentöse Therapie	C	IIa
Allergische Rhinokonjunktivitis		
Karenz gegenüber Pollen und Tierepithelien	C	IIa
Hausstaubmilbendichte Überzüge	B	IIa
Mastzellstabilisatoren nasal	A	I
Antihistaminika nasal/oral	A	I
Spezifische Immuntherapie (SIT)	A	I
SIT bei allergischem Asthma	A	IIa
Nahrungsmittelallergie		
Karenz	C	I
Spezifische Immuntherapie p. o. mit Nahrungsmitteln	B*	IIa
Spezifische Immuntherapie s. c. mit Nahrungsmittelextrakten		keine Indikation
Spezifische Immuntherapie s. c. mit Pollenextrakten	B	IIa
Medikamentöse Therapie	C	IIa
Arzneimittelallergie: Therapie nach Art der Symptome (▶ dort)		
Bienen- und Wespengiftallergie		
Spezifische Immuntherapie	B	IIa

* Nur nicht-randomisierte Studie.

Leitlinien – Adressen – Tipps

Leitlinien

Allergic Rhinitis and its Impact on Asthma. (ARIA) unter www.whiar.com

Akuttherapie anaphylaktoider Reaktionen. Tryba M, Ahnefeld FW, Barth J et al. (1994) Ergebnisse einer interdisziplinären Konsensuskonferenz. Allergol J 3: 211–224

Allergen Immunotherapy: therapeutic vaccines for allergic diseases. WHO Position Paper (1998) J Allergy Clin Immunol: 53 (suppl 44)

Diagnose und Therapie der Bienen- und Wespengiftallergie. Ruëff F, Przybilla B, Fuchs T et al. (2000) Positionspapier der Deutschen Gesellschaft für Allergologie und Klinische Immunologie. Allergol J 9:458–472

Empfehlungen zur praktischen Durchführung der spezifischen Immuntherapie mit Allergenen (Hyposensibilisierung). Sennekamp J, Fuchs T, Hornung B et al. (2002) Ärzteverband Deutscher Allergologen e.V. (ÄDA). Aktualisierte Fassung 2002. Allergo J 11: 332–338

Spezifische Immuntherapie (Hyposensibilisierung) mit Allergenen. Kleine-Tebbe J, Fuchs T, Klimek L et al. (2000) Positionspapier der Deutschen Gesellschaft für Allergologie und Klinische Immunologie. Allergol J 9:317–324

Soforttyp-Allergie gegen Naturlatex. Ruëff F, Przybilla B (1999) Gemeinsame Leitlinie von der Deutschen Gesellschaft für Allergologie und Klinische Immunologie (DGAI) und dem Ärzteverband Deutscher Allergologen e.V. (ÄDA). Allergo J 8: 181–188

Therapiemöglichkeiten bei der IgE-vermittelten Nahrungsmittel-Allergie. Lepp US, Ehlers I, Erdmann S et al. (2002) Positionspapier der Deutschen Gesellschaft für Allergologie und Klinische Immunologie und des Ärzteverbandes Deutscher Allergologen. Allergol J 11: 156–162

Auswahl von Bezugsquellen für Allergenprodukte

ALK Scherax Arzneimittel GmbH, Sülldorfer Landstr. 128, 22585 Hamburg, Tel. 040/8707070, http://www.alk-scherax.de

Allergopharma Joachim Ganzer KG, Hermann-Körner-Str. 52, 21462 Reinbek, Tel. 040/7 17 65-0, http://www.allergopharma.de

Bencard Allergie GmbH, Messerschmidtstr. 4, 80992 München, Tel. 089/3 60 44-0, http://www.bencard.de

Hal Allergie GmbH, Kölner Landstr. 34a, 40591 Düsseldorf, Tel. 0211/9 77 65-0, http://www.hal-allergie.de

Stallargenes GmbH & Co.KG, Hubert-Underberg-Allee 1, 47495 Rheinberg, Tel. 02843/9275-0, http://www.stallargenes.de

Internetadressen

Allergie-Dokumentations- und Informationszentrum (ADIZ): Hinweise auf Pollenflug-Informationsdienst, Informationen für Patienten, Beschreibung des Allergie-Dokumentations- und Informationszentrums in Bad Lippspringe: http://www.adiz.de

Ärzteverband deutscher Allergologen: Hinweise auf Veranstaltungen, Tagungen und Kurse auf dem Gebiet der Allergologie, Hinweise auf Positionspapiere, Patienteninformationen, Informationen für niedergelassene Allergologen: http://www.aeda.de

Deutsche Gesellschaft für Allergologie und Klinische Immunologie: Hinweise auf Veranstaltungen, Tagungen und Kurse auf dem Gebiet der Allergologie, Positionspapiere, Leitlinien, Stellungnahmen und Mitteilungen der Gesellschaft zu Themen der Allergologie: http://www.dgaki.de

Dokumentations- und Informationsstelle für Allergiefragen im Kindes- und Jugendalter (DISA): Zugang zu Fachnetzen der Umweltmedizin, Allergologie, Pädiatrie, Dermatologie und Öffentlicher Gesundheitsdienst (online-Verbund): http://www.disa.de

Tipps für Patienten, Selbsthilfegruppen

Deutscher Allergie- und Asthmabund e.V. (DAAB), Frau Wallrafen, Hindenburgstr. 110, 41061 Mönchengladbach, Tel.: 02161/183024

Bundesverband Neurodermitiskranker in Deutschland, Postfach 1165, 56153 Boppard, Tel. 06742/2598, http://www.neurodermitis.net

Arbeitsgemeinschaft Allergiekrankes Kind e.V. (AAK), Nassaustr. 32, 35745 Herborn. Tel. 02772/928730, http://www.aak.de

Deutscher Neurodermitikerbund e.V. Herr T. Schwennesen, Spaldingstr. 210, 20097 Hamburg, Tel. 040/230810

Patientenliga Atemwegserkrankungen, Frau Platacis, Wormser Str. 81, 55276 Oppenheim, Tel. 06133/3543

Literatur

Arlian LG, Neal JS, Morgan MS, Rapp CM, Clobes AL (2001) Distribution and removal of cat, dog and mite allergens on smooth surfaces in homes with and without pets. Ann Allergy Asthma Immunol 87: 296–302

Asero R (1999) Detection and clinical characterization of patients with oral allergy syndrome caused by stable allergens in rosacea and nuts. Ann Allergy Asthma Immunol 83: 377–338

Darlath W (1984) Einsatz von oral appliziertem Dinatrium cromoglicicum (Colimune®) bei der Therapie der Nahrungsmittelallergie. Allergologie 10: 381–387

Darsow U, Ring J (1996) Herzrhythmusstörungen durch Antihistaminika. Allergologie 19: 259

Ehlers I, Binder C, Constien A et al. (2000) Eliminationsdiäten bei Nahrungsmittelallergie und anderen Unverträglichkeitsreaktionen aus der Sicht des Arbeitskreises Diätetik in der Allergologie. Allergologie 23: 512–563

Ehnert B, Lau-Schadendorf S, Weber A, Büttner P, Schou C, Wahn U (1992) Reducing domestic exposure to dust mite allergen reduces bronchial hyperreacitivity in sensitive children in asthma. J Allergy Clin Immunol 90: 135–138

Feldweg AM, Horan RF (2001) Aspirin treatment of patients with aspirin intolerance, asthma, and nasal polyps. Allergy Asthma Proc 22: 377–382

Gell PGH, Coombs RRA (1963) The allergic state as responsible for hypersensitivity and clinical disease. In: Gell PGH, Coombs RRA (eds) Clinical aspects of immunology. Blackwell, Oxford

Gruchalla R (2000) Understanding drug allergies. J Allergy Clin Immunol 105: S637–644

Gruchalla RS (2001) Drug metabolism, danger signals, and drug-induced hypersensitivity. J Allergy Clin Immunol 108: 475–488

Henzgen M, Rudeschko O, Schlenvoigt G, Herrmann D, Frank E (1999) Immunparameter der Apfelallergie unter Hyposensibilisierung mit Birkenpollen. Allergologie 22: 655–664

Kay AB (1997) Concepts of allergy and hypersensitivity. In: Kay AB (ed) Allergy and allergic disease. Blackwell, Oxford

Kleinhans D (2000) Betablocker, ACE-Hemmer und Hauttests mit Allergenen. Allergo J 9: 165–166

Klimek L, Gene-Schneider S, Mösges R, Hörmann K (2000) Die „Pollenschutzcreme" SIMAROline ist wirkungslos bei der saisonalen allergischen Rhinitis. Allergologie 23: 455–460

Kroegel C, König W, Jäger L (1997) Erweiterte Therapie des Asthma bronchiale mit 5-Lipoxygenase-Inhibitoren und Leukotrien-Rezeptorantagonisten. Biochemie, Pathophysiologie und therapeutische Perspektiven. Dtsch Ärztebl 94: A 1802–1810

Müller U., Mosbech H, Blaauw P et al. (1991) Emergency treatment of allergic reactions to Hymenoptera stings. Clin Exp Med 21: 281–288

Von Mutius E (2000) The enviromental predictors of allergic disease. J Allergy Clin Immunol 105: 9–19

Posch A, Chen Z, Dunn MJ, Wheeler CH, Petersen A, Leubner-Metzger G, Baur X (1997) Latex allergen database. Electrophoresis 18: 2803–2810

Riedler J, Braun-Fahrländer C, Eder W et al. (2001) Exposure to farming in early life and development of asthma and allergy: a cross-sectional survey. Lancet 358: 1129–1133

Ruëff F, Przybilla B (1996a) Zur gesundheitlichen Gefährdung durch die Allergie vom Soforttyp gegenüber Naturlatex. Allergol J 5: 185–192

Ruëff F, Przybilla B (1996b) Schnellhyposensibilisierung bei Insektengift: Noch aktuell? Allergol J 5: 195–200

Ruëff F, Przybilla B, Fuchs T et al. (2000) Diagnose und Therapie der Bienen- und Wespengiftallergie. Allergol J 9: 458–472

Schulz KH, Kasemir HD (1990) Arzneimittelallergie. In: Fuchs E, Schulz KH (Hrsg) Manuale allergologicum, Bd I, V.3. Dustri, Deisenhofen

Sennekamp J, Kersten W, Fuchs E, Hornung B (1990) Empfehlungen zur Hyposensibilsierung mit Allergenextrakten. Allergologie 13: 185–188

Stich O, Pichler WJ (1993) Nahrungsmittelallergie bei Pollensensibilisierung. Allergologie 16: 288–294

Tryba M, Ahnefeld FW, Barth J et al. (1994) Akuttherapie anaphylaktoider Reaktionen. Ergebnisse einer interdisziplinären Konsensuskonferenz. Allergol J 3: 211–224

Vieths S, Aulepp H, Schöning B, Tschirnich R (1995) Untersuchung zur Apfelallergie bei Birkenpollenallergikern. Allergologie 18: 89–97

Weiland SK, von Mutius E, Hirsch T et al. (1999) Prevalenz of respiratory and atopic disorders among children in the East and West of Germany five years after unification. Eur Respir J 14: 862–870

Woodfolk JA, Hayden ML, Couture N, Platts-Mills TA (1995) Chemical treatment of carpets to reduce allergen: comparison of the effects of tannic acid and other treatment on proteins derived from dust mites and cats. J Allergy Clin Immunol 96: 325–333

Wüthrich (1993) Zur Nahrungsmittelallergie, Häufigkeit der Symptome und der allergieauslösenden Nahrungsmittel bei 402 Patienten. Allergologie 16: 280–287

Wüthrich B, Hofer T (1986) Nahrungsmittelallergie III: Eliminationsdiät, symptomatische medikamentöse Prophylaxe und spezifische Hyposensibilisierung. Schweiz Med Wochenschr 116: 1401–1410 und 1446–1449

Sektion C
Niere und ableitende Harnwege

30 **Glomerulonephritiden** – 529
J. Floege, E. Schulze-Lohoff, M. Weber

31 **Interstitielle Nephritis** – 554
J. E. Scherberich

32 **Hereditäre Nierenerkrankungen** – 563
J. E. Scherberich

33 **Wasser- und Elektrolythaushalt** – 579
S. Wolf, T. Risler

34 **Akutes Nierenversagen** – 599
B. D. Bader, Ch. M. Erley

35 **Chronische präterminale Niereninsuffizienz** – 613
W. Samtleben

36 **Hämodialyse, Hämofiltration, Peritonealdialyse** – 624
C. J. Olbricht, R. Brunkhorst

37 **Nierentransplantation** – 640
R. Schindler, U. Frei

38 **Tumoren der Niere** – 660
J. T. Hartmann, C. Bokemeyer

39 **Nephrolithiasis** – 666
H. Oßwald

40 **Harnwegsinfektionen** – 671
T. Risler, S. Wolf

30 Glomerulonephritiden

J. Floege[1], E. Schulze-Lohoff[2], M. Weber[2]

30.1 Primäre Glomerulonephritiden – 530
30.1.1 Grundlagen – 530
30.1.2 Allgemeine Therapie – 531
30.1.3 Therapie im Einzelnen – 535
30.1.4 Ausblick – 540

30.2 Systemerkrankungen mit glomerulärer Beteiligung – 541
30.2.1 Grundlagen und allgemeine Therapiemaßnahmen – 541
30.2.2 Therapie im Einzelnen – 542

Literatur – 551

---

[1] Abschnitt 30.1, Primäre Glomerulonephritiden
[2] Abschnitt 30.2, Systemerkrankungen mit glomerulärer Beteiligung

30.1 Primäre Glomerulonephritiden

In Deutschland werden zur Zeit ca. 25% der terminalen Nierenversagen durch primäre oder sekundäre Glomerulonephritiden verursacht. Glomerulonephritiden stellen damit nach der diabetischen Nephropathie die zweithäufigste Ursache einer dialysepflichtigen Niereninsuffizienz dar.

Vor einer Diskussion von therapeutischen Ansätzen scheint eine kurze Passage zu begrifflichen Definitionen sinnvoll. Von entzündlichen Glomerulonephritiden werden formal nichtentzündliche Glomerulopathien unterschieden (dieser Übergang ist jedoch fließend, sodass vielfach, z. B. bei der membranösen Glomerulonephritis, die Begriffe Glomerulonephritis und Glomerulopathie synonym gebraucht werden). Auch die klassische Einteilung in primäre, d. h. renal limitierte, und sekundäre Glomerulonephritiden im Gefolge von Systemerkrankungen bzw. als Begleiterkrankung ist nicht immer eindeutig, da sich bei verfeinerter Suche oft auch systemische, jedoch klinisch inapparente, Manifestationen nachweisen lassen (z. B. extrarenale, vaskuläre IgA-Ablagerungen bei IgA-Nephropathie). Zudem können gleichartige renale Krankheitsbilder sowohl als primäre, idiopathische Glomerulonephritis als auch sekundär auftreten (z. B. idiopathische membranöse Glomerulonephritis, membranöse Glomerulonephritis bei Lupus erythematodes und membranöse Glomerulonephritis bei Hepatitis B).

Obwohl in diesem Abschnitt nur die primären Glomerulonephritiden besprochen werden, ergeben sich daher auch für die Therapie sekundärer Glomerulonephritiden oftmals wichtige Aspekte. Vorwiegend aus historischen Gründen wird in diesem Kapitel auch die peri- bzw. postinfektiöse und hier besonders die Poststreptokokken-Glomerulonephritis abgehandelt.

30.1.1 Grundlagen

Diagnostik. Neben anamnestischen und klinischen Befunden (Ödeme, Hypertonie, Hinweise auf Systemerkrankungen bzw. Infektionen) kommt der **Teststreifenuntersuchung des Urins** als Suchtest die größte Bedeutung zu. Weitere essenzielle Informationen ergeben sich aus **Blutanalysen** (Kreatinin, Harnstoff, Blutbild, Cholesterin u. a.). Bei Hinweisen auf eine renale Erkrankung sind weiterführende Untersuchungen, insbesondere eine Analyse der 24-h-Proteinurie (alternativ Protein/Kreatinin-Ratio im zweiten Morgenurin), Kreatinin-Clearance, Erythrozytenmorphologie im Urin und ggf. serologische Tests (Hepatitis, ANA, ANCA etc.) indiziert. Bildgebend kommt der Sonographie (Bestimmung der Nierengröße, Parenchymdicke etc.) die höchste Bedeutung zu. Dennoch lässt sich mit diesen nichtinvasiven Analysen bei primären Glomerulonephritiden in der Regel keine spezifische Diagnose stellen. Auf der Basis der genannten Daten kann man jedoch bereits die therapeutisch wichtige Frage klären, ob ein rapid progredienter Verlauf (Nierenfunktionsverlust innerhalb von Tagen oder Wochen) vorliegt und/oder ein nephrotisches Syndrom (Proteinurie >3,5 g pro Tag, Hypoalbuminämie, Ödeme, Hypercholesterinämie) oder eine andere klinische Verlaufsform.

Therapeutische Voraussetzungen. Die Therapie glomerulärer Erkrankungen, insbesondere die immunsuppressive Therapie, setzt in der Regel eine **eindeutige Klärung der Krankheitsentität** voraus, d. h. meist eine Nierenbiopsie. Sonderfälle stellen allenfalls die Erstmanifestation eines nephrotischen Syndroms im Kindesalter dar (▶ Abschn. 30.1.3), die einen Steroidversuch auch ohne Biopsie rechtfertigt, sowie – dies jedoch kontrovers – Systemkrankheiten, die serologisch diagnostiziert werden können. Selbst in letzterem Fall ermöglicht jedoch die Nierenbiopsie neben der Diagnosesicherung die wesentliche Aussage, ob bereits irreversible, narbige Veränderungen dominieren (insbesondere eine interstitielle Fibrose und Tubulusatrophie) und damit der Erfolg einer immunsuppressiven Therapie fragwürdig wird. Bei Auswertung durch einen Nephropathologen und sog. **Triple-Diagnostik** (Licht- und Elektronenmikroskopie sowie Immunhistologie) führt die Nierenbiopsie bei ca. 40% der Patienten zu einer Korrektur der klinischen Diagnose und bei ca. 20% zu einer Änderung der Therapie.

Weitgehender Konsensus besteht bei den **Biopsieindikationen**, die in ◘ Tabelle 30-1 dargestellt sind (Fuiano et al. 2000). In anderen Situationen muss je nach Befundkonstellation und Begleitproblemen individuell entschieden werden. Unter optimalen Bedingungen, d. h. keine Einnahme von Gerinnungshemmern, gute Blutdruckeinstellung, normale plasmatische und zelluläre Gerinnung

Tabelle 30-1. Indikationen zur Nierenbiopsie

Normale Nierenfunktion	persistierende Mikrohämaturie und Proteinurie über 1 g/d
	isolierte Proteinurie über 2–3 g pro Tag
GFR 30–80 ml/min	Hämaturie und Proteinurie und normal große Nieren
	nephrotisches Syndrom und ANCA oder DNA-AK
GFR < 30 ml/min	akutes Nierenversagen, normal große Nieren, keine Remission nach 4 Wochen, keine serologischen Befunde
	akutes Nierenversagen, normal große Nieren, positive Serologie für ANA oder ANCA.

AK: Antikörper; ANA: antinukleäre Antikörper; ANCA: antineutrophile zytoplasmatische Antikörper; GFR: glomeruläre Filtrationsrate

und Verwendung einer 16- bis 18-G-Nadel sowie eines Biopsieautomaten liegt die Gefahr schwerer Komplikationen (transfusions- oder operationspflichtige Blutung, Nephrektomie) nach einer Nierenbiopsie < 0,2 %.

Keine Indikation zur Biopsie besteht bei normaler Nierenfunktion, Normotonie und entweder isolierter Mikrohämaturie oder Proteinurie <1 g pro Tag. In diesen Fällen sind lediglich z. B. jährliche Verlaufskontrollen indiziert (leider scheitert jedoch gerade diese essenzielle Verlaufsbeobachtung häufig an der Mitarbeit Betroffener).

Prognose. Die Mehrzahl der primären Glomerulonephritiden ist durch einen sehr variablen Verlauf gekennzeichnet. Oft entwickelt sich nur bei einer Minderheit betroffener Patienten eine progrediente Niereninsuffizienz, sodass bei der Erstvorstellung die Abschätzung der Prognose ein wichtiges klinisches Problem darstellt.

Als **prognostisch günstig** sind anzusehen: isolierte glomeruläre Mikrohämaturie sowie eine isolierte Proteinurie <1 g pro Tag. In beiden Fällen ist bei Fehlen anderer Befunde eine abwartende Haltung (▶ oben) gerechtfertigt.

Bei den meisten glomerulären Erkrankungen wird die Prognose zentral durch das Ausmaß der Hypertonie sowie der Proteinurie, v. a. der mittleren Proteinurie über mehrere Monate, bestimmt. Erkenntnisse der letzten Jahre haben zu der Einsicht geführt, dass die Proteinurie nicht nur als Epiphänomen das Ausmaß glomerulärer Schäden reflektiert, sondern über eine tubulotoxische Wirkung selbst erheblich am Progress der Niereninsuffizienz beteiligt ist. Die Proteinurie stellt damit neben der Hypertonie einen zentralen therapeutischen Zielparameter dar. Üblicherweise wird in diesem Kontext eine Proteinurie > 0,5–1 g pro Tag willkürlich als „signifikant" und eine Proteinurie > 3,5 g pro Tag als „nephrotisch", d. h. prognostisch besonders ungünstig, klassifiziert. Weitere **Risikofaktoren** beinhalten männliches Geschlecht und Nikotinkonsum. Nicht unerwartet stellen auch der bereits eingetretene Verlust an Nierenfunktion sowie der bioptische Nachweis einer renalen „Vernarbung" (d. h. Glomerulosklerose und/oder tubulointerstitielle Fibrose) ein prognostisch ungünstiges Kriterium dar. Im Einzelfall, v. a. wenn Patienten weder eine eindeutig gute noch eine schlechte Prognose aufweisen, kann jedoch die individuelle Risikoabschätzung Schwierigkeiten bereiten.

30.1.2 Allgemeine Therapie

Kausale Maßnahmen

Bei jeder neu diagnostizierten Glomerulonephritis (GN) muss geprüft werden, ob eine **sekundäre Erkrankung** vorliegt, die kausale Therapieoptionen ermöglicht. In besonderem Maße gilt dies für die Erstmanifestation einer **membranösen Glomerulonephritis**. Hierbei muss berücksichtigt werden, dass sich eine zugrunde liegende Erkrankung nicht immer parallel zur Glomerulonephritis manifestiert und z. B. die klinische Tumordiagnose nicht selten erst Monate nach Manifestation der GN gestellt wird.

Eine **Tumorsuche** bei älteren Patienten, diagnostische Maßnahmen zum **Nachweis einer Autoimmunerkrankung** oder einer **Infektionskrankheit** (z. B. Hepatitis B oder C) sowie Fragen zur Exposition mit **krankheitsauslösenden Medikamenten** oder Chemikalien sind zwingend. Wird eine Grundkrankheit nachgewiesen, steht zunächst deren Therapie im Vordergrund, da es bei erfolgreicher Therapie oft zur Remission der Glomerulonephritis kommt bzw. vice versa z. B. eine Immunsuppression den Verlauf der Grundkrankheit potenziell aggravieren kann.

Supportive Therapiemaßnahmen

Nur in wenigen Fällen glomerulärer Erkrankungen sind keine supportiven Maßnahmen indiziert (◘ Übersicht 30-1):

Übersicht 30-1
Glomeruläre Erkrankungen, bei denen in der Regel keine supportive Therapie notwendig ist

- steroidsensitive Minimal-Change-GN mit raschen Remissionen

▼

- Alport-Syndrom oder Syndrom der dünnen Basalmembran, bei denen nur eine Mikrohämaturie, jedoch keine Proteinurie oder Hypertonie nachweisbar ist (Verlaufskontrollen!)
- stabile, gering eingeschränkte Nierenfunktion bei sehr alten Patienten (Serumkreatinin < 1,5 bei Frauen bzw. < 2 mg/dl bei Männern) sowie Proteinurie < 1 g pro Tag
- akute glomeruläre Erkrankungen, die kurzfristig kausal therapierbar sind (insbesondere peri- bzw. postinfektiöse Glomerulonephritiden)

Bei allen anderen Patienten sind – je nach klinischer Symptomatik – die nachfolgend erwähnten supportiven Maßnahmen indiziert (◘ Tabelle 30-2) (Hebert et al. 2001; Wilmer et al. 2003).

Blutdruckeinstellung und antiproteinurische Therapie. Bei Patienten mit glomerulären Erkrankungen sollte ein mittlerer Zielblutdruck von 130/80 mmHg angestrebt werden. Liegt die Proteinurie > 0,5–1 g pro Tag, sollte selbst bei formal normotensiven Patienten ein mittlerer Zielblutdruck von 125/75 mmHg oder darunter angestrebt werden, je nach Toleranz und medizinischer Vertretbarkeit (▶ Leitlinien). Je ausgeprägter die Proteinurie, desto höher liegt der zu erwartende Benefit einer Blutdrucksenkung in den niedrig-normalen Bereich. Übliche nichtmedikamentöse Maßnahmen zur Blutdrucksenkung (▶ Leitlinien) sind selbstverständlich indiziert, reichen jedoch in der Regel bei proteinurischen Patienten zur Blutdrucksenkung in den gewünschten Bereich nicht aus. Vorrangig empfiehlt sich wegen der guten antiproteinurischen Wirkung und der direkten Relevanz der Proteinurie für die Progression (▶ oben) ein **lang wirksamer ACE-Hemmer** in Kombination mit einer Salzrestriktion oder, bei Nebenwirkungen unter ACE-Hemmern, ein AT_1-Rezeptor-Antagonist (bei Frauen im gebärfähigen Alter muss unter der Therapie mit beiden Substanzklassen eine sichere Kontrazeption gewährleistet sein). Wird keine ausreichende antihypertensive bzw. antiproteinurische Wirkung erzielt, empfiehlt sich zunächst eine Dosissteigerung und als nächster Schritt die **Kombination mit einem Diuretikum**. Auch durch die Kombination eines ACE-Hemmers mit einem **AT_1-Rezeptor-Antagonisten** kann die Proteinurie noch weiter gesenkt bzw. eine Progression vermieden werden (Nakao et al. 2003). Die Gefahr einer therapieinduzierten Hyperkaliämie bei fortgeschrittener Niereninsuffizienz ist möglicherweise unter AT_1-Rezeptor-Antagonisten geringer ausgeprägt als unter ACE-Hemmern. In der Regel können Diuretika, insbesondere Schleifendiuretika, einer ACE-Hemmer- bzw. AT_1-Rezeptor-Antagonisten-induzierten Hyperkaliämie entgegenwirken, sodass selbst bei höhergradig eingeschränkter Niereninsuffizienz in vielen Fällen eine solche Therapie sinnvoll und vertretbar ist.

Cave
Kaliumsparende Diuretika bzw. Aldosteronantagonisten sind bei stark eingeschränkter Nierenfunktion und/oder gleichzeitiger ACE-Hemmer-Gabe kontraindiziert.

Wird unter den genannten Maßnahmen keine ausreichende Blutdruckeinstellung erreicht, empfiehlt sich neben einer Kontrolle der Compliance eine Ausweitung auf eine 3- oder 4fache antihypertensive Kombination je nach klinischen Begleiterkrankungen (▶ Leitlinien).

Diät. Diätetische Maßnahmen sollten neben einer **Salzrestriktion** (<10 g pro Tag; ideal 5–6 g pro Tag) eine **Proteinrestriktion** bei progredientem Nierenfunktionsverlust beinhalten (Pedrini et al. 1996). Angesichts der eher schwachen Datenlage und dem Risiko einer Malnutrition in Fällen fortgeschrittener Niereninsuffizienz empfiehlt sich eine moderate Restriktion der Proteinzufuhr auf 0,8 g/kgKG pro Tag (in der Praxis muss hierfür oft 0,6 g/kgKG pro Tag verschrieben werden, da die tatsächliche Proteinaufnahme erfahrungsgemäß bei den meisten Patienten um 0,2 g/kgKG pro Tag höher liegt als die rezeptierte Aufnahme). Nach jüngeren Daten ergeben sich zusätzlich Hinweise darauf, dass eine **Trinkmenge** von deutlich > 2 l bei Patienten mit chronischer Niereninsuffizienz, v. a. solchen mit Zystennieren, die Progression akzelerieren kann (Hebert et al. 2001). Die Trinkmenge sollte daher üblicherweise 1,5–2,5 l pro Tag betragen und lediglich bei stärkeren Ödemen eingeschränkt bzw. bei Zwangspolyurie entsprechend der Diurese gesteigert werden.

Nikotinkonsum steigert „dosisabhängig" die Gefahr eines progredienten Nierenversagens und sollte daher eingestellt werden (Orth et al. 1998).

Die Therapie einer **Hyperlipidämie** richtet sich nach den allgemeinen Empfehlungen (▶ Kap. 51). Ein Einfluss der Hyperlipidämie bzw. ihrer Therapie auf die Progression von Nierenkrankheiten ist bis heute beim Menschen nicht eindeutig erwiesen. Angesichts des eindeutigen kardiovaskulären Benefits einer lipidsenkenden Therapie erscheint letztere Frage jedoch vorwiegend akademischer Natur. Eine Wirkung lässt sich v. a. bei einer glomerulären Filtrationsrate (GFR) <50 ml/min und Proteinurie nachweisen (Tonelli et al. 2003), sodass vorrangig in solchen Situationen ein „Statin" auch unter dem Aspekt der Progressionsverzögerung indiziert ist.

Meiden zusätzlicher nephrotoxischer Substanzen bzw., sofern unvermeidbar (z. B. Röntgenkontrastmittel), gute Prophylaxe gegen ein akutes Nierenversagen durch ausreichende Hydrierung sind ebenfalls notwendig. Insbesondere **nichtsteroidale Antiphlogistika** können bei Hypovolämie bzw. Salzdepletion zu einem raschen Abfall der Nierenfunktion führen. Die neueren **COX-2-Hemmer** unterscheiden sich unter diesem Aspekt zumindest qualitativ nicht von älteren nichtsteroidalen Antiphlogistika. Zur Dosisanpassung von Medikamenten in der Niereninsuffizienz ▶ Anhang und entsprechende Fachinformationen.

Tabelle 30-2. Supportive Therapiemaßnahmen bei progredienten Glomerulonephritiden

Therapiemaßnahme	Evidenzgrad	Therapieempfehlung
Blutdruckkontrolle: Zielbereich 130/80 mmHg, bei Proteinurie > 1 g pro Tag möglichst niedriger (125/75 mmHg oder darunter) sofern klinisch vertretbar	A	I
Reduktion der Proteinurie: Beginn einer ACE-Hemmer-Therapie selbst bei normotensiven Patienten; wenn die Proteinurie > 0,5–1 g pro Tag steigt, ggf. Kombination mit oder Umstellen auf AT_1-Rezeptor-Antagonisten (▶ Text)	A	I
Diätetische Maßnahmen: Reduktion der Proteinzufuhr auf ca. 0,8 g/kgKG pro Tag, Reduktion der Salzzufuhr auf 6 g pro Tag, Trinkmenge ca. 2 l pro Tag, sofern keine Zwangsdiurese	B	I/IIa
Therapie einer Hypercholesterinämie analog zu Empfehlungen aus dem kardiovaskulären Bereich	B	I
Nikotinkonsum einstellen	B	I
Meiden von Nephrotoxinen, insbesondere Röntgenkontrastmittel, Aminoglykosidantibiotika; Vorsicht bei Einsatz nichtsteroidaler Antiphlogistika (incl. COX-2-Hemmer)	B	I/IIa
Möglichst frühzeitige nephrologische Mitbetreuung bei progredientem Nierenfunktionsverlust	B	I

Zusätzlich sollte – entsprechend den Empfehlungen einer NIH-Konsensus-Konferenz (Obrador u. Pereira 1998) – eine nephrologische (Mit-)Betreuung ab einem Serumkreatinin von 1,5 mg/dl (132 µmol/l) bei Frauen bzw. 2,0 mg/dl (176 µmol/l) bei Männern, spätestens aber bei einer GFR <30 ml/min (Levey et al. 2003) erfolgen. Anstelle einer alleinigen Messung des Serumkreatinins zur Abschätzung der Nierenfunktion sollte jedoch besser die Messung oder zumindest eine Abschätzung der GFR (z. B. nach der Cockroft- oder der sog. MDRD-Formel) erfolgen (Levey et al. 2003), da das Serumkreatinin im Bereich bis 2 mg/dl einen sehr insensitiven Parameter der Nierenfunktion darstellt:

Cockroft-Formel:

$$GFR = \frac{(140 - \text{Lebensalter})}{\text{Serumkreatinin [mg/dl]}} \times \frac{\text{Gewicht [kg]}}{72 \text{ (Frauen) bzw.} \times 85 \text{ (Männer)}}$$

MDRD-Formel:

$$GFR \, [ml/min/1{,}73 \, m^2] = 186 \times (\text{S-Kreatinin [mg/dl]})^{-1{,}154} \times (\text{Alter})^{-0{,}203} \, (\times \, 0{,}742 \text{ bei Frauen})$$

Nephrotisches Syndrom

Neben den oben diskutierten Maßnahmen gelten besondere zusätzliche Therapie-Richtlinien für Patienten mit nephrotischem Syndrom (◘ Tabelle 30-3):

Diuretika. Bei ausgeprägtem nephrotischen Syndrom sind meist Schleifendiuretika notwendig (wegen der oft vorhandenen „Diuretikaresistenz" evtl. in hoher Dosierung). Eine Kombination von Schleifendiuretika mit Thiaziddiuretika ist selbst bei stark eingeschränkter Nierenfunktion noch sinnvoll, wenn mit Schleifendiuretika allein keine suffiziente Diurese erreicht werden kann; in der Kombination steigt das Risiko schwerer Hypokaliämien, v. a. bei gleichzeitig hoher Kochsalzzufuhr. Die diuretische Therapie bei ausgeprägten Ödemen sollte angesichts des Risikos von Thrombosen (▶ unten) sowie eines prärenalen Nierenversagens durch intravasale Volumendepletion vorsichtig und einschleichend erfolgen (angestrebter Gewichtsverlust 0,5–1 kg pro Tag).

Diätetische Maßnahmen. Bei nephrotischem Syndrom sollte keine gesteigerte diätetische Proteinzufuhr erfolgen. Eine diätetische Proteinrestriktion auf 0,8 g/kgKG pro Tag kann unter engen Kontrollen eingesetzt werden. Bei ausgeprägten renalen Proteinverlusten besteht jedoch in der Regel eine katabole Stoffwechselsituation, sodass bei gleichzeitiger Proteinbeschränkung mittelfristig das Risiko einer Malnutrition existiert. Bei einer Proteinurie >3 g pro Tag empfiehlt sich daher eine Aufstockung der Proteinzufuhr um 1 g pro Gramm weiterer Proteinurie (Hebert et al. 2001). Eine parenterale Proteinzufuhr (Albumin oder Fresh Frozen Plasma) ist nur in Extremfällen mit drohendem prärenalem Nierenversagen durch intravasale Hypovolämie bei sehr niedrigem onkotischen Druck indiziert. Eine Natrium- und Flüssigkeitsrestriktion ist bei Ödemen sinnvoll.

Tabelle 30-3. Supportive Therapiemaßnahmen bei Glomerulonephritiden mit nephrotischem Syndrom

Therapiemaßnahme	Evidenz-grad	Therapie-empfehlung
alle Maßnahmen aus Tabelle 30-2, zusätzlich:		
Diuretika: in der Regel Schleifendiuretika, evtl. in hoher Dosis (z. B. Furosemid bis 750 mg pro Tag, verteilt auf mehrere Tagesdosen; maximale Einzeldosis 250 mg); evtl. Kombination von Schleifendiuretika mit Thiaziddiuretika (z. B. Hydrochlorothiazid 25–50 mg pro Tag)	B	I
Diätetische Maßnahmen: Reduktion der Proteinzufuhr auf ca. 0,8 g/kgKG pro Tag möglich, jedoch ggf. um renale Verluste ergänzen (▶ Text), Reduktion der Salzzufuhr auf 6 g pro Tag	C	IIa
Antikoagulation bei Serumalbumin < 25 g/l (▶ Text)	B	IIa
Konsequente und rasche Infekttherapie bzw. Infektprophylaxe (z. B. Meiden von zentralvenösen oder Blasenkathetern)	C	IIa
In extremen Fällen medikamentöse oder interventionelle Nephrektomie	C	IIa

Gerinnungshemmung. Eine Antikoagulation zur Prophylaxe spontaner arterieller oder venöser Thrombosen, v. a. Nierenvenenthrombosen, muss bei ausgeprägtem nephrotischen Syndrom erwogen werden. Die Pathogenese der erhöhten Thromboseneigung ist äußerst komplex und umfasst neben dem renalen Verlust von antithrombotischen Faktoren (z. B. AT III) eine erhöhte hepatische Synthese einzelner Gerinnungsfaktoren, thrombozytäre Funktionsstörungen, endotheliale Dysfunktion (z. B. im Rahmen der Hyperlipidämie), Immobilität und Hämokonzentration. Dementsprechend existieren keine gesicherten klinischen oder biochemischen Parameter, anhand derer das Thromboserisiko abgeschätzt werden kann. Therapeutisch sinnvoll erscheint es, in jedem Fall zunächst unspezifische Maßnahmen einzuleiten (Maßnahmen zur Reduktion der Proteinurie, z. B. in Form einer ACE-Hemmer-Therapie, Vermeiden von Hämokonzentration und Immobilisation). Der Wert einer prophylaktischen Antikoagulation bei mäßiger Hypoproteinämie ist ungesichert. In Fällen einer ausgeprägten Proteinurie mit schwerer Hypalbuminämie rechtfertigt die Risiko-Nutzen-Abwägung wahrscheinlich eine prophylaktische Antikoagulation (Sarasin u. Schifferli 1994). In unserer Praxis hat es sich bewährt, die Höhe des Serumalbumins als Surrogatparameter zur Abschätzung des Thromboserisikos zu nutzen und bei einem Albumin zwischen 20 und 25 g/l eine Low-dose-Heparinisierung mit einem niedermolekularen Heparin einzuleiten. Bei einem Serumalbumin < 20 g/l empfiehlt sich eine volle Antikoagulation entweder mit niedermolekularem Heparin (bei ausreichenden AT-III-Spiegeln) oder Vitamin-K-Antagonisten (evtl. schwierige Steuerbarkeit bei rasch schwankenden Albuminkonzentrationen angesichts der hohen Albuminbindung von Marcumar).

Infekte. Durch den meist ausgeprägten Verlust von Immunglobulinen findet sich eine deutlich erhöhte Infektneigung, sodass diese rasch und konsequent behandelt werden müssen. Zentralvenöse Katheter und Blasenkatheter sollten nur mit großer Zurückhaltung zum Einsatz kommen.

Nichtsteroidale Antiphlogistika. Wenn trotz ACE-Hemmern/AT$_1$-Blockern und diätetischer Proteinrestriktion keine Reduktion der Proteinurie um mehr als 40% erreicht wird, kann z. B. Indometacin, vermutlich über eine Reduktion der glomerulären Filtrationsrate, zusätzlich die Proteinurie senken. Angesichts der gastrointestinalen Nebenwirkungen (v. a. bei evtl. gleichzeitiger Steroidgabe), insbesondere aber angesichts des Risikos eines akuten Nierenversagens (▶ unten) wird diese Therapieoption nur selten eingesetzt.

Nephrektomie. In den extrem seltenen Fällen eines nicht beherrschbaren, lebensbedrohlichen renalen Proteinverlustes kann als Ultima Ratio eine medikamentöse (Kombination von ACE-Hemmern und NSAID) oder interventionelle Nephrektomie sinnvoll werden.

Immunsuppressive Therapie

Bei Patienten mit primären Glomerulonephritiden liegen für viele klinische Situationen keine eindeutigen Therapieempfehlungen vor. Dies gilt insbesondere für die langfristige Therapie der meist chronisch verlaufenden Erkrankungen, wie z. B. Fragen zur remissionserhaltenden Therapie bzw. der Therapie von Rezidiven. Die Therapie von Patienten mit chronischen Glomerulonephritiden sollte daher vorzugsweise durch spezialisierte Zentren bzw. Nephrologen erfolgen. Zusätzlich sollte immer geprüft werden, ob solche Patienten im Rahmen von Studienprotokollen behandelt werden können.

Da sich bei den meisten primären Glomerulonephritiden bei weniger als der Hälfte der betroffenen Patienten ein progredienter Nierenfunktionsverlust entwickelt, muss die Entscheidung zur immunsuppressiven Therapie zentral von der prognostischen Einschätzung abhängen (▶ oben). Eine immunsuppressive Therapie erscheint nicht indiziert, wenn die endogene Kreatinin-Clearance unter ca. 20 ml/min gesunken ist (Ausnahme: ANCA-positive Vaskulitis, bei der auch bei weit fortgeschrittener Niereninsuffizienz noch ein Behandlungsversuch sinnvoll sein kann, sofern sich bioptisch Aktivitätszeichen finden).

> ❗ Vor Beginn einer Immunsuppression müssen präexistente Infekte und potenzielle Infektquellen ausgeschlossen werden.

Bei entsprechender Anamnese ist eine Prophylaxe gegen die Exazerbation einer Tuberkulose mit 0,3 mg Isoniazid täglich erforderlich. Treten bedrohliche Infektionen unter einer immunsuppressiven Therapie bei glomerulären Erkrankungen auf, sollte die Therapie frühzeitig abgebrochen werden. Zur Vermeidung von Infekten sollten die Leukozyten unter einer immunsuppressiven Therapie nicht <3000/µl abfallen. Zur Prophylaxe corticosteroidinduzierter Nebenwirkungen, v.a. der Osteoporose ▶ Kap. 78. Zu prophylaktischen Maßnahmen bei Zytostatikagabe, insbesondere Cyclophosphamid ▶ Kap. 87.3.3. Patienten müssen im Rahmen der Aufklärung auf die Gefahr der Gonadentoxizität hingewiesen werden und bei Männern die Möglichkeit einer Spermakonservierung vor Therapie erwogen werden. Bei Frauen im gebärfähigen Alter wird in der Regel eine sichere Kontrazeption bis 12 Monate nach Ende der Therapie empfohlen. Bei der Gabe von Ciclosporin muss v. a. dessen blutdrucksteigernder Effekt beachtet werden. Bei Dosierungen >5 mg/kgKG pro Tag steigt das Risiko der Ciclosporinnephrotoxizität. Bei den heute eingesetzten niedrigen Dosierungen (meist ca. 3–4 mg/kgKG pro Tag bzw. Vollblutspiegel von 100–120 ng/ml) ist dagegen das nephrotoxische Risiko gering, sodass – im Gegensatz zur früheren Empfehlung jährlicher Nierenbiopsien zum Ausschluss ciclosporininduzierter Läsionen – nur noch in Einzelfällen (z. B. bei unklarem Kreatininanstieg) eine Kontrollbiopsie notwendig erscheint. Für den Einsatz von Tacrolimus, Mycophenolatmofetil und anderen neueren Immunsuppressiva bestehen im Kollektiv der Patienten mit glomerulären Erkrankungen in der Regel bisher nur Einzelfallerfahrungen, sodass diese Medikamente nach Möglichkeit nur im Rahmen laufender Studien eingesetzt werden sollten.

30.1.3 Therapie im Einzelnen

Mesangioproliferative Glomerulonephritis, IgA-Nephropathie

Die IgA-Nephropathie, die sich üblicherweise als mesangioproliferative Glomerulonephritis manifestiert, stellt die häufigste Glomerulonephritisform der westlichen Welt dar (Floege u. Feehally 2000). Non-IgA-mesangioproliferative Glomerulonephritiden finden sich vorwiegend als sekundäre Erkrankung, z. B. peri- oder postinfektiös bzw. bei Lupus erythematodes. Primäre non-IgA-mesangioproliferative Glomerulonephritiden treten selten auf und werden in der Regel wie die IgA-Nephropathie behandelt. Die IgA-Nephropathie führt bei ca. 25 % der Patienten zum langsam progredienten Nierenfunktionsverlust über 10–20 Jahre. Sie manifestiert sich klinisch in der Regel als oligosymptomatische Glomerulonephritis (Mikrohämaturie, nichtnephrotische Proteinurie, Hypertonie). Im Rahmen von Infekten können v. a. bei Kindern und Jugendlichen passagere Makrohämaturien auftreten, während derer ein akutes, tubulotoxisches Nierenversagen droht. Von vielen Autoren wird die Purpura Schoenlein Henoch (▶ Abschn. 30.2) als systemische Form der IgA-Nephropathie angesehen.

Angesichts des klinisch meist blanden und häufig prognostisch günstigen Verlaufes sollten im Fall der IgA-Nephropathie in besonderer Weise zunächst alle supportiven Therapieoptionen ausgeschöpft werden, bevor eine immunsuppressive Therapie diskutiert wird (Floege u. Feehally 2000; Floege 2003).

Bis dato existieren zum Wert der Immunsuppression nur verlässliche Befunde zur Corticosteroid- und Cyclophosphamid- bzw. Azathioprin-Therapie:

— Corticosteroidmonotherapie: In einer italienischen Multicenter-Studie (Pozzi et al. 1999) wurden Patienten mit allenfalls geringgradig eingeschränkter Nierenfunktion (Kreatinin-Clearance >70 ml/min) und einer Proteinurie >1 g pro Tag einer Steroidtherapie unterzogen (◻ Übersicht 30-2). Der primäre Endpunkt wurde als Erhöhung des Serumkreatinins um 50 % definiert. Nach einem 5-jährigen Beobachtungszeitraum erreichten 19 % der Patienten in der Steroidgruppe und 36 % der Patienten in der Kontrollgruppe den Endpunkt (p = 0,048). Als Kritikpunkt muss angemerkt werden, dass ungeklärt bleibt, ob eine aggressivere Blutdruckeinstellung (erreichter mittlerer Blutdruck 135/85 mmHg) und eine generelle Medikation mit ACE-Hemmern (Floege 2003) in gleicher Weise die Progression verlangsamt und möglicherweise den Steroideffekt aufgehoben hätte. Bei Patienten mit einer Kreatinin-Clearance <70 ml/min wurde selbst nach 2-jähriger Steroidtherapie kein die Progression verlangsamender Effekt beobachtet (Nolin et al. 1999).

— Immunsuppressive Kombinationstherapie: In einer britischen Multicenter-Studie (Ballardie u. Roberts 2003) wurden nur solche Patienten eingeschlossen, bei denen das Serumkreatinin >1,5 mg/dl (jedoch <3 mg/dl) lag und das Kreatinin im vorausgegangenen Jahr um mindestens 15% gestiegen war. Die Therapiegruppe erhielt eine Immunsuppression mit Prednisolon und Cyclophosphamid sowie Azathioprin (◘ Übersicht 30-2). Patienten in der Kontrollgruppe erhielten eine supportive Therapie. Diese bestand vor allem in einer Blutdruckeinstellung innerhalb eines Zielbereichs <160/90 mmHg. Nach 5 Jahren wurde der Endpunkt „terminale Niereninsuffizienz" bei 38% der Patienten in der Therapiegruppe und bei 95% in der Kontrollgruppe erreicht. Eine signifikante Reduktion der Proteinurie trat innerhalb 1 Jahres in der Therapiegruppe ein. In dieser Studie unterschied sich die erreichte Blutdruckeinstellung zwischen den Gruppen nicht signifikant, lag jedoch mit einem Mittelwert von 105 mmHg (entsprechend z.B. 135/90 mmHg) deutlich über der empfohlenen Richtgrenze von 125/75 mmHg (Floege 2003). Hier ergeben sich folglich die gleichen Kritikpunkte bezüglich der Blutdruckeinstellung wie bei der von Pozzi et al. untersuchten Steroidmonotherapie.

Im Sinne einer pragmatischen Schlussfolgerung (Floege 2003) empfiehlt es sich daher, Patienten mit einer Proteinurie >0,5–1 g pro Tag und/oder abnehmender Nierenfunktion zunächst einer aggressiven antihypertensiven/ACE-Hemmer-Therapie zuzuführen. Wenn hierunter keine Reduktion der Proteinurie <0,5–1 g pro Tag erreicht werden kann, trotz optimaler Blutdruckkontrolle z.B. bei Compliance-Problemen, sollte eine immunsuppressive Therapie erwogen werden (Steroidmonotherapie bei normaler Nierenfunktion bzw. Kombinationstherapie bei leicht- bis mittelgradig eingeschränkter Nierenfunktion; ► oben).

Andere immunsuppressive Medikamente, z.B. Ciclosporin A, können angesichts einer schwachen Datenlage nicht zur Behandlung von Patienten mit IgA-Nephropathie empfohlen werden (Nolin u. Courteau 1999). Lediglich in den seltenen Fällen eines rapid progredienten Verlaufes einer IgA-Nephropathie scheint eine höhergradige immunsuppressive Therapie analog zu ANCA-assoziierten Glomerulonephritiden (► Abschn. 30.2) sinnvoll.

Fischöl (bis zu 12 g pro Tag) konnte in einer Metaanalyse von 5 Studien keinen eindeutig positiven Einfluss auf den Verlauf der IgA-Nephropathie ausüben (Dillon 1997), wird aber v.a. im amerikanischen Raum zur Behandlung der progredienten IgA-Nephropathie eingesetzt. Wenn Patienten mit Fischöl behandelt werden, empfiehlt sich eine Kontrolle des (LDL-)Cholesterins, da sich verschiedene Fischölpräparate durch einen hohen Cholesteringehalt auszeichnen.

Thrombozytenaggregationshemmer (z.B. Dipyridamol 3-mal 75 mg pro Tag) und **Antikoagulanzien** (z.B. Warfarin, ein Cumarinderivat; therapeutischer Zielbereich INR 1,3–1,5) werden vorwiegend im asiatischen Raum eingesetzt und weisen nach jüngeren Daten möglicherweise einen therapeutischen Vorteil gegenüber einer rein supportiven Therapie auf (Lee et al. 1997).

Im Falle eines zeitlichen Zusammenhanges von Makrohämaturien mit **Infektionen** sollten letztere rasch beseitigt werden. In dieser klinischen Situation – nicht aber routinemäßig – kann zusätzlich eine Tonsillektomie indiziert sein. Bei anhaltenden Makrohämaturien, die von einem akuten Nierenversagen kompliziert werden können, sollten bei erhaltener Diurese Trinkmengen >3 l pro Tag und im Falle inadäquater Urinvolumina eine diuretische Therapie verordnet werden.

Membranoproliferative Glomerulonephritis

Membranoproliferative Glomerulonephritiden (MPGN; im englischen Sprachraum auch „mesangiocapillary" Glomerulonephritis genannt) sind sehr seltene Glomerulonephritisformen. Am häufigsten findet sich der Typ I, der als **Immunkomplexnephritis** im Gefolge einer viralen Hepatitis (vorrangig Hepatitis C), einer Kryoglobulinämie, eines Lupus erythematodes oder bakteriellen Infekten auftritt. Seltener liegt ein Typ II („**dense deposit disease**") vor und sehr selten ein Typ III. Klinisch und laborchemisch finden sich Mikrohämaturie und Proteinurie variablen Ausmaßes, ein Komplementverbrauch (evtl. assoziiert mit dem Nachweis eines Nephritisfaktors)

> **Übersicht 30-2**
> **Behandlung der IgA-Nephropathie**
>
> — Therapie der progredienten IgA-Nephropathie bei noch weitgehend erhaltener Nierenfunktion mit Corticosteroiden (mod. nach Pozzi et al. 1999):
>   – 1 g Methylprednisolon i.v. am Tag 1, 2 und 3 des Monats 1, 3 und 5
>   – alle anderen Tage: 0,5 mg/kgKG Prednison p.o. jeden 2. Tag für 6 Monate
> — Therapie der progredienten IgA-Nephropathie bei weiter abnehmender Nierenfunktion (jedoch Serumkreatinin <3 mg/dl) mit Corticosteroiden plus Cyclophosphamid bzw. Azathioprin nach Ballardie u. Roberts (2002)
>   – Prednisolon (initial 40 mg pro Tag, reduziert auf 10 mg pro Tag nach 2 Jahren)
>   – Cyclophosphamid (1,5 mg/kgKG pro Tag) für 3 Monate; Azathioprin (1,5 mg/kgKG pro Tag, Monate 4–24) im Anschluss an die Cyclophosphamidbehandlung
>
> Anmerkung: Alternative Therapieschemata sind bisher nicht in gleicher Weise in ihrer Wirksamkeit gesichert

sowie bei 50 % der Patienten ein progredienter Nierenfunktionsverlust.

Angesichts der Assoziationen einer MPGN insbesondere mit bakteriellen und viralen Infektionen ist vergleichsweise oft eine kausale Therapie möglich. In den scheinbar idiopathischen Fällen konnte bei Kindern mit MPGN und einer Proteinurie >3 g pro Tag bei normaler oder nahezu normaler Nierenfunktion eine Stabilisierung der Nierenfunktion unter einer oralen Prednisonlangzeittherapie dokumentiert werden (40 mg/m²KO alternierend im Mittel für 41 Monate), bei allerdings signifikanten Steroidnebenwirkungen (Tarshish et al. 1992). Bei Erwachsenen ist die kurzfristige Gabe von Steroiden nicht erfolgreich (ähnlich lange Behandlungsdauern wie bei Kindern wurden nicht getestet) (Levin 1999). Durch die 1-jährige Verabreichung von 225 mg Dipyridamol und 975 mg Acetylsalicylsäure pro Tag kann mittelfristig, jedoch nicht über einen 10-Jahres-Zeitraum, eine Besserung der Proteinurie und des Nierenfunktionsverlustes erreicht werden (Donadio u. Offord 1998). Ob durch eine längere Gabe von Dipyridamol/ASS eine dauerhaftere Besserung erreicht wird, ist unbekannt. Bei Nichtansprechen der Proteinurie sollte die Therapie nach 6–12 Monaten beendet werden (Levin 1999). Insbesondere die MPGN Typ II erweist sich oftmals als Therapierefraktion.

Minimal-Change-Glomerulonephritis
Während im Kindesalter einem idiopathischen nephrotischen Syndrom zu 90 % eine Minimal-Change-Glomerulonephritis zugrunde liegt, findet sich die Erkrankung bei Erwachsenen mit nephrotischem Syndrom nur bei 15–25 %. Übergänge in eine fokal segmental sklerosierende Glomerulonephritis sind möglich und meist mit der Entwicklung einer Steroidresistenz (► unten) verbunden. Die Erkrankung manifestiert sich in der Regel als nephrotisches Syndrom mit – zumindest im Kindesalter (seltener bei Erwachsenen) – selektiver Proteinurie.

Die Minimal-Change-Glomerulonephritis ist bei Kindern, insbesondere wenn eine selektive Proteinurie vorliegt, durch ihr gutes Ansprechen auf Corticosteroide charakterisiert (>50 % Remission nach 2 Wochen, >90 % nach 8 Wochen). Bei Erwachsenen ist das Ansprechen auf Corticosteroide oft protrahiert; ca. 25 % der Patienten erlangen erst nach 12–16 Wochen eine komplette Remission (Fujimoto et al. 1991; Nolasco et al. 1986). Die Therapie von Erwachsenen ist in ◘ Tabelle 30-4 dargestellt. Ein zu schnelles oder zu abruptes Absetzen der Steroide nach der Erstdiagnose kann ein Rezidiv zur Folge haben.

Etwa 30–50 % der erwachsenen Patienten erleiden ein Rezidiv des nephrotischen Syndroms, meist innerhalb des 1. Jahres nach Ende der Steroidtherapie. Im Falle von maximal 2 Rezidiven pro Jahr und Ansprechen auf Steroide ist jeweils eine Wiederholung der Steroidtherapie indiziert (Fujimoto et al. 1991; Nolasco et al. 1986). Kommt es gehäuft zu Rezidiven oder besteht eine Steroidabhängigkeit (Rezidiv bei niedrigen Steroiddosen oder kurz nach dem Absetzen), kann eine Cyclophosphamidtherapie durchgeführt werden. Alternativ zu Cyclophosphamid kann Ciclosporin eingesetzt werden (Ponticelli et al. 1993). Über die Hälfte der Patienten spricht innerhalb von 4 Monaten auf Ciclosporin an, sodass häufig das Steroid ganz abgesetzt und Ciclosporin als Monotherapie für 1–2 Jahre weitergeführt werden kann (Meyrier et al. 1994). Leider

◘ **Tabelle 30-4.** Therapie der Minimal-Change-Glomerulonephritis im Erwachsenenalter

Behandlung bei Erstdiagnose	initiale Prednisolonäquivalenzdosis 1 mg/kgKG pro Tag frühestens 1 Woche nach Eintreten einer Remission, spätestens aber nach 8–16 Wochen Steroidreduktion im Verlauf der folgenden 8–12 Wochen (und/oder Umsetzen auf alternierende Gabe)
Erstes Rezidiv oder seltene Rezidive (maximal 2 pro Jahr)	Wiederholung der genannten Steroidtherapie
Häufige Rezidive oder Steroidabhängigkeit	Cyclophosphamid (2–2,5 mg/kgKG pro Tag) über maximal 8 Wochen oder Ciclosporin (3–5 mg/kgKG pro Tag, verteilt auf 2 Einzeldosen; Talspiegel (Vollblut) 80–120 ng/ml) bis 1 Jahr nach Vollremission, dann langsame Reduktion über Monate; bei unzureichendem Ansprechen evtl. Kombination mit niedrig dosierten Corticosteroiden (Meyrier et al. 1994)
Steroidresistenz	Überprüfung der Therapie-Compliance und der ausreichenden Therapiedauer ggf. Überprüfung der Diagnose durch Kontrollnierenbiopsie Einleitung einer Ciclosporin- oder Cyclophosphamidtherapie wie bei Steroidabhängigkeit

kommt es nach dem Absetzen von Ciclosporin in der Mehrzahl der Fälle zu einem raschen Rezidiv. Aus diesem Grund wird v. a. bei Kindern mit häufigen Rezidiven (>3 pro Jahr) bevorzugt Cyclophosphamid eingesetzt, da es zu lang anhaltenden Remissionen führen kann. Ob dies in gleicher Weise für Erwachsene gilt, ist nicht bekannt. Azathioprin (1–2,5 mg/kgKG pro Tag) ist bei Erwachsenen mit Minimal-Change-Glomerulonephritis – im Gegensatz zu Kindern – möglicherweise wirksam, sofern die Therapie über 6–12 Monate durchgeführt wird (Cade et al. 1986). Die Datenlage ist jedoch zu schwach, um Azathioprin als gesicherte Therapie zu empfehlen. In noch höherem Maße gilt diese Aussage für neuere Immunsuppressiva wie Mycophenolatmofetil oder Levamisol.

Bei Patienten, die durch keine der genannten Maßnahmen innerhalb von 12–16 Wochen in eine Voll- oder auch nur Teilremission des nephrotischen Syndroms gelangen, sollte durch eine Kontrollnierenbiopsie geklärt werden, ob z.B. eine initiale Fehlklassifikation oder ein Übergang in eine fokal sklerosierende Glomerulonephritis vorliegt.

Fokal segmental sklerosierende Glomerulonephritis

Die fokal segmentale Glomerulosklerose stellt die häufigste Ursache für ein nephrotisches Syndrom im jungen Erwachsenenalter dar (Cave: das klinische Krankheitsbild der fokal segmentalen Glomerulosklerose muss abgegrenzt werden von dem beschreibenden, unspezifischen histologischen Befund der glomerulären „Narbe"). Im Gegensatz zur Minimal-Change-Glomerulonephritis findet sich eine unselektive Proteinurie und bei 30–50 % der Betroffenen ein progredienter Nierenfunktionsverlust. Bei Patienten mit persistierend hochgradiger Proteinurie (>15 g pro Tag) und geringem bzw. fehlendem Ansprechen auf die Initialtherapie ist die Prognose schlecht. In zunehmendem Maße werden insbesondere bei solchen Patienten Mutationen von Proteinen der podozytären Schlitzmembran identifiziert. Vice versa verbindet sich damit die Hoffnung, durch Mutationsanalysen Patienten evtl. eine unnütze immunsuppressive Therapie ersparen zu können.

Wird die Entscheidung zur Immunsuppression getroffen, kann – v. a. in Frühfällen mit noch geringen morphologischen Schäden und selektiver glomerulärer Proteinurie – eine hoch dosierte Prednisolonmonotherapie erfolgreich sein (Übersicht 30-3). Vor allem die Therapiedauer ist offenbar von zentraler Bedeutung, da sich erst nach 5- bis 8-monatiger Therapie bei ca. 50 % der Patienten Vollremissionen erreichen lassen (Korbet 2002; Rydel et al. 1995). Falls sich keinerlei Ansprechen der Proteinurie auf die Corticosteroidtherapie nachweisen lässt oder nach einem 6-monatigen Therapieversuch noch immer eine nephrotische Proteinurie persistiert bzw. eine Steroidabhängigkeit auftritt, führt die Kombination von niedrig dosierten Steroiden mit Ciclosporin bei über 50 %

Übersicht 30-3
Therapie der fokal segmentalen Glomerulosklerose im Erwachsenenalter

- Behandlung bei Erstdiagnose: Prednisolonmonotherapie (1 mg/kgKG pro Tag für mindestens 12 Wochen; angesichts hoher Nebenwirkungen vermutlich besser 2 mg/kgKG, maximal 120 mg absolut, jeden 2. Tag); bei Ansprechen auf die Therapie 1–2 Wochen nach Remission Ausschleichen des Steroides über 3–6 Monate
- bei unzureichendem Ansprechen, Steroidresistenz oder -abhängigkeit: Kombination von Ciclosporin (3–5 mg/kgKG pro Tag; Vollbluttalspiegel 100–150 ng/ml) und niedrig dosiertem Steroid (z.B. 0,1–0,15 mg/kgKG pro Tag Prednisolon für 6 Monate); langsames Ausschleichen von Ciclosporin 1 Jahr nach Erreichen einer Vollremission; anstelle von Ciclosporin evtl. Tacrolimus-Versuch
- höhergradige Immunsuppression (z.B. Cyclophosphamid) oder Plasmapherese bzw. Immunadsorption mit Protein-A-Säulen in Ausnahmefällen (▶ Text)

---

der Patienten zu einer Voll- oder zumindest Teilremission des nephrotischen Syndroms (Burgess 1999). Nach Absetzen der Steroide oder des Ciclosporins bei den steroidresistenten Patienten in der Remission kommt es häufig zu Rezidiven. Mit einer lang dauernden Ciclosporintherapie können jedoch lange Remissionen auch nach Beendigung der Ciclosporintherapie erreicht werden (Übersicht 30-3) (Meyrier et al. 1994).

Der Einsatz von Cyclophosphamid, Azathioprin oder Chlorambucil erscheint – im Gegensatz zu Patienten mit Minimal-Change-Glomerulonephritis (▶ oben) – bei Patienten mit fokal segmental sklerosierender Glomerulonephritis wegen der Nebenwirkungen und nur mäßigen Therapieerfolgen lediglich in Einzelfällen sinnvoll, z.B. Patienten mit nur partiellem Steroideffekt oder Rezidiv nach erfolgreicher Ciclosporintherapie (Burgess 1999). Möglicherweise stellt in solchen Fällen Tacrolimus eine bessere Alternative dar (Segarra et al. 2002).

Durch eine Plasmapherese bzw. Immunadsorption mit Protein A kann v. a. bei rekurrenter fokaler Glomerulosklerose nach Transplantation in einigen, jedoch nicht allen Fällen, eine temporäre Reduktion der Proteinurie erreicht werden. Offenbar bindet ein pathogenetisch bedeutsamer, T-lymphozytär sezernierter Faktor an Immunglobuline und kann dementsprechend mit ihnen entfernt werden. In seltenen Einzelfällen kann durch diese Therapiemaßnahmen auch bei der Erkrankung in den Eigennieren eine temporäre Reduktion der Proteinurie erreicht werden (Korbet 2002).

Membranöse Glomerulonephritis

Die membranöse Glomerulonephritis ist vorwiegend eine Erkrankung des höheren Lebensalters. Sie ist charakterisiert durch die subepitheliale Ablagerung bzw. Bildung von Immunkomplexen, in denen sich im Fall einer Assoziation mit z. B. Infekten oder Tumoren Erreger- bzw. Tumorantigene nachweisen lassen. Zusätzlich kann sich die Erkrankung im Rahmen eines systemischen Lupus erythematodes finden. Die Erkrankung ist meist durch eine höhergradige Proteinurie, oft ein nephrotisches Syndrom, gekennzeichnet. Spontanremissionen des nephrotischen Syndroms finden sich bei ca. 25% der Patienten, während sich bei 25–40% der Fälle im Laufe von 10–20 Jahren ein progredienter Nierenfunktionsverlust entwickelt (Hogan et al. 1995; Schieppati et al. 1993).

Angesichts der potenziellen Toxizität einer immunsuppressiven Therapie und der hohen Rate an Spontanremissionen (Schieppati et al. 1993) muss der Beginn einer solchen Behandlung besonders gründlich überdacht werden. Zusätzlich manifestieren sich gelegentlich erst Monate nach der Diagnose Ursachen der membranösen Glomerulonephritis, z. B. Tumoren. Es empfiehlt sich daher bei Patienten mit initial normaler Nierenfunktion zunächst eine supportive Therapie über 6–12 Monate, auch zum Ausschluss einer sekundären Glomerulonephritis. Sofern das nephrotische Syndrom mit supportiver Therapie gut kontrolliert werden kann und kein Nierenfunktionsverlust eintritt, kann diese Beobachtungszeit auf mehrere Jahre prolongiert werden, da mehr als 50% der Patienten innerhalb von 3–4 Jahren eine Spontanremission entwickeln (Schieppati et al. 1993) und eine immunsuppressive Therapie auch bei bereits eingetretenem mäßigen GFR-Verlust noch gut wirksam ist (Torres et al. 2002). Wird dagegen wegen eines persistierenden, ausgeprägten nephrotischen Syndroms (Proteinurie meist >10 g pro Tag, evtl. mit thrombembolischen Komplikationen) oder einer progredienten Abnahme der glomerulären Filtrationsrate die Indikation zur Immunsuppression gestellt, ist die Monotherapie mit Steroiden oder Azathioprin nicht ausreichend. Als gesichert wirksam können heute gelten (◘ Tabelle 30-5):

— **Chlorambucil oder Cyclophosphamid plus Corticosteroide:** Ponticelli et al. wiesen nach, dass eine 6-monatige, monatlich alternierende Therapie mit Steroiden und Chlorambucil bei Patienten mit einer Proteinurie >3,5 g pro Tag selbst nach 10-jähriger Nachbeobachtung einen therapeutischen Vorteil erbringt (Ponticelli et al. 1995). Während der Monate 1, 3 und 5 wurde ein Corticosteroid verabreicht, während der Monate 2, 4 und 6 Chlorambucil. Angesichts z. T. ausgeprägter Nebenwirkungen wird jedoch oft das äquipotente orale Cyclophosphamid (1,5–2,5 mg/kgKG pro Tag) eingesetzt (Ponticelli et al. 1998), das selbst bei Patienten mit bereits eingeschränkter Nierenfunktion noch wirksam ist (Branten u. Wetzels 2001). Eine i.v.-Bolusgabe von Cyclophosphamid erscheint im Vergleich zur oralen Applikation von Cyclophosphamid bzw. Chlorambucil schwächer wirksam (Reichert et al. 1994).

— **Ciclosporin** führt ebenfalls meist innerhalb von 2–4 Wochen zu einer signifikanten Abnahme der Proteinurie (Cattran et al. 2001). Es bietet sich daher als Alternative zu Cyclophosphamid plus Steroid v. a. bei den komplikationsträchtigen älteren Patienten, bei Nichtansprechen oder Kontraindikationen für eine zytostatische Therapie an. Im Vergleich zu Cyclophosphamid plus Steroid ist jedoch die langfristige Wirksamkeit von Ciclosporin weniger gut belegt. Insbesondere die Frage, ob unter Ciclosporin der Nierenfunktionsverlust gebremst wird, ist bisher nicht gesichert (Cattran et al. 2001).

◘ **Tabelle 30-5.** Therapie der membranösen Glomerulonephritis

Alternative 1: Therapie mit zytotoxischen Medikamenten	1 g Methylprednisolon i.v. am Tag 1, 2 und 3 des Monats 1, 3 und 5, jeweils gefolgt von 0,4 mg/kgKG pro Tag Prednison für 27 Tage zusätzlich orales Cyclophosphamid (1,5–2,5 mg/kgKG pro Tag p.o.; evtl. weniger bei Leukopenie) im Monat 2, 4 und 6; intravenöse Cyclophosphamidbolustherapie wegen geringerer Wirksamkeit vermeiden komplikationsträchtigere Alternative zu Cyclophosphamid: Chlorambucil (0,2 mg/kgKG pro Tag p.o.) im Monat 2, 4 und 6; wegen z. T. gravierender Nebenwirkungen häufig Dosisreduktion auf 0,12–0,15 mg/kgKG pro Tag
Alternative 2: Therapie mit Ciclosporin A	Ciclosporin-A-Monotherapie 3–5 mg/kgKG pro Tag p.o. (Vollbluttalspiegel 100–150 ng/ml) evtl. Kombination mit niedrig dosiertem Steroid (Prednisolon 0,1–0,15 mg/kgKG pro Tag)

Anmerkung: Alternative Therapieschemata sind bisher nicht in gleicher Weise in ihrer Wirksamkeit gesichert.

In jüngeren Pilotstudien wurde über eine antiproteinurische Wirkung von Pentoxifyllin (1200 mg/Tag (Ducloux et al. 2001), Rituximab (Anti-CD 20 Antikörper) (Remuzzi et al. 2002) sowie Mykophenolat Mofetil (Choi et al. 2002) berichtet. Langzeitdaten zu Verlauf der GFR unter diesen Therapien existieren noch nicht.

Post- und periinfektiöse Glomerulonephritis

Poststreptokokkenglomerulonephritis. Diese inzwischen sehr seltene Glomerulonephritisform manifestiert sich typischerweise bei Kindern und Jugendlichen ca. 10–14 Tage nach einem Infekt mit β-hämolysierenden Streptokokken (Gruppe A) mit Ödemen, Mikrohämaturie, milder Proteinurie, evtl. Hypertonie und Nierenfunktionseinschränkung. Laborchemisch findet sich ein Komplementverbrauch. Die Prognose ist ganz überwiegend gut. Die Therapie zielt auf die Beseitigung eines evtl. noch persistierenden Infektes ab. Findet sich bei der Poststreptokokkenglomerulonephritis keine aktive Infektion mehr, ist lediglich eine supportive Therapie indiziert. Nur im Fall einer rapid progredienten Verlaufsform kann eine Immunsuppression analog zu anderen rapid progredienten Glomerulonephritiden erwogen werden. Bei persistierender Hypokomplementämie muss bioptisch eine membranproliferative Glomerulonephritis ausgeschlossen werden. Trotz initial guter Prognose der Poststreptokokkenglomerulonephritis empfiehlt sich eine Langzeitbeobachtung, da sich z. T. erst nach Jahrzehnten eine Proteinurie, Hypertonie und/oder progrediente Niereninsuffizienz manifestieren können (Lien et al. 1979).

Andere peri-/postinfektiöse Glomerulonephritiden. Therapeutisch steht wiederum die effiziente antibiotische bzw. operative Behandlung der Infektquelle im Vordergrund. Nach deren Beseitigung kann es zur Remission der Glomerulonephritis kommen, obwohl v. a. in Fällen mit initialem akutem Nierenversagen eine terminale Niereninsuffizienz persistieren kann. Eine besondere Situation liegt im Fall einer hepatitisinduzierten Polyangiitis oder Kryoglobulinämie mit Nierenbeteiligung vor, da Steroide und Immunsuppressiva zu einem Anstieg der Virusreplikation führen können. Daher sollte die Viruselimination (▶ Kap. 45) im Vordergrund stehen. Der Einsatz von Steroiden und Immunsuppressiva sollte nur in Fällen schwerster bzw. lebensbedrohlicher Manifestationen der Polyangiitis oder Kryoglobulinämie erfolgen. Im Falle einer kryoglobulinämieinduzierten Glomerulonephritis kann durch eine Kryofiltration (weniger effektiv durch eine Plasmapherese) akut eine Reduktion der Kryoglobuline und damit der klinischen Symptome erreicht werden.

30.1.4 Ausblick

Angesichts der oben beschriebenen Therapieempfehlungen bei einzelnen Glomerulonephritisformen wird offensichtlich, dass vielfach keine gut etablierten Therapieschemata existieren, sodass wann immer möglich Patienten im Rahmen von Studien behandelt werden sollten. Noch offensichtlicher wird allerdings die eindringliche Empfehlung einer optimalen supportiven Therapie angesichts häufig guter Prognosen und der oft sehr langsamen Progredienz der Erkrankungen.

Leitlinien – Adressen – Tipps

Leitlinien und Internetadressen

Deutsche Leitlinien zur supportiven Therapie existieren bisher nicht.

Unmittelbar relevant für diesen Themenbereich sind jedoch die deutschen Leitlinien zur Therapie der Hypertonie bei Nierenerkrankungen:
www.uni-duesseldorf.de/WWW/AWMF/ll/ll_list.htm

sowie die sog. DOQI-Guidelines zur Therapie der chronischen Niereninsuffizienz:
www.kidney.org/professionals/kdoqi/index.cfm

30.2 Systemerkrankungen mit glomerulärer Beteiligung

Immunologische Systemerkrankungen stellen eine heterogene Krankheitsgruppe dar, die durch sehr unterschiedliche und manchmal nicht leicht zu erkennende Krankheitsbilder gekennzeichnet ist. Durch verbesserte immunsuppressive Therapiemöglichkeiten wurde die klinische Prognose bei bestimmten Systemerkrankungen (Wegener-Granulomatose, systemischer Lupus erythematodes) in den letzten Jahren erheblich verbessert. Bei den systemischen Erkrankungen ist eine Beteiligung der Niere besonders häufig anzutreffen und beeinflusst die Gesamtprognose des Patienten. Neue Erkenntnisse zu den Pathomechanismen lassen diese Erkrankungen sowohl für Studenten als auch für ausgebildete Ärzte gleichermaßen interessant erscheinen. Da die unterschiedlichen Krankheitsbilder individualisierte Therapien erforden, gehört die Behandlung der Patienten mit Systemerkrankungen in die Hände von Spezialisten!

30.2.1 Grundlagen und allgemeine Therapiemaßnahmen

Im Rahmen von immunologischen Systemerkrankungen kommt es häufig zur Schädigung des glomerulären Filtrationsapparates in den Nieren, da im peripheren Blut zirkulierende pathogene Eiweißmoleküle, z. B. Immunkomplexe, Antikörper oder Leichtketten, infolge der starken renalen Durchblutung und der glomerulären Filtration sowie spezifischer Affinitäten zu glomerulären Strukturen vermehrt in den Glomeruli abgelagert werden. Zusätzlich sind Lymphozyten, Granulozyten und Makrophagen bei vielen immunologischen Systemerkrankungen an der Pathogenese der Nierenschäden beteiligt. Bei Vaskulitiden manifestiert sich die Schädigung der Blutgefäße häufig am glomerulären Kapillarknäuel und ist durch Nachweis von Proteinurie und Mikrohämaturie infolge erhöhter glomerulärer Permeabilität für Eiweiß und Erythrozyten schon frühzeitig erkennbar. Die resultierenden glomerulären Nierenerkrankungen werden als **sekundäre Glomerulonephritiden** bezeichnet. In einigen Fällen (Amyloidose, diabetische Nephropathie) vollzieht sich die glomeruläre Schädigung ohne wesentliche entzündliche Reaktion. Bei diesen Erkrankungen wird von einer **Glomerulopathie** gesprochen.

> **!** Grundsätzlich ist bei allen sekundären Glomerulonephritiden und Glomerulopathien die zugrunde liegende immunologische Systemerkrankung zu therapieren, um den drohenden Funktionsverlust der Nieren zu verhindern oder zu verzögern. In der Regel werden die immunologischen Systemerkrankungen durch eine immunsuppressive Therapie behandelt, deren Intensität und Dauer sich nach Art der beteiligten Organe und Schweregrad der Entzündungsreaktion richtet.

Da die durch immunologische Systemerkrankungen ausgelösten glomerulären Schäden meistens nur partiell reversibel sind, sind die frühzeitige Diagnose der Grunderkrankung und das Erkennen einer Nierenbeteiligung von besonderer Bedeutung, um ein Fortschreiten der Erkrankung und den terminalen Organverlust zu verhindern (Übersicht 30-4).

Übersicht 30-4
Therapeutisches Konzept bei immunologischen Systemerkrankungen mit renaler Beteiligung

1. Frühzeitige Identifizierung der immunologischen Grunderkrankung (Autoantikörper?)
2. Früherkennung einer Nierenbeteiligung (Proteinurie?)
3. Identifizierung weiterer erkrankter Organe
4. Betreuung des Patienten in einem nephrologisch-immunologischen Zentrum
5. Aktivitätsadaptierte Therapie der Grunderkrankung
6. Strikte Behandlung von nicht-immunologischen Progressionsfaktoren (Blutdruckkontrolle, antiproteinurische Therapie, Nikotinabstinenz)
7. Behandlung der renalen Anämie und des sekundären Hyperparathyreoidismus
8. Einleitung einer Nierenersatztherapie bei terminalem Organverlust (Hämodialyse, kontinuierliche ambulante Peritonealdialyse, Nierentransplantation)

Immunologische Systemerkrankungen können in vielfältiger Weise klinisch in Erscheinung treten und sind häufig schwer von anderen internistischen Krankheitsbildern abzugrenzen. Verzögerungen bei der Diagnostik von Vaskulitiden und Autoimmunopathien sind daher leider keine Seltenheit. Der serologische Nachweis von verschiedenen Autoantikörpern hat die Diagnostik von immunologischen Systemerkrankungen wesentlich verbessert und ist als erheblicher medizinischen Fortschritt auf diesem Gebiet zu betrachten.

> Neben den spezifischen Therapieansätzen bei den einzelnen Systemerkrankungen sind die flankierenden nephrologischen Maßnahmen von besonderer Bedeutung.

Eine durch die Nierenbeteiligung entstandene **arterielle Hypertonie** sollte unter Einsatz eines ACE-Hemmers in Kombination mit weiteren Antihypertensiva auf einen Zielblutdruck von 120/80 mmHg eingestellt werden. Der Wasser- und Elektrolythaushalt ist durch diätetische Maßnahmen und gegebenenfalls den Einsatz von Diuretika zu normalisieren. Kommt es im Rahmen der renalen Erkrankung zu einem nephrotischen Syndrom, ist eine **antiproteinurische Therapie** durchzuführen. Störungen im Calcium-Phosphat-Stoffwechsel sowie eine renale Anämie sind durch Substitution der notwendigen Vitamin-D-Metaboliten und Erythropoetin zu therapieren. Bei kritischer Einschränkung der Nierenfunktion ist eine **Nierenersatztherapie** (Hämodialyse, kontinuierliche ambulante Peritonealdialyse) einzuleiten und die Vorbereitung zur Nierentransplantation zu beginnen. Aufgrund der Komplexität der Krankheitsbilder ist eine Betreuung dieser Patienten in einem nephrologischen und immunologischen Zentrum anzuraten.

Neben immunologischen Systemerkrankungen kommen zahlreiche maligne, infektiologische, metabolische, vaskuläre und toxische Schädigungsmechanismen als Ursache von sekundären Glomerulonephritiden und Glomerulopathien in Betracht (Übersicht 30-5). In jedem dieser Fälle ist es im Hinblick auf den Erhalt der Nierenfunktion von entscheidender Bedeutung, die verursachende Grunderkrankung zu therapieren. In diesem Kapitel soll schwerpunktmäßig die Behandlung von immunologischen Systemerkrankungen mit Nierenbeteiligung dargestellt werden.

Übersicht 30-5
Systemerkrankungen mit glomerulärer Beteiligung

- *immunologische Systemerkrankungen:* systemischer Lupus erythematodes, Wegener-Granulomatose, mikroskopische Polyangiitis, Kryoglobulinämie, Purpura Schoenlein-Henoch, Goodpasture-Syndrom, systemische Sklerose, Sharp-Syndrom, Sjögren-Syndrom, rheumatoide Arthritis
- *Infektionskrankheiten:* Endokarditis, Shunt-Nephritis, post- und parainfektiöse Glomerulonephritiden, Lues, Malaria, Hepatitis B und C, HIV-Infektion
- *vaskulär-bedingte Glomerulopathien:* arterielle Hypertonie, Cholesterinemboli, hämolytisch-urämisches Syndrom
- *maligne Erkrankungen:* Plasmozytom, Lymphome, solide Tumoren
- *genetisch-bedingte Glomerulopathien:* Alport-Syndrom, Fibronektin-Glomerulopathie
- *medikamentös-toxische Glomerulopathien:* Quecksilber, Gold, Heroin u. v. m.

30.2.2 Therapie im Einzelnen

Glomerulonephritis bei systemischem Lupus erythematodes (Lupusnephritis)

Der systemische Lupus erythematodes (SLE) ist eine Autoimmunerkrankung, die durch das Vorkommen von **antinukleären Antikörpern** (ANA) und **Anti-Doppelstrang-DNA-Antikörpern** (Anti-dsDNA) gekennzeichnet ist. Klinisch treten allgemeine Krankheitssymptome (Fieber, Abgeschlagenheit), Gelenkbeschwerden, Hauterscheinungen (Schmetterlingserythem des Gesichtes), Lymphknotenschwellungen, Anämie, Polyserositis sowie eine mögliche Beteiligung fast aller Organsysteme in Erscheinung. Mehr als 50% der SLE-Patienten entwickeln im Verlauf der Erkrankung eine Glomerulonephritis.

Lichtmikroskopisch können beim SLE annähernd alle Formen der Glomerulonephritis vorkommen und auch ineinander übergehen. Neben der diffus proliferativen Form finden sich fokal segmental sklerosierende Glomerulonephritiden. Mesangialzellproliferationen und glomeruläre Sklerosierungen existieren nebeneinander. Etwa 10–20% der SLE-Patienten entwickeln eine membranöse Glomerulonephritis, die von der idiopathischen Form morphologisch schwer zu unterscheiden ist. Massive Ablagerungen von Immundepots, die zirkulär ganze Schlingen umfassen, werden als „Drahtschlingenglomeruli" (wire loops) bezeichnet. Bisweilen finden sich auch Schlingennekrosen. Extrakapilläre Kapselproliferationen in Form von epithelialen „Halbmonden" im Sinne einer rasch-progressiven Glomerulonephritis können nachfolgend auftreten.

Immunhistologisch lassen sich grobgranuläre Ablagerungen von Immunglobulinen (besonders IgG, schwächer IgM, vereinzelt auch IgA) in der gesamten Schlingenperipherie und z. T. auch in den Mesangien nachweisen. Die Komplementfaktoren C3 und in geringem Maße C1q, C4 und C3b finden sich in ähnlicher Verteilung.

Elektronenmikroskopisch zeigen sich große elektronendichte Depots im subendothelialen Bereich einzelner

◘ **Tabelle 30-6.** WHO-Klassifikation der Nierenbeteiligung bei Lupusnephritis

WHO-Klasse	Art der Nierenbeteiligung
I	keine Nierenbeteiligung
II	leichte bis mäßige mesangio-proliferative Glomerulonephritis
III	fokal segmental sklerosierende Glomerulonephritis
IV	diffus proliferierende Glomerulonephritis
V	membranöse Glomerulonephritis
VI	fortgeschrittene glomeruläre Sklerose

Übersicht 30-6
Indikationen zur immunsuppressiven Therapie einer Lupusnephritis

- rapid progressiver Verlauf
- starke Krankheitsaktivität nach klinischen, laborchemischen und histologischen Kriterien
- große Proteinurie, nephrotisches Syndrom
- bioptischer Nachweis einer Nierenbeteiligung der WHO-Klasse III, IV oder V
- kritische extrarenale Lupusmanifestationen

Kapillarschlingen, aber auch mesangial und vereinzelt subepithelial. Um die Nierenbeteiligung bei SLE einheitlich zu bewerten und die Therapie zu standardisieren, wurde von der WHO eine Klassifizierung der Lupusnephritis vorgeschlagen (◘ Tabelle 30-6). Hierbei ist allerdings zu beachten, dass die einzelnen Kategorien häufig nicht scharf zu trennen sind und die histologischen Befunde sich im Verlauf der Erkrankung verändern können.

Therapeutisches Vorgehen

Die Entwicklung einer Nierenbeteiligung bei SLE ist ein prognostisch ungünstiges Zeichen. Seit Einführung der Therapie mit **Corticosteroiden und Cyclophosphamid** hat sich die Prognose der Lupusnephritis wesentlich gebessert. Bei einer mittleren Nachbeobachtungszeit von 7 Jahren wurde bei lediglich 10–20% der Patienten unter dieser Kombinationstherapie ein Nierenversagen gefunden (Austin et al. 1986). Bei alleiniger Corticoidbehandlung trat hingegen ein Nierenversagen bei mehr als 60% auf, eine Kombination von Azathioprin mit Corticosteroiden erwies sich mit etwa 40% Nierenversagen ebenfalls als schlechter.

Die **Indikation zur immunsuppressiven Therapie** der Lupusnephritis und des SLE als zugrunde liegende Systemerkrankung wird bei jedem Patienten aufgrund klinischer, laborchemischer und histologischer Kriterien individuell gestellt. Als allgemeine Regel kann formuliert werden, dass akute, frisch entzündliche und rasch fortschreitende Veränderungen eine immunsuppressive Therapie erfordern, während chronische, sklerosierende und fixierte Nierenschäden in der Regel nicht oder minimal durch Immunsuppressiva zu beeinflussen sind. Zusätzlich sollte unbedingt angestrebt werden, dass nichtimmunologische Progressionsfaktoren (z.B. arterielle Hypertonie) ausgeschaltet werden.

Die wesentlichen Indikationen zur Therapie der Lupusnephritis sind in ◘ Übersicht 30-6 zusammengefasst.

Allerdings kann diese Auflistung nur zur Orientierung dienen, da im Einzelfall das Schema flexibel unter Berücksichtigung des bisherigen Verlaufs und sämtlicher verfügbarer Parameter angewandt werden muss. So ist bei einer Lupusnephritis mit bestehender großer Proteinurie kein Ansprechen auf eine immunsuppressive Therapie zu erwarten, wenn bereits erfolglose Therapieversuche vorangegangen sind und in der Nierenbiopsie sklerosierte glomeruläre Läsionen ohne frische Infiltrate oder Proliferationen zu finden sind. Als Indikatoren einer hohen Krankheitsaktivität der Lupusnephritis gelten eine sich rasch verschlechternde Nierenfunktion, ein nephritisches Sediment, eine zunehmende Proteinurie, hohe DNA-Antikörper-Titer sowie eine Verminderung der Komplementfaktoren. Histologisch deuten Proliferationen, zelluläre Infiltrate, Nekrosen, Halbmondbildungen und subendotheliale Immunkomplexablagerungen im Bereich der Glomeruli auf eine erhöhte Krankheitsaktivität hin.

Die Therapie der Lupusnephritis wird im Wesentlichen in 3 Stufen konzipiert:

- In der **1. Therapiestufe** erfolgt lediglich die Beeinflussung nichtimmunologischer Progressionsfaktoren (z.B. Gabe eines ACE-Hemmers zur Blutdrucksenkung), wenn keine der Indikationen aus ◘ Übersicht 30-6 vorliegt.
- Eine Therapie mit Glucocorticoiden (**2. Therapiestufe**) ist in der Regel bei den in der Übersicht genannten Manifestationen erforderlich. Initial wird die Therapie mit der intravenösen Gabe von 250 mg pro Tag **Prednisolon** über 3 Tage begonnen, anschließend wird sie mit 1 mg/kgKG peroral fortgeführt und stufenweise reduziert, bis nach 3–4 Monaten eine Erhaltungsdosis von 5–10 mg erreicht ist. Diese Erhaltungsdosis ist über mindestens 1 Jahr fortzuführen. Bei weiter bestehender Krankheitsaktivität ist u. U. eine mehrjährige Therapie mit Glucocorticoiden notwendig.
- Bei mäßig-aktiven und schweren Verlaufsformen (rasch progressive Glomerulonephrits, Lupusnephritis der WHO-Klasse III und IV, SLE-Manifestationen mit hoher Krankheitsaktivität) ist zusätzlich eine Therapie mit Cyclophosphamid durchzuführen (3. The-

rapiestufe). Cyclophosphamid kann als perorale Dauertherapie (initial 2 mg/kgKG) oder intravenöse Bolus-Therapie (0,5–1 g/m²KO 1-mal pro Monat) gegeben werden. Beide Applikationsschemata erzielen mit gleicher Wirksamkeit Remissionen der Lupusnephritis. Das letztere Vorgehen zeichnet sich jedoch durch eine niedrigere kumulative Cyclophosphamiddosis, geringere Blasentoxizität und weniger interkurrente Infekte aus. Alternativ zum Cyclophosphamid kann in weniger schweren Fällen eine Initialtherapie der Lupusnephritis mit Mycophenolatmofetil (initial 2-mal 1 g pro Tag p.o., nach 6 Monaten Dosisreduktion auf 2-mal 0,5 g pro Tag) eingesetzt werden (in Kombination mit Glucocorticoiden). Die Therapie ist vergleichbar mit einer Kombination von Cyclophosphamid plus Corticosteroiden für 6 Monate und anschließender Erhaltungstherapie mit Azathioprin plus Steroiden.

Einige Befunde deuten darauf hin, dass Immunglobuline bei der Therapie des SLE eine zusätzliche therapeutische Option darstellen. Monatliche Infusionen von Immunglobulinen (400 mg/kgKG) sind nach initialer 6-monatiger Cyclophosphamidtherapie in gleicher Weise zur Remissionserhaltung geeignet wie die die Fortsetzung der Cyclophosphamidgabe (Boletis et al. 1999). Eine klinische Wirksamkeit von therapeutischen Plasmaseparationen konnte bisher bei Patienten mit SLE nicht ausreichend belegt werden. Chlorambucil verringert die Häufigkeit von Gelenkrezidiven, eine Beeinflussung der Nierenfunktion ist nicht dokumentiert. Ciclosporin A und Tacrolimus erwiesen sich in Einzelfällen als hilfreich. Bei schweren Verläufen kann der Einsatz von Anti-Thymozyten-Globulin erwogen werden.

Ziel der immunsuppressiven Therapie ist eine anhaltende Remission der Lupusnephritis. Leider existieren keine ausreichenden Daten, wie lange die immunsuppressive Therapie fortzusetzen ist. Die klinische Erfahrung spricht für eine Therapiedauer von 1–2 Jahren. Die Krankheitsaktivität sollte anhand von klinischen (Nierenfunktion, Proteinurie, Sediment) und laborchemischen Parametern (Blutsenkung, C-reaktives Protein, C3-Spiegel u. a.) überwacht werden. In einigen Fällen ist eine erneute Nierenbiopsie sinnvoll. Bei Rezidiven der Lupusnephritis ist die immunsuppressive Therapie in der Regel durch Dosissteigerung oder Änderung der immunsuppressiven Pharmaka zu intensivieren.

Wegener-Granulomatose

Die Wegener-Granulomatose ist eine granulomatöse Vaskulitis mit bevorzugtem Befall der oberen Luftwege und der Nieren. In der Niere wird typischerweise eine nekrotisierende Glomerulonephritis mit Halbmondbildungen gefunden. Immunglobulinablagerungen sind selten. Außer der Niere und dem Respirationstrakt kann jedes Organ betroffen sein. Im Serum der Patienten finden sich Autoantikörper gegen zytoplasmatische Antigene neutrophiler Granulozyten (ANCA). Antikörper dieser Gruppe lassen sich auch bei der mikroskopischen Polyangiitis, dem Churg-Strauss-Syndrom und einem Teil der idiopathischen, rapid progressiven Glomerulonephritiden nachweisen. Die Antikörper bei der Wegener-Granulomatose verursachen eine diffuse Zytoplasmafärbung (c-ANCA). Diese Immunfluoreszenz wird durch Reaktion mit der Proteinase-3 (PR-3), einer Serinprotease, hervorgerufen, die in den Granula der Zellen gespeichert ist. Der Nachweis von cANCA sollte durch Bestimmung von PR-3-Antikörpern mit Hilfe eines ELISA-Tests bestätigt werden.

Die Erkrankung beginnt schleichend oder akut. Im ersten Fall geht dem Vollbild ein oft Jahre andauerndes oligosymptomatisches Stadium mit Befall des oberen Respirationstraktes (z. B. chronische Sinusitis) voraus. In späteren Stadien ist der gleichzeitige Befall von Organen des oberen und unteren Respirationstraktes sowie der Niere oder auch der Haut wegweisend. Im Generalisationsstadium sind die Patienten schwer krank. Fieber, Gewichtsverlust, Anämie und Beschleunigungen der Blutsenkung >100 mm/h sind häufige Befunde. Die Nierenerkrankung verläuft häufig als rapid progpressive Glomerulonephritis. Die Diagnose wird in der Regel durch eine Nierenbiopsie mit Nachweis einer extrakapillär proliferativen Glomerulonephritis sowie dem Nachweis von cANCA bzw. PR-3-Antikörpern im Serum gestellt.

Therapeutisches Vorgehen

Unbehandelt überleben Patienten das Generalisationsstadium nur Wochen bis Monate. Terminale Niereninsuffizienz (55%) und respiratorische Insuffizienz (21%) waren früher die Haupttodesursachen. Der Einsatz von Corticosteroiden in der Therapie der Wegener-Granulomatose verbesserte die mittlere Überlebenszeit der Patienten von 5 auf 12,5 Monate. Durch die Implementierung von Cyclophosphamid in die Therapie wurde die Prognose weiter erheblich verbessert und 1-Jahres-Überlebensraten >90% erreicht. Nach 3–8 Jahren leben noch 75–80% der Erkrankten.

Die Therapie mit Glucocorticoiden wird mit 250 mg pro Tag Prednisolon i.v. für 3 Tage begonnen und mit 1–2 mg/kgKG pro Tag peroral fortgesetzt. Über die nächsten Wochen wird die Glucocorticoiddosis stufenweise reduziert, bis nach 3–4 Monaten eine Erhaltungsdosis von 5–10 mg pro Tag erreicht ist. Cyclophosphamid wird initial täglich oral in Dosen von 2 mg/kgKG verabreicht. Alternativ wird Cyclophosphamid als „Bolustherapie" (0,5–1,0g/m²KO) in 3- bis 4-wöchentlichen Intervallen intravenös appliziert. Das i.v.-Vorgehen ist jedoch mit einer höheren Rezidivneigung verbunden. Es stellt deshalb das Vorgehen der 2. Wahl dar.

Zusätzlich besteht die Möglichkeit, die Initialtherapie eines Schubes der Wegener-Granulomatose durch die intravenöse Gabe von Immunglobulinen (0,4 g/kgKG pro Tag über 5 Tage) zu verstärken und einen rascheren Abfall von Entzündungsparametern (C-reaktives Protein) zu erzielen (Jayne et al. 2000). Kontrollierte Langzeitstudien hinsichtlich des Erhalts der Nierenfunktion unter diesem Vorgehen liegen allerdings noch nicht vor. Eine **Plasmapherese** zusätzlich zur Immunsuppression hat sich nur bei initialer Dialysepflichtigkeit als therapeutisch effektiv erwiesen.

Nach erfolgreicher Behandlung des akuten Schubs der Wegener-Granulomatose sollte die Behandlung mit Cyclophosphamid in einer Dosis von 1–2 mg/kgKG p.o. über mindestens 1 Jahr fortgesetzt werden. Danach ist bei klinischer Remission und geringer serologischer Entzündungsaktivität (Blutsenkung, C-reaktives Protein) eine weitere Reduktion der Cyclophosphamid- und der Corticosteroiddosis gerechtfertigt. Unter Umständen kann die Immunsuppression im 2. Jahr der Therapie schrittweise ausgeschlichen werden. Bei etwa 30% der Patienten muss mit einem Rezidiv gerechnet werden. Insbesondere für Patienten mit persistierendem positiven ANCA-Titer trifft dies zu.

Obwohl die Gabe von Cyclophosphamid die Therapie der Wahl bei der Wegener-Granulomatose darstellt, muss bei manchen Patienten aus bestimmten Gründen (Knochenmarkdepression, schwere rezidivierende hämorrhagische Zystitiden, inakzeptable Teratogenität bei jungen Frauen) auf dieses Medikament verzichtet werden. Als alternative Therapeutika wurden mehrere Immunsuppressiva in kleineren Studien untersucht. Nach einer initialen Standardtherapie mit Cyclophosphamid für 14 Wochen wurde durch Gabe von **Mycophenolatmofetil** (2-mal 1 g pro Tag p.o.) plus niedrig dosierten Corticosteroiden das Auftreten von Rezidiven der Wegener-Granulomatose bei 10 von 11 Patienten verhindert (Nowak et al. 1999). Wurde die Erhaltungstherapie mit **Methotrexat** (0,3 mg/kgKG 1-mal pro Woche) plus Steroiden durchgeführt, blieben 91% der Patienten ohne Rezidiv (de Groot at al. 1996). Bei niereninsuffizienten Patienten ist allerdings wegen der ausgeprägten Akkumulationsgefahr von einer Therapie mit Methotrexat abzuraten.

Trimethoprim-Sulfamethoxazol sollte nur in Ausnahmefällen zum Einsatz kommen, da die Substanz bei klinischer Remission nur Rezidive im oberen Respirationstrakt, nicht jedoch systemische Rezidive verhindert. Die Wirksamkeit von **Ciclosporin A** und **Anti-T-Zell-Antikörpern** zur Therapie der Wegener-Granulomatose wurde bisher in kontrollierten Studien nicht ausreichend untersucht.

Mikroskopische Polyangiitis

Bei der mikroskopischen Polyangiitis handelt es sich um eine generalisierte Vaskulitis der kleinen Arterien, Arteriolen, der Glomeruluskapillaren und der Venolen mit Gefäßwandnekrosen und Zellinfiltrationen. In der Niere finden sich fokal segmentale oder diffuse Nekrosen der glomerulären Kapillarschlingen mit Halbmondbildungen. Das histologische Bild zeigt selten Ablagerungen von Immunglobulinen oder Komplementfaktoren. Die Veränderungen lassen sich damit nicht von der Halbmondglomerulonephritis bei der Wegener-Granulomatose unterscheiden.

Wie bei der Wegener-Granulomatose lassen sich zirkulierende Antikörper gegen zytoplasmatische Antigene neutrophiler Granulozyten (ANCA) nachweisen. Antikörper, die mit der granulozytären Myeloperoxidase (MPO) reagieren und mikroskopisch zu einem perinukleären Fluoreszenzmuster (**p-ANCA**) der Granulozyten führen, weisen bevorzugt auf eine mikroskopische Polyangiitis hin.

Neben dem Auftreten einer Glomerulonephritis kann es zum Lungenbefall mit Hämoptysen, unterschiedlichen Hauterscheinungen, Pleura- und Perikardgüssen, ischämischen Kolitiden, Augen- und ZNS-Beteiligungen, sowie peripheren Neuritiden kommen. Das Krankheitsbild ähnelt der Wegener-Granulomatose, zeigt aber seltener Symptome des Hals-, Nasen- und Rachenraumes.

Therapeutisches Vorgehen

Die Therapie der mikroskopischen Polyangiitis richtet sich nach Schweregrad und Art der befallenen Organe. Die derzeit angewandten Therapieschemata unterscheiden sich nicht von der Behandlung der Wegener-Granulomatose. Bei Nierenbeteiligung mit Halbmondglomerulonephritis oder Erkrankung anderer kritischer Organe ist eine Therapie mit **Cyclophosphamid** (2 mg/kgKG p.o.) und **Prednisolon** (2 mg/kgKG) einzuleiten. Frühzeitige Dosisreduktionen sind notwendig, um bakterielle Komplikationen zu vermeiden. Auch im Hinblick auf die Restitution der Nierenfunktion lassen sich gute Erfolge erreichen, selbst wenn die Therapie bei initial dialysepflichtiger Niereninsuffizienz begonnen wurde. Da die Erkrankung meist in Schüben verläuft, ist eine Nierenbiopsie sehr hilfreich, um akute und chronische Veränderungen abschätzen zu können und eine „Überimmunsuppression" mit der Gefahr von Infektkomplikationen zu vermeiden.

Churg-Strauss-Syndrom

Das Churg-Strauss-Syndrom stellt eine nekrotisierende Entzündung kleiner und mittelgroßer Arterien, Kapillaren und Venolen dar. Die Entzündungsreaktion ist gekennzeichnet durch das Auftreten großer Mengen eosinophiler Granulozyten. Die Erkrankung ist selten. Sie stellt eine Mischform von makroskopischer und mikroskopischer Polyangiitis dar, wobei die nekrotischen Granulome neben Riesenzellen und Epitheloidzellen insbesondere eosinophile Granulozyten enthalten.

Klinisch findet sich häufig eine Vaskulitis der Haut, des Perimyokards, der Lunge und Milz sowie der Nieren. Histologisch imponiert an der Niere entweder eine fokal segmentale Glomerulonephritis oder eine nekrotisierende Glomerulonephritis meist mit Halbmondbildungen. Häufig beginnt die Erkrankung mit asthmatischen Beschwerden und Fieber sowie einer deutlichen Eosinophilie. Ein Nierenbefall fand sich in den gesammelten Fallberichten in sehr unterschiedlicher Frequenz (7 von 30 bzw. 16 von 19 Patienten). Die Diagnose wird durch Nieren- oder Lungenbiopsie gestellt. Der Nachweis von p-ANCA kann hilfreich sein. Verlässliche Zahlen über die Häufigkeit des Nachweises der p-ANCA existieren wegen der Seltenheit der Erkrankung nicht.

Therapeutisches Vorgehen

Der Verlauf ist chronisch progredient, die Prognose unbehandelt schlecht. Als Haupttodesursachen fanden Churg und Strauss eine Kardiomyopathie, Hämoptysen und zerebrale Blutungen. Therapeutisch empfiehlt sich ein Vorgehen **wie bei der Wegener-Granulomatose**, auch wenn kontrollierte Belege für den Erfolg der Therapiemaßnahmen wegen der Seltenheit der Erkrankung nicht vorliegen.

Goodpasture-Syndrom

Das Goodpasture-Syndrom ist eine seltene Autoimmunerkrankung, bei der es zu einer nekrotisierenden Glomerulonephritis mit Halbmondbildung sowie zu pulmonalen Hämorrhagien kommt. Die Gewebeschäden in Niere und Lunge sind häufig derart gravierend, dass es ohne Therapie zu einem weitgehenden Funktionsverlust dieser Organe kommt. Die Erkrankung wird durch pathogenetisch relevante Autoantikörper gegen Strukturantigene der glomerulären Basalmembran hervorgerufen **(Anti-GBM-Antikörper)**. Als Zielantigen der Anti-GBM-Antikörper konnte die α-3-Kette des Kollagen IV identifiziert werden. Das Typ-IV-Kollagen ist ein wesentliches Strukturprotein der glomerulären Basalmembran und bildet dort ein molekulares Netzwerk. Die Anti-GBM-Antikörper können sowohl im Serum der Patienten mittels spezifischer ELISA-Verfahren als auch im bioptisch gewonnenen Nierengewebe als lineare Ablagerung von IgG-Antikörpern entlang der glomerulären Basalmembran nachgewiesen werden.

Therapeutisches Vorgehen

Eine immunsuppressive Therapie des Goodpasture-Syndroms ist in jedem Fall erforderlich, da die Prognose der unbehandelten Erkrankung ungünstig ist. Spontane Remissionen werden nur bei 13% der Patienten beobachtet. Ohne Therapie versterben etwa 50%. Im Vergleich zu historischen Kontrollkollektiven hat sich die Prognose der Patienten nach Einführung der immunsuppressiven Therapie verbessert. Die Therapie wird mit **Cyclophosphamid** (2 mg/kgKG pro Tag p.o.) und **Prednisolon** (initial 250 mg pro Tag i.v. für 3 Tage, dann 1,5 mg/kgKG pro Tag p.o.) begonnen. Je nach Schweregrad der Erkrankung und Serumkonzentrationen der Anti-GBM-Antikörper wird die Immunsuppression mit Cyclophosphamid (1–2 mg/kgKG pro Tag) und abnehmenden Dosierungen von Prednisolon fortgeführt. Unter dieser Therapie fand sich in einer Untersuchung eine Verbesserung der Gesamtmortalität auf 21% (davon 8,5% durch Lungenblutung).

Da die pathogenetische Bedeutung der Anti-GBM-Antikörper hinreichend belegt ist, ist der therapeutische Einsatz von **Plasmaseparationen** rational begründet, obwohl kontrollierte Studien für dieses Therapieverfahren fehlen. Plasmaseparationen sollten in 2-tägigen Abständen durchgeführt werden, bis im peripheren Blut keine Anti-GBM-Antikörper mehr nachweisbar sind. Der Therapieerfolg hinsichtlich der Nierenfunktion hängt v.a. vom Ausmaß der vorbestehenden Schäden ab. Bei Serumkreatininwerten < 600 µmol/l (< 6,8 mg/dl) besserte sich in einer englischen Untersuchung die Nierenfunktion bei 70% der Patienten, bei Werten > 600 µmol/l und Oligoanurie ließ sich jedoch eine Stabilisierung oder Verbesserung der Nierenfunktion nur noch bei 8% erreichen. Eine eigene retrospektive Untersuchung in Deutschland konnte zeigen, dass ein Erhalt der Nierenfunktion nur möglich war, falls das Serumkreatinin bei Diagnose < 200 µmol/l (2,3 mg/dl) lag (Merkel et al. 1998). Alle anderen Patienten entwickelten eine dialysepflichtige Niereninsuffizienz.

Systemische Sklerose

Bei der systemische Sklerose (Sklerodermie) kommt es zur Vermehrung von Bindegewebe in der Haut und fakultativ in inneren Organen. Bei 10–30% der Patienten kommt es zur Nierenbeteiligung, die als **„renale Krise"** bezeichnet wird. Diese Komplikation ist gekennzeichnet durch eine akute Niereninsuffizienz, eine Proteinurie sowie die Entwicklung einer schweren arteriellen Hypertonie. Pathophysiologisch besteht ein extremer Vasospasmus der renalen Arterien und Arteriolen. Besteht dieser Zustand über einen längeren Zeitraum, werden fibrinoide Nekrosen und konzentrische, zwiebelschalenartige Gefäßwandveränderungen der renalen Interlobulararterien gefunden.

Therapeutisches Vorgehen

Die **Normalisierung der renalen und systemischen Hypertonie** durch Behandlung der ausgeprägten Vasokonstriktion ist vorrangiges Ziel in der Therapie der renalen Krise bei systemischer Sklerose. Hierbei sollten alle vasodilatatorischen Prinzipien ausgeschöpft werden: ACE-Hemmer, Nitrate, Calciumantagonisten bis hin zu Nitroprussidnatrium. Gelingt es, die renale Krise zu kontrollieren, kommt es bei mehr als 50% der Patienten zur Besserung der Nierenfunktion. Ist der Patient bereits akut dialysepflichtig geworden, kann nach erfolgreicher Therapie in einigen Fällen auf eine weitere Nierenersatztherapie verzichtet werden.

Es ist wichtig, dass das antihypertensive Regime einen ACE-Inhibitor einschließt, da dieser vermutlich einen günstigen Einfluss auf die Grunderkrankung hat. In den meisten Studien wurde Captopril eingesetzt, das ähnlich wie Penicillamin eine Sulfhydrylgruppe aufweist und auf diese Weise zusätzlich zum günstigen Effekt dieses ACE-Hemmers beitragen könnte.

> **Praxistipp**
> Patienten mit systemischer Sklerose sollten regelmäßig hinsichtlich Proteinurie und arterieller Hypertonie kontrolliert werden, um eine Nierenbeteiligung frühzeitig zu erkennen und einen irreversiblen Nierenschaden zu verhindern.

Eine klinische Wirksamkeit von **Immunsuppressiva** konnte bisher in kontrollierten Studien nicht nachgewiesen werden. Der Eintritt einer Niereninsuffizienz ist ein ungüstiger Indikator hinsichtlich der Gesamtprognose des Patienten. Bei eingetretener terminaler Niereninsuffizienz kann in einigen Fällen eine **Nierentransplantation** durchgeführt werden. Hinsichtlich der Operationsmöglichkeiten kann ein ausgeprägter kutaner Befall im Rahmen der Grunderkrankung chirurgisch problematisch sein.

Kryoglobulinämie

Unter Kryoglobulinen versteht man Immunglobuline, die in der Kälte (4 °C) präzipitieren. Je nach Art der Kryoglobulinzusammensetzung unterscheidet man 3 Typen. **Typ-I-Kryoglobuline** sind aus einem monoklonalem Immunglobulin aufgebaut (IgM häufiger als IgG). Sie finden sich häufig beim multiplen Myelom. **Typ-II-Kryoglobuline** stellen Gemische von Immunglobulinen dar, wobei ein Bestandteil als monoklonaler Autoantikörper (meist IgM) mit Epitopen auf polyklonalem IgG reagiert. Das monoklonale IgM besitzt dabei Rheumafaktoraktivität. Diese Kryoglobuline sind überwiegend mit Hepatitis-C-Virus (HCV) assoziiert. Beim **Typ III** liegen ebenfalls gemischte Kryoglobuline vor. Alle Bestandteile (ebenfalls meist IgM/IgG) sind polyklonal, und es lässt sich ebenfalls Anti-IgG-Aktivität nachweisen. Diese Kryoglobuline finden sich bei Autoimmunkrankheiten, lymphoproliferativen Erkrankungen und bei chronischen Infektionen (auch bei chronischer Hepatitis C).

Kryoglobulinämien scheinen gehäuft in mediterranen Ländern vorzukommen. Frauen im mittleren Lebensalter erkranken etwa doppelt so häufig wie Männer. Die Mehrzahl der chronischen Kryoglobulinämien entwickeln sich 15–20 Jahre nach Beginn einer chronischen HCV-Hepatitis. Ursächlich wird eine chronische, unspezifische Stimulation der B-Lymphozyten diskutiert. Es ist umstritten, ob die im Kryopräzipitat nachweisbaren Immunglobuline eine erhöhte Spezifität gegen Antigene des HCV aufweisen.

Therapeutisches Vorgehen

Während die Kryoglobulinämien bei bakteriellen Infekten eine gute Prognose aufweisen, verlaufen die HCV-assoziierten Formen ungünstiger. In der Frühphase der Erkrankung erscheinen Therapieversuche mit **α-Interferon und Ribavirin** zur Therapie der chronischen Hepatitis C gerechtfertigt. Allerdings ist die Erfolgsaussicht einer derartigen Kombinationsbehandlung bei langjähriger Hepatitis und fortgeschrittener Leberzirrhose ungünstig und liegt bei Ansprechraten von 50–70 %. Bei etwa der Hälfte der Patienten kommt es nach Absetzen der Interferontherapie erneut zum Nachweis von HCV-RNA im Serum.

Steht andererseits das Krankheitsbild der Kryoglobulinämie klinisch im Vordergrund, müssen Kombinationen von **Steroiden mit zytostatischen Substanzen** sowie **Plasmaseparationen** zur Reduktion der Menge der zirkulierenden Kryoglobuline therapeutisch erwogen werden. Dieses „immunsuppressive" Vorgehen bei chronischer Hepatitis C erscheint vertretbar, da bei nierentransplantierten Patienten mit vorbestehender Hepatitis C trotz der klinisch notwendigen Immunsuppression keine Zunahme der Aktivität der Hepatitis beobachtet werden konnte. Dies gilt jedoch nicht für die Hepatitis B, bei der sich die Prognose der Lebererkrankung unter immunsuppressiver Therapie verschlechtert.

Purpura Schoenlein-Henoch

Bei dieser generalisierten Vaskulitis kommt es bei 30–70 % der Patienten zum Auftreten einer Glomerulonephritis. Die histologischen Veränderungen variieren von fokal segmental betonten, proliferativen Glomerulonephritiden bis zu seltenen, rapid progressiv verlaufenden Glomerulonephritiden mit Halbmondbildung. In allen Fällen finden sich mesangiale Ablagerungen von IgA und C3, die denen bei der IgA-Nephritis sehr ähnlich sind. Einige Autoren halten die IgA-Nephritis deshalb für eine oligosymptomatische Verlaufsform der Purpura Schoenlein-Henoch. Bezüglich der Immunpathogenese gelten die dort diskutierten Überlegungen. Je nach Schweregrad des Nierenbefalls variieren Verlauf, Symptome und Prognose. Bei einigen Patienten findet sich lediglich eine Mikrohämaturie, andere zeigen ein nephrotisches Syndrom, eine Hypertonie oder eine zunehmende Niereninsuffizienz.

Therapeutisches Vorgehen

Die 10-Jahres-Überlebensrate liegt > 90 %. Bei 8 % der Patienten findet sich eine fortschreitende Niereninsuffizienz, bei > 50 % heilt die Erkrankung innerhalb von 2 Jahren aus. Wegen des häufig günstigen Verlaufs ist ein **abwartendes Vorgehen** gerechtfertigt, wenn keine negativen prognostischen Faktoren (große Proteinurie, schwere Hypertonie, progressive Niereninsuffizienz) gefunden werden. Steroide führen zu einer Besserung der extrarenalen Symptome. Es existieren keine kontrollierten und prospektiven Studien, die zeigen, dass die renale Symptomatik bei der Purpura Schoenlein-Henoch durch den Einsatz von Corticosteroiden oder Zytostatika günstig beeinflusst werden kann. Bei schweren Verläufen der Erkrankung mit rapid-progressiver Glomerulonephritis, Halbmondbildung oder nephrotischem Syndrom erscheint ein therapeutischer **Versuch mit Corticosteroiden**, evtl. ergänzt durch **Cyclophosphamid**, gerechtfertigt.

Vaskulitis bei chronischer Bakteriämie

Chronisch intermittierende Bakteriämien, die nicht zu einer Sepsis oder einer Fieberreaktion führen, können klinisch wie eine Vaskulitis imponieren. Diese Beobachtung wurde zunächst bei chronisch infiziertem, implantiertem Fremdmaterial gemacht. So kann die Infektion eines ventrikulo-peritonealen Shunts zur Therapie eines Hydrozephalus zu einer sog. **Shunt-Nephritis** führen. Hierbei handelt es sich um eine parainfektiöse Glomerulonephritis, ohne dass in der Nierenbiopsie Mikroabszesse nachgewiesen werden könnten. Auch chronische bakterielle Endokarditiden können nicht nur zu septischen Mikroembolien (Splinter-Nails, Osler-Herde, Löhlein-Herdnephritis) führen, sondern eine Vaskulitis mit Allgemeinsymptomen, Arthritiden und Glomerulonephritis, Beschleunigung der Blutsenkung und Komplementverbrauch induzieren.

Therapeutisches Vorgehen

Wichtigstes therapeutisches Ziel ist die **Behandlung des Infektionsfokus** durch eine wirksame und lange anhaltende Antibiotikatherapie. Zusätzlich ist häufig hierzu die chirurgische Sanierung eines Abszesses, eines Fokus im HNO-Bereich oder die Entfernung einer infizierten Endoprothese erforderlich. Nach Sanierung der Grundkrankheit klingt die parainfektiöse Vaskulitis ab.

Monoklonale Gammopathie (Plasmozytom, Morbus Waldenström)

Der Begriff monoklonale Gammopathie bezeichnet eine Gruppe von Plasmazellerkrankungen, die klinisch durch die Synthese eines monoklonalen Immunglobulins charakterisiert sind. Zu dieser Gruppe gehören:
- multiples Myelom (Plasmozytom)
- Morbus Waldenström (IgM-Plasmozytom)
- Bence-Jones-Plasmozytom (L-Ketten-Plasmozytom)
- Schwerkettenerkrankung
- monoklonale Gammopathie unbestimmter Signifikanz (MGUS, sog. benigne monoklonale Gammopathie)
- im erweiterten Sinne auch:
  - AL-Amyloidose
  - „Light-Chain-Deposition Disease" (▶ unten, Abschnitt „Amyloidose")

Die benigne monoklonale Gammopathie ist charakterisiert durch einen konstanten Paraproteingradienten im Serum, ein fehlendes Antikörpermangelsyndrom, keine signifikante Plasmazellinfiltration, keine radiologischen Skelettveränderungen und fehlende Hyperkalzämie oder Anämie sowie durch klinisches Wohlbefinden. Sie stellt somit einen Zufallsbefund in der Eiweißelektrophorese dar.

Im Gegensatz dazu sind das multiple Myelom, der Morbus Waldenström, das Bence-Jones-Plasmozytom und auch die Schwerkettenerkrankung durch eine signifikante, polymorphzellige Plasmazellinfiltration im Knochenmark >15% gekennzeichnet. Neben dem Nachweis eines monoklonalen Paraproteins (M-Gradient) finden sich osteolytische Knochenherde oder eine fortgeschrittene, strähnige diffuse Osteoporose. Klinisch weisen die Patienten Allgemeinsymptome wie Gewichtsabnahme, Leistungsknick, gelegentlich aber auch isolierte Knochenschmerzen, Spontanfrakturen, ein Hyperviskositätssyndrom oder eine unklare Niereninsuffizienz auf.

Eine **Nierenbeteiligung** findet sich bei Patienten mit Myelom bei 25–50%. Folgende Nierenmanifestationen können unterschieden werden:
- Myelomniere oder L-Ketten-Nephropathie im engeren Sinne
- AL-Amyloidose oder „Light-Chain-Deposition Disease" (LCDD) als Folge einer Leichtkettenproduktion
- Nephrokalzinose oder calciumhaltige Nierensteine aufgrund von Hyperkalzämie mit Hyperkalzurie
- Uratnephropathie als Folge einer Hyperurikämie
- Plasmazellinfiltration des Nierengewebes (selten)
- akutes Nierenversagen infolge erhöhter Sensitivität gegenüber nephrotoxischen Substanzen

Therapeutisches Vorgehen

Unabhängig von der Art der Nierenschädigung steht die **zytostatische Behandlung der Grundkrankheit** im Vordergrund der Therapiemaßnahmen. Um die Gefahr therapieassoziierter Nierenschädigungen zu vermindern, muss für eine ausreichende Flüssigkeitszufuhr gesorgt werden. Allopurinol kann dem zu erwartenden Anstieg der Harnsäure vorbeugen. Zur Beeinflussung der Grundkrankheit sowie zur Behandlung der Hyperkalzämie sollten Bisphosphonate eingesetzt werden.

Für die Behandlung der **L-Ketten-Nephropathie** im engeren Sinne sind eine ausreichende Flüssigkeitszufuhr zur Aufrechterhaltung großer Urinmengen und die Alkalisierung des Urines wichtig. Hintergrund dieser Überlegung ist, dass durch Verschiebung des Urin-pH die Ladung des Bence-Jones-Proteins weniger kationisch oder sogar anionisch werden soll, sodass die Löslichkeit der L-Ketten verbessert wird. Darüber hinaus soll die Gabe von Colchicin die Synthese von Tamm-Horsfall-Protein in der Niere vermindern, was ebenfalls einen günstigen Einfluss haben könnte. Klinische Studien hierzu fehlen jedoch. Zudem ist vorgeschlagen worden, die Menge zirkulierender L-Ketten durch Plasmapherese zu reduzieren. In einer unkontrollierten Studie, in der neben der Behandlung der Grundkrankheit zusätzliche Plasmapheresen durchgeführt wurden, war der Grad der Niereninsuffizienz in der Pheresegruppe geringer ausgeprägt als in der Vergleichsgruppe.

 Cave
Nephrotoxische Medikamente und Röntgenkontrastmittel dürfen bei Plasmozytompatienten nur mit großer Vorsicht angewendet werden, da ein deutlich erhöhtes Risiko für die Entwicklung eines akuten Nierenversagens besteht.

Dialysepflichtige Patienten mit einem Plasmozytom erreichen unter einer Nierenersatztherapie (Hämodialyse, kontinuierliche ambulante Peritonealdialyse) eine Überlebenszeit von 22 Monaten.

Amyloidosen

Unter einer Amyloidose versteht man die durch Speicherung von Amyloid hervorgerufenen Krankheitsbilder. Amyloid stellt ein extrazellulär abgelagertes Material dar, das sich mit Kongorot anfärbt und im polarisierten Licht eine grüne Doppelbrechung aufweist. Das Amyloid kann aus einer Vielzahl von Vorläuferproteinen entstanden sein, deren wichtigste in der ◘ Tabelle 30-7 dargestellt sind.

Amyloidosen, die eine Nierenbeteiligung aufweisen, sind die AL-Amyloidose und die AA-Amyloidose. Dialyseassoziiert tritt zudem die β_2-Mikroglobulin-Amyloidose auf. Die AL-Amyloidose ist durch die Ablagerung des variablen Anteils monoklonaler Leichtketten der Immunglobuline gekennzeichnet (Immunfluoreszenz mit Anti-Leichtketten-Antikörpern häufig negativ). Eine Variante der AL-Amyloidose, die „Light-Chain-Deposition Disease", führt zur Ablagerung von kompletten leichten Immunglobulinketten (Immunfluoreszenz mit Anti-Leichtketten-Antikörpern in der Regel positiv). Bei der AA-Amyloidose kommt es zur Ablagerung von verändertem Serum-Amyloid A.

Jedes Organsystem kann von AA- oder AL-Amyloid-Ablagerungen betroffen sein. Im Vordergrund stehen die Nieren mit Entwicklung eines nephrotischen Syndroms, das Herz mit einer Kardiomyopathie, das Nervensystem mit einer autonomen oder peripheren Neuropathie, der Gastrointestinaltrakt mit Makroglossie und Motilitäts- oder Absorptionsstörungen, wie auch die Leber und Milz mit einer Hepatosplenomegalie. Klinisch spricht das Vorhandensein eines chronischen Entzündungsprozesses für eine AA-Amyloidose. Eine sichere Diagnose ist jedoch lediglich durch eine Gewebebiopsie und immunhistologische Untersuchung des Amyloidproteins möglich. Aussagekräftig sind v. a. Biopsien der klinisch befallenen Organe. Vor allem die Nierenbiopsie kann diagnostisch wegweisend sein, da die renale Beteiligung bei Erkrankungsbeginn häufig im Vordergrund steht.

Therapeutisches Vorgehen

Die verschiedenen Formen der Amyloidose sind therapeutisch schwer zu beeinflussen (Falk et al. 1997). Eine Mobilisierung und Entfernung von abgelagerten Amyloid aus dem betroffenen Organ, z. B. der Niere, ist in der Regel nicht möglich. Die therapeutischen Bemühungen richten sich daher auf die Verhinderung weiterer Amyloidablagerungen. Ein günstiger Einfluss auf den Verlauf einer sekundären AA-Amyloidose kann erwartet werden, wenn die verursachende chronisch entzündlichen Grunderkrankung, z. B. eine Osteomyelitis oder Arthritis, erfolgreich behandelt wird.

Kürzlich wurde in einer retrospektiven Studie gefunden, dass unter einer Bolustherapie mit intravenösem Cyclophosphamid das Überleben von Patienten mit rheumatoider Arthritis und begleitender AA-Amyloidose verlängert und die Progression des Nierenschadens verzögert wurde (Chevrel et al. 2001). Prospektive Untersuchungen zu diesem Vorgehen liegen aber noch nicht vor. Die Behandlung mit Dimethylsulfoxid reduziert möglicherweise die Amyloidablagerung bei der rheumatoiden Arthritis, hat sich aber wegen der starken Geruchsbelästigung nicht durchgesetzt.

Die dialyseassoziierte β_2-Mikroglobulin-Amyloidose lässt sich lediglich durch eine Nierentransplantation stoppen. Möglich ist, dass der Manifestationszeitpunkt der β_2-Mikroglobulin-Amyloidose durch die Verwendung von sog. High-Flux-Dialysemembranen hinausgezögert wird. Allerdings liegt die Eliminationsrate sämtlicher Dialyseverfahren unter der Syntheserate von β_2-Mikroglobulin im Organismus, sodass die Akkumulation der Amyloidvorläufersubstanz unvermeidlich ist.

◘ **Tabelle 30-7.** Einteilung der Amyloidosen (Da bisher etwa 15 verschiedene Amyloidarten charakterisiert werden konnten, ist die Tabelle unvollständig.)

Vorläuferprotein	Amyloid	Krankheit
Serum-AA	AA	reaktive AA-Amyloidose familiäres Mittelmeerfieber Muckle-Wells-Syndrom
Immunglobulin-leichtketten	AL	idiopathische oder myelomassoziierte AL-Amyloidose Transthyretin ATTR familiäre Amyloidose systemische senile Amyloidose
β_2-Mikroglobulin	$A\beta_2M$	dialyseassoziierte Amyloidose
Procalcitonin	ACal	medulläres Schilddrüsenkarzinom
ANF	AANF	isoliertes atriales Amyloid

Beim familiären Mittelmeerfieber kann die Dauertherapie mit Colchicin (1–2 mg pro Tag) die Zahl der entzündliche Schübe und somit die Deposition von Amyloid reduzieren.

Die Langzeitprognose bei primärer AL-Amyloidose ist ungünstig. Herzinsuffizienz durch kardiale Amyloidablagerung und Infektionen im Rahmen der Grunderkrankung sind die häufigsten Todesursachen. Therapeutisch wird versucht, den das Paraprotein synthetisierenden Plasmazellklon mittels Melphalan und Prednisolon zu reduzieren. Unter dieser Therapie fand sich eine Verlängerung der mittleren Überlebenszeit auf 18 Monate gegenüber 8,5 Monaten im Kontrollkollektiv. Zusätzlich fand sich eine Verminderung der Proteinurie bei 50 % der Patienten. Allerdings sind einer Melphalantherapie bei Niereninsuffizienz und reduziertem Allgemeinzustand Grenzen gesetzt. Sie erfordert eine sorgfältige Abwägung von Nutzen und Risiko. Allogene Knochenmarktransplantationen und Stammzelltransplantationen müssen derzeit als experimentelle Therapien angesehen werden.

Leitlinien – Adressen – Tipps

Leitlinien

Die Deutsche Gesellschaft für Rheumatologie hat für zahlreiche immunologische Systemerkrankungen Leitlinien verfasst, die im Internet veröffentlicht sind:
www.rheumanet.org/qs_dgrh/default.htm

Internetadressen

Auf der Internetseite der Deutschen Nierenstiftung (www.mannheim.de/nierenstiftung) können Informationsbroschüren für Patienten mit Vaskulitiden und Nierenerkrankungen heruntergeladen werden.

Tipps für Patienten

Betroffene Patienten können unter der Internetadresse die verschiedenen Selbsthilfegruppen für immunologische Systemerkrankungen ausfindig machen:
www.patienten-information.de/selbsthilfe.htm

Evidenz der Therapieempfehlungen bei Glomerulonephritiden

	Evidenzgrad	Therapieempfehlung
IgA-Nephropathie		
Immunsuppression	B	IIa
Fischöl	B	IIb
Thrombozytenaggregationshemmer (Antikoagulanzien)	B	kontrovers
Tonsillektomie	B	kontrovers
Membranoproliferative Glomerulonephritis		
Immunsuppression	C	keine
Dipyridamol/ASS	B	kontrovers
Immunsuppression bei anderen Glomerulonephritiden		
Minimal-Change-Glomerulonephritis	A	I
Fokal segmentale sklerosierende Glomerulonephritis	A	I
Membranöse Glomerulonephritis	A	I
Poststreptokokkenglomerulonephritis	–	IIb
Lupus-Nephritis		
Glucocorticoide	B	I
Cyclophosphamid	B	I
Mycophenolatmofetil	B	IIa
Azathioprin	B	IIa
i. v.-Immunglobuline	B	IIa/IIb
Plasmaseparation	B	keine Indikation

	Evidenzgrad	Therapieempfehlung
Wegenersche Granulomatose		
Glucocorticoide	B	I
Cyclophosphamid	B	I
Mycophenolatmofetil	B	IIa
Azathioprin	B	IIa
i.v.-Immunglobuline	B	IIa/IIb
Plasmaseparation	B	keine Indikation
Mikroskopische Polyangiitis		
Glucocorticoide	C	I
Cyclophosphamid	C	I
Churg-Strauss-Syndrom		
Glucocorticoide	C	I
Cyclophosphamid	C	I
Goodpasture-Syndrom		
Glucocorticoide	C	I
Cyclophosphamid	C	I
Plasmaseparation	C	I
Systemische Sklerose		
Glucocorticoide	C	IIb
Cyclophosphamid	C	IIa/IIb
ACE-Hemmer	B	I

Literatur

Austin HA, Klippel JH, Balowet JE et al. (1986) Therapy of lupus nephritis. Controlled trial of prednisone and cytotoxic drugs. N Engl J Med 314: 614–619

Ballardie FW, Roberts IS (2002) Controlled prospective trial of prednisolone and cytotoxics in progressive IgA nephropathy. J Am Soc Nephrol 13: 142–148

Boletis JN, Joannidis JP, Boki KA, Moutsopoulos HM (1999) Intravenous immunoglobulin compared with cyclophosphamide for prolifrative lupus nephritis. Lancet 354: 569–570

Branten AJ, Wetzels JF (2001) Short- and long-term efficacy of oral cyclophosphamide and steroids in patients with membranous nephropathy and renal insufficiency. Study Group. Clin Nephrol 56: 1–9

Burgess E (1999) Management of focal segmental glomerulosclerosis: evidence-based recommendations. Kidney Int Suppl 70: S26–S32

Cade R, Mars D, Privette M, Thompson R, Croker B, Peterson J, Campbell K (1986) Effect of long-term azathioprine administration in adults with minimal-change glomerulonephritis and nephrotic syndrome resistant to corticosteroids. Arch Intern Med 146: 737–741

Cattran DC, Greenwood C, Ritchie S, Bernstein K, Churchill DN, Clark WF, Morrin PA, Lavoie S (1995) A controlled trial of cyclosporine in patients with progressive membranous nephropathy. Canadian Glomerulonephritis Study Group. Kidney Int 47: 1130–1135

Cattran DC, Appel GB, Hebert LA, Hunsicker LG, Pohl MA, Hoy WE, Maxwell DR, Kunis CL (2001) Cyclosporine in patients with steroid-resistant membranous nephropathy: a randomized trial. Kidney Int 59: 1484–1490

Chan TM, Li FK, Tang CS, Wong RW, Fang GX, Ji YL, Lau CS, Wong AK, Tong MK, Chan KW, Lai KN (2000) Efficacy of mycophenolate mofetil on patients with diffuse proliferative lupus nephritis. N Engl J Med 343: 1156–1162

Chevrel G, Jenvrin C, McGregor B, Miossec P (2001) Renal type AA amyloidosis associated with rheumatoid arthritis: a cohort study showing improved survival on treatment with pulse cyclophosphamide. Rheumatology 40: 821–825

Choi MJ, Eustace JA, Gimenez LF, Atta MG, Scheel PJ, Sothinathan R, Briggs WA (2002) Mycophenolate mofetil treatment for primary glomerular diseases. Kidney Int 61: 1098–1114

D-Amico G (1998) Renal involvement in hepatitis C infection: Cryoglobulinemic glomerulonephritis. Kidney Int 54: 650–671

de Groot K, Reinhold-Keller E, Tatsis E, Paulsen J, Heller M, Nolle B, Gross WL (1996) Therapy for the maintenance of remission in sixty-five patients with generalized Wegener's granulomatosis. Arthritis Rheum 39: 2052–2061

Dillon JJ (1997) Fish oil therapy for IgA nephropathy: efficacy and interstudy variability. J Am Soc Nephrol 8: 1739–1744

Donadio JV Jr, Offord KP (1989) Reassessment of treatment results in membranoproliferative glomerulonephritis, with emphasis on life-table analysis. Am J Kidney Dis 14: 445–451

Ducloux D, Bresson-Vautrin C, Chalopin J (2001) Use of pentoxifylline in membranous nephropathy. Lancet 357: 1672–1673

Falk RH, Comenzo RL, Skinner M (1997) The systemic amyloidoses. N Engl J Med 337: 898–899

Feld SM, Figueroa P, Savin V, Nast CC, Sharma R, Sharma M, Hirschberg R, Adler SG (1998) Plasmapheresis in the treatment of steroid-resistant focal segmental glomerulosclerosis in native kidneys. Am J Kidney Dis 32: 230–237

Floege J (2003) Evidence-based recommendations for immunosuppression in IgA-nephropathy: handle with caution. Nephrol Dial Transplant 18: 241–245

Floege J, Feehally J (2000) IgA nephropathy: recent developments. J Am Soc Nephrol 11: 2395–2403

Fuiano G, Mazza G, Comi N, Caglioti A, De Nicola L, Iodice C, Andreucci M, Andreucci VE (2000) Current indications for renal biopsy: a questionnaire-based survey. Am J Kidney Dis 35: 448–457

Fujimoto S, Yamamoto Y, Hisanaga S, Morita S, Eto T, Tanaka K (1991) Minimal change nephrotic syndrome in adults: response to corticosteroid therapy and frequency of relapse. Am J Kidney Dis 17: 687–692

Hahn BH (1998) Mechanisms of disease: Antibodies to DNA. N Engl J Med 338: 1359–1368

Hebert LA, Wilmer WA, Falkenhain ME, Ladson-Wofford SE, Nahman NS Jr, Rovin BH (2001) Renoprotection: one or many therapies? Kidney Int 59: 1211–1226

Hogan SL, Muller KE, Jennette JC, Falk RJ (1995) A review of therapeutic studies of idiopathic membranous glomerulopathy. Am J Kidney Dis 25: 862–875

Jayne DR, Chapel H, Adu D, Misbah S, O'Donoghue Scott D, Lockwood CM (2000) Intravenous immunoglobulin for ANCA-associated systemic vasculitis with persistent disease activity. Q J Med 93: 433–439

Jennette JC, Falk RJ (1997) Small-vessel vasculitis. N Engl J Med 337: 1512–1523

Kobayashi Y, Hiki Y, Kokubo T, Horii A, Tateno S (1996) Steroid therapy during the early stage of progressive IgA nephropathy. A 10-year follow-up study. Nephron 72: 237–242

Korbert SM (2002) Treatment of primary focal segmental glomerulosclerosis. Kidney Int 62: 2301–2310

Lee GSL, Choong HL, Chiang GSC, Woo KT (1997) Three year randomized controlled trial of dipyridamole and low-dose warfarin in patients with IgA nephropathy and renal impairment. Nephrology 3: 117–121

Levey AS, Coresh J, Balk E, Kausz AT, Levin A, Steffes MW, Hogg RJ, Perrone RD, Lau J, Eknoyan G (2003) National Kidney Foundation practice guidelines for chronic kidney disease: evaluation, classification, and stratification. Ann Intern Med 139: 137–147

Levin A (1999) Management of membranoproliferative glomerulonephritis: evidence-based recommendations. Kidney Int Suppl 70: S41–S46

Lien JW, Mathew TH, Meadows R (1979) Acute post-streptococcal glomerulonephritis in adults: a long-term study. Q J Med 48: 99–111

Merkel F, Netzer KO, Gross O, Marx M, Weber M (1998) Therapeutic options for critically ill patients suffering from progressive lupus nephritis and Goodpasture's syndrome. Kidney Int 53 (Suppl 64): 31–38

Meyrier A, Noel LH, Auriche P, Callard P (1994) Long-term renal tolerance of cyclosporin A treatment in adult idiopathic nephrotic syndrome. Collaborative Group of the Societe de Nephrologie. Kidney Int 45: 1446–1456

Muirhead N (1999) Management of idiopathic membranous nephropathy: evidence-based recommendations. Kidney Int Suppl 70: S47–S55

Nakao N, Yoshimura A, Morita H, Takada M, Kayano T, Ideura T (2003) Combination treatment of angiotensin-II receptor blocker and angiotensin-converting-enzyme inhibitor in non-diabetic renal disease (COOPERATE): a randomised controlled trial. Lancet 361: 117

Nolasco F, Cameron JS, Heywood EF, Hicks J, Ogg C, Williams DG (1986) Adult-onset minimal change nephrotic syndrome: a long-term follow-up. Kidney Int 29: 1215–1223

Nolin L, Courteau M (1999) Management of IgA nephropathy: evidence-based recommendations. Kidney Int Suppl 70: S56–S62

Nowack R, Gobel U, Klooker P, Hergesell O, Andrassy K, van der Woude FJ (1999) Mycophenolate mofetil for maintenance therapy of Wegener's granulomatosis and microscopic polyangiitis: a pilot study in 11 patients with renal involvement. J Am Soc Nephrol 10: 1965–1971

Obrador GT, Pereira BJ (1998) Early referral to the nephrologist and timely initiation of renal replacement therapy: a paradigm shift in the management of patients with chronic renal failure. Am J Kidney Dis 31: 398–417

Orth SR, Stockmann A, Conradt C, Ritz E, Ferro M, Kreusser W, Piccoli G, Rambausek M, Roccatello D, Schafer K, Sieberth HG, Wanner C, Watschinger B, Zucchelli P (1998) Smoking as a risk factor for end-stage renal failure in men with primary renal disease. Kidney Int 54: 926

Pedrini MT, Levey AS, Lau J, Chalmers TC, Wang PH (1996) The effect of dietary protein restriction on the progression of diabetic and nondiabetic renal diseases: a meta-analysis. Ann Intern Med 124: 627–632

Ponticelli C, Edefonti A, Ghio L, Rizzoni G, Rinaldi S, Gusmano R, Lama G, Zacchello G, Confalonieri R, Altieri P (1993) Cyclosporin vs. cyclophosphamide for patients with steroid-dependent and frequently relapsing idiopathic nephrotic syndrome: a multicentre randomized controlled trial. Nephrol Dial Transplant 8: 1326–1332

Ponticelli C, Zucchelli P, Passerini P, Cesana B, Locatelli F, Pasquali S, Sasdelli M, Redaelli B, Grassi C, Pozzi C (1995) A 10-year follow-up of a randomized study with methylprednisolone and chloram-bucil in membranous nephropathy. Kidney Int 48: 1600–1604

Ponticelli C, Altieri P, Scolari F, Passerini P, Roccatello D, Cesana B, Melis P, Valzorio B, Sasdelli M, Pasquali S, Pozzi C, Piccoli G, Lupo A, Segagni S, Antonucci F, Dugo M, Minari M, Scalia A, Pedrini L, Pisano G, Grassi C, Farina M, Bellazzi R (1998) A randomized study comparing methylprednisolone plus chlorambucil vs. methylprednisolone plus cyclophosphamide in idiopathic membranous nephropathy. J Am Soc Nephrol 9: 444–450

Pozzi C, Bolasco PG, Fogazzi GB, Andrulli S, Altieri P, Ponticelli C, Locatelli F (1999) Corticosteroids in IgA nephropathy: a randomised controlled trial. Lancet 353: 883–887

Reichert LJ, Huysmans FT, Assmann K, Koene RA, Wetzels JF (1994) Preserving renal function in patients with membranous nephropathy: daily oral chlorambucil compared with intermittent monthly pulses of cyclophosphamide. Ann Intern Med 121: 328–333

Remuzzi G, Chiurchiu C, Abbate M, Brusegan V, Bontempelli M, Ruggenenti P (2002) Rituximab for idiopathic membranous nephropathy. Lancet 360: 923–924

Russo D, Minutolo R, Pisani A, Esposito R, Signoriello G, Andreucci M, Balletta MM (2001) Coadministration of losartan and enalapril exerts additive antiproteinuric effect in IgA nephropathy. Am J Kidney Dis 38: 18–25

Rydel JJ, Korbet SM, Borok RZ, Schwartz MM (1995) Focal segmental glomerular sclerosis in adults: presentation, course, and response to treatment. Am J Kidney Dis 25: 534–542

Sarasin FP, Schifferli JA (1994) Prophylactic oral anticoagulation in nephrotic patients with idiopathic membranous nephropathy. Kidney Int 45: 578–585

Schieppati A, Mosconi L, Perna A, Mecca G, Bertani T, Garattini S, Remuzzi G (1993) Prognosis of untreated patients with idiopathic membranous nephropathy. N Engl J Med 329: 85–89

Segarra A, Vila J, Pou L, Majo J, Arbos A, Quiles T, Piera LL (2002) Combined therapy of tacrolimus and corticosteroids in cyclosporin-resistant or -dependent idiopathic focal glomerulosclerosis: a preliminary uncontrolled study with prospective follow-up. Nephrol Dial Transplant 17: 655–662

Tarshish P, Bernstein J, Tobin JN, Edelmann CM Jr (1992) Treatment of mesangiocapillary glomerulonephritis with alternate-day prednisone – a report of the International Study of Kidney Disease in Children. Pediatr Nephrol 6: 123–130

The sixth report of the Joint National Committee on prevention, detection, evaluation, and treatment of high blood pressure (1997) Arch Intern Med 157: 2413–2446

Tonelli M, Moye L, Sacks FM, Cole T, Curhan GC (2003) Effect of pravastatin on loss of renal function in people with moderate chronic renal insufficiency and cardiovascular disease. J Am Soc Nephrol 14: 1605–1613

Torres A, Dominguez-Gil B, Carreno A, Hernandez E, Morales E, Segura J, Gonzalez E, Praga M (2002) Conservative versus immunosuppressive treatment of patients with idiopathic membranous nephropathy. Kidney Int 61: 219–227

Weber M, Marx M, Merkel F (1995) Goodpasture Syndrome. In: Schlöndorf D, Bonventre J (eds) Molecular biology of kidney diseases. Marcel Dekker, New York Basel Hong-Kong, pp 809–819

Weber M, Marx M, Merkel F (1996) Autoantikörper in der Nephrologie. Internist 36: 270–276

Wilmer WA, Rovin BH, Hebert CJ, Rao SV, Kumor K, Hebert LA (2003) Management of glomerular proteinuria: a commentary. J Am Soc Nephrol 14: 3217–3232

Winearls CG (1995) Acute myeloma kidney. Kidney Int 48: 1347–1361

31 Interstitielle Nephritis

J. E. Scherberich

31.1 Akute interstitielle Nephritis – 555
31.1.1 Grundlagen – 555
31.1.2 Therapieprinzipien der akuten interstitiellen Nephritis – 555

31.2 Chronische interstitielle Nephritis – 557

31.3 Interstitielle Nephritis durch antitubuläre Basalmembranantikörper – 557

31.4 Tubulointerstitielle Nephritis und Uveitis (TINU-Syndrom) – 558

31.5 Behandlung einer interstitiellen Nephritis bei definierten Grunderkrankungen – 558

31.6 Behandlung möglicher Begleitkomplikationen bei interstitieller Nephritis – 560

Literatur – 561

Die interstitielle Nephritis ist pathohistologisch gut definiert. Im Gegensatz hierzu stehen der äußerst variable klinische Verlauf und die sehr unterschiedliche Ätiologie (Kelly u. Neilson 1996; Klooker u. Brass 1997; Rossert 2001; Schwarz et al. 2000; Takemura et al. 1999). Angaben zur Behandlung bzw. „Behandlungsoptionen" sind im Schriftum entsprechend zurückhaltend formuliert (Schwarz et al. 2000; Baker 2004).

Die akute interstitielle Nephritis kann eine rapid progressive Glomerulonephritis imitieren (Chang et al. 2001; Giron et al. 2001; Scherberich 1997). Ein Teil der Patienten erreicht die Klinik im akuten oligurischen dialysepflichtigen Nierenversagen (Klooker u. Brass 1997; Kodner 2003). Andere Betroffene leiden an einer „chronischen" Form, die medikamenteninduziert, postinfektiös oder im Verlauf von Systemerkrankungen entsteht.

31.1 Akute interstitielle Nephritis

31.1.1 Grundlagen

! Die akute interstitielle Nephritis (AIN) ist am häufigsten (80–85 %) durch Medikamente induziert. Damit ist die Fahndung nach dem möglichen auslösenden Agens Teil des Behandlungskonzepts.

Da a priori alle Medikamente eine interstitielle Nephritis auslösen und unterhalten können, ist dieses Bemühen bei multimorbiden Patienten nicht immer erfolgreich. Häufige eine AIN vermittelnde **Medikamentengruppen** sind nichtsteroidale Antiphlogistika einschließlich COX-2 Inhibitoren, Allopurinol, Antibiotika, Diuretika (Kelly u. Neilson 1996; Rossert 2001). Hinzu kommen Medikamente wie Omeprazol, Pantoprazol, Pamidronat, Mesalazin, Sulfonamide und der in der HIV-Therapie eingesetzte Proteaseninhibitor Indinavir, der zu einer IN durch tubulointerstitielle Kristalloide und sekundär entzündliche Läsionen führen kann.

Sind Medikamente als Ursache ausgeschlossen oder wenig wahrscheinlich, so kommen **Infekte** durch bakterielle und virale (z. B. Hanta-, Polyoma-, Adeno-, Coronaviren) Erreger bzw. Protozoen (z. B. Leptospiren, Malaria) als zweihäufigste Pathogenitätfaktoren ins Spiel.

Häufig führt die direkte Erregersuche auch nicht weiter bzw. mögliche aussagekräftige Antikörpertiter werden erst nach längerer Latenz positiv. Übrig bleiben die toxisch- „allergischen" und die „idiopathischen" Formen der AIN sowie solche bei aktiv verlaufenden Systemerkrankungen.

31.1.2 Therapieprinzipien der akuten interstitiellen Nephritis

Hier existieren keine einheitlichen Leitlinien. Die Auswertung von 68 bioptisch gesicherten Fällen mit AIN zeigte keine kohärenten Aussagen, welche Behandlung welchen Verlauf hatte (Schwarz et al. 2000). Empfohlen wurde bei AIN die Gabe von **Glucocorticoiden**, falls sich die Nierenfunktion innerhalb eines Zeitraumes von 14 Tagen nach Diagnosestellung nicht wieder erholt hatte.

Allgemein gilt:
- Erkennen und Ausschalten möglicher **nephrotoxischer** Einflüsse (Medikamente, Schwermetalle, Lithium; Phytotoxine, Strahleneinwirkung)
- Erkennen und typgerechte Behandlung einer möglichen **zugrunde liegender Erkrankung** und begleitender Komplikationen, z. B. Sjögren-Syndrom, Sarkoidose, andere Granulomatosen, Kollagenosen, systemische Vaskulitiden, maligne Lymphome, Plasmozytom mit monoklonaler Gammopathie und freien L-Ketten (IN durch „Cast-Nephropathie"), Diabetes mellitus, schwere Gicht (Gichtnephropathie), Toxoplasmose, Leptospirose, bakteriell/virale interstitielle Nephritis; metabolische Azidose, arterielle Hypertonie, renale Obstruktion, Nephro-/Urolithiasis, retroperitoneale Fibrose, Refluxnephropathie, hereditäre Nephritiden und Stoffwechselerkrankungen (mit kristallinduzierter IN).
- ggf. **Glucocorticoide** (GC)

Empfohlen wird folgendes Vorgehen: Bei schnell zunehmender Niereninsuffizienz („akutes Nierenversagen") wird vor Beginn einer medikamentösen Behandlung (▶ unten) eine **Nierenbiopsie** durchgeführt. Täglich werden Nierenfunktionsparameter und Harnstatus (mit α_1-Mikroglobulin-Ausscheidung im Harn) bestimmt und zunächst der Spontanverlauf abgewartet. Falls Zeichen der Progression sowie bei oligo-anurischem Nierenversagen und Dialysepflichtigkeit auftreten, ist ein Versuch mit i. v. oder oralen **Glucocorticoiden** gerechtfertigt. Ein florides gastrointestinales Ulkus ist zuvor auszuschliesen, z. B. wenn in der Vorgeschichte nichtsteroidale Antiphlogistika (NSAID) im Spiel waren.

Behandlungsbeispiel: 100–250 mg Hydrocortison bzw. 125–250 mg Prednisolon oder Methylprednisolon i.v. am 1. Tag, dann 40–80 mg Prednison oral in absteigender Dosierung bis zur völligen Rekompensation. Klinische Beobachtungen sprechen dafür, das Dosierungsintervall beim Unterschreiten einer „kritischen Schwellendosis" von ca. 25–30 mg Prednison zur nächst niedrigeren Dosierung (15–20 mg) um ca 5 Tage zu verlängern um einem „Rebound" antigenpräsentierender immunkompetenter Zellen (CD14+/CD16+-Monozyten) vorzubeugen.

Die Erhaltungsdosis beträgt zunächst 7,5 mg pro Tag. Bei normaler Serumkreatininkonzentration und normalem Harnstatus (nach 2-maliger Kontrolle) können die Glucocorticoide abgesetzt werden.

Unter der Prämisse entzündlicher Abläufe bei IN führen Glucocorticoide zu einer „Down-Regulation" der Expression monozytärer funktioneller Oberflächenantigene wie des LPS-Rezeptor CD14 und der proinflammatorischen CD14+/CD16++-Subpopulation antigenpräsentierender Zellen (Nockher u. Scherberich 1997); diese sind klinisch hilfreiche therapiebegleitende Parameter (Scherberich u. Nockher 1999; Scherberich et al. 1999; Scherberich 2003). Interleukin-6 und Interleukin-8 nehmen im Serum unter Hydrocortisontherapie ab. Glucocorticoide supprimieren die Synthese von Chemokinen wie Rantes und die HLA-DR-Expression von zytokinaktivierten humanen Tubulusepithelien (Baer et al. 2000). Trotz normaler Nierenfunktion induzieren 60 mg Prednison im Verlauf von 14 Tagen einen Anstieg der Serumkreatininkonzentration, als Folge des katabolen Effekts. Dies bedeutet per se keine Verschlechterung der Nierenfunktion, da parallel die Ausscheidung von Kreatinin im Harn wie auch die glomerulären Filtrationsrate (GFR) um etwa 10% zunehmen (van Acker et al. 1993). Andererseits ist der Anstieg der GFR damit als steroidinduziert und nicht zwingend als Ergebnis der Verbesserung einer Nierenerkrankung zu interpretieren.

Bei bereits eingeschränkter Nierenfunktion führen Glucocorticoide zu erhöhtem Harnstoffanfall, sodass während der Behandlung einer oligoanurischen IN mit GC eine überbrückende Dialysebehandlung erforderlich sein kann.

Zeigt sich kein ausreichendes Ansprechen der Glucocorticoidtherapie bei gesicherter Diagnose der IN (Nierenhistologie, Proteinausscheidungsmuster), so kann ein additiver Versuch mit Azathioprin oder Cyclophosphamid oral (50–150 mg pro Tag, bei normaler Nierenfunktion, 3-mal 50–100 mg pro Woche bei eingeschränkter Nierenfunktion) gemacht werden (Baker et al. 2004; Kodner u. Kudrimoti 2003). Kontrollierte Studien über diese und weitere Immunsuppressiva (Ciclosporin A, Mycophenolatmofetil) liegen nicht vor.

Mögliche künftige Alternativen zu konventionellen Glucocorticoiden. Derzeit werden sog. Osteroide oder Lazaroide (21-Aminosteroide) als nebenwirkungsarme Weiterentwicklungen des Methylprednisolons untersucht (Buttgereit et al. 1997). Sie entfalten überwiegend nichtgenomische Glucocorticoidwirkungen („physikochemische Stabilisierung der Zellmembran") und Radikalfängerfunktion, dagegen keine über den zytoplasmatischen Rezeptor vermittelten Glucocorticoid-(Neben-)Wirkungen. Beispiele: Tirilazad-Mesylat, Studienmedikation: intravenös alle 6 h über 1–2 Wochen.

Niedrigdosierte Aldosteronantagonisten (Spironolacton) 12,5–50 mg/Tag; hemmen u. a. über NFkappaB die Ang-II-anhängige Aktivierung proinflammatorischer Mediatoren und fördern Natriurese (ohne Mg++, -K+-Verlust) sowie Diurese (wiederholte K+-Kontrollen im Serum erforderlich); alternativ: selektiver Mineralokortikoid-Rezeptorantagonist Eplerenon, Tagesdosis ca. 50–400 mg; geringeres Nebenwirkungsprofil (Gynäkomastie, Impotenz) als konventionelle Aldosteronantagonisten. Auch unter Eplerenon ist das Serumkalium regelmäßig zu kontrollieren. Unter experimentellen Bedingungen schwächte Eplerenon signifikant eine schwere Proteinurie (–60%) und Nephrosklerose (–65%) ab; histopathologische Läsionen der Niere, insbesondere tubulo-interstitielle Schäden (–73%) waren geringer ausgeprägt. Änderungen der glomerulären Hämodynamik (u. a. GFR) wurden unter Eplerenon nicht beobachtet (Zhou et al. 2004).

Vorbeugung der glucocorticoidinduzierten Osteoporose. Folgende Maßnahmen werden empfohlen (Jehle u. Jehle 2000):

- **Calciumsupplementation,** z. B. Calciumcarbonat (z. B. 1,25 g Ospur 500, Vivural 500, = 500 mg Ca++), 1- bis 2-mal 1 Tbl. (Tagesdosis = 1000 mg); bei Patienten mit eingeschränkter Nierenfunktion und Hyperphosphatämie (Phosphat im Serum >1,45 mmol/l): bevorzugt Verwendung von Calciumcarbonat in Verbindung mit einem Phosphatresorptionshemmer: z. B. Phosphosorb-Magnesium (▶ Kap. 35)
- **Vitamin-D-Derivate**: auch bei normaler Nierenfunktion niedrig dosiert Vitamin D in Form von z. B. Vigantoletten oder 1-25-Dihydroxy-Vitamin D (jeden 2.–3. Tag 1-mal 0,25 µg, z. B. Rocaltrol) bzw. 1-α-Hydroxy-Vitamin D (z. B. jeden 2. Tag 0,25 µg Alfacalcidol, Eins-Alpha, Bondiol etc.)
- **Bisphosphonate**: intermittierende Applikation von Bisphosphonaten vermindert das Ausmaß einer glucocorticoidinduzierten Osteoporose; empfohlen für orale Gabe: u. a. (nüchtern einzunehmen): Alendronat (z. B. Fosamax) 10 mg pro Tag bzw. 70 mg pro Woche; Risedronat (z. B. Actonel) 5 mg; Etidronat (Didronel) 400 mg über 14 Tage alle 3 Monate; zur intravenösen Applikation: Pamidronat (z. B. Aredia) 30–90 mg als Infusion alle 3 Monate; Ibandronat (Bondronat) 2 mg i. v. alle 3 Monate
- **Strontium-Ranelat** als Pulver: einmalige Tagesdosis von 2 g oral. Signifikante Zunahme der lumbalen und femoral analysierten Knochendichte, geringere Fre-

quenz von Wirbelkörperfrakturen bei guter Verträglichkeit (evtl. Diarrhö in ca. 6 %); unklar welche möglichen Komplikationen unter Langzeitgabe.
- **Hormonsubstitution** bei Frauen in der Postmenopause: transdermales Östrogen-Gestagen-Pflaster, u. U. Östrogenrezeptormodulatoren: Raloxifen (z. B. Evista) Tagesdosis 60 mg; anabole Steroide (Nandrolondecanoat, z. B. Deca-Durabolin 25 mg/50 mg als Fertigspritze 1-mal alle 3–4 Wochen); prämenopausal: orale Kontrazeptiva, z. B. Diane-35, Lynestrenol 5 mg (z. B. Orgametril)
- In individuellen Fällen:
  - **Calcitonin:** als Nasenspray 2-mal 100 IU (teuer!); s. c. 50–100 IU, auch analgetisch wirksam; unerwünschte Wirkungen: Flush, Übelkeit, Erbrechen
  - **Fluoride** (Monofluorophosphat) 50-mg-Tbl. = 26 mg Fluoranteil pro Tag oder Natriumfluorphosphat (15–20 mg Fluor); unzureichende Erfahrungen, möglicherweise relative Kontraindikation bei chronischer Niereninsuffizienz

31.2 Chronische interstitielle Nephritis

Hierüber gibt es keine gesicherten Angaben. Ziel ist es, eine fortschreitende interstitielle Fibrose zu verhindern oder in ihrer Progredienz abzuschwächen. Eine interstitielle Fibrosierung der Niere, die mit zunehmendem Verlust der Globalfunktion des Organs einhergeht, beinhaltet Aspekte der chronischen Entzündung („Mikroinflammation"), der Zellaktivierung und Transdifferenzierung.

Tierexperimentell und in vitro ergeben sich vielfältige Ansätze, die auch für die interstitielle Nephritis des Menschen später eine Rolle spielen können:
- Antizytokine, antiinflammatorische Zytokin(analoga) z. B. IL4, IL10, IL11, Zytokinrezeptorantagonisten (antiinflammatorisch)
- Antagonisten gegen den Chemokinrezeptor CCRI verbesserten tierexperimentell interstitielle Fibrosierung und Nierenfunktion
- Pentifyllin, Pentoxyfyllin (Hemmung von TNF-α, antiinflammatorisch) (Strutz et al. 2000)
- Heparine, Heparinoide (z. T. Proliferationshemmung, Entzündungshemmung)
- Matrixkomponenten, Decorin (Hemmung der Wirkung von TGF-β); Komponenten, die die Balance der Matrixsynthese fördern (TIMP: Tissue Inhibitor of Metalloproteinase; Metalloproteinasen)
- Statine (ras-Gen-Hemmung, antiinflammatorisch, Hemmung der myoepithelialen Proliferation)
- Angiotensin-II-Hemmung (= Hemmung der Kollagensynthese, antiinflammatorisch, antifibrogen) (Cordonnier et al. 1999; Lewington et al. 2001)
- Hemmstoffe des Fibroblastenwachstumsfaktors, Plättchenwachstumsfaktors u. a.
- Hemmstoffe der Mastzellentryptase (Kondo et al. 2001): humanisierte monoklonale Antikörperkonstrukte mit antiinflammatorischer und antifibrogener Wirkung (z. B. anti-TGF-β-AK, die die Matrixsynthese hemmen etc.)
- Hemmung/Abschwächung der Bildung von AGE (advanced glycolated endproducts) und Homocystein sowie aggressiver Säuerstoffradikale („Minderung des oxidativen Stress"), z. B. Methylguanidin; Vitamin B_6 (50 mg), Vitamin B_{12} (500 µg), z. B. Vitamin-B-Komplex forte, Folsäure (2,5 mg, z. B. Folverlan) als Kombination oral
- „Hepatozytenwachstumsfaktor" (HGF): potenzieller Kandidat um eine interstitielle Fibrose, ausgehend von einer IN, zu verhindern; HGF ist Gegenspieler des fibrogenen TGF-β. Unter experimentellen Bedingungen verhinderte 4-wöchige Gabe von HGF in der Niere die Expansion extrazellulärer Matrix, die Zahl proliferierender Myofibroblasten, das Ausmaß apoptotischer Tubuli und erhöhte die Zahl regenerierender Tubulusepithelien. Parallel nahmen Kreatinin und Harnstoff im Serum und die Proteinurie ab.
- knochenmorphogenes Protein-7: Verbesserung des Ausmaßes einer Nierenfibrosierung und der Nierenfunktion (Morrissey et al. 2002)
- i. v.-Applikation antiadhäsiver Tripeptide („RGT"-Peptide) zur Verhinderung der Aggregation tubulärer Zellfragmente im Lumen und damit der intrarenalen Obstruktion

31.3 Interstitielle Nephritis durch antitubuläre Basalmembranantikörper

Selten kann diese Form der IN im Zusammenhang mit einer Autoimmunnephritis, induziert durch Antikörper gegen glomeruläre Basalmembranen, oder in Ausnahmefällen bei schwer verlaufenden Kollagenosen und systemischen Vaskulitiden vorkommen.

Autoantikörper gegen das Zielantigen bei **Goodpasture-Syndrom** (N-terminales Ende der α-3-Nichtkollagen-Domäne NC1) können auch gegen ein Epitop der Basalmembranen distaler Tubuli gerichtet sein und im Zusammenhang mit den regelhaft schweren interstitiellen Veränderungen bei diesem pulmorenalen Syndrom stehen. Tierexperimentell wurden eine interstitielle Nephritis vermittelnde antitubuläre Autoantikörper auch medikamentös ausgelöst, z. B. durch Goldsalze. Ziel einer Behandlung ist die Unterdrückung der Autoantikörpersynthese, da diese, neben ihrer Komplementaktivierung, unmittelbar krankheitsrelevant ist.

Die **Therapie der genetischen** Disposition (assoziiert mit HLA-DR2) dürfte noch in weiter Ferne liegen. Tierexperimentell kann die Ingestion des Zielantigens über eine Mukosasensivierung die Induktion einer Antibasalmembrannephritis unterdrücken.

Die medikamentöse Behandlung entspricht der der akuten Grunderkrankung („rapid progressive Nephritis"): Bolusinjektion von Glucocorticoiden (je 500–1000 mg Methylprednisolon i. v. an 3 aufeinanderfolgenden Tagen) sowie ggf. zusätzlich einmalig Cyclophosphamid (750–1000 mg) unter Schleimhautschutz mit Mesna (z. B. Uromitexan). Mesna wird zum Zeitpunkt 0 vor Gabe des Cyclophosphamids sowie nach 4, 8 und 12 h intravenös appliziert.

Bei dem seltenem Nachweis von Autoantikörpern gegen tubuläre Basalmembranen als Auslöser einer tubulointerstitiellen Nephritis können als weitere therapeutische Optionen die Plasmaseparation oder die extrakorporale Immunadsorption versucht werden (Schneider 1998). Hierbei binden sich pathogenetisch krankeitsrelevante Antikörper, bevorzugt der IgG-Klasse, aber auch zirkulierende Immunkomplexe an Membranoberflächen. Folgende Membranen (Säulen) zur Apherese können versucht werden:

— Protein-A-Säule (Bindungsprotein aus Streptokokken), z. B. Prosorba
— Dextransulfat-Zellulose-Säule, z. B. Selesorb, Keneka
— IgG-Antikörper-beschichtete Säulen

Bei der Plasmaseparation wird das separierte Plasma des Patienten verworfen und durch 5%iges Humanalbumin, ggf. zusätzlich durch 10–20 g Immunglobuline (bei zu erwartenden Blutungskomplikationen Frischplasma) i. v. substituiert.

Das bei der Immunadsorption gewonnene „autoantikörperfreie" Plasma wird dem Patienten zurückinfundiert. Damit entfällt die Proteinsubstitution mit Albumin und Immunglobulinen. Die langsame i. v.-Gabe auf 37 °C temperierter Immunglobulinlösungen bietet sich jedoch auch hier an: einmal zur möglichen Infektprophylaxe, des Weiteren zur möglichen antiidiotypischen Suppression der Autoantikörperbildung des aktivierten B-Zell-Klons. Zu Beginn der Immunglobulinsubstitution ist auf eine langsame Tropfgeschwindigkeit von maximal 1 Trpf./15 s zu achten. Treten keine Nebenwirkungen auf (Atemnot, Flush, Übelkeit, Erbrechen, Gelenk-, Rückenschmerzen), kann die Tropfgeschwindigkeit auf 1 Trpf. alle 5 s erhöht werden.

> **Praxistipp**
> Beide extrakorporale Verfahren erfolgen unter einer gleichzeitig weiter laufenden medikamentösen Immunsuppression (z. B. oral Prednison 50–100 mg und Cyclophosphamid 50–100 mg), damit nach Beendigung der Apherese kein „Rebound" der Autoantikörpersynthese einsetzt.

31.4 Tubulointerstitielle Nephritis und Uveitis (TINU-Syndrom)

Es existiert eine periinfektöse und idiopathische Form, immer ist eine IN mit der Uveitis vergesellschaftet, die zumeist klinisch im Vordergrund steht und gut auf lokale Glucocorticoide anspricht. Betroffen sind überwiegend junge Erwachsene. Bei progredienter Uveitis werden oral täglich Prednisolon 1–2 mg/kgKG empfohlen, wodurch sich die okuläre Symptomatik innerhalb von 1–2 Monaten deutlich bessert. Nach Absetzen der Glucocorticoide ist jedoch offenbar die Rezidivrate der Uveitis sehr hoch und kann bei 100 % liegen. Die Uveitis steht nicht mit dem Schweregrad der begleitenden IN in Zusammenhang. Systemisch applizierte Glucocorticoide scheinen die IN nicht zu beeinflussen: Steroide verbesserten zunächst weder die Nierenfunktion noch die tubuläre Komponente der Proteinurie (Takemura et al. 1999).

31.5 Behandlung einer interstitiellen Nephritis bei definierten Grunderkrankungen

Akute bakterielle interstitielle Nephritis (akute Pyelonephritis): Es erfolgt eine antibiotische Behandlung nach Erregerspektrum und Antibiogramm (▶ Kap. 40).

Chronisch rezidivierende interstitielle (bakterielle) Nephritis (Scherberich 1999): Auch bei „Low Count Bacteruria" mit Keimzahlen <10^4–10^5/ml wird längerzeitig gezielt antibiotisch nach Resistenzprofil der (u. U. angereicherten) Keime behandelt. Eventuell ist eine orale Immunisierung mit potenziell uropathogenen lyophilisierten Escherichia-coli-Stämmen (Uro-Vaxom, Uro-Munal) angezeigt, Einzelheiten ▶ Kap. 40.

Virusinduzierte Interstitielle Nephritis (IN): Im Vordergrund stehend nach Nierentransplantation Gefahr des schnellen (irreversiblen) Transplantatversagens durch Polyoma-Virus (BK-Virus) vermittelte IN, meist nach Einleiten einer sog. „rescue Therapie". Schwere Tubulusnekrosen, stark vermehrte sog. Decoy-Zellen im Harnsediment (SV40-Antigen-positiv). Keine kausale Behandlung bekannt, evtl. „Umstellen" bzw. Ausschleichen der Immunsuppression, Beginn der Dialysebehandlung bei Transplantatversagen. Falls CMV-induzierte IN im Spiel: Valgancyclovir 450–900 mg oral/Tag über 2–12 Wochen.

Interstitielle Nephritis bei Refluxnephropathie bzw. bei chronisch obstruktiver Nierenerkrankung: Im Vordergrund steht die chirurgische Sanierung.

Interstitielle Nephritis bei Gichtnephropathie: Behandelt wird mit Allopurinol 100–300 mg pro Tag und Alkalisierung des Harns (Kaiser's Natron 3-mal 1 oder 3-mal 2,5 g Acetolyt).

Hyperurikämie, hier: **Tumorlysissyndrom:** Obstruktive IN durch Harnsäureausfällungen, schwere Form der Uratnephropathie bei initialer Therapie von Leukämien und Lymphomen. Oligoanurie typisch; Prophylaxe: Vorbehandlung mit Allupurinol i.v. (Aloprim) = Allopurinol-Na; lyophilisiertes Pulver = 500 mg Allopurinol, 30 ml Stechampulle in mindestens 25 ml Aqua dest. verdünnen (Stammlösung) und weiter in physiolog. Kochsalzlösung geben (100–200 ml); Aloprim-Endkonzentration nicht höher als 6 mg/ml, keine Bicarbonat-haltigen Lösungen verwenden. Dosierung: Kinder: initial 200 mg/m²/Tag; Erwachsene 200–400 mg/m²/Tag, Maximaldosis 600 mg/Tag. Anpassung an Nierenfunktion: GFR 10–20 ml/min: 200 mg/Tag; GFR 3–10 ml/min: 100 mg Aloprim/Tag; GFR <3 ml/min: 100 mg jeden 2. Tag alternativ: Rasburikase (rekombinante Uratoxidase; Fasturtec 0.2 mg/kg/Tag als i.v. Kurzinfusion über 3–7 Tage), erste Dosis ein Tag vor oder am Tag der geplanten Chemotherapie. Nebenwirkungen: Hypersensitivität+, Haemolyse bei G-6-PD-Mangel; Harnalkalisierung durchführen (z.B. Natriumbikarbonat).

Interstitielle Nephritis durch Medikamente und Schwermetalle (Blei): Es kann ein Therapieversuch mit Komplexbildnern (EDTA) gemacht werden. Bei Lithiumnephropathie (Marjkowitz et al. 2000) sollte auf Nichtlithiumpräparate umgestellt werden. Bei Analgetikanephropathie (Michielsen u. de Schepper 2001; Rossert 2001) sind Paracetamol/Coffein/Acetylsalicylsäure-Mischpräparate bei eingeschränkter Nierenfunktion strikt absetzen, Rekompensation einer leichten bis mäßiggradigen Niereninsuffizienz ist möglich. Die Patienten-Compliance ist zu verbessern und die Überweisung an Schmerztherapeuten und/oder Psychotherapeuten zu erwägen.

Interstitielle Nephritis bei Glomerulonephritis: entzündliche oder ischämische Schädigung glomerulärer Gefäße, vermittelt über das sich anschließende die Tubuli und Interstitium versorgende „zweite arterielle Wundernetz", führen zur interstitiellen Nephropathie. Mitverantwortlich die Proteinurie mit verstärkter tubulärer Proteinabsorption, Akkumulation und Induktion von Chemokinen MCP-1, Rantes, sowie Interleukin-6 (entzündliche interstitielle Infiltrate, interstitielle Fibrose. Daher antiproteinurische Therapie mit Antihypertensiva insbesondere ACE-Hemmern, ggf. kombiniert mit Aldosteronantagonisten oder Aldosteron-Rezeptorblockern essenziell (Eddy 2004).

Interstitielle Nephritis bei Sarkoidose (Göbel et al. 2001): Es werden Glucocorticoide und Schleifendiuretika (Hyperkalzämie) nach klinischem Schweregrad gegeben, Einzelheiten bei Giron et al. (2001) und in ▶ Kap. 25.

Interstitielle Nephritis bei rheumatischen (Scherberich 1997) und pararheumatischen Systemerkrankungen, bei Sjögren-Syndrom (Bossini et al. 2001), systemischen Vaskulitiden: Es werden Glucocorticoide, Cyclophosphamid, Azathioprin, Methotrexat, Ciclosporin A, Anti-TNF-/ TGF-Antikörper u.a. eingesetzt. Bei proliferativer Lupus-Nephritis, die typischerweise eine interstitielle Nephritis umfasst, war die Kurzzeitgabe von Cyclophosphamid i.v. (als Induktionstherapie) mit anschließender oraler Umstellung auf Mycophenolatmofetil (0,5–3 g/Tag) oder Azathioprin (1–3 mg/kg/KG/Tag) für 1–3 Jahre effektiver und sicherer als eine intermittierende Langzeitbehandlung alle 3 Monate mit i.v. Cyclophosphamid (Contreras et al. 2004).

Beteiligung einer IN bei ANCA-assoziierter systemischer Vaskulitis: sowohl in der Frühphase als auch bei refraktären Formen (bei schweren Verläufen = hoher Score): möglicher Einsatz monoklonaler Antikörper gegen TNF-α, wie z.B. Infliximab (alternativ Etanercept, als Fusionskonstrukt gegen den löslichen p75-TNF-Receptor). Intravenöse Gabe 5 mg/kg an Tag 0, sowie 2., 6. und 10. Woche (Booth et al. 2004).

Ritixumab (Rituxan): chimärer humanisierter monoklonaler Antikörper (IgG1) gegen das B-Zell-Antigen CD20, zur i.v. Einmalgabe; Präparationen 10 mg/ml, 100 mg (10 ml), 500 mg (50 ml), bei therapierefraktären Verläufen, bisherige Anwendung: progrediente SLE-Nephritis. Das Pharmakon unterbindet die Autoantikörper vermittelte Gewebszerstörung. Einzelheiten ▶ Kap. 77.

Interstitielle Nephritis bei Plasmozytomniere: Im Vordergrund steht die Hydratisierung. Werden Leichtketten eliminiert, wird der Harn alkalisiert (▶ oben); Chemotherapie nach Alexanian- bzw. COP-Schema (Einzelheiten: Optional: das Thalidomid-Analogon CC-5013 von Celgene (hemmt u.a. Angiogenese); verstärkt die Anti-Plasmozytom Wirkung von Glucocorticoiden insbesondere Dexamethason, bei geringerem Nebenwirkungsprofil zum Thalidomid (Obstipation, Müdigkeit, Neuropathie, ▶ Kap. 70), bei Hyperviskosität: Plasmaseparation.

Interstitielle Nephritis durch Phytotoxine („chinese herb disease"), Kräutertoxine wie bestimmte Aristolochiaarten oder Mykotoxinen wie Orellanin oder Ochratoxin: Bisher ist keine Therapie bekannt, symptomatisch wird wie bei chronischer Niereninsuffizienz mit ACE-Hemmern, evtl. Diuretika behandelt. Glucocorticoide sind unwirksam. Auch nach Wegfall des toxischen Agens (Aristolochia-Arten) kann es zum progredienten Verlauf kommen (Chang et al. 2001).

Arterielle Hypertonie, verminderte absolute Nierengewebemasse (z.B. unilaterale Nephrektomie, Nierentransplantat) (Abo-Zenah et al. 2002), **Proteinurie** (Wang et al. 1999), **Hyperlipidämie, metabolisches Syndrom** (Cinotti u. Zuchelli 2001), **Diabetes mellitus** (Cordonnier et al. 1999; Ueno et al. 1997), **schwere adipositasinduzierte tubulointerstitielle Läsionen (Tubulusatrophie, Influx entzündlicher Infiltrate, Gefäßalterationen, Depositionen):** Hier steht die Behandlung der jeweiligen Grunderkrankung im Vordergrund, ▶ spezielle Kapitel.

31.6 Behandlung möglicher Begleitkomplikationen bei interstitieller Nephritis

Tubulointerstitielle Umbauvorgänge in der Niere betreffen ein Kompartment, das Zellen umfasst, die aktiv und unmittelbar die Blutbildung der roten Reihe, den Knochenstoffwechsel sowie den Elektrolyt- und Säure-Basen-Haushalt regulieren. Entsprechend müssen bei interstitiellen Nephritiden, insbesondere der chronischen Verlaufsformen, folgende mögliche Begleiterkrankungen mitbehandelt werden:

Elektrolytverluste. Beispielsweise im Rahmen der sog. **Salzverlustniere**, die bei chronischer IN und Medikamentenabusus (Analgetika, Laxanzien, Diuretika) relativ häufig vorkommt, finden sich zumeist schwere Hypokaliämien. Es erfolgt die Gabe **oraler Kaliumsalze,** z. B. Kaliumcitrat/Kaliumhydrogencarbonat, Zitronensäure = Kalinor Brause = 40 mmol/Tbl. in mindestens 1 Glas Wasser; Kalitrans als Kaliumhydrogencarbonat/Zitronensäure = 25 mmol/Tbl. Kaliumdepletion durch **Diuretika** ist zu vermeiden; statt dessen Versuch mit niedrig dosierten Aldosteronantagonisten, z. B. **Spironolacton** (Aldactone oder Osyrol, 25–50 mg pro Tag) oder Eplerenon 50–400 mg/Tag, auch zusammen mit **ACE-Inhibitoren** (Captopril, Enalapril, Ramipril, Lisinopril etc.) unter initial engmaschigen Kaliumkontrollen im Serum, am besten über Praxisionometer. Dadurch lassen sich präanalytisch bedingte Fehlbestimmungen (Lagerung, Transport), d. h. falsch „normale Kaliumwerte" vermeiden. Die Elektrolytsubstitution soll in Kenntnis der arteriellen Blutgasanalyse erfolgen. Weitere Therapieoptionen bei Elektrolytdysbalance ▶ Kap. 33.

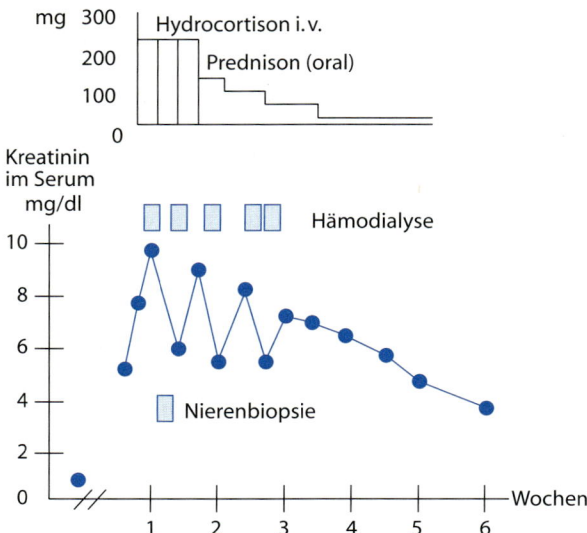

Abb. 31-1. Verlauf und Therapie eines Patienten mit akuter oligoanurischer interstitieller Nephritis

> **Praxistipp**
> Der Substitutionsbedarf zur Anhebung der Kaliumkonzentration im Serum von z. B. 2,5 auf 3,5 mmol/l beträgt 100 mmol Kalium.

Metabolische Azidose. Relativ häufig zu erwarten ist bei chronischer interstitieller Nephritis eine metabolische Azidose durch: erhöhte tubuläre Bicarbonatverluste, sog. **Bicarbonatleck** (renal proximal-tubuläre Azidose Typ II). Das im Blut fehlende Bicarbonat wird durch Chlorid ersetzt, das den Verlust negativer HCO_3-Ionen kompensiert (hyperchlorämische metabolische Azidose mit normaler Anionenlücke). Eine weitere Ursache ist die verminderte Sekretion von Wasserstoffionen, sog. **Azidifizierungsdefekt** (renale distal- tubuläre Azidose Typ I). Medikamentöse **Behandlungsoptionen:**

— **Substitution durch Alkali:** z. B. Natriumhydrogenkarbonat ($NaHCO_3$) 2-4 Gramm pro Tag, unterstützt durch Natriumbikarbonat- und Magnesium-haltige Heilwässer. Das zu substituierende Bikarbonat errechnet sich aus

> **Praxistipp**
> Bicarbonatdefizit = Basendefizit (BE) · Körpergewicht [kg])/3

> **Cave**
> Die Azidose darf nicht komplett korrigiert werden, eine alkalotische Stoffwechsellage ist unbedingt zu vermeiden; daher langsame, vorsichtige Substitution. Angestrebt wird ein Blut-pH von etwas über 7,2. Der Ausgleich des Bicarbonatverlustes im Plasma bei proximaltubulärer Azidose Typ II führt zu vermehrten renalen Bicarbonatverlusten, da das tubuläre Transportmaximum überschritten wird. Das im distalen Nephron vermehrt anfallende Natriumbicarbonat verstärkt dort den Natrium-Kalium-Austausch und führt zur Hypokaliämie bzw. verstärkt eine präexistente Hypokaliämie.

— Zusätzlich **Kalium- und Magnesium-Substitution.** Bei renal tubulärer Azidose Typ I können >150 mmol Kalium pro Tag zur Aufrechterhaltung einer Serumkonzentration von >3,0–3,5 mmol/l erforderlich sein. In Einzelfällen wird daher eine orale Kaliumsupplementation schwierig. Ganz ausnahmsweise kann die Anlage einer arteriovenösen Unterarmfistel notwendig werden, über die sich die Patienten durch Selbstpunktion des Shunts die täglich erforderliche Kaliummenge (u. U. über Nacht) infundieren müssen.
— Orale Zufuhr von **Kaliumcitrat** zum Ausgleich einer typischerweise vergesellschafteten Hypozitratämie und -urie (Citratkonzentration im Harn < 8 mmol pro

Tag). Bei distal tubulärer Azidose kann z. B. Kaliumcitrat gegeben werden (Kalium Verla Granulat, 1 Btl. mit 5,4 g entsprechend 2,15 g Kaliumcitrat = 20 mmol Kalium). Citrat verzögert/verhindert im Harn die Ausfällung von Calcium, d. h. schwächt das bestehende lithogene Risiko ab. Kalium- oder Magnesiumcitrat, 2- bis 3-mal 1–2 Beutel pro Tag, verringert die vermehrte Calciumelimination im Harn bei tubulärer Azidose. Cave: keine gleichzeitige Einnahme aluminium- oder wismuthaltiger Präparate.

- Unter Thiazidgabe (Hydrochlorothiazid, z. B. Esidrix 25 mg 1- bis 2-mal pro Tag = weizenstärkehaltig!) nimmt nach 1 Jahr die Mineralisation des Skeletts (Knochendichte) signifikant zu.

Arterielle Hypertonie. Behandlung ▶ Kap. 15.

Anämie. Bei einem Hämatokrit < 31 % wird Eisen substituiert (Eisengluconat, Eisensaccharat i. v.). Die Gabe von rekombinantem Erythropoietin oder Ara-NESP ist zu erwägen (▶ Kap. 36).

Leitlinien – Adressen – Tipps

Leitlinien
Derzeit gibt es zur Behandlung der interstitiellen Nephritis keine Leitlinien der Fachgesellschaften.

Internetadressen
www.harnwegsinfekt.de
www.nephrozentrum.de

Literatur

Abo-Zenah H, Katsoudas S, de Takats D, Shortland J, Wild G, Brown CB, El Nahas AM (2002) Early progressive interstitial fibrosis in renal allografts. Clin Nephrol 57: 9–18

Acker van BAC, Prummel MF, Weber JA, Wersinga WM; Arisz L (1993) Effect of prednisone on renal function in man. Nephron 65: 254–259

Baer P, Scherberich JE, Bereiter-Hahn J, Geiger H (2000) Induction of Rantes, HLA-DR and intercellular adhesion molecule-1 on highly purified distal tubular cells from human kidney. Transplantation 69: 2456–2459

Baker RJ, Pusey CD (2004) The changing profile of acute tubulointerstitial nephritis. Nephrol Dial Transplant 19: 8–11

Booth A, Harper L, Hammad T et al. (2004) Prospective study of TNF-alpha blockade with Infliximab in anti-neutrophil cytoplasmic antibody-associated systemic vasculitis. J Am Soc Nephrol 15: 717–721

Bossini N, Savoldi S, Franceschini F et al. (2001) Clinical and morphological features of kidney involvement in primary Sjögren's syndrome. Nephrol Dial Transplant 16: 2328–2336

Buttgereit F, Hiepe F, Burmester GR (1997) Das therapeutische Potential der Lazaroide (21-Aminosteroide). Dtsch Med Wschr 122: 1363–1367

Chang C-H, Wang YM, Yang A-H, Chiang A-S (2001) Rapidly progressive interstitial fibrosis associated with chinese herbal medications. Am J Nephrol 21: 441–448

Cinotti GA, Zuchelli PC (2001) Effect of Lisinopril on the progression of renal insufficiency in mild proteinuric non-diabetic nephropathies. Nephrol Dial Transplant 16: 961–966

Contreras G, Prado V, Leclercq B et al. (2004) Sequential therapies for proliferative lupus nephritis. N Engl J Med 350: 971–980

Cordonnier DJ, Pinel N, Barro C et al (1999) Expansion of cortical interstitium is limited by converting enzyme inhibition in type 2 diabetic patients with glomerulosclerosis. J Am Soc Nephrol 10: 1253–1263

Eddy AA (2004) Proteinuria and interstitial injury. Nephrol Dial Transplant 19: 277–281

Giron FF, Mora FF, Conde-Garcia J, Sanchez MB, Perez MJM, Munoz SC, Martinez JG (2001) Granulomatous interstitial nephritis, hypercalcemia and rapidly progressive kidney failure secondary to Sarcoidosis with exclusive renal involvement. Am J Nephrol 21: 514–516

Göbel U, Kettritz R, Schneider W, Luft FC (2001) The protean face of renal sarcoidosis. J Am Soc Nephrol 12: 616–623

Jehle PM, Jehle DR (2000) Use of corticosteroids in nephrology- risk and prevention of osteoporosis induction. Nephrol Dial Transplant 15: 565–568

Kelly CJ, Neilson EC (1996) Tubulointerstitial diseases. In: Brenner B (ed) The kidney, 5th edn. Saunders, Philadelphia, pp 1655–1679

Klooker P, Brass H (1997) Akute interstitielle Nephritis. In: Brass H, Philipp T, Schulz W (Hrsg) Manuale Nephrologicum. Dustri-Dr Karl Feistle, Deistenhofen, VIII-3-1, S 1–6

Kodner CM, Kudrimoti A (2003) Diagnosis and management of acute interstitial nephritis. Am Fam Physician 67: 2527–2534

Kondo S, Kagami S, Kido H, Strutz F, Müller GA, Kuroda Y (2001) Role of mast cell tryptase in renal interstitial fibrosis. J Am Soc Nephrol 12: 1668–1676

Lewington AJP, Arici M, Harris KPG, Brunskill NJ, Walls J (2001) Modulation of the renin-angiotensin system in proteinuric renal disease: are there added benefits? Nephrol Dial Transplant 16: 885–888

Marjkowitz GS, Radhakrishnan J, Kambham N, Valeri AM, Hines WH, DÀgati VDD (2000) Lithium Nephropathy: a progressive combined glomerular and tubulointerstitial nephropathy. J Am Soc Nephrol 11: 1439–1448

Michielsen P, de Schepper P (2001) Trends of analgesic nephropathy in two high-endemic regions with different legislation. J Am Soc Nephrol 12: 550–556

Morrissey J, Hruska K, Guo G, Wang S, Chen Q, Klahr S (2002) Bone morphogenetic protein-7 improves renal fibrosis and accelerates the return of renal function. J Am Soc Nephrol 13: S14–S21

Nockher WA, Scherberich JE (1997) Expression and release of the monocyte LPS receptor antigen CD14 are suppressed by glucocorticoids in vivo and in vitro. J Immunol 158: 1345–1352

Rossert J (2001) Drug-induced acute interstitial nephritis. Kidney Int 60: 804

Scherberich JE (1997) Nierenbeteiligung bei rheumatoider Arthritis. In: Brass H, Philipp T, Schulz W (Hrsg) Manuale Nephrologicum. Dustri, Deisenhofen, VIII-4-3, S 1–21

Scherberich JE (1999) Chronische Pyelonephritis. MMW-Fortschr Med 141: 598–602

Scherberich JE; Nockher A, Baer PC (1999) Cross-talk between activated tubular epithelia of human kidney and monocytes: a basis for target cell-specific pharmacotherapy? Nephrol Dial Transplant 14 (Suppl 4): 8–10

Scherberich JE, Nockher WA (1999) CD14++monocytes, CD14+/16+ subset and soluble CD14 as biological markers of inflammatory systemic diseases and monitoring immunosuppressive therapy. Clin Chem Lab Med 37: 209–213

Scherberich JE (2003) Proinflammatory blood monocytes; main effect and target cells in systemic and renal disease. Int J Clin Pharmacol Ther 41: 459–464

Schneider KM (1998) Plasmapheresis and immunoadsorption: different techniques and their current role in medical therapy. Kidney Int 53 (Suppl 64): S-61–S-65

Schwarz A, Krause PH, Kunzendorf U, Keller F, Distler A (2000) The outcome of acute interstitial nephritis: risk factors for the transition from acute to chronic interstitial nephritis. Clin Nephrol 54: 179–190

Stoves J, Inglis H, Newstead (2001) A randomized study on oral vs intravenous iron supplementation in patients with progressive renal insufficiency treated with erythropoietin. Nephrol Dial Transplant 16: 967–974

Strutz F, Heeg M, Kochsiek T, Siemers G, Zeisberg M, Müller GA (2000) Effect of pentoxifylline, pentifylline, and gamma-interferon on proliferation, differentiation, and matrix synthesis of human renal fibroblasts. Nephrol Dial Transplant 15:1535–1546

Takemura T et al (1999) Course and outcome of tubulointerstitial nephritis and uveitis syndrome. Am J Kidney Dis 34: 1016–1021

Ueno M, Kawashima S, Nichi S, Shimada H, Karasawa R, Suzuki Y, Maruyama Y, Arakawa M (1997) Tubulointerstitial lesions in non-insulin dependent diabetes mellitus. Kidney Int 52 (Suppl 63), S-191–S-194

Wang Y, Rangan GK, Tay Y-C, Wang Y, Harris DCH (1999) Induction of monocyte chemo-attractant protein-1 by albumin is mediated by nuclear factor kB in proximal tubule cells. J Am Soc Nephrol 10:1204–1213

Zhou X, Ono H, Ono Y, Frohlich ED (2004) Aldosterone antagonism ameliorates proteinuria and nephrosclerosis independent of glomerular dynamics in L-NAME/SHR Model. Am J Nephrol 24: 242–249

32 Hereditäre Nierenerkrankungen

J. E. Scherberich

32.1	Zystische Nierenerkrankungen („Zystennieren")	– 564
32.1.1	Autosomal-dominante polyzystische Nierendegeneration	– 564
32.1.2	Autosomal-rezessive polyzystische Nierenerkrankung	– 566
32.1.3	Erkrankungskomplex „Nephronophthise/medulläre zystische Nierenerkrankung"	– 566
32.2	Hereditäre Erkrankungen des Kollagens („Basalmembranerkrankungen")	– 567
32.2.1	Benigne familiäre Hämaturie (Dünne-Basalmembran-Krankheit)	– 567
32.2.2	Alport-Syndrom (sog. hereditäre progrediente Nephritis)	– 567
32.2.3	Epstein-Fechtner-Syndrom	– 568
32.2.4	Nagel-Patella-Syndrom (Osteo-Onychodysplasie)	– 568
32.2.5	Morbus Fabry	– 568
32.3	Genetische Störungen des Harnsäurestoffwechsels: Uratnephropathie, Urolithiasis	– 569
32.4	Primäre und sekundäre hereditäre Tubulopathien; kongenitale Störungen des Mineralhaushalts	– 570
32.4.1	Primäre proximale Tubulopathien	– 570
32.4.2	Tubuläre Salzverlustsyndrome – Primäre distale Tubulopathien	– 570
32.4.3	Primäre Tubulopathien – Sammelrohr	– 572
32.4.4	Sekundäre Tubulopathien	– 572
32.5	Hereditäre Nierentumoren (bei Erwachsenen)	– 573
32.6	Kongenitale nephrotische Syndrome	– 573
32.7	Komplexe Erkrankungen	– 574
32.8	Genetische Suszeptibilität gegenüber Krankheiten, Krankheitsprogression, Atherosklerose	– 575
	Literatur	– 577

Hinter jeder arteriellen Hypertonie (Nephrosklerose), Mikrohämaturie, Proteinurie, jedem nephrotischen Syndrom, jeder Nephrolithiasis, Elektrolytdysbalance oder anderen Störung z. B. im Säure-Basen-Haushalt, jeder progredienten Niereninsuffizienz bzw. einem präterminalen/terminalen Nierenversagen kann sich eine hereditäre Erkrankung verbergen. Hinweise geben eine positive Familienanamnese, d. h. eine familiäre Häufung bestimmter Leitsymptome („Phänotypie") oder Vorerkrankungsmuster (Dahan et al. 2004; Hill 2001; Levy u. Feingold 2000; Woolf et al. 2004).

Um eine Behandlung zielgerecht beginnen zu können, müsste der „pathogenetische Hintergrund" der Nierenbeteiligung oder der Störung im Salz-/Wasser-/Säure-Basen Haushalt erst diagnostiziert werden, was oft Jahre dauert oder ganz ausbleibt. Andererseits ist eine „kausale Therapie" erblicher Erkrankungen mit Nierenbeteiligung zzt. nur in Ausnahmefällen möglich, z. B. bei Morbus Fabry, und beschränkt sich auf symptomatische Maßnahmen (▶ Kap. 35) oder auch Operationen (z. B. Nephrektomie bei Hippel-Lindau Syndrom).

Ist eine hereditäre Nierenerkrankung nachgewiesen oder sehr wahrscheinlich, liegt meistens eine Heterogenität im Bereich des Genlocus vor. Etwa 12 Nierenerkrankungen beruhen auf Einzelgenmutationen, deren Loci identifiziert sind (Gen-Mapping). Andere Erkrankungen mit Nierenbeteiligung sind, neben dem klinischen Phänotyp, bisher nur über ihre chromosomale Lokalisation (chromosomale Genkartierung) erfasst, ein Genort selbst ist noch unbekannt (Ganten u. Ruckpaul 1999).

Aktuell ist zzt. die Suche nach „Krankheits-" bzw. „Kandidatengenen", die die Suszeptibilität gegenüber bestimmten Formen von Nierenerkrankungen und das Ausmaß ihrer Progression bestimmen (Bantis et al. 2004; Dwyer et al. 2004; Hsu et al. 2000; Huopio et al. 2003; Leonard et al. 2001; Olkkonen u. Ikonen 2000; Shiozawa et al. 2000).

32.1 Zystische Nierenerkrankungen („Zystennieren")

Genetisch bedingte zystische Erkrankungen der Nieren umfassen:
- autosomal-dominante polyzystische Nierenerkrankungen
- autosomal-rezessive polyzystische Nierenerkrankungen
- juvenile Nephronophthise (medulläre Zystennierenerkrankheit)
- zystische Nierendysplasie (Typ Potter II)

Differenzialdiagnostisch abzugrenzen sind zystisch-dysplastische Nieren im Rahmen **komplexer Syndrome**: Von-Hippel-Lindau-Syndrom, tuberöse Sklerose (Morbus Pringle), Bardet-Biedl-Syndrom u. a.

Solitärzysten, die sich mit zunehmendem Alter bei bis zu 20 % der Bevölkerung als Normalbefund nachweisen lassen, sowie die **„erworbene Zystennierenkrankheit"** bei ischämischer Nephropathie, chronischer Niereninsuffizienz oder Dialysepatienten haben **keinen** erkennbar genetischen Hintergrund. Eine spezielle Behandlung ist nicht erforderlich. Auch bei großen Einzelzysten sind „Verkleinerungsmaßnahmen" wie Punktion oder gar Exstirpation nicht indiziert. Bei Solitärzysten muss differenzialdiagnostisch eine sekundär zystische Erkrankung ausgeschlossen werden, z. B. eine Echinokokkose (Echinococcus cysticus oder alveolaris), da sich hier medikamentöse Optionen ergäben. Eine voreilige Punktion großer Solitärzysten verbietet sich auch vor diesem Hintergrund.

 Cave
Im Gegensatz zu autosomal-dominant bzw. autosomal-rezessiv vererbten polyzystischen Nieren haben erworbene multizystische Nieren den Charakter einer Präkanzerose, da sie maligne entarten können (Kuch et al. 1991; Scherberich 1996). Bei „atypischen Zysten" bleibt nur die operative Exploration.

Neben den unten ausführlicher besprochenen gibt es noch weitere zystische Nierenerkrankungen: Markschwammnieren mit komplexen Symptomen (Rommel u. Pirson 2001), Von-Hippel-Lindau-Syndrom (▶ unten), tuberöse Sklerose (▶ unten), hereditäre zystische Dysplasie mit **kombinierten Defekten** (Petrusevska et al. 1991), z. B. der Ureteren bzw. des utero-pelvinen Übergangs und obstruktiver Nephropathie; hier sind neben symptomatischen auch operative Maßnahmen erforderlich.

32.1.1 Autosomal-dominante polyzystische Nierendegeneration

Die autosomal-dominante polyzystische Nierendegeneration (ADPKD) kommt vor in einer Frequenz von 1 auf ca.

500–1000 Lebendgeburten und ist damit eine der häufigsten monogenen Erbkrankheiten (Zerres et al. 2001). In Deutschland sind etwa 1000 Patienten betroffen. Der Anteil dialysepflichtiger Patienten, die an Zystennieren erkrankt sind, liegt in Mitteleuropa bei ca. 10%. Genotyp PKD1 zeigt schnelle Krankheitsprogression und geringere Lebenserwartung als der PKD2-Typ (Wilson 2004).

Die ADPKD ist eine Systemerkrankung. Neben flüssigkeitsgefüllten Zysten in beiden Nieren können Zysten in anderen Organen (Leber, Pankreas) auftreten, hinzu kommen kardiovaskuläre Komplikationen (Kraatz et al. 2000). Gehäufte zerebrale Aneurysmen können zu Subarachnoidalblutungen führen, die neurochirurgische Eingriffe erforderlich machen können.

Mehr als 60% der Patienten mit ADPKD haben Schmerzen. Schmerzsymptome umfassen u.a. Kopfschmerzen (ohne Zusammenhang mit zerebralen Aneurysmata) und Flankenschmerzen (Organexpansion, Zystenruptur, Harnwegsinfekt, Nephrolithiasis). Die Genese chronischer Rückenschmerzen bei ADPKD-Patienten ist nicht genau geklärt. Man vermutet Zusammenhänge mit Kompressionsvorgängen bei der Expansion von Zysten oder sekundär hypertrophen Vorgängen im Bereich der lumbosakralen Muskulatur. Rechtsseitige Oberbauchbeschwerden können bei zystischem Befall der Leber, mittel- und ringförmigem Abdominalschmerz bei pankreaszystischer Beteiligung auftreten (Bajwa et al. 2001).

Die Überlebensrate von Dialysepatienten mit ADPKD ist nicht von der von Dialysepatienten mit anderen Nierenerkrankungen (z. B. Glomerulonephritis) verschieden und in beiden Gruppen offenbar unabhängig vom Bestehen einer arteriellen Hypertonie, Angina pectoris oder Herzinsuffizienz (Sotirakopoulos et al. 2001).

Behandlungsoptionen bei ADPKD

Diese sind praktisch identisch mit den für die Therapie der chronischen Niereninsuffizienz beschriebenen (▶ Kap. 35). Einbezogen sind Maßnahmen, die geeignet sind, eine Proteinurie zu mindern sowie die schon in frühen Phasen der eingeschränkten Nierenfunktion bestehenden „proinflammatorischen" bzw. die nur serologisch bzw. zellbiologisch fassbaren mikroinflammatorischen Vorgänge abzuschwächen.

Eine „Behandlung" der ADPK wird bestimmt durch mögliche begleitende Komplikationen wie Flankenschwellung, Flankenschmerzen, Hämaturie oder (akute) Bilder bei Zysteneinblutungen, die denen einer akuten Pyelonephritis, Nierenkolik oder einer Urosepsis ähneln. Es kommt zu einer progredienten Niereninsuffizienz, ohne dass eine begleitende renale Anämie zugrunde liegen muss. In über 50% besteht eine arterielle Hypertonie.

ACE-Hemmer, AT$_1$-Rezeptor-Antagonisten. Bei ADPKD-Trägern ist das Renin-Angiotensin-System aktiviert und wohl für die Pathogenese der Hypertonie verantwortlich. Endstadien sind mit einer vaskulären Sklerose vergesellschaftet. ACE-Hemmer und wahrscheinlich auch AT$_1$-Rezeptor-Antagonisten verlangsamen die Progression der Niereninsuffizienz bei ADPKD. Ob es unter den ACE-Hemmern hierbei gruppenspezifische Präferenzen gibt, ist nicht genau geklärt. In der REIN-Studie, bei der Ramipril appliziert wurde, verlangsamte sich bei vorbestehender Niereninsuffizienz deren Progression im Vergleich zu Placebo (Ruggenenti et al. 1998) (▶ Kap. 35). In einer doppelblinden randomisieren Studie war die Kombination der beiden Substanzgruppen einer Monotherapie aus ACE-Hemmer (Trandolapril 2-mal 3 mg pro Tag) und AT$_1$-Rezeptor-Antagonisten (Lorsartan 50–100 mg pro Tag) deutlich überlegen (Nakao et al. 2003). Dies bezog sich auf „Stabilisierung" der Nierenfunktion sowie Reduktion der Proteinurie, und zwar unabhängig von deren initialem Ausmaß. Der Blutdruck änderte sich dagegen gegenüber den Einzelpräparaten nicht signifikant.

HMG-CoA-Reduktase-Hemmer (Statine). HMG-CoA-Reduktase-Hemmer scheinen die Progression der Niereninsuffizienz zu hemmen. So verbesserten sich die glomeruläre Filtrationsrate (GFR) und der renale Plasmafluss unter 40 mg Simvastatin pro Tag für 4 Wochen signifikant. Die gefäßerweiternde Reaktion gegenüber Acetylcholin nahm zu, vermutlich durch Verbesserung der endothelialen Funktion (van Dijk et al. 2001). Statine können in vitro die Zystenentwicklung bremsen, wahrscheinlich durch Hemmung der Farnesylsynthese und der Ras-Farnesylierung (Ras-Proteine sind bei ADPKD überexprimiert).

Erweitertes Behandlungsspektrum. Dies umfasst: psychologische Betreuung, Akupunktur, Eismassagen, Wärmekissen, Metamizol, nichtsteroidale Antiphlogistika, Tramadol, Clonidin, niedrig dosierte Opioide, Lokalanästhetika, Neuromodulation (Spinalnervenstimulation), chirurgisches Vorgehen mittels Dekompression, renale Denervierung, u. U. Nephrektomie (Baywa et al. 2001).

Patienten mit ADPKD erkranken vermehrt an rekurrierenden Harnwegsinfektionen wie auch an einer Nephrolithiasis. Diese Erkrankungen sind entsprechend zu behandeln (▶ Kap. 39, 40). Zu beachten ist, ob eine Hypocitraturie vorliegt (Calciumcitrat im Urin < 320 mg/24 h), die in die Pathogenese der calciumhaltigen Steine involviert ist. Die orale Supplementation mit Kaliumcitrat reduziert hier signifikant die Steinbildung (ca. 40% der Neubildungsrate) und bewahrt weitgehend vor einer Rekurrenz. Unter Citratgabe erhöht sich die Citratkonzentration im Harn und wirkt u. a. als „Schutzkolloid". Die Häufigkeit einer Urolithiasis ist invers korreliert mit der diätetisch zugeführten Calcium- und Kaliummenge sowie der Flüssigkeitszufuhr und direkt korreliert mit der Zufuhr von Natrium und tierischen Eiweiß. Hohe Salzzufuhr erhöht den Harn-pH sowie die Calciumausscheidung und vermindert die Citratexkretion im Harn. Medikamentös können u. a. auch **Thiazide** (z. B. Esidrix 25 mg) eingesetzt werden.

Operative Behandlungsoptionen bei Komplikationen. In speziellen, seltenen Fällen kann wegen infektiös-septischen, von infizierten oder eingebluteten Zysten ausgehen Komplikationen eine unilaterale Nephrektomie notwendig werden; dies als Ultima Ratio einer „Therapie". Wird eine Zystenniere aus diesen Gründen entfernt, so hat dies offenbar keine nachteiligen Auswirkungen auf die mögliche Krankheitsprogression, d. h. den fortschreitenden Verlust der glomerulären Filtrationsrate der verbliebenen Einzelniere (Zeier et al. 1992).

Weitere (noch nicht klinisch umgesetzte Behandlungsoptionen) zur Hemmung der Zystenproliferation: Für das Zystenwachstum verantwortlich ist u. a. der epidermale Wachstumsfaktor (EGF) und dessen Ligand Transforming Growth Factor α (TGF-α), die vermehrt in polyzystischen Nieren gebildet werden. Therapeutische Ziele beinhalten, dass die an der Zystogenese beteiligten Faktoren gehemmt (moduliert) werden. Solche Substanzen sind: Antimutagene, Antioxidanzien (Vitamin C und E, Acetylcystein, Superoxiddismutase, Glutathion), metabolisch-diätetische Interventionen, Erb-B-Rezeptor- und Tyrosinkinaseinhibitoren (z. B. EKI-785), cAMP- und Proteinkinae-A-Typ-1-Inhibitoren, Hemmstoffe der lipidvermittelten Signaltransduktion, Retinoide, Vitamin-D-Metabolite, Modulatoren der zellulären Proliferation und Apoptose, Inhibitoren der TGF-α-Sekretion (MacRae Dell et al. 2001) sowie von Metalloproteasen, Taxane, antiinflammatorische Substanzen (COX-Inhibitoren), Antihypertensiva und Hemmstoffe der renalen Angiosklerose (Qian et al. 2001). Ein oral applizierbarer nichtpeptidischer Sulfonamid-Metalloproteinasen-Inhibitor (und einer der TGF-α-Synthese) reduzierte in nanomolarer Aktivität hochsignifikant das Zystenwachstum (Nierengewicht) und verzögerte die Entwicklung einer Niereninsuffizienz unter experimentellen Bedingungen (MacRae Dell et al. 2001)

32.1.2 Autosomal-rezessive polyzystische Nierenerkrankung

Die Erkrankung (Typ 1 nach Potter, Einzelgenmutation; Genlocus 6p21.1-p12) manifestiert sich bevorzugt bei Säuglingen und Kleinkindern. Zwar ist die Sterblichkeit innerhalb des 1. Lebensjahres hoch; Kinder, die die Neugeborenenperiode jedoch überleben, haben jedoch eine bessere Langzeitprognose als bisher vermutet. Etwa 70 % der Patienten, die die ersten 5 Monate überleben, erreichen das 15. Lebensjahr ohne Dialysepflichtigkeit. Demnach existiert eine Untergruppe der Erkrankung, die das Erwachsenenalter mit kompensierter Niereninsuffizienz erreicht (Fonk et al. 2001). Neben einer progredienten Niereninsuffizienz bestehen noch Leber- und Pankreasbeteiligungen.

- Die häufigere **Neugeborenenform** zeigt eine Nephromegalie, Hepatosplenomegalie, u. U. mit Zeichen der **portalen Hypertension** (Therapie ▶ Kap. 47). Prognose: infaust.
- Die **Adoleszenten-/Erwachsenenform** (ca. 10–15 %) weist nur bei ca. der Hälfte der Patienten eine arterielle Hypertonie auf, die bei der juvenilen/infantilen Form die Regel ist. Bei Erwachsenen fanden sich zu ca. 44 % eine Leberfibrose, in wechselndem Ausmaß gastroösophageale Varizen aufgrund einer portalen Hypertension (▶ Kap. 47). Im Gegensatz zur infantilen Form scheint die Erwachsenenform keine progrediente Vergrößerung der Nieren aufzuweisen, im Gegenteil nimmt die Nierengröße mit zunehmendem Alter progredient ab (Fonk et al. 2001). Prognose deutlich günstiger als bei der infantilen Form.

Therapie: Es gibt bisher keine kausal greifenden Behandlungsmöglichkeiten; es gelten die Behandlungsvorgaben wie bei „Chronisch progredienter Niereninsuffizienz" und unter autosomal-dominanter polyzystischer Nierenerkrankung beschrieben. Inwieweit begleitende Organfibrosen durch Pentoxyfyllin und Derivate, z. B. Rolipram, als Hemmstoffe des profibrogenen Wachstumsfaktors TGF-β günstig zu beeinflussen sind, ist nur experimentell belegt. Gleiches gilt für den Einsatz polysulfatierten Pentosans.

32.1.3 Erkrankungskomplex „Nephronophthise/medulläre zystische Nierenerkrankung"

In beiden Fällen handelt es sich um zystische Nierenerkrankungen, die progredient verlaufen. Das verantwortliches Gen (NPHP-1) ist kartiert auf Chromosom 2q12-q13, Genprodukt ist **Nephrozystin.**

Es werden unterschieden:
- autosomal-rezessiv vererbte Form: Nephronophthise
- autosomal-dominante Form: medulläre zystische Nierenerkrankung

Nephronophthise

Es gibt 3 Formen:
- **infantile Nephronophthise** (Genlocus auf Chromosom 9q22-q31): progredientes Nierenversagen innerhalb der ersten Lebensjahre mit arterieller Hypertonie (Antihypertensiva, ▶ Kap. 15), hyperkaliämischer metabolischer Azidose (Schleifendiuretika, Resonium, Calciumserdolyt, Calciumbicarbonat; ▶ Kap. 33) (Petrusevska et al. 1991)
- **juvenile Form:** vorherrschend schwere Anämie (Therapie: Bluttransfusionen, Erythropoetin als Neorecormon s. c.; Aranesp i. v. ▶ Kap. 35); Komplikationen durch Exsikkose (Volumenersatz) und Elektrolyent-

gleisungen; normaler Harnstatus, insbesonders keine Proteinurie; dialysepflichtiges Nierenversagen im Pubertätsalter (Omran u. Hildebrandt, 2001); keine kausale Behandlung bekannt
- adulte Nephronophthise (Typ III) (Genort auf Chromosom 3q21-q22): Bild ähnlich wie bei juveniler Nephronophthise, jedoch dialysepflichtiges Nierenversagen im Median ca. 7 Jahre später (12.–47. Lebensjahr); sklerosierende tubulo-interstitielle Nephropathie

Verschiedenste seltene Krankheitsbilder und Syndrome können mit einer Nephronophthise vergesellschaftet sein, so Bilder mit Ataxie oder oculo-motorischer Apraxie, Leberfibrose, Thoraxdysplasie etc. Im Zusammenhang mit dem Nephronophthisekomplex ist eine Retinitis pigmentosa beschrieben, die zur Erblindung führt.

❗ **Eine kausale Therapie ist für keine Form der Nephronophthise bekannt.**

Medulläre Zystennierenerkrankung

Es kommt zu einer progredienten Niereninsuffizienz: Typ 1 (Genort auf Chromosom 1q21) entwickelt im Median ein dialysepflichtiges Nierenversagen um ca. das 32. Lebensjahr; Typ 2 erst im Alter um 60 Jahre (Rommel u. Pirson 2001). Ansonsten findet sich die gleiche Befundkonstellation wie bei juveniler Nephronophthise, u. U. assoziiert mit gichtiger Diathese (Dahan et al. 2001), die mit Urikosurika behandelt wird (▶ Kap. 53).

Andere genetisch bedingte zystische Nierenerkrankungen: Meckel-Syndrom, Syndrome nach: Simpson-Golabi-Behmel, Smith-Lemli-Opitz, Zellweger, Reanle-Zysten und Diabetes-Syndrom (HNF1β Mutation), vergl. Woolf et al. 2004.

Kongenitale multiple Anomalien der Niere und des Harntrakts: dysplastische, multizystische Nieren, renale Hypoplasie, Ureterabgangsstenosen, vesikoureteraler Reflux, Megaureter etc.: Vieles spricht für Defekte von Genen, die Rezeptoren für Angiotensin-2 regulieren (Agtr2) bzw. das knochenmorphogene-Protein 4 (BMP4) betreffen (Woolf et al. 2004), u. a. Fraser-Syndrom, DiGeorge-Syndrom, Duplex-Niere, Kallmann-Syndrom sowie z. B. Klippel-Feil-Syndrom: vertebrale Fusionsanomalien (Blockwirbel) mit gehäuften Nieren-/Harnwegsfehlbildungen (ca. $1/3$ der Fälle); familiäre Formen mit autosomal-dominanten oder rezessiven Erbgang beschrieben. Kandidatengene und kausale Therapie unbekannt. Operative Rekonstruktionen stehen im Vordergrund der Behandlung.

32.2 Hereditäre Erkrankungen des Kollagens („Basalmembranerkrankungen")

Hierzu zählen: „Dünne-Basalmembran-Erkrankung" (benigne familiäre Hämaturie), Alport-Syndrom (hereditäre Nephritis), hereditäre Nephritis mit Makrothrombozytopenie (Epstein-Fechtner-Syndrom) und das sog. Nagel-Patella-Syndrom (Gross et al. 2001; Kalluri et al. 2000; Knoers et al. 2000; Toren et al. 1999). Im Falle des Alport-Syndroms führt dies bis zum terminalen Nierenversagen (Gross et al. 2001).

32.2.1 Benigne familiäre Hämaturie (Dünne-Basalmembran-Krankheit)

Es finden sich der Zufallsbefund einer asymptomatischen Hämaturie und geringgradigen Proteinurie bei normaler Nierenfunktion. Bei etwa einem Drittel der Patienten besteht neben der Mikrohämaturie eine Hyperkalziurie oder/und eine vermehrte Harnsäureausscheidung bei insgesamt erhöhter Inzidenz von Nierensteinen. Gelegentlich können Episoden einer Makrohämaturie in Verbindung mit Flankenschmerzen auftreten, die differenzialdiagnostisch dem „Loin-Pain-Syndrom" ähneln.

Der Erbgang ist autosomal-dominant mit einem hohen Anteil (5–10%) in der Normalbevölkerung. Insgesamt ist die Prognose gut, fast nie besteht eine progrediente Niereninsuffizienz. Differenzialdiagnostisch sind abzugrenzen eine fokal segmentale Glomerulosklerose, Alport-Syndrom, IgA-Nephropathie. Möglicherweise existieren Mischbilder mit Übergang in die Form der hereditären Nephritis.

Therapie. Bisher sind keine kausalen Maßnahmen bekannt, evtl. Thiazide. Bei Steinabgang sollte eine Steinanalyse und entsprechende antilithogene Prophylaxe durchgeführt werden. Bei steinbedingter obstruktiver Nephropathie kommt die extrakorporale Stoßwellenlithotripsie (ESWL) nach Indikationsstellung durch Urologen infrage. Nierenbecken- und Kelchsteine stellen die klassischen Indikationen dar. Die ESWL wird heute bei hohen, mittleren und distalen Harnleitersteine (Kontraindikation Schwangerschaft) gegenüber der ureterrenoskopischen Steinentfernung bevorzugt. Nur in Ausnahmefällen ist die ESWL bei Ausgusssteinen indiziert, kontraindiziert ist sie bei divertikelartigen Veränderungen und distaler Enge am Nierenhohlraumsystem.

Bestehen Zeichen einer langsam abfallenden GFR, gilt das Vorgehen wie bei chronischer Niereninsuffizienz beschrieben (▶ Kap. 35).

32.2.2 Alport-Syndrom (sog. hereditäre progrediente Nephritis)

Es besteht eine X-chromosomale Vererbung (bei 85%, Xq22); betroffen ist das COL4A5-Gen, über 300 verschiedene Punktmutationen bzw. Deletionen sind beschrieben. Die Prognose ist schlecht, besonders für männliche Patienten. In der Regel bestehen eine fortschreitende

Niereninsuffizienz bis zur Dialysepflichtigkeit, Mikrohämaturie, Innenohrschwerhörigkeit, Augenveränderungen (Gross et al. 2001). Nephrotische Verlaufsformen sind möglich, in fortgeschrittenen Stadien besteht eine arterielle Hypertonie.

Der Anteil von Patienten mit Alport-Syndrom an der Dialysepopulation liegt zwischen 1 und 2%; es handelt sich um die zweithäufigste hereditäre Ursache eines dialysepflichtigen Nierenversagens.

Therapie. Es existieren 2 Optionen:
- Die **medikamentöse Behandlung** entspricht dem allgemeinen Vorgehen wie bei der Behandlung der chronisch progredienten Niereninsuffizienz beschrieben (▶ Kap. 35).
- **Nierentransplantation**: Patienten mit Alport-Syndrom, die sich einer Nierentransplantation unterziehen, können in der Folge ihr Transplantat durch eine Anti-Basalmembran(BM-)-Glomerulonephritis verlieren, nach einer Untersuchung von Kalluri z. B. 10 von 21 Alport-Patienten. Bei allen waren mit Hilfe des ELISA und Immunoblots Antikörper gegen α-3, α-4- und α-5-Ketten des Typ-IV-Kollagens im Serum nachweisbar; dennoch entwickelten „nur" etwa die Hälfte der Patienten eine manifeste Anti-BM-Nephritis (Kalluri et al. 2000).

32.2.3 Epstein-Fechtner-Syndrom

Variante des Alport-Syndroms mit progredienter Niereninsuffizienz, Schwerhörigkeit, zusätzlich Thrombozytopenie mit Makrothrombozyten. Der Erbgang ist autosomal-dominant, es sind einzelne Familien mit Augensymptomen (Katarakt) als Fechtner-Syndrom beschrieben (Toren et al. 1999). Beziehung zum Alport-Syndrom: gleicher Gen-Locus: Chromosom 22q, bei Fechtner-Syndrom, Chromosom q11-13. Der klinische Verlauf sowie der genetische Hintergrund ähneln dem Alport-Syndrom; die hereditäre Nephritis mit Makrothrombozytopenie wird nicht mehr als Alport-Variante verstanden, sondern als eigene Entität (Knebelmann et al. 2001).

Eine kausale Behandlung ist noch nicht bekannt; ansonsten wie bei Alport-Syndrom oder bei chronischer Niereninsuffizienz; Operation des Katarakts.

32.2.4 Nagel-Patella-Syndrom (Osteo-Onychodysplasie)

Schon bei Geburt zeigen sich auffällige hypo- bis dysplastische Veränderungen im Bereich der Fingernägel und der Lunulae, fehlende oder hypoplastische Patella mit später sekundär degenerativen oder entzündlichen Veränderungen im Sinne einer Arthritis, Arthrose, Kniegelenksergüssen etc. Gelegentlich kommt es zu Subluxationen im Bereich eines hypoplastischen Ellbogengelenkes mit eingeschränkter Pronation und Supination. Betroffen ist das Chromosom 9; Das Risiko eines Nachkommens aus einer Familie mit Nagel-Patella-Syndrom für eine Nierenerkrankung liegt etwa bei 25% (Knoers et al. 2000).

Cave
Patienten mit Nagel-Patella-Syndrom: möglicher Analgetikaabusus aufgrund der häufigen Arthritiden bzw. Arthrosen

Bei der Hälfte der Patienten bestehen eine Proteinurie (ACE-Hemmer), Hämaturie, Hypertonie (Antihypertensiva) und eingeschränkter Konzentrierfähigkeit des Urins. Ein dialysepflichtiges Nierenversagen wird bei etwa einem Drittel der Patienten mit Nierenbeteiligung erreicht, der Altersgipfel hierfür liegt um 30 Jahre. Behandlungsoptionen: wie bei chronischer Niereninsuffizienz beschrieben.

Nach Nierentransplantation bei Nagel-Patella-Syndrom tritt die Grunderkrankung nicht mehr im Transplantat auf.

32.2.5 Morbus Fabry

Der Morbus Fabry ist eine „kausal" behandelbare hereditäre Stoffwechselerkrankung, zur Gruppe der sog. „lysosomalen Speicherkrankheiten" gehörig (mit insgesamt 40 bekannten genetischen Krankheitsentitäten, z. B. Lipidspeicherkrankheiten, Mukopolysaccharidosen, Sphingolipoidose u. a.). Betroffen ist das Chromosom X q22 bei einer Vielzahl von Mutationen. Frauen erkranken weit weniger schwer als Männer, die stets manifest betroffen sind.

Krankheitsrelevant ist der Synthesedefekt der α-Galaktosidase A (Abel et al. 2001; Thadhani 2002). Durch den Enzymdefekt und die dadurch bedingte Hemmung des Abbaus neutraler Glycosphingolipide kommt es zu deren progressiver Anreicherung und Ablagerung allen wichtigen Organen. Krankheitssymptome richten sich nach dem **Ausmaß des Synthesedefekts der α-Galaktosidase:**
- **klassische Form** (α-Galaktosidase ist im Plasma nicht nachweisbar)
- **atypische** Form (nachweisbare Restaktivität der α-Galaktosidase mit 5–35% des normalen Spiegels)
- **heterozygote** Form (variable Aktivitäten zwischen 0 und 100% der α-Galaktosidase)

Bereits im Kindesalter finden sich Proteinurie, Mikrohämaturie, Zylinder sowie lipidhaltige Rundzellen. In der Folge kommt es zur progredienten Nierenfunktionseinschränkung bis zur Dialysepflichtigkeit, die im mittleren Alter zwischen 30 und 50 Jahren erreicht wird. Das

Ausmaß der Nierenbeteiligung schwankt jedoch erheblich. Zeichen der progredienten Niereninsuffizienz: Proteinurie, eingeschränkte Konzentrationsfähigkeit des Harns mit Polyurie, Polydipsie, tubuläre Refraktärität gegenüber ADH (renaler Diabetes insipidus; Singh et al. 2001).

Therapie. Derzeit bestehen 3 Therapieoptionen:
- **Enzym-Supplementation**: Gentechnologisch gewonnene α-Galaktosidase A wird zur langfristigen Enzymersatztherapie i.v. als Infusion appliziert, z.B. Agalsidase-alpha (Replagal als Konzentrat mit 1 mg/ml) oder Agalsidase-beta = Fabrazyme). Replagal wird jede 2. Woche über 30–40 min verabreicht. Dosierung: 0,2 mg/kgKG. 5-ml-Durchstechflasche mit 3,5 ml Enzymkonzentrat, das in 100 ml physiologischer NaCl-Lösung gelöst und innerhalb von 3 h nach Verdünnen anzuwenden ist. Halbwertszeit 108 min, Plasma-Clearance: 193 ml/min (Brady u. Schiffmann 2000; Schiffmann et al. 2001). **Häufigste Nebenwirkungen**: Infusionsreaktionen (bei 10% der behandelten Patienten); Schlaflosigkeit, Neuralgien, Sehstörungen, Parosmie, Tachykardie, Gesichtsrötungen, Übelkeit, erythematöser Ausschlag, Arthralgien, Myalgien, periobitales Ödem, Thoraxschmerzen, Fieber, Müdigkeit. Zwischen 53 und 83% der Patienten entwickeln unter Therapie IgG-spezifische, nichtneutralisierende Antikörper gegen α-Galaktosidase A. Die Pharmakokinetik des Substituats ändert sich zunächst dadurch nicht, jedoch nach etwa 6 Monaten unter Behandlung erhöht sich die Plasma-Clearance des Pharmakons. Durch die Supplementation sind folgende positive Aspekte dokumentiert: geringerer Einsatz von Analgetika im Rahmen der chronisch neuropathischen Schmerzen, Stabilisierung der Nierenfunktion; in Nierenbiopsaten Abnahme pathologisch veränderter Glomeruli, insbesonders Rückgang der mesangialen Expansion, Besserung der glomerulären Filtrationsrate, Rückgang der Akkumulation von Speichersubstanzen in anderen betroffenen Organzellen.
- Künftige u. U. kurative Behandlung über **Gentherapie** (▶ unten): Es werden Fibro- oder Lymphoblasten appliziert, die das für die Synthese der α-Galaktosidase A verantwortliche Gen enthalten und im Körper das Enzym bilden.
- Knochenmarkstransplantation

32.3 Genetische Störungen des Harnsäurestoffwechsels: Uratnephropathie, Urolithiasis

Eine Behandlung ist erforderlich bei Vorliegen klinischer Leitsymptome wie Gichttophi, arterielle Hypertonie, Arthritis urica, Nephrolithiasis, progredienter Niereninsuffizien. Nach WHO ist die medikamentöse Therapie bei Harnsäurekonzentrationen im Serum > 9 mg/dl „indiziert". Bei genetisch determiniertem Hintergrund (primäre Hyperurikämie) liegen in der Regel weitere Begleiterkrankungen wie Diabetes mellitus, Adipositas, Bluthochdruck und akzelerierte Atheromatose vor. Die Komplikationen der primären Hyperurikämie werden durch harnsäurereiche Ernährung gefördert.

Eine schwer verlaufende genetische Variante ist das **Lesch-Nyhan-Syndrom.** Der Erbgang ist X-chromosomal rezessiv, nur das männliche Geschlecht erkrankt. Betroffener Genlocus: Xq26-27.2 → fehlende Synthese von Hypoxanthin-Guanin-Phosphoribosyltransferase (HGPRT). Ab dem 1. Lebensjahr zeigen sich erste Krankheitszeichen mit arterieller Hypotonie, zerebralen Affektionen, spastischen Lähmungen, Choreoathetose. Ab dem 2. Lebensjahr kommt es zu Dysarthrie, Krämpfen, aggressivem Verhalten mit Selbstverstümmelungen, schwerer gichtiger Diathese, Arthropathie, Nephrolithiasis und progressiver Nephropathie.

Weitere hereditäre Hyperurikämien: Xanthinoxidasemangel, Adenin-Phosphoribosyl-Transferase-Mangel, familiäre-juvenile Harnsäure-Nephropathie (Dahn et al. 2004) mit offenbar ungenügendem Ansprechen gegenüber Allopurinol.

Behandlungsoptionen. Die Hyperurikämie erfordert eine Dauermedikation (bei Lesch-Nyhan-Syndrom) mit **Allopurinol,** 300 mg und mehr pro Tag (z. B. Bleminol, Zyloric), ohne Beeinflussung zerebraler Symptome. Nebenwirkungen: Urtikaria, Erytheme, Schwindel, Agranulozytose, Thrombozytopenie, aplastische Anaemie, Vaskulitis, erhöhte Leber- und/oder Gallengangsenzyme, allergischtoxische interstitielle Nephritis.

Bei Unverträglichkeit gegenüber Allopurinol kommen **Uricosurica** zum Einsatz:
- **Benzbromaron,** 100 mg, 1 Drg. nach dem Essen (nicht im Gichtanfall); einschleichende Dosierung, beginnend mit 20–25 mg initial (z. B. Narcaricin Drg. mite $^1/_2$–1 pro Tag); vor Beginn der Behandlung pH-Wert des Harns zwischen 6,5 und 7 einstellen (Harnsäuredissoziation hängt vom pH-Wert ab, normalerweise finden sich bei Harnsäuresteinen niedrige pH-Werte)
- Ausfällung kristalliner Harnsäure in der Niere wird durch **Alkalisierung** verhindert, z. B. 100 mmol Natriumbicarbonat pro Tag
- **Probenecid** 1- bis 2-mal 1 Tbl. á 500 mg; **Kontraindikation** bei chronischer Uratnephropathie mit Niereninsuffizienz

32.4 Primäre und sekundäre hereditäre Tubulopathien; kongenitale Störungen des Mineralhaushalts

32.4.1 Primäre proximale Tubulopathien

Pseudohyperparathyreoidismus

Es handelt sich um eine tubuläre Resistenz gegenüber Parathormon mit vermehrter tubulärer Phosphatreabsorption und Hyperphosphatämie. Der Pseudohyperparathyreoidismus Typ I (hereditäre Osteodystrophie Albright) zeigt eine Hyperkalziurie und niedrige Spiegel von 1,25-Vitamin D_3 mit generalisierter Osteopenie, Hypogonadismus und Hypothyreose.

Therapieoptionen. Eventuell 1-25-Dihydroxycholecalciferol, 0,25–1 µg pro Tag oder 1-OH-Calcidol (Bondiol, Eins-Alpha), 0,25–2 µg nach Calcium- und Phosphatspiegel im Serum und Calcium-Phosphat-Produkt.

Cystinurie

Es handelt sich um eine hereditäre Reabsorptionsstörung für dibasische Aminosäuren mit gehäuftem Auftreten von Cystinsteinen. Unterschiedliche Gendefekte für Typ I und II der Erkrankung sind beschrieben (Schmidt et al. 2002).

Therapie. Über Tag und Nacht hohe Flüssigkeitszufuhr und D-Penicillamin (z. B. Metalcaptase 150, 300 mg Filmtbl. oder Trisorcin 300 mg 1- bis 2-mal 1 Kps. pro Tag). Mögliche Nebenwirkungen sind Blutbildveränderungen, GFR-Abfall, Immunkomplexnephritis, große Proteinurie, Exantheme, Schleimhautulzera; Übelkeit, Geschmacksstörungen sowie Lupus-erythematodes-ähnliche Symptome. Anstelle von D-Penicillamin (zusammen mit 50 mg Vitamin B_6, Pyridoxin) kann mit geringerem Nebenwirkungspotential Tiopronin (2-Merkaptopropionylglycin) per os gegeben werden. Die Dosierung ist, gemessen anhand der Cystinausscheidung im Harn, individuell einzustellen und schwankt zwischen 0,5–3 g/Tag. Ziel ist die deutliche Unterschreitung einer Cystin Sättigungskonzentration von 1200 mmol/l einer 24 h Harn Sammelperiode. Bei Kindern sind fraktionierte kürzere Sammelperioden (z. B. über 6 h) zur Dosisfindung von Tioronin angebracht. An Nebenwirkungen wurden beschrieben: geringgradiger Abfall der Nierenfunktion, Entwicklung einer membranösen Glomerulonephritis. Ergänzende Therapie-Optionen: Natrium-arme Ernährung, die die Cysteinausscheidung reduziert; Captopril (150 mg/Tagesdosis); hochdosierte Ascorbinsäure; N-acetylcystein 2–3 g/Tag.

Proximale renal tubuläre Azidose

Es handelt sich um den Typ II der renal tubulären Azidose mit sog. Bicarbonatleck. Die distal tubuläre Azidifizierung ist erhalten. Es besteht eine erhöhte Bicarbonatausscheidung im Harn, die selbstlimitierend ist, abhängig von der Bicarbonatkonzentrat des Serums. Bei niedrigem Plasmabicarbonat kann der Urin-PH bis 4,5 betragen. Klinisch steht eine **Hypokaliämie** im Vordergrund.

Therapie. ▶ Kap. 31, Abschn. 31.6.

X-chromosomal gebundene Nephrolithiasis (Dent-Erkrankung)

Bei Männern kommt es zu einem erhöhten Urinvolumen, Harnkonzentrierungsdefekt, Hyperkalziurie, Nephrokalzinose, Nephrolithiasis, Proteinurie, renalem Fanconi-Syndrom, (progrediente) Niereninsuffizienz bis zum terminalen Nierenversagen. Der pathogentische Hintergrund ist eine Genmutation für den tubulären Chloridkanal (inaktivierende Mutanten für CLCN5).

Therapie. Im Vordergrund steht die Reduzierung der Hyperkalziurie; damit vermindert sich das Risiko einer Steinbildung (Calciumoxalat, Calciumphosphat). Einen positiven Effekt hatte die Gabe von 25 mg **Chlorthalidon** pro Tag, ohne oder in Kombination mit 5 mg Amilorid (Raja et al. 2002). Unter Chlorthalidon ging die Übersättigung für Calciumoxalat und Calciumphosphat um 25–35 % zurück, die Calciumausscheidung normalisierte sich (< 4,0 mg/kgKG pro Tag); ebenso die Citratausscheidung, wenn **Amilorid** in Kombination mit Chlorthalidon gegeben wurde. Thiazide reduzieren, wie bei idiopathischer Hyperkalziurie, auch bei Dent-Erkrankung die Calciumausscheidung und die Rekurrenz calciumhaltiger Harnsteine.

32.4.2 Tubuläre Salzverlustsyndrome – Primäre distale Tubulopathien

Es handelt sich um angeborene Störungen des Elektrolyt und Säure-Basen-Haushalts unter Einbeziehung verschiedener tubulärer Ionenkanaltransporter. Die wichtigsten sind das Gitelman-Syndrom und das Bartter-Syndrom (renal tubuläre Azidosen).

Gitelman-Syndrom

Betroffen sind junge Erwachsene, die mit Leistungsschwäche, Müdigkeit und tetanischen Anfällen symptomatisch werden. Verantwortlich ist ein autosomal rezessiv vererbter Gendefekt (SLC12A3A) für die Kodierung des thiazidsensitiven Natrium-Chlorid-Kotransporters im Bereich des distalen Konvoluts der Henle-Schleife.

Für das Gitelman-Syndrom typisch sind außerdem, Hypotonie, hohe Knochendichte, metabolische Alkalose wie bei Bartter-Syndrom, Hypomagnesiämie (Serummagnesium < 1,8 mg/dl bzw. < 0,73 mmol/l) bei renalem Magnesiumverlust (> 122 mg oder > 5 mmol/24 h) sowie bei normaler Calciumzufuhr (ca. 800 mg bzw. 20 mmol pro Tag) ein niedriges Urincalcium (<50 mg bzw. <2 mmol im 24-h-Urin. Es besteht keine Nephrokalzinose, und die Prostaglandin-E_2-Ausscheidung im Harn ist normal. Es kann sich eine dialysepflichtige Niereninsuffizienz entwickeln. Differenzialdiagnostisch weist das Bartter-Syndrom eine Hyperkalziurie (u. U. Nephrokalzinose) bei normalem Serummagnesium auf.

Therapie. Ausgleich der Elektrolytverluste, insbesonders des Magnesiumdefizits, am besten in Form von Kalium- und Magnesiumcitrat (z. B. Magnesium-Diasporal 150 als Kps. oder Magnesium-Diasporal 300 Granulat, 1 Briefchen mit 12 mmol = 295,7 mg) 1–3 Briefchen pro Tag unter Kontrolle der Magnesiumserumkonzentration. Bei höheren Dosen kann es zu Meteorismus und Durchfällen kommen.

Bartter-Syndrom

Klinisch gibt es 4 verschiedene Varianten erblicher Salzverlusttubulopathien (Bartter I–IV), assoziiert mit einer hypokaliämischen hypochlorämischen metabolischen Alkalose, erhöhter NaCl-Ausscheidung (autosomal rezessiver Transportdefekt der Henle-Schleife; Bild wie bei chronischer Furosemidgabe; Übersicht ▶ Walb 2002). Außerdem bestehen eine erhöhte intrarenale Prostaglandin-E_2-Sekretion, ein Kaliumverlustsyndrom (Urinkaliumkonzentration >20 mmol/l), häufig Polyurie und Polydipsie, Volumendepletion, sekundär ein chronisch stimuliertes Renin-Angiotensin-Aldosteron-System (hyperreninämischem Hyperaldosteronismus, arterielle **Hypotonie**). Bei Typ I und II sind eine Hyperkalziurie (>300 mg bzw. >8 mmol pro 24 h) und **Nephrokalzinose** nachweisbar. Der Übergang in eine Niereninsuffizienz ist möglich (antenatal, Jugendlicher, Erwachsener). Ein „Bartter-ähnliches" Syndrom im Kindesalter mit Polydypsie/urie, Hyponatriämie, hypokaliämischen metabolischen Alkalose und aktiviertem RAA-System wurde auch als Erstmanifestation einer fibromuskulären Segmentstenose der Nierenarterie beschrieben.

Therapie. Die Behandlung besteht in:
- **Flüssigkeits- und Elektrolytersatz:** Erhöhte Kochsalzzufuhr, z. B. über verkapseltes NaCl (0,5 g, „Schwedentabletten") und orale Kaliumsupplementation über Kaliumchlorid Tbl. (Kalium-Duriles Retardtbl., 1 Tbl. = 10 mmol Kalium; KCl-retard Zyma, 1 Drg. = 8 mmol Kalium; Rekawan-Granulat: 1 Briefchen = 1000 mg KCl = 13,4 mmol Kalium). Die Hypokaliämie kann so ausgeprägt sein, dass in seltenen Einzelfällen 1-mal pro Tag (d. h. innerhalb von 24 h), am besten jeweils nachts über 4–6 h, eine intravenöse Kaliumsupplementation z. B. via Perfusor (über arteriovenösen Shunt) erforderlich ist.
- **Aldosteronantagonisten** (Spironolacton): Hier kommen infrage z. B. Duraspiron Tbl., Spirobeta Tbl., Spirogamma (mit Kreuzbruchrille), Verospiron Tbl. à 25, 50, 100 mg; Aldactone 25 mg, 50 mg Drg., Aldactone 100 mg Kps.; Tagesdosis 100–300 mg und mehr, je nach Kaliumspiegel im Serum, evtl. spezifische Aldosteronrezeptorhemmer (50–400 mg Eplerenon).
- **Amilorid:** 1- bis 2-mal 5–10 mg pro Tag sind die übliche Dosierung.
- **ACE-Hemmern:** Hier können z. B. Enalapril 7,5 mg oder Ramipril 2,5–5 mg gegeben werden.
- **Nichtsteroidalen Antiphlogistika** (z. B. Indometacin bis 5 mg/kgKG pro Tag), um die erhöhte intrarenal aktivierte PGE_2-Synthese und stimulierte COX-2-Expression zu unterdrücken. Die Indometacindosierung muss individuell angepasst werden, z. B. Neugeborene und Kleinkinder initial um 0,2 mg/kgKG pro Tag, Jugendliche und Erwachsene um 2 mg/kgKG pro Tag. Indometacin ist das Mittel der Wahl auch gegenüber Acetylsalicylsäure, Naproxen oder Ibuprofen; es schwächt die Polyurie ab und bessert deutlich sowohl das Beschwerdebild als auch die sonst zu erwartende Wachstumsretardierung. Bei Dauerbehandlung empfiehlt sich die Indometacinspiegelbestimmung (Drug Monitoring) im Serum in 3- bis 4-monatlichen Abständen. Indomethacin-Dosisempfehlung: z. B. 20 mg/m² all 8 h für mittlere Indomethacin-Serumkonzentration eines „Zielspiegels" von 1000 ng/ml.

Weitgehend selektive Inhibitoren der Zyklooxygenase 2 (COX 2) wie z. B. 0,8 mg/kgKG Rofecoxib bei Bartter-Syndrom (Typ II) reduzierten ebenfalls die erhöhte Prostaglandin-E_2- sowie Aldosteron-18-Glucuronid-Ausscheidung im Harn und normalisierten Renin und Kaliumkonzentration im Serum (Kleta et al. 2000). Unter experimentellen Bedingungen führen COX-2-Inhibitoren in der Schwangerschaft jedoch zur unvollständigen Differenzierung kortikaler Nephronstrukturen, u. a. zur Störung der Glomerulogenese.

Cave
Aus diesen Gründen (Störung der Nierendifferenzierung) verbieten sich COX-2-Inhibitoren während der Gravidität sowie bei Säuglingen und Kleinkindern, was für Indometacin nicht gilt.

Liddle-Syndrom: salzsensitive arterielle Hypertonie, (kindliche Hypertonien); autosomal-dominant vererbt. Vermehrte Natriumretention wegen verlängerter Halbwertszeit des Amilorid-sensitiven Natriumkanals im distalen Tubulus, begleitende Kaliurese. Behandlung: Durch Amilorid lässt sich der Blutdruck normalisieren; enthalten in Kombinationspräparaten z. B. Amiloretik, Amilocomp beta, Diursan, Durarese (5 mg Amilorid-HCl, 50 mg Hydrochlorothiazid), Initialdosierung ½ Tbl., oder als 5 mg Amilorid-HCl mit 2,5 mg Bendroflumethiazid (Tensoflux), 1×1 Tbl. tgl.

32.4.3 Primäre Tubulopathien – Sammelrohr

Hierzu gehören neben der unten besprochenen Oxalose:
- Formen des Pseudohypoaldosteronismus einschließlich des autosomal dominant vererbten Liddle-Syndroms (hyporeninämische, hypervolämische Hypertonie, inappropriate Natriumretention, Hypokaliämie); Therapie: Triamteren, Amilorid (kein Spironolacton), evtl. zusätzlich Kaliumsupplementation, Betarezeptorenblocker (z. B. Metoprolol 50–100 mg; Nebivolol: Nebilet 2,5–5 mg).
- gemischter Typ der proximal/distal-tubulären Azidose („Typ 3")
- nephrogener Diabetes insipidus
- distal-tubuläre Azidose Typ I mit hohem Urin-pH, defekter Protonensekretion, Hypokaliämie, Nierensteine; Auftreten häufig im Gefolge von pararheumatischen und hämatologischen Systemerkrankungen oder Speicherungsnephrosen auf (Scherberich 1999); Therapie: ▶ Kap. 31

Oxalose (primäre Hyperoxalurie)

Die Oxalose manifestiert sich durch ein im Kindesalter auftretendes chronisches Nierenversagen mit massiven parenchymalen Ablagerungen von Oxalat. In der Hälfte der Fälle begleitet bis zum 5. Lebensjahr mit rezidivierenden Nierenkoliken, Hämaturie, Harnwegsinfekten bei Urolithiasis sowie mehreren obstruktiven Veränderungen mit gelegentlichem akutem Nierenversagen (Leumann u. Hoppe 2001). Ablagerungen von Calciumoxalatkristallen finden sich in allen Organen (systemische Oxalose). Die Steinanalyse zeigt ein Calcium-Oxalat-Monohydrat. Autosomal-rezessiver Erbgang, Typ I (meist zusätzlich erhöhte Glycolatausscheidung) und Typ II, Urin-Oxalat >1 mmol/1,73 m²/Tag; bei senkundärer Form <1 mmol/l (Norm <0,5 mmol/l Oxalat).

Therapie. Pyridoxalphosphat 5–20 mg/kgKG pro Tag sowie hohe Flüssigkeitszufuhr (>3 l pro Tag, bei Kleinkindern ggf. Zufuhr über Magensonde). Eine diätetische Oxalatrestriktion (Verbot von Schokolade, Tee, Spinat, u. a.) ist wenig effektiv. Eventuell kann die Gabe von Thiaziden erwogen werden. Bei terminaler Niereninsuffizienz mit weiterer Akkumulation von Calciumoxalat wird eine intensivierte Hämodialyse erforderlich (6 Behandlungen über 5 h pro Woche). Die Vorbereitung zur Nierentransplantation bzw. kombinierten Leber- und Nierentransplantation ist voranzutreiben. Weiterhin gilt: neben der hohen Flüssigkeitszufuhr calciumreiche, oxalatarme Kost, Gabe von Kalium- oder Natriumcitrat (0,3–0,5 mEq = 0,1–0,15 g/kg/KG/Tag), zur Verbesserung der Löslichkeit von Oxalat im Harn. Bei sekundärer Hyperoxalurie: neben Diät (▶ oben) evtl. Einnahme Oxalat-abbauender Bakterien (Oxalobacter formigens, zusätzlich Milchsäurebakterien), damit verminderte intestinale Oxalatadsorption (Hoppe u. Leumann 2004).

Ziel ist die Besserung der Hyperoxalurie (>2 mmol/24 h, normal <0,5 mmol/24 h) und der Plasmaoxalatspiegel (Ziel: <6 µmol/l); in der Leberbiopsie fehlende oder verringerte Enzymaktivität (Alanin-Glyoxalat-Aminotransferase), DNA-Analyse (auch pränatale Diagnostik).

32.4.4 Sekundäre Tubulopathien

Zystinose

Es handelt sich um eine autosomal-rezessiv vererbte Erkrankung (betroffenes Gen: chromosomaler Abschnitt 17p13) mit Akkumulation von Cystin in verschiedenen Organen und Geweben. Cystin reichert sich intrazellulär in Lysosomen an, Gefahr von Kristallbildungen. Es gibt 3 klinische Manifestationen: die infantile Form, die intermediäre Form und die adulte Form.

Nierensymptome treten bei der infantilen Form auf. Hier dominieren Salz- und Wasserverlust, Polyurie, Polydipsie, Fieber und Exsikkose. Zusätzlich kommt es zum Bild eines de Toni-Debré-Fanconi-Syndroms mit Glukosurie, tubulärer Proteinurie, generalisierter Aminoazidurie, Hypokaliämie, Hyperurikämie und hyperchlorämischer renal tubulärer Azidose. Innerhalb der ersten 10 Lebensjahre kommt es zur dialysepflichtigen Niereninsuffizienz.

Therapie. Therapieziel ist die Senkung des erhöhten Zystingehalts peripherer Leukozyten im Blut (Zystin zwischen 5 und 15 nmol/mg Protein, normal <0,2 nmol). Dies wird in 1. Linie mit Phosphocysteamin oder Cysteamin-Bitartrat (Cystagon) erreicht: orale Einnahme in steigender Dosierung von 10–50 mg/kgKG pro Tag alle 12 h. Gegen Polyurie und Polydipsie wird Indometacin eingesetzt, 2–5 mg/kgKG pro Tag. Guten Erfolg zeigt die Nierentransplantation. Die zystinvermittelten tubulären Läsionen tauchen im Transplantat nicht vergleichbar auf.

Cysteamin unterbindet nicht das die Systemkrankheit begleitende Fanconi-Syndrom. Auch nach Nierentransplantation akkumuliert Cystein weiter intrazellulär in Lysosomen und verursacht Langzeitkomplikationen (Photophobie, Retinopathie mit Visusverlust, zerebrale Krämpfe, Demenz, Basalganglien-Verkalkungen, Diabetes mellitus, Muskelschwäche, Hypothyreose, Herzinsuffizienz etc.). Cysteamin bzw. Cystagon müssen deshalb auch nach Nierentransplantation lebenslang weiter eingenommen werden, um das Aumaß dieser Läsionen abzuschwächen.

Andere renal-tubuläre Krankheiten: Ähnlich wie die nephropathische Zystinose existiert eine Vielzahl hereditärer Syndrome (Tubulopathien), die, je nach genetischem Defekt, verschiedenste Transportvorgänge betreffen. Einzelheiten hierüber sind in den Übersichten von Olkkonen (2001) und Hildebrandt (2001) beschrieben. Kausale Therapien sind nicht bekannt.

32.5 Hereditäre Nierentumoren (bei Erwachsenen)

Von-Hippel-Lindau-Syndrom. Es handelt sich um ein kongenitales Tumorsyndrom (autosomal-dominanter Erbgang unterschiedlicher Penetranz, Genort: 3p25–26) mit zerebellären und retinalen Hämangioblastomen, Nierentumoren, Nierenkarzinomen, Pankreaszysten und Pankreaskarzinomen, Phäochromozytom je nach Penetranz (abhängig von der Art der Mutationen im Hippel-Lindau-Gen, analoge multiple endokrine Neoplasie). Über $^2/_3$ der Patienten mit Hippel-Lindau-Syndrom entwickeln Malignome bis zum 60. Lebensjahr, insbesonders bilaterale Nierenzellkarzinome (Neumann 1998, 2001). Nierenkarzinome bei der Von-Hippel-Lindau-Krankheit (VHL) sind vom Klarzelltyp, unterscheiden sich jedoch in der Klinik sporadischer Nierenzellkarzinome vom Klarzelltyp (geringere Metastasierungstendenz der VHL-assoziierten Tumore).

Tuberöse Sklerose. Patienten erkranken an Angiomyolipomen der Haut („Adenoma sebaceum"), des Gehirns, der Nieren und andere Organe, einige haben zystische Dysplasien in mehreren Organen. Klinisch kann eine Epilepsie, geistige Retardierung und eine fortschreitende Niereninsuffizienz im Vordergrund stehen. Eine dialysepflichtige Niereninsuffizienz kommt bei Patienten mit tuberöser Sklerose bei ca. 1% der Erkrankten vor. Sie ist häufiger bei Frauen und tritt im Alter von ca. 30 Jahren (Median) ein. Die Niereninsuffizienz kann eine Erstmanifestation der tuberösen Sklerose sein.

Es sind bisher 2 Krankheitsgene identifiziert (Chromosom 9q34 = TSC1-Gen, TSC2-Gen auf Chromosom 16p13, beide fungieren als Tumorsuppressorgene). Obwohl ein Tumorsyndrom mit autosomal dominantem Erbgang, sind doch Nierenzellkarzinome selten (<5% der Risikopatienten).

Therapeutische Optionen (Hippel-Lindau Syndrom, tuberöse Sklerose). Diese entsprechen denen der chronisch progredienten Niereninsuffizienz und bestehen in einer Nierentransplantation; vorher sollte eine Binephrektomie durchgeführt werden (Schillinger u. Montagnac 1996). Bei tumorverdächtigen Befunden bzw. atypischen Zysten: operative Nierenfreilegung, Teilresektion („bench surgery") oder Nephrektomie. Medikamentös zeigt sich derzeit Sirolimus (Rapamycin) in einer Phase-II-Studie erfolgreich.

Künftige Behandlungsoptionen bei Nierenkarzinomen im Rahmen hereditärer Nierenerkrankungen (von Hippel-Lindau, tuberöser Sklerose). Pharmakologische Modulation „typischer Zielstrukturen" wie vaskulärem endothelialen Wachstumsfaktor (VEGF), Hypoxie-induzierbaren Faktoren (HIF), epithelialem Wachstumsfaktor-Rezeptor (EGFR), PDGF, Glutamyltransferase etc. Hierzu existieren verschiedene monoklonale Antikörper (z. B. 138H11; Knoll et al. 2000; C225-ImClone; ABX-EGF-Abgenix, Anti-VEGF) sowie Hemmstoffe von Tyrosinkinasen (z. B. ZD1839-Iressa; SU11248, SU6668, STI-571-Gleevec), die u. a. VEGF- und PDGF-Rezeptoren im Sinne einer Antikarzinogenese beeinflussen. Hierzu gehört auch Rapamicin, das den VEGF und relativ selektiv die Angiogenese und damit das Wachstum von Karzinomen hemmt (Sosman 2004).

32.6 Kongenitale nephrotische Syndrome

Folgende autosomal-rezessiv vererbten Syndrome seien kurz erwähnt (Boute et al. 2000, Fuchshuber 2001, Tsukaguchi et al. 2000):
- kongenitales nephrotisches Syndrom vom finnischen Typ (CNF)
- diffuse mesangiale Sklerose
- idiopathisches nephrotisches Syndrom

Kongenitales nephrotisches Syndrom (finnischer Typ, CNF). Die Erkrankung besteht bereits intrauterin, meistens kommt es zu Frühgeburten. Die Plazenta ist pathologisch vergrößert, in der Amnionflüssigkeit finden sich hohe α_1-Fetoprotein-Konzentrationen durch große Proteinurie. Postportal kommte zum Hydrops anasarca und einer hochselektiven Form der Proteinurie, die jedoch nicht steroidsensibel ist (therapieresistent).

Diffus-mesangiale Sklerose und weitere erbliche Erkrankungen des infantilen nephrotischen Syndroms. Es kommt zum raschen Nierenfunktionsverlust bis zum terminalen Nierenversagen. Histologisch finden sich eine mesangiale Sklerose (IgM, C3, C1q+), hypertrophierte Podozyten und eine verdickte glomeruläre Basalmembran. Es bestehen Assoziationen mit der Entwicklung eines Wilms-Tumors (Denys-Drash-Syndrom). **Behandlungsoptionen:** „therapieresistent" (= steroidinsensitiv).

Idiopathisches nephrotisches Syndrom. Es handelt sich um eine relativ häufige Erkrankung der Niere bei Kindern unter 15 Jahre. Histomorphologisch besteht ein Bild wie bei „Minimal-Change"-Glomerulopathie, es kommt zur fokal segmentalen Glomerulosklerose (Tsukaguchi et al. 2000). Therapie: Überwiegend steroidresistente Verläufe, evtl. Versuch mit Ciclosporin A oder Mycofenolatmofetil (500–2000 mg pro Tag nach Plasmaspiegel).

Steroidresistentes nephrotisches Syndrom (SRNS) im Kindesalter. Bei der Mehrzahl der Kinder mit SRNS (8/14) kam es unter einer Therapie mit Ciclosporin A und alternierender Prednisongabe zur kompletten Remission (Schultze-Everding et al. 2004).

32.7 Komplexe Erkrankungen

Es handelt sich um Erkrankungen, deren Phänotypie eine familiäre oder ethnische Häufung zeigt, bei denen jedoch nicht in allen Fällen eindeutig ein genetischer Hintergrund belegt ist. Viele progrediente Nierenerkrankungen entwickeln sich parallel mit anderen hereditären Erkrankungen. Dies gilt u.a. für das familiäre mediterrane Fieber, die autosomal-dominante Hypophosphatämie sowie erbliche Erkrankungen des Komplementsystems oder für das hämolytisch-urämische Syndrom (HUS) in seiner Variante des familiären hämolytisch-urämischen Syndroms.

Familiäres mediterranes Fieber

Es handelt sich um rekurrierende fieberhafte Entzündungen der serösen Häute (Komplikation: diffuse Peritonitis) mit autosomal-rezessivem Erbgang, betroffen ist ein Einzelgen (FMF-Gen auf Chromosom 16, Genprodukt ist ein Eiweiß Pyrin, das als nukleäres Regulat der Transkription entzündungsrelevanter Peptide fungiert). Über 80 % der Patienten weisen sog. Missense-Mutationen auf. Die Anwesenheit des SAA1-Alpha-/Alpha Genotyps war z. B. assoziiert mit einem 7fach erhöhten Risiko für eine renale Amyloidose. Differenzialdiagnose: autosomal-rezessives Hyper-IgD-Syndrom (hier zusätzlich symmetrische Arthritis, Lymphadenopathie, Diarrhö).

Therapie. Bei Fieberschüben werden Antiphlogistika ggf Analgetika gegeben, die Langzeittherapie erfolgt mit Colchicin in einer Dosierung von 1,5–2,0 mg pro Tag (z. B. Colchicum-Dispert 0,5 mg Tbl.). Bei etwa $^2/_3$ der Patienten ist dadurch Beschwerdefreiheit zu erzielen (Compliance!). Hauptnebenwirkungen von Colchicin: Durchfälle, Leukopenie, Bauchschmerzen, Eritheme. Unter Behandlung sollte die Serumkonzentration an Amyloid A (SAA) unter 10 mg/l liegen. Bei den wenigen Colchicin-„refraktären" Fällen kann im akuten Anfall ein Versuch mit 3 Mio. IU α-Interferon (IFNα2b) oder Interferon β gemacht werden.

Die hereditäre Amyloidose vom Transthyretintyp (TTR Amyloidose, autosomal-dominanter Erbgang, Punktmutation der Präalbumin-Genregion des Chromosoms 18) führt zu progressiver sensomotorischer Polyneuropathie, Kardiomyopathie (Herzrhythmusstörungen), intestinaler Maladsorption und chronisch progredientem Nierenversagen mit großer Proteinurie durch Organablagerungen von Amyloid.

Therapie. Versuch mit Plasmapherese oder Immunadsorption; Lebertransplantation.

Familiäres hämolytisch-urämisches Syndrom

Die Serumkonzentration des Komplementfaktors H ist in der Regel vermindert, die des Serum-C3-Spiegels stark erniedrigt; es scheint entweder ein autosomal-rezessiver oder ein autosomal-dominanter Erbgang vorzuliegen (Caprioli et al. 2000; Zipfel et al 2001) (Krankheitsgen: auf Chromosom 1, 1q32). Der endothelial synthetisierte Plasmafaktor H bindet an C3b, verhindert die Bildung der C3b-Konvertase und agiert als extrazelluläres Matrixprotein mit Bindungsaffinität gegenüber Heparin, Osteopontin, Glukosaminoglykanen. Fehlen von Faktor H aktiviert die alternative Komplementkaskade und kann u. a. eine Mikroangiopathie und membranproliferative Glomerulonephritis induzieren.

Therapie. Plasmapherese, Plasmasubstitution, Substitution von Faktor H. Frischplasmatransfusion (FFP) als einzige zz. verfügbare Faktor-H-Quelle. Bei schwerem bis komplettem Faktor-H-Mangel z. B. FFP-Gabe alle 2 Wochen, Dosierung: 20 ml/kgKG.

Hereditäre Störungen des Komplementsystems

Diese stehen häufig im Zusammenhang mit pararheumatischen Erkrankungen, z. B. Kollagenosen (SLE, Sklerodermie). Ein genetischer Defekt der C1-Synthese ist z. B. assoziiert mit dem systemischen Lupus erythematodes (SLE) bzw. membranproliferativen Glomerulonephritis. Synthesedefekte bzw. Defizienzen für C4 kommen bei SLE, aber auch bei IgA-Nephropathie, frühkindlichem Diabetes mellitus und Sklerodermie vor. Die verantwortlichen Gene liegen in der Nähe des MHC auf Chromosom 6. Defizienzen für C3 führen zu schweren rekurrierenden Infekten und fördern die Entwicklung einer Immunkomplex- Glomerulonephritis.

Therapie. Behandlungsoptionen bei Infekten könnte neben Antibiotika u. U. auch die Gabe rekombinanten Interleukin-11 sein (50 μg/kgKG pro Tag s.c.), das bei immunkompromittierten Patienten Zahl und Ausmaß einer Bakteriämie (septisches Bild) signifikant reduzierte (Ellis et al. 2003).

Antibasalmembran Glomerulonephritis (Goodpasture-Syndrom)

Die Erkrankung kommt überwiegend bei Europäern vor, Frauen sind weniger häufig betroffen wie Männer. Eine Assoziation mit HLA-DR-15 oder HLA-DR-4-Allelen ist nachgewiesen (über 80 % der Patienten). Die Konstellation HLA-DR-7 und HLA-DR-1 scheint vor der Krankheit zu schützen. Das Goodpasture-Syndrom hat neben einem Umwelt- auch einen immungenetischen Hintergrund, wobei die Krankheitsgene noch nicht bekannt sind (Salama et al. 2001).

Therapie. Immunsuppression (Bolustherapie) mit Cyclophosphamid und Glucocorticoiden wie bei rasch progredienter Glomerulonephritis (▶ Kap. 30.2), Plasmapherese oder Immunadsorption. Bleiben Tests auf Antibasalmembran-Autoantikörper über 12 Monate negativ, kann eine Nierentransplantation erwogen werden.

Alkaptonurie

Die Nierenbeteiligung bei Alkaptonurie (Mutationen im HGO-Gen), verbunden mit einer ca. 300fach erhöhten Ausscheidung von Homogentisinsäure im Harn und deren stark erhöhten Konzentrationen im Plasma (bei Gesunden nicht nachweisbar), manifestiert sich in einer erhöhten Bildung von Urolithen (Nieren-, Ureter-, Blasen-, „Prostata"steinen). Nierensteine wurden bei etwa $^1/_3$ von 58 Betroffenen im Alter von im Mittel 64 Jahren (Median 48 Jahre) manifest bzw. in der Bildgebung nachweisbar.

Therapie. Vitamin C (Ascorbinsäure) wurde früher in einer Dosis bis 4 g pro Tag versucht, um die Ausscheidung von Homogentisinsäure zu beeinflussen, ist jedoch praktisch unwirksam. Die Elimination von Benzochinonessigsäure nimmt zwar signifikant ab, die der Homogentisinsäure jedoch nicht. Gleiches gilt für eine eiweißarme Diät, die ebenfalls unwirksam ist.

Neu vorgeschlagen wird die Applikation von Nitisinon. Dosierung bei Erwachsenen 0,35 mg 2-mal pro Tag. Nach ca. 7 Tagen fällt bei den so Behandelten die Homogentisinsäure im Harn drastisch ab, z. B. von 6,4 g auf 0–1,7 g pro Tag (Phornphutkul et al. 2002). Damit ließen sich wahrscheinlich die Symptome, die an einen Morbus Bechterew erinnern, bessern oder verzögern. Nitison ist von der FDA für die Behandlung der Typ-I-Tyrosinämie zugelassen. Als Nebenwirkungen sind gelegentlich korneale Reizungen beschrieben.

32.8 Genetische Suszeptibilität gegenüber Krankheiten, Krankheitsprogression, Atherosklerose

Familienuntersuchungen belegen eine Krankheitssuszeptibilität für verschiedene Formen des Diabetes mellitus (z. B. Huopio et al. 2003). Hierbei sind auch extranukleäre mitochondriale Chromosomen beteiligt (Fischell-Ghodsian 2001; Hill 2001; Thomas et al 2001). Beim ACE-DD-Genotyp von Patienten mit Typ-2-Diabetes und Proteinurie spricht die Eiweißausscheidung auf eine Therapie mit ACE-Hemmern besser an (Verminderung der Proteinurie) als die anderer Genotypen (Fava et al. 2002).

Familiäre Häufungen existieren u. a. gegenüber Infektionen, metabolischen Störungen, arterieller Hypertonie (Luft 1997), Progression der Atherosklerose sowie pararheumatischen Erkrankungen, wobei pathogenetisch regulatorische Proteine und deren genetische Steuerung in den Vordergrund rücken (Hermann et al. 2001; Hill 2001). Ein erhöhtes Risiko atherosklerotischer Erkrankungen zeigte sich bei Personen mit Abweichungen im 5-Lipoxygenase-Gen (Lipoxygenase-Gen-Polymorphismus), die bei 6 % von 442 Untersuchten vorkamen (Dwyer et al. 2004). Hieraus ergeben sich sowohl diätische (erhöhte Zufuhr von Omega-3-Fettsäuren, Einschränkung für langkettige n-3-polyungesättigte Fettsäuren) wie medikamentöse Optionen, z. B. die Gabe von Leukotrien-B4-Rezeptorantagonisten, die in Entwicklung sind.

Bei Nierentransplantatierten ließ sich eine Untergruppe von Patienten definieren, deren längere Transplantatüberlebensrate korreliert war mit der Präsenz einer Deletionsmutante des CC-Chemokinrezeptors 5 (= CCR5-delta32; Fischereder et al. 2001). CCR-5-positive Lymphozyten, die Nierentransplantate infiltrieren, stehen im kausalen Zusammenhang mit der chronisch progredienten Transplantatdysfunktion und der erhöhten Expression verschiedener Chemokine, u. a. RANTES. 21 Patienten, homozygot für CCR-5-delta32, hatten ein signifikant längeres Transplantatüberleben als andere Genotypen der insgesamt 1227 untersuchten Nierentransplantatempfänger.

Zwischen Renin-Angiotensin-Genpolymorphismen und der Pathogenese von Nierenerkrankungen bestehen Beziehungen. So findet sich das D-Allel in signifikant geringerer Häufigkeit bei normoglykämisch hypertensiven Patienten mit Albuminurie im Vergleich zu normoalbuminurischen Patienten bzw. normalen Kontrollen. Untersucht wurden Typ-2-Diabetiker (Thomas et al. 2001). Im Kindesalter ist bei „essenzieller Hypertonie" der DD-Genotyp des ACE-Gens im Vergleich zu gesunden Kontrollen signifikant häufiger vertreten.

Die genetische Steuerung der Glykosylierung von Proteinen ist ebenfalls mit einer Vielzahl verschiedener Krankheiten gekoppelt, so auch mit bestimmten nephrotischen Syndromen, Tubulopathien und zystischen Nierenerkrankungen (Leonhard et al. 2001). So wurde eine Gruppe hereditärer „Krankheiten der Glykosylierung", CDG Typ 1 a–e und Typ 2 sowie CDG-X definiert. Betroffen sind u. a. Enzymsysteme, die die Glykosylierung von Zellmembranproteinen steuern. Substanzen, die diese Defekte beim Menschen korrigieren sind noch nicht bekannt.

Hypertensive Schwangerschaftserkrankungen können familiär gehäuft auftreten, wobei bei Präklampsie Assoziationen u. a. zu einer Punktmutation des Angiotensinogen-Gens und zu Mutationen in der Promoterregion des Gens vorkommen (Punktmutation Met 235 Thr, Neumaier-Wagner u. Rat 2001). Therapie: ▶ Kap. 15, 104.

IgA-Glomerulopathie

Ethnische und Familienuntersuchungen weisen auf eine genetische Determinierung. So können Verwandte 1. Grades von Patienten mit IgA-Glomerulonephritis in einer Frequenz bis zu 10 % ebenfalls ein nephritisches Sediment entwickeln. Je nach Bevölkerungsgruppe bestehen zwischen dem Vorkommen einer IgA-Nephropathie Beziehungen zu HLA-Bw35, HLA-DR-4, HLA-DQB1. Der ACE-DD-Genotyp ID/DD steht offenbar im Zusammenhang mit Surrogatparametern der IgA-Nephropathie (Hsu et al. 2000). Bei IgA-Nephritis war der Angiotensinogen-M235T-Genotyp verbunden mit einer schlechteren Prognose, d. h. nephrotischem Bild, arterieller Hypertonie und sich verschlechternder Nierenfunktion (Bantis et al.

2004). Eine ähnliche Konstellation des genetischen Polymorphismus des Renin-Angiotensinsystems fand sich bei fokal-segmentaler Glomerulosklerose (Luther et al. 2003).

Therapie. Bei progredienten Verläufen (Proteinurie >3 g pro Tag, Hypertonie, abfallende GFR): Glucocorticoide, evtl. Cyclophosphamid zusätzlich zu ACE-Hemmern und Omega-3-Fettsäuren (Fischöl). Einzelheiten ▶ Kap. 30.

Hyperhomocysteinämie

Polymorphismen (C677T) im Methylentetrahydrofolsäure-Reduktase-Gen können eine Hyperhomocysteinämie bewirken (endotheliale Dysfunktion; vaskuläre Verschlusserkrankung, akzelerierte Atheromatose, ischämische Nephropathie, Nephrosklerose), was für den VV-Genotyp, aber auch heterozygote VA-Formen im Vergleich zum AA.-Genotyp, zutrifft.

Die Höhe des Serumhomocysteins korreliert schwach (Rs = –0,24; p <0,05) umgekehrt proportional mit der GFR. Untersucht wurde die mögliche Verbindung zwischen Nierenversagen und der Mutation C677T im Tetrahydrofolsäurereduktase-Gen, das über die Induktion der Proteinsynthese zu erhöhten Serumkonzentrationen der atherogenen Homocystinsäure führt. Der TT-Genotyp war weniger häufig vertreten bei Patienten, die längere Zeit an der Dialyse waren, und öfter vertreten bei jüngeren Patienten im Vergleich zu den Genotypen CT und CC. Er ist außerdem negativ korreliert mit der Homocysteinkonzentrationen im Serum und der Serumfolatkonzentrationen. Ein TT-Genotyp könnte die Progression einer Niereninsuffizienz beschleunigen und zu erhöhter Mortalität führen (Kimura et al. 2000).

Behandlungsoptionen. Orale Gabe von Folsäure insbesondere in Kombination mit B-Vitamin-Komplex kann erhöhte (aber auch physiologische) Serumkonzentrationen an Homocystein senken: z. B. 2,5–5 mg Folsäure (Tbl. à 5 mg: Folverlan, Dreisafol, Folsan) in Kombination mit Vitamin B_6/B_{12} (50 mg Vitamin B_6 + 500 μg Vitamin B_{12}, z. B. Vit.B-Komplex-forte Hevert; Dosierung 1-mal 1 Tbl. pro Tag). Beide Zubereitungen sind morgens nach dem Frühstück mit Flüssigkeit einzunehmen. Vitamin B_6-Dosen >50 mg pro Tag können nach längeren Gebrauch gelegentlich eine periphere Polyneuropathie verursachen. Neben Vitamin B_6 (Pyridoxin) und B_{12} (Cyanocobalamin) hat offenbar auch Supplementation von Riboflavin (Vitamin B_2) einen positiven Effekt auf den Serumspiegel von Homocystein (Skoupy et al. 2002). Riboflavin ist erhältlich als Monosubstanz (Tbl./Drg. à 10 mg) oder in Kombinationspräparaten. Die kombinierte Zufuhr von Folsäure, Pyridoxin, Cyano- bzw. Hydroxocobalamin und ggf. Riboflavin kann das Risiko kardio-und zerebrovaskulärer Ereignisse senken. Wahrscheinlich wird parallel die Progredienz einer ischämischen atherosklerotischen Nephropathie/Nephrosklerose (Scherberich 2002) ebenfalls günstig beeinflusst.

Künftige Perspektiven der Gentherapie

Die „Gentherapie" steckt noch in den Anfängen und ist überwiegend experimenteller oder studienrelevanter Natur (Hill 2001). Eines der therapeutischen Ziele wäre z. B. die Verabreichung eines Oligonukleotids, Genabschnitts oder Gens in den Körper, um einen „genetischen Defekt", der Krankheitssymptome zur Folge hat, zu kompensieren. Antisense-Oligonukleotide hemmen spezifisch die Synthese von Zielproteinen (Beispiel: Vitravene gegen CMV-Retinitis). Das „reparative Genmaterial" wird übertragen entweder über virale oder nichtvirale Vektoren, oder dem Patienten entnommenen Körperzellen (z. B. auch transfizierte mesenchymale Stammzellen) wird das fehlende Genmaterial in Form stabiler Transfekte ex vivo übertragen und dann wieder zugeführt, wobei es sich um Zellen außerhalb der Keimbahn" handelt (somatische Gentherapie). Verboten ist in Deutschland die Einschleusung von Genkonstrukten in Keimzellen, um noch vor der Organogenese einen möglichen Erbdefekt (hereditäre Erkrankung) zu heilen (Keimbahntherapie). Praktisch-klinische gentherapeutische Anwendungen erfolgten bislang an ca. 3500–4000 Patienten weltweit u. a. mit Krebserkrankungen, X-chromosomaler kombinierter Immundefizienz, familiärer Hypercholesterinämie, Hämophilie, Kardiomyopathie und schweren systemischen Erkrankungen. Experimentelle Ansätze existieren bei einigen der hier behandelten Nierenerkrankungen und bei der Therapie (Prävention) von Abstoßungsreaktionen nach Organtransplantation. Weitere Optionen beinhalten Transfers pluripotenter embryonaler oder adulter Stammzellen. Die Gewinnung humaner embryonaler Stammzellen ist in Deutschland verboten.

Leitlinien – Adressen – Tipps

Leitlinien
Einheitliche Leitlinien zur Behandlung hereditärer Nierenerkrankungen existieren derzeit nicht.

Internetadressen und Tipps für Patienten
Eine Aufklärungs- und Informationsplattform für Patienten und Angehörige mit Cystinose:
www.cystinose-selbsthilfe.de
  Morbus Fabry:
www.fabry-selbsthilfegruppe.de
  Hippel-Lindau-Syndrom:
www.hippel-lindau.de
  Nierenerkrankungen im Kindes- und Jungendalter:
www.isb.bayern.de/bf/chronischkrank/nieren.html
www.proteinurie.de
www.nephrologe.de
www.nephrozentrum.de
  Phosphatdiabetes: www.phosphatdiabetes.de
  Zystennieren: www.zystennieren.de

Literatur

Abel KB, Apel TW, Beck M, Neumann HPH (2001) Morbus Fabry. Nieren u Hochdruckkrankh 30:261–266

Bajwa ZH, Gupta S, Warfield CA, Steinman TI (2001) Pain management in polycystic kidney disease. Kidney Int 60:1631–1644

Bantis C, Ivens K, Kreusser W et al. (2004) Influence of genetic polymorphism of the renin-angiotensin system on IgA nephropathy. Am J Nephrol 24:258–267

Brady RO, Schiffmann R (2000) Clinical features of an recent advances in therapy for Fabry disease. J Am Med Ass 284:2771–2775

Boute N, Gribouval O, Roselli S et al. (2000) NPHS2, encoding the glomerular protein podocin, is mutated in autosomal recessive steroid-resistent nephrotic syndrome. Nat Genet 24:349–351

Dahan K, Fuchshuber A, Adamis S, Smaers M, Kroiss S, Loute G, Cosyns JP, Hildebrandt F, Verellen-Dumoulin C, Pirson Y (2001) Familial juvenile hyperuricaemic nephropathy and autosomal dominant medullary cystic kidney disease type 2: two facets of the same disease? J Am Soc Nephrol 12:2348–2357

Dahan K, Devuyst O, Smaers M et al. (2004) A cluster of mutations in the UMOD gene causes familial juvenile hyperuricemic nephropathy with abnormal expression of uromodulin. J Am Soc Nephrol 14:2883–2893

Demetriou K, Tziakouri C, Anniou K, Eleftheriou A, Koptides M, Nicolaou A, Deltas CC, Pierrides A (2000) Autosomal dominant polycystic kidney disease-type 2. Ultrasound, genetic and clinical correlations. Nephrol Dial Transplant 15:205–211

Dijk van MA, Kamper AM, van Veen S, Souverijn JHM, Blauw GJ (2001) Effect of simvastatin on renal function in autosomal dominant polycystic kidney disease. Nephrol Dial Transplant 16:2152–2157

Dwyer JH, Allayee H, Dwyer KM et al. (2004) Arachidonate 5 Lipoxygenase promotor genotype, dietary arachidonic acid, and atherosclerosis. N Engl J Med 350:29–37

Ellis M, Zwann F, Hedström U et al. (2003) Recombinant human interleukin 11 and bacterial infection in patients with haematological malignant disease undergoing chemotherapy: a double-blind placebo-controlled randomised trial. Lancet 361:275–280

Fava S, Hattersley AT (2002) The role of genetic susceptibility in diabetic nephropathy: evidence from family studies. Nephrol Dial Transplant 17:1543–1543

Fick-Brosnahan GM, Tran ZV, Johnson AM, Strain JKD, Gabow PA (2001) Progression of autosomal-dominant polycystic kidney disease in children. Kidney Int 59:1654–1662

Fischel-Ghodsian N (2001) Mitochondrial DNA mutations and diabetes: another step toward individualized medicine. Ann Int Med 134:777–779

Fischereder M, Luckow B, Hocher B, Wüthrich RP, Rothepieler U, Schneeberger H, Panzer U, Stahl R, Hausere IA, Budde K, Neumayer HH, Främer B, Land W, Schlöndorff D (2001) CC chemokine receptor 5 and renal-transplant survival. Lancet 357:1758–1761

Fonk C, Chauveau D, Gagnadoux MF, Pirson Y, Grünfeld JP (2001) Autosomal recessive polycystic kidney disease in adulthood. Nephrol Dial Transplant 16:1648–1652

Frimat L, Philippe C, Maghakian MN, Jonveaux P, de Ligny BH, Guillemin F, Kessler M (2000) Polymorphism of angiotensin converting enzyme, angiotensinogen, and angiotensin II type 1 receptor genes and end-stage renal failure in IgA nephropathy: IGARAS – a study of 274 men. J Am Soc Nephrol 11:2062–2067

Fuchshuber A (2001) Erbliche Nierenkrankheiten – Genetik des nephrotischen Syndroms. Nieren- u Hochdruckkrankh 30:298–303

Fuchshuber A, Gribouval O, Ronner V et al. (2001) Clinical and genetic evaluation of familial steroid-responsive nephrotic syndrome in childhood. J Am Soc Nephrol 12:374–385

Ganten D, Ruckpaul K (Hrsg) (1999) Handbuch der Molekularen Medizin, Bd 6, Teil 1. Ausgewählte monogen bedingte Erbkrankheiten, Springer, Berlin

Gross O, Netzer KO, Seibold S, Merkel F, Weber M (2001) Hereditäre Erkrankungen des Typ-IV-Kollagens der Gefäßbasalmembranen: Alport-Syndrom und benigne familiäre Hämaturie. Nieren- u Hochdruckkrankh 30:310–317

Ha SK, Lee SY, Park HS, Shin JH, Kim SJ, Kim DH, Kim KR, Lee HY, Han DS (2000) ACE DD genotype is more susceptible than ACE II and ID genotypes to the antiproteinuric effect of ACE inhibitors in patients with proteinuric non-insulin-dependent diabetes mellitus. Nephrol Dial Transplant 15:1617–1623

Herrmann SM, Whatling C, Brand E, Nicaud V, Gariepy J, Simon A, Evans A, Ruidavets JB, Arveiler D, Luc G, Tiret L, Henney A, Cambien F (2001) Genetische Polymorphismen im Matrix Gla-Protein sind mit arterieller Kalzifikation, Atherosklerose und Myokardinfarkt assoziiert. Nieren- u Hochdruckkrankh 30:193–195

Hill AVS (2001) Immunogenetics and genomics. Lancet 357:2037–2041

Hildebrandt F (2001) Klinik und molekulare Genetik renal-tubulärer Erkrankungen. Nieren- u Hochdruckkrankh 30:242–260

Hildebrandt F, Otto E (2000) Molecular genetics of nephronophthisis and meduallary cystic kidney disease. J Am Soc Nephrol 11:1753–1761

Hoppe B, Leumann E (2004) Diagnostic and therapeutic strategies in hyperoxaluria: a plea for early intervention. Nephrol Dial Transplat 19:39–42

Hsu SI, Ramirez SB, Winn MP, Bonventre JV, Owen WF (2000) Evidence for genetic factors in the development and progression of IgA nephropathy. Kidney Int 57:1818–1835

Huopio H, Otonkoski T, Vauhkonen I et al. (2003) A new subtype of autosomal dominant diabetes attributable to a mutation in the gene for sulfonylurea receptor 1. Lancet 361:301–307

Kalluri R, Torre A, Shield CF, Zamborsky ED, Werner MC, Wolf G, Helmchen UM, van den Heuvel LP, Grossman R, Aradhye H, Neilson EG (2000) Identification of alpha3, alpha4, and alpha5 chains of type IV collagen as alloantigens for Alport posttransplant anti-glomerular basement membrane antibodies. Transplantation 69:679–683

Karet FE (2002) Monogenic tubular salt and acid transporter disorders. J Nephrol 15 [Suppl 6]: S57–S68

Kashtan CE, Kim Y, Lees GE, Thorner PS, Virtanen I, Miner JH (2001) Abnormal glomerular basement membrane laminins in murine, canine, and human Alport syndrome: aberrant laminin alpha-2 deposition is species independent. J Am Soc Nephrol 12: 252–260

Kimura H, Gejyo F, Suzuki S, Miyazaki R (2000) The C677T methylentetrahydrofolate reductase gene mutation in hemodialysis patients. J Am Soc Nephrol 11:885–893

Kleta R, Basoglu C, Kuwertz-Bröking E (2000) New treatment options for Barrter's syndrome. N Engl J Med 343:661–662

Knebelmann B, Fakhouri F, Grünfeld JP (2001) Hereditary nephritis with macrothrombopenia: no longer an Alport syndrome variant. Nephrol Dial Transplant 16:1101–1103

Knoers NVAM, Bongers ENHF, van Beersum SEC, Lommen EJP, van Bokhoven H, Hol AF (2000) Nail-Patella syndrome: identification of mutations in the LMX1B gene in dutch families. J Am Soc Nephrol 11:1762–1766

Knoll K, Wrasidlo W, Scherberich JE et al. (2000) Targeted therapy of experimental renal cell carcinoma with a novel conjugate of monoclonal antibody 138H11 and Calicheamicin-theta. Cancer Res 60:6089–6094

Konrad M, Vollmer M, Lemmik HH, van den Heuvel LPWJ, Jeck N, Vargas-Poussou R, Lakings A, Ruf R, Deschenes G, Antignac C, Guay-Woodford L, Knoers NVAM, Seyberth HW, Feldmann D, Hildebrandt F (2000) Mutations in the chloride channel gene CLCNKB as a cuase of classic Bartter syndrome. J Am Soc Nephrol 11:1449–1459

Kuch RJ, Albers C, Schneider M, Panitz H, Scherberich JE (1991) The origin of renal cysts: an immunohistological study. Nieren- u Hochdruckkrankh 20:424–425

Lemann J, Adams ND, Wilz DR, Brenes LG (2000) Acid and mineral balances and bone in familial proximal renal tubular acidosis. Kidney Int 58: 1267–1277

Leonard J, Grünewald S, Clayton P (2001) Diversity of congenital disorders of glycosylation. Lancet 357: 1382–1383

Leumann E, Hoppe B (2001) The primary hyperoxalurias. J Am Soc Nephrol 12: 1986–1993

Levy M, Feingold J (2000) Estimating prevalence in single-gene kidney disease progressing to renal failure. Kidney Int 58: 925–943

Luft FC (1997) Molekulare Genetic der arteriellen Hypertonie. Dtsch Ges Klin Chem Mitt 28: 182–183

Luther Y, Bantis C, Ivens K et al. (2003) Effects of the genetic polymorphisms of the Renin-Angiotensin system on focal segmental glomerulosclerosis. Kidney Blood Press Res 26: 333–337

MacRae Dell K, Nemo R, Sweeney W et al. (2001) A novel inhibitor of tumor necrosis factor-alpha converting enzyme ameliorates polycystic kidney disease. Kidney Int 60: 1240–1248

Nakao N, Yoshimura A, Morita H et al. (2003) Combination treatment of angiotensin-II receptor blocker and angiotensin-converting enzyme inhibitor in non-diabetic renale disease (COOPERATE): a randomised controlled trial. Lancet 361: 117–124

Neumaier-Wagner PM, Rath W (2001) Familiäre Disposition und Genetik bei hypertensiven Schwangerschaftserkrankungen. Nieren- u Hochdruckkrankh 30: 174–183

Neumann HPH, Kandt RS (1998) Klinik und Genetik der tuberösen Sklerose. Dtsch Med Wochenschr 118: 1577–1583

Neumann HPH, Schulenburg S, Apel TW (2001) Familiäre Nierentumoren im Erwachsenenalter. Nieren- u Hochdruckkrankh 30: 267–277

Olkkonen VM, Ikonen E (2000) Genetic defects of intracellular-membrane transport. N Engl J Med 343: 1095–1104

Omran H, Hildebrandt F (2001) Nephronophthise und „medullary cystic kidney disease". Nieren- u Hochdruckkrankh 30: 304–309

Peters DJ, Breuning MH (2001) Autosomal dominant polycystic kidney disease: modification of disease progression. Lancet 358: 1439–1444

Peters FPJ, Vermeulen A, Ko TL (2001) Anderson-Fabry's disease: alpha-galactosidase deficiency. Lancet 357: 138–140

Petrusevska R, Renz S, Dix U, Panitz H, Born H, Kuch R, Scherberich JE (1991) Pathological and immunohistochemical findings in a prenatally diagnosed child with 47 XYY karyotype and multicystic renal dysplasia (Potter type IIa). 3rd Symp Ges Humangenetik, Ulm, [Abstr] p 174

Phornphutkul C, Introne WJ, Perry MB et al. (2002) Natural history of alkaptonuria. N Engl J Med 347: 2111–2121

Qian Q, Harris PC, Torres VE (2001) Treatment prospects for autosomal-dominant polycystic kidney disease. Kidney Int 59: 2005–2022

Raja KA, Schurman S, D'Mello D et al. (2002) Responsiveness of hypercalcuria to thiazide in Dent's disease. J Am Soc Nephrol 13: 2938–2944

Rommel D, Pirson Y (2001) Medullary sponge kidney – part of a congenital syndrome. Nephrol Dial Transplant 16: 634–636

Rossetti S, Burton S, Strmecki L, Pond GR et al. (2002) The position of the polycystic kidney disease 1 (PKD1) Gene mutation correlates with the severity of renal disease. J Am Soc Nephrol 13: 1230–1237

Ruggenenti P, Perna A, Gherardi G, Gaspari F, Benini R, Remuzzi G (1998) Renal function and requirement for dialysis in chronic nephropathy patients on long-term ramipril: REIN follow-up trial. Gruppo Italiano di Studi Epidemiologici in Nefrologia (GISEN). Ramipril Efficacy in Nephropathy. Lancet 352: 1252–1256

Salama AD, Levy JB, Lightstone L, Pusey CD (2001) Goodpasture's disease. Lancet 58: 917–920

Scherberich JE (1996) Sind erworbene Nierenzysten Vorläufer für Nierenkarzinome? Mitt Arbeitsgem Klin Nephrol 25: 145–170

Scherberich JE (1999) Muskelschwäche, Nierensteine, Hypokaliaemie, erhöhter Harn-pH. Drehscheibe Nephrologie – Cardiovascularia, S 26–29

Scherberich JE (2002) Ischaemische Nephropathie, Nephrosklerose und progredientes Nierenversagen. Der Bayerische Internist 22: 353–361

Scherberich JE (2003) Klinik hereditärer Nierenerkrankungen; In: Geiger H, Jonas D, Lenz T, Kramer W (Hrsg) Nierenkrankheiten; Pathophysiologie, Diagnostik und Therapie. Schattauer, Stuttgart New York, S 113–142

Schiffmann R, Kopp JB, Austin HA, Sabnis S, Moore DF, Weibel T, Balow JE, O'Brady R (2001) Enzyme replacemant therapy in Fabry disease. JAMA 285: 2743–2749

Schillinger F, Montagnac R (1996) Chronic renal failure and its treatment in tuberous sclerosis. Nephrol Dial Transplant 11: 481–485

Schmermund A, Erbel R (2003) Therapie der Arteriosklerose. Dtsch Med Wochenschr 128: 41–47

Schulze-Everding A, Fründ S, Kuwertz-Bröcking E et al. (2004) Cyclosporin A Therapie des steroidresistenten nephrotischen Syndroms: retrospektive Evaluation in einem pädiatrisch-nephrologischen Zentrum 1990–2003 (abstr). Nieren- u. Hochdruckkrankh 33: 124

Shiozawa M, Provoost AP, van Dokkum RPE, Majewski RR, Jacobi HJ (2000) Evidence of gene-gene interaction in the genetic susceptibility to renal impairment after unilateral nephrectomy. J Am Soc Nephrol 11: 2068–2078

Sing HK, Nickeleit V, Kriegsmann J, Harris AA, Jennette JC, Mihatssch MJ (2001) Coexistence of Fabry's disease and necrotizing & cresentic glomerulonephritis. Clin Nephrol 55: 73–79

Skoupy S, Födinger M, Veitl M, Perschl A et al. (2002) Riboflavin is a determinant of total homocystein plasma concentrations in end-stage renal disease patients. J Am Soc Nephrol 13: 1331–1337

Sosman JA (2003) Targeting of the VHL-hypoxia-inducible factor-hypoxia induced gene pathway for renal cell carcinoma therapy. J Am Soc Nephrol 14: 2695–2702

Thadhani R (guest-ed) (2002) Anderson-Fabry disease: a nephrology perspective. J Am Soc Nephrol 13 [Suppl 2]

Thomas GN, Critchley JAJH, Tomlinson B, Lee ZSK, Young RP, Cockran CS, Chan JCN (2001) Albuminuria and the renin-angiotensin system gene polymorphisms in type-2-diabetic and in normoglycemic hypertensive Chinese. Clin Nephrol 55: 7–15

Toren A, Amariglio N, Rozenfeld-Granot G, Simon AJ, Brok-Simo E, Rechavi G (1999) Genetic linkage of autosomal-dominant Alport syndrome with leukocyte inclusions and macrothrombocytopenia (Fechtner syndrome) to chromosome 22q11-13. Am J Hum Gen 65: 1711–1717

Tsukaguchi H, Yager H, Dawborn J, Jost L, Cholmia J, Abreu PF, Pereira AB, Pollak MR (2000) A locus for adolescent and adult onset familial focal segmental glomerulosclerosis on chromosome 1q25-31. J Am Soc Nephrol 11: 1674–1680

Walb D (2002) Bartter- und Gitelman-Syndrom. Nieren- u Hochdruckkrankh 31: 531–538

Wilson PD (2004) Polycystic kidney disease. N Engl J Med 350: 151–164

Woolf AS, Price KL, Scambler PJ et al. (2004) Evolving concepts in human renal dysplasia. J Am Soc Nephrol 15: 998–1007

Zeier M, Geberth S, Gonzalo A et al. (1992) The effect of uninephrectomy on progression of renal failure in autosomal dominant polycystic kidney disease. J Am Soc Nephrol 3: 1119–1123

Zerres K, Eggernmann T, Rudnik-Schöneborn S (2001) Zystennieren. Nieren- u Hochdruckkrankh 30: 278–288

Zipfel PF, Skerka C, Manuelian T, Munk R, Neumann HPH (2001) Immunregulator Faktor H und hämolytisch-urämisches Syndrom. Nieren- u Hochdruckkrankh 30: 291–297

33 Wasser- und Elektrolythaushalt

S. Wolf, T. Risler

33.1 Störungen des Wasserhaushalts – 580
33.1.1 Wassermangel – Dehydratation – 580
33.1.2 Wasserüberschuss – Hyperhydratation – 581

33.2 Störungen des Natriumhaushalts – 582
33.2.1 Natriummangel – Natriumdepletion – 582
33.2.2 Natriumüberschuss – Natriumretention – 583

33.3 Störungen des Kaliumhaushalts – 584
33.3.1 Kaliummangel – Hypokaliämie – 584
33.3.2 Kaliumüberschuss – Hyperkaliämie – 586

33.4 Störungen des Magnesiumhaushalts – 586
33.4.1 Magnesiummangel – Hypomagnesiämie – 586
33.4.2 Magnesiumüberschuss – Hypermagnesiämie – 589

33.5 Störungen des Calciumhaushalts – 589
33.5.1 Calciummangel – Hypokalzämie – 589
33.5.2 Calciumüberschuss – Hyperkalzämie – 590

33.6 Störungen des Phosphathaushalts – 592
33.6.1 Phosphatmangel – Hypophosphatämie – 592
33.6.2 Phosphatüberschuss – Hyperphosphatämie – 593

33.7 Störungen des Säure-Basen-Haushalts – 594
33.7.1 Respiratorische Azidose – 594
33.7.2 Respiratorische Alkalose – 595
33.7.3 Metabolische Azidose – 595
33.7.4 Metabolische Alkalose – 596

Literatur – 598

Störungen des Wasser-Elektrolyt- und des Säure-Basen-Haushaltes stellen häufig auftretende Komplikationen sowohl in der ambulanten als auch stationären Behandlung von Patienten aller Fachbereiche dar. Klinisch finden diese Störungen jedoch oft nur eine untergeordnete Beachtung. Aufgrund ihrer Häufigkeit und ihrer vielfältigen Ausprägungsmöglichkeiten ergibt sich ihre diagnostisch wegweisende Bedeutung (Halperin u. Bohn 2002).

Störungen des Wasserhaushaltes äußern sich in Änderungen der extrazellulären Natriumkonzentration oder der Serumosmolalität. Ein relativer Wasserüberschuss führt zu einer Hyponatriämie, ein relativer Wassermangel hingegen zu einer Hypernatriämie. Häufig treten Störungen des Wasser- und Natriumhaushaltes gemeinsam auf. Dabei werden Störungen des Natriumhaushaltes entweder als Natriummangel oder Natriumüberschuss manifest, ohne dass sich die Konzentration des Serumnatriums ändert. Klinisch bedeutsam sind Elektrolytstörungen v. a. bei der Hyper- bzw. Hyponatriämie aufgrund der Auswirkungen auf das zentrale Nervensystem mit Gefahr der zerebralen Dehydratation oder Hirnödem (Milionis et al. 2002).

Ein Ungleichgewicht im Kaliumhaushalt ist aufgrund der kardialen Komplikationen mit Kammerflattern und -flimmern oder Asystolie insbesondere bei Hyperkaliämie von entscheidender Bedeutung.

Die Aufrechterhaltung des Calcium- und Phosphathaushaltes unterliegt komplexen Regelmechanismen, bei denen Parathormon, Vitamin D und seine Metabolite sowie Calcitonin eine Rolle spielen.

Ungleichgewichte im Magnesiumhaushalt gehen mit neuromuskulären, kardiovaskulären und viszeralen Symptomen wie Muskelkrämpfen bei Hypomagnesiämie sowie Tonusverlust mit schlaffen Paresen und Paralysen (Gefahr von Atem- und Herzstillstand) bei Hypermagnesiämie einher.

Der Säure-Basen-Haushalt hat mit seinen vielfältigen metabolischen und respiratorischen Kompensationsmöglichkeiten in der Regelung des pH-Wertes des inneren Milieus eine entscheidende Bedeutung; er ermöglicht ein inneres Gleichgewicht mit allen extra- und intrazellulären Puffersystemen zur Aufrechterhaltung eines konstanten pH-Wertes der Extrazellularflüssigkeit.

Akute Wasser- und Elektrolytstörungen bedürfen aufgrund der klinischen Symptomatik und möglichen Komplikationen eines raschen Ausgleichs. Chronische Störungen sind oft symptomarm und werden in der Regel aufgrund von Wasser- und Elektrolytumverteilungsvorgängen langsam ausgeglichen.

33.1 Störungen des Wasserhaushalts

33.1.1 Wassermangel – Dehydratation

Es handelt sich um einen vorwiegenden Mangel an Wasser. Bei zunächst normalem Natriumhaushalt entsteht eine Hypernatriämie >148 mmol/l (im EZV).

Therapie des Wassermangels
Die akute Hypernatriämie ist selten, jedoch durch eine hohe Letalität gekennzeichnet.

> **Praxistipp**
> Als Faustregel gilt, dass eine akut aufgetretene Hypernatriämie auch rasch korrigiert werden kann. Die Behandlung einer chronischen Hypernatriämie muss langsam erfolgen, da ansonsten die Gefahr eines Hirnödems gegeben ist.

Die Therapie richtet sich nach der Grunderkrankung. Oberstes Ziel sollte jedoch die rasche Substitution des Wasserdefizits unter Berücksichtigung der interkurrenten Verluste sein. Bei noch wachen Patienten erfolgt die Flüssigkeitsgabe mit Tee oder mineralarmem Wasser oral. Bei bewusstlosen Patienten wird eine Flüssigkeitssubstitution mit isotoner Glucose (5%ige Lösung) erforderlich. Die maximale Dosierung beträgt 8–10 ml/min da sonst durch die vermehrte Glucoseausscheidung eine osmotische Diurese eintritt, die zu zusätzlichen Flüssigkeitsverlusten führt. Die Höhe des Flüssigkeitsdefizits lässt sich aus der klinischen Symptomatik abschätzen und auch aus dem Anstieg der Serumnatriumkonzentration errechnen (▶ unten). Solange noch ein hypertoner Urin (800–1200 mosm/l) ausgeschieden wird, besteht weiterhin ein Wassermangel! Ein gutes Monitoring der Patienten ist wesentlich, um Flüssigkeitsüberladung und Herzinsuffizienz zu vermeiden (zentralvenöser Druck, Pulmonalisdruck, Serumosmolalität und Serumelektrolytkonzentration.

! Cave
Beim diabetischen Koma wird keine Glucoselösung gegeben, sondern 0,9%ige NaCl-Lösung bis zu einer Serumnatriumkonzentration von ca. 155 mmol/l, darüber sollte eine 0,45%ige NaCl-Lösung verwendet werden. Die Zufuhr einer 0,45%igen NaCl-Lösung erhöht das Risiko rascher Flüssigkeitsverschiebungen in den Liquorraum und ist deshalb vorsichtig zu verabreichen.

Rechenbeispiel. Ein 60-jähriger Patient hat seit Tagen hohes Fieber und Diarrhö, Nahrungs- und Flüssigkeitsaufnahme erfolgten nicht. Einige Tage später wurde er mit Bewusstseinstrübung und Krampfanfall in die Klinik eingewiesen. Körpergewicht (KG) bei Aufnahme 70 kg, Serumnatriumkonzentration 165 mmol/l, Gesamtkörperwasser entspricht 60% des Körpergewichtes (KG).

$$\text{Wassermangel [l]} = \frac{(Na_{ist} - Na_{soll})\,[mmol/l] \times KG\,[kg] \times 0{,}6}{Na_{soll}\,[mmol/l]}$$

$$\text{Wassermangel [l]} = \frac{(165\,mmol/l - 140\,mmol/l) \times 70\,[kg] \times 0{,}6}{140\,mmol/l}$$

Wassermangel = 7,5 l

Nach dieser Berechnung müssen 7,5 l freies Wasser substituiert werden. In der Regel wird die erste Hälfte des Defizits innerhalb von 12–24 h ersetzt; danach wird anhand des klinischen Befundes und des Serumnatriums erneut entschieden. Die Serumnatriumkonzentration sollte in regelmässigen Abständen (4–6 h) bestimmt werden.

! Cave
Werden die Natriumkonzentration und somit die Osmolalität des Serums zu schnell gesenkt, besteht die Gefahr eines Hirnödems (intrakranielle Druckerhöhung mit Stauungspapille). Die Zufuhr von freiem Wasser muss sofort unterbrochen und eine Osmotherapie mit Sorbit und Mannit begonnen werden, auch wenn die Serumosmolalität noch erhöht ist.

- **Sonderformen** der Hypernatriämie:
- **zentraler Diabetes insipidus:** Desmopressin intranasal (Minirin), 10–20 μg (1- bis 2-mal pro Tag), Tageshöchstdosis 40 μg
- **Diabetes insipidus renalis:** Kochsalzreduktion auf ca. 4 g pro Tag; Thiazide (z. B. 1–2 mg Hydrochlorothiazid/kgKG pro Tag)
- **„zentrale Hypernatriämie"** (hypothalamische Prozesse, z. B. Meningitis, Enzephalitis etc.): wichtigste Therapie: Behandlung der zugrunde liegenden zerebralen Störung; symptomatische Therapie: bilanzierte Zufuhr 5%iger Glucose bei gleichzeitiger Kaliumsubstitution bis zur Normalisierung der Natriumkonzentration im Serum; Natriumrestriktion!

33.1.2 Wasserüberschuss – Hyperhydratation

Durch eine hohe Zufuhr bzw. Retention von osmotisch freiem Wasser kommt es zur Hypoosmolalität < 270 mosm/l und zu einer Hyponatriämie < 135 mmol/l.

Therapie des Wasserüberschusses

Allgemeines Therapieziel ist die Beseitigung des Wasserüberschusses und Normalisierung der osmotischen Konzentration des Extrazellulärraumes. Als kausale Therapie sowohl im akuten als auch im chronischen Stadium steht die Behandlung der Grunderkrankung im Vordergrund (z. B. chronische Niereninsuffizienz, Herzinsuffizienz u. a.). Medikamente (z. B. Morphin, Barbiturate, Cyclophosphamid, Sulfonylharnstoffe u. a.), die ursächlich in Frage kommen könnten, müssen abgesetzt werden.

Die einfachste symptomatische Maßnahme ist die Flüssigkeitsrestriktion, dabei soll die Flüssigkeitszufuhr geringer sein als der Flüssigkeitsverlust durch Perspiratio und Urinvolumen. Die zusätzliche i. v.-Injektion von Schleifendiuretika (Furosemid 40–80 mg/24 h) bei gleichzeitiger Kochsalzsubstitution (3–6 g = 50–100 mmol/24 h) führt zwar zu einer gesteigerten Natriurese, bewirkt jedoch auch die erhöhte Ausscheidung von freiem Wasser und kann somit die gesteigerte Konzentration des Urins unterbrechen. Die Natriumverluste müssen regelmäßig und kurzfristig bilanziert und in einem kleinen Volumen als NaCl-Lösung so lange infundiert werden, bis die Serumnatriumkonzentration innerhalb der ersten 8–10 h nach Beginn der Therapie um etwa 10–15 mmol/l über den Ausgangswert angestiegen ist. Angestrebt wird eine Anhebung der Natriumkonzentration um nicht mehr als 1–2 mmol/l/h. Gegebenenfalls auftretende renale Kaliumverluste müssen ausgeglichen werden. Bei akuter Wasserintoxikation mit schwerer Hyponatriämie wird 3%ige NaCl-Lösung verwendet (1–2 ml/kgKG/h) und sobald wie möglich (nach etwa 10%igem Anstieg der Natriumkonzentration oder bei Symptomfreiheit) auf eine orale Therapie mit Wasserrestriktion umgesetzt.

Cave
Es ist darauf zu achten, dass die Natriumkonzentration nicht zu schnell korrigiert wird, da es durch einen zu schnellen Wasserentzug aus den Hirnzellen zu Gefäßrupturen und intrazerebralen Einblutungen mit der Gefahr einer zentralen pontinen Myelinolyse kommt.

Bei sehr schwerer zentralnervöser Symptomatik (Krämpfe, psychotische Zustände, Koma) kann bei normaler Nierenfunktion durch osmotische Diurese mittels 20%igem Mannit (250–500 ml i. v. über einen zentralen Venenkatheter) überschüssiges Wasser rasch entfernen. Allerdings besteht hierbei die Gefahr der Linksherzinsuffizienz mit Lungenödem.

Bei symptomatischer Hyponatriämie mit Niereninsuffizienz erfolgt als Ultima Ratio eine extrakorporale Flüssigkeitselimination mittels Hämofiltration, Hämodialyse oder Peritonealdialyse gegenüber hypertonen Lösungen.

Bei der Therapie des **Syndroms der inappropriaten ADH-Sekretion** (SIADH, Schwartz-Bartter-Syndrom) erfolgen die Flüssigkeitsrestriktion auf 500 ml/24 h sowie die zusätzliche Gabe von Demeclocyclin (600–1200 mg/24 h). Demeclocyclin kann zu reversiblem Nierenversagen führen. Alternativ kann Furosemid 40–80 mg/24 h oral zusammen mit 2–3 g Kochsalz/24 h verabreicht werden.

Berechnung des Wasserüberschusses:

$$\text{Wasserüberschuss} = \text{Gesamtkörperwasser (KG} \times 0{,}6) - \frac{\text{Na}_{ist} \times \text{Gesamtkörperwasser}}{\text{Na}_{soll}}$$

33.2 Störungen des Natriumhaushalts

33.2.1 Natriummangel – Natriumdepletion

Ein absoluter Natriummangel wird durch eine Verminderung des Natriumgesamtkörperbestandes angezeigt. Urinnatriumkonzentrationen < 10 mmol/l sprechen für extrarenale, > 20 mmol/l für renale Natriumverluste. Die Serumnatriumkonzentration kann normal oder erniedrigt sein.

Therapie des Natriummangels
Einen Überblick gibt ▢ Übersicht 33-1.
Die Behandlung eines Natriummangels richtet sich nach der klinischen Symptomatik, die eng mit der Schnelligkeit des Auftretens und der Ausprägung der Hyponatriämie korreliert. Im Vordergrund steht die **kausale Therapie** der zugrunde liegenden Störung, z. B. Substitutionstherapie eines Morbus Addison, Absetzen von Diuretika

---

Übersicht 33-1
Therapie des Natriummangels

- **Allgemeine Therapieprinzipien**
  - Na⁺-reiche Diät, Flüssigkeitsrestriktion, Behandlung der Ursachen von Na⁺-/Wasser verlusten
  - Berechnung des Natriumdefizits (▶ Text)

- **Natriummangel mit vermindertem Extrazellulärvolumen**
  - *bei leichtem Natriummangel:* NaCl-Tabletten (5–10 g/24 h) plus Flüssigkeit (2–3 l/24 h) z. B. gesalzene Fleischbrühe
  - *bei stärkerem Wassermangel (3–5 l):* Infusion einer isotonen NaCl-Lösung – Berechnung des Wassermangels (▶ Abschn. 33.1.1)
  - *bei stärkeren Kochsalzverlusten:* Infusion einer hypertonen NaCl-Lösung (3–5,85 %), jedoch nur als Zusatz zu anderen Basislösungen; Dosierung ▶ Text Berechnung Natriumdefizit

- **Natriummangel mit normalem Extrazellulärvolumen**
  - Wasserrestriktion auf 800–1000 ml/24 h (geringer als Perspiratio plus Urinausscheidung)
  - NaCl-Zufuhr p.o. 5–10 g/24 h
  - ggf. i.v.-Infusion einer isotonen NaCl-Lösung (unter regelmäßiger Serumnatriumkontrolle)

- **Natriummangel mit erhöhtem Extrazellulärvolumen**
  - Wasserrestriktion auf 800–1000 ml/24 h (geringer als Perspiratio plus Urinausscheidung)
  - Schleifendiuretika (z. B. Furosemid 20–40 mg i.v.), ggf. Wiederholung nach 2–4 h
  - gleichzeitiger Flüssigkeitsersatz mit 3%iger NaCl-Lösung i.v. (Kontrolle von Serumnatrium sowie von Natrium- und Kaliumausscheidung im Urin)
  - *bei Niereninsuffizienz:* ggf. Hämofiltration, Hämo- oder Peritonealdialyse

---

u. a. Ansonsten erfolgt die Therapie symptomatisch durch Ersatz der Natriumverluste und bei Bedarf Auffüllung des Extrazellulärvolumens. Bei einem Mangel an Mineralocorticoiden sollte eine Substitutionstherapie mit z. B. Fludrokortison (z. B. Astonin H) erfolgen. Liegen renale Natriumverluste vor, so kann der Bedarf des Natriums über die Natriumausscheidung im Urin abgeschätzt werden, die normalerweise 80–240 mmol/24 h beträgt.

Berechnung des Natriumdefizits. Der Natriummangel lässt sich nach folgender Formel errechnen (Körperwasser = 60 % des KG = Verteilungsvolumen von Natrium):

Natriumdefizit [mmol/l]
= (Na_{soll} – Na_{ist}) [mmol/l] × KG [kg] × 0,6

Rechenbeispiel: Eine 58-jährige, leicht somnolente Patientin stellt sich in der Notaufnahme vor. Sie wirkt euvolämisch und hat eine normale Nierenfunktion. Das Serumnatrium beträgt 111 mmol/l, ihr Körpergewicht 60 kg. Die Serumnatriumkonzentration soll auf 125 mmol/l angehoben werden.

Natriumdefizit [mmol] = (125 – 111) × 60 × 0,6 = 504

Eine 3 %ige Kochsalzlösung enthält 513 mmol Na^+/l. 20–40 mg Furosemid sind dieser Infusionslösung zugegeben, um einer eventuellen Hyperhydratation entgegenzuwirken. Die Infusionsgeschwindigkeit sollte initial etwa 100 ml/h nicht überschreiten, nach 5–6 h etwa 50 ml/h. Serumnatrium sowie die Flüssigkeitsausscheidung sollten regelmäßig kontrolliert werden, ggf. auch stündlich. Wenn innerhalb der ersten 10 h das Serumnatrium auf Werte bis 120 mmol/l angestiegen ist, dürfte die Gefahr für das ZNS überwunden sein. Die restliche Substitution sollte danach über mehrere Tage erfolgen. Nach Infusion der Hälfte des errechneten Bedarfs ist eine kritische Neubeurteilung der Situation anhand der Laborwerte und des Befindens des Patienten erforderlich. Ziel ist die rasche Beseitigung gefährlich niedriger Serumnatriumkonzentrationen bei symptomatischen Patienten, nicht das sofortige Erreichen physiologischer Natriumkonzentrationen.

 Cave
Kardiale Dekompensation bei zu schneller Flüssigkeitszufuhr

> **Praxistipp**
> In den ersten 24 h sollten nicht mehr als etwa 50 % des Natriumbedarfs ausgeglichen werden (Gefahr der pontinen Myelinose), die weitere Korrektur erfolgt über mehrere Tage; häufige Messungen der Serumnatriumkonzentration. Bei Oligurie (< 500 ml/24 h) keine Gabe kaliumhaltiger Lösungen!
> Ist die Serumnatriumkonzentration innerhalb von 24 h < 120 mmol/l abgefallen, sollte sie nicht schneller als um 1–2 mmol/l stündlich angehoben werden.
> Bei chronischer Hyponatriämie darf die Konzentration stündlich nur um 0,5–1 mmol/l (bis maximal 12 mmol/l in 24 h) erhöht werden.
> Zur Vermeidung einer Hyperchlorämie mit reaktiver metabolischer Azidose durch Abfall der Bicarbonatkonzentration muss bei größeren Substitutionsvolumina ein Fünftel des Natriumbedarfs als Natriumbicarbonat gegeben werden.

> **Praxistipp**
> Die i. v.-Infusion hypertoner Kochsalzlösung ist äußerst gefährlich und sollte nur bei lebensbedrohlicher Hyponatriämie (< 100 mmol/l) bei Koma erfolgen.

33.2.2 Natriumüberschuss – Natriumretention

Bei einem Natriumüberschuss handelt es sich um eine absolute Erhöhung des Natriumgesamtkörperbestandes. Ist dabei das Körperwasser vermehrt, entstehen Ödeme; bleibt es normal, tritt eine Hypernatriämie auf.

Therapie des Natriumüberschuss

Einen Überblick gibt ▪ Übersicht 33-2.
Die Therapie richtet sich nach der Höhe des Gesamtkörpernatriums und nach dem Extrazellulärvo-

> **Übersicht 33-2**
> **Therapie des Natriumüberschuss**
>
> — **Allgemeine Therapieprinzipien**
>   – natriumarme Diät; übermäßige Natriumzufuhr einstellen; bei vermindertem Extrazellulärvolumen reichlich trinken; Behandlung bekannter Ursachen (z. B. Hyperaldosteronismus, Cushing Syndrom etc.)
>   – Berechnung des Wassermangels (▶ Abschn. 33.1.1)
>
> — **Natriumüberschuss mit vermindertem Extrazellulärvolumen**
>   – reichliche Trinkmenge meist ausreichend (Volumenmangel in 24 h nur zur Hälfte ausgleichen!)
>   – Glucose 5 % i. v. < 500 ml/h, da sonst Glukosurie mit Verlust von freiem Wasser
>   – bei ausgeprägtem Wassermangel: ggf. zusätzlich 0,45- bis 0,9 %ige NaCl-Lösung i. v.
>
> — **Natriumüberschuss mit normalem Extrazellulärvolumen**
>   – Zufuhr von freiem Wasser (Trinken von Wasser, Glucose 5 % i. v.)
>   – NaCl-Restriktion, ggf. Kaliumsubstitution
>
> — **Natriumüberschuss mit erhöhtem Extrazellulärvolumen**
>   – Diuretikatherapie unter Kochsalzeinschränkung
>   – bei gleichzeitig bestehender Niereninsuffizienz: Hämofiltration oder Hämodialyse

lumen. Ziel der Therapie ist es, das erhöhte Gesamtkörpernatrium zu reduzieren. Dies wird durch **Einschränkung der Natriumzufuhr** mittels kochsalzarmer Ernährung sowie **Diuretika** (Thiazide und Schleifendiuretika) erreicht. Bei fortgeschrittener Niereninsuffizienz kann ein extrakorporales Verfahren wie Hämofiltration oder Hämodialyse notwendig werden. Hierdurch kann die Natriumkonzentration im Dialysat stufenlos eingestellt werden. Dies ermöglicht, dass bei erhöhtem Serumnatrium zunächst das Dialysatnatrium angepasst und erst anschließend langsam über Stunden abgesenkt wird.

Bei Erhöhung des Gesamtkörpernatriums und des Extrazellulärvolumens sind Diurektika die Behandlung der Wahl. Welches Diuretikum zum Einsatz kommt, hängt ganz entscheidend von der Wirkung der Substanz am Nephron ab. Zur Vermeidung von Komplikationen ist die Einbeziehung der Grunderkrankung (Herzinsuffizienz, Leberinsuffizienz, nephrotisches Syndrom) notwendig.

Bei schwerer Herzinsuffizienz ist eine **Kombinationstherapie aus Diuretikum und ACE-Hemmer** indiziert. Sie vermindert die tubuläre Natriumreabsorption und setzt die Stimulation durch ADH und Aldosteron herab. Beim nephrotischen Syndrom führt der ACE-Hemmer zu einer Abnahme der Proteinurie und langfristig zu einer Normalisierung des Gesamteiweiß. Eine Substitution mit 5%igem Albumin ist nur bei einem ausgeprägten Eiweißmangel kurzfristig indiziert, um die Wirkung der Diuretika zu erhöhen.

33.3 Störungen des Kaliumhaushalts

33.3.1 Kaliummangel – Hypokaliämie

Als Hypokaliämie wird eine Erniedrigung des Serumkaliums < 3,5 mmol/l bezeichnet.

Therapie des Kaliummangels

Therapieziel sollte der Ausgleich des Kaliumdefizits, die Normalisierung des Säure-Basen-Haushaltes sowie die Behandlung der Grunderkrankung sein. Zunächst wird eine kaliumreiche Ernährung empfohlen (Börsteken 2000). Der häufigste Grund für einen Kaliumverlust über die Nieren ist eine Therapie mit Diuretika.

Ein Absinken des Serumkaliumwertes ist ein Spätsymptom eines Kaliummangels. Sinkt das Serumkalium < 3,5 mmol/l, besteht bereits ein Defizit von 200 mmol Kalium, das ausgeglichen werden muss (Brown 1986). Deshalb ist jedes erniedrigte Serumkalium als signifikant und therapiebedürftig anzusehen, ungeachtet des Ausmaßes.

> **Praxistipp**
> Oft führt bereits der Verzicht auf Laxanzien und das Umsetzen auf kaliumsparende oder dosisangepasste Diuretika zum Ausgleich der Hypokaliämie.

Zunächst erfolgt die **Abschätzung des Kaliumdefizits**. Im Serumkaliumbereich zwischen 4 und 2 mmol/l ist jedes Absinken des Kaliums um 1 mmol/l für eine ca. 10%ige Abnahme des gesamten Körperkaliumbestandes verantwortlich (Stanaszek u. Romankiewicz 1985). Das geschätzte Kaliumdefizit eines Erwachsenen mit 70 kgKG (bei geschätztem Kaliumgesamtkörpergehalt von 50 mmol/kgKG bezogen auf die fettfreie Körpermasse) beträgt bei einem gemessenen Serumkalium von 2 mmol/l ca. 700 mmol, von 2,5 mmol/l ca. 470 mmol und von 3 mmol/l ca. 350 mmol (Rimmer et al. 1987).

Eine leichte Hypokaliämie kann durch orale Kaliumsubstitution behandelt werden. Bei gleichzeitiger Korrektur einer metabolischen Alkalose erfolgt die Substitution mit Kaliumchlorid, zur gleichzeitigen Korrektur einer Azidose eignen sich Kaliumbicarbonat oder Kaliumsalze organischer Säuren. Eine begleitende Hypokalzämie sollte korrigiert werden, da neuromuskuläre Störungen akut verschleiert werden. Die Korrektur eines begleitenden Magnesiummangels kann erst zur Normalisierung der Kaliumkonzentration führen.

Allgemeine Maßnahmen bei Hypokaliämie. Folgende Therapieprinzipien stehen im Vordergrund:
– kaliumreiche Diät; Behandlung bekannter Ursachen
– Absetzen von Medikamenten wie Diuretika, Laxanzien, Corticoide etc., soweit möglich
– Behandlung einer eventuell begleitenden metabolischen Azidose infolge diabetischer Ketoazidose, Diarrhö, renal-tubulärer Azidose, Therapie mit Carboanhydrasehemmern
– Behandlung einer eventuell begleitenden metabolischen Alkalose infolge Diuretika, Erbrechen, Bartter-Syndrom, Gitelman-Syndrom
– Korrektur eines Magnesiummangels sowie einer Hypokalzämie
– bei anhaltendem renalen Kaliumverlust: Übergang auf kaliumsparende Diuretika oder Dosisanpassung verwendeter Diuretika

Chronische Hypokaliämie

Hypokaliämie mit zusätzlicher metabolischer Alkalose. **Kaliumchlorid** als Kapseln, Dragees oder Granulat, z. B. Rekawan Kapseln und Granulat (1 g = 13,4 mmol K^+), Kalinor retard Dragees (1 g = 13,4 mmol K^+); Indikation: gering- bis mäßiggradige Hypokaliämie ohne vitalgefährdende Symptome, Hypokaliämie mit zusätzlicher metabolischer Alkalose.

Dosierung: 3 g/24 h (50 mmol); Maximaldosis: 5 g/24 h (80 mmol).

> **Praxistipp**
> Orale Applikation von Kaliumchlorid nach den Mahlzeiten mit reichlich Flüssigkeit z. B. als Brausetablette

Nebenwirkungen: Übelkeit, Erbrechen, intestinale Ulzera bei Kaliumchlorid in Tablettenform und dünndarmlöslichen Kapseln (Retardpräparate werden gut vertragen) mit der Gefahr der Darmperforation.
Kontraindikation: Niereninsuffizienz; bei hypokaliämischer metabolischer Azidose keine Substitution mit Kaliumchlorid.

 Cave
Kaliumchlorid in Tablettenform ist obsolet, da Dünndarmulzera entstehen können.

Hypokaliämie mit zusätzlicher metabolischer Azidose.
Kaliumsalze organischer Säuren: Kaliumcitrat, -carbonat oder -acetat (Kalinor Brausetabletten: 40 mmol K^+) und Kaliumbicarbonat (Kalitrans: 25 mmol K^+).
Wirkweise: Alkalisierung durch Bicarbonatanteil.
Indikation: Hypokaliämie nur bei metabolischer Azidose (z. B. renal-tubuläre Azidose, seltene hypokaliämische metabolische Azidose, Verlust alkalischer Darmsekrete, Acetazolamidtherapie).
Dosierung: bis 120 mmol/24 h.
Nebenwirkungen: gastrointestinal ▶ oben.
Kontraindikation: metabolische Alkalose, Niereninsuffizienz.

 Cave
Hauptrisiko ist die Entwicklung einer Hyperkaliämie. Regelmäßige Kaliumkontrollen werden empfohlen.

> **Praxistipp**
> Bei Hypokaliämie und Azidose zuerst Kaliumdefizit ausgleichen. Erst danach eventuelle Korrektur der Azidose, da sich im umgekehrten Fall die Hypokaliämie verschlimmert. Ursache einer therapieresistenten Hypokaliämie können Magnesiummangel und respiratorische Alkalose sein.

Kaliumsparende Diuretika
Indikation: renaler Kaliumverlust; Hypokaliämie bei Langzeitdiuretikagabe, Leberzirrhose.
Substanzen: Spironolacton (Aldosteronantagonist); Triamteren, Amilorid (Blockade der distal tubulären Kaliumsekretion).
Wirkeintritt: verzögert nach etwa 4 Tagen.

Kontraindikation: Niereninsuffizienz (Serumkreatinin > 2 mg/dl), da Gefahr der Hyperkaliämie.

 Cave
Sorgfältige Kaliumserumkontrolle bei gleichzeitiger Gabe von ACE-Hemmer und kaliumsparenden Diuretika: Gefahr der Hyperkaliämie (ACE-Hemmer hemmen die Aldosteronbildung).

Akute Hypokaliämie

Parenterale Kaliumsubstitution mit Kaliumchlorid. Handelsform: 7,45 %ige Lösung (1-molar) als Konzentrat, nur Infusionslösungen zusetzen!
Indikation: Kaliumserumkonzentration < 3 mmol/l, Herzrhythmus- und Bewusstseinsstörungen, periphere Lähmungen, Ileus- und begleitende Digitalistherapie.
Vorteil: gleichzeitige Korrektur einer metabolischen Alkalose.
Dosierung: maximal 20 mmol/h KCl in 1000 ml 0,9 %iger NaCl-Lösung, bei Hypervolämie 20 mmol/h KCl in 100 ml 0,9 %iger NaCl-Lösung, richtet sich nach dem Ausmaß des Kaliummangels und dem Zustand des Patienten.
Maximaldosis: 100–150 mmol/24 h (maximal. Tagesdosis 3 mmol/kgKG).
Infusionsgeschwindigkeit: < 20 mmol/h, da Gefahr von Herzrhythmusstörungen
- Infusionsgeschwindigkeit > 10 mmol/h: zentralvenöser Katheter erforderlich!
- pro Infusionslösung maximal 40 mmol Kalium
- unter Intensivstationsbedingungen können bei vitaler Indikation bis zu 40 mmol/h gegeben werden
- Reduktion, sobald Besserung klinischer Symptome, auch bei Persistenz der Hypokaliämie
- orale Substitution parallel zur Infusionstherapie beginnen

 Cave
Hochdosierte Kaliuminfusion in die V. cava superior oder den rechten Vorhof kann lebensbedrohlich kardiotoxisch wirken und Herzrhythmusstörungen bewirken. Insbesondere besteht die Gefahr von Kammerflimmern bei zu rascher und hochdosierter Infusion. Bedarf der Kaliumverlust größerer Mengen, kann die Substitution im Notfall über mehrere periphere Zugänge erfolgen.

Wirkungseintritt: Bei Serumkaliumkonzentrationen < 2 mmol/l erfolgt der Anstieg schrittweise, die Kaliumsubstitution ist über Tage erforderlich.
Überwachung der Therapie: engmaschige Serumkalium- und Säurebasenstatus-Kontrollen, anfänglich alle 3–4 h; wiederholte EKG-Registrierung.
Berechnung des Kaliumdefizits: z. B. mittels Normogramm unter Berücksichtigung des pH-Wertes.
Procedere: so früh wie möglich Umstellung auf eine orale K^+-Therapie.

Unerwünschte Wirkung: Reizung der peripheren Venen mit lokalen Schmerzen.

Kontraindikationen: siehe orale Kaliumsubstitution.

Therapierefraktäre Hypokaliämie: Ausgleichen eines evtl. Magnesiummangels. Ein Mangel an Magnesium fördert die Kaliumausscheidung im Urin und beeinträchtigt die Kaliumverschiebung nach extrazellulär. Ein Gesamtkörpermagnesiummangel muss nicht von einem Absinken des Serummagnesiums begleitet sein.

Bei herzinsuffizienten digitalisierten Patienten: Keine zusätzliche Verwendung glucosehaltiger Lösungen, da Gefahr der weiteren Senkung des Serumkaliums infolge Insulinwirkung.

Sofortmaßnahmen bei Hypokaliämie mit Azidose. Kaliumsalze organischer Säuren und Kaliumbicarbonat; Handelsformen: Kaliumlactat, Kaliummalat, Kaliumphosphat, Kaliumbicarbonat i. v.

Indikation: Hypokaliämie mit Azidose; Kaliumphosphat bei Verdacht auf Phosphatverarmung (Coma diabeticum, hochdosierte Antazidatherapie mit Magnesium oder Aluminiumsalzen).

Dosierung: < 20 mmol/h bzw. max. 100–150 mmol/24 h.

Nebenwirkungen: Venenreizung; hypokalzämische Tetanie bei zu rascher Infusion von Kaliumphosphat.

Kontraindikation: Kaliummalat oder -lactat bei Azidose ohne zusätzliche basische Anionen, bei hochgradiger Niereninsuffizienz mit Hyperphosphatämie kein Kaliumphosphat.

Cave
Rasche Entwicklung einer bedrohlichen (tödlichen) Hypokaliämie bei Korrektur einer metabolischen Azidose mit Bicarbonat bei gleichzeitiger Glucose- und Insulingabe, falls nicht ausreichend Kalium zugeführt wird.

33.3.2 Kaliumüberschuss – Hyperkaliämie

Eine Hyperkaliämie liegt bei einem Serumkalium > 5,5 mmol/l vor. Die kritische Grenze liegt bei 7,0 mmol/l.

Therapie bei Kaliumüberschuss

Die Therapie richtet sich nach dem Schweregrad der Hyperkaliämie. Kaliumwerte > 7 mmol/l können infolge von Herzrhythmusstörungen lebensbedrohlich sein und erfordern eine aggressive Therapie. Als **primäre Behandlungsmethoden** eignen sich:

— Antagonisierung der Hyperkaliämieeffekte auf die Herzmuskelzellen durch Calciumgluconat i. v.
— Kaliumshift in die Zelle durch Insulin-Glucose-Gabe i. v., Natriumbicarbonat i. v. oder β_2-Sympathikomimetika als Inhalation oder i. v. (Montoliu et al. 1987)
— Eliminierung von Kalium zur Behebung eines Kaliumüberschusses:
  – extrarenale Elimination: Kationenaustauschharze oral oder als Klysma zur Verminderung der intestinalen Kaliumresorption im Austausch gegen Calcium oder Natrium
  – renale Elimination bei intakter Nierenfunktion: durch Diuretika wie Furosemid i. v.
— nichtbeherrschbare lebensbedrohliche Hyperkaliämie, z.B. bei fortgeschrittener Niereninsuffizienz: Hämodialyse gegen Bicarbonat-gepuffertes, kaliumarmes/-freies Dialysat

Einen Überblick gibt ◘ Übersicht 33-3.

Therapieziel. Senkung der Kaliumkonzentration < 6 mmol/l. Welche Maßnahmen zuerst vorgenommen werden müssen, hängt vom Grad der Hyperkaliämie und der Schwere der Symptome ab.

Notfalltherapie. Bei Kaliumwerten > 7 mmol/l:
— sofortige Gabe von Calciumgluconat i. v., evtl. Glucose-Insulin und β_2-Sympathikomimetika
— anschließend ggf. Kationenaustauscherharze und Hämodialyse

Mäßiggradige Hyperkaliämie. Kaliumwerte zwischen 6 und 7 mmol/l:
— Glucose-Insulin sowie orale Kationenaustauscherharze
— bei EKG-Veränderungen oder kardial vorgeschädigten Patienten: Calciumgluconat i. v.
— bei Ineffizienz anschließende Hämodialyse

Allgemeine Therapieprinzipien. Dies sind die Folgenden:
— kaliumarme Diät (Gennari 1998); keine Verwendung kaliumhaltiger Ersatzsalze
— Behandlung bekannter Ursachen wie Absetzen kaliumsparender Diuretika, ACE-Hemmer, kaliumhaltiger Penicilline, Betablocker, nichtsteroidaler Antiphlogistika und Digitalis bei Intoxikationen
— Behandlung einer Nebenniereninsuffizienz
— Behandlung einer begleitenden Azidose

33.4 Störungen des Magnesiumhaushalts

33.4.1 Magnesiummangel – Hypomagnesiämie

Eine Hypomagnesiämie liegt vor, wenn die Magnesiumkonzentration im Serum < 0,7 mmol/l sinkt, ein Absinken < 0,5 mmol/l bedeutet einen schweren absoluten Magnesiummangel.

Therapie des Magnesiummangels

Die Magnesiumgabe kann in Abhängigkeit von der Schwere der klinischen Symptome oral oder parenteral erfolgen. Beim akuten symptomatischen Magnesiummangel mit

Übersicht 33-3
Behandlung der akuten Hyperkaliämie

- **Calciumgluconat**
  - Indikation: Serumkalium > 7,0 mmol/l oder Herzrhythmusstörungen (EKG-Veränderungen)
  - 10–20 ml Calciumgluconat 10% i.v.-Injektion rasch in 2 min unter laufender EKG-Kontrolle
  - Wirkeintritt nach 1–3 min, max. Wirkdauer 1 h
  - bei persistierenden EKG-Veränderungen Wiederholung nach ca. 5 min
  - Wirkung: Calcium erhöht die Membranschwelle und antagonisiert direkt die Wirkung von Kalium
  - Nebenwirkungen: Hyperkalzämie
  - Kontraindikation von Calciumgluconat bei Digitalisintoxikation und Hyperkalzämie

- **Natriumbicarbonat (alternativ zu Calcium)**
  - 50–100 ml Natriumbicarbonat 8,4% über 5–10 min i.v. (zentralvenöser Katheter erforderlich!); alternativ: 100–200 ml Natriumbicarbonat 4,2% über 5–10 min i.v. peripher
  - Wirkungseintritt nach 5–10 min; Wirkdauer ca. 2 h
  - Wirkung: Kaliumshift in die Zelle; besonders effektiv bei metabolischer Azidose
  - Anstieg des Blut-pH um 0,1 entspricht etwa einem Serumkaliumabfall von 0,5–1,2 mmol/l
  - Nebenwirkungen: Natrium- und Wasserretention durch hochkonzentrierte Natriumlösung
  - Verstärkung der intrazellulären Azidose und Förderung der Lactatansammlung durch Bicarbonatinfusion möglich – kein Bicarbonat nach Calciumgabe, da Bicarbonat Calcium bindet

- **Glucose-Insulin**
  - 500 ml Glucose 10% + 10–20 IU Altinsulin über 1 h i.v. (Altinsulin ca. 0,5 IU/g Glucose)
  - Wirkeintritt nach ca. 15–30 min; Wirkdauer ca. 4–6 h; engmaschige Blutzuckerkontrollen!
  - Wirkung: Kaliumshift von extra- nach intrazellulär
  - bei Bildung von 1 g Glykogen Bindung von 0,3 mmol Kalium in der Zelle
  - Nebenwirkungen: Hyper- oder Hypoglykämie, insbesondere bei Niereninsuffizienz

- **β_2-Sympathikomimetika per inhalationem oder i.v.:** Nebenwirkungen und Kontraindikationen ▶ Kap. 20. Bei Inhalation ist häufig minütliche Wiederholung notwendig; begrenzte Wirkdauer (30–60 min)

- **Elimination von überschüssigem Kalium**
- *Schleifendiuretika*
  - 40 mg Furosemid oder 20 mg Torasemid als Bolus i.v.; Wirkeintritt: nach ca. 20–30 min anschließend: Furosemid 125–250 mg i.v. über 6 h
  - bei Niereninsuffizienz evtl. 200–500 mg Furosemid oder 200 mg Torasemid über 12–24 h
  - Wirkweise: renale Kaliumausscheidung durch vermehrtes Natriumangebot am distalen Tubulus
  - Nebenwirkungen: durch Natrium- und Wassermangel Dehydratation und Hypotonie
  - toxische Innenohrschäden bei zu rascher und hoher Infusionsrate von Furosemid
  - Flüssigkeits- und Natriumverlust durch NaCl 0,9% ausgleichen
- *Kationenaustauscher*
  - Präparate: Polystyrol-Sulfonat-Ionenaustauschharz, Natriumform (Resonium A; kontraindiziert bei Hypernatriämie und Hypertonie), Calciumform (Calcium-Resonium, kontraindiziert bei Hyperkalzämie)
  - Indikation: nicht lebensbedrohlicher Kaliumüberschuss
  - Wirkung: Bindung von Kalium im Darm, dort Austausch gegen Natrium und Calcium → Kaliumausscheidung
  - Anwendungsformen: oral und als Klysma; Wirkeintritt nach ca. 60 min
  - Dosierung: 1 g Harz bindet ca. 1 mmol Kalium; *oral:* 15–30 g p.o. in 100–200 ml Sorbit 20%, Einnahme während der Mahlzeiten; *rektales Klysma:* 30–60 g in 200 ml Lösung (Sorbit 20% oder 200 ml Glucose 20%)
  - Wiederholung alle 3–4 h, insgesamt 3-mal in 24 h, bis Kaliumkonzentration in der Norm; in Ausnahmen auch stündlich
  - Verweildauer des Einlaufs: wenigstens 30–60 min; Wirkeintritt nach 1–2 h, Wirkdauer 4–6 h
  - Nebenwirkungen: Übelkeit, Brechreiz und Obstipation; Natrium- und Volumenbelastung; Hyperkalzämie bei calciumhaltigen Harzen
  - Kontraindikation: chronische Obstipation (Kombination mit Laxanzien: z. B. Sorbitol), Ileus

- **Hämodialyse oder Peritonealdialyse**
  - Indikation: effektivste Methode zur Kaliumelimination; bei Ineffektivität der anderen Maßnahmen, bei akuter oder chronischer Niereninsuffizienz (kaliumarmes/-freies Dialysat)
  - Wirkeintritt: innerhalb von Minuten; Wirkdauer nur während Dialyse

- **Sonderfälle der Hyperkaliämie**
  - Hyperkaliämie und orthostatische Hypotonie: Verdacht auf Nebennierenrindeninsuffizienz; Therapie mit mindestens 100 mg Hydrocortison i.v. und Kochsalzinfusionen kann lebensrettend sein.

- Hyperkaliämie bei Rhabdomyolyse und akutem Nierenversagen: sofortige Hämodialyse.
- Herzstillstand bei Hämodialysepatienten: Eine ursächliche Hyperkaliämie ist sehr wahrscheinlich. Sofortmaßnahme: Calciumgluconat i.v. und Natriumbicarbonat (Ausnahme!). Cave: in getrennten Infusionen verabreichen!
- Hyperkaliämie infolge Digitalisintoxikation: evtl. spezifische Antikörper gegen Digoxin einsetzen
- Hyperkaliämie und Succinylüberdosierung oder überstarke Wirkung bei angeborenem Cholinesterasemangel: sofortige Gabe von lyophilisierter Serumcholinesterase
- Familiäre hyperkaliämische Paralyse: erfolgreiche Therapieversuche mit Carboanhydrasehemmern (Acetazolamid) sind beschrieben.

Herzrhythmusstörungen oder signifikanten neuromuskulären Auffälligkeiten ist eine rasche i.v.-Therapie indiziert, wobei das Magnesium langsam als Dauerinfusion über 8–24 h verabreicht werden sollte. Die Dosis kann über 3–5 Tage wiederholt werden, um die Serummagnesiumkonzentration > 0,4 mmol/l zu halten. Die Magnesiumaufnahme durch die Zellen ist langsam, deshalb benötigt die symptomatische Hypomagnesiämie meist eine anhaltende Korrektur. Chronischer asymptomatischer Magnesiummangel kann mit Mangesiumsalzen und entsprechender Ernährung ausgeglichen werden.

Magnesium wird therapeutisch bei einer Vielzahl von Erkrankungen wie Migräne, Wadenkrämpfen, Osteoporose, Herzrhythmusstörungen und vorzeitige Wehentätigkeit angewandt. Dem Magnesiummangel wird eine wichtige Rolle bei der Verstärkung von digitalisinduzierten Arrhythmien und Arrhythmien bei akutem Myokardinfarkt zugeschrieben. Er behindert die Behandlung einer Hypokaliämie, sodass sich die Kaliumkonzentration im Plasma häufig erst nach Magnesiumzufuhr normalisiert. Eine Hypomagnesiämie, die durch Thiazide oder Schleifendiuretika induziert wurde, auf die jedoch in der Therapie nicht verzichtet werden kann, profitiert von der zusätzlichen Gabe eines kaliumsparenden Diuretikums wie Amilorid. Diese zusätzliche Gabe ist auch bei Bartter- und Gitelman-Syndrom oder Cisplatinnephrotoxizität sinnvoll, da sie durch einen persistierenden Urinmagnesiumverlust gekennzeichnet sind. Hierbei ist die alleinige Magnesiumzufuhr relativ ineffektiv, da eine erhöhte Serummagnesiumkonzentration als Stimulus wieder zu einer erhöhten Magnesiumausscheidung über die Nieren führt.

Allgemeine Richtlinien zur Magnesiumsubstitution. Bei symptomatischem Magnesiummangel und normaler Nierenfunktion (Oster u. Epstein 1988):
- geschätztes Magnesiumdefizit: 0,5–1 mmol/kgKG bei einer Magnesiumserumkonzentration von 0,65 mmol/l
- Substitutionsprotokoll: 0,5 mmol/kgKG in den ersten 24 h und 0,25 mmol/kgKG/24 h in den nächsten 3–5 Tagen

Man muss etwa das Doppelte des geschätzten Magnesiumdefizits ersetzen, da 50 % der verabreichten parenteralen Menge auch bei Vorliegen eines signifikanten Magnesiummangels über den Urin verlorengehen. Bei hypokalzämischen Patienten ist Magnesiumchlorid besser geeignet, da Sulfat Calcium bindet und die Hypokalzämie verstärken kann (Oster u. Epstein 1988).

Ein schwerer Magnesiummangel kommt bei Patienten mit Niereninsuffizienz selten vor, kann jedoch bei einer Kreatinin-Clearance > 30 ml/min auftreten. Hier ist eine vorsichtige Magnesiumsubsitution empfohlen (Elin 1988; Oster u. Epstein 1988).

Parenterale Magnesiumsubstitution bei akuter Hypomagnesiämie. Magnesiumsulfat, D-, L-Aspartat, -Chlorid und -Oxid
- 50%iges Magnesiumsulfat (2 g entsprechen ca. 8 mmol Magnesium) in 100 ml Glucose 5 % über 10–20 min i.v.; danach 10 mmol (2,5 g) über 24 h als Dauerinfusion
- bei häufig auftretendem gleichzeitigem Kaliummangel Kombination mit Kaliumsalzen; mehrfache Kontrollen der Serumkonzentration
- Überwachung der Substitutionstherapie: Kontrolle der Magnesiumserumkonzentration
- Dosisreduktion bei Niereninsuffizienz
- Kontraindikationen: höhergradige AV-Blockierungen, Oxalose
- Zusatz bei parenteraler Ernährung: 4 mmol (1 g) Magnesium/24 h

> **Cave**
> Langsame i.v.-Gabe von Magnesium, um toxische Konzentrationen zu vermeiden (Blutdruckabfall, Atemdepression/-stillstand) und um das tubuläre Resorptionsmaximum für Magnesium nicht zu überschreiten. Nur 5%ige Glucose oder 0,9%ige NaCl-Lösungen verwenden, da diese kein Calcium enthalten!

Praxistipp
Magnesium als Bolus hebt die Serumkonzentration akut an, diese beginnt jedoch bereits nach 15 min wieder zu sinken (Iseri et al. 1975). Daher ist die Fortsetzung einer kontinuierlichen Magnesiuminfusion wichtig. Bis die Magnesiumvorräte des Körpers auf-

gefüllt sind, dauert es mehrere Tage, auch wenn sich die Serumkonzentration durch Substitution innerhalb 1 Tages normalisieren kann.

Bei Magensaftdauerdrainage verhindert eine tägliche Substitution von 10 mmol (2,5 g) Magnesium i. v. eine negative Magnesiumbilanz. Die Substitution kann entfallen, wenn zur Ulkusprophylaxe magnesiumhaltige Antazida verwendet werden.

Orale Magnesiumsubstitution bei chronischer Hypomagnesiämie. Magnesiumsalze als Sulfat, Aspartat, Citrat, Gluconat, Oxid
- Dosierung nach der Höhe des Defizits: ca. 10–20 mmol/24 h
- Nebenwirkungen: Diarrhöen, insbesondere unter Magnesiumsulfat
- magnesiumhaltige Ernährung: Obst, Nüsse, Gemüse

33.4.2 Magnesiumüberschuss – Hypermagnesiämie

Als Hypermagnesiämie wird eine Serum-Magnesiumkonzentration >1,6 mmol/l bezeichnet.

Therapie des Magnesiumüberschuss

Einen Überblick gibt Übersicht 33-4.

Bei lebensbedrohlichen Zuständen steht die rasche direkte Antagonisierung der Magnesiumwirkung am Herzen

und der Atemmuskulatur im Vordergrund, um Herz- und Atemstillstand zu vermeiden. Calcium wirkt als direkter Magnesiumantagonist und steigert die renale Magnesiumausscheidung. Glucose-Insulin-Infusionen begünstigen die intrazelluläre Aufnahme von Magnesium. Furosemid und andere Schleifendiuretika erhöhen die renale Magnesiumausscheidung, wobei die Dosis der Nierenfunktion angepasst werden muss. Bei chronischer Niereninsuffizienz oder akutem Nierenversagen kann eine Hämo- oder Peritonealdialyse die Plasmamagnesiumkonzentration effektiv senken. Günstiger ist die Hämodialyse mit ihren höheren Flussraten, die die Magnesiumkonzentration innerhalb von 3–4 h auf Normalwerte senken kann. Sollten vitalgefährdende Symptome auftreten, erfolgt die Notfalltherapie mittels Calciumgaben i. v., da der Beginn einer jeden Dialyse mindestens 1 h bedarf (Fassler et al. 1985).

> **Cave**
> Anpassen der Furosemiddosis an die Nierenfunktion; Beachtung von Herzinsuffizienz; an Sofortmaßnahmen bei lebensbedrohlichen Zuständen denken!

33.5 Störungen des Calciumhaushalts

33.5.1 Calciummangel – Hypokalzämie

Sinkt die Konzentration des ionisierten Calciums <1,1 mmol/l, liegt eine Hypokalzämie vor. Dabei beträgt die Konzentration des Gesamtcalciums im Serum <2,2 mmol/l, vorausgesetzt, es liegen weder ein Eiweißmangel (speziell Albumin) noch eine Säure-Basen-Störung vor.

Therapie des Calciummangels

Behandlung der akuten symptomatischen Hypokalzämie
Bei Tetanie oder Laryngospasmus muss sofort Calcium intravenös zugeführt werden (◘ Übersicht 33-5). Bei der Hyperventilationstetanie mit normalem Serumcalcium sollte der Patient beruhigt bzw. sediert und ggf. eine Beutelrückatmung mit CO_2 durchgeführt werden.

Übersicht 33-4
Therapie der Hypermagnesiämie

- **Allgemeine Therapieprinzipien**
  - magnesiumarme Diät
  - Vermeidung magnesiumhaltiger Medikamente wie verschiedene Antazida, Laxanzien und Phosphatsenker
- **Sofortmaßnahmen**
  - 10–20 ml Calciumgluconat 10 % (0,225 mmol Calcium/ml) oder 15 mg Calcium/kgKG i. v. über 4 h
- **Standardmaßnahmen**
  - NaCl 0,9 % und Schleifendiuretika (20–40 mg Furosemid i. v.)
  - Glucose-Insulin-Infusion (300 ml 20 %ige Glucoselösung + 16 IU Altinsulin) über 30 min i. v.
  - Hämodialyse bei terminaler Niereninsuffizienz gegen magnesiumfreie Lösungen über 4–6 h

---

Übersicht 33-5
Behandlung der akuten Hypokalzämie

- Indikation: Tetanie oder Laryngospasmus
- Calciumgluconat 10 %, 10–40 ml i. v. über 10–15 min (2,25 mmol Calcium/10 ml)
- anschließend langsame i. v.-Infusion von 10 %igem Calciumgluconat bis zur Beendigung der Symptomatik; zur klinischen Kontrolle dient das Trousseau-Zeichen

- danach orale Calciumzufuhr (1000–3000 mg/24 h)
- bei unzureichendem Effekt Vitamin-D_3-Gabe, bei Niereninsuffizienz 0,5–2 μg 1,25$(OH)_2$Vitamin D_3
- unerwünschte Wirkungen: Hitzegefühl, Schweißausbruch, Übelkeit und Erbrechen bei zu rascher Injektion bzw. Infusion; seltener Blutdruckabfall und Kollaps
- Kontraindikationen: Digitalisüberdosierung, Hyperkalzämie, ausgeprägte Hyperphosphatämie
- EKG-Überwachung während der parenteralen Calciumzufuhr empfohlen, ggf. Magnesium ersetzen!
- bei Hypoparathyreoidismus frühzeitige diätetische Phosphatrestriktion

> **Cave**
> Bei gleichzeitiger Digitalistherapie wird wegen der verstärkten Gefahr von Herzrhythmusstörungen von der intravenösen Calciumzufuhr abgeraten. Bei gleichzeitiger Hyperphosphatämie keine grösseren Calciummengen parenteral zuführen wegen der Gefahr von Weichteilverkalkungen.

Behandlung der chronischen Hypokalzämie

Einen Überblick gibt Übersicht 33-6.

Ein chronischer Calciummangel bedarf einer oralen Substitution mit Calcium, neben der Therapie der zugrunde liegenden Ursachen. Je nach Schweregrad und Grunderkrankung sollte die Therapie um **Vitamin D** (Cholecalciferol bzw. dessen Metaboliten) ergänzt werden. Die therapeutische Breite von Cholecalciferol ist gering, der Wirkungseintritt erfolgt langsam (2–4 Tage). Die Halbwertszeit ist lang, die Wirkdauer kann durch Kumulation beträchtlich sein. Die individuelle Dosis schwankt sehr stark und ist vom Alter des Patienten, der Höhe der Calciumzufuhr und der Vitamin-D-Empfindlichkeit der Erkrankung abhängig. Die Therapie sollte deshalb durch regelmäßige Kontrollen der Serumcalcium- und -phosphatkonzentrationen überwacht werden. Nähert sich die Serumcalciumkonzentration der Norm, so muss die Erhaltungsdosis von Calcium und Cholecalciferol nach der **Kalziurie** bemessen werden. Werden > 7,5 mmol/24 h ausgeschieden, liegt eine Überdosierung vor. Beträgt die renale Calciumausscheidung < 5 mmol/24 h, ist Cholecalciferol unterdosiert. Eine Vitamin-D-Überdosierung führt zuerst zu einer Hyperkalziurie und erst später zu einer langanhaltenden Hyperkalzämie.

> **Cave**
> Bei Kombinationspräparaten von Calcium mit Vitamin D besteht die Gefahr der Überdosierung.

Übersicht 33-6
Behandlung der chronischen Hypokalzämie

- **Allgemeine Therapieprinzipien**
  - calciumreiche Diät (Milch, Milchprodukte) und Behandlung bekannter Ursachen wie Absetzen von Antikonvulsiva oder Schleifendiuretika sowie Reduktion eines übermäßigen Alkoholkonsums
  - orale Calciumgabe: Dosierung 1000–3000 mg Calcium/24 h p.o. als Calciumlactat, -gluconat, -carbonat oder -citrat
  - zusätzlich Vitamin D_3 (Cholecalciferol) bei chronischem, durch orale Calciumzufuhr nicht zu beseitigendem Calciummangel bei Hypoparathyreoidismus, Pseudohypoparathyreoidismus, postoperativer transitorischem Hypoparathyreoidismus, Rachitis und Osteomalazie, renaler Osteopathie und Vitamin-D-resistenter Rachitis; Wirkung: Verbesserung der intenstinalen Calciumresorption

- **Sonderfälle**
  - bei Vitamin-D-Überdosierung ggf. Thiazidgabe zur Senkung der Kalziurie
  - bei Hypokalzämie stets nach Magnesiummangel suchen
  - bei Vitamin-D-Dauertherapie zusammen mit Calcium Gefahr der Hyperkalzämie!
  - bei niereninsuffizienten Patienten mit therapiebedürftiger Hypokalzämie zunächst Serumphosphatkonzentration normalisieren und Vitamin-D-Therapie besonders sorgfältig kontrollieren, da Gefahr schwerer Hyperkalzämien und Organverkalkungen gegeben; wegen der gehemmten Umwandlung von Vitamin D_3 zu 1,25$(OH)_2$-Vitamin D_3 und der kürzeren Halbwertszeit Calcitriol bevorzugen

> **Cave**
> Jede Behandlung mit Vitamin-D-Präparaten bedarf einer engmaschigen Kontrolle von Serumcalcium- und Serumphosphatkonzentrationen und macht eine individuelle Dosierung anhand der renalen Calciumausscheidung erforderlich. Hyperkalziurie deutet auf eine Überdosierung, Hypokalziurie auf eine Unterdosierung hin.

33.5.2 Calciumüberschuss – Hyperkalzämie

Als Hyperkalzämie wird eine Erhöhung des ionisierten Calciums im Serum >1,3 mmol/l bezeichnet. Entsprechend liegt dann die Gesamtkonzentration > 2,6 mmol/l, sofern die Serumproteinkonzentration (Albumin) normal ist und der Säure-Basen-Haushalt ausgeglichen.

Therapie des Calciumüberschuss

Behandlung der Hyperkalzämie

Die **hyperkalzämische Krise** ist ein lebensbedrohlicher Notfall, der sofort behandelt werden muss (Übersicht 33-7). Geringe Hyperkalzämien (bis 3 mmol/l) sind häufig asymptomatisch und müssen daher weniger intensiv therapiert werden. Zur Senkung der Serumcalciumkonzentration muss die Genese der Hyperkalzämie einbezogen werden. Bis zur erfolgreichen Therapie der zugrunde liegenden Erkrankung wird die Hyperkalzämie symptomatisch behandelt. Hierzu stehen folgende Maßnahmen zur Verfügung:

- **Steigerung der renalen Calciumausscheidung:** forcierte Diurese mit 0,9 %iger NaCl-Infusion und Schleifendiuretika, zusätzlich ggf. Calcitonin
- **Herabsetzung des Knochenumsatzes:** Calcitonin, Corticosteroide, Bisphosphonate, Mithramycin
- **Hemmung der intestinalen Calciumresorption:** calciumarme Diät (keine Milch- oder Milchprodukte), orale Phosphatgabe, Corticosteroide mit Wirkung über Vitamin-D-Antagonismus

Die beiden erstgenannten Maßnahmen sind besonders zur Therapie der hyperkalzämischen Krise geeignet.

Nur bei **metastasierenden Malignomen** kann man sich auf eine Senkung der Calciumkonzentration alleine beschränken. Die Hyperkalzämie verursacht eine Hyperkalziurie mit begleitender osmotischer Diurese, die zu

---

Übersicht 33-7
Behandlung der hyperkalzämischen Krise und Maßnahmen zur Senkung der Hyperkalzämie

- **Rehydrierung und forcierte Diurese**
  - 0,9 %iges NaCl 4–6 l/24 h (maximal 10 l/24 h); 40–80 mg Furosemid pro 1000 ml NaCl i.v. alle 4 h
  - Wirkweise: bei normaler Nierenfunktion Steigerung der renalen Calciumausscheidung durch forcierte Diurese; Hemmung der Calciumreabsorption in der Henle-Schleife und am Beginn des distalen Tubulus
  - Überwachung: Kontrolle des Wasser- und Elektrolythaushalts über zentralvenösen Druck und Blasenkatheter; Kalium-, Magnesium- und ggf. auch Natriumsubstitution
  - unerwünschte Wirkungen: Volumenüberlastung, Hypokaliämie, Hypomagnesiämie
  - Kontraindikation: manifeste Herzinsuffizienz, oligurische Niereninsuffizienz

- **Calcitonin**
  - Dosierung: 2–8 IU/kgKG langsam i.v. alle 6–12 h; anschließend 4 IU/kgKG s.c. alle 12–24 h; Wirkeintritt nach 8–12 h
  - Wirkweise: Hemmung der Calciummobilisation aus den Knochen; Steigerung der renalen Calciumausscheidung
  - Nachteil: Senkung des Serumcalciums nur leichtgradig und vorübergehend für 2–3 Tage
  - unerwünschte Wirkungen: Übelkeit, Brechreiz und Wärmegefühl mit leichter Gesichts- und Handrötung, dosisabhängig und v.a. bei i.v.-Gabe

- **Bei Therapieresistenz**
  - Hämodialyse (calciumarmes/-freies Dialysat) unter Kontrolle der Serumcalciumkonzentration
  - Indikation: Ineffektivität aller anderen Therapiemaßnahmen, Nieren- und Herzinsuffizienz
  - Nachteil: meist rascher Wiederanstieg der Serumcalciumkonzentration nach 2–6 h
  - außerdem: Therapie der zugrunde liegenden Störung (z.B. rasche operative Entfernung der Nebenschilddrüse bei primärem Hyperparathyreoidismus)

- **Weitere adjuvante Maßnahmen zur Senkung der Hyperkalzämie**
  - *Glucocorticoide*
    - Indikation: Tumorhyperkalzämie, Vitamin-D-Überdosierung, Sarkoidose (nicht wirksam bei Hyperparathyreoidismus)
    - Wirkweise: Verminderung intestinaler Calcium-Resorption und Mobilisierung aus dem Knochen
    - Dosierung: 0,5-1 mg Prednison/kgKG/24 h; Wirkungseintritt nach 2-3 Tagen; anschließend stufenweise Dosisreduktion
  - *Mithramycin*
    - Indikation: therapierefraktäre Hyperkalzämie osteolytischer Knochenmetastasen
    - Dosierung: 25 µg/kgKG i.v. über 6 h; frühestens nach 3–7 Tagen wiederholen; Dosisreduktion bei Leber- und Niereninsuffizienz sowie Thrombo-/Leukozytopenie
    - Wirkeintritt nach 12–18 h; Wirkdauer 3–6 Tage; wenn möglich nur 1-mal wiederholen; maximale Anwendungszeit 2–3 Wochen
    - Wirkweise: Hemmung der Osteoklastenaktivität; inhibiert die RNA-abhängige DNA-Synthese
    - unerwünschte Wirkungen: Knochenmarkdepression mit Thrombo- und Leukozytopenie, Lebertoxizität, Übelkeit, Erbrechen, Durchfall

einem ausgeprägten Wassermangel führen kann. Wichtigste Maßnahme ist deshalb eine ausreichende Flüssigkeitszufuhr. Kochsalz gilt als Mittel der Wahl, da die Natriurese an sich bereits die Calciumausscheidung im Urin fördert. Schleifendiuretika wie Furosemid werden zur Aufrechterhaltung der Wasserbilanz benötigt, sollten jedoch erst dann gegeben werden, wenn die Flüssigkeitszufuhr zu einer Normalisierung des Extrazellulärvolumens geführt hat. Sie fördern ebenfalls die Calciumausscheidung im Urin. Die Kontrolle des Wasser- und Elektrolythaushalts sowie eine entsprechende Substitution von Kalium und Magnesium sind unbedingt erforderlich.

Sollten konservative Maßnahmen alleine zu keiner ausreichenden Senkung der Calciumkonzentration führen, kommt als Ultima Ratio auch eine Dialysebehandlung gegen calciumarme oder -freie Lösungen infrage (regelmäßige Serumcalciumkontrollen). Bei Niereninsuffizienz ist sie Therapie der Wahl.

Die Therapie der Hyperkalzämie im Rahmen eines schweren **sekundären Hyperparathyreoidismus bei chronischer Niereninsuffizienz** erfolgt zunächst symptomatisch. Ziel ist die Senkung der Hyperkalzämie durch Absetzen calciumhaltiger Phosphatbinder (ggf. Ersatz durch calciumfreie Phosphatbinder) und Verwendung eines calciumarmen Dialysats. Erst danach beginnt man eine supprimierende Therapie des Hyperparathyreoidismus mit aktiven Vitamin-D-Metaboliten (Alfacalcidol oder Calcitriol) (Fournier et al. 1995). Diese kann als kontinuierliche, meist tägliche Gabe vom aktiven Vitamin-D-Metaboliten (z. B. 0,25–0,5 µg Calcitriol) oder intermittierend stoßweise in einer höheren Einzeldosis (1–2 µg) 1- bis 2-mal pro Woche erfolgen (Herrmann et al. 1994). Welches beider Verfahren überlegen ist, ist noch unklar. Eine Parathyreoidektomie wird notwendig, wenn sich der Hyperparathyreoidismus und die von ihm verursachte Hyperkalzämie trotz adäquater Kontrolle der Phosphatkonzentration nicht beherrschen lassen.

Einen Überblick zur Therapie der chronischen Hyperkalzämie gibt ◘ Übersicht 33-8.

> **Übersicht 33-8**
> **Behandlung der chronischen Hyperkalzämie**
>
> – **Diät**
>   – Calciumzufuhr über Nahrungsaufnahme stoppen: enthalten z. B. in Milch, Käse, Mineralwasser
> – **Phosphat oral**
>   – Wirkweise: Calciumelimination aus dem Darm durch Bildung von Calciumphosphatkomplexen
>   – Dosierung: 1,5–3 g/24 h, Wirkeintritt nach 2–3 Tagen; engmaschige Kontrolle der Phosphatkonzentration im Serum
>   – unerwünschte Wirkungen: Bildung von Calciumphosphatkomplexen und Ablagerungen in Geweben, Diarrhö
>   – Kontraindikation: Niereninsuffizienz
> – **Bisphosphonate**
>   – Indikation: erhöhter Knochenumbau (z. B. Tumorosteolysen; Knochenschmerzen)
>   – Wirkweise: Hemmung der Osteoklastenaktivität
>   – Dosierung: 100–300 mg/24 h Clodronat in 500 ml 0,9 % NaCl i. v. über 2 h für 2–5 (maximal 7) Tage; anschließend 4-mal 400–800 mg/24 h p. o. zwischen den Mahlzeiten, da Komplexbildung mit Calcium möglich ist
>   – unerwünschte Wirkungen: Verminderung der Knochenmineralisation
>   – Kontraindikation: Niereninsuffizienz

33.6 Störungen des Phosphathaushalts

33.6.1 Phosphatmangel – Hypophosphatämie

Sinkt die Konzentration des Phosphats im Serum < 0,8 mmol/l, liegt eine Hypophosphatämie vor. Klinisch relevant sind Werte < 0,5 mmol/l. Von einer milden Hypophosphatämie spricht man bei Phosphatkonzentrationen im Serum zwischen 0,3 und 0,8 mmol/l (meist symptomarm), von einer schweren Hypophosphatämie bei Werten < 0,3 mmol/l.

Therapie der Hypophosphatämie

Einen Überblick gibt ◘ Übersicht 33-9.

Die Behandlung des Phosphatmangels ist abhängig vom Schweregrad, von der zugrunde liegenden Erkrankung und der klinischen Symptomatik. Bei einer milden Hypophosphatämie stehen dabei die Anhebung der oralen Phosphatzufuhr und die Steigerung der intestinalen Phosphatresorption im Vordergrund. Bei akuter bzw. schwerer Hypophosphatämie oder bei Patienten, die nur parenteral ernährt werden können, ist die intravenöse Gabe unumgänglich. Bei renalen Phosphatverlusten sollte in Abhängigkeit der Ursache neben einer oralen Phosphatgabe eine Vitamin-D-Substitution erfolgen, um eine Osteomalazie oder Rachitits zu vermeiden.

 Cave
Phosphatsalze dürfen nicht subkutan oder intramuskulär verabreicht werden! Keine Zugabe von Phosphat zu calciumhaltigen Infusionslösungen!

Übersicht 33-9
Behandlung der Hypophosphatämie

- **Orale Phosphattherapie**
  - 1–2 g Phosphor/24 h p.o. als Kalium- und Natriumphosphat (z. B. Reducto spezial); maximal 3 g/24 h (Phosphatgehalt von Milch: ca. 1000 mg/l = ca. 33 mmol/l)
  - Nebenwirkungen: Diarrhö meist ab Phosphatmenge > 1 g oral (▶ parenterale Phosphattherapie)

- **Parenterale Phosphattherapie**
  - Indikation: ungenügende orale Aufnahme oder schlechte enterale Resorption; schwere klinische Symptomatik, meist Serumphosphat < 0,3 mmol/l
  - Dosierung: Natrium oder Kaliumphosphat als isotonisch gepufferte Lösung, maximal 1 mmol/kgKG/24 h (ca. 40–60 mmol Phosphatpuffer/24 h); Umstellung auf orale Phosphatgabe ab Serumphosphat > 0,5 mmol/l und sobald orale Aufnahme möglich
  - unerwünschte Wirkungen: Gefahr einer Ausfällung von Calciumphosphat bei Phosphatspitzen im Serum; Hyperphosphatämie bei Patienten mit milder Niereninsuffizienz, Hypokalzämie und metastatische Kalzifikationen; Hyperkaliämie unter Kaliumphosphat, Hypernatriämie und Volumenexpansion unter Natriumphosphat
  - Komplikationen: bei Überdosierung Hyperphosphatämie mit sekundärer Hyperkalzämie (tetanische Krisen) und Ablagerung von Calciumphosphatkristallen im Gewebe; Auslösung einer osmotischen Diurese mit Hypovolämie

- **Phosphatprophylaxe bei parenteraler Ernährung**
  - bei mehrtägiger parenteraler Ernährung auf einen Abfall der Phosphat- und Kaliumkonzentration im Serum achten
  - täglicher Bedarf ca. 0,2–0,3 mmol/kgKG (meist als Kaliumphosphat); ca. 15–30 mmol Phosphat/24 h (langsame Steigerung)

Praxistipp
Regelmäßige Kontrolle der Phosphat- und Calciumwerte im Serum unter Phosphattherapie, entsprechend auch Kalium und Natrium

Phosphattherapie bei Niereninsuffizienz. Eine parenterale Phosphattherapie muss besonders vorsichtig durchgeführt werden. Die Elektrolytsubstitution sollte nur nach engmaschiger Bilanzierung des Elektrolythaushalts erfolgen.

33.6.2 Phosphatüberschuss – Hyperphosphatämie

Steigt die Phosphatkonzentration im Serum > 1,6 mmol/l, liegt eine Hyperphosphatämie vor.

Therapie des Phosphatüberschusses

Die akute schwere Hyperphosphatämie mit einer symptomatischen Hypokalzämie kann lebensbedrohend sein. Eine Hyperphosphatämie kann sich innerhalb von 6–13 h bei normaler Nierenfunktion wieder ausgleichen. Eine zusätzliche forcierte Diurese führt zu einer Steigerung der renalen Phosphatausscheidung, obwohl hierdurch die Serumcalciumkonzentration durch Verdünnung weiter reduziert werden kann. Die Gabe von Carboanhydrasehemmer kann die Phosphatausscheidung zusätzlich erhöhen. Bei eingeschränkter Nierenfunktion und Patienten mit symptomatischer Hypokalzämie ist oft eine Hämodialyse indiziert (◘ Übersicht 33-10).

Übersicht 33-10
Behandlung der akuten schweren Hyperphosphatämie

- **Indikation:** symptomatische Hyperphosphatämie mit Hypokalzämie und Tetanie

- **Bei normaler Nierenfunktion**
  - Steigerung der renalen Phosphatausscheidung
  - 1000–2000 ml 0,9%ige NaCl-Infusion über 2 h i.v.
  - ggf. zusätzlich Carboanhydrasehemmung (Acetazolamid 15 mg/kgKG alle 3–4 h p.o.)
  - ggf. zusätzlich Natriumbicarbonatgabe
  - unerwünschte Wirkungen: weitere Reduktion der Serumcalciumkonzentration, Natrium- und Volumenbelastung bei Hypertonie und Herzinsuffizienz

- **Bei eingeschränkter Nierenfunktion**
  - Hämodialyse (High-Flux-Dialysatoren)

Bei der Behandlung der meist asymptomatischen chronischen Hyperphosphatämie steht die phosphatarme Diät mit weniger als 600 mg/24 h im Vordergrund (Börsteken 2000). Bereits durch reduzierte Aufnahme von Milch- und Fleischprodukten kann die Phosphatzufuhr von 1–2 g auf 0,5–1 g/24 h gesenkt werden. Die intestinale Phosphatresorption wird durch orale Phosphatbinder gehemmt. Zur Verfügung stehen bei normaler Calciumserumkonzentration Calciumacetat, -gluconat oder -carbonat. Bei Hyperkalzämie sollten calciumfreie Phosphatbinder wie Sevelamer oder aluminiumhaltige Präparate eingesetzt werden (Ritz u. Hergesell 2001). Zur initialen Behandlung einer Hyperphosphatämie ist oft eine kombinierte Gabe unterschiedlicher Phosphatbinder erforderlich. Aufgrund der Nebenwirkungen bei Aluminiumüberdosierung sollten nach Normalisierung des Serumphosphats aluminiumhaltige Phosphatbinder stark reduziert oder besser ganz abgesetzt werden (Ziel: Aluminium im Serum < 40 μg/l). Die zugrunde liegende Ursache einer Hyperphosphatämie sollte, wenn möglich, behandelt werden. Es gibt allerdings auch klinische Situationen, z. B. bei chronischer Niereninsuffizienz, in denen die Therapie eine symptomatische ist (Übersicht 33-11).

> **Praxistipp**
> Glucoseinfusionen führen zu einer raschen Verschiebung des Phosphats vom Extra- in den Intrazellulärraum.

> **Übersicht 33-11**
> **Behandlung der chronischen Hyperphosphatämie**
>
> — **Phosphatarme Diät** (▶ Text)
>
> — **Phosphatbindende Therapie**
>   – Calciumsalze (Calciumacetat, -carbonat): bis 8 g/24 h
>   – Aluminiumsalze: bis 3 g/24 h
>   – Magnesiumsalze: 2–3 g/24 h
>   – Calcium-Aluminium-freies Polymer (z. B. Sevelamer): bis zu 12 g/24 h
>   – Initialtherapie: 0,5–1 g Phosphatbinder zu den Mahlzeiten (aluminiumhaltige Phosphatbinder 10–20 min vor den Mahlzeiten), stufenweise Erhöhung bis Serumphosphat im Normbereich
>   – unerwünschte Wirkungen: Obstipation, bei calciumhaltigen Phosphatbindern Gefahr der Hyperkalzämie
>
> **Cave**
> Bei aluminiumhaltigen Phosphatbindern Gefahr der Aluminiumakkumulation und -toxizität mit Osteomalazie, Enzephalopathie, mikrozytärer Anämie (Interferenz des Aluminiums mit der Eisenbindung) und proximaler Myopathie.

Mit Normalisierung der Serumphosphatkonzentration können sich Organverkalkungen zumindest teilweise zurückbilden.

> **Praxistipp**
> Wichtig für das Gespräch mit dem Patienten: auf die Bedeutung einer phosphatarmen Diät hinweisen, insbesondere im Hinblick auf den Eiweißgehalt, v. a. bei chronischer Niereninsuffizienz. Tabellen bzw. Literatur zum Calcium- und Phosphatgehalt verschiedener Nahrungsmittel empfehlen (▶ Kap. 35; Börsteken 2004).

33.7 Störungen des Säure-Basen-Haushalts

> Azidose führt sehr schnell zu einer Hyperkaliämie, Alkalose zu einer Hypokaliämie. Azidose steigert den Anteil an ionisiertem Calcium, Alkalose senkt ihn (Rose u. Post 2001).

33.7.1 Respiratorische Azidose

Als respiratorische Azidose wird ein Abfall des arteriellen pH-Wertes und ein Anstieg des arteriellen pCO_2 bei alveolärer Hypoventilation bezeichnet. **Messgrößen:** pH < 7,36; pCO_2 > 44 mmHg; Bicarbonat als Zeichen der Kompensation nach Stunden bis Tagen erhöht.

Therapie der respiratorischen Azidose

Behandlung der akuten respiratorischen Azidose
Wichtigste Maßnahme: rasche Beseitigung der zugrunde liegenden respiratorischen Störung. Falls der pCO_2 weiterhin erhöht ist, besteht ggf. die Indikation zur Intubation und Beatmung (Tracheotomie oder Koniotomie nur im absoluten Notfall). Beimischung von O_2 zur Atemluft ist gefahrlos.

Behandlung der chronischen respiratorischen Azidose
Eine entscheidende Besserung der Grunderkrankung ist häufig nicht möglich. Im Vordergrund steht die Verhütung von Komplikationen (Pneumonie, Rechtsherzdekompensation, Bronchospasmus). Von einer unkontrollierten Sauerstoffzufuhr ist abzuraten, da der Atemantrieb über Sauerstoffmangel erfolgt (Gefahr der schweren CO_2-Narkose!). Einleitung und Steuerung der O_2-Gabe unter Kontrolle der Blutgase zur Ermittlung der geringsten therapeutisch effektiven O_2-Menge.

 Cave
Bicarbonat- oder Tris-Puffer i.v. sind bei chronischer respiratorischer Insuffizienz kontraindiziert.

33.7.2 Respiratorische Alkalose

Als respiratorische Alkalose wird ein Anstieg des arteriellen pH >7,44 und ein Abfall des arteriellen pCO_2 infolge einer verstärkten alveolären Ventilation bezeichnet. **Messgrößen:** pH> 7,44; pCO_2< 36 mmHg, Bicarbonat bei metabolischer Kompensation erniedrigt.

Therapie der respiratorischen Alkalose

Die Therapie richtet sich nach dem zugrunde liegenden Leiden. Bei der **akuten respiratorischen Alkalose** Verhinderung der alveolären Hyperventilation durch Beruhigung des Patienten und Aufklärung über die Harmlosigkeit des Zustandes, ggf. ist eine Sedierung nötig (z. B. Diazepam 5 mg fraktioniert i.v.). Reicht dies nicht aus, Rückatmung der Ausatmungsluft aus einem Plastikbeutel, um den pCO_2 zu steigern (nur unter ärztlicher Aufsicht!).

Eine Sonderform der respiratorischen Alkalose mit Hypoxie aufgrund eines Abfalls des Sauerstoffpartialdruckes stellt die **Höhenkrankheit** dar (ab 5500 Höhenmeter beträgt der pO_2 nur noch die Hälfte des Wertes auf Meeresbodenniveau). Zur Prophylaxe sollte Acetazolamid (Carboanhydrasehemmer) in einer Dosierung von 1- bis 2-mal 500 mg/24 h per os verabreicht werden. Es verhindert die renale Rückresorption von Bicarbonat und beschleunigt so die kompensatorische Verminderung der Bicarbonatkonzentration.

33.7.3 Metabolische Azidose

Eine metabolische Azidose liegt bei Abnahme des pH-Wertes und verminderter Bicarbonatkonzentration im Plasma vor. **Messgrößen:** pH < 7,36; Bicarbonat < 20 mmol/l; pCO_2 bei Kompensation erniedrigt; Basenüberschuss (BE) negativ.

Therapie der akuten metabolischen Azidose

Einen Überblick gibt Übersicht 33-12.

Therapieziel ist immer die Beseitigung oder eine optimale medikamentöse Therapie der zugrunde liegenden Erkrankung, z.B. eines Diabetes mellitus (Ketoazidose ▶ Kap. 50). Schwere Azidosen mit einem pH <7,2 bzw. einem Bicarbonat <15 mmol/l bedürfen intensivmedizinischer Betreuung und sollen bereits während des diagnostischen Prozesses behandelt werden. Der Bicarbonatbedarf kann nach folgender Formel abgeschätzt werden:

Basenbedarf [mmol] = negativer BE · 0,3 · KG [kg]

Das Bicarbonat sollte bei akuten metabolischen Azidosen i. v. gegeben werden. Der tatsächliche Basenbedarf ist anhand regelmäßiger Bestimmung des Säure-Basen-Status zu bestimmen und sollte individuell angepasst werden.

Sonderformen: Lactatazidose, diabetische Ketoazidose, alkoholinduzierte Ketoazidose, renal-tubuläre Azidose (▶ Kap. 31, 50)

Übersicht 33-12
Therapie der akuten metabolischen Azidose

- Indikation: pH < 7,2, Bicarbonatkonzentration < 15 mmol/l
- Maßnahme: 0,5- oder 1,0-molare Natriumbicarbonatlösung
- mittlere Infusionsrate: 4,2 %ige Lösung 100 ml/h; 8,4 %ige Lösung 50 ml/h
- 1-molare Lösung nur über einen zentralvenösen Katheter verabreichen (hohe osmotische Konzentration!)
- Abschätzung der Bicarbonatmenge aus dem Basenbedarf (▶ Text)
- Wirkweise: direkte Substitution
- Ziel: Anheben der Bicarbonatkonzentration auf maximal 17 mmol/l
- bei kardiogenem Schock: 1-molare (8,4 %) Natrium-Lösung als Kurzinfusion über 5 min i. v.
- Richtdosis: 1–2 mmol/kgKG unter häufiger Kontrolle des Säure-Basen-Status
- wichtig: häufige Kontrolle des Säure-Basen-Haushalts und des Serumkaliums; Natriumgehalt der Alkalitherapie auf die tägliche Natriumzufuhr anrechnen
- unerwünschte Wirkungen: bei Nieren- und Herzinsuffizienz Überwässerung und Hypertonie durch hohe Natriumbelastung (v. a. bei 1-molarer Lösung); bei Lactatazidose gesteigerte Lactatproduktion durch Bicarbonatlösungen; bei sehr schneller Korrektur an das Phänomen der paradoxen Liquorazidose denken; Verstärkung einer Hypokalzämie durch den Azidoseausgleich
- Sondersituation: bei Herzinsuffizienz und intakter Nierenfunktion ggf. Verwendung von Kaliumbicarbonat zur Substitution unter dauernder Kontrolle der Serumelektrolyte und des Säure-Basen-Haushaltes

Cave
Molare Kaliumbicarbonatlösungen dürfen nicht unverdünnt infundiert werden!
Bei azidotischer Stoffwechsellage tritt Kalium aus der Zelle aus, sodass eine Hyperkaliämie entsteht. Die Kaliumkonzentration verändert sich umgekehrt zum pH: Abnahme des pH um 0,1 = Erhöhung der Kaliumkonzentration im Plasma um 0,5–1,0 mmol/l. Bei Korrektur der Azidose kommt es zu einem vermehrten Einstrom von Kalium in die Zellen, deshalb an frühzeitige Kaliumsubstitution unter regelmäßiger Kontrolle der Serumkaliumkonzentration bei Korrektur einer metabolischen Azidose denken!

> **Praxistipp**
> Lactatlösungen zum Ausgleich einer metabolischen Azidose sind obsolet!

Therapie der chronischen metabolischen Azidose

Einen Überblick gibt ◘ Übersicht 33-13.

Die häufigste Ursache der chronischen metabolischen Azidose ist eine Niereninsuffizienz. Erst bei Bicarbonatwerten < 18 mmol/l ist eine orale alkalische Substitution notwendig, wobei ein Calciummangel sowie eine Hyperkaliämie beachtet werden müssen. So kann bei einer chronischen Niereninsuffizienz die kontinuierliche Bicarbonattherapie mit 30–100 mmol/24 h zur Behandlung der Urämiesymptome sinnvoll sein.

> **Übersicht 33-13**
> **Therapie der chronischen metabolischen Azidose**
>
> - Bei Bicarbonatkonzentration < 18 mmol/l und chronischer Niereninsuffizienz mit Tendenz der Hyperkaliämie und Hypokalzämie
>   - Acetolyt (Calcium-Natrium-Hydrogen-Citrat; 2,5 g = 8,5 mmol Calcium, 8,5 mmol Natrium, 10 mmol Citrat); Dosierung: zu Beginn 10–15 g/24 h p.o. bis pH-Normalisierung; Erhaltungsdosis: 5 g/24 h
>   - Nephrotrans (Natriumbicarbonat; 1 g = Natrium 11,9 mmol, Bicarbonat 11,9 mmol; Dosierung: 3–5 g/24 h; Dosisanpassung anhand des Säure-Basen-Status
> - Bei Bicarbonatkonzentration < 18 mmol/l und Nierenfunktionsstörung mit Kaliummangel (z. B. distal-tubuläre Azidose)
>   - Uralyt U (Kalium-Natrium-Hydrogencitrat; 1 g = Kalium 4,4 mmol, Natrium 4,4 mmol); Dosierung: 10 g/24 h bis zur pH-Normalisierung
>   - Therapiekontrolle: durch Messung des Urin-pH mittels Indikatorpapier
>   - unerwünschte Wirkung: Komplikationen bei erhöhter Natriumzufuhr (► oben)
>   - bei zu raschem Azidoseausgleich Gefahr der Hypokaliämie und Hypokalzämie (Tetanie)

33.7.4 Metabolische Alkalose

Die metabolische Alkalose ist durch einen erhöhten pH-Wert und eine vermehrte Bicarbonatkonzentration im Plasma gekennzeichnet. **Messgrößen:** pH > 7,44 (normal = kompensiert; erhöht = dekompensiert); Bicarbonat > 27 mmol; pCO_2 kann bei Kompensation bis 55 mmHg ansteigen; BE positiv.

Therapie der metabolischen Alkalose

Einen Überblick geben die ◘ Übersichten 33-14 bis 33-16.

Die Therapie einer metabolischen Alkalose richtet sich nach der zugrunde liegenden Ursache. Die erhöhte Zufuhr von Bicarbonat oder alkalischer Lösungen (Ringerlactat, Acetat durch parenterale Ernährung, Citrat durch Transfusionen) muss eingestellt werden. Häufig ist eine milde Alkalose mit pH-Werten bis 7,5 nicht therapiebedürftig, da weder klinische Symptome noch relevante Elektrolytverschiebungen auftreten. Meist liegt ein Verlust von Protonen und Chloridionen mit gleichzeitiger Hypovolämie vor. Nach Gabe von physiologischer NaCl-Lösung kommt es zur raschen Normalisierung des Säure-Basen-Haushalts. Bei schwerer chloridresistenter Alkalose ist die Substitution freier Wasserstoffionen erforderlich.

Für die Korrektur der Alkalose ist weniger die Volumensubstitution als vielmehr der Ausgleich des Chloriddefizits entscheidend (Galla u. Luke 1988). Es berechnet sich als:

Chloriddefizit [mmol] = 0,27 · KG [kg] · (100 – aktuelle Serumchloridkonzentration)

Die zur **Korrektur benötigte NaCl-Lösung** berechnet sich wie folgt: Chloriddefizit/154 (154 ist der Chloridgehalt in mmol in 1000 ml 0,9 %iger NaCl-Lösung)

Soll die Korektur eine metabolischen Alkalose mit HCl durchgeführt werden, berechnet sich das Wasserstoffionendefizit wie folgt (nur in Ausnahmefällen ► Übersicht 33-14):

H^+-Defizit [mmol] = 0,5 · KG [kg] · (aktuelle Bicarbonatkonzentration – gewünschte Bicarbonatkonzentration)

Benötigte Menge einer 0,1-normalen HCl-Lösung = H^+-Defizit/100 (100 ist der Wasserstoffionengehalt in mmol in 1000 ml Lösung)

Rechenbeispiel: Liegt das Serumbicarbonat bei einem 70 kg schweren Patienten bei 45 mmol/l, beträgt das Wasserstoffionendefizit 350 mmol (0,5 · 70 · 10). Dieses Defizit kann mit der Gabe von 3,5 l einer 0,1-normalen HCl-Lösung (100 mmol H^+/l) ausgeglichen werden.

Diuretika fördern die Entstehung einer Alkalose durch Volumenreduktion und Elektrolytverlust (Chlorid, Kalium, Magnesium). Diese halten eine entstandene metabolische Alkalose aufrecht, da sie die Niere an der Ausscheidung von Bicarbonat hindern. Therapeutisch ermöglicht die Substitution der Elektrolytverluste die Ausscheidung von Bicarbonat über die Nieren. Dafür stehen NaCl und Kaliumchlorid zur Verfügung. Eine direkte i. v.-Säuresubstitution ist nur noch in Ausnahmefällen bei schwersten metabolischen Alkalosen indiziert (Ammoniumchlorid, Argininhydrochlorid, verdünnte HCl-Lösung). Bis die zugrunde liegende Störung beseitigt ist, kann als Zwischenlösung Acetazolamid (Carboanhydrasehemmer) verabreicht werden, das die Rückresorption von Bicarbonat im proximalen Tubulus hemmt. Ein Chloridmangel wird dadurch nicht behoben, darüber hinaus kann es zu einem Volumen- und Kaliummangel kommen. Eine Säureblockade mit H_2-Rezeptor-Antagonisten kann den Wasserstoffionenverlust über den Magensaft bei liegender Magensonde verringern. Der pH-Wert des Magensafts sollte regelmäßig bestimmt und > 5 gehalten werden.

Liegt eine schwere metabolische Alkalose mit hohem extrazellulärem Volumen vor, kann die kontinuierliche venovenöse Hämofiltration (CVVH) notwendig werden. Da die alleinige CVVH das Serumbicarbonat nicht senkt, müssen chloridhaltige Lösungen (◘ Übersicht 33-14) gegeben werden. Bei Volumenüberlastung sollte die Flüssigkeitszufuhr geringer sein als die Ultrafiltrationsrate.

Bei einer chloridresistenten Alkalose durch **Mineralocorticoidexzess** wird die Alkalose durch den Kaliumverlust aufrechterhalten. Kaliumsubstitution oder Mineralcorticoidantagonisten wie Spironolacton können den renalen Kaliumverlust ausgleichen. Wenn möglich, sollten synthetische Mineralo- oder Glucocorticoide abgesetzt werden. Beim Bartter-Syndrom hat sich neben der Anwendung kaliumsparender Diuretika (z. B. des Aldosteronantagonisten Spironolacton) sowie Kaliumsubstitution die Gabe von Prostaglandinsynthesehemmern bewährt (z. B. Acetylsalicylsäure, Ibuprofen, Indometacin). Bei Erkrankungen, die einen sekundären Hyperaldosteronismus unterhalten, z. B. Nierenarterienstenose oder Leberzirrhose, muss die Grunderkrankung beseitigt werden.

> **Praxistipp**
> Kaliumchlorid alleine reicht bei metabolischer Alkalose nicht aus, das Chloriddefizit zu decken. Die Hypokaliämie muss jedoch ausgeglichen werden, da sie die metabolische Alkalose fördert, nachdem das fehlende Chlorid ersetzt ist.

Übersicht 33-14
Therapie der metabolischen Alkalose

- **Ziel der Therapie:** Wird bei chloridsensitiver Alkalose der Säureverlust oder die Bicarbonatretention gestoppt, kann sich bei normaler NaCl-haltiger Nahrung der Säure-Basen-Haushalt normalisieren. Ist dieses Ziel nicht innerhalb weniger Stunden zu erreichen, erfolgt eine i. v. Substitutionstherapie.

- **Wassersubstitution mit 0,9 %iger NaCl-Lösung**
  – Indikation: Chloridmangelalkalosen
  – Wirkweise: Ausgleich des Chloridmangels, sodass in der Niere Bicarbonat gegen Chlorid ausgetauscht wird
  – Dosierung: Berechnung des Chloriddefizits (▶ Text)
  – Ziel: Urinchloridkonzentration > 10 mmol/l spricht für eine ausreichende Auffüllung des Extrazellulärvolumens
  – Nebenwirkungen: Natriumüberladung
  – Kontraindikation: schwere Herzinsuffizienz, Leberzirrhose/Aszites, nephrotisches Syndrom
  – Kontrolle der Serumelektrolyte und des Säure-Basen-Haushalts

- **Zusätzlich Kaliumchlorid**
  – Indikation: hypokaliämische metabolische Alkalose
  – Wirkweise: Kalium vermindert die renale Bicarbonatresorption
  – Dosierung: 3–5 g (ca. 50–80 mmol) KCl p. o.; postprandial mit reichlich Flüssigkeit einnehmen
  – unerwünschte Wirkungen: Übelkeit, Erbrechen, Ulkus im Jejunum oder Duodenum
  – Kontraindikation: chronische Niereninsuffizienz, hypokaliämische metabolische Azidose

- **Weitere chloridhaltige Säuren**
  – Indikation: nur noch selten und bei schwersten Alkalosen
  – Senkung des pH auf 7,5 ist in jedem Fall ausreichend, Indikation zur parenteralen Säurezufuhr muss streng gestellt werden!
  – L-Arginin-Hydrochlorid 21 % (in 1 ml sind enthalten: je 1 mmol H^+, Chlorid, L-Arginin)
    – nur verdünnt als Zusatz zu Infusionslösungen wie z. B. NaCl
    – Dosierung nach Korrekturbedarf unter Kontrolle des Säure-Basen-Status
    – unerwünschte Wirkung: bei Niereninsuffizienz schwere Hyperkaliämie möglich
  – 0,1-normale HCl-Lösung
    – Indikation: nur in absoluten Ausnahmefällen bei Kontraindikationen für die Zufuhr von Natrium und Kalium
    – Dosierung: 200–600 ml in 5 %iger Glucoselösung; Infusionsrate: 0,2 mmol/kgKG/h (Beispiel ▶ Text)
    – nur über einen zentralvenösen Zugang infundieren
    – unerwünschte Wirkungen: Schädigungen der Gefäßwand mit aseptischen Nekrosen

Übersicht 33-15
Weitere Therapieprinzipien der metabolischen Alkalose

- **Acetazolamid (Carboanhydrasehemmer)**
  - Indikation: metabolische Alkalose mit hohem extrazellulären Volumen sowie Serumkreatininwerten < 2,0 mg/dl; Zwischenlösung bis zur Beseitigung der zugrunde liegenden Störung
  - Wirkweise: hemmt die Rückresorption von Bicarbonat im proximalen Tubulus
  - Dosierung: 250–500 mg/24 h i.v. oder p.o., maximale Dosierung 2-mal 500 mg
  - Nebenwirkungen: Volumen- und Kaliummangel
  - Kontraindikation: hyperchlorämische Azidose, Nebenniereninsuffizienz, Hyperkalziurie
- **Kontinuierliche Hämofiltration**
  - Indikation: schwere metabolische Alkalose mit hohem extrazellulärem Volumen, besonders wenn die Diurese unter Acetazolamid unzureichend ist, ggf. zusätzlich chloridhaltige Lösung

Übersicht 33-16
Therapie der chloridresistenten metabolischen Alkalose

- Indikation: Alkalose durch Mineralocorticoidexzess, durch Kaliumverlust aufrechterhalten
- Spironolacton (Aldosteronantagonist): 400–600 mg p.o.; alternativ Amilorid oder Triamteren; ggf. zusätzlich Kaliumsubstitution
- bei schweren Hypokaliämien keine Besserung der begleitenden Alkalose durch Chloridgabe; wichtigste Therapie: Kaliumsubstitution

! Cave
Bei jeder unklaren Alkalose muss an einen Diuretika- oder Laxanzienabusus (Anorexie, Bulimie) gedacht werden (toxikologische Urinanalyse von Diuretika bzw. entsprechende Metabolite). Bei Diuretikaabusus finden sich hohe Chloridwerte im Urin. Bei Laxanzienabusus ist der Säure-Basen-Haushalt meist normal, jedoch finden sich niedrige Werte für Natrium, Kalium und Chlorid im Urin.

Leitlinien – Adressen – Tipps

Leitlinien und Internetadressen
DACH-Referenzwerte zur Versorgung mit Vitaminen, Mineralien und Spurenelementen: www.acibas.net

Deutsche Gesellschaft für Ernährung: www.dge.de

Tipps für Patienten
Börsteken B (2000) Diabetes & Dialyse. Lebensmittel gut eingeteilt. Austauschtabelle für Kohlenhydrate, Kalium, Phosphor mit Angaben zum Wassergehalt. Thieme, Stuttgart

Ernährungstipps bei Nierenerkrankungen: www.ernaehrung.de

Literatur

Börsteken B (2004) Diabetes & Dialyse. Austauschtabelle für Kohlenhydrate, Kalium, Phosphor mit Angaben zum Wassergehalt. Thieme, Stuttgart

Brown RS (1986) Extrarenal potassium homeostasis. Kidney Int 30:1 16–127

Elin RJ (1988) Magnesium metabolism in health and disease. Dis Mon 34: 173

Fassler CA, Rodriguez RM, Badesch DB, Stone WJ, Marini JJ (1985) Magnesium toxicity as a cause of hypotension and hypoventilation. Occurence in patients with normal renal function. Arch Intern Med 145: 1604–1606

Fournier A, Morinière PH, Oprisiu R, Yverneau-Hardy P, Westeel PF, Mazouz H, el Esper N, Ghazali A, Boudailliez B (1995) 1-alpha-Hydroxyvitamin D3 derivatives in the treatment of renal bone diseases: justification and optimal modalities of administration. Nephron 71: 254–283

Galla JH, Luke RG (1988) Chloride transport and disorders of acid-base balance. Annu Rev Physiol 50: 141–158

Gennari FJ (1998) Hypokalemia. N Engl J Med 339: 451–458

Halperin ML, Bohn D (2002) Clinical approach to disorders of salt and water balance. Emphais on integrative physiology. Crit Care Clin 18: 249–272

Herrmann P, Ritz E, Schmidt-Gayk H, Schäfer I, Geyer J, Nonnast-Daniel B, Koch KM, Weber U, Hörl W, Haas-Wörle A, Kühn K, Bierther B, Schneider P (1994) Comparison of intermittent and continuous oral administration of calcitriol in dialysis patients: a randomized prospective trial. Nephron 67: 48–53

Iseri LT, Freed J, Bures AR (1975) Magnesium deficiency and cardiac disorders. Am J Med 58: 837–846

Milionis HJ, Liamis GL, Elisaf MS (2002) The hyponatremic patient: a systematic approach to laboratory diagnosis. CMAJ 166: 1056–1062

Montoliu J, Lens XM, Revert L (1987) Potassium-lowering effect of albuterol for hyperkalemia in renal failure. Arch Intern Med 147: 713–717

Oster JR, Epstein M (1988) Management of magnesium depletion. Am J Nephrol 8: 349–354

Rimmer JM, Horn JF, Gennari FJ (1987) Hyperkalemia as a complication of drug therapy. Arch Intern Med 147: 867–869

Ritz E, Hergesell O (2001) Compounds in development to combat hyperphosphataemia. Expert Opin Investig Drugs 10: 2185–2190

Rose BD, Post T (2001) Clinical physiology of acid-base and electrolyte disorders. 5th edn. McGraw-Hill, New York

Stanaszek WF, Romankiewicz JA (1985) Current approaches to management of potassium deficiency. Drug Intell Clin Pharm 19: 176–184

34 Akutes Nierenversagen

B.D. Bader, Ch. M. Erley

34.1 Grundlagen – 600

34.2 Therapie – 601
34.2.1 Prävention und Therapie des drohenden akuten Nierenversagens – 604
34.2.2 Versuch des „Startens" der Niere – 604
34.2.3 Dopamin – 604
34.2.4 Wasserhaushalt – 605
34.2.5 Elektrolythaushalt – 605
34.2.6 Säure-Basen-Haushalt – 607
34.2.7 Stabilisierung des Kreislaufes – 607
34.2.8 Behandlung der Azotämie – 608
34.2.9 Hyperurikämie – 608
34.2.10 Ernährung – 608
34.2.11 Infektionen – 608
34.2.12 Blutungskomplikationen – 609
34.2.13 (Renale) Anämie – 609
34.2.14 Toxische Medikamentenwirkung – 609
34.2.15 Dialysebehandlung – 609
34.2.16 Therapie spezieller Formen des ANV – 610

34.3 Sonderform: Röntgenkontrastmittel-induziertes ANV – 610

34.5 Problemmanagement bei Kreatininanstieg – 611

Literatur – 612

Das akute Nierenversagen (ANV) ist ein klinisches Syndrom, das durch den plötzlichen, jedoch prinzipiell reversiblen Ausfall der exkretorischen Nierenfunktion charakterisiert ist.

Insbesondere unter stationären Behandlungsbedingungen ist das ANV eine häufige Komplikation. 3–5 % aller hospitalisierten Patienten und bis zu 30 % aller Intensivpatienten entwickeln ein ANV. Das im Krankenhaus erworbene Nierenversagen ist häufig Folge mehrerer schädigender Ursachen. Beispiele sind die Anwendung von Aminoglykosiden bei Sepsis sowie die Gabe von Röntgenkontrastmitteln oder nichtsteroidalen Antiphlogistika in Situationen mit herabgesetztem effektivem Blutvolumen oder erhöhtem renalem Widerstand wie Exsikkose oder schwere Herzinsuffizienz. Besonders gefährdet sind ältere Patienten mit hoher Inzidenz einer Arteriosklerose der Nierenarterien im Rahmen einer allgemeinen Angiosklerose.

Die Prognose ist quoad vitam ernst und abhängig von der Grunderkrankung, Patientenalter und insbesondere Zahl der zusätzlich versagenden Organe. Allgemein ist von einer Letalität von ca. 50 % auszugehen, bei chirurgischen Patienten beträgt sie 50–70 %, bei internistischen Patienten 20–30 %. 20–60 % der Patienten mit ANV benötigen eine (passagere) Nierenersatztherapie. Wegen komplikationsreicher Grunderkrankungen beträgt die Letalität des ANV auf der Intensivstation 60–70 % trotz aller Therapiemaßnahmen (Multiorganversagen). Bei Überleben dieser schwerkranken Patienten ist eine chronische Niereninsuffizienz nicht selten (10–15 %) (Levy 1996). Ansonsten ist das ANV meist reversibel in Abhängigkeit von der Grunderkrankung und der eingetretenen Nierenschädigung, weniger als 5 % der Patienten bedürfen einer dauerhaften Nierenersatztherapie.

Neben der Prävention des ANV bei Risikopatienten muss daher der Schwerpunkt bei der Behandlung des etablierten ANV auf der Vermeidung urämischer Komplikationen liegen durch geeignete konservative Therapiemaßnahmen bzw. Nierenersatztherapie bis zur (spontanen) Erholung der Nierenfunktion.

Es ist anzumerken, dass trotz der hohen Inzidenz von ANV derzeit keine größeren Studien zu diesem Thema laufen. Auch die im Folgenden erwähnten Untersuchungen wurden bis auf die Studien zur Frage der Dopamingabe bei ANV meist monozentrisch mit entsprechend niedrigen Patientenzahlen durchgeführt.

34.1 Grundlagen

Das akute Nierenversagen (ANV) ist ein klinisches Syndrom, das durch den plötzlichen, jedoch prinzipiell reversiblen Ausfall der exkretorischen Nierenfunktion charakterisiert ist. Es kommt zu einer akut einsetzenden Verschlechterung der Nierenfunktion mit raschem **Anstieg der harnpflichtigen Substanzen Kreatinin** (zuverlässigerer Parameter, da weniger abhängig von nichtrenalen Faktoren) und **Harnstoff** (Höhe des Anstiegs besser mit klinischen Symptomen korreliert) sowie Störungen des Flüssigkeitshaushalts und der Elektrolythomöostase. Das ANV ist reversibel in Abhängigkeit von der Grunderkrankung und der eingetretenen Nierenschädigung. Zu den gefährlichen Komplikationen gehören:

— Hypervolämie mit schwerer Hypertonie und Herzinsuffizienz
— Hyperkaliämie mit Arrhythmien
— schwere Azidose mit Anionenlücke
— Urämie
— schwere Infektionen
— Hyponatriämien

Etwa zwei Drittel der Fälle von ANV verlaufen oligurisch oder anurisch, d. h. mit einer Urinausscheidung von < 500 ml pro Tag.

◘ **Tabelle 34-1.** Biochemische Parameter bei akutem Nierenversagen (nur ohne diuretische Vorbehandlung und im Falle des prärenalen ANV nur bis zum Auftreten von Tubuluszellschäden)

Täglicher Anstieg	Nichtkatabol	Katabol
Harnstoff [mg/dl]	< 40	> 60
Kreatinin [mg/dl]	< 1,5	> 2
Harnsäure [mg/dl]	< 1	> 1
Kalium [mmol/l]	< 0,5	> 0,5

Ätiologie und Pathogenese des ANV sind äußerst heterogen. Zum Zwecke der Differenzialdiagnose und -therapie wird das ANV in 3 ätiologische Gruppen eingeteilt: **prärenal** (zirkulatorisch), **intrarenal** (parenchymatös) und **postrenal** (obstruktiv).

Als **hyperkataboles ANV** lässt sich eine Verlaufsform charakterisieren, bei der es – oft nach massiver Gewebetraumatisierung – zu einem starken Gewebezerfall mit einem im Vergleich zum Kreatinin inadäquaten Anstieg des Harnstoffs (oft >100 mg/dl täglich) kommt (Tabelle 34-1).

Die Stufendiagnostik zeigen Abb. 34-1 und Übersicht 34-1.

> **Praxistipp**
> Zahlreiche Laboruntersuchungen (Blutbild, Elektrolyte, Retentionswerte, Blutgasanalyse, Säure-Basen-Haushalt u. a.) müssen im Verlauf wiederholt werden, evtl. in kurzen Abständen (2–4 h).

34.2 Therapie

Einen Überblick gibt Abb. 34-2.

> ❗ **Eine spezifische (medikamentöse) Therapie des ANV ist bisher nicht bekannt!** Insofern sind Prävention, Behandlungskonzepte der frühen Initialphase, Vermeidung urämischer Komplikationen und eine adäquate Nierenersatztherapie (bis zur spontanen Erholung der Nierenfunktion) von entscheidender Bedeutung.

Behandlungsversuche mit verschiedenen Substanzen, die die energetische Situation der Tubulusepithelien verbessern und dadurch ihre Regeneration fördern sollen (ATP-$MgCl_2$-Komplexe, Calciumantagonisten, Wachstumsfaktoren, Endothelinrezeptorantagonisten, Prostaglandine, Vasopressinantagonisten, atriales natriuretisches Peptid ANP u. a.) befinden sich im Stadium der experimentellen Testung, eindeutige klinische Empfehlungen haben sich bisher nicht abgezeichnet.

Stufendiagnostik des akuten Nierenversagens

Stufe 1	Stufe 2	Stufe 3	Stufe 4

• Anamnese
• körperliche Untersuchung
• Labor (Elektrolyte, Blutbild, CK, LDH, Blutgase, Elektrophorese)
• Urindiagnostik
• Sonographie (Ausschluss postrenaler Ursachen)
	• Überprüfung des intravasalen Volumenstatus und der Herzfunktion:
	  – Herzinsuffizienz
	  – Überwässerung, Volumenmangel
	  – evtl. invasives Monitoring
	• immunserologische Untersuchungen bei Verdacht auf Glomerulonephritis (ANCA, ANA, Basalmembran-Ak, C3- und C4-Komplement
	• Bei Verdacht auf Nierenarterienverschluss:
	  – Duplexsonographie
	  – Angiographie (am besten MRT)
		• therapeutische Überlegungen, die evtl. die Verdachtsdiagnose bestätigen:
		  – Volumenexpansion?
		  – Diuretika?
		  – positiv inotrope Medikamente
		  – Beseitigung einer Obstruktion
			• Nierenbiopsie

Abb. 34-1. Stufenschema zur Diagnostik des ANV (mod. nach Sitter et al. 2002)

Tabelle 34-2. Chemisches Verhalten des Urins (Urinosmolalität, Urinelektrolyte) bei akutem Nierenversagen (ANV)

Parameter	Prärenales ANV	Intrarenales ANV	Postrenales ANV
U_{Na} [mmol/l]	<20	>40	>30
U_{osm} [mosm/kg H_2O]	>500	<350	<350
U_{osm}/P_{osm}	>1,2	1,0 ± 0,1	1,0–1,5
U_{Krea}/P_{Krea}	>40	<20	<20
Fraktionierte Natriumexkretion FE_{Na}	<1	>2	>1

Übersicht 34-1
Stufendiagnostik beim akuten Nierenversagen (ANV)

- **Anamnese:** chronische Vorerkrankungen (arterielle Hypertonie, Diabetes mellitus, arterielle Verschlusskrankheit), früher dokumentierte Nierenfunktionseinschränkung, Systemerkrankungen oder Infektionen mit gleichzeitiger Manifestation an verschiedenen Organen, Blutungen oder Flüssigkeitsverluste durch Erbrechen oder massive Diarrhö, nephrotoxische Medikamente (nichtsteroidale Antiphlogistika, Zytostatika, ACE-Inhibitoren, Röntgenkontrastmittel)
- **Körperliche Untersuchung:** Bewusstseinslage, Hautkolorit, Ödeme oder Exsikkose, Perikardreiben, Lungenstauung, Nierenklopfschmerz, Blasenfüllung, Blutdruck
- **Blutuntersuchungen:** Blutbild und Differenzialausstrich (Anämie? Retikulozyten? Fragmentozyten wie z. B. beim hämolytisch-urämischen Syndrom?), Gerinnungsstatus, Retentionswerte einschließlich Harnsäure, Elektrolyte (Hyperkaliämie?) inklusive Phosphat und Calcium, Säure-Basen-Status (metabolische Azidose?), Glucose, Serumosmolalität, CK, Bilirubin, LDH, Amylase, Lipase, Gesamteiweiß, Albumin, Serumelektrophorese, Blutsenkung, C-reaktives Protein, ggf. Myoglobin/Haptoglobin/Coombs-Test (Hämolyse?), Hepatitisserologie, evtl. HIV-Serologie, Autoantikörper, Blutkulturen (▶ Tabelle 34-1)
- **Urinuntersuchungen:** Osmolarität, Natriumexkretion, Proteinurie (Glomerulonephritis? Plamozytom?), Erythrozyturie (Akanthozyten?), Leukozyturie (Pyelonephritis?), Hämoglobin und Myoglobin (Urinverfärbung?), Kreatinin, Harnstoff, Harnsäure, pH-Wert, chemisches Verhalten des Urins (◻ Tabelle 34-2)
- **Urinvolumen:**
  - Oligurie: Urinvolumen < 500 ml pro Tag
  - Anurie: Urinvolumen < 100 ml pro Tag
  - totale Anurie: Urinvolumen 0 ml pro Tag; Vorkommen bei: kompletter Obstruktion, bilateraler Nierenrindennekrose, komplettem Verschluss beider Nierenarterien
  - Polyurie: Urinvolumen > 2000 ml pro Tag; Vorkommen z. B. bei toxischem ANV durch Antibiotika
- **Urinsediment:**
  - prärenales ANV: Fehlen geformter Elemente, wenig hyaline oder fein granulierte Zylinder
  - intrarenales/parenchymatöses ANV: Hämaturie, Proteinurie, granulierte Zylinder, Tubulusepithelzylinder, Erythrozytenzylinder
  - akute Tubulusnekrose: unspezifisch, Tubulusepithelzellen, granulierte Zylinder
  - akute Glomerulonephritis: Akanthozyten > 5 % der Erythrozyten, Erythrozytenzylinder
  - akute interstitielle Nephritis: Leukozyturie, Urineosinophilie
  - postrenales ANV: oft unauffällig, evtl. Erythrozyturie, Leukozyturie
- **EKG:** Hyperkaliämiezeichen, Herzrhythmusstörungen, Niedervoltage bei Perikarderguss
- **Bildgebende Untersuchungen:**
  - Sonographie der Nieren: Nierengröße, Nierenkontur, Parenchymsaum, Harnstau, Konkremente, ANV-typische Markpyramiden, Nierendurchblutung, Raumforderungen, Splenomegalie, Gefäße, Retroperitoneoalraum
  - Röntgenthoraxaufnahme: Lungenstauung, Lungenödem, Pleuraerguss, Pneumonie, Herzgröße, Perikarderguss
  - Nierenleeraufnahme: röntgendichte Konkremente (Harnsäuresteine sind nicht schattengebend!)
  - CT des Abdomens: bei Obstruktion als Ursache des ANV in Einzelfällen erforderlich; v. a. bei Verdacht auf Malignom des Urogenitalsystems oder bei Kompression der Ureteren durch Retroperitonealfibrose; außerdem zum Nachweis von Konkrementen, die in der Sonographie oder den konventionellen Röntgenaufnahmen des Abdomens nicht gesehen werden
  - Magnetresonanztomographie (MRT) des Abdomens mit MRT-Angiographie der Nieren: bei Verdacht auf Nierenarterienstenose oder Nierenarterienverschluss; Kontrastmittel: Gadolinium, mit geringerer Nephrotoxizität als konventionelle Röntgenkontrastmittel, auch durch Einsatz geringerer Kontrastmittelmengen als bei der klassischen Nierenarterienangiographie
  - Nierensequenzszintigramm oder Nierenperfusionsszintigramm: nur bei Verdacht auf vaskuläre Nephropathie (Nierenarterienverschluss)
  - Echokardiographie: Perikarderguss, linksventrikuläre Funktion
- **Nierenbiopsie:** nur bei Verdacht auf Krankheiten mit spezifischem therapeutischem Ansatz (z. B. rapid progressive Glomerulonephritis, Morbus Wegener, systemischer Lupus erythematodes, Panarteriitis nodosa); prinzipiell auch bei Vorliegen eines nephritischen Urinsediments (Kombination aus renaler Erythrozyturie und relevanter Proteinurie), daneben evtl. auch bei unklarer Ätiologie des ANV bzw. bei protrahiertem Verlauf bei zunächst vermutetem extrarenalem ANV

■ **Abb. 34-2.** Leitlinie „Akutes Nierenversagen" (Klinischer Algorithmus)

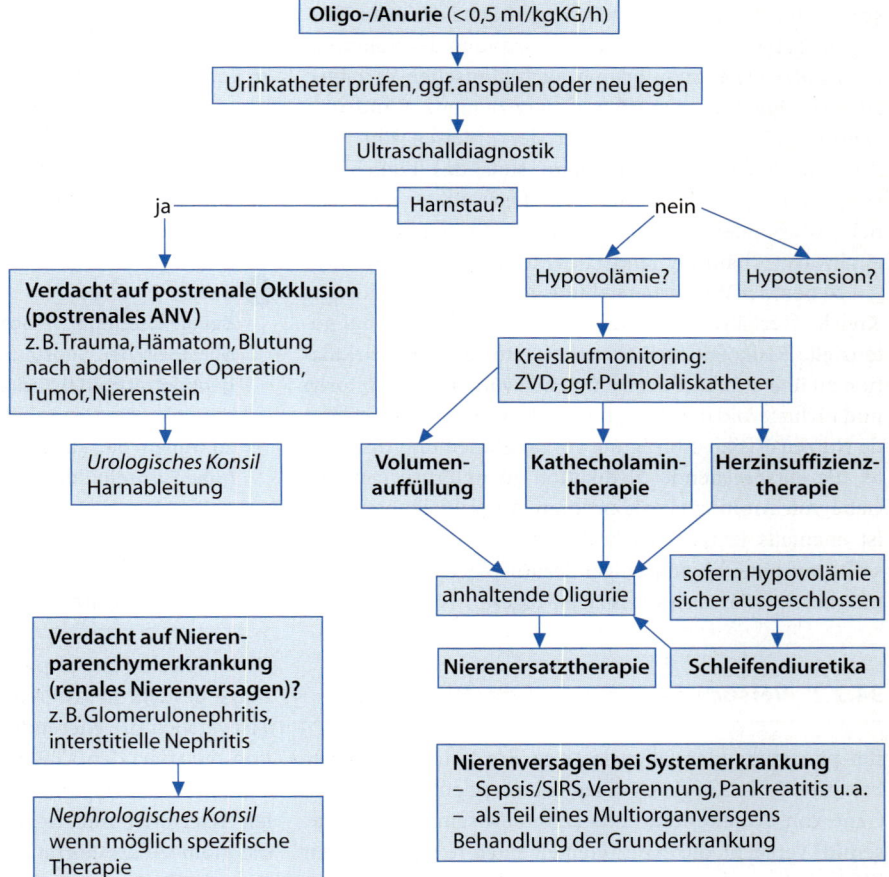

Das Ziel in der Therapie des ANV muss in der **Behandlung der Grunderkrankung** (z. B. Immunsuppression/Plasmapherese bei Glomerulonephritis, differenzierte Therapie des septischen oder kardiogenen Schocks) bzw. dem Ausschalten der zugrunde liegenden Noxe (z. B. Ausgleich von Flüssigkeitsdefizit, Absetzen auslösender Medikamente) sowie dem Vorbeugen bzw. der Therapie von Komplikationen (z. B. Elektrolytentgleisungen) liegen (Haller u. Schelling 2000; Jörres u. Frei 2001).

Der allgemeine Behandlungsplan beim ANV, dessen Ziel die Überbrückung des durchschnittlich 14 Tage (im Einzelfall bis zu 60 Tagen oder länger) dauernden Insuffizienzstadiums ist, umfasst demzufolge:

- Bilanzierung des Flüssigkeits-Elektrolyt-Haushalts
- Verhinderung einer urämischen Intoxikation und azotämiebedingter Komplikationen

Allgemein gilt, dass das initial oligurische (prä- und intrarenale) ANV eine schlechtere Prognose hat als das nicht oligurische ANV.

Cave
Beim postrenalen Nierenversagen ist eine rasche Entlastung der Harnwege (Harnableitung) von vorrangiger Bedeutung. Deshalb bei Anurie immer eine Sonographie des Abdomens durchführen zum Ausschluss eines Harnstaus.

34.2.1 Prävention und Therapie des drohenden akuten Nierenversagens

Voraussetzung einer erfolgreichen Präventivstrategie ist die Wiederherstellung bzw. **Aufrechterhaltung eines adäquaten renalen Blutflusses**. Ist dieser infolge eines intravasalen Volumenmangels beeinträchtigt, muss eine entsprechende Korrektur mittels sorgfältig bilanzierter Flüssigkeitsgabe erfolgen. Die Größenordnung der Volumensubstitution wird man primär nach klinischen Variablen steuern (Jugularvenenfüllung, Herzfrequenz, Blutdruck, zentralvenösem Druck). Außer der präzisen Ein- und Ausfuhrbilanzierung sollte man stets das täglich bestimmte Körpergewicht als Verlaufsparameter heranziehen. In komplexeren klinischen Situationen ist oftmals ein invasives hämodynamisches Monitoring erforderlich.

Neben der Wiederherstellung adäquater systemischer Kreislaufverhältnisse ist außerdem die Medikation auf potenzielle Risikofaktoren für eine gestörte renale Zirkulation zu überprüfen. Speziell im Falle von ACE-Inhibitoren und nichtsteroidalen Antiphlogistika ist eine entsprechende Nutzen-Risiko-Abwägung vorzunehmen und im Zweifel die entsprechende Medikation zu unterbrechen. Die Gabe von Aminoglykosidantibiotika bei Risikopatienten ist ebenfalls kritisch zu hinterfragen. Ihre Anwendung sollte nur unter engmaschiger Serumspiegelkontrolle und möglichst in Form einer einzigen Tagesdosis erfolgen.

34.2.2 Versuch des „Startens" der Niere

Bei persistierender Oligurie trotz Korrektur prärenaler Faktoren (d. h. Ausgleich eines Volumendefizits) wird die Gabe von **Schleifendiuretika** (z. B. Furosemid und Torasemid) versucht, die experimentell einen renoprotektiven Effekt haben (durch Verminderung des renalen O_2-Verbrauchs und der tubulären Obstruktion). Indikation ist nur die Prophylaxe bzw. ein gerade beginnendes ANV. Eine Dauertherapie (>24 h) ist bei fehlendem Therapieerfolg nicht indiziert. Außerdem sind Schleifendiuretika nicht mehr indiziert bei Oligo-/Anurie, die mit Volumengabe und Diuretika nicht zu durchbrechen ist (Mindestdiurese 300 ml pro Tag). Folgende **Dosierungen** werden eingesetzt:
- Furosemid: initial 40–80 mg als Bolus i. v., ggf. wiederholen, danach über Perfusor maximal 40 mg/h; Tageshöchstdosis 1,5–2 g
- Torasemid: maximal 20 mg/h i. v.; Tageshöchstdosis 400 mg

Alle diese Maßnahmen sind nur sinnvoll innerhalb der ersten 48 h nach Oliguriebeginn. Schleifendiuretika beeinflussen nicht den klinischen Verlauf, die Dauer des Insuffizienzstadiums und die Mortalität bei Patienten mit ANV. Sie haben zum Ziel, ein oligurisches in ein nichtoligurisches Nierenversagen zu überführen, da hier eine bessere Therapiesteuerung in Bezug auf die parenterale Zufuhr von Kalorien und Medikamenten möglich ist (keine Besserung der Prognose; Shilliday et al. 1997). Durch die Diuretikabehandlung kommt es zu einer Steigerung der Diurese (nicht aber des Glomerulumfiltrates). Der Therapieversuch mit Diuretika wird bei fehlendem Therapieerfolg nach maximal 24 h abgebrochen („**fixiertes ANV**").

Zur Unterstützung der Ausscheidung kann, wenn Furosemid nicht mehr greift, ein Therapieversuch mit **Etacrynsäure** gemacht werden. Diese wird im Gegensatz zu Furosemid durch das Blut und nicht durch den Primärharn zur Henle-Schleife transportiert. Auch wirken **Dopamin** und Furosemid synergistisch. Aber in kontrollierten Studien ergab sich kein positiver Effekt hinsichtlich der Mortalität, insbesondere für Dopamin in „Nierendosis" (►unten).

 Cave
Bei gleichzeitiger Verabreichung mehrerer potenziell nephrotoxischer Substanzen (z. B. Aminoglykoside, Röntgenkontrastmittel, Ciclosporin A u. a.) können Schleifendiuretika die Nierenschädigung verstärken, ebenso bei zu frühem Einsatz bei Dehydratation. Außerdem bergen hohe Furosemiddosen das Risiko von – meist reversiblen – Hörstörungen.

34.2.3 Dopamin

Die **Indikation** zur Dopamintherapie wird zunehmend in Frage gestellt. In „Nierendosis" verbessert Dopamin im Tierversuch die Nierendurchblutung und die Natriurese und reduziert den ATP- und Sauerstoffverbrauch der gesunden Niere. Dopamin führt zur Erweiterung der renalen Arteriolen und steigert den renalen Plasmafluss und die glomeruläre Filtrationsrate. Die Risiken (Verminderung der Perfusion und O_2-Aufnahme der Darmmukosa, Arrhythmien, Steigerung des Herzzeitvolumens und des myokardialen Sauerstoffverbrauchs, Erhöhung der Nachlast, erhöhtes intrapulmonales Shunt-Volumen, Aggravierung von Elektrolytstörungen wie Hypokaliämie und Hypophosphatämie) müssen jedoch abgewogen werden. Klinische Studien haben bisher keinen Nutzen von Dopamin in der Prophylaxe oder Therapie des ANV zeigen können (ANZICS 2000; Brause u. Grabensee 2001; Chertow et al. 1996, Kellum u. Decker 2001).

Dosierung: Dopaminperfusor mit 250 mg auf 50 ml 0,9 % NaCl = 0,5 mg/ml mit 1–7 ml/h („Nierendosis": 1–3 μg/kgKG/min).

! **Cave**
Von einer Anwendung des Dopamin in sog. „Nierendosis" zur Prophylaxe oder Therapie eines ANV muss nach aktuellem Kenntnisstand abgeraten werden (AMB 2001).

Wird Dopamin dennoch eingesetzt, sollte es nur bei Diureseerhalt und adäquatem intravaskulärem Volumen verabreicht werden. Hier sind oft höhere Dosen notwendig, die dann einen positiv inotropen Effekt zeigen und so die Nierenperfusion verbessern. Dies ist auch der Grund, weshalb Dopamin weiterhin, insbesondere bei Patienten mit vorgeschädigtem Herzen, einen positiven Effekt bei Diuserückgang zeigt. Bei Anurie besteht keine Indikation, bei Diuresesteigerung (Ansprechen der Therapie) Therapiedauer maximal 24–48 h.

34.2.4 Wasserhaushalt

Die Bilanzierung des Wasserhaushalts ist wegen möglicher lebensbedrohlicher Folgen von Wasserüberschuss oder -mangel (Lungenödem infolge erhöhter pulmonaler Kapillarpermeabilität und Linksherzinsuffizienz bei Hyperhydratation, hypovolämischer Schock bei Wassermangel) einer der wichtigsten Therapieansätze.

Der Basisbedarf an Flüssigkeit errechnet sich aus Perspiratio insensibilis (800–1000 ml pro Tag, mehr bei Fieber oder Hyperventilation) minus endogenem Wasseranfall (400–500 ml pro Tag). Somit ist eine tägliche Flüssigkeitszufuhr von ca. 400–500 ml erforderlich, um den basalen Wasserbedarf zu decken. Zu diesem Basisbedarf müssen alle messbaren Wasserverluste (Restdiurese, Erbrechen, intestinale Verluste, Drainagen, Fisteln usw.) addiert werden.

Bei Hypovolämie sollte der zentralvenöse Druck (ZVD) auf 8 cm H$_2$O angehoben werden durch entsprechende Flüssigkeits-, Elektrolyt- und Humanalbuminsubstitution.

Bei prärenalem ANV ist eine schnelle und aggressive Volumensubstitution anzustreben:
- Beginn mit 300–500 ml isotonischer Kochsalzlösung i. v. über 30–60 min
- bei älteren Patienten oder Herzinsuffizienz Beginn mit 100–150 ml/h
- Kontrolle des ZVD
- ein- bis zweimalige Wiederholung dieses Regimes, bis Urinausscheidung bei 1–2 ml/min, anschließend Anpassung der Einfuhr an die Ausfuhr (▶ unten)

Nach Ausgleich einer möglichen Hypovolämie wird die tägliche Flüssigkeitszufuhr entsprechend der gemessenen Flüssigkeitsverluste plus ca. 500 ml pro Tag eingestellt, mehr bei Fieber oder Hyperventilation (Erhöhung der Körpertemperatur um 1 °C steigert die Perspiratio insensibilis um 10–20%). Bei fehlender Hyperglykämie oder Hyperlipidämie kann das Serumnatrium als gute Richtschnur für die Gabe von freier Flüssigkeit dienen (Hyponatriämie: zuviel freie Flüssigkeit, Hypernatriämie: zuwenig).

Die Flüssigkeitszufuhr bei Anurie errechnet sich aus extrarenalen Verlusten + 600 ml (≈ 1 l Perspiratio minus 400 ml Oxidationswasser und endogen freigesetztes Wasser).

Eine relativ zuverlässige Kontrolle der Flüssigkeitsbilanz ist die tägliche Gewichtsbestimmung (sofern keine ZVD-Messung möglich ist). Bei kalorisch ausreichend ernährten Patienten zeigt sich eine ausgeglichene Flüssigkeitsbilanz in einer Gewichtskonstanz, bei leicht kataboler Stoffwechsellage in einer täglichen Gewichtsabnahme von ca. 0,2–0,3 kg. Meist wird der endogene Wasseranfall zu gering veranschlagt, und es kommt während des oligurischen Stadiums zu einer Zunahme des Körperwasserbestandes. Dies erklärt die häufig zu beobachtende Hyponatriämie. Grundsätzlich wird jedoch bei akuter Azotämie ein leichter Wassermangel besser toleriert als ein Wasserüberschuss.

Bei Volumenüberladung sollte eine Salz- und Wasserrestriktion erfolgen sowie, falls Diurese noch vorhanden, eine Diuretikatherapie. Als Ultima Ratio steht die Dialysebehandlung zur Verfügung.

34.2.5 Elektrolythaushalt

Natrium

Bei Fehlen extrarenaler Natriumverluste ist im oligurischen Stadium des ANV eine Natriumzufuhr nicht erforderlich (durchschnittlicher insensibler Natriumverlust durch Haut und Stuhl ca. 7 mval pro Tag), gastrointestinale Natriumverluste müssen quantitativ ersetzt werden, ebenso bei profusem Schwitzen.

Eine Hyponatriämie entsteht meist durch vermehrte Zufuhr und Retention freien Wassers (Verdünnungshyponatriämie). In leichteren Fällen genügt eine Einschränkung der Wasserzufuhr, in ausgeprägten Fällen (Serum-Natrium < 118 mmol/l) ist eine Dialyse indiziert. In der polyurischen Phase genügt in der Regel eine orale Salzzufuhr (z. B. durch Salzen von Speisen) zum Ausgleich der Natriumbilanz. Exzessive Natriumverluste (protrahierte Polyurie) sind selten und bei Bilanz- und Elektrolytkontrolle unschwer zu erkennen. Eine gezielte Substitution ist anhand der gemessenen Natriumausscheidung möglich. Als Faustregel kann von einer durchschnittlichen Natriumkonzentration im Urin von 70 mval/l ausgegangen werden, sodass pro 1000 ml Urin ca. 1,6 g Natrium (4 g NaCl) oder 500 ml 0,9%ige NaCl-Lösung zur Deckung der renalen Natriumausscheidung nötig sind.

Hypernatriämien sind in der Regel Folge von Wassermangel (hypertone Dehydratation) und durch Mehrzufuhr von freiem Wasser (z. B. Glucoselösungen) relativ einfach zu beheben. Seltener liegt eine unkontrollierte Natriumzufuhr zugrunde (z. B. hypertone NaCl-Lösungen bei Ileus, Natriumbicarbonat zur Azidosetherapie).

Kalium

Die **Hypokaliämie** ist bei der polyurischen Phase des ANV zu beachten und muss entsprechend ausgeglichen werden. Exzessive Kaliumverluste infolge Polyurie sind selten, meist genügt eine kaliumreiche Diät zum Ausgleich der renalen Kaliumverluste. Insbesondere bei protrahierter Polyurie sollten regelmäßige Serumkaliumbestimmungen erfolgen. Bei Abfall der Kaliumkonzentration <3,5 mmol/l orale oder ggf. intravenöse Substitution.

Die **Hyperkaliämie** ist meist durch Hyperkatabolismus und metabolische Azidose bedingt. Sie ist die häufigste lebensbedrohliche Elektrolytentgleisung und kann bei ausgedehntem Gewebsuntergang (Rhabdomyolyse, Polytrauma), Resorption von Blutungen und schwerer metabolischer Azidose bereits in den ersten Tagen nach Eintritt eines ANV ein kritisches Ausmaß erreichen und die sofortige Dialysebehandlung erfordern. Eine Notfalltherapie der Hyperkaliämie ist indiziert bei einem Serumkalium >6,9 mmol/l bzw. jedem Grad der Hyperkaliämie mit Hyperkaliämiezeichen im EKG (spitzes T, ST-Senkung, kleine R-Amplitude, erniedrigte oder fehlende P-Wellen, verlängerte PR-Dauer, verbreiterter QRS-Komplex mit verlängertem QT-Intervall, höhergradige AV-Blockierungen, gefährliche ventrikuläre Arrhythmien). Zur Therapie der Hyperkaliämie ▶ auch Tabelle 34-3 und Kap 33.

Calcium, Phosphat, Magnesium

Eine **Hypokalzämie** kommt bei ANV häufig vor. Sie hat in der Regel keine klinische Bedeutung. Die begleitende Azidose bewirkt ein normales ionisiertes Calcium trotz erniedrigtem Gesamtcalciums. Deshalb Vorsicht vor übertriebenem Azidoseausgleich! Eine Calciumsubstitution ist selten notwendig (kontraindiziert bei Rhabdomyolyse) und nur bei entsprechender Symptomatik: Parästhesien, Chvostek- oder Trousseau-Zeichen (nur bei Normophosphatämie)

 Cave

Calcium-Phosphat-Produkt >50 mg/dl: Gefahr der Bildung von extraossären Verkalkungen.

Zum **hyperkalzämische** ANV kommt es bei malignen Erkrankungen (maligne Lymphome, multiples Myelom, Bronchial- und Mammakarzinom), beim primären Hyperparathyreoidismus und bei Sarkoidose. Therapiemaßnahmen: Behandlung der Grunderkrankungen und Flüssigkeitszufuhr. Die Dialysebehandlung ist meist indiziert.

In der Regel entwickelt sich im Insuffizienzstadium eine mäßige **Hyperphosphatämie**. Die Hyperphosphatämie führt zu einer Abnahme des Serumcalciums. Therapiemaßnahmen bei Hyperphosphatämie:

Tabelle 34-3. Sofortmaßnahmen bei bedrohlicher Hyperkaliämie

Natriumbicarbonat	Kalium-Shift vom Extra- zum Intrazellulärraum: Wirkungseintritt innerhalb von 15 min
	unzuverlässig bei terminaler Niereninsuffizienz: hier Insulin-Glucose-Infusion, bei Azidose zusätzlich Natriumbicarbonat; bei Begleithypokalzämie zuvor Verabreichung von Calciumsalzen, da Azidose gegen Tetanie schützt
	Dosierung: 45 mmol i.v., Injektionsdauer: 5 min
	Wiederholung nach 5–10 min, wenn EKG-Veränderungen persistieren
Glucose-Insulin-Infusion	Dosierung: 300 ml Glucose 20% + 16 IE Normal-H-Insulin i.v.
	Infusionsdauer: 30–60 min
Glucose-Bicarbonat-Infusion	Dosierung: 1 l Glucose 10% + 90 mmol Natriumbicarbonat, gleichzeitig mit Infusionsbeginn 24 IE Normal-H-Insulin s.c.
	Infusionsdauer: $1/3$ der Infusion innerhalb von 30 min, den Rest über 2–3 h i.v.
Calciumgluconat 10%	bei ausgeprägten EKG-Veränderungen (verbreiterter QRS-Komplex)
	Dosierung: 2- bis 4-mal 10 ml über 2–5 min i.v., sofortiger Membranpotenzial-stabilisierender Effekt
β_2-Sympathomimetika (z.B. Salbutamol, Fenoterol)	bei schwerer Hyperkaliämie mit entsprechenden EKG-Veränderungen
	Dosierung: 2 Hübe Fenoterol- oder Salbutamolaerosol p.o. oder 1 Amp. (1 ml) à 0,5 mg Salbutamol (Salbulair) i.v. über ca. 10 min, sofortiger Wirkungseintritt, Wirkdauer ca. 30 min
Hämodialyse	wenn Kaliumreduktion mit den genannten Maßnahmen nicht ausreichend schnell möglich oder Dialyse aus anderer Indikation (z.B. Überwässerung) notwendig

- phosphatarme Diät
- Verhinderung der Phosphatresorption aus der Nahrung durch Phosphatbinder (z. B. Calciumacetat) zu den Mahlzeiten (möglichst keine aluminiumhaltigen Präparate)
- extreme Hyperphosphatämie infolge Freisetzung aus endogenen Quellen (Tumorlysesyndrom, schwere Rhabdomyolyse): Hämodialysebehandlung (möglichst mit High-Flux-Dialysatoren)

Auf **Hypophosphatämien** ist bei parenteraler Hyperalimentation zu achten (Substitution bei Konzentrationen < 2 mg/dl).

Bei Oligurie ist in der Regel die Magnesiumkonzentration im Serum erhöht, die klinische Bedeutung dieses Befundes ist jedoch schwer zu beurteilen. **Hypermagnesiämie** kann eine neuromuskuläre Paralyse, Koma, Atemdepression, Hypotension verursachen. Deshalb keine magnesiumhaltigen Antazida oder Abführmittel einsetzen.

Hypomagnesiämien kommen nur sehr selten bei polyurischem Verlauf vor. Zur Substitution langsame intravenöse Infusion in einer Konzentration von 25 mval/l, maximale Tagesdosis 75 mval.

34.2.6 Säure-Basen-Haushalt

Eine **metabolische Azidose** ist ein gewöhnlicher Befund bei ANV und selten so ausgeprägt, dass eine gezielte Behandlung erforderlich ist (Retention von 1 mval H^+-Ionen/kgKG pro Tag). Ausnahmen sind hyperkatabole Situationen und ausgedehnte Gewebenekrosen (Trauma, Sepsis), Lactatazidosen, Ethylenglykol- oder Salizylatvergiftungen. Folgen der schweren Azidose können eine Abnahme des Herzzeitvolumens, Arrhythmien, Erbrechen und zentralnervöse Symptome sein, außerdem kommt es zu einem verminderten Ansprechen des kardiovaskulären Systems auf Katecholamine.

Bei Abfall der Bicarbonatkonzentration auf < 15 mval/l und/oder des Blut-pH-Wertes auf < 7,20 sowie bei einem Basendefizit > 10 mmol/l ist eine Bicarbonatsubstitution oder Dialyse indiziert. Korrektur mit Natriumbicarbonat i. v. bei Natriumdefizit, mit Tris-Puffer bei Natriumüberschuss.

> **Praxistipp**
> Bicarbonatsubstitution:
> Defizit [mval] = Körpergewicht [kg] · 0,4 · (normale – aktuelle Bikarbonatkonzentration)
> oder = Körpergewicht [kg] · 0,5 · Basenüberschuss
> 50 % des errechneten Defizits werden über 12 h infundiert.

> **! Cave**
> Gefahr von Hypernatriämie, Tetanie, Hypoventilation, Alkalose bei Natriumbicarbonatgabe

34.2.7 Stabilisierung des Kreislaufes

Während eines ANV sollte eine sorgfältige Blutdruckkontrolle erfolgen. Hypertensive Blutdruckwerte sollten ebenso wie hypotensive vermieden werden. Der arterielle Mitteldruck sollte > 70 mmHg (bis 90 mmHg) liegen. Die Leitparameter zeigt Übersicht 34-2.

> **Übersicht 34-2**
> **Leitparameter für eine Optimierung des Volumenstatus, der Herzleistung und des Sauerstoffangebotes zur Prävention eines ANV bzw. zur Aufrechterhaltung der Nierenfunktion auf Intensivstationen**
>
> - Cardiac Index > 4,5 l/min
> - ZVD > 5 mmHg (entsprechend höher bei PEEP-Beatmung)
> - Hämatokrit 30 % bzw. Hämoglobin 10 g/dl (Optimierung des O_2-Transports)
> - mittlerer arterieller Blutdruck MAP > 70 mmHg
> - linksventrikulärer Füllungsdruck PCWP ca. 15 mmHg
> - O_2-Transport > 550 ml/min
> - zur optimalen Oxygenierung Beatmungstherapie mit „Best PEEP", wenn möglich teilweise Spontanatmung (z. B. BiPAP)

Deutlich **erhöhte Blutdruckwerte** sind in der Regel Hinweis auf eine massive Überwässerung oder ein renales Grundleiden bzw. renale Komplikationen (z. B. bilaterale Nierenrindennekrose). Zusätzlich zu einer medikamentösen antihypertensiven Therapie ist dann eine Dialysebehandlung zur Verminderung des Natrium- und Wasserbestandes angezeigt.

Wird bei **Hypotonie** eine Katecholamintherapie notwendig, ist der Einsatz von Dopamin zu bevorzugen. Dosierung:
- übliche Dosierung: 100–1500 µg/min
- Niedrigdosisbereich: 1,5–3,5 µg/kgKG/min
- mittlerer Dosisbereich: 4–10 µg/kgKG/min
- Hochdosisbereich: 10–22 µg/kgKG/min
- Perfusor: 500 mg/50 ml Dopamin zur unverdünnten Anwendung (0,6 ml/h = 100 µg/min)

> **! Cave**
> Vorsicht mit Dopamin bei hypertroph obstruktiver Kardiomyopathie (HOCM)

Beim vasodilatorischen Kreislaufversagen (z. B. septischem Schock) kommt es durch die Gabe von Noradrenalin zwar zu einer Erhöhung des totalen peripheren Widerstandes, aber in der Folge auch zu einer Erhöhung der glomerulären Filtrationsrate. Noradrenalin führt im frühen septischen Schock, möglicherweise durch reflektorische Reduktion der renalen Sympathikuswirkung, vermutlich zur Umverteilung des Blutflusses von anteilsmäßig großen Gefäßstrombahnen wie Haut, Muskulatur und Splanchnikusgebiet zur Niere (Bellomo et al. 2001). Dosierung:

- übliche Dosierung: 0,05–0,5 µg/kgKG/min (im septischen Schock ggf. bis 1,5 µg/kgKG/min)
- Perfusor: 5 mg/50 ml (= 0,1 mg/ml, Laufgeschwindigkeit 2–12 ml/h oder 25 mg/50 ml (= 0,5 mg/ml, Laufgeschwindigkeit 0,8–12 ml/h)

34.2.8 Behandlung der Azotämie

Ziel muss es sein, therapeutisch beeinflussbare Ursachen eines gesteigerten Eiweißabbaus und des daraus resultierenden vermehrten Anfalls stickstoffhaltiger Stoffwechselprodukte zu beseitigen. Dies gelingt durch:

- Infektionsprophylaxe, intensive Therapie bestehender Infektionen
- Drainage von Eiteransammlungen und Hämatomen, Absaugen größerer intestinaler Blutungen
- chirurgische Wundreinigung, Abtragung von Gewebsnekrosen
- Vermeidung katabol wirkender Medikamente (Glukokortikoide, Tetrazykline)
- frühzeitige Mobilisierung
- Einschränkung der täglichen Eiweißzufuhr auf ca. 0,5 g/kgKG pro Tag unter Verwendung biologisch hochwertiger Eiweißgemische, sofern nicht eine intensive Dialysebehandlung eine generelle Eiweißbeschränkung erübrigt

34.2.9 Hyperurikämie

Eine Hyperurikämie muss beim ANV nur bei exzessiv hohen Harnsäurespiegeln (>15 mg/dl) spezifisch therapiert werden. In solchen Fällen kann die Gabe von Allopurinol (cave: selten allergische interstitielle Nephritis hierunter möglich) sowie (bei erhaltener Diurese) eine forcierte alkalische Diurese erforderlich sein, bei Anurie Dialysebehandlung.

34.2.10 Ernährung

Über die Ernährung sollen der Körpereiweißbestand und damit eine ausgeglichenen Stickstoffbilanz erhalten und der Katabolismus endogener Proteine vermieden werden.

 Die hochkalorische Ernährung ohne Eiweißrestriktion ist bei freier Verfügbarkeit der Dialyse die wichtigste Maßnahme zur Durchbrechung des Katabolismus.

In Abhängigkeit von der Restdiurese und dem Allgemeinzustand gelten folgende Richtlinien:

- kaliumarme, nicht zwingend eiweißreduzierte Kost (ca. 1,0 g/kgKG pro Tag), vorwiegend Kohlenhydrate
- bei arterieller Hypertonie natriumarme Kost
- bei Sondenkost Kaliumgehalt beachten
- hochkalorische Ernährung wegen Hyperkatabolismus mit ca. 30–40 kcal/kgKG pro Tag beim unkomplizierten ANV, bei kataboler Stoffwechsellage ≥50 kcal/kgKG pro Tag
- enterale Ernährung: nach Möglichkeit orale Zufuhr von Protein 1,0–1,2 g/kgKG pro Tag, Kohlenhydrate 4–6 g/kgKG pro Tag, Fett 1–2 g/kgKG pro Tag

Bei **totaler parenteraler Ernährung** (über zentralen Venenkatheter) ist darauf zu achten, dass ausreichend Kohlenhydrate (in Form von Glucose), Fett sowie essenzielle und nichtessenzielle Aminosäuren zur Proteinsynthese zugeführt werden. Traditionelle „Nephro"-Lösungen enthalten überwiegend bzw. ausschließlich essenzielle Aminosäuren und sind daher inkomplett. Der Aminosäurebedarf bei ANV liegt bei ca. 1 g/kgKG pro Tag, unter kontinuierlicher Nierenersatztherapie sogar zwischen 1,4 und 1,7 g/kgKG pro Tag.

Cave
Die Elimination von exogen zugeführtem Fett ist bei ANV mindestens um 50% reduziert.

Dosierungsbeispiel bei 1500 ml Flüssigkeitszufuhr:
750 ml 50- bis 70%ige Glucose, 250 ml essenzielle und nichtessenzielle Aminosäuren (15–20 g essenzielle Aminosäuren), 250 ml Fettemulsion

- engmaschige Kontrolle von Blutzucker (ggf. Insulintherapie!) und Elektrolyten
- keine hyperkalorische Alimentation
- bei längerer Intensivbehandlung Zusatz von Vitaminen, Spurenelementen und anderen Mineralien (Magnesium und Phosphat)

34.2.11 Infektionen

Infektionen sind die häufigste Todesursache im Rahmen eines ANV. Sie erfolgen häufig mit Hospitalkeimen. Der intensiven Infektionsprophylaxe durch **Hygienemaßnahmen** kommt deshalb eine sehr große Bedeutung zu, dazu gehören das Vermeiden von Blasendauerkathetern bei bewusstseinsklaren Patienten, das Vermeiden unnötiger venöser Zugänge, regelmäßiger „Plastikwechsel". Bestehende Infektionen müssen nach den Grundregeln der Antibiotikatherapie behandelt werden. Es wird eine frühzeitige Antibiose empfohlen, jedoch keine generelle ungezielte Antibiotikaprophylaxe. Die Dosierungsrichtlinien bei Niereninsuffizienz bzw. Nierenersatztherapie müssen beachtet werden.

> **! Cave**
> In Einzelfällen kann die Erkennung von Infektionen durch das Fehlen von Fieber (temperatursenkender Effekt der Azotämie) erschwert sein.

Eine optimale Dialysebehandlung vermindert die Infektionshäufigkeit und verbessert die Wundheilung.

34.2.12 Blutungskomplikationen

Immer wieder kommt es im Rahmen eines ANV zu v. a. gastrointestinalen Blutungen. Diese treten unter intensiver Dialysetherapie seltener auf, stellen jedoch immer eine ernste und prognostisch ungünstige Komplikation dar. Die Blutungsquellen sind häufiger multiple erosive Schleimhautläsionen (Stressulzera) als Ulkusblutungen. Deshalb ist eine Stressulkusprophylaxe mit H_2-Rezeptor-Antagonisten bzw. Protonenpumpenblockern empfehlenswert. Ulkusblutungen sollten frühzeitig endoskopischen oder operativ gestillt werden.

34.2.13 (Renale) Anämie

Sie stellt sich auch ohne zusätzlichen Blutverlust schon wenige Tage nach Beginn der Oligurie ein. Gründe hierfür liegen in einem gesteigerten Erythrozytenuntergang infolge akuter Azotämie und in der Hemmung der Erythropoese. Hämoglobinwerte von ≥ 10 g/dl werden i. Allg. toleriert. Die Transfusionstherapie sollte in Erwägung gezogen werden bei Angina pectoris, Herzinsuffizienz, Hypotonie, Blutungen.

> **Cave**
> Gefahr der Hyperkaliämie bei zu alten Blutkonserven

Bei protrahiertem Verlauf ggf. Erythropoetinsubstitution (beginnend mit z. B. 3-mal 2000 IU pro Woche s. c.).

34.2.14 Toxische Medikamentenwirkung

Gründe hierfür liegen in:
- Retention und Kumulation renal ausgeschiedener Pharmaka
- verminderte Toleranz bei Azotämie

Deshalb strengste Indikationsstellung bei jeder Pharmakotherapie und Anpassung der Medikamentendosierung an die eingeschränkte Nierenfunktion. Dies gilt insbesondere für Antibiotika und Herzglykoside. Zur optimalen Therapiekontrolle Konzentrationsbestimmung der Pharmaka im Serum.

34.2.15 Dialysebehandlung

Indikationen

Ein nephrologisches Konsil sollte bei Verdacht auf ANV, Oligo-/Anurie, Azotämie, raschem Anstieg der harnpflichtigen Substanzen im Blut (Harnstoff > 30 mg/dl pro Tag, Kreatinin > 1 mg/dl pro Tag) eingeholt werden zur Festlegung des Zeitpunktes der Dialyseeinleitung, des Dialyseverfahrens und des Gefäßzuganges (Übersicht 34-3).

Mit dem sog. Furosemidtest kann man frühzeitig abschätzen, ob eine Dialyse indiziert sein wird. Beträgt nach Infusion von 500–1000 mg Furosemid in 250 ml NaCl 0,9 % über 1 h anschließend die Diurese nicht > 50 ml/h, so kann ein dialysepflichtiges ANV angenommen werden.

> **Übersicht 34-3**
> **Kriterien für das Einleiten einer Dialysebehandlung**
>
> - therapierefraktäre Hyperkaliämie
> - Anurie > 12 h nach konservativer Therapie (Volumen, Diuretika, Dopamin)
> - Serumkreatininanstieg > 1,0 mg/dl in 24 h
> - Überwässerung, interstitielles Lungenödem (fluid lung)
> - schwere Volumenbelastung mit Herzinsuffizienz oder arterieller Hypertonie
> - Zeichen und Symptome der Urämie: Übelkeit, Erbrechen, Gastritis, Pleuritis, Blutungsneigung, Perikarditis, Enzephalopathie (Benommenheit, Koma, Krampfanfälle, Myoklonien)
> - schwere metabolische Azidose
> - Intoxikationen mit dialysablen Substanzen (Glykole, Kohlenwasserstoffe, Schwermetalle u. a.)
> - hyperkataboles ANV (täglicher Harnstoffanstieg > 60 mg/dl)
> - ausgeprägte Hyponatriämie (< 118 mmol/l)

Bei absehbarer Indikation sollte die Dialysebehandlung möglichst frühzeitig eingeleitet werden, bevor urämische Komplikationen auftreten, da die Prognose dann wesentlich besser ist. Prophylaktische Dialysebehandlungen sollten nicht durchgeführt werden, denn deren prognostischer Wert ist nicht gesichert.

Wahl des Dialyseverfahrens und der Dialysemembran

Zur Nierenersatztherapie bei ANV stehen grundsätzlich 2 verschiedene Verfahren zur Verfügung:

- Hämodialyse: i. Allg. intermittierend, d. h. für ca. 3–5 h alle 1–2 Tage
- Hämofiltration oder Hämodiafiltration, in der Regel als kontinuierliches Verfahren über 24 h pro Tag
- Peritonealdialyse. zur Behandlung des ANV fast ausschließlich im Bereich der Pädiatrie eingesetzt

Die Anwendung der **intermittierenden Hämodialyse** kann nur bei weitgehend kreislaufstabilen Patienten erfolgen. Sie wird empfohlen bei unkompliziertem Verlauf des ANV. Daneben müssen intermittierende Verfahren zum Einsatz kommen, wenn eine rasche Kalium- bzw. Flüssigkeitselimination erforderlich ist oder bei blutungsgefährdeten Patienten. Eine intermittierende Hämodialysebehandlung kann unter bestimmten Voraussetzungen (z. B. durch Erhöhung der Blutflussrate) im Gegensatz zu kontinuierlichen Verfahren auch ohne oder mit nur geringer Antikoagulation durchgeführt werden.

Kontinuierliche Dialyseverfahren (kontinuierliche arteriovenöse oder venovenöse Hämofiltration, kontinuierliche venovenöse Hämodialyse) sind auf Intensivstationen in der Regel den intermittierenden vorzuziehen wegen einer geringeren hämodynamischen Belastung des Patienten und Erleichterung des Managements von Flüssigkeitsbilanzierung und parenteraler Ernährung (Gretz et al. 1998). Es muss jedoch auf eine intermittierenden Verfahren umgestellt werden, wenn es unter kontinuierlicher Therapie zu einer Beeinträchtigung der Thrombozytenfunktion bzw. einem Abfall der Thromboyztenzahlen kommt.

Als **Dialysemembran** sollten biokompatible Membranen verwendet werden, keine Cuprophan- oder Zellulose-Acetat-Dialysatoren. Vergleichende Untersuchungen zwischen Cuprophanmembranen, die zu einer Aktivierung der Neutrophilen und von Komplement führen, und den sog. biokompatiblen Membranen (Polysulfon u. a.) haben eine raschere Rückbildung des ANV und eine geringere Mortalität bei Anwendung der biokompatiblen Membranen gezeigt (Hakim et al. 1994; Schiffl et al. 1994).

34.2.16 Therapie spezieller Formen des ANV

Rhabdomyolyse

Folgendes Vorgehen wird empfohlen:
- forcierte Diurese: Beginn mit 200–300 ml/h NaCl 0,9 %, dann 800 ml Glucose 5 % + 25 g Mannitol + 100 mmol Natriumbicarbonat (zur Harnalkalisierung) mit 250 ml/h
- Therapieziel: Urinausscheidung >100 ml/h, Urin-pH >7
- Fortführung dieses Regimes bis kein Myoglobin im Urin mehr nachweisbar ist
- bei Oligurie/Anurie: Dialyse

 Cave
Gefahr der Entwicklung einer Hyperkalzämie in der Erholungsphase nach akutem Nierenversagen bei Rhabdomyolyse (daher keine Substitution bei initialer Hypokalzämie)

Tumorlysesyndrom

Folgende Maßnahmen kommen zur Anwendung:
- Prävention durch Gabe von Allopurinol (300–900 mg pro Tag) und Flüssigkeit (Zielurinvolumen: 2,5 l pro Tag) bereits 2 Tage vor Beginn der Chemotherapie
- Harnalkalisierung nicht empfohlen wegen potenzieller Calciumphosphatablagerungen
- Rasburicase (Fasturtec): empfohlene Tagesdosis 0,20 mg/kgKG, Gabe als intravenöse Infusion über ca. 30 min 1-mal pro Tag über einen Zeitraum von 5–7 Tagen unmittelbar vor bzw. zu Beginn der Chemotherapie
- bei Oligurie/Anurie: Dialyse

34.3 Sonderform: Röntgenkontrastmittel-induziertes ANV

Unter einem durch Röntgenkontrastmittel (KM) induziertem ANV versteht man den Anstieg des Serumkreatinins um >50 % des Ausgangswertes oder >1 mg/dl innerhalb von 48–72 h nach KM-Exposition. Als Risikofaktoren für die Entwicklung eines KM-induzierten ANV gelten: vorbestehende Niereninsuffizienz, Diabetes mellitus mit Nephropathie, hohe KM-Menge, wiederholte KM-Untersuchungen in kurzen Abständen, Herzinsuffizienz (erhöhter renaler Widerstand), Exsikkose/Volumendepletion, gleichzeitige Gabe anderer nephrotoxischer Substanzen (z. B. nichtsteroidale Antiphlogistika).

Klinisch imponiert diese Form des ANV nach Kontrastmittelexposition als sofortiger Abfall der glomerulären Filtrationsrate, Anstieg des Serumkreatinins, Diureserückgang sowie einer fraktionellen Natriumexkretion >1 %.

Wie bei allen Formen des ANV stehen auch beim KM-induzierten keine spezifischen Therapiemaßnahmen zur Verfügung außer Hydrierung und evtl. Akutdialyse, die jedoch nur selten notwendig wird. Am wichtigsten ist deshalb die Prävention. Das Vorgehen zeigt ◘ Übersicht 34-4.

> **Übersicht 34-4**
> **Gabe von Kontrastmittel (KM) beim niereninsuffizienten Patienten**
>
> - Alternative Bildgebung möglich?
> - Wenn nicht:
>   - möglichst geringe Dosen an KM verwenden, keine Wiederholungsuntersuchungen

- möglichst nichtionische KM mit niedriger Osmolalität (z. B. Iohexol) anstatt ionische KM verwenden
- Volumenmangel vor KM-Untersuchung ausgleichen
- Prähydrierung (je 1500 ml NaCl 0,45 % i. v. über 12 h vor und nach KM-Gabe – alternativ p. o.)
— Falls Prähydrierung nicht möglich (Gefahr der Überwässerung):
- Theophyllin (5 mg/kgKG i. v. ca. 30 min vor KM-Gabe)
- Acetylcystein (600 mg 2-mal pro Tag p. o. am Tag der und am Tag nach KM-Gabe)
- Dialyse nur bei Gefahr der Überwässerung oder Oligurie!

Cave
Die Gabe von Furosemid und/oder Mannitol nach KM-Gabe erhöht das ANV-Risiko bei Diabetikern.

Nicht gesichert ist außerdem die Effektivität von Dopamin, atrialem natriuretischem Peptid, Prostaglandinen, Calciumantagonisten, Endothelinantagonisten oder Hämodialyse (zur KM-Elimination), insbesondere bei Risikopatienten. Eine Hämodialyse scheint das Ergebnis sogar zu verschlechtern (Erley u. Bader 2000; Vogt et al. 2001). Auch die Wertigkeit einer Acetylcysteingabe vor und nach KM-Applikation noch nicht endgültig geklärt und wurde bisher auch nur in einer nicht unumstrittenen Arbeit (Tepel et al. 2000) als potenziell nephroprotektiv gezeigt. Eine kürzlich veröffentlichte Studie (Durham et al. 2002) fand dagegen keinen protektiven Effekt von Acetylcystein.

34.4 Problemmanagement bei Kreatininanstieg

Beobachtet man bei einem Patienten einen akuten Kreatininanstieg, sollten folgende Punkte beachtet werden:
— Hauptursache ist eine Exsikkose, deshalb: Ist die Flüssigkeitszufuhr ausreichend?
— Liegen spezifische Noxen vor? Können nephrotoxische Medikamente (z. B. Aminoglykoside, ACE-Hemmer, Antiphlogistika, Diuretika, Vancomycin, Zytostatika, Röntgenkontrastmittel) abgesetzt werden?
— Postrenale Ursache ausschließen: Sonographie (Harnstau?).
— Dosis renal eliminierter Medikamente anpassen.

Evidenz der Therapieempfehlungen

	Evidenzgrad	Therapieempfehlung
Volumengabe bei Dehydratation	A	I
Schleifendiuretika		
— „Prophylaxe"/beginnendes ANV	B	IIA
— fortgeschrittenes ANV	B	keine Indikation
Dopamin		
— in „Nierendosis"	A	keine Indikation
— in systemisch wirksamer Dosis	A	I
Noradrenalin bei vasodilatorischem Kreislaufversagen	B	IIa
Dialysebehandlung	A	I
Thiophyllin zur Prävention des kontrastmittelinduzierten ANV	B	IIa
Acetylcystein zur Prävention des kontrastmittelinduzierten ANV	B	IIb

Leitlinien – Adressen – Tipps

Leitlinien

Arbeitsgemeinschaft der Wissenschaftlichen Medizinischen Fachgesellschaften (AWMF) mit Leitlinien der Deutschen Interdisziplinären Vereinigung für Intensiv- und Notfallmedizin (DIVI): http://www.uni-duesseldorf.de/WWW/AWMF/II/divi0004.html

Internetadressen

Eine Übersicht über die Präventivmaßnahmen zur Verhinderung einer Kontrastmittelnephropathie enthält der „Praktische Leitfaden zur Angiographie" von Gerd Goldyn, Klinik für Radiologische Diagnostik, Universitätsklinikum der RWTH Aachen:
http://www.rad.rwth-aachen.de/webneu/angio

Software: UpToDate Nephrology (www.uptodate.com). Cochrane Library (Datenbank)

Literatur

ANZICS Clinical Trials Group (2000) Low-dose dopamine in patients with early renal dysfunction: A placebo-controlled randomised trial. Lancet 356: 2139–2143

Arzneimittelbrief (April 2001) Dopamin in „Nierendosis" ist nicht nephroprotektiv. 35: 30–31

Bellomo R, Giantomasso DD (2001) Noradrenaline and the kidney: friends or foes? Crit Care 5: 294–298

Brause M, Grabensee B (2001) Dopamin in „Nierendosis" – Wirksamkeit eindeutig widerlegt. Intensivmed 38: 451–453

Chertow GM, Sayegh MH, Allgren RL, Lazarus JM (1996) Is the administration of dopamine associated with adverse or favourable outcomes in acute renal failure? Auriculin Anaritide Acute Renal Failure Study Group. Am J Med 101: 49–53

Durham JD, Caputo C, Dokko J, Zaharakis T, Pahlavan M, Keltz J, Dutka P, Marzo K, Maesaka JK, Fishbane S (2002) A randomized controlled trial of N-acetylcysteine to prevent contrast nephropathy in cardiac angiography. Kidney Int 62: 2202–2207

Erley CM, Bader BD (2000) Auswirkungen einer intravasalen Röntgenkontrastmittelgabe auf die Nierenfunktion – Risiken und Prävention. Röfo – Fortschr Geb Röntgenstr Neuen Bildgeb Verfahr 172: 791–797

Gretz N, Quintel M, Kränzlin B (1998) Extracorporeal therapies in acute renal failure: Different therapeutic options. Kidney Int 53 (Suppl 64): S57–S60

Hakim RM, Wingard R, Parker RA (1994) Effect of dialysis membrane in the treatment of patients with acute renal failure. New Engl J Med 331: 1338–1342

Haller M, Schelling G (2000) Akutes Nierenversagen. Pathophysiologie – klinische Beurteilung – Therapie. Anasthesist 49: 349–352

Jörres A, Frei U (2001) Akutes Nierenversagen. Internist 42: 379–403

Kellum JA, Decker JM (2001) Use of dopamine in acute renal failure: a meta-analysis. Crit Care Med 29: 1526–1531

Levy EM, Viscoli CM, Horwitz RI (1996) The effect of acute renal failure on mortality. A cohort analysis. JAMA 275: 1489–1494

Schiffl H, Lang SM, Konig A, Strasser T, Haider MC, Held E (1994) Biocompatible membranes in acute renal failure: prospective case-controlled study. Lancet 344: 570–572

Shilliday IR, Quinn KJ, Allison MEM (1997) Loop diuretics in the management of acute renal failure: a prospective, double-blind, placebo-controlled, randomised study. Nephrol Dial Transplant 12: 2592–2596

Sitter T, Lederer SR, Schiffl H (2002) Diagnostik des akuten Nierenversagens. Dtsch Med Wochenschr 127: 33–37

Tepel M, van der Giet M, Schwarzfeld C, Laufer U, Liermann D, Zidek W (2000) Prevention of radiographic-contrast-agent-induced reductions in renal function by Acetylcysteine. N Engl J Med 343: 180–184

Vogt B, Ferrari P, Schonholzer C, Marti HP, Mohaupt M, Wiederkehr M, Cereghetti C, Serra A, Huynh-Do U, Uehlinger D, Frey FJ (2001) Prophylactic hemodialysis after radiocontrast media in patients with renal insufficiency is potentially harmful. Am J Med 111: 692–698

Standardwerk: Molitoris BA, Finn WF (2001) Acute renal failure, a companion to Brenner & Rector's THE KIDNEY. Saunders, Philadelphia

35 Chronische präterminale Niereninsuffizienz

W. Samtleben

35.1 Betreuung des präterminal niereninsuffizienten Patienten – 614
35.1.1 Allgemeine Vorbemerkungen – 614
35.1.2 Minderung der Progression – 616
35.1.3 Calcium-Phosphat-Haushalt – 617
35.1.4 Renale Anämie – 618
35.1.5 Allgemeine diätetische Maßnahmen – 618
35.1.6 Metabolische Azidose – 619
35.1.7 Notfallsituationen in der Präterminalphase der Niereninsuffizienz – 620
35.1.8 Vermeidung von potenziell nierenschädigenden Maßnahmen – 620
35.1.9 Hepatitis-B-Impfung – 621
35.1.10 Operationsfähigkeit – 621

35.2 Grenzen der konservativen Therapie (Indikationen zum Dialysebeginn) – 621

35.3 Allgemeine Bemerkungen – 622

Literatur – 623

Der Terminus „Niereninsuffizienz" ist ein Begriff, der unabhängig von der renalen Grunderkrankung die eingeschränkte exkretorische Nierenfunktion beschreibt. Unter dieser Funktion werden die Ausscheidung harnpflichtiger Substanzen, aber auch die Regulation des Elektrolyt- und Säure-Basen-Haushaltes subsumiert. Patienten im Stadium der präterminalen Niereninsuffizienz weisen eine erhebliche Einschränkung ihrer Kompensationsbreite für Belastungen im Flüssigkeits-, Elektrolyt- und Säure-Basen-Haushalt auf. Auch die körperliche Leistungsfähigkeit ist reduziert. Drastische Änderungen in der Medikation, unangepasste diätetische Empfehlungen sowie übertriebene körperliche Anstrengungen können zu einer raschen Dekompensation des zuvor labilen Gleichgewichtes führen, wobei die Patienten durch Hypo- und Hypertonie, Überwässerung oder Elektrolytstörungen in lebensbedrohliche Situationen geraten können. Jede therapeutische Intervention in diesem Stadium erfordert Erfahrung seitens des Behandlers sowie Mitarbeit seitens des Patienten und Fingerspitzengefühl bei den angesetzten Maßnahmen.

Die medizinische Betreuung hat das Ziel, den Eintritt der Dialysepflichtigkeit hinauszuzögern, jedoch ohne den Patienten zu gefährden, z. B. durch Hyperkaliämie, schwere Hypertonie, Überwässerung oder urämische Komplikationen (Perikarditis, Polyneuropathie, gastrointestinale Beschwerden). Weiterhin muss der Patient auf die zu erwartende Dialysepflichtigkeit rechtzeitig und optimal vorbereitet werden, auch um unnötige Hospitalisierungen zu vermeiden.

35.1 Betreuung des präterminal niereninsuffizienten Patienten

35.1.1 Allgemeine Vorbemerkungen

Zur Abschätzung der Nierenfunktion stehen verschiedene Parameter zur Verfügung (◘ Tabelle 35-1). In der täglichen Praxis erfolgt die Beurteilung der Nierenfunktion meist anhand des Serumkreatininwertes (einfach zu bestimmen, gute Reproduzierbarkeit), nach der endogenen Kreatinin-Clearance (Sammelurin notwendig, Ungenauigkeiten durch Sammelfehler möglich) oder anhand der errechneten glomerulären Filtrationsrate (GFR, in ml/min) nach der Formel von Cockcroft und Gault, die neben dem Serumkreatininwert (in mg/dl) noch Alter (in Jahren) und Körpergewicht (KG, in kg) mitberücksichtigt:

GFR = (140 − Alter) × KG ÷ (Serumkreatinin × 72)

Für Frauen muss der Wert mit 0,85 multipliziert werden.

Nicht berücksichtigt werden dabei die veränderten endokrinen Leistungen der Nieren (Erythropoetin, Vitamin-D-Haushalt, Renin-Angiotensin-System, Prostaglandine) zur Beurteilung der Niereninsuffizienz. Bei der präterminalen Niereninsuffizienz ist die exkretorische Nierenleistung auf < 20 % der Norm reduziert.

Hauptursachen der dialysepflichtigen Niereninsuffizienz in Deutschland sind der Diabetes mellitus (Typ 1 und 2), vaskuläre Nephropathien, chronische Glomerulonephritiden sowie interstitielle Nierenerkrankungen (◘ Tabelle 35-2). Die Kenntnis der Grunderkrankung ist wichtig hinsichtlich der medikamentösen und diätetischen Maßnahmen.

Im Vordergrund der Betreuung steht im Stadium der präterminalen Niereninsuffizienz nicht mehr die kausale Behandlung der renalen Grundkrankheit, sondern die Verlangsamung der Progression der Niereninsuffizienz bis ins Stadium der Dialysepflichtigkeit sowie die Behandlung typischer Folgen der Niereninsuffizienz, die symptomatische Therapie von subjektiven Beschwerden sowie das Eingehen auf Besonderheiten im Rahmen der Grundkrankheit. Weiterhin muss der Patient darauf vorbereitet werden, dass die konservativen Behandlungsmöglichkeiten in kurzer Zeit (Wochen bis Monate) ausgeschöpft sind und er mit einem Nierenersatzverfahren behandelt werden muss, sowie die Vorbereitungen dafür zu treffen. Sehr wichtig ist in diesem Stadium auch, den Patienten vor Schäden zu bewahren, die zu einer raschen Dekompensation der Nierenfunktion führen könnten (▶ Abschn. 35.1.7).

Falls ein Patient erst im Stadium der präterminalen Niereninsuffizienz in internistisch-nephrologische Betreuung übernommen wird, steht an erster Stelle die Frage, ob es sich wirklich um eine irreversible und somit voraussichtlich weiter progrediente Nierenerkrankung handelt oder ob doch ein behandelbares, evtl. besserbares Leiden vorliegt. Hilfreich sind in dieser Situation folgende Informationen:

- Nierengröße: geschrumpfte Organe sprechen für ein chronisches irreversibles Nierenversagen
- Stauung: postrenale Ursachen ausschließen (z. B. Prostatahypertrophie mit beidseitiger Abflussbehinderung)

- Hyperkalzämie: z. B. akutes Nierenversagen bei Tumorleiden (Bronchialkarzinom, Mammakarzinom, Myelom)
- Medikamentenanamnese: wurden potenziell nephrotoxische Medikamente verabreicht, z. B. nichtsteroidale Antiphlogistika (NSAID)
- ischämische Nephropathie: Doppler-/Duplex-Untersuchung, bei Vorliegen einer Nierenarterienstenose evtl. Versuch einer perkutanen Angioplastie (PTA) zur „Rettung" von Nierengewebe

Das Stadium der präterminalen Niereninsuffizienz ist in aller Regel irreversibel, und im günstigsten Fall kann die weitere Progression ins Terminalstadium verzögert werden. Alle Maßnahmen müssen diese Tatsache mitberücksichtigen.

Bei reziproker Darstellung des Kreatinin-Verlaufes (1/Kreatinin) ergibt sich im Langzeitverlauf eine abfallende Gerade. Nach zusätzlichen nephrotoxischen Insulten (z. B. Gabe von Röntgenkontrastmittel oder NSAID) kann eine Beschleunigung der Progression eintreten, was schematisch in Abbildung 35-1 dargestellt ist.

> **Cave**
> Potenziell nephrotoxische Maßnahmen (Röntgenkontrastmittel, nichtsteroidale Antiphlogistika etc.) im Stadium der präterminalen chronischen Niereninsuffizienz strikt meiden!

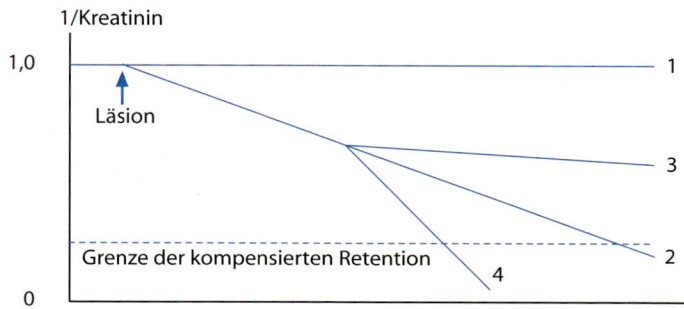

Abb. 35-1. Schematische Darstellung des reziproken Kreatininverlaufes nach Setzen einer renalen Läsion (z. B. akute Glomerulonephritis): 1: physiologischer Verlauf der Nierenfunktion (GFR-Verlust ca. 1 ml/min pro Jahr); 2: langsam progredienter GFR-Verlust nach initialer Schädigung; 3: Minderung der Progression z. B. durch optimale Blutdruckeinstellung und Proteinrestriktion; 4: Beschleunigung der Progression z. B. bei schlechter Blutdruckeinstellung. GFR: glomeruläre Filtrationsrate

Tabelle 35-1. Parameter zur Beschreibung der Nierenfunktion

Nierenfunktionsparameter	Bemerkung
Serumkreatinin	am häufigsten verwendeter Parameter, bei geringer Muskelmasse Kreatininwerte falsch niedrig
Endogene Kreatinin-Clearance	genauester Parameter bei korrekter Durchführung, nicht immer praktikabel
Errechnete Kreatinin-Clearance nach Cockroft und Gault	Berücksichtigt neben dem Serumkreatinin auch Alter und Gewicht; nicht frei von Fehlern
Serumharnstoff	Wert nicht nur von der Nierenfunktion abhängig, sondern auch von Ernährung und Katabolismus; in Kombination mit dem Kreatininwert relativ komplexe Beurteilung von Nierenfunktion und Ernährung/Stoffwechselsituation möglich
Harnstoff-Clearance	evtl. in Kombination mit der Kreatinin-Clearance, berücksichtigt Stoffwechselaspekte
β_2-Mikroglobulin	steigt parallel zum Serumkreatinin, bei lymphoproliferativen Erkrankungen ebenfalls erhöht
Cystatin C	neuer, noch wenig gebräuchlicher Parameter; Vorteile gegenüber den herkömmlichen Parametern noch unklar

◻ **Tabelle 35-2.** Grunderkrankungen für die Dialysepflichtigkeit von 5870 Patienten in Deutschland, die im Jahr 2001 neu in ein Nierenersatztherapieverfahren aufgenommen wurden (nach QuasiNiere 2001)

Grunderkrankung	Häufigkeit [%]
Diabetes mellitus gesamt (Typ 1 und 2)	36 (4 bzw. 32)
Vaskuläre Nephropathie	17
Glomerulonephritis	14
Interstitielle Nephritis	9
Zystennieren	6
Unbekannte Genese	10
Systemerkrankungen	3
Verschiedene Erkrankungen	4
Hereditäre und kongenitale Nierenerkrankungen	1

35.1.2 Minderung der Progression

Ziel aller Maßnahmen ist die Minderung der ansonsten unaufhaltsamen Progression der Nierenerkrankung ins Stadium der Dekompensation mit Dialysepflichtigkeit. Die Progression ins Stadium der Dekompensation verläuft schneller bei diabetischer Nephropathie und glomerulären Erkrankungen als bei tubulointerstitiellen Erkrankungen. Weiterhin sind, unabhängig vom renalen Grundleiden, folgende Konstellationen mit einer beschleunigten Progression assoziiert: Proteinurie, arterielle Hypertonie, männliches Geschlecht, Hypercholesterinämie und Nikotingenuss. Zur Beeinflussung der Progression stehen verschiedene Maßnahmen zur Verfügung, deren Wert jedoch in diesem Stadium der Niereninsuffizienz nicht überschätzt werden darf.

Konsequente Blutdruckkontrolle

Bei nichtdiabetischen Patienten sollte der Blutdruck auf Werte von 130/85 mmHg oder niedriger, bei Diabetikern auf 120/80 mmHg oder niedriger gesenkt werden. Mittel der ersten Wahl sind dabei **ACE-Hemmer**, die 1- bis 2-mal pro Tag gegeben werden, wobei die Auswahl des Medikamentes von der eigenen Erfahrung mit dem entsprechenden Präparat bestimmt wird. Der Beginn einer ACE-Hemmer-Therapie im Stadium der präterminalen Niereninsuffizienz ist jedoch als kritisch einzustufen, da kurzfristig das Risiko einer weiteren Verschlechterung der Nierenfunktion und damit einer kompletten, evtl. irreversiblen Dekompensation besteht. Dieses Risiko ist besonders hoch bei Patienten, die mit Diuretika vorhandelt sind, eine Herzinsuffizienz, ein nephrotisches Syndrom oder eine schwere Leberinsuffizienz aufweisen. Wenn man sich erst in diesem Stadium zu einer ACE-Hemmer-Therapie entscheidet, sollte mit einer sehr niedrigen Dosis (z. B. 2-mal 1,25 mg Enalapril oder 1-mal 1,25 mg Ramipril) begonnen werden und die weitere Dosissteigerung in Abhängigkeit vom Blutdruck und der Nierenfunktion erfolgen. Kurzfristige, u. U. tägliche Kontrollen des Serumkreatinins sind notwendig. Bei einem deutlichen Kreatininanstieg (1 mg/dl und mehr) oder bei einer sich entwickelnden Hyperkaliämie muss das Präparat reduziert, u. U. auch wieder abgesetzt werden. Auch bei Hustenreiz (bei ca. 10 % der Patienten zu erwarten) muss der ACE-Hemmer abgesetzt werden und kann durch einen Angiotensin-II-Typ-1-Rezeptor-Antagonisten (AT$_1$-Rezeptor-Antagonisten) ersetzt werden.

Meist ist jedoch eine antihypertensive **Kombinationstherapie** notwendig. Hier bieten sich neben den ACE-Hemmern bzw. AT$_1$-Rezeptor-Antagonisten, Betarezeptorenblocker, Diuretika und Calciumantagonisten an. Falls auch durch eine Kombination aus ACE-Hemmern, Betablocker, Diuretika und Calciumantagonisten keine befriedigende Blutdruckeinstellung gelingt, können andere Antihypertensivagruppen wie Alphablocker (nicht bei koronarer Herzkrankheit), zentrale Sympathomimetika (z. B. Clonidin, Moxonidin; Vorsicht bei Herzinsuffizienz!) oder auch Minoxidil (Lonolox) eingesetzt werden. Allerdings muss auch betont werden, dass ein medikamentös nicht befriedigend einstellbarer arterieller Hypertonus (z. B. Blutdruckwerte von 200/120 mmHg trotz antihypertensiver 5facher Kombinationstherapie) bei weit fortgeschrittener Niereninsuffizienz eine Indikation zur Einleitung der Dialysebehandlung darstellt.

Cave
Bei ungenügender Blutdruckeinstellung trotz Mehrfachtherapie im Stadium der präterminalen Niereninsuffizienz sollte mit der Dialysetherapie begonnen werden!

Proteinrestriktion

Eine diätetische Proteinrestriktion in der Phase der kompensierten Niereninsuffizienz kann die weitere Verschlechterung der Nierenfunktion abschwächen und urämische Symptome mildern (Übelkeit, Brechreiz, Erbrechen, Juckreiz). Es wird eine **Reduktion der Eiweißaufnahme auf 0,6–0,8 g/kgKG pro Tag** empfohlen. Alternativ kann den Patienten eine vegetarisch ausgerichtete oder laktovegetabile Kost angeraten werden. Besonderes Augenmerk muss darauf gerichtet werden, dass sich der Ernährungszustand der Patienten nicht verschlechtert, d. h. auf ausreichende Kalorienzufuhr ist zu achten.

Eine sehr strenge eiweißarme Kost (0,3 g/kgKG pro Tag) mit gleichzeitiger Supplementierung von Ketoanalogen der essenziellen Aminosäuren hat sich dagegen nicht durchgesetzt, da die Patienten im Alltag meist keine so strenge Eiweißrestriktion einhalten. Die Hauptgefahr einer strengen Eiweißrestriktion ist eine negative Stickstoffbilanz, die gerade in der präterminalen Phase der Niereninsuffizienz vermieden werden sollte.

 Cave
In der präterminalen Phase der Niereninsuffizienz Eiweißmangelernährung vermeiden!

Weitere Maßnahmen zur Progressionsminderung

Die Behandlung des Grundleidens (z. B. konsequente Stoffwechseleinstellung bei Diabetikern, immunsuppressive Therapie bei bestimmten Glomerulonephritiden und Systemerkrankungen sowie bei chronischem Transplantatversagen) wird in diesem Stadium der Niereninsuffizienz fortgeführt. Die Medikamentendosierung muss bei renal eliminierten Pharmaka immer wieder der aktuellen Nierenfunktion angepasst werden bzw. bei solchen Medikamenten, bei denen ein Drug Monitoring möglich ist, hiernach gesteuert werden. Hinsichtlich der oralen Antidiabetika muss darauf hingewiesen werden, dass Glibenclamid bei Niereninsuffizienz zu schweren Hypoglykämien führen kann und somit kontraindiziert ist, dagegen kann Gliquidon (Glurenorm) auch bei Niereninsuffizienz eingesetzt werden.

 Cave
Glibenclamid ist bereits bei geringer kompensierter Niereninsuffizienz kontraindiziert, erst recht bei fortgeschrittener Niereninsuffizienz!

Nikotingenuss hat sich inzwischen auch als Progressionsfaktor herausgestellt, und dies muss den betroffenen Patienten vermittelt werden. Weiterhin sollte besonders bei glomerulären Erkrankungen mit Hypercholesterinämie eine medikamentöse Senkung des LDL-Cholesterins in den unteren Normalbereich angestrebt werden.

35.1.3 Calcium-Phosphat-Haushalt

Mit progredienter Niereninsuffizienz entwickelt sich ein sekundärer Hyperparathyreoidismus mit erhöhtem intaktem Parathormon (iPTH), einem verminderten Serumcalcium und einem erhöhten anorganischen Phosphat im Serum. Zugleich besteht ein Mangel an aktivem Vitamin D_3 (1,25-Dihydroxy-Cholecalciferol). Die Folgen des sekundären Hyperparathyreoidismus spielen sich vorwiegend am Knochen ab. Die Hyperphosphatämie und ein überschrittenes Calcium-Phosphat-Löslichkeitsprodukt haben sich in den letzten Jahren als wichtige Gefäßrisikofaktoren bei chronisch Niereninsuffizienten herausgestellt.

Die konsequente Behandlung insbesondere der Hyperphosphatämie im Rahmen des sekundären Hyperparathyreoidismus ist langfristig äußerst wichtig, erfordert Erfahrung und sollte in erster Linie vom Nephrologen gesteuert werden.

Bei einem Calcium-Phosphat-Produkt > 65 mg^2/dl^2 bzw. 5,3 mmol^2/l^2 (Serumcalciumkonzentration multipliziert mit dem Serumphosphatwert, entweder in mg/dl oder in mmol/l) muss mit relativ plötzlich einsetzenden extraossären Verkalkungen gerechnet werden, die sowohl die Gefäße, aber auch das periartikuläre Weichteilgewebe betreffen können. Behandlungsziele sind:
- Absenkung des anorganischen Phosphats in den oberen Normbereich, zumindest $< 5,5$ mg/dl, Vermeidung einer Hypophosphatämie
- Normalisierung des Serumcalciumwertes unter Vermeidung einer Hyperkalzämie
- Tolerierung eines milden sekundären Hyperparathyreoidismus mit iPTH-Werten bis zum 2- bis 3fachen der oberen Norm (130–200 pg/ml bzw. 12–18 pmol/l)

Die Phosphatsenkung erfolgt in erster Linie diätetisch und zusätzlich durch Gabe von enteral wirksamen Phosphatbindern, wobei calciumhaltige Phosphatbinder mit den benannten Einschränkungen (Hyperkalzämie, überschrittenes Calcium-Phosphat-Produkt) bevorzugt eingesetzt werden sollten. Es stehen folgende Medikamente zur Verfügung:
- **Calciumacetat:** Präparate verschiedener Hersteller, enthalten zwischen 475 und 950 mg pro Tablette, Dosierung 3- bis 4-mal pro Tag 1–3 Tbl. zu den Mahlzeiten; wichtigste Nebenwirkungen: Hyperkalzämie (nicht so häufig wie bei Calciumcarbonat, sofort absetzen!), abdominelle Beschwerden
- **Calciumcarbonat:** Präparate verschiedener Hersteller, enthalten 500, 1000 oder 1250 mg Calciumcarbonat pro Tablette. Dosierung 3- bis 4-mal pro Tag 1–3 Tbl. zu den Mahlzeiten; wichtigste Nebenwirkungen: Hyperkalzämie (dann sofort absetzen!), Völlegefühl, Nausea, Diarrhö, Obstipation
- **Aluminiumhydroxid** (anti-phosphat Filmtabletten 600 mg): nur einsetzen bei sehr hoen Phosphatwerten (z. B. > 6 mg/dl) oder bei überschrittenen Calcium-Phosphat-Löslichkeitsprodukt; Obstipation als wichtigste Nebenwirkung; Hauptrisiko bei monatelanger Anwendung: Aluminiumintoxikation (mikrozytäre Anämie, Enzephalopathie, Osteomalazie); Dosierung: 3- bis 4-mal pro Tag 1–3 Filmtbl. zu den Mahlzeiten
- **Sevelamer** (Renagel, Filmtabletten 800 mg): Indikation: hohe Phosphatwerte, überschrittenes Calcium–Phosphat-Produkt; Dosierung 3-mal 2–4 Kps. pro Tag; effektiver Phosphatsenker ohne Risiko der Hyperkalzämie, aber hohe Tagestherapiekosten (1 Kps. à 400 mg ca. 0,90 €); nur gezielter Einsatz empfohlen

Vitamin-D_3-Substitution. Sie kommt erst nach der Kontrolle der Hyperphosphatämie und des Calcium-Phosphat-Produktes zum Einsatz, da die Gabe von aktiven Vitamin-D-Metaboliten auch die enterale Calcium- und Phosphatresorption begünstigt und so das Calcium-

Phosphat-Produkt ungünstig beeinflusst werden kann. Für die Therapie stehen 2 Präparate zur Verfügung: **Alfacalcidol** (1-Alpha-Hydroxy-Cholecalciferol, Präparate: Bondiol, Doss, EinsAlpha, Kapseln zu 0,25, 0,5 und 1,0 μg) und **Calcitriol** (1,25-Dihydroxy-Cholecalciferol, Präparate: Bocatriol, Decostril, Rocaltrol, Kapseln zu 0,25 und 0,5 μg). Die Behandlung sollte begonnen werden bei iPTH-Werten deutlich über dem 3fachen des oberen Normalwertes. Es bietet sich eine niedrig dosierte Therapie mit täglich 0,25 μg als Initialdosis an. Die Dosis kann bei ungenügender Absenkung des iPTH bis auf Tagesdosen von 1,0 μg gesteigert werden. Bei milder Hyperkalzämie (Serumcalcium 2,6–2,9 mmol/l) sollte die Dosis halbiert und bei noch höheren Calciumwerten die Therapie abgesetzt werden. Auch die Phosphatbindertherapie mit Calciumcarbonat oder -acetat muss bei einer deutlichen Hyperkalzämie unterbrochen werden bzw. reduziert werden. In dieser speziellen Situation sollten temporär Phosphatbinder auf Aluminiumhydroxid- oder Sevelamerbasis eingesetzt werden.

Cave
Bei Hyperkalzämie, schwerer Hyperphosphatämie sowie überschrittenem Calcium-Phosphat-Produkt die Therapie umgehend überprüfen und gezielt umstellen!

35.1.4 Renale Anämie

Bei einem Rückgang der endogenen Kreatinin-Clearance <30–40 ml/min entwickelt sich bereits eine Anämie, die durch eine normochrome, normozytäre und hyporegenerative Erythropoese charakterisiert ist, d.h. Retikulozytenzahl und Erythropoietinspiegel sind bezogen auf den Grad der Anämie zu niedrig. Die Anämie trägt mittelfristig zur linksventrikulären Herzhypertrophie bei und bestimmt somit auch die langfristige Prognose der Patienten. Unmittelbar determiniert die Anämie auch die Leistungseinschränkung im Stadium der Präurämie.

Ein partieller Ausgleich der Anämie kann durch Gabe von rekombinantem Erythropoetin erreicht werden. Ziel dieser Hormonsubstitution ist ein Hämatokritwert von 30–36 % bzw. ein Hämoglobinwert von 10–12 g/dl. Ob ein kompletter Ausgleich der Anämie im Stadium der präterminalen Niereninsuffizienz Vorteile gegenüber dem partiellen Ausgleich bringt, ist nicht entschieden. Zu beachten ist, dass es unter Erythropoetintherapie zu einer Verschlechterung der Blutdruckeinstellung kommen kann. Weiterhin fehlt den Patienten, die durch Anhebung des Hämoglobinwertes wieder leistungsfähiger werden, bei weiter steigenden Retentionswerten häufig die Einsicht, dass die Grenzen der konservativen Therapie der Niereninsuffizienz erreicht sind und die Nierenersatztherapie begonnen werden muss. **Präparate und Dosierung:**

- Epoetin alpha (Erypo, nur i.v.), Epoetin beta (NeoRecormon, s.c. und i.v.): ca. 50 IU/kgKG, 1- bis 3-mal pro Woche, Dosisanpassung entsprechend dem erreichten Hämoglobinwert. Hauptnebenwirkung ist ein Blutdruckanstieg.
- Darbepoetin alpha (Aranesp): Initialdosis ca. 0,45 μg/kgKG 1-mal pro Woche s.c. (oder i.v.), Dosisanpassung entsprechend dem Ansprechen des Hämoglobinwertes. Hauptnebenwirkungen sind ein Blutdruckanstieg und Kopfschmerzen.

Ein ungenügendes Ansprechen der Hämoglobinwerte auf die Behandlung kann bedingt sein durch eine zu niedrige Erythropoetindosis, einen Mangel von Eisen (häufig), Vitamin B_{12} oder Folsäure. Eine Aluminiumintoxikation dürfte in diesem Stadium der Niereninsuffizienz und bei der allgemeinen Zurückhaltung gegenüber aluminiumhaltigen Phosphatbindern ungewöhnlich sein. An andere Anämieursachen muss jedoch auch gedacht werden (z.B. okkulte gastrointestinale Blutungen, chronische Infekte, persistierende Aktivität von Immunerkrankungen wie Lupus erythematodes oder Morbus Wegener, Tumorerkrankung wie multiples Myelom oder metastasierende Tumorleiden).

35.1.5 Allgemeine diätetische Maßnahmen

Neben der oben beschriebenen Proteinrestriktion, die im Idealfall und bei guter Compliance zu einer Progressionsminderung der Niereninsuffizienz beiträgt, sind allgemeine diätetische Maßnahmen auch als ein wichtiger Teilaspekt in der Gesamtbetreuung anzusehen. Sie betreffen die Zufuhr von Flüssigkeit und Elektrolyten (Natrium, Kalium, Phosphat).

Flüssigkeitszufuhr

Hinsichtlich der täglichen Trinkmenge ist eine **Flüssigkeitszufuhr von 1,5–3 l** anzustreben, wobei keine Flüssigkeitsretention eintreten sollte. Größere Trinkmengen führen ohnehin nicht zu einer Steigerung der Clearance. Eine Flüssigkeitszufuhr von 3 l kann z.B. bei Patienten mit gleichzeitig bestehender fortgeschrittener Herzinsuffizienz zu einer weiteren kardialen, prärenal bedingten renalen Dekompensation führen. Neben der Erfassung der täglichen Ein- und Ausfuhr sollte die Flüssigkeitsbilanz über die tägliche Kontrolle des Gewichtes überwacht werden, um Bilanzfehler rechtzeitig zu bemerken. Eventuell müssen zur Aufrechterhaltung einer ausgeglichenen Bilanz Diuretika verordnet werden oder in der Dosis bzw. Kombination (z.B. Schleifendiuretikum und Thiazid) angepasst werden.

Natrium/Kochsalz

Die tägliche Elektrolytaufnahme muss sich am Elektrolytstatus des Patienten orientieren. Eine diätetische **Kochsalzrestriktion** ist besonders bei hypertensiven und ödematösen Patienten wichtig (maximal 3–6 g pro Tag), wobei Kochsalz in vielen Nahrungsmitteln unbemerkt aufgenommen wird (z. B. Wurst). Somit sollte das Zusalzen strikt vermieden werden. Bei Entwicklung einer Hyponatriämie, besonders unter dem Einsatz von Schleifendiuretika in Kombination mit Thiaziden, muss die Diuretikadosis u. U. reduziert werden, außerdem kann es notwendig werden, die Kochsalzrestriktion zu lockern, und eventuell muss sogar eine intravenöse Elektrolytsubstitution vorgenommen werden.

Kalium

Die Kaliumaufnahme orientiert sich an den aktuell vorliegenden Serumkaliumwerten. Im Stadium der präterminalen Niereninsuffizienz besteht ohnehin häufig eine Tendenz zur Hyperkaliämie, die durch ungenügende diätetische Disziplin (Aufnahme von Obst, Fruchtsäften) verstärkt werden kann. Falls diätetische Restriktionen nicht ausreichen, kann eine ausgeglichene Kaliumbilanz durch Gabe von kaliuretischen Diuretika oder durch Kationenaustauscher angestrebt werden. Präparate sind Kationenaustauscher auf Poly(styrol,divinylbenzol)sulfonsäure-Basis:
— Anti-Kalium Beutel: Einzeldosis 15 g
— CPS Pulver: 15 g in 10–20 ml 70 %iger Sorbitollösung
— Resonium A Pulver: 15 g in 10–20 ml 70 %iger Sorbitollösung
— Sorbisterit Pulver: Dosierlöffel 20 g (eventuell mit 20 g Sorbitol)

Selten liegt im Stadium der präterminalen Niereninsuffizienz eine Hypokaliämie durch renalen Kaliumverlust vor, der dann gezielt substituiert werden muss. Die Höhe der täglichen Kaliumgabe orientiert sich am besten am renalen Kaliumverlust. Als Anhalt für die Substitution kann die tägliche Urinkaliumausscheidung bei Nierengesunden mit Normokaliämie dienen, die zwischen 40 und 90 mmol liegt und in dieser Größenordnung auch substituiert werden muss.

Phosphat

Im Rahmen des sekundären Hyperparathyreoidismus stellt sich eine Hyperphosphatämie ein, die in erster Linie diätetisch und zusätzlich meist auch medikamentös behandelt wird. Besonders phosphatreiche Nahrungsmittel sind in ◘ Tabelle 35-3 zusammengestellt. Additiv müssen meist enteral wirksame Phosphatbinder verabreicht werden (▶ Abschn. 35.1.2), wobei ein Phosphatwert von 4,5–5,5 mg/dl (1,45–1,8 mmol/l) angestrebt werden sollte. Bei Hyperkaliämie und Hyperphosphatämie primär stets die diätetische Compliance in Frage stellen!

 Cave
Nicht zu beherrschende Überwässerungszustände, Hyponatriämien, aber auch schwere, unbeeinflussbare Hyperkaliämien und Hyperphosphatämien trotz optimaler diätetischer und medikamentöser Behandlung zeigen die Grenzen der konservativen Therapie auf und stellen eine Indikation zur Einleitung der Dialysetherapie dar.

◘ **Tabelle 35-3.** Phosphorgehalt einiger ausgewählter Nahrungsmittel (1 mg Phosphor entspricht 3 mg Phosphat)

Lebensmittel	Phosphorgehalt [mg/100 g]
Trinkmilch, 3,5 % Fett	92
Joghurt, 3,5 % Fett	92
Butter	21
Schmelzkäse, 45 % Fett i.Tr.	944
Parmesankäse	840
Emmentaler, 45 % Fett i.Tr.	636
Rindfleisch, Filet	164
Schweinefleisch, ohne Fett	162
Schinken, geräuchert	207
Fisch	200–300
Paranuss	674
Mandel, süß	454
Pilze (frisch)	44–115
Roggenmischbrot	136
Marzipan	220
Vollmilchschokolade	235
Cola-Getränke	15
Vollbier, hell	28
Weißbier	13
Weißwein	15

35.1.6 Metabolische Azidose

Die ungenügende renale Bicarbonatbildung führt über ein Absinken der Bicarbonatkonzentration im Blut zu einer metabolischen Azidose, die über lange Zeit respiratorisch kompensiert sein kann (erniedrigter pCO_2, pH normal). Die metabolische Azidose hat negative Einflüsse auf den Knochen- und Muskelstoffwechsel. So wird der Einfluss des sekundären Hyperparathyreoidismus auf den Knochen verstärkt, und es stellt sich eine negative Calciumbilanz ein. Weiterhin werden der Muskelabbau und der Proteinkatabolismus verstärkt. Generell wird angestrebt, den Bicarbonatspiegel > 20 mmol/l zu halten durch die tägliche Alkalizufuhr von 0,5–1 mmol/kgKG.

Die Substitutionstherapie erfolgt primär mit Natriumbicarbonat (Natriumhydrogencarbonat) in einer magensaftresistenten Galenik (z. B. Natriumhydrogencarbonat 1 g dünndarmlösliche Filmtabletten oder Nephrotrans 0,5 g magensaftresistente Kapseln). 1 g enthält knapp 12 mmol Natrium und ebensoviel Bicarbonat. Zur Kontrolle der Therapie sollten die Blutgase und die Elektrolyte Natrium, Kalium und Calcium anfangs alle 1–2 Wochen kontrolliert werden, später in größeren Intervallen. Die hohe Natriumbelastung kann zu einer Verschlechterung der Blutdruckeinstellung und zur Verstärkung von Ödemen führen, weshalb eine diätetische Natriumrestriktion empfohlen wird. Eventuell kann auch die Gabe von Diuretika notwendig werden, oder deren Dosis muss erhöht werden.

Als weiteres Behandlungsprinzip steht Calcium-Natrium-Hydrogencitrat (Acetolyt Granulat, Tagesdosis 5–15 g pro Tag) zur Azidosetherapie zur Verfügung. Das Citrat muss zunächst in der Leber metabolisiert werden. Weiterhin tragen Calciumcarbonat und Calciumacetat, die zur enteralen Phosphatbindung eingesetzt werden, ebenfalls direkt (Carbonat) oder indirekt nach hepatischer Metabolisierung (Acetat) zum Azidoseausgleich bei.

35.1.7 Notfallsituationen in der Präterminalphase der Niereninsuffizienz

Hyperkaliämie

Eine lebensbedrohliche Hyperkaliämie mit Werten > 6,5–7,0 mmol/l kann in dieser Phase der Niereninsuffizienz beobachtet werden und hat ihre Ursache meist in Diätfehlern (übermäßiger Genuss von besonders kaliumreichen Speisen und Getränken), der medikamentösen Therapie (z. B. ACE-Hemmer, kaliumsparende Diuretika), der Fortführung einer Kaliumsubstitution oder bei ausgeprägter metabolischer Azidose mit einer Verteilungshyperkaliämie.

Sofortmaßnahmen beinhalten die sofortige Unterbrechung der Kaliumzufuhr sowie die Gabe von Calcium (intravenös 10 ml 10 % Calciumgluconat, Wiederholung nach 5–10 min), Glucose-Insulin (i. v. 100 ml 50 %ige Glucose mit 10–20 IU Alt-Insulin), Bicarbonat (i. v. 50 ml 1-molare Lösung), von Kationenaustauschern (z. B. 15 g Anti-Kalium, CPS Pulver, Resonium A Pulver, Sorbisterit zusammen mit 20 g Sorbit zur Verhinderung eines möglichen mechanischen Ileus) per os oder als Klysma. Es gibt auch Berichte über einen akut einsetzenden kaliumsenkenden Effekt von Albuterol-Spray (1 Sprühstoß).

Weiterhin kann versucht werden, bei noch induzierbarer Diurese durch intravenöse Gabe **kaliuretischer Diuretika** (z. B. 20–250 mg Furosemid i. v.) eine Verminderung des Kaliumbestands zu erreichen. Bei sehr schwerer und konservativ nicht beeinflussbarer Hyperkaliämie sollte die **Hämodialysebehandlung** rechtzeitig eingesetzt werden.

> ❗ Die Gabe von Glucose-Insulin, Bicarbonat oder Betamimetika führt lediglich zu einer Umverteilung des Kaliums von intravasal nach intrazellulär bzw. im Fall der Calciumgabe zu einer Antagonisierung des Kaliumeffektes an den Zellmembranen und nicht zu einer Elimination von Kalium aus dem Körper. Diese Maßnahmen dienen somit lediglich der Beherrschung der Akutsituation.

Überwässerung

Bei nachlassender exkretorischer Nierenfunktion kann es bei übermäßiger Flüssigkeitszufuhr besonders bei Patienten mit Herzinsuffizienz zu einer akuten, bedrohlichen Überwässerung kommen. Besonders gefürchtet ist die pulmonale Extravasation von Flüssigkeit („**fluid lung**"), die auch vom Patienten subjektiv als sehr bedrohlich empfunden wird. Distanzrasseln und ein unauffälliger Auskultationsbefund sind die Charakteristika dieser Notfallsituation. Am effektivsten kann die akute Überwässerung durch den Einsatz der **künstlichen Niere** mit hoher Ultrafiltration behandelt werden.

Wenn eine Dialysemöglichkeit nicht unmittelbar zur Verfügung steht, können zur Überbrückung **Schleifendiuretika** (z. B. Furosemid 20–250 mg i. v.) eingesetzt werden. Zusätzlich sollte Sauerstoff per Nasensonde oder besser Maske verabreicht werden (≥ 2 l/min).

Sofern sich durch Diuretika keine rasche Linderung erzielen lässt und ein Dialyseverfahren nicht rasch verfügbar ist, können Nitroglycerin (sublingual, i. v.; Verminderung von Pre- und Afterload), Morphin (i. v.; venöse Kapazität wird erhöht) oder Sorbitol (15 g p. o.; Induktion einer osmotischen Diarrhö) einsetzt werden.

35.1.8 Vermeidung von potenziell nierenschädigenden Maßnahmen

In der Phase der präterminalen Niereninsuffizienz können Maßnahmen, die von Nierengesunden ohne relevante Beeinflussung der Nierenfunktion toleriert werde, zu einer irreversiblen Dekompensation der Niereninsuffizienz führen. Hierzu gehören:

- Gabe von Röntgenkontrastmitteln, z. B. für Computertomographien, Angiographien oder Herzkatheteruntersuchungen (falls dringend indiziert: möglichst alternative bildgebende Verfahren einsetzen)
- Gabe von nichtsteroidalen Antiphlogistika einschließlich der COX-2-Inhibitoren bei Schmerzzuständen (besser: Gabe von Opioidanaloga wie Tilidin, Tramadol, Pentazocin)
- größere operative Eingriffe bei nicht vitaler Indikation (sofern möglich: Eingriff verschieben, bis der Patient sich im Dialyseprogramm stabilisiert hat)
- Gabe von nephrotoxischen Medikamenten oder Verordnung von Medikamenten in einer Dosis, die nicht der aktuellen Nierenfunktion angepasst ist und zu einer nephrotoxischen Akkumulation führen kann (z. B. Aminoglykoside)

Die genannten Maßnahmen müssen unbedingt vermieden bzw. die Indikation sehr kritisch überprüft werden. Im Fall, dass z. B. eine Operation oder eine Kontrastmitteluntersuchung vital indiziert ist, muss der Patient darüber informiert werden, dass es wahrscheinlich im zeitlichen Zusammenhang mit dieser Maßnahme zu einer irreversiblen Dekompensation der Nierenfunktion kommen wird.

35.1.9 Hepatitis-B-Impfung

Da trotz der Behandlung der renalen Anämie mit rekombinantem humanem Erythropoetin bei niereninsuffizienten Patienten Situationen eintreten können, die die Gabe von Erythrozytenkonzentraten erforderlich machen, oder wenn sich die Patienten anderweitig dem Risiko einer Hepatitis-B-Infektion aussetzen, ist ein Schutz dieser Patientengruppe vor einer möglichen Hepatitis-B-Infektion anzustreben. Aus diesem Grunde wird allgemein empfohlen, Patienten mit progredienter Niereninsuffizienz rechtzeitig gegen Hepatitis B zu impfen. Die Konversionsrate liegt bei Nierengesunden >95%, bei dialysepflichtiger Niereninsuffizienz dagegen nur bei ca. 50%. Es wird geraten, die aktive Impfung mit gentechnisch hergestelltem Hepatitis-B-Oberflächenantigen in einer Dosis von jeweils 40 μg i. m. (1. Dosis zu Beginn der Impfserie, 2. Dosis 1 Monat nach der Erstimpfung, 3. Dosis 6 Monate nach der Erstimpfung) vorzunehmen. Der Impferfolg sollte 4 Wochen nach Abschluss der Immunisierung durch Bestimmung der Anti-HBs-Antikörper überprüft werden, wobei ein eindeutiger Impfschutz nur bei Antikörpertitern deutlich >100 IU/l vorliegt. Bei Titern <10 IU/l sollte eine Auffrischungsimpfung vorgenommen werden. Regelmäßige Kontrollen der Antikörpertiter je nach Höhe des erreichten Titers nach 3–12 Monaten werden empfohlen.
Präparate:
- Engerix-B: 1 ml enthält 20 μg Hepatitis-B-Oberflächenantigen
- HBVAXPRO: 1 ml enthält 10 bzw. 40 μg Hepatitis-B-Oberflächenantigen

35.1.10 Operationsfähigkeit

Bei nicht aufschiebbaren größeren operativen Eingriffen bei präterminal niereninsuffizienten Patienten müssen verschiedene Punkte beachtet werden. In diesem Stadium liegt bereits eine relevante **urämische Blutungsdiathese** vor, die durch eine verlängerte Blutungszeit charakterisiert ist. Durch die Gabe von **Desmopressin** (Minirin, Dosis: 0,3–0,4 μg/kgKG, infundiert in 250 ml NaCl 0,9% innerhalb von 30 min) kann die urämische Blutungsdiathese für einen Zeitraum von 4–6 h deutlich gebessert werden, ebenso durch Anheben des Hämatokritwertes auf über 30–35%. Diffuse, kaum stillbare Blutungen im Operationsbereich können auf diese Weise vermieden werden.

Weitere Probleme können der unausgeglichene Elektrolyt-, Säure-Basen- und Wasserhaushalt bereiten, weshalb es bei kurzfristig aufschiebbaren Eingriffen günstig sein kann, den Patienten präoperativ mittels Hämodialyse zu behandeln, um die Elektrolyte, die Blutgase und den Hydratationszustand zu optimieren.

35.2 Grenzen der konservativen Therapie (Indikationen zum Dialysebeginn)

Bei fortschreitendem chronischem Nierenversagen und nicht eingeleiteter Nierenersatztherapie stellen sich urämische Komplikationen ein, wie z. B. urämische Perikarditis, urämische Polyneuropathie, konservativ-medikamentös nicht beherrschbare Elektrolytstörungen und Überwässerungszustände sowie eine dekompensierte metabolische Azidose, die zu einer vitalen Gefährdung führen können. Die in ◘ Tabelle 35-4 aufgeführten Situationen gelten daher als Grenzen der konservativen Therapie eines chronisch Nierenkranken und sind Anlass zur Einleitung eines Nierenersatzverfahrens. Über die Wahl des einzuleitenden Nierenersatzverfahrens sollte schon rechtzeitig, d. h. nach Möglichkeit schon 6–12 Monate vor dem erwarteten Eintritt der Dialysepflichtigkeit, mit dem Patienten gesprochen werden.

Ein gegenüber den Kriterien in ◘ Tabelle 35-4 vorzeitiger Beginn der Dauerdialysebehandlung wird bei schweren Begleiterkrankungen wie Herzinsuffizienz, Diabetes mellitus, therapieresistenter arterieller Hypertonie und dekompensiertem nephrotischen Syndrom allgemein empfohlen. Bei diesem Patientenkollektiv reicht die ohnehin eingeschränkte renale Funktionsbreite und -reserve durch die extrarenalen Probleme nicht mehr aus, um ein risikofreies Überleben der Patienten zu gewährleisten.

Über die **möglichen Nierenersatzverfahren** [Hämodialyseverfahren, Peritonealdialyseverfahren, in speziellen Situationen auch preemptive Nierentransplantation durch einen (verwandten) Lebendnierenspender] sollte der Patient rechtzeitig aufgeklärt werden, damit er seine Entscheidung ohne Zeitdruck und in einem durch die präurämische Situation nicht beeinflussten Zustand der eingeschränkten Entscheidungsfähigkeit treffen kann. All diese Überlegungen werden leider dadurch relativiert, da etwa ein Drittel aller neu ins Dialyseprogramm aufzunehmenden Patienten völlig unvorbereitet und ohne Kenntnis der eigenen chronischen Nierenerkrankung erst im Zustand der dekompensierten Niereninsuffizienz dem Nephrologen vorgestellt wird, sodass dann wenig Entscheidungsspielraum für die Wahl des aktuell einzusetzenden Dialyseverfahrens besteht.

Im Fall, dass sich der zukünftige Dialysepatient für ein **Hämodialyseverfahren** entscheidet, sollte rechtzeitig ein entsprechender **Gefäßzugang** angelegt werden. Standardzugang ist eine periphere arteriovenöse Fistel nach Cimino zwischen A. radialis und einer geeigneten Vene am distalen Unterarm auf der nicht dominanten Seite (meist links) durch einen versierten Shunt-Chirurgen. Voraussetzung sind gute Gefäßverhältnisse an der A. radialis (keine schwere Arteriosklerose, zusätzlich offene

Tabelle 35-4. Indikationen zur Einleitung der Dialysebehandlung

Absolut	urämische Symptomatik (Übelkeit, Brechreiz, Perikarditis, Polyneuropathie, Pruritus)
	konservativ nicht zu beherrschende Überwässerung
	schwer einstellbare arterielle Hypertonie
	konservativ nicht beherrschbare Elektrolytstörungen (Hyperkaliämie, Hyponatriämie)
	dekompensierte metabolische Azidose
	überproportionale Anämie
	urämische hämorrhagische Diathese
	Mangelernährung, Katabolismus
Relativ	Kreatinin > 8–10 mg/dl, Kreatinin-Clearance < 10 ml/min/1,73 m² Harnstoff > 160–200 mg/dl

A. ulnaris, um die Gefäßversorgung der Hand zu gewährleisten) sowie für die Gefäßanastomose brauchbare Venen.

 Cave
Venen im Bereich des Unterarms sollten schon bei gering eingeschränkter progredienter Niereninsuffizienz grundsätzlich bei Blutentnahmen für Kontrolluntersuchungen geschont werden.

Bei schlechten peripheren Gefäßverhältnissen kommen **alternative Gefäßzugänge** in Frage, z. B. unter Benutzung von Kunstgefäßen, oder eine Anastomosierung im Ellenbeugenbereich (sog. hohe Cimino-Fistel). Weiterhin können transjugulär Venenkatheter als permanente Gefäßzugänge in den rechten Vorhof implantiert werden und dann für die Hämodialyse verwendet werden (z. B. Demers-Katheter).

Während implantierte Venenkatheter direkt nach der Anlage benutzt werden können, benötigen arteriovenöse Fisteln meist mehrere Wochen, bis sich der venöse Schenkel unter dem erhöhten Blutstrom so erweitert hat, dass dieser mit weitlumigen Kanülen 3-mal wöchentlich punktiert werden kann. Gleiches gilt für implantierte Kunstgefäße.

Hat sich der Patient für ein **Peritonealdialyseverfahren** entschieden, so sollte der notwendige Zugang zur Peritonealhöhle mittels eines Peritonealkatheters mindestens 2 Wochen vor dem erwarteten Beginn der Behandlungsbedürftigkeit von einem erfahrenen Chirurgen implantiert werden.

35.3 Allgemeine Bemerkungen

Bei der Vielzahl der zuvor genannten medikamentösen und diätetischen Maßnahmen muss auch die Compliance der Patienten bedacht werden. Die rational begründete Behandlung des Bluthochdruckes (z. B. mit ACE-Hemmer, Diuretikum und Calciumantagonist), der renalen Anämie (evtl. neben der Gabe von Erythropoetin auch Eisensubstitution notwendig), der metabolischen Azidose, des sekundären Hyperparathyreoidismus (z. B. Phosphatbinder, Vitamin-D-Präparat) und vielleicht auch noch die fortgeführte Behandlung der Grunderkrankung (z. B. Diabetestherapie, Immunsuppressiva) bürden dem Patienten neben den diätetische Restriktionen (eiweißarm, kaliumarm, natriumarm, phosphatarm) Belastungen auf, die in der Realität kaum umgesetzt werden. Zudem ist mindestens ein Drittel aller neuen Dialysepatienten Diabetiker; diese bedürfen auch hier einer medikamentösen und diätetischen Therapie. Hier muss der behandelnde Arzt Prioritäten sowohl hinsichtlich der medikamentösen Behandlung als auch in der diätetischen Beratung setzen, die für den Patienten praktikabel und akzeptabel sind. Es darf in dieser Phase der Betreuung nicht vergessen werden, dass es um die Vorbereitung des Patienten für die zu erwartende Dialysepflichtigkeit geht, die im Idealfall um Wochen oder einige Monate hinausgezögert werden kann, nicht mehr um eine „Heilung" von der Nierenerkrankung. Sofern die Grenzen der Behandlung dem Patienten noch nicht in einem früheren Stadium der Niereninsuffizienz vermittelt wurden, so ist auch dies eine zentrale Aufgabe in der Betreuung des präterminal niereninsuffizienten Patienten.

Leitlinien für dieses Stadium der Niereninsuffizienz lehnen sich entweder an die Empfehlungen für das Stadium der kompensierten Niereninsuffizienz an bzw. an die Leitlinien zur Einleitung der Dialysetherapie: Spätestens bei einem Absinken der GFR < 30 ml/min/1,73 m²KO (entsprechend einem Serumkreatinin von 2,3–4,5 mg/dl bei Männern bzw. von 1,5–4,1 mg/dl bei Frauen) sollten die Patienten zu einem Nephrologen überwiesen werden. Die Grenzen der konservativen Therapie sind erreicht und die Dialysebehandlung sollte begonnen werden, sobald die GFR < 15 ml/min absinkt und mindestens eines der nachfolgenden Symptome vorhanden ist: urämische

Beschwerden, ungenügende Kontrolle von Blutdruck bzw. Wasserhaushalt oder eine Verschlechterung des Ernährungszustandes.

Leitlinien – Adressen – Tipps

Leitlinien

The European Best Practice Guidelines Expert Group on Haemodialysis (2002) European best practice guidelines for haemodialysis (part 1). Section I: Measurement of renal function, when to refer and when to start dialysis. Nephrol Dial Transplant 17 [Suppl 7]: 7–15

Internetadressen

www.quasi-niere.de

Literatur

Grabensee B (Hrsg) (1998) Checkliste Nephrologie, 1. Aufl. Thieme, Stuttgart New York

Greenberg A (ed) (2001) Primer on kidney diseases, 3rd edn. Academic Press, San Diego San Francisco New York

Kuhlmann U, Walb D, Luft FC (Hrsg) (2003) Nephrologie. Pathophysiologie – Klinik – Praxis, 4. Aufl. Thieme, Stuttgart New York

36 Hämodialyse, Hämofiltration, Peritonealdialyse

C. J. Olbricht, R. Brunkhorst

36.1 **Grundlagen** – 625

36.2 **Hämodialyse** – 626
36.2.1 Gefäßzugänge – 626
36.2.2 Extrakorporaler Blutkreislauf – 626
36.2.3 Dialysat – 627
36.2.4 Dialysator – 627
36.2.5 Antikoagulation bei Hämodialyse – 627
36.2.6 Komplikationen während Hämodialyse – 628
36.2.7 Hämodialyse mit dem Genius-Therapiesystem – 629

36.3 **Hämofiltration** – 629

36.4 **Kontinuierliche Verfahren der Nierenersatztherapie** – 629

36.5 **Peritonealdialyse** – 630
36.5.1 Technik der Peritonealdialyse – 630
36.5.2 Komplikationen der Peritonealdialyse – 631
36.5.3 Vergleich Hämodialyse/Peritonealdialyse – 634

36.6 **Indikationen zur Dialyse** – 634

36.7 **Wahl des Dialyseverfahrens** – 635
36.7.1 Akutes Nierenversagen – 635
36.7.2 Terminales chronisches Nierenversagen – 635

36.8 **Therapeutische Ziele, adäquate Dialyse** – 635
36.8.1 Akutes Nierenversagen – 635
36.8.2 Terminales chronisches Nierenversagen – 636

36.9 **Behandlungsmaßnahmen während chronischer Dialyse** – 636
36.9.1 Diät – 636
36.9.2 Vitaminsubstitution – 636
36.9.3 Antihypertensive Therapie – 636
36.9.4 Renale Anämie – 637
36.9.5 Prävention von Hepatitis B und C – 637
36.9.6 Patienten mit MRSA/ORSA – 638
36.9.7 Renale Osteopathie, Hyperparathyreoidismus – 638
36.9.8 Hyperlipidämie – 638

36.10 **Mortalität und Langzeitkomplikationen** – 638
36.10.1 Mortalität – 638
36.10.2 Langzeitkomplikationen – 638

Literatur – 639

In Deutschland werden 57.000 Menschen mit Dialyse behandelt. Ohne die gute Verfügbarkeit von Dialyseeinrichtungen in Deutschland wäre für diese Patienten mit terminaler Niereninsuffizienz ein Überleben nicht möglich. Die Prävalenz der Dialysepatienten beträgt 700 pro 1. Mio. der Bevölkerung, und jährlich kommen etwa 185 neue Patienten pro 1. Mio. der Bevölkerung dazu. Da weniger Patienten pro Jahr versterben, steigt die Zahl der Dialysepatienten jährlich um 2–3 %. Die Krankenkassen geben pro Jahr 4–5 Mrd. Euro für Dialysebehandlung aus. Nur 5 % der Dialysepatienten werden mit Peritonealdialyse behandelt, 95 % mit Hämodialyse. Mit Hämodialyse sind Überlebenszeiten von über 25 Jahre keine Seltenheit. Die Peritonealdialyse ist in der Regel nur über sehr viel kürzere Zeiträume möglich, bedingt durch Veränderungen des Peritoneums, die eine effektive Dialyse unmöglich machen. So dient die Peritonealdialyse häufig nur zur Überbrückung bis zur Nierentransplantation, oder ein Wechsel zur Hämodialyse wird nach 4–5 Jahren erforderlich. Dennoch entscheiden sich gerade aktive Patienten gerne für die Peritonealdialyse, die sie in eigener Regie zu Hause durchführen können.

Etwa 87 % aller terminal niereninsuffizienten Patienten werden in Dialysepraxen oder Krankenhäusern mit umfassender ärztlicher und pflegerischer Betreuung hämodialysiert; 12 % werden in „Limited-Care"-Zentren von Krankenschwestern behandelt, mit ärztlicher Visite, aber ohne ständige Präsenz eine Arztes. Nur 1 % der Patienten, die überwiegend ein relativ geringes medizinisches Risikoprofil tragen, haben erlernt – meist mit Hilfe eines (Ehe-)Partners – sich selbst zu Hause mit Hämodialyse zu behandeln.

Die Lebensqualität von Dialysepatienten wird eingeschränkt durch die für Dialyse erforderliche Zeit. Bei Hämodialyse sind dies an 3 Tagen der Woche je 6–7 h inklusive Anfahrt zum Dialysezentrum. Der zeitliche Aufwand pro Woche für Peritonealdialyse ist deutlich geringer, obwohl sie täglich durchgeführt wird. Hohes Lebensalter ist keine Kontraindikation gegen Dialyse, da auch 70- und 80-Jährige durchaus eine gute Lebensqualität an der Dialyse haben können. Die Dialyse ist kein perfekter Nierenersatz, aber hinreichend effektiv, um Tausende von Menschen mit ordentlicher Lebensqualität am Leben zu erhalten. Zwei aktuelle Studien zur Hämodialyse (HEMO-Studie, Eknoyan et al. 2002) und Peritonealdialyse (ADEMEX, Paniagua et al. 2002) befassen sich mit der Optimierung der Verfahren.

36.1 Grundlagen

Für Patienten mit Nierenversagen stehen Hämodialyse, Hämofiltration und Peritonealdialyse als Nierenersatztherapie zur Verfügung.

Hämodialyse. Das Prinzip der Hämodialyse ist einfach (Abb. 36-1). Blut fließt auf einer Seite einer semipermeablen Membran, während auf der anderen **Dialysat** fließt, eine wässrige Lösung von etwa der gleichen Osmolalität wie Plasmawasser. Sie enthält Elektrolyte, Puffer und meist auch Glucose. Die Poren der semipermeablen Membran sind für Wasser und kleinere Moleküle durchlässig, während Blutzellen und größere Moleküle wie Proteine nicht passieren können. Der Transport von gelösten Substanzen durch die Membran erfolgt überwiegend durch Diffusion. Um dem Patienten überschüssige Flüssigkeit zu entziehen, wird **Ultrafiltration** angewandt, durch hydrostatische Druckdifferenz zwischen Blutkompartment und Dialysatkompartment.

Hämofiltration. Hämofiltration (Abb. 36-1) entfernt harnpflichtige Substanzen ausschließlich durch **Konvektion**. Über die hochpermeable Membran des Hämofilters werden Plasmawasser und die darin gelösten niedermolekularen Substanzen filtriert und so aus dem Körper entfernt. Die Ultrafiltration wird bewirkt durch eine hydrostatische Druckdifferenz zwischen Blutkompartment und Filtratkompartment. Das Volumen wird durch eine modifizierte Ringerlösung substituiert. Im Vergleich zur Ultrafiltration bei Hämodialyse ist das filtrierte Volumen bei Hämofiltration sehr viel größer.

Peritonealdialyse. Zur Peritonealdialyse wird mittels eines Verweilkatheters Dialysat (1,5–2,5 l) in den Peritonealraum transportiert und dort zwischen 1 und 12 h belassen, je nach Methode der Peritonealdialyse. Zum Stoffaustausch kommt es durch Diffusion gelöster Substanzen durch das Peritoneum entsprechend der Konzentrationen dieser Stoffe in den unter der peritonealen Membran liegenden Blutkapillaren und im Dialysat. Der Entzug von

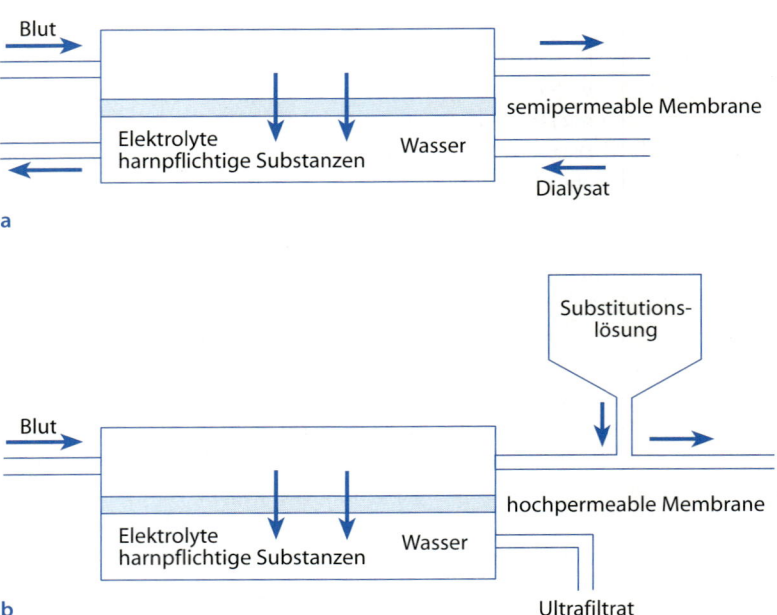

Abb. 36-1. a Prinzip der Hämodialyse: Blut fließt auf einer Seite einer semipermeablen Membran, während auf der anderen Dialysat im Gegenstrom fließt. Dieses ist eine wässrige Lösung von etwa der gleichen Osmolalität wie Plasmawasser. Sie enthält Elektrolyte, Puffer und meist auch Glucose. Die Poren der semipermeablen Membran sind für Wasser und kleinere Moleküle durchlässig während Blutzellen und größere Moleküle wie Proteine nicht passieren können. Der Transport von gelösten Substanzen durch die Membran (angezeigt durch die Pfeile von der Blutseite in die Dialysatseite) erfolgt überwiegend durch Diffusion. **b** Prinzip der Hämofiltration: Über die hochpermeable Membran des Hämofilters (grün schraffiert) werden Plasmawasser und die darin gelösten niedermolekularen Substanzen filtriert entsprechend der Pfeilrichtung. Das Volumen wird durch Substitutionslösung, die frei von harnpflichtigen Substanzen ist, nach dem Hämofilter ersetzt

Flüssigkeit aus dem Blut findet entlang eines **osmotischen Gradienten** statt, der durch höhere Konzentrationen von Glucose im Dialysat herbeigeführt wird.

36.2 Hämodialyse

36.2.1 Gefäßzugänge

Bei **akuter Dialyseindikation** benutzt man als Gefäßzugang großlumige Katheter, die perkutan in die V. jugularis interna oder seltener in die Femoralvene eingelegt werden. Infektionen und Thrombosen sind häufige Komplikationen perkutaner Katheter und ihre Verweildauer ist daher begrenzt.

Als **dauerhafter Gefäßzugang** für die Hämodialyse bei chronischer terminaler Niereninsuffizienz ist die **arteriovenöse Fistel** am Arm die erste Wahl, als Anastomose entweder zwischen V. cephalica und A. radialis oder zwischen Kubitalvenen und der A. brachialis. Der Blutfluss in der sich allmählich arterialisierenden Vene ist ausreichend zur Hämodialyse. Eine arteriovenöse Fistel braucht je nach Gefäßverhältnissen 2 Wochen bis 4 Monate nach operativer Anlage, bis sie zur Dialyse genutzt werden kann. Die meist oberflächlich liegenden Venen können über viele Jahre zu wiederholten Punktionen benutzt werden. Bei unzureichenden Venen am Arm ist die Implantation einer **Gefäßprothese** zwischen einer Arterie und einer Vene möglich, meist am Arm, seltener auch am Oberschenkel. Dieser Gefäßzugang hat ein erhöhtes Risiko für Infektionen und Thrombose. Ist die Implantation einer Gefäßprothese nicht möglich oder ist aufgrund von Durchblutungsstörungen der arterielle Blutfluss zu gering, kann permanent ein Katheter in die V. jugularis interna implantiert werden **(Kimal-Katheter, Demers-Katheter).**

36.2.2 Extrakorporaler Blutkreislauf

Die Hämodialysemaschine hat einen extrakorporalen Blutkreislauf und ein Dialysatsystem. Verknüpfungspunkt beider Systeme ist der Dialysator. Blut und Dialysat werden mithilfe von Pumpen durch Blutkreislauf bzw. durch das Dialysatsystem befördert. Im Dialysator fließen Blut und Dialysat im Gegenstrom aneinander vorbei, getrennt durch die semipermeable Membran des Dialysators. Bei der überwiegenden Zahl der Dialysen wird über eine „arterielle" Punktionskanüle der arterialisierten Vene Blut entnommen und durch eine „venöse" Kanüle zurückgegeben. Steht nur ein Gefäßzugang zur Verfügung, verwendet man das sog. „Single-Needle"-Verfahren, das abwechselnd Blut entnimmt und zurückgibt. Die Effektivität dieses Verfahrens ist geringer wegen der intermittierenden Unterbrechung des Blutflusses und der teilweisen Rezirkulation des bereits dialysierten Blutes.

36.2.3 Dialysat

Das Dialysat wird üblicherweise mit einer Flussrate von 500 ml/min durch den Dialysator gepumpt. Dialysat wird kontinuierlich mit Hilfe einer Proportionierungspumpe hergestellt. Sie mischt Wasser mit einer konzentrierten Salzlösung, im Mittel im Verhältnis 34:1. Leitungswasser muss vor Gebrauch aufbereitet werden. Zunächst werden grobe Partikel durch Filter aus dem Leitungswasser entfernt. Dann werden organische Substanzen an Kohlefilter adsorbiert. Danach wird durch Ionenauschtauscher dem Wasser Calcium entzogen. Als letzter Schritt der Wasseraufbereitung dient die Umkehrosmose. Dabei wird Wasser mit hohem Druck durch eine Polyamid- oder Zellulosemembran gepresst, die fast ausschließlich Wassermoleküle passieren lässt. Das Resultat ist ein hochgereinigtes Wasser, das nur noch Spuren von Salzen enthält und zur Aufbereitung von Dialysat eingesetzt werden kann.

Dialysat sollte frei sein von Bakterien und von bakteriellen Bestandteilen und Stoffwechselprodukten, da diese die Membran des Dialysators durchdringen können. Quellen bakterieller Kontamination sind Bakterien im Dialysekonzentrat, Bakterienwachstum in den einzelnen Komponenten der Wasseraufbereitungsanlage und Bakterienwachstum im Dialysatteil der Hämodialysemaschine. Reduktion der Kontamination mit Bakterien wird erreicht durch regelmäßige Sterilisation von Wasseraufbereitungsanlage und Dialysatteil. In zunehmendem Maße wird völlige Pyrogenfreiheit des Dialysates erreicht durch einen Polyamidfilter im Dialysatkreislauf unmittelbar vor dem Dialysator.

◘ Tabelle 36-1 zeigt die Zusammensetzung des Dialysates nach Mischen von Wasser und Konzentrat. Die Konzentration einzelner Ionen kann den Bedürfnissen des Patienten entsprechend verändert werden. Für die meisten Patienten ist eine Natriumkonzentration von 135–140 mmol/l adäquat. Die übliche Konzentration von Kalium im Dialysat beträgt 2 mmol/l. Dadurch entsteht zwischen Serum und Dialysat ein Konzentrationsgradient, Kalium diffundiert aus dem Serum und wird dem Patienten so entzogen. Bei schwerer Hyperkaliämie sollte kein Kalium im Dialysat enthalten sein, um den Gradienten und damit die Diffusion von Kalium möglichst hoch zu halten. Bei Patienten mit niedrigem Serumkalium und Herzrhythmusstörungen sollte Kalium im Dialysat auf 3–4 mmol/l eingestellt werden. Bei einer Calciumkonzentration von 1,5 mmol/l im Dialysat ergibt sich für die meisten Patienten eine neutrale Calciumbilanz während Hämodialyse. Allerdings sind Dialysepatienten nicht selten

◘ **Tabelle 36-1.** Zusammensetzung von Dialysat für Hämodialyse und für Peritonealdialyse

	Hämodialysat [mmol/l]	Peritonealdialysat [mmol/l]
Natrium	140–145	132
Kalium	1–3	0
Calcium	1,2–1,75	1,0–1,75
Magnesium	0,5	0,75
Chlorid	100–110	102
Lactat	–	35
Bicarbonat	2–38	–
Glucose	0–10	1,25 %–4,25 %

hypo- oder hyperkalzämisch, und die Calciumkonzentration im Dialysat kann entsprechend modifiziert werden. Bicarbonat ist der Standardpuffer des Dialysates.

36.2.4 Dialysator

Ganz überwiegend kommen Kapillardialysatoren zur Anwendung. Sie bestehen aus einem Bündel von Hohlfasern, die an beiden Enden in Polyurethan eingegossen sind. Durch sie fließt das Blut, und die Kapillaren werden außen von Diayslat umspült. Die Membranoberfläche von Kapillardialysatoren beträgt 0,8–1,8 m². Plattendialysatoren werden nur noch selten eingesetzt. Sie enthalten zahlreiche Membranschichten, separiert durch Kunststoffplatten, die als Stützelemente für die Membranen dienen. Die Membranoberfläche beträgt zwischen 0,8 und 1,5 m².

Die Membranen können aus Polysulfon, Polyamid, Polycarbonat, Polyacrylonitril oder Zellulosederivaten bestehen. Wesentliche Unterschiede zwischen den Membranen gibt es in der hydraulischen Permeabilität, in Permeabilität für gelöste Substanzen (High-Flux- und Low-Flux-Membranen) und hinsichtlich Stärke und Qualität der Blut-Membran-Interaktion. Beispiele dafür sind Aktivierung des Komplementsystems, Leukozytenaktivierung, Induktion von inflammatorischen Mediatoren und Akute-Phase-Proteinen. Die Mehrzahl der synthetischen Membranen sind in Hinblick auf Interaktionen inerter als Zellulosederivate. Eine langfristige klinische Relevanz dieser Interaktionen erscheint möglich, ist jedoch noch nicht bewiesen.

36.2.5 Antikoagulation bei Hämodialyse

Während der Hämodialyse wird meist mit unfraktioniertem Heparin antikoaguliert, um die Gerinnung des Blutes im extrakorporalen System zu verhindern. Die Kontrolle der Antikoagulation erfolgt durch Messung der partiellen

Thromboplastinzeit (PTT), die um 50–100 % erhöht sein sollte. **Niedermolekulares Heparin** kann ebenfalls eingesetzt werden, ist aber schwieriger zu steuern, wesentlich teurer und bietet den meisten Patienten keine wesentlichen Vorteile. Niedermolekulares Heparin ist indiziert bei Thrombopenie durch gesteigerte Aggregation der Thrombozyten (HIT 1).

Wenige Patienten bekommen ein **heparininduzierte Thrombopenie** durch Antikörper gegen Heparin-Thrombozytenfaktor-4-Komplexe (HIT 2), und es besteht eine Thrombosegefahr durch Adhärenz der Thrombozyten an die Gefäßwand. Hier sind alle Heparine kontraindiziert, und als Alternativen sollten Hirudin (Refludan) oder Danaparoid (Orgaran) zur Antikoagulation eingesetzt werden. Bei üblicher Heparinisierung ist die PTT etwa 3–4 h nach Beendigung der Hämodialyse wieder im Normbereich, und chirurgische Eingriffe können vorgenommen werden.

> **Praxistipp**
>
> Bei erhöhtem Blutungsrisiko, z. B. nach Operationen, kann völlig ohne Antikoagulanzien dialysiert werden. Dazu werden in den extrakorporalen Kreislauf alle 15 min sehr schnell 50–100 ml 0,9 % NaCl infundiert, um Fibrinfäden wegzuspülen und Hämokonzentration zu vermeiden. Die Blutpumpengeschwindigkeit muss hoch sein (250–300 ml/min).

36.2.6 Komplikationen während Hämodialyse

Komplikationen durch Bedienungsfehler

Technische Fehler an Dialysemaschinen sind selten, und Hämodialyse mit modernen Geräten ist ein sicheres therapeutisches Verfahren. Wenn Fehler auftreten, sind sie fast immer durch fehlerhafte Bedienung von Wasseraufbereitungsanlage und/oder Dialysemaschine verursacht. Als Beispiele seien genannt: Hyponatriämie mit Hämolyse bei Verwechslung der Konzentratkanister und/oder fehlerhafter Einstellung der Leitfähigkeitskontrolle; akute Hyperkalzämie (Hartwasser-Syndrom) bei fehlerhafter Bedienung des Wasserenthärters und der Umkehrosmose; Luftembolie durch fehlerhafte Rückgabe des Blutes, Hämolysen durch unbemerkt geknickte Blutschläuche.

Behandlungsimmanente Komplikationen

Muskelkrämpfe. Muskelkrämpfe meist im Bereich der Waden und Füße treten auf:
- bei zu raschem Entzug von Volumen pro Zeit; wenn der Patient entweder zu viel Gewicht zugenommen hat oder die Dauer der Dialyse zu kurz ist
- bei zu niedriger Natriumkonzentration im Dialysat

Durch adäquate Wahl von Dialysatzusammensetzung, Dialysezeit, Blutfluss und Volumenentzug können in der Regel die Muskelkrämpfe vermieden werden.

Die akute **Therapie** besteht in:
- Injektion von 10–50 ml 10 %iger NaCl-Lösung
- Gabe von 250 ml 0,9 % NaCl-Lösung.
- gelegentlich die sehr langsame Injektion 1 Amp. Calcium (2,25 mmol)

Präventiv wirksam ist Chininsulfat (200 mg), das etwa 1 h vor Beginn der Hämodialyse eingenommen wird, oder eine Infusion von Theophyllin (200–400 mg) während der Dialyse.

Hypotonie. Die häufigste Ursache ist zu starker Volumenentzug. Differenzialdiagnostisch muss aber auch an primär kardiale Erkrankungen gedacht werden, z. B. Herzrhythmusstörungen. Ist eine kardiale Ursache ausgeschlossen, hilft akut meist Volumengabe. Bei wiederholten Episoden von Hypotonie stehen folgende therapeutischen Optionen zur Verfügung:
- Anheben des Gewichtes am Ende der Dialyse durch weniger Volumenentzug, wenn keine Zeichen der Herzinsuffizienz vorhanden sind
- Verlängerung der Dialysezeit und dadurch Verringerung der Ultrafiltration pro Stunde
- bei einigen Patienten hilft Anheben der Natriumkonzentration im Dialysat auf 145 mmol/l; nicht selten begrenzt durch vermehrtes Durstgefühl, ansteigende Trinkmenge und in Folge hohe Gewichtszunahmen im dialysefreien Intervall und Hypertonie
- ggf. Einnahme von Antihypertensiva nach Dialyse, da einzelne Patienten unter antihypertensiver Therapie bereits auf mäßigen Volumenentzug mit Hypotonie reagieren, wenn sie ihre Antihypertensiva vorher einnehmen
- Hämofiltration statt Hämodialyse

Dysäquilibrium. Bei Einleitung der Dialyse von Patienten mit **sehr hoher Harnstoffkonzentration** im Blut kann es zum sog. Dysäquilibriumsyndrom kommen mit Übelkeit, Kopfschmerz, Sehstörungen, Desorientiertheit, Koma und erhöhter Blutdruck. Das Risiko, ein Dysäquilibriumsyndrom zu entwickeln, kann minimiert werden durch tägliche nur 2 bis maximal 3 h dauernde Dialysen während der ersten 3–5 Tage der Dialyseeinleitung.

Blutungen. Bei Patienten mit terminaler Niereninsuffizienz besteht eine erhöhte Gefahr von Blutungen durch **urämisch bedingte Funktionsstörung der Thrombozyten** sowie durch die **Heparinisierung** während der Dialyse. Manifestationen können sein: petechiale Blutungen, subdurales Hämatom, subarachnoidale Blutungen, subkapsuläres Leberhämatom, retroperitoneale Blutung und gastrointestinale Blutungen.

> **Cave**
> Die Möglichkeit einer inneren Blutung sollte immer in Betracht gezogen werden, wenn es während oder nach Hämodialyse zu unerklärter Hypotonie kommt. Bei urämischer Perikarditis kann sich durch die Heparinisierung während Dialyse ein hämorrhagischer Perikarderguss entwickeln mit der Gefahr der Herztamponade.

Akute Unverträglichkeitsreaktionen. Das sog. **First-use-Syndrom** ist eine akute anaphylaktoide Reaktion. In schweren Fällen äußert es sich mit Symptomen wie Urtikaria, Pruritus, Dyspnoe durch Bronchospasmus, Beklemmungsgefühl, aufsteigendes Hitzegefühl, Hypotonie und Schock. Bei leichteren Fällen kommt es nur zu Pruritus, Unruhe, Rückenschmerzen und Urtikaria. Die Symptome treten innerhalb der ersten 20 min der Dialysebehandlung auf. Die Häufigkeit mittelgradiger und schwerer Zwischenfälle wird mit etwa 4 Fällen pro 100.000 verkaufter Dialysatoren angegeben. Leichtere Symptomatik wird bei 3–5 Fällen pro 100 Dialysen beobachtet. Bei Kapillardialysatoren werden die Reaktionen häufiger beobachtet. Eine gesicherte Ursache ist eine allergische Reaktion gegen **Ethylenoxid**, mit dem einige Dialysatoren und Blutschläuche sterilisiert werden. Darüber hinaus wurden als Ursache auch Allergie gegen oder toxische Reaktion auf andere Substanzen beschrieben, die bei der Herstellung von Dialysatoren Verwendung finden und in Spuren im Dialysator verbleiben, z. B. Isocyanate, Isopropyl-Myristat und Freon.

Vergleichbare Symptome können auch bei Hämodialyse mit **Dialysatoren aus Polyacrylnitril** auftreten. Der Kontakt von Blutplasma mit der negativ geladenen Oberfläche von Polyacrylnitril führt zur Freisetzung von **Bradykinin** aus hochmolekularem Kininogen. Bradykinin verursacht Dyspnoe durch Bronchospasmus, Beklemmungsgefühl, Hypotonie und Schock. Da Bradykinin durch die Enzyme Kininase I und II abgebaut wird und Kininase II identisch ist mit Angiotensin-Converting-Enzym (ACE), wird die Reaktion unter ACE-Hemmer-Therapie verstärkt.

> **Cave**
> Es ist daher wichtig, dass der verordnende Arzt dem Dialysearzt unbedingt und sofort mitteilt, wenn ein ACE-Hemmer verordnet wird.

36.2.7 Hämodialyse mit dem Genius-Therapiesystem

Das Genius-Therapiesystem nutzt im Gegensatz zur klassischen Hämodialyse ein geschlossenes Tanksystem von 70 oder 90 l Dialysierflüssigkeit. Diese wird vor der Behandlung individuell hergestellt aus hochgereinigtem Osmosewasser und trockenen Salzgemischen. Die Dialysierflüssigkeit des Genius-Systems ist daher absolut frei von Bakterien sowie bakteriellen Bestandteilen und Stoffwechselprodukten. Ein weiterer wesentlicher Vorteil liegt in der Unabhängigkeit von externen Versorgungssystemen. Das System wird vor der eigentlichen Dialyse in einer zentralen Aufbereitungsanlage vorbereitet und kann danach in jedem Raum eingesetzt werden. Diese Unabhängigkeit von Versorgungssystemen wie z. B. der Dialysewasserleitung prädestiniert Genius für den Einsatz in der Akutdialyse auf Intensivstation und anderswo. Weiterhin arbeitet das Genius-System preisgünstiger als kontinuierliche Nierenersatzverfahren auf Intensivstation. Dieses System wird daher zunehmend im Intensivbereich eingesetzt.

36.3 Hämofiltration

Bei Hämofiltration wird statt eines Dialysators ein **Hämofilter** benutzt, der aus hochpermeablen Membranen hergestellt ist, meist Polyamid, Polysulphon oder Polyacrylnitril. Die Ultrafiltrationsraten bei Hämofiltration betragen 120–180 ml/min. Das Ultrafiltrat enthält harnpflichtige Substanzen und wird über ein Bilanzierungssystem nach dem Filter durch Substitutionslösung ersetzt. Der angestrebten Volumenentzug kann am Bilanzierungssystem eingestellt werden. Um Patienten adäquat zu behandeln, sollten 3-mal pro Woche 40 % des Körpergewichtes hämofiltriert und substituiert werden. Um die notwendigen hohen Filtrationsraten von 120–180 ml/min zu erreichen, muss ein Blutfluss von 350–450 ml/min vorliegen. Dies setzt einen sehr guten Gefäßzugang voraus, den viele Patienten nicht haben. Hämofiltration ist ein Reserveverfahren und kommt meist nur bei Patienten mit therapieresistenter Hypotonie während Hämodialyse zur Anwendung, da die hämodynamische Stabilität an Hämofiltration besser ist. Nur 1 % der terminal niereninsuffizienten Patienten werden mit Hämofiltration behandelt.

36.4 Kontinuierliche Verfahren der Nierenersatztherapie

Kontinuierliche 24-h-Hämofiltration und Hämodialyse sind nur bei schwerstkranken, kardiovaskulär instabilen Patienten mit akutem Nierenversagen im Rahmen einer Behandlung auf Intensivstation indiziert. Blutfluss, Dialysatfluss und Filtrationsrate sind dabei wesentlich niedriger als bei intermittierender Hämofiltration und Hämodialyse. Von den 4 entwickelten Verfahren der kontinuierlichen Nierenersatztherapie werden heute überwiegend die **kontinuierliche venovenöse Hämofiltration** und die **venovenöse Hämodialyse** eingesetzt. Sie unterscheiden sich im Prinzip nicht von der normalen intermittierenden Dialyse mit Ausnahme der kontinuierlichen Anwendung und der niedrigeren Flüsse von Blut und Dialysat.

Anlass zur Entwicklung der kontinuierlichen Verfahren war die zunehmende Zahl schwerstkranker Patienten mit akutem Nierenversagen auf Intensivstation. Diese Patienten sind meist katabol, oligo-anurisch und kardiovaskulär instabil. Zur adäquaten parenteralen Ernährung mit 2500–3000 kcal pro Tag und zur i.v.-Gabe von Medikamenten ist in der Regel die Zufuhr von 3 l Flüssigkeit pro Tag erforderlich. Bei Oligoanurie muss folglich jeden Tag dieses Volumen auch wieder durch Dialyse enfernt werden. Wegen der kardiovaskulären Instabilität wird dieser große Volumenentzug bei intermittierender Hämodialyse oder Hämofiltration nicht toleriert. Schwere Hypotonie ist die Folge.

Bei kontinuierlicher Nierenersatztherapie wird das notwendige Volumen kontinuierlich entzogen, über 24 h pro Tag, und gleichzeitig wird die erforderliche parenterale Ernährung kontinuierlich verabreicht, sodass zu keinem Zeitpunkt durch Nettovolumenentzug Hypotonie induziert wird. Ein weiterer Vorteil der kontinuierlichen Verfahren ist der geringere Blutfluss durch das extrakorporale System. In der Regel reichen 50–100 ml/min zur adäquaten Therapie, während bei intermittierender Hämodialyse und Hämofiltration 200–300 ml/min erforderlich sind. Der geringere Blutfluss wird von den Patienten besser toleriert. Durch die erforderliche kontinuierliche Antikoagulation mit Heparin kommt es bei 10–40 % der Patienten zu meist leichteren Blutungen, z. B. aus dem Gastrointestinaltrakt. Eine Ulkusprophylaxe sollte daher durchgeführt werden.

36.5 Peritonealdialyse

36.5.1 Technik der Peritonealdialyse

Verweilkatheter

Voraussetzung für eine chronische Peritonealdialysebehandlung ist ein **permanenter Zugang zur Peritonealhöhle** in Form eines Verweilkatheters. Peritonealdialysekatheter bestehen in der Regel aus Silikon und tragen 1–2 Dacronmuffen von etwa 0,5 cm Breite, die für die Fixierung des Katheters bestimmt sind. Das Endstück der Katheter ist mit einer Vielzahl von Löchern für einen möglichst raschen Flüssigkeitsaustausch versehen. Je nach Konstruktion können die Katheter bettseitig durch den Nephrologen oder unter Narkose durch den Chirurgen implantiert werden. Wegen der geringeren Zahl der Komplikationen (Infektionen, Hernien, Lecks) wird heute die chirurgische Implantationstechnik bevorzugt, speziell erfahrene Zentren wenden eine **laparoskopische Technik** an. Nach Eröffnung des Peritonealraumes zwischen Nabel und Symphyse seitlich der Medianlinie wird der Katheter mit der Spitze im Douglas-Raum platziert und an der Durchtrittsstelle durch das Peritoneum mit einer Tabaksbeutelnaht fixiert. Danach erfolgt eine etwa 10–15 cm lange Tunnelung im intramuskulären und subkutanen Gewebe. Die Austrittsstelle der Katheter liegt im Idealfall seitlich des Nabels.

Dialysat

Die Zusammensetzung eines typischen Peritonealdialysates ist in ◘ Tabelle 36-1 wiedergegeben. Als Puffersubstanz wird Lactat verwandt, die Glucosekonzentrationen liegen zwischen 1,25 und 4,25 %, die Calciumkonzentration sind zwischen 1,0 und 1,75 mmol/l wählbar.

Zusammensetzung bei spezieller Indikation. Anstelle von Glucose können bei besonderer Indikation Aminosäuren und Glucosepolymere als osmotisch wirksame Agenzien während langer Verweilzeiten des Dialysates im Peritonealraum verwandt werden. Aminosäurehaltige Lösungen sind indiziert bei Patienten mit schwerer Hypoproteinämie (< 55 g/l). Glucosepolymere (Polyglucose) haben den Vorteil, eine anhaltende Ultrafiltration bei niedrigem Kohlenhydrattransfer zum Körperkreislauf zu gewährleisten und finden Anwendung bei Patienten mit Ultrafiltrationsverlust und hoher Glucoseabsorption aus dem Dialysat. Anstelle von Lactat steht Bicarbonat als Puffersubstanz zur Verfügung stehen.

Peritonealdialyseverfahren

Seit der Erstbeschreibung der CAPD (continuous ambulatory peritoneal dialysis) durch Popovich und Mitarbeiter wurden verschiedene Peritonealdialyseverfahren entwickelt, die in ◘ Übersicht 36-1 zusammengefasst beschrieben werden.

> **Übersicht 36-1**
> **Die häufigsten Peritonealverfahren**
>
> - CAPD (kontinuierliche ambulante PD): 4 Beutelwechsel mit 8 l Dialysat/24 h
> - CCPD (kontinuierliche zyklische PD): nächtliche Zykler-PD mit 6–8 l Dialysat/8 h und 2 l Dialysat tagsüber
> - NIPD (nächtliche intermittierende PD): nächtliche Zykler-PD mit 12–18 l Dialysat/8–10 h
> - IPD (intermittierende PD): 3-mal wöchentliche Zykler-PD mit jeweils 12–50 l Dialysat

Grundprinzip der CAPD und der CCPD/NIPD-Technik („continuous cyclic" bzw. „nightly intermittent peritoneal dialysis") ist die Durchführung der **Behandlung durch den Patienten selbst**. Die Patienten werden während einer Trainingszeit von 2–14 Tagen mit den Methoden vertraut gemacht und suchen nach dieser Zeit nur noch alle 3–8 Wochen den Dialysearzt auf. Das Prinzip der am weitesten verbreiteten CAPD Behandlung ist in ◘ Abb. 36-2 wiedergegeben. Zur Durchführung der automatischen

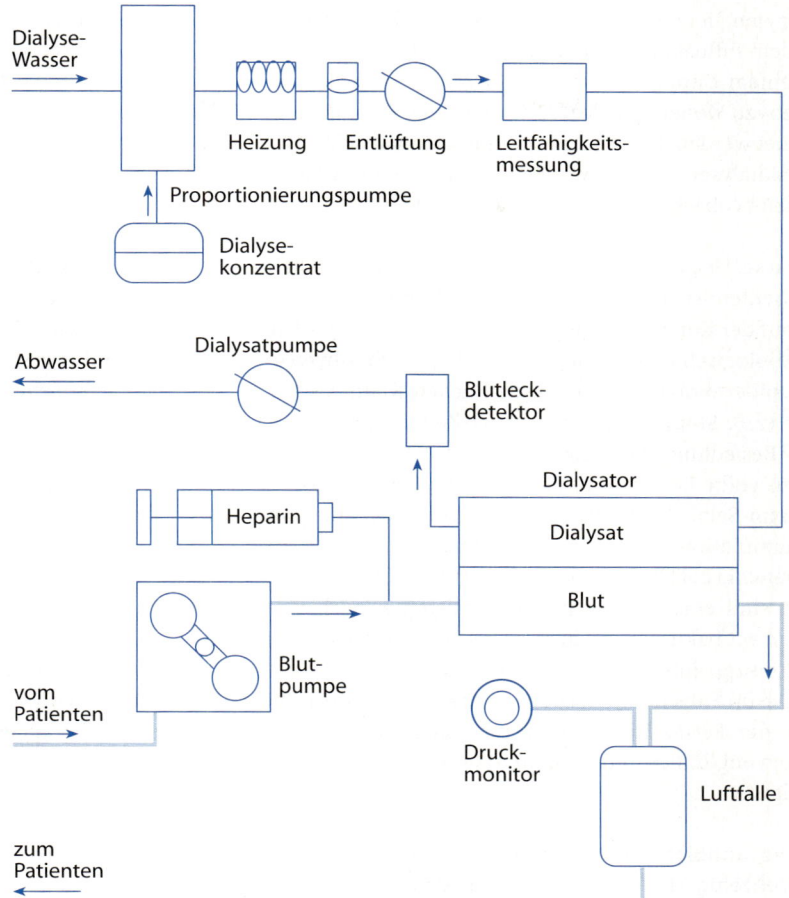

Abb. 36-2. Schematische Darstellung einer kontinuierlichen ambulanten Peritonealdialyse mit Doppelbeutel. Nach dem Ablauf des „gebrauchten" Dialysates aus dem Peritonealraum **1** erfolgt eine Spülung des Schlauchsystems mit frischem Dialysat **2** und schließlich der Einlauf des frischen Dialysates **3** in den Peritonealraum. a, b und c stellen Klemmsysteme dar

Peritonealdialyseverfahren (Übersicht 36-1) wird ein sog. **Zykler** benötigt. Dieses Gerät dosiert die vorgegebene Dialysatmenge und regelt den Ein- und Auslauf des Dialysates in variablen Zeitintervallen. Am Ende der Behandlungszeit wird eine genaue Bilanzierung angezeigt.

Tests zur Erfassung der Effektivität der Peritonealdialyse

Die Effektivität der Peritonealdialysetherapie wird zum einen, wie bei der Hämodialyse, durch die Beobachtung klinischer Urämiesymptome und die regelmäßige Bestimmung der Retentionswerte im Blut beurteilt (Abschn. 36.8). Zusätzlich kann durch Sammlung des Effluates über 24 h und Bestimmung der Harnstoff- und/oder Kreatininkonzentration in Effluat und Plasma die peritoneale Tages-Clearance für Harnstoff und Kreatinin errechnet werden. Zusammen mit der gleichzeitig bestimmten renalen Rest-Clearance sollte die dann vorliegende Gesamt-Clearance für Harnstoff mindestens 1 l/kgHG pro Woche betragen. Die Harnstoff-Clearance wird häufig auf das Harnstoffverteilungsvolumen (Gesamtkörperwasser) des Patienten bezogen (sog. $K \cdot t/V$).

36.5.2 Komplikationen der Peritonealdialyse

Insgesamt ist die Zahl der mit der Peritonealdialyse in Zusammenhang stehenden Komplikationen rückläufig. Dies liegt zum einen an technischen Verbesserungen des Verfahrens, zum anderen aber auch an einer veränderten Patientenpopulation. Peritonealdialyseverfahren werden heute auch als Verfahren der 1. Wahl bei jungen Patienten eingesetzt, bei denen im Vergleich zu älteren Patienten weniger Komplikationen auftreten.

Peritonitis

Klinik und Diagnosestellung. Das erste Zeichen einer Peritonitis ist meist eine **Trübung des Effluates**. Gleichzeitig bemerkt der Patient abdominelle Schmerzen, seltener Übelkeit und Erbrechen, Fieber, Schüttelfrost, Obstipation oder Diarrhö. In Abhängigkeit von der Dauer der Peritonitis und der Art des Erregers können Abwehrspannung und Loslassschmerz sowie eine systemische Leukozytose nachweisbar sein. Ein Frühsymptom ist die **Abnahme der Ultrafiltrationsmenge**. Die Diagnose einer Peritonitis wird durch den Nachweis (mittels Teststäbchen oder mikroskopisch) von mehr als 100 Zellen/mm³ Effluat gesichert. Mindestens 50 % der Zellen sind neutrophile Granulozyten. In über 90 % der Fälle sollte ein Keimnachweis aus dem Effluat gelingen. Unter einer CAPD-Behandlung mit einem Doppelbeutelsystem (▶ Abb. 36-2) muss etwa alle 20–24 Monate mit dem Auftreten einer Peritonitis gerechnet werden. Bei der Anwendung automatischer Peritonealdialyseverfahren werden insgesamt seltener Peritonitiden beobachtet (1-mal in 48 Monaten).

Therapie. Ursache der Peritonitiden bei Peritonealdialysepatienten ist meist eine bakterielle Kontamination im Verlauf der Konnektion oder bei Diskonnektion der Beutel. Ätiologisch handelt sich um Haut- (z. B. Staphylococcus epidermidis) oder im Nasen-Rachen-Raum vorhandene (z. B. Staphylococcus aureus) Keime. Eine chronische Besiedlung des Nasenraumes mit Staphylococcus aureus sollte bei Peritonealdialysepatienten antibiotisch (Turixin-Salbe lokal) behandelt werden. Seltener sind Kontaminationen mit gramnegativen Erregern (z. B. Escherichia coli, Pseudomonas aeruginosa). Pilzperitonitiden sind eine Seltenheit und werden v. a. nach einer langen antibakteriellen Therapie bei Diabetikern oder bei immunsupprimierten Patienten beobachtet.

Die im Folgenden gegebenen Empfehlungen zur Therapie der Peritonitiden orientieren sich an den Erfahrungen englischer und nordamerikanischer Multicenterstudien.

! Die antibiotische Therapie einer Peritonitis sollte frühzeitig, d. h. in der Regel vor dem Vorliegen der Ergebnisse der Kultur beginnen und zunächst möglichst umfassend sein.

Bei fehlender oder negativer Gram-Färbung wird eine Initialtherapie mit Vancomycin oder einem Cephalosporin empfohlen, kombiniert jeweils mit einem Aminoglykosid.

> **Praxistipp**
> Um die Gefahr einer Resistenzentwicklung gegen Vancomycin gering zu halten, wird heute zur primären Therapie der Peritonitis unter CAPD meist ein Cephalosporin (z. B. Cephazolin oder Ceftazidim) bevorzugt.

Nur in Fällen einer positiven Gram-Färbung ist ein Verzicht auf eine gegen gramnegative Bakterien gerichtete Antibiose erlaubt.

Jedes Peritonealdialysezentrum sollte die Epidemiologie der die Peritonitiden verursachenden Keime regelmäßig erfassen und das antibiotische Regime entsprechend anpassen.

Das therapeutische Vorgehen geht im Einzelnen aus ◘ Abb. 36-3 hervor. Grundsätzlich gibt es nach Gabe einer initialen Aufsättigungsdosis (i. v. oder intraperitoneal) die Möglichkeit, Antibiotika kontinuierlich oder in Intervallen dem Dialysat zuzusetzen. Die Antibiotika können jedoch auch intravenös verabreicht werden. In den meisten Fällen ist eine stationäre Behandlung nicht erforderlich, sodass eine intraperitoneale Applikation als Zusatz zum Dialysat durch den Patienten möglich ist. Eine peritoneale Lavage (maschinell oder durch kurzfristige Beutelwechsel) wird nur noch zur schnellen Behebung abdomineller Schmerzen als sinnvoll angesehen, da durch den raschen Austausch des Dialysates die lokale Infektabwehr weiter beeinträchtigt wird.

Besondere therapeutische Probleme stellt eine Therapieresistenz nach 3 Tagen antibiotischer Therapie dar, die Standardantibiose sollte dann erweitert werden. In Fällen des Nichtansprechens einer Staphylokokkenperitonitis auf Vancomycin wird die zusätzliche orale Gabe von Rifampicin empfohlen. Die Therapie gramnegativer Infektionen mit Aminoglykosiden kann durch die Zugabe von Azlocillin oder Piperacillin zum Erfolg führen.

Bei Nachweis mehrerer Keime, die evtl. auf eine Infektion aus dem Darmlumen hinweisen oder bei denen es sich um Anaerobier handelt, sollte die Therapie mit Vancomycin und Aminoglykosid durch die orale Anwendung von Metronidazol ergänzt werden. Kommt es auch 5 Tage nach Ergänzung der antibiotischen Therapie nicht zum Therapieerfolg, sollte der Katheter entfernt werden.

Pilzperitonitiden, meist mit Candida, stellen eine bedrohliche Komplikation dar, sodass nach Nachweis einer Pilzperitonitis der Peritonealdialysekatheter sofort entfernt werden sollte. Obwohl ähnlich wie bei bakteriellen Infektionen die Symptome danach meist schlagartig verschwinden, sollte eine antimykotische Therapie noch etwa 7 Tage fortgeführt werden. In den meisten Fällen wird intravenös oder intraperitoneal appliziertes Amphotericin B verwandt.

Einen Algorithmus zum Vorgehen bei Peritonitis und CAPD zeigt ◘ Abb. 36-3.

Weitere Komplikationen einer Peritonitis. Während einer Peritonitis kommt es häufig zu einer erhöhten Aufnahme von Glucose (>800 kcal/24 h) aus dem Peritonealraum, während gleichzeitig Protein aus dem Blut in das Dialysat verlorengeht (>10 g/24 h). Der Proteinverlust muss durch vermehrte diätetische Zufuhr und/oder die Verwendung aminosäurehaltiger Dialysatlösungen ersetzt werden. Die Glucoseresorption führt zu einem Ultrafiltrationsverlust, der durch den Gebrauch höherprozentiger Glucose im Dialysat und kürzerer Verweilzeiten ausgeglichen wird. Bei Diabetikern treten im Rahmen von Peritonitiden Entgleisungen des Zuckerstoffwechsels auf, die sorgfältiger Überwachung bedürfen.

Eine rezidivierende Peritonitis liegt vor, wenn innerhalb von 2 Wochen nach Abschluss der antibiotischen Therapie der gleiche Erreger erneut zu einer Peritonitis führt. Die Ursachen sind meist in einem Tunnelinfekt und/oder in einer Keimbesiedlung des Katheters zu suchen. In der Regel ist ein 2. Therapieversuch mit einer er-

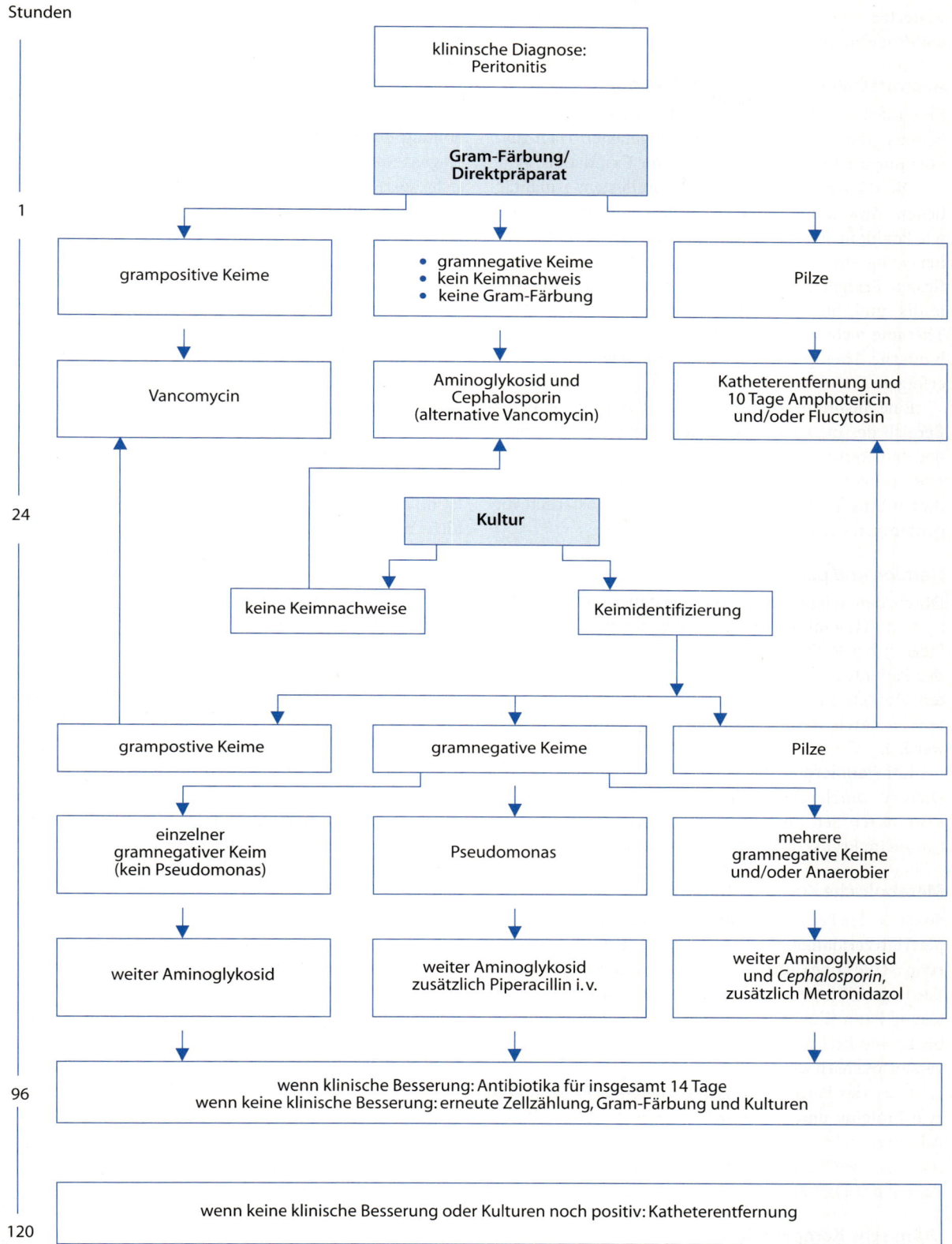

Abb. 36-3. Algorithmus des therapeutischen Vorgehens bei einer Peritonitis

weiteren Antibiose gerechtfertigt, bevor der Katheter entfernt werden sollte.

Austrittsstellen- und Tunnelinfektionen

Eine Infektion an der Austrittsstelle des Katheters ist erkennbar durch eine Rötung der umgebenen Haut und/oder durch eine andauernde purulente Exsudation.

Die 1. Therapie besteht in der mindestens 1-mal täglichen Anwendung lokaler antibakterieller Lösungen wie Povidone Jod, Wasserstoffperoxid oder Rivanol. Vorher sollte ein Abstrich durchgeführt werden. Die häufigsten Erreger sind wiederum Staphylococcus epidermidis und Staphylococcus aureus. Führt die lokale Therapie nicht zum Erfolg, muss eine systemische antibiotische Therapie mit Dicloxacillin oder Vancomycin erfolgen.

Eine Ausbreitung der Austrittsstelleninfektion in den Bereich des intramuskulären und subkutanen Verlaufes des Katheters („Tunnelinfekt") lässt sich nur selten durch eine antibiotische Therapie sanieren, deshalb sollte unter diesen Umständen frühzeitig ein Katheteraustausch vorgenommen werden.

Hernien und peritoneale Lecks

Durch den relativ hohen intraperitonealen Druck (bis zu 15 cm H_2O im Sitzen und Stehen, bis zu 5 cm H_2O im Liegen) bei Peritonealdialyse kommt es bei einem Teil der Patienten zu Leisten- oder Nabelhernien. Nicht selten wurden auch Ödeme im Genitalbereich beobachtet, die durch kleine Lecks des Peritoneums verursacht werden.

Ein Pleuraerguss, hervorgerufen durch Übertritt von Dialysat durch präformierte Spalten des Zwerchfells, kann durch den Nachweis einer hohen Glucosekonzentration im Erguss diagnostiziert werden.

Metabolische Komplikationen

60–80 % der Peritonealdialysepatienten weisen eine Hypertriglyzeridämie auf. Ursache der Fettstoffwechselstörung ist die hohe Glucoseresorption aus dem Peritoneum. Bei langen Verweilzeiten mit hochprozentiger Glucoselösung kann Glucose mit einem Kalorienäquivalent von bis zu 800 kcal pro Tag aufgenommen und in der Leber verstoffwechselt werden.

Über das Peritoneum gehen täglich zwischen 5 und 15 g Proteine und Aminosäuren verloren, überwiegend Albumin und IgG. Um die Proteinverluste zu kompensieren und Eiweißmangelzustände zu vermeiden, sollte der Patient pro Tag 1,2–1,5 g/kgKG Protein aufnehmen.

Urämische Komplikationen durch „inadäquate" Peritonealdialyse

Zur Vermeidung urämischer Komplikationen und einer erhöhten Mortalität ist eine regelmäßige Kontrolle der Effektivitätsparameter (Harnstoff- und Kreatinin-Clearance, K · t/V) erforderlich. Die Peritonealdialyse muss zusammen mit der renalen Restfunktion mindestens eine Kreatinin-Clearance von 60 l pro Woche (bei 70 kgKG) und ein K · t/V von 2,0 gewährleisten.

Bei Vorliegen pathologisch niedriger Clearances muss mit einer Steigerung des täglichen Dialysatumsatzes (Erhöhung der Füllmenge und/oder der Wechselfrequenz) reagiert werden. Meist wird eine CCPD-Therapie (Übersicht 36-1) oder sogar die Umstellung von der Peritonealdialyse auf eine Hämodialysebehandlung erforderlich sein.

36.5.3 Vergleich Hämodialyse/Peritonealdialyse

Bei der überwiegenden Zahl der Patienten lässt sich durch Peritonealdialyseverfahren eine befriedigende Kontrolle der urämischen Stoffwechsellage erreichen. Allerdings muss im Vergleich zur Hämodialyse mit um etwa 10 % höheren Serumwerten für Kreatinin und Harnstoff im Blut gerechnet werden. Urämische Komplikationen wie Perikarditis, Pruritus oder Polyneuropathie sind trotzdem nicht häufiger als bei Hämodialysepatienten. Eine Restriktion der Flüssigkeitszufuhr ist wegen des regelmäßigen und gleichmäßigen Flüssigkeitsentzuges nur bei einem Teil der Peritonealdialysepatienten erforderlich. Hyperkaliämien werden nur selten beobachtet. Insgesamt werden bei Peritonealdialysepatienten, insbesondere solange eine renale Restfunktion besteht, meist weniger diätetische Beschränkungen erforderlich als bei Hämodialyse. Unter Peritonealdialyse kommt es zu mehr Hospitalisation pro Jahr und zu einer höheren Rate an Patienten, die aufgrund eines „technischen Versagens" der Methode das Dialyseverfahren wechseln müssen als unter Hämodialyse. Dies ist in erster Linie durch infektiöse Komplikationen bedingt. Die Mortalität ist in beiden Kollektiven gleich, insbesondere auch bei der Untergruppe der Diabetiker.

36.6 Indikationen zur Dialyse

Eine absolute Indikation zur sofortigen Dialyse besteht bei niereninsuffizienten Patienten mit einem oder mehreren der folgenden Symptome und Befunde (Übersicht 36-2).

Übersicht 36-2
Notfallindikationen zur sofortigen Dialyse

- Perikarditis
- Hyperkaliämie > 6,5 mmol/l
- Lungenödem
- Azidose mit Bicarbonat < 12 mmol/l
- urämische Enzephalopathie

Indikationen bei akutem Nierenversagen. Um diese lebensbedrohlichen Komplikationen der Niereninsuffizienz zu vermeiden, haben sich bei akutem Nierenversagen mit rasch steigenden Serumkonzentrationen von Harnstoff und Kreatinin folgende arbiträren Indikationen für den Beginn der Dialysetherapie bewährt.
− Serumharnstoff >30 mmol/l
− Kalium >5,5–6 mmol/l
− Azidose, die mit Bicarbonat nicht mehr zu korrigieren ist
− Urinvolumen <1,5 l/24 h

Indikationen bei chronischer Niereninsuffizienz. Für Patienten mit chronischer Niereninsuffizienz kann als Richtwert für die Einleitung der Dialyse eine Kreatinin-Clearance von etwa 5–10 ml/min oder ein Serumharnstoff von 30–40 mmol/l gelten. Unterhalb bzw. oberhalb dieser Werte steigt die Gefahr lebensbedrohlicher urämischer Komplikationen deutlich an. Neben diesen Laborwerten ist das Befinden des Patienten wichtig für die Entscheidung, wann mit der Nierenersatztherapie begonnen werden sollte. Manche Patienten leben ohne Dialyse für 2–3 Jahre bei gutem klinischen Befinden, nachdem sie die Kreatinin-Clearance von 10 ml/min erreicht haben. Andere Patienten haben bereits urämische Symptome und Befunde, z. B. Perikarditis und Gastritis, bei Werten der Kreatinin-Clearance um 10 ml/min.

> **Praxistipp**
> Etwa 3 Monate vor Dialysebeginn sollte eine arteriovenöse Fistel als Gefäßzugang angelegt werden (Kreatinin-Clearance 15 ml/min als Richtwert); solange benötigt eine Fistel, um „reif" zu werden. Man erspart so dem Patienten die perkutane Katheterisierung einer großen Vene als temporären Gefäßzugang.

36.7 Wahl des Dialyseverfahrens

36.7.1 Akutes Nierenversagen

Generell sollen Patienten mit akutem Nierenversagen durch intermittierende Hämodialyse behandelt werden, da sie effektiver ist als Peritonealdialyse. Dagegen besteht bei immobilisierten, beatmeten Patienten, die hämodynamisch instabil sind und den erforderlichen Volumenentzug bei intermittierender Hämodialyse nicht tolerieren die Indikation zur kontinuierlichen Hämofiltration oder zur kontinuierlichen Hämodialyse (▶ Abschn. 36.4.1).

36.7.2 Terminales chronisches Nierenversagen

Die Entscheidung, bei terminaler Niereninsuffizienz mit Hämodialyse oder mit Peritonealdialyse zu behandeln, sollte sich v. a. an der Präferenz des Patienten orientieren. Allerdings gibt es Patienten, bei denen eines der beiden Verfahren vorzuziehen ist.

Bevorzugte Indikationen für eine Peritonealdialyse. Patienten mit Schwierigkeiten, eine brauchbare AV-Fistel anzulegen, sollen mit Peritonealdialyse behandelt werden. Bei Patienten mit proliferativer diabetischer Retinopathie kann es durch die Antikoagulation mit Heparin während Hämodialyse zu retinalen Blutungen und Glaskörperblutungen kommen, die zur Verschlechterung des Visus und letztlich zu Amaurose führen können. Hier ist ebenfalls Peritonealdialyse vorzuziehen. Patienten mit schwerer Herzinsuffizienz tolerieren den kontinuierlichen Entzug von Flüssigkeit durch chronische ambulante Peritonealdialyse besser als den intermittierenden Flüssigkeitsentzug durch Hämodialyse oder Hämofiltration.

Bevorzugte Indikation für eine Hämodialyse. Große Patienten mit großer Muskelmasse sollten besser mit Hämodialyse behandelt werden, da Peritonealdialyse häufig nicht in ausreichendem Maß harnpflichtige Substanzen entfernt (▶ Abschn. 36.5.3).

36.8 Therapeutische Ziele, adäquate Dialyse

36.8.1 Akutes Nierenversagen

Die Dialysetherapie bei akutem Nierenversagen hat 4 Ziele.
− Ausreichende Entfernung von Volumen, um Symptome der Überwässerung zu vermeiden und eine adäquate parenterale (seltener orale) Ernährung zu gewährleisten. Die meisten Patienten mit akutem Nierenversagen leiden an Multiorganversagen. Ihr Überleben ist ganz entscheidend auch von ausreichender parenteraler Ernährung abhängig. Dazu benötigt man ca. 3 l Infusionslösung pro Tag.
− Behandlung der urämischen Intoxikation, wofür Harnstoff ein guter Parameter ist. Er sollte im Mittel 30 mmol/l nicht übersteigen.
− Kontrolle des Säure-Basen-Haushalts. Pro Tag fallen etwa 50–100 mmol fixer Säure im Körper an, die durch Dialyse entfernt werden müssen.
− Kontrolle der Hyperkaliämie. Die Serumkaliumkonzentration sollte 6 mmol/l nicht übersteigen.

36.8.2 Terminales chronisches Nierenversagen

Ziel der Dialysetherapie muss es sein, den Patienten ein möglichst langes Überleben bei guter Lebensqualität zu ermöglichen. Adäquate Dialyse sollte dem Patienten ausreichende Nahrungszufuhr und Erhalt von physischer und geistiger Aktivität ermöglichen sowei eine gute Einstellung der häufig vorhandenen Hypertonie ermöglichen. Morbidität und Mortalität von Dialysepatienten nehmen zu mit der mittleren Serumkonzentration von Harnstoff, diese ist wiederum abhängig von der Dialysezeit. Basierend auf diesem Zusammenhang wurde eine Kenngröße für die Hämodialysedosis entwickelt: K · t/V.

K ist die Harnstoff-Clearance, die durch Hämodialyse erreicht wird, in l/min. Sie hängt unter anderem ab vom Dialysator und vom Blutfluss durch den Dialysator (▶ Abschn. 36.2.4). t ist die Dauer einer Dialysebehandlung in Minuten. V ist das Verteilungsvolumen von Harnstoff im Körper, das etwa 60 % des Körpergewichtes entspricht. Eine adäquate Dialyse ist erreicht wenn K · t/V >1,3 beträgt. K · t/V lässt sich relativ leicht messen und berechnen aus den Harnstoffkonzentrationen im Serum zu Beginn und 2–3 min nach Beendigung der Hämodialyse, aus Körpergewicht, Ultrafiltrationsvolumen während der Dialyse und aus der Dialysezeit nach folgender Formel:

$$\frac{K \cdot t}{V} = -\ln(R - 0{,}03) + \left[(4 - 3{,}5 \cdot R) \times \frac{UF}{W}\right]$$

R ist das Verhältnis der Harnstoffkonzentration nach Hämodialyse zuder vor Hämodialyse („urea reduction ratio"), UF ist das Ultrafiltrationsvolumen während der Dialyse in Litern und W ist das Körpergewicht nach Dialyse in Kilogramm. Wichtig ist, dass die Dialysedosis nur dann adäquat ist wenn 3 Dialysen pro Woche je mit K · t/V von >1,3 durchgeführt werden.

Daneben gibt es einfachere im klinischen Alltag bewährte Parameter zur Beurteilung einer adäquaten Dialyse:

- **Hämodialysezeit:** Die Hämodialysezeit sollte 3-mal pro Woche 4–5 h nicht unterschreiten, da bei kürzeren Dialysezeiten Morbidität und Mortalität ansteigen. Bei kürzeren Dialysen steigt (wahrscheinlich bedingt durch eine unzureichende Natriumelimination) auch die Häufigkeit eines erhöhten Blutdruckes und die Notwendigkeit, Antihypertensiva zu geben.
- **Serumalbumin:** Ein weiterer Parameter adäquater Dialyse ist das Serumalbumin. Normales Serumalbumin zeigt in der Regel eine ausreichende Proteinzufuhr an. Erniedrigte Albuminkonzentrationen weisen auf eine Unterernährung hin, bedingt durch eine unzureichende Dialyse, und korrelieren langfristig mit der Morbidität und Mortalität der Patienten.

36.9 Behandlungsmaßnahmen während chronischer Dialyse

36.9.1 Diät

Dialysepatienten haben eine erhöhte Abbaurate von Protein. Zur Vermeidung einer negativen Stickstoffbilanz ist daher die tägliche Proteinaufnahme von 1,2 g/kgKG pro Tag erforderlich. Die tägliche Kalorienmenge sollte 35 kcal/kgKG übersteigen, es sei denn, der Patient ist übergewichtig.

Die Trinkmenge der Patienten muss auf ein Volumen begrenzt werde, das dem täglichen Harnvolumen plus 500–700 ml entspricht, damit die Gewichtszunahme zwischen den Dialysen 1,5–2,5 kg nicht übersteigt. Häufig hindert starkes Durstgefühl die Patienten diese Begrenzung einzuhalten.

Zur besseren Senkung des meist erhöhten Blutdruckes und zur Vermeidung von Durst sollte die täglich Kochsalzzufuhr auf 5–6 g beschränkt werden.

Um hohes Serumkalium zwischen den Dialysen zu vermeiden muss die Kaliumzufuhr auf 2 g pro Tag beschränkt werden. Der Patient muss darüber unterrichtet werden, dass frisches Obst, insbesondere Bananen, frisches Gemüse, Trockenobst und Obstsäfte, besonders kaliumreich sind und daher nur in sehr geringen Mengen aufgenommen werden dürfen. Eine genaue und individuell angepasste Diätberatung durch eine Diätassistentin sollte bei jedem Dialysepatienten durchgeführt werden. Sollte es trotz wiederholter Diätberatung immer noch zu Hyperkaliämie kommen, ist als Ultima Ratio der Einsatz von kaliumbindenden Ionenaustauschern indiziert. An dialysefreien Tagen können z. B. 2-mal 20 g Resonium verabreicht werden, zusammen mit jeweils 100 ml Sorbit 20 %, um die Entstehung eines Ileus zu vermeiden.

36.9.2 Vitaminsubstitution

Wasserlösliche Vitamine werden durch Dialyse dem Körper entzogen. Die beschränkte Zufuhr von Obst und Gemüse reduziert auch die tägliche Aufnahme dieser Vitamine. Daher sollten wasserlösliche Vitamine (Biotin, C, B_1, B_2, B_6, Nicotinamid, Folsäure, Panthothensäure) bei Dialysepatienten substituiert werden. Präparate mit adäquater Zusammensetzung und Dosis der Vitamine stehen zur Verfügung.

36.9.3 Antihypertensive Therapie

Reduktion der Kochsalzzufuhr. Als erste Maßnahme bei Dialysepatienten mit Hypertonie sollte langsam während der Dialyse Wasser und NaCl entzogen werden. Die Natriumkonzentration im Dialysat sollte auf 135 mmol/l eingestellt werden, wenn die Patienten es vertragen und keine Muskelkrämpfe erleiden. Als weitere Maßnahme sollte die tägliche Kochsalzzufuhr auf 5–6 g reduziert werden (▶ oben). Bei der Mehrzahl der Patienten wird dies zu befriedigender Blutdrucksenkung führen.

Diuretika. Diuretika als Antihypertensiva sind meist unwirksam. Nur bei den wenigen Patienten mit erhaltener Diurese > 500 ml pro Tag können Schleifendiuretika zum Anstieg der Wasser- und NaCl-Ausscheidung führen und so zur Blutdrucksenkung beitragen.

Antihypertensive Medikation. Darüber hinaus unterscheidet sich die medikamentöse antihypertensive Therapie bei Dialysepatienten nicht von der Therapie bei chronischer Niereninsuffizienz. Bei einigen Antihypertensiva ist wegen überwiegend renaler Elimination eine Dosisreduktion erforderlich (▶ Anhang: Dosisanpassung von Medikamenten bei Niereninsuffizienz).

> **Praxistipp**
> Unmittelbar vor Dialyse sollten keine Antihypertensiva genommen werden, da es zu schwerer Hypotonie während Dialyse kommen kann.

36.9.4 Renale Anämie

Erythropoetin. Dialysepflichtige Patienten sind in der Regel anämisch. Bei Hämoglobinwerten < 11 g/dl und nach Ausschluss nichtrenaler Ursachen der Anämie ist die Behandlung mit rekombinantem humanem Erythropoetin (Erypo, Neo-Recormon) indiziert. Der Hämoglobinwert ist arbiträr und kann im individuellen Fall geändert werden, in Abhängigkeit von Anämiesymptomen wie Tachykardie, Dyspnoe, Angina pectoris und starke Einschränkung der Leistungsfähigkeit. In Abhängigkeit von initialem Hämoglobinwert, Begleiterkrankungen und der Notwendigkeit, Ampullen vollständig aufzubrauchen, beträgt die initiale Dosis von Erythropoetin 50–150 IU/kgKG pro Woche, an 3 Tagen der Woche verabreicht. Bei gutem Ansprechen ist eine einmalige subkutane Gabe der Wochendosis möglich. Die Therapie mit Epoetin kann in sehr seltenen Fällen zur Bildung von Antikörper führen. Die Folge ist eine schwere Anämie durch Erythroblastopenie. Diese Nebenwirkung wurde ganz überwiegend bei der subkutanen Gabe von Epoitin alfa (Erypo) beobachtet. Epoitin alfa sollte daher nur noch intravenös verabreicht werden. Epoitin beta (Neo-Recormon) sowie Darbepoitin (Aranesp, ▶ unten) können auch subkutan verabreicht werden. Bei intravenöser Verabreichung von Epoetin ist der Bedarf um etwa 20 % höher. Das Therapieziel ist ein Hb ≥ 12 g/l.

Im Jahre 2001 wurde ein modifiziertes Erythropoietin mit längerer Halbwertszeit zugelassen, das nur wöchentlich oder alle 2 Wochen s. c. oder i. v. injiziert werden muss (Aranesp). Die Dosierung wird in Mikrogramm angegeben; 1000 IU Epoetin pro Woche entsprechen 5 µg Aranesp.

Eisensubstitution. Die gesteigerte Blutbildung unter Erythropoetin benötigt in den ersten 12 Wochen etwa 1000 mg Eisen. Darüber hinaus verlieren Dialysepatienten intestinal und durch die Dialyse kontinuierlich Eisen. Unter folgenden Bedingungen liegt ein substitutionspflichtiger Eisenmangel vor.
- Ferritinkonzentration < 100 µg/l = reduzierte Eisenspeicher
- Transferrineisensättigung < 20 % = Eisenverfügbarkeit für die Erythropoese
- > 10 % hypochrome Erythrozyten (Hämoglobin < 28 g/dl im individuellen Erythrozyten) = Eisenverfügbarkeit für die Erythropoese

Die Substitution erfolgt in Regel i. v. mit 40–60 mg Eisen (z. B. Eisen-III-Gluconat), alle 1–4 Wochen während der Dialyse. Die orale Eisengabe (3-mal 150 mg Eisensulfat pro Tag) wird häufig wegen gastrointestinaler Nebenwirkungen nicht vertragen.

Erfolgt trotz ausreichender Eisensubstitution unter der initialen Erythropoetindosis nach 2–4 Wochen ein Hämoglobinanstieg von weniger als 0,7 g/dl, soll die Dosis um 50 % erhöht werden. Sofern der Anstieg der Hämoglobinkonzentration nach Einleitung der Therapie mit Erythropoetin oder nach einer Dosissteigerung > 2,5 g/dl pro Monat beträgt oder die Hämoglobinkonzentration 12 g/dl übersteigt, sollte die Dosis um 25–50 % reduziert werden. Die Titrierung erfolgt durch Veränderung der Einzeldosis; bei Patienten mit relativ geringem Bedarf ist die Reduktion auf 2 oder 1 wöchentliche s. c.-Injektion möglich.

> **Cave**
> Mit dem Hämoglobinanstieg während der Erythropoetintherapie tritt bei etwa 20 % der Patienten eine Hypertonie neu auf, oder eine vorbestehende Hypertonie wird aggraviert. Gelegentlich kam es mit dem Blutdruckanstieg zu zerebralen Krämpfen. Um diese Komplikation zu vermeiden, sollte der Hämoglobinanstieg nicht > 0,8–1 g/dl pro 2 Wochen liegen. Persistierender Hypertonus trotz antihypertensiver Therapie ist eine Kontraindikation gegen Erythropoetin.

36.9.5 Prävention von Hepatitis B und C

Um die Übertragung von Hepatitis B zu verhindern, müssen Patienten mit Hepatitis B räumlich getrennt von anderen Patienten dialysiert werden. Das Pflegepersonal darf jeweils nur infizierte oder nichtinfizierte Patienten versorgen. Weitere Hygienemaßnahmen bestehen im Tragen von Handschuhen und Überkitteln. Besonders wichtig sind die gründliche Handwäsche und das Ablegen des Überkittels vor Verlassen des Raumes. Die Dialysemaschine darf nur für Patienten mit Hepatitis B eingesetzt werden und nicht für Patienten ohne Hepatitis oder mit Hepatitis C.

Für Patienten mit Hepatitis C ist eine Trennung von Raum und Pflegepersonal nicht erforderlich, da das Risiko der Übertragung durch Pflegepersonal oder von Patient zu Patient sehr gering ist. Die Dialysemaschine darf allerdings nicht für Patienten ohne Hepatitis C eingesetzt werden.

> **Praxistipp**
> Alle Dialysepatienten sollen gegen Hepatitis B mit doppelter Dosis geimpft werden.

36.9.6 Patienten mit MRSA/ORSA

Die Zahl der Dialysepatienten mit MRSA-Infektionen oder -Kolonisation nimmt zu. Um die Übertragung auf andere Patienten durch Personal zu verhindern sollten Patienten mit MRSA/ORSA räumlich getrennt von anderen Patienten dialysiert werden. Pflegepersonal und Ärzte sollten Handschuhe, Mundschutz und Überkitteln anlegen, bevor sie den Patienten versorgen. Vor Verlassen des Raums sollten diese abgelegt werden und eine gründliche Handdesinfektion sollte erfolgen. Die Dialysemaschine sollte möglichst nur für Patienten mit MRSA/ORSA eingesetzt werden. Nach der Dialyse ist eine gründliche Desinfektion von Maschine, Liege und sonstigen Gegenständen mit Patientenkontakt durchzuführen.

36.9.7 Renale Osteopathie, Hyperparathyreoidismus

▶ Kap. 35.

36.9.8 Hyperlipidämie

▶ Kap. 35.

36.10 Mortalität und Langzeitkomplikationen

36.10.1 Mortalität

Die Lebenserwartung chronisch dialysepflichtiger Patienten hängt ab vom Lebensalter zu Beginn der Dialyse, von Begleiterkrankungen und von Quantität und Qualität der Dialyse. Die 5-Jahres-Überlebensrate von Dialysepatienten im Alter von 15–34 Jahren beträgt 80%. Sie nimmt mit zunehmendem Alter ab auf etwa 50% bei 60-jährigen. Patienten mit Diabetes haben in allen Altersstufen eine geringere Überlebensrate. Führende Todesursachen bei allen Dialysepatienten sind kardiovaskuläre Erkrankungen (53%) und Infektionen (13%).

36.10.2 Langzeitkomplikationen

β_2-Amyloidose. Eine β_2-Amyloidose tritt nach 10 Jahren Dialysetherapie bei etwa 60% der Patienten auf, nach 20 Jahren Dialyse bei nahezu 100%. Typische Folgen der Amyloidablagerung sind Karpaltunnelsyndrom, Arthropathie v. a. der Schultern und der Knie, Knochenzysten, die zu Frakturen führen, und Spondylarthropathien. Weniger häufig sind Ablagerungen in anderen Geweben, β_2-Amyloid besteht aus β_2-Mikroglobulin, das normalerweise im Plasma vorhanden ist und überwiegend renal ausgeschieden wird. Bei Niereninsuffizienz akkumuliert es daher im Körper, und mit zunehmender Zeit an Dialyse kommt es zu Ablagerungen von β_2-Amyloid, da kein Dialyseverfahren β_2-Mikroglobulin ausreichend entfernt. Die einzige sicher wirksame Prävention ist die Nierentransplantation.

Aluminiumintoxikation. Klinische Syndrome einer Aluminiumintoxikation sind Aluminiumosteopathie und Enzephalopathie. Ursache ist die extensive Zufuhr aluminiumhaltiger Phosphatbinder. Aluminiumintoxikation wird sicher verhindert durch den weitgehenden Ersatz aluminiumhaltiger Phosphatbinder durch Calciumacetat oder Sevelamer zur Phosphatbindung.

Ablagerung von Silikonpartikeln. Dies ist eine seltene Komplikation. Durch die Blutpumpen der Dialysemaschine kann es während Hämodialyse zum Abrieb kleinster Silikonpartikel aus dem silikonhaltigen Pumpensegment des Blutschlauchsystems kommen (▶ Abb. 36-2). Diese Partikel lagern sich v. a. in Leber, Lymphknoten, Milz und Lunge ab. Selten kommt es klinisch zu granulomatöser Hepatitis und Leberfibrose sowie zu Hypersplenismus mit Panzytopenie.

Erworbene Nierenzysten. Mit zunehmender Zeit an Dialyse kommt es bei bis zu 80% der Patienten zur Bildung von zahlreichen kleinen Zysten in den Nieren. In einzelnen Fällen können diese zystisch transformierten Nieren nicht von polyzystischen Nieren unterschieden werden. Die Ursache ist unklar. In 4–7% der zystisch transformierten Nieren entwickeln sich Nierenzellkarzinome.

Leitlinien – Adressen – Tipps

Leitlinien und Internetadressen

Dialysestandard 2000 der Deutschen Arbeitsgemeinschaft für Klinische Nephrologie e. V. und der Deutschen Dialysegesellschaft niedergelassener Ärzte e. V., publiziert in den Mitteilungen der Deutschen Arbeitsgemeinschaft für Klinische Nephrologie XXX, 2001.

US-amerikanische, weltweit akzeptierte Richtlinien der National Kidney Foundation.
www.kidney.org/professionals/doqi/guidelines
www.quasi-niere.de

Literatur

Davison AM, Grünfeld JP, Kerr D, Ritz E (eds) (1997) Oxford Textbook of Clinical Nephrology, vol 2. Oxford University Press, Oxford

Eknoyan G, Beck GJ, Cheung AK, Daugirdas JT, Greene T, Kusek JW, Allon M, Bailey J, Delmez JA, Depner TA, Dwyer JT, Levey AS, Levin NW, Milford E, Ornt DB, Rocco MV, Schulman G, Schwab SJ, Teehan BP, Toto R (2002) Effect of dialysis dose and membrane flux in maintenance hemodialysis. N Engl J Med 347: 2010–2019

Franz HE, Hörl WH (1997) Blutreinigungsverfahren. Thieme, Stuttgart, New York

Jacobs C, Kjellstrand CM, Koch KM, Winchester JF (1996) Replacement of renal function by dialysis. Kluwer Academic Publishers, Dordrecht Boston Lancaster

Keller E, Reetze-Bonorden P (1991) Kontinuierliche Filtrations- und Dialyseverfahren in der Intensivmedizin. Wolfgang Pabst Verlag, Lengerich Berlin Wien

Khanna R, Nolph KD, Oreopoulos DG (1993) The essentials of peritoneal dialysis. Kluwer Academic Publishers, Dordrecht Boston Lancaster

Olbricht CJ, Frei U, Koch KM (1997) Haemodialysis, complications during haemodialysis, and adequacy of haemodialysis. In: Cameron S, Davison AM, Grünfeld JP, Kerr D, Ritz E (eds) Oxford Textbook of Clinical Nephrology, vol 2. Oxford University Press, Oxford, pp 1414–1435

Paniagua R, Amato D, Vonesh E, Correa-Rotter R, Ramos A, Moran J, Mujais S (2002) Effects of increased peritoneal clearances on mortality rates in peritoneal dialysis: ADEMEX, a prospective, randomized, controlled trial. J Am Soc Nephrol 13: 1307–1320

37 Nierentransplantation
R. Schindler, U. Frei

37.1 Organspende vom Verstorbenen – 641

37.2 Organspende von Lebenden – 641

37.3 Vorbereitung des Empfängers – 643

37.4 Peri- und postoperative Betreuung des Empfängers und frühe Komplikationen – 644

37.5 Immunsuppression – 645
37.5.1 Steroide – 645
37.5.2 Azathioprin (Imurek) – 647
37.5.3 Ciclosporin A (CyA, Sandimmun, Neoral) – 648
37.5.4 Tacrolimus (FK506, Prograf) – 650
37.5.5 Sirolimus (Rapamycin) – 651
37.5.6 Mykophenolatmofetil (MMF, RS-61443, Cellcept) – 651
37.5.7 Therapie mit Antikörpern – 652

37.6 Akute Abstoßung – 654
37.6.1 Therapie der akuten Abstoßung – 655
37.6.2 Therapie der chronischen Abstoßung – 655

37.7 Infektionen – 656

37.8 Skelettkomplikationen – Osteoporose – 657

37.9 Der Patient mit funktionslosem Transplantat – 657

Literatur – 658

Die Nierentransplantation könnte für etwa die Hälfte aller Urämiker die Methode der Wahl zur Behandlung des terminalen Nierenversagens sein, vorausgesetzt, das Problem der Organbereitstellung könnte gelöst werden. Derzeit leben in Deutschland ca. 15.000 Patienten mit einem funktionierenden Nierentransplantat gegenüber ca. 50.000 Dialysepatienten (Quelle: QuasiNiere, http://www.quasi-niere.de). Auf der aktiven Warteliste für eine Nierentransplantation befinden sich derzeit ca. 10.000 Patienten, und pro Jahr werden ca. 2300 Nierentransplantation durchgeführt (Abb. 37-1).

Daraus ergibt sich eine durchschnittliche Wartezeit von ca. 5–6 Jahren (http://www.dso.de). Der Mangel an Spenderorganen wird durch 15 % Retransplantationen verschärft. Insgesamt war in den letzten Jahren ein eindeutiger Trend zur Zunahme der Lebendspenden zu verzeichnen, die momentan ca. 19 % der Gesamttransplantation ausmachen (Abb. 37-2). Klinische Erfahrung und Verbesserungen auf zahlreichen Gebieten, z. B. der immunsuppressiven Therapie (damit Rückgang von Abstoßungen und immunologischen Transplantatverlusten), der chirurgischen Technik, der Organkonservierung und der Infektionsbehandlung haben trotz Ausweitung der Indikationsstellung auf ältere und polymorbide Empfänger zu einem optimalen 1-Jahres-Patienten- und -Transplantatüberleben von mehr als 95 % bzw. annähernd 90 % geführt.

Es konnte gezeigt werden, dass eine Nierentransplantation nicht nur die Lebensqualität, sondern auch die Lebenserwartung signifikant verbessert (Wolfe et al. 1999). Dies gilt für alle Altersklassen, d. h. auch > 60-Jährige profitieren von einer Transplantation, und dies gilt auch für Diabetiker (Wolfe et al. 1999).

Ein erfolgreiches Nierentransplantationsprogramm setzt genaue Kenntnisse in Spenderselektion, Empfängerevaluierung, perioperativem Management, Wirkungsweise und Anwendung der Immunsuppressiva, Abstoßungsdiagnostik und Langzeitbehandlung voraus. Der Nephrologe ist praktisch in jeden Behandlungschritt abseits des operativen Eingriffs eingebunden und führt den Patienten langfristig.

37.1 Organspende vom Verstorbenen

Als Organspender kommen generell alle Patienten in Frage, die durch eine **primäre Hirnschädigung** (Trauma, Blutung o. Ä.) oder **sekundäre Hirnschädigung** (Asphyxie) eine irreversible Schädigung des gesamten Gehirns (Rinde und Hirnstamm) erlitten haben. **Absolute Kontraindikationen** zur Organspende stellen Tumorleiden dar (außer primären, noch nicht operierten ZNS-Tumoren) sowie übertragbare Infektionen wie HIV oder Hepatitis B. Auch Spender aus Risikopopulationen für HIV (z. B. i. v.-Drogenabusus) werden nicht akzeptiert. Der Tod des Spenders muss entsprechend dem Transplantationsgesetz (Bundesärztekammer 1998) festgestellt worden sein.

Als **potenzielle Nierenspender** kommen grundsätzlich alle Individuen in Frage, die zum Zeitpunkt ihres Todes (oder beim Eintritt des zum Tode führenden Ereignisses) eine annähernd normale Nierenfunktion aufweisen. Der Mangel an Organen zwingt dazu, zunehmend auch ältere Spender oder solche mit Zweiterkrankungen wie Hypertonie zu akzeptieren. Die Abklärung beim verstorbenen Spender beschränkt sich auf Daten zur Nierenfunktion, Urinstatus und -kultur sowie zu Virusinfektionen (HIV, Hepatitis B und C, Zytomegalie). In unklaren Fällen hat sich die Durchführung einer Biopsie bei Explantation vor Transplantation bewährt.

37.2 Organspende von Lebenden

Als Lebendspender werden in Deutschland derzeit in 1. Linie Blutsverwandte, v. a. Eltern und Geschwister akzeptiert, jedoch stammt eine immer größere Zahl der Transplantate von entfernten Verwandten oder nichtverwandten Lebendspendern wie Ehepartnern oder nahen Freunden.

Die zufrieden stellenden Ergebnisse mit Lebendspenden von entfernten Verwandten oder gar Nichtverwandten, die in anderen Ländern erzielt wurden, haben nach Jahren der Zurückhaltung zu einem Umdenken geführt (Terasaki et al. 1995). Wesentliche **Vorteile der Lebendspende** sind neben der HLA-Kompatibilität (haploidentisch bei Eltern-Kind, haplo- oder vollidentisch bei Geschwistern) die Möglichkeit, die Qualität des Organs in vivo vorab zu prüfen, einen optimalen Zeitpunkt der Transplantation zu wählen und Ischämiezeiten kurz zu halten. Die Evaluierung erstreckt sich zum einen auf die Sicherstellung einer risikoarmen Nephrektomie (sowohl was die Operation angeht als auch eine langfristige aus-

Abb. 37-1. Aktive Warteliste und Nierentransplantation, Quelle: Deutsche Stiftung Organtransplantation, http://www.dso.de

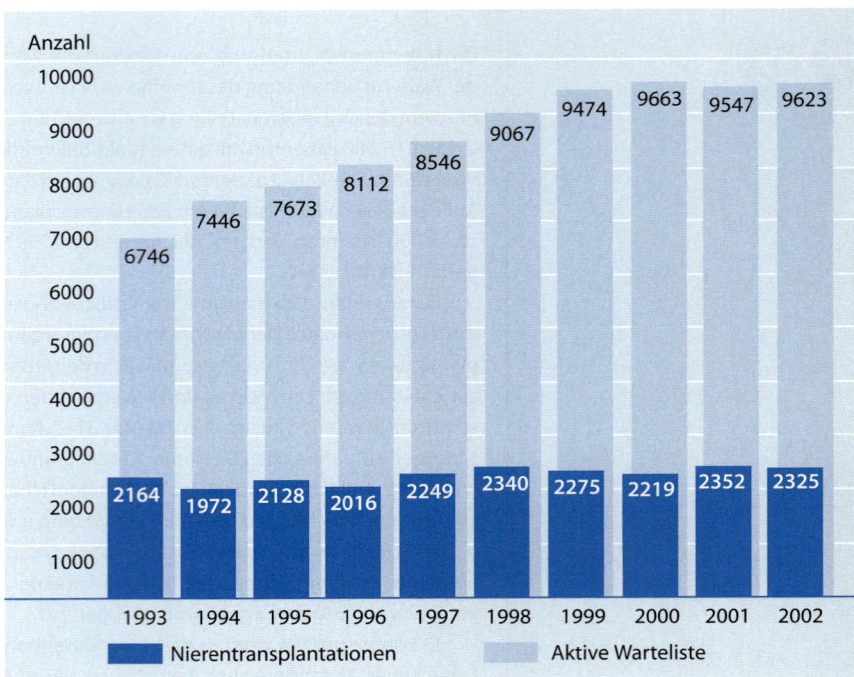

Abb. 37-2. Anteil der Lebendspende. Quelle: Deutsche Stiftung Organtransplantation, http://www.dso.de.

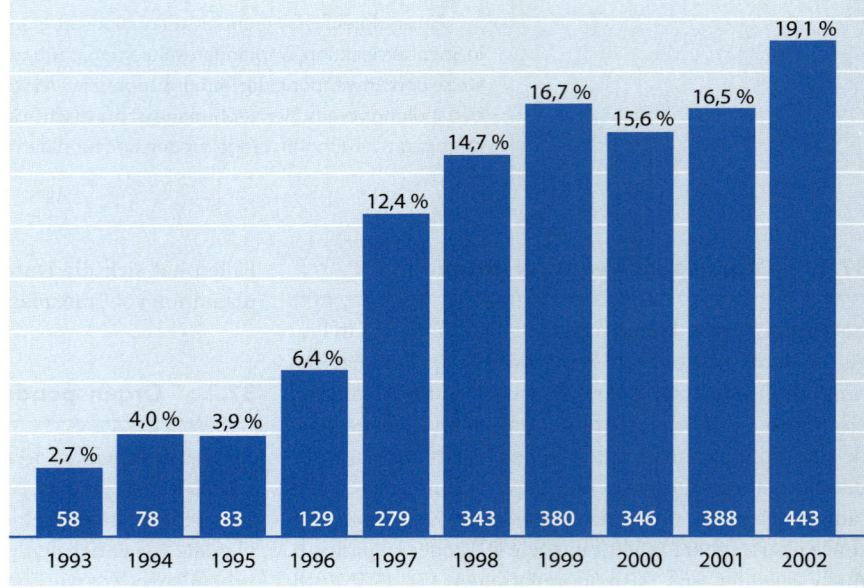

reichende Nierenfunktion des Spenders) und zum anderen auf die Prüfung, ob das Organ funktionell und anatomisch transplantabel ist. Die Untersuchungen haben daher eine Klärung der Operabilität des Spenders aus kardialer, pulmonaler, hepatischer und renaler Sicht zum Gegenstand. Ebenso ist nach übertragbaren Erkrankungen (Virusinfekte, Tumoren) zu fanden. Die Eignung der Nieren wird mit Untersuchung von Kreatinin-Clearance, Urinstatus, -sediment und -kultur, szintigraphischen Funktionstests, Sonographie sowie einer Renovasographie geprüft. Gelegentlich wird die Prüfung der stimulierbaren renalen Reserve empfohlen, um sowohl die verbleibende Restfunktion als auch die mögliche Transplantatfunktion abschätzen zu können (Cassidy u. Beck 1988).

Das 1-Jahres-Transplantatüberleben beträgt derzeit ca. 94 % bei Lebendspenden und ca. 83 % bei Post-mortem-Spenden (Abb. 37-3). Nach 5 Jahren funktionieren 80 % der Transplantate von Lebendspendern und nahezu 70 % der Transplantate von Post-mortem-Spendern (Abb. 37-3).

Vor dem Hintergrund einer steigenden Anzahl von älteren Patienten auf der Warteliste wurde 1999 bei Euro-

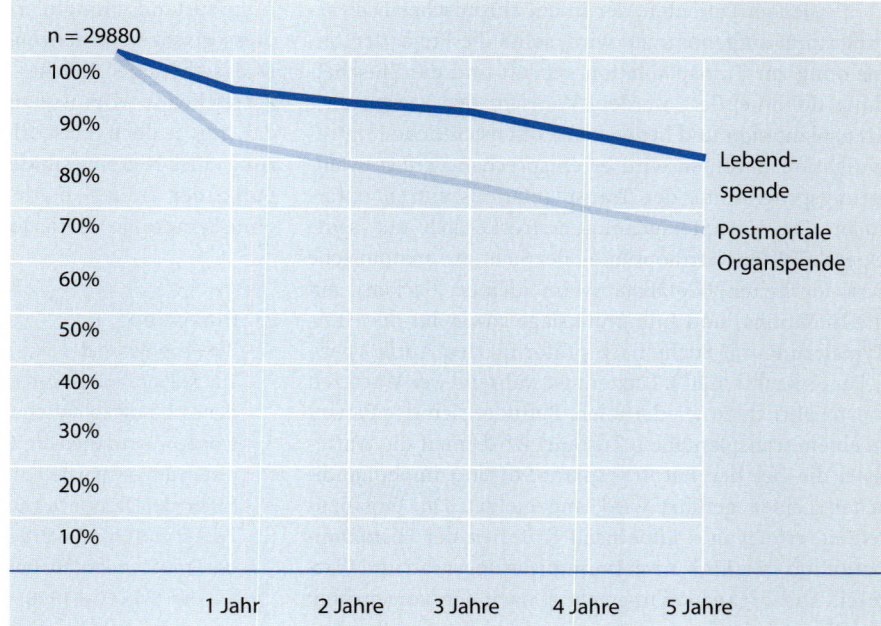

Abb. 37-3. Funktionsraten der Nierentransplantation (nach Kaplan-Meier) Quelle: Deutsche Stiftung Organtransplantation, http://www.dso.de

transplant ein „Seniorprogramm" begonnen. In diesem Programm, an dem Patienten oberhalb von 65 Jahren freiwillig teilnehmen können, werden Nieren von Postmortem-Spendern > 65 Jahre bevorzugt auf Empfänger oberhalb von 65 Jahren transplantiert. Die Rationale dieses Vorgehens liegt weniger in einem besseren Transplantationserfolg bei Berücksichtigung des Alters als vielmehr darin, dass in der Vergangenheit viele Nieren von älteren Spendern für junge Empfänger abgelehnt wurden (vom Zentrum oder Empfänger). Zudem soll die kalte Ischämiezeit durch dieses Programm deutlich verkürzt werden. Das Seniorprogramm führte zu einer Abnahme der Wartezeit (von ca. 5 auf unter 3 Jahren) für ältere Patienten, was für diese Population ein entscheidendes Kriterium darstellt. Die bisherigen Resultate sind sehr ermutigend und sprechen für eine Fortführung des Programms.

37.3 Vorbereitung des Empfängers

Die Indikationsstellung zur Nierentransplantation hat in den vergangenen Jahren eine erhebliche Ausweitung erfahren. Derzeit gibt es nur noch wenige **absolute Kontraindikationen** zur Nierentransplantation. Solche sind ein nicht saniertes oder systemisches Tumorleiden, eine nicht sanierte Infektion, Unfähigkeit zur Kooperation sowie akute Inoperabilität. Es bestehen jedoch weiterhin **Risikofaktoren**, die sowohl das Überleben des Patienten als auch die Funktionsdauer des Transplantats beeinträchtigen können. Im Rahmen der Voruntersuchungen müssen diese Risikofaktoren erfasst und bewertet werden. Ein exemplarisch ausgearbeitetes **Abklärungsprogramm** wurde in den „European Best Practice Guidelines" publiziert.

Einen Risikofaktor insbesondere für das Transplantatüberleben stellt die **Art der Grunderkrankung** dar. Verschiedene Grunderkrankungen rezidivieren im Transplantat (▶ unten). Dies gilt für Glomerulonephritiden wie die fokal segmentale Glomerulosklerose, die membranoproliferative Glomerulonephritis (MPGN) Typ I und auch die IgA-Nephropathie. Auch rapid progressive Glomerulonephritiden (RPGN) können in Transplantaten wieder auftreten. Ebenso rezidivieren kann das hämolytisch-urämische Syndrom (HUS). Ein besonderes Rezidivrisiko besteht für die primäre Hyperoxalurie. Eine bestehende renale oder durch die Nierenerkrankung aggravierte Hypertonie stellt ebenfalls einen Risikofaktor für das langfristige Transplantatüberleben dar.

Die wichtigste Risikogruppe sind die **Patienten mit schweren Begleiterkrankungen**, die sowohl den Transplantationserfolg als auch das Überleben des Patienten beeinträchtigen können. Von den kardiovaskulären Erkrankungen stellt v. a. eine vorbestehende koronare Herzerkrankung einen negativen Prädiktor für das Patientenüberleben dar, während eine ausgeprägte arterielle Verschlusskrankheit sowohl große technische Probleme bei der Anastomisierung als auch späterhin wegen gehäufter Notwendigkeit zu Amputationen Schwierigkeiten bereitet. Von den eher früher gefürchteten Komplikationen durch akute gastrointestinale Ulzera gehen heute kaum noch große Risiken aus. Mehr Probleme bereiten die bei v. a. älteren Dialysepatienten weit verbreitete Divertikulose und Divertikulitis. Wegen der nennenswerten Häufigkeit von Virushepatitiden (Hepatitis B < Hepatitis C) unter Dialysepatienten ist eine Abklärung der Leberfunktion insbesondere hinsichtlich der sicheren Verstoffwechselung von immunsuppressiven Pharmaka unbedingt notwendig.

Bei jedem Patienten, der in ein chronisches Dialyseprogramm aufgenommen wird, sollte die Frage der Anmeldung zur Transplantation geprüft und die Entscheidung dokumentiert werden. Wünscht der Patient eine Transplantation und liegen keine offensichtliche Kontraindikationen vor, so wird er entsprechend eines Evaluierungsprogramms der Transplantationszentren untersucht. Die Voruntersuchung erstreckt sich auf seine Operabilität aus kardiopulmonaler Sicht, auf anatomische Besonderheiten (Gefäßstatus im kleinen Becken), auf die Infektions- und Immunitätslage sowie auf die HLA-Typisierung mit Suche nach präformierten Antikörpern („Panel-Reaktivität"). Letztere ist während der Wartezeit vierteljährlich zu wiederholen. Befindet sich der Patient in einem transplantablen Zustand, wird er auf die Warteliste, die bei der Eurotransplant-Stiftung im holländischen Leiden geführt wird, angemeldet. Die Organzuteilung erfolgt in 1. Linie nach Kriterien der Histokompatibilität, in 2. Linie nach Immunisierungsgrad und Wartezeit. Die Organzuteilung erfolgt nach den Vorschriften des Transplantationsgesetzes. Demnach hat die Bundesärztekammer auf der Grundlage wissenschaftlicher Erkenntnis Richtlinien zur Organverteilung zu erlassen, die gleichermaßen die Erfolgsaussicht als auch die Dringlichkeit der Transplantation umfassen. Technisch wird dies umgesetzt in einem Punktesystem, das als Parameter für den Transplantationserfolg den Grad der Übereinstimmung im HLA-System (maximal 40 % der Punkte), die Wahrscheinlichkeit einer guten HLA-Übereinstimmung (10 %) und die Dauer der zu erwartenden Ischämiezeit zwischen Spender- und Empfängeroperation (maximal 20 % der Punkte) einbeziehen. Als Kriterium der Dringlichkeit gilt die Wartezeit, die vom Zeitpunkt der 1. Dialyse an gerechnet wird und die verbleibende Punktezahl einbringt. Dieses Allokationsverfahren ist im europäischen Raum breit akzeptiert, da umfangreiche Daten die überragende Rolle der Histokompatibilität für das frühe Transplantatüberleben im 1. Jahr belegen (Opelz et al. 1991).

37.4 Peri- und postoperative Betreuung des Empfängers und frühe Komplikationen

Steht ein geeignetes Transplantat zur Verfügung, so ist der Empfänger so schnell wie möglich zur Transplantation vorzubereiten, um die kalte Ischämiezeit möglichst kurz zu halten. Wichtigstes Anliegen zum Zeitpunkt der Transplantation ist das Erzielen einer primären Transplantatfunktion, da diese wesentlich mit der Frühprognose des Transplantats korreliert. Entscheidend für die initiale Transplantatfunktion sind neben dem Spenderalter und der Art der Organkonservierung v. a. die warme und kalte Ischämiezeit. Kritische Voraussetzungen des Empfängers für eine initiale Funktion sind ein ausreichender Hydrierungszustand, ein stabiler Blutdruck und die Vermeidung pressorischer Substanzen bei der Operation. Das in der Dialysetherapie übliche „Trockengewicht" stellt keine ausreichende Voraussetzung für eine initiale Funktion dar, liegt es doch meist erheblich unter der Normalhydrierung eines Nierengesunden. In der Regel sollte zum Zeitpunkt der Transplantation der Patient auf das höchste ohne Symptome tolerierte Gewicht eingestellt werden.

> **Praxistipp**
> Zur Prophylaxe des akuten Nierenversagens nach Transplantation sind neben der Hydrierung verschiedene pharmakologische Maßnahmen vorgeschlagen worden, von denen die Wirkung von Calciumantagonisten am besten belegt ist. Dabei hat sich die Reperfusion der Organe mit Konservierungslösung unter Zusatz von Calciumantagonisten bewährt. Auch der Empfänger sollte perioperativ damit behandelt werden (Frei et al. 1990).

Die operative Technik der Nierentransplantation ist etabliert. Das Organ wird entweder in die linke oder rechte Fossa iliaca transplantiert. Die A. renalis wird End-zu-Seit (mit oder ohne Patch) mit der A. iliaca communis, oder End-zu-End mit der A. iliaca interna anastomosiert. Erstere ist die Regelanastomose, weil das Risiko von Stenosierung geringer ist. Die V. renalis wird End-zu-Seit mit der V. iliaca verbunden. Der Spenderureter wird mit einer antirefluxiven Implantationstechnik in die Blase eingepflanzt.

Häufigste und mit wichtigste Komplikation nach Nierentransplantation ist das Auftreten eines akuten Nierenversagens. Die Häufigkeit wird in der Literatur zwischen 10 und 90 % angegeben. Für die erhebliche Schwankung der Angaben sind die unterschiedliche Beteiligung und Ausprägung der möglichen Ursachen eines akuten Nierenversagens verantwortlich. Relevante Faktoren sind: spenderseitige Konditionen, Dauer der warmen und kalten Ischämiezeit, Art der Konservierung und empfängerseitige Konditionen bei der Reperfusion. Zu Risikofaktoren für ein akutes Nierenversagen zählen spenderseitig ein höheres Alter, hypotensive Phasen, Dehydratation, hoher Katecholamineinsatz und traumatische Operationstechniken. Drei Ischämiephasen spielen eine Rolle:

- 1. warme Ischämiezeit, d. h. die Zeit vom Sistieren der Durchblutung bis zum Erreichen einer Temperatur von ca. 4 °C im ganzen Organ
- kalte Ischämiezeit, d. h. die Zeit von der Kaltperfusion bis zur Wiedereröffnung der Durchblutung im Empfänger
- 2. warme Ischämiezeit, d. h. die Zeitdauer der Anastomosenoperation, weil es während dieser Zeit zu einem unwillkürlichen Wiederaufwärmen des Organs kommt

Die mittleren kalten Ischämiezeiten liegen im Eurotransplantbereich bei ca. 18–22 h. Ein geringer Teil liegt jenseits der 36 h. Kürzere kalte Ischämiezeiten sind möglich bei der Lebendspendertransplantation sowie bei der lokalen Verwendung der Organe. Längere kalte Ischämiezeiten führen zu einem höheren Anteil an akutem Nierenversagen und seltener auch zu primärem Transplantversagen.

Neben den technischen Komplikationen spielen **Infektionen** im Verlauf nach Transplantation eine wichtige Rolle (Tolkoff-Rubin u. Rubin 1995). Entsprechend einer Einteilung nach Rubin lassen sich **3 Phasen mit 3 Infektionsarten** unterscheiden:

- Frühpostoperativ, etwa die ersten beiden Wochen umfassend, kommt es zu typischen perioperativen Infekten wie Zugangsinfektionen (Arterien-, Venen- und Blasenkatheter), Harnwegsinfekten und bakteriellen Pneumonien.
- In den folgenden Wochen treten Infektionen im Gefolge der Immunsuppression oder als Zeichen einer Überimmunsuppression auf. Hier spielen virale Infekte durch Herpes simplex, Polyoma-BK-Virus und v. a. durch Zytomegalievirus (CMV) eine besondere Rolle. Es kann bei Überimmunsuppression zu seltenen Infekten durch Pneumocystis carinii, Listerien, Nocardia oder Cryptococcus neoformans kommen.
- Im Langzeitverlauf ist zu jedem Zeitpunkt mit der Reaktivierung einer Tuberkulose sowie mit extern aquirierten Pneumonien zu rechnen. Harnwegsinfektionen mit schwerer Symptomatik (Risiko Urosepsis) bedürfen schneller Therapie und gelegentlich langfristiger Prophylaxe. Atypische Infektionen (mit Ausnahme des CMV-Infekts) sind fast immer Folge einer inadäquaten Immunsuppression (▶ unten).

37.5 Immunsuppression

Die Immunsuppression nach Nierentransplantation besteht aus einer Kombination von mehreren Medikamenten, die das Immunsystem auf verschiedenen Ebenen beeinflussen. Klinisch nach Nierentransplantation eingesetzte Substanzen zur **prophylaktischen Immunsuppression**, d. h. zu Verhinderung eine Abstoßungsreaktion, sind Steroide, Ciclosporin (CyA), Azathioprin, Mycophenolatmofetil (MMF), Tacrolimus und Sirolimus, während neuere Immunsuppressiva wie FTY und Desoxyspergualin Gegenstand klinischer Studien sind. Charakteristisch – wenn auch nicht ganz verständlich – ist, dass von Zentrum zu Zentrum differierende Protokolle verwendet werden. Die ◘ Tabelle 37-1 gibt eine Übersicht über die derzeitigen Immunsuppressiva, in ◘ Tabelle 37-2 sind beispielhaft einige verwendete Protokolle dargestellt. Die Basistherapie besteht aus Steroiden und CyA; die Vorteile einer Kombination mit Azathioprin als Triple-Therapie in der Initialphase nach Nierentransplantation ist umstritten, es wird nach jüngeren Studien durch MMF ersetzt, für das eine bessere Wirksamkeit belegt wurde. Spezielle Gesichtspunkte gelten für Transplantate mit initialer Nichtfunktion (Vermeidung von Toxizität) oder bei solchen Patienten, die ein 2. oder weiteres Nierentransplantat erhalten (höheres immunologisches Risiko), hier therapiert man meist in einer Triple-Kombination mit MMF. Eine Reihe von Zentren verwenden monoklonale (OKT3) oder polyklonale (ATG) Antikörper für 7–14 Tage nach Transplantation, insbesondere bei Patienten mit einem sehr hohen immunologischen Risiko des Transplantatversagens, z. B. hochimmunisierte Empfänger mit hohen Reaktivitäten im Lymphozyten-Panel. In jüngster Zeit werden prophylaktisch auch humanisierte Interleukin-2-Rezeptor-Antikörper eingesetzt.

Alle immunsupressiven Kombinationen besitzen Nebenwirkungen, die grob vereinfacht in der ◘ Tabelle 37-3 dargestellt sind. Durch die Vielzahl an verfügbaren Kombinationen kann für jeden Patienten auf diese Weise ein für ihn optimales Regime gefunden werden. So wird man z. B. bei einem Patienten mit latentem Diabetes versuchen, auf Tacrolimus und Steroide zu verzichten, während bei bekannter schwerer Hyperlipoproteinämie Sirolimus und CyA nicht Mittel der 1. Wahl sind.

37.5.1 Steroide

Steroide bilden seit 30 Jahren das Rückgrat der immunsuppressiven Therapie. Nahezu alle klinischen Protokolle beinhalten die Verwendung von Steroiden, hier insbesondere **Prednison, Prednisolon und Methylprednisolon**. Die verschiedenen Steroidpräparate haben unterschiedliche Halbwertszeiten sowie unterschiedliche immunsuppressive und mineralocorticoide Wirkungen. Der immunsuppressive Effekt korreliert nicht unbedingt mit dem antiinflammatorischem Effekt: So hat Dexamethason die stärkste antiinflammatorische Wirkung von allen Steroidpräparaten, ist jedoch nicht wirksam in der Verhinderung von Abstoßungen nach Nierentransplantation.

Steroide binden nach Passieren der Zellmembran intrazellulär an den Glucocorticoidrezeptor. Nach Dissoziation eines Teiles dieses Moleküles bindet der Komplex an DNA-Bindungsstellen auf bestimmten Genen und alteriert durch seine Bindung die Transkription dieser Gene. Die Gene einer Reihe von Zytokinen besitzen ein „Glucocorticoid-Responsive-Element" in ihrer 5′-Region. Steroide blockieren so die Transkription von Zytokinen wie IL-(Interleukin-)1, IL-2 und IL-6. Ein weiterer immunsuppressiver Effekt von Steroiden basiert auf der Blockierung der Prostaglandinproduktion via Induktion von Lipocortin, das die Phospholipase A_2 inhibiert. Dieser Effekt könnte die oft sehr rasche klinische Besserung der Nierenfunktion bei der Behandlung einer akuten Abstoßung mit Steroiden erklären, die mit Inhibierung der Zytokintranskription alleine nicht erklärt ist.

◘ Tabelle 37-1. Übersicht Immunsuppressiva (mod. nach Denton et al. 1999)

Medikamenten-klasse	Pharmakologie	Angriffspunkt	Effekt	Unerwünschte Wirkungen
Steroide	erhöhte Bioverfügbarkeit bei Hypoalbuminämie und Leberschaden	Zytosolrezeptor und Heat-Shock-Proteine	blockt Transkription von Zytokinen	Diabetes, Hochdruck, Osteoporose
Ciclosporin A (CyA)	fettlöslich, variable Absorption, Neoral mit verbesserter Absorption	bindet Cyclophilin, hemmt Calcineurin	hemmt Interleukin-(IL-)2-Produktion	Nephrotoxizität, Hirsutismus, Hochdruck
Tacrolimus	bessere Bioverfügbarkeit als CyA-Standardformulation	bindet FKBP-12, hemmt Calcineurin	hemmt IL-2-Produktion	Diabetes, Nephrotoxizität, Hochdruck evtl. geringer als CyA
Azathioprin	hepatische Umwandlung zu aktivem Metaboliten	bindet DNA	hemmt Purinsynthese, blockt DNA- und RNA-Synthese	Knochenmarksuppression
Mycophenolatmofetil (MMF)	gute Bioverfügbarkeit, hepatische Umwandlung zu aktivem Metaboliten	hemmt die Inosin-Monophosphat-Dehydrogenase	hemmt De-novo-Purinsynthese (selektiv für Lymphozyten)	gastrointestinale Störungen, Leukopenie
Sirolimus	fettlöslich, variable Absorption	bindet FKBP12, hemmt p70S6-Kinase	hemmt die IL-2-Signaltransduktion, nicht die IL-2-Synthese	Hyperlipidämie, Thrombopenie
FTY	lange Resorptionsphase, hohes Verteilungsvolumen	Chemokinrezeptoren?	hemmt die Lymphozytenwanderung	Bradykardie
Anti-Thymozyten-/Anti-Lymphozyten-Globulin	i.v.	multiple Antigene auf Lymphozyten	komplementabhängige Lyse, Modifikation von Rezeptoren	Thrombopenie, Granulozytopenie, Variabilität verschiedener Chargen (Batch-Variabilität)
OKT3	i.v.	bindet CD3	Lyse von T-Zellen, Modifikation des T-Zell-Rezeptors	Zytokinfreisetzung
Daclizumab	i.v.	bindet IL-2-Rezeptor	Modifikation des Rezeptors, CD4-Depletion	keine wesentlichen bekannt
Basiliximab	i.v.	bindet IL-2-Rezeptor	Modifikation des Rezeptors, CD4-Depletion	keine wesentlichen bekannt

Eng verflochten mit der immunsuppressiven Wirkung sind die unerwünschten Wirkungen der Steroide, die ihren Einsatz nach Transplantation begrenzen. Wie bei jedem immunsuppressiven Medikament ist mit stärkerer Immunsuppression die Rate an **Infektionen** erhöht. Die **mineralocorticoide Wirkung** der Steroide führt zur Natrium- und Wasserretention und damit zur Hypertonie und Hypokaliämie. Die **glucocorticoide Wirkung** kann einen latenten Diabetes mellitus manifest werden lassen oder einen bestehenden verschlimmern. Unter einer Kombinationstherapie von Antiphlogistika und Steroiden kann es zu Magenulzera kommen, die eine begleitende Therapie mit Antazida oder H_2-Blockern empfehlenswert machen. Mit der Einführung von Ciclosporin A, das eine Reduktion der Steroiddosis erlaubte, ist die Inzidenz an peptischen Ulzera deutlich gesunken. Osteopenie, Katarakt, Hirsutismus und aseptische Knochennekrosen sind weitere gefürchtete Nebenwirkungen.

◘ Tabelle 37-2. Immunsuppressive Protokolle

Protokoll	Kommentar
CyA oder Tacrolimus, + Steroide	Standardprotokoll
CyA oder Tacrolimus, + MMF + Steroide	alternatives Protokoll insbesondere bei Hochrisikopatienten, bei initialer Transplantatnichtfunktion, Tacrolimus + MMF nach > 2 Abstoßungen bevorzugt
Daclizumab/Basiliximab + MMF + Steroide	IL-2-Rezeptor-Blocker in der Initialphase erlaubt Verringerung von Calcineurininhibitoren
Sirolimus + CyA/Tacrolimus + Steroide	Sirolimus erlaubt niedrige Steroid- oder CyA-/Tacrolimus-Dosierung

CyA: Ciclosporin A; MMF: Mycophenolatmofetil

◘ Tabelle 37-3. Vergleich der Nebenwirkungen verschiedener Kombinationen von Immunsuppressiva (mod. nach Chan et al. 2001)

Protokoll	RR	DM	HLP	GI	Inf.	Nephrotoxizität
Aza+Pred	+	+	+	–	+	–
Aza+Pred+CyA	+++	++	+++	–	++	++
MMF+Pred+CyA	+++	++	+++	++	+++	++
Aza+Pred+Tac	++	++++	++	++	++	++
MMF+Pred+Tac	++	++	+	+++	++++	++
Rapa+Pred+CyA	++	++	++++	++	+++	++++
Rapa+Pred+Tac	++	?	+++	?	?	?
Rapa+Pred+MMF	+	+	+++	++	++	–

Aza: Azathioprin; Pred: Prednisolon; CyA: Ciclosporin A; MMF: Mycophenolatmofetil; Tac: Tacrolimus; Rapa: Rapamcyin
RR: Hochdruck; DM: Diabetes mellitus; HLP: Hyperlipoproteinämie; GI: gastrointestinale Nebenwirkungen; Inf: Infektionen

Über die Dosierung von Steroiden zur Behandlung akuter Abstoßungen existieren keine einheitlichen Meinungen; die Empfehlungen variieren zwischen 80 und 1000 mg Prednisolon pro Tag. Größere Übereinstimmung herrscht über die Dosierung von Steroiden im Langzeitverlauf. Eine Reihe von Studien untersuchte die Effektivität von hoch vs. niedrig dosierten Steroiden und fand keinen Unterschied hinsichtlich Transplantatüberleben oder -funktion, aber eine höhere Rate an unerwünschten Wirkungen in der hoch dosierten Gruppe. Eine empfehlenswerte Erhaltungsdosis sind 7,5 mg Prednisolon pro Tag oder 0,1 mg/kgKG.

37.5.2 Azathioprin (Imurek)

Azathioprin ist ein Thioguaninderivat von 6-Mercaptopurin, dessen die Antikörperproduktion hemmende Wirkung im Kaninchen 1959 beschrieben wurde (Schwartz u. Damashek 1959). Azathioprin wird zu Mercaptopurin metabolisiert. Dieses Purinanalog wird in de-novo-synthetisierte Nukleinsäurestränge inkorporiert und führt zu biologisch unwirksamen RNA- und DNA-Strängen. Auf diese Weise wird die Proliferation aller Zellen blockiert, insbesondere aber die von sich rasch vermehrenden Zellen wie etwa Lymphozyten nach Transplantation. Um seine Effektivität zu entfalten, muss Azathioprin frühzeitig nach Transplantation gegeben werden, da es nicht mehr wirkt, wenn eine Lymphozytenproliferation bereits erfolgt ist. In der Regel hemmt Azathioprin das Immunsystem auf eine globale, d.h. unspezifische Weise, während andere Immunsuppressiva spezifischer wirken. Aufgrund der Wirkungsweise ist es nicht überraschend, dass die wichtigste unerwünschte Wirkung von Azathioprin die Knochenmarktoxizität ist. Die angestrebte Dosierung von Azathioprin von 2(–3) mg/kgKG muss aufgrund von Leukopenien nicht selten reduziert werden.

37.5.3 Ciclosporin A (CyA, Sandimmun, Neoral)

CyA wird aus dem Pilz Trichoderma polysporum gewonnen. Es besteht aus 11 in einer Ringstruktur angeordneten Aminosäuren und ist wegen der Methylierung von 7 der 11 Aminosäuren stark hydrophob. Es wird in einer oralen Form (Lösung oder Kapseln) und in einer intravenös applizierbaren Form angeboten. In den vergangenen Jahren wurde die Galenik des Produkt durch eine besser resorbierbare Mikroemulsionsform ergänzt. Die Dosierung der oralen Formen ist vergleichbar, mit einem geringen Einspareffekt der Mikroemulsion (ca. 10–20 %), die intravenöse Dosierung entspricht $1/3$ der oralen. In jüngster Zeit sind auch CyA-Generika verfügbar (Cicloral, Hexal), deren Bioverfügbarkeit allerdings nicht immer mit Sandimmun identisch ist.

CyA wird hauptsächlich hepatisch metabolisiert und ausgeschieden. Da das Cytochrom-P450-System für die Metabolisierung verantwortlich ist, sind CyA-Blutspiegel beeinflusst von Stoffen, die mit dem Cytochrom-P450-System interferieren. So erhöhen Medikamente, die ebenfalls durch Cytochrom-P450 abgebaut werden (Erythromycin, Calciumantagonisten wie Diltiazem, Ketoconazol) die Blutspiegel von CyA, während Stoffe, die P450 induzieren (Phenobarbital, Phenytoin, Valproinsäure, Rifampicin), die CyA-Blutspiegel senken (◘ Tabelle 37-4).

Es existieren mehrere kommerzielle Radioimmunoassays (RIA) für CyA für Spiegelmessungen in Vollblut oder Plasma.

> **Praxistipp**
> Bestimmungen des Ciclosporin-A-Spiegels im Vollblut sind denen im Plasma vorzuziehen, da die Verteilung von CyA zwischen Erythrozyten und dem extrazellulären Blutkompartment in vitro variiert.

Bei längerer Lagerung der Probe penetriert CyA aus dem Plasma in die Erythrozyten. In den meisten Transplantationszentren wird der minimale „Trough"-Blutspiegel 12 h nach der letzten Einnahme bestimmt. Die erhältlichen RIA verwenden entweder polyklonale oder monoklonale Antikörper, wobei der polyklonale RIA sowohl die Muttersubstanz als auch verschiedene Metabolite erfasst und deshalb höhere Werte aufweist als der monoklonale RIA, der nur auf die Muttersubstanz anspricht. In der Regel wird daher der spezifischere monoklonale Test verwandt. Da jedoch auch die Metabolite von CyA sowohl immunsuppressive als auch toxische Wirkungen haben können, empfiehlt sich in bestimmten Situationen (z. B. Lebererkrankung mit Akkumulation der Metabolite) eine Bestimmung der CyA-Blutspiegel sowohl mit monoklonalem als auch mit polyklonalem RIA oder gar eine exakte Quantifizierung der Metabolite mittels HPLC (Hochdruck-Flüssigkeitschromatographie). Bei Patienten mit normaler Leberfunktion findet sich ein Verhältnis der polyklonalen zu monoklonalen Blutspiegeln von 3:1, das bei Leberfunktionsstörungen auf 6:1 bis 10:1 gesteigert sein kann.

In letzter Zeit wurde untersucht, ob anstelle der 12-h-Talspiegel die Spiegel kurz nach CyA-Einnahme zur Steuerung der Immunsuppression besser geeignet sind. Mahalati et al. bestimmten die CyA-Spiegel 1–4 h nach Einnahme und berechneten die AUC (area under the curve) als Ausdruck der aufgenommene Wirkstoffmenge (Mahalati et al. 1999). Sie konnten nachweisen, dass die 12-h-Talspiegel schlecht mit der AUC korrelierte und dass unter Verwendung der 1- bis 4-h-Spiegel eine bessere Steuerung der CyA-Dosis unter Minimierung der Abstoßungsrate möglich war. Andere Autoren propagieren die Messung der CyA-Spiegel 2 h nach Einnahme. Diese C2-Bestimmungen sind ein guter Indikator für die frühe Resorptionsphase von CyA (Mahalati u. Kahan 2001). Ob sie zu einer niedrigeren Abstoßungsrate, reduzierten Nephrotoxizität und Kostenreduktion führen, bleibt weiteren klinischen Studien vorbehalten. Die Zielspiegel bei C2-Messungen liegen natürlich wesentlich höher als bei 12-h-Spiegeln. Zielwerte sind ca. 1500 ng/ml in den ersten 6 Monaten nach Transplantation und 800–1000 ng/ml danach.

Wirkungsmechanismus

CyA bindet intrazellulär an seinen Rezeptor, Cyclophilin. Cyclophilin ist ein ubiquitär vorhandenes Protein, das als cis-trans-Isomerase an der Faltung von Proteinen betei-

◘ **Tabelle 37-4.** Interaktionen von Ciclosporin A (CyA) und anderen Medikamenten

Medikamente, die CyA Spiegel erhöhen	Ketoconazol
	Erythromycin
	Diltiazem
	Verapamil
	Nicardipin
	Cimetidin
	Propafenon
Medikamente, die CyA Spiegel senken	Phenytoin
	Phenobarbital
	Carbamazepin
	Methylprednisolon
	Metamizol
	Flucloxacillin
	Rifampicin
	Trimethoprim
Medikamente mit additiver Nephrotoxizität	Amphotericin
	Aminoglykoside
	Trimethoprim
	Aciclovir
	Colchicin

Tabelle 37-5. Vergleich der Wirkungen von CyA, Tacrolimus (FK506) und Sirolimus (Rapamycin)

	CyA	Tacrolimus	Sirolimus
Bindungsprotein	Cyclophilin A	FKBP-12	FKBP-12
Effektive Konzentration	µM	nM	nM
Inhibierung der Interleukin-2-Synthese	++	++	–
Inhibierung der Interleukin-2-Rezeptor-Expression	+	+	–
Inhibierung der Proliferation auf Anti-CD3	++	++	++
Phorbolester	–	–	++
LPS	–	–	++
Interleukin 2	–	–	++

ligt ist. Durch das ubiquitäre Vorkommen von Cyclophilin in nahezu jedem Zelltyp erklärt sich das breite Spektrum der unerwünschten Wirkungen von CyA, das eine Reihe von Organsystemen betrifft. CyA und Cyclophilin bilden einen Komplex, der an Calcineurin bindet und dessen Phosphataseaktivität inhibiert. Eine Dephosporylierung und damit die Aktivierung des „Nuclear Factor of activated T-Cells" (NFAT) durch Calcineurin wird somit verhindert.

Durch die Unterdrückung der Aktivierung von NFAT durch CyA kommt es zu einer Suppression der mRNA-Expression verschiedener Zytokine, insbesondere von IL-2, des Rezeptors für IL-2 (IL-2R), IL-3, IL-4, IL-5 und wahrscheinlich auch Tumornekrosefaktor (TNF). Ein Vergleich der Wirkungen von CyA, Tacrolimus und Sirolimus ist in Tabelle 37-5 und Abb. 37-4 angegeben.

Toxizität

Schon früh fielen bei der Anwendung von Ciclosporin eine Reihe von unerwünschten Wirkungen auf, die bei seiner Anwendung der Beachtung bedürfen. Zu den weniger schwerwiegenden gehört das Auftreten eines deutlichen Hirsutismus, der insbesondere bei Frauen und Kindern auffällt. Ebenfalls wird eine z. T. erhebliche Hyperplasie der Gingiva beobachtet, die sich mit minutiöser Zahnhygiene kontrollieren lässt. Bei hoher Expositionen wird eine Neurotoxizität beobachtet, die sich in erster Linie als Tremor äußert. Systemisch wird darüber hinaus das gehäufte Auftreten einer arteriellen Hypertonie bzw. eine Aggravierung einer bereits bestehenden Hypertonie beobachtet. Auch finden sich Hinweise, dass Ciclosporin eine Hyperlipoproteinämie begünstigt, insbesondere eine Hypercholesterinämie.

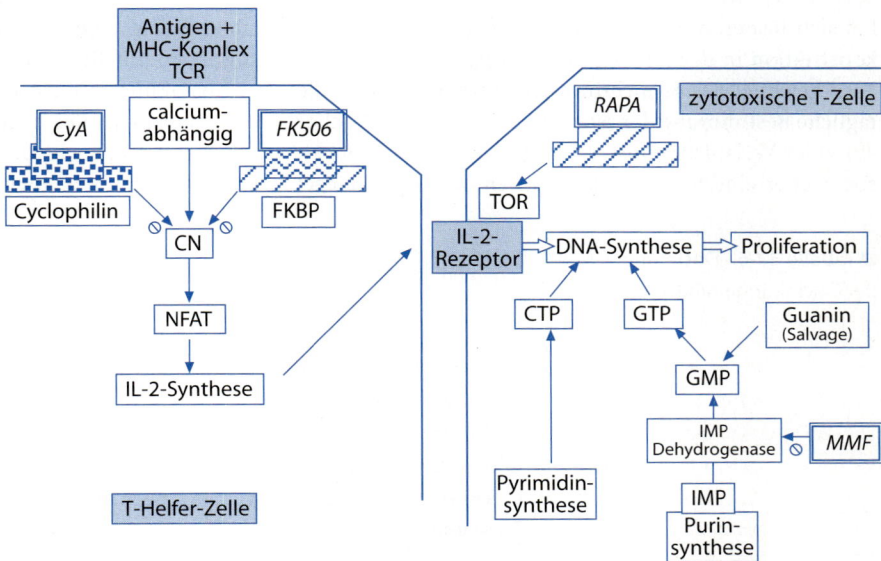

Abb. 37-4. Angriffspunkte von Ciclosporin A (CyA), Tacrolimus (FK506), Mykophenolatmofetil (MMF) und Sirolimus (= Rapamycin, RAPA). CN: Calcineurin; FKBP: FK-Bindungsprotein; IL: Interleukin; NFAT: Nuclear Factor of activated T-Cells; TCR: T-Zell-Rezeptor; TOR: Target of Rapamycin

Cave

Nachhaltigste und auch schwerwiegendste Nebenwirkung von Ciclosporin A ist jedoch eine eindeutig belegte Nephrotoxizität.

Diese wurde klinische sowohl bei der Nierentransplantation, bei anderen Organtransplantationen, aber auch bei der Anwendung von Ciclosporin bei Autoimmunkrankheiten belegt. Diese Toxizität lässt sich in 2 unterschiedliche Komponenten differenzieren:
- eine funktionelle und auch akut strukturelle, aber reversible Form
- eine chronische strukturelle und irreversible Form

Die akute funktionelle Form ist durch einen gesteigerten renalen Widerstand charakterisiert, der offensichtlich endothelinvermittelt ist und zu einer Einschränkung der glomerulären Filtrationsrate führt. Diese Störung ist nach Dosisreduktion oder Absetzen voll reversibel. Insbesondere früh nach Transplantation lässt sich bei hohen Dosen eine charakteristische reversible morphologische Schädigung nachweisen, die ausführlich von Mihatsch beschrieben wurde (Mihatsch et al. 1993). Die histologischen Veränderungen durch CyA und Tacrolimus scheinen identisch zu sein.

Im Langzeitverlauf finden sich darüber hinaus irreversible Schäden, die durch eine präglomeruläre Arteriohyalinose und eine streifige interstitielle Fibrose charakterisiert sind. Diese Form wurde besonders gut, da abtrennbar von immunologischen Schäden, bei Patienten nach Herztransplantation und mit Uveitis beschrieben. Diese Form führt insbesondere bei nichtrenalen Transplantationen zu einer relevanten Zahl chronischer Nierenversagen (Sehgal et al. 1995) von bis zu 10 % nach 10 Jahren. Als ursächlich wird hierfür in jüngerer Zeit die von Ciclosporin stimulierte Freisetzung von TGF-β diskutiert.

Neben der Biopsie geben auch andere diagnostische Verfahren Hinweise auf eine CyA-Nephrotoxizität. Hier hat sich insbesondere der Nachweis einer renalen Vasokonstriktion in der farbkodierten Doppler-Sonographie ausgezeichnet. Diese nichtinvasive Methode erlaubt die tägliche Bestimmung der renalen Perfusion und ist daher ein guter Verlaufsparameter. Einige Autoren berichteten sogar über eine Korrelation zwischen dem CyA-Spiegel und der Höhe des „Resistive Index" in der Doppler-Sonographie. Wenn dies auch nicht von allen Untersuchern bestätigt wird, so deutet doch ein ansteigender Resistive Index ($>0,7$), möglicherweise mit fehlendem diastolischem Fluss, auf eine renale Vasokonstriktion hin. Hierbei ist weniger die absolute Höhe des Index entscheidend, sondern vielmehr die Änderung über die Zeit, wobei die Untersuchungen immer von dem gleichen Untersucher vorgenommen werden sollten. Die absolute Höhe des Index ist nicht signifikant unterschiedlich in Transplantaten mit guter Funktion und solchen mit Kreatininwerten $>1,5$ mmol/l. Allerdings kann auch bei akuten Abstoßungen eine renale Vasokonstriktion nachweisbar sein, sodass die Differenzialdiagnose CyA-Toxizität/Abstoßung nicht allein anhand der Doppler-Sonographie restlos geklärt werden kann.

37.5.4 Tacrolimus (FK506, Prograf)

Tacrolimus gehört zur Gruppe der Makrolide und wird aus dem Pilz Streptomyces tsukubaensis gewonnen. Tacrolimus bindet an das FK-Bindungsprotein (FKBP), das ebenso wie Cyclophilin eine cis-trans-Isomerase darstellt, aber von Cyclophilin verschieden ist. Obwohl strukturell von CyA verschieden, ist der Wirkmechanismus von Tacrolimus ähnlich wie der von CyA, d. h. Tacrolimus-FKBP-Komplexe hemmen die Wirkung von Calcineurin und damit die Aktivierung von NFAT. Es existieren jedoch Berichte, dass Tacrolimus auch in der Abwesenheit von NFAT immunsuppressive Wirkungen besitzt. Tacrolimus inhibiert wie CyA die Produktion verschiedener Zytokine wie IL-2, IL-3, IL-4 und Interferon-γ. Die Dosierungen der Calcineurininhibitoren sind in ◘ Tabelle 37-6 dargestellt.

Mehrere klinische Studien mit Tacrolimus im Vergleich zu CyA liegen bereits vor. Beide Substanzen führen zu einem exzellenten Patienten- und Transplantatüberleben nach Nierentransplantation. Die Unterschiede beruhen v.a. in einer geringeren Inzidenz an akuten Abstoßungen mit Tacrolimus. In den ersten Studien betrug die Abstoßungsrate unter Tacrolimus 28 % und unter CyA 44 %. Auch in der jüngsten Studie mit 560 Patienten zeigte sich dieser Unterschied. Es kam bei 19 % der Patienten unter Tacrolimus zu einer Abstoßung vs. 37 % unter CyA

◘ **Tabelle 37-6.** Dosierung der Calcineurininhibitoren

	Dosis pro Tag	Talspiegel [ng/ml]
Initiale 6 Monate nach Nierentransplantation		
Ciclosporin-A-Mikroemulsion	4–6 mg/kgKG	200–300 ng/ml
Tacrolimus	0,1-0,2 mg/kgKG	5–15 ng/ml
Nach 6 Monaten nach Nierentransplantation		
Ciclosporin-A-Mikroemulsion	2–6 mg/kgKG	100–200 ng/ml
Tacrolimus	0,05-0,15 mg/kgKG	5–10 ng/ml

(Margreiter u. European Tacrolimus vs Ciclosporin Microemulsion Renal Transplantation Study Group 2002). Auch die Schwere der Abstoßungsepisoden (steroidresistente Abstoßungen) erschien mit Tacrolimus geringer zu sein als mit CyA. Die Gesamtrate an unerwünschten Wirkungen war für beide Substanzen vergleichbar, allerdings schienen Hochdruck, Hypercholesterinämie und Hirsutismus häufiger mit CyA verbunden zu sein, und Tremor und Hypomagnesiämie häufiger in der Tacrolimusgruppe aufzutreten (Margreiter u. European Tacrolimus vs Ciclosporin Microemulsion Renal Transplantation Study Group 2002). Die Nephrotoxizität war unter beiden Medikamenten vergleichbar, allerdings führte Tacrolimus häufiger zu Neurotoxizität und zu einem höherem Insulinbedarf.

> ❗ In der bisherigen Praxis hat Tacrolimus besondere Qualitäten bei immunologischen Risikopatienten (hochimmunisierte Patienten, solche nach vorherigem Verlust von Nierentransplantaten), bei Kindern mit Ciclosporintoxizität und bei Patienten mit schlechter Ciclosporin-Resorption gezeigt.

37.5.5 Sirolimus (Rapamycin)

Sirolimus wird aus dem Pilz Streptomyces hygroscopius gewonnen, der zuerst auf den Osterinseln isoliert wurde, die in der Landessprache Rapa-Nui genannt werden. Sirolimus ist ein Makrolid, das strukturell mit Tacrolimus verwandt ist und an das gleiche Protein (FKBP) wie Tacrolimus bindet. Trotzdem ist der Wirkmechanismus verschieden von dem von Tacrolimus. Während Tacrolimus und CyA die IL-2-Produktion über Calcineurinhemmung supprimieren, inhibiert Sirolimus ein Protein, das „Target of Rapamycin" (TOR) genannt wird und an der Signaltransduktion des IL-2-Rezeptors beteiligt ist (▶ Abb. 37-4). Die Antwort von T-Zellen auf Zytokine wie IL-2, IL-4 und IL-6 sowie auf Lipopolysaccharid und Mitogene wie Phorbolester ist reduziert. Darüber hinaus inhibiert Sirolimus die B-Zell-Proliferation.

Eine klinische Studie zeigte, dass Sirolimus hinsichtlich der Verhinderung akuter Abstoßungen CyA vergleichbar ist (Groth et al. 1999). Es ergab sich jedoch ein anderes Profil unerwünschter Wirkungen. So ist Sirolimus allein nicht nephrotoxisch (das Serumkreatinin war niedriger) und führt seltener zu Hochdruck und Hirsutismus, dafür kommt es oft zu einer (ausgeprägten) Hypercholesterinämie und Thrombopenie (Groth et al. 1999). Eine weitere Studie verglich Sirolimus (2 und 5 mg pro Tag) mit Azathioprin in Kombination mit jeweils Steroiden/CyA (Kahan 2000). Der kombinierte Endpunkt (Tod, Abstoßung, Transplantatversagen) war geringer in den Sirolimusgruppen (2 mg 18,7 %; 5 mg 16,8 %) als in der Azathiopringruppe (32,3 %). Nach 1 Jahr waren das Patientenüberleben (97,2 %, 96,0 %, 98,1 %) und das Transplantatüberleben (94,7 %, 92,7 %, 93,8 %) in beiden Gruppen ähnlich.

Die kritische Rolle des Cytochrome-P450-Systems für die Biotransformation von Sirolimus führt zu einer extensiven Interaktion mit anderen Medikamenten, u. a. Calciumantagonisten und Makrolidantibiotika. Erstaunlicherweise existiert auch eine Potenzierung der Wirkung von Tacrolimus in Kombination mit Sirolimus, obwohl beide Medikamente an das gleiche Bindungsprotein ankoppeln (McAlister et al. 2000).

Eine kürzlich randomisierte Multicenter-Studie zeigte eine hohe Effektivität und Sicherheit der Kombination Tacrolimus/Sirolimus nach Nierentransplantation (van Hooff et al. 2003). Unter Verwendung der Kombinationen Tacrolimus/Sirolimus oder Sirolimus/MMF lässt sich auch eine vollständig steroidfreie Immunsuppression durchführen.

37.5.6 Mykophenolatmofetil (MMF, RS-61443, Cellcept)

MMF ist ein synthetischer Ester der Mykophenolsäure (MPA). Durch die Veresterung von MPA wird eine bessere orale Verfügbarkeit erreicht, MMF wird in vivo hydrolysiert zur aktiven Form MPA. MPA hat einen zytostatischen Effekt auf T- und B-Zellen mittels Inhibierung der De novo-Guanosinmonophosphat- und damit der Purinsynthese. MPA wirkt spezifisch auf diese Zellen, da die Purinsynthese einer Reihe von anderen Zelltypen nicht von einer De-novo Guanosinmonophosphat-Synthese abhängig ist, sondern mittels der Hypoxanthin-Guanin-Phosphoribosyl-Transferase dieser Schritt umgangen werden kann. Lediglich T- und B-Zellen besitzen dieses Enzym und damit diesen alternativen Weg nicht. MPA verhindert die Bildung von zytotoxischen T-Zellen und blockiert die Antikörperbildung durch B-Zellen. Da sie unterschiedliche Angriffspunkte besitzen, wirken CyA/Tacrolimus und MMF synergistisch, ohne dass die Toxizität gleichermaßen gesteigert ist (Sollinger u. U.S. renal transplant mycophenolyte mofetil study group 1995).

MMF verlängert das Transplantatüberleben von Inselzelltransplantaten in der Maus, von Herztransplantaten in der Ratte und von Nierentransplantaten im Hund. Zudem wurde berichtet, dass mit MMF therapieresistente Abstoßungsepisoden kontrolliert werden können. Drei randomisierte Multizenterstudien der jüngeren Zeit haben den klaren Beleg erbracht, dass MMF in der Lage ist, die Anzahl akuter Abstoßungsepisoden im Vergleich mit Azathioprin oder Plazebo zu halbieren, ohne dass bislang inakzeptable Risiken erkennbar sind (Halloran et al. 1997; Sollinger u. U.S. renal transplant mycophenolyte mofetil study group 1995; The Mycophenolate Mofetil Renal Refractory Rejection Study Group 1996; The Tricontinental Mycophenolate Mofetil Renal Transplantation Study Group 1996). In einer zusammenfassenden Analyse dieser

3 Studien an 55 Transplantationszentren wurde berichtet, dass das Transplantatüberleben nach 1 Jahr 90,4 % und 89,2 % in den mit 2 bzw. 3 g MMF pro Tag behandelten Patienten betrug, gegenüber 87,6 % in den mit Azathioprin/Plazebo behandelten (Halloran et al. 1997). MMF reduzierte die Inzidenz an akuten Abstoßungen in den ersten 6 Monaten von 40,8 % (Plazebo/Azathioprin) auf 19,8 % (2 g MMF pro Tag) bzw. auf 16 % (3 g MMF pro Tag). Auch die Notwendigkeit von Steroidpulsen und OKT3/ATG wurde durch MMF deutlich reduziert.

An unerwünschten Wirkungen treten v. a. gastrointestinale Beschwerden und gelegentlich Leukopenie auf. MMF stellt damit eines der wichtigsten neueren Immunsuppressiva dar und findet seine Anwendung v. a. bei **Patienten mit hohem immunologischen Risiko eines Transplantatverlustes**. In den letzten Jahren sind v. a. Studien veröffentlicht worden, die die Kombination von MMF mit einem Caclineurininhibitor untersuchten. Dabei wurden die Sicherheit, Effektivität und Verträglichkeit insbesondere der Kombination von MMF mit niedrig dosiertem Tacrolimus unter Beweis gestellt.

37.5.7 Therapie mit Antikörpern

In den letzten Jahren sind verschiedene Antikörper gegen eine Reihe von T-Zell-Markern entwickelt worden. Der neben dem polyklonalem Anti-Lymphozyten-Globulin (ALG) bisher am weitesten verbreitetste und derzeit einzige kommerziell erhältliche monoklonale Antikörper ist der Anti-CD3-Antikörper OKT3 (Orthoclone). Andere monoklonale Antikörper sind derzeit in der klinischen Erprobungsphase (◘ Tabelle 37-7).

Anti-Lymphozyten-Antikörper (ALS, ALG, ATG)

Anti-Lymphozyten-Globulin (ALG) oder **Anti-Thymozyten-Globulin** (ATG) bezeichnet die IgG-Fraktion des Immunserums, die derzeit hauptsächlich eingesetzt wird. Traditionell existieren deutliche Schwankungen der Antikörpertiter zwischen verschiedenen Präparationen, sodass eine Standardisierung schwierig ist. In den Transplantationszentren, in denen ALG oder ATG eingesetzt wird, wird es hauptsächlich zur Induktionstherapie während oder direkt nach Transplantation in Kombination mit CyA benutzt. Da eine kleine Anzahl von Patienten präformierte Anti-ALG-/-ATG-Antikörper besitzen können, wird vor der 1. Gabe eine Testdosis s. c. verabreicht. Bei Ausbleiben einer Reaktion wird ALG/ATG in einer Dosierung von 10–15 mg/kgKG über 4–6 h über einen zentralen Venenkatheter infundiert. In der Regel wird die Therapie mit ALG/ATG 1-mal täglich für 7–10 Tage nach Transplantation fortgesetzt und anschließend überlappend mit CyA kombiniert.

Häufige unerwünschte Wirkungen sind Fieber, Schüttelfrost, Myalgie, Pruritus und Hautausschlag, wahrscheinlich durch Zytokinfreisetzung aus lysierten Lymphozyten bedingt. Sie können durch die Gabe von Prostaglandinsynthesehemmern und Antihistaminika gemildert werden.

Der klinische Effekt von ALG/ATG war hauptsächlich in der Vor-CyA-Ära zu beobachten. Zahlreiche Studien zeigten ein deutlich besseres Transplantatüberleben bei Patienten, die neben Steroiden und Azathioprin mit ALG/ATG behandelt wurden (Cecka et al. 1992).

> ! Der derzeitige Einsatzbereich für ALG/ATG besteht v. a. in der immunsuppressiven Induktionstherapie während und kurz nach der Transplantation und in der Behandlung von steroidresistenten Abstoßungen.

◘ Tabelle 37-7. Neue Immunsuppressiva (mod. nach Denton et al. 1999)

Angriffspunkt	Medikament	Humane Studien
Interaktion T-Zell-Rezeptor/MHC-Molekül		
CD4/MHC II	Anti-CD4 mAb	ja
T-Zell-Kostimulation		
CD28/B7	CTLA4-Ig	ja (Psoriasis)
CD40/CD154	Ant-CD154 mAb	ja (idiopathische thrombozytopenische Purpura)
Zell-Adhäsion		
LFA1/ICAM-1	Anti-LFA1 mAb	ja
	Anti-ICAM-1	ja
Akzessorische Zellinteraktionen		
CD2/LFA3	Anti-LFA3 mAb	nein
	Anti-CD2	ja
CD45	Anti-CD45	ja

Eine Induktionstherapie mit ALG/ATG ist v. a. bei Patienten indiziert, die ein hohes Risiko für eine frühe Abstoßung haben, z. B. hochimmunisierte Patienten mit einer Panel-Reaktivität von > 80 %. Auch Transplantate mit initialer Nichtfunktion, die sensibler auf nephrotoxische Wirkungen von CyA reagieren, werden von manchen Zentren als Indikation für ALG/ATG gesehen. Ein weiteres Einsatzgebiet sind steroidresistente Abstoßungen, die nicht auf 3–5 Bolusgaben von hochdosierten Steroiden reagiert haben. Hierbei hat jedoch der Einsatz von OKT3 die Gabe von ALG/ATG weitgehend ersetzt. Eine Ausnahme bilden die Patienten, bei denen Antikörper gegen OKT3 existieren.

Anti-CD3-Antikörper (OKT$_3$)

Der CD3-Komplex wird sowohl auf CD4+- als auch auf CD8+-T-Zellen exprimiert. Er ist eng mit den beiden Ketten des T-Zell-Rezeptors (TCR) verbunden. In Anwesenheit von kostimulatorischen Signalen wirken niedrige OKT3-Konzentrationen mitogen und führen zu einer stabilen Expression von IL-2 und IL-2R. Höhere Konzentrationen von OKT3 führen zu einer verminderten Expression des TCR-CD3-Komplexes und hemmen so den proliferativen Effekt von Phythämagglutinin in der „Mixed Lymphocyte Reaction". Hohe Konzentrationen führen auch zu einer verminderten Produktion von zytotoxischen T-Zellen. OKT3 hemmt ebenfalls die Aktivität, d. h. die Lyse von Zielzellen durch zytotoxische T-Zellen. Andere T-Zell-Funktionen wie T-Zell-abhängige B-Zell-Aktivierung werden ebenfalls inhibiert. Nach Gabe von OKT3 kommt es zu einem rapiden Abfall der zirkulierenden T-Zellen durch Opsonierung der OKT3-beschichteten T-Zellen hauptsächlich in der Leber. Diese Depletion von zirkulierenden T-Zellen ist jedoch wahrscheinlich nicht der hauptsächliche Wirkungsmechanismus von OKT3, da andere T-Zell-Antikörper, die ebenfalls zu einer raschen T-Zell-Depletion führen, weniger gut zur Behandlung akuter Abstoßungen geeignet sind. Wichtiger scheint die Modulation des TCR-CD3-Komplexes durch OKT3 zu sein. Dieser Komplex wird nach Bindung des Antikörpers internalisiert oder von der Zelloberfläche abgeschert. Diese CD3-negativen Zellen lassen sich zwar in der Zirkulation nachweisen, sind jedoch wegen des Fehlens des TCR-CD3-Komplexes nicht in der Lage, fremde Antigene zu erkennen.

OKT3 bietet mehrere **Vorteile gegenüber polyklonalen Antikörperpräparationen** wie ALG. Die polyklonalen Antikörperpräparationen werden durch Mischen von Seren verschiedener Tiere gewonnen und zeigen daher erhebliche Schwankungen der Antikörpertiter. Oft enthält ALG nicht zu vernachlässigende Antikörpertiter gegen Thrombozyten, B-Zellen und Monozyten. Die Gabe von xenogenen Antikörpern kann zu einer Sensibilisierung des Patienten führen, besonders bei multipler Gabe. OKT3-Präparationen dagegen lassen sich relativ leicht reinigen und auf eine definierten Antikörpertiter einstellen. OKT3 reagiert mit einem definierten T-Zell-Antigen und nur mit diesem.

Erste, unkontrollierte Studien zeigten, dass akute Abstoßungen bei 87 % der Patienten unter OKT3-Therapie reversibel waren. In einer nachfolgenden kontrollierten Studie wurde OKT3 mit hochdosierten Steroiden in der Therapie akuter Abstoßungen verglichen (Ortho Multicenter Transplant Study Group 1985). OKT3 zeigte sich bei der Kontrolle akuter Abstoßungen der konventionellen Therapie überlegen (94 vs. 75 %), und dieses Ergebnis spiegelte sich im besseren 1-Jahres-Transplantatüberleben bei den Patienten mit akuten Abstoßungsepisoden wider (62 vs. 45 %). Alle Patienten wurden mit Azathioprin und Steroiden behandelt; die zusätzlich mit OKT3 behandelten benötigten jedoch insgesamt weniger Steroide, die Inzidenz an Infekten war in beiden Gruppen gleich. Spätere Studien belegten, dass OKT3 auch bei der Behandlung von akuten Abstoßungsepisoden bei Herz-, Leber- oder Pankreastransplantaten effektiv ist.

Der Erfolg von OKT3 in der Behandlung akuter Abstoßungen hat dazu geführt, dass manche Zentren OKT3 zur immunsuppressiven Induktionstherapie in der Initialphase direkt nach Transplantation benutzen. Dies geschieht v. a. unter der Vorstellung, dass bei Verwendung von OKT3 weniger CyA verabreicht werden muss, insbesondere in einer Phase, in der das Transplantat besonders sensibel für dessen nephrotoxischen Wirkung ist. Eine kürzliche retrospektive Studie an einer großen Patientenzahl belegte die Wirksamkeit der Gabe von OKT3 auch für den Langzeitverlauf nach Nierentransplantation (Opelz 1995). Transplantate unter sequenzieller Therapie zeigten ein besseres 3-Jahres-Überleben (75 ± 1 %) als unter Therapie ohne OKT3 (71 ± 1 %). Patienten mit einer Panel-Reaktivität von > 50 % präformierten Antikörpern hatten ein deutlich höheres 3-Jahres-Transplantatüberleben unter sequenzieller OKT3/CyA-Therapie (80 ± 5 %) als ohne OKT3 (63 ± 1 %).

 Cave

Nahezu alle Patienten erleiden nach der 1. Gabe von OKT3 akute Symptome, die aus Fieber, Schüttelfrost, Tremor und dem „Capillary Leak Syndrome" bestehen. Besonders bei überwässerten Patienten kann Letzteres Luftnot bis hin zum Lungenödem auslösen, und daher sollte vor der ersten Gabe von OKT3 der Volumenstatus sorgfältig geprüft und evtl. das extrazelluläre Volumen reduziert werden.

Dieses „Erste-Gabe-Syndrom" tritt meist nur nach der 1., gelegentlich auch nach der 2. Gaben, jedoch nicht nach den folgenden OKT3-Gaben auf. Als auflösender Mechanismus wurde die Freisetzung von großen Mengen an Zytokinen, insbesondere von TNF, IL-2 und Interferon-γ durch die lysierten T-Zellen identifiziert.

In initialen Studien fand sich kein Unterschied an **viralen Infekten** zwischen Patienten, die mit hochdosierten Steroiden oder mit OKT3 behandelt wurden. Einige Studien fanden jedoch eine erhöhte Inzidenz von viralen Erkrankungen nach OKT3-Gabe, besonders von Infekten mit Zytomegalie- und Herpes-simplex-Virus. Das Risiko einer viralen Infektion steigt auf 33 bis 66% an, wenn ein 2. OKT3-Kurs verabreicht wird. Bei Gabe eines 3. Kurses beträgt die Rate an viralen Infekten nahezu 100%. Allerdings ist das Risiko einer Infektion nicht ausschließlich auf die alleinige Gabe von OKT3 zurückzuführen, da in der zitierten Studie alle Patienten mit einer Vierfachtherapie (Steroide, CyA, Azathioprin und ALG) behandelt wurden und der OKT3-Gabe eine Stoßtherapie mit Steroiden vorausging. Andere Studien fanden keinen Unterschied in der Inzidenz an viralen Erkrankungen bei mit OKT3 und ALG behandelten Patienten. Neben dem Risiko einer Infektion ist auch das **Lymphomrisiko** nach OKT3 erhöht. Eine Studie fand eine höhere Inzidenz von B-Zell-Lymphomen bei den herztransplantierten Patienten, die mit einer kumulativen Gesamtdosis von >75 mg OKT3 behandelt worden waren (Swinnen et al. 1990).

Anti-IL-2-Rezeptor-Antikörper

Der IL-2-Rezeptor (IL-2R) ist ein Komplex aus verschiedenen Polypeptiden. Die α-Kette (p55, CD25) und die β-Kette (p70) assoziieren mittels nichtkovalenter Bindungen und bilden zusammen die hoch affine IL-2-Bindungsstelle. Die Affinität von IL-2 für jede einzelne der Ketten allein ist wesentlich geringer als für den Komplex aus beiden Ketten. Die Bindung von IL-2 initiiert via β-Kette eine Kaskade von intrazellulären Signalen, die zur Zellproliferation und zur funktionellen Differenzierung der T-Zelle führt. Einige ruhende T-Zellen und natürliche Killerzellen exprimieren konstitutiv die β-Kette, jedoch nicht die α-Kette. Die α-Kette wird nur auf aktivierten T-Zellen sowie einer Subpopulation von B-Zellen und APC exprimiert. Die Therapie mit Anti-CD25 betrifft daher nur die antigenaktivierten T-Zellen.

Eine kürzlich erschienene Metaanalyse an 4800 Patienten, die mit Anti-IL-2R-Antikörpern (Daclizumab oder Basiliximab) behandelt wurden, belegt die Wirksamkeit dieser Therapie (Webster et al. 2004). Die Verwendung von IL-2R-Antikörpern reduzierte das Auftreten von akuten Abstoßungen um 34%. 7 Patienten müssen behandelt werden, um eine akute Abstoßung zu vermeiden. IL-2R-Antikörper sind daher als eine wesentliche Verbesserung der Immunsuppression anzusehen.

37.6 Akute Abstoßung

Vor der Einführung von CyA führte eine akute Abstoßung typischerweise zu folgenden **Symptomen**: Fieber, Abgeschlagenheit, Oligurie, Gewichtszunahme, Hypertonie und schmerzhaftes Transplantat. Während schwerer Abstoßungen konnte ein Abfall der Thrombozyten als Ausdruck ihres Verbrauches im Transplantat festgestellt werden. Bei CyA-behandelten Patienten sind nur noch einige der vorgenannten Symptome zu beobachten.

Cave
Eine akute Abstoßung kann sogar ohne jede klinische Symptomatik auftreten und sich nur anhand der sich verschlechternden Nierenfunktion ankündigen. Die tägliche Bestimmung des Serumkreatinins ist daher obligat.

Eine Erhöhung des Kreatinins um 20% verlangt immer nach einer Ursachensuche. Die Diagnose einer akuten Abstoßung kann nach Ausschluss aller in Frage kommenden Differenzialdiagnosen klinisch gestellt werden. Zu diesen Differenzialdiagnosen gehören CyA-Nephrotoxizität, technische Komplikationen (z. B. Ureterobstruktion, Gefäßkomplikationen), Medikamentennephrotoxizität, Hypovolämie und Harnwegsinfekt. Nach Ausschluss dieser Differenzialdiagnosen kann auch ohne Transplantatbiopsie eine Steroidpulstherapie durchgeführt werden, insbesondere bei relativen Kontraindikationen gegen die Durchführung einer Biopsie wie etwa Blutungsneigung. Bei Versagen der Steroidtherapie ist vor einer weiteren Therapie eine histologische Sicherung der Diagnose obligat. Dabei werden in einer standardisierten Weise interstitielle, glomeruläre, tubuläre und vaskuläre Läsionen beurteilt (Tabelle 37-8).

Diese Einteilung hat sich seitdem bewährt und eine gute Vergleichbarkeit zwischen verschiedenen Untersuchern erbracht. Allerdings sollte die Diagnose akute Abstoßung immer in Zusammenhang mit der Klinik gestellt werden. Eine mäßige Infiltration mit Lymphozyten kann sich auch in Transplantaten mit völlig unauffälligem Verlauf und normaler Transplantatfunktion zeigen. Insbesondere bei Vorliegen von „Borderline Changes" lässt sich aufgrund der Biopsie nicht eindeutig die Diagnose einer akuten Abstoßung stellen, trotzdem ist eine Funktionsverschlechterung dieser Transplantate nach Erhöhung der Immunsuppression reversibel. Zur Beurteilung des Transplantates gehört also immer auch die Informationen über den Funktionsverlauf.

Eine **Verschlechterung der Transplantatfunktion** sollte Untersuchungen zur Folge haben mit dem Ziel, eine Abstoßung zu verifizieren oder auszuschließen. Die klinische Untersuchung des Patienten gibt Hinweise auf Infekte, Sepsis oder Hypovolämie. Die Untersuchung des Urinsediments kann einen Harnwegsinfekt belegen. Eine Proteinurie bis zu 2 g pro Tag ist in der akuten Phase der Abstoßung nicht ungewöhnlich, ein Anstieg der Proteinausscheidung kann jedoch Hinweise auf ein Rezidiv der Grunderkrankung geben, insbesondere der fokalen Glomerulosklerose. Alle potenziell nephrotoxischen Substanzen sollten auf ihre Indikation überdacht werden. CyA-Blutspiegel sollten überprüft werden, evtl. ist eine Dosisreduktion notwendig. Postrenale Ursachen einer Nieren-

Tabelle 37-8. Klassifikation der Abstoßung nach dem Banff-Schema

Diagnose	Gradeinteilung
Normal	
Hyperakute Abstoßung	
Borderline Changes	milde Tubulitis, keine Arteriitis
Akute Abstoßung	Grad 1A: interstitielle Infiltration < 25 % des Parenchyms, moderate Tubulitis
	Grad 1B: interstitielle Infiltration > 25 %, deutliche Tubulitis
	Grad 2A: milde intimale Arteriitis
	Grad 2B: Deutliche Arteriitis > 25 % der luminalen Oberfläche
	Grad 3: transmurale Arteriitis, Nekrose der glatten Muskelzellen
Chronische Transplantatnephropathie	Grad 1: milde
	Grad 2: moderat
	Grad 3: schwer
Andere Veränderungen (keine Abstoßung)	

funktionsverschlechterung müssen mittels Sonographie ausgeschlossen werden.

Wichtigste Elemente bei der Diagnostik sind heute die **Sonographie** und die durch **farbcodierte Duplexsonographie** beurteilbare Perfusion des Nierenparenchyms inklusive einer Berechnung von sog. Widerstandsindices. Sonographische Veränderungen des Nierenparenchyms (erhöhte Echodichte der Pyramiden, Schwellung des Parenchyms) lassen sich bei akuten Abstoßungen nachweisen, sind jedoch nicht ausreichend spezifisch. Mangelnde Perfusion des Transplantats kann mit der Farb-Doppler-Sonographie und mit nuklearmedizinischen Techniken nachgewiesen werden, letztere geben auch Hinweise auf ein mögliches Urinleck.

 Cave
Dagegen ist das Ausscheidungsurogramm zur Diagnostik einer Nierentransplantatabstoßung inzwischen weitgehend obsolet, insbesondere wegen der Belastung mit Kontrastmitteln, die eine weitere Funktionsverschlechterung verursachen kann.

Studien aus der Vor-CyA-Ära haben gezeigt, dass orale Steroide (3 mg/kgKG pro Tag) ähnlich effektiv in der Behandlung akuter Abstoßungen sind, obwohl dies nicht für CyA-behandelte Patienten demonstriert wurde. Ein Effekt der Therapie sollte innerhalb von 3–4 Tagen sichtbar werden.

Steroidresistente Abstoßungen werden mit ALG oder OKT3 behandelt, vor deren Einsatz eine histologische Sicherung der Diagnose erfolgen muss. In neuerer Zeit wurde Tacrolimus ebenfalls für die Behandlung der steroidresistenten Abstoßung zugelassen, nachdem Studien seine Wirksamkeit belegt hatten. Da zirkulierenden Antikörpern eine pathogenetische Rolle bei vaskulären Abstoßung zugeschrieben wird, wurden Plasmapheresen als Therapie der vaskulären Abstoßung vorgeschlagen. Mehrere unkontrollierte Studien haben den Effekt von Plasmapheresen bei vaskulärer Abstoßung untersucht, mit kontroversen Ergebnissen (Fassbinder et al. 1983). Dennoch kann eine Plasmapherese bei vaskulärer Abstoßung nach Versagen der konventionellen Therapie als Ultima Ratio versucht werden.

37.6.1 Therapie der akuten Abstoßung

Hoch dosierte Steroide stellen die Standardtherapie einer akuten Abstoßung dar. In der Regel werden **500 mg Prednisolon i. v. an 3 aufeinanderfolgenden Tagen** verabreicht.

37.6.2 Therapie der chronischen Abstoßung

Allgemein wird der chronische Transplantatverlust einem Phänomen namens „chronische Abstoßung" zugeordnet. Jedoch erscheint der Hinweis notwendig, dass auch andere Faktoren, wie hypertensive Nierenschädigung, chronische Ciclosporintoxizität, Wiederauftreten der Grundkrankheit und Hyperfiltrationsschädigung, eine möglicherweise wichtige Rolle spielen können. Es gibt auf jeden Fall Belege, dass einige nichtimmunologische Ursachen ebenfalls einen Einfluss auf die „chronische Abstoßung" haben. Es konnte gezeigt werden, dass eine strikte Blutdruckkontrolle die Verschlechterung der Transplantatfunktion aufhalten kann. Gegenwärtig sind die differenzialdiagnostischen Möglichkeiten zur Unterscheidung der Ursachen der chronischen Transplantatdysfunktion nicht ausreichend spezifisch bzw. lässt sich der quantitative Einfluss der zugrunde liegenden Ursachen nicht hinreichend differenzieren. Aus diesen Gründen ist die Frage, wie der chronische Transplantatverlust erfolgreich zu therapieren ist, noch offen.

> **Praxistipp**
> Bei eindeutigem histologischem Nachweis einer chronischen Abstoßung ist die Intensivierung der Immunsuppression gerechtfertigt, z. B. durch Hinzunahme von Sirolimus oder MMF unter Reduktion des Calcineurin-Inhibitors.

Bolusgaben von Steroiden oder Therapie mit Antikörpern zeigen oft nur kurzfristige oder gar keine Wirkung. Dagegen kann eine Erhöhung der oralen Steroidmedikation auf 0,5–1 mg/kgKG pro Tag für 2–3 Wochen versucht werden. Es wurde berichtet, dass die Erweiterung der immunsuppressiven Therapie um Azathioprin einen positiven Einfluss auf die Transplantatfunktion in einer Gruppe von Patienten zeigte, die wegen schwerer Abstoßungen (akute Verschlechterung einer chronischen Abstoßung) frustran mit Steroidpulsen, ALG oder OKT3 behandelt worden waren. Obwohl die CyA-Spiegel im Langzeitverlauf niedriger lagen, was den positiven Effekt auf die Transplantatfunktion verursacht haben könnte, blieben die CyA-Spiegel am Anfang der Therapie mit Azathioprin konstant, und es zeigte sich dennoch eine Verbesserung der Nierenfunktion. Zudem berichteten Rocher et al., dass Transplantate von Patienten, die mit einer Triple-Therapie (Steroide, CyA, Azathioprin) behandelt wurden, signifikant weniger histologische Veränderungen im Sinne einer chronischen Abstoßung zeigen als Patienten, deren Immunsuppression lediglich aus zwei Medikamenten besteht (Rocher et al. 1989).

Vielversprechend sind Berichte, nach denen neuere Immunsuppressiva die Ausbildung der vaskulären Veränderungen (Neointima) verhindern können. Dies ist jedoch bisher nur in Tierversuchen gezeigt worden. Ob Immunsuppressiva wie MMF, Tacrolimus oder Sirolimus in der Lage sind, die chronische Abstoßung günstig zu beeinflussen, muss in Langzeitstudien an Patienten belegt werden.

37.7 Infektionen

Jeder transplantierte Patient ist einem **gesteigerten Infektionsrisiko** ausgesetzt. Die bekannten Risiken eines operativen Eingriffs werden gesteigert durch die Kompromittierung der eigenen Infektabwehr durch Immunsuppressiva und durch das Risiko der Infektübertragung durch das Transplantat. Während die perioperativen Infektionsrisiken sich in den vergangenen Jahren eher vermindert haben, weil weniger Steroide und myelotoxische Pharmaka verwendet wurden, besteht v. a. das Risiko der **CMV-Infektion** gesteigert fort. Dies ist begünstigt durch die Verwendung von Anti-T-Zell-Immunsuppressiva (Ciclosporin) und durch den Einsatz von poly- und monoklonalen Anti-T-Zell-Antikörpern, die nicht nur die Infektabwehr herabsetzen, sondern durch ihre spezifischen Nebenwirkungen (Zytokin-Release) zu einer gesteigerten Transkription des CMV-Gens führen. Insbesondere TNF, der im Verlauf von Infekten oder Abstoßungsepisoden gebildet wird, kann eine Reaktivierung von CMV auslösen.

Die **Therapie von CMV-Infekten** oder deren Prophylaxe wird kontrovers diskutiert (Brennan 2001). **Standardprophylaxe** ist die Behandlung mit **Ganciclovir** i. v. (2-mal 5 mg/kgKG pro Tag, bei Niereninsuffizienz 1-mal 3–5 mg/kgKG pro Tag) oder oralem Ganciclovir (4-mal 500 mg pro Tag). Behandelt werden sollten alle CMV-seronegativen Empfänger von Transplantaten CMV-positiver Spender (D+/R–) für 100 Tage nach Transplantation. Die Prophylaxe von anderen Gruppen (D+/R+, D–/R–) wird nicht in allen Zentren durchgeführt. Standard ist auch die Prophylaxe mit Ganciclovir während der Gabe von zytotoxischen Antikörpern (OKT3, ATG). Nach Transplantation sollte wöchentlich ein CMV-APAAP-Test (APAAP: Alkalische-Phosphatase-Anti-Alkalische-Phosphatase) durchgeführt und bei positivem Ausfall oder klinischem Verdacht auf CMV-Erkrankung mit Ganciclovir behandelt werden. Der CMV-APAAP-Test hat die beste Aussagekraft in Bezug auf eine CMV-Erkrankung, während mittels PCR oft CMV-Genom nachgewiesen werden kann, ohne dass eine Erkrankung vorliegt oder folgt. Dies könnte sich ändern durch Einführung von quantitativer CMV-PCR, die dem CMV-APAAP vergleichbar zu sein scheint. Eine vielversprechende Weiterentwicklung ist das **Valganciclovir**, das eine im Gegensatz zum Ganciclovir sehr gute orale Bioverfügbarkeit aufweist und die Durchführung einer Therapie oder Prophylaxe erleichtern wird (Brennan 2001).

In letzter Zeit wurden mehrere Berichte über Infekte des Nierentransplantates mit **Polyoma-BK-Virus** publiziert (Mayr et al. 2001; Nickeleit et al. 2000). Die Durchseuchung mit Polyomavirus in der Normalbevölkerung beträgt ca. 80 %, das Virus ist latent in Tubuluszellen vorhanden. Ohne Immunsuppression führt die Infektion mit Polyoma jedoch zu keinen klinischen Konsequenzen. Nach Knochenmarktransplantation kann es zum Auftreten von hämorrhagischer Zystitis und Urethritis durch Polyoma kommen. Ungefähr 3–6 Monate nach Nierentransplantation kann eine Reaktivierung des Polyomainfektes klinisch auffällig werden. Die Inzidenz liegt bei 3–5 % der Patienten, angeschuldigt werden eine hohe Immunsupression und bestimmte Medikamente wie Tacrolimus und MMF. Histologisch können virale Einschlusskörper im Tubulusepithel gesehen werden, mit konsekutiver Tubulitis und interstitielle Infiltration, die wie eine akute Abstoßung imponieren mag. Tatsächlich ist die Differenzialdiagnose zur akuten Rejektion schwierig. Die Diagnose basiert auf dem histologischem Nachweis von Einschlusskörpern, dem immunhistologischem Nachweis von viralen Antigenen und der PCR für virales Genom in der Biopsie (Nickeleit et al. 2000). Zudem können „Decoy"-Zellen im Urin als Hinweis auf eine reaktivierte Infektion gefunden werden. Die PCR für Polyomagenom im Urin und Serum ergänzt die Diagnostik, ist aber auch bei latentem, nicht reaktiviertem Infekt oftmals positiv. Die Therapie besteht hauptsächlich in der Reduktion der Immunsuppression, da derzeit keine effektive antivirale Medikation zur Verfügung steht. Substanzen wie Cedofovir und Foscarnet führen nur selten zur Viruselimination und sind nephrotoxisch. Ein Dilemma besteht in der Möglichkeit einer gleichzeitig bestehenden akuten Rejektion, die histologisch und klinisch sehr ähnlich imponieren kann. Daher wird oft erst durch Steroidpulse versucht, eine mögliche Abstoßung zu therapieren, danach wird bei weiteren Hinweisen auf eine Polyomainfektion versucht, die Langzeitimmunsuppression zu minimieren. Unklar ist derzeit noch, ob tatsächlich nur Nierentransplantate von Polyomavirus betroffen sind oder nicht auch Eigennieren nach Transplantation von anderen Organen.

37.8 Skelettkomplikationen – Osteoporose

Die aseptische Knochennekrose v. a. der Femurköpfe ist seit der reduzierten Verwendung von Steroiden neben CyA sehr selten geworden. Bei fast allen Patienten ist nach Transplantation in der frühen postoperativen Phase eine Abnahme der Knochenmasse zu beobachten, wobei ein vorbestehender Hyperparathyreoidismus keine Risikosteigerung bedeutet, vielmehr oft ein direkter Bezug zur verwendeten Steroiddosis besteht (Grotz et al. 1995). Obwohl eine Beziehung zur Steroiddosis nicht immer nachgewiesen werden kann, so spricht die geringere Ausprägung der Osteoporose bei steroidfreier Immunsuppression (Ponticelli u. Aroldi 2001) sehr für die Steroide als Ursache. Daher kann ein Versuch des Ausschleichens der Steroide unternommen werden. Hier scheint besonders die Kombination von CyA mit MMF ein Absetzen der Steroide zu erlauben, ohne akute Abstoßungen zu provozieren. Neueste Daten sehen auch für die Kombinationen Tacrolimus/MMF und Tacrolimus/Sirolimus eine Möglichkeit, steroidfreie Protokolle durchzusetzen (Kaufman et al. 2002).

Prophylaktisch hat sich die Gabe von Calciumsalzen und Vitamin D als wirksam erwiesen, die einer Therapie mit Bisphosphonaten in frühen Studien überlegen schien. Allerdings konnte kürzlich die Effektivität von Ibondronat (2 mg i.v. alle 3 Monate) in der Prophylaxe der Osteoporose nach Nierentransplantation belegt werden (Grotz et al. 2001).

37.9 Der Patient mit funktionslosem Transplantat

In der Literatur herrscht überwiegend kein Interesse am Patienten mit dem funktionslos gewordenen Transplantat. Nur wenige Untersuchungen beschäftigen sich mit dem weiteren Schicksal dieser Transplantate und ihrer Empfänger. Auch haben viele Transplantationsregister keine Informationen über das weitere Schicksal dieser Patienten; Todesfälle werden nur der Transplantation zugeordnet, wenn sie sich innerhalb eines bestimmten Zeitraums nach Transplantatverlust ereignen. Auch werden späte Tumorerkrankungen dieser Patienten kaum erfasst. Dennoch treten spezifische Fragen auf, die für die Behandlung von Wichtigkeit sind, so z. B.:
- Soll nach einem Funktionsverlust nephrektomiert werden?
- Soll die Immunsuppression sofort abgesetzt oder nur reduziert werden?
- Ist eine spezifische Dialysetherapie nötig?
- Zeigen sich chronische Entzündungszeichen, erkennbar z. B. an geringerer Wirkung von Erythropoetin?

In den allermeisten Fällen ist das sich chronisch entwickelnde Transplantatversagen charakterisiert durch einen stetig progressiven Funktionsverlust. Falls keine sichere Information über die Ursache vorliegt, sollte in jedem Fall eine Nierenbiopsie durchgeführt werden, um zu unterscheiden zwischen chronischer Abstoßung, später akuter Abstoßung, Rekurrenzerkrankung, Hypertonie oder Hyperperfusionsschaden. Dies ist umso wichtiger, als es gilt, eine während der Präurämie des Transplantatempfängers nutzlose immunsuppressive Therapie zu vermeiden. Sobald die Dialysebehandlung wieder aufgenommen wird, muss entschieden werden, ob die immunsuppressive Therapie fortgesetzt oder beendet und ob das Transplantat entfernt wird.

Die Transplantnephrektomie ist auf jeden Fall nötig, falls das Transplantat symptomatisch wird, mit Fieber, Schmerz, Hämaturie und Allgemeinsymptomen. Die Notwendigkeit zur Nephrektomie stützt sich auch auf den Wunsch, eine Antikörperbildung nach Beendigung der Immunsuppression zu vermeiden. Falls das Transplantat nicht symptomatisch ist, sollte die Immunsuppression langsam reduziert werden. Die meisten Transplantate, die nach chronischer Abstoßung versagt haben, bleiben nach Beendigung der immunsuppressiven Therapie asymptomatisch. Einige Patienten, die an die Dialyse zurückkehren, entwickeln nach Beendigung der Immunsuppression ein lang andauerndes Steroidentzugssyndrom mit Fieber, Arthralgien und Steifigkeit. Eine Dosisreduzierung über mehrere Monate mit sehr niedrigen Dosen ist gelegentlich nötig. Empfohlen wird, nach Wiederbeginn der Dialyse Ciclosporin abzusetzen und die Steroide sehr langsam auszuschleichen. Ein abweichendes Vorgehen ist gelegentlich bei sehr guter Restdiurese angezeigt. Im Falle von Druckschmerz, Fieber, Hämaturie und unerklärlicher Anämie (erythropoetinresistent) sollte so bald als möglich die Transplantatnephrektomie erfolgen.

Leitlinien – Adressen – Tipps

Leitlinien

Bundesärztekammer (1998) Richtlinien zur Feststellung des Hirntodes. Dtsch Ärztebl 95: A-1861

European Expert Group on Renal Transplantation, European Renal Association, European Society for Organ Transplantation (2000) European best practice guidelines for renal transplantation (part 1). Nephrol Dial Transplant 7: 1–85

Internetadressen

Deutsche Stiftung Organspende, Emil-von-Behring-Passage, 63263 Neu-Isenburg, Tel. 06102/3 00 80, Fax 06102/3 00 81 88: www.dso.de

Eurotransplant: www.eurotransplant.nl
www.quasi-niere.de

Tipps für Patienten

Deutsche Nierenstiftung: www.nierenstiftung.de
www.dialyse-online.de
www.niere.org

Literatur

Brennan DC (2001) Cytomegalovirus in renal transplantation. JASN 12: 848–855

Bundesärztekammer, Wissenschaftlicher Beirat (1998) Richtlinien zur Feststellung des Hirntodes. Dtsch Ärztebl 95: A-1861

Cecka JM, Cho YW et al. (1992) Analyses of the UNOS Scientific Renal Transplant Registry at three years – early events affecting transplant success. Transplantation 53: 59–64

Chan L, Gaston R et al. (2001) Evolution of immunosuppression and continued importance of acute rejection in renal transplantation. Am J Kidney Dis 38 [Suppl 6]: S2–9

Denton MD, Magee CC et al. (1999) Immunosuppressive strategies in transplantation. Lancet 353: 1083–1091

Deutscher Bundestag (1997) Gesetz über die Spende, Entnahme und Übertragung von Organen – TPG. Bundesgesetzbl (I): 2631

European Expert Group on Renal Transplantation, European Renal Association, European Society for Organ Transplantation (2000) European best practice guidelines for renal transplantation (part 1). Nephrol Dial Transplant 7: 1–85

Fassbinder W, Ernst W et al. (1983) Reversal of acute vascular rejection by plasma exchange. Int J Artif Organs 6: 57

Frei U, Harms A et al. (1990) Calcium channel blockers for kidney protection. J Cardiovasc Pharmacol 16: S11–15

Groth CG, Backman L et al. (1999) Sirolimus (rapamycin)-based therapy in human renal transplantation: similar efficacy and different toxicity compared with cyclosporine. Sirolimus European Renal Transplant Study Group. Transplantation 67: 1036–1042

Grotz WH, Mundinger FA et al. (1995) Bone mineral density after kidney transplantation. A cross-sectional study in 190 graft recipients up to 20 years after transplantation. Transplantation 59: 982–986

Grotz WH, Nagel C et al. (2001) Effect of ibandronate on bone loss and renal function after kidney transplantation. J Am Soc Nephrol 12: 1530–1537

Halloran P, Mathew T et al. (1997) Mycophenolate mofetil in renal allograft recipients: a pooled efficacy analysis of three randomized, double-blind, clinical studies in prevention of rejection. The International Mycophenolate Mofetil Renal Transplant Study Groups [published erratum appears in Transplantation 1997 Feb 27; 63(4):618]. Transplantation 63: 39–47

Kahan BD (2000) Efficacy of sirolimus compared with azathioprine for reduction of acute renal allograft rejection: a randomised multicentre study. The Rapamune US Study Group. Lancet 356: 194–202

Kaufman DB, Leventhal JR et al. (2002) A prospective study of rapid corticosteroid elimination in simultaneous pancreas-kidney transplantation: comparison of two maintenance immunosuppression protocols: tacrolimus/mycophenolate mofetil vs. tacrolimus/sirolimus. Transplantation 73: 169–177

Mahalati K, Kahan BD (2001) Clinical pharmacokinetics of sirolimus. Clin Pharmacokinet 40: 573–585

Mahalati K, Belitsky P et al. (1999) Neoral monitoring by simplified sparse sampling area under the concentration-time curve: its relationship to acute rejection and cyclosporine nephrotoxicity early after kidney transplantation. Transplantation 68: 55–62

Margreiter R and European Tacrolimus vs Ciclosporin Microemulsion Renal Transplantation Study Group (2002) Efficacy and safety of tacrolimus compared with ciclosporin microemulsion in renal transplantation: a randomised multicentre study. Lancet 359: 741–746

Mayr M, Nickeleit V et al. (2001) Polyomavirus BK nephropathy in a kidney transplant recipient: critical issues of diagnosis and management. Am J Kidney Dis 38: E13

McAlister VC, Gao Z et al. (2000) Sirolimus-tacrolimus combination immunosuppression. Lancet 355: 376–377

Mihatsch MJ, Ryffel B et al. (1993) Morphological criteria of chronic rejection: differenzial diagnosis, including cyclosporine nephropathy. Transplant Proc 25: 2031–2037

Nashan B, Moore R et al. (1997) Randomised trial of basiliximab vs. placebo for control of acute cellular rejection in renal allograft recipients. CHIB 201 International Study Group. Lancet 350: 1193–1198

Nickeleit V, Klimkait T et al. (2000) Testing for polyomavirus type BK DNA in plasma to identify renal-allograft recipients with viral nephropathy. N Engl J Med 342: 1309–1315

Opelz G. (1995) Efficacy of rejection prophylaxis with OKT3 in renal transplantation. Collaborative Transplant Study [see comments]. Transplantation 60: 1220–1224

Opelz G, Schwarz V et al. (1991) Long-term impact of HLA matching on kidney graft survival in cyclosporine-treated recipients. Transplant Proc 23: 373–375

Ortho Multicenter Transplant Study Group (1985) A randomized clinical trial of OKT3 monoclonal antibody for acute rejection of cadaveric renal transplants. N Engl J Med 313: 337–342

Pescovitz MD, Govani M (2001). Sirolimus and mycophenolate mofetil for calcineurin-free immunosuppression in renal transplant recipients. Am J Kidney Dis 38 [Suppl 2]: S16–21

Ponticelli C, Aroldi A (2001) Osteoporosis after organ transplantation. Lancet 357: 1623

Rocher LL, Hodgson RJ et al. (1989) Amelioration of chronic renal allograft dysfunction in cyclosporine-treated patients by addition of azathioprine. Transplantation 47: 249–254

Schwartz R, Damashek W (1959) Drug induced tolerance. Nature 183: 1682–1684

Sehgal V, Radhakrishnan J et al. (1995). Progressive renal insufficiency following cardiac transplantation: cyclosporine, lipids, and hypertension. Am J Kidney Dis 26: 193–201

Sollinger HW and US Renal transplant mycophenolyte mofetil study group (1995). Mycophenolate mofetil for the prevention of acute rejection in primary cadaveric renal allograft recipients. Transplantation 60: 225–232

Swinnen LJ, Costanz-Nordin MR et al. (1990) Increased incidence of lymphoproliferative disorder after immunosuppression with the monoclonal antibody OKT3 in cardiac transplant recipients. N Engl J Med 323: 1723–1728

Terasaki PI, Cecka JM et al. (1995) High survival rates of kidney transplants from spousal and living unrelated donors. N Engl J Med 333: 333–336

The Mycophenolate Mofetil Renal Refractory Rejection Study Group (1996) Mycophenolate mofetil for the treatment of refractory, acute, cellular renal transplant rejection. Transplantation 61: 722–729

The Tricontinental Mycophenolate Mofetil Renal Transplantation Study Group (1996) A blinded, randomized clinical trial of mycophenolate mofetil for the prevention of acute rejection in cadaveric renal transplantation. Transplantation 61: 1029–1037

Tolkoff-Rubin NE, Rubin RH (1995) The infectious disease problems of the diabetic renal transplant recipient. Infect Dis Clin North Am 9: 117–130

van Hooff JP, Squifflet J-P, Wlodarczyk Z, Vanrenterghem Y, Paczek L (2003) A prospective randomised multicenter study of tacrolimus in combination with sirolimus in renal transplant recipients. Transplantation 75: 1934–1939

Vincenti F, Kirkman R et al. (1998) Interleukin-2-receptor blockade with daclizumab to prevent acute rejection in renal transplantation. Daclizumab Triple Therapy Study Group. N Engl J Med 338: 161–165

Webster AC, Playford EG, Higgins G, Chapman JR, Craig JC (2004) Interleukin-2 receptor antagonists for renal transplant recipients: a meta-analysis of randomized trials. Transplantation 77: 166–176

Wolfe RA, Ashby VB et al. (1999) Comparison of mortality in all patients on dialysis, patients on dialysis awaiting transplantation, and recipients of a first cadaveric transplant. N Engl J Med 341: 1725–1730

38 Tumoren der Niere

J. T. Hartmann, C. Bokemeyer

38.1 Grundlagen – 661

38.2 Therapeutisches Management – 662
38.2.1 Lokalisiertes Nierenzellkarzinom – 662
38.2.2 Metastasiertes Nierenzellkarzinom – 663

38.3 Nachsorge und Rehabilitation – 664

Literatur – 665

Zu den gutartigen (fakultativ bösartigen) Tumoren der Niere gehören Nierenadenome und Nierenonkozytome, beide epithelialen Ursprungs, sowie Angiomyolipome oder Mark-Kegel-Fibrome mesenchymalen Ursprungs. Die bösartigen Neoplasien umfassen das Nephroblastom, das überwiegend im Kindesalter auftritt, sowie das Nierenzellkarzinom. Letzterer ist der häufigste epitheliale maligne Nierentumor des Erwachsenen und macht ca. 2% aller malignen Neubildungen des Erwachsenen aus. Differenzialdiagnostisch kommen noch Sarkome, Lymphome und Metastasen anderer Malignome in Betracht. Durch den zunehmenden Einsatz von bildgebenden Verfahren, v. a. der Sonographie, wird das Nierenzellkarzinom häufig inzidentell beim asymptomatischen Patienten diagnostiziert. Die operative Therapie hat daher in zunehmendem Maße organerhaltende Verfahren entwickelt, die als minimalinvasive, laparoskopische Resektion durchgeführt werden. Dies geht mit einer Minderung der Belastung der Patienten durch die Operation einher. Die therapeutischen Fortschritte der Disziplinen Strahlen-, Chemo-, Hormon- oder Immuntherapie sind gering.

- Die Prognose der Erkrankung hängt von der Tumorausdehnung ab.
- Die einzig kurative Behandlung stellt die operative Entfernung dar.
- Die Behandlungsergebnisse beim metastasierten Nierenzellkarzinom sind nach wie vor schlecht.
- Der Tumor ist weitgehend chemotherapieresistent, und auch mit hormoneller Therapie nicht beeinflussbar.
- Die Immuntherapie mit Interferon und Interleukin bzw. deren Kombination zeigen eine gewisse Wirksamkeit, ohne bisher eine unumstrittene klinische Wertigkeit erlangt zu haben.
- Es existiert kein zuverlässiger Tumormarker zur Diagnose oder zum Verlauf des Nierenzellkarzinoms.

Es bestehen in Deutschland zwei große Studienverbände, die sich mit der Therapie von Patienten mit lokal fortgeschrittenem oder metastasiertem Nierenzellkarzinom auseinandersetzen. Die „Deutsche Urologisch-Internistische Kooperative Multicenter-Gruppe Chemo-Immuntherapie des Nierenzellkarzinoms" (DGCIN) prüft zurzeit bei prognostisch günstigen Patienten die Gabe von α-Interferon (IFN-α) s.c., Interleukin-2 (IL-2) s.c. und 13-cis-Retinsäure p.o. mit oder ohne inhalative Gabe von IL-2. Die als ungünstig eingestuften Patienten erhalten die erstgenannte Therapie in Kombination mit 5-Fluorouracil (5-FU) i.v. oder alternativ Capecitabin p.o.

Die zweite Arbeitsgruppe startete ein Verbundprojekt im Jahre 1999, das sog. Nationale Tumorprojekt Nierenzellkarzinome (NTP-N), das durch die Arbeitsgemeinschaft Urologischer Onkologie (AUO) der Deutschen Krebsgesellschaft initiiert wurde. Dabei handelt es sich nicht um eine randomisierte Studie, sondern Arzt und Patient entscheiden, welche Behandlung gewählt wird. Das Protokoll beinhaltet sowohl Patienten mit lokal begrenztem Tumor zur Fragestellung der Verlängerung des progressionsfreien Intervalls (adjuvante Therapie für Hochrisikopatienten) und geht der Frage einer Überlebenszeitverlängerung bei metastasiertem Nierenzellkarzinom nach (palliative Therapie). Zur Verfügung stehen 3 Therapiearme (A = keine Therapie, C = IFN-α s.c, IL-2 s.c., 5-FU i.v.; B = wie C, jedoch mit reduzierter Zytokindosis und ohne die Gabe von 5-FU). Die Therapieergebnisse beider Multicenterstudien stehen aus.

38.1 Grundlagen

Das Nierenzellkarzinom ist nach dem Prostata- und Harnblasenkarzinom das dritthäufigste Malignom des Urogenitalbereichs. Insgesamt ist es der häufigste Tumor der Niere des Erwachsenen mit etwa 2% aller malignen Neubildungen. In Deutschland treten etwa 11.000 Neuerkrankungen jährlich auf. Die Erkrankung ist bei Männern 2-mal häufiger als bei Frauen. In den letzten Jahren zeichnet sich, eher in Nordamerika als in Deutschland, eine

Verbesserung der 5-Jahres-Überlebensraten ab, die in erster Linie durch Fortschritte in der Diagnostik erzielt wird.

Die Ätiologie des Nierenzellkarzinoms ist weitgehend ungeklärt. Es werden eine ganze Reihe von verschiedenen Kanzerogenen, Risikofaktoren und Umwelteinflüsse als Auslöser diskutiert. Zu den familiären Formen gehört das Von-Hippel-Lindau-Syndrom mit einer Prädisposition für das Auftreten eines Nierenzellkarzinoms von 40 %. Es handelt sich um einen autosomal dominanten Erbgang. Das Gen ist auf dem kurzen Arm des Chromosoms 3p25 lokalisiert. Seine zellbiologische Funktion ist bisher nicht geklärt. Ein großer Teil von Patienten mit klarzelligem Nierenzellkarzinom weist eine Mutation bzw. Deletion dieses Tumorsuppressorgens auf. Allerdings tritt dieser Umstand auch bei Patienten mit sporadischen Nierenzellkarzinom häufig auf. Beim angeborenen papillären Nierenzellkarzinom scheint eine Mutation im c-met-Gen, einem Rezeptor für den „Hepatocyte Growth Factor", vorzuliegen.

Das Frühkarzinom verursacht keine klinische Symptomatik. Die klassische Triade von Hämaturie, Schmerzen und einem palpablen Tumor im Mittelbauch wird nur beim fortgeschrittenen Nierenzellkarzinom gefunden.

> **Praxistipp**
> Beim Auftreten einer Varikozele muss ein Nierenzellkarzinom auf der gleichen Seite ausgeschlossen werden.

Folgende Laborveränderungen findet man beim Nierenzellkarzinom: erhöhte Senkungsgeschwindigkeit, Anämie, Leberdysfunktion (erhöhte alkalische Phosphatase, prolongierte PTT und Thrombinzeit, erhöhte α_2-Globuline) sowie Hyperkalzämie. Eine Erhöhung der Tumor-M2-Pyruvat-Kinase (TUM2-PK, eine inaktive Form der M2-Pyruvat-Kinase) kann bei verschiedenen Tumorentitäten nachgewiesen werden und ist nicht spezifisch für Nierenzellkarzinome. Die Untersuchungen zur Sensitivität von TUM2-PK zeigen beim Nierenzellkarzinom unzureichende Ergebnisse.

Zur Diagnostik des Nierenzellkarzinoms werden Ultraschall, Computertomographie, Urographie und Magnetresonanztomographie verwendet. Bei fraglich malignen Läsionen ist eine histologische Klärung erforderlich.

Die Stadieneinteilung des Nierenzellkarzinoms erfolgt in Europa nach der UICC/TNM-Klassifikation von 1997. Für die Vorhersage der individuellen Prognose erweist sich dieses System jedoch als wenig präzise, sodass sich alternative Stagingsysteme in der Evaluierung befinden (Zisman et al. 2001). Die histopathologische Einteilung zeigt ◘ Tabelle 38-1 (WHO-Klassifikation).

Die molekulargenetischen Einteilungen/Klassifizierungen des Nierenzellkarzinoms haben in den letzten Jahren zugenommen. Insbesondere ist die Alteration des kurzen Arms von Chromosom 3 (3p) von Bedeutung, da dieses Ereignis in einem Frühstadium der Tumorentstehung auftritt und nur bei malignen Nierentumoren gefunden wird.

◘ Tabelle 38-1. Histopathologische Einteilung der Nierentumoren

Histologische Tumorklassifikation	Häufigkeit
Klarzellkarzinom	80 %
Spindelzelliges Karzinom	selten
Granularzellkarzinom	10–15 %
Zystenassoziertes Karzinom	selten
Chromophobes Karzinom (Entstehung in Zyste)	5 %
Sammelrohrkarzinom (zystisch wachsend)	selten

38.2 Therapeutisches Management

38.2.1 Lokalisiertes Nierenzellkarzinom

Chirurgie. Eine frühzeitige Diagnose und die Auswahl einer geeigneten operativen Strategie soll die Möglichkeit einer Kuration mit einer geringstmöglichen Einschränkung der Lebensqualität vereinen. Bei einer radikalen Nephrektomie werden neben der Gerota-Faszie das peritoneale Bindegewebe und die Nebennierenrinde über einen lumbalen, transperitonealen oder thorakoabdominalen Zugangsweg komplett entfernt. Die Bedeutung der Adrenalektomie und deren Ausmaß sind ungeklärt. Eine Beteiligung der Nebennierenrinde ist bei bis zu 5 % der Patienten beschrieben und kann häufig mit bildgebenden Verfahren vor der Operation erkannt werden (Raghaven et al. 1997).

Die zunehmend im Frühstadium diagnostizierten Tumoren haben zu einem Wandel mit Anwendung organerhaltender und minimalinvasiver Techniken geführt. Die organerhaltende Tumorenukleation im Falle solitärer, kleiner (<4 cm) unilateraler Tumoren bei normaler kontralateraler Niere scheinen ohne eindeutige Verschlechterung der Prognose bei einem selektionierten Patientenkollektiv möglich zu sein. Allerdings ist zu bedenken, dass ein Nierenzellkarzinom bei ca. 15 % der Patienten multifokal auftritt (Belldegrun et al. 1999). Die chirurgische Therapie von V.-cava-Thrombus sollte in erfahrenen Therapiezentren erfolgen. Auch bei Auftreten eines lokalen Rezidivs ist die chirurgische Entfernung des Tumors Therapie der Wahl, sofern möglich.

> Die operative Therapie des Nierenzellkarzinoms bleibt aufgrund unwirksamer Alternativen die einzige potenziell kurative Behandlung.

Adjuvante Therapieverfahren. Die adjuvante prä- oder postoperative Strahlentherapie ist wirkungslos und daher nicht indiziert. Ebenso verhält es sich mit allen anderen Therapieverfahren, auch für die Gabe von Interferon, die in 3 randomisierten Vergleichen negativ ausfiel. Die autologe Tumorzellvakzinierung zur Rezidivrisikosenkung ist weiterhin ein umstrittenes Verfahren (Jocham et al. 2004).

38.2.2 Metastasiertes Nierenzellkarzinom

Chirurgie. Eine palliative Tumornephrektomie bei Patienten mit Fernmetastasen, gefolgt von einer IFN-α-Therapie, führte in einer kürzlich publizierten Studie zu einer Verlängerung des medianen Überlebens von 8 auf 11 Monate im Vergleich zu einer alleinigen IFN-Gabe (Flanigan et al. 2001). Ein aggressives Vorgehen mit radikaler Nephrektomie und Metastasektomie bei solitären Metastasen, insbesondere bei Patienten mit Lungen-, Knochen- oder intrazerebralen Metastasen, ist im Einzelfall zu prüfen, da hiermit 5-Jahres-Überlebensraten von 15–50 % beschrieben worden sind.

Strahlentherapie. Als palliative Maßnahme ist sie bei Weichteil-, Knochen- und disseminierten ZNS-Metastasen indiziert.

Systemische Behandlung. Das metastasierte Nierenzellkarzinom zeichnet sich durch eine insgesamt ungünstige Prognose aus, wobei der Verlauf allerdings sehr variabel ist. In wenigen Fällen kommt es zu Spontanremissionen, deren Frequenz in der Literatur mit <1 bis maximal 5 % angegeben wird. Zusätzlich bleiben Patienten häufig ohne Therapie über lange Zeit ohne Nachweis eines Tumorwachstums. Dieser Umstand erschwert die Interpretation von unkontrollierten wissenschaftlichen Untersuchungen, da eine anhaltend komplette Remission oder eine stabile Erkrankung nicht eindeutig für einen Therapieeffekt sprechen. Allerdings existieren trotz dieses Umstands bisher sehr wenige plazebokontrollierte Studien. Keine der heutzutage angewendeten Therapiemodalitäten ist mit einer nachgewiesenen deutlichen Verbesserung der Überlebenszeit von Patienten mit metastasiertem Nierenzellkarzinom verbunden. Dies trifft auch auf Antikörper gegen den vaskulösen endothelialen Wachstumsfaktor (VEGF) zu (Yang et al. 2003a).

Hormontherapie. Grundlage für die Anwendung von **Progestagenen** ist die Beobachtung der experimentellen Induzierbarkeit von Nierentumoren bei syrischen Hamstern unter langfristiger Östrogenapplikation. Die hochdosierte Progesterontherapie, Adrenalektomie oder Orchektomie zeigten weiterhin eine Hemmung der Tumorprogression von Nierenzellkarzinomen im Tiermodell. Die klinischen Testungen zeigten allerdings enttäuschende Resultate mit objektiven Remissionsraten von 0–5 %. Auch die Anwendung in Kombination mit Chemotherapie ist wenig ermutigend. Eine prospektive randomisierte Studie zur adjuvanten Behandlung konnte im Behandlungsarm keinerlei Überlebenszeitverlängerung im Vergleich zum Kontrollarm bei zusätzlich auftretenden Nebenwirkungen nachweisen.

Chemotherapie. Nierenzellkarzinome sind chemotherapieresistent – am ehesten durch den hohen Gehalt von P-Glykoproteinen (MDR-1). Die Remissionsraten aller verfügbaren Chemotherapeutika, hier v. a. zu nennen **Vinblastin** und **FU**, liegen unter 10 %. Komplette Remissionen wurden nur in einzelnen Fällen beobachtet, sodass eine generelle Empfehlung für die Chemotherapie nicht gegeben werden kann. Versuche der MDR-1-Modulation mit unterschiedlichen Substanzen z. B. zur Wirkungsverstärkung des Vincaalkaloids Vinblastin, erbrachten keine erfassbare Verbesserung (Hartmann u. Bokemeyer 1999).

Immuntherapie. Zur Anwendung kommen IFN-α und IL-2 als Mono- oder als Kombinationstherapie mit Zytostatika wie Vinblastin und 5-FU (kombinierte Chemo-Immuntherapie). Bei Anwendung von **IFN-α** in einer Dosierung von 5–20 Mio. IU sind Ansprechraten von 12 % mit einer mittleren Dauer von 3–4 Monaten möglich. Komplette Remissionen treten selten auf. Eine plazebokontrollierte Studie mit IFN-γ ergab keine Unterschiede bezüglich des Überlebens im Behandlungsarm oder Kontrollarm (Gleave et al. 1998). Randomisierte Studien mit ausreichenden Patientenzahlen zeigten in 2 Studien marginale Überlebensvorteile für die Behandlung mit IFN-α plus Vinblastin vs. Vinblastin allein z. B. im Vergleich zu Medroxyprogesteron (Motzer u. Russo 2000).

IL-2 ist für die Behandlung des Nierenzellkarzinoms zugelassen. Partielle Remissionen wurden bei 10–15 % der Patienten beobachtet, Komplettremissionen bei ca. 5 %. IL-2 wird in verschiedenen Applikationsformen angewendet, hoch dosierte intravenöse Bolusapplikation, kontinuierlich i. v.-Infusion, mittel- bis hoch dosierte subkutane Injektion, inhalative Therapie bei pulmonaler Metastasierung. Die Unterschiede zwischen den verschiedenen Applikationsformen liegen v. a. im Toxizitätsniveau. Insbesondere die hoch dosierte Gabe ist mit erheblicher Toxizität verbunden (Yang et al. 2003b). Ansätze einer Kombination von Chemo- und Immuntherapie werden zurzeit in Studien überprüft, ebenso die Kombination mit cis-Retinsäure (Negrier et al. 1998; Atzpodien et al. 2004).

Experimentelle Verfahren sind die Immuntherapie mit autologen Tumorzellen (zelluläre Vakzinierung), der Einsatz antigengeprimter dendritischer Zellen (DC), gentechnisch veränderter Tumorzellen sowie von monoklonalen Antikörpern, Tumorantigenen und die Gentherapie.

Folgende Faktoren gehen mit einer längeren Überlebenszeit bei metastasierten Erkrankungsstadien einher: guter Allgemeinzustand, vorherige Nephrektomie, vorwiegend pulmonale Metastasierung.

38.3 Nachsorge und Rehabilitation

Der Nutzen einer systematischen Nachsorge ist nicht gesichert. Über die Notwendigkeit einer stationären Anschlussbehandlung ist individuell zu entscheiden.

Evidenz der Therapieempfehlungen

	Evidenzgrad	Therapieempfehlung
Lokalisiertes Nierenzellkarzinom		
Primäre Resektion	B	I
Resektion im Rezidiv	B	I
Adjuvante Therapie	A	keine Indikation
Metastasiertes Nierenzellkarzinom		
Metastasenresektion	B	IIA
Chemotherapie	B	IIB
Hormontherapie	B	IIB
Immuntherapie		
— Interferon	A	I
— IL-2	B	IIA
Chemo-/Immuntherapie	B	IIA

Leitlinien – Adressen – Tipps

Leitlinien
Deutsche Krebsgesellschaft e.V., ISTO, Kurzgefasste Interdisziplinäre Leitlinie der Deutschen Krebsgesellschaft Nierenparenchymkarzinom Arbeitsgemeinschaft der wissenschaftlichen medizinischen Fachgesellschaften (AWMF) online, Leitlinien der Deutschen Gesellschaft für Urologie, Leitlinien zur Therapie des Nierenzellkarzinoms

DKFZ Heidelberg, Das Nierenzellkarzinom, Empfehlung für eine standardisierte Diagnostik, Therapie und Nachsorge

Internetadressen
AWMF online, Leitlinien der Deutschen Gesellschaft für Urologie:
www.uni-duesseldorf.de/awmf/11-urol-017.htm

Kurzgefasste Interdisziplinäre Leitlinien der Deutschen Krebsgesellschaft der Gesellschaft für Urologie – Nierenparenchymkarzinom:
www.deutschekrebsgesellschaft.de

Informationsseite des Nationalen Tumorprojekts Nierenkarzinom der Arbeitsgemeinschaft Urologische Onkologie der Deutschen Krebsgesellschaft, der Deutschen Gesellschaft für Urologie des Berufsverbandes Deutscher Urologen: Standardisierte Konzepte zur Therapie metastasierter Nierenzellkarzinome, Überprüfung der Effekte einer kombinierten Chemo-Immuntherapie:
www.med.uni-giessen.de/ntpn/NTPN.htm

Arbeitsgemeinschaft Urologischer Onkologie in der Deutschen Krebsgesellschaft: Information über Studien: www.ukbf.fu-berlin.de/auo

Deutsche Urologisch-Internistische Multicenter-Gruppe (DGCIN): Chemo-Immuntherapie metastasierter Nierenzellkarzinome:
www.nierenkrebs.de

Tipps für Patienten
www.meb.uni-bonn.de/cancernet/deutsch/201070.html

www.dkfz-heidelberg.de/patienteninfo/pdq-text/renalcel.htm

www.swisscancer/deutsch/content/turkis/krebsart_pdf/nierenkrebs-pdf

Literatur

Atzpodien J, Kirchner H, Jonas U, Bergmann L, Schott H, Heynemann H, Fornara P, Loening SA, Roigas J, Muller SC, Bodenstein H, Pomer S, Metzner B, Rebmann U, Oberneder R, Siebels M, Wandert T, Puchberger T, Reitz M (2004) Interleukin-2- and interferon alfa-2a-based immunochemotherapy in advanced renal cell carcinoma: a prospectively randomized trial of the German Cooperative Renal Carcinoma Chemoimmunotherapy Group (DGCIN) J Clin Oncol 22:1188–1194

Belldegrun A et al. (1999) Efficacy of nephron-sparing surgery for renal cell carcinoma: Analysis based on the new 1997 tumor-node-metastasis staging system. J Clin Oncol 17:2868–2875

Flanigan RC et al. (2001) Nephrectomy followed by interferon alfa-2b compared with interferon alfa-2b alone for metastatic renal-cell cancer. N Engl J Med 345:1655–1659

Gleave ME et al. (1998) Interferon gamma-1b compared with placebo in metastatic renal-cell carcinoma. N Engl J Med 338:1265–1271

Hartmann JT, Bokemeyer C (1999) Chemotherapy for renal cell carcinoma. Anticancer Res 19:1541–1543

Jocham D, Richter A, Hoffmann L, Iwig K, Fahlenkamp D, Zakrzewski G, Schmitt E, Dannenberg T, Lehmacher W, von Wietersheim J, Doehn C (2004) Adjuvant autologous renal tumour cell vaccine and risk of tumour progression in patients with renal-cell carcinoma after radical nephrectomy: phase III, randomised controlled trial. Lancet 363:594–599

Negrier S et al. (1998) Recombinant human interleukin-2, recombinant human interferon alfa-2a, or both in metastatic renal-cell carcinoma. N Engl J Med 338:1272–1278

Pyrhönen S et al. (1999) Prospective randomized trial of interferon alfa-2a plus vinblastine vs. vinblastine alone in patients with advanced renal cell cancer. J Clin Oncol 17:2859–2867

Yang JC, Haworth L, Sherry RM, Hwu P, Schwartzentruber DJ, Topalian SL, Steinberg SM, Chem HX, Rosenberg SA (2003a) A randomized trial of bevacizumab, an anti-vascular endothelial growth factor antibody, for metastatic renal cancer. N Engl J Med 349: 427–434

Yang JC, Sherry RM, Steinberg SM, Topalian SL, Schwartzentruber DJ, Hwu P, Seipp CA, Rogers-Freezer L, Morton KE, White DE, Liewehr DJ, Merino MJ, Rosenberg SA (2003b) Randomized study of high-dose and low-dose interleukin-2 in patients with metastatic renal cancer. J Clin Oncol 21:3127–3132

Zisman A et al. (2001) Improved prognostication of renal cell carcinoma using an integrated staging system. J Clin Oncol 19: 1649–1657

39 Nephrolithiasis

H. Oßwald

39.1 Grundlagen – 667

39.2 Therapie der Nierensteinkolik – 669

39.3 Prophylaxe und Therapie – 669
39.3.1 Allgemeine Maßnahmen – 669
39.3.2 Spezifische Therapieschemata – 669
39.3.3 Extrakorporale Stoßwellenlithotripsie (ESWL) – 670

Literatur – 670

Das Harnsteinleiden (Nephrolithiasis, Urolithiasis) hat in Deutschland eine Prävalenz von etwa 4,7 %, d.h. die Häufigkeit der Nephrolithiasis ist vergleichbar mit der anderer Volkskrankheiten wie Diabetes mellitus oder Rheuma. Die Inzidenz, die jährliche Neuerkrankungsrate, beträgt 1,47 %, d.h. 15 von 1000 Personen der Bevölkerung bekommen jährlich erstmals einen Nierenstein. Die Rezidivrate nach einem 1. Steinereignis liegt ohne spezifische Therapie innerhalb von 7 Jahren bei etwa 50 %. Diese hohe Rezidivrate kann auf 10–15 % reduziert werden, wenn eine geeignete Prävention und Therapie befolgt wird. Männer erkranken 2- bis 4-mal häufiger als Frauen. Nierensteine sind nur selten zu beobachten bei Kindern und im höheren Lebensalter. Der Lebensstil und die Ernährungsweise in den westlichen Industrienationen sind für die hohe Prävalenz der Nephrolithiasis im Vergleich zu Staaten mit schlechterem Ernährungszustand verantwortlich (Hautmann 2001; Schneider 1985).

39.1 Grundlagen

Die Grundvoraussetzung für die Bildung von Kristallen in den Flüssigkeiten der Niere und den ableitenden Harnwegen ist die **Übersättigung** der Stoffe, aus denen die Kristalle gebildet werden. Je höher die Konzentrationen der kristallbildenden Stoffe im Urin, desto größer ist die Wahrscheinlichkeit, dass sich Kristalle bilden, wachsen und zu größeren Konkrementen aggregieren. Die Kristallurie allein ist nicht pathologisch. Bilden sich jedoch Konkremente mit einer Größe von >7 mm Durchmesser, besteht die Gefahr einer Obstruktion des Harnleiters. Eine disseminierte Kristallisation von gelösten Stoffen im Tubulussystem durch körpereigene Substanzen kann zum akuten Nierenversagen führen, wie bei der akuten Gichtniere oder der Rhabdomyolyse, bei der – insbesondere bei Oligurie – Harnsäure- oder Myoglobinkristalle zur Obstruktion der Tubuli führen. Auch Arzneimittel, z. B. einige Sulfonamide, können in den Tubuli auskristallisieren und ebenfalls ein akutes Nierenversagen herbeiführen.

Obwohl das Konzept der Kristallbildung durch Übersättigung von Soluta in einer Lösung sofort einleuchtend erscheint, sind die Verhältnisse beim nativen Urin sehr viel komplizierter. Denn der native Urin des Menschen enthält eine Vielzahl von niedrig- und hochmolekularen Stoffen, die sowohl die Kristallbildungsrate, die Aggregation von Kristallen und die Steinwachstumsrate beeinflussen. Man fasst die Wirkung dieser Stoffe mit dem Begriff der **„Hemmaktivität"** des Urins zusammen.

Bisher ist eine Reihe von Stoffen mit verschieden stark ausgeprägter Hemmaktivität identifiziert worden. Dazu gehören von den Makromolekülen: das Tamm-Horsfall-Protein, sulfatierte Polysaccharide (heparinartige Glykosaminoglykane, Chondroitin-4-sulfat), Nephrocalcin, Calgranulin, Uropontin und RNS; von den niedrigmolekularen Stoffen sind zu nennen: Magnesium, Citrat, Pyrophosphat, Phosphocitrat (Coe u. Parks 2000).

Neben diesen spezifischen Faktoren, deren Konzentrationen im Urin einen entscheidenden Einfluss auf die Prozesse der Steinbildung haben, gibt es noch weitere **allgemeine prädisponierende Faktoren**, die das Risiko einer Steinerkrankung beträchtlich erhöhen (Abb. 39-1). Danach sind neben Alter, Geschlecht und anderen genetischen Faktoren hauptsächlich die **Ernährungsgewohnheiten**, die ihrerseits von Beruf und sozialer Klasse der Patienten abhängen, für die hohe Inzidenz der Nephrolithiasis in den Industrienationen verantwortlich (Hautmann 2001; Hesse 2002).

Von den **nierenspezifischen Risikofaktoren** ist das Harnvolumen besonders wichtig, denn ein hochkonzentrierter Urin bei Antidiurese enthält auch hohe Konzentrationen der lithogenen Substanzen. Ebenfalls bedeutsam ist der Urin-pH-Wert. Ein saurer Urin-pH-Wert fördert die Bildung von Harnsäure- und Uratkristallen, während ein alkalischer pH die Bildung von Calciumphosphaten fördert. Die unterschiedliche Ernährung kann die Konzentrationen der wichtigen lithogenen Stoffe wie Harnsäure, Oxalat und Calcium erhöhen, sodass eine exzessive Übersättigung entsteht, die dann das Risiko der Steinbildung steigert.

Aus dem Gesagten wird klar, dass die Nephrolithiasis eine multifaktorielle Erkrankung darstellt und zum großen Teil auf einer defizienten Hemmaktivität des Urins gegen Kristallbildung und Steinwachstum beruht.

Die häufigsten Nierensteine haben folgende **Zusammensetzung**: Calciumoxalat als Mono- und Dihydrat, Calciumphosphate (Apatit, Brushit), Magnesiumphosphate (Struvit), Harnsäure und ihre Salze und Cystin (Tabelle 39-1). Die Analyse der Steinart ist wichtig, um einer spezifische Therapie zu ermöglichen. Bei der Häufigkeit der verschiedenen Steinarten dominiert der Calciumoxalatstein mit etwa 70 %, während am seltensten der Cystinstein gefunden wird.

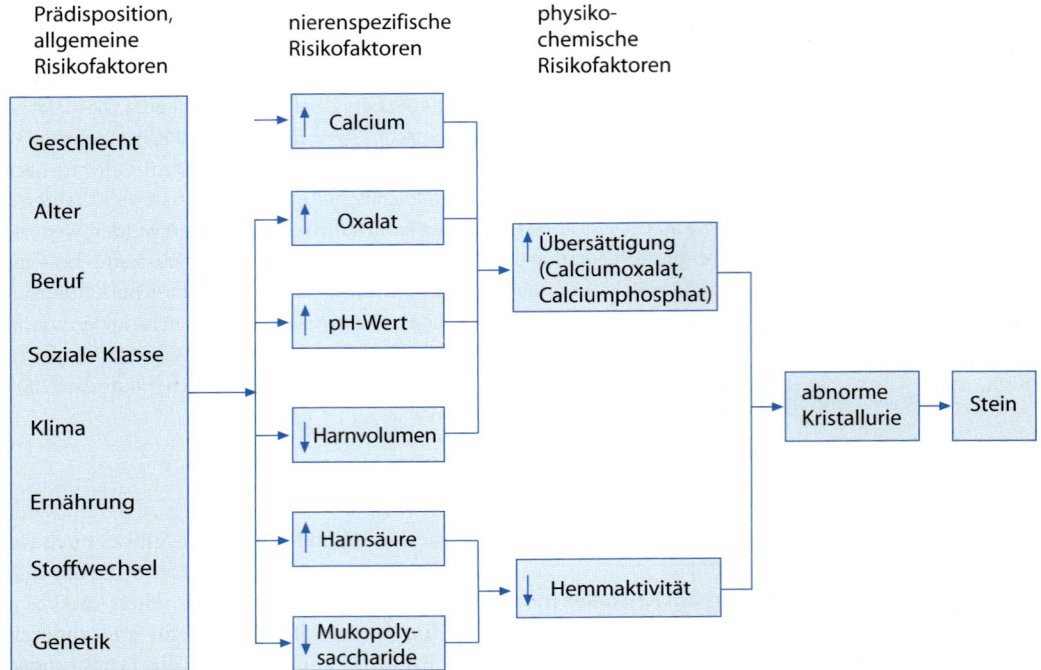

Abb. 39-1. Schematische Darstellung der Risikofaktoren, die eine Nierensteinbildung begünstigen. Die allgemeinen prädisponierenden Faktoren führen zur exzessiven Übersättigung der wichtigsten Steinkomponenten wie Calcium, Oxalat und Phosphat. Hohe Harnsäurekonzentrationen können zur Verarmung der freien Konzentrationen der Hemmstoffe der Kristallisation führen

Tabelle 39-1. Kurze Zusammenstellung der Häufigkeiten verschiedener Steinarten (nach Hautmann 2001)

Namen	Chemische Zusammensetzung	Überwiegende Häufigkeit[a]
Calciumoxalatsteine		
Whewellit	Calciumoxalat-Monohydrat	70%
Weddellit	Calciumoxalat-Dihydrat	
Calciumphosphate		
Apatitformen	unterschiedliche Calciumphosphatkristalle	50%
Brushit	unterschiedliche Calciumphosphatkristalle	
Harnsäure- und Uratsteine		
Harnsäure	Harnsäure oder ihre Natrium- und Calciumsalze	10–20%
Infektsteine		
Struvit	Magnesiumammoniumphosphat	5–10%
Cystinsteine		
Cystin	Dicystein	1%

[a] Da viele Nierensteine zugleich mehrere Bestandteile haben können (Calcium, Oxalat, Phosphat, Harnsäure), ergibt sich eine Summe >100%

39.2 Therapie der Nierensteinkolik

Grundlagen. Eine Kolik entsteht, wenn ein Stein vom Nierenbecken in den Harnleiter übertritt. Parenchym- oder Nierenkelchsteine verursachen in der Regel keine Koliken. Die typische Nierensteinkolik beginnt meistens mit heftigen, krampfartigen Schmerzen im Nierenlager. Sie strahlen in das laterale Abdomen bandartig vom Rippenbogen abwärts aus und sind nicht gut lokalisierbar. Wenn der Ureterstein sich in Richtung Blase bewegt, verlagern sich auch die Schmerzen in das untere Abdomen mit Ausstrahlung in das Genitale und die Oberschenkelinnenseite. Während der Steinwanderung ist der Patient unruhig, Brechreiz und Erbrechen können auftreten. Entsteht die Kolik auf der rechten Seite, sollte auch an eine Gallenkolik oder an eine Appendizitis gedacht werden. Die mehr laterale Lokalisation der Nierensteinkolik und die Wanderung der Schmerzprojektion in den Unterbauch sind jedoch nur für den Harnleiterstein typisch. Ist die linke Seite betroffen, müsste differenzialdiagnostisch an eine Divertikulitis gedacht werden. Tritt der Stein in die Blase ein, hören die Schmerzen plötzlich auf, unvergleichbar mit anderen Formen abdominaler Koliken. Der Harn sollte durch ein Sieb entleert werden, damit die abgegangenen Steine analysiert werden können.

Therapie. Die medikamentöse Therapie der Nierensteinkolik, die zu den schwersten Schmerzenzuständen gehört, beruht auf der gleichzeitigen Gabe eines Spasmolytikums, z. B. Atropin 0,5 mg i. v., und eines stark wirksamen Analgetikums, z. B. Pethidin (Dolantin), 50–100 mg langsam i. v. über 1–2 min. Morphin, das stärker spasmogen wirkt als Pethidin, wäre als Analgetikum nicht so gut geeignet. Zur Unterstüzung des Steinabgangs wird empfohlen, durch vermehrtes Trinken oder Gabe eines Thiaziddiuretikum den Harnfluss zu erhöhen. Lassen sich die Kolikschmerzen nicht durchbrechen oder besteht der Verdacht auf eine Infektion, sollte eine stationäre Einweisung erfolgen.

39.3 Prophylaxe und Therapie

39.3.1 Allgemeine Maßnahmen

Die Prophylaxe, oder genauer gesagt, die Rezidivprophylaxe nach dem 1. Steinereignis, richtet sich nach der Steinart und den Risikofaktoren, sofern diese identifiziert werden können. Unsere Kenntnis der Ursachen einer Steinerkrankung verhält sich immer noch umgekehrt proportional zur Häufigkeit der verschiedenen Steinarten (▶ Tabelle 39-1) Neben den unspezifischen prophylaktischen Maßnahmen wie Steigerung der Flüssigkeitszufuhr, eiweißarme Diät sowie ausgewogene, ballaststoffreiche Mischkost, salzarme Diät, Abbau von Übergewicht und ausreichende körperliche Bewegung, Vermeiden von stärkeren Flüssigkeitsverlusten mit Antudiurese (starke körperlich Belastung, z. B. Bergsteigen mit erhöhter Perspiratio insensibilis) sind spezielle Therapieschemata anzuwenden, wenn die Steinart und, mindestens zum Teil, die Ätiologie bekannt sind.

39.3.2 Spezifische Therapieschemata

Beim seltenen Cystinstein beruht der zugrunde liegende Defekt auf einer genetischen bedingten Störung der Cysteinreabsorption im proximalen Tubulus. Dieser Defekt wird autosomal-rezessiv vererbt. Die daraus folgende Erhöhung der Cysteinkonzentration in der Tubulusflüssigkeit führt zur intratubulären Cystinbildung. Dieses Cystin ist schwer löslich und fällt als Kristall aus. Da die Cystintransportstörung angeboren ist, muss eine lebenslange Prophylaxe gegen das Steinrisiko betrieben werden. Durch folgende Maßnahmen versucht die Therapie, im Urin die Cystinkonzentration zu senken und die Cystinlöslichkeit zu verbessern:

- Erhöhung des Urinvolumens (4 l/24 h; kontinuierliche Flüssigkeitszufuhr, um nächtliche Perioden der Anidiurese zu vermeiden)
- methionin- und cystinarme Diät (pflanzliche statt tierische Proteine)
- kontinuierliche Anhebung des Urin-pH auf Werte > 7 durch Gabe von Citrat und Natriumbicarbonat (3 mal 1 g pro Tag) und abends Acetazolamid (Diamox), 200 mg
- Gabe von D-Penicillamin oder α-Mercaptopropionylglycin (MPG), die beide Disulfide mit Cystein bilden und dadurch die Cystinkonzentrationen im Urin verringern

Cave
Die zahlreichen und z. T. schwerwiegenden Nebenwirkungen von D-Penicillamin begrenzen seinen therapeutischen Nutzen. Das MPG verliert im Laufe der Therapie über Jahre seine Wirksamkeit.

Der Erfolg der Therapiemaßnahmen sollte durch Messung der der Cystinkonzentration kontrolliert werden.

Die Struvitsteine entstehen durch Harnwegsinfektionen mit ureaseproduzierenden gramnegativen Keimen. Sie werden daher auch als Infektsteine bezeichnet und können beträchtliche Größe erreichen („Ausgusssteine"). Die Rezidivrate dieser Steine ist hoch, solange die Infektion fortbesteht. Die häufig gleichzeitig auftretende Pyelonephritis begünstigt die Struvitsteinbildung durch Proteinurie, Hyperkalzurie, Hypocitraturie und veränderte Urodynamik. Unbehandelte Infektausgusssteine erfordern schließlich bei etwa 50 % der Patienten eine Nephrektomie, falls sie nicht durch Lithotripsie entfernt werden können.

> **Praxistipp**
> Die therapeutischen Maßnahmen bei Struvitsteinen sind daher die Bekämpfung der Infektion mit regelmäßigen Rezidivkontrollen und Senkung des Urin-pH auf 5,8–6,2 durch L-Methionin (Acimethin) oder Ammoniumchlorid, wobei die Dosis dem Urin-pH angepasst wird.

Harnsäuresteine treten bei **Hyperurikosurie** auf, z. B. bei der Gicht. Der häufig saure Urin bei fleischreicher Ernährung begünstigt die Entstehung von Harnsäuresteinen. Therapie und Prophylaxe bestehen in Urinalkalisierung auf mindestens pH 6,5 durch orale Zufuhr von Kaliumnatriumhydrogencitrat (Uralyt-U) 4-mal 2,5 g (ca. 11 mmol) pro Tag. Der Patient soll den pH-Wert des Urins kontrollieren und die Dosis entsprechend anpassen. Steine können dadurch teilweise aufgelöst werden. Eine Senkung des Harnsäurespiegels im Plasma wird durch purinarme Kost sowie durch Hemmung der Xanthinoxidase mit Allopurinol (300 mg pro Tag oral) angestrebt.

Calciumphosphatsteine sind meist durch idiopathische Hyperkalziurie, primären oder sekundären Hyperparathyreoidismus oder durch gesteigerten Knochenabbau (Immobilisation, ossäre Metastasen mit Hyperphosphatämie) bedingt. Grundlage der Prophylaxe ist eine **calciumarme Diät** v. a. durch Reduktion von Milchprodukten. Zusätzlich wird versucht, durch Cellulosephosphat (Calcisorb, 3-mal täglich 5 ml) die enterale Calciumresorption zu reduzieren. Durch Thiaziddiuretika, z. B. Hydrochlorothiazid 50 mg pro Tag, kann außerdem die renale Calciumausscheidung gesenkt werden, besonders erfolgreich bei Hyperkalziurie.

Calciumoxalatsteine sind die häufigsten Konkremente. Über die Ätiologie dieser Steinart ist bis heute wenig bekannt. Die Hyperoxalurie ist der Hauptrisikofaktor. Eine gesteigerte enterale Oxalatresorption besteht bei Steatorrhö, Kurzdarmsyndrom und chronisch entzündlichen Darmkrankheiten. Bei einem Großteil der Oxalatsteinpatienten wird jedoch eine normale bis leicht erhöhte Urinausscheidung von 20–30 mg Oxalat pro Tag gefunden. Man nimmt an, dass bei diesen Patienten der Mangel an Hemmfaktoren der Kristallbildung im Vordergrund steht. Sehr selten ist die primäre Hyperoxalurie, eine autosomal rezessiv vererbte Krankheit, die im frühen Kindesalter auftritt und mit exzessiver Hyperoxalurie bis zu 400 mg pro Tag einhergeht.

Zusätzlich zur allgemeinen Prophylaxe wird versucht, die enterale Oxalatresorption zu reduzieren. Dazu gehört die Restriktion der oralen Oxalatzufuhr durch Vermeidung von Rhabarber, Spinat, schwarzem Tee, Kakao, Nüssen, Schokolade sowie durch die orale Gabe von Diethylzellulose in einer Dosis von 3-mal 5 g pro Tag zu den Mahlzeiten. Dieser Anionenaustauscher bindet enterale Oxalationen. Der Beweis der therapeutischen Wirksamkeit steht jedoch aus. Bei Kurzdarmsyndrom ist eine orale Calciumzufuhr angezeigt.

39.3.3 Extrakorporale Stoßwellenlithotrypsie (ESWL)

Die Einführung der Steinzertrümmerung mit Lithotriptoren hat die Therapie der Nierensteinkrankheit revolutioniert. Sie wird bei mehr als 90 % der Steine mit einer Erfolgsrate von etwa 80 % angewandt. Die Methode beruht auf einer Fokussierung der Stoßwellen auf den Stein von mehreren Positionen aus. Der Patient wird hierzu in ein Wasserbad gebracht, da der Übertritt der Stoßwellen vom Wasserbad in den Körper keine Gewebeschädigung verursacht. Falls bei der Steinzertrümmerung Bruchstücke mit scharfen Kanten und einer Größe von >5 mm Durchmesser entstehen, muss mit schmerzhaftem Steinabgang gerechnet werden. Dann werden die Verfahren zur Kolikbehandlung und Steinaustreibung angewendet (Hautmann 2001).

Führt die EWSL nicht zur Steinfreiheit, müssen endourologische oder chirurgische Verfahren zur Anwendung kommen.

> **Leitlinien – Adressen – Tipps**
>
> **Leitlinien und Internetadressen**
> www.awmf-online.de

Literatur

Coe FL, Parks JH (2000) Pathogenesis and treatment of nephrolithiasis. In: Seldin DW, Giebisch G (eds) The kidney, physiology & pathophysiology. Lippincott Williams & Wilkins, Philadelphia, pp 1841–1904

Hautmann R (2001) Urolithiasis. In: Hautmann R, Huland H (Hrsg) Urologie. Springer, Berlin Heidelberg New York, S 285–311

Hesse A (2002) Harnsteine, Teil 1: Epidemiologie, Labordiagnostik, Genetik und Infekte. Urologe A, 41:496–508

Schneider HJ (1985) Pathogenesis of urolithiasis. In: Schneider HJ (ed) Urolithiasis: etiology, diagnosis. Handbook of Urology, vol 71. Springer, Berlin Heidelberg New York, pp 137–184

40 Harnwegsinfektionen

T. Risler, S. Wolf

40.1 Grundlagen – 672

40.2 Unkomplizierte Infektionen der unteren Harnwege – 673
40.2.1 Asymptomatische Bakteriurie – 673
40.2.2 Urethritis/Vaginitis – 673
40.2.3 Prostatitis – 674
40.2.4 Unkomplizierte Zystitis der Frau – 675
40.2.5 Harnwegsinfekt des Mannes – 677

40.3 Unkomplizierte Pyelonephritis der Frau – 677

40.4 Zystitis und Pyelonephritis in der Schwangerschaft – 678

40.5 Komplizierte Infektionen der ableitenden Harnwege – 678

40.6 Infektionen bei Blasenverweilkathetern – 679

40.7 Harnwegsinfekte bei Patienten nach Nierentransplantation – 679

40.8 Harnwegsinfekt bei Urolithiasis – 682

40.9 Urogenitaltuberkulose – 682

Literatur – 682

Die Infektion der Harnwege ist eine der häufigsten entzündlichen Erkrankungen des Menschen. In jedem Lebensabschnitt – Jugend und Alter – ergeben sich unterschiedliche Ursachen, die die Prognose beeinflussen. Entscheidend für den Verlauf ist der Erfolg der Therapie. Diese wird entscheidend geprägt von den zur Verfügung stehenden Antibiotika, deren Wirksamkeit in Hinblick auf die Resistenzen der Erreger und nicht zuletzt von den Kosten.

Der Harnwegsinfekt der jungen Frau ist meist unangenehm, aber harmlos und einfach zu behandeln. Im Gegensatz dazu kann ein solcher Infekt in der Schwangerschaft Mutter und Kind gefährden.

Begleiterkrankungen oder auch anatomische oder funktionelle Veränderungen der Niere und der ableitenden Harnwege erschweren oft Therapie und Heilung. Rezidivierende Pyelonephritiden bei einem vesiko-ureteralen Reflux oder bereits vorgeschädigten Nieren sind ein besonderes Risiko für den Patienten, niereninsuffizient zu werden.

Diese sehr unterschiedlichen Verläufe einer Erkrankung bedürfen einer sorgfältigen mikrobiologischen Diagnostik, deren Ergebnisse entscheidend für die Therapie sind. Werden hier Fehler gemacht, wird die Prognose falsch eingeschätzt und die Patienten inadäquat behandelt. Die einen werden unnötig verängstigt, den anderen könnte der Weg in die Niereninsuffizienz erspart werden.

Eine Arbeit (Finkelstein et al. 1998), die das weite klinische Spektrum der Patienten aufzeigt, die akut mit einem Harnwegsinfekt in ärztliche Behandlung kommen, ist von besonderem praktischen Interesse. Aktuelle Studien untersuchen vergleichend die Evidenz für „etablierte" Behandlungsregime (Talan et al. 2000). Grundlage ist: IDSA practice guidelines (Warren et al. 1999).

40.1 Grundlagen

Die Infektionen der Harnwege (HWI) werden unterteilt in die der **unteren** (Urethritis, Prostatitis, Zystitis) sowie der **oberen Harnwege** (Pyelonephritis) – zum anderen in **primäre und unkomplizierte** (normale Harnwege ohne Begleiterkrankungen) sowie **sekundäre oder komplizierte Harnwegsinfektionen** (überwiegend prädisponierende Faktoren) (Übersicht 40-1, 40-2).

Weiter wird unterschieden zwischen **akuten** oder **chronischen Harnwegsinfekten**. Die akuten HWI werden einerseits durch das akute Auftreten und die meist rasche Besserung nach der Therapie bestimmt im Gegensatz zu den über Monate bis Jahre bestehenden chronischen Infekten, die trotz adäquater Therapie persistieren oder rezidivieren.

Diese Einordnung ist wichtig in Hinblick auf die notwendigen diagnostischen und therapeutischen Maßnahmen, die ambulant oder stationär eingeleitet werden müssen. Die komplizierten Infektionen (Übersicht 40-2) der ableitenden Harnwege entstehen durch anatomische oder funktionelle Urinabflussstörungen, z. B. Restharn bei einer Obstruktion oder einem vesikoureteralen Reflux. Nicht selten werden multiresistente Keime wie Escherichia coli, Klebsiellen, Proteus spp., Enterobacter cloacae, Pseudomonas aeruginosa, Staphylokokken, Enterokokken und auch andere Enterobakterien nachgewiesen.

Die Entscheidung für eine Therapie wird individuell anhand einfacher Fragen getroffen: Welches Antibio-

> **Übersicht 40-1**
> **Einteilung der unkomplizierten Harnwegsinfektionen des Erwachsenen**
>
> - akute unkomplizierte Zystitis der jungen Frau
> - rezidivierende akute unkomplizierte Zystitis der jungen Frau
> - akute unkomplizierte Pyelonephritis der jungen Frau
> - akute unkomplizierte Zystitis des Erwachsenen mit möglicher Beteiligung von Prostata oder Nieren ohne andere bekannte Risikofaktoren für Komplikationen wie:
>   – männliches Geschlecht
>   – höheres Alter
>   – Schwangerschaft
>   – kürzliche Eingriffe am Harntrakt
>   – kürzliche Antibiotikatherapie
>   – Symptome > 7 Tage
>   – Diabetes mellitus
> - asymptomatische Bakteriurie

tikum ist aus Erfahrung bei dieser klinischen Situation die 1. Wahl? Welche Kriterien sprechen für ein anderes Antibiotikum? Spielt die Resistenzlage eine Rolle? Muss der Patient parenteral behandelt werden oder reicht eine

Übersicht 40-2
Ursachen der komplizierten Harnwegsinfektion des Erwachsenen

- Anatomische Veränderungen
  - Urolithiasis
  - Tumoren
  - Strikturen
  - Blasendivertikel
  - Nierenzysten
  - Fisteln
  - Ileum-Conduit oder andere künstliche Harnableitungen

- Funktionelle Veränderungen
  - neurogene Blase
  - vesikoureteraler Reflux
  - Fremdkörper
  - Katheter
  - Urethralschienen

- Niereninsuffizienz

- Nierentransplantation

- Immunsuppression

- Erreger mit Multiresistenz

- Nosokomialinfektionen

- Pyelonephritis

---

orale Therapie? Ist eine stationäre Aufnahme notwendig? Wie lange muss behandelt werden?

> **Das ideale Antibiotikum hat eine nachgewiesene Wirkung ohne eine Resistenzentwicklung, möglichst keine Nebenwirkungen, ist vom Arzt und Patienten leicht anwendbar und preiswert.**

Die Gyrasehemmer sind deswegen in vielen Situationen die Antibiotika der 1. Wahl. Eine große Anzahl unterschiedlicher Präparate ermöglicht eine individuelle Therapie. Sie werden bei oraler Aufnahme gut resorbiert, ausreichende Konzentrationen werden sowohl extra- wie auch intrazellulär erreicht. Sie beeinträchtigen nicht die Darm- und Vaginalflora und werden vornehmlich über die Nieren eliminiert. Sie wirken bakterizid auf gramnegative und grampositive Bakterien und intrazelluläre Erreger. Entsprechend wirken diese Antibiotika vom unkomplizierten Harnwegsinfekt bis zur Urosepsis.

Kontraindiziert sind sie in der Schwangerschaft. Beim erwachsenen Patienten sind unerwünschte Wirkungen selten. Schmerzen im Bereich der Gelenke mit Tendopathien und vereinzelt Sehnenrupturen sind beschrieben. Daneben können unspezifische Beschwerden wie Kopfschmerzen, Benommenheit und Übelkeit auftreten. Gyrasehemmer können die QT-Zeit verlängern und so über Interaktionen mit entsprechend wirkenden Medikamenten Rhythmusstörungen bewirken. Da inzwischen ein Drittel der Escherichia-coli-Stämme Resistenzen gegen Cotrimoxazol (Baerheiy et al. 1999) und 48% gegen Ampicillin (Marco u. Parker 1997) aufweisen, sind Gyrasehemmer die 1. Wahl. Alternativen ergeben sich aufgrund von bakteriologischen Untersuchungen mit dem entsprechenden Antibiogramm. Steht dieses nicht zur Verfügung oder muss eine Therapie vor Erhalt der Ergebnisse begonnen werden, werden andere Antibiotika entsprechend der Indikationen verordnet (Naber et al. 2001).

> **Cave**
> Grundsätzlich Dosisanpassung der Antibiotika bei Niereninsuffizienz.

40.2 Unkomplizierte Infektionen der unteren Harnwege

40.2.1 Asymptomatische Bakteriurie

Eine positive Urinkultur ohne Leukozyturie und klinische Symptome wird bei gesunden jungen Frauen selten, bei älteren häufiger gefunden. Eine Therapieindikation ergibt sich daraus nicht (Nicolle 2000) (IIb). Anders bei Patientinnen in der Schwangerschaft, die entsprechend dem Antibiogramm und den für die Schwangerschaft zugelassenen Medikamenten behandelt werden müssen (Tabelle 40-7) (Villar et al. 2002). Gleiches gilt für Patienten mit einem vesikourethralen Reflux, solchen nach Nierentransplantation und vor invasiven Eingriffen wie einer Nierenbiopsie.

40.2.2 Urethritis/Vaginitis

Das akute Urethralsyndrom der Frau ähnelt in der Beschwerdesymptomatik einem Harnwegsinfekt, ohne dass ein signifikanter bakteriologischer Befund nachgewiesen werden konnte. Wegen der Schmerzen können Spasmolytika angewandt werden, Antibiotika nur bei Keimnachweis und Entzündungszeichen.

Die Urethritis imponiert durch brennende Schmerzen und eitrigen Ausfluss aus der Harnröhre. Betroffen sind sowohl Männer wie Frauen (Orr et al. 2001). Die akute Urethritis wird häufig von Chlamydia trachomatis, Neisseria gonorrhoeae oder Herpes simplex verursacht, eine begleitende Vaginitis durch Trichomonas vaginalis oder durch Candida. Eine Hämaturie ist untypisch. Parainfektiöse Syndrome wie das Reiter-Syndrom mit Urethritis, Arthritis und Uveitis werden bei den rheumatischen Erkrankungen besprochen.

Zur Sicherung der Infektionserreger werden die 4-Gläser-Probe sowie ein Abstrich (Chlamydien, Mykoplasmen) aus dem Meatus urethrae bzw. der Vagina durchgeführt.

Therapie

Einen Überblick gibt ◘ Tabelle 40-1.

Wegen der Resistenzlage wird die Gonorrhö nicht mehr mit Penicillin, sondern mit Gyrasehemmern oder Cephalosporinen behandelt. Im Anschluss empfiehlt sich eine Therapie mit Doxycyclin wegen der häufigen gleichzeitig bestehenden Infektion mit Chlamydia trachomatis. Eine Partnerbehandlung ist notwendig. Die Prognose ist gut.

Chlamydien- und Mykoplasmeninfektionen werden mit Tetrazyklinen (Doxycyclin) oder Makroliden (Azithromycin, alternativ Erythromycin) behandelt. Beim Nachweis von Trichomonaden haben sich Nitroimidazole (Metronidazol oder Trinidazol) 1-mal pro Tag nach der Mahlzeit für 1–3 Tage bewährt. Auch bei dieser sexuell übertragbaren Infektion ist die Partnerbehandlung notwendig. Übersichten der Behandlung der Urethritis beim Mann und der Vaginitis bei der Frau bei Erbelding u. Quinn (1998) und Quan (2000).

Eine Candidaurethritis muss beim Mann systemisch mit einem Azolderivat (Fluconazol oral), die begleitende Vaginitis der Frau zusätzlich lokal mit Nystatin, Clotrimazol oder Miconazol behandelt werden. Bei der atrophischen Vaginitis der älteren Frau ist eine lokale oder systemische Hormonsubstituion indiziert.

40.2.3 Prostatitis

Unterschieden werden die akute und chronische Prostatitis. Die akute Entzündung imponiert als hochakutes Krankheitsbild mit druckdolenter Prostata, Dysurie und Pollakisurie sowie starken Schmerzen im Bereich des Perineums und Ausstrahlen in das kleine Becken, untere Lendenwirbelsäule und den Sakralbereich. Schmerzen beim Stuhlgang sowie Rektumtenesmen sind nicht ungewöhnlich. Typisch sind systemische Zeichen der Infektion mit Leukozytose, Erhöhung des C-reaktiven Proteins sowie des prostataspezifischen Antigens (PSA), Schüttelfrost und Fieber. Häufig findet sich ein Harnwegsinfekt. Wegen des schweren Krankheitsbildes müssen diese Patienten meist stationär behandelt werden.

Die chronische Prostatitis kann aus der akuten hervorgehen. Viel häufiger aber ist eine entsprechende Symptomatik ohne den Nachweis von Keimen im Prostataexprimat. Umgekehrt kann eine chronische Prostatitis Ursache für rezidivierende Harnwegsinfekte sein, die dann häufig durch den gleichen Erreger ausgelöst werden. Symptome sind Dysurie, Pollakisurie und Blasenkrämpfe sowie unterschiedliche Schmerzen in Perineum und After. Die Prostatapalpation ist häufig schmerzhaft.

Ist die bakteriologische Untersuchung (4-Gläser-Probe) unauffällig, können die transanale Sonographie oder ein Becken-CT mehr Informationen über die Ursache der häufig erheblichen Beschwerden geben.

Therapie

Einen Überblick gibt ◘ Tabelle 40-2.

Die akute Prostatitis wird primär antibiotisch parenteral entsprechend dem Antibiogramm behandelt. Falls kein Erregernachweis gelingt, sind Gyrasehemmer (Ofloxacin, Ciprofloxacin) die erste Wahl. Die Miktion wird

◘ **Tabelle 40-1.** Medikamentöse Behandlung der Urethritis/Vaginitis

Befund	Applikation	Medikament und Dosierung	Evidenzgrad
Symptomatisch	oral	Emeproniumcarrageenat (Uro-Ripirin) 3-mal 1 Tbl. pro Tag	
Gonorrhö	oral	Ofloxacin 400 mg 1-mal	IIa
	i.m.	Ceftriaxon 250–500 mg 1-mal	IIa
Nichtgonorrhöische Infektionen			
Chlamydien,	oral	Doxycyclin 2-mal 100 mg pro Tag für 2 Wochen	IIa
Mycoplasmen		Azithromycin 1 g 1-mal	IIa
Trichomonaden	oral	Metronidazol 2 g 1-mal	IIa
Candida	oral	Fluconazol 0,15 g 1-mal	
	lokal	Nystatin Ovula 1/Tag für 14 Tage	
Herpes genitalis	i.v.	Aciclovir 5 mg/kgKG alle 8 h für 5 Tage	IIa
Prophylaxe	p.o.	Aciclovir 2-mal 0,4 g pro Tag	

■ **Tabelle 40-2.** Medikamentöse Behandlung der Prostatitis

Befund	Applikation	Medikament und Dosierung	Evidenzgrad
Symptomatisch	oral	Alfuzosin (UroXatral) 3-mal 1 Filmtbl.	
Ohne Keimnachweis	i.v.	Ofloxacin 3-mal 0,2 g über 30 min	Ia
	oral	Trimethoprim/Sulfamethoxazol 2-mal 160/800 mg pro Tag für 14 Tage	Ia
	oral	Ofloxacin 2-mal 200 mg für 14 Tage	Ia
Gonorrhö	oral	Ofloxacin 400 mg 1-mal	IIa
	i.m.	Ceftriaxon 250–500 mg 1-mal	IIa
Chlamydien	oral	Doxycyclin 2-mal 200 mg pro Tag für 3 Wochen	Ia
Chronischer Verlauf	oral	Trimethoprim/Sulfamethoxazol 80/400 mg pro Tag für 3 Monate	IIa
		Ofloxacin 200 mg pro Tag für 3 Monate	IIa
		Doxycyclin 200 mg pro Tag für 3 Monate	IIa

durch α-Blocker erleichtert. Die Behandlung sollte über 2–6 Wochen fortgeführt werden, je nachdem, ob Ersterkrankung oder Rezidiv. Die Prognose für eine Ausheilung ist bei Ansprechen der Therapie gut.

Beim Nachweis von Neisseria gonorrhoeae wird die Therapie mit Gyrasehemmern (Ofloxacin, Levofloxacin) oder Cephalosporinen (Ceftriaxon) empfohlen. Eine Entzündung mit Chlamydia trachomatis wird mit Tetracyclinen (Doxycyclin) behandelt. Die häufig quälenden Beckenschmerzen müssen symptomatisch behandelt werden (Lummus u. Thompson 2001).

Die chronische Prostatitis wird soweit möglich entsprechend der bakteriologischen Ergebnisse behandelt. Wenn das nicht möglich ist, sind Cotrimoxazol (Trimethoprim/Sulfamethoxazol) oder Gyrasehemmer (Ofloxacin) die 1. Wahl. Die Therapie muss 2–3 Monate fortgeführt werden. Die Prognose für eine Ausheilung ist nicht gut. Nach einer 3-monatigen Therapie sind nur 30–40 % der Patienten beschwerdefrei (Wagenlehner u. Naber 2001).

40.2.4 Unkomplizierte Zystitis der Frau

Die Zystitis ist eine meist bakterielle Entzündung der Harnblase, oft unter Mitbeteiligung der Urethra. Sie imponiert durch eine Pollakisurie mit starken, krampfartigen Schmerzen, die in den Meatus urethrae ausstrahlen. Initiale Schmerzen beim Wasserlassen deuten auf eine Mitbeteiligung der Urethra hin, der Schmerz am Ende der Miktion ist typisch für eine Blasenaffektion. Sie ist nur schwer abzugrenzen von der Reizblase. Bei einer Infektion ist der Urin häufig trübe und evtl. blutig, meist sind eine Bakteriurie sowie eine Leukozyturie nachweisbar, die bei der Reizblase fehlen. Systemische Zeichen einer Infektion wie Fieber und Schüttelfrost weisen auf eine Infektion der oberen Harnwege hin.

Ein unkomplizierter Harnwegsinfekt der jüngeren Frau ist gut therapierbar, sodass zunächst keine weiterführende Diagnostik notwendig ist. Ein Urinstreifentest reicht aus, der meist Leukozyten und Nitrit, oft auch Hämoglobin anzeigt. Erst bei Rezidiven oder komplizierten Infekten ist eine bakteriologische Diagnostik und der Einsatz bildgebender Verfahren zur Ursachensuche indiziert.

Die bakteriologische Urinuntersuchung wird aus dem Mittelstrahlurin vorgenommen. Wenn der Verdacht einer Kontamination des Urins besteht, etwa durch eine Vaginitis, ist eine suprapubische Blasenpunktion indiziert. Die diagnostische Anlage eines Blasenkatheters ist nur zu verantworten, wenn die Patientin den Urin nicht halten kann und damit eine Punktion der vollen Harnblase nicht möglich ist.

Therapie

Einen Überblick gibt ■ Tabelle 40-3.

Symptomatisch muss eine ausreichende Spasmoanalgesie bei entsprechenden Beschwerden angeboten werden. Eine reichliche Flüssigkeitszufuhr (2–3 l pro Tag) verringert die Keimzahl.

Cave

Die Therapie mit Nitrofurantoin, einem bakteriostatischen Chemotherapeutikum, ist mit erheblichen Nebenwirkungen belastet. Eine schwere periphere Neuropathie kann bei Diabetikern und besonders bei Patienten mit eingeschränkter Niereninsuffizienz auftreten. Kurz nach der Einnahme kann es zu einem akuten Lungenödem, bei chronischer Therapie zu einer Lungenfibrose kommen. Bei Patienten mit einem Glukose-6-Phosphat-Dehydrogenase-Mangel tritt eine schwere Hämolyse

◻ **Tabelle 40-3.** Medikamentöse Behandlung der unkomplizierten Zystitis der Frau

Befund	Applikation	Medikament und Dosierung	Evidenzgrad
Symptomatisch	oral	Butylscopolamin 3- bis 5-mal 10–20 mg pro Tag	IIa
Akute Infekte			
Ohne Keimnachweis	oral	Ofloxacin 400 mg 1-malig abends	IIb
	oral	Trimethoprim/Sulfamethoxazol 160/800 mg 1-malig abends	IIb
	oral	Cefaclor 3 g 1-malig abends	IIb
	oral	Ofloxacin 2-mal 200 mg pro Tag für 3 Tage	IIa
	oral	Trimethoprim/Sulfamethoxazol 2-mal 160/800 mg pro Tag für 3 Tage	Ia
	oral	Cefaclor 3-mal 500 mg pro Tag für 3 Tage	IIa
Rezidivierende Infekte			
Post coitum	oral	Trimethoprim/Sulfamethoxazol 160/800 mg 1-mal	Ia
	oral	Ofloxacin 200 mg 1-mal	IIa
Ohne Erregernachweis	oral	Amoxicillin 2-mal 1 g pro Tag für 5 Tage	IIb
	oral	Cefixim 2-mal 200 mg pro Tag für 5 Tage	Ia
Chronisch (3 Monate)	oral	Trimethoprim/Sulfamethoxazol 160/800 mg pro Tag abends	Ia
	oral	Ofloxacin 1-mal 200 mg pro Tag für 3 Tage	IIb
Nach Antibiogramm	oral	Wahl der Antibiotika aus der gleichen Substanzklasse	IIb
Immunstimulation	oral	Urovaxom 1 Kps pro Tag für 3 Monate	IIb

auf. Dieser kleine Ausschnitt aus der Zahl möglicher Nebenwirkungen mag reichen, um zu begründen, warum dieses Medikament nicht mehr eingesetzt werden sollte. Aufgrund der großen Auswahl alternativer Präparate kann auf Nitrofurantoin verzichtet werden.

Eine unkomplizierte Zystitis kann 1-malig abends oral mit einem Gyrasehemmer, Cotrimoxazol, Aminopenicillin oder Cephalosporin behandelt werden. Eine 3-tägige Therapie übertrifft die 80 % Erfolgsquote der Einmaltherapie nur gering (McCarty et al. 1999).

Bei einem Rezidiv ist eine mikrobiologische Urindiagnostik indiziert. Sie sollte, wenn nicht bereits vorher veranlasst, Chlamydien, Mykoplasmen und Trichomonaden einbeziehen. Unerwartet auftretende Resistenzen der Erreger können ein Zeichen für nosokomiale Infekte, aber auch ein sich veränderndes Resistenzverhalten der Erreger gegen die gebräuchlichen Antibiotika sein (Marco u. Parker 1997). Bei sexuell aktiven Frauen sollte die mögliche Rezidivprophylaxe durch die Miktion direkt post coitum (pc) angesprochen werden und auf die möglichen Nachteile von Spermiziden beim Gebrauch eines Diaphragmas zur Antikonzeption hingewiesen werden. Die antibiotische Therapie sollte entsprechend dem Antibiogramm prophylaktisch einmalig pc oder über 7–10 Tage verordnet werden.

Tritt ein erneutes Rezidiv auf, ist die mikrobiologische Diagnostik für das weitere Vorgehen entscheidend. Wird im Vergleich zur Voruntersuchung ein neuer Erreger nachgewiesen, ist ein weiterer Therapieversuch nach Antibiogramm sinnvoll. Falls bei dem Rezidiv der gleiche Erreger nachgewiesen wird, muss die Suche nach der Ursache für die Therapieresistenz einsetzen. Prädisponierende Faktoren müssen ausgeschlossen werden. Dazu gehören sonographische und CT-Untersuchungen der ableitenden Harnwege und eine Partneruntersuchung. Falls prädisponierende Faktoren gefunden werden, richtet sich die Therapie nach den Grundsätzen einer komplizierten Erkrankung.

Ist dies nicht so und häufen sich die Rezidive, muss entsprechend systematisch vorgegangen werden. Meist ist dies – nach dem Antibiogramm – verbunden mit dem Einsatz anderer, evtl. teurer oder auch toxischer Medikamente. Falls auch dies nicht zu einer Ausheilung der Zystitis führt, ist bei dem nicht sanierbaren Erregerreservoir eine tägliche oder intermittierende (3-mal pro Woche) antibiotische Langzeittherapie indiziert. Entsprechend dem Antibiogramm wird das Antibiotikum abends in einer angepassten Dosis für 3–6 Monate verabreicht. Danach muss das Ergebnis in Hinblick auf eine mögliche Ausheilung oder eine Resistenzentwicklung analysiert werden.

Bei fehlendem Hinweis auf eine Mitbeteiligung der Nieren (kein vesikoureteraler Reflux) sollte die Patientin über die gute Prognose der Erkrankung in Hinsicht auf einen Nierenschaden aufgeklärt und in die Therapieführung einbezogen werden (Gupta et al. 2001). Die Mitarbeit der meist sehr motivierten und informierten Patientinnen verringert den ärztlichen Aufwand, ohne die Therapie zu vernachlässigen. Rezidive werden durch die bekannten Symptome, oft auch durch den Uringeruch, von der Patientin sehr frühzeitig bemerkt. Nach entsprechender Absprache kann die Patientin die Therapie selbständig aufnehmen und weiterführen.

> **Praxistipp**
> Bei einigen Frauen konnte eine Besserung der Symptomatik mit einer deutlichen Verringerung der Harnwegsinfekte pro Jahr durch eine Immunstimulation mit Bakterienextrakten erreicht werden.

40.2.5 Harnwegsinfekt des Mannes

Einen Überblick gibt ☐ Tabelle 40-4.

Cave
Bei ansonsten gesunden Männern ist die Wahrscheinlichkeit hoch, dass es sich nicht nur um eine Infektion der Blase, sondern häufig um eine Mitbeteiligung der Prostata, des Genitales und der Nieren handelt, deren Behandlung intensiver sein muss. So gilt der Harnwegsinfekt des Mannes per se als kompliziert.

Vom mittleren Alter an wird die Proststa durch die mit der Obstruktion verbundene Harnabflussstörung mitentscheidend für die Genese der Infekte. Eine sonographische Untersuchung ist beim Mann zwingend indiziert, um anatomische Veränderungen zu erkennen, die eine Therapie erheblich erschweren können.

Das Antibiogramm entscheidet über die Antibiotikawahl. Empirisch kann bis zum Erhalt des Ergebnisses mit Cotrimoxazol, Gyrasehemmer oder Amoxicillin/Clavulansäure begonnen werden. Die Therapie sollte mindestens 7 Tage dauern.

40.3 Unkomplizierte Pyelonephritis der Frau

Eine unkomplizierte Pyelonephritis liegt vor bei Zeichen eines Harnwegsinfektes mit Fieber, Schüttelfrost, Übelkeit, Erbrechen und meist einseitigem Flankenschmerz. Eine sonographische Untersuchung ist zum Ausschluss einer Obstruktion oder abszedierender Entzündungen der Niere indiziert. Diese Form der Pyelonephritis ist meist komplikationslos wie eine Zystitis zu behandeln.

Cave
Eine Obstruktion der Harnwege ist beim Auftreten von Fieber möglichst bald urologisch abzuleiten, da auch bei antibiotischer Therapie eine Urosepsis (Letalität 50 %) droht.

Zu achten ist auf **Hinweise für eine komplizierte Pyelonephritis**. So müssen die oft völlig symptomlos verlaufenden Pyelonephritiden der Diabetikerinnen und Alkoholikerinnen wegen der drohenden Komplikationen unter die komplizierten Infektionen eingeordnet werden. Wenn das Krankheitsbild übergeht in das einer systemischen Infektion, einer Sepsis mit oder ohne Schock und akutem Nierenversagen, ist dies eine nur stationär behandelbare, lebensgefährliche Erkrankung.

Therapie

Immer sollte der Erreger identifiziert und ein Antibiogramm angefertigt werden. Bis zum Erhalt der Kultur sind Gyrasehemmer (Ciprofloxacin) indiziert – i.v. bei schwerem Krankheitsbild oder oral bei leichter Erkrankung. Falls die Erreger im Antibiogramm resistent sind, muss die Therapie entsprechend angepasst werden. Bei einer Besserung der Symptomatik innerhalb von 3 Tagen intravenöser Therapie kann auf orale Gabe umgestellt werden (☐ Tabelle 40-5). In jedem Falle sollte die Therapie über 14 Tage fortgesetzt werden. Meist ist eine ambulante Behandlung möglich. Eine stationäre Überwachung ist nur indiziert bei schwerer, hochfiebriger Erkrankung sowie bei Patienten, die Antibiotika parenteral erhalten müssen oder die oral nicht genügend Flüssigkeit zu sich nehmen können.

☐ **Tabelle 40-4.** Medikamentöse Behandlung des Harnwegsinfekts des Mannes

Befund	Applikation	Medikament und Dosierung	Evidenzgrad
Ohne Keimnachweis	oral	Trimethoprim/Sulfamethoxazol 2-mal 160/800 mg pro Tag für 7 Tage	Ia
	oral	Ofloxacin 2-mal 200 mg pro Tag für 7 Tage	Ia
	oral	Amoxicillin/Clavulansäure 2-mal 500/125 mg pro Tag für 7 Tage	IIa
Bei Keimnachweis		nach Antibiogramm	

Tabelle 40-5. Medikamentöse Behandlung der unkomplizierten Pyelonephritis der Frau

Befund	Applikation	Medikament und Dosierung	Evidenzgrad
Ohne Keimnachweis	oral	Trimethoprim/Sulfamethoxazol 2-mal 160/800 mg pro Tag für 14 Tage	IIa
	oral	Ofloxacin 2-mal 200 mg pro Tag für 14 Tage	Ia
	oral	Cefixim 2-mal 200 mg pro Tag für 14 Tage	Ia
	i.v.	Ciprofloxacin 400 mg alle 12 h, nach Ansprechen oral weiter mit 2-mal 500 mg pro Tag für 14 Tage oder entsprechend Antibiogramm	Ia

40.4 Zystitis und Pyelonephritis in der Schwangerschaft

Bei Schwangeren müssen eine Zystitis, eine Pyelonephritis, aber auch bereits eine Bakteriurie ohne klinische Symptome antibiotisch behandelt werden. Eine Therapie ist nur mit Amoxicillin und oralen Cephalosporinen sowie parenteral mit β-Laktam-Antibiotika möglich (Sulser et al. 1999).

Cave
Die antibiotische Therapie während der Schwangerschaft sollte sich ausschließlich auf β-Laktam-Antibiotika (Penicilline, Cephalosporine) und Erythromycin stützen, da die Teratogenität in den ersten 16 Schwangerschaftswochen für diese ausgeschlossen wurde. Nach der 16. Woche dürfen Tetrazykline (Wachstumsstörungen, gelbe Verfärbung der Zähne), Aminoglykoside (kindliche Schwerhörigkeit) und Gyrasehemmer nicht verordnet werden. Vor der Entbindung ist Cotrimoxazol wegen der Gefahr eines kindlichen Kernikterus nicht erlaubt (▶ Tabelle 40-7).

40.5 Komplizierte Infektionen der ableitenden Harnwege

Einen Überblick gibt ▢ Tabelle 40-6.

Zusätzlich zu den Beschwerden eines Harnwegsinfektes sind meist Allgemeinsymptome wie Abgeschlagenheit, Übelkeit, Kopfschmerzen, Bauch- und Rückenschmerzen vorhanden, die bei alten Patienten und solchen mit neurologischen Erkrankungen über Wochen und Monate unerkannt bleiben können.

Das Spektrum der komplizierten Harnwegsinfektionen reicht von der Bakteriurie bis zur Urosepsis. Sie unterscheiden sich von den bisher besprochenen Formen durch anatomische und funktionelle Veränderungen (▶ Übersicht 40-2), die eine Keimbesiedlung begünstigen. Entsprechend ist eine genaue bildgebende Diagnostik mit Sonographie, Computertomographie und seltener i.v.-Urogramm notwendig. Die mikrobiologische Diagnostik ist entscheidend für die Wahl der Therapie. Werden im Verlauf im Antibiogramm entweder unterschiedliche Erreger oder gleiche Erreger mit unterschiedlicher Antibiotikaresistenz gefunden, ist von einer Neuinfektion auszugehen. Werden die gleichen Erreger mit einem identischen Antibiogramm nachgewiesen, handelt es sich um Exazerbationen oder Reinfekte aus einem Keimreservoir. Entsprechend ist bei diesen Rezidiven eine abgestufte Antibiotkatherapie notwendig (Nicolle 2001).

Bei einer **Erstinfektion** wird meist Escherichia coli gefunden. Bei den charakteristischen **Reinfektionen** werden andere gramnegative Erreger (Proteus, Klebsiellen, Enterobacter, Pseudomonas) oder Candida nachgewiesen. Da für den Verlauf eine möglichst gezielte Therapie erforderlich ist, muss bei systemischen Zeichen der Infektion eine genaue bakteriologische Diagnostik des Urins und des Blutes durchgeführt werden. Diese sollte vor der Gabe von Antibiotika oder nach einem befristeten Absetzen der Therapie erfolgen, da das Wachstum auch resistenter Keime in vitro gehemmt und so das Antibiogramm verfälscht werden kann.

Tabelle 40-6. Medikamentöse Behandlung komplizierter Harnwegsinfektionen

Befund	Applikation	Medikament und Dosierung	Evidenzgrad
Ohne Keimnachweis	i.v.	Ciprofloxacin 400 mg alle 12 h	Ia
Bei Urosepsis	i.v.	Ceftriaxon 2 g alle 12 hStunden +	IIa
	i.v.	Gentamicin 3–4 mg/kgKG alle 24 h	
Bei Keimnachweis		nach Antibiogramm	Ia

Besonders wichtig ist bei einer Obstruktion mit Aufstau, während der notwendigen Harnableitung einen Keimnachweis aus dem infizierten, nicht ablaufenden Urin zu gewinnen (Watson et al. 1999).

Die Therapie muss sowohl die individuelle anatomische und funktionelle Ursache für die komplizierte Infektion und ihre Beseitigung wie auch eine gezielte antibiotische Therapie der oft virulenten und resistenten Keime berücksichtigen. Empirisch kann eine Behandlung mit Gyrasehemmer beginnen, muss aber nach Erhalt der Urin- oder Blutkultur entsprechend angepasst werden. Sind bereits Symptome einer Urosepsis (Koagulopathie, Blutdruckabfall bei warmen Extremitäten) eingetreten, ist neben der sofortigen intravenösen Antibiotikatherapie mit Ceftriaxon und Gentamicin oder entsprechend dem nachgewiesenen oder vermuteten Erregerspektrum eine intensivmedizinische Versorgung notwendig. Wegen der geringeren Toxizität sollte Gentamicin als tägliche Einmaldosis verabreicht werden (Rybak et al. 1999). Dabei müssen während der Therapie die Plasmatalspiegel regelmäßig kontrolliert werden.

Der Nachweis von Abszessen oder infizierten Nierenzysten durch die bildgebenden Verfahren erfordert die Entscheidung, ob weiter konservativ oder operativ vorgegangen werden soll. Bei multiplen kleineren Abszessen ist eine antibiotische Therapie indiziert, deren Regime aufgrund von Urin- oder Blutkulturen festgelegt werden sollte. Große Abszesse und infizierte Nierenzysten müssen meist drainiert werden. Dies sollte ein operativ erfahrener Urologe vornehmen.

Die xanthogranulomatöse Pyelonephritis ist eine seltene, progrediente granulomatöse Zerstörung der Niere, die durch einen Verschluss des Urethers meist bei Urolithiasis eintritt, besonders bei immunsupprimierten Patienten und bei speziellen virulenten Keimen. Diese Entzündung kann auf die Umgebung übergehen und ist nur durch eine Nephrektomie zu beseitigen.

Die Malakoplakie ist eine der xanthogranulomatösen Entzündung ähnelnde Erkrankung meist der unteren Harnwege. Da diese Entzündung spontan sistieren kann, ist zunächst eine Therapie mit 2-mal 500 mg Ciprofloxacin pro Tag über Monate indiziert. Häufig ist dennoch eine urologische Ausräumung des granulomatösen Gewebes notwendig.

40.6 Infektionen bei Blasenverweilkathetern

❗ **Neben der Katheteranlage unter sterilen Verhältnissen ist die Verweildauer entscheidend für das zu erwartende Risiko einer Infektion. Jeder Tag mit Katheter erhöht die Wahrscheinlichkeit einer Infektion um 3–10%.**

Auf Intensivstationen sind 95% der meist nosokomialen Harnwegsinfekte blasenkatheterassoziiert (Hauer et al. 1996). Nach 30 Tagen haben fast alle Patienten mit einem Blasenkatheter sowohl eine Zystitis als auch eine Urethritis. Dabei wird die Gefahr einer nosokomialen Infektion mit multiresistenten Keimen immer größer. Die größte Gefahr ist eine gramnegative Sepsis, die entstehen kann durch rezidivierende Bakteriämien zunächst bei der Anlage und auch in Folge der unvermeidlichen Manipulationen am Katheter. Geschlossene Kathetersysteme sind heute Standard, aber auch diese können Infektionen nicht immer verhindern.

Die beste Prophylaxe dieser Infektionen ist die Vermeidung eines Katheters. Ein regelmäßiger Wechsel des Katheters verhindert die chronische Adhäsion von Bakterien an diesem „Fremdkörper", von dem die Infektion trotz Therapie weiter unterhalten wird. Eine prophylaktische Antibiotikagabe ist nicht indiziert, da Komplikationen nicht verhindert werden, aber die Resistenzentwicklung der Erreger gefördert wird. Die Ausnahme sind Blasenkatheter in der Schwangerschaft, die möglichst kurz verweilen sollten. Die Patientinnen müssen zur Vermeidung einer Bakteriämie antibiotisch behandelt werden, z.B. Amoxicillin 2–3 g pro Tag (IIa).

Bei Patienten mit einer Querschnittslähmung, deren Blasenentleerung nur über einen Katheter möglich ist, findet sich fast immer eine Bakteriurie, die, wenn sie asymptomatisch ist, nicht behandelt werden soll. Nur bei symptomatischen Infektionen sollte nach Antibiogramm oder zunächst mit Gyrasehemmern (z.B. Ciprofloxacin 2-mal 250 mg pro Tag; IIa) behandelt werden.

40.7 Harnwegsinfekte bei Patienten nach Nierentransplantation

Die auf Infektionen zurückgehende Mortalitätsrate nach Nierentransplantation ist auf 5% gesunken (Sia u. Paya 1998). Dies ist auf die bessere Steuerbarkeit der Immunsuppression und ein besseres „Handling" der Patienten etwa durch eine möglichst kurze Verweilzeit des Blasenkatheters zurückzuführen. Die Harnwegsinfektionen sind dennoch die häufigsten Infektionen in den ersten 3 Monaten nach der Transplantation. Wegen der Immunsuppression ist von einer komplizierten Infektion mit den entsprechenden diagnostischen und therapeutischen Grundsätzen auszugehen.

Ein besonderes Problem sind die häufigen Zytomegalieinfektionen, deren Zahl mit der Höhe der Immunsuppression korreliert. Die Erstinfektion meist über ein bereits infiziertes Transplantat verläuft schwerer als eine Reinfektion.

Die Behandlung wird über 7–14 Tage mit Ganciclovir (Ia) durchgeführt, initial 5 mg kgKG i.v., danach orale Gabe entsprechend dem klinischen Verlauf. Bei eingeschränkter Nierenfunktion ist auf eine entsprechende Dosisreduktion zu achten. In Ausnahmefällen ist der Einsatz von Foscarnet indiziert.

Tabelle 40-7. Antibiotikadosierung Therapie von Harnwegsinfekten

Mittel	Mittlere Tagesdosis für Erwachsene bei kontinuierlicher Therapie [g]	Dosierungs- intervall [h] (GFR normal)	Dosierungsintervall [h], (Einzeldosis [g]) (GFR vermindert)	GFR [ml/min]	Dosis bei Einmal- therapie [g]	In der Gravidität anwendbar
Amoxicillin	1,5	8	8	–	2,0–3,0	ja
Amoxicillin/Clavulansäure	1,8	8	12 (0,625) 24 (0,3125)	30–10 <10	1,875 (= 3 Tbl.)	nein
Cefaclor	1,5	8	24 (1) 36 (1)	25–10 <10	?	ja
Loracarbef	0,8	12	24 (0,2–0,4) 96 (0,2–0,4)	40–10 <10	?	ja
Cefixim, Cefpodoxim	0,4	12–24	12–24 (0,2) 12–24 (0,2–0,4)	–	0,4	ja
Ceftibuten	0,4	12	12 (0,4)	–	?	ja
Cefuroximaxetil	0,5	12	12 (0,25–0,5)	–	?	ja
Cotrimoxazol	1,92	12	24 (1) kontraindiziert	30–15 <15	1,92	nein
Trimethoprim	0,2	12	12 (0,05)	30–15	0,4	nein
Norfloxacin	0,8	12	24 (0,4)	<30	0,4	nein
Levofloxacin	0,25	24	24 (0,25) 48 (0,25)	49–20 19–10	0,25	nein
Ciprofloxacin	0,5–1,0	12	24 (0,5)	<20	0,25	nein
Fleroxacin	0,4	24	24 (0,2)	<20	0,4	nein
Cefuroxim	3,0–4,5	8	8 (1–2) 12 (1–2) 24 (1–2) 48 (1–2)	50–30 29–10 9–5 <5	3,0	ja
Cefotaxim	3,0–4,0	8–12	12 (3)	<5	1,0	ja
Ceftriaxon	1,0	24	24 (1)	–	1,0	ja

Tabelle 40-7 (Fortsetzung)

Mittel	Mittlere Tagesdosis für Erwachsene bei kontinuierlicher Therapie [g]	Dosierungs-intervall [h] (GFR normal)	Dosierungsintervall [h], (Einzeldosis [g]) (GFR vermindert)	GFR [ml/min]	Dosis bei Einmaltherapie [g]	In der Gravidität anwendbar
Ceftazidim	3,0–4,0	8–12	12 (1) 24 (1) 24 (0,5) 48 (0,5)	50–31 30–16 15–6 <5	?	ja
Azlocillin, Mezlocillin, Piperacillin	6,0	8–12	12 (2) 8 (3) 12 (4)	<10 <30 <20	2–5	ja
Imipenem/Cilastatin	1,5–2,0	8–12	12 (0,5) 12 (0,25)	20–6 <5	0,5	?
Meropenem	1,5–3,0	8–12	12 (1) 12 (0,5) 24 (0,5)	50–26 25–10 <10	?	nein
Gentamicin, Tobramycin	3 mg/kgKG	12	8 (1 mg/kgKG) 12 (1 mg/kgKG) 18 (1 mg/kgKG) 24 (1 mg/kgKG) 36 (1 mg/kgKG) 48 (1 mg/kgKG)	> 70 70–35 34–24 23–16 15–10 9–5	0,16	nein
Amikacin	0,5–1,5	12	7,5 mg/kg nach GFR	Serumkreatinin ×9[a]	0,5	nein

[a] Serumkreatinin 2 mg/dl · 9 = 18, d.h. es sind alle 18 h 7,5 mg/kgKG zu verabreichen.

40.8 Harnwegsinfekt bei Urolithiasis

Eine Urolithiasis ist ein möglicher Herd einer Infektion, der bei einer Obstruktion eine Urosepsis auslösen oder als Erregerreservoir die erfolgreiche antibiotische Behandlung erschweren oder sogar unmöglich machen kann. Die Bildung von Infekt- oder Struvitsteinen wird durch ureasebildende Proteus und Providenciaarten begünstigt.

Eine Obstruktion muss vom Urologen entweder retrograd oder perkutan abgeleitet und danach mit extrakorporaler Stoßwellenlithotripsie oder operativ beseitigt werden. Die Entnahme einer Urinprobe aus dem obstruierten Abschnitt möglichst vor Gabe der Antibiotika ist besonders wichtig, da der Spontanurin häufig steril ist.

40.9 Urogenitaltuberkulose

Nach der Infektion der Lunge werden die Nieren hämatogen infiziert. Häufig wird die Infektion erst apperent, wenn sie in die Tubuli oder Sammelrohre einbricht. Typisch ist eine „sterile Leukozyturie" und im Röntgenbild eine meist diffuse Verkalkung der Niere.

Die Therapie dieser Organtuberkulose wird mit einer Dreifachtherapie (2 Monate Isoniazid, Rifampicin und Pyrazinamid) begonnen:

— Isoniazid 400 mg pro Tag
— Rifampicin 450 mg pro Tag
— Pyrazinamid 1000 mg pro Tag

Anschließend erfolgt für weitere 4 Monate eine Zweifachtherapie

— Isoniazid 600 mg 3-mal pro Woche
— Rifampicin 900 mg 3-mal pro Woche

Einen zusammenfassenden Überblick zur Antibiotikadosierung bei Infektionen der ableitenden Harnwege gibt ◘ Tabelle 40-7.

Leitlinien – Adressen – Tipps

Leitlinien und Internetadressen

Leitlinien verschiedener Fachgesellschaften:
www.uni-duesseldorf.de/AWMF/ll/index.html
www.cochrane-renal.org
www.ahcpub.com

Tipps für Patienten

Informationen über Harnwegsinfektionen für Patienten im Internet: www.patientenleitlinien.de

---

Literatur

Baerheiy A, Digranes A, Hunskar S (1999) Are resistance patterns published by microbiological laboratories valid for general practice. APMIS 107: 676–680

Erbelding EJ, Quinn TC (1998) Urethritis treament. Dermatol Clin 16: 735–738

Finkelstein R, Kassis E, Reinhertz G, Gorenstein S, Herman P (1998) Community-acquired urinary tract infection in adults: a hospital viewpoint. J Hosp Infect 38: 193–202

Gupta K, Hooton TM, Roberts PL, Stamm WE (2001) Patient-initiated treatment of uncomplicated recurrent urinary tract infections in young women. Ann Intern Med 135: 9–16

Hauer T, Lacour M, Gastmeier P, Schulgen G, Schumacher M, Ruden H, Daschner F (1996) Nosocomial infections in intensive care units. A nation-wide prevalence study. Anästhesist 45: 1184–1191

Lummus WE, Thompson I (2001) Prostatitis. Emerg Med Clin North Am 19: 691–707

Marco CA, Parker K (1997): Antimicrobial resistance among organisms causing urinary tract infections. Acad Emerg Med 4: 159–160

McCarty JM, Richard G, Huck W, Tucker RM, Tosiello RL, Shan M, Heyd A, Echols RM (1999) A randomized trial of short-course ciprofloxacin, ofloxacin, or trimethoprim/sulfamethoxazol for the treatment of acute urinary tract infection in women. Am J Med 106: 292–299

Naber KG, Fünfstück R, Hofstetter A, Brühl P, Hoyme U (2001) Empfehlungen zur antimikrobiellen Therapie von Infektionen der Nieren und des Urogenitaltraktes bei Erwachsenen. Nieren- und Hochdruckerkrankungen 30: 322–331

Nicolle LE (2000) Asymptomatic bacteriuria – important or not? N Engl J Med 343: 1037–1039

Nicolle LE (2001) A practical guide to antimicrobial management of complicated urinary tract infection. Drugs Aging 18: 243–254

Orr DP, Johnston K, Brizendine E, Katz B, Fortenberry JD (2001) Subsequent sexually transmitted infection in urban adolescents and young adults. Arch Pediatr Adolesc Med 155: 947–953

Quan M. (2000) Vaginitis: meeting the clinical challenge. Clin Cornerstone 3: 36–47

Rybak MJ, Abate BJ, Kang SL, ruffing MJ, Lerner SA, Drusano GL (1999) Prospective evaluation of the effect of an aminoglycoside dosing regimen on rates of observed nephrotoxicity and ototoxicity. Antimicrob Agents and Chemotherapy 43: 1549–1555

Sia IG, Paya CV (1998) Infectious complications following renal transplantation. Surg Clin North Am 78: 95–112

Sulser T, John H, Zimmermann R (1999) Nieren- und Harnwegserkrankungen in der Schwangerschaft. Ther Umsch 56: 583–588

Talan DA, Stamm WE, Hooton TM, Moran GJ, Burke T, Iravani A, Reuning-Scherer J, Church DA (2000) Comparison of ciprofloxacin (7 days) and trimethoprim (14 days) for acute uncomplicated pyelonephritis. J Am Med Assoc 283: 1583–1590

Villar J, Lyndon-Rochelle MT, Gülmezoglu AM, Roganti A. (2002) Duration of treatment for asymptomatic bacteriuria during pregnancy. The Cochrane Library, Issue 1

Wagenlehner FM, Naber KG (2001) Therapie des Prostatitissyndroms. Urologe A 40: 24–28

Warren W, Abrutyn E, Hebel JR, Johnson JR, Schaeffer AJ, Stamm WE (1999) IDSA practice guidelines for antimicrobial treatment of uncomplicated acute bacterial cystitis and acute pyelonephritis in women. Clin Infect Dis 29: 745–758

Watson RA, Esposito M, Richter F, Irwin JR, Land EK (1999) Percutaneous nephrostomy as adjunct management in advanced upper urinary tract infection. Urology 54: 234–239

Sektion D
Ösophagus und Gastrointestinaltrakt

41 **Erkrankungen der Speiseröhre** – 685
M. Katschinski

42 **Erkrankungen des Magens und des Zwölffingerdarms** – 710
R. Arnold, J. Tebbe

43 **Darmerkrankungen** – 724
M. Göke

44 **Pankreaserkrankungen** – 762
A. C. C. Wagner, B. Göke

41 Erkrankungen der Speiseröhre

M. Katschinski

41.1 Membranbildungen und Ringstenosen – 686

41.2 Ösophagusdivertikel – 686

41.3 Oropharyngeale Dysphagie – 687

41.4 Brustschmerzen ösophagealer Ursache – 688

41.5 Achalasie – 690

41.6 Speiseröhrenbefall bei Systemerkrankungen – 693

41.7 Infektiöse Ösophagitiden – 693
41.7.1 Candidaösophagitis – 693
41.7.2 Herpes-simplex-Ösophagitis – 693
41.7.3 Ösophagitis bei Zytomegalievirusinfektion – 693

41.8 Medikamentös induzierte Läsionen der Speiseröhre – 694

41.9 Gastroösophageale Refluxkrankheit – 694

41.10 Komplikationen der Refluxkrankheit – 698
41.10.1 Peptische Ösophagusstenose – 698
41.10.2 Barrett-Ösophagus – 700

41.11 Verätzungen des Ösophagus durch Säuren und Laugen – 702

41.12 Ösophaguskarzinom – 703

Literatur – 708

In der westlichen Welt nimmt die Bedeutung von Erkrankungen der Speiseröhre immer mehr zu. Die gastroösophageale Refluxkrankheit hat einen negativen Effekt auf die Lebensqualität. Es wird zunehmend bewusst, dass Heiserkeit und chronische Bronchitis auf Reflux beruhen können. Die Langzeittherapie der Refluxkrankheit mit Protonenpumpenhemmern ist effektiv und sicher (Klinkenberg-Knol et al. 2000).

Die Häufigkeit des Adenokarzinoms am gastroösophagealen Übergang nimmt in der westlichen Welt deutlich zu. Neue diagnostische Modalitäten wie Chromoendoskopie und Zoom-Endoskopie erlauben eine bessere Früherkennung. Die endoskopische Mukosaresektion ist ein innovatives Verfahren, Frühkarzinome ohne Entfernung der gesamten Speiseröhre zu resezieren (Ell et al. 2000). Beim lokal begrenzten Ösophaguskarzinom verbessert die multimodale Therapie mit neoadjuvanter Radiochemotherapie und anschließender Ösophagektomie die Heilungschancen (Stahl et al. 2001).

Leitsymptome bei Erkrankungen der Speiseröhre sind:
- Sodbrennen (aus dem Epigastrium nach retrosternal aufsteigender brennender Schmerz)
- Odynophagie (schmerzhafte Passage eines Bissens)
- krampfartige retrosternale Schmerzen, die Angina pectoris imitieren
- Dysphagie (Gefühl der Passagebehinderung der geschluckten Nahrung)

41.1 Membranbildungen und Ringstenosen

Membranbildungen oder Webs sind dünne Mukosafalten, die zu einer Einengung des Ösophaguslumens führen. Sie sind von Plattenepithel bedeckt und treten in der Regel anterior im zervikalen Ösophagus auf. Unter den ösophagealen Ringstenosen ist beim Erwachsenen v. a. der Schatzki-Ring als eine mukosale Struktur am gastroösophagealen Übergang zu nennen. Der Schatzki-Ring ist in seiner axialen Länge kürzer als 4 mm, oben von Plattenepithel, unten von Zylinderepithel bedeckt. Das Leitsymptom der Ringe und Membranen ist die Passagebehinderung für feste Speisen. Der Schatzki-Ring ist darüber hinaus häufig mit einem gesteigerten gastroösophagealen Reflux assoziiert.

Therapie

Ösophageale Membranen werden in der Regel bei der diagnostischen Endoskopie durchtrennt. In Einzelfällen ist eine Bougierung oder Ballondilatation erforderlich.

Beim Schatzki-Ring ist die Therapie der ersten Wahl die Dilatation mit einem dicklumigen Bougie (mindestens 17 mm) über einen endoskopisch platzierten Führungsdraht. Die Alternative ist eine Durchtrennung des Ringes mit der Biopsiezange, indem in jedem Quadranten eine Biopsie entnommen wird. In einer kontrollierten Studie wurde 12 Monate nach dem Eingriff bei beiden Prozeduren ein funktionell gutes Ergebnis gefunden mit einer Besserung des Dysphagie-Scores um 84 % (Biopsie) bzw. 85 % (Bougierung) (Chotiprasidhi u. Minocha 2000). Prospektive Studien zeigen, dass beim Schatzki-Ring im längerfristigen Verlauf ein symptomatisches Rezidiv wesentlich häufiger auftritt als früher angenommen. In einer Serie mit 61 Patienten trat im Zeitverlauf über 6 Jahre ein Rezidiv der Dysphagie mit der Notwendigkeit einer weiteren Bougierung bei 63 % der Patienten auf (Groskreutz u. Kim 1990).

Bei Patienten mit rezidivierenden, symptomatisch wirksamen Ringstenosen kommen 2 zusätzliche Ansätze in Betracht:
- Dauertherapie mit Protonenpumpeninhibitoren zur Hemmung des gastroösophagealen Reflux
- endoskopische Elektroinzision mit einem Nadelmesser oder Argonplasmakoagulation

> **!** Während eine peptische Stenose schrittweise aufbougiert wird, reicht beim Schatzki-Ring eine einmalige Bougierung mit einem dickkalibrigen Bougie.

41.2 Ösophagusdivertikel

Ösophagusdivertikel treten v. a. in 3 Regionen auf:
- unmittelbar oberhalb des oberen Ösophagussphinkters (Zenker-Divertikel)
- in der Mitte des Ösophagus (Traktionsdivertikel)
- unmittelbar oberhalb des unteren Ösophagussphinkters (epiphrenisches Divertikel)

Das Zenker-Divertikel entsteht durch einen Defekt in der Muskelwand des Hypopharynx an einer natürlicherweise muskelschwachen Stelle, einem Dreieck, das durch die schrägen Fasern des M. constrictor pharyngeus inferior und des M. cricopharyngeus gebildet wird. Das pathophysiologische Prinzip ist eine Passagebehinderung des Nahrungsbolus durch den oberen Ösophagussphinkter, v. a. durch eine verringerte Öffnung des Sphinkters bei der schluckreflektorischen Relaxation. Klinisch manifestiert sich das Zenker-Divertikel durch Schluckstörungen, da im Divertikel retinierte Speisen den Ösophagus obstruieren, sowie durch Regurgitation bis zur pulmonalen Aspiration. Die Diagnose wird v. a. röntgenologisch (Breischluck) gestellt.

Therapie

Traktionsdivertikel (meist durch eine Lymphadenitis im Mediastinum hervorgerufen) und epiphrenische Divertikel (bei Funktionsstörungen des unteren Ösophagussphinkters) bedürfen in der Regel keiner Therapie, es sei denn, es besteht beim epiphrenischen Divertikel eine Achalasie-ähnliche Funktionsstörung des unteren Ösophagussphinkters. Dann sind dort die Therapieprinzipien der Achalasie anzuwenden, ggf. mit chirurgischer Resektion des symptomatischen Divertikels. In den letzten Jahren ist klar geworden, dass auch Divertikel im mittleren Ösophagus mit Motilitätsstörungen der Speiseröhre assoziiert sein können. Wie beim epiphrenischen Divertikel kommt eine Resektion des Divertikels selbst nur in Einzelfällen in Betracht, im Vordergrund steht die Behandlung der Motilitätsstörung (z. B. Achalasie, diffuser Ösophagusspasmus).

Die Standardtherapie des Zenker-Divertikels ist die Operation. Dabei ist die einzeitige Myotomie des oberen Ösophagussphinkters mit Entfernung des Divertikels die Therapie der Wahl. Hierbei werden bei 80–100 % der Patienten sehr gute Ergebnisse erzielt.

 Cave
Die Reoperation eines Zenker-Divertikels ist mit einer hohen perioperativen Morbidität assoziiert.

Eine Alternative zur operativen Therapie ist ein endoskopisches Vorgehen mit Durchtrennung der „Brücke" zwischen Ösophagus und Divertikel. Dies geschieht z. B. mit dem Argonplasmakoagulator.

> **Praxistipp**
> Ein spezieller Overtube der Fa. Wilson Cook erleichtert die Darstellung der zu durchtrennenden Brücke.

Die endoskopische Therapie des Zenker-Divertikels ist spezialisierten Zentren vorbehalten. Sie kommt in Betracht für Patienten mit:
- zu hohem perioperativem Risiko für die chirurgische Myotomie
- symptomatischem Rezidiv nach chirurgischer Therapie

41.3 Oropharyngeale Dysphagie

Die oropharyngeale Dysphagie, also eine Störung des Nahrungstransports von der Mundhöhle in die Speiseröhre, entsteht durch eine Beeinträchtigung der oralen oder der pharyngealen Phase des Schluckakts. Die wichtigste Störung der oralen Phase resultiert aus neurologischen Erkrankungen wie einem Hirninfarkt oder einem Morbus Parkinson mit konsekutiver Muskelschwäche und gestörter Koordination.

Störungen der pharyngealen Phase sind die Folge von:
- neuromuskulären Erkrankungen mit Beeinträchtigung des Zentralnervensystems (Hirninfarkt), des Motorneurons (amyotrophe Lateralsklerose) oder des peripheren Nervensystems (Myasthenia gravis)
- Obstruktionen im Oropharynx, am häufigsten durch Malignome
- reduzierter Compliance des oberen Ösophagussphinkters mit inkompletter Öffnung beim Schlucken (z. B. beim Morbus Parkinson oder der idiopathischen krikopharyngealen Achalasie)

Die wichtigste Untersuchung ist die Röntgenkontrastmitteluntersuchung des Schluckaktes in hoher zeitlicher Auflösung, als Videofluoroskopie oder Röntgenkinematographie.

Therapie

Die Ziele der Therapie sind die Verbesserung des Nahrungstransfers von der Mundhöhle in die Speiseröhre und die Vermeidung von Aspiration.
- Neoplasmen am pharyngoösophagealen Übergang sollten einer multimodalen Therapie mit Resektion und neoadjuvanter oder adjuvanter Radiochemotherapie zugeführt werden.
- Neurologische Ursachen einer oropharyngealen Dysphagie können durch Modifikationen des Schluckmanövers zumindest verbessert werden.

Manöver zur Verbesserung des Schluckaktes sind z. B.:
- Beugen des Kopfes nach hinten und Platzierung des zu schluckenden Bolus hinten auf die stärkere Seite der Zunge
- Beugen des Kopfes nach vorn zur Verbesserung der Anhebung des Larynx und seines Verschlusses
- bewusste kräftige Schlucke (modifiziertes Valsalva-Manöver) zur Kompensation für motorische Schwächen der Zunge und des Pharynx

 Cave
Eine Myotomie des oberen Ösophagussphinkters (krikopharyngeale Myotomie) kommt bei oropharyngealen Dysphagien nur in Einzelfällen in Betracht (Buchholz 1995):

- intakte willkürliche Kontrolle des Schluckens
- adäquate propulsive Kraft durch Zungen- und Pharynxmuskulatur
- röntgenologischer Nachweis der Obstruktion auf Höhe des oberen Ösophagussphinkters

Das Vorliegen einer Dysarthrie als Marker für neuromuskuläre Störungen des Mundes und Rachens lässt ein schlechtes Ansprechen auf eine Myotomie erwarten.

Die Injektion von Botulinustoxin ist eine Alternative zur chirurgischen Myotomie. Botulinustoxin ist ein potenter Inhibitor der Acetylcholinfreisetzung aus Motorneuronen. Die Injektion (25 Einheiten pro Quadrant) ist trotz limitierter Erfahrung eine Alternative zur chirurgischen Myotomie insbesondere bei:
- schlechtem Allgemeinzustand
- zusätzlicher Störung der oropharyngealen Komponente des Schluckaktes zur Vermeidung einer zu weit gehenden Beeinträchtigung des oberen Ösophagussphinkters in diesen Fällen (Schneider et al. 1994)

Cave
Eine *medikamentöse Therapie* ist nur bei einer oropharyngealen Dysphagie im Rahmen von Systemerkrankungen sinnvoll, z. B. bei Hypothyreose, Hyperthyreose, Polymyositis, Myasthenia gravis oder Morbus Parkinson.

41.4 Brustschmerzen ösophagealer Ursache

Mehr als 50 % der Patienten, die wegen retrosternaler Schmerzen einen Notfallbereich aufsuchen, haben keine koronare Herzkrankheit. Mit diesem Ausschluss ist das Problem der Patienten jedoch nicht gelöst: In einer Studie an 57 Patienten mit normalem Koronarangiogramm und heftigen Brustschmerzen war mehr als 1 Jahr nach der Herzkatheteruntersuchung die Hälfte der Patienten nicht in der Lage zu arbeiten (Ockene et al. 1980). Das ist ein Argument für die Abklärung der Ursache von Brustschmerzen.

Ösophageale Ursachen sind:
- gastroösophagealer Reflux
- ösophageale Hyperalgesie
- hypermotile Störungen

Die hypermotilen Störungen werden manometrisch definiert. Beim diffusen Ösophagusspasmus treten bei ≥ 30 % der Wasserschlucke simultane, häufig hochamplitudige und langdauernde Kontraktionen auf. Beim Nussknackerösophagus ist die peristaltische Fortleitung der Schluckwellen intakt, sie zeigen aber im distalen Ösophagus mittlere Amplituden von über 180 mmHg bei Wasserschlucken.

Allein aufgrund der Symptomatik kann zwischen kardialer und ösophagealer Ursache nicht sicher differenziert werden. Trotzdem sind Hinweise auf eine ösophageale Ursache der Brustschmerzen folgende Aspekte:
- Anhalten des Schmerzes für > 1 h
- Schmerzen, die typischerweise postprandial auftreten
- keine Ausstrahlung der Schmerzen
- assoziierte ösophageale Symptome wie Sodbrennen, Regurgitation und Dysphagie
- Schmerzbesserung durch Antazida

Therapie

Empirische Antirefluxtherapie
Die Argumente für eine empirische Antirefluxtherapie bei Brustschmerzen unklarer Ursache nach Ausschluss einer koronaren Herzkrankheit ohne sonstige weitere Diagnostik sind:
- Reduktion invasiver diagnostischer Prozeduren
- Kostenersparnis

So konnte in einer Crossover-Studie an 39 Patienten unter einer empirischen Therapie mit Omeprazol (40 mg morgens, 20 mg abends) vs. Plazebo für jeweils 1 Woche im Vergleich zur Endoskopie und 24-h-pH-Metrie durch den Protonenpumpeninhibitortest (PPI-Test) die Diagnose des Refluxes mit einer Sensitivität von 78 % und einer Spezifität von 86 % gestellt werden (Fass et al. 1998). Wenn der PPI-Test durchgeführt wird, sollten hohe Dosierungen (2-mal täglich vor den Mahlzeiten für bis zu 8 Wochen) gegeben werden (jeweils alternativ):
- 2-mal 20 mg Esomeprazol
- 2-mal 40 mg Omeprazol
- 2-mal 40 mg Pantoprazol
- 2-mal 20 mg Rabeprazol
- 2-mal 30 mg Lansoprazol

Ein weitgehendes Verschwinden der Symptome unter dieser Therapie spricht dafür, dass die Brustschmerzen refluxinduziert sind. Dann kann die Dosierung auf das Maß reduziert werden, das eine gute Kontrolle der rezidivierenden Schmerzen bewirkt.

> **Praxistipp**
> Je eindeutiger Symptome auf den PPI-Test ansprechen und je weniger eine psychische Überlagerung zu bestehen scheint, desto mehr kann man sich auf den Test verlassen. Bei fraglichem Ansprechen und hoher Wahrscheinlichkeit einer psychischen Komponente der Beschwerden ist eine 24-h-pH-Metrie zur Objektivierung des Refluxes zu empfehlen.

Patienten, die auf einen Therapieversuch mit PPI trotz definitiver Einnahme der verordneten Medikation nicht ansprechen:

- haben entweder keinen Reflux als Ursache ihrer Schmerzen
- oder zeigen eine unzureichende Suppression von Säuresekretion und Reflux unter der Therapie (Dosierung ausreichend?)

> **Praxistipp**
>
> Allerdings sollten auch Patienten mit einem unzureichenden Therapieeffekt unter Protonenpumpeninhibitoren unter 2-mal täglicher hoch dosierter Gabe eines PPI zumindest eine Besserung ihrer Symptome zeigen. Im Einzelfall kann auch bei negativem PPI-Test eine 24-h-pH-Metrie mit Elektroden im distalen Ösophagus und im proximalen Magen indiziert sein.

Therapie hypermotiler Störungen

Bei manometrisch nachgewiesenem **diffusem Ösophagusspasmus** oder **Nussknackerösophagus** mit Brustschmerzen ist die Therapie der 1. Wahl ein **Calciumantagonist**, z. B. Diltiazem 30–60 mg vor den Mahlzeiten oder als retardierte Form bis 2-mal 120 mg pro Tag. Jedoch ist die publizierte Evidenz hierfür schwach. Alternative Ansätze sind:
- Gabe eines trizyklischen Antidepressivums als viszerales Analgetikum (▶ unten)
- endoskopisch gesteuerte Injektion von Botulinustoxin in den unteren Ösophagussphinkter oder auch den distalen tubulären Ösophagus

> **! Cave**
>
> Die Therapie mit *Botulinustoxin* ist für hypermotile Störungen nicht durch kontrollierte Studien belegt. Sie darf nicht bei der Refluxkrankheit angewandt werden, da dort eine Schwächung der Sphinkterfunktion unerwünscht ist.

Therapie der ösophagealen Hyperalgesie

Studien mit schrittweiser Ballondistension im Ösophagus zeigen, dass viele Patienten mit nichtkardialem Thoraxschmerz eine erniedrigte ösophageale Schmerzschwelle zeigen. Die ösophageale Ballondistension bei ösophagealer Hyperalgesie ist kein etabliertes Routineverfahren. Auch international wurden keine größeren Normalkollektive untersucht. Es ist jedoch möglich, Patienten mit einer besonders niedrigen ösophagealen Schmerzschwelle zu identifizieren, z. B. bei Verwendung eines Manometriekatheters mit integriertem Distensionsballon der Fa. Wilson Cook. Der Nachweis einer Ursache für die chronischen rezidivierenden Brustschmerzen ist für den Patienten häufig sehr hilfreich.

In der klinischen Praxis ist folgender Algorithmus zur Abklärung des nichtkardialen Thoraxschmerzes (◘ Abb. 41-1) adäquat:
- initial endoskopischer Ausschluss einer strukturellen Ösophaguserkrankung
- bei positivem PPI-Test Weiterführung der PPI-Therapie mit der niedrigsten Dosis, die zu nicht mehr beeinträchtigenden Symptomen führt

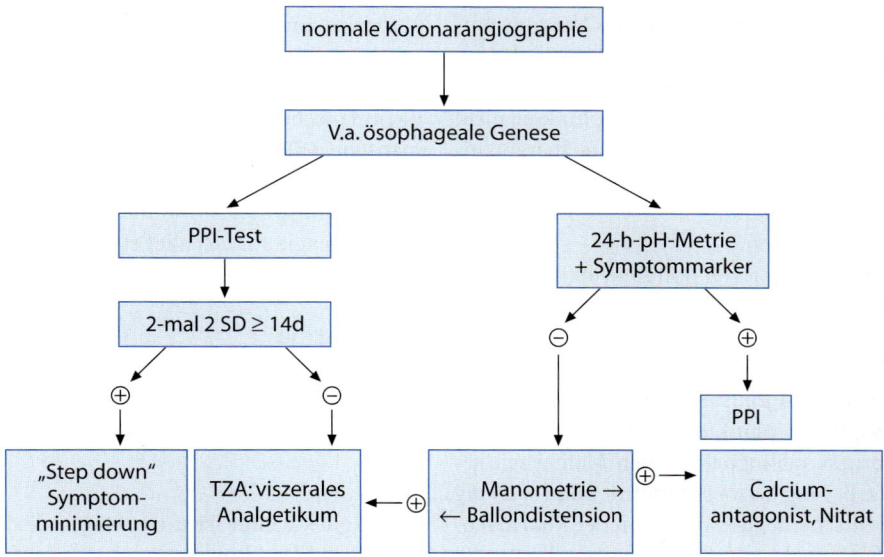

◘ **Abb. 41-1.** Algorithmus beim nichtkardialen Thoraxschmerz. In der Praxis gibt es den Ansatz, nach einem Normalbefund bei der Endoskopie bei trotzdem bestehendem Verdacht auf ösophageale Genese zunächst mit einem Protonenpumpeninhibitor (PPI) in doppelter Standarddosis zu behandeln. Bei Ansprechen wird die Dosis auf die niedrigste reduziert, die noch die Symptome beherrscht (step down). Bei Nichtansprechen auf den PPI wird ein niedrig dosiertes trizyklisches Antidepressivum (TZA) eingesetzt. SD: Standarddosis; ⊕: pathologischer Untersuchungsbefund oder Ansprechen auf probatorische Therapie; ⊖: normaler Untersuchungsbefund oder Nichtansprechen auf probatorische Therapie

— bei negativem PPI-Test Therapieversuch mit einem niedrig dosierten trizyklischen Antidepressivum

Trizyklische Antidepressiva. Aus kontrollierten Studien existieren positive Daten sowohl für Trazodon (100–150 mg pro Tag) als auch für Imipramin (50 mg pro Tag) (Cannon et al. 1994). Wegen ihrer sedierenden Wirkung sollten diese Präparate vorzugsweise zur Nacht gegeben werden.

> **Praxistipp**
> Im akuten Anfall von retrosternalen Schmerzen bei einem Patienten ohne gesteigerten Reflux kommt unter der Vorstellung gesteigerter Aktivität der Quer- oder Längsmuskulatur der Speiseröhre die sublinguale Applikation eines Calciumantagonisten (z. B. 5–10 mg Nifedipin) oder eines Nitrates (z. B. 0,4–0,8 mg Nitroglycerin als Spray) in Betracht.

41.5 Achalasie

Die Achalasie resultiert aus einer Degeneration der nitrergen, also NO-produzierenden, Neurone im Plexus myentericus in der Ösophaguswand. Daraus resultieren ein Ersatz der gerichteten Peristaltik im tubulären Ösophagus durch simultane Schluckwellen und eine Störung der schluckreflektorischen Erschlaffung des unteren Ösophagussphinkters.

Therapie

Keine Therapie kann die Degeneration der Neurone aufhalten. Daher zielt die Behandlung der Achalasie darauf, den Ruhetonus des unteren Ösophagussphinkters auf ein solches Maß zu erniedrigen, dass dieser Sphinkter nicht mehr die Passage der Nahrung behindert. Die therapeutischen Optionen sind:
- medikamentöse Behandlung
- pneumatische Dilatation
- endoskopische Injektion von Botulinustoxin
- chirurgische Myotomie

Medikamentöse Therapie

Nitrate und Calciumantagonisten reduzieren den Tonus des unteren Ösophagussphinkters und können bei der Achalasie 10–30 min sublingual vor den Mahlzeiten gegeben werden (z. B. 5 mg Isosorbiddinitrat und 10–20 mg Nifedipin). Die entscheidende Limitation der Pharmakotherapie bei der Achalasie ist jedoch ihre begrenzte Wirksamkeit. Nebenwirkungen wie Kopfschmerzen und Blutdruckabfall und eine Tachyphylaxie schränken den Effekt in der Dauertherapie eindeutig ein. Eine suffiziente Besserung der Dysphagie kann längerfristig bei kaum einem Achalasiekranken medikamentös erreicht werden.

Pneumatische Dilatation des unteren Ösophagussphinkters

Das Prinzip der Ballondilatation besteht darin, den Tonus des unteren Ösophagussphinkters durch partielle Durchtrennung seiner Muskelfasern zu reduzieren.

 Die schrittweise Bougierung mit Kunststoffbougies ansteigenden Durchmessers (z. B. Savary-Gilliard) ist ein wirksames Verfahren bei der peptischen Ösophagusstenose, bei der Achalasie führt es allenfalls zu einer ganz vorübergehenden Besserung. Die Bougierung reicht nicht aus, um Muskelfasern zu durchtrennen und ist bei der Achalasie nicht indiziert.

Der international derzeit gebräuchlichste Dilatationsballon bei der Achalasie ist der Rigiflexballon der Fa. Boston Microvasive. Er wird über einen endoskopisch platzierten Führungsdraht vorgeschoben und unter Röntgendurchleuchtung im unteren Ösophagussphinkter positioniert.

 Cave
Dilatationsballons aus Latex haben eine hohe Compliance, der Rigiflexballon zeigt dagegen eine niedrige Compliance. Dies kann dazu führen, dass ein Latexballon sich bei der Luftinsufflation oberhalb oder unterhalb des unteren Ösophagussphinkters stark ausdehnt und zu einer erhöhten Perforationsgefahr führt.

Praktisches Vorgehen. Vor der pneumatischen Dilatation sollte der Patient für mindestens 12 h fasten. Wenn eine vorherige Endoskopie oder Röntgenuntersuchung eine erhebliche Speiseretention im Ösophagus gezeigt hat, wird die Prozedur durch eine flüssige Diät 2 Tage vor der pneumatischen Dilatation deutlich erleichtert. Die pneumatische Dilatation beginnt mit einer diagnostischen Endoskopie, bei der der gastroösophageale Übergang sorgfältig inspiziert wird, um ein Malignom als Ursache der Dysphagie auszuschließen.

> **Praxistipp**
> Es ist bei der Ösophagoskopie zur pneumatischen Sphinkterdilatation nicht erforderlich, aus makroskopisch normaler Mukosa Biopsien zu entnehmen.

Der Rigiflexballon ist 8 cm lang, es existieren 3 unterschiedliche Durchmesser von 30, 35 und 40 mm. Der Autor empfiehlt, bei der ersten Dilatation den 30-mm-Ballon zu benutzen. Dieser Ballon wird nach Entfernung des Endoskops über den platzierten Führungsdraht in den Magen vorgeschoben und unter Röntgenkontrolle entlang des unteren Ösophagussphinkters positioniert. Röntgendichte Markierungen am Ober- und Unterrand des Ballons erleichtern die Platzierung. Der untere Ösophagussphinkter stellt sich bei der Balloninsufflation als Einschnürung (Taille) dar. Diese Einschnürung sollte sich im Zentrum des Ballons befinden. Der Druck im Ballon wird mit einem Manometer soweit erhöht, dass die Taille verschwindet. Dieser Dilatationsdruck beträgt in der Regel 8–12 psi. Er wird für 60 s belassen. Wegen der damit assoziierten Schmerzen ist eine Sedierung erforderlich. Die Dilatationsdauer ist international nicht standardisiert. Es gibt Experten, die nach der ersten Insufflation eine weitere für 60 s empfehlen. Andere Untersucher führen bei allen Patienten in Abständen von z. B. 2 Tagen weitere Dilatationen mit dem 35- und dem 40-mm-Ballon durch.

> **Praxistipp**
> Für das funktionelle Ergebnis der pneumatischen Ösophagusdilatation ist mehr das Verschwinden der Ösophaguseinschnürung als die Dauer der Dilatation entscheidend.

Wenn jedoch nach der ersten Dilatation mit dem 30-mm-Ballon die Dysphagie persistiert und ein Funktionstest ein unzureichendes Ergebnis anzeigt (unzureichende Entleerung von Kontrastmittel bei der Röntgenuntersuchung, deutlich verzögerter Transit bei der Ösophagusszintigraphie mit einem viskösen Bolus oder manometrisch Ruhedruck des unteren Ösophagussphinkters >10 mmHg), sollten Dilatationen mit dem 35- bzw. 40-mm-Ballon erfolgen.

Die pneumatische Dilatation kann grundsätzlich ambulant oder in einer Tagesklinik erfolgen. Jedoch sollte der Patient nach der Prozedur für 6 h überwacht werden.

> **Praxistipp**
> Nach der pneumatischen Ösophagusdilatation ist eine Röntgenuntersuchung mit wasserlöslichem Kontrastmittel zum Ausschluss einer Perforation zu empfehlen.

In einer Metaanalyse nichtkontrollierter Studien war eine einzelne pneumatische Dilatation in einer mittleren Beobachtungszeit von 4,9 Jahren bei 72 % der Patienten effektiv (Spiess u. Kahrilas 1998). Aus den vorhandenen Daten lässt sich für die Praxis folgern:
- Etwa $^2/_3$ der Patienten zeigen nach der ersten pneumatischen Dilatation ein gutes Ergebnis.
- Im Laufe von 5 Jahren benötigt mindestens $^1/_3$ der Patienten mindestens eine weitere pneumatische Dilatation, ein Teil dieser Patienten muss operiert werden.
- Die Brustschmerzen, die bei etwa 40–60 % der Patienten mit Achalasie auftreten, bessern sich nach der pneumatischen Dilatation in geringerem Ausmaß als die Dysphagie.

Die beiden am besten belegten **Prädiktoren des funktionellen Ergebnisses** nach der pneumatischen Dilatation sind der Ruhedruck des unteren Ösophagussphinkters nach der Therapie und das Alter. Patienten mit einem Ruhedruck des unteren Ösophagussphinkters von <10 mmHg sind mit hoher Wahrscheinlichkeit in symptomatischer Remission, ein Alter von <40 Jahren sagt in der Regel ein schlechtes Ansprechen auf eine pneumatische Dilatation voraus (Eckardt et al. 1992).

Komplikationen. Die entscheidende Komplikation der pneumatischen Dilatation ist die **Ösophagusperforation**, die bei 3–5 % der Patienten auftritt. Zu Perforationen kommt es gewöhnlich bei der ersten Dilatation, sie sind typischerweise oberhalb der Kardia auf der linken Seite des Ösophagus in einer anatomischen Region mit schwächerer Muskulatur lokalisiert. In der Regel ist ein operativer Verschluss des Ösophaguslecks erforderlich. Ein freier Austritt von Kontrastmittel beim Ösophagogramm nach der pneumatischen Dilatation ist eine absolute Indikation dazu. Etwa 15 % der Patienten klagen nach der pneumatischen Dilatation über deutliche Brustschmerzen. Trotz der Schwächung der Antirefluxbarriere durch die pneumatische Dilatation und der Störung der ösophagealen Clearance bei der Achalasie tritt eine Refluxkrankheit nur bei weniger als 5 % der Patienten nach einer pneumatischen Dilatation auf.

Endoskopische Injektion von Botulinustoxin

Botulinustoxin hemmt die **Freisetzung von Acetylcholin** aus cholinergen Neuronen. Angesichts der selektiven Degeneration inhibitorischer nitrerger Neurone bei der Achalasie wird dadurch das Gleichgewicht zwischen den Sphinktertonus erhöhenden und senkenden Neurotransmittern wiederhergestellt. Bei der Endoskopie wird der bei der Achalasie enge untere Ösophagussphinkter dargestellt. Dann werden etwa 1 cm oberhalb der Z-Linie mit einer Standardsklerotherapienadel 20–25 IE Botulinustoxin in jeweils 1 ml NaCl 0,9 % in jeden der 4 Quadranten injiziert. Eine ganz präzise Lokalisation der Injektionsstelle ist nicht erforderlich, da Botulinustoxin im Gewebe über eine gewisse Distanz diffundieren kann. Eine Besserung der Symptome ist in der Regel erst nach 24 h zu erwarten.

 Cave
Botulinustoxin darf nicht mit dem Auge in Kontakt kommen: Notwendigkeit des Schutzes des Untersuchers und des Assistenzpersonals

Nach einer Injektion von Botulinustoxin zeigen mindestens 65 % der Patienten für mindestens 3 Monate eine symptomatische Remission. Die meisten Patienten, die initial angesprochen haben, sprechen auch auf weitere Injektionen an. So konnte in einer Serie an 57 Patienten bei je nach Symptomen notwendigen wiederholten Injektionen über 2 Jahre in 75 % der Fälle ein gutes Ergebnis erzielt werden (Annese et al. 1998). Prädiktoren eines günstigen funktionellen Ergebnisses sind höheres Lebensalter und eine vigoröse Achalasie, d. h. eine Form mit simultanen höheramplitudigen Schluckwellen im tubulären Ösophagus und Brustschmerz. Die endoskopische Injektion von Botulinustoxin ist insgesamt sicher. Vorübergehende Brustschmerzen nach der Prozedur treten bei 25 % der Patienten auf.

> **Cave**
> Chirurgen berichten, dass nach Injektion von Botulinustoxin die Identifikation der einzelnen Gewebsschichten bei einer später evtl. erforderlichen Myotomie nach Heller schwieriger ist. Daher sollte Botulinustoxin bei Patienten unter 50 Jahren in der Regel nicht eingesetzt werden.

Für die Praxis können folgende Schlüsse zum **Vergleich von pneumatischer Dilatation und endoskopischer Injektion von Botulinustoxin** gezogen werden (◘ Abb. 41-2):
- Beide Verfahren haben kurzzeitig über 1–2 Jahre eine ähnliche Effektivität hinsichtlich der symptomatischen Verbesserung, wobei etwa die Hälfte der Patienten unter Botulinustoxin weitere Injektionen benötigt.
- Objektive Parameter der Ösophagusfunktion (Transitzeiten, Tonus des unteren Ösophagussphinkters) bessern sich nach der pneumatischen Dilatation in stärkerem Ausmaß.

> **Praxistipp**
> Die endoskopische Injektion von Botulinustoxin zur Behandlung der Achalasie ist v. a. bei alten Patienten in kardiopulmonal schlechtem Zustand eine minimalinvasive Prozedur, die hier der komplikationsträchtigeren und aufwendigeren pneumatischen Dilatation und Myotomie vorzuziehen ist.

Chirurgische Myotomie nach Heller

Das Prinzip ist hier, dass durch operative D**urchtrennung von Muskelfasern des unteren Ösophagussphinkters** dessen Tonus reduziert wird. Die chirurgische Myotomie resultiert in einer andauernden symptomatische Remission bei etwa 85 % der Patienten nach 10 Jahren und bei 65 % nach 20 Jahren. Etwa 10 % der operativ Myotomierten entwickeln eine Refluxösophagitis, daher empfehlen viele Chirurgen die Kombination mit einer Antirefluxprozedur (**Fundoplikatio**). Die Effektivität bezüglich der Verbesserung der Dysphagie ist für die chirurgische Myotomie besser als für die pneumatische Dilatation. Die Myotomie kann heute **laparoskopisch** durchgeführt werden, und dieser minimalinvasive Eingriff ist heutzutage die chirurgische Methode der Wahl.

Die chirurgische Myotomie ist die **Therapie der Wahl bei der Achalasie:**
- als primärer Eingriff bei Patienten < 40 Jahren
- bei unzureichendem Effekt nach 3 pneumatischen Dilatationen

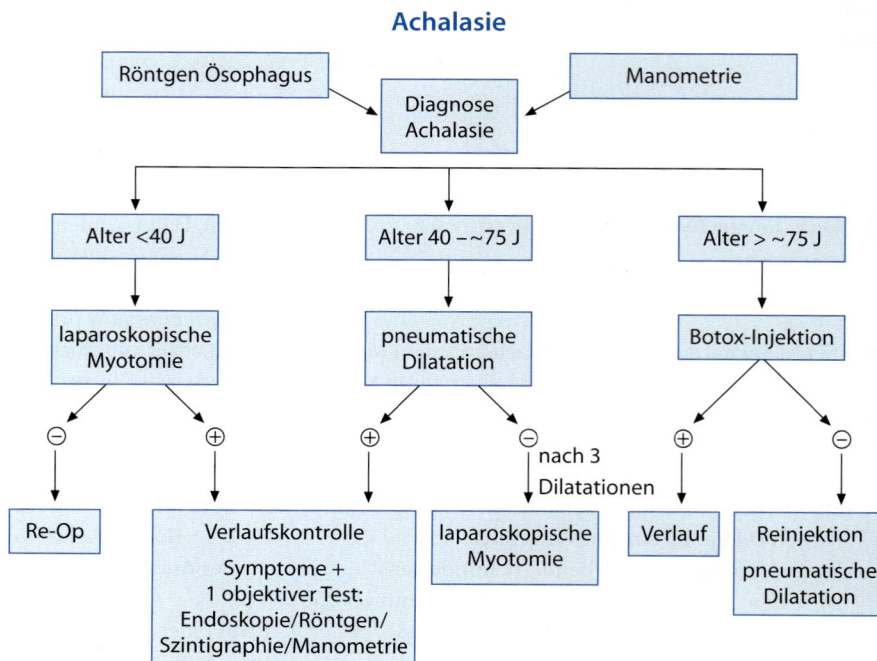

◘ Abb. 41-2. Algorithmus bei der Achalasie. In Abhängigkeit von Alter und Allgemeinzustand sind die laparoskopische Myotomie, die pneumatische Dilatation oder die endoskopische Injektion von Botulinustoxin (Botox) die Therapie der Wahl. ⊕: Ansprechen auf die Therapie; ⊖: Nichtansprechen auf die Therapie

41.6 Speiseröhrenbefall bei Systemerkrankungen

Kollagenosen und neuromuskuläre Erkrankungen können den tubulären Ösophagus und den unteren Ösophagussphinkter befallen. Ein typisches Beispiel ist die Sklerodermie. Bei Diabetes mellitus tritt häufige eine – allerdings klinisch stumme – Veränderung der Speiseröhrenfunktion auf. Fast 90 % der Patienten mit Sklerodermie zeigen einen Befall des Gastrointestinaltrakts, bei 50 % liegen schwere Funktionsstörungen vor.

Therapie

Die Behandlung des Ösophagusbefalls bei der Sklerodermie bezieht sich auf:
- gastroösophagealen Reflux
- Hypomotilität des tubulären Ösophagus
- peptische Stenosen

Die Therapie des Refluxes und der peptischen Stenosen entspricht den Prinzipien bei der Refluxkrankheit generell. Die Erniedrigung der Schluckwellenamplituden und gerade auch der Ersatz gerichteter Peristaltik durch simultane Kontraktionen führt zur Dysphagie. Das aussichtsreichste Prokinetikum ist hier Cisaprid, in Dosierungen von 4-mal 10–20 mg. Cisaprid setzt Acetylcholin aus dem Plexus myentericus frei. Jedoch wurde diese Substanz in Deutschland wegen der Gefahr ventrikulärer Arrhythmien aus dem Handel gezogen und ist derzeit nur über internationale Apotheken erhältlich. Da bei fortgeschrittenen Fällen der Sklerodermie die glatte Muskulatur in der Wand der Speiseröhre durch fibrotisches Material ersetzt ist, sind hier die therapeutischen Möglichkeiten von Prokinetika gering. Grundsätzlich ist Cisaprid bei der Sklerodermie eher zur Beschleunigung der Magenentleerung und des Dünndarmtransits als zur Behandlung des Speiseröhrenbefalls indiziert.

Cave
Cisaprid darf nicht mit Erythromycin oder Imidazolen wie Ketoconazol, Fluconazol, Itraconazol und Metronidazol kombiniert werden, da diese das Cytochrom-P450-3A4-Enzym hemmen. Dadurch wird der Abbau von Cisaprid verzögert, sein Plasmaspiegel und dadurch seine arrhythmogene Wirkung gesteigert.

41.7 Infektiöse Ösophagitiden

41.7.1 Candidaösophagitis

Das Leitsymptom ist die Odynophagie (Schmerz beim Schlucken). Die Diagnose wird endoskopisch-bioptisch gestellt. Am häufigsten tritt die Candidaösophagitis bei immunsupprimierten Patienten auf (Aids, Chemotherapie, maligne Erkrankungen).

Therapie

Zur effektiven Behandlung der ösophagealen Candidiasis ist eine systemische Therapie erforderlich. Eine Behandlung mit Fluconazol (100 mg pro Tag) oder Itraconazol (200 mg pro Tag) für 14–21 Tage ist sehr effektiv. Eine Fluconazol-refraktäre ösophageale Candidiasis sollte mit Itraconazol behandelt werden (≥ 200 mg pro Tag).

> **Praxistipp**
> Itraconazolkapseln sind wegen nicht vorhersagbarer Resorption schlechter wirksam als die Lösung.

Bei Patienten mit auf Imidazole refraktärer Candidaösophagitis ist eine Therapie mit intravenösem Amphotericin B (0,3–0,7 mg/kgKG/Tag) empfehlenswert. Bei Patienten mit fortgeschrittenem Aids sind rezidivierende Infektionen häufig, eine chronische suppressive Therapie mit 100 mg Fluconazol pro Tag ist zur Prävention von Rezidiven wirksam (Acresti et al. 1994).

41.7.2 Herpes-simplex-Ösophagitis

Die Herpes-simplex-Infektion des Ösophagus tritt in der Regel bei immunsupprimierten Patienten auf, also z. B. bei Aids, Organ- und Knochenmarktransplantierten. Die Leitsymptome sind Odynophagie und Dysphagie. Die Diagnose wird endoskopisch-bioptisch gestellt. Der typischste Befund sind Ulzerationen < 2 cm Durchmesser mit dazwischen liegender normaler Mukosa.

Therapie

Bei immunkompetenten Patienten tritt in der Regel nach 1–2 Wochen eine spontane Heilung auf, diese wird jedoch durch eine kurze Behandlung mit Aciclovir beschleunigt. Immunsupprimierte Patienten sollten 5-mal 400 mg Aciclovir pro Tag für 14–21 Tage einnehmen. Bei Patienten, die nicht schlucken können, wird intravenöses Aciclovir (3-mal 5 mg/kgKG i. v. für 7–14 Tage) empfohlen. Bei Nichtansprechen auf Aciclovir ist Foscarnet (2-mal 90 mg/kgKG) eine Alternative.

41.7.3 Ösophagitis bei Zytomegalievirusinfektion

Auch die Infektion mit dem Zytomegalievirus (CMV) tritt überwiegend bei Immunsupprimierten auf, äußert sich als Odynophagie und wird endoskopisch-bioptisch diagnostiziert. Eine Serie von 48 Patienten mit gastrointestinaler Manifestation der CMV-Erkrankung wurde randomisiert für 2 Wochen entweder mit i. v.-Ganciclovir (2-mal 5 mg/kgKG) oder Foscarnet (2-mal 90 mg/kgKG) behandelt, mit der Option einer Fortsetzung der Therapie. 83 % der mit Foscarnet behandelten und 85 % der mit Ganciclovir behandelten Patienten zeigten eine Heilung der mukosalen Läsionen. 40 % der Patienten in beiden Gruppen benötigten mehr als 2 Wochen Therapie (Blanshard et al. 1995). Für die klinische Praxis ist zu empfehlen, dass Patienten mit einer CMV-Ösophagitis 3–6 Wochen lang 2 × täglich Ganciclovir oder Foscarnet erhalten sollten. Bei Rezidiven wird eine chronische intravenöse Erhaltungstherapie empfohlen.

Valganciclovir ist eine neue orale Formulierung von Ganciclovir. Die orale Dosis von ca. 13 mg/kgKG ist äquivalent zu der intravenösen Dosis von 5 mg/kgKG.

> **Praxistipp**
> Bei Nichtansprechen auf Ganciclovir und Foscarnet können beide Präparate in den genannten Dosierungen zusammen für 2 Wochen intravenös verabreicht werden. Eine Alternative ist das Nukleotid Cidofovir, das gerade bei rezidivierenden Infektionen intermittierend in einer Dosierung von 3–5 mg/kgKG in Abständen von 2 Wochen appliziert werden kann.

 Cave
Cidofovir kann eine irreversible Schädigung des proximalen Nierentubulus bewirken.

41.8 Medikamentös induzierte Läsionen der Speiseröhre

Folgende Medikamente sind die häufigsten Auslöser von Läsionen in der Speiseröhre
- Tetrazykline, besonders Doxycyclin
- nichtsteroidale Antirheumatika, meist Acetylsalicylsäure
- Kaliumchlorid
- Chinidin
- Alendronat (ein Biphosphonat)

Die Ursachen für die medikamentös vermittelte Schädigung der ösophagealen Mukosa sind:
- verzögerter ösophagealer Transit
- lokale Schädigung durch die liegengebliebene Tablette, z. B. durch einen sauren pH-Wert oder eine lokale Hyperosmolalität

Der Verdacht entsteht, wenn nach Einnahme z. B. einer Tablette retrosternale Schmerzen auftreten. Das häufigste endoskopische Bild ist ein Ulkus mit normaler umgebender Schleimhaut. Biopsien schließen eine maligne oder infektiöse Ursache aus. Die Ulzera treten häufig an Stellen auf, an denen das Ösophaguslumen eingeengt wird, also:

- am Aortenbogen
- am gastroösophagealen Übergang
- oberhalb eines dilatierten linken Herzvorhofs

Therapie

Die meisten Fälle einer medikamentös induzierten Schädigung der Speiseröhre heilen ohne Intervention innerhalb einiger Tage ab. Alendronat sollte mit mindestens 250 ml Wasser eingenommen werden, nach der Einnahme sollte der Patient für mindestens 30 min stehen oder aufrecht sitzen. Wenn das Medikament, das mit hoher Wahrscheinlichkeit zu der Läsion geführt hat, weiter verschrieben werden muss, sind flüssige Präparationen eine Alternative. Es ist nicht klar, ob eine spezifische medikamentöse Therapie hier überhaupt effektiv ist. Auch potente Säureblocker wie Protonenpumpeninhibitoren sind nicht entscheidend wirksam, wenn nicht gastroösophagealer Reflux eine Rolle bei der Exazerbation der Läsion spielt. Der effektivste medikamentöse Ansatz ist es, mehrfach am Tag Sucralfat einzunehmen, um eine protektive Schicht auf der Ösophagusmukosa zu etablieren.

41.9 Gastroösophageale Refluxkrankheit

Die gastroösophageale Refluxkrankheit resultiert aus der Kombination „gesteigerter Reflux von saurem Mageninhalt" und „Beeinträchtigung der ösophagealen Clearance des Reflux". Der Verschlussmechanismus am gastroösophagealen Übergang wird beeinträchtigt durch:
- niedrigen Ruhedruck des unteren Ösophagussphinkters
- häufige transiente, nicht schluckinduzierte Erschlaffungen dieses Sphinkters
- Hiatushernie, bei der das Zwerchfell nicht mehr die Funktion des unteren Ösophagussphinkters verstärkt

Mechanismen der gestörten ösophagealen Clearance sind
- Störung der Ösophagusperistaltik mit zu schwachen oder nicht fortgeleiteten Kontraktionen
- Re-Reflux aus einer Hiatushernie
- reduzierte Speichelsekretion oder eine Herabsetzung der alkalischen Pufferkapazität des Speichels wie bei Rauchern

Die entscheidende diagnostische Maßnahme ist die Endoskopie. Allerdings zeigen mindestens 50 % der Refluxkranken keine erosive Ösophagitis. Die erosive Ösophagitis wird heute am besten gemäß der Los-Angeles-Klassifikation eingeteilt:
- Los Angeles A: Schleimhautläsionen auf Längsfalten, Länge < 5 mm, kein Konfluieren zwischen den Falten
- Los Angeles B: Schleimhautläsionen auf Längsfalten, Länge > 5 mm, kein Konfluieren zwischen den Falten

- Los Angeles C: Schleimhautläsionen auf Längsfalten mit Konfluieren zwischen den Falten, <75% der Zirkumferenz sind involviert
- Los Angeles D: ≥75% der Zirkumferenz werden von Schleimhautläsionen bedeckt

Therapie

Grundsätzlich können 3 Situationen unterschieden werden:
- Milde Formen der Refluxkrankheit mit intermittierenden Symptomen; hier sind **Modifikationen des Lebensstils** zusammen mit der Einnahme von Antazida und nicht verschreibungspflichtigen Präparationen von Histamin$_2$(H$_2$)-Rezeptor-Antagonisten ausreichend.
- Patienten mit chronischen erheblichen Symptomen oder ausgeprägter erosiver Ösophagitis (Los Angeles C und D) benötigen eine Dauertherapie mit **Protonenpumpeninhibitoren** (PPI) oder eine **Antirefluxchirurgie**.
- Zwischen diesen Extremen ist der geeignetste Ansatz die sog. **Step-down-Therapie**, bei der mit einer hohen Dosis eines Protonenpumpeninhibitors begonnen wird, um eine rasche Verbesserung der Symptome zu erreichen, und dann die Therapieintensität reduziert wird, bis sich erneut Symptome zeigen. Daraus kann die Intensität der Dauertherapie abgeleitet werden (▶ Abb. 41-3).

Im Folgenden werden die einzelnen Therapieansätze besprochen.

Modifikationen des Lebensstils

Sinnvolle Veränderungen des Lebensstils bei der Refluxkrankheit sind:
- Schlafen mit erhöhtem Oberkörper, v. a. bei nächtlichen oder „oberen" Refluxsymptomen (chronische Heiserkeit)
- möglichst geringer Konsum einer Kerngruppe refluxinduzierender Nahrungsmittel, nämlich fette Speisen, Schokolade, Alkohol (insbesondere Weißwein)
- keine Mahlzeiten unmittelbar vor dem Schlafengehen
- Vermeidung des Zigarettenrauchens, da es die Speichelsekretion hemmt
- möglicherweise auch Gewichtsreduktion bzw. -normalisierung

> **Praxistipp**
> Im Zeitalter hochwirksamer medikamentöser Optionen zur Behandlung der Refluxkrankheit sind besonders restriktive Modifikationen des Lebensstils, insbesondere im Bereich der Ernährung, nicht erforderlich.

Medikamentöse Hemmung der Säuresekretion

Die effektivste Therapie der Refluxkrankheit ist die Hemmung der Magensäuresekretion. Je größer das Ausmaß der ösophagealen Säureexposition, desto höher ist der Grad der erforderlichen Suppression der Magensäuresekretion. Die medikamentösen Optionen sind hier insbesonders die **Protonenpumpeninhibitoren** und weniger die **H$_2$-Rezeptor-Antagonisten**. Diese Therapien beseitigen nicht den Reflux per se und beeinflussen die zugrunde liegenden Motilitätsstörungen nicht. Sie reduzieren die aggressive Potenz des Refluxats. Beim Vergleich von H$_2$-RezeptorAntagonisten und Protonenpumpeninhibitoren in plazebokontrollierten Studien zeigt sich für die H$_2$-Blocker ein therapeutischer Gewinn gegenüber Plazebo in der Abheilung der Refluxösophagitis von nur 10–24% (Kahrilas 1996). Dieser therapeutische Gewinn gegenüber Plazebo bleibt etwa konstant, unabhängig von der Plazeboheilungsrate. Daraus folgt, dass H$_2$-Rezeptor-Antagonisten für die Behandlung der schweren Ösophagitis ungeeignet sind. Die verschiedenen H$_2$-Rezeptor-Antagonisten haben eine vergleichbare Effektivität, wenn äquipotente Dosierungen verwendet werden:
- Cimetidin 2-mal 400 mg
- Ranitidin 2-mal 150 mg
- Famotidin 2-mal 20 mg
- Nizatidin 2-mal 150 mg

> **Praxistipp**
> Wenn ein Refluxkranker innerhalb von 6 Wochen auf die Standarddosis eines H$_2$-Antagonisten unzureichend anspricht, so ist eine Fortsetzung der Therapie oder Dosissteigerung wenig aussichtsreich (Kahrilas et al. 1999).

Protonenpumpeninhibitoren bringen einen therapeutischen Gewinn von 57–74% im Vergleich zu Plazebo (Kahrilas 1996). Sie sind heute Medikamente der 1. Wahl zur Refluxtherapie.

Protonenpumpeninhibitoren bei der gegenüber H$_2$-Rezeptor-Antagonisten refraktären Refluxkrankheit

In einer großen Studie aus den Niederlanden wurden 91 Patienten mit schwerer Ösophagitis, die auf H$_2$-Rezeptor-Antagonisten nicht angesprochen hatten, im Mittel über 48 Monate beobachtet. Bei allen Patienten heilte die Refluxösophagitis unter einer Omeprazoldosis von 40–60 mg pro Tag aus. Jedoch zeigte etwa die Hälfte der Patienten bei Dosisreduktion auf 20 mg ein Rezidiv, das wiederum nach Dosiserhöhung auf 40 mg in allen Fällen abheilte (Klinkenberg-Knol et al. 2000). Die Wahrscheinlichkeit, dass eine erosive Ösophagitis unter einer säuresupprimierenden Therapie abheilt, ist proportional zu dem Anteil des Tages, während dessen der intragastrale pH-Wert > 4 liegt. Unter 1-mal 20 mg Omeprazol pro Tag

fanden sich folgende Anteile der Zeit mit einem intragastralen pH >4 (Dent 1994).
- 18–24 h: 55% der Patienten
- 12–18 h: 10%
- 6–12 h: 14%
- 0–6 h: 21%

Bei einer ausgeprägten Refluxösophagitis ist es zur Abheilung erforderlich, dass der Magen-pH während mindestens 12 h bei > 4 liegt. Daraus ergibt sich für das genannte Kollektiv (Dent 1994):
- 65% der Patienten sind mit 1-mal 20 mg Omeprazol ausreichend behandelt.
- 14% benötigen mindestens 2-mal 20 mg.
- 21% benötigen vermutlich 2-mal 40 mg.

> **Praxistipp**
> In der Praxis wird zuwenig beachtet, dass ein signifikanter Anteil der Refluxkranken mehr als 1 Standarddosis eines Protonenpumpeninhibitors benötigt (Äquivalent von 20 mg Omeprazol).

Unterschiede zwischen den einzelnen Protonenpumpeninhibitoren. Die verschiedenen Protonenpumpeninhibitoren haben eine vergleichbare Wirksamkeit, wenn sie in äquipotenten Dosierungen appliziert werden. Die offiziellen Standarddosierungen der einzelnen PPI sind wie folgt:
- Omeprazol 20 mg
- Lansoprazol 30 mg
- Pantoprazol 40 mg
- Rabeprazol 20 mg (Ruf u. Sachs 2000)

> **Praxistipp**
> In der klinischen Praxis sind gleiche Mengen von Omeprazol, Pantoprazol und Lansoprazol etwa gleich wirksam.

Esomeprazol, das linksdrehende Enantiomer des Omeprazols, führt in gleichen Dosierungen zu einer stärkeren Hemmung der Säuresekretion als Omeprazol. Es ist jedoch noch nicht durch Studien belegt, dass daraus auch eine höhere Heilungsrate der Refluxösophagitis folgt.

Motilitätswirksame Pharmaka

> **Praxistipp**
> Prokinetika sind theoretisch der ideale pharmakologische Ansatz bei der Refluxkrankheit, da dieser Entität letztlich Motilitätsstörungen zugrunde liegen. Jedoch gibt es in der Praxis kein Prokinetikum, das gastroösophagealen Reflux in dem Maße reduzieren kann wie starke Hemmer der Säuresekretion.

Das bei der Refluxkrankheit potenteste Prokinetikum ist **Cisaprid** (Katschinski et al. 2000). Cisaprid ist vergleichbar in seiner Effektivität den H_2-Rezeptor-Antagonisten in Standarddosierungen. Da jedoch Cisaprid derzeit wegen möglicher kardialer Arrhythmien, die insbesondere in Kombination mit Makroliden oder Imidazolen auftreten können, in Deutschland nicht im Handel ist, spielen Prokinetika in der Therapie der Refluxkrankheit zzt. keine bedeutsame Rolle.

Ausblick. Der GABA(γ-Amino-Buttersäure)-B-Rezeptor-Agonist **Baclofen** hemmt transiente Erschlaffungen des unteren Ösophagussphinkters. Diese Substanz hat starke zentrale Nebenwirkungen (Müdigkeit), aber modifizierte GABA-B-Rezeptor-Agonisten könnten in Zukunft ein interessantes neues Therapiekonzept bei der Refluxkrankheit sein.

Nichterosive Refluxkrankheit

Die Mehrzahl der Patienten mit Refluxsymptomen und Beeinträchtigung der Lebensqualität dadurch zeigen bei der Endoskopie keine mukosalen Läsionen. Sie haben eine pH-metrisch fassbare gesteigerte Säureexposition des distalen Ösophagus oder eine ösophageale Hypersensitivität gegenüber physiologischem Reflux. Bei dem letzteren Phänomen korrelieren Symptome und Refluxepisoden zeitlich miteinander. Patienten mit einer nichterosiven Refluxkrankheit sprechen bezüglich ihrer Symptome besser auf PPI als auf H_2-Antagonisten an (Richter et al. 2000).

Erhaltungstherapie

Ein Kennzeichen der Refluxkrankheit ist die Neigung zum symptomatischen und endoskopisch fassbaren Rezidiv nach Ende der Therapie. So waren z. B. in einer Studie an 175 Patienten nach 12 Monaten unter Plazebo noch 24% in Remission, 76% hatten ein Rezidiv entwickelt (Robinson et al. 1996). In einer weiteren Studie an 175 Patienten, deren Läsionen nach einer initialen Therapie mit 40 mg Omeprazol pro Tag abgeheilt waren, wurde die Wirksamkeit von Ranitidin, Cisaprid und Omeprazol allein und in Kombination über 12 Monate verglichen (Vigneri et al. 1995). Hier zeigte sich, dass unter Standarddosierungen von Ranitidin und Cisaprid etwa 50% der Patienten in Remission blieben, unter der Kombination 60%, unter 20 mg Omeprazol 80%.

> **Praxistipp**
> Protonenpumpeninhibitoren sind die wirksamste Langzeittherapie der Refluxkrankheit. Der Patient sollte auf die niedrigste Dosis eingestellt werden, die seine Symptome minimiert. Sodbrennen an weniger als 3 Tagen pro Woche entspricht minimalen Symptomen.

> **Praxistipp**
> Die Helicobacter-Eradikation vor einer Langzeittherapie mit Protonenpumpeninhibitoren ist fakultativ, nicht obligat. Je jünger der Patient ist, desto mehr kann für die Eradikation votiert werden, um potenzielle dysplastische Veränderungen an den ECL-Zellen (enterochrom affine-like) oder der Korpusmukosa zu vermeiden.

Intermittierende Therapie

Bei Patienten mit nichterosiver Refluxkrankheit oder Ösophagitis im Stadium Los Angeles A und B (▶ oben) kann eine intermittierende Therapie (**on demand**) bei Symptomen erfolgreich sein. In einer Studie, die 677 Patienten aus diesem Kollektiv untersuchte, brauchten 50 % keine kontinuierliche Langzeittherapie, sondern wurden mit intermittierenden Kursen von 10–20 mg Omeprazol oder 2-mal 150 mg Ranitidin für 2–4 Wochen in Remission gehalten (Bardhan et al. 1999).

Sicherheit der Langzeittherapie mit Protonenpumpeninhibitoren

An der Ratte wurde die Sequenz „Hemmung der Säuresekretion ⇒ Hypergastrinämie ⇒ Entwicklung von Magenkarzinoiden" demonstriert. Beim Menschen wurden dagegen unter einer Langzeittherapie mit PPI über 10 Jahre und mehr keine dypsplastischen oder neoplastischen Veränderungen der argyrophilen Zellen im Magen, also keine Karzinoide, gefunden (Klinkenberg-Knol et al. 2000). Die klinische Bedeutung anderer theoretischer **Risiken der Hypergastrinämie** wie die Entstehung von Kolonkarzinomen ist nicht belegt. Die Plasmagastrinspiegel steigen unter PPI-Dauertherapie bei Helicobacter-pylori-Infizierten stärker an als bei Helicobacter-Negativen (Eissele et al. 1997). Dies kommt durch die Korpusgastritis bei Helicobacter-pylori-Infektion mit stärkerer Hemmung der Säuresekretion und konsekutiv stärkerer Gastrinsekretion zustande. Helicobacter-Eradikation vor der Dauertherapie mit einem PPI führt zu niedrigeren Gastrinspiegeln unter Therapie (el-Nujumi et al. 1998). Unter PPI-Langzeittherapie trat eine Atrophie der Korpusmukosa bei 4,7 % der Helicobacter-pylori-positiven Patienten und 0,7 % der Helicobacter-pylori-negativen Patienten pro Jahr auf (Klinkenberg-Knol et al. 2000). Die PPI-Therapie führt zu einer Migration von Helicobacter pylori vom Antrum ins Korpus, das mehr Belegzellen enthält und dadurch besser das für Helicobacter pylori notwendige lokale saure Milieu bereitstellt und aggraviert dadurch dort die Gastritis. Jedoch wurden in dieser Studie keine Fälle einer Dysplasie oder Neoplasie im Magenkorpus gefunden.

Endoskopische Therapieverfahren

Die neuen endoskopischen Verfahren in der Refluxtherapie haben das Ziel, die Funktion des Verschlussmechanismus am ösophagogastralen Übergang zu verbessern. Ein Vorteil dieser Verfahren ist, dass nach der Behandlung bei unzureichender Wirkung sowohl eine Langzeittherapie mit Protonenpumpenhemmern als auch eine Fundoplikatio durchgeführt werden können. Allerdings ist das Grundproblem aller Verfahren, dass sie rasch für die klinische Praxis freigegeben wurden, obwohl die Evidenz aus kontrollierten klinischen Studien allenfalls gering ist. Diese Verfahren wenden folgende Prinzipien an:
- Naht/Plikatur
- Radiofrequenzablation
- Injektion/Implantation von Polymeren

Nahttechniken/Plikaturen. Beim EndoCinch-Verfahren der Firma Bard werden 3, 2 und 1 cm unterhalb der Z-Linie jeweils eine oder 1 cm unterhalb der Z-Linie 3 zirkumferenzielle, submuköse Nähte platziert. Zur längerfristigen Wirksamkeit liegen nur vorläufige Daten vor. In diesen Serien kamen nach 2 Jahren nur etwa 25 % der Patienten ohne Protonenpumpenhemmer aus. Ein derzeit noch wesentliches Problem ist die begrenzte Haltbarkeit der platzierten Nähte.

Auch beim Nähapparat der Firma Wilson-Cook werden mehrere submuköse Nähte platziert. Dieser Nähapparat wurde für den Gebrauch beim Menschen zugelassen, obwohl bisher keine publizierten Daten zur klinischen Anwendung vorliegen.

Bei der Technik der Firma NDO werden die ganze Wand erfassende Nähte platziert, um die Antirefluxtechnik der Fundoplikatio so weit wie möglich zu replizieren. In ersten vorliegenden Daten wurde aber nur bei einer Minderheit der Patienten (etwa 30 %) der gesteigerte gastroösophageale Reflux in der pH-Metrie normalisiert.

Die derzeit vorliegenden Studien sind dadurch limitiert, dass sie alle unkontrolliert sind. Eine Scheinprozedur als Kontrolle wurde nicht durchgeführt. Dazu können die Ergebnisse eines einzelnen, mit der Methode besonders vertrauten Endoskopeurs nicht generalisiert werden. Schließlich beziehen sich die vorliegenden Daten auf Patienten mit einer leichten, unkomplizierten Refluxkrankheit. Die Bedeutung der Nahttechniken bei schweren Formen, einschließlich großer Hiatushernien, ist nicht belegt.

Radiofrequenzapplikation. Das Prinzip dieser sog. „Stretta-Prozedur" besteht darin, dass ein Trägerkatheter entlang des ösophagogastralen Übergangs platziert wird. Es werden 4 Nadelelektroden ausgefahren und Radiofrequenzenergie appliziert. Dies geschieht jeweils über 9 s. Zurzeit werden 56 Läsionen über eine Periode von 3 min gesetzt. Der Wirkungsmechanismus ist nicht endgültig geklärt. Ein denkbarer Effekt ist die Reduktion postprandialer transienter Erschlaffungen des unteren Ösophagussphinkters. In einer nicht kontrollierten Studie an 94 Patienten waren nach 12 Monaten 70% frei von Protonenpumpenhemmern. Die Zeit des Tages mit gastroösophagealem Reflux verbesserte sich von 10,2 auf 6,4% (Triadafilopoulos et al. 2002). Erfahrungen mit der Stretta-Prozedur an Patienten mit größeren Hiatushernien (>3 cm), Barrett-Ösophagus oder gestörter Ösophagusperistaltik liegen nicht vor. Die Wirkung ist nur bei leichten Formen der Refluxkrankheit belegt. Dabei bestehen aber in Bezug auf die Reduktion der Säureexposition des Ösophagus auch widersprüchliche Ergebnisse. Ein noch nicht eindeutig entkräfteter Kritikpunkt ist, dass die Radiofrequenztherapie in erster Linie zu einer Ablation sensorischer Neurone im distalen Ösophagus führe. Damit würde eine Symptombesserung ohne objektiven Rückgang des Refluxes erklärt.

Injektion von Biopolymeren. Enteryx ist ein Ethylenvinylalkohol-Kopolymer, das unter endoskopischer Sicht in den unteren Ösophagussphinkter injiziert wird. Das Lösungsmittel Dimethylsulfoxid führt zu einer Erhärtung des Polymers, das dann eine schwammartige Masse bildet. In einer Studie an 85 Patienten waren nach 12 Monaten 70% frei von Protonenpumpenhemmern. Allerdings normalisierte sich der gastroösophageale Reflux nur bei 39%, die Motilität des unteren Ösophagussphinkters änderte sich in der gesamten Gruppe nicht signifikant (Johnson et al. 2003). Ein Problem der Methode ist, dass viele Patienten mit einem klinischen Ansprechen weiterhin gesteigerten gastroösophagealen Reflux zeigen. Die langfristige Wirksamkeit ist noch nicht geklärt. Dazu liegen keine Daten für schwere Formen der Ösophagitis oder große Hiatushernien vor.

> ❗ Bie endoskopischen Therapieverfahren der Refluxkrankheit sind derzeit im Fokus des Interesses. Allerdings liegen zu wenige Daten zum langfristigen Erfolg vor, besteht durchgehend eine Diskrepanz zwischen symptomatischem Ansprechen und objektiver Verbesserung der Funktion des unteren Ösophagussphinkters oder des gastroösophagealen Refluxes und beschränken sich die Behandlungen auf Patienten mit einer leichteren Form der Refluxkrankheit. Damit stellen diese Verfahren derzeit keine Konkurrenz zur laparoskopischen Fundoplikatio dar.

Synopsis für die Praxis

Eine Zusammenfassung zur Therapie der Refluxkrankheit zeigt ◘ Abb. 41-3.

- Die Lebensqualität des Patienten bessert sich am schnellsten durch die sog. **Step-down-Therapie**, bei der bei erosiver Ösophagitis mit der doppelten Standarddosis eines PPI begonnen wird. Wenn sich hierunter die Symptome minimieren (Sodbrennen an <3 Tagen pro Woche), kann die Dosis nach 2 Wochen reduziert werden. Eine die Symptome minimierende Therapie sollte für mindestens 8 Wochen durchgeführt werden.
- Wenn auch unter der doppelten Standarddosis eines PPI Symptome persistieren, ist eine **Langzeit-pH-Metrie** unter Therapie empfehlenswert. Je nach deren Ergebnis kann die Dosis des PPI auf das Zweifache einer doppelten Standarddosis, in Einzelfällen auch stärker, erhöht werden.
- Wenn der Patient in der Akuttherapie unter der einfachen Standarddosis eines PPI beschwerdefrei wird, kann die Therapie versuchsweise abgesetzt werden. Wenn Symptome in weniger als 3 Monaten erneut auftreten, ist mit hoher Wahrscheinlichkeit eine Langzeittherapie erforderlich. Rezidive nach mehr als 3 Monaten können häufig durch wiederholte Phasen einer akuten Therapie (**on demand**) beherrscht werden.
- Patienten unter einer effektiven Langzeittherapie können alternativ einer **operativen Antirefluxprozedur**, heute am besten einer **laparoskopischen Fundoplikatio**, zugeführt werden. Eindeutige Indikationen zur Fundoplikatio sind die Präferenz dieses Verfahrens seitens des Patienten gegenüber einer lebenslangen Medikamenteneinnahme und die ausgeprägte postprandiale Regurgitation, häufig bei einer großen Hiatushernie.
- Jeder Patient, der eine kontinuierliche Langzeittherapie wegen seiner Refluxsymptome benötigt, sollte einmal endoskopiert werden, um einen Barrett-Ösophagus auszuschließen. Bei Patienten ohne Barrett-Ösophagus, deren Symptome unter Therapie beherrscht sind, sind **endoskopische Verlaufsuntersuchungen** nicht obligat.

41.10 Komplikationen der Refluxkrankheit

41.10.1 Peptische Ösophagusstenose

Etwa 75% aller benignen Ösophagusstenosen beruhen auf gastroösophagealem Reflux. Das Leitsymptom der peptischen Stenose ist die Dysphagie. Die Diagnose der Stenose an sich wird radiologisch oder endoskopisch gestellt, die definitive Differenzierung peptische vs. maligne Stenose erfolgt am besten endoskopisch.

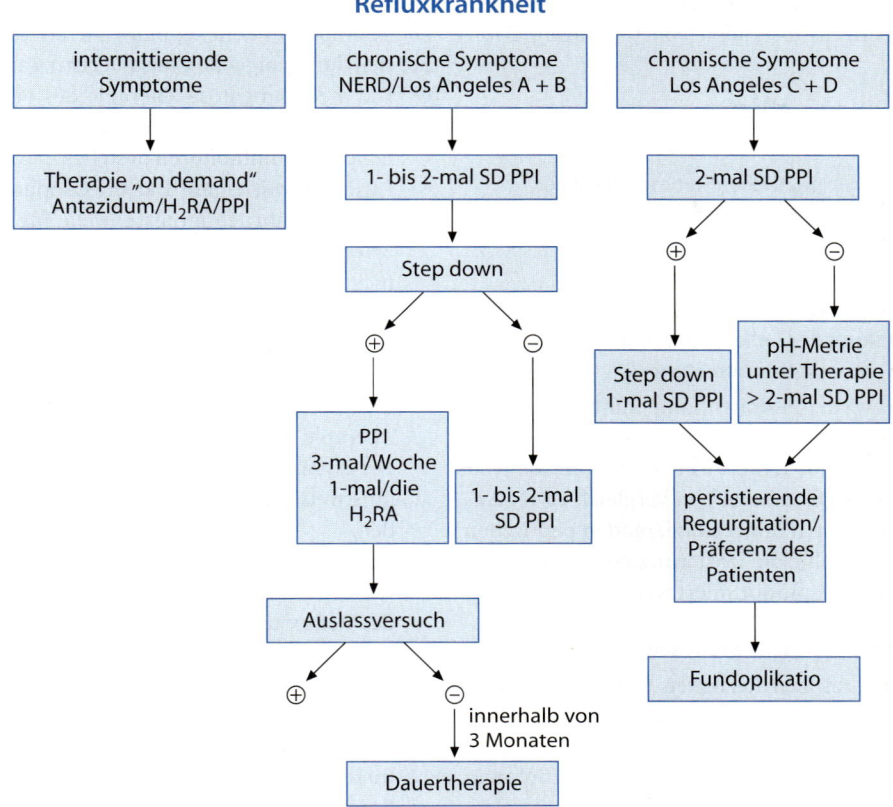

Abb. 41-3. Algorithmus bei der Refluxkrankheit. Der Vorteil der Step-down-Therapie ist, den Patienten initial mit einer intensiven Hemmung der Säuresekretion möglichst rasch weitgehend von seinen Symptomen zu befreien und dann die Therapie auf das zur Aufrechterhalten der Symptomminimierung noch ausreichende Maß zu reduzieren. Los Angeles A–D: ▶ Text; NERD: nichterosive Refluxkrankheit; PPI: Protonenpumpeninhibitoren; RA: Rezeptorantagonisten; SD: Standarddosis; ⊕.: Ansprechen auf die Therapie; ⊖ Nichtansprechen auf die Therapie

Therapie

Das Prinzip der Therapie ist die Kombination aus Dilatation der Stenose bei der interventionellen Endoskopie und Hemmung der Säuresekretion zur Behandlung der zugrunde liegenden Refluxkrankheit.

Endoskopisch gesteuerte Dilatation der peptischen Stenose

Das am weitesten verbreitete System zur Dilatation peptischer Stenosen sind die Savary-Gilliard-Bougies der Firma Wilson Cook. Dieser Dilatator besteht aus Plastik, hat eine konisch zulaufende Spitze, weist in diesem Bereich eine röntgendichte Markierung auf, kann über einen endoskopisch platzierten Führungsdraht vorgeschoben werden und steht in ansteigenden Diametern (z. B. von 7–16 mm) zur Verfügung.

> **Praxistipp**
>
> Je hochgradiger die Stenose ist, desto wichtiger ist bei einer endoskopischen Dilatation eine Röntgendurchleuchtung zur Lagekontrolle des Drahtes. Wenn bei einer nicht hochgradigen Stenose die Schleimhaut distal der Obstruktion sichtbar ist, kann auf die Röntgendurchleuchtung verzichtet werden.

Ein Grundprinzip bei der Dilatation ist, dass der 1. Dilatator in seinem Durchmesser der Stenose entsprechen sollte. Nicht mehr als 3 Dilatatoren zunehmenden Durchmessers sollten gegen Widerstand in einer Sitzung platziert werden, die Stenose sollte um nicht mehr als 2 mm aufbougiert werden.

Der erfahrene Endoskopiker kann mit sehr geringem Risiko eine weitergehende Dilatation in einer Sitzung durchführen (Kozarek et al. 1995). Das Ziel ist eine Dilatation auf mindestens 15 mm. Voraussetzung ist aber, dass die Stenose nicht brüsk, sondern mit vorsichtig zunehmendem Druck passiert wird.

Bei engen und derben Stenosen sind häufig wiederholte Dilatationen, in Abständen von 5–7 Tagen, erforderlich.

> **Praxistipp**
> Die Dilatation einer peptischen Stenose nach einer Mukosabiopsie ist möglich.

Protonenpumpeninhibitoren zur Nachbehandlung der Refluxkrankheit nach Dilatation einer peptischen Stenose

Vor der Einführung der Protonenpumpeninhibitoren war bei 70% der Patienten wegen einer Rezidivstenose eine erneute Dilatation erforderlich. PPI reduzieren die Notwendigkeit weiterer Dilatationen im Vergleich zu H_2-Antagonisten. Bei Patienten mit rezidivierenden peptischen Stenosen unter PPI sollte die Dosierung durch eine 24-h-pH-Metrie unter Therapie optimiert werden.

Therapierefraktäre peptische Stenosen

Bei Patienten mit raschen Rezidiven trotz wiederholter Bougierung und intensiver Säuresuppression gibt es folgende Optionen:
— Injektion eines **Steroids** (z. B. 0,2 ml Triamcinolon in alle 4 Quadranten der Striktur)
— **elektrische Inzision** mit dem Nadelmesser

Die Implantation eines **Metallstents** bei benignen Ösophagusstenosen wird nicht empfohlen. Probleme sind u. a.
— Stentmigration
— Fistelbildung durch den Stent
— Induktion einer Stenose durch Granulationsgewebe und Fibrosierung bei einer nicht gecoverten (nichtbeschichteten) Prothese

41.10.2 Barrett-Ösophagus

Beim Barrett-Ösophagus wird im distalen Ösophagus das Plattenepithel durch Zylinderepithel vom intestinalen Typ (mit Becherzellen) ersetzt. Der Barrett-Ösophagus ist die schwerste Manifestation der **chronischen Refluxkrankheit** und prädisponiert zum Adenokarzinom des Ösophagus.

Therapie

Die Behandlung eines Patienten mit einem Barrett-Ösophagus besteht aus 3 Komponenten:
— Normalisierung des gastroösophagealen Reflux
— endoskopisches Überwachungsprogramm zur Entdeckung von Dysplasien
— Therapie der Dysplasie

Refluxbehandlung

Die Therapie des Refluxes beim Barrett-Ösophagus zeichnet sich durch folgende Charakteristika aus:
— Die medikamentöse Therapie des Patienten mit Refluxsymptomen sollte immer in der Gabe von Protonenpumpeninhibitoren bestehen.
— Patienten mit einem Barrett-Ösophagus haben eine erhöhte Wahrnehmungsschwelle für säureinduzierte Symptome, daher garantiert die Symptomfreiheit nicht die Normalisierung des Reflux.
— Eine Normalisierung des Reflux scheint einen günstigen Effekt auf die Progression des Barrett-Epithels zur Dysplasie zu haben (Ouatu-Lascar et al. 1999).
— Symptomfreiheit ist ein adäquater Zielpunkt für die Therapie des Reflux auch beim Barrett-Ösophagus; ein asymptomatischer Patient ohne erosive Ösophagitis muss nicht säuresupprimierend behandelt werden.
— Allerdings empfehlen viele Experten das alternative Konzept einer Dokumentation der Normalisierung des Reflux unter Therapie durch eine pH-Metrie. Jedoch ist die Kosteneffektivität dieses Ansatzes nicht belegt. Zur Normalisierung des Refluxes kommen sowohl eine Langzeittherapie mit Protonenpumpeninhibitoren als auch eine (laparoskopische) Fundoplikatio in Betracht. Beide Verfahren führen nicht zu einer Regression des Barrett-Ösophagus.

Endoskopische Überwachung

Die Empfehlung der endoskopischen Überwachung beim Barrett-Ösophagus beruht auf dem Konzept, dass dadurch die Lealität durch ein **Ösophaguskarzinom** auf dem Boden des Barrett-Ösophagus reduziert werden kann. Dieses Konzept ist nicht durch prospektive randomisierte Studien gesichert, solche sind auch in der Realität nicht durchführbar. Kosten-Nutzen-Analysen auf der Grundlage publizierter Raten einer Karzinominzidenz von etwa 1 Fall auf 200 Patientenjahre sprechen für eine Kosteneffektivität der endoskopischen Überwachung in größeren Abständen (Provencale et al. 1999). Für die endoskopische Überwachung spricht auch, dass die 5-Jahres-Überlebensrate von Patienten mit einem Adenokarzinom auf dem Boden des Barrett-Ösophagus in einem endoskopischen Überwachungsprogramm deutlich höher ist als die von Patienten mit einem Karzinom, das aufgrund von Symptomen diagnostiziert wurde (Streitz et al. 1993). In dieser Serie lagen die 5-Jahres-Überlebensraten bei 62 vs. 20%.

Das Adenokarzinom auf dem Boden des Barrett-Ösophagus entsteht wahrscheinlich durch Progression einer geringgradigen zur hochgradigen Dysplasie. Die kritischen Fragen sind jedoch:
— Wie häufig entsteht eine hochgradige Dysplasie bei Patienten unter adäquater Säuresuppression (medikamentös oder postoperativ)?
— Wie häufig geht eine hochgradige Dysplasie in ein Adenokarzinom über?

In einer Studie an 72 Patienten mit Barrett-Ösophagus und hochgradiger Dysplasie wurde im Rahmen eines intensiven Überwachungsprogramms (Biopsien aus allen 4 Quadranten alle 2 cm alle 3 Monate) in einer mittleren Beobachtungszeit von 8 Jahren nur bei 18 % der Patienten ein Adenokarzinom gefunden (Schnell et al. 1998). Jedoch spricht eine Reihe von Argumenten für eine ablative/operative Therapie bei der hochgradigen Dysplasie und gegen eine Verlaufsbeobachtung:
— Bei jüngeren Patienten ist von einer höheren Karzinominzidenz auf dem Boden der hochgradigen Dysplasie auszugehen, in dieser Gruppe ist eine lebenslange engmaschige endoskopische Überwachung nicht zu empfehlen.
— Bei einer multilokulären hochgradigen Dysplasie ist das Karzinomrisiko eindeutig höher als bei einer fokalen.

> **Praxistipp**
> Für die Praxis folgt, dass ein Patient mit einer hochgradigen Dysplasie bei einem Barrett-Ösophagus wenn möglich einer ablativen/operativen Therapie zugeführt werden sollte.

Derzeit werden eine Reihe **endoskopisch-bioptischer Techniken** evaluiert, die die Erfassung von Dysplasien verbessern sollen:
— Chromoendoskopie: Färbung des Plattenepithels durch Lugol-Lösung und der intestinalen Metaplasie durch Methylenblau; Hervorhebung des Mukosamusters durch Indigokarmin
— Vergrößerungsendoskopie
— Fluoreszenzendoskopie mit Gabe von Fluoreszenzfarbstoffen wie 5-Aminolävulinsäure
— Nachweis von Deletionen oder Mutationen des Tumorsuppressorgens p53
— Nachweis von Anomalien der DNA in der Durchflusszytometrie

Keines dieses Verfahren ist derzeit als Standard zu fordern.

> **Praxistipp**
> Das wichtigste bei der endoskopischen Überwachung eines Patienten mit einem Barrett-Ösophagus ist die Untersuchung mit einem Videoendoskop der neuen Generation und sorgfältiger Suche nach Irregularitäten der Mukosa wie Verfärbungen oder kleinen Knoten.

Dysplasie

Patienten mit einer geringgradigen Dysplasie sollten **endoskopisch überwacht** und nicht invasiv therapiert werden.

> **Praxistipp**
> Die Veränderungen der geringgradigen Dysplasie sind schwierig zu unterscheiden von reaktiven Epithelveränderungen bei florider Refluxösophagitis. Daher sollte bei der pathologischen Diagnose „geringgradige Dysplasie" bei gleichzeitiger Refluxösophagitis die endoskopisch-bioptische Untersuchung nach Abheilung der Läsionen wiederholt werden.

Das Standardverfahren in der Therapie der hochgradigen Dysplasie ist die **Ösophagektomie**. Wegen der erheblichen Morbidität und Letalität dieser Prozedur gewinnen jedoch **interventionelle endoskopische Techniken** als Alternative zunehmend an Bedeutung. Das Prinzip dieser Behandlungen ist, dass die Destruktion des metaplastischen Zylinderepithels bei nahezu vollständiger Beseitigung des Reflux zur Regeneration normalen Plattenepithels führt.

> **Praxistipp**
> Nach einer ablativen Therapie des Barrett-Epithels ist eine 24-h-pH-Metrie unter Protonenpumpenhemmertherapie zur Dokumentation der Beseitigung des Reflux zu empfehlen, nach Ablation muss immer der Reflux behandelt werden (PPI oder Fundoplikatio).

Im Einzelnen handelt es sich um folgende interventionelle Therapieformen der hochgradigen Dysplasie:

Photodynamische Therapie. Hierbei wird ein **Porphyrin** systemisch gegeben, das sich in neoplastischem Gewebe anreichert. Dieses Gewebe wird dann mit Laserlicht einer speziellen Wellenlänge bestrahlt, dadurch produziert das Porphyrin freie Sauerstoffradikale, die zur Destruktion der neoplastischen Zellen führen. Als photosensibilisierende Porphyrine werden 5-Aminolävulinsäure (orale Applikation) und Photofrin (i. v.-Gabe) verwendet. 5-Aminolävulinsäure führt zu einer geringeren Photosensitivität der Haut, Photofrin dagegen zu einer tieferen Ablation der Mukosa. **Probleme** der photodynamischen Therapie sind:
— signifikante Inzidenz von dilatationspflichtigen Ösophagusstenosen
— Risiko der Entstehung von Dysplasien in verbliebenem spezialisiertem Zylinderepithel unter regeneriertem Plattenepithel

> **Praxistipp**
> Die photodynamische Therapie ist ein experimentelles Verfahren. Sie ist eine Option v. a. für Patienten mit einer multifokalen hochgradigen Dysplasie und hohem perioperativem Risiko für eine Ösophagektomie.

Ablation des Barrett-Epithels mit Koagulation. Hier sind v. a. die **Argonplasmakoagulation** und die **multipolare Elektrokoagulation** zu nennen. Ähnlich wie bei der photodynamischen Therapie können auch hier Residuen von metaplastischem Epithel persistieren. Es sind zusätzliche Daten erforderlich, um diese Verfahren im Vergleich zur photodynamischen Therapie zu werten.

Endoskopische Mukosaresektion. Die hierbei durchgeführte Resektion eines makroskopisch auffälligen Bezirkes, der histologisch einer hochgradigen Dysplasie oder einem Frühkarzinom entspricht, ist in den Händen des erfahrenen Untersuchers ein sehr effektives Verfahren. Bei Patienten mit einem gut differenzierten Mukosakarzinom <2 cm Durchmesser konnte in der größten publizierten Serie bei 97% der Patienten eine komplette Remission erreicht werden (Ell et al. 2000).

Synopsis für die Praxis

Eine Zusammenfassung der Therapie des Barrett-Ösophagus zeigt ◘ Abb. 41-4.
- Bei Patienten mit einem Barrett-Ösophagus sollte die Refluxösophagitis durch eine intensive medikamentöse/operative Therapie in Abheilung gehalten werden.
- Die Biopsietechnik der Wahl sind Biopsien aus allen 4 Quadranten der Speiseröhre alle 2 cm entlang des spezialisierten Zylinderepithels.
- Alle Patienten mit einem Barrett-Ösophagus sollten in ein endoskopisches Überwachungsprogramm eingeschlossen werden, es sei denn, schwerwiegende Begleiterkrankungen schließen dies aus.
- Patienten ohne Dysplasie werden alle 2–3 Jahre untersucht.
- Die Diagnose der Dysplasie sollte durch einen Referenzpathologen bestätigt werden.
- Bei geringgradiger Dysplasie wird eine Verlaufsuntersuchung alle 6 Monate im 1. Jahr, bei fehlendem Progress in eine hochgradige Dysplasie anschließend jedes Jahr empfohlen
- Bei hochgradiger Dysplasie kommen sowohl eine endoskopische Ablation als auch die Ösophagektomie in Betracht. Beim intramukosalen Karzinom ist das Standardverfahren die Ösophagektomie, die endoskopische Mukosaresektion gewinnt an Bedeutung, sollte aber im Rahmen von Studien an ausgewiesenen Zentren durchgeführt werden.

41.11 Verätzungen des Ösophagus durch Säuren und Laugen

Solche Verätzungen treten akzidentell bei Kindern oder im Rahmen von Suizidversuchen bei Erwachsenen auf. Die häufigste Ursache ist das Schlucken stark alkalischer Substanzen wie Natrium- oder Kaliumhydroxid in Haushaltsreinigern. Das Schlucken **alkalischer Substanzen**

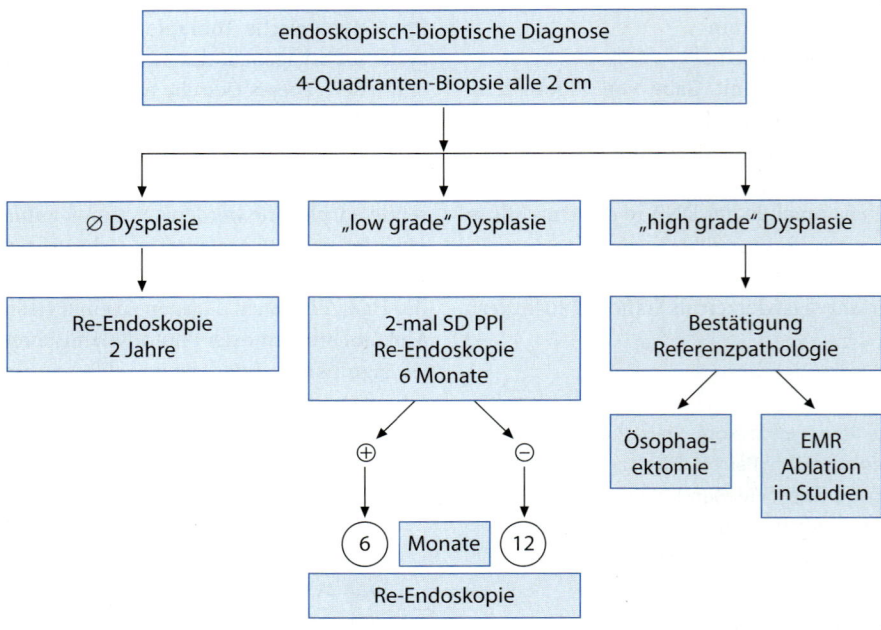

◘ Abb. 41-4. Algorithmus beim Barrett-Ösophagus. Patienten, die einer Ablation oder endoskopischen Mukosaresektion (EMR) als Alternative zur Standardtherapie der Ösophagektomie bei hochgradiger Dysplasie und Frühkarzinom zugeführt werden, sollten in Studien evaluiert werden. PPI: Protonenpumpeninhibitor; SD: Standarddosis; ⊕.: Bestätigung einer „low grade" Dysplasie; ⊖: kein Nachweis einer „low grade" Dysplasie

schädigt typischerweise den Ösophagus mehr als den Magen, während Säuren stärkere Läsionen im Magen hervorrufen. Bei der Laugenverätzung entsteht eine Kolliquationsnekrose, die sich innerhalb von Sekunden durch die Mukosa und die gesamte Wand der Speiseröhre bis ins Mediastinum ausbreitet, bis die Lauge durch Gewebeflüssigkeiten gepuffert wird. Die Säureverätzung führt dagegen typischerweise zu einer oberflächlichen Koagulationsnekrose, die dann eine Thrombosierung tiefer liegender mukosaler Gefäße bewirkt. Die Koagulationsnekrose wirkt protektiv gegen eine weitere Ausbreitung der Läsion in der Wand der Speiseröhre. Analog zu Verbrennungen der Haut werden Verätzungen im Gastrointestinaltrakt wie folgt klassifiziert:

- Grad I: Rötung, Ödem und Hämorrhagie ⇒ Abheilung ohne Narbenbildung
- Grad II: Ulzeration ⇒ narbige Abheilung, mögliche Strikturbildung
- Grad III: transmurale Läsion mit tiefen Ulzera und Perforation der Wand

Therapie

Innerhalb von 48 h nach der Verätzung sollte eine Endoskopie durchgeführt werden. Dabei wird folgende Befundklassifikation empfohlen (Zargar et al. 1991):

- Grad 0: normal
- Grad I: Ödem und Hyperämie der Mukosa
- Grad IIa: oberflächliche Ulzerationen
- Grad IIb: tiefe Ulzerationen
- Grad IIIa: umschriebene Wandnekrose (Perforation)
- Grad IIIb: ausgedehnte Nekrose

Aus diesem Befund können folgende prognostische Aussagen abgeleitet werden:

- Patienten mit Grad I und IIa haben eine gute Prognose ohne Gefahr der Strikturbildung.
- Patienten mit Grad IIb und IIIa entwickeln zu mindestens 70 % Strikturen.
- Bei Grad IIIb ist in den meisten Fällen eine Ösophagusresektion erforderlich.

Aus dem endoskopischen Befund ergeben sich folgende Konsequenzen:

- Patienten mit einer Verätzung Grad I oder IIa benötigen keine spezifische Therapie. Initial ist eine flüssige Diät zu empfehlen, nach 48 h kann normal gegessen werden.
- Patienten mit einer Verätzung Grad IIb oder III können nach 24 h über eine nasogastrale Sonde ernährt werden. Steroide oder Antibiotika werden nicht empfohlen. Die Säuresekretion sollte durch einen Protonenpumpeninhibitor gehemmt werden.
- Patienten mit einer Verätzung Grad III sollten für mindestens 1 Woche stationär beobachtet werden, um eine sich entwickelnde Perforation zu erfassen.

> **Cave**
> Die prophylaktische Versorgung von Patienten mit Ösophagusverätzung mit einem Stent wird nicht empfohlen.

Spätfolgen der Laugenverätzung. Dies ist zunächst die Ösophagusstriktur, die am häufigsten nach ca. 2 Monaten auftritt, jedoch sich auch erst Jahre nach dem Ereignis manifestieren kann. Diese Ösophagusstrikturen sollten schrittweise bis auf 15 mm aufdilatiert werden, um die Dysphagie zu beseitigen. Bei rezidivierender Strikturbildung ist in schweren Fällen eine Ösophagektomie mit ösophagogastraler Anastomose oder Koloninterposition erforderlich.

Die zweite wichtige Spätfolge der Verätzung ist die Entwicklung eines Plattenepithelkarzinoms, die gegenüber der allgemeinen Bevölkerung um den Faktor 1000 gesteigert ist. Besondere Aspekte des Plattenepithelkarzinoms auf dem Boden einer Verätzungsstriktur sind:

- Das Ösophaguslumen ist auf Höhe des narbigen Ösophagus weniger dehnbar, daher entsteht Dysphagie früher.
- Das Narbengewebe in der Wand der Speiseröhre hemmt die Ausbreitung per continuitatem und die lymphogene Metastasierung.

Dementsprechend ist die Prognose dieses Karzinoms auf dem Boden einer Striktur günstiger als bei anderen Plattenepithelkarzinomen.

41.12 Ösophaguskarzinom

Während um 1960 über 90 % aller Ösophaguskarzinome in der westlichen Welt Plattenepithelkarzinome waren, sind heutzutage Plattenepithel- und Adenokarzinom gleich häufig. Rauchen und exzessiver Alkoholkonsum sind die entscheidenden prädisponierenden Faktoren für das Plattenepithelkarzinom, der wesentliche prädisponierende Faktor für das Adenokarzinom ist der Barrett-Ösophagus.

Therapie

Die Prognose und die Therapie des Ösophaguskarzinoms hängen stark vom Tumorstadium ab. Das beste Verfahren zur Festlegung des T-Stadiums ist die Endosonographie. Dabei werden unterschieden:

- T_1: Befall von Mukosa/Submukosa
- T_2: Infiltration der Muscularis propria ohne transmurales Wachstum
- T_3: Tumorinfiltration bis in die Adventitia
- T_4: Tumorinfiltration mediastinaler Strukturen wie Perikard, Bronchien oder Pleura

Das Staging der Lymphknoten (N) wird ebenfalls am besten durch die Endosonographie geleistet, die hier eine diagnostische Genauigkeit von > 80 % erreicht. Die wich-

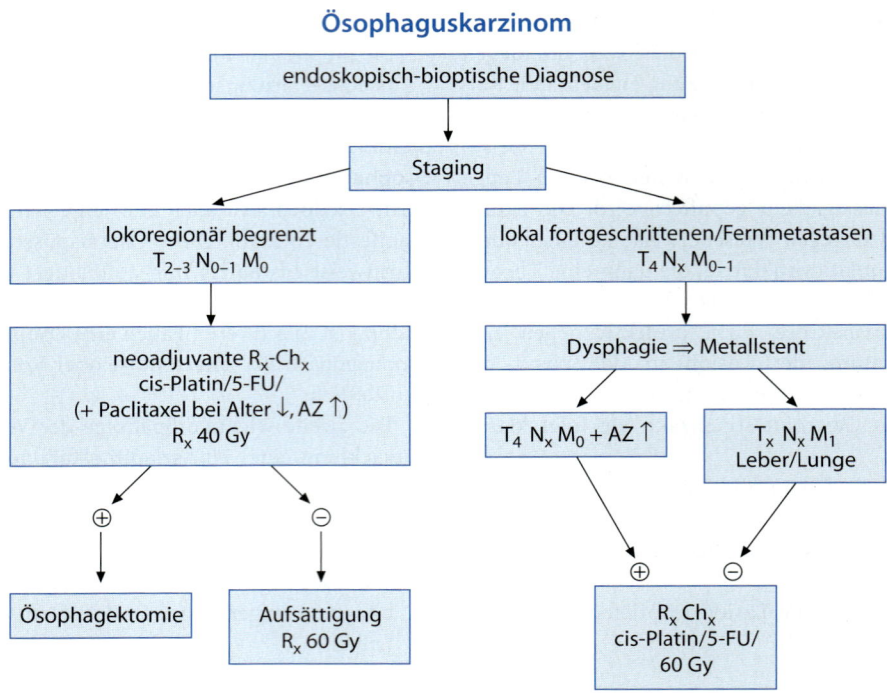

◘ **Abb. 41-5.** Algorithmus beim Ösophaguskarzinom. $T_1N_0M_0$-Tumoren werden primär operiert (sehr seltenes Stadium in der Praxis), Tumoren im oberen Drittel des Ösophagus werden in der Regel radiochemotherapiert und nicht operiert. AZ: Allgemeinzustand; Ch_x. Chemotherapie; 5-FU: 5-Fluorouracil; R_x: Radiotherapie. ⊕.: Ansprechen auf die Therapie; ⊖ Nichtansprechen auf die Therapie; +: Indikation zur Radiochemotherapie; 0: keine Indikation zur Radiochemotherapie

tigste Gruppe sind die zöliakalen Lymphknoten, denn ein Befall dieser Region entspricht einer M_1-Situation. Die Suche nach Fernmetastasen (**M-Staging**) geschieht international v. a. mit der **Computertomographie**. Die **Positronemissionstomographie** scheint bei der Suche nach Fernmetastasen der CT überlegen zu sein. Bei Patienten mit einem Ösophaguskarzinom oberhalb der Trachealbifurkation ist eine Tracheobronchoskopie Bestandteil des Stagings.

Bei der Behandlung des Ösophaguskarzinoms gibt es 2 grundsätzliche Situationen:
- multimodale Therapie des lokal begrenzten Ösophaguskarzinoms mit potenziell kurativem Anspruch
- palliative Therapie des fortgeschrittenen Ösophaguskarzinoms

Einen zusammenfassenden Überblick zur Behandlung des Ösophaguskarzinoms gibt ◘ Abb. 41-5.

Multimodale Therapie des lokal begrenzten Ösophaguskarzinoms

Die Standardtherapie des lokal resektablen ($T_{1-3}N_{0-1}M_0$) Ösophaguskarzinoms war über viele Jahre die **Ösophagektomie**. Jedoch wurden hierbei 5-Jahres-Überlebensraten von 5–20 % erreicht. Dieses schlechte Langzeitüberleben war der Stimulus zur Anwendung multimodaler Verfahren auch bei lokal begrenzter Erkrankung. Die Strahlentherapie allein erreicht bei diesem Tumorstadium ebenfalls 5-Jahres-Überlebensraten von 5–20 %.

Folgende multimodalen Ansätze kommen in Betracht:

Radiochemotherapie ohne anschließende Operation. Der kombinierte lokale antiproliferative Effekt beider Verfahren ist mehr als additiv, die Chemotherapie bietet dazu die Möglichkeit der Kontrolle von Mikrometastasen. In einer Studie an Patienten mit lokoregional begrenztem Ösophaguskarzinom (T_{1-3}, N_{0-1}, M_0) wurden 4 Zyklen Cisplatin (75 mg/m²KO Tag 1) plus 5-Fluorouracil (1000 mg/m²KO Tage 1–4) plus gleichzeitige Strahlentherapie (50 Gy) mit Strahlentherapie alleine verglichen. In dieser Serie fand sich ein signifikanter Vorteil in der 5-Jahres-Überlebensraten für die kombiniert behandelten Patienten (al-Sarraf et al. 1997).

Neoadjuvante Radiochemotherapie mit anschließender Ösophagektomie. In einer europäischen Studie wurden 113 Patienten mit Adenokarzinom der Speiseröhre der Operation allein oder der Sequenz neoadjuvante Radiochemotherapie plus Operation zugeordnet (Walsh et al. 1996). Die neoadjuvante Therapie bestand aus 2 Zyklen Cisplatin (75 mg/m²KO Tag 7) und 5-Fluorouracil (15 mg/kgKG Tage 1–5). Die Chemotherapie erfolgte in den Wochen 1 und 6, parallel dazu wurden 40 Gy über 3 Wochen appliziert. Bei 25 % der neoadjuvant Behandelten fand sich ein komplett tumorfreies Resektat, der Befall regionaler Lymphknoten war in dieser Gruppe mit 42 vs. 82% deutlich seltener. Ebenso war die 3-Jahres-Überlebensrate mit 32 im Gegensatz zu 6% deutlich besser. Kürzlich wurde eine Metaanalyse publiziert, in der 9 kontrollierte Studien (kumulativ 1116 Patienten) zur Frage neoadjuvante Radiochemotherapie + Ösophagektomie versus Ösophagektomie allein verglichen wurden. Bei paralleler Radiatio und Chemotherapie erreichte der kombinierte Arm eine bessere 3-Jahres-Überlebensrate (Odds ratio 0,45) und mehr R_0-Resektionen (Odds ratio 0,53; Urschel u. Vasan 2003).

Für die Praxis können derzeit folgende **Empfehlungen** gegeben werden:
- Eine reine Strahlentherapie ist bei Patienten mit lokal begrenztem Ösophaguskarzinom nicht zu empfehlen.
- Die neoadjuvante Radiochemotherapie scheint einen Überlebensvorteil gegenüber der Operation allein zu bieten. Dieses Konzept wird durch 2 randomisierte Studien unterstützt (Urba et al. 2001; Walsh et al. 1996), obwohl in einer Studie (vermutlich durch einen Betafehler) kein statistischer Unterschied bestand (Urba et al. 2001). Die lokale Tumorkontrolle im Sinne tumorfreier Resektionsränder und einer Reduktion von Lokalrezidiven ist bei der neoadjuvanten Therapie besser. Für die neoadjuvante Therapie können als Chemotherapieschemata 5-Fluorouracil plus Carboplatin plus Paclitaxel bei jungen Patienten (Meluch et al. 1999) und 5-Fluorouracil plus Cisplatin (Herskovic et al. 1992) empfohlen werden.
- Die Gefahr der Fernmetastasierung wird auch durch die neoadjuvante Radiochemotherapie nicht entscheidend unterdrückt.
- Ein Ansprechen auf die neoadjuvante Therapie ist ein Indikator für eine höhere Überlebenswahrscheinlichkeit.
- Neue Daten unterstützen das Konzept, dass nach einer neoadjuvanten Radiochemotherapie die Aufsättigung der Strahlentherapie auf mindestens 60 Gy der Operation nach neoadjuvanter Therapie zumindest ebenbürtig ist und zu weniger Komplikationen führt (Stahl et al. 2001). Das Strahlenfeld schließt die paraösophagealen und die zöliakalen Lymphknoten ein.

> **! Cave**
> Auch durch die Kombination aus neoadjuvanter Radiochemotherapie und Ösophagektomie ist nur eine Minderheit der Patienten mit lokoregional begrenztem Ösophaguskarzinom definitiv heilbar. Nur bei gutem Allgemeinzustand ist ein solch invasives Regime gerechtfertigt.

Therapie des lokal fortgeschrittenen und fernmetastasierten Ösophaguskarzinoms

Ein lokal fortgeschrittenes Tumorwachstum ist gleichbedeutend mit der Nichtresektabilität. Die Nichtresektabilität ist immer bei Fernmetastasen in Lunge oder Leber gegeben. Darüber hinaus gibt es für die einzelnen Tumorlokalisationen folgende Kriterien der **Nichtresektabilität**:
- Plattenepithelkarzinome im oberen Drittel des Ösophagus: Tumorinfiltration der prävertebralen Faszie, der Hinterwand der Trachea oder des linken Hauptbronchus
- Plattenepithelkarzinome im mittleren Drittel des Ösophagus: Umscheidung von >90% der Zirkumferenz der Aorta (dann keine R_0-Resektion zu erwarten)
- Adenokarzinome des distalen Ösophagus: peritoneale Aussaat, Befall mesenterialer oder paraaortaler Lymphknoten

> **Praxistipp**
> Der Befall regionaler Lymphknoten um den Truncus coeliacus ist kein absolutes Ausschlusskriterium für eine neoadjuvante Radiochemotherapie und anschließende Ösophagusresektion.

Zur **palliativen Tumortherapie** beim fortgeschrittenen Ösophaguskarzinom sind folgende Optionen zu erörtern, deren Invasivität die 5-Jahres-Überlebensrate von <5% berücksichtigen muss:
- Die **Ösophagusresektion** ist beim fortgeschrittenen Ösophaguskarzinom in der Regel nicht indiziert.
- **Strahlentherapie:** Der Überlebensvorteil durch eine alleinige Strahlentherapie ist marginal. Maximal 10% der so behandelten Patienten leben nach 4 Jahren. Eine alleinige Strahlentherapie führt nur zu einer vorübergehenden Kontrolle der Dysphagie, bei Patienten mit einer Lebenserwartung von >6 Monaten ist dieser Ansatz zur Verbesserung der Nahrungspassage nicht ausreichend. Komplikationen der Strahlentherapie sind tracheoösophageale Fisteln und Ösophagusstrikturen.
- **Kombinierte Radiochemotherapie:** Der Vorteil dieser gegenüber der alleinigen Strahlentherapie beruht v. a. auf der bereits zitierten Studie von al-Sarraf et al. 1997, die unter der Kombination von 4 Zyklen Cisplatin plus 5-Fluorouracil plus 50 Gy gegenüber 64 Gy als alleiniger Strahlentherapie einen Vorteil der 5-Jahres-Überlebensrate von 27 gegenüber 0% demonstrierte. Darüber hinaus verbessert diese Therapiemodalität die Dysphagie: In einer Serie an 120 Patienten zeigten $^2/_3$ eine Besserung der Dysphagie bis zum Zeitpunkt des Todes (Coia et al. 1993).
- **Brachytherapie:** Das Prinzip ist hier die intraluminale Platzierung einer Strahlenquelle im Ösophagus. Sie ist kein Standardverfahren, sondern kommt in Betracht nach einer kombinierten Chemotherapie und externen Bestrahlung, jedoch nicht parallel zu diesen Maßnahmen, da dadurch die Toxizität ansteigt.

> **Praxistipp**
> Für die Praxis ist entscheidend, dass das lokal fortgeschrittene nicht fernmetastasierte Ösophaguskarzinom bei der Mehrzahl der Patienten nicht heilbar ist. Die kombinierte Radiochemotherapie bietet jedoch einer Minderheit der Patienten die Chance des Überlebens über mindestens 5 Jahre. Daher sollte sie bei Patienten in gutem Allgemeinzustand eingesetzt werden. Bei Patienten mit Fernmetastasen verlängert eine Chemotherapie das Überleben nicht und ist in der Regel nicht zu empfehlen. Bei diesen Patienten steht die Palliation der Dysphagie im Vordergrund.

Endoskopische palliative Therapie der Dysphagie

Der beste Ansatz ist die Überbrückung der malignen Ösophagusstenose durch einen **selbstexpandierenden Metallstent**. Dadurch lässt sich die Dysphagie bei bis zu 95 % der Patienten zumindest deutlich bessern. Das Prinzip der Applikation ist, dass unter endoskopischer Sicht- und Durchleuchtungskontrolle ein Führungsdraht durch die Tumorstenose im Magen platziert wird; dann wird eine hochgradige Stenose auf mindestens 12 mm ballondilatiert oder aufbougiert und anschließend der Trägerkatheter des Stents über den Führungsdraht in die Tumorstenose vorgeschoben. Zuletzt wird der Stent entfaltet. Grundsätzliche **Probleme der Metallstents** sind (Ell u. May 1997):

- hohe Kosten
- Einwachsen von Tumor oder regenerativem Gewebe
- Stentmigration
- Fistelbildung
- Blutung

Die **Beschichtung der Stents** mit einer semipermeablen Membran (**Coating**) reduziert die Gefahr des Tumoreinwachsens (Morgan et al. 1997). Dies ist auch das Verfahren der Wahl zur Behandlung von Patienten mit Ösophaguskarzinom und ösophagotrachealer Fistel. Es stehen 3 verschiedene Modelle des selbstexpandierenden Metallstents zur Verfügung:

- Wallstents
- Ultraflexstents
- Z-Stents

> **Praxistipp**
> In der Praxis bestehen keine gravierenden Unterschiede zwischen der Effektivität der Modelle. Der wichtigste Aspekt ist, dass der Untersucher mit dem von ihm bevorzugten Modell gut vertraut ist. Tendenziell haben der Wallstent und Z-Stent eine stärkere radiale Expansionskraft als der Ultraflexstent und können bei hochgradigen Stenosen von Vorteil sein.

Leitlinien – Adressen – Tipps

Leitlinien und Internetadressen

Leitlinien der Deutschen Gesellschaft für Verdauungs- und Stoffwechselkrankheiten: www.awmf-leitlinien.de
  Empfehlungen der amerikanischen Gesellschaft für Gastroenterologie: www.gastro.org
  Practice Guidelines des American College of Gastroenterology: www.acg.gi.org

Evidenz der Therapieempfehlungen

	Evidenzgrad	Therapieempfehlung
Schatzki-Ring		
Bougierung	B	I
Zangenbiopsie	B	I
Zenker-Divertikel		
Krikopharyngeale Myotomie und Divertikulektomie	B	I
Endoskopische Argonplasmakoagulation zur Durchtrennung des M. krikopharyngeus	B	I
Oropharyngeale Dysphagie		
Spezielles Training des Schluckakts	B	I
Krikopharyngeale Myotomie	B	IIa
Endoskopische Injektion von Botulinustoxin	B	IIa
Brustschmerzen ösophagealer Ursache		
Protonenpumpeninhibitoren	B	I
Calciumantagonisten	C	IIa
Endoskopische Injektion von Botulinustoxin	C	IIa
Trizyklische Antidepressiva	B	I

	Evidenzgrad	Therapieempfehlung
Achalasie		
Nitrate und Calciumantagonisten	B	IIb
Pneumatische Dilatation	A	I
Endoskopische Injektion von Botulinustoxin	B	IIa
Myotomie nach Heller	A	I
Candidaösophagitis		
Fluconazol	A	I
Itraconazol	A	I
Amphotericin B	B	IIa
Herpes-simplex-Ösophagitis		
Aciclovir	A	I
Foscarnet	B	IIa
CMV-Ösophagitis		
Ganciclovir	B	IIa
Foscarnet	B	IIa
Valganciclovir	C	IIa
Gastroösophageale Refluxkrankheit (Akuttherapie)		
Protonenpumpeninhibitoren	A	I
H_2-Rezeptor-Antagonisten	A	IIa
Gastroösophageale Refluxkrankheit (Langzeittherapie)		
Protonenpumpeninhibitoren	A	I
Histamin-2-Rezeptorantagonisten	A	IIb
Konventionelle Fundoplikatio	A	I
Laparoskopische Fundoplikatio	A	I
Endoskopische Therapieverfahren	B	IIa
Peptische Stenose		
Endoskopische Bougierung	A	I
Protonenpumpeninhibitoren	B	I
H_2-Rezeptor-Antagonisten	B	IIb
Barrett-Ösophagus		
Protonenpumpeninhibitoren	B	IIa
Fundoplikatio	B	IIa
Hochgradige Dysplasie		
Ösophagektomie	B	IIa
Endoskopische Mukosaresektion	B	IIa
Photodynamische Therapie/Argonplasmakoagulation	B	IIa
Lokal begrenztes Ösophaguskarzinom		
Neoadjuvante Radio-Chemotherapie + Ösophagektomie	A	IIa
Definitive Radio-Chemotherapie ohne anschließende Ösophagektomie	B	IIa
Reine Strahlentherapie	B	IIb
Reine Ösophagektomie	A	IIb
Lokal fortgeschritten/fernmetastasiertes Ösophaguskarzinom		
Ösophagektomie	B	IIb
Strahlentherapie	B	IIb
Radio-Chemotherapie	B	IIa
Brachytherapie	B	IIb
Endoskopische Stent-Implantation	A	I

Literatur

Agresti MG, de Bernardis F, Mondello F, Bellocco R, Carosi GP, Caputo RM, Milazzo F, Chiodo F, Giannini V, Minolli L et al (1994) Clinical and mycological evaluation of fluconazole in the secondary prophylaxis of esophageal candidiasis in AIDS patients. An open, multicenter study. Eur J Epidemiol 10: 17–22

al-Sarraf M, Martz K, Herskovic A, Leichman L, Brindle JS, Vaitkevicius VK, Cooper J, Byhardt R, Davis L, Emami B (1997) Progress report of combined chemoradiotherapy vs. radiotherapy alone in patients with esophageal cancer: an intergroup study. J Clin Oncol 15: 277–284

Annese V, Basciani M, Borrelli O, Leandro G, Simone P, Andriulli A (1998) Intrasphincteric injection of botulinum toxin is effective in long-term treatment of esophageal achalasia. Muscle Nerve 21: 1540–1542

Bardhan KD, Müller-Lissner S, Bigard MA, Porro GB, Ponce J, Hosie J, Scott M, Weir DG, Gillon KR, Peacock RA, Fulton C (1999) Symptomatic gastro-esophageal reflux disease: double-blind controlled study of intermittent treatment with omeprazole or ranitidine. The European Study Group. BMJ 318: 502–507

Blanshard C, Benhamou Y, Dohin E, Lernestedt JO, Gazzard BG, Katlama C (1995) Treatment of AIDS-associated gastrointestinal cytomegalovirus infection with foscarnet and ganciclovir: a randomized comparison. J Infect Dis 172: 622–628

Buchholz DW (1995) Cricopharyngeal myotomy may be effective treatment for selected patients with neurogenic oropharyngeal dysphagia. Dysphagia 10: 255–8

Cannon RO 3rd, Quyyumi AA, Mincemoyer R, Stine AM, Gracely RH, Smith WB, Geraci MF, Black BC, Uhde TW, Waclawiw MA et al (1994) Imipramine in patients with chest pain despite normal coronary angiograms. N Engl J Med 330: 1411–1417

Chotiprasidhi P, Minocha A (2000) Effectiveness of single dilation with Maloney dilator vs. endoscopic rupture of Schatzki's ring using biopsy forceps. Dig Dis Sci 45: 281–284

Coia LR, Soffen EM, Schultheiss TE, Martin EE, Hanks GE (1993) Swallowing function in patients with esophageal cancer treated with concurrent radiation and chemotherapy. Cancer 71: 281–286

Dent J (1994) Roles of gastric acid and pH in the pathogenesis of gastro-oesophageal reflux disease. Scand J Gastroenterol 201: 55–61

Eissele R, Brunner G, Simon B, Solcia E, Arnold R (1997) Gastric mucosa during treatment with lansoprazole: Helicobacter pylori is a risk factor for argyrophil cell hyperplasia. Gastroenterology 112: 707–717

Ell C, May A (1997) Self-expanding metal stents for palliation of stenosing tumors of the esophagus and cardia: a critical review. Endoscopy 29: 392–398

Ell C, May A, Gossner L, Pech O, Gunter E, Mayer G, Henrich R, Vieth M, Müller H, Seitz G, Stolte M (2000) Endoscopic mucosal resection of early cancer and high-grade dysplasia in Barrett's esophagus. Gastroenterology 118: 670–677

El-Nujumi A, Williams C, Ardill JE, Oien K, McColl KE (1998) Eradicating Helicobacter pylori reduces hypergastrinaemia during long-term omeprazole treatment. Gut 42: 159–165

Fass R, Fennerty MB, Ofman JJ, Gralnek IM, Johnson C, Camargo E, Sampliner RE (1998) The clinical and economic value of a short course of omeprazole in patients with noncardiac chest pain. Gastroenterology 115: 42–49

Groskreutz JL, Kim CH (1990) Schatzki's ring: long-term results following dilation. Gastrointest Endosc 36: 479–481

Johnson DA, Ganz R, Aisenberg J et al. (2003) Endoscopic implantation of enteryx for treatment of GERD: 12-month results of a prospective, multicenter trial. Am J Gastroenterol 98: 1921–1930

Kahrilas PJ (1996) Gastroesophageal reflux disease. JAMA 276(12): 983–988

Kahrilas PJ, Fennerty MB, Joelsson B (1999) High- vs. standard-dose ranitidine for control of heartburn in poorly responsive acid reflux disease: a prospective, controlled trial. Am J Gastroenterol 94: 92–97

Katschinski M, Schirra J, Arnold R (2001) The eficacy of a 40-mg extended release formulation of cisapride in the treatment of patients with gastrooesophageal reflux. Aliment Pharmacol Ther 14: 113–122

Klinkenberg-Knol EC, Nelis F, Dent J, Snel P, Mitchell B, Prichard P, Lloyd D, Havu N, Frame MH, Roman J, Walan A, Group LT (2000) Long-term omeprazole treatment in resistant gastroesophageal reflux disease: efficacy, safety, and influence on gastric mucosa. Gastroenterology 118: 661–669

Kozarek RA, Patterson DJ, Ball TJ, Gelfand MG, Jiranek GE, Bredfeldt JE, Brandabur JJ, Wolfsen HW, Raltz SL (1995) Esophageal dilation can be done safely using selective fluoroscopy and single dilating sessions. J Clin Gastroenterol 20: 184–188

Meluch AA, Heinsworth JD, Gray JR, Thomas M, Whitworth PL, Davis JL, Greco FA (1999) Preoperative combined modality therapy with paclitaxel, carboplatin, prolonged infusion 5-fluorouracil, and radiation therapy in localized esophageal cancer: preliminary results of a Minnie Pearl Cancer Research Network phase II trial. Cancer J Sci Am 5: 84–91

Morgan RA, Ellul JP, Denton ER, Glynos M, Mason RC, Adam A (1997) Malignant esophageal fistulae and perforations: management with plastic-covered metallic endoprotheses. Radiology 204: 527–532

Ouatu-Lascar R, Fitzgerard RC, Triadafilopoulos G (1999) Differentiation and proliferation in Barrett's esophagus and the effects of acid suppression. Gastroenterology 117: 327–335

Provenzale D, Schmitt C, Wong JB (1999) Barrett's esophagus: a new look at surveillance based on emerging estimates of cancer risk. Am J Gastroenterol 94: 2043–2053

Richter JE, Campbell DR, Kahrilas PJ, Huang B, Fludas C (2000) Lansoprazole compared with ranitidine for the treatment of nonerosive gastroesophageal reflux disease. Arch Intern Med 160: 1803–1809

Richter JE, Peura D, Benjamin SB, Joelsson B, Whipple J (2000) Efficacy of omeprazole for the treatment of symptomatic acid reflux disease without esophagitis. Arch Intern Med 160: 1810–1816

Robinson M, Lanza F, Avner D, Haber M (1996) Effective maintenance treatment of reflux esophagitis with low-dose lansoprazole. A randomized, double-blind, placebo-controlled trial. Ann Intern Med 124: 859–867

Schneider I, Thumfart WF, Pototsching C, Eckel HE (1994) Treatment of dysfunction of the cricopharyngeal muscle with botulinum A toxin: introduction of a new, noninvasive method. Ann Otol Rhinol Laryngol 103: 31–35

Schnell T, Sontag SJ, Chejfec G et al (1998) High grade dysplasia still is not an indication fur surgery in patients with Barrett's esophagus: An update. Gastroenterology 114: G1149

Spiess AE, Kahrilas PJ (1998) Treating achalasia: from whalebone to laparoscope. JAMA 280: 638–642

Stahl M, Wilke H, Preusser P et al (2001) Preoperative chemoradiation followed by surgery vs. definitive chemoradiation without surgery in the treatment of patients with locally advanced squamous cell carcinoma of the esophagus. First report of a German multicenter study. Proc Am Soc Clin Oncol 20: 163a

Streitz JM Jr, Andrews CW Jr, Ellis FH Jr (1993) Endoscopic surveillance of Barrett's esophagus. Does it help? J Thorac Cardiovasc Surg 105: 383–387

Triadafilopoulos G, DiBaise JK, Nostrant TT et al. (2002) The Stretta procedure for the treatment of GERD: 6 and 12 month follow-up of the U.S. open based trial. Gastrointest Endosc 55: 149–156

Urba SG, Orringer MB, Turrisi A, Iannettoni M, Forastiere A, Strawderman M (2001) Randomized trial of preoperative chemoradiation vs. surgery alone in patients with locoregional esophageal carcinoma. J Clin Oncol 19: 305–313

Urschel JD, Vasan H (2003) A meta-analysis of randomized controlled trials that compared neoadjuvant chemoradiation and surgery to surgery alone for resectable esophageal cancer. Am J Surg 185: 538–543

Van Pinxteren B, Numans ME, Bonis PA, Lau J (2000) Short-term treatment with proton pump inhibitors, H2-receptor antagonists and prokinetics for gastro-esophageal reflux disease-like symptoms and endoscopy negative reflux disease. Cochrane Database Syst Rev (2): CD002095

Vigneri S, Termini R, Leandro G, Badalamenti S, Pantalena M, Savarino V, Di Mario F, Battaglia G, Mela GS, Pilotto A et al (1995) A comparison of five maintenance therapies for reflux esophagitis. N Engl J Med 333: 1106–1110

Wahab PJ, Mulder CJ, den Hartog G, Thies JE (1997) Argon plasma coagulation in flexible gastrointestinal endoscopy: pilot experiences. Endoscopy 29: 176–181

Walsh TN, Noonan N, Hollywood D, Kelly A, Keeling N, Hennessy TP (1996) A comparison of multimodal therapy and surgery for esophageal adenocarcinoma. N Engl J Med 335: 462–467

Wolfe MM, Sachs G (2000) Acid suppression: optimizing therapy for gastroduodenal ulcer healing, gastroesophageal reflux disease, and stress-related erosive syndrome. Gastroenterology 118(2 Suppl): S9–S31

Zargar SA, Kochhar R, Mehta S, Mehta SK (1991) The role of fiberoptic endoscopy in the management of corrosive ingestion and modified endoscopic classification of burns. Gastrointest Endosc 37: 165–169

42 Erkrankungen des Magens und des Zwölffingerdarms

R. Arnold, J. Tebbe

42.1 Motilitätsstörungen des Magens – 712

42.2 Helicobacter-pylori-assoziierte Erkrankungen – 714

42.3 Helicobacter-pylori-negatives peptisches Ulkus – 718

42.4 Läsionen durch nichtsteroidale Antiphlogistika – 719

42.5 Funktionelle Dyspepsie – 719

42.6 Akute Ulkusblutung – 720

42.7 Ulkusprophylaxe bei Intensivpatienten – 720

42.8 Ernährungsstörungen und Mangelzustände – 721

42.9 Tumoren des Magens – 721

Literatur – 723

Die wichtigste Aufgabe des Magens ist seine Reservoirfunktion und die portionierte Weitergabe der aufgenommenen festen und flüssigen Nahrung in das Duodenum. Dagegen spielt die Aufschlüsselung der Nahrung durch Säure und Pepsin nur eine untergeordnete Rolle. Die Bedeutung des Magens als Reservoir für die Funktionsfähigkeit des Organismus und das Wohlbefinden wird bei Patienten nach totaler Gastrektomie offensichtlich. Die pathogenetischen Mechanismen der wichtigsten Erkrankungen des Magens und deren klinische Bedeutung sind in ◘ Tabelle 42-1 zusammengefasst. Aus therapeutischer Sicht ist es in den letzten Jahren zum Thema „Helicobacter pylori" deutlich ruhiger geworden, weil dessen Bedeutung für die Entstehung von Ulkus, Magenkarzinom sowie MALT-Lymphom gesichert werden konnte und wirksame Strategien zur Sanierung der Infektion zur Verfügung stehen. Neben durch Helicobacter pylori bedingten Erkrankungen spielen aus epidemiologischen und ökonomischen Gründen Veränderungen, die durch nichtsteroidale Antiphlogistika verursacht sind, die größte Rolle unter den Erkrankungen des Magens. Auch hier gibt es erfolgreiche therapeutische Strategien. Ob die derzeit viel propagierten COX-2-spezifischen Inhibitoren wirklich den Durchbruch gebracht haben, weil sie den Magen weniger schädigen, ist offen; insbesondere gilt dies, wenn sie zusammen mit Acetylsalicylsäure eingenommen werden (Bombardier et al. 2000; Silverstein et al. 2000. Die größten Herausforderungen für forschende Gastroenterologen und die Pharmaindustrie sind derzeit die therapeutische Beeinflussung der Motilität des Magens und des übrigen Gastrointestinaltrakts, die Entwicklung wirksamerer therapeutischer Strategien bei der Behandlung der funktionellen Dyspepsie und eine Optimierung der Chemo- und Strahlentherapie beim fortgeschrittenen Magenkarzinom.

◘ **Tabelle 42-1.** Erkrankungen des Magens und des Zwölffingerdarms

Pathogenetische Mechanismen	Erkrankung	Klinische Bedeutung	Therapie vorhanden?
Nichtsteroidale Antiphlogistika (NSAID)	Ulzera, Erosionen, Blutungen	groß	ja
Helicobacter pylori	Typ-B-Gastritis	gering	ja
Helicobacter pylori und/oder Veränderung der Schmerzperzeption und/oder Säure	funktionelle Dyspepsie	gering bis groß	begrenzt
Helicobacter pylori + Säure	Ulcus duodeni, Ulcus ventriculi	groß	ja
Helicobacter pylori + Genetik + exogene Faktoren	Magenkarzinom/MALT-Lymphom	groß	nein/ja
Motilität nach Magenteilresektion und daraus resultierender Beschleunigung der Magenentleerung	Früh- u. Spätdumping-Syndrom	mittel bis groß	begrenzt
Motilität nach Vagotomie und daraus resultierender Verlangsamung der Magenentleerung, bei Stoffwechselstörungen	verzögerte Magenentleerung	mittel bis groß	begrenzt
Gallereflux	Typ-C-Gastritis	gering	nein
Autoimmune Vorgänge	Typ-A-Gastritis	gering bis groß	nein

42.1 Motilitätsstörungen des Magens

Eine **Beschleunigung** der Magenentleerung tritt in unterschiedlicher Häufigkeit nach Magenteilresektion auf (Billroth I, Billroth II). Eine **Verlangsamung** bis hin zur Magenstase findet sich bei einer Vielzahl von Erkrankungen (◘ Übersicht 42-1).

Übersicht 42-1
Erkrankungen mit verzögerter Magenentleerung

- **Erkrankungen des ZNS**
  - psychiatrische Erkrankungen
  - Tumoren des Hirnstamms
  - Parkinson-Syndrom
  - multiple Sklerose
- **Neuropathien**
  - Diabetes mellitus
  - Amyloidose
  - autonome Neuropathie
- **Infiltrative Prozesse**
  - Sklerodermie
  - Amyloidose
- **Medikamente**
  - α-adrenerge Antagonisten
  - trizyklische Antidepressiva
- **Vorausgegangene Magenoperationen**
  - trunkuläre Vagotomie

Hauptsymptome einer verzögerten Magenentleerung sind Übelkeit, rezidivierendes Erbrechen, aufgeblähtes Abdomen und Gewichtsabnahme.

Möglicherweise bestehen Motilitätsstörungen auch bei einer Reihe funktioneller Krankheitsbilder, obwohl ein solcher Zusammenhang bislang nicht zweifelsfrei bewiesen werden konnte. Bei der funktionellen Dyspepsie werden als weitere Pathomechanismen die Gegenwart von Säure, durch Helicobacter pylori bedingte entzündliche Veränderungen der Magenschleimhaut sowie dadurch bedingte afferente Veränderungen der Schmerzperzeption diskutiert (▶ Abschnitt 42.4). Klinisch bedeutsam sind Motilitätsstörungen ferner bei Patienten unter einer Chemotherapie und bei intensivmedizinisch betreuten Patienten.

Allgemeine Therapieprinzipien

Therapeutisch stehen bei leichteren Formen einer verzögerten Magenentleerung drei Substanzklassen zur Verfügung, sog. **Prokinetika**:

- Metoclopramid
- Cisaprid
- Tegaserod
- Domperidon

Metoclopramid und **Cisaprid** sind Abkömmlinge des Procainamids und als Benzamide chemisch verwandte Substanzen. In ihren Seitenketten unterscheiden sie sich jedoch deutlich. Die motilitätssteigernde Wirkung von Metoclopramid und Cisaprid beruht auf einer postganglionären Stimulierung der Acetylcholinfreisetzung im Auerbach-Plexus. Bei Metoclopramid tritt noch ein Dopaminantagonismus hinzu, da dessen Wirkung durch Dopaminantagonisten aufhebbar ist. **Domperidon** ist ein reiner Dopaminantagonist. Domperidon wirkt über eine Blockade enteraler und zentraler hemmender D2-Rezeptoren. Darüber hinaus wirken Metoclopramid und Domperidon auch über eine Wirkung an enteralen 5HT3- und 5HT4-Rezeptoren (Tonini et al. 2004).

Gemeinsam steigern diese Prokinetika die gastrointestinale Motilität vom Ösophagus bis zum Ileum, führen zur Relaxation der Pylorusmuskulatur und koordinieren die motorischen Aktivitäten von Antrum, Pylorus und Duodenum. Die Wirksamkeit von Cisaprid ist infolge der doppelt so langen Halbwertszeit (10 h) länger als die von Metoclopramid. Gegenüber Cisaprid besitzen Metoclopramid und Domperidon noch eine **antiemitische Wirkung** durch Hemmung der Dopaminrezeptoren.

Cisaprid hat sich unter den genannten Prokinetika als besonders wirksam erwiesen, musste aber in vielen Ländern wegen kardialer Nebenwirkungen vom Markt genommen werden (▶ unten). Cisaprid ist in den USA im Rahmen eines „limited access program" verfügbar. Alternativ stehen andere Substanzen wie der partielle 5-Hydroxytryptamin(HT)$_4$-Agonist **Tegaserod** (Zelmac) zur Verfügung. Ob diese Substanz aber ähnlich gut wirkt wie das Cisaprid, ist bisher unklar. Tegaserod ist zurzeit noch nicht zur Behandlung von Magenentleerungsstörungen zugelassen.

Als **Standarddosierungen** empfehlen sich für den Erwachsenen:

- 3-mal 10 mg Metoclopramid
- 3-mal 10 mg Cisaprid
- 3-mal 40 mg Domperidon

Therapie der Magenstase

Die Ursachen ausgeprägter Magenentleerungsstörungen bis hin zur Magenstase sind in ◘ Übersicht 42-1 zusammengefasst. Wichtig ist, dass der Transport von Flüssigkeit und Elektrolyten aus dem Magen häufig noch möglich ist, während der Transport fester Nahrung gestört ist. Können noch Flüssigkeiten aufgenommen werden, sollte deren Gehalt an Fett und Faserstoffen möglichst niedrig sein. Bei der diabetischen Magenstase muss eine optimale Stoffwechselkontrolle angestrebt werden. Da Erbrechen und verminderte Nahrungszufuhr zur Hypokaliämie, hypochlorämischen Alkalose und Dehydratation führen können, müssen diese ausgeglichen werden.

Medikamentös bietet sich zum Durchbrechen einer Magenstase die intravenöse Gabe des Makrolidantibiotikums **Erythromycin** (3 mg/kgKG alle 8 h) an. Die motilitätsfördernden Eigenschaften von Erythromycin sind darauf zurückzuführen, dass Makrolide an die Rezeptoren von Motilin bindet, ein im gesamten Dünndarm vorkommendes motilitätsförderndes Hormon. Seit Jahren in Prüfung befindliche Abkömmlinge des Erythromycins ohne antibiotische, jedoch mit motilitätsfördernden Eigenschaften sind noch nicht zur Produktreife gediehen. Erythromycin sollte jenen Patienten vorbehalten bleiben, die auf die genannten Prokinetika nicht ansprechen. Die Dosierung bei oraler Gabe beträgt 2- bis 3-mal 150 mg.

Neue Therapieoptionen der diabetogenen Gastroparese bieten invasive Behandlungsstrategien wie die Hochfrequenzstimulation mittels implantiertem „Magenschrittmacher" oder die funktionelle, endoskopische Pyloroplastik mittels Botulinumtoxin-Injektion in die Ringmuskulatur (Abell et al. 2003; James et al. 2003; Ezzeddine et al. 2002).

> **Praxistipp**
> Bei beginnender oder bereits manifester Phase einer Magenstase: 3 mg/kgKG Erythromycin alle 8 h; Vermeidung fester Nahrung; Versuch mit fett- und faserarmer Flüssignahrung. Wenn der Patient Flüssignahrung toleriert: 10 mg Cisaprid 30 min vor jeder Nahrungsaufnahme oder vor dem Schlafengehen. Alternativ: 10 mg Metoclopramid.

> **! Cave**
> Cisaprid ist in Deutschland und den USA vom Markt genommen worden, weil in Einzelfällen lebensbedrohende ventrikuläre Arrhythmien beobachtet worden sind, die mit einer Verlängerung des QT-Intervalls im Elektrokardiogramm einhergehen. Sollte Cisaprid unumgänglich sein, weil die anderen Prokinetika ihre Wirkung verfehlen, darf es nur unter Kontrolle des QT-Intervalls (EKG-Monitoring) zur Anwendung gelangen. Aber auch Metoclopramid ist nicht nebenwirkungsfrei. Es kann zu extrapyramidalen Symptomen und Dyskinesien kommen.

Therapeutische Möglichkeiten bei beschleunigter Magenentleerung

Nach Operationen am Magen, insbesondere nach resezierenden Verfahren (Billroth I und Billroth II), oder auch im Rahmen eines „Postvagotomie-Syndroms", können Folgeerkrankungen auftreten, die auf dem Wegfall der Reservoirfunktion des Magens beruhen. Gelegentlich findet sich eine beschleunigte Magenentleerung auch bei intaktem Magen. Die Ursache hierfür ist unbekannt.

Frühdumping-Syndrom

Bedingt durch den schnellen Übertritt flüssiger, hyperosmolarer Nahrung aus dem Restmagen in den Dünndarm kommt es zu charakteristischen abdominellen und systemischen Beschwerden. Durch die schnelle Dehnung der Darmschlingen werden Reflexbögen aktiviert und humorale Substanzen (Serotonin, Kinine) freigesetzt. Diese führen zum charakteristischen Bild des Frühdumping-Syndroms: Etwa 10–20 min nach Beginn der Nahrungsaufnahme, d. h. noch während des Essens treten Übelkeit, Hitzegefühl, Schweißausbrüche, Blutdruckabfall, Völlegefühl, Erbrechen, Tachykardie sowie gelegentlich auch Diarrhö auf.

Therapeutisch werden dem Patienten v. a. diätetische Maßnahmen empfohlen:
- Zurückhaltung bei der Flüssigkeitseinnahme während der Mahlzeiten, insbesondere Vermeidung von Fleischsuppen
- Vermeidung von leicht aufschlüsselbaren Kohlenhydraten
- Ersatz von Oligosacchariden durch Stärke
- viele kleine Mahlzeiten

Eine etablierte medikamentöse Therapie gibt es nicht, jedoch scheint der Einsatz von Alpha-Glucosidase-Inhibitoren insbesondere bei Kindern erfolgversprechend zu sein (Zung u. Zadik 2003). In besonders schweren Fällen kann ein Versuch mit Octreotid (► Abschnitt „Spätdumping-Syndrom") gemacht werden.

Spätdumping-Syndrom

Es tritt sowohl bei Patienten mit operiertem Magen auf als auch vereinzelt bei magengesunden Patienten (idiopathisch), bei denen sich der Magen spontan schnell entleert. Etwa 2–3 h nach einer in der Regel kohlenhydratreichen Mahlzeit kommt es zu reaktiven Hypoglykämien. Bedingt durch die rasche Magenpassage werden leicht aufschlüsselbare Kohlenhydrate rasch resorbiert. Es folgt ein überschießender Insulinanstieg, der durch das im oberen Dünndarm gebildete GIP (glucose-dependent insulinotropic polypeptide) und das im unteren Dünndarm gebildete GLP-1 (glucagon-like peptide 1) potenziert wird. Die überschießende Insulinantwort ist verantwortlich für die Hypoglykämie und deren neuroglukopenische Symptome: Schwäche, Schweißausbruch bis hin zur Bewusstlosigkeit.

Therapeutisch kommen wiederum diätetische Maßnahmen, d. h. eine Reduktion schnell aufschließbarer Kohlenhydrate oder die Gabe von Alpha-Glucosidase-Inhibitoren (Arcabose) (Zung u. Zadik 2003), infrage: also Vermeidung von Marmelade, Schokolade, Kuchen etc. In besonders schweren Fällen von Früh- und Spätdumping sollten Somatostatinanaloga vom Typ des Octreotids und Lanreotids eingesetzt werden. Somatostatin, ein zyklisches Oktapeptid, verzögert die Magenentleerung und verlangsamt den intestinalen Transit. Es hemmt weiter die Freisetzung der genannten Hormone (Insulin, Kinine, Serotonin, GIP, GLP-1) und kann so die genannten vasomotorischen Symptome, die Hypoglykämien und die

Durchfälle verbessern. **Chirurgische Maßnahmen** wie die Konstruktion einer antiperistaltischen Schlinge sind umstritten.

> **Praxistipp**
> Bei besonders schwer beeinflussbaren Symptomen des Früh- und Spätdumpings: 50–100 µg Octreotid (Sandostatin) s. c. 30 min vor den Mahlzeiten

42.2 Helicobacter-pylori-assoziierte Erkrankungen

Die Helicobacter-pylori-Infektion erfolgt in der Regel in der frühen Kindheit. Es entwickelt sich – wie Untersuchungen nach frischen Infektionen gezeigt haben – eine akute, ausgeprägt neutrophile Gastritis, die klinisch mit Magenschmerzen vergesellschaftet ist und mit einer vorübergehenden Verminderung der Säuresekretion einhergeht (Abb. 42-1). Während sich die klinische Symptomatik schnell zurückbildet, wird die Gastritis chronisch und persistiert unbehandelt lebenslang. Die **chronische B-Gastritis** ist eine histologische Diagnose und wird anlässlich einer Endoskopie festgestellt. Sie weist kein charakteristisches Symptomspektrum auf. Die überwiegende Mehrzahl aller Menschen mit einer B-Gastritis ist beschwerdefrei.

Etwa 10% aller mit Helicobacter pylori Infizierten entwickeln im Laufe ihres Lebens ein Ulcus duodeni oder ventriculi. Bei Patienten mit **Ulcus duodeni** besteht eine antrumbetonte B-Gastritis. Die Korpusregion ist geringer befallen. Das erklärt, warum beim Ulcus duodeni die Säuresekretion nicht beeinträchtigt ist. Sie ist sogar gesteigert, da Sekretionsprodukte des Helicobacter pylori die antrale Gastrinproduktion stimulieren und so die Säuresekretion verstärken. Zum Ulcus duodeni kommt es erst über eine antrale Metaplasie im Bulbus duodeni, die ebenfalls durch Helicobacter pylori besiedelt wird. In Gegenwart von Säure kann dann im Bulbus ein Ulkus entstehen. Wichtig ist, dass Patienten mit einer Ulcus-duodeni-Erkrankung niemals ein Magenkarzinom entwickeln, wahrscheinlich, weil die Säuresekretion erhalten ist.

Beim **Ulcus ventriculi** verläuft die Helicobacter-pylori-induzierte Gastritis aus bisher nicht verstandenen Gründen schwerer und führt multifokal im gesamten Magen zu atrophischen Veränderungen. In Gegenwart von Säure, die wegen der Gastritis in der Regel sogar vermindert ist, und bei einem zusätzlichen Mangel an defensiven Faktoren kann ein Ulcus ventriculi entstehen.

Helicobacter pylori steht weiter am Anfang der pathogenetischen Kette, die zum **Magenkarzinom** führt. Die Gastritis verläuft besonders schwer, ist multifokal atrophisch und weist verschiedene Formen der intestinalen Metaplasie auf. Wahrscheinlich ist Helicobacter pylori nicht alleine für das Fortschreiten der atrophischen Gastritis verantwortlich. Hier spielen exogene, möglicherweise in der Nahrung befindliche, Faktoren sowie genetische Einflüsse eine zusätzliche Rolle. Gut untersucht ist auch die pathogenetische Kette, die zum MALT (mucosa associated lymphoid tissue)-Lymphom des Magens führt. Helicobacter pylori kann über eine Stimulation der B-Zel-

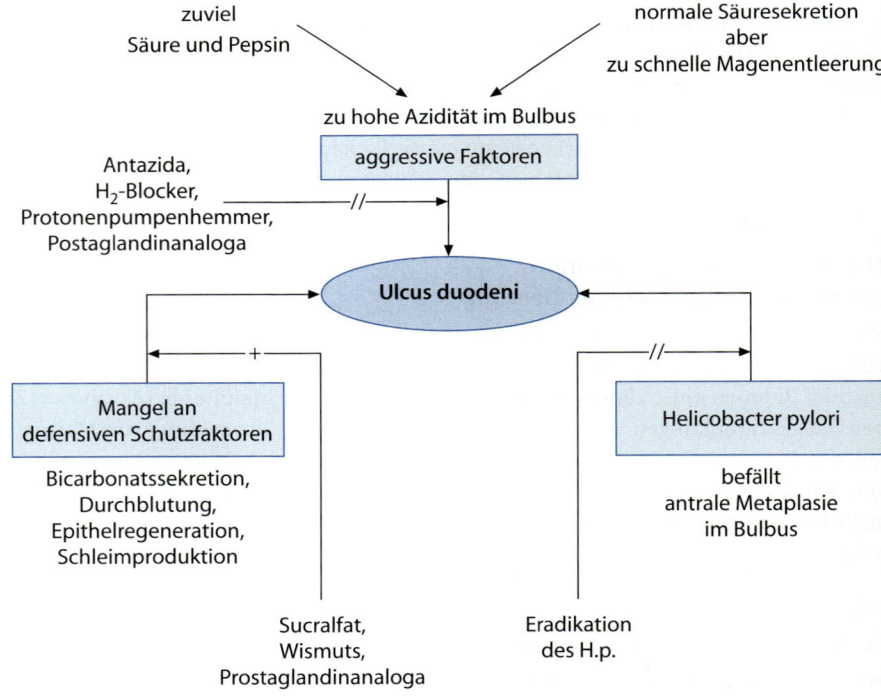

Abb. 42-1. Schematische Zusammenfassung der Pathogenese des Ulcus duodeni und Angriffspunkte moderner Ulkustherapeutika

len der Magenschleimhaut eine lymphozytäre Gastritis und über bislang unbekannte weitere Schritte ein MALT-Lymphom verursachen. Der Beweis für diese pathogenetische Kette ist die Beobachtung, dass MALT-Lymphome in sehr frühem Stadium allein durch Helicobacter-pylori-Eradikation geheilt werden können.

Helicobacter pylori ist nicht die einzige Ursache der Ulkuskrankheit. Unselektive nichtsteroidale Antiphlogistika (NSAID ▸ siehe Nichtsteroidale Antiphlogistika) sind die häufigste Ursache für akut und chronisch auftretende Ulzera, besonders bei alten Menschen, die wegen degenerativer Skeletterkrankungen oder anderer chronischer Erkrankungen auf eine Schmerzmedikation angewiesen sind. Weitere Risikofaktoren sind neben höherem Lebensalter früher durchgemachte peptische Ulzera. Nicht selten manifestieren sich die Ulzera bei Einnahme nichtsteroidaler Antiphlogistika mit einer akut einsetzenden gastrointestinalen Blutung. Unselektive nichtsteroidale Antiphlogistika können zu Erosionen und Ulzera sowohl im Magen als auch – seltener – im Bulbus duodeni führen (▸ auch Abschnitt 42.4).

Zusammenfassung der Ulkusentstehung:
- Ohne Säure kein Ulkus (die Menge der Säure spielt dabei keine entscheidende Rolle).
- Helicobacter pylori führt bei etwa 10 % der Infizierten in Gegenwart von Säure zur Ulkusentstehung. Warum 90 % der Infizierten kein Ulkus bekommen, ist unbekannt.
- Die Einnahme unselektiver nichtsteroidaler Antiphlogistika ist ein unabhängiger Risikofaktor für die Ulkusentstehung, setzt aber ebenfalls die Anwesenheit von Säure voraus.

Therapie der Ulkuskrankheit

Die Behandlung des peptischen Ulkus ist, unabhängig von seiner Lokalisation, allein durch eine Verminderung der Magensekretion möglich. Dies gelang früher mittels Neutralisation der Säure durch *Antazida* und heute durch potente Hemmer der Säuresekretion. Die Hemmung der Magensekretion um etwa 70 % führt zu einer umgehenden Schmerzbefreiung, beschleunigt die Ulkusabheilung und verhindert bei dauerhafter Einnahme das Ulkusrezidiv.

Ist das Ulkus durch Helicobacter pylori induziert, so ist durch eine Sanierung der Infektion seit etwa 10 Jahren erstmals eine dauerhafte Heilung der Ulkuskrankheit möglich. Dies gilt nicht für das durch nichtsteroidale Antiphlogistika bedingte Ulkus, auch wenn letzteres mit einer Helicobacter-pylori-Infektion vergesellschaftet ist.

Beeinflussung der Säuresekretion des Magens. Die aus klinisch-praktischen Erwägungen wichtigsten Rezeptoren der Parietalzelle sind die für Histamin, Gastrin und Acetylcholin. Histamin stammt aus den den säurebildenden Parietalzellen benachbarten, ebenfalls in der Korpusschleimhaut des Magens gelegenen endokrinen Enterochromaffin-like(ECL)-Zellen und erreicht die Parietalzelle durch Diffusion. Die ECL-Zellen besitzen ebenfalls Rezeptoren für Gastrin und Acetylcholin.

Von großer Bedeutung ist, dass Histamin, Gastrin und Acetylcholin in der Parietalzelle auf Postrezeptorebene miteinander interagieren, wobei der Histamineinfluss offenbar dominiert. Dies erklärt, warum H_2-Rezeptor-Antagonisten auch die Gastrin- und Acetylcholin-stimulierte Säuresekretion supprimieren, während Antagonisten gegen muscarinische Acetylcholinrezeptoren die Histamin-stimulierte Säuresekretion nur relativ schwach beeinflussen. Sie spielen daher therapeutische keine Rolle. Potente Gastrinrezeptorantagonisten gibt es für therapeutische Zwecke nicht.

Die Stimulation der Säuresekretion über die Rezeptoren der Parietalzelle für Histamin, Gastrin und Acetylcholin sowie das Vorhandensein von Rezeptoren für Gastrin und Acetylcholin auf den ECL-Zellen erklärt, wie die Säurebildung reduziert werden kann:

- Eine **Vagotomie**, die über viele Jahrzehnte eines der wirkungsvollsten Verfahren zur Reduktion der Säuresekretion dargestellt hat, wirkt über eine Verminderung der Acetylcholinwirkung auf die Parietalzellen.
- **Magenresezierende Verfahren** wie eine Billroth-I- oder Billroth-II-Resektion stellten ebenfalls bis vor wenigen Jahrzehnten ein bewährtes Mittel in der Ulkuschirurgie dar. Diese resezierenden Verfahren wirken über eine Verminderung der Gastrinwirkung auf die Parietalzellen, unterstützt durch die gleichzeitige operative Verkleinerung der Parietalzellmasse.
- **H_2-Rezeptor-Antagonisten** vom Typ des Cimetidin, Rantidin, Famotidin und Nizatidin verdrängen das Histamin von der Parietalzelle. So kommt es zu einer Verminderung der Säuresekretion auch bei intakten Gastrin- und Acetylcholinrezeptoren. Sie sind heute in der Ulkustherapie von den wirksameren Protonenpumpeninhibitoren weitgehend verdrängt.

Protonenpumpeninhibitoren

Der heute aus therapeutischer Sicht wichtigste Mechanismus der Säureblockade ist die Hemmung der Protonenpumpe durch Protonenpumpeninhibitoren. Die H^+-K^+-ATPase (Protonenpumpe) befindet sich in den Tubulovesikeln der ruhenden bzw. in den Mikrovilli der aktivierten, d.h. sezernierenden Parietalzelle. Sie tauscht H^+-Ionen aus dem Zytosol der Parietalzelle gegen K^+-Ionen aus. Zuvor sezerniert die Zelle über andere Mechanismen KCl in das Lumen, sodass nach dem Rücktransport des K^+ und dem ins Lumen gerichteten Transport von H^+-Ionen HCl entsteht.

Die heute verfügbaren Protonenpumpeninhibitoren gehören der Stoffklasse der substituierten Benzimidazole an. Prototypen dieser Stoffklasse sind:

- Omeprazol 1- bis 2-mal 20 mg pro Tag
- Pantoprazol 1- bis 2-mal 40 mg pro Tag
- Lansoprazol 1- bis 2-mal 30 mg pro Tag

- Rabeprazol 1- bis 2-mal 20 mg pro Tag
- Esomeprazol 1-mal 20–40 mg pro Tag

> **Praxistipp**
> Bei Medikamentengabe über eine PEG- oder Ernährungssonde sind Präparate die in mikropelletierter (Multiple Unit Pellets System) Form vorliegen zu bevorzugen, da nur diese Galenik gewährleistet, dass nach Auflösung des Präparates das Medikament ohne Wirkverlust über eine Sonde enteral verabreicht werden kann.

Ohne mit irgendeinem der Parietalzellrezeptoren zu interferieren, hemmen sie die Säuresekretion unabhängig von der Art des Stimulus.

Die Wirkung der Protonenpumpenhemmer ist deshalb so spezifisch, weil die Tubulovesikel der Parietalzelle als einzige Zelle des Körpers einen pH-Wert < 4 aufweisen. Ein saurer pH-Wert ist aber erforderlich, um durch eine säurekatalytische Zyklisierung die erst unter diesen Umständen wirkende Hemmsubstanz, ein Sulfenamid, zu bilden. Ist die Parietalzelle erst einmal in ihrer Fuktion gehemmt, steigt der pH-Wert in den Tubulovesikeln an, sodass sich weitere Benzimiadazole nicht mehr an die Protonenpumpen binden können. Hoch genug dosiert kann man mit den Protonenpumpenhemmern selbst den Magen eines Patienten mit Zollinger-Ellison-Syndrom trockenlegen. Die Dosierung richtet sich nach der klinischen Notwendigkeit im speziellen Fall. Eine schädigende Überdosierung des Protonenpumpenihibitors ist kaum möglich. Dosierungen bis 120 mg Omeprazol pro Tag können notwendig werden.

Da die Protonenpumpeninhibitoren praktisch nebenwirkungsfrei sind und somit im Prinzip auch für eine lebenslange Therapie zur Verfügung stehen, haben sie die weniger wirksamen H_2-Rezeptor-Antagonisten weitgehend ersetzt. Befürchtungen, Protonenpumpenhemmer könnten durch die mehr oder weniger komplete Hemmung der Säuresekretion zu einem erhöhten Magenkarzinomrisiko, zur Entstehung von Magenkarzinoiden, zu einer vermehrten Bakterienbesiedlung des Gastrointestinaltrakts u. a. führen, konnten bisher nicht bewiesen werden. Bei den meisten Patienten führen therapeutische Dosen eines Protonenpumpenhemmers nur zu einer 80–90 %igen Suppression der Säuresekretion. Insbesondere nachts kommt es vorübergehend zu einem Abfall des pH auf < 2 (nocturnal acid breakthrough).

Antazida

Antazida haben heute nur noch einen begrenzten therapeutischen Stellenwert. Sie bewirken eine Neutralisation der Säure, binden darüber hinaus aber auch Gallensalze und stimulieren sogar endogene Prostaglandine, sodass ihnen eine zytoprotektive Wirkung zukommt. Nachteilig ist ihre mehrmals tägliche Einnahme, da sie nur ganz kurz wirken. H_2-Rezeptor-Antagonisten und Protonenpumpeninhibitoren müssen dagegen nur 1- bis 2-mal täglich eingenommen werden. Obgleich prinzipiell wirksam, sind also Antazida heute in der ambulanten Therapie obsolet; sie finden aber weiterhin Verwendung in der Ulkusprophylaxe bei Intensivpatienten. Zur Verfügung stehen derzeit aluminium- und magnesiumhydroxydhaltige Antazida. Sie sind frei verkäuflich. Viele Patienten schätzen ihre Wirkung und nehmen sie zusätzlich zu H_2-Blockern und Protonenpumpeninhibitoren, wenn noch säurebedingte Beschwerden wie Sodbrennen auftreten, was in der Regel auf eine Unterdosierung dieser Medikamente zurückzuführen ist. Wenn verordnet, sollten sie 1 h nach der Mahlzeit eingenommen werden, um die Wirkung des Nahrungspuffers möglichst effektiv zu verlängern.

Helicobacter-pylori-Sanierung

Sanierungsstrategien zur Behandlung einer Helicobacter-pylori-Infektion („Eradikation") sind in den letzten 10 Jahren im Rahmen kontrollierter und multizentrischer Studien entwickelt und in zahlreichen nationalen und internationalen Konsensus-Konferenzen festgelegt worden. Sie beruhen sämtlich auf der kombinierten Gabe eines Protonenpumpenhemmers und zweier Antibiotika. In den angloamerikanischen Ländern, in denen ein Kombinationspräparat aus einem H_2-Blocker (Ranitidin) und Wismut (Wismutcitrat) zur Verfügung steht, hat sich die Wismut-H_2-Blocker-Verbindung als gleichwertig mit den Protonenpumpenhemmern gezeigt. Dagegen sind H_2-Blocker ohne Wismut weniger wirksam als die Protonenpumpenhemmer, sodass letzteren der Vorzug gegeben wird.

Auch die in der ▫ Tabelle 42-2 aufgelisteten Antibiotika wurden in zahlreichen klinischen Prüfungen getestet

▫ **Tabelle 42-2.** Therapeutische Strategien zur Sanierung einer Helicobacter-pylori-Infektion, basierend auf der Konsensus-Konferenz der Deutschen Gesellschaft für Verdauungs- und Stoffwechselerkrankungen und auf dem Consensus-Report Maastricht 2-2000 (Malfertheimer et al. 200) (Standardtherapie: Therapiedauer 7 Tage)

1. Alternative	
Protonenpumpenhemmer	2-mal 1 Standarddosierung vor dem Essen
Clarithromycin	2-mal 500 mg nach dem Essen
Amoxicillin	2-mal 1 g nach dem Essen
2. Alternative	
Protonenpumpenhemmer	2-mal 1 Standarddosierung vor dem Essen
Metronidazol	2-mal 400 mg nach dem Essen
Clarithromycin	2-mal 500 mg nach dem Essen

und in ihrer Wirksamkeit in Metaanalysen gesichert. Sie sollten daher nicht durch verwandte, aber unerprobte Antibiotika ersetzt werden. Die *Wirksamkeit* einer Helicobacter-pylori-Sanierungstherapie liegt bei etwa 85–95 %. Prädiktoren für einen geringeren Sanierungserfolg sind eine zu kurze (weniger als 7 Tage) dauernde Medikamenteneinnahme, mangelnde Compliance des Patienten und in einigen geographischen Zonen die Resistenzentwicklung gegenüber einzelnen Antibiotika. Dennoch hat sich eine Antibiotikasensitivitätstestung vor Beginn einer Sanierungstherapie zumindest in der Bundesrepublik nicht als notwendig erwiesen. In den USA und in Westeuropa sowie in Japan beträgt die durchschnittliche Resistenz gegenüber Makrolidantibiotika etwa 10 % und gegenüber Metronidazol etwa 37 % (Meyer et al. 2002). Die Resistenz gegenüber einem Antibiotikum bedeutet aber nicht, dass ein Eradikationsschema mit zwei Antibiotika, davon einem mit Resistenzentwicklung, erfolglos ist.

Aufgrund zahlreicher Metaanalysen sollte mit einem der beiden Schemata in ◘ Tabelle 42-2 begonnen werden. Therapiedauer ist 1 Woche. Die Wahl des Protonenpumpenhemmers ist nicht entscheidend, da für die heute verfügbaren Substanzen alle Studien eine vergleichbare Wirkung gezeigt haben. Protonenpumpeninhibitoren sollten 2-mal pro Tag in der üblichen therapeutischen Dosierung vor dem Essen verwendet werden (z. B. vor dem Frühstück und vor dem Abendessen). 4–6 Wochen nach Beendigung der Therapie sollte ein ^{13}C-Urease-Atemtest oder eine Endoskopie mit Histologieentnahme erfolgen, um die erfolgreiche Eradikation zu dokumentieren.

Bei Misserfolg beider dargestellter Alternativen zur Helicobacter-pylori-Sanierung sollten folgende Möglichkeiten geprüft werden:
- Verwendung eines der beiden Schemata in ◘ Tabelle 42-2, aber über 14 Tage
- Kombination von:
  - Protonenpumpenhemmer 2-mal 1 Standarddosierung vor dem Essen
  - Wismutsubsalizylat/Wismutsubcitrat 4-mal 120 mg 30 min vor dem Essen
  - Metronidazol 3-mal 400 mg nach dem Essen
  - Tetrazyklin (z. B. Tetracyclin-HCl 3-mal 500 mg oder Doxycyclin 2-mal 100 mg pro Tag) nach dem Essen
- Antibiotikaresistenzprüfung und Überweisung des Patienten an ein spezialisiertes Zentrum

Neben den genannten etablierten Trippeltherapien kann bei nachgewiesener Resistenz gegen Clarithromycin auf Furazolidon (2×100 mg/Tag) gewechselt werden (Wong et al. 2002).

> **Praxistipp**
>
> Sollte eine Helicobacter-pylori-Sanierung wegen eines Ulkusleidens trotz 2-maliger Eradikationsversuche nicht gelingen, hält der Autor dieses Kapitels weitere Versuche für überflüssig, da in der abendlichen Gabe eines Protonenpumpenhemmers oder eines H_2-Blockers nebenwirkungsfreie und hochwirksame Alternativen zur Verfügung stehen, die sicher das Ulkusrezidiv verhindern (▶ auch Abschnitt 42.3).

Indikationen für eine Helicobacter-pylori-Sanierung
Absolute Indikationen:
- peptische Ulkuskrankheit, aktiv oder derzeit in Remission, mit oder ohne Komplikationen
- MALT-Lymphom, niedrig maligne, Statium E1 (nur im Rahmen von klinischen Studien)

Relative Indikation (nicht gesichert, aber aus theoretischen Gründen vernünftig):
- atrophische Gastritis
- Zustand nach Magenteilresektion bei Helicobacter-pylori-assoziiertem Magenkarzinom
- Helicobacter-pylori-positive Verwandte 1. Grades von Patienten mit Magenkarzinom
- mit nichtsteroidalen Antipohlogistika und Helicobacter pylori assoziiertes peptisches Ulkus
- Riesenfaltengastritis

Ungesicherte Indikationen:
- Wunsch des Patienten
- Helicobacter-pylori-positive funktionelle Dyspepsie
- Helicobacter-pylori-positive gastroösophageale Refluxkrankheit

Peptische Ulkuskrankheit. Die peptische Ulkuskrankheit, ob aktiv oder derzeit in Remission, ist eine unbestrittene absolute Indikation zur Sanierung einer Helicobacter-pylori-Infektion. War die Sanierungsbehandlung erfolgreich, kann von einer definitiven Heilung der Erkrankung ausgegangen werden. Misslingt die Eradikation, bietet sich eine Dauertherapie mit einem H_2-Blocker oder einem Protonenpumpenhemmer in halber therapeutischer Dosierung an (▶ Abschnitt 42.3).

MALT-Lymphom. Weiterhin gesichert ist die Helicobacter-pylori-Sanierung beim niedrig malignen MALT-Lymphom im Stadium E1. Da es außerordentlich wichtig ist, höhergradige Stadien nicht zu übersehen, weil diese anders therapiert werden, sollten MALT-Lymphome nur in spezialisierten Zentren und im Rahmen von klinischen Studien behandelt werden.

Atrophische Gastritis. Ob Patienten mit einer atrophischen Gastritis von einer Sanierungsstrategie profitieren, ist unklar, da hierbei Helicobacter pylori meist nur in geringen Mengen nachweisbar ist. Rationale einer Sanierung wäre es, die Bildung eines Magenkarzinoms zu verhindern. So konnte bislang nicht gezeigt werden, ob eine Sanierungsbehandlung das Fortschreiten der atrophischen Gastritis in Richtung intestinale Metaplasie und damit in Richtung auf das Magenkarzinom verhindern kann. Auch bei Patienten mit Helicobacter-pylori-assoziiertem Magenkarzinom und Zustand nach Magenteilresektion zur Entfernung des Karzinoms ist eine Helicobacter-pylori-Sanierung zwar vernünftig, aber in ihrer Wirksamkeit fraglich. Dagegen kann davon ausgegangen werden, dass die Behandlung von Helicobacter-pylori-positiven Verwandten 1. Grades die Entwicklung eines Magenkarzinoms verhindert.

Riesenfaltengastritis. Riesenfalten können nach Ausschluss einer Neoplasie (Karzinom, Lymphom), einer diffus foveolären Hyperplasie (Morbus Ménétrier) und einer glandulären Hyperplasie (Zollinger-Ellison-Syndrom) auch durch eine Zytomegalievirus- und eine Helicobacter-pylori-Infektion hervorgerufen werden. Im Vergleich zur Helicobacter-pylori induzierten B-Gastritis ist hier die Entzündung sehr viel stärker ausgeprägt. Es kann – wie beim Morbus Ménétrier – auch zum gastralen Eiweißverlust kommen. Die Sanierung der Helicobacter-pylori-Infektion führt zum Verschwinden der Riesenfalten und beeinflusst auch den Eiweißverlust.

Helicobacter pylori und Einnahme von unselektiven nichtsteroidalen Antiphlogistika. Viele Studien liegen zu Helicobacter-pylori-positiven Patienten vor, die Beschwerden oder sogar Ulkuskomplikationen erst nach Einnahme von NSAID entwickeln.

! **Die Sanierung einer Helicobacter-pylori-Infektion schützt den Patienten nicht vor weiteren NSAID-bedingten Schleimhautschäden bis hin zur lebensbedrohenden Blutung. Helicobacter pylori und NSAID sind unabhängige Risikofaktoren.**

> **Praxistipp**
> Auch nach einer Helicobacter-pylori-Sanierung müssen Patienten, die einmal unter NSAID geblutet haben, im Sinne einer Dauertherapie mit einem Säurehemmer (H$_2$-Blocker oder Protonenpumpeninhibitor) behandelt werden.

Gastroösophageale Refluxkrankheit. Auch die Frage, ob Helicobacter-pylori-positive Patienten mit gastroösophagealer Refluxkrankheit (etwa 30% der Refluxpatienten) von einer Eradikation profitieren, ist unklar. Es gibt Hinweise, dass sich nach einer Sanierung das Ausmaß der Refluxepisoden sogar verschlimmert bzw. sich eine Refluxkrankheit erst manifestiert, da die Sanierung mit einer Zunahme der Säuresekretion einhergehen kann. Andere Studien haben diese Auffassung aber nicht unterstützt. Eines der Argumente zur Eradikation ist die mögliche Verschlechterung der Gastritis im Magenkorpus unter Langzeittherapie mit einem Protonenpumpenhemmer. Da nicht der Protonenpumpenhemmer, sondern Helicobacter pylori für das Ausmaß der Korpusgastritis verantwortlich ist, empfehlen einige Experten die Sanierung auch bei gastroösophagealer Refluxkrankheit. Andererseits konnte gezeigt werden, dass die Gegenwart von Helicobacter pylori im Magen offenbar negativ mit der Entwicklung eines Barrett-Karzinoms korreliert. Der Autor dieses Kapitels eradiziert bei der gastroösophagealen Refluxkrankheit daher nicht.

42.3 Helicobacter-pylori-negatives peptisches Ulkus

Etwa 10% aller peptischen Ulzera sind weder mit Helicobacter pylori noch mit nichtsteroidalen Antiphlogistika assoziiert. Hier gelten die Empfehlungen, die bereits seit 20 Jahren Gültigkeit haben.

Therapie der Akutphase:
- Alternative 1: Gabe eines **H$_2$-Rezeptor-Antagonisten** in Standarddosierung, z. B. 800 mg Cimetidin, 300 mg Ranitidin, 300 mg Nizatidin, 40 mg Famotidin
- Alternative 2: Gabe eines **Protonenpumpeninhibitors** in Standarddosierung, z. B. 20 mg Omeprazol, 20 mg Esomeprazol, 40 mg Pantoprazol, 30 mg Lansoprazol, 20 mg Rabeprazol

Erhaltung der Remission:
- H$_2$-Rezeptor-Antagonist in halber Standarddosierung im Sinne einer Dauertherapie
- Protonenpumpeninhibitor in halber Standarddosierung als Dauertherapie

Sollten unter der halben Standarddosierung Beschwerden oder ein Ulkusrezidiv auftreten, ist die Dosis zu verdoppeln.

Studien aus den 80er- und 90er-Jahren des letzten Jahrhunderts haben gezeigt, dass unter einer 4-wöchigen Therapie mit H$_2$-Blockern oder Protonenpumpeninhibitoren etwa 80% und nach 8-wöchiger Therapie nahezu 100% aller Ulcera duodeni abgeheilt sind. Eine an mehr als 2000 Patienten durchgeführte Studie (RUDER-Studie) ergab, dass die Abheilungsgeschwindigkeit langsamer ist, wenn bestimmte **Risikofaktoren** vorhanden sind. Hierzu zählen:
- großes Ulcus (Durchmesser > 15 mm)
- multiple Ulzera
- Rauchen in der Anamnese
- langsame Abheilung eines Ulkus in der Vorgeschichte

- Komplikationen (z. B. Ulkusblutungen) in der Anamnese
- Arbeitslosigkeit

Je mehr Risikofaktoren vorhanden waren, desto langsamer heilt das Ulkus ab. Therapeutische Konsequenz: Bei Rezidivulzera nach fehlgeschlagener Helicobacter-pylori-Sanierung, bei Helicobacter-pylori-negativen Ulzera und bei Ulzera nach Einnahme nichtsteroidaler Antiphlogistika sollte eine 8-wöchige Behandlung in therapeutischer Dosierung eingeleitet werden, wenn mehrere der genannten Risikofaktoren vorhanden sind. Es ist gleichgültig, ob zur Therapie ein H_2-Blocker oder ein Protonenpumpeninhibitor verwendet wird.

Mukosaprotektion. Prostaglandinanaloga wurden ursprünglich als mukosaprotektives Prinzip in die Therapie eingeführt. Gleichzeitig hemmen sie aber auch die Säuresekretion. Wirksam sind Prostaglandinanaloga erst in Dosen, welche die Säure im gleichen Ausmaß supprimieren wie die H_2-Rezeptor-Antagonisten. Dann treten aber Nebenwirkungen wie Durchfälle und Bauchschmerzen auf, die auf eine Steigerung der Motilität zurückzuführen sind. Bei Frauen im gebärfähigen Alter muss daher vor Behandlungsbeginn eine Schwangerschaft ausgeschlossen werden. Eine Therapie in der Schwangerschaft und in der Stillzeit ist kontraindiziert.

Entsprechend ihrer mukosaprotektiven Eigenschaften wurden sie bei Ulzera empfohlen, die unter nichtsteroidalen Antiphlogistika auftreten. Hier sind sie den H_2-Rezeptor-Blockern, nicht aber den Protonenpumpenhemmern in der Ulkusprophylaxe überlegen. **Anticholinergika** vom Typ des Pirenzepin und Prostaglandinanaloga spielen in der Ulkustheapie deshalb keine Rolle mehr, weil sie durch die wirksameren und nebenwirkungsfreien Protonenpumpenhemmer ersetzt worden sind.

42.4 Läsionen durch nichtsteroidale Antiphlogistika

Nichtsteroidale Antiphlogistika zählen weltweit zu den am häufigsten verschriebenen Medikamenten. 70% der über 65-Jährigen stehen unter einer Therapie mit NSAID, Acetylsalicylsäure (ASS) mit einbezogen. NSAID können im gesamten Gastrointestinaltrakt zur Schleimhautschädigung führen. Das gilt in gleicher Weise für ASS. Der Effekt ist zum großen Teil auf eine **Hemmung der Zyklooxygenase**, dem Schlüsselenzym der Prostaglandinsynthese, zurückzuführen. Wichtig ist, dass selbst nach Einnahme geringer Mengen an ASS die Prostaglandinsynthese für 5–8 Tage gehemmt ist. Dies wird für die topischen erosiven und hämorrhagischen Schleimhautveränderungen verantwortlich gemacht.

Seit kurzem ist bekannt, dass 2 verschiedene Isoformen der Zyklooxygenase (COX) existieren: **COX-1** findet sich in fast allen Körperzellen einschließlich des Magens. **COX-2**, die im Entzündungsprozess (rheumatische Erkrankungen) eine besondere Bedeutung hat, kommt dagegen im Magen und in den Thrombozyten nur in Spuren vor. Dieses Konzept führte zur Entwicklung COX-2-spezifischer NSAID, da für die Ulkusbildung im Magen eine Hemmung der Zyklooxygenase 1 und 2 entscheidend ist.

Tatsächlich konnte in Kurz- und Langzeitstudien gezeigt werden, dass Patienten unter einer Therapie mit **COX-2-Inhibitoren** nur zu 3–5 % gastroduodenale Ulzerationen entwickeln, während unter herkömmlichen NSAID bei 20–40 % der Untersuchten Läsionen zu beobachten waren. 2 weitere prospektive und randomisierte Studien, die CLASS- und die VIGOR-Studie, erbrachten darüber hinaus wichtige neue Erkenntniss. In beiden Studien wurden die COX-2-Inhibitoren Celecoxib und Rofecoxib gegen die Standard-NSAID Ibuprofen (CLASS) bzw. Naproxen (VIGOR) getestet. Ein wichtiger Unterschied in beiden Studien war der Einschluss von Patienten mit zusätzlicher niedrig dosierter ASS-Einnahme in der CLASS-Studie, während in der VIGOR-Studie die Einnahme von ASS eine Ausschlusskriterium darstellte. Das wichtigste Ergebnis war, dass Ulkuskomplikationen und symptomatische Ulzera in der CLASS-Studie, also bei Patienten mit zusätzlicher ASS-Einnahme, in gleicher Häufigkeit auftraten wie bei Einnahme von Ibuprofen und Diclofenac. Dagegen schnitten die Patienten in der VIGOR-Studie, die den COX-2-Inhibitor, aber kein ASS eingenommen hatten, bezüglich der Ulkuskomplikationen und symptomatischer Ulzera günstiger ab. Sie hatten aber eine höhere Herzinfarktrate als die Patienten der CLASS-Studie, die ASS einnahmen. Diese noch vorläufigen Befunde lassen zweierlei vermuten:

- Zusätzliche Einnahme von ASS hebt den günstigen Effekt eines COX-2-Hemmers auf; die gastrointestinalen Nebenwirkungen werden nicht vermindert.
- COX-2-Inhibitoren wirken nicht kardioprotektiv.

> **Praxistipp**
> Bei Einnahme einer COX-2-Hemmers plus niedrig dosierte ASS sollte eine Säuresuppression erfolgen (halbe Standarddosierung eines Protonenpumpeninhibitors oder eines H_2-Blockers). Bei alleiniger Einnahme eines COX-2-Hemmers besteht ein geringeres Risiko für gastroduodenale Komplikationen als bei der Einnahme von unselektiven NSAID.

42.5 Funktionelle Dyspepsie

Die funktionelle Dyspepsie ist definiert als ein über mindestens 12 Wochen andauerndes Beschwerdebild mit Symptomen im Oberbauch ohne sichtbare Läsionen im Ösophagus, Magen und Duodenum. Ein Gallensteinleiden und andere Erkrankungen des Oberbauchs müssen ausgeschlossen sein. Die Pathophysiologie dieses sehr häufigen Krankheitsbildes ist unbekannt.

Nach dem Beschwerdemuster unterscheidet man:
- **Dysmotilitätstyp** mit den Beschwerden: vorzeitiges Sättigungsgefühl, Übelkeit, Erbrechen, Völlegefühl, postprandiales Druckgefühl
- **Ulkustyp** mit Schmerzen im Oberbauch, Nüchternschmerz und Symptombesserung nach Nahrungsaufnahme
- **Refluxtyp** mit Sodbrennen, Aufstoßen, Würgereiz, epigastrischen Beschwerden

Häufig überlappen die genannten Beschwerdetypen.

Therapie
Die Therapie umfasst:
- Aufklärung des Patienten über die „Gutartigkeit" der Erkrankung
- Diätberatung mit der Empfehlung, Speisen, die das Beschwerdebild verstärken, zu meiden
- Versuch einer antisekretorischen Therapie mit Protonenpumpeninhibitoren oder H_2-Rezeptor-Antagonisten in Standard- oder halber Standarddosierung
- Helicobacter-pylori-Sanierung
- Prokinetika wie Dopaminantagonisten, 5-HT_4-Rezeptor-Agonisten (z. B. Tegaserod), Motilinagonisten (Erythromycin)
- Spasmolytika wie Mebeverin, Pfefferminzöl und Anticholinergika
- andere Therapeutika und Therapiealternativen wie Iberogast, Dimeticon, Antidepressiva (Amitriptylintyp), Entspannungsverfahren
- „Stress-Management"

Liegt das Krankheitsbild einer funktionellen Dyspepsie vor und besteht gleichzeitig eine Helicobacter-pylori-Infektion, so sollte auf jeden Fall eine Helicobactersanierung erfolgen, auch wenn dies durch prospektive Studien nicht unterstützt wird. Dennoch werden die Patienten ein solches Vorgehen fordern. In zweiter Linie und bei Misserfolg der Sanierung sollte eine antisekretorische Therapie mit einem Protonenpumpeninhibitor oder einem H_2-Rezeptor-Antagonisten in halber Standarddosierung versuchte werden. Bei überwiegenden Beschwerden des Dymotilitätstyps sind Prokinetika angezeigt wie Metoclopramid oder Tegaserod. Danach sollten Spasmolytika oder Iberogast zum Einsatz kommen. Antidepressiva sollten nur nach Konsultation mit auf dem Gebiet erfahrenen Gastroenterologen verordnet werden.

42.6 Akute Ulkusblutung

Bei ca. 60 % der Patienten mit einer Ulkusblutung ist mit einem spontanen Blutungsstillstand zu rechnen. **Medikamentöse Maßnahmen** zur Blutstillung sind beim blutenden Ulkus wirkungslos. Dies gilt sowohl für die Protonenpumpeninhibitoren, die H_2-Rezeptor-Blocker und auch für Somatostatinanaloga.

> **Praxistipp**
> Blutende Ulzera müssen einer endoskopischen Therapie mit dem Ziel der Unterspritzung, Laserkoagulation, Argon-Beamer-Koagulation oder einer Clip-Behandlung zugeführt werden. Kommt es danach zu einer erneuten Blutung oder besteht im Ulkusgrund ein sichtbarer Gefäßstumpf, aus dem es trotz lokaler blutstillender Maßnahmen weiter blutet, sollte der Patient umgehend operiert werden. In speziellen Schwerpunktzentren steht alternativ die interventionell-radiologische Option einer Blutstillung mittels selektiver Microcoil-Gefäßembolisation zur Verfügung.

Nach erfolgreicher endoskopischer Blutstillung sollte eine konservative Therpie mit einem **Protonenpumpeninhibitor** bis zur Ulkusabheilung erfolgen. Bei Helicobacter-pylori-Nachweis ist eine sofortige **Eradikationsbehandlung** indiziert. Die Patienten müssen je nach Gefährdungsgrad (Einnahme nichtsteroidaler Antiphlogistika, ulkusbegünstigende Zweiterkrankungen, persistierende Helicobacter-pylori-Infektion) anschließend lebenslang mit einem Protonenpumpeninhibitor oder einem H_2-Rezeptor-Blocker im Sinne einer Dauertherapie behandelt werden. In der Regel genügt hier die halbe Standarddosierung.

42.7 Ulkusprophylaxe bei Intensivpatienten

Die Inzidenz einer akuten Ulkusblutung bei Intensivpatienten hängt von der Schwere der Grunderkrankung ab. So findet sich eine Ulkuserkrankung bei durchschnittlich 2–15 % aller Intensivpatienten. Damit verbunden ist ein 5fach erhöhtes Mortalitätsrisiko dieser Patienten.

Ursächlich für die Entstehung von gastralen Ulzera bei Intensivpatienten scheint insbesondere, neben einer Störung in der mukosalen Mikrozirkulation mit nachfolgender Magenschleimhautischämie, eine Störung in der gastralen Glykoproteinmatrix der mukosalen Schleimbarriere zu sein. Eine prospektive Multizenterstudie konnte bei Intensivpatienten eine Respiratortherapie von mehr als 48 h Dauer ebenso wie Koagulopathien (z. B. bei Sepsis oder Verbrennungen) als eigenständiges Risiko für die Entstehung von relevanten gastrointestinalen Blutungen infolge einer Ulkuserkrankung beschreiben. Weitere **Risikofaktoren** sind:
- Polytrauma, insbesondere mit/bei Schädeltrauma und/oder Wirbelsäulenverletzungen

- Verbrennungen > 35 % der Körperoberfläche
- Myokardinfarkt und Herzversagen
- Schock
- Sepsis
- Leberversagen
- Nierenversagen
- Zustand nach Organtransplantation
- anamnestisches Ulkusleiden

Prophylaktisch sollten bei diesen Risikopatienten Maßnahmen zur Beeinflussung der gastralen Säuresekretion und Azidität eingeleitet werden. Hierzu eignen sich in 1. Linie Antazida. In vielen Studien konnte eine gleiche prophylaktische Wirksamkeit der Antazida wie von H_2-Antagonisten nachgewiesen werden. Vorteilhaft erscheint bei beatmeten Patienten neben den geringen Therapiekosten die einfache Handhabung und Darreichung des Pharmakons auch über Magensonden.

Es sollten hier alle 2 h 20–40 ml (etwa 20–30 g) über eine Magensonde verabreicht werden.

Ebenso effektiv können H_2-Rezeptor-Antagonisten eingesetzt werden. Die Gabe über eine Magensonde ist möglich und sollte der parenteralen Therapie vorgezogen werden, da in klinischen Studien allein die enterale Therapie das Auftreten von relevanten gastrointestinalen Blutungsmanifestationen verhindern konnte.

Zu empfehlen ist die Standarddosierung der Medikamente, z. B. 800 mg Cimetidin, 300 mg Ranitidin, 300 mg Nizatidin, 40 mg Famotidin p. o.

Zur prophylaktischen Wirksamkeit von Protonenpumpeninhibitoren bei Intensivpatienten liegt derzeit nur 1 randomisierte Studie für Risikopatienten in der Intensivmedizin vor. Es kann aber wohl von einer gleichwertigen prophylaktischen Wirksamkeit der Protonenpumpeninhibitoren ausgegangen werden. Jedoch ist eine parenterale Darreichung zu bevorzugen, da sich bei den hier diskutierten Risikopatienten in der Intensivmedizin häufig eine Magenentleerungsstörung findet, die einen verzögerten oder unzureichenden Wirkungseintritt der Protonenpumpeninhibitoren bei enteraler Darreichung bedingt.

Zusätzlich ist zu erwähnen, das auch über die frühzeitige enterale Ernährung des Intensivpatienten eine signifikante Reduktion des Blutungsrisikos infolge gastraler Ulzerationen erreicht werden kann.

> **Praxistipp**
> Die „Stressulkusprophylaxe" bei Intensivpatienten kann effektiv und kostengünstig enteral mit Antazida (alle 2–3 h 20–30 g) über eine Magensonde erfolgen. Ebenso wirksam, jedoch nur 2-mal täglich zu verabreichen, sind H_2-Rezeptor-Antagonisten (2-mal pro Tag via Magensonde in Standarddosis). Bei den Protonenpumpeninhibitoren können nur die mikropelletierten Produkte (z. B. Antra mups oder Nexium mups) nach Auflösung ohne nennenswerten Wirkverlust über eine Magensonde enteral gegeben werden. Eine andere Galenik führt bei Gabe über eine Sonde zu deutlichen Wirkverlusten. Alternativ kann der PPI parenteral verabreicht werden.

42.8 Ernährungsstörungen und Mangelzustände

Nach einer totalen Gastrektomie, z. B. wegen eines Karzinoms, kommt es anfänglich immer zur Gewichtsabnahme, die sehr erheblich sein kann und mit einem Schwund des Unterhautfettgewebes und der Muskulatur einhergeht. Häufig besteht ein Appetitmangel, der wiederum den Mangelzustand verschärft. Oft kommt es zu einem Eisenmangel und schon nach relativ kurzer Zeit zu einer Entkalkung des Skeletts. Zur Gewichtsabnahme trägt wahrscheinlich auch eine sog. postcibale Dyschronie bei, worunter man eine mangelhafte Durchmischung des Chymus mit Pankreassekret versteht.

Therapeutisch sollte daher ein Versuch mit Pankreasfermenten gemacht werden. Ein Eisenmangel muss substituiert werden, wobei zu prüfen ist, ob oral zugeführtes Eisen auch resorbiert wird. Andernfalls ist es parenteral zu applizieren. Der Osteopathie muss durch Zufuhr von Vitamin D, Calcium und einer eiweißreichen Kost begegnet werden. Der Vitamin-B_{12}-Mangel als Folge des Intrinsic-Factor-Mangels ist durch regelmäßige, d. h. vierteljährliche Injektionen von Vitamin-B_{12}-Depot zu behandeln.

42.9 Tumoren des Magens

Gutartige Tumoren (Polypen unterschiedlicher Histologie) können in der Regel endoskopisch abgetragen werden. Dies gilt auch für Magenfrühkarzinome, soweit sie auf die Mukosa beschränkt sind. Hier ist die Endosonographie zwingend einzusetzen. Andernfalls bleibt wie beim fortgeschrittenen Magenkarzinom ohne Fernmetastasen nur die Operation. Bezüglich neuer neoadjuvanter Strategien unter Einschluss einer Radiochemotherapie sei auf Speziallehrbücher und die Originalliteratur verwiesen.

Evidenz der Therapieempfehlungen

	Evidenzgrad	Therapieempfehlung
Magenstase/Gastroparese		
Diätetische Therapie	B	I
Metoclopramid	A	I
Domperidon	A	I
Cisaprid	A	keine Indikation wegen Nebenwirkungsprofil
Tegaserod	C	IIa
Botulinumtoxin	B	IIa
Hochfrequenzstimulation („Magenschrittmacher")	B	IIa
Dumpingsyndrom		
Diätetische Therapie	A	I
Alpha-Glucosidase-Inhibitoren	B	IIa
Somatostatinanaloga	B	I
Chirurgische Therapie	B	I
Ulkuserkrankung		
Vagotomie	A	I (keine aktuelle Indikation)
Magenteilresektion	A	ggf. Indikation bei Komplikationen der Ulkuserkrankung (sekundäre Therapieoption)
Prostaglandinanaloga (Misoprostol)	A	I (keine aktuelle Therapieoption)
Antazida	A	I (speziellen Therapiesituationen vorbehalten – sekundäre Therapieoption)
H_2-Rezeptor-Antagonisten	A	I (Therapieoption der ersten Wahl)
Protonenpumpeninhibitoren	A	I (Therapieoption der ersten Wahl)
HP-Eradikation		
Peptisches Ulkus	A	I
MALT-Lymphom des Magens	A	I
Atrophische Gastritis	B	IIa
Riesenfaltengastritis	B	I
NSAR	A	I
Gastroösophageale Refluxkrankheit	B	IIb
Funktionelle Dysplasie	B	IIa
Prophylaxe von gastralen Läsionen durch NSAID/NSAR		
COX-2-Inhibitoren	A	I (primäre Therapieoption)
NSAR + PPI	A	I (primäre Therapieoption)
NSAR + Misoprostol	A	I
NSAR + H_2-Rezeptorblocker	A	IIb
Funktionelle Dyspepsie		
H_2-Rezeptorblocker	A	I
PPI	A	IIa
Iberogast	B	I
Spasmolytika	B	IIa
Trizyklische Antidepressiva	B	IIa
SSRI	B	IIb
Tegaserod	C	IIa
Motilinagonisten	C	IIa
Prokinetika	B	IIa
HP-Eradikation	B	IIa

Leitlinien – Adressen – Tipps

Leitlinien
www.dgvs.de/index_8.htm

Internetadressen
Website der Deutschen Gesellschaft für Verdauungs- und Stoffwechselkrankheiten: www.dgvs.de
Website der American Gastroenterological Association: www.gastro.org
Website der Deutschen Gesellschaft für Neurogastroenterologie und Motilität e.V.: www.neurogastro.de/

Literatur

Abell T, McCallum R, Hocking M, Koch K, Abrahamsson H, Leblanc I, Lindberg G, Konturek J, Nowak T, Quigley EM, Tougas G, Starkebaum W (2003) Gastric electrical stimulation for medically refractory gastroparesis. Gastroenterology 125: 421–428

Armstrong D, Arnold R, Classen M et al. (1993) Prospective multicentre study of risk factors associated with delayed healing of recurrent duodenal ulcers (RUDER). Gut 34: 1319–1326

Armstrong D, Arnold R, Classen M et al. (1994) RUDER – a prospective, two year, multicentre study of risk factors for duodenal ulcer relapse during maintenance therapy with ranitidine. Dig Dis Sci 39: 1425–1433

Blum AL, Talley NS, O'Morain et al. (1998) Lack of effect of treating Helicobacter pylori infection in patients with nonular dyspepsia. N Engl J Med 339: 1875–1881

Blum AL, Arnold R, Stolte M et al. (2000) Short course acid suppressive treatment for patients with functional dyspepsia: results dependent on Helicobacter pylori status. The Frosch study group. Gut 47: 473–480

Bombardier C, Laine L, Reicin A et al. (2000) Rofecoxib and naproxen in patients with rheumatoid arthritis. N Engl J Med 343: 1520–1528

Caspary WF, Arnold R, Bayerdörffer E et al. (1996) Diagnostik und Therapie der Helicobacter-pylori-Infektion. Z Gastroenterol 34: 392–401

Cook DJ, Fuller HD, Guyatt GH et al. (1994) Risk factors for gastrointestinal bleeding in critically ill patients. N Engl J Med 330: 377

Eissele R, Brunner G, Simon B et al. (1997) Gastric mucosa during treatment with lansoprazole: Helicobacter pylori is a risk factor for argyrophil cell hyperplasia. Gastroenterology 112: 707–717

Emery P, Zeidler H, Kvien TK et al. (1999) Celecoxib vs. diclofenac in long-term management of rheumatoid arthritis: randomised double-blind comparison. Lancet 154: 2016–2111

Ezzeddine D, Jit R, Katz N, Gopalswamy N, Bhutani MS (2002) Pyloric injection of botulinum toxin for treatment of diabetic gastroparesis. Gastrointest Endosc. 55: 920–923

Feldman M, Shewmake K, Cryper B (2000) Time course inhibition of gastric and platelet COX activity by acetylsalicylic acid in humans. Am J Physiol Gastrointest Liver Physiol 279: G113–G1120

Harford WV, Barnett C, Lee H et al. (2000) Acute gastritis with hypochlorhydria: report of 35 cases with long term follow up. Gut 47: 467–472

Hawkey CS, Karrasch JA, Szczepanski L et al. (1998) Omeprazole compared with misoprostol for ulcer associated with non-steroidal antiinflammatory drugs. N Engl J Med 338: 719–734

Hawkey CS, Tullassay Z, Szczepanski et al. (1998) Randomised controlled trial of Helicobacter pylori eradication in patients on non-steroidal anti-inflammatory drugs. HELP NSAIDs study. Lancet 352: 1016–1021

Hawkey CS, Laine L, Simon T et al. (2000) Comparison of the effect of rofecoxib (a cyclooxygenase 2 inhibitor), ibuprofen, and placebo on the gastroduodenal mucosa of patients with osteoarthritis. Arthritis Rheum 43: 370–377

Holtmann G, Goebell H, Holtmann M et al. (1994) Dyspepsia in healthy blood donors. pattern of symptoms and association with Helicobacter pylori. Dig Dis Sci 39: 1090–1098

James AN, Ryan JP, Parkman HP (2003) Inhibitory effects of botulinum toxin on pyloric and antral smooth muscle. Am J Physiol Gastrointest Liver Physiol 285: G291–297

Laine L, Harper S, Simon T et al. (1999) A randomized trial comparing the effect of rofecoxib, a cyclooxygenase 2-specific inhibitor, with that of ibuprofen on the gastroduodenal mucosa of patients with osteoarthritis. Gastroenterology 117: 783

Langman MJ, Jensen DJ, Watson DJ et al. (1999) Adverse upper gastrointestinal effects of rofecoxib compared with NSAIDs. JAMA 282: 1929–1933

Levy MJ, Seelig CB, Robinson NJ et al. (1997) Comparison of omeprazole and ranitidine for stress ulcer prophylaxis. Dig Dis Sci 42: 1255

Lindström E, Chen D, Norlén P et al. (2001) Control of gastric acid secretion: the gastrin-ECL cell-parietal cell axis. Comp Biochem Physiol A 128: 505–514

Malfertheiner P, Megraud F, O'Morain C et al. (2002) Current concepts in the management of Helicobacter pylori infection. The Maastricht Consensus report 2-2000. Aliment Pharmacol Ther 16: 167–180

Mc Coll K, Murray L, El-Omar E et al. (1998) Symptomatic benefits from eradicating Helicobacter pylori infection in patients with non-ulcer dyspepsia. N Engl J Med 339: 1869–1874

Messori A, Trippoli S, Vaiani M et al. (2000) Bleeding and pneumonia in intensive care patients given ranitidine and sucralfate for prevention of stress ulcer: meta-analysis of randomised controlled trials. Br Med J 321: 1103

Meyer JM, Silliman NP, Wang W, Siepman NY, Sugg JE, Morris D, Zhang J, Bhattacharyya H, King EC, Hopkins RJ (2002) Risk facors for Helicobacter pylori resistance in the United States: the surveillance of H. pylori antimicrobial resistance partnership (SHARP) study, 1993–1999. Ann Intern Med 136: 13–24

Raff T, Germann G, Hartmann B (1997) The value of early enteral nutrition in the prophylaxis of stress ulceration in the serverel burned patients. Burns 23: 313

Silverstein FE, Faich G, Goldstein JL et al. (2000) Gastrointestinal toxicity with celecoxib vs. nonsteroidal anti-inflammatory drugs for osteoarthritis and rheumatoid arthritis: the CLASS study: a randomized controlled trial. JAMA 284: 1247–1255

Tack J, Caenepeel Ph, Fisschler B et al. (2001) Symptoms associated with hypersensitivity to gastric distention in functional dyspepsia. Gastroenterology 121: 526–535

Tait C, Jones R (1996) Nonsteroidal antiinflammatory drugs and dyspepsia in the elderly. Dig Dis Sci 41: 798–799

Tonini M, Cipollina L, Poluzzi E, Crema F, Corazza GR, De Ponti F (2004) Review article: clinical implications of enteric and central D2 receptor blockade by antidopaminergic gastrointestinal prokinetics. Aliment Pharmacol Ther 15: 379–390

Wong WM, Wong BC, Lu H, Gu Q, Yin Y, Wang WH, Fung FM, Lai KC, Xia HH, Xiao SD, Lam SK (2002) One-week omeprazole, furazolidone and amoxicillin rescue therapy after failure of Helicobacter pylori eradication with standard triple therapies. Aliment Pharmacol Ther 16: 793–798

Zung A, Zadik Z (2003) Acarbose treatment of infant dumping syndrome: extensive study of glucose dynamics and long-term follow-up. J Pediatr Endocrinol Metab 16: 907–915

43 Darmerkrankungen

M. Göke

43.1 Dünndarmerkrankungen – 726
43.1.1 Einheimische Sprue – 726
43.1.2 Tropische Sprue – 727
43.1.3 Morbus Whippple (intestinale Lipodystrophie) – 727
43.1.4 Bakterielle Fehlbesiedelung des Dünndarms – 728
43.1.5 Gallensäureverlustsyndrom – 728
43.1.6 Kurzdarmsyndrom – 729
43.1.7 Enterales Eiweißverlustsyndrom (exsudative Enteropathie) – 729
43.1.8 Lactoseintoleranz – 729
43.1.9 Dünndarmdivertikel – 730

43.2 Chronisch-entzündliche Darmerkrankungen – 730
43.2.1 Morbus Crohn – 730
43.2.2 Colitis ulcerosa – 733
43.2.3 Therapie chronisch entzündlicher Darmerkrankungen in der Schwangerschaft – 734
43.2.4 Therapie chronisch entzündlicher Darmerkrankungen: Ausblick – 735
43.2.5 Pouchitis – 735
43.2.6 Mikroskopische Kolitis – lymphozytäre Kolitis und kollagene Kolitis – 735
43.2.7 Eosinophile Gastroenterokolitis – 735
43.2.8 Strahlenenteritis und -kolitis – 736

43.3 Dickdarmerkrankungen – 736
43.3.1 Divertikulose und Divertikulitis – 736
43.3.2 Reizdarmsyndrom – 737
43.3.3 Diversionskolitis – 738
43.3.4 Chronische intestinale Pseudoobstruktion – 738
43.3.5 Akute Pseudoobstruktion des Kolons (Ogilvie-Syndrom) – 739
43.3.6 Chronische Obstipation – 740
43.3.7 Pneumatosis cystoides intestinalis – 741

43.4 Durch Mikroorganismen ausgelöste Darmerkrankungen – 741
43.4.1 Klassische infektiöse Darmerkrankungen – 741
43.4.2 Nahrungsmittelvergiftungen durch enterotoxinbildende Bakterien – 744
43.4.3 Antibiotikaassoziierte Diarrhö/pseudomembranöse Kolitis – 744

43.5 Nahrungsmittelallergie und Nahrungsmittelintoleranz – 745

43.6 Vaskuläre Erkrankungen – 746
43.6.1 Intestinale Ischämie – 746
43.6.2 Angiodysplasien – 747

43.7 Tumoren – 747
43.7.1 Dünndarmtumoren – 747
43.7.2 Kolorektale Tumoren – 749
43.7.3 Analkarzinome – 754

43.8 Proktologische Erkrankungen – 754
43.8.1 Solitäres Rektumulkus – 754
43.8.2 Analfissur – 754
43.8.3 Hämorrhoiden – 755
43.8.4 Perianalvenenthrombose – 755
43.8.5 Marisken – 755
43.8.6 Rektumprolaps – 756
43.8.7 Stuhlinkontinenz – 756
43.8.8 Proktitis – 756
43.8.9 Proctalgia fugax – 756

43.9 Anorexia nervosa und Bulimie – 756

Literatur – 759

Der Darm ist das Organ des Menschen, das als „innere Haut" unmittelbar mit der Umwelt kommuniziert. Auf eine Vielzahl endogen oder exogen verursachter Störungen reagiert der Darm mit einem beschränkten Repertoire klinischer Symptome. Subjektiv ist der Darm dabei oft eine Schaltstelle zwischen Körper und Seele. Die klassischen Darmsymptome wie z. B. Durchfall, Verstopfung, Bauchschmerz oder Völlegefühl werden dem Patienten sofort leidvoll bewusst. Es darf davon ausgegangen werden, dass jeder Mensch in seinem Leben die Folgen einer Störung des Darms irgendwann zu spüren bekommt. In sog. Entwicklungsländern ist z. B. die Diarrhö eine häufige Todesursache; weltweit, so auch in westlichen Industrienationen, ein wichtiger Grund für Arbeitsausfall. Ein Viertel der deutschen Bevölkerung leidet an einer chronischen Erkrankung des Darms.

Vor allem die Ursachen der entzündlichen, tumorbedingten und durch Motilitätsstörung charakterisierten Darmerkrankungen sind trotz intensiver Forschungsbemühungen und -erfolge leider noch unzureichend geklärt, sodass die Therapie vielfach empirisch erfolgt.

Auf dem Gebiet der chronisch entzündlichen Darmerkrankungen wurden in den letzten Jahren Suszeptibilitätsloci für den Morbus Crohn und die Colitis ulcerosa entdeckt. 2001 konnten Polymorphismen des NOD_2-Gens als Suszeptibilitätsmarker für den Morbus Crohn (bei einem Teil der Patienten) identifiziert werden. Möglicherweise wird die Assoziation eines bestimmten Genotyps (z. B. NOD_2-Mutation) und distinkter klinischer Phänotypen (z. B. Ileumbefall, stenosierender Verlauf) bei chronisch entzündlichen Darmerkrankungen eine Diversifizierung der Krankheitsentitäten herbeiführen und zukünftig eine gezielte therapeutische Intervention auf genetischer Basis ermöglichen. Ärztliche Unkenntnis und praktische Ratlosigkeit herrschen vielfach beim Reizdarmsyndrom bzw. auf dem Gebiet der Motilitätsstörungen, obwohl auch hier durch Entwicklung von 5-Hydroxytryptamin$_4$-Rezeptor-Agonisten und 5-Hydroxytryptamin$_3$-Rezeptor-Antagonisten Fortschritte gemacht wurden. Verbessert wurde auch die Therapie kolorektaler Karzinome durch Einsatz neuer Chemotherapeutika. Zu begrüßen ist, dass die Maßnahmen zur Prävention kolorektaler Adenome und Karzinome intensiviert wurden durch Erstellung Patientengruppenspezifischer Leitlinien, medienwirksame breite Aufklärung (z. B. durch die Gastro-Liga e.V.) und schließlich die im Frühjahr 2002 in das kassenärztliche Programm aufgenommene Vorsorgekoloskopie für Normalpersonen ab dem 55. Lebensjahr.

43.1 Dünndarmerkrankungen

43.1.1 Einheimische Sprue

Synonyme: glutensensitive Enteropathie, Zöliakie

Da eine inadäquate T-Zell-vermittelte Immunantwort auf **Gliadin** (alkohollöslicher Anteil des Glutens) vorliegt, muss eine lebenslange **glutenfreie Diät** eingehalten werden. Dies ist auch bei symptomarmen Formen notwendig, um die deutlich erhöhten Risiken wie Entwicklung eines intestinalen Lymphoms oder, im Falle einer Schwangerschaft, die intrauterine Wachstumsretardierung des Feten zu vermeiden.

Diätetische Richtlinien für den Patienten

Literatur: Farrell u. Kelly 2002
- Weglassen aller Nahrungsmittel, die Weizen, Roggen, Gerste, Dinkel und Grünkern enthalten; Verzicht auf Bier (Wein dagegen erlaubt)
- Weglassen aller Hafer enthaltenden Nahrungsmittel (zumindest initial, da Hafer häufig mit Weizengluten verunreinigt ist!)
- Weglassen lactosehaltiger Nahrungsmittel in den ersten 3–6 Monaten nach Therapiebeginn (Patienten mit aktiver Sprue haben sekundären Laktasemangel!)
- Erlaubte Lebensmittel: Reis, Mais, Kartoffeln, Hirse, Buchweizen, Sojabohnen, Tapioka (in Form von Mehl, Stärke oder in Mahlzeiten) – diese Kost ist leider teurer als normale Kost!
- unbedingt erforderlich bei allen Fertiggerichten: Kenntnis der Inhaltsstoffe
- Einnahme von Reiskleie empfehlenswert, da glutenfreie Diät per se arm an Ballaststoffen ist

 Cave
Auch Medikamente, Nahrungsmittelzusätze, Stabilisatoren und Emulgierungsmittel können Gluten enthalten!

Behandlung der Malabsorptionssymptome bei Therapiebeginn

— Gabe von Multivitaminen
— Beachte: Ausgleich eines Eisen-, Folsäure- oder Vitamin-B_{12}-Mangels
— bei Hypokalzämie und/oder Osteoporose Gabe von Calcium und 25-OH-Vitamin-D_3
— parenterale Medikamentengabe bei schwerer Malabsorption
— bei Milzatrophie großzügig prophylaktische Antibiotikagabe vor Eingriffen sowie Pneumokokkenimpfung

70 % aller Patienten zeigen 2 Wochen nach Therapiebeginn klinisch eine deutliche Befundbesserung, histologisch verifizierbar ist diese erst nach 2–3 Monaten. Bei mangelndem Therapieerfolg sollte die Diäteinhaltung überprüft werden. Der „ideale" Patient ist motiviert, diätetisch gut geschult, informiert sich aufmerksam über den Inhalt seiner Ernährung und isst keine Nahrung mit ihm unbekannten Inhaltsstoffen.

> **Praxistipp**
> Die Deutsche Zöliakie-Gesellschaft e.V. bietet mit ihrem Informationsmaterial, v. a. Positivlisten für Nahrungsmittel und Medikamente, unverzichtbare Hilfe, weshalb jeder Sprue-Erkrankte dieser Gesellschaft beitreten sollte (▶ Abschnitt „Tipps für Patienten").

Glucocorticosteroide beeinflussen die Symptome einer Sprue und werden in krisenhaften Krankheitssituationen bzw. im Gliadinschock eingesetzt:
— unter parenteraler Ernährung: Hydrocortison 100 mg alle 6 h i. v.
— unter oraler Ernährung: Prednisolon 40–60 mg pro Tag p. o.
— Dauertherapie: Prednisolon 7,5–20 mg pro Tag p. o.

Die auf histologischen Kriterien beruhende modifizierte **Marsh-Klassifikation** gibt die Stärke der Mukosaschädigung wieder (Oberhuber et al. 2001) und hilft bei Abschätzung des Erkrankungsverlaufes und des Effektes einer glutenfreien Diät.

Nichtansprechen auf übliche Therapiemaßnahmen

30 % der Patienten sprechen nicht auf die genannte Therapie an. In diesem Fall gilt (Ciclitera 2001):
— Diäteinhaltung überprüfen!!
— assoziierte symptomatische Pankreaserkrankung ausschließen
— an refraktäre Sprue als Übergang zum offenen EATL denken

Bei der **refraktären Sprue** (schwere Enteritis unter 6-monatiger strikter glutenfreier Diät) lassen sich bei ca. 75 % der Patienten immunphänotypisch aberrante klonale intraepitheliale T-Zell-Populationen nachweisen (möglicherweise Übergangsform zwischen Sprue und T-Zell-Lymphom). Bei diesen Patienten besteht eine schlechte Prognose im Vergleich zu denen ohne diese T-Zell-Populationen. Patienten mit aberranten T-Zellpopulationen erhalten Chemotherapeutika, Patienten ohne aberrante Klone erhalten Immunsuppressiva (Kasuistiken mit Azathioprin und Ciclosporin).

In Einzelfällen wird über eine komplette Remission unter Steroiden (auch Budesonid 9 mg pro Tag oral) berichtet. Eine extrem schlechte Prognose haben die Patienten mit bereits offenem Enteropathie-assoziierten T-Zell-Lymphom.

> ❗ Bei allen Patienten mit einer therapierefraktären Sprue besteht die Notwendigkeit einer streng glutenfreien Diät zur Reduktion der enteropathieassoziierten T-Zell-Lymphome und Karzinome.

Atypische Verlaufsformen

Dermatitis herpetiformis Duhring, Diabetes mellitus, Hypothyreose, Morbus Addison, perniziöse Anämie können Ausdruck einer atypischen Verlaufsform einer Sprue sein. Auch in diesen Fällen muss eine lebenslange glutenfreie Diät eingehalten werden, um Komplikationen wie Anämie, Osteoporose oder Infertilität zu vermeiden.

43.1.2 Tropische Sprue

Eine kausale Therapie der tropischen Sprue ist nicht bekannt. Empfohlen werden:
— Vitamin B_{12} (z. B. 1000 mg pro Monat i. m.)
— Folsäure (z. B. 5–15 mg pro Tag p. o.)
— Tetracyclin (4-mal 250 mg pro Tag p. o. für 6 Monate)
— Ausgleich der Malabsorption

43.1.3 Morbus Whippple (intestinale Lipodystrophie)

Antibiotika sind Mittel der Wahl, sonst besteht eine infauste Prognose. Die *Sequenztherapie* und 1- bis 2-jährige Dauer der Behandlung sind empirisch begründet; prospektive randomisierte kontrollierte Studien liegen nicht vor (seltene Erkrankung). Die lang dauernde Therapie mit einem **liquorgängigen Antibiotikum** ist wegen häufig auftretender ZNS-Rezidive (dann schwer zu behandeln) notwendig. Eine Liquoruntersuchung ist vor Therapiebeginn und -ende sinnvoll.

Empfehlungen zur sequenziellen Therapie (Scharnke u. Dancygier 2001):
1. Tägliche parenterale Gabe von 1,2 Mio. IU **Benzylpenicillin** (Penicillin G) **und Streptomycin** 1 g i.m. über 14 Tage (bei Endokardbeteiligung 6 Wochen); alternativ Ceftriaxon (2-mal 2 g pro Tag i. v.)
anschließend:
2. **Trimethoprim-Sulfamethoxazol** (TMP/SMX; Cotrimoxazol) 160/800 mg 2-mal pro Tag p.o. für 1 Jahr (bei Immunsupprimierten bzw. ZNS-Beteiligung 2 Jahre)

> **Praxistipp**
> Unter Therapie mit Trimethoprim-Sulfamethoxazol muss ein evtl. auftretender Folsäuremangel substituiert werden.

Weitere Hinweise:
- Penicillin und Streptomycin sind nicht ZNS-gängig, wohl aber TMP/SMX.
- Chloramphenicol kann bei Sulfonamidunverträglichkeit eingesetzt werden.
- Bei ZNS-Rezidiven unter TMP/SMX-Langzeittherapie sollte zu Cefixim (400 mg pro Tag p.o.) gewechselt werden; in Einzelfällen wird über Erfolge unter Rifampicin und γ-Interferon berichtet.
- Vor, während und nach Behandlung mit Streptomycin müssen Nierenfunktion und Audiometrie kontrolliert werden.
- Nach Therapieende ist eine Nachbeobachtung über ca. 10 Jahre angezeigt (wegen möglicher kardialer und neurologischer Spätrezidive). Eine invasive Diagnostik (z. B. Dünndarmbiopsie, Lumbalpunktion) ist bei Verdacht auf Rezidiv indiziert.

Rasches Ansprechen ist die Regel, bis zur Rückbildung einer Steatorrhö vergeht aber oft ein halbes Jahr. PAS-positive Dünndarmmakrophagen können lange persistieren (PCR sollte letztlich negativ sein).

43.1.4 Bakterielle Fehlbesiedelung des Dünndarms

Darmmotilitätsstörungen, anatomische Abnormalitäten wie Strikturen oder Divertikel und jejunokolische Fisteln/Bypässe können zum Wachstum einer pathologischen Bakterienflora im (oberen) Dünndarm führen. Folge ist die Malabsorption von Fett, Kohlenhydraten, Proteinen und Vitaminen (v. a. B_{12}, A und D), vergesellschaftet mit Gewichtsverlust, Bauchschmerzen und chronischer Diarrhö. Daraus folgt:

- Ausgleich von Flüssigkeits-, Elektrolyt-, Vitamin- und Nahrungsdefiziten
- wenn möglich, Behandlung der Grunderkrankung, z. B. Beseitigung einer blinden Schlinge, Divertikelresektion, Sklerodermiebehandlung, Therapie einer diabetischen autonomen Neuropathie
- orale Antibiose
  - Doxycyclin 2-mal 100 mg pro Tag für 7–10 Tage
  - Amoxicillin/Clavulansäure 2-mal 875/125 mg pro Tag für 7–10 Tage
  - Ciprofloxacin 2-mal 500 mg por Tag für 7–10 Tage
  - Cephalexin 4-mal 250 mg pro Tag + Trimethoprim-Sulfamethoxazol 2-mal 160/800 mg pro Tag + Metronidazol 3-mal 250 mg pro Tag für 7–10 Tage
  - ggf. rotierende Antibiotikagabe in monatlichem Wechsel
- in Testung: Probiotika (z. B. Laktobazillen, Saccharomyces boulardii)

> **Praxistipp**
> Bei asymptomatischen Patienten muss eine bakterielle Fehlbesiedlung des Dünndarms nicht behandelt werden.

43.1.5 Gallensäureverlustsyndrom

- Behandlung der Grunderkrankung
- bei kompensierter chologener Diarrhö (durch vermehrten Anfall von Gallensäuren im Darm): Ionenaustauscherharz **Cholestyramin** (2- bis 4-mal 4 g pro Tag, Einnahme 30 min vor den Mahlzeiten)
- bei dekompensierter chologener Diarrhö (d.h. zusätzlich mit Steatorrhö: Fettausscheidung >6 g pro Tag): Gabe **mittelkettiger Triglyzeride** (MCT-Diät), die gallensäureunabhängig resorbiert werden können; Fettzufuhr <30 g pro Tag; hier kein Cholestyramin, das die Steatorrhö verstärken würde
- bei enteraler Hyperoxalurie und Oxalatnephropathie: oxalsäurearme Kost; MCT-Diät (Meiden von schwarzem Tee, Schokolade oder Mandeln) bzw. Beschränkung der Fettzufuhr; ausreichende Flüssigkeitszufuhr und Substitution von Calcium (z. B. Calciumkarbonat 1–4 g pro Tag p.o.) zum Binden des Oxalats im Darm; bei Bicarbonatverlusten Harnalkalisierung (Urin-pH >6,5 durch orale Kaliumcitratgabe)
- bei verminderter Gallensäureausscheidung in Galle und Darm und Ausfallen von Cholesterin Gallensteinbildung (▶ Kap. 48, Cholelithiasis)

43.1.6 Kurzdarmsyndrom

Therapieempfehlungen mod. nach Rabast 2002

Phase der Hypersekretion und Adaptation

- postoperativ zunächst über Wochen Substitution von Flüssigkeit, Elektrolyten, Spurenelementen, fett-/wasserlöslichen Vitaminen sowie totale parenterale Ernährung (TPE: 32–35 kcal pro Tag, dabei 1 g Protein/kg Idealgewicht; ca. 60 % Kohlenhydrate (KH), 20–30 % Fett)
- anschließend überlappend mit TPE chemisch definierte oder nährstoffdefinierte Diät
- Gabe von Antidiarrhoika (Loperamid) und H_2-Rezeptor-Antagonisten oder Protonenpumpeninhibitoren (PPI)

Phase der Stabilisation

- Kostaufbau beginnend mit 600 kcal pro Tag, Steigerung um jeweils 200 kcal in mehrtägigen Abständen, verteilt auf 6 Mahlzeiten pro Tag
- Zusammensetzung der Nahrung: 50 % KH, 20 % Protein, 30 % Fett, je nach Klinik 50–75 % des Fettes in Form mittelkettiger Triglyzeride
- Flüssigkeitsaufnahme 1 h nach Nahrungszufuhr
- evtl. Cholestyramin 2- bis 4-mal 4 g pro Tag bei kompensiertem Gallensäureverlust, d. h. Fehlen einer Steatorrhö (oft bei Dünndarmresektion von < 1 m bzw. Ileumresektionslänge < 50 cm)
- fakultativ:
  - bei proximalem Dünndarmverlust Substitution von Mineralstoffen (Eisen, Calcium, Magnesium), Spurenelementen (z. B. Zink)
  - bei Ileumverlust Gabe fett-/wasserlöslicher Vitamine (A, D, E, K, B_{12}, Folsäure)
  - bei ausgedehnteren Ileumresektionen Verminderung der Fettzufuhr (< 30 g pro Tag, am besten in Form mittelkettiger Triglyzeride)
  - bei Hyperoxalurie (nach Ileumverlust) oxalsäurearme Kost, Calciumsubstitution(500–1000 mg pro Tag oral zum Binden des Oxalats), MCT-Diät
- bei persistierender Hypersekretion H_2-Rezeptor-Antagonisten (z. B. Ranitidin 300 mg pro Tag) oder PPI (z. B. Omeprazol 20 mg, Pantoprazol 40 mg, Lansoprazol 30 mg pro Tag oral)
- evtl. Pankreasenzymsubstitution
- Milch(produkte) wegen häufigen sekundären Laktasemangels meiden
- experimentell: Förderung der Adaptation durch Gabe von Wachstumshormon, orales Glutamin, Glucagon-like-Peptide(GLP)-2, Hepatozytenwachstumsfaktor (HGF) und anderen Wachstumsfaktoren (Howarth u. Shoubridge 2001; L'Heureux u. Brubaker 2001; Schwarz et al. 2000)

Kann durch die genannte Therapie eine ausreichende Ernährung nicht sichergestellt werden, sollte eine (zusätzliche) **Formuladiät** (Elementardiät, Astronautenkost, Peptiddiät, bilanzierte Diät) versucht werden. Da diese Kost vielen Patienten nicht schmeckt, kann eine **Sondenernährung**, ggf. auch über eine Ernährungspumpe, notwendig werden. Bei sehr ausgeprägtem Kurzdarmsyndrom kann eine dauerhafte totale heimparenterale Ernährung (z. B. über Broviac-Katheter oder Portsystem) erforderlich sein (Komplikation: cholestatische Lebererkrankung; deshalb Fettzufuhr < 1 g/kgKG pro Tag; Cavicchi et al. 2000). Die Ergebnisse der **Dünndarmtransplantation** sind bislang enttäuschend.

43.1.7 Enterales Eiweißverlustsyndrom (exsudative Enteropathie)

- Behandlung der Grunderkrankung
- proteinreiche Ernährung; bei hypoonkotischer Dekompensation parenterale Albumingaben (z. B. 100 ml Humanalbumin 20 % i. v.)
- Austausch langkettiger Fettsäuren durch mittelkettige Triglyzeride (MCT-Diät)
- bei lokaler Lymphangiektasie ggf. Resektion des befallenenen Darmabschnitts

43.1.8 Lactoseintoleranz

- Reduktion von lactosehaltigen Nahrungsmitteln, d. h. Milch(produkten); komplett lactosefreie Diät ist aufgrund des Mangels, (d. h. nicht vollständigen Fehlens der Laktase) **nicht** erforderlich. Ein vollständiger Verzicht kann anfangs die Diagnose untermauern
- im Handel verfügbar: mit β-Galaktosidase vorfermentierte Milch (schmeckt jedoch sehr süß)
- ausreichende Gabe alternativer Protein-/Energiequellen sowie von Calcium, Vitamin B und D (Milchprodukte wichtige Quelle für Protein, Calcium, Vitamin B und D)

> **Praxistipp**
> Lebende Joghurtkulturen enthalten endogene β-Galaktosidasen und können Symptome mindern; Joghurts, denen nach Fermentation Milch(produkte) zugefügt wurden, können Symptome provozieren.

- evtl. Laktasesubstitution (in Kapsel- oder Tropfenform) bei lactosehaltiger Mahlzeit
- bei sekundärem Laktasemangel: Behandlung der Grunderkrankung

43.1.9 Dünndarmdivertikel

— extraluminale Duodenaldivertikel (meist in unmittelbarer Nähe zur Papilla Vateri):
  - Therapie einer evtl. bakteriellen Fehlbesiedelung (▶ Abschnitt 43.1.4, Bakterielle Fehlbesiedelung des Dünndarms)
  - chirurgische Therapie nur bei (seltenen) Komplikationen (Perforation, ggf. auch bei Divertikulitis oder Blutung)
— intraluminale Duodenaldivertikel bei fehlender embryonaler Duodenallumenrekanalisierung:
  - Divertikelabtragung nur bei Komplikationen (Duodenalverschluss, Oberbauchschmerz, Blutung, akute Pankreatitis)
— Divertikel in Jejunum und Ileum:
  - Therapie einer evtl. bakteriellen Fehlbesiedelung
  - selten chirurgische Resektion erforderlich (akute oder chronische Blutung, Divertikulitis)
— Meckel-Divertikel (bei inkompletter Rückbildung des Ductus omphaloentericus):
  - zufällig im Rahmen einer Appendektomie gefundene Meckel-Divertikel werden oft reseziert
  - im Kindesalter Resektion zufällig radiologisch nachgewiesener Divertikel wegen zu erwartender häufiger Komplikationen
  - im Erwachsenenalter Resektion nur bei Komplikationen: Perforation, Ileus, Blutung, Divertikulitis, Littré-Hernie oder bei Tumoren (Karzinome in gastrischer Mukosa des Divertikels)

43.2 Chronisch-entzündliche Darmerkrankungen

43.2.1 Morbus Crohn

Eine zur Heilung führende Pharmakotherapie des Morbus Crohn (wie auch der Colitis ulcerosa, ▶ unten) ist nicht bekannt. Ziele derzeitiger Therapieformen sind:
— bei aktiver Erkrankung eine klinische Remission und damit Besserung der Symptome zu induzieren
— die erzielte Remission zu erhalten
— Komplikationen zu vermeiden (Podolsky 2002)

Voraussetzung für eine effektive Therapie ist Kenntnis des intestinalen Befallsmusters, der v. a. durch intestinale Symptome bestimmten Krankheitsaktivität sowie der extraintestinalen Manifestationen und Komplikationen. Basistherapeutika bei chronisch entzündlichen Darmerkrankungen (CED) sind 5-Aminosalicylsäure (5-ASA/Mesalazin) bzw. 5-ASA-freisetzende Substanzen, Glucocorticosteroide sowie klassische Immunsuppressiva, v. a. Azathioprin bzw. sein Metabolit 6-Mercaptopurin (6-MP), aber auch Methotrexat und Ciclosporin A. Hinzugekommen ist in der Therapie des Morbus Crohn das Konzept der Inhibition von Tumornekrosefaktor (TNF)-α-, v. a. durch Einführung des Anti-TNF-α-Antikörpers Infliximab (Targan et al. 1997). Nebenwirkungen der genannten Substanzen sind in ◘ Tabelle 43-1 aufgeführt.

◘ **Tabelle 43-1.** Nebenwirkungen bei der Therapie chronisch entzündlicher Darmerkankungen (mod. nach Schölmerich u. Stange 2001)

Substanzgruppe		Nebenwirkung
Aminosalizylate	5-Aminosalicylat	allergische Reaktion Diarrhö Pankreatitis Leberwerterhöhung Blutbildveränderungen interstitielle Nephritis Haarausfall Alveolitis Perikarditis/Pleuritis Myokarditis
	zusätzlich bei Sulfasalazin	Abdominalschmerzen Erbrechen Kopfschmerzen Oligospermie (reversibel) Methämoglobinbildung hämolytische Anämie Folsäuremangel

◘ Tabelle 43-1 (Fortsetzung)

Substanzgruppe		Nebenwirkung
Glucocorticosteroide		Akne
		Striae distensae rubrae
		Vollmondgesicht
		Büffelnacken
		Stammfettsucht
		Ekchymosen
		arterielle Hypertonie
		Diabetes mellitus
		Katarakt, Glaukom
		Osteopenie/-porose
		Knochennekrosen
		Myopathie
		Psychosen/Euphorie
		Infektneigung
Klassische Immunsuppressiva	Azathioprin, 6-Mercaptopurin	Leukopenie
		Agranulozytose
		Übelkeit
		Pankreatitis
		Arthralgien
		Exanthem
		Haarausfall
		cholestatische Hepatitis
		Infektionen
		Lymphome
	Methotrexat	Übelkeit, Kopfschmerzen
		Leukopenie/Thrombopenie
		Infektionen
		Stomatitis, Haarausfall, Diarrhö
		fibrosierende Hepatitis/Zirrhose
		Pneumonitis, interstitielle Fibrose
		Urtikaria, Photosensibilität
		Teratogenität
	Ciclosporin A	Nierenversagen
		arterielle Hypertonie
		Hirsutismus
		Gingivahyperplasie
		Tremor, Parästhesie
		Grand-Mal-Anfall
		Kopfschmerzen
		Infektionen
		Lymphome
Infliximab		allergische Reaktion
		Myalgie
		Fieber
		Arthralgie
		Kopfschmerzen
		Müdigkeit
		Infektion (u.a. Tuberkulose)
		cholestatische Hepatitis
		Darmobstruktion
		Lymphome

Stufentherapie des aktiven Morbus Crohn

Leitlinien der Deutschen Gesellschaft für Verdauungs- und Stoffwechselkrankheiten (DGVS 2003) ▶ Abschnitt „Leitlinien"

Stufe I. Mittel der Wahl sind *Glucocorticosteroide*:
- z. B. Prednison, Prednisolon, 6-Methylprednisolon, Hydrocortison oral (z. B. Prednisolonäquivalent 30–60 mg oder 1 mg/kgKG pro Tag) oder rektal, bei hoher Aktivität ggf. i. v. (z. B. Prednisolon 50–100 mg pro Tag); besonders bei oraler Gabe langsame Steroiddosisreduktion über 3–6 Monate
- Budesonid (9 mg pro Tag oral) bei Ileozökalbefall mäßiger Aktivität ohne systemische Manifestationen

Alternativ kommen 5-Aminosalicylate infrage:
- z. B. Mesalazin 3–4 g pro Tag oral bei geringer bis mäßiger Krankheitsaktivität, Unverträglichkeit oder Ablehnung von Steroiden. 5-Aminosalizylate haben keinen Stellenwert in der Behandlung des chronisch-aktiven Morbus Crohn

Ernährungstherapie. Ernährungstherapie ist wirksam, aber weniger als Steroide!
- Enteral (chemisch- oder nährstoffdefiniert, z. B. über nasale Silikondünndarmernährungssonde) (als Nebenwirkung nicht selten Diarrhö). Die enterale Ernährungstherapie ist zur alleinigen Schubtherapie nicht zu empfehlen
- Parenteral nur bei Komplikationen (schwere Malabsorption, Ileus); vor Entscheidung Risiken bedenken (z. B. Sepsis, Thrombosen)!

> **Praxistipp**
> Es gibt keine spezifische Morbus Crohn-Diät. Bei aktivem Morbus Crohn mit Dünndarmbefall Milch(produkte) eher meiden (wegen sekundären Laktasemangels). Patienten informieren über günstigeren Verlauf der Erkrankung unter Nikotinabstinenz!

Stufe II. Bei chronisch-aktivem Verlauf, hoher Schubfrequenz, Steroidresistenz/-abhängigkeit kommen Immunsuppressiva zum Einsatz:
1. Wahl: Azathioprin (2–2,5 mg/kgKG pro Tag oral) oder 6-Mercaptopurin (1–1,5 mg/kgKG pro Tag oral), bei beiden Substanzen in der Regel einschleichende Gabe (Azathioprin 50 mg pro Tag 6-Mercaptopurin 25 mg pro Tag oral für 1 Woche
2. Wahl: Methotrexat 25 mg pro Woche i. m., nach Remissionsinduktion 15 mg pro Woche; begleitende Folsäuregabe (z. B. 1 mg pro Tag oral) senkt Nebenwirkungsrate ohne Verlust der immunsuppressiven Wirkung. Bei erhöhtem Serumkreatinin vor Methotrexatgabe die Kreatininclearance bestimmen (sollte >50 ml/min sein), da eine Niereninsuffizienz die Toxizität erheblich erhöht.
- Mycophenolatmofetil kann in Ausnahmefällen als Medikament der 3. Wahl bei chronisch-aktivem Morbus Crohn mit Unverträglichkeit oder Wirkungslosigkeit von Azathioprin, 6-Mercaptopurin und Methotrexat eingesetzt werden.

> **Praxistipp**
> Bei Morbus Crohn: Nicht zu lange warten mit der Einstellung auf Immunsuppressiva!

Überwachung der Leukozytenzahl unter Azathioprin-Therapie: 1. Monat: wöchentlich, 2. Monat: 2-wöchentlich, ab 3. Monat: 4- bis 8-wöchentlich.

 Cave
Bei Azathioprin-/6-Mercaptopurintherapie: Dosisreduktion, ggf. Absetzen bei Leukozytenzahl < 3000/µl

Außerdem ist eine Kontrolle von Leberwerten und (initial) Pankreasenzymen notwendig (nur bei Oberbauchbeschwerden).

Stufe III. Bei Versagen der genannten Optionen kommen Inhibitoren des Tumornekrosefaktors (TNF) zur Anwendung:
- z. B. Infliximab 5 mg/kgKG pro Tag i. v. als Kurzinfusion über 2 h
- bei Wirksamkeit ggf. wiederholte Gaben im Abstand von 8 Wochen

Zu achten ist bei Befall des terminalen Ileums (70 % der Patienten) auf Ausgleich eines Mangels an Folsäure, Vitamin-B$_{12}$, fettlöslichen Vitaminen (A, D, E, K), ggf. Eisen sowie Spurenelementen wie z. B. Zink. Bei chologener Diarrhö aufgrund eines enteralen Gallensäureverlustsyndroms sollte Cholestyramin verabreicht und die Fettzufuhr reduziert werden, bei Steatorrhö sollte eine MCT-Diät gegeben werden. Unter einer längerdauernden Steroidtherapie sollte – auch ohne Nachweis einer Osteopenie oder Osteoporose – eine Substitution von Calcium und Vitamin D$_3$ erfolgen.

Die bei bis zu 40 % der Patienten bestehenden Fisteln stellen therapeutisch ein großes Problem dar. Insbesondere bei perianalen Fisteln werden vor chirurgischer Fistelresektion bzw. Ileostomaanlage eingesetzt:
- Metronidazol (z. B. 3-mal 400 mg pro Tag; Patienten über mögliche Nebenwirkungen informieren, z. B. Übelkeit, Blutbildstörungen, Metallgeschmack, (ggf. irreversible) Parästhesien, Kopfschmerzen, Psychosen, Krampfanfälle, abdominelle Beschwerden, (seltene) pseudomembranöse Kolitis
- Azathioprin bzw. 6-Mercaptopurin (Dosis ▶ oben)

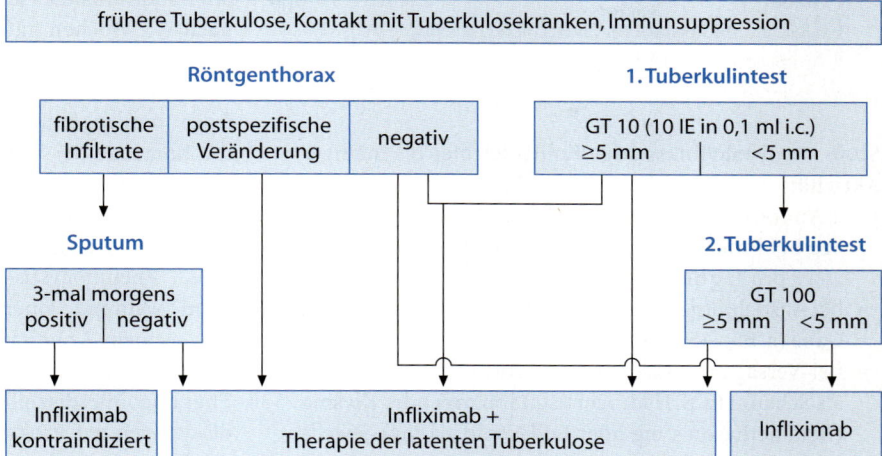

Abb. 43-1. Tuberkulose-Screening vor Beginn einer Therapie mit Infliximab (mod. nach Hülsemann et al. 2002). GT: gereinigtes Tuberkulin

- bei Versagen der genannten Optionen ggf. Infliximabinfusionen (5 mg/kgKG, Wiederholung nach 2 und 6 Wochen), die bei etwa der Hälfte der Patienten im Median für 12 Wochen zu einer Fistelrückbildung bzw. -besserung führen (Present et al. 1999; Schwartz et al. 2001; Stange et al. 1997).

Bei allen bisherigen medikamentösen Strategien ist das **Fistelrezidiv** häufig.

Vor **Infliximabtherapie** sollten unbedingt Abszesse, eitrig sezernierende Fisteln und schwerwiegende Infektionen ausgeschlossen werden, v. a. eine aktive oder latente, häufig extrapulmonale Tuberkulose (Keane et al. 2001), seltener Listeriosen oder opportunistische Infektionen. Zum Tuberkulose-Screening vor einer Infliximabtherapie wird die in ◘ Abb. 43-1 dargestellte Strategie empfohlen (Hülsemann et al. 2002). Infliximab darf nicht bei Patienten mit neu aufgetretener oder Herzinsuffizienz vom Schweregrad III/IV nach NYHA angewendet werden. Die langfristigen Risiken der Entstehung von Malignomen (Lymphome und Karzinome) und damit der Stellenwert von Infliximab sind derzeit nicht definitiv beurteilbar.

Treten Arthralgien oder (seltener Arthritiden schubassoziiert auf, so erfolgt ihre Therapie im Rahmen der Behandlung des Morbus Crohn mit Mesolazin, Glucocorticoiden bzw. Immunsuppressiva in Kombination mit Krankengymnastik. Bei chronischen, insbesondere nicht schubassoziierten Arthralgien sollte eine adäquate analgetische Therapie (z. B. mit Paracetamol oder Novaminsulfan) durchgeführt werden. Möglicherweise verschlimmern nichtsteroidale Antirheumatika die entzündliche Darmerkrankung und sollten daher sehr zurückhaltend eingesetzt werden. Gesicherte Daten über ein günstiges Nebenwirkungsprofil der selektiven COX-2-Hemmer bei Colitis ulcerosa liegen nicht vor.

Bei erhöhten Serum-Cholestaseparametern ist beim Morbus Crohn (wie auch bei Colitis ulcerosa) an eine evtl. begleitende **primär sklerosierende Cholangitis** (PSC) zu denken; diese sollte medikamentös durch Ursodeoxycholsäure (10–30 mg/kg pro Tag p. o.) behandelt und sonographisch und mittels endoskopischer retrograder Cholangiographie (ERC) überwacht werden; führende Stenosen werden endoskopisch-interventionell (Dilatation, passagere Plastikstentimplantation) behandelt. Ultima Ratio in fortgeschrittenen Stadien ist vor Entstehung eines cholangiozellulären Karzinoms (Problem: Frühdiagnose, Identifizierung von Risikopatienten) die Lebertransplantation.

Rezidivprophylaxe

Die Rezidivprophylaxe ist nach wie vor unbefriedigend. **Azathioprin** ist die wirksamste bekannte Substanz zur Rezidivprophylaxe des Morbus Crohn. Der Vorteil des Remissionserhaltes überwiegt ein (geringes) Lymphomrisiko (Bebb u. Logan 2001; Lewis et al. 2000). Auch **Methotrexat** ist eine Option bei Patienten mit durch Methotrexat induzierter Remission (Feagan et al. 2000). Indikation für die Anwendung von Infliximab ist der trotz Medikation mit systemischen Steroiden und Immunsuppression (Azathioprin/6-Mercaptopurin bzw. Methotrexat therapierefraktäre Verlauf bzw. Patienten mit chronisch-aktivem Verlauf und Unverträglichkeit der klassischen Medikamente. Glucocorticoide sind (im Gegensatz zur aktiven Erkrankung) ineffektiv, 5-ASA-Präparate nur gering wirksam, am ehesten hinsichtlich des postoperativen Remissionserhalts. Auch orales Metronidazol kann die postoperative Rezidivrate senken. Neuerdings wird der Einsatz von Probiotika diskutiert.

43.2.2 Colitis ulcerosa

Stufentherapie der aktiven Colitis ulcerosa

Leitlinien der DGVS 2001, update 2004, ▶ Abschnitt „Leitlinien"

> **Praxistipp**
> Bei leicht-/mäßiggradiger Colitis ulcerosa sind 5-Aminosalizylate 1. Wahl (vor Steroiden)

Stufe I A: distale/linksseitige Kolitis leichter bis mäßiger Aktivität
- 5-Aminosalicylate rektal (z. B. Mesalazin-Supp. 1 g pro Tag bei Proktitis, Mesalazin-Klysmen oder -Schäume 2–4 g pro Tag bei Proktosigmoiditis)
- bei Ausdehnung bis zur linken Flexur: zusätzlich orale Gabe (z. B. 5-ASA 3–4,5 g pro Tag)
- bei Versagen zusätzlich Glucocorticosteroide rektal als Schaum (z. B. Hydrocortison 100 mg) oder Klysma (Betamethason 5 mg oder Budesonid 2,3 mg), jeweils 1- bis 2-mal pro Tag
- bei über 4 Wochen ungenügender Wirkung: Steroide oral (z. B. Prednisolon 40–60 mg pro Tag)

Stufe I B: distale/linksseitige Kolitis hoher Aktivität
- Glucocorticosteroide systemisch (z. B. Prednisolon 40–60 mg pro Tag oral) und 5-Aminosalicylate topisch

Stufe II A: extensive Kolitis/Pankolitis leichter bis mäßiger Aktivität
- 1. Wahl: 5-Aminosalicylate oral
- bei Nichtansprechen zusätzlich Glucocorticosteroide oral

Stufe II B: extensive Kolitis/Pankolitis hoher Aktivität
- systemische (oral oder i. v.) Glucocorticosteroidgabe (z. B. Prednisolon 40–100 mg pro Tag)

Stufe III: chronisch-aktive Colitis ulcerosa (Definition: keine vollständige oder dauerhafte Remission, in der Regel Steroidabhängigkeit/-resistenz)
- Azathioprin (2,5 mg/kgKG pro Tag) bzw. 6-Mercaptopurin (1,5 mg/kgKG pro Tag) oral
- im Einzelfall: Tacrolimus (FK 506) (0,1–0,2 mg/kgKG pro Tag p. o.; im Einzelfall kann auch die Gabe von Methotrexat oder eine Leukozytenapherese erwogen werden
- bei Nichtansprechen Operation (Standard: Proktokolektomie mit ileo-pouch-analer Anastomose)

Stufe IV: Sonderform fulminante Colitis ulcerosa
- stationär Glucocorticoide i. v. (z. B. Prednisolonäquivalent 100 mg pro Tag bzw. 1–1,5 mg/kgKG pro Tag), Gesamtdosis am Morgen oder alternativ $^2/_3$ der Tagesdosis am Morgen, $^1/_3$ am Abend; eine Kombination mit 5-ASA oral und/oder rektal ist einer alleinigen Steroidgabe nicht erwiesenermaßen überlegen
- parenterale Ernährung (v. a. präoperativ bzw. bei Subileus oder Ileus); Flüssigkeits- und Elektrolytsubstitution
- bei Versagen Ciclosporin A 2–4 mg/kgKG pro Tag i. v., als Dauerinfusion (senkt Toxizität), bei Ansprechen nach 1–2 Wochen ggf. Umstellung auf orales Ciclosporin A (5 mg/kgKG pro Tag p. o.); alternativ zu Ciclosporin A kommt auch Tacrolimus (FK 506) infrage (0,01 mg/kgKG pro Tag i. v. als Dauerinfusion; die Kontrolle der Wirkspiegel und ggf. Dosisanpassung ist zur Vermeidung toxischer Spiegel notwendig
- zur Remissionserhaltung Kombination mit Azathioprin (2–2,5 mg/kgKG pro Tag p. o.)
- eine Pneumocystis-carinii-Pneumonie-Prophylaxe kann während einer Dreifach-Immunsuppression (Ciclosporin, Azathioprin und systemische Glucocorticoide) durchgeführt werden.
- Therapie interdisziplinär mit Abdominalchirurgen diskutieren, ggf. Proktokolektomie

> **Praxistipp**
> Die Effektivität einer Ernährungstherapie – abgesehen von evtl. Notwendigkeit einer parenteralen Ernährung – ist im Gegensatz zum Morbus Crohn bei Colitis ulcerosa nicht gesichert. Die zusätzliche Gabe von Aminosalicylaten ist nicht sinnvoll.

Rezidivprophylaxe

Oral appliziertes Sulfasalazin und auch 5-ASA können die Rezidivrate um ca. 50 % senken. Der Vergleich zwischen Sulfasalazin und 5-ASA ergab keinen signifikanten Unterschied. Zur Rezidivprophylaxe kann z. B. eine 5-ASA-Tagesdosis von 1,5 g verabreicht werden. Bei Unverträglichkeit von Aminosalicylaten wird die orale Gabe von **Escherichia coli Nissle 1917** (2-mal 100 mg pro Tag) empfohlen (Stange et al. 2001), das in kontrollierten Studien einer 5-ASA-Therapie ebenbürtig war (Kruis et al. 1997; Rembacken et al. 1999). Azathioprin ist ebenfalls wirksam.

43.2.3 Therapie chronisch entzündlicher Darmerkrankungen in der Schwangerschaft

Angesichts zahlreicher junger Patienten mit chronisch entzündlichen Darmerkrankungen (CED) ist die Therapiestrategie in der Schwangerschaft von erheblicher Bedeutung. Die Gabe konventioneller Glucocorticosteroide und von 5-ASA-Präparaten bzw. Sulfasalazin ist in der Schwangerschaft nicht als bedenklich anzusehen. Aufgrund des Risikos einer erhöhten Infertilität von Männern unter Sulfasalazinmedikation sollte bei bestehendem Kinderwunsch bei männlichen Patienten ein reines 5-ASA-Präparat bevorzugt werden. Als Steroid sollte aufgrund der vergleichsweise geringen Passage der Plazentaschranke vorzugsweise Prednison, nicht Dexamethason oder Betamethason, verwendet werden. Für das topische Steroid Budesonid liegen noch keine ausreichenden Daten vor.

Der Neueinsatz von Azathioprin während einer Schwangerschaft ist eher kritisch zu sehen; tritt eine Schwangerschaft unter Azathioprintherapie auf, besteht jedoch keine generelle Indikation zur Interruptio. Die mütterliche Einnahme von Azathioprin ist nicht assoziiert mit einem erhöhten Risiko kongenitaler Missbildungen, obwohl Störungen der fetalen Immunität, Wachstumshemmung und Frühgeburten gelegentlich beschrieben wurden. Betroffenen Frauen und Männern wird 3–6 Monate vor gewünschter Konzeption das Absetzen einer Azathioprintherapie empfohlen.

Ciclosporin A ist nicht teratogen, kann aber mit Wachstumshemmung und Frühgeburt assoziiert sein und sollte deshalb bei Schwangeren nicht eingesetzt werden. Ebenso sollte eine Schwangerschaft unter Methotrexat aufgrund des Risikos von Aborten und Missbildungen unbedingt vermieden werden. Die Antibiotika Metronidazol und Ciprofloxacin sollen bei schwangeren CED-Patientinnen nicht eingesetzt werden. Da die Risiken einer Infliximabtherapie in der Schwangerschaft noch nicht abgeschätzt werden können, sollte diese Substanz in der Schwangerschaft und auch in den letzten 3 Monaten vor geplanter Konzeption nicht gegeben werden.

43.2.4 Therapie chronisch entzündlicher Darmerkrankungen: Ausblick

Da unterschiedliche Krankheitsverläufe beim Morbus Crohn mehr als nur eine Krankheitsentität vermuten lassen, erbringt möglicherweise die separate Beurteilung bereits vorhandener Therapiekonzepte bei klinischen Subpopulationen eine Verbesserung der Therapie. Zukünftige Strategien bei CED zielen auf Evaluierung günstiger Kombinationen bereits etablierter Substanzen. Die derzeit intensiv diskutierte Gabe von Prä-, Pro- und Antibiotika muss weiter abgeklärt werden. In diesem Zusammenhang ist auch die gentechnologische Modifikation der Darmflora (Steidler et al. 2000) eine interessante Option. Der Stellenwert des Konzepts der selektiven TNF-Inhibition bedarf weiterer Prüfung. Die klinischen Ergebnisse neuer selektiv immunregulatorischer Substanzen (z. B. Interleukin [IL]-12-Antikörper, Anti-IL-2-Rezeptor-Antikörper Basilizumab, IFN-β, DHEA), die Blockade von Adhäsionsmolekülen (z. B. Anti-α_4-Integrin-Antikörper Natalizumab) oder die Gabe von Molekülen, die in die intrazelluläre Signalvermittlung eingreifen (z. B. MAP-Kinase- oder NF-κB-Inhibitoren), bleiben mit Spannung abzuwarten. Auch die gezielte Modulation epithelialer Reparaturprozesse könnte eine Zukunftsoption sein.

43.2.5 Pouchitis

Eine kausale Therapie ist unbekannt. Therapeutisch werden primär Antibiotika eingesetzt (Metronidazol 2- bis 3-mal 400 mg p. o. pro Tag oder Ciprofloxacin 2-mal 250–500 mg pro Tag p. o. für ca. 14 Tage, ggf. auch Antibiotikakombinationen), die in unkontrollierten Studien wirksam waren (Sandborn et al. 2000). Wirksam sind auch Budesonid-Klysmen. Eine antiinflammatorische Therapie mit 5-ASA-Klysmen bzw. -Suppositorien kann versucht werden. Erfolge wurden unter Probiotikatherapie berichtet (Gionchetti et al. 2000). Eine immunsuppressive Behandlung kann im individuellen Fall erwogen werden. Ultima Ratio ist die Entfernung des Pouches oder die Anlage eines Deviationsstomas.

43.2.6 Mikroskopische Kolitis – lymphozytäre Kolitis und kollagene Kolitis

Therapieempfehlungen nach Baert et al. 2002; Marshall u. Irvine 1999; Pardi et al. 2002; Sartor et al. 1999; Loftus 2003
- mögliche Auslöser meiden
  - Medikation mit nichtsteroidalen Antiphlogistika (NSAID) absetzen (statistisch gehäufter NSAID-Gebrauch bei Patienten mit kollagener Kolitis)
  - evtl. Ticlopidinmedikation überdenken (kasuistisch Assoziation mit lymphozytärer Kolitis)
  - auf Kaffee eher verzichten
- Flüssigkeits- und Elektrolytsubstitution
- Therapieversuch nach Stufenplan von Abdo u. Beck (2003)
  1. versuchsweise antidiarrhöische Substanzen, z. B. Loperamid 2 mg bis zu 6 × täglich
  2. Budesonid (1- bis 3-mal 3 mg/Tag oder Wismutsubsalicylat (z. B. 3-mal 400 mg/Tag), Nebenwirkungen: Schwarzfärbung des Stuhls, der Zunge und der Zähne, Nierenschäden, selten neurologische Störungen bei längerer Einnahme
  3. Cholestyramin (1- bis 4-mal 4 g/Tag oral oder 5-Aminosalicylasäure (z. B. 5-ASA 3–4,5 g/Tag)
  4. Prednisolon 0,5–1 mg/kgKG/Tag oder Immunsuppressiva wie Azathioprin (2–2,5 mg/kgKG/Tag) oder Methotrexat (15–25 mg/Woche i. m.)
- Ultima Ratio: in therapierefraktären Einzelfällen evtl. Operation (Ileostomaanlage, Proktokolektomie)

43.2.7 Eosinophile Gastroenterokolitis

Es handelt sich um eine ätiologisch ungeklärte Erkrankung, die pathogenetisch den Atopiesyndromen nahesteht.

Empirische Therapie (Coldwell 2002):
- Eliminationsdiät (Auslassdiät)
- Elementardiät

- Cromoglicinsäure
- Glucocorticosteroide (z. B. Prednisolon, ggf. Budesonid, das in Einzelberichten auch bei prednisolonrefraktären Patienten effektiv war)
- Leukotriensynthesehemmer

> **Praxistipp**
> Vor Therapie einer eosinophilen Gastroenterokolitis Parasitenerkrankung ausschließen!

43.2.8 Strahlenenteritis und -kolitis

Zwar ist der Dünndarm die strahlenempfindlichste Region des Gastrointestinaltraktes, doch stellt das Rektum wegen der bei Tumoren in diesem Bereich (Rektum, Harnblase, Prostata, Zervix und Uterus) verwendeten hohen Strahlendosen die am häufigsten betroffene Region für Strahlenschäden dar (Nostrant 1999). Unterschieden werden akute Strahlenschädigungen (Enteritis bei 40 % der Patienten nach Bestrahlung mit 10–30 Gy, Kolitis bei 37 % nach Bestrahlung mit 60 Gy) von Strahlenspätschäden (Manifestation 3–6 Monate, evtl. 20 Jahre nach Bestrahlung).

Die Therapie orientiert sich an den entstandenen Schäden und zielt darauf ab, Symptome zu mildern (MacNaughton 2000).

Wesentliche klinische Manifestationen am **Dünndarm** können sein: Obstruktion, Fistelbildung, Blutung und Diarrhö (letztere begünstigt durch Motilitätsstörung, Verminderung der Absorption, bakterielle Überbesiedelung, Disaccharidasemangel und Gallensäureverlust). Entsprechend wird symptomatisch behandelt:
- Flüssigkeits-/Elektrolytsubstitution
- fettarme, ballaststoffarme, laktosearme Diät
- ggfs. Elementardiät
- bei akuter Obstruktion: Magensonde und parenterale Ernährung
- ggf. Spasmolytika
- Motilitätshemmer
- Loperamid, ggf. Opiate, ggf. Octreotid
- Cholestyramin
- Antibiotika

Häufigstes Problem am strahlengeschädigten Rektum ist die **Strahlenproktitis** mit Blutung. Therapeutisch keinen nachgewiesenen Effekt haben Sulfasalazin, 5-ASA und Corticosteroide. Einen zumindest partiellen Effekt zeigen:
- tägliche hyperbare Sauerstoffanwendungen für 1 Monat
- endoskopische Laser-, Hitze- oder Elektrokoagulation
- bei linksseitigem Kolonbefall in Einzelfällen Sucralfateinläufe (2 g in 20 ml H_2O)

- mechanische bzw. chirurgische Maßnahmen am strahlengeschädigten Rektum: hohe Komplikationsrate von 12–65 %; häufigste Komplikation ist das Anastomosenleck

Prophylaxe:
- optimale Therapieplanung des Strahlentherapeuten
- passagere oder permanente Implantation eines Mesh-Grafts (vermeidet Absinken des Dünndarms in das Becken)

43.3 Dickdarmerkrankungen

43.3.1 Divertikulose und Divertikulitis

Die meisten Patienten mit einer **Divertikulose** bleiben symptomfrei. Empfohlen wird die Nahrungsumstellung mit Erhöhung des Ballaststoffanteils (Faserstoffe 30 g pro Tag) zur Senkung des intraluminalen Drucks; alternativ kommt die Einnahme bzw. Aufnahme kolloidaler hydrophiler Stoffe (z. B. Quellmittel wie Plantago-ovata-Samen) infrage.

Die Therapie der primär sonographisch zu diagnostizierenden **Divertikulitis** richtet sich nach dem Ausmaß des klinischen Bildes, wobei sich innerhalb des Krankheitsspektrums eine milde Symptomatik von einer mäßigen bis schweren Symptomatik bis zur diffusen Peritonitis abgrenzen lässt.

Milde Symptomatik. Etwa 20 % aller Patienten mit Divertikulose entwickeln das Bild einer Divertikulitis. Patienten mit Abdominalschmerzen im linken unteren Quadranten („Linksappendizitis") und subfebrilen Temperaturen ohne auffällige physikalische Untersuchungsbefunde werden ambulant behandelt:
- Flüssignahrung zur Ruhigstellung des Darmes
- Gabe eines Breitspektrumantibiotikums wirksam gegen gramnegative Stämme und Anaerobier (z. B. Ciprofloxacin 2-mal 250 mg pro Tag oral, alternativ orales Cephalosporin der 2. oder 3. Generation) in Kombination mit Metronidazol (z. B. 3-mal 400 mg pro Tag oral) für 7–14 Tage

> **Praxistipp**
> Evaluierung des Kolons 6–8 Wochen nach Divertikulitistherapie (Sonographie, zum Ausschluss eines malignen Prozesses ggf. vorsichtige Koloskopie); während akuter Divertikulitis keine Koloskopie oder Röntgendoppelkontrastuntersuchung mit Barium (wenn Röntgenuntersuchung erforderlich, wasserlösliches Kontrastmittel verwenden)

Mäßige bis schwere Symptomatik. Patienten mit starken linksseitigen Abdominalschmerzen, Fieber, Schüttelfrost, Obstipation und einer deutlichen Entzündungskonstellation im Labor (Leukozytose, CRP-Erhöhung, BSG-Beschleunigung) werden stationär aufgenommen und primär konservativ behandelt:
- Bettruhe
- intravenöse Elektrolyt- und Flüssigkeitsgabe, ggf. totale parenterale Ernährung
- intravenöse Gabe eines Breitspektrumantibiotikums (z. B. Ciprofloxacin 2-mal 200 mg pro Tag, alternativ z. B. Ceftriaxon 2 g pro Tag oder Aminoglykosid) in Kombination mit Metronidazol (z. B. 3-mal 500 mg pro Tag) für 7–14 Tage

Die klinische Besserung sollte innerhalb von 24–48 h eintreten. Tritt keine Besserung ein, oder verschlechtert sich das Befinden des Patienten, insbesondere bei Komplikationen der Divertikulitis, muss ein operatives Vorgehen erwogen werden (Indikationen ▶ unten).

Diffuse Peritonitis. Die diffuse Peritonitis zwingt zum chirurgischen Vorgehen unter antibiotischem Schutz (▶ unten). Nachfolgend sind die Indikationen zur Operation bei akuter Divertikulitis zusammengefasst.

Absolute Operationsindikationen:
- Komplikationen der Divertikulitis
  - freie Perforation, Peritonitis
  - Abszess (nach erfolgloser perkutaner Drainage)
  - Fistel
  - Stenose
  - konservativ unstillbare (selten!) Divertikelblutung
- klinische Verschlechterung bzw. fehlendes Ansprechen auf konservative Therapie
- rezidivierende Divertikulitisschübe
- Unmöglichkeit des Karzinomausschlusses

Relative Operationsindikationen:
- symptomatische Striktur
- Immunsuppression
- rechtsseitige Divertikulitis
- junger Patient

43.3.2 Reizdarmsyndrom

Synonym: irritable bowel syndrome (IBS)

Da dem IBS eine multifaktorielle bio-psycho-soziale funktionelle Störung zugrunde liegt (Mobilitätsstörung und viszerale Hyperalgesie, ausgelöst durch psychosozialen Stress), wird eine aus mehreren Komponenten bestehende Therapie empfohlen. Dabei werden Ärzte benötigt, die sowohl die seelischen als auch körperlichen Nöte ihrer Patienten im Auge haben, um ihnen zu einer verbesserten Lebensqualität zu verhelfen. Nach Ausschluss einer strukturellen oder biochemischen Darmveränderung (Reizdarmsyndrom ist eine Ausschlussdiagnose!) orientiert sich die Therapie an der im Vordergrund stehenden Symptomatik.

Basistherapie

Bei Patienten mit Reizdarmsyndrom kann der Arzt nicht selten seine Souveränität testen! Wesentlich ist es, ein Vertrauensverhältnis zwischen Arzt und Patient herzustellen (sonst Gefahr von Doctor-Shopping und Kostenexplosion!). Dabei gelten folgende Umgangsregeln (Müller-Lissner u. Klauser 1999):
- nicht sagen: „Sie haben nichts"
- Aufklärung des Patienten
  - dass zwar keine prognostisch relevante Organerkrankung zu finden ist
  - dass sein Kranksein aber vom Arzt ernst genommen wird
  - dass er mit seinen funktionellen Beschwerden wird leben müssen
  - dass sie aber kein Zeichen einer progredienten Erkrankung sind
- Wiederbestellen zur Besprechung des Therapieerfolges
- unnötige Diagnostik vermeiden, da sonst Verunsicherung des Patienten
- Ernährungsberatung
  - ballaststoffreiche Kost bei Obstipation als Leitsymtom
  - Weglassen etwaiger die Symptomatik auslösender Nahrungsmittel (Patiententagebuch!) wie z. B. Coffein, Bohnen, Kohl, ungekochter Blumenkohl oder Brokkoli, Sorbitol
  - mäßige Fettzufuhr (Lipide verstärken viszerale Sensibilität und Motorreflexe)
- Entspannungsübungen
  - autogenes Training, progressive Muskelrelaxation nach Jacobson
  - Abbau von allgemeinen und beruflichen Stressfaktoren

Symptomorientierte Therapie

Literatur bei Horwitz u. Fisher 2001; Hotz et al. 1999

A. Schmerz als Hauptsymptom
- anticholinerge (spasmolytische) Substanzen, z. B. Butylscopolamin 30–50 mg pro Tag oral oder rektal
- trizyklische Antidepressiva als „viszerale Analgetika" (Verminderung der viszeralen Schmerzsensibilität), z. B. Amitriptylin 25–75 mg pro Tag oral (Nebenwirkungen u. a.: Sedierung, Gewichtszunahme, „dry eye & mouth syndrome")
- Ultima Ratio: klassische Analgetika wie nichtsteroidale Antiphlogistka, in Extremfällen Opioide

B. Diarrhö als Hauptsymptom
- klassisches Antidiarrhoikum wie Loperamid (bis 4-mal 2–4 mg pro Tag)

C. Obstipation als Hauptsymptom
- wenn verträglich, ballaststoffreiche Ernährung (Faseraufnahme 20–30 g pro Tag)
- osmotisch wirksame Laxanzien:
  - Lactulose 15–30 (maximal 60) ml pro Tag oral
  - Polyethylenglykol(PEG) (z. B. Macrogol 400)
  - salinische Abführmittel, z. B. Magnesiumcitrat 300 mg pro Tag (Nebenwirkung: Elektrolytstörungen)
- Ultima Ratio: Sennaderivate

> **Cave**
> Keine Gabe von PEG bei Darmstenosen, Perforation bzw. Perforationsgefahr sowie bei toxischem Megakolon

> **Cave**
> Die Gefahr des Laxanzienabusus muss beachtet werden.

Neuere Therapieoptionen (Camilleri 2001, Camilleri et al. 2002):
- 5-Hydroxytryptamin(HT)$_4$-Agonisten beschleunigen Transit im Dünndarm und Kolon, deshalb Einsatz bei Obstipation:
  - z. B. Tegaserod (z. B. 2-mal 6 mg pro Tag oral, mittlerweile in Deutschland zugelassen; Nebenwirkungen: Durchfall, Kopfschmerzen)
  - Prucaloprid (derzeit in Phase-II-Studien untersucht)
- 5-HT$_3$-Rezeptor-Antagonisten verzögern Transit im Dünndarm und Kolon, deshalb Einsatz bei schmerzhafter Diarrhö:
  - Cilansetron (zzt. in klinischer Prüfung)
- κ-Opioid-Agonisten
  - z. B. Fedotozin erhöht Reizschwelle für distensionsbedingten Schmerz (senkt viszerale Nozizeption)

43.3.3 Diversionskolitis

- primär chirurgische Reanastomosierung ausgeschalteter Darmabschnitte (Hartmann-Stumpf, aboraler Anus-praeter-Schenkel)
- wenn das nicht möglich: 5-ASA-Klysmen (z. B. 4 g pro Tag)
- diskutiert: kurzkettige Fettsäuren als Klysma (z. B. Acetat 60 mmol/l, Propionat 30 mmol/l, L-Butyrat 40 mmol/l, anzumischen durch Apotheker z. B. in 5-ASA-Klysmen)

43.3.4 Chronische intestinale Pseudoobstruktion

Therapieempfehlungen nach Keller u. Layer 2002
Die Grunderkrankung muss so gut wie möglich behandelt werden. Darüber hinaus ist die Ernährung zu sichern:
- diätetische Maßnahmen bei milder bis mäßiger Symptomatik (◘ Tabelle 43-2)
- enterale Ernährung mit jejunaler Sonde (kontinuierliche Infusion!), wenn orale Ernährung nicht ausreicht
- parenterale Ernährung über Dauer-ZVK (Patientenschulung!) bei schwerem Verlauf, dabei Lipidzufuhr <1 g/kgKG pro Tag (zur Reduktion der Leberschädigung)

Medikamentöse Therapie:
- **Prokinetika** zur Beeinflussung der der Erkrankung zugrunde liegenden schweren Motilitätsstörung (Einfluss auf die physiologischerweise durch rhythmische, nach aboral propagierte Kontraktionen gekennzeichnete Phase III des Motilitätszyklus, d. h. des interdigestiven myoelektrischen Motorkomplexes, MMC)
  - Erythromycin (Makrolidantibiotikum) löst als Motilinagonist Phase-III-Komplexe aus, beginnend und besonders ausgeprägt im Antrumbereich (v. a. Gastroprokinetikum). Problem ist die rasch einsetzende Tachyphylaxie. Derzeit in Erprobung: Motilide, d. h. prokinetisch wirkende Makrolide ohne antibiotische Wirkung.
  - Somatostatin bzw. das künstliche Analogon Octreotid lösen ebenfalls Phase-III-Komplexe aus, die jedoch simultan und nicht propagiert ablaufen, weshalb nicht immer ein positiver Effekt beobachtet wird. Das Problem der Tachyphylaxie kann durch Dosissteigerung durchbrochen werden. Manchen Patienten hilft die kombinierte Gabe von Erythromycin und Octreotid.
  - Cisaprid ist in Deutschland nicht mehr zugelassen.
  - Metoclopramid und Domperidon sind unwirksam.
- **Antibiotika** bei bakterieller Fehlbesiedelung des Dünndarms
  - üblicherweise rotierende Antibiose mit Ciprofloxacin (z. B. 2-mal 250 mg pro Tag oral), Metronidazol (z. B. 3-mal 400 mg pro Tag oral) und Doxycyclin (200 mg pro Tag oral) über jeweils 10 Tage, begleitet von kontinuierlicher Applikation medizinischer Hefe (z. B. Saccharomyces boulardii)
  - alternativ: Versuch mit Probiotika, v. a. Lactobacillusarten
- **Steroide** bei disseminiertem Lupus erythematodes und idiopathischer Myositis des Dünndarms
- **hyperbare Sauerstofftherapie** bei myopathischer chronischer intestinaler Pseudoobstruktion kasuistisch erfolgreich

◘ Tabelle 43-2. Diätetische Maßnahmen bei chronischer intestinaler Pseudoobstruktion (mod. nach Keller u. Layer 2002)

Ziel	Zu vermeiden	Zu bevorzugen
Wenig Faser- und Ballaststoffe	Vollkornprodukte, Zerealien, Kleie, rohe und getrocknete Früchte, rohes Gemüse, getrocknete Bohnen und Erbsen, Nüsse, Keimlinge, zähes Fleisch	gekochtes Getreide, v. a. Reis, eingekochte Früchte, gekochtes Gemüse, zartes Fleisch, Fisch und Geflügel
Wenig Lactose	Milch, Käse, Joghurt, Milchreis, Cremesuppen	
Wenig blähende Speisen	Bohnen, Erbsen, Brokkoli, Blumenkohl, Zwiebeln, Pflaumen, Äpfel, Milchprodukte, Vollkornprodukte, künstliche Süßstoffe (Sorbitol, Mannitol)	
Wenig Fett	frittierte Speisen, Soßen, Cremesuppen, Kuchen, Eiscreme, Aufläufe, fettes Fleisch, Wurst	zartes, mageres Fleisch, Fisch und Geflügel
Häufige kleine Mahlzeiten	nur 3 Hauptmahlzeiten	6–8 kleine Mahlzeiten mit jeweils 200–300 kcal
Verbesserter intestinaler Transport/ verminderte Gasretention	Hinlegen nach dem Essen	Bewegung nach dem Essen, für mehrere Stunden (> 4 h) nicht hinlegen
Vermindertes Schlucken von Luft bzw. Gas	hastiges Essen, Trinken durch einen Strohhalm, kohlensäurehaltige Getränke, heiße Flüssigkeiten, Bonbons, Kaugummi	langsames Essen

Bei Versagen der genannten Möglichkeiten werden chirurgische Therapiemaßnahmen eingesetzt:
— Resektion/Bypass betroffener Darmabschnitte bei lokalisierter Erkrankung
— sog. Venting-Enterostomien zur symptomatischen Entlastung
— Dünndarmtransplantation als Ultima Ratio bei Kindern

43.3.5 Akute Pseudoobstruktion des Kolons (Ogilvie-Syndrom)

Die Therapie richtet sich nach dem Ausmaß der Pseudoobstruktion.

A. Initialmaßnahmen bei akuter Dilatation des Kolons (Zökum ≥9 cm dilatiert) ohne Nachweis einer mechanischen Obstruktion
— orale Nahrungszufuhr stoppen
— Flüssigkeits- und Elektrolytausgleich (Hypokaliämie in 20–30 %)
— nasogastrale Ablaufsonde
— Rektaleinlauf mit wasserlöslichem hyperosmolarem Kontrastmittel (diagnostisch und therapeutisch)
— rektale Dekompression über Darmrohr (Perforationsgefahr)
— motilitätshemmende Substanzen absetzen (z. B. Narkotika, Anticholinergika, Calciumantagonisten)
— häufiger Lagewechsel

B. Gabe von Neostigmin
Tritt 24 h nach den genannten Maßnahmen keine Besserung ein, ist ein Versuch mit Neostigmin indiziert, das in mehreren Studien (u. a. von Ponek et al. 1999) eine hohe Erfolgsrate zeigt (Abgang von Stuhl bzw. Flatus und Abnahme des Bauchumfangs, mittlere Zeit bis zum Ansprechen 4 min). Vorgehen:
— Neostigmin 2 mg als i. v.-Kurzinfusion über 3–5 min
— dabei Atropin bereit halten wegen Gefahr der Bradykardie
— Patienten aufrecht lagern
— ärztliche Überwachung und EKG-Monitoring über mindestens 30 min

Kontraindikationen für Neostigmin:
— mechanische Obstruktion
— Zeichen einer Ischämie oder Perforation
— Schwangerschaft
— Niereninsuffizienz (Serumkreatinin > 3 mg/dl)
— kardiale Arrhythmie
— Bronchospasmus

C. Bei Versagen der genannten Maßnahmen und drohender Kolonperforation (Zökumdurchmesser > 12 cm):
- Versuch koloskopischer Dekompression und Einlage eines Drainageschlauches in das rechte Hemikolon (in 70 % primär erfolgreich, in 40 % Rezidiv)

D. Chirurgische Therapie
- laparoskopische Zökostomie mit Tubeneinlage
- zwingende offene Laparotomie bei Fieber, Leukozytose und Peritonitis
- bei Perforation Hemikolektomie rechts und Ileostomie

> **Cave**
> Letalität der akuten intestinalen Pseudoobstruktion bis 20 %!

43.3.6 Chronische Obstipation

Die Therapie berücksichtigt Alter des Patienten, Dauer und Schweregrad der Obstipation, begünstigende Begleiterkrankungen und Sorgen bzw. Erwartungshaltung des Patienten. Die konservative Therapie beinhaltet diätetische Maßnahmen, verhaltenstherapeutische und medikamentöse Maßnahmen (Bouras et al. 2001; Wanitschke 2000):
- diätetische Maßnahmen: angemessene Aufnahme von Ballaststoffen sichern (Faserstoffe 20–30 g pro Tag), dadurch erhöhtes Stuhlgewicht und verkürzte Kolontransitzeit. Kontraindikationen: Megakolon, Stenosen
- verhaltenstherapeutische Maßnahmen
  - Unterdrücken des Stuhldranges vermeiden
  - Toilettentraining (regelmäßiger, nicht gehetzter Toilettenbesuch nach dem Frühstück)

Tabelle 43-3. Bei chronischer Obstipation eingesetzte Substanzen

Typ	Kommentar – Nebenwirkungen
Quell- und Ballaststoffe	wichtig: ausreichende Flüssigkeitszufuhr (sonst Gefahr des Darmverschlusses)
Wasserlöslich: Psyllium, Guar, Pektin, Plantago, Afra, Ovatae (oral)	wenige Nebenwirkungen, Blähungen durch bakteriellen Abbau, selten Obstruktion
Wasserunlöslich: Methylzellulose, Leinsamen, Kleie (oral)	weniger wirksam, nicht bakteriell abbaubar
Osmotische Laxanzien	
Salinisch: Magnesiumsalze (Sulfat, Citrat, Phosphat) (oral)	Gefahr von Elektrolytverschiebungen bei Langzeiteinnahme; Magnesiumtoxizität und Phosphatakkumulation bei Niereninsuffizienz
Zucker/-alkohole: Lactulose, Lactose, Mannitol, Sorbitol, Polyethylenglykol (PEG)-Lösungen (oral) Glycerol (rektal als Supp. oder Einlauf)	Völlegefühl, Blähungen, Rektumirritation, Perforationsgefahr
Stimulierende Laxanzien Diphenylmethane	Tachyphylaxie
Phenolphthalein	„Rash" der Haut
Bisacodyl	Oberbauchbeschwerden
Antrachinonide/Sennosoide	Melanosis coli, Degeneration des Meissner- und Auerbach-Plexus
Cascara	
Senna	
Aloe (Casanthranol)	
Hydroxyfettsäuren (Rizinolsäure)	
Prokinetika	v.a. bei schweren Formen, z.B. im Rahmen eines Morbus Parkinson oder einer Paraplegie
Prucaloprid (5-Hydroxytryptamin$_4$-Agonist)	in Erprobung: beschleunigt Transit im Dünndarm und Kolon
Cisaprid	(2000 vom deutschen Markt genommen)

- Biofeedback-Training zur Synchronisierung der Entspannung von Beckenbodenmuskulatur und externem Analsphinkter
- medikamentöse Maßnahmen: verwendete Laxanzien
  ◘ Tabelle 43-3

Eine chirurgische Therapie kommt bei Zugrundeliegen eines Morbus Hirschsprung zum Einsatz mit operativer Beseitigung des obstruierenden aganglionären Segments. Lässt sich bei der Defäkographie eine nicht vollständig entleerende Rektozele objektivieren, kann auch hier eine operative Korrektur notwendig sein. Auch ein innerer Rektumprolaps bzw. eine Intussuszeption kann chirurgische Maßnahmen erforderlich machen.

43.3.7 Pneumatosis cystoides intestinalis

Therapeutisch steht – soweit eruierbar – die Behandlung der Grundkrankheit im Vordergrund (Gottschalk et al. 2000). Bei Symptomfreiheit ist keine Therapie notwendig. Empfehlungen bei symptomatischer Pneumatosis cystoides intestinalis:
- kontinuierliche hyperbare Sauerstoffatmung:
  - 40–70 % O_2 über Maske; Ziel: arterieller O_2-Partialdruck 200–300 mmHg (während Mahlzeiten O_2 3–5 l/min per Nasensonde)
  - Dauer der Therapie in der Regel 1–2 Wochen (Therapieende 2 Tage nach Verschwinden der Zysten)
  - Gefahr der O_2-Toxizität beachten, am besten am Abfall der Vitalkapazität erkennbar (Lungenfunktion kontrollieren)
  - Rezidive nach O_2-Therapie nicht selten
- Antibiotika (v. a. Metronidazol 200–500 mg pro Tag oral) zur Reduktion gasbildender Bakterien
- ggf. Elementardiät oder totale parenterale Ernährung

43.4 Durch Mikroorganismen ausgelöste Darmerkrankungen

43.4.1 Klassische infektiöse Darmerkrankungen

Bausteine einer rationalen Therapie sind:
- Flüssigkeits- und Elektrolytsubstitution
- Motilitätshemmer/Adsorbenzien/Antisekretagoga/Probiotika
- Antibiotika, antivirale Substanzen, Parasitenmittel
- Prophylaxe
- Beachtung des Infektionsschutzgesetzes (IfSG) vom 20.7.2000

Flüssigkeits- und Elektrolytsubstitution

In leichten Fällen können Tee mit Zucker und einer Prise Salz, salzhaltige Bouillons oder koffeinfreie Softdrinks empfohlen werden. Sehr heiße oder kalte Getränke, Kaffee, koffeinhaltige Getränke sowie Alkohol sollten vermieden werden. Bis zum Nachlassen der Stuhlfrequenz sollte das Essen leicht verdaulich und fettarm sein; wegen eines evtl. bestehenden sekundären Laktasemangels sollte auf Milch(produkte) verzichtet werden. Bei großen Flüssigkeitsverlusten sollte die glucosegekoppelte Natriumresorption genutzt werden, die zumeist auch bei schweren Durchfallerkrankungen intakt bleibt. Bewährt hat sich dazu die ORS (oral replacement solution) der WHO, bestehend aus Natriumchlorid 3,5 g, Natriumbicarbonat 2,5 g, Kaliumchlorid 1,5 g, Glucose 20,0 g, Aqua ad 1000 ml.

Alternativ stehen kommerzielle Präparate (z. B. Elotrans) zur Verfügung. Sollte die orale Flüssigkeits- und Elektrolytzufuhr nicht möglich sein, müssen intravenöse Lösungen appliziert werden (Ringerlactat, NaCl 0,9 %; 50–100 ml/kgKG in 3–4 h; Überwässerungsgefahr beachten).

Eine Diarrhö wird durch die genannten Maßnahmen nicht gebessert. Um dies zu erreichen, kann der oralen Rehydratationslösung Maisstärke (50 g/l) zugesetzt werden (nichtresorbierbares Kohlenhydrat, aus dem im Darmlumen kurzkettige Fettsäuren entstehen, die die Natriumabsorption fördern).

Symptomatische Therapeutika

Hierfür stehen *Motilitätshemmer* wie Loperamid, Adsorbenzien wie Wismutsubsalicylat, Kaolin, Pektin oder Carbo animalis, das Antisekretagogum Zaldaridmaleat und schließlich Probiotika (z. B. Laktobazillen, Saccharomyces boulardii, E. coli Nissle 1917) zur Verfügung. Die Beurteilung der Wirksamkeit dieser Substanzen unterliegt harten Kriterien (signifikante Verkürzung der Krankheitsdauer in einem kurzen Beobachtungszeitraum von etwa 48 h); nur Zaldarid, Loperamid und evtl. Wismut erfüllen diese Anforderungen (Cheng u. Thielman 2002). Der Motilitätshemmer Loperamid (2 mg nach jeder flüssigen Stuhlentleerung) ist nicht zwingend indiziert. Er steht sogar im Verdacht, die Erregerausscheidung zu verlangsamen und gilt in manchen Zentren daher bei schwerem akutem Verlauf mit Fieber und/oder blutiger Diarrhö, z. B. im Rahmen einer Reisediarrhö (Ryan et al. 2002), als kontraindiziert. Zaldarid als selektiver Inhibitor der Aktivität von Calmodulin hat ausgeprägte antisekretorische Eigenschaften, ohne die Darmmotilität zu beeinflussen. Nach den bisher vorliegenden klinischen Studien könnte die praktisch nebenwirkungsfreie Substanz (in Deutschland noch nicht zugelassen) in der Behandlung der Reisediarrhö Wismutsubsalicylat in Zukunft ablösen.

Antimikrobielle Therapie

Eine gezielte Antibiose schließt sich in einigen Fällen an eine Stuhldiagnostik an (◘ Tabelle 43-4). Antibiotika und Chemotherapeutika sind einzusetzen bei Cholera, bakterieller Ruhr (Shigellose), Typhus, Parathyphus sowie para-

◘ Tabelle 43-4. Gezielte Therapie bakterieller Durchfallerkrankungen (bei Erwachsenen)

Erreger	Indikation	Mögliche Antibiotika/sonstige Therapie
Vibrio cholerae (Serotyp O1 und O139)	frühzeitig	Tetracyclin 4-mal 500 mg pro Tag für 3–5 Tage Trimethoprim/Sulfamethoxazol (TMP/SMX) 2-mal 160/800 mg pro Tag (Serotyp O139 ist Cotrimoxazol-resistent) Ciprofloxacin 2-mal 500 mg für 3–5 Tage
Shigellen	frühzeitig	Ciprofloxacin 2-mal 500 mg pro Tag Ofloxacin 2-mal 200 mg für 3–5 Tage Cotrimoxazol (TMP/SMX) 2-mal 160/800 mg pro Tag Ampicillin 4-mal 500 mg pro Tag Tetracyclin (z. B. Doxycyclin 2-mal 100 mg pro Tag) für 3–5 Tage
Salmonella typhi/paratyphi	frühzeitig	Ciprofloxacin 2-mal 500 mg pro Tag oral, ggf. initial i. v. Ofloxacin 2-mal 200 mg pro Tag über 10–14 Tage Ceftriaxon 1-mal 2 g pro Tag i.v. über 14 Tage alternativ Cefotaxim, Cotrimoxazol, Ampicillin ggf. zusätzlich Steroide (Dexamethason) bei Dünndarmausscheidern zusätzlich Lactulose
Salmonella typhimurium/enteritidis	protrahierter Verlauf	bei Salmonellenenterokolitis in der Regel keine Antibiotika erforderlich! Ausnahmen: Kinder, alte oder immunsupprimierte Patienten; dann Therapie mit Ciprofloxacin, Ofloxacin oder Cotrimoxazol bzw. nach Antibiogramm; begleitend Lactulose
Campylobacter jejuni/coli	dysenterischer oder protrahierter Verlauf	meist keine Antibiotika erforderlich in schweren Fällen Erythromycin 4-mal 250–500 mg pro Tag für 3–5 Tage, alternativ Chinolone
Yersinia enterocolitica/pseudotuberculosis	schwerer, protrahierter oder chronischer Verlauf	meist keine Antibiotika erforderlich in schweren Fällen Cotrimoxazol oder Chinolone; bei Sepsis Chinolone bzw. nach Antibiogramm, ggf. Kombinationstherapie
Pathogene Escherichia coli	evtl. bei schwerem Verlauf	in der Regel keine Antibiotika keine Motilitätshemmer (begünstigen Toxinwirkung)
EPEC (enteropathogen, v. a. bei Säuglingsdiarrhö, s. Pädiatrie)		bei schwerer Erkrankung Breitspektrumcephalosporine (z. B. Ceftriaxon, Cefotaxim), alternativ Chinolone
ETEC (enterotoxinbildend, häufigster Erreger der Reisediarrhö)		
EIEC (enteroinvasiv, ruhrähnliche Erreger einer dysenterischen Diarrhö)		
EHEC (enterohämorrhagisch, u. a. Serotyp O157:H7)		
EAEC (enteroaggregativ)		(z. B. Ciprofloxacin) oder Cotrimoxazol Problem: durch Toxininduktion Risiko für hämolytisch-urämisches Syndrom, verstärkt bei EHEC

sitären Infektionen. Die enteropathogenen Keime werden allerdings zunehmend resistent gegen Antibiotika, weshalb der Rahmen der effektiven Therapiemöglichkeiten immer enger wird. So zeigen z. B. ETEC und Shigellen eine zunehmende Resistenz gegen Cotrimoxazol. Der Einsatz von Cotrimoxazol (und β-Lactam-Antibiotika) führte – zumindest bei Kindern – zu einer statistisch signifikanten Zunahme des durch Escherichia coli O157:H7 (EHEC) verursachten und gefürchteten hämolytisch-urämischen Syndroms (Wong et al. 2000), bedingt durch vermehrte Expression des Shiga-Toxin-2-Gens. Die Salmonellen-Gastroenterokolitis lässt sich sicher erfolgreich nur durch Chinolone behandeln, allerdings treten auch nach dieser Therapie asymptomatische Träger auf, wie auch Clostridium-difficile-Träger nach Vancomycintherapie bekannt sind. Wenn möglich, sollte die Therapie deshalb nach Antibiogramm erfolgen. Sollte dies, z. B. während einer Reise, nicht möglich sein, kann man sich bei fieberhaften bzw. dysenterischen Verläufen für eine empirische Therapie mit Gyrasehemmern (z. B. Ciprofloxacin 2-mal 250 mg pro Tag oral) entscheiden (Cheng u. Thielman 2002), als Antibiotikaalternativen kommen Doxycyclin und Cotrimoxazol in Frage, wobei zunehmend Resistenzen gegen diese beiden Substanzen beschrieben werden. Beachtet werden muss die Dosisreduktion bei Kindern. Tetrazykline dürfen Kindern nicht verabreicht werden (Zahnschmelzveränderungen).

Darmtuberkulose

Dies ist eine seltene, in den letzten Jahren wieder zunehmende, nicht immer leicht zu sichernde Erkrankung, meist als Folge einer endogenen Reaktivierung. Bei einer tuberkuloseverdächtigen Symptomatik und Nachweis von Mykobakterien muss eine antituberkulöse Chemotherapie mit Isoniazid, Rifampicin, Streptomycin und Ethambutol (▶ Kap. 98, Tuberkulose) durchgeführt werden. Da die Darmtuberkulose hierzulande gehäuft bei Emigranten aus dem asiatischen Raum beobachtet wird und die Diagnose bei etwa der Hälfte von diesen operativ bzw. nach pathologischer Begutachtung des Darmresektates gestellt wird, kann dikutiert werden, eine antituberkulöse Therapie schon im Verdachtsfall einzuleiten (Göke et al. 2001).

Antivirale Therapie

Eine spezifische Therapie der manchmal schwierig zu diagnostizierenden akuten Diarrhö durch Infektion mit Caliciviren (z. B. Noroviren [ehemals Norwalkviren], oft Verursacher der Reisediarrhö), Rotaviren (Diarrhö v. a. bei Kindern), Astroviren, Adenoviren oder anderen, die Darmmukosa befallenden Viren ist nicht etabliert. Bei (meist) immunsupprimierten Patienten (z. B. Aids, nach Organtransplanation) kann eine Zytomegalievirus(CMV)-Enteritis oder -Kolitis Ursache einer Diarrhö sein. Die Therapie erfolgt mit den DNA-Synthese-Inhibitoren Ganciclovir i. v. (weniger gesichert oral), Foscarnet i. v., einer Kombination aus Ganciclovir und Foscarnet, bei Versagen evtl. mit wöchentlichen Cidofovirinfusionen (Cheung u. Teich 1999; Goodgame 2001). Wichtig ist bei HIV-assoziierter CMV-Enteritis/-Kolitis die Optimierung der antiretroviralen Therapie. Ganciclovir (vorzugsweise i. v.) ist wirksam zur Prophylaxe einer CMV-Infektion nach Organtransplantation.

Die sehr seltene, ebenfalls v. a. bei Immunsupprimierten gefundene Infektion mit Herpes-simplex-Virus Typ 1 (HSV-1) manifestiert sich im Verdauungskanal (neben dem Ösophagus) typischerweise in der Anorektalregion und im Rektum; die Therapie erfolgt primär mit Aciclovir, bei Versagen mit Foscarnet (▶ Kap. 96, Virusinfektionen).

Parasitäre Darmerkrankungen

▶ Siehe dazu Kap. 97 (Parasitosen)

Prophylaktische Maßnahmen

Diese sollten v. a. bei Fernreisen (Reisediarrhö) ergriffen werden (Kollaritsch 1999), denn „travel expands the mind and loosens the bowel". Dabei gilt als Faustregel der Expositionsprophylaxe: „boil it, cook it, peel it, or forget it". Konkret:
- Vermeiden von rohem Fisch oder Fleisch
- keine Fleisch- oder Frischspeisen, die nicht (ausreichend) heiß serviert werden
- kein Leitungs- oder Brunnenwasser und daraus hergestellte Produkte (z. B. Eiswürfel)
- keine rohen Früchte oder Gemüse, es sei denn geschält, und zwar von einem selbst!
- Hände waschen (Clostridium-difficile-Übertragung v. a. in Krankenhäusern/Pflegeeinrichtungen)
- geeignete Wasserfiltermethoden (Parasitenübertragung durch Wasser)

Zur Zeit stehen gegen Cholera ein oraler Lebendimpfstoff (z. B. Orochol Berna) und oraler Totimpfstoff (z. B. Cholerix, Dukoral) zur Verfügung, die eine nur partielle und kurz anhaltende (1 Woche bis $1/2$ Jahr) Wirksamkeit haben und nur verabreicht werden sollten, wenn sie vom Einreiseland vorgeschrieben sind. Bei Kontakt mit bekannterweise an Cholera Erkrankten ist die Gabe von Doxycyclin (einmalig 300 mg) möglich. Zur Typhusprophylaxe gibt es für Reisen in Endemieländer, bei Epidemien und Katastropheneinsätzen einen oralen attenuierten Lebendimpfstoff (Ty21a, z. B. Typhoral L, Vivotif; Impfschutz ca. 1–2 Jahre) sowie einen parenteralen Totimpfstoff (Vi-Kapselpolysaccharid, z. B. TYPHiM Vi, Typherix; Impfschutz ca. 3 Jahre), beide Impfungen bieten jedoch keinen sicheren Schutz (Ada 2001; Kollaritsch 1999).

In klinischer Prüfung (Phase-III-Studien) befinden sich neue Impfstoffe gegen Cholera/Reisediarrhö. Die OWC-B-Vakzine aus abgetöteten Vibrio cholerae und der rekombinanten B-Untereinheit des Cholera-Toxins zeigt protektive Effekte auch gegen ETEC (häufigster Erreger der Reisediarrhö) und andere enteropathogene Keime.

Dies erklärt sich durch Strukturhomologien des Choleratoxins mit dem hitzelabilen Toxin von ETEC und Toxinen anderer enteropathogener Keime. Da auch Adhärenzfaktoren eine wesentliche Rolle in der Krankheitsentstehung spielen, werden der neuesten Vaccine auch Adhärenzfaktoren-exprimierende ETEC zugesetzt (Ada 2001; Kollarisch 1999; Rendi-Wagner u. Kollaritsch 2002). Ebenfalls wird in Phase-III-Studien die Salmonella-typhi-Vi-Konjugatvakzine (Vi-rEPA) getestet, die die Inzidenz des Typhus bei 2- bis 4-jährigen Kindern um mehr als 90 % reduzierte (Lin et al. 2001).

Infektionsschutzgesetz (IfSG)

Nach dem IfSG ist eine Meldung bei Verdacht auf eine infektiöse Diarrhö erforderlich, wenn eine Person betroffen ist, die mit Lebensmitteln in Berührung kommt oder in lebensmittelverarbeitenden Betrieben, Gemeinschaftsverpflegungen oder Gaststätten arbeitet, oder wenn 2 oder mehr gleichartige Erkrankungen auftreten, bei denen ein epidemischer Zusammenhang vorliegen könnte (z. B. Mutter und Kind!). Unabhängig davon sind Krankheitsverdacht, die Erkrankung und der Tod an Cholera, enteropathischem hämolytisch-urämischem Syndrom (HUS) und Typhus/Paratyphus sowie Botulismus meldepflichtig. Ansonsten sieht das IfSG eine Namensmeldung bei Nachweis von Enteritiserregern vor.

43.4.2 Nahrungsmittelvergiftungen durch enterotoxinbildende Bakterien

Die selbstlimitierende Erkrankung ist meist nach wenigen Stunden bis 1 (maximal 2) Tagen vorbei. Wichtig ist das Herausfinden der kontaminierten Nahrung, um weitere Intoxikationen zu verhindern. Erreger, „Inkubation" und Symptomatik: ◘ Tabelle 43-5.

Die Therapie erfolgt symptomatisch durch Wasser- und Elektrolytsubstitution.

43.4.3 Antibiotikaassoziierte Diarrhö/pseudomembranöse Kolitis

Clostridium difficile ist mittlerweile hauptverantwortlich für nosokomial erworbene Diarrhöen in Krankenhäusern und Pflegeheimen. Die am häufigsten mit C.-difficile-Diarrhö assoziierten Antibiotika sind Clindamycin, Cephalosporine der 2. und 3. Generation sowie Ampicillin/Amoxicillin („the big three"). Grundsätzlich gilt jedoch, dass alle Antibiotika einschließlich Vancomycin und Metronidazol eine C. difficile-Diarrhö auslösen können, selbst nach einmaliger Gabe. Hauptrisikofaktoren für eine Infektion sind hohes Alter, Krankenhausaufenthalt und Antibiotikaeinnahme. Hospitalisierte Patienten sind in 20–30 % mit C. difficile kolonisiert, hingegen nur 3 % der Allgemeinbevölkerung.

Prophylaxe

Empfehlungen für die Prävention der Clostridium-difficile-Infektion in Krankenhäusern und Pflegeheimen (Society for Hospital Epidemiology of America, zit. nach Bartlett 2002)

— Personal: häufiges Händewaschen mit Seife
— klinisches Personal: Tragen von Schutzhandschuhen im Umgang mit Patienten
— Oberflächendesinfektion
— symptomatische Patienten: Einzelzimmer, besonders bei Stuhlinkontinenz
— keine Benutzung rektaler Fieberthermometer
— kritischer Umgang mit Antibiotika

Therapie

Literatur bei Bartlett 2002; Kyne 2001

— wenn möglich, vorbestehendes Antibiotikum absetzen (15–25 % der Patienten benötigen anschließend keine weitere Medikation!)
— supportive Maßnahmen, besonders Ausgleich von Elektrolyt- und Flüssigkeitsverlusten

◘ **Tabelle 43-5.** Bakteriell bedingte Lebensmittelvergiftungen

Organismus	Lebensmittel	Inkubation	Klinische Symptomatik
Staphylococcus aureus	Mayonnaise, Fleisch, Milchprodukte	1–6 h	Erbrechen, Bauchschmerz, Diarrhö
Bacillus cereus	Reis	1–6 h	Übelkeit, Erbrechen, Bauchkrämpfe
	Soßen, Pudding, Gemüse, Fleisch	6–14 h	wässrige Diarrhö, Bauchkrämpfe, Erbrechen
Clostridium perfringens			
Typ A	Fleisch, Kuchen	8–24 h	Diarrhö, Bauchkrämpfe
Typ C (Enteritis necroticans)	Schweinefleisch	?	blutige Diarrhö, Bauchschmerz, Schock

- keine Motilitätshemmer wie Loperamid oder Opioide wegen verminderter Toxin-Clearance und Begünstigung von Ileus und toxischem Megakolon
- spezifische Therapie mit Metronidazol oder Vancomycin (▶ unten)

Indikation für Antibiotikatherapie bei Nachweis von C.-difficile-Toxin im Stuhl und:
- Zeichen einer Kolitis (Fieber, Leukozytose, Koloskopie-/Sonographie-/CT-Befunde)
- schwerer Diarrhö
- persistierender Diarrhö trotz Auslass einer vorbestehenden Antibiotikamedikation
- Notwendigkeit der Fortsetzung einer vorbestehenden Antibiotikamedikation

Vancomycin gilt zwar als Mittel erster Wahl; es ist jedoch Metronidazol hinsichtlich der Wirksamkeit nicht signifikant überlegen (bei beiden Antibiotika primäre Erfolgsrate > 96 %, Rezidivrate 20–25 %), ist aber erheblich teurer (10–20fach). Die „Infectious Diseases Society of America" und das „Center for Disease Control and Prevention" empfehlen in ihren Richtlinien Metronidazol 3-mal 500 mg pro Tag oral (oder 4-mal 250 mg pro Tag oral) jeweils für 10 Tage. Bei Schwangerschaft, Metronidazolunverträglichkeit oder -unwirksamkeit sollte Vancomycin (4-mal 125 mg pro Tag oral für 10 Tage) verabreicht werden.

Wirksamkeit wurde auch für Bacitracin nachgewiesen. Bei Antibiotikaunwirksamkeit kann in sehr seltenen Fällen bei schwerer Kolitis eine Kolektomie erforderlich sein.

Hauptkomplikation ist das Rezidiv, das bei 20–25 % der Patienten auftritt, gewöhnlich 3–21 Tage nach Absetzen von Metronidazol oder Vancomycin. Eine erneute Antibiotikatherapie mit den genannten Standarddosen ist meistens erfolgreich, 3–5 % aller Patienten haben aber mehr als 6 Rückfälle. Die Behandlung dieser Problempatienten wird kontrovers diskutiert und führt zu erheblichen Folgekosten. Empfohlen wird eine 4- bis 6-wöchige Behandlung, unter der sich die Darmflora erholen kann. Dazu stehen zur Verfügung:
- Pulsdosen von Vancomycin (125 mg pro Tag jeden 2. Tag, um C. difficile im Sporenstadium zu halten bei Minimaleffekten auf die Stuhlflora)
- Gabe eines Anionenaustauschharzes (z.B. Cholestyramin 3-mal 4 g pro Tag oral) zur Absorption von C.-difficile-Toxin
- Antagonisten von C. difficile (z.B. Saccharomyces boulardii oder Lactobacillus GG; sind auch wirksam in der Prophylaxe; Madsen 2001)

Kasuistisch:
- intravenöse Immunglobulingabe (IgG)
- erfolgreiche Einzelstudie, aber „Lack of esthetic Appeal": rektaler Einlauf mit normalen Fäzes

43.5 Nahrungsmittelallergie und Nahrungsmittelintoleranz

Zu den nichttoxischen Nahrungsmittelunverträglichkeiten zählen die immunologisch durch IgE, Immunkomplexe oder T-Zellen vermittelte echte Nahrungsmittelallergie und nicht immunologisch bedingte Unverträglichkeitsreaktionen auf Nahrungsmittel (Bischoff u. Manns 2001). Zu Letzteren gehören pharmakologische Intoleranzreaktionen (pseudoallergische Reaktionen) sowie durch Enzymdefekte bedingte Nahrungsmittelunverträglichkeiten (z.B. Laktasemangel mit konsekutiver Lactoseintoleranz; Fettunverträglichkeit bei exokriner Pankreasinsuffizienz). Die Enzymopathien lassen sich leicht von der echten Nahrungsmittelallergie abgrenzen, da die meistens vorhandene Restaktivität an Enzymen die Aufnahme kleiner Mengen des auslösenden Stoffes ohne klinische Symptome erlaubt. Echte Nahrungsmittelallergie und pseudoallergische Reaktionen bieten hingegen ein ähnliches klinisches Bild, wobei die pseudoallergische Reaktion durch typische Nahrungsmittel ausgelöst wird:
- Erdbeeren und Tomaten, die bei Patienten mit Mangel des histaminabbauenden Enzyms Diaminooxidase (DAO) zur Histaminakkumulation führen
- Käse, Rotwein, Bananen, Tomaten, Schokolade und andere Nahrungsmittel, die hohe Mengen vasoaktiv wirkender biogener Amine wie Histamin, Serotonin und Phenylethylamin enthalten
- Lebensmittelzusätze (Benzoesäure, Tartrazin, Sulfit)
- Natrium-L-Glutamat (Chinagewürz- oder Chinarestaurantsyndrom)

In allen Fällen besteht die Grundbehandlung im Vermeiden der auslösenden Nahrungsmittel bzw. Substanzen (Eliminationsdiät). Dabei muss ein Mangelzustand vermieden werden.

Bei Nahrungsmittelunverträglichkeiten besteht die Behandlung v.a. in Vermeidung künftiger Expositionen (Eliminationsdiät). Bei pseudoallergischen Reaktionen auf Zusatzstoffe betrifft dies eine Vielzahl zusatzstoffhaltiger Nahrungsmittel. Auch bei Nahrungsmittelallergien kann wegen Kreuzallergien ggf. der Verzicht auf eine sehr große Zahl von Lebensmitteln erforderlich sein. Da dies die Lebensqualität des Patienten stark beeinflussen kann, sollte die Diagnose möglichst gut abgesichert sein. Der Arzt sollte ernährungsmedizinische Kenntnisse haben, das Hinzuziehen eines Diätberaters ist wünschenswert. Bei Eliminationsdiäten sollte die Entwicklung von Mangelerscheinungen (Kalorienzufuhr, Substrate, Elektrolyte, Vitamine, Spurenelemente) vermieden werden.

Bei gefährlichen allergischen und pseudoallergischen Reaktionen sollte ein entsprechender Pass (Angabe von Diagnose, Art der Reaktion, auslösenden Nahrungsmitteln) ausgestellt werden. Sinnvoll ist ein Notfallset zur schnellen Selbstbehandlung (Adrenalin-Autoinjektor 0,01 mg/kgKG, orales Glucocorticosteroid wie Prednisolon 100 mg sowie ein rasch wirksames orales Antihistaminikum). Die prophylaktische Dauergabe von Cromoglicinsäure (4-mal 200 mg pro Tag oral), das nicht nur die Histaminausschüttung durch Mastzellen, sondern auch die Synthese von IgE-Antikörpern und Aktivierung von Neutrophilen, Eosinophilen und Monozyten hemmen soll, ist nur bei 50 % der Betroffenen wirksam.

Zukünftige Therapieansätze der Nahrungsmittelallergie könnten die orale Hyposensibilisierung und Probiotika (z. B. Laktobazillen und Bifidobakterien) darstellen. Bei Kindern aus Atopikerfamilien ist die Einhaltung einer hypoallergenen Nahrung (ohne Kuhmilch, Vollkorn etc.) in den ersten 6 Lebensmonaten sinnvoll.

43.6 Vaskuläre Erkrankungen

43.6.1 Intestinale Ischämie

Bei Patienten mit Darmischämie kann der Kliniker zur Therapieentscheidung auf eine Fülle deskriptiver Studien und kasuistischer Beschreibungen zurückgreifen, es liegen jedoch keine Daten randomisierter kontrollierter Studien vor.

Literatur: Empfehlungen der American Gastroenterological Association, zit. nach Brandt u. Boley 2000; Luther u. Sandmann 2002

Akute Mesenterialischämie

Die Letalitätsraten bleiben unverändert hoch und liegen bei insgesamt 71 %. In einer Studie aus Madrid von 21 Patienten mit einer oberen Mesenterialarterienembolie konnte der Darm in 100 % der Fälle überleben, wenn die Symptomatik <12 h bestand, in 56 % der Fälle, wenn 12–24 h Beschwerden vorlagen, und nur in 18 % Fälle bei einer Beschwerdedauer von >24 h. Risikopatienten mit länger als 3 h anhaltenden starken (unklaren) Abdominalschmerzen sollten deshalb intensivmedizinisch betreut und einer selektiven mesenterialen Angiographie zugeführt werden.

Mesenterialarterienembolie
- zwingende explorative Laparotomie bei Zeichen der Peritonitis, ggf. Embolektomie und Infarktresektion
- chirurgische Embolektomie bei Mesenterialarterienembolie im Stammbereich ohne Zeichen der Peritonitis
- Thrombolytika (Streptokinase, Urokinase, rT-PA) bei partiell okkludierendem oder im peripheren Stromgebiet sitzenden Embolus
- Papaverininfusion in Embolus, wenn
  - kein Peritonealreiz
  - chirurgischer Eingriff nicht möglich
  - gute Perfusion in den distalen Gefäßen nach Bolusinjektion eines Vasodilatators
- Behandlung der reaktiven Vasokonstriktion vor und nach Embolektomie durch intraarterielle Papaverininstillation
- sofortiger Beginn einer Antikoagulation mit Heparin und Cumarin

Mesenterialarterienthrombose
Universelle Empfehlung: chirurgische Notfallrevaskularisation

Nichtokklusive Mesenterialischämie
Infusion eines Vasodilatators, meistens Papaverinhydrochlorid, in die Mesenterialarterie (dadurch Reduktion der Letalität von 70–90 % auf 0–55 %)

Mesenterialvenenthrombose
- mit Peritonitiszeichen: Laparotomie mit Infarktresektion und sofortiger(!) Heparinisierung
- ohne Peritonitiszeichen: Heparin für 7–10 Tage, Cumarin für 3–6 Monate (empirische Angaben, keine Studien)

Chronische Mesenterialischämie („Angina abdominalis")
Optionen:
- chirurgische Revaskularisation (antegrader/retrograder Bypass, Reimplantation der Mesenterialarterie an die Aorta, transarterielle/-aortale mesenterische Endarteriektomie)
- perkutane transluminale mesenteriale Angioplastie (PTMA) mit oder ohne Stentimplantation

Kolonischämie
Häufigste Form der mesenterialen Ischämie, aber oft übersehen angesichts milder oder transienter Krankheitsverläufe. Der Verdacht ist wichtig:
- nach Bypass-Operation am Herzen oder Aorteneingriff
- in Assoziation mit systemischen Erkrankungen wie Vaskulitiden, Infektionen (CMV, Escherichia coli O157:H7, Hepatitis-B-Virus), Koagulopathien (z. B. Protein-C/-S-Mangel, Antithrombinmangel)
- bei Medikamenten-/Drogeneinnahme (Digitalis, Ergotpräparate, orale Kontrazeptiva, Cocain u. a.)
- nach physischer Erschöpfung (Marathonlaufen)
- nach Blutdruckabfall im Rahmen einer kardiovaskulären Episode
- bei Kolonobstruktion (Karzinom, Divertikulitis)

Therapie abhängig von Schweregrad der Erkrankung
- in den meisten Fällen Spontanremission („transiente ischämische Kolitis")
- in schweren Fällen: Breitspektrumantibiotika (empirisch, keine Studien)

– Ausnahme: Escherichia coli O157:H7-assoziierte Kolonischämie
– klinisch Besserung nach 2–3 Wochen, endoskopisch nach bis zu 6 Monaten

43.6.2 Angiodysplasien

Eine therapeutische Intervention ist nur bei Blutungen und/oder Anämie notwendig: primär endoskopisch durch Elektrokoagulation (mono- oder bipolar, Kontakt- oder Argon-Beamer), Hitzekoagulation oder Nd:YAG-Laser (Cotton u. Williams 1996). Zunehmend wird in den letzten Jahren die Argon-Plasma-Koagulation favorisiert.

 Cave
Perforationsgefahr bei aggressiver Koagulation gastrointestinaler Angiodysplasien, da das proximale Kolon sehr dünnwandig ist.

Diskutiert werden
– bei akuter Blutung ggf. Vasopressin oder Octreotid
– Gabe von Östrogen-/Progesteronpräparaten zur Reduktion der Dysplasien (umstritten)
– Angiographie und radiologische Embolisation (nicht ungefährlich)
– Ultima Ratio bei Versagen konservativer Therapie bzw. schwerer akuter Blutung: Resektion (z.B. Hemikolektomie rechts)

43.7 Tumoren

43.7.1 Dünndarmtumoren

Die gutartigen Tumoren (Leiomyom, Lipom, Fibrom, Angiom, Neurinom, Hamartom, Desmoidtumor) sind gewöhnlich asymptomatisch, können aber durch Intusszeption, Blutung oder Anämie auffällig werden.

Die primär malignen Tumoren (Adenokarzinome, maligne gastrointestinale Stromatumoren = M-GIST, Karzinoide, Lymphome) können klinisch ein vielfältiges Bild bieten. Die Diagnose wird oft erst nach Monaten gestellt, da der Dünndarm endoskopisch schwer zugänglich ist. In einer Statistik (1985–1995) der amerikanischen National Cancer Data Base (NCDB) mit 14.253 Dünndarmtumorpatienten waren 35% Adenokarzinome, 28% Karzinoide, 21% Lymphome und 10% Sarkome (Howe et al. 2001).

Adenokarzinom
Das Adenokarzinom des Dünndarms stellt ein seltenes, aber zunehmendes Krankheitsbild dar. Die **chirurgische Resektion** des Tumors bleibt die einzige nachweisbar wirksame Therapie dieser Erkrankung. Bei duodenalem Adenokarzinom sollte eine ausgedehnte **Pankreatikoduodenektomie** (**Whipple-Operation**) in ausgewählten großen Zentren durchgeführt werden, um eine hohe 5-Jahres-Überlebensrate zu erzielen (Hutchins et al. 2001). Auch bei jejunalem und ilealem Adenokarzinom sollte trotz chirurgisch einfachem Zugang ein großes Tumorzentrum aufgesucht werden, um im Rahmen von Multicenterstudien den Gewinn durch adjuvante Chemotherapie zu testen.

Die Chemotherapie von Karzinomen des Dünndarms erfolgt aufgrund fehlender klinischer Phase-III-Studien bei dieser seltenen Tumorentität analog zur Chemotherapie kolorektaler Karzinome. Die meisten **Chemotherapieregime** beinhalten 5-Fluorouracil mit Folinsäure allein oder in Kombination mit verschiedenen anderen Chemotherapeutika – kontrollierte Studien sind hier dringend erforderlich. Da Dünndarmkarzinome relativ strahlenresistent sind, wird die **Radiotherapie** (post- oder intraoperativ angewandt) zur Prävention von Lokalrezidiven außerhalb klinischer Studien auf Einzelfälle beschränkt. Nach NCDB-Statistik beträgt die 5-Jahres-Überlebensrate des Adenokarzinoms 30,5%.

Gastrointestinale Stromatumoren
Gastrointestinale Stromatumoren (GIST, ca. 1% aller gastrointestinalen Tumoren) entstehen aus Stammzellen der sog. **Cajal-Zellen**. CD117 (c-kit-Protoonkogen) kodiert für eine Typ-III-Rezeptor-Tyrosinkinase, als deren Ligand der auf zahlreichen Zellen nachweisbare Stammzellfaktor (SCF) fungiert. Eine Mutation im Rezeptor führt bei GIST zu einer Daueraktivierung der Tyrosinkinase. Die Identifikation des mutierten c-kit als pathogenetische Grundlage der GIST führte zur rationalen Entwicklung des oral verabreichbaren Imatinib (ST 1571: Glivec), das kompetitiv die ATP-Bindungsstellen spezifischer Tyrosinkinasen hemmt (Demetri et al. 2002, van Oosterom et al. 2001).

Behandlungsschema (nach Reichardt et al. 2004):
Diagnose GIST-Tumor:
– Lokalisation GI-Trakt
– Histologie vereinbar mit GIST
– CD117-positiv

1. Lokalisierter GIST: primäre Resektion des Tumors, adjuvante Therapie mit Imatinib im Rahmen klinischer Studie
2. lokalisierter ausgedehnter GIST: primär Imatinib 400 mg/Tag, nach Stabilisierung sekundäre operative Resektion
3. Metastasierter GIST: Imatinib 400 mg/Tag
4. Progredienter GIST unter Imatinib
   – bei lokalisiertem Progress Operation, Laser- oder Radiofrequenzablation, Fortsetzung der Therapie mit Imatinib
   – bei systemischem Progress Fortsetzung Imatinib mit gesteigerter Dosis 600–800 mg/Tag; ggf. klinische Studien mit neuen Substanzen: Imatinib und mTor-Inhibitor RAD 001; Imatinib und Proteinkinase C-Inhibitor PKC 412; Tyrosinkinase-Inhibitor SU 11248

Anmerkung: CD117-negative GIST werden in Einzelfällen beschrieben; die Behandlung erfolgt wie bei CD117-positiven GIST.

> **Praxistipp**
> Imatinib wird in Dosierungen bis 800 mg/Tag meistens gut vertragen. Nebenwirkungen wie Ödeme Müdigkeit, Übelkeit, Erbrechen, Diarrhö und Hautausschläge sind nur gering ausgeprägt, weshalb prophylaktische Maßnahmen nicht erforderlich sind. Bei störenden Ödemen kann Furosemid eingesetzt werden, Übelkeit wird durch Metoclopramid gedämpft. Wegen verstärkter Hautausschläge unter Sonneneinstrahlung sollten Sonnenschutzmittel appliziert werden.

Karzinoide

Dünndarmkarzinoide. Sie finden sich v.a. im distalen Ileum, typischerweise multipel die Darmwand auskleidend. Die Diagnose wird bei den Patienten (oft 6.–7. Lebensjahrzehnt), die jahrelang über unklare Abdominalschmerzen klagen, meist erst intraoperativ gestellt; oft finden sich dann schon Metastasen in regionären Lymphknoten und Leber. Auch bei fortgeschrittener Erkrankung bleibt die (palliative) Dünndarmresektion, die das assoziierte Mesenterium einschließen sollte, Therapie der Wahl, da die Tumoren eine Mesenterialfibrose mit konsekutiver Mesenterialischämie begünstigen (Kulke u. Mayer 1999).

Appendixkarzinoide. Diese Patienten sind bei Diagnosestellung meistens jünger (4.–5. Lebensdekade), und in 95% beträgt der Tumordurchmesser < 2 cm. Die 5-Jahres-Überlebensrate liegt hier nach einfacher Appendektomie bei 94%. Bei Tumoren >2 cm wird eine rechtsseitige Hemikolektomie durchgeführt unter der Vorstellung, die lokale Rezidivrate zu vermindern. Ob dieser Eingriff Einfluss auf die Fernmetastasierung hat, ist nicht geklärt.

Karzinoide des Kolons. Diese sind meist im Zökum lokalisiert, messen im Durchschnitt bei Diagnosestellung 5 cm, bei $^2/_3$ der Patienten finden sich Metastasen. Trotzdem wird die Mehrzahl der Patienten trotz schlechter 5-Jahres-Überlebensraten radikal kolektomiert (44% Überleben bei regionaler, 20% bei Fernmetastasierung).

Rektumkarzinoide. Ungefähr 50% werden bei einer Routineendoskopie gefunden. Tumoren von weniger als 1 cm Durchmesser (ca. $^2/_3$ der Fälle) werden erfolgreich durch lokale Exzision behandelt, Tumoren >2 cm werden traditionell einer abdominoperinealen Rektumexstirpation zugeführt. Allerdings gibt es Hinweise darauf, dass dieses ausgedehnte Resektionsverfahren die Überlebensraten auch bei fortgeschrittener Tumorerkrankung nicht über die nach einer lokalen Resektion hinaus verlängert.

Medikamentöse Therapie. Somatostatin (SST) und seine länger wirksamen Analoga werden sowohl diagnostisch als auch therapeutisch bei metastasierendem Karzinoid eingesetzt (de Herder u. Lamberts 2002; Spitzweg u. Göke 2002). Somatostatin hemmt die Sekretion zahlreicher Hormone, u.a. von Wachstumshormonen, Insulin, Glukagon und Gastrin, und bindet mit hoher Affinität an die 5 bekannten Somatostatinrezeptor-Subtypen (SST), sein Analogon Octreotid an die SST-Subtypen 2 und 5. SST-Subtyp 2 ist in über 90% aller Karzinoide exprimiert. Somatostatinanaloga sind deshalb wirksam in der Behandlung des durch Mediatorausschüttung ausgelösten Karzinoidsyndroms. Eine partielle Tumorregression unter Octreotidgabe wurde radiologisch bei neuroendokrinen Tumoren beobachtet, kasuistisch wird über eine Tumorrückbildung bei Patienten unter symptomatischer subkutaner Octreotidgabe berichtet, mit anhaltendem Erfolg nach bis zu 43 Monaten. Hoffnungen knüpfen sich auch an radioaktiv markiertes Somatostatin als gezielt einsetzbare therapeutische Substanz. Im Mausmodell konnten mit ^{90}Yttrium markierte Somatostatinanaloga implantierte metastasierende Karzinoidtumoren ohne wesentliche toxische Nebenwirkungen vernichten. In einzelnen Zentren (z.B. Marburg, Basel) wird markiertes Octreotid zur Tumorverkleinerung (Strahlen-Debulking) klinisch erprobt, jedoch bleiben die Ergebnisse zz. laufender internationaler Studien für die abschließende Bewertung dieser Therapie abzuwarten.

Empfohlene Dosierungen:
- Octreotid 3-mal 200 mg s.c. alle 8 h
- mikroverkapseltes Octreotidacteat LAR 20 mg i.m. alle 4 Wochen
- Lanreotid prolonged Release 30 mg alle 2 Wochen

Nebenwirkungen der Somatostatinanaloga: Flatulenz, Diarrhö/Steatorrhö, Hyperglykämie, Cholezystolithiasis, Anstieg der Cholestaseparameter.

Bei Nichtansprechen auf Octreotid wird vorgeschlagen, versuchsweise mit systemischer Chemotherapie, α-Interferon und ggf. Chemoembolisation zu behandeln. Das am häufigsten angewandte 5-Fluorouracil weist als Monotherapie eine Ansprechrate von 10% auf, in Kombination mit Doxorubicin oder Streptozocin von 20–30%. α-Interferon kann, bei hohem Nebenwirkungsprofil, bei ca. $^1/_3$ der Patienten die Symptomatik lindern. Die Chemoembolisation bei hauptsächlichem Leberbefall und refraktärer Hormonstimulation macht sich die Hypervaskularisation der Karzinoide zunutze (Voraussetzungen: gute Leberfunktion, offene V. portae). Die Besserung ist nur transient, die Prozedur kann jedoch wiederholt werden.

Lymphome

Primäre B- und T-Zell-Lymphome des Dünndarms stellen eine heterogene Erkrankungsgruppe mit unterschiedlichen Prognosen und Therapieoptionen dar. Zur Therapieentscheidung muss eine exakte Histologie vorliegen und ein komplettes Staging nach der Regeln der Deutschen Studiengruppe Gastrointestinale Lymphome durchgeführt werden (▶ Kap. 69, Lymphome).

43.7.2 Kolorektale Tumoren

Das kolorektale Karzinom ist der häufigste gastrointestinale Tumor und steht an zweiter Stelle der tumorbedingten Todesursachenstatistik. Die Mehrzahl kolorektaler Karzinome (ca. 85%) tritt sporadisch auf und hat keine offensichtliche genetische Prädisposition; etwa 15% werden hingegen durch Keimbahnmutationen an Onkogenen und Suszeptibilitätsgenen verursacht.

Die chirurgische Resektion des Tumors stellt die einzige kurative Behandlungsmöglichkeit dar. Die Wahrscheinlichkeit einer Heilung ist umso größer, je früher der Tumor entdeckt wird. Eine frühzeitige Diagnose ist Ziel der Screening-Bemühungen, die einen Test auf okkultes Blut im Stuhl, intermittierende endoskopische Untersuchungen und in Zukunft evtl. den Nachweis genetischer Marker in Blut und/oder Stuhl beinhalten können. Ein weiterer wichtiger Ansatz ist die Chemoprävention, unter der man die Verhinderung oder Rückbildung adenomatöser Polypen bzw. Hemmung ihrer Progression zum kolorektalen Karzinom versteht. Adenomatöse Polypen werden bei sporadischen Karzinomen als Zwischenstufe histopathologischer und molekularer Veränderungen verstanden, die normales Kolongewebe in ein kolorektales Karzinom umwandeln. Dabei scheint die Karzinogenese aus der Akkumulation mehrerer genetischer Veränderungen zu resultieren. Chemopräventive Agenzien, v. a. Inhibitoren der Cyklooxygenase 2 (COX-2-Hemmer), könnten z. B. bei Patienten mit familiärer adenomatöser Polyposis (FAP) durch ihre Interaktion auf molekularer Ebene diesen Prozess stoppen.

Primäre Prävention kolorektaler Karzinome

❗ **Die primäre Prävention soll die Adenom- und Karzinomentstehung verhindern.**

Dies kann angestrebt werden durch Modifikation der Ernährungs- und Lebensgewohnheiten sowie Gabe von Vitaminen, Elektrolyten, Spurenelementen und chemopräventiven Medikamenten.

Ernährung und Lebensgewohnheiten. Der in westlichen Ländern praktizierte Ernährungsstil scheint ein kolorektales Karzinom zu begünstigen. Epidemiologische Beobachtungen und Ergebnisse aus Kohortenstudien lassen eine obst-, gemüse- und ballaststoffreiche Ernährung sowie Reduktion von (v. a. rotem) Fleisch und ungesättigten Fettsäuren ratsam erscheinen. Günstig ist zudem körperliche Bewegung, ungünstig Übergewicht.

Mikronährstoffe und Medikamente. Verschiedene Mikronährstoffe wurden mittels Kohorten- oder Fall-Kontroll-Studien auf ihre Fähigkeit der Risikominderung geprüft, jedoch ließ sich für Calcium, Magnesium, β-Karotin, die Vitamine A, C, D und E sowie Folsäure und Selen keine eindeutig positive Wirkung nachweisen.

Acetylsalicylsäure (ASS) übt nach Kohorten- oder Fall-Kontroll-Studien eindeutig einen protektiven Effekt aus (Minderung des Risikos kolorektaler Karzinome um 40–50%), nach der Nurses Health-Studie allerdings erst nach regelmäßiger Einnahme über 10–15 Jahre. Die zuerst beobachtete Regression rektaler Adenome bei 4 FAP-Patienten unter regelmäßiger Einnahme des nichtsteroidalen Antiphlogistikums Sulindac konnte durch weitere Fallbeobachtungen und eine randomisierte, plazebokontrollierte, doppelblinde Studie gestützt werden. Der COX-2-Inhibitor Celecoxib induzierte innerhalb von 6 Monaten eine 30%ige Polypenreduktion bei FAP-Patienten. Zusammenfassend stützt die bisherige Datenlage eindeutig die Wirksamkeit von nichtsteroidalen Antiphlogistika einschließlich ASS zur Risikominderung des kolorektalen Karzinoms und seiner Vorstufen. Allerdings favorisiert eine kürzliche amerikanische Kosten-Nutzen-Analyse die ab dem 50. Lebensjahr alle 10 Jahre durchgeführte Koloskopie gegenüber lebenslanger ASS-Einnahme. Der klinische Nutzen von ASS in der primären Prävention des kolorektalen Karzinoms ist aufgrund der Nebenwirkungen (z. B. Gastrointestinalblutung) weiterhin ungesichert.

Sekundäre Prävention kolorektaler Karzinome durch Screening

❗ **Die sekundäre Prävention soll durch rechtzeitige Detektion präkanzeröser Vorstufen die Entstehung des Karzinoms vermeiden.**

Screening auf sporadisches kolorektales Karzinom bzw. Adenom. Nach den Leitlinien der Deutschen Gesellschaft für Verdauungs- und Stoffwechselkrankheiten (DGVS) sollte bei asymptomatischen Patienten ohne erkennbar erhöhtes Risiko ab dem 50. Lebensjahr jährlich ein Test auf okkultes fäkales Blut (FOBT – 3 Testbriefchen für 3 konsekutive Stühle) erfolgen (Schmiegel et al. 2000). Während der Durchführung des Tests sollte der Patient auf rotes Fleisch, Radieschen, Vitamin C, Meerrettich und ASS verzichten. Bei positivem Ergebnis (auch nur 1 Probe!) ist nach rektal-digitaler Austastung eine komplette Proktokoloskopie durchzuführen (Risiko für kolorektales Karzinom oder großes Adenom 17–46%). Alle 5 Jahre sollte – ebenfalls ab dem 50. Lebensjahr – eine Sigmoidoskopie erfolgen (zusätzlich zum FOBT). Spätestens ab dem 55 Lebensjahr sollte alle 10 Jahre eine komplette Koloskopie durchgeführt werden.

Der Zeitpunkt der erstmaligen kompletten Koloskopie sollte bei Verwandten 1. Grades von Patienten mit kolorektalem Karzinom 10 Jahre vor dem Manifestationsalter des erkrankten Patienten (Indexpatienten) liegen. Sollte das Manifestationsalter vor dem 60. Lebensjahr liegen, sollte die Untersuchung spätestens mit dem 40. Lebensjahr erfolgen. Auch hier sollte die Koloskopie alle 10 Jahre wiederholt werden. Auch bei Adenomen vor dem 60. Lebensjahr gilt, dass Verwandte 1. Grades ab dem 40. Lebensjahr mindestens alle 10 Jahre koloskopiert werden sollen.

Screening auf hereditäres kolorektales Karzinom bzw. Adenom. Die als mögliche Genträger in Betracht zu ziehenden Verwandten eines Patienten mit klassischer FAP (autosomal dominanter Erbgang) sollen im Alter von 10 Jahren molekulargenetisch untersucht und durch einen Humangenetiker beraten werden. Bestätigt sich die Genträgerschaft oder kann sie nicht ausgeschlossen werden, muss ab dem 10. Lebensjahr jährlich rektosigmoidoskopiert werden. Finden sich dabei Adenome, schließt sich eine komplette Koloskopie an. Patienten mit klassischer FAP sollten prophylaktisch vor dem 20. Lebensjahr proktokolektomiert werden (soweit möglich kontinenzerhaltend). Anschließend ist bei angelegtem ileoanalem Pouch jährlich eine Pouchoskopie, bei erhaltenem Rektumstumpf eine Rektoskopie erforderlich.

 Cave
Bei 80 % aller FAP-Patienten besteht ein erhöhtes Risiko extrakolischer Adenommanifestationen, z. B. im Duodenum und in Drüsenkörperzysten des Magens. Das Risiko, an einem Duodenalkarzinom zu versterben, beträgt 10 %!

Bei einer **attenuierten FAP** sollte grundsätzlich wie bei klassischer FAP vorgegangen werden, allerdings ist von Beginn an eine komplette Koloskopie notwendig, da die Adenome nicht selten das Rektum aussparen. Weitere klare Empfehlungen können nicht gegeben werden.

Risikopersonen für ein hereditäres Nicht-Polyposis-Coli-Kolonkarzinom (HNPCC) (Erfüllung der Amsterdam-Kriterien oder eines der Bethesda-Kriterien mit Nachweis einer Mikrosatelliteninstabilität bei Tumoren) und deren als Genträger in Betracht kommende Verwandte sollten ab dem 25. Lebensjahr jährlich koloskopiert werden. Im Alter von 18 Jahren sollten die Genträger unter den Risikopersonen identifiziert werden.

Praxistipp
Da Patienten mit HNPCC Defekte der DNA-Reparatur-Enzyme aufweisen, besteht nicht nur für den Dickdarm ein erhöhtes Karzinomrisiko, sondern auch für zahlreiche andere Organe, v. a. das Endometrium und seltener Ovarien, Magen, Pankreas und Urothel. Deshalb ist ein erweitertes Screening erforderlich.

Auch bei der seltenen **hamartösen Polyposis** (z. B. Peutz Jeghers-Syndrom, juvenile Polyposis coli, Cowden-Syndrom) besteht ein erhöhtes Karzinomrisiko, dem durch endoskopisches Screening Rechnung getragen werden soll. Generelle Empfehlungen können aufgrund der spärlichen Datenlage derzeit nicht gegeben werden.

Screening bei chronisch-entzündlichen Darmerkrankungen. Sowohl die Colitis ulcerosa als auch (in geringerem Ausmaß) der Morbus Crohn zeigen ein erhöhtes kolorektales Karzinomrisiko. Für Patienten mit Morbus Crohn existieren bisher keine generellen Empfehlungen zur endoskopischen Überwachung, eine Überwachung wird von der DGVS jedoch empfohlen. Hingegen sollen Patienten mit länger als 8 Jahre bestehender Pancolitis ulcerosa und Patienten mit länger als 15 Jahren bestehender linksseitiger Colitis ulcerosa einer kompletten Koloskopie (hochauflösende Videoendoskopie, ggf. Chromendoskopie, ggf. Verwendung eines Zoom-Koloskops) mit Entnahme von Stufenbiopsien (40–50, aus entzündeter und nicht-entzündeter Schleimhaut) zugeführt werden, in den ersten beiden Jahren jährlich, danach 2-jährlich.

Behandlung von Polypen

Werden endoskopisch kolorektale Polypen festgestellt, sollten nach Empfehlungen der DGVS **Polypen >5 mm** durch Polypektomie entfernt werden. Polypen einer Größe >5 mm sollten generell komplett entfernt werden. „Flat Adenomas" sollten generell durch Schlingenabtragung, evtl. nach Unterspritzung mit 0,9 % NaCl, abgetragen werden.

Nach Abtragung nichtneoplastischer Polypen besteht keine Notwendigkeit einer speziellen endoskopischen Nachsorge. Nach kompletter Entfernung neoplastischer Polypen (Adenome) ist unabhängig vom Dysplasiegrad eine **Kontrollendoskopie** nach 3 Jahren notwendig. Bei unauffälliger 1. Kontrolluntersuchung erfolgen die weiteren Kontrollen im Abstand von 5 Jahren. Es besteht derzeit nach Polypektomie keine zwingende Indikation für eine Sicherheitskoloskopie (sog. Tandemuntersuchung) zum Nachweis evtl. übersehener Polypen. Nach Abtragung eines Adenoms mit Karzinom (pT1) erfolgt die Nachsorge in Abhängigkeit vom Risiko (low risk/high risk): low risk (pT1, G1, G2, L0): Kontrollendoskopie nach 6, 24 und 60 Monaten; high risk (pT1, G3, G4 und/oder L1): Radikale chirurgische Therapie und anschließend Kontrollendoskopie nach 24 und 60 Monaten.

Therapie des kolorektalen Karzinoms

Literatur bei Graeven u. Schmiegel 2002; Schmoll 1999

Zur Therapiefestlegung muss ein exaktes **Tumorstaging** erfolgen (TNM-Klassifikation, UICC 1997; ◘ Tabelle 43-6), die Dukes-Einteilung mit Modifikation nach Astler-Coller ist mittlerweile veraltet. Die Prognose ist abhängig von der Ausdehnung und biologischen Aggressivität des Tumors.

◘ Tabelle 43-6. Stadieneinteilung des kolorektalen Karzinoms nach der TNM-Klassifikation der UICC und der (veralteten) Dukes-Klassifikation

Stadium TNM	T	N	M	Dukes-Klassifikation
Stadium 0	T_{is}	N_0	M_0	
Stadium I	T_1	N_0	M_0	Dukes A
	T_2	N_0	M_0	
Stadium II	T_3	N_0	M_0	Dukes B
	T_4	N_0	M_0	
Stadium III	jedes T	N_1	M_0	Dukes C
	jedes T	N_2	M_0	
Stadium IV	jedes T	jedes N	M_1	Dukes D

T = Primärtumor: T_X: Primärtumor nicht beurteilbar, T_{is}: carcinoma in situ, T_1: Infiltration der Submucosa, T_2: Infiltration der Muscularis propria, T_3: Infiltration in Subserosa oder in nichtperitonealisiertes perikolisches oder perirektales Gewebe, T_4: Infiltration in andere Organe/Strukturen oder Perforation des viszeralen Peritoneums

N = Regionäre Lymphknoten: N_X: regionäre Lymphknoten nicht beurteilbar, N_0: keine regionären Lymphknotenmetastasen, N_1: Metastasen in 1–3 regionären Lymphknoten, N_2: Metastasen in 4 oder mehr regionären Lymphknoten (zur Beurteilung müssen mindestens 12 Lymphknoten untersucht worden sein)

M = Fernmetastasen: M_X: Fernmetastasen nicht beurteilbar. M_1: keine Fernmetastasen, M_2: Fernmetastasen vorhanden

Chirurgische Therapie

Mit **kurativem** Ansatz erfolgt die radikale Resektion des tumortragenden Darmabschnitts inklusive Lymphadenektomie (Ziel einer R_0-Resektion). Dabei soll ein intraoperativer Tumoreinriss vermieden werden („**No-Touch-Technik**"), möglichst ebenso die permanente Anlage eines Kolostomas. Das Operationsverfahren richtet sich nach der Tumorlokalisation.

Kolonkarzinom:
- Zökum/Colon ascendens: Hemikolektomie rechts
- rechte Flexur/proximales Colon transversum: erweiterte Hemikolektomie rechts
- Colon transversum: Transversumresektion
- linke Flexur: erweiterte Hemikolektomie links
- Colon descendens/proximales Sigma: Hemikolektomie links
- mittleres/distales Sigma: radikale Sigmaresektion

Rektumkarzinom. Eine Vielzahl unkontrollierter Daten zeigt, dass bei Rektumkarzinomen zwischen 5 und 10 cm (Tumoren, deren aboraler Rand bei Messung mit starrem Rektoskop 16 cm oder weniger von der Anokutanlinie entfernt ist) die **sphinktererhaltende anteriore Rektumresektion** und die **abdominoperineale Rektumexstirpation** sich bezüglich Langzeitüberlebens- und Lokalrezidivrate nicht unterscheiden. Wichtig für die (oft intraoperative) Entscheidung zur kontinenzerhaltenden Resektion ist ein Abstand des aboralen Tumorrandes von der Linea dentata von mindestens 2–3 cm. Ist eine sphinktererhaltende Resektion primär nicht möglich (z. B. bei tief sitzenden T_4-Tumoren), ist nach vorheriger präoperativer Chemo- bzw. Radiochemotherapie oft eine kontinenzerhaltende R_0-Resektion möglich. Durch Einführung der **totalen mesorektalen Exzision** (TME: komplette Entfernung des Mesorektums, d. h. des Bindegewebefettkörpers, in dem sich alle Drainagelymphknoten des Rektums befinden) kann die Lokalrezidivrate im Stadium II und III auf < 10 % gesenkt werden.

Kolorektale Mehrfachkarzinome. Hier ist eine Erweiterung des Eingriffs bis zur **subtotalen Kolektomie** erforderlich. Bei Adhärenz benachbarter Strukturen sollte möglichst eine En-Bloc-Resektion befallener Organe erfolgen. Bei Kolonkarzinomen im Stadium I ($T_{1/2}$, N_0, M_0) ist nach einer R_0-Resektion keine weitere Therapie erforderlich.

Resektion von Leberfiliae. Leberfiliae werden bei kolorektalen Karzinomen mit kurativer Zielsetzung reseziert. Auch nach der sequenziellen Entfernung vereinzelter Lungenfiliae nach einer Resektion von Leberfiliae können einige Patienten noch eine kurative Option haben. Es sollte unter Berücksichtigung einer Prognoseverbesserung nur dann eine Leberteilresektion durchgeführt werden, wenn eine R_0-Resektion möglich erscheint. In der Gruppe R_0-resezierter Patienten sind Satellitenmetastasen, viele Tumorherde (>3), synchrone Metastasierung bzw. ein kurzer Zeitverlauf bis zur Lebermetastasierung, eine große Tumorlast (>50 % der Lebermasse) sowie ein geringer

Resektionsabstand zum Tumor prognostisch ungünstig (Kubicka u. Manns 2001). Eine besonders schlechte Prognose haben Patienten mit Lymphknotenmetastasen im Leberhilus als Zeichen systemischer Tumormanifestation. Ist die Resektion von Leberfiliae operationstechnisch nicht möglich, weil der Tumorherd zu groß ist, die Tumoren eine bilaterale oder multilokuläre Ausbreitung zeigen oder zu dicht an großen Gefäßen liegen, könnte nach bisher vorliegenden retrospektiven Studiendaten eine **neoadjuvante Chemotherapie** und bei Eintreten einer Remission eine sekundäre Resektion der Leberfiliae dem Patienten eine Überlebenschance ermöglichen.

Auch bei **ausgedehnter Fernmetastasierung** ist die Resektion des kolorektalen Primärtumors sinnvoll, allerdings unter **palliativen** Gesichtspunkten, mit dem Ziel der Kontinenz- und Funktionserhaltung. Hierbei ist keine radikale Operation sinnvoll, insbesondere sollten eine Sakrumresektion mit Folge einer postoperativ offenen Sakralhöhle, eines Verlustes der Potentia coeundi oder sympathischer Fasern vermieden werden. Bei Unmöglichkeit einer Resektion kann eine Umgehungsanastomose eine Verbesserung der Lebensqualität und Lebensverlängerung bewirken.

Lokoregionäre Rezidive. Diese betreffen die Anastomose, das Peritoneum und benachbarte Strukturen im Bereich von Rektumkarzinomen. Bei lokal begrenztem Rezidiv kann eine erneute Operation kurativ sinnvoll sein, allerdings tritt nicht selten ein disseminiertes Rezidiv mit starker Peritonealkarzinose auf.

Adjuvante Therapie

Die postoperative adjuvante Therapie dient dazu, die Rezidivrate des Tumors zu reduzieren. Voraussetzung für eine adjuvante Therapie ist eine Operation mit **R_0-Qualität** und die Verfügbarkeit von Medikamenten (kombinationen), die eine hohe Ansprechrate für den Tumor aufweisen. Die adjuvante Therapie muss innerhalb von 6 Wochen postoperativ beginnen.

Kolonkarzinom. Patienten mit Kolonkarzinom im UICC-Stadium III wird nach den interdisziplinären Leitlinien der Deutschen Krebsgesellschaft (außerhalb von klinischen Studien) eine 6-monatige adjuvante Chemotherapie mit 5-Fluoruracil (5-FU) und Folinsäure (FS) empfohlen. Für Patienten mit einem Kolonkarzinom im UICC-Stadium I und II (5-Jahres-Überlebensrate von 90–95%) und IV ist eine adjuvante Chemotherapie außerhalb klinischer Studien nicht indiziert.

Die adjuvante Chemotherapie kann in 2 Formen erfolgen (Standardtherapieschemata, Tabellen 43-7, 43-8). Besonders bei jüngeren Patienten wird eine Kombinationschemotherapie von infusionalem 5-FU/FS mit dem Platinderivat Oxaliplatin (Eloxatin) durchgeführt, da die MOSAIK-Studie ein verlängertes 3-Jahres-rezidivfreies Überleben im Vergleich zur alleinigen Bolus-5-FU/FS-Gabe gezeigt hat. Klinisch getestet wird derzeit als Alternative zum 5-FU die orale Gabe des intestinal gut resorbierbaren 5-FU-Prodrug Capecitabin (Xeloda), welches in Studien im Vergleich zum Mayo-Schema geringere Nebenwirkungen aufwies; die Daten zur Effektivität stehen

Tabelle 43-7. Mayo-Clinic-Schema zur adjuvanten Behandlung des Kolonkarzinoms

Substanz	Dosierung	Applikationsschema
5-Fluorouracil *plus*	425 mg/m²KO pro Tag i.v.	Bolus (<5 min) Tag 1, 2, 3, 4, 5
Folinsäure	20 mg/m²KO pro Tag i.v.	Bolus Tag 1, 2, 3, 4, 5
Wiederholung an Tagen 29–33; insgesamt 6 Zyklen		

Tabelle 43-8. Wolmark-Schema zur adjuvanten Behandlung des Kolonkarzinoms

Substanz	Dosierung	Applikationsschema
Folinsäure *plus*	500 mg/m²KO pro Tag i.v.	2-h-Infusion Tag 1, 8, 15, 22, 29, 36
5-Fluorouracil	500 mg/m²KO pro Tag i.v.	Bolus 1 h nach Beginn der Folinsäureinfusion Tag 1, 8, 15, 22, 29, 36
2 Wochen Pause, Wiederholung Tag 50; insgesamt meist 4 Zyklen (à 8 Wochen)		

Cave: korrekte Bolusgabe, sonst Wirkungsverlust!

jedoch noch aus. Ebenfalls ausstehend sind die Daten zur Effektivität einer Kombinationschemotherapie von infusionalem 5-FU/FS mit Irinotecan (Campto), einem wasserlöslichen Camptotecinderivat, das durch Hemmung der Topoisomerase I zu DNA-Doppelstrangbrüchen führt.

Rektumkarzinom. Beim Rektumkarzinom im Stadium I wird keine adjuvante Chemotherapie empfohlen. Aufgrund höherer Lokalrezidivraten wird eine adjuvante Radiochemotherapie für Rektumkarzinome im UICC-Stadium II und III empfohlen. Die interdisziplinären Leitlinien der Deutschen Krebsgesellschaft sehen deshalb für Patienten im Stadium II und III eine postoperative Radiochemotherapie vor. Diese sollte frühzeitig, d. h. innerhalb von 4 Wochen nach Operation begonnen werden (z. B. nach Erlanger Schema). Dabei kann 5-FU als Bolus bzw. als eine niedrig dosierte simultane Dauerinfusion während der Strahlentherapie appliziert werden. Dadurch wird die Rezidivrate verringert, das lokoregionäre Rezidiv verzögert und die Überlebenszeit verlängert. Für die 5-FU-Dauerinfusion ist ein zentralvenöser Zugang (meist Port) erforderlich. Mittlerweile wird als Alternative zur postoperativen adjuvanten Radio-/Chemotherapie eine präoperative neoadjuvante Radio-/Chemotherapie favorisiert, die in einer deutschen Studie mit signifikant weniger Lokalrezidiven verbunden war.

Kontraindikationen für adjuvante Chemotherapie bei kolorektalen Karzinomen:
- keine R_0-Resektion
- Fernmetastasen
- vorausgegangene maligne Erkrankung (außer Hautkarzinom, In-situ-Zervixkarzinom)
- vorausgegangene Chemo- oder Radiotherapie
- Allgemeinzustand < 2 nach WHO-Kriterien
- unkontrollierte Infektion
- Leberzirrhose, Herzinsuffizienz NYHA III–IV
- insulinabhängiger Diabetes mellitus
- Gesamtbilirubin > 2 mg/dl oder Kreatinin $> 1,5$ mg/dl im Serum
- Leukozytenzahl $< 4000/\mu l$ oder Thrombozytenzahl $< 130.000/\mu l$

Palliative Chemotherapie kolorektaler Karzinome

Der Nutzen der palliativen Chemotherapie nicht-resektabler bzw. metastasierter kolorektaler Karzinome ist eindeutig gesichert, da sie sowohl das Überleben als auch die Lebensqualität der Patienten verbessert. Besonders Patienten mit schlechtem Allgemeinzustand aufgrund des Tumorwachstums sollten zur Verhinderung der Frühmortalität durch Tumorprogress mit effektiven Kombinationschemotherapien behandelt werden.

Lediglich bei Patienten mit schlechtem Allgemeinzustand aufgrund nicht-tumorassoziierter Morbiditäten sollten **Monochemotherapien** (v. a. die oralen 5-FU-Prodrugs Capecitabin und UFT) als Erstlinientherapie angewendet werden.

Kombinationsprotokolle eröffnen bei jungen Patienten mit primär irresektablen Tumoren auch die Option einer neoadjuvanten Therapie mit dem Ziel einer potenziell kurativen Metastasektomie. Nach bisherigen Studienergebnissen liegt die 5-Jahres-Überlebensrate der Patienten mit sekundär resezierten Leberfiliae bei 30% und ist somit vergleichbar mit den Ergebnissen einer primären Resektion. Für primär resektable Kolonkarzinome besteht außerhalb klinischer Studien derzeit keine Indikation zur neoadjuvanten Chemotherapie.

Vor und unter Chemotherapie sollte interdisziplinär die Option einer potenziell kurativen chirurgischen Metastasenentfernung geklärt werden. Bei Leber-, aber auch bei Lungenmetastasen kann die vollständige operative Entfernung noch eine für den Patienten kurative Maßnahme darstellen. Bei primärer Fernmetastasierung beinhaltet die palliative Therapie meist auch die Primärtumorresektion zur Sicherung der Darmpassage.

In der palliativen Situation kommen als First-Line-Therapie 2 alternative Kombinationschemotherapieschemata in Betracht: 1. Infusionales 5-FU/FS + Oxaliplatin oder 2. infusionales 5-FU/FS + Irinotecan. Die Wahl der Erstlinientherapie sollte sich nach dem Nebenwirkungsprofil von Oxaliplatin und Irinotecan, den vorbestehenden Organschäden (z. B. Nieren- oder Leberfunktionsstörungen) sowie individuellen Patientenwünschen richten.

Als Second-Line-Therapie kommt das jeweils andere Schema zum Einsatz. Ungeklärt und Gegenstand einer aktuellen AIO-Studie ist, ob in der Zweitlinientherapie mit Irinotecan die höhere Irinotecandosis in der Monotherapie oder die Kombination aus 5-FU/Irinotecan effektiver ist. Im Gegensatz zu Irinotecan wird Oxaliplatin nicht als Monotherapie angewendet. Phase-II-Studien zeigten, dass Kombinationen des 5-FU-Prodrug Capecitabin mit Oxaliplatin oder Irinotecan vergleichbare Ansprechraten und Toxizitäten bewirken wie Kombinationen mit infusionalen 5-FU-Protokollen – Ergebnisse, die derzeit in klinischen Phase-III-Studien geprüft werden.

Als molekularer Therapieansatz wird 2005 der VEGF-Antikörper Bevacizumab (Avastin), ein Hemmer der Angiogenese, für die First-Line-Therapie in Kombination mit 5-FU/FS in Deutschland zugelassen, weil Studien ein höheres progressionsfreies Überleben und eine größere mittlere Überlebenszeit gezeigt haben (Zulassung in USA schon erfolgt). In der Zweit- oder Drittlinientherapie führt der Einsatz von Hemmern des EGF-Rezeptors durch spezifische Tyrosinkinaseinhibitoren (ZD1839 Gefitinib: Iressa; OSI-774 Erlotinib: Tarceva) oder durch Antikörper (Cetuximab: ABX-EGF) zu erstaunlichen Ansprechraten und kann zum Teil eine Chemotherapieresistenz kolorektaler Karzinome durchbrechen. Mit ihrer Zulassung in Deutschland ist in Kürze zu rechnen. In präklinischen Studien wurde eine synergistische Wirkung eines COX-

2-Inhibitors (Celecoxib) mit Chemotherapien belegt; verlässliche klinische Daten stehen noch aus.

 Cave
Bei der palliativen Kombinationschemotherapie kolorektaler Karzinome muss 5-FU als Hochdosis-Langzeitinfusion gegeben werden, nicht als Bolus; bei Bolus-5-FU-Gabe in Kombination mit Oxaliplatin oder Irinotecan hohe therapieassoziierte Todesfallraten!

43.7.3 Analkarzinome

Bis vor kurzem war die radikale abdominoperineale Tumorresektion Therapie der Wahl bei Karzinomen des Analkanals. Heute geht man davon aus, dass die Mehrzahl der Analkarzinome durch Infektionen mit humanen Papillomaviren (v. a. Typ 16) verursacht werden und durch eine Kombinationstherapie aus Bestrahlung und Chemotherapie mit 5-FU und Mitomycin C geheilt werden können. Ein zytologisches Screening der Hochrisikogruppen (z. B. Patienten mit rezeptivem Analverkehr) könnte die Wahrscheinlichkeit, an einem Analkarzinom zuu versterben, weiter reduzieren.

Literatur bei Bartelink et al. 1997; Ryan et al. 2000; Schmoll et al. 1999; UKCCCR Anal Cancer Working Party 1996

Standard bei Plattenepithelkarzinomen des Analkanals. Kombinierte Radiochemotherapie mit 5-FU plus Mitomycin C, z. B. EORTC-Protokoll (Bartelink et al. 1997; UKCCCR Anal Cancer Working Party 1996):

- **Radiatio Woche 1–5:** Gesamtdosis 45 Gy (1,8 Gy pro Tag an Tagen 1–5); 6 Wochen Pause; plus Boost 15 Gy bei Complete Response bzw. 20 Gy bei Partial Response)
- **Chemotherapie:** 5-FU 750 mg/m² pro Tag i.v. als 24-h-Infusion an Tagen 1, 2, 3, 4, 5 und 29, 30, 31, 32, 33 (optimale 5-FU-Applikation nicht bekannt) + Mitomycin 15 mg/m² pro Tag i. v. als Bolus am Tag 1

Unter kombinierter Radiochemotherapie kommt es bei 80–90 % der Patienten zur kompletten Tumorrückbildung, bei 10–20 % bleibt ein makroskopischer Resttumor (hier oft Unklarheit, ob noch vitales Tumorgewebe verblieben ist, bioptisch-histologisch oft negative Befunde). In diesem Fall (Empfehlung von Schmoll et al. 1999):

- bei klinisch kompletter Remission (Klinik, CT, rektale Endosonographie, ggf. MRT): keine Operation
- bei klinischem Resttumor (Narkoseuntersuchung) oder bildgebenden Zeichen eines Resttumors, aber negativer Histologie (mindestens 5 Stanzbiopsien von 3 cm Länge): kurzfristiges Abwarten, Kontrolluntersuchungen nach 4–6 Wochen
- bei Nachweis eines Resttumors mit positiver Histologie: Rektumexstirpation

Derzeit wird geprüft, ob Mitomycin C im Rahmen der primär durchgeführten kombinierten Radiochemotherapie durch Cisplatin ersetzt werden sollte (erste Erfahrungen positiv).

Wenn nach initialer Radio- oder Chemotherapie ein Lokalrezidiv auftritt, ist im kurativen Ansatz eine Rektumexstirpation notwendig. Wenn im Rahmen der Primärtherapie die Radiatio mit einer Gesamtdosis von maximal 50 Gy durchgeführt wurde, kann eine Radiotherapie mit einer noch vertretbaren Strahlendosis versucht werden. Die Beurteilung des Restbefundes erfolgt wie oben beschrieben. In den seltenen Fällen einer primären oder metachronen Metastasierung (z. B. Leber) ist nur eine palliative Chemotherapie sinnvoll (z. B. 5-FU-/Cisplatin-haltige Kombination). Bei Auftreten isolierter Fernmetastasen nach längerem Intervall nach Primärtherapie kann im Einzelfall eine Resektion einer isolierten Leber- oder (seltener) Lungenmetastase gerechtfertigt sein.

Adenokarzinome des Analkanals (oft erst in fortgeschrittenen Stadien diagnostiziert): Rektumexstirpation nach präoperativer Radiochemotherapie (alleinige Rektumexstirpation oft nicht erfolgreich; es gibt keine Studien über präoperative Radiochemotherapie des analen Adenokarzinoms).

Analrandkarzinome. Sie werden als Plattenepithelkarzinome der Haut angesehen und durch lokale Exzision behandelt.

43.8 Proktologische Erkrankungen

43.8.1 Solitäres Rektumulkus

Da das Auftreten flacher benigner Ulzera im ventralen Rektum ätiopathogenetisch durch eine verminderte Durchblutung submuköser Kapillaren bei Analprolaps bzw. als Folge forcierten Pressens begünstigt zu sein scheint, werden faserreiche Kost, eine Reduktion des Pressens bei der Defäkation und evtl. eine Biofeedback-Therapie sowie Sucralfatklysmen empfohlen. Sulfasalazin und Glucocorticoide sind ineffektiv. Bei schwerer Symptomatik sind ggf. eine anteriore bzw. transabdominale Rektopexie und Beseitigung des Analprolapses sinnvoll.

43.8.2 Analfissur

Das längliche, klassischerweise an der hinteren Kommissur auftretende ovaläre Ulkus im Analkanal ist im akuten Stadium äußerst schmerzhaft. Pathogenetisch spielt ein erhöhter analer Ruhedruck eine Rolle, der eine Ischämie mit Ruheschmerz begünstigt. Die Therapie zielt darauf ab, den erhöhten analen Ruhedruck zu senken und dadurch einen verbesserten Blutfluss zur posterioren Analkommissur mit Heilung der Fissur zu erreichen.

Literatur bei Cook et al. 2001

Die Therapieoptionen sind symptomatisch, medikamentös und ggf. chirurgisch:

- **symptomatisch:** Stuhlregulation (Weichhalten des Stuhls), Analhygiene, topische Lokalanästhetika
- medikamentöse Senkung des analen Ruhedrucks:
  - Nitrate lokal (z. B. Gylceryltrinitratsalbe 0,2 % in Basiscreme DAB oder 2,5 mg Isosorbiddinitratspray; Nebenwirkung u. a. Kopfschmerzen)
  - Botulinumtoxin-Injektionen (höhere Abheilungsrate im Vergleich zu Nitraten, aber höhere Therapiekosten)
- **Fissurektomie** bei therapieresistenter chronischer Analfissur. Die früher durchgeführte laterale innere Sphinkterotomie war mit häufigen Komplikationen (Flatus- bzw. Stuhlinkontinenz) behaftet.

43.8.3 Hämorrhoiden

Schwammige, blutreiche, typischerweise bei 2, 5 und 9 Uhr (Knie-Ellbogen-Lage) unmittelbar oberhalb der Linea dentata lokalisierte Vorwölbungen, die Erweiterungen und Hyperplasien der Venengeflechte des Plexus hämorrhoidalis entsprechen. Als ätiologisch bedeutsame Faktoren werden Drucksteigerungen im Analsphinkter, vermehrtes Pressen, erhöhter intraluminaler Druck bei ballaststoffarmer Kost und chronische Obstipation angesehen. Die Therapie erfolgt stadiengerecht:

- Grad I: Hämorrhoiden wölben sich ins Proktoskoplumen vor, von außen nicht sichtbar
- Grad II: Hämorrhoiden prolabieren beim Pressen nach außen, retrahieren sich spontan
- Grad III: Hämorrhoidenprolaps ausgeprägter, muss manuell reponiert werden
- Grad IV: Hämorrhoidenprolaps manuell nicht reponierbar (fixierter Analprolaps)

Therapieoptionen sind (Winkler u. Otto 1997):

- **allgemeine Verhaltensmaßnahmen**
  - Ernährung mit reichlich Ballaststoffen (20–30 g Faserstoffe pro Tag), Meiden obstipierender Nahrung (z. B. Schokolade, Bananen, Heidelbeeren, Rotwein)
  - ausreichende Flüssigkeitszufuhr
  - körperliche Bewegung
  - Reduktion des Pressens bei Defäkation, Vermeiden langer Toilettensitzungen
- **Begleitmaßnahmen:** lokal entzündungshemmende Externa, z. B. 5-ASA-Suppositorien (2-mal 500 mg pro Tag)
- **Gummibandligatur (bei Hämorrhoiden Grad I–III):** z. B. Methode nach Blaisdell, bei der mittels eines Ligators proktoskopisch Gummibänder auf prolabierende Hämorrhoidalknoten appliziert werden, die eine Nekrose- und Ulkusbildung bewirken (Hämorrhoidenknoten fallen nach 8–10 Tagen ab). In einer Sitzung Ligatur von 1–2, evtl. 3 Knoten, evtl. Wiederholung nach > 4 Wochen
- **Koagulation und Sklerosierung** (alternativ zur Gummibandligatur) bei Hämorrhoiden Grad I–II: Sklerosierung: Injektion einer Sklerosierungslösung mittels Proktoskop sicher oberhalb der Linea dentata submukös in den Hämorrhoidalknoten
  - Methode nach Blond: Injektion von 0,1-1 ml 20%iger chininhaltiger Lösung pro Sitzung
  - Methode nach Blanchard: bis 10 ml einer 5%igen Phenollösung in Mandelöl werden unter Knoten injiziert
  - Methode nach Bensaude: mit Natriumtetradexylsulfat 0,5-1 ml oberhalb eines Knotens in max. 2 Knoten pro Sitzung
  - Infrarotkoagulation: Infrarotstrahlen bewirken Hitzekoagulation

> **Praxistipp**
> Gummibandligatur ist effektiv, zusätzlich einfacher und risikoärmer als Sklerosierung.
> Ligaturen müssen sicher oberhalb der Linea dentata gesetzt werden, ohne Anteile der Linea dentata zu erfassen (sonst heftigste Schmerzen).
> Keine Ligatur, Sklerosierung oder Infrarotkoagulation bei Morbus-Crohn-Befall
> Patienten auf Möglichkeit einer seltenen (gelegentlich arteriellen) Nachblutung aufmerksam machen!

- **chirurgisch:** Hämorrhoidektomie bei großen Hämorrhoiden (III. und IV. Grades)

43.8.4 Perianalvenenthrombose

Bei den akuten, äußerst schmerzhaften, glänzenden Thrombosen des Perianalrandes bewirken die **Stichinzision** und das anschließende Exprimieren des Thrombus eine sofortige Besserung. Bei großen Thromben kann nach Lokalanästhesie eine Abtragung mit der **Diathermieschlinge** erforderlich sein. Die Nachbehandlung erfolgt durch Sitzbäder, ggf. Antiphlogistika.

43.8.5 Marisken

Diese harmlosen perianalen Hautlappen, oft als Folge einer Perianalthrombose oder im Rahmen eines Morbus Crohn auftretend, werden nur bei Beschwerden nach (adäquater) Lokalanästhesie mit der Diathermieschlinge abgetragen. Bei akut entzündeten Mariskus sind Antiphlogistika oral hilfreich.

43.8.6 Rektumprolaps

Vorfall der Schleimhaut oder – beim kompletten Prolaps – der gesamten Wand des Rektums durch den Anus (zirkulärer Schleimhautverlauf). Der Mukosaprolaps stellt dabei eine Sonderform dar, bei der nicht die gesamte Rektumzirkumferenz, sondern nur ein distaler Rektumteil durch den Anus prolabiert. Eine weitere Sonderform ist der okkulte Rektumprolaps bei Intuszeption des Rektums ohne sichtbare Protrusion durch den Anus.

Therapiemaßnahmen:
- bei **vollständigem Rektumprolaps:** bei Stuhlinkontinenz chirurgisch (Rektopexie, transanale Raffung der Rektumwand)
- bei **Mukosaprolaps:** endoskopisch Entfernung des prolabierten Rektalgewebes bzw. Induktion einer lokalen Fibrose (▶ Abschnitt 43.8.3, Hämorrhoiden)
- bei **okkultem Rektumprolaps:**
  - chirurgisch bei Stuhlinkontinenz oder solitärem Rektumulkus
  - konservativ, wenn „nur" Stuhlentleerungsstörungen oder milde Symptomatik

43.8.7 Stuhlinkontinenz

Stuhlinkontinenz, der rezidivierende unkontrollierte, mindestens 1 Monat anhaltende anale Abgang von Stuhl bei einem mindestens 4 Jahre alten Patienten, ist wohl das unangenehmste, deshalb oft verschwiegene gastroenterologische Problem.

Therapiemaßnahmen (Konsenskonferenzbericht bei Whitehead et al. 2001):
- Behandlung einer Obstipation mit Überlaufinkontinenz, d. h. einer Stuhlimpaktion mit Pseudodiarrhö:
  - rektale Einläufe, manuelle Ausräumung zur Stuhlentfernung
  - osmotische Laxanzien (Mg-Salze, Bittersalze) täglich
  - Verhaltenstraining zur regelmäßigen Defäkation (z. B. nach dem Frühstück, um gastrokolischen Reflex auszulösen)
  - Versuch mit Beckenboden- und Analsphinktertraining und Biofeedback (70 % Erfolgsrate in unkontrollierten Studien)
- Behandlung einer Diarrhö: empirische Gabe von Loperamid oder Gallensäurebindern

Durch Loperamid ist zusätzlich eine Verbesserung der analen Kontinenzfunktion möglich.

Bei fehlendem Erfolg der genannten Maßnahmen und/oder Hinweisen auf eine Analsphinkterschwäche sollte durch anorektale Manometrie und endoanalen Ultraschall eine **Differenzierung zwischen morphologische Defekten und neurogener** Schädigung des Analsphinkters erfolgen.
- bei externer Analsphinkterschwäche aufgrund einer **Verletzung des N. pudendus oder der afferenten Nervenwege** mit konsekutiv verminderter rektaler Sensation Biofeedback-Training: Patienten sollen lernen, mit Beckenboden-/Analsphinkterkontraktionen auf rektale Füllung (Dehnungsreize) zu antworten
- bei **Verletzungen des Analsphinkters** (z. B. Trauma, postpartal) chirurgische Maßnahmen:
  - Levatorsphinkterplastik
  - Postanal Repair (posteriore Proktopexie) bei starken Beckenbodenschäden
  - Neosphinker durch Grazilisplastik, ggf. mit elektrischer Stimulation (dynamische Grazilisplastik)
  - Ultima Ratio: Anus-praeter-Anlage (Kolostomie)

43.8.8 Proktitis

Die Therapie richtet sich nach der Grunderkrankung (chronisch entzündliche Darmerkrankung, sexuell übertragene Infektionen, Zustand nach Bestrahlung oder Applikation von Suppositorien). Oft kommen rektale 5-ASA-Präparate oder Glucocorticoide als Zäpfchen oder Klysmen zum Einsatz.

43.8.9 Proctalgia fugax

Eine kausale Therapie dieser ätiologisch ungeklärten, nach Windabgang, Defäkation oder Geschlechtsverkehr plötzlich auftretenden heftigen anorektalen Schmerzen ist nicht bekannt. Wichtig ist die Beruhigung des Patienten, da die Schmerzen nach Sekunden bis Minuten spontan vollständig verschwinden. In Einzelfällen können lokale Wärme (muskelrelaxierend), Nitrate, Clonidin, Calciumantagonisten oder inhalative β_2-Mimetika hilfreich sein.

43.9 Anorexia nervosa und Bulimie

Anorexie und Bulimie sind häufig auftretende, ernstzunehmende psychiatrische Erkrankungen mit auffälligen Krankheitserscheinungen an verschiedenen Organen, auch am Gastrointestinaltrakt. Die Patienten suchen oft den Internisten oder Gastroenterologen auf, weshalb diese mit den Erkrankungen vertraut sein sollten. Hauptmerkmal der Anorexia nervosa ist ein gestörtes Bild des eigenen Körpers mit übertriebenem Schlankheitsideal und dem Wunsch nach extrem niedrigem Körpergewicht. Man unterscheidet als Subtypen den restriktiven vom bulimischen Typ. Die Amenorrhö ist als biologischer Marker der Hungersituation bei Gewichtsabnahme unter 85% des Normalgewichtes bei 90% der betroffenen Frauen zu beobachten. Die Bulimie wurde erst 1980 von der Anorexia abgegrenzt. Hauptmerkmal sind Fressattacken, bei denen wesentlich größere Portionen als üblich in Hast ohne Freude verzehrt werden. Ein Teil der Patienten induziert anschließend Erbrechen oder gebraucht Laxanzien (purging type), die übrigen ca. 70% fasten zwischen den Attacken und zeigen ein hyperaktives Verhalten (non purging type). Etwa 0,4% der Bevölkerung, v. a. Frauen, erkranken an einer Anorexia nervosa, ca. 2,5% aller Frauen zwischen 15 und 40 Jahren erkranken an einer Bulimie. Folgende Symptome/Befunde können den Verdacht auf eine Essstörung lenken:

— unklares Erbrechen oder Durchfall (typischerweise auf der Toilette; Angabe durch einen Angehörigen)
— unklare Hämatemesis und/oder Hämatochezie
— unklare Hypokaliämie mit Alkalose
— typisch bilaterale symmetrische schmerzlose Schwellung der Glandulae parotides
— asymptomatische (meist geringe) Erhöhung der Leberenzyme
— asymptomatische (meist milde) Pankreatitis
— atonisches Kolon durch chronischen Laxanzienabusus
— selten: A.-mesenterica-superior-Syndrom (durch Schmelzen des retroarteriellen Fettpolsters)
— ausgeprägte Zahnschmelzdefekte

Therapie

Verhalten gegenüber dem Patienten:
— Direkt sein: Erkläre der Patientin, dass du beunruhigt bist, weil bestimmte physikalische Befunde und Laborwerte im Kontext der Krankengeschichte auf eine Essstörung hinweisen.
— Die Verantwortung für den eigenen Körper **der Patientin** zusichern: Keiner kann sie zwingen, sich behandeln zu lassen, und nur die freiwillige Behandlung ist sinnvoll. Biete Hilfe an, um geeignete Unterstützung zu finden
— Keine Angst machen: Gesundheitliche Risiken sollten in einer ruhigen, mitfühlsamen Atmosphäre geschildert werden (Einbeziehung der Eltern bei Patienten < 18 Jahren).

Medizinische Maßnahmen:
— Kontrolle des Gewichtes
— Kontrolle der Vitalzeichen (Herzfrequenz, Blutdruck, Temperatur)
— Kontrolle der Serumelektrolyte (Hypokaliämie wegen Erbrechen/Laxanzienabusus)
— EKG wegen Elektrolytentgleisungen (achten auf verlängertes QT-Intervall wegen Gefahr ventrikulärer Tachykardien und plötzlichen Herztodes)
— Ernährungsberatung
— Ergänzung: Calcium 1000–1500 mg pro Tag und Multivitaminpräparat mit Vitamin-D_3-Anteil von 500 IU pro Tag (evtl. Gefahr der Osteoporose)
— Überweisung an Psychotherapeuten, ggf. Familientherapie

Evidenz der Therapieempfehlung bei ausgewählten Darmerkrankungen

	Evidenzgrad	Therapieempfehlung
Einheimische Sprue		
Lebenslange gutenfreie Diät	B	I
Tropische Sprue		
Antibiotische Therapie	C	IIa
Morbus Whipple		
Antibiotische Sequenztherapie	B	I
Morbus Crohn (akuter Schub)		
5-ASA/Mesalazin oral	B	I
Budesonid (bei Ileozökalbefall) oral	B	I
Prednisolon(äquivalent)	B	I
Azathioprin/6-Mecaptopurin oral	B	I
Morbus Crohn (chronisch-aktiver Verlauf)		
Azathioprin/6-Mecaptopurin oral	A	I
Methotrexat parenteral	B	I
Mycophenolatmofetil oral	B	IIa
Infliximab i. v.	B	I

	Evidenzgrad	Therapieempfehlung
Morbus Crohn (Remissionsprophylaxe)		
Azathioprin/6-Mecaptopurin oral	A	I
Methotrexat parenteral	B	I
Infliximab i. v.	B	I
5-ASA/Mesalazin oral (nach operativ induzierter Remission)	B	I
Colitis ulcerosa (ausgedehnt/Pancolitis)		
5-ASA/Mesalazin oral	A	I
Prednisolon(äquivalent) oral, ggf. i. v.	B	I
Colitis ulcerosa (fulminant)		
Prednisolon(äquivalent) i. v., ggf. oral	B	I
Ciclosporin i. v., ggf. oral	B	I
Tacrolimus (FK506) i. v.	B	I
Colitis ulcerosa (chronisch-aktiver Verlauf)		
Azathioprin/6-Mecaptopurin oral	B	I
Colitis ulcerosa (Remissionsprophylaxe)		
5-ASA(-Derivate) oral/rektal (je nach Befall)	A	I
E. coli Nissle 1917 oral	B	I
Azathioprin/6-Mercaptopurin	B	I
Mikroskopische Colitis		
Antidiarrhoika (Loperamid oral)	B	I
Budesonid oral	A	I
Wismutsubsalicylat oral	B	I
5-ASA/Mesalazin oral	C	IIa
Cholestyramin oral	C	IIa
Prednisolon	C	IIa
Immunsuppressiva (Azathioprin oder Methotrxat)	C	IIa
Reizdarmsyndrom		
Anticholinergika	A	I
Trizyklische Antidepressiva	A	I
HT_4-Agonist (Tegaserod)	B	IIa
HT_3-Rezeptorantagonisten	B	IIa
Gastrointestinale Stromatumoren (GIST)		
Imatinib	B	I

Leitlinien – Adressen – Tipps

Leitlinien

Leitlinien über die Deutsche Gesellschaft für Verdauungs- und Stoffwechselkrankheiten (DGVS): http://www.dgvs.de

Deutsche Leitlinien (AWMF): http://www.uni-duesseldorf.de/www/awmf/ll

Zusätzlich für spezielle Erkrankungen:
Morbus Crohn: Schölmerich u. Stange 2001; Schreiber et al. 2001; Shanahan et al. 2001; Stange et al. 1997

Colitis ulcerosa: Leitlinien der DGVS: Shanahan et al. 2001; Stange u. Schölmerich 2001; Stange et al. 2001

Tipps für Ärzte und Patienten
Einheimische Sprue

Deutsche Zöliakie-Gesellschaft (DZG) e.V., Filderhauptstr. 61, 70599 Stuttgart, Tel.: 0711-454514, Fax: 0711-4567817

Praktische Ernährungshinweise auch z. B. durch Broschüre „Die Zöliakie beim Erwachsenen" von Dr. Schär GmbH, Winkelau 5, 39014 Burgstall (BZ), Italien, Internet: http://www.schaer.com

Firmen, die glutenfreie Mehle, Teig-, Brot- und Backwaren anbieten:

1) über Reformhäuser: Sybille Diät GmbH und Drei Pauly – 2) Direktversand: Hammermühle Diät GmbH, Postfach 1164, 67485 Maikammer-

Kirrweiler, Tel.: 06321-95890; Poensgen Diät-
bäckerei, Dreiersgarten 28, 52249 Eschweiler,
Tel.: 02403-200 15-16 – 3) Pauly und Sibylle-Diät,
Haus Rabenhorst, Scheurener Straße 4,
53572 Unkel/Rhein, Tel.: 02224-1805-0,
Fax: 02224-1805-90, dort auch Broschüre
„glutenfrei leben", Internet: www.3pauly.de

Chronisch entzündliche Darmerkrankungen
Deutsche Morbus Crohn/Colitis ulcerosa
Vereinigung DCCV e.V., Geschäftsstelle:
Paracelsusstraße 15, 51375 Leverkusen,
Tel.: 0214-876080 (Mo. 9–12 Uhr, Die. 14–17 Uhr),
Fax.: 0214-8760888, im Internet:
http://www.dccv.de
   Crohn's & Colitis Foundation of America
(CCFA): http://www.ccfa.org
   Kompetenznetz Darmerkrankungen des
Bundesministeriums für Bildung und Forschung
(BMBF): http://www.kompetenznetz-ced.de

Dickdarmerkrankungen
Deutsche Reizdarmselbsthilfe e.V.,
Geschäftsstelle: Mörikeweg 2, 31303 Burgdorf,
Tel.: 05136-896106, Fax: 05136-873662
   Familienhilfe Polyposis coli (Dickdarm-
erkrankungen) e.V. Bundesverband, Am Rain 3a,
36277 Schenklengsfeld, Tel.: 06629-1821,
Fax: 06629-1821
   Familienhilfe Polyposis coli e.V.
Bundesverband Florstädter Str. 20a,
D-60385 Frankfurt/Main, Telefon: 069-459325,
Fax: 069-459325

Internetadressen
Deutsche Gesellschaft für Verdauungs- und Stoffwechselkrankheiten (DGVS): http://www.dgvs.de

Gastro-Liga: http://www.gastro-liga.de/index.php
   American Gastroenterological Association
(AGA): http://www.gastro-org

Einheimische Sprue
http://www.celiaccenter.org
   http://www.niddk.nih.gov/health/digest/pubs/celiac/index.htm
   http://www.nowheat.com/grfx/nowheat/index.htm

Morbus Whipple
http://www.whipplesdisease.net

Antibiotikaassoziierte Diarrhö
Robert Koch-Institut: http://www.rki.de
   World Health Organization (WHO):
http://www.who.int/en
   Center for Disease Control and Prevention
(CDC): http://www.cdc.gov
   Weitere Informationen zu Impfungen/Reise-
medizin/Tropenmedizin über:
http://www.mh-hannover.de/institute/mikrobiologie

Dickdarm-/Analkarzinome
Arbeitsgemeinschaft Gastroenterologische
Onkologie (AGO):
http://www.ruhr-uni-bochum.de/ago-dgvs
   Deutsche Krebsgesellschaft e.V.:
http://info.krebsgesellschaft.de

Ernährung
Deutsche Gesellschaft für Ernährung e.V.:
http://www.dge.de/
   Deutsche Gesellschaft für Ernährungsmedizin:
http://www.dgem.de

Literatur

Abdo AA, Beck P (2003) Diagnosis and management of microscopic colitis. Can Fam Physician 49: 1473–1478
Ada G (2001) Vaccines and vaccination. N Engl J Med 345: 1042–1053
Baert F, Schmit A, D'Haens G, Dedeurwaerdere F, Louis E, Cabooter M, De Vos M, Fontaine F, Naegels S, Schurmans P, Stals H, Geboes K, Rutgeerts P, The Belgian IBD Research Group (2002) Budesonide in collagenous colitis: a double-blind placebo-controlled trial with histologic follow-up. Gastroenterology 122: 20–25
Bartelink H, Roelofsen F, Eschwege F, Rougier P, Bosset JF, Gonzalez DG, Peiffert D, van Glabbeke M, Pierart M (1997) Concomitant radiotherapy and chemotherapy is superior to radiotherapy alone in the treatment of locally advanced anal cancer: results of a phase III randomized trial of the European Organization for Research and Treatment of Cancer Radiotherapy and Gastrointestinal Cooperative Groups. J Clin Oncol 15: 2040–2049
Bartlett JG (2002) Antibiotic-associated diarrhea. N Engl J Med 346: 334–339
Bebb JR, Logan RP (2001) Does the use of immunosuppressive therapy in inflammatory bowel disease increase the risk of developing lymphoma? Aliment Pharmacol Ther 15: 1843–1849
Bischoff SC, Manns MP (2001) Nahrungsmittelallergien. Internist 42: 1108–1117
Bouras EP, Camilleri M, Burton DD, Thomforde G, McKinzie S, Zinsmeister AR (2001) Prucalopride accelerates gastrointestinal and colonic transit in patients with constipation without a rectal evacuation disorder. Gastroenterology 120: 354–360
Brandt LJ, Boley SJ (2000) AGA technical review on intestinal ischemia. Gastroenterology 118: 954–968
Caldwell JH (2002) Eosinophilic gastroenteritis. Curr Treat Options Gastroenterol 5: 9–16
Camilleri M (2001) Management of the irritable bowel syndrome. Gastroenterology 120: 652–668
Camilleri M, Atanasova E, Carlson PJ, Ahmad U, Kim HJ, Viramontes BE, McKinzie S, Urrutia R (2002) Serotonin-transporter polymorphism pharmacogenetics in diarrhea-predominant irritable bowel syndrome. Gastroenterology 123: 425–432

Cavicchi M, Beau P, Crenn P, Degott C, Messing B (2000) Prevalence of liver disease and contributing factors in patients receiving home parenteral nutrition for permanent intestinal failure. Ann Intern Med 132:525–532

Cheng AC, Thielman NM (2002) Update on traveler's diarrhea. Curr Infect Dis Rep 4:70–77

Cheung TW, Teich SA (1999) Cytomegalovirus infection in patients with HIV infection. Mt Sinai J Med 1999 66:113–124

Ciclitira PJ (2001) AGA technical review on celiac sprue. Gastroenterology 120:1526–1540

Collin P, Kaukinen K, Välimäki M, Salmi J (2002) Endocrinological disorders and celiac disease. Endocrine Reviews 23:464–483

Cook TA, Brading AF, Mortensen NJMcC (2001) Review article: The pharmacology of the internal anal sphincter and new treatments of ano-rectal disorders. Aliment Pharmacol Ther 15:887–898

Cotton P, Williams C (1996) Colonoscopic polypectomy and therapeutic procedures. In: Cotton P, Williams C (eds) Practical gastrointestinal endoscopy, 4th edn. Blackwell Science, Berlin, pp 275–302

de Herder WW, Lamberts SW (2002) Somatostatin and somatostatin analogues: diagnostic and therapeutic uses. Curr Opin Oncol 14:53–57

Demetri GD, von Mehren M, Blanke CD, Van den Abbeele AD, Eisenberg B, Roberts PJ, Heinrich MC, Tuveson DA, Singer S, Janicek M, Fletcher JA, Silverman SG, Silberman SL, Capdeville R, Kiese B, Peng B, Dimitrijevic S, Druker BJ, Corless C, Fletcher CD, Joensuu H (2002) Efficacy and safety of imatinib mesylate in advanced gastrointestinal stromal tumors. N Engl J Med 347:472–480

Farrell RJ, Kelly CO (2002) Celiac sprue. N Engl J Med 346:180–188

Feagan BG, Fedorak RN, Irvine EJ, Wild G, Sutherland L, Steinhart AH, Greenberg GR, Koval J, Wong CJ, Hopkins M, Hanauer SB, McDonald JW (2000) A comparison of methotrexate with placebo for the maintenance of remission in Crohn's disease. North American Crohn's Study Group Investigators. N Engl J Med 342:1627–1632

Gionchetti P, Rizzello F, Venturi A, Brigidi P, Matteuzzi D, Bazzocchi G, Poggioli G, Miglioli M, Campieri M (2000) Oral bacteriotherapy as maintenance treatment in patients with chronic pouchitis: a double-blind, placebo-controlled trial. Gastroenterology 119:305–309

Göke MN, Leppert A, Flemming P, Soudah B, Bange FC, Bleck JS, Widjaja A, Högemann B, Mellmann J, Ockenga J, Schedel I, Gebel M, Manns MP (2001) Darmtuberkulose: Leichter zu übersehen als zu sichern. Z Gastroenterol 39:1015–1022

Goodgame RW (2001) Viral causes of diarrhea. Gastroenterol Clin North Am 30:779–795

Gottschalk P, Masri-Zada R, Werner B, Henning K, Bosseckert H (2000) Pneumatosis cystoides intestinalis – Falldarstellung und Überblick über Epidemiologie, Ätiopathogenese, Diagnostik und Therapie. Leber Magen Darm 30:24–33

Graeven U, Schmiegel W (2002) Internistische Therapie des kolorektalen Karzinoms. Symposiumsband. IX. Gastroenterologie Seminarwoche Titisee 2002, S 163–169

Howarth GS, Shoubridge CA (2001) Enhancement of intestinal growth and repair by growth factors. Curr Opin Pharmacol 1:568–574

Horwitz BJ, Fisher RS (2001) The irritable bowel syndrome. N Engl J Med 344:1846–1850

Hotz J, Enck P, Goebell H, Heymann-Mönnikes I, Holtmann G, Layer P (1999) Konsensusbericht: Reizdarmsyndrom – Definition, Diagnosesicherung, Pathophysiologie und Therapiemöglichkeiten. Konsensus der Deutschen Gesellschaft für Verdauungs- und Stoffwechselkrankheiten. Z Gastroenterol 37:685–700

Howe JR, Karnell LH, Scott-Conner C (2001) Small bowel sarcoma: analysis of survivall from the National Cancer Data Base. Ann Surg Oncol 8:496–508

Hülsemann JL, Hohlfeld JM, Schnarr S, Stoll M, Zeidler H (2002) Empfehlungen zum Tuberkulose-Screening und zur Therapie der latenten Tuberkulose bei Anti-TNF α-Therapie mit Infliximab. Akt Rheumatol 27:97–100

Hutchins RR, Bani Hani AB, Kojodjojo P, Ho R, Snooks SJ (2001) Adenocarcinoma of the small bowel. ANZ J Surg 71:428–437

Keane J, Gershon S, Wise RP, Mirabile-Levens E, Kasznica J, Schwieterman WD, Siegel JN, Braun MM (2001). Tuberculosis associated with infliximab, a tumor necrosis factor alpha-neutralizing agent. N Engl J Med 345:1098–1104

Keller J, Layer P (2002) Die chronische intestinale Pseudoobstruktion: Pathogenese, Diagnostik und Therapie. Z Gastroenterol 40:85–95

Kollaritsch H (1999) Reisediarrhö. Internist 40:1132–1136

Kruis W, Schutz E, Fric P, Fixa B, Judmaier G, Stolte M (1997) Double-blind comparison of an oral Escherichia coli preparation and mesalazine in maintaining remission of ulcerative colitis. Aliment Pharmacol Ther 11:853–858

Kubicka S, Manns MP (2001) Additive Chemotherapie bei Lebermalignomen zur Verbesserung der Operabilität. Chirurg 72:759–764

Kulke MH, Mayer RJ (1999) Carcinoid tumors. N Engl J Med 340:858–868

Kyne L, Farrell RJ, Kelly CP (2001) Clostridium difficile. Gastroenterol Clin North Am 30:753–777

Lewis JD, Schwartz JS, Lichtenstein GR (2000) Azathioprine for maintenance of remission in Crohn's disease: benefits outweigh the risk of lymphoma. Gastroenterology 118:1018–1024

L'Heureux MC, Brubaker PL (2001) Therapeutic potential of the intestinotrophic hormone, glucagon-like peptide-2. Ann Med 33:229–235

Lin FY, Ho VA, Khiem HB, Trach DD, Bay PV, Thanh TC, Kossaczka Z, Bryla DA, Shiloach J, Robbins JB, Schneerson R, Szu SC (2001) The efficacy of a Salmonella typhi Vi conjugate vaccine in two-to-five-year-old children. N Engl J Med 344:1263–1269

Loftus EV (2003) Microscopic colitis: epidemiology and treatment. Am J Gastroenterol 98:S31–S36

Luther B, Sandmann W (2002) Prognose des Mesenterialinfarkts. Ist eine Verbesserung möglich? Dtsch Ärztebl 99:457–458

MacNaughton WK (2000) Review article: new insights into the pathogenesis of radiation-induced intestinal dysfunction. Aliment Pharmacol Ther 14:523–528

Madsen KL (2001) The use of probiotics in gastrointestinal disease. Can J Gastroenterol 15:817–822

Marshall JK, Irvine EJ (1999) Lymphocytic and collagenous colitis: Medical management. Curr Treat Options Gastroenterol 2:127–133

Mertz HR (2003) Irritable bowel syndrome. N Engl J Med 349:2136–2146

Müller-Lissner SA, Klauser AG (1999) Funktionelle abdominelle Beschwerden. Funktionelle Dyspepsie und irritables Kolon. Internist 40:543–554

Nostrant TT (1999) Radiation injury. In: Yamada T, Alpers DH, Laine L, Owyang C, Powell DW (eds) Textbook of gastroenterology, vol 2, 3rd edn. Lippincott Williams & Wilkins, Philadelphia New York Baltimore, pp 2605–2616

Oberhuber G, Caspary WF, Kirchner T, Borchard F, Stolte M (2001) Empfehlungen zur Zöliakie-/Spruediagnostik. Z Gastroenterol 39:157–166

Pardi DS, Smyrk TC, Tremaine W, Sandborn WJ (2002) Microscopic colitis: a review. Am J Gastroenterol 97:794–802

Pearson RD (1999) Parasitic diseases: Helminths. In: Yamada T, Alpers DH, Laine L, Owyang C, Powell DW (eds) Textbook of gastroenterology, vol 2, 3rd edn., Lippincott Williams & Wilkins, Philadelphia New York Baltimore, pp 2442–2459

Podolsky DK (2002) Medical progress: Inflammatory bowel disease. N Engl J Med 347:417–429

Ponek RJ, Saunders MD, Kimmey MB (1999) Neostigmine for the treatment of acute colonic pseudoobstruction. N Engl J Med 341:137–141

Present DH, Rutgeerts P, Targan S, Hanauer SB, Mayer L, van Hogezand RA, Podolsky DK, Sands BE, Braakman T, DeWoody KL, Schaible TF,

van Deventer SJH (1999) Infliximab for the treatment of fistulas in patients with Crohn's disease. N Engl J Med 340: 1398–1405
Rabast U (2002) Kurzdarmsyndrom – Eine Analyse bei 17 Patienten. Aktuell Ernähr Med 27: 23–28
Reichardt P, Pink D, Mrozek A, Lindner T, Hohenberger P (2004) Gastrointestinale Stromatumoren (GIST). Z Gastroenterol 42: 327–331
Rembacken BJ, Snelling AM, Hawkey PM, Chalmers DM, Axon AT (1999) Non-pathogenic Escherichia coli vs. mesalazine for the treatment of ulcerative colitis: a randomised trial. Lancet 54: 635–639
Rendi-Wagner P, Kollaritsch H (2002) Drug prophylaxis for travelers' diarrhea. Clin Infect Dis 34: 628–633
Ryan DP, Compton CC, Mayer RJ (2000) carcinoma of the anal canal. N Engl J Med 342: 792–800
Ryan ET, Wilson ME, Kain KC (2002) Current concepts: illness after international travel. N Engl J Med 347: 505–516
Sandborn W, McLeod R, Jewell D (2000) Pharmacotherapy for inducing and maintaining remission in pouchitis. Cochrane Database Sys Rev; CD001176
Sartor RB, Murphy ME, Rydzak E (1999) Miscellaneous Inflammatory and structural disorders of the colon. In: Yamada T, Alpers DH, Laine L, Owyang C, Powell DW (eds) Textbook of gastroenterology, Vol 2, 3rd ed. Lippincott Williams & Wilkins, Philadelphia New York Baltimore, pp 1857–1883
Scharnke W, Dancygier H (2001) Whipple's disease – a rare systemic disease. Current status of diagnosis and treatment. Dtsch Med Wochenschr 126: 957–962
Schmiegel W, Adler G, Frühmorgen P, Fölsch U, Graeven U, Layer P, Petrasch S, Porschen R, Pox C, Sauerbruch T, Schmoll HJ, Zeitz M (2000) Kolorektales Karzinom: Prävention und Früherkennung in der asymptomatischen Bevölkerung – Vorsorge bei Risikogruppen – Endoskopische Diagnostik, Therapie und Nachsorge von Polypen und Karzinomen. Leitlinien der DGVS. Z Gastroenterol 38: 49–75; aktualisiert 2004
Schmoll HJ (1999) Kolorektales Karzinom. In: Schmoll HJ, Höffken K, Possinger K (Hrsg) Kompendium Internistische Onkologie, Teil 2, 3. Aufl. Springer, Berlin Heidelberg New York, S 941–1039
Schmoll HJ, Roelofsen F, Dunst J, Schlag PM (1999) Analkarzinom. In: Schmoll HJ, Höffken K, Possinger K (Hrsg) Kompendium Internistische Onkologie, Teil 2, 3. Aufl. Springer, Berlin Heidelberg New York, S 1040–1069
Schölmerich J, Stange EF (2001) Chronisch entzündliche Darmerkrankungen. Standards und Ausblick in der medikamentösen Behandlung. Internist 42: 533–543
Schreiber S, Campieri M, Colombel JF, van Deventer SJH, Feagan B, Fedorak R, Forbes A, Gassull M, Gendre JP, van Hogezand RA, Lofberg R, Modigliani R, Pallone F, Petritsch W, Prantera C, Rampton D, Seibold F, Vatn M, Zeitz M, Rutgeerts P (2001) Use of anti-tumour necrosis factor agents in inflammatory bowel disease. European guidelines for 2001–2003. Int J Colorectal Dis 16: 1–11

Schwartz DA, Pemberton JH, Sandborn WJ (2001) Diagnosis and treatment of perianal fistulas in Crohn's disease. Ann Intern Med 135: 906–918
Schwartz MZ, Kato Y, Yu D, Lukish JR (2000) Growth-factor enhancement of compromised gut function following massive small-bowel resection. Pediatr Surg Int 16: 174–175
Shanahan F (2001) Inflammatory bowel disease: immunodiagnostics, immunotherapeutics, and ecotherapeutics. Gastroenterology 120: 622–635
Spitzweg C, Göke B (2002) Therapie endokriner gastrointestinaler Tumoren. Internist 43: 219–229
Stange EF, Riemann J, von Herbay A, Lochs H, Fleig WE, Schölmerich J, Kruis W, Porschen R, Bruch HP, Zeitz M, Schreiber S, Moser G, Matthes H, Selbmann HK, Goebell H, Caspary WF (2001) Diagnostik und Therapie der Colitis ulcerosa – Ergebnisse einer evidenzbasierten Konsensuskonferenz der Deutschen Gesellschaft für Verdauungs- und Stoffwechselkrankheiten. Z Gastroenterol 39: 19–70; aktualisiert 2004
Stange EF, Schreiber S, Fölsch UR, von Herbay A, Schölmerich J, Hoffmann J, Zeitz M, Fleig WE, Buhr HJ, Kroesen AJ, Moser G, Matthes H, Adler G, Reinshagen M, Stein J (2003) Diagnostik und Therapie des M. Crohn – Ergebnisse einer evidenzbasierten Konsensuskonferenz der Deutschen Gesellschaft für Verdauungs- und Stoffwechselkrankheiten. Z Gastroenterol 41: 19–68
Steidler L, Hans W, Schotte L, Neirynck S, Obermeier F, Falk W, Fiers W, Remaut E (2000) Treatment of murine colitis by Lactococcus lactis secreting interleukin-10. Science 289: 1352–1355
Targan SR, Hanauer SB, van Deventer SJH, Mayer L, Present DH, Braakman T, DeWoody KL, Schaible TF, Rutgeerts PJ (1997) Crohn's disease cA2 study group. N Engl J Med 337: 1029–1035
UKCCCR Anal Cancer Trial Working Party (1996) Epidermoid anal cancer: results from the UKCCCR randomised trial of radiotherapy alone vs. radiotherapy, 5-fluorouracil, and mitomycin. Lancet 348: 1049–1054
van Oosterom AT, Judson I, Verweij J, Stroobants S, Donato di Paola E, Dimitrijevic S, Martens M, Webb A, Sciot R, Van Glabbeke M, Silberman S, Nielsen OS, European Organisation for Research and Treatment of Cancer Soft Tissue and Bone Sarcoma Group (2001) Safety and efficacy of imatinib (STI571) in metastatic gastrointestinal stromal tumours: a phase I study. Lancet 358: 1421–1423
Wanitschke R (2000) Pharmakologische Therapie der Obstipation. Z Gastroenterol 38 (Suppl 1): 24–27
Whitehead WE, Wald A, Norton NJ (2001) Consensus conference report. Treatment options for fecal incontinence. Dis Colon Rectum 44: 131–142
Winkler R, Otto P (1997) Proktologie. Thieme, Stuttgart New York
Wong CS, Jelacic S, Habeeb RL, Watkins SL, Tarr PI (2000) The risk of the haemolytic-uremic syndrome after antibiotic treatment of Escherichia coli O157:H7 infections. N Engl J Med 342: 1930–1936

44 Pankreaserkrankungen

A.C.C. Wagner, B. Göke

44.1 Pankreatitis – 763
44.1.1 Akute Pankreatitis – 763
44.1.2 Chronische Pankreatitis – 766

44.2 Mukoviszidose – 768

44.3 Tumoren – 769
44.3.1 Pankreaskarzinom – 769
44.3.2 Zystadenome, Zystadenokarzinom – 770
44.3.3 Endokrine Pankreastumoren – 770

Literatur – 776

Das exokrine Pankreas weist 3 wesentliche Erkrankungen auf. Akute Pankreatitis, chronische Pankreatitis und das gefährliche Pankreaskarzinom. Der Diabetes mellitus ist eine Systemerkrankung, bei der eine Störung der Inselzellfunktion im Zentrum steht, er wird in einem eigenen Kapitel behandelt. Der wesentliche Unterschied zwischen akuter und chronischer Pankreatitis ist die komplette Ausheilung nach der akuten Pankreatitis.

Typisch für die akute Pankreatitis sind Schmerzen im Oberbauch, die gürtelförmig in den Rücken ausstrahlen. Die Schmerzen nehmen über mehrere Stunden an Intensität zu und können sehr stark werden. Die Bauchdecke ist weich. Im Labor ist vor allem eine Erhöhung von Amylase und Lipase im Serum über das Dreifache der Norm wegweisend. Meistens verläuft die akute Pankreatitis als milde ödematöse Pankreatitis. Es kann aber auch zu Nekrosen kommen. Bei schwerer Pankreatitis mit Multiorganversagen kann die Mortalität bei bis zu 30–50% liegen. Die häufigsten Ursachen sind Alkohol und Gallensteine.

Bei chronischer Pankreatitis kommt es zu einer zunehmenden Fibrosierung durch kontinuierliche Entzündung. Im Verlauf stehen Schmerzen sowie die Pankreasinsuffizienz mit Maldigestion und/oder Steatorrhö im Vordergrund. Erst bei weitestgehender Zerstörung kann auch ein Diabetes mellitus auftreten. Die häufigste Ursache der chronischen Pankreatitis ist Alkoholabusus.

Zusätzlich hat man mehrere Genmutationen identifiziert, die auch ohne Alkoholleiden eine chronische Pankreatitis erzeugen können. Insbesondere Mutationen im kationischen Trypsinogengen sind für die autosomal dominant vererbte hereditäre Pankreatitis verantwortlich (Whitcomb 1996). Eine erhöhtes Risiko für eine chronische Pankreatitis kann auch durch Mutationen im CFTR Gen und im Gen des pankreatischen Trypsininhibitors (PRSS1, SPINK1) (Cohn et al. 2002; Keim 2002) bewirkt werden.

Das Pankreaskarzinom hat nach wie vor eine schlechte Prognose, das Verhältnis aus Inzidenz und Mortalität beträgt nahezu 1. Falls möglich, sollten Karzinome operiert werden. Wegen der bislang schlechten Therapieergebnisse sollte versucht werden, Pankreaskarzinome im Rahmen klinischer Studien zu behandeln.

44.1 Pankreatitis

44.1.1 Akute Pankreatitis

Ätiologie. Häufigste Ursachen für eine akute Pankreatitis sind Gallensteine, Alkohol und Zustand nach endoskopischer retrograder Cholangio-Pankreatikographie (ERCP). Es ist allerdings wichtig, andere ätiologische Faktoren zu bedenken, da dies Auswirkungen auf die Therapie haben kann. Dies gilt besonders für Medikamente, Tumoren und die seltene Autoimmunpankreatitis (◘ Übersicht 44-1, 44-2).

Übersicht 44-1
Ursachen der akuten Pankreatitis

- biliäre Abflussstörung
- Alkohol
- Medikamente
- Tumoren
- Zustand nach ERCP
- Minderdurchblutung des Pankreas: Schock/postoperativ/Traumata
- autoimmune Pankreatitis (z. B. bei Sjögren-Syndrom)
- penetrierende Ulzera von Magen und Duodenum
- Infektionen/Parasitenbefall (Würmer, Viren)
- metabolische Ursachen (Hyperlipoproteinämie, Hyperparathyreoidismus)
- Gifte: Cholinesterasehemmer (Insektizide), Skorpionstiche
- idiopathische Ursachen

> **Übersicht 44-2**
> **Medikamente, die mit Pankreatitis in Zusammenhang gebracht wurden (angeordnet in der Häufigkeit, mit der eine Pankreatitis ausgelöst werden kann) – bei Pankreatitis probatorisch absetzen**
>
> - Azathioprin, 6-Mercaptopurin
> - Antiepileptika (z. B. Valproinsäure)
> - Asparaginase
> - Ciclosporin A
> - Dideoxyinosin
> - Mesalazin (5-ASA)
> - Östrogene
> - Methyldopa
> - Sulfonamide
> - Tetrazykline
> - Pentamidin
> - Procainamid
> - Nitrofurantoin
> - Furosemid
> - Thiaziddiuretika
> - ACE-Hemmer

Therapie

Ist die Diagnose der Pankreatitis gesichert, müssen folgende therapeutische Ansätze verfolgt werden (Lankisch u. Banks 1998):
- supportive, lebenserhaltende Maßnahmen (Volumen, Kalorienzufuhr, je nach Schweregrad auch Beatmung oder Dialyse)
- Schmerztherapie (medikamentös/Periduralanästhesie)
- falls möglich, Behandlung der zugrunde liegenden Ursache

Supportive Therapie

Volumensubstitution. Besonders wichtig ist die ausreichende Substitution von Volumen und Elektrolyten. Durch die Flüssigkeitssequestration in das Retroperitoneum und in die Bauchhöhle besteht die Gefahr des Volumenmangelschocks. Ziel ist ein Hämatokritwert von 30–35 %. Bei intravasalem Volumenmangel liegt dieser Wert deutlich höher. Weitere Parameter sind der zentrale Venendruck (ca. 8–10 cmH2O bzw. 6–7,5 mmHg) und eine ausreichende Urinausscheidung (ca 50 ml/h). Am besten sind physiologische NaCl- (0,9 %) oder Ringer-Lösung geeignet. Es sollten mindestens 3 l pro 24 h gegeben werden. Es gibt keine Daten, dass Gabe von Humanalbumin oder Plasmaexpander einen Vorteil bringt.

Ernährung. Solange die Pankreasenzyme (Amylase und Lipase) erhöht bzw. solange Schmerzen vorhanden sind, muss orale Nahrungskarenz eingehalten werden. Bei länger andauernder oder schwerer Pankreatitis ist daher eine parenterale oder enterale Ernährung via Jejunalsonde durchzuführen (Dejong et al. 2001). Dies dient der Verhinderung einer katabolen Stoffwechsellage und der Ruhigstellung des Gastrointestinaltraktes. Obwohl meistens eine totale parenterale Ernährung (TPN) durchgeführt wird, zeichnet sich zunehmend ab, dass eine enterale Ernährung nicht schlechter und sogar preiswerter ist als die parenterale Ernährung (Al Omran et al. 2001; Bengmark 1998).

> **Praxistipp**
> Die enterale Ernährung sollte daher auch bei akuter Pankreatitis bevorzugt eingesetzt werden, falls möglich. Sie muss über eine Jejunalsonde erfolgen, um eine Pankreasstimulation zu verhindern.

Die Einlage der Jejunalsonde erfolgt gastroskopisch. Die Ernährung wird grundsätzlich mit Standardlösungen durchgeführt; Bedarf für spezielle Mixturen besteht nicht. Der orale Ernährungsaufbau nach Normalisierug der Enzyme und Abklingen der Beschwerden erfolgt langsam und stufenweise. Bei Wiederauftreten von Beschwerden muss die Oralisierung abgebrochen werden. Eine Magensonde ist in schweren Fällen mit Subileus oder Ileus indiziert, hat aber auf den Verlauf der Pankreatitis keinen Einfluss. Sie schafft dennoch subjektive Erleichterung für den Patienten durch die Ableitung von Mageninhalt und Luft.

Beatmung. Neben der Gefahr eines hypovolämischen Schocks kann es bei akuter Pankreatitis auch zu respiratorischen Störungen durch pulmonale Stauung oder Pleuraergüsse kommen. Zusätzlich besteht die Gefahr der Ausbildung eines ARDS (adult respiratory distress syndrome). Möglicherweise liegt dem eine Schädigung pulmonaler Kapillaren durch pankreatische Phospholipase A$_2$ zugrunde. Im Extremfall macht dies eine Intubation mit kontrollierter Beatmung notwendig. Bei schwerer Pankreatitis ist eine intensivmedizinische Überwachung notwendig, die Intubation erfolgt bei respiratorischer Insuffizienz. Bei Lungengesunden stellt ein paO$_2$ < 65 mmHg eine Beatmungsindikation dar (Lankisch u. Banks 1998).

Nierenersatztherapie. Der Volumenmangel bei Pankreatitis kann zum akuten Nierenversagen führen. Wichtigste Maßnahme ist die ausreichende Volumensubstitution. Je nach Schweregrad der Niereninsuffizienz kann auch eine Dialyse oder Hämofiltration erforderlich werden.

Schmerztherapie

Die Schmerztherapie ist sehr wichtig, da starke Schmerzen autonome Reaktionen auslösen, die die Tendenz zum Volumenmangelschock mit Multiorganversagen unterstützen. Die Therapie erfolgt nach festem Schema, nicht bedarfsgesteuert. Gut eignen sich parenteral applizierte Opioide, z. B. Buprenorphin (bis 4-mal 0,3 mg i. v. pro 24 h) oder Pentazocin. Morphin ist wegen des Sphinkterspasmus kontraindiziert. Eine sehr elegante Methode ist die Anlage eines Periduralkatheters, über den der Patient die zur Schmerzfreiheit nötige Menge Bupivacain selbst per Pumpe applizieren kann. Diese Methode steht aber nur in Zentren mit entsprechender Erfahrung zur Verfügung.

Medikamentöse Therapie

Protonenpumpeninhibitoren. Sie werden gegeben, um einen Sekretionsreiz für das Pankreas durch Säure im Duodenum zu reduzieren (z. B. Omeprazol 40 mg, Pantozol 40 mg, Lansoprazol 30 mg, Rabeprazol 40 mg). Derzeit liegen nur Omeprazol und Pantoprazol zur parenteralen Applikation vor. Es fehlen allerdings Daten, die einen eindeutigen Effekt auf den Verlauf der Pankreatitis belegen.

Antibiose. Die prophylaktische Gabe von Antibiotika bei akuter Pankreatitis wird kontrovers diskutiert (Slavin u. Neoptolomus 2001). Gesicherte Indikationen für Antibiotika sind Cholangitis, Abszesse, infizierte Nekrosen und Pseudozysten. Es ist gezeigt worden, dass die prophylaktische Gabe von Antibiotika bei schwerer Pankreatitis die Rate von septischen Komplikationen reduzieren kann. Die Auswirkungen auf die Gesamtmortalität sind dagegen nicht eindeutig. Risiken der prophylaktischen Antibiotikagabe sind eine Zunahme problematischer Keime und von Pilzinfektionen. Aufgrund der Datenlage ist ein pragmatisches Vorgehen anzuraten. Antibiotika können in gut ausgewählten Fällen auch ohne direkten Nachweis einer Infektion (prophylaktisch) gegeben werden. Dies gilt insbesondere für schwere Pankreatitiden mit ausgedehnten Nekrosen (CRP > 100 mg/l, Organversagen). Geeignete Antibiotika sind z. B. Imipenem, Metronidazol, Gyrasehemmer und Vancomycin.

Spezifische Therapie. Eine spezifische Therapie der akuten Pankreatitis steht nicht zur Verfügung. Die Gabe von Proteasehemmern hat bislang keinen Erfolg gebracht. Auch die Therapie mit dem PAF(platelet activating factor)-Antagonisten Lexipafant erwies sich in kontrollierten Studien als wirkungslos.

In einigen Fällen kann allerdings die Ursache direkt angegangen werden. Bei medikamentös induzierter Pankreatitis (z. B. durch Valproat) müssen die entsprechenden Substanzen abgesetzt werden. Infektionen (Würmer, Viren) können ggf. behandelt werden. Bei Autoimmunpankreatitis kann die Gabe von Steroiden hilfreich sein. Die Autoimmunpankreatitis ist jedoch sehr selten. Sie kommt u. a. bei Sjögren-Syndrom vor. Noch seltener kann eine Autoimmunpankreatitis isoliert auftreten, wegweisend sind erhöhte γ-Globuline (IgG$_4$) und Ausschluss von Gallensteinen und Alkoholabusus. Bei Hyperchylomikronämie (Typ I) und Hypertriglyzerideridämie (Typ V)

kommt es gehäuft zu akuten Pankreatitiden, wobei die Ursache (Blutviskosität?) hierfür nicht geklärt ist. Die Therapie der Grunderkrankung verringert das Pankreatitisrisiko.

Bei Hypokalzämie muss zunächst darauf geachtet werden, ob der Albuminspiegel normal ist. Eine Substitution von Calcium ist nur bei deutlicher Hypokalzämie (Gesamtcalcium < 1,7 mmol/l) und normalem Albuminspiegel indiziert. Immerhin kann eine Calciuminfusion im Tiermodell sogar zu einer Pankreatitis führen.

ERCP

Bei biliärer Pankreatitis kann eine ERCP durchgeführt werden. Falls eine Cholangitis vorliegt, ist die Indikation zwingend. Weniger klar ist, ob eine akut durchgeführte ERCP bei biliärer Pankreatitis ohne Cholangitis den Verlauf der akuten Pankreatitis günstig beeinflussen kann. Bei manifester Cholestase (Bilirubin > 5 mg/dl) und/oder Gallengangsdilatation ist eine frühe ERCP mit Steinextraktion sinnvoll.

Chirurgische Therapie

Eine Operation bei akuter Pankreatitis kommt nur zur Behandlung von Komplikationen in Frage. Bei infizierten Nekrosen muss operiert werden. Sterile Nekrosen werden dagegen nicht operiert. Bei schwerer Pankreatitis muss daher immer eine CT mit Kontrastmittel durchgeführt werden, um Nekrosen zu erkennen. Bei klinischem Verdacht erfolgt der Nachweis der Infektion durch eine Feinnadelbiopsie. Infizierte Pseudozysten und Pankreasabszesse müssen drainiert werden. Bei Cholezystolithiasis erfolgt die Cholezystektomie nach Abheilung der Pankreatitis, es sei denn, es liegt eine Cholezystitis vor. Bei Choledocholithiasis ist eine ERCP mit Steinextraktion anzustreben.

Komplikationen

Folgende Komplikationen nach akuter Pankreatitis sind zu beachten:
- paralytischer Ileus
- duodenale, biliäre und peripankreatische Flüssigkeit
- Pankreaspseudozysten
- Pankreasabszess
- Infektion von peripankreatischer Flüssigkeit, Nekrosen und Pseudozysten.
- Kolonnekrose
- Fistelbildung

Der paralytische Ileus, duodenale und biliäre Obstruktion sowie die Ansammlung steriler peripankreatischer Flüssigkeit können als lokale Begleitreaktionen der akuten Pankreatitis gedeutet werden und bedürfen i. Allg. keiner spezifischen Therapie. Mit Besserung der Pankreatitis kommt es auch zur Besserung der Begleitsymptome. Bei paralytischem Ileus sollten entsprechende Maßnahmen ergriffen werden (z. B. Laxanzien, Klysmen, ggf. Bepanthen und Prostigmin i. v.). Prostigmin wird am besten als Bolus (2 mg) gegeben, dieses kann nach ca. 30 min wiederholt werden. Hauptnebenwirkung ist die Bradykardie (Monitorüberwachung). Als Antidot kann Atropin (0,5–1 mg i. v.) appliziert werden.

 Cave
Prostigmin ist bei mechanischem Ileus kontraindiziert.

Pankreaspseudozysten können nach akuter Pankreatitis auftreten, sind aber häufiger bei chronischer Pankreatitis (▶ Abschnitt 44.1.2).

Die übrigen angegebenen Komplikationen (Abszess, infizierte Nekrose, Pseudozyste, Fisteln, Kolonnekrose) erfordern ein invasives Vorgehen.

Bei **Abszessen** handelt es sich um Eiteransammlungen, die meist erst 4–6 Wochen nach der akuten Pankreatitis klinisch manifest werden (Verschlechterung des Befindens, Leukozytose, Fieber). Sie sind u. U. einer ultraschall- oder CT-gesteuerten Punktion und Drainage zugänglich, was auch die Bestimmung von Keimen im Punktat ermöglicht. Falls dies nicht möglich ist oder die Drainage nicht zur raschen Besserung führt, muss eine chirurgische Sanierung erfolgen.

44.1.2 Chronische Pankreatitis

Ätiologie. Die häufigste Ursache der chronischen Pankreatitis ist **Alkoholabusus**. Es gibt daneben aber auch **genetische Faktoren**, die zur chronischen Pankreatitis führen können. Die seltene, autosomal vererbte hereditäre Pankreatitis beruht auf einer Mutation im Gen für das kationische Trypsin. In diesem Gen sind mehrere Mutationen beschrieben, die wichtigste an Position 122 (R122H). Mutationen im Gen des Serinproteaseinhibitors Kazal Typ 1 (SPINK 1) scheinen ebenfalls zur Pankreatitis zu prädisponieren, allerdings liegt hier keine autosomal dominante Vererbung vor. Auch heterozygote Mutationen im CFTR-Gen finden sich bei Patienten mit idiopathischer chronischer Pankreatitis häufig.

Therapie

Die Therapie der chronischen Pankreatitis hängt von den jeweiligen Beschwerden der Patienten ab. Die Ursache – ob Alkohol, genetisch oder idiopathisch – hat auf die Therapie der Folgen der chronischen Pankreatitis derzeit keinen Einfluss. Ausnahme ist die Autoimmunpankreatitis. Da Alkoholabusus die häufigste Ursache darstellt, lässt sich die Progression der chronischen Pankreatitis nur durch **Alkoholkarenz** beeinflussen. Ansonsten werden folgende Ziele (Lankisch u. Banks 1998) verfolgt:
- Schmerztherapie (Warshaw et al. 1998)
- Substitution bei Funktionsausfall: Behandlung der Maldigestion und ggf. eines Diabetes mellitus
- Behandlung von Komplikationen

Schmerztherapie. Schmerzen sind bei chronischer Pankreatitis der häufigste Grund des Arztbesuchs. Es muss bei Schmerzen ausgeschlossen werden, dass eine kausal angehbare Ursache vorliegt, z. B. peptische Ulzera, Pseudozysten oder biliäre Strikturen. Auch ein Pankreaskarzinom kann sich in eine bestehenden chronischen Pankreatitis entwickeln und zu Schmerzen führen. Aufgrund fehlender eindeutiger Studiendaten empfiehlt sich ein pragmatisches Vorgehen (AGA 1998; Warshaw et al. 1998).

Falls notwendig müssen ausreichend **Analgetika** gegeben werden (AGA 1998). Die Schmerztherapie bei chronischer Pankreatitis folgt den für schwere chronische Schmerzen üblichen Kriterien. Analgetika sollten demzufolge nach einem festen Schema und nicht bei Bedarf eingenommen werden. Wie bei anderen chronischen Schmerzzuständen empfiehlt sich die Kombination von peripheren und zentralen Analgetika. Sind Opioide nötig, können diese oral oder perkutan (Pflaster) gegeben werden. Wichtig ist die zusätzliche Gabe von Laxanzien bei Einnahme von Opioiden. Unter Umständen können zur Schmerzbehandlung auch Neuroleptika und Antidepressiva (**Koanalgetika**) hilfreich sein.

Neben der allgemeinen Maßgabe, Alkohol zu meiden, sollten kleine, leichte Mahlzeiten eingenommen werden. Die Fettzufuhr sollte die von der DGE empfohlene Menge von 25 g Fett/Mahlzeit (75 g/Tag) nicht überschreiten. Zusätzlich sollte ein Versuch mit **Protonenpumpeninhibitoren** (40 mg PPI-Äquivalent) zusammen mit **Pankreasenzympräparaten** unternommen werden. Ziel ist es, den nahrungsbedingten Sekretionsreiz auf das Pankreas möglichst zu hemmen. Die Dosierung der Enzympräparate sollte daher auch bei nicht manifester Pankreasinsuffizienz ausreichend hoch sein. Die konzentriertesten Präparationen enthalten gegenwärtig 40.000 IU Lipase (z. B. Panzytrat, Kreon). Eine Hemmung der Pankreassekretion ist theoretisch auch mit **Somatostatin** möglich, schmerzlindernde Effekte dieser teuren Therapie sind jedoch nicht belegt.

Invasive Therapiemöglichkeiten stehen mit der ERCP und der Chirurgie zur Verfügung. Die **ERCP** kann in Einzelfällen durch Extraktion von Pankreasgangkonkrementen und Papillotomie Schmerzen lindern. Kontrollierte Studien liegen allerdings nicht vor. Dies gilt ebenso für die Einlage von Stents in das Pankreas.

Die **chirurgische Schmerztherapie** verfolgt je nach Situation 2 Ziele:
- Druckentlastung bei Dilatation des Pankreasganges durch eine **Pankreatikojejunostomie** (z. B. Puestow-Gillesby- oder Partington-Rochelle-Operation)
- **Resektion** bei umschriebenen entzündlichen Tumoren (z. B. Whipple-Operation, pyloruserhaltende Whipple-Operation oder duodenumerhaltende Pankreaskopfresektion)

Eine weitere Indikation zur Chirurgie besteht bei **Karzinomverdacht**. Auch bezüglich der Pankreaschirurgie zur

Schmerzlinderung liegen wenig Daten aus randomisierten Studien vor, sodass in den meisten Zentren die Indikation zur Operation zurückhaltend gestellt wird. Bei Resektionen ist zudem die Gefahr einer Verschlechterung der Pankreasinsuffizienz mit Maldigestion und Diabetes mellitus zu bedenken. Eine generelle Empfehlung für ein bestimmtes Verfahren kann aufgrund der Datenlage nicht abgegeben werden. Das therapeutische Konzept erfordert eine enge Zusammenarbeit von Internisten und Chirurgen und hängt im Einzelfall stark von der jeweilig vorhandenen Expertise ab.

Die Denervation des Pankreas durch Resektion des Ganglion coeliacum, thorakale Sympathektomie und oder Splanchnektomie sind alle zur Schmerzbehandlung der chronischen Pankreatitis eingesetzt worden. Wirklich überzeugende Daten liegen aber hierfür nicht vor. Dies gilt auch für Ganglienblockaden.

Substitutionstherapie. Die Maldigestion erfordert die orale Gabe von Pankreasenzymen (Lankisch u. Banks 1998). Zeichen der Maldigestion sind Zunahme des Stuhlgewichts, Steatorrhö mit >7 g Fettausscheidung im Stuhl pro Tag, Gewichtsverlust und Vitaminmangel besonders fettlöslicher Vitamine. Ziel der Therapie sind die Rückkehr zum Normalgewicht und die Reduktion der Stuhlfettausscheidung unter 15 g pro Tag bzw. des erhöhten Stuhlgewichtes auf unter 250 g pro Tag.

Zuerst sollte versucht werden, die tägliche Fettaufnahme auf 75 g (maximal 25 g pro Mahlzeit) zu begrenzen. diese Menge entspricht den Empfehlungen für eine gute Ernährung. Eine sehr starke Absenkung des Fettanteils kann natürlich die Steatorrhö auch bessern, führt aber zur Verstärkung der Mangelernährung durch weiter reduzierte Aufnahme von fettlöslichen Vitaminen. Der Grundumsatz (resting energy expenditure) ist zudem bei chronischer Pankreatitis bis zu einem Drittel höher als normal. Es sollte also statt einer zu deutlichen Reduktion des Fettanteils lieber auf eine ausreichende Substitution mit Enzympräparaten geachtet werden. Vor allem pflanzliche Fette sind zu bevorzugen. In schwereren Fällen können Nahrungsmittel mit einem erhöhten Anteil an mittelkettigen Triglyzeriden (MCT) Besserung bringen. Geeignete Speiseöle und Margarinen sind im Handel erhältlich.

Häufig ist die Substitution von Pankreasenzymen notwendig. Um eine Steatorrhö zu behandeln, müssen wenigstens 5% der normalen, maximalen Enzymsekretion im Duodenum ankommen, was ca. 28.000 IU Lipase innerhalb von 4 h postprandial entspricht. Lipase ist gegenüber Inaktivierung durch Säure wesentlich empfindlicher als z. B. Trypsin. Bei Anwesenheit von Gallensäuren ist außerdem die Anwesenheit von Co-Lipase erforderlich. Der Erfolg einer Substitution von Verdauungsenzymen hängt also im Wesentlichen davon ab, ob es gelingt, genügend funktionsfähige Lipase den Darm erreichen zu lassen. Es gibt inzwischen konzentrierte Präparate mit bis zu 40.000 IU Lipase pro Kapsel (Kreon, Panzytrat). Durch die Magensäure werden 80–85 % inaktiviert, bevor das Duodenum erreicht ist. Die Dosierung zur Behebung der Maldigestion und Diarrhö muss im Einzelfall titriert werden. Man beginnt mit 1–2 Kapseln zu jeder Mahlzeit. Zusätzlich empfiehlt sich die Kombination mit Protonenpumpenhemmern, um das Ausmaß der säurebedingten Inaktivierung zu reduzieren. Ein weiterer Vorteil der Anhebung des duodenalen pH-Werts durch Hemmung der Säuresekretion des Magens liegt in der Reduktion der pH-abhängigen Präzipitation von Gallensäuren. Je nach Ausmaß der Maldigestion müssen auch Spurenelemente und (fettlösliche) Vitamine substituiert werden.

Bei fortschreitender Erkrankung führt die zunehmende Pankreasinsuffizienz zur Maldigestion und Steatorrhö und schließlich zum Diabetes mellitus. Tritt ein Diabetes auf, wird er mit Insulin behandelt. Es steht ein Insulinmangel, keine Insulinresistenz im Vordergrund. Deshalb werden vergleichsweise geringe Insulinmengen – im Unterschied zum Insulinresistenzdiabetes – benötigt. Zu bedenken ist auch, dass bei den Patienten nicht nur Insulin, sondern auch das kontrainsulinäre Glukagon vermindert freigesetzt wird. Deshalb besteht eine erhöhte Gefahr von Hypoglykämien bei zu forcierter Insulineinstellung. Bei intensiviertem Behandlungsregime kann mit insgesamt 12–16 IE Altinsulin pro Tag s. c. gestartet werden, verteilt über den Tag in Abhängigkeit vom postprandialen Blutzuckerwert (Frühstück, Mittagessen, Abendmahlzeit). Die Indikation zur Insulingabe besteht wie bei den anderen Diabetesformen und orientiert sich an Blutzucker- und HbA_{1c}-Werten.

Komplikationen

Es gibt eine Reihe von Komplikationen der chronischen Pankreatitis, die teilweise erhebliche Beschwerden verursachen und dann einer spezifischen Therapie bedürfen (geordnet nach absteigender Häufigkeit):

- Pseudozysten
- Obstruktion des Gallengangs mit Gefahr der Cholangitis und biliären Leberzhirrose mit Aszites
- Pankreasgangssteine
- duodenale Obstruktion
- Milzvenenthrombose
- Aszites
- Pankreasfisteln
- Kolonobstruktion
- Pseudoaneurysmen

Pseudozysten. Kleiner Zysten (<5 cm im Durchmesser) bilden sich häufig spontan zurück. Therapieindikationen sind Symptome (Schmerzen, Übelkeit, Erbrechen aufgrund duodenaler Obstruktion), palpable Raumforderung, Gewichtsverlust, Ikterus (Druck auf den Gallengang), Aszites (Verbindung zur Bauchhöhle), innere Blutung (Ruptur eines arrodierten Gefäßes, Infektion),

Größenzunahme und Größe >5 cm. Primär sollte, wenn möglich, eine perkutane (sonographisch oder radiologisch kontrollierte) Punktion und Drainage erfolgen. Je nach Lage kann diese auch endoskopisch transgastral oder transduodenal erfolgen. Bei Infektion muss perkutan drainiert werden. Bei Blutung und Ruptur ist meist ein primär chirurgisches Vorgehen erforderlich. Bilden sich die Pseudozysten unter der Drainage nicht zurück oder vergrößern sich gar oder treten weitere Komplikationen hinzu, besteht die Indikation zur Operation. Falls möglich sollte mit der Operation bei akut aufgetretenen Pseudozysten 4–6 Wochen gewartet werden, da sich dann eine stabile fibröse Kapsel um die Flüssigkeit gebildet hat. Dies ermöglicht das Anlegen einer Zystojejunostomie zur endgültigen Sanierung.

Obstruktion des Gallenganges. Dies stellt die zweithäufigste Komplikation bei chronischer Pankreatitis dar. Wegen der Gefahr der aufsteigenden Cholangitis und der biliären Zirrhose ist bei signifikanter Stenosierung eine Therapie erforderlich. Von einer signifikanten Stenosierung kann bei deutlicher Gallengangsdilatation, erhöhtem Bilirubin und Ikterus, über mehr als 3 Monate erhöhter AP und gesicherter biliärer Zirrhose ausgegangen werden. Ursache der Obstruktion ist entweder eine Kompression des Gallenganges durch Pseudozysten oder aber eine Striktur des intrapankreatischen Teils des Gallenganges durch die narbige Fibrosierung des umliegenden Pankreasgewebes.

Pseudozysten sind zu behandeln wie oben beschrieben, ansonsten muss operiert werden. Bei akuter Cholangitis kann eine Stenteinlage per ERCP zur vorläufigen Drainage lebensrettend sein, eine dauerhafte Ableitung lässt sich jedoch mit Stents meist nicht erreichen.

Pankreasgangssteine. Sie treten bei chronischer Pankreatitis nicht selten auf. Therapeutisch stehen die extrakorporale Stoßwellenlithotripsie (ESWL), die ERCP oder die Chirurgie zur Verfügung. Bei obstruierenden Steinen mit schmerzhafter prästenotischer Dilatation des Pankreasganges kann die Steinzertrümmerung bzw. -entfernung helfen. Gute Daten liegen allerdings nicht vor, sodass die Entscheidung zur Therapie im Einzelfall getroffen werden muss. Falls keine Schmerzen bestehen, müssen die Steine nicht behandelt werden.

Milzvenenthrombosen. Sie sind recht häufig bei Patienten mit Pseudozysten im Pankreasschwanz. Bei Auftreten linksseitiger portaler Hypertension mit Ausbildung gastraler Varizen und Blutung ist die operative Sanierung der Pseudozyste mit Splenektomie angezeigt.

Aszites. Dieser kann bei Ruptur von Pseudozysten in die Bauchhöhle und bei Rissen im Pankreasgang auftreten. Wegweisend ist der hohe Amylasegehalt im Aszitespunktat. Die Therapie ist in diesen Fällen ebenfalls chirurgisch.

Präoperativ muss eine endoskopische retrograde Pankreatikographie (ERP) durchgeführt werden, um das Leck genau zu lokalisieren. Je nach Befund erfolgt dann eine distale Pankreasresektion oder eine Pankreato- oder Zystojejunostomie.

Fisteln. Sie können spontan bei Pankreatitis oder Trauma oder aber nach Punktion und Drainage von Pseudozysten oder Abszessen entstehen. Fisteln mit geringer Fördermenge (<200 ml pro Tag) verschließen sich meist spontan. Pankreasfisteln sprechen oft gut auf die Therapie mit Somatostatinanaloga (z.B. 200 µg Octreotid 3-mal pro Tag s.c.) an, andernfalls muss eine operative Sanierung erfolgen.

Obstruktionen. Duodenale Obstruktionen sind durch Pseudozysten oder Fibrose bedingt. Bei Fibrose kann eine Jejunogastrostomie Abhilfe schaffen. Kolonobstruktionen sind dagegen Folge von Kolonnekrosen bei nekrotisierender Pankreatitis und bilden sich meist spontan zurück. Die Abgrenzung zum Kolonkarzinom erfolgt durch Koloskopie.

Arterielle Peudoaneurysmen. Sie stellen ein weitere, potenziell lebensbedrohliche Komplikation dar. Meist entstehen sie durch Arrosion von Gefäßen durch Pseudozysten. Entzündliche Mitreaktion von Gefäßen bei Pankreatitis kann wahrscheinlich auch zu Pseudoaneurysmen führen. Mit absteigender Häufigkeit sind in der Regel die A. lienalis, gastroduodenalis, pancreaticoduodenalis, gastrica oder hepatica betroffen. Bei Ruptur von Pseudoaneurysmen in Pseudozysten kommt es zu teilweise schweren gastrointestinalen Blutungen durch den Pankreasgang ins Duodenum. Therapie der Wahl ist die angiographische Embolisation, gefolgt von der späteren Sanierung der Pseudozyste. Zufällig (CT) vorgefundene Pseudoaneurysmen sollten wegen des Blutungsrisikos embolisiert werden.

44.2 Mukoviszidose

Die Mukoviszidose oder zystische Pankreasfibrose ist eine der häufigsten Erbkrankheiten bei Kaukasiern. Sie wird autosomal rezessiv vererbt. Die Inzidenz liegt bei 1:2000 Lebendgeburten. Die Erkrankung kommt seltener auch bei Farbigen und Asiaten vor. Ursächlich beteiligt sind Mutationen im CFTR-Gen (cystic fibrosis transmembrane conductance regulator). Es gibt eine Fülle von Mutationen innerhalb der Sequenz, die zur Mukoviszidose führen können (Sharer et al. 1998). Interessanterweise finden sich bei einem Teil von Patienten mit idiopathischer chronischer Pankreatitis gehäuft heterozygote Mutationen im CFTR-Gen (Cohn et al. 1998).

Das Gen liegt im chromosomalen Segment 7q31. Es umspannt 250.000 Basenpaare, die codierende Sequenz ist auf 27 Exons verteilt. Die Sequenz codiert für ein Protein von 1480 Aminosäuren mit einem Molekulargewicht von ca. 160. Die Funktion ist noch nicht eindeutig geklärt, CFTR ist entweder entscheidend an der Regulation des transmembranösen Chloridtransports beteiligt oder ist selbst ein Chloridkanal. Möglicherweise gibt es außer dem CFTR-Gen noch andere Faktoren (Knowler u. Durie, 2002), z. B. kann der Grad der Pankreasinsuffizienz bei Patienten mit identischer Mutation unterschiedlich sein. Der Defekt betrifft alle exokrinen Organe. Insbesondere manifestiert sich die Erkrankung an Lunge, Pankreas und Leber. Die Pankreasbeteiligung äußert sich in:

— Pankreasinsuffizienz mit Steatorrhö, Mekoniumileus und Wachstumsretardierung
— Sekretstau in den Pankreasgängen mit Pankreasfibrose

Therapie

Die Behandlung der Pankreasinsuffizienz erfolgt wie bei Pankreasinsuffizienz anderer Ursache durch Substitution mit Verdauungsenzymen. Allerdings wird eine besonders starke Verminderung der Pankreassekretion in Bezug auf Volumen und Bicarbonatgehalt mit resultierender Hyperazidität im Duodenum beschrieben, die zur vorzeitigen Inaktivierung von Lipase und Co-Lipase im Darmlumen führt. Hier ist die Kombination von Pankreasfermentpräparaten mit Protonenpumpeninhibitoren sinnvoll. Rezidivierende Pankreatitiden sind eher selten. Auch sie werden durch Substitution mit Verdauungsenzymen behandelt.

44.3 Tumoren

44.3.1 Pankreaskarzinom

Das Adenokarzinom des Pankreas rangiert mit 29.000 Erkrankungsfällen pro Jahr in den USA als die Nummer 10 auf der Häufigkeitsskala aller Krebserkrankungen. Allerdings ist das Pankreaskarzinom für 6000 Todesfälle pro Jahr in England und Wales und 26.000 in den USA verantwortlich, was 5 bzw 6 % aller Krebstodesfälle bei Männern und Frauen entspricht. Die Inzidenz hat in den letzen Jahrzehnten zugenommen (AGA 1999).

Bei chronischer Pankreatitis ist das Risiko, an einem Pankreaskarzinom zu erkranken, erhöht. Daneben sind äußere Faktoren von Bedeutung. Rauchen stellt einen gesicherten Risikofaktor dar, allerdings ist die Bedeutung des Rauchens für die Entstehung von Pankreaskarzinomen deutlich geringer als bei Bronchialkarzinomen. Kaffee ist kein Risikofaktor. Die Rolle der Ernährung ist unklar; möglicherweise begünstigt eine proteinreiche, hochkalorische Ernährung die Entstehung von Pankreaskarzinomen. Gallensteine, Alkohol, perniziöse Anämie und radioaktive Strahlen sind ebenfalls als Risikofaktoren angesehen worden. Eindeutige epidemiologische Daten liegen hierzu jedoch nicht vor. Dies gilt auch für angeblich protektive Effekte einer obst- und faserreichen Ernährung. Zum Diabetes mellitus scheint eine Assoziation zu bestehen, allerdings kann umgekehrt ein Pankreaskarzinom auch Ursache eines Diabetes mellitus sein.

Therapie

Literatur: ▶ Yeo u. Cameron 2000.

Wenn immer möglich, sollte die Resektion des Karzinoms angestrebt werden (DiMagno et al. 1999). Insgesamt sind bei Diagnosestellung bereits über 90 % der Tumoren wegen lokal fortgeschrittenen Wachstums oder Fernmetastasierung inoperabel (Brennan 2000). Bei lokal nicht resezierbarem Karzinom überleben die Patienten durchschnittlich 10–12 Monate, bei metastasierendem Karzinom durchschnittlich 4–6 Monate. Lediglich beim Papillenkarzinom ist die Prognose wegen der früher auftretenden Symptome (Ikterus) etwas besser.

Chemotherapie. Bisher sind lediglich 2 Medikamente in der Therapie des Pankreaskarzinoms etabliert.

Mit 5-Fluorouracil (5-FU) sind zahlreiche Studien durchgeführt worden. Trotz insgesamt unbefriedigender Wirkung war 5-FU bis vor wenigen Jahren die einzige akzeptierte Therapie. Verschiedene Therapieschemata sind eingesetzt worden (Bolusgabe 1-mal pro Woche, Kurzinfusion, Dauerinfusion). Signifikante Unterschiede dieser verschiedenen Applikationsformen fanden sich nicht. Auch die zusätzliche Gabe von Leukovorin und Dosiserhöhung von 5-FU bringen keinen Überlebensvorteil. Am gängigsten ist daher die Therapie mit 600 mg/m^{2}KO 5-FU 1-mal pro Woche.

Seit 1997 gilt Gemzitabin als bessere Alternative beim Pankreaskarzinom (Berlin et al. 2000; Burris et al. 1999; Heinemann 2001). Es wird typischerweise in einer Dosierung von 1000 mg/m^{2}KO 1-mal pro Woche infundiert. Jede 4. Woche wird pausiert (Therapie Tag 1, 8, 15; Wiederholung ab Tag 28). Gemzitabin scheint einen geringen Überlebensvorteil (5,7 vs. 4,4 Monate) gegenüber 5-FU zu bieten. Es kann außerdem die Lebensqualität günstig beeinflussen. Gemzitabin gilt in Ermangelung anderer Medikamente inzwischen als Standardtherapie des fortgeschrittenen, primär inoperablen Pankreaskarzinomes.

Derzeit wird in klinischen Studien untersucht, inwiefern die Kombination von Gemzitabin mit z. B. Cisplatin bzw. Oxaliplatin oder Irinotecan eine weitere Verbesserung bringen kann. Diese Medikamente werden auch in adjuvanten Therapiestudien getestet.

Im adjuvanten Setting wird in den Studien meist eine kombinierte Radiochemotherapie eingesetzt. Ein eindeutiger Vorteil einer zusätzliche Bestrahlung konnte bei palliativer Zielsetzung nicht sicher demonstriert werden, daher erfolgt meist eine Monochemotherapie (Bramhall 2000).

Ganz aktuell wurde berichtet, dass eine adjuvante Chemotherapie nach operativer Entfernung eines Pankreaskarzinoms mit längerem Überleben nützlich ist, wohingegen eine Radiochemotherapie eher schadet (European Study Group for Pancreatic Cancer 2004).

> ❗ Die wichtigste Aufgabe bei der Therapie des inkurablen Pankreaskarzinoms ist die konsequente Schmerztherapie. Ihre Grundsätze entsprechen der Therapie bei chronischer Pankreatitis.

44.3.2 Zystadenome, Zystadenokarzinom

Muzinöse Zystadenome haben im Unterschied zu den serösen Zystadenomen ein hohes Entartungsrisiko. Da die Zystadenom-Zystadenokarzinom-Sequenz typisch ist, sind muzinöse Zystadenome wie Malignome zu behandeln und, falls möglich, operativ zu sanieren.

Das **seröse Zystadenom** macht immerhin bis zu 1% aller exokrinen Pankreastumoren aus. Meist handelt es sich um einen größeren, gekammerten, zystischen Tumor. Es tritt gehäuft bei älteren Frauen auf. Eine Tendenz zu maligner Entartung ist wahrscheinlich nicht gegeben, obwohl eine Kasuistik über einen metastasierenden, mikrozystischen Tumor (seröses Zystadenokarzinom) bei zuvor diagnostiziertem Zystadenom berichtet. Gutartige zystische Formationen im Pankreas gibt es ferner bei Teratomen, lymphoepithelialen Zysten und der Von-Hippel-Lindau-Erkrankung. Gutartige, mesenchymale Tumoren (z. B. Histiozytome, Neurolemmome, Hämangioendotheliome, Lymphangiome) und Pankreasgangadenome sind extrem selten. Da es u. U. sehr schwierig sein kann, Raumforderungen im Pankreas als sicher benigne einzustufen, besteht die Therapie der Wahl in den meisten Fällen in der Resektion.

44.3.3 Endokrine Pankreastumoren

Neuroendokrine Tumoren des Gastrointestinaltraktes sind mit einer Inzidenz von 0,5 pro 100.000 Einwohner selten. Sie treten in der Regel sporadisch auf, können aber auch im Rahmen der **multiplen endokrinen Neoplasie** mit Tumoren der Nebenschilddrüse und der Hypophyse assoziiert sein (**MEN Typ I**). Bei den neuroendokrinen Tumoren des Gastrointestinaltraktes unterscheidet man:
- neuroendokrine Tumoren des Pankreas
- Karzinoide, die zumeist außerhalb des Pankreas im Thymus, Bronchialsystem, Magen, Dünn- und Dickdarm gelegen sein können (Tilling et al. 2002)

Die meisten neuroendokrinen Tumoren sind funktionell inaktiv und machen sich in erster Linie durch Komplikationen aufgrund des verdrängenden Tumorwachstums (Ikterus, Ileus, Blutung, Tumorkachexie) bemerkbar. Die endokrin aktiven Tumoren sind dadurch gekennzeichnet, dass sie neugebildetes und normalerweise in spezifischen Granula gespeichertes Hormon unkontrolliert freisetzen, da die Tumorzellen ihre Fähigkeit zur Hormonspeicherung verloren haben. Durch die Freisetzung spezifischer Hormone entstehen die für den jeweiligen endokrinen Tumor charakteristischen klinischen Syndrome.

Auch bei bekannter Lebermetastasierung kann die Überlebenszeit bei guter Versorgung mehr als 10 Jahre betragen.

Aktuelle Untersuchungen zeigen, dass die Inzidenz der Karzinoide langsam ansteigt und dass bei einer von der Tumorlokalisation unabhängigen Betrachtung an über 13.000 registrierten Patienten eine 5-Jahres-Überlebensrate von 67% messbar ist, was die häufig angenommene „Gutartigkeit" dieses Tumors relativiert (Modlin et al. 2003).

Allgemeine Therapieprinzipien

Die Therapie neuroendokriner Tumoren des gastropankreatischen Systems beruht auf 3 Grundprinzipien (Spitzweg u. Göke 2002):
- chirurgische Therapie solitärer Tumoren als einzigem kurativen Ansatz bzw. chirurgisches Tumor-Debulking zur Kontrolle des Tumorwachstums
- medikamentöse Therapie zur Beherrschung der durch die unkontrollierte Hormonfreisetzung bedingten, klinischen Symptome und damit Erhaltung der Lebensqualität bei nicht resezierbaren Tumoren oder im Rahmen der präoperativen Vorbereitung
- Eindämmung des Tumorwachstums durch Pharmaka oder Chemoembolisation bei Lebermetastasen

Therapie im Einzelnen

Insulinom

Beim Insulinom handelt es sich in der Regel um ein sporadisch oder im Rahmen einer MEN-I-Erkrankung auftretendes, solitäres Adenom des Pankreas, das von den β-Zellen der Langerhans-Inseln ausgeht. Bei ca. 10% der Patienten findet man multiple Adenome. Die extrem seltene *Nesidioblastose* (diffuse Hyperplasie der β-Zellen; kein lokalisierter Tumornachweis möglich) kann ein Insulinom vortäuschen. Die multipel auftretenden Insulinome sind in der Regel gutartig, während ca. 10% der solitär auftretenden maligne Tumoren darstellen. Klinische Symptome sind neben den Anzeichen der Hypoglykämie (Schwitzen, Zittern, Heißhunger u. a.) häufig unklare neurologisch-psychiatrische Zustände wie Verwirrtheit, Desorientiertheit, Krampfanfälle oder kurzfristige Synkopen.

Die Therapie der Wahl beim Insulinom, bei dem es sich zu 85–90% um einen benignen, solitären Pankreastumor handelt, ist die lokoregionale kurative, **chirurgische Exzision**. Hier ist meist die Tumorenukleation das bevorzugte chirurgische Vorgehen. Bei Tumoren im Pankreasschwanz kann auch eine distale Pankreatektomie durchgeführt werden; selten ist eine Pankreatikoduodenektomie notwendig. Da maligne Insulinome eine sehr langsame Wachstumsrate aufweisen, sollte auch im Falle metastasierter Tumoren (5–10 %) ein chirurgisches Tumor-Debulking in Erwägung gezogen werden, da hierdurch nicht nur eine Linderung der klinischen Symptomatik, sondern auch eine langfristige Remission erreicht werden kann.

Dort, wo die chirurgische Therapie eines Insulinoms nicht möglich ist, kann versucht werden, durch regelmäßige Einnahme kohlenhydrathaltiger Nahrung besonders in den späten Abendstunden und vor körperlichen Anstrengungen schwere Hypoglykämiezustände zu vermeiden.

Häufig kommt Diazoxid, ein antihypertensiv wirkendes Benzothiadiazinderivat mit hyperglykämischer Wirkung, zum Einsatz. Es supprimiert die Insulinfreisetzung durch direkten Angriff an der β-Zelle der Langerhans-Inseln sowie durch extrapankreatische Stimulation der Glykogenolyse. In der üblichen Dosierung von 200–600 mg p. o. pro Tag kann bei etwa 50 % der Insulinompatienten eine zufriedenstellende Kontrolle der Hypoglykämien erzielt werden, wenn auch nicht selten wegen des erheblichen Nebenwirkungsspektrums (kardiale Arrhythmien, Kardiomyopathie, Knochenmarkdepression, Anorexie, Erbrechen, Natriumretention) die Therapie abgebrochen werden muss.

Es kann auch versucht werden, mit lang wirksamen Somatostatinanaloga (50–600 μg Octreotid s. c. pro Tag) die schweren Hypoglykämien beim Insulinom zu kontrollieren. Die Wirkung ist dabei abhängig von der Expression der Somatostatinrezeptor -Subtypen 2 und 5 (SSTR 2, SSTR 5), wobei die meisten neuroendokrinen gastrointestinalen Tumoren SSTR 2 exprimieren. Da nur eine kleine Untergruppe der Insulinome SSTR 2 exprimiert, ist die Therapie mit Somatostatinanaloga beim Insulinom bei nur etwa 50 % der Patienten erfolgreich. Durch die gleichzeitige somatostatininduzierte Hemmung der Glukagonfreisetzung aus den α-Zellen der Langerhans-Inseln kann die Hypoglykämiesymptomatik sogar noch verstärkt werden (Glukagon hemmt die Insulinausschüttung). Die Wirkung der Somatostatinanaloga, aber auch von Diazoxid, setzt darüber hinaus das Vorhandensein typischer β-Granula in der Tumorzelle voraus, weshalb die Wirksamkeit bei Insulinomen mit atypischen β-Granula oder agranulären Tumorzellen („Inselzellkarzinom") eingeschränkt ist. Eine adjuvante Chemotherapie wird mit der Kombination von 5-FU mit Streptozotocin versucht.

Bei den in die Leber metastasierten Insulinomen, die auf die Behandlung mit Diazoxid oder Somatostatinanaloga nicht ansprechen, kann neben chirurgischem Tumor-Debulking eine hepatische (Chemo-)Embolisation oder eine Chemotherapie in Erwägung gezogen werden (▶ unten).

Glukagonom

Beim Glukagonom werden exzessiv hohe Glukagonplasmaspiegel gemessen. Die Ätiologie ist unbekannt. Die klinischen Symptome umfassen den Diabetes mellitus, die nekrotisierende bullöse Dermatitis, eine normochrome normozytäre Anämie, Gewichtsverlust, atrophische Glossitis, Hypoaminoazidämie, psychische Alterationen und rezidivierende Thrombembolien. Glukagonome treten in der Regel (80 %) als maligne Tumoren auf. Benigne Glukagonome sind häufig multiple glukagonproduzierende Adenome, die lediglich asymptomatisch eine Hyperglukagonämie ohne die klinischen Folgen des Glukagonomsyndroms hervorrufen. Derartige Adenome sind meistens eine Zufallsdiagnose bei Autopsie.

Für das Glukagonomsyndrom ist zumeist ein großer, oft schon metastasierter Tumor die Ursache. Obwohl aufgrund häufig schon erfolgter Metastasierung meist keine kurative Resektion des Tumors möglich ist, sollte, wann immer möglich, ein chirurgisches Tumor-Debulking des Primärtumors und der Metastasen durchgeführt werden, um die Plasmaglukagonspiegel zu senken und die klinischen Symptome zu lindern. Zusätzlich, oder falls ein Tumor-Debulking nicht möglich ist, können Somatostatinanaloga sehr effektiv zur symptomatischen Therapie eingesetzt werden. Bei Nichtansprechen auf Somatostatinanaloga oder Wirksamkeitsverlust im Verlauf können auch beim Glukagonom alternative Therapiemöglichkeiten, wie hepatische (Chemo-)Embolisation oder Chemotherapie, versucht werden. Die 5-Jahres-Überlebensrate beträgt nach Diagnose insgesamt etwa 50 %.

Gastrinom

Das sog. Zollinger-Ellison-Syndrom ist charakterisiert durch:
- Hypersekretion von Magensäure mit fulminanter Ulkusentstehung
- rezidivierendes Auftreten von Ulzera trotz adäquater Therapie
- Nicht-β-Zell-Tumor des Pankreas

Die sporadischen Gastrinome sind häufig solitäre Tumoren, die sich zumeist in Passaros „Gastrinom-Dreieck" befinden, das vom Pankreaskopf, dem Duodenum und der Leberpforte begrenzt wird. Etwa 30 % der Gastrinome treten im Rahmen eines MEN-I-Syndroms auf. Sie sind zu 60 % im Duodenum und zu 40 % im Pankreas gelegen und treten häufig multipel auf. Maligne Gastrinome sind beim MEN I seltener, die Metastasen befinden sich in der Leber, häufig sind auch nur Lymphknotenmetastasen vorhanden.

Die klinischen Symptome bestehen aus dyspeptischen Beschwerden (z. B. Ulkusschmerz), Diarrhöen und gelegentlich Dysphagie, Übelkeit und Erbrechen.

Die Säurehypersekretion beim Gastrinom und ihre Folgeerscheinungen (peptische Ulzera, wässrige, sekretorische Diarrhöen) lassen sich zuverlässig mit **Protonenpumpeninhibitoren** (Omeprazol, Lansoprazol, Pantoprazol) beherrschen, die daher früher übliche säurehemmende Therapiemaßnahmen (totale Gastrektomie, Vagotomie, Therapie mit H_2-Blockern) ersetzt haben. Die notwendige Dosis der Protonenpumpenhemmer muss dabei individuell ermittelt und so gewählt werden, dass die basale Säuresekretion, gemessen am Morgen vor der nächsten Medikamenteneinnahme, unter 5 mmol/h liegt (Protonenpumpenblocker in Dosierungen von 40–120 mg/Tag). Gelegentlich werden auch wesentlich höhere Dosierungen notwendig.

Obwohl langwirksame **Somatostatinanaloga** die gastrale Säuresekretion durch direkten Angriff an der Parietalzelle und durch Verminderung der tumoralen Gastrinfreisetzung hemmen, werden sie nicht zur Säuresekretionshemmung beim Gastrinom eingesetzt, da sie subkutan appliziert werden müssen, ihre Wirksamkeit mit der Zeit nachlässt und sehr hohe Therapiekosten entstehen.

Wegen der häufigen **malignen Entartung** kann eine Heilung bei sporadischen Gastrinomen durch chirurgische Tumorentfernung (meist Pankreatikoduodenektomie) nur bei etwa 30 % der Patienten erreicht werden. Bei den sporadisch auftretenden, häufig solitären Gastrinomen sollte eine Kombination aus medikamentöser Therapie mit Protonenpumpeninhibitoren und chirurgischer Resektion des Tumors angestrebt werden. Eine postoperative Beendigung der Therapie mit Protonenpumpenhemmern ist erst erlaubt, wenn die Serumgastrinspiegel deutlich abfallen und sich bei einem Auslassversuch des Protonenpumpenblockers normalisieren. Beim Gastrinom im Rahmen eines MEN-I-Syndroms ist die Wahrscheinlichkeit einer kurativen Resektion aufgrund des multilokalen Auftretens der meist kleinen Tumoren sehr gering und in Anbetracht des sehr niedrigen malignen Potenzials auch nicht zwingend erforderlich. Hier ist eine lebenslange, säurehemmende Therapie mit Protonenpumpenhemmern Therapie der Wahl.

VIPom

Das VIPom (**Verner-Morrison-Syndrom**) ist auch als **WDHA-Syndrom** bekannt (watery diarrhea, hypokalemia, achlorhydria). Es wird durch eine Überproduktion von **vasoaktivem intestinalem Peptid** (VIP) hervorgerufen, das vom Tumor in den Blutkreislauf sezerniert wird. Normalerweise ist VIP ein peptiderger Neurotransmitter des enterischen Nervensystems, der für die Relaxation der glatten Muskulatur des Darmes zuständig ist. Das VIPom ist durch folgende klinische Symptome charakterisiert:

— schwerste wässrige Durchfälle (häufig 6–10 l, maximal 20–30 l pro Tag)
— Hypokaliämie
— Hypo- bzw. Achlorhydrie

Die Tumoren, die VIP und Peptid Histidine-Methionine-27 (PHM-27) freisetzen, sind zumeist im Pankreas (85 %) und nur selten als **Ganglioneuroblastome** im Bereich des Grenzstrangs (15 %, zumeist bei Kindern) lokalisiert.

Therapie. Lang wirksame **Somatostatinanaloga** kontrollieren bei den meisten Patienten die wässrigen Diarrhöen. Die Somatostatinanaloga hemmen nicht nur die Hormonfreisetzung aus dem Tumor, sondern inhibieren auch direkt die intestinale Wasser- und Elektrolytsekretion. In der Regel wird **Octreotid** in einer Dosierung von 3-mal 50–200 µg pro Tag eingesetzt. Die Gabe von lang wirksamen **Depotpräparaten** von Somatostatinanaloga (Octreotid LAR alle 28 Tage; Lanreotide LAR alle 14 Tage) verbessert den Therapiekomfort der Patienten. Bei manchen Patienten tritt ein Wirksamkeitsverlust von Octreotid ein, wahrscheinlich durch Desensibilisierung oder Downregulation der Somatostatinrezeptoren. In diesen Fällen können Glucocorticoide, Indometacin, Lithium, Clonidin oder Calciumantagonisten als alternative symptomatische Therapie versucht werden.

Eine kurative **chirurgische Exzision** des Tumors ist wegen der Tumorgröße und meist bereits erfolgter Metastasierung in der Regel nicht möglich, dennoch kann gerade bei Nichtansprechen von Somatostatinanaloga versucht werden, durch chirurgisches Tumor-Debulking, evtl. in Kombination mit hepatischer (Chemo-)Embolisation oder Chemotherapie, die Symptomatik beim Verner-Morrison-Syndrom zu lindern.

Somatostatinomsyndrom

Das Somatostatinomsyndrom ist eine extreme Rarität (Inzidenz: 1 Fall auf 40 Mio. Menschen). Somatostatin wird in größeren Mengen im Hypothalamus und in den D-Zellen des Pankreas, Magens und Darms gefunden. Es hemmt die Funktion zahlreicher exo- und endokriner Organe. Das klinische Bild wird geprägt durch einen Diabetes mellitus sowie die fehlende exokrine Verdauungsfunktion im Magen-Darm-Trakt.

Die somatostatinproduzierenden Tumoren sind überwiegend im **Pankreas** lokalisiert, jedoch sind auch einige Fälle mit Tumoren des Dünndarms bekannt. Von den bisher beschriebenen Somatostatinomsyndromen ist die überwiegende Zahl maligne. Der Verlauf kann sehr unterschiedlich sein. Hyperglykämie (Insulin geben) und Mangelernährung sollten behandelt werden. Die meisten Somatostatinome wurden im Pankreaskopf und der periampullären Region gesehen, was eine chirurgische Resektion nahelegt, evtl. kombiniert mit dem Debulking hepatischer Metastasen. Eine Cholezystektomie ist bei ausgeprägter Erhöhung des Plasmasomatostatinspiegel sinnvoll, da sich obligat ein Gallensteinleiden einstellt. Überlebensraten zwischen 1 und 10–15 Jahren sind in der Literatur angegeben.

ACTHom und PPom

ACTH-produzierende Tumoren im Pankreas tragen zu 4–16% zu den ektopischen Cushing Syndromen insgesamt bei. Davon sind 96% maligne. Gelegentlich findet man diese Tumoren in Verbindung mit Gastrinomen. Pankreastumoren, die Gastrin und CRF oder ACTH freisetzen, haben eine sehr schlechte Prognose.

Pancreatic-Polypeptide(PP)-produzierende Tumoren lassen die PP-Plasmaspiegel auf >300 pg/ml ansteigen. Diverse neuroendokrine Tumoren des Pankreas können auch PP sezernieren, ein PPom liegt definitionsgemäß vor, wenn in der Immunhistochemie des Resektats 50% der Zellen PP-positiv sind. Endokrine Symptome finden sich nicht. Das verdrängende Wachstum des Tumors kann Bauchschmerzen, Ikterus und Gewichtsverlust verursachen.

Therapie. Die chirurgische Entfernung ist die einzige Chance für Heilung und längerfristige Linderung des Leidens. Gesicherte medikamentöse Interventionen sind nicht beschrieben.

Karzinoidsyndrom

Karzinoide des Pankreas sind mit weniger als 0,5% aller Karzinoidtumoren sehr selten. Sie werden primär chirurgisch und versuchsweise, falls funktionell aktiv und inoperabel, mit Somatostatinanaloga behandelt.

Antiproliferative Therapieoptionen metastasierter neuroendokriner Tumoren

Aggressive, antiproliferative Therapiemaßnahmen sind nur bei rapide wachsenden, nicht kurativ operablen Tumoren indiziert und bei Patienten, deren beeinträchtigende klinische Symptomatik auf keine der gängigen, nebenwirkungsärmeren Behandlungsmöglichkeiten anspricht (Arnold 1999). Oberstes Ziel jeder Therapie muss die Erhaltung bzw. Verbesserung der Lebensqualität des Patienten sein, weshalb bei langsam wachsenden Tumoren eine eher zurückhaltende, rein symptomatische Therapie unter gleichzeitig aufmerksamer Beobachtung des Tumorwachstums gerechtfertigt ist. Zudem ist die antiproliferative Wirkung der verschiedenen Therapieansätze nicht gesichert und wird zur Zeit im Rahmen klinischer Studien geprüft (Spitzweg u. Göke 2002). Einen Überblick gibt ◘ Abb. 44-1.

Chirurgisches Tumor-Debulking

Wenn möglich, ist stets eine chirurgische Verkleinerung der Tumormassen anzustreben, insbesondere bei großen Metastasen der Leber, da dadurch die klinische Symptomatik bzw. die konservative Kontrolle der klinischen Symptomatik erleichtert wird. Auch bei lokalen Komplikationen durch den Tumors und seine Metastasen (Darmobstruktion, gastrointestinale Blutung) ist ein chirurgisches Debulking erforderlich (Mullan et al. 2001).

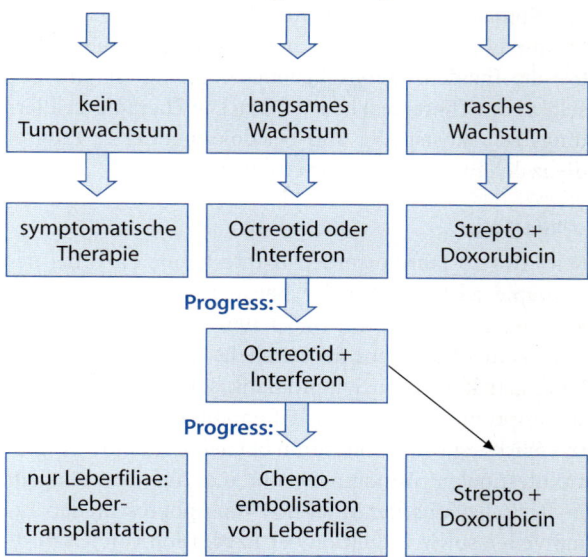

◘ Abb. 44-1. Antiproliferative Therapieoptionen bei Patienten mit metastasierten endokrinen Pankreastumoren (mod. nach Arnold 1999). Strepto: Streptozotocin

Lang wirksame Somatostatinanaloga

Aufgrund der kurzen Halbwertszeit (wenige Minuten) von Somatostatin wurden länger wirksame Analoga für therapeutische Zwecke entwickelt, das **Octreotid** (Wirkungsdauer von 8 h) und das **Lanreotid** (Wirkungsdauer von 10–14 Tagen). Außerdem steht ein **„Long-acting-Release"(LAR)-Octreotid** zur Verfügung, das eine Wirkungsdauer von 28 Tagen aufweist. Die Wirkung von Somatostatin wird übermittelt durch eine Familie von mindestens 5 Somatostatinrezeptoren (SSTR 1–5), die gewebespezifisch exprimiert werden. Die Mehrzahl gastrointestinaler neuroendokriner Tumorenen exprimiert überwiegend SSTR 2, was für die Wirkung der langwirksamen Somatostatinanaloga Octreotid und Lanreotid von Bedeutung ist, da diese v. a. an SSTR 2 und SSTR 5 binden. Im Rahmen der Therapie gastrointestinaler endokriner Tumoren wurden die lang wirksamen Somatostatinanaloga zunächst eingesetzt, um die Hormonsekretion der Tumorzellen zu hemmen und dadurch die hormonvermittelten klinischen Symptome zu lindern.

In-vitro-Untersuchungen, tierexperimentelle Untersuchungen sowie die zunehmende klinische Erfahrung deuten darauf hin, dass die lang wirksamen Somatostatinanaloga auch antiproliferative Effekte bei der Therapie gastrointestinaler neuroendokriner Tumoren aufweisen, wobei insgesamt keine Tumorregression, sondern lediglich ein Stopp des Tumorwachstums beobachtet werden konnte. Ob die lang wirksamen Somatostatinanaloga eine lebensverlängernde Wirkung bei Patienten mit gastrointestinalen endokrinen Tumoren haben, können bisher durchgeführte Untersuchungen nicht entscheiden.

Die Nebenwirkungen einer prolongierten Therapie mit Somatostatinanaloga umfassen Flatulenz, Diarrhö, Steatorrhö, Hyperglykämie und Cholezystolithiasis, wobei die Inzidenz der Nebeneffekte gering ist und nur selten zum Therapieabbruch führt. Die Therapie ist allerdings sehr kostspielig und bei dokumentierter Progredienz des Tumors zumindest fragwürdig.

α-Interferon

Seit etwa 20 Jahren werden α-Interferone auch bei der Therapie gastrointestinaler neuroendokriner Tumoren eingesetzt bzw. erprobt. Dabei führt α-Interferon nicht nur zu einer Linderung der durch die Hormonfreisetzung bedingten klinischen Symptomatik, sondern weist gewisse antiproliferative Eigenschaften auf. Die antiproliferative Wirkung von α-Interferon bei neuroendokrinen gastrointestinalen Tumoren beruht u. a. auf dem Eingriff in den Zellzyklus, der Induktion von Apoptose in den Tumorzellen sowie Induktion der Expression von Klasse-I-Antigenen auf der Tumorzelloberfläche und damit Aktivierung zytotoxischer T-Lymphozyten. Auch ein antiangiogenetischer Effekt von α-Interferon wird diskutiert. In zahlreichen Untersuchungen zum antiproliferativen Effekt von α-Interferon bei Patienten mit pankreatischen und intestinalen neuroendokrinen Tumoren konnte bei 40–50 % ein biochemischer Effekt nachgewiesen werden, mit Abnahme der jeweiligen Hormonspiegel um 50 % und mehr und gleichzeitiger Verbesserung der klinischen Symptome. Bei 20–40 % der Patienten konnte eine Stabilisierung, bei 12–20 % eine Reduktion des Tumorwachstums beobachtet werden. Aufgrund dieser Ergebnisse wird α-Interferon bei allen malignen, neuroendokrinen gastrointestinalen Tumoren mit progredientem Tumorwachstum diskutiert und zur antiproliferativen Therapie in einer Dosierung von 3-mal 3–5 Mio IE pro Woche subkutan appliziert. Die Anwendung höherer Dosen hat zu keiner Wirkungsverstärkung geführt, lediglich die Inzidenz der Nebenwirkungen erhöht, die ein weites Spektrum umfassen und nicht selten zum Therapieabbruch führen.

Kombination von lang wirksamen Somatostatinanaloga und α-Interferon

Einige Untersuchungen deuten darauf hin, dass die Kombinationstherapie von Somatostatinanaloga mit α-Interferon in ihrem antiproliferativen Effekt bei gastrointestinalen neuroendokrinen Tumoren der Monotherapiemit den jeweiligen Substanzen überlegen sein könnte. Eine versuchsweise Kombinationstherapie nach diesem Schema wird daher zur Zeit bei allen Patienten mit metastasierten, neuroendokrinen gastroenteropankreatischen Tumoren erwogen, die nicht auf eine Monotherapie mit Somatostatinanaloga ansprechen. Die wöchentliche Gabe von PEG-Interferonen könnte einen besseren Behandlungskomfort für die Patienten bedeuten. Für dieses Vorgehen gibt es aber keine unterstützenden Daten.

Systemische Chemotherapie

Die meisten Untersuchungen systemischer Chemotherapien zur Behandlung pankreatischen neuroendokrinen Tumoren wurden an nur kleinen Fallzahlen durchgeführt, zogen unterschiedliche Kriterien zur Beurteilung des therapeutischen Effekts heran und differenzierten häufig nicht zwischen Karzinoiden und neuroendokrinen Tumoren des Pankreas, die große Unterschiede bezüglich ihres Wachstumsverhaltens aufweisen. Daher muss die Bewertung bisher durchgeführter Studien vorsichtig vorgenommen werden (Kegel u. Schmoll 2004).

Kombinationen aus **Streptozotocin und Doxorubicin** bzw. **5-Fluorouracil** zeigen bei der Therapie maligner endokriner Tumoren des Pankreas einen therapeutischen Effekt mit partiellen Remissionen bei 60–70 % der Patienten und einer durchschnittlichen Überlebenszeit von etwa 2 Jahren (◘ Tabelle 44-1).

Somatostatinrezeptorgerichtete Radiopeptidtherapie

Die **Somatostatinrezeptorszintigraphie** dient der Lokalisation somatostatinrezeptortragender gastroenteropankreatischer neuroendokriner Tumoren. Als Radiopharmaka dienen dabei das ^{123}Jod-markierte Somatostatinanalogon Tyr3-Octreotid oder das neuere ^{111}Indium-markierte Pen-

◘ **Tabelle 44-1.** Chemotherapie bei gut differenzierten metastasierten Inselzelltumoren (mod. nach Moertel et al. 1992)

Wirkstoff	Schema
Streptozotocin	500 mg/m² KO i.v. Tag 1–5
+ Doxorubicin	50 mg/m² KO i.v. Tag 1 und 22 (maximale Dosierung: 500 mg/m² KO)
Hinweis: Alle 6 Wochen wiederholen	
Alternative für Doxorubicin: 5-Fluorouracil	400 mg/m² KO Tag 1–5

Cave: Alle Dosierungen reduzieren bei: schwerer Übelkeit, Erbrechen, Stomatitis, Diarrhö, Leukopenie, Thrombopenie
Bei Erhöhung des Kreatinins oder bei Proteinurie: Streptozotocindosierung reduzieren, bei fortbestehenden Beschwerden Therapie abbrechen

tatreotid DTPA (Octreoscan). Mittels Octreoscan können etwa 100% der Glukagonome, 88% der VIPome, 87% der Karzinoide, 46% der Insulinome und 82% nichtfunktioneller pankreatischer Tumoren nachgewiesen werden. Da [111]Indium nicht nur die für die szintigraphische Darstellung genutzten β-Strahlen aussendet, sondern auch Auger-Elektronen, von denen ein hemmender Effekt auf die Tumorzellproliferation erwartet werden kann, liegt es nahe, [111]-Ind-DTPA-Octreotid auch therapeutisch einzusetzen. Mit der [111]-In-DTPA-Octreotid-Szintigraphie lässt sich dabei die Ausbreitung und Metastasierung somatostatinrezeptorpositiver neuroendokriner Tumoren bestimmen und deren Ansprechbarkeit auf eine gezielte somatostatinrezeptorgerichtete Radiopeptidtherapie ermitteln.

In ersten Untersuchungen zeigten Patienten mit progredienten neuroendokrinen Tumoren unter der Therapie mit ^{111}In-DTPA-Octreotid bei geringer Toxizität eine deutliche Verbesserung der klinischen Symptome unter Reduktion der tumoralen Hormonfreisetzung und Tumorzellproliferation. Weiterführende kontrollierte Studien an größeren Patientenkollektiven werden zur Zeit durchgeführt, um die Pharmakokinetik, Toxizität und therapeutische Effektivität von ^{111}In-DTPA-Octreotid bei der Therapie maligner neuroendokriner Tumoren näher zu charakterisieren. Die Verwendung von β-Strahlern, z. B. [90]Yttrium, gekoppelt an DOTA-Octreotid, lässt aufgrund der höheren Energie der β-Partikel einen noch besseren therapeutischen Effekt erwarten Ergebnisse aus ersten klinischen Studien zeigten bei Patienten mit somatostatinrezeptorpositiven neuroendokrinen Tumoren eine signifikante Abnahme der Tumorgröße bei insgesamt geringen Nebenwirkungen, die v. a. die Niere betreffen. Das Radiopharmakon wird überwiegend renal ausgeschieden, weshalb die Bestrahlungsdosis der Nieren relativ hoch ist.

Hepatische Chemoembolisation

Bei Vorliegen gut vaskularisierter Lebermetastasen, die bei Perfusion des normalen Leberparenchyms durch die Pfortader in der Regel überwiegend über die A. hepatica versorgt werden, kann durch temporäre, selektive Embolisierung der A. hepatica eine Tumorischämie und -nekrose induziert und damit ein Wachstumsstillstand und Verminderung der Hormonfreisetzung erreicht werden.

Neben der Embolisierung der A. hepatica mittels absorbierbarer und nichtabsorbierbarer Embolisationsmaterialien (Gelfoam-Puder, Alkohol-Ivalon-Partikel) kann die Embolisisation auch mit der intraarteriellen Applikation von Chemotherapeutika kombiniert werden, womit eine Tumorverkleinerung bei etwa einem Drittel und eine Minderung der Beschwerden bei einem Großteil der Patienten erreicht werden kann.

Evidenz der Therapieempfehlungen

	Evidenzgrad	Therapieempfehlung
Akute Pankreatitis		
Supportive Maßnahmen (Volumen, Kalorienzufuhr, Beatmung etc.)	B	I
Schmerztherapie	B	I
Enterale Ernährung via Jejunalsonde	B	I
Prophylaktische Antibiose	C	IIa
Früh-ERCP bei biliärer Pankreatitis	B	IIa
Chronische Pankreatitis		
Schmerztherapie	B	I
Pankreasenzymsubstitution	B	I
Ernährung	B	I
Pankreaskarzinom		
Resektion bei Operabilität	A	I
Gemzitabin bei inoperablem Tumor	B	I
Chemotherapie nach Resektion	B	IIa
Endokrine Pankreastumoren		
Symptomatische Therapie mit Somatostatin-Analoga	B	IIa
Antiproliferative Therapien (diverse)	B	IIb

Leitlinien – Adressen – Tipps

Leitlinien

Leitlinie der DGVS zur akuten Pankreatitis:
http://www.uni-duesseldorf.de/WWW/AWMF/ll/iverd010.htm

Leitlinie der DGVS zur chronischen Pankreatitis: http://www.uni-duesseldorf.de/WWW/AWMF/ll/iverd003.htm

Liste mit Guidelines der AGA: http://www.gastrojournal.org/collpapers/aga_pp.shtml
darunter auch
- American Gastroenterological Association Medical Position Statement: Treatment of Pain in Chronic Pancreatitis
- AGA Technical Review: Treatment of Pain in Chronic Pancreatitis
- American Gastroenterological Association Medical Position Statement: Epidemiology, Diagnosis, and Treatment of Pancreatic Ductal Adenocarcinoma
- AGA Technical Review on the Epidemiology, Diagnosis, and Treatment of Pancreatic Ductal Adenocarcinoma

Internetadressen

http://www.karzinoid.det
http://www.neuroendokrine-tumore.de/index.html

Tipps für Patienten

Patientenzeitschrift:
http://glandula-online.de/glannet.html

Literatur

Al Omran M, Groof A, Wilke D (2001) Enteral vs. parenteral nutrition for acute pancreatitis (Cochrane Review). Cochrane Database Syst Rev 2: CD002837

American Gastroenterological Association Medical Position Statement (1998) Treatment of pain in chronic pancreatitis. Gastroenterology 115: 763–764

American Gastroenterological Association Medical Position Statement (1999) Epidemiology, diagnosis, and treatment of pancreatic ductal adenocarcinoma. Gastroenterology 117: 1463–1484

Arnold R (1999) Neuroendokrine Tumoren des Gastrointestinaltraktes. In: Göke B, Arnold R (Hrsg) Gastroenterologie systematisch. Uni-Med, Bremen, S 463–482

Bengmark S (1998) Progress in perioperative enteral tube feeding. Clin Nutr 17: 145–152

Berlin JD, Adak S, Vaughn DJ, Flinker D, Blaszkowsky L, Harris JE et al. (2000) A phase II study of gemcitabine and 5-fluorouracil in metastatic pancreatic cancer: an Eastern Cooperative Oncology Group Study (E3296). Oncology 58: 215–218

Bramhall SR (2000) Novel non-operative treatment and treatment-strategies in pancreatic cancer. Expert Opin Investig Drugs 9: 1179–1195

Brennan MF (2000) Pancreatic cancer. J Gastroenterol Hepatol 15 (Suppl): G13–G16

Burris HA III, Moore MJ, Andersen J, Green MR, Rothenberg ML, Modiano MR et al. (1997) Improvements in survival and clinical benefit with gemcitabine as first-line therapy for patients with advanced pancreas cancer: a randomized trial. J Clin Oncol 15: 2403–2413

Cohn JA, Friedman KJ, Noone PG, Knowles MR, Silverman LM, Jowell PS (1998) Relation between mutations of the cystic fibrosis gene and idiopathic pancreatitis. N Engl J Med 339: 653–658

Cohn JA, Noone PG, Jowell PS (2002) Idiopathic pancreatitls related to CFTR: complex inheritance and identification of a modifier gene. J Investig Med 50: 247S–255S

Dejong CH, Greve JW, Soeters PB (2001) Nutrition in patients with acute pancreatitis. Curr Opin Crit Care 7: 251–256

DiMagno EP, Reber HA, Tempero MA (1999) AGA technical review on the epidemiology, diagnosis, and treatment of pancreatic ductal adenocarcinoma. American Gastroenterological Association. Gastroenterology 117: 1464–1484

Heinemann V (2001) Gemcitabine: progress in the treatment of pancreatic cancer. Oncology 60: 8–18

Johnson CD, Kingsnorth AN, Imrie CW, McMahon MJ, Neoptolemos JP, McKay C et al. (2001) Double blind, randomised, placebo controlled study of a platelet activating factor antagonist, lexipafant, in the treatment and prevention of organ failure in predicted severe acute pancreatitis. Gut 48: 62–69

Kegel T, Schmoll H-J (2004) Systemische Chemotherapie neuroendokriner Tumoren. Onkologe 10: 621–633

Keim V (2002) Genetic risk factors in pancreatic disease – significance for general practice. Med Klinik 97: 278–284

Knowles MR, Durie PR (2002) What is cystic fibrosis? New Engl J Med 347: 439–442

Lankisch PG, Banks P (1998) Pancreatitis. Springer, Berlin Heidelberg New York

Modlin I, Lye K, Kidd M (2003) A 5-decade analysis of 13,715 carcinoid tumors. Cancer 97: 934–959

Moertel CG, Lefkopoulo M, Lipsitz S, Hahn RG, Klassen D (1992) Streptozocin-doxorubicin, streptozocin-fluorouracil or chlorozotocin in the treatment of advanced islet-cell carcinoma. N Engl J Med 326: 519–523

Mullan MH, Gauger PG, Thompson NW (2001) Endocrine tumours of the pancreas: review and recent advances. ANZ J Surgery 71: 475–482

Neoptolemos J, Stocken D, Friess H, Bassi C, Dunn J, Hickey H, Beger H, Fernandez-Cruz L, Dervenis C, Lacaine F, Falconi M, Pederzoli P, Pap A, Spooner D, Kerr D Jr, Büchler M (2004) A randomized trial of chemoradiotherapy and chemotherapy after resection of pancreatic cancer. New Engl J Med 350: 1200–1210

Sharer N, Schwarz M, Malone G, Howarth A, Painter J, Super M et al. (1998) Mutations of the cystic fibrosis gene in patients with chronic pancreatitis. N Engl J Med 339: 645–652

Slavin J, Neoptolemos JP (2001) Antibiotic prophylaxis in severe acute pancreatitis – what are the facts? Langenbecks Arch Surg 386: 155–159

Spitzweg C, Göke B (2002) Therapie endokriner gastrointestinaler Tumoren. Internist 43: 219–229

Tiling N, Ricke J, Wiedenmann B (2002) Neuroendokrine Tumoren des gastroenteropankreatischen Systems (GEPO-NET). Internist 43: 210–218

Van Cutsem E, Aerts R, Haustermans K, Topal B, Van Steenbergen W, Verslype C (2004) Systemic treatment of pancreatic cancer. Eur J Gastroenterol Hepatol 16: 265–274

Warshaw AL, Banks PA, Fernandez-Del Castillo C (1998) AGA technical review: treatment of pain in chronic pancreatitis. Gastroenterology 115: 765–776

Whitcomb DC, Gorry MC, Preston RA et al. (1996) Hereditary pancreatitis is caused by a mutation in the cationic trypsinogen gene. Nat Genet 14: 141–145

Yeo CJ, Cameron JL (2000) The treatment of pancreatic cancer. Ann Chir Gynaecol 89: 225–233

Sektion E
Leber und Gallenwege

45 **Hepatitiden** – 779
G. R. Pape

46 **Cholestatische Lebererkrankungen und Stoffwechselerkrankungen der Leber** – 805
U. Beuers

47 **Leberzirrhose** – 817
T. Sauerbruch

48 **Erkrankungen der Gallenblase und der Gallenwege** – 839
G. Paumgartner, U. Beuers

45 Hepatitiden

G. R. Pape

45.1 Virushepatitiden – 780
45.1.1 Akute Virushepatitis – 780
45.1.2 Chronische Virushepatitis – 785

45.2 Akutes Leberversagen – 794
45.2.1 Allgemeine Therapiemaßnahmen – 794
45.2.2 Therapie spezieller Ursachen – 795
45.2.3 Leberersatzverfahren – 796
45.2.4 Lebertransplantation – 796

45.3 Fettleber – 797

45.4 Alkoholische Hepatitis – 798
45.4.1 Allgemeine Therapiemaßnahmen – 798
45.4.2 Medikamentöse Therapie – 799

45.5 Nichtalkoholische Steatohepatitis – 800

45.6 Autoimmune chronische Hepatitiden – 801
45.6.1 Allgemeine Therapiemaßnahmen – 801
45.6.2 Therapie bei Problempatienten – 802

Literatur – 803

45.1 Virushepatitiden

Die Virushepatitiden zählen weltweit zu den bedeutendsten Infektionskrankheiten. 8 % der Weltbevölkerung ist allein mit dem Hepatitis-B- (HBV) und dem Hepatitis-C-Virus (HCV) dauerhaft infiziert, nach Schätzung der WHO 350 Mio. (5 %) mit HBV und ca. 170 Mio. (3 %) mit HCV. In der westlichen Welt ist die HCV-Infektion am bedeutendsten. Hepatitis C ist eine virale Zeitbombe. 3–5 Mio. Menschen infizieren sich jährlich neu, und die überwiegende Mehrzahl der Erkrankungen nimmt einen chronischen Verlauf. Die chronische Infektion führt in hohem Prozentsatz zu Leberzirrhose, Leberversagen und Leberkrebs. 50–75 % aller Leberkarzinomfälle sind mit dem HCV assoziiert, und die HCV-induzierten Leberschäden stellen die führende Indikation zur Lebertransplantation an allen Lebertransplantationzentren der Welt dar.

Die Therapiemöglichkeiten für die Hepatitis C, aber auch für die Hepatitis B haben sich in den letzten Jahren erheblich verbessert. Die Ergebnisse zeigen aber auch, dass für die Mehrzahl der Patienten noch immer keine Erfolg versprechende Therapie zur Verfügung steht, auch unabhängig von der Tatsache, dass die Entwicklungsländer die modernen Behandlungsmöglichkeiten nicht finanzieren können. Somit stellt die Therapie der Virushepatitiden zu Beginn des neuen Jahrhunderts das größte Problem in der Hepatologie dar.

Insgesamt unterscheidet man mindestens 5 Erreger einer Virushepatitis, die Viren A, B, C, D und E. Weitere Hepatitisviren sind beschrieben und identifiziert; zu diesen Viren gehören das Hepatitis-G-Virus/GB-Virus C, TTV und andere. Ihre genaue Bedeutung als hepatopathogene Viren ist jedoch noch nicht bekannt. Neben diesen primär hepatotropen Viren gibt es noch eine große Zahl anderer Virusinfektionen, die mit einer Hepatitis einhergehen können. Bei uns spielen z. B. Epstein-Barr-, Zytomegalie-, Herpes-simplex-, Varizella-zoster-, Adeno-, Masern- und Rötelvirus eine Rolle.

45.1.1 Akute Virushepatitis

! Die akute Virushepatitis ist weltweit die häufigste Ursache von Gelbsucht und akutem Leberversagen.

Es handelt sich um eine entzündliche, vorwiegend lymphozytäre Infiltration des Lebergewebes. Die Differenzialdiagnose erfolgt durch Nachweis des Virus sowie von Antikörpern gegen das Virus im Serum.

Allgemeine Therapiemaßnahmen

Die therapeutischen Möglichkeiten bei den meisten Formen der akuten Hepatitis sind sehr begrenzt, eine kausale Behandlung wird gegenwärtig bei der akuten Hepatitis C und bei der fulminanten sowie protrahierten akuten Hepatitis B diskutiert. Die Therapiemaßnahmen sind unspezifisch und symptomatisch. Klinisch behandelt werden sollten nur Patienten mit schwererem Verlauf ihrer Erkrankung, der durch eine Funktionseinschränkung der Leber (Abnahme der Thromboplastinzeit) und Auftreten einer Enzephalopathie gekennzeichnet ist, sowie Patienten mit komplizierenden Begleiterkrankungen oder mit ungesicherter Diagnose.

Bettruhe. Umstritten ist, ob, wie strikt und wie lange Bettruhe eingehalten werden soll. Insgesamt sollte man die Verordnung von Bettruhe individuell nach dem Krankheitsverlauf gestalten und die Einschätzung der körperlichen Belastbarkeit durch den Patienten mitberücksichtigen.

Diätetische Maßnahmen. Auch in der Verordnung diätetischer Maßnahmen sollte man heute weniger schematisch verfahren. Eine sog. Leberschonkost gibt es nicht. Der Krankheitsverlauf wird durch die Diät nicht beeinflusst. Schwerer Kranke meiden in der Regel fettreiche Nahrung und bevorzugen eher kohlenhydratreiche Kost mit Kompott und Obst.

Liegt bei dem Patienten keine Enzephalopathie vor, so sind von Seiten des Arztes keine spezifischen Vorschriften angezeigt. Alkohol sollte allerdings in jedem Fall gemieden werden.

Medikamentöse Behandlung. Ebenso sollte man außerordentlich zurückhaltend mit der Verordnung von Medikamenten sein. Glucocorticoide, die in der Vergangenheit immer wieder zur Verbesserung des Wohlbefindens und zur Abkürzung eines schweren cholestatischen Verlaufes eingesetzt wurden, greifen tief in die Auseinandersetzung zwischen Virus und Immunsystem ein. Wir wissen heute, dass sie die antiviralen Abwehrmechanismen des Patienten unterdrücken. Rezidive und chronische Verläufe, wie sie nach Gabe von Glucocorticoiden beschrieben wurden, sind die Folge. Daher muss heute von einer Glucocorticoidbehandlung der akuten Virushepatitis abgeraten werden. Auch andere medikamentöse Behandlungsvorschläge haben einer kritischen Bewertung nicht standgehalten. Insbesondere haben die früher weit verbreiteten Infusionen mit Vitaminen, Fructose, Methionin etc. keinen nachweisbaren Einfluss auf die Heilung.

Neben allgemeinen Behandlungsmaßnahmen muss man heute bei einigen Formen der akuten Virushepatitis auch spezifische Therapieansätze beachten.

Behandlung spezieller Formen

Hepatitis A

Die Erkankung verläuft selbstlimitierend, sodass eine spezifische antivirale Therapie nicht empfohlen wird.

Hepatitis B

Angesichts der hohen spontanen Ausheilungsrate der typischen akuten Hepatitis B wird eine antivirale Therapie dieser Erkrankung z. B. mit Interferon nicht empfohlen. Bei der fulminant verlaufenden Form wird in jüngster Zeit die Gabe von Nukleos(t)idanaloga (Lamivudin, Adefovirdipivoxi(l) diskutiert.

Für die Behandlung einer protrahiert verlaufenden akuten Hepatitis B, die nach 3 Monaten noch eine hohe Virusreplikation zeigt (Nachweis von HbeAg, quantitative Bestimmung der Virus-DNA) gibt es keine kontrollierten Studien. Aus theoretischen Überlegungen würden wir empfehlen, eine Therapie mit α-Interferon nach dem für die chronische Hepatitis B angegebenen Behandlungsschema zu beginnen, d. h. Interferon 4,5 – 6 Mio. IU, 3-mal wöchentlich, s. c. über 4 – 6 Monate, oder Nukleos(t)idanaloga (Lamivudin, Adefovirdipivoxil) einzusetzen!

Hepatitis C

Die Aufmerksamkeit der Ärzte und die modernen diagnostischen Möglichkeiten führen zunehmend häufiger zur Erkennung einer akuten Hepatitis C (AHC). Dabei handelt es sich in der Regel um symptomatische akute Hepatitiden, bei denen die Transaminasen um mindestens das 10fache, meist sehr viel deutlicher erhöht sind, Anti-HCV-Antikörper im Serum in typischen Fällen, d. h. zu einem frühen Zeitpunkt der Infektion, noch nicht nachgewiesen werden können, dagegen die HCV-RNA im Serum positiv ist.

Frühere Studien haben gezeigt, dass die AHC in einem hohen Prozentsatz einen chronischen Verlauf nimmt.

Mehrere jüngere Studien machen deutlich, dass bei der symptomatischen Form der akuten Hepatitis C eine spontane Elimination des Virus und Ausheilung der Erkrankung bei bis zu 50% der Patienten vorkommt. Eine neue Metaanalyse der bisher vorliegenden Daten zur Behandlung der akuten Hepatitis C mit Interferon ergab, dass bei akuter Hepatitis C eine Monotherapie mit Standardinterferon, den sog. Sustained Virological Response, also die Heilung signifikant erhöht, verglichen mit Patienten, die keine Therapie erhielten (12 kontrollierte Studien). Eine Verzögerung der Therapie bis 60 Tage nach Absetzen der Symptome führte nicht zu einer Verminderung der Wirksamkeit der Behandlung. In einer jüngst veröffentlichten, allerdings nicht kontrollierten und einarmigen Studie wurden 44 Patienten mit akuter Hepatitis C zunächst 4 Wochen mit täglich 5 Mio. IU α-Interferon-2b s.c. behandelt. Danach folgten weitere 20 Wochen mit 3×5 Mio. IU α-Interferon-2b s.c. 24 Wochen nach Therapieende waren bei 97% der Patienten keine HCV RNA und Transaminasenerhöhung mehr nachweisbar, sodass von einer Ausheilung ausgegangen werden kann (SVR). Trotzdem kann man keine generelle Therapieempfehlung für eine Soforttherapie geben. Es erhebt sich vielmehr die Frage, ob man bei Patienten mit symptomatischer akuter Hepatitis C, die eine hohe Spontanausheilungsrate aufweisen, nicht eine zuwartende Haltung einnimmt. Nach unserer Erfahrung klärt die Mehrzahl der Patienten mit symptomatischer AHC und selbstlimitiertem Verlauf der Erkrankung das Virus innerhalb der ersten 12 Wochen, eine nach 12 Wochen einsetzende Behandlung mit Interferon-Monotherapie oder Kombination von Interferon und Ribavirin führt zu nicht signifikant unterschiedlichen Behandlungsergebnissen verglichen mit der Soforttherapie. Insgesamt wird eine kontrollierte randomisierte prospektive Studie zur Behandlung der symptomatischen AHC, in der ein Sofortbehandlungsarm mit einem verzögerten Behandlungsarm verglichen wird, diese noch offene Therapiefrage klären.

> **Praxistipp**
> Angesichts der gegenwärtigen Datenlage empfehlen wir, sich bei Verdacht auf eine akute Hepatitis C mit einem hepatologischen Zentrum bzw. mit dem deutschen HEPNET (Hepatitisnetzwerk) in Verbindung zu setzen.

Deltahepatitis

Zur Behandlung der akuten Hepatitis D kann keine spezifische Therapie empfohlen werden.

Hepatitis E

Die Erkankung verläuft wie die Hepatitis A selbstlimitierend, sodass eine spezifische antivirale Therapie nicht empfohlen wird.

Weitere Hepatitisviren

1995 wurden das **Hepatitis-G-Virus** (HGV) und **Hepatitis-GB-Virus-C** (HGBV-C) beschrieben, die in ihrem Genom hochgradig übereinstimmen. HGV kommt häufig als Koinfektion mit dem Hepatitis-C- und dem Hepatitis-B-Virus vor, verschlechtert aber den Verlauf der Hepatitiden nicht und verursacht per se wahrscheinlich keine Leberschädigung. HGV ist sensibel gegenüber α-Interferon. Eine Behandlung wird wegen der Harmlosigkeit des Virus nicht empfohlen. Insgesamt lässt sich noch nicht mit Sicherheit sagen, ob das HGV grundsätzlich ein harmloses oder weniger harmloses Virus darstellt.

Die Bedeutung von TT-Virus (TTV) als leberpathogenes Virus wird derzeit untersucht. Eine antivirale Therapie ist nicht bekannt und nach derzeitiger Kenntnis nicht erforderlich.

Allgemeine prophylaktische Maßnahmen

Neben einer spezifischen Immunprophylaxe, die bisher nur für einige Hepatitiden möglich ist, haben sich zahlreiche allgemeine prophylaktische Maßnahmen zu Hygiene und Desinfektion als wirksam erwiesen.

> **Praxistipp**
> Die Einhaltung strenger hygienischer Maßnahmen ist bei der Prophylaxe von Hepatitiden von großer Bedeutung.

Hepatitis A. Für den Patienten mit Hepatitis A bedeutet das eine sog. **enterische Isolation** (der Stuhl ist etwa 3 Wochen vor Ausbruch der Erkrankung bis etwa 2–3 Wochen danach infektiös (allerdings ist auch ein monatelanger Virusnachweis beschrieben). Benutzung einer separaten Toilette, Entsorgung von Bett- und Leibwäsche als infektiöse Wäsche, Desinfektion von Thermometern, endoskopischen Geräten u. a. mit Verfahren, die gegen HAV als wirksam angesehen werden, ist unbedingt notwendig Bei Reisen in Endemiegebiete sollte eine entsprechende **Nahrungsmittelhygiene** durchgeführt werden, d. h. Abkochen von Trinkwasser, Verzicht auf rohe Salate, rohes Obst, rohe Fische bzw. Muscheltiere.

Hepatitis B und C. Bei der Hepatitis B und C ist prinzipiell v. a. auf eine **sorgfältige Behandlung von Blut bzw. anderen Körperflüssigkeiten** der infizierten Personen zu achten. Weitere Isolationsmaßnahmen für die Patienten sind nicht notwendig. Selbstverständlich sollte auf die Verwendung von Einmalbestecken, Einmalspritzen und -kanülen geachtet werden. Das medizinische Personal sollte mit Einmalhandschuhen arbeiten. Blut und Abfall sollten als infektiös gekennzeichnet werden. Endoskopische Geräte sollten desinfiziert werden. Dafür stehen eine Reihe von Desinfektionslösungen zur Verfügung, die bei den einzelnen Geräteherstellern nachgesehen werden können. Eine Übertragung des Virus beim Geschlechtsverkehr kann man durch Kondome verhindern.

Spezifische Immunprophylaxe

Immunprophylaxe der Hepatitis A

Zur Prophylaxe der Hepatitis-A-Virus-Infektion besteht die Möglichkeit einer passiven und aktiven Immunisierung. Die passive Immunisierung ist als **Präexpositionsprophylaxe** heute nur noch bei Individuen indiziert, die sofort einen Schutz gegen das Hepatitis-A-Virus benötigen, und wird dann kombiniert mit der aktiven Impfung gegeben. Andernfalls wird ausschließlich die aktive Impfung empfohlen.

Eine Indikation für die **Postexpositionsprophylaxe** besteht bei allen Personen, die engen Kontakt mit Erkrankten hatten (z. B. gleiche Wohngemeinschaft). Nicht notwendig ist die Immunisierung ganzer Schulklassen oder Belegschaften beim Auftreten eines Hepatitis-A-Falles. Hier ist es allgemein ausreichend, sich auf diejenigen Personen zu beschränken, die in unmittelbarem Kontakt mit dem Erkrankten standen.

Passive Immunisierung

Vor einer Immunglobulingabe sollte, wenn möglich, die Immunitätslage durch eine Untersuchung auf Anti-HAV-Antikörper bestimmt werden.

Verfügbarer Impfstoff und Impfmodus. Die passive Immunisierung erfolgt mit **Immunglobulin** i.m. (Beriglobin 0,02–0,06 ml/kgKG; praktisch bewährt hat sich bei Personen <20 kgKG die Gabe von 2 ml; bei Personen >20 kgKG 5 ml, weiter Details ▶ Hinweise des Herstellers). Für die **Postexpositionsprophylaxe**, die noch bis zu 10 Tage nach Viruskontakt sinnvoll ist, sind 0,02 ml/kgKG ausreichend (Kinder <22 kgKG 0,5 ml, zwischen 20 und 45 kgKG 1 ml und Personen >50 kgKG 2 ml). Die Schutzrate beträgt bei Gabe innerhalb der ersten Tage 80–90 %.

Schutzdauer. Sie beträgt dosisabhängig zwischen 2 und 3 Monaten mit einer Erfolgsrate von 90–95 %. Für eine Dauerprophylaxe bei nichtimmunen Personen, die sich längerfristig in Endemiegebieten aufhalten, empfiehlt sich die aktive Impfung.

Nebenwirkungen einer Immunglobulingabe. Sie sind selten (unter 1 %) und können in Form allergisch-hyperergischer Erscheinungen (Fieber, Exanthem, Urtikaria, Arthralgien) bis hin zum anaphylaktischen Schock auftreten, meist allerdings bei Menschen mit humoralen Immundefekten (etwa bei selektivem IgA-Mangel) und nach wiederholten Immunglobulininjektionen oder Blut- bzw. Plasmaübertragungen.

Aktive Immunisierung

Verfügbarer Impfstoff. Zur aktiven Impfung stehen **Totimpfstoffe** aus inaktiviertem Hepatitis-A-Virus zur Verfügung (z. B. Havrix, Havrix Kinder, Vaqta, Vaqta K), die hoch immunogen sind.

Impfmodus. Die **Grundimmunisierung** erfolgt in 2 Impfungen à 1 ml im Abstand von 6–12 Monaten i.m. (M. deltoideus, bei Säuglingen und Kleinkindern <18 Monaten M. vastus lateralis).

Schutzdauer. Bei über 95% der geimpften ist ein Schutz nach 8–10 Tagen zu erwarten. Die Schutzdauer der Grundimmunisierung wird mit über 20 Jahren angenommen.

Nebenwirkungen. Die Verträglichkeit des Impfstoffs war durchweg sehr gut. Ernsthafte Nebenwirkungen wurden niemals beobachtet, insbesondere auch keinerlei Hinweise auf eine impfstoffinduzierte Leberschädigung (Erhöhung der Transaminasen).

Indikationen und Kontraindikationen. Ein akuter fieberhafter Infekt sowie Überempfindlichkeiten gegen die in der Vakzine enthaltenen Begleitstoffe (Polysorbat, 2-Phenoxyethanol) sind **Kontraindikationen**. Während einer Schwangerschaft sollte wegen mangelnder Erfahrung die Indikation strenger gestellt werden. Über eine **Kombination** der Hepatitis-A-Impfung mit anderen Tot- oder Lebendimpfstoffen liegen keine Erfahrungen vor, lediglich die Kombination Hepatitis-A- mit der Hepatitis-B-Impfung wurde durchgeführt und ist problemlos.

Eine **Indikation** zur Impfung stellt sich bei allen Personen mit erhöhtem Hepatitis-A-Risiko. Dazu gehören v. a. die in Übersicht 45-1 aufgeführten Personen (Impfempfehlungen der ständigen Impfkommission am Robert Koch Institut 2001).

Vor Durchführung der Impfung ist bei Personen über 40 Jahren in Deutschland die Bestimmung spezifischer Antikörper (Anti-HAV) aus finanziellen Gründen sinnvoll, da die Hepatitis-A-Durchseuchung in dieser Altersgruppe 60–80% beträgt. Auf eine Erfolgskontrolle nach Impfung kann man aufgrund der ausgezeichneten Immunogenität des Impfstoffs in der Regel verzichten.

Immunprophylaxe der Hepatitis B

Eine Immunprophylaxe der Hepatitis-B-Virus-Infektion erfolgt durch:
- **passive Immunisierung** mit Hepatitis-B-Immunglobulin (HBIG), das hochtitrig Antikörper gegen HBs (Anti-HBs) enthält,
- **aktive Immunisierung** mit Hepatitis-B-Impfstoff
- **passiv-aktive Immunisierung,** d.h. gleichzeitige Verabreichung von Hepatitis-B-Impfstoff und HBIG

Übersicht 45-1
Indikation zur Hepatitis-A-Impfung

- homosexuell aktive Männer
- Personen mit substitutionspflichtiger Hämophilie
- Personen in psychiatrischen Einrichtungen oder vergleichbaren Fürsorgeeinrichtungen für Zerebralgeschädigte oder Verhaltensgestörte
- Personen, die an einer chronischen Lebererkrankung leiden und keine HAV-Antikörper besitzen.
- HA-gefährdetes Personal im Gesundheitsdienst, z. B. Pädiatrie und Infektionsmedizin
- HA-gefährdetes Personal in Laboratorien (z. B. Stuhluntersuchungen)
- Personal in Kindertagesstätten, Kinderheimen usw.
- Kanalisations- und Klärwerksarbeiter mit direktem Kontakt zu Abwasser
- Kontaktpersonen zu Hepatitis-A-Erkrankten
- Reisende in Regionen mit hoher Hepatitis-A-Prävalenz

Passive Immunisierung

Die passive Immunisierung wird heute im Wesentlichen nur noch im Rahmen einer passiv-aktiven Immunprophylaxe durchgeführt.

HBIG kann sowohl i. v. (Hepatect 0,12–0,20 ml/kgKG) als auch i. m. (Hepatitis-B-Immunglobulin-S Behring, mindestens 0,06 ml/kgKG, Details ▸ Hinweise des Herstellers) gegeben werden. Auf diese Weise hat man entweder sofort oder nach wenigen Stunden hochtitrig Anti-HBs-Antikörper im Blut. Der Impfschutz hält etwa 2–3 Monate an. In Verträglichkeit und Nebenwirkungen unterscheiden sich HBIG-Präparate nicht von normalem Immunglobulin.

Aktive Immunisierung

Die aktive Impfung gegen Hepatitis B ist die wichtigste Maßnahme zur Bekämpfung der Erkrankung. Die Impfung ist für alle Personen mit erhöhtem Hepatitis-B-Risiko indiziert, zu diesen zählt der Personenkreis, der in Übersicht 45-2 aufgeführt ist (Impfempfehlungen der ständigen Impfkommission am Robert-Koch-Institut 2003).

Übersicht 45-2
Personen mit erhöhtem Hepatitis-B-Risiko

- HB-gefährdetes Personal im Gesundheitsdienst einschließlich Auszubildender bzw. Studenten sowie Reinigungspersonal; Personal in psychiatrischen Einrichtungen oder vergleichbaren Fürsorgeeinrichtungen für Zerebralgeschädigte oder

- Verhaltensgestörte; andere Personen, die durch Blutkontakt mit möglicherweise infizierten Patienten gefährdet sind in Abhängigkeit von der Gefährdungsbeurteilung, z.B. betriebliche bzw. ehrenamtliche Ersthelfer, Mitarbeiter von Rettungsdiensten, Polizisten, Sozialarbeiter und Gefängnispersonal mit Kontakt zu Drogenabhängigen
- Dialysepatienten, Patienten mit häufiger Übertragung von Blut oder Blutbestandteilen (z.B. Hämophile), Patienten vor ausgedehnten chirurgischen Eingriffen (z.B. vor Operationen unter Verwendung der Herz-Lungen-Maschine)
- Personen mit chronischen Lebererkrankungen sowie HIV-Positive ohne HBV-Marker
- durch Kontakt mit HBs-Ag-Träger in der Familie oder Wohngemeinschaft gefährdete Personen, Sexualpartner von HBs-Ag-Trägern
- Patienten in psychiatrischen Einrichtungen oder Bewohner vergleichbarer Fürsorgeeinrichtung für Zerebralgeschädigte oder Verhaltensgestörte
- besondere Risikogruppen, wie z.B. homosexuell aktive Männer, Drogenabhängige, Prostituierte, länger einsitzende Strafgefangene
- durch Kontakt mit HBs-Ag-Trägern in einer Gemeinschaft (Kindergärten, Kinderheime, Pflegestätten, Schulklassen, Spielgemeinschaften) gefährdete Personen
- Reisende in Regionen mit hoher Hepatitis-B-Prävalenz bei längerem Aufenthalt oder bei zu erwartenden engen Kontakten zur einheimischen Bevölkerung
- Personen bei Verletzungen mit möglicherweise erregerhaltigen Gegenständen, z.B. Nadelstichexposition
- Neugeborene HBs-Ag-positiver Mütter oder von Müttern mit unbekanntem HBs-Ag-Status (unabhängig vom Geburtsgewicht)

Verfügbarer Impfstoff. Die gegenwärtig verwendeten Impfstoffe bestehen entweder aus HBsAg, das aus dem Plasma chronischer HBV-Träger isoliert wurde (Plasmavakzine der 1. Generation) oder gentechnologisch aus Hefezellen gewonnen wird (Engerix-B, Gen-H-B-Vax). Heute werden v.a. die **rekombinanten Impfstoffe** eingesetzt.

Impfmodus. Die Grundimmunisierung besteht aus 2 Impfungen im Abstand von 4 Wochen und 1 Boosterinjektion nach 6–12 Monaten. Die Impfung erfolgt i.m. in den Oberarm (M. deltoideus, bei Säuglingen und Kleinkindern unter 18 Monaten in den M. vastus lateralis). Die intragluteale Verabreichung hat eine geringere Wirkung. Eine subkutane Verabreichung, etwa bei Antikoagulanzientherapie oder bei Hämophilen, ist möglich. Neugeborene und Kinder erhalten eine modifizierte Impfung (▶ Hinweise der Hersteller). Neuerdings steht auch ein Impfstoff gegen Hepatitis A und B (Twinrix) zur Verfügung. Die Grundimmunisierung besteht aus 3 Impfungen im Abstand 0l, 1 und 6 Monate, die Applikation entspricht der oben beschriebenen.

Impfschutz. Ein protektiver Impfschutz für alle Impfungen besteht bei 90 % aller gesunden Impflinge. Als untere Schutzgrenze gilt ein Antikörperspiegel im Sinne (anti-HBs) von über 10 IU/l. Untersuchungen der letzten Jahre haben aber gezeigt, dass der Impfling über ein effizientes immunologisches Gedächtnis verfügt, das auch bei niedrigem Antikörperspiegel rasch eine Immunantwort induziert und Schutz vor einer Erkrankung gewährleistet, auch über das Vorhandensein messbarer Antkörper hinaus. Unter Einbeziehung dieser Erkenntnisse wurden vereinfachte Empfehlungen zur **Wiederimpfung** erarbeitet, die bei Anti-HBs-Konzentrationen von 100 IU/l oder darüber eine Wiederimpfung erst nach 10 Jahren vorsehen. Die derzeitigen Impfstoffe schützen gegen alle Subtypen des HBV. Dass sog. **„Escape"-Mutanten** des Virus, die theoretisch den Impfschutz unterlaufen können, tatsächlich eine Gefahr darstellen, ist nach dem gegenwärtigen Wissensstand nicht zu erwarten (▫ Übersicht 45-3).

Übersicht 45-3
Empfehlungen zur Erfolgskontrolle und Wiederimpfung nach Grundimmunisierung gegen Hepatitis B

- Quantitative Bestimmung des Anti-HBs 1–2 Monate nach 3. Impfung:
  - wenn Anti-HBs < 100 IU/l: Wiederimpfung (1 Dosis) umgehend
  - wenn Anti-HBs ≥ 100 IU/l: Wiederimpfung (1 Dosis) nach 10 Jahren

---

Nonresponder. Individuen, die initial nicht auf eine Impfung ansprechen, sog. Nonresponder (5–10 % der Gesunden sowie Patienten mit Immundefekten, z.B. unter Medikation mit Zytostatika und Immunsuppressiva, Dialysepatienten, HIV-Infizierte) können durch weitere Impfungen in bis zu der Hälfte der Fälle doch noch zur Serokonversion gebracht werden. Neuere Impfstoffe für Nonresponder sind in der Erprobung.

Nebenwirkungen. Die Hepatitis-B-Impfung ist sehr gut verträglich. Überempfindlichkeitsreaktionen können bei Allergie gegen Thiomersal, andere organische Quecksilberverbindungen oder Formalin auftreten. Beide Stoffe sind in Spuren in den meisten HBV-Impfstoffen enthalten. Abgesehen von diesen Allergien gibt es keine Kontraindikationen.

Die Hepatitis-B-Impfung sollte nicht während akuter Infekte durchgeführt werden. Ein zeitlicher Abstand zu anderen Impfungen braucht nicht eingehalten zu werden.

> **Praxistipp**
> Auch Schwangere können ohne Gefahr für das Kind gegen Hepatitis B geimpft werden, da es sich um einen Totimpfstoff handelt.

Passiv-aktive Immunisierung

Eine passiv-aktive Immunisierung ist bei Neugeborenen HBV-infizierter Mütter, Sexualpartnern von Hepatitis-B-Erkrankten, Nichtimmunen nach Verletzungen mit HBV-kontaminierten Gegenständen oder Schleimhautkontakt mit infektiösem Material indiziert. Bei beruflichen Risikogruppen sollte ein D-Arzt-Verfahren eingeleitet werden.

Impfmodus. Dabei wird gleichzeitig mit der Verabreichung des Impfstoffes in den M. deltoideus Hepatitis-B-Immunoglobulin intragluteal gegeben. Für die Postexpositionsprophylaxe sind auch i. v. zu verabreichende Präparate vorhanden, mit denen schneller höhere Anti-HBs-Konzentrationen erreicht werden (▶ oben).

Immunprophylaxe der Hepatitis C, D und E

Hepatitis C. Die Möglichkeit einer passiven Immunisierung gegen das Hepatitis-C-Virus existiert nicht. An einer aktiven Impfung wird experimentell intensiv gearbeitet. Die Aussichten auf eine wirksame Vakzine wurden nicht allzu optimistisch beurteilt. Gründe hierfür sind die nachgewiesene nur vorübergehende Wirksamkeit von neutralisierenden Antikörpern gegen das HCV, die Quasispezies-Natur des Virus, seine hohe Mutationsrate in wichtigen Abschnitten des Hüllproteins, seine Fähigkeit zur Bildung von „Escape"-Mutanten, seine Neigung zur Persistenz im Organismus und die Tatsache, dass sowohl beim Menschen als auch beim Versuchstier Schimpanse Reinfektionen sowohl mit einem heterologen als auch mit dem homologen Virusstamm vorkommen. Allerdings konnte unter genau definierten Bedingungen beim Schimpansen mit einer Vakzine aus der Hüllregion des HCV (E1 und E2) eine Infektion verhindert werden. Darüber hinaus hat man jetzt erkannt, dass ein Impfschutz – nicht im Sinne einer sterilisierenden Immunität, sondern im Sinne der Verhinderung einer chronischen Erkrankung – wahrscheinlich nicht durch Antikörper hergestellt werden kann, sondern durch die Induktion einer zellulären Reaktion gegen das Virus. Diese Erkenntnis erlaubt erstmalig größeren Optimismus für die Entwicklung einer erfolgreichen aktiven Impfung in den nächsten Jahren.

Hepatitis D. Aus der Abhängigkeit des δ-Virus vom Hepatitis-B-Virus ergibt sich, dass ein Impfschutz gegen das Hepatitis-B-Virus auch eine Infektion mit dem Hepatitis-δ-Virus verhindert. Für chronische HBsAg-Träger, die besonders empfänglich für eine Superinfektion durch das δ-Virus sind, besteht allerdings keine Möglichkeit einer Immunprophylaxe.

Hepatitis E. Eine gezielte Immunprophylaxe gegen das Hepatitisvirus E ist noch nicht verfügbar. Derzeit werden klinische Studien durchgeführt mit einer experimentellen Vakzine, die aus rekombinantem Hüllprotein des HEV besteht.

45.1.2 Chronische Virushepatitis

Unter einer chronischen Hepatitis (CH) verstehen wir eine charakteristische Entzündungsreaktion im Lebergewebe von mindestens 6 Monaten Dauer. Das morphologische Kennzeichen der chronischen Hepatitis sind periportale und periseptale sog. Mottenfraß-(„Piecemeal"-)Nekrosen, die sich aus einem chronisch-entzündlichen Zellinfiltrat zusammensetzen, insbesondere aus Lymphozyten, Plasmazellen und Makrophagen. Die alte Klassifikation in chronisch persistierende und chronisch aktive Hepatitis ist verlassen worden. International werden chronische Hepatitiden heute nach ihrer Ätiologie eingeteilt, z.B. chronische Hepatitis B, chronische Hepatitis C, autoimmune chronische Hepatitis, sowie nach dem Grad der Entzündungsreaktion (Grading) und dem Stadium der Fibrose (Staging).

Unter den virusinduzierten Formen der chronischen Hepatitiden können heute die B-Virus-, Deltavirus-Virus- und C-Virus-Infektion diagnostiziert werden.

Chronische Hepatitis B

Zur Diagnose einer chronischen Hepatitis B gehören der Nachweis einer Viruspersistenz über einen Zeitraum von mindestens 6 Monaten, wie oben besprochen das histologische Bild einer chronischen Hepatitis sowie in der Regel erhöhte Transaminasen. Serologisch wird eine B-Virus-Infektion mithilfe der Virusantigene HBsAg und HBeAg, mit den Antikörpern Anti-HBc, Anti-HBe und auch Anti-HBs sowie molekular mit der Bestimmung der HBV-DNA nachgewiesen.

Alle aufgeführten Marker haben für das klinische Management der chronischen Hepatitis B Bedeutung: HBsAg ist in der Regel bei jeder Hepatitis B nachweisbar, es sei denn, das Virus ist gerade eliminiert worden, z.B. bei fulminanter Hepatitis B. Der Nachweis von HbeAg ist meist ein Zeichen für eine hochreplikative HBV-Infektion. Die Serokonversion (spontan oder therapeutisch induziert) von HBeAg zu Anti-Hbe zeigt beim Wildtyp des Virus den Übergang von der hochreplikativen in die niedrigreplikative Form an. Neben dem sog. Wildtyp des Virus gibt es die Infektionen mit der HBeAg-Minusmutante des Virus, das kein HbeAg produziert. Bei dieser Infektionsform kann die Replikationsintensität des Virus nur mithilfe der HBV-DNA (▶ unten) bestimmt werden. Anti-HBc persitiert meist lebenslang, nur bei immunsupprimierten Patienten kann eine Anti-HBc-Bildung fehlen. Der alleinige Nachweis von Anti-HBc zeigt eine durchgemachte HBV-Infektion an. Der empfindlichste Nachweistest des HBV wird heute mit der Bestimmung der HBV-DNA mithilfe der Polymerase-Kettenreaktion (PCR) und zwar sowohl qualitativ als auch quantitativ geführt.

Therapie

Zur Therapie der chronischen Hepatitis B sind derzeit in Deutschland α-Interferon sowie die Nukleos(t)idanaloga Lamivudin und Adefovirdipivoxil zugelassen.

Therapieziele

- Kontrolle über das (nicht Elimination des) HBV, d.h. Überführen der hochreplikativen in die niedrig replikative Form. Indikator ist bei der Infektion mit dem Wildtypvirus die Serokonversion von positivem HbeAg zu Anti-HBe, bei der Infektion mit der HBeAg-Minusmutante die signifikante Verminderung bzw. nicht mehr nachweisbare HBV-DNA im Serum (Jüngere Arbeiten haben gezeigt, dass eine vollständige Elimination des HBV bei der Mehrzahl wenn nicht bei allen einmal infizierten Individuen nicht möglich ist.)
- Normalisierung der Transaminasen als Ausdruck der Verminderung bzw. Beseitigung der entzündlichen Aktivität im Lebergewebe
- Verhinderung der Komplikationen und Spätfolgen, insbesondere einer Leberzirrhose und eines hepatozellulären Karzinoms

Indikation. Die Indikation zur Therapie besteht bei Nachweis einer chronischen Hepatitis mit (sog. hoher) Virusreplikation: Bester Hinweis für eine HBV-Replikation ist der Nachweis von HBV-DNA im Serum (in der Regel über 100.000 Virusäquivalente/ml). Dabei kann der Patient – abhängig von seiner Infektion mit dem Wildtyp oder mit der sog. Precore-Mutante (= HBeAg-Minusmutante des Virus (▶ oben) – HBe-Antigen-positiv oder -negativ sein. Es soll darauf hingewiesen werden, dass bei Vorliegen von niedrigeren HBV-DNA-Konzentrationen eine Grauzone in der Indikationsstellung zur antiviralen Therapie besteht, da die empfindlichen quantitativen Bestimmungsverfahren für HBV-DNA erst in jüngerer Zeit zu Verfügung stehen und daher entsprechende Studie nicht vorliegen.

Abklärung vor Therapie. Zur Diagnostik vor einer Interferontherapie sollte man neben den üblichen Leberparametern auch die Blutgerinnung, das Blutbild, die gesamte Hepatitisvirusserologie (d.h. HBs-Antigen, HBe-Antigen, quantitative HBV-DNA, bei HBeAg-Negativität auch Anti-HBe, Anti-Delta, Anti-HCV, HCV-RNA), Anti-HIV, AFP sowie TSH, Thyreoglobulin-Antikörper (TAK), mikrosomale Antikörper (MAK) und die Antikörper für autoimmune Lebererkrankungen (ANA, ASMA, LKM, SLA, AMA) bestimmen.

> **Praxistipp**
> Die Bestimmung der Schilddrüsenantikörper wird empfohlen, weil man bei Vorliegen dieser Antikörper unter Interferontherapie eher mit der klinischen Manifestation einer Hashimoto-Thyreoiditis mit Hypothyreose oder mit einer Basedow-Hyperthyreose rechnen muss.

Allerdings ist der Nachweis von TAK und MAK vor der Therapie keine Kontraindikation für die Interferongabe, wenn keine Beschwerden bestehen und TSH und Schilddrüsensonographie normal sind.

Eine autoimmune Lebererkrankung muss vor der Interferonbehandlung ausgeschlossen werden. Ferner sollte eine Sonographie des Abdomens durchgeführt werden. Die Indikation zur Leberbiopsie vor einer antiviralen Therapie wird unter Hepatologen kontrovers diskutiert. Einerseits kann die Leberbiopsie bei unklarer Diagnose Informationsgewinn liefern und ein genaueres histologisches Bild der Erkrankung liefern, andererseits hat sie bei nachgewiesener Hepatitis B keine Relevanz für die Therapieentscheidung. Der kleinste gemeinsame Nenner der widersprüchlichen Ansichten besteht darin, dass eine Leberbiopsie vor Therapie nicht obligat ist. Verschiedene günstige und ungünstige prognostische Faktoren bestimmen die Erfolgsaussichten einer IFN-Therapie bei chronischer Hepatitis B. Diese sind in der ◘ Übersicht 45-4 aufgeführt.

> **Übersicht 45-4**
> **Prädikative Parameter für die Erfolgsaussichten einer Interferontherapie der chronischen Hepatitis B**
>
> - Günstige Voraussetzungen
>   - Transaminasen > 200 IU/l
>   - hohe entzündliche Aktivität in der Histologie
>   - HBV-DNA-Konzentration im Serum niedrig
>   - Infektionsdauer < 5 Jahre
> - Ungünstige Voraussetzungen
>   - Transaminasen < 100 IU/l
>   - geringe entzündliche Aktivität in der Histologie
>   - HBV-DNA-Konzentration im Serum hoch
>   - Infektionsdauer > 5 Jahre
>   - perinatale Infektion
>   - HIV-Infektion mit Immundefizienz (CD4 erniedrigt)
>   - δ-Virus-Superinfektion
>   - Dauerdialyse

Therapie mit α-Interferon

In der Behandlung wird heute v. a. **rekombinantes α-Interferon** (IFN-α) (Intron A, Roferon) eingesetzt.

Die empfohlene Dosis ist 4,5–6 Mio. IE 3×wöchentlich subkutan für 6 Monate, alternativ 3×9–10 Mio. IE/Woche für 4 Monate.

Durch die IFN-Therapie wird häufig, im Mittel nach 6–10 Wochen ein **„Flare up"** induziert. Darunter versteht man einen Entzündungsschub mit Erhöhung der Transaminasen, der ein günstiges Signal bezüglich einer Ausheilung darstellt, da er von einer Serokonversion von HbeAg zu Anti-HBe gefolgt ist.

Ein **partielles Ansprechen**, d.h. Serokonversion von Hbe-Antigen zu Anti-Hbe bei Infektion mit dem Wildtyp – bzw. Suppression der HBV-DNA unter die Nachweisgrenze quantitativer Tests bei der Infektion mit der HBeAg-Minusmutante –, erfolgt bei 30–40 % der Patienten (spontane Serokonversion bei ca. 10 %). Ein **komplettes Therapieansprechen**, d. h. Verlust des HbsAg ist bei ca. 8 % der HBeAg serokonvertierten Patienten pro Jahr zu erwarten.

Nebenwirkungen und Kontraindikationen. Die Interferontherapie ist in der Regel eine eingreifende, nebenwirkungsreiche Behandlung, die eine ständige und aufmerksame Führung des Patienten erfordert. Neben den hier aufgeführten gibt es prinzipiell noch eine Reihe weiterer Nebenwirkungen, die den Informationen des Herstellers zu entnehmen sind.
- grippeähnliche Symptome wie erhöhte Temperatur, Myalgien, Arthralgien;
- gastrointestinale Symptome (Übelkeit, Appetitlosigkeit)
- Blutbildveränderungen (Verminderung der Thrombozyten, Leukozyten)
- psychische Nebenwirkungen (Konzentrationsstörungen, Reizbarkeit, Depression)
- Haarausfall
- kardiovaskuläre Störungen
- Gewichtsverlust
- Störungen der Schilddrüsenfunktion
- Hörverlust, Tinnitus
- Sehverlust, Retinopathien

Unter der oben vorgeschlagenen Therapie hat sich gezeigt, dass insbesondere die **grippeähnlichen Nebenwirkungen** v. a. zu Therapiebeginn auftreten und unter fortgesetzter Therapie nachlassen oder sogar völlig verschwinden. Die Erscheinungen können mit **Paracetamol** (z. B. 0,5–1,0 g p o. oder als Suppositorien etwa 1 h vor Injektion) abgeschwächt werden. Nur selten zwingen diese Nebenwirkungen zu einem Abbruch der Behandlung, sie sind in der Regel reversibel. **Neurologische Störungen** wie eine Polyneuropathie sind selten, dennoch sollte man auf Frühzeichen achten, da diese selten reversibel ist. Kontraindikationen sind in der ◘ Übersicht 45-5 dargestellt.

Übersicht 45-5
Kontraindikationen der Therapie mit α-Inferon

- **Absolute Kontraindikationen**
  - dekompensierte Leberzirrhose
  - Autoimmunerkrankungen (insbesondere autoimmune Hepatitis und Thyreoiditis)
  - aktuelle Psychosen/Depressionen
  - Thrombopenie < 50.000/µl
  - Leukopenie < 1500/µl
  - Schwangerschaft
  - Leberzellkarzinom
  - funktionierendes Nierentransplantat

- **Relative Kontraindikationen**
  - Vorliegen von Schilddrüsenantikörpern
  - Epilepsie in der Vorgeschichte
  - Thrombopenie < 100.000/µl
  - Leukopenie < 3000/µl
  - Psychose/Depression in der Anamnese
  - zerebrale Anfallsleiden
  - koronare Herzerkrankung
  - chronische Dialysepatienten

Interferonbehandlung von Problempatienten

Patienten mit HBeAg-Minusmutanten. Interferon-α wird heute bei dieser Patientengruppe wegen der schlechten langfristigen Ansprechrate nicht mehr empfohlen. Bei den hochreplikativen HBeAg-negativen Patienten sollte vielmehr ein Nukleos(t)idanalogon eingesetzt werden (▶ dort).

Patienten mit Leberzirrhose. Patienten mit fortgeschrittener Leberzirrhose Stadium **Child C** sollten nicht mit Interferon behandelt werden, da es in diesen Fällen nicht nur zu einer ausgeprägteren Thrombo- und Leukozytopenie, sondern in einem hohen Prozentsatz zur Verschlechterung der Leberfunktion und schweren bakteriellen Infektionen kommt. Bei **Child-A-Patienten** kann man eine α-Interferon-Therapie in der Regel durchführen. Mit einem partiellen Therapieansprechen würde man das Fortschreiten der Erkrankung aufhalten. Bei Patienten mit Leberzirrhose Stadium **Child B** und **C** wird heute der Einsatz von Nukleos(t)idanaloga als primäre Therapie empfohlen. Dies gilt auch für Patienten mit Leberzirrhose, die für eine Lebertransplantation vorbereitet werden.

Patienten mit einer HIV-Koinfektion. Bei Patienten mit HIV-Infektion ohne klinisch erkennbare Immundefizienz (z. B. normale $CD4^+$-T-Zell-Zahl) und guter Prognose kann eine IFN-α-Behandlung wie für immunkompetente Patienten mit chronischer Hepatitis B empfohlen werden. Diese Therapie muss man nicht in Erwägung ziehen, wenn die HIV-Patienten mit dem Nukleosidanalogon Lamivudin behandelt werden. Unter **Lamivudin** (bei HIV Patienten in der Regel 2-mal 150 mg pro Tag p.o.) liegen die Ansprechraten nach 1-jähriger Therapie der Koinfizierten bei denen der HIV-Negativen mit chronischer Hepatitis B (Supression der HBV-Replikation, fehlender Nachweis der HBV-DNA im Serum mittels quantitativer Methoden bei bis zu 90 %, Serokonversion von HBeAg zu Anti-Hbe bei 10–30 %).

Therapie mit pegyliertem Interferon.
In neuen kontrollierten Studien wurde sowohl die Wirksamkeit einer Monotherapie mit pegyliertem Interferon-α als auch die Kombination von PEG-Interferon und Lamivudin im Vergleich zu einer Lamivudin-Monotherapie geprüft. Dabei zeigte sich, dass eine PEG-Interferon-Monotherapie sowie eine PEG-Interferon/Lamivudin-Kombinationtherapie höhere Ansprechraten (HBV-DNA unter der Nachweisgrenze in 43/44 % versus 29 %) hat. Die zusätzliche Gabe von Lamivudin bringt keinen Vorteil. Die PEG-Interferontherapie ist für die Hepatitis B noch nicht zugelassen und sollte zur Zeit nur in Studien eingesetzt werden.

Therapie mit Nukleos(t)idanaloga Lamivudin und Adefovirdipivoxil

Nukleos(t)idanaloga stellen einen neuen Ansatz in der Therapie der chronischen Hepatitis B dar. In Deutschland sind derzeit Lamivudin (Zeffix) und Adefovirdipivoxil (Hepsera) zugelassen. Bei der Replikation des Hepatitis-B-Virus werden diese Substanzen als falscher Baustein in das Virusgenom eingebaut und führen zum Kettenabbruch der reversen Transkriptase. Ein großer Vorteil der Nukleos(t)idanaloga ist ihre sehr gute Verträglichkeit: Nebenwirkungen sind nicht häufiger als unter Placebo. Beschrieben sind selten auftretende klinisch asymptomatische Erhöhungen von Amylase, Lipase und CK bei Lamivudin, bei Hepasera kann es zu einem Anstieg der Kreatininwerte im Serum kommen (0,4 % der Patienten nach 96 Behandlungswochen).

Eine **Indikation** für die Behandlung mit Nukleos(t)idanaloga ergibt sich bei folgenden Patientengruppen:
- Primärbehandlung der HBeAg-positiven und HBeAg-negativen chronischen Hepatitis
- Therapieversagern auf α-Interferon
- asiatische Hepatitis-B-Virus-Träger, die in der Regel nicht auf eine Interferontherapie ansprechen
- Patienten mit Leberzirrhose, bei denen eine Interferontherapie nicht indiziert ist (▶ oben)
- Patienten mit Infektion durch die HbeAg-Minusvariante
- Patienten mit Hepatitis-B-Virus-Infektion vor und nach Lebertransplantation
- bei Ausbildung von lamivudinresistenten Virusmutanten Einsatz von Adefovirdipivoxil

> **Praxistipp**
> Lamivudin wird in einer Dosierung von 100 mg, Adefovir in einer Dosierung von 10 mg täglich p.o. gegeben.

Lamivudin. Die Effektivität und Sicherheit einer Lamivudintherapie ist belegt. Die Serokonversionsrate von HBeAg zu Anti-HBe liegt bei ca. 15 % pro Jahr. Wie bei Interferon-α-Therapie sprechen Patienten mit erhöhten Transaminasen und niedriger HBV-DNA am besten auf die Behandlung an. Die entzündliche Aktivität im Lebergewebe wird verringert und die Fibroseentwicklung verlangsamt bzw. gestoppt. Teilweise kann ein höheres Fibrosestadium sogar zurückgeführt werden (eine mögliche Reversibilität früherer Zirrhosestadien wird diskutiert). Zur notwendigen Therapiedauer kann man noch keine wissenschaftlich fundierten Aussagen machen. Bei HBeAg-Serokonversion wird empfohlen, die Behandlung noch ca. 3–6 Monate fortzusetzen. Nach Absetzen der Medikation bleibt dann die Serokonversion in einem hohen Prozentsatz (ca. 75 % der Fälle) erhalten. Diese Daten sind allerdings bisher nur in Studien mit kleineren Fallzahlen erhoben worden, sodass eine sichere wissenschaftlich fundierte Aussage zum gegenwärtigen Zeitpunkt noch nicht gemacht werden kann. Der erwartete Nachteil einer Therapie, bei der die Virusreplikation grundsätzlich lediglich gehemmt wird, ist, dass nach Absetzen die HBV-DNA im Serum wieder positiv werden kann, sodass eine Langzeittherapie angezeigt ist. Nach Beendigung einer Lamivudintherapie kann es zu einer Hepatitisreaktivierung kommen.

Wesentlicher, bei einer Monotherapie allerdings nicht überraschender Nachteil ist das Auftreten von therapieresistenten Mutanten des Virus. Bei der Behandlung mit Lamivudin treten in der sog. YMDD-Region (Thyrosin-Methionin-Aspartat-Aspartat-Motiv) der reversen Transkriptase gelegene Mutanten im Mittel nach einer Therapiedauer von 25–32 Wochen auf, liegen nach einem Jahr bei ca. 14–27 % und nach 4 Jahren bei ca. 70 %. Sie sind noch häufiger bei immunsupprimierten Patienten, z.B. nach Lebertransplantation. Bei Auftreten von Mutationen steigen bei fast allen Patienten (>90 %) die Transaminasen wieder an. Bei Resistenzentwicklung gegenüber Lamivudin wird das Umsetzen auf Adefovirdipivoxil, das gegen diese Mutanten wirksam ist, empfohlen.

Adefovirdipivoxil. Adefovir induziert nach 48-wöchiger Therapie einen signifikanten Abfall der HBV-Viruslast (>3,5 log 10), eine signifikante Erhöhung der HBeAg-Serokonversionsrate, eine Besserung der histologischen Entzündungsaktivität und eine Reduzierung der Fibrose. Zum Langzeittherapieerfolg liegen nur wenige Daten vor. Dabei sehen die Erfahrungen aber ähnlich aus wie bei der Behandlung mit Lamivudin, d.h. dass durch längere Behandlung die HBeAg-Serokonversionsrate erhöht wird.

Adefovir wird bei Auftreten von lamivudinresistenten Mutanten des Virus eingesetzt. Dabei ist eine Adefovirmonotherapie ausreichend, eine Kombination mit Lamivudin ist nicht überlegen. Die Resistenzentwicklung gegenüber Adefovir ist gering, bisher wurde nach 96-wöchiger Therapie eine Adefovirresistenz nur bei ca. 2% der Patienten beschrieben.

 Cave
Sowohl für Lamivudin als auch für Adefovir sollte bei schwerer Niereninsuffizienz die Dosis angepasst werden (Einzelheiten ▶ Hinweise des Herstellers).

Aus theoretischen Überlegungen würde sich eine **Kombinationstherapie von α-Interferon und Nukleos(t)idanaloga** anbieten. In ersten Studien mit Standard Interferon-α und Lamivudin zeigt sich bei HBeAg-positiven Patienten ein Vorteil gegenüber der Monotherapie mit der jeweiligen Substanz hinsichtlich der HBeAg-Serokonversionsrate. Aufgrund der kleinen Studien kann man aber noch keine generelle Empfehlung zum primären Einsatz dieser Kombinationstherapie insbesondere auch zur Dosierung und möglicher sequenzieller Therapie der Substanzen geben. Insgesamt gilt, dass sich die Behandlung mit Nukleos(t)idanaloga aufgrund ihrer hervorragenden Wirksamkeit bei praktisch plazeboidentischem Nebenwirkungsprofil bei zunehmend mehr Hepatologen als Therapie der ersten Wahl durchsetzt, nicht zuletzt auch deshalb, weil die Patientengruppe, die am meisten von dieser Therapie profitiert, identisch ist mit der idealen Patientengruppe für eine Interferonbehandlung.

> **Praxistipp**
> Praktisches Vorgehen bei Therapie mit Nukleos(t)idanaloga:
> — Lamivudin 100 mg täglich per os oder Adefovirdipivoxil 10 mg täglich per os
> — Bei Serokonversion (HBeAg zu Anti-HBe) 3–6 Monate weiterbehandeln, Auslassversuch, ansonsten Langzeittherapie
> — Bei Auftreten von resistenten Mutanten gegen Lamivudin Umsetzen auf Adefovirdipivoxil Monotherapie

Famciclovir besitzt eine geringe antivirale Aktivität gegen HBV, ebenso Ganciclovir. In klinischen Studien bzw. kurz vor der Zulassung stehen eine Reihe von weiteren Nukleos(t)idanaloga, die nach den ersten Ergebnissen ebenfalls hervorragende Wirksamkeit besitzen. Allerdings ist ein Einsatz außerhalb von klinischen Studien zurzeit noch nicht gerechtfertigt. Tenofovir ist bei HIV/HBV-koinfizierten Patienten gegen HBV wirksam.

Zukünftige Therapieoptionn

Neben neuen Nukleosidanaloga werden **molekulare antivirale Strategien** entwickelt. Diese bestehen insbesondere aus Antisense-Oligonukleotiden und Ribozymen. Die therapeutische Wirksamkeit dieser neuen Ansätze muss aber beim Menschen erst noch gezeigt werden.

Neue Forschungsergebnisse aus den letzten Jahren haben gezeigt, dass dem Immunsystem bei der Elimination bzw. Kontrolle des Hepatitis-B-Virus entscheidende Bedeutung zukommt. Insbesondere sind virusspezifische T-Zellen für die Bekämpfung der Viren notwendig. Auf diesen Ergebnissen aufbauende, prinzipiell neue Therapieansätze bestehen in der **Induktion oder Aktivierung der virusspezifischen T-Zell-Antwort** des Patienten (▶ unten, Abschnitt Chronische Hepatitis C). Grundsätzlich werden zukünftige Therapien Kombinationstherapien sein, die einmal auf die virale Seite abzielen in Form einer Senkung der Viruslast, andererseits auf die Wirtsseite in Form einer Steigerung der spezifischen antiviralen Immunantwort.

Chronische Hepatitis D

Patienten mit Deltasuperinfektion haben ein erhebliches Risiko zur **Zirrhosebildung**. Sie müssten daher dringend behandelt werden, leider sind die bisherigen Behandlungsansätze wenig erfolgversprechend: Empfohlen wird eine Therapie mit **α-Interferon** 9–10 Mio. IU 3-mal wöchentlich s.c. für mindestens 12 Monate. Nach vorübergehender Normalisierung der Transaminasen bei 50–70% der Patienten kommt es allerdings nach Absetzen des IFN bei der überwiegenden Mehrzahl in den folgenden 3 Jahren zu einem Wiederauftreten der HDV-RNA.

Unter einer Therapie mit Lamivudin (100 mg/die) wurde ein rascher Abfall der HBV-DNA beobachtet, jedoch konnte keiner der Patienten das Deltavirus eliminieren; Transaminasen und Entzündungsaktivität besserten sich nicht.

Insgesamt sind dringend neue Therapiestrategien erforderlich, sodass diese Patienten am besten in kontrollierte Studien eingeschlossen werden.

Chronische Hepatitis C

Die chronische Hepatitis C (CHC) ist keine seltene und keine harmlose Erkrankung. Sie hat in den westlichen Ländern eine Prävalenz von etwa 1%. In einigen Ländern liegt die Prävalenz deutlich höher, z.B. in Ägypten bei ca. 25%, in den USA in der Gruppe der 30- bis 40-Jährigen bei 3,5%. Das CDC (Center for Disease Control) in den USA hat berechnet, dass bis zum Jahr 2008 die Komplikationen der CHC erheblich zunehmen (z.B. Leberzirrhose um 61%, Leberzellkarzinom um 68%, Lebertransplantationsbedarf um 53%), wenn nicht erfolgreich therapiert werden kann. In den letzten Jahren wurden große Fortschritte in der antiviralen Behandlung der CHC gemacht. Allerdings muss man sich vergegenwärtigen, dass schon in den Behandlungsstudien bei bis zu 50% der Patienten kein dauerhafter Therapieerfolg erzielt werden kann und dass ein großer Teil der Patienten aufgrund der Einschlusskriterien nicht in diese Studien aufgenommen wurde, sodass es für bis zu 70% aller Patienten mit CHC derzeit keine erfolgreiche Therapie gibt.

Therapieziele. Dies sind:
- dauerhafte Kontrolle oder Elimination des HCV, diese wird angenommen bei fehlendem Nachweis der HCV-RNA im Serum über einen Zeitraum von 6 Monaten nach Therapieende mittels eines sensitiven molekularen Nachweisverfahrens (≤50 IU/ml)
- Verminderung oder Beseitigung der entzündlichen Aktivität im Lebergewebe, Normalisierung der Transaminasen
- Verhinderung von Leberzirrhose und hepatozellulärem Karzinom

Indikation. Eines der wesentlichen Probleme für die Indikationsstellung ist noch immer, dass es keine zuverlässigen Parameter gibt, die im Einzelfall für den Patienten den natürlichen Verlauf seiner Erkrankung voraussagen können. Wenn auch in einigen Kohortenstudien gutartige Verläufe von 20 Jahren und im Einzelfall noch viel länger bekannt sind, so ist der Langzeitverlauf der Erkrankung doch häufig von Zirrhose und Karzinomentwicklung und damit von erheblicher Morbidität und Mortalität begleitet, sodass man die Indikation zu einem Therapieversuch nicht zu eng stellen sollte. Eine Indikation besteht auch bei einem relevanten Transmissionsrisiko auf Dritte.

> **Praxistipp**
> Die Indikation zur antiviralen Therapie bei chronischer Hepatitis C sollte besonders bei Patienten mit Nachweis von HCV-RNA im Serum und erhöhten Transaminasen erwogen werden.

Die histologische Diagnose einer chronischen Hepatitis ist nicht Voraussetzung zur Therapie. Dementsprechend wird die Notwendigkeit einer **Leberbiopsie** für die Indikationsstellung derzeit kontrovers diskutiert. Zur Diagnose einer chronischen HCV-Infektion leistet die Biopsie keinen Beitrag. Für die Indikation zur antiviralen Behandlung der CHC leistet die Biopsie ebenfalls keinen gesicherten Beitrag. So kann (oder sollte) auf die Biopsie verzichtet werden bei Patienten, die unabhängig vom Ergebnis einer histologischen Untersuchung behandelt werden sollten oder wollen. Nur bei nicht sicherer Indikation oder bei unentschlossenen oder zögerlichen Patienten kann eine Biopsie sinnvoll sein, da insbesondere das Vorliegen einer septalen Fibrose ein Hinweis auf das Fortschreiten der Erkrankung ist und damit eine Therapieempfehlung unterstützt.

Im Einzelfall sollte man die Entscheidung zum antiviralen Therapieversuch sehr sorgfältig unter Berücksichtigung verschiedener Ein- und Ausschlusskriterien abwägen, insbesondere da man in der Regel nicht unter Zeitdruck steht (◘ Übersicht 45-6):

> **Übersicht 45-6**
> **Ein- und Ausschlusskriterien einer antiviralen Therapie bei chronischer Hepatitis C**
>
> - **Einschlusskriterien:**
>   - HCV-RNA im Serum positiv (PCR)
>   - erhöhte Transaminasen
>   - Compliance
>   - (histologischer Befund optional)
> - **Relative Ausschlusskriterien für eine Interferontherapie:**
>   - psychiatrische Erkrankungen (Depression, Psychosen)
> - **Absolute Kontraindikationen für eine Interferontherapie:**
>   - Thrombozytopenie ($<50 \times 10^3$/l)
>   - Neutropenie ($<1,0 \times 10^3$/l)
>   - dekompensierte Lebererkrankung
>   - Autoimmunerkrankungen
>   - maligne Erkrankungen
>   - schwere andere Erkrankungen, z.B. symptomatische koronare Herzkrankheit, symptomatische Herzinsuffizienz (NYHA 3–4)
>   - Schwangerschaft
>   - Organtransplantation
>   - aktueller unkontrollierter Drogen- oder Alkoholmissbrauch
> - **Ausschlusskriterien für eine Ribavirintherapie:**
>   - Anämie (Hb<11 gdl)
>   - Schwangerschaft
>   - unzureichende Kontrazeption
>   - terminale Niereninsuffizienz
>   - instabile koronare Herzkrankheit, instabiler Hypertonus
>   - Patienten mit fraglicher Therapieindikation

Praktische Durchführung. Folgende Medikamente sind in Deutschland zur Therapie der chronischen Hepatitis C zugelassen:
- Interferon-α-2a (Roferon), zugelassene Dosierung: 3×3–4,5 Mio./Woche allein oder in Kombination mit Ribavirin
- Interferon-α-2b (Intron-A), zugelassene Dosierung: 3×3 Mio./Woche allein oder in Kombination mit Ribavirin
- Interferon-α-con-1 (Inferax), zugelassene Dosierung: 3×9 µg/Woche

- PEG-Interferon-α-2a (Pegasys), zugelassene Dosierung: 180 µg/Woche allein oder in Kombination mit Ribavirin
- PEG-Interferon-α-2b (PEG-Intron), zugelassene Dosierung: 0,5-1,0 µg/kgKG/Woche in der Monotherapie. 1,5 µg/kg KG/Woche in Kombination mit Ribavirin
- Ribavirin (Rebetol), zugelassene Dosierung: 800 mg/Tag für Patienten <65 kg, 1000 mg/Tag für Patienten 65–85 kg, 1200 mg/Tag für Patienten >85 kg
- Ribavirin (Copegus), zugelassene Dosierung: Genotyp HCV 1: 1000 mg/Tag für Patienten <75 kg, 1200 mg/Tag für Patienten >75 kg. Genotyp HCV 2 oder 3: 800 mg/Tag

Die heute international und auch von der deutschen Hepatitis Konsensus Konferenz 2003 empfohlene Standardtherapie besteht in einer Kombination aus pegyliertem Interferon und Ribavirin (Abb. 45-1). Patienten mit einer Kontraindikation für Ribavirin sollten eine Monotherapie mit einem pegylierten Interferon erhalten. Pegylierte Interferone zeigen gegenüber den Standardinterferonen in der Kombination mit Ribavirin einen Behandlungsvorteil, das ist besonders für eine Infektion mit dem HCV Genotyp 1 dokumentiert.

Empfohlene Dosierung:
- Für PEG-Interferon-α-2a (Pegasys) ist die universelle Standarddosierung 180 µg/Woche, bei Patienten mit Genotyp 1 für 48 Wochen, bei Patienten mit Genotyp 2 oder 3 für 24 Wochen. Zusätzlich wird Ribavirin bei Genotyp 1 gewichtsadaptiert täglich oral gegeben (<75 kg KG: 1000 mg, >75 kg KG: 1200 mg). Patienten mit Genotyp 2 oder 3 erhalten 800 mg Ribavirin täglich, ein Vorteil einer Ribavirindosis von >800 mg/Tag ist für diese Genotypen nicht belegt.
- PEG-Interferon-α-2b (Intron-A) wird gewichtsadaptiert mit 1,5 µg/kgKG einmal wöchentlich subkutan dosiert, bei Genotyp 1 für 48, bei Genotyp 2/3 für 24 Wochen. Die Ribavirindosis sollte >10,6 mg/kgKG täglich betragen, empfohlen wird bei einem KG von <65 kg: 800 mg, 65–85 kg: 1000 mg und >85 kg: 1200 mg Ribavirin.

Für Patienten mit HCV Genotyp 4, 5 und 6 können keine gesicherten Empfehlungen zur Dosis und Therapiedauer gegeben werden, allerdings sprechen vorläufige Daten dafür, dass sie wohl eher wie Patienten mit Genotyp 1 behandelt werden sollten.

Therapiemonitoring. Die HCV-RNA wird quantitativ vor Beginn der Therapie und beim Genotyp 1 auch nach 12 Wochen Behandlung quantitativ bestimmt. Wenn die Viruskonzentration nach 12 Wochen nicht mindestens um einen Faktor 100 abgefallen ist (2 log-Stufen), kann die Therapie beendet werden, da ein dauerhafter Erfolg sehr unwahrscheinlich ist. Bei Patienten, die über Woche 12 hinaus behandelt werden, ist eine weitere Kontrolle mit einem qualitativen HCV-RNA-Nachweisverfahren (Sensitivität 50 IU/ml) zu Woche 24 sinnvoll. Ist die HCV-RNA zu diesem Zeitpunkt positiv, so kann die Therapie abgebrochen werden, da ein dauerhaftes virologisches Ansprechen sehr unwahrscheinlich ist (negativer prädiktiver Wert >98%). Diese Bestimmungen sind nur für Patienten mit HCV Genotyp 1 klinisch relevant, solche mit Genotypen 2 und 3 werden wegen der sehr guten Heilungsraten grundsätzlich 24 Wochen behandelt. Der Therapieerfolg sollte nach einer mindestens 24-wöchigen Nachbeobachtung durch eine HCV-RNA-Bestimmung mittels eines sensitiven molekularen Nachweisverfahrens (<50 IU/ml) dokumentiert werden.

Während der Behandlung muss eine Reihe von Laborparametern kontrolliert werden: Blutbild und GPT in den ersten zwei Monaten wöchentlich bzw. zweiwöchentlich. Danach in 4- bis 6-wöchigen Intervallen. Eine Kontrolle der Schilddrüsenfunktion wird in 3-monatigen Intervallen empfohlen (TSH, ggf. anti-TPO und TAK) sowie T3 und T4.

Nebenwirkungen. Die Kombinationstherapie mit Interferon und Ribavirin ist mit häufigen und z. T. erheblichen Nebenwirkungen verbunden. Typische Nebenwirkungen von Interferon und ihre Behandlung wurden bei der IFN-Therapie der chronischen Hepatitis B aufgezeigt. **Ribavirin** kann eine Reihe weiterer Nebenwirkungen erzeugen wie hämolytische Anämie, Harnsäureanstieg, trockenen Reizhusten, Schlaflosigkeit, Juckreiz, Teratogenität. Insbesondere bei einem Hämoglobinabfall aufgrund einer Hämolyse muss man eine Dosisanpassung vornehmen, z. B. sollte man bei einem Abfall des Hämoglobinwertes <10 g/dl die Ribavirindosis um 200–400 mg reduzieren, bei Hämoglobin <8,5 mg/dl eine Ribavirintherapiepause einlegen.

Schilddrüsenfunktionsstörungen werden spezifisch behandelt, sie zwingen nur in sehr seltenen Fällen zum Abbruch einer antiviralen Therapie. Der Patient muss

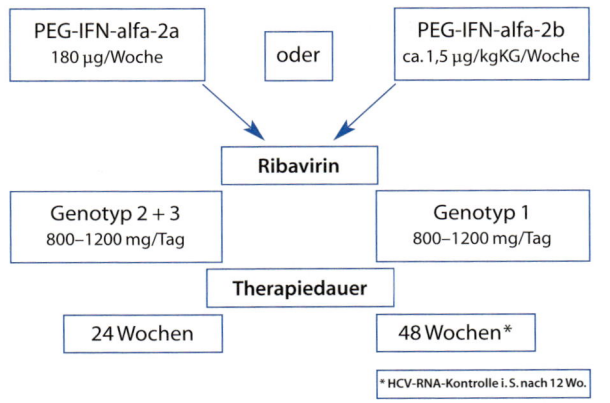

Abb. 45-1. Therapie der chronischen Hepatitis C

dringend darauf hingewiesen werden, dass während und über 60 Monate nach Beendigung der Therapie sichere Verhütungsmaßnahmen zur Vermeidung einer Schwangerschaft unbedingt erforderlich sind.

 Cave
Psychiatrische Nebenwirkungen unter Interferontherapie sollten sehr ernst genommen werden, insbesondere da Suizidversuche unter der Therapie beschrieben sind. Auffällige Patienten müssen engmaschig und vom Psychiater mitbetreut und evtl. mit Antidepressiva behandelt werden.

Therapieergebnisse bei Kombination von pegyliertem Interferon und Ribavirin

Ein Behandlungserfolg, d.h. eine Ausheilung der HCV-Infektion, wird international als sog. Sustained Response (SR) oder Sustained Viral Response (SVR) definiert. Er liegt dann vor, wenn mindestens über 6 Monate nach Therapieende die HCV-RNA im Serum nicht nachzuweisen ist und die Transaminasen im Normbereich liegen.

Mit einer Ausheilung der chronischen Hepatitis C ist unter dieser modernen Kombinationstherapie beim Genotyp 2 und 3 in 80% und mehr der Patienten zu rechnen, bei Genotyp 1 in ca. 55%. Retrospektive Auswertungen der prospektiven kontrollierten und randomisierten Studien haben gezeigt, dass dieser Behandlungserfolg durch eine hohe Compliance des Patienten noch gesteigert werden kann (◘ Tabelle 45-1).

Neuere Studien zeigen, dass die Behandlungserfolge, d.h. Heilungsraten bei Patienten mit chronischer Hepatitis C und normalen Transaminasen ebenfalls bei >50% liegen.

Problempatienten

Patienten mit Leberzirrhose. Bei Patienten mit Leberzirrhose bestehen häufiger Kontraindikationen für eine Behandlung (z.B. Thrombo-, Leukozytopenie). Grundsätzlich wäre allerdings ein Therapieversuch gerade bei diesen Patienten indiziert. Patienten mit einer kompensierten Leberzirrhose im Stadium Child A und in ausgewählten Fällen auch Stadium Child B wird eine antivirale Kombinationstherapie empfohlen. Patienten im Stadium Child C sollten nicht mehr therapiert werden, in diesen Fällen muss die Möglichkeit einer Lebertransplantation erwogen und die Indikation geprüft werden.

Patienten mit HCV-induzierter Leberzirrhose entwickeln in 1–7% der Fälle pro Jahr ein hepatozelluläres Karzinom (HCC). Die Datenlage verdichtet sich, dass dieses Risiko durch eine Interferontherapie gesenkt werden kann, auch wenn der Patient virologisch nicht komplett auf die Therapie anspricht. Für die optimale Behandlungsdauer in Bezug auf eine Karzinomprophylaxe liegen keine Daten vor. Möglicherweise ist eine niedrig dosierte, gerade noch tolerable Dauerbehandlung angezeigt.

HCV-HIV-Koinfektion. HIV und HCV haben häufig dieselben Übertragungswege. Das erklärt die hohe Koinfektionsrate von HIV und HCV von 9–30%. Die Koinfektion zeigt einen prognostisch schlechteren Verlauf der chronischen Hepatitis mit rascher Zirrhosebildung und Leberversagen bei fortschreitender Immunschwäche. Da HIV-Patienten durch Fortschritte der antiretroviralen Therapie eine deutlich verbesserte Lebenserwartung haben, ergibt sich die Notwendigkeit, Behandlungsstrategien für die HIV-HCV-Koinfektion zu entwickeln. Patienten mit einer CD4-Zell-Zahl <200/µl sollten wegen schlechter Ansprechraten nicht behandelt werden, zumal unter der Interferon-Ribavirin-Therapie die CD4-Zell-Zahl weiter abnimmt. Die primären Ansprechraten auf eine Kombinationstherapie mit Standardinterferon liegen bei 50%, die SVR bei ca. 30%. Es kommt nicht zu einer Interaktion des Ribavirin mit den in der antiretroviralen Therapie eingesetzten Nukleosidanaloga, die die Wirkung dieser Medikamente herabsetzen könnte. Auch bei HIV-HCV-Koinfizierten hofft man auf bessere Therapieerfolge mit den pegylierten Interferonen, entsprechende klinische Studien laufen derzeit.

Therapieversager. Es ist sehr wichtig, verschiedene Kategorien von Therapieversagern zu unterscheiden, bevor man die Indikation zu einer Retherapie stellt.

„Primäre Nonresponder" oder sog. primäre Therapieversager (Patienten, die grundsätzlich auf die jeweilige Therapie nicht angesprochen haben) auf eine Standardinterferon-Monotherapie erreichen mit einer Kombina-

◘ **Tabelle 45-1.** Aktuelle Therapieergebnisse (2004) der chronischen Hepatitis C

Behandlung	Heilung	
	Genotyp 2 + 3	Genotyp 1
PEG-IFN-α-2b, 1,5 µg/kg/Woche, + Ribavirin, 800 mg/Tag für 48 Wochen	ca. 80%	ca. 55%
PEG-IFN-α-2a, 180 µg/Woche, + Ribavirin, 1000–1200 mg/Tag für 48 Wochen		

tionstherapie von pegyliertem Interferon-α und Ribavirin eine SVR von zwischen 25–40 %. "Nonresponder" auf eine Kombinationstherapie von Standardinterferon-α und Ribavirin werden nur in 10–11 % mit einem SVR von dieser Therapie profitieren, sodass man bei dieser Therapieversagergruppe nicht bzw. nur innerhalb von kontrollierten Studien behandeln soll. Es muss betont werden, dass die angegebenen Prozentsätze Ergebnisse von vorläufigen Studien mit relativ kleinen Patientenzahlen sind. Für Nonresponder auf eine Kombinationstherapie von PEG-Interferonen und Ribavirin können zurzeit keine allgemeingültigen Empfehlungen ausgesprochen werden, eine Behandlung sollte nur im Rahmen kontrollierter Studien erfolgen.

„Relapse"-Patienten sind Patienten, die zunächst auf die jeweilige Therapie angesprochen haben (HCV-RNA im Serum negativ), nach Absetzen des Medikaments jedoch einen Rückfall erlitten. Es wird empfohlen, Relapse-Patienten auf eine Monotherapie mit Standardinterferon mit der modernen Kombinationstherapie von pegyliertem Interferon und Ribavirin entsprechend den oben angegebenen Richtlinien zu behandeln. Für Patienten mit einem Rückfall nach einer Kombinationstherapie können zurzeit keine allgemeingültigen Empfehlungen ausgesprochen werden, eine Behandlung sollte nur im Rahmen kontrollierter Studien erfolgen.

„Breakthrough"-Patienten (die nach primärem Ansprechen noch unter der Therapie einen Rückfall erleiden) profitieren möglicherweise von einer Behandlung mit Consensusinterferon (▶ unten). Insgesamt gibt es keine allgemein empfehlenswerten Therapiekonzepte für Patienten, die letztlich nicht ansprechen, sei es als primäre Nonresponder oder als Nonresponder auch auf Retherapien. Diese Patienten sollten vorzugsweise in neue Therapiestudien aufgenommen werden. Oft muss man im Einzelfall entscheiden, ob man einen nicht durch Daten belegten Therapieversuch durchführt, etwa bei ausgeprägter Leberfibrose oder deutlichem Therapiewunsch des Patienten. Eine Möglichkeit ist z. B. eine Dauertherapie mit niedrig dosiertem Interferon mit dem Ziel, das Fortschreiten der Fibrose zu verlangsamen oder einer Karzinomentstehung vorzubeugen. In jedem Fall sollte man gefährdete Patienten alle 3–6 Monate überwachen.

Weitere Therapiemöglichkeiten

In Deutschland sind weitere Medikamente für die Behandlung der chronischen Hepatitis C nicht zugelassen. Für Ursodeoxycholsäure und für Silymarinpräparate ist eine antivirale Wirkung auch in Kombination mit Interferon-α nicht belegt.

Amantadin. Amantadin, das antivirale Eigenschaften gegen das Influenza-A-Virus hat, zeigt als Monotherapie keine antivirale Wirkung gegen HCV. Neuere Ergebnisse weisen auf eine höhere dauerhafte virologische Ansprechrate für eine Tripletherapie (Interferon-α, Ribavirin, Amantadin (2×100 mg/Tag)) im Vergleich zur Kombinationstherapie (Interferon-α und Ribavirin) (52 % versus 43 %) hin. Weitere Studienergebnisse müssen belegen, ob eine generelle Empfehlung zur Tripletherapie gerechtfertigt ist.

Eine Metaanalyse von 6 Behandlungsstudien sowie eine große deutsche prospektive Studie belegt eine Verbesserung der dauerhaften virologischen Ansprechraten unter einer Tripletherapie. Die Datenlage wird aber insgesamt noch nicht als ausreichend angesehen um eine generelle Therapieempfehlung für Amantadin auszusprechen.

In der Vergangenheit sind in der Behandlung der chronischen Hepatitis C vielfältige Therapieversuche mit zahlreichen Substanzen durchgeführt worden und werden gegenwärtig eingesetzt. Dabei hat jedoch kein Therapieansatz überzeugt und letztlich das virologische Ansprechen verbessern können, sodass hier auf die Diskussion der einzelnen Ansätze verzichtet wird.

Die Zukunft der therapeutischen Möglichkeiten bei chronischer Hepatitis C sieht hoffnungsvoll aus. Zahlreiche neue Substanzen und Behandlungsansätze befinden sich in der „Pipeline" und werden in Phase-I- und Phase-II-Studien untersucht. Dazu zählen eine Reihe von neuen modifizierten Interferonen und oralen Interferoninduzierern, weitere ribavirinähnliche Moleküle (Levovirin, Viramidin), direkt die Virusreplikation unterdrückende Substanzen, sog. Enzymhemmer der HCV-Proteasen, Polymerase, Helikase (BILN2061) sowie molekulare Ansätze, z. B. sog. Antisense-Oligonukleotide (Inhibitoren der RNA-Replikation) und Ribozyme (RNA-Moleküle, die das Schneiden von Virus-RNA katalysieren).

Prinzipiell anders und die oben genannten Strategien unterstützend ist der immunologische Ansatz. In den letzten Jahren wurde erkannt, dass Patienten, die das HCV nicht eliminieren bzw. unter Kontrolle bringen können, eine fehlende oder schwache Immunreaktion, d. h. T-Zell Reaktion, gegen das Virus aufweisen. Grundsätzlich erscheint es somit attraktiv, diese mangelnde virusspezifische zelluläre Immunantwort zu aktivieren oder zu induzieren, z. B. durch therapeutische Impfungen mit Virusproteinen, Peptiden oder mit DNA und sog. viralen Vektoren. Auch Zytokine (z. B. Interleukin-12) können prinzipiell diese Immunantwort steigern.

45.2 Akutes Leberversagen

Als akutes Leberversagen (ALV) (Synonyme: Acute Liver Failure, Fulminant Hepatic Failure, Acute Hepatic Failure) definiert man ein Syndrom, das mit einer schweren globalen Störung der Leberfunktion und dem Auftreten einer Enzephalopathie einhergeht bei Patienten, die vorher keine chronische Leberkrankheit hatten. Das prognostisch aussagekräftige Intervall zwischen Krankheitsbeginn und Auftreten einer Enzephalopathie, ursprünglich mit bis zu 8 Wochen angegeben, wird heute unterschiedlich von wenigen Tagen bis zu mehreren Monaten definiert; entsprechend unterscheidet man:

— hyperakutes oder fulminantes Leberversagen (< 7 Tage, Überleben 36 %)
— akutes Leberversagen (8–28 Tage, Überleben 7 %)
— subakutes bzw. protrahiertes Leberversagen (5–26 Wochen, Überleben 14 %) Leberversagen

Das akute Leberversagen ist relativ selten. Man schätzt etwa 100–150 Fälle, entsprechend 40–60 Lebertransplantationen pro Jahr in Deutschland. Einen Überblick über die Ursachen gibt ◘ Tabelle 45-2.

45.2.1 Allgemeine Therapiemaßnahmen

Mit Ausnahme der Paracetamolüberdosierung und der Knollenblätterpilzintoxikation gibt es keine **kausale** Therapie für das akute Leberversagen. Die therapeutischen Maßnahmen sind darauf gerichtet, das Auftreten von Komplikationen zu vermeiden bzw. bestehende Komplikationen zu behandeln. Komplikationen sind v. a. Enzephalopathie, Hirnödem, Nierenversagen, respiratorische und kardiovaskuläre Insuffizienz, Gerinnungsstörungen, metabolische Störungen sowie Auftreten von Infektionen. Zur Behandlung dieser Komplikationen sei grundsätzlich auf die entsprechenden Kapitel verwiesen. Hier sollen nur kurz einige krankheitsspezifische Aspekte angesprochen werden.

> **Praxistipp**
> Da heute die einzig wirklich erfolgversprechende Therapie des terminalen akuten Leberversagens in einer Lebertransplantation besteht, sollte der Patient frühzeitig, z. B. im Stadium II der Enzephalopathie, in ein entsprechendes Zentrum verlegt werden, bevor es zur Entwicklung höherer Komagrade mit Hirnödem und der tödlich verlaufenden Hirnstammeinklemmung kommt.

Der Patient bedarf einer Intensivpflege. Es gibt sehr wenige Daten zur **Ernährung** bei ALV, die Gabe von **verzweigtkettigen Aminosäuren** (sog. „Hepa-Lösungen") er-

◘ **Tabelle 45-2.** Ursachen des akuten Leberversagens (entsprechend der Häufigkeit)

Viren	Hepatitisviren A, B (mit und ohne Deltavirus), C (sehr selten), Non-A-Non-B-Non-C, E andere Viren: Herpes simplex, humanes Herpesvirus (HHV) 6, Zytomegalie, Epstein-Barr, Varizella zoster, Parainfluenza, Adeno etc.
Toxisch/idiosynkratisch	Medikamente: Paracetamolüberdosis, Valproinsäure, Isoniazid, Rifampicin, nichtsteroidale Antiphlogistika, Gold, Sulfonamide, Tetrazykline, Phenytoin, Ketoconazol, Monoaminoxidasehemmer, trizyklische Antidepressiva, Phenprocoumon halogenierte Kohlenwasserstoffe: Halothan, Isofluran, Enfluran Ecstasy, Amatoxin (Knollenblätterpilz) Präparate der sog. traditionellen Medizin, Johanniskraut, Cava-Cava etc.
Andere	akute Schwangerschaftsfettleber, HELLP-Syndrom, Reye-Syndrom, Autoimmunhepatitis, Morbus Wilson, Budd-Chiari-Syndrom, „Venooclusive"-Syndrom, Lymphom, Hitzschlag, Schock, Sepsis, Ischämie, Hypoxie u. a.

scheint sinnvoll. Der Aminosäurebedarf liegt bei etwa 1,0–1,2 g/kgKG pro Tag. Der Patient sollte kalorisch adäquat behandelt werden. Die Nichteiweißkalorien sollten je zur Hälfte als Glucose und als Lipide verabreicht werden. Unter dieser Therapie sollte man den Triglyzerid- und den Glucosespiegel im Serum kontrollieren. Eine Substitution wasserlöslicher Vitamine wird als sinnvoll angesehen, ob fettlösliche Vitamine und Spurenelemente substituiert werden müssen, ist fraglich. Vitamin K wird von vielen Zentren gegeben.

Enzephalopathie. Eine intestinale Eiweißüberlastung stellt für die Enzephalopathie beim akuten Leberversagen zwar nur einen Teilfaktor dar, trotzdem sind hohe Einläufe unter Zusatz von Lactulose (30 g), die orale Gabe von Lactulose und/oder schwer resorbierbaren Antibiotika (Neomycin, Paromomycin) angezeigt. Aus pathophysiologischen Gründen (Nachweis eines endogenen Benzodiazepinliganden bei Patienten mit hepatischer Enzephalopathie bei ALV, die verstarben) hat man durch Gabe von Benzodiazepinantagonisten versucht, die hepatische Enzephalopathie zu verhindern. Die Erfolge dieser Therapie sind variabel, in einzelnen Fällen eindrucksvoll, jedoch nur von geringer Dauer.

Hirnödem. Ein Hirnödem entwickelt sich bei 75–80 % der Patienten im Koma Grad IV und ist eine der Haupttodesursachen beim akuten Leberversagen. Bei zunehmender Enzephalopathie wird eine Oberkörperhochlagerung von etwa 30° empfohlen. Optimalerweise sollte im Stadium III–IV der Enzephalopathie mit Hilfe eines subduralen (Komplikationsrate ca. 20 %) oder epiduralen (Komplikationsrate ca. 4 %) Katheters der Hirndruck überwacht werden. Dies ist besonders wichtig beim beatmeten Patienten, bei dem klinische Zeichen eines steigenden Hirndrucks wie Hyperventilation maskiert sind. Falls eine direkte Hirndruckmessung nicht möglich ist, hat sich für einige Untersucher die kontinuierliche Blutdruckmessung als zuverlässigste Methode erwiesen, Anfälle von Hirnödemen zu entdecken. Bei einem systolischen Druck von über 150 mmHg sollte entsprechend behandelt werden. Bei einem intrakraniellen Druck von 20–25 mmHg (normal <12 mmHg) wird die rasche Bolusgabe von Mannitol (0,3–0,4 mg/kgKG) empfohlen. Diese kann, wenn notwendig, stündlich wiederholt werden, die Serumosmolalität sollte < 320 mosm/l bleiben. Beim oligurischen Nierenversagen und Notwendigkeit eienr Mannitoltherapie muss der Patient ultrafiltriert werden (Entfernung des 3fachen des infundierten Volumens). Bei ungenügender Senkung des Hirndrucks durch Mannitol empfehlen einige Untersucher die Gabe von Thiopental, 125 – 250 mg als initialen Bolus über 15 min infundiert, gefolgt von 50–250 mg/h über 4 h. Hyperventilation kann vorübergehend den intrakraniellen Druck senken, in einer größeren kontrollierten Studie konnte Auftreten und Schwere eines Hirnödems jedoch nicht vermindert werden. Darüber hinaus hat sich auch die prophylaktische Gabe von Dexamethason nicht als wirksam erwiesen. Neue therapeutische Ansätze zur Verhinderung eines Hirnödems, etwa durch Phenytoin, müssen ihre Wirksamkeit erst noch erweisen.

Nierenversagen. Bei beginnendem Nierenversagen kann eine vorsichtige Volumenexpansion versucht werden, z. B. mit Humanalbumin oder Frischplasma. Ansonsten sollte frühzeitig, insbesondere bei begleitenden Elektrolytstörungen (Hyperkaliämie), eine Hämodialyse oder eine kontinuierliche Hämofiltration eingesetzt werden. Hohe Dosen Furosemid sind wirkungslos und nicht empfehlenswert. Andere nephrotoxische Medikamente wie Aminoglykoside und Vancomycin sollten nur bei strenger Indikation gegeben werden.

Gerinnungsstörungen. Die Leber ist Syntheseort der Gerinnungsfaktoren. Beim akuten Leberversagen sind die Werte für Fibrinogen, Prothrombin und die Faktoren V, VII, IX und X, für Protein S, Protein C sowie für Antithrombin III (AT III) vermindert. Prothrombin und von einigen Untersuchern Faktor V mit der kürzesten Halbwertszeit werden als Indikatoren für die Schwere der Leberschädigung angesehen.

AT III sollte über 50 % gehalten werden. Therapiebedürftig sind Blutungen, ein Abfall des Quick-Wertes unter 20 % sowie ein Abfall der Thrombozyten unter etwa 50.000. Am wirksamsten geschieht dies durch die Gabe von Gefrierplasma bzw. von Thrombozytenkonzentraten. Sind Transfusionen erforderlich, sollten Frischblut- bzw. Warmblutkonserven transfundiert werden. Zur Prophylaxe einer bei akutem Leberversagen häufig auftretenden oberen gastrointestinalen Ulkusblutung sollten H_2-Rezeptoren-Blocker bzw. Protonenpumpeninhibitoren verabreicht werden.

45.2.2 Therapie spezieller Ursachen

Paracetamolintoxikation. Schon etwa 10 g der Substanz können eine schwere Lebernekrose auslösen, bei gleichzeitiger Enzyminduktion (Cytochrom-P450-System) durch Medikamente oder durch Alkohol kann die toxische Dosis noch niedriger liegen. Die Leberschädigung manifestiert sich verzögert, d. h. etwa 48 h nach Einnahme. Sieht man den Patienten früh nach erfolgter Einnahme von Paracetamol, so kann man versuchen, durch Magenspülung einen Teil der Substanzmenge zu entfernen. Wenn die Paracetamolüberdosierung gesichert ist, sollte unverzüglich mit der Gabe von N-Acetylcystein (Fluimucil) begonnen werden.

> **Praxistipp**
> Dosierungsschema für N-Acetylcystein bei Paracetamolintoxikation: Startdosis 150 mg/kgKG in 5%iger Glucose über 15 min, anschließend 50 mg/kgKG über 4 h, gefolgt von 100 mg/pro kgKG über 16 h

Diese Therapie ist am wirkungsvollsten innerhalb der ersten 10 h nach Substanzeinnahme, sollte aber auch zu späteren Zeitpunkten und im Zweifelsfall versucht werden. Das Ergebnis der Paracetamol-Plasmaspiegelbestimmung sollte nicht abgewartet werden, da Patienten, die bereits Symptome des akuten Leberversagen zeigen, oft keinen erkennbaren Paracetamolspiegel im Blut mehr aufweisen.

Knollenblätterpilzvergiftung. Die Knollenblätterpilzvergiftung manifestiert sich nach einer Latenzphase von etwa 5–24 h. Nach einer gastrointestinalen Phase (24–48 h) mit Erbrechen, Bauchkrämpfen, Durchfällen und Dehydratation tritt nach einer etwa 1- bis 2-tägigen Erholungsphase die sog. hepatorenale Phase ein mit Transaminasenanstieg, Ikterus, Abfall der Gerinnungsfaktoren, Nierenversagen, Coma hepaticum und Hirnödem.

Die Therapie besteht aus einer Basistherapie mit wiederholten ausgiebigen Magenspülungen, der Gabe von Aktivkohle 40–60 g pro Tag und von Lactulose 60–100 g pro Tag, etwa 2 hohen Einläufen pro Tag, einer forcierten Diurese oder sogar einer Hämodialyse. Eine spezifische Therapie mit Silibinin (Silymarin) und Penicillin sollte versucht werden:

- Silibinin 20 mg/kgKG pro Tag, verteilt auf 4 Einzeldosen in 500 ml Glucose über mindestens 3 h
- Penicillin G 1-mal 10^6 IU/kgKG pro Tag i. v. über einen Zeitraum von 3 Tagen

Die Letalität der Knollenblätterpilzvergiftung beträgt beim Erwachsenen etwa 20%, bei Kindern etwa 50%. In der Bundesrepublik Deutschland sterben jährlich bis zu 20 Menschen an dieser Vergiftung.

Schwangerschaftsassoziiertes Leberversagen. Ein Schwangerschaftstest muss bei allen weiblichen Patienten mit Leberversagen sofort durchgeführt werden.

> **Praxistipp**
> Bei schwangerschaftsassoziiertem Leberversagen muss, wenn irgend möglich, die Schwangerschaft beendet werden.

In der Regel erholt sich die Leberfunktion nach diesem Eingriff.

Neue therapeutische Ansätze. Behandlungsversuche der fulminanten Virushepatitis mit Interferon oder Gabe von intravenösem Prostagladin E_2 waren nicht überzeugend oder ohne reproduzierbaren Erfolg. Neuere Ansätze, z. B. mit dem Nukleosidanalogon Lamivudin bei fulminanter Hepatitis B, müssen erst noch in Studien auf ihre Wirksamkeit geprüft werden.

45.2.3 Leberersatzverfahren

Grundsätzlich wäre ein überbrückendes Verfahren ideal, das die Leberfunktion ersetzt, und zwar nicht nur bis zur Transplantation, sondern bis zur völligen Wiederherstellung der Leberfunktion. Denn der Patient, der das ALV überlebt, zeigt eine Restitutio ad Integrum seiner Leber.

In der Vergangenheit sind eine Reihe von nichtbiologischen Ansätzen verfolgt worden, alle mit sehr begrenztem Erfolg, weil wahrscheinlich kein System die synthetischen und metabolischen Funktionen der Leber ersetzen konnte. Zum Einsatz kamen Hämodialyse, Hämoperfusion über Kohle oder Adsorberharze, Plasmapherese und -austausch. Aber auch biologische Ansätze wie auxiliäre Lebertransplantation oder Perfusion von gesamten oder Teilen von Leberorganen haben sich – obwohl in Einzelfällen als erfolgreich beschrieben – in der Klinik nicht durchgesetzt. In der jüngsten Zeit wurde in einer prospektiven, randomisierten, kontrollierten Studie bei 13 Patienten mit hepatorenalem Syndrom über Erfolge in der Behandlung mit einer Albumindialyse im sog. MARS (Molecular Adsorbent Recirculating System) berichtet.

Zukünftige, derzeitig angedachte und z. T. schon in die Klinik umgesetzte Leberersatzverfahren beruhen auf einem zellulären Ansatz. Dabei spielen die Hepatozytentransplantation eine wesentliche Rolle, die Xenotransplantation und schon am weitesten entwickelt sog. bioartifizielle Leberersatzgeräte (BAL) oder Biorektoren. Prinzipiell enthalten diese Geräte Leberzellen, die den Leberersatz darstellen. Dabei werden menschliche und tierische Hepatozyten, Leberzellen von immortalisierten und Tumorzelllinien eingesetzt, auch Leberzellen aus Stammzellen sind angedacht. Die Forschung auf dem Gebiet dieser Leberersatzverfahren ist sehr aktiv, eine Reihe dieser Geräte wird weltweit bereits in der Klinik evaluiert mit z. T. erstaunlichen Einzelerfolgen (allerdings noch ohne kontrollierte Studien).

45.2.4 Lebertransplantation

Die Lebertransplantation hat die Prognose des mit hoher Letalität einhergehenden akuten Leberversagens deutlich verbessert, obwohl der Mangel an Spenderorganen auch bei dieser Indikation spürbar wird. Die Behandlung des ALV, insbesondere die Indikation zur Transplantation erfordert ein multidisziplinäres Management.

Die Indikation erfolgt unter Berücksichtigung von Ätiologie und Verlauf. Die Abschätzung der Prognose ist von zentraler Bedeutung. Dabei muss evaluiert werden, welche Patienten von der Transplantation profitieren und zu welchem Zeitpunkt die Transplantation ausgeführt werden soll. Diesbezügliche Untersuchungen an einem sehr großen Patientenkollektiv sind am detailliertesten vom Kings College, London (O'Grady et al. 1989) mitgeteilt worden. Bei den virusinduzierten und medikamenteninduzierten akuten Leberversagen waren 3 statische Variable (Ätiologie, Lebensalter, Dauer des Ikterus vor Auftreten einer Enzephalopathie) sowie 2 dynamische Variable (Serumbilirubin und Prothrombinzeit) prognostische Indikatoren. Dabei war, unabhängig vom Grad der Enzephalopathie, die Ätiologie die hinsichtlich der Prognose bedeutendste Variable. Die Überlebensraten ohne Lebertransplantation betrugen etwa 45 % für die Hepatitis A, etwa 35 % für das paracetamolinduzierte Leberversagen, etwa 23 % für die Hepatitis B, etwa 14 % für andere medikamenteninduzierte Hepatitiden (einschließlich Halothanhepatitis) sowie 9 % für die Hepatitis Non-A-Non-B. Folgendes Kriterium bzw. Kriterien waren mit einer schlechten Prognose verbunden:

- Prothrombinzeit > 100 s (INR > 6,5)

oder 3 der 5 folgenden Kriterien:

- Lebensalter < 10 Jahren und > 40 Jahren
- NonA-NonB-Hepatitis oder medikamenteninduziert
- Bestehen des Ikterus vor Auftreten einer Enzephalopathie > 7 Tage
- Serumbilirubin > 300 µmol/l (Normalwert 17,6 µmol/l)
- Prothrombinzeit > 50 s (gesunde Kontrollpersonen: 15 s; entspricht Quick-Wert < 20 %

Bei **paracetamolinduziertem akutem Leberversagen** korrelierte darüber hinaus mit einer schlechten Prognose:

- pH < 7,3

oder alle folgenden Kriterien:

- Prothrombinzeit > 100 s (entspricht Quick-Wert < 10 %, INR > 6,5)
- Kreatinin > 3,4 mg/dl
- Enzephalopathie Grad III oder IV.

Noch einfacher aber ebenso bewährt sind die sog. **Clichy-Prognosekriterien**, die für virale Hepatitiden erarbeitet wurden:

- schnelles Durchlaufen der Enzephalopathiegrade nach III bis IV
- Gerinnungsfaktor V < 30 % für Patienten > 30 Jahren bzw. < 20 % für Patienten < 30 Jahren

Von der französischen Gruppe konnte z. B. retrospektiv gezeigt werden, dass kein Patient mit HBV-induziertem akutem Leberversagen bei einem Absinken des Faktor V unter 20 % überlebt hat.

Die Prognose-Scores wurden von großen Lebertransplantationszentren überprüft. Die **positive Vorhersagekraft** ist hoch (bis > 85 %), dagegen liegt die **negative Vorhersagekraft** nur bei 65 %, d. h. die Kriterien sind gut geeignet, den Tod vorauszusagen, aber nicht das Überleben.

Insgesamt ist es von entscheidender Bedeutung, die Patienten nicht zu spät zu transplantieren, d. h. bevor sich schwere und irreversible Komplikationen wie Blutungen, Nierenversagen, Hirnödem und septische Infektionen manifestieren.

45.3 Fettleber

Es gibt zwei **Definitionen** der Fettleber, eine histologische und eine sonographische. Histologisch spricht man von einer Fettleber, wenn der Lipidgehalt (v. a. Triglyzeride) über 5 % liegt. Die Art der Verfettung kann auf die Ätiologie hindeuten, makrovesikulär z. B. bei Alkoholabusus, nichtalkoholische Steatohepatitis (NASH), Fettsucht und Diabetes mellitus, mikrovesikulär in der Schwangerschaft, beim Reye-Syndrom und medikamentöser Schädigung. Im Ultraschall sieht man im Vergleich zum Nierengewebe ein echoreiches Reflexmuster des Leberparenchym, allerdings erst bei einer Verfettung von 25–30 %, sodass die Ultraschalldisgnostik die Prävalenz der Fettleber unterschätzt. Die Ursachen der Fettleber zeigt ◘ Übersicht 45-7.

Übersicht 45-7
Ätiologie der Fettleber, der Häufigkeit nach geordnet

- Alkohol
- Fehlernährung v. a. Fettsucht, seltener Unterernährung
- Diabetes mellitus
- Medikamente (z. B. Tetrazykline, Valproinsäure, Methotrexat, Perhexilinmaleat, Corticosteroide etc.), andere Toxine
- Hyperlipidämie
- endokrinologische Störungen (Hyper-, Hypothyreose)
- Schwangerschaft
- chronisch entzündliche Darmerkrankungen (Fehlernährung, Corticosteroidtherapie, bakterielle Toxine?)
- andere: Viruserkrankungen (HCV, HIV, Gelbfieber); Morbus Wilson, Reye-Syndrom, Kwashiorkor
- ausschließlich parenterale Ernährung
- A- und Hypo-β-Lipoproteinämie

den ätiologischen Faktors zu einem Rückgang der Leberverfettung oder sogar zur vollständigen Rückbildung führt. Selbstverständlich sind Alkoholabstinenz, kalorienreduzierte Diät und Bewegung bei Adipositas bzw. modifizierte Diät bei Hyperlipidämie, gut eingestellter Diabetes mellitus, Absetzen von entsprechenden Medikamenten etc. Man wird den Patienten beobachten, dabei immer wieder an den möglichen, auf dem Boden einer Insulinresistenz bestehenden pathophysiologischen Zusammenhang mit dem sog. metabolischen Syndrom (Hypertriglyzeridämie, niedriges HDL-Cholesterin, arterielle Hypertonie, Diabetes mellitus und Fettsucht) denken und entsprechend behandeln. Eine Empfehlung, irgendwann im Verlauf der Erkrankung eine Biopsie zu indizieren – die Histologie umspannt ein weites Spektrum von der unkomplizierten Fettleber über die gering progressive Fettleber mit minimaler Entzündung und Fibrose bis zur Leberzellnekrose bei NASH – lässt sich aufgrund der derzeit noch fehlenden therapeutischen Konsequenz nicht geben, wir sind eher zurückhaltend.

Die Prognose der reinen Fettleber ist gut.

> **Praxistipp**
> Generell sollte man die Fettleber oft als einen komplexen Hinweis auf den generellen Gesundheitszustand eines Patienten, seine Ernährungsweise und seinen metabolischen Status betrachten.

Therapie. Es gibt keine spezifische Therapie der Fettleber. Allgemein gilt, dass eine Beseitigung des prädisponieren-

45.4 Alkoholische Hepatitis

Die alkoholische Hepatitis zeichnet sich sowohl histologisch als auch klinisch durch ein vielfältiges Bild aus. Als histologisch typisch wird das Auftreten von polymorphkernigen Leukozyten im Bereich des Leberparenchyms und der Portalfelder beschrieben, aber auch das Vorliegen von Lymphozyten, insbesondere von $CD8^+$-T-Zellen im Bereich der Mottenfraßnekrosen. Je nach Schweregrad zeigt sich eine stärkere Nekrose und Fibrose sowie eine Cholestase. Nur etwa 30–50% der Patienten weisen Mallory-Körperchen auf. Das klinische Bild reicht von der asymptomatischen bis zur letal verlaufenden Form der Erkrankung.

Die sichere Diagnose der Alkoholhepatitis kann letztlich nur histologisch gestellt werden. Allerdings zeigt die Praxis, dass gerade bei den schweren Formen dieser Nachweis wegen der schlechten Gerinnung nicht geführt werden kann, es sei denn, die Technik der transjugulären Leberbiopsie steht zur Verfügung.

45.4.1 Allgemeine Therapiemaßnahmen

Absolute und dauerhafte Alkoholkarenz ist die wichtigste therapeutische Maßnahme. Leichte bis mittelschwere Formen der alkoholischen Hepatitis zeigen unter Alkoholabstinenz innerhalb weniger Wochen eine Rückbildung der entzündlichen Veränderungen in der Leber sowie der Leberzellverfettung und eine Normalisierung der klinisch-chemischen Leberwerte. Auch bei bereits bestehender Leberzirrhose ist die dauerhafte Alkoholabstinenz entscheidend für den Verlauf und die Prognose der Erkrankung. Die 5-Jahres-Überlebensrate beträgt bei Zirrhotikern, die Alkoholkarenz einhalten, 63%, bei Patienten mit fortgesetztem Alkoholismus dagegen nur

40 %. Bettruhe wird lediglich für die Patienten mit schweren Verlaufsformen der alkoholischen Hepatitis empfohlen.

Die Ernährung des Patienten sollte kalorisch ausreichend und vitaminreich sein. Für die schweren Verlaufsformen der Erkrankung wird eine Kost von etwa 2000–3000 kcal pro Tag empfohlen. Gerade in jüngsten Untersuchungen (Cabré et al. 2000) wird auf den Wert einer 4-wöchigen definierten, 2000 kcal pro Tag enthaltenden enteralen Alimentation hingewiesen. In dieser kontrollierten Studie wurde gezeigt, dass diese ausschließlich enterale Ernährung bei der schweren alkoholischen Hepatitis genauso wirkungsvoll ist wie die Gabe von Glucocorticoiden. Frühe Todesfälle traten häufiger bei totaler enteraler Ernährung, späte Todesfälle häufiger bei Glucocorticoidbehandlung auf. Auf der Grundlage dieses Mortalitätsmusters und der potenziellen Wirkungsmechanismen der beiden Behandlungsmodalitäten würde man erwarten, dass eine Kombination von ausschließlich enteraler Ernährung und Glucocorticoiden möglicherweise am wirkungsvollsten sein wird. Die Gabe von Vitaminpräparaten (insbesondere Vitamin-B-Komplex, Vitamin K, Folsäure) wird bei alkoholischer Hepatitis empfohlen. Unbedingt indiziert ist die Gabe von Thiamin zur Prophylaxe von Schädigungen des ZNS (Wernicke-Enzephalopathie) bei Patienten, die größere Mengen Glucose parenteral erhalten.

45.4.2 Medikamentöse Therapie

Bei Patienten mit leichter und mittelschwerer Form einer Alkoholhepatitis ist eine medikamentöse Therapie nicht notwendig. Wie erwähnt, ist Alkoholabstinenz als einzig sinnvolle Therapiemaßnahme ausreichend. Da man in den letzten Jahren erkannt hat, dass chronischer Alkoholkonsum zur Bildung von reaktiven Sauerstoffintermediaten und zur Schädigung des „antioxidativen Abwehrsystems" führt, hat man bei Patienten mit schwereren Formen zahlreiche Medikamente bzw. Therapieverfahren eingesetzt. Für die meisten dieser Therapiemaßnahmen (anabole Steroide, Propylthiouracil, Flavonoide wie z. B. Silymarin und (+)-Cyanidanol-3, Colchicin, D-Penicillamin, Thioctansäure, kombinierte Insulin- und Glukagongabe, Vitamin E) konnte keine positive Wirkung hinsichtlich einer Heilung einer Alkoholhepatitis mit ausreichender Wahrscheinlichkeit gezeigt werden.

Glucocorticoide. Eine Ausnahme in dieser Hinsicht stellt die Behandlung mit Glucocorticoiden dar. Während mehrere frühere Studien gezeigt haben, dass Patienten mit Alkoholhepatitiden geringen bis mittleren Schweregrades von einer Glucocorticoidbehandlung nicht oder nur fraglich (bezüglich ihrer Überlebensprognose) profitieren, zeigen mehrere neuere Studien, dass bei allerdings ausgewählten Patienten mit schwerer Alkoholhepatitis die frühe Mortalität unter Corticoidgabe signifikant gesenkt werden kann (Mathurin et al. 2000). Die behandelten Patienten mit schwerer Alkoholhepatitis hatten entweder eine spontane hepatische Enzephalopathie und/oder einen sog. Diskriminationsfaktor von > 31, der sich aus folgender Formel errechnete:

$$4{,}6 \times \frac{\text{Prothrombinzeit Pat. [s]}}{\text{Prothrombinzeit Kontrollen [s]}} + \frac{\text{Serumbilirubin [µmol/l]}}{17{,}1}$$

Diese ausgewählte Patientengruppe hatte keine transfusionsbedürftigen gastrointestinalen Blutungen, keinen insulinbedürftigen Diabetes mellitus, keine floride Infektion und keine vorbestehende Nierenerkrankung. Die Patienten erhielten 32 mg Methylprednisolon über 28 Tage. Die Dosis wurde dann über 2 Wochen reduziert und abgesetzt. Insgesamt starben innerhalb von 28 Tagen von den mit Methylprednisolon behandelten Patienten 2 (6 %), von den Plazeboempfängern dagegen 11 (35 %); im Einzelnen betrug die Mortalität bei den plazebokontrollierten Patienten mit spontaner hepatischer Enzephalopathie 47 % verglichen mit 7 % bei den Methylprednisolonbehandelten.

Eine wahrscheinliche gemeinsame pathogenetische Komponente der Leberschädigung ist die Überproduktion von bestimmten Zytokinen, insbesondere Tumornekrosefaktor-α (TNF-α). Substanzen, die die Produktion oder Wirkung möglicherweise schädigender Zytokine wie TNF inhibieren, sind – wie auch die erwähnten Glucocorticoide – z. B. Pentoxifyllin und TNF-Antikörper. Eine Behandlung mit Pentoxifyllin (400 mg 3-mal pro Tag p. o. über 4 Wochen) zeigte bei Patienten mit schwerer alkoholischer Hepatitis (Diskriminationsfaktor > 32) in einer doppelblinden plazebokontrollierten Studie einen signifikanten Überlebensvorteil. Dieser beruhte auf einer geringeren Häufigkeit eines hepatorenalen Syndroms.

Prognose. Die Alkoholhepatitis ist eine ernstzunehmende Erkrankung. Die Letalität liegt bei den schweren Formen der Erkrankung über 60 %. Bei den asymptomatischen Verlaufsformen ist die Prognose gut, wenn der Alkoholkonsum beendet wird.

45.5 Nichtalkoholische Steatohepatitis

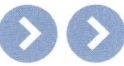

NASH (Non Alcoholic SteatoHepatitis) ist definiert als ein Krankheitsbild, das mit Lebervergrößerung, erhöhten Transaminasenwerten und dem histologischen Bild der alkoholischen Hepatitis einhergeht, allerdings in Abwesenheit einer Alkoholanamnese. Dieses Krankheitsbild, das erst in jüngerer Zeit als Entität Eingang in die Hepatologie gefunden hat, wird zunehmend häufiger bei Patienten mit erhöhten Leberwerten diagnostiziert. Da es immer wieder Anlass zu Verwechslungen bzw. Unschärfen in der Differenzialdiagnostik zu anderen Leberverfettungen gibt, seien hier die wichtigsten Gesichtspunkte zum Management von NASH aufgeführt.

Epidemiologisch ist NASH v. a. mit Übergewicht (weibliches Geschlecht überwiegt), Diabetes mellitus Typ II, Insulinresistenz sowie Hyperlipidämie assoziiert. NASH wird auch beobachtet im Rahmen eines raschen Gewichtsverlusts, bei Stoffwechselerkrankungen wie Morbus Wilson, A- oder Hypo-β-Lipoproteiämie, nach chirurgischen Eingriffen wie jejunaler Bypass oder ausgedehnte Dünndarmresektion, bei bakterieller Überwucherung und insbesondere im Zusammenhang mit der Einnahme von Medikamenten wie z. B. Amiodaron, Glucocorticoiden, synthetischen Östrogenen, Tamoxifen, Isoniazid. Die **Pathogenese** ist nicht genau bekannt, sie erscheint multifaktoriell, es handelt sich wohl um einen „2-Stadien-"Prozess, bei dem zunächst die Steatose, dann die Aktivierung von proinflammatorischen Zytokinen (TNF-α etc.) mit entzündlichen Veränderungen auftritt. Dabei wird oxidativer Stress als bedeutendster pathogenetischer Faktor angesehen.

Klinisch ist NASH in den meisten Fällen asymptomatisch, Druck im rechten Oberbauch, Müdigkeit und Unwohlsein sind seltener. Die Leber ist oft vergrößert, auch eine geringe Splenomegalie ist in bis zu 25 % der Fälle beschrieben. Im Laborbild sind die Transaminasen erhöht (2- bis 4fach), mäßig ebenso γGT und alkalische Phosphatase sowie Eisen, Ferritin und Transferrinsättigung. Ein niedriger ANA-Titer kann vorkommen. Bilirubin ist in der Regel normal, ebenso die Prothrombinzeit.

Das **histologische Bild** kann nicht von der alkoholischen Hepatitis unterschieden werden: Es bestehen immer eine makrovesikuläre Steatose, Entzündung des Parenchyms (Lymphozyten, Neutrophile) und Hepatozytennekrosen, variabel kommen vor eine perivenöse, -sinusoidale und portale Fibrose, Mallory- und Councilman-Körperchen, Eiseneinlagerung.

Die **Diagnose** NASH kann bei Patienten, die erhöhte Leberwerte zeigen und die genannten epidemiologischen und klinischen Kriterien erfüllen, vermutet werden. Die Sicherung der Diagnose kann allerdings nur auf dem Boden einer histologischen Untersuchung des Lebergewebes erfolgen. **Differenzialdiagnostisch** sind Alkohol, Virusinfektionen, autoimmunologische und metabolische Lebererkrankungen sowie medikamentös induzierte Leberschäden auszuschließen.

Therapie und Verlauf. Der natürliche Verlauf der Erkrankung ist unklar, wie bei der vielfältigen Ätiologie und komplexen Pathogenese nicht anders zu erwarten. Die bisher vorliegenden Daten lassen vermuten, dass NASH in der Regel eine wenig beeinträchtigende, mit geringen klinischen Folgen einhergehende Erkrankung darstellt, die allerdings in einem geringen Prozentsatz der Patienten zu einer irreversiblen progredienten Schädigung der Leber mit Zirrhosebildung und Funktionsausfall führt.

Therapeutisch sind mehrere Ansätze vorgeschlagen worden:
- langsame, dauerhafte Gewichtsabnahme
- Kontrolle von Diabetes und Hyperlipidämie
- Ursodeoxycholsäure
- Gemfibrozil, Pioglitazone
- Betain
- Vitamin E, andere Antioxidanzien

Keine dieser Behandlungsmöglichkeiten ist in größeren klinischen Studien bei Erwachsenen evaluiert worden.

Eine langsame **Gewichtsreduktion** erscheint sinnvoll aufgrund von Ergebnissen, die man bei Kindern gewonnen hat und die eine Normalisierung der biochemischen und sonographischen Befunde gezeigt haben. Unter schneller Gewichtsreduktion kann es zu einer Exazerbation der Steatohepatitis kommen. **Ursodeoxycholsäure**, die sich in der Behandlung zahlreicher cholestatischer Lebererkrankungen bewährt hat, aber erst bei einer kleinen Zahl von Patienten mit NASH eingesetzt wurde, führt zur Verbesserung der biochemischen Parameter und der Steatose, hat aber keine signifikante Wirkung auf das Ausmaß der Entzündung und Fibrose im Lebergewebe. **Gemfibrozil**, das die Produktion von VLDL vermindert, führt bei NASH zu einem signifikanten Abfall der Transaminasen. Über die histologischen Veränderungen unter der Therapie ist nichts bekannt, kontrollierte randomisierte Studien sind geplant. **Pioglitazone** wurde in einer Pilotstudie mit nicht diabetischen Patienten mit NASH getestet: nach 48-wöchiger Behandlung waren die Transaminasen in über 70 % normalisiert, der Fettgehalt der Leber nahm ab, der histologische Befund zeigte bei ²/₃ der Patienten eine Verbesserung. Das Medikament wurde gut vertragen und rechtfertigt größere Therapiestudien. **Betain** wurde kürzlich bei einer kleinen Zahl von Patienten mit NASH eingesetzt und zeigte nach 1-jähriger Behandlung eine Normalisierung der Transaminasen sowie bei 50 % der Patienten eine Verbesserung der Histologie; es soll ebenfalls in größeren Studien eingesetzt werden. **Vitamin E** wurde in einer Dosierung von 400–1200 IU pro Tag oral bei Kindern gegeben. Es zeigte sich eine Normalisierung der Leberwerte, solange Vitamin E verabreicht wurde. Leberbiopsien wurden nicht durchgeführt, was die Aussagekraft dieser Untersuchung vermindert.

Procedere bei Patienten mit NASH. Zusammenfassend macht das hier Gesagte deutlich, dass die eindeutige Diagnosestellung von NASH eine histologische Untersuchung und damit eine **Leberbiopsie** voraussetzt. Ob man diese allerdings in jedem Fall indizieren sollte, wird mit Recht kontrovers diskutiert – angesichts des unklaren natürlichen Verlaufs der Erkrankung und des, abgesehen von einer ohnehin empfehlenswerten Gewichtsabnahme bei Übergewicht, noch völlig ungesicherten therapeutischen Vorgehens. Grundsätzlich sollte man in dieser Situation die Patienten in größeren Abständen kontrollieren, um einen ungünstigen Verlauf rechtzeitig zu erfassen und eventuell mit zu erwartenden neueren therapeutischen Ansätzen zu beeinflussen.

45.6 Autoimmune chronische Hepatitiden

Die autoimmune Hepatitis (AIH ist eine chronische Lebererkrankung, bei der die Schädigung des Lebergewebes durch **autoreaktive T Zellen** verursacht wird. Gelegentlich kann die AIH auch unter dem klinischen Bild einer akuten Hepatitis auftreten. Die serologische Diagnose erfolgt mit Antikörpern im Serum, wobei 3 verschiedene Formen der Hepatitis unterschieden werden:

— Typ I mit ANA (antinukleären Antikörper)
— Typ II mit LKM (Liver Kidney Microsomal)
— Typ III mit SLA (Soluble Liver Antigen) und SMA (Smooth Muscle Antibody)

Zur Diagnose bzw. differenzialdiagnostischen Abgrenzung wird von einer internationalen Hepatitisgruppe ein Scoring-System empfohlen, das neben den charakteristischen Antikörpern als Parameter auch Geschlecht, Transaminasen, Immunglobuline, Leberhistologie, Virusmarker, Medikamenten- und Alkoholanamnese, HLA-Antigene und das Ansprechen auf eine Therapie berücksichtigt (International AIH Group 1999). Es soll darauf hingewiesen werden, dass die Titerhöhe der Autoimmunantikörper im Serum nicht mit der Krankheitsaktivität korreliert und dass die Antikörper keine pathogenetische Bedeutung haben.

45.6.1 Allgemeine Therapiemaßnahmen

Eine absolute Indikation zur **immunsuppressiven Therapie** besteht bei den hochaktiven Formen der AIH (hohe Transaminasen und Immunglobuline, histologisch Brücken- oder lobuläre Nekrosen). In kontrollierten Studien konnte eindeutig belegt werden, dass diese Form der AIH von einer Behandlung mit **Glucocorticoiden** allein oder in Kombination mit **Azathioprin** profitiert. Die Immunsuppression bewirkt einen Rückgang der entzündlichen Aktivität und eine Besserung des histologischen Befundes. Obwohl der natürliche Verlauf der milderen Form der Erkrankung weniger gut dokumentiert ist, wird für sie heute ebenfalls eine immunsuppressive Therapie empfohlen. Bei hoher Krankheitsaktivität stellt eine Zirrhose, auch im Stadium Child C, keine Kontraindikation zur Therapie dar.

Die „**Standardtherapie**" besteht entweder aus einer Monotherapie mit **Prednisolon** z. B. 40–60 mg pro Tag (bzw. auch ca. 0,75 mg/kgKG pro Tag) für 2 Wochen, dann wöchentliche Dosisreduktion um 10 mg bis zu einer Dosis von 30 mg pro Tag. Weitere Dosisreduktion in 5-mg-Schritten (nach Krankheitsaktivität) bis zur Erhaltungsdosis von 5–15 mg pro Tag oder in einer Kombinationstherapie mit **Azathioprin** von Beginn an in einer Dosierung von 1–1,5 mg/kgKG. Grundsätzlich wird die Therapie individuell zugeschnitten.

Prednisolon ist die akut wirksame Substanz, mit einer Wirkung des Azathioprins ist erst nach ca. 3 Monaten zu rechnen. Die Kombination mit Azathioprin hat einen steroidsparenden Effekt, was z. B. bei Frauen in der Menopause und bei Vorliegen eines Diabetes mellitus günstig ist. Die Erhaltungstherapie nach eingetretener Remission besteht aus Prednisolon allein (< 10 mg pro Tag), aus der

Kombination von Prednisolon (2,5–10 mg pro Tag) und Azathioprin (1 mg/kgKG pro Tag) oder aus Azathioprin allein (bis 2 mg/kgKG pro Tag).

Therapieerfolg. Die Definition der Remission richtet sich nach klinischen, biochemischen und histologischen Kriterien, wie sie auch von der internationalen Autoimmunhepatitis-Gruppe festgelegt wurden (Johnson u. McFarlane 1993).

Als komplette Remission ist definiert die klinische Besserung des Zustandes, Normalisierung der Transaminasen für mindestens 6 Monate unter einer Erhaltungstherapie oder histologisch fehlende bzw. minimale Entzündungsaktivität, alternativ eine deutliche Besserung der Symptome zusammen mit mindestens 50 %iger Besserung aller Lebertests während der ersten 4 Behandlungswochen, wobei ALT und AST auf weniger als das 2fache des Normwerts innerhalb von 6 Monaten abfallen sollen bzw. Vorliegen einer minimalen histologischen Aktivität innerhalb des 1. Jahres nach Beginn der Behandlung. Unter partieller Remission versteht man eine klinische Besserung der Symptome zusammen mit mindestens 50 %iger Verbesserung der Leberwerte während der ersten 8 Behandlungswochen und einen stetigen Abfall danach, aber mit einer weiterhin bestehenden Erhöhung der Transaminasen nach 1 Jahr; alternativ Besserung der Symptome und Rückgang der Leberwerte in den Normbereich innerhalb der ersten 6 Monate und fortbestehende histologische Krankheitsaktivität.

Nach 1–2 Jahren kann man bei laborchemisch und histologisch kompletter Remission der Erkrankung die immunsuppressive Therapie probatorisch aussetzen. Leider kommt es auch bei kompletter Remission und mehrjähriger Behandlungsdauer bei Absetzen der Therapie noch bei 50 % der Patienten und mehr zu einem Rezidiv. Nur eine sofort eingeleitete, erneute immunsuppressive Therapie entsprechend dem ursprünglichen Schema bringt einen hohen Prozentsatz der Patienten erneut in Remission. Wird die Remission mit diesem Schema nicht erreicht, kann die Dosis erhöht werden. Die Nebenwirkungen der Therapie sind meist gering. Azathioprin führt selten zu Leukopenien, Thrombozytopenien oder auch zur Pankreatitis. Während der ersten 3 Monate der Therapie sollte man alle 2 Wochen Blutbild und Transaminasen sowie alle 4 Wochen IgG kontrollieren, später sind Kontrollen alle 3 Monate ausreichend.

45.6.2 Therapie bei Problempatienten

Bei Nichtansprechen auf die Standardtherapie kann man andere Immunsuppressiva erwägen. Erfolgreich eingesetzt wurden bei einzelnen Patienten in unkontrollierten Studien z. B. Ciclosporin A mit z. T. gutem Erfolg; man muss allerdings die toxischen Nebenwirkungen berücksichtigen. Das gleiche gilt für Tacrolimus (FK 506). Auch Antimetaboliten wie Mycophenolatmofetil (MMF), Cyclophosphamid und Methotrexat werden eingesetzt. MMF, das die Proliferation von T- und B-Zellen inhibiert, ist nach ersten Untersuchungen ein guter Kandidat für die Therapie, es fehlen aber randomisierte Studien.

Für die Indikation zu einer Lebertransplantation von Patienten im Endstadium autoimmuner Hepatitiden gelten dieselben Kriterien wie für Patienten mit anderen Lebererkrankungen im Terminalstadium. Vor eine schwierige Therapieentscheidung kann man bei Patienten gestellt werden, die sowohl Merkmale einer Autoimmunhepatitis wie einer chronischen HCV-Infektion (HCV-RNA-positiv) tragen, wobei man letztlich mit keinem Kriterium unterscheiden kann, ob es sich um eine Hepatitis C mit Autoimmunphänomenen oder um eine AIH mit begleitender HCV-Infektion handelt. Bei gegebener Therapieindikation würden wir – unter allerdings strenger Kontrolle des Verlaufs – einen antiviralen Behandlungsversuch machen.

AIH treten v. a. bei Frauen im gebärfähigen Alter auf. Schwangerschaften stellen daher ein Problem dar. Aus den bisherigen Erfahrungen an kleinen Fallzahlen lassen sich folgende Empfehlungen ableiten:
— Die Standardtherapie aus geringen Dosen von Glucocorticoiden (Prednisolon 5–15 mg pro Tag) und Azathioprin scheint sicher zu sein; allerdings sollte die Indikation zur Behandlung mit Azathioprin nur schwer therapierbaren Fällen vorbehalten bleiben, da für dieses Medikament, zumindest im Tierversuch, teratogene Eigenschaften beschrieben wurden.
— Patienten, die sich unter einer Dauertherapie in Remission befinden, erleiden häufiger Schübe während oder nach der Schwangerschaft und erfordern ggf. eine stärkere Immunsuppression.

Zukünftige Therapieoptionen. Zahlreiche neue Substanzen und Behandlungsstrategien werden bereits geprüft und sind angedacht. Das Immunsuppressivum Rapamycin, rekombinantes Interleukin 10, Antikörper gegen TNF-alpha, FTY-720, das über eine Induktion von Apoptose in Lymphozyten immunsupressiv wirkt, orale Toleranzinduktion, Blockade von Kostimulatoren für die Lymphozytenaktivierung, Gen- und Stammzelltherapieansätze. Man sollte sich allerdings vor Augen halten, dass wir über ungefähr 30 Jahre Erfahrung mit der Standardtherapie verfügen, dass diese bei 80 % der Patienten zum Erfolg führt und dass bei der heutigen individuell zugeschnittenen Therapie sehr wenig Nebenwirkungen resultieren.

Evidenz der Therapieempfehlungen

	Evidenzgrad	Therapieempfehlung
Impfung bei Virushepatitis		
Hepatitis A	A	I
Hepatitis B	A	I
Akute Hepatitis B		
Keine Therapie	B	
Nukleos(t)idanaloga bei fulminanter Form	C	IIa
IFN oder Nukleos(t)idanaloga bei protrahiert verlaufender Form	C	IIa
Chronische Hepatitis B		
Interferon-α	A	I
Lamivudin, Adefovir	A	I
Pegylierte Interferone	C	in Therapiestudien
Adeforvirdipivoxil C bei lamivudinresistenten Mutanten	C	I
Akute Hepatitis C		
IFN ± Ribavirin bei symptomatischer Form	C	in Studie behandeln
Chronische Hepatitis C		
Kombinationstherapie mit pegylierten Interferonen und Ribavirin für alle Genotype	A	I
Akutes Leberversagen		
Lactulose bei Enzephalopathie	A	I
Neomycin bei Enzephalopathie	A	I
Oberkörperhochlagerung bei Hirnödem	B	I
Mannitol bei Hirnödem	A	I
N-Acetylcystein bei Paracetamolintoxikation	B	I
Silibinin + Penicillin bei Knollenblättervergiftung	B	IIa
Lebertransplantation	A	I
Alkoholische Hepatitis		
Steroide bei schwerer Form	A	I
Autoimmune chronische Hepatitiden (Initialtherapie)		
Steroidmonotherapie	A	I
Kombination Steroide und Azathioprin	A	I
Autoimmune chronische Hepatitiden (Erhaltungstherapie)		
Steroidmonotherapie	A	I
Azathioprinmonotherapie	A	I
Kombination Steroide und Azathioprin	A	I

Literatur

Akriviadis E, Botla R, Briggs W, Han S, Reynolds T, Shakil O (2000) Pentoxifylline improves short-term survival in severe acute alcoholic hepatitis: A double-blind, placebo-controlled trial. Gastroenterology 119: 1637

Böker KHW (2001) Akutes Leberversagen. Internist 42: 545

Cabré E, Rodriguez-Iglesias P, Caballeria J, Quer JC, Sanchez-Lombrana JL, Parés A, Papo M, Planas R, Gassull MA (2000) Short- and long-term outcome of severe alcohol-induced hepatitis treated with steroids or enteral nurtition: A multicenter randomized trial. Hepatology 32: 36

Carithers RL, Herlong HF, Diehl AM, Shaw EW, Combes B, Fallon HF, Maddrey WC (1989) Methylprednisolone therapy in patients with severe alcoholic hepatitis. Ann Intern Med 110: 685

European Association for the Study of the Liver (1999) Consensus Statement. J Hepatol 30: 956

Fried MW, Shiffman ML, Reddy KR, Smith C, Marinos G, Goncales FL Jr, Haussinger D, Diago M, Carosi G, Dhumeaux D, Craxi A, Lin A, Hoffman J, Yu J (2002) Peginterferon alfa-2a plus ribavirin for chronic hepatitis C virus infection. N Engl J Med 347: 975–982

Gerlach JT, Diepolder HM, Zachoval R, Gruener NH, Jung MC, Ulsenheimer A, Schraut W, Schirren CA, Waechtler M, Backmund M,

Pape GR (2003) Acute hepatitis C: High rate of both spontaneous and treatment-induced viral clearance. Gastroenterology 125: 80–88

Gores GJ, Lindor KD (2001) Non-alcoholic steatosis syndroms. Seminars in Liver Disease 21. Thieme, New York Stuttgart

Hadziyannis SJ, Cheinquer H, Morgan T, Diago M, Jensen DM, Sette H Jr., Ramadori G, Bodenheimer HC, Marcellin P, Lee S-D, Roberts PJ, Ackrill AM (2002) Peginterferon alfa-2a (40KD) (Pegasys) in combination with ribavirin (RBV): efficacy and safety results from a phase III, randomized, double-blind, multicentre study examining effect of duration of treatment and RBV dose. J Hepatol 36 (suppl): 3A

Hadziyannis SJ, Tassopoulos NC, Heathcote EJ, Chang TT, Kitis G, Rizzetto M, Marcellin P, Lim SG, Goodman Z, Wulfsohn MS, Xiong S, Fry J, Brosgart CL (2003) Adefovir dipivoxil for the treatment of hepatitis Be antigen-negative chronic hepatitis B. N Engl J Med 348: 800–807

Heneghan MA, McFarlane IG (2002) Current and novel immunosuppressive therapy for autoimmune hepatitis. Hepatology 35: 7

Impfempfehlungen der Ständigen Impfkommission (STIKO) am Robert Koch-Institut (2003) Epidemiologisches Bulletin. Juli 2003/ Nr. 32. www.rki.de

International Autoimmune Hepatitis Group Report (1999) Review of criteria for diagnosis of autoimmune hepatitis. J Hepatol 31: 929

International Interferon-alfa Hepatocellular Carcinoma Study Group (1998) Effect of interferon-alfa on progression of cirrhosis to hepatocellular carcinoma: A retrospective cohort study. Lancet 351: 1535

Jaeckel E, Cornberg M, Wedemeyer H, Santantonio T, Mayer J, Zankel M, Pastore G, Dietrich M, Trautwein C, Manns MP (2001) Treatment of acute hepatitis C with interferon alfa-2b. N Engl J Med 345: 1452–1457

Johnson PJ, McFarlane IG (1993) Meeting report of the International Autoimmune Hepatitis Group. Hepatology 18: 998

Lauer GM, Walker BD (2001) Hepatitis C virus infection. N Engl J Med 345: 41

Lemon SM, Thomas DL (1997) Vaccines to prevent viral hepatitis. N Engl J Med 336: 196

Lok AS, McMahon BJ (2004) Chronic hepatitis B: update of recommendations. Hepatology 39: 857–861

Manns MP, McHutchison JG, Gordon SC, Rustgi VK, Shiffman M, Reindollar R, Goodman ZD, Koury K, Mei-Hsiu L, Albrecht JK (2001) Peginterferon alfa-2b plus ribavirin compared with interferon alfa-2b plus ribavirin for initial treatment of chronic hepatitis C: a randomised trial. Lancet 358: 958

Marcellin P, Chang TT, Lim SG, Tong MJ, Sievert W, Shiffman ML et al. (2003) Adefovir dipivoxil for the treatment of hepatitis B e antigen-positive chronic hepatitis B. N Engl J Med 348: 808–816

Mathurin P, Mendenhall C, Carithers RL (2000) Corticosteroids improve short-term survival in patients with severe alcoholic hepatitis: Individual data analysis of the last three randomized placebo controlled double-blind trials. Hepatology 32: 1039

Mitzner SR, Stange J, Klammt S, Risler T, Erley CM, Bader BD, Berger ED, Lauchart W, Peszynski P, Freytag J, Hickstein H, Loock J, Lohr JM, Liebe S, Emmrich J, Korten G, Schmidt R (2000) Improvement of hepatorenal syndrome with extracorporeal albumin dialysis MARS: results of a prospective, randomized, controlled clinical trial. Liver Transplant 6: 277

Obaid Shakil A, Kramer D, Mazariegos GV, Fung JJ, Rakela J (2000) Acute liver failure: clinical features, outcome analysis and applicability of prognostic criteria. Liver Transplant 6: 163

O'Grady JG, Alexander GJ, Hayllar KM, Williams R (1989) Early indicators of prognosis in fulminant hepatic failure. Gastroenterology 97: 439

Rahman T, Hodgson H (2001) Clinical management of acute hepatic failure. Intensive Care Med 27: 467

Reid AE (2001) Non-alcoholic steatohepatitis. Gastroenterology 121: 710

46 Cholestatische Lebererkrankungen und Stoffwechselerkrankungen der Leber

U. Beuers

46.1 Primär biliäre Zirrhose – 806
46.1.1 Therapie der Grunderkrankung – 806
46.1.2 Therapie extrahepatischer Manifestationen – 807
46.1.3 Behandlung von Sonderformen – 809

46.2 Primär sklerosierende Cholangitis – 809
46.2.1 Therapie der Grundkrankheit – 809
46.2.2 Therapie extrahepatischer Manifestationen – 810
46.2.3 Behandlung von Sonderformen: Überlappungssyndrom („Overlap-Syndrom") – 810

46.3 Seltene cholestatische Lebererkrankungen – 811

46.4 Hereditäre Hyperbilirubinämien – 811
46.4.1 Crigler-Najjar-Syndrom Typ 1 – 811
46.4.2 Crigler-Najjar-Syndrom Typ 2 – 811
46.4.3 Morbus Meulengracht (Gilbert-Syndrom) – 811
46.4.4 Dubin-Johnson-Syndrom und Rotor-Syndrom – 812

46.5 Hämochromatose – 812
46.5.1 Therapie – 812
46.5.2 Verlauf – 813

46.6 Morbus Wilson – 813
46.6.1 Therapie – 814
46.6.2 Behandlung während einer Schwangerschaft – 815

Literatur – 816

Die cholestatischen und metabolischen Lebererkrankungen stellen neben den nutritiv-toxischen und viralen Hepatopathien die wichtigsten Ursachen für die Entstehung einer Leberzirrhose dar.

Die primär biliäre Zirrhose (PBC) und die primär sklerosierende Cholangitis (PSC) sind die häufigsten chronischen cholestatischen Leberkrankheiten des Erwachsenen, die ohne Behandlung in der Regel langsam progredient über viele Jahre verlaufen. Die frühestmögliche und lebenslange medikamentöse Behandlung mit Ursodeoxycholsäure (UDCA), die endoskopische Behandlung von Gallengangsstrikturen bei Patienten mit PSC und die Lebertransplantation im zirrhotischen Spätstadium stellen wesentliche Therapieprinzipien dar. Der mögliche Nutzen einer immunsuppressiven Behandlung in Frühstadien der PBC in Kombination mit UDCA wird in kontrollierten Studien untersucht.

Die Hämochromatose ist die häufigste monogenetisch erbliche Stoffwechselerkrankung. Die frühe Diagnosestellung mittels laborchemischer (Transferrinsättigung, Ferritin), molekulargenetischer (Mutationsscreening) und ggf. histologischer Befunde einschließlich der quantitativen Lebereisenbestimmung ermöglicht eine effiziente lebenslange Aderlaßbehandlung, die beim nicht-zirrhotischen Patienten mit einer normalen Lebenserwartung verbunden ist. Für den zirrhotischen Patienten stellt die Entwicklung eines hepatozellulären Karzinoms eines der Hauptrisiken dar.

Der Morbus Wilson mit einer progredienten Hepatopathie und neuropsychiatrischer Symptomatik oder selten mit akutem Leberversagen und Hämolyse tritt vorwiegend bei Kindern, Jugendlichen und jungen Erwachsenen auf. D-Penicillamin stellt die Therapie der Wahl für die Frühphase der lebenslangen Behandlung dar. In der Erhaltungstherapie werden auch günstige Erfahrungen mit Zink berichtet. Die Lebertransplantation stellt die Therapie der Wahl im Endstadium metabolischer Leberkrankheiten dar.

46.1 Primär biliäre Zirrhose

Die primär biliäre Zirrhose (PBC) ist die häufigste chronische cholestatische Leberkrankheit des Erwachsenen mit einer Prävalenz von 25–40 pro 100.000 Einwohner. Sie betrifft vorwiegend (>90%) Frauen mittleren Alters (in Nordostengland, der am besten untersuchten europäischen Region, ca. jede 1000. Frau über 40 Jahre) und beruht auf einer Entzündung kleinster intrahepatischer Gallenwege ungeklärter Ursache („**chronische, nicht eitrige, destruierende Cholangitis**"). Zum Zeitpunkt der Diagnosestellung sind die Patienten beschwerdefrei oder klagen über Müdigkeit und Juckreiz, seltener über trockene Augen und trockenen Mund im Rahmen eines begleitenden Sicca-Syndroms oder über Gelenkbeschwerden. Ikterus und Xanthelasmen sind späte klinische Zeichen der PBC. **Laborchemisch** fallen Erhöhungen der Cholestaseparameter γ-GT und AP sowie ein erhöhtes IgM auf, der Nachweis von **antimitochondrialen Antikörpern** (AMA) des Subtyps M2 im Serum gilt als pathognomonisch (Heathcote 2000b). Histologisch durchläuft die PBC 4 Stadien (Scheuer 1983):

1. portale Entzündung mit florider Gallengangsläsion und ggf. Granulomen im Portalfeld
2. Übergreifen der Entzündung auf das periportale Leberparenchym mit Mottenfraßnekrosen und Gallenwegsproliferationen
3. Leberfibrose
4. Leberzirrhose

Symptomatische Patienten mit PBC haben ohne Behandlung eine mittlere Überlebenszeit von 6–8 Jahren (Heathcote 2000b).

Die therapeutischen Bemühungen richten sich zum einen gegen die Grunderkrankung und dienen zum anderen der Linderung der Symptome extrahepatischer Manifestationen.

46.1.1 Therapie der Grunderkrankung

Ursodeoxycholsäure

Ursodeoxycholsäure (UDCA) stellt die medikamentöse Therapie der 1. Wahl für Patienten mit PBC dar (Beuers et al. 1997; Heathcote 2000a). Die empfohlene Tagesdosis beträgt 13–15 mg/kgKG, die morgens und abends zu den Mahlzeiten eingenommen werden soll (z. B. UDCA 250 mg 2-0-2 bei einem Körpergewicht von 65–80 kg). Bei Patienten mit dekompensierter Leberzirrhose und einem

Serumbilirubin >10 mg/dl ist unklar, ob eine Behandlung mit UDCA noch sinnvoll ist.

UDCA bessert laborchemische und histologische Befunde, hemmt die Krankheitsprogression mit Fibrosierung und zirrhotischem Umbau der Leber, senkt die Rate von mit einer Zirrhose assoziierten Komplikationen und kann das transplantationsfreie Überleben verlängern. UDCA sollte daher frühestmöglich nach Diagnosestellung und lebenslang gegeben werden. Die Kontrolle der UDCA-Therapie erfolgt mittels Anamnese, klinischer Untersuchung und Laborwerten (Bilirubin, AP, γ-GT, GPT, Quick). Nicht sinnvoll ist die Kontrolle von AMA und Leberhistologie (Beuers et al. 1997).

Nebenwirkungen. Die Verträglichkeit von UDCA ist gut, selten (2%) werden breiige Stühle mit einer Erhöhung der Stuhlfrequenz von den Patienten angegeben (Hempfling et al. 2003).

> **Praxistipp**
> Bei Patienten, die unter Juckreiz leiden, kann die erstmalige Gabe von Ursodeoxycholsäure den Juckreiz vorübergehend verstärken. Bei diesen Patienten sollte die Therapie einschleichend (z. B. 3 Tage 250 mg, 3 Tage 2-mal 250 mg usw.) begonnen werden.

UDCA während der Schwangerschaft? Die UDCA-Behandlung ist während der Schwangerschaft vom BfArM noch nicht zugelassen, eine Expertenkommission hielt diese aber für vertretbar (Beuers et al. 1997). Hinweise für eine mögliche teratogene Wirkung der physiologischen Gallensäure UDCA bestehen nicht (Hempfling et al. 2003). Die Behandlung der intrahepatischen Schwangerschaftscholestase mit UDCA im 2. und 3. Trimenon (▶ Abschnitt 46.3.2) beeinflusst den Schwangerschaftsverlauf nach ersten vorliegenden Berichten für Mutter und Kind günstig (Lammert et al. 2000). Zur Therapie in der ersten Hälfte der Schwangerschaft liegen wenige Daten vor. Derzeit empfohlenes praktisches Vorgehen: UDCA vor/mit der Schwangerschaft absetzen, bei deutlicher klinischer und laborchemischer Befundverschlechterung in der 2. Schwangerschaftshälfte erneuter Therapiebeginn.

Wirkung von UDCA bei cholestatischen Lebererkrankungen? Der günstige Effekt von UDCA bei cholestatischen Lebererkrankungen beruht wahrscheinlich auf mehreren Mechanismen:
- Stimulation der gestörten hepatozellulären Sekretion potenziell toxischer gallenpflichtiger Substanzen in die Galle
- membranstabilisierende Effekte auf Gallengangsepithelien
- Stimulation der Sekretion von Gallengangsepithelzellen
- antiapoptotische Effekte in Leberzellen

Die Stimulation der gestörten Leberzellsekretion über eine Modulation hepatozellulärer Signalprozesse scheint für den anticholestatischen Effekt von UDCA von besonderer Bedeutung zu sein (Paumgartner u. Beuers 2002).

> **Cave**
> Colestyramin, Colestipol oder aluminiumhaltige Antazida nie zeitgleich mit Ursodeoxycholsäure (UDCA) einnehmen. Nur die zeitversetzte Gabe (≥4–5 h) von UDCA gewährleistet eine adäquate Resorption.

Immunsuppressiva

Immunsuppressiva sind als Monotherapie zur Behandlung der PBC nicht indiziert. In kontrollierten Studien wird der mögliche Nutzen einer **Kombinationsbehandlung** mit UDCA und verschiedenen Immunsuppressiva (Budesonid, Azathioprin, Methotrexat) v. a. für Patienten im Frühstadium der PBC evaluiert. Ihr Einsatz sollte derzeit nur im Rahmen kontrollierter Studien erfolgen.

Lebertransplantation

Im Endstadium der PBC stellt die Lebertransplantation die Therapie der Wahl dar. Das Langzeitüberleben ist für Patienten mit PBC in den meisten Transplantationszentren besser als das für viele andere Indikationen und liegt bei 90% (Rust et al. 2000). Die Indikation zur Lebertransplantation wird im Stadium 4 (Zirrhose) unter Berücksichtigung des Vorliegens verschiedener Faktoren wie einer Hyperbilirubinämie >10 mg/dl, eines therapiefraktären Aszites, Episoden spontaner bakterieller Peritonitis, Ösophagus- und Fundusvarizenblutungen, ausgeprägter Malnutrition, hepatischer Enzephalopathie, eines therapierefraktären Pruritus oder deutlicher Einschränkung der Lebersyntheseleistung gestellt. Prognoseindizes, die für Patienten mit PBC entwickelt wurden (Mayo-Score, Euro-Score), können zusätzliche Informationen geben (Neuberger 2000a).

> **Rezidiv einer primär biliären Zirrhose nach Transplantation?** Histologische und immunhistochemische Befunde lassen annehmen, dass in der Spenderleber ein PBC-Rezidiv auftreten kann. Die Langzeitprognose der Patienten scheint durch diese in der Regel milden entzündlichen Veränderungen unter obligater Immunsuppression nicht wesentlich beeinträchtigt zu sein (Neuberger 2000b).

46.1.2 Therapie extrahepatischer Manifestationen

Pruritus

Etwa 70% der Patienten mit PBC leiden im Krankheitsverlauf unter Pruritus, der oft an den Handflächen und Fußsohlen beginnt, aber am gesamten Körper auftreten kann und v. a. in den Abend- und Nachtstunden als teils quälend wahrgenommen wird. Das Pruritogen ist nicht bekannt. Als therapeutische Maßnahmen werden derzeit UDCA, Colestyramin, Rifampicin und Opioidantagonisten (oder ggf. Serotoninantagonisten) anderen Maßnahmen ohne gesicherte Wirkung vorgezogen.

Colestyramin

Colestyramin [1- bis 4-mal 4 g (maximal) pro Tag 30 min vor dem Frühstück, ggf. nach dem Frühstück und vor Mittag- und Abendessen zu nehmen] ist als Therapie 1. Wahl bei durch Cholestase induziertem Pruritus anzusehen (Beuers et al. 1997; Heathcote 2000a). Colestyramin ist ein Anionenaustauscherharz, das Gallensäuren (u. a. UDCA) und viele andere Substanzen und Medikamente (u. a. Thyroxin, Digoxin, Kontrazeptiva), die in einem Abstand von ≥4 h eingenommen werden sollten, im Darmlumen bindet und deren enterale Resorption behindert.

Nebenwirkungen. Übelkeit und Obstipation werden vielfach beschrieben (Alternative: Colestipol, 1- bis 4-mal 5 g pro Tag).

 Cave
In der Langzeitbehandlung mit Colestyramin ist an eine mangelnde Resorption fettlöslicher Vitamine zu denken.

Rifampicin

Rifampicin (2-mal 150 mg pro Tag; maximal 2-mal 300 mg pro Tag, wenn Bilirubin <3 mg/dl) wirkt möglicherweise über Induktion von Cytochrom CYP3A4 in den Leberzellen antipruritogen und wird als Therapie 2. Wahl bei Unverträglichkeit oder Wirkungslosigkeit von Colestyramin angesehen (Beuers et al. 1997; Heathcote 2000a). Zur Langzeittherapie liegen kaum Erfahrungen vor.

Nebenwirkungen. Rifampicin ist potenziell hepato- und nephrotoxisch und in Einzelfällen knochenmarkschädigend. Eine Kontrolle von Serumtransaminasen, Kreatinin und Blutbild in 1- bis 2-wöchigen Abständen während der ersten 2 Monate wird empfohlen.

Naltrexon

Der Opioidantagonist Naltrexon (25–50 mg pro Tag) wirkt bei cholestatischen Patienten antipruritogen. Die Indikation zur Behandlung sollte nur bei therapierefraktärem, schwerem Pruritus gestellt werden (Beuers et al. 1997; Heathcote 2000a).

Kontraindikation. Fortgeschrittene Leberzirrhose.

Nebenwirkungen. Eine Opioidentzugssymptomatik mit Schlafstörungen, Angstzuständen, Bauchschmerzen, Übelkeit und Erbrechen, Muskel- und Kopfschmerzen kann bei cholestatischen Patienten v. a. in der ersten Therapiephase beobachtet werden. Daher muss die Behandlung einschleichend unter engmaschiger Kontrolle begonnen werden. Eine Kontrolle der Serumtransaminasen in 1- bis 2-wöchigen Abständen während der ersten 2 Monate wird empfohlen.

Andere Maßnahmen

Antihistaminika sind zur Behandlung des Pruritus bei Cholestase in der Regel wirkungslos. Für den Serotoninantagonisten **Ondansetron** (3-mal 4–8 mg pro Tag) wurden widersprüchliche Ergebnisse beschrieben. Der Wert einer UV-Bestrahlung der Haut ist umstritten. In Einzelfällen muss bei ansonsten intraktablem Pruritus eine Lebertransplantation erwogen werden.

> **Praxistipp**
> Eine vorübergehende lindernde Wirkung soll das Auftragen von warmem Olivenöl oder Olivencreme auf die Haut haben.

Müdigkeit

Eine teils lähmende Müdigkeit ist das häufigste Symptom bei Patienten mit PBC und wird von der Hälfte der symptomatischen Patienten als das am meisten belastende Beschwerdebild gewertet. Als Ursache sind **zentralnervöse Regulationsstörungen** anzunehmen (Heathcote 2000b). Eine effektive Behandlung ist nicht bekannt. Neben dem Ausschluss oder der adäquaten Behandlung anderer auslösender Faktoren (Hypothyreose, Anämie, Diabetes mellitus, Elektrolytstörungen, Medikamentennebenwirkungen) ist auf einen gesunden Lebensstil mit regelmäßiger körperlicher Ertüchtigung und ausreichendem Schlaf hinzuweisen. Bei ausgeprägter depressiver Verstimmtheit ist eine antidepressive medikamentöse Behandlung zu erwägen.

Mangel fettlöslicher Vitamine

Patienten mit fortgeschrittener PBC und Ikterus können im Rahmen einer Fettresorptionsstörung klinische Zeichen eines Mangels fettlöslicher Vitamine zeigen. Nachtblindheit und Xerophthalmie können auf einen Mangel an **Vitamin A** hinweisen, können aber auch Zeichen eines Zinkmangels oder eines Sicca-Syndroms sein. Eine Koagulopathie kann auf einen Mangel an **Vitamin K** hinweisen, während eine Osteomalazie als Zeichen eines **Vitamin-D-Mangels** nur selten vorkommt. Schwere neurologische Ausfallserscheinungen als Zeichen eines Mangels an **Vitamin E** sind – anders als bei Kindern mit cholestatischer Hepatopathie – kaum je beobachtet wurden. Bei ikterischen Patienten wird die Bestimmung von Quick, Vitamin A und 25-OH-Vitamin D in 6-monatigen Abständen empfohlen. Bei Vitaminmangel sollte eine orale (z. B. Vitamin A 3-mal 25000 IU pro Woche, Vitamin K 5–10 mg pro Tag, Vitamin D₃ 500–1000 IU pro Tag) parenterale erfolgen.

Osteoporose

Patienten mit fortgeschrittener PBC haben ein hohes Risiko für die Entwicklung einer Osteoporose. Eine Knochendichtemessung mittels quantitativer digitaler Radiographie (QDR; Synonym: DEXA) im Bereich der Lendenwirbelsäule sollte bei Diagnosestellung erfolgen. Regelmäßige körperliche Aktivität, die ausreichende Aufnahme von Calcium (1–1,5 g pro Tag) und Vitamin D₃ (500–1000 IU pro Tag) bei niedrigen 25-OH-Vitamin-D-Spiegeln und die Behandlung mit Bisphosphonaten wurden als Maßnahmen für Patienten mit PBC und Osteoporose empfohlen (Beuers et al. 1997; Heathcote 2000 a).

46.1.3 Behandlung von Sonderformen

Autoimmuncholangitis

Patienten mit Autoimmuncholangitis oder AMA-negativer PBC unterscheiden sich hinsichtlich klinischer, laborchemischer und histologischer Befunde sowie des Verlaufs nicht von Patienten mit PBC. Die Therapieempfehlungen entsprechen denen für Patienten mit PBC.

Überlappungssyndrom („Overlap-Syndrom")

Überlappungssyndrome zwischen einer PBC und Autoimmunhepatitis (AIH) auf dem Boden laborchemischer und histologischer Befunde wurden bei 9% der Patienten mit PBC beschrieben (Chazouilleres et al. 1998). Bei diesen kann als erster Schritt eine Behandlung mit UDCA (13–15 mg/kgKG pro Tag) empfohlen werden. Bei unzureichendem laborchemischem Ansprechen ist eine zusätzliche Behandlung mit einem Glukocorticoid (z. B. Prednisolon, 10–15 mg/kgKG pro Tag) zu erwägen (Leuschner 2001). Die mögliche Bedeutung von Azathioprin (1–1,5 mg/kgKG pro Tag) in der Langzeitbehandlung des PBC-AIH-Überlappungssyndroms entsprechend der Behandlung der AIH (▶ Kap. 45, Hepatitiden) ist bisher nicht ausreichend untersucht.

46.2 Primär sklerosierende Cholangitis

Die primär sklerosierende Cholangitis (PSC) ist eine chronische fibrosierende Gallenwegsentzündung, die vorwiegend bei jungen Männern (70%) festgestellt wird. Die Patienten leiden oft gleichzeitig an einer Colitis ulcerosa oder einem Morbus Crohn. Der klinische Verlauf der PSC ist dem der PBC ähnlich: Die Erkrankung verläuft langsam progredient, und die Patienten entwickeln ohne Behandlung im Mittel nach 10–15 Jahren Komplikationen einer Leberzirrhose (Lee u. Kaplan 1995). Zudem besteht für die Patienten ein erhöhtes Risiko für die Entwicklung eines Cholangiokarzinoms (8–13%), eines Kolonkarzinoms bei gleichzeitiger Colitis ulcerosa und möglicherweise auch eines Pankreaskarzinoms (Bergquist 2002).

46.2.1 Therapie der Grundkrankheit

Für Patienten mit PSC liegen weit weniger gesicherte Erkenntnisse für eine effektive Behandlung vor als für Patienten mit PBC. Die medikamentöse Behandlung mit UDCA, die endoskopische Behandlung hochgradiger Gallengangsstrikturen und die Lebertransplantation bei Vorliegen einer Leberzirrhose stellen derzeit anerkannte Therapieprinzipien dar (Beuers et al. 1997) (◨ Tabelle 46-1).

Ursodeoxycholsäure

UDCA (10–20 mg/kgKG pro Tag) führt zu einer Besserung laborchemischer Befunde und hatte auch einen günstigen Effekt auf histologische Parameter. Offen ist, ob UDCA die Langzeitprognose von Patienten mit PSC verbessern kann. Neuere Untersuchungen zeigen, dass UDCA bei Patienten mit PSC das Kolonkarzinomrisiko bei gleichzeitiger Colitis ulcerosa senkt (Pardi et al. 2003). Eine Konsensuskonferenz der Deutschen Gesellschaft für Verdauungs- und Stoffwechselkrankheiten (DGVS) empfahl eine Dauerbehandlung mit UDCA (Beuers et al. 1997), Dosierungen von >15 mg/kgKG werden empfohlen. Weitere Anmerkungen zu UDCA: ▶ 43.1.2 (PBC).

Immunsuppressiva

Immunsuppressive Therapieansätze können derzeit nicht empfohlen werden.

Endoskopische Therapie

Die endoskopische Behandlung erreichbarer, hochgradiger Gallengangsstenosen unter Antibiotikaschutz (z. B. Mezlocillin ± Sulbactam oder Ceftriaxon oder Ciprofloxacin) mittels Ballondilatation, Bougierung und/oder vorübergehender Stenteinlage wird empfohlen (Stiehl et al. 1997), auch wenn kontrollierte, randomisierte Studien zur endoskopischen Behandlung von Gallengangsstenosen bei PSC nicht vorliegen. Stententfernung oder Stentwechsel sollten nach 4 Wochen, bei Zeichen des Stentverschlusses unverzüglich erfolgen, um das Risiko aszendierender bakterieller Cholangitiden bei im Rahmen der PSC vorgeschädigtem Gallenwegssystem zu minimieren (Beuers et al. 1997).

Chirurgische Therapie

Chirurgische Eingriffe an den Gallenwegen sollten in frühen Stadien der PSC möglichst vermieden werden, da die postoperative Mortalität und der intraoperative Blutverlust bei einer späteren Lebertransplantation durch vorhergehende abdominalchirurgische Eingriffe (außer einer unkomplizierten Cholezystektomie) ungünstig beeinflusst werden können.

Tabelle 46-1. Behandlung cholestatischer Leberkrankheiten (mod. nach Beuers et al. 1997; Heathcote 2000a)

Therapiemaßnahme	Evidenzgrad	Therapieempfehlung
Primär biliäre Zirrhose		
Ursodeoxycholsäure (13–15 mg/kgKG pro Tag)	B	IIa
Lebertransplantation bei Leberversagen	B	I
Primär sklerosierende Cholangitis		
Ursodeoxycholsäure (10–15 mg/kgKG pro Tag)	B	IIa
Endoskopische Therapie dominanter Strikturen	C	IIa
Lebertransplantation bei Leberversagen	B	I
Behandlung extrahepatischer Manifestationen		
Pruritus		
Colestyramin (4–16 g pro Tag; zeitversetzt zu anderen Medikamenten)	C	IIa
Rifampicin (2-mal 150 mg pro Tag; cave: Hepatitis)	B	IIa
Naltrexon (25–50 mg pro Tag; cave: Entzugssymptome) (andere experimentelle Ansätze, z. B. Ondansetron 3-mal 4–8 mg pro Tag)	B	IIa
Lebertransplantation	C	II
Osteoporose		
Körperliche Aktivität	C	II
Calcium (1–1,5 g pro Tag), Vitamin D (Vit. D_3 500–1000 IU pro Tag)	C	II
Bisphosphonate	B	IIa

Die Lebertransplantation stellt auch für Patienten mit PSC die Therapie der Wahl im Spätstadium der Krankheit dar. Eine „prophylaktische" Lebertransplantation ist bei Patienten mit PSC ohne Leberzirrhose trotz des Risikos zur Entwicklung eines cholangiozellulären Karzinoms nicht indiziert. Eine Lebertransplantation kann zusätzlich zu den für die PBC genannten Kriterien (▶ Abschnitt 46.1.1) bei Patienten mit Leberzirrhose vor hepatischer Dekompensation erwogen werden, wenn rezidivierende bakterielle Cholangitiden, eine hochgradige diffuse sklerosierende Cholangitis oder dominante, endoskopisch nicht beherrschbare Gallengangsstrikturen bestehen (Beuers et al. 1997). Die Prognose nach Lebertransplantation ist günstig und in vielen Zentren der für Patienten mit PBC ähnlich (Gow u. Chapman 2000).

PSC-Rezidiv nach Transplantation. Die histologischen und cholangiographischen Befunde, die mit dem Vorliegen einer PSC vereinbar sind, sind nach einer Lebertransplantation nicht sicher von solchen infolge ischämischer, obstruierender oder iatrogener Gallengangsschädigung zu unterscheiden. Eine überproportionale Häufung solcher Befunde bei Patienten mit PSC lässt PSC-Rezidive in der Spenderleber bei etwa 20 % der Patienten als wahrscheinlich erscheinen (Gow and Chapman 2000).

46.2.2 Therapie extrahepatischer Manifestationen

▶ Kap. 46.1.2

46.2.3 Behandlung von Sonderformen: Überlappungssyndrom („Overlap-Syndrom")

Überlappungssyndrome zwischen einer PSC und Autoimmunhepatitis (AIH) auf dem Boden laborchemischer, histologischer und cholangiographischer Befunde wurden bei bis zu 8 % der Patienten mit PSC berichtet (van Buuren et al. 2000) und scheinen v. a. im Kindes- und Jugendalter aufzutreten (Gregorio et al. 2001). Bei diesem auch als „autoimmun sklerosierende Cholangitis" (ASC) bezeichneten Krankheitsbild (Gregorio et al. 2001) kann die Ergänzung einer Behandlung mit UDCA (13–15 mg/kgKG pro Tag) bei unzureichendem laborchemischem Ansprechen durch eine zusätzliche **immunsuppressive Behandlung** (z. B. Prednisolon, 10–15 mg/kgKG pro Tag, oder Azathioprin, 1–1,5 mg/kgKG pro Tag) notwendig erscheinen.

46.3 Seltene cholestatische Lebererkrankungen

Eine Vielzahl seltener cholestatischer Leberkrankheiten wie die Hepatopathie bei zystischer Fibrose, schwere medikamentös induzierte oder durch parenterale Ernährung verursachte Cholestasen, die chronische „Graft-versus-Host-Disease" (GvHD) bei Knochenmarktransplantierten, die idopathische Duktopenie, die erythrohepatische Protoporphyrie und pädiatrische Krankheitsbilder wie die Gallengangsatresie, die progressive familiäre intrahepatische Cholestase (PFIC) Typ 1 bis 3, das Alagille-Syndrom und hereditäre Gallensäuresynthesestörungen sowie in Einzelfällen auch die benigne rekurrierende intrahepatische Cholestase (BRIC; Synonym: Summerskill-Syndrom) können unbehandelt progredient verlaufen. Die grundlegenden Therapieprinzipien für diese seltenen Krankheitsbilder entsprechen denen für die PBC und PSC, auch wenn oft nur unkontrollierte Studien oder kasuistische Mitteilungen zur Therapie vorliegen.

Spezielle Therapie. Ursodeoxycholsäure (UDCA, 10–15 mg/kgKG pro Tag)) zeigt bei vielen der genannten Krankheitsbilder einen anticholestatischen Effekt, der dem bei PBC und PSC beobachteten entspricht. Bei guter Verträglichkeit wird der Einsatz von UDCA bei zystischer Fibrose (≥20 mg/kgKG pro Tag), GvHD und PFIC3 empfohlen, kann aber auch den Verlauf anderer progredienter Cholestasen günstig beeinflussen (Lazaridis et al. 2001). Zur Behandlung cholestatischer Krankheitsbilder im Kindesalter wird auf die pädiatrische Fachliteratur verwiesen.

Intrahepatische Schwangerschaftscholestase. Die intrahepatische Schwangerschaftscholestase (ICP), die für 20% aller während der Schwangerschaft auftretenden Fälle von Gelbsucht verantwortlich ist (ca. 40% Virushepatitis, 6% Cholelithiasis, 5% Eklampsie-assoziierte Hepatopathie einschließlich HELLP-Syndrom, 5% Hyperemesis gravidarum, 0,001% akute Schwangerschaftsfettleber, selten PBC, PSC oder M. Wilson), geht nahezu immer mit teils unerträglichem Juckreiz im 2. und v. a. 3. Trimenon und deutlich erhöhten Transaminasen einher. Die Prognose ist für die Mutter gut, da eine Normalisierung von Befinden und Befunden wenige Tage nach der Entbindung erfolgt. Der Fötus ist allerdings gefährdet: die Rate an Totgeburten wird mit 1–2%, von Frühgeburten mit 15–60% angegeben (Lammert et al. 2000).

Ursodeoxycholsäure (10 mg/kgKG pro Tag) hat nach ersten kontrollierten Untersuchungen einen günstigen Effekt auf die Pruritusaktivität, die Serumleberwerte und möglicherweise den Schwangerschaftsverlauf. Teratogene Effekte von UDCA wurden nie beschrieben (Hempfling et al. 2003). Eine Konsensuskonferenz der Deutschen Gesellschaft für Verdauungs- und Stoffwechselkrankheiten hielt den Einsatz von UDCA v. a. in der 2. Schwangerschaftshälfte für vertretbar (Beuers et al. 1997). Colestyramin (1- bis 2-mal 4 g pro Tag) stellt die Therapie 2. Wahl zur Behandlung des Pruritus bei ICP dar (Lammert et al. 2000).

46.4 Hereditäre Hyperbilirubinämien

Zu den hereditären Hyperbilirubinämien sind die hereditären **unkonjugierten Hyperbilirubinämien** (Crigler-Najjar-Syndrom Typ 1 und 2, Morbus Meulengracht) und die äußerst seltenen hereditären **konjugierten Hyperbilirubinämien** (Rotor-Syndrom, Dubin-Johnson-Syndrom) zu zählen. Den Krankheitsbildern liegen Störungen der Glukuronidierung und/oder des Transports von Bilirubin in die Galle zugrunde. Mit Ausnahme des Crigler-Najjar-Syndroms gehen diese isolierten Hyperbilirubinämien nicht mit einer verminderten Lebenserwartung einher und bedürfen in der Regel keiner Therapie. Ihre Erkennung dient v. a. der Abgrenzung zu prognostisch ernsten chronisch progredienten Lebererkrankungen.

46.4.1 Crigler-Najjar-Syndrom Typ 1

Das Crigler-Najjar-Syndrom Typ 1 beruht auf autosomal rezessiv vererbtem Fehlen jeglicher hepatischer Aktivität der UDP-Glukuronyltransferase 1A (UGT1A) infolge schwerwiegender Mutationen des UGT1A-Gens und führt unbehandelt bei hochgradiger unkonjugierter Hyperbilirubinämie (20–50 mg/dl) in der Regel innerhalb weniger Wochen nach der Geburt infolge eines Kernikterus zum Tode. Die Behandlung besteht in frühzeitiger Phototherapie, Plasmapherese und Lebertransplantation in den ersten Wochen.

46.4.2 Crigler-Najjar-Syndrom Typ 2

Das Crigler-Najjar-Syndrom Typ 2 beruht auf autosomal rezessiv vererbter, verminderter hepatischer Aktivität der UDP-Glukuronyltransferase 1A (UGT1A) infolge von Mutationen in den Exons 1A-5 des UGT1A-Gens. Der Ikterus kann im Säuglings-, aber auch im Erwachsenenalter manifest werden. Die unkonjugierte Hyperbilirubinämie (<20 mg/dl) kann bei schweren Verläufen zu einem Kernikterus in den ersten Wochen führen, kann aber auch ohne klinische Konsequenzen mit dann guter Prognose bleiben. Phenobarbital induziert die Expression von UGT1A und kann hierüber den Serumspiegel unkonjugierten Bilirubins senken.

46.4.3 Morbus Meulengracht (Gilbert-Syndrom)

Der Morbus Meulengracht ist durch eine milde, durch Fasten, Stress und Fieber verstärkte, unkonjugierte Hyperbilirubinämie (<5 mg/dl) gekennzeichnet, die bei

2–12% der Bevölkerung beobachtet wird. Bei den Betroffenen ist die Expression von UDP-Glukuronyltransferase 1A (UGT1A) vermindert. Die Diagnose kann durch molekularbiologischen Nachweis einer TA-Insertion im Bereich der TATA-Box des UGT1A-Promotors und ggf. einen Fastentest (≤400 kcal pro Tag für 1–2 Tage, 2–3facher Anstieg des indirekten Bilirubin) erfolgen. Eine spezifische Therapie ist nicht erforderlich.

46.4.4 Dubin-Johnson-Syndrom und Rotor-Syndrom

Dubin-Johnson- und Rotor-Syndrom sind seltene Ursachen für eine konjugierte Hyperbilirubinämie mit guter Prognose, die sich im Erwachsenenalter manifestieren kann. Mutationen im Gen des kanalikulären Bilirubinglukuronid-Transporters MRP2 der Leber sind für das Dubin-Johnson-Syndrom verantwortlich, die Ursache des Rotor-Syndroms ist bisher nicht geklärt. Die Messung der Ausscheidung von Koproporphyrin I und III im Urin (Verhältnis III/I normal 3–4, bei Dubin-Johnson-Syndrom <0,5, bei Rotor-Syndrom 0,5–2) erlaubt die Diagnose. Eine spezifische Therapie ist nicht erforderlich (Zimniak 1993).

46.5 Hämochromatose

Pathogenese. Die hereditäre Hämochromatose ist eine der häufigsten (1:200–400) autosomal rezessiv vererbten Erkrankungen in Nord- und Mitteleuropa. Die Krankheit ist durch eine gesteigerte Eisenresorption im Dünndarm und eine hierdurch bedingte Eisenakkumulation in Leber, Pankreas, Herz, Nieren und anderen Organen gekennzeichnet. Als ursächlich hierfür konnten bei bis zu 95 % der betroffenen Patienten Mutationen im Hämochromatosegen (HFE-Gen) identifiziert werden. Dessen Produkt, das HFE-Protein, moduliert über das Regulatorpeptid Hepcidin die Aufnahme von Eisen in Enterozyten.

Diagnose. Klinisch stehen eine Leberzirrhose, ein Diabetes mellitus, eine Potenzstörung oder andere Endokrinopathien, Arthropathie oder Kardiomyopathie, eine erhöhte Infektionsneigung sowie Bronzefärbung der Haut im Vordergrund. Die Prognose wird maßgeblich durch Komplikationen der Leberzirrhose und die mögliche Entstehung eines hepatozellulären Karzinoms bestimmt.

Laborchemisch kann eine Erhöhung der Transferrinsättigung (Männer >50%, Frauen >45%), des Ferritins (Männer >300 ng/ml, Frauen >200 ng/ml) oder des Eisenspiegels auf das Vorliegen einer Hämochromatose hinweisen. Bei Verdacht sollte ein Hämochromatosegentest durchgeführt werden. Bei positivem Gentest wird bei einem Serumferritin >1000 ng/ml eine Leberbiopsie zum Ausschluss einer prognostisch ungünstigen hochgradigen Fibrose bzw. Zirrhose empfohlen. Im Lebergewebe sollte eine quantitative Eisenbestimmung (normal ≤33 μmol/g Feuchtgewicht) zusätzlich zur histologischen Untersuchung erfolgen, um in diagnostischen Zweifelsfällen den Lebereisenindex (HII), vor Einführung des Hämochromatosegentests „Goldstandard" für die Diagnose der Hämochromatose, bestimmen zu können. Ein HII (Lebereisengehalt [μmol/g Feuchtgewicht]/Lebensalter) >2 (Männer) bzw. >1,5 (Frauen) gilt als hinweisend auf eine hereditäre Hämochromatose.

Familienuntersuchung. Bei erwachsenen Verwandten 1. Grades der Patienten sollten Transferrinsättigung (nüchtern) und Ferritin im Serum bestimmt werden, zudem kann eine Genotypisierung auf Vorliegen einer der bekannten Mutationen des HFE-Gens erfolgen.

46.5.1 Therapie

Die Therapie zielt in der ersten Phase auf eine Entleerung der überfüllten Eisenspeicher, in der zweiten Phase auf eine ausgeglichene Eisenbalance (Abb. 46-1).

Aderlasstherapie

Die lebenslange Aderlasstherapie ist die Behandlung der Wahl für Patienten mit Hämochromatose (Tavill 2001). Ziel der Behandlung ist zunächst die Entleerung der überfüllten Körpereisenspeicher mit wöchentlich 1–2 Aderlässen à 500 ml (250 mg Eisen) über einen Zeitraum von bis zu 2 Jahren (12–25 g Eisen pro Jahr) abhängig vom Umfang der Eiseneinlagerung (bis zu 40 g). Während dieser 1. Therapiephase sollten wöchentliche Hämoglobinkontrollen (Ziel >12 g/dl) und 2- bis 3-monatliche Kontrollen von Serumeisen, Ferritin, Transferrinsättigung und Gesamteiweiß (Ziel >60 g/l) erfolgen. Ein Serumferritinspiegel <50 ng/ml und eine Normalisierung der Transferrinsättigung sind anzustreben.

Die 2. Therapiephase dient dann der Verhinderung der erneuten Eisenüberladung mit 4–12 Aderlässen pro Jahr (1–3 g Eisen pro Jahr) und zumindest jährlicher Kontrollen von Serumferritin und Transferrinsättigung.

Chelatbildner

Eine Aderlasstherapie kann bei deutlicher Anämie (Hb <10 g/dl) oder bei schwerer Herzinsuffizienz kontraindiziert sein. In diesen seltenen Fällen ist als weniger effektive, nebenwirkungsbelastete und kostspieligere Alternativbehandlung die Gabe von Desferoxamin zu erwägen, ist aber für diese Indikation nicht allgemein anerkannt (Tavill 2001). Desferoxamin (25 mg/kgKG) wird wegen kurzer Plasmahalbwertzeit (<10 min) als Dauerinfusion über 12 h pro Tag (subkutan per Pumpe 5–6 Nächte pro Woche) verabreicht. Hierbei liegt die Eisenmobilisierung bei etwa 25 mg Eisen pro 1,5 g Desferoxamin. Potenzielle Nebenwir-

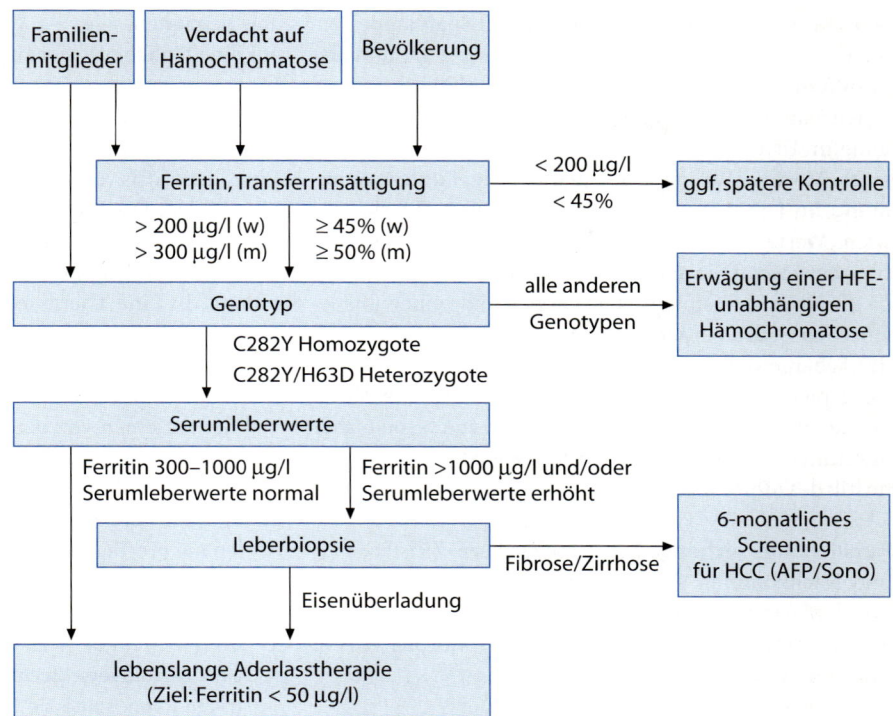

Abb. 46-1. Diagnose und Therapie der Hämochromatose. AFP: α-Fetoprotein; HCC: hepatozelluläres Karzinom; HFE: Hämochromatosegen

kungen umfassen neurotoxische Effekte, Einschränkung der Sehfähigkeit und des Farbensehens sowie des Hörvermögens. Neurologische, ophthalmologische und audiometrische Kontrolluntersuchungen sind erforderlich.

Lebertransplantation

Für Patienten im Endstadium einer Leberzirrhose oder mit einem hepatozellulären Karzinom steht die Lebertransplantation als Therapieoption zur Verfügung. Allerdings ist die postoperative Prognose bei einer Hämochromatose ungünstiger als bei vielen anderen Hepatopathien. Ursache der erhöhten Mortalität sind infektiöse, kardiale und maligne Komplikationen, die im Rahmen der Grunderkrankung erklärbar sind.

Therapie von Komplikationen

Die Behandlung der Komplikationen einer Leberzirrhose, des Diabetes mellitus, einer Potenzstörung und der Arthropathie wird in den entsprechenden Kapiteln besprochen.

46.5.2 Verlauf

Eine konsequente Aderlasstherapie bessert die Prognose des Patienten mit Hämochromatose deutlich. Bei Vorliegen einer Leberzirrhose sind Kontrolluntersuchungen in mindestens 6-monatigen Abständen (Sonographie, AFP) zum Ausschluss eines hepatozellulären Karzinoms sinnvoll. EKG-Veränderungen und Gelenkbeschwerden können sich bei der Hälfte der betroffenen Patienten bessern, während die Endokrinopathien (Diabetes mellitus, Potenzstörung) kaum beeinflussbar sind.

46.6 Morbus Wilson

Pathogenese. Der Morbus Wilson ist eine seltene (1:30.000), autosomal rezessiv vererbte Krankheit vorwiegend der Leber und des Zentralnervensystems. Dem Morbus Wilson liegt eine Störung des Kupferstoffwechsels auf dem Boden von derzeit über 200 bekannten Mutationen im „Wilson-Gen" auf Chromosom 13 zugrunde. Das „Wilson-Gen" kodiert für ein ATP-abhängiges Kupfertransportprotein der Leberzelle. Durch eine Störung der Ausscheidung von Kupfer in die Galle kommt es zu einer Akkumulation von Kupfer in der Leber, einem übermäßigen Austritt von freiem Kupfer in die systemische Zirkulation und einer Kupferüberladung vieler Organe. Eine Schädigung der Leber mit Zeichen einer chronischen Hepatitis, einer Leberzirrhose oder selten auch einem fulminanten Leberversagen sowie kupferempfindlicher Strukturen des Zentralnervensystems mit Bewegungsstörungen und anderen neuropsychiatrischen Symptomen bestimmen das klinische Erscheinungsbild. Das Hauptmanifestationsalter des Morbus Wilson ist das 5.–30. Lebensjahr (Ferenci 2004).

Diagnose. Die Diagnostik umfasst klinische, laborchemische und histologische Untersuchungen. Der Nachweis eines **Kayser-Fleischer-Kornealrings** (mit Spaltlampe), erniedrigter Spiegel von **Zöruloplasmin** (<0,2 g/l) und **Gesamtkupfer** (<70 μg/dl) im Serum, erhöhter Spiegel freien Kupfers (>10 μg/dl) und erhöhter Kupferausscheidung im Urin (>100 μg/24 h) sprechen für das Vorliegen eines Morbus Wilson. Die **quantitative Kupferbestimmung im Lebergewebe** (normal <50 μg/g Trockengewicht, Werte >250 μg/g bei Fehlen einer biliären Obstruktion beweisend) in einem Speziallabor ist unerlässlich, da die alleinige histologische Untersuchung einen unspezifischen Befund ergeben kann und eine Kupferfärbung des Lebergewebes mit Rhodamin trotz hoher Kupfergewebespiegel oft negativ ausfällt. Die **genetische Mutationsanalyse** hat wegen der großen Zahl von >200 bisher bekannten Mutationen keinen festen Platz in der Diagnostik des Morbus Wilson.

Familienuntersuchung. Bei Geschwistern (Risiko 1:4) und Nachkommen (Risiko 1:200) der Patienten sollten Zöruloplasmin und Kupfer im Serum sowie Kupfer im 24-h-Sammelurin zum Ausschluss eines Morbus Wilson bestimmt werden.

46.6.1 Therapie

Bei rechtzeitiger Diagnose und medikamentöser Langzeittherapie ist die Lebenserwartung für den Patienten günstig und unterscheidet sich nicht von der der gesunden Normalbevölkerung. Ohne Therapie verläuft der Morbus Wilson immer tödlich (Sternlieb 2000; Ferenci 2004).

Die **Initialtherapie** zielt auf eine negative Kupferbilanz mit einer Reduktion des Gewebekupfergehaltes auf subtoxische Dosen, die **Erhaltungstherapie** auf eine ausgeglichene Kupferbilanz und eine Verhinderung erneuter Kupferakkumulation. Als Medikamente für eine Kupferentspeicherung stehen **D-Penicillamin** und **Trientine**, für eine ausgeglichene Kupferbilanz zudem **Zink** zur Verfügung (Smolarek u. Stremmel 1999). Kupferarme Ernährung spielt eine untergeordnete Rolle. Therapieziele sind die klinische Besserung, eine Urinkupferausscheidung <60 μg pro Tag (nach 2-tägiger Therapiepause vor sowie Pause während der Urinsammlung) und ein freies Serumkupfer ≤10 μg/dl (Smolarek u. Stremmel 1999). Die **Lebertransplantation** ist bei fulminantem Leberversagen und im Endstadium der Leberzirrhose indiziert.

D-Penicillamin

Der **Kupferchelatbildner** D-Penicillamin ist Mittel der 1. Wahl für die Initialtherapie. D-Penicillamin bindet freies Kupfer und löst das an Protein gebundene Kupfer nach Reduktion aus seiner Proteinbindung. Kupfer wird in Bindung an D-Penicillamin über die Niere ausgeschieden. Die Therapie sollte einschleichend mit 300 mg pro Tag begonnen, alle 3–4 Tage gesteigert und schließlich auf eine tägliche Dosierung von 20–30 mg/kgKG pro Tag (900–2100 mg pro Tag) eingestellt werden. D-Penicillamin sollte in 3 Tagesdosen, jeweils mindestens 30–60 min vor oder 2 h nach den Mahlzeiten, eingenommen werden. Eine Tagesdosis von 2 g sollte nicht wesentlich überschritten werden. Die Kupferausscheidung im Urin sollte anfangs v. a. bei neurologisch symptomatischen Patienten nicht über 2000 μg/24 h liegen. Bei neurologischer Symptomatik ist eine Therapieeinleitung mit Trientine derjenigen mit D-Penicillamin allerdings wegen einer möglichen Aggravierung der neurologischen Symptomatik in der Initialphase der D-Penicillamintherapie bei einem Teil der Patienten vorzuziehen. Fällt die Kupferausscheidung nach einigen Therapiemonaten auf weniger als 500 μg/24 h, kann die Tagesdosis auf die Hälfte zurückgenommen werden. Die begleitende Gabe von **Pyridoxin** (25–40 mg pro Tag) ist empfehlenswert.

 Cave
Da zu Beginn der Therapie mit D-Penicillamin zunächst eine Befundverschlechterung des Morbus Wilson eintreten kann, sollte sie bei einer weit fortgeschrittenen Leberzirrhose oder einem akuten Leberversagen nicht zum Einsatz kommen.

Verlauf unter D-Penicillamin. Durch die konsequente lebenslange Therapie mit Chelatbildnern kommt es oft zu einer eindrucksvollen Besserung der klinischen Symptomatik mit normaler Lebenserwartung.

 Cave
Ein Absetzen der medikamentösen Behandlung mit Chelatbildnern bei Morbus Wilson ist für den Patienten mit einem hohen Risiko verbunden. Trotz Beschwerdefreiheit über einen längeren Zeitraum kann sich nicht selten ein fulminantes Leberversagen entwickeln, das auf eine konservative Therapie schlecht anspricht und meist letal endet, wenn eine Lebertransplantation nicht durchgeführt werden kann.

Viele Patienten versterben innerhalb von 3 Jahren nach Absetzen der Therapie an der dann trotz vorheriger Beschwerdefreiheit oft rasch progredienten Erkrankung.

Nebenwirkungen. Bei 20–30 % der Patienten kommt es bereits in der Initialphase zu **allergischen Reaktionen** mit Exanthem, Leuko- und Thrombopenie, Fieber und Lymphknotenschwellung. Eine Unterbrechung der Behandlung bis zum Abklingen der allergischen Reaktionen und eine erneute Therapie in reduzierter Dosis unter initialem Glucocorticoidschutz (Prednisolon 20–30 mg pro Tag) kann bei einem Teil der Patienten eine Fortsetzung der Behandlung ermöglichen. Als Nebenwirkungen können im weiteren Verlauf bei bis zu 10 % der Patienten ein nephrotisches Syndrom, ein systemischer Lupus erythematodes, ein Goodpasture-Syndrom, eine Myasthenia gravis, eine Knochenmarkdepression, Dermatosen (z. B. Pemphigoid, Elastosis perforans serpiginosa oder vermehrte Keloidbildung und Hautfragilität), Arthralgien, Bronchiolitiden und andere seltene Krankheitserscheinungen auftreten. Die Nebenwirkungen erfordern eine Umstellung auf ein anderes Medikament.

Trientine

Im Falle einer D-Penicillamin-Unverträglichkeit hat sich die Gabe des **Chelatbildners** Triethylen-Tetramindihydrochlorid (Trientine) bewährt (3-mal 400–800 mg pro Tag jeweils 30–60 min vor den Mahlzeiten), obwohl Erfahrungen mit einer Langzeittherapie nur begrenzt sind. Trientine wirkt schwächer als D-Penicillamin und ist in Deutschland nur über internationale Apotheken zu beziehen.

Nebenwirkungen. Die Nebenwirkungen sind denen des D-Penicillamin vergleichbar, aber anscheinend seltener, und schließen Proteinurie (5%), Eisenmangel, Lupusnephritis, systemischen Lupus erythematodes und eine sideroblastische Anämie ein. Über eine Verschlechterung neurologischer Symptomatik in der Initialtherapie wurde anders als bei der D-Penicillamin-Therapie nur vereinzelt berichtet.

Zink

Zink wird zunehmend für die Erhaltungstherapie bei Patienten mit Morbus Wilson propagiert, da inzwischen Langzeiterfahrungen an größeren Kollektiven vorliegen und die Verträglichkeit der Therapie der der Chelatbildner überlegen ist (Brewer 2001). Zink führt zu einer Induktion der Metallothioneinsynthese in Darmmukosa- und Leberzellen. Metallothionein bindet Kupferionen in den Darmmukosazellen nach deren Aufnahme aus dem Darmlumen. Das an Metallothionein gebundene Kupfer wird mit den in das Darmlumen nach wenigen Tagen abschilfernden Mukosazellen über den Stuhl wieder ausgeschieden. Elementares Zink ist in einer Dosierung von 3-mal 50 mg pro Tag jeweils 1 h vor (oder 2 h nach) den Mahlzeiten einzunehmen. Empfohlen wird die Gabe von **Zinksulfat** (z. B. als Brausetablette 3-mal pro Tag) oder **Zinkacetat** (in den USA als „Galzin", Gate Pharmaceutical, Sellersville, PA, erhältlich; in Deutschland Apothekenherstellung möglich).

Nebenwirkungen. Gelegentlich werden dyspeptische Beschwerden bei Einnahme auf nüchternen Magen beschrieben. Eine asymptomatische Erhöhung der alkalischen Phosphatase, Amylase und Lipase und eine Senkung des Serumcholesterin sowie bei Männern des HDL-Cholesterin wurden beobachtet.

Diät

Diätetische Maßnahmen spielen eine **untergeordnete Rolle**. Auf den Verzehr stark kupferhaltiger Nahrungsmittel wie Innereien (Leber, Nieren, Hirn), Schalentiere (Austern, Hummer, Krebs), Nüsse, Rosinen, Traubenmoste, Dörrobst, Schokolade und Kakao sollte verzichtet werden. Gewürze sollten sparsam verwendet werden. Die Zubereitung von Mahlzeiten sollte in kupferfreien Gefäßen erfolgen. Der Kupfergehalt im Trinkwasser sollte ≤0,1 mg/l liegen (Smolarek u. Stremmel 1999).

Lebertransplantation

Die Lebertransplantation, die einen kurativen Therapieansatz darstellt, ist bei Patienten mit akutem fulminantem Leberversagen (als Erstmanifestation eines Morbus Wilson oder nach Absetzen der medikamentösen Therapie) und bei Patienten mit dekompensierter Leberzirrhose, die trotz adäquater medikamentöser Therapie einen progredienten Verlauf zeigen, indiziert (Smolarek u. Stremmel 1999). Die Prognose nach Lebertransplantation ist gut.

Eine Lebertransplantation ist bei ausreichender Leberfunktion allein wegen einer dominierenden neurologischen Symptomatik nicht indiziert, auch wenn sich bei den meisten Patienten die neurologische Symptomatik postoperativ deutlich bessert.

46.6.2 Behandlung während einer Schwangerschaft

Während einer Schwangerschaft darf die medikamentöse Therapie nicht unterbrochen werden. D-Penicillamin, das als potenziell teratogen einzustufen ist, sollte in einer niedrigen Erhaltungsdosis verabreicht werden, die für die adäquate Behandlung der Patientin entsprechend engmaschiger Urin- und Blutkontrollen unbedingt erforderlich ist. Trientine sollte ebenfalls entsprechend der individuell angepassten Dosis weiter eingenommen werden. Für Zink liegen wenige Erfahrungen vor, eine Teratogenität wurde aber nicht beschrieben.

Leitlinien – Adressen – Tipps

Leitlinien

▶ auch Literatur

Primär biliäre Zirrhose: Beuers et al. 1997; Heathcote 2000a

Primär sklerosierende Cholangitis: Beuers et al. 1997

Hämochromatose: Tavill 2001

Tipps für Patienten

Selbsthilfegruppen:

Primär sklerosierende Cholangitis: Arbeitskreis PSC der DCCV e.V., c/o Lehmbruckstr. 2 a, 50939 Köln, Email: psc@dccv.de

Morbus Wilson: Verein Morbus Wilson e.V., Meraner Str. 17, 83024 Rosenheim, Email: Morbus.Wilson@t-online.de

Literatur

Bergquist AEA, Olsson R, Kornfeldt D, Lööf L, Danielsson A, Hultcrantz R, Lindgren S, Prytz H, Sandberg-Gertzén H, Almer S, Granath F, Broomé U (2002) Hepatic and extrahepatic malignancies in primary sclerosing cholangitis. J Hepatol 36: 321–327

Beuers U, Wiedmann KH, Kleber G, Fleig WE (1997) Therapie der autoimmunen Hepatitis, primär biliären Zirrhose und primär sklerosierenden Cholangitis. Konsensus der Deutschen Gesellschaft für Verdauungs- und Stoffwechselkrankheiten. Z Gastroenterol 35: 1041–1049

Brewer GJ (2001) Zinc acetate for the treatment of Wilson's disease. Expert Opin Pharmacother 2: 1473–1477

Chazouilleres O, Wendum D, Serfaty L, Montembault S, Rosmorduc O, Poupon R (1998) Primary biliary cirrhosis-autoimmune hepatitis overlap syndrome: clinical features and response to therapy. Hepatology 28: 296–301

Ferenci P (2004) Review article: diagnosis and current therapy of Wilson's disease. Aliment Pharmacol Ther 19: 157–165

Gow PJ, Chapman RW (2000) Liver transplantation for primary sclerosing cholangitis. Liver 20: 97–103

Gregorio GV, Portmann B, Karani J, Harrison P, Donaldson PT, Vergani D, Mieli-Vergani G (2001) Autoimmune hepatitis/sclerosing cholangitis overlap syndrome in childhood: a 16-year prospective study. Hepatology 33: 544–553

Heathcote EJ (2000a) Management of primary biliary cirrhosis. The American Association for the Study of Liver Diseases practice guidelines. Hepatology 31: 1005–1013

Heathcote J (2000b) Update on primary biliary cirrhosis. Can J Gastroenterol 14: 43–48

Hempfling W, Dilger K, Beuers U (2003) Systematic review: ursodeoxycholic acid adverse effects and drug interactions. Aliment Pharmacol Ther 18: 963–972

Lammert F, Marschall HU, Glantz A, Matern S (2000) Intrahepatic cholestasis of pregnancy: molecular pathogenesis, diagnosis and management. J Hepatol 33: 1012–1021

Lazaridis KN, Gores GJ, Lindor KD (2001) Ursodeoxycholic acid 'mechanisms of action and clinical use in hepatobiliary disorders. J Hepatol 35: 134–146

Lee YM, Kaplan MM (1995) Primary sclerosing cholangitis. N Engl J Med 332: 924–933

Leuschner U (2001) Autoimmunkrankheiten der Leber und Overlapsyndrome. UNI-MED, Bremen

Neuberger J (2000a) Liver transplantation. J Hepatol 32: 198–207

Neuberger J (2000b) Recurrent primary biliary cirrhosis. Baillieres Best Pract Res Clin Gastroenterol 14: 669–680

Pardi DS, Loftus EV, Kremers WK, Keach J, Lindor KD (2003) Ursodeoxycholic acid as a chemopreventive agent in patients with alcerative colitis and primary sclerosing cholangitis. Gastroenterology 124: 889–893

Paumgartner G, Beuers U (2002) Ursodeoxycholic acid in cholestatic liver disease: mechanisms of action and therapeutic use revisited. Hepatology 36: 525–531

Rust C, Rau H, Gerbes AL, Pape GR, Haller M, Kramling H, Schildberg FW, Paumgartner G, Beuers U (2000) Liver transplantation in primary biliary cirrhosis: risk assessment and 11-year follow-up. Digestion 62: 38–43

Scheuer PJ (1983) Primary biliary cirrhosis: diagnosis, pathology and pathogenesis. Postgrad Med J 59: 106–115

Smolarek C, Stremmel W (1999) Therapie des Morbus Wilson. Z Gastroenterol 37: 293–300

Sternlieb I (2000) Wilson's disease. Clin Liver Dis 4: 229–239, viii-ix

Stiehl A, Rudolph G, Sauer P, Benz C, Stremmel W, Walker S, Theilmann L (1997) Efficacy of ursodeoxycholic acid treatment and endoscopic dilation of major duct stenoses in primary sclerosing cholangitis. An 8-year prospective study. J Hepatol 26: 560–566

Tavill AS (2001) Diagnosis and management of hemochromatosis. Hepatology 33: 1321–1328

Van Buuren HR, van Hoogstraten HJE, Terkivatan T, Schalm SW, Vleggaar FP (2000) High prevalence of autoimmune hepatitis among patients with primary sclerosing cholangitis. J Hepatol 33: 543–548

Zimniak P (1993) Dubin-Johnson and Rotor syndromes: molecular basis and pathogenesis. Semin Liver Dis 13: 248–260

47 Leberzirrhose

T. Sauerbruch

47.1 Allgemeine Therapie der Leberzirrhose – 818

47.2 Medikamentöse Therapie – 819

47.3 Spezielle Therapiemaßnahmen – 819
47.3.1 Lebertransplantation – 819
47.3.2 Pfortaderhochdruck – 820
47.3.3 Aszites – 824
47.3.4 Hepatorenales Syndrom – 829
47.3.5 Spontane bakterielle Peritonitis – 830
47.3.5 Portosystemische hepatische Enzephalopathie – 831

Literatur – 836

Die Leberzirrhose ist eine chronische Erkrankung, die pathologisch-anatomisch durch Untergang von Leberzellen, Fibrose und Ausbildung von nodulären Regeneraten mit Zerstörung der normalen Läppchenarchitektur gekennzeichnet ist. Dabei wird die Aktivität der Erkrankung vorwiegend durch ein entzündliches Zellinfiltrat charakterisiert. Die zirrhotischen Umbauvorgänge führen zu Veränderungen in der Gefäßarchitektur, intrahepatischen Shunts und zu Druckerhöhungen im portalen Gefäßsystem. Die Leberzirrhose ist ein häufiges Krankheitsbild. Sie hat in den letzten Jahren zugenommen. In Deutschland dürften 400.000 Patienten mit Leberzirrhose leben. Die Sterberate pro 100.000 Einwohner liegt bei 30–40 Patienten pro Jahr. Die Leberzirrhose nimmt in der Mortalitätsstatistik den 5. Platz als Einzelursache ein. Ihre Ätiologie ist vielseitig: Alkohol, Virusinfektionen, sog. autoimmune Ursachen (autoimmune Hepatitis, primäre biliäre Zirrhose), Gallenwegserkrankungen (Atresie, Stenose, sekundäre Cholangitis, primäre sklerosierende Cholangitis), Stoffwechselerkrankungen (Morbus Wilson, Hämochromatose, α_1-Antitrypsin-Mangel, Glykogenose IV, Galaktosämie, Mukoviszidose), Behinderungen des Blutabflusses (Budd-Chiari-Syndrom, venookklusives Syndrom), Fremdstoffe und Arzneimittel (Methotrexat, INH, α-Methyldopa u. a.). Der Anteil kryptogener Zirrhosen wird aufgrund der besseren Erkenntnis geringer.

Hinsichtlich der Abschätzung des Funktionszustandes sowie der Prognose einer Leberzirrhose haben sich die relativ einfach zu erhebenden Kriterien der Child-Turcotte-Klassifikation sowie der nach Pugh modifizierten Klassifikation als wertvoll erwiesen (Tabelle 47-1). Neuere Einteilungssysteme (MELD Score [http://medcale 3000.com/UNOSMELD.htm]) berücksichtigen neben Bilirubin und INR v. a. auch die prognostisch relevante Nierenfunktion bei akuten Komplikationen (Kreatinin).

Tabelle 47-1. Child-Pugh-Klassifikation zur Beurteilung der Schwere einer Lebererkrankung

Kriterium	Ausprägung		
Enzephalopathie [Grad]	keine	I–II	III–IV
Aszites	kein	gering	ausgeprägt
Bilirubin [mg/dl]	<2	2–3	>3
Albumin [g/dl]	>3,5	2,8–3,5	<2,8
Quick-Wert [%]	>70	40–70	<40
Punkte	1	2	3

Child-Einteilung nach Punktsummen:
Child A = 5–6
Child B = 7–9
Child C = 10–15

47.1 Allgemeine Therapie der Leberzirrhose

Ernährung. Unabhängig von der Ätiologie der Leberzirrhose sollten einige allgemeine Maßnahmen beachtet werden: Bei kompensierter Zirrhose sollte die Kost kalorisch ausreichen (Kalorienbedarf etwa: Idealgewicht in kg · 35 = kcal pro Tag) und ausgewogen sein. Dabei sollte die Zusammensetzung der Nahrung an Kohlenhydraten, Fetten und Proteinen etwa 40:40:20 oder 50:30:20 betragen. Auf eine vitaminreiche Kost (insbesondere Vitamin A, K, D, B_1 und B_6) ist zu achten. Eine sehr einseitige Ernährung ist in jedem Fall zu vermeiden. Selbstverständlich sollte eine **absolute Alkoholkarenz** eingehalten werden. Der Elektrolythaushalt muss überwacht werden. Da bei Zirrhotikern die Infektanfälligkeit erhöht ist, sollten Infektionen frühzeitig und gezielt behandelt werden. Arzneimittel müssen besonders sorgfältig auf ihre möglichen hepatotoxischen Wirkungen überprüft werden.

Vitamine und Spurenelemente. Bei Symptomen, die mit einem Zinkmangel verbunden sein können (wie Nachtblindheit, Geschmacks-, Geruchs- und Gleichgewichtsstörungen, Hyperkeratosis, Osteomalazie, Enzephalopathie, Infertilität) wird die Gabe von Zink (z. B. Zinkaspartat, Zinksulfat) 45–100 mg pro Tag (kurzzeitig maximal 600 mg pro Tag) 30–60 min vor den Mahlzeiten empfohlen. Bei Seh- und Hörstörungen sowie Hyperkeratosis und Vitamin-A-Mangel empfiehlt sich die Gabe von Vitamin A (10.000 E Retinolacetat und 50 mg Tocopherolacetat 1×/Tag p. o.) bei zentralnervösen Störungen (Wernicke-Enzephalopathie, Korsakow-Syndrom, periphere Neuropathie), bei Stomatitis, Rhagaden und Cheilosis die von Vitamin B$_1$ (Thiamin) (20–100 mg pro Tag p. o.) und B$_6$ (100–300 mg pro Tag p. o.), bei makrozytärer Anämie die von Folsäure und Vitamin B$_{12}$, bei hämorrhagischer Diathese die von Vitamin K (z. B. 5–10 mg pro Tag i. v.), bei Osteomalazie Vitamin D$_3$ (Celcitriol 1 mg/Tag).

47.2 Medikamentöse Therapie

Glucocorticosteroide sind bei der Leberzirrhose – außer bei einer autoimmunen Genese – nicht indiziert. Unter den Substanzen, die u. a. die Bindegewebebildung in der Leber verhindern sollen, hat das Penicillamin keinen gesicherten Effekt gezeigt. *Colchicin* wird von einigen Autoren bezüglich seiner antifibrotischen Wirkung günstiger beurteilt. Die Therapie kann jedoch Nebenwirkungen haben und ist derzeit generell nicht zu empfehlen.

 Cave
Die klinische Wirksamkeit der vielen sog. Leberschutzpräparate ist nicht erwiesen.

47.3 Spezielle Therapiemaßnahmen

Bei ätiologisch definierten Zirrhosen müssen spezielle Therapiemaßnahmen berücksichtigt werden, z. B. bei virusinduzierten Zirrhosen, bei Morbus Wilson, Hämochromatose, autoimmunen Zirrhosen, primärer biliärer Zirrhose. Bezüglich der Einzelheiten der Therapie dieser Erkrankungen sei auf die entsprechenden Kapitel verwiesen.

> **Die wesentliche Therapie der Leberzirrhose ist die ihrer Folgezustände, v. a. der portalen Hypertension, der portosystemischen Enzephalopathie sowie des Aszites, die in den entsprechenden Kapiteln beschrieben wird.**

47.3.1 Lebertransplantation

Im Endstadium einer Leberzirrhose sollte heute unter sorgfältiger Berücksichtigung der Indikationen und der Kontraindikationen (Übersicht 47-1) die Möglichkeit einer Lebertransplantation erwogen werden.

Übersicht 47-1
Indikationen und Kontraindikationen für eine Lebertransplantation

- **Indikationen**
  - akutes Leberversagen unterschiedlichster Ätiologie,
  - Endstadien chronischer Lebererkrankungen:
    - Virusinfektionen (HBV, δ-Virus, HCV)
    - autoimmune Formen
    - alkoholtoxische Form
    - primäre biliäre Zirrhose
    - primäre sklerosierende Cholangitis
    - Budd-Chiari-Syndrom, Venookklusives Syndrom
    - Morbus Wilson
    - α_1-Antitrypsin-Mangel
    - Hämochromatose
    - unklare Ätiologie
  - maligne Tumoren in Einzelfällen
  - andere seltene Ursachen der Leberzirrhose, z. B. Echinococcus alveolaris, Oxalose, Amyloidose etc.
  - bei Kindern:
    - biliäre Atresie oder Hypoplasie
    - neonatale Hepatitis
    - seltene Ursachen

- **Absolute Kontraindikationen**
  - septische Erkrankung außerhalb des Gallengangssystems
  - schwere extrahepatische Erkrankungen (z. B. kardial, pulmonal)
  - metastasiertes Tumorleiden
  - fortgesetzter Alkohol-, Drogenabusus
  - irreversible Hirnschädigung
  - mangelnde Compliance

- **Relative bzw. kontrovers beurteilte Kontraindikationen:**
  - Thrombose im Pfortadergebiet
  - ausgedehnte oder wiederholte Oberbauchoperationen
  - akute obere intestinale Blutung
  - HIV-Infektion
  - Alter (>65 Jahre?)
  - zurückliegende maligne Erkrankungen

Eine Lebertransplantation bietet allein die Chance auf eine Heilung bzw. eine signifikante Verlängerung der Überlebenszeit. Während über die grundsätzlichen Indikationen zur Lebertransplantation mit einigen Ausnahmen (z. B. maligne Tumoren der Leber) weltweit Übereinstimmung besteht, ist der günstigste Zeitpunkt für die Transplantation nicht genau definiert. Entscheidungskriterien für die Indikation zur Lebertransplantation:

— ausgeprägte fortschreitende Verschlechterung der Syntheseleistung der Leber, z. B. Gerinnungsparameter, Albumin, Cholinesterase
— starker Anstieg des Bilirubins, z. B. bei primärer biliärer Zirrhose, als Ausdruck einer Verschlechterung der Leberfunktion
— Auftreten von Komplikationen, z. B. hepatische Enzephalopathie, therapieresistenter Aszites, konservativ nicht beherrschbare Varizenblutungen, Entwicklung eines hepatorenalen Syndroms, Auftreten einer schweren Osteopathie

Generell gilt, dass nicht ein einzelner biochemischer oder klinischer Parameter die Entscheidung zu einer Transplantation bestimmt, sondern dass die Lebertransplantation durchgeführt werden sollte, bevor es zur Ausbildung schwerer Komplikationen bzw. einer irreversiblen Schädigung auch anderer Organsysteme gekommen ist.

> **Praxistipp**
> Im Zweifelsfall – und dies ist die wichtigste Botschaft dieses Kapitels – sollte man sich frühzeitig mit einem Transplantationszentrum in Verbindung setzen und den Patienten zur Lebertransplantation vorstellen. Dies gilt auch und besonders für das akute Leberversagen.

Die unmittelbare Überlebensrate bei Lebertransplantation liegt heute bei etwa 90%, die mehrjährige Überlebensrate bei 70–80%. Die Langzeitergebnisse bezüglich Rehabilitation und Lebensqualität sind sehr gut. In Deutschland werden heute 500–600 Lebertransplantationen pro Jahr durchgeführt. Obwohl infolge immer noch bestehender Vorbehalte und ungenügender Kenntnis nur ein Teil der Patienten, die einer Lebertransplantation bedürfen, einem Transplantationszentrum vorgestellt wird, ist der Bedarf an Organen größer als die zur Verfügung stehenden Spenderorgane, sodass zahlreiche Patienten schon heute auf der Warteliste sterben.

47.3.2 Pfortaderhochdruck

Eine klinisch signifikante portale Hypertension liegt vor, wenn der Lebervenenverschlussdruckgradient > 10 mmHg liegt (De Franchis 2001). Bei Werten über 12 mmHg kommt es zur Ausbildung von Ösophagusvarizen. Die wesentliche Ursache ist eine Erhöhung des Ausflusswiderstandes für das portalvenöse Blut durch einen prähepatischen (z. B. Pfortaderthrombose), intrahepatischen (z. B. Leberzirrhose) oder posthepatischen (z. B. Thrombose der Lebervenen) Block. Der portale Hypertonus wird zusätzlich aufrechterhalten durch eine hyperdyname Zirkulation im Splanchnikusbett des Leberzirrhotikers.

Bei der ausgeprägten portalen Hypertension sind ihre Folgeerscheinungen klinisch leicht festzustellen: intestinale Blutung, Aszites oder Enzephalopathie. Die genaue Klassifizierung kann durch Endoskopie (Varizen), Sonographie (Aszites, Beurteilung der Pfortader und der Milz), Duplexsonographie und Angiographie (Darstellung der Pfortader und Milzvene) erreicht werden.

Obwohl Patienten mit Ösophagusvarizen häufig zusätzliche Blutungsquellen haben (Magenfundusvarizen 15%, peptische Ulzera 10–20%, hypertensive Gastropathie bis zu 70%), sind die Ösophagusvarizen bei über 80% der Patienten Quelle der ersten Blutung (Kleber 1991). Die Diagnose erfolgt endoskopisch. Nur etwa $1/3$ aller Varizenträger mit Leberzirrhose blutet innerhalb von 2 Jahren nach Diagnose der Varizen. Ein erhöhtes Blutungsrisiko haben Patienten mit großen Varizen, Ektasien der Varizenwand und gleichzeitigen Magenfundusvarizen. Die Letalität der ersten Varizenblutung beträgt immer noch etwa 30–50% (McCormick u. O'Keefe 2001), v. a. weil Patienten vor der Klinikaufnahme sterben.

Notfalltherapie einer klinisch signifikanten Blutung bei portaler Hypertension

Die Allgemeinmaßnahmen dienen bei entsprechender Klinik (Blutdruck < 100 mmHg bzw. Abfall über 20 mmHg beim Aufrichten und Herzfrequenz über 100/min) der Stabilisierung der Kreislaufsituation des Patienten und einer raschen Diagnose.

Das Vorgehen bei Verdacht auf eine Ösophagusvarizenblutung sieht folgendermaßen aus:

— vasoaktive Therapie (▶ unten) so früh wie möglich, d. h. schon auf dem Weg in die Klinik bzw. noch vor der Notfallendoskopie (Avgerinos et al. 1997; Calès et al. 2001; Levacher et al. 1995)
— bei Zeichen der aktiven gastrointestinalen Blutung Aufnahme auf eine Intensivstation
— Volumenersatz durch Erythrozytenkonzentrat und Fresh-Frozen-Plasma unter ZVD-Kontrolle (ZVD sollte nicht über 10 cm H_2O steigen, da sonst der Druck in den Varizen blutungsgefährdend steigt)
— Notfallendoskopie zur Lokalisation und Behandlung der Blutung
— Einsatz der Ballonkompression, falls die Blutung mit den angegebenen Maßnahmen nicht gestillt werden kann (▶ unten)
— Komaprophylaxe (Einläufe, Lactulose, Neomycinsulfat)

– Einsatz eines Shunt-Verfahrens (in der Regel transjugulärer intrahepatischer portosystemischer Stent-shunt = TIPS), wenn unter den genannten Maßnahmen keine Hämostase erzielt werden kann (z. B. fehlende hämodynamische Stabilisierung bei über 4 Einheiten Blut innerhalb von 6 h nach Therapiebeginn (De Franchis 2001)
– Antibiotikatherapie

Maßnahmen zur Blutstillung

Endoskopie. Liegt während der anfänglichen diagnostischen Endoskopie eine akute Varizenblutung vor, so kann diese mit einer Sklerosierungssubstanz (1%iges **Ethoxysklerol**, 1–5 ml pro Einstich) unterspritzt werden. Die meisten Endoskopier verwenden eine kombinierte intra- und paravasale Injektion. Die Hämostaserate der gezielten Unterspritzung beträgt 80–90%. Einige Zentren verwenden zur Behandlung der laufenden Varizenblutung auch rasch aushärtende Kunststoffharze [**Histoacryl** mit besserem Erfolg als mit Ethoxysklerol (Binmoeller u. Soehendra 1999; Maluf-Filho et al. 2001)] oder **Fibrinkleber** (Sauerbruch 2000). Bei lokalisierbarer Fundusvarizenblutung ist die Histoacrylinjektion (bis 2 ml) die Therapie der Wahl (Lo et al. 2001).

Eine akzeptierte, sicher genauso effiziente Alternative zur Injektionstherapie ist die **Gummibandligatur** von Ösophagusvarizen (Lo et al. 1997). Sie erlaubt bei exakter Identifizierung der Blutungsquelle und fachmännischer Platzierung des Ligaturrings eine sofortige Blutstillung bei geringerer Komplikationsrate.

Ballonkompression. Besteht während der Notfallendoskopie auch unter medikamentöser Therapie (▶ unten) eine starke, endoskopisch nicht zu stillende Varizenblutung oder lässt sich die Blutung nicht exakt genug für ein endoskopisches Verfahren lokalisieren, so muss eine Ballonkompression entweder mit der **Sengstaken-Blakemore-Sonde** (Ösophagusvarizenblutung) oder mit der **Linton-Nachlas-Sonde** (unklare Blutungsquelle bzw. Verdacht auf Fundusvarizenblutung) vorgenommen werden. Bei der doppellumigen Sengstaken-Blakemore-Sonde wird nach radiologischer (obligat) und zunächst auskultatorischer Kontrolle der Sondenlage der Magenballon mit 140 ml Luft aufgeblasen und durch Zug gegen die Kardia gepresst. Anschließend fixiert man die Sonde an der Nase des Patienten. Der Ösophagusballon wird mit 40–80 ml Luft bis auf einen Druck von 50–60 mmHg gefüllt. Bei Verwendung der Linton-Sonde wird, nach Sicherung der korrekten Lage der Sondenspitze im Magen, der Ballon mit 400–600 ml Luft aufgeblasen und durch Zug (0,5–1 kg) gegen die Kardia und den Ösophagus fixiert, sodass es zur Kompression der Varizen kommt. Bei korrekter Sondenlage, die unbedingt radiologisch dokumentiert werden muss, kann die Blutung bei 70–90% der Patienten gestoppt werden. Die **Komplikationsrate** der Sondenkompression liegt bei etwa 10% (Aspiration, Ösophagusruptur, Dislokation mit Asphyxie). Direkte, sondenbedingte Todesursachen werden bei bis zu 5% der Patienten angegeben.

 Cave
Wegen der Gefahr der Perforation und der Ausbildung von Drucknekrosen ist die Ballonkompressionssonde i. Allg. nach 6–12 h zu entblocken, sie kann jedoch entblockt bis zu 24 h belassen werden.

Nach kontrollierten Studien (D'Amico et al. 1995) ist die Ballonkompression bei etwas höherer Komplikationsrate einer medikamentösen Hämostase (▶ unten) vergleichbar. Bei einer sehr schweren, endoskopisch nicht zu lokalisierenden Blutung, nachgewiesenen Ösophagusvarizen und keinen weiteren potenziellen Blutungsquellen ist die Ballonkompression in geübter Hand eine schnelle und effektive Methode der Blutstillung. Sie wird jedoch wegen der weit verbreiteten endoskopischen Erfahrung immer seltener angewandt, sollte aber theoretisch und praktisch zumindest auf Intensivstationen beherrscht werden.

Medikamentöse vasoaktive Maßnahmen

Vasopressin oder Vasopressinanaloga. Vasopressin oder Vasopressinanaloga (◘ Tabelle 47-2) senken über eine Vasokonstriktion der Splanchnikusarterien den Blutzufluss in die Pfortader und damit deren Druck um 25–50%. Das führt gleichzeitig zu einem Absinken des Blutflusses in den Ösophagusvarizen. Die Komplikationsrate der Vasopressintherapie (kardiale Minderperfusion mit Herzrhythmusstörungen und Angina pectoris, Blutdruckanstieg, Mesenterialinfarkte, abdominelle Krämpfe und Erbrechen) liegt im Bereich von gut 20%. Die systemischen Nebenwirkungen können durch die **Kombination mit Nitroglycerin** (0,4 mg alle 30 min sublingual, 20–70 µg/min als kontinuierliche Infusion oder 10–20 mg über 24 h als transdermales Pflaster) bei Erhaltung der portaldrucksenkenden Wirkung abgefangen werden. Vasopressin und die meisten Analoga haben eine kurze Halbwertszeit und müssen daher als Dauerinfusion gegeben werden. Das Analogon **Triglycylvasopressin** (Glypressin oder Terlipressin) braucht wegen seiner längeren Halbwertszeit nur alle 4–6 h verabreicht zu werden (1–2 mg). Die Glypressingabe führt bei 60–90% der Patienten zu einem Blutungsstillstand. Die Gabe sollte über einen Zeitraum von 5 Tagen fortgesetzt werden. Es wurde gezeigt, dass die frühe Glypressingabe bei klinischem Verdacht einer Varizenblutung noch vor der Notfallendoskopie (Levacher et al. 1995) sinnvoll ist.

Somatostatin oder Somastotatinanaloga. Das Peptidhormon Somatostatin vermindert – zumindest beim Gesunden – die Splanchnikusdurchblutung und wird ebenfalls zur medikamentösen Behandlung der Varizenblutung angewandt. Die Effizienz (akute Hämostaserate)

◘ Tabelle 47-2. Medikamentöse Therapie der akuten Blutung bei portaler Hypertonie

Arzneistoff	Dosierung	Systemische hämodynamische Nebenwirkungen (Bluthochdruck, Bradykardie) und abdominelle Symptome (Krämpfe)	Therapiedauer
Terlipressin	2 mg als Bolus, anschließend 1 mg alle 4 h + Gabe von Nitrat (z. B. als Nitratpflaster 10–20 mg/24 h)	leicht	5 Tage
Somatostatin	Bolus 250 µg und 250 µg/h i.v	gering	5 Tage
Octreotid	Bolus 25 µg und 25–50 µg/h	gering	5 Tage

entspricht der Vasopressingabe, wobei die Nebenwirkungsrate etwas niedriger liegt. Heutzutage wird meist das Somatostatinanalogon Octreotid verwendet.

Die vasoaktive Behandlung der Varizenblutung hat eine Versagerquote von etwa 20 %. Ihr Wert liegt v. a. in einer raschen und komplikationsarmen Therapie bei Verdacht auf Varizenblutung schon zum Zeitpunkt des Transportes des Patienten zur Notfallendoskopie (Avgerinos et al. 1997; Calès et al. 2001). Als adjuvante Behandlung zur endoskopischen Blutstillung können Glypressin oder Octreotid bzw. ein Analog gegeben werden. Die Ballonkompression kommt erst nach Versagen der Notfallendoskopie bzw. der medikamentösen Hämostase zum Einsatz (◘ Tabelle 47-2). Wägt man die beiden durch kontrollierte Studien gesicherten vasoaktiven Therapieformen ab, so ist die Datenlage hinsichtlich der hämodynamischen Parameter und einer positiven Beeinflussung der Mortalität für Terlipressin am überzeugendsten (Gotzsche 2001; Joannon et al. 2001).

Behandlung und Prophylaxe der Enzephalopathie bei der akuten Varizenblutung

Die Blutung führt zu einer Eiweißansammlung im Darm und ist eine wesentliche Ursache der akuten portosystemischen Enzephalopathie beim Patienten mit Leberzirrhose. Der Intestinaltrakt muss daher rasch durch hohe Einläufe von altem Blut befreit werden. Die Gabe schwer resorbierbarer Antibiotika (Neomycinsulfat oder Paromomycin, 4-mal 1–2 g) und/oder Lactulose (3-mal 20–30 ml Bifiteral) vermindert die intestinale Ammoniakentstehung und Resorption. Alle Substanzen sind gleichermaßen wirksam und haben, gemeinsam verabreicht, einen additiven Effekt (Ferenci u. Müller 1999).

Notfall-Shunt

Liegt trotz 2 therapeutischer Endoskopiesitzungen und adjuvanter medikamentöser Maßnahmen innerhalb der ersten 5 Tage eine unkontrollierbare Blutung oder frühe schwere Rezidivblutung vor, so muss ein Shunt-Verfahren, in der Regel der transjuguläre intrahepatische portosystemische Shunt (TIPS), erwogen werden. Bei über 90 % der Patienten lässt sich so die Blutung stoppen und eine Rezidivblutung verhindern. Allerdings ist bei diesen Patienten die 30-Tage-Mortalität hoch (40–50 %) (Sanyal et al. 1996).

Antibiotikatherapie

Patienten mit akuter Varizenblutung haben ein hohes Risiko bakterieller Infektionen. Da bakterielle Infektionen im Zusammenhang mit einer Varizenblutung die Rate unkontrollierter Blutungen und früher Rezidivblutungen signifikant erhöhen (Bernard et al. 199?, Goulis et al. 1998), ist heute eine begleitende Antibotikatherapie (z. B. Gyrasehemmer) Standard, in der gleichen Dosierung wie bei manifester Infektion.

Prophylaxe der Rezidivblutung bei portaler Hypertension

Nach akuter Stillung der Varizenblutung tritt während des Klinikaufenthaltes bei mehr als 50 % der Patienten eine erneute Blutung auf. Daher ist eine Rezidivblutungsprophylaxe notwendig. Diese sollte möglichst innerhalb weniger Tage nach Blutungsstopp begonnen werden. Verschiedene Möglichkeiten bestehen:
- Operation (Shunt oder Sperroperation),
- interventionelle radiologische Maßnahmen (intrahepatischer Stent – TIPS)
- Ligatur der Ösophagusvarizen
- medikamentöse Behandlung (Betazeptorenblocker, evtl. Nitrate).

Shunt-Operation

Die portokavale Shunt-Operation war über 3 Jahrzehnte (von den 40er- bis zu den 70er-Jahren) die chirurgische Standardtherapie der portalen Hypertension. Da allein ein chirurgisch angelegter portosystemischer Shunt die portale Hypertonie beseitigt, ist diese Operation nach wie vor das effektivste Verfahren zur Blutungsprophylaxe. Verschiedene Shunt-Typen werden unterschieden:

- portokavale End-zu-Seit- oder Seit-zu-Seit-Anastomose
- distale splenorenale Anastomose

Der **distale splenorenale Shunt** ist technisch schwieriger, soll die portalvenöse Durchblutung der Leber zunächst partiell erhalten und damit ein niedrigeres postoperatives Enzephalopathierisiko haben. Die Vorteile der selektiven Shuntoperation sind jedoch gering. Nach derzeitigem Stand ist die **portokavale Anastomose** nach wie vor das einfachste und effektivste Verfahren. Das Blutungsrisiko wird von 50–70% auf knapp 10% gesenkt (D'Amico et al. 1995). Beim Patienten mit kompensierter Zirrhose beträgt die Letalität der elektiven Operation etwa 5–10%. Eine postoperative Zunahme der portalen Enzephalopathie kann leicht behandelt werden (3-mal 20 ml Lactulose täglich). Obwohl die Operation hinsichtlich der Verhinderung einer Blutstillung die besten Ergebnisse erzielt, zeigen kontrollierte Studien aus den 60er- und 70er-Jahren, dass die Lebenserwartung eines Patienten durch die Shuntoperation nicht wesentlich verlängert wird. Aus diesem Grund wurden in den letzten Jahren weniger invasive Verfahren der Rezidivblutungsprophylaxe erprobt.

Transjugulärer intrahepatischer portosystemischer Shunt (TIPS)

Über den transjugulären Zugang wird eine Lebervene aufgesucht und durch eine Leberparenchymbrücke ein intrahepatischer Pfortaderast punktiert. Dann legt man eine **Metallprothese** (Stent) von der Lebervene in die Pfortader. Die Technik hat eine methodenbedingte Letalität von etwa 1% (vorwiegend durch extrahepatische Verletzung der Pfortader) und eine Rate an schweren Komplikationen von 3% (z. B. Kapselperforation, Cholangitis, Blutung). Durch den Eingriff wird der Portaldruck um etwa 50% gesenkt. Über einen Zeitraum von 1–2 Jahren bleiben etwa 80% der Patienten ohne erneute Blutung. Innerhalb von 5 Jahren bluten allerdings 15–30% der Patienten erneut, abhängig vom Child-Status und dem Portaldruck. Die Rezidivblutungen (10–20%) sind v. a. durch Stenosen am Ausflusstrakt der Prothese und Shunt-Thrombosen bedingt (Rössle et al. 1994). Neueste Studien weisen darauf hin, dass die Rezidivblutung durch die Verwendung „gecoverter" Stents deutlich gesenkt werden kann (Bureau et al. 2004). Eine Verschlechterung der hepatischen Enzephalopathie kommt bei etwa 25–30% der Patienten vor. Im Vergleich zu endoskopischen Maßnahmen (Sklerosierung oder Ligatur) ist das Rezidivblutungsrisiko deutlich geringer, das Langzeitüberleben aber nicht unterschiedlich (Luca et al. 1999; Pomier-Layrargues et al. 2001). Größere Studien zum Vergleich mit der offenen Shuntoperation fehlen. Kleiner Studien deuten daraufhin, dass Child-A-Patienten mit einem gleichen oder besseren Resultat auch operiert werden können (Rosemurgy et al. 2000). Nach derzeitiger Erkenntnis sind folgende **Indikationen** für die TIPS-Implantationen sinnvoll:

- wiederholte Varizenblutung bei Versagen lokaler Maßnahmen (Gummibandligatur)
- rezidivierende Varizenblutungen und deutlicher Aszites
- bestimmte Formen des Budd-Chiari-Syndroms

Technische **Kontraindikationen** (Pfortaderthrombose, Verschluss beider Jugularvenen, Verschluss der V. cava superior oder inferior) müssen beachtet werden. Weiterhin sollte bei Patienten mit deutlich dekompensierter Zirrhose (Bilirubin über 5 mg/dl) und Patienten mit Lebertumoren, polyzystischen Lebererkrankungen oder schweren Gerinnungsstörungen Zurückhaltung gewahrt werden.

Lokale Verfahren

Langzeitinjektion. Im Anschluss an eine Akutsklerosierung wurde früher die Langzeitsklerosierungstherapie eingesetzt. Wegen der niedrigeren Komplikationsrate hat jedoch die Ligatur die Sklerosierungstherapie weitgehend abgelöst (Sauerbruch et al. 2000). Die Sklerosierung kann bei kleinen Restvarizen nach der Ligaturbehandlung (▶ unten) erwogen werden (Cheng et al. 2001; Lo et al. 1998), ist jedoch nicht generell notwendig.

Sperroperation (Transsektion). Bei den Sperroperationen wird nur die venöse Zufuhr zum blutenden Kollateralgefäß selbst unterbrochen, teilweise in Kombination mit einer Splenektomie. Es handelt sich um ein relativ invasives Verfahren, das nach Etablierung des TIPS (▶ oben) kaum noch zum Einsatz kommt.

Gummibandligatur. Analog zur Verödung von Hämorrhoiden werden die Varizen in einen Zylinder auf der Endoskopspitze gesaugt und mit einem Gummiring ligiert. Nach kontrollierten Studien ist die Gummibandligatur komplikationsärmer als die Sklerosierungstherapie und bewirkt eine etwas schnellere Obliteration der Varizen bei weniger Rezidivblutungen während der Behandlungsphase. Ob diese leichten Vorteile zur Verbesserung der Überlebens führen, ist fraglich. Die Methode hat die klassische Sklerosierungstherapie zur Verhinderung der Rezidivblutung abgelöst. Pro Sitzung können bis zu 10 Ringe gesetzt werden. Eine **Kombination mit einem Betablocker** ist – zumindest zu Behandlungsbeginn – sinnvoll, um den Portaldruck zusätzlich zu senken (Lo et al. 2000).

Medikamentöse Portaldrucksenkung

Für die medikamentöse Langzeitbehandlung (◘ Tabelle 47-3) der portalen Hypertonie liegen v. a. Erfahrungen mit der Behandlung durch den nichtselektiven Betarezeptorenblocker Propranolol (mit oder ohne zusätzliche Nitratgabe) vor.

Betarezeptorenblocker. Propranolol senkt das Herzminutenvolumen (β_1-Blockade) und hat zusätzlich eine durchblutungsdrosselnde Wirkung auf die Splanchnikus-

◘ **Tabelle 47-3.** Medikamentöse Rezidivblutungsprophylaxe der portalen Hypertension

Arzneistoff	Dosis	Nebenwirkungen
Propranolol	40–320 mg (Beginn 2-mal 40 mg), verteilt auf 2 Dosen	Herzinsuffizienz, kardiale Überleitungsstörungen, Asthma, Enzephalopathie, Raynaud-Symptome (ca. 10–20 %)
Propranolol + Isosorbid-5-mononitrat	40–320 mg Propranolol, 1- bis 2-mal 20–40 mg Nitrat	nicht hinreichend geklärt, wahrscheinlich gering

gefäße (β_2-Blockade). Das führt zur Reduktion des Blutzuflusses in das portalvenöse Strombett und zum Absinken des Portaldruckes (im Mittel um etwa 20 %). Der Effekt bleibt bei regelmäßiger Einnahme erhalten. Die Dosierung richtet sich – obwohl dies kein optimales Maß ist – nach dem Ruhepuls, der um etwa 25 % gesenkt werden sollte. Im Mittel werden 80–120 mg Propranolol täglich gegeben, verteilt auf 2 Dosen. Im Gegensatz zur lokalen endoskopischen Therapie, die lediglich das Risiko der Ösophagusvarizenblutung beeinflusst, erstreckt sich der prophylaktische Effekt der Propranololgabe auch auf Fundusvarizen und auf die hypertensive Gastropathie. Obwohl Propanolol die Rezidivblutungsfrequenz signifikant senkt, kommt es unter der Therapie bei etwa 30–50 % der Patienten zu neuerlichen Blutungen (D'Amico et al. 1995). Die Langzeitgabe von Propranolol hat Nebenwirkungen (10–40 % der Patienten: vorwiegend Myokardinsuffizienz, obstruktive Lungenerkrankungen, periphere Durchblutungstörung), verlangt jedoch eine regelmäßige Einnahme. Patienten mit alkoholisch bedingter kompensierter Leberzirrhose (Child A) sind die günstigsten Kandidaten für eine Langzeitbehandlung mit Propranolol. Nach Absetzen kann es zum wieder erhöhten Risiko der Blutung im Sinne eines Rebound-Phänomens kommen (Abraczinskas et al. 2001), d. h. es handelt sich um eine lebenslange Therapie.

Betarezeptorenblocker und Nitrate. Nach hämodynamischen Studien hat die Kombinationstherapie von Propranolol mit Nitraten einen stärkeren portaldrucksenkenden Effekt als Propranolol allein. Die alleinige Gabe von Nitraten ist im Vergleich zu Propranolol nicht vorteilhaft. Gelingt es allerdings, den Portaldruck, gemessen am Lebervenenverschlussdruckgradienten, auf Werte unter 12 mmHg oder um mindestens 20 % zu senken, so beträgt das Rezidivblutungsrisiko < 20 % (Feu et al. 1995, Villanueva et al. 2001). Daher sollte eigentlich zur Effizienzkontrolle der medikamentösen Portaldrucksenkung eine Messung des Lebervenenverschlussdrucks vor und 1–3 Monate nach der Therapie vorgenommen werden. Zumindest die kontrollierten Studien weisen die medikamentöse Rezidivblutungsprophylaxe als der endoskopischen Prophylaxe gleichwertig aus.

Die ◘ Abb. 47-1 zeigt einen Algorithmus zur Verhinderung der Rezidivblutung bei portaler Hypertension.

Verhinderung der ersten Varizenblutung

Nach einer Reihe kontrollierter Studien ist bei Patienten mit Ösophagusvarizen und hohem Blutungsrisiko (große Varizen, endoskopische Risikozeichen, hoher Lebervenenverschlussdruck) die Gabe eines nichtselektiven **Betarezeptorenblockers** (Dosierung: 40–320 mg Propranolol oder 40–160 mg Nadolol) zur Prophylaxe der ersten Blutung sinnvoll. Hierdurch wird das Blutungsrisiko etwa um 50 % (von 30 auf 15 %) gesenkt. Eine prophylaktische Sklerosierungstherapie kann nicht generell empfohlen werden (D'Amico et al. 1995). Bei Unverträglichkeit oder Kontraindikationen gegen einen nicht selektiven β-Blocker sollten die Patienten ligiert werden (Imperiale u. Chalasani 2002; Schepke et al. 2004).

47.3.3 Aszites

Eine wesentliche Komplikation der Leberzirrhose ist die Bildung von Aszites. Klinisch wird Flüssigkeit in der freien Bauchhöhle meist erst bei einem Volumen ab 500 ml festgestellt. Da beim Patienten mit Leberzirrhose neben dem hepatischen Aszites auch andere bzw. komplizierte Formen wie maligner Aszites, entzündlicher Aszites oder pankreatogener Aszites vorkommen können, sollte immer eine diagnostische Probepunktion vorgenommen werden (◘ Tabelle 47-4).

Die Pathogenese des hepatischen Aszites ist nicht vollständig geklärt. Allerdings gibt es einige gut definierte hepatische und renale Störungen, die den rationalen Hintergrund für die Aszitesbehandlung darstellen: Schon vor der Aszitesbildung ist die Natriumretention der Niere (Wong et al. 1997), vorwiegend aufgrund einer erhöhten Natriumabsorption im proximalen Tubulus, erhöht. Ursachen sind wahrscheinlich eine gestörte Leberfunktion und die gleichzeitige portale Hypertonie.

Die zweite frühe Störung ist eine periphere und splanchnische arterielle Vasodilatation, z. B. als Folge einer Endotoxinämie, einer vermehrten NO-Bildung oder

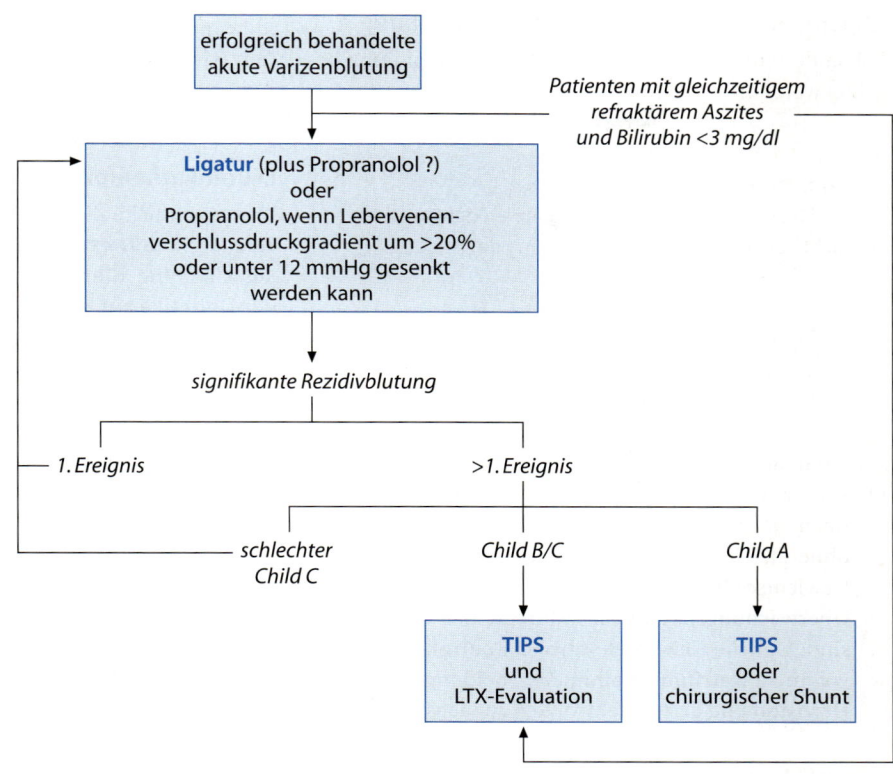

Abb. 47-1. Prophylaxe der Rezidivblutung bei portaler Hypertension. LTX: Lebertransplantation; TIPS: transjugulärer portosystemischer Shunt

Tabelle 47-4. Aszitespunktion – Diagnostik

Genese des Aszites	Typische Befundkonstellation
Aszites bei Leberzirrhose und portaler Hypertonie	Cholesterin <45 mg/dl, Gesamteiweiß <2,5 g/dl, LDH <150 IU/l, Serumalbumin minus Aszitesalbumin >1,1 g/dl
Maligner Aszites	Cholesterin >45 mg/dl, LDH >150 IU/l, Gesamteiweiß >3 g/dl, Serumalbumin minus Aszitesalbumin <1,1 g/dl
Spontane bakterielle Peritonitis	Gesamteiweiß <1 g/dl, >250 polymorphkernige Zellen/µl, bei 50–90% der Patienten kultureller Bakteriennachweis
Tuberkulose	Gesamteiweiß >2,5 g/dl, >200 mononukleäre Zellen/µl, säurefeste Stäbchen (ca. 5%), positive Kultur (ca. 40%)
Pankreatogener Aszites	Quotient Serumamylase:Aszitesamylase <1

erhöhter Glukagonspiegel, aber auch als Folge eines verminderten Ansprechens der glatten Splanchnikusgefäßmuskulatur auf Vasokonstriktoren (Heller et al. 1999; Schepke et al. 2001), die trotz erhöhter Natriumretention zu einer Minderung des an den Barorezeptoren wirksamen „effektiven Blutvolumens" führt. Diese vasodilatatorisch bedingte Minderung des effektiven Plasmavolumens bewirkt eine Gegenregulation, die die Natriumretention der Niere verstärkt und die glomeruläre Filtrationsrate absenkt (Aktivierung volumenregulierender Hormone wie ADH, Renin-Aldosteron oder vasokonstriktiver Substanzen wie Katecholamine oder Endotheline). Die zunehmende Natriumretention mit Expansion des splanchnischen Plasmavolumens sowie der gleichzeitig erhöhte Druck in den Lebersinusoiden zusammen mit einem erniedrigten intravasalen onkotischen Druck führen zu einer vermehrten Bildung der Leberlymphe. Ist die Kapazität der Lymphdrainage über den Ductus thoracicus erschöpft, so tropft die Lymphe von der Leberkapsel in die Bauchhöhle, und es bildet sich Aszites.

Bei der Therapie des hepatischen Aszites geht es darum, diese teilweise überschießenden pathophysiologischen Reaktionen zu durchbrechen, ohne stärkere Nebenwirkungen hervorzurufen.

Allgemeine Prinzipien der Aszitesbehandlung

Folgende Punkte müssen bei der Aszitesbehandlung beachtet werden:

> **Praxistipp**
> Die Therapie zielt auf das Wohlbefinden des Patienten, nicht auf die vollständige Entfernung des Aszites.

- Vor der Aszitestherapie sollten Gewicht, Bauchumfang, Aszitespunktat (◘ Tabelle 47-5), Harnstoff, Kreatinin, Serumelektrolyte einschließlich Magnesium und Zink, Urinvolumen sowie Ausscheidung von Natrium und Kalium (24 h) bestimmt werden.
- Die Patienten dürfen bis 1 kg pro Tag bei gleichzeitigen peripheren Ödemen und bis 0,5 kg pro Tag ohne gleichzeitige Ödeme abnehmen. Eine stärkere Gewichtsreduktion ist zu vermeiden.
- Überwachungsparameter während der Behandlung sind: tägliche Gewichtskontrolle, Kontrolle von Urinvolumen, Natrium-, Kaliumausscheidung, Kreatinin, Harnstoff und Serumelektrolyten zunächst alle 2 Tage.

Wegen der vermehrten Natriumretention des Zirrhotikers sollte die Natriumzufuhr auf maximal 2–5 g pro Tag reduziert werden. Allein durch diese Maßnahme kann bei 10–20 % der Patienten eine negative Natriumbilanz mit Aszitesmobilisation erreicht werden. Eine darüber hinaus gehende Natriumrestriktion ist gerade bei Hyponatriämie nicht sinnvoll. Schon allein längeres Liegen kann zu einer Erhöhung des effektiven Plasmavolumens und damit der glomerulären Filtrationsrate führen. Besonders bei schlechtem Ansprechen auf Diuretika ist Bettruhe angeraten. Die gestörte Wasserclearance macht eine Flüssigkeitsrestriktion auf etwa 1000 ml pro Tag notwendig, bei Patienten mit niedrigen Serumnatriumkonzentrationen (<130 mval/l) sogar bis auf 500 ml pro Tag. Die Therapie mit Aquaretika (V2-Rezeptor-Antagonisten) wird diskutiert (Gerbes et al. 2003). Zur Behandlung des hepatischen Aszites hat sich ein Stufenschema bewährt (◘ Tabelle 47-5, 47-6).

Diuretikatherapie

Das wesentliche Ziel der Diuretikatherapie ist die Steigerung der Natriurese, die gleichzeitig zur erhöhten Wasserausscheidung führt. Die verschiedenen Angriffspunkte der Diuretika am Nephron sind aus der ◘ Tabelle 47-5 zu entnehmen. Bei den Aszitespatienten können leicht und schwer behandelbare unterschieden werden. Schwer therapierbare Patienten (Natriumauscheidung ohne Saluretika <5–10 mval pro Tag) reagieren schlecht auf Diuretika, während die andere Gruppe immer für eine primäre Diuretikatherapie in Frage kommt.

Indikationen zur Diuretikatherapie bei hepatischem Aszites sind:
- stark gespanntes Abdomen, das dem Patienten lästig ist und ihn in seiner körperlichen Aktivität stark einschränkt
- gleichzeitige periphere Ödeme
- rezidivierende Aszitesbildung bei schwer einzuhaltender Kochsalzrestriktion
- Zeichen der gleichzeitigen Herzinsuffizienz mit Flüssigkeitseinlagerung
- Verhinderung des Aszitesrezidivs nach Parazentese

Kontraindikationen und Abbruchkriterien der Diuretikatherapie bei hepatischem Aszites sind:
- erhöhte oder ansteigende harnpflichtige Substanzen im Serum (Kreatinin >2 mg/dl)
- Elektrolytstörungen (Natrium <125 mmol/l und Kalium >5 mmol/l bei Anwendung kaliumsparender Diuretika)
- Gewichtsverlust >1 kg pro Tag bei gleichzeitigen Ödemen bzw. >0,5 kg pro Tag bei Patienten ohne Ödeme

◘ **Tabelle 47-5.** Am häufigsten gebrauchte Diuretika zur Aszitestherapie

Arzneistoff	Wirkungsmechanismus	Übliche Dosierung bei Leberzirrhose	Wirkdauer (Spitze) [h]
Furosemid	verminderte NaCl-Absorption am ansteigenden Schenkel der Henle-Schleife	40–160 mg verteilt über 2 Dosen	0,5–8 (ca. 3)
Xipamid	verminderte NaCl-Absorption am distalen Tubulus?	1-mal 20–80 mg pro Tag	24 (3–6)
Torasemid	verminderte NaCl-Resorption am ansteigenden Schenkel der Henle-Schleife	5–40 mg verteilt über 1–2 Dosen	0,5–10 (ca. 3)
Spironolacton	kompetitive Hemmung von Aldosteron am distalen Tubulus (Natrium-Kalium-Ausscheidung)	1-mal 25–400 mg pro Tag	24–72 (ca. 36)

◘ **Tabelle 47-6.** Stufenschema zur Therapie des hepatischen Aszites[a]

Stufe	Arzneistoff	Dosierung	Weitere Maßnahmen nach 4–5 Tagen	Gewichtsabnahme [g/Tag]
1	Spironolacton	100–200 mg pro Tag	Natriumrestriktion (3–5 g pro Tag), Bettruhe	< 300 → Stufe 2
2	Spironolacton und Furosemid oder Torasemid bzw. Xipamid[b]	100–200 mg pro Tag 40 mg pro Tag		< 300 → Stufe 3
3	Spironolacton und Furosemid und/oder Torasemid bzw. Xipamid[b] (Kontrolle von Elektrolyt- und Nierenretentionswerten, bei Entgleisung sofort absetzen!)	schrittweise Steigerung auf bis zu 400 mg pro Tag (Spironolacton) und 160 mg pro Tag (Furosemid)	wiederholte Aszitespunktion	< 300 → Stufe 4
4	wiederholte Aszitespunktion oder TIPS oder im Einzelfall peritoneovenöser Shunt			

[a] Kontrollen während der Therapie s. Allgemeine Prinzipien der Aszitesbehandlung
[b] ▶ Tabelle 42-7

Wahl des Diuretikums. In Anbetracht des meist vorhandenen Hyperaldosteronismus bei Leberzirrhose ist das Antimineralcorticoid **Spironolacton** das Diuretikum der 1. Wahl, zur Dosierung ▶ Tabellen 47-6 und 47-7. Knapp 90 % aller Patienten mit kompensierter Zirrhose sprechen auf die Therapie an (Pérez-Ayuso et al. 1983). Dagegen reagieren nur 50 % der Leberzirrhotiker auf die Monotherapie mit Furosemid (Pérez-Ayuso 1983). Bei fehlendem Ansprechen auf Spironolacton empfiehlt sich als nächster Schritt eine **Kombinationstherapie mit einem Schleifendiuretikum** (◘ Tabelle 47.6, 47-7). Kommt es zu keiner ausreichenden Diurese, so kann der Versuch einer Dreierkombination (zusätzliche Therapie mit einem **Thiazid** oder Thiazid-ähnlichem Diuretikum, z. B. Xipamid) gemacht werden. Jedes Umsetzen der Therapie erfordert eine exakte Überwachung des Patienten (▶ oben), um eine überschießende Natriurese und ihre Komplikationen zu vermeiden. In der Praxis wird häufig mit einer Kombinationstherapie begonnen (Spironolacton und Furosemid). Es sollten dann allerdings beide Medikamente niedriger dosiert werden als bei der Monotherapie.

Komplikationen der Diuretikatherapie. Abhängig von der Zusammensetzung des Patientenkollektivs und den Definitionen wurden diuretikainduzierte Komplikationen bei 10–80 % der Patienten beobachtet (◘ Tabelle 47-7). Die wesentlichen Ursachen sind eine Verminderung des „effektiven Plasmavolumens" mit einer weiteren Aktivierung des Renin-Angiotensin-Systems und verminderter Nierendurchblutung, Anstieg der harnpflichtigen Substanzen, möglicher Enzephalopathie sowie Elektrolytstörungen. Diuretikainduzierte Nebenwirkungen sind sehr viel seltener bei Patienten mit gleichzeitigen peripheren Ödemen.

Therapierefraktärer Aszites

Der Begriff therapierefraktärer Aszites umfasst eine fehlende Aszitesmobilisation bei gesicherter natriumarmer Kost (≤3 g pro Tag) und gleichzeitiger Diuretikagabe (Spironolacton 400 mg pro Tag und Furosemid 160 mg pro Tag über 4–5 Tage, ▶ Tabelle 47-6) oder stärkere und wiederholte diuretikainduzierte Komplikationen, die keine ausreichende Behandlung des Aszites erlauben. Diese Situation tritt bei 5–15 % aller Patienten, die wegen eines Aszites stationär behandelt werden, auf. Die Prognose ist schlecht. Die 1-Jahres-Überlebensrate dieser Patienten liegt bei 25–30 % (Gines et al. 1991). Viele dieser Patienten sind gekennzeichnet durch eine systemische arterielle Hypotension, eine ausgeprägte portale Hypertension, eine starke Aktivierung des Renin-Angiotensin-Aldosteron-Systems sowie hohe Katecholamin-, Endothelin- und ADH-Spiegel. Parallel zur Leberfunktionsstörung besteht meistens eine Nierenfunktionsstörung (erniedrigte glomeruläre Filtrationsrate, Oligurie, niedrige Natriumausscheidung). Die Gabe nichtsteroidaler Antiphlogistika sollte bei diesen Patienten unbedingt ausgeschlossen wer-

◘ **Tabelle 47-7.** Nebenwirkungen der Diuretikatherapie bei Aszites

Mögliche Nebenwirkungen	Diuretikum
Anstieg der harnpflichtigen Substanzen bei zu schnellem und zu starkem Flüssigkeitsverlust	alle
Enzephalopathie	alle
Hyponatriämie	alle
Hypokaliämie, Alkalose	Furosemid, Thiazide
Hyperkaliämie	Spironolacton, Amilorid, Triamteren
Seltener	
Muskelkrämpfe	alle
Gynäkomastie	Spironolacton
Hypokalzämie	Furosemid
Hyperkalzämie, Hypophosphatämie	Thiazide
Nephrotoxizität	Furosemid
Hörstörungen (besonders zusammen mit Cephalosporin und Aminoglykosiden)	Furosemid
Hyperurikämie	Furosemid, Thiazide

den. Bei anderen Patienten ist die Genese der Therapieresistenz unklar (verminderte Natriumfiltration bei niedriger GFR und vermehrte Natriumreabsorption im proximalen Tubulus, verminderte tubuläre Diuretikasekretion?). Hier muss auch eine nichthepatische Ursache eines therapierefraktären Aszites ausgeschlossen werden (▶ Tabelle 47-4).

Zur Überwindung des therapierefraktären Aszites werden 3 therapeutische Verfahren angewandt:
— wiederholte Aszitespunktion (pro Liter Aszites verliert der Patient etwa 8 g Kochsalz)
— peritoneovenöser Shunt
— transjugulärer intrahepatischer portosystemischer Shunt (TIPS)

Aszitespunktion

Kriterien für die wiederholte Punktion des hepatischen Aszites sind:
— ausgeprägter hepatischer Aszites, der den Patienten belästigt
— schlechtes Ansprechen auf Diuretika und/oder Komplikationen auf Diuretikagabe
— ausreichende Blutgerinnung (Quick-Wert möglichst > 40 %, Thrombozyten möglichst > 40.000/µl)
— kein Hinweis auf gekammerten Aszites oder Verwachsungen im Bereich der Punktionsstelle

Sind diese Kriterien erfüllt, kann punktiert werden.

> **Praxistipp**
> Bei der Aszitespunktion geht man folgendermaßen vor:
> 1. Ablassen von 4–6 l Aszites über eine großlumige Nadel (möglichst mit Seitlöchern) bis zum völligen Verschwinden (normalerweise 4–6 Sitzungen).
> 2. Nach abgeschlossener Parazentese intravenöse Gabe von 40 g Albumin (bzw. 8 g Albumin pro Liter Aszites). Hierauf kann jedoch bei nicht zu häufigen Punktionen und Punktionsvolumina unter 5 l verzichtet werden.
> 3. Erhaltungstherapie mit Diuretika nach Entfernung des Aszites.

Es kann auch ein komplettes Ablassen des Aszites in einer Sitzung über eine großlumige Nadel vorgenommen werden. Allerdings sollte dann Albumin substituiert werden. Statt einer Albuminsubstitution können bei nicht gestörter Nierenfunktion auch die Gabe von Plasmaexpandern, z. B. Haemaccel 3,5 % (125 ml pro Liter abgelassenen Aszites) oder Dextran 70 (100 ml pro Liter abgelassenen Aszites) erwogen werden. Bei größeren Punktionsvolumina verhindert allerdings die Albumingabe am besten einen anhaltenden reaktiven Plasmareninanstieg (Ginès et al. 1996; Luca et al. 1995).

Frühere Befürchtungen, dass es durch die rasche Aszitespunktion zur Plasmavolumenkontraktion (größte Gefahr nach 1–2 Tagen) mit Verschlechterung der Nierenfunktion kommt, haben sich bei dem oben angegebenen Vorgehen nicht bestätigt. Das Verfahren wird v. a. für Patienten mit schlecht therapierbarem Aszites und mäßig dekompensierter Leberzirrhose eingesetzt. Bei diesen Patienten ist die wiederholte Aszitespunktion eine nebenwirkungsarme Therapie, um den Aszites rasch zu mobilisieren. Die großzügige Parazentese führt auch zu einem Absinken des Blutdrucks in den Ösophagusvarizen (Kravetz et al. 1997) und sollte daher auch bei der Varizenblutung erwogen werden.

An die Aszitespunktion muss eine Erhaltungstherapie mit Diuretika angeschlossen werden, da es bei den meisten Patienten rasch zur Nachbildung des Aszites kommt. Die Rezidivrate kann durch die Spironolactongabe auf bis zu 20–30 % gesenkt werden (Fernàndez-Esparrach et al. 1997).

Peritoneovenöser Shunt

Durch Zwischenschaltung geeigneter Ventile mit und ohne Pumpkammern ist es möglich, Aszites kontinuierlich aus der Bauchhöhle über einen subkutan eingepflanzten Katheter in die V. jugularis zurückzuführen. Das Verfahren wurde in den 70er- und 80er-Jahren häufig angewandt, hat aber durch den großzügigen Einsatz der Parazentese und die zunehmende Erfahrung mit dem intrahepatischen Shunt (TIPS, ▶ unten) an Bedeutung verloren. Entscheidet man sich für einen peritoneovenösen Shunt, so sollte unbedingt die einschlägige Literatur zu Rate gezogen werden. Obwohl der peritoneovenöse Shunt günstige hämodynamische Veränderungen hervorruft (Verbesserung des Herzminutenvolumens und der Nierenfunktion, Abnahme der Plasmareninaktivität sowie der Plasmaaldosteronspiegel), sollten die relativ häufigen Komplikationen (Frühkomplikationsrate ca. 50 %, Spätkomplikationsrate gut 30 %) und die Kontraindikationen bedacht werden.

Die wichtigsten Kontraindikationen sind eine schwere terminal dekompensierte Leberzirrhose (Bilirubin >10 mg/dl, schlechte Gerinnung etc.), ein gleichzeitiges hepatozelluläres Karzinom, die Gefahr einer Verbrauchskoagulopathie (eiweißarmer Aszites mit verminderten Komplementfaktoren), infizierter Aszites, gekammerter Aszites, frische Varizenblutung, sehr große Varizen oder eine schwere Herzinsuffizienz. Bei nahezu jedem zweiten Patienten entwickelt sich während 1 Jahres ein Shunt-Verschluss (Gines et al. 1991).

Transjugulärer intrahepatischer Shunt

Es ist eine alte Erkenntnis, dass ein portokavaler Shunt einige Patienten vor einer Aszitesbildung schützt. Neuere Arbeiten zeigen, dass die Einlage eines intrahepatischen Shunts (TIPS) verzögert nach 2–4 Wochen, gelegentlich auch früher, die renale Natriumausscheidung verbessert (Brensing et al. 2000). Nach TIPS-Anlage sprechen 60–80 % der primär therapierefraktären Patienten auf Diuretika an (Ochs et al. 1995), obwohl – zumindest initial – die TIPS-Einlage zu einer Zunahme der hyperdynamen Zirkulationsstörung des Zirrhotikers führt. Dennoch erreicht der Shunt, wahrscheinlich über ein Absenken des sinusoidalen Hypertonus, häufig eine Verbesserung der Nierenfunktion. Der Mechanismus ist nicht ganz verstanden. Gezeigt wurde, dass die Aktivierung des Renin-Angiotensin-Systems nach TIPS-Einlage zurückgeht.

Ein TIPS sollte v. a. erwogen werden bei Patienten mit schlecht mobilisierbarem Aszites und gleichzeitiger Blutungsgefährdung (große Varizen mit oder ohne stattgehabter Blutung). Bei ausgesuchten Patienten ist die TIPS-Anlage hinsichtlich des permanenten Ansprechens auf die Therapie und auch des Überlebens effizienter als die wiederholte Aszitespunktion (Rössle et al. 2000). Hierbei müssen allerdings die Kontraindikationen für einen TIPS streng beachtet werden:

- klinisch eindeutige, schwer zu behandelnde Enzephalopathie
- schwere Herzinsuffizienz
- schlechte Leberfunktion (Bilirubin >5 mg/dl, mehr als 12 Child-Pugh-Punkte)
- nicht beherrschte Infektionen (spontane bakterielle Peritonitis, Pneumonie, Endokarditiden etc.)
- Pfortaderthrombose
- hepatozelluläres Karzinom (?)
- nicht ausgeschöpfte konservative Therapiemöglichkeiten

47.3.4 Hepatorenales Syndrom

Das hepatorenale Syndrom bei Leberzirrhose ist ein funktionelles, häufig irreversibles Nierenversagen bei intakter tubulärer Funktion. Die meisten Patienten haben einen ausgeprägten Aszites, und viele sind ikterisch. Von den Patienten mit Leberzirrhose, Aszites und normalen Nierenretentionswerten entwickelten innerhalb 1 Jahres knapp 20 % ein hepatorenales Syndrom, und innerhalb von 5 Jahren knapp 40 %.

Folgende Kriterien sollten zur Definition erfüllt sein:
- Leberzirrhose mit Aszites
- Ausschluss nephrotoxischer Medikamente oder eines starken Flüssigkeitsverlustes
- sonographisch normale Nieren
- normales Urinsediment, weniger als 0,5 g Eiweißausscheidung/24 h
- keine Verbesserung der Nierenfunktion nach Volumenexpansion (200 ml 20 %iges Albumin und/oder 1–2 l isotonische Kochsalzlösung)

Unterschieden werden:
- **schwere Form (Typ I):** Kreatinin im Serum >2,5 mg/dl, Kreatinin-Clearance <20 ml/min, Nierenfunktionsverschlechterung innerhalb von 2 Wochen
- **leichtere Form (Typ II):** stabile, aber eingeschränkte Nierenfunktion mit einem Serumkreatinin >1,5 mg/dl und/oder einer Kreatinin-Clearance <40 ml/min

Die Pathogenese des hepatorenalen Syndroms ist vielfältig und nicht vollständig geklärt. Einer hyperdynamen Zirkulation des Zirrhotikers mit peripherer Vasodilatation steht eine intrarenale Vasokonstriktion mit Abfall der glomerulären Filtrationsrate gegenüber. Die Abnahme des effektiven Blutvolumens führt zur Aktivierung der vasokonstriktorischen Gegenregulation (Anstieg des Endothelinspiegels, der Katecholamine, des Aldosterons und Plasmarenins). Auch ein renaler Mangel vasodilatatorisch wirkender Substanzen (Prostaglandine?, NO?) wird diskutiert. Die Überlebensprognose nach Eintritt eines hepatorenalen Syndroms Typ I ist schlecht, mehr als 70 % der Patienten versterben inerhalb von 6 Monaten.

Therapie

Das hepatorenale Syndrom Typ I ist äußerst selten komplett reversibel, es sei denn, die Patienten sind durch zusätzliche Faktoren (aufgepfropfte Alkoholhepatitis, akute Blutung, spontan bakterielle Peritonitis) niereninsuffizient geworden. Die Therapie zielt darauf ab, die renale Vasokonstriktion zu durchbrechen. Da über 50 % der Patienten innerhalb von 2 Monaten versterben, sollte man – wenn irgend möglich – eine rasche Lebertransplantation anstreben.

Folgende Maßnahmen gehören zur Basistherapie:
- Verzicht auf Medikamente, die eine Nierendysfunktion hervorrufen bzw. noch verschlechtern können (Saluretika, Prostaglandinsynthesehemmer, Laxanzien, nephrotoxische Antibiotika)
- Ausschluss eines prärenalen Nierenversagens (ZVD-Kontrolle)
- Natriumrestriktion (< 3 g pro Tag) und Flüssigkeitsrestriktion (< 1 l pro Tag)

Folgende Maßnahmen werden derzeit mit wechselndem Erfolg erprobt:
- Albumin (20–40 g i. v. pro Tag), Octreotid (3-mal 100 bzw. 200 μg s. c. pro Tag) und Midodrin (3-mal 7,5–12,5 mg p. o. pro Tag) (Angeli et al. 1999)
- Pentoxifyllin als Tumornekrosefaktor-Antagonist (3-mal 400 mg p. o. pro Tag) bei gleichzeitiger Alkoholhepatitis (Akriviadis et al. 2000)
- Vasopressin oder Analoga (Terlipressin 1 mg alle 12 h) (Hadengue et al. 1998; Morean 2002)
- Ornipressin (6 IU/h) und Dopamin (2–3 μg/kg/min)
- Anlage eines TIPS, wenn dies die Leberfunktion zulässt (Brensing et al. 2000)
- Dialyse des Patienten gegen Albumin bei Verwendung spezieller Membranen (MARS, Mitzner et al. 2000)

In der eigenen Klinik gehen wir folgendermaßen vor:
Absetzen der Diuretika, einmalige Volumengabe von 1,5 l 0,9 %iger NaCl-Lösung unter ZVD-Kontrolle, Gabe von Humanalbumin über 3 Tage. Bessert sich unter diesem Regime die Nierenfunktion nicht, so wird auf das Schema Albumin, Octreotid und einem vasokonstriktorisch wirkenden α-Agonisten (Midodrin) oder die Gabe von Terlipressin zurückgegriffen. Bei Patienten mit ausreichender Leberfunktion kann auch der Versuch eines TIPS-Einsatzes gemacht werden (Brensing et al. 2000).

47.3.5 Spontane bakterielle Peritonitis

Bei etwa 5–20 % aller stationären Patienten mit Leberzirrhose und Aszites kann es zur Infektion des Aszites, meist mit Mikroorganismen der Darmflora, ohne nachweislichen intraabdominellen Herd kommen. Das Auftreten einer spontanen bakteriellen Peritonitis (SBPS) ist ein schlechtes prognostisches Zeichen (1-Jahres-Letalität um 80 %). Bis zu 60 % der Erreger gehören der Gruppe Escherichia coli an. Weitere häufige Erreger sind Klebsiellen und grampositive Kokken. Anaerobier werden bei weniger als 5 % der Patienten gefunden. In der Regel handelt es sich um eine monobakterielle Infektion. Eine Translokation der Bakterien vom Intestinum über die Lymphknoten mit Invasion der hepatischen Lymphe wird als wesentlicher Mechanismus diskutiert. Einige Patienten mit Infektionen des Respirationstrakts und der Harnwege wiesen identische Erreger im Aszites auf, sodass hier eine hämatogene Aussaat postuliert wurde. Auslösend können auch diagnostische und therapeutische Maßnahmen wie Endoskopien, Ballontamponade oder Parazentese sein. Eine SBP wurde auch vermehrt nach intestinalen Blutungen gefunden. Patienten mit schon einmal durchgemachter spontaner bakterieller Peritonitis, niedrigem Eiweiß im Aszites (≤ 1 g/dl), niedriger Komplementkonzentration im Aszites (< 20 mg/dl) und dekompensierter Zirrhose sind besonders gefährdet (Rimola et al. 2000).

Klinik. Die klinischen Zeichen sind Fieber, diffuse abdominelle Schmerzen, Subileus und eine gleichzeitige Enzephalopathie. Die Patienten können jedoch auch asymptomatisch sein.

Diagnose. Für die Diagnose sollten mindestens 50 ml Aszitesflüssigkeit punktiert werden. Diagnostisch sind eine erhöhte Leukozytenzahl im Aszites ab 250 Granulozyten/μl, im Mittel werden aber 6000/μl beobachtet (◘ Tabelle 47-8), ein erniedrigter pH-Wert (< 7,3) und ein Keimnachweis (jeweils 10 ml Aszites müssen sofort in eine aerobe und anaerobe Blutkulturflasche gegeben werden). Die Gramfärbung ist meist nicht ergiebig. Bei nahezu der Hälfte der Patienten kann kein Erreger angezüchtet werden (kulturnegativer neutrozytärer Aszites, ◘ Tabelle 47-9).

> **Praxistipp**
> Bei jedem Patienten mit Aszites muss eine spontan bakterielle Peritonitis ausgeschlossen werden.

◘ Tabelle 47-8. Formen der „spontanen" Peritonitis bei Leberzirrhose

Bezeichnung	Anzahl neutrophiler Granulozyten pro ml	Aszieskultur
Spontane bakterielle Peritonitis	≥250	+
Kulturnegativer neutrozytärer Aszites	≥250	−
Kulturpositiver neutrozytopenischer Aszites	<250	+

◘ Tabelle 47-9. Therapie der spontanen bakteriellen Peritonitis [a]

Arzneistoff	Dosierung
Amoxicillin und Clavulansäure	1 g bzw. 0,2 g i.v. 6-stündlich
Cefotaxim	2–4 g i.v. 8- bis 12-stündlich
Ceftriaxon	2 g i.v. 24-stündlich
Ciprofloxacin	200–400 mg i.v. oder 250–500 mg p.o. 12-stündlich

[a] Kontrolle der Aszitesflüssigkeit nach 48 h (Ziel: Abnahme der Zellzahl um 50%, sterile Kultur, sonst Antibiotika umsetzen); Therapiedauer: 5–14 Tage bzw. bis zu einer Zellzahl < 250/μl

Therapie

Die spontan bakterielle Peritonitis sollte schon im Verdachtsfall (Grange et al. 1990) vor bzw. auch ohne Keimnachweis (segmentkernige Leukozyten im Aszites > 250/μl) behandelt werden (◘ Tabelle 47-9; Navasa et al. 1996). Die Therapiedauer (meist 10–14 Tage) richtet sich nach der Leukozytenzahl im Aszites. Sind diese unter 250/μl gefallen, so kann die Therapie beendet werden. Möglicherweise wird durch die parallele Gabe von **Albumin** (Dosierung 1,5 g/kgKG zum Zeitpunkt der Diagnose + 1g/kgKG am Tag 3 nach Diagnose) über 3 Tage die Letalität der SBP gesenkt (Sort et al. 1999). Die Rezidivrate ist hoch (um 40 % nach 6 Monaten bzw. um 70 % 1–2 Jahre nach der ersten Diagnose), hängt jedoch nicht von der Dauer der initialen antibiotischen Therapie ab.

Prophylaxe

Eine primäre Prophylaxe ist bei Patienten mit dekompensierter Zirrhose und/oder intestinaler Blutung bzw. bei einem Eiweißgehalt unter 1 g/dl Aszites sinnvoll. Ebenso ist eine Rezidivprophylaxe mit einem **Gyrasehemmer** bei Patienten angezeigt, deren spontan bakterielle Peritonitis erfolgreich behandelt wurde (Rimola et al. 2000).

47.3.5 Portosystemische hepatische Enzephalopathie

Unter der portosystemischen hepatischen Enzephalopathie versteht man eine weitgehend reversible Funktionsstörung des zentralen Nervensystems bei Störung der Leberfunktion und/oder einem Shunt-Fluss portalvenösen Blutes in die systemische Zirkulation. Es werden potenziell toxische Substanzen von der Leber nicht ausreichend entgiftet.

Die portosystemische Enzephalopathie entwickelt sich parallel zur Ausbildung spontaner portosystemischer Kollateralen bei der Leberzirrhose und ist – bei subtiler Diagnostik – in unterschiedlicher Ausprägung nahezu immer nach einer portokavalen Shunt-Operation und bei mehr als 30 % der Patienten nach Einlage eines TIPS vorhanden.

Man unterscheidet eine akute und eine chronische Enzephalopathie. Die klassische Einteilung nach Trey unterteilt die akute Form in 4 Stadien (◘ Tabelle 47-10).

Es gibt Hinweise, dass die Enzephalopathie durch den vermehrten Anfall bestimmter Toxine (v.a. Ammoniak, Mercaptane, Glutamin, Tryptophan und seine Metabolite, Benzodiazepinanaloge, kurzkettige Fettsäuren) mit einer gleichzeitigen Astrozytenschwellung, durch das Missverhältnis von falschen zu physiologischen Neurotransmittern bzw. deren Vorstufen, durch das vermehrte Anfluten des inhibitorischen Neurotransmitters γ-Aminobuttersäure (GABA) aus dem Intestinum und durch eine Änderung der Neurotransmitterrezeptorendichte zustande kommt. Weiterhin wird eine Störung der Blut-Liquor-Schranken-Funktion diskutiert. Substanzen, die die zentralnervöse Funktion modulieren, werden nicht ausreichend metabolisiert. Die chronische Enzephalopathie lässt sich inzwischen auch bei einigen Patienten morphologisch fassen (Alzheimer-Typ-II-Astrozyten).

Die wesentlichen Auslöser der hepatischen portosystemischen Enzephalopathie sind (Tabelle 47-11):
— Anstieg harnpflichtiger Substanzen bei gleichzeitigem Nierenversagen
— inadäquate medikamentöse Behandlung (z. B. mit Sedativa)
— gastrointestinale Blutung (100 ml Blut entsprechen 15 – 20 g Eiweiß)
— Elektrolytstörungen
— Diätfehler (zu hohe Eiweißzufuhr)
— Infektionen (sehr viel seltener)

Die ausgeprägteren Stadien der hepatischen Enzephalopathie (II–IV) lassen sich klinisch-neurologisch feststellen. Parallel verlaufen EEG-Veränderungen und, weniger eng korreliert, der Anstieg der arteriellen Ammoniakkonzentration. Diskrete Formen der Enzephalopathie sind häufig nur durch psychometrische Tests zu erfassen. In

Tabelle 47-10. Einteilung der hepatischen Enzephalopathie

Stadium	Bewusstseinszustand	Flapping-Tremor	EEG-Veränderungen
0	unauffällig	keiner	keine
I	Euphorie, gelegentliche Depression, zeitweilig leichte Verwirrtheit, Denkablauf und Affekt verlangsamt, Unruhe, Schlafstörung	leicht	meist normal
II	Zunahme der Störungen Grad I, Verwirrtheit, unangepasstes Verhalten	deutlich	pathologisch, generell verlangsamt
III	schläfrig, jedoch erweckbar, Sprache zusammenhängend	deutlich, wenn kooperationsfähig	immer pathologisch
IV	nicht erweckbar, Reaktion auf Schmerzreize	keiner	immer pathologisch

Tabelle 47-11. Ursachen der hepatischen Enzephalopathie und therapeutische Ansätze

Ursache	Therapie
Azotämie (ca. 30 %)	falls Saluretikatherapie: Abbruch und Lactulosegabe (bzw. Lactitol) zur Reduktion der intestinalen Ammoniakproduktion
Sedativa, Tranquilizer, Analgetika (ca. 20 %)	Medikamente so weit wie möglich reduzieren, möglichst Substanzen geben, die nicht durch die Leber metabolisiert werden
Intestinale Blutung (ca. 20 %)	Blutung stoppen, Reduktion der intestinalen Ammoniakproduktion, Vermeidung blutungsfördernder Medikamente (Antikoagulanzien, Salicylate etc.), Korrektur der Hypovolämie
Metabolische Alkalose, Elektrolytverschiebung (ca. 10 %)	Korrektur der Hypokaliämie
Vermehrtes Eiweißangebot über die Nahrung (ca. 10 %)	Umstellung auf Milch, Käse und ggf. pflanzliches Protein (wird häufig nicht eingehalten, Diätberatung), zusätzliche Gabe von Lactulose
Infektionen (ca. 5 %)	kausale Therapie einer identifizierten Infektion, Korrektur eines gestörten Elektrolyt- und Flüssigkeitshaushaltes, sofern notwendig
Obstipation (ca. 5 %)	Lactulose, evtl. zusätzlich osmotische Laxanzien (z. B. Magnesiumsulfat)
Sonstige (Zink- und Vitaminmangel)	Korrektur bei Nachweis eines Mangels

der Magnetresonanztomographie (T1-Wichtung) zeigen sich typische bilaterale Signalanhebungen im Bereich der Basalganglien.

Therapie

Die Therapie unterteilt sich in die Behandlung der akuten, z.B. durch eine Blutung ausgelösten Enzephalopathie und die Therapie der chronischen, meist schleichend verlaufenden portosystemischen Enzephalopathie. Für beide Formen sind die Therapieansätze jedoch identisch: Entfernung oder Vermeiden definierter auslösender Faktoren, Beeinflussung bakterieller intestinaler Enzyme, Entfernung schädlicher Stoffwechselprodukte und direkte Beeinflussung der zerebralen Dysfunktion.

Akute Enzephalopathie

Hier muss nach Ursachen gefahndet werden. Bei der intestinalen Blutung, z.B. aus Ösophagusvarizen, ist es entscheidend, die Blutung zu stoppen und altes Blut aus dem Darm zu entfernen, und zwar durch hohe Einläufe (mindestens 1000 ml Flüssigkeit), die in Beckenhochlagerung instilliert werden sollten. Anschließend ist ein Drehen des Patienten auf die linke und rechte Seite notwendig.

Ist keine intestinale Blutung als Ursache der akuten Enzephalopathie auszumachen, so sollten rasch die Serumelektrolyte und der Säure-Basen-Status überprüft werden. Eine Hypokaliämie muss korrigiert werden. Der Anstieg von harnpflichtigen Substanzen durch Diuretikagabe mit und ohne Elektrolytstörungen verlangt eine sofortige Unterbrechung der saluretischen Therapie. Weiterhin müssen akute Infektionen (z.B. Pneumonie oder eine spontane bakterielle Peritonitis) ausgeschlossen bzw. behandelt werden (Tabelle 47-12). Weiterhin werden Substanzen eingesetzt, die die Ammoniakbildung und -aufnahme beeinflussen (Übersicht 47-2). Da es schon unter einer Standarddosis mit Neomycinsulfat (geringe – < 4 % – , aber gelegentlich klinisch relevante Absorption) zur renaltubulären Schädigung kommen kann, sollte diese Substanz nur nach unzureichender Wirkung von Lactulose eingesetzt werden.

Übersicht 47-2
Maßnahmen zur Behandlung der akuten portosystemischen Enzephalopathie

- nach auslösender Ursache suchen
- auslösende Ursache behandeln und stoppen, z.B. Diuretika mit Verschlechterung der Nierenfunktion und Elektrolytverschiebungen, gastrointestinale Blutung, Nahrungseiweiß, Infekt
- 2- bis 3-mal täglich hohe Einläufe mit 1000 ml Flüssigkeit (250 ml Lactulose und 750 ml Wasser)
- Lactulose 3-mal 20–30 ml/24 h (bzw. Lactitol 3- bis 4-mal 10 mg) oral oder über Nährsonde; Stuhl pH < 6
- kurzzeitig: Neomycinsulfat 4-mal 1–2 g/24 h
- alternativ: Metronidazol oder Vancomycin oral
- falls notwendig (somnolenter bis komatöser Patient): parenterale Ernährung mit hochprozentiger Glucoselösung (ca. 5 g/kgKG/24 h) über einen zentralvenösen Katheter und bei längerer parenteraler Ernährung zur Erhaltung der Stickstoffbilanz 1 g Aminosäuren/kgKG/24 h (leberadaptierte Lösung mit hohem Anteil verzweigtkettiger Aminosäuren)
- evtl. Gabe von Ornithinaspartat (20 g pro Tag)

Chronische Enzephalopathie

Bei der chronischen portosystemischen Enzephalopathie ist es wichtig, die Ernährung zu überprüfen. Klinische und laborchemische Hinweise für einen Mangel wasserlöslicher Vitamine des B-Komplexes, von Zink oder fettlöslicher Vitamine (Mangel seltener) bedürfen einer Substitution. Gerade bei Alkoholikern kann ein Zinkmangel vorliegen. Es gibt Hinweise, dass schleichende diskrete Symptome der Enzephalopathie durch eine orale Zinksubstitution (600 mg täglich p.o.) verbessert werden können. Bei Patienten mit großen spontanen oder postoperativen portosystemischen Shunts ist häufig die Eiweißtoleranz erniedrigt, und die chronische Enzephalopathie kann auch durch eine zu hohe Eiweißbelastung

Tabelle 47-12. Therapien der hepatischen Enzephalopathie

Gesicherte Therapieformen	Nicht ausreichend gesicherte Therapieformen
Beseitigung oder kausale Therapie auslösender Faktoren	verzweigtkettige Aminosäuren (intravenös oder oral)
Lactulose	Bromocriptin
Lactitol	L-Dopa
Neomycinsulfat	Benzodiazepinrezeptorantagonisten
Einläufe	Ornithinaspartat

hervorgerufen werden. Ungünstig sind v. a. bestimmte tierische Proteine, Fleisch und Eier, die zu einem stärkeren Ammoniakanstieg führen als gleiche Mengen Milch und Käse. Da der Patient mit Leberzirrhose häufig unterernährt ist und einer ausgeglichenen Stickstoffbilanz bedarf, sollten nach Möglichkeit etwa 0,8–1 g Eiweiß/kgKG pro Tag zugeführt werden. Notfalls muss auf pflanzliches Protein zusammen mit Milch und Käse zurückgegriffen werden.

Die Behandlung der chronisch rezidivierenden oder chronisch persistierenden Enzephalopathie (Stadium 0–I) stützt sich auf folgende Punkte:
— Eiweißreduktion auf 1 g/kgKG pro Tag
— Beeinflussung der Ammoniakbildung (▶ unten) durch Lactulose (40–120 ml täglich verteilt über 4 Dosen, alternativ Lactitol)
— bei nicht ausreichendem Therapieeffekt: qualitative und quantitative Veränderung der Eiweißzufuhr: Käse, Milch, vegetarisches Eiweiß (Diätberatung)
— weniger gesichert: Unterstützung der Entgiftungsfunktion der Leber (Ornithinaspartat, Zink) bzw. direkte Beeinflussung der Dysfunktion des Gehirns

Beeinflussung der Ammoniakbildung im Kolon

Ammoniak spielt eine wichtige Rolle bei der Entstehung der Enzephalopathie. Eine wesentliche Quelle für Ammoniak ist der Darm. Das aus dem Darm anfallende Ammoniak wird durch die Leber nicht ausreichend zu Harnstoff und Glutamin metabolisiert. Ammoniak (NH_3) bzw. Ammonium (NH_4^+) entsteht vorwiegend im Kolon aufgrund des Abbaus von Nahrungsprotein (quantitativ weniger bedeutend auch endogen in der Muskulatur und der Niere) aus Harnstoff durch bakterielles Enzym (vorwiegend Urease der Anaerobier). Die intestinale Ammoniakproduktion kann auf 2 Wegen reduziert werden:
— Elimination der ureasebildenden Kolonbakterien mittels eines schwer resorbierbaren Antibiotikums (Neomycinsulfat, 2-mal 1–2 g täglich p. o., alternativ auch Metronidazol 3-mal 250 mg täglich p. o. oder Vancomycin 4-mal 125 mg täglich p. o.)
— Gabe von Lactulose bzw. Lactitol

Lactulose

Lactulose ist ein halbsynthetisches Disaccharid (β-1,4-Galacto-Fructose). Es wird beim Menschen kaum durch Disaccharidasen des Darms gespalten und gelangt weitgehend unverändert ins Kolon. Hier wird Lactulose durch die intestinale Flora zu Galactose und Fructose hydrolysiert und anschließend weiter zu Fettsäuren umgebaut. Daraus resultiert ein laxativer osmotischer Effekt. Der Lactuloseabbau im Kolon bewirkt auch eine Ansäuerung des Stuhls. Dadurch wird den ammoniakbildenden Bakterien das pH-Optimum für die Ureasebildung genommen, und es kommt zu einem relativen Anstieg der anaeroben Flora. Die Veränderung des pH-Milieus im Kolon (von etwa 7 auf 5) vermindert auch die Ammoniakresorption. Eine verminderte Ammoniakbildung der intestinalen Mukosa selbst wird zusätzlich diskutiert. Lactulose hat sich in kontrollierten klinischen Studien sowohl für die akute als auch für die chronische Enzephalopathie als wirksam erwiesen. Eine Verbesserung der Bewusstseinslage wird bei knapp 70–90 % der Patienten mit akuter Enzephalopathie erreicht. Schlechter dokumentiert ist der Effekt bei der chronischen Enzephalopathie.

Dosierung. Die Dosierung (30–120 ml, verteilt über 3–4 Dosen) sollte nach dem Stuhlverhalten austitriert werden. Erst bei 2–3 weichen Stühlen täglich kommt es zu einer pH-Verschiebung im Kolon.

Nebenwirkungen. Die Nebenwirkungen der Lactulosegabe sind nicht schwerwiegend, jedoch relativ häufig. 30–50 % der Patienten leiden unter dem unangenehmen Geschmack und Appetitlosigkeit. Ein Viertel der Patienten beklagt Übelkeit, und ein Drittel der Patienten leidet unter Meteorismus und Durchfall. Bei zu hoher Dosierung kann es im Rahmen des Durchfalls zum Elektrolytverlust, zur Exsikkose und zum Anstieg der Nierenretentionswerte kommen. Ganz selten wurde auch eine Pneumatosis cystoides beobachtet. Die therapeutische Breite zwischen effizienter Lactulosebehandlung und zu starker Durchfallneigung ist relativ gering.

Lactitol und Neomycinsulfat

Lactitol (β-Galactosidosorbitol) ist ein Disaccharidanalogon von Lactose. Es wird ebenfalls im Dünndarm nicht resorbiert und kann leichter in reiner kristalliner Form hergestellt werden. In Tabletten- oder Pulverform wird es daher von einigen Patienten der Lactulose vorgezogen. Lactitol ist in einer Dosierung von 40 bis maximal 180 g, verteilt auf 4 Dosen bei gleichem Wirkmechanismus ähnlich effizient wie Lactulose.

Die Kombinationsbehandlung sollte jedoch nur in Ausnahmefällen und vorübergehend angewandt werden.

Beeinflussung der Entgiftungsfunktion der Leber

Meist ist der Funktionsverlust der Leber nicht zu kompensieren. Ammoniak wird hepatisch zu Harnstoff und Glutamin abgebaut. Eine kontrollierte Studie zeigte, dass bei Patienten mit klinisch manifester chronischer hepatischer Enzephalopathie die tägliche intravenöse Gabe von 20 g Ornithinaspartat (unter der Vorstellung einer Unterstützung des Harnstoffzyklus) in 250 ml 5 %iger Fructose über 4 h zu einer signifikanten Verbesserung der zerebralen Funktion der Patienten bei gleichzeitigem Abfall des Ammoniakspiegels führt (Kircheis 1997). Die orale Gabe von Ornithinaspartat zeigte keinen Effekt.

Direkte Beeinflussung der zerebralen Dysfunktion und Gabe verzweigtkettiger Aminosäuren

Neben Ammoniak werden weitere Toxine wie Mercaptane, Fettsäuren oder Phenole und sog. falsche Neurotransmitter für die Auslösung der portosystemischen Enzephalopathie in Betracht gezogen. Hierzu gehört auch die Hypothese, dass die vermehrte Einschleusung aromatischer Aminosäuren und von Tryptophan zur Bildung falscher inhibitorisch wirkender Neurotransmitter im Gehirn führt. In der Tat besteht beim Leberzirrhotiker im Vergleich zum Gesunden eine Erhöhung der plasmatischen aromatischen Aminosäuren gegenüber den verzweigtkettigen Aminosäuren.

Die Zufuhr verzweigtkettiger Aminosäuren korrigiert dieses Missverhältnis und soll den erhöhten Einstrom von aromatischen Aminosäuren und Tryptophan ins Gehirn hemmen. Die intravenöse Zufuhr von Aminosäurengemischen, die reich an verzweigtkettigen Aminosäuren sind, führte – vorwiegend bei Patienten mit Enzephalopathie im Stadium II–III – nach einer Metaanalyse zu einer Besserung der Enzephalopathie bei gut 60 % der Patienten gegenüber 50 % unter Plazebogabe. Die einzelnen Studien sind allerdings widersprüchlich. Daher gilt die intravenöse Gabe verzweigtkettiger Aminosäuren zur Behandlung der schweren Enzephalopathie nicht als gesichert. Wird bei Patienten eine parenterale Aminosäurengabe notwendig, so sollte jedoch auf entsprechend adaptierte Aminosäurenlösungen zurückgegriffen werden, da sie bei günstiger Wirkung auf die Stickstoffbilanz die Enzephalopathie nicht verschlechtern. Die orale Zufuhr von verzweigtkettigen Aminosäuren zur Behandlung der chronischen Enzephalopathie ist ebenfalls umstritten. Es ist fraglich, ob durch orale Gaben beim Menschen überhaupt eine konstante Anhebung verzweigtkettiger Aminosäuren im Plasma erreicht wird. Die meisten kontrollierten Studien konnten weder eine Verbesserung der hepatischen Enzephalopathie noch eine Verbesserung der Stickstoffbilanz im Vergleich zu einer adaptierten Eiweißdiät (Milch/Käse) finden. Die orale Gabe von verzweigtkettigen Aminosäuren ist – wenn überhaupt – nur sinnvoll bei Patienten, bei denen keine Proteinbalance erreicht werden kann.

Weitere Therapieansätze. Kleinere kontrollierte Studien fanden einen positiven Effekt der Gabe eines **Benzodiazepinrezeptorantagonisten** (Flumazenil) zur Behandlung des hepatischen Komas. Die Therapie kann jedoch derzeit nicht als gesichert angesehen werden (Tabelle 47-12).

Die Neurotransmitterhypothese zur Erklärung der hepatischen Enzephalopathie weist auf ein Übergewicht inhibitorisch wirkender „falscher" Neurotransmitter (▶ oben) gegenüber der dopaminergen Neurotransmission hin. Aus diesem Grund wurde versucht, Vorstufen von Dopamin (L-Dopa) oder einen Dopaminantagonisten (Bromocriptin) zu geben. Die Behandlung ist jedoch durch kontrollierte Studien nicht ausreichend abgesichert.

Prävention der hepatischen Enzephalopathie

Die Verhinderung der hepatischen Enzephalopathie richtet sich v. a. auf die auslösenden Ursachen, nämlich:
- Verhinderung intestinaler Blutungen
- Vermeidung bzw. angepasste Dosierung auslösender Medikamente (z. B. Sedativa, Diuretika)
- Verhinderung einer Eiweißüberlastung
- evtl. Dauertherapie mit Lactulose

Evidenz der Therapieempfehlungen

	Evidenzgrad	Therapieempfehlung
Notfalltherapie einer klinisch signifikanten Blutung bei portaler Hypertension		
Frühe vasoaktive Therapie (z. B. Terlipressin)	A	I
Endoskopische Blutstillung	A	I
Prophylaxe der Enzephalopathie mit Lactulose	B	I
TIPS bei unkontrollierter Blutung	B	IIa
Antibiotika	A	I
Prophylaxe der Rezidiv-(Erst)blutung aus Ösophagusvarizen		
Rezidivblutungsprophylaxe muss vorgenommen werden	A	I
Endoskopische Verfahren (Ligatur) + medikamentöse Therapie (nicht-selektiver β-Blocker ± Nitrate) sind zumindest gleichwertig	A	I
TIPS sollte nach 2 relevanten Blutungen eingesetzt werden	B	I
Patienten mit großen Ösophagusvarizen, die noch nicht geblutet haben, müssen einer Primärprophylaxe mit Propranolol oder Ligatur unterzogen werden	A	I

	Evidenzgrad	Therapieempfehlung
Aszites		
Spironolacton als Saluretikum der ersten Wahl	A	I
Wiederholte Aszitespunktion ist bei therapierefraktärem Aszites einer saluretischen Therapie überlegen	A	I
TIPS sollte bei Patienten mit notwendiger wiederholter Aszitespunktion erwogen werden, wenn Bilirubin <3 mg/dl und keine manifeste Enzephalopathie	A	I
Hepatorenales Syndrom		
Terlipressin	B	IIa
Spontane bakterielle Peritonitis		
Antibiotika	A	I
Albumin	B	Ia
Portosystemische Enzephalopathie		
Lactulose	B	I
Auslösende Ursache stoppen	B	I

Leitlinien – Adressen – Tipps

Leitlinien

Allgemeine Leitlinien der Fachgesellschaften zur Behandlung der Leberzirrhose existieren derzeit noch nicht.

Literatur

Abraczinskas DR, Ookubo R, Grace ND et al (2001) Propranolol for the prevention of first esophageal variceal hemorrhage: a lifetime commitment? Hepatology 34: 1096–1102

Akriviadis E, Botla R, Briggs W, Han S, Reynolds T, Shakil O (2000) Pentoxifylline improves short-term survival in severe acute alcoholic hepatitis: a double-blind, placebo-controlled trial. Gastroenterology 119: 1637–1648

Angeli P, Volpin R, Gerunda G et al (1999) Reversal of type 1 hepatorenal syndrome with the administration of midodrine and octreotide. Hepatology 29: 1690–1697

Argonz J, Kravetz D, Suarez A et al (2000) Variceal band ligation and variceal band ligation plus sclerotherapy in the prevention of recurrent variceal bleeding in cirrhotic patients: a randomized, prospective and controlled trial. Gastrointest Endosc 51: 157–163

Avgerinos A, Nevens F, Raptis S, Fevery J (1997) Early administration of somatostatin and efficacy of sclerotherapy in acute oesophageal variceal bleeds: the European Acute Bleeding Oesophageal Variceal Episodes (ABOVE) randomised trial. Lancet 350: 1495–1499

Bernard B, Cadranel JF, Valla D, Escolano S, Jarlier V, Opolon P (1995) Prognostic significance of bacterial infection in bleeding cirrhotic patients: a prospective study. Gastroenterology 108: 1828–1834

Binmoeller KF, Soehendra N (1999) New haemostatic techniques: histoacryl injection, banding/endoloop ligation and haemoclipping. Baillieres Best Pract Res Clin Gastroenterol 13: 85–96

Brensing KA, Textor J, Perz J et al (2000) Long term outcome after transjugular intrahepatic portosystemic stent-shunt in non-transplant cirrhotics with hepatorenal syndrome: a phase II study. Gut 47: 288–295

Bureau C, Garcia-Pagan JC, Otal P, Pomier-Layrargues G, Chabbert V, Cortez C, Perreault P, Peron JM, Abraldes JG, Bouchard L, Bilbao JI, Bosch J, Rousseau H, Vinel JP (2004) Improved clinical outcome using polytetrafluoroethylenecoated stents for TIPS: results of a randomized study. Gastroenterology 126: 469–475

Butterworth RF (2001) Neurotransmitter dysfunction in hepatic encephalopathy: new approaches and new findings. Metab Brain Dis 16: 55–65

Cales P, Masliah C, Bernard B et al (2001) Early administration of vapreotide for variceal bleeding in patients with cirrhosis. French Club for the Study of Portal Hypertension. N Engl J Med 344: 23–28

Cheng YS, Pan S, Lien GS et al (2001) Adjuvant sclerotherapy after ligation for the treatment of esophageal varices: a prospective, randomized long-term study. Gastrointest Endosc 53: 566–571

Dagher L, Patch D, Marley R, Moore K, Burroughs A (2000) Review article: pharmacological treatment of the hepatorenal syndrome in cirrhotic patients. Aliment Pharmacol Ther 14: 515–521

D'Amico G, Pagliaro L, Bosch J (1995) The treatment of portal hypertension: a meta-analytic review. Hepatology 22: 332–354

De Franchis R (ed) (2001). Portal hypertension III. Proceedings of the third Baveno international consensus workshop on definitions, methodology and therapeutic strategies. Blackwell Science, Oxford

Escorsell A, Bordas JM, del Arbol LR et al (1998) Randomized controlled trial of sclerotherapy vs. somatostatin infusion in the prevention of early rebleeding following acute variceal hemorrhage in patients with cirrhosis. Variceal Bleeding Study Group. J Hepatol 29: 779–788

Ferenci P, Müller C (1999) Hepatic encephalopathy: Treatment. In: Burrougns A, Feagan B, Mc Donald JUB (eds) Evidence based gastroenterology. BMJ, London, p 443

Fernandez-Esparrach G, Guevara M, Sort P et al (1997) Diuretic requirements after therapeutic paracentesis in non-azotemic patients with cirrhosis. A randomized double-blind trial of spironolactone vs. placebo. J Hepatol 26: 614–620

Feu F, Garcia-Pagan JC, Bosch J et al (1995) Relation between portal pressure response to pharmacotherapy and risk of recurrent variceal haemorrhage in patients with cirrhosis. Lancet 346: 1056–1059

Gerbes AL, Gulberg V, Gines P, Decaux G, Gross P, Gandjini H, Dji J; VPA Study Group (2003) Therapy of hyponatremia in cirrhosis with a vasopressin receptor antagonist: a randomized double-blind multicenter trial. Gastroenterology 124: 933–939

Gines P, Arroyo V, Vargas V et al (1991) Paracentesis with intravenous infusion of albumin as compared with peritoneovenous shunting in cirrhosis with refractory ascites. N Engl J Med 325: 829–835

Gines A, Fernandez-Esparrach G, Monescillo A et al (1996) Randomized trial comparing albumin, dextran 70, and polygeline in cirrhotic patients with ascites treated by paracentesis. Gastroenterology 111: 1002–1010

Gotzsche PC (2001) Somatostatin or octreotide for acute bleeding oesophageal varices (Cochrane review). In: The Cochrane Library, Issue 1. Update Software, Oxford

Goulis J, Armonis A, Patch D, Sabin C, Greenslade L, Burroughs AK (1998) Bacterial infection is independently associated with failure to control bleeding in cirrhotic patients with gastrointestinal hemorrhage. Hepatology 27: 1207–1212

Grange JD, Amiot X, Grange V et al (1990) Amoxicillin-clavulanic acid therapy of spontaneous bacterial peritonitis: a prospective study of twenty-seven cases in cirrhotic patients. Hepatology 11: 360–364

Gulberg V, Bilzer M, Gerbes AL (1999) Long-term therapy and retreatment of hepatorenal syndrome type 1 with ornipressin and dopamine. Hepatology 30: 870–875

Hadengue A, Gadano A, Moreau R et al (1998) Beneficial effects of the 2-day administration of terlipressin in patients with cirrhosis and hepatorenal syndrome. J Hepatol 29: 565–570

Häussinger D, Kircheis G, Fischer R, Schliess F, vom Dahl S (2000) Hepatic encephalopathy in chronic liver disease: a clinical manifestation of astrocyte swelling and low-grade cerebral edema? J Hepatol 32: 1035–1038

Heller J, Schepke M, Gehnen N et al (1999) Altered adrenergic responsiveness of endothelium-denuded hepatic arteries and portal veins in patients with cirrhosis. Gastroenterology 116: 387–393

Imperiale TF, Chalasani N (2001) A meta-analysis of endoscopic variceal ligation for primary prophylaxis of esophageal variceal bleeding. Hepatology 33: 802–807

Joannon G, Doust J, Rockey DC (2001) Terlipressin for acute esophageal variceal hemorrhage (Cochrane review). In: The Cochrane Library, Issue 1. Update Software, Oxford

Kircheis G, Nilius R, Held C et al (1997) Therapeutic efficacy of L-ornithine-L-aspartate infusions in patients with cirrhosis and hepatic encephalopathy: results of a placebo-controlled, double-blind study. Hepatology 25: 1351–1360

Kleber G, Sauerbruch T, Ansari H, Paumgartner G (1991) Prediction of variceal hemorrhage in cirrhosis: a prospective follow-up study. Gastroenterology 100: 1332–1337

Kravetz D, Romero G, Argonz J et al (1997) Total volume paracentesis decreases variceal pressure, size, and variceal wall tension in cirrhotic patients. Hepatology 25: 59–62

Levacher S, Letoumelin P, Pateron D, Blaise M, Lapandry C, Pourriat JL (1995) Early administration of terlipressin plus glyceryl trinitrate to control active upper gastrointestinal bleeding in cirrhotic patients. Lancet 346: 865–868

Lo GH, Lai KH, Cheng JS et al (1997) Emergency banding ligation vs. sclerotherapy for the control of active bleeding from esophageal varices. Hepatology 25: 1101–1104

Lo GH, Lai KH, Cheng JS et al (1998) The additive effect of sclerotherapy to patients receiving repeated endoscopic variceal ligation: a prospective, randomized trial. Hepatology 28: 391–395

Lo GH, Lai KH, Cheng JS et al (2000) Endoscopic variceal ligation plus nadolol and sucralfate compared with ligation alone for the prevention of variceal rebleeding: a prospective, randomized trial. Hepatology 32: 461–465

Lo GH, Lai KH, Cheng JS, Chen MH, Chiang HT (2001) A prospective, randomized trial of butyl cyanoacrylate injection vs. band ligation in the management of bleeding gastric varices. Hepatology 33: 1060–1064

Luca A, Garcia-Pagan JC, Bosch J et al (1995) Beneficial effects of intravenous albumin infusion on the hemodynamic and humoral changes after total paracentesis. Hepatology 22: 753–758

Luca A, D'Amico G, La Galla R, Midiri M, Morabito A, Pagliaro L (1999) TIPS for prevention of recurrent bleeding in patients with cirrhosis: meta-analysis of randomized clinical trials. Radiology 212: 411–421

Maluf-Filho F, Sakai P, Ishioka S, Matuguma SE (2001) Endoscopic sclerosis vs. cyanoacrylate endoscopic injection for the first episode of variceal bleeding: a prospective, controlled, and randomized study in Child-Pugh class C patients. Endoscopy 33: 421–427

McCormick PA, O'Keefe C (2001) Improving prognosis following a first variceal haemorrhage over four decades. Gut 49: 682–685

Moreau R, Durand F, Poynard T, Duhamel C, Cervoni JP, Ichai P, Abergel A, Halimi C, Pauwels M, Bronowicki JP, Giostra E, Fleurot C, Gurnot D, Nouel O, Renard P, Rivoal M, Blanc P, Coumaros D, Ducloux S, Levy S, Pariente A, Perarnau JM, Roche J, Scribe-Outtas M, Valla D, Bernard B, Samuel D, Butel J, Hadengue A, Platek A, Lebrec D, Cadranel JF (2002) Terlipressin in patients with cirrhosis and type 1 hepatorenal syndrome: a retrospective multicenter study. Gastroenterology 122: 923–930

Mitzner SR, Stange J, Klammt S et al (2000) Improvement of hepatorenal syndrome with extracorporeal albumin dialysis MARS: results of a prospective, randomized, controlled clinical trial. Liver Transpl 6: 277–286

Navasa M, Follo A, Llovet JM et al (1996) Randomized, comparative study of oral ofloxacin vs. intravenous cefotaxime in spontaneous bacterial peritonitis. Gastroenterology 111: 1011–1017

Ochs A, Rossle M, Haag K et al (1995) The transjugular intrahepatic portosystemic stent-shunt procedure for refractory ascites. N Engl J Med 332: 1192–1197

Perez-Ayuso RM, Arroyo V, Planas R et al (1983) Randomized comparative study of efficacy of furosemide vs. spironolactone in non-azotemic cirrhosis with ascites. Relationship between the diuretic response and the activity of the renin-aldosterone system. Gastroenterology 84: 961–968

Planas R, Gines P, Arroyo V et al (1990) Dextran-70 vs. albumin as plasma expanders in cirrhotic patients with tense ascites treated with total paracentesis. Results of a randomized study. Gastroenterology 99: 1736–1744

Pomier-Layrargues G, Villeneuve JP, Deschenes M et al (2001) Transjugular intrahepatic portosystemic shunt (TIPS) vs. endoscopic variceal ligation in the prevention of variceal rebleeding in patients with cirrhosis: a randomised trial. Gut 48: 390–396

Rimola A, Garcia-Tsao G, Navasa M et al (2000) Diagnosis, treatment and prophylaxis of spontaneous bacterial peritonitis: a consensus document. International Ascites Club. J Hepatol 32: 142–153

Rosemurgy AS, Serafini FM, Zweibel BR et al (2000) Transjugular intrahepatic portosystemic shunt vs. small-diameter prosthetic H-graft portacaval shunt: extended follow-up of an expanded randomized prospective trial. J Gastrointest Surg 4: 589–597

Rössle M, Haag K, Ochs A et al (1994) The transjugular intrahepatic portosystemic stent-shunt procedure for variceal bleeding. N Engl J Med 330: 165–171

Rössle M, Ochs A, Gulberg V et al (2000) A comparison of paracentesis and transjugular intrahepatic portosystemic shunting in patients with ascites. N Engl J Med 342: 1701–1707

Sanyal AJ, Freedman AM, Luketic VA et al (1996) Transjugular intrahepatic portosystemic shunts for patients with active variceal hemorrhage unresponsive to sclerotherapy. Gastroenterology 111:138–146

Sauerbruch T, Scheurlen C, Neubrand M (2000) Endoscopic treatment of variceal bleeding. In: Tytgat, Guido NJ, Classen M, Waye J D, Nakazawa S (eds) Practice of therapeutic endoscopy. W B Saunders, Philadelphia, pp 13–27

Schepke M, Heller J, Paschke S et al (2001) Contractile hyporesponsiveness of hepatic arteries in humans with cirrhosis: evidence for a receptor-specific mechanism. Hepatology 34:884–888

Schepke M, Kleber G, Nürnberg D, Willert J, Koch L, Weltzke-Schlieker W, Hellerbrand C, Kuth J, Schanz, Kahl S, Fleig W, Sauerbruch T (2004) Ligation versus propranolol for primary prophylaxis of variceal bleeding in cirrhosis. Hepatology (in press)

Sort P, Navasa M, Arroyo V et al (1999) Effect of intravenous albumin on renal impairment and mortality in patients with cirrhosis and spontaneous bacterial peritonitis. N Engl J Med 341: 403–409

Spahr L, Villeneuve JP, Tran HK, Pomier-Layrargues G (2001) Furosemide-induced natriuresis as a test to identify cirrhotic patients with refractory ascites. Hepatology 33:28–31

Villanueva C, Minana J, Ortiz J et al (2001) Endoscopic ligation compared with combined treatment with nadolol and isosorbide mononitrate to prevent recurrent variceal bleeding. N Engl J Med 345:647–655

Wong F, Sniderman K, Liu P, Blendis L (1997) The mechanism of the initial natriuresis after transjugular intrahepatic portosystemic shunt. Gastroenterology 112:899–907

48 Erkrankungen der Gallenblase und der Gallenwege

G. Paumgartner, U. Beuers

48.1	**Cholelithiasis**	– 840
48.1.1	Cholezystolithiasis	– 840
48.1.2	Choledocholithiasis	– 842
48.2	**Gallenkolik**	– 843
48.3	**Cholezystitis**	– 844
48.4	**Cholangitis**	– 846
48.4.1	Akute obstruktive Cholangitis	– 846
	Literatur	– 847

48.1 Cholelithiasis

Gallensteine sind die häufigste Ursache für Erkrankungen der Gallenblase und Gallenwege. Die Prävalenz der Cholelithiasis in der erwachsenen Bevölkerung beträgt etwa 10%. Sie nimmt mit dem Lebensalter zu. Im Alter von 50 Jahren haben etwa 10% aller Männer und 20% aller Frauen Gallensteine. In den westlichen, industrialisierten Ländern bestehen annähernd 80% dieser Steine vorwiegend aus Cholesterin. Ursächliche Faktoren sind eine Übersättigung der Galle mit Cholesterin, Bedingungen in der Gallenflüssigkeit, welche die Bildung und das Wachstum von Cholesterinkristallen fördern, und eine gestörte Gallenblasenentleerung (Paumgartner u. Sauerbruch 1991). Annähernd 20% der Steine bestehen aus Calciumbilirubinat (Pigmentsteine) und anderen Calciumsalzen.

Nur 20–25% aller Gallensteinträger haben Beschwerden, die auf die Steinkrankheit bezogen werden können. Längst nicht alle schmerzhaften Oberbauchbeschwerden bei Gallensteinträgern sind durch die Steine bedingt. Biliäre Beschwerden bei steinfreier Gallenblase und Gallenwegen sind selten und sollten nur dann angenommen werden, wenn alle anderen möglichen Ursachen wie gastroduodenale Ulzera, Pankreatitits, Hiatushernie und irritabler Darm ausgeschlossen sind (Neubrand et al. 2000; Paumgartner 2002).

48.1.1 Cholezystolithiasis

Allgemeine therapeutische Strategie

Vor einer Entscheidung über die therapeutische Strategie muss zwischen asymptomatischen Steinträgern und Patienten mit symptomatischer Cholelithiasis unterschieden werden (Paumgartner 2002). Die **unkomplizierte Form** der symptomatischen Cholelithiasis ist durch das alleinige Auftreten von Gallenkoliken (15 min bis 5 h dauernde Schmerzereignisse im Epigastrium oder rechten Oberbauch) gekennzeichnet. Um eine **komplizierte symptomatische Cholelithiasis** handelt es sich, wenn die oben beschriebenen Schmerzen über längere Zeit persistieren und sich klinische Zeichen und Laborbefunde einer akuten Cholezystitis, einer akuten biliären Pankreatitis, einer Gallenwegsobstruktion oder andere Komplikationen einstellen.

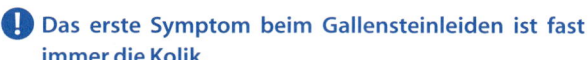

Das erste Symptom beim Gallensteinleiden ist fast immer die Kolik.

Nur bei jedem 10. Patienten manifestiert sich das Steinleiden zuerst als Cholezystitis, Verschlussikterus oder Pankreatitis. Aufgrund von Untersuchungen über den Spontanverlauf der Cholelithiasis besteht heute Einigkeit darüber, dass vor dem Auftreten von spezifischen biliären Symptomen ein abwartendes Verhalten gerechtfertigt ist, weil nur annähernd ein Viertel aller Gallensteinträger mit primär asymptomatischen Steinen biliäre Symptome entwickelt (Paumgartner 2002; Ransohoff u. Gracie 1993). Innerhalb von 5 Jahren nach Diagnose der Cholelithiasis beträgt die jährliche Inzidenz des Auftretens von Symptomen etwa 2%, in den darauf folgenden 5 Jahren etwa 1% und später sogar nur 0,5%.

Nach erstmaligem Auftreten von biliären Symptomen (z.B. Gallenkoliken) ist ein aktives Vorgehen (i. Allg. die Cholezystektomie) angezeigt, da von diesem Zeitpunkt an mit einem deutlich höheren Risiko neuerlicher Beschwerden oder Komplikationen gerechnet werden muss (Paumgartner 2002; Ransohoff u. Gracie 1993). Annähernd 30% der Patienten erleiden nach einer ersten Gallenkolik keine weiteren Koliken mehr, die Mehrzahl aber erlebt wiederholt Koliken. Das Risiko einer biliären Komplikation beträgt 1–2% pro Jahr, und Komplikationen treten öfter bei Patienten mit häufigen und schweren Koliken auf. Nach einer ersten Kolik ist es daher vertretbar, auf Wunsch des Patienten mit der Cholezystektomie bis zum Auftreten neuerlicher Koliken zuzuwarten (Paumgartner 2002).

Therapieverfahren im Einzelnen

Für die Behandlung symptomatischer Gallenblasensteine ist die **Cholezystektomie** die Standardtherapie. Für ausgewählte Patienten steht jedoch auch ein konservatives Verfahren zur Verfügung, nämlich die **medikamentöse Litholyse mit Ursodeoxycholsäure** (Sauerbruch u. Paumgartner 1991). Die extrakorporale Stoßwellenlithotripsie (Sackmann et al. 1991; Sauter et al. 1997) ist nach Einführung der laparoskopischen Cholezystektomie in den Hintergrund getreten.

Cholezystektomie

Die Entfernung der Gallenblase ist bei biliären Schmerzen (Gallenkoliken), bei der akuten Cholezystitis und anderen Komplikationen sowie bei der Porzellangallenblase (hohes Karzinomrisiko) grundsätzlich indiziert, sofern das Operationsrisiko vertretbar ist. Sie wird i. Allg. als **laparoskopische Cholezystektomie** (Strasberg 1999), in speziellen Situationen als **offene Operation** durchgeführt.

Weil bei 90% aller Patienten mit Gallenblasenkarzinom gleichzeitig eine Cholezystolithiasis vorliegt, wurde die Cholezystektomie auch zur **Karzinomprophylaxe** vorgeschlagen. Da das Entartungsrisiko beim symptomfreien Steinträger aber in etwa in der gleichen Größenordnung liegt wie die letale Komplikationsrate der Cholezystektomie, ist dieses Vorgehen nicht angezeigt (Ransohoff u. Gracie 1993). Ausnahmen davon sind Konkremente mit einer Größe von 3 cm und mehr sowie das Vorliegen eines Gallenblasenpolypen mit einer Größe von 1 cm und mehr, die eine Cholezystektomie auch bei symptomfreien Steinträgern rechtfertigen, weil hier das Karzinomrisiko erhöht ist (Neubrand et al. 2000).

Laparoskopische Cholezystektomie. Die laparoskopische Cholezystektomie stellt heute die Standardmethode für die Entfernung der Gallenblase dar. Ihre wesentlichen Vorteile sind die geringere postoperative Beeinträchtigung des Patienten und der kurze Krankenhausaufenthalt. Die Letalität liegt niedriger als bei der offenen Operation. Bei der laparoskopischen Cholezystektomie kommt es jedoch etwas häufiger zu Gallengangsverletzungen (Neubrand et al. 2000; Strasberg 1999).

Postoperative Oberbauchbeschwerden werden häufig als **Postcholezystektomiesyndrom** gedeutet. Bei vielen Patienten ist eine falsche Beurteilung präoperativer Beschwerden dafür verantwortlich zu machen. Die häufigsten biliären Ursachen von Beschwerden nach der Cholezystektomie sind die Choledocholithiasis (42% aller biliär verursachten postoperativen Beschwerden), gefolgt von der Papillenstenose (17%) und der Gallengangsstriktur (14%).

Medikamentöse Litholyse mit Ursodeoxycholsäure

Durch Verabreichung von **Ursodeoxycholsäure** kann die Sättigung der Galle mit Cholesterin so stark vermindert werden, dass sich Cholesterinsteine auflösen. Eine Therapie mit Gallensäuren hat aber nur dann Aussicht auf Erfolg (komplette Steinfreiheit), wenn die Patienten sehr gut ausgewählt werden (◘ Übersicht 48-1; Paumgartner 2002).

Übersicht 48-1
Auswahlkriterien für die medikamentöse Litholyse von Gallenblasensteinen mit Ursodeoxycholsäure

- **Patient:**
  - biliäre Schmerzen selten und gering
  - keine Komplikationen der Cholelithiasis
- **Steine:**
  - röntgennegativ (Ausschluss von Verkalkungen mittels Computertomogramm verbessert die Aussicht auf Therapieerfolg)
  - Steinzahl nicht begrenzt, Gallenblase soll aber nur bis höchstens ein Drittel mit Steinen gefüllt sein
  - Steindurchmesser < 10 mm, bevorzugt < 5 mm
  - im oralen Cholezystogramm schwebende Steine besonders gut geeignet
- **Gallenblase:**
  - gute Entleerung (> 60% des Nüchternvolumens in der Funktionssonographie)
  - Darstellung und Kontraktion auf Reizmahlzeit im oralen Cholezystogramm

---

Kriterien zur Patientenauswahl. Für die Litholyse mit Gallensäuren eignen sich vorwiegend Patienten mit **kleinen** (<5 mm) röntgennegativen Steinen in einer sich gut kontrahierenden Gallenblase (Neubrand et al. 2000). Auch bei größeren Steinen (6–10 mm) kann der Versuch einer Auflösung vorgenommen werden, allerdings mit deutlich schlechteren Erfolgsaussichten und längerer Therapiedauer. Eine Steinverkalkung sollte zumindest durch eine Zielaufnahme der Gallenblase ausgeschlossen sein. Durch eine Funktionssonographie sollten eine gute Gallenblasenmotilität und die Durchgängigkeit des Ductus cysticus sichergestellt sein. Alternativ kann zu diesem Zweck ein orales Cholezystogramm durchgeführt werden. Ein CT kann hilfreiche Zusatzinformation für die Patientenauswahl bringen, da mit zunehmender Steindichte (Kalkgehalt) der Erfolg der Litholyse abnimmt (Neubrand et al. 2000). Je mehr die Gallenblase mit Steinen ausgefüllt ist, desto langsamer erfolgt die Auflösung. Daher sollte nur weniger als ein Drittel der Gallenblase mit Steinen gefüllt sein.

Dosierung. Die tägliche Dosis der Ursodeoxycholsäure liegt bei 10–15 mg/kgKG/Tag (Paumgartner 2002). Es wird empfohlen, die gesamte Dosis oder den Hauptteil der Dosis abends vor dem Schlafengehen einzunehmen (Jazrawi et al. 1992).

Praxistipp
Die abendliche Gabe von Ursodeoxycholsäure zur Verhinderung der nächtlichen Cholesterinübersättigung der Galle, ein Glas Milch vor dem Schlafengehen zur Kontraktion der Gallenblase und eine cholesterinarme, faserreiche Diät können zum Therapieerfolg beitragen.

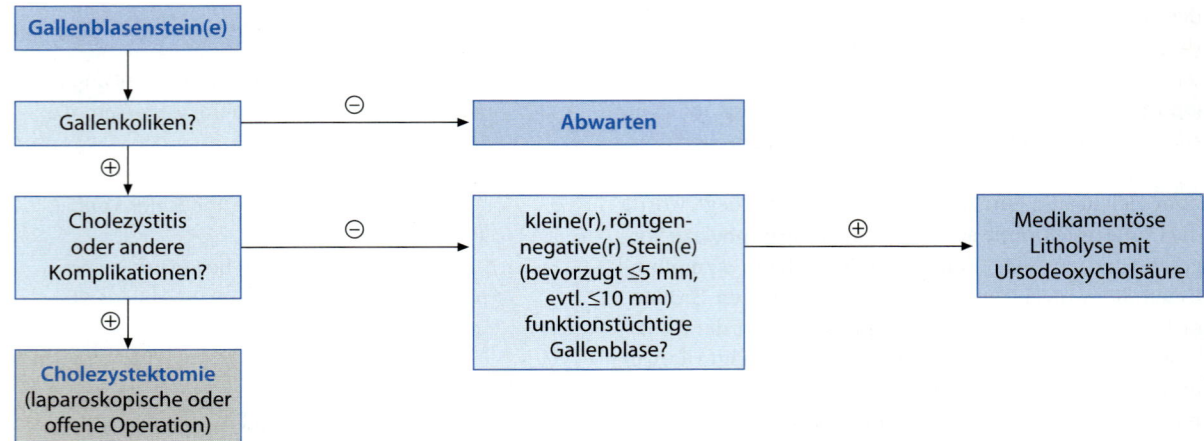

Abb. 48-1. Algorithmus für die therapeutische Entscheidungsfindung bei einem Patienten mit Cholezystolithiasis, der das wenig invasive Verfahren bevorzugt, sofern dies medizinisch vertretbar ist

ª Die Vor- und Nachteile dieser Alternative zum Standardverfahren der Cholezystektomie müssen mit jedem Patienten besprochen werden. Bei Versagen oder Nichtverfügbarkeit dieser nichtchirurgischen Maßnahmen muss die Cholezystektomie empfohlen werden.

Wirksamkeit. Die Behandlung dauert in Abhängigkeit von der Steingröße meist 6–18 Monate. Die **Erfolgsquoten**, gemessen an vollständiger Steinauflösung innerhalb von 12 Monaten, liegen abhängig von der Patientenselektion zwischen 49% (Steindurchmesser bis 10 mm) und 70% (Steindurchmesser unter 5 mm; May et al. 1993).

Nach sonographisch festgestellter Steinauflösung sollte noch mindestens 3 Monate weiterbehandelt werden, damit keine Steinreste übrigbleiben, die unter der sonographischen Nachweisgrenze liegen. Wenn nach 6 Monaten Therapie keine Abnahme der Steingröße feststellbar ist oder sich die Steine nach 24 Monaten nicht aufgelöst haben, sollte die Behandlung abgebrochen werden (Paumgartner 2002).

Häufig wird schon vor der Auflösung der Steine eine Besserung der Symptome beobachtet. Eine Studie (Tomida et al. 1999) berichtet, dass unter Langzeittherapie mit Ursodeoxcholsäure unabhängig von der Auflösung der Steine das Risiko biliärer Koliken und einer akuter Cholezystitis abnimmt. Dies könnte mit der Auflösung von Cholesterinkristallen in der Galle durch Ursodeoxycholsäure zusammenhängen.

Nach erfolgreicher Therapie muss innerhalb von 5 Jahren bei etwa 50% der Patienten mit einem Steinrezidiv gerechnet werden (Villanova et al. 1989). Möglicherweise wird das Risiko der Rezidivsteinbildung durch Einhaltung einer kalorien- und cholesterinarmen, jedoch faserreichen Kost gesenkt.

Nebenwirkungen. Ursodeoxycholsäure ist praktisch frei von Nebenwirkungen (Hempfling et al. 2003). Nur selten werden Durchfälle beobachtet, die zu einer Dosisreduktion oder vorübergehenden Therapiepause zwingen.

48.1.2 Choledocholithiasis

Allgemeine therapeutische Strategie

Bei Gallengangssteinen ist immer ein **aktives Vorgehen** angezeigt (Neubrand et al. 2000). Die Art des Vorgehens hängt vom Vorhandensein oder Fehlen der Gallenblase, einer gleichzeitig bestehenden Cholezystolithiasis, von der klinischen Situation, dem Alter, Begleiterkrankungen und dem Allgemeinzustand des Patienten sowie von den verfügbaren Methoden ab. Bei Zeichen von Gallengangsobstruktion und Cholangitis muss eine rasche Behebung der Obstruktion bzw. eine biliäre Drainage angestrebt und eine Therapie mit Antibiotika durchgeführt werden (Neubrand et al. 2000; Van den Hazel 1994). Andere wichtige Maßnahmen sind die Aufrechterhaltung einer ausgeglichenen Flüssigkeits- und Elektrolytbilanz und die Gabe von Vitamin K_1 beim ikterischen Patienten.

Therapieverfahren im Einzelnen

Endoskopische Verfahren und laparoskopische Cholezystektomie

Wird eine laparoskopische Cholezystektomie ins Auge gefasst, so sollten Gallengangssteine vorher endoskopisch entfernt werden; es sei denn, die laparoskopische Technik ihrer Entfernung wird beherrscht (Neubrand et al. 2000). Bei jüngeren Patienten ohne Risikofaktoren kann auch eine offene Cholezystektomie mit Choledochotomie zur Entfernung der Gallengangssteine erwogen werden (Abb. 48-2). Bei alten Patienten und solchen mit einem erhöhten Operationsrisiko und/oder Komplikationen der Choledocholithiasis (eitrige Cholangitis, biliäre Pan-

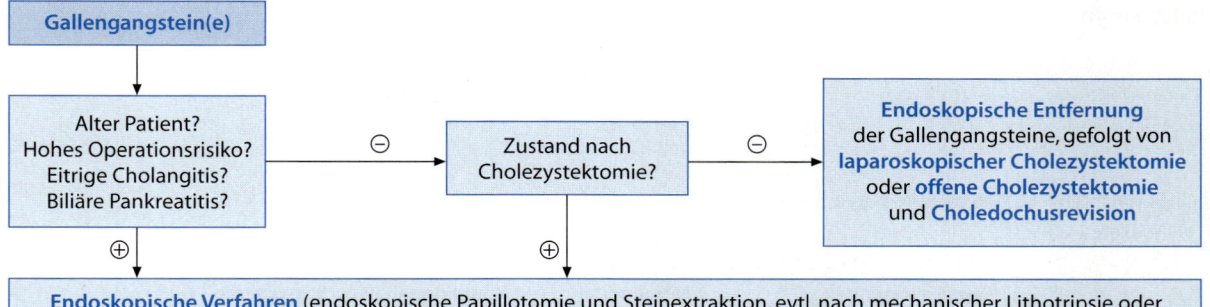

◻ **Abb. 48-2.** Algorithmus für die therapeutische Entscheidungsfindung bei Choledocholithiasis

[a] Nach Beseitigung der Gallengangssteine und von Risikofaktoren soll bei Cholezystolithiasis in einem 2. Schritt die Cholezystektomie durchgeführt werden.

kreatitis) sollte in jedem Fall zuerst die endoskopische Sphinkterotomie und Steinentfernung angestrebt werden (Davidson et al. 1988). Falls das transduodenale Vorgehen nicht gelingt, ist eine perkutane Steinentfernung oder Drainage angezeigt. Die Cholezystektomie soll dann in einem 2. Schritt durchgeführt werden (theapeutiches Splitting).

Praxistipp
Bei cholezystektomierten Patienten mit Gallengangssteinen ist in Anbetracht der höheren Morbidität und Letalität von Sekundäreingriffen das endoskopische Vorgehen immer die Therapie der Wahl.

Adjuvante Lithotripsie
Bei Versagen der konventionellen endoskopischen Maßnahmen inklusive der mechanischen Lithotripsie ist ein adjuvantes Lithotripsieverfahren angezeigt, die extrakorporale Stoßwellenlithotripsie, die Laserlithotripsie oder die elektrohydraulische Lithotripsie (Paumgartner 2002).

Da sich die 3 Verfahren sowohl hinsichtlich ihrer Effektivität als auch der Komplikationsrate nicht wesentlich unterscheiden, sollten sie je nach lokaler Verfügbarkeit und Erfahrung eingesetzt werden (Neubrand et al. 2000). Mit der extrakorporalen Stoßwellenlithotripsie kann bei annähernd 90 % der Patienten Steinfreiheit erzielt werden (Sackmann et al. 2001).

Primär konservative Therapie
Ein aktives Vorgehen kann manchmal hinausgeschoben werden, wenn der Zustand vor dem chirurgischen Eingriff oder der endoskopischen bzw. perkutanen transhepatischen Intervention eine konservative Therapie erfordert. Eine akute Cholangitis muss nach den unten besprochenen Richtlinien mit Antibiotika behandelt werden. Wenn sich aber Zeichen einer biliären Obstruktion einstellen oder bei Cholangitis unter Antibiotika keine Besserung eintritt, muss rasch eine Dekompression der Gallenwege vorgenommen werden (Lubasch u. Lode 2000; Neubrand et al. 2000). Hier sollte wegen der geringeren Letalität initial die endoskopische nasobiliäre oder perkutane transhepatische Drainage zum Einsatz kommen.

48.2 Gallenkolik

> Gallenkoliken werden fast immer durch Steine ausgelöst, die den Ductus cysticus oder den Ductus choledochus obstruieren. Es sind in unregelmäßigen Abständen auftretende Attacken meist heftiger Schmerzen von 15 min bis 5 h Dauer im Epigastrium oder rechten Oberbauch, an die sich der Patient gut erinnern kann. Eine Ausstrahlung der Schmerzen in den Rücken ist häufig. Die Abgrenzung einer protrahierten Kolik von einer bereits beginnenden akuten Cholezystitis aufgrund der klinischen Symptomatik kann schwierig sein, weil keine scharfe Trennlinie zwischen den beiden Krankheitsbildern existiert. Persistenz des Schmerzes über 5 h, Zeichen einer lokalen Peritonitis im rechten Oberbauch, Fieber und Leukozytose sprechen dafür, dass eine akute Entzündung der Gallenblase vorliegt.

◘ **Tabelle 48-1.** Symptomatische Therapie der Gallenkolik

Anwendung	Arzneistoff	Präparatename (Beispiel)	Applikationsform	Dosis
Bei leichten Koliken	Hyoscin-N-butylbromid	Buscopan	Rektal	1 Supp. à 10 mg
			Parenteral	1 Amp. à 20 mg langsam i.v.
	Kombiniert mit Paracetamol	Buscopan plus	Rektal	1 Supp.
	Glyceroltrinitrat	Nitrolingual	Sublingual	0,2–0,8 mg
	Indometacin	Amuno	Rektal	1 Supp. à 50 mg
	Diclofenac	Voltaren	Rektal	1 Supp. à 50 mg
Bei schweren Koliken	Pentazocin	Fortral	Rektal	1 Supp. à 50 mg 4- bis 6-stündlich
			Parenteral	1 Amp. à 30 mg langsam i.v. oder i.m.
	Buprenorphin	Temgesic	Sublingual	1 Tbl. à 0,2 mg
			Parenteral	1 Amp. à 0,3 mg i.v.
	Pethidin	Dolantin	Parenteral	1 Amp. à 50 mg i.v. oder i.m.

Allgemeine therapeutische Strategie

Die **kausale Therapie** der Kolik bei Gallensteinen wurde im Rahmen der therapeutischen Strategie der Cholelithiasis besprochen (▶ oben). Die **symptomatische Therapie** besteht in Schmerzbekämpfung. Bei leichten Koliken ist ein Versuch mit Hyoscin-N-butylbromid (z. B. Buscopan) als Suppositorium oder parenteral (i. v.), evtl. kombiniert mit Paracetamol (Buscopan plus) mit Glyceroltrinitrat (0,2–0,8 mg sublingual) oder Amylnitrit angezeigt, was bei Bedarf wiederholt werden kann (◘ Tabelle 48-1). Auch Indometacin oder Diclofenac kann versucht werden. Bei heftigen Koliken bzw. ungenügender Wirkung dieser Medikamente müssen stark wirkende Analgetika wie **Pentazocin** (Fortral), Pethidin (Dolantin) oder **Buprenorphin** (Temgesic) eingesetzt werden. Sie sind dem Morphin vorzuziehen, da ihre Wirkung auf den Oddi-Sphinkter geringer ausgeprägt ist. Die Anamnese bei vorangegangener Kolik und die Erfahrung des Patienten können die Wahl des Mittels manchmal erleichtern. Nahrungskarenz ist in den ersten 24 h bzw. bei Wiederholung der Kolik angezeigt. Vor allem bei Erbrechen ist auf parenteralen Flüssigkeits- und Elektrolytsatz zu achten.

48.3 Cholezystitis

> Die Cholezystitis kann akut oder chronisch verlaufen. Bei mehr als 95 % aller akuten Entzündungen der Gallenblase liegt eine Cholelithiasis vor. Durch Zystikusverschluss kommt es zunächst meist über Vermittlung chemischer und/oder mechanischer Faktoren zu einer Entzündung, die dann bei etwa 75 % der Patienten von einer Keimbesiedlung der Gallenblase gefolgt und verstärkt wird. Bei Patienten mit Aids werden die ansonsten seltenen Cholezystitiden bei steinfreier Gallenblase häufiger beobachtet. Neben den üblichen pathogenen Keimen können hier Viren (Zytomegalie) und Protozoen (Kryptosporidien) ursächlich beteiligt sein.

Allgemeine therapeutische Strategie

Bei gesicherter Diagnose sollte die akute Cholezystitis der frühelektiven Cholezystektomie (möglichst innerhalb von 72 h nach Diagnosestellung) zugeführt werden (Neubrand et al. 2000). Bis zur Operation sollte der Patient durch Flüssigkeitssubstitution, Elektrolytausgleich und Antibiotikagabe behandelt werden. Die konservative Therapie ist nur bei Patienten mit sehr hohem Operationsrisiko (sehr alte Patienten, Zweiterkrankung) indiziert. Zwar kann durch konservative Therapie bei etwa 75 % der Patienten eine Abheilung der akuten Cholezystitis erzielt werden, doch kommt es innerhalb von 1 Jahr bei 20 % dieser Patienten zu einem Rezidiv.

◻ **Tabelle 48-2.** Antimikrobielle Therapie bei akuter Cholezystitis und Cholangitis

Anwendung	Arzneistoff	Präparatename (Beispiele)	Dosis
Bei leichteren Verlaufsformen der akuten Cholangitis	Mezlocillin	Baypen	2 g 8-stündlich i.v.
	Piperacillin	Pipril	2 g 8-stündlich i.v.
Bei schweren Verlaufsformen der akuten Cholangitis	Mezlocillin	Baypen	3–4 g 8-stündlich i.v.
	kombiniert mit Sulbactam	Combactam	1 g 8-stündlich i.v.
	oder Piperacillin/Tazobactam	Tazobac	4,5 g 8-stündlich i.v.
Bei Pseudomonaden	Piperacillin	Pipril	2–4 g 8-stündlich i.v.
	kombiniert mit Tobramycin	Gernebcin	1–1,5 mg/kgKG 8-stündlich i.v.[a]
Alternativen bei Aminoglykosid-nephrotoxizität	Cefoperazon	Cefobis	2 g 8-stündlich i.v.[b]
Bei septischem Verlauf und Peritonitis	zusätzlich Metronidazol 8-stündlich i.v.	Clont	500 mg (≈ 7,0 mg/kgKG)
	oder Ciprofloxacin	Ciprobay	200 mg 8-stündlich i.v.
Ambulante, orale Therapie bei rezidivierenden Cholangitis-schüben	Ciprofloxacin	Ciprobay	250–500 mg 2-mal/Tag oral
	Amoxicillin + Clavulansäure	Augmentan	275+125 mg 2-mal/Tag oral
	Cotrimoxazol	Bactrim, Eusaprim	960 mg 2-mal/Tag oral

[a] **Cave:** Niereninsuffizienz, Anpassung der Dosierung an den Serumspiegel! Die 1-mal tägliche Gabe der gesamten Tagesdosis als Kurzinfusion über 30–60 min soll nach neueren Daten eine höhere Wirksamkeit bei geringerer Nephro- und Ototoxizität haben.
[b] **Cave:** Verlängerung der Prothrombinzeit und Risiko von Blutungskomplikationen besonders bei Patienten mit Bilirubin über 5 mg/dl!

Zu den wichtigsten konservativen Maßnahmen im akuten Stadium einer Cholezystitis zählen Nahrungskarenz, das Legen einer Magensonde bei Brechreiz und Verdacht auf paralytischen Ileus, parenteraler Flüssigkeits- und Elektrolytersatz und die Verabreichung von Schmerzmitteln (▶ unten).

Therapieverfahren im Einzelnen

Chirurgische Therapie

Unbestritten ist die Notwendigkeit einer Sofortoperation (Notfalloperation innerhalb von 24 h) bei diffuser Peritonitis und Verdacht auf Komplikationen wie Perforation, Gangrän oder Empyem. Bei der Operationsvorbereitung muss berücksichtigt werden, dass bei Cholezystitis und Cholangitis sehr häufig eine Verminderung der zirkulierenden Blutmenge besteht. Eine Volumenauffüllung mit kolloidalen Lösungen (z. B. HAES) oder 5- bzw. 20 %iger Albuminlösung kann daher angezeigt sein, um renalen Komplikationen vorzubeugen.

Analgesie

Bei starken Schmerzen ist häufig Pentazocin (Fortral), Buprenorphin (Temgesic) oder Pethidin (Dolantin) erforderlich. Oft genügen aber auch schwächere Analgetika. Indometacin oder Diclofenac sind geeignet, die Schmerzen und die entzündlichen Veränderungen zu mildern (▶ Tabelle 48-1).

Antimikrobielle Therapie

Wenn kein Erregernachweis vorliegt, muss sich die Wahl des Antibiotikums nach den am häufigsten bei akuter Cholezystitis gefundenen Keimen richten. Bei annähernd 50–60 % der Patienten können bei der Operation Mikroorganismen in der Galle nachgewiesen werden. Die häufigsten Keime sind E. coli, Klebsiellen und Enterokokken, seltener Enterobacter spp. Dieses Erregerspektrum wird gut durch die gallengängigen Antibiotika Mezlocillin und Piperacillin erfasst (Lubasch u. Lode 2000; Van den Hazel et al. 1994; Westphal u. Brogard 1999). Seltener, und dann meist nach endoskopischen Eingriffen, kann auch Pseudomonas aeruginosa vorkommen. Mit dem gleichzeitigen Auftreten von Anaerobiern (Mischinfektionen mit Bacteroides spp. und Clostridien) muss ebenfalls gerechnet werden. Bei schweren Zustandsbildern und bei biliärer Sepsis ist daher die Kombination mit den β-Laktamase-Hemmern Sulbactam bzw. Tazobactam angezeigt. Bei Pseudomonas spp. ist ein Aminoglykosid (Tobramycin) und bei diffuser Peritonitis die zusätzliche Gabe von Metronidazol indiziert (◻ Tabelle 48-2). Die Eignung des Antibiotikums wird nicht nur durch gute Gallengängigkeit, sondern v. a. auch durch gute Blut- und Gewebespiegel bestimmt, da bei der akuten Cholezystitis aufgrund einer Zystikusobstruktion meist keine Galle mehr in die Gallenblase gelangt.

 Cave
Bei Gabe von *Aminoglykosiden* ist streng auf die Nierenfunktion zu achten.

48.4 Cholangitis

Bakterielle Entzündungen der Gallengänge sind meistens Folge einer partiellen biliären Obstruktion durch Steine, Strikturen, sklerosierende Cholangitis und kongenitale Gallengangserweiterungen, weniger häufig Folge neoplastischer biliärer Obstruktionen. Die primär sklerosierende Cholangitis wird im ▶ Kap. 46 abgehandelt.

48.4.1 Akute obstruktive Cholangitis

Die schwerste Form ist die akute obstruktive Cholangitis, bei der sich nach Besiedelung mit Bakterien in den Gallenwegen Eiter ansammelt, wodurch es häufig zur gramnegativen Sepsis mit Endotoxinschock (Blutdruckabfall mit Oligurie bis Anurie) kommt. Klinisch eindeutig ist die Situation, wenn einer Gallenkolik Schüttelfrost, Fieber, Gelbsucht, Stuhlentfärbung und Dunkelfärbung des Urins folgen und im Serum die alkalische Phosphatase und das Bilirubin ansteigen.

Die häufigsten Keime sind E. coli, Klebsiella spp., Enterokokken und Pseudomonas spp., wobei Pseudomonas spp. v. a. nach endoskopischen Eingriffen und bei Patienten mit biliären Endoprothesen gefunden werden (Van den Hazel et al. 1994; Westphal u. Brogard 1999). Anaerobier, v. a. Bacteroides spp. und Clostridium spp. kommen in etwa 15–30 % der infizierten Gallen vor (Westphal u. Brogard 1999), insbesondere bei Patienten nach multiplen biliären Operationen oder biliodigestiven Anastomosen.

Allgemeine therapeutische Strategie

Sofortmaßnahmen
Sie bestehen in der Bekämpfung von Schmerzen (▶ Tabelle 48-1), der Behebung von Schockzuständen und der Beherrschung der Infektion (Van den Hazel et al. 1994; Westphal u. Brogard 1999). Bei **Schockzuständen** müssen Flüssigkeit und Elektrolyte ersetzt und eine Hypovolämie durch kolloidale Lösungen (z. B. HAES) oder Albumin ausgeglichen werden. Da meist kein Erregernachweis vorliegt, müssen **Antibiotika** gegeben werden, die das Spektrum der am häufigsten vorkommenden Keime erfassen (▶ unten). Vorher muss eine Blutkultur angelegt werden, damit bei positiver Blutkultur die Wahl des Antibiotikums später der Empfindlichkeitsprüfung angepasst werden kann.

Im Anschluss an diese Maßnahme muss möglichst rasch die **biliäre Dekompression** durch endoskopische nasobiliäre oder perkutane transhepatische Drainage angestrebt werden. Die endoskopische Sphinkterotomie, ggf. mit Einlegen einer nasobiliären Sonde, ist hier die Therapie der Wahl, unabhängig vom Alter oder der Schwere der klinischen Symptome. Auf diese Maßnahmen muss die definitive Entfernung aller Steine und/oder die Beseitigung von Strikturen folgen.

Auswahl des Antibiotikums
Die Komplikationen der biliären Infektion können durch therapeutische Spiegel geeigneter Antibiotika im Serum verhindert werden, die Keimelimination aus der Galle hängt aber v. a. von wirksamen Antibiotikakonzentrationen in der Galle ab (Lubasch u. Lode 2000; Van den Hazel et al. 1994; Westphal u. Brogard 1999). Die Auswahl der Antibiotika muss darüber hinaus das antibakterielle Spektrum und den Einfluss der Galle auf die antibakterielle Aktivität berücksichtigen. Neben den Antibiotikakonzentrationen in der Galle sind ausreichende Konzentrationen im Gewebe erforderlich.

Die akute eitrige Cholangitis mit biliärer Obstruktion hat eine hohe Letalität und erfordert eine rasche biliäre Dekompression und eine intensive antibiotische Therapie (▶ Tabelle 48-2). Da die Behandlung in der Regel ohne Kenntnis der Mikroorganismen begonnen werden muss, müssen die verabreichten Antibiotika ein breites antimikrobielles Spektrum haben, um alle möglichen Keime (▶ oben) zu erfassen (Lubasch u. Lode 2000; Van den Hazel et al. 1994; Westphal u. Brogard 1999).

In leichteren Fällen genügt es, mit **Mezlocillin** oder **Piperacillin** zu beginnen. Bei schweren Zustandsbildern, bei biliärer Sepsis und insbesondere bei Verdacht auf Ureidopenicillin-resistente Klebsiellen oder E. coli ist die Kombination mit den β-Laktamase-Hemmern **Sulbactam** bzw. **Tazobactam** angezeigt. **Ciprofloxacin** und ggf. **Imipenem** sind gut geeignete Alternativen.

Bei Verdacht auf eine Mischinfektion mit anaeroben Keimen, insbesondere bei biliärer Sepsis und bei diffuser Peritonitis, sollte mit **Metronidazol** oder Ciprofloxacin kombiniert werden. Bei Vorliegen von Blutkulturen muss die Wahl der Antibiotika der Empfindlichkeitsprüfung angepasst werden.

Bei Verdacht auf eine Infektion durch Pseudomonas aeruginosa oder Enterobacter spp. (z. B. nach endoskopischer retrograder Cholangiopankreatikoskopie [ERCP] oder vorheriger Therapie mit einem Breitspektrumantibiotikum) kann bei Beachtung der Nephrotoxizität der Aminoglykoside die Kombination von Mezlocillin oder Piperacillin und einem Aminoglykosid (Tobramycin) erwogen werden (Lubasch u. Lode 2000). Patienten mit Cholangitis haben ein hohes Risiko, eine Niereninsuffizienz zu entwickeln. Bei einem Serumbilirubin von über 5 mg/dl muss mit Aminoglykosidnephrotoxizität gerechnet werden. Aminoglykoside sind bei diesen Patienten daher nur wenn erforderlich und dann mit größter Vorsicht und unter Kontrolle des Serumkreatinins und des Aminoglykosidspiegels im Serum zu verwenden. Die Diurese kann durch Infusion von Mannitol gefördert werden. **Cefoperazon** stellt eine Alternative dar, die allerdings bei Anaerobiern wenig wirksam und gerade bei Patienten mit Cholestase mit dem Risiko einer Verlängerung der Prothrombinzeit und mit Blutungskomplikationen behaftet ist. **Cefotaxim** ist gegen E. coli gut wirksam, hat aber den Nachteil, dass es bei Infektionen mit Enterokokken nur relativ wenig wirksam ist.

Bei Patienten mit rezidivierenden Cholangitisschüben infolge von Gallengangsstenosen, z. B. nach biliären Operationen, kann eine ambulante orale Langzeittherapie (>3 Monate) mit Antibiotika erforderlich sein, wofür Ciproflaxacin oder Cotrimoxazol geeignet sind (Westphal u. Brogard 1999; Lubasch u. Lode 2000).

Evidenz der Therapieempfehlungen

	Evidenzgrad	Therapieempfehlung
Cholezystolithiasis		
Cholezystektomie	B	I
Medikamentöse Litholyse mit Ursodeoxycholsäure	B	IIa
Choledocholithiasis		
Endoskopische Steinextraktion	B	I
Adjuvante Lithotripsie	B	IIa
Cholezystitis		
Cholezystektomie	B	I
Antibiotische Therapie	B	IIa
Cholangitis		
Biliäre Dekompression (endoskopisch oder perkutan) bei Obstruktion	B	I
Antibiotische Therapie	B	I

Leitlinien – Adressen – Tipps

Leitlinien

Neubrand M, Sackmann M, Caspary WF, Feussner H, Schild H, Lauchart W, Schildberg FW, Reiser M, Classen M, Paumgartner G, Sauerbruch T (2000) Leitlinien der Deutschen Gesellschaft für Verdauungs- und Stoffwechselkrankheiten zur Behandlung von Gallensteinen. Z Gastroenterol 38: 449

Internetadressen

Leitlinien zur Behandlung von Gallensteinen:
http://www.awmf-leitlinien.de

Literatur

Davidson BR, Neoptolemos JP, Carr-Locke DL (1988) Endoscopic sphincterotomy for common bile duct calculi in patients with gall bladder in situ considered unfit for surgery. Gut 29: 128

Hempfling W, Dilger K, Beuers U (2003) Systematic review: ursodeoxycholic acid – adverse effects and drug interactions. Aliment Pharmacol Ther 18: 963

Jazrawi RP, Pigozzi MG, Galatola et al. (1992) Optimum treatment for rapid gallstone dissolutio. Gut 33: 81

Lai ECS, Mok EPT, Tan ESY, Lo CM, Fan St, You KT, Wong J (1992) Endoscopic biliary drainage for severe acute cholangitis. N Engl J Med 326: 1582

Lubasch A, Lode H (2000) Antibiotische Therapie bei Cholezystitis, Cholangitis und Pankreatitis. Internist 41: 168

May GR, Sutherland LR, Shaffer EA (1993) Efficacy of bile acid therapy for gallstone dissolution: A meta-analysis of randomized trials. Aliment Pharmacol Ther 7: 139

Neubrand M, Sackmann M, Caspary WF, Feussner H, Schild H, Lauchart W, Schildberg FW, Reiser M, Classen M, Paumgartner G, Sauerbruch T (2000) Leitlinien der Deutschen Gesellschaft für Verdauungs- und Stoffwechselkrankheiten zur Behandlung von Gallensteinen. Z Gastroenterol 38: 449

Paumgartner G (2002) Nonsurgical management of gallstone disease. In: Feldman M, Friedman LS, Sleisenger MH (eds) Sleisenger and Fordtran's gastrointestinal and liver disease, 7th edn. Saunders, Philadelphia, pp 1107–1114

Paumgartner G, Sauerbruch T (1991) Gallstones: Pathogenesis. Lancet 338: 1117

Ransohoff DF, Gracie WA (1993) Treatment of gallstones. Ann Intern Med 119: 606

Sackmann M, Pauletzki J, Sauerbruch T, Holl J, Schelling G, Paumgartner G (1991) The Munich gallbladder lithotripsy study. Results of the first 5 years with 711 patients. Ann Intern Med 114: 290

Sackmann M, Holl J, Sauter GH, Pauletzki J, von Ritter C, Paumgartner G (2001) Extracorporeal shock wave lithotripsy for clearance of bile duct stones resistant to endoscopic extraction. Gastrointest Endosc 53:27

Sauerbruch T, Paumgartner G (1991) Gallbladder stones: Management. Lancet 338: 1121

Sauter G, Kullak-Ublick GA, Schumacher R, Janssenj, Greiner L, Brand B, et al. (1997) Safety and efficacy of repeated shockwave lithotripsy of gallstones with and without adjuvant bile acid therapy. Gastroenterology 112: 1603

Strasberg SM (1999) Laparoscopic biliary surgery. Gastroenterol Clin North Am 28:117

Tomida S, Abei M, Yamaguchi T, et al. (1999) Long-term ursodeoxycholic acid therapy is associated with reduced risk of biliary pain and acute cholecystitis in patients with gallbladder stones: A cohort analysis. Hepatology 30:6

Van den Hazel, SJ, Speelman P, Tytgat GNJ, Dankert J, van Leeuwen DJ (1994) Role of antibiotics in the treatment and prevention of acute and recurrent cholangitis. Clinical Infectious Diseases 19: 279

Villanova N, Bazzoli F, Taroni F, Frabboni R, Mazzella G, Festi D, Barbara L, Roda E (1989) Gallstone recurrence after successful oral bile acid treatment. Gastroenterology 97: 726

Westphal JF, Brogard JM (1999) Biliary tract infections: a guide to drug treatment. Drugs 57:81

Sektion F
Stoffwechsel

49 **Grundlagen der Ernährung** – 851
G. Wolfram

50 **Diabetes mellitus** – 858
F. Rinninger, E. Standl

51 **Fettstoffwechselstörungen** – 898
E. Windler, H. Greten

52 **Adipositas** – 912
A. Hamann

53 **Gicht und andere Krankheiten des Purin- und Pyrimidinstoffwechsels** – 918
B. S. Gathof, N. Zöllner

54 **Hereditäre Störungen des Aminosäurenstoffwechsels** – 925
B. Koletzko

55 **Porphyrien** – 930
M. O. Doss, M. Doss

49 Grundlagen der Ernährung

G. Wolfram

49.1 Nährstoffe und Energie – 852
49.1.1 Energie – 852
49.1.2 Energieträger – 852
49.1.3 Referenzwerte für die wünschenswerte Zufuhr
von essenziellen Nährstoffen – 853

49.2 Vollwertige Ernährung – 854

49.3 Präventive Ernährung – 855

49.4 Ernährungszustand – 855

49.5 Nährstoffbedarf bei Krankheiten – 856

49.6 Ernährungstherapie von Stoffwechselkrankheiten – 856
49.6.1 Diätetische Behandlung der Adipositas – 856
49.6.2 Diättherapie – 856

Literatur – 857

Eine vollwertige Ernährung ist die wichtigste Voraussetzung für Gesundheit und optimale Leistungsfähigkeit. Sie bietet aber auch dem Kranken die besten Voraussetzungen dafür, seine Gesundheitsstörungen zu überwinden. Falsche Ernährung, charakterisiert durch Mangel und/oder Überfluss, führt zur Krankheit. In der Todesursachenstatistik sind in Deutschland Herz-Kreislauf-Krankheiten mit etwa 50 % und Krebstodesfälle mit über 20 % führend. Bezogen auf das Jahr 1990 verursachen die ernährungsmitbedingten Krankheiten in Deutschland pro Jahr Kosten von über 50 Mrd. Euro. Diese hohen Kosten im Gesundheitswesen sind zu einem großen Teil zurückzuführen auf Überernährung und Fettsucht, auf Diabetes, Dyslipoproteinämie und Bluthochdruck mit Herzinfarkt und Schlaganfall als Folgen einer vorzeitigen Arteriosklerose, aber auch auf Krebs, dessen Entstehen in etwa 30 % mit der Ernährung in Zusammenhang gebracht wird, und auf die Folgen eines Mangels an essenziellen Nährstoffen, z. B. Jodmangel. Insgesamt kann man aber davon ausgehen, dass eine zu hohe Zufuhr an sich gesundheitsfördernder Nährstoffe heute mehr Schaden an der Gesundheit der Bevölkerung anrichtet als Verunreinigungen, Schadstoffe oder unerwünschte Inhaltsstoffe in Lebensmitteln (Deutsche Gesellschaft für Ernährung 2000). Im Ernährungsbericht 2000 finden sich auch alle bedeutenden Studien zum Thema.

49.1 Nährstoffe und Energie

49.1.1 Energie

Leben verbraucht Energie – im Körper des Menschen für vitale Funktionen, für Bewegungen und für die Wärmeproduktion. Energie wird in Form von Fett, Kohlenhydraten, Alkohol und Protein zugeführt. Nicht verbrauchte Energie wird als Fett abgelagert.

Der Energieverbrauch bei vollständiger körperlicher Ruhe wird **Grundumsatz** genannt. Er liegt bei etwa 1 kcal/kgKG/h und hat bei normaler körperlicher Aktivität den größten Anteil am gesamten Energieumsatz. Der Grundumsatz ist beim Mann größer als bei der Frau und nimmt mit zunehmendem Alter ab. Der **Erhaltungsbedarf** umfasst die Energie für die Nahrungsaufnahme, die Verdauungstätigkeit und den Ersatz von Geweben. Der **Leistungsbedarf** beinhaltet die Energie für die körperliche Aktivität und besondere physiologische Leistungen wie Wachstum, Schwangerschaft und Stillzeit (Wolfram 1999).

Die **Messung des Energieverbrauchs** erfolgte früher mit der indirekten Kalorimetrie, neuerdings unter Einsatz von **doppelt stabil markiertem Wasser ($^2H_2^{18}O$)**. Der Energieverbrauch des Menschen hängt sehr stark von der körperlichen Aktivität ab. Wegen der großen Variabilität der körperlichen Belastung können für die wünschenswerte Energiezufuhr des Menschen nur Richtwerte angegeben werden. Basis ist der Grundumsatz, der nach Formeln wie z. B. der von Harris und Benedikt berechnet werden kann. Der durchschnittliche tägliche Energierichtwert wird als ein Mehrfaches des Grundumsatzes in Form von **PAL-Werten** (PAL = Physical Activity Level) berechnet. Für ausschließlich sitzende Lebensweise gilt ein PAL-Wert von 1,2, für teils sitzende, teils stehende Tätigkeiten von 1,4–1,6 und für körperlich sehr anstrengende Berufe von 2,0–2,4. Entscheidend für eine dem Verbrauch angepasste Energiezufuhr ist jedoch die regelmäßige Kontrolle des Körpergewichts auf der Personenwaage.

49.1.2 Energieträger

Fett. Es hat die höchste Energiedichte (1 g = 9 kcal bzw. 38 kJ) und sollte bei einem bewegungsarmen Lebensstil 30 % der zugeführten Energie nicht übersteigen. Fettreiche Ernährung begünstigt die Entwicklung von Übergewicht und leistet der Manifestation von Stoffwechselkrankheiten und einer vorzeitigen Arteriosklerose Vorschub. Bei vermehrter körperlicher Aktivität darf der Fettanteil in der Nahrung 35 % der Energie und mehr erreichen. Gesättigte und mehrfach ungesättigte Fettsäuren sollten jeweils weniger als $^1/_3$, einfach ungesättigte Fettsäuren etwas mehr als $^1/_3$ der Fettzufuhr betragen. Die **Cholesterinzufuhr** mit der Nahrung sollte 300 mg pro Tag nicht übersteigen. So wird ernährungsbedingten Dyslipoproteinämien am besten vorgebeugt. Die essenziellen **Fettsäuren vom Omega-6- und Omega-3-Typ dienen** als Bausteine für Eicosanoide und sollten zur Optimierung der Thrombozyten-, Endothel- und Kreislauffunktionen als wirksame Prävention einer vorzeitigen Arteriosklerose als Linolsäure und α-Linolensäure in einem Verhältnis von 5:1 zugeführt werden.

Kohlenhydrate. Sie sollen mehr als die Hälfte der Energiezufuhr abdecken (1 g = 4 kcal bzw. 17 kJ) und v. a. in Form von **Polysacchariden** aufgenommen werden. Stärkehaltige Lebensmittel pflanzlicher Herkunft enthalten weitere wichtige Nährstoffe wie Vitamine und Mineralstoffe, aber auch Ballaststoffe und sekundäre Pflanzenstoffe. Der Anteil von Zucker, der als „leerer" Energieträger andere an essenziellen Nährstoffen reiche Lebensmittel verdrängen kann, sollte dagegen 10 % der Energie nicht übersteigen.

Ballaststoffe. Dies sind Strukturbestandteile von pflanzlichen Geweben, die im Darm des Menschen durch körpereigene Enzyme nicht gespalten werden können. Durch ihre Fähigkeit zur Quellung steigern sie die Darmmotilität; durch die Adsorption von schädlichen Substanzen und weitere Wirkungen beugen sie dem Dickdarmkrebs vor. Pro Tag sollten mehr als 30 g Ballaststoffe zugeführt werden (100 g Vollkornbrot enthalten ca. 6 g).

Alkohol. Er ist ein Genussmittel mit einem nicht zu vernachlässigenden Energiegehalt (1 g = 7 kcal bzw. 30 kJ), das vom gesunden Mann in einer Menge von bis zu 20 g und von der gesunden Frau in einer Menge von bis zu 10 g pro Tag, aber nicht täglich, genossen werden kann. Alkohol wirkt nach epidemiologischen Studien bei 40- bis 60-jährigen Männern in den genannten Mengen koronarprotektiv, aber die gleichen Mengen erhöhen bei der Frau bereits das Risiko für Brustkrebs.

 Cave
Die vielfältigen nachteiligen Folgen eines höheren Alkoholkonsums sprechen gegen eine Empfehlung als Koronartherapeutikum.

Protein. Es dient v. a. als Baustoff und nur in Situationen des totalen Fastens als Substrat für die Gluconeogenese (1 g = 4 kcal bzw. 17 kJ). Bei ausreichender Energieversorgung und Proteinzufuhr ist beim Erwachsenen die Proteinbildung gleich dem Proteinabbau, d. h. die Stickstoffbilanz ist ausgeglichen. Der Faktor 6,25 erlaubt die Umrechnung von Stickstoff auf Protein. Die minimale Menge Stickstoff, deren Zufuhr für eine ausgeglichene Stickstoffbilanz nötig ist, heißt Stickstoffminimum (0,05 g N/kgKG). Die biologische Wertigkeit, d. h. der Grad der Anpassung des Aminosäuremusters des jeweiligen Nahrungsproteins an den Bedarf des Menschen, bestimmt die Höhe des Stickstoffminimums. Protein tierischer Herkunft hat im Durchschnitt eine höhere biologische Wertigkeit als Protein pflanzlicher Herkunft. Neun Aminosäuren sind essenziell, d. h. sie können vom Körper nicht gebildet werden und müssen deshalb in ausreichender Menge in der Nahrung enthalten sein. In bestimmten Situationen sind auch weitere Aminosäuren unentbehrlich (z. B. Tyrosin beim Frühgeborenen). Die Empfehlung für die Proteinzufuhr des Gesunden liegt bei 0,8 g/kgKG pro Tag.

49.1.3 Referenzwerte für die wünschenswerte Zufuhr von essenziellen Nährstoffen

Die Referenzwerte für die wünschenswerte Zufuhr gewährleisten eine angemessene und gesundheitlich unbedenkliche Zufuhr von Vitaminen, Mineralstoffen und Spurenelementen (Deutsche Gesellschaft für Ernährung et al. 2000). Die einzelnen Referenzwerte haben unterschiedliche Bedeutung und Aussagekraft.

Der Bedarf an einem essenziellen Nährstoff ist die täglich zuzuführende Menge, die einen Mangel sicher verhindern kann. Die Höhe des Bedarfs ist von Person zu Person unterschiedlich. Für eine Bevölkerungsgruppe formulierte Empfehlungen für die wünschenswerte Nährstoffzufuhr gehen von einem Durchschnittswert des Bedarfs (Variationskoeffizient 10–15 %) zuzüglich 20–30 % aus. Dadurch werden die Unterschiede des individuellen Bedarfs bei Gesunden und der physiologischen Belastungen im Alltag ausreichend berücksichtigt. Bei einigen Nährstoffen reicht die wissenschaftliche Basis nur für die Angabe von Schätzwerten. Bei weiteren Nährstoffen arbeitet man mit Richtwerten als Orientierungshilfen (◘ Tabelle 49-1) (Deutsche Gesellschaft für Ernährung et al. 2000).

Für die ernährungsphysiologische Bewertung von Lebensmitteln, aber auch von Speiseplänen und von Ernährungsweisen hat sich die Verwendung der Bezugsgröße Nährstoffdichte, d. h. des Gehalts an essenziellen Nährstoffen pro Energiegehalt, als sehr nützlich erwiesen.

Wenn die Zufuhr ein Mehrfaches über den üblichen Empfehlungen liegt, können Supplemente oder angereicherte Lebensmittel toxische Wirkungen haben (z. B. bei Vitamin A, D, β-Carotin, Vitamin B_6, Niacin, Selen und anderen Spurenelementen). Dieses Risiko besteht besonders bei Selbstmedikation mit nichtrezeptpflichtigen Vitamin- und Mineralstoffpräparaten.

> **Grundsätzlich gilt, dass ein falsches Ernährungsverhalten durch die Verwendung von angereicherten Lebensmitteln und/oder Nahrungsergänzungsmitteln nicht ausgeglichen werden kann, da eine vollwertige Ernährung nicht nur essenzielle Nährstoffe, sondern auch Makronährstoffe im richtigen Verhältnis sowie adäquate Mengen an Ballaststoffen und zahlreiche bioaktive Substanzen liefert (Watzl u. Leitzmann 1999).**

Da bestimmte Lebensmittel von Natur aus einzelne essenzielle Nährstoffe in höheren Konzentrationen enthalten, kann man bei Bedarf auch durch gezielte Ernährungsberatung die Versorgung mit diesen Nährstoffen verbessern.

Funktionelle Lebensmittel (functional food) haben neben ihrem überwiegenden Ernährungswert auch noch andere gesundheitsfördernde Wirkungen, z. B. wirkt Hafer lipidsenkend, Fischöl antiarteriosklerotisch, Phyto-

◘ **Tabelle 49-1.** Referenzwerte: Empfehlungen, Schätzwerte und Richtwerte pro Tag für Männer im Alter von 19 bis unter 25 Jahre (% d. E. = Energie Prozent). Weitere Erklärungen im Text

Empfehlungen		Schätzwerte		Richtwerte	
Protein	59 g	α-Linolensäure	0,5 % d. E.	Energie	2500 kcal
Linolsäure	2,5 % d. E.	β-Carotin	2–4 mg	Fett	30 % d. E.
Vitamin A	1,0 mg	Vitamin E	15 mg	Cholesterin	300 mg
Vitamin D	5,0 µg	Vitamin K	70 µg	Kohlenhydrate	> 50 % d. E.
Thiamin	1,3 mg	Pantothensäure	6 mg	Ballaststoffe	> 30 g
Riboflavin	1,5 mg	Biotin	30–60 µg	Alkohol	≤ 20 g
Niacin	17 mg	Natrium	550 mg	Wasser	2700 ml
Vitamin B_6	1,5 mg	Chloride	830 mg	Fluorid	3,8 mg
Folsäure	400 µg	Kalium	2000 mg		
Vitamin B_{12}	3,0 µg	Selen	30–70 µg		
Vitamin C	100 mg	Kupfer	1,0–1,5 mg		
Calcium	1000 mg	Mangan	2,0–5,0 mg		
Phosphor	700 mg	Chrom	30–100 µg		
Magnesium	400 mg	Molybdän	50–100 µg		
Eisen	10 mg				
Jod	200 µg				
Zink	10 mg				

östrogene in Sojabohnen können mit endogenen Östrogenen interagieren, Probiotika mit Lactobacillen bereichern die Darmflora und verbessern die Lactoseverträglichkeit, Präbiotika fördern das Wachstum bestimmter Bakterien im Kolon. Funktionelle Lebensmittel können als mögliche Ergänzung mit speziellen Wirkungen angesehen werden, keinesfalls aber als Ersatz für eine vollwertige Ernährung.

49.2 Vollwertige Ernährung

Die vollwertige Ernährung, wie sie die **Deutsche Gesellschaft für Ernährung** (DGE) definiert hat, lässt sich in einfachen Ratschlägen fassen (◘ Übersicht 49-1). Eine einseitige Bevorzugung bestimmter Lebensmittel, z. B. der Verzehr von Fleischwaren bei jeder Mahlzeit, ist nicht zu empfehlen, da dadurch die Belastung des Stoffwechsels mit nur in bestimmten Mengen erwünschten Nährstoffen, z. B. Fett, Salz oder unerwünschten Inhaltsstoffen wie z. B. Purinen, unnötig erhöht wird. Lebensmittel **pflanzlicher Herkunft** sind von Vorteil, da sie eine geringere Energiedichte, mehr Ballaststoffe, Vitamine und Mineralstoffe und weniger Fett und dieses mit mehr ungesättigten Fettsäuren enthalten. Lebensmittel, die vorwiegend aus Alkohol, Fett und Zucker bestehen, enthalten demgegenüber vorwiegend Energie und liefern nur geringe Mengen von essenziellen Nährstoffen.

> **Übersicht 49-1**
> **Vollwertiges Essen**
>
> – **Vielseitig – aber nicht zu viel:**
>   – Abwechslungsreiche Kost schmeckt.
>   – Sie sättigt und ist vollwertig.
> – **Verwenden Sie mehr Vollkornprodukte, reichlich frisches Obst, Gemüse und Kartoffeln,** denn sie liefern wichtige Nährstoffe, bioaktive Substanzen und Ballaststoffe.
> – **Gehen Sie sparsam mit Fett, Zucker und Salz um:**
>   – Fett macht fett.
>   – Zucker macht Karies.
>   – Salz erhöht den Blutdruck.
>   – Dagegen verbessern Kräuter und Gewürze den Eigengeschmack der Speisen.
> – **Trinken mit Verstand:**
>   – Der Körper benötigt etwa 2 l Wasser pro Tag.
>   – Decken Sie den Flüssigkeitsbedarf mit Wasser.
>   – Trinken Sie alkoholische Getränke nicht in Mengen, sondern nach Qualität.
> – **Garen Sie Ihre Speisen kurz, mit wenig Wasser und wenig Fett,** so bleiben Nährstoffe und Eigengeschmack der Speisen erhalten.
> – **Bleiben Sie in Bewegung und holen Sie das Beste aus Essen und Trinken heraus** – für ein langes Leben, für mehr Lebensqualität.

Die Unterschiede zwischen Lebensmitteln aus **konventionellem** oder **alternativem Anbau** sind bei der Ernte in Bezug auf den Nährstoffgehalt nicht signifikant. Wichtig für die ernährungsphysiologische Qualität sind v. a. kurze Transport- und Lagerzeiten sowie eine nährstoffschonende Zubereitung. Einseitige Ernährungsformen, z. B. vegane Ernährung oder die extrem fettreiche Atkins-Diät, bieten eine zu schmale Versorgungsbasis für essenzielle Nährstoffe und sind deshalb nicht zu empfehlen, v. a. nicht für Kleinkinder und ältere Menschen.

49.3 Präventive Ernährung

Chronische Krankheiten wie Arteriosklerose, Krebs oder Osteoporose entstehen im Verlauf von Jahren und kommen erst im höheren Alter voll zur Ausbildung. Fehlernährung hat einen großen Einfluss auf ihre Entstehung. Epidemiologische Untersuchungen haben bewiesen, dass durch eine präventive Ernährung und eine gesundheitsfördernde Lebensweise in jungen Jahren sowie durch Vermeidung von speziellen Risikofaktoren und Förderung von Schutzfaktoren diesen Krankheiten gezielt vorgebeugt werden kann.

Die vorzeitige **Arteriosklerose** wird durch Vermeidung und Behandlung der meist ernährungsbedingten, aber beeinflussbaren Risikofaktoren (▶ Kap. 51) wirksam gebremst. Als Vorbeugung gegen **Krebs** gelten weltweit die Regeln, das Rauchen einzustellen, und den Alkoholkonsum zu reduzieren, jeden Tag 5-mal frisches Obst, Gemüse und Vollkornprodukte zu verzehren und fettreiche Lebensmittel zu meiden. Außerdem soll die körperliche Aktivität gesteigert und dadurch Übergewicht abgebaut werden; die Vorsorgeuntersuchungen sollten regelmäßig wahrgenommen werden. Gegen **Osteoporose** schützt der Aufbau eines festen Knochens in der Jugend durch große körperliche Aktivität im Freien und eine ausreichende Zufuhr von Mineralstoffen, v. a. Calcium, sowie Protein und Vitaminen; im weiteren Verlauf des Lebens die Vermeidung von Risikofaktoren wie Bewegungsmangel, calciumarmer Ernährung und hohem Konsum von Kaffee und Alkohol.

Im Rahmen der **präventiven Ernährung** werden einzelnen Nahrungsbestandteilen wie den antioxidativ wirksamen Vitaminen C und E oder den sekundären Pflanzenstoffen (Carotinoide, Phytosterine, Flavonoide etc.) besondere Wirkungen zugesprochen. Aus epidemiologischen Studien lassen sich zwar positive Zusammenhänge zwischen der Zufuhr bestimmter Lebensmittel und der Senkung des Risikos bestimmter chronischer Krankheiten (Arteriosklerose, Krebs, Rheuma etc.) ableiten, aber welche Komponenten dieser Nahrung für diese Wirkungen verantwortlich sind, kann derzeit in den seltensten Fällen definitiv angegeben werden. Große Interventionsstudien mit einzelnen antioxidativen Vitaminen (z. B. E, C, β-Carotin) in hohen Dosen haben bisher keinen signifikanten Erfolg zeigen können. β-Carotin hat in einer Dosis von 20 mg pro Tag bei Rauchern sogar die Entstehung von Lungenkrebs gefördert. Gesichert ist aber durch große Studien, dass eine Ernährung mit Bevorzugung von Lebensmitteln pflanzlicher Herkunft eine präventive Wirkung gegen Arteriosklerose und Krebs hat (Deutsche Gesellschaft für Ernährung 2000), denn diese Lebensmittel sind reich an Omega-3-Fettsäuren, antioxidativen Vitaminen, Spurenelementen, bioaktiven Substanzen und Ballaststoffen.

49.4 Ernährungszustand

Der Ernährungszustand des Menschen wird durch die Zufuhr und den Bedarf an essenziellen Nährstoffen und an Energie bestimmt. Bei unzureichender Ernährung erhöht sich die Anfälligkeit gegenüber Krankheiten. Bereits bestehende Krankheiten können durch Beeinträchtigung der Nährstoffaufnahme, durch einen erhöhten Nährstoffbedarf oder durch vermehrte Verluste von essenziellen Nährstoffen zu einer Verschlechterung des Ernährungszustandes führen. Das schwächt die Wiederstandskraft gegen die Krankheit und erfordert dringend eine ernährungstherapeutische Intervention.

Die **Feststellung des Ernährungszustandes** erfolgt durch:
- Ernährungsanamnese
- körperlichen Untersuchung
- relevante klinisch-chemische Parameter
- Wirkung einer gezielten Substitution von bestimmten Nährstoffen auf eine Mangelsymptomatik.

Die **Ernährungsanamnese** sollte nach unbeabsichtigtem Gewichtsverlust fahnden (>3 kg in den vorhergehenden 3 Monaten), nach einseitiger Ernährung fragen (z. B. streng vegane Ernährung, Alkoholabusus), nach Arzneimitteln (z. B. Diuretika, Abführmittel, orale Kontrazeptiva, Antiepileptika etc.), nach Stuhlgang sowie nach Menorrhagien oder häufigen Schwangerschaften. Für die Erfassung von weiteren Einzelheiten ist ein **Ernährungsprotokoll** über wenigstens 3 Tage, einschließlich eines Wochenendtages, sehr nützlich.

Das **relative Körpergewicht**, d. h. die Körpermasse in Bezug zur Körpergröße, ist zur Erfassung einer Überernährung wichtig. Der **Body Mass Index (BMI)** (Definition ▶ Kap. 52) berücksichtigt auch Unterschiede des Körperbaus und ist bis zu einem Wert von 25 normal.

> ❗ Während in jüngeren Jahren das geringste Risiko für eine Krankheit bei normalem Körpergewicht gegeben ist, liegt bei alten Menschen mit mäßigem Übergewicht eine höhere Lebenserwartung vor als mit normalem Gewicht oder Untergewicht.

Die Dicke des Unterhautfettgewebes gibt ebenfalls über die Energiebilanz des Patienten Auskunft. Die Bioelektrische Impedanzanalyse (BIA) erlaubt Aussagen über die fettfreie Körpermasse und die Fettgewebsmasse.

Nährstoffmangel geht nur selten mit pathognomonischen klinischen Zeichen einher, z. B. Nachtblindheit bei Vitamin-A-Mangel oder Cheilosis bei Mangel an Riboflavin. Als Beispiele **ernährungsrelevanter klinisch-chemischer Parameter** sind z. B. zu nennen das Hämoglobin und die Eisenbindungskapazität für die Versorgung mit Eisen oder eine hyperchrome Anämie als Hinweis auf einen Mangel an Vitamin B_{12} oder Folsäure. Die Albuminkonzentration im Plasma ist ein brauchbarer Parameter für die Proteinversorgung des Patienten.

49.5 Nährstoffbedarf bei Krankheiten

Krankheiten gehen immer mit Veränderungen im Stoffwechsel einher, die auch den Bedarf an essenziellen Nährstoffen und Energie beeinflussen. Ein **Anstieg der Körpertemperatur** um 1 °C erhöht den Energiebedarf bereits um etwa 15 %. Bei erhöhter Körpertemperatur ist auch der Stoffwechsel beschleunigt und der Bedarf an Vitaminen und anderen essenziellen Nährstoffen erhöht. Störungen der Nährstoffabsorption im Darm oder vermehrte Nährstoffverluste (z. B. durch Schweiß bei Fieber, durch Wundsekrete bei Entzündungen oder durch Drainagen) können einen erhöhten Bedarf verursachen. Eine Pleurapunktion von 1,5 l mit einem Proteingehalt von 4 g/dl bedeutet einen Eiweißverlust von 60 g. Über das Ausmaß und die Auswirkungen der Veränderungen bei Krankheit lassen sich keine festen Regeln aufstellen. Der individuelle Nährstoffbedarf des einzelnen Patienten muss entsprechend den täglichen Verlusten und dem Verlauf der Krankheit gedeckt werden.

Als Grundlage für die ausreichende Versorgung jedes Patienten dienen die **Referenzwerte** für eine wünschenswerte Zufuhr der Nährstoffe (Tabelle 49-1). Für Patienten mit einer schweren Krankheit aus dem Bereich der inneren Medizin, die Bettruhe erfordert, sind die Empfehlungen für die Zufuhr von essenziellen Nährstoffen zu verdoppeln. In schwierigen Fällen, speziell bei zusätzlichen Verlusten, muss der Mehrbedarf an essenziellen Nährstoffen anhand der täglichen Verluste und des Verlaufs von klinischen und biochemischen Parametern sorgfältig festgelegt werden.

 Cave
 Bei chronischen Krankheiten muss einer Gewichtsabnahme frühzeitig energisch entgegengesteuert werden, da ein späterer Aufbau von Körpersubstanz sehr viel schwieriger und teurer ist.

49.6 Ernährungstherapie von Stoffwechselkrankheiten

Die entsprechenden Diätmaßnahmen sind in den einzelnen Kapiteln beschrieben. Außerdem gibt es in der Literatur ausführliche Beschreibungen (Biesalski et al. 1999; Kluthe et al. 2000).

49.6.1 Diätetische Behandlung der Adipositas

Betreffs allgemeinem Behandlungsplan, Diagnostik, Indikation und Therapie, Therapieziele und Therapieplanung sowie niedrigkalorische Diät wird auf das ▶ Kap. 52 „Adipositas" verwiesen.

49.6.2 Diättherapie

Die Vermehrung der Fettgewebemasse ist das Ergebnis einer längerfristig positiven Energiebilanz, dabei entspricht 1 kg Fettgewebe einem Überschuss von etwa 7000 kcal.

> **Praxistipp**
> Eine Reduktionsdiät ist nur dann wirksam, wenn die Energiebilanz negativ ist. Eine Kalorie bleibt eine Kalorie, unabhängig davon in welcher Form (Eiweiß, Kohlenhydrate, Fett oder Alkohol) sie zugeführt wird.

Auf Zellebene besteht praktisch kein Unterschied, da z. B. auch die höhere postprandiale Thermogenese von mittelkettigen Fettsäuren im Vergleich zu langkettigen Fettsäuren nach Umstellung auf eine entsprechende Ernährung innerhalb weniger Tage durch adaptive Vorgänge im Stoffwechsel absinkt. Man unterscheidet mehrere Formen der Diättherapie der Adipositas (Wechsler 1997).

Die **energiereduzierte Mischkost** ist die einfachste Diät, um eine negative Energiebilanz zu erreichen und Gewicht abzunehmen, am besten in Verbindung mit erhöhter körperlicher Aktivität. Die energiereduzierte Mischkost soll täglich etwa 1000–1500 kcal liefern, die etwas mehr als die Hälfte der Energie als Kohlenhydrate, 30 % in Form von Fett und bis zu 20 % als Protein (mindestens 50 g vorwiegend hochwertiges Protein) enthalten. Die Nahrungszufuhr sollte auf 4–5 Mahlzeiten pro Tag verteilt werden, um zu große Intervalle und Heißhungerattacken zu vermeiden. Die tägliche Flüssigkeitszufuhr sollte mindestens 2,5 l betragen. Diese Reduktionsdiät enthält – mit Ausnahme von sehr fetten – fast alle Lebensmittel, die der Patient auch nach Erreichen des Zielgewichts weiter verwenden sollte und bietet deshalb ein **hohes Schulungspotenzial**. Weitere Vorteile sind das Fehlen von unerwünschten Wirkungen und die geringen

Kosten. Mit dieser Ernährungstherapie ist eine Gewichtsabnahme von durchschnittlich 0,5 kg pro Woche, anfangs mehr, später weniger, in überschaubarer Zeit zu erreichen. Ein Gewichtsverlust von 4–7 kg (entspricht etwa 2 BMI-Einheiten) führt bereits zu einer günstigen Beeinflussung von Stoffwechselkrankheiten und Bluthochdruck. Diese Reduktionsdiät kann auch als Standardreduktionsdiät bezeichnet werden, da sie nach dem Prinzip einer einfachen Verkleinerung der Portionen und der Verwendung von Lebensmitteln mit geringer Energiedichte (Salate, Gemüse, Obst) den Einsatz bei mäßigen Graden der Adipositas rechtfertigt.

Die **fettkontrollierte kohlenhydratliberale Diät** hat ihren wissenschaftlichen Hintergrund in zahlreichen epidemiologischen Untersuchungen, die zeigen konnten, dass eine fettreiche Ernährung die Entwicklung von Fettsucht begünstigt und eine kohlenhydratreiche Ernährung das Gegenteil bewirkt. Die Kontrolle der Fettaufnahme hat zum Ziel, dass durch das größere Volumen der fettarmen Lebensmittel bereits bei einer geringeren Gesamtenergieaufnahme ein Sättigungseffekt auftritt. Außerdem haben Protein und Kohlenhydrate einen größeren Sättigungseffekt. Ein mit fettreichen Lebensmitteln gefüllter Magen enthält mehr Energie als ein mit kohlenhydrat- und ballaststoffreichen Lebensmitteln gefüllter. Da viele Personen mit Übergewicht auch sehr fettreich essen, hat dieses Prinzip durchaus Erfolgsaussichten. Für die praktische Umsetzung hat es sich bewährt, den Schwerpunkt der Ernährungsberatung weniger auf die Lebensmittelmengen als auf die Art der Lebensmittel, d. h. die Bevorzugung fettarmer Lebensmittel, zu legen. Die Akzeptanz dieser Anweisungen steigert die Wahrscheinlichkeit einer langfristigen Veränderung des Ernährungsverhaltens und einer Stabilisierung des Erfolgs. Auch wenn die Gewichtsabnahme mit 0,5–1 kg pro Monat nicht sehr ausgeprägt ist, werden dieser Methode und ihrem nachhaltigen pädagogischen Effekt eine gute Prognose ausgestellt.

Leitlinien – Adressen – Tipps

Leilinien und Internet-Adressen

Leitlinien zur Ernährung bei der Deutschen Gesellschaft für Ernährung, Godesberger Allee 18, 53157 Bonn

Leitlinien zur Prävention und Therapie der Adipositas (2003, hrsg. von der Deutschen Adipositas-Gesellschaft, Deutschen Diabetes-Gesellschaft und der Deutschen Gesellschaft für Ernährung. Diabetes und Stoffwechsel 12 (Suppl 2): 35–46

Deutsche Gesellschaft für Ernährungsmedizin (DGEM): www.DGEM.de

Deutsche Gesellschaft für Ernährung (DGE): www.DGE.de

Literatur

Biesalski KH, Köhrle J, Schürmann K (2002) Vitamine, Mineralstoffe und Spurenelemente. Thieme, Stuttgart

Biesalski KH, Fürst P, Kasper H, Kluthe R, Pölert W, Puchstein Ch, Stähelin HB (Hrsg) (2004) Ernährungsmedizin. Thieme, Stuttgart

Deutsche Gesellschaft für Ernährung (Hrsg) (2000) Ernährungsbericht 2000. Druckerei Henrich GmbH, Frankfurt am Main

Deutsche Gesellschaft für Ernährung, Österreichische Gesellschaft für Ernährung, Schweizerische Gesellschaft für Ernährungsforschung, Schweizerische Vereinigung für Ernährung (Hrsg) (2000) Referenzwerte für die Nährstoffzufuhr. Umschau Braus GmbH Verlagsgesellschaft, Frankfurt am Main

Kluthe R, Fürst P, Hauner H, Hund-Wissner E, Kasper H, Kotthoff G, Rottka H, Schade M, Wechsler JG, Weingard A, Wild M, Wolfram G (2000) Das Rationalisierungsschema 2000 des Berufsverbandes Deutscher Ernährungsmediziner (BDEM), der Deutschen Adipositas Gesellschaft, der Deutschen Akademie für Ernährungsmedizin (DAEM), der Deutschen Gesellschaft für Ernährung (DGE), der Deutschen Gesellschaft für Ernährungsmedizin (DGEM) und des Verbandes der Diätassistenten-Deutscher Berufsverband (VDD). Aktuelle Ernährungsmedizin 25: 263–270

Watzl B, Leitzmann C (Hrsg) (1999) Bioaktive Substanzen in Lebensmitteln, 2. Aufl. Hippokrates, Stuttgart

Wechsler JG (1997) Diätetische Therapie der Adipositas. Dtsch Ärztebl 94: A2250–A2256

Wechsler JG (2003) Adipositas – Ursachen und Therapie. Blackwell, Berlin

Wolfram G (1999) Ernährung In: Alexander K et al. (Hrsg) Thiemes Innere Medizin (TIM). Thieme, Stuttgart, S 1961–2022

50 Diabetes mellitus
F. Rinninger, E. Standl

50.1 Grundlagen – 859

50.2 Allgemeine Therapieprinzipien – 864
50.2.1 Therapieziele – 864
50.2.2 Allgemeine therapeutische Maßnahmen – 865

50.3 Therapie im Einzelnen – 869
50.3.1 Insulintherapie – 869
50.3.2 Orale Antidiabetika – 877
50.3.3 Transplantationsbehandlungen bei Diabetes mellitus – 879

50.4 Therapie bei speziellen Diabetesformen – 880
50.4.1 Typ-1-Diabetes mellitus – 880
50.4.2 Typ-2-Diabetes mellitus – 881
50.4.3 Diabetestherapie in speziellen Situationen – 884

50.5 Therapie akuter Komplikationen bei Diabetes mellitus – 886
50.5.1 Hypoglykämien – 886
50.5.2 Hyperglykämische Stoffwechselentgleisungen – 888
50.5.3 Lactatazidose – 890

50.6 Therapie chronischer Komplikationen bei Diabetes mellitus – 891
50.6.1 Diabetische Angiopathien – 891
50.6.2 Diabetische Retinopathie – 891
50.6.3 Diabetische Neuropathie – 891
50.6.4 Diabetische Nephropathie – 893
50.6.5 Diabetisches Fußsyndrom – 893
50.6.6 Fettstoffwechselstörungen bei Diabetes mellitus – 893

50.7 Insulinom – 893
50.7.1 Grundlagen – 893
50.7.2 Therapie – 894
50.7.3 Inselzellkarzinome – 894

Literatur – 896

Diabetes mellitus ist ein Sammelbegriff für eine ätiologisch und pathogenetisch heterogene Gruppe von chronischen Krankheiten des Kohlenhydratstoffwechsels, deren gemeinsames Charakteristikum die Hyperglykämie ist. Neben einer Dysfunktion des Kohlenhydratstoffwechsels finden sich häufig Störungen des Fett-, des Eiweiß- und des Elektrolytstoffwechsels. Die Pathogenese des Typ-1-Diabetes [früher „insulinabhängiger Diabetes" (IDDM)] ist durch einen absoluten Insulinmangel gekennzeichnet. Ursache des Typ-2-Diabetes [früher „nicht-insulinabhängiger Diabetes" (NIDDM)] ist eine verminderte Insulinwirkung an den Zielgeweben dieses Hormons („Insulinresistenz") sowie eine Störung der Insulinsekretion. Akute Komplikationen des Diabetes sind Hyper- und therapiebedingte Hypoglykämien. Chronische Komplikationen sind Mikroangiopathie (Nieren, Augenfundus), Neuropathie sowie Makroangiopathien. Überlebensnotwendig bei Typ-1-Diabetes ist die Substitution des defizienten Insulins. Therapiegrundlagen bei Typ-2-Diabetes sind eine angemessene Ernährung und vermehrte körperliche Aktivität; beide Maßnahmen sollen auch zur Verminderung des häufig bestehenden Übergewichtes beitragen. Ergänzend kann bei Typ-2-Diabetes auch mit oralen Antidiabetika und/oder Insulin behandelt werden. Künftige Therapiealternativen bei Diabetes sind die Inhalation von Insulin, die Pankreasorgantransplantation und die Inselzelltransplantation (Shapiro et al. 2000).

50.1 Grundlagen

Einteilung und Klinik

Klassifikation des Diabetes mellitus. Die diabetischen Krankheitsbilder können nach ätiologischen, pathogenetischen, prognostischen und therapeutischen Gesichtspunkten differenziert werden. Die 1985 von der WHO etablierte Klassifikation der Diabetestypen wurde 1997 durch die American Diabetes Association (ADA) und die WHO aktualisiert (American Diabetes Association 1997; WHO 1985, ◘ Übersicht 50-1). Bei der aktuell gültigen Einteilung wurden v. a. ätiologische und pathophysiologische Faktoren berücksichtigt: β-Zell-Destruktion (Typ-1-Diabetes) vs. Insulinresistenz mit relativem Insulinmangel (Typ-2-Diabetes).

Übersicht 50-1
Klassifikation des Diabetes mellitus (nach ADA 1997)

- **Typ-1-Diabetes mellitus** (β-Zell-Destruktion, die zum absoluten Insulinmangel führt)
  - immunologisch vermittelt
  - idiopathisch (in Europa selten)

- **Typ-2-Diabetes mellitus** (kann sich erstrecken von einer vorwiegenden Insulinresistenz mit relativem Insulinmangel bis zu einem vorwiegend sekretorischen Defekt mit Insulinresistenz)

- **Andere spezifische Typen**
  - *Genetische Defekte der β-Zell-Funktion*
    - Chromosom 12, HNF-1α (frühere Bezeichnung MODY 3)
    - Chromosom 7, Glukokinase (frühere Bezeichnung MODY 2)
    - Chromosom 20, HNF-4α (frühere Bezeichnung MODY 1)
    - mitochondriale DNS (MIDD, „maternally inherited diabetes and deafness")
  - *Genetische Defekte der Insulinwirkung*
    - Typ-A-Insulinresistenz
    - Leprechaunismus
    - Rabson-Medenhall-Syndrom
    - lipatrophischer Diabetes
  - *Krankheiten des exokrinen Pankreas*
    - Pankreatitis
    - Trauma/Pankreatektomie
    - Neoplasie
    - zystische Fibrose
    - Hämochromatose
    - fibrosierende verkalkende Pankreatitis (fibrocalculous pancreatopathy – FCPD)
  - *Endokrinopathien*
    - Akromegalie
    - Cushing-Syndrom

- Glukagonom
- Phäochromozytom
- Hyperthyreose
- Somatostatinom
- Aldosteronom (primärer Hyperaldosteronismus)
- *Medikamenten- oder chemikalieninduziert*
    - Vacor (Rattengift)
    - Pentamidin
    - Nicotinsäure
    - Glucocorticoide
    - Schilddrüsenhormone
    - Diazoxid
    - β-adrenerge Agonisten
    - Thiaziddiuretika
    - Phenytoin
    - α-Interferon
- *Infektionen*
    - kongenitale Rötelninfektion
    - Zytomegalievirusinfektion
- *Seltene Formen eines immunologisch bedingten Diabetes*
    - „Stiff-Man"-Syndrom
    - Antiinsulinrezeptorantikörper
- *Andere genetische Syndrome, die vereinzelt mit Diabetes vergesellschaftet sind*
    - Down-Syndrom
    - Klinefelter-Syndrom
    - Turner-Syndrom
    - Wolfram-Syndrom
    - Friedreich-Ataxie
    - Chorea Huntington
    - Lawrence-Moon-Biedel-Syndrom
    - myotone Dystrophie
    - Prader-Willi-Labhart-Syndrom

— **Gestationsdiabetes (GDM)**

Symptome. Der unbehandelte manifeste Diabetes mellitus ist durch eine Reihe von Symptomen gekennzeichnet:
- Polydipsie
- Polyurie (durch osmotische Diurese), Nykturie
- Exsikkose
- Müdigkeit, Abgeschlagenheit, Leistungsschwäche
- Gewichtsabnahme (durch Katabolie)
- Sehstörungen, Muskelkrämpfe (durch Störungen des Elektrolyt- und Wasserhaushaltes)
- Amenorrhö, verminderte Libido und Potenz
- Infektanfälligkeit, schlechte Wundheilung
- Pruritus, bakterielle oder mykotische Hautinfektionen
- neurologische Symptome (z. B. Sensibilitätsstörungen)
- Übelkeit, Erbrechen, abdominelle Schmerzen (bei Ketoazidose)
- Acetongeruch in der Atemluft (nur bei Ketoazidose)

Spezielle Diabetesformen

Typ-1-Diabetes mellitus

Vorkommen. Der Typ-1-Diabetes manifestiert sich meistens vor dem 40. Lebensjahr, tritt häufig akut, gelegentlich auch subakut auf (◘ Tabelle 50-1). Die familiäre Belastung ist geringer als beim Typ-2-Diabetes, aber eindeutig nachweisbar. Assoziationen mit bestimmten HLA-Merkmalen (z. B. DQA1*0301-DQB1*0302) sind bekannt.

Ätiologie und Pathogenese. Durch eine autoimmunologische Destruktion der B-Zellen der Langerhans-Inseln im Pankreas tritt ein **absoluter Insulinmangel** auf, Insulin ist im Serum nicht messbar oder deutlich erniedrigt (Atkinson u. Maclaren 1994). Es tritt eine absolute Insulinabhängigkeit ein. Möglicherweise können exogene Faktoren bei genetischer Disposition den Krankheitsprozess begünstigen (z. B. Viren, Rinderalbumin aus Kuhmilch).

Symptome. Die oben genannten „klassischen" Diabetessymptome sind bei Manifestation der Erkrankung meist vorhanden, die Patienten neigen zur Ketose bei insgesamt labilem Kohlenhydratstoffwechsel.

Antikörper. Im Serum sind Autoantikörper gegen Inselzellen und Insulin oft schon Jahre vor der Manifestation des Diabetes nachweisbar:
- zytoplasmatische Inselzellantikörper (ICA)
- Insulinautoantikörper (IAA)
- Antikörper gegen die Glutamat-Decarboxylase (Anti-GAD)
- Antikörper gegen Tyrosinphosphatase (IA–2A und IA–2βA)

Typ-2-Diabetes mellitus

Vorkommen. Der Typ-2-Diabetes manifestiert sich typischerweise nach dem 40. Lebensjahr (◘ Tabelle 50-1). Ein Auftreten in jüngeren Altersgruppen, auch bei erheblich übergewichtigen Kindern und Jugendlichen, wird jedoch immer häufiger beobachtet. Der Beginn ist meist allmählich, die Patienten sind oft relativ lange symptomarm. Es besteht eine ausgeprägte genetische Veranlagung, jedoch keine Assoziation zu HLA-Typen. Ein spezifischer genetischer Marker ist bisher nicht identifiziert.

Ätiologie und Pathogenese. Einerseits besteht eine **Insulinresistenz**, andererseits eine **Störung der Insulinsekretion**. Die Insulinsekretion nimmt im Verlauf von Jahren progredient ab. Im Plasma ist Insulin erhöht oder erniedrigt, im Bezug zur Glucose besteht allerdings immer

◘ Tabelle 50-1. Klinische Charakteristika des Diabetes mellitus Typ 1 und Typ 2

Klinisches Charakteristikum	Typ 1	Typ 2
Genetik	HLA-Allel	unbekannt
Typisches Alter bei Manifestation	< 40 Jahre bzw. 15.–24. Lebensjahr	> 40 Jahre
Körpergewicht	Normal-/Untergewicht	Übergewicht
Manifestationsgeschwindigkeit	meist rasch	langsam
Plasmainsulin	niedrig oder nicht messbar	normal oder hoch
Immunphänomene (Autoantikörper)	häufig positiv	negativ
Glucosestoffwechsel	labil	stabil
Neigung zu Ketose	ausgeprägt	gering
Akutkomplikationen	Ketoazidose	hyperosmolare Entgleisung
Insulintherapie	absolut indiziert	bei Versagen der oralen Therapie

ein relatives Insulindefizit, v. a. bezüglich der frühen (raschen) Phase der Insulinsekretion.

Begünstigende Faktoren. Zahlreiche Faktoren bzw. Erkrankungen können die Manifestation eines Typ-2-Diabetes begünstigen:
— stammbetonte Adipositas
— Überernährung, Mangel an Ballaststoffen
— körperliche Inaktivität
— Schwangerschaft
— arterielle Hypertonie
— Dyslipoproteinämie (Hypertriglyzeridämie, vermindertes HDL-Cholesterin)
— Lebererkrankungen
— Endokrinopathien (Erhöhung kontrainsulinärer Hormone)
  – Akromegalie
  – Cushing-Syndrom
  – Phäochromozytom
  – Hyperthyreose
— Stressfaktoren (Infektionen, Traumen, Myokardinfarkt u. a.)
— Medikamente (Corticosteroide, Diuretika, Ovulationshemmer u. a.)

Begleit- und Folgeerscheinungen. Als Akutkomplikation kann ein „hyperosmolares Koma" eintreten (▶ Abschnitt 50.5.2). Chronische Komplikationen sind Makro- (koronare Herzkrankheit, arterielle Verschlusskrankheit) und Mikroangiopathie (Retino-, Nephropathie) sowie Neuropathie (◘ Tabelle 50-1).

Metabolisches Syndrom

Das „metabolische Syndrom" (Reaven 1988; Standl 1996; Reusch 2002) fasst eine Krankheitsentität zusammen, die häufig schon vor der klinischen Manifestation eines Typ-2-Diabetes erkannt werden kann. Es ist gekennzeichnet durch:

— Insulinresistenz (vorwiegend im Muskel)
— Hyperinsulinämie
— normale Glucose → Glucoseintoleranz → Hyperglykämie bzw. Diabetes mellitus
— arterielle Hypertonie
— Dyslipoproteinämie (VLDL-Triglyzeride erhöht, HDL-Cholesterin erniedrigt)
— Adipositas mit androider (stammbetonter) Fettverteilung
— Gerinnungsstörungen

Pathophysiologischer Ausgangspunkt ist möglicherweise eine angeborene Unterempfindlichkeit gegenüber endogenem Insulin, die durch eine erworbene Insulinresistenz bei Adipositas und Bewegungsmangel verstärkt wird. Diese Insulinresistenz bedingt zunächst kompensatorisch eine Mehrsekretion von Insulin; letztere verhindert initial die den Diabetes kennzeichnende Hyperglykämie. Insulinresistenz und Hyperinsulinämie begünstigen, möglicherweise vermittelt durch Effekte auf den Natriumstoffwechsel, die arterielle Hypertonie. Gleichzeitig wird eine Dyslipoproteinämie induziert. Auch die Stammfettsucht könnte durch die Hyperinsulinämie und die Insulinresistenz gefördert bzw. unterhalten werden. Im Verlauf tritt ein zunehmendes Defizit der endogenen Insulinsekretion auf, dann wird der Diabetes manifest.

❗ Für die Prognose beim metabolischen Syndrom ist entscheidend, dass bei den betroffenen Patienten die Inzidenz von Mikro- und Makroangiopathie massiv erhöht ist.

Gestationsdiabetes

Als Gestationsdiabetes (Füchtenbusch et al. 1997; Greene 1997; Deutsche Diabetes-Gesellschaft 2001) wird jede während der Schwangerschaft erstmalig erkannte Glucosetoleranzstörung bezeichnet; sie ist in der Regel nach der Entbindung reversibel. Typischer Manifestationszeitpunkt ist das 2. Trimenon.

Die Pathogenese ist heterogen; ein Defekt der Insulinsekretion und/oder eine Störung der Insulinwirkung können vorliegen. Das mütterliche Risiko einer Diabetesmanifestation nach der Entbindung beträgt etwa 3–4% pro Jahr. Ungefähr 10% der Frauen mit Gestationsdiabetes weisen Autoantikörper im Sinne eines Typ-1-Diabetes auf; bei letzteren bleibt die Insulinbedürftigkeit praktisch in jedem Fall auch nach der Entbindung bestehen.

Bei Gestationsdiabetes besteht eine erhöhte Mortalität und Morbidität für Mutter und Fetus (▶ Abschnitte „Diagnose" bzw. „Therapie des Gestationsdiabetes").

Gestörte Glucosetoleranz

Klassischerweise ist die gestörte (pathologische) Glucosetoleranz durch eine erhöhte Blutglucose beim oralen Glucosebelastungstest definiert. Bei diesen Personen ist das Risiko einer späteren Diabetesmanifestation (ca. 5% pro Jahr) und das Risiko für Mortalität und besonders für makrovaskuläre Gefäßkomplikationen erhöht. Die Glucosetoleranz kann sich jedoch im Verlauf auch wieder normalisieren.

Nach der 1997 erfolgten Neufassung der Diagnosekriterien (ADA 1997a) für den Diabetes mellitus wurde der Begriff der gestörten Glucosetoleranz [Impaired Glucose Tolerance (IGT)] beibehalten. Er wird jedoch nicht als eigenständige Erkankung geführt, sondern dient zur Beschreibung des Hyperglykämieausmaßes.

Die gestörte Glucosetoleranz kann nach den aktuellen Diagnosekriterien sowohl mit dem OGTT als auch anhand der Nüchternglucose diagnostiziert werden. Äquivalent der gestörten Glucosetoleranz im OGTT ist die „abnorme Nüchternglucose" [Impaired Fasting Glucose (IFG)].

Diagnose

Labordiagnostik

Blutzucker. Die Diabetesdiagnose wird durch die Hyperglykämie gesichert. Hierzu ist eine qualitätskontrollierte Analytik unverzichtbar, Blutzuckerbestimmungen mithilfe von Teststreifen oder sog. Sensoren sind für die Diagnostik nicht ausreichend. Die aktuell gültigen Diagnosekriterien sind in ◘ Tabelle 50-2 und 50-3 zusammengefasst.

Glukosurie und Nierenschwelle. Bei Diabetesverdacht kann die Bestimmung der Uringlucose weiterführend sein. Physiologischerweise wird im Urin keine Glucose ausgeschieden. Sie ist jedoch dann im Harn nachweisbar, wenn in der Niere die glomeruläre Filtration die tubuläre Rückresorption überschreitet. Diese als Nierenschwelle bezeichnete Grenze liegt bei normaler Nierenfunktion bei einer Blutglucose von 150–180 mg/dl. Die Glukosurie korreliert in einem gewissen Ausmaß mit der Blutglucosekonzentration oberhalb der Nierenschwelle und stellt somit ein indirektes Maß für die Höhe der Blutglucose dar.

◘ **Tabelle 50-2.** Laborchemische Diagnosekriterien für Diabetes mellitus (nach ADA 1997; WHO 1985)

Blutglucosekonzentration	Vollblut (kapillär)	Vollblut (venös)	Plasma (venös)
Nüchtern	≥110 mg/dl (6,1 mmol/l)	≥110 mg/dl (6,1 mmol/l)	≥126 mg/dl (7,0 mmol/l)
2 h nach Glucosebelastung (OGTT)	≥200 mg/dl (11,1 mmol/l)	≥180 mg/dl (10,0 mmol/l)	≥200 mg/dl (11,1 mmol/l)

◘ **Tabelle 50-3.** Kriterien zur Diagnose eines Diabetes mellitus (nach ADA 1997; WHO 1985)

Stadium	Nüchternplasmaglucose	Gelegenheitsblutzucker	Oraler Glucosetoleranztest (OGTT, kapilläres Vollblut)
Diabetes	>126 mg/dl (7,0 mmol/l)	>200 mg/dl (11,1 mmol/l im kapillären Vollblut) und Symptome	2-h-Wert >200 mg/dl (11,1 mmol/l)
Gestörte Glucosetoleranz (impaired fasting glucose, IFG)	>110, ≤126 mg/dl (6,1–7 mmol/l) (venöses Plasma)		2-h-Wert >140, ≤200 mg/dl (7,8–11,0 mmol/l)
Normal	≤110 mg/dl (6,1 mmol/l)		2-h-Wert ≤140 mg/dl (7,8 mmol/l)

Die Glukosurie wird im Spontan- oder Sammelurin (z. B. 12- oder 24-h-Sammelperiode) semiquanitativ oder quantitativ nachgewiesen (enzymatische Methoden, Teststreifen zur Selbstkontrolle durch die Patienten).

Ketonkörper im Urin. Die Ketonkörperbestimmung im Urin ist v. a. indiziert bei deutlicher Hyperglykämie (d. h. ab einem Blutzuckerwert > 250 mg/dl), bei Verdacht auf Stoffwechselentgleisung und bei interkurrenten Erkrankungen (z. B. Fieber oder Brechdurchfall). Bei Aktivierung der Lipolyse im Fettgewebe, z. B. bei Insulinmangel, steigen im Serum die Konzentrationen der Ketonkörper Acetoacetat, β-Hydroxybutyrat und Aceton (Ketonämie) an; die konsekutiv erhöhte renale Ausscheidung dieser Substanzen kann als Ketonurie mit Urinteststreifen semiquantitativ nachgewiesen werden. Eine geringgradige Ketonurie findet sich beim Fasten; eine massive Ketonurie tritt bei Insulinmangel auf, z. B. bei Stoffwechseldekompensation oder bei Manifestation eines Typ-1-Diabetes.

C-Peptid. Die pankreatischen β-Zellen sezernieren C-Peptid und Insulin in äquimolaren Mengen.

! Die C-Peptid-Plasmakonzentration reflektiert die endogene Insulinsekretion; exogen zugeführtes Insulin wird nicht erfasst.

Immundiagnostik bei Typ-1-Diabetes mellitus. Bei einer Risikokonstellation für einen Typ-1-Diabetes kann durch immunologische (ICA, IAA, Anti-GAD, IA-2A), genetische (HLA-Typisierung) und metabolische (Insulinsekretion) Parameter das Risiko eines später auftretenden Diabetes abgeschätzt werden. Bei Manifestation unterstützen positive Autoantikörpertiter die Diagnose „Autoimmun-" bzw. Typ-1-Diabetes; negative Befunde schließen letzteren jedoch nicht aus. Autoantikörper haben ihre Bedeutung im Wesentlichen bei der Differenzierung von Typ-1- vs. Typ-2-Diabetes im Alter zwischen 35 und 65 Jahren („latent autoimmune diabetes in adults" [LADA-Diabetes]; Naik u. Palmer 2003) oder bei wissenschaftlichen Studien; zur Diagnose des klassischen Typ-1-Diabetes sind sie nicht erforderlich.

Funktionsdiagnostik bei Diabetes mellitus: Oraler Glucosetoleranztest

Der orale Glucosetoleranztest (OGTT) dient zur Differenzierung zwischen normaler Glucosetoleranz, pathologischer Glucosetoleranz und manifestem Diabetes. Nur bei Einhaltung standardisierter Bedingungen sind die Ergebnisse zuverlässig.

Indikationen. Folgende Befunde sind Indikationen für einen OGTT:
- Blutglucose im Verdachtsbereich
- Glukosurie
- familiäre Diabetesbelastung
- Adipositas
- Komplikationen in der Gravidität (z. B. fetale Makrosomie)
- Infektionsneigung
- Fettstoffwechselstörungen
- Neuropathie

Kontraindikationen. Hier sind folgende Punkte zu nennen:
- manifester Diabetes aufgrund von Klinik, Anamnese und eindeutig nachgewiesener Hyperglykämie
- ausgeprägte Ketonurie
- akute Erkrankungen (z. B. Myokardinfarkt, Leberkrankheiten)

Durchführung. Der OGTT wird in 4 Schritten durchgeführt:
- Bestimmung der Nüchternblutglucose (Kapillarblut)
- orale Einnahme von 75 g Glucose in 250–300 ml Flüssigkeit oder 300 ml eines Glucose-Oligosaccharid-Gemisches (Dextro O.G.-T., im Handel verfügbar) innerhalb von 5 min
- Blutglucosebestimmung (Kapillarblut) nach 60 und 120 min

Beurteilung. Das entscheidende Testkriterium ist der Glucosebefund nach 2 h (◘ Tabelle 50-3):
- **unauffälliger OGTT:** kapilläre Blutglucose
  - nach 1 h ≤ 200 mg/dl (11,1 mmol/l)
  - nach 2 h ≤ 140 mg/dl (7,8 mmol/l)
- **gestörte Glucosetoleranz (pathologischer OGTT):** kapilläre Blutglucose
  - nüchtern ≤ 110 mg/dl (6,1 mmol/l)
  - nach 2 h zwischen 140 und 200 mg/dl (7,8 und 11,1 mmol/l)
- **manifester Diabetes mellitus:** kapilläre Blutglucose
  - nüchtern > 110 mg/dl (6,1 mmol/l)
  - nach 2 h > 200 mg/dl (11,1 mmol/l)

Diagnose des Gestationsdiabetes. Die Verdachtsdiagnose Gestationsdiabetes wird mit dem OGTT gesichert. 75 g Glucose werden im Nüchternzustand innerhalb von 10 min eingenommen. ◘ Tabelle 50-4 zeigt die Diagnosekriterien.

Ablauf der Diagnostik

Die Diagnose „Diabetes mellitus" basiert auf:
- charakteristischer Anamnese
- typischen klinischen Befunden
- Labordiagnostik

Blutglucose. Zur Diabetesdiagnose genügt nach den 1997 von WHO und ADA (ADA 1997a) publizierten Richtlinien eine Nüchternplasmaglucose von > 126 mg/dl (7 mmol/l); mehrfache Bestimmungen sind jedoch erforderlich.

Ein Diabetes kann auch dann diagnostiziert werden, wenn klassische Symptome und ein Gelegenheitsblut-

◻ **Tabelle 50-4.** Labordiagnostische Kriterien bei Gestationsdiabetes im oralen Glucosetoleranztest (75 g Glucose oral)

Zeitpunkt der Blutabnahme	Blutglucosekonzentration (kapilläres Vollblut)	
	[mg/dl]	[mmol/l]
Nüchtern	≥90	≥5,0
Nach 60 min	≥180	≥10,0
Nach 120 min	≥155	≥8,6

Beurteilung: Mindestens 2 Werte müssen pathologisch sein (Quelle: Deutsche Diabetes-Gesellschaft). Möglicherweise werden diese Kriterien in absehbarer Zeit revidiert.

zucker >200 mg/dl (11,1 mmol/l) vorliegen. Ein OGTT (oder ein Nüchternblutzucker) ist in diesem Fall nicht notwendig. Fehlen typische Symptome, sollte wiederholt die Nüchternplasmaglucose bestimmt werden.

Eine Nüchternplasmaglucose zwischen 110 und 126 mg% (6,1 und 6,9 mmol/l) entspricht der Definition für eine „Impaired fasting Glucose" (IFG) (▶ oben). Zum Nachweis oder Ausschluss eines manifesten Diabetes mellitus sollte eine orale Glucosebelastung durchgeführt werden.

Glykosyliertes Hämoglobin (HbA_1, HbA_{1c}). HbA_{1c} ist ein Parameter zur Beurteilung der Qualität der Stoffwechseleinstellung bei Diabetes. Es eignet sich nicht zur Diabetesdiagnose.

OGTT. Bei nicht eindeutiger Anamnese, fragwürdigen klinischen Befunden und einer grenzwertigen Hyperglykämie im Verdachtsbereich wird die orale Glucosebelastung (OGTT) empfohlen.

Weitere Diagnostik. Bei deutlicher Hyperglykämie und Verdacht auf eine erhebliche Stoffwechselentgleisung sind zusätzlich die Untersuchung des Urins auf Ketonkörper (Ketonurie, Teststreifen) sowie eine venöse Blutgasanalyse zur Säure-Basen-Analytik angezeigt.

50.2 Allgemeine Therapieprinzipien

50.2.1 Therapieziele

Vermeidung akuter Komplikationen. Akut bedrohlich sind **hyperglykämische Stoffwechselentgleisungen** wie die diabetische Ketoazidose oder das hyperglykämische, hyperosmolare, nichtketoazidotische Dehydratationssyndrom (▶ Abschnitt 50.5.2). Analog sind auch **therapiebedingte Hypoglykämien**, die im Extremfall zur Bewusstlosigkeit führen können, für Diabetiker gefährlich und mit einem hohen Risiko behaftet (▶ Abschnitt 50.5.1). Durch die richtige Therapiewahl können diese Komplikationen weitgehend vermieden werden. Entscheidenden Anteil an deren Prävention hat auch die Schulung des Patienten.

Vermeidung von Spätfolgen. Diabetiker sind durch mikro- und makrovaskuläre Spätkomplikationen bedroht (Augen, Nieren, Nerven, große Blutgefäße). Insbesondere bei jüngeren Patienten ist die Vermeidung dieser Spätfolgen ein primäres Therapieziel.

❗ **Verschiedene Studien belegen überzeugend, dass eine langfristig normnahe Stoffwechseleinstellung das Risiko für diabetesbedingte Langzeitkomplikationen signifikant vermindert (insbesondere Mikroangiopathie) (Nathan 1993; Standl et al. 1996).**

Individuelle Therapieziele. Jede Diabetesbehandlung soll sich am individuellen Therapieziel eines Patienten orientieren. Bei der Definition dieses Ziels müssen die Lebenserwartung, die Lebensqualität, die Beschwerden, das biologische Alter, Begleitkrankheiten und allgemeine Gesichtspunkte berücksichtigt werden. Im Idealfall wird durch die Therapie eine Normoglykämie erreicht. Letzteres ist insbesondere bei jüngeren Patienten ein primäres Therapieziel. Bei alten Patienten mit begrenzter Lebenserwartung haben dagegen Lebensqualität und Beschwerdefreiheit einen hohen Stellenwert.

Kriterien für die Qualität der Stoffwechseleinstellung

Information über die Qualität der Stoffwechseleinstellung geben (Reichard et al. 1993; The Diabetes Control and Complication Trial Research Group 1993; United Kingdom Prospective Diabetes Study Group 1998):

— Hämoglobin A_{1c} (HbA_{1c})
— Ergebnisse der Blutzuckerselbstkontrolle
— Komplikationen (Hyper- und Hypoglykämien)
— Körpergewicht
— Begleiterkrankungen (z. B. arterielle Hypertonie, Hyperlipidämie)

■ Tabelle 50-5. Stoffwechselkontrolle für Patienten mit Diabetes mellitus (nach ADA 1997a)

Parameter	Nichtdiabetisch	Ziel	Änderung sinnvoll
Präprandiale Glucose [mg/dl]	<115	80–120	<80, >140
Glucose vor dem Schlafen [mg/dl]	<120	100–140	<100, >160
HbA_{1c} [%]	<6	<7	>8

Diese Grenzwerte gelten nicht für schwangere Frauen.

Stoffwechselkontrolle

■ Tabelle 50-5 zeigt auf, welche Glucosewerte zu verschiedenen Zeiten sinnvollerweise in welchem bestimmten Bereich liegen sollten.

Typ-1-Diabetes. Im „Diabetes Control and Complications Trial" (DCCT), einer prospektiven Studie bei Typ-1-Diabetikern, wurden Patienten entweder mit einer konventionellen oder einer intensivierten Insulintherapie (▶ unten) behandelt (The Diabetes Control and Complication Trial Research Group 1993). Patienten mit intensivierter Therapie hatten niedrigerere Blutzucker und HbA_{1c}-Befunde (im Mittel 7,2%) im Vergleich zu jenen mit konventioneller Therapie (HbA_{1c} im Mittel 9,0%). Das Risiko der Manifestation oder der Progression von Retino-, Nephro- und Neuropathien war bei intensivierter Insulintherapie um 50–75% vermindert. Diese Studie belegt, dass eine gute Stoffwechseleinstellung, evaluiert durch den HbA_{1c}-Befund, langfristig günstige Effekte auf die Manifestation und die Progression von diabetischen Komplikationen bei Typ-1-Diabetes hat.

Typ-2-Diabetes. Die „United Kingdom Prospective Diabetes Study" (UKPDS) war eine Interventionsstudie bei mehr als 5100 Patienten mit neu manifestiertem Typ-2-Diabetes (United Kingdom Prospective Diabetes Study Group 1998). Zentrale Frage war, ob eine verbesserte Stoffwechseleinstellung bei Typ-2-Diabetes Folgeschäden verhindern kann. Eine gute Stoffwechseleinstellung, evaluiert durch den HbA_{1c}-Befund, führte zu einer signifikanten Reduktion von mikro- und makrovaskulären Komplikationen. Diese Ergebnisse stimmen mit zahlreichen anderen Studien überein. Durch eine gute Stoffwechseleinstellung können also Spätschäden verhindert werden.

Weitere Parameter. Bei der Beurteilung der Stoffwechseleinstellung und bei der Definition von Therapiezielen müssen auch potenziell bedrohliche Hyper- und Hypoglykämien Berücksichtigung finden. Eine inverse Beziehung zwischen der mittleren Blutglucose und der Hypoglykämieinzidenz zeigte die DCCT-Studie (▶ oben). Die diabetische Ketoazidose ist auch heute noch mit einer hohen Letalität assoziiert. Übergewicht ist mit signifikanten Risiken behaftet (arterielle Hypertonie, Fettstoffwechsel, Verschlechterung der diabetischen Stoffwechseleinstellung). Deshalb müssen auch diese Parameter bei der Beurteilung der Stoffwechseleinstellung bedacht werden.

Laborparameter zur Beurteilung der Stoffwechseleinstellung bei Diabetes

Hämoglobin A_{1c} (HbA_{1c}). Dies ist ein Langzeitparameter für die Qualität der Stoffwechseleinstellung. Proportional zur mittleren vorherrschenden Blutglucosekonzentration nimmt die HbA_{1c}-Fraktion zu. HbA_{1c} reflektiert die Blutglucosekonzentration über einen Zeitraum von etwa 2 Monaten. Bei stoffwechselgesunden Personen oder sehr gut eingestellten Diabetikern finden sich bis zu 6,0% HbA_{1c}, bei schlechter Stoffwechselführung bis zu 12% und mehr.

 Cave
Zur Diabetesdiagnostik ist HbA_{1c} nicht geeignet, auch wegen einer nicht ausreichenden Standardisierung der Messverfahren.

Fructosamin. Hiermit wird die Qualität der Stoffwechseleinstellung bei Diabetes über einen Zeitraum von etwa 2 Wochen beurteilt. Die chemische Bindung von Glucose an Plasmaproteine (Glykierung) wird analysiert.

50.2.2 Allgemeine therapeutische Maßnahmen

Bei **Typ-1-Diabetes** ist die Substitution des defizienten Insulins Grundlage jeder Therapie (▶ Abschnitt 50.3.1), ergänzt wird letztere durch eine Ernährungsbehandlung.

Bei **Typ-2-Diabetes** ist die Ernährung Basis jeder Behandlung. Ergänzt wird sie durch ausreichende körperliche Aktivität. Ernährung und körperliche Aktivität sollen zum Erreichen des idealen Körpergewichtes beitragen. Nur wenn mit dieser „Basistherapie" die Hyperglykämie nicht befriedigend gesenkt werden kann, ist die Indikation für eine zusätzliche medikamentöse Behandlung gegeben.

> **Praxistipp**
> Bestandteil jeder Diabetestherapie ist die Stoffwechselselbstkontrolle durch den Patienten. Alle Patienten sollen hinsichtlich ihres Diabetes geschult werden. Diese Maßnahmen führen zu einer aktiven Beteiligung der Patienten bei Therapieentscheidungen.

Allgemeine Grundlagen der Ernährung

Die Ernährung ist essenzieller Therapiebestandteil bei Diabetes (Diabetes and Nutrition Study Group 1988; Scherbaum 1996; Toeller 1993; ▶ auch Kap. 49, 51, 52). Wesentliche kurz- und langfristige Ziele sind hierbei:
— vollwertige Ernährung (essenzielle Nahrungsbestandteile, Vitamine, Mineralien)
— Normoglykämie, Vermeidung von Hypo- und Hyperglykämien
— Vermeidung diabetischer Folgeerkrankungen
— bedarfsgerechte Energiezufuhr

Generelle diätetische Prinzipien

Die heute empfohlene Ernährung bei Diabetes ist **fettarm**, **kohlenhydrat-** und **ballaststoffreich** (Ha et al. 1998). In ihrer quantitativen und qualitativen Zusammensetzung ähnelt sie jener Ernährung, die unserer Bevölkerung angeraten wird. Diese Diät ist so konzipiert, dass sie langfristig das hohe Arterioskleroserisiko mindert. Bei Diabetes sind nur geringfügige Modifikationen dieser allgemein empfohlenen Ernährung erforderlich. ❏ Tabelle 50-6 gibt einen Überblick.

Gesamtenergiezufuhr und Körpergewicht

Insbesondere beim Typ-2-Diabetes muss die tägliche Gesamtenergiezufuhr festgelegt werden. Letztere soll so bemessen sein, dass:
— Übergewichtige abnehmen
— Idealgewichtige ihr Körpergewicht konstant halten
— Untergewichtige in gewissen Grenzen zunehmen

Bei übergewichtigen und insulinresistenten Typ-2-Diabetikern vermindert schon eine geringgradige Gewichtsabnahme die Insulinresistenz. Bei Übergewicht sollte deshalb immer eine Gewichtsabnahme angestrebt werden (▶ Kap. 52, „Adipositas"). Durch Letztere wird auch das übrige kardiovaskuläre Risikoprofil (arterieller Blutdruck, Lipidprofil) günstig beeinflusst.

❏ **Tabelle 50-6.** Ernährungsempfehlungen bei Diabetes mellitus (mod. nach Toeller 1993)

Stoffgruppe	Substanzen und Empfehlungen
Kohlenhydrat (KH)	KH-Anteil 50–55% der Gesamtkalorien; Lebensmittel, die reich an löslichen Ballaststoffen sind oder einen niedrigen glykämischen Index (niedrige Blutglucosewirksamkeit) haben, werden empfohlen. *Saccharose* (= Haushaltszucker, Disaccharid aus Glucose und Fructose) in mäßigen Mengen akzeptabel (<10% der Gesamtenergie), möglichst „verpackt" in Mahlzeiten. Getränke mit hohem Saccharose- und/oder Glucosegehalt sind nur bei Hypoglykämien empfohlen (rascher Glucoseanstieg).
Fett	Fettanteil 30–35% der Gesamtkalorien, davon gesättigte Fettsäuren maximal $1/3$, einfach ungesättigte Fettsäuren etwa $1/3$, mehrfach ungesättigte Fettsäuren etwa $1/3$, Cholesterin maximal 300 mg pro Tag.
Eiweiß	Proteinanteil 10–20% der Gesamtkalorien; bei Nephropathie Eiweißanteil reduzieren.
Zuckerersatzstoffe	Zyklamat, Saccharin, Acesulfam und Aspartam sind zum Süßen erlaubt, z. B. in Getränken; sie werden nicht berechnet.
Zuckeraustauschstoffe	Fructose und andere kalorienhaltige Austauschstoffe müssen kalorisch berechnet werden, heute nicht mehr empfohlen.
Alkohol	Mengen, die 1 oder 2 Glas Wein pro Tag äquivalent sind, sind akzeptabel. Alkohol sollte nur in Verbindung mit KH-haltigen Mahlzeiten genossen werden wegen des Risikos schwerer Hypoglykämien.
Kochsalz	Begrenzung auf maximal 6 g pro Tag (Hypertonierisiko).
Schätzeinheit	Schätzeinheit für Kohlenhydrate ist die Broteinheit (BE). 1 BE entspricht 10–12 g verdaulichen Kohlenhydraten, z. B. 25 g Schwarzbrot, 65 g Kartoffeln, etwa 15 g Teigwaren, etwa 100 g Obst.

> **Praxistipp**
> Erstrebenswert für Erwachsene ist ein „Body Mass Index" (BMI) von 19–25 kg/m². Für eine Gewichtsabnahme sind eine adäquate Information, eine kontinuierliche Motivation, eine psychologische Betreuung der Patienten und Geduld erforderlich. Oft ist eine begleitende Verhaltenstherapie sinnvoll. In der Praxis sollten realistische Gewichtsziele festgelegt werden.

Fettverzehr

Empfohlen wird bei Diabetes eine **fettarme Ernährung**. Am Gesamtenergiegehalt soll der Fettanteil maximal 30–35% der Gesamtkalorien betragen (◘ Tabelle 50-6). Im Hinblick auf den hohen Engergiegehalt von Fett ist eine Begrenzung sinnvoll, v. a. wenn eine Gewichtsabnahme indiziert ist. Neben der Quantität ist auch eine qualitative Auswahl beim Nahrungsfett angezeigt.

Kohlenhydratverzehr

Kohlenhydrate (KH) haben bei der Ernährung bei Diabetes einen relativ hohen Anteil (50–55% der Gesamtkalorien, ◘ Tabelle 50-6). Bevorzugt werden natürliche Nahrungsmittel, die reich an löslichen Ballaststoffen sind und einen niedrigen glykämischen Index (niedrige Blutglucosewirksamkeit) haben. Die tägliche Zufuhr von löslichen Ballaststoffen sollte mindestens 30 g betragen, letztere sind in pflanzlichen Nahrungsmittel mit möglichst intakter Struktur enthalten (sog. **komplexe Kohlenhydrate**).

In der Praxis bedeutet dies, dass der Anteil der pflanzlichen Nahrungsmittel (z. B. Obst, Gemüse, Hülsenfrüchte, Getreideprodukte) an der Ernährung hoch ist. In Studien verbesserte diese Kost die Stoffwechseleinstellung von Diabetikern.

Saccharose. Niedermolekulare Kohlenhydrate, z. B. Saccharose (Haushaltszucker), werden im Vergleich zu komplexen Kohlenhydraten offensichtlich schneller intestinal resorbiert und verursachen dadurch einen ausgeprägten Glucoseanstieg. Deshalb werden große Mengen von Saccharose nicht empfohlen. Diese schnell resorbierbaren Kohlenhydrate können jedoch in geringen Mengen (<10% der Gesamtenergie, möglichst „verpackt" in Mahlzeiten) verzehrt werden, ohne dass negative Stoffwechseleffekte zu erwarten sind. Wegen eines raschen Blutglucoseanstiegs sind Getränke mit hohem Saccharose- und/oder Glucosegehalt nur bei Hypoglykämien vertretbar.

Zuckeraustauschstoffe. Zuckeraustauschstoffe wie Fructose, Sorbit und Xylit werden heute bei Diabetes nicht mehr empfohlen (◘ Tabelle 50-6). Fructose kann Lactaterhöhungen und Hypertriglyzeridämien induzieren, Sorbit und Xylit können Diarrhöen verursachen.

Zuckerersatzstoffe (Süßstoffe). Saccharin, Zyklamat (z. B. Natreen), Acesulfam und Aspartam (Nutrasweet) können zum Süßen Verwendung finden. Letztere haben keine glykämische Wirkung und müssen deshalb kalorisch nicht berechnet werden.

Kohlenhydrataustausch

Zur Kohlenhydratberechnung ist als Schätz- oder Austauscheinheit die Broteinheit (BE) etabliert. 1 BE entspricht 10–12 g verwertbaren Kohlenhydraten, z. B. 25 g Schwarzbrot, 65 g Kartoffeln, etwa 15 g Teigwaren, etwa 100 g Obst. Diese Werte können Tabellen entnommen werden.

Trotz gleicher nominaler Kohlenhydratmenge kann die intestinale Resorption von Kohlenhydraten und somit deren Bluzuckerwirksamkeit unterschiedlich sein. Dies kann z. B. durch variable Magenentleerung, unterschiedlich langsamen Aufschluss von Ballaststoffen und die Art der Zubereitung bedingt sein. Aus diesen Gründen verursachen KH-haltige Speisen auch bei gleichem KH-Gehalt oft unterschiedliche Wirkungen auf die Blutglucose.

Eiweißverzehr

Ein Eiweißanteil von 10–20% der Gesamtkalorien pro Tag (0,8 g/kgKG pro Tag) wird heute empfohlen (◘ Tabelle 50-6). Bevorzugt wird Eiweiß pflanzlichen Ursprungs, mageres Fleisch oder Fisch. Bei diabetischer Nephropathie kann eine Eiweißrestriktion möglicherweise die Progression verlangsamen, deshalb werden bei **Nephropathie** maximal 0,8 g Eiweiß/kgKG pro Tag (maximal 10% der täglichen Kalorienmenge) angeraten.

Alkoholkonsum

Alkohol begünstigt durch seinen hohen Brennwert (7 kcal/g) Adipositas und Hypertriglyzeridämie.

> **Cave**
> **Alkoholgenuss kann bei Diabetikern die Wahrnehmung von Hypoglykämiesymptomen abschwächen und die hepatische Glucoseproduktion hemmen. Deshalb können unter Alkoholeinfluss protrahierte, schwere Hypoglykämien auftreten.**

Erlaubt ist ein maximaler Konsum von 20–30 g Alkohol pro Tag (Mengen, die 1 oder 2 Glas Wein äquivalent sind). Wegen des Hypoglykämierisikos sollen alkoholhaltige Getränke nur zusammen mit kohlenhydrathaltigen Mahlzeiten eingenommen werden.

Kochsalzverzehr

Hoher Kochsalzkonsum begünstigt eine **arterielle Hypertonie**. Deshalb soll der maximale tägliche Kochsalzkonsum auf <6 g pro Tag begrenzt werden, bei arterieller Hypertonie weniger.

Praxis der Ernährungsbehandlung

Empfohlen wird eine individualisierte Ernährungsbehandlung. Berücksichtigt werden müssen:
- Pathophysiologie (absoluter Insulinmangel bei Typ-1-Diabetes, relativer Insulinmangel bei Typ-2-Diabetes)
- Körpergewicht
- medikamentöse Diabetestherapie (wegen eines evtl. Hypoglykämierisikos)
- Ernährungsgewohnheiten
- Lebensstil des Patienten bzw. Beruf
- altersangepasste Therapieziele
- Fettstoffwechselstörung und arterielle Hypertonie

Der behandelnde Arzt verordnet bei Diabetes mellitus eine individuell angepasste Ernährung. Eine Diätassistentin informiert den Patienten über die Kost und unterstützt ihn bei der Umsetzung im Alltag. Die Akzeptanz dieser Behandlung wird wird durch **konkrete Ernährungspläne** erleichtert.

Ernährung bei diätetisch behandeltem Typ-2-Diabetes mellitus

Bei Typ-2-Diabetes im Frühstadium ist die Wechselwirkung zwischen Ernährung und endogener Insulinsekretion zunächst noch erhalten. Die prandiale Insulinantwort ist jedoch verzögert und quantitativ nicht ausreichend. Weiterhin ist der Insulinbedarf aufgrund einer Insulinresistenz der Zielgewebe erhöht. Folge ist die Hyperglykämie trotz erhöhter Seruminsulinspiegel. Die Insulinresistenz lässt sich durch eine Gewichtsreduktion signifikant vermindern.

> **Praxistipp**
> Vorrangiges Ziel der Ernährungsbehandlung bei Typ-2-Diabetes und Übergewicht ist deshalb, das Übergewicht und damit die Insulinresistenz zu reduzieren.

Im Vordergrund steht hier die Reduktion der Nahrungs- bzw. Energieaufnahme. Empfohlen werden ein reduzierter Anteil gesättigter Fette und ballaststoffreiche Kohlenhydrate. Eine Verteilung der Ernährung auf mehrere kleine, über den Tag verteilte Mahlzeiten, ist nicht zwingend erforderlich. Kohlenhydrataustauscheinheiten sind für übergewichtige Typ-2-Diabetiker ohne medikamentöse Therapie entbehrlich.

Ernährung bei Typ-2-Diabetes unter Therapie mit Acarbose, Metformin und Glitazonen

Hier gelten die gleichen Empfehlungen wie oben beschrieben. 3 tägliche Mahlzeiten sind ausreichend.

Ernährung bei Diabetes mellitus unter konventioneller Insulin- und Sulfonylharnstofftherapie

Bei konventioneller Insulintherapie (z. B. 2 tägliche Injektionen von Mischinsulin) oder bei Sulfonylharnstofftherapie ist das blutzuckersenkende Wirkprofil dieser Therapeutika starr vorgegeben. Deshalb müssen die blutzuckererhöhenden Kohlenhydratmahlzeiten zeitlich und quantitativ auf die medikamentöse, blutzuckersenkende Therapie abgestimmt werden. Hierzu werden die Nahrungskohlenhydrate auf 6–7 Mahlzeiten verteilt. Diese Aufteilung wirkt auch Schwankungen der Blutzuckerprofile (postprandiale Glucosespitzen) entgegen und mindert das Hypoglykämierisiko. Zeiten und Mengen von Nahrungskohlenhydraten werden in einem Ernährungsplan festgehalten.

Die Ernährung wird auf 3 kleinere Haupt-, 2–3 Zwischen- und eine Spätmahlzeit verteilt. Morgens bzw. vormittags sind 2 Frühstücke mit etwa gleich großem Kohlenhydratanteil erforderlich. Nach dem Mittagessen folgt eine Kaffeemahlzeit. Nach dem Abendessen ist bei einer Insulinbehandlung eine ballaststoffreiche Spätmahlzeit indiziert, die dem Insulinwirkprofil und der zu dieser Tageszeit hohen Insulinempfindlichkeit Rechnung trägt. Kohlenhydrate werden entsprechend den Schätzeinheiten (z. B. BE) abgeschätzt und untereinander ausgetauscht.

Ernährung bei intensivierter Insulintherapie und kontinuierlicher subkutaner Insulininfusion

Bei Typ-1-Diabetes (vereinzelt auch bei Typ-2-Diabetes) soll das physiologische Wechselspiel von nahrungsbedingter Blutglucosesteigerung und insulinbedingter Glucosesenkung durch die Therapie nachgeahmt werden. Im Vergleich zur endogenen Insulinsekretion, die innerhalb von wenigen Sekunden auf Kohlenhydratzufuhr mit vermehrter Sekretion reagiert, ist die exogene Insulintherapie nicht flexibel und durch die Insulinpharmakologie vorherbestimmt. So ist die Wirkung von Normalinsulin (im Vergleich zur endogenen Sekretion) zu lange und zeitweilig zu stark oder zu schwach. Um eine gute Stoffwechseleinstellung zu erreichen, müssen die Defizite der Insulinwirkung durch eine anpepasste Ernährung ausgeglichen werden.

Bei der **intensivierten Insulintherapie (ICT)** bzw. bei der **Insulinpumpe (CSII)** werden der basale, nichtmahlzeitenabhängige Bedarf und die prandialen Insulinapplikationen getrennt. Durch diese Trennung sind Zeit und Umfang der jeweiligen Mahlzeit in gewissen Grenzen wählbar. Üblich sind 3 Hauptmahlzeiten, deren Kohlenhydratgehalt ebenso wie der Zeitpunkt der Einnahme in gewissen Grenzen variiert werden kann. Zu jeder Hauptmahlzeit wird eine angepasste Normalinsulindosis injiziert. Wegen der relativ langen Wirkungsdauer von Normalinsulin sind in der Regel Zwischenmahlzeiten zur Vermeidung von Hypoglykämien erforderlich. Schätzeinheiten für den Austausch von Nahrungskohlenhydraten (BE) werden empfohlen.

Bei ICT werden für den mahlzeitenbezogenen Insulinbedarf auch sehr kurz wirksame **Insulinanaloga** (z. B. Lispro, Humalog; Insulin Aspart, NovoRapid) verwendet.

Diese Präparate haben im Vergleich zu Normalinsulin eine kürzere Wirkungsdauer. Letztere entspricht ungefähr der Zeitspanne, bis die Kohlenhydrate einer Mahlzeit metabolisiert sind. Bedingt durch diese Wirkkinetik können größere kohlenhydrathaltige Hauptmahlzeiten eingenommen werden. Auf Zwischenmahlzeiten kann häufig verzichtet werden.

Diabetikerschulung

Bei Diabetes mellitus ist eine Patientenschulung Bestandteil jeder Therapie. Indiziert ist eine Schulung bei Manifestation der Erkrankung, häufig jedoch auch im Verlauf oder bei einer Therapieänderung (z. B. Insulin). Ziele sind:
— gute Stoffwechseleinstellung unter aktiver Einbeziehung des Patienten
— Vermeidung akuter (z. B. Hypo- oder Hyperglykämien) und chronischer Komplikationen
— Verbesserung der Lebensqualität

Unterrichtsinhalte einer Diabetesschulung sind das Verständnis der Erkrankung per se, Ernährung, körperliche Aktivität (Beruf, Sport), Therapie mit oralen Antidiabetika und/oder Insulin, Insulininjektionstechnik, Insulindosisanpassung, Komplikationen der Insulintherapie, Stoffwechselselbstkontrolle, Hypo- und Hyperglykämie (Notfälle), Körperpflege, Prävention von Langzeitkomplikationen (z. B. diabetischer Fuß), regelmäßige Kontrolluntersuchungen (z. B. Auge), Selbstbehandlung bei interkurrenten Erkrankungen (z. B. Fieber oder Brechdurchfall), Familienplanung.

Stoffwechselselbstkontrolle

Blutzucker. Blutzuckerbestimmungen sind bei **Insulintherapie** indiziert und werden mit Teststreifen oder sog. Sensoren und geeigneten Messgeräten durchgeführt. Gefordert werden eine kontrollierte Messqualität sowie eine Protokollierung der Ergebnisse. Bei intensivierten Therapieformen (ICT und CSII) oder in der Gravidität sind mindestens 4 Messungen pro Tag indiziert. Bei Typ-2-Diabetes sind häufig 2 Blutzuckertagesprofile pro Woche ausreichend.

Ketonurie. Ketonuriebestimmungen mit Teststreifen sind bei Hyperglykämie, bei Stoffwechselentgleisung und bei akuten Erkrankungen (z. B. Fieber) absolut indiziert.

Körperliche Aktivität

Regelmäßige körperliche Aktivität wird Diabetikern empfohlen (täglich 20 min mäßiggradige Aktivität) (Frisch et al. 1986; Helmrich et al. 1991). Als Folge der körperlichen Aktivität nehmen sowohl die hepatische als auch die periphere Insulinempfindlichkeit zu.

 Cave
Körperliche Aktivität kann Hypoglykämien auslösen; diese manifestieren sich während und auch nach der Betätigung. Diesem Risiko muss durch zusätzliche Kohlenhydrate (auch nach dem Sport), einer Anpassung der Insulindosis und mit Blutzuckerkontrollen begegnet werden.

50.3 Therapie im Einzelnen

50.3.1 Insulintherapie

Unter physiologischen Bedingungen sezernieren die pankreatischen β-Zellen kontinuierlich Insulin zur Aufrechterhaltung des basalen Stoffwechsels („**Basalsekretion**"). Zusätzlich erfolgt bei jeder Mahlzeit eine an die resorbierte Kohlenhydratmenge angepasste Insulinsekretion („**prandiale Sekretion**"). An seinen Zielgeweben fördert Insulin den Transport von Glucose, Aminosäuren und Kalium in die Zellen. Weiterhin stimuliert dieses Hormon anabole Stoffwechselwege (Glykogensynthese, Lipidsynthese, Proteinsynthese). Katabole Prozesse (Glykogenolyse, Lipolyse, Proteolyse) werden durch Insulin gehemmt.

Therapieindikationen und Kontraindikationen

Indikationen. Folgende Erkrankungen sind Indikationen für eine Insulintherapie:
— Typ-1-Diabetes (absolute Indikation)
— Typ-2-Diabetes mit unbefriedigender Stoffwechseleinstellung unter Therapie mit Diät und oralen Antidiabetika
— diabetische Stoffwechselentgleisungen erheblichen Ausmaßes (ausgeprägte Hyperglykämie mit oder ohne Ketose, diabetische Ketoazidose, „hyperosmolares Koma")
— Typ-2-Diabetes bei größeren operativen Eingriffen
— schwere Infektionen, häufig bei Corticosteroidtherapie in hoher Dosierung
— Gestationsdiabetes, wenn mit Diät keine Normoglykämie erreicht wird
— Unverträglichkeit, Nebenwirkungen oder Kontraindikationen für orale Antidiabetika bei Typ-2-Diabetes
— sekundärer Diabetes mellitus, z. B. nach Pankreasresektion

Kontraindikationen. Eine Insulintherapie ist nicht indiziert, wenn folgende Gegebenheiten vorherrschen:
— diätetisch behandelbarer Typ-2-Diabetes
— schwere Insulinallergien (relative Kontraindikation, Rarität)
— schwierige praktische Durchführung (relative Kontraindikation, z. B. alleinlebende, blinde, ältere Patienten)
— unzuverlässige Insulininjektion (z. B. bei Drogenabusus)

Insulinpräparate

Für die Diabetestherapie werden heute praktisch ausschliesslich Humaninsulin und Analoga von Humaninsulin verwendet. Diese Medikamente werden biosynthetisch produziert (rekombinante DNA Technologie). Durch Änderungen der Molekülstruktur verändert sich bei Insulinanaloga die Wirkdauer. Alle Insulinpräparate sind hochgereinigt und nahezu frei von Kontaminationen. Klinisch manifeste immunologische Nebenwirkungen sind heute eine Seltenheit.

Insulinkonzentrationen

Zwei Insulinkonzentrationen stehen in Deutschland zur Verfügung:
- U-40-Insulin (40 IU Insulin/ml)
- U-100-Insulin (100 IU Insulin/ml)

U-40-Insulin wird mit konventionellen Insulinspritzen (U-40) appliziert. **U-100-Insulin** kommt in Injektoren (sog. Pens), in Insulinfertigspritzen oder bei sog. Insulinpumpen zur Anwendung.

Zahlreiche Insulinpräparate sind sowohl als U-40- als auch als U-100-Insuline im Handel.

Täglicher Insulinbedarf

- Bei absolutem endogenem Insulinmangel (Typ-1-Diabetes) beträgt der Insulinbedarf etwa 0,5 – 1,0 IU/kgKG pro Tag.
- Bei Typ-2-Diabetes und Übergewicht ist der Insulinbedarf in der Regel höher, vereinzelt bis 2,0 IU/kgKG pro Tag.
- Ein Insulinbedarf von < 0,5 IU/kgKG pro Tag kann bedingt sein durch endogene Insulinsekretion, erhöhte Insulinsensitivität infolge von körperlichem Training, Fehlen von gegenregulatorischen Hormonen, Niereninsuffizienz.

Insulinpharmakokinetik

Die Wirkkinetik eines Insulinpräparates kann von Patient zu Patient und von Tag zu Tag Unterschiede aufweisen. Deshalb sind alle Angaben zur Kinetik nur als Richtwerte zu verstehen.

 Cave
Bei höherer Dosis ist die Insulinwirkung in der Regel nicht nur stärker, sondern auch länger; in der Praxis ist dies insbesondere bei NPH-Insulinen von Bedeutung.

Kurz wirksame Insuline

Literatur ▶ Barnett u. Owens (1997), Hollemann u. Hoekstra (1997), Howey et al. (1994)

Sehr kurz wirksame Insulinanaloga. Beim Insulinanalogon „Lys(B28), Pro (B29)" (Lispro, Humalog) ist die Aminosäurensequenz in der B-Kette verändert, bei Insulin Aspart (NovoRapid) ist in der B-Kette an Position 28 Prolin durch Asparaginsäure ersetzt. Im Vergleich zu Normalinsulin haben diese Präparate eine verminderte Tendenz zur Molekülaggregation und werden deshalb schneller resorbiert. Dies ergibt einen schnelleren Wirkbeginn und eine kürzere Wirkdauer. Zur Wirkkinetik ▶ Tabelle 50-7 und ◘ Abb. 50-1. Der Abstand zwischen Injektion und Beginn der Mahlzeit (sog. Spritz-Ess-Abstand) beträgt nur 0–15 min. Bei größeren Mahlzeiten kann auch während oder danach gespritzt werden.

Verwendung finden diese Analoga für die **mahlzeitenbezogene Applikation bei intensivierter Insulintherapie** und für sog. **Insulinpumpen**. In der Gravidität bei Diabetes

◘ Tabelle 50-7. Kurz wirkende Insuline und sehr kurz wirkende Insulinanaloga (Auswahl)

Präparat	Spezies	Wirkungseintritt [min]	Wirkdauer [h]	U-40-Flasche	U-100-Patrone	Fertigspritze (U-100)
Insuman Rapid (Aventis)	H	30	5–8	+	+	+
Berlinsulin H Normal U-100 (Berlin-Chemie)	H	10–15	6–8	–	+	–
Huminsulin Normal 40 oder 100 (Lilly)	H	10–15	6–8	+	+	–
Insulin Actrapid HM (Novo Nordisk)	H	30	bis 8	+	+	
Humalog (Lispro) 100 (Lilly)	A	15	2–5	–	+	
NovoRapid (Aspart) (Novo Nordisk)	A	15	2–5		+	
Apidra (Insulinglulisin) (Aventis)	A	15	2–5		+	

H: Human; A: Analoginsulin (Human)

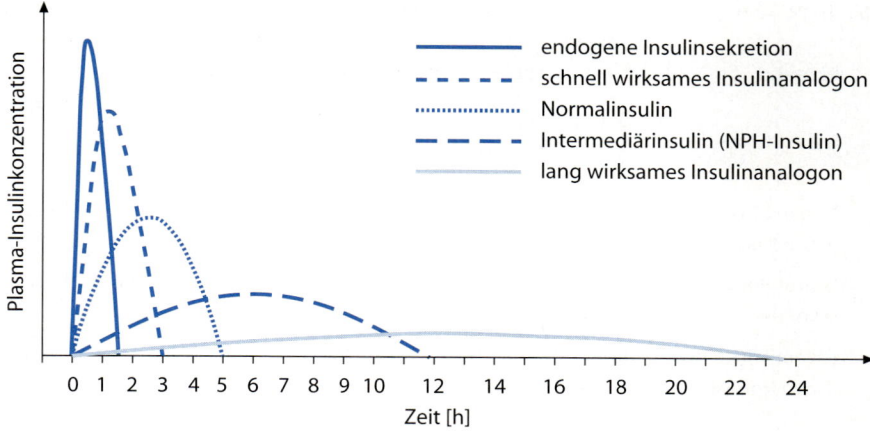

Abb. 50-1. Wirkprofile von Insulinen und Insulinanaloga

liegen mit Insulin Aspart und Glulisin keine ausreichenden Erfahrungen vor. Humalog hatte in zahlreichen Graviditäten keine Nebenwirkungen auf die Schwangerschaft per se oder auf die Neugeborenen dennoch ist Vorsicht geboten.

Normalinsulin (früher „Altinsulin"). Diese Präparationen enthalten unmodifiziertes (natives) Insulin in klarer Lösung. Zur Wirkkinetik ▶ Tabelle 50-7. Wegen des verzögerten Wirkungsbeginns sollte bei diesem Insulin der Spritz-Ess-Abstand 10–30 min betragen.

Normalinsulin findet bei der mahlzeitenbezogenen Applikation bei intensivierter Insulintherapie Verwendung. Auch bei der konventionellen Insulintherapie ist Normalinsulin in der Regel in einer Mischung mit NPH-Verzögerungsinsulin indiziert. Stoffwechselentgleisungen werden mit Normalinsulin (intravenös oder subkutan) behandelt.

Intermediär wirksame Insuline

Durch Zusätze (Zink, Protamin) wird eine Verzögerung der Insulinabsorption von der Injektionsstelle und somit eine längere Wirkdauer (12–18 h) erreicht.

NPH-Insuline (Neutral-Protamin-Hagedorn-Insulin). Insulin, Protamin und Zink liegen bei neutralem pH-Wert in isophanem Verhältnis vor. In diesen trüben Suspensionen finden sich Insulinkristalle; eine verzögerte Resorption ergibt den Depoteffekt. Eine Mischung von Normal- und NPH-Insulin ist möglich, ohne dass der schnellere Wirkungseintritt von Ersterem beeinträchtigt wird. NPH-Insulin-Suspensionen müssen vor der Injektion gemischt werden (vorsichtiges Rollen). Für die i.v.-Injektion sind diese Insuline nicht geeignet (▶ Tabelle 50-8).

Weitere Präparate. Bei den heute nur noch selten verwendeten Insulin-Zink-Suspensionen (Lente-Insuline) bilden Zinkionen und Insulinmoleküle in neutralem Milieu in Verbindung mit Acetatpuffer Komplexe (▶ Tabelle 50-8). Die Wirkprofile sind ähnlich wie bei NPH-Insulin. Präparate sind Insulin Monotard HM und Insulin Novo Semilente MC.

Lang wirksames Insulin

Literatur ▶ Pieber et al. (2000), Zeuzem et al. (1990)

Tabelle 50-8. Intermediär wirksame Insuline (NPH-Insuline, Zink-Verzögerungsinsuline, Auswahl)

Präparat	Spezies	Wirkungseintritt [min]	Wirkdauer [h]	U-40-Flasche	U-100-Patrone	Fertigspritze (U-100)
Insuman Basal (Aventis)	Human	60	11–20	+	+	+
Berlinsulin H Basal (Berlin-Chemie)	Human	30–60	18–20	–	+	–
Huminsulin Basal (NPH) (Lilly)	Human	30–60	18–20	+	+	+
Insulin Protaphan HM (Novo Nordisk)	Human	90	bis 24	+	+	+
Insulin Monotard HM 40 U-40 (Novo Nordisk)	Human	150	bis 24	+	–	–
Insulin Novo Semilente MC U-40 (Novo Nordisk)	Schwein	90	bis 16	+	–	–

Tabelle 50-9. Langwirksame Insuline (Insulin-Zink-Suspension, Analogon und acyliertes Insulin-Analogon, Auswahl)

Präparat	Spezies	pH	Wirkungs-eintritt [min]	Wirkdauer [h]	Konzentration	Patrone	Fertigspritze (U-100)
Insulin Ultratard HM 40, (Novo Nordisk)	Human	7,2	90–240	bis 28	U-40	–	–
Lantus (Insulin Glargin), (Aventis)	Analogon (Human)	4,0	ca. 60	22 bis >24	U-100	+	+
Levemir (Insulin Detemir) (Novo Nordisk)	Human	7,0	45–120	bis 24	U-100	+	+

Insulin-Zink-Suspensionen. Bei Zinküberschuss entstehen in Gegenwart von Natriumacetatgepuffer **schwer lösliche Zink-Insulin-Komplexe** (100% kristallin) mit sehr langer Wirkungsdauer. Diese Präparate (z.B. Insulin Ultratard Human) kommen nur noch selten zum Einsatz.

Sehr lang wirksame Insulinanaloga (Insulin Glargin, Lantus). Durch eine Modifikation an beiden Ketten des Insulinmoleküls und Zinkzusatz wird ein gleichmäßiges Wirkungsprofil von etwa 24 h Dauer ohne dominierendes Wirkungsmaximum erreicht (◘ Tabelle 50-9). Deshalb kann mit 1 Injektion der tägliche Insulinbasalbedarf abgedeckt werden. Verwendung findet dieses Präparat bisher als **Basalinsulin bei der intensivierten Insulintherapie**, aber auch **in Kombination mit oralen Antidiabetika**. In der Schwangerschaft ist Lantus nicht zugelassen.

Insulin Detemir, Levemir. Bei dieser Insulinpräparation ist an die B-Kette des Insulinmoleküls eine C14-Fettsäure (Myristinsäure) gebunden; letztere bindet wiederum an Albumin. Wirkdauer bis etwa 24 h, Wirkkinetik ähnlich wie Glargin.

> **Praxistipp**
> Analoginsulin darf nicht mit anderen Insulinpräparaten gemischt werden.

Kombinations- oder Mischinsulin

Mischungen aus **Normal- und NPH-Verzögerungsinsulin** ergeben ein biphasisches Wirkungsprofil mit einer raschen initialen Phase (Normalinsulin) und einer zweiten langsameren Phase (NPH-Verzögerungsinsulin). Häufig werden Präparate mit 25–30% Normalinsulin und 70–80% NPH-Insulin eingesetzt. Die ◘ Tabellen 50-10 und 50-11 zeigen eine Auswahl. Auch Mischinsulinanaloga sind im Handel (◘ Tabelle 50-11).

Insulinapplikation

Einmalspritzen mit aufgeschweißten Kanülen und einem Volumen von 0,5, 1,0 und 2,0 ml werden für die Injektion verwendet. Die Graduierung der in Deutschland handelsüblichen Spritzen ist auf U-40-Insulin abgestimmt.

 Cave
Die Verwendung von U-100-Insulinen in Spritzen, die für U-40-Insulin kalibriert sind, kann zu Insulinüberdosierungen führen.

„Einmalspritzen" können bei üblicher Hygiene für 3–5 Injektionen verwendet werden bzw. bis zu 7 Tage. **Insulininjektoren (sog. Pens)** enthalten auswechselbare insulingefüllte Patronen (U-100). **Insulinfertigspritzen** sind insulingefüllte Einmalspritzen (U-100) die nicht nachgefüllt werden. Bei **Insulinpumpen** wird Insulin aus einem Reservoir einer extern getragenen Pumpe über einen mit einer Kanüle versehenen Katheter subkutan infundiert.

Inhalatives Insulin. Ein neues, nichtinvasives Therapieprinzip bei Typ-1- und Typ-2-Diabetes ist die Inhalation von Insulin (Skyler et al. 2001; Weiss et al. 2003). Hierbei wird Humaninsulin mit einem Inhalator als Trockenpulveraerosol („dry powder aerosol") in die Lungen eingeatmet.

Entsprechend den bisher vorliegenden Studienergebnissen ist inhalatives Insulin bei Typ-1- und bei Typ-2-Diabetes als **prandiales Insulin** geeignet. Die Wirksamkeit, die Wirkkinetik und die Sicherheit sind bei inhalativem Insulin ähnlich wie bei subkutan appliziertem Normalinsulin. Wesentliche Nebenwirkungen, z.B. an Bronchien oder Lungen, sind nicht bekannt. Therapiezufriedenheit und Akzeptanz durch die Patienten sind exzellent.

Intensivierte konventionelle Insulintherapie (ICT)

Synonyme. Basis-Bolus-Therapie, multiple subkutane Insulininjektionen, physiologische Insulintherapie

□ **Tabelle 50-10.** Kombinationsinsuline (Mischinsuline, Auswahl)

Präparat	Spezies	pH	Normal-insulinanteil [%]	Wirkungs-eintritt [min]	Wirkdauer [h]
Insuman Comb 15 U-40, U-100 (Aventis)	Human	7,3	15	30–45	11–20
Insuman Comb 25 U-40, U-100 (Aventis)	Human	7,3	25	30–45	12–18
Berlinsulin H 30/70 U-100 (Berlin-Chemie)	Human	7,2	30	30	14–15
Huminsulin Profil III, U-40, U-100 (Lilly)	Human	7,2	30	30	14–15
Insulin Actraphane HM 20/80, U-40, U-100 (Novo Nordisk)	Human	7,2	20	30	bis 24
Insulin Actraphane HM 30/70, U-40, U-100 (Novo Nordisk)	Human	7,2	30	30	bis 24

Fast alle der in der Tabelle 50-10 genannten Humaninsuline sind sowohl als U-40 (für Insulinspritzen) als auch als U-100 für Injektoren (sog. Pens) im Handel. Einige Insuline sind auch als Fertigspritze (U-100) verfügbar (z. B. OptiSet von Aventis, NovoLet und InnoLet von Novo Nordisk oder HumaJect von Lilly).

□ **Tabelle 50-11.** Biphasische Protamin-Mischanaloga (Auswahl)

Präparat	Spezies	Wirkungs-eintritt [min]	Wirkdauer [h]
Humalog Mix 25 (Lilly)	Analoginsulin: Lispro (Human)	20	18
NovoMix 30 (Novo Nordisk)	Analoginsulin: Aspart (Human)	20	bis 24

Diese Insuline sind als U-100-Patronen (3 ml) für Injektoren (sog. Pens) und als Fertigspritzen (U-100) verfügbar.

Therapieprinzip. Die physiologische Hormonsekretion soll annäherungsweise nachgeahmt werden. Hierzu wird der Nüchterninsulinbedarf („Basalbedarf") durch Verzögerungsinsulin, der mahlzeitenbezogene durch kurzwirksames Normalinsulin oder durch ein sehr kurz wirksames Insulinanalogon abgedeckt (□ Abb. 50-2). Durch die **Trennung von basalem und mahlzeitenbezogenem Insulin** ergibt sich mehr Flexibilität. Die Zeit der Einnahme und die Menge von Nahrungskohlenhydraten kann in gewissen Grenzen variiert werden. Stoffwechseleffekte des jeweiligen Lebensrhythmus (z B. Sport, Schichtarbeit) können meist ausgeglichen werden.

Insulin. Der **Basalbedarf** kann mit 2 Injektionen von **NPH-Intermediärinsulin** (vereinzelt auch Insulin-Zink-Suspension, z. B. Monotard HM oder Semilente) abgedeckt werden. Übliche Injektionszeit ist morgens und spätabends (□ Abb. 50-2a). Alternativ werden für den Basalbedarf auch 3- oder 4-mal pro Tag kleine Dosen von NPH-Intermediärinsulin appliziert (z B. bei Therapie mit einem sehr kurzwirksamen Insulinanalogon; □ Abb. 50-2b).

Weiterhin kann der Basalinsulinbedarf durch einmalige, spätabendliche Injektion eines sehr lang wirksamen Insulinanalogons (z. B. Insulin Glargin, Lantus) abgedeckt werden. Für den basalen Insulinbedarf wird in der Regel etwa die Hälfte des täglichen Insulinbedarfs benötigt.

Zusätzlich wird 3-mal pro Tag **Normalinsulin** gespritzt: einmal für 1. und 2. Frühstück, ein zweites Mal für Mittagessen und Kaffeemahlzeit, ebenso vor dem Abendessen.

Bei neueren Varianten dieser Therapieform wird der mahlzeitenbezogene Insulinbedarf durch ein sehr kurz wirksames Insulinanalogon (z. B. Lispro, Humalog, oder Insulin Aspart, NovoRapid) abgedeckt; im Vergleich zu Normalinsulin ist hier der Insulinbedarf geringfügig niedriger.

Normalinsulin (oder ein sehr kurz wirksames Insulinanalogon) für die Mahlzeiten wird nach deren Kohlenhydratgehalt **dosiert**:

— Pro 10 g Kohlenhydrat (geschätzt 1 BE) werden 1–2 IU Normalinsulin (oder Analogon) benötigt. Zum Früh-

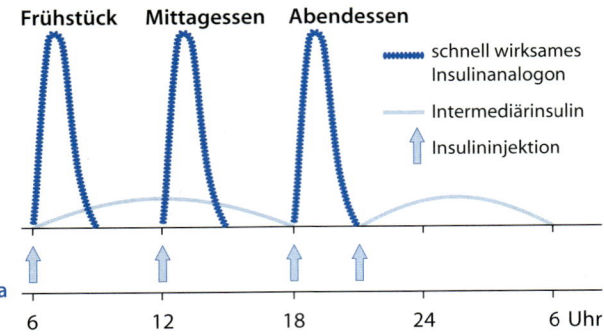 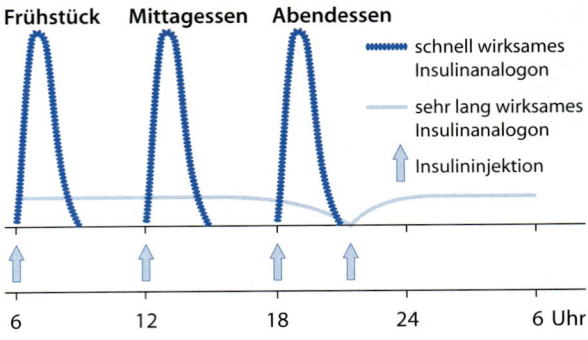

Abb. 50-2. Zwei Schemata zur intensivierten Insulintherapie: **a** unter Verwendung von einem schnell wirksamen Insulinanalogon und NPH-Intermediärinsulin; **b** mit einem lang wirksamen Insulinanalogon

stück ist der Insulinbedarf häufig etwas höher, zum Mittag- und Abendessen etwas niedriger. Im Durchschnitt: 1,5 IU Normalinsulin pro BE morgens, 1,0 mittags und 1,2 abends.
— Hyperglykämien vor der Insulininjektion werden mit zusätzlichem Normalinsulin gezielt korrigiert. Erfahrungsgemäß senkt 1 IU Normalinsulin die Glucose um 30–50 mg%.
— Hypoglykämien werden mit Traubenzucker korrigiert: 15–20 g Traubenzucker erhöhen die Blutglucose um 30–50 mg%.

Der **Spritz-Ess-Abstand** für prandiales Normalinsulin variiert je nach Höhe der präprandialen Glucose zwischen 15 und 45 min. Bei sehr kurz wirksamen Insulinanaloga ist häufig ein Verzicht auf einen Spritz-Ess-Abstand möglich.

Dosisanpassung. Bei der **prospektiven Anpassung** wird auf mögliche Abweichungen vom Blutglucosezielbereich vorausschauend mit einer Insulindosiserhöhung oder -erniedrigung reagiert. Da Insulin mindestens 4-mal täglich injiziert und die Glucose ebenso häufig gemessen wird, ist eine Dosisanpassung möglich, z. B. vor Sport. Bei der **retrospektiven Anpassung** werden die Abweichungen vom Blutzuckerzielbereich in den letzten Tagen zur Neufestsetzung der Insulindosis herangezogen (Tabelle 50-12).

Ernährung. Die Grundlagen der Diabetesernährung finden Beachtung, Kohlenhydrate werden mit Broteinheiten (BE) berechnet (Tabelle 50-6). Üblich sind 3 Hauptmahlzeiten.

> **Cave**
> Bei Verwendung von Normalinsulin sind wegen der relativ langen Wirkdauer in der Regel Zwischenmahlzeiten erforderlich weil sonst ein Hypoglykämierisiko besteht. Bei sehr kurz wirksamen Insulinanaloga ist häufig ein Verzicht auf Zwischenmahlzeiten möglich.

Tabelle 50-12. Anpassung der Insulindosis an die Blutglucose (präprandiale Zielwerte 100–130 mg/dl)

Erhöhte Blutglucose	Änderung
Vor Frühstück	abendliches Verzögerungsinsulin erhöhen
Vor Mittagessen	morgendliches kurz wirksames Insulin erhöhen
Vor Abendessen	morgendliches Verzögerungsinsulin erhöhen oder vor Mittagessen kurz wirksames Insulin erhöhen
Vor Schlafen	abendliches kurz wirkames Insulin erhöhen
Erniedrigte Blutglucose	**Änderung**
Vor Frühstück	abendliches Verzögerungsinsulin erniedrigen
Vor Mittagessen	morgendliches kurz wirksames Insulin erniedrigen oder Zwischenmahlzeit am Vormittag erhöhen
Vor Abendessen	morgendliches Verzögerungsinsulin erniedrigen, vor Mittagessen kurz wirksames Insulin erniedrigen oder Zwischenmahlzeit am Nachmittag steigern
Vor Schlafen	kurz wirksames Insulin vor Abendessen erniedrigen

Indikationen. Typische Indikationen für eine ICT sind:
- Typ-1-Diabetiker, bei denen eine Normoglykämie angestrebt wird
- Wunsch nach flexibler Lebensführung bei Diabetes
- insulinbedürftiger Typ-2-Diabetes, besonders bei jüngeren, motivierten, kooperativen Patienten
- insulinbedürftiger Gestationsdiabetes
- diabetische Polyneuropathie

Stoffwechselkontrolle durch die Patienten. Standard sind bei dieser Therapie mindestens 4 Blutzuckermessungen pro Tag (vor den Hauptmahlzeiten und vor der spätabendlichen Insulininjektion).

> **Praxistipp**
> Neueinstellungen auf eine intensivierte konventionelle Insulintherapie erfolgen häufig unter stationären Bedingungen. Begleitet werden letztere von einer Diabetikerschulung. Voraussetzung für die ICT sind ausreichende Schulung, Intelligenz und Motivation der Patienten sowie die Bereitschaft zu multiplen täglichen Insulinjektionen und zu häufigen Blutzuckerselbstkontrollen.

Kontinuierliche subkutane Insulininfusion (CSII, „Insulinpumpe")

Therapieprinzip. Die physiologische, endogene Insulinsekretion soll nachgeahmt werden. Hierzu infundiert eine extern tragbare, elektronisch gesteuerte Präzisionspumpe Insulin über eine Kanüle ins abdominelle Subkutangewebe. Kontinuierlich („basal") wird Insulin zur Abdeckung des Basalbedarfs verabreicht; mahlzeitenbezogen („Bolus") ruft der Patient zusätzlich Insulin für die Nahrungskohlenhydrate ab.

Voraussetzung für diese Therapie sind engmaschige Blutzuckerselbstkontrollen (>4 pro Tag). Entsprechend den Messergebnissen wird die Insulindosis durch den Patienten variabel angepasst („open loop").

Indikationen. Typische Indikationen für eine CSII sind:
- Typ-1-Diabetes, auch bei instabilem Stoffwechsel
- schmerzhafte sensorische Neuropathie
- ausgeprägtes „Dawn-Phänomen" (zwischen 3.00 h und 7.00 h früh Anstieg von Blutzucker und Insulinbedarf)
- nächtliche Hypoglykämien
- sehr flexible Lebensumstände (z. B. Schichtarbeit)
- vereinzelt in der Gravidität bei Diabetes mellitus

Mit „Insulinpumpen" kann eine nahe normoglykämische Stoffwechseleinstellung erreicht werden, die der Qualität bei intensivierter Insulintherapie allerdings in der Regel nur geringgradig überlegen ist. Die Hypoglykämiefrequenz ist bei sachgemäßer Anwendung nicht wertbar erhöht. Allerdings ist die Gefahr einer Ketoazidose größer (weil das subkutane Insulindepot nur etwa 5 IU beträgt), was ein Ketonkörpermonitoring im Urin bei akuten Entgleisungen erfordert (Blutzucker >250 mg%). Der Aufwand ist beträchtlich. Technische Störungen kommen vor (Ketoazidosegefahr). Seltene Komplikationen sind Abszessbildungen an der Nadelinsertionsstelle.

Insulin. Normalinsulin (spezielle Pufferung) oder sehr kurz wirksame Insulinanaloga werden infundiert (Tabelle 50-13). Im Tagesprofil erfolgt eine variable Basalratenprogrammierung. Die Bolusmengen werden berechnet ähnlich wie bei ICT.

> **Praxistipp**
> Eine Neueinstellung auf eine „Insulinpumpe" erfordert spezielle Kenntnisse, deshalb soll sie nur von qualifizierten Ärzten vorgenommen werden, z. B. in einem Diabeteszentrum. Eine begleitende Patientenschulung ist eine absolute Voraussetzung.

Konventionelle Insulintherapie

Therapieprinzip. Vor dem Frühstück werden Normal- und Verzögerungsinsulin injiziert. Normalinsulin deckt die Kohlenhydrate des 1. und des 2. Frühstücks ab; Verzögerungsinsulin das Mittagessen und die Kaffeemahlzeit und weiterhin den Basalbedarf. Vor dem Abendessen werden ebenfalls Normal- und Verzögerungsinsulin appliziert. Normalinsulin deckt das Abendessen und die Spätmahlzeit ab, Verzögerungsinsulin den nächtlichen Basalbe-

Tabelle 50-13. Insuline für tragbare Insulin-Infusionsgeräte („Pumpeninsuline", Auswahl)

Präparat	Spezies	pH	U-100
Insuman Infusat (Aventis)	Human	7,3	+
Actrapid Human (100 IU/ml) PP, (Velosulin, Novo Nordisk)	Human	7,3	+
Novo Rapid, Aspart (Novo Nordisk)	Analogon (Human)	7,3	+
Humalog, Lispro (Lilly)	Analogon (Human)	7,3	+

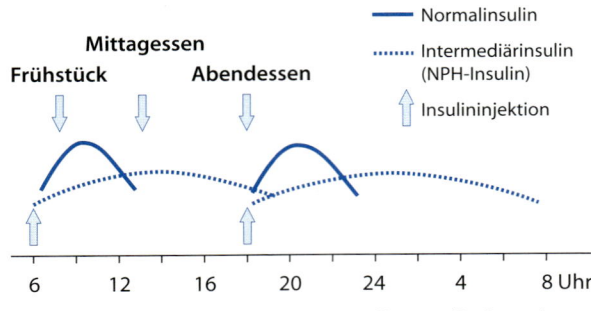

Abb. 50-3. Schema zur konventionellen Insulintherapie

darf (◘ Abb. 50-3). Bei ausreichender endogener Insulinrestsekretion ist vereinzelt eine morgendliche Insulininjektion ausreichend.

Insulin. Meist wird Mischinsulin (Normal- und NPH-Verzögerungsinsulin) verwendet. Häufig verwendete gebrauchsfertige Mischinsuline enthalten 20–30 % Normalinsulin und 70–80 % NPH-Verzögerungsinsulin (◘ Tabelle 50-10, 50-11). Der tägliche Insulinbedarf wird zu etwa 60 % vor dem Frühstück und zu etwa 40 % vor dem Abendessen appliziert. Ein Therapiebeginn mit einer Insulindosis von 0,15–0,2 IU/kgKG pro Tag wird häufig empfohlen mit anschließender langsamen Dosissteigerung, abhängig von der Blutglucose.

Ernährung. Das Insulinwirkprofil bei konventioneller Insulintherapie ist vorgegeben, deshalb muss die Ernährung angepasst werden. Die Zahl der Mahlzeiten, ihr Kohlenhydratgehalt und die Zeiten der Einnahme müssen festgelegt und mit der Insulinbehandlung abgestimmt werden. Üblich sind 3 Haupt- und 2 Zwischenmahlzeiten sowie 1 Spätmahlzeit. Bei übermäßiger Kohlenhydratzufuhr treten Hyperglykämien auf, bei Auslassen von Mahlzeiten besteht ein Hypoglykämierisiko. Deshalb schränkt diese Behandlungsform die Flexibilität der Patienten ein.

Das am Abend applizierte NPH-Verzögerungsinsulin bewirkt eine deutliche Blutzuckersenkung zwischen 0.00 und 3.00 h nachts, also in einer Phase hoher Insulinempfindlichkeit. Zur Hypoglykämievermeidung ist deshalb eine Spätmahlzeit mit langsam resorbierbaren Kohlenhydraten erforderlich.

Indikationen. Typische Indikationen für eine konventionelle Insulintherapie sind:
- insulinpflichtiger Typ-2-Diabetes (häufig)
- Patienten mit Typ-1-Diabetes, die eine intensivierte Insulintherapie ablehnen oder dafür nicht geeignet sind
- verschiedene andere Diabetesformen, z. B. bei Pankreaserkrankungen, sekundär bei Endokrinopathien etc.

Voraussetzung ist die Bereitschaft zum Einhalten eines starren Lebens- und Ernährungsrhythmus.

Stoffwechselselbstkontrolle durch die Patienten. Üblich sind Blutglucosebestimmungen.

Komplikationen und Nebenwirkungen einer Insulintherapie

Hypoglykämien. Hypoglykämien sind die häufigste Komplikation der Insulintherapie (▶ Abschnitt 50.5.1).

Gewichtszunahme. Zu Beginn oder bei der Intensivierung einer Insulinbehandlung tritt häufig eine Gewichtszunahme auf. Letztere kann darauf zurückzuführen sein, dass die zuvor bestehende Katabolie, der mit einer Glukosurie verbundene Energieverlust und die Dehydratation beendet werden. Andererseits kann auch eine regelmäßige Nahrungszufuhr eine Gewichtszunahme begünstigen.

Iatrogener Hyperinsulinismus. Er tritt z. B. bei Überdosierung von Insulin während der Nacht auf; von Patienten wird dies häufig nicht bemerkt.

Insulinödeme. Beim Beginn einer Insulintherapie oder bei der Rekompensation einer Stoffwechselentgleisung können passager periphere Ödeme manifest werden. Pathogenetisch sind letztere möglicherweise durch eine natriumretinierende Wirkung von Insulin mitbedingt, andererseits sind wahrscheinlich auch Veränderungen des Flüssigkeits- und des Elektrolythaushaltes von Bedeutung.

Transitorische Refraktionsanomalien. Bei erheblichen akuten Veränderungen der Stoffwechsellage (z. B. bei Rekompensation einer Entgleisung) können reversible Sehstörungen auftreten.

Lipoatrophien. Bei den heute sehr seltenen Lipoatrophien ist das subkutane Gewebe an Insulininjektionsstellen atrophisch. Pathogenetisch sind möglicherweise allergische Reaktionen bzw. Immunkomplexablagerungen von Bedeutung.

Lipohypertrophie. Diese Fettgewebehypertrophie an Injektionsstellen ist wahrscheinlich Folge von trophischen Insulinwirkungen. Bevorzugt tritt sie auf, wenn Injektionsstellen nicht regelmäßig gewechselt werden.

Insulinallergie. Allergische Reaktionen (Urtikaria, subkutane Infiltrate, Erythem) gegen exogenes Insulin oder dessen Begleit- und Trägersubstanzen sind heute sehr selten.

Insulinresistenz. Insulinunterempfindlichkeit liegt bei einem Insulinbedarf >80–100 IU pro Tag vor, Insulinresistenz bei einem Bedarf > 200 IU.

50.3.2 Orale Antidiabetika

Glukosidasehemmer

Wirkungen. α-Glukosidase-Hemmer (Acarbose, Miglitol) hemmen α-Glukosidasen im Dünndarm kompetitiv und reversibel. Dadurch wird der Kohlenhydratabbau verzögert und die Glucoseresorption verlangsamt. Erniedrigt werden v. a. die postprandialen Glucose- und Insulinspiegel, aber auch die Nüchternglucose.

Indikation. Bei Typ-2-Diabetes als initiale Monotherapie. Kombinationtherapie mit anderen oralen Antidiabetika und Insulin sind möglich, da es deren Wirkung ergänzt, indem es die Glucoseprofile glättet und die Insulinsensitivität langfristig erhöht. In Studien ist eine Verhinderung der Diabetesmanifestation durch Acarbose beschrieben.

Kontraindikationen. Dies sind v. a. Stoffwechselentgleisungen, Gravidität, Darmerkrankungen, Malassimilation.

Nebenwirkungen. Flatulenz und Meteorismus sind häufig, jedoch passager und dosisabhängig, Diarrhö können vorkommen. Reversible Anstiege der Leberenzyme bei Dosen von 600 mg und mehr sind beschrieben.

Präparate und Dosierung. Acarbose (Glucobay) und Miglitol (Diastabol) Tabl. mit 50 oder 100 mg. Es wird einschleichend dosiert und langsam gesteigert (wöchentliche Erhöhung), z. B. Beginn mit 1-mal 50 mg Acarbose. Häufig sind 3-mal 100 mg ausreichend, selten bis maximal 3-mal 200 mg pro Tag. Die Einnahme erfolgt mit Beginn der Mahlzeit.

Besonderheit. Hyperinsulinämien werden nicht verstärkt, deshalb sind Glukosidasehemmer zur Initialtherapie bei Typ-2-Diabetes geeignet. Es besteht kein Hypoglykämierisiko.

Bei Hypoglykämie (z. B. durch Insulin) unter gleichzeitiger Acarbosetherapie wird Glucose verabreicht, da komplexe Kohlenhydrate verzögert gespalten werden.

Biguanid: Metformin

Wirkungen. Es kommt zu einer Hemmung der Glukoneogenese bzw. der hepatischen Glucoseproduktion, jedoch auch zur Stimulation der peripheren Glucoseutilisation. Eine Verzögerung der Glucoseadsorption im Intestinaltrakt ist wohl von untergeordneter Bedeutung. Metformin senkt sowohl den postprandialen Blutglucoseanstieg als auch die Nüchternglucose. Günstige Effekte hat Metformin auf Fibrinolyse und Thrombozytenaggregation (Croford 1995). Längerfristig treten häufig eine Gewichtsabnahme und eine Triglyzeridsenkung auf.

Indikationen. Metformin ist Medikament der 1. Wahl bei übergewichtigen Typ-2-Diabetikern bzw. beim metabolischen Syndrom mit Insulinresistenz und Hyperinsulinämie; hier ist auch eine Monotherapie sinnvoll. Metformin kann mit anderen oralen Antidiabetika und mit Insulin kombiniert werden.

Kontraindikationen. Dazu gehören Niereninsuffizienz (Serumkreatinin >1,2 mg/dl), Leberfunktionsstörungen, dekompensierte Herzinsuffizienz, respiratorische Insuffizienz, Reduktionsdiät (<1000 kcal pro Tag), konsumierende Erkrankungen, Gravidität, perioperativ, Stoffwechselentgleisungen, Alkoholabusus, hohes Alter (über 70–75 Jahre), Gravidität.

Nebenwirkungen. Lactatazidosen, Appetitlosigkeit, Übelkeit, Brechreiz und Diarrhöen können auftreten.

Interferenzen mit anderen Pharmaka. Es besteht ein Akkumulationsrisiko wegen verminderter renaler Metforminausscheidung bei Therapie mit nichtsteroidalen Antiphlogistika und bei i.v.-Gabe von Röntgenkontrastmitteln. Eine Verminderung der Wirkung durch Thiazide, Nikotinsäure, Phenytoin und verschiedene andere Medikamente ist beschrieben.

Präparat und Dosierung. Metformin 500 mg, Metformin 850 mg und Metformin 1000 mg Filmtabl. (z. B. Glucophage mite, Gucophage S, Glucophage, Mescorit). Die Therapie wird in der Regel mit 500 oder 850 mg pro Tag begonnen und bis maximal 3-mal 850 mg pro Tag gesteigert. Häufig sind 2-mal 500 mg oder 2-mal 850 mg pro Tag nach den Hauptmahlzeiten ausreichend. Maximaldosis: 3000 mg pro Tag.

Besonderheiten. Es besteht praktisch keine Hypoglykämiegefahr und keine Verstärkung einer Hyperinsulinämie weil Metformin nicht β-zytotrop ist. Es ist günstig für jüngere, adipöse Typ-2-Diabetiker. Wegen des Lactatazidoserisikos ist eine strenge Indikation bei Metformin zwingend. Niereninsuffizienz ist eine absolute Kontraindikation.

 Cave
Metformin 2 Tage vor und 2 Tage nach intravenöser Applikation von Röntgenkonstrastmitteln nicht verabreichen! Metformin bei großen Operationen präoperativ (mindestens 2 Tage) absetzen.

Sulfonylharnstoffe

Wirkungen. Sulfonylharnstoffe (SH) stimulieren die Insulinsekretion (β-zytotroper Effekt). Extrapankreatische Effekte bzw. eine Verbesserung der Insulinsensitivität sind experimentell nachweisbar, klinisch sind diese Wirkungen wahrscheinlich von untergeordneter Bedeutung.

Indikationen. Sulfonylharnstoffe werden bei Typ-2-Diabetes eingesetzt, wenn mit Acarbose und/oder Metformin keine befriedigende Stoffwechseleinstellung erreicht wird,

z. B. bei zunehmendem endogenem Insulinmangel. Sie sind geeignet für nicht wesentlich übergewichtige Patienten mit noch vorhandener endogener Insulinsekretion; die Kombination mit anderen oralen Antidiabetika und Insulin ist möglich.

Kontraindikationen. Dies sind Typ-1-Diabetes bzw. absoluter Insulinmangel, Gravidität, Nieren- und Leberinsuffizienz, Stoffwechselentgleisungen, schwere Infektionen, Allergie.

Nebenwirkungen und Interferenzen mit anderen Pharmaka. Klinisch am wichtigsten sind Hypoglykämien, insbesondere bei älteren Patienten. Gastrointestinale Beschwerden, allergische Hautreaktionen und Blutbildveränderungen treten selten auf. Die Wirkung kann durch zahlreiche Medikamente sowie Alkohol verstärkt (Hypoglykämiegefahr!) oder abgeschwächt werden.

Präparate und Dosierung. Glibenclamid (3,5-mg-Tabletten) ist potent und wird häufig verwendet. Es wird mit niedriger Dosis begonnen, z B. 3,5-mg-Tabletten ($^1/_2$-0-0), maximal 2–0–1. **Glimepirid** (Amaryl, Tabletten à 1, 2, 3 mg), ein SH der 3. Generation, wird nur 1-mal täglich verabreicht. Dosierung: einschleichender Beginn, z. B. Glimepirid 1 mg 1-0-0, langsame, Steigerungen in 1- bis 2-wöchentlichen Abständen unter Kontrolle der Blutglucose auf 2, 3 oder 4 mg, in Ausnahmefällen 6 mg pro Tag (◘ Tabelle 50-14).

> **Praxistipp**
> Protrahiert verlaufende Hypoglykämien kommen bei Sulfonylharnstofftherapie vor, deshalb Patienten bei derartigen Komplikationen ausreichend lange überwachen (z. B. 72 h) und möglichst hospitalisieren.

Besonderheiten. Glimepirid hat neben der Stimulation der Insulinsekretion zumindest experimentell auch extrapankreatische Wirkungen. Die Inzidenz von Hypoglykämien ist offensichtlich niedriger als bei Glibenclamid.

Prandiale Glucoseregulatoren (PGR): Repaglinid und Nateglinid

Wirkungen. Repaglinid und Nateglinid (Glinide) blockieren ATP-sensitive Kaliumkanäle in der Zellmembran der β-Zellen des Pankreas. Diese sog. prandialen Glucoseregulatoren stimulieren mahlzeitenbezogen die Insulinsekretion. Letztere setzt rasch ein, hält nur kurz an und ahmt somit die physiologische Sekretion nach (Fuhlendorff et al. 1999) (◘ Tabelle 50-15). Einnahme kurz vor Beginn einer Mahlzeit.

Indikationen. Typ-2-Diabetes. Hier verbessert sich die mittlere Stoffwechseleinstellung (HbA$_{1c}$) ebenso wie die postprandialen und die Nüchternblutzucker. Bei Repaglinid ist eine Monotherapie möglich, weiterhin ist die Kom-

◘ **Tabelle 50-14.** Häufig verwendete Sulfonylharnstoffpräparate

Bezeichnung	Handelsname	Menge pro Tablette [mg]	Tägliche Dosierung [mg]	Elimination	Wirkpotenz
Glibenclamid	Euglucon N, Semi-Euglucon, Glibenclamid	3,5	1,75–10,5	hepatorenal	++
Gliquidon	Glurenorm	30	30–120	hepatisch	+
Gliclazid	Diamicron	80	40–320	renal	+
Glimepirid	Amaryl	1, 2, 3	1–6	hepatorenal	++

◘ **Tabelle 50-15.** Prandiale Glucoseregulatoren: Nateglinid und Repaglinid

Substanz	Handelsname	Menge pro Tablette	Tägliche Dosierung
Nateglinid	Starlix	60, 120 mg	3-mal 60–120 mg pro Tag, vereinzelt bis 3-mal 180 mg
Repaglinid	NovoNorm	0,5, 1, 2 mg; Beginn mit 0,5 mg, maximal 4 mg pro Mahlzeit	maximal 16 mg pro Tag
Einnahme präprandial vor den Hauptmahlzeiten			

bination mit Metformin zugelassen. Nateglinid ist indiziert für die Kombinationstherapie mit Metformin bei nicht ausreichender Metforminwirkung. Studien zur Wirkung dieser Pharmaka auf Endpunkte bei Diabetes liegen noch nicht vor.

Kontraindikationen. Dies sind Typ-1-Diabetes, Stoffwechselentgleisungen, Schwangerschaft, schwere Nieren- oder Lebererkrankungen.

Nebenwirkungen. Hypoglykämien, Hautreaktionen, Erhöhung von Leberenzymen, gastrointestinale Beschwerden können auftreten.

> **Praxistipp**
> Vorteil der prandialen Glucoseregulatoren ist die Möglichkeit einer flexiblen oralen Therapie; Mahlzeiten können ohne wesentlich erhöhtes Hypoglykämierisiko verschoben oder ausgelassen werden. Die Hypoglykämiefrequenz ist vergleichbar mit jener bei Sulfonylharnstofftherapie.

Glitazone

Literatur ▶ Bell (2004)

Wirkungen. Bei Typ-2-Diabetes vermindern diese Thiazolidin 2,4-Dion-Derivate die Insulinresistenz bzw. erhöhen die -sensitivität. Am Muskel stimulieren diese Substanzen die insulinvermittelte Glucoseaufnahme („Insulinsensitizer"). Experimentell hemmen Glitazone die hepatische Glucoseproduktion. Eine Stimulation der Insulinsekretion nach Glucose wurde beschrieben. Sie reduzieren den Nüchternblutzucker um 30–50 mg/dl (Tabelle 50-16). Glitazone binden an „Peroxisome Proliferator-activated Receptor gamma" (PPARgamma), einen Rezeptor im Zellkern, der zu einer verstärkten Expression von insulinsensitivierenden Genen führen könnte. Möglicherweise spielt diese Bindung eine zentrale Rolle im Mechanismus der Glitazonwirkung auf den Glucosestoffwechsel.

Pharmakologie. Orale Einnahme mit einer Mahlzeit. Die blutzuckersenkende Wirkung tritt nur in Gegenwart von Insulin auf.

Indikationen. Typ-2-Diabetes mit Insulinresistenz, besonders bei Übergewicht. Monotherapie oder Kombination mit Metformin oder Sulfonylharnstoffen, wenn mit diesen Substanzen allein oder in kombinierter Anwendung keine befriedigende Stoffwechseleinstellung erreicht werden kann.

Kontraindikationen. Dies sind Leberinsuffizienz, Herzinsuffizienz (NYHA I bis IV), Typ-1-Diabetes, Gravidität, Stoffwechselentgleisungen, terminale Niereninsuffizienz. Glitazone dürfen nicht mit Insulin kombiniert werden.

Nebenwirkungen. Häufig kommt es zu Gewichtszunahme und Ödemen, deshalb ist Herzinsuffizienz eine Kontraindikation. Ein geringgradiger Hämoglobinabfall ist nicht selten. Übelkeit und Erbrechen kommen vor. Hepatozelluläre Schädigungen bzw. Erhöhungen der Transaminasen werden beobachtet, ebenso ist eine Cholestase möglich. Fatale Leberschäden sind bei Troglitazon aufgetreten, deshalb wurde diesem Medikament die Zulassung entzogen.

> **Praxistipp**
> Wegen der potenziellen Hepatotoxizität ist eine Überwachung der Leberfunktion vor und unter Therapie mit Glitazonen indiziert.

> **Cave**
> Langzeiterfahrungen, z. B. zur Glitazonwirkung auf diabetestypische Spätkomplikationen, fehlen derzeit.

50.3.3 Transplantationsbehandlungen bei Diabetes mellitus

Pankreasorgantransplantation und Inselzelltransplantation sind derzeit die einzigen Therapieoptionen, mit denen ohne exogene Insulinzufuhr und ohne Hypoglykämiegefahr eine Normoglykämie erreicht wird.

Tabelle 50-16. Thiazolidinedione

Substanz	Handelsname	Menge pro Tablette [mg]	Tägliche Dosierung	Bemerkung
Pioglitazon	Actos	15, 30, 45	1-mal 15 mg, 1-mal 30 mg, maximal 1-mal 45 mg pro Tag	
Rosiglitazon	Avandia	4, 8	Beginn mit 1-mal 4 mg pro Tag, maximal 1-mal 8 mg pro Tag	In Kombination mit Sulfonylharnstoffen 4 mg (maximal)

Pankreasorgantransplantation. Eine **terminale, hämodialysepflichtige Niereninsuffizienz bei Typ-1-Diabetes** ist heute die häufigste Indikation für eine simultane Transplantation von Pankreas und Niere. Bei diesem inzwischen etablierten Therapieverfahren normalisiert sich der Stoffwechsel, und die Patienten sind unabhängig von exogenem Insulin. Im Vergleich zur singulären Nierentransplantation wird die Prognose bei Simultantransplantation von Niere und Pankreas der aktuellen Studienlage zufolge wesentlich verbessert.

Inseltransplantation. Aus humanem Spenderpankreas werden insulinproduzierende Langerhans-Inseln isoliert. Letztere (Allograft) werden Typ-1-Diabetikern über die Pfortader heterotop in die Leber implantiert. Nach Inseltransplantation sind derzeit weniger Patienten unabhängig von exogenem Insulin im Vergleich zur Pankreasorgantransplantation, allerdings zeichnen sich vielversprechende Perspektiven ab (Robertson 2004).

50.4 Therapie bei speziellen Diabetesformen

50.4.1 Typ-1-Diabetes mellitus

Prävention des Typ-1-Diabetes und „Typ-1-Prädiabetes"

Die Pathogenese des Typ-1-Diabetes wird heute wesentlich besser verstanden als früher. Personen, die ein hohes Risiko für eine spätere Diabetesmanifestation („Prädiabetes") haben, können mit immunologischen, genetischen und metabolischen Parametern identifiziert werden. Deshalb stellt sich die Frage, ob Interventionen möglich sind, die den Autoimmunprozess verlangsamen oder verhindern. Ziel ist dabei die Prävention oder die Verzögerung der den Diabetes definierenden Hyperglykämie.

In Studien wurde versucht, die β-Zell-Destruktion zu verhindern. Zur **Immunsuppression** oder **-modulation** kamen in Tiermodellen, bei Personen mit Prädiabetes und bei Patienten unmittelbar nach Diabetesmanifestation Azathioprin, Ciclosporin A, Insulin, Nicotinamid, Kuhmilchkarenz und andere Substanzen bzw. Interventionen zur Anwendung. Trotz oft beachtlicher Wirkungen handelt es sich bei allen genannten Maßnahmen bisher um experimentelle Therapien, die derzeit nicht als Routinebehandlung außerhalb von Studien angewendet werden dürfen.

Therapie des Typ-1-Diabetes mellitus

Bestandteile der Therapie bei Typ-1-Diabetes sind heute:
- Insulinsubstitution
- Ernährungsbehandlung
- Stoffwechselselbstkontrollen (meist Blutzucker)
- Schulung der Patienten

Standard für Typ-1-Diabetiker ist heute die **intensivierte Insulintherapie** (ICT). Hiermit kann eine normnahe Stoffwechseleinstellung bei guter Lebensqualität erreicht werden. Eine Alternative ist die kontinuierliche **subkutane Insulininfusion** („Insulinpumpe", CSII). Letztere ist insbesondere bei stoffwechsellabilen Patienten, bei diabetischer Neuropathie oder beim Wunsch nach flexibler Lebensführung zu erwägen.

Kontraindiziert sind ICT und CSII bei unkooperativen, wenig motivierten, wenig begabten Patienten oder bei fehlender Bereitschaft zur Stoffwechselselbstkontrolle. Manche Diabetiker lehnen eine ICT wegen des hohen Aufwandes ab. Eine Alternative ist deshalb eine **konventionelle Insulintherapie**.

Eine **angepasste Ernährung** ergänzt jede Insulinbehandlung. Bei Typ-1-Diabetes werden die Kohlenhydrate klassischerweise auf 6–7 Mahlzeiten pro Tag verteilt. Diese Aufteilung soll Hypo- und Hyperglykämien entgegenwirken. Bei Verwendung von sehr kurz wirksamen Insulinanaloga sind oft 3 Mahlzeiten pro Tag ausreichend. Längerfristig sollen eine ausgewogene Nährstoffzufuhr und ein ideales Körpergewicht erreicht werden.

Auf **Stoffwechselselbstkontrollen** mittels Blutzuckerbestimmungen kann bei ICT und CSII nicht verzichtet werden. Basierend auf diesen Untersuchungen trifft der Patient eigenständige Therapieanpassungen.

Diabetestypische Komplikationen können nur durch die aktive Einbindung des Patienten in die Behandlung vermieden werden. Das hierfür notwendige Wissen wird durch eine **Schulung** vermittelt.

Therapie des Typ-1-Diabetes mellitus bei Manifestation

In der Regel ist eine ICT indiziert. Neben der Stoffwechselrekompensation gibt es Hinweise für eine protektive immunmodulierende Insulinwirkung auf die pankreatischen β-Zellen; hierdurch bleibt die endogene Insulinsekretion länger erhalten.

Oft tritt nach Beginn der Insulintherapie bei Typ-1-Diabetes eine **passagere Remissionsphase** („Honeymoon") auf. Hierbei fällt der Bedarf an exogenem Insulin progredient ab; dem muss mit einer Dosisreduktion begegnet werden (Schnell et al. 1997). Auch wenn vereinzelt in der Remissionsphase eine Beendigung der Insulintherapie möglich wäre, so empfiehlt sich dennoch die Fortführung. Der Grund ist, dass es bei interkurrenten Erkrankungen (z. B. Infekten) zu akuten Stoffwechselentgleisungen kommen kann. Andererseits ist mittelfristig mit einem ansteigenden Insulinbedarf zu rechnen.

Therapie des Diabetes mellitus bei Niereninsuffizienz

Bei Niereninsuffizienz ist der Insulinbedarf häufig vermindert, deshalb ist eine Dosisanpassung indiziert. Bei diabetischen Spätsyndromen bzw. bei terminaler Niereninsuffizienz ist eine simultane Transplantation von Niere und Pankreas eine therapeutische Option (▶ Abschnitt 50.3.3).

Therapie des „Brittle-Diabetes"

Hierunter versteht man einen zu extremen Hypo- und Hyperglykämien neigenden Typ-1-Diabetes, der den Alltag der Patienten unterbricht. Ob es sich um eine echte Krankheitsentität handelt, ist fraglich. Ein Fehlverhalten muss nach Ausschluss anderer Ursachen erwogen werden. In der Regel kann auch mit ICT oder CSII der Stoffwechsel nicht befriedigend stabilisiert werden. Eine Pankreasorgantransplantation ist eine therapeutische Option.

Therapie des MODY-Diabetes

Die Manifestation der pathogenetisch heterogenen MODY-Diabetesformen („maturity-onset diabetes of the young") liegt in der Regel vor dem 25. Lebensjahr; die Vererbung ist autosomal dominant. Mutationen in mindestens 6 verschiedenen Genen können zu unterschiedlichen MODY-Entitäten führen. Pathophysiologisch findet sich häufig eine Störung der Insulinsekretion der β-Zellen (Übersicht 50-1). MODY-Patienten haben langfristig ein unterschiedlich hohes Mikroangiopathie- und Neuropathierisiko. Häufig wird über Jahre mit Diät und vermehrter körperlicher Aktivität behandelt. Medikamentös kann oft mit oralen Antidiabetika (Sulfonylharnstoff), vereinzelt auch mit Insulin, therapiert werden, abhängig vom spezifischen Subtyp.

50.4.2 Typ-2-Diabetes mellitus

„Prävention" des Typ-2-Diabetes und Vorgehen bei gestörter Glucosetoleranz

Zur „Therapie" bei gestörter Glucosetoleranz (▶ Abschnitt 50.1) existieren bisher keine allgemein akzeptierten Behandlungsempfehlungen. Indiziert sind jedoch regelmäßige Stoffwechselkontrollen.

Bei Personen mit einem hohen Risiko für die spätere Manifestation eines Typ-2-Diabetes bzw. bei gestörter Glucosetoleranz (IGT) wurde in Studien untersucht, ob die Diabetesmanifestation durch vermehrte körperliche Aktivität, eine Änderung der Ernährung und eine Gewichtsabnahme verhindert werden kann (Tuomilehto et al. 2001). Hierbei zeigte, sich dass das Diabetesrisiko durch eine Änderung dieser **„Lebensstilfaktoren"** deutlich vermindert wird. Zur Prävention des Typ-2-Diabetes mit einer pharmakologischen Intervention wurde bei pathologischer Glucosetoleranz die Wirksamkeit von Acarbose und von Metformin nachgewiesen (Chiasson et al. 2002; Diabetes Prevention Research Group 2002). Auch ACE-Hemmstoffe können aufgrund von Studien das Risiko der Diabetesmanifestation reduzieren. Eine entsprechende Zulassung dieser Pharmaka besteht bislang jedoch nicht.

Therapie des Typ-2-Diabetes mellitus

Die Behandlung des Typ-2-Diabetes orientiert sich nicht nur an der blutzuckersenkenden Wirkung verschiedener Therapeutika, sondern bezieht auch pathophysiologische Faktoren in die Auswahl mit ein (Anderson et al. 1994; Mehnert u. Standl 1998).

Vorrangig sollen solche Medikamente verwendet werden, deren positiver Effekt und Sicherheit in prospektiven randomisierten kontrollierten Langzeitstudien nachgewiesen wurde. Ein Stufenplan ist in Abb. 50-4 dargestellt, weiterhin wird auf Tabelle 50-17 verwiesen. Bei übergewichtigen Typ-2-Diabetikern, bei denen neben der Hyperglykämie meist auch eine Hyperinsulinämie, eine Insulinresistenz und eine Fettstoffwechselstörung bestehen, soll die Therapie auch diesen atherogenen Faktoren entgegenwirken. Bei normal- oder leichtgradig übergewichtigen Patienten steht pathophysiologisch oft ein Insulindefizit im Vordergrund, hier soll die endogene Insulinsekretion durch Pharmaka stimuliert werden.

Tabelle 50-17. Medikamentöse Therapie bei Typ-2-Diabetes mellitus

Substanzgruppe	Präparate
Sulfonylharnstoff	Glibenclamid, Gliquidon, Glimepirid
Prandiale Glucoseregulatoren (PGR)	Nateglinid, Repaglinid
Biguanid	Metformin
α-Glukosidase-Hemmstoff	Acarbose
Glitazone	Pioglitazon, Rosiglitazon
Insulin	Normalinsulin Basalinsulin (NPH) sehr kurz wirksame Insulinanaloga (Lispro, Aspart, Glulisin) sehr lang wirksame Insulinanaloga (Glargin, Detemir) Mischinsulin

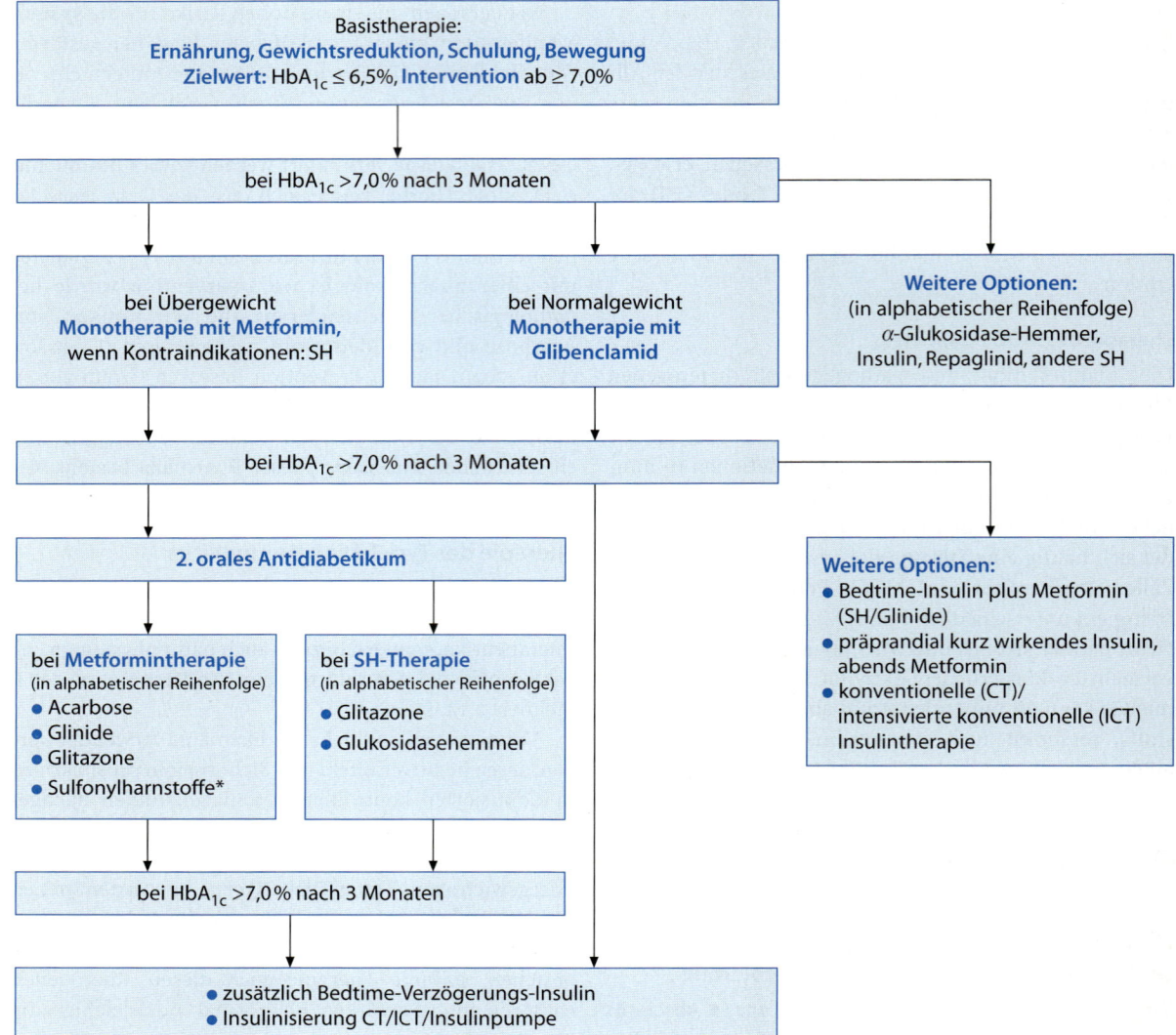

Abb. 50-4. Stufenplan der medikamentösen Therapie bei Typ-2-Diabetes. Die Kombination von Sulfonylharnstoffen (SH) und Metformin wird zur Zeit häufig angewendet. Neuere Studien ergaben Hinweise auf negative kardiovaskuläre Auswirkungen dieser Kombinationstherapie (mod. nach Häring u. Matthaei 2002)

Ernährung und körperliche Aktivität

„Basisbehandlung" bei Typ-2-Diabetes sind eine angepasste Ernährung und vermehrte körperliche Aktivität; bei Übergewicht soll hiermit auch eine Gewichtsabnahme angestrebt werden. Diese Maßnahmen senken die Blutglucose. Dieser Effekt kommt auch durch eine Verbesserung der Insulinempfindlichkeit von Insulinzielgeweben bzw. eine verminderte Resistenz zustande. Bei übergewichtigen Typ-2-Diabetikern sollen Medikamente restriktiv verordnet werden.

Medikamentöse Monotherapie

Bei unbefriedigender Stoffwechseleinstellung unter der oben beschriebenen „Basistherapie" ist die Indikation für eine zusätzliche medikamentöse Therapie gegeben (◘ Abb. 50-4). Bei übergewichtigen Typ-2-Diabetikern sind Metformin und Acarbose Präparate der 1. Wahl. Die Hyperinsulinämie bzw. die Insulinresistenz werden hierbei nicht verstärkt, außerdem verursachen diese Medikamente keine Hypoglykämien. Metformin erleichtert häufig eine Gewichtsabnahme und begünstigt eine Triglyzeridsenkung. Als Alternative vermindern Glitazone die pathogenetisch wichtige Insulinresistenz.

Kombination von oralen Antidiabetika

Führen Basistherapie und medikamentöse Monotherapie nicht zu einer befriedigenden Stoffwechseleinstellung, werden orale Antidiabetika kombiniert. Schon im mittleren Dosisbereich sollte, wenn keine befriedigende Stoffwechseleinstellung erreicht wird, ein 2. (oder eventuell ein 3.) Wirkstoff verabreicht werden (◘ Abb. 50-4, Tabelle 50-18).

◘ Tabelle 50-18. Häufig verwendete Kombinationen oraler Antidiabetika

Frühere Stadien des Typ-2-Diabetes	Acarbose + Metformin
	Acarbose + Sulfonylharnstoff oder Glinid
	Acarbose + Glitazon (bisher nicht zugelassen)
Fortgeschrittene, spätere Stadien des Typ-2-Diabetes	Metformin + Sulfonylharnstoff oder Glinid
	Metformin + Sulfonylharnstoff oder Glinid + Acarbose
	Glitazon + Metformin
	Glitazon + Sulfonylharnstoff (eingeschränkt zugelassen)
	Glitazon + Glinid (bisher nicht zugelassen)

Im Verlauf der Diabeteserkrankung ist das endogene Insulindefizit häufig progredient, dann kann die pankreatische Hormonsekretion durch Sulfonylharnstoffe oder Glinide stimuliert werden. Eine Kombination von Metformin mit einem Sulfonylharnstoff (oder Glinid) und/oder mit Acarbose ist etabliert. Glitazone können zusammen mit Metformin oder einem Sulfonylharnstoffpräparat verabreicht werden.

Normalgewichtige Typ-2-Diabetiker

Normalgewichtige oder nicht wesentlich übergewichtige Typ-2-Diabetiker (10–20 % der Diabetiker, früher als Typ II a bezeichnet) sind häufig nicht insulinresistent und haben keine Hyperinsulinämie. Pathogenetisch steht oft ein Insulinmangel im Vordergrund. Basis ist nicht selten ein Typ-1-Diabetes der erst im höheren Lebensalter manifest wird („late onset autoimmune diabetes in adults", LADA; Naik u. Palmer 2003). Ein Sulfonylharnstoffpräparat (oder Glinid) kann die endogene Insulinsekretion stimulieren, vereinzelt sind auch Glukosidasehemmer wirksam. Eine Kombination beider Substanzgruppen ist möglich. Wegen des endogenen Insulinmangels ist die orale Diabetestherapie häufig unbefriedigend wirksam (sog. primäres Therapieversagen). Frühzeitig ist dann die Indikation für eine Insulintherapie gegeben.

Ältere Typ-2-Diabetiker

Diese Patienten sollten wegen des **Risikos von schweren Hypoglykämien** mit Sulfonylharnstoffen zurückhaltend behandelt werden, Ähnliches gilt für Glinide. Ebenso ist ein Biguanid bei dieser Patientengruppe, die häufig multimorbide ist, kein Präparat der 1. Wahl. Bei langer Diabetesdauer findet sich zudem häufig ein endogenes Insulindefizit. Deshalb ist oft die Indikation für eine (konventionelle) Insulintherapie mit einem altersangepassten Blutglucosezielbereich gegeben.

Sekundärversagen der oralen Diabetestherapie: Kombinationstherapie Insulin/orale Antidiabetika

Ein „Sekundärversagen" der oralen Diabetestherapie liegt vor, wenn unter Ausschöpfung aller diätetischen und medikamentösen Maßnahmen mit oralen Antidiabetika, meist in kombinierter Anwendung, der individuell festgelegte metabolische Zielbereich nicht (mehr) erreicht wird (Yki-Järvinen 2001). Die Ursache ist ein endogener, relativer Insulinmangel bei fortbestehender Insulinresistenz; bei zunehmender Diabetesdauer ist das Insulindefizit in der Regel progredient. Die Häufigkeit dieses Therapieversagens nimmt mit steigender Diabetesdauer zu.

Im Sekundärversagen ist die Kombination von Sulfonylharnstoffen und Insulin etabliert. Hierbei stimulieren

◘ Tabelle 50-19. Häufig praktizierte Kombinationen von Insulin und oralen Antidiabetika

Therapie	Geeignet für
Sulfonylharnstoff tagsüber + morgens Mischinsulin	schlanke Patienten
Sulfonylharnstoff tagsüber + morgens Insulinanalogon Glargine (Lantus)	schlanke Patienten
Sulfonylharnstoff (oder Glinid) tagsüber + Insulinanalogon Glargine (Lantus) zur Nacht („Bedtime")	schlanke Patienten
Sulfonylharnstoff (oder Glinid) tagsüber + NPH-Basalinsulin zur Nacht („Bedtime")	schlanke Patienten
Metformin tagsüber + Insulinanalogon Glargin (Lantus) am Morgen	übergewichtige Patienten
Metformin tagsüber + 3-mal täglich Normalinsulin zu den Hauptmahlzeiten	übergewichtige Patienten
Metformin tagsüber + 3-mal täglich sehr kurz wirksames Insulinlinanalogon zu den Hauptmahlzeiten	übergewichtige Patienten
Metformin tagsüber + Insulinanalogon Glargin (Lantus) zur Nacht („Bedtime")	übergewichtige Patienten

Sulfonylharnstoffe die (noch verbliebene) endogene Insulinsekretion; exogen zugeführtes Insulin gleicht das endogene Defizit aus (◘ Tabelle 50-19). Die erforderliche Insulindosis ist oft niedrig. Vorteilhaft ist diese Therapie auch deswegen, weil exogenes Insulin eingespart wird; bekanntermaßen fördern hohe Insulindosen eine Gewichtszunahme.

Die **Sulfonylharnstofftherapie** (z B. Glimepirid Tabl. à 2 mg, 1-0-0) wird fortgeführt. Zusätzlich wird **Mischinsulin** am Morgen (Normalinsulinanteil 20–30 %) verabreicht; Beginn mit niedriger Dosis (z. B. 6 IU), langsame Steigerung, abhängig von der Blutglucose. Bei normalgewichtigen Typ-2-Diabetikern sind meist 6–16 IU Mischinsulin ausreichend. Alternativ kann das sehr langwirksame **Insulinanalogon** Glargin (Lantus) oder ein NPH-Basalinsulin vor dem Schlafengehen appliziert werden („Bedtime-Insulin"); durch eine Insulin-vermittelte Hemmung der nächtlichen hepatischen Glucoseproduktion werden niedrige Nüchternblutzucker erreicht. Während des Tages wird eine Sulfonylharnstoff- oder Metformintherapie fortgeführt. Das Insulinanalogon Glargin (Lantus) kann im Rahmen einer solchen Therapie mit gleicher Effektivität auch morgens appliziert werden (◘ Tabelle 50-19).

Bei **übergewichtigen Typ-2-Diabetikern** sind bei Insulinmonotherapie oft hohe Insulindosen erforderlich; Letztere begünstigen eine Gewichtszunahme („Insulinmast") und verstärken Hyperinsulinämie und Insulinresistenz. Im Vergleich zur Monotherapie ist die Kombinationstherapie von oralen Antidiabetika und Insulin oft günstiger, da die Insulindosen niedriger sind. Oft können hiermit eine Gewichtszunahme und eine Verstärkung der Insulinresistenz vermieden werden. So kann z. B. eine Behandlung mit Metformin oder Acarbose fortgeführt werden. Zum Ausgleich eines prandialen Insulindefizits wird zu den Hauptmahlzeiten Normalinsulin oder ein sehr kurz wirksames Insulinanalogon appliziert (◘ Tabelle 50-19).

Insulinmonotherapie bei Typ-2-Diabetes mellitus

Insbesondere **nicht massiv übergewichtige, jüngere Typ-2-Diabetiker** werden heute mit einer intensivierten Insulintherapie behandelt (▶ Abschnitt „Intensivierte konventionelle Insulintherapie"). Hiermit kann eine normnahe Stoffwechseleinstellung bei guter Lebensqualität und flexibler Lebensführung erreicht werden. **Ältere Typ-2-Diabetiker** werden häufig mit einer konventionellen Insulintherapie behandelt, bestehend aus 2 täglichen Injektionen von Mischinsulin (▶ Abschnitt „Konventionelle Insulintherapie"). Vorteilhaft ist hier die einfache Handhabung von kommerziell verfügbaren Mischinsulinen (z. B. Pen oder Fertigspritzen).

50.4.3 Diabetestherapie in speziellen Situationen

Therapie des Diabetes mellitus bei Pankreaserkrankungen

Chronische Pankreatitis, Pankreaskarzinom, Pankreasresektion, Hämochromatose und zystische Fibrose können zu einem sekundären Diabetes führen (O'Toole u. Lombard 1997). Diese Diabetesformen werden in der Regel wie ein **Typ-1-Diabetes** behandelt.

Diabetestherapie in der Schwangerschaft

Literatur ▶ Deutsche Diabetes-Gesellschaft (1992, 1997, 2001), Girling et al. (2003)

Unterschieden werden müssen:
— eine Glucosetoleranzstörung, die erstmalig in der Gravidität manifest wird (Gestationsdiabetes)
— eine Schwangerschaft bei bereits bekanntem Diabetes (häufig Typ 1, vereinzelt aber auch Typ 2)

Gravidität bei Diabetes mellitus

Therapieziel. Bei manifestem Diabetes und unbefriedigender Stoffwechseleinstellung zum Zeitpunkt der Konzeption ist das Risiko von Spontanaborten und fetalen Fehlbildungen erhöht. Ketosen haben möglicherweise eine teratogene Wirkung und müssen deshalb insbesondere perikonzeptionell und in der Frühschwangerschaft vermieden werden. Bei Hyperglykämie im 2. und 3. Trimenon – bzw. bei Manifestation eines Gestationsdiabetes in diesem Zeitraum – ist das Risiko von Komplikationen erhöht (z. B. fetale Makrosomie, Geburtstrauma, postnatale Hypoglykämie).

Therapieziel vor und während der Gravidität ist eine normoglykämische Stoffwechseleinstellung mit folgenden kapillären Blutglucosewerten:
— nüchtern und präprandial 60–90 mg/dl (3,3–5,0 mmol/l)
— 1 h postprandial <140 mg/dl (7,8 mmol/l)
— 2 h postprandial <120 mg/dl (6,7 mmol/l)

Das HbA_{1c} soll in der 1. Schwangerschaftshälfte im oberen Normbereich, später im unteren Normbereich stoffwechselgesunder Schwangerer liegen (Normbereich mit HPLC: 4,8–6,0 %). Hypoglykämien sind nach Möglichkeit zu vermeiden.

Präkonzeptionelle Diabetestherapie. Schon vor der Konzeption soll mit einer ICT behandelt werden. Therapieziel ist die Normoglykämie. Eine Schulung ist zu erwägen.

Insulinbehandlung. Therapie der Wahl ist eine ICT. Vereinzelt sind normoglykämische Nüchternblutzucker nur mit zusätzlicher Normalinsulinapplikation (oder sehr kurz wirkendes Analogon) in der 2. Nachthälfte zu erreichen. Wenn das Ziel der Normoglykämie mit ICT nicht realisiert wird, kann der Einsatz tragbarer Insulindosiergeräte („Insulinpumpe", CSII) indiziert sein. Orale Antidiabetika sind kontraindiziert.

Insulinbedarf. Im 1. Trimenon ist der Insulinbedarf im Vergleich zur prägraviden Situation meist unverändert. Ab dem 2. Trimenon steigt er bis etwa zur 36. Schwangerschaftswoche (SSW) stetig an, bleibt dann konstant oder fällt wieder geringfügig ab.

Hypoglykämierisiko. In der 6.–16. SSW besteht ein deutliches, in der 20.–36. SSW nur noch ein geringes, danach wieder ein etwas höheres Risiko für schwere Hypoglykämien. Leichte Hypoglykämien sind bei adäquater Therapie akzeptabel. Nach derzeitiger Kenntnis wird die fetale Entwicklung durch mütterliche Hypoglykämien nicht gefährdet.

Blutzuckerselbstkontrollen. Empfohlen werden 6–7 Bestimmungen pro Tag: vor den 3 Hauptmahlzeiten und jeweils 1 h nach Beginn der Mahlzeiten sowie spätabends.

Ernährung. Auf eine ausreichende Kohlenhydratzzufuhr ist zu achten (mindestens 40 % der Tageskalorien). Extreme Reduktionsdiäten sollten vermieden werden.

Körperliche Aktivität. Muskelarbeit fördert die Normalisierung der erhöhten Blutglucose und wird deswegen empfohlen.

Diabetestypische Komplikationen. Bei nichtproliferativer diabetischer Retinopathie ist die Prognose in der Schwangerschaft in der Regel gut. Bei proliferativer Retinopathie besteht ein hohes Progressionsrisiko. Deshalb sind vor Beginn der Schwangerschaft, bei Nachweis und häufig auch im Verlauf ophthalmologische Untersuchungen indiziert.

Bei diabetischer Nephropathie müssen die Eiweißausscheidung, das Serumkreatinin und der arterielle Blutdruck regelmäßig überwacht werden. Eine Zunahme der Proteinurie wird im Verlauf der Schwangerschaft häufig beobachtet.

> **Praxistipp**
> Bei der Behandlung schwangerer Diabetikerinnen ist eine enge Kooperation zwischen Geburtshelfer, Internist, Augenarzt und Pädiater erforderlich.

Gestationsdiabetes

Bei diesen Patientinnen gelten im Wesentlichen die gleichen Empfehlungen wie für Schwangere mit bekanntem Diabetes. Zunächst wird mit Diät behandelt. Falls hierunter die Stoffwechseleinstellung unbefriedigend ist, ist eine Insulintherapie (ICT) indiziert. Bei dieser Stoffwechselstörung ist die Wahrscheinlichkeit einer späteren Diabetesmanifestation erhöht.

> **Praxistipp**
> Bei Gestationsdiabetes werden postpartal jährliche Stoffwechselkontrollen empfohlen (Deutsche Diabetes-Gesellschaft 2001).

Therapie des Diabetes mellitus bei Operationen

Literatur ▶ Jacober u. Sowers (1999), McAnulty et al. (2000)

Therapieziel. Prä-, intra-, und postoperativ sollen Hypoglykämien, Hyperglykämien, Ketoazidosen und Katabolie vermieden werden. Zielbereich ist eine Blutglucose zwischen 120 und 200 mg/dl.

Pathophysiologie. Perioperativ bzw. posttraumatisch tritt das sog. Postaggressionssyndrom auf. Hierbei wird das sympathische Nervensystem aktiviert, und kontrainsulinär wirkende Hormone werden vermehrt sezerniert. In der Folge wird beim Nichtdiabetiker die Insulinsekretion gehemmt und eine Insulinresistenz begünstigt. Metabolisch führen diese Veränderungen zu einer gesteigerten Lipolyse, einer vermehrten Proteolyse, einer gesteigerten Glykogenolyse und Gluconeogenese (Hyperglykämie), alles im Sinne einer vermehrten Katabolie.

 Cave
Beim Diabetiker ist im Postaggressionssydrom der Insulinbedarf erhöht.

Therapeutisches Vorgehen. Bei Diabetes ist perioperativ eine adäquate Insulinsubstitution zur Prävention von Hyperglykämien indiziert, andererseits sind Hypoglykämien bedrohlich. Berücksichtigt werden muss weiterhin, dass häufig eine Nahrungskarenz erforderlich ist. Biguanide sollen einige Tage vor einer Operation abgesetzt werden (Lactatazidoserisiko), ebenso ist ein Verzicht auf Acarbose sinnvoll.

Stoffwechselüberwachung. Voraussetzung für eine adäquate perioperative Stoffwechselführung sind Blutzuckerkontrollen vor Operationsbeginn und im Verlauf. Zwingend sind 2-stündliche, wünschenswert jedoch häufig 1-stündliche Messungen. Meist kommen Teststreifen zur Anwendung. Perioperativ wird von verschiedenen Autoren eine Blutglucose zwischen 120 und 200 mg/dl als Zielbereich empfohlen. Bis zur Stabilisierung des Stoffwechsels sind auch postoperativ häufig Blutzuckerkontrollen (z. B. alle 2 oder 4 h) indiziert.

Cave
Bei ausgeprägter Hyperglykämie bzw. bei Notfällen empfehlen sich zusätzlich Untersuchungen des Urins auf Aceton (Keton) und eine Säure-Basen-Analyse (venöse Blutgasanalyse).

Patienten mit Diabetes mellitus bei kleineren operativen Eingriffen

Kleine Eingriffe werden frühmorgens durchgeführt.
- **Diätetisch behandelte Patienten:** Blutzuckerkontrollen sind in der Regel ausreichend. Bei Bedarf wird eine Hyperglykämie mit Normalinsulin korrigiert. Üblicherweise Verzicht auf glucosehaltige Infusionslösungen.
- **Bei Behandlung mit oralen Antidiabetika:** Diese Medikamente werden vor dem Eingriff nicht verabreicht. Auf glucosehaltige Infusionslösungen wird während des Eingriffs in der Regel verzichtet. Nach dem Eingriff erhalten die Patienten orale Antidiabetika in üblicher Dosierung zusammen mit der ersten postoperativen Mahlzeit. Bei deutlicher Hyperglykämie empfiehlt sich eine Infusion von Insulin und Glucose (▶ unten).
- **Bei Insulinbehandlung:** Sinnvoll ist die Applikation von 50 % der üblichen Morgeninsulindosis als Verzögerungsinsulin und die intravenöse Applikation von Glucoselösung (5 %). Nach dem Eingriff Wiederaufnahme der üblichen Therapie. Alternativ können auch Insulin und Glucose i.v. verabreicht werden (▶ unten).
- **Bei intensivierter Insulintherapie (ICT):** Basalinsulin wird in üblicher Dosierung morgens appliziert, auf kurz wirksames Insulin wird verzichtet.

Patienten mit Diabetes mellitus bei großen operativen Eingriffen

Auch hier wird je nach Behandlungsform unterschiedlich verfahren:
- **Diätetisch behandelte Patienten:** Empfohlen werden Blutglucosekontrollen, Insulin und Glucose in Bereitschaft im Falle von Hyperglykämien.
- **Bei Behandlung mit oralen Antidiabetika:** In der Regel ist mindestens 3 Tage präoperativ eine Umstellung auf eine Insulintherapie indiziert. Intra- und unmittelbar postoperativ werden Insulin und Glucoselösung verabreicht (▶ unten).
- **Bei insulinbehandelten Patienten:** Sowohl beim Typ-1- als auch beim insulinbehandelten Typ-2-Diabetes wird die übliche Morgeninsulindosis nicht verabreicht. Empfohlen wird die i.v.-Infusion von Glucoselösung und Normalinsulin (z. B. über Infusionspumpen). Das Vorgehen ist in ◘ Übersicht 50-2 dargestellt.

Übersicht 50-2
Vorgehen bei operativen Eingriffen – Infusion von Glucoselösung und Insulin*

- Humanes Normalinsulin 2–4 IU/h i.v. über Perfusor; zu bedenken sind große individuelle Unterschiede im Insulinbedarf → Anpassung der Insulindosierung
- Glucose 5–10 g/h i.v. (Glucose 10 %, 100 ml/h)

* Insulin und Glucose können getrennt (Insulin über Perfusor, Glucose über Infusion mit Tropfenzähler) oder gemeinsam verabreicht werden.

50.5 Therapie akuter Komplikationen bei Diabetes mellitus

50.5.1 Hypoglykämien

Grundlagen

Hypoglykämiesymptome treten bei nichtdiabetischen Personen in der Regel bei einer venösen Plasmaglucose <45 mg/dl (2,5 mmol/l) auf. Diese Symptome können Folge eines zentralnervösen Glucosemangels (**Neuroglykopenie**) und einer sympathikoadrenergen autonomen Gegenregulation sein. Im Extremfall kommt es bei ausgeprägtem Blutzuckerabfall zu einem Bewusstseinsverlust (**hypoglykämischer Schock**). Charakteristischerweise ist die Symptomatik nach Glucosezufuhr umgehend reversibel. Glucose ist essenzielle Energiequelle für den Stoffwechsel des Nervensystems, hieraus erklärt sich dessen Empfindlichkeit bei Substratmangel.

Ätiopathogenese, Pathophysiologie und Symptomatik. Ursache von Hypoglykämien ist ein absolut oder relativ zu hoher Insulinspiegel mit daraus resultierender Erniedrigung der Blutglucose. Verschiedene Faktoren können Hypoglykämien verursachen (◘ Übersicht 50-3).

Übersicht 50-3
Einteilung und Differenzialdiagnose von Hypoglykämien

- **Reaktive und postalimentäre Hypoglykämie**
  - Spontanhypoglykämie bei vegetativer Labilität (häufig)
  - Dumping-Syndrom nach Magenresektion
  - hereditäre Fructoseintoleranz (selten)

- **Diabetes mellitus im Frühstadium (möglicherweise)**

▼

- **Organische Nüchternhypoglykämie**
  - Pankreasinselzelladenom oder -karzinom (Insulinom)
  - extrapankreatische Tumoren (retroperitoneale Sarkome, Fibrome)
  - Hypophysenvorderlappeninsuffizienz
  - Nebennierenrindeninsuffizienz (z. B. Morbus Addison)
  - diffuse Leberparenchymerkrankungen (z. B. Zirrhose, Hepatitis)
  - Glykogenspeicherkrankheiten
  - Schwangerschaft
  - schwere Malnutrition, insbesondere bei Alkoholabusus
- **Exogen induzierte Hypoglykämie**
  - Überdosierung von Insulin, Sulfonylharnstoff oder Glinid
  - artefiziell durch Insulin oder Sulfonylharnstoff (z. B. bei Persönlichkeitsstörung, „Hypoglycaemia factitia")
  - Alkoholabusus und Nahrungskarenz
  - andere Medikamente (z. B. Sulfonamide, Salicylate, Betarezeptorenblocker)

! Cave
In Klinik und Praxis dominieren Hypoglykämien bei Diabetikern, die mit Insulin und/oder Sulfonylharnstoffen oder Gliniden behandelt werden.

Folgende **Symptome** sind typisch für eine Hypoglykämie:
- zentralnervös (neuroglykopenisch) bedingt:
  - Kopfschmerzen
  - Konzentrations-/Koordinationsstörungen
  - Vergesslichkeit
  - Aggressivität/Verstimmung/Reizbarkeit
  - Angst, Unruhe
  - Verwirrtheit
  - Krampfanfälle
  - Sehstörungen
  - fokale Symptome/Hemiplegie
  - Somnolenz/Präkoma/Koma
- durch sympathikoadrenerge (autonome) Gegenregulation bedingt:
  - Blässe
  - Zittern
  - Schweißausbruch
  - Tachykardie/Palpitationen
  - Blutdruckanstieg
  - Heißhunger

Die Manifestation von Symptomen hängt nicht allein vom absoluten Glucoseniveau ab, sondern z. B. auch von der Geschwindigkeit des Abfalls, dem vorausgegangenen mittleren Glucoseniveau und der Gegenregulation.

Hypoglykämien bei Diabetes mellitus

Literatur ▶ Bolli u. Fanelli (1995), Service (1995a)

Pathogenese. Hypoglykämien sind eine akute Komplikation bei Diabetes unter Therapie mit Insulin, Sulfonylharnstoffen oder Gliniden. Je niedriger das durchschnittliche Glucoseniveau ist, desto höher ist die Hypoglykämiefrequenz.

Prädisponierende Faktoren für Hypoglykämien sind:
- Überdosierung von Insulin, Sulfonylharnstoff oder Glinid
- nicht ausreichende Nahrungszufuhr (Auslassen einer Mahlzeit)
- ungewöhnliche körperliche Aktivität (Sport)
- hypophysäre, adrenokortikale oder Schilddrüseninsuffizienz
- Gewichtsabnahme
- Medikamente, die die Bioverfügbarkeit von Sulfonylharnstoffen erhöhen
- bei interkurrenter Erkrankung (Brechdurchfall)
- nach Entbindung und Stillperiode
- Alkoholkonsum (hemmt hepatische Glucoseproduktion)
- nichtselektive Betarezeptorenblocker (Hemmung der sympathikusvermittelten hepatischen Glykogenolyse und der hepatischen Glukoneogese)

Symptomatik. Einteilung und Definition von Hypoglykämien sind uneinheitlich. Von verschiedenen Autoren werden nach dem Ausmaß der klinischen Symptomatik „leichte" und „schwere" Hypoglykämien sowie der „hypoglykämische Schock" unterschieden. Bei langer Krankheitsdauer bzw. Neuropathie kann die subjektive Hypoglykämiewahrnehmung abgeschwächt sein oder fehlen („hypoglycemia unawareness").
- Bei **„leichten" Hypoglykämien** werden die Symptome (▶ oben) durch den Patienten rechtzeitig bemerkt; eine umgehende Kohlenhydratzufuhr durch den Diabetiker selbst bessert die Symptomatik rasch.
- Bei **„schweren" Hypoglykämien** wird Fremdhilfe zur Behandlung benötigt, z. B. durch Angehörige oder einen Arzt. Bei diesen Hypoglykämien kann das Bewusstsein getrübt sein.
- Bei Hypoglykämien mit Bewusstlosigkeit (**„hypoglykämischer Schock"**) können sich erhebliche zentralnervöse Störungen manifestieren, z. B. motorische Unruhe, fokale Symptome, Automatismen, schließlich auch irreversible Schäden am ZNS, v. a. bei alten Patienten. Die Prognose kann ungünstig sein.

Diagnostisches Vorgehen. Die klinische Verdachtsdiagnose Hypoglykämie wird durch die Blutglucosebestimmung (kapilläre Glucose unter 50 mg/dl) biochemisch bestätigt. Im Notdienst finden Blutzuckerteststreifen Verwendung.

Therapie von Hypoglykämien

Man therapiert unterschiedlich, je nach Bewusstseinszustand des Patienten.

Bei noch erhaltenem Bewusstsein. Traubenzucker (z. B. 20 g als Würfel oder in Wasser gelöst) oder kohlenhydrathaltige Getränke (z. B. normales Cola oder Apfelsaft) werden oral verabreicht und wirken innerhalb von Minuten.

Bei Bewusstseinstrübung oder Bewusstlosigkeit. Folgende Maßnahmen kommen zur Anwendung:
- Applikation von Glucoselösung (Bolus, z. B. 25 oder 50 g Glucose als 50 %ige Lösung). Danach muss vereinzelt Glucoselösung (5- oder 10 %ig) als kontinuierliche Infusion verabreicht werden, z. B. bei durch Sulfonylharnstoffe induzierter Hypoglykämie oder bei nicht möglicher oraler Nahrungsaufnahme.
- Glukagon (1 mg i. m. oder s. c.) kann von Angehörigen injiziert werden. Durch Stimulation der hepatischen Glykogenolyse erfolgt ein Anstieg der Blutglucose innerhalb von Minuten.
- Bessert sich die Bewusstseinslage nicht trotz ausreichender Blutglucose, muss ein Hirnödem erwogen werden. In diesem Fall ist eine intensivmedizinische Behandlung indiziert.

Nach jeder schweren Hypoglykämie. Folgende Punkte sind zu berücksichtigen:
- Kohlenhydrate müssen oral (enteral) zugeführt werden, da nur hierdurch die hepatischen Glykogendepots aufgefüllt werden.
- Die Blutglucose sollte in der akuten Phase engmaschig überwacht werden, häufig ist eine Klinikbehandlung erforderlich.
- Nach einer Hypoglykämie muss die Ursache eruiert werden. Zur Prophylaxe künftiger Ereignisse soll eine kausale Behandlung oder eine Therapieanpassung angestrebt werden.

> **! Cave**
> Sulfonylharnstoff-induzierte Hypoglykämien können prolongiert verlaufen (Tage) und mit Hypoglykämierezidiven einhergehen. Meist ist eine längerfristige Überwachung erforderlich (Hospitalisierung 72 h).

Therapie von postprandialen Hypoglykämien. Bei Spätdumping oder idiopathischer Hypoglykämie können nachfolgend genannte diätetische Prinzipien angewendet werden:
- Verteilung der Nahrung auf 6 Mahlzeiten pro Tag
- Vermeidung kohlenhydrathaltiger Getränke wie Säfte etc.
- Vermeidung konzentrierter, leicht aufschließbarer Kohlenhydrate, insbesondere freier Zucker
- Bevorzugung proteinreicher, kohlenhydratärmerer Nahrungsmittel
- Bevorzugung ballaststoffreicher, wenig raffinierter Nahrungsmittel

50.5.2 Hyperglykämische Stoffwechselentgleisungen

Akute, vital bedrohliche und auch heute noch mit einer hohen Letalität einhergehende hyperglykämische Stoffwechselentgleisungen bei Diabetes mellitus sind:
- diabetische Ketoazidose („Coma diabeticum")
- hyperglykämisches, hyperosmolares, nichtketoazidotisches Dehydratationssydrom („hyperosmolares Koma")

Diabetische Ketoazidose

Grundlagen

Literatur ▶ Adrogué u. Madias (1998), Kitabchi et al. (2001)

Klinisch imponieren beim Vollbild der diabetischen Ketoazidose (DKA) **Bewusstseinsstörungen** bis zum **Bewusstseinsverlust**. Die biochemischen Leitbefunde sind Hyperglykämie, metabolische Azidose, Hyperketonämie (Acetoacetat und 3-Hydroxybutyrat >5 mmol/l) und Ketonurie. Betroffen sind fast ausschließlich **Typ-1-Diabetiker**. Eine Ketoazidose kann auftreten bei:
- Manifestation eines bisher nicht bekannten Typ-1-Diabetes
- inadäquater Diabetestherapie (z. B. orale Antidiabetika bei absolutem Insulinmangel)
- unterlassener oder fehlerhafter Insulininjektion
- technischen Defekten von Insulinpumpen
- ausgeprägten Diätfehlern
- Infektionen (z. B. Lunge, Atemwege, Harnwegsinfekt, Gangrän)
- Operationen, Unfällen

Ätiopathogenese und Pathophysiologie. Pathophysiologisch stehen bei diabetischer Ketoazidose ein absoluter oder relativer Insulinmangel und ein Anstieg kontrainsulinärer Plasmahormone (insbesondere Glukagon) im Vordergrund. Folgen sind eine vermehrte hepatische Glucoseproduktion, aber auch eine verminderte periphere Glucoseutilisation; hieraus resultiert die Hyperglykämie. Als Konsequenz der Hyperglykämie manifestiert sich eine osmotische Diurese mit nachfolgender Dehydrierung, Kalium- und Phosphatdepletion. Am Fettgewebe wird die Lipolyse bzw. die Freisetzung von Fettsäuren stimuliert, Letztere sind das Substrat für die deutlich erhöhte Ketonkörperproduktion der Leber. Ketonkörper (z. B. β-Hydroxybuttersäure), also organische Säuren, sind die Ursache der metabolischen Azidose.

Symptomatik. Initiale Leitsymptome sind progredienter Durst, Polyurie, Polydipsie, Inappetenz, Erbrechen, Muskelschwäche und unbestimmte Oberbauchbeschwerden.

Auffällige klinische Befunde sind Exsikkose, Müdigkeit, arterielle Hypotonie und Tachykardie bis hin zum Schock. Zentralnervöse Symptome sind zunächst Apathie oder Somnolenz.

Beim Vollbild der diabetischen Ketoazidose sind ein Bewusstseinsverlust (Koma), eine beschleunigte und vertiefte Azidoseatmung (Kussmaul-Atmung) und ein Acetongeruch der Atemluft wegweisend. Meist besteht Oligo-/Anurie, und der Muskeltonus ist vermindert. Das Abdomen kann peritonitisch imponieren („Pseudoperitonitis diabetica").

Diagnostisches Vorgehen. Neben Anamnese und klinischem Befund ist die Hyperglykämie (bis 500 mg/dl) der wegweisende Befund; vereinzelt ist die Glucose jedoch nur mäßiggradig erhöht (z. B. um 250 mg%). Glukosurie (massiv), Ketonurie (stark positiv) und metabolische Azidose (vereinzelt pH < 7,0, Bicarbonat deutlich erniedrigt) ergänzen die Labordiagnostik. Das Serumkalium kann trotz ausgeprägtem Kaliumverlust vor Therapiebeginn normal oder erhöht sein. Das Serumkreatinin ist oft erhöht. Das Serumnatrium ist oft normal oder erniedrigt. Eine Leukozytose ist häufig. Die Ketonkörperkonzentration wird im Urin mit Teststreifen (Acetest) semiquantitativ analysiert.

Therapie der diabetischen Ketoazidose

Rehydrierung. Folgende Maßnahmen werden eingesetzt:
- Parenterale Flüssigkeitszufuhr zum Ausgleich des Defizits, das 3–6 l (und mehr) betragen kann.
- Isotone Kochsalzlösung (NaCl 150 mmol/l), z. B. 0,5(–1) l/h in den ersten 4 h, danach Anpassung der Flüssigkeitszufuhr. In den ersten 24 h bestehen insgesamt häufig 6–10 l Flüssigkeitsbedarf.
- Bei Blutglucose < 300 mg% oder bei Hypernatriämie (> 155 mmol/l) kann nach der initialen Stabilisierung halb-isotone Kochsalzlösung (75 mmol/l) verabreicht werden; Letzterer wird häufig Kaliumchlorid zugegeben.

Intravenöse Insulininfusion. Dabei ist zu berücksichtigen:
- Humanes Normalinsulin, initial werden 5–10 IU als Bolus appliziert, danach wird kontinuierlich infundiert, 4–10 IU/h (Motorspritze); die Dosisanpassung erfolgt nach Blutglucose.
- Insulin wird in physiologische Kochsalzlösung aufgenommen, übliche Konzentration 1 IU/ml. Die ersten Milliliter werden verworfen (wegen Insulinadsorption an die Oberflächen).

Elektrolyte. In der Regel besteht ein erhebliches Ganzkörperkaliumdefizit, das durch einen Austritt von Kalium aus den Zellen maskiert wird. Deshalb initial 20 mmol (bei Hypokaliämie 40 mmol) Kaliumchlorid pro 1 l Salzlösung infundieren.

Säure-Basen-Haushalt. Bei Azidose (arterieller pH < 7,0–7,1) oder bei Kreislaufdepression ist ein vorsichtiger Ausgleich des Säure-Basen-Haushaltes durch Infusion von Natriumbicarbonatlösung (100 mmol) indiziert:
- Natriumbicarbonat 1,26 %, 700 ml über 30–60 min
- Natriumbicarbonat 8,4 %, 100 ml

Zielbereich für den pH-Ausgleich: bis etwa pH 7,2. Natriumbicarbonat soll langsam infundiert, Bolusgaben müssen vermieden werden.

Thrombembolieprophylaxe. Obwohl die Effektivität dieser Prophylaxe (mit Heparin) nicht eindeutig gesichert ist, wird sie häufig praktiziert.

Überwachung. Folgende Parameter müssen kontrolliert werden:
- **Laborparameter:** engmaschige Überwachung von Serumkalium, Blutglucose (zunächst stündlich), Säure-Basen-Status
- **Flüssigkeitsbilanz:** Blasenkather zur Bestimmung der Ausscheidung, Messung des zentralen Venendruckes

Allgemeinmaßnahmen. In der Regel werden die Patienten intensivmedizinisch behandelt.

Hyperglykämisches, hyperosmolares, nichtketoazidotisches Dehydratationssyndrom („hyperosmolares Koma" „nonketotic hyperglycemia")

Grundlagen

Definition und Vorkommen. Dieses Syndrom ist durch exzessive Hyperglykämie (bis 1000 mg/dl), ausgeprägte Exsikkose, Hyperosmolarität (bis 380 mosmol/kgKG) und Bewusstseinsstörungen gekennzeichnet; im Unterschied zur diabetischen Ketoazidose fehlen eine ausgeprägte Ketose (Ketonurie) und eine wertbare Azidose. Bevorzugt betroffen sind ältere Patienten bei denen zuvor kein Typ-2-Diabetes bekannt war. Ausgelöst wird das hyperosmolare Koma häufig durch Infektionen (z. B. Pneumonie, Harnwegsinfekte), schwere Erkrankungen oder Medikamente.

Pathogenese. Die Pathogenese ist nicht vollständig verstanden. Relevant könnte ein relativer Insulinmangel sein; Letzterer ist jedoch nicht so ausgeprägt wie bei diabetischer Ketoazidose. Die Ursache für die fehlende Ketoazidose ist möglicherweise darin begründet, dass noch ausreichend Insulin zur Hemmung von Lipolyse und Ketogenese im Plasma zirkuliert. Die kontrainsulinären Hormone und die freien Fettsäuren sind weniger stark erhöht im Vergleich zur Ketoazidose. Nicht ungewöhnlich ist eine prärenale Niereninsuffizienz.

Symptomatik. Diese ist ähnlich wie bei diabetischer Ketoazidose. Eine ausgeprägte Exsikkose (bis zu 10 l Flüssigkeitsdefizit) und Bewusstseinstrübungen, seltener auch ein Bewusstseinsverlust (Koma), kennzeichnen dieses Syndrom. Eine zentralnervöse Herdsymptomatik ist nicht ungewöhnlich. Eine Azidoseatmung wird nicht beobachtet.

Diagnostisches Vorgehen. Laborchemisch imponiert eine massive Hyperglykämie, häufig zwischen 600 und 1000 mg/dl. Weiterhin findet sich eine Hyperosmolarität (>350 mosmol/l), jedoch in der Regel keine Azidose. Das Plasma-Bicarbonat ist im Normbereich oder gering erniedrigt. Ketonkörper können im Urin nicht oder nur schwach positiv nachgewiesen werden.

Therapie

Die Rehydrierung, die Elektrolytsubstitution und die Insulintherapie erfolgen ähnlich wie bei Ketoazidose. Das Flüssigkeitsdefizit (bis etwa 10 l) sollte parenteral mit isotoner, physiologischer Kochsalzlösung (150 mmol/l) ausgeglichen werden; nur bei Hypernatriämie (>150 mmol/l) wird halb-isotone Kochsalzlösung (75 mmol/l) empfohlen.

50.5.3 Lactatazidose

Literatur ▶ Alberti u. Nattrass (1997), Cohen u. Woods (1983), Gan et al. (1992)

Grundlagen

Bei der Lactatazidose ist das Plasmalactat auf >4–5 mmol/l erhöht, der Blut pH auf <7,25 erniedrigt und die Anionenlücke erhöht. Sie tritt auf bei ausgeprägter Gewebehypoxie (z. B. im Schock), bei Therapie mit bestimmten Medikamenten (z. B. Biguaniden), bei Neoplasien, Alkoholismus und HIV-Infektion (◘ Übersicht 50-4).

Übersicht 50-4
Einteilung der Lactatazidosen

- **Typ A**
  - Schock (kardiogen, Endotoxin, Hypovolämie, andere)
  - Herzversagen
  - Kohlenmonoxidvergiftung
- **Typ B**
  - Diabetes mellitus
  - Neoplasien (Leukämien, Lymphome, solide Tumoren)
  - Leberfunktionsstörungen
  - Krampfanfälle
  - Biguanide
  - Ethanol
  - Methanol
  - Ethylenglykol
  - Salicylate
  - Fructose, Sorbitol und Xylit (bei parenteraler Ernährung)
  - kongenitale Stoffwechselerkrankungen (z. B. Defizienz der Glucose-6-Phosphatase)
  - Vorhandensein abnormer Darmflora

Pathophysiologie. Physiologischerweise sind die Lactatproduktion und der Lactatverbrauch ausgeglichen. Insbesondere Leber und Nieren metabolisieren Lactat, das von Haut, Gehirn, Muskel und Erythrozyten produziert wird.

Typ-A-Lactatazidosen. Hier spielt der Sauerstoffmangel pathogenetisch die entscheidende Rolle (◘ Übersicht 50-4). Bei Hypoxie kann jedes Organ Lactat produzieren. Sauerstoffmangel aktiviert die anaerobe Glykolyse, hierdurch wird die Pyruvatproduktion stimuliert; die Lactatdehydrogenase wandelt Pyruvat in Lactat um. In der Bilanz entstehen bei der anaeroben Glykolyse aus Glucose Wasserstoffionen (H^+) und Lactat in äquimolarem Verhältnis; deshalb verläuft die Säureproduktion parallel zur Lactatproduktion. Neben der gesteigerten Lactatproduktion ist bei dieser Azidose häufig auch der Lactatabbau reduziert.

Typ-B-Lactatazidosen. Hier ist die Gewebehypoxie kein primäres Merkmal, obwohl im Verlauf eine Hypoxie manifest werden kann. In der Pathogenese der Typ-B-Lactatazidosen spielt möglicherweise eine durch die auslösende Noxe induzierte Störung des Zellstoffwechsels (neben anderen Mechanismen) eine Rolle.

Lactatazidose bei Diabetes mellitus

Lactatazidosen wurden früher als Komplikation einer Biguanidtherapie relativ häufig beobachtet. Die Lactatazidoseinzidenz ist bei Phenformin etwa 20fach höher als bei Metformin, deshalb wurde Phenformin die Zulassung entzogen. Lactatazidosen sind unter Metformin selten; dieses Risiko besteht jedoch bei Nichtbeachtung von Kontraindikationen, z. B. Nierenfunktionseinschränkung.

Bei diabetischer Ketoazidose kommt häufig eine mäßige Lactatazidose vor. Diese normalisiert sich bei adäquater Therapie der Ketoazidose.

Klinik der Lactatazidose. Die biguanidinduzierte Lactatazidose kann symptomarm beginnen (z. B. Müdigkeit, Schwäche) und langsam progredient verlaufen. Symptome sind Kussmaul-Atmung, Verwirrtheit, Bewusstseinstrübung, Erbrechen, uncharakteristische abdominelle Schmerzen und vermehrter Durst. Herz-Kreislauf-Effekte der Azidose sind eine verminderte kardiale Kontraktilität, eine periphere arterielle Gefäßdilatation und eine zentrale Vasokonstriktion.

Labordiagnostik bei Lactatazidose. Folgende Parameter sind verändert:
- Der Blut-pH liegt <7,25
- Das Plasmalactat liegt bei 4–5 mmol/l (sofortige Analytik in arteriellem Blut oder in nichtgestautem Venenblut, Zusatz eines Glykolysehemmers); Normalwert für Lactat im Nüchternblut: 0,5–1,5 mmol/l.
- Die Anionenlücke ist vergrößert (Anionenlücke = $[Na^+] - ([Cl^-] + [HCO_3^-])$). Physiologischerweise beträgt die Anionenlücke im Plasma 10–12 mmol/l. Ein Anstieg der Anionenlücke um das Doppelte und Dreifache ist bei Ausschluss einer Ketose und bei fehlender Urämie praktisch nur durch eine Lactatvermehrung möglich.
- Eine Hyperkaliämie wird wegen einer Verschiebung von Kaliumionen von intra- nach extrazellulär häufig beobachtet.

Therapie der Lactatazidose

Noxen die eine Lactatazidose begünstigen, müssen eliminiert werden (z. B. Metformin). Prognostisch bedeutsam ist eine ausreichende Gewebeperfusion bzw. eine ausreichende Gewebeoxygenierung. Vasokonstriktoren sollten wegen der Gefahr der Verschlechterung der Gewebeoxygenierung möglichst vermieden werden. Eine intensivmedizinische Behandlung ist indiziert.

Bicarbonattherapie. Die Korrektur einer geringgradigen Azidose mit Bicarbonat wird von verschiedenen Autoren nicht empfohlen. Bei ausgeprägter Lactatazidose ist die Azidosekorrektur mit Bicarbonatinfusionen jedoch indiziert, obgleich auch in diesem Fall der therapeutische Nutzen nicht unumstritten ist.

Empfohlen wird eine Bicarbonattherapie bei einem Blut-pH <7,1–7,15 (arteriell). 50–100 mval $NaHCO_3$ (1–2 mval/kgKG) können bei Therapiebeginn über 30–45 min unter pH-Kontrolle intravenös infundiert werden. Bicarbonatinfusionen sollten nur bis zu einem arteriellen pH von 7,2 erfolgen. Parallel sind Kontrollen des Serumkaliums indiziert.

Hämodialysebehandlung. Bei biguanidinduzierter Lactatazidose und Nierenfunktionseinschränkung ist neben der Stabilisierung der Zirkulation und dem Azidoseausgleich häufig eine Hämodialysebehandlung angezeigt. Hierdurch werden neben dem Biguanid selbst auch Lactat, Ketonkörper und bei Bedarf auch Flüssigkeit und Elektrolyte entzogen.

50.6 Therapie chronischer Komplikationen bei Diabetes mellitus

Die Prognose bei Diabetes wird heute wesentlich durch Langzeitkomplikationen bestimmt, die sich bevorzugt an Augen, Nieren, Nerven und den großen Blutgefäßen manifestieren. Abhängig von der Diabetesdauer, der Qualität der Stoffwechseleinstellung und möglicherweise weiterer Faktoren (Genetik?) treten Komplikationen nach 15–25 Jahren Krankheitsdauer auf. Zahlreiche Untersuchungen zeigen, dass eine nahezu normoglykämische Stoffwechseleinstellung Spätkomplikationen verhindern kann.

50.6.1 Diabetische Angiopathien

Makroangiopathie. Darunter versteht man eine vorzeitige, beschleunigte Manifestation einer Atherosklerose mittlerer und großer Blutgefäße mit gewissen diabetestypischen Besonderheiten:
- koronare Herzkrankheit (z. B. „stummer Myokardinfarkt")
- arterielle Verschlusskrankheit (AVK, diabetischer Fuß)
- zerebrovaskuläre Insuffizienz (z. B. zerebraler Insult)
- Nierenarterienstenose (z. B. arterielle Hypertonie)

Mikroangiopathie. Charakteristisch ist eine nahezu diabetesspezifische Verdickung der Basalmembran von Kapillaren. Klinische Manifestation v. a. an:
- Nierenglomeruli (Glomerulosklerose)
- Augenhintergrund (diabetische Retinopathie)

50.6.2 Diabetische Retinopathie

Übersicht: Frank (2004)

Unterschieden werden die nichtproliferative und proliferative Retinopathie. Zur Vorsorge sollte der Augenfundus mindestens jährlich untersucht werden. Die wirksamste Prävention ist die normale Blutglucoseeinstellung. Bei der nichtproliferativer Retinopathie stehen Laserphotokoagulationen therapeutisch im Vordergrund. Bei proliferativen Retinopathieformen sind neben Laserbehandlungen häufig mikrochirurgische Interventionen (z. B. Vitrektomien, Glaskörperaustausch) indiziert.

50.6.3 Diabetische Neuropathie

Neuropathien haben als Langzeitkomplikation bei Typ-1- und Typ-2-Diabetes eine Prävalenz von 20–50 %. Ihre Häufigkeit nimmt mit zunehmender Diabetesdauer und langfristig unzureichender Stoffwechselführung signifikant zu (◘ Tabelle 50-20).

◻ **Tabelle 50-20.** Klassifikation der diabetischen Neuropathien

Art	Häufigkeit
Symmetrische Polyneuropathien	
Sensible oder sensomotorische Polyneuropathie	+++++
Autonome Neuropathie	++
Fokale und multifokale Neuropathien	
Kraniale Neuropathie	+
Mononeuropathie des Stammes und der Extremitäten	+
Proximale motorische Neuropathie	+

Sensible oder sensomotorische, distale, symmetrische diabetische Polyneuropathie

Diese Polyneuropathie manifestiert sich insbesondere in den distalen Abschnitten der unteren Extremitäten mit Symptomen wie Schmerzen, Parästhesien, Hyperästhesien und Taubheitsgefühl. Häufig werden die Schmerzen als brennend („burning feet"), bohrend, krampfartig oder stechend beschrieben. Typisch ist die nächtliche Exazerbation der Beschwerden sowie eine gewisse Besserung beim Gehen. Motorische Störungen (Schwächegefühl, Ermüdung) können hinzukommen.

Diagnostisch fallen abgeschwächte oder nicht auslösbare Muskeldehnungsreflexe, Sensibilitätsstörungen, ein reduziertes Vibrationsempfinden, eine herabgesetzte Thermästhesie sowie im Elektromyogramm eine verlangsamte Nervenleitgeschwindigkeit auf.

Therapie

— Normoglykämie ist sowohl zur Prävention als auch bei klinisch manifester Neuropathie ein primäres Therapieziel.
— α-Liponsäure (z. B. Thioctacid, 600 mg pro Tag i. v., für mindestens 3 Wochen), ein Antioxidans, ist nur bei parenteraler Applikation befriedigend wirksam.
— Schmerzen werden oft durch zentral wirksame Substanzen wie Thymoleptika bzw. Antidepressiva gebessert (z. B. Imipramin, Amitriptylin, Desipramin).
— Bei nicht befriedigender Wirkung kann mit dem Antikonvulsivum Carbamazepin (600–1 200 mg pro Tag) behandelt werden, evtl. auch mit Phenytoin.
— Bei sehr starken Schmerzen können Analgetika indiziert sein, z. B. Tramadol (Tramal). Alternativ ist ein Therapieversuch mit dem Antiarrhythmikum Mexiletin möglich.
— Sonstige therapeutische Maßnahmen:
  – Beseitigung von neurotoxischen Einflüssen und von Begleiterkrankungen (z. B. Alkohol, neurotoxische Medikamente, Nikotinabstinenz, Blutdrucknormalisierung)
  – topische Behandlung mit Capsaicin-Creme (0,075 %)
  – B-Vitamine (parenteral) bei nachgewiesenem Mangel
  – physikalische Therapie

Autonome diabetische Neuropathie

Jedes autonom innervierte Organ kann betroffen sein. Einige Entitäten dieser Erkrankungen des vegetativen Nervensystems sind nachfolgend erwähnt. Grundlage der Therapie ist immer eine normnahe Kohlenhydratstoffwechseleinstellung.

— **Kardiovaskuläres System:** orthostatische Hypotonie, Ruhetachykardie, Abnahme der Herzfrequenzvariabilität, verminderte oder fehlende Wahrnehmung von Angina pectoris („stummer Myokardinfarkt"), evtl. maligne Herzrhythmusstörungen, möglicherweise plötzlicher Herztod
— **Gastrointestinaltrakt:** Störungen der Ösophagusmotilität (Schluckbeschwerden), Gastroparese (Völlegefühl, Druck im Oberbauch, evtl. postprandial Hypoglykämien wegen Magenentleerungsstörung), Gallenblasenatonie, diabetische Enteropathie (Diarrhö), anorektale Dysfunktion (Inkontinenz)
— **Urogenitaltrakt:** diabetische Zystopathie (Blasenentleerungsstörung), erektile Dysfunktion
— **Extremitätentrophik:** Anhydrose, Hyperkeratose, Ödem, abnorme Druckbelastung durch gestörte Tiefensensibilität mit resultierenden trophischen Ulzera, Gangrän, Osteoarthropathie (Charcot-Fuß)
— **Neuroendokrines System:** hypoglykämieassoziierte autonome Dysfunktion. Reduktion bzw. Fehlen der homonellen Gegenregulation und Hypoglykämiewahrnehmung („hypoglycemia unawareness"); verminderte Katecholaminsekretion im Stehen und unter körperlicher Belastung

Therapie

— **Gastroparese:** Prokinetika wie Metoclopramid (Paspertin), Domperidon (Motilium), Erythromycin
— **Diarrhö:** diätetische Maßnahmen; ggf. Versuch mit Antidiarrhoika wie Loperamid (Imodium) und Codein, ebenso mit Antibiotika (z. B. Doxycyclin, Erythromycin, Ampicillin); bei fehlendem Erfolg Therapieversuch mit Clonidin
— **Orthostatische Hypotonie:** physikalische Maßnahmen wie elastische Kompressionsstrumpfhosen, vorsichtiges körperliches Training, Schlafen mit erhöhtem Oberkörper, langsames Aufstehen nach Bettruhe,

liberalisierte Kochsalzzufuhr; ggf. Behandlungsversuch mit Fludrocortison (Astonin H) (Cave: Hypokaliämie, Hypertonie)
– **Zystopathie:** manuelle Kompression der Blase, Katherisierung, Selbstkatheterisierung, Parasympathikomimetika
– **Sexualstörungen:** Sildenafil, Tadalafil, Vardenafil; Erektionshilfesysteme (Vakuum); intraurethrale Applikation von Alprostadil (MUSE), Schwellkörperautoinjektion, Schwellkörperimplantat
– **Extremitätentrophik:** geeignete Schuhe zur gleichmäßigen Druckverteilung, Vermeidung eines diabetischen Fußsyndroms

50.6.4 Diabetische Nephropathie

▶ Kapitel 30.2

50.6.5 Diabetisches Fußsyndrom

Literatur ▶ Standl et al. (2003)

In der Pathogenese der akralen Läsionen beim diabetischen Fußsyndrom sind von entscheidender Bedeutung:
– periphere sensible und autonome Polyneuropathien
– arterielle Verschlusskrankheit (AVK)/Ischämie
– Infektionen

Beim **neuropathischen Fuß** stehen pathogenetisch die Polyneuropathie, eine unphysiologische Druckverteilung (speziell auch bei Fußdeformitäten), Traumata und Sekundärinfektionen im Vordergrund. Typische Befunde sind infizierte, weitgehend schmerzlose Ulzera, Hyperkeratosen, Sensibilitätsstörungen; im Extremfall findet sich eine infizierte Gangrän. Der übrige Fuß kann gut durchblutet sein, und die Fußpulse sind häufig tastbar.

Beim **ischämisch-angiopathischen Fuß** dominiert in der Pathogenese die AVK. Den Lokalbefund kennzeichnen schmerzhafte Ulzerationen, Nekrosen und im fortgeschrittenen Stadium eine feuchte Gangrän. Der übrige Fuß ist kalt, blass-livide verfärbt, und die Fußpulse sind nicht oder nur abgeschwächt tastbar.

Therapie
Amputationen können durch eine adäquate Prophylaxe verhindert werden. Hierzu müssen Patienten mit Diabetes mellitus und ihre Hausärzte geschult werden. Lernziele sind die tägliche Inspektion der Füße, die richtige Fußhygiene, die adäquate Pflege der Fußnägel und die sachgemäße Schuh- und Einlagenversorgung.

Die Therapie eines diabetischen Fußsyndroms soll in der Regel in einer qualifizierten Schwerpunkteinrichtung erfolgen. Neuropathische Läsionen heilen häufig unter konsequenter Druckentlastung und großzügiger Lokalbehandlung. Bei kritischer Ischämie stellt sich die Frage nach einer revaskularisierenden Therapie. Eine bakterielle Infektion erfordert eine systemische Antibiose entsprechend dem Antibiogramm. Indiziert ist immer eine konsequente lokale Wundbehandlung.

50.6.6 Fettstoffwechselstörungen bei Diabetes mellitus

Eine **Hypertriglyzeridämie** sekundärer Genese findet sich häufig bei Typ-2-Diabetes bei unbefriedigender Einstellung des Kohlenhydratstoffwechsels (▶ Kap. 51). Das gefäßprotektive HDL-Cholesterin ist bei Typ-2-Diabetes oft erniedrigt.

50.7 Insulinom

Literatur ▶ Moertel et al. (1980, 1992), Service (1995b), Fendrich et al. (2004)

50.7.1 Grundlagen

Hypoglykämien treten bei insulinsezernierenden β-Zell-Adenomen des Pankreas (Insulinomen) als Folge einer autonomen, nicht an die Blutglucose angepassten Insulinsekretion auf.

Ätiopathogenese und Pathophysiologie. Meist findet sich ein **solitäres, insulinsezernierendes benignes β-Zell-Adenom** im Pankreas; vereinzelt treten auch multiple Adenome auf. Selten sind (metastasierende) Karzinome. Diese Tumoren verursachen einen endogenen Insulinüberschuss.

Klinische Symptomatik. Hypoglykämien treten in der Regel beim Fasten, also nach längerer Nahrungskarenz (z. B. nachts) und nach körperlichen Anstrengungen auf. Meist dominieren neuroglykopenische Symptome. Mitunter manifestieren sich Sehstörungen oder Verwirrtheit und/oder andere psychische Auffälligkeiten. Zerebrale Krampfanfälle sind nicht selten.

Diagnostisches Vorgehen. Hypoglykämien müssen durch eine erniedrigte Blutglucose biochemisch gesichert werden (qualitätskontrollierte Präzisionsmessungen). Zur Hypoglykämieprovokation ist ein **Hungerversuch** über 72 h indiziert, der nur in einer Klinik durchgeführt werden darf. Bei Nahrungskarenz erfolgen in 6-stündlichen Abständen Blutabnahmen zur Bestimmung von Glucose, Insulin, C-Peptid und evtl. Proinsulin. Bei Hypoglykämiesymptomatik bzw. bei einer Plasmaglucose < 35 mg/dl (2,0 mmol/l) wird der Test nach einer Blutabnahme vorzeitig beendet. Charakteristisch ist die fehlende Suppression von Insulin und C-Peptid bei Abfall der Glucose, weiterhin ein relativ hoher Proinsulinanteil. Die Einnahme von Sulfonylharnstoffen (**faktitielle Hypoglykämie**) sollte durch Urin- und Plasmaanalysen ausgeschlossen werden.

Lokalisationsdiagnostik. Der biochemischen Diagnosesicherung folgt die Lokalisationsdiagnostik. Sensitiv ist die **Endosonographie**. Nicht selten gelingt die Tumorlokalisation präoperativ nicht, dann können Insulinome eventuell intraoperativ sonographisch dargestellt werden. Konventionelle abdominelle Sonographie, Computer- oder Kernspintomographie des Pankreas können durchgeführt werden. Zur Tumorlokalisation sollten eine **Angiographie der Pankreasgefäße** sowie selektive Insulinbestimmungen aus verschiedenen Abschnitten der V. pancreatica nur in qualifizierten Zentren erfolgen.

50.7.2 Therapie

Notfalltherapie bei Hyoglykämie ist die Glucose- bzw. die Kohlenhydratzufuhr. Die Langzeittherapie der Wahl ist die **Tumorexstirpation** in einem qualifizierten Zentrum (Enukleation des Insulinoms, partielle Pankreatektomie). Bei kurativer Behandlung ist die Prognose gut. Rezidive kommen vor. Allerdings sind die Erfolgschancen bei chirurgischer Therapie selbst in chirurgischen Zentren nur etwa 90 %.

Bei persistierender Hypoglykämie bei fehlendem Tumornachweis, Kontraindikationen für eine Operation, nicht radikaler Resektion oder malignem Insulinom ist eine medikamentöse Therapie indiziert:

— **Octreotid** (Sandostatin) hemmt die Insulinsekretion, subkutan werden Tagesdosen von 100–600 mg verabreicht, ein Depotpräparat (LAR) ist ebenfalls verfügbar. Nebenwirkungen sind Übelkeit und Diarrhöen, chronische Therapiekomplikation ist nicht selten eine Cholelithiasis.
— **Diazoxid** (Proglicem) hemmt die Insulinsekretion. Die Tagesdosis beträgt 300–1200 mg. Wegen einer Natrium- bzw. Wasserretention muss in der Regel parallel diuretisch behandelt werden (z. B. Thiazid).

50.7.3 Inselzellkarzinome

Bei Inselzellkarzinomen (malignes Insulinom) ist die Operation die Therapie der Wahl; bei fortgeschrittenen, metastasierten Karzinomen ist häufig jedoch nur eine Tumormassenreduktion („Debulking") möglich. Für die medikamentöse Therapie dieser Tumoren wird das β-zytotoxische **Streptozotocin** (Zanosar) verwendet, das allerdings erheblich nephrotoxisch ist (Tubulusschäden).

Dosierung: 500 mg Streptozotocin/m²KO pro Tag i. v. an 5 aufeinander folgenden Tagen; weitere Zyklen im Abstand von jeweils 6 Wochen.

Fortgeschrittene Inselzellkarzinome werden vereinzelt kombiniert mit Streptozotocin (500 mg/m²KO täglich über 5 Tage) und **5-Fluorouracil** (400 mg/m²KO täglich über 5 Tage) behandelt, Wiederholung des Zyklus alle 6 Wochen. Behandelt wurden maligne Insulinome auch mit Streptozotocin und **Doxorubicin** oder **Chlorozotocin** sowie mit Interferon-α (▶ auch Kap. 44).

Evidenz der Therapieempfehlungen

Typ-1-Diabetes	Evidenzgrad	Therapieempfehlung*
Konventionelle Insulintherapie	A	normnahe HbA1c-Befunde werden bei Typ-1-Diabetes selten erreicht
Intensivierte Insulintherapie (ICT)	A	klassische Therapie bei Typ-1-Diabetes
Intensivierte Insulintherapie (ICT) mit Insulinanaloga	A	vorrangig bei Typ-1-Diabetes mit instabilem Stoffwechsel zum Erreichen des HbA1c-Ziels unter Vermeidung von Hypoglykämien
Kontinuierliche subkutane Insulininfusion (CSII, „Insulinpumpe")		
— Humaninsulin	A	klassische Form der CSII
— Insulinanaloga	A	heute 1. Wahl bei CSII

* Entscheidend ist das Erreichen der HbA1c-Ziele ohne Inkaufnahme von schweren Hypoglykämien.

Typ-2-Diabetes	Evidenzgrad	Therapieempfehlung*
„Basistherapie"		
Ernährung	A	uneingeschränkt empfohlen
Vermehrte körperliche Aktivität	A	uneingeschränkt empfohlen, vorher Herz- und Gefäßuntersuchung
Reduktion von Übergewicht	A	uneingeschränkt empfohlen
Orale Antidiabetika		
Metformin	A	Präparat der 1. Wahl
Sulfonylharnstoffe	A	Präparat der 1. Wahl
Acarbose	B	Wichtige Alternative und Kombinationspräparat
Glinide	B	Wichtige Alternative und Kombinationspräparat
Thiazolidinedione	B	Wichtige Alternative und Kombinationspräparat
Kombinationstherapie Insulin/orale Antidiabetika		
Humaninsulin und orale Antidiabetika	A	gut geeignet
Insulinanaloga und orale Antidiabetika	A	bei Hypoglykämiegefahr und Übergewicht 1. Wahl
Insulintherapie		
Konventionelle Insulintherapie	A	ältere Typ-2-Diabetiker mit progredientem Insulinmangel
Intensivierte Insulintherapie (ICT) mit Humaninsulin	A	jüngere Typ-2-Diabetiker mit progredientem Insulinmangel
Intensivierte Insulintherapie (ICT) mit Insulinanaloga	A	jüngere Typ-2-Diabetiker mit labilem Stoffwechsel und Insulinmangel

Leitlinien – Adressen –Tipps

Leitlinien

Die Deutsche Diabetes Gesellschaft (DDG) hat evidenzbasierte Leitlinien zu nachfolgend genannten Themen veröffentlicht:
- Definition, Klassifikation und Diagnostik des Diabetes mellitus
- Epidemiologie und Verlauf des Diabetes mellitus in Deutschland
- Diagnostik, Therapie und Verlaufskontrolle der diabetischen Retinopathie und Makulopathie
- Diagnose, Therapie und Verlaufskontrolle der Diabetischen Nephropathie
- Diagnostik, Therapie und Verlaufskontrolle der sensomotorischen diabetischen Neuropathien
- Management der Hypertonie beim Patienten mit Diabetes mellitus
- Diagnostik und Therapie des diabetischen Fußes
- Praxisleitlinien
- Diagnostik, Therapie und Verlaufskontrolle der autonomen diabetischen Nephropathie
- Diabetes mellitus und Herz

Weitere Leitlinien sind in Vorbereitung und werden kurzfristig publiziert.

Internetadressen

Deutsche Diabetes Gesellschaft (DDG): www.deutsche-diabetes-gesellschaft.de
European Association for the Study of Diabetes (EASD): www.easd.org
Institut für Diabetesforschung München: www.ifdf.de oder www.institut-diabetesforschung.de
Nationales Fachinformationssystem zum Diabetes mellitus, ein Informationsdienst des Deutschen Diabetes-Forschungsinstituts (DDFI) an der Heinrich-Heine-Universität Düsseldorf: www.diabetes-deutschland.de

American Diabetes Association (ADA):
www.diabetes.org
Deutsches Diabetes-Forschungsinstitut an der Heinrich-Heine Universität Düsseldorf:
www.diabetes-deutschland.de
International Diabetes Federation (IDF):
www.IDF.org

Literatur

Adrogué HJ, Madias NE (1998) Management of life-threatening acid-base disorders. N Engl J Med 338: 26–34
Alberti KGMM, Nattrass M (1977) Lactic acidosis. Lancet II: 25
American Diabetes Association (ADA) (1997a) New recommendations about the diagnosis and classification of diabetes mellitus. Diabetes Care 20: 1138–1195
American Diabetes Association (ADA) (1997b) Standards of medical care for patients with diabetes mellitus. Diabetes Care 20, Suppl 1: 5–12
Anderson JH, Vignati L, Brunelle RL, Boggs B (1994) Therapy of type II diabetes with insulin LisPro, a rapidly absorbed insulin analog. Diabetologia 37, Suppl 1: A169
Atkinson MA, Maclaren NK (1994) The pathogenesis of insulin-dependent diabetes mellitus. N Engl J Med 331: 1428–1436
Barnett AH, Owens DR (1997) Insulin analogues. Lancet 349: 47–51
Bell DS (2004) Type 2 diabetes mellitus: what is the optimal treatment regimen? Am J Med 116 (Suppl. 5A): 23S–29S
Bolli GB, Fanelli CG (1995) Unawareness of hypoglycemia. N Engl J Med 33: 1771–1772
Calafior R (1997) Perspectives in pancreatic and islet cell transplantation for the therapy of IDDM. Diabetes Care 20: 889–896
Chiasson JL, Josse RG, Gomis R, Hanefeld M, Karasik A, Laakso M (2002) Acarbose for prevention of type 2 diabetes mellitus: the STOP NIDDM randomised trial. Lancet 359: 2072-2077
Cohen RD, Woods HF (1983) Lactic acidosis revisted. Diabetes 31: 181
Crofford OB (1995) Metformin. N Engl J Med 333: 588–589
Deutsche Diabetes-Gesellschaft (1992) Diabetologie Informationen. Mitteilungsblatt der Deutschen Diabetes-Gesellschaft 14: Heft 3
Deutsche Diabetes-Gesellschaft (1997) Diabetologie Informationen. Mitteilungsblatt der Deutschen Diabetes-Gesellschaft 19: Heft 4
Deutsche Diabetes-Gesellschaft (2001) Diabetologie Informationen. Mitteilungsblatt der Deutschen Diabetes-Gesellschaft 23: Heft 5
Diabetes and Nutrition Study Group of the European Association for the Study of Diabetes (1988) Nutritional recommendations and principles for individuals with diabetes mellitus. Diabet Nutr Metab 1: 145–149
Diabetes Prevention Research Group (2002) Reduction in the incidence of type 2 diabetes with life-style intervention or metformin. N Engl J Med 346: 393–403
Fajans SS, Bell GI, Polonsky KS (2001) Molecular mechanisms and clinical pathophysiology of maturity-onset diabetes of the young. N Engl J Med 345: 971–980
Fendric V, Bartsch DK, Langer P, Zielke A, Rothmund M (2004) Diagnostik und operative Therapie beim Insulinom – Erfahrungen bei 40 Patienten. Dtsch Med Wochenschr 129: 941–946
Frank RN (2004) Diabetic retinopathy. N Engl J Med 350: 48–58
Frisch RE, Wyshak G, Albright TE, Albright NL, Schiff I (1986) Lower prevlence of diabetes in former college athletes compared with nonathletes. Diabetes 35: 1101–1105
Füchtenbusch M, Ferber K, Standl E, Ziegler AG, and participating centers (1997) Prediction of type 1 diabetes postpartum in patients with gestational diabetes mellitus by combined islet cell autoantibody screening. Diabetes 46: 1459–1467
Füchtenbusch M, Rabl W, Graul B, Bachmann W, Standl E, Ziegler AG (1998) Delay of type 1 diabetes in high risk, first degree relatives by parenteral antigen administration: the Schwabing insulin prophylaxis pilot trial. Diabetologia 41: 536–541
Fuhlendorff J, Rorsman P, Kofod H, Brand CL, Rolin B, MacKay P, Shymko R, Carr RD (1998) Stimulation of insulin release by repaglinide and glibenclamide involves both common and distinct processes. Diabetes 47: 345–351
Gan SC, Barr J, Arieff AI, Pearl RG (1992) Biguanide-associated lactic acidosis. Case report and review of the literature. Arch Intern Med 152: 2333–2336
Geisen K, Vegh A, Krause A, Papp G (1996) Cardiovascular effects of conventional sulfonylureas and glimepiride. Horm Metab Res 28: 496–507
Girling JC, Dornhorst A (2003) Pregnancy and diabetes mellitus. In: Pickup J, Williams G (eds) Textbook of diabetes, 3rd edn. Blackwell Science, Oxford London Edinburgh Cambridge Victoria, pp 65.1–65.39
Greene MF (1997) Screening for gestational diabetes mellitus. N Engl J Med 337: 1625–1626
Häring HU, Matthaei S (2002) Diabetes mellitus Typ 2. Praxisleitlinien der Deutschen Diabetes-Gesellschaft (DDG). Diabetes und Stoffwechsel 11, Suppl 2: 9–13
Helmrich SP, Ragland DR, Leung RW, Pfaffenberger RS (1991) Physical activity and reduced occurence of non-insulin-dependent diabetes mellitus. N Engl J Med 325: 147–152
Holleman F, Hoekstra JBL (1997) Drug therapy: Insulin Lispro. N Engl J Med 337: 176–183
Howey DC, Bowsher RR, Brunelle RL, Woodworth Jr (1994) [Lys(B28), Pro(B29)]-Human Insulin. A rapidly absorbed analogue of human insulin. Diabetes 43: 396–402
Imura H (1998) A novel antidiabetic drug, troglitazone – reason for hope and concern. N Engl J Med 338: 908–909
Jacober SJ, Sowers JR (1999) An update on perioperative management of diabetes. Arch Intern Med 159: 2405–2411
Jarrett RJ, Keen H, Fuller JH, McCartney P (1979) Worsening of diabetes in men with impaired glucose tolerance. Diabetologia 16: 25–30
Kitabchi AE, Umpierrez GE, Murphy MB, Barrett EJ, Kreisberg RA, Malone JI, Wall BM (2001) Management of hyperglycemic crises in patients with diabetes. Diabetes Care 24: 131–153
Landgraf R (1996) Impact of pancreas transplantation on diabetic secondary complications and quality of life. Diabetologia: 1425–1424
Martin S, Schernthaner G, Nerup J, Standl E, and the Canadian-European Cyclosporin A-IDDM Study Group (1991) Follow-up of cyclosporin A treatment in type 1 (insulin-dependent) diabetes mellitus: lack of longterm effects. Diabetologia 34: 429–434
McAnulty GR, Robertshaw HJ, Hall GM (2000) Anaesthetic management of patients with diabetes mellitus. Br J Anaesthesia 85: 80–90
Mehnert H, Standl E (1998) Typ-2-Diabetes. Internist 39: 381–397
Moertel CG, Hanley JA, Johnson LA (1980) Streptozocin alone compared with streptozocin plus fluorouracil in the treatment of advanced islet-cell carcinoma. N Engl J Med 303: 1189–1194
Moertel CG, Lefkopoulo M, Lipsitz S, Hahn RG, Klaasen D (1992) Streptozocin-doxorubicin, Streptozocin-fluorouracil, or chlorozotocin in the treatment of advanced islet-cell carcinoma. N Engl J Med 326: 519–523
Mohan V, Premalatha G, Pitchumoni CS (2003) Pancreatic diseases and diabetes. In: Pickup JC, Williams G (eds) Textbook of diabetes. Blackwell Science, Oxford
Naik RG, Palmer JP (2003) Latent autoimmune diabetes is adults (LADA). Rev Endocr Metab Disord 4: 233–241
Nathan DM (1993) Longterm complications of diabetes mellitus. N Engl J Med 328: 1676–1685

Pieber TR, Eugene-Jolchine I, Derobert E (2000) Efficacy and safety of HOE 901 versus NPH insulin in patients with type 1 diabetes. Diabetes Care 23:157–162

Pozzilli P, Di Mario U (2001) Autoimmune diabetes not requiring insulin at diagnosis (latent autoimmune diabetes of the adult. Diabetes Care 24:1460–1467

Reaven GM (1988) Banting lecture. Role of insulin resistance in human disease. Diabetes 37: 1595–1607

Reichard P, Nilsson BY, Rosenqvist U (1993) The effect of long-term intensified insulin treatment on the development of microvascular complications of diabetes mellitus. N Engl J Med 329: 304–309

Reusch JEB (2002) Current concepts in insulin resistance, type 2 diabetes mellitus, and the metabolic syndrome. Am J Cardiol 90 (Suppl):19G–26G

Robertson RP (1992) Pancreatic and islet transplantation for diabetes – cures or curiosities? N Engl J Med 327: 1861–1868

Robertson RP (2004) Islet transplantation as a treatment for diabetes – a work in progress. N Engl J Med 350:694–705

Scherbaum WA (1996) Diabetestherapie mit dem Insulin-Analogon Lispro. Dtsch Ärztebl 93: 2042–2043

Schnell O, Eisfelder B, Standl E, Ziegler A-G (1997) High-dose intravenous insulin infusion vs. intensive insulin treatment in newly diagnosed IDDM. Diabetes 46: 1607–1611

Service FJ (1995a) Hypoglycemic disorders. N Engl J Med 332: 1144–1152

Service FJ (1995b) Hypglycemia, including hypoglycemia in neonates and children. In: DeGroot LJ (ed) Endocrinology, 3rd edn. Saunders, Philadelphia London Toronto Montreal Sydney Tokyo

Skyler JS, Cefalu WT, Kourides IA, Landschulz WH, Balagtas CC, Cheng SL, Gelfand RA, for the Inhaled Insulin Phase II Study Group (2001) Efficacy of inhaled human insulin in type 1 diabetes mellitus: a randomised proof-of-concept study. Lancet 357:331–335

Standl E (1996) Metabolisches Syndrom und tödliches Quartett. Internist 37: 698–704

Standl E, Balletshofer B, Dahl B, Weickenhein B, Stiegler H, Hirmann A, Holle, R (1996) Predictors of 10-year macrovascular and overall mortality in patients with NIDDM: the Munich General Practioner Project. Diabetologia 39: 1540–1545

Standl E, Stiegler H, Janka HU, Hillebrand B (2003) Das diabetische Fußsyndrom. In: Mehnert H, Standl E, Usadel KH, Häring HU (Hrsg.) Diabetologie in Klinik und Praxis. Thieme, Stuttgart

Tataranni PA, Bogardus C (2001) Changing habits to delay diabetes. New Engl J Med 344:1390–1391

The Diabetes Control and Complications Trial Research Group (1993) The effect of intensive treatment of diabetes on the development and progression of long-term complications in insulin-dependent diabetes mellitus. N Engl J Med 329: 977–986

The Diabetes Prevention Program Research Group (2000) The diabetes prevention program: baseline characteristics of the randomized cohort. Diabetes Care 23:1619–1629

Toeller M (1993) Diet and diabetes. Diabetes/Metabolism Rev 9:93–108

Tuomilehto J, Lindstrom J, Eriksson JG, Vale TT, Hamalainen H, Ilanne-Parikka P, Keinanen-Kiukaanniemi S, Laakso M, Louheranta A, Rastas M, Salminen V, Uusitupa M (2001) Prevention of type 2 diabetes mellitus by changes in lifestyle among subjects with impaired glucose tolerance. N Engl J Med 344:1343–1350

United Kingdom Prospective Diabetes Study Group (1995) United Kingdom prospective diabetes study (UKPDS) 13: relative efficacy of randomly allocated diet, sulphonylurea, insulin, or metformin in patients with newly diagnosed non-insulin dependent diabetes followed for three years. Br Med J 310: 83–88

Weiss SR, Cheng SL, Kourides IA, Gelfand RA, Landschulz WH (2003) Inhaled insulin provides improved glycemic control in patients with type 2 diabetes mellitus inadequately controlled with oral agents. Arch Intern Med 163:2277–2282

World Health Organization (1985) Diabetes mellitus. Report of a WHO Study Group. WHO Tech Rep Ser 727

Yki-Järvinen H (2001) Combination therapies with insulin in type 2 diabetes. Diabetes Care 24:758–767

Zeuzem S, Stahl E, Jungmann E, Zoltobrocki M, Schoeffling K, Caspari WF (1990) In vitro activity of biosynthetic diagrinylinsulin. Diabetologia 33: 65–71

51 Fettstoffwechselstörungen

E. Windler, H. Greten

51.1 Grundlagen – 899
51.1.1 Klassifikation – 899
51.1.2 Pathogenetische Zusammenhänge – 899
51.1.3 Basisdiagnostik – 901

51.2 Allgemeine Therapieprinzipien – 902
51.2.1 Therapieziele – 902
51.2.2 Therapiemöglichkeiten – 903

51.3 Spezielle Therapie – 906
51.3.1 Hypercholesterinämien – 906
51.3.2 Hypertriglyzeridämien – 908

Literatur – 910

Störungen des Fettstoffwechsels bilden die Basis für die geradezu epidemische Ausbreitung von arteriosklerotischen Herz-Kreislauf-Erkrankungen in den westlichen Industriestaaten. Vor dem Hintergrund erhöhter LDL- und niedriger HDL-Cholesterin-Werte wirken sich Hypertonus, Diabetes mellitus oder Zigarettenrauchen deletär aus. Andererseits lässt sich die Rate an Herzinfarkten und Schlaganfällen durch die Korrektur von Fettstoffwechselstörungen drastisch senken. Primär- und Sekundärprävention von Herz-Kreislauf-Erkrankungen sind zur gesellschaftlichen Aufgabe geworden. Groß angelegte Interventionsstudien haben den Nutzen einer Senkung des Plasmacholesterins und der Erhöhung des HDL-Cholesterins zur Reduktion von Komplikationen der Arteriosklerose in den betroffenen Gefäßregionen bewiesen. Die vorläufigen Ergebnisse neuer Untersuchungen belegen die Wirksamkeit einer Lipidtherapie für alle relevanten Risikogruppen wie Männer und Frauen bis ins hohe Alter, die bereits Arteriosklerose in irgendeiner Form ausgebildet haben oder durch Hypertonus und Diabetes gefährdet sind. Laufende Studien (IDEAL, Treat to New Targets = TNT) werden die idealen Zielwerte für die Einstellung des Plasmacholesterins definieren, um Prävention auf dem Gebiet der Herz-Kreislauf-Erkrankungen zu optimieren.

51.1 Grundlagen

51.1.1 Klassifikation

Fettstoffwechselstörungen zeichnen sich durch Erhöhung von Chylomikronen, VLDL und LDL oder Erniedrigung von HDL aus (Schwandt et al. 2002; Thompson 1990). Zur Klassifizierung der primären und sekundären Fettstoffwechselstörungen siehe Tabelle 51-1 und Übersicht 51-1. Die Reihenfolge spiegelt die Häufigkeit und klinische Bedeutung wider.

Übersicht 51-1
Sekundäre Fettstoffwechselstörungen durch Erkrankungen und Medikamente

- **Hypercholesterinämie:** akute intermittierende Porphyrie, Anorexia nervosa
- **Hypercholesterinämie, Hypertriglyzeridämie:** Lupus erythematodes, Morbus Cushing, Alkoholismus, Stress, Thiazide, Glucocorticoide, Östrogene
- **Erniedrigtes HDL:** Hepatopathien, Hyperthyreose, Lymphome, Rauchen
- **Hypercholesterinämie und Hypertriglyzeridämie, erniedrigtes HDL:** Diabetes mellitus, Niereninsuffizienz, nephrotisches Syndrom, Hypothyreose, Gammopathien, Betarezeptorenblocker

---

51.1.2 Pathogenetische Zusammenhänge

Fettstoffwechselstörungen und Pankreatitis. Hypertriglyzeridämien mit Werten von mehreren Tausend Milligramm pro Deziliter können Oberbauchschmerzen und Pankreatitis verursachen. Ischämie infolge sehr großer Lipoproteinpartikel und die toxische Wirkung der lokal durch pankreatische Lipase freigesetzten Fettsäuren mögen eine Rolle spielen.

 Cave
Bis 1000 mg/dl ist die Gefahr sehr gering, sodass das Ziel ist, die Triglyzeride auf etwa 500 mg/dl zu begrenzen, um postprandial (unter nutritiver Belastung) gefährliche Anstiege der Triglyzeride (auf >1000 mg/dl) zu vermeiden.

Die primären Hyperlipoproteinämien vom Typ I und V prädisponieren zu derart hohen Triglyzeridwerten, aber auch bei Alkoholabusus oder ungenügend eingestelltem Diabetes mellitus droht diese Gefahr.

Fettstoffwechselstörungen und Arteriosklerose. Wegen der Häufigkeit arteriosklerotischer Herzkreislauferkrankungen ist der Zusammenhang von Fettstoffwechselstörungen und Arteriosklerose von vorrangiger klinischer Bedeutung (Assmann 1993; Cremer et al. 1993; Kannel et al. 1986):

- **Koronare Herzkrankheit** und **Herzinfarkte** nehmen exponentiell mit dem LDL-Cholesterin zu. Isoliert – ohne weitere Risikofaktoren – steigt das Risiko aber erst bei Werten ab etwa 160 mg/dl signifikant an und wird bei etwa 200 mg/dl erheblich (Abb. 51-1).
- Wenn ein weiterer **Risikofaktor** dazukommt, ist dieser Zusammenhang auch schon bei vergleichsweise nied-

◻ Tabelle 51-1. Primäre Fettstoffwechselstörungen nach klinischer Bedeutung

Stoffwechselstörung	Erhöhte Serumlipide	Erhöhte Lipoproteinfraktion	Typisierung nach Fredrickson	Erbgang	Prävalenz	Arterioskleroserisiko
Polygene Hypercholesterinämie	Cholesterin	LDL	IIa	polygen	sehr hoch	hoch
Kombinierte Hyperlipidämie	Cholesterin und/oder Triglyzeride	LDL und/oder VLDL	IIa, IIb oder IV	dominant	0,3%	hoch
Familiäre Hypercholesterinämie	Cholesterin	LDL	IIa	dominant kodominant	heterozygot 0,2% homozygot 1:1 Mio.	sehr hoch ab Kindheit
Familiärer Apolipoprotein-B-Defekt	Cholesterin	LDL	IIa	dominant	heterozygot 0,2%	sehr hoch
Familiäre Dysbetalipoproteinämie		Chylomikronen- und VLDL-Remnants	III	monogen	1%	nicht erhöht
Familiäre Hyperlipidämie Typ III	Triglyzeride und Cholesterin	Chylomikronen und VLDL-Remnants	III	polygen	0,02%	hoch
Sporadische Hypertriglyzeridämie	Triglyzeride	VLDL und Chylomikronen	IV oder V	polygen	hoch	nicht erhöht
Familiäre Hypertriglyzeridämie	Triglyzeride	VLDL und Chylomikronen	IV oder V	dominant	0,2%	nicht erhöht
Familiäre Lipoproteinlipase- oder Apolipoprotein-C-II-Mangel	Triglyzeride	Chylomikronen und VLDL	I	rezessiv	sehr niedrig	keins
Familiäre Hypoalphalipoproteinämie		HDL vermindert		dominant	hoch	hoch

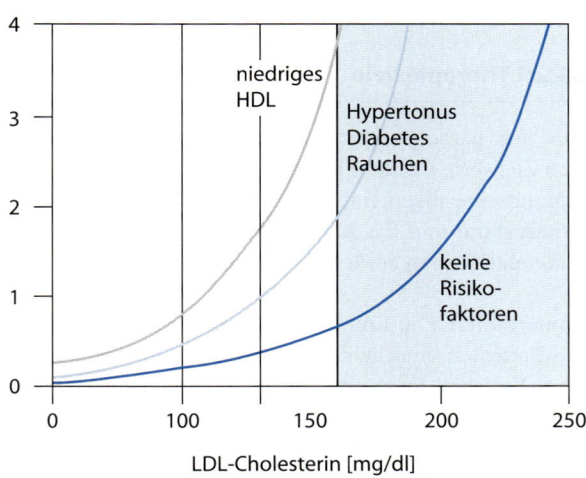

Abb. 51-1. Risiko für ein koronares Ereignis in Abhängigkeit vom LDL-Cholesterin und weiteren Risikofaktoren (mod. nach Cremer et al. 1991)

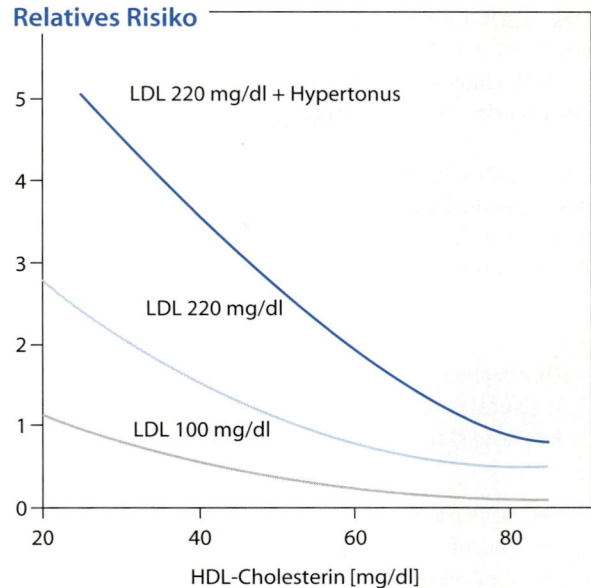

Abb. 51-2. Risiko für kardiale Ereignisse in Abhängigkeit vom HDL-Cholesterin und weiteren Risikofaktoren (mod. nach Kannel 1983)

rigem LDL-Cholesterin von 130–160 mg/dl mit einem nennenswerten koronaren Risiko verbunden. Diese Wirkung haben Hypertonus, Diabetes, Rauchen, Lipoprotein(a) > 25 mg/dl, eine Prädisposition für koronare Herzkrankheit (dokumentiert durch eine familiäre Belastung).

– Zu den entscheidenden Risikofaktoren gehört auch ein **erniedrigtes HDL-Cholesterin**. Mit unterdurchschnittlichen Werten steigt das Risiko exponentiell an. Höhere Werte haben dagegen einen schützenden Charakter. Ab etwa 80 mg/dl kann das HDL-Cholesterin die Wirkung eines erhöhten LDL-Cholesterins sogar in der Anwesenheit eines weiteren Risikofaktors ausgleichen (Abb. 51-2) (Kannel 1983; Pedersen et al. 1995).

– **Hypertriglyzeridämie** zeigt ein erhöhtes Risiko an und kann es auf mehrerlei Weise vermitteln. Der vermutlich wichtigste Zusammenhang besteht in einer reziproken Erniedrigung des HDL-Cholesterins. Die triglyzeridreichen Lipoproteine können aber auch selbst atherogen wirken, wenn sie relativ reich an Cholesterin sind. Das ist insbesondere bei der Hyperlipoproteinämie Typ III und bei der kombinierten Hyperlipidämie der Fall.

51.1.3 Basisdiagnostik

Die klinische Diagnostik von Fettstoffwechselstörungen sollte **therapieorientiert** sein. In 1. Linie werden **die zu korrigierenden Lipoproteinfraktionen** erfasst, denn sie bestimmen das Therapieregime. Das Ausmaß der Dyslipidämie geht in die Abschätzung des globalen Risikos und damit in die Bestimmung der Therapiezielwerte ein. Die Einordnung der Dyslipidämie in eine Kategorie der primären oder sekundären Fettstoffwechselstörungen ist dagegen von untergeordneter Bedeutung. Die praktische Bedeutung liegt in der bei hereditären Fettstoffwechselstörungen oft schon früh in der Kindheit beginnenden Gefäßbelastung und in der Möglichkeit der genetischen Familienberatung, im Fall der sekundären Stoffwechselstörungen in der Behandlung einer zugrunde liegenden Erkrankung.

Triglyzeridbestimmung. Die empfohlenen Richtwerte gelten für den Nüchternzustand.

> **Praxistipp**
> Wegen des individuell unterschiedlichen, manchmal sehr ausgeprägten Einflusses von Alkohol auf die Triglyzeride sollte die Blutabnahme möglichst nach mindestens 24-stündiger, besser mehrtägiger Alkoholkarenz durchgeführt werden.

Bestimmung des LDL-Cholesterins. Für das **Arterioskleroserisiko** ist das LDL-Cholesterin die Leitgröße. Die Werte einer direkten Bestimmung variieren – zumindest bei erhöhten Werten – nur gering über den Tag. Bei Abschätzung mittels der häufig verwandten Friedewald-Formel ist allerdings Nüchternblut wegen der in die Berechnung eingehenden Triglyzeridbestimmung notwendig. Die **Friedewald-Formel** ergibt bis zu einem Triglyzeridspiegel von 400 mg/dl zuverlässige Resultate:

> **!** Gesamtcholesterin [mg/dl] = LDL-Cholesterin + HDL-Cholesterin + VLDL-Cholesterin

Das VLDL-Cholesterin entspricht im Nüchternserum etwa 20 % der Triglyzeride, also:

LDL-Cholesterin (mg/dl) = Gesamtcholesterin − HDL-Cholesterin − $\frac{1}{5}$ Triglyzeride.

Individuelles kardiovaskuläres Risiko. Zur Bestimmung des individuellen globalen kardiovaskulären Risikos ist neben dem LDL-Cholesterin die Erfassung der weiteren Risikofaktoren notwendig (◘ Übersicht 51-2).

> **Übersicht 51-2**
> **Risikofaktoren, die sich auf das individuelle kardiovaskuläre Risiko auswirken**
>
> - LDL-Cholesterin
> - Rauchen
> - Insulinresistenz oder Diabetes
> - Hypertonus
> - familiäre Belastung mit arteriosklerotischen Herz-Kreislauf-Erkrankungen bei Verwandten 1. Grades
> - HDL-Cholesterin < 40 mg/dl (Männer), < 50 mg/dl (Frauen)
> - Lipoprotein(a) > 25 mg/dl
> - hereditäre Dyslipidämie mit ungünstigem Lipidprofil seit der Kindheit

51.2 Allgemeine Therapieprinzipien

51.2.1 Therapieziele

Aus den pathogenetischen Zusammenhängen ergeben sich Zielwerte für die Therapie (◘ Tabelle 51-2). Sie können nur eine allgemeine Leitlinie sein, denn der Gesundheitszustand und das Alter des Patienten müssen neben anderen Faktoren berücksichtigt werden.

Komorbidität. Die Komorbidität kann für die Prognose des Patienten entscheidend sein, sodass die Gefahr von Herz-Kreislauf-Erkrankungen in den Hintergrund tritt.

Alter des Patienten. Das Alter kann den Nutzen von Präventivmaßnahmen limitieren. Allerdings ist das numerische Alter weniger entscheidend als das biologische. Wegen der höheren Inzidenz arteriosklerosebedingter Komplikationen im Alter nimmt die absolute Zahl zu verhindernder Ereignisse mit dem Alter sogar zu.

> ❗ Die Prävention durch Lipidtherapie erreicht ihre volle Wirksamkeit allerdings erst innerhalb von Jahren.

Therapiebeginn. Es ist sinnvoll, von der Kindheit an durch gesunden Lebensstil und Ernährung degenerative Erkrankungen zu verhindern.

◘ Tabelle 51-2. Zielwerte für die Behandlung von Fettstoffwechselstörungen

	Kein weiterer Risikofaktor außer LDL	Weitere Risikofaktoren[a]	Zeichen von Arteriosklerose, koronarer Herzkrankheit oder Diabetes mellitus
Globales Risiko (KHK-Ereignis in den nächsten 10 Jahren)	< 10 %	< 20 %	≥ 20 %
Gesamtcholesterin	< 240 mg/dl (< 6 mmol/l)	< 200 mg/dl (< 5 mmol/l)	< 160 mg/dl (< 4,0 mmol/l)
LDL-Cholesterin	< 160 mg/dl (< 4 mmol/l)	< 130 mg/dl (< 3,5 mmol/l)	< 100 mg/dl (< 2,5 mmol/l)
HDL-Cholesterin	> 40 mg/dl (> 1,0 mmol/l)	> 40 mg/dl (> 1,0 mmol/l)	> 40 mg/dl (> 1,0 mmol/l)
Triglyzeride	< 150 mg/dl (< 2 mmol/l)	< 150 mg/dl (< 2 mmol/l)	< 150 mg/dl (< 2 mmol/l)

[a] HDL-Cholesterin < 40 mg/dl (Männer) bzw. < 50 mg/dl (Frauen), Diabetes, Hypertonus, Rauchen, Lipoprotein(a) > 25 mg/dl

> **Praxistipp**
> Die Prävention kardiovaskulärer Erkrankungen durch Lipidtherapie auch unter Verwendung von Medikamenten scheint i. Allg. bei Männern ab dem 40. und bei Frauen ab dem 50. Lebensjahr medizinisch sinnvoll und gesundheitsökonomisch gerechtfertigt (Löwel et al. 1995).

> **Praxistipp**
> Die Lipidtherapie muss also auf das individuelle Risiko eines jeden Patienten zugeschnitten sein.

Daher muss sich das Therapieziel nach dem globalen Risiko eines jeden Patienten richten. Für Patienten ohne manifeste Gefäßerkrankung läßt sich das Risiko anhand der wesentlichen Risikofaktoren nach dem Framingham- oder PROCAM-Algorithmus errechnen (◘ Tabelle 51-2). Es ergibt sich das Risiko eines schweren KHK-Ereignisses für die nächsten 10 Jahre.

Im Einzelfall kann allerdings die Behandlung sehr viel früher notwendig sein. Das gilt für Hochrisikopatienten wie Diabetiker, Hypertoniker oder bei familiärer Belastung mit Herz-Kreislauf-Erkrankungen deutlich vor der mittleren Lebenserwartung. Auch hereditäre Fettstoffwechselstörungen können ein Grund sein. So ist z. B. das LDL-Cholesterin bei der familiären Hypercholesterinämie bereits in der frühen Kindheit auf Werte erhöht, wie sie sonst erst im mittleren Erwachsenenalter erreicht werden. Daher setzt die Gefäßschädigung 20–30 Jahre früher ein.

Bei symptomatischen Patienten, z. B. nach einem Herzinfarkt, ist die Gefahr eines erneuten Ereignisses wesentlich höher und dadurch der Nutzen durch die Lipidtherapie ungleich größer. Daher kommt dem Patienten schon nach kürzerer Zeit die Lipidtherapie zugute, sodass weniger die Lebenserwartung als vielmehr der augenblickliche Gesundheitszustand ausschlaggebend ist.

Senkung des LDL-Cholesterins. Das Herzinfarktrisiko erreicht sein niedrigstes Niveau bei LDL-Cholesterin-Werten um 100 mg/dl oder darunter. Wegen des exponentiellen Zusammenhangs ist aber die Senkung hoher Werte am effektivsten, und mit niedrigeren Werten nimmt die Wirksamkeit ab (◘ Abb. 51-1). Um die Prävention medizinisch und ökonomisch realisierbar zu machen, wird allgemein die Senkung des LDL-Cholesterins auf etwa 160 mg/dl oder darunter empfohlen (Shepherd et al. 1995).

In der Gegenwart weiterer Risikofaktoren ist es allerdings notwendig, das LDL-Cholesterin auf 130 mg/dl zu senken, um ein vergleichbar niedriges Risiko zu erreichen. Bei Hochrisikopatienten mit mehreren Risikofaktoren wie z. B. dem Diabetiker mit Hypertonus und erniedrigtem HDL-Cholesterin kann sogar eine Senkung < 100 mg/dl sinnvoll sein.

Individuelle Prädisposition. Wenn der Patient bereits Arteriosklerose ausgebildet hat, geht es nicht mehr um Prävention, sondern um Behandlung. Klinisch geben koronare Herzkrankheit, Angina pectoris, Herzinfarkt, Stenosen oder auch nur Wandveränderungen im Koronarangiogramm, transitorisch-ischämische Attacken oder ein ischämischer Insult, periphere arterielle Verschlusskrankheit oder Aortensklerose einen solchen Hinweis. Das LDL-Cholesterin muss zwingend auf Werte um oder unter 100 mg/dl abgesenkt werden (Scandinavian Simvastatin Survival Study Group 1994).

51.2.2 Therapiemöglichkeiten

Diätetische Maßnahmen und Lebensstil

Die für unsere Bevölkerung charakteristischen, im Vergleich zu Ländern mit niedriger Herzinfarktrate allgemein erhöhten Plasmacholesterinspiegel sind ganz überwiegend ein Ernährungsproblem (Haenszel u. Kurihara 1968; Keys et al. 1984). Dabei spielt die Cholesterinaufnahme eine gewisse Rolle. Geringere Aufnahme wird aber weitgehend durch endogene Synthese ausgeglichen. Deshalb muss v. a. die Cholesterinsynthese gehemmt werden. Das gelingt in erster Linie durch die geringere Zufuhr gesättigter Fette wie Palmitat und trans-ungesättigter Fette und in zweiter Linie durch Erhöhung des relativen Anteils ungesättigter und vermutlich in noch stärkerem Maße mehrfach ungesättigter Fettsäuren. Als Reaktion darauf aktiviert die Leber die LDL-Rezeptoren und entzieht dem Plasma cholesterinreiche Lipoproteine, LDL und VLDL-Remnants.

Herkunft gesättigter Fettsäuren. Die Quelle gesättigter Fette sind in erster Linie die Produkte der Viehzucht. Daher muss der Konsum von Wurstwaren, fettem Fleisch, Vollmilchprodukten, Käse sowie fettreichen Süßwaren einschließlich Fertigbackwaren eingeschränkt werden. Das gilt auch für gehärtete und hoch erhitzte Fette (z. B. beim Frittieren), die trans-ungesättigte Fette enthalten. Fettarme Milchprodukte sind hingegen Lieferanten wichtiger Nahrungsbestandteile wie Calcium und Vitamine.

Empfohlene Nahrungsmittelzusammensetzung. Für die Praxis bedeuten die bekannten Regeln ein Schwergewicht der Ernährung auf Nahrungsmittel pflanzlicher Herkunft – in 1. Linie Getreideprodukte, Gemüse, Salate und Obst. Damit wird gleichzeitig auch das Ziel einer cholesterinarmen, ballaststoffreichen Ernährung erreicht (◘ Tabelle 51-3) (Ornish et al. 1990; Watts et al. 1994; Windler 2002b). Darüber hinaus könnten die enthaltenden Antioxidanzien wie Vitamin E und die Senkung des Homocystein durch eine ausreichende Zufuhr von Vitamin B_6 und Folsäure die Atherogenese günstig beeinflussen;

◘ Tabelle 51-3. Wesentliche Ernährungsempfehlungen bei Hypercholesterinämie

Nahrungsbestandteil	Maßnahme	Nahrungsmittel	
		meiden	bevorzugen
Gesättigte Fette, Cholesterin	vermindern	Wurstwaren, fettes Fleisch, Vollmilchprodukte, Käse, Butter, Palmöl, gehärtete Fette, Fertigbackwaren	Fisch, besonders Seefisch, fettarmes Geflügel, mageres Fleisch, Magermilchprodukte (möglichst ≤ 0,5 % Fett)
Ungesättigte Fette	beibehalten oder vermindern		pflanzliche Fette und Öle, diätetische Brotaufstriche
Trans-ungesättigte Fette	meiden	Frittiertes, Fettgebackenes, Blätterteig	
Ballaststoffe	erhöhen		Getreideprodukte, Vollkornteigwaren, Gemüse, Vollkornreis, Kartoffeln, Obst

Vitamine in Tablettenform haben bisher allerdings keinen Effekt gezeigt (Steinberg 1993).

Fleisch- und Vollmilchprodukte sind hingegen zu meiden, während entrahmte, fettarme Milchprodukte und gewisse Mengen an Ölen und ungehärteten pflanzlichen Fetten Teil des Speiseplanes sein dürfen. Auch Fisch kann ausgesprochen arm an gesättigtem Fett sein. Die charakteristischen Omega-3-Fettsäuren führen zu einer Verminderung der Triglyzeride. Das LDL-Cholesterin bleibt allerdings unbeeinflusst oder kann sogar im Einzelfall ansteigen. Omega-3-Fettsäuren scheinen insbesondere antiarrhythmisch zu wirken.

Als Koch- und Streichfette können pflanzliche Fette verwandt werden. Limitierend sind die hohe Kaloriendichte und der mögliche HDL-senkende Effekt.

Ernährungsumstellung. Die internationalen Empfehlungen beinhalten eine allgemeine Reduktion des Fettverzehrs auf unter 30% der Kalorien (◘ Tabelle 51-4). Das kann im Einzelfall durchaus unzureichend sein. Länder mit niedriger Inzidenz an koronarer Herzkrankheit liegen oft bei 15%. In der erfolgreichen Lifestyle Heart Study wurde dieser Wert sogar unterschritten. Hinsichtlich des Verhältnisses der Fettsäuren wird eine deutliche Reduktion von gesättigten gegenüber einfach und mehrfach ungesättigten Fettsäuren empfohlen. Eine solche Ernährung bringt immer auch eine Verminderung des Cholesterins und eine Erhöhung der Ballaststoffe mit sich.

Umstellung auf diese weniger kaloriendichte, fettmodifizierte Ernährung wird über die Senkung des LDL-Cholesterins hinaus auch das Körpergewicht langfristig günstig beeinflussen. Das wirkt dem verbreiteten Komplex des metabolischen Syndroms mit Hypertonus und Insulinresistenz oder Diabetes mellitus entgegen. Auch die Triglyzeride werden günstig beeinflusst, denn den häufigsten Grund für eine Hypertriglyzeridämie stellt das metabolische Syndrom aufgrund von Überernährung und Übergewicht dar. Zwar kann bei Diabetes mellitus eine verbesserte Blutzuckereinstellung die Triglyzeride vermindern. Korrektur der zugrunde liegenden Fehlernährung stellt aber die kausale Behandlung für eine große Bevölkerungsgruppe dar.

Um die Triglyzeride zu senken, muss oft auch der Alkoholgenuss reduziert werden. Mengen bis zu 0,25 l Wein können zwar das HDL-Cholesterin günstig beeinflussen. Bei regelmäßigem Konsum über dieses Maß hinaus überwiegen aber die kanzerogenen und toxischen Wirkungen.

Regelmäßige **körperliche Bewegung** ist wegen des zusätzlichen Effektes zur Erhöhung des HDL-Cholesterins positiv zu bewerten. Der Effekt wird auch mit jeder Alltagsbewegung wie Treppensteigen erreicht und kann sich individuell sehr unterschiedlich, insbesondere über längere Zeit auch überdurchschnittlich auswirken. Durch den starken Einfluss des HDL-Cholesterins auf das kardiovaskuläre Risiko haben aber auch schon gering erscheinende Änderungen messbare Effekte. Dazu addieren sich vielfältige weitere positive Effekte der körperlichen Bewegung auf das Körpergewicht und die Insulinresistenz. Außerordentlich positiv wirkt sich auch die Aufgabe des Rauchens auf das HDL-Cholesterin aus.

Medikamentöse Therapie

Lipidregulierende Medikamente (◘ Tabelle 51-5) (Windler 2002b) sind nur dann indiziert, wenn es dem Patienten nicht gelingt, durch Änderungen des Lebensstils und der Ernährung die seinem Risiko angemessenen Zielwerte zu

◘ Tabelle 51-4. Empfohlene Zusammensetzung der Nahrung

Nährstoffe	Energieanteil
Kohlenhydrate	>55%
Protein	15%
Fett	<30%
− gesättigt	<1/3
− einfach ungesättigt	1/3
− mehrfach ungesättigt	1/3
− trans-ungesättigt	nahe 0
Cholesterin	<300 mg
Ballaststoffe	>30 g

erreichen. Das ist bei hohem Risiko (und daher strengeren Richtwerten) häufiger der Fall und bei Patienten mit manifester koronarer Herzkrankheit nahezu die Regel.

Verwendete Substanzen. Pharmakologisch kann das LDL-Cholesterin durch Hemmung der Synthese oder Aktivierung des Katabolismus in der Leber erniedrigt werden.

− **HMG-CoA-Reduktase-Hemmer, Nicotinsäure** und in geringem Maße *Fibrate* vermindern die VLDL-Synthese. Die erhebliche Wirkung der HMG-CoA-Reduktase-Hemmer beruht vornehmlich auf einer Aktivierung des LDL-Rezeptors infolge der Inhibition der Cholesterinsynthese. Dadurch werden dem Plasma vermehrt LDL, aber auch deren Vorstufe, die VLDL-Remnants, entzogen. **Östrogene**, insbesondere als Substitution in der Postmenopause oder nach Ovarektomie stimulieren offenbar den LDL-Rezeptor direkt.
− Verminderung der VLDL oder deren Remnants durch **HMG-CoA-Reduktase-Hemmer, Nicotinsäure** oder **Fibrate** führt zu einer Senkung der Triglyzeride. Fibrate stimulieren zusätzlich die intraplasmatische Triglyzeridhydrolyse. Damit sinken zwar die Triglyzeridspiegel stärker, aber VLDL kann schneller zu LDL konvertieren, was im Einzelfall zu einem Anstieg des LDL-Cholesterins führen kann. Eine Senkung der Triglyzeride erhöht das HDL-Cholesterin. Der Mechanismus beruht auf einem verringerten Austausch von Triglyzeriden der VLDL und Chylomikronen gegen Cholesterinester der HDL. Dieser Vorgang macht sich bei HMG-CoA-Reduktase-Hemmern und ganz besonders Fibraten und Nicotinsäure bemerkbar. Nicotinsäure erhöht außerdem das HDL-Cholesterin durch verminderten Abbau der HDL-Partikel.
− **Gallensäurenbindende Ionenaustauscher** und **Östrogene** weichen von dieser Regel ab. Gallensäurenbindende Ionenaustauscher unterbrechen den enterohepatischen Kreislauf der Gallensäuren. Die Leber ist gezwungen, Gallensäuren aus Cholesterin neu zu synthetisieren. Die Cholesterinsynthese wird stimuliert und der LDL-Rezeptor aktiviert, um vermehrt Cholesterin aus dem Plasma aufnehmen zu können. Das LDL-Cholesterin sinkt, und gleichzeitig steigt das HDL-Cholesterin. Die Stimulation der Cholesterinsynthese kann aber durch die damit verbundene Erhöhung der VLDL-Synthese gleichzeitig die Triglyzeride ansteigen lassen. Nennenswerte Hypertriglyzeridämie oder eine ausgesprochene Prädisposition können daher eine Kontraindikation für gallensäuren-

◘ Tabelle 51-5. Wesentliche lipidsenkende Medikamente

Substanzgruppe	Mechanismen	Hauptsächliche Wirkungen	Wesentliche Nebenwirkungen
HMG-CoA-Reduktase-Hemmer	Cholesterinsynthese ↓, konsekutiv VLDL-Synthese ↓, LDL-Rezeptor ↑	LDL-Cholesterin ↓	Myositis, Rhabdomyolyse
Sterolresorptionshemmer	Cholesterinresorption ↓, konsekutiv LDL-Rezeptor ↑	LDL-Cholesterin ↓	keine bekannt
Gallensäurenbindende Ionenaustauscher	Absorption von Gallensäuren, konsekutiv Cholesterinkatabolismus ↑, LDL-Rezeptor ↑	LDL-Cholesterin ↓	Obstipation
Fibrate	intraplasmatische Lipolyse ↑, VLDL-Synthese ↓	Triglyzeride ↓, konsekutiv HDL ↑	Myositis, Gallensteine
Nicotinsäurederivate	VLDL-Synthese ↓	Triglyzeride ↓, konsekutiv HDL ↑, LDL-Cholesterin ↓	Flush, Magenbeschwerden

bindende Ionenaustauscher sein. Durch HMG-CoA-Reduktase-Hemmer kann die unerwünschte Erhöhung der Cholesterinsynthese unterbunden werden. Deshalb ist die Kombination von HMG-CoA-Reduktase-Hemmer und gallensäurebindendem Ionenaustauscher sinnvoll und besonders wirksam.

- Ezetimib und Phytosterole hemmen die Aufnahme von Cholesterin aus der Nahrung und der Galle. Durch die geringere Aufnahme von Cholesterin in die Leber werden die LDL-Rezeptoren stimuliert und das Plasma-LDL-Cholesterin nimmt ab. Gleichzeitig steigt das HDL-Cholesterin leicht an, während die Triglyzeride geringfügig absinken. Da gleichzeitig die Cholesterinsynthese in der Leber erhöht wird, ist die Kombination der Sterolhemmer mit einem HMG-CoA-Reduktase-Hemmer sinnvoll.
- Auch Östrogene können die Triglyzeride und gleichzeitig das HDL-Cholesterin aufgrund einer direkten Stimulation der Synthese ansteigen lassen. Durch direkte Aktivierung des LDL-Rezeptors sinkt das LDL-Cholesterin. Aufgrund der vielfältigen Effekte von Östrogen ist es allerdings nicht erwiesen, dass die günstigen Lipidveränderungen zu einer Verringerung kardiovaskulärer Ereignisse führt. Zumindest in Kombination mit einem Gestagen scheint dies nicht der Fall zu sein.
- Nicotinsäure und Östrogene senken als einzige Mittel das Lipoprotein(a).

Extrakorporale Elimination atherogener Lipoproteine

Verschiedene Systeme stehen zur Verfügung, mit denen sich LDL und Lipoprotein(a) sowie z. T. VLDL dem Plasma entziehen lassen. Sie kommen regelmäßig vom Kindesalter an bei Homozygoten mit familiärer Hypercholesterinämie oder familiärem Apolipoprotein-B-Defekt zur Anwendung und sonst nur bei Patienten mit heterozygotem Defekt, die trotz medikamentöser Behandlung eine schwere Arteriosklerose ausgebildet haben. Bei homozygoter familiärer Hypercholesterinämie stellt in verzweifelten Fällen die Lebertransplantation die einzige Alternative dar.

51.3 Spezielle Therapie

51.3.1 Hypercholesterinämien

Polygene Hypercholesterinämie

Die polygene Hypercholesterinämie ist die häufigste Form der Cholesterinerhöhung in unserer Bevölkerung und für das epidemiologische Phänomen der sehr verbreiteten arteriosklerotischen Herz-Kreislauf-Erkrankungen verantwortlich (Schwandt et al. 2002; Windler 2002a). Aufgrund genetisch determinierter geringer Abweichungen der Aktivitäten mehrerer Enzyme oder Bindungsproteine im Cholesterinstoffwechsel reagieren viele Individuen auf fett- und cholesterinreiche Ernährung mit einer substanziellen Erhöhung des LDL-Cholesterins.

Therapieziel

Das LDL-Cholesterin ist die Leitgröße für die Behandlung des kardiovaskulären Risikos. Alleinige Erhöhung des LDL-Cholesterins wird erst bei Werten deutlich über 160 mg/dl zu einem behandlungswürdigen Risikofaktor für arteriosklerotisch bedingte Herz-Kreislauf-Erkrankungen. Werte um 200 mg/dl bedürfen allerdings der rigorosen Senkung. Erst durch die zusätzliche Wirkung weiterer Risikofaktoren steigt das Risiko auch mäßig erhöhter LDL-Cholesterin-Spiegel deutlich an.

Vergesellschaftet mit niedrigem HDL-Cholesterin oder Rauchen, Hypertonus, Diabetes, erhöhtem Lipoprotein(a) oder einer Familienanamnese für koronare Herzkrankheit wird ein nennenswertes Risiko bereits bei einem LDL-Cholesterin von 130–160 mg/dl erreicht.

Häufig ist ein niedriges HDL-Cholesterin Ausdruck eines metabolischen Syndroms, gekennzeichnet durch eine reziproke Triglyzeriderhöhung, der selbst zwar kein weiteres Risiko zuzukommen scheint. Jedoch liegt dann oft zusätzlich ein Hypertonus, eine Insulinresistenz oder bereits ein Diabetes mellitus vor. Damit besteht bei gleichem LDL-Cholesterin durch das Zusammentreffen mehrerer Risikofaktoren ein vielfach erhöhtes kardiovaskuläres Risiko.

Das LDL-Cholesterin muss bei diesen Hochrisikopatienten unter einen Wert von 130 mg/dl gesenkt werden. Das gilt insbesondere für Männer ab dem 40. Lebensjahr und für Frauen ab der Menopause, also einem Alter, in dem das Risiko koronarer Ereignisse deutlich zu steigen beginnt. Für Diabetiker wird sogar ein LDL-Cholesterin von < 100 mg/dl empfohlen.

Oft lässt sich im mittleren Alter bereits Arteriosklerose nachweisen, sodass die Kriterien für die Behandlung manifester koronarer Herzkrankheit mit einem Zielwert für das LDL-Cholesterin von 100 mg/dl oder darunter ohnehin gelten sollten.

Therapie

Ernährungsumstellung. Die Umstellung der Ernährungsgewohnheiten nach Maßgabe der geschilderten Empfehlungen entspricht einer kausalen Behandlung der polygenen Hypercholesterinämie (Expert Panel 2001; Pyörälä et al. 1994) und des oft begleitenden metabolischen Syndroms. Der Erfolg wird mehr durch die Akzeptanz des Patienten bestimmt als durch die Wirksamkeit der Ernährungsempfehlungen selbst.

Die Mehrzahl der Patienten ist allerdings nicht bereit, die Ernährungsumstellung ausreichend konsequent zu betreiben, sodass Medikamente notwendig werden. Selbst die HMG-CoA-Reduktase-Hemmer versagen aber, wenn sie als Freibrief für eine ungezügelte Ernährungsweise aufgefasst werden. Bei symptomatischer koronarer Herzkrankheit ist es wegen des hohen Risikos eines kardiovaskulären Ereignisses sicherer, sogleich medikamentös zu behandeln und als 2. Schritt bei möglichem Erfolg von Lebensstiländerungen die Medikamente zu reduzieren.

Medikamentöse Therapie. In der Regel kann heute eine polygene Hypercholesterinämie effektiv und nebenwirkungsarm mit einem HMG-CoA-Reduktase-Hemmer behandelt werden. Gerade auch die für das metabolische Syndrom typische Kombination aus Hypercholesterinämie und Hypertriglyzeridämie mit niedrigem HDL-Cholesterin spricht auf diese Medikation hervorragend an, wobei ein langwirkendes Nicotinpräparat bei dieser Konstellation eine Alternative bietet. Bei Patienten, denen wegen einer schweren Hypertriglyzeridämie mit Werten von 1000 mg/dl und mehr eine Pankreatitis droht, kann sich eine Indikation für ein Fibrat ergeben.

Monogene primäre Hyperlipoproteinämien

Auch in der Behandlung der monogenen primären Hyperlipoproteinämien gelten die Grundsätze, wie sie im Abschnitt 51.2.2 (Therapiemöglichkeiten) und für die polygene Hypercholesterinämie beschrieben wurden. Deshalb sollen in diesem Abschnitt ausschließlich zusätzliche Besonderheiten Erwähnung finden.

Familiäre Hypercholesterinämie und familiärer Apolipoprotein B-Defekt

Epidemiologie und Klinik. Diese beiden Hypercholesterinämien sind mit einer Frequenz der Heterozygoten von jeweils ca. 1:500 relativ häufig. Zugrunde liegt ein Defekt entweder im LDL-Rezeptor oder im Apolipoprotein B, dem Liganden des LDL-Rezeptors. Das LDL-Cholesterin steigt bereits im Kindesalter an und liegt bei Erwachsenen um oder über 200 mg/dl. Die Diagnose wird aufgrund der Familienanamnese mit erhöhtem Cholesterin, frühzeitiger koronarer Herzkrankheit und den klinischen Zeichen Arcus corneae, Xanthelasmen sowie den pathognomonischen Xanthomen der Strecksehnen der Hand und der verbreiterten Achillessehne gestellt. Auch molekularbiologische Nachweismethoden stehen heute zur Verfügung.

Therapie. Selbst rigoros durchgeführte Diät kann in der Regel das Cholesterin nicht vollkommen normalisieren. Auch HMG-CoA-Reduktase-Hemmer sind weniger wirksam. Deshalb muss die Defizienz des LDL-Rezeptors bzw. Apolipoprotein B durch eine höhere Dosierung ausgeglichen werden, oft in Kombination mit einem gallensäurenbindenden Ionenaustauscher oder einem Sterolresorptionshemmer.

Verlauf. Häufig sind aufgrund des bereits seit der Kindheit erhöhten LDL-Cholesterins die arteriosklerotischen Veränderungen für das Alter unverhältnismäßig ausgeprägt.

Die LDL-Senkung muss rigoros von Kindesbeinen an auf Werte um 130 mg/dl durchgeführt werden. Im Kindes- und Jugendalter kommt der Familienberatung über geeignete Ernährung ein besonders hoher Stellenwert zu, da sich in diesem Alter die Ernährungsgewohnheiten noch erfolgreich prägen lassen. Jugendliche können zusätzlich mit gallensäurenbindenden Ionenaustauschern behandelt werden, ggf. mit einem für Kinder zugelassenen HMG-CoA-Reduktase-Hemmer.

Bei fortgeschrittener Arteriosklerose kann im Einzelfall eine extrakorporale Elimination (z. B. HELP-Verfahren) in Kombination mit einem HMG-CoA-Reduktase-Hemmer notwendig werden. Diese Verfahren sind bei homozygoten Merkmalsträgern der familiären Hypercholesterinämie unumgänglich.

Kombinierte Hyperlipidämie

Die kombinierte Hyperlipidämie ist einer der häufigsten Gründe für Infarkte im frühen bis mittleren Erwachsenenalter. Es gibt keinen klinischen oder laborchemischen Marker, der eine einfache Diagnosestellung erlaubt. Dafür sind aufwendige Familienuntersuchungen notwendig, wobei die Merkmalsträger erhöhte LDL, VLDL oder VLDL plus LDL aufweisen müssen.

Der kombinierten Hyperlipidämie liegt eine erhöhte Produktion von Apolipoprotein B zugrunde. Für diese Stoffwechselstörung gibt es kein spezifisches therapeutisches Mittel, sodass die allgemeinen Prinzipien der Behandlung einer Hypercholesterinämie zur Anwendung kommen, wobei HMG-CoA-Reduktase-Hemmer und Nicotinsäurederivate im Vordergrund stehen. Wenn innerhalb einer Familie die Diagnose bekannt ist, kann die Besonderheit der kombinierten Hyperlipidämie Beachtung finden, dass auch Individuen mit erhöhtem VLDL, bei denen also eine Hypertriglyzeridämie im Vordergrund steht, ein gesteigertes Risiko für die Entwicklung einer koronaren Herzkrankheit tragen.

Familiäre Dysbetalipoproteinämie und Hyperlipidämie Typ III

Die seltene familiäre Dysbetalipoproteinämie beruht auf einer Homozygotie für das Apolipoprotein E_2, einer polymorphen Form des Apolipoprotein E. Sie führt zu einer Aufnahmestörung von VLDL-Remnants und Chylomikronen in die Leber. Diagnostisch lassen sich die Remnants in der Lipidelektrophorese als charakteristische breite β-Bande darstellen.

Unter nutritiver Belastung oder durch Östrogenmangel in der Postmenopause kann es zu erheblichem Anstieg der Remnants kommen. Aufgrund ihrer Zusammensetzung steigen die Triglyzeride und das Cholesterin in etwa gleichem Maße. Aus der Dysbetalipoproteinämie wird eine Hyperlipidämie Typ III.

Therapeutisch ist sie gut beeinflussbar. **Ernährungsumstellung** mit Kalorienreduktion und Gewichtsnormalisierung kann entscheidend sein. Eine Schilddrüsenunterfunktion oder Östrogenmangel in der Postmenopause müssen ausgeglichen werden. Medikamentös sind Nicotinsäure und Fibrate sowie in gewissem Maße HMG-CoA-Reduktase-Hemmer wirksam.

Sekundäre Hypercholesterinämien

Viele exogene Einflüsse wie Medikamente und eine Reihe von Erkrankungen können den Lipoproteinstoffwechsel ungünstig beeinflussen (Übersicht 51-1).

Cave
Das kardiovaskuläre Risiko bei sekundären Hypercholesterinämien muss genau so bewertet werden wie bei primären Formen. Allerdings geht die Prognose einer möglichen Grundkrankheit in die Risikoabschätzung ein.

Therapeutisch steht die Behandlung der Grundkrankheit bzw. der Austausch des auslösenden Medikaments im Vordergrund. Bei chronischen Erkrankungen mit guter Prognose oder unvermeidlichen Medikamenten muss allerdings eine Behandlung nach den ausgeführten Grundsätzen erwogen werden. Das gilt ganz besonders für den Diabetes mellitus und die Niereninsuffizienz. Sie gehen ihrerseits bereits mit einem erheblichen kardiovaskulären Risiko einher, das durch die spezifische Therapie wie Dialyse bzw. die Einstellung des Blutzuckers nicht wesentlich gemindert wird.

51.3.2 Hypertriglyzeridämien

Sekundäre Hypertriglyzeridämien

Analog zur polygenen Hypercholesterinämie ist die Veranlagung zur Hypertriglyzeridämie individuell sehr unterschiedlich und nicht auf einen einzigen genetischen Defekt zurückzuführen. Über- und Fehlernährung sind die häufigste Ursache für eine Hypertriglyzeridämie.

Cave
Anders als bei den primären Hypertriglyzeridämien ist die sekundäre Hypertriglyzeridämie sehr häufig mit einem Risiko für Arteriosklerose verbunden, während die Gefahr einer Pankreatitis eine untergeordnete Rolle spielt.

Therapieziele

Zu den charakteristischen laborchemischen Befunden zählen mäßig erhöhte Triglyzeride und – entscheidend für das Gefäßrisiko – ein erniedrigtes HDL-Cholesterin, oft in Verbindung mit den Zeichen des metabolischen Syndroms. Die Intensität der Triglyzeridsenkung orientiert sich deswegen auch primär an der Notwendigkeit, das HDL-Cholesterin anzuheben. Die Behandlung richtet sich nach den anzustrebenden Zielwerten, wie sie in den Abschnitten 51.1.2 und 51.3.1 für die Behandlung und Prävention arteriosklerotischer Gefäßerkrankungen und für die Verhütung von Pankreatitiden dargestellt sind.

Therapie

Allgemeinmaßnahmen. Therapeutisch im Vordergrund steht das Ausschalten triglyzeriderhöhender Noxen – am häufigsten Insulinresistenz und Diabetes mellitus Typ 2 sowie erhöhter Alkoholkonsum. Daher sollte in 1. Linie Übergewicht abgebaut werden, womit sich oft eine Insulinresistenz und ein Diabetes korrigieren lassen. Normalisierung des Blutzuckers senkt regelmäßig die Triglyzeride und lässt das HDL-Cholesterin ansteigen.

Die Wirkung des individuellen Alkoholkonsums lässt sich erst durch Messung der Triglyzeride nach mehrtägiger vollkommener Abstinenz abschätzen. Drastische Reduktion ist oftmals notwendig, wobei geringer Alkoholgenuss das HDL-Cholesterin wiederum steigern kann.

Medikamentöse Therapie. Nur wenn diese Maßnahmen keinen Erfolg bringen, sollten Lipidsenker erwogen werden. Fibrate senken effektiv erhöhte Triglyzeride. Sie sind insbesondere indiziert, wenn der Nüchternwert 500 mg/dl überschreitet und damit die Gefahr einer Pankreatitis droht. Auch Nicotinsäure hat einen guten Effekt auf die Triglyzeride. Ganz ausgeprägt ist bei Nicotinsäure die reziproke Anhebung des HDL-Cholesterins.

HMG-CoA-Reduktase-Hemmer heben ebenfalls das HDL-Cholesterin an und kombinieren diese Wirkung mit effektiver Senkung des LDL-Cholesterins. Da das Arterioskleroserisiko eines niedrigen HDL-Cholesterins in erheblichem Maße von der Höhe des LDL-Cholesterins abhängt, ist es sogar wünschenswert, insbesondere das LDL-Cholesterin zu senken. Für HMG-CoA-Reduktase-Hemmer ist die Wirksamkeit bei dieser Lipoproteinkonstellation gezeigt und eine Senkung der Morbidität und Mortalität erwiesen.

Zur Normalisierung des HDL-Cholesterins können zusätzlich Prinzipien der direkten Erhöhung des HDL-Cholesterins angewandt werden (▶ Abschnitt Hypoalphalipoproteinämie).

Primäre Hypertriglyzeridämien

Familiäre Hypertriglyzeridämie

Die familiäre Hypertriglyzeridämie beruht auf genetischer Veranlagung zur Überproduktion von Triglyzeriden in der Leber. Daher sind i. Allg. nur die VLDL, nicht aber die Chylomikronen erhöht. Auch sporadische Fälle kommen vor. Durch exogene Einflüsse oder durch besondere genetische Konstellationen in bestimmten Familien können sich Überproduktion und Abbaustörung kombinieren. Dann akkumulieren VLDL und Chylomikronen im Sinne einer Hyperlipidämie Typ V nach Fredrickson. Die Gefahr einer Pankreatitis wächst erheblich, während Herz-Kreislauf-Erkrankungen nicht gehäuft auftreten.

Es gibt keine spezifischen diagnostischen Parameter außer den erhöhten Triglyzeridwerten in einer Familie. Triglyzeride >1000 mg/dl sind ein Hinweis auf die Akkumulation von Chylomikronen. Im Kühlschranktest rahmen Chylomikronen rahmen bei 4 °C über Nacht auf, während VLDL das Plasma opaleszieren lassen. Beide lassen sich auch in der Lipidelekrophorese nachweisen.

> **Praxistipp**
> Wesentliche Bedeutung für die Senkung der Triglyzeride hat das Ausschalten aggravierender Einflüsse, z. B. Normalisierung des Körpergewichts, Reduktion des Alkoholkonsums, Einstellung eines Diabetes mellitus oder Absetzen von Medikamenten wie Östrogenen.

Nur in Ausnahmefällen sind Medikamente notwendig, um die Triglyzeride zur Vorbeugung einer Pankreatitis <500 mg/dl zu halten. Nicotinsäure und Fibrate hemmen die VLDL-Synthese, und Fibrate fördern zusätzlich die Triglyzeridhydrolyse. Im Einzelfall kann eine diätetische Restriktion notwendig sein, wie sie zur Behandlung des Chylomikronämiesyndroms beschrieben ist.

Familiäres Chylomikronämiesyndrom

Durch genetische Defekte im Enzym der intraplasmatischen Triglyzeridhydrolyse, der Lipoproteinlipase, oder ihres Aktivators, des Apolipoprotein C-II (familiärer Lipropeinlipase- oder Apolipoprotein C-II-Mangel), kommt es zur Akkumulation von Chylomikronen. Bei Oberbauchschmerzen oder Pankreatitis im Kleinkindesalter oder in der Jugend muss diese Diagnose in Erwägung gezogen werden. Eruptive Xanthome an druckbelasteten Stellen können ein weiterer Hinweis sein. Typisch sind Triglyzeridwerte von mehreren Tausend Milligramm pro Deziliter und das Aufrahmen von Chylomikronen über Nacht im Kühlen. Biochemisch sind die verminderte Lipoproteinlipaseaktivität und das Fehlen des Apolipoprotein C-II darstellbar und molekularbiologisch die häufigsten Mutanten zu ermitteln.

Therapie. Der wichtigste therapeutische Schritt ist die Reduktion der Produktion von Chylomikronen durch rigorose Restriktion der Fettzufuhr auf <0,5 g/kgKG pro Tag, oft auf 15 g pro Tag. Essenzielle Fettsäuren und die fettlöslichen Vitamine müssen substituiert werden, Energie bei Bedarf durch mittelkettige Fettsäuren.

Hypoalphalipoproteinämien

Die atherogene Wirkung von LDL wird entscheidend von der Höhe des HDL-Cholesterins bestimmt (Kannel 1983). Das kardiovaskuläre Risiko steigt mit HDL-Cholesterin-Werten <80 mg/dl exponentiell an, wobei ein klinisch relevantes Risiko bei Werten <50 mg/dl beginnt. Diagnostisch wichtig ist neben der Bestimmung des HDL-Cholesterins die der Triglyzeride wegen der reziproken Beziehung dieser beiden Parameter zueinander.

Niedriges HDL-Cholesterin bei Hypertriglyzeridämie

Diese Form der Hypoalphalipoproteinämie ist in unserer Bevölkerung am häufigsten. Die Pathogenese und Therapie ist im ▶ Abschnitt 51.2.2, (Medikamentöse Therapie) dargestellt. Senkung der Triglyzeride führt zur Erhöhung des HDL-Cholesterins. Darüber hinaus kann versucht werden, das HDL-Cholesterin direkt zu erhöhen. Dazu gehört als sehr wirksame Maßnahme die Aufgabe des Rauchens. Auch körperliche Bewegung erhöht das HDL-Cholesterin. Der Effekt kann individuell sehr unterschiedlich sein, über längere Zeit weiter zunehmen und durch Sport oder auch durch alltägliche Bewegung wie Treppensteigen und Radfahren erreicht werden.

 Cave
Geringe Mengen Alkohol sind zur Erhöhung des HDL-Cholesterins propagiert worden. Meist werden aber zu hohe Mengen konsumiert, sodass es zur Hypertriglyzeridämie mit konsekutiver HDL-Senkung kommt.

Pharmakologisch hat Nicotinsäure den stärksten HDL-anhebenden Effekt. Bei Hypertriglyzeridämie wirken Fibrate sehr ausgeprägt, während HMG-CoA-Reduktase-Hemmer die Wirkung auf LDL-Cholesterin, Triglyzeride und HDL-Cholesterin kombinieren. Der klinische Nutzen einer Anhebung des HDL-Cholesterins ist nicht zu unterschätzen, da jede HDL-Cholesterin-Erhöhung eine Senkung des Risikos für eine koronare Herzkrankheit bei Männern um 2 % und bei Frauen sogar um 3 % bedeutet.

Primäre Hypoalphalipoproteinämien

Genetische HDL-Verminderungen sind nur in einigen Fällen auf Mutationen von Apolipoproteinen, Transportproteinen und Enzymen des HDL-Stoffwechsels zurückzuführen. Nicht jede Hypoalphalipoproteinämie geht jedoch mit erhöhtem kardiovaskulären Risiko einher. In diesen Fällen kann die Familienanamnese und eine Gefäßdarstellung, z. B. Duplexsonographie der Karotiden, bei der Einschätzung der klinischen Wertigkeit einer Hypoalphalipoproteinämie helfen.

Die Behandlung ist schwierig. Einerseits kommen die dargestellten Maßnahmen zur Erhöhung des HDL-Cholesterins zum Tragen. Da der Effekt in der Regel unzureichend ist, müssen andere kardiovaskuläre Risikofaktoren umso strikter kontrolliert werden, darunter gerade auch das LDL-Cholesterin.

Evidenz der Therapieempfehlungen

	Evidenzgrad	Therapieempfehlung
Prävention arteriosklerotischer Herz-Kreislauf-Erkrankungen		
HMG-CoA-Reduktase-Hemmer	A	I
Sterolresorptionshemmer	C	IIa
Gallensäurebindende Ionenaustauscher	B	I
Fibrate	B	IIa
Nicotinsäurederivate	B	IIa
Lebensstiländerungen	B	I

Leitlinien – Adressen – Tipps

Leitlinien

Leitlinien zur Behandlung von Fettstoffwechselstörungen hat eine gemeinsame Kommission Europäischer Gesellschaften unter anderen für Atherosklerose, Kardiologie und Hypertensiologie ausgearbeitet: De Backer et al. (2003) 171: 145–155.

International bilden die neuesten Empfehlungen des „National Cholesterol Education Panels (NCEP)" eine allgemeine Richtschnur: Expert Panel on Detection, Evaluation, and Treatment of High Blood Cholesterol in Adults (Adult Tratment Panel III) (2001) JAMA 285: 2486–2509.

Neue internationale Leitlinien versuchen eine weltweite Angleichung zu finden: Executive Summary: International Atherosclerosis Society Harmonized Guidelines on Prevention of Atherosclerotic Cardiovascular Disease (www.athero.org und www.chd-taskforce.de)

Internetadressen

Die Universität Münster stellt einen einfachen Kalkulator für das individuelle Risiko für arteriosklerotische Herz-Kreislauf-Erkrankungen, insbesondere den Herzinfarkt, nach der PROCAM- oder der Framingham-Studie zur Verfügung und gibt Informationen über die PROCAM-Studie, Therapieempfehlungen und weitere Links zu Informationen auf allen wichtigen Gebieten der Herz-Kreislauf-Prävention für Laien und Ärzte: www.chd-taskforce.de

Weitere Informationen zu Risikofaktoren und deren Behandlung einschließlich einschlägiger Literatur sind unter folgenden Internetadressen zu finden:
- www.nhlbi.nih.gob
- www.americanheart.org
- http://professional.gesundheitsscout24.de

Literatur

Assmann G (1993) Lipid metabolism disorders and coronary heart disease. MMV Medizin Verlag, München

Cremer P, Nagel D, Mann H, Labrot B, Müller-Berninger R, Elster H, Seidel D (1997) 10-year follow-up results from the Göttingen Risk Incidence and Prevalence Study (GRIPS). I. Risk factors for myocardial infarction in a cohort of 5790 men. Atherosclerosis 129: 221–230

De Backer G, Ambrosioni E, Borch-Johnsen K, Brotons C, Cifkova R, Dallongeville J, Ebrahim S, Faergeman O, Graham I, Mancia G, Cats VM, Orth-Gomer K, Perk J, Pyorala K, Rodicio JL, Sans S, Sansoy V, Sechtem U, Silber S, Thomsen T, Wood D; Third Joint Force of European and other Societies on Cardiovascular Disease and Prevention in Clinical Practice (2003) European guidelines on cardiovascular disease and prevention in clinical practice. Atherosclerosis 171: 145–155

Greten H, Rieger H, Sinzinger H, Standl E, Windler E (1998) Arteriosklerose. In: Rieger H, Schoop H (Hrsg) Klinische Angiologie. Springer, Heidelberg, S 34–74

Haenszel W, Kurihara M (1968) Studies of japanese migrants. I. Mortality from cancer and other diseases among japanese in the united states. J Natl Cancer Institute 40: 43–68

Kannel WB (1983) High-density lipoproteins: Epidemiologic profile and risks of coronary artery disease. Amer J Cardiol 52: 9b–12b

Kannel WB, Neaton JD, Wentworth D, Thomas HE, Stamler J, Hulley SB, Kjelsberg MO (1986) Overall and coronary heart disease mortality rates in relation to major risk factors in 325.348 men screened for the MRFIT. Am Heart J 112: 825–836

Keys A, Menotti A, Aravanis C, Blackburn H, Djordevic BS, Buzina R, Dontas AS, Fidanza F, Karvonen MJ, Kimura N, Mohacek I, Nedeljkovic S, Puddu V, Punsar S, Taylor HL, Conti S, Kromhout D, Toshima H (1984) The seven countries study: 2289 deaths in 15 years. Preventive Med 13: 141–154

Löwel H, Lewis M, Keil U, Hörmann A, Bolte H-D, Willich S, Gostomzyk J (1995) Zeitliche Trends von Herzinfarktmorbidität, -mortalität, 28-Tage-Letalität und medizinischer Versorgung. Z Kardiol 84: 596–605

Naghavi M, Libby P, Falk E et al. (2003) From vulnerable plaque to vulnerable patient: a call for new definitions and risk assessment strategies: Part I. Circulation 108: 1664–1672

Naghavi M, Libby P, Falk E et al. (2003) From vulnerable plaque to vulnerable patient: a call for new definitions and risk assessment strategies: Part II. Circulation 108: 1772–1778

National Cholesterol Education Program (NCEP) Expert Panel on Detection, Evaluation, and Treatment of High Blood Cholesterol in Adults (Adult Treatment Panel III) (2002) Third Report of the National Cholesterol Education Program (NCEP) – final report. Circulation 106: 3143–3421

Ornish D, Brown SE, Scheerwitz LW, Billings JH, Armstrong WT, Ports TA, McLanahan SM, Kirkeeide RL, Brand RJ, Gould KL (1990) Can lifestyle changes reverse coronary heart disease? The Lifestyle Heart Trial. Lancet 336: 129–133

Pedersen TR, Olsson AG, Faergeman O, Kjekshus J, Wedel H, Berg K, Wilhelmsen L, Haghfelt T, Thorgeirsson G, Pyorala K, Miettinen T, Christophersen B, Tobert JA, Musliner TA, Cook TJ (1998) Lipoprotein changes and reduction in the incidence of major coronary heart disease events in the Scandinavian Simvastatin Survival Study (4S). Circulation 97: 1453–1460

Scandinavian Simvastatin Survival Study Group (1994) Randomised trial of cholesterol lowering in 4444 patients with coronary heart disease: the Scandinavian Simvastatin Survival Study (4S). Lancet 344: 1383–1389

Schwandt P, Richter WO, Parhofer KG (2002) Handbuch der Fettstoffwechselstörungen. 2. Aufl. Schattauer, Stuttgart

Scriver CR, Sly WS (2000) The metabolic and molecular bases of inherited disease, 8th ed. McGraw-Hill, New York

Shepherd J, Cobbe SM, Ford I, Isles CH, Lorimer AR, MacFarlane PW, McKillop JH, Packard CJ, for the West of Scotland Coronary Prevention Study Group (1995) Prevention of coronary heart disease with pravastatin in men with hypercholesterolemia. N Engl J Med 333: 1301–1307

Steinberg D (1993) Modified forms of low-density lipoprotein and atherosclerosis. J Intern Med 233: 227–232

Thompson GR (1990) A handbook of hyperlipidaemia. London, Current Science

Wang N, Tall AR (2003) Regulation and mechanisms of ATP-binding cassette transporter A1-mediated cellular cholesterol efflux. Arterioscler Thromb Vasc Biol 23: 1178–1184

Watts GF, Jackson P, Mandalia S, Brunt JN, Lewis ES, Coltart DJ, Lewis B (1994) Nutrient intake and progression of coronary artery disease. Amer J Cardiol 73: 328–332

Windler E (2002a) Therapie von Fettstoffwechselstörungen bei Risikopatienten. UNI-MED, Bremen

Windler E (2002b) Hyper- und Dyslipoproteinämien. In: Wolff HP, Weihrauch TR (Hrsg) Internistische Therapie 2004–2005, 15. Aufl. Urban & Schwarzenberg, München, S 962–983

Zyriax BC, Windler E (2000) Dietary fat in the prevention of cardiovascular disease. Eur J Lipid Sci Technol 102: 355–365

52 Adipositas
A. Hamann

52.1 Grundlagen – 913

52.2 Therapeutisches Management – 913

52.3 Fazit – 917

Literatur – 917

In Deutschland sind etwa 50–60 % der erwachsenen Bevölkerung übergewichtig und etwa 20 % adipös. Je höher der Body Mass Index, desto größer ist das Risiko für Typ-2-Diabetes, Hypertonie oder Dyslipidämie. Insbesondere die stammbetonte Adipositas mit vermehrten viszeralen Fettdepots ist der wesentliche Schrittmacher des metabolischen Syndroms. Damit steigt mit zunehmendem Übergewicht auch das relative Risiko für Myokardinfarkt und Schlaganfall. Weitere wichtige Begleiterkrankungen sind Schlafapnoesyndrom, Cholezystolithiasis, degenerative Erkrankungen des Bewegungsapparats und psychosoziale Komplikationen. Alle adipositasbedingten Gesundheitsstörungen können durch eine Gewichtsreduktion beseitigt oder zumindest gebessert werden. Gut dokumentiert ist der günstige Effekt einer moderaten Gewichtsabnahme auf Adipositas-assoziierte Krankheiten. So konnte in 2 großen Studien an übergewichtigen Patienten mit gestörter Glucosetoleranz durch eine Gewichtsreduktion von 4–6 kg eine Verminderung des relativen Risikos für die Manifestation eines Typ-2-Diabetes um 58 % nachgewiesen werden (Diabetes Prevention Study in Finnland bzw. Diabetes Prevention Program in den USA). Eine prospektive kontrollierte Studie, in welcher der Effekt eienr langfristigen Gewichtsreduktion auf harte Endpunkte – wie kardiovaskuläre Ereignisse oder Tod – nachgewiesen wird, liegt jedoch bisher nicht vor.

52.1 Grundlagen

Definition und Klassifikation der Adipositas. Adipositas ist eine über das normale Maß hinausgehende Vermehrung des Körperfetts. Zur Diagnose und Klassifizierung der Adipositas wird der Body Mass Index (BMI) berechnet (◘ Tabelle 52-1):

$$BMI = \frac{Körpergewicht\ [kg]}{Körpergröße\ [m^2]}$$

Beispiel: Körpergewicht 100 kg bei 170 cm Größe: BMI = $100/1{,}7^2 = 34{,}6\ kg/m^2$

Körperfettverteilung. Ein weiterer Parameter für die Klassifizierung der Adipositas ist der Taillenumfang (in der Mitte zwischen Rippenbogen und Beckenkamm gemessen). Ein leicht bzw. stark erhöhtes Gesundheitsrisiko liegt vor, wenn der Taillenumfang bei Männern > 94 bzw. 102 cm und bei Frauen > 80 bzw. 88 cm liegt.

52.2 Therapeutisches Management

Indikationen zur Therapie

- Patienten mit einem BMI ≥ 30 kg/m²
- Patienten mit einem BMI zwischen 25 und 30 kg/m² und
  - übergewichtsbedingten Gesundheitsstörungen
  - Verschlimmerung bestehender Erkrankungen durch das Übergewicht
  - abdominalem Fettverteilungsmuster
  - starkem psychosozialem Leidensdruck

> **Praxistipp**
>
> Liegen bei einem BMI zwischen 25 und 30 kg/m² keine begleitenden Probleme vor, sollte das Körpergewicht mindestens gehalten bzw. noch besser eine allmähliche Reduktion angestrebt werden. Bei einem BMI über 30 kg/m² wird aufgrund des erhöhten Risikos von Begleit- und Folgeerkrankungen generell eine Therapieempfehlung ausgesprochen.

Kontraindikationen und Nebenwirkungen der Gewichtsreduktion

Während Schwangerschaft und Stillzeit sowie bei konsumierenden Erkrankungen und anderen akuten Erkrankungen sollte eine Gewichtsreduktion nicht durchgeführt werden. Im Alter über 65 Jahren sollte die in-

◘ **Tabelle 52-1.** WHO-Klassifikation des Körpergewichts nach dem BMI

Kategorie	BMI [kg/m²]
Untergewicht	< 18,5
Normalgewicht	18,5–24,9
Übergewicht (Präadipositas)	25,0–29,9
Adipositas Grad I	30,0–34,9
Adipositas Grad II	35,0–39,9
Adipositas Grad III	≥ 40,0

dividuelle Indikation zu einer Gewichtsreduktion unter Abwägung von Nutzen und Risiko kritisch gestellt werden.

Vornehmlich bei schneller und drastischer Gewichtsreduktion besteht ein erhöhtes Risiko für die Bildung von Gallensteinen. Diese Komplikation kann durch eine vermehrte Mobilisierung von Cholesterin und die Produktion einer dadurch vermehrt lithogenen Galleflüssigkeit erklärt werden. Eine weitere Folge des Gewichtsverlustes ist eine Abnahme der Knochendichte bis hin zu einem erhöhten Frakturrisiko. Schließlich kann aus den zumeist mehrfachen Versuchen der Gewichtsreduktion eine Neumanifestation von Essstörungen resultieren.

Empfohlene Diagnostik vor Therapie

Wesentlich sind die körperliche Untersuchung einschließlich Ermittlung von BMI und Taillenumfang sowie Blutdruckmessung an beiden Oberarmen mit ausreichend breiten Manschetten. Wichtige Laboruntersuchungen sind Nüchternglukose, ggf. oraler Glucosetoleranztest, Gesamt-, HDL und LDL-Cholesterin, Triglyceride, Harnsäure, Kreatinin, TSH, bei klinischem Verdacht auf einen Hyperkortisolismus der Dexamethason-Test mit 1 mg Dexamethason sowie die Albuminausscheidung im Urin. Neben einem EKG sind Ergometrie, Herzecho, 24-h-RR-Messung, Schlafapnoe-Screening, Oberbauchsonographie, Doppler-Sonographie der Halsgefäße fakultative Untersuchungen zur Erfassung von Komorbiditäten bzw. Kontraindikationen für Therapiemaßnahmen. Dazu kommt die Erhebung der Familien-, Psycho-, Sozial- und Ernährungsanamnese sowie ggf. ein Ernährungs- und Aktivitätsprotokoll über 7 Tage.

Therapieziele

Ziele der Adipositastherapie sollten sein:
— langfristig stabile Senkung des Körpergewichts
— Besserung Adipositas-assoziierter Risikofaktoren und Krankheiten
— Verbesserung des Gesundheitsverhaltens
— Steigerung der Lebensqualität
— weitestgehende Vermeidung von Nebenwirkungen
— Reduktion von Arbeitsunfähigkeit und vorzeitiger Berentung

 Cave
Je unrealistischer das von Patient oder Arzt angestrebte Therapieziel, desto unwahrscheinlicher ist der langfristige Erfolg einer versuchten Gewichtsreduktion.

So ist es bei einem Patienten von 100 kg KG bei 170 cm Körpergröße nicht sinnvoll, sofort das Normalgewicht anzustreben. Stattdessen wird eine angestrebte Gewichtsreduktion von 5–10 % bereits mit deutlichen Verbesserungen von Befinden und möglichen Begleitkrankheiten einhergehen und den Patienten zunächst zur Stabilisierung dieses Erfolgs und später zur Fortsetzung der Therapie motivieren.

Therapieplanung

Wenn keine Indikationen für eine kurzfristige Gewichtsreduktion besteht, wie z. B. eine bevorstehende Operation, sollte die Therapie als langfristig geplant sein. Die Maßnahmenplanung sollte kleine Schritte und Teilziele enthalten, dennoch aber konkret und präzise sein und überschaubare Zeitfenster umfassen. Klassisches Beispiel: wenn mit einem Patienten, der täglich eine Tafel Schokolade isst, zunächst eine Vorgabe von 6 Tafeln pro Woche vereinbart wird, ist eine Unterschreitung dieses Anspruchsniveaus leicht und wird als Erfolg empfunden. Zudem hat der Patient die Möglichkeit der flexiblen Verhaltenskontrolle mit Korrekturmöglichkeit, die bei Vorgaben wie „nie mehr" und „keine" nicht bestehen und bei Misserfolgen leicht zur Gegenregulation im Sinne von „jetzt ist auch alles egal" führen. Im Unterschied zu vielen anderen Krankheiten ist bei der Therapie der Adipositas die Mitarbeit des Patienten unbedingte Voraussetzung für den langfristigen Erfolg und zugleich größtes zu überwindendes Hindernis.

Medikamentöse Therapie begleitender Erkrankungen

Die medikamentöse Differenzialtherapie begleitender Erkrankungen hat einen wesentlichen Einfluss auf die Erfolgsaussichten der Adipositastherapie. Ein mit Metformin oder Acarbose behandelter adipöser Typ-2-Diabetiker hat wesentlich bessere Chancen zur Gewichtsabnahme als unter der Therapie mit Sulfonylharnstoffen, Glitazonen oder Insulin, die häufig sogar zu einer signifikanten Gewichtszunahme führen. Wird ein adipöser Patient insulinpflichtig, so geht die Kombinationstherapie von Metformin mit einem Basalinsulin zur Nacht mit der geringsten Gewichtszunahme einher. Alternativ kommt die Applikation von schnellwirksamem Insulin zu den Mahlzeiten in Kombination mit Metformin infrage. Bei jeglicher Verbesserung des Glucosestoffwechsels muss mit einer Gewichtszunahme von ca. 1–2 kg pro Prozentpunkt HbA_{1c}-Senkung gerechnet werden.

Weitere Medikamente, die zur Gewichtszunahme führen können, sind trizyklische Antidepressiva, Inhibitoren der Monoaminoxidase (MAO), zahlreiche Neuroleptika und Lithium. Unter den Hormontherapeutika sind in diesem Zusammenhang Cortisonpräparate sowie in geringem Maße Kontrazeptiva zu nennen. Auch die Einnahme von Betarezeptorenblockern begünstigt eine Gewichtszunahme.

Basisprogramm zum Gewichtsmanagement

Die Basistherapie besteht aus den drei Komponenten Ernährungstherapie, Steigerung der körperlichen Bewegung und Training zur Verhaltensmodifikation. Für die grundlegenden Aspekte der energiereduzierten bzw. fettreduzierten Mischkost im Rahmen der Ernährungstherapie wird auf das Kapitel „Grundlagen der Ernährung" verwiesen.

Bewegungstherapie

Bewegungsmangel ist ein wesentlicher Faktor für die hohe Prävalenz von Adipositas in unserer Gesellschaft.

> **Praxistipp**
> Daher muss einer Steigerung des Energieverbrauchs durch vermehrte körperliche Aktivität stets eine zentrale Rolle in der Therapie adipöser Patienten zukommen.

Einerseits wird so bei gleichzeitiger hypokalorischer Ernährung dem Eiweißkatabolismus in der Muskulatur entgegengewirkt und vermehrt Depotfett mobilisiert, andererseits führt körperliche Bewegung auch unabhängig von einer Gewichtsreduktion zu einer günstigen Beeinflussung kardiovaskulärer Risikofaktoren und zu einer Erniedrigung des Mortalitätsrisikos. Bewegungsmangel ist ein wesentlicher Faktor für die hohe Prävalenz von Adipositas in unserer Gesellschaft. Daher muss einer Steigerung des Energieverbrauchs durch vermehrte körperliche Aktivität stets eine zentrale Rolle in der Therapie adipöser Patienten zukommen. Einerseits wird so bei gleichzeitiger hypokalorischer Ernährung dem Eiweißkatabolismus in der Muskulatur entgegengewirkt und vermehrt Depotfett mobilisiert, andererseits führt körperliche Bewegung auch unabhängig von einer Gewichtsreduktion zu einer günstigen Beeinflussung kardiovaskulärer Risikofaktoren und zu einer Erniedrigung des Mortalitätsrisikos. Der zusätzliche Energieverbrauch, der mit einer Steigerung der Alltagsbewegung verbunden ist, hat vornehmlich für die Prävention von Adipositas Bedeutung, reicht aber als Therapiemaßnahme im Rahmen der Gewichtsreduktion zumeist nicht aus. Um messbar das Gewicht zu reduzieren, ist daher ein zusätzlicher Energieverbrauch von mindestens 2500 kcal/Woche (besser 3500 kcal/Woche) erforderlich. Das entspricht einem Umfang von mindestens 5 h zusätzlicher körperlicher Bewegung pro Woche.

Unklar ist, wie Dichte, Dauer und Intensität der Belastung hinsichtlich eines optimalen Gewichtseffekts zu gestalten sind. Sofern keine Kontraindikationen bestehen, sollte sich die Trainingsintensität an einem Herz-Kreislauf-Training orientieren und ca. 75 % der maximalen Sauerstoffaufnahme bzw. 75 % der maximalen Herzfrequenz (errechnet mit Karvonen-Formel aufgrund einer Ergometrie oder Spiroergometrie) oder einer errechneten Herzfrequenz (z. B. 175 – Lebensalter) erreichen. Zwar werden bei Bewegungen mit niedriger Intensität (z. B. Spazierengehen bzw. Walking oder Radfahren) zu einem höherem prozentualen Anteil freie Fettsäuren aus dem überschüssigen Depotfett mobilisiert, während bei vermehrter Trainingsintensität (z. B. Jogging) der Anteil von Glykogen und Triglyzeriden aus der Muskulatur an der Energiegewinnung deutlich größer ist. Nachteil der niedrigeren Intensität ist jedoch der geringere Gewinn an kardiorespiratorischer Fitness sowie der geringere Kalorienverbrauch pro Zeiteinheit, was wiederum ein Erreichen des für eine erfolgreiche Therapie empfohlenen zusätzlichen Energieumverbrauchs erschwert. Die Kombination eines Ausdauertrainings mit einem Krafttraining erhöht die Kraft und halbiert die Abnahme der fettfreien Masse, verstärkt jedoch nicht die Fettabnahme.

Besonders geeignet ist eine Bewegungstherapie zur Gewichtserhaltung nach einer Phase der Gewichtsreduktion. Um das Gewicht zu stabilisieren, sind 3–5 h vermehrte Bewegung pro Woche mit einem Energieverbrauch von mindestens 1500 kcal erforderlich.

Verhaltensmodifikation

Wesentliche Prinzipien der Verhaltenstherapie kommen bei der Planung und Durchführung der Adipositastherapie zum Einsatz und tragen entscheidend insbesondere zum dauerhaften Therapieerfolg bei. Hierfür ist die bereits erwähnte Methode der Selbstbeobachtung mittels einer zeitweiligen Führung eines Tagebuchs eine wichtige Voraussetzung, in dem nicht nur Zeit und Inhalt der Mahlzeiten, sondern auch die körperliche Aktivität und das Befinden protokolliert werden. Im Rahmen der Verhaltenstherapie werden den Patienten darüber hinaus Reizkontrolltechniken vermittelt, die für das Einkaufsverhalten, die Planung des Essens oder das Verhalten in Sondersituationen wie etwa bei Einladungen von Bedeutung sind. Auch das Verhalten beim Essen selber, das Festlegen von Belohnungen als Verstärkungstechnik bei Therapieerfolgen, die Aneignung von Wissen zum Thema Ernährung, die Auswahl der Therapieziele sowie die Rückfallprophylaxe sind Elemente der Verhaltenstherapie. Ein praxisnahes Training, das langfristig und in dosierten Schritten zu einer Löschung ungünstiger Gewohnheiten führt und den Aufbau neuer optimierter Verhaltensstrategien fördert, zielt nicht primär auf eine maximale Gewichtsabnahme, sondern auf die Etablierung einer langfristigen Gewichtsstabilisierung. Die Therapie soll den Patienten in die Lage versetzen, trotz individueller genetischer Prädisposition und unlimitiertem Nahrungsangebot zu realisieren, dass er dem Problem Adipositas nicht machtlos gegenübersteht.

Adjuvante medikamentöse Therapie

Bei unbefriedigenden Ergebnissen des Basisprogramms kann die Indikation zu einer adjuvanten medikamentösen Adipositastherapie gestellt werden. Diese ergibt sich ab einem BMI von 30 kg/m^2 bzw. bei Patienten mit Begleiterkrankungen bereits ab einem BMI von 27 kg/m^2, wenn die Gewichtsabnahme jeweils <5 kg in 3 Monaten betrug. Gegenwärtig kommen nur Sibutramin und Orlistat für die medikamentöse Adipositastherapie in Frage. Beide Präparate sind verschreibungspflichtig, jedoch nicht erstattungsfähig. Endpunktstudien zum langfristigen Nutzen einer medikamentösen Adipositastherapie liegen bisher nicht vor.

Sibutramin

Sibutramin (Reductil) hemmt die Wiederaufnahme von Serotonin und Noradrenalin in präsynaptische Nervenenden im ZNS, wodurch das Sättigungsgefühl verstärkt und die Nahrungsaufnahme vermindert werden. Zudem kommt es zu einer leichten Steigerung des Energieumsatzes infolge einer Aktivierung des sympathischen Nervensystems.

Die Substanz wird zu Beginn in einer Dosis von 1-mal 10 mg morgens eingenommen. Eine Steigerung auf 1-mal 15 mg ist meist sinnvoll. Darunter kommt es innerhalb von 3–6 Monaten zu einem Gewichtsverlust von ca. 4–8 kg, bei einigen Patienten auch mehr. Die Gewichtsabnahme geht mit einer Verbesserung des Lipidprofils und der Blutglucose einher. Bei fortgesetzter Einnahme über 6 Monate hinaus kommt es zu einer Stabilisierung der Gewichtsreduktion.

> **Cave**
> Nach Absetzen von Sibutramin kommt es zumeist zu einer erneuten Gewichtszunahme, sodass die medikamentöse Behandlung nur in Kombination mit Diät und Verhaltensänderung sinnvoll ist.

Die möglichen Nebenwirkungen von Sibutramin sind neben Mundtrockenheit, Übelkeit, Obstipation und Schlafstörungen ein leichter Anstieg der Herzfrequenz (um ca. 4 Schläge/min) und des Blutdrucks (ca. 3–5 mmHg). Letzterer Effekt wird im weiteren Verlauf oft durch die Blutdrucksenkung im Rahmen des Gewichtsverlustes mehr als kompensiert. Kontraindikationen für Sibutramin sind eine Hypertonie über 145/90 mmHg, die vor Therapiebeginn eingestellt werden muss, sowie koronare Herzerkrankung, arterielle Verschlusskrankheit, höhergradige Herzinsuffizienz, Herzrhythmusstörungen sowie zerebrovaskuläre Erkrankungen in der Anamnese. Weitere Gründe, eine Behandlung von Sibutramin nicht durchzuführen, sind die gleichzeitige Gabe anderer zentral wirksamer Medikamente zur Behandlung psychischer Erkrankungen, schwere Leber- oder Nierenfunktionsstörung, Prostatahyperplasie mit Restharnbildung sowie Schwangerschaft und Stillzeit.

Orlistat

Orlistat (Xenical) hemmt durch Lipaseinhibition im Darm die Fettverdauung. Infolgedessen werden ca. 30 % des in der Nahrung befindlichen Fetts nicht aus dem Darm aufgenommen, während die Substanz selbst nicht resorbiert wird. Die zusätzliche Gewichtsabnahme gegenüber Plazebo bei gleichzeitiger hypokalorischer Diät beträgt ca. 2–6 kg über 12 Monate, wobei ebenso wie beim Sibutramin der Haupteffekt während der ersten 3–6 Monate zu beobachten ist. Mit der Gewichtsabnahme kommt es zu einer Abnahme der Serumlipide, einer erhöhten Blutglucose und des Blutdrucks.

In Abhängigkeit vom Fettgehalt der Kost kommt es unter Orlistatbehandlung zu Steatorrhö, öligem Ausfluss aus dem Anus, vermehrter Stuhlfrequenz und Blähungen. Da diese zur eigentlichen Wirkung des Medikaments gehörenden Beschwerden mit Diätfehlern in Zusammenhang stehen und durch eine Verminderung des Fettkonsums weitgehend vermieden werden können, tritt im Verlauf oft ein gewisser erzieherischer Effekt durch die Medikamenteneinnahme ein, und die Compliance der Patienten hinsichtlich einer fettreduzierten Ernährung wird gefördert. Der Wirkmechanismus der Substanz kann darüber hinaus eine verminderte Resorption der fettlöslichen Vitamine A, D, E und β-Carotin verursachen, wobei eine langfristige Gabe aber wohl nur bei weniger als 10 % der Patienten eine entsprechende Substitution erfordert.

Relevante Kontraindikationen sind chronische Malabsorption, Cholestase sowie Schwangerschaft und Stillzeit.

Chirurgische Therapie

Eine chirurgische Therapie ist nur in Erwägung zu ziehen, wenn bei Adipositas Grad III bzw. Adipositas Grad II mit erhebliche Komorbiditäten die Anwendung verschiedener konservativer Therapieformen über Jahre erfolglos geblieben ist. Die lokale Liposuktion (Fettabsaugung) ist ebenso wie die Resektion von Fettschürzen für die primäre Behandlung der extremen Adipositas ungeeignet. Methoden der Wahl sind Eingriffe am Magen, welche die Nahrungszufuhr reduzieren. Bei der vertikalen Gastroplastik nach Mason wird ein Teflonring in die kleine Kurvatur des Magens eingenäht. Vom Fundus bis zu diesem Ring verschließt eine vertikale Naht den Restmagen, sodass ein Reservoir von 20–30 ml verbleibt. Bei dem bevorzugt laparoskopisch durchgeführtem flexiblen Banding nach Kuzmak wird ein Silikonband um den Fundus angebracht. Über einen subkutanen Port kann der Durchmesser des Bandes adjustiert werden. Nach beiden Operationen führt die geringe funktionelle Kapazität des Magens schon nach geringen Nahrungsmengen zu einem frühzeitigen Sättigungsgefühl. Die Mehrzahl der adipösen Patienten verliert bereits im 1. Jahr nach Intervention >50 % des Übergewichts bei gleichzeitiger Besserung pathologischer Stoffwechselparameter. Die subjektive Zufriedenheit mit Operationsergebnis und postoperativer Lebensqualität ist bei den durch jahrelange frustrane Diätversuche nicht selten unter reaktiven Depressionen und anderen psychischen Alterationen leidenden Patienten sehr hoch.

52.3 Fazit

Basis jeder Adipositastherapie ist eine Verhaltensänderung durch vermehrte körperliche Bewegung und energiereduzierte Ernährung, wobei eine fettkontrollierte, kohlenhydratliberale Strategie bei mäßigem Übergewicht am erfolgversprechendsten erscheint. Bei einem BMI >30 kann der vorübergehende Einsatz einer Formuladiät sinnvoll sein. Unterstützend ist bei nicht ausreichendem Erfolg der Basistherapie auch der Einsatz von Medikamenten gerechtfertigt. Chirurgische Maßnahmen sollten der Minderheit von Patienten mit extremer Adipositas und prognostisch ungünstiger Risikokonstellation vorbehalten bleiben. Der bisher stetigen Zunahme der Adipositasprävalenz kann nur durch geeignete Präventionsmaßnahme im Kindes- und Jugendalter begegnet werden.

Leitlinien – Adressen – Tipps

Leitlinien

Prävention und Therapie der Adipositas (2003) Herausgeber: Deutsche Adipositas-Gesellschaft, Deutsche Diabetes-Gesellschaft, Deutsche Gesellschaft für Ernährung. Diab Stoffw 12 (Suppl. 2): 33–46. Über Internet http://www.deutsche-adipositas-gesellschaft.de oder http://www.awmf-online.de

Literatur

Wechsler JG (2003) Adipositas, 2. Aufl. Blackwell, Berlin Wien
Wirth A (2002) Adipositas – Epidemiologie, Ätiologie, Folgekrankheiten, Therapie, 2. Aufl. Springer, Berlin Heidelberg New York
Wirth A (2003) Adipositas-Fibel, 2. Aufl. Springer, Berlin Heidelberg New York

53 Gicht und andere Krankheiten des Purin- und Pyrimidinstoffwechsels

B. S. Gathof, N. Zöllner

53.1	Gicht (familiäre Hyperurikämie)	– 919
53.1.1	Grundlagen – 919	
53.1.2	Therapeutisches Management – 919	
53.2	Andere hereditäre Störungen des Purinstoffwechsels mit vermehrter Harnsäurebildung	– 922
53.3	Andere therapierbare hereditäre Störungen des Purinstoffwechsels	– 923
53.4	Sekundäre Hyperurikämien	– 923
53.5	Hereditäre Xanthinurie mit Steinbildung (Xanthinoxidasemangel)	– 923
53.6	Krankheiten des Pyrimidinstoffwechsels	– 923
	Literatur – 923	

Purine und Pyrimidine sind die wesentlichen Bestandteile der Nukleinsäuren und der Coenzyme. Als solche kommen sie in allen Zellen und somit auch in der Nahrung vor. Nahrungspurine werden teilweise aus dem Darm resorbiert und tragen zur Harnsäurebildung bei. Unabhängig davon besteht im menschlichen Körper eine eigene Purinsynthese (de novo). Analoges gilt für die Pyrimidine.

Gicht – eine der häufigsten Stoffwechselkrankheiten überhaupt – ist der klinische Ausdruck der familiären Hyperurikämie (Zöllner 1990). Weitere wichtige erbliche Störungen im Purin- und Pyrimidinstoffwechsel weden nicht selten übersehen. Sekundäre Stoffwechselstörungen mit eigenem Krankheitswert sind nicht selten bei chronisch vermehrtem Zellumsatz, medikamentösen Eingriffen in die Zellregeneration und nach Verabreichung von Arzneimitteln, welche die Funktion der renalen Tubuli beeinflussen.

Der Gicht ähnlich sind Anfälle bei Chondrokalzinose (Pseudogicht) und Arthritiden durch Hydroxylapatit (▶ Kap. 77 „Rheumatische Erkrankungen").

53.1 Gicht (familiäre Hyperurikämie)

53.1.1 Grundlagen

Die Krankheit ist häufig und muss die erste Vermutungsdiagnose bei jeder akuten Monarthritis des erwachsenen Mannes, bei jeder Hypertonie mit deutlicher Erhöhung des Serumharnsäurespiegels und bei jeder mit häufigen Koliken einhergehenden Nephrolithiasis sein. Die Diagnose wird gestellt, wenn Arthritis, Uratnephrolithiasis oder renale Befunde mit einer durch mehrfache Wiederholung gesicherten Hyperurikämie (Serumharnsäure > 6,5 mg/dl) zusammentreffen.

Der Gichtanfall wird hervorgerufen durch Mikrokristalle in der Synovia (bzw. Schleimbeuteln oder Sehnenscheiden); pathognomonisch sind intraleukozytäre Harnsäurekristalle (Polarisationsmikroskop). Tophi und Nierensteine bilden sich als Folge der Hyperurikämie.

53.1.2 Therapeutisches Management

Während der akute Gichtanfall mit nichtsteroidalen Antiphlogistika oder ggf. Corticosteroiden behandelt wird, sollte die Dauertherapie erst nach Abklingen der akuten Symptome begonnen werden.

Ziel der Dauertherapie der Gicht ist die Normalisierung des Serumharnsäurespiegels und ggf. Auflösung bestehender Harnsäureablagerungen in den Geweben. Basistherapie ist die Einschränkung der Purinzufuhr (purinarme Diät) und bedarfsgerechte Flüssigkeitszufuhr zur Optimierung der Diurese. Erst bei Versagen derselben wird zusätzlich die medikamentöse Therapie erforderlich. Die 2 medikamentösen Therapieprinzipien sind (Gröbner u. Walter-Sack 1993):

– verminderte Harnsäurebildung durch Xanthinoxidasehemmer (Allopurinol); statt Harnsäure dadurch vermehrte Ausscheidung der Vorstufe Xanthin
– gesteigerte Harnsäureausscheidung durch die Niere mittels Urikosurika (z. B. Benzbromaron)

 Cave

Zwischen der Behandlung des akuten Gichtanfalls (der akuten kristallinduzierten Arthritis) und der Dauertherapie einer Hyperurikämie (Ziel: Normalisierung der Harnsäurekonzentration bzw. der -ausscheidung) ist streng zu unterscheiden.

Gichtanfall

Mittel der Wahl sind nichtsteroidale Antiphlogistika (NSAID), wenn die Diagnose sicher ist. Diagnostisch beweisend ist aber nur die Wirkung von Colchicin. Bei ausreichender und rechtzeitiger Behandlung sind die Beschwerden nach 4–8 h deutlich gebessert, nach 1–2 Tagen beseitigt.

Nichtsteroidale Antiphlogistika

Mehrere nichtsteroidale Antiphlogistika sind zur Therapie des Gichtanfalls geeignet, speziell:
– Acemetacin
– Indometacin
– Diclofenac, Ibuprofen u. ä.

Die notwendige Dosierung ist deutlich, d. h. um das 1,5- bis 2fache höher als bei anderen Arthritiden. Nebenwirkungen sind dennoch selten, weil die Behandlungsdauer nur wenige Tage beträgt. Acemetacin (Rantudil forte) wird am ersten Tag mit einer Dosierung von 120–240 mg/dl (in 2 Einzeldosen) verabreicht und nach Einsetzen der Besserung in reduzierter Dosis über 3–5 Tage gegeben. Bei anderen nichtsteroidaler Antiphlogistika ist deren kürzere Halbwertszeit zu berücksichtigen (Applikation mehr als 2-mal täglich).

Colchicin

Colchicin ist durch seine weitgehend spezifischen Wirkungen beim Gichtanfall differenzialdiagnostisch wichtig. Bei sorgfältiger Handhabung ist es ungefährlich. Das Prinzip der Behandlung besteht (ähnlich einer Digitalisierung mit Digitoxin) in der raschen Applikation einer minimal wirksamen Dosis, der in größeren Abständen weitere Dosen folgen.

Man gibt zunächst in 3 h 4 mg (Tabletten mit 0,5 mg Colchicinum purissimum oder als Colchicum Dispert), von da ab 2-stündlich 0,5–1 mg, bis eine deutliche Besserung einsetzt; Höchstdosis am 1. Tag 8 mg.

Ein Nachteil ist die Nebenwirkung Diarrhö (bis zu 50 % der Patienten, bei Absetzen rasch reversibel). Meist kann unter symptomatischer Therapie, z. B. mit Loperamid, mit der Colchicingabe fortgefahren werden, nur bei größerem Flüssigkeitsverlust ist es abzusetzen.

Bei rechtzeitiger und ausreichender Colchicinbehandlung ist die Besserung nahezu immer deutlich. Dennoch sollte die Behandlung fortgesetzt werden, am nächsten Tag mit nur halber Dosis, da Colchicin kumuliert; vom 3. Tag an gibt man nur noch 1,5 mg. Meist genügt eine 3- bis 5-tägige Behandlung. Bei Patienten mit Harnstoffretention muss Colchicin niedriger dosiert werden.

Zur Anfallsprophylaxe kann Colchicin in Tagesdosen von 1 mg (0,5–1,5 mg) verabreicht werden (für die ersten 2–6 Monate einer Dauertherapie, vor Stressereignissen wie Operationen, Familienfesten).

Corticosteroide

Wenn ein Gichtanfall vor Diagnosestellung schon mehrere Tage besteht bzw. die Colchicintherapie nicht spätestens am 2. Tag erfolgreich ist, kann mit hoch dosierten Corticosteroiden (z. B. 50 mg Prednisolon) kombiniert werden. Die Corticoidtherapie wird nach 2 Tagen abgesetzt, die Colchicintherapie frühestens 2 Tage später.

Allgemeinmaßnahmen

Allgemeinmaßnahmen (z. B. Bettruhe) sind meist nicht erforderlich. Jedoch kann die topische Behandlung mit Eis zur signifikanten Schmerzminderung beitragen (Schlesinger et al. 2002). Diätetische Interventionen (mit Ausnahme von Alkoholkarenz) sollten erst nach Diagnostik und Abklingen des akuten Anfalls begonnen werden.

Dauertherapie der Hyperurikämie

Ziele der Dauertherapie sind die Verhinderung weiterer Anfälle sowie Verhütung bzw. Rückbildung der Komplikationen. Unter ausreichender Dauerbehandlung sistieren Ureterkoliken; Steine im Nierenbecken und Tophi lösen sich auf.

Indikation zur Dauertherapie. Symptomatologie und Folgen der Gicht sind auf die Hyperurikämie, in Fällen der Gichtniere auf die Besonderheiten der Harnsäureausscheidung zurückzuführen. Weil die Dauertherapie meist lebenslänglich fortzusetzen ist, muss die klinisch-chemische Diagnostik sorgfältig erfolgen, mit mehrfacher Wiederholung der Analysen. Vor der Harnsäurebestimmung dürfen Kost und Dauertherapie (z. B. mit Diuretika) nicht geändert werden.

Patienten mit Gicht oder Gichtniere (Terkeltaub 2004), ebenso Personen mit gesicherter familiärer Hyperurikämie, sind grundsätzlich therapiebedürftig. Nach zufälliger Feststellung einer Hyperurikämie ist eine Dauertherapie zu erwägen, wenn die Serumharnsäure > 8 mg/dl liegt. Bei Hyperurikämie < 9 mg/dl sind in erster Linie Diätvorschriften indiziert.

Therapieziel. Therapieziel ist die zuverlässige Normalisierung der Serumharnsäure auf Werte um 5,5 mg/dl. Werte darunter sind nutzlos und als Ausdruck einer Übertherapie anzusehen. Nach Normalisierung der Serumharnsäure kann es Monate dauern, bis alle interstitiellen Ablagerungen aufgelöst sind. Bis dahin können noch hohe interstitielle Harnsäurekonzentrationen auftreten und Anfälle verursachen. Für die ersten Wochen, ggf. Monate der Dauertherapie ist deshalb eine Colchicinprophylaxe empfehlenswert.

Eine Verbesserung der Harnsäureausscheidung erreicht man durch gesteigerte Diurese oder Urikosurika. Die Dauerbehandlung ist erst erfolgreich, wenn alle Tophi aufgelöst sind und der Patient langfristig beschwerdefrei ist. Da die ererbte Stoffwechselstörung fortbesteht, sollte die Therapie zumindest als Diät auch danach fortgesetzt werden.

Diät

Diätvorschriften (Spann u. Wolfram 1990; Zöllner 1996) dürfen nicht von den üblichen Tabellen, die Puringehalte pro 100 g Lebensmittel angeben, und noch weniger von Handzetteln der Industrie ausgehen. Viele pflanzliche Eiweißquellen, die pro Gewichtseinheit purinarm sind, enthalten pro Kalorie fast soviel Purine wie mageres Fleisch, pro Gewichtseinheit Eiweiß mehr Purine als Fleisch. Die Diätbehandlung muss also nicht nur Fleisch und Fleischprodukte einschränken, sondern auch die Zufuhr vieler Gemüse begrenzen. Andererseits sind manche „purinreiche" Lebensmittel erlaubt (z. B. Fleischextrakt oder Anchovis), da nur kleine Mengen genommen werden (◘ Tabelle 53-1). Zellarme Lebensmittel (z. B. Kartoffeln oder Weißbrot) und zellfreie (Speiseöle, Butter, Margarine, Zucker, etc.) sind zu bevorzugen. Eine ausreichende Flüssigkeitszufuhr (ca. 1,5 l Trinkmenge pro Tag) ist notwendig. Die Effektivität der Prävention der Gicht mittels Diätempfehlungen wurde kürzlich in einer großen Studie bestätigt (Choi et al. 2004).

◘ **Tabelle 53.1.** Beispiele für den Puringehalt ausgewählter, typischer Lebensmittel, bezogen auf verschiedene, diätetisch sinnvolle Größen. Die Werte verschiedener Lebensmitteltabellen wurden auf Harnsäure umgerechnet. Aus 100 g rohen Nudeln entstehen beim Kochen 300 g des essfertigen Produktes; Portionsgröße und Puringehalt pro Portion beziehen sich auf die Einwaage vor dem Kochen (mod. nach Spann u. Wolfram 1990; Zöllner 1996)

Lebensmittel	Pro 100 g Lebensmittel	Pro 100 kcal „Nährstoffdichte"	Pro 10 g Eiweiß	Pro Portion	Portionsgröße [g]
Schweinebraten roh (Schulter)	150	53	90	225	150
Camembert (50 % Fett i. T.)	30	9	13	15	50
Bohnen, grün frisch	42	116	175	63	150
Vollmilch	0	0	0	0	
Nudeln, roh	90	26	68	54	60 (Beilage)
				90	100 (Hauptgericht)
Vollbier	15	34	–	75	500
Anchovis	260	260	130	52	20 (große Portion)

Cave
Fastenkuren können zu einer erheblichen Steigerung der Serumharnsäure führen.

Die bei **Alkoholzufuhr** auftretende Vermehrung der Milchsäure im Blut hemmt die renale Harnsäureausscheidung. Alkoholika sind deshalb nur in kleinen Dosen gestattet. Bier enthält Alkohol und Purine und gilt deshalb als besonders gefährlich. Ansonsten beruht die gichtauslösende Wirkung verschiedener alkoholischer Getränke auf deren Alkoholgehalt. Dem lebensfrohen Gichtiker einen guten Wein vollständig zu verbieten, ist unnötig und meist auch erfolglos.

> **Praxistipp**
> Die Diätetik sollte bei Hyperurikämie voll ausgeschöpft werden, da die erhöhte Harnsäurekonzentrationen oft auf eine allgemein unvernünftige Ernährung hinweisen und Medikamente (und deren unerwünschte Wirkungen) eingespart werden können. Diät ist evidenzbasierte Prophylaxe der Gicht!

Medikamentöse Therapie
Xanthinoxidasehemmer. **Allopurinol** und sein Stoffwechselprodukt **Oxipurinol** hemmen die Oxidation der Oxipurine Hypoxanthin und Xanthin zur Harnsäure, sodass die Serumharnsäurespiegel abfallen und im Harn neben der Harnsäure Hypoxanthin und Xanthin vermehrt ausgeschieden werden (Zöllner u. Gröbner 1970). Man gibt unter Kontrolle des Harnsäurespiegels täglich 200–800 mg (meist 300 mg), bis der gewünschte Effekt dauerhaft erzielt ist (Serumharnsäurespiegel 5,5–6,0 mg/dl). Von da ab genügen halbjährliche Kontrollen. Wegen der langen Halbwertszeit des Oxipurinols ist es nicht notwendig, die Tagesdosis zu verteilen, Zyloric 300, z. B., ist ebenso wirksam wie 3 Tbl. Zyloric zu 100 mg. Steigt die Serumharnsäure im Verlauf der Behandlung wieder an, so liegt das meist an Einnahmefehlern. Nebenerscheinungen sind äußerst selten (Gröbner 1990).

Cave
Zu beachten ist, dass Allopurinol auch den Abbau von Mercaptopurin und Azathioprin hemmt, sodass die Dosierung dieser Medikamente während Allopurinolgabe neu festzusetzen ist.

Bei **Niereninsuffizienz** ist die Allopurinoldosis zu reduzieren. Als Richtwerte für die Tagesdosis gelten in Abhängigkeit von der glomerulären Filtrtionsrate (GFR):
— bei einer GFR von 60 ml/min 200 mg
— bei 20 ml/min 100 mg
— bei einer GFR von 0 ml/min 100 mg jeden 3. Tag

Ein „Monitoring" der Oxipurinolspiegel mittels HPLC (high pressure liquid chromatography) ist möglich. Seltene Nebenwirkungen des Allopurinols sind Hypersensitivitätsreaktionen sowie Vaskulitis (mit Beteiligung von Haut und Nieren).

Urikosurika. Urikosurika hemmen die tubuläre Harnsäurerückresorption; es kommt bis zur Einstellung eines niedrigeren Serumspiegels und Ausschwemmung von Harnsäureablagerungen zu einer vermehrten renalen Harnsäureausscheidung. Aufgrund einer vermehrten Steinbildung sind sie bei Patienten mit genetisch determinierter Harnsäureüberproduktion (HPRTase-Mangel, PRPP-Synthetase-Überaktivität, ▶ unten) grundsätzlich kontraindiziert.

Benzbromaron hat eine protrahierte Wirkung, sodass täglich nur eine Einzeldosis nötig ist, meist 40–50 mg. Die gefürchtete Anurie wird unter dieser Dosierung nicht beobachtet. Bei dauernder Überdosierung scheinen Steine vermehrt aufzutreten. Bekannte Nebenwirkungen sind Diarrhö, gastrointestinale Beschwerden (0,4 %) und Urtikaria (0,3 %).

 Cave
Die Nebenwirkungen der harnsäuresenkenden Arzneimittel sind bei Patienten, die nicht übertherapiert werden, äußerst selten. Aus Allopurinol und Benzbromaron kombinierte Präparate haben keine Vorzüge vor der Monotherapie.

Allgemeines

Verschiedene Medikamente können die Harnsäurebildung fördern, z. B. durch vermehrten Zellumsatz; andere hemmen die renale Harnsäureausscheidung. Eine Zahl von Arzneimitteln, z. B. Vitamin-K-Antagonisten, erhöht die Harnsäureausscheidung. Metabolische Zustände mit Vermehrung von Milchsäure bzw. Hydroxybuttersäure führen zur Harnsäureretention; hierher gehören die Folgen „ketogener Kostformen", z. B. Diäten mit weit weniger als 1000 kcal Energiezufuhr täglich, reichlicher Alkoholgenuss und die diabetische Ketoazidose. Dementsprechend sind strenge Abmagerungskuren bei Gichtikern zu vermeiden, und ein eventueller Diabetes ist gut einzustellen (Zöllner 1990).

Sehr große Tophi, speziell wenn sie beim Gebrauch der Gliedmaßen stören, können vom Chirurgen entfernt werden. Die primäre Naht heilt fast immer. Inzisionen in gichtisch verändertes Gewebe sind dagegen kontraindiziert (Wilhelm 1990).

Dauertherapie der Gichtniere

Ziel ist es, die Harnsäuremengen im Primärharn und im Harn in Lösung zu halten und ggf. ausgefallene Harnsäure wieder aufzulösen. Dazu setzt man Allopurinol und Diureseförderung ein. Bei therapieresistenter Nephrolithiasis wird zur Steinauflösung zusätzlich Alkali zugeführt (▶ unten), ebenso wenn große Harnsäuremengen ausgeschieden werden, z. B. bei Hämoblastosen. Diätvorschriften (Zöllner 1996) sollten befolgt werden.

Eine ausreichenden Diurese erfordert eine Trinkmenge von 1,5 l pro Tag, im Sommer mehr. Der Harn soll stets hell sein, und die Tagesmenge darf nicht unter 1,5 l sinken.

Die Neutralisierung des Harns durch Zufuhr von Alkali (Natrium- und Kaliumcitrat) erhöht die Löslichkeit der Harnsäure. Empfohlen wird das zuckerfreie Uralyt-U. Der Erfolg ist durch Messungen des Harn-pH-Wertes festzustellen (z. B. mit Indikatorpapier Merck); er sollte zwischen 6,5 und 7,0 liegen.

Gesamtfürsorge

Hypertonie, Steine und Infekte der Harnwege, Urämie und nicht zuletzt eine häufige Hyperlipidämie schränken die Lebenserwartung des Gichtikers ein. Nicht wenige Patienten lassen sich von 3 und mehr Spezialisten, z. B. Kardiologen, Urologen, Rheumatologen betreuen; aus den oft widersprüchlichen Ratschlägen sucht sich der Kranke dann den ihm richtig oder bequem erscheinenden Weg. Es ist unerlässlich, dass ein informierter Internist oder Allgemeinarzt die Führung in der Hand hat.

53.2 Andere hereditäre Störungen des Purinstoffwechsels mit vermehrter Harnsäurebildung

Lesch-Nyhan-Syndrom

Das meist im Kindesalter auftretende, X-chromosomal vererbte Lesch-Nyhan-Syndrom beruht auf einem Enzymdefekt [Mangel an dem Phosphoribosylpyrophosphat übertragenden Enzym (HPRTase)], das die „Endprodukte" des Purinstoffwechsels, Hypoxanthin und Guanin, in die wiederverwertbaren Substanzen IMP und GMP zurückverwandelt und so Purine einspart (salvage pathway). Hyperurikämie ist neben anderen Symptomen die Folge.

Primäre juvenile Gicht

Bei Jugendlichen und jungen Erwachsenen kommt die gleiche Störung durch ein nur partiell defektes Enzym zustande (Kelley-Seegmiller-Syndrom, primäre juvenile Gicht) (Gathof 1997). Bei einigen Familien mit juveniler Hyperurikämie und Gicht wurde eine X-chromomosomal vererbte Überaktivität der PRPP-Synthetase als Ursache festgestellt.

Die Behandlung entspricht der der familiären Hyperurikämie. Diät und reichliche Flüssigkeitszufuhr sind unerlässlich. Meist sind hohe Allopurinoldosen erforderlich (Kelley et al. 1989). Der Harn ist zu neutralisieren.

 Cave
Bei Patienten mit Störungen der Purinwiederverwertung sind Substanzen, welche die De-novo-Purinsynthese hemmen (z. B. Mycophenolatmofetil) kontraindiziert.

53.3 Andere therapierbare hereditäre Störungen des Purinstoffwechsels

Die familiäre juvenile hyperurikämische Nephropathie wurde als autosomal dominant vererbte Ursache einer frühzeitigen Niereninsuffizienz bei Hyperurikämie und Hypertonie in einigen Familien beschrieben. Die Harnsäure-Clearance ist im Vergleich zur Kreatinin-Clearance mit 4,7 % stark vermindert (Verhältnis Harnsäure- zu Kreatinin-Clearance normal um 10 %) Eine optimale Blutdruckeinstellung und Therapie der Hyperurikämie verbessern die Langzeitprognose.

Harnsteine aus dem äußerst schwer löslichen Dihydroxyadenin treten bei Mangel an APRTase auf (Gathof 1997). Die Oxidation des Adenins kann durch Allopurinol gehemmt werden. Purinarme Diät und reichliche Flüssigkeitszufuhr sind Basismaßnahmen.

Der Mangel an Myoadenylatdeaminase, die das bei Muskelarbeit anfallende AMP unter Freisetzung von Ammoniak zu IMP umsetzt, ruft belastungsabhängig Schwäche, Schmerzen oder Krämpfe der Muskulatur hervor. Bei einem Teil der Patienten kann das Auftreten der Symptome durch die orale Gabe von D-Ribose, auch von Xylit, verhindert oder zumindest abgeschwächt werden (Zöllner 1990; Zöllner et al. 1986). Hierzu muss der Zucker bei stärkerer muskulärer Belastung, z. B. beim Sport oder während Wanderungen, in einer Menge von 10–20 g/h, gleichmäßig über die Belastungsdauer verteilt, eingenommen werden. Am zweckmäßigsten ist die schluckweise Zufuhr einer entsprechenden Lösung in Limonade oder Tee. Ribose ist dem Xylit vorzuziehen, da Xylit die Harnsäurespiegel rasch und deutlich erhöht.

53.4 Sekundäre Hyperurikämien

Sekundäre Hyperurikämien durch verminderte Ausscheidung

Häufigste Ursache ist Arzneimitteltherapie, speziell mit Saluretika. Kann das verantwortliche Mittel nicht abgesetzt werden, sind Urikosurika zu geben. Der Erfolg dieser Kombination ist durch Feststellung des Harnsäurespiegels zu prüfen.

Sekundäre Hyperurikämien durch vermehrte Bildung

Speziell bei Krankheiten des hämatopoetischen Systems, bei Strahlenbehandlung bzw. intensiver Therapie mit Zytostatika ist der Purinumsatz häufig so gesteigert, dass Harnsäureausfällungen auftreten (Nephrolithiasis etc.). Allopurinol reduziert die Harnsäureausscheidung; zur Vermeidung der Ausfällung des dann vermehrt anfallenden Xanthins muss die Diurese gesteigert werden. Gelegentlich wird Alkalizufuhr notwendig, bei Harnsäureausfällung bis zu einem Harn-pH von 7,0 (▶ Abschnitt „Dauertherapie der Gichtniere"), bei Xanthinsteinen über einem pH-Wert von 7,7. Nur bei hoher Tumorlast sowie dem Risiko eines Tumorlysesyndroms wird Rasburicase (metabolisiert vergleichbar der Uricase Harnsäure zu Allantoin, welches wesentlich besser löslich und nierengängig ist) eingesetzt (Pui et al. 2001).

53.5 Hereditäre Xanthinurie mit Steinbildung (Xanthinoxidasemangel)

Wichtig ist eine reichliche Diurese, im gleichen Ausmaß wie bei der Zystinurie. Alkalisierung des Harns begünstigt die Xanthinauflösung, die hierzu nötigen pH-Werte liegen > 7,7, die damit verbundenen Risiken sind zu berücksichtigen. Möglicherweise ist die Einschränkung von Purinen in der Nahrung nützlich; der Wert purinarmer Diät ist im Gegensatz zur Gicht aber umstritten. In hohen Dosen (800 mg pro Tag) hemmt Allopurinol die Xanthinbildung, sodass das löslichere Hypoxanthin ausgeschieden wird.

53.6 Krankheiten des Pyrimidinstoffwechsels

Bei der hereditären Orotazidurie (Watts 1990) ist eine „therapierefraktäre" megaloblastäre Anämie der wesentliche Befund; bei den Kindern können Wachstum und Entwicklung gestört sein. Kristallurie kann zu Harnabflussstörungen führen. Uridinzufuhr ist die Therapie der Wahl, gefolgt von Normalisierung aller Erscheinungen. Uracil kann Uridin nicht ersetzen. Corticosteroide bessern die Anämie, während Folsäure und Eisen unwirksam sind.

Eine sekundäre Orotazidurie kommt bei Zufuhr von Azauridin, Allopurinol und auch bei verschiedenen seltenen Störungen der Harnsäure- und Harnstoffbildung vor. Eine Therapie ist nicht erforderlich.

Literatur

Choi HK, Atkinson K, Karlson E, Willnett W, Curhan G (2004) Purine-rich food, diary and protein intake and the risk of gout in men. N Engl J Med 350: 1093–1103

Gathof B (1997) Vom Nierenstein zum molekulargenetischen Defekt. Zuckschwerdt, München

Gröbner W, Walter-Sack I (1993) Gichttherapeutika. Physiologische Grundlagen, Klinik und Pharmakologie. Wissenschaftliche Verlagsgesellschaft, Stuttgart

Kelley WN, Harris EC, Ruddy S, Sledge CB (1989) Text-book of rheumatology. Saunders, Philadelphia London Toronto

Pui CH, Mahmoud HH, Wiley JM, Woods GM, Leverger G, Camitta B, Hastings B, Blaney C, Relling SM, Reaman MV (2001) Recombinant urate oxidase for the prophylaxis or treatment of hyperuricaemia in patients with leukemia or lymphoma. J Clin Oncol 19: 697

Schlesinger N, Dety MA, Holland BK, Baker DG, Beutler AM, Rull M, Hoffmann BI, Schumacher HR Jr (2002) Local ice therapy during bouts of acute gouty arthritis. J Rheumatol 29: 331–334

Spann W, Wolfram G (1990) Diät. In: Zöllner N (Hrsg) Hyperurikämie, Gicht und andere Störungen des Purinstoffwechsels. Springer, Berlin Heidelberg New York Tokyo

Terkeltaub RA (2003) Gout. N Engl J Med 349: 1647–1655

Watts RWE (1990) Störungen des Pyrimidinstoffwechsels. In: Zöllner N (Hrsg) Hyperurikämie, Gicht und andere Störungen des Purinstoffwechsels. Springer, Berlin Heidelberg New York Tokyo

Wilhelm K (1990) Chirurgie der chronischen Gicht. In: Zöllner N (Hrsg) Hyperurikämie, Gicht und andere Störungen des Purinstoffwechsels. Springer, Berlin Heidelberg New York Tokyo

Zöllner N (Hrsg) (1990) Hyperurikämie, Gicht und andere Störungen des Purinstoffwechsels. Springer, Berlin Heidelberg New York Tokyo

Zöllner N (1996) Diät bei Gicht und Harnsäuresteinen. Falken, Niedernhausen

Zöllner N, Gröbner W (1970) Der unterschiedliche Einfluss von Allopurinol auf die endogene und exogene Uratquote. Eur J Clin Pharmacol 3: 56

Zöllner N, Reiter S, Gross M, Pongratz D, Reimers CD, Gerbitz K, Paetzke I, Deufel T, Hübner G (1986) Myoadenylate deaminase deficiency: Successful symptomatic therapy by high dose oral administration of ribose. Klin Wochenschr 64: 1281–1290

54 Hereditäre Störungen des Aminosäurenstoffwechsels

B. Koletzko

54.1 Phenylketonurie und Hyperphenylalaninämie – 926

54.2 Homozystinurie durch Zystathionin-β-Synthasemangel – 927

54.3 Zystinose – 928

54.4 Zystinurie – 928

54.5 Hartnup-Krankheit – 929

54.6 Albinismus – 929

54.7 Alkaptonurie – 929

Literatur – 929

Primär genetische Störungen des Aminosäurestoffwechsels entstehen durch einen Mangel oder eine verminderte Aktivität eines Enzymproteins (Defekt eines Apoenzymes) oder aber durch das Fehlen eines für die Enzymreaktion notwendigen Cofaktors. Die Mehrzahl angeborener Störungen des Aminosäurestoffwechsels wird autosomal rezessiv vererbt. Die große biochemische und klinische Heterogenität der Manifestationen einzelner Stoffwechseldefekte wird verständlich durch die Vielzahl der zugrunde liegenden unterschiedlichen Mutationen sowie der möglichen Beteiligung mehrerer Gene und Genpolymorphismen an der Regulation der Apoenzymsynthese und der Enzymaktivität. Eine genauere Differenzierung der Erkrankungen ist heute zumeist mit molekulargenetischen Methoden möglich. Traditionell werden Patienten mit angeborenen Stoffwechseldefekten oft durch hier spezialisierte Pädiater betreut. Die stark zunehmende Zahl von ins Erwachsenenalter kommenden Patienten erfordert den Aufbau von internistischen Spezialambulanzen für seltenere angeborene Stoffwechselerkrankungen, um diese Patienten angemessenen betreuen zu können.

54.1 Phenylketonurie und Hyperphenylalaninämie

Seit den 1960er-Jahren wird in Deutschland wie auch in vielen anderen Ländern ein flächendeckendes **Neugeborenen-Screening** zur Früherkennung der Phenylketonurie (PKU) durchgeführt. Entsprechend begegnet der Arzt heute erwachsenen PKU-Patienten, die im Neugeborenenalter diagnostiziert und früh behandelt worden sind, daneben auch Patienten mit erst spät gestellter Diagnose aufgrund ihrer Geburt vor der Einführung des Screenings bzw. in anderen Ländern ohne flächendeckendes Screening. Von praktisch besonders wichtiger Bedeutung ist die mögliche Schädigung ungeborener, genetisch gesunder Kinder durch erhöhte Phenylalaninspiegel bei unzureichend oder gar nicht behandelten Müttern mit PKU oder Hyperphenylalaninämie (**maternale Phenylketonurie**). Eine fehlende oder stark verminderte Aktivität der hepatischen Phenylalaninhydroxylase findet sich in Deutschland bei 1 auf 6000–8000 Personen, bei denen die Umwandlung von Phenylalanin in Tyrosin gestört ist und deshalb Phenylalanin und dessen Metabolite in Plasma, Geweben und Urin akkumulieren. Zugrunde liegen mehr als 460 verschiedene Mutationen auf dem Genlocus 12q 22-24 (http://www.pahdb.mcgill.ca/). Je nach Schweregrad unterscheidet man:

- **PKU** mit Phenylalanin (Phe) im Plasma unter Normalkost >1000 mMol (>16,7 mg/dl, Normalbereich 1–2 mg/dl) und einer Toleranz von mit der Nahrung aufgenommenem Phe bis 500 mg pro Tag
- **milde Hyperphenylalaninämie** mit Plasma-Phe unter Normalkost <1000 mMol (<16,7 mg/dl) und einer Phe-Toleranz bis 500 mg/Tag

Unbehandelt führt eine PKU nach anfänglich normaler Entwicklung etwa vom 4.–6. Lebensmonat an zu einer progredienten geistigen Retardierung bis hin zur Idiotie, verbunden mit Myelinisierungsstörungen des zentralen Nervensystems und häufig auch einer Epilepsie. Durch eine gestörte Melaninsynthese treten ohne Diättherapie vom Kleinkindesalter an häufig, aber nicht zwingend, hellblonde Haare und eine blaue Augenfarbe auf. Abhängig vom aktuellen Phenylalaninwert kommt es zu ekzematösen, die Patienten durch Juckreiz oft sehr stark belastenden Hautveränderungen. Ebenfalls abhängig vom aktuellen Phe-Spiegel findet man reversible Störungen des Konzentrationsvermögens und der intellektuellen Leistungen (z. B. Rechenfähigkeit) und auch Verhaltensauffälligkeiten.

Als Sonderform abzugrenzen sind **Störungen im Biopterinstoffwechsel**, die nicht nur zu einem erhöhten Plasma-Phe führen, sondern auch zu einem Neurotransmittermangel, der durch eine Phe-arme Diät nicht korrigiert wird. Durch den gestörten Neurotransmitterstoffwechsel kommt es zu schweren neurologischen Symptomen mit Bewegungsstörungen. Je nach zugrundeliegendem Defekt ist eine konsequente und dauerhafte spezifische Therapie mit Neurotransmitter-Vorstufen, Tetrahydrobiopterin und ggf. phenylalaninarmer Diät erforderlich.

Therapie der Phenylketonurie bei Adoleszenten und Erwachsenen

> **Praxistipp**
>
> Während man in früheren Jahren eine strenge Diättherapie nur für die Dauer des 1. Lebensjahrzehntes für notwendig hielt, wird heute eine begrenzte Phe-Zufuhr mit der Nahrung auch in der Adoleszenz und im Erwachsenenalter empfohlen.

Phe-Konzentrationen im Plasma ca. >17–20 mg/dl beeinträchtigen oft die Konzentrations- und intellektuelle Leistungsfähigkeit, wobei die individuelle Empfindlichkeit unterschiedlich ist. Bei Phe-Werten >20 mg/dl können Ekzeme mit Juckreiz auftreten. Erwünscht sind bei Erwachsenen Plasma-Phe-Spiegel <20 mg/dl (Ausnahme: Frauen mit Kinderwunsch!), die durch eine **eiweißarme Ernährung** mit Zufuhr je nach individueller Phe-Toleranz von nur 7–30 g natürlichem Eiweiß pro Tag erzielt werden. Zur Überwachung und Optimierung der Diättherapie werden regelmäßig Bestimmungen der Aminosäurenkonzentrationen im Nüchternplasma oder im vom Patienten selbst entnommenen Kapillarblut vorgenommen, je nach Stabilität der Einstellung etwa 2- bis 3-monatlich. Klinische Untersuchungen sollten etwa in 6-monatlichen Intervallen vorgenommen werden. Bei niedriger Eiweißtoleranz werden für die alltägliche Diätpraxis spezielle eiweißarme Lebensmittel (z. B. eiweißarme Brot- und Backwaren, Nudeln, Fertiggerichte) benötigt, die über den diätetischen Versandhandel angeboten werden.

Um den gesamten Eiweißbedarf des Organismus in der Größenordnung zwischen 70 und 75 g pro Tag zu decken, müssen die Patienten zusätzlich zu der geringen Menge natürlicher Eiweiße größere Mengen Phe-freier **Eiweißersatzprodukte** auf der Basis kristalliner Aminosäuren zu sich nehmen (z. B. PKU 3, Milupa, Friedrichsdorf; PAM 3, PAM 4, Anamix, SHS-Gesellschaft für klinische Ernährung, Heilbronn). Für eine optimale Wirkung muss die Gabe der Aminosäurensupplemente auf mindestens 3, besser 4–5 mit den Mahlzeiten verabreichte Einzeldosen verteilt werden. Bei angeborenen Aminosäurestoffwechselstörungen sind diese Produkte in Deutschland rezeptierbar, und die Kosten müssen durch die Krankenversicherungen übernommen werden. Mit diesen Produkten wird Tyrosin zugeführt, das bei PKU zur essenziellen Aminosäure wird, sowie Spurenelemente und Vitamine, die mit der eiweißarmen Diät andernfalls nur in geringen Mengen aufgenommen werden. Mit einer eiweißarmen Diät werden auch nur geringe Mengen an langkettigen **Omega-3-Fettsäuren** zugeführt. Jüngere Untersuchungen zeigen, dass eine Supplementierung dieser Fettsäuren neurologische Funktionen bei Phenylketonurie verbessert (Beblo et al. 2001).

Maternale Phenylketonurie

Wenn während einer Schwangerschaft die Phenylalaninwerte im mütterlichen Plasma aufgrund einer PKU oder milden Hyperphenylalaninämie erhöht sind, kommt es zu einer schwerwiegenden **Embryopathie** des genetisch gesunden, ungeborenen Kindes mit Auftreten von Fehlgeburten, intrauteriner Gedeihstörung, Mikrozephalie, schwerer intellektueller Entwicklungsverzögerung und Herzmissbildungen. Auftreten und Schweregrad der Embryopathie sind unmittelbar mit der Höhe der mütterlichen Phe-Spiegel assoziiert.

> **Praxistipp**
> Bei Kinderwunsch ist deshalb eine sehr strenge Diätbehandlung mit Einstellung der mütterlichen Phe-Spiegel zwischen 2 und 6 mg/dl mit Beginn bereits vor der Konzeption und für die gesamte Dauer der Schwangerschaft unbedingt notwendig, um ungestörte Schwangerschaftsverläufe mit Geburt gesunder Kinder zu ermöglichen.

Die diätetische Führung während der Schwangerschaft ist schwierig und erfordert eine enge Zusammenarbeit mit einem hierin erfahrenen Stoffwechselzentrum (etabliert an vielen Universitäts-Kinderkliniken). Zur Deckung des Eiweißbedarfes ist die regelmäßige Einnahme eines Phe-freien Diätproduktes zwingend notwendig. Im Hinblick auf einen möglichen Kinderwunsch und die dann wieder notwendige strikte Diät sollten bei weiblichen PKU-Patientinnen die Diät wie auch das Phe-freie Diätprodukt niemals vollständig abgesetzt und ein regelmäßiger Kontakt mit einem Stoffwechselzentrum unbedingt aufrechterhalten werden.

> **Praxistipp**
> Nach der Geburt können Frauen mit PKU ihre gesunden Kinder unbesorgt stillen.

Während der Stillzeit ist jedoch eine diätetische Beratung der Mutter zur angemessenen Deckung ihres eigenen Stickstoff- und Nährstoffbedarfes erforderlich.

54.2 Homozystinurie durch Zystathionin-β-Synthasemangel

Bei dieser Erkrankung fehlt die Aktivität des Enzyms Zystathionin-β-Synthase im Stoffwechselweg der Zysteinsynthese aus Methionin, sodass Homozystein und Methionin im Blut, Gewebe und Urin akkumulieren. Grundlage der autosomal rezessiv vererbten Erkrankung sind mehr als 90 verschiedene Mutationen (Genlocus 21q 22.3).

Das Ausmaß der Symptome nimmt mit dem Alter der Patienten zu. Vom Kleinkindesalter an treten zunehmend Luxationen der Augenlinse nach unten auf, die bis zum Alter von 40 Jahren bei nahezu allen Patienten vorhanden sind (Sehstörungen besonders bei weiter Pupille im Dunkeln). In jedem Alter kommt es zu thromboembolischen Gefäßverschlüssen, die auch für die auftretenden neurologischen Symptome verantwortlich gemacht werden. Sie können klinisch unerkannt bleiben oder zu juvenilen Thrombosen, zerebrovaskulären Ischämien, Herz- und Niereninfarkten führen. Man findet regelmäßig eine an das Marfan-Syndrom erinnernde Langgliedrigkeit sowie eine deutliche Osteoporose mit Auftreten von Wirbelfrakturen und Deformierungen. Einige, jedoch nicht alle Patienten weisen eine Störung der geistigen Entwicklung auf, ein kleiner Teil auch eine Epilepsie und psychiatrische Auffälligkeiten.

Therapie

Eine erst spät im Adoleszenten- oder Erwachsenenalter beginnende Therapie kann bereits bestehende Schäden der Organsymptome nicht aufheben, vermindert aber das Risiko für neue Thromboembolien, die für etwa ³/₄ der Todesfälle der Patienten verantwortlich sind.

Etwa die Hälfte der Patienten ist Vitamin-B₆-sensibel und spricht auf die tägliche Gabe von 150–500 mg Vitamin B₆ an. Zusätzlich sollten alle Patienten pro Tag 1–5 mg Folsäure und 0,5–1 mg Vitamin B₁₂ erhalten. Bei Diagnosestellung im frühen Kindesalter wird eine Methionin-reduzierte Diät mit Supplementierung von L-Zystein (100–150 mg/kgKG pro Tag) mit Gabe entsprechender Aminosäureprodukte (HOM, Milupa; M-AM, SHS-Gesellschaft für klinische Ernährung) durchgeführt, um den Homozysteinspiegel durch verminderte Präkursoraufnahme zu reduzieren. Bei später Diagnosestellung im Adoleszenten- und Erwachsenenalter kann die Diät jedoch meist nur unter Schwierigkeiten realisiert werden kann. Bei mangelnder Compliance empfiehlt sich als Alternative eine eiweißbegrenzte Ernährung. Zusätzlich kann Betain verabreicht werden, das den Homozysteinspiegel durch Remethylierung absenkt. Umstritten ist eine zusätzliche medikamentöse Gabe von Dipyridamol und Acetylsalicylsäure zur Prophylaxe der Thromboembolien, der Nutzen ist nicht sicher dokumentiert.

54.3 Zystinose

Die bei etwa 1 von 50.000–100.000 Menschen auftretende lysosomale Speicherung von Zystin betrifft v. a. retikuloendotheliale Zellen in Kornea, Konjunktiven, Leber, Niere, Milz, Lymphknoten und Knochenmark. Vor allem in der Niere kommt es zu schweren Funktionsstörungen.

Vom Kindesalter an treten Ernährungs- und Gedeihstörungen auf sowie Fieber, Polydipsie, Polyurie und eine Vitamin-D-refraktäre Rachitis. Die geistige Entwicklung der oft hellblonden und lichtscheuen Patienten ist ungestört. Bei der Spaltlampenuntersuchung lässt sich die Ablagerung von Zystinkristallen in Kornea und Konjunktiven, die zur Lichtscheu führt, nachweisen. Die Diagnose lässt sich auch durch Nachweis der Zystinspeicherung in peripheren Leukozyten und anderen Zellen stellen. An der Niere kommt es zunächst zu einer Tubulusinsuffizienz im Sinne eines DeToni-Debre-Fanconi-Syndroms mit generalisierter Aminoazidurie, Glukosurie, Phosphaturie, Hyperkaliurie und renaler Azidose, im weiteren Verlauf durch glomeruläre Dysfunktion zu fortschreitender Niereninsuffizienz.

Therapie

Medikamentös kann der Zystingehalt in Leukozyten und anderen Geweben durch Zysteamin (β-Mercaptoethylamin, HS-CH₂-NH₂, 20–50 mg/kgKG pro Tag) reduziert werden. Zysteamin bildet mit Zystin ein gemischtes Disulfid, das aus Lysosomen ausgeschleust wird. Angestrebt wird ein Zystingehalt in Leukozyten <1 nmol/mg Protein. Die zentralnervöse Funktion wird durch die Therapie günstig beeinflusst. Eine hohe Flüssigkeitszufuhr und Gaben von Kalium, Natriumcitrat und Natriumbicarbonat können auftretende renale Verluste ausgleichen. Indometacin (1,5–3 mg/kgKG pro Tag) kann die Wasser-, Natrium- und Kaliumverluste reduzieren. Die Vitamin-D-refraktäre Rachitis erfordert eine gut überwachte Behandlung mit hohen Vitamindosen. Zur Korrektur einer muskulären Carnitinverarmung wird eine orale Zufuhr von L-Carnitin (Biocarn, 50–100 mg/kgKG pro Tag) empfohlen. Die symptomatische Therapie kann Lebensqualität und Lebensdauer deutlich verbessern.

54.4 Zystinurie

Die mit der Zystinose weder klinisch noch pathogenetisch ähnliche Erkrankung beruht auf einem hereditären Tubulusdefekt mit gestörter Rückresorption von Zystin, Lysin, Arginin und Ornithin. Durch das sehr schlecht lösliche, in den Harnwegen auskristallisierende Zystin kommt es zu rezidivierender Urolithiasis. Als orientierender Schnelltest eignet sich die einfach durchführbare Zyanid-Nitroprussid-Probe im Urin. Eine quantitative Aminosäureanalyse des Urins sichert die Diagnose.

Therapie

Es ist eine ständige hohe Flüssigkeitszufuhr notwendig, auch nachts (>3–5 l/24 h). Da Zystin bei alkalischem pH eine erhöhte Löslichkeit aufweist, wird durch konsequente Alkalizufuhr eine Steinprophylaxe erzielt. Die Alkalisierung des Harns auf pH-Werte >7,5 kann bereits vorhandene Konkremente auflösen, pH-Werte <7,0 sind nicht wirksam. Unter regelmäßiger Kontrolle mit pH-Teststreifen verwendet man eine Mischung von Natrium- und Kaliumcitrat, am einfachsten Uralyt-U. Die vermehrte Infektanfälligkeit der Harnwege bei alkalischem Harn ist zu beachten. Die Gabe von D-Penicillamin (2 bis höchstens 4 g pro Tag) verbessert die Zystinlöslichkeit durch Bildung eines gemischten Disulfides. Etwas geringere Nebenwirkungen hat das vergleichbar wirkende α-Mercaptopropionylglycin (15–20 mg/kgKG 3-mal täglich, bei Erwachsenen Höchstdosis 750–100 mg pro Tag). Captopril (etwa 150 mg pro Tag) reduziert die Urinkonzentration von Zystin um etwa 50%.

54.5 Hartnup-Krankheit

Zugrunde liegt eine Störung des Transportes neutraler Aminosäuren im Darm und sowie ihrer Rückresorption im Tubulus. Die Diagnose lässt sich durch den Nachweis der erhöhten Ausscheidung neutraler Aminosäuren und von Indolkörpern im Urin stellen. Es kommt zu Photosensitivität mit pellagraähnlichen Hauterscheinungen an den belichteten Hautpartien, einer zerebellären Ataxie und bei einigen Patienten auch zu Intelligenzschädigungen. Die Diagnose lässt sich durch den Nachweis einer erhöhten Ausscheidung neutraler Aminosäuren und von Indolkörpern im Urin stellen. Therapeutisch wird **konsequenter Lichtschutz** empfohlen. Da durch den Transportdefekt Tryptophan vermindert und die Niacinbildung beeinträchtig ist, wird die Gabe von **Nicotinsäureamid** (100–300 mg pro Tag) empfohlen.

54.6 Albinismus

Hereditäre Defekte der Melaninsynthese betreffen beim **okulokutanen Albinismus** das gesamte Integument, sowohl die Tyrosinase-positive (Häufigkeit 1:60.000) als auch die Tyrosinase-negative Form (Häufigkeit 1:35.000) sind autosomal rezessiv vererbt. In Abhängigkeit vom Ausmaß der UV-Belichtung entstehen Lichtkeratosen, Basaliome, Spinaliome und Karzinome der Haut. **Konsequenter Lichtschutz** (dunkle Sonnenbrillen, Hautcremes mit hohem Lichtschutzfaktor) ist unbedingt erforderlich. Der X-chromosomal vererbte **okuläre Albinismus** (Häufigkeit 1:50.000) ist auf den Augenfundus beschränkt und erfordert okulären Lichtschutz.

54.7 Alkaptonurie

Durch einen autosomal rezessiv erblichen Defekt der Homogentisinsäureoxidase v. a. in Leber und Niere wird Homogentisinsäure vermehrt im Urin ausgeschieden, die sich bei alkalischem pH und Anwesenheit von Sauerstoff in dunkles Pigment umwandelt (Urin und mit Urin benetzte Unterwäsche verfärben sich). Durch Ablagerung in Knorpel, Knochen und fibrösem Gewebe können sich Arthritiden und Arthrosen im Bereich der Hüft-, Knie- sowie Schultergelenke und der Wirbelsäule entwickeln. Herzinfarkte treten gehäuft auf. Eine **eiweißarme Ernährung** kann die Homogentisinsäurebildung reduzieren, der klinischer Nutzen ist nicht eindeutig gesichert. **Ascorbinsäure** in hoher Dosis (1000 mg pro Tag) hat möglicherweise einen günstigen Effekt auf die Gelenkveränderungen.

Leitlinien – Adressen – Tipps

Leitlinien und Internetadressen

Leitlinien Kindliche Stofwechselerkrankungen der Arbeitsgemeinschaft Pädiatrische Stoffwechselstörungen in der Deutschen Gesellschaft für Kinderheilkunde und Jugendmedizin:
www.uni-duesseldorf.de/AWMF/ll/index.html

Tipps für Patienten

Deutsche Interessengemeinschaft Phenylketonurie und verwandte Stoffwechselstörungen:
www.dig-pku.de

Literatur

Bachmann C, Koletzko B (2002) Genetic expression and nutrition. Lippincott Williams & Wilkins, Philadelphia

Beblo S, Reinhardt H, Muntau AC, Mueller-Felber W, Roscher AA, Koletzko B (2001) Fish oil supplementation improves visual evoked potentials in children with phenylketonuria. Neurology 57: 1488–1491

Blau N, Duran M, Blaskovics ME, Gibson KM (2003) Physician's guide to the laboratory diagnosis of metabolic diseases. 3rd ed. Springer, Berlin Heidelberg New York

Fernandes J, Saudubray JM, van den Berghe G (eds) (2000) Inborn metabolic diseases. Diagnosis and treatment. 3rd edn. Springer, Berlin Heidelberg New York

Koletzko B (Hrsg) (2004) Kinderheilkunde und Jugendmedizin. 12. Aufl. Springer, Berlin Heidelberg New York

Koletzko B (Hrsg) (1993) Ernährung chronisch kranker Kinder und Jugendlicher. Springer, Berlin

Reinhardt D (Hrsg) (2004) Therapie der Krankheiten im Kindes- und Jugendalter. 7. Aufl. Springer, Berlin Heidelberg New York

Scriver CR, Beaudet AC, Valle D, Sly WS (eds) (2001) The metabolic and molecular basis of inherited disease. 8th edn. McGraw-Hill, New York

55 Porphyrien

M. O. Doss, M. Doss

55.1 **Grundlagen** – 931

55.2 **Akute hepatische Porphyrien** – 932
55.2.1 Therapieziele – 933
55.2.2 Therapeutisches Management im Einzelnen – 934

55.3 **Porphyria cutanea tarda (chronische hepatische Porphyrie)** – 936

55.4 **Kongenitale erythropoetische Porphyrie (Morbus Günther)** – 937

55.5 **Erythropoetische und erythrohepatische Protoporphyrie** – 937

55.6 **Fazit** – 938

Literatur – 938

Porphyrien sind eine heterogene Gruppe von Stoffwechselkrankheiten, die sich aus einer Störung der Hämbiosynthese entwickeln. Die Ursachen dieser Störungen sind vererbte oder erworbene Defekte einzelner Enzyme der Pyrrol-, Porphyrinogen- und Hämbiosynthese, die mit der konsekutiven Hierarchie der Enzymkaskade interferieren und zu einer falschen Orchestrierung der Porphyrinbiosynthese führen (Anderson et al. 2001; Doss 2000; Doss et al. 2000; Nordmann 1999).

Zum klinischen Krankheitsprozess kommt es, wenn infolge eines Enzymdefektes und einer gegenregulatorischen Dynamik Metaboliten der Hämbiosynthesekette vermehrt synthetisiert, gespeichert und ausgeschieden werden (Doss u. Sassa 1994).

55.1 Grundlagen

Abdominale und neuropsychiatrische Symptome sind für akute, kutane Symptome für chronische Porphyrien charakteristisch. Klinisch und im Hinblick auf die dominierende pathogenetische Organlokalisation werden **erythropoetische** von **hepatischen** Porphyrien unterschieden (Übersicht 55-1). Die akute Bleivergiftung ist eine toxische oder toxogenetische akute hepatische Porphyrie.

Pathogenese. Während die **akuten hepatischen Porphyrien** mit überwiegend pharmakogenetischer Disposition als Regulationskrankheiten bezeichnet werden können, da bei ihnen die Dysregulation der Hämbiosynthese infolge des Verlustes der Rückkopplungskontrolle von Häm auf die δ-Aminolaevulinsäure-Synthase (ALS-Synthase) pathogenetisch im Vordergrund steht (Köstler u. Doss 1995; Zix-Kieffer et al. 1996), handelt es sich bei den **chronischen hepatischen Porphyrien** und den erythropoetischen Porphyrien in erster Linie um Speicherkrankheiten (Cox et al. 1998; Doss et al. 2000). Bei den akuten Porphyrien als molekulare Regulationskrankheiten kommt es infolge einer Induktion der hepatischen ALS-Synthase zu einer überschießenden Bildung der Porphyrinvorläufer, aus denen eine ebenfalls erhöhte Porphyrinbiosynthese resultiert, die die hereditären enzymatischen Defekte kompensatorisch metabolisch überspielt. Im Gegensatz zu den akuten hepatischen Porphyrien zeichnen sich die **Porphyria cutanea tarda** (PCT) und die **erythropoetischen Porphyrien** durch eine Organspeicherung von Porphyrinen in Abhängigkeit von der Lokalisation der Enzymstörungen aus, ohne dass es zu einer wesentlichen regulatorischen Störung der Hämbiosynthese in der Leber kommt. Patienten und Genträger akuter hepatischer Por-

---

Übersicht 55-1
Porphyrien und sekundäre Porphyrinstoffwechselstörungen: Klassifikation, Enzymdefekt und Genetik

- **Hepatische Porphyrien:**
  - *Akute hepatische Porphyrien*
    - akute hepatische Porphyrien mit Porphobilinogensynthasedefekt [a] = Doss-Porphyrie (autosomal rezessiv)
    - akute intermittierende Porphyrie (Porphobilinogendesaminase; autosomal dominant)
    - hereditäre Koproporphyrie (Koproporphyrinogenoxydase; autosomal dominant)
    - Porphyria variegata (Protoporphyrinogenoxydase; autosomal dominant)
  - *Chronische hepatische Porphyrien*
    (Uroporphyrinogen-Dekarboxylase-Störungen)
    - Porphyria cutanea tarda (autosomal dominant; „sporadisch" oder toxisch sowie paraneoplastisch)
    - hepatoerythropoetische Porphyrie (homozygot)

- **Erythropoetische Porphyrien:**
  - kongenitale erythropoetische Porphyrie, Morbus Günther (Uroporphyrinogen-III-Synthase; autosomal rezessiv).
  - erythropoetische (erythrohepatische) Protoporphyrie (Ferrochelatase; autosomal dominant und rezessiv).

- **Bleiintoxikation**

- **Akute toxische Porphyrie oder toxogenetische Porphyrie bei Heterozygoten mit Porphobilinogensynthasedefekt**

- **Sekundäre (asymptomatische) Porphyrinstoffwechselstörungen:**
  - sekundäre Koproporphyrinurien.
  - sekundäre Protoporphyrinämien.

[a] Synonym: δ-Aminolävulinsäure-Dehydratase-Defekt

phyrien haben eine breite und variable Pharmakasensitivität; deshalb werden akute Porphyrien vorwiegend als pharmakogenetische Erkrankungen verstanden (Anderson et al. 2001; Doss 2000).

55.2 Akute hepatische Porphyrien

Der Begriff „akute hepatische Porphyrie" beinhaltet die potenziell intermittierend akute Verlaufsform mit klinischer Porphyriekrise (◘ Übersicht 55-1). Nach Spontanremission oder Therapie einer akuten Manifestation befindet sich der Porphyrieprozess in der Regel anhaltend in einer subklinischen, also latenten Phase, deren Stabilität durch prophylaktische Maßnahmen wie Meidung von porphyrinogenen Medikamenten (◘ Tabelle 55-1), Hunger, Alkohol und Stress begünstigt wird.

Bevor die Diagnose einer akuten hepatischen Porphyrie, gleich welchen Typs (◘ Übersicht 55.1) ausgesprochen wird, ist es unabdingbar, die Diagnose durch spezifische Untersuchung der Porphyrinvorläufer und Porphyrine zu sichern. Die Diagnose einer klinisch manifesten akuten hepatischen Porphyrie muss immer auf 2 Beinen stehen:
— Bestimmung der beiden Porphyrinvorläufer (ALS und Porphobilinogen)
— Bestimmung der Porphyrine

Die mehrfache Erhöhung dieser Parameter (über die obere Normgrenze) sichert die Diagnose einer akuten hepatischen Porphyrie und ist somit Voraussetzung für die Therapie (◘ Tabelle 55-2). Die Therapie ist für sämtliche akuten hepatischen Porphyrien gleichartig. Deshalb soll man sich für die Erstdiagnose, insbesondere in der Notfallmedizin, auf die vorangehend dargelegten Parameter beschränken, um möglichst frühzeitig eine adäquate Therapie und Prophylaxe zu initiieren.

Fehldiagnosen sind häufig, da eine Porphyrinurie nicht selten mit Porphyrie verwechselt wird und eine Vielfalt klinischer Symptomkombinationen den Verdacht auf eine Porphyrie nahelegt und dazu verführt, beim Nachweis einer Porphyrinurie diese Diagnose über Jahre oder Jahrzehnte festzuschreiben. Eine „Second Opinion" in konsiliarischer Dimension ist bei dieser relativ seltenen, metabolisch komplexen und klinisch komplizierten Erkrankung indiziert.

 Cave
Auf jeden Fall muss man sich vor Beginn einer speziellen Therapie mit Hämderivaten davon überzeugen, ob tatsächlich ein hoher Anstieg der beiden Porphyrinvorläufer ALS und Porphobilinogen vorliegt, der die Diagnose einer akuten Porphyrie beweist.

Weitere Untersuchungen der Metaboliten in Urin, Stuhl und Blut sowie der Enzyme erlauben dann die Differenzialdiagnose in die 4 Typen der akuten hepatischen Porphyrien (Doss 1998, 2000). Da allesamt klinisch „intermittierend akut" auftreten können, ist für die Therapie die generelle Diagnose „akute hepatische Porphyrie" therapeutisch entscheidend.

◘ Tabelle 55-1. Wichtigste „verbotene" und „erlaubte" Medikamente und Wirkstoffe bei akuten hepatischen Porphyrien (mod. nach Doss et al. 2002))

Verboten	Erlaubt
— Barbiturate	— Acetylsalicylsäure
— Chlordiazepoxid	— Atropin
— Chlorpropramid	— Betarezeptorenblocker (Propranolol)
— Clonidin	— Chloralhydrat
— Diclofenac	— Chlorpromazin
— Griseofulvin	— Digoxin
— Halothan	— Fentanyl
— Hydantoine	— Hämarginat
— Imipramin	— Magnesiumsulfat
— Meprobamat	— Morphin
— Methyldopa	— Pethidin
— Östrogene	— Neostigmin
— Progesteron	— Penicilline
— Pyrazolonverbindungen	— Reserpin
— Sulfonamide	— Tetrazykline
— Theophyllin	— Tinctura valeriana
— Alkohol	

Tabelle 55-2. Therapie des akuten Porphyriesyndroms

1. **Vorbedingung:** Absetzen porphyrinogener Medikamente und intensivmedizinische Überwachung		
2. **Regulatorische Behandlung** mit Glucose und/oder Hämverbindungen	Glucose- und/oder Fructoseinfusionen (400–500 g pro Tag, ca. 2 l einer 20%igen oder 1 l einer 40%igen Lösung)	
	Häm (z. B. Hämarginat, 3 mg/kgKG pro Tag als Kurzinfusion über 15 min) an bis zu 4 aufeinanderfolgenden Tagen)	
3. **Symptomatische Maßnahmen**	*Generelles Vorgehen*	
	Elektrolytkontrolle und -ausgleich	
	Diurese kontrollieren und forcieren (Furosemid, 40–80 mg pro Tag), bei Infektionen Penicillin, Amoxicillin, Gentamicin	
	Leitsymptom	*Behandlung*
	Abdominalschmerz	Acetylsalicylsäure (500–1000 mg pro Tag)
		Buprenorphin (0,3–0,9 mg pro Tag)
		Morphin (10–30 mg pro Tag)
	Erbrechen	Chlorpromazin (100 mg pro Tag)
	Obstipation, Subileus	Neostigmin (0,25–1 mg pro Tag)
	Hypertonus, Tachykardie	Propranolol (50–200 mg pro Tag)
	Ödeme	Furosemid (40–80 mg pro Tag)
	Polyneuropathie	sofortige Physiotherapie
	Psychose	Chlorpromazin (100 mg pro Tag)
		Clonazepam (1–2 mg pro Tag)
	Krampfanfälle	Clonazepam (1–2 mg pro Tag)
		Diazepam (5–15 mg pro Tag)
	Atemlähmung	Beatmung, Tracheotomie
4. **Verlaufskontrolle des Porphyrieprozesses**	Metabolitenuntersuchungen des Porphyrinstoffwechsels in Urin und Stuhl	

55.2.1 Therapieziele

Therapieziele sind die **Remission der extrahepatischen Manifestation** und die **Repression des intrahepatischen Anstiegs der ALS-Synthase**. Die Maßnahmen haben zum Ziel:
— Behandlung der Symptome und ihre Folgeerscheinungen (Tabelle 55-2)
— regulatorische Therapie mit Glucose und/oder Hämverbindungen

Die **Rationale der Hämtherapie** gründet sich auf die regulatorische Funktion von Häm auf die hepatische Porphyrinbiosynthese (Doss u. Sassa 1994; Tenhunen u. Mustajoki 1998). Mit Glucose und/oder Häm wird eine Repression der im akuten Stadium gegenregulatorisch induzierten ALS-Synthase angestrebt, die kompensatorisch zu einer im Prinzip sinnvollen Steigerung der Porphyrinogen- und Hämbiosynthese und damit zu einer Restabilisierung des Hämpools führen sollte.

Prophylaxe. Ziel der Prophylaxe ist es, das Risiko einer klinischen Manifestation zu mindern durch Untersuchung der Patienten und der bei Familienuntersuchungen entdeckten Träger des Gendefekts (Übersicht 55-1). Porphyrinogene Faktoren wie Medikamente, Kalorienrestriktion und Alkohol müssen gemieden werden (Doss et al. 2000). Im Vordergrund steht die Meidung auslösender Faktoren, die bei über 80 % der Patienten mit akuten Porphyriemanifestationen in der Anamnese eruiert werden können. Diese Auslöser sind:
— Arzneistoffe (Tabelle 55-1) (Doss et al. 2002, Gorchein 1997)
— Alkoholexzess (Doss et al. 2000)
— endogene und exogene Hormone (Pubertät, prämenstruelle Phase; Östrogene, Progesteron) (Doss 2000; Kauppinen u. Mustajoki 1992)
— stark verminderte Kalorienzufuhr (Abmagerungsdiät, Hunger, Übelkeit und Erbrechen) (Robert et al. 1994)
— Infektionen
— unspezifische Belastungssituationen (Stress)

Nicht selten bringt erst eine Kombination von mehreren dieser synergistisch und kumulativ wirkenden Faktoren eine Porphyrieanlage zur klinischen Expression.

Jeder Porphyriepatient soll ein Informationsblatt (**Porphyriepass**) mit der genauen Diagnose und eine Arzneimittelliste mit den als „erlaubt" und „verboten" geltenden Pharmaka (Tabelle 55-1) zu Händen seiner Ärzte für unvorhersehbare Krankheitssituationen mit sich führen (Doss et al. 2002).

55.2.2 Therapeutisches Management im Einzelnen

Akutes Porphyriesyndrom

Die klinische Manifestation einer akuten hepatischen Porphyrie ist ein potenziell lebensbedrohliches Krankheitsbild. Ein Patient mit kolikartigen Bauchschmerzen, Tachykardie, dunklem oder nachdunkelndem Urin und beginnenden oder zunehmenden Lähmungen oder einer akuten Psychose muss als Notfall behandelt werden. Der pathognomonische rote Urin wird allerdings nur bei etwa der Hälfte der Patienten beobachtet. In der aszendierenden Phase der klinischen Manifestation korreliert das Ausmaß der metabolischen Störungen der Hämbiosynthese zur Schwere der klinischen Symptomatik Damit ist die Höhe der Ausscheidung der Porphyrinvorläufer und Porphyrine ein metabolischer Indikator für den Schweregrad der Störung und Grundlage für das therapeutische Monitoring.

Der natürliche Verlauf einer akuten Porphyriekrise ist variabel und unvorhersehbar. Wahrscheinlich klingen die Symptome auch ohne Behandlung bei den meisten Patienten ab, ohne dass die differenzialdiagnostische Frage nach einer akuten Porphyrie in Betracht gezogen wurde. Insbesondere sollten bei Patienten, die wegen abdominaler Koliken laparatomiert wurden und keinen organischen Befund boten, die wichtigsten Parameter des Porphyrinstoffwechsels untersucht werden – auch bei Besserung der Beschwerden und nach klinischer Entlassung, da auch in den Remissions- und Latenzphasen die Exkretionsparameter in der Regel deutlich erhöht bleiben. In einigen Fällen verzögerter Diagnostik und Therapie kommt es zu aufsteigenden Lähmungen, die zu einem komplikationsreichen und prognostisch ungünstigen Verlauf führen können. Die folgenden Empfehlungen beruhen mehrheitlich auf klinisch-empirischen Erfahrungen, experimentellen Hintergründen, Konsensuskonferenzen und theoretischen Überlegungen.

Kontrollierte und prospektive Therapiestudien liegen bislang bei den genetisch und klinisch heterogenen und vergleichsweise seltenen Porphyrien nicht vor.

Sofortmaßnahmen

Zunächst müssen sämtliche eine akute Porphyriekrise potenziell induzierenden Faktoren, inbesondere „porphyrinogene" Arzneimittel (◘ Tabelle 55-2) (Doss et al. 2002), identifiziert und abgesetzt werden; eine Spontanurinprobe sollte zur Überprüfung der Diagnose einer akuten Porphyrie untersucht werden. Gleichzeitig müssen schon vor Erhalt des Befundes Kohlenhydrate (400–500 g pro Tag) p.o. oder i.v. zugeführt werden (Robert et al. 1994) (◘ Tabelle 55-2). Therapeutisches Nahziel ist die Rückführung der akuten extrahepatischen Porphyriemanifestation in eine Latenzphase.

Störungen im Elektrolyt- und Wasserhaushalt, die auch therapiebedingt entstehen können (Infusion 5 %iger Glucose), müssen korrigiert werden. Hyponatriämie und Hypochlorämie sind häufig. Erbrechen, Durchfall, verminderte Flüssigkeits- und Nahrungszufuhr, toxische Wirkung von ALS auf die Nierentubuli und eine hypothalamische Neuropathie mit inadäquater Sekretion von antidiuretischem Hormon (Pseudo-Schwartz-Bartter-Syndrom) begünstigen eine Störung der Flüssigkeits- und Elektrolytbalance. Die Behandlung dieser letzteren Komplikation mit Flüssigkeitsrestriktion ist oft erschwert durch die gleichzeitige Dehydrierung des Patienten. Auch Hypomagnesiämien kommen vor.

Maßnahmen zur Behandlung von Schmerzen, Nausea und Erbrechen sowie von Infektionen sind in ◘ Tabelle 55-2 kompiliert.

Regulatorische Therapie

Der Glucoseeffekt führt in der Frühphase der klinischen Expression fast regelmäßig zur klinischen und metabolischen Remission. Mit Glucosetherapie kann durchaus bei klinischem Verdacht auf eine akute Porphyrie begonnen werden. Eine spezifische Stoffwechseldiagnostik wird dadurch nicht verschleiert und ist auch in der Remissionsphase jederzeit sicher möglich. Kommt es unter Glucosetherapie nicht zu einer Besserung, werden (insbesondere bei aufsteigenden Lähmungen), Häminfusionen i.v. empfohlen (z.B. mit Hämarginat, Normosang) (Anderson et al. 2001; Doss 1998, 2000; Kauppinen et al. 1994; Mustajoki u. Nordmann 1993; Tenhunen u. Mustajoki 1998).

Akuttherapie mit Hämarginat. Diese ist unter folgenden metabolischen Bedingungen und Symptomen indiziert:
- exzessiv erhöhte ALS- und Porphobilinogenausscheidung im Urin
- persistierende abdominale Koliken mit beginnender Ileussymptomatik
- Tachykardie und Hypertonie
- Parästhesien, Muskelschwäche, Lähmungen

Glucose- oder Hämtherapie haben zum Ziel, die Induktion der hepatischen ALS-Synthase zu unterdrücken und somit die überschießende Synthese neuropharmakologisch aktiver Porphyrinvorläufer zu bremsen. Beide Therapiekonzepte sind experimentell und klinisch gesichert (Mustajoki u. Nordmann 1993; Tenhunen u. Mustajoki 1998). Der primäre, genetisch fixierte Enzymdefekt der Hämbiosynthese (◘ Übersicht 55-1) wird durch die regulatorische Therapie nicht beeinflusst. Eine Ausnahme zeigte sich bei der compound-heterozygoten Doss-Porphyrie: Mit alternierender Glucose- und Hämtherapie besserte sich der nahezu komplette Enzymmangel von 1 auf 8 % Residualaktivität, was ein Überleben der Patienten ermöglichte (Gross et al. 2001).

Eine frühzeitige Hämtherapie bei porphyriebedingten abdominalen Koliken kann zu einer sofortigen Besserung des klinischen Bildes führen und ein Fortschreiten des Porphyrieprozesses in eine neurologische Symptomatik verhindern (Mustajoki u. Nordmann 1993). Mit Zinn-Protoporphyrin kann die durch Hämarginat bewirkte biochemische Remission prolongiert werden (Anderson et al. 2001).

Bei den meisten Patienten mit akuten hepatischen Porphyrien besteht eine gute Korrelation zwischen der Ausscheidung der Porphyrinvorstufen und dem klinischen Verlauf, sodass mit diesen Untersuchungen die Wirkung von Hämarginat im klinischen Kontext objektiviert werden kann.

Intervalltherapie mit Hämarginat. Zur Stabilisierung der Latenzphase und Prophylaxe akuter Exazerbationen hat sich in Einzelfällen eine Intervalltherapie mit Hämarginat bewährt, insbesondere in der klinisch symptomfreien dekompensierten Latenzphase mit relativ hoher Ausscheidung von Porphyrin und Porphyrinvorläufern im Urin. Bei der Intervalltherapie wird eine einzige Infusion Hämarginat pro Woche gegeben. Verlaufsuntersuchungen von ALS, Porphobilinogen und Porphyrinen im Urin sind die Grundlage für die Beurteilung der Wirksamkeit der Behandlung und erlauben prognostische Aussagen. Die Höhe der Ausscheidung der Porphyrinvorläufer ALS und Porphobilinogen und der Porphyrine ist der Gradmesser für die Aktivität des hepatischen Porphyrieprozesses.

Symptomatische Therapie

Die Behandlung der Symptome erfolgt mit den in Tabelle 55-2 aufgeführten Maßnahmen.

Bei leichten Schmerzen wird Acetylsalicylsäure oder Paracetamol angewendet, bei stärkeren Schmerzen zusätzlich Codein. Sind starke Schmerzmittel erforderlich, stehen Opioide (Morphin, Pethidin, Buprenorphin) zur Verfügung (Doss et al. 2002).

In einer voll ausgeprägten Porphyriekrise können auch Krampfanfälle auftreten. Fast allen Antikonvulsiva außer Bromiden werden porphyrinogene Eigenschaften zugeschrieben (Doss et al. 2002; Gorchein 1997; Moore u. Hift 1997). Mit Benzodiazepinen und Natriumvalproat soll das Risiko gering sein. Ist eine Dauerprophylaxe einer Epilepsie in der Latenzphase einer akuten Porphyrie notwendig, sollte die Ausscheidung von Porphyrin und Porphyrinvorläufern im Urin regelmäßig kontrolliert werden: Je geringer die Erhöhung, umso weniger risikoreich ist eine antikonvulsive Therapie mit Diazepam, Clonazepam und Valproat.

Zur Lokal-, Epidural-, Spinal- und Leitungsanästhesie gelten Prilocain, Procain und Bupivacain als ungefährlich (Doss et al. 2002). Zur Allgemeinnarkose werden Lachgas, Äther, Droperidol sowie neuerdings auch Ketamin und Propofol empfohlen (Doss et al. 2002). Als Muskelrelaxanzien können Suxamethonium und D-Tubocurarin angewandt werden. Zur postoperativen Schmerzbehandlung sind Morphin, Pethidin und Fentanyl geeignet. Wird eine epidurale Anästhesie einer Allgemeinnarkose vorgezogen, gilt Bupivacain als Mittel der Wahl.

> **Cave**
> Zur Vermeidung einer akuten Porphyriekrise infolge Kohlenhydratmangel (*kaloripenische Induktion*) sollten vor und nach operativen Eingriffen Glucoseinfusionen erfolgen.

Generell ist die Wahrscheinlichkeit einer durch Pharmaka induzierten Porphyriemanifestation umso geringer, je stabiler die Regulation der Porphyrinbiosynthese in der Leber ist. Ein Gradmesser dafür ist die Höhe der Ausscheidung der Hämpräkursoren ALS, Porphobilinogen und Porphyrine im Urin, die jedoch auch in den subakuten Phasen (Remissions- und Latenzphase) selten zur Norm zurückgeht.

Ovulozyklische Manifestationen

Die zyklisch-menstruelle bzw. ovulozyklische Variante der akuten hepatischen Porphyrien bringt große therapeutische Probleme mit sich. Manche Frauen erkranken regelmäßig prämenstruell. Ein erhöhter Anteil von Kohlenhydraten in der Nahrung vor und in der prämenstruellen Phase kann prophylaktisch wirksam sein. Bei einigen Patientinnen hat die Einnahme niedrig dosierter hormonaler Kontrazeptiva die zyklisch repetierende Symptomatik unterdrückt (Groß et al. 1995; Kauppinen et al. 1994). In jüngster Zeit wird über therapeutische Erfolge mit dem LHRH-Agonisten Buserelin berichtet, der die Steroidproduktion und Ovulation unterdrückt (Anderson 1989; Doss 1998). Die Behandlung erfolgt mittels eines Nasensprays (etwa 0,6 mg pro Tag: 3-mal 2 Hübe über den Tag verteilt). Bei Langzeitgabe von Buserelin muss das Osteoporoserisiko berücksichtigt werden.

Die Tatsache, dass hormonale orale Kontrazeptiva nicht nur zur Prävention einer Porphyriemanifestation angewandt wurden, sondern Östrogen-Progesteron-Präparate auch eine akute Porphyrie auslösen können, reflektiert die Individualität der Antwortbereitschaft auf ein Pharmakon bei den einzelnen Genträgern. Wenn mit einer hormonellen Behandlung eine Besserung der prämenstruellen Porphyriesymptomatik nicht erreicht wird, sollte zu Beginn der Beschwerden Hämarginat wie bei der Intervalltherapie (nur eine einzige Infusion) appliziert werden.

Lichtdermatose

Weniger als $1/3$ der Patienten mit hereditärer Koproporphyrie und Porphyria variegata entwickeln in Mitteleuropa zusätzlich eine Lichtdermatose, für die es keine spezifische Behandlung gibt. Die Exposition der Haut gegenüber Sonnenbestrahlung und UV-Licht kann durch Tragen von Handschuhen, Hüten und Sonnengläsern eingeschränkt werden. Die Wirkung von Lichtschutzsalben ist begrenzt.

Spätkomplikationen

Patienten mit akuter hepatischer Porphyrie können zwei prognostisch relevante Spätkomplikationen entwickeln:

Eine chronische Niereninsuffizienz sowie seltener ein hepatozelluläres Karzinom (Anderson et al. 2001; Kauppinen u. Mustajoki 1992). Die Pathogenese der renalen Komplikation ist nicht genau bekannt. Diskutiert wird eine vaskuläre Nierenschädigung durch die porphyriebedingte arterielle Hypertonie, die nicht nur während der akuten Manifestation zusammen mit einer Tachykardie auftritt, sondern auch einen chronischen Verlauf annehmen kann. Die Ursache des hepatozellulären Karzinoms bei Patienten mit akuten hepatischen Porphyrien ist ungeklärt.

Kinderwunsch

Schwangerschaften scheinen nicht eindeutig mit einem erhöhten Risiko für Mutter und Kind verbunden zu sein.

> **Praxistipp**
> Die Eltern mit autosomal dominanten akuten Porphyrien sollen aber darüber informiert werden, dass für jedes ihrer Kinder eine 50%ige Wahrscheinlichkeit besteht, die genetische Anlage zu erwerben.

55.3 Porphyria cutanea tarda (chronische hepatische Porphyrie)

Die Porphyria cutanea tarda (PCT) bzw. chronische hepatische Porphyrie tritt v. a. bei Erwachsenen im mittleren und höheren Lebensalter auf, bei Männern häufiger als bei Frauen. Zentrum des Porphyrieprozesses ist die Leber mit einer chronischen Speicherung von Uro- und Heptakarboxyporphyrin. Die chronische hepatische Porphyrie ist daher generell mit einem Leberschaden (Fettleber, Hepatitis, Fibrose, Zirrhose) sowie häufig mit einer Siderose assoziiert (Köstler u. Doss 1995). Der Lichtdermatose als Hautsymptom einer kutanen Manifestation gehen Latenzphasen über Monate bis Jahre voraus (Köstler u. Doss 1995). Alkohol und Östrogene einschließlich hormonaler Kontrazeptiva sind die wichtigsten Manifestationsfaktoren. Weitere Manifestationsursachen sind die hereditäre Hämochromatose, chronische Hämodialyse sowie die Infektion mit HI- und Hepatitis-C-Viren. Im Gegensatz zu Berichten aus Südeuropa spielt in Deutschland die Hepatitis C als Realisationsfaktor der PCT allerdings eine untergeordnete Rolle (Stölzel et al. 1995).

> **Praxistipp**
> Barbiturate und andere Arzneimittel, die akute hepatische Porphyrien induzieren, scheinen eine Porphyria cutanea tarda nicht auszulösen und können therapeutisch genutzt werden.

Therapieziele und Therapieregime

Ziel der Therapie ist es, kutane Symptome zum Abheilen zu bringen und ihr Auftreten bei subklinischer PCT zu verhindern. Diese klinische Besserung mit metabolischem Rückgang der Porphyrieprozesses wird bei der Mehrzahl der Patienten unter Alkoholkarenz ohne jede spezielle Behandlung erreicht. Frauen müssen hormonale Kontrazeptiva absetzen.

Reicht eine Alkoholkarenz nicht aus, sind Chloroquintherapie und Aderlass wirksame Maßnahmen. Chloroquin bewirkt eine Mobilisierung der Porphyrine im Gewebe, v. a. aus der Leber, mit nachfolgender renaler Ausscheidung. Die niedrig dosierte Chloroquinbehandlung, jeden 3. Tag 125 mg Resochin oder jeden 2. Tag 1 Tbl. Resochin junior, gilt heute weitgehend als Therapie der Wahl (Doss 1998; Fresemann et al. 1995).

Die Aderlassbehandlung erfolgt unter der Vorstellung, dass Siderose und Siderämie pathogenetische Faktoren sind. Bei schweren kutanen Symptomen und einer Gesamtporphyrinausscheidung von über 8 µmol pro Tag sollte die Therapie mit zwei Aderlassbehandlungen (500 ml pro Woche) im 1. Therapiemonat eingeleitet werden, um danach die langfristige niedrig dosierte Chloroquinbehandlung über 8–12 Monate anzuschließen (Fresemann et al. 1995).

Neuere Untersuchungen von mit PCT-assoziierten Hämochromatose(HFE)-Genmutationen (C282Y und H63D), die in einer sächsischen Studie bei 60% der PCT-Patienten gefunden wurden, deckten unterschiedliche therapeutische Reaktionen auf Chloroquin auf (Stölzel et al. 2003). C282Y-Heterozygotie und Compound-Heterozygotie bei PCT-Patienten interferieren nicht mit der Chloroquintherapie, die zur klinischen Remission und zum Rückgang der Porphyrinurie führt. Bei HFE-C282Y-homozygoten PCT-Patienten (5%), die hohe Werte an Serumeisen, Ferritin und Transferrinsättigung aufwiesen, blieb die Chloroquinwirkung aus. Da der Rückgang der Serumeisenkonzentration durch Chloroquinbehandlung auf Patienten mit PCT und dem HFE-Wildtyp begrenzt war, wird eine Aderlassbehandlung bei PCT-Patienten mit HFE-Mutationen empfohlen. Allerdings kann auch eine Behandlung mit Chloroquin bei Patienten mit PCT und heterozygoten Mutationen des HFE-Gens ausreichend sein, da diese keine schwere Eisenüberladung entwickeln. Die hohe Assoziation von HFE-Genmutationen mit PCT lässt erkennen, dass insbesondere bei HFE-Gen-Homozygoten die Hämochromatose im Gewand der PCT auftreten kann. Deshalb sind bei PCT-Patienten neben der Untersuchung der Leberenzymaktivitäten und der Parameter des Eisenstoffwechsels (Serumeisen, Transferrin und Ferritin) speziell Analysen des HFE-Gentyps angezeigt, um eine adäquate Therapieoption zu wählen.

 Cave
Eine Aderlassbehandlung ist bei Patienten mit dekompensierter Leberzirrhose oder Anämie kontraindiziert.

Unter dieser Behandlung gehen die Hautsymptome in der Regel nach 3 und die Porphyrinurie nach 6 Monaten deutlich zurück. Eine Kontrolle des Augenhintergrundes ist bei Chloroquinbehandlung empfehlenswert; jedoch erreicht die niedrig dosierte Therapie auch über einen längeren Zeitraum nicht eine Gesamtdosis, die nach den Erkenntnissen der WHO zu Retinopathien führt. Mit Chloroquin werden langfristige und metabolisch stabile Remissionsphasen erzielt unter der Voraussetzung, dass Alkohol und östrogenhaltige Medikamente gemieden werden (Fresemann et al. 1995). Das Ausmaß der rückläufigen Porphyrinurie ist ein Indikator für den Therapieerfolg. Vermeidung von direkter Lichtexposition und topische Anwendung von Lichtschutzsalben sind wie bei den anderen porphyrinbedingten Photodermatosen zu empfehlen.

55.4 Kongenitale erythropoetische Porphyrie (Morbus Günther)

Diese seltene, autosomal rezessiv vererbte Porphyrie mit hochgradiger mutilierender Photodermatose tritt in der Regel schon nach der Geburt auf. Spätmanifestationen sind möglich. Im Verlaufe des Krankheitsprozesses entwickeln sich eine Splenomegalie und eine hämolytische Anämie. Der Morbus Günther sollte nur in Zusammenarbeit mit einem Porphyrinologen diagnostiziert werden. Es handelt sich um eine Porphyrinspeicherkrankheit von Isomeren des Typ I in fast allen Organen (Anderson et al. 2001; Doss 2000; Doss u. Sassa 1994). Die Schwere des Krankheitsprozesses hängt vom Ausmaß des Porphyrinexzesses ab.

Therapie

Eine kausale Therapie ist nicht bekannt. Schutz vor Lichtexposition ist bei dieser Krankheit vorrangig. Als symptomatische Maßnahmen werden Lichtschutz und bei schwerer Anämie Bluttransfusionen empfohlen. Die orale Behandlung mit Betacaroten (Carotaben, 50–150 mg pro Tag) wird unterschiedlich beurteilt. Über die Anwendung von Chloroquin und Häm liegen nur vereinzelte Beobachtungen vor. Hingegen führt eine Splenektomie bei Hypersplenismus oft zu einer längerdauernden Verminderung der Hämolyse und der Porphyrinbiosynthese im Knochenmark sowie der Lichtempfindlichkeit. Die allogene Knochenmarktransplantation bei Kindern hat sich als wirksame Therapie erwiesen (Tenhunen u. Mustajoki 1998; Zix-Kieffer et al. 1996). Ein Gentransfer der Uroporphyrinogen-III-Synthase-cDNS in Hämatopoesezellen (Mazurier et al. 1997) eröffnet Ansätze für eine zukünftige Gentherapie erythropoetischer Porphyrien.

55.5 Erythropoetische und erythrohepatische Protoporphyrie

Die pathogenetische Grundlage ist ein vorwiegend autosomal dominant vererbter Defekt der Ferrochelatase (Anderson et al. 2001). Die Beschwerden der meist jungen Patienten mit dieser Genodermatose umfassen Rötung, Schwellung und Brennen von lichtexponierter Haut Minuten bis Stunden nach Sonneneinstrahlung. Hepatobiliäre Komplikationen treten bei 25% der Patienten auf, denen auch autosomal rezessive Vererbungsmodi zugrunde liegen (Frank u. Doss 1995).

Die Diagnose wird durch Nachweis erhöhter Konzentrationen von freiem Protoporphyrin in Erythrozyten, Plasma und Stuhl gesichert (Doss u. Sassa 1994). Bei der erythropoetischen Form entwickelt sich eine diagnostisch relevante Koproporphyrinurie.

Therapie

Zur symptomatischen Behandlung der Lichtsensibilität hat sich neben der topischen Anwendung von Lichtschutzsalben die orale Gabe von Karotinoiden (z. B. Carotaben, 50–150 mg pro Tag) bewährt. Die Wirkung beruht wahrscheinlich auf einem „Abfangen" von zytotoxischen freien Radikalen, die durch Porphyrinzellinteraktion entstehen. Die Patienten sollten auf eine therapiebedingte Gelbfärbung der Haut vorbereitet werden.

Die weitere Bedeutung der Protoporphyrie liegt in den im Einzelfall nicht vorhersagbaren Leberkomplikationen. Protoporphyrin ist in hohen Konzentrationen hepatotoxisch (Frank u. Doss 1995; Todd 1994). Der sensitivste Parameter einer beginnenden hepatischen Komplikation bei noch normalen Leberfunktionsparametern ist eine vermehrte Koproporphyrinausscheidung mit einem Anstieg von Isomer I im Urin, die bei unkomplizierter kutaner Protoporphyrie ohne Leberbeteiligung nicht auftritt (Doss u. Sassa 1994; Frank u. Doss 1995).

Eine symptomatische Therapie mit Gallensäuren oder Colestyramin ist indiziert, wenn eine pathologische Koproporphyrinurie, erhöhte Aminotransferasen und klinische Symptome die Leberschädigung signalisieren (Frank u. Doss 1995). Ursodesoxycholsäure (800–1000 mg pro Tag) sollte bei beginnender Leberbeteiligung langfristig gegeben werden. Ursodesoxycholsäure fördert die Elimination von Protoporphyrin aus der Leber. Außerdem wird eine intestinale Protoporphyrinadsorption durch Colestyramin (z. B. Quantalan, 5–15 g pro Tag) empfohlen. Die Prävalenz von Pigmentgallensteinen bei der Protoporphyrie ist erhöht;t bei Beschwerden ist eine Cholezystektomie anzuraten.

Die dekompensierte und therapierefraktäre Leberinsuffizienz ist eine Indikation zur Lebertransplantation (Cox et al. 1998; Frank u. doss 1995; Todd 1994). Bislang wurden in Deutschland 10 Patienten im Alter von 17–59 Jahren (3 Frauen, 7 Männer) transplantiert, von denen sich 4 seit 8–12 Jahren in einem guten Zustand befinden (Cox et al. 1998; Groß et al. 1998; Lock et al. 1996).

55.6 Fazit

- Porphyrien sind hereditäre Stoffwechselkrankheiten und werden nach ihrer klinischen Symptomatik in akute und nichtakute Porphyrien differenziert. Akute Porphyrien entwickeln ein abdominal-kardiovaskuläres-neurologisches Syndrom, das potenziell lebensbedrohlich ist. Arzneistoffe, Sexualhormone, Alkohol und Nahrungskarenz sind die wichtigsten Manifestationsfaktoren akuter Porphyrien. Kutane Symptome charakterisieren die nicht-akuten Porphyrien.
- Porphyrie ist eine pathobiochemische Diagnose. Der klinische Verdacht auf eine Porphyrie muss durch Metabolitenuntersuchungen im Urin, Stuhl und Blut gesichert werden. Die Leitparamter zur Diagnose einer akuten Porphyrie sind die exzessiv erhöhten Porphyinvorläufer δ-Aminolävulinsäure und Porphobilinogen sowie Porphyrine im Urin. Die Differenzialdiagnose der verschiedenen Porphyrieformen wird in einem 2. Schritt in Urin-, Stuhl- und Blutproben durchgeführt. Im Gegensatz zu den akuten Porphyrien sind bei den nichtakuten Porphyrien die beiden Porphyrinvorläufer nicht erhöht. Enzymbestimmungen und molekulargenetische Untersuchungen sind für die klinische Diagnostik und Therapie nicht relevant.
- Die beiden diagnostischen Fallgruben sind die Verwechselung von akuten und nichtakuten Porphyrien und die Fehlinterpretation einer sekundären Porphyrinurie als hereditäre Porphyrie.
- Die Therapie ist für sämtliche akuten Porphyrien gleichartig. Grundlegend sind die regulatorische Therapie mit Hämarginat sowie mit oraler und intravenöser Glucosezufuhr. Porphyrinogene Faktoren müssen erkannt und vermieden werden.
- Nichtakute Porphyrien: Die Porphyria cutanea tarda wird mit Aderlass und niedrig dosiertem Chloroquin behandelt. Die Therapie der Protoporphyrie erfolgt mit Betacaroten und bei Leberbeteiligung mit Ursodeoxycholsäure. Bei Protoporphyrie-assoziierter cholestatischer Zirrhose ist eine Lebertransplantation indiziert.
- Für die Prognose sämtlicher Porphyrien sind Patientenberatung und Prophylaxe entscheidend.

Leitlinien – Adressen – Tipps

Leitlinien und Internetadressen

Deutsches Kompetenz-Zentrum für Porphyrie-Diagnostik und Konsultation
Forum Porphyrie
  www.porphyrie.de
  www.doss-porphyrie.de
  www.UpToDate.com
  (Understanding the porphyrias)

Literatur

Anderson KE (1989) LHRH analogues for hormonal manipulation in acute intermittent porphyria. Semin Hematol 26: 10–15

Anderson KE, Sassa S, Bishop DF, Desnick RJ (2001). Disorders of heme biosynthesis: X-linked sideroblastic anemia and the Porphyrias. In: Scriver CR, Beaudet AL, Sly WS, Vale D (eds) The metabolic and molecular bases of inherited disease, vol II, 8th edn. McGraw-Hill, New York, pp 2991–3062

Cox TM, Alexander GJM, Sarkany RPE (1998) Protoporphyria. Semin Liver Dis 18: 85–93

Doss MO (1998) Porphyrien und Porphyrinstoffwechselstörungen. In: Classen M, Diehl V, Kochsiek K (Hrsg) Innere Medizin, 4. Aufl. Urban & Schwarzenberg, München Wien Baltimore, S 929–940

Doss MO (2000) Krankheiten durch Störungen der Porphyrin- und Hämbiosynthese. In: Gross R, Schölmerich P, Gerok W, Huber C, Meinertz T, Zeidler H (Hrsg) Die Innere Medizin, 10 Aufl. Schattauer, Stuttgart, S 1175–1192

Doss MO, Sassa S (1994) The porphyrias. In: Noe DA, Rock RC (eds) Laboratory medicine. The selection and interpretation of clinical laboratory studies, vol 4. Williams & Wilkins, Baltimore, pp 535–553; 902–903

Doss MO, Kühnel A, Groß U (2000) Alcohol and porphyrin metabolism. Alcohol & Alcoholism 35: 109–125

Doss MO, Stölzel U, Doss M (2004) Arzneistoffe bei akuten hepatischen Porphyrien und Empfehlungen zur Anästhesie. In: Rote Liste 2002. Editio Cantor, Aulendorf, S 495–496

Elder GH, Hift RJ, Meissner PN (1997) The acute porphyrias. Lancet 349: 1613–1617

Frank M, Doss MO (1995) Leberzirrhose bei Protoporphyrie: Gallensäurentherapie und Lebertransplantation. Z Gastroenterol 33: 399–403

Fresemann AG, Frank M, Sieg I, Doss MO (1995) Treatment of porphyria cutanea tarda by the effect of chloroquine on the liver. Skin Pharmacol 8: 156–161

Gorchein A (1997) Drug treatment in acute porphyria. Br J Clin Pharmacol 44: 427–434

Groß U, Honcamp M, Daume E, Frank M, Düsterberg B, Doss MO (1995) Hormonal oral contraceptives, urinary porphyrin excretion and porphyrias. Horm Metab Res 27: 379–383

Groß U, Frank M, Doss MO (1998) Hepatic complications of erythropoietic protoporphyria. Photodermatol Photoimmunol Photomed 14: 52–57

Gross U, Sassa S, Arndt T, Doss MO (2001) Survival of two patients with severe δ-aminolaevulinic acid dehydratase deficiency porphyia. J Inherit Metab Dis 24: 60–64

Kauppinen R, Mustajoki P (1992) Prognosis of acute porphyria: Occurrence of acute attacks, precipitating factors, and associated diseases. Medicine 71: 1–13

Kauppinen R, Timonen K, Mustajoki P (1994) Treatment of the porphyrias. Ann Med 26: 31–38

Köstler E, Doss MO (1995) Porphyria cutanea tarda (chronische hepatische Porphyrie). Dtsch Med Wschr 120: 1405–1410

Lock G, Holstege A, Mueller AR, Christe W, Doss MO, Schölmerich J, Neuhaus P (1996) Liver failure in erythropoietic protoporphyria associated with choledocholithiasis and severe post-transplantation polyneuropathy. Liver 16: 211–217

Mazurier F, Moreau-Gaudry F, Salesse S, Barbot C, Ged C, Reiffers J, Verneuil de H (1997) Gene transfer of the uroporphyrinogen III synthase cDNA into haematopoietic progenitor cells in view of a future gene therapy in congenital erythropoietic porphyria. J Inher Metab Dis 20: 247–257

Moore MR, Hift RJ (1997) Drugs in the acute porphyrias – toxogenetic diseases. Cell Mol Biol 43: 89–94

Mustajoki P, Nordmann Y (1993) Early administration of heme arginate for acute porphyric attacks. Arch Intern Med 153: 2004–2008

Nordmann Y (1999) The porphyrias. J Hepatol 30: 12–16

Robert TL, Varella L, Meguid MM (1994) Nutrition management of acute intermittent porphyria. Nutrition 10: 551–555

Sassa S (1996) Diagnosis and therapy of acute intermittent porphyria. Blood Rev 10: 53–58

Stölzel U, Köstler E, Koszka C, Stöffler-Meilicke M, Schuppan D, Somasundaram R, Doss MO, Habermehl KO, Riecken EO (1995) Low prevalence of hepatitis C virus infection in porphyria cutanea tarda in Germany. Hepatology 21: 1500–1503

Stölzel U, Köstler E, Schuppan D, Richter M, Wollina U, Doss MO, Wittekind C, Tannapfel A (2003) Hemochromatosis (HFE) gene mutations and response to chloroquine in prophyria cutanea tarda. Arch Dermtol 139: 309–313

Tenhunen R, Mustajoki P (1998) Acute porphyria: treatment with heme. Semin Liver Dis 18: 53–55

Thomas C, Ged C, Nordmann Y, Verneuil de H, Pellier I, Fischer A, Blanche S (1996) Correction of congenital erythropoietic porphyria by bone marrow transplantation. J Pediatr 129: 453–456

Todd DJ (1994) Erythropoietic protoporphyria. Br J Dermatol 131: 751–766

Zix-Kieffer I, Langer B, Eyer D, Acar G, Racadot E, Schlaeder G, Oberlin F, Lutz P (1996) Successful cord blood stem cell transplantation for congenital erythropoietic porphyria (Günther's disease). Bone Marrow Transplant 18: 217–220

Sektion G
Endokrines System

56 **Erkrankungen von Hypothalamus und Hypophyse** – 943
S. Petersenn

57 **Erkrankungen der Schilddrüse** – 960
R. Hörmann, K. Mann

58 **Erkrankungen der Nebenschilddrüsen** – 983
J. Pfeilschifter

59 **Erkrankungen der Nebenniere** – 992
S. R. Bornstein, K. Mann

60 **Erkrankungen der Ovarien** – 1010
R. Kimmig, T. Strowitzki

61 **Erkrankungen der Hoden** – 1025
K. Mann, H. M. Behre, A. Harstrick, N. Schleucher

62 **Störungen des Wachstums und der Entwicklung** – 1052
B. P. Hauffa

56 Erkrankungen von Hypothalamus und Hypophyse

S. Petersenn

56.1 Überfunktion des Hypophysenvorderlappens – 944
56.1.1 Akromegalie – 944
56.1.2 Morbus Cushing – 947
56.1.3 Hyperprolaktinämie – 949
56.1.4 Thyreotropinome – 951
56.1.5 Gonadotropinome – 951

56.2 Insuffizienz des Hypophysenvorderlappens – 951
56.2.1 Akute Hypophyseninsuffizienz – 951
56.2.2 Sekundäre Nebenniereninsuffizienz – 952
56.2.3 Sekundäre Hypothyreose – 952
56.2.4 Sekundärer Hypogonadismus – 953
56.2.5 Wachstumshormonmangel – 955

56.3 Störungen der Hypophysenhinterlappenfunktion – 955
56.3.1 Diabetes insipidus – 955
56.3.2 Syndrom der inadäquaten ADH-Sekretion – 956

56.4 Weitere Erkrankungen von Hypothalamus und Hypophyse – 957
56.4.1 Hormoninaktive Hypophysenadenome – 957
56.4.2 Empty-Sella-Syndrom – 958
56.4.3 Hypophysitis – 958

56.5 Inzidentalome – 958

Literatur – 958

Der Hypothalamus koordiniert die Einflüsse des Zentralnervensystems und ist durch Kontrolle der Hypophyse an der Steuerung fast des gesamten endokrinen Systems beteiligt. Unabhängig hiervon wirkt der Hypothalamus auf das Schlaf-Wach-Verhalten, das emotionale Verhalten, die Regulation des autonomen Nervensystems sowie auf Appetit- und Essverhalten. Pathologische Veränderungen der hypothalamischen Funktion werden bei genetischen Erkrankungen, traumatischen oder entzündlichen Ereignissen sowie bei raumfordernden Prozessen beobachtet. Klinisch können diese zum einen als endokrine Funktionsverluste von Hypophysenvorder- als auch -hinterlappen imponieren, zum anderen Essverhalten, Durstempfinden sowie die Thermoregulation beeinflussen.

Die Differenzialdiagnostik der hypophysären Erkrankungen umfasst ebenfalls eine Vielzahl von Erkrankungen, einschließlich angeborener Defekte, Stoffwechselstörungen, Granulomatosen sowie Tumoren. Die klinische Symptomatik ist durch Lokalsymptome, durch Insuffizienzen der Hypophysenachsen sowie bei Hypophysenadenomen in Abhängigkeit von der Art des Tumors durch die Überproduktion einzelner Hypophysenhormone gekennzeichnet. Lokale Irritationen können sich in Kopfschmerzen, Ausfällen einzelner Hirnnerven, insbesondere Gesichtsfeldeinschränkungen durch Alteration der Sehbahn, sowie zentralnervösen Symptomen äußern.

Bei der Behandlung von Zuständen vermehrter Sekretion hypophysärer Hormone gewinnen antihormonelle medikamentöse Therapieformen im Vergleich zu chirurgischen Verfahren an Bedeutung. Besondere Beachtung fanden kürzlich publizierte Studien zur Therapie der Akromegalie, insbesondere in Form einer primär medikamentösen Behandlung (Newman et al. 1998) sowie unter Nutzung eines neuen Wirkprinzips der Antagonisierung der peripheren Wachstumshormonwirkung (van der Lely et al. 2001). Auf der anderen Seite kann eine Substitution bei Ausfall von Hormonen des Hypophysenvorder- oder -hinterlappens inzwischen sehr differenziert erfolgen.

56.1 Überfunktion des Hypophysenvorderlappens

56.1.1 Akromegalie

Grundlagen

Die Akromegalie ist durch **vermehrte Sekretion von Wachstumshormon** in die Zirkulation gekennzeichnet. Ursache einer Akromegalie sind bei mehr als 99% der Patienten **benigne hypophysäre Tumoren**. Rein somatotrope werden von mammo-somatotrophen Adenomen unterschieden, die zusätzlich mit einer Hyperprolaktinämie auffallen können. Die ektope Produktion von GHRH (growth hormone releasing hormone) oder Wachstumshormon als Ursache einer Akromegalie ist eine Rarität. Selten wird eine Akromegalie als familiäre Form oder im Rahmen von Syndromen endokriner Neoplasien (MEN1) beobachtet. Mit einer Prävalenz von 50–70 pro 1 Mio. Einwohner ist die Akromegalie eine eher seltene Erkrankung.

Diagnostik. Die einmalige Bestimmung der basalen Wachstumshormonspiegel ist aufgrund der pulsatilen Ausschüttung nur von begrenztem Wert. Nach den aktuellen Konsensus-Richtlinien ist eine Akromegalie ausgeschlossen bei basalen STH (somatotropem Hormon)-Spiegeln von <0,4 ng/ml und normalen IGF-1-Werten (frühere Bezeichnung: Somatomedin C); andernfalls bei im oralen Glucosetoleranztest supprimierten STH-Spiegeln von <1 ng/ml mit ebenfalls normalen IGF-1-Werten. Die gleichen Kriterien gelten auch zur Verlaufsbeurteilung unter Therapie.

Therapie

Ziele der Therapie sind die Normalisierung der Wachstumshormon- und IGF-1-Spiegel, die Verkleinerung des Hypophysentumors und damit Behandlung lokaler Komplikationen, der Erhalt der hypophysären Funktion und die Versorgung von Folgeerkrankungen. Zur Auswahl stehen chirurgische, strahlentherapeutische und medikamentöse Verfahren, die sowohl zur primären als auch zur sekundären Behandlung eingesetzt werden. Bei den jetzt angewandten strikten Kriterien einer Heilung ist eine sekundäre Behandlung bei unzureichendem Erfolg der Operation häufig notwendig, insbesondere bei Patienten mit Makroadenomen.

Chirurgische Therapie

Als potenziell definitive Therapie einer Akromegalie ist die chirurgische Entfernung des Hypophysenadenoms anzustreben. Bei > 90 % der Patienten erfolgt der operative Zugang transsphenoidal, in den übrigen Fällen durch eine Kraniotomie. Beim transsphenoidalen Zugang werden Sinus und Hypophyse mittels minimalinvasiver Techniken erreicht. Zunächst werden der Sinus sphenoidalis und anschließend der Sellaboden dargestellt, sodass ein Retraktor eingeführt werden kann und das Adenom mikrochirurgisch entfernt wird. Der Zugang erfolgt meist nasal, bei der Notwendigkeit eines größeren Zugangs auch sublabial.

Erfolgsraten. Nach operativer Adenomentfernung ist bei mehr als 90 % der Patienten eine symptomatische Besserung festzustellen (bezogen auf Schwitzen, Gelenkschmerzen etc.), bei mehr als 80 % eine Besserung präoperativ bestandener Gesichtsfeldverluste. Werden die aktuellen strikten Kriterien zur Verlaufsbeurteilung angelegt, beträgt die Erfolgsrate der transsphenoidalen Operation bei Makroadenomen jedoch nur 40–50 %. Für Mikroadenome werden Erfolgsraten von 80–90 % beschrieben. Auch wenn der Erfolg der transsphenoidalen Operation von Makroadenomen nach biochemischen Kriterien somit begrenzt ist, ist die chirurgische Behandlung vergleichsweise kostengünstig und sicher und erlaubt im Sinne eines Debulking möglicherweise ein besseres Ansprechen auf alternative Therapieformen.

Komplikationen. Die Letalitätsrate der Operation ist mit < 0,5 % gering. Schwerere Komplikationen bei ca. 1,5 % der Patienten betreffen zerebrale Ischämien, Gefäßverletzungen, Meningitiden, Abszesse, Rinorrhöen, Hirnnervenschädigungen und Gesichtsfeldverluste. Kleinere Komplikationen wie ein transienter Diabetes insipidus, ein vorübergehender Hirnnervenausfall, ein transientes SIADH (Syndrom der inadäquaten ADH-Sekretion), kleinere Hämorrhagien und Schädigungen der knöchernen Strukturen werden bei bis zu 5 % der Patienten beobachtet. Ein iatrogener Hypopituitarismus wird bei weniger als 3 % der transsphenoidal operierten Mikroadenome beobachtet. Bemerkenswert sind erhebliche Unterschiede in Erfolgs- und Nebenwirkungsraten, abhängig von der Erfahrung des behandelnden Neurochirurgen, sodass Patienten an spezialisierte Zentren überwiesen werden sollten. Bei Verdacht einer klinisch relevanten Hormoninsuffizienz sollte zunächst eine Substitution durchgeführt werden, um nach 3–6 Monaten eine umfassende Testung der Hypophysenachsen zu veranlassen.

Medikamentöse Therapie

Klassische Substanzen, die bei der Behandlung der Akromegalie eingesetzt werden, sind die Somatostatinanaloga und die Dopaminagonisten. Mit den STH-Antagonisten steht neuerdings eine weitere Substanzgruppe zur Verfügung.

Somatostatinanaloga

Hypothalamisch gebildetes Somatostatin ist ein physiologischer Hemmstoff des Wachstumshormons. Somatostatinanaloga zeichnen sich durch eine erhöhte Wirksamkeit und längere Halbwertszeit aus. Klinische Anwendung finden zur Zeit Octreotid (subkutan und intramuskulär) sowie Lanreotid (subkutan).

Octreotid als subkutane Applikationsform. Octreotid bewirkt nach subkutaner Applikation in einer Dosierung von 3-mal 50–500 µg pro Tag eine effektive Senkung der Wachstumshormonsekretion auch bei längerer Behandlung, ohne dass eine Tachyphylaxie eintritt. In Metaanalysen fand sich eine Besserung der klinischen Symptomatik bei 77 %, eine Normalisierung des IGF-1 bei 53 % und eine Volumenreduktion des Hypophysentumors (20–>50 %) bei 41 % der behandelten Patienten. Die subkutanen Gaben von Octreotide werden meist gut toleriert, und nur 7,5 % der behandelten Patienten äußern Schmerzen an den Injektionsstellen.

Als häufigste Nebenwirkungen werden Diarrhöen, abdominelle Beschwerden und Übelkeit beschrieben. Diese können sich bereits wenige Stunden nach Behandlungsbeginn entwickeln und halten meist nur 1–3 Wochen an, werden selten auch einmal zu einem anhaltendem Problem. Eine asymptomatische Bradykardie wird bei ca. 25 % der Patienten beobachtet. Die Inzidenz einer Gastritis ist unter der Therapie erhöht, wobei keine Abhängigkeit von einer Helicobacterbesiedlung besteht. Die schwerwiegendste Nebenwirkung ist die Ausbildung von Gallensteinen, die bei 26 % der Patienten während der Behandlung beobachtet wird, meist bereits im 1. Behandlungsjahr, gelegentlich aber auch erst nach einem Zeitraum von bis zu 30 Monaten.

> **Praxistipp**
> Klinisch relevante Beschwerden aufgrund der Gallensteine unter Octreotidtherapie sind selten. Asymptomatische Patienten bedürfen keiner spezifischen Therapie bei Fortsetzung der Behandlung, auch sind routinemäßige Kontrollen mittels Ultraschall nicht notwendig.

Octreotide als intramuskuläre Applikationsform. Länger wirksame Depotformen der Somatostatinanaloga stellen eine wichtige Erweiterung des Therapiespektrums dar. Octreotid-LAR besteht aus einem Komplex von einem abbaubaren Polymer mit Octreotid und wird 4-wöchentlich verabreicht, in einer Dosierung von 10–30 mg. Eine Normalisierung der IGF-1-Spiegel wurde bei 67 % der Patienten beschrieben bei gleichzeitiger Besserung der klinischen Symptome.

An Nebenwirkungen werden Beschwerden an der Injektionsstelle und gastrointestinale Symptome angegeben. Letztere treten bei bis zu 50% der Patienten auf, dauern meist aber nur 1–2 Tage und nehmen mit wiederholten Injektionen ab.

> **Praxistipp**
> Aufgrund der einfacheren Applikation und möglicherweise besseren Wirksamkeit sollte die Octreotid-Depotform der subkutanen Form vorgezogen werden. Ist eine sofortige Wirkung wünschenswert, muss zunächst für die ersten 2 Wochen begleitend Octreotid auch subkutan appliziert werden.

Lanreotid. Lanreotid ist ein Somatostatinanalogon mit einer wesentlich längeren Halbwertszeit als Octreotid, das in 10- bis 14-tägigen Abständen injiziert wird. Eine Normalisierung des IGF-1 wird bei 59% der Patienten beschrieben, jedoch ist die Substanz in Deutschland nicht zugelassen. Im Einzelfall bei allergischer Reaktion auf Octreotid kann sie aus Frankreich über die internationale Apotheke bezogen werden.

Die Nebenwirkungen entsprachen im Wesentlichen denen von Octreotid. Eine neuere, bisher nur in Studien untersuchte Form des Lanreotid in Gelform kann in Zukunft möglicherweise vom Patienten selbstständig tief subkutan appliziert werden.

Indikationen für eine Behandlung mit Somatostatinanaloga

Konsens herrscht über den Nutzen von Somatostatinanaloga als sekundäre Therapieform bei unzureichendem Effekt einer Operation.

Umstritten ist die präoperative medikamentöse Therapie. Überzeugende Daten mit Nachweis einer verbesserten Erfolgsrate der operativen Therapie nach einer solchen 3- bis 6-monatigen Vorbehandlung stehen aus. Den nicht unerheblichen Kosten steht möglicherweise eine reduzierte Hospitalisierungszeit gegenüber, zurückzuführen auf eine geringere Rate postoperativer Komplikationen.

Kontrovers diskutiert wird auch eine primär medikamentöse Therapie. Prospektive randomisierte Untersuchungen mit einem Vergleich einer primär medikamentösen Therapie vs. einer Operation stehen aus, werden aber zur Zeit in Form multizentrischer Studien initiiert. In einer multizentrischen nichtrandomisierten Studie fanden sich im Verlauf keine signifikanten Unterschiede bezüglich der Wachstumshormon- und IGF-1-Konzentrationen im Vergleich zu operierten Patienten. Bei Patienten mit Kontraindikationen für eine Operation steht der medikamentöse Therapieversuch im Vordergrund.

Möglicherweise wird sich in Zukunft eine individuelle Therapie abhängig von Tumorgröße und weiteren Markern etablieren. Bei Mikroadenomen ist eine langfristige Kontrolle der Wachstumshormonsekretion durch eine Operation möglich, die nebenwirkungsarm und kostengünstiger ist als eine lebenslange medikamentöse Therapie. Makroadenome benötigen bei deutlich geringeren Erfolgsraten einer ausreichenden STH-Hemmung durch die Operation häufig zusätzlich eine medikamentöse Therapie, sodass eine primäre medikamentöse Therapie eine Alternative darstellen könnte, zumal die Ansprechraten etwa gleich sind.

Dopaminagonisten

Dopaminagonisten bewirken physiologisch eine Stimulation der STH-Sekretion. Bei Patienten mit Akromegalie kann jedoch eine paradoxe Hemmung beobachtet werden. Während die Ansprechraten der Dopaminagonisten der ersten Generation wie Bromocriptin gering waren, scheinen neuere Substanzen eine höhere Erfolgsrate zu besitzen. Zu beachten ist, dass deutlich höhere Dosierungen notwendig sind als bei der Behandlung von Prolaktinomen.

Präparate. Quinagolid in einer Dosierung zwischen 0,15–0,6 mg pro Tag führte in einer Metaanalyse bei 43% der akromegalen Patienten zu einer Normalisierung des IGF-1. Unter der Behandlung mit Cabergolin (0,3–7 mg pro Woche) fand sich in der Metaanalyse bei 34% der akromegalen Patienten eine Normalisierung des IGF-1. In der weitaus größten Studie mit Dosierungen bis zu 0,5 mg Cabergolin pro Tag wurde bei 39% der akromegalen Patienten eine IGF-1-Normailiserung beobachtet, in der Subgruppe der Patienten mit Kosekretion von Prolaktin sogar bei 50%.

Nebenwirkungen sind Übelkeit, abdominelle Beschwerden, orthostathische Dysregulation und Anschwellung der Nasenschleimhäute.

Indikation. Aufgrund der einfachen Einnahmeform und der deutlich geringeren Kosten erscheint ein Therapieversuch mit Dopaminagonisten bei akromegalen Patienten generell gerechtfertigt, insbesondere bei relativ niedrigen basalen STH-Werten sowie bei einer Kosekretion von Prolaktin. Weiterhin ist bei schlechtem Ansprechen auf eine alleinige Behandlung mit einem Somatostatinanalogon die zusätzliche Gabe eines Dopaminagonisten zu erwägen.

STH-Antagonisten

Der Wachstumshormonantagonist Pegvisomant ist seit kurzem bei Versagen oder Unverträglichkeit der oben beschriebenen medikamentösen Therapieformen zur Behandlung der Akromegalie zugelassen. Wachstumshormon bindet physiologisch 2 Rezeptormoleküle, deren Interaktion für die Signaltransduktion notwendig ist. Die antagonistische Wirkung ist auf Mutationen von 8 Aminosäuren der ersten Bindungsregion mit nachfolgend gesteigerter Bindungsaffinität sowie der Mutation einer Aminosäure der zweiten Bindungsstelle mit verminderter Bindungsaffinität zurückzuführen. Während ein Rezeptormolekül somit durch das mutierte Wachstumshormonmolekül belegt ist, ist die Bindung eines zweiten Rezeptormoleküls zur notwendigen Dimerisierung behindert. Durch eine Pegylierung wird eine verlängerte Halbwertszeit erreicht, sodass die Applikation in Form einer 1-mal täglichen subkutanen Gabe (Dosis: 10–30 mg) durchgeführt wird. Eine hohe Effektivität mit einer Normalisierung der IGF-1-Spiegel bei mehr als 90 % der akromegalen Patienten wurde gezeigt. Eine Verlaufskontrolle erfolgt durch Bestimmung der IGF-1-Spiegel initial alle 4–6 Wochen. Die Messung von Wachstumshormon ist nicht sinnvoll, da zu einem das sehr ähnliche Molekül des Wachstumshormonantagonisten mitgemessen wird, zum anderen konzeptionell aufgrund des Wirkprinzips keine sinnvolle Leberprotektion möglich ist. Eine Veränderung der Adenome wurde während des bisher nur möglichen kurzen Beobachtungszeitraums nicht festgestellt, wobei die Relevanz ansteigender Wachstumshormonspiegel zu klären bleibt. Nebenwirkungen beinhalten einen seltenen Anstieg der Lebertransaminasen sowie eine lokale Zunahme des Fettgewebes im Bereich der Injektionsstellen. Die Leberenzyme sollten während der ersten 6 Monate monatlich, während der folgenden 6 Monate vierteljährlich und dann jährlich kontrolliert werden. Um das Risiko der Lipohypertrophie zu minimieren, sollten die Injektionsstellen jeweils gewechselt werden.

Strahlentherapie

Eine Strahlentherapie ist bei unzureichendem operativem Erfolg, bei inoperablen Tumoren sowie bei inoperablen Patienten zu diskutieren.

Eine konventionelle Strahlentherapie wird meist in fraktionierten Dosen 4- bis 5-mal in der Woche über 5–6 Wochen bis zu einer Gesamtdosis von 45–50 Gy appliziert. Ein Effekt ist erst nach einem längeren Zeitraum von mehreren Jahren zu erwarten, sodass eine Überbrückung mithilfe medikamentöser Therapieformen notwendig ist. Eine entsprechend aufwendige Nachsorge ist notwendig; diese umfasst zum einen regelmäßige Auslassversuche der medikamentösen Therapie in Abständen von 1–2 Jahren, zum anderen eine frühzeitig Diagnose der sich in einem hohen Prozentsatz entwickelnden Hypophyseninsuffizienz. So werden bei 47–60 % der Patienten 10 Jahre nach Bestrahlung eine gonadotrophe Insuffizienz beschrieben, bei 30 % eine corticotrophe und bei 16 % eine thyreotrophe Insuffizienz. Das Risiko strahleninduzierter Zweittumoren ist nicht ausreichend geklärt, einzelne Studien beschreiben ein bis auf das 16fach erhöhte Risiko gegenüber der Normalbevölkerung. Neurologische und psychiatrische Alterationen als Folge der Bestrahlung werden beschrieben.

Zur Minimierung der beschriebenen Nebenwirkungen wurden neuartige Techniken zur stereotaktischen Bestrahlung entwickelt. Hierbei werden nekrotisierende Strahlendosen mit hoher Präzision in das Tumorgebiet appliziert, mit nur sehr geringer Bestrahlung des umliegenden Gewebes. Eine derartige Behandlung kann mittels unterschiedlicher Geräte durchgeführt werden. Das „Gamma-Knife" nutzt die fokussierte Gammastrahlung einer ^{60}Cobalt-Quelle. Bei einem Linearbeschleuniger (LINAC) werden Photonenstrahlen in einem Punkt gebündelt, während bei der Protonenstrahlentherapie Protonen im Zielgewebe Energie freisetzen. Es gibt bisher kaum Studien im Vergleich untereinander oder zu einer konventionellen Strahlentherapie. Möglicherweise besteht ein Vorteil der stereotaktischen Methoden in einem schnelleren Wirkeintritt.

Therapie der Begleiterkrankungen

Entsprechend den äußeren Veränderungen sollte der Patient über die Möglichkeiten der plastischen Chirurgie informiert und ggf. eine chirurgische Behandlung initiiert werden. Bei fortschreitenden Gelenkbeschwerden mit anhaltenden Schmerzen besteht die einzige Behandlungsmöglichkeit gelegentlich in dem Einsatz einer Gelenkprothese. Bei nachgewiesenem Schlafapnoesyndrom sollte eine nächtliche CPAP-Beatmung initiiert werden. Die erhöhte Inzidenz von Kolonpolypen erfordert regelmäßige Koloskopien in 3-jährigen Abständen und ggf. Abtragung der Polypen, bei positivem Befund auch häufiger.

56.1.2 Morbus Cushing

Grundlagen

Ein Hyperkortisolismus ist durch Erhöhung der Glucocorticoidsekretion der Nebennierenrinde aufgrund unterschiedlicher pathophysiologischer Mechanismen charakterisiert. Das entsprechende Krankheitsbild mit seinen typischen Erscheinungen wird auch als Cushing-Syndrom bezeichnet, unterteilt in ACTH-abhängige und ACTH-unabhängige Formen (ACTH = adrenocorticotropes Hormon). Zu den ACTH-abhängigen Formen gehören neben dem ektopen ACTH-Syndrom, bei dem vermehrt ACTH durch nicht-hypophysäre Tumoren sezerniert wird, der Morbus Cushing, der auf eine gesteigerte hypophysäre ACTH-Produktion zurückzuführen ist. Die Therapie des Morbus Cushing wird hier dargestellt; die der übrigen Formen im Kap. 59 (Nebenniere).

Bei einem Morbus Cushing finden sich bei 80–90 % der Patienten Mikroadenome der Hypophyse mit einem Durchmesser <10 mm. Seltenere größere Tumoren dehnen sich über die Sella hinaus aus und wachsen lokal den Knochen infiltrierend. Für die Diagnostik ist von besonderer Bedeutung, dass auch das adenomatöse Gewebe in begrenztem Maße noch der Kontrolle durch Rückkopplung unterliegt, nur erscheint der sog. Set-Point der ACTH-Sekretion dieser Zellen erhöht. Als Folge entwickelt sich eine bilaterale Nebenierenrindenhyperplasie mit vermehrter Sekretion von Cortisol.

Diagnostik. Der Nachweis des Hyperkortisolismus gelingt mit der Bestimmung des Cortisols im 24-h-Sammelurin als Integral der Cortisolausschüttung, der Untersuchung der Cortisolspiegel im Tagesverlauf zum Nachweis einer aufgehobenen Tagesrhythmik sowie der aufgehobenen Suppression des morgendlichen Cortisols nach Gabe von 1 mg des synthetischen Steroids Dexamethason am Vorabend. Die ACTH-Abhängigkeit der Cortisolproduktion lässt sich durch Bestimmung des ACTH untersuchen. Während bei einem Morbus Cushing gelegentlich nur hoch normale Werte nachweisbar sind, finden sich bei ektoper ACTH-Produktion meist deutlich erhöhte ACTH-Spiegel. Zur differenzialdiagnostischen Klärung kann die relative Resistenz des benignen Hypophysenadenoms in Bezug auf exogene Glucocorticoide im Vergleich zur absoluten Resistenz eines malignen Tumors mit ektoper ACTH-Produktion genutzt werden.

Therapie

Cave
Die Behandlung des Morbus Cushing sollte rasch erfolgen, da Komplikationen mit erheblicher Morbidität und Mortalität häufig sind.

Chirurgische Therapie
Die operative Entfernung des Hypophysenadenoms mittels eines transsphenoidalen Zugangs steht an 1. Stelle. Diese sollte durch einen in der Operationstechnik erfahrenen Neurochirurgen erfolgen, insbesondere wenn eine bildgebende Darstellung eines kleinen Hypophysentumors bei eindeutiger endokriner Diagnostik nicht gelingt. Bei kleinen, gut lokalisierbaren Tumoren bleibt die Funktion der übrigen Hypophysenachsen häufig erhalten. In einigen Zentren wird zur Kontrolle der vollständigen Resektion intraoperativ ACTH aus perihypophysärem venösem Blut gemessen. Andernfalls lässt sich der Operationserfolg durch Bestimmung von Cortisol und ACTH morgens vor Einnahme der notwendigen Glucocorticoidsubstitution überprüfen. Erniedrigte Konzentrationen sind aufgrund der Suppression der nichtadenomatösen kortikotropen Hypophysenzellen zu erwarten und deuten auf ein gutes Operationsergebnis hin, während Normalwerte auf ein erhöhtes Rezidivrisiko schließen lassen.

> **Praxistipp**
> Die Substitution mit Glucocorticoiden sollte bereits perioperativ begonnen werden, zunächst mit 100 mg Hydrocortison/24 h i.v. mit anschließender langsamer Reduktion auf eine Erhaltungsdosis von 10–25 mg pro Tag oral.

Nach effektiver Behandlung ist häufig eine eindrucksvolle Rückbildung der Symptome zu beobachten, die jedoch bis zu 1 Jahr dauern kann.

Strahlentherapie
Ist nach der Erstoperation keine Normalisierung der Cortisolausschüttung zu beobachten oder entwickelt sich ein Rezidiv, kann im Einzelfall auch die Zweitoperation durch einen spezialisierten Neurochirurgen diskutiert werden. Alternativ ist eine Bestrahlung zu überlegen, die möglichst gezielt in stereotaktischer Form erfolgen sollte (▶ oben, „Akromegalie"). Da der Effekt der Bestrahlung erst nach Monaten bis zu mehreren Jahren zu erwarten ist, muss eine Überbrückung durch medikamentöse Verfahren erfolgen.

Medikamentöse Therapie
Mit Ketoconazol (2-mal 200 bis 3-mal 400 mg pro Tag) kann sehr effektiv die Cortisolsynthese der Nebenniere gehemmt werden. Aufgrund der relativ rasch einsetzenden Wirkung sollte mit Therapiebeginn die Substitution mit Glucocorticoiden begonnen werden.

Alternativ kann akut bei ausgeprägtem Hyperkortisolismus auch Etomidat intravenös eingesetzt werden, das in niedriger Dosierung (0,1–0,3 mg/kgKG/h) bei nur geringer zentralnervöser Wirkung ebenfalls effektiv die Cortisolsynthese hemmen kann. Bei schweren Verläufen ist eine medikamentöse Vorbehandlung vor Operation zu überlegen, um die perioperative Morbidität und Mortalität zu senken.

Eine langfristige medikamentöse Behandlung von inoperablen Patienten kann mit der Substanz Mitotan erfolgen, die in Deutschland nicht zugelassen ist und über die internationale Apotheke bezogen werden muss (Lysodren: 0,5–3 g pro Tag, ggf. verteilt auf 3 Gaben mit der halben Gesamtdosis zur Nacht). Mitotan wirkt adrenolytisch, eine medikamentöse Adrenalektomie ist jedoch nicht vollständig möglich. Nebenwirkungen beinhalten gastointestinale Störungen, allergische Reaktionen sowie zentralnervöse Alterationen. Da die Substanz im Fettgewebe akkumuliert mit folgendem Überlaufeffekt, sollte die Dosierung durch Spiegelbestimmungen angepasst werden (Ziel: 14–20 mg/l), da bei höheren Spiegeln die Rate von neurologischen Symptomen deutlich zunimmt.

Adrenalektomie
Bei Therapieresistenz gegenüber den genannten Maßnahmen sollte die bilaterale Adrenalektomie vorgenommen werden, die laparoskopisch durchgeführt mit nur sehr geringen Nebenwirkungen verbunden ist. Die Komplikationen bei anhaltendem Hyperkortisolismus sind deutlich schwerer einzuschätzen als die Einschränkungen aufgrund der dann notwendigen Substitution von Glucocorticoiden und Mineralocorticoiden (Glucocorticoide: ▶ Abschnitt 56.2.2, Mineralocorticoide: Fludrocortison 0,05–0,1 mg pro Tag). Da bei ca. 10 % der Patienten die

Entwicklung eines sog. Nelson-Tumors der Hypophyse mit aggressivem Wachstum sowie starker Braunfärbung der Haut bei ACTH-Spiegeln >500 pg/ml zu beobachten ist, sollte gleichzeitig eine Bestrahlung der Hypophyse überlegt werden, wenn nicht zuvor bereits geschehen.

56.1.3 Hyperprolaktinämie

Grundlagen

Der klinische Verdacht auf eine Hyperprolaktinämie wird durch die Bestimmung der Prolaktinkonzentration im Serum überprüft. Bei wiederholt bestätigter Hyperprolaktinämie sind eine Vielzahl von Differenzialdiagnosen zu bedenken:
- Eine physiologische Hyperprolaktinämie findet sich bei Frauen in der Schwangerschaft und in der Stillperiode.
- Die Medikamentenanamnese besitzt eine besondere Bedeutung. Neuroleptika (z. B. Haloperidol), trizyklische Antidepressiva (z. B. Amitriptylin) oder Antiemetika (z. B. Metoclopramid, Domperidon) konkurrieren mit Dopamin an der laktotropen Zellen im Sinne einer dopaminantagonistischen Wirkung.
- Im Rahmen einer primären Hypothyreose kann eine gesteigerte Prolaktinsekretion auf die erhöhte TRH-Ausschüttung zurückzuführen sein.
- Eine Hyperprolaktinämie kann außerdem bei Leberinsuffizienz, bei Niereninsuffizienz sowie bei Nebenniereninsuffizienz beobachtet werden.

Zur weiteren Abklärung ist eine kernspinntomographische Untersuchung des ZNS erforderlich:
- Suprasselläre Raumforderungen können durch Zerstörung der dopaminbildenden Zentren zu einer Enthemmung der laktotropen Zellen und somit zu einer Hyperprolaktinämie führen, ähnlich können Adenome der Hypophyse mit suprasellärer Ausdehnung den Transport von Dopamin im Portalvenensystem des Hypophysenstiels stören.
- Die differenzialdiagnostische Abgrenzung zu einem prolaktinproduzierenden Hypophysenadenom (Prolaktinom) ist gelegentlich schwierig. Inadäquat niedrige Prolaktinspiegel im Verhältnis zur Tumorgröße sollten an eine Begleithyperprolaktinämie denken lassen. Prolaktinspiegel >250 ng/ml werden fast nur bei Prolaktinomen beobachtet, diese können aber auch Ursache einer deutlich geringer ausgeprägten Hyperprolaktinämie sein. Mikroprolaktinome (<1 cm) sind meist durch geringe Proliferationsrate gekennzeichnet, Lokalsymptome und Ausfälle anderer Hypophysenachsen fehlen fast immer. Aufgrund ihrer raschen Proliferation verursachen Makroprolaktinome dagegen häufig ein Chiasmasyndrom, die Prolaktinspiegel sind deutlich bis extrem erhöht.

Therapie

Mikroprolaktinome weisen in der Regel über Jahre konstante Prolaktinspiegel auf, ohne dass der Tumor eine wesentliche Größenzunahme zeigt. Bei nur mäßiger Hyperprolaktinämie ohne wesentliche klinische Symptomatik kann daher im Einzelfall auf eine spezifische Therapie verzichtet werden. Ein begleitender Östrogenmangel sollte aber aufgrund der langfristigen Folgeschäden, insbesondere in Form einer Osteoporose, substituiert werden.

> **Praxistipp**
> Makroprolaktinome sind in jedem Fall behandlungsbedürftig. An Therapieoptionen steht die medikamentöse Behandlung an erster Stelle.

Dopaminagonisten. Sie führen zu einer raschen und effektiven Hemmung der Prolaktinsekretion bei bis zu 90 % der Patienten. Bereits wenige Stunden bis Tage nach Therapiebeginn lässt sich ein deutlicher Abfall des Prolaktins feststellen, der mit einem eindrucksvollen Schrumpfen des Tumors verbunden sein kann. Auch bei ausgeprägter Lokalsymptomatik sollte daher zunächst ein konservativer Versuch unternommen werden. Besonders wichtig erscheint in diesem Zusammenhang die Bestimmung des Prolaktinspiegels vor jeder geplanten Operation einer Raumforderung im Sellabereich, um ein Prolaktinom auszuschließen. Die Größenabnahme kann im Einzelfall bereits nach wenigen Tagen signifikante Ausmaße annehmen, wird bei initial fehlendem Effekt anderseits aber noch nach bis zu 12 Monaten Therapie beschrieben. Eine mindestens 25 %ige Größenreduktion wird bei ca. 70 % der Patienten beobachtet.

Präparate der 1. Generation wie Bromocriptin (3-mal 2,5–10 mg pro Tag) und Lisurid (3-mal 0,2 mg pro Tag) werden zunehmend von neueren Substanzen wie Cabergolin (0,5–1,5 mg 1- bis 3-mal pro Woche) und Quinagolid (75–600 µg pro Tag) abgelöst. Vorteile der Präparate der 2. Generation sind die längere Wirksamkeit sowie bessere Verträglichkeit, die wahrscheinlich aufgrund einer gesteigerten Compliance für die etwas höhere Effektivität verantwortlich ist. Die Therapie sollte einschleichend mit der niedrigstmöglichen Verschreibungsform begonnen werden. Der Erfolg der Therapie wird durch Bestimmung der Prolaktinspiegel nach 1 und 2 Wochen überprüft, im Folgenden dann in Abhängigkeit von Verlauf, klinischen Symptomen und der Tumorgröße.

Nebenwirkungen äußern sich in Form von Übelkeit und Erbrechen sowie orthostatischer Dysregulation, seltener auch als Obstipation, Schwindel und Schwellung der Nasenschleimhaut. Bei hochdosierter Therapie sind digitale Vasospasmen, Alkoholintoleranz, Dyskinesien und psychotische Veränderungen zu beobachten. Nicht tolerable Nebenwirkungen werden je nach Präparat bei 3–10 % der Patienten beobachtet. Die länger wirksamen

Substanzen sollten vor dem Schlafengehen eingenommen werden, um diese Effekte abzumildern. Häufig entwickelt sich bei langsamer Dosissteigerung eine Toleranz gegenüber den Nebenwirkungen bei unveränderter Hauptwirkung. Ob bei Resistenz gegenüber einem Präparat andere Substanzen wirksam sind, wird kontrovers diskutiert. Da im Einzelfall die Compliance nicht kontrolliert werden kann, ist genau wie bei belastenden Nebenwirkungen ein Wechsel nötig.

> **Cave**
> Als seltene Komplikation der Therapie mit Dopaminagonisten kann es zu einer ausgedehnten hämorrhagischen Nekrose der Hypophyse kommen, gekennzeichnet durch akut einsetzende stärkste Kopfschmerzen, Erbrechen sowie Seh- und Bewusstseinsstörungen. Zur Entlastung der Sella ist ein sofortiger neurochirurgischer Eingriff notwendig. Bei dem häufigen gleichzeitigen Ausfall hypophysärer Partialfunktionen ist eine Substitution insbesondere der Glucocorticoide notwendig.

Permanente Effekte auf den Hypophysentumor sind nur durch den fibrotischen Umbau im Laufe einer Langzeittherapie zu erwarten. Bei der überwiegenden Zahl der Patienten wird nach Pausieren der Therapie ein erneuter Anstieg der Prolaktinwerte sowie eine Größenzunahme des Tumors beobachtet, sodass die Behandlung meist lebenslang erfolgen muss. Bei vollständiger Tumorrückbildung kann nach mindestens 3-jähriger Therapie ein Auslassversuch erfolgen, um eine eventuelle medikamentöse „Heilung" im Einzelfall zu erkennen.

Bei einer gleichzeitig bestehenden **therapiebedürftigen Psychose** kann die medikamentöse Behandlung eines Prolaktinoms erschwert sein, bedingt durch gegensätzlichen Wirkprofile von Neuroleptika und Dopaminagonisten. Hier scheint Quinagolid Vorteile gegenüber Bromocriptin zu besitzen, möglicherweise aufgrund einer höheren Selektivität für D_2-Rezeptoren sowie eines geringeren Transfers durch die Blut-Hirn-Schranke. Als Neuroleptikum hat sich in der Kombination **Clozapin** bewährt, dass nur geringe Effekte auf die laktotropen Zellen aufweist.

Sonstige Interventionen. Chirurgische Eingriffe sind Patienten mit intolerablen Nebenwirkungen bei medikamentöser Behandlung oder Therapieresistenz vorbehalten. Bei Makroadenomen ist nur bei ca. 30% der Patienten durch die Operation eine Normalisierung der Hyperprolaktinämie zu erwarten, sodass zusätzliche Therapieverfahren notwendig sind. Ist auch postoperativ eine medikamentöse Therapie nicht möglich oder nicht suffizient, kann eine **Strahlentherapie** erfolgen. Die stereotaktische Form wird möglicherweise eine Senkung der ansonsten hohen Rate von Hypophyseninsuffizienz ermöglichen.

In einigen Zentren wird die **Resektion von Mikroprolaktinomen** vorgeschlagen, um hier eine Heilung im Gegensatz zu einer lebenslangen medikamentösen Therapie zu erreichen. Die transsphenoidale Operationstechnik in der Hand des erfahrenen Hypophysenchirurgen hat eine deutliche Senkung der Komplikationsrate erlaubt, operativ bedingte Ausfälle anderer Hypophysenachsen werden bei Mikroadenomen nur selten beobachtet. Postoperativ wird eine Normalisierung der Hyperprolaktinämie bei bis zu 90% der Patienten beschrieben. Bei erheblicher Rezidivrate können jedoch langfristig weniger als 50% der Patienten als geheilt gelten, sodass unserer Ansicht nach eine primäre medikamentöse Therapie zu bevorzugen ist.

Prolaktinom und Schwangerschaft

Die während einer Schwangerschaft zu erwartende Größenzunahme der Hypophyse kann bei Patientinnen mit Makroprolaktinom zu lokalen Komplikationen führen. Neben progredienten Gesichtsfeldstörungen sind Hypophysenapoplexien zu beobachten. Bei Mikroprolaktinomen sind solche Folgen dagegen selten. Es ergeben sich folgende Konsequenzen:

— Vor einer geplanten Schwangerschaft sollte die Größe eines bekannten Prolaktinoms kontrolliert werden.
— Abhängig von Tumorgröße und Vorgeschichte kann nach Konzeption zunächst auf die medikamentöse Therapie verzichtet werden. Erhöhte Prolaktinspiegel haben keinen Einfluss auf die Funktion der Plazenta. Bei unkompliziertem Verlauf sind regelmäßige klinische Beobachtung sowie Gesichtsfeldprüfungen ausreichend.
— Bei Tumorprogredienz kann die Behandlung mit Dopaminagonisten auch in der Schwangerschaft wieder aufgenommen werden. Teratogene Schädigungen oder spätere Störungen des extrapyramidalen Systems oder der Prolaktinsekretion sind bei Kindern von mit Bromocriptin behandelten Müttern nicht beschrieben worden. Da für Bromocriptin die meisten Erfahrungen bestehen, sollte während der Schwangerschaft auf diese Substanz zurückgegriffen werden.
— Bei komplizierter Vorgeschichte oder großem Tumor ist eine transsphenoidale Resektion vor Schwangerschaft zu diskutieren.

Nach der Entbindung kommt es zu einer raschen Rückgang von Prolaktinspiegeln und Adenomgröße auf präkonzeptionelle Werte. Vereinzelt wird sogar ohne Therapie eine Normalisierung der Werte beobachtet („**Heilung durch Schwangerschaft**"). Ursächlich sind kleinere asymptomatische Apoplexien im Tumor zu diskutieren. Für das Stillen stellt das Prolaktinom keine Kontraindikation dar.

56.1.4 Thyreotropinome

Thyreotropinome (TSH-produzierende Tumoren; TSH = Thyreoidea stimulierendes Hormon) sind extrem selten. Die Diagnose wird bei der Abklärung einer Hyperthyreose oder der Untersuchung zunächst als hormoninaktiv charakterisierter Hypophysenadenome gestellt.

Die zentrale (sekundäre) Hyperthyreose ist von milder Ausprägung, die Symptome sind nicht von denen der primären Hyperthyreose zu unterscheiden. Die Schilddrüse ist häufig vergrößert. Diagnostisch wegweisend sind mäßig erhöhte periphere Schilddrüsenhormone bei gleichzeitig inadäquat erhöhter TSH-Konzentration.

Therapie. Aufgrund der gering ausgeprägten klinischen endokrinen Symptomatik sind TSH-produzierende Tumoren bei der Diagnosestellung schon relativ groß, häufig sind Gesichtsfeldausfälle zu beobachten. Bei dem invasiven und aggressiven Wachstum dieser Tumoren ist eine vollständige Resektion selten möglich. Unter der medikamentösen Behandlung mit Somatostatinanaloga (Sandostatin LAR 10–30 mg alle 4 Wochen) wird häufig eine Besserung von Kopfschmerzen und Sehstörungen und bei mehr als 50 % der Patienten eine Tumorschrumpfung gesehen. Gleichzeitig ist eine Strahlentherapie zur Langzeitkontrolle zu diskutieren. Die Hyperthyreose ist durch eine thyreostatische Therapie zu behandeln.

56.1.5 Gonadotropinome

Hypophysenadenome mit peripher messbarer Sekretion von FSH oder LH oder auch beiden Gonadotropinen sind äußerst selten.

Aufgrund der starren Gonadotropinsekretion sind die Patienten durch einen Hypogonadismus gekennzeichnet. Es handelt sich meist um Männer, bei denen klinisch neben Libidoverlust und Impotenz die Symptome der Raumforderung im Vordergrund stehen. Bei den selten betroffenen Frauen fällt neben den lokalen Komplikationen eine Amenorrhö auf. Diagnostisch wegweisend sind die Bestimmung von LH und FSH, allein der Nachweis einer Expression der Untereinheiten rechtfertigt nicht die Diagnose eines gonadotropinproduzierenden Adenoms.

Therapie. Die Adenome sind zum Zeitpunkt der Diagnose meist groß und können nicht vollständig chirurgisch entfernt werden, sodass eine Bestrahlung notwendig wird.

56.2 Insuffizienz des Hypophysenvorderlappens

Die Ursachen einer partiellen oder kompletten Hypophysenvorderlappeninsuffizienz sind vielfältig. Abhängig von Lebensalter und Komorbidität ist neben genetischen Störungen an entzündliche und infiltrative Prozesse, Infarzierungen und Einblutungen, raumfordernde Prozesse in Hypothalamus und Hypophyse sowie exogene Faktoren wie Trauma und Radiatio zu denken. Nach der Erstdiagnose im Kindes- oder Erwachsenenalter sind während der weiteren Betreuung die frühe Erkennung zusätzlicher Achsenausfälle, die Kontrolle und Anpassung der Substitution sowie die Behandlung von Folgekrankungen wichtig. Akut bedrohlich ist für den Patienten die Insuffizienz der kortikotropen und thyreotropen Achse, aber auch die Ausfälle der gonadotropen Achse und somatotropen Achse sind langfristig mit erheblichen Konsequenzen verbunden.

Diagnostik. Bei klinischen Verdacht erlaubt die Bestimmung der peripher wirksamen Hormone eine erste Einschätzung.
- Cortisolwerte um 8.00 Uhr > 170 µg/l schließen eine corticotrope Insuffizienz aus, Werte < 40 µg/l sind weitgehend beweisend.
- Ein fT_4 im mittleren bis oberen Normbereich schließt eine thyreotrope Insuffizienz weitgehend aus.
- Beim Mann schließt ein normales Testosteron eine gonadotrope Störung weitgehend aus, bei Fertilitätsstörung sollte ein Spermiogramm veranlasst werden. Testosteronwerte sollten in Relation zum SHBG (sexualhormonbindendes Globulin) interpretiert werden, die Bestimmung des freien Testosterons ist methodisch umstritten. Ein unauffälliger Zyklus bei der Frau ist sensitiver als jede biochemische Analyse, ggf. wird das Östrogen bestimmt.
- Bei Störungen anderer Hypophysenachsen ist ein Wachstumshormonmangel wahrscheinlich. Die Bestimmung von STH ist aufgrund der pulsatilen Ausschüttung isoliert nicht sinnvoll, das IGF-1 ist im Erwachsenenalter zur Diagnose eines Wachstumshormonmangels als alleiniger Parameter nicht ausreichend aussagekräftig.
- Die Diagnose wird durch Stimulationstests verifiziert.

56.2.1 Akute Hypophyseninsuffizienz

Bei akuter Hypophysenvorderlappeninsuffizienz stehen die Symptome des Nebenniereninsuffizienz und Hypothyreose im Vordergrund, die in schweren Fällen ein hypophysäres Koma bedingen können. Eine gleichzeitig bestehende Hypophysenhinterlappeninsuffizienz kann zu einem massiven Flüssigkeitsverlust führen.

Als erste Maßnahme sollte eine Substitution mit Glucocorticoiden erfolgen. Bevorzugt wird Hydrocortison einmalig als Bolus von 50 mg i. v., dann werden kontinuierlich 100 mg/24 h zugeführt. In den folgenden Tagen kann abhängig vom klinischen Verlauf eine Halbierung der Dosis und dann kontinuierliche Reduktion auf eine Erhaltungsdosis zwischen 15–25 mg täglich erfolgen.

Die Substitution mit **Schilddrüsenhormon** erfolgt erst nach Beginn der Glucocorticoidsubstitution, da die Folgen der Nebenniereninsuffizienz ansonsten zunächst zunehmen können. Je nach Schweregrad können 50–500 µg L-Thyroxin i. v. appliziert werden mit baldmöglichster Umstellung auf die orale Gabe.

Der bestehende **Volumenmangel** sollte durch Infusion von Glucose 5 % und physiologischer Kochsalzlösung im Verhältnis 1:1 ausgeglichen werden. Initial ist häufig die Gabe von 2–4 l über 2–4 h notwendig. Bei anhaltender Polyurie sollte im Verlauf **Minirin** i. v. oder s. c. zum Ausgleich einer Hypophysenhinterlappeninsuffizienz gegeben werden.

56.2.2 Sekundäre Nebenniereninsuffizienz

Substanzen
Die Substitution ist sowohl mit Hydrocortison als auch synthetischen Glucocorticoiden möglich.

> **Praxistipp**
> Äquivalent sind etwas 20 mg Hydrocortison, 7,5 mg Prednison und 1 mg Dexamethason.

Die endogene Cortisolsekretionsrate beträgt zwischen 10 und 20 mg täglich. Aufgrund pharmakokinetischer Unterschiede wären zur vollständigen Substitution etwas höhere Dosen notwendig. Anderseits ist bei einer sekundären Nebenniereninsuffizienz eine basale Sekretion der Nebennieren erhalten, sodass viele Patienten mit 10–15 mg Hydrocortison täglich auskommen. Eine Überdosierung sollte aufgrund der langfristig erheblichen Nebenwirkungen auf Stoffwechsel und Knochenumbau vermieden werden.

Dosierungsschemata
Die morgendliche Dosis sollte unmittelbar nach dem Aufwachen eingenommen werden, um der anstehenden Belastung Rechung zu tragen. Für Patienten mit morgendlichem „Loch" bis zur Wirkung der Substitution kann auch die Gabe eines langwirksamen Glucocorticoids zur Nacht versucht werden.

Da nach 18.00 Uhr physiologisch keine nennenswerte Cortisolausschüttung erfolgt, ist für **Hydrocortison** die Aufteilung der Gesamtdosis mit $^2/_3$ zum Morgen (10–15 mg) sowie $^1/_3$ zum Nachmittag (5–10 mg gegen 14.00 Uhr) sinnvoll. Für den einzelnen Patienten mit besonderer abendlicher Belastung kann eine zusätzliche abendliche Gabe (5 mg) probiert werden, auch sonst können Verschiebungen je nach Tagesrhythmus notwendig sein. Alternativ kann **Prednison** aufgrund der längeren Halbwertszeit 1-malig morgens (5–10 mg) gegeben werden, wobei Dosisanpassungen nur in geringerem Umgang möglich sind.

Eine Kontrolle der Substitution durch Messung von Cortisolserum- oder -urinwerten ist nicht sinnvoll, stattdessen ist die Dosis der klinischen Symptomatik anzupassen. Aufgrund des hemmenden Effekts auf die 11β-Dehydrogenase kann nach Beginn einer Wachstumshormonsubstitution eine Erhöhung der Corticoiddosis notwendig werden.

Anpassung bei besonderen Belastungen
- Bei akuten ambulant behandelbaren Erkrankungen sollte die Dosis auf das 2- bis 3fache angehoben werden.
- Resorptionsstörungen sind durch intravenöse Gabe auszugleichen.
- Vor kleineren Eingriffen sollten 50 mg Hydrocortison oder ein Äquivalent eingenommen werden, bei größeren Operationen oder schweren Erkrankungen ist die kontinuierliche intravenöse Infusion von 100–200 mg über 24 h notwendig.

> **Praxistipp**
> Jedem Patienten mit Nebennierenrindeninsuffizienz ist ein Notfallausweis auszustellen, auch sollte er ein injizierbares Glucocorticoidpräparat bei sich führen (z. B. Hydrocortison 100 mg als Trockensubstanz mit Lösungsmittel in getrennten Ampullen).

56.2.3 Sekundäre Hypothyreose

Aufgrund der guten Bioverfügbarkeit und langen Halbwertszeit von 7 Tagen ist die einmal tägliche Gabe von L-Thyroxin ausreichend. In gewissen Grenzen kann der Organismus eine physiologische Anpassung mittels regulierter Dejodierung des Prohormons T_4 im peripheren Gewebe zu dem wirksamen T_3 vornehmen. Die Substitutionsdosis ist individuell sehr unterschiedlich zwischen 75–200 µg pro Tag. Im Vergleich zu einer primären Hypothyreose sind etwas höhere Substitutionsdosen notwendig, angestrebt wird ein fT_4 im oberen Normwert.

Besondere Beachtung verdienen folgende Krankheitsbilder:
- Bei unerkannter Nebenniereninsuffizienz kann die Thyroxinsubstitution zu einer adrenalen Krise führen, sodass eine entsprechende Diagnostik vorangestellt werden sollte.
- Eine Dosiserhöhung kann in der Schwangerschaft, bei Resorptionsstörungen, bei vermehrter Ausscheidung (nephrotischem Syndrom) sowie bei beschleunigtem Metabolismus (Behandlung mit Rifampicin, Carbamazepin, Phenytoin, Phenobarbital) notwendig werden.

❗ Cave
Bei länger bestehender hypothyreoter Stoffwechsellage sollte bei älteren Menschen die Substitutionsdosis initial gering mit 25 µg pro Tag gewählt werden mit Steigerung nur alle 2 Wochen um 25 µg, um keine Symptome einer koronaren Herzerkrankung auszulösen.

56.2.4 Sekundärer Hypogonadismus

Hypogonadotroper Hypogonadismus des Mannes

Beim erwachsenen Mann steht die Substitution mit **Testosteron** im Vordergrund, Ziel ist eine stabile Normalisierung der Serumspiegel.

Präparate

Da Testosteron nach intestinaler Resorption sofort in der Leber metabolisiert wird, sind modifizierte Präparate sowie alternative Applikationsformen entwickelt worden.

— **Testosteronundecanoat** ist ein oral 17β-verestertes Präparat, dem die hepatotoxischen Nebenwirkungen der obsoleten 17α-methylierten Substanzen fehlen. Es erreicht unter Umgehung der Leber über das lymphatische System die Zirkulation. Bei einer Einnahme 2- bis 4-mal pro Tag ist die Effektivität jedoch begrenzt, auch sind unangenehme Schwankungen der Tagesspiegel zu beobachten.

— Das 17β-veresterte **Testosteronenantat** wird alle 2–4 Wochen in einer Dosis von 100–250 mg i.m. appliziert. Initial werden unphysiologisch hohe Testosteronspiegel beobachtet mit Abfall auf subnormale Spiegel vor der nächsten Injektion, begleitet von unangenehmen Stimmungs- und Libidoschwankungen. Von neueren Präparaten ist eine längere Wirkdauer zu erwarten.

— **Kristallines Testosteron in Pellets** (6-mal 200 mg) führt zu gleichmäßigen Serumspiegeln über 6 Monate mit guter Wirkung, ist allerdings mit der aufwendigen Implantation in Lokalanästhesie über einen Trokar verbunden. Die Technik wird nur in wenigen Zentren angeboten, auch ist die Substanz in Deutschland nicht zugelassen und muss über die internationale Apotheke bezogen werden.

— Tägliche **Skrotalpflaster** erlauben relativ stabile Testosteronspiegel, sind aber besonders bei schweren Patienten nicht effektiv genug und setzen die 2-mal wöchentliche Rasur des Skrotum voraus. Das entsprechende Präparat Testoderm wurde in Deutschland kürzlich vom Markt genommen.

— **Transdermale Pflaster** (Androderm 2,5) führen ebenfalls zu stabilen Testosteronspiegeln bei einer durchschnittlichen Freisetzung von 2,5 mg Testosteron pro 24 h und Pflaster. Um adäquate Testosteronspiegel zu erreichen, müssen meist mehrere Pflaster parallel täglich eingesetzt werden. Die resorptionssteigernden Substanzen führen häufig zu erheblichen lokalen Irritationen.

— Neuerdings ist in Deutschland auch Testosterongel verfügbar (Testogel, Androtop GEl). Dieses wird einmal täglich, bevorzugt morgens, im Bereich von Armen, Schulter oder Bauch aufgetragen. Dosierungen von 25 mg und 50 mg sind in abgepackten Beuteln verfügbar, maximal sollten 100 mg appliziert werden. Vor dem Anziehen bzw. Hautkontakt zu anderen Personen sollte man das Gel mindestens 3–5 Minuten eintrocknen lassen. Nach ersten Erfahrungen sind mit dieser Applikation häufig zufriedenstellende Wirkspiegel zu erzielen.

Verlaufskontrollen

Kontrollen der Testosteronspiegel sollten insbesondere **Talspiegel vor erneuter Applikation** einbeziehen. Des Weiteren sollten Libido und Erektionsvermögen sowie Rasurfrequenz bei der Dosisanpassung berücksichtigt werden.

Unerwünschte Nebenwirkungen einer Testosteronsubstitution

— Die Spermatogenese wird reversibel gehemmt, meist werden die Hoden dadurch etwas kleiner.
— Leberfunktionsstörungen sind selten, die Leberfunktion (Transaminasen, Bilirubin) sollte jedoch mindestens 1-mal pro Jahr überprüft werden.
— Fettstoffwechselparameter können nachteilig beeinflusst werden mit Erhöhung des LDL- und Senkung des HDL-Cholesterins, sodass entsprechende Kontrollen indiziert sind.
— Da Testosteron eine Polyglobulie bewirken kann, sollten Blutbildkontrollen ebenfalls mindestens jährlich erfolgen. Eine vorbestehende Polyglobulie z. B. im Rahmen einer chronisch obstruktiven Lungenerkrankung stellt eine Kontraindikation dar.
— Mamma- und Prostatakarzinome können in ihrem Wachstum stimuliert werden und stellen somit ebenfalls eine absolute Kontraindikation dar. Es gibt jedoch keine Hinweise, dass durch eine Testosteronsubstitution ein Prostatakarzinom induziert werden kann.

> **Praxistipp**
> Die Testosteronsubstitution von Männern > 50 Jahre sollte durch regelmäßige urologische Kontrollen der Prostata begleitet werden.

Hypogonadotroper Hypogonadismus des Frau

Zur Therapie empfiehlt sich die **zyklusgerechte Substitution mit Östrogenen und Gestagenen** in ausreichender Dosierung.

Präparate

- Konjugierte Östrogene (0,6–1,25 mg pro Tag) oder Estradiol (1–2 mg pro Tag) werden mit gleichem Erfolg während der Tage 1–28 des Zyklus eingenommen, Gestagene während der Tage 15–28. Entsprechende Östrogen-Gestagen-Präparate sind in unterschiedlichen Kombinationen zur oralen Einnahme verfügbar, alternativ auch als Pflaster (z. B. Fem7 Combi). Die Östrogensubstitution sollte dem Alter der Patientinnen angepasst werden, bei jungen Frauen ist die obere Dosisgrenze auszuschöpfen.
- Eine Östrogenmonotherapie ist nur bei hysterektomierten Patientinnen gerechtfertigt, neben oral applizierten Präparaten können hier auch Östrogenpflaster (z. B. Estraderm TTS 25, 50, 100) oder Östrogengel (z. B. Sisare Gel mono 0,5–1 mg) genutzt werden.

> **Cave**
> Bei gleichzeitig notwendiger Substitution von Wachstumshormon sollte einer transdermalen Östrogenapplikation der Vorzug gegeben werden, da bei oraler Applikation aus noch ungeklärter Ursache höhere Substitutionsdosen des Wachstumshormon notwendig sind.

Nebenwirkungen und Kontraindikationen

- Durch ihren Einfluss auf die Hämostase und die Gefäßwand erhöhen Östrogen-Gestagen-Präparate das Risiko arterieller und venöser Erkrankungen.
- Vermutlich ein verringerter Venentonus und die erhöhte Permeabilität der Kapillaren bewirken bei disponierten Frauen die Ausbildung von Ödemen sowie die Verschlechterung einer Varikosis.
- Die Triglyzeridsynthese wird gesteigert, gelegentlich berichten die Patientinnen über Kopfschmerzen, Schlafstörungen, Brustspannen, zervikalen Fluor sowie neu auftretender Pigmentierung unter der Substitution.
- Durch Einfluss auf die hepatische Funktion und die Zusammensetzung der Galle kann es zu intrahepatischer Cholestase, Pruritus und Ikterus kommen, die Ausbildung gutartiger Lebertumoren ist sehr selten.

Bei entsprechenden Beschwerden sollten alternative Präparate mit anderer Östrogen-Gestagen-Verteilung versucht werden, bei bestehenden Risiken die Weiterführung abhängig von einer Risiko-Nutzen-Analyse und dem Alter der Patientin diskutiert werden. Thromboembolische Ereignisse, unklare uterine Blutungen sowie ein Mammakarzinom stellen eine Kontraindikation für die Substitution dar.

> **Cave**
> Eine über die Menopause hinausgehende Östrogensubstitution ist nach neuer Studienlage sehr zurückhaltend zu bewerten, da sich das Risiko kardialer Ereignisse sowie die Inzidenz eines Mammakarzinoms bei Substitution im Klimakterium erhöht darstellt.

Sonderfall Substitution im Kindesalter

Bei genetisch bedingtem Hypogonadismus wie z. B. einem Kallmann-Syndrom oder bei Manifestation der Funktionsstörung im Kindesalter ist eine **verzögerte** oder **ausbleibende Pubertätsentwicklung** zu erwarten. Eine Substitution sollte zum Zeitpunkt der normalerweise einsetzenden Pubertät beginnen, bei Jungen also im 13. Lebensjahr und bei Mädchen im 12. Lebensjahr (▶ Abschn. 62.1.2). Ziel ist ein möglich natürlicher Ablauf der Pubertätsentwicklung. Neben der Entwicklung der sekundären Geschlechtsmerkmale soll somit eine ausreichende Mineralisation des Skeletts sichergestellt werden.

- Da beim **Mann** eine langjährige Testosterontherapie nicht die späteren Fertilitätschancen mindert, wird bis zum Auftreten eines Kinderwunsches nur mit Testosteron therapiert. In diesem Alter sind deutliche niedrigere Dosen zu applizieren, z. B. Testosteronenantat 50–100 mg alle 4 Wochen i.m. mit nur langsamen Dosissteigerungen halbjährlich, abhängig von chronologischem und Skelettalter sowie Körperwachstum.
- **Mädchen** werden zunächst ebenfalls mit niedrigeren Dosen substituiert, z. B. die ersten 6 Monate mit 0,3 mg konjugierter Östrogene oder 0,2 mg Estradiol, dann Steigerung auf 0,6 mg konjugierter Östrogene oder 0,5 mg Estradiol während der nächsten 6 Monate und Anhebung auf die volle Substitutionsdosis während der folgenden 2–3 Jahre. 6–12 Monate nach Beginn der Substitution, wenn das Endometrium in der sonographischen Untersuchung > 5 mm hoch aufgebaut ist oder Durchbruchblutungen auftreten, wird zusätzlich von Tag 14–25 ein Gestagen gegeben, z. B. Chlormadinoacetat 2 mg pro Tag oder Medroxyprogesteronacetat 5 mg pro Tag. Der langsamen Dosissteigerung sollte bei Mädchen besonderes Gewicht beigemessen werden, um einen vorzeitigen Schluss der Epiphysenfugen mit verminderter Endgröße zu vermeiden.

Sonderfall Kinderwunsch

Bei Kinderwunsch muss beim Mann die Substitution mit Testosteron durch eine **GnRH-Pumpen-** oder **hCG/hMG-Therapie** ersetzt werden, um die Spermatogenese zu initiieren. Die GnRH-Therapie setzt eine funktionsfähige Hypophyse voraus. GnRH wird in einer Dosierung von 5 µg alle 90 min subkutan durch eine Pumpe infundiert **(pulsatile Therapie)** mit langsamer Anpassung von Dosis und Pulsfrequenz bis zur Normalisierung des Testosteronspiegels. Alternativ kann die Applikation von 1500 IU hCG kombiniert mit 150 IU hMG 3-mal pro Woche i.m. vorgezogen werden. Für hMG steht auch rekombinantes FSH zur Verfügung, zukünftig wird rekombinantes LH als Alternative zu hCG erhältlich sein. Beide Therapieformen müssen über mindestens 3 Monate, durchschnittlich jedoch 1 Jahr durchgeführt werden und haben ähnliche Erfolgsraten von mehr als 80 % Fertilität.

Bei der Frau ist bei hypothalamischen Störungen eine pulsatile Therapie vorzuziehen, da bei der Stimulation mit Gonadotropinen ein heftiges Ansprechen der Ovarien mit Polyovulation und Mehrlingsschwangerschaft droht. Die Behandlung sollte hier durch einen in der Sterilitätsbehandlung erfahrenen Gynäkologen erfolgen.

56.2.5 Wachstumshormonmangel

Zu unterscheiden sind die Substitution von Wachstumshormon im Kindesalter und die im Erwachsenenalter (▶ Abschn. 62.1.1).

Substitution im Erwachsenenalter

Bei Patienten mit nachweislichem Wachstumshormonmangel sind signifikante Veränderungen von Stoffwechsel und Psyche festzustellen, die unter Substitution deutlich gebessert werden können. Da mit steigendem Lebensalter ein physiologischer Abfall der Wachstumshormonsekretion nachweisbar ist, sollte dieses bei der Indikationsstellung berücksichtigt werden. Einer Therapie entgegen stehen die täglich notwendige subkutane Applikation sowie die erheblichen Kosten. Um Vor- und Nachteile für den einzelnen Patienten zu evaluieren, bieten wir den Patienten eine halbjährige Substitution an und entscheiden dann über die Fortführung. Bei Zweifeln über den Nutzen kann ein Auslassversuch sinnvoll ein.

Dosierung

Rekombinantes STH wird 1-mal täglich s. c. appliziert, zur Imitation der physiologischen Ausschüttung meist abends. Die initiale Dosis sollte 0,15–0,2 mg betragen mit Anpassung der Dosis in 1- bis 2-monatigen Intervallen. Anzustreben sind IGF-1-Spiegel im unteren bis mittleren altersangepassten Normbereich.

Nebenwirkungen und Kontraindikationen

Da ein Wachstumshormonmangel mit vermindertem extrazellulären Flüssigkeitsvolumen einhergeht, können nach Beginn der Substitution **Zeichen der Flüssigkeitsretention** auftreten; sie sind bei niedriger Anfangsdosis und langsamer Steigerung aber selten. Der Patient sollte auf die mögliche Ausbildung von Ödemen und gelegentlich eines Karpaltunnelsyndroms hingewiesen werden. Leichtgradige Arthralgien können auftreten, auch sollte aufgrund der diabetogenen Wirkung des Wachstumshormons der Glucosestoffwechsel kontrolliert werden. Eine Vielzahl von Studien hat keinen Hinweis auf erhöhtes Tumorrisiko unter Substitution gefunden, die allgemeinen Empfehlungen zu Screening-Untersuchungen sollten angewandt werden.

Absolute Kontraindikationen sind ein bestehendes Malignom, die fast nur im Kindesalter relevante benigne intrakranielle Hypertension sowie eine proliferative Retinopathie.

Substitution im Kindesalter

Nur bei frühzeitiger Diagnose eines dem Minderwuchs zugrunde liegenden Wachstumshormonmangels und Einleitung der Substitution ist ein ausreichendes Längenwachstum zu erzielen. Die Dokumentation des Längenwachstums über mindestens 12 Monate ist hilfreich, um neben der verminderten Körpergröße eine pathologisch reduzierte Wachstumsgeschwindigkeit nachzuweisen und den Effekt der Substitution vergleichend werten zu können. Das Skelettalter sollte vergleichend zum chronologischen Alter durch eine **Röntgenaufnahme der linken Hand** dokumentiert werden, um das Wachstumspotenzial bei unverschlossenen Epiphysenfugen nachzuweisen.

Zur Therapie werden initial 0,8 mg/m²KO pro Tag abends s. c. injiziert. Kontrollen des Wachstums über 1 Jahr unter Substitution bieten im Vergleich zum Vorjahr die Grundlage, um über Dosisanpassungen bzw. die Fortführung der Substitution zu entscheiden. Eine signifikante Zunahme der Wachstumsgeschwindigkeit um > 2 cm pro Jahr sollte das Ziel sein. Eine Erhöhung der Dosis während der Pubertät, wie sie physiologisch in Form vermehrter Sekretion zu beobachten ist, wird kontrovers diskutiert, ist bei adäquatem Wachstum unserer Meinung nach aber nicht sinnvoll. Nach Abschluss des Körperwachstums sollte eine erneute Evaluation erfolgen, um über eine weitere Substitution im Erwachsenenalter in Hinblick auf die wichtigen Stoffwechselfunktionen von Wachstumshormon zu entscheiden.

56.3 Störungen der Hypophysenhinterlappenfunktion

56.3.1 Diabetes insipidus

Grundlagen

Arginin-Vasopressin, auch **antidiuretisches Hormon (ADH)** genannt, wird im Hypothalamus gebildet, über den Hypophysenstil in den Hypophysenhinterlappen transportiert und dort in die Zirkulation freigesetzt. In den distalen Nephronen der Niere fördert ADH die Reabsorption von freiem Wasser. Unter Vermittlung von hypothalamischen Osmorezeptoren wird somit die Serumosmolalität innerhalb enger Grenzen konstant gehalten. Bei einem kompletten oder teilweisen Ausfall der ADH-Sekretion oder bei ADH-Resistenz in der Niere entsteht ein unkontrollierter Wasserverlust mit raschem Anstieg der Serumosmolalität und stark verdünntem Urin.

- Ursächlich für einen **zentralen Diabetes insipidus** kommen Tumoren, granulomatöse Prozesse oder Traumata im Bereich von Hypothalamus oder Hypophyse infrage.

- Selten liegt eine familiäre Form vor, so bei Mutationen des Arginin-Vasopressin-Neurophysin II-Gens oder im Rahmen des DIDMOAD-Syndroms (Diabetes insipidus; Diabetes mellitus, Atrophie des N. opticus; Taubheit).

Klinik und Diagnostik. Leitsymptome eines Diabetes insipidus sind die Polyurie (>2,5 l pro Tag), Nykturie und Polydipsie. Kann der Patient die vermehrte Ausscheidung nicht selbstständig durch eine gesteigerte Trinkmenge ausgleichen, entwickelt sich eine ausgeprägte Exsikkose, verbunden mit Organfunktions- und Vigilanzstörungen bis zum Koma.

- Bei nachweislicher Polyurie liefert die Bestimmung der Urinosmolalität im Spontanurin morgens sowie der Serumosmolalität eine erste Einschätzung.
- Eine verminderte Urinosmolalität (<600–700 mosmol/kg) sollte die weitere Abklärung mittels Durstversuch und ggf. Kochsalzinfusionstest unter stationären Bedingungen nach sich ziehen.
- Die abschließende Gabe von ADH grenzt einen zentralen von einem renalen Diabetes insipidus ab.

Therapie

Ziel der Behandlung ist eine Reduktion der täglichen Volumenzufuhr auf ein erträgliches Maß <2,5 l sowie die Vermeidung der Nykturie.

Desmopressin, ein synthetisches Arginin-Vasopressin-Analogon besitzt eine gegenüber dem natürlichen ADH verlängerte Halbwertszeit und ist deutlich effektiver, hat auch einen geringeren vasokonstriktorischen Effekt und eine geringere Wirkung auf die Uteruskontraktilität. Die Applikation erfolgt **intranasal** (Minirin Nasenspray: 1 Sprühstoß = 10 μg, Minirin Rhinyle: 0,1 ml = 10 μg, 10–40 μg pro Tag verteilt auf 2–3 Einzeldosen), **oral** (DDAVP 0,1 mg, Minirin 0,2 mg, 02–1,2 mg pro Tag verteilt auf 2–3 Einzeldosen) oder **parenteral** (Minirin 4 μg, 1–4 μg pro Tag). Die Dosierung orientiert sich an Trinkmenge und Ausscheidung sowie adäquaten Konzentration des Morgenurins.

Bei partiellem Diabetes insipidus mit gelegentlich nur 1-mal täglich notwendiger Gabe sollte diese abends erfolgen, um eine ungestörte Nachtruhe zu gewährleisten.

Auch im unbehandelten Zustand besteht zunächst keine unmittelbare Gefährdung des Patienten, solange ein Ausgleich durch entsprechende Einfuhrmengen möglich ist. Bei Bewusstseinsstörungen ist dieser Ausgleich gefährdet, sodass der Patient mit einem entsprechenden Notfallausweis und einer Notfallmedikation in Form von Desmopressinampullen (4 μg) ausgestattet werden muss. Kompliziert und prognostisch sehr ungünstig ist eine **zusätzliche Störung des Durstzentrums**. Hier müssen Ein- und Ausfuhr engmaschig kontrolliert werden, ggf. durch eine Hilfsperson.

56.3.2 Syndrom der inadäquaten ADH-Sekretion

Grundlagen

Unphysiologisch hohe ADH-Spiegel führen zu einer Retention von freiem Wasser bei verminderter Ausscheidung von konzentriertem Urin. Folge sind eine Hypervolämie mit Verdünnungshyponatriämie und erhöhter Natriumausscheidung im Urin. Als Ursachen der inadäquaten ADH-Sekretion (SIADH) kommen infrage:

- zerebrale Erkrankungen wie Enzephalitis, Meningitis, Hirnblutungen, Schädel-Hirn-Trauma, Zustand nach Operation z. B. eines Hypophysenadenoms
- ektope Bildung durch maligne Tumoren, unter anderem kleinzelliges Bronchialkarzinom, Pankreaskarzinom sowie Thymom und Lymphome
- Lungenerkrankungen wie Tuberkulose, Sarkoidose, Abszess oder Staphylokokkenpneumonie
- Medikamente, u. a. trizyklische Antidepressiva, Carbamazepin, Vincristin
- Nebenniereninsuffizienz, Hypothyreose, PEEP-Beatmung

Klinik und Diagnostik. Wegweisend sind eine **Hyponatriämie** und die **erniedrigte Serumosmolalität**. Bei Na-Konzentrationen unter 120 mmol/l bzw. bei einer Serumosmolalität unter 260 mosm/kg können Bewusstseinsstörungen bis zum Koma sowie zerebrale Krampfanfälle die Folge sein, abhängig von der Entstehungsgeschwindigkeit. Charakteristisch ist das Fehlen peripherer Ödeme. Zur Klärung der Ursache ist insbesondere eine genaue Anamnese (Medikamente) erforderlich. Eine sorgfältige körperliche Untersuchung sowie Routinelaborparameter (Nierenretentionsparameter) liefern Hinweise auf den Flüssigkeitszustand (Hypovolämie oder Eu- bis Hypervolämie) sowie Begleiterkrankungen.

Differenzialdiagnosen. Abzugrenzen sind:

- Zustände arterieller und venöser Hypovolämie mit Zeichen der Exsikkose bei Diuretikaeinnahme, Aldosteronmangel, Salzverlustniere, zerebralem Salzverlustsyndrom, Erbrechen, Durchfällen und Pankreatitis
- Zustände arterieller Hypo-, aber venöser Hypervolämie mit peripheren Ödemen, Aszites und gefüllten Jugularvenen bei gleichzeitiger Exsikkose, z. B. bei Leberzirrhose, Herzinsuffizienz oder nephrotischem Syndrom

Therapie

Die Behandlung sollte sich an der klinischen Symptomatik, Ausmaß und Entwicklungsgeschwindigkeit der Hyponatriämie sowie der zugrunde liegenden Ursache orientieren.

Bei milder Symptomatik steht die **Trinkmengenbegrenzung** auf 0,5–1 l pro Tag an 1. Stelle. Die negative Wasserbilanz erlaubt einen langsamen Anstieg des Serumnatriums von 1–2 % pro Tag. Da viele Patienten mit chronischem SIADH zusätzlich einen absoluten Natriummangel aufweisen, ist in dieser Phase eine kochsalzreiche Ernährung anzuraten.

Bei neurologischen Auffälligkeiten aufgrund eines sich entwickelnden Hirnödems muss eine intravenöse Natriumsubstitution mit 3- bis 5 %iger Kochsalzlösung erfolgen. Hierbei handelt es sich meist um akut entstandene Hyponatriämien mit einer Dauer von < 48 h.

> **! Cave**
> Die Natriumsubstitution sollte maximal 2 mmol/l/h betragen, am besten unter intensivmedizinischer Überwachung. Nach Besserung der Symptomatik oder spätestens nach Anstieg des Natrium >120 mmol/l ist die intravenöse Natriumgabe zu beenden.

Chronische Hyponatriämien sind auch bei erheblicher Ausprägung aufgrund der Adaptionsvorgänge mit Normalisierung des Hirnzellvolumens nur selten mit einer neurologischen Symptomatik verbunden. Hier sollte eine intravenöse Natriumsubstitution sehr zurückhaltend vorgenommen werden und auf einen besonders langsamen Ausgleich geachtet werden (Anstieg < 0,5 mmol/l/h). Die klinische Symptomatik und nicht das Ausmaß der Hyponatriämie sollte Grundlage der Entscheidung über die intravenöse Substitution sein.

Auslösende Medikamente sollten abgesetzt werden, zugrunde liegende Erkrankungen wenn möglich kausal behandelt werden (z. B. Chemotherapie eines kleinzelligen Bronchialkarzinoms, Behandlung entzündlicher ZNS-Erkrankungen). Möglicherweise werden zukünftig selektive Antagonisten des Vasopressins die therapeutischen Möglichkeiten erweitern.

> **! Cave**
> Hauptgefahr der intravenösen Kochsalzsubstitution ist ein zu schneller Anstieg des Serumnatriums. Dies kann bei Patienten mit länger bestehender Hyponatriämie (>48 h) zur Ausbildung einer zentralen pontinen Myelinolyse führen mit schwerwiegender Schädigung des Hirnstamms. Symptome sind die Entwicklung einer schlaffen Para- oder Tetraplegie, Dysphagie, Dysarthrie und Koma. Diese schwerwiegende Komplikation ist nur partiell reversibel und führt häufig zum Tod.

56.4 Weitere Erkrankungen von Hypothalamus und Hypophyse

56.4.1 Hormoninaktive Hypophysenadenome

Hormoninaktive Tumoren stellen nach den Prolaktinomen die zweithäufigste Manifestation eines Hypophysenadenoms dar. Definitionsgemäß lassen sich bei diesen Tumoren in der Zirkulation keine erhöhten Spiegel von aktiven Hypophysenvorderlappenhormonen nachweisen. Bei bis zu 90 % hormoninaktiver Adenome dagegen ist die Produktion einzelner Untereinheiten der Glykoproteinhormone nachzuweisen. Nur 2 der histologisch unterschiedenen Adenomtypen, das Nullzelladenom und das onkozytäre Adenom, enthalten immunhistochemisch keine Hormone.

Differenzialdiagnosen. Physiologische Vergrößerungen der Hypophyse lassen sich mit modernen bildgebenden Verfahren klar von Hypophysentumoren differenzieren. Solche Größenzunahmen sind zum einen während einer Schwangerschaft, zum anderen bei länger bestehendem primären Hypogonadismus oder Hypothyreose mit reaktiver Hyperplasie der gonadotropen bzw. thyreotropen Zellen sehr selten zu beobachten.

Bei 15–20 % der Untersuchungen der Hypophyse lassen sich kleine Zysten der Rathke-Tasche nachweisen, die jedoch keine Symptome bewirken. Größere Zysten können mit Kopfschmerzen, Gesichtsfeldausfällen und klinischen Folgen einer Hyperprolaktinämie wie Galaktorrhö und Amenorrhö aufgrund der Kompression des Hypophysenstiels auffallen.

Zu den systemischen entzündlichen Erkrankungen, die selten auch einmal die Hypophyse einbeziehen können, gehören die Sarkoidose, die Wegener Granulomatose sowie die Langerhans-Zell-Histiozytose (auch Histiozytosis X). Selten können sich intra- oder paraselläre Abszesse als Folge einer Bakteriämie, bei Meningitis oder fortgeleitet bei einer Sinusitis entwickeln.

Primäre Hypophysenkarzinome sind sehr selten, bisher wurden weniger als 100 Fälle in der Weltliteratur beschrieben. Eine sinnvolle Chemotherapie steht nicht zur Verfügung. Hypophysenmetastasen sind ebenfalls selten und werden meist erst im Spätstadium einer Tumorerkrankung manifest. Der Primärtumor ist häufig ein Mammakarzinom, Bronchialkarzinome stellen den zweithäufigsten Ausgangsort dar. Zur Erhalt der Sehfunktion kann eine operative Resektion gerechtfertigt sein.

Therapie. Die Therapie besteht in der operativen Entfernung durch einen erfahrenen Neurochirurgen. Bei ca. 90 % der Patienten ist diese transsphenoidal, gelegentlich aber nur transkraniell möglich. Bei ausgedehnten Tumoren kann zur kompletten Tumorresektion der transsphenoidale und der transkranielle Zugang kombiniert zeitversetzt durchgeführt werden. Die Rezidivrate hormoninaktiver Hypophysentumoren schwankt zwischen 5 und 30 %. Abhängig vom Lebensalter kann bei einem Rezidiv zunächst die weitere Beobachtung, eine Zweitoperation oder eine Bestrahlung diskutiert werden. Bei invasivem Wachstum im Bereich des Sinus cavernosus sollte die Radiatio frühzeitig erfolgen, da der Wirkeintritt erst nach Monaten bis Jahren zu erwarten ist und für die infiltrativen Anteile keine weiteren therapeutischen Optionen bestehen. Neben der fraktionierten Bestrahlung kann eine radiochirurgische Intervention in einer Sitzung erwogen werden; stereotaktischen Verfahren sollte der Vorzug gegeben werden.

56.4.2 Empty-Sella-Syndrom

Gelegentlich wird zufällig oder bei der Differenzialdiagnostik einer hypophysären Insuffizienz ein Empty-Sella-Syndrom diagnostiziert. Einem **primären Empty-Sella-Syndrom** kann eine subarachnoidale Herniation in die Sella zugrunde liegen. Ursächlich ist meist ein nur rudimentär angelegtes Diaphragma sellae, das normalerweise die Hypophysennische gegen den Subarachnoidalraum abgrenzt. Durch die entstehende intraselläre Arachnoidozele wird die Hypophyse meist an den Boden oder nach dorsal gedrückt. Die weitgehend mit Liquor gefüllte Sella stellt sich radiologisch leer dar. Aufgrund der großen Reservekapazität der Hypophyse und der langsamen Entwicklung sind endokrine Defizite selten.

Bei einem **sekundären Empty-Sella-Syndrom** dagegen ist meist eine Hypophysenvorderlappeninsuffizienz festzustellen. Ursächlich kann ein Infarkt des Hypophysenvorderlappens sein, z. B. postpartal beim Sheehan-Syndrom. Eine kausale Therapie ist nicht notwendig, ggf. muss eine Substitution der Hypophysenachsen erfolgen.

56.4.3 Hypophysitis

Eine primäre Hypophysitis ist selten und wird fast nur bei Frauen festgestellt. Sie tritt gelegentlich postpartal auf und ist gekennzeichnet durch eine ausgedehnte lymphozytäre Infiltration der vergrößerten Hypophyse, sodass ursächlich eine **Autoimmunreaktion** vermutet wird. Klinisch bemerkenswert sind die im Verhältnis zur hypophysären Vergrößerung auffallend starken Kopfschmerzen. Im Verlauf kommt es zur Destruktion der Hypophysenzellen mit den klinischen Zeichen der Hypophyseninsuffizienz, sodass eine entsprechende Substitution einzuleiten ist. Da die Diagnose meist erst nach dem chirurgischen Eingriff histologisch gestellt wird und die Erkrankung selten ist, sind nur wenige Daten zur Therapie und zum Verlauf vorhanden. Ein zunächst konservatives Vorgehen erscheint bei nicht fortschreitender Raumforderung und dem klinischen Verdacht gerechtfertigt. Ein günstiger Effekt einer Glucocorticoidtherapie ist umstritten. Sekundäre Formen der Hypophysitis beinhalten infektiöse sowie systemisch entzündliche Erkrankungen.

56.5 Inzidentalome

Der zunehmende Einsatz moderner bildgebender Untersuchungstechniken des ZNS hat zu einer deutlichen Zunahme zufällig diagnostizierter Hypophysenraumforderungen bei Patienten geführt, bei denen initial kein Verdacht auf eine endokrine Störung bestand. Diese zufällig entdeckten Tumoren werden als Inzidentalome bezeichnet. Größenordnungen von 20 % überraschen nicht; auch in Autopsiestudien wurden bis zu 27 % beschrieben. Die Notwendigkeit einer Therapie hängt von dem Nachweis endokriner Aktivität, der Insuffizienz einzelner Hypophysenachsen, lokaler Symptomatik sowie der Wachstumstendenz der Raumforderung ab. Wenn möglich, sollte zunächst der Verlauf abgewartet werden. Über den Zeitraum der Kontrolluntersuchungen besteht keine einhellige Meinung. Bei unveränderter Darstellung mit bildgebenden Verfahren in jährlichen Kontrollen über 3 Jahre halten wir keine weitere Diagnostik für notwendig.

Leitlinien – Adressen – Tipps

Leitlinien

Arbeitsgemeinschaft Hypophyse der Deutschen Gesellschaft für Endokrinologie:
www.endokrinologie.net/index-sektionen.html

Internetadressen

The Pituitary Society:
http://pituitarysociety.med.nyu.edu
The endocrine Society: www.endosociety.org
Deutsche Gesellschaft für Endokrinologie:
www.endokrinologie.net

Tipps für Patienten

Netzwerk Hypophysen- und Nebennierenerkrankungen e. V.: www.glandula-online.de

---

Literatur

Ben-Shlomo A, Melmed S (2001) Acromegaly. Endocrinol Metab Clin North Am 30: 565–583

Giustina A, Barkan A, Casanueva FF, Cavagnini F, Frohman L, Ho K, Veldhuis J, Wass J, Von Werder K, Melmed S (2000) Criteria for cure of acromegaly: a consensus statement. J Clin Endocrinol Metab 85: 526–529

Howell S, Shalet S (2001) Testosterone deficiency and replacement. Horm Res 56 (Suppl 1): 86–92

Invited Report of a Workshop (1998) Consensus guidelines for the diagnosis and treatment of adults with growth hormone deficiency: Summary statement of the growth hormone research society workshop on adult growth hormone deficiency. J Clin Endocrinol Metab 83: 379–381

Melmed S, Jackson I, Kleinberg D, Klibanski A (1998) Current treatment guidelines for acromegaly. J Clin Endocrinol Metab 83: 2646–2652

Molitch ME (1999) Medical treatment of prolactinomas. Endocrinol Metab Clinics North Am 28: 143–169

Newman CB, Melmed S, George A et al. (1998) Octreotide as primary therapy for acromegaly. J Clin Endocrinol Metab 83: 3034–3040

Rolf C, Kemper S, Lemmnitz G, Eickenberg U, Nieschlag E (2002) Pharmacokinetics of a new transdermal testosterone gel in gonadotrophin-suppressed normal men. Eur J Endocrinol 146: 673–679

Sonino N, Boscaro M (1999) Medical therapy for Cushing's disease. Endocrinol Metab Clin North Am 28: 211–222

van der Lely AJ, Hutson RK, Trainer PJ, Besser GM, Barkan AL, Katznelson L, Klibanski A, Herman-Bonert V, Melmed S, Vance ML, Freda PU, Stewart PM, Friend KE, Clemmons DR, Johannsson G, Stavrou S, Cook DM, Phillips LS, Strasburger CJ, Hackett S, Zib KA, Davis RJ, Scarlett JA, Thorner MO (2001) Long-term treatment of acromegaly with pegvisomant, a growth hormone receptor antagonist. Lancet 358: 1754–1759

Webster J (1999) Clinical management of prolactinomas. Bailliere's Clin Endocrinol Metab 13: 395–408

57 Erkrankungen der Schilddrüse

R. Hörmann, K. Mann

57.1 Hypothyreose – 961
57.1.1 Grundlagen – 961
57.1.2 Therapie – 961

57.2 Hyperthyreose – 964
57.2.1 Grundlagen – 964
57.2.2 Allgemeine Therapiemaßnahmen – 965
57.2.3 Spezielle Therapie – 966

57.3 Euthyreote Struma – 971
57.3.1 Grundlagen – 971
57.3.2 Allgemeine Therapiemaßnahmen – 971
57.3.3 Spezielle Therapie – 972

57.4 Malignome – 974
57.4.1 Grundlagen – 974
57.4.2 Allgemeine Therapieprinzipien – 975
57.4.3 Spezielle Therapiemaßnahmen – 976

57.5 Thyreoiditis – 979
57.5.1 Grundlagen – 979
57.5.2 Therapie – 980

Literatur – 981

Schilddrüsenerkrankungen gehören mit zu den häufigsten Erkrankungen in unserem Lande (Hampel et al. 1995). Mehr als ein Drittel der deutschen Bevölkerung ist davon betroffen. Ärzte verschiedener Fachdisziplinen, insbesondere Allgemeinärzte und Internisten, sollten daher einen guten Zugang zu diesem Problemkreis haben.

Die Erkrankungen der Schilddrüse können sowohl zu funktionellen Beeinträchtigungen des Schilddrüsenstoffwechsels (Fehlfunktionen) als auch zu morphologischen Veränderungen des Organs (Lokalbeschwerden) führen. Der betroffene Patient kann sich dem Arzt daher mit ganz unterschiedlichen Beschwerden vorstellen. Die Diagnose ist nur gelegentlich eine Blickdiagnose, häufiger erfordert sie ein gezieltes differenzialdiagnostisches Vorgehen. Therapeutisch stehen zur Behandlung von Schilddrüsenerkrankungen seit Jahren bekannte und bewährte medikamentöse und ablative Therapieoptionen zur Verfügung. Der Einsatz der Therapeutika und die differenzierte individuelle Therapiewahl sind jedoch an eine ätiologisch und prognostisch ausgerichtete Diagnostik gebunden.

Mehr Aufmerksamkeit sollte einer bisher in Deutschland noch vernachlässigten Frühbehandlung und Prävention zukommen, da sich Schilddrüsenerkrankungen dafür besonders gut eignen (Heinisch et al. 2002; Meng et al. 2002).

57.1 Hypothyreose

Literatur bei Classen et al. (1996), Grüters u. Schumm-Draeger (1998), Hehrmann (1998), Hörmann (2001), Meng (1992), Pfannenstiel et al. (1997), Saller et al. (1997), Spelsberg et al. (2000), Schuppert et al. (1997), Usadel u. Weinheimer (1996)

57.1.1 Grundlagen

Die Hypothyreose wird üblicherweise als **verminderte Schilddrüsenhormonwirkung** definiert. Dem hormonellen Defizit können ätiologisch unterschiedliche Krankheitsbilder zugrunde liegen (◘ Tabelle 57-1). Bezüglich des Ausmaßes der Schilddrüsenunterfunktion wir eingeteilt in:
- eine latente oder subklinische Hypothyreose
- manifeste Hypothyreose
- hypothyreote Krise

> ❗ Die Unterscheidung zwischen einer subklinischen und manifesten Hypothyreose erfolgt überwiegend laborchemisch, wobei im subklinischen Stadium die peripheren Schilddrüsenhormone noch im Referenzbereich liegen, jedoch das TSH bereits über den Normbereich angestiegen ist. Die Einstufung als „Krise" stellt dagegen eine klinische Beurteilung dar.

57.1.2 Therapie

Schilddrüsenhormone spielen eine entscheidende Rolle im gesamten Energiestoffwechsel des Erwachsenen und sind daher für einen guten Gesamtzustand und zahlreiche Organ- und Stoffwechselfunktionen unentbehrlich. Im Kindesalter kommt darüber hinaus der adäquaten Schilddrüsenhormonversorgung eine wichtige Rolle für Wachstum, Reifung und Differenzierung des Organismus zu. Ein Fehlen dieses Hormones in der frühen Entwicklungsphase kann daher zu schweren, teils irreversiblen Beeinträchtigungen und Defiziten der körperlichen und geistigen Entwicklung führen.

Grundsätzlich bedarf die Hypothyreose einer Substitution durch **exogene Zufuhr des fehlenden Schilddrüsenhormones**. Therapieziel ist die Wiederherstellung einer klinisch beurteilbaren und laborchemisch belegten Euthyreose.

Die Therapie mit Schilddrüsenhormon ist i. Allg. einfach, gut steuerbar und hoch wirksam.

Hypothyreose im Erwachsenenalter

Die Behandlung der Hypothyreose stellt eine reine Substitutionstherapie dar, d. h. es ist sowohl eine Über- als auch Untertherapie zu vermeiden. Aus diesem Grunde ist der optimale Therapiebedarf individuell zu ermitteln und einzustellen.

> **Praxistipp**
> Grundsätzlich stellt nicht nur die manifeste, sondern bereits die subklinische Hypothyreose eine Indikation zur Einleitung der Substitutionsbehandlung dar.

Therapiedauer

Die Dauer der notwendigen Substitutionstherapie richtet sich nach der Ätiologie der Hypothyreose, die wiederum eng mit ihrer Prognose verknüpft ist.

Tabelle 57-1. Ursachen der Hypothyreose (mod. nach Hörmann 2001)

Primäre Hypothyreose	*Angeborene Fehlbildungen* Schilddrüsenagenesie, -aplasie, -dysplasie dystope Lage (z. B. Zungengrundstruma) *Jodverwertungsstörungen* Defekte von Jodidtransporter, Schilddrüsenperoxidase, Thyreoglobulinsynthese Defekte der Jodtyrosylkopplungsreaktion, Dejodase, Thyreoglobulinfreisetzung *Transiente Hypothyreose bei Säuglingen* bei Morbus Basedow der Mutter, durch diaplazentare Übertragung von mütterlichen, funktionell blockierenden TSH-Rezeptor-Antikörpern Jodmangel Jodexzess *Autoimmunthyreoiditis* atrophische Form hypertrophische Form (Hashimoto-Thyreoiditis) *Andere Thyreoiditiden* subakute Thyreoiditis de Quervain Postpartumthyreoiditis Silent Thyreoiditis Riedel-Struma zytokininduzierte Thyreoiditis *Iatrogen* Zustand nach Strumaresektion Zustand nach Radiojodtherapie (auch als Spätmanifestation nach 10 Jahren) Zustand nach Bestrahlung (Spätfolge Autoimmunthyreoiditis) Medikamenteneinnahme (Thyreostatika, Lithium, Amiodaron) *Strumigene Substanzen* *Extremer Jodmangel* *Seltene Erkrankungen der Schilddrüse* Amyloidose, Sarkoidose, Lymphome, Neoplasien
Sekundäre Hypothyreose	Erkrankungen der Hypophyse (HVL-Insuffizienz, Hypophysentumoren, Hypophysitis)
Tertiäre Hypothyreose	Erkrankungen des Hypothalamus
Resistenzsyndrome	Schilddrüsenhormonresistenz-Syndrome TSH-Rezeptor-Resistenz G-Protein-Defekt (z. B. McCune-Albright-Syndrom)

Selbstlimitierende Formen. Diese Hypothyreoseformen (z. B. Postpartumhyreoiditis, subakute Thyreoiditis de Quervain, medikamentös induzierte Thyreoiditiden) bedürfen nur einer vorübergehenden hormonellen Unterstützung über die Dauer von 6–12 Monaten.

Chronischen Thyreoiditiden. Insbesondere die Autoimmunthyreoiditis oder Hashimoto-Thyreoiditis benötigen hingegen, wenn nach üblicherweise jahrelangem Verlauf das Stadium der Funktionsstörung erreicht ist, meist eine dauerhafte, lebenslange Substitution. Eine Ausnahme stellen lediglich Hypothyreosen mit stark erhöhten Titern von TSH-Rezeptor-Antikörpern dar, bei denen ähnlich wie bei einem Morbus Basedow die funktionelle Komponente gegenüber einer zelldestruktiven Immunität überwiegt und eine Restitution der Funktion nach Abfall der funktionsblockierenden Antikörpertiter möglich ist.

 Cave
Eine Steroidtherapie zur Unterdrückung des Autoimmunprozesses ist wegen Unwirksamkeit und der hohen Nebenwirkungsrate bei Hypothyreose auch bei hohen und persistierenden Antikörpertitern nicht indiziert.

Durchführung
Die Substitutionstherapie erfolgt üblicherweise mit einem reinen Levothyroxinpräparat (L-Thyroxin, T_4), dem aufgrund seiner langen Halbwertszeit im Bereich von 7 Tagen und seiner bedarfsgerechten peripheren Konversion in das biologisch aktive Trijodthyronin (T_3) im Organismus gegenüber dem rascher anflutenden und kürzer wirksamen und damit häufig auch nebenwirkungsreicheren T_3 der Vorzug gegeben wird.

Dosierung
Übliche Dosen der Thyroxindauersubstitution liegen im Bereich von 100–200 μg pro Tag. Das Medikament kann bei guter oraler Resorption aufgrund der langen Halbwertszeit als Einmaldosis verabreicht werden. Die individuelle Dosis richtet sich nach dem TSH-Serumspiegel, der stabil im Normbereich um 1–2 mU/l eingestellt werden sollte (◘ Tabelle 57-2).

Zu beachten ist, dass auch nach Erreichen einer adäquaten Substitution der vormals erhöhte TSH-Spiegel nur langsam reagiert – nach einer Latenzzeit von 4–8 Wochen – und in den Normbereich zurückkehrt.

Sonderfälle
- In bestimmten Fällen, insbesondere bei Konversionsstörungen, sind Kombinationspräparate mit einem Anteil von 20 μg T_3 und 100 μg T_4 sinnvoll.
- In der Schwangerschaft ist mit einem um ca. 50 % gesteigerten Bedarf an Schilddrüsenhormonen zu rechnen und im Bedarfsfall individuell eine adäquate Dosissteigerung vorzunehmen.
- Im höheren Lebensalter kann der Bedarf an Schilddrüsenhormon geringfügig abnehmen.
- Eine Sondergruppe stellen Patienten mit koronarer Herzerkrankung und Angina pectoris dar, bei denen eine vorsichtige und einschleichende Dosierung des Hormonpräparates angezeigt ist (Anfangsdosis 25 μg pro Tag mit langsamer Dosissteigerung im Abstand von 2–4 Wochen). Bei Auftreten von pektanginösen Beschwerden empfiehlt sich eine Dosisreduktion und vor erneuter Steigerung eine kardiologische Diagnostik, ggf. eine entsprechende Intervention.
- Der Sonderfall einer sekundären Hypothyreose im Rahmen einer Hypophysenvorderlappeninsuffizienz bedarf einer etwas geringeren Substitutionsdosis als die primäre Hypothyreose und ist am besten anhand der T_3-Spiegel, nicht anhand des basalen TSH einzustellen.

Nebenwirkungen
Schilddrüsenhormone werden üblicherweise bei adäquater Dosierung gut vertragen und sind in keinem Fall einer Hypothyreose kontraindiziert. Im Falle einer Überdosierung machen sich Symptome einer iatrogenen Hyperthyreose (Herzklopfen, Palpitationen, Nervosität, Unruhe) bemerkbar.

◘ **Tabelle 57-2.** Dosierungsempfehlungen zur Therapie der Hypothyreose bei Kindern und Erwachsenen

Lebensalter	Dosis Levothyroxin [μg/kgKG]
Neugeborene 0–3 Monate	10–15
Säuglinge 3.–6 Monate	8–10
Kleinkinder 6–24 Monate	8–10
Kinder im Alter von 1–10 Jahren	4–6
Erwachsene	1–2

Aufgrund des gesteigerten Sauerstoffverbrauches kann es zum Neuauftreten einer Angina pectoris bzw. der Verschlechterung einer vorbestehenden koronaren Herzerkrankung kommen (▶ oben). Der Einfluss auf den Kohlenhydratstoffwechsel kann zu einer Verschlechterung, gelegentlich auch einer Neumanifestation eines Diabetes mellitus führen. Interaktionen mit anderen Arzneimitteln (Cumarinpräparaten, Antidiabetika) sind zu beachten. Bei unbehandelter Hypophysenvorderlappeninsuffizienz oder einem Morbus Addison (Schmidt-Syndrom) kann durch die Hormongabe eine Addison-Krise ausgelöst werden. Zuerst muss dann mit Hydrocortison substituiert werden.

Therapiekontrollen
Regelmäßige Kontrolluntersuchungen umfassen:
- klinische Einschätzung der Stoffwechsellage
- biochemische Funktionsprüfung
- morphologische Beurteilung der Schilddrüse (Sonographie)

In der Anfangsphase der Behandlung erscheinen etwa 2- bis 4-wöchige Visiten, bei stabiler Einstellung 1-jährliche Arztbesuche ausreichend.

Hypothyreote Krise
Die hypothyreote Krise (Myxödemkoma) stellt einen lebensbedrohlichen klinischen Zustand des Patienten dar, der eine unverzügliche hoch dosierte Hormonsubstitution erfordert.

Cave
Der Übergang von einer schweren Hypothyreose in das Myxödemkoma ist fließend und kann sehr rasch erfolgen.

Leitsymptome, die an ein Myxoedemkoma denken lassen:
- Hypothermie
- Bradykardie

◘ **Tabelle 57-3.** Therapie bei Myxödemkoma (mod. nach Herrmann)

Störung	Maßnahme
Ateminsuffizienz	O₂ intermittierend; evtl. Beatmung (► Text)
Hypothyreose	1. Tag: 500 μg Levothyroxin inject. i.v. 2–7. Tag: 100 μg Levothyroxin inject. i.v. ab 8. Tag: 100–150 μg Levothyroxin p.o.
Nebennierenrindeninsuffizienz	100–200 μg Hydrocortison i.v. pro Tag
Hypovolämie	1000–2000 ml Glucose bzw. Elektrolytlösung
Bradykardie	evtl. temporärer Schrittmacher
Hypothermie	vorsichtige Erwärmung

- Bradypnoe
- Hyperkapnie
- evtl. Hypoglykämie und Hypotonie

Die Therapie ist sowohl kausal auf den Ausgleich des Hormondefizits ausgerichtet als auch überbrückend symptomatisch orientiert (◘ Tabelle 57-3).

Thyroxinsubstitution. Intravenöse Gabe von 500 μg Levothyroxin initial, gefolgt von 100–150 μg i.v. pro Tag über die nächste Woche. Nach klinischer Erholung nach 1–2 Wochen Umstellung auf eine orale Erhaltungstherapie von 100–150 μg.

Supportive Maßnahmen. Diese umfassen:
- Intensivüberwachung
- bedarfsweise allgemeine Intensivmaßnahmen: Infusionstherapie, Ausgleich einer Hypovolämie, parenterale Ernährung, frühzeitiger Antibiotikaschutz
- Intubation und maschinelle Beatmung bei pCO₂ >50–60 mm Hg, Legen eines passageren Herzschrittmachers bei Bradykardie
- Behandlung einer begleitenden Nebennierenrindeninsuffizienz mit 100–200 μg Hydrocortison per Dauerinfusion über 24 h, alternativ Prednisolon 100 mg pro Tag

Kongenitale bzw. frühkindliche Hypothyreose

Die kongenitale Hypothyreose ist eine sehr ernste Erkrankung, die bei verzögerter Behandlung die Gefahr schwerwiegender Störungen der mentalen Reifung und der Skelettentwicklung birgt.

Neugeborene haben einen relativ hohen Thyroxinbedarf. Die Behandlung wird meist mit 50 μg Levothyroxin pro Tag begonnen und die Dosierung im Weiteren angepasst, um einen TSH-Spiegel zwischen 0,5 und 3 mU/ml zu erreichen (◘ Tabelle 57-2).

> **Praxistipp**
> Entscheidend für die Frühdiagnose einer kongenitalen Hypothyreose ist das TSH-Screening der Neugeborenen. Bereits nach Entnahme einer Kontrollprobe wird bei pathologisch erhöhten TSH-Werten die Behandlung eingeleitet. In Zweifelsfällen wird die adäquate Therapie bis zum 2. Lebensjahr fortgeführt und erst zu diesem Zeitpunkt eine definitive Diagnostik (TSH, fT₄, fT₃, Sonographie, Szintigraphie) durchgeführt.

Therapiekontrollen. Die gute Einstellung ist laborchemisch zu dokumentieren und lässt sich klinisch beurteilen an:
- Intelligenzentwicklung
- altersgemäßer Wachstumsentwicklung
- Skelettreife

57.2 Hyperthyreose

Literatur bei Benker (1992), Hehrmann (1998), Hofbauer et al. (1996), Hörmann (2001), Hörmann et al. (2002), Mann u. Hörmann (1998), Meng u. Pinchera (1997), Meyer-Geßner et al. (1989), Pfannenstiel et al. (1997), Reinwein et al. (1993), Saller et al. (1997), Spelsberg et al. (2000), Schuppet et al. (1997), Vitti et al. (1997), Wartofsky et al. (1991).

57.2.1 Grundlagen

Die Hyperthyreose wird als eine **gesteigerte Schilddrüsenhormonwirkung** auf den Organismus definiert. Ätiologisch können unterschiedliche Ekrankungen zugrunde liegen, am häufigsten eine Autonomie der Schilddrüse oder eine Autoimmunerkrankung (Morbus Basedow) (◘ Tabelle 57-4).

◘ **Tabelle 57-4.** Ursachen der Hyperthyreose (mod. nach Hörmann)

Autoimmunerkrankungen	Morbus Basedow (häufig)
	Hashimoto-Thyreoiditis (selten)
	Hashitoxikosis (selten)
Funktionelle Autonomie der Schilddrüse	unifokale Autonomie (häufig)
	multifokale Autonomie (häufig)
	disseminierte Autonomie (selten)
Thyreoiditiden	subakute Thyreoiditis de Quervain
	Postpartumthyreoiditis
	medikamenteninduzierte Thyreoiditis
	Strahlenthyreoiditis
Jodinduzierte Hyperthyreose	Jodexzess in Verbindung mit vorbestehender Schilddrüsenerkrankung
Thyreotoxikosis factitia	erhöhte exogene Schilddrüsenhormonzufuhr
	Intoxikation mit Schilddrüsenhormonen
TSH-induzierte Hyperthyreose	TSH-produzierender Hypophysentumor (TSHom)
hCG-assoziierte Hyperthyreose	Schwangerschaftshyperthyreose
	Hyperthyreose bei Blasenmole
	Hyperthyreose bei Chorionkarzinom
	Hyperthyreose bei Hodentumoren
Hyperthyreose bei Neoplasie	Adenom, Karzinom (selten)
Hyperthyreose bei dystoper Schilddrüse	retrosternale Struma, Struma ovarii
Familiäre nicht autoimmune Hyperthyreose	genomische TSH-Rezeptor-Mutation
Hypophysäre Schilddrüsenhormonresistenz	zentrale partielle Schilddrüsenhormonresistenz

Klinisch werden die **Schweregrade** eingeteilt in:
— latente oder subklinische Hyperthyreose
— manifeste Hyperthyreose
— thyreotoxische Krise

57.2.2 Allgemeine Therapiemaßnahmen

Die Therapie ist überwiegend symptomatisch auf die Beseitigung der Hyperthyreose und, wenn möglich, Wiederherstellung der Euthyreose ausgerichtet. Kausale Therapieansätze stehen meist nicht zur Verfügung. Im Wesentlichen kommen 3 bewährte Therapieverfahren zur Anwendung:
— medikamentöse antithyreoidale Therapie
— Radiojodbehandlung
— Schilddrüsenchirurgie

Cave
Die Radiojodtheapie und die Operation bei Hyperthyreose (Ausnahme thyreotoxische Krise) sind an eine euthyreote Stoffwechsellage gebunden, die ggf. durch medikamentöse Vorbehandlung erreicht werden muss.

Die differenzierte Therapiewahl (◘ Tabelle 57-5) richtet sich nach:
— Ätiologie der Hyperthyreose (prognosebestimmend)
— lokalen Beschwerden des Patienten (im Wesentlichen bestimmt durch die Ausdehnung der Struma)
— nach zusätzlichen subjektiven Kriterien (z. B. große Schilddrüse bei relativ geringen Beschwerden)

Aus therapeutischen Gründen sind neben den beiden Hauptformen Morbus Basedow und Autonomie der Schilddrüse weitere seltenere Ursachen der Hyperthyreose (Schwangerschaftshyperthyreose, Postpartumthyreoiditis, Thyreoidtis de Quervain, Thyreotoxikosis factitia) zu differenzieren, die wegen ihres selbstlimitierenden Charakters häufig nur einer symptomatischen Behandlung mit Betablockern, jedoch keiner antithyreoidalen Therapie bedürfen.

Tabelle 57-5. Differenzialtherapie der Hyperthyreose

Diagnose	Struma	Knoten	Therapie der 1. Wahl
Morbus Basedow	<50 ml	kein	Thyreostatika
Morbus Basedow	>50 ml	kein	Operation
Basedow-Rezidiv	<50 ml	kein	Radiojodtherapie
Morbus Basedow	<50 ml	warm	Radiojodtherapie
Morbus Basedow	>50 ml	warm	Operation
Morbus Basedow	<50 ml	kalt	Operation
Morbus Basedow	>50 ml	kalt	Operation
Autonomie	<50 ml	warm	Radiojodtherapie
Autonomie	<50 ml	warm und kalt	Operation
Autonomie	>50 ml	warm	Operation

57.2.3 Spezielle Therapie

Morbus Basedow

Literatur bei Benker (1992), Costagliola et al. (1999), Feldt-Rasmussen et al. (1994), Hofbauer et al. (1996), Hörmann (2001), Hörmann et al. (2002), Mann u. Hörmann (1998), Meng u. Pinchera (1997), Meyer-Geßner et al. (1989), Pfannenstiel et al. (1997), Schuppert et al. (1997), Wartofsky et al. (1991).

Die immunogene Hyperthyreose bei Morbus Basedow ist ausgewiesen durch begleitende Augensymptome (endokrine Orbitopathie, ca. 60%), eine diffuse Echoarmut und Hypervaskularisation im Sonogramm bzw. in der Duplexsonographie und erhöhte Schilddrüsenautoantikörper (TSH-Rezeptor-Antikörper, >95% positiv im frischen Erkrankungsstadium mit dem humanen TRAK-Assay).

Ziel der antithyreoidalen Therapie bei Morbus Basedow ist die Überbrückung der Zeit bis zum Eintritt einer wahrscheinlichen Remission der Erkrankung. Daraus ergibt sich eine Therapiedauer von ca. 1 Jahr.

Cave
Wichtig ist es, die thyreostatische Therapie eines Morbus Basedow nicht unmittelbar nach Erreichen der Euthyreose abzusetzen, da ansonsten mit einer hohen Rezidivneigung zu rechnen ist.

Thyreostatische Therapie

Gebräuchliche Substanzen sind **Thiamazol, Carbimazol** und **Propylthiouracil**, als Reservepräparat dient Perchlorat. Der Wirkmechanismus besteht in einer Hemmung der Schilddrüsenperoxidase und damit der De-novo-Synthese von Schilddrüsenhormonen.

Cave
Die Ausschüttung von präformierten Hormonvorräten kann nach Einleitung einer thyreostatischen Therapie zunächst unverändert weitergehen. Daraus resultiert ein verzögerter Wirkungseintritt der Behandlung; eine Euthyreose wird üblicherweise mit einer Latenz von 3–6 Wochen erreicht.

Thyreostatika wirken **kompetitiv**. Dies bedeutet, ihre Wirkung lässt sich von hohen Joddosen (z. B. Kontrastmittelapplikation) aufheben. Andererseits genügt bei Jodarmut (im Jodmangelgebiet Deutschland) eine vergleichsweise niedrigere Dosis.

> **Praxistipp**
> Thyreostatika werden intrathyreoidal angereichert, damit ist ihre Wirkzeit länger als die Plasmahalbwertszeit.

Dosierung

Wir beginnen mit einer Initialdosis bis zum Erreichen der Euthyreose und reduzieren dann auf eine Erhaltungsdosis (Benker 1992; Reinwein et al. 1993).

Initiale Dosen. Thiamazol (10–)20 mg pro Tag, Carbimazol (15–)30 mg pro Tag, Propylthiouracil 150–200 mg pro Tag. Ausnahmen bei thyreotoxischer Krise und jodinduzierter Hyperthyreose: Thiamazol 30–60 mg pro Tag.

Erhaltungsdosen. Thiamazol 2,5–10 mg pro Tag, Carbimazol 5–15 mg pro Tag, Propylthiouracil 50–100 mg pro Tag.

Monotherapie vs. Kombinationstherapie

Eine Kombinationsbehandlung des Thyreostatikums mit einer niedrig dosierten Zugabe von Levothyroxin kommt grundsätzlich erst nach Erreichen der Euthyreose und bei niedrigem Thyreostatikaverbrauch in Betracht, z. B. 5–10 mg Thiamazol und 50 µg Levothyroxin.

Mono- und Kombinationstherapie sind, auch im Hinblick auf das spätere Erreichen einer Remission, bezüglich ihrer Wirksamkeit gleichwertig. Doch lässt sich, insbesondere bei schwankender Stoffwechsellage, durch die kombinierte Behandlung häufig eine stabilere Einstellung erreichen; dadurch können die Kontrollintervalle verlängert werden (Hörmann et al. 2002; Reinwein et al. 1993; Schuppert et al. 1997).

Durchführung
Bei Morbus Basedow wird über die Dauer 1 Jahres die Dosierung so eingestellt, dass TSH möglichst nicht über den unteren Referenzbereich (ca. 0,5 mU/l) ansteigt. TSH darf auch längerfristig bei peripher euthyreoten Hormonwerten supprimiert bleiben.

Nach 1-jähriger Behandlungszeit schließt sich ein Auslassversuch an. Bei ca. der Hälfte der Patienten ist nach Absetzen der Medikation innerhalb der nächsten 1–2 Jahre, häufig schon nach Monaten mit einem Rezidiv der Hyperthyreose zu rechnen. Die Rezidivhyperthyreose ist einer definitiven Behandlung zu unterziehen (Radiojodtherapie oder Operation).

Ein besonders gute Prognose weisen Patienten mit negativen TSH-Rezeptor-Antikörper-Titern bei Therapieende, einem normalen TSH 4 Wochen nach Absetzen der Medikation und einer kleinen Struma auf (Feldt-Rasmussen et al. 1994; Hörmann et al. 2002; Vitti et al. 1997). Patienten mit großen Strumen und anhaltender Aktivität sollten sich bereits vor Jahresfrist im euthyreoten Zustand einer definitiven Sanierung (Operation) unterziehen, da die medikamentöse Therapie hier nur geringe Erfolgsaussichten aufweist. Auch bei Unverträglichkeit der antithyreoidalen Substanzen oder mangelnder Compliance des Patienten ist das Therapiekonzept zu wechseln.

Wichtig ist die Aufklärung des Patienten über die mögliche seltene Komplikation der **Agranulozytose** mit der Konsequenz eines raschen Arztbesuches bei Verdachtssymptomen (Tonsillitis, Fieber).

> **Cave**
> Bei Verdacht auf Agranulozytose unter thyreostatischer Therapie ist ein Differenzialblutbild anzufertigen.

Kontraindikationen, Komplikationen und Nebenwirkungen
Thyreostatika sind kontraindiziert bei bereits früher aufgetretenen schwerwiegenden Nebenwirkungen.

Alle Nebenwirkungen sind dosisabhängig. Bei 10 mg Thiamazol ist mit einer Nebenwirkungsrate von ca. 15 % zu rechnen, bei 40 mg Thiamazol steigt diese auf ca. 25% (Reinwein et al. 1993). Tabelle 57-6 fasst die Nebenwirkungen nach Häufigkeit zusammen. Schwerwiegende Nebenwirkungen sind äußerst selten (Meyer-Geßner et al. 1989; Reinwein et al. 1993).

Tabelle 57-6. Nebenwirkungen der Thyreostatika

Häufig	Pruritus, Urtikaria, allergische Exantheme
	Leukopenie, leichte Leberenzymerhöhungen
	Strumawachstum (bei Überdosierung)
Seltener	Agranulozytose (0,1–0,6 %), aplastische Anämie, Thrombozytopenie, Panzytopenie
	Cholestase
	allergische Vaskulitis, pANCA-positive Vaskulitis, medikamenteninduzierter Lupus erythematodes, Hypoglykämie (Anti-Insulin-Antikörper)
	Gelenk- und Muskelschmerzen, Arzneimittelfieber
	Geschmacks- oder Geruchsstörungen, Polyneuropathie
	gastrointestinale Beschwerden, Kopfschmerzen
	Haarausfall (meist durch Hyperthyreose selbst)

> **Praxistipp**
> Bei allergischen Reaktionen sind Thiamazol und Carbimazol durch Propylthiouracil ersetzbar, jedoch sind Thiamazol und Carbimazol gegenseitig aufgrund ihrer Ähnlichkeit nicht austauschbar.

Vorgehen bei Agranulozytose
- unverzügliches Absetzen des Thyreostatikums mit Verzicht auf die Gabe eines Alternativpräparates und stattdessen symptomatischer Betablockade (Propranolol 3-mal 10–40 mg)
- antibiotische Therapie
- ggf. zusätzliche Gabe von G-CSF (300 µg s. c. pro Tag)
- nach Normalisierung der Leukozytenzahl, jedoch nie in der Agranulozytose, unverzüglich definitive Thyeoidektomie, ggf. nach präoperativer Plummerung (Gabe hoher Jodmengen von 0,2–2 g pro Tag über 7–14 Tage mit akuter Hemmung der Freisetzung von Schilddrüsenhormonen)

Therapiekontrollen
Kontrolluntersuchungen dienen zur:
- klinischen Beurteilung der Stoffwechsellage
- Kontrolle des Strumawachstums
- Laborwertkontrolle (TSH, fT_4, fT_3)
- Erfassung von Nebenwirkungen

Initial haben sich 2- bis 3-wöchentliche Abstände, später 2- bis 3-monatliche Intervalle bewährt.

Rezidiv der Hyperthyreose bei Morbus Basedow

Bei Rezidivhyperthyreose ist eine definitive Behandlung angezeigt:
- Radiojodtherapie, bevorzugt bei kleinen Strumen und fehlender Knotenbildungen
- Operation bei großen mechanisch behindernden Strumen

Hyperthyreose bei Morbus Basedow in der Schwangerschaft

Die immunogene Hyperthyreose in der Schwangerschaft ist von der häufigeren hCG-induzierten Schwangerschaftshyperthyreose differenzialdiagnostisch abzugrenzen, da Erstere einer thyreostatischen Behandlung bedarf, Letztere aufgrund ihres selbstlimitierenden Charakters meist nicht.

Die Therapie des Morbus Basedow in der Schwangerschaft weist gegenüber nichtschwangeren Patientinnen einige Besonderheiten auf (Hörmann 2001):
- Die Dosierung des Thyreostatikums ist möglichst niedrig zu wählen. (Vermeidung einer fetalen Hypothyreose und Struma.). Eine Kombination mit L-Tyroxin ist kontraindiziert.
- Die Einstellung von fT_4 und fT_3 erfolgt in den oberen Referenzbereich, TSH soll supprimiert bleiben.
- Dosisanpassungen sind engmaschiger vorzunehmen, häufig ist im 2. Trimenon bereits ein Auslassversuch möglich.
- TSH-Rezeptor-Antikörper werden diaplazentar übertragen und können bei hohen Titern eine fetale Hyperthyreose induzieren, die bis zu mehreren Wochen nach der Entbindung persistieren kann.

Endokrine Orbitopathie

Literatur bei Esser et al. (1995), Förster u. Kahaly (1998), Hörmann (2001), Pfannenstiel et al. (1997), Schuppert et al. (1997)

Die endokrine Orbitopathie gilt heute als eine **extrathyreoidale Manifestation des Morbus Basedow**. Eine kausale Therapie steht ebenso wie bei Morbus Basedow nicht zur Verfügung. Es ergeben sich 2 Therapieansätze:
- Behandlung der Schilddrüsenfehlfunktion und optimale Einstellung der Schilddrüsenstoffwechsellage, die bereits bei vielen Patienten zu einer Rückbildung der Augensymptomatik führt
- symptomatische Behandlung der Augenerkrankung

Es sind lokale Therapiemaßnahmen (Tränenersatzmittel, Hochlagerung des Oberkörpers, Okklusionsverband zur Sicherung des Lidschutzes, getönte Brille bei Lichtempfindlichkeit, Prismenfolien bei Doppelbildern) und **systemische Behandlungen** anzuwenden.

Die Therapie der 1. Wahl stellt die **Steroidgabe** dar. Sie wird heute üblicherweise nach einem Kurzzeitschema über 6 Wochen (z. B. Fluorcortolon 100 mg pro Tag mit Reduktion um 10 mg nach jeweils 4 Tagen ohne Erhaltungstherapie) durchgeführt.

Eine **Retrobulbärbestrahlung** mit entzündungshemmender Dosis (10–20 Gy) kann sowohl parallel als auch bei unzureichender Wirksamkeit der Steroide eingesetzt werden. Ihre Effektivität wird heute geringer als die der Steroidtherapie eingeschätzt.

Dekompressionsoperationen sind bei schweren, visusbedrohenden Formen indiziert. Die Fettkörperresektion zeigt einen günstigen Einfluss auf Lidödem und Protrusio, weniger auf evtl. vorhandene Augenmuskellähmungen und Doppelbilder. Eventuell notwendige Korrektur- und Schieloperationen sollen erst nach Abklingen des akuten Krankheitsprozesses durchgeführt werden.

Autonomie der Schilddrüse

Literatur bei Georgi et al. (1992), Hörmann (2001), Meng (1992), Pfannenstiel et al. (1997), Schicha u. Schober (1997), Spelsberg et al. (2000), Schuppert et al. (1997).

Im Gegensatz zum Morbus Basedow, dem eine extrinsische antikörpervermittelnde Überstimulation der Schilddrüse zugrunde liegt, handelt es sich bei der Autonomie der Schilddrüse um einen endogenen Kontrollverlust mit durch teils aufgeklärte, bei Jodmangel gehäuft auftretende Mutationen im TSH-Rezeptor und Gs-α-Protein, die eine TSH unabhängige konstitutionelle Daueraktivierung der Adenylatzyklase mit konsekutiver Hormonmehrsekretion bedingen. Der hyperthyreote Zustand wird oftmals schleichend nach oft jahrzehntelangem Verlauf mit langsam progredienter Zunahme des Anteils an autonomen Gewebe errreicht.

Klinisch unterscheidet man:
- unifokale Autonomie
- multifokale Autonomie
- diffuse dissiminierte Autonomie der Schilddrüse (sehr selten)

Nach **Funktionslage** werden unterschieden:
- Autonomie bei Euthyreose
- Autonomie mit subklinischer Hyperthyreose
- Autonomie mit manifester Hyperthyreose

Cave

Im Gegensatz zum Morbus Basedow wird bei Autonomie der Schilddrüse durch die thyreostatische Behandlung keine Remission erreicht, sodass nach Absetzen der Schilddrüsenblocker mit einem raschen Wiederauftreten der ursprünglichen Hyperthyreose zu rechnen ist.

Medikamentöse Therapie

Antithyreoidale Substanzen kommen bei der Autonomie nur als **vorbereitende Maßnahmen** zum Erreichen der

Euthyreose als Vorbedingung einer Radiojodtherapie oder Operation in Betracht.

> **Praxistipp**
> Die Indikation zu einer definitiven Behandlung der Schilddrüsenautonomie ist bereits im Stadium der subklinischen Hyperthyreose zu stellen. Zu vermeiden sind hohe Jodkontaminationen, die bei supprimiertem TSH ein 20- bis 30%iges Risiko für die Auslösung einer manifesten Hyperthyreose beinhalten.

Radiojodtherapie

Die Radiojodtherapie ist die **Therapie der 1. Wahl** einer Hyperthyreose bei Autonomie. Ausnahmen sind große, mechanisch behindernde Strumen (>60 ml), die besser einer operativen Sanierung unterzogen werden, sowie das zusätzliche Vorkommen nichtspeichernder kalter Schilddrüsenknoten, die durch das Radiopharmakon nicht erreicht werden.

Die Indikation wird bereits bei der subklinischen, nicht erst bei der manifesten Hyperthyreose gestellt. Kontraindikationen sind Schwangerschaft, Stillen, Kinderwunsch innerhalb der nächsten 6 Monate und eine noch floride Hyperthyreose. Eine offizielle Altersgrenze wird nicht mehr angegeben, jedoch sollte man bei Kindern und Jugendlichen weiterhin zurückhaltend sein. Bei Frauen im gebärfähigen Alter ist auf eine sichere Kontrazeption 6–12 Monate nach der Radiojodtherapie zu achten.

Durchführung. Voraussetzung ist ein supprimiertes TSH, da ansonsten nichtautonomes gesundes Gewebe nicht ruhig gestellt und von der Radiatio mit erfasst wird. Grundprinzipien:
- Die antithyreoidale Behandlung sollte, wenn möglich, 1 Woche vor der Behandlung ausgesetzt werden.
- Bei Vorliegen einer endokrinen Orbitopathie ist die Radiojodtherapie unter einer Glucocorticoidschutzmedikation durchzuführen (z. B. Prednisolon 30 mg pro Tag für 6 Wochen).
- Die Herddosis bei Autonomie beträgt 300–400 Gy.
- Die Radiojodtherapie weist eine Latenzzeit von 3–6 Monaten bis zum Einsetzen des vollen Theapieerfolges auf. Der Erfolg ist eng mit der Strahlendosis korreliert.

Nebenwirkungen. Die **Hypothyreoserate** beträgt bei unifokaler Autonomie ca. 5–10 % und erreicht bei ausgedehnten Autonomieformen und bei Morbus Basedow bis zu 80 %, wobei auch Späthypothyreosen Jahre nach der Radiojodbehandlung noch zu beachten sind. Weitere Nebenwirkungen sind eine Verschlechterung einer vorbestehenden Orbitopathie, sehr selten die Auslösung einer immunogenen Hyperthyreose oder einer Strahlenthyreoiditis, die antiphlogistisch oder kurzzeitig mit Prednisolon (20–50 mg pro Tag) behandelt wird. Sialadenitis und Gastritis treten meist erst bei höheren Dosen auf. Mutagene Effekte sind bei der Behandlung gutartiger Schilddrüsenerkrankungen nicht zu erwarten, bei sehr hohen Dosen sind sie in der Therapie des Schilddrüsenkarzinoms in einer Größenordnung von 1:10.000 nicht ausgeschlossen.

Operative Therapie

Literatur bei Buhr u. Mann (1998)
Einer Schilddrüsenoperation wird gegenüber einer Radiojodbehandlung der Vorzug gegeben bei:
- großen Strumen (>60 ml), zusätzlichen größeren kalten Knoten sowie einer thyreotoxischen Krise, bei der die Radiojodbehandlung nicht ausreichend rasch wirksam ist
- Ablehnung der Radiojodbehandlung durch den aufgeklärten Patienten

Skerosierungsbehandlung von Schilddrüsenknoten

Die Sklerosierung von hyperfunktionellen Schildddrüsenknoten mit **Ethylalkohol** bei Kontraindikationen gegen eine Radiojodtherapie und Operation ist prinzipiell möglich, jedoch ist das Verfahren der Radiojodtherapie bezüglich Nebenwirkungsarmut eindeutig unterlegen (Nekrosen, Schmerzen, Rekurrensparesen).

Thyreotoxische Krise

Literatur bei Frilling et al. (1990), Hehrmann (1996).
Die thyreotoxische Krise stellt eine **akute lebensbedrohliche klinische Exazerbation einer Hyperthyreose** dar, die unabhängig von der Höhe der aktuellen Serumhormonspiegel auftreten kann. Zur diagnostischen Beurteilung hat sich die Stadieneinteilung nach Herrmann bewährt (◘ Tabelle 57-7), da diese prognostische Aussagekraft besitzt.

Neben der allgemeinen Intensivüberwachung und Intensivtherapie des Patienten ist heute als entscheidende Maßnahme zur Prognoseverbesserung die frühzeitige Entscheidung (innerhalb der ersten 48 h) zur **notfallmäßigen Thyreoidektomie** anzusehen (◘ Tabelle 57-8).

Sonderformen einer Hyperthyreose

Therapie im Kindesalter (Grüters u. Schumm-Draeger 1998; Hörmann 2001; Pfannenstiel et al. 1997). Üblich ist eine längere Therapiedauer (2–5 Jahre) als im Erwachsenenalter.

Schwangerschaftshyperthyreose (Hörmann 2001). Im Gegensatz zu Morbus Basedow in der Schwangerschaft ist die hCG-ausgelöste Schwangerschaftshyperthyreose meist sellbstlimitierend und nicht therapiebedürftig.

Hyperthyreose bei Blasenmolen, Chorionkarzinom und hCG-bildenden Hodentumoren. Behandlung der Grunderkrankung.

◘ **Tabelle 57-7.** Stadieneinteilung der thyreotoxischen Krise (mod. nach Herrmann)

Stadium I	Tachykardie > 150/min, Herzrhythmusstörungen, Hyperthermie, Adynamie, profuse Durchfälle, Dehydration, verstärkter Tremor, Unruhe, Agitiertheit, Hyperkinesie
Stadium II	Bewusstseinsstörungen, Stupor, Sommnolenz, psychotische Zeichen, örtliche und zeitliche Desorientiertheit
Stadium III	Koma

Stadium a: Patient < 50 Jahre.
Stadium b: Patient > 50 Jahre.

◘ **Tabelle 57-8.** Therapie der thyreotoxischen Krise

Thyreostatische Therapie	intravenöse Gabe von Thiamazol 3-mal 40–80 mg i.v.
Behandlung mit Betarezeptorenblockern	Propranolol 1–5 mg i.v. bzw. 40–120 mg über Magensonde oder Pindolol 0,1 mg/h i.v. Dosierung nach Herzfrequenz (Ziel 80–100/min.) und kardialer Pumpleistung (Echokardiographie)
Gabe von Glucocorticoiden	Prednisolon 50 mg i.v. alle 6–8 h Maßnahme in ihrer Effektivität nicht gesichert
Allgemeine Maßnahmen	Infusionstherapie zur Deckung des hohen Flüssigkeitsbedarfs (3–5 l), der Elektrolytverluste (Fieber, Schwitzen, Diarrhöen) und des hohen Kalorienverbrauchs (ca. 3000 kcal pro Tag)
	Eisbeutelkühlung bei Fieber
	Sauerstoffgabe
	Therapie von Herzrhythmusstörungen (schlechtes Ansprechen, Spiegelkontrollen)
	Thromboembolieprophylaxe (erhöhtes Thromboserisiko)
	Breitband-Antibiotikaprophylaxe (erhöhtes Infektionsrisiko)
Frühoperation	nach initialer Stabilisierung des Patienten innerhalb der ersten 48 h
Plasmapherese und Plummerung	nahezu obsolet, im Rahmen des heutigen Konzeptes der Frühoperation nicht erforderlich

Amiodaroninduzierten Hyperthyreose (Hörmann 2001).
— jodinduzierte Hyperthyreose Typ 1: hochdosierte thyeostatische Therapie mit Thiamazol 40–60 mg pro Tag und Blockade der Jodaufnahme (Perchlorat 3-mal 250 mg pro Tag)
— Thyreoiditis Typ 2: bei schweren Formen Gabe von Glucocorticoiden (ca. 1 mg/kgKG pro Tag mit Ausschleichen über 2–3 Monate)
— Mischtyp: Kombination der beiden Therapieprinzipien

Durch α-Interferon ausgelöste Hyperthyreose.
— Typ Morbus Basedow, TSH-Rezeptor-Antikörper positiv: thyreostatische Behandlung

— Thyreoiditis-Typ: symptomatische Gabe von Betablockern bis zum Übergang der Hyperthyreose in die Hypothyreose

Therapie der sekundären Hyperthyreose. Bei TSH-produzierendem Hypophysentumor erfolgt die transsphenoidale Hypophysenoperation bzw. bei Erfolglosigkeit eine medikamentöse Behandlung mit Octreotid 3-mal 100 µg s.c. oder TRIAC (3,5,3'-Triiodothyreoessigsäure).

Hyperthreose bei Schilddrüsenhormonresistenz. Individuelle Therapiefestlegung durch erfahrenen Spezialisten.

Thyreotoxikosis factitia. Absetzen des Schilddrüsenhormonpräparates. Bei Negieren durch den Patienten kann der fehlende Thyreoglobulinnachweis richtungweisend sein.

57.3 Euthyreote Struma

Literatur bei Buhr u. Mann (1998), Classen et al. (1996), Dröse (1995), Feldkamp et al. (1998), Hintze et al. (1989), Hörmann (2001), Kahaly et al. (1997), Klett (1995), Meng (1992), Pfannenstiel et al. (1997), Spelsberg et al. (2001), Schuppert et al. (1997), Usadel u. Weinheimer (1996)

57.3.1 Grundlagen

Die Struma wird heute üblicherweise anhand der **sonographischen Volumetrie** objektiv definiert. Die Referenzbereiche des Schilddrüsenvolumens sind alters- und geschlechtsspezifisch (Frauen < 18 ml, Männer < 25 ml).

Häufigste Ursache einer euthyreoten Struma ist in Deutschland der **endemische Jodmangel** (ca. 90 %). Andere Ursachen sind differenzialdiagnostisch vor Therapieeinleitung abzugrenzen (Übersicht 57-1).

> **Übersicht 57-1**
> **Ursachen der Struma**
>
> - Jodmangelstruma (am häufigsten, ca. 90 %)
> - Autonomie der Schilddrüse, Morbus Basedow
> - Hashimoto-Thyreoiditis, subakute Thyreoiditis de Quervain
> - Tumoren, Zysten
> - Schwangerschaft
> - Enzymdefekte, TSH-Rezeptor-Mutationen, Schilddrüsenhormonresistenz, TSHom
> - Riedel-Struma, Lymphome, Metastasen, Amyloidose, granulomatöse Systemerkrankungen, Akromegalie
> - Medikamente (z. B. Thyreostatika, Lithium)

Klinisch unterscheidet man:
- Struma diffusa mit diffuser Organvergrößerung
- Struma nodosa bei Vorliegen von Knotenbildungen
- Diese Einteilung ist auch aus therapeutischen Gründen relevant.

57.3.2 Allgemeine Therapiemaßnahmen

Bei frühzeitigem Einsatz stellt der medikamentöse **Ausgleich des alimentären Jodmangels** einen kausalen Therapieansatz dar, der zu einer Rückbildung des Strumawachstums führt und zu einer Verhinderung des Knotenwachstums imstande ist (Hintze et al. 1989; Kahaly et al. 1997; Klett 1995).

Bei lange unbehandelt bestehenden Strumen und größeren Knotenbildungen kommt dieser kausale Therapieansatz zu spät, und es ist nur noch eine symptomatische Behandlung mit weit geringerer Erfolgsaussicht möglich. Dennoch ist auch in diesem Stadium die Verhinderung des weiteren Strumawachstums sowie die Bildung neuer Schilddrüsenknoten ein wesentlicher Gesichtspunkt.

Grundsätzlich sind 4 Therapieoptionen zu erwägen (Tabelle 57-8):
- keine Therapie bei fehlender Notwendigkeit oder nicht mehr gegebener Möglichkeit
- medikamentöse Strumabehandlung
- chirurgisches Vorgehen
- Radiojodtheapie (insbesondere bei Struma nodosa mit Autonomie der Schilddrüse)

Tabelle 57-8. Differenzialtherapie der euthyreoten Struma

Diagnose	Strumagröße	Knoten	Therapie der 1. Wahl
Kleine Struma	< 50 ml	keine	Jodid bei Euthyreose
Große Struma	> 50 ml	keine	Operation bei Beschwerden
Kleine Struma	< 50 ml	warm	Jodid bei normalem TSH keine Therapie bei niedrig-normalem TSH Radiojodtherapie bei Hyperthyreose
Kleine Struma	< 50 ml	kalt	Jodid oder kombinierte Therapie Operation bei Malignomverdacht
Große Struma	> 50 ml	warm	Operation
Große Struma	> 50 ml	kalt	Operation

> **Cave**
> Es ist wichtig, im Anschluss an jede erfolgreiche Strumabehandlung eine dauerhafte Rezidivprophylaxe anzuschließen, da sich ohne diese Maßnahme der Behandlungserfolg nicht erhalten lässt.

57.3.3 Spezielle Therapie

Medikamentöse Strumatherapie

Jodid

Therapie der 1. Wahl ist die Jodidgabe (Tabelle 57-9). Wir unterscheiden eine Jodprophylaxe und eine therapeutische Jodidgabe.

- Indikationen zur Jodidprophylaxe:
  - familiäre Strumabelastung, gehäuftes Vorkommen von Schilddrüsenknoten in der Familie, Schilddrüsenoperationen in der Familie
  - Zustand nach erfolgreicher Strumatherapie im Sinne einer Rezidivprophylaxe
  - Schwangere und Stillende
  - Kinder und Jugendliche in endemischen Jodmangelgebieten
- Indikation zur Jodidtherapie:
  - Kinder, Jugendliche und Erwachsene mit Struma diffusa oder Struma nodosa bei Jodmangel und euthyreoter Funktionslage.
- Kontraindikation für Jodidtherapie:
  - absolut: manifeste oder latente Hyperthyreose
  - relativ: Autoimmunerkrankung der Schilddrüse (Morbus Basedow, Autoimmunthyreoiditis), szintigraphisch nachgewiesene Autonomie der Schilddrüse (Technetium-Uptake unter Suppressionsbedingungen >2%)

Dosierung. Es wird altersabhängig dosiert:
- Kinder <10 Jahre 100 µg pro Tag
- Kinder >10 Jahre 100–200 µg pro Tag
- Jugendliche und Erwachsene 100 µg pro Tag zu Prophylaxe, 200 µg zur Therapie
- Schwangerschaft, Stillzeit 200 µg pro Tag

Therapiedauer. Prophylaxe und Therapiephase gehen ineinander über mit dem Ergebnis einer dauerhaften Jodidsubstitution (100–200 µg pro Tag). Eine Verschlechterung der Stoffwechsellage mit Ausbildung einer latenten oder manifesten Hyperthyreose kann jedoch zum Absetzen der Medikation zwingen.

Nebenwirkungen. Sie sind bei physiologischer Dosierung des Jodids und reiner Substitution sehr selten. Möglich sind Verschlechterung einer vorbestehenden Autoimmunerkrankung mit Anstieg der TPO-Antikörper, Jodakne (bei höheren Dosen zunehmend), Verschlechterung der sehr seltenen Dermatitis herpetiformis Duhring.

> **Cave**
> Unverträglichkeitsreaktionen auf Kontrastmittel sind keine Allergie gegen den freien Jodanteil. Im Übrigen werden bei der Kontrastmittelapplikation wesentlich höhere, supraphysiologische Jodmengen (Grammdosen) zugeführt, die im Gegensatz zu den kleinen Substitutionsdosen ein hohes Risiko der Auslösung einer jodinduzierten Hyperthyreose aufweisen, allerdings nur bei prädisponierten Personen (Autonomie der Schilddrüse).

Therapiekontrollen. Die Basisuntersuchung beinhaltet:
- Anamnese, Untersuchungsbefund
- Sonographie mit Beurteilung des Schilddrüsenvolumens und Echomusters
- Laborbeurteilung der Funktionslage (basales TSH)

Tabelle 57-9. Medikamentöse Therapie der euthyreoten Struma

Therapieverfahren	Dosis	Indikation
Jodid	100–200 µg pro Tag	1. Wahl bei euthyreoter Struma diffusa und Struma nodosa
Levothyroxin	TSH-adaptiert (Zielwert 0,5–1 mU/l)	1. Wahl bei Autoimmunthyreoiditis
Kombinierte Therapie mit Jodid und Levothyroxin	Jodid 100–150 µg pro Tag, Levothyroxin TSH-adaptiert (Zielwert 0,5–1 mU/l)	1. Wahl bei kleiner Restschilddrüse nach Strumaoperation 2. Wahl nach Versagen der Jodidtherapie bei euthyreoter Struma diffusa und nodosa

Initial können Untersuchungsintervalle von 3, 6 und 12 Monaten hilfreich sein, später genügen jährliche Intervalle.

Schilddrüsenhormone

Die vor Jahren übliche Behandlung der euthyreoten Struma mit Schildrüsenhormonen im Sinne einer Ruhigstellung des Regelkreises durch TSH-Suppression wurde heute weitgehend zugunsten des kausalen Therapieprinzipes mit Anwendung von Jodid verlassen. Die Schilddrüsenhormongabe kann jedoch aufgrund eines im Vergleich zu Jodid andersartigen pathogenetischen Wirkprinzipes bei unzureichender Wirksamkeit der Jodidtherapie entweder alleine oder in Kombination mit Jodid eingesetzt werden.

> ❗ Grundsätzlich ist bei Betrachtung des Schilddrüsenvolumens als Endgröße nach einer Therapiedauer von 1–2 Jahren eine nahezu identische Effektivität der reinen Jodidtherapie, der Schilddrüsenhormonbehandlung mit Levothyroxin und der kombinierten Gabe von Levothyroxin und Jodidtheapie durch Studien ausgewiesen, die insbesondere an jüngeren Patienten durchgeführt wurden (Hintze et al. 1989).

Bevorzugte Indikation für eine reine Schilddrüsenhormontheapie ist die Struma bei Hashimoto-Thyreoiditis. Kontraindikation für die Hormongabe sind subklinische und manifeste Hyperthyreosen.

Dosierung. Es erfolgt eine individuelle Dosisadaptation anhand des TSH-Spiegels, der in einen Zielbereich des niedrig normalen Referenzwertes (0,5–1 mU/l) gebracht werden soll. Übliche Dosierung: 75–125 µg Levothyroxin pro Tag.

 Cave
Eine länger dauernde TSH-Suppression (TSH < 0,3 mU/l) ist heute obsolet und zu vermeiden.

Durchführung. Überwiegend wird ein reines Levothyroxinpräparat verwendet; T_4-/T_3-Präparate (Dosisverhältnis 1:5) nur bei speziellen Situationen, insbesondere bei einer Konversionsstörung.

Therapiedauer. Üblicherweise wird die Hormongabe bei der euthyreoten Struma auf die Dauer 1 Jahres beschränkt mit anschließender Erhaltung des Therapieeffektes durch eine Jodidsupplementation. Längerfristige Gaben werden bei unzureichender Wirksamkeit von Jodid alleine und bei zusätzlichem Vorliegen einer TSH-Erhöhung befürwortet.

Nebenwirkungen. Nebenwirkungen treten insbesondere bei Überdosierung auf (Thyreotoxikosis factitia, erkennbar an einer kompletten TSH-Suppression sowie erhöhtem T_3).

> ❗ Levothyroxin selbst ist naturidentisch und nicht allergen, jedoch sind seltene Allergien gegen die Trägersubstanz möglich.

Bei **Überdosierung** treten auf: Tachykardie, Herzrhythmusstörungen, Angina pectoris, Unruhe, Tremor, Schlaflosigkeit, verstärktes Schwitzen, Gewichtsabnahme, Diarrhö.

Kontrollen. Siehe Jodidtherapie.

Kombinationstherapie

Bevorzugte Indikationen. Dies sind die Ineffektivität einer primären Jodidtherapie sowie die Strumarezidivprophylaxe nach Schilddrüsenoperation, insbesondere bei kleinem Restvolumen und geringer funktioneller Reserve, erkennbar an einem relativ hohen basalen TSH (>3 mU/l).

Kontraindikatonen und Nebenwirkungen. Sie ergeben sich aus der Anwendung der Einzelsubstanzen.

Theapiedauer. Zur Strumatherapie beschränkt auf 1–2 Jahre mit anschließendem Versuch einer Umstellung auf eine reine Rezidivprophylaxe. Langzeitbehandlung aus funktionellen Gründen.

Wirksamkeit der medikamentösen Strumabehandlung. Bei Jugendlichen kann unter Jodidtherapie eine vollständige Beseitigung der Struma erreicht werden. Bei Erwachsenen ist die Erfolgsrate von der Strumadauer abhängig. Eine Abnahme des Ausgangsvolumens ist meist nur um ca. 30 % zu erwarten.

Besondere Situationen

Struma nodosa. Vor Einleitung einer medikamentöse Strumatherapie sind ein weitgehender Ausschluss eines Malignoms im Falle kalter Knoten und der Ausschluss einer klinisch relevanten Autonomie bei heißen Knoten anzustreben. Erst dann ist eine medikamentöse Strumatheapie durchführbar. Im natürlichen Verlauf ist erst nach einem Zeitraum von 3 Jahren eine signifikante Größenzunahme bei ca. der Hälfte der Knoten sonographisch zu erkennen.

> **Praxistipp**
> Schilddrüsenknoten sind einer Jodidprophylaxe im hohen Maße zugänglich, jedoch spricht der ausgewachsene Knoten nur in geringem Umfang auf eine Jodid bzw. Hormonbehandlung an.

Schwangerschaft. In der Schwangerschaft wird frühzeitig eine kombinierte Behandlung mit Jodid und Levothyroxin bei manifester Struma empfohlen, ansonsten ist die Jodidprophylaxe mit 200 µg pro Tag obligat.

Kinder und Jugendliche. Hier ist von einem besonders hohen Ansprechen der Jodidbehandlung (100 µg) auszugehen.

Betagte Patienten. Es ist meist nur noch ein geringer Therapieerfolg zu erwarten. Eine Erhaltung des Status quo muss oftmals bereits genügen. Die Entscheidung zwischen einer Jodidanwendung, einem Zuwarten ohne Medikation, einer Radiojodbehandlung und einem Eingriff muss individuell auch unter Berücksichtigung der Begleiterkrankungen erfolgen.

Rezidivprophylaxe nach Schilddrüsenoperation.
— Bei ausreichendem Restgewebe (>10 ml) und regelrechtem Serum-TSH (1–2 mU/l) genügt eine reine Jodidprophylaxe.
— Bei kleinem Schilddrüsenrest (<10 ml) und Einschränkung der Funktionsreserve (TSH >2 mU/l) wird eine Kombinationsbehandlung mit Jodid und Levothyroxin bevorzugt (Jodid 100–150 µg, Levothyroxin 50–125 µg).
— Bei Autoimmunerkrankungen erfolgt die postoperative Substitution einer Hypothyreose mit reinem L-Thyroxin.

Operation
Ausschlaggebend für die Operationsentscheidung bei Struma sind
— objektive Größe des Organs und subjektive Beschwerden
— Vorhandensein von kalten Knoten mit daraus resultierendem Malignitätsrisiko

Bei Funktionsstörungen und kleinen Strumen bzw. Knoten bietet sich bevorzugt die Radiojodtherapie als Alternative an. **Absolute Indikationen** für das chirurgische Vorgehen sind:
— sehr rasches bedrohliches Strumawachstum mit Stridor
— obere Einflussstauung
— drohende oder nachgewiesene Tracheomalazie
— klinisch (rasch wachsender derber, mit der Umgebung fixierter Knoten, zusätzliche Lymphknotenvergößerung) oder punktionszytologisch bestehender Malignomverdacht

Radiojodtherapie
Die Radiojodtherapie ist eine Domäne bei **funktioneller Autonomie** der Struma (unifokale Autonomie, multifokale Autonomie und selten disseminierte Autonomie). Selten kann jedoch auch bei der euthyreoten Struma die Radiojodtherapie als Alternative in Erwägung gezogen werden, wenn eine medikamentöse Therapie oder ein operatives Vorgehen mit einem zu hohen Risiko behaftet sind (Alter, Herzerkrankung, Multimorbidität).

57.4 Malignome

Literatur bei Dröse (1995), Feldkamp et al. (2002), Hedinger et al. (1988), Hörmann (2001), Mann (2002), Meng (1992), Pfannenstiel et al. (1997), Raue u. Scherübl (1993), Raue et al. 1994, Reiners u. Farahati (1999), Ritter u. Höppner (1999), Schicha u. Schober (1997), Spelsberg et al. (2000), Schlumberger (1998), Schuppert et al. (1997).

57.4.1 Grundlagen

Die Erkennung eines insgesamt sehr seltenen Schilddrüsenmalignoms (Prävalenz 2–3/100.000 Einwohner pro Jahr) vor dem Hintergrund einer Prävalenz von benignen Schilddrüsenknoten von ca. 30 % in der deutschen Bevölkerung ist eine schwierige Aufgabe. Einerseits sollten keine Malignome übersehen werden, andererseits darf die Operationsindikation nicht unnötig ausgeweitet werden. Die Schilddrüsenmalignome selbst wiederum sind ebenfalls heterogen (WHO-Klassifikation, Tabelle 57-10, 57-11).

Tabelle 57-10. Klassifikation der Schilddrüsentumoren (nach WHO 1988)

1.0	**Epitheliale Tumoren**
1.1	*Benigne*
1.1.1	folliculäres Adenom
1.1.2	andere
1.2	*Maligne*
1.2.1	folliculäres Karzinom
1.2.2	papilläres Karzinom
1.2.3	medulläres Karzinom
1.2.4	undifferenziertes (anaplastisches) Karzinom
1.2.5	andere
2.0	**Nichtepitheliale Tumoren**
3.0	**Maligne Lymphome**
4.0	**Metastasen**
5.0	**Sekundäre Tumoren**
6.0	**Nichtklassifizierbare Tumoren**
7.0	**Tumorartige Veränderungen**

☐ **Tabelle 57-11.** Relative Häufigkeiten des Schilddrüsenkarzinoms

Differenziertes Schilddrüsenkarzinom	90%
papillär oder papillär follikulär	75%
follikulär	15%
Undifferenziertes (anaplastisches) Schilddrüsenkarzinom	<5%
C-Zell-Karzinom (medulläres Schilddrüsenkarzinom)	ca. 3%
Primär extrathyreoidale Tumoren	selten

☐ **Tabelle 57-12.** Nachsorgeuntersuchungen bei Schilddrüsenkarzinom

Termine	alle 6–12 Monate über 5 Jahre alle 1–2 Jahre lebenslang
Routineprogramm	Anamnese, Untersuchung
	Halssonographie (Schilddrüse, Lymphknoten)
	Schilddrüsenfunktionsprüfung: TSH, fT_4, fT_3
	Tumormarker: humanes Thyreoglobulin plus Wiederfindung, TG-Antikörper (differenziertes Schilddrüsenkarzinom)
	Calcitonin, CEA (medulläres Schilddrüsenkarzinom)
Bedarfsweise erweitertes Programm	Radiojodganzkörperszintigraphie, PET bei nichtspeichernden Filiae Röntgenthorax, CT-Thorax, Skelettszintigraphie BKS, Blutbild, LDH, Leberwerte, Calcium

57.4.2 Allgemeine Therapieprinzipien

Die Therapiemöglichkeiten und die Prognose des Schilddrüsenkarzinoms sind gut. Dies gilt insbesondere für die differenzierten Schilddrüsenkarzinome. Wesentliche **Therapieprinzipien** sind:
— TSH-Abhängigkeit des Schilddrüsenwachstums
— TSH-vermittelte Jodaufnahme der Thyreozyten

Die Behandlung des Schilddrüsenmalignoms (☐ Abb. 57-1) besteht aus einer Kombination von:
— Schilddrüsenchirurgie (totale Thyreoidektomie mit zentraler Lymphknotendissektion), Ausnahme: papilläres Mikrokarzinom (<1 cm) im jungen Alter (<40 Jahre) $pT_1N_0M_0$
— ablativer Radiojodtherapie, ca. 4–6 Wochen postoperativ in der Phase der Hypothyreose mit erhöhtem basalem TSH (ca. 30 mU/l); derzeit erprobte Alternative: exogene Applikation von gentechnisch hergestelltem rekombinantem humanem TSH zur Ausschaltung von Tumorrestgewebe und zur Behandlung von lokalen bzw. Fernmetastasen
— TSH-suppressiver Schilddrüsenhormontherapie

❗ **Cave**
Bei Schilddrüsenmalignomen sollte präoperativ keine Computertomographie mit Kontrastmittelgabe und möglichst keine Gabe von Jodid oder Levothyroxin vor Erhalt der endgültigen Histologie erfolgen.

Praxistipp
Bei differenziertem (nicht bei medullärem) Schilddrüsenkarzinom ist die Dosierung des Schilddrüsenhormonpräparates so einzustellen, dass die peripheren Schilddrüsenhormone fT_4 und fT_3 im Referenzbereich liegen, jedoch TSH komplett (unter die Nachweisgrenze) supprimiert ist.

Eine untergeordnete, jedoch **ergänzende Rolle im Behandlungsplan** spielen:
— perkutane Radiatio bei großer Tumorausdehnung, T_3- und T_4-Stadien sowie bei hohem Malignitätsgrad (undifferenzierte anaplastische Schilddrüsenkarzinome)
— Chemotherapie bei rasch progredienten Tumoren, die weder einer Radiojodtherapie noch einer chirurgischen Behandlung zugänglich sind (Mann 2002)

Therapiekontrollen

Kontrolluntersuchungen (☐ Tabelle 57-12) umfassen:
— Anamnese und körperliche Untersuchung
— medikamentöse Einstellung (TSH, fT_4, fT_3)
— Bestimmung der Tumormarker (Thyreoglobulin bei differenziertem Schilddrüsenkarzinom nach vorausgegangener Thyreoidektomie, Calcitonin und CEA bei medullärem Schilddrüsenkarzinom)
— morphologische Beurteilung der Halsregion (Rezidivwachstum, Beurteilung der Lymphknoten)
— Radiojodganzkörperszintigrapie, bei negativem Ausfall Wiederholung erst bei anderweitigem Verdacht auf ein Rezidiv
— bei Bedarf: Thoraxröntgen, CT-Thorax, weitere Laborwerte (BKS, Blutbild, Calcium, Leberenzyme, alkalische Phosphatase); ggf. PET (insbesondere zur Entdeckung nicht radiojodspeichernder Metastasierung, differenzierter Einsatz notwendig)

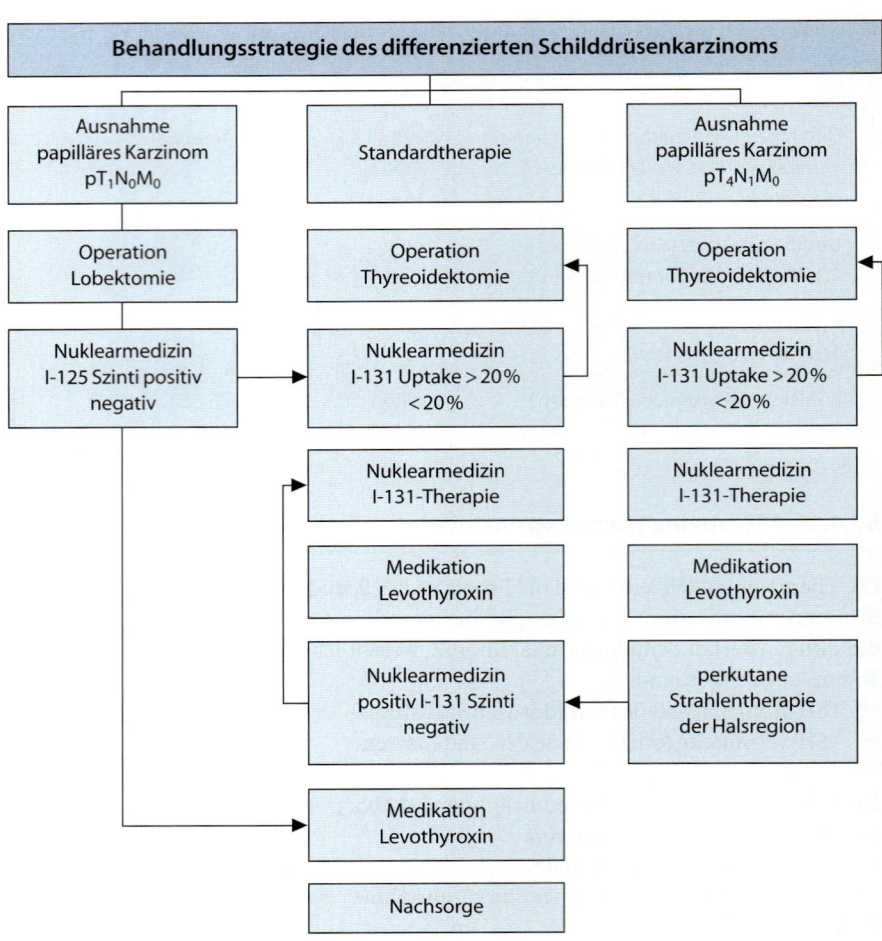

Abb. 57-1. Behandlung des differenzierten Schilddrüsenkarzinoms (nach Reiners u. Farahati 1999; Mann 2002)

- Nachsorgeintervalle in den ersten 5 Jahren 6–12 Monate, später lebenslang 12–24 Monate

Prognose

Bei günstigem Stadium (ca. $^2/_3$ der Patienten) und auf die Schilddrüse begrenztem Tumorwachstum mit allenfalls ipsilateralem Lymphknotenbefall ist die Prognose mit einer 10-Jahres-Überlebensrate von >90 % sehr gut. Auch bei organüberschreitendem Tumor und multiplem Lymphknotenbefall lässt sich bei differenzierten Schilddrüsenkarzinomen unter Einsatz aller Therapiemodalitäten eine 10-Jahres-Überlebensrate von bis zu 80 % erreichen. Das Auftreten von Fernmetastasen schränkt die Prognose weiter ein. Eine Risikoabschätzung erlaubt die Stadieneinteilung der UICC (◘ Tabelle 57-13).

57.4.3 Spezielle Therapiemaßnahmen

Papilläres Mikrokarzinom

Ein im Gesunden reseziertes papilläres Mikrokarzinom von 1–1,5 cm ohne Lymphknotenbefall und Fernmetastasierung bei jüngeren Patienten (<40 Jahren), das zufällig im Rahmen einer Schilddrüsenoperation entdeckt wird, bedarf keiner beidseitigen totalen Thyreodektomie und keiner Radiojodbehandlung. Lediglich eine Absenkung des TSH (<0,1 mU/l) als medikamentöse Maßnahme erscheint empfehlenswert.

Anaplastisches Karzinom

Entscheidend ist hier die **möglichst hohe Radikalität** des chirurgischen Ersteingriffes. Zwei Drittel der Patienten kommen in einem nicht mehr resektablen Zustand zur Operation. Postoperativ ist eine **perkutane Nachbestrahlung** des nich tradiojodspeichernden Tumors obligat. Eine Chemotherapie ist bei fortgeschrittenen Stadien indiziert, jedoch meist wenig aussichtsreich (Gemcitabin, Paclitaxel, Doxorubicin, Kombinationschemotherapie Doxorubicin, Cisplatin und Vindesin). Die durchschnittliche Überlebenszeit nach Diagnosestellung beträgt <1 Jahr.

Therapie nicht radiojodspeichernder Filiae

Bei solitären **Knochenmetastasen** bzw. Frakturgefährdung ist die Operation indiziert, bei multiplen Metastasen eine Radiatio und bei rascher Progredienz nicht radiojodspeichernder Filiae eine Chemotherapie.

◘ **Tabelle 57-13.** Risikostadieneinteilung nach UICC

Papilläre oder follikuläre Schilddrüsenkarzinome

	Alter unter 45 Jahre	Alter über 45 Jahre
Stadium I	T_{Xx-4}, N_{x-1b}, M_0	T_1, N_0, M_0
Stadium II	T_{x-4}, N_{x-1b}, M_I	T_{2-3}, N_0, M_0
Stadium III	T_4, N_0, M_0	T_{x-4}, N_1, M_0
Stadium IV		T_{x-4}, N_{x-1b}, M_I

Medulläre Schilddrüsenkarzinome

Stadium I	T_1, N_0, M_0
Stadium II	T_{2-4}, N_0, M_0
Stadium III	T_{x-4}, N_{x-1b}, M_0
Stadium IV	T_{x-4}, N_{x-lb}, M_1

Anaplastische Schilddrüsenkarzinome

alle Fälle Stadium IV

Histopathologische Stadieneinteilung

G_x	keine Stadieneinteilung möglich
G_I	gut differenziert
G_2	mäßig differenziert
G_3	schlecht differenziert
G_4	undifferenziert

Bei Lungenmetastasen kommt bei einer Solitärmetastase ein operatives Vorgehen in Betracht, Zytostatika werden zurückhaltend und erst spät eingesetzt, bei progredienter pulmonaler Metastasierung erfolgt eine Doxorubicinmonotherapie.

Lokalrezidiv

Wenn immer möglich, sollte eine operative Revision erfolgen mit ggf. anschließender perkutaner Strahlenbehandlung. Die Chemotherapie wird lediglich bei Inoperabilität und raschem Tumorprogress mit Beschwerden eingesetzt.

Medulläres Schilddrüsenkarzinom (C-Zell-Karzinom)

Literatur bei Feldkamp et al. (2002), Raue et al. (1994), Ritter u. Höppner (1999), Schuppert et al. (1997)

Grundlagen

Die molekulare Genese dieses Tumortyps ist aufgeklärt. Der Entstehung des Tumors liegt eine Mutation im RET-Protoonkogen auf Chromosom 10 zugrunde. Hereditäre Erkrankungen sind das familiäre medulläre Schilddrüsenkarzinom und die multiple endokrine Neoplasie Typ 2a (sog. Sipple-Syndrom: medulläres Schilddrüsenkarzinom, Phäochromozytom und primärer Hyperparathyreoidismus) bzw. Typ 2b (2a-Manifestationen plus neurokutane Neurinome und marfanoider Habitus).

❗ Mutationen im RET-Protoonkogen treten bei ca. 25 % der Patienten mit medullärem Schilddrüsenkarzinom als vererbbare Keimbahnmutationen auf. Praktisch alle in Deutschland vorkommenden Mutationen im RET-Protoonkogen sind aufgeklärt.

Dieser Tumortyp ist einer molekulargenetischen Untersuchung und einem genetischen Familien-Screening zugänglich (◘ Übersicht 57-2).

> **Übersicht 57-2**
> **Empfehlungen zur molekulargenetischen Diagnostik bei multipler endokriner Neoplasie 2 (MEN 2) und familiärem medullärem Schilddrüsenkarzinom (MTC)**
>
> — Bei bekannten Familien mit MEN 2 oder MTC einen Indexpatienten auf die vorliegende Mutation im RET-Protoonkogen untersuchen (98 %ige Sensitivität), übrige Familienmitglieder auf diese Mutation überprüfen.
> — Bei MEN-2a-Familien oder familiärem MTC alle Kinder im Alter von 5–6 Jahren untersuchen. Bestätigt wird der Verdacht durch DNA-Sequenzierung in einer 2. Blutprobe.

Abb. 57-2. Therapie des medullären Schilddrüsenkarzinoms

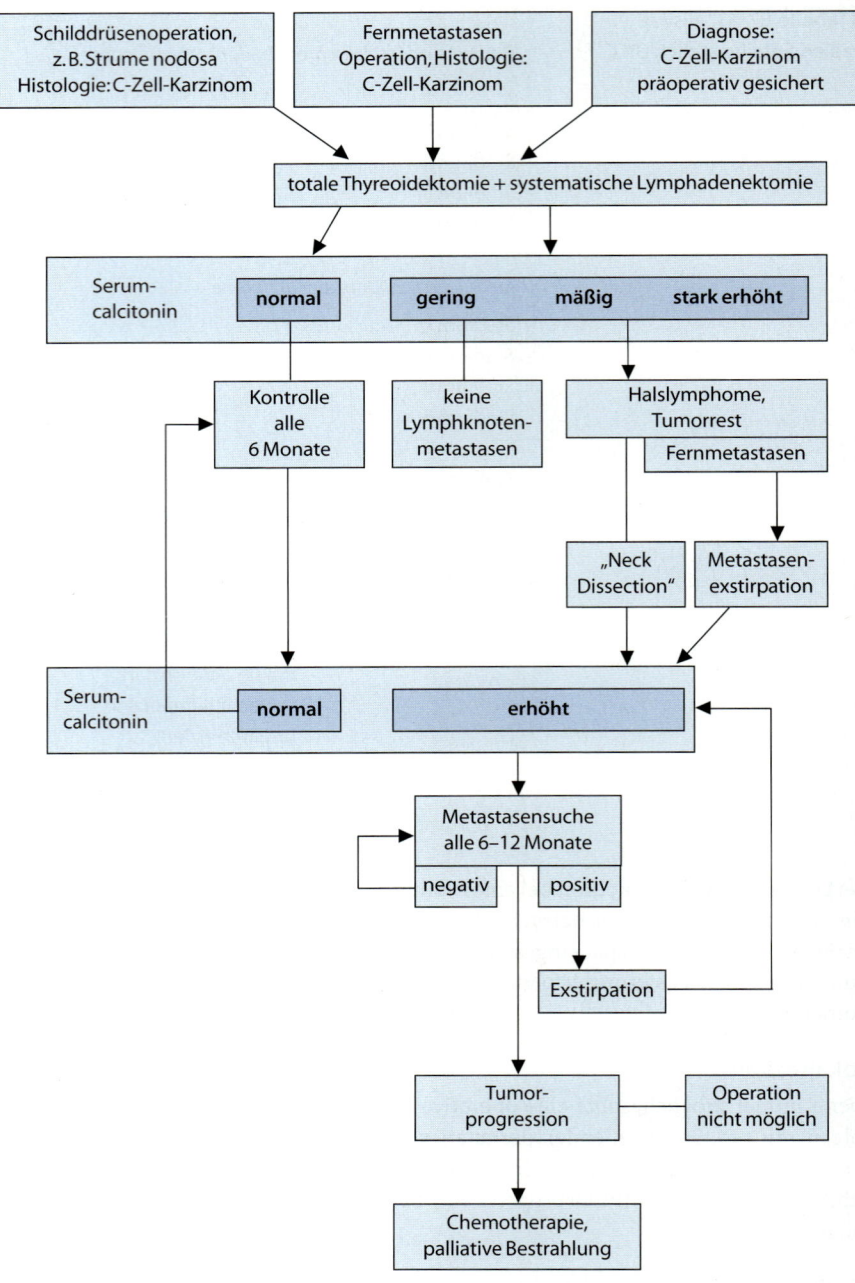

- Allen Patienten mit MTC RET-Protoonkogen-Analyse und humangenetische Beratung empfehlen; hierdurch können Neumutation und Unsicherheit der Familienanamnese (5–11 % scheinbar sporadischer Fälle sind familiäre Formen) ausgeschlossen werden.
- Auch ein Phäochromazytom ohne Neufibromatose oder Von-Hippel-Lindau-Erkrankung sollten analysiert werden.
- Bei Hirschsprung-Erkrankung ist zum Ausschluss für MTC eine Mutationsanalyse zu empfehlen.

Therapie

Therapieentscheidend ist das **chirurgische Vorgehen mit totaler Thyreodektomie und Lymphknotendissektion**, da dieser Tumor frühzeitig metasiert, v. a. in die Lymphknoten, und einer Radiojodtherapie nicht sowie einer externen Strahlentherapie nur in sehr geringem Umfange zugänglich ist. Die Chemotherapie (Kombinationstherapie Cyclophosphanid 750 mg/m²KO, Vincristin 1,49 mg/m²KO i. v., Dacarbazin 600 mg/m²KO i. v.) ist nur bei rascher Tumorprogression und Ausschöpfung der chirurgischen Möglichkeiten zu erwägen (Abb. 57-2).

Therapiekontrollen

- Beurteilung des Lokalbefundes klinisch und sonographisch
- Einstellung der Schilddrüsenfunktion (muss nicht TSH-suppressiv sein)
- Calcitoninbestimmung als empfindlicher Tumormarker in der Nachsorge des C-Zell-Karzinoms

Im Gegensatz zu Thyreoglobulin kann **Calcitonin** bei entsprechendem Verdacht (z. B. grobschollig verkalkter Schilddrüsenknoten) auch präoperativ einen Hinweis auf diesen Tumor geben. Bei höherer Tumorlast wird zusätzlich CEA ansteigen. Die Sensitivität der Calcitoninbestimmung lässt sich durch Stimulation mit Pentagastrin (Pentagastrinstimulationstest) steigern. Der postoperative Calcitoninspiegel ist ein entscheidender Faktor für das weitere Vorgehen. Bei Markeranstieg ist eine intensive Suche nach fassbaren Rezidivtumoren bzw. Metastasen einzuleiten, da die frühzeitige chirurgische Entfernung eine gute Prognose bietet.

Hereditäres Schilddrüsenkarzinom

Bei jedem Patienten mit medullärem Schilddrüsenkarzinom erfolgt eine genetische Untersuchung zur Differenzierung eines sporadischen bzw. hereditären Tumortyps. Im Falle einer nachweisbaren Keimbahnmutation schließt sich ein Screening weiterer Familienangehöriger an (Übersicht 57-2).

Bei positivem Nachweis einer Mutation im RET-Protoonkogen wird aufgrund der hohen Penetranz der Erkrankung mit nahezu 100 %iger Wahrscheinlichkeit eines Tumorauftretens zwischen dem 6. und 70. Lebensjahr die prophylaktische frühzeitige (im 6. Lebensjahr, in einigen Fällen noch früher) Thyreoidektomie empfohlen.

> **Praxistipp**
> Bei allen Patienten mit medullärem Schilddrüsenkarzinom sollten Screening-Untersuchungen auf multiple endokrine Neoplasie durchgeführt werden.

Es sind weitere Manifestationen einer multiplen endokrinen Neoplasie zu suchen (2-malige Bestimmung von Adrenalin, Noradrenalin im 24-h-Urin, Bestimmung von Calcium und intaktem Parathormon im Serum).

> **! Cave**
> Ein Phäochromozytom muss aufgrund der möglichen Komplikationsrate im Rahmen der Operation noch vor der Thyreoidektomie nach entsprechender medikamentöser Vorbehandlung entfernt werden.

57.5 Thyreoiditis

Literatur bei Hörmann (2001), Meng (1992), Pfannenstiel et al. (1997), Schumm-Draeger (1998), Schuppert et al. (1997).

57.5.1 Grundlagen

Der Oberbegriff der Schilddrüsenentzündungen fasst sehr heterogene Krankheiten unterschiedlicher Ätiologie, unterschiedlichen Verlaufs und unterschiedlicher Prognose zusammen (Tabelle 57-14).

Tabelle 57-14. Ursachen einer Thyreoiditis

Immunologische Genese	Autoimmunthyreoiditis (atrophische Form, hypertrophische Form)
	Morbus Basedow
	Postpartumthyreoiditis
	Silent Thyreoiditis
	Riedel-Struma
	amiodaroninduzierte Thyreoiditis (Typ II)
	zytokininduzierte Thyreoiditis
	jodinduzierte Thyreoiditis
Virale Genese	subakute Thyreoiditis de Quervain
	akute virale Thyreoiditis
	HIV-Thyreoiditis
Bakterielle Genese	akute bakterielle Thyreoiditis, Tuberkulose
Andere Entzündungen	z. B. Sarkoidose
Strahlenschaden	nach externer Bestrahlungen im Halsbereich
	nach Radiojodtherapie
Trauma	traumatische Thyreoiditis

57.5.2 Therapie

Die Therapie wird bestimmt durch:
- Ausmaß des entzündlichen Charakters
- Ausprägung der Funktionsstörung

Akute bakterielle Thyreoiditis

Die akute eitrige Thyreoiditis tritt äußerst selten auf, meist nach hämatogener Aussaat, bei immunsupprimierten Patienten, sehr selten nach Punktionen im Halsbereich. Es ist eine antibiotische Behandlung indiziert, nach diagnostischer Punktion zur Möglichkeit des Erregernachweises und der Resistenzbestimmung. Bei Abszedierung ist eine Drainage oder Operation indiziert.

Akute virale Thyreoiditis

Auch die nichteitrigen akuten Thyreoitiden sind äußerst selten.

Spezifische Thyreoiditiden

Sie kommen sehr selten bei Tuberkulose, Sarkoidose, Pneumocystis-carinii-, Zytomegalie- und HIV-Infektion vor. Im Vordergrund steht die Therapie der Grundkrankheit und bei Hypothyreose die Hormonsubstitution mit Levothyroxin.

Subakute Thyreoiditis De Quervain

Das Krankheitsbild ist gekennzeichnet durch:
- **lokale Beschwerden** wie starke Schmerzhaftigkeit der Schilddrüse, Schwellung des entzündeten Bereiches, Neuauftreten von Knoten, zum Ohr, Kiefer oder in die Schultern ausstrahlenden Schmerz sowie Berührungs- und Druckempfindlichkeit bei der Untersuchung
- ausgeprägte **Allgemeinsymptome** wie schweres Krankheitsgefühl, Leistungsknick, Müdigkeit, Appetitlosigkeit, Gliederschmerzen, subfebrile Temperaturen bis hohes Fieber und Symptome einer Schilddrüsendysfunktion; Hyperthyreose im Anfangsstadium, Hypothyreose im Spätstadium

Voraus geht häufig ein Infekt der oberen Luftwege bzw. des Gastrointestinaltraktes. Auch eine begleitende Hepatitis, erkennbar an einer vorübergehenden Erhöhung der Leberwerte, kommt vor. Im Szintigramm zeigt sich ein gestörter Technetium-Uptake, sonographisch finden sich Herde verminderter Echogenität, punktionszytologisch werden Epitheloidzellen und Riesenzellen nachgewiesen. Entzündungsparameter im Blut sind pathologisch (BSG, CRP, Elektrophorese).

Die Erkrankung wird **antiphlogistisch** behandelt.
- **nichtsteroidale Antiphlogistika**, z.B. Acetylsalicylsäure 1–2 g, Diclofenac bzw. Indometacin 50–150 mg pro Tag in fester Dosierung (keinesfalls als Bedarfsmedikation)
- wenn nicht ausreichend, Steroidtherapie (Prednisolon 30–60 mg pro Tag mit Ausschleichen je nach Schmerzcharakter über mehrere Wochen), meist rasch zum Erfolg führend
- Therapie der Hyperthyreose bedarfsweise herzfrequenzadaptiert mit einem Betablocker (Propanolol 3-mal 10–40 mg p.o.), keine Gabe eines Thyreostatikums (Syntheseblocker)
- Theapie der Hypothyreose vorübergehend bis zur Erholung der Schilddrüsenfunktion bedarfsweise mit Levothyroxin (50–100 µg)

Die Langzeitprognose der Erkrankung ist i. Allg. gut. Defektheilungen kommen nur bei ca. 5% der Patienten vor. Nur bei hartnäckigen Rezidiven muss eine chirurgische Sanierung erwogen werden.

Autoimmunthyreoiditis

Wir unterscheiden eine **atrophische Form** und eine **hypertrophische Form** mit Ausbildung einer Struma (**Hashimoto-Thyreoiditis**). Bei beiden Erkrankungen steht nur ganz selten der entzündliche Charakter im Vordergrund, meist werden sie erst nach Ausfall der Funktion als subklinisch oder manifeste Hypothyreose apparent. Eine Erhöhung der TPO-Antikörper kann dem Funktionsausfall jahrelang vorausgehen. Auch im Sonogramm ist die Autoimmunthyreoiditis frühzeitig an einer diffusen Echoarmut erkennbar. Die Erkrankung neigt zu einem langsam progredienten chronischen Verlauf. Nur eine Untergruppe mit hohem Anteil an funktionell blockierenden TSH-Rezeptor-Antikörpern kann in die Remission kommen.

Im Vordergrund steht die bedarfsgerechte Hormonsubstitution und Behandlung der Hypothyreose (▶ Abschnitt 57.1).

Selten kann eine initiale Hyperthyreose auftreten, die dann von einem Morbus Basedow abzugrenzen ist und wie bei allen Thyreoditiden symptomatisch, nicht thyreostatisch behandelt wird. Die Gabe von Glucocorticoiden ist wegen fehlender Wirksamkeit und der hohen Nebenwirkungsrate bis auf wenige Ausnahmen mit stark schmerzhaftem Verlauf (Differenzialdiagnose: Thyreoiditis de Quervain) nicht indiziert. Auch eine chirurgische Intervention wird nur in Einzelfällen erforderlich. Die Bestimmung der TPO-Antikörper hat zur Verlaufskontrolle keinen gesicherten Stellenwert.

Postpartumthyreoiditis

Die Postpartumthyreoiditis stellt einen Sonderfall einer Autoimmunthyreoiditis mit niedriger und nur vorübergehender immunogener Aktivität dar. Sie tritt typischerweise 3–6 Monate nach der Entbindung auf und weist ingesamt eine günstige Prognose auf. Die initiale Hyperthyreose wird ebenfalls symptomatisch, die Hypothyreose substitutiv bis zur Ausheilung behandelt.

Amiodaroninduzierte Thyreoiditis

Die jodinduzierte Form Typ I wird mit einem Thyreostatikum und Perchlorat behandelt, die thyreoiditisähnliche Form Typ II mit Glucocorticoiden.

Invasiv sklerosierende Thyreoiditis (Riedel-Struma)

Die Riedel-Struma wird heute zu den **chronischen immunogenen Thyreoditiden** gerechnet. Im Gegensatz zur zellulären Infiltration der Autoimmunthyreoiditis überwiegt der fibrosierende Charakter, der aufgrund seiner Invasivität raumfordernd Probleme bereiten kann. Wesentliche **Therapieprinzipien** sind
- Operation zur Entlastung bei mechanischer Behinderung und in Zweifelsfällen zur Abgrenzung eines Malignoms (Histologiegewinnung)
- Hemmung des infiltrativen Wachstums mit Glucocorticoiden (Prednisolon 1 mg/kgKG)
- bedarfsweise Substitution der Hypothyreose mit Levothyroxin

---

Leitlinien – Adressen – Tipps

Leitlinien

Sektion Schilddrüse der Deutschen Gesellschaft für Endokrinologie: Saller B, Esser I, Horn K, Jockenhövel F, Klett M, Köbberling J, Moll C, von zur Mühlen A, Raue F, Schober O, Schürmeyer Th, Schuppert F, Mann K (1997) Diagnostik und Therapie von Schilddrüsenkrankheiten. Empfehlungen zur Qualitätssicherung. Teil 1 – Diagnostik von Schilddrüsenkrankheiten. Internist 38: 177–185

Schuppert F, Brabant G, Dralle H, Grüters A, Hehrmann R, Hintze G, Hüfner M, Kahaly G, Mann K, Saller B, Schicha H, Schumm-Draeger PM, von zur Mühlen A (1997) Diagnostik und Therapie von Schilddrüsenkrankheiten. Empfehlungen zur Qualitätssicherung. Teil 2 – Therapie von Schilddrüsenkrankheiten. Internist 38: 272–280

American Thyroid Association (ATA):

Ladenson PW, Singer PA, Ain KB, Bagchi N, Bigos ST, Levy EG, Smith SA, Daniels GH (2000) American Thyroid Association guidelines für detection of thyroid dysfunction. Arch Intern Med 160: 1573–1575

Singer PA, Cooper DS, Daniels GH, Ladenson PW, Greenspan FS, Levy EG, Braverman LB, Clark OH, McDougall IR, Ain KV, Dorfman SG (1996) Treatment guidelines for patients with thyroid nodules and well-differentiated thyroid cancer. Arch Intern Med 156: 2165–2172

Singer PA, Cooper DS, Levy EG, Ladenson PW, Braverman LE, Daniels G, Greenspan FS, McDougall IR, Nikolai TF (1995) Treatment guidelines für patients with hyperthyroidism and hypothyroidism. JAMA 273: 808–812

American Thyroid Association guidelines für use of laboratory tests in thyroid disorders. Surks MI, Chopra IJ, Mariash CN, Nicoloff JT, Solomon DH (1990) JAMA 263: 1529–1532

Laboratory Medicine Practice Guide Lines (2003). Thyroid 13: 1–126

Leitlinien im Internet: Arbeitsgemeinschaft der Wissenschaftlichen Medizinischen Fachgesellschaften www.awmf-leitlinien.de

Internetadressen

Schilddrüsenportal für Fachkreise (mit Anmeldung) und Laien (öffentlich) (Autor R. Hörmann): www.schilddruese.net

Aktuelle Informationen der Sektion Schilddrüse der Deutschen Gesellschaft für Endokrinologie: www.endokrinologie.net/sektionen/schildruese/schildruese.html

Aktuelle Informationen der Deutschen Gesellschaft für Nuklearmedizin: www.nuklearmedizin.de

Informationen zur Jodversorgung in Deutschland Arbeitskreis Jodmangel: www.jodmangel.de

Tipps für Patienten

Dachverband von Selbsthilfegruppen für Schilddrüsenkranke: www.schilddruesenliga.de

Verband für schilddrüsenkranke Kinder und/oder Angehörige. www.die-schmetterlinge.de

Schilddrüsenportal für Patienten (öffentlich) mit aktuellen Tipps und Veranstaltungshinweisen (Autor R. Hörmann): www.schilddruese.net

---

Literatur

Benker G (1992) Medikamentöse Therapie des Morbus Basedow: Therapie mit 10 oder 40 mg Methimazol? Ergebisse des TRIAL. Akt Endokr Stoffw 13: 2–8

Buhr HJ, Mann B (1998) Operationskurs Schilddrüse. Pathophysiologie und operative Technik, 2. Aufl. Blackwell, Berlin

Castro MR, Caraballo PJ, Morris JC (2002) Effectiveness of thyroid hormone suppressive therapy in benign solitary thyroid nodules: a meta-analysis. J Clin Endocrinol Metab 87: 4154–4159

Classen M, Dierkesmann R, Heimpel H, Kalden JR, Koch KM, Meyer J, Spengel FA, Ziegler R (1996) Rationelle Diagnostik und Therapie in der Inneren Medizin. Urban & Schwarzenberg, München

Costagliola S, Morgenthaler NG, Hoermann R, Badenhoop K, Struck J, Freitag D, Poertl S, Weglohner W, Hollidt JM, Quadbeck B, Dumont JE, Schumm-Draeger PM, Bergmann A, Mann K, Vassart G, Usadel KH (1999) Second generation assay for thyrotropin receptor antibodies has superior diagnostic sensitivity for Graves' disease. J Clin Endocrinol Metab 84: 90–97

Derwahl KM, Hotze LA (2002) 20. Wiesbadener Schilddrüsengespräch 2002: Leitlinien-basierte Schilddrüsentherapie. UMD Medizin-Verlag, Berlin

Dröse M (1995) Punktionszytologie der Schilddrüse. Schattauer, Stuttgart

Esser J, Sauerwein W, Olbricht T (1995) Corticoid und Strahlentherapie bei endokriner Orbitopathie. Nuklearmediziner 18: 163–177

Feldkamp J, Röher HD, Scherbaum WA (1998) Rezidivprophylaxe und medikamentöse Therapiestrategien nach Operationen an der Schilddrüse. Dtsch Ärztebl 95: A2324–A2328

Feldkamp J, Scherbaum WA, Schott M (2002) Medulläres Schilddrüsenkarzinom. DeGruyter, Berlin

Feldt-Rasmussen U, Schleusener H, Carayon P (1994) Meta-analysis evaluation of the impact of thyrotropin receptor antibodies on long term remission after medical therapy of Graves' disease. J Clin Endocrinol Metab 78: 98–102

Förster G, Kahaly G (1998) Endokrine Orbitopathie 1998. Med Klin 93: 365–373

Frilling A, Goretzki PE, Horster FA, Grußendorf M, Röher HD (1990) Subtotale Schilddrüsenresektion bei thyreotoxischer Krise. Dtsch Med Wschr 15: 735–739

Gärtner R (2002) Entzündliche Schilddrüsenerkrankungen. Pathophysiologie, Diagnostik und Therapie. Internist 43: 635–653

Georgi P, Emrich D, Heidenreich P, Moser E, Reiners C, Schicha H (1992) Radioiodine therapy of differentiated thyroid cancer. Recommendations of the Therapy Study Group of the German Society of Nuclear Medicine. Nuklearmedizin 31: 151–153

Grüters A, Schumm-Draeger P (1998) Diagnostik und Therapie von Schilddrüsenfunktionsstörungen bei Jugendlichen. Kinderarzt 29: 44–50

Hampel R, Kuelberg T, Klein K, Jerichow JU, Pichmann EG, Clausen V, Schmidt I (1995) Strumaprävalenz in Deutschland größer als bisher angenommen. Med Klin 90: 324–329

Hedinger C, Willmans ED, Sobin LH (1988) Histological typing of thyroid tumors. WHO International histological classification of tumours No. 11, 2nd edn. Springer, Berlin Heidelberg New York

Hehrmann R (1996) Die thyreotoxische Krise. Fortschr Med 10: 3–6

Hehrmann R (1998) Schilddrüsenerkrankungen. Ursachen, Erkennung, Verhütung und Behandlung, 3. Aufl. Gustav Fischer, Stuttgart

Heinisch M, Kumnig G, Asböck D, Mikosch P, Gallowitsch HJ, Kresnik E, Gomez I, Unterweger O, Lind P (2002) Goiter prevalence and urinary iodide excretion in a formerly iodine deficient region after introduction of statutory iodization of common salt. Thyroid 12: 809–814

Hintze G, Emrich D, Kobberling J (1989) Treatment of endemic goitre due to iodine deficiency with iodine, levothyroxine or both: results of a multicentre trial. Eur J Clin Invest 19: 527–534

Hofbauer LC, Hörmann R, Heufelder AE (1996) Morbus Basedow: Neuester Stand zur Pathogenese, Diagnostik und Therapie. Dtsch Ärztebl 93: A2690–A2696

Hoermann R (2001) Schilddrüsenkrankheiten. Leitfaden für Praxis und Klinik, 3. Aufl. Blackwell, Berlin

Hoermann R, Quadbeck B, Roggenbuck U, Szabolcs I, Pfeilschifter J, Meng W, Reschke K, Hackenberg K, Dettmann J, Prehn B, Hirche H, Mann K, and The Basedow Study Group (2002) Levothyroxine Does Not Prevent Relapse of Graves´ Disease after Antithyroid Drug Therapy: Results of a Prospective Randomized Study. Thyroid 12: 1119–1128

Hotze LA, Schumm-Draeger PM (2003) Schilddrüsenkrankheiten. Diagnose und Therapie, 5. Aufl. Berliner Medizinische Verlagsanstalt, Berlin

Kahaly G, Dienes HP, Beyer J, Hommel G (1997) Randomized, double blind, placebo-controlled trial of low dose iodide in endemic goiter. J Clin Endocrinol Metab 82: 4049–4053

Klett M (1995) Iodmanngel und Iodprophylaxe. Pharmazeutische Rundschau 5

Mann K (2002) Diagnostik und Therapie differenzierter Schilddrüsenkarzinome. Internist 43: 174–185

Meng W (2002) Schilddrüsenerkrankungen, 4. Aufl. Urban & Fischer, München

Meng W, Pinchera A (1997) Autoimmune Hyperthyreose. Blackwell, Berlin

Meng W, Scriba PC (2002) Jodversorgung in Deutschland: Probleme und erforderliche Maßnahmen – Update 2002. Dtsch Ärztebl 99: A2560–A2564

Meyer-Geßner M, Benker G, Olbricht T, Windeck R, Cissewski K, Reiners C, Reinwein D (1989) Nebenwirkungen der antithyreoidalen Therapie der Hyperthyreose. Dtsch Med Wschr 114: 166–171

Quadbeck B, Puellage J, Roggenbuck U, Hirche H, Janssen OE, Mann K, Hoermann R (2002) Long-term follow-up of thyroid nodule growth. Exp Clin Endocrinol Diabetes 110: 348–354

Quadbeck B, Hoermann R, Janssen OE, Mann K (2003) Medikamentöse Behandlung der Immunhyperthyreose (Typ Morbus Basedow). Patientenselektion, Langzeitverlauf und Rezidivprophylaxe. Internist 44: 440–448

Raue F, Scherübl H (1993) Medikamentöse Therapie des Schilddrüsenkarzinoms. Med Welt 44: 692–696

Raue F, Frank-Raue K, Höppner W, Frilling A (1994) Multiple endokrine Neoplasie Typ 2. Dtsch Ärztebl 49: 2520–2523

Reiners C (2003) Diagnostik, Therapie und Nachsorge des Schilddrüsenkarzinoms. Uni-Med, Bremen

Reiners C, Weinheimer B (1998) Schilddrüse 1997, Iod und Schilddrüse. De Gruyter, Berlin

Reinwein D, Benker G, Lazarus JH, Alexander WD, and the European Multicenter Study Group on antithyroid drug treatment (1993) A prospective randomized trial of antithyroid drug dose in Graves' disease therapiy. J Clin Endocrinol Metab 76: 1516–1521

Saller B, Esser I, Horn K, Jockenhövel F, Klett M, Köbberling J, Moll C, von zur Mühlen A, Raue F, Schober O, Schürmeyer Th, Schuppert F, Mann K (1997) Diagnostik und Therapie von Schilddrüsenkrankheiten. Empfehlungen zur Qualitätssicherung. Teil 1 – Diagnostik von Schilddrüsenkrankheiten. Internist 38: 177–185

Schicha H, Schober O (2003) Nuklearmedizin. Basiswissen und klinische Anwendung, 4. Aufl. Schattauer, Stuttgart

Spelsberg F, Ritter MM, Negele T (2000) Die Schilddrüse in Klinik und Praxis. JA Barth, Heidelberg

Schlumberger MJ (1998) Papillary and follicular thyroid carcinoma. N Engl J Med 338: 297–306

Schuppert F, Brabant G, Dralle H, Grüters A, Hehrmann R, Hintze G, Hüfner M, Kahaly G, Mann K, Saller B, Schicha H, Schumm-Draeger PM, von zur Mühlen A (1997) Diagnostik und Therapie von Schilddrüsenkrankheiten. Empfehlungen zur Qualitätssicherung. Teil 2 – Therapie von Schilddrüsenkrankheiten. Internist 38: 272–280

Usadel KH, Weinheimer B (1996) Schilddrüse 1995, Schilddrüsenerkrankungen in verschiedenen Lebensabschnitten. De Gruyter, Berlin

Vitti P, Rago T, Chiovato L, Pallini S, Santini F, Fiore E, Rocchi R, Martino E, Pinchera A (1997) Clinical features of patients with Graves' disease undergoing remission after antithyroid drug treatment. Thyroid 7: 369–375

Völzke H, Ludemann J, Robinson DM, Spieker KW, Schwahn C, Kramer A, John U, Meng W (2003) The prevalence of undiagnosed thyroid disorders in a previously iodine-deficient area. Thyroid 13: 803–810

Wartofsky L, Glinoer D, Solomon B, Nagataki S, Lagasse R, Nagayama Y, Izumi M (1991) Differences and similarities in the diagnosis and treatment of Graves' disease in Europe, Japan, and the United States. Thyroid 1: 129–135

58 Erkrankungen der Nebenschilddrüsen

J. Pfeilschifter

58.1 Primärer Hyperparathyreoidismus – 984

58.2 Intestinaler sekundärer Hyperparathyreoidismus – 986

58.3 Sekundärer Hyperparathyreoidismus im Alter – 987

58.4 Renaler sekundärer Hyperparathyreoidismus – 987

58.5 Hypoparathyreoidismus – 988

58.6 Pseudohypoparathyreoidismus – 989

Literatur – 990

Zweck der Therapie einer Erkrankung der Nebenschilddrüsen ist es, akute Symptome des gestörten Calcium- und Phosphatstoffwechsels zu beseitigen oder zu vermeiden und chronischen Schäden, die bereits bei milden Funktionsstörungen drohen, vorzubeugen. Im Brennpunkt der Diskussion steht seit vielen Jahren die beste Vorgehensweise beim „asymptomatischen" primären Hyperparathyreoidismus. Gab es hier Anfang der 90er-Jahre eine zunehmende Liberalisierung hin zur konservativen Therapie, so neigt sich mit der Diversifizierung der Operationsverfahren und Hinweisen für mögliche chronische Krankheitsfolgen die Waagschale derzeit wieder vermehrt zur chirurgischen Therapie (Khosla et al. 1999; Lundgren et al. 2001).

58.1 Primärer Hyperparathyreoidismus

Ursache des primären Hyperparathyreoidismus (pHPT) ist eine autonome Hypersekretion von Parathormon (PTH) aus einer oder mehreren Nebenschilddrüsen. Zu 80 % liegt 1 gutartiges solitäres Adenom zugrunde. Weniger häufig sind Hyperplasien aller 4 Epithelkörperchen oder mehr als 1 Adenom.

Therapieziele beim primären Hyperparathyreoidismus sind die Verhütung und Beseitigung der akuten Symptome einer Hyperkalzämie und deren Folgesymptome sowie die Minimierung von Langzeitschäden der Niere (Nephrolithiasis, Nephrokalzinose), des Skeletts (erhöhte Frakturgefahr) und des kardiovaskulären Systems fraglich (erhöhte Mortalität).

Akuttherapie

Akutmaßnahmen sind erforderlich bei:
— symptomatischen Hyperkalzämien (Übelkeit, Erbrechen, Exsikkose, Muskelschwäche, Persönlichkeitsveränderungen, Bewusstseinseinschränkungen, Oligo-/Anurie)
— Hyperkalzämien, die drohen symptomatisch zu werden (Serumcalciumwerte > 3,5 mmol/l)

Je nach Schweregrad wird man dabei schrittweise eine oder mehrere der folgenden Maßnahmen wählen:
— Zunächst werden täglich oral oder intravenös mindestens 2–3 l **calciumarmer Flüssigkeit** zugeführt und begleitende Elektrolytstörungen ausgeglichen (Kalium, Magnesium). Bei einer durch Erbrechen und Polyurie entstandenen Dehydratation ist oft die i.v.-Gabe mehrerer Liter NaCl 0,9 % erforderlich.
— Bei Bilanzierungsproblemen werden **Schleifendiuretika** gegeben (in höheren Dosen Hemmung der Calciumrückresorption).

> **Cave**
> Bei Hyperkalzämie keine Diuretikagabe vor Rehydratation. Ansonsten drohen eine weitere Volumenkontraktion und eine Zunahme der Hyperkalzämie.

— **Bisphosphonate** hemmen mit einer Latenzzeit von etwa 24 h lang anhaltend die Freisetzung von Calcium aus dem Skelett. Sie helfen, das Serumcalcium bis zu einer Operation zu stabilisieren. Beispiele: 60–90 mg Pamidronat (Aredia) in mindestens 500 ml 0,9 %iger NaCl-Lösung i.v. über 2–4 h; 4 bis maximal 6 mg Ibandronat (Bondronat) in 500 ml 0,9 %iger NaCl-Lösung i.v. über 2 h. Eine Anwendung von Ibandronat ist bis zu einem Kreatininwert von 5 mg/dl möglich. Ist die initiale Calciumsenkung durch Volumengabe und Diurese unzureichend, kann man am 1. Tag zusätzlich 6-stündlich s.c. 100 IU des rascher wirkenden **Calcitonins** geben.
— Bei persistierender symptomatischer Hyperkalzämie trotz der genannten Maßnahmen, bei einer höhergradigen Niereninsuffizienz oder bei Nierenversagen erfolgt eine **Peritoneal- oder Hämodialyse** gegen ein Dialysat mit niedrigem oder ohne Calcium. Nur selten lassen sich die Akutsymptome durch diese Maßnahmen nicht beherrschen. Dann wird notfallmäßig ein chirurgischer Eingriff erforderlich.

Bei asymptomatischen Calciumerhöhungen < 3,5 mmol/l reicht dagegen zur präoperativen Vorbereitung oft schon eine reichliche Trinkmenge aus (mindestens 2–3 l calciumarmer Flüssigkeit).

Chirurgische Therapie

Ein erfahrener Chirurg beseitigt in über 95 % definitiv die Ursache der Hyperkalzämie bei vertretbarem Risiko (Rekurrensparesen 0,5–4 %, Hypoparathyreoidismus 1–2 %). Die präoperative Stimmbandfunktionsprüfung und die Abklärung operationswürdiger koexistenter Schilddrüsenveränderungen (Sonographie, Labor, ggf. Szintigraphie und Punktion) sind obligat. Bei der konventionellen bilateralen Exploration ist die Lokalisation des Epithelkörpchenadenoms nicht erforderlich. Bei einer 1-Drüsen-Erkrankung (ca. 80 %) wird heute zunehmend auch die schonendere unilaterale/minimalinvasive Exploration durchgeführt. Voraussetzungen hierfür sind die präoperative sonographische und/oder szintigraphische (^{99m}Tc-

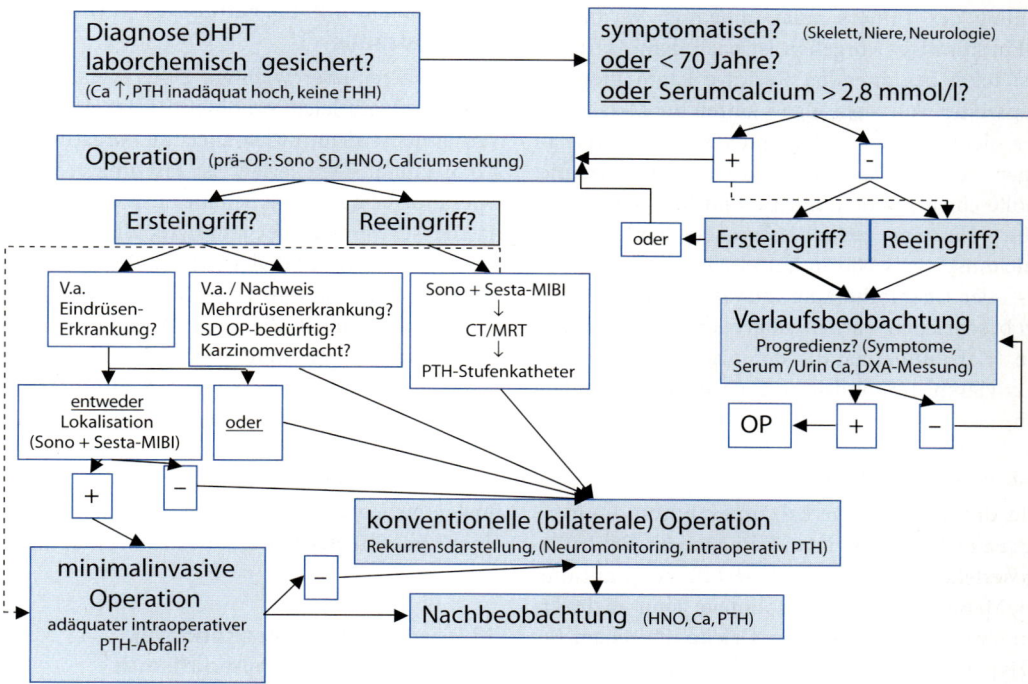

Abb. 58-1. Algorithmus zur Therapie des primären Hyperparathyreoidismus (pHPT). DXA: Knochendichtemessung; PTH: Parathormon; SD: Schilddrüse

Sesta-MIBI) Lokalisation des Adenoms und die Möglichkeit der intraoperativen Bestimmung des Serum-PTH im Schnell-Assay.

Bei einer 4-Drüsen-Hyperplasie erfolgt entweder eine $3^{1}/_{2}$-Resektion oder die totale Parathyreoidektomie mit heterotoper Autoimplantation in die Beugemuskulatur des nichtdominanten Unterarms mit Kryopräservation von Restgewebe. Bei der sporadischen Erkrankung von 2 bzw. 3 Nebenschilddrüsen kann eine Entfernung nur der vergrößerten Nebenschilddrüsen ausreichend sein.

Postoperative Nachsorge. Zwischen dem 2. und 4. postoperativen Tag kann es durch den Einstrom von Calcium in den Knochen („Calciumhunger") zu einer **milden Hypokalzämie** kommen, die durch die orale Gabe von 1–2 g Calcium täglich meist ausreichend therapiert ist. Bei stärkerer Symptomatik wird die vorübergehende i.v.-Gabe von Calcium (▶ Abschnitt 58.4) und/oder eine Behandlung mit Calcitriol (0,25–0,5 μg) notwendig. Eine schwere oder über mehrere Monate persistierende Hypokalzämie spricht für einen permanenten Hypoparathyreoidismus und wird entsprechend ▶ Abschnitt 58.4 therapiert.

> **Praxistipp**
> Zum Ausschluss von Rezidiven empfiehlt sich nach Parathyreoidektomie jährlich eine Kontrolle des Serumcalciums.

Sonderfall Zweiteingriff im Halsbereich, persistierender bzw. rezidivierender primärer Hyperparathyreoidismus

Bei Patienten, die wegen eines pHPT oder einer Schilddrüsenerkrankung voroperiert sind, wird die Operationsindikation strenger gestellt als die der Erstoperation, da die Komplikationsrate deutlich höher ist (permanente Rekurrensparese 4–8%, permanenter Hypoparathyreoidismus ca. 4%). Bei fehlender oder nur geringer klinischer Symptomatik und nur leicht erhöhtem Serumcalcium (<2,9–3,0 mmol/l) lässt sich hier unter Abwägung eine konservative Therapie vertreten. Zur Minimierung von Komplikationen führt man bei den Patienten, bei denen eine Indikation zur Reoperation besteht, präoperativ immer eine Lokalisationsdiagnostik durch (Sonographie und Sesta-MIBI-Scan; wenn negativ: Durchführung von CT oder MRT, wenn negativ: selektiver Halsvenenkatheter mit PTH-Messung).

Sonderfall Nebenschilddrüsenkarzinom

Bei einem intraoperativ mit der Umgebung verbackenen Nebenschilddrüsentumor besteht der dringliche Verdacht auf ein Karzinom (selten). Wegen des hohen Rezidivrisikos sollten sowohl bei Verdacht als auch bei nachträglicher Diagnosestellung eine **Hemithyreoidektomie, ipsilaterale Parathyreoidektomie** und **zentrale Lymphadenektomie** als En-Bloc-Operation durchgeführt werden. Bei Lymphknotenmetastasen im lateralen Kompartiment wird eine laterale, kompartimentorientierte Lymphadenektomie vorgenommen. Eine Kapselruptur mit Streuung des Tumors muss unbedingt vermieden werden. Ein kuratives Vorgehen ist nach dem Auftreten der meist lokal beginnenden Rezidive kaum möglich. Überlebenszeiten von mehr als 10 Jahren bei Metastasen sind aber nicht selten. Die Patienten sterben meist an den Folgen der nicht beherrschbaren Hyperkalzämie. Wiederholte chirurgische Eingriffe und Bisphosphonate sorgen hier für eine zeitlich begrenzte Senkung des Serumcalciumspiegels. Nur in Einzelfällen sind mit einer Strahlen- oder Chemotherapie relevante klinische Besserungen beschrieben worden. Alternative Behandlungsverfahren (Kalzimimetika, die den Calciumsensing-Rezeptor aktivieren, Immunisierung gegen PTH) sind in Erprobung.

Sonderfall Schwangerschaft

Bei einem drohenden Hyperkalzämiesyndrom (5–10 %) strebt man eine Operation im 2. Trimenon an. Bei früherer Diagosestellung erfolgt eine Überbrückung mit diuretischen Maßnahmen. Bisphosphonate sind nicht erprobt. Im Zweifelsfall kann man Calcitonin geben. Bei milden Hyperkalzämien ist unter Abwägung auch ein konservatives Vorgehen vertretbar. Vergleichende Studien gibt es nicht.

Sonderfall inoperabler Patient

Bei einem sonographisch darstellbaren Adenom ist die Injektion von 96%igem Ethanol bei einem symptomatischen inoperablen Patienten eine mögliche alternative Behandlungsoption. Daten zum Langzeiterfolg, zu Früh- und Spätkomplikationen sind derzeit nur ungenügend vorhanden.

Konservative Langzeittherapie

Mit dem Lebensalter steigt auch die Inzidenz milder Formen eines pHPT (Hyperkalzämie < 2,8 mmol/l, Kalziurie < 400 mg/Tag). Im Gegensatz zu jüngeren Patienten zeigt sich in Langzeitstudien bei den über 70-Jährigen bei milden Hyperkalzämien keine erhöhte kardiovaskuläre Letalität. Bei einem asymptomatischem Verlauf lässt sich deshalb im Alter im Einvernehmen mit dem Patienten und bei Gewährleistung regelmäßiger Kontrollen ein konservatives Vorgehen vertreten (Überprüfung von Symptomen, Calcium, Kreatinin und Calciumausscheidung halbjährlich, Knochendichtemessung 2-jährlich). Eine Osteoporose sollte mittels einer DXA-Knochendichtemessung ausgeschlossen sein. Sie bessert sich durch die Beseitigung des pHPT oft erheblich. Die Flüssigkeitszufuhr sollte bei 2–3 l täglich liegen. Bei zu geringer Calciumzufuhr droht eine negative Knochenbilanz, bei zu hoher Zufuhr eine Zunahme der Hyperkalzämie. Empfohlen werden etwa 1000 mg Calcium täglich. Eine längere Immobilisation (zusätzliche negative Calciumbilanz), Digitalis und Thiazide sind zu vermeiden.

Differenzialdiagnose Familiäre Hypokalziurische Hyperkalzämie

Diese seltene, aber wichtige Differenzialdiagnose zum pHPT geht mit leicht erhöhten PTH-Werten und einem Verhältnis Calcium-Clearance zu Kreatinin-Clearance < 0,01 einher. Der Verlauf ist fast immer benigne. Die Operation bringt wenig. Seltene Ausnahmen sind ein neonataler schwerer Hyperparathyreoidismus bei homozygoten Patienten, rezidivierende Pankreatitiden und eine persistierende schwere Hyperkalzämie > 3,5 mmol/l. In diesen Fällen muss die totale Parathyreoidektomie in Erwägung gezogen werden. Ein Familien-Screening ist empfehlenswert, um die Diagnose zu erhärten und um den Verwandten unnötige spätere Diagnostik und Therapie zu ersparen. Bei Schwangerschaften kann es bei den nicht betroffenen Kindern durch die Suppression der fetalen Nebenschilddrüsenfunktion nach der Geburt zu einer symptomatischen Hypokalzämie kommen.

58.2 Intestinaler sekundärer Hyperparathyreoidismus

Ein intestinaler sekundärer Hyperparathyreoidismus (HPT) kann durch eine Malnutrition und/oder eine Malabsorption verursacht sein.

Therapie

Therapieziele sind die ausreichende Versorgung mit Calcium und Vitamin D3 und die Beseitigung der Osteomalazie.

Bei der reinen Malnutrition normalisieren sich der sekundäre HPT und die Osteomalazie in der Regel bereits durch eine orale Therapie mit 1–2 g Calcium und initial 5000–10.000 IU Cholecalciferol täglich. Steuern kann man die Therapie anhand der meist deutlich erhöhten alkalischen Serumphosphatase (AP). Nach Normalisierung der AP geht man auf eine orale Tagesdosis von 400–1000 IU Cholecalciferol und 1000 mg Calcium einzeln oder als Kombinationspräparat über. Alternative Möglichkeiten einer verbesserten Vitamin-D-Versorgung sind eine Intensivierung der Sonnenlichtexposition bzw. Ultraviolettlampen.

Bei einer Malabsorption wird primär die Grundkrankheit behandelt. Zum Ausgleich des Vitamin-D-Mangels kann man bei milden Formen eine orale Therapie mit z. B. initial täglich 10.000 IU Cholecalciferol, 20–30 μg 25-Hydroxycholecalciferol oder 0,25–0,5 μg Calcitriol versuchen. Bei mangelndem Erfolg oder bei schwerer Malabsorption erfolgt die Verabreichung intramuskulär (z. B. 10.000 IU Cholecalciferol pro Woche, 50.000 Einheiten alle 3 Monate, oder zusammen mit anderen fettlöslichen Vitaminen, z. B. Adek-Falk 1 Amp. i. m. wöchentlich). Die exakte Anfangs- und Erhaltungsdosis der Vitamin-D-Medikation hängt sehr von dem Ausmaß der Osteomalazie und der Therapierbarkeit des Grundleidens ab (z. B. Diät bei Sprue). Die Dosis wird je nach Dynamik monatlich bis vierteljährlich anhand von Serumcalcium, PTH und AP angepasst. Knochenläsionen werden bis zur Ausheilung röntgenologisch kontrolliert..

58.3 Sekundärer Hyperparathyreoidismus im Alter

Im höheren Lebensalter ist ein sekundärer Hyperparathyreoidismus auf der Grundlage eines Calcium- und Vitamin-D_3-Mangels häufig. Besonders ausgeprägt ist dieses Defizit an Calcium und Vitamin D_3 bei Alten- und Pflegeheimbewohnern. Eine kombinierte Supplementierung von 1000–1200 mg Calcium und 400–1000 IE Vitamin D_3 senkt die Inzidenz von Schenkelhalsfrakturen und anderen nicht-vertebralen Frakturen um 30–40 % und vermindert möglicherweise auch die Inzidenz von vertebralen Frakturen. Auch für die alleinige viermonatliche orale Gabe von 100.000 IE Vitamin D_3 ist eine Fraktursenkung bei älteren Patienten gezeigt worden. Für alleinige Calciumsupplemente ist eine fraktursenkende Wirkung nicht gut belegt. Die fraktursenkende Wirkung des Vitamin D_3 ist vermutlich nur teilweise über die Behebung des sekundären Hyperparathyreoidismus zu erklären. Der Ausgleich des Vitamin D_3 verbessert auch die neuromuskuläre Funktion und führt zu einer Senkung der Sturzrate.

58.4 Renaler sekundärer Hyperparathyreoidismus

Die Hyperphosphatämie ist ein wichtiger Auslöser des sekundären renalen HPT. Der zweite wichtige Auslöser eines sekundären renalen HPT ist der Mangel an aktivem Vitamin D3 durch die verminderte Konversion von inaktivem Vitamin D3 in der geschädigten Niere.

Therapie
Therapieziele sind die Vermeidung einer renalen Osteopathie, extraskelettaler Kalzifizierungen und des Übergangs in einen tertiären HPT.

Bei leichten Phosphaterhöhungen ist eine auf 400–800 mg Phosphat beschränkte fleisch- und milcharme Diät manchmal ausreichend, um den Phosphatspiegel zu normalisieren. Die Diät ist aber schwer einzuhalten. Sobald die glomeruläre Filtrationsrate (GFR) auf 25–30 % des Normalwerts abfällt, ist man fast immer zusätzlich auf Phosphatbinder angewiesen. Man beginnt z. B. mit 1 g Calciumsalzen (zahlreiche Handelspräparate verfügbar) zu jeder Mahlzeit und steigert die Dosis je nach Bedarf langsam auf bis zu 8–12 g täglich. Reicht dies nicht aus, kann man zusätzlich Aluminiumhydroxid geben (Aludrox 4- bis 5-mal täglich, als Einzelgabe bis zu 7 Tbl. 10–20 min vor den Mahlzeiten) oder Sevelamer (Renagel 3-mal täglich 2–4 Kps. zu den Mahlzeiten). Letzteres ist ein Polymer, das das Phosphat an Aminogruppen bindet. Da Sevelamer eine Hyperkalzämie nicht begünstigt, ist es bei einer manifesten oder sich abzeichnenden Hyperkalzämie den Calciumsalzen überlegen.

Der zeitliche Beginn einer Substitution mit Alfacalcidol oder Calcitriol (0,25–1,5 µg täglich, Handelspräparate zeigt Tabelle 58-1) liegt bei einer GFR unterhalb etwa 60 ml/min bzw. einem deutlich erhöhten Serumspiegel des intakten PTH trotz Phosphatbegrenzung. Eine Hyperkalzämie ist die häufigste Nebenwirkung. Kalzimimetilen und Vitamin-D-Analoga, die die PTH-Sekretion hemmen, ohne eine Hyperkalzämie zu begünstigen, sind zur Zeit in klinischer Erprobung. Eine Kontrolle des Serumcalciums sollte in 3-monatlichen Abständen und 1–2 Wochen nach jeder Dosisänderung erfolgen, um das Serumcalcium bei 2,5–2,6 mmol/l zu halten. Die optimale anzustrebende PTH-Konzentration ist nicht abschließend geklärt. Bei einer völligen Normalisierung des PTH fürchtet man eine übermäßige Hemmung des Knochenumbaus.

Bei Dialysepatienten können Hyperkalzämien durch ein Niedrigdialysat mit 2,5 mEq/l statt 3,5 mEq/l Calcium reduziert werden. Als Variante zur oralen Therapie sind hier parenterale Bolusgaben von Vitamin-D-Metaboliten am Ende der Dialysebehandlung gebräuchlich. Sie führen zu einer wirksameren PTH-Senkung. Ein weiterer Vorteil ist die sichere Compliance des Patienten. Man beginnt z. B. mit Dosen von 0,5 µg Calcitriol oder Alphacalcidol 3-mal wöchentlich i.v. und steigert diese anhand von Calcium-, Phosphat- und PTH-Messungen bis auf 3–4 µg 3-mal wöchentlich.

Sonderfall Tertiärer Hyperparathyreoidismus
Wird die PTH-Sekretion im Laufe eines langjährigen sekundären HPT autonom bei noch normalem Serumcalcium, so nennt man dies einen „refraktären sekundären HPT". Bei erhöhten Serumcalciumspiegeln spricht man von einem „tertiären HPT". Einzig mögliche Therapie ist hier derzeit die subtotale oder totale Parathyreoidektomie. Indikationen hierfür sind:
– persistierende Hyperkalzämie mit Serumcalciumwerten über 2,8–2,9 mmol/l
– Pruritus, der nicht auf eine intensive Dialyse oder andere Maßnahmen anspricht
– progressive extraskelettale Kalzifizierung
– persistierende Hyperphosphatämie trotz Phosphatrestriktion und Phosphatbindern
– schwere Knochenschmerzen oder Frakturen
– Entwicklung einer Kalziphylaxie

Sonderfall Nierentransplantation
Die Rückbildung der Nebenschilddrüsenhyperplasie nach einer Nierentransplantation benötigt Monate bis Jahre. In dieser Zeit überwiegen die Hyperkalzämie-begünstigenden Faktoren. Serumcalciumwerte bis 3 mmol/l werden kurzfristig ohne Einschränkung der trans-

◻ **Tabelle 58-1.** Vitamin-D$_3$-Präparate in der Therapie des Hypoparathyreoidismus

Präparat	Relative Potenz	Erhaltungsdosis	Plasmahalbwertszeit
Genuines Vitamin D$_3$ Dekristol 20.000 Kps. Vigantol Oel (30 Trpf. = 20.000 IU, 10 ml = 200.000 IU)	1	20.000–60.000 IU täglich (0,5–1,5 mg) *oder* 100.000–400.000 IU 1-mal wöchentlich	30 Tage
Dihydrotachysterol A. T. 10 Lsg. (30 Tr. = 1000 µg) A. T. 10 Perlen (1 Kps. = 500 µg) Tachystin Kps. (1 Kps. = 500 µg) Tachytstin liquidum/forte (1 ml = 1000 µg/10.000 µg)	2–3	250–1000 µg täglich	8 Tage
Calcitriol (1,25-(OH)$_2$-D$_3$) Rocaltrol Kps. 0,25/0,5 µg Decostriol Kps. 0,25/0,5 µg	1000–1500	0,5–1,5 µg täglich	6–12 h
Alfacalcidol (1-α-Cholecalciferol) Bondiol Kps. 0,25/1 µg Doss Kps. 0,25/1 µg EinsAlpha Kps. 0,25/0,5/1 µg	1000–1500	0,5–1,5 µg täglich	8–24 h
Calcifediol (25-OH-D$_3$) Dedrogyl Trpf. (10 Trpf. = 50 µg)	10–15	50–150 µg täglich	15 Tage

Die angegebenen Dosierungen sind nur grobe Anhaltswerte, individuell kann der Bedarf niedriger oder höher sein.

plantierten Niere toleriert. Sollte aber 1 Jahr nach der Transplantation immer noch ständig ein Serumcalcium >2,9 mmol/l vorliegen, ist eine elektive **Entfernung der Nebenschilddrüsen** zu erwägen. Eine Hypophosphatämie findet sich häufig in der frühen postoperativen Phase. Bei symptomatischen Patienten mit Serumphosphatspiegeln <1 mg/dl sollte man orale Phosphatsupplemente geben (z. B. 3-mal 2–3 Drg. Reducto-spezial zu den Mahlzeiten).

58.5 Hypoparathyreoidismus

Therapieziel ist die Anhebung des Serumcalciumspiegels auf ein niedrig normales Niveau, um Akutsymptome (Tetanien) zu beseitigen und chronische Schäden (paradoxe Organverkalkungen v. a. der Basalganglien, tetanische Katarakt) zu verhindern.

Akuttherapie

Eine akute Tetanie (Serumcalcium meist <1,9 mmol/l) lässt sich durch die langsame (5 min) i. v.-Gabe von 10 ml **Calciumgluconat** 10 % oder 20 % unverdünnt (oder verdünnt in 50 ml 5 %iger Glucose) beenden. Bei persistierenden Symptomen wird dies im Abstand von 10–30 min wiederholt. Reicht auch dies nicht aus („**Status tetanicus**"), erfolgt eine Dauerinfusion (z. B. 10 Amp. Calciumgluconat 10 % verdünnt in 1 l 5 %ige Glucose bei einer anfänglichen Infusionsgeschwindigkeit von 50 ml/h). Als Faustregel gilt: Das Serumcalcium wird durch die Zufuhr von 15 mg/kgKG elementaren Calciums über 4–6 h um 0,5–0,75 mmol/l angehoben. Die Infusionsrate wird so titriert, dass das Serumcalcium im unteren Normbereich gehalten wird. Bei einem dokumentierten Hypoparathyreoidismus erfolgt die frühzeitige Einleitung einer Dauertherapie mit oralem Calcium und Vitamin-D$_3$-Präparaten (▸ Abschnitt 58.4).

> **Praxistipp**
> Vor der Calciumgabe sollte man bei unklaren Fällen stets Blut für die spätere Calciumbestimmung asservieren, um zwischen einer hypo- und normokalzämischen Tetanie zu differenzieren!

Langzeittherapie

Die Indikation zu einer Langzeittherapie besteht auch ohne klinische Symptomatik, um chronische Organverkalkungen zu vermeiden. Standard ist eine Therapie mit Calcium und Vitamin-D_3-Präparaten. Ob es durch den PTH-Mangel unabhängig vom Calciumhaushalt zu langfristigen Defiziten kommt, ist derzeit in Diskussion.

Zur Aufrechterhaltung eines gleichmäßigen Calciumangebots genügt prinzipiell die **ausreichende Nahrungszufuhr von Calcium. Calciumsupplemente** sind aber wesentlich praktikabler. Bezüglich der Vitamin-D_3-Medikation ist im Kindesalter wegen des wechselnden Bedarfs in der Wachstumsphase **Calcitriol** zu bevorzugen. Beim Erwachsenen kann die Dauertherapie bei einem unkomplizierten HPT aber auch mit dem ökonomisch günstigen **genuinen Vitamin D_3** erfolgen, zumal aufgrund der langen Halbwertszeit Schwankungen des Calciumspiegels durch wechselnde intestinale Faktoren vermieden werden. Man beginnt z. B. mit 10 ml Vigantol Oel á 200.000 IU 1-mal pro Woche oder 1 Kps. Dekristol 20.000 täglich und steigert in 2- bis 4-wöchentlichen Abständen je nach Bedarf. Bei Tetanien gibt man vorübergehend kleine Dosen Calcitriol zusätzlich. Alternativ ist jede andere in Tabelle 58-1 aufgeführte Therapie als Dauertherpie möglich.

> **Praxistipp**
> Zu beachten ist, dass die hepatische Aktivierung von Alphacalcidol durch Lebererkrankungen und Medikamente, die die Cytochrom-P450-Aktivität verändern, beeinflusst werden kann.

> **❗ Cave**
> **Vitamin-D-Verbindungen sind toxische Substanzen mit geringer therapeutischer Breite. Überdosierungen führen zu einer iatrogenen Hyperkalzämie, die vor allen bei genuinem Vitamin D_3 durch die Akkumulation im Gewebe sehr lange anhalten kann. Todesfälle sind beschrieben.**

Dosisänderungen sollten deshalb langsam erfolgen. Auch bei einem gut eingestellten HPT sind Calciumkontrollen alle 3–6 Monate sinnvoll (Einstellung auf niedrignormale Werte). Auch das Serumphosphat (phosphatarme Kost bei Werten > 6 mg/dl) und das Urincalcium sollten kontrolliert werden (eine Hyperkalzurie ist ein Frühzeichen einer Überdosierung!). Das Hauptrisiko der Therapie liegt in der Entwicklung einer Hyperkalzurie mit einer Risikoerhöhung für Nierensteinbildung, da durch den Verlust der calciumretinierenden Wirkung des PTH und über die vermehrte Bereitstellung von Calcium aus dem Darm die Filtrationsrate des Calciums erhöht ist. **Thiaziddiuretika** können nützliche Zusatzpräparate sein, wenn die Calciumkonzentration im Urin hoch ist und das Serumcalcium immer noch < 2 mmol/l liegt. Sie verringern das Urincalcium und heben das Serumcalcium in den gewünschten Bereich.

> **Praxistipp**
> Änderungen in der Medikation des Patienten können zu einem Mehrbedarf der Vitamin-D-Medikation führen. Dies kann z. B. der Fall sein bei Schleifendiuretika, Glucocorticoidgaben (wirken Vitamin-D-antagonistisch) und Antikonvulsiva (beschleunigen den Abbau von Vitamin-D-Metaboliten).

Sonderfall Schwangerschaft. Die Erfahrungen sind begrenzt. Inzwischen wurden auch einige Schwangerschaften unter Calcitrioltherapie ohne negative Folgen beschrieben. Eventuell ist eine Dosissteigerung in der 2. Hälfte der Schwangerschaft nötig.

58.6 Pseudohypoparathyreoidismus

Beim Pseudohypoparathyreoidismus (PsHP) liegt eine Hypokalzämie infolge einer **Endorganresistenz gegenüber PTH** vor. Dies kann die Folge einer Reduktion der Aktivität des Gsα-Anteils im Adenylat-Zyklase-Rezeptorkomplex (Typ Ia), eines Rezeptordefekts (Typ Ib), eines möglichen Defekts der katalytischen Einheit von Gsα (Typ Ic) oder einer Störung der cAMP-vermittelten intrazellulären Antwort sein (Typ II).

Patienten mit einem PsHP benötigen in der Regel **niedrigere Dosen von Vitamin D_3** als Patienten mit einem HPT. Sie sind auch weniger vom Risiko einer behandlungsbedingten Hyperkalzurie betroffen. Einige Patienten benötigen nach Erreichen der Normokalzämie sogar gar keine Dauertherapie. Bei einer ungünstigen Belastung der Calciumhomeostase (z. B. schwere Durchfallerkrankungen mit gestörter Calciumabsorption) können sie aber hypokalzämisch werden. Eine Östrogentherapie und Schwangerschaften haben besonders interessante positive Wirkungen auf den Calciumhaushalt. Prinzipiell können Östrogene die Serumcalciumspiegel bei Frauen mit einem PsHP oder auch einem HPT erniedrigen. Daneben kann es bei manchen Frauen mit einem PsHP aber zum Zeitpunkt der Periode, wenn die Östrogenspiegel niedrig sind, zu symptomatischen Hypokalzämien kommen. Die Ursache ist unklar. Paradoxerweise brauchen manche Frauen während einer Schwangerschaft weniger oder gar kein Vitamin D_3, um den Serumcalciumspiegel aufrechtzuerhalten. Nach der Entbindung fällt das Serumcalcium dann wieder ab. Grund dafür ist vermutlich die plazentare Synthese von Calcitriol, die bei Patienten mit einem PsHP nicht kompromittiert ist. Im Gegensatz dazu brauchen Frauen mit einem HPT oft höhere Dosen an Vitamin D und Calcium in der 2. Hälfte der Schwangerschaft. Patienten mit einem PsHP Typ Ia haben häufig auch Resistenzen gegenüber anderen Hormonen und bedürfen hier einer zusätzlichen Therapie.

Evidenz der Therapieempfehlungen

	Evidenz	Evidenzgrad	Therapieempfehlung
Rehydratation ± Schleifendiuretika, Bisphosphonate i. v., Calcitonin s. c. beim pHPT	Besserung oder Normalisierung einer Hyperkalzämie	B	I
Adenomentfernung beim symptomatischen pHPT	Senkung des Frakturrisikos, Verminderung einer Nephrolithiasis	B	I
Konservatives Vorgehen beim asymptomatischen pHPT	Keine Verschlechterung der Knochendichte bzw. der biochemischen Parameter im Langzeitverlauf	B	II
Konservatives Vorgehen bei FHH	Selten klinische Folgeerscheinungen	B	I
Calcium und Vitamin-D-Gabe beim intestinalen sHPT	Beseitigung der Osteomalazie und anderer klinischer Folgen	B	I
Kombinierte Gabe von 1200 mg Calcium und 800 IE Vitamin D bei alten Patienten mit Defizit	Verminderung von Schenkelhalsfrakturen und anderen peripheren Frakturen	A	I
Calciumsalze und Sevelamer beim renalen sHPT	Senkung des Serumphosphats	B	I
Alfacalcidol oder Calcitriol	Verminderung des sHPT	B	I
Pharmakologische Dosen von genuinem Vitamin D_3 oder aktive Vitamin-D-Präparate beim Hypoparathyreoidismus	Normalisierung des Serumcalciums	B	I

Leitlinien – Adressen – Tipps

Leitlinien und Internetadressen

Dralle H, Niederle B, Wagner PK, Becker HD, Frilling A, Goretzki PE, Klempa I, Röher HD, Rothmund M, Pfeilschifter J, Schober O, Schmid KW (1999) Leitlinien zur Therapie des Hyperparathyreoidismus. Mitt Dtsch Ges Chir G86, Heft 4

    Leitlinien der Deutschen Gesellschaft für Chirurgie: www.uniduesseldorf.de/AWMF/II/chal1004

    Leitlinien der Dachverbands Osteologie zur Osteoporose: www.lutherhaus.de

    Information für Patienten zum Hypoparathyreoidismus: www.insensu.de

Literatur

Bilezikian JP (1992) Management of acute hypercalcemia. N Engl J Med 326: 1196–1203

Bilezikian JP, Marcus R, Levine MA (eds) (1994) The parathyroids. Raven Press, New York

Callis F, Arlt W, Scholz HJ, Reincke M, Allolio B (1998) Management of hypoparathyroidism during pregnancy – report of twelve cases. Eur J Endocrinol 139: 284–289

Favus MJ (ed) (1999) Primer on the metabolic bone diseases and disorders of mineral metabolism, 4th edn. Lippincott Williams & Wilkins, Philadelphia

Guise TA, Mundy GR (1995) Evaluation of hypocalcemia in children and adults. J Clin Endocrinol Metab 80: 1473–1478

Funke M, Kim M, Hasse C, Bartsch D, Rothmund M (1997) Ergebnisse eines standardisierten Therapiekonzepts bei primärem Hyperparathyreoidismus. Dtsch Med Wschr 122: 1475–1481

Khosla S, Melton LJ III, Wermers RA, Crowson CS, O'Fallon WM, Riggs BL (1999) Primary hyperparathyroidism and the risk of fracture: a population-based study. J Bone Miner Res 14: 1700–1707

Lundgren E, Lind L, Palmér M, Jakobsson S, Ljunghall S, Rastad J (2001) Increased cardiovascular mortality and normalized serum calcium in patients with mild hypercalcemia followed up for 25 years. Surgery 130: 978–985.

Marx SJ (2000) Hyperparathyroid and hypoparathyroid disorders. N Engl J Med 343: 1863–1875

NIH-Conference (1991) Diagnosis and management of asymptomatic primary hyperparathyroidism: Consensus development-conference statement. Ann Intern Med 114: 593

Pfeilschifter J (1999) Das Nebenschilddrüsenkarzinom. Onkologe 5: 115–121

Pfeilschifter J (2003) Primärprävention von Frakturen mit Calcium/Vitamin D. In: Ringe D (Hrsg) Calcium plus Vitamin D. Schlüsselrolle in der Osteoporosebehandlung. Thieme, Stuttgart New York, S 77–91

Silverberg SJ, Shane E, Jacobs TP, Siris E, Bilezikian JP (1999) A 10-year prospective study of primary hyperparathyroidism with or without parathyroid surgery. N Engl J Med 341: 1249–1255

Wermers RA, Khosla S, Atkinson EJ, Grant CS, Hodgson SF, O'Fallon WM, Melton LH III (1998) Survival after the diagnosis of hyperparathyroidism: a population-based study. Am J Med 104: 115–122

Ziegler R, Hesch RD, Kruse K, Raue F, Rothmund M (1997) Nebenschilddrüsen und Calciumhomöostase (einschließlich Osteopathien). In: Deutsche Gesellschaft für Endokrinologie (Hrsg) Rationelle Therapie in der Endokrinologie. Thieme, Stuttgart New York, S 103–148

59 Erkrankungen der Nebenniere

S. R. Bornstein, K. Mann

- 59.1 Primärer Hyperaldosteronismus – 994
- 59.2 Hyperkortisolismus – 995
- 59.3 Nebennierenrindenkarzinom – 998
- 59.4 Adrenogenitales Syndrom – 999
- 59.5 Phäochromozytom und Paragangliom – 1001
- 59.6 Zufällig entdeckte Nebennierenraumforderungen – 1004
- 59.7 Nebennierenrindeninsuffizienz – 1006
- 59.8 Hypoaldosteronismus – 1008

Literatur – 1008

Die Nebenniere ist das zentrale Stressorgan des Menschen, und ein Ausfall dieser Drüse ist mit dem Leben nicht zu vereinbaren. Die Synthese der Corticosteroide und ihrer Hormone Aldosteron, Cortisol und Androgene in den drei Schichten der Nebennierenrinde ist in die Funktionsachse Hypothalamus-Hypophyse-Nebennierenrinde eingebunden. ACTH stimuliert die Bildung aller Corticosteroide, die Mineralocorticoide werden über das Renin-Angiotensin-System reguliert, v. a. Angiotensin II, und die Produktion der Katecholamine im Nebennierenmark wird neuronal gesteuert (Bornstein 1996). Darüber hinaus regulieren die Steroide der Nebennierenrinde die Katecholaminsynthese, und das autonome Nervensystem beeinflusst über das Nebennierenmark die Steroidogenese der Rindenzellen (Bornstein u. Chrousos 1999).

- Glucocorticoide, v. a. Cortisol, beeinflussen fast alle Stoffwechselvorgänge, hemmen die Proteinbiosynthese und fördern die Glukoneogenese. Neueste Ergebnisse im Rahmen von Genomanalysen zeigen, dass Glucocorticoide nicht nur eine breite immunsuppressive Wirkung besitzen, sondern auch stimulierende Wirkung insbesondere auf das natürliche Immunsystem ausüben (Galon et al. 2002).
- Mineralocorticoide, v. a. Aldosteron, beeinflussen über eine erhöhte Natriumretention und Kaliumsekretion in der Niere den Elektrolyt- und Wasserhaushalt und regulieren den Blutdruck.
- Androgene, v. a. Dehydroepiandrosteron (DHEA), wirken auf die Fortpflanzungsorgane, Haut und Immunsystem.

Funktionsstörungen der Nebennierenrinde führen zu schweren Krankheitsbildern wie der Addison-Krankheit oder dem Cushing-Syndrom. Genetisch bedingte Enzymdefekte der Cortisolbiosynthese verursachen das adrenogenitale Syndrom (AGS), einer der häufigsten Gendefekte des Menschen, während der Ausfall der Nebennierenrindenfunktion beim Morbus Addison überwiegend autoimmunologisch bedingt ist (Bornstein 2000; Bornstein u. Scherbaum 1999; Bornstein et al. 1999b).

Die Diagnostik stützt sich auf die Hormonanalyse, im Mittelpunkt stehen Funktionstests zur Sicherung einer Hormonüberproduktion oder eines Hormonmangels. Zur Lokalisationsdiagnostik oder zur Klärung einer möglichen Raumforderung im Bereich der Nebenniere eignen sich bildgebende radiologische Verfahren wie Ultraschall, CT, MRT und Szintigraphie.

Die Behandlung besteht entweder in der operativen Entfernung eines Tumors nach spezieller Vorbehandlung oder in einer Substitutionstherapie, z. T. lebenslang. Neueste Studien zeigen, dass zufällig entdeckte Nebennierenraumforderungen, sog. Inzidentalome bei 1–3 % der Bevölkerung vorkommen und häufig eine subklinische Hormonüberproduktion zeigen. Diese kann zur Entstehung kardiovaskulärer und metabolischer Krankheiten beitragen. Erste Empfehlungen für eine einheitliche Therapie dieser Inzidentalome wurde jetzt in einer Konsenskonferenz der NIH neu festgelegt (▶ Abschnitt „Leitlinien").

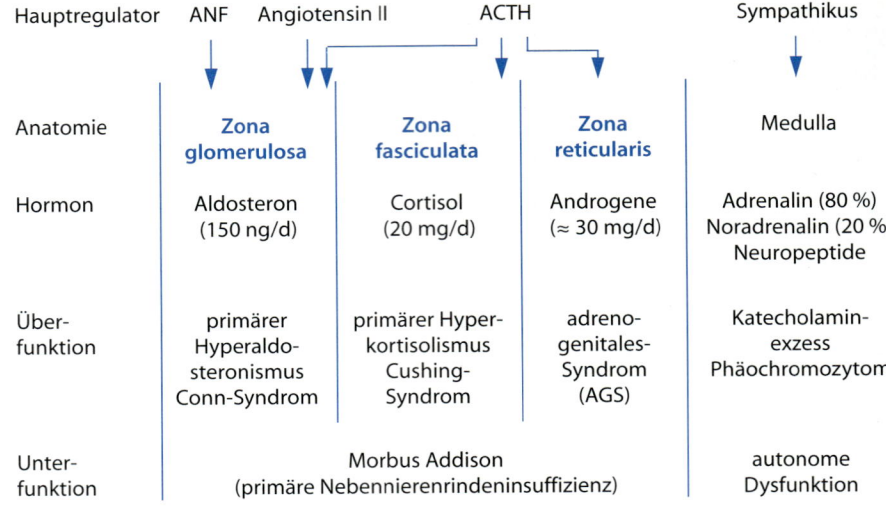

Abb. 59-1. Hypothalamus-Hypophysen-Nebennieren-Achse

59.1 Primärer Hyperaldosteronismus

Grundlagen

Die Erkrankung tritt gehäuft zwischen dem 30. und 50. Lebensjahr auf, Frauen und Männer sind etwa gleich häufig betroffen. Ursachen und Ätiologie zeigt Übersicht 59-1. Bei etwa 2% der Patienten ist ein primärer Hyperaldosteronismus die Ursache einer Hochdruckkrankheit (Gill 1990; Oelkers u. Holzhäuser 1990).

Übersicht 59-1
Primärer Hyperaldosteronismus – Ursachen

- Nebenierenrindenadenom (75%): Conn-Syndrom
- bilaterale Nebenierenrindenhyperplasie (20–30%): idiopathischer Hyperaldosteronismus
- glucocorticoidsupprimierbarer Hyperaldosteronismus (extrem selten): autosomal dominant vererbte Anomalie der Steroidbiosynthese mit ektoper Produktion der Aldosteronsynthetase in der Zona fasciculata
- aldosteronproduzierendes Karzinom (1–3%): adrenal oder ektop

---

Therapie

Die Therapie des primären Hyperaldosteronismus hängt von der Ursache ab. Sobald eine reninunabhängige Mehrsekretion von Aldosteron belegt ist, soll ein CT der Nebennierenregion durchgeführt werden. Findet man auf einer Seite eine Raumforderung, spricht dies für ein aldosteronproduzierendes Adenom. In diesem Fall ist die **Operation** die Therapie der Wahl, und es wird am besten laparoskopisch oder retroperitoneoskopisch die Nebenniere mit dem Tumor entfernt. Hierbei ist auch eine selektive Adenomentfernung unter Schonung der Nebenniere möglich. Der Langzeiterfolg mit normalen Blutdruckwerten liegt bei 70%.

Findet sich keine Raumforderung oder liegen Nebenierenadenome auf beiden Seiten vor, sollte eine **Seitenlokalisation** mit seitengetrennter Blutabnahme aus den beiden Nebennierenvenen von der V. cava inferior aus erfolgen mit Bestimmung von Aldosteron und Cortisol. Zur Differenzierung eines funktionellen Adenoms von einer beidseitigen Hyperplasie oder einem hormoninaktiven Adenom können auch die funktionelle Kernspintomographie oder Seleno-Cholesterol-Szintigraphie wertvolle Hinweise liefern. Findet sich eine einseitige Aldosteronsekretion, wird diese Nebenniere entfernt, wird auf beiden Seiten Aldosteron vermehrt produziert, erfolgt eine medikamentöse Dauertherapie mit Aldosteronantagonisten.

Die operative Entfernung einer oder beider Nebennieren beim **idiopathischen Hyperaldosteronismus** (IHA) hat nur bei 20% der Patienten zu einer Normalisierung des Blutdrucks geführt. Die Therapie der Wahl beim IHA ist daher die medikamentöse Einstellung mit Spironolacton (100–200 mg pro Tag). Oft sind jedoch weitere blutdrucksenkende Medikamente notwendig. Dabei bieten sich Calciumantagonisten und ACE Hemmer an.

Auch vor der Entfernung eines aldosteronproduzierenden Tumors sollte die Hypokaliämie beseitigt und der erniedrigte Körperkaliumbestand aufgefüllt werden. Dazu werden 200–400 mg Spironolacton pro Tag verordnet bei gleichzeitig salzarmer Kost, um dadurch zusätz-

◘ Abb. 59-2. Therapie des primären Hyperaldosteronismus

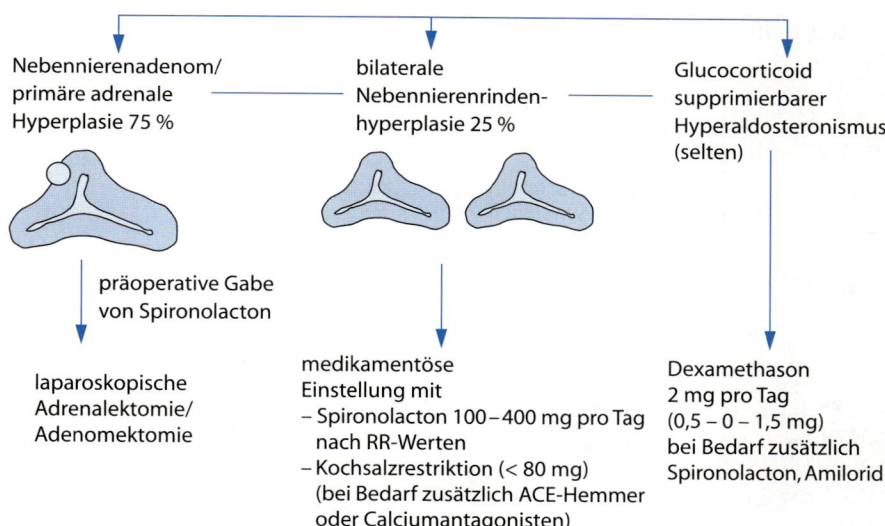

lich die gesteigerte Kaliurie zu vermindern. Oft kommt es unter einer höher dosierten Spironolactontherapie auch zu einer Normalisierung des Blutdrucks.

> **Praxistipp**
> Die präoperative Gabe von Spironolacton für 2–6 Wochen eignet sich auch als Test, um den Erfolg der Operation vorherzusehen. Wenn der Blutdruck unter Spironolacton um >15 mmHg abfällt, ist mit über 90%iger Wahrscheinlichkeit mit normalem Blutdruckwerten nach der Operation zu rechnen.

Die Therapie des seltenen aldosteronproduzierenden **Nebennierenkarzinoms** besteht in der Operation, die meistens nur palliativ ist. Mitotane (▶ Abschnitt Nebennierenkarzinom) hat in einzelnen Fällen Erfolge gezeigt.

Bestätigt sich die Diagnose eines **Glucocorticoid-supprimierbaren Hyperaldosteronismus** (GSH) so besteht die Therapie der Wahl in der Gabe von Glucocorticoiden, um die ACTH-Produktion zu unterdrücken. Die übliche Dosis beträgt 2 mg Dexamethason pro Tag Darunter sollten sich Aldosteron-, Renin- und Kaliumspiegel sowie der Blutdruck innerhalb von 2 Wochen normalisieren. Es sollte die niedrigste Dosis Dexamethason gewählt werden, die zur Blutdrucknormalisierung ausreicht. Häufig sind zusätzlich Medikamente wie Spironolacton oder Triamteren zusammen mit Thiaziden erforderlich, um den Blutdruck in den Griff zu bekommen. Unter hohen Dosen von Spironolacton treten häufiger Nebenwirkungen wie Übelkeit und Müdigkeit und insbesondere bei Männern Impotenz und Gynäkomastie auf. Alternativ kann zur Dauertherapie dann Triamteren (50–200 mg pro Tag) oder Amilorid (40 mg pro Tag) eingesetzt werden (Edwards 2001) (◘ Abb. 59-2).

59.2 Hyperkortisolismus

Synonym: Cushing-Syndrom

Grundlagen

Das Cushing-Syndrom ist ein Symptomenkomplex welcher in Folge einer vermehrten Exposition der Gewebe auf das Stresshormon Cortisol zustande kommt. Die Diagnose kann nur gestellt werden, wenn sowohl die charakteristischen klinischen Stigmata (Stammfettsucht, Plethora, Stiernacken, Striae rubrae, Bluthochdruck, proximale Muskelschwäche, Osteopenie, Leukozyten >11.000/mm^3), als auch die typischen Hormonveränderungen vorliegen (Bornstein 2000; Bornstein u. Scherbaum 1999; Bornstein et al. 1999b; Niemann 2001) Die Inzidenz spontaner endogener Neuerkrankungen liegt bei 2–5 pro 1 Mio. pro Jahr. Frauen erkranken im Verhältnis 5:1 häufiger an einem zentralen Morbus Cushing (ACTH-Produktion durch Hypophysenadenome). Die Erkrankung kann in allen Altersstufen auftreten, zeigt aber seinen Gipfel zwischen dem 30. und 50. Lebensjahr. Die verschiedenen Formen des Hyperkortisolismus werden in ACTH-abhängige und ACTH-unabhängige Ursachen eingeteilt (◘ Abb. 59-3).

Therapie

Die Therapie des Hyperkortisolismus richtet sich nach der Ursache (◘ Abb. 59-4). Die Therapie der Wahl des **hypophysären Cushing-Syndroms (Morbus Cushing) bei Mikroadenom ist die transsphenoidale Hypophysenresektion.** Das Ziel dieser Operation ist die selektive Entfernung des kortikotropen Adenoms. Wenn ein Tumor nicht identifiziert werden kann, erfolgt häufig eine Hemihypophysektomie auf der Seite, bei der sich im Sinus-petrosus-Katheter ein ACTH-Gradient nachweisen ließ. Die Erfolgsrate beträgt 70–90 % bei erfahrenen Chirurgen.

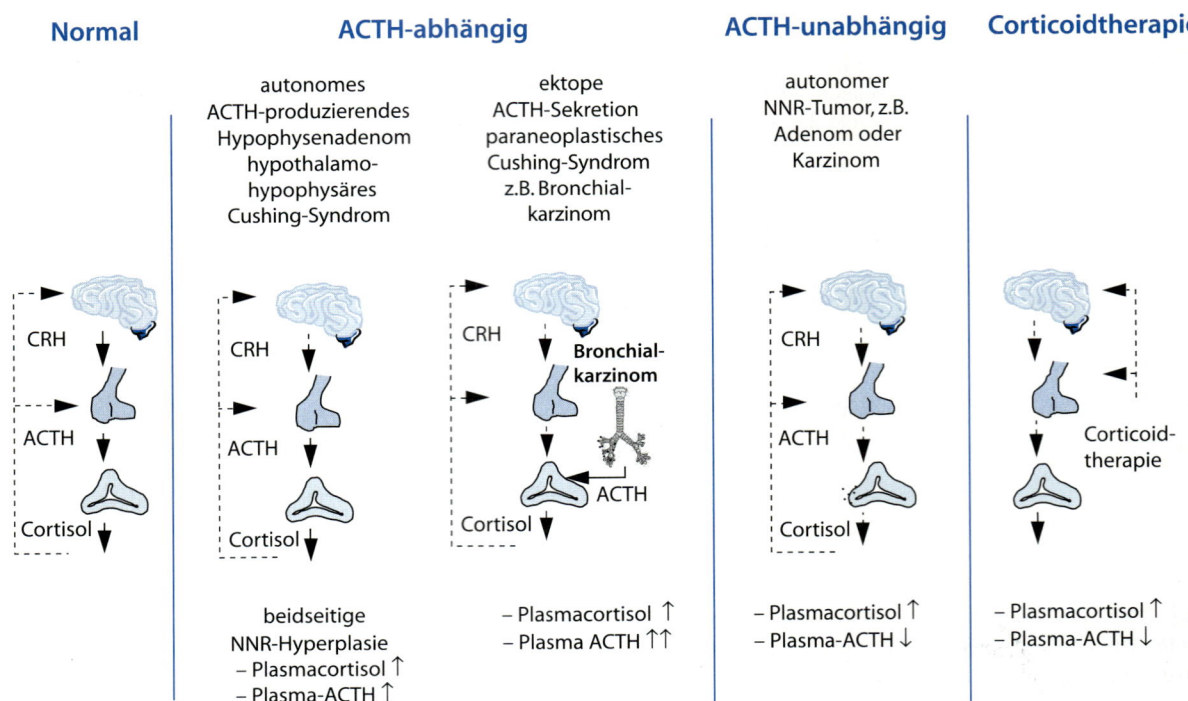

Abb. 59-3. Ursachen eines Hyperkortisolismus. CRH: Corticotropin-releasing Hormon

> **Cave**
> Der Erfolg der Operation hängt wesentlich von der korrekten Lokalisationsdiagnostik ab. Bei bis zu 12% der nicht erfolgreich operierten Patienten war die fehlende Normalisierung des Hyperkortisolismus nach Operation Folge einer falschen diagnostischen Zuordnung.

Der Erfolg der transsphenoidalen oder transkraniellen Resektion des Makroadenoms oder von Tumoren, die invasiv in den Sinus cavernosus einwachsen, ist deutlich geringer und liegt zwischen 50 und 70%. Damit ist diese Therapie einer Strahlentherapie in Kombination mit medikamentöser adrenolytischer Behandlung nicht deutlich überlegen. Die Letalität bei der transsphenoidalen Hypophysenresektion liegt <1%. Komplikationen des Eingriffs betreffen einen transienten Diabetes insipidus, Gefäß- und Nervenverletzungen, Liquorfluss, Meningitis und die Hypophysenunterfunktion. Die Rate dieser Komplikationen liegt <10%.

Als Therapie 2. Wahl gilt die Strahlentherapie, wenn verfügbar mit neueren Verfahren der stereotaktischen Radiochirurgie (z. B. Gamma-Knife). Häufig ist eine Kombination mit adrenostatischen oder adrenolytischen Medikamenten erforderlich, um einen normalen Cortisolspiegel zu erreichen.

Bei der ektopen ACTH-Produktion steht das chirurgische Vorgehen im Vordergrund. Lässt sich die Quelle der ektopen ACTH-Produktion nicht genau lokalisieren oder liegen disseminierte metastasierende Tumoren vor, muss eine adrenostatische Medikation eingesetzt oder als Ultima Ratio die bilaterale Adrenalektomie durchgeführt werden.

Bei der beidseitigen mikronodulären Hyperplasie mit Cushing-Syndrom ist die Ursache der Nebennierenrindenüberfunktion in den meisten Fällen nicht bekannt, und die ACTH-Sekretion ist dabei erniedrigt bzw. niedrig normal. In letzter Zeit hat sich gezeigt, dass bei bilateraler Hyperplasie, aber auch bei Nebennierenadenomen es zur aberranten oder vermehrten Expression von Neuropeptid- oder Zytokinrezeptoren kommen kann. Dabei wird die Nebennierenzelle unter einen Stimulus gesetzt, der entkoppelt ist von der negativen Rückkopplung durch ACTH. Dadurch kommt es zur vermehrten Cortisolsekretion und Zellproliferation bis hin zur Ausbildung eines Cushing-Syndrom. Bei diesen Formen des Cushing-Syndrom ließ sich eine erfolgreiche medikamentöse Therapie mit Rezeptorantagonisten durchführen (z. B. Octreotid oder β-Blockern) (Lacroix et al. 2001; Willenberg et al. 1998). Bei ausgeprägter klinischer Symptomatik ist eine totale beidseitige laparoskopische Adrenalektomie nicht zu umgehen. Bei leichteren Formen kann eine medikamentöse Therapie mit Ketoconazol versucht werden, auf hepatotoxische Nebenwirkungen ist jedoch zu achten. Tumoren der Nebennierenrinde mit vermehrter Hormonproduktion sollten unbedingt chirurgisch entfernt werden. Die Art des chirurgischen Zugangs hängt von der Dignität des Tumors ab. Adenome (isolierte Cortisolproduktion, signalarm in T1- und T2-Wichtung und bei Fettsättigung im MRT, Größe <6 cm im Durchmesser) sollten laparoskopisch transperitonal oder retroperito-

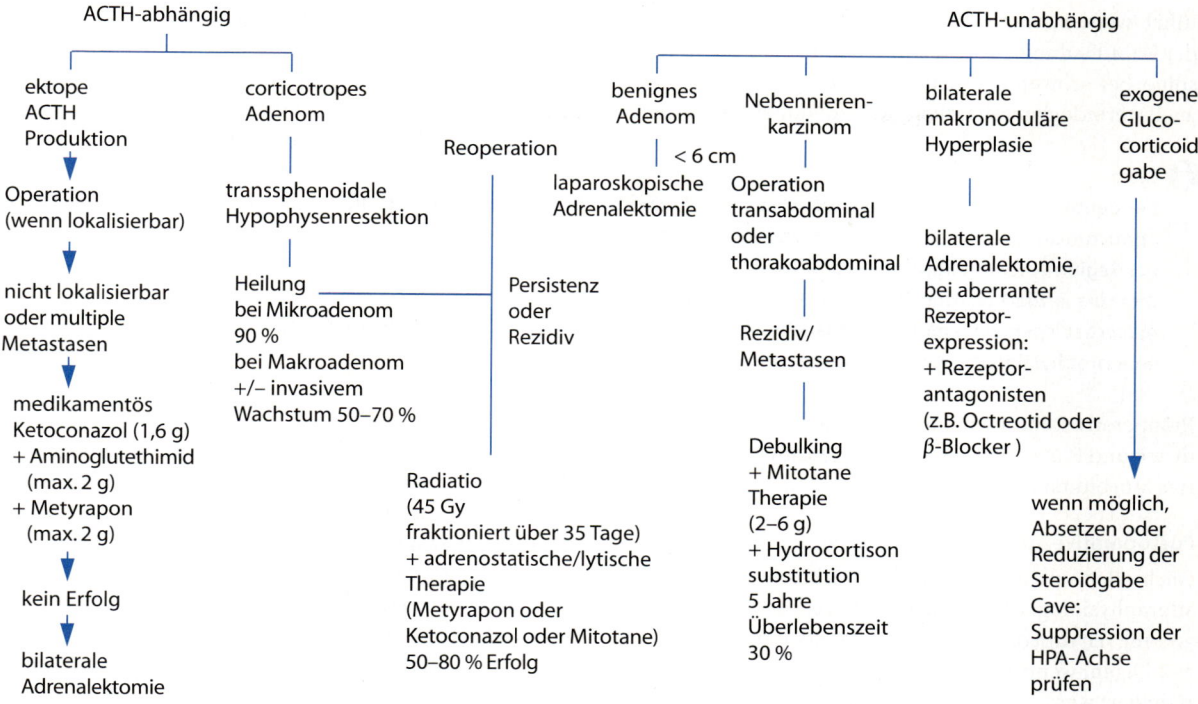

Abb. 59-4. Therapie des Hyperkortisolismus. HPA-Achse: Hypothalamus-Hypophysen-Nebennieren-Achse

neoskopisch entfernt werden. Die Therapie des Nebennierenrindenkarzinoms ist in ◘ Abschnitt 59.3 ausführlich dargestellt.

Medikamentöse Therapie

Sofern das Cushing-Syndrom (hypophysär, adrenal oder paraneoplastisch) operativ nicht kurativ behandelbar ist, kann medikamentös eine **Blockade der Nebennierenrindenhormonsynthese** versucht werden. Eine neue medikamentöse Therapie des Hyperkortisolismus stellt das Mykostatikum **Ketoconazol** dar. Es hemmt verschiedene Cytochrom-P450-Enzyme, die an der Steroidogenese beteiligt sind wie SCC (ein seitenkettenabspaltendes Enzym), 17,20-Lyase, 11β-Hydroxylase und 17β-Hydroxylase. In einer Dosierung von 400–600 mg pro Tag hemmt es effektiv die Cortisolproduktion. Da es nur wenig schwerwiegende Nebenwirkungen hat und als Monotherapie eingesetzt werden kann, stellt es heute häufig das Mittel der 1. Wahl zum Senken des Cortisolspiegels dar, wenn eine Operation nicht möglich oder erfolgreich ist. Nebenwirkungen beinhalten gastrointestinale Beschwerden, Gynäkomastie, Mensesunregelmäßigkeiten und reversible Leberfunktionsstörungen.

> **Praxistipp**
> Da ein saurer pH-Wert Voraussetzung für die Umwandlung des Ketoconazol in seine aktive Wirksubstanz ist, kann es nicht eingesetzt werden bei Patienten unter Therapie mit H_2-Rezeptor-Antagonisten oder anderen Säureblockern.

Eine Therapie mit **Aminoglutethimid** (Hemmung der 20,22-Desmolase) oder **Metyrapon** (Hemmung der 11β-Hydroxylase) ist nur z. T. effektiv und mit erheblichen Nebenwirkungen (Übelkeit, Schwindel, Hochdruck, Exanthem, zusätzlich Akne und Hirsutismus bei Metyrapon und Hypothyreose bei Aminoglutethimid) belastet. Bei ausgeprägtem Cushing-Syndrom kann präoperativ eine kurzfristige Vorbehandlung mit Etomidat (0,3 mg/kgKG/h) als Dauerinfusion versucht werden.

> **Praxistipp**
> Etomidat ist die einzige Substanz die als i.v.-Medikation zur Verfügung steht und kann daher bei Intensivpatienten, die keine Tabletten zu sich nehmen können, lebensrettend sein.

Eine Dauerbehandlung mit der zytostatisch wirkenden Substanz **Mitotane** (Lysodren) kommt bei Patienten mit benigner Erkrankung nur als Ultima Ratio infrage.

Präoperative Therapie

Eine Hemmung der Nebennierenrinde vor der Operation sollte nur bei schwerem Hyperkortisolismus durchgeführt werden, wenn die Gefahr besteht, dass dadurch der Wundheilungsprozess eingeschränkt ist. Jeder Patient sollte bei schweren Infektionen sowohl Antibiotika als auch steroidogenesehemmende Medikamente erhalten.

 Cave
Bei deutlich erhöhten Cortisolwerten ist mit schweren opportunistischen Infektionen zu rechnen, und bereits bei Beginn einer Infektion sollte eine breite Antibiotikatherapie initiiert werden. Bei 2- bis 3fach erhöhten Plasmacortisolspiegeln empfehlen manche Zentren sogar eine prophylaktische Antibiotikatherapie.

Präoperativ sollte auch darauf geachtet werden, den Blutdruck und Blutzucker zu kontrollieren, um die perioperative Morbidität zu senken.

Postoperative Substitutionstherapie

Nach allen operativen Eingriffen erhalten die Patienten supraphysiologische Dosen an Glucocorticoiden (100–300 mg Hydrocortison). Diese Medikation sollte nach 3–4 Tagen, wenn keine Komplikationen vorliegen, rasch reduziert werden.

> **Praxistipp**
> Wenn die supraphysiologischen Dosen reduziert werden, sobald von Seiten der Operation keinerlei Beschwerden mehr vorhanden sind (Wundheilung, Drainagen etc.), bekommt der Patient durch den Cortisolentzug häufig Beschwerden. Man sollte den Patienten bereits vor der Operation darauf hinweisen, dass der Organismus einige Zeit benötigt, bis er sich an normale Cortisolspiegel wieder gewöhnt. Dies kann für manche Patienten eine große psychische Belastung darstellen. Eine entsprechende Aufklärung ist daher von großer Bedeutung.

Auch nach der radikalen Entfernung eines cortisolproduzierenden Nebennierenrindentumors muss mit einer passager verminderten Cortisolsekretion des verbleibenden Nebennierengewebes gerechnet werden, da die normale Reagibilität der ACTH-Cortisol-Achse (ähnlich wie nach Absetzen einer länger dauernden, hoch dosierten Medikation mit exogen zugeführten Glucocorticosteroiden) über einen Zeitraum von 3 Monaten bis 2 Jahren gestört sein kann. Dadurch kommt es bei Stresssituationen nicht zu einer adäquat hohen ACTH-vermittelten Cortisolsekretion. Deshalb muss ein Patient nach der Entfernung eines cortisolproduzierenden Tumors längere Zeit bedarfsweise, zumindestens aber in Stresssituationen, mit Glucocorticoiden substituiert werden. Ob unter basalen Bedingungen substituiert werden muss, hängt vom klinischen Beschwerdebild (Adynamie, Hypotonie) und in zweiter Linie von den basalen bzw. CRH- oder ACTH-stimulierten Serumcortisolwerten ab. Wenn substituiert werden muss, versucht man mit einer möglichst niedrigen Dosis (z. B. 10(–15) mg Hydrocortison 1-mal täglich) auszukommen, damit ein Anreiz für die ACTH-Cortisol-Achse gegeben ist, ihr normales Sekretionsverhalten wieder aufzunehmen. Bei beidseitiger Adrenalektomie erfolgt eine Substitution, wie im Abschnitt „Nebennierenrindeninsuffizienz" beschrieben.

59.3 Nebennierenrindenkarzinom

Grundlagen

Das Nebennierenrindenkarzinom (NNR-Karzinom) ist ein seltener, aber äußerst bösartiger Tumor mit einer jährlichen Inzidenz von 1:1,7 Mio.. Die Erkrankung kann in jedem Alter auftreten, bevorzugt im 40.–50. Lebensjahr. Die Prognose ist ungünstig, die Hälfte der Patienten verstirbt in den ersten 2 Jahren nach Diagnosestellung (Bornstein et al. 1999a).

Die Entstehung des Tumors ist nicht bekannt. 60% der Tumoren sind endokrin aktiv, d. h. die endokrine Aktivität ist auch klinisch relevant. Störungen der 3β-OH-Dehydrogenase und der 11β-Hydroxlase beeinträchtigen die Steroidbiosynthese und führen bei 60% der Patienten zu einer überproportionalen Sekretion von Androgenen. Wegen fehlender Allgemeinsymptome erreichen die Tumoren bis zur Diagnosestellung oft eine beträchtliche Größe (>6 cm). Die TNM-Einteilung zeigt Tabelle 59-1.

Therapie

Operative Therapie. Entscheidend für die Spätprognose ist, dass der Ersteingriff möglichst radikal, evtl. unter Mitnahme von Teilen von Nachbarorganen (Leber, Niere, Pankreas oder Darm) durchgeführt wird. Ein laparoskopisches oder retroperitoneoskopisches Vorgehen ist kontraindiziert. Zweiteingriffe sind nie mehr kurativ, und alternative Therapieformen wie Bestrahlung oder Che-

Tabelle 59-1. Stadieneinteilung des Nebennierenrindenkarzinoms (TNM-Klassifikation)

Stadium	T	N	M
Stadium 1	T_1	N_0	M_0
Stadium 2	T_2	N_{00}	M_0
Stadium 3	T_3	N_{00}	M_0
	T_{1-3}	N_1	M_0
Stadium 4	T_{1-3}	N_{0-1}	M_1

T_1: Tumor bis 5 cm; T_2: >5 cm; T_3: lokal infiltrierend; N_1: regionaler Lymphknotenbefall; M_1: Fernmetastasen

motherapie haben niedrige Erfolgsraten. In vielen Zentren wird bereits beim 1. Eingriff eine adjuvante Therapie mit Mitotane begonnen. Kontrollierte Studien für dieses Vorgehen gibt es bisher nicht.

Als **Tumormarker** können in der Nachsorge die Hormone 11-Deoxycortisol, 11-Deoxycorticosteron, DHEAS und Androstendion eingesetzt werden.

Chemotherapie. Die Möglichkeit, mit einer Chemotherapie den Verlauf der Tumorerkrankung bei NNR-Karzinom günstig zu beeinflussen, ist sehr beschränkt. Mittel der 1. Wahl ist nach wie vor **Mitotane** (o,p-DDD, ein Derivat des Insektizids DDT, als Lysodren in England im Handel). Bei etwa $^2/_3$ der Patienten kommt es zum Absinken erhöhter Spiegel von Cortisol und Präkursoren, sodass z. T. eine Substitution mit Hydrocortison erfolgen muss. Partielle oder komplette Remissionen des Tumors können jedoch unter Mitotane nur bei 22–35 % der Patienten erwartet werden. Entscheidend ist, dass offenbar hohe Serumspiegel von Mitotane (>14 µg/ml) erreicht (und gemessen) werden müssen, um einen Effekt auf den Tumor zu haben. Mitotane soll zu Beginn einschleichend dosiert werden, beginnend mit 2 g pro Tag in 2–3 Dosen, dann langsam gesteigert auf 6 g pro Tag, und wenn möglich evtl. bis zu 12 g pro Tag. Nebenwirkungen wie Übelkeit, Erbrechen, Diarrhö, Tremor, Kopfschmerzen und Exanthem sind bei diesen hohen Dosen bei etwa 50 % der Patienten zu erwarten. Andere Chemotherapieregime sind noch weniger effektiv, die Kombination von Cisplatin (40 mg/m²KO), Etoposid (VP 16, 100 mg/m²KO) und Bleomycin (30 mg/m²KO) alle 4 Wochen kann versucht werden. Suramin führt nur in Einzelfällen zu partiellen Remissionen.

Neuere Ansätze mit Immunzelltherapie oder Gentherapie sind bisher noch im präklinischen oder experimentellen Stadium (Wolkersdörfer et al. 2002).

59.4 Adrenogenitales Syndrom

Grundlagen

Das adrenogenitale Syndrom (AGS) ist eine Gruppe angeborener Erkrankungen, die autosomal rezessiv vererbt werden und auf einem Enzymdefekt bei einem der 5 Schritte der Cortisolbiosynthese in der Nebennierenrinde beruhen (◘ Abb. 59-5). Dabei kommt es zu einer Akkumulation der Vorstufen vor dem jeweiligen Enzymdefekt und zu einer Nebennierenrindenhyperplasie. Mit einer Frequenz von 1:5 bis 1:50 heterozygoten Merkmalsträgern (je nach Bevölkerungsgruppe) ist das AGS einer der häufigsten angeborenen Stoffwechseldefekte. Bei etwa der Hälfte der Patienten bleibt die Erkrankung unentdeckt. Untersuchungen bei Frauen mit Akne und Hirsutismus zeigten, dass über die Hälfte davon auf ACTH-Gabe mit einem verstärkten Androgenanstieg antworten.

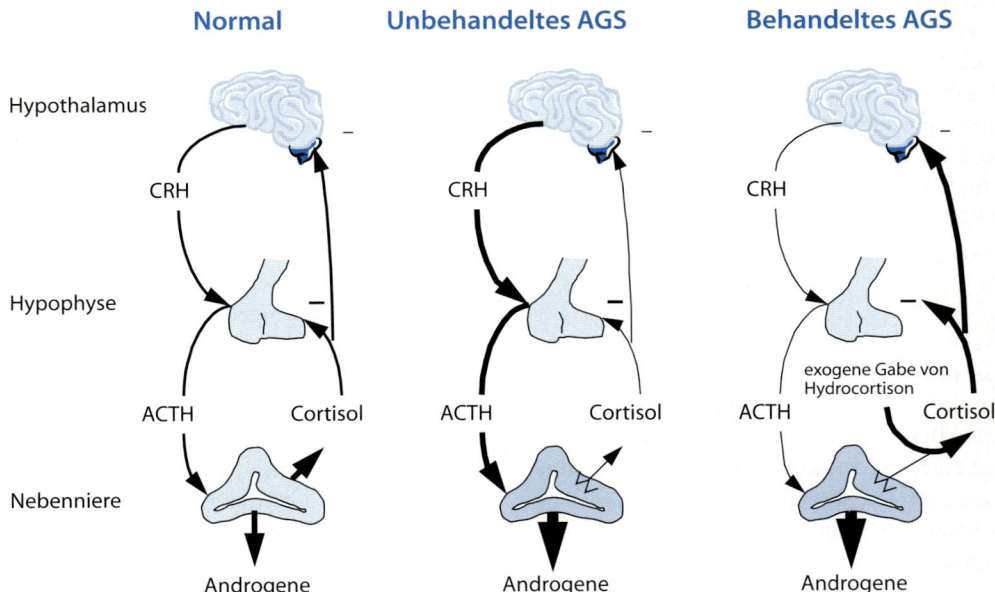

◘ **Abb. 59-5.** In der normalen Nebenniere werden sowohl Cortisol als auch Androgene synthetisiert (links). Die Hypothalamus-Hypophysen-Nebennieren-Achse wird über eine negative Rückkopplung reguliert. Beim unbehandelten Patienten mit AGS führt die Blockierung im Biosyntheseweg zur Zunahme von Cortisolvorstufen und einem Ausbleiben der negativen Rückkopplung. Damit kommt es zur Nebennierenhyperplasie und Hyperandrogenämie über die vermehrte ACTH-Sekretion (mittlere Abb.). Durch die Behandlung mit Hydrocortison lässt sich die ACTH-Sekretion drosseln und damit auch die Hyperandrogenämie (rechts)

Je nachdem, ob der Enzymdefekt vollständig oder nur partiell ausgeprägt ist, unterscheidet man die klassische von der nichtklassischen oder milden Form. Es ist aber auch möglich, die Störung nach der Androgenproduktion einzuteilen (Merke et al. 2000, 2002; Tajima et al. 1999).

AGS mit Androgenüberproduktion:
- 21-Hydroxylase-Defekt
- 11β-Hydroxylase-Defekt
- 3β-OH-Steroiddehydrogenase-Defekt (DHEA↑, Testosteron↓)
- AGS ohne Androgenüberproduktion
- Star-Protein
- 17-Hydroxylase-Defekt
- 17,20-Lyase-Defekt

Am häufigsten sind Defekte der 21-Hydroxylase, 11β-Hydroxylase und 3β-OH-Steroiddehydrogenase. Soweit bisher bekannt, sind die variablen Defekte der adrenalen Steroidbiosynthese an verschiedenen Chromosomen gebunden. Damit ergibt sich nicht nur die Möglichkeit, den Genstatus mit gentechnischen Methoden direkt zu analysieren, sondern auch die Möglichkeit eines Heterozygotiescreenings.

Therapie
Glucocorticoidsubstitution

Das Ziel der Therapie beim **kongenitalen 21-Hydroxylase-Defekt** im Kindesalter ist es, mit einer Glucocorticoidsubstitution die erhöhte Sekretion von Androstendion und Testosteron zu normalisieren, um eine Pubertas praecox zu verhindern und ein normales Wachstum vor und während der Pubertät zu erreichen. Dies gelingt jedoch nur teilweise, da zur vollständigen Suppression der Androgene präpuberal Steroiddosen nötig wären, die wachstumshemmend wirken. Daher muss man einen Mittelweg finden. Die übliche Substitution liegt bei 10–15 mg/m²KO Hydrocortison bzw. 5–7 mg Prednisolon oder 0,25–0,4 mg Dexamethason beim Erwachsenen.

Cave

Bei Stresssituation (Infekte, Operationen, Unfälle) muss die Glucocorticoiddosis auf das 2- bis 5fache der Dosis angepasst und – falls nötig – auch parenteral gegeben werden. Die Therapie des nichtklassischen AGS kann in der Regel auch mit antiandrogen wirksamen Kontrazeptiva wie Cyproteronacetat 2 mg in Kombination mit Ethinylestradiol 0,035 mg (z. B. DIANE 35) oder Spironolacton erfolgen.

Androgensuppression

Im **Erwachsenenalter** ist die Suppression der Androgensekretion notwendig, um bei Frauen einen normalen Zyklus und damit eine Fertilität zu erreichen. Bei den genannten Glucocorticoiddosen ist es jedoch möglich, die erhöhten Serumwerte von ACTH und 17α-Hydroxyprogesteron zu normalisieren und eine schon bestehende Nebennierenrindenhyperplasie teilweise zurückzubilden. Die Patienten werden angehalten, Salz nach ihrem eigenen Verlangen zuzuführen; dazu angepasst sollten Mineralocorticoide substituiert werden (Fludrocortison 100–200 µg pro Tag). Die zusätzliche Gabe von Fludrocortison erlaubt häufig die Reduktion der Glucocorticoiddosis. Patienten mit 21-Hydroxylase-Defekt haben ebenfalls deutlich erniedrigte Adrenalinwerte. Der Abfall der Adrenalinwerte korreliert mit dem Schweregrad des Enzymmangels und den hypotensiven Krisen. Eine adäquate Substitution von Adrenalin ist jedoch nicht möglich (Merke et al. 2000).

Neuere experimentelle Therapieformen beinhalten die Gabe von **Androgenantagonisten** (Flutamid in Kombination mit Testolacton, einem Aromatasehemmer), in schweren Fällen von AGS die bilaterale Adrenalektomie und in präklinischen Studien die Gentherapie (Merke et al. 2002; Tajima et al. 1999).

> **Praxistipp**
>
> Nur selten müssen männliche Patienten mit nichtklinischem AGS behandelt werden. Dies ist jedoch der Fall, wenn es im Hoden zum Wachstum von Nebennierenrestgewebe kommt (bei bis zu 30 % der Patienten mit AGS), das nicht selten als Hodentumor fehlinterpretiert wird und unnötigerweise zu einer Operation führt.

Beim seltenen 11β-Hydroxylase-Defekt kann man mit den oben genannten Glucocorticoiddosen nicht nur die erhöhte Androgensekretion normalisieren, sondern es kommt auch über ein Absinken der erhöhten Serumwerte von 11-Deoxycortisol und 11-Deoxycorticosteron zu einer Normalisierung des vorher erhöhten Blutdrucks.

Bei den als Männer aufgewachsenen, aber genetisch weiblichen Patienten mit kongenitalem 21-Hydroxylase- oder 11β-Hydroxylase-Defekt muss nach Normalisierung der Nebennierenandrogene eine Substitution mit Testosteron (z. B. 250 mg Testoviron Depot alle 3–4 Wochen i. m.) erfolgen, da eine Geschlechtsumwandlung keinesfalls mehr durchgeführt werden darf. Bei diesen Patienten ist zu überlegen, ob danach die inneren weiblichen Genitale Uterus und Ovarien operativ entfernt werden sollen. Beschwerden wie Infertilität, Druckschmerz und Schwellung sprechen auf die Glucocorticoidtherapie an.

> **Praxistipp**
>
> Adrenale Enzymdefekte, die in der frühen Fetalperiode durch Androgenüberschuss zu einem intersexuellen Genitale führen, können bereits pränatal therapiert werden: Nachweis des Gendefekts beim

Indexfall (Untersuchung beider Eltern ist anzustreben) oder heterozygoter (klassischer) Gendefekt bei beiden Partnern (Nachweis z. B. im Rahmen einer Fertilitätsbehandlung); humangenetische Betreuung; endokrinologische Therapieführung und Kontrolle sowie Beratung; Therapiebeginn vor der 6. Schwangerschaftswoche.

Die Pränataltherapie erfolgt mit Dexamethason (3-mal 0,5 mg pro Tag, Richtdosis 20 µg/kgKG pro Tag). Neben dem Nachweis der Hemmung der fetalen Nebennierenrinde (Suppression von Serumestriol) sollte besonders auf Nebenwirkungen der Dexamethasontherapie (übermäßige Gewichtszunahme, Striae, Hypertonie) geachtet werden. Die pränatale Diagnostik kann nach Chorionzottenbiopsie (9.–10. Schwangerschaftswoche) oder Amniozentese (14.–16. Schwangerschaftswoche) durch molekulargenetische Charakterisierung des CYP21B-Gens erfolgen.

Die Therapie eines androgenproduzierenden Nebennierenrindentumors besteht in der möglichst radikalen Operation. Die Nachbehandlung eines nicht radikal entfernbaren Nebennierenrindentumors entspricht den Maßnahmen, die beim Nebennierenrindenkarzinom beschrieben sind.

Therapiekontrolle

Klinik. Patienten mit AGS sollten im Kindes- und Jugendalter in einem Zentrum durch einen pädiatrischen Endokrinologen betreut werden. Die Substitution mit Glucocorticoiden und Mineralocorticoiden muss individuell anhand klinischer Parameter und qualitativ zuverlässiger Hormonbestimmung erfolgen.
- Die klinische Untersuchung muss besonders Wachstum und Pubertätsentwicklung (Körpergröße und Gewicht, Knochenalter, Entwicklung des äußeren Genitales, Zyklusanamnese) einbeziehen.
- Außerdem sollte auf Zeichen einer überhöhten Dosierung von Glucocorticoiden (Gewichtszunahme, Cushing-Symptomatik, Hypertonie) geachtet werden.
- Einmal jährlich sollte eine Sonographie der Nebennieren und der Gonaden (besonders Ausschluss von Hodentumoren) erfolgen.

59.5 Phäochromozytom und Paragangliom

Grundlagen

Das Phäochromozytom (Überfunktion des Nebennierenmarkes) ist ein katecholaminproduzierender Tumor, der meist von den chromaffinen Zellen des Nebennierenmarks ausgeht. Phäochromozytome, die den extraadrenalen chromaffinen Zellen entstammen, werden als Paragangliome bezeichnet, wobei dieser Begriff allerdings nicht einheitlich verwendet wird. Die embryonal diffuse neuroektodermale Anlage der chromaffinen Zellen erklärt, warum Phäochromozytome mit anderen Erkrankungen neuroektodermalen Ursprungs assoziiert sein können. (Bornstein 1997; Lehnert et al. 1999). Einen Überblick zum Krankheitsbild gibt ◘ Übersicht 59-2.

Übersicht 59-2
Eigenschaften des Phäochromozytoms

- Bei Hypertonie beträgt die Prävalenz 0,1–0,4%.
- 85–90% aller Tumoren sind intraadrenal lokalisiert.
- 10% aller Tumoren sind bilateral lokalisiert.
- Ein erhöhtes familiäres Risiko ist gesichert und deshalb von präventivmedizinischer Bedeutung.
- 10% aller Phäochromozytome treten im Kindesalter auf.
- Es besteht eine Assoziation mit zahlreichen Begleiterkrankungen, insbesondere Erkrankungen neuroektodermalen Ursprungs (multiple endokrine Neoplasie MEN Typ II a/b, Von-Hippel-Lindau-Syndrom, Neurofibromatose Typ I, tuberöse Sklerose, Sturge-Weber-Erkrankung)
- Tumorsekretionsprodukte sind Katecholamine (Adrenalin, Noradrenalin, Dopamin) sowie zahlreiche biologisch aktive biogene Amine und Peptidhormone.
- Leitsymptom ist die therapierefraktäre Hypertonie (als Dauerhypertonie oder anfallsweise auftretend).
- Weitere Symptome sind Kopfschmerzen, Schwitzen, Tachykardie, Fieber, Tremor, Gewichtsverlust.
- Diagnostisch wegweisend ist die Basalwertbestimmung der freien Katecholamine im 24-h-Urin oder der Metanephrine im Plasma.
- Bei Grenzwerten muss die Diagnose durch wiederholte Bestimmungen gesichert werden, vorzugsweise bei/nach einem Anfall, mit dynamischen Tests wie dem Clonidin-(Suppressions)-Test
- Die Lokalisationsdiagnostik erfolgt durch bildgebende Verfahren wie Sonographie, CT (MRT), MIBG-Szintigraphie.
- Das Malignitätsrisiko liegt bei 15–25%.
- Histologische Klassifikation:
  - Phäochromozytom und Paragangliom
  - Neuroblastom
  - Ganglioneurom

Therapie

Die therapeutischen Maßnahmen umfassen die präoperative medikamentöse Entleerung adrenerger Speicher sowie Blutdruckkontrolle mit Phenoxybenzamin bzw. die

Behandlung hypertoner Krisen mit Natriumnitroprussid und die operative Tumorentfernung.

Die Therapie der Wahl beim Phäochromozytom ist die **chirurgische Entfernung**, da dieser katecholaminproduzierende Tumor jederzeit letale Hochdruckkrisen auslösen kann. Daher stellt das Phäochromozytom das mitunter bedrohlichste Krankheitsbild in der Endokrinologie dar. Die erfolgreiche Therapie setzt daher eine eingespielte Teamarbeit von Internisten, Anästhesisten und Chirurgen voraus.

> **Cave**
> Bei Hochdruckkrisen und Verdacht auf Phäochromozytom ist eine stationäre Abklärung erforderlich, da weitere Hochdruckkrisen den Patienten gefährden können (zerebrale Blutung, ventrikuläre Rhythmusstörung, akute Linksherzinsuffizienz).

Therapieziel. Das Ziel der Behandlung ist die vollständige oder möglichst radikale Entfernung des benignen bzw. malignen Tumors. Dazu bedarf es jedoch einer aufwendigen Therapieplanung, bestehend aus einer 1- bis 3-wöchigen Vorbereitungsphase, mit zunehmender Blockade der α-Rezeptoren und konsekutivem Volumenersatz, einem besonderem Anästhesiemanagement perioperativ und einer postoperativen Überwachungsphase und unabhängig davon einem besonderen Vorgehen bei katecholaminbedingten Hochdruckkrisen. Weiterhin sollen Patienten mit inoperablem oder metastasierendem Phäochromozytom adäquat medikamentös behandelt werden.

Hochdruckkrisen. Hochdruckkrisen bei Verdacht auf Phäochromozytom sprechen sehr gut auf 5–10 mg **Nifedipin** sublingual an. Zur parenteralen Akuttherapie steht noch **Natriumnitroprussid** zur Anwendung mit Perfusor zur Verfügung. Phentolamin ist aus dem Handel genommen, und die oral wirksamen α-Rezeptoren-Blocker Phenoxybenzamin und Prazosin wirken nicht rasche genug.

> **Cave**
> Zu beachten ist, dass es wegen des oft deutlich verminderten zirkulierenden Blutvolumens bei Phäochromozytom nach Beseitigung einer Hochdruckkrise bzw. der peripheren Vasokonstriktion zu schweren hypovolämischen Schockzuständen kommen kann, sodass immer zumindest ein peripherer Zugang zur Verfügung stehen muss, um ggf. Kristalloide und ausreichend Plasmavolumen zuführen zu können.

Einen Überblick über die Therapie gibt Abb. 59-6.

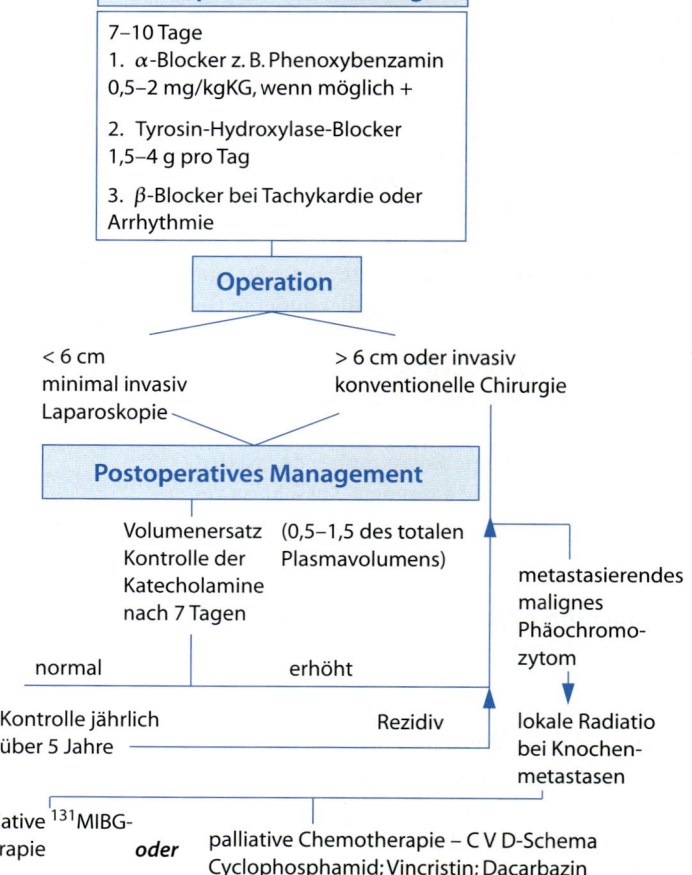

Abb. 59-6. Therapie des Phäochromozytoms

Präoperative Vorbereitung

Ohne Vorbereitung war die Operation eines Phäochromozytoms früher mit einer hohen Letalität verbunden. Es kam oft schon bei der Narkoseeinleitung, spätestens jedoch bei der Manipulation am Tumor zu schweren Hochdruckkrisen und – sofern diese Phasen überstanden wurden – nach Tumorentfernung und postoperativ zu schwer behandelbaren hypovolämischen Schockzuständen. Um diesen beiden bedrohlichen Komplikationen peri- und postoperativ vorzubeugen, muss präoperativ eine ausreichende Blockade der α-Rezeptoren erfolgen, sodass aus dem Tumor freigesetzte Katecholamine in der Peripherie nicht mehr wirksam werden können. Die andere Komplikation in der postoperativen Phase, der hypovolämische Schock, ist Folge des vor der Tumorentfernung oft stark verminderten zirkulierenden Blutvolumens, hervorgerufen durch die katecholaminbedingte periphere Vasokonstriktion. Durch die α-Blockade in der Vorbereitungsphase kommt es jedoch schon vor der Tumorentfernung zur Vasodilatation, und das verminderte Blutvolumen wird manifest beim Stehen (Blutdruckabfall, Tachykardie, erniedrigter zentralvenöser Druck) und muss dann ersetzt werden.

Die präoperative α-Blockade erfolgt mit Phenoxybenzamin, beginnend mit 10 mg und dann mit einer Dosissteigerung von 10–20 mg pro Tag, bis der Patient im Liegen normotone und im Stehen leicht hypotone Blutdruckwerte aufweist. Die dafür notwendige Dosen liegen bei 100–300 mg pro Tag, die dafür erforderliche Zeit beträgt also im Mittel 10 Tage. In dieser Zeit ist auf eine ausreichende Trinkmenge zu achten (etwa 3 l pro Tag), um das Blutvolumen zu expandieren. Die präoperative Gabe kolloidaler Lösungen (z. B. 5 %iges Albumin oder Hydroxyethylstärke, oft 3–5 l in einigen Tagen) kann bei niedrigem zentralvenösem Druck (ZVD) notwendig werden. Ist der Patient blutdruck- und frequenzstabil und weist er einen normalen ZVD auf, ist er operationsfähig. Selten ist dann bei noch fortbestehender Tachykardie oder tachykarden Rhythmusstörungen – aber erst dann – eine zusätzliche β-Blockade mit niedrigen Dosen von Propranolol oder Atenolol notwendig.

Cave
Eine alleinige oder frühzeitige Betablockertherapie bei katecholamininduzierten Rhythmusstörungen verbietet sich, da es beim Phäochromozytom über eine Blockade der peripheren β-Rezeptoren bei noch fehlender oder unzureichender α-Blockade zu einer Verstärkung von Hochdruckkrisen kommt.

Am NIH (National Institute of Health), an dem in den letzten Jahren mehrere Hundert Patienten mit Phäochromozytom behandelt wurden, wird zusätzlich zu dem α-Blocker ein Tyrosinhydroxylase-Inhibitor eingesetzt, der die Katecholaminbiosynthese hemmt (α-Methyl-para-tyrosine, Merck Sharp & Dohme, West Point, Pennsylvania). Die Behandlung wird mit 250 mg 3-mal pro Tag begonnen und bis auf eine Dosis von 1,5–4 g pro Tag gesteigert. Die Substanz hemmt die Katecholaminbiosynthese sowohl im Gehirn als auch in der Peripherie und hat einen sedierenden Effekt. In höheren Dosen kann es zu extrapyramidalen Symptomen kommen. Die Kombination des Tyrosinhydroxylase-Hemmers zusammen mit dem α-Blocker hat sich in diesem Zentrum, was die Stabilität des Blutdrucks während der Anästhesie und Operation, den intraoperativen Blutverlust und den Bedarf an Volumensubstitution angeht, gegenüber der alleinigen Gabe des α-Rezeptor-Blockers deutlich überlegen gezeigt (Keiser 2001).

Anästhesieführung

Trotz einer adäquaten präoperativen Vorbereitung oder wenn präoperativ trotz hoher Dosen von α-Blockern der Blutdruck nicht ausreichend abzusenken ist, kann es bei der Narkoseeinleitung, bei der Tumorentfernung, nach Tumorentfernung oder in der postoperativen Phase zu Blutdrucksteigerungen wie auch zu hypotensiven Phasen kommen. Es ist deshalb erforderlich, während und nach der Anästhesie eine intensive hämodynamische Überwachung mit EKG, ZVD, arterieller Blutdruckmessung, Blasenkatheter und evtl. Swan-Ganz-Katheter durchzuführen. Weiterhin kann es schon bei der Prämedikation, aber auch bei der Einleitung und während der Narkose zu Blutdruckkrisen und gefährlichen ventrikulären Rhythmusstörungen kommen, wenn bei Patienten mit Phäochromozytom Substanzen angewandt werden, die zu einer Histaminfreisetzung führen.

Zur Prämedikation können Diazepam, Pentobarbital, Meperidin und ggf. Scopolamin eingesetzt werden, aber kein Droperidol, keine Phenothiazine, kein Morphin und auch kein Atropin.

Bei der Narkoseeinleitung ist Thiopental vorzuziehen, zur Fortführung der Anästhesie sollten Isofluran oder Enfluran (kein Halothan) und als Muskelrelaxans Vecuronium angewandt werden. Kommt es trotz der genannten Vorsichtsmaßnahmen zur Blutdruckkrise, ist Natriumnitroprussid wegen seiner kurzen Halbwertszeit (1–2 min) das Mittel der Wahl zur Blutdruckeinstellung (mit Perfusor, Richtdosis 1–6 μg/kgKG/min). Bei ventrikulären Rhythmusstörungen ist eine Therapie mit Xylocain empfehlenswert (Richtdosis: Bolus mit 100 mg, dann 2–4 mg/min als Dauerinfusion), Betablocker sollten intravenös möglichst nicht eingesetzt werden. Auch Calciumantagonisten und Magnesium i.v. sind intraoperativ erfolgreich zur Blutdruckkontrolle eingesetzt worden.

Postoperative Überwachung

Kommt es nach Tumorentfernung oder postoperativ zu einer Hypotonie, steht die adäquate Volumensubstitution im Vordergrund. Die Gabe von Katecholaminen ist soweit wie möglich zu vermeiden, da unter den lang wirksamen α-Blockern sehr hohe Dosen notwendig wären und ein Reduzieren der Dopamin- oder Noradrenalintherapie sehr schwierig wird. In den ersten 24–48 h nach Entfernung des Tumors sollte das 0,5- bis 1,5fache des Gesamtplasmavolumens des Patienten substituiert werden. Die Halbwertszeit der α-Blocker und der Tyrosinhydroxylase-Blocker liegt bei etwa 12 h, und es dauert nahezu 3 Halbwertszeiten (36 h), bis das sympathische Nervensystem eine normale Autoregulation erreicht. Anhand der Ausscheidung, des Blutdrucks, des ZVD und der Herzfrequenz kann die Volumensubstitution angepasst werden. Nicht selten zeigen die Patienten eine Zunahme von 10–12 % ihres Körpergewichtes, bis die Diurese einsetzt.

Zu beachten ist weiterhin, dass es postoperativ nach Fortfall der hohen Katecholaminspiegeln zu einer **Hypoglykämie** kommen kann, erkennbar an wieder verstärktem Schwitzen. Weiterhin muss beim beidseitigen Phäochromozytom und beidseitiger Adrenalektomie eine adäquate perioperative und postoperative **Steroidsubstitution** erfolgen.

Um die Vollständigkeit einer Phäochromozytomoperation zu beurteilen, sollte frühestens 2 Wochen nach dem Eingriff die Ausscheidung der Katecholamine überprüft werden, da bis dahin immer noch aus der Peripherie Adrenalin oder Noradrenalin in die Zirkulation freigesetzt werden.

Medikamentöse Dauertherapie

Bei Patienten, deren Phäochromozytom nicht oder nicht radikal operiert werden kann oder bei denen Metastasen nachweisbar sind, ist – ähnlich wie in der Vorbereitungsphase – durch eine Blockade der α-Rezeptoren mit Phenoxybenzamin eine Hypertonie bzw. hypertone Krise gut zu beeinflussen. Tachykarde Rhythmusstörungen können durch die Gabe von Betablockern gut behandelt werden.

Bei fortschreitend metastasierendem Phäochromozytom kann eine Chemotherapie versucht werden:
- Cyclophosphamid (750 mg/m²KO Tag 1)
- Vincristin (1,4 mg/m²KO Tag 1)
- Dacarbazin (600 mg/m²KO Tage 1, 2)
- Wiederholung alle 3 Wochen

Bei einer kleineren Zahl von Patienten kam es in 79 % zu einem Rückgang der erhöhten Katecholaminausscheidung und in 57 % zu einer partiellen bzw. kompletten Remission der Tumorgeschehens. Dagegen hat eine Therapie mit ^{131}J-MJBG (Metajodbenzylguanidin) in den meisten Fällen nur einen geringen Effekt auf Katecholaminproduktion und Tumorwachstum.

Phäochromozytom in der Schwangerschaft

Ein Phäochromozytom bei einer schwangeren Frau ist selten, es stellt jedoch immer eine lebensbedrohliche Situation dar. Die Therapie der Wahl ist das **Phenoxybenzamin**. Auch wenn die Sicherheit dieser Substanz in der Schwangerschaft bisher nicht bewiesen wurde, konnte es bei verschiedenen schwangeren Patientinnen ohne Komplikationen eingesetzt werden. Im 1. und 2. Trimenon sollte der Tumor chirurgisch, wenn möglich laparoskopisch entfernt werden, im 3. Trimenon sollte die Schwangere unter α-Blocker-Therapie vorsichtig überwacht werden, bis die Reife des Fetus eine Sectio erlaubt (Keiser 2001).

59.6 Zufällig entdeckte Nebennierenraumforderungen

Zufällig entdeckte Raumforderungen der Nebenniere (**Inzidentalome**) sind ein häufiges Problem und stellen eine Herausforderung an die moderne Medizin dar. Bei 1 von 30 Personen im Alter von 50 Jahren findet man solche zufällig entdeckten Nebennierenprozesse. Diese Befunde nehmen mit der zunehmenden Alterung der Bevölkerung zu. Die stetigen technischen Verbesserungen der bildgebenden Verfahren und deren erweiteter Einsatz haben zu einer zunehmenden Diagnosestellung geführt. Die meisten Inzidentalome verursachen keine gesundheitlichen Probleme, jedoch entwickelt ein Teil der Patienten im Verlauf eine hormonelle Störung, und etwa 1 von 4000 Inzidentalome entspricht einem primären Nebennierenkarzinom. Auch scheinen neuere Arbeiten darauf hinzuweisen, dass bei 5–25 % der Patienten eine subklinische Hormondysfunktion besteht und diese in Zusammenhang mit einem erhöhten Risiko für das metabolische Syndrom sowie kardiovaskulären Erkrankungen steht. Die Diagnose der klinisch inaktiven Nebennierenraumforderung stellen daher den behandelnden Arzt und seine Patienten vor eine Herausforderung.

In den letzten Jahren konnten neue Erkenntnisse hinsichtlich der Epidemiologie, der Biologie, der Behandlung und des Follow-ups der Inzidentalome gewonnen werden (Bornstein et al. 1999a; Kloos et al. 1995).

Die technischen Verbesserungen der bildgebenden Verfahren und deren verbreiteter Einsatz lassen vermuten, dass die Prävalenz der Nebennereninzidentalome weiter wachsen wird. In der Folge werden Fragen nach geeigneten diagnostischen und therapeutischen Strategien zunehmend an Bedeutung gewinnen. Im Rahmen einer kürzlich durchgeführten NIH-State-of-Science-Konferenz zum Thema Inzidentalome wurde nach Auswertung der verfügbaren Literatur und Anhörung zahlreicher Gruppen, die über den aktuellen Stand der Forschung berichteten, ein Konsensus-Statement zu diesem Thema mit folgenden Empfehlungen erarbeitet (◻ Übersicht 59-3, Abb. 59-7).

Obwohl die Zahl der Publikationen in den letzten Jahren stark zugenommen hat, ist die Erstellung des Konsensus-Statements durch den Mangel an kontrollierten

Übersicht 59-3
Empfehlungen der NIH-State-of-Science-Konferenz zum Nebennniereninzidentalom

- Eine Bestimmung der freien Metanephrine im Urin oder Plasma und ein Dexamethasonsuppressionstest (1 mg Dexamethason) sollten bei jedem Patienten durchgeführt werden.
- Bei Hypertonus sollten Kalium im Serum sowie das Verhältnis Plasmaaldosteron-/Plasmarenin-Aktivität bestimmt werden.
- Eine in der Computertomographie homogen erscheinende Raumforderung von niedriger Dichte (<10 Hounsfield-Einheiten) entspricht mit großer Wahrscheinlichkeit einem benignen Adenom.
- Alle Patienten mit Phäochromozytom sollten operiert werden.
- Eine Operation sollte bei allen Patienten mit manifester Hormonhypersekretion der Nebennierenrinde erwogen werden.
- Die Datenlage zu Raumforderungen mit subklinischer hormonaler Hypersekretion ist derzeit nicht ausreichend, um die Überlegenheit eines operativen gegenüber einem konservativen Prozedere belegen zu können.
- Raumforderungen >6 cm sollten operiert werden, da diese bis zu 25% einem Nebennierenkarzinom entsprechen.
- Tumoren <4 cm sind nur selten maligne und können daher in der Regel beobachtet werden.
- Bei Raumforderungen zwischen 4 und 6 cm sollten neben der Größe weitere Kriterien Berücksichtigung finden, um über das Vorgehen zu entscheiden.
- Raumforderungen, die nach der Durchführung von 2 bildgebenden Untersuchungen in einem Abstand von mindestens 6 Monaten keine Größenzunahme und auch nach 4 Jahren keine pathologische Hormonsekretion aufweisen, bedürfen wahrscheinlich keiner weiteren Nachbeobachtung.
- Angesichts der niedrigen Prävalenz des Nebennierenkarzinoms und der relativ niedrigen Rate von Inzidentalomen, die im weiteren Verlauf eine klinische manifeste Hormonsekretion entwickeln, erscheint die bisherige Praxis einer intensiven klinischen Verlaufsbeobachtung fragwürdig. In Anbetracht der Komplexität dieses Problems ist es allerdings wünschenswert, Patienten innerhalb eines multidisziplinären Ansatzes unter Einschluss der Fachbereiche Endokrinologie, Radiologie, Chirurgie und Pathologie zu behandeln.
- Sowohl die offene als auch die laparoskopische Adrenalektomie sind geeignete Verfahren, um derartige Raumforderungen zu operieren. Die Wahl der Technik hängt von der Wahrscheinlichkeit eines Nebennierenkarzinoms, technischen Fragen und den Erfahrungen des Operateurs ab.

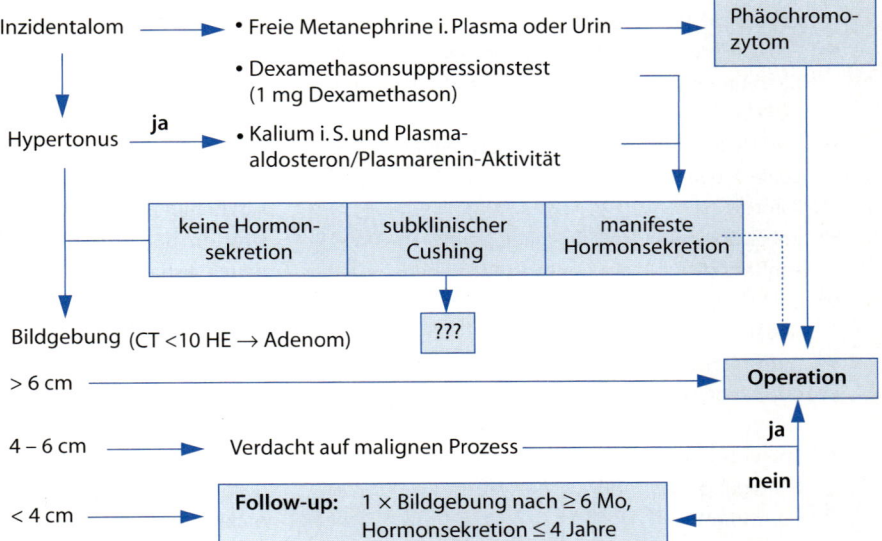

Abb. 59-7. Empfehlungen der NIH-Konsensus-Konferenz zum Vorgehen bei Nebennniereninzidentalomen

Studien erschwert worden. Insbesondere die Empfehlung zum therapeutischen Vorgehen basieren auf Studien, die bezüglich Einschlusskriterien, Länge des Follow-ups und Methodik nicht standardisiert waren. Für die Zukunft werden sorgfältig ausgearbeitete, prospektive Studien benötigt, um den offenkundigen Mangel evidenzbasierter Daten zu beheben.

59.7 Nebennierenrindeninsuffizienz

Grundlagen
Unter dem Begriff **Morbus Addison** werden alle Formen einer primären Nebennierenrindeninsuffizienz zusammengefasst. Das Krankheitsbild ist mit einer Inzidenz von ca. 1 : 400.000 pro Jahr selten, in Europa kann man etwa mit 4–6 Erkrankungen pro 100.000 Einwohner rechnen. Das Hauptmanifestationsalter liegt zwischen dem 30. und 50. Lebensjahr (Bornstein 1999; Vaughan u. Carey 1988; Willenberg et al. 1999).

Therapie
Bei der Behandlung sind voneinander zu trennen die Dauertherapie einer primären oder sekundären Nebennierenrinden(NNR)insuffizienz und das Vorgehen bei einer Addison-Krise bzw. der Therapie bei Operation und anderen Stresssituationen zur Vermeidung einer solchen Krise. Das Vorgehen bei der akuten NNR-Insuffizienz zeigt ◘ Übersicht 59-4.

Übersicht 59-4
Vorgehen bei akuter Nebennierenrindeninsuffizienz (Addison-Krise)

- Nicht auf Laborwerte warten (wie Elektrolyte, Cortisol, ACTH) – sofort handeln!
- Falls Diagnose nicht gesichert, vor Therapiebeginn Blut abnehmen für die Messung von Cortisol und ACTH.
- Falls Hydrocortison nicht vorhanden, andere Corticoide verwenden (z.B. Prednisolon), jedoch immer sofort.
- Substitution von viel Flüssigkeit bereits am Krankenbett/während des Transports beginnen.
- Bei Infektionen (oft Ursache der Krise) Antibiotika geben.
- Aldosteronapplikation ist akut nicht notwendig.
- Zur chronischen Substitutionsbehandlung sind weitaus geringere Cortisolmengen notwendig.
- Später Schulung des Patienten durchführen; Aushändigung des Addison-Ausweises (Fa. Merck Darmstadt).

Primäre NNR-Insuffizienz. Entsprechend der metabolischen Bedürfnisse ist eine Substitution mit Glucocorticoiden und Mineralocorticoiden erforderlich, eine Substitution der Nebennierenandrogene ist beim Mann bei normaler Gonadenfunktion nicht notwendig, bei der Frau ist der Nutzen einer Androgengabe gesichert.

Sekundäre NNR-Insuffizienz. In der Regel ist eine Substitution mit Mineralocorticoiden nicht notwendig, da die Aldosteronsekretion der Zona glomerulosa vorwiegend über das Renin-Angiotensin-System gesteuert wird.

Einen Überblick gibt ◘ Abb. 59-8.

Glucocorticoide
Cortisol. Hydrocortison (Cortisol) ist das physiologisch in der Zona fasciculata sezernierte, vorwiegend glucocorticoid wirksame Steroid, es besitzt aber auch geringe mineralocorticoide Eigenschaft, die aber nur bei einer höheren Dosis klinisch zum Tragen kommen. Bei anderen synthetischen Stereoiden müssen ihre glucocorticoiden und mineralocorticoiden Wirkungen sowie ihre Wirkungsstärke und -dauer in Betracht gezogen werden, wenn sie anstelle von Hydrocortison zur Dauersubstitution bei einer NNR-Insuffizienz eingesetzt werden sollen. Für die Therapie des Morbus Addison sollten jedoch nur das Hydrocortison verwendet werden.

Physiologischer Bedarf und Dosierung. Wenn die Glucocorticoidsubstitution bei der primären und sekundären NNR-Insuffizienz mit Hydrocortison erfolgt, liegt der physiologische Bedarf pro Tag bei oraler Verabreichung unter Berücksichtigung des First-Pass-Effekts in der Leber bei 10–12 mg/m²KO, d.h. bei 20–25(–30) mg pro Tag, verteilt auf 2–3 Dosen (z.B. 10-10-0 oder 10-10-5 mg). Ist die körperliche Leistungsfähigkeit der Patienten am Tag nicht ganz ausreichend, ist es ratsam, die Morgendosis auf Kosten der Abenddosis zu erhöhen (z.B. 15-5-0 oder 15-10-5 mg) und erst bei ungenügender Wirkung die Gesamtdosis zu erhöhen, da eine Substitution mit mehr als 25 mg pro Tag auf Dauer cushingoide Symptome hervorrufen kann.

Für die optimale Substitution mit Hydrocortison sind v.a. **klinische Zeichen** heranzuziehen wie Müdigkeit, Appetit, Gewichtsverlauf, Pigmentierung und unter zusätzlicher Berücksichtigung der Mineralocorticoidsubstitution bei primärer NNR-Insuffizienz auch das Blutdruckverhalten.

Zur Beurteilung der Hydrocortisonsubstitution sind die Cortisol- und ACTH-Spiegel im Blut nicht geeignet, da mit der in der Regel 3-maligen Gabe von Hydrocortison pro Tag das physiologische Sekretionsverhalten der Nebennierenrinde (20 und mehr kurze Sekretionsspitzen) nicht nachgeahmt werden kann. Die Cortisolspiegel sind deshalb im Serum am Morgen vor der 1. Hormongabe nicht messbar, und die ACTH-Werte liegen beim klinisch ausreichend substituierten Patienten immer im erhöhten

◻ **Abb. 59-8.** Therapie der Nebennierenrindeninsuffizienz

Akute NNR-Insuffizienz (Addison-Krise)
• Blutabnahme für Cortisol, ACTH, Serumelektrolyte, Kreatinin, Blutzucker, Blutgasanalyse
• 100 mg Hydrocortison i.v. (wenn noch nicht geschehen), dann 100–300 mg Hydrocortison per infusionem über 24 h
• 4–6 l 0,9 %ige NaCl-/5 %ige Glucoselösung (parallel) per infusionem (etwa 1 l/h)
• Intensivüberwachung
• Elektrolyte, Kreatinin, Blutzucker, Blutgasanalyse, ZVD, Ausscheidung, Blutdruck, Puls, Rhythmusstörungen
Dauertherapie
• Hydrocortison 10–15 mg morgens, 5 mg gegen 14 Uhr
• Fludrocortison 0,1–0,2 mg 1-mal pro Tag morgens (nach Reninwert und RR)
• (DHEA 25–50 mg 1–0–0 bei Bedarf)

Bereich. Eine Normalisierung der ACTH-Spiegel wäre nur mit supraphysiologisch hohen Hydrocortisondosen von 50–60 mg pro Tag zu erreichen.

Dauersubstitution. Eine Dauersubstitution sollte eher mit niedrigen Dosen erfolgen, solange die volle körperliche Leistungsfähigkeit erhalten bleibt. Hierdurch vermeidet man eine – wenn auch nur geringe – Überdosierung von Glucocorticoiden, die sich negativ, d. h. katabol auf Muskel und Knochen auswirkt. Dies gilt im besonderen auch für Patienten mit zusätzlichem Diabetes mellitus, dessen Einstellung dann schwieriger ist.

Zu beachten ist weiterhin, dass bei der zusätzlichen Gabe von Medikamenten (z. B. Phenobarbital, Phenytoin, Rifampicin), die die Aktivität der mischfunktionellen Oxidasen der Leber erhöhen, eine Erhöhung der Glucocorticoiddosis erforderlich werden kann.

Mineralocorticoide

Aldosteron. Aldosteron ist oral nicht wirksam und ist in Deutschland in parenteraler Form nicht mehr im Handel.

Hydrocortison. Hydrocortison zeigt (oral oder parenteral verabreicht) eine deutliche mineralocorticoide Wirkung an den Nieren, wenn es in höherer Dosis (ab 50 mg pro Tag) gegeben wird. Hydrocortison hat eine hohe Affinität zum renalen Mineralocorticoidrezeptor, wird jedoch normalerweise in der Niere zum großen Teil durch eine 11β-Hydroxysteroiddehydrogenase zu Cortison abgebaut, das keine derartige Affinität besitzt.

Fludrocortison. Es gibt 2 Möglichkeiten, die mineralocorticoide Wirkung des Hydrocortisons zu nutzen: Man gibt hohe Dosen oder eine veränderter Molekülform, z. B. als 9α-Fluorhydrocortison **(Fludrocortisonacetat)**. Dieses Molekül wird von der 11β-Hydroxysteroiddehydrogenase nicht abgebaut und hat dadurch eine etwa 125-mal stärkere mineralocorticoide Wirkung als Hydrocortison, sodass 0,05–0,1(–0,2) mg pro Tag zur vollen Mineralocorticoidsubstitution ausreichen. Patienten mit primärer NNR-Insuffizienz bedürfen in aller Regel einer Substitution mit Fludrocortison. Eine salzreiche Ernährung kann diese Therapie nicht ersetzen.

Dosisoptimierung der Mineralocorticoide. Eine Untersubstitution lässt sich klinisch an Zeichen einer Dehydration und einer Hypotonie erkennen, von den Laborwerten weist eine Hyperkaliämie darauf hin. Eine Übersubstitution mit Mineralocorticoiden ist klinisch erkennbar an Gewichtszunahme, Ödemen, Hypertonie und Hypokaliämie. Um eine optimale Dosis der Substitution mit Fludrocortison festzulegen, hat sich die Bestimmung der Reninaktivität im Plasma (PRA), im Liegen nach 30 min Ruhe abgenommen, bewährt, sie sollte zwischen 1 und 4 ng/ml/h freigesetztem Angiotensin I liegen. Es ist notwendig, dass eine Mindersubstitution mit Fludrocortison, d. h. erhöhte PRA-Werte, vermieden wird, da dadurch ein zu hoher Bedarf an Hydrocortison bestehen könnte. Bei entsprechender Anhebung der Fludrocortisondosis kann dann evtl. die Medikation von Hydrocortison zurückgenommen werden.

DHEA. Beim Morbus Addison hat sich die zusätzliche Gabe von DHEA 25–50 mg insbesondere bei weiblichen Patienten zur Verbesserung von Allgemeinbefinden und Libido als wirksam und nützlich erwiesen (Arlt et al. 1999).

59.8 Hypoaldosteronismus

Grundlagen
Die Aldosteronproduktion wird durch Kalium, ACTH und das Renin-Angiotensin-Aldosteron-System reguliert. Eine Störung kann deshalb Folge sein von (Vivian 1992):
- verminderter Reninsynthese der Nieren
- Angiotensin-I-Mangel
- Angiotensin-II-Rezeptor-Defekt
- verminderter Aldosteronsynthese der Nebeniere

Therapie
Sofortmaßnahmen. Die Soforttherapie bei bedrohlicher Hyperkaliämie (Kalium im Serum > 6,0 mmol/l) mit EKG-Veränderungen (hohe T-Wellen, Sinusstillstand, QRS-Verbreitung) besteht in der Verabreichung von:
- 10 ml 10 %igem NaCl
- 10 ml 10 %igem Calciumgluconat
- gefolgt von Insulin-Glucose (Perfusor mit 48 ml 50 %ige Glucose und 12 IU Altinsulin; 12,0 ml/h)
- Natriumbicarbonat bei ausgeprägter Azidose [benötigtes Bikarbonat (mmol) = Körpergewicht (kg) · BE < 0,3, davon 50 % und dann evtl. Wiederholung), bei Ineffektivität Hämodialyse

Dauertherapie. Zur Dauertherapie einer Kaliumretention bei Aldosteronmangel verordnet man bei Hypo- oder Normotonie Fludrocortison (0,05–0,2 mg pro Tag) und bei Hypertonie Kaliumrestriktion (40–50 mmol pro Tag) und kaliuretisch wirksame Diuretika (Thiazide, Furosemid).

Leitlinien – Adressen – Tipps

Leitlinien
Konsensus-Konferenz zu Nebennieren-Inzidentalomen: http://odp.od.nih.gov/consensus

Tipps für Patienten
Selbsthilfegruppe Addison-Patienten, Bertholdstr. 4, 45130 Essen, Tel 0201/794900, Fax 0201/797920

AGS-Eltern- und -Patienten-Initiative e.V., Geschäftsstelle: Hasenkamp 29, 21244 Buchholz, Tel 04181/97357,
Internet: www.rrze.uni-erlangen.de/glandula

Netzwerk Hypophysen- & Nebennierenerkrankungen e.V., Krankenhausstr. 12, 91054 Erlangen, Tel 09131/8539228, Fax 09131/8536969,
Internet: www.rrze.uni-erlangen.de/glandula

Glandula, Journal des Netzwerks Hypophysen- & Nebennierenerkrankungen e.V., Krankenhausstr. 12 91054 Erlangen, Tel 09131/8539228, Fax 09131-8536969.
Internet: www.rrze.uni-erlangen.de/glandula

Mitgliederzeitschrift der bundesweiten Selbsthilfeorganisatino „Netzwerk Hypophysen- und Nebennierenerkrankungen e.V.", Sitz Erlangen. Die Zeitschrift erscheint 2-mal jährlich und wird in begrenztem Umfang gegen Portoerstattung auch an Nichtmitglieder abgegeben.

Hensen J, Harsch I: Hypophyseninsuffizenz, Nebenniereninsuffizienz und Wachstumshormontherapie: Patientenratgeber, 4. überarb. Aufl., Netzwerk Hypophysen- & Nebennierenerkrankungen e.V., Krankenhausstr. 12, 91054 Erlangen, Tel 09131/8539228, Fax 09131/8536969,
Internet: www.rrze.uni-erlangen.de/glandula

Medirobo Gesundheitsinformationssystem zum Thema Hypophysenerkrankungen, CD-ROM und Internet: www.uni-duesseldorf.de/WWW/MediROBO/index.html

---

Literatur

Arlt W, Callies F, van Vlijmen JC, Koehler I, Reincke M, Bidlingmaier M, Huebler D, Oettel M, Ernst M, Schulte HM, Allolio B (1999) Dehydroepiandrosterone replacement in women with adrenal insufficiency. N Engl J Med 341: 1013–1320

Bornstein SR (1996) Die Nebenniere als funktionelle Einheit. Thieme, Stuttgart New York

Bornstein SR (1997) Das Phäochromozytom. In: Allolio B, Schulte HM (Hrsg) Klinische Endokrinologie. Urban & Schwarzenberg, S 266–272

Bornstein SR (1999) Störung der Mikrozirkulation endokriner Drüsen (Beispiel: Morbus Addison). In: Nawroth PP, Lasch HG (Hrsg) Vaskuläre Medizin. Uni-med, Bremen, S 435–438

Bornstein SR (2000) Physiologie und Biochemie (ACTH und Glucocorticoide) In: Ziegler R, Nawroth PP (Hrsg) Klinische Endokrinologie und Stoffwechsel. Springer, Heidelberg Berlin New York, S 51–56

Bornstein SR, Chrousos GP (1999) Clinical review 104: Adrenocorticotropin (ACTH)- and non-ACTH-mediated regulation of the adrenal cortex: neural and immune inputs. J Clin Endocrinol Metab 84: 1729–1736

Bornstein SR, Scherbaum WA (1999) Nebennierenrinde. In: Alexander K, Daniel WG, Diener H et al. (Hrsg) Thiemes Innere Medizin TIM. Thieme, Stuttgart New York, S 190–209

Bornstein SR, Stratakis CA, Chrousos GP (1999a) Adrenocortical tumors: recent advances in basic concepts and clinical management. Ann Intern Med 130: 759–771

Bornstein SR, Stratakis CA, Chrousos GP (1999b) Cushings's syndrome, medical aspects. In: Fink G (ed) Encyclopedia of stress, vol 1. Academic Press, London, pp 615–621

Edwards CR (2001) Primary mineralocorticoid excess syndromes. In: DeGroot LJ, Jameson JL (eds) Endocrinology, vol 3. Saunders, Philadelphia, pp 1820–1850

Galon J, Franchimont D, Hiroi N, Frey G, Boettner A, Ehrhart-Bornstein M, O'Shea JJ, Chrousos GP, Bornstein SR (2002) Gene profiling reveals unknown enhancing and suppressive actions of glucocorticoids on immune cells. FASEB J 16: 61–71

Gill JR: Hyperaldosteronismus. In: Becker KL (ed) Principles and practise of endocrinology and metabolism. Lippincott, Philadelphia, pp 716–729

Keiser HR (2001) Pheochromocytoma and related tumors. In: DeGroot LJ, Jameson JL (eds) Endocrinology, vol 3. Saunders, Philadelphia, pp 1862–1883

Kloos RT, Gross MD, Francis IR, Korobkin M, Shapiro B (1995) Incidentally discovered adrenal masses. Endocr Rev 16: 460–484

Lacroix A, Ndiaye N, Tremblay J, Hamet P (2001) Ectopic and abnormal hormone receptors in adrenal Cushing's syndrome. Endocr Rev 22: 75–110

Lehnert H, Bornstein SR, Scherbaum WA (1999) Nebennierenmark. In: Alexander K, Daniel WG, Diener H et al. (Hrsg) Thiemes Innere Medizin TIM. Thieme, Stuttgart New York, S 210–217

Merke DP, Chrousos GP, Eisenhofer G, Weise M, Keil MF, Rogol AD, Van Wyk JJ, Bornstein SR (2000) Adrenomedullary dysplasia and hypofunction in patients with classic 21-hydroxylase deficiency. N Engl J Med 343: 1362–1368

Merke DP, Bornstein SR, Avila NA, Chrousos GP (2002) Future directions in the study and management of congenital adrenal hyperplasia due to 21-hydroxylase deficiency. Ann Intern Med 136: 320–334

Nieman LK (2001) Cushings's Syndrome. In: DeGroot LJ Jameson JL (eds) Endocrinology, vol 2. Saunders, Philadelphia, pp 1691–1713

Oelkers W, Holzhäuser H (1990) Hypertonie bei Hypersekretion von Moneralocorticoiden. In: Allolio B, Schulte HM (Hrsg) Moderne Diagnostik und therapeutische Strategien bei Nebennierenerkrankungen. Schattauer, Stuttgart

Tajima T, Okada T, Ma XM, Ramsey W, Bornstein S, Aguilera G (1999) Restoration of adrenal steroidogenesis by adenovirus-mediated transfer of human cytochrome P450 21-hydroxylase into the adrenal gland of 21-hydroxylase-deficient mice. Gene Ther 6: 1898–1903

Vaughan ED, Carey RM (1989) Adrenal disorders. Thieme, Stuttgart New York

Vivian JHT (ed) (1992) Comprehensive endocrinology. The adrenal gland, 2nd edn. Lippincott Raven, New York, pp 18391–18412

Willenberg HS, Stratakis CA, Marx C, Ehrhart-Bornstein M, Chrousos GP, Bornstein SR (1998) Aberrant interleukin-1 receptors in a cortisol-secreting adrenal adenoma causing Cushing's syndrome. N Engl J Med 339: 27–31

Willenberg HS, Bornstein SR, Chrousos GP (1999) Disease, stress-induced, overview. In: Fink G (ed) Encyclopedia of stress, vol 1. Academic Press, London, pp 709–713

Wolkersdörfer GW, Bornstein SR, Higginbotham JN, Hiroi N, Vaquero JJ, Green MV, Blaese RM, Guilera G, Chrousos GP, Ramsey WJ (2002) A novel approach using transcomplementing adenoviral vectors for gene therapy of adrenocortical cancer. Horm Metab Res 34: 279–287

60 Erkrankungen der Ovarien

R. Kimmig, T. Strowitzki

60.1 Grundlagen – 1011

60.2 Allgemeine Therapieprinzipien – 1012

60.3 Therapie im Einzelnen – 1012
60.3.1 Therapie bei Hyperandrogenämie und Polyzystischem-Ovar-Syndrom (PCOS) – 1012
60.3.2 Therapie bei ovariellem Überstimulationssyndrom – 1014
60.3.3 Therapie der lutealen Insuffizienz – 1014
60.3.4 Therapie ovariell bedingter Blutungsstörungen – 1015
60.3.5 Therapie klimakterischer Störungen – 1017
60.3.6 Hormonale Antikonzeption – 1019
60.3.7 Gutartige Erkrankungen des Ovars – 1020
60.3.8 Maligne Ovarialtumoren – 1022

Literatur – 1024

Therapieformen bei verschiedenen hormonellen Störungen sind in den Schlagzeilen. Zum einen gibt es neue, nichthormonelle Therapieansätze bei endokrinen Störungen des Ovars, die die Interaktion zwischen Stoffwechsel und Endokrinium aufzeigen. Frauen mit einer hyperandrogenämischen Ovarinsuffizienz im Sinne des Polyzystischen-Ovar-Syndroms weisen je nach Studie zu 50–70 % eine Hyperinsulinämie und Insulinresistenz auf. Eine Behandlung mit Metformin führt zumindest bei einem Teil dieser Frauen zur Normalisierung des Zyklusgeschehens, einer Abnahme der Androgenisierungserscheinungen und zu spontanen Ovulationen (Nestler et al. 1998; Lord et al. 2003) Auch die Stimulierbarkeit der Follikulogenese durch Gonadotropine oder Clomifen kann durch parallele Metformingabe bei diesen Patientinnen verbessert werden.

Zum anderen sind hormonelle Therapien selbst, insbesondere die postmenopausale Hormonersatztherapie (HRT), in Kritik geraten. Die prospektiv randomisierte WHI-Studie wurde im Arm equine Östrogene plus Medroxyprogesteronacetat abgebrochen, da unter HRT vermehrt Herzinfarkte, Schlaganfälle, Thromboembolien und Brustkrebserkrankungen auftraten (Writing Group for the Women's Health Initiative Investigators 2002). Allerdings ist die Aussagekraft dieser Studie wegen des nicht repräsentativen Patientenkollektivs auch umstritten. So ist die Frage nach der Rolle der Östrogene in der Prophylaxe nach wie vor nicht endgültig beantwortet.

Unter den organischen Erkrankungen der Ovarien ist die frühzeitige Erkennung von Malignomen von überragender Bedeutung. Trotz intensivierter Vorsorge werden Ovarialkarzinome bei der überwiegenden Anzahl der Frauen im fortgeschrittenen Stadium FIGO III oder IV diagnostiziert. Daher ist mit einer Letalität von 15 von 20 erkrankten Frauen pro 100.000 Frauen im Jahr das Ovarialkarzinom zur häufigsten Todesursache unter den Genitalmalignomen geworden. Wesentliche Voraussetzungen für eine Heilung sind – neben der frühzeitigen Diagnose – die radikale interdisziplinäre operative Therapie sowei die konsequente Polychemotherapie. Im Rahmen der großen international relevanten Multicenter-Studie der Arbeitsgemeinschaft für Gynäkologische Onkologie (AGO) für die epithelialen Tumoren sowie der MAKEI-Studie für die Keimzelltumoren wird die systemische Therapie der Ovarialmalignome konsequent fortentwickelt.

60.1 Grundlagen

Ovarphysiologie. Das Ovar erfüllt grundsätzlich 2 Hauptaufgaben, die reproduktive Funktion mit Bereitstellung reifer Oozyten und die hormonelle Funktion, insbesondere die Sekretion der wesentlichsten Sexualhormone der Frau, Estradiol und Progesteron. Die Funktion des Ovars umspannt eine Phase von ca. 35–40 Jahren. Das Menarchealter liegt im Durchschnitt bei 11 Jahren, das Menopausealter bei 51 Jahren.

Bezüglich der reproduktiven Funktion des Ovars beginnt bereits ab der Geburt die Degeneration der primären Follikel. Zur Geburt beträgt die Zahl der Oozyten ca. 2 Mio., von denen die Hälfte bereits Degenerationszeichen erkennen lässt (Baker u. Sum 1976). Zum Beginn ovulatorischer Zyklen stehen je nach Angabe noch maximal 200.000–300.000 Oozyten zur Verfügung. Bis zur Menopause ist die Follikelreserve weitgehend erschöpft.

Die Sekretion der Sexualsteroide beginnt mit der Pubertät und überdauert die Follikelreifung bis zum definitiven Eintritt der Menopause.

Physiologie des Zyklus. Der menstruelle Zyklus umfasst die Zeitspanne vom Beginn einer Menstruation bis zur nächsten Menstruationsblutung. Die durchschnittliche Dauer beträgt 28 ± 3 Tage. Die normale Menstruationsblutung tritt im ovulatorischen Zyklus 14 Tage post ovulationem auf, dauert nicht länger als 5 bis maximal 7 Tage und hat einen Blutverlust von maximal 80–100 ml (Mendenhall 1984; Weise 1988).

Der Zyklus lässt sich in die proliferative und die sekretorische Phase nach der Ovulation unterteilen. Die Kenntnis der jeweiligen Zyklusphase ist zur Beurteilung und zur Therapie von Ovarfunktionsstörungen wichtig.

Zyklusstörungen. Von besonderer Bedeutung für die Beurteilung der Ovarfunktion ist die Erhebung einer ausführlichen Zyklusanamnese, die zwar keine definitive Diagnose einer endokrinen Störung erlaubt, aber orientierend erste mögliche diagnostische Hinweise gibt.

Primäre Amenorrhö bezeichnet das völlige Fehlen spontaner Blutung, **sekundäre Amenorrhö** ist als Ausbleiben der Periode über zumindest 3 oder 6 Monate bei zuvor spontanen Blutungen definiert. Eine primäre Amenorrhö findet sich z. B. bei genitalen Fehlbildungen, wie dem Mayer-Rokitansky-Küster-Hauser-Syndrom (MRKH-Syndrom) mit Uterus- und Vaginalaplasie oder chromosomalen Aberrationen wie der XY-Gonadendysgenesie (Swyer-Syndrom). Die häufigste Ursache der sekundären Amenorrhö ist die Schwangerschaft, gegen Ende der reproduktiven Lebensphase das Eintreten der Menopause.

Die **Oligomenorrhö** bezeichnet Blutungen in Abständen von mehr als 35 Tagen. Ihr Übergang zur Amenorrhö ist fließend und nicht scharf definiert, sodass häufig beide Typen von Blutungsstörung als **Oligo-/Amenorrhö** zusammengefasst werden.

Die **Polymenorrhö** ist als Zykluslänge <25 Tage definiert und oft mit Corpus-luteum-Insuffizienz bei gestörter Follikelreifung oder mit Anovulation vergesellschaftet.

Prämenstruelle Schmierblutungen können auf eine Corpus-luteum-Insuffizienz hinweisen und treten häufig im Rahmen eines prämenstruellen Syndroms (PMS) auf.

60.2 Allgemeine Therapieprinzipien

Zur Therapie endokriner Störungen des Ovars muss geklärt werden, ob **Kinderwunsch** besteht oder nicht. Bei Kinderwunsch ist das Hauptziel die Wiederherstellung eines ovulatorischen Zyklus, ohne Kinderwunsch ist es die Sicherstellung der hormonellen Versorgung und die Beeinflussung von Folgeerscheinungen der ovariellen Störungen, wie z. B. des Hirsutismus.

Grundsätzlich sind folgende Störungen endokrin therapierbar:
- hypothalamische Ursachen
- hypophysäre Ursachen
- Ovarfunktionsstörungen durch ovarielle Hyperandrogenämie oder andere endokrine Systeme (Prolaktin, Nebenniere, Schilddrüse)

Ovarielle Funktionsstörungen mit hypergonadotroper Situation sind dagegen meist, zumindest was die Stimulierbarkeit der Follikelreifung betrifft, prognostisch aussichtslos. Hier muss sich die Behandlung auf den Ersatz der ausgefallenen ovariellen Hormone beschränken.

Besteht aktuell kein Kinderwunsch, so ist die nächste anstehende Entscheidung die Frage, ob eine sichere Antikonzeption gewünscht wird oder nicht. Bei gewünschter Antikonzeption lassen sich oft parallel günstige Effekte der **Ovulationshemmer** nützen wie antiandrogene Wirkung, Beeinflussung von Zyklusstörungen, Vermeidung einer ungebremsten endometrialen Stimulation durch Östrogene, Besserung einer Dysmenorrhö und vieles mehr. Diese Nebeneffekte der Therapie haben oft beträchtlichen präventiven Nutzen.

60.3 Therapie im Einzelnen

60.3.1 Therapie bei Hyperandrogenämie und Polyzystischem-Ovar-Syndrom (PCOS)

Therapeutische Ziele bei **bestehendem Kinderwunsch** sind die Wiederherstellung eines ovulatorischen Zyklus durch endokrine Therapie oder durch direkte ovarielle Stimulation. Bei Frauen **ohne aktuellen Kinderwunsch** stehen die Behandlung der Zyklusstörung zur Vermeidung eines chronischen Hyperöstrogenismus und die Behandlung der androgen bedingten Folgen, z. B. des Hirsutismus, im Vordergrund.

Therapieansätze bei PCOS zeigt ■ Tabelle 60-1.

Glucocorticoide

Bei **adrenal bedingter Hyperandrogenämie** kann mit Glucocorticoiden eine Normalisierung der Androgene und damit des Zyklusgeschehens erreicht werden.

Die Reaktion auf eine alleinige Glucocorticoidtherapie ist individuell sehr unterschiedlich und hängt v. a. vom Schweregrad der ovariellen hyperandrogenämischen Störung und vom Grad der ovariellen morphologischen Veränderungen ab. Die ovarielle Androgenproduktion wird im Gegensatz zur adrenalen Produktion wahrscheinlich erst bei höheren Dosen unterdrückt (Azziz et al. 1999).

Das gängige Behandlungsschema besteht aus der abendlichen Gabe von 0,5 mg **Dexamethason** oder 5–7,5 mg **Prednison**, da die Nebennierenrinde in den Nacht- und frühen Morgenstunden eine erhöhte sekretorische Aktivität zeigt. Nach 6–8 Wochen kann mit einem kontinuierlichen Effekt auf den Zyklus gerechnet werden. Eine langfristige Fortsetzung der Therapie ist nur sinnvoll, wenn es zu einem deutlichen Abfall der Androgene gekommen ist. Sie kann dann bis zum Eintreten einer Schwangerschaft fortgesetzt werden.

Besteht kein weiterer Kinderwunsch, so ist die Gabe eines antiandrogen wirksamen Ovulationshemmers eine sehr gute Alternative.

Allein mit Glucocorticoiden therapierte Frauen, bei denen die Androgenspiegel signifikant abfallen, haben eine 50–60 %ige Wahrscheinlichkeit, wieder Menstruationen zu bekommen. Ein Drittel dieser amenorrhoischen Frauen kann mit einer Ovulation rechnen.

Ob man Dexamethason oder Prednison/Prednisolon nimmt, ist unbedeutend. Letztere haben eine kürzere Plasmahalbwertszeit und eine kürzere biologische Halbwertszeit am Zielorgan.

Tabelle 60-1. Therapieansätze bei PCOS

Ovulationsinduktion/Sterilität	Clomifen
	konventionelle Gonadotropinstimulation
	niedrig dosiert FSH/hMG
	Metformin*
	Metformin + Stimulation
	Kombination mit GnRH-Analoga?
	pulsatile GnRH-Gabe
	Corticoide?
	Ovarian Drilling/Laserkoagulation der Ovarien
	Ovarian Drilling + Stimulation
	Gewichtsreduktion
Hyperinsulinämie	Metformin*
	Sport
	Gewichtsreduktion
	Thiazolidindione
Androgenisierungserscheinungen/ Zyklusstörung	Ovulationshemmer mit Antiandrogenen
	Spironolacton (mit Antikonzeption, nicht für diese Indikation zugelassen)
	Flutamid (mit Antikonzeption, nicht für diese Indikation zugelassen)
	Finasterid (mit Antikonzeption, nicht für diese Indikation zugelassen)
	Metformin + Flutamid*
	Gewichtsreduktion

* nicht für diese Indikation zugelassen.

Metformin

Bei Frauen mit **PCOS und Hyperinsulinämie** führt die Senkung erhöhter Insulinspiegel durch Metformin bei 34% zu einer spontanen Ovulation und bei 89% der verbliebenen Patientinnen zur Ovulation nach zusätzlicher Stimulation mit Clomifen (Nestler et al. 1998; Lord et al. 2003).

Vor der Metformintherapie bei PCOS-Patientinnen sollte eine Hyperinsulinämie bestätigt werden. Die Standarddosis beträgt 2-mal 500 mg bis 2-mal 1000 mg Metformin täglich. Die Behandlung wird im Regelfall mit Eintritt einer Schwangerschaft abgesetzt. Diese Therapie ist allerdings noch nicht etablierter Standard, das Medikament ist für diese Indikation nicht zugelassen und sollte deshalb derzeit nur im Rahmen kontrollierter Studien oder individuell im Rahmen eines Heilversuches eingesetzt werden.

Antiandrogene Ovulationshemmer

Größte Verbreitung hat die Langzeitbehandlung mit Ovulationshemmern mit antiandrogen wirkenden Gestagenen gefunden (Cyproteronacetat, Chlormadinonacetat, Dienogest, Drospirenon). Im sog. **umgekehrten Kauffmann-Schema** (z. B. Diane-35 plus 50 mg Cyproteronacetat in den ersten 10 Einnahmetagen) wird die antiandrogene Gestagengabe in der ersten Einnahmephase zusätzlich gestärkt. Ein klinisch sichtbar Effekt der Therapie kann allerdings frühestens nach 6 Einnahmemonaten beobachtet werden.

Antiandrogene

Die neue Gruppe der **5α-Reduktase-Blocker** Flutamid und Finasterid ist Erfolg versprechend, derzeit aber nur beim Mann zur Therapie der Alopezie und der Prostatahypertrophie zugelassen. In jedem Fall ist bei Einsatz dieser Medikamente eine sichere Antikonzeption erforderlich. **Aldosteronantagonisten** wie Spironolacton haben ebenfalls eine deutliche antiandrogene Wirkung.

Erste Rückbildungen beim Hirsutismus finden sich selten vor einer Therapiedauer von 3–6 Monaten. Bei Akne können erste Erfolge oft schon nach 1 oder 2 Monaten Behandlung verzeichnet werden.

Ovarielle Stimulation

Zur direkten ovariellen Stimulation wird als Basistherapeutikum **Clomifen** eingesetzt, Dosierung wie in „Therapie der Lutealinsuffizienz" beschrieben. Eine erfolgreiche Alternative ist die niedrig dosierte Gonadotropinstimulation, meist mit **rekombinantem FSH** in einer täglichen Dosierung von 50–75 IU. Da insbesondere Patientinnen mit einem PCOS ein hohes Risiko für ein multifolliküläres Wachstum und ein Überstimulationssyndrom haben, ist eine engmaschige sonographische und hormonelle Überwachung des Stimulationszyklus notwendig.

Tabelle 60-2. Stadieneinteilung des OHSS (mod. nach Golan et al. 1989)

Leichte Überstimulation
Grad 1   gespanntes Abdomen
Grad 2   Symptom von Grad 1 plus Übelkeit, Erbrechen, Diarrhö, vergrößerte Ovarien (5–12 cm)

Mäßige Überstimulation
Grad 3   Symptome der leichten Überstimulation plus Aszites im Ultraschall

Schwere Überstimulation
Grad 4   Symptom der mäßigen Überstimulation plus klinisch Aszites und/oder Hydrothorax oder Dyspnoe
Grad 5   zusätzlich zu Grad 4 Hämokonzentration, Gerinnungsstörungen, eingeschränkte Nierenfunktion

60.3.2 Therapie bei ovariellem Überstimulationssyndrom

Bestimmte Patientinnen, insbesondere mit einem PCOS, haben ein deutlich erhöhtes Risiko für die Entwicklung eines ovariellen Überstimulationssyndroms (OHSS) (Übersicht 60-1). Die Einteilung zeigt Tabelle 60-2.

Übersicht 60-1
Risikofaktoren zur Entwicklung eines ovariellen Überstimulationssyndroms (mod. nach Graf u. Fischer 1996)

- Polyzystisches-Ovar-Syndrom
- Lebensalter < 30 Jahre
- Untergewicht
- HCG-Stimulation in der Lutealphase
- endogene HCG-Produktion durch Eintritt einer Schwangerschaft
- ovarielle Stimulation in Kombination mit GnRH-Analoga

Übersicht 60-2
Therapie und Überwachung des ovariellen Überstimulationssyndroms

- Flüssigkeitssubstitution 2000–3000 ml Elektrolytlösung pro Tag i.v.
- Flüssigkeitsbilanzierung
- Gewichtskontrolle
- ggf. Bestimmung des ZVD
- regelmäßig Bestimmung von Hämatokrit, Hämoglobin, Leukozyten, Thrombozyten, Serumeiweiß, Harnstoff, Elektrolyten, Kreatinin, Leberwerten, Gerinnungsstatus
- Eiweißsubstitution: Humanalbumin 20% 3-mal 50 ml pro Tag
- Thromboseprophylaxe: 2-mal 5000 IU Standardheparin pro Tag bzw. 5000 IU niedermolekulares Heparin
- Lutealsubstitution: Progesteron (z. B. Utrogest bis zu 600 mg pro Tag oral oder vaginal), kein HCG
- ggf. Aszitespunktion zur Entlastung

Die Mechanismen, die die Patientin akut gefährden können, sind die **Verschiebung großer Flüssigkeitsmengen** in relativ kurzer Zeit in den extravasalen Raum (Aszites, Hydrothorax, Zystenflüssigkeit, Ödeme) und die hierdurch bedingte **Hämokonzentration** mit steigendem Risiko für Thrombose und Embolie. Ein weiteres Risiko kann v. a. die akute Stieldrehung eines Zystovars sein.

Die Therapie ist zumeist symptomatisch. Spätestens ab dem Nachweis einer deutlichen Hämokonzentration oder bei deutlichen abdominellen Beschwerden ist eine stationäre Überwachung angezeigt. Ziel der Therapie ist es, die Hämokonzentration auszugleichen, die Funktion der Niere zu überwachen und auf ausreichenden Gasaustausch zu achten. In Ausnahmefällen kann eine Aszitespunktion zur Entlastung und Besserung der Dyspnoe durch den Zwerchfellhochstand erforderlich werden (Übersicht 60-2).

60.3.3 Therapie der lutealen Insuffizienz

Zur Therapie der lutealen Insuffizienz (CLI) können grundsätzlich 2 Wege verfolgt werden:
- Stimulation der Follikelphase
- Substitution der Lutealphase

Da die CLI oft unmittelbare Folge der gestörten Follikelreifung ist, ist eine Stimulationsbehandlung in der follikulären Phase logisch. Es gibt aber auch isolierte Defekte der lutealen Phase mit weitgehend ungestörter Follikelreifung. Die alleinige Unterstützung der lutealen Phase mit **Progesteron** oder **Gestagenen** beruht auf der Vorstellung, dass durch ein relatives Progesterondefizit die Synchronisation der zur Konzeption und Implantation führenden Vorgänge gestört ist. Voraussetzung für eine Konzentration der Therapie auf die sekretorische Phase des Zyklus ist allerdings eine ausreichende Östrogenwirkung in der proliferativen Phase, die zu einer guten Proliferation des Endometriums geführt hat.

Check und Adelson (1987) berichteten über eine ausschließliche Progesterontherapie bei reiner Lutealinsuffizienz. 35 von 50 Frauen wurden innerhalb von 6 Monaten schwanger. In einer Metaanalyse konnte aber nicht bestätigt werden, dass sich die Lutealphasensubstitution mit Progesteron günstig auf die Schwangerschaftsrate auswirkt (Karamardian u. Grimes 1992).

Günstig auf die luteale Insuffizienz kann sich auch eine Stimulation mit Clomifen auswirken. Auch mit FSH kann durch direkte Stimulation der Follikelreifung die Lutealphase stabilisiert werden. Mit einer Stimulation mit 75 IU FSH täglich erreichten Di Carlo et al. in 33 Zyklen 6 Schwangerschaften (Di Carlo et al. 1995).

Medikamente und Dosierungen. Progesteron wird in einer Dosierung von 200 mg entweder vaginal oder oral verabreicht, Dydrogesteron oral in einer Dosis von 1- bis 2-mal 10 mg, ggf. auch 17-Hydroxyprogesteron 2-mal wöchentlich in einer Dosierung von je 250 mg.

Alternativ zu Progesteron oder Gestagenen kann die luteale Phase auch mit HCG gestützt werden. Dazu werden meist 2- bis 3-mal in der Lutealphase je 2500 IU HCG s. c. oder i. m. injiziert. Unter HCG wird nicht nur Progesteron, sondern auch Estradiol stimuliert mit einem im Vergleich zu Progesteron gesteigerten Risiko für ein ovarielles Überstimulationssyndrom.

Die Standarddosierung für Clomifen beträgt 50 mg täglich von Tag 5–9. Bekannte Risiken sind Thrombose, Zystenbildung, Mehrlingsschwangerschaft.

 Cave
Eine Clomifenstimulation muss wie jede andere ovarielle Stimulation engmaschig sonographisch überwacht werden.

60.3.4 Therapie ovariell bedingter Blutungsstörungen

Regelwidrige Blutungen können vielfältige Ursachen haben. Grundlegend unterscheidet man zwischen Ursachen organischer und funktioneller Natur. Eine Hysteroskopie ist deshalb wesentlicher Teil des diagnostischen Vorgehens. Letztlich können Blutungsstörungen auch iatrogen bedingt sein (◘ Übersicht 60-3).

> **Übersicht 60-3**
> **Organische Ursachen regelwidriger Blutungen**
>
> – intrauterine Polypen
> – Ektopie der Zervix als Kontaktblutung
> – intrauterine oder intramurale Myome
> – Entzündungen
> – Karzinom

Im Folgenden soll ausschließlich auf die ovariell bedingten Blutungsstörungen und ihre therapeutischen Konsequenzen eingegangen werden.

Dysfunktionelle Blutung

Hormonale Blutungsstörungen treten in der Mehrzahl der Fälle in denjenigen Lebensabschnitten auf, in denen noch keine stabile Zyklusfunktion gegeben ist oder die stabile Zyklusfunktion langsam zum Erliegen kommt. Etwa ein Viertel der dysfunktionellen Blutungen betreffen den Zeitraum der Adoleszenz, die Hälfte der dysfunktionellen Blutungen findet man in der Perimenopause.

Im Vordergrund stehen bei Frauen ohne Kinderwunsch verschiedene Ovulationshemmer. Sie haben den differenzierten, zyklusgerechten Einsatz von natürlichen Östrogenen und von Gestagenen meist ersetzt. Zu den Präparaten wird im Kapitel „Hormonale Antikonzeption" detailliert Stellung genommen.

Dauerblutung, auch juvenile Dauerblutung

Die intravenöse Gabe von Östrogenen bei starker, sonst nicht beherrschbarer Blutung wird heute nur noch in Ausnahmen praktiziert. Operative Maßnahmen stehen nach der ausgeschöpften oralen Therapie ganz im Vordergrund. Die für die intravenöse Applikation empfohlenen Dosen konjugierter equiner Östrogene betragen 20 mg, evtl. bis 4-mal in einem Abstand von 3–4 h. Kommt es innerhalb weniger Stunden bis zu maximal 1 Tag bei der anämischen Patientin aber nicht zur Blutstillung, so ist die Abrasio nicht zu vermeiden (De Vore et al. 1982). An die erfolgreiche intravenöse Therapie muss sich eine orale Östrogen-Gestagen-Kombination zur Vermeidung einer kurzfristig erneut einsetzenden Menorrhagie anschließen.

Wenn klinisch 2–3 Tage bis zum Erreichen einer Blutstillung problemlos überbrückbar sind, so kann ein oraler Therapieversuch unternommen werden. Dazu wird zum proliferativen Aufbau und zur Stabilisierung des Endometriums ein Östrogen-Gestagen-Präparat über 10 Tage verabreicht. Liegt allerdings eine lange Blutungszeit vor, so ist das Endometrium häufig abgeblutet. In diesen Fällen muss erst mit Östrogenen ein transformierbares Endometrium aufgebaut werden, z. B. mit bis zu 60 µg Ethinylestradiol pro Tag über 10–14 Tage und anschließend parallel ein Gestagen in voller Transformationsdosis.

Im Periklimakterium auftretende Menometrorrhagien lassen sich nach Ausschluss organischer Ursachen oft sehr gut durch die intrauterine Gestagengabe in Form eine levonorgestrelhaltigen Spirale (Intrauterinpessar, IUD, z. B. Mirena) beherrschen. Die Spirale kann bis zu 5 Jahren und damit meist über die klimakterische Phase hinweg belassen werden.

Postmenstruelle Schmierblutungen

Geht die regelrechte Menstruationsblutung in eine in der 1. Zyklushälfte persistierende Schmierblutung über, so ist meist eine ungenügend anlaufende Östrogenisierung des neuen Follikelreifungszyklus die Ursache. Begleitende Ursachen wie Hyperprolaktinämie oder Schilddrüsenstörungen müssen ebenso wie organische Störungen ausgeschlossen sein. Ohne Kinderwunsch kann natürlich in idealer Weise durch einen geeigneten Ovulationshemmer eine Zyklusstabilität erreicht werden. Alleinige Östrogengaben, die bis zur erwarteten Ovulation oder 1–2 Tage darüber hinaus vorgenommen werden, können aber die Blutungsstörung auch wirkungsvoll therapieren. Die Standarddosis beträgt 1–2 mg 17β-Estradiol oder Estradiolvalerat oder 0,6 bis maximal 1,25 mg equine Östrogene. Auch eine Vollsubstitution mit natürlichen Östrogenen und Gestagenen in einem Sequenzpräparat ist zwar denkbar, meist aber überflüssig.

Mittzyklische Ovulationsblutungen

Ursächlich für die mittzyklische Blutung ist ein kurzfristiges präovulatorisches Absinken des Estradiolspiegels unter den Spiegel, der für die funktionelle Integrität des Endometriums wichtig ist. Bei Kinderwunsch sollte man auf eine zugrunde liegende Follikelreifungsstörung achten und entsprechend stimulieren. Sonst kann das niedrige Östrogen durch Gabe von z. B. 1–2 mg 17β-Estradiol in der Zeit vom ca. 13.–17. Tag ausgeglichen werden, alternativ auch mit 20 bis maximal 40 µg Ethinylestradiol. In der späten Follikelreifungsphase unterdrücken aber selbst höhere Estradiolgaben die Ovulation nicht. Ist deshalb bei bestehender mittzyklischer Blutung eine definitive Antikonzeption gewünscht, so ist die Einstellung auf einen Ovulationshemmer sinnvoller.

Prämenstruelle Blutungen

Prämenstruelle Blutungen sind in aller Regel Ausdruck einer östrogenen Dominanz über die Progesteronsekretion im Sinne einer Lutealinsuffizienz. Häufig finden sich klinisch Zeichen des prämenstruellen Syndroms. Bei ausreichender Östrogenproduktion reicht die Lutealphasenunterstützung durch ein natürliches Progesteron, z. B. 200 mg Progesteron vaginal oder oral oder ein Gestagen, z. B. Dydrogesteron 10 mg pro Tag ab Zyklusmitte für bis zu 14 Tage. Alternativ kann die Gestagengabe auch weiter auf die Zeit unmittelbar vor der antizipierten Blutung eingeschränkt werden. Auch bei dieser Form der Blutungsstörung kann eine sinnvolle Korrektur v. a. bei gleichzeitigem Wunsch nach sicherer Antikonzeption durch Ovulationshemmer erreicht werden.

Polymenorrhö oder verkürzter Zyklus

Oft liegt der Polymenorrhö ein anovulatorischer Zyklus zugrunde.

> **Praxistipp**
> Üblicherweise muss die Polymenorrhö, wenn sie nicht Ausdruck einer Ovulationsstörung bei bestehendem Kinderwunsch ist, nicht therapiert werden. Das ist anders, wenn erhöhter Leidensdruck vorhanden ist oder eine beginnende Anämie verursacht wird.

Je nach Östrogenisierung können die Blutungsintervalle durch Gabe eines reinen Gestagens oder eines Östrogen-Gestagen-Gemisches in der 2. Zyklushälfte verlängert werden. Auch eine Polymenorrhö ist gut mit Ovulationshemmern einstellbar.

Oligomenorrhö

Zur Therapie der Oligomenorrhö ist erst eine umfassende Ursachensuche wichtig. Auch eine ausreichende Östrogenisierung muss gesichert sein, um keine Folgen eines Östrogenmangels v. a. bei längeren amenorrhoischen Phasen über 6 Monate zu übersehen.

Wenn die Abklärung nichts als zwar oligomenorrhoische, aber ovulatorische Zyklen ergeben hat, so ist eine Therapie meist nicht erforderlich. Bei bestehendem Kinderwunsch und einer verzögerten Follikelreifung kann aber doch eine hormonelle Stimulation mit Clomifen sinnvoll sein.

Bei anovulatorisch oligomenorrhoischen Zyklen ohne Kinderwunsch und ausreichender Östrogenisierung führt die regelmäßige zyklische Gestagenzufuhr alle 2–3 Wochen über 14 Tage in Transformationsdosis zu einem regelrechten Zyklusgeschehen (Dosierung ▶ Abschnitt „Therapie der lutealen Insuffizienz"). So kann einer Endometriumhyperplasie oder auch Menometrorrhagien bei östrogener Durchbruchblutung vorgebeugt werden. Ohne ausreichende Östrogenproduktion ist ein zyklisches Östrogen-Gestagen-Präparat angezeigt. Alternativ kommt immer die Einstellung auf einen Ovulationshemmer in Betracht.

Hypomenorrhö

Eine Hypomenorrhö ist Ausdruck eines insuffizienten Aufbaus des Endometriums. Dies kann auf einer fehlenden hormonellen Stimulation oder auf einer unzureichenden endometrialen Reaktion auf ein ausreichendes hormonelles Angebot beruhen. Letztlich müssen auch primäre, oft durch Endomyometritis oder iatrogene Maßnahmen wie der forcierten Abrasio bedingte Schäden des Endometriums beachtet werden (Asherman-Syndrom). Diese Diagnostik erfordert die Hysteroskopie. Eine Hypomenorrhö selbst, die nicht Ausdruck ovarieller Funktionsstörungen v. a. bei Kinderwunsch ist, erfordert keine Behandlung.

60.3.5 Therapie klimakterischer Störungen

Klimakterische Beschwerden sind Folgeerscheinungen des Östrogenmangels, der physiologischerweise mit dem Erlöschen der Ovarfunktion im Periklimakterium einsetzt. Das durchschnittliche Menopausenalter liegt bei 51 Jahren, als klimakterische Zeitspanne wird meist das Alter von 45–55 Jahren definiert. Typische klimakterische Symptome sind:
- periklimakterische Blutungsstörungen von der Menometrorrhagie bis zur Oligo-/Amenorrhö
- vasomotorische Symptome mit überwiegend nächtlichen Schweißausbrüchen und Hitzewallungen
- Schlafstörungen
- Antriebsarmut
- körperliche und geistige Erschöpfung
- Konzentrationsschwäche
- depressive Gestimmtheit
- Nervosität
- Muskel- und Gelenkschmerzen
- abnehmende Libido
- fakultativ Haarausfall
- Atrophisierung der Haut
- Inkontinenz
- kardiale Probleme wie Herzrasen

Ursache eines unphysiologisch frühen Einsetzens der Ovarinsuffizienz können sein:
- iatrogene Maßnahmen (Operation, Radiatio, Chemotherapie)
- Ovardysgenesie
- POF-Syndrom (premature ovarian failure)

Die Therapie besteht in der Hormonsubstitution (HRT), dem Ersatz der Östrogene und Gestagene. Neben rein medizinischen Aspekten wird die Wahl der Therapieform sehr von Wünschen der Patientin mitgestaltet:
- Sind weiter bestehende zyklische Blutungen erwünscht oder unerwünscht?
- Wird die orale oder transdermale Therapie bevorzugt?
- Ist tägliche oder seltenere Applikation gewünscht?

Östrogenmonotherapie

Nur im Zustand nach Hysterektomie ist eine alleinige Östrogensubstitution indiziert, meist 1–2 mg Estradiol täglich oder 0,6–1,25 mg equine konjugierte Östrogene. Neben der oralen Therapie kann Estradiol auch in Form eines Hautgels, eines Nasensprays oder eines Pflasters (1- oder 2-mal wöchentlich) appliziert werden.

> **Praxistipp**
> Bei erhaltenem Uterus ist entweder eine zyklische Hormonsubstitution oder eine kombinierte Gabe von Östrogenen und Gestagenen erforderlich.

Zyklische Hormonersatztherapie

Zur zyklischen Östrogengabe eingesetzt werden Estradiol oder Estradiolvalerat in einer Dosierung von 1–2 mg pro Tag, Estradiolgel mit 0,5 oder 1 mg pro Tag, konjugierte equine Östrogene mit mindestens 0,3 mg oder transdermal Estradiol mit minimal 25 µg pro Tag. Zur zyklischen Gestagengabe wird meist nicht das natürliche Progesteron genommen, von dem sehr hohe Dosen von 100–200 mg erforderlich wären, sondern Derivate des Progesterons oder des Nortestosterons. Die Gestagene haben unterschiedliche androgene oder mineralocorticoide Nebenwirkungen. Zur 1. Gruppe zählen Cyproteronacetat 1 mg pro Tag, Medrogeston 5 mg pro Tag oder Medroxyprogesteronacetat 5 mg pro Tag, jeweils oral. Zu den Nortestosteronderivaten gehören Levonorgestrel 75 µg oral, Norethisteronacetat 1 mg oral oder 0,25 mg transdermal oder Norgestrel 0,5 mg oral.

Kombinierte Hormonersatztherapie

Eine kombinierte Therapie, d. h. die simultane Gabe von Östrogen und Gestagen zur Erzielung einer dauerhaften Amenorrhö, wird sowohl mit equinen konjugierten Östrogenen als auch mit Estradiol durchgeführt, in Kombination mit Medroxyprogesteronacetat oder Norethisteronacetat. Voraussetzung dafür ist das sichere Erlöschen einer endogenen Estradiolproduktion, um Blutungsstörungen zu vermeiden. Dies ist in der Regel 1 Jahr nach der Menopause der Fall. Sonst muss v. a. im Periklimakterium zyklisch substituiert werden. Die kombinierte Therapie ist oral oder transdermal mit Pflaster möglich.

Außerdem kann als synthetisches Sexualhormon Tibolon in einer Dosierung von 2,5 mg pro Tag eingesetzt werden. Aufgrund seiner selektiven östrogenen Wirkung führt Tibolon nicht zu einer Stimulation des Endometriums.

Neben diesen fixen Kombinationen ist natürlich auch jede freie Kombination von Gestagenen und Östrogenen denkbar.

Vorteile der Hormonersatztherapie

Als Langzeitziele einer HRT wird die Prävention von Folgeerkrankungen genannt: der Erhalt der Knochenmasse mit einer Verringerung des relativen Frakturrisikos, der Demenz und des Zucker- und Lipidstoffwechsels. Es werden also überwiegend präventive Faktoren ins Feld geführt, die für eine HRT sprechen. Diese Angaben gehen aber z. T. nicht auf kontrollierte Langzeitstudien zurück.

◘ Tabelle 60-3. Wirksamkeit verschiedener Östrogene auf die Zielorgane

	Ethinylestradiol[a] per os	17β-Estradiol per os	Konjugierte Östrogene per os	17β-Estradiol transdermal	Estriol per os
Tagesdosis	20–50 μg	1–2 mg	0,6–1,25 mg	50–100 μg	1–2 mg
Zielorgan					
Psychovegetativum	+	+	+	+	(+)
Urogenitalsystem	(+)	(+)	(+)	(+)	+
Knochen	+	+	+	+	∅
Herz-Kreislauf-System	–	+	+	+	∅
Endometrium	+	+	+	+	∅

[a] in der Postmenopause nicht zu empfehlen.

Die Wirkung der HRT auf die verschiedenen Organsysteme ist in ◘ Tabelle 60-3 dargestellt.

Östrogene als antiresorptive Substanz können dazu beitragen, den perimenopausalen „High Turnover" des **Knochenstoffwechsels** zu reduzieren. Die optimale Behandlungsdauer ist nicht gut charakterisiert. Je nach Daten ist bereits 3–6 Monate nach Ende der HRT das Niveau von Frauen ohne HRT wieder erreicht. Die für den Knochen erforderliche Dosis ist wahrscheinlich sehr gering und liegt für transdermale Östrogengabe bei 25 μg. Tibolon ist in einer Tagesdosis von 2,5 mg effektiv.

Studien zur **Primärprävention kardiovaskulärer Erkrankungen** liegen bis auf die später beschriebene WHI-Studie noch nicht vor. Die PEPI-Studie untersuchte den Einfluss von Östrogenen oder verschiedenen Kombinationen von Östrogenen und Gestagenen auf Risikofaktoren für koronare Herzerkrankungen über 3 Jahre. Unter HRT stieg das HDL-Cholesterin bereits nach 6 Monaten signifikant im Vergleich zu Plazebo, LDL-Cholesterin nahm signifikant ab, Blutdruckveränderungen fanden sich nicht. Triglyzeride stiegen signifikant an. Das Ausmaß der Cholesterinsenkung bzw. HDL-Steigerung ist bei transdermaler Therapie deutlich geringer als bei oraler Applikation oder kann sogar ganz fehlen.

Wenn auch die Reduktion von Risikofaktoren für kardiovaskuläre Erkrankungen durch HRT klar belegt ist, so gibt es bis auf die WHI-Studie noch keine guten prospektiven Daten (Writing Group for the Women's Health Initiative Investigators 2002).

Risiken der Hormonersatztherapie

Zum Mammakarzinomrisiko wurden in einer Metaanalyse Daten von 52.705 Frauen mit HRT und 108.411 Frauen ohne HRT verglichen. Das relative Risiko für ein Mammakarzinom steigt demnach bei HRT oder HRT nicht länger als 1–4 Jahre zurückliegend um 1,023 jährlich und ist somit vergleichbar der Risikoerhöhung bei später Menopause, nämlich 1,028 für jedes Jahr verspäteter Menopause. Bei mehr als 5 Jahren HRT und einer durchschnittlichen Einnahme von 11 Jahren steigt das relative Risiko auf 1,35. 5 Jahre nach Beendigung der HRT findet sich kein signifikanter Unterschied zwischen Frauen, die HRT genommen haben, und Frauen, die niemals eine Hormontherapie durchgeführt haben. Gewicht und Body Mass Index sind signifikante Risikofaktoren bei HRT-Patientinnen. Bezüglich der Art der HRT ergibt sich kein Unterschied. Die kumulativen Neuerkrankungen bei HRT ab dem 50. Lebensjahr betragen nach 5 Jahren 2 pro 1000 Frauen, nach 10 Jahren 6 pro 1000 Frauen und nach 15 Jahren 12 pro 1000 Frauen. Die normale Inzidenz für ein Mammakarzinom zwischen 50 und 70 Jahren liegt bei 45 pro 1000 Frauen. In einer neueren Beobachtungsstudie mit Patientenselbstauskunft wird das relative Risiko, an Brustkrebs zu erkranken, unter HRT mit 1,66 angegeben (Million Women Study Collaborators 2003).

Kontraindikationen

Eindeutige Kontraindikationen für eine HRT sind bestehende thromboembolische Erkrankungen und bestehende hormonabhängige maligne Erkrankungen wie Mammakarzinom oder das Endometriumkarzinom sowie hereditäre Gerinnungsstörungen

Hormonersatztherapie und Primärprävention

Unklar ist die Bedeutung der HRT für die primäre Prävention. Ende Mai 2002 wurde vom zuständigen Data and Safety Monitoring Board die erste prospektive Studie zur primären Prävention, die Women's Health Initiative, nach einem Follow up von 5,2 Jahren bezüglich des Armes equine Östrogene und Medroxyprogesteronacetat gestoppt (Writing Group for the Women's Health Initiative Investigators 2002). Grund dafür war ein relatives Gesamtrisiko von 1,15, nach Abwägen der Faktoren kardiovaskuläre Erkrankungen, Brustkrebs, Hüftfraktur, Dickdarmkrebs und Endometriumkarzinom. Die relativen Risiken (RR) für das Mammakarzinom lagen bei 1,26, für kardiovaskuläre Erkrankungen bei 1,20 und für Schlaganfall bei 1,41. Für Oberschenkelhalsfrakturen (RR 0,66), Endometriumkarzinome (RR 0,83) und für kolorektale Karzinome (RR 0,63) verringerte sich dagegen das Risiko. Der Abbruch und die Beurteilung der Studie müssen durchaus kritisch gesehen werden. In dem betroffenen Studienarm betrug die Zahl der Patientinnen mit Verum nur 8506 und mit Plazebo 8102. Das Alter der Patientinnen bei Studienbeginn scheint auch zur Beurteilung einer möglichen Prävention kardiovaskulärer Erkrankungen nicht geeignet. Nur 33,4% der Patientinnen lagen in der interessanten Altersgruppe von 50–59 Jahren, 45,3% waren 60–69 Jahre alt und 21,3% sogar 70–79 Jahre, sodass möglicherweise bei vorgeschädigtem Endothel die primäre Prävention nicht mehr zum Tragen kommt. Letztlich könnte die Beobachtungszeit von 5 Jahren zur Beurteilung einer möglichen kardiovaskulären Prävention zu kurz gewählt sein.

60.3.6 Hormonale Antikonzeption

Die hormonale Antikonzeption wurde 1959 von Pinkus eingeführt. Die erforderlichen Östrogendosierungen sind durch die Entwicklung neuer Gestagene konstant gesenkt worden, sodass heute Präparate mit einem Ethinylestradiolgehalt von maximal 0,05 mg bis hinunter zu 0,02 mg zur Verfügung stehen. Auch eine reine Gestagenpille mit Desogestrel in ovulationshemmender Dosis ist auf dem Markt. Als „Gestagen-only"-Präparat ist das Gestagen Etonogestrel auch als Implantat im Oberarm einsetzbar. Neuerdings steht eine hormonale Antikonzeption auch in Form eines vaginalen Präparates und eines transdermalen Pflasters zur Verfügung. Ovulationshemmer werden nicht nur zur Antikonzeption, sondern bei einer Fülle endokriner ovarieller Störungen therapeutisch genutzt. Die kontrazeptive Sicherheit (**Pearl-Index,** Anzahl der Schwangerschaften bezogen auf 100 Frauenjahre) liegt bei 0,05–0,9.

Indikationen
Einen Überblick gibt ◘ Übersicht 60-4.

Übersicht 60-4
Indikationen von Ovulationshemmern

- reversible Kontrazeption
- Androgenisierungserscheinungen
- Polyzystisches-Ovar-Syndrom
- Zyklusstörungen
- prämenstruelles Syndrom
- Dysmenorrhö

Folgende **Ovulationshemmertypen** werden unterschieden:
- Kombinationspräparate (1-Phasen-Präparate)
- modifizierte Kombinationspräparate (2- oder 3-Stufen-Präparate)
- Sequenzpräparate (2-Phasen-Präparate)
- Depotkontrazeptiva
- reine Gestagenpräparate mit Ovulationshemmdosis
- reine Gestagenpräparate als Minipille
- parenterale Gestagendepots

Eine Übersicht der heute verfügbaren Wirksubstanzen zeigt die ◘ Tabelle 60-4. Besondere Bedeutung kommt heute den **antiandrogen wirkenden Gestagenen** zu wie Cyproteronacetat, Chlormadinonacetat, Dienogest, Drospirenon, Norgestimat.

Bei den **Östrogenen** wird fast ausschließlich **Ethinylestradiol** (EE) verwendet, selten die „Prodrug" Mestranol, die in der Leber in EE umgewandelt wird.

◘ **Tabelle 60-4.** Östrogene und gestagene Substanzen in Ovulationshemmern

Östrogene	Ethinylestradiol
	Mestranol
	Norethisteron
Gestagene	Levonorgestrel
	Lynestrenol
	Norgestimat
	Gestoden
	Desogestrel
	Dienogest
	Drospirenon
	Chlormadinonacetat
	Cyproteronacetat
	Etonogestrel

> **Praxistipp**
> Wird die Ersteinnahme am Tag 1 eines Zyklus begonnen, so besteht bereits für den 1. Einnahmezyklus sicherer Empfängnisschutz.

Die Rate an **Blutungsstörungen** ist bei Ethinylestradiol-Gestagen-Präparaten minimal. Die Gestagen-only-Therapie hebt dagegen das normale zyklische Blutungsgeschehen auf. Es können alle Blutungsformen von der Amenorrhö bis Hypomenorrhö mit Oligomenorrhö auftreten.

Risiken der Ovulationshemmer

Ein erhöhtes Schlaganfallrisiko wird heute nur bei Östrogendosen >50 µg als signifikant gesehen (Bousser u. Kittner 2000). Orale Ovulationshemmer mit EE und Gestagen müssen aber immer noch als kontraindiziert für Frauen mit belasteter Anamnese eingestuft werden.

Bei Zustand nach venösen Thrombembolien (VTE) ist eine reine Gestagenantikonzeption möglich. Vasilakis et al. (1999) haben wie andere gezeigt, dass Gestagene allein in kontrazeptiver Dosis keinen Effekt auf VTE-Entstehung haben.

Kontraindikationen
Absolute Kontraindikationen sind:
- Schwangerschaft
- schwere Leberschäden
- Zustand nach Myokardinfarkt
- Mammakarzinom
- vaskuläre Erkrankungen wie koronare Herzkrankheit oder Folgekrankheiten des Diabetes mellitus
- akute Lebererkrankungen
- akute Pankreatitis
- Zustand nach Thromboembolie
- Gerinnungsstörungen
- hormonabhängige Tumoren
- längere Immobilisation

Als **relative** Kontraindikationen gelten:
- Diabetes mellitus ohne Gefäßkomplikationen
- Nikotinabusus bei >30-Jährigen
- Übergewicht
- Fettstoffwechselstörungen
- Hypertonus
- Varikosis
- oberflächliche Thrombophlebitis

Der Beginn der Ovulationshemmereinnahme ist nicht von einem stabilen, ovulatorischen Zyklusgeschehen abhängig. Die Sorge um negative Auswirkungen einer frühen Ovulationshemmergabe auf die spätere reife Zyklusfunktion ist ebenso unbegründet, wie die Ablehnung von Ovulationshemmern für Frauen über 40 Jahre. Es gibt mittlerweile sogar Empfehlungen, die Ovulationshemmergabe zur Vermeidung von Östrogenmangelsituationen und periklimakterischen Blutungsstörungen bis in ein Alter von 55 Jahren fortzusetzen und dann nahtlos auf eine typische postmenopausale Hormonsubstitution überzuwechseln (La Valleur u. Wysocki 2001).

60.3.7 Gutartige Erkrankungen des Ovars

Funktionelle Zysten
Funktionelle Zysten sind bei der Frau im geschlechtsreifen Alter physiologisch, da es in jedem Zyklus zur Heranreifung von Follikeln mit einem Durchmesser von ca. 20 mm kommt. Der Nachweis gelingt über die vaginale Ultrasonographie. Nach Ruptur der Follikelzyste im Rahmen der Ovulation bildet sich in der Regel das Corpus luteum, das bei nicht eingetretener Schwangerschaft degeneriert und somit nach der folgenden Menstruation nicht mehr als Zyste nachweisbar sein sollte. Im Rahmen der Störungen dieses physiologischen Ablaufes kann es zu persistierenden Follikeln ebenso wie Corpus-luteum-Zysten kommen.

Follikelzysten
Follikelzysten entwickeln sich aufgrund fehlender Ruptur durch Ovulation und werden selten größer als 10 cm. Im Ultrasonogramm stellen sie sich in der Regel als echoleere, glattwandige Zysten dar. Aufgrund der in diesen Zeiträumen selteneren ovulatorischen Zyklen treten sie gehäuft zum Zeitpunkt der Menarche sowie der Menopause auf.

Therapeutisch ist zunächst eine **ultrasonographische Kontrolle** zum Nachweis der Spontanrückbildung über 1–2 Zyklen sinnvoll. Anschließend sollte der Versuch der **Suppression der Gonadotropine** durch Gestagen oder kombinierte Östrogen-Gestagen-Therapie erfolgen.

> **Praxistipp**
> Bei Persistenz oder Größenzunahme von vermeintlichen Follikelzysten sollte konsequent eine operative, in der Regel laparoskopische Abklärung erfolgen, wobei die Zysten zur definitiven histologischen Klärung ausgeschält werden sollten.

Corpus-luteum-Zysten
Funktionelle Zysten, die nach nachgewiesenem Eisprung auftreten, sind häufig Corpus-luteum-Zysten und werden durchschnittlich 5,5 cm groß. Meist sind sonographisch im Inneren der Zyste Residuen einer Einblutung nachweisbar.

Auch bei Corpus-luteum-Zysten kommt es häufig zur spontanen Regression, die zunächst abgewartet werden sollte. Insbesondere nach ovarieller Stimulation mit ovulationsauslösender Therapie oder in der Schwangerschaft kann es zur Persistenz bzw. Größenzunahme oder Entwicklung von Komplikationen wie Stieldrehung oder massiven Einblutungen kommen, die eine Therapie notwendig machen. Diese besteht in der Regel wie bei den Follikelzysten aus der operativen Laparoskopie, da hier auch zwingend auf die Gewinnung einer aussagekräftigen Histologie geachtet werden sollte.

Endometriosezysten
Das Bild der Endometriose ist charakterisiert durch das ektope Auftreten von endometriumanalogem Gewebe, das ähnlich auf die hormonelle Regulation wie das eigentliche Endometrium reagiert. Die Prävalenz wird etwa mit 10 % der Frauen im geschlechtsreifen Alter geschätzt. Bei Auftreten von Endometrioseherden im Ovar kommt es durch die zyklische Stimulation des Endometriums zur Proliferation desselben und parallel zur Menstruation, zum Einbluten, sodass sich sukzessive mit altem Blut gefüllte, von Endometriumzellen ausgekleidete Zysten bilden. Durch die Einblutung kommt es zur Kapselspannung des Ovars, was z. T. erhebliche Schmerzen auslöst, die typischerweise parallel zur Menstruation auftreten.

Häufig findet sich auch eine Assoziation zur ungewollten Kinderlosigkeit (Infertilität).

Die Verdachtsdiagnose wird in der Regel durch Kombination der Klinik mit dem häufig typischen Ultraschallbild einer ein- bis mehrkammerigen, mit echogenem Material (älteres verflüssigtes Blut) gefüllten Zyste, der sog. Schokoladenzyste, gestellt. Diese können prinzipiell jede Größe annehmen, sind jedoch meist < 10 cm groß.

Eine hormonelle Therapie zur Supression der Östrogenbildung führt in der Regel zur Besserung der Beschwerdesymptomatik, jedoch meist nicht zu einer dauerhaften Regression der Zysten, sodass in der Regel die operative Therapie zur definitiven Sanierung erfolgen muss. Neben der weiteren Diagnostik bezüglich der Ausbreitung der Endometriose, insbesondere im kleinen Becken, wird hierbei die Zyste aus dem Ovar ausgeschält, wobei es aufgrund der stellenweise sehr dünnen Wand und festen Adhärenz am Ovargewebe in der Regel zur Ruptur und dem Austreten der schokoladeartigen Flüssigkeit kommt. Auch bei makroskopisch vollständiger Entfernung kommt es nicht selten zu Rezidiven. Eine Laparotomie ist nur selten erforderlich und insbesondere bei ausgeprägtem endometriotischem Befall der Nachbarorgane wie Darm, Blase oder Ureteren zur definitiven Sanierung indiziert.

Die hormonelle Therapie der Endometriose erfolgt in der Regel mit Gestagenpräparaten zur Supression der östrogenen Stimulation und gleichzeitigen Atrophisierung der ektopen Schleimhaut. Das stark androgen wirkende Gestagen Danazol, das früher häufig eingesetzt wurde, hat seit Einführung der GnRH-Analoga seine Bedeutung, insbesondere auch aufgrund der relevanten Nebenwirkungen bezüglich Androgenisierung und tiefer werdende Stimme, weitgehend eingebüßt. Der Einsatz der modernen GnRH-Analoga-Therapie ermöglicht eine häufig komplette Suppression der Gonadotropinstimulation der Ovarien und somit einen postmenopausalen Östrogenstatus. Hierunter kommt es in einem hohen Prozentsatz zum völligen Verschwinden der endometriose-assoziierten Symptome unter Regression der Endometrioseherde.

Leider handelt es sich hierbei in der Regel um einen auf den Zeitraum der Therapie beschränkten Effekt, da die Herde nicht ausheilen, sondern sehr häufig nach Absetzen der Therapie rezidivieren. Wegen der bei langfristiger Gabe der GnRH-Analoga aufgrund des Östrogenentzugs zu erwartenden relevanten Nebenwirkungen, insbesondere bezüglich des Knochen- und Kollagenstoffwechsels, eignen sich diese in der Regel nur zur Überbrückung von Zeiträumen bis ca. 6 Monaten im Hinblick auf die ungestörte Heilung nach ausgedehnter Operation, die Vorbereitung vor Eintritt einer Schwangerschaft oder das Erreichen der Menopause.

Im Rahmen der modernen „Add-back"-Therapie ist es möglich, nach kompletter ovarieller Supression durch GnRH-Analoga mit einer niedrig dosierten Östrogen-Gestagen-Kombination oder dem synthetischen Hormon Tibolon eine Suppression der Endometriose zu erreichen, ohne die auf Dauer relevanten Nebenwirkungen des Östrogenentzugs. Inwieweit eine derartige längerfristige konservative Therapie unter Kosten-Nutzen-Gesichtspunkten der operativen Sanierung überlegen ist, ist im Einzelfall zu prüfen.

Reife Teratome (Dermoidzysten)

Dermoidzysten stellen sich in der Regel als teils zystisch, teils solide Ovarialtumoren dar. Aufgrund der charakteristischen Bildgebung in Folge des teils flüssig, teils festen Zysteninhaltes in Form von talghaltigem Material, Haaren und Knochen sowie Zahnanteilen kann die Verdachtsdiagnose häufig bereits aufgrund des Ultraschallbildes oder als Zufallbefund auf einem aus anderen Gründen durchgeführten Röntgenbild des Abdomens gestellt werden.

Die durchschnittliche Größe bei Diagnosestellung liegt bei 6–8 cm Durchmesser. Die Therapie besteht in der laparoskopischen Exstirpation der Zyste. Diese sollte, wenn möglich, ohne Ruptur vollständig ausgeschält werden. Selten sind nach Rupturen chemische Peritonitiden beschrieben. Aufgrund des bilateralen Auftretens bei 10–15 % der Patientinnen sollte eine Entfernung des betroffenden Ovars bei den meist jungen Frauen möglichst vermieden werden. Das kontralaterale Ovar sollte sorgfältig ultrasonographisch überwacht werden; eine gleichzeitige operative Intervention bei unauffälligem Ovar im Sinne einer Keilexzision oder Tiefeninzision ist nicht indiziert.

Einfache Zysten in der Postmenopause

Bei bis zu 20 % der Frauen können in der Postmenopause ultrasonographisch Ovarialzysten diagnostiziert werden, die in der Regel unilokulär bis zu 3 cm im Durchmesser und sonographisch unauffällig (echoleer) imponieren.

Aufgrund der Wahrscheinlichkeit einer Spontanremission von ca. 50 % ist ein zunächst abwartend, ultrasonographisch kontrollierendes Verhalten gerechtfertigt, sofern keine suspekten Zusatzkriterien vorhanden sind. Bei Persistenz oder Größenzunahme sollte jedoch großzügig die operative Abklärung aufgrund der in diesem Alter höheren Inzidenz von Ovarialmalignomen gestellt werden. Diese erfolgt laparoskopisch. In der Postmenopause sollte das Ovar in jedem Fall ohne Verletzung komplett entfernt werden und über einen in das Abdomen eingebrachten Plastikbeutel intakt oder nach Punktion im Beutel ohne Kontamination des Bauchraumes geborgen und histologisch untersucht werden.

In der Regel empfiehlt sich die Entfernung des kontralateralen Ovars in gleicher Sitzung, sofern die Frau nach entsprechender Aufklärung hiermit einverstanden ist.

Andere benigne Ovarialtumoren

Hierbei handelt es sich am häufigsten um seröse und muzinöse Ovarialkystome, seltener um Adenofibrome oder

Brenner-Tumoren. Dies sind epitheliale Tumoren, z. T. mit gleichzeitiger Proliferation des Bindegewebes. Die Verdachtsdiagnose wird ebenfalls sonographisch gestellt. Bei den Kystomen findet sich häufig eine multilokuläre Ausprägung, stellenweise mit papillären Proliferationen sowie bei muzinösen Kystomen häufig ein echogener viskös imponierender Zysteninhalt. Bei den Zystadenofibromen sowie den Brenner-Tumoren finden sich solide Anteile.

Therapie. Bei Zusatzkriterien wie Mehrkammerigkeit, papillären Proliferationen soliden Anteilen etc. ist in der Regel ein zuwartendes Kontrollieren nicht indiziert. Es sollte aufgrund des nicht auszuschließenden Risikos eines ovariellen Malignoms die **operative Abklärung** erfolgen. Abhängig von Befundkonstellation und Größe des Tumors kann dieses primär über Laparoskopie oder seltener Laparotomie erfolgen. Bei klinisch auf Malignom suspektem Befund, insbesondere im Bereich der Oberfläche, sollte großzügig die Ovar- bzw. Adnexektomie durchgeführt werden. Bei jungen Frauen und sehr wahrscheinlich benignem Befund kann nach entsprechender Aufklärung auch hier der Versuch der organerhaltenden Ausschälung des Tumors vorgenommen werden.

Bei Ruptur bzw. unvollständiger Entfernung ist die Patientin jedoch über das Risiko bei doch vorliegender Malignität (Streuung) oder Vorliegen eines muzinösen Tumors von intestinalem Typ (Pseudomyxoma peritonei) mit chronisch konsumierendem Verlauf aufzuklären. Aus dem selben Grund ist die Punktion und Fensterung dieser Befunde obsolet.

Ebenso wie bei den Dermoidzysten gibt es bei unauffälliger Sonographie und benignem Tumor keine Indikation zur operativen Abklärung des kontralateralen Ovars bei jungen Frauen mit Wunsch nach Erhaltung der Fertilität. In der Postmenopause sollte jedoch die Indikation zur Entfernung des kontralateralen Ovars nach Aufklärung der Patientin großzügig erfolgen.

60.3.8 Maligne Ovarialtumoren

Ovarialkarzinome

Mit einer Inzidenz von knapp 20 pro 100.000 Frauen und Jahr und einer Letalität von 15 je 100.000 Frauen pro Jahr ist das Ovarialkarzinom in Deutschland zur häufigsten Todesursache unter den Genitalmalignomen der Frau geworden. Die hohe Letalität ist in erster Linie durch die späte Diagnosestellung zu erklären (bis zu 75 % der Frauen im Stadium FIGO III und IV). Aufgrund dessen kommt der Früherkennung und insbesondere der konsequenten zeitnahen Abklärung von Ovarialbefunden, insbesondere in der Postmenopause überragende Bedeutung zu.

Cave

Grundsätzlich gilt, dass jedes vergrößerte Ovar, insbesondere jeder ovarielle Tumor in der Postmenopause einer konsequenten Klärung bedarf. Eine beobachtende Haltung darf nur im Falle von einfachen Zysten <3 cm unter engmaschiger sonographischer Kontrolle erfolgen. Auch hier muss bei Persistenz oder gar Größenzunahme eine konsequente operative Abklärung erfolgen.

Therapie

Die Therapie des Ovarialkarzinoms besteht in **radikaler operativer Entfernung des Tumors** und anschließender **Polychemotherapie**. Auch wenn das Ovarialkarzinom eine hohe Strahlensensibilität aufweist, ist die Strahlentherapie derzeit nicht Teil des Konzepts der Primärtherapie. In individuell zu indizierenden Situationen kann jedoch die Strahlentherapie in der Rezidivtherapie bei lokalisierter Problematik eingesetzt werden.

Operative Therapie. Die operative Therapie des Ovarialkarzinoms hat zum Ziel, eine makroskopische Tumorfreiheit zu erreichen.

Aufgrund der guten Chemosensitivität der Ovarialkarzinome ist jedoch auch bei nicht erreichbarer kompletter Tumorfreiheit eine radikale Tumorchirurgie mit dem Ziel eines möglichst geringen Tumorrestes indiziert, da eine klare Abhängigkeit der Heilungschance bzw. des rezidivfreien Intervalls nach Primärtherapie von der Größe des postoperativen Tumorrestes besteht. Aufgrund des Ausbreitungsmusters des Ovarialkarzinoms intra- sowie retroperitoneal (25 % Lymphknotenmetastasen im Stadium I, 75 % Lymphknotenmetastasen im Stadium III) beinhaltet die radikale Operation des Ovarialkarzinoms folgende Schritte: abdominale Hysterektomie mit beidseitiger Adnexektomie, Resektion des Douglas-Peritoneums sowie sämtlicher befallener Peritonealflächen, komplette pelvine und paraaortale Lymphadenektomie bis zum Nierenstiel sowie Omentektomie. Falls zur Resektion sämtlicher makroskopisch erkennbarer Herde erforderlich, müssen Darmresektion, Zwerchfellresektion, Milz- und Pankreasteilresektion sowie ggf. partielle Resektion anderer Organe bei Befall vorgenommen werden. In jedem Fall sollte die Operation eines Ovarialkarzinoms in einem Zentrum mit interdisziplinärer Zusammenarbeit der Fachdisziplinen und möglicher Intensivbetreuung durchgeführt werden, da eine klare Abhängigkeit des Überlebens von der Möglichkeit zu operativer Radikalität belegt ist.

Bei jungen Frauen mit Kinderwunsch und lokalisiertem Tumor kann im Einzelfall nach erfolgtem operativen Staging des intraperitonealen Raumes sowie der Retroperitonealregion ein fertilitätserhaltendes Vorgehen nach entsprechender Aufklärung gewählt werden. Auch diesbezüglich sollte die Beratung in einem spezialisierten Zentrum erfolgen.

Chemotherapie. Untrennbarer Bestandteil der Primärtherapie ist neben der radikalen chirurgischen Tumortherapie die Polychemotherapie. Durch die Einführung der Platinderivate und zuletzt der Taxane konnte auch für die Chemotherapie eine deutliche Verbesserung des Überlebens nach Ovarialkarzinom gezeigt werden.

Die Standardtherapie besteht heute aus einem Platinderivat (Carboplatin aufgrund der insgesamt geringeren Toxizität, alternativ Cisplatin) kombiniert mit einem Taxan (Paclitaxel, Docetaxel). Es werden insgesamt 6 Zyklen der adjuvanten Therapie durchgeführt. Inwieweit die Zunahme eines weiteren Zytostatikums einen Überlebensvorteil bringt, ist derzeit Gegenstand größerer multizentrischer Studien. Die früher durchgeführte Second-Look-Laparotomie bzw. -Laparoskopie ist heute in den meisten Fällen obsolet und nicht indiziert, da kein Überlebensvorteil für die Patientin durch diesem Eingriff gezeigt werden konnte. Unabhängig davon kann in Einzelfällen eine sog. Interventionslaparotomie bei initial nicht oder nur unbefriedigend resektablem Tumor mit Vorteil für die Patientin durchgeführt werden. Diese Intervention sollte jedoch in der Regel nach 3–4 Zyklen einer Chemotherapie erfolgen, um bei entsprechend gutem Ansprechen anschließend erneut ca. 4–6 Zyklen der platin-/taxanhaltigen Chemotherapie durchführen zu können.

Nach abgeschlossener Primärtherapie erfolgt in der Regel die Tumornachsorge, die in 1. Linie aus klinischer Kontrolle und Tumormarkerbestimmung besteht. Bei Hinweisen auf Rezidiv wird durch bildgebende Verfahren ergänzt.

In der Regel erfolgt die Rezidivtherapie in Form einer Second-Line-Chemotherapie. Bei langem rezidivfreiem Intervall und Hinweis auf ein eher lokalisiertes Rezidiv kann jedoch eine erneute radikale Chirurgie die Überlebenszeit verlängern.

Maligne Keimzelltumoren und Stromatumoren

Keimzelltumoren. Die häufigsten malignen Keimzelltumoren sind das Dysgerminom, der endodermale Sinustumor (Dottersacktumor) sowie das maligne Teratom. Aufgrund des Ursprungs der Keimzelltumoren treten diese in der Regel bei Mädchen und jungen Frauen auf.

Aufgrund der häufig im Stadium I erfolgenden Diagnose, des in der Regel grundsätzlich bestehenden Kinderwunsches sowie der hohen Chemosensitivität der Tumoren kann bei einseitigem Sitz der Tumoren in der Regel ein fertilitätserhaltendes Vorgehen gewählt werden. Bei ausgedehnterem Tumorbefall sind prinzipiell die gleichen Kriterien anzulegen wie für das Ovarialkarzinom beschrieben. Bei der Therapie ist ein wesentlicher Unterschied, dass in der Regel eine exzellente Chemosensibilität vorliegt und bei Tumorresiduen, ganz besonders aber bei tumorfrei operiertem Situs eine kurative Potenz der Chemotherapie per se besteht.

Die Chemotherapie, die früher häufig mit dem VAC-Schema durchgeführt wurde, wird heute in der Regel in Form der PEB- oder PVB-Polychemotherapie eingesetzt. Es empfiehlt sich jedoch bei dem Vorliegen eines malignen Keimzelltumors, in jedem Fall die Kontaktaufnahme mit der Universitäts-Kinderklinik in Düsseldorf, die für die Deutsche Gesellschaft für pädiatrische Onkologie u. Hämatologie, die MAKEI-Studie zur Behandlung der malignen Keimzelltumoren betreut. Neben wertvollen aktuellen Informationen, insbesondere bei geplantem individualisiertem Vorgehen, sollten die betroffenen Patientinnen immer möglichst unter Studienbedingungen behandelt werden, da aufgrund der Seltenheit dieser Tumoren ansonsten kein Erkenntnisgewinn möglich ist. Keimzelltumoren, insbesondere das Dysgerminom, sind in der Regel auch sehr strahlensensibel.

Bei den meist jungen Patientinnen sollte jedoch die Strahlentherapie nur ausnahmsweise durchgeführt werden, in der Regel bei Rezidiven, wenn ein ausreichendes Ansprechen auf Chemotherapie nicht zu erwarten oder die Familienplanung definitiv abgeschlossen ist.

Maligne Stromatumoren. Die häufigsten malignen Stromatumoren sind der Granulosazelltumor sowie der Sertoli-Leydig-Zell-Tumor. Etwa 2–3 % der malignen Ovarialtumoren sind Stromazelltumoren, die häufig im Stadium I diagnostiziert werden.

Eine Besonderheit ist die nicht selten vorliegende Produktion von Steroidhormonen, Östrogenen beim Granulosazelltumoren und Androgenen beim Sertoli-Leydig-Zell-Tumor. Diese können dann sowohl diagnostisch als auch im Sinne von Tumormarkern eingesetzt werden. Die Therapie ist wie bei dem Ovarialkarzinom zunächst operativ, wobei sich die operative Strategie an derjenigen des Ovarialkarzinoms orientiert. Bezüglich der Chemotherapie liegen keine großen prospektiven Studien vor; grundsätzlich ist jedoch die Wirksamkeit der für das Ovarialkarzinom und die Keimzelltumoren beschriebenen Chemotherapieschemata gezeigt.

Leitlinien – Adressen – Tipps

Leitlinien und Internetadressen

Arbeitsgemeinschaft gynäkologische Onkologie: www.ago.de

Zur Therapie des Ovarkarzinoms: www.ago-ovar.de (mit Leitlinien)

Zum PCOS: www.pco-syndrom.de

Literatur

Azziz R, Black VY, Knochenhauer ES, Hines GA, Boots LR (1999) Ovulation after glucocorticoid suppression of adrenal androgens in the polycystic overy syndrome is not predictor by the basal dehyroepiandrosterone level. J Clin Endocrinol Metab 84: 946– 950

Baker TG, Sum OW (1976) Development of the ovary and oogenesis. Clin Obstet Gynecol 3: 3

Bousser MG, Kittner SJ (2000) Oral contraceptives and stroke. Cephalalgia 20: 183–189

Check JH, Adelson HG (1987) The efficacy of progesterone in achieving successful pregnancy: II. In women with pure luteal phase defects. Int J Fertil 32: 139

De Vore GR, Owens O, Kase N (1982) Use of intravenous premarin in the treatment of dysfunctional uterine bleeding – a double-blind randomized control study. Obstet Gynecol 59: 285

Di Carlo C, Affinito P, Farace MJ, Gargiulo AR, Zullo F, Nappi C (1995) Observations on the use of purified follicle-stimulating hormone in the treatment of luteal phase defects. Hum Reprod 10: 1359–1362

Golan A, Ronel R, Herman A, Soffer Y, Weinraub Z, Caspi E (1989) Ovarian hyperstimulation syndrome: an update review. Obstet Gynecol Surv 44: 430–440

Graf MA, , Fischer R (1996) Diagnostik und Therapie beim ovariellen Hyperstimulationssyndrom. Gynäkologe 29: 300

Karamardian LM, Grimes DA (1992) Luteal phase deficiency: effect of treatment on pregnancy rates Am J Obstet Gynecol 167: 1391–1398

La Valleur J, Wysocki S (2001) Selection of oral contraceptives or hormone replacement therapy: Patient communication and counseling issues. Am J Obstet Gynecol 185: S57–S64

Lord JA, Flight IHK, Norman RJ (2003) Metformin in polycystic ovary syndrome: systematic review and metaanalysis. Brit Med J 327: 951–956

Mendenhall HW (1984) Evaluation and management of dysfunctional uterine bleeding. Semin Reprod Endocrinol 2: 369

Million Women Study Collaborators (2003) Breast cancer and hormone-replacement therapy in the Million Women Study. Lancet 362: 419–427

Nestler JE, Jakubowicz DJ, Evans WS, Pasquali R (1998) Effects of metformin on spontaneous and clomiphene-induced ovulation in the polycystic ovary syndrome. N Engl J Med 338: 1876–1880

Ross RK, Paganini-Hill A, Wan PC, Pike MC (2000) Effect of hormone replacement therapy on breast cancer risk: estrogen vs. estrogen plus progestin. J Natl Cancer Inst 92: 328

Rotterdam ESHRE/ADRM-sponsored PCOS Consensus Workshop Group (2004) Revised 2003 consensus on diagnostic criteria and long-term health risk related to polycystic ovary syndrome. Fertil Steril 81: 19–25

Vasilakis C, Jick H, del Mar Melero-Montes M (1999) Risk of idiopathic venous thromboembolism in users of progestagens alone. Lancet 354: 1610-1611

Weise HC (1988) Woher kommt die regelwidrige Blutung? Zur Differenzialdiagnose und Therapie. Sexualmedizin 10: 596

Writing Group for the Women's Health Initiative Investigators (2002) Risks and benefits of estrogen plus progestin in healthy postmenopausal women. JAMA 288: 321–333

61 Erkrankungen der Hoden

K. Mann[1], H. M. Behre[1], A. Harstrick[1], N. Schleucher[2]

61.1 Männlicher Hypogonadismus – 1026
61.1.1 Grundlagen – 1026
61.1.2 Allgemeine Therapieprinzipien – 1026
61.1.3 Therapie der Infertilität – 1033

61.2 Erektile Dysfunktion – 1034

61.3 „Climacterium virile" oder Andropause – 1034

61.4 Gynäkomastie – 1034

61.5 Maligne Hodentumoren – 1037
61.5.1 Grundlagen – 1037
61.5.2 Allgemeine Therapieprinzipien – 1040
61.5.3 Spezielle Therapie nach Stadien und Histologie – 1041
61.5.4 Besondere Therapiesituationen (ZNS- und Knochenmetastasen) – 1048
61.5.5 Primär extragonadale Keimzelltumoren – 1049
61.5.6 Nachsorge – 1050

Literatur – 1050

---

[1] Abschnitt 61.1–6.4
[2] Abschnitt 61.5

Der Hoden hat 2 wichtige Funktionen: eine endokrine, d. h. die Bereitstellung ausreichender Mengen des männlichen Sexualhormons Testosteron, und eine exokrine, d. h. die Bildung befruchtungsfähiger Spermien für eine erfolgreiche Fortpflanzung. Beeinträchtigungen der Testosteronwirkung und/oder der Fertilität des Mannes können auf Störungen im Bereich des Hypothalamus, der Hypophyse und der Hoden oder auf posttestikulären Störungen beruhen. Nach entsprechender Diagnostik können heute sehr effektive rationale Therapieverfahren sowohl für die endokrine als auch die exokrine Funktion angewandt werden.

Eine Gynäkomastie des Mannes ist kein eigenständiges Krankheitsbild, sondern meist ein Symptom einer gestörten Androgen-Östrogen-Balance. Vor einer Therapie sind eine ausführliche Anamnese und Untersuchung erforderlich, da u. a. auch endokrin aktive Hodentumoren eine Gynäkomastie bedingen können.

Hodentumoren sind häufige Malignome junger Männer im fortpflanzungsfähigen Alter. Die Therapie erfolgt stadienadaptiert unter Zusammenarbeit von Onkologen, Urologen und Strahlentherapeuten. Seit Einführung des Medikamentes Cisplatin in die Therapie der Keimzelltumoren handelt es sich um chemosensible Neoplasien mit prinzipiell günstiger Prognose.

61.1 Männlicher Hypogonadismus

61.1.1 Grundlagen

Unter dem Begriff „männlicher Hypogonadismus" versteht man alle Unterfunktionszustände der Testes, also die **inkretorische** und die **sekretorische Insuffizienz**.

Ursächlich liegt dem männlichen Hypogonadismus meist eine Funktionsstörung der Testes selbst zugrunde. Sie wird als **primärer Hypogonadismus** bezeichnet. Beim **sekundären Hypogonadismus** ist die Störung im Hypothalamus oder in der Hypophyse lokalisiert. Schließlich gibt es noch Defekte in den Zielorganen (Mann 1991).

Klassifikation und Ursachen. Eine an den therapeutischen Möglichkeiten orientierte systematische Einteilung nach der Lokalisation und den Ursachen ist in den ◘ Tabellen 61-1 bis 61-3 aufgeführt (Nieschlag u. Behre 2000).

Unter den **angeborenen, primären Formen** des Hypogonadismus (◘ Tabelle 61-2) bildet die Germinalzellaplasie („Sertoli-Cell-only"-Syndrom, Del-Castillo-Syndrom) eine Ausnahme, da hier praktisch immer eine normale endogene Testosteronproduktion vorliegt und sich eine Substitutionstherapie erübrigt.

Unter den **erworbenen Störungen** sind neben gonadalen Krankheitsbildern wie Orchitiden und Hodenatrophie auch allgemeine Faktoren wie Ernährung, Stress und Hitzeeinwirkung, verschiedene Erkrankungen wie die dialysepflichtige Niereninsuffizienz, Leberzirrhose, Entzündungen des Genitaltraktes, v. a. auch **Medikamente** zu bedenken. Von besonderer klinischer Bedeutung sind hierbei:

- Antikonvulsiva (Carbamazepin, Ethosuximid, Phenytoin, Primidon, Valproinsäure)
- Zytostatika (Cisplatin, Cyclophosphamid, Methotrexat)
- Androgenantagonisten (Spironolacton, Cyproteronacetat, Cimetidin und Ranitidin)

Das Pilzmittel Ketoconazol blockiert die Testosteronbiosynthese und kann zu einem auch länger anhaltenden Abfall der Testosteronserumspiegel führen (Mann 1991).

Der Verdacht auf einen Hypogonadismus gründet sich entweder auf **Symptome des Androgenmangels** oder auf die **fehlende Zeugungsfähigkeit**. Im klinischen Aspekt macht sich nur der Androgenmangel, nicht dagegen die Infertilität bemerkbar.

Laborparameter und weiterführende Diagnostik. Die basale Hormonanalytik besteht in der Bestimmung von **Testosteron, LH, FSH, SHBG** und **Prolaktin**. Die Untersuchung des **Ejakulats** erfolgt nach den Richtlinien der WHO. Die Hodenbiopsie ist für die Differenzialdiagnose der Azoospermie hinsichtlich Spermatogenesestörung und Obstruktion vor einer mikrochirurgischen Rekonstruktion der ableitenden Samenwege sowie zur Diagnose des Carcinoma in situ indiziert und sollte möglichst immer mit einer Kryokonservierung von Hodengewebe verbunden werden für eine eventuell nötige testikuläre Spermienextraktion (TESE) vor einer ICSI-Therapie.

60.1.2 Allgemeine Therapieprinzipien

Die Therapie des männlichen Hypogonadismus erfolgt je nach Lokalisation der Störung (◘ Tabelle 61-4). Endokrine Behandlungsmöglichkeiten sind:

- Androgene
- Gonadotropine/alternativ pulsatile GnRH-Gabe

◻ **Tabelle 61-1.** Erkrankungen mit Hypogonadismus beim Mann (mod. nach Nieschlag u. Behre 2000). Störung von Hypothalamus/Hypophyse

Krankheitsbild/ Syndrom	Ursache	Klinische Manifestation	Androgen-mangel	Infertilität
Idiopathischer hypogonadotroper Hypogonadismus	anlagebedingte Störung der GnRH-Sekretion	Mikropenis, Pubertas tarda	+	+
Kallmann-Syndrom	Defekt des KAL1-Gens	Riechstörung	+	+
Prader-Labhart-Willi-Syndrom	anlagebedingte Störung der GnRH-Sekretion	Adipositas, Debilität, Akromikrie	+	+
Laurence-Moon-Bardet-Biedl-Syndrom	anlagebedingte Störung der GnRH-Sekretion	Retinitis pigmentosa, Poly-/Syndaktylie, Adipositas, Oligophrenie	+	+
Familiäre Kleinhirnataxie	anlagebedingte Störung der GnRH-Sekretion		+	+
Konstitutionelle Pubertas tarda	„nachgehende biologische Uhr"	Minderwuchs	+	+
Sekundäre GnRH-Sekretionsstörung	Tumoren, Infiltrationen, Traumen, Strahlen, Durchblutungsstörungen, Unterernährung, Allgemeinerkrankungen	je nach Ursache	+	+
Hypopituitarismus	Tumoren, Infiltrationen, Traumen, Strahlen, Ischämie, Zustand nach Operationen	je nach Ursache	+	+
Pasqualini-Syndorm	anlagebedingte LH-Sekretionsstörung	normale Hoden, fehlende Virilisierung	+	(+)
Isolierter FSH-Mangel	anlagebedingte FSH-Sekretionsstörung	evtl. kleines Hodenvolumen	–	+
Hyperprolaktinämie	Adenome, Medikamente	Libido-, Potenzstörung, Gynäkomastie	+	+
Exogen bedingte Störung	Medikamente, Drogen	je nach Ursache	+	+

◻ **Tabelle 61-2.** Erkrankungen mit Hypogonadismus beim Mann (nach Nieschlag u. Behre 2000). Störung der Testes

Krankheitsbild/ Syndrom	Ursache	Klinische Manifestation	Androgen-mangel	Infertilität
Angeborene Anorchie	fetaler Hodenverlust	leeres Skrotum	+	+
Erworbene Anorchie	Trauma, Torsion, Tumor, Infektion, Operation	leeres Skrotum	+	+
Reine Gonadendysgenesie	genetische Störung der gonadalen Differenzierung	Intersexualität, Feminisierung	+	+
Gemischte Gonadendysgenesie	genetische Störung der gondalen Differenzierung, chromosomales Mosaik (45,X/46,XY)		+	+

◘ Tabelle 61-2 (Fortsetzung)

Krankheitsbild/ Syndrom	Ursache	Klinische Manifestation	Androgen-mangel	Infertilität
Oviduktpersistenz	Fehlen des Anti-Müller-Hormons	männliche Gonaden + Eileiter/Uterus	–	(–)
Germinalzellaplasie (Sertoli-Cell-only-Syndrom)	anlagebedingt oder erworben (Strahlen, Infektion)		–	+
Spermatogenesearrest	anlagebedingt oder erworben		–	+
Leydig-Zell-Aplasie	anlagebedingt	Intersexualität, Feminisierung	+	(+)
Pseudohermaphrodismus masculinus	Enzymdefekte der Testosteronsynsthese	Intersexualität	+	+
Klinefelter-Syndrom	Non-Disjunktion in der Reifeteilung der Gameten	Gynäkomastie, Hochwuchs	+	+
XYY-Syndrom	numerische Chromosomenaberration		(+)	(+)
XX-Mann-Syndrom	Translokation eines Y-Chromosomenstücks in der Spermatogenese des Vaters(?), Mutation(?)	Gynäkomastie, kleine Hoden, Hypospadie	+	+
Männliches Turner-Syndrom, Noonan-Syndrom	Translokation eines Y-Chromosomenstücks in der Spermatogenese des Vaters(?), Mutation(?)	Dysmorphie, Herzfehler, geistige Retardierung	+	+
Anomalien des Y-Chromosoms	Deletion des AZF-Gens (Yq11)		–	+
Autosomale Anomalien	reziproke Translokationen, Robertson-Translokationen, perizentrische Inversionen		–	+
Lageanomalien der Testes	anlagebedingt, Testosteronmangel, anatomische Besonderheiten		(+)	+
Endokrin-aktive Hodentumoren			+	+
Varikozele	Veneninsuffizienz mit Durchblutungsstörungen des Hodens(?)		(–)	(+)
Orchitis	Infektionen mit Zerstörung des Keimepithels		(–)	+
Globozoospermie	Spermiogenesestörung		–	+
Syndrom der immotilen Zilien	Spermiogenesestörung (fehlendes Akrosom)		–	+
9+0-Syndrom	Spermiogenesestörung (fehlende zentrale Mikrotubuli)		–	+
Exogen und durch Allgemeinerkrankungen bedingte Störungen	z. B. Medikamente, ionisierende Strahlen, Hitzeexposition, Umwelt- und Genussgifte, Leberzirrhose, Niereninsuffizienz		+	+

◘ Tabelle 61-3. Erkrankungen mit Hypogonadismus beim Mann (nach Nieschlag u. Behre 2000)

Lokalisation der Störung	Krankheitsbild	Ursache	Androgenmangel	Infertilität
Ableitende Samenwege und akzessorische Geschlechtsdrüsen	Infektionen	Bakterien, Viren, Chlamydien	–	+
	Obstruktionen	angeborene Anomalien, Infektionen, Vasektomie	–	+
	zystische Fibrose	Mutation im CFTR-Gen	–	+
	CBAVD (congenital bilateral aplasia of the vas deferens)	Mutation im CFTR-Gen	–	+
	Young-Syndrom	?	–	+
	Liquefizierungsstörung	?	–	+
	immunologisch bedingte Infertilität	Autoimmunität	–	+
Samendeposition	Penisdeformation	angeboren oder erworben	–	+
	Hypo-/Epispadie	angeboren	–	+
	Phimose	angeboren	–	+
	erektile Dysfunktion	multifaktoriell	(+)	(+)
Androgenzielorgane	testikuläre Feminisierung	anlagebedingter kompletter Androgenrezeptormangel	+	+
	Reifenstein-Syndrom	anlagebedingter mäßiger Androgenrezeptormangel	+	+
	präpeniles Skrotum	anlagebedingter mäßiger Androgenrezeptormangel	+	+
	Androgenresistenz bei Infertilität	anlagebedingter geringer Androgenrezeptormangel	–	+
	rezeptorpositive Androgenresistenz	Störungen distal des Androgenrezeptors	(+)	(+)
	perineoskrotale Hypospadie mit Pseudovagina (hairless women)	anlagebedingter 5α-Reduktasemangel	+	+

Diese Therapie führt zu klinisch befriedigenden Resultaten (◘ Tabelle 61-5). Die Therapie der exokrinen Insuffizienz ist noch meist unbefriedigend. Lediglich Prolaktinhemmer bei Hyperprolaktinämie haben eine gesicherte Wirkung. Unwirksam sind Vitamin E, Schilddrüsenhormone, Corticosteroide, Arginin, Testis sicca und Testisextrakte.

Androgentherapie

Präparate

Depotpräparate und oral verfügbare Wirkstoffe. Wegen der raschen Metabolisierung des oral gegebenen Testosterons im Organismus sind für eine effektive Androgentherapie alternative Applikationsformen oder chemisch modifizierte Testosteronpräparate erforderlich. Durch Veresterung des Moleküls über die 17β-Hydroxylgruppe wird eine Wirkungsverlängerung erreicht. Sie hängt von der Länge der veresterten Seitenkette ab und nimmt mit steigender Kettenlänge zu.

Von den derzeit verfügbaren Estern weist **Testosteronenantat** die längste Wirkungsdauer auf. Injektionen von 250 mg i. m. (z. B. Testoviron Depot 250 mg; Schering) alle 3 Wochen ermöglichen eine ausreichende Langzeitsubstitution und stellen eine sichere Standardmedikation dar (Nieschlag u. Behre 2000).

Oral gegebenes **17β-Testosteronundecanoat** wird durch den Bestandteil (38 %) an langkettigen Fettsäuren über die Lymphe resorbiert (Nieschlag u. Behre 2000). So werden die Zielorgane vor der Inaktivierung durch die Le-

Tabelle 61-4. Therapie bei Störungen der männlichen Gonadenfunktion (mod. nach Nieschlag u. Behre 2000)

Lokalisation der Störung	Krankheitsbild	Therapie	
		Endokrin	Nichtendokrin
Hypothalamus/ Hypophyse	hypogonadotroper Hypogonadismus, Kallmann-Syndrom	GnRH, HCG/HMG, (FSH), T	–
	Hypophyseninsuffizienz	HCG/HMG, (FSH), T	
	Hypophysentumor	HCG/HMG, (FSH), T	neurochirurgische Operation
	Hyperprolaktinämie	Dopaminagonist	
	Konstitutionelle Pubertas tarda		
Testes	Anorchie	T	–
	Lageanomalie	HCG, GnRH	Orchidopexie
	Varikozele	–	Ligatur, Embolisation
	idiopathische Infertilität	–	symptomatisch (IUI, ICSI)
	„Sertoli-Cell-only"-Syndrom	–	evtl. ICSI
	Globozoospermie	–	ICSI
	Syndrom der immotilen Zilien	–	ICSI
	Klinefelter-Syndrom	T	evtl. ICSI
	virale Orchitis	–	symptomatisch
Ableitende Samenwege und akzessorische Geschlechtsdrüsen	Infektionen	–	Antibiotika
	Obstruktion	–	Rekonstruktive Operation
	immunologisch bedingte Infertilität	–	Glucocorticoide, ICSI
	retrograde Ejakulation	–	α-Adrenergika u. a.
Androgenzielorgane	Androgenrezeptorenmangel	(T)	–
	5α-Reduktasenmangel	(DHT)	–

DHT: Dihydrotestosteron; ICSI: intrazytoplasmatische Spermieninjektion; IUI: intrauterine Insemination; T: Testosteron

ber erreicht. Da die Resorption mittels Chylomikronen erfolgt, sollte das Präparat Andriol (Organon) möglichst mit den Mahlzeiten eingenommen werden. Für eine Dauersubstitution mit Androgenen sollten 2 oder 3(–4) Dosen pro Tag gegeben werden. In vielen Fällen lässt sich eine ausreichende Substitution mit 80–120 mg pro Tag erzielen.

Unterschiede in der Resorption in Abhängigkeit vom Fettgehalt der Speisen führen zu inkonstanten Serumspiegeln. Die **orale Substitution** kann empfohlen werden, wenn noch eine gewisse Eigenproduktion von Testosteron vorhanden ist oder wenn vorübergehend, z. B. wegen Antikoagulanzientherapie, auf Injektionen verzichtet werden muss. Die unter Testosteronundecanoat erreichbaren Testosteronserumkonzentrationen sind nicht hoch genug, um die Hypophyse zu supprimieren oder als adäquater kompletter Testosteronersatz zu dienen.

Es ist mit den genannten Präparaten nicht möglich, ein ausgeglichenes Niveau, geschweige denn einen Tagesrhythmus nachzuahmen.

Transdermale Testosteronapplikation. Mit Hilfe der transdermalen Testosterongabe kommt man bei täglicher Anwendung dem Wunsch nach einer physiologischen Pharmakokinetik (normaler Tagesrhythmik) am nächsten.

Die **nichtskrotalen Pflaster** (Androderm, AstraZeneca) sind täglich zu wechseln, die Hautstellen müssen – um einen guten Sitz zu gewährleisten – gering behaart und trocken sein. Die Pflaster (2 Stück pro Tag) müssen täglich an einer anderen Körperstelle aufgeklebt werden und

◼ Tabelle 61-5. Therapie des männlichen Hypogonadismus

Präparat	Indikation	Anwendung
Androgene	primäre endokrine Insuffizienz, Dauersubstituion aller Formen	Testosteronenantat (Testoviron Depot), 250 mg i.m. alle 2–3 Wochen
		Testosteron-Undecanoat (Andriol Kps.), 2- bis 3-mal 40 mg Testosteronpflaster Androderm (2 Pflaster pro Tag) Testosterongel (Testogel, Androtop 50 mg bis 75 mg/Tag) Kontraindikation für Androgene: Prostatakarzinom
Gonadotropine	sekundäre, endokrine Insuffizienz: Stimulation der Spermatogenese	HCG (humanes Choriogondadotropin; LH-Aktivität; Choragon, Predalon, Pregnesin, Primogonyl) 2-mal 1000–2500 IU pro Woche (Mo, Fr) i.m. oder s.c. zusammen mit:
		HMG (humanem Menopausengonadotropin; FSH-Aktivität; urinär: Humegon, Menogon, Pergonal) 3-mal 150 IU pro Woche (Mo, Mi, Fr) nur i.m. oder in hochgereinigter Form (Fertinorm) bzw. gentechnologisch hergestelltem Gonal-F, Puregon 3-mal 150 IU pro Woche s.c. oder i.m. für 2–6 (–18) Monate
		Kontrollen: Hodenvolumen, Testosteron alle 4 Wochen, Ejakulat nach 12 Wochen
GnRH[a]	idiopathischer, hypogonadotroper Hypogonadismus (IHH)	pulsatile Gabe von GnRH (Lutrelef)
	Kallmann-Syndrom	Anfangsdosis 5 μg pro Puls alle 2 h mit Infusionspumpe (Zyklomat pulse), Steigerung bis auf 20 μg pro Puls entsprechend den LH-, FSH- und Testosteronspiegeln
		Kontrollen: LH, FSH, Testosteron alle 4 Wochen (6–24 Monate), Ejakulat nach 12 Wochen
		Dauer: bei Kinderwunsch bis zum Erfolg
		Folgetherapie: Testosteron

[a] Geeignet bei Kinderwunsch, sonst Testosteronenantat

dürfen nicht auf Hautstellen über Knochenpartien (z. B. Schulterblätter, Rippen, etc.) appliziert werden. Schwitzen löst die Hauthaftung bei beiden Pflastertypen. Nach vorübergehendem Entfernen der Pflaster, z. B. zum Baden/Duschen, ist kein homogener Hautkontakt mehr möglich, was einen Wirkungsverlust bedeutet (Nieschlag u. Behre 2000). Bei den nichtskrotalen Testosteronpflastern kommt es relativ häufig zu Hautirritationen. Die besser verträglichen skrotalen Pflaster sind seit 2002 nicht mehr verfügbar. Zunehmende Anwendung finden Testosterongele, die täglich morgens auf wenig behaarte Hautpartien aufgetragen werden (Testogel, Androtop 50 mg (25 mg) bis 75 mg.

Die Implantation von **Testosteronpellets** (6 Pellets à 200 mg) unter die Bauchhaut hat sich in einigen Zentren bewährt. Eine ausreichende Versorgung ist für etwa 6 Monate gewährleistet (Nieschlag u. Behre 2000).

Oral wirksame **17α-alkylierte Androgene** wie das 17α-Methyltestosteron und das Fluoxymesteron können gefährliche Nebenwirkungen wie cholestatischen Ikterus, Induktion von Lebertumoren und Peliosis hepatis haben und sind obsolet.

Zukünftige gut geeignete Präparate zur Testosterontherapie sind die Testosterongele und Testosteronundecanoat als intramuskuläre Injektion, die derzeit jedoch noch nicht allgemein verfügbar sind (Stand September 2002).

Einsatz von Androgenen

Hypogonadismus. Ziel der Androgentherapie beim Hypogonadismus ist es, die sekundären Geschlechtsmerkmale (Bartwuchs, Körperbehaarung, äußeres Genitale) sowie ein männliches Sexualverhalten zur Entwicklung zu bringen oder zu erhalten und eine normale körperliche Entwicklung (Epiphysenschluss, Muskelmasse, Stimme, Stickstoffbilanz, Hämoglobin) zu ermöglichen. Dies kann mit den in ◼ Tabelle 61-5 angegebenen Substitutionsdosen erreicht werden. Beim lange andauernden primären Hypogonadismus (z. B. Klinefelter-Syndrom) sinken hierunter die LH-Spiegel oft nur langsam innerhalb von Monaten ab, eine LH-Suppression stellt sich nicht immer ein. Die Androgentherapie führt nicht zu einer regelrechten Spermatogenese, aber zu einer Normalisierung des Ejakulatvolumens. Die Dosierung der Testosteronpräparate richtet sich nach Befindlichkeiten des Patienten, Libido, Erektionsfähigkeit, Koitusfrequenz und gelegentlichen Testosteronmessungen im Serum am Ende eines Therapieintervalls. Bei Männern jeden Alters mit präpuberalem (hypogonadotropem) Hypogonadismus kann zunächst eine einschleichende Dosierung (50 mg Testoviron Depot alle 2–4 Wochen) verwendet werden.

Pubertätsentwicklung. Bei der Pubertas tarda können insgesamt 3 Injektionen bis zu 250 mg Testosteronenantat im Abstand von 4 Wochen (evtl. Wiederholung nach 3 Monaten) oder alternativ oral niedrig dosiertes Testosteronundecanoat gegeben werden (Nieschlag u. Behre 2000), ohne dass eine Schädigung des Keimepithels oder eine Beeinflussung des endgültigen Längenwachstums herbeigeführt wird. Niedrig gewählte Testosterondosen unterstützen sogar den physiologischen Wachstumsschub und verkürzen auch nicht die Pubertätsentwicklung.

Bei gleichzeitigem Mangel an Wachstumshormon ist die Androgenwirkung bezüglich Wachstums- und Geschlechtsentwicklung vermindert. Die wachstumsfördernde Wirkung beruht wahrscheinlich auf seiner STH-stimulierenden Eigenschaft.

Begrenzung übermäßigen Längenwachstums. Mit hohen Testosterondosen wird ein Schluss der Epiphysenfugen erreicht. Dieser Effekt kann zur Verhinderung eines übermäßigen Größenwachstums ausgenutzt werden. Zwar kommt es zu einem vorübergehenden Wachstumsstillstand der Testes, der jedoch nach Absetzen schnell aufgeholt wird. Negative Dauerwirkungen wurden nicht beobachtet. Diese Therapie wird heute nur noch selten durchgeführt.

Weitere Indikationen. Zur Hodenatrophie beim angeborenen, isosexuellen adrenogenitalen Syndrom ▶ Kap. 59 („Erkrankungen der Nebennieren"). Die Indikation zur Androgensubstitution ergibt sich aus den ◻ Tabellen 61-1 bis 61-3. Bei Kastration aus juristischer Indikation (Triebverbrecher) wird eine derartige Behandlung nicht sinnvoll sein, um keinen Rückfall hervorzurufen.

> **Praxistipp**
> Nach einer Kastration wegen doppelseitiger Hodentumoren ist die Substitutionstherapie mit Androgenen unbedingt erforderlich.

 Cave
Eine Kastration bei metastasierendem Prostatakarzinom verbietet eine Testosterontherapie.

Bei den anderen, erworbenen Krankheitsbildern muss vor der Dauersubstitution der Testosteronmangel eindeutig nachgewiesen sein. Therapieversuche der exokrinen Insuffizienz mit verschiedenen Dosierungen (niedrig, hoch dosiert, „Rebound"-Therapie, intratestikuläre Implantation) blieben bezüglich Schwangerschaften und Geburten erfolglos.

Überdosierung und Nebenwirkung der Androgene

Eine Testosteronüberdosierung kann zur mäßigen Polyglobulie, erhöhtem Hämatokrit und einem Anstieg des LDL-Cholesterins führen. Das kleine Prostatavolumen unter Androgenmangel normalisiert sich, übersteigt aber nicht den altersentsprechenden Referenzbereich (Nieschlag u. Behre 2000).

 Cave
Regelmäßige Prostatakontrollen (Palpation, Sonographie, prostataspezifisches Antigen) bei Patienten >45 Jahren unter Androgensubstitution sind wichtig, um ein Prostatakarzinom nicht zu übersehen, das durch Testosteron in seinem Wachstum gefördert würde.

Eine korrekt dosierte Testosterontherapie gilt als nebenwirkungsarm. Seltene, mögliche Nebenwirkungen sind in ◻ Tabelle 61-6 zusammengefasst. Unter therapeutischen Dosen sind auch keine abnormen, insbesondere keine aggressiven psychischen Reaktionen zu erwarten.

◻ **Tabelle 61-6.** Nebenwirkungen von Androgenen

Nebenwirkung	Bevorzugtes Auftreten
Gynäkomastie	bei Leberzirrhose
Natriumretention, Ödeme	bei Herz-, Niereninsuffizienz
Cholestatischer Ikterus	nur bei 17α-alkylierten Androgenen
Leberhämangiom	bei aplastischer Anämie
Hepatom	sehr selten
Hyperlipidämie	selten, bei genetischer Prädisposition

Gonadotropine

Bei Patienten mit gestörter Gonadotropinsekretion (sekundärer Hypogonadismus) kann eine Gonadotropintherapie, im Gegensatz zur alleinigen Testosteronsubstitution, die Spermatogenese in Gang setzen und zur Fertilität führen, vorausgesetzt, dass noch keine Hyalinose des Tubulusepithels eingetreten ist (Nieschlag u. Behre 2000).

Verfügbare Wirkstoffe. Zur Gonadotropintherapie werden Choriongonadotropin (HCG, z.B: Choragon Ferring, Predalon Organon) mit überwiegender LH-Aktivität und Urogonadotropine (HMG = humanes Menopausengonadotropin) mit überwiegender bzw. reiner FSH-Aktivität verwendet (Präparate: Puregon, Organon; Gonal F, Serono). Aufgrund des langen Spermatogenesezyklus (70 Tage) und einem 2-wöchigen Reifungsprozess im Nebenhoden muss die Therapie über Monate (6–18 Monate) durchgeführt werden. Die empfohlenen Dosierungen sind ◘ Tabelle 61-5 zu entnehmen.

Bei guter Compliance kann die subkutane Injektion von FSH-Präparaten (Puregon, Gonal-F) in einer Dosierung von 3-mal wöchentlich 100–150 IU vom Patienten selbst vorgenommen werden (Nieschlag u. Behre 2000).

Einsatz der Gonadotropine

Therapie bei Kinderwunsch. Nach Sicherung der Diagnose eines idiopathischen hypogonadotropen Hypogonadismus (IHH) bzw. einer Hypophyseninsuffizienz wird zunächst meist eine Substitution mit Testosteron begonnen, um eine rasche Virilisierung zu erreichen.

Besteht Kinderwunsch, wird bei IHH mit hCG/hMG (bzw. FSH) oder GnRH und bei Hypophyseninsuffizienz mit hCG/hMG (bzw. FSH) behandelt. In der Zeit der Gonadotropintherapie kann auf die Gabe von Testosteron verzichtet werden.

Sobald die Gravidität eingetreten ist, wird auf Testosteron umgestellt, bei erneutem Kinderwunsch kann die Spermatogenese erneut durch Gonadotropintherapie stimuliert werden. Eine einmal initiierte Spermatogenese spricht auf eine wiederholte Stimulation rascher an. Aus diesem Grund ist es empfehlenswert, Patienten, die bei der Ersttherapie das 18.–20. Lebensjahr bereits überschritten haben, auch ohne Kinderwunsch einer Stimulationsbehandlung bis zur Größenzunahme der Hoden und bis zum Erscheinen von Spermien im Ejakulat zuzuführen. Hierdurch erhöht sich die Sicherheit, dass die Behandlung im Falle des aktuellen Kinderwunsches gelingen wird (Nieschlag u. Behre 2000). Eine Dauertherapie mit hCG/hMG ist aus Gründen der Praktikabilität und Kosten und der häufigen Injektionen nicht indiziert.

Wirkung auf Testosteronspiegel und Fertilität. Bei der Ersttherapie des hypogonadotropen Hypogonadismus nehmen die Hodenvolumina innerhalb von 4–8 Wochen signifikant zu, Endgrößen von 12–14 ml werden erreicht. Die Testosteronspiegel normalisieren sich in den meisten Fällen. Hohe intratestikuläre Testosteronkonzentrationen sind Voraussetzung für die Spermatogenese. Die pubertäre Entwicklung, die physiologischerweise 3–4 Jahre beansprucht, läuft dann innerhalb von 3 Monaten ab. Dann ist der besterreichbare Reifegrad erzielt. Es folgt die Dauersubstitution mit Testosteronestern.

Für die Fertilität entscheidend ist die Induktion und Reifung einer ausreichenden Spermienzahl (>20 Mio./ml), die meist nur unter der kombinierten hCG/hMG- (bzw. FSH)-Therapie erreichbar ist. Fertilität scheint sogar bei anamnestisch kryptorchen Hoden möglich (Nieschlag u. Behre 2000). Bei Azoospermie und Oligospermie ohne Gonadotropinmangel ist die Therapie unwirksam.

Nebenwirkungen. Bei längerfristiger hochdosierter Gabe von hCG findet man relativ häufig eine Gynäkomastie, seltener Antikörper, sehr selten Hormonresistenz. Allergische Reaktionen sind nicht beschrieben.

Pulsatile GnRH-Therapie

Die gonadotropen Zellen der Adenohypophyse können langfristig nur auf eine intermittierende Stimulation mit GnRH normal reagieren. Bei Dauerstimulation kommt es zur raschen Abnahme der Empfindlichkeit, die biochemisch einer Desensitivierung der Rezeptoren entspricht. Infolgedessen ist nur eine pulsatile Therapie erfolgversprechend. Die Applikation von GnRH (Lutrelef mit Infusionsset Ferring) erfolgt über eine Minipumpe (Zyklomat pulse, Ferring). Die Kontrolle der Funktion sowie der Wechsel der Injektionssysteme (alle 14 Tage) und der subkutanen Nadeln (alle 24–48 h) sind vom Patienten zu erlernen. Die Mehrzahl der Patienten (etwa 60 %) benötigt eine Dauerdosis von maximal 5 µg pro Puls GnRH. Das Pulsintervall liegt meist bei 2 h. Langzeiterfahrungen sprechen für eine Erfolgsquote bezüglich Hodenvolumenzunahme und Androgenanstieg in den Normbereich bei mehr als 90 % der Patienten. Die GnRH-Therapie erfordert eine gute Compliance des Patienten, der etwa 1 Jahr oder länger die Pumpentherapie akzeptieren muss.

Die Fertilitätsraten sind mit denen der hCG/hMG-Therapie vergleichbar (etwa 60 %). Die Kosten unterscheiden sich nicht.

Prolaktinhemmer

Bezüglich der Therapie funktioneller und tumorös bedingter Hyperprolaktinämien und ihrer Behandlung mit dopaminergen Substanzen sei auf die hypothalamo-hypophysären Erkrankungen verwiesen (Kap. 56).

61.1.3 Therapie der Infertilität

Hauptaufgabe ist zunächst, Krankheiten mit irreversibler Azoospermie zu diagnostizieren und die Patienten entsprechend aufzuklären. Es stehen heute jedoch viele effektive andrologische Therapieverfahren zur Verfügung. Hierzu gehören Patienten mit Obstruktion der Samenwege durch Entzündungen oder Zysten, die meist chirurgisch beseitigt werden können. Bei ihnen finden sich normale Hodengröße, normale FSH-Serumspiegel und eine Azoospermie mit kleinem Samenvolumen und niedrigen Fruktosekonzentrationen.

Lageanomalien (Kryptorchismus, Leistenhoden, Gleithoden) verursachen Fertilitätsstörungen und sollten bis zum Ende des 1. Lebensjahres korrigiert sein (Nieschlag u. Behre 2000). Zunächst erfolgt eine hormonelle Therapie mit HCG i.m. für 5 Wochen (die Dosis ist abhängig vom Lebensalter) oder GnRH intranasal für 4 Wochen, bei fehlendem Behandlungserfolg Wiederholung der Therapie und/oder Orchidopexie.

Weitere therapierbare Erkrankungen sind der **hypogonadotrope Hypogonadismus**, die **Impotenz** und die **retrograde Ejakulation** (Nieschlag u. Behre 2000).

Zahlreiche empirische Versuche, die **exokrine Insuffizienz** medikamentös zu behandeln, sind fehlgeschlagen. Hierzu gehört die Therapie mit Androgenen, Kallikrein, Glucocorticoiden und Antiöstrogenen wie Clomifen.

Angesichts der kausalen Unbehandelbarkeit vieler Fälle ist oft eine symptomatische Therapie anzuwenden. Die **homologe Insemination** (IUI) ist indiziert bei Störungen der Samendeposition. Sie sollte nicht mit nativem Ejakulat, sondern nur mit aufbereiteten Spermien und in stimulierten und überwachten Zyklen vorgenommen werden. Die Schwangerschaftsraten liegen dann bei >20%.

Bei männlichen Fertilitätsstörungen hat auch die **In-vitro-Fertilisation** (IVF) gegenüber der IUI keine höhere Erfolgsrate. Bei der Frau können dabei ein durch Gonadotropine ausgelöstes Überstimulationssyndrom sowie multiple oder ektope Schwangerschaften auftreten.

Mit der Technik der **intrazytoplasmatischen Spermieninjektion** (ICSI) gelingt es auch noch mit einzelnen Spermien, die aus dem Ejakulat, aus Punktaten der Nebenhoden oder aus Hodenbiopsien gewonnen werden, Schwangerschaften zu erzielen. Hierdurch kann der Wunsch nach heterologer Insemination hintangestellt werden (Nagy et al. 1995). Als Therapie bei idiopathischen Fertilitätsstörungen ist ihre Effektivität bewiesen. Die Zyklusoptimierung ist bei subnormalen Ejakulationsparametern von wesentlicher Bedeutung (Nieschlag u. Behre 2000). Letztendlich ist die Adoption ein gangbarer Weg.

61.2 Erektile Dysfunktion

Die erektile Dysfunktion (Impotentia coeundi) ist ein vieldeutiges Symptom. Häufigste Ursachen sind vaskuläre, medikamentöse, neurologische, endokrine und psychogene Störungen. Mögliche Einflüsse folgender **Medikamente** sollten berücksichtigt werden:

— Antihypertensiva
— Östrogene
— Antiandrogene
— trizyklische Antidepressiva

Die endokrin bedingte Impotenz kann bei allen Formen des Hypogonadismus mit Androgenmangel vorkommen. Sie ist auch als Spätkomplikation des Diabetes mellitus bekannt.

Therapie

Eine **Testosteronbehandlung** ist nur dann angezeigt, wenn ein Testosteronmangel bei einer erektilen Dysfunktion festgestellt wird. Heute stehen sehr effektive Medikamente zur oralen Therapie der erektilen Dysfunktion zur Verfügung, z. B. **Sildenafil** (Viagra, Pfizer) (ausführliche Darstellung in Nieschlag u. Behre 2000).

61.3 „Climacterium virile" oder Andropause

Beim Mann lässt die Testosteronsekretion nur sehr langsam nach und erlischt kaum vollständig. Deshalb ist die Diagnose „Andropause" streng genommen nicht berechtigt.

Die Symptomatik ist meist geringer als bei der Frau und beginnt schleichend. Im Vordergrund stehen Abgeschlagenheit und Leistungsschwäche. Beobachtet werden auch vegetative Labilität, Herzklopfen, Nervosität, leichte Ermüdbarkeit, Konzentrationsschwäche und depressive Verstimmungen. Gesichert wird die Diagnose durch mehrfache Testosteronbestimmungen und die Bestimmung des freien Testosterons.

Therapie

Eine **Testosteronbehandlung** solcher Zustände sollte nur vorgenommen werden, wenn ein Testosteronmangel gesichert und allgemein roborierende Maßnahmen wirkungslos bleiben. Bei vergrößerter Prostata muss die Größe im Verlauf sonographisch kontrolliert und das prostataspezifische Antigen wiederholt gemessen werden. Es profitieren davon ältere Männer (>55–60 Jahre) mit Libidomangel, reduzierter körperlicher Leistungsfähigkeit und Osteoporose.

61.4 Gynäkomastie

Gynäkomastie ist eine Vergrößerung der männlichen Brustdrüse. Sie ist keine eigenständige Erkrankung, sondern ein Symptom, das auf eine hormonale Störung hinweist.

Klassifikation. Einteilung und Ursachen der Gynäkomastie sind in ◘ Übersicht 61-1 (Braunstein 1993; Mahoney 1990; Werder 1989), wichtige auslösende Medikamente in ◘ Tabelle 61-7 zusammengefasst (Braunstein 1993; Mahoney 1990).

Übersicht 61-1
Einteilung und Ursachen der Gynäkomastie

- Physiologische Gynäkomastie:
  - Neugeborene
  - Pubertät
  - Seneszenz
- Pathologische Gynäkomastie:
  - *Verminderte Bildung oder Wirkung von Testosteron*
    - kongenitale Anorchie
    - Klinefelter-Syndrom
    - Androgenresistenz
    - testikuläre Feminisierung
    - Reifenstein-Syndrom
    - Kennedy-Syndrom
    - primäre Hodeninsuffizienz (Orchitis, Trauma, Kastration, granulomatöse Erkrankungen)
    - hypogonadotroper Hypogonadismus
    - idiopathische Testosteronverminderung
  - *Erhöhte Östrogenbildung*
    - Hermaphroditismus
    - Hodentumor
    - Leydig-Zell-Tumor
    - Keimzelltumor
    - Bronchialkarzinom
    - idiopathisch
  - *Substraterhöhung der Aromatase*
    - Nebennierenerkrankungen
    - Lebererkrankungen, Fettleber, Alkoholismus
    - Gewichtszunahme nach Unterernährung
    - Hyperthyreose
  - *Erhöhte Aromataseaktivität*
    - Hyperprolaktinämie
    - Mikroprolaktinom
  - *Partieller 3β-Hydroxysteroid-Dehydrogenase-Mangel*
  - *Sonstige Erkrankungen*
    - primäres Leberkarzinom
    - chronische Erkrankungen
  - *Persistierende Pubertätsgynäkomastie*
  - *Medikamenten-/drogenassoziiert*
  - *Idiopathische Gynäkomastie*
- Andere Raumforderungen
  - Zyste
  - Mammakarzinom
  - Pseudogynäkomastie

Diagnostik. Bei großen Brüsten, unklarem Tastbefund, Einseitigkeit oder exzentrisch gelegener Gewebsvermehrung ist die **Mammographie** als sensitive Methode zur Tumordiagnostik indiziert. Bei Erwachsenen empfiehlt sich eine Röntgenthoraxaufnahme zum Ausschluss von Tumoren und Metastasen (Braunstein 1993; Mahoney 1990; Werder 1989).

 Cave
Obligat ist bei der Erstuntersuchung neben der Palpation die Sonographie des Hodens, um Hodentumoren als Ursache der Gynäkomastie auszuschließen (Hendry et al. 1984).

Laboruntersuchungen sind bis zum 15. Lebensjahr in der Regel entbehrlich. Der akute Beginn der Symptomatik und großer Drüsenkörper mit Symptomen machen eine Abklärung dringlich (Mahoney 1990). Die Labordiagnostik ist in ◘ Übersicht 61-2 zusammengefasst.

Übersicht 61-2
Labordiagnostik bei der Gynäkomastie

- Tumormarker hCG, AFP, LDH, PLAP
- LH, FSH, Prolactin
- Testosteron, Estradiol
- SHBG und berechnetes freies Testosteron
- TSH basal
- DHEAS
- bei Verdacht auf Klinefelter Syndrom: Chromosomenanalyse
- bei Verdacht auf Androgenresistenz: Bestimmung der Androgenrezeptorfunktionen

Verlauf und Prognose. Die Gynäkomastie ist meist Zeichen einer nur diskreten hormonellen Störung, neigt zur Spontanremission und bedarf in der Regel keiner Therapie.

 Die Gynäkomastie stellt generell keine Präkanzerose dar. Beim Klinefelter-Syndrom ist allerdings die Karzinominzidenz um das 20fache erhöht (Braunstein 1993; Mann 1991).

Anerkannte Behandlungsindikationen, die sich nach der Grundkrankheit richten, sind in ◘ Tabelle 61-8 zusammengefasst (Becker 1990; Mann 1991; McDermott et al. 1990).

Therapie

Medikamentöse Therapie
Hauptindikation einer internistischen Behandlung ist die akute, schmerzhafte Gynäkomastie. In kontrollierten und nichtkontrollierten Studien wurden die **Antiöstrogene** Tamoxifen (Novaldex, Tamofen, Kessar, Nourytam) und Clomifen (Dyneric), das schwach wirksame Androgen **Danazol** (Winobanin) und der Aromatasehemmer **Testolacton** (Fludestrin) geprüft (Braunstein 1993; Mann 1991).

◘ **Tabelle 61-7.** Medikamentös bedingte Gynäkomastie

Medikament	Wirkungsmechanismus
Östrogene oder östrogenähnliche Substanzen	
Östrogene	Androgene Aromatisierung zu Östrogenen
Digitalis	Östrogenrezeptorbindung/-wirkung
Marihuana, Heroin	Östrogenrezeptorbindung/-wirkung
Gonadotropine	
HCG, LH	Stimulation der Östrogenbildung
Hemmung der Testosteronsynthese oder -wirkung	
Spironolacton	Antiandrogen
Cyproteronacetat	Antiandrogen + Hyperprolaktinämie
Cimetidin	Antiandrogen + Hemmung der 2-Hydroxylierung von Estradiol
Ketoconazol	Testosteronsynthesestörung
Alkylierende Substanzen	Testosteronsynthesestörung
Zytostatika	Testosteronsynthesestörung
Prolaktinerhöhung	
Methyldopa	Störung der Gonadotropinsekretion
Reserpin	
Isoniazid	
Phenothiazine	
Trizyklische Antidepressiva	
Marihuana	
Amphetamin	
Unbekannte Ursache	
Calciumantagonisten	unbekannt
Phenytoin	
Amiodaron	
Metronidazol	
ACE-Hemmer	
Penicillamin	
Diazepam	

◘ **Tabelle 61-8.** Therapie der Gynäkomastie

Klinik	Therapie
Pubertätsgynäkomastie	i. Allg. keine Therapie, meist spontane Remission bei Persistenz über 3 Jahre evtl. Operation
Großer Drüsenkörper	Operation
Lange bestehende, fibrotisch durchsetzte Drüse jeglicher Genese	
Verdacht auf Mammakarzinom	Operation
Akute, schmerzhafte Gynäkomastie	symptomatisch mit Antiöstrogenen, z. B.: Tamoxifen 20 mg pro Tag über 12 Wochen Danazol 2-mal 200 mg pro Tag über 12 Wochen
Hypogonadismus	z. B. Testosteronenantat 250 mg i.m. alle 3 Wochen, Testosterongel 50 mg/Tag
Hyperprolaktinämie	Dopaminagonisten (z. B. Bromocriptin 2,5–5 mg pro Tag) Lisurid 0,2–0,4 mg pro Tag
Hormonaktive Hodentumoren	Semicastratio, stadiengerechte Chemo-/Strahlentherapie

Antiöstrogene. Tamoxifen hemmt die Östrogenwirkung kompetitiv. In einer Dosierung von 2-mal 10 mg pro Tag ist Tamoxifen wirksam und sicher (McDermott et al. 1990). **Clomifen** wurde in Dosierungen von 50–100 mg pro Tag bis zu 6 Monate angewandt, und bei hoher Dosierung wurden komplette Remissionen bis 64 % berichtet. Hauterscheinungen, Übelkeit und Sehstörungen beschränken allerdings den Einsatz von Clomifen, während Tamoxifen kaum Nebenwirkungen verursacht (Braunstein 1993; Mann 1991).

Danazol. Die Wirkung ist in verschiedenen unkontrollierten und einer plazebokontrollierten Studie belegt (komplette Remission in 23 %) (Jones et al. 1990). Erhebliche Nebenwirkungen wie Gewichtszunahme, Ödeme, Akne, Muskelkrämpfe, Übelkeit und Leberfunktionsstörungen schränken aber den Nutzen dieser Therapie ein.

Testolacton, Androgene. Auch die Anwendung des Aromatasehemmers **Testolacton** (3-mal 150 mg pro Tag) reduziert die Pubertätsgynäkomastie (Werder 1989). Er ist wahrscheinlich weniger und langsamer wirksam (erst nach 3–6 Monaten) als die anderen Verbindungen.
Bei Patienten mit primärem Hypogonadismus gibt man initial bevorzugt 50–100 mg, später zur Dauersubstitution 250 mg **Testosteronenantat** (Testoviron Depot) i. m. Die erforderliche Substitutionstherapie führt aber nicht zur Besserung der Beschwerden oder Rückbildung der Gynäkomastie. Beim Klinefelter-Syndrom oder bei einer erhöhten peripheren Aromataseaktivität kann sich die Gynäkomastie sogar verschlechtern (Ruvalcaba 1989). Dihydrotestosteron, das nicht zu Östrogenen aromatisiert wird, wurde bei Pubertätsgynäkomastie erfolgreich subkutan angewandt und war nebenwirkungsfrei, ist jedoch in Deutschland nicht erhältlich (Mann 1991; McDermott et al. 1990).

Hyperprolaktinämische Gynäkomastie. Die hyperprolaktinämische Gynäkomastie (Prolaktinom, medikamentenbedingt) sollte mit **Dopaminagonisten** behandelt werden, z. B. mit Bromocriptin (Pravidel) oder Lisurid (Dopergin), evtl. in Kombination mit Tamoxifen. Hierauf spricht auch die sehr seltene Galaktorrhö gut an.

Strahlentherapie
Die Strahlentherapie einer Gynäkomastie kann nicht empfohlen werden, da Adenokarzinome als mögliche Spätfolgen beschrieben werden (Mann 1991).

Chirurgische Therapie
Alle großen und persistierenden Gynäkomastien müssen letztendlich aus kosmetischen und psychischen Gründen operativ behandelt werden. Am häufigsten wird eine halbmondförmige Inzision am Aerolenrand vorgenommen. Bei einem Resektionsgewicht über 50 g können jedoch Probleme auftreten. Mangelnde Übersicht führt zu „blinder" Drüsenkörperentfernung und bei zu dichtem Präparieren an der Rückseite der Areole zu kosmetisch unbefriedigenden grubenförmigen Vertiefungen (Schrudde et al. 1986).

Mit der konzentrischen Kreisoperation nach Schrudde kann der Drüsenkörper unter Sicht entfernt werden, überschüssige Haut einfach verringert und das kosmetische Ergebnis verbessert werden. Mögliche Komplikationen sind Hämatome, Serome und Hypästhesien (Schrudde et al. 1986).

Bei Lipomastie hat sich zunehmend die Aspiration von Fett durch einen axillären Zugang durchgesetzt (Abramo u. Viola 1989). Weiches Fettgewebe, aber nicht Brustparenchym kann über eine Kanüle abgesaugt werden. Mithilfe einer körbchenförmigen Kanüle wurde von Becher neuerdings auch Drüsengewebe entfernt (Becker 1990). Kosmetisch befriedigende und komplikationsarme Ergebnisse können mit einer kombinierten Technik von lokaler Exzision und Aspirationslipektomie erzielt werden. Bestätigt sich der Verdacht eines Mammakarzinoms, so wird eine radikale Mastektomie unter Mitnahme der Mamille vorgenommen.

61.5 Maligne Hodentumoren

61.5.1 Grundlagen

Im Folgenden werden nur die therapeutischen Aspekte von Keimzelltumoren des Hodens besprochen. Diese stellen die überwiegende Zahl an Hodentumoren dar. Für seltene, nicht den Keimzelltumoren zuzuordnende Neoplasien, z. B. Leydig-Zell-Tumoren, Sarkome oder Lymphome, gelten spezielle Therapiemodalitäten.

Epidemiologie und Risikofaktoren. 1–2 % aller Malignome bei Männern sind bösartige Hodentumoren. Sie weisen eine geographisch sehr unterschiedliche Inzidenz auf. Die höchste Inzidenz mit einer jährlichen Neuerkrankungsrate von 6–9 : 100.000 Einwohnern findet sich in Westeuropa und Nordamerika. In Asien, Afrika und Südamerika sowie bei der schwarzen Bevölkerung Nordamerikas sind maligne Hodentumoren ausgesprochen selten (Forman et al. 1990).

> ! Der Hodentumor ist der häufigste maligne Tumor der 20- bis 30-jährigen Männer. Für die Bundesrepublik ist mit etwa 3000 Neuerkrankungen pro Jahr zu rechnen.

Als **gesicherte Risikofaktoren** (Evidenz-Level I und II) für die Entwicklung eines malignen Hodentumors gelten der Maldescensus testis, ein kontralateraler Hodentumor und ein Hodentumor bei Verwandten 1. Grades. Als **mögliche Risikofaktoren** werden die Hodenatrophie, eine durch-

Tabelle 61-9. Histopathologische Klassifikation der Hodentumoren nach der WHO (mod. nach Mostofi u. Sobin 1977)

Tumoren aus *einem* histologischen Typ	Seminom
	spermatozytisches Seminom
	embryonales Karzinom
	Polyembryom
	Teratom
	reif
	mit maligner Transformation
	Dottersack-Tumor (yolc-sac)
Tumoren aus *mehreren* histologischen Typen	embryonales Karzinom plus Teratom
	Chorionkarzinom plus weitere
	andere Kombinationen

gemachte Mumpsorchitis, ein hohes mütterliches Alter und die Hyperemesis gravidarum angesehen (Forman et al. 1990). Keine Risikofaktoren sind Vasektomie, Zirkumzision, Hydrozelen, Varikozelen, Alkohol- oder Nikotinkonsum.

Histopathologie und Stadieneinteilung. Die für die Therapie wichtigste Unterscheidung besteht in der Differenzierung zwischen reinen Seminomen und Tumoren mit nichtseminomatösen Anteilen.

> Eine Erhöhung des Tumormarkers α_1-Fetoprotein (AFP) zeigt bei Patienten mit Keimzelltumoren immer das Vorliegen eines nichtseminomatösen Tumors an.

Die histologische Klassifikation erfolgt nach den Richtlinien der World Health Organization (WHO) (Tabelle 61-9) (Mostofi u. Sobin 1977).

Für die Stadieneinteilung gilt die Neufassung der TNM-Klassifikation von 1997 (Tabelle 61-10) (UICC 1997). Daneben wurden mehrere Stadieneinteilungen entwickelt, die sich entweder an der anatomischen Tumorausdehnung oder an biologischen Risikofaktoren orientieren. Im klinischen Alltag sind die „Klassifikation nach Lugano", die „Indiana University Classification" und die risikoadaptierte Stadieneinteilung der IGCCCG („International Germ Cell Cancer Collaboration Group") besonders gebräuchlich (International Germ Cell Cancer Collaborative Group 1997).

Diagnostik und Klinik. 98% der malignen Keimzelltumoren sind primär im Hoden lokalisiert. Daneben existieren primär extragonadale Manifestationen, z. B. retroperitoneal, mediastinal oder selten im ZNS.

Die Klinik des primär gonadalen Keimzelltumors ist uncharakteristisch, das häufigste Symptom besteht in einer schmerzlosen Hodenschwellung. Extragonadale Tumoren werden erst in fortgeschrittenen Stadien symptomatisch, z. B. durch Rückenschmerzen, gastrointestinale Beschwerden, Dyspnoe oder Reizhusten.

Vor Einleitung einer Primärtherapie ist eine **Ausbreitungsdiagnostik** obligat. Diese umfasst stets die klinische Untersuchung mit Palpation beider Hoden, eine Basislabordiagnostik einschließlich LDH-Bestimmung, die Bestimmung der Tumormarker AFP und β-HCG (humanes Choriongonadotropin), eine Hodensonographie sowie ein Thorax- und Abdomen-CT. Schädel-CT oder Knochenszintigraphie sind nur bei entsprechender Symptomatik oder in fortgeschrittenen Stadien (intermediäre oder schlechte Prognose nach IGCCCG) indiziert.

Cave
Bei retroperitonealer und/oder mediastinaler Raumforderung junger Männer (Befall sog. Mittellinienstrukturen) stets an einen gonadalen oder extragonadalen Keimzelltumor denken.

Die Positronenemissionstomographie (PET) hat aktuell noch keinen fest definierten Stellenwert in der Diagnostik der Keimzelltumoren. Insbesondere falsch negative Befunde sind bei differenzierten Teratomen zu erwarten, falsch positive bei entzündlich veränderten Lymphknoten. Gemäß der aktuellen Datenlage und den Empfehlungen der Europäischen Konsensuskonferenz von 2003 kommt der PET keine Bedeutung zur Stadieneinteilung in frühen Stadien sowohl bei Seminomen als auch bei Nicht-Seminomen zu. Bei der Beurteilung von Residualbefunden nach Chemotherapie gewinnt die PET jedoch zunehmende Bedeutung. Bei nicht-seminomatösen Tumoren liegt der positive prädiktive Wert zur Detektion eines vitalen Tumors bei über 90%, ebenso bei Seminomen mit Restbefunden über 3 cm Größe, wenn die Untersuchung mehr als 4 Wochen nach Abschluss der Chemotherapie durchgeführt wird. Schlechter liegt der negative Vorhersagewert, der bei Nicht-Seminomen lediglich zwischen 60–90% beträgt (Albers et al. 1999; de Wit 2003; Krege et al. 2001).

◘ Tabelle 61-10. Klinische und pathologische TNM-Klassifikation und Stadiengruppierung maligner germinaler Hodentumoren der UICC (1997)

TNM	Klinische Klassifikation
\multicolumn{2}{l}{T – Primärtumor. Die Ausdehnung des Primärtumors wird nach radikaler Orchiektomie bestimmt (s. pT). Falls keine radikale Orchiektomie vorgenommen wurde, wird T_x verschlüsselt.}
\multicolumn{2}{l}{N – Regionäre Lymphknoten}
N_x	regionäre Lymphknoten nicht beurteilbar
N_0	keine regionären Lymphknotenmetastasen
N_1	Metastasierung in Form eines Lymphknotenkonglomerates oder in (solitären oder multiplen) Lymphknoten, jeweils ≤ 2 cm in größter Ausdehnung
N_2	Metastasierung in Form eines Lymphknotenkonglomerates oder in multiplen Lymphknoten, > 2 cm, aber ≤ 5 cm in größter Ausdehnung
N_3	Metastasierung in Form eines Lymphknotenkonglomerates, > 5 cm in größter Ausdehnung
\multicolumn{2}{l}{M – Fernmetastasen}
M_x	Fernmetastasen nicht beurteilbar
M_0	keine Fernmetastasen
M_1	Fernmetastasen
M_{1a}	nichtregionäre Lymphknoten- oder Lungenmetastasen
M_{1b}	andere Fernmetastasen
pTNM	**Pathologische Klassifikation**
\multicolumn{2}{l}{pT – Primärtumor}
pT_x	Primärtumor nicht beurteilbar (wenn keine radikale Orchiektomie durchgeführt wurde, wird als T_x klassifiziert)
pT_0	kein Anhalt für Primärtumor (z. B. histologische Narbe im Hoden)
pT_{is}	intratubulärer Keimzelltumor (Carcinoma in situ) pT_1 Tumor begrenzt auf Hoden und Nebenhoden, ohne Blut-/Lymphgefäßinvasion (der Tumor kann die Tunica albuginea infiltrieren, nicht aber die Tunica vaginalis)
pT_2	Tumor begrenzt auf Hoden und Nebenhoden, mit Blut-/Lymphgefäßinvasion (Tumor infiltriert jenseits der Tunica albuginea mit Beteiligung der Tunica vaginalis)
pT_3	Tumor infiltriert Samenstrang (mit oder ohne Blut-/Lymphgefäßinvasion)
pT_4	Tumor infiltriert Skrotum (mit oder ohne Blut-/Lymphgefäßinvasion)
\multicolumn{2}{l}{pN – regionäre Lymphknoten}
pN_x	regionäre Lymphknoten nicht beurteilbar
pN_0	keine regionären Lymphknotenmetastasen
pN_1	Metastasierung in Form eines Lymphknotenkonglomerates, ≤ 2 cm in größter Ausdehnung, und 5 oder weniger positive Lymphknoten, keiner > 2 cm in größter Ausdehnung
pN_2	Metastasierung in Form eines Lymphknotenkonglomerates, > 2 cm, aber ≤ 5 cm in größter Ausdehnung, oder mehr als 5 positive Lymphknoten, keiner > 5 cm in größter Ausdehnung, oder extranodale Ausbreitung
pN_3	Metastasierung in Form eines Lymphknotenkonglomerates > 5 cm in größter Ausdehnung
\multicolumn{2}{l}{pM – Fernmetastasen: Die pM-Kategorien entsprechen den M-Kategorien.}

◘ **Tabelle 61-10** (Fortsetzung)

S – Serum-Tumormarker (neu eingeführt 1997): Die S-Klassifikation beruht auf dem niedrigsten Wert nach Orchiektomie.				
S_x	Werte der Serum-Tumormarker nicht verfügbar oder entsprechende Untersuchungen nicht vorgenommen			
S_0	Serum-Tumormarker innerhalb der normalen Grenzen			
S_{1-3}	Serum-Tumormarker erhöht			
	LDH	β-HCG (mIU/ml)	AFP (ng/ml)	
S1	< 1,5facher Normwert	und < 5000	und < 1000	
S2	1,5- bis 10facher Normwert	oder 5000–50.000	oder 1000–10.000	
S3	> 10facher Normwert	oder > 50.000	oder > 10.000	

Stadiengruppierung (nach TNM (AJCC))

Stadium 0	pT_{is}	N_0	M_0	$S_{0,x}$
Stadium I	pT_{1-4}	N_0	M_0	S_x
IA	pT_1			S0
IB	pT_{2-4}			S0
IC	jedes pT/T_x			S1-3
Stadium II	jedes pT/T_x	N_{1-3}	M_0	S_x
IIA		N_1		$S_{0,1}$
IIB		N_2		$S_{0,1}$
IIC		N3		$S_{0,1}$
Stadium III	jedes pT/T_x	jedes N	$M_{1,1a}$	S_x
IIIA		jedes N		$S_{0,1}$
IIIB		N_{1-3}	M_0	S_2
		jedes N	$M_{1,1a}$	S_2
IIIC		N_{1-3}	M_0	S_3
		jedes N	$M_{1,1a}$	S_3
		jedes N	M_{1b}	jedes S

61.5.2 Allgemeine Therapieprinzipien

Operation des Primärtumors (gonadaler Primärtumor)

Als Standardoperation ist die hohe inguinale Ablatio testis anzusehen. In gleicher Sitzung sollte grundsätzlich eine Biopsie des kontralateralen Hodens durchgeführt werden (Nachweis einer testikulären intraepithelialen Neoplasie, TIN) (Harland et al. 1998). Dies gilt insbesondere für Patienten < 30 Jahre mit Hodenvolumina < 12 ml; während bei über 50-jährigen Patienten auf die Biopsie verzichtet werden kann (Heidenreich et al. 2003).

> **!** Bei 5 % der Patienten mit Hodentumoren liegt im kontralateralen Hoden eine TIN vor. Diese wird durch offene Biopsie in 99 % der Fälle nachgewiesen.

Bei vital bedrohlicher Metastasierung wird die Orchiektomie zurückgestellt und primär mit der zytostatischen Chemotherapie begonnen (Leibovitch et al. 1996). Dabei sind zur Diagnose ein typisches klinisches Bild (z. B. Befall von Mittellinienstrukturen) und hohe Tumormarker ausreichend.

Bei Tumoren in Einzelhoden kann unter bestimmten Umständen eine Enukleationsresektion erfolgen. Voraussetzungen sind ein vom Rete testis entfernter Tumor mit einem Durchmesser < 2 cm, negative Biopsien aus dem Resektionsbett und ein normaler präoperativer Testosteronspiegel. Nach Enukleationsresektion ist eine postoperative Nachbestrahlung mit 20 Gy erforderlich (Harstrick u. Weissbach 1998).

Therapie der testikulären intraepithelialen Neoplasie

Die Wahrscheinlichkeit für die Entwicklung eines Hodentumors aus einer TIN beträgt in 7 Jahren etwa 70 %, sodass eine therapeutische Intervention erforderlich ist. In der Regel erfolgt eine Radiatio des Hodens mit einer Dosis von 18 Gy (Dieckmann et al. 1993).

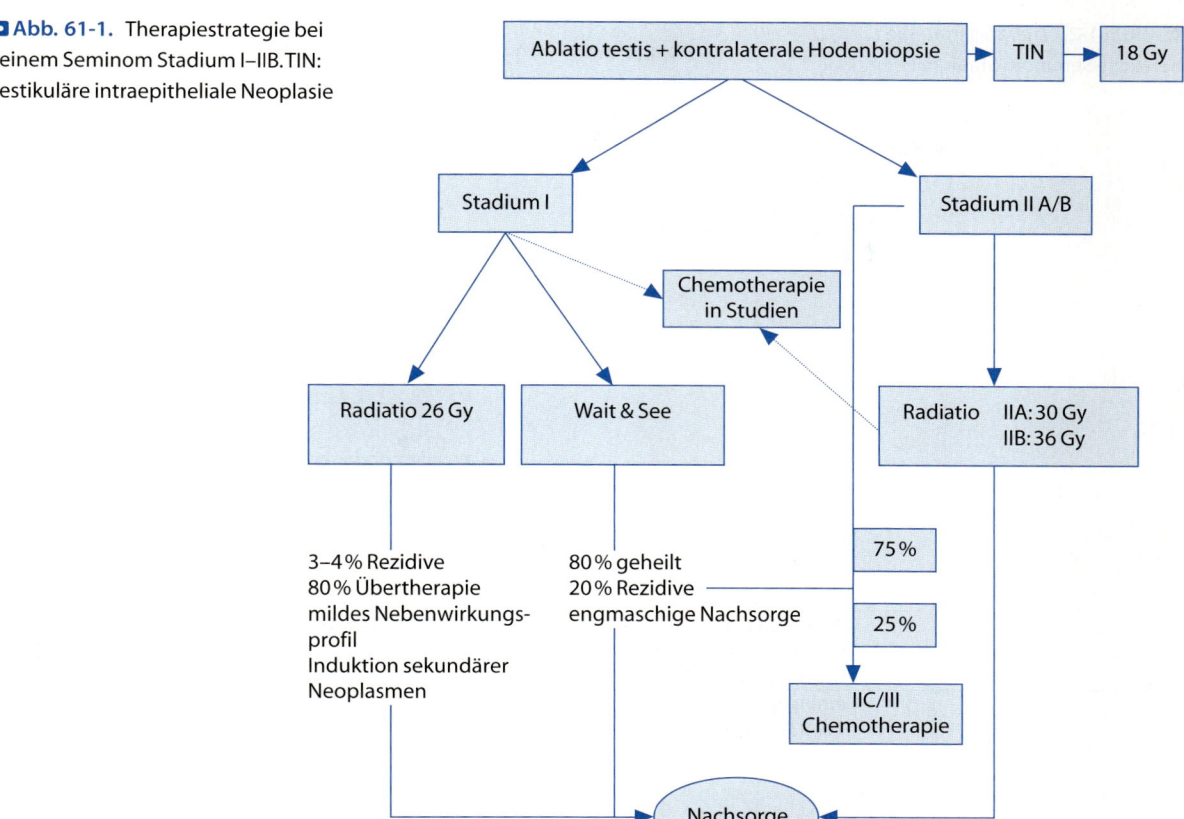

Abb. 61-1. Therapiestrategie bei reinem Seminom Stadium I–IIB. TIN: testikuläre intraepitheliale Neoplasie

61.5.3 Spezielle Therapie nach Stadien und Histologie

Reines Seminom

Einen Therapiealgorithmus für die Stadien I–IIB zeigt die ◘ Abb. 61-1.

Therapie im klinischen Stadium I (Tumor auf Hoden beschränkt). Gemäß aktueller internationaler Empfehlungen gelten die adjuvante Strahlentherapie mit einer Zielvolumendosis von 26 Gy und eine abwartende Haltung (Surveillance) mit definitiver Therapie nur bei Rezidiv als prognostisch gleichwertig (Krege et al. 2001). Mit beiden Modalitäten werden Heilungsraten von nahezu 100% erzielt. Die adjuvante Radiatio umfasst die paraaortalen Lymphknoten mit einer oberen Feldgrenze bei der Oberkante des 11. Brustwirbelkörpers (BWK) und einer unteren Feldgrenze bei der Unterkante des 4. Lendenwirbelkörpers (LWK). Die Wirbelkörperquerfortsätze bilden die lateralen Feldgrenzen (Bamberg et al. 1999). Das Vorgehen muss ausführlich mit dem Patienten besprochen und abgestimmt werden, z. B. Radiatio bei maximalem Therapiewunsch, Surveillance bei hoher Compliance und Akzeptanz einer höheren Rezidivrate im Vergleich zur Radiatio (20 vs. 4%). Eine Stratifikation nach Risikofaktoren (Primärtumor >4 cm oder Infiltration des Rete testis) ist noch nicht prospektiv geprüft. Eine gesicherte Indikation zur adjuvanten Chemotherapie auf Carboplatinbasis anstelle der Radiatio außerhalb klinischer Studien besteht nicht (Krege et al. 2001). Präliminäre Daten zur Monotherapie mit Carboplatin zeigen an kleinen Patienten-kollektiven Rezidivraten von ca. 3% (Range 0–8,6%; Claßen et al. 2003).

Therapie im klinischen Stadium IIA (retroperitoneale Lymphknotenmetastasen <2 cm). Standardtherapie ist die Bestrahlung der infradiaphragmalen paraaortalen und ipsilateralen iliakalen Lymphknoten mit einer Zielvolumendosis von 30 Gy. Als obere Feldgrenze gilt die Oberkante von BWK 11, als kaudale Feldgrenze das Dach des Acetabulums. Die lateralen Feldgrenzen bilden die Abschlüsse der Wirbelkörperquerfortsätze (Bamberg et al. 1999). Das rezidivfreie Überleben nach 4 Jahren liegt bei 95%.

Therapie im klinischen Stadium IIB (retroperitoneale Lymphknotenmetastasen 2–5 cm). Als Standard gilt die Bestrahlung der infradiaphragmalen paraaortalen und ipsilateralen iliakalen Lymphknoten mit einer Zielvolumendosis von 36 Gy bei identischen Feldgrenzen wie im Stadium IIA. Die lateralen Feldgrenzen sind an die Ausdehnung der Lymphknotenkonglomerate anzupassen (Bamberg et al. 1999).

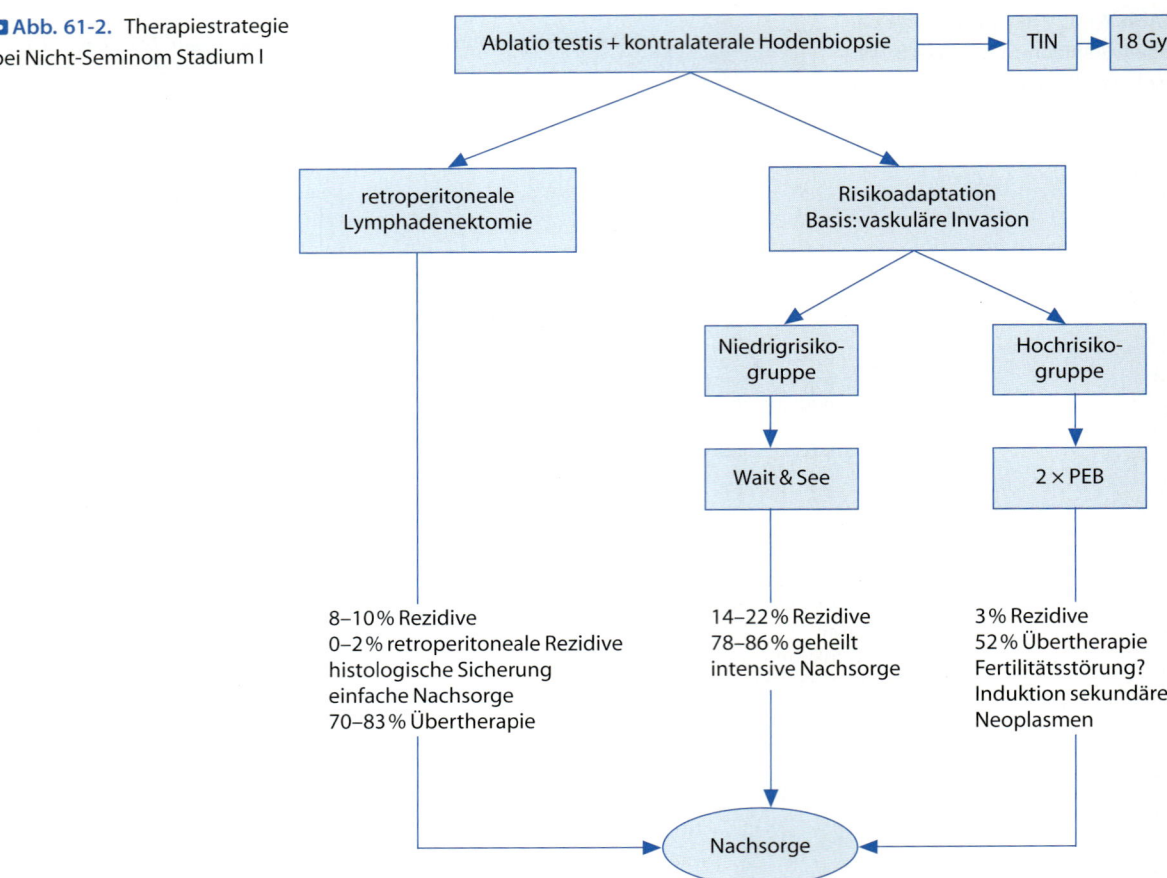

☐ **Abb. 61-2.** Therapiestrategie bei Nicht-Seminom Stadium I

Therapie der fortgeschrittenen Stadien des reinen Seminoms (IIC/III). Die fortgeschrittene Metastasierung ist eine Domäne der primären **zytostatischen Kombinationschemotherapie** auf Basis von **Cisplatin**. Die Therapieintensität orientiert sich an der Gesamtprognose nach der IGCCCG-Klassifikation (International Germ Cell Cancer Collaborative Group 1997). Die Darstellung erfolgt für Seminom und Nicht-Seminom gemeinsam (▶ Abschnitt „Therapie der fortgeschrittenen Stadien von Seminomen und Nicht-Seminomen").

Nicht-Seminom

Therapie der frühen Stadien des Nicht-Seminoms (I–IIB)
Therapie im klinischen Stadium I
(Tumor auf Hoden begrenzt)

Für dieses Tumorstadium sind 2 verschiedene Therapiestrategien definiert, die einheitlich zu Heilungsraten von 99% führen. Die modifizierte, ejakulationsprotektive Lymphadenektomie und ein risikoadaptiertes Vorgehen auf Basis der vaskulären Invasion gelten als prognostisch gleichwertig. Die beiden Therapiestrategien unterscheiden sich jedoch in Morbidität und möglicherweise Langzeittoxizität. Der Therapiealgorithmus für das klinische Stadium I des Nicht-Seminoms ist in ☐ Abb. 61-2 dargestellt. Im Folgenden werden beide Strategien kurz charakterisiert.

Risikoadaptiertes Vorgehen. Die **vaskuläre Invasion** (VI) gilt aktuell als wesentlicher Risikofaktor für eine okkulte Metastasierung. Patienten mit VI entwickeln zu 48% retroperitoneale oder pulmonale Rezidive (Hochrisikogruppe), während Patienten ohne VI nur zu 14–22% ein Rezidiv erleiden (Niedrigrisikogruppe) (Krege et al. 2001; Ondrus et al. 1998). Darüber hinaus haben Patienten ohne VI und einem niedrigen Proliferationsindex gemessen an einem MIB-1 Score <70% ein niedrigeres Rezidivrisiko von nur 14% (Heidenreich et al. 2003).

Im Rahmen des risikoadaptierten Vorgehens werden Patienten der Niedrigrisikogruppe engmaschig nachbeobachtet. 78–86% dieser Patienten benötigen nach der Orchiektomie keine weitere Therapie, es sind lediglich engmaschige Nachuntersuchungen erforderlich (monatlich im 1. Jahr, 2-monatlich im 2. Jahr). Bei 14–22% wird jedoch eine Rezidivchemotherapie erforderlich (3 Zyklen PEB, ▶ Abschnitt 61.5.4, ▶ Tabelle 61-11) (Krege et al. 2001; Ondrus et al. 1998).

Patienten der Hochrisikogruppe erhalten eine primäre adjuvante Polychemotherapie mit 2 Zyklen PEB (▶ Tabelle 61-11). Mit dieser adjuvanten Chemotherapie ist die Rezidivrate niedrig (3%). Allerdings bedeutet die primäre adjuvante Behandlung eine Übertherapie für 52% der Patienten, möglicherweise verbunden mit Akuttoxizitäten der Chemotherapie und vorübergehender Beeinträchtigung der Fertilität (Ondrus et al. 1998). Zur Durchführung der Chemotherapie ▶ Abschnitt „Therapie der fortgeschrittenen Stadien von Seminomen und Nicht-Seminomen".

Modifizierte, ejakulationsprotektive Lymphadenektomie. Die Entfernung der retroperitonealen Lymphknoten in nervenerhaltender Technik erfolgt unabhängig von einer vaskulären Invasion. Vorteile sind die pathologische Objektivierung des Tumorstadiums und eine vereinfachte Nachsorge, da 98% aller Rezidive pulmonal auftreten und maximal 2% retroperitoneal. Demgegenüber sind jedoch 75% der Patienten überbehandelt mit dem möglichen Risiko eines Ejakulationsverlustes (2%). Nach retroperitonealer Lymphadenektomie liegt die Rezidivrate bei ca. 8–10% (Harstrick u. Weissbach 1998; Krege et al. 2001).

Therapie im klinischen Stadium IIA/IIB (retroperitoneale Lymphknotenfiliae <2cm/2–5cm)

In diesen Stadien existieren 3 hinsichtlich der Langzeitprognose äquivalente Behandlungsstrategien, die zu Heilungsraten von etwa 98% führen und die sich in der Therapieintensität und den entsprechenden Morbiditäten unterscheiden.

Primäre nervschonende Lymphadenektomie mit adjuvanter Chemotherapie. Als Vorteil dieser Therapieoption ist die histologische Objektivierung des Tumorstadiums zu sehen. Bei 12% der Patienten besteht ein pathologisches Stadium I, sodass eine adjuvante Chemotherapie nicht erforderlich ist. Demgegenüber besteht bei etwa 10% der Patienten ein pathologisches Stadium IIC. Nachteile sind die operative Morbidität und ein möglicher Ejakulationsverlust (bis zu 30% außerhalb erfahrener Zentren). Bei pathologischem Stadium IIA/IIB sind 2 Zyklen einer adjuvanten Chemotherapie nach dem PEB-Protokoll (▶ Abschnitt „Therapie fortgeschrittener Stadien") obligat. Insgesamt beträgt die Rezidivrate bis zu 7% (Krege et al. 2001; Weissbach et al. 2000).

Primäre nervschonende Lymphadenektomie ohne adjuvante Chemotherapie. Bei dieser Therapiemodalität gelten zunächst die gleichen Vor- und Nachteile wie oben beschrieben. Die Rezidivrate liegt bei etwa 30% im Stadium IIA und bei etwa 50% im Stadium IIB, was bedeutet, dass eine Chemotherapie nur für 30–50% der Patienten erforderlich ist. Allerdings besteht die zytostatische Chemotherapie im Rezidiv dann aus 3 Zyklen PEB anstelle von 2 Zyklen in der Adjuvantsituation (Weissbach et al. 2000).

Primäre Chemotherapie mit (eventueller) Residualtumorresektion. Die primäre Chemotherapie umfasst 3 Zyklen PEB in 3-wöchigen Abständen. Dadurch wird bei 60–90% der Patienten eine komplette Remission erreicht, sodass die Mehrheit der Patienten keine Operation benötigt. Eine sekundäre Lymphadenektomie ist nur bei Residualtumormanifestationen >1 cm erforderlich. 12% der Patienten sind dafür übertherapiert. Die Gesamtrezidivrate beträgt 4–15% (Krege et al. 2001).

> ❗ Gemäß den Empfehlungen der Europäischen interdisziplinären Konsensuskonferenz von 2003 ist die primäre Chemotherapie Strategie der Wahl für Patienten im klinischen Stadium II mit Tumormarkererhöhung! Diese Patienten sind als „good prognosis"

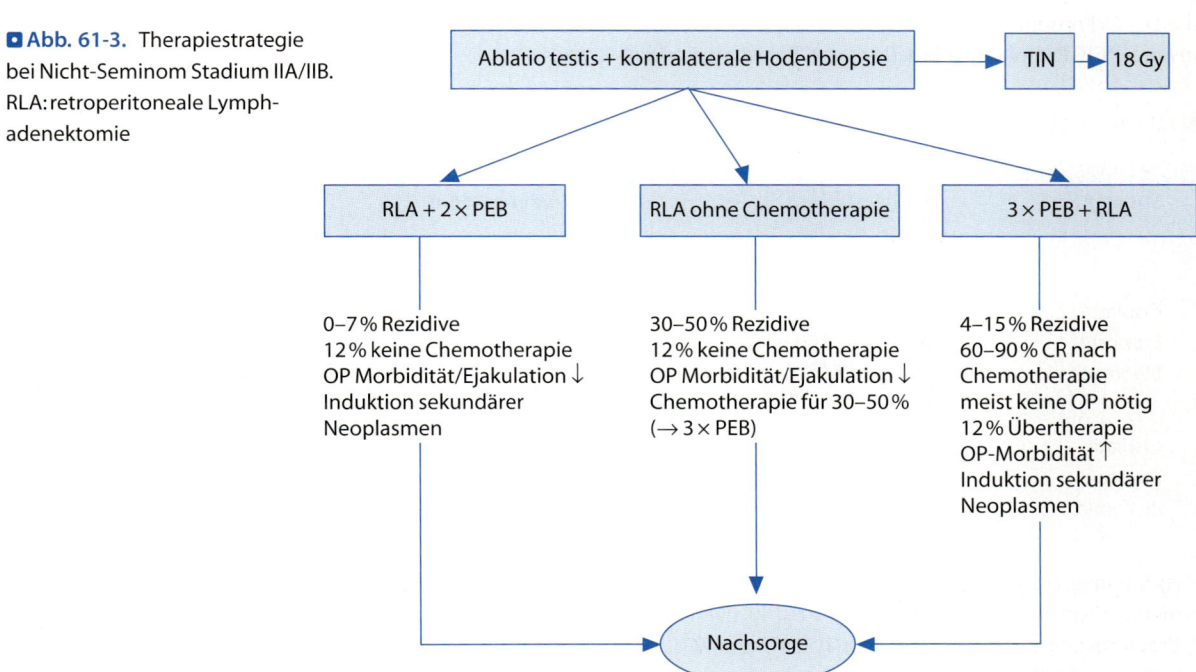

Abb. 61-3. Therapiestrategie bei Nicht-Seminom Stadium IIA/IIB. RLA: retroperitoneale Lymphadenektomie

gemäß den IGCCCG-Kriterien (▸ unten) einzustufen und entsprechend zu therapieren (Kollmannsberger et al. 2003).

Für alle Chemotherapien gelten die im ▸ Abschnitt „Therapie der fortgeschrittenen Stadien von Seminomen und Nicht-Seminomen" geschilderten Grundlagen. Für eine Zusammenfassung der Therapiestrategie im Stadium IIA/IIB ▸ Abb. 61-3.

Therapie der fortgeschrittenen Stadien des Nicht-Seminoms (IIC/III)

Die Therapieintensität orientiert sich auch hier an der Gesamtprognose nach IGCCCG (International Germ Cell Cancer Collaborative Group 1997). Die Darstellung erfolgt im Folgenden gemeinsam für Seminome und Nicht-Seminome.

Therapie der fortgeschrittenen Stadien von Seminomen und Nicht-Seminomen (IIC/III)

Allgemeine Grundlagen der Chemotherapie von Hodentumoren. In fortgeschrittenen Erkrankungsstadien orientiert sich die Wahl der Therapie – weitgehend unabhängig von Seminom oder Nicht-Seminom – an biologischen Risikofaktoren wie Höhe der Tumormarker, Befall viszeraler Organe und Lokalisation des Primärtumors. Zur Einschätzung der individuellen Prognose und zur Definition einer adäquaten Therapie sollte die Risikoklassifikation der IGCCCG Anwendung finden (◻ Tabelle 61-12) (International Germ Cell Cancer Collaborative Group 1997). Einen Überblick gibt ◻ Abb. 61-4.

Bei fortgeschrittener Metastasierung besteht die primäre Behandlung in einer auf Cisplatin basierenden zytostatischen Polychemotherapie. Als Standard gilt dabei die Dreierkombination aus Cisplatin, Etoposid und Bleomycin (PEB-Protokoll, ◻ Tabelle 61-11). Bei Kontraindikationen gegenüber Bleomycin (z. B. pulmonale Vorschädigung, Alter > 60 Jahre) kann Ifosfamid anstelle von Bleomycin appliziert werden (PEI-Protokoll, ◻ Tabelle 61-11).

Die Anzahl der erforderlichen Therapiezyklen orientiert sich an der Gesamtprognose nach IGCCCG. Die Chemotherapie sollte ohne zeitliche Verzögerung in 21-tägigen Intervallen appliziert werden (Therapieverzögerung nur bei durch Fieber komplizierter Leukozytopenie). Nach den ersten beiden Chemotherapiezyklen ist eine Zwischenuntersuchung mit Bildgebung und Tumormarkerbestimmung obligat. Als wichtiger Parameter für das Tumoransprechen gilt dabei ein zeitgerechter Abfall der Tumormarker gemessen an ihrer Halbwertszeit, 1–2 Tage für β-HCG und 5–7 Tage für AFP.

> **Cave**
> Bei der zytostatischen Behandlung von Hodentumoren sind ein inadäquater Abfall der Tumormarker sowie jeder Anstieg der Marker nach 2 Zyklen als Therapieversagen zu werten! Bei zeitgerecht abfallenden Markern, aber in der Bildgebung zunehmender Metastasengröße (sog. Growing-Teratoma Syndrome) wird die Chemotherapie komplettiert und anschließend eine Metastasenresektion durchgeführt.

Auf Carboplatin basierende Therapieprotokolle sind in ihrer Wirksamkeit nicht gesichert und dürfen außerhalb kontrollierter, randomisierter Studien nicht eingesetzt werden. Insbesondere beim metastasierten Nicht-Seminom führt der Ersatz von Cisplatin durch Carboplatin zu schlechteren Behandlungsergebnissen. So liegt die Rate an Theapieversagern unter Carboplatinkombinationen 14–19 % höher als unter Cisplatin-haltiger Kombinationschemotherapie, das 3-Jahres-Überleben um 7 % niedriger! (Horwich et al. 1997; Kollmannsberger et al. 2003).

◻ **Tabelle 61-11.** Standard-Chemotherapieprotokolle zur Behandlung von Hodentumoren

Substanz	Dosis	Applikationsmodus	Handelsname
„PEB"			
Cisplatin	20 mg/m²KO i.v	1-h-Infusion Tag 1–5 [a]	Platinex, Platiblastin
Etoposid	100 mg/m²KO i.v.	1-h-Infusion Tag 1–5	Vepesid
Bleomycin	15 mg/m²KO i.v. [c]	Bolus Tag 1, 8, 15	Bleomycinum
„PEI"			
Cisplatin	20 mg/m²KO i.v.	1-h-Infusion Tag 1–5 [a]	▸ oben
Etoposid	100 mg/m²KO i.v.	1-h-Infusion Tag 1–5	▸ oben
Ifosfamid	1200 mg/m²KO i.v.	1-h-Infusion Tag 1–5 [b]	Holoxan

[a] Hydratation, Diurese und Elektrolytausgleich beachten beachten, z. B. 1000 ml NaCl 0,9 % vor und nach Cisplatin, 40 mg Furosemid vor Cisplatin, 1–2 Amp. Magnesium und 40 mval KCl nach Cisplatin.
[b] Uroprotektion mit Uromitexan (Mesna) 300 mg/m²KO i.v. als Kurzinfusion 0-4-8 h nach Ifosfamid.
[c] klinisch meist 30 mg Absolutdosis.

□ **Tabelle 61-12.** IGCCCG-Klassifikation fortgeschrittener Hodentumoren (mod. nach International Germ Cell Cancer Collaborative Group 1997)

Nicht-Seminom	Seminom
Gute Prognose	
Testikulärer/retroperitonealer Primärtumor	jeder Primärtumor
und	und
Keine viszeralen Metastasen[a] (außer Lunge)	keine viszeralen Metastasen[a] (außer Lunge)
und	und
„Gute Marker"	
AFP < 1000 ng/ml	AFP normal
HCG < 5000 IU/l	HCG jeder Wert
LDH < 1,5facher oberer Normwert	LDH jeder Wert
Intermediäre Prognose	
Testikulärer/retroperitonealer Primärtumor	jeder Primärtumor
und	und
Keine viszeralen Metastasen[a] (außer Lunge)	viszerale Metastasen[a]
und	
„Intermediäre Marker"	
AFP 1000–10.000 ng/ml	
HCG 5000–50.000 IU/l	
LDH 1,5- bis 10facher oberer Normwert	
Schlechte Prognose	
Primär mediastinale Tumoren[b]	nicht definiert
oder	
Viszerale Metastasen	
oder	
„Schlechte" Marker	
AFP > 10.000 ng/ml	
HCG > 50.000 IU/l	
LDH > 10facher oberer Normwert	

[a] Als viszerale Metastasen gelten Leber, Knochen, ZNS, Haut, Nebennieren etc.
[b] Mediastinale Primärtumoren gelten beim Nicht-Seminom immer als schlechte Prognose.

Nebenwirkungen der Chemotherapie und Spermakryokonservierung. Obligate Nebenwirkungen der Chemotherapie sind Alopezie und Myelosuppression. Weiter können Infektionen, Fieber, Durchfälle, Polyneuropathien, Lungenfibrosen, Nierenschädigungen, Zystitiden und Störungen der Fertilität auftreten, um nur einige Nebenwirkungen zu nennen. Dank moderner Antiemetika vom Typ der Serotoninantagonisten treten Übelkeit und Erbrechen nur noch selten auf.

Praxistipp
Jede Cisplatintherapie muss antiemetisch mit einem Serotoninantagonisten (5-Hydroxytryptophan-Antagonisten) plus einem Corticosteroid flankiert werden. Dazu eignen sich am Infusionstag z. B. 2-mal 8 mg Ondansetron oder 1-mal 1–3 mg Granisetron plus 3-mal 8 mg Dexamethason. Aufgrund der verzögerten Übelkeit (late emesis) werden weiterhin für 3 Tage nach der Cisplatininfusion Benzamidantiemetika plus Dexamethason verabreicht, z. B. 3-mal 100 mg Alizaprid plus 3-mal 4 mg Dexamethason.

Da es sich um junge männliche Patienten im fortpflanzungsfähigen Alter handelt, muss die mögliche Schädigung der Fertilität beachtet werden, auch wenn eine therapieinduzierte Infertilität extrem selten ist. Vor Einleitung einer Chemotherapie muss mit dem Patienten die Möglichkeit der Spermakryokonservierung besprochen werden, insbesondere bei nicht abgeschlossener Familienplanung oder bestehendem Kinderwunsch. Ausnahme ist

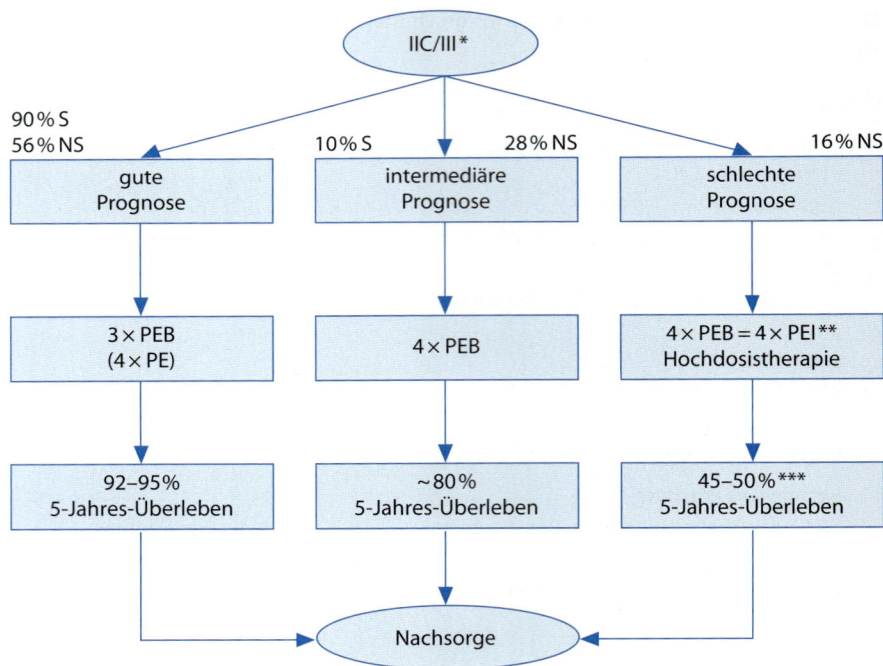

◘ **Abb. 61-4.** Therapie von Hodentumoren fortgeschrittener Stadien

* bei vital bedrohlicher Metastasierung keine Orchiektomie, sondern sofortiger Beginn der Chemotherapie

** in dieser Erkrankungssituation randomisiert geprüft (Loehrer et al. 1993)

*** Überlebensrate mit Standardtherapie

NS: Nicht-Seminom

S: Seminom

die vital bedrohliche Metastasierung mit der Erfordernis einer sofortigen Chemotherapie. Bei der Spermakryokonservierung werden an verschiedenen Tagen 3 Portionen Sperma asserviert und bei –194 °C in flüssigem Stickstoff konserviert. Im Falle einer Infertilität kann dieses Sperma zur Insemination verwendet werden. Die jährlichen Depotkosten liegen bei etwa 200 Euro und werden meistens von den Krankenkassen nicht übernommen! Die Spermakryokonservierung ist an entsprechend spezialisierten Einrichtungen, gynäkologischen Praxen für Reproduktionsmedizin, gynäkologischen oder urologischen Abteilungen größerer Klinikzentren möglich.

 Cave
Während und mindestens 6 Monate nach Abschluss der Chemotherapie muss aufgrund der Mutagenität und Teratogenität der Chemotherapie eine sichere Kontrazeption gewährleistet sein.

Therapie bei „guter Prognose" nach IGCCCG. 90 % der Patienten mit fortgeschrittenem reinem Seminom und 56 % der Patienten mit einem nichtseminomatösen Keimzelltumor sind dieser Kategorie zuzuordnen. Die Standardtherapie besteht in der Applikation von 3 Zyklen Cisplatin/Etoposid/Bleomycin (PEB). Bei Kontraindikationen gegenüber Bleomycin können 4 Zyklen der Zweifachkombination Cisplatin/Etoposid verabreicht werden; 3 Zyklen Cisplatin/Etoposid/Ifosfamid (PEI) sind wahrscheinlich gleichwertig. Die 5-Jahres-Überlebensrate liegt bei 92–95 % (de Wit et al. 2001; Harstrick u. Weissbach 1998; International Germ Cell Cancer Collaborative Group 1997).

Therapie bei „intermediärer Prognose" nach IGCCCG. 10 % der Seminompatienten und 28 % der Nicht-Seminom-Patienten sind in diese Gruppe einzuordnen. Als Standardbehandlung gelten 4 Zyklen PEB, 4 Zyklen PEI sind wahrscheinlich gleich wirksam. Die Überlebensrate nach 5 Jahren liegt etwa bei 80 % (International Germ Cell Cancer Collaborative Group 1997).

Therapie bei „schlechter Prognose" nach IGCCCG. 16 % der Patienten mit Nicht-Seminom gehören zur ungünstigen Prognosegruppe, für Patienten mit reinem Seminom ist diese Kategorie nicht definiert. Charakterisiert sind die Patienten durch exzessiv erhöhte Tumormarker, eine über die Lunge hinausgehende viszerale Metastasierung oder einen primären Mediastinaltumor. Außerhalb klinischer Studien besteht die konventionell dosierte Chemotherapie aus 4 Zyklen PEB oder PEI (International Germ Cell Cancer Collaborative Group 1997; Loehrer et al. 1993). Die 5-Jahres-Überlebensrate mit konventioneller Therapie beträgt 45–50 %.

Besondere Bedeutung kommt hier der primären zytostatischen **Hochdosischemotherapie** mit Retransfusion peripherer hämatopoetischer Blutstammzellen zu. Klinische Daten aus Phase-II-Studien weisen darauf hin, dass der frühzeitige Einsatz der Hochdosistherapie die Behandlungsergebnisse verbessern kann. Eine „Matched-Pair-Analyse" zeigte eine signifikant höhere Anspruch- und Überlebensrate für die mittels Hochdosistherapie behandelten Patienten im Vergleich zu konventionell therapierten Patienten (Bokemeyer et al. 1999; Schleucher et al. 2001).

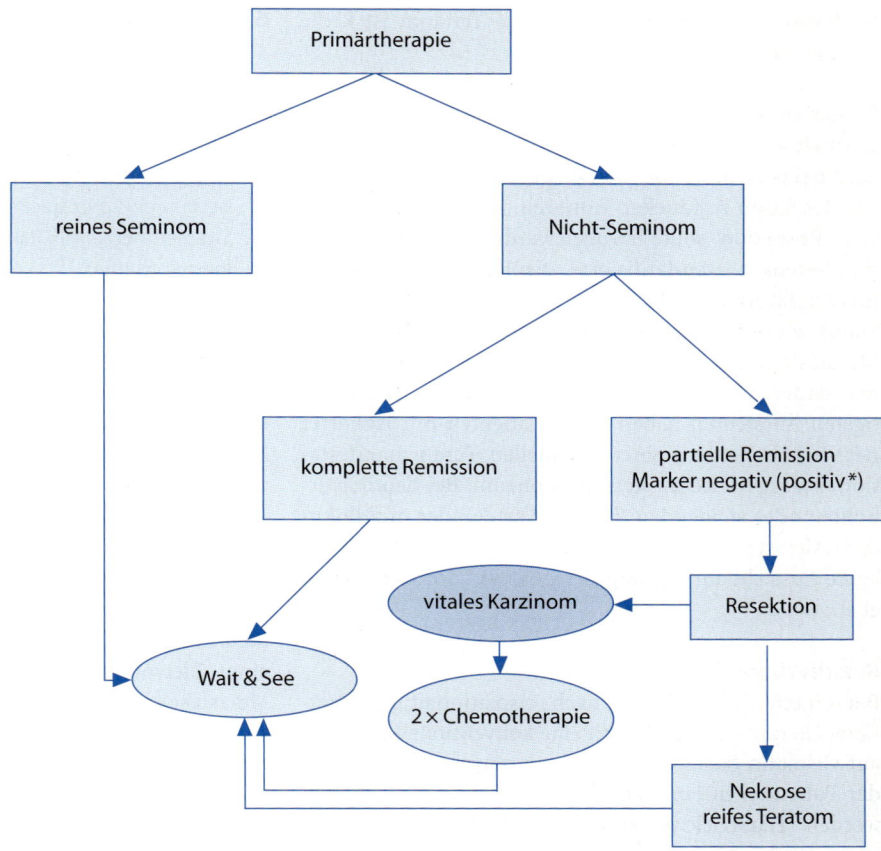

◘ Abb. 61-5. Vorgehen Residualtumorresektion im Rahmen der Primärtherapie * Resektion bei Markerpositivität in Sonderfällen (◘ s. Salvage-Resektion)

Aufgrund der insgesamt ungünstigeren Prognose der „intermediären" und „schlechten" Prognosegruppe und der darüber hinaus hohen Rate an initialen therapie- und tumorbedingten Komplikationen (u. U. Frühtodesfälle unter Therapie) sollten entsprechende Patienten nur in spezialisierten Zentren behandelt werden.

Resektion residueller Tumormanifestationen. Kein bildgebendes diagnostisches Verfahren einschließlich PET ermöglicht eine Prognose zur Histologie des Residualbefundes (europäische Konsensuskonferenz 2003). Das Vorgehen bei residuellen Tumormanifestationen nach Abschluss der Chemotherapie ist von der Histologie des Primärtumors abhängig. Generell sollte eine Resektion residueller Tumoren erfolgen, wenn sich zuvor erhöhte Tumormarker unter der Chemotherapie normalisiert haben (Ausnahme: „Salvage Resektion", ▶ unten, Abb 61-5).

Bei reinem Seminom werden Residuen unabhängig von ihrer Größe nicht reseziert sondern engmaschig mittels Bildgebung und Markerbestimmungen kontrolliert. Im Falle einer Progression erfolgt eine Zweitlinienchemotherapie („Salvage-Therapie"), ggf. gefolgt von chirurgischen oder radiotherapeutischen Interventionen (Krege et al. 2001).

Bei nichtseminomatösen Keimzelltumoren sollten alle residuellen Manifestationen mit einer Größe von >1 cm chirurgisch entfernt werden. Bei Nicht-Seminomen in bildgebend kompletter Remission und Markernegativität nach Chemotherapie ist eine sekundäre retroperitoneale Lymphadenektomie nicht indiziert (Aprikian et al. 1994).

Bei Patienten mit mehr als einer Residualtumormanifestation sollte zunächst am Ort der größten Not reseziert werden. Der histopathologische Befund variiert bei etwa 30 % der Patienten, sodass die histologische Aufarbeitung einer residuellen Manifestation keine sicheren Aussagen über die Histologie weiterer Residualtumoren erlaubt. Somit ist auch eine Feinnadelbiopsie nicht repräsentativ für die Histologie des Gesamtbefundes (Harstrick u. Weissbach 1998).

Konsolidierende Chemotherapie nach Resektion vitaler Residualtumoren. Findet sich nach abgeschlossener First-Line-Chemotherapie im histologischen Präparat ein vitales Karzinom, sollten 2 konsolidierende Zyklen einer cisplatinhaltigen Kombinationschemotherapie verabreicht werden. Dabei ist die kumalative Bleomycindosis zu beachten und ggf. auf ein ifosfamidhaltiges Protokoll zu wechseln (PEI statt PEB) (Fizazi et al. 2001). Nach einer Rezidiv- oder Hochdosistherapie mit Nachweis eines vitalen Karzinoms im Resektat gibt es aktuell keinen Beleg für eine Prognoseverbesserung durch Applikation einer konventionell dosierten, cisplatinhaltigen Chemotherapie (Krege et al. 2001) (◘ Abb. 61-5). Bei histologischem

Nachweis von Nekrosen oder reifem Teratom ist keine weitere Therapie erforderlich.

Resektion residueller Tumormanifestationen bei Markerpositivität („Salvage-Resektion"). In seltenen Fällen kann auch bei persistierender Markerpositivität die Indikation zur Resektion residueller Tumoren bestehen. Diese „Salvage-Resektion" sollte erwogen werden, wenn der Patient mindestens 2 standardisierte, cisplatinhaltige Chemotherapien erhalten hat, ohne einen markernegativen Status zu erreichen, und wenn technisch resektable Manifestationen vorliegen. Etwa 20 % der Patienten können dadurch längerfristig tumorfrei bleiben. Die günstigsten Aussichten haben dabei Patienten mit isolierter AFP-Erhöhung und einer residuellen Tumormanifestation, vorzugsweise im Retroperitoneum. Bei deutlich erhöhten oder steigenden β-HCG-Werten oder multilokulärer Metastasierung besteht auch mit Salvage-Chirurgie keine Aussicht auf Heilung (Krege et al. 2001; Schleucher et al. 2001).

Rezidivtherapie

Bei einem Tumorrezidiv nach cisplatinhaltiger First-Line-Therapie können durch eine konventionell dosierte, auf Cisplatin basierende Rezidivtherapie nur etwa 20 % der Patienten in eine längerfristige Remission gebracht werden (Harstrick u. Weissbach 1998; Schleucher et al. 2001). Nach einer Initialtherapie nach dem PEB-Protokoll wird auf ein ifosfamidhaltiges und/oder vinblastinhaltiges Regime (PVB: Cisplatin, Vinblastin, Ifosfamid) gewechselt. Bei initialer PEI-Therapie kann auf PEB oder PVB (Cisplatin, Vinblastin, Bleomycin) gewechselt werden. Auch Paclitaxel (Taxol) kann in eine Rezidivtherapie integriert werden (TIP: Paclitaxel, Ifosfamid, Cisplatin) (Motzer et al. 2000). Nach Ergebnissen verschiedener Phase-II-Studien scheint die zytostatische Hochdosischemotherapie mit autologer Blutstammzelltransplantation die Behandlungsergebnisse im Vergleich zur konventionell dosierten Rezidivtherapie hinsichtlich Effektivität und Langzeitüberlebensrate zu verbessern (Beyer et al. 1999). Daher ist es für Rezidivpatienten umso wichtiger, an einem ausgewiesenen Zentrum mit der Möglichkeit zur Hochdosistherapie behandelt zu werden.

Nach Abschluss der Rezidivtherapie und Markernormalisierung oder Bestätigung eines Markerplateaus sollten Residualtumoren chirurgisch entfernt werden. Auch bei ansteigenden Tumormarkern und fehlenden weiteren systemischen Behandlungsoptionen sollten technisch resektable Tumoren reseziert werden.

Rezidivierende Seminome nach alleiniger primärer Radiotherapie werden mit günstiger Prognose wie ein Stadium IIC/III chemotherapiert (Krege et al. 2001).

61.5.4 Besondere Therapiesituationen (ZNS- und Knochenmetastasen)

> **Praxistipp**
> Bei Patienten mit ZNS- oder Knochenmetastasen besteht eine prinzipielle Indikation zur additiven Strahlentherapie im Rahmen des Gesamtbehandlungskonzeptes.

ZNS-Metastasen

Unter prognostischen Aspekten wird bei der Planung eines therapeutischen Konzeptes zwischen primärer ZNS-Metastasierung oder Filiarisierung im Rezidiv unterschieden.

Bestehen die ZNS-Metastasen bei **Erstmanifestation** als Ausdruck einer disseminierten, weit fortgeschrittenen Erkrankung, erfolgt parallel zur initialen Chemotherapie eine **Bestrahlung** des ZNS. Bei unilokulärer zerebraler Metastasierung wird die Hirnschädelbestrahlung mit einer Zielvolumendosis von 36 Gy appliziert und die Metastasenregion bis 45 Gy aufgesättigt (Krege et al. 2001). Da Patienten mit primärer ZNS-Metastasierung der Gruppe mit schlechten Prognos nach den IGCCCG Kriterien zuzuordnen sind, sollte eine primäre Hochdosistherapie mit autologer Stammzelltransplantation diskutiert werden (Kollmannsberger et al. 2000).

> ⚠ Insgesamt handelt es sich bei primärer ZNS-Metastasierung von Hodentumoren um ein kuratives Therapiekonzept.

Treten ZNS-Metastasen im Rahmen eines **Rezidivs** auf, besteht ebenfalls die Indikation zur Radiatio. Ist sie Erstmanifestation des Rezidivs, erfolgt in aller Regel kurze Zeit später auch ein systemisches Rezidiv, sodass zusätzlich zur Bestrahlung eine **cisplatinhaltige Chemotherapie** indiziert ist (Harstrick u. Weissbach 1998).

Die Indikationsstellung zur **Resektion** solitärer posttherapeutischer zerebraler Residuen erfordert immer eine Kernspintomographie zur Abklärung kleinster (in der CT nicht darstellbarer) Metastasen. Grundsätzlich sollte die Resektion nur in individuellen Fällen erfolgen, d. h. bei Resektabilität aller weiteren metastatischen Herde (Leber, Lunge etc.), bei teratomhaltiger Primärhistologie, zystischen Veränderungen der zerebralen Metastase in der Bildgebung und günstiger Lokalisation (Krege et al. 2001).

Knochenmetastasen

Bei symptomatischen oder stabilitätsgefährdenden ossären Metastasen besteht eine absolute Indikation zur **Strahlentherapie**. Bei Patienten mit weit fortgeschrittener Erkrankung, aber asymptomatischer, die Stabilität nicht gefährdender Knochenmetastasierung ist die Rolle der

◘ Tabelle 61-13. Nachsorgeuntersuchungen nach Tumorstadium und Therapiemodalität

Stadium/Therapie	Untersuchung auf Marker/Sono[a]	Thorax		Abdomen	
		Röntgen	CT	Sonographie	CT
Seminom CS I					
Adjuvante RTX	+	+		+	1-mal pro Jahr
Wait & See	+	+	1-mal pro Jahr	ab 3. Jahr	1.+ 2. Jahr alle 3 Monate, dann 1-mal pro Jahr
Seminom CS IIA/B					
Radiotherapie	+	+		+	1-mal pro Jahr
Nicht-Seminom CS I					
RLA	+	+		+	1-mal pro Jahr
Wait & See (Niedrigrisikogruppe)	+	+	1×/Jahr	Ab 3. Jahr	1.+ 2. Jahr alle 3 Monate, dann 1-mal pro Jahr
Adjuvante CTX (Hochrisikogruppe)	+	+			wechselnd
Nicht-Seminom CS IIA/B					
RLA + adjuvante CTX	+	+		+	1-mal pro Jahr
RLA ohne CTX	+	+		+	1-mal pro Jahr
Primäre CTX + sekundäre RLA	+	+			wechselnd
Fortgeschrittene Stadien					
„Gute Prognose"	+	+			wechselnd
„Intermediäre/ schlechte Prognose"[b]	+	+	*	ab 3. Jahr	1.+ 2. Jahr alle 3 Monate, dann 1-mal pro Jahr

[a] Sonographie des kontralateralen Hodens (falls nicht primär eine Hodenbiopsie erfolgte).
[b] bei nicht reseziertem Resttumor und/oder Markerplateau kürzere Intervalle.
* bei Mediastinalbefall.
RTX: Radiotherapie
CTX: Chemotherapie
RLA: retroperitoneale Lymphadenektomie

Strahlentherapie unklar. Obwohl keine kontrollierten Studien vorliegen, die die Überlegenheit einer zusätzlichen Bestrahlung sichern, wird eine additive oder konsolidierende Radiatio ossärer Läsionen nach Abschluss der Chemotherapie auch bei Markernegativität empfohlen. Daneben sollte der Einsatz von Bisphosphonaten erwogen werden.

Patienten mit primärer Knochenmetastasierung sind ebenfalls der Kategorie „schlechte Prognose" zuzuordnen, sodass eine primäre Hochdosisbehandlung zu prüfen ist. Auch hier handelt es sich im Rahmen der Initialtherapie um ein kuratives Therapiekonzept.

61.5.5 Primär extragonadale Keimzelltumoren

Keimzelltumoren können primär extragonadal entstehen, insbesondere im Retroperitoneum, im Mediastinum oder selten im ZNS. Bei Patienten mit primär retroperitonealen Keimzelltumoren sollte vor Einleitung einer Therapie eine beidseitige Hodenbiopsie zum Ausschluss einer TIN durchgeführt werden. Entsprechend dem Ausmaß der Metastasierung und der Markerkonstellation werden Patienten mit retroperitonealen Keimzelltumoren wie auch Patienten mit primär gonadalen Tumoren gemäß der IGCCCG-Klassifikation eingeteilt. Die Therapieempfehlungen gelten entsprechend. Patienten mit primär mediastinalen nichtseminomatösen Keimzelltumoren gehören a priori in die Patientengruppe mit schlechter Prognose. Die Heilungsrate liegt mit konventionell dosierter Chemotherapie <50%. Eine Verbesserung der Prognose durch eine frühzeitige Hochdosischemotherapie mit Transplantation autologer Blutprogenitorzellen erscheint möglich (Bokemeyer et al. 1999; International Germ Cell Cancer Collaborative Group 1997; Krege et al. 2001; Schleucher et al. 2001).

PDF Datei der Hodenkonsensuskonftenz 2000:
www.hodenkrebs.de/arzt/konsensus2000.pdf

Adressen für Erkrankungsinformationen und aktuelle Studien:
Tumorzentrum Essen: www.uni-essen.de/tumorforschung/hodentumor.html
   Interdisziplinäre Arbeitsgruppe Hodentumoren: www.hodenkrebs.de
   Arbeitsgemeinschaft Urologische Onkologie (AUO): www.uro.at/auo/auo2.htm
   Hochdosistherapiestudie in der Primärtherapie bei schlechter Prognose nach IGCCCG: www.med.uni-marburg.de/stpg/ukm/lb/haematoonkol/forschung/Studien/taxhdpei.html

61.5.6 Nachsorge

Patienten mit Keimzelltumoren bedürfen nach Abschluss der primären Therapie einer engmaschigen Kontrolle. Die meisten Rezidive manifestieren sich innerhalb der ersten 2 Jahre nach Therapieabschluss. Das Nachsorgeprogramm umfasst eine körperliche Untersuchung einschließlich Palpation des verbliebenen Hodens, Bestimmung der Tumormarker LDH, AFP und β-HCG, Röntgenthorax in 2 Ebenen und eine abdominelle Sonographie im jeweiligen Wechsel mit einer abdominellen Computertomographie. Die zeitlichen Intervalle der Nachsorgeuntersuchungen betragen im 1. und 2. Jahr 3, im 3. Jahr 4 und im 4. und 5. Jahr 6 Monate. Danach erfolgen jährliche Untersuchungen. Bei Patienten unter engmaschiger Beobachtung (Wait and See) im klinischen Stadium I sind die Nachsorgeintervalle prinzipiell kürzer (monatlich im 1., 2-monatlich im 2. und 4-monatlich im 3.–5. Jahr), und die CT-Frequenz ist höher (alle 3 Monate im 1. und 2. Jahr).

Für eine detaillierte Darstellung der Nachsorgeempfehlungen ▶ Tabelle 61-13 (Krege et al. 2001).

Leitlinien – Adressen – Tipps

Leitlinien

Weidner W, Colpi GM, Hargreave TB, Papp GK, Pomerol JM, Ghosh C (2002) EAU guidelines on male infertility. Eur Urol 42: 313–322
   World Health Organization (1992) Guidelines for the use of androgens. WHO, Genf

Internetadressen

Deutsche Gesellschaft für Andrologie: www.dgandrologie.de

Literatur

Abramo AC, Viola JC (1989) Liposuction through an axillary incision for treatment of gynecomastia. Aesth Plast Surg 13: 85
Albers P, Bender H, Yilmaz H et al. (1999) Positron emission tomography in the clinical staging of patients with stage I and II germ cell tumors. Urology 53: 808–811
Aprikian AG, Herr HW, Bajorin DF et al. (1994) Resection of postchemotherapeutic residual masses and limited retroperitoneal lymphadenectomy in patients with metastatic testicular nonseminomatous germ cell tumors. Cancer 74: 1329–1334
Bamberg M, Schmidberger H, Meisner C et al. (1999) Radiotherapy for stage I, IIA/B testicular seminoma. Int J Cancer 83: 823–827
Becker H (1990) The treatment of gynecomastia without sharp excision. Ann Plast Surg 24: 380
Beyer J, Stenning S, Gerl A et al. (1999) High-dose vs. conventional-dose first-salvage treatment in nonseminoma: a matched pair analysis. Proc Am Soc Clin Oncol 19: 326a, Abstract 1255
Bokemeyer C, Kollmannsberger C, Meisner C et al. (1999) First-line high-dose chemotherapy compared with standard-dose PEB/VIP chemotherapy in patients with advanced germ cell tumors. A multivariate and matched-pair analysis. J Clin Oncol 17: 3450–3456
Braunstein GD (1993) Gynecomastia. N Engl J Med 328: 490
Cavanah FW, Dons RF (1993) Partial 3b-hydroxysteroid dehydrogenase deficiency presenting as new – onset gynecomastia in a eugonadal adult male. Metabolism 42: 65
Claßen J, Hehr T, Bamberg M (2003) Seminom im klinischen Stadium I. Onkologe 9: 973–979
Conway GS, MacConnell T, Wells G, Slater SD (1988) Importance of scrotal ultrasonic in gynaecomastia. Br Med J 297: 1176
de Wit M (2003) Positronenemissionstomographie (PET) mit [18]Fluordesoxyglucose bei Keimzelltumoren. Onkologe 9: 962–967
de Wit R, Roberts TJ, Wilkinson PM (2001) Equivalence of three or four cycles of bleomycin, etoposide, and cisplatin chemotherapy and of a 3- or 5-day schedule in good-prognosis germ cell cancer: a randomized study of the European Organization for Research and Treatment of Cancer Genitourinary Tract Cancer Cooperative Group and the Medical Research Council. J Clin Oncol 19: 1629–1640
Dieckmann KP, Besserer A, Loy V (1993) Low-dose radiation therapy for testicular intraepithelial neoplasia. J Cancer Res Clin Oncol 119: 355–359
Dodson WC, Haney AF (1991) Controlled ovarian hyperstimulation and intrauterine insemination for treatment of infertility. Fertil Steril 55: 457

Eaves FF 3rd, Bostwick J 3rd, Nahai F, Murray DR, Styblo TM, Carlson GW (1995) Endoscopic techniques in aesthetic breast surgery. Augmentation, mastectomy, biopsy, capsulotomy, capsulorrhapy, reduction, mastopexy and reconstructive techniques. Clin Plast Surg 22:683

Fizazi K, Tjulandin S, Salvioni R et al. (2001) Viable malignant cells after primary chemotherapy for disseminated nonseminomatous germ cell tumors: prognostic factors and role of postsurgery chemotherapy – results from an international study. J Clin Oncol 19:2647–2657

Forman D, Gallagher R, Moller H et al. (1990) Aetiology and epidemiology of testicular cancer: a report of consensus group. In: Newling DWW, Jones WG (eds) Prostate cancer and testicular cancer. Wiley-Liss Inc., New York, pp 245–253

Harland SJ, Cook PA, Fossa SD et al. (1998) Intratubular germ cell neoplasia of the contralateral testis in testicular cancer: defining a high risk group. J Urol 160:1353–1357

Harstrick A, Weissbach L (1998) Hodentumoren. In: Seeber S, Schütte J (Hrsg) Therapiekonzepte Onkologie, 3. Aufl. Springer, Berlin Heidelberg New York, S 1010–1039

Heidenreich A, Albers P (2003) Primärtherapie des Hodentumors und Prognosefaktoren nichtseminomatöser Keinzelltumoren im klinischen Stadium I. Onkologe 9:968–972

Hendry WS, Garvie WHH, Ah-See AK, Bayliss AP (1984) Ultrasonic detection of occult testicular neoplasms in patients with gynaecomastia. Br J Radiol 57:571

Horwich A, Sleijfer DT, Fossa SD et al. (1997) Randomized trial of bleomycin, etoposide and cisplatin compared with bleomycin, etoposite and carboplatin in good-prognosis metastatic nonseminomatous germ cell cancer. J Clin Oncol 15; 1844–1852

International Germ Cell Cancer Collaborative Group (1997) International germ cell consensus classification: A prognostic factor based staging system for metastatic germ cell cancers. J Clin Oncol 15:594–603

Jockenhövel F, Vogel E, Kreuzer M, Reinhardt W, Lederbogen S, Reinwein D (1996) Pharmacokinetics and pharmacodynamics of subcutaneous testosterone implants in hypogonadal men. Clin Endocrinol 45:61

Jones DJ, Holt SD, Surtees P, Davison DJ, Coptcoat MJ (1990) A comparison of danazol and placebo in the treatment of idiopathic gyneacomastia: results of a prospective study in 55 patients. Ann R Coll Surg Engl 72:296

Kliesch S, Behre HM, Nieschlag E (1994) High efficiacy of GnRH and gonadotropin therapy in hypogonadotropic hypogonadal men. Eur J Endocrinol 131:347

Kollmannsberger C, Bokemeyer C (2003) Therapie von metastasierten Keimzelltumoren bei Patienten mit „Good-prognosis"-Kriterien. Onkologe 9:980–984

Kollmannsberger C, Nichols C, Bamberg M et al. (2000) First-line high-dose chemotherapy +/– radiation in patients with metastatic germ-cell cancer and brain metastases. Ann Oncol 11:553–559

Krege S, Schmoll HJ, Souchon R (2001) Interdisziplinärer Konsensus zur Diagnostik und Therapie von Hodentumoren. Ergebnisse einer Update-Konferenz auf Grundlage evidenzbasierter Medizin. Der Urologe [A] 40:137–147

Leibovitch I, Little JS, Foster RS et al. (1996) Delayed orchiectomy after chemotherapy for metastatic nonseminomatous germ cell tumors. J Urol 155:952–954

Loehrer PJ, Einhorn LH, Elson P et al. (1993) Phase III study of cisplatin plus etoposide with either bleomycin or ifosfamide in advanced germ cell tumors: an intergroup trial. Proc Am Soc Clin Oncol 12:261, Abstract No 831

Mahoney CP (1990) Adolescent gynaecomastia. Pediatr Clin North Am 37:1389

Mann K (1991) Gynäkomastie, Abklärung und Therapie. In: Allolio B, Olbricht T, Schulte HM (Hrsg) Intensivkurs für klinische Endokrinologie. pmi Verlag, Frankfurt, S I:249

McDermott MT, Hofeldt FD, Kidd G (1990) Tamoxifen therapy for painful idiopathic gynecomastia. Southern Med J 83:1284

Mostofi FK, Sobin LH (1977) Histological typing of testis tumours. International Histological classification of Tumors, No 16. WHO, Genf

Motzer RJ, Sheinfeld J, Mazumadar M et al. (2000) Paclitaxel, ifosfamide and cisplatin second-line therapy for patients with relapsed testicular germ cell cancer. J Clin Oncol 18:2413–2418

Nagy ZP, Liu J, Joris H, Verheyen G, Tournaye H, Camus M, Derde MP, Devroey P, Steirteghem AC van (1995) The results of intracytoplasmatic sperm injection is not related to any of the three basic sperm parameters. Hum Reprod 10:1123

Nieschlag E, Behre HM (2000) Andrologie – Grundlagen und Klinik der reproduktiven Gesundheit des Mannes, 2. Aufl. Springer, Berlin Heidelberg New York

O'Donovan PA, Vandekerckhove P, Lilford RJ, Hughes E (1993) Treatment of male infertility. Is it effective? Review and meta-analysis of published randomized controlled trials. Hum Reprod 8:1209

Ondrus D, Matoska J, Belan V et al. (1998) Prognostic factors in clinical stage I nonseminomatous germ cell testicular tumors: rationale for different risk-adapted treatment. Eur Urol 33:562–566

Ruvalcaba RHA (1989) Testosterone therapy in Klinefelter's Syndrome (a prolonged observation). Andrologia 21:535

Schleucher N, Schütte J, Seeber S (2001) Zytostatische Hochdosischemotherapie mit Stammzelltransplantation bei der Behandlung maligner Keimzelltumoren – Gibt es schon eine Indikation? Der Urologe [B] 41:143–147

Schrudde J, Petrovici V, Steffens K (1986) Chirurgische Therapie der ausgeprägten Gynäkomastie. Chirurg 57:88

UICC (1997) TNM Classification of malignant tumours, 5th edn. Sobin LH, Wittekind C (eds). John Wiley & Sons, New York

Wang C, Alexander G, Berman N, Salehian B, Davidson T, McDonald V, Steiner B, Hull L, Callegari C, Swerdloff RS (1996) Testosterone replacement therapy improves mood in hypogonadal men – a clinical research center study. J Clin Endocrinol Metab 81:3578

Weissbach L, Bussar-Maatz R, Flechtner H et al. (2000) RPLND or primary chemotherapy in clinical stage IIA/B nonseminomatous germ cell tumors? Results of a prospective multicenter trial including quality of life assessment. Eur Urol 37:582–594

Werder K von (1989) Bedeutung der Gynäkomastie in der Allgemeinpraxis. Fortschr Med 107:271

62 Störungen des Wachstums und der Entwicklung

B. P. Hauffa

62.1 Hypothalamo-hypophysäre Störungen – 1053
62.1.1 Isolierter STH-Mangel – 1053
62.1.2 Panhypopituitarismus – 1054
62.1.3 Vorzeitige Geschlechtsentwicklung – 1055

62.2 Primär testikuläre Störungen – 1056
62.2.1 Hodenhochstand – 1056
62.2.2 Anorchie – 1057

62.3 Gonadendysgenesie bei Mädchen: Ullrich-Turner-Syndrom – 1057

62.4 Primär adrenale Erkrankungen – 1057

62.5 Konstitutionelle Störungen – 1057
62.5.1 Konstitutionelle Entwicklungsverzögerung – 1057
62.5.2 Konstitutioneller Hochwuchs – 1058
62.5.3 Pubertätsgynäkomastie – 1058

Literatur – 1059

Unterschiede im Längenwachstum und in der Reifeentwicklung sind in hohem Maße genetisch bedingt, die genaue Anzahl der involvierten Gene ist liegt im Dunkeln. Ihr heute bekannter Anteil wurde meist auf der Suche nach den Ursachen von Wachstumsstörungen entdeckt (Deletionen des SHOX-Gens bei kleinwüchsigen Patienten mit Deformitäten im Bereich der Hände und Unterarme, Mutationen des Fibrillin-1-Gens bei hochwüchsigen Patienten mit Marfan-Syndrom) und nimmt ständig zu. Neben der Abhängigkeit von genetischen Faktoren, der Ernährungssituation, dem sozioökonomischem Status und psychosozialen Faktoren werden Wachstum und Entwicklung von Hormonen beeinflusst. Durch Hormonmangel bedingte Kleinwuchsformen sind einer Ersatztherapie gut zugänglich.

Die größten Fortschritte in den letzten Jahren wurden bei der Therapie mit Wachstumshormon gemacht. Durch die Anwendung biosynthetischen Wachstumshormons ist die Therapie des Wachstumshormonmangels sicherer geworden. Die praktisch unbegrenzte Verfügbarkeit des rekombinanten menschlichen Wachstumshormons führte zur Eröffnung neuer Anwendungsfelder mit dem Ziel der Verbesserung des Längenwachstums auch bei Erkrankungen, die nicht mit einem Wachstumshormonmangel einhergehen (Kleinwuchs bei Ullrich-Turner-Syndrom, chronischer Niereninsuffizienz bei Kindern, schwerer Kleinwuchs infolge einer intrauterinen Wachstumsverzögerung) (Dattani u. Priece 2004).

In den letzten Jahren wurde Wachstumshormon auch für Behandlungen außerhalb einer Wachstumsförderung zugelassen: Wachstumshormon führt bei Erwachsenen mit schwerem Wachstumshormonmangel und bei Kindern mit Prader-Willi-Syndrom zu einer Verbesserung der gestörten Körperzusammensetzung (Burman et al. 2001).

Vor einem unkritischen Einsatz des Wachstumshormons außerhalb der gesicherten Indikationen ist jedoch zu warnen. Das Risiko für ein adipöses Kind, unter einer hoch dosierten Wachstumshormontherapie eine gestörte Glucosetoleranz zu entwickeln oder an einem Diabetes mellitus Typ 2 zu erkranken, ist erhöht, insbesondere wenn eine familiäre Diabetesbelastung besteht (Cutfield et al. 2000). Bei Kindern mit familiärem Kleinwuchs ohne Wachstumshormonmangel ist von einer Therapie keine Verbesserung der endgültigen Körperlänge zu erwarten.

62.1 Hypothalamo-hypophysäre Störungen

! Die Behandlung aller hormonellen Erkrankungen des Kindes- und Jugendalters muss wegen der Auswirkungen auf das Wachstum in enger Abstimmung mit einem pädiatrischen Endokrinologen erfolgen.

62.1.1 Isolierter STH-Mangel

Die Prävalenz des STH-Mangels (STH: somatotropes Hormon) beträgt 1:3000–1:4000. Ursächlich infrage kommen:
- genetische Ursachen
- angeborene ZNS-Fehlbildungen (z. B. Hydrozephalus, Mittelliniendefekte u. a.)
- ZNS-Schädigungen (Geburtstrauma bei Beckenendlage, Infektionen, autoimmunologische Vorgänge, zerebrovaskuläre Veränderungen, Tumoren, Radiatio)

Voraussetzung der Diagnose „STH-Mangel" ist der Nachweis einer **unzureichenden Wachstumsgeschwindigkeit** (<25. altersbezogene Perzentile; Geschwindigkeit angegeben in Zentimeter pro Jahr), die die Körperhöhe in den kleinwüchsigen Bereich (<3. altersbezogene Perzentile) abfallen lässt („abknickende Wachstumskurve"). Sind andere Kleinwuchsursachen ausgeschlossen und zeigt die Vorfelddiagnostik bei diesen Patienten deutlich erniedrigte Werte für IGF-I und/oder IGFBP-3, schließen sich Stimulationstests (z. B. Arginininfusionstest, Clonidintest) an. Bei unzureichendem STH-Anstieg in 2 unabhängigen Tests wird ein klassischer STH-Mangel diagnostiziert. Bei normalem Anstieg, aber erniedrigter nächtlicher STH-Spontansekretion liegt eine neurosekretorische Dysfunktion vor. Nach Diagnose muss ein ZNS-Tumor durch Kernspintomographie ausgeschlossen werden. Oft werden bei dieser Untersuchung Fehlanlagen der Hypophyse erkennbar. Bei den angeborenen Formen kann die typische Wachstumsstörung erst im 2. Lebensjahr auftreten (Sizonenko et al. 2001).

Therapie

Die Behandlung des isolierten STH-Mangels besteht in der täglichen subkutanen Gabe von rekombinantem biosynthetischem STH. Die Substitutionstherapie wird in jeder Phase des Wachstumsalters sofort nach Diagnosestellung aufgenommen; Dosis: 0,025–0,035 mg/kgKG pro Tag.

Behandlungsdauer. Die Therapie wird zunächst bis zum Erreichen der Zielgröße oder bis zum radiologisch nachgewiesenen Schluss der Epiphysenfugen fortgesetzt. (Arbeitsgemeinschaft Pädiatrische Endokrinologie 1988). In allen Fällen von idiopathischem STH-Mangel ist nach Therapieende bei abgeschlossenem Längenwachstum eine erneute Testung zu empfehlen. Bei bis zu 55% aller Kinder und Jugendlichen mit isoliertem STH-Mangel liegt ein transienter Mangel vor. Bei persistierendem STH-Mangel kann die Behandlung in der Erwachsenendosis (initial 0,15–0,3 mg täglich s.c.) wiederaufgenommen werden (▶ Kap. 56).

Kontrolluntersuchungen. Körpergröße und -gewicht initial viertel-, dann halbjährlich, Schilddrüsenparameter und IGF-I/IGFBP-3 (Compliance) halbjährlich, Röntgen der linken Hand alle 1–2 Jahre.

Nebenwirkungen. Das Risiko, einen Diabetes Typ 2 oder eine benigne intrakranielle Hypertension zu entwickeln, ist bei adipösen Patienten, die mit hohen Dosen STH behandelt werden, erhöht (Cutfield et al. 2000).

 Cave
Bei neuauftretendem Hinken bei adipösen Kindern unter STH-Therapie sollte an eine Epiphysenhüftkopflösung gedacht werden.

Behandlungsfehler. Kleinwuchs allein ist kein Grund für eine STH-Behandlung. Gesicherte Indikationen sind der klassische Wachstumshormonmangel, die neurosekretorische Dysfunktion und Wachstumsstörungen bei Ullrich-Turner-Syndrom, Prader-Willi-Syndrom, chronischer Niereninsuffizienz und schweren Formen der intrauterinen Wachstumsverzögerung. Bei Kleinwuchs anderer Genese ist nicht von einer reproduzierbaren positiven Beeinflussung der Erwachsenengröße auszugehen. Die STH-Behandlung soll bei interkurrenten Erkrankungen nicht unterbrochen werden (Ranke et al. 2000).

62.1.2 Panhypopituitarismus

Etwa die Hälfte aller Patienten mit STH-Mangel weist weitere Funktionsausfälle der hypothalamo-hypophysären Einheit auf. Wegen noch erhaltener geringer Basalsekretion der angesteuerten peripheren Drüsen sind die hormonellen Ausfallserscheinungen oft nicht auffällig. Es überwiegen Störungen der gonadotropen Achse (50%), seltener sind Störungen der thyreotropen Achse (30%), der corticotropen Achse (15%) und der Hinterlappenfunktion. Bei hypothalamisch bedingten Störungen kann eine Entzügelungshyperprolaktinämie hinzukommen. Ein angeborener kombinierter Hypophysenvorderlappenausfall führt beim männlichen Neugeborenen zu einer Trias aus rezidivierenden Hypoglykämien, Ikterus und Genitalveränderungen (bilateraler Hodenhochstand mit Mikropenis) und kann dann klinisch diagnostiziert werden. Ein Panhypopituitarismus wird vorwiegend bei ZNS-Tumoren und im Gefolge ihrer Therapie (Operation, Bestrahlung) gesehen. Nach ZNS-Bestrahlung sind bei Kindern ab einer Dosis von 18 Gy Störungen der hormonellen Regulation zu erwarten. Ein hypogonadotroper Hypogonadismus lässt sich erst im pubertätsreifen Alter sicher diagnostizieren. Der Nachweis der Ausfälle geschieht durch kombinierte Messung von glandotropen und peripheren Hormonen sowie durch Funktionstests.

Allgemeine Therapieprinzipien

Im Wachstumsalter werden die **peripheren Hormone aller betroffenen Achsen** substituiert.

Eine konsequente L-Thyroxin-Substitution ist auch bei grenzwertiger Hypothyreose indiziert, aber Zurückhaltung beim Glucocorticoidersatz, um das Ergebnis der STH-Therapie nicht zu gefährden. Im Pubertätsalter ist eine altersgerechte Pubertätsinduktion unter Bewahrung des Wachstumspotenzials notwendig. Bei Patientinnen mit hypothalamischer Schädigung und Entzügelungshyperprolaktinämie kann es mit Beginn der Östrogensubstitution zur Sekretion aus den Mamillen kommen. In diesem Fall ist eine zusätzliche Therapie mit Dopaminagonisten vorzusehen (längerwirksame Präparate vom Typ des Cabergolid).

> **Praxistipp**
> Die Behandlung mit antidiuretischem Hormon muss so durchgeführt werden, dass Tagesarbeit (Schule) und Nachtruhe nicht durch Trinkzwang und häufiges Wasserlassen gestört werden.

Spezielle Therapie

STH. ▶ Abschnitt 62.1.1.

Thyreotrope Achse. L-Thyroxin 2 µg/kgKG pro Tag p.o.

Corticotrope Achse. Hydrocortison 10 mg/m²KO pro Tag p.o. (2/3 der Tagesdosis morgens, 1/3 nachmittags; bei Schulkindern Aufteilung der Nachmittagsdosis: der höhere Anteil wird dann mittags, der geringere Anteil abends verabreicht). Dreifache Dosis bei körperlichem Stress (Fieber >38,5 °C, Infekt etc.), bei schwerer Gastroenteritis frühzeitig auf i.v.-Gabe übergehen. Bei schlechtem Allgemeinzustand 150 mg/m²KO pro Tag i.v. als Dauerinfusion im Bypass zur Elektrolytlösung. Nach Abschluss des Längenwachstums Erhöhung der Tagesdosis auf 10–15 mg/m²KOF pro Tag p. o.

Hypophysenhinterlappen (Diabetes insipidus). Desmopressin (DDAVP) 2-mal 2,5–20 µg pro Tag (morgens und abends) intranasal (per Rhinyle oder als Spray).

Gonadotrope Achse. Bei Knaben: Einleitung der Pubertät mit **Testosterondepotpräparaten** i. m. im pubertätsreifen Alter (ab 12.–13. Lebensjahr):
- erste 6 Monate: 50 mg alle 4 Wochen
- Monat 7–12: 100 mg alle 4 Wochen
- 2. Therapiejahr: 250 mg alle 4 Wochen
- ab Ende 2. Therapiejahr (= Dauertherapie): 250 mg alle 3–4 Wochen

Alternativ in den ersten 6 Behandlungsmonaten: Testosteronundecanoat 40 mg pro Tag p. o., alternative Dauertherapie nach Abschluss des Längenwachstums: subkutane periumbilikale Implantation von Testosteronpellets alle 6 Monate (Vorteil: gleichmäßige Testosteronserumspiegel im Intervall), tägliche kutane Applikation von Testosterongel.

Bei Mädchen: Einleitung der Pubertät mit **Estradiollösung** p. o. (günstiges metabolisches Profil) im pubertätsreifen Alter (ab 11.–12. Lebensjahr); nach 6–12 Monaten zusätzlich zyklische Substitution mit einem **Gestagen** p. o., ab dem 3. Behandlungsjahr Einsatz von Kombinations-(Sequenz-)Präparaten möglich
- erste 6 Monate: Estradiol(-valerat) 0,2 mg pro Tag p.o durchgehend
- Monat 7–12: Estradiol(-valerat) 0,5 mg pro Tag 1–25 jedes Monats + Dydrogesteron 10 mg pro Tag 14–25 jedes Monats p. o.
- 2. Therapiejahr: Estradiol(-valerat) 1,0–1,5 mg pro Tag 1–25 jedes Monats + Dydrogesteron 10 mg pro Tag 14–25 jedes Monats p.o.
- ab Ende 2. Therapiejahr: Estradiol(-valerat) 2,0 mg pro Tag 1–25 jedes Monats (= Dauertherapie) + Dydrogesteron 10 mg pro Tag 14–25 jedes Monats p. o., ab Tag 25 bis Tag 1 des folgenden Monats Einnahmepause

Alternativ kann als Gestagen Chlormadinon 2,0 mg an Stelle des Dydrogesterons eingesetzt werden. Ab Ende des 2. Therapiejahrs können auch andere Kombinationspräparate zum Einsatz kommen, vorzugsweise mit Estradiol als Östrogen (Kalenderpackungen) (Stolecke 1998).

Bei laktierender Mamma unter Östrogensubstitution Start mit z. B. Cabergolid 0,25–0,5 mg/Woche mit Steigerung bis zur Symptomfreiheit (Bedarf meist < 2 mg pro Woche).

Behandlungsdauer. STH ▶ Abschnitt 62.1.1. L-Thyroxin, Hydrocortison und Desmopressin lebenslang. Sexualsteroide im Prinzip lebenslang, Modifikation bei Kinderwunsch (Umsetzen auf hCG-hMG-Kombinationstherapie oder auf LHRH-Pumpentherapie im Falle einer erhaltenen Hypophyse) und im Andropause- bzw. Menopausealter erforderlich (Dosisminderung). Dopaminagonisten nach Bedarf.

Kontrolluntersuchungen. Körpergröße und -gewicht initial viertel- dann halbjährlich, Serumelektrolyte, freies T_4, Testosteron/Estradiol, IGF-I/IGFBP-3 (Compliance) halbjährlich, bei Verdacht auf Glucocorticoidfehldosierung (Gewichtszunahme) freies Cortisol (Urin); Röntgen der linken Hand alle 1–2 Jahre, bei Pubertätsinduktion halbjährlich (bis zum Abschluss der Wachstumsphase).

Nebenwirkungen. Bei korrekter Wahl der Substitutionsdosis sind keine Nebenwirkungen zu erwarten.

Behandlungsfehler. Zu früher Beginn der Sexualsteroidtherapie, zu rasche Dosissteigerung: Die oben angeführten Schemata müssen unter Berücksichtigung des Längenwachstums und des Knochenalterfortschritts ggf. im Sinne einer langsameren Dosissteigerung von Testosteron/Estradiol modifiziert werden. Der Einsatz von **synthetischen Glucocorticoiden** in der Dauersubstitution bei Patienten im Wachstumsalter ist kontraindiziert. Wegen der größeren wachstumshemmenden Wirkung äquivalenter Dosen synthetischer Glucocorticoide darf nur Hydrocortison zum Einsatz kommen (Ausnahme: kurzfristiger Einsatz bei Notfällen). Unzureichende Patienteninformation über das Verhalten bei Notfällen (Selbstanpassung der Hydrocortisondosis, Notfallausweis). Orale Darreichungsformen des antidiuretischen Hormons sollten bei Kindern und bei Patienten mit wechselndem Bedarf nicht zum Einsatz kommen (variable Bioverfügbarkeit mit Gefahr der Wasserintoxikation, Therapiekosten).

62.1.3 Vorzeitige Geschlechtsentwicklung

Darunter versteht man den Beginn der Brustdrüsenentwicklung beim Mädchen vor dem 8. Geburtstag, die Entwicklung von Schambehaarung und Penisvergrößerung (mit/ohne Hodenvolumen > 3,0 ml) beim Jungen vor dem 9. Geburtstag mit fortgesetzter Reifeentwicklung. Prävalenz: 0,5 %; Mädchen : Jungen 9 : 1. Ursachen:
- gonadotropinabhängige Formen (= Pubertas praecox) durch ZNS-Schädigung oder -Fehlbildung (Hamartom); bei 85 % der Mädchen und 35 % der Jungen
- gonadotropinunabhängige Formen (= Pseudopubertas praecox): hCG- oder sexualsteroidproduzierende Tumoren, McCune-Albright-Syndrom, Testotoxikose

Allgemeine Therapieprinzipien

Bei gonadotropinabhängigen Formen Langzeitsuppression der LH- und FSH-Ausschüttung durch LHRH-Agonisten (Verminderung der Rezeptordichte an den gonadotropen Zellen des Hypophysenvorderlappens = Down-Regulation). Bei gonadotropinunabhängigen Formen: **Hemmung der Biosynthese** und der peripheren Wirkung der Sexualsteroide. Bei **Tumoren** Therapie nach den Prinzipien der pädiatrischen Onkologie.

Spezielle Therapie

Pubertas praecox (beide Geschlechter). Dauertherapie mit **Leuprorelin** (als Depotpräparat) 3,75 mg s.c., initial (die ersten 4 Injektionen) im Abstand von 2, danach im Abstand von 4 Wochen.

Pseudopubertas präcox. Bei Knaben **Ketoconazol** (2- bis 3-mal 200 mg pro Tag p.o.) in Kombination mit **Spironolacton** (3-mal 50–100 mg pro Tag p.o.); bei Mädchen: **Testolacton** 10–40 mg/kgKG pro Tag p.o.; alternativ: **Tamoxifen** 20–40 mg pro Tag p.o.

Behandlungsdauer. Die Therapie muss bis zum Erreichen eines pubertätsreifen Alters fortgesetzt werden. Das Therapieende soll unter Berücksichtigung von Wachstum und Knochenreifung erfolgen (meist gegen Ende des 12. Lebensjahrs).

Kontrolluntersuchungen. Körpergröße, Gewicht, Reifezeichen (Pubertätsstadien nach Tanner, bei Jungen Hodenvolumen, bei Mädchen Brustdrüsendurchmesser) alle 3–6 Monate; Ultraschalluntersuchung der Organe des kleinen Beckens (Ovarvolumen, -binnenstruktur, Uterusvolumen, -konfiguration, Mittelecho) und Röntgenaufnahme der linken Hand (Knochenalter) zunächst in 6-, dann in 12-monatlichen Abständen. Bei Pubertas präcox LH, FSH, Testosteron/Estradiol; bei Pseudopubertax praecox: Blutbild, Elektrolyte, Leberwerte, Testosteron/Estradiol alle 3, später alle 6 Monate.

Nebenwirkungen. LHRH-Agonisten: Bis zum Eintritt der Down-Regulation kurzanhaltende Verstärkung der Pubertätssymptomatik (flare-up) mit Auftreten ovarieller Zysten.

 Cave
Bei Auftreten heftiger Bauchschmerzen in den ersten Wochen einer LHRH-Agonisten-Therapie bei Mädchen muss eine stielgedrehte Ovarzyste ausgeschlossen werden.

Bei anschließendem Abfall der Östrogenspiegel sind Hitzewellen möglich. **Ketoconazol:** Leberfunktionsstörungen, Hemmung der Cortisolbiosynthese mit Zeichen der adrenalen Insuffizienz (Cortisolmangel). **Testolacton:** gastrointestinale Unverträglichkeit, die zum Therapieabbruch führen kann.

Behandlungsfehler. LHRH-Agonisten: zu lange Fortführung der Behandlung (verlangsamtes Längenwachstum, verminderte Knochenmineralisation). Rekurrierende ovarielle Zysten bei McCune-Albright-Syndrom sollten nicht primär operativ angegangen werden. Ist eine chirurgische Intervention unumgänglich (sehr große Zysten, Gefahr der Stieldrehung), muss ovarerhaltend vorgegangen werden (Hauffa 2002).

62.2 Primär testikuläre Störungen

62.2.1 Hodenhochstand

Die Prävalenz des Hodenhochstands ist bei Frühgeborenen höher als bei reifen Neugeborenen und liegt im Mittel bei 5,9 %. Am Ende des 1. Lebensjahrs beträgt die Prävalenz noch 0,8 % und unterscheidet sich nicht mehr von der im Erwachsenenalter. Mit einem Spontandeszensus ist daher ab Ende des 1. Lebensjahrs nicht mehr zu rechnen. Bereits im 2. Lebensjahr nimmt die Zahl der Spermatogonien im dystopen, teilweise auch im kontralateralen deszendierten Hoden ab. Das Entartungsrisiko des kryptorchen Hodens ist gegenüber einem tastbaren hochstehenden Hoden um das Vierfache erhöht.

Allgemeine Therapieprinzipien

> **Praxistipp**
> Zur Erhaltung der Fertilität ist eine Lagekorrektur der hochstehenden Hoden zum Ende des 1. Lebensjahres anzustreben.

Da selbst bei optimaler operativer Therapie die Atrophierate bei 1 % liegt, soll bei Jungen im Alter unter 4 Jahren und bei Fehlen von Kontraindikationen (inguinale Voroperationen, Begleithernien, Hodenektopie) zunächst eine konservative Therapie durchgeführt werden.

Spezielle Therapie

Heute wird eine Kombinationstherapie mit **LHRH-Nasenspray** (über 4 Wochen 3-mal pro Tag je 1 Sprühstoß à 200 µg in jedes Nasenloch), direkt gefolgt von 3 aufeinanderfolgenden Injektionen **HCG** 1500 IU i.m. im Abstand von 1 Woche (altersunabhängige Dosis) empfohlen (von Petrykowsky u. Ranke 1991).

Kontrolluntersuchungen. Klinische Erfolgskontrolle unmittelbar nach Ende der Behandlung und in vierteljährlichen Abständen über 1 Jahr (Rezidiv möglich).

Nebenwirkungen. Temporäre Stimulation des Leydig-Zell-Systems mit Testosteronanstieg und gehäuften Erektionen.

Behandlungsfehler. Eine HCG-Injektion ins Fettgewebe bleibt wirkungslos. Pendelhoden (retractile testis) bedürfen keiner Therapie.

> **Cave**
> Eine Wiederholung der konservativen Therapie des Hodenhochstands bei initialem Nichtansprechen ist kontraindiziert. In diesem Fall ist sofortiges operatives Vorgehen (Orchidofunikulolyse und Orchidopexie) angezeigt.

61.2.2 Anorchie

Die Ursache einer konnatalen Anorchie bleibt meist ungeklärt. Im Rahmen eines adrenogenitalen Syndroms äußerlich komplett virilisierte Mädchen (Prader-Stadium 5) werden bei Geburt als Jungen mit bilateraler Anorchie eingeordnet, fallen aber im Neonatal-Screening anhand erhöhter 17-OH-Progesteron-Werte auf. Eine erworbene Anorchie kommt nach bilateraler Hodentorsion und postoperativer Hodenatrophie vor. Eine funktionelle Anorchie kann sich nach Bestrahlung im Gonadenbereich einstellen.

Allgemeine Therapieprinzipien

Die Testosteronsubstitution wird im pubertätsreifen Alter (12.–13. Lebensjahr) bei Auftreten hypergonadotroper basaler LH-Werte aufgenommen und lebenslang fortgeführt. Im pubertätsnahen Alter ist die Einlage von Silikonhodenprothesen anzubieten. Wichtig sind frühzeitige volle Aufklärung und psychische Führung der Patienten.

Spezielle Therapie
▶ Testosteronschema in Abschnitt 62.1.2.

62.3 Gonadendysgenesie bei Mädchen: Ullrich-Turner-Syndrom

Das Ullrich-Turner-Syndrom mit dem Karyotyp 45,X0 und Varianten tritt mit einer Inzidenz von 1:2500 weibliche Lebendgeborene auf. Leitsymptome sind neben den typischen Stigmata der Kleinwuchs (mittlere Erwachsenengröße 147 cm) und der hypergonadotrope Hypogonadismus bei Gonadendysgenesie/-agenesie (ausbleibende Pubertät bei 85 %, Infertilität bei praktisch allen Patientinnen). Anomalien des linken Herzens (Aortenisthmusstenose), Nierenfehlbildungen, Autoimmunthyreoiditis und Zöliakie treten gehäuft auf (Saenger et al. 2001).

Allgemeine Therapieprinzipien
Diese zielt auf die Verbesserung der Erwachsenengröße durch Einsatz hochdosierten Wachstumshormons (mittlerer Zuwachs 6,5–8,5 cm) und die Substitution von Östrogenen und Gestagenen, zunächst im Sinne einer Pubertätseinleitung, später als Dauersubstitution. Eine begleitende Hypothyreose im Rahmen einer Autoimmunthyreoiditis muss ebenfalls substitutiv behandelt werden. Eine Begleitzöliakie bedarf der diätetischen Behandlung.

Spezielle Therapie

Wachstumshormon 0,045–0,05 mg/kgKG pro Tag s.c. Die Pubertätsinduktion und Östrogen-Gestagen-Dauersubstitution erfolgen nach dem Schema von Abschnitt 62.1.2.

Behandlungsdauer. STH-Therapie bis zum Verschluss der Wachstumsfugen. Östrogen-Gestagen-Substitution lebenslang. Unter der Substitution kommt es zu regelmäßigen Menses.

Kontrolluntersuchungen. Körpergröße, Gewicht und Reifezeichen nach Tanner viertel- bis halbjährlich. Röntgenaufnahme der linken Hand (Knochenalter) zunächst alle 1–2 Jahre, ab Aufnahme der Pubertätsinduktion halbjährlich. LH, FSH, Estradiol, TSH, Schilddrüsenautoantikörper halbjährlich, Endomysium-IgA- und t-Transglutaminase-IgA-Antikörper jährlich.

Nebenwirkungen. Das Risiko der Entwicklung eines Typ-2-Diabetes ist bei adipösen Patientinnen erhöht, gegbenenfalls $HbA1_C$-Kontrollen.

62.4 Primär adrenale Erkrankungen

Das kongenitale adrenogenitale Syndrom (AGS) ist im ▶ Kap. 59 (Erkrankungen der Nebennieren) abgehandelt.

62.5 Konstitutionelle Störungen

62.5.1 Konstitutionelle Entwicklungsverzögerung

Sind bis zu einem Alter von 14 Jahren beim Mädchen und einem Alter von 14,5 Jahren beim Jungen Pubertätszeichen noch nicht eingetreten, muss mit geeigneten Untersuchungen ein isolierter hypogonadotroper Hypogonadismus (lebenslange Substitutionstherapie erforderlich) von der Normvariante der konstitutionellen Entwicklungsverzögerung abgegrenzt werden. Bei dieser ist der Zeitbedarf für den Abschluss von Wachstum und Pubertät vergrößert, die Meilensteine der Pubertätsentwicklung (Pubertätsbeginn, Wachstumsschub, Stimmbruch, Menarche) sind in Richtung auf ein höheres Alter verschoben. Obwohl keine endokrinologische Störung vorliegt, kann sich aus dem verzögerten Wachstum und der ausbleibenden Pubertät im Einzelfall eine schwere psychische Belastung ergeben.

Allgemeine Therapieprinzipien
Bei starkem Leidensdruck ist die zeitlich begrenzte Gabe niedriger Dosen von Sexualsteroiden möglich (Pubertätsinduktion). Nach Absetzen kommt es zum Einsetzen der endogenen Pubertätsentwicklung. Die Therapie hat keinen

(positiven oder negativen) Einfluss auf die Erwachsenengröße.

Spezielle Therapie

Bei Knaben Testosteron (Depotpräparat) 50–100 mg i. m. alle 4 Wochen über 6 Monate; bei Mädchen 0,2–0,3 mg Estradiol(-valerat) täglich p. o. über 6 Monate.

62.5.2 Konstitutioneller Hochwuchs

Bei 3 % aller Kinder und Jugendlichen liegt ein Hochwuchs (Körperhöhe > 97. altersbezogene Perzentile) vor. Ursachen: meist familiäre Disposition zu großen Körperhöhen; selten Marfan-Syndrom, Homozystinurie.

Allgemeine Therapieprinzipien

Eine Endlängenprognose bei Mädchen > 185 cm und bei Jungen > 205 cm stellt eine relative Indikation zur hormonellen Hochwuchstherapie dar. Eine absolute Indikation gibt es nicht. In anderen Ländern (USA) wird eine hormonelle Hochwuchstherapie nicht durchgeführt. Ausgeprägte Kyphoskoliose mit Progressionstendenz kann die Entscheidung zugunsten einer Therapie beeinflussen.

Durch Gabe hoch dosierter Östrogene (3- bis 4-mal höhere Dosis als bei der oralen Kontrazeption) in Kombination mit einem Gestagen bei Mädchen und hoch dosierten Testosterons bei Jungen wird ein vorzeitiger Schluss der Epiphysenfugen und damit eine Reduktion der erwarteten Endgröße erreicht. Mit der Behandlung wird eine beschleunigte Pubertätsentwicklung ausgelöst.

Spezielle Therapie

Bei Mädchen Ethinylestradiol 0,1 mg pro Tag p. o., aufgeteilt auf 3 Dosen durchgehend ohne Pause (bei Therapiebeginn über 4 Wochen einschleichend dosieren, bessere Verträglichkeit), zusätzlich vom 12.–26. Tag eines jeden Monats Dydrogesteron 10 mg täglich p. o. Die Mädchen müssen auf den Eintritt der Menses im ersten Behandlungszyklus vorbereitet sein. Nach Behandlungsende kann eine Amenorrhö von mehreren Monaten Dauer bestehen (Grüters et al. 1989).

Jungen: Testosteron (Depotpräparat) 500 mg alle 14 Tage i. m.

Behandlungsbeginn. Bei einer Körperhöhe von 168 cm (Mädchen und Jungen).

Behandlungsdauer. Etwa 1,5–2 Jahre; Ende der Therapie bei weitgehendem Verschluss der Wachstumsfugen.

Kontrolluntersuchungen. Körpergröße, Gewicht, Blutdruck, Pubertätszeichen nach Tanner (Jungen: Hodenvolumen; Mädchen: Tastbefund der Mamma) viertel- bis halbjährlich; Röntgen der linken Hand (Knochenalter) halbjährlich.

Nebenwirkungen. Bei Mädchen Übelkeit zu Behandlungsbeginn, nächtliche Wadenkrämpfe, Hyperpigmentierung der Mamillen, Gewichtanstieg, Entwicklung von Striae rubrae distensae, manchmal Blutdruckanstieg; bei Jungen ausgeprägte Akne bis hin zur Akne fulminans, Ödeme, Abnahme des Hodenvolumens. Meist wird ein adultes Hodenvolumen im 1. Jahr nach Behandlungsende wieder erreicht.

Behandlungsfehler. Die Meinung der Patienten selbst muss bei der Therapieentscheidung berücksichtigt werden („nicht die Mütter in den Töchtern behandeln"). Vor Therapiebeginn sind eine normale Leberfunktion und der altersgemäße Zustand der Hypothalamus-Hypophysen-Gonaden-Achse zu dokumentieren. Mädchen aus Familien mit erhöhten Thromboembolierisiko sind von der Behandlung auszuschließen. Die Östrogengabe muss einschleichend beginnen, dann durchlaufend ohne Pause erfolgen. Nach Abschluss der Therapie ist den Mädchen die Aufnahme regelmäßiger gynäkologischer Untersuchungen zu empfehlen.

62.5.3 Pubertätsgynäkomastie

Die Gynäkomastie ist eine vom Fettgewebe abzugrenzende Vermehrung von Brustdrüsengewebe beim Jungen, die in zeitlichem Zusammenhang mit dem Pubertätsbeginn als physiologisch anzusehen ist. 66 % aller männlichen Jugendlichen weisen eine Pubertätsgynäkomastie auf, 1,5 Jahre nach erstem Auftreten ist die Prävalenz auf 6–7 % zurückgegangen. Die spontane Rückbildungstendenz ist sehr groß, eine Therapie daher praktisch nie erforderlich. Ausführliche Aufklärung über die Harmlosigkeit der beobachteten Veränderungen und die gute Rückbildungstendenz reichen meist aus. Bei im Pubertätsverlauf unverändert kleinen Hodenvolumina (< 6 ml) muss an ein Klinefelter-Syndrom gedacht werden.

Allgemeine Therapieprinzipien

Konservative Therapie. In den seltenen Fällen von schmerzhafter Brustdrüsenvergrößerung kann ein Versuch mit Tamoxifen 20(–40) mg pro Tag p. o. in 2 Dosen über einige Wochen gemacht werden. Eine wesentliche Reduktion der Brustdrüse ist von dieser Therapie nicht zu erwarten.

Operative Therapie. Zunächst spontane Rückbildung abwarten. Bei starker psychischer Belastung und unzureichender Rückbildungstendenz Exstirpation der Brustdrüsenkörper.

Kontrollen. Bei Tamoxifen Blutbildkontrolle.

> **Cave**
> Die Durchführung einer Mammographie oder Mammabiopsie vor Therapie einer Pubertätsgynäkomastie ist nicht indiziert (Hauffa 1998).

Leitlinien – Adressen – Tipps

Leitlinien
Reinhardt D, Böhles H, Creutzig U, Kiess W, Korinthenberg R, Luthardt T, Michalk D, Netz H, Poets CF (Hrsg.) (2000) Deutsche Gesellschaft für Kinderheilkunde und Jugendmedizin: Leitlinien Kinderheilkunde und Jugendmedizin. E. Endokrinologie. Urban & Fischer, München Jena

Internetadressen
Arbeitsgemeinschaft Pädiatrische Endokrinologie (APE)/Sektion Pädiatrische Endokrinologie der Deutschen Gesellschaft für Endokrinologie: Hinweise auf Veranstaltungen, Fortbildungen, Tagungen. Kurse (für Ärzte und Hilfspersonal) und laufende/geplante Studien auf dem Gebiet der Endokrinologie des Kindes- und Jugendalters: www.paediatrische-endokrinologie.de

Deutsche Gesellschaft für Kinderheilkunde und Jugendmedizin e. V. Aktuelle Meldungen, Veranstaltungen, wissenschaftliche Aktivitäten, aktualisierte Leitlinien: www.dgkj.dc

Tipps für Patienten
Kleinwuchs
Bundesverband Kleinwüchsige Menschen und ihre Familien e. V. Hillmannplatz 6, 28195 Bremen
Tel. +49 (0241) 50 21 22 Fax +49 (0241) 50 57 52
E-Mail: info@bkmf.de, Internet: www.bkmf.de
Zeitschrift: betrifft kleinwuchs
Arbeitsgruppen: Achondroplasie, diastrophische Dysplasie, Hypochondroplasie, spondyloepiphysäre Dysplasia congenita, Silver-Russell-Syndrom und andere intrauterine Kleinwuchsformen, Wachstumshormonmangel, Phosphatdiabetes
Arbeitskreise: Jugend, erwachsene Kleinwüchsige, Eltern

Ullrich-Turner-Syndrom
Deutsche Ullrich-Turner-Syndrom Vereinigung e. V., Geschäftsstelle
c/o Frau Melanie Hecker-Steif
Am Talstücksbach 7
D-53809 Ruppichteroth-Fussholen
Telefon & Telefax: +49 (022 47) 759750
E-Mail: geschaeftsstelle@turner-syndrom.de,
Internet: www.turner-syndrom.de
Zeitschrift: Ullrich-Turner-Syndrom-Nachrichten

Prader-Willi-Syndrom (PWS)
Prader-Willi-Syndrom Vereinigung Deutschland e. V. Vereinigung zur Hilfe von Kindern, Jugendlichen und Erwachsenen, die am PWS erkrankt sind (Gemeinnütziger Verein), Söllockweg 66, 45357 Essen
Tel.: +49 (0201) 6028 02, Fax: +49 (0201) 8695783
E-Mail: info@prader-willi.de,
Internet: www .prader-willi.de
Zeitschrift: PWSINFO

Literatur

Arbeitsgemeinschaft Pädiatrische Endokrinologie (APE) (1988) Zur Therapie mit Wachstumshormon. Kinderarzt 19: 929–930

Burman P, Ritzen EM, Lindgren AC (2001) Endocrine dysfunction in Prader-Willi syndrome: a review with special reference to GH. Endocrin Rev 22: 787–799

Cutfield WS, Wilton P, Bennmarker H, Albertsson-Wikland K, Chatelain P, Ranke MB, Price DA (2000) Incidence of diabetes mellitus and impaired glucose tolerance in children and adolescents receiving growth-hormone treatment. Lancet 355: 610–613

Dattani M, Priece M (2004) Growth hormone deficiency and related disorders: insights into causation, diagnosis, and treatment. Lancet 363: 1977–1987

Grüters A, Heidemann P, Schluter H, Stubbe P, Weber B, Helge H (1989) Effect of different oestrogen doses on final height reduction in girls with constitutional tall stature. Eur J Pediatr 149: 11–13

Hauffa BP (1998) Die Gynäkomastie im Jugendalter – Diagnostik und Behandlung. Kinderärztl Prax 2 :86–94

Hauffa BP (2002) Normale und gestörte Pubertät. In: Wolf AS, Esser-Mittag J (Hrsg) Kinder- und Jugendgynäkologie. Schattauer, Stuttgart New York, S 71–97

Ranke MB, Dörr HG, Stahnke N, Partsch CJ Schwarz HP, Wollmann HA, Bettendorf M, Hauffa BP (2000) Therapie des Kleinwuchses mit Wachstumshormon. Entwicklungen 10 Jahre nach der Einführung von rekombinantem Wachstumshormon. Monatsschr Kinderheilkd 148: 746–761

Saenger P, Wikland KA, Conway GS, Davenport M, Gravholt CH, Hintz R et al. (2001) Recommendations for the diagnosis and management of Turner syndrome. J Clin Endocrinol Metab 86: 3061–3069

Sizonenko PC, Clayton PE, Cohen P, Hintz RL, Tanaka T, Laron Z (2001) Diagnosis and management of growth hormone deficiency in childhood and adolescence. Part 1: Diagnosis of growth hormone deficiency. Growth Horm IGF Res 11: 137–165

Stolecke H (Hrsg) (1998) Sexualsteroide bei Mädchen mit Ullrich-Turner-Syndrom und (Pan-)Hypopituitarismus. Verlag DOKUMENT + BILD, Ankum

von Petrykowski W, Ranke MB (1991) Zur Therapie des Hodenhochstandes. Stellungnahme der Arbeitsgemeinschaft Pädiatrische Endokrinologie (APE) in der Deutschen Gesellschaft für Pädiatrie und der Sektion Pädiatrische Endokrinologie in der Deutschen Gesellschaft für Endokrinologie (DGE). Endokrinologie-Informationen 15 :20–22

Sektion H
Blut und lymphatisches System

63 **Anämien** – 1063
T. Büchner

64 **Aplastische Anämie und verwandte Zytopenien** – 1078
N. Frickhofen

65 **Myelodysplastische Syndrome** – 1090
C. Aul, U. Germing, A. Giagounidis

66 **Akute Leukämien** – 1099
W. Kern, W. Hiddemann

67 **Chronische myeloproliferative Erkrankungen** – 1108
R. Hehlmann, E. Lengfelder, U. Berger, A. Reiter, A. Hochhaus

68 **Hodgkin-Lymphome** – 1124
M. Sieber, V. Diehl, M. Pfreundschuh

69 **Non-Hodgkin-Lymphome** – 1133
F. Hartmann, R. Schmits, M. Pfreundschuh

70 **Monoklonale Gammopathien** – 1148
H. Ludwig

71 **Ersatz von Blut und Blutkomponenten** – 1163
W. Sibrowski, P. Krakowitzky

72 **Blutstammzell- und Knochenmarktransplantation** – 1179
H.-J. Kolb

63 Anämien

T. Büchner

63.1 Hypochrome Anämien – 1064
63.1.1 Eisenmangelanämie – 1064
63.1.2 Thalassämien – 1066
63.1.3 Sideroblastische (sideroachrestische) Anämien – 1067

63.2 Hyperchrome Anämien – 1067
63.2.1 Perniziöse Anämie – 1067
63.2.2 Symptomatische Vitamin-B_{12}- oder Folsäuremangelanämien – 1068

63.3 Hämolytische Anämien – 1069
63.3.1 Kugelzellanämie – 1069
63.3.2 Weitere Formanomalien der Erythrozyten – 1070
63.3.3 Glucose-6-Phosphat-Dehydrogenase-(G6PD-)Mangel – 1070
63.3.4 Weitere Defekte von Erythrozytenenzymen – 1070
63.3.5 Sichelzellanämie – 1071
63.3.6 Weitere Hämoglobinopathien – 1071
63.3.7 Autoimmunhämolytische Anämie durch Wärmeantikörper – 1071
63.3.8 Kälteagglutininkrankheit – 1072
63.3.9 Immunhämolytische Anämien durch Arzneimittel – 1073
63.3.10 Hämolyse bei Infektionskrankheiten – 1074
63.3.11 Mikroangiopathische hämolytische Anämien – 1074
63.3.12 Mechanisch ausgelöste Hämolyse – 1075

63.4 Anämien bei Bi- oder Panzytopenien – 1075

63.5 Begleitanämien verschiedener Ursachen – 1076
63.5.1 Schwangerschaftsanämien – 1076
63.5.2 Anämien bei chronischen Entzündungen, Infektionen und malignen Erkankungen – 1076
63.5.3 Anämien bei Nierenkrankheiten – 1077

Literatur – 1077

Die Anämie gehört zu den häufigsten Krankheiten des Menschen. In unterentwickelten Ländern mit Mangelernährung und endemisch-genetischen Anämieformen bildet sie ein großes soziales Problem. In Mitteleuropa sind Anämien als Komplikationen anderer Krankheiten weitaus häufiger als eigenständige definierte Anämieformen. Die Therapie von Anämie sollte möglichst wenig empirisch sein, da hierdurch die genaue Einordnung der Störung und längerfristiger Therapieanlage erschwert oder verhindert werden. Die Kenntnis der Ätiologie und Pathogenese in jedem Einzelfall bildet die Basis für eine differenzierte, optimale Therapie einer Anämie.

Folgende Einteilung der Anämien nach hämatologischen Kriterien hat sich als praktisch bewährt:
— hypochrome Anämien
— hyperchrome Anämien
— hämolytische Anämien
— Anämien bei Bi- oder Panzytopenie
— Begleitanämien verschiedener Ursachen

Andere Einteilungen orientieren sich hauptsächlich an der Pathogenese der Anämie.

63.1 Hypochrome Anämien

63.1.1 Eisenmangelanämie

Grundlagen

Gemeint ist hiermit ausschließlich eine Anämie durch Eisenmangel mit Verminderung des Gesamtbestandes des Organismus an Eisen. Die Eisenmangelanämie ist die häufigste Anämieform überhaupt und eine der allerhäufigsten Krankheiten der Erde.

Ätiologie und Pathogenese. In entwickelten Ländern ist die häufigste Ursache ein Eisenverlust durch **Blutverlust**. Die wichtigsten Blutungsursachen und -quellen fasst ◘ Übersicht 63-1 zusammen. Es führen insgesamt gastrointestinale Blutungen mit etwa 50–60 % vor gesteigerter Mensesblutung mit etwa 30 % der Eisenmangelanämien. In unterentwickelten Ländern dürfte **verminderte Eisenzufuhr** ebenso wesentlich wie Blutverlust, etwa durch Hakenwurmbefall, sein. Hier ist die Ursache überwiegend alimentär durch Mangel an eisenhaltigen Nahrungsmitteln wie Fleisch, insbesondere Leber und Niere, Eiern, Obst, Spinat. Zusätzlich können in Getreiden enthaltene Phytate bei einseitiger Ernährung die Eisenabsorption hemmen. In Mitteleuropa ist eine Achlorhydrie des Magens als mögliche Ursache einer Absorptionsstörung für Eisen bei etwa 40 % der Eisenmangelanämien zumindest beteiligt.

Ursachen für verminderte Eisenzufuhr und vermehrten Eisenbedarf fasst ◘ Übersicht 63-2 zusammen.

Übersicht 63-1
Eisenmangel durch Blutverlust (geordnet nach Häufigkeit)

— Hyper-, Polymenorrhö
— Hämorrhoiden
— Duodenal-, Magenulkus, Gastritis
— Hiatushernie
— Analgetika (Acetylsalicylsäure u.a.)
— Ösophagusvarizen
— Divertikel
— Magen-Darm-Tumoren
— Colitis ulcerosa
— Epistaxis, Hämoptoe, Hämaturie
— Hakenwurm

Übersicht 63-2
Eisenmangel durch verminderte Zufuhr und vermehrten Bedarf

— **Verminderte Zufuhr:**
  – Achlorhydrie
  – inadäquate Ernährung
  – Zustand nach Magenoperation
  – Sprue, Zöliakie

— **Vermehrter Bedarf:**
  – Gravidität
  – Laktation
  – Wachstum

Symptome. Der Eisenmangel bewirkt nicht nur eine Anämie durch verminderte Hämoglobinsynthese und Erythrozytenproduktion, sondern wirkt sich auch auf den Stoffwechsel von Epithelien mit hohem Umsatz aus, insbesondere der Haut und Schleimhäute, woraus Epithelatrophie und sekundäre Entzündungen resultieren. Am Magen führt die atrophische Gastritis zur Achlorhydrie, die ihrerseits eine Verschlechterung der Absorption des komplexgebundenen Nahrungseisens zur Folge hat und damit zur Teilursache der Eisenmangelanämie wird.

Das Vollbild der Eisenmangelanämie ist geprägt durch die Anämiesymptome Blässe, körperliche und geistige Schwäche. Hinzu kommen die Symptome der Epithelschädigung, nach Häufigkeit Magensymptome wie Gastritis und Achlorhydrie, glatte Zunge und Glossitis, brüchige Nägel, Mundwinkelrhagaden, Dysphagie durch Ösophagitis (Plummer-Vinson-Syndrom).

Von diesem Bild klar zu unterscheiden ist der „innere Eisenmangel" bei Infekt-, Entzündungs- und Tumoranämien als therapeutisch wichtigste Differenzialdiagnose.

Therapie

Die Feststellung eines Eisenmangels sollte immer zur befriedigenden Klärung ihrer Ursache und deren möglichst dauerhafter Behebung Anlass geben. Lebensbedrohliche Anämiegrade bedürfen vorübergehender Erythrozytentransfusion.

Perorale Eisensubstitution. Die Eisentherapie hat sowohl die Behebung der Mangelerscheinungen als auch die Auffüllung der Eisenspeicher zum Ziel. Eine perorale Medikation ist vorzuziehen. Sie kann durch Eigensteuerung der Absorptionsquote praktisch nicht zur Eisenüberladung führen. Das bewährteste Medikament ist Ferrosulfat. Andere Ferrosalze wie Gluconat, Fumarat, Ascorbat oder Succinat sind therapeutisch weitgehend gleichwertig.

> **Praxistipp**
> Die Einnahme von Eisenpräparaten auf nüchternen Magen ist wegen besserer Resorption vorzuziehen. Unverträglichkeit zwingt jedoch häufig zur Einnahme zu und nach den Mahlzeiten, wobei dann die Dosis zu erhöhen ist.

Die Dauer der peroralen Eisentherapie sollte 6 Wochen über die Normalisierung der Anämie hinausgehen. Das praktische Vorgehen zeigt ◘ Übersicht 63-3.

Parenterale Eisensubstitution. Eine parenterale Eisentherapie sollte die Ausnahme sein. Sie ist nur in den seltenen Fällen unbeeinflussbarer Unverträglichkeit peroraler Medikamente indiziert, außerdem wenn die perorale Eisenzufuhr einen persistierenden Eisenverlust nicht kompensieren kann oder wegen Malabsorption inadäquat ist. Geeignet sind Komplexverbindungen von Ferrieisen mit Dextran bzw. Dextrin, Gluconat oder Sorbitol.

> **Übersicht 63-3**
> **Orale Eisentherapie (I C)**
>
> – **Präparate (etwa gleichwertig):**
>   – Eisen-II-Sulfat
>   – Eisen-II-Fumarat
>   – Eisen-II-Gluconat
>   – Eisen-II-Ascorbat
>   – Eisen-II-Succinat
>
> – **Tagesdosis:**
>   – bei Einnahme vor den Mahlzeiten: 150 mg
>   – bei Einnahme zu oder nach den Mahlzeiten: 300 mg
>
> – **Therapiedauer:**
>   – 6 Wochen über Normalisierung der Anämie hinaus

> **Praxistipp**
> Die parenterale Eisentherapie birgt grundsätzlich das Risiko einer Eisenüberladung in sich, weshalb eine Kalkulation der Gesamtdosis je nach Applikationsform notwendig ist.

◘ Übersicht 63-4 zeigt das praktische Vorgehen.

> **Übersicht 63-4**
> **Parenterale Eisentherapie (I C)**
>
> – **Präparate: Eisen-III-Komplex mit**
>   – Dextrin
>   – Gluconat
>   – Sorbitol
>
> – **Dosierung:**
>   – 1- bis 2-mal pro Tag i.m. oder i.v. (je nach Präparat), Dosisberechnung notwendig: Absorption bei i.m.-Gabe etwa 65 %
>   – *Gesamtdosis* Fe^{3+} [mg] i.v. = Hämoglobindefizit [g/dl] · Körpergewicht [kg] · 3
>   – *Gesamtdosis* Fe^{3+} [mg] i.m. = Hämoglobindefizit [g/dl] · Körpergewicht [kg] · 3 · 1,5

Die wichtigsten Zeichen für ein Ansprechen der Therapie sind ein Retikulozytenanstieg nach 5–10 Tagen, eine Halbierung des Hämoglobindefizits nach 2–3 Wochen und ein Verschwinden der Glossitis nach 3 Wochen. Nach dieser Zeit zeigen auch Ösophagitis und Gastritis einen Rückgang. Diese regenerieren jedoch nur bei einem Teil der Patienten bzw. nur teilweise, was auf zusätzliche Faktoren hinweist.

63.1.2 Thalassämien

Grundlagen

Vorkommen. Thalassämien zählen zu den häufigsten Erbkrankheiten des Menschen. Das Häufigkeitsmaximum liegt im Mittelmeerraum, wo die Frequenz der Genträger regional bis 34% erreicht. Thalassämien sind jedoch auch in Asien und Amerika häufig. Die Verbreitung des genetischen Defekts beruht auf einem Selektionsvorteil der heterozygoten Genträger durch einen protektiven Effekt gegen Malaria.

Ätiologie und Pathogenese. Bei der α- und β-Thalassämie besteht eine angeborene Synthesehemmung der α- bzw. β-Polypeptidkette des Globinmoleküls. Es resultieren hypochrome Anämie und Hämolyse. Kompensatorisch ist die erythropoetische Zellmasse stark vermehrt, ebenso das Blutvolumen und die Eisenresorption im Darm. Bei der schweren Krankheitsform (Thalsassaemia major) liegt Homozygotie vor, bei den schwersten Formen meist für β-Thalassämie. Heterozygoter Status bedeutet in der Regel leichtere Erkrankung (Thalassaemia minor) oder asymptomatischen Verlauf (Thalassaemia minima).

Symptome. Bei **Thalassaemia major** bestehen von frühester Kindheit an schwere Anämie, Fieberschübe, Infekte, Entwicklungsstörungen. Die typische Laborkonstellation zeigt eine hypochrome, mikrozytäre Anämie, stark pathologische Erythrozytenmorphologie mit Targetzellen, Retikulozytose, rote Vorstufen im Blut, stark hyperzelluläre Erythropoese im Mark, Neigung zu megaloblastärer Reifungsstörung, ineffektive Erythropoese, erhöhten Eisen- und Ferritinspiegel im Blut, vermindertes Transferrin und Erhöhung von indirektem Bilirubin. Die Expansion der Erythropoese führt zu Bürstenschädel und anderen Skelettanomalien. Die Überlebenszeit von 15–25 Jahren wird kaum überschritten und ist hauptsächlich durch zunehmende Hämosiderose mit refraktärer Herzinsuffizienz infolge Myokardsiderose limitiert.

Therapie

Sie ist fast ausschließlich bei Thalassaemia major indiziert.

Erythrozytentransfusionen. Hauptmaßnahme sind frühzeitige und konsequente **Erythrozytentransfusionen** in Form einer „Hypertransfusion" (I B) mit Erstrebung von Hämoglobinwerten im Bereich von 10–12 g/dl, neuerdings auch als „**Supertransfusion**" (IIa B) zur Erhaltung eines konstanten Hämoglobinbereichs von 14–15 g/dl. Diese aufwendige Therapie bewirkt nicht nur eine Beseitigung der Anämie, sondern auch eine Reduktion des erhöhten Blutvolumens, der Knochenmarkmasse und der Hyperresorption von Eisen als wichtigste pathogenetische Faktoren.

Chelattherapie. Die zweite Säule der Therapie bildet die konsequente Chelattherapie mit **Deferoxamin**, durch das in den Organen abgelagertes Eisen gebunden und zur Ausscheidung im Harn gebracht werden kann. Am erfolgreichsten ist bisher eine Dauertherapie durch 12-stündige Infusionen s.c. über Nacht an 5–6 Tagen pro Woche. ◘ Übersicht 63-5 zeigt 2 Anwendungsalternativen.

Übersicht 63-5
Deferoxamintherapie bei Thalassämie (I B)

- **Intermittierend (I B):**
  – Infusion s.c. 2 g in 8 ml Aqua dest. über Nacht (8–12 h) mit portabler Infusionspumpe an 5–6 Tagen pro Woche
- **Dauertherapie (I B):**
  – Infusion s.c. 2–10 g in Aqua dest. (0,5 g/2 ml) über 24 h

---

Die Verminderung der Eisenlast lässt sich an verbesserten Organfunktionen, u. a. den Leberwerten, ablesen. Die verbesserte Eisenbilanz äußert sich im Abfall des Ferritinspiegels. Unter konsequenter Transfusions- und Chelattherapie konnte ein Rückgang der Todesfälle an Herzversagen gezeigt werden. Die Indikation und Dosierung der Chelattherapie richten sich nach dem **Grad der Eisenüberladung**, die am besten durch **Leberbiopsie** anhand des Eisens in Milligramm pro Gramm Leber Trockengewicht bestimmt wird. Die verschiedenen Grade der Organgefährdung liegen bei 3,2–7 mg/g, 7–15 mg/g und >15 mg/g Leber, der höchsten Stufe mit hohem Risiko einer Herzschädigung und eines frühen Herztodes. Weniger zuverlässig zur Bestimmung der Eisenlast sind das Serumferritin und die Computer- oder MR-Tomographie.

Allogene Knochenmarktransplantation (I B). Eine Therapieform mit kurativem Ansatz stellt die allogene Knochenmarktransplantation von HLA-identischen Geschwistern dar. Aktuelle Ergebnisse bei 200 Patienten im Alter von 1–15 Jahren zeigen 75% ereignisfreies Langzeitüberleben (Lucarelli et al. 1990). Frühzeitige Transplantation vor Auftreten von Organschäden erhöhte die Erfolgsrate auf 87%.

Prognose

Vor allem durch die moderne Transfusions- und Chelattherapie konnten die Lebensbedingungen und wahrscheinlich auch Lebenserwartungen von Patienten mit Thalassaemia major gebessert werden. Patienten mit kompatiblen Spendern eröffnet die Knochenmarktransplantation eine Heilungschance.

63.1.3 Sideroblastische (sideroachrestische) Anämien

Grundlagen

Gemeinsam ist diesen Anämien eine Eisenverwertungsstörung in der Erythropoese mit Auftreten von Ringsideroblasten, Hypersiderämie und Vermehrung des Speichereisens. Sie erscheinen hypochrom oder normochrom, wobei sich eine mehr oder weniger große Erythrozytensubpopulation hypochrom verhält.

Vorkommen. Die angeborene Form (a) ist sehr selten und manifestiert sich in früher Jugend. Die erworbene Form (b) ist etwas häufiger und tritt meist im Alter zwischen 50 und 70 Jahren auf.

Ätiologie und Pathogenese. Erworbene sideroblastische Anämien sind meist idiopathisch, haben z. T. den Charakter von Präleukämien und werden heute vielfach zu den myelodysplastischen Syndromen gezählt. Hiervon zu unterscheiden sind toxische sideroblastische Störungen durch Tuberkulostatika, Chloramphenicol, Alkohol, Blei sowie zytotoxische Substanzen wie Chlorambucil, Busulfan, Melphalan und Azathioprin.

Symptome. Die Anämie ist meist hypochrom (a) oder normochrom (b) mit einer deutlich hypochromen Teilpopulation der Erythrozyten im Ausstrich. Das Knochenmark zeigt eine erythropoetische Hyperplasie mit Sideroblastose und Ringsideroblasten. Serumeisen, Ferritin und enterale Eisenabsorption sind erhöht. Es entwickeln sich Symptome einer Hämochromatose.

Therapie

Die einzige spezifische Therapie besteht in der Gabe von **Pyridoxin (Vitamin B_6)** entsprechend ◘ Übersicht 63-6. Ein zumindest partielles Ansprechen ist bei etwa der Hälfte, ein optimales Ansprechen bei weniger als der Hälfte der Patienten mit angeborener Form zu erwarten, während erworbene Formen nur in Ausnahmefällen ansprechen.

> **Übersicht 63-6**
> **Pyridoxintherapie bei sideroblastischen Anämien (IIa B)**
>
> — Anfangsdosis: 300 mg pro Tag p.o. über 1–3 Wochen bis zur Sicherung von Ansprechen oder Nichtansprechen
> — Erhaltungsdosis: 40 mg pro Tag p.o.

Bedarfsweise sind **Erythrozytentransfusionen** indiziert, wobei man sich außer am roten Blutbild am klinischen Kompensationszustand orientiert.

Ein wesentlicher Therapieansatz ist die Reduzierung der Eisenlast durch Chelattherapie mit **Deferoxamin** (I B) entsprechend ◘ Übersicht 63-5 je nach dem Grad der Eisenüberladung. Wie bei anderen myelodysplastischen Syndromen kann von Erythropoetin in Kombination mit G-CSF ein Ansprechen bei $^1/_3$ der Patienten erwartet werden (▶ Abschnitt 63.5.2).

Prognose

Bei der angeborenen Form ist die Prognose stark durch die Hämochromatose bestimmt und abhängig vom Ansprechen auf Pyridoxin bzw. die übrige Therapie. Bei der erworbenen Form wurden mittlere Überlebenszeiten von 8–15 Jahren mitgeteilt. Diese Form geht zu 10 % in eine akute myeloische Leukämie über.

63.2 Hyperchrome Anämien

63.2.1 Perniziöse Anämie

Grundlagen

Der Begriff bezeichnet die hyperchrome megaloblastäre Anämie infolge Vitamin-B_{12}-Mangels durch **Fehlen des Intrinsic-Faktors**.

Vorkommen. Die Krankheit ist nicht selten. In Mitteleuropa ist mit etwa 0,13 % Perniziosafällen in der Bevölkerung und 9 Neuerkrankungen pro 100.000 Einwohner pro Jahr zu rechnen. Die Perniziosa kommt vom 30. Lebensjahr bis ins hohe Greisenalter vor und zeigt eine Häufung zwischen dem 50. und 75. Lebensjahr.

Ätiologie und Pathogenese. Gesichert ist die Ursachenkette Magenschleimhautatrophie, fehlende Produktion von Intrinsic-Faktor und damit fehlende Bindung von Vitamin B_{12} in der Nahrung, dessen Resorption im unteren Dünndarm somit nicht erfolgen kann. Fehlen des Vitamin B_{12} bei der DNA-Synthese führt zu Verzögerung der Zellproliferation, die sich in der megaloblastären Reifungsstörung ausdrückt. Bei den meisten Patienten mit Perniziosa ließen sich Antikörper gegen Parietalzellen des Magens und z. T. auch gegen Intrinsicfaktor nachweisen, sodass die Perniziosa als **Autoimmunkrankheit** anzusehen ist. Die megaloblastäre Reifungsstörung führt zur Produktion von hyperchromen Erythrozyten mit verkürzter Überlebenszeit. Wechselgewebe wie Haut und Schleimhäute zeigen ebenfalls eine gestörte Regeneration. Der Vitamin-B_{12}-Mangel verursacht außerdem eine Stoffwechselstörung am Nervensystem.

Symptome. Das Vollbild zeigt eine hyperchrome, makrozytäre Anämie; im Knochenmark imponiert eine Hyperplasie mit Megaloblastose, Riesenstabkernigen und Metamyelozyten sowie übersegmentierten Megakaryozyten. Als Hämolysezeichen sind indirektes Bilirubin und LDH erhöht. Die Epithelschäden äußern sich in trockener Haut, brüchigen Nägeln, Zungenbrennen (Hunter-Glossitis), Ösophagitis mit Dysphagie. Die atrophische Gastritis äußert sich in histaminrefraktärer Achylie und Achlorhydrie. Die typische funikuläre Spinalerkrankung beginnt mit Parästhesien, führt zu Muskelschwäche und schließlich spastischer Lähmung.

Therapie

Eine lebensbedrohliche Anämie erfordert anfangs Erythrozytentransfusionen (I C).

Parenterale Vitamin-B_{12}-Substitution. Im Übrigen eignet sich zur Behandlung ausschließlich die parenterale Gabe von Vitamin B_{12}. Sie erstrebt:
- Behebung der Anämie und Epithelschäden
- Sanierung der Nervenschäden
- Auffüllung und Erhaltung der lange reichenden Vitamin-B_{12}-Speicher v. a. in der Leber (etwa 3 mg)

Bezüglich der Applikationsform von Vitamin B_{12} ist zu beachten, dass Cyanocobalamin in höheren Einzeldosen überwiegend durch die Niere ausgeschieden, Hydroxocobalamin dagegen überwiegend retiniert wird. Diesem Unterschied tragen die Therapieschemata in ◘ Übersicht 63-7 Rechnung. Während die Hydroxocobalamintherapie den Vorteil größerer Zeitabstände hat, bietet die engmaschige Cyanocobalamintherapie ein genaueres Monitoring des Ansprechens als Bestätigung der Diagnose.

Übersicht 63-7
Vitamin-B_{12}-Therapie bei perniziöser Anämie

- **Therapie mit Cyanocobalamin (I B)**
  - 100 μg i. m. pro Tag bis 1 Woche über das Auftreten der Retikulozytose hinaus
  - dann 100 μg i. m. alle 2 Tage für 2 Wochen
  - dann 100 μg i. m. alle 3–4 Tage für 2–3 Wochen
  - dann 100 μg i. m. pro Monat Erhaltungsdosis lebenslang
- **Therapie mit Hydroxocobalamin (I B)**
  - 1 mg i. m. pro Woche für 5 Wochen
  - dann Erhaltungsdosis 1 mg i. m. alle 2–4 Monate lebenslang

---

Unter Vitamin-B_{12}-Gabe können die Megaloblasten im Mark innerhalb von 24 h verschwinden, während die Riesenstabkernigen 1 Woche oder länger weiterbestehen. Die Retikulozytenkrise ist zwischen dem 4. und 9. Tag zu erwarten. Die Normalisierung des Blutbilds benötigt 1–2 Monate. Die neurologischen Schäden zeigen eine Normalisierung oder Besserung bei 80–90 % der Patienten, meist innerhalb von 6 Monaten. Die Epithelatrophie von Haut und Schleimhäuten bildet sich ebenfalls weitgehend zurück, die Zeichen der Gastritis jedoch höchstens partiell, während die kausalen Veränderungen der Schleimhautatrophie, Achylie und Achlorhydrie unbeeinflusst bleiben.

Prognose

Vor der Lebertherapie lag die Letalität im 1. Monat im Krankenhaus bei mehr als 50 %. Heute ist die perniziöse Anämie stets heilbar. Entscheidend ist die rechtzeitige Diagnose.

63.2.2 Symptomatische Vitamin-B_{12}- oder Folsäuremangelanämien

Grundlagen

Gemeinsam ist diesen Störungen ebenfalls eine hyperchrome, makrozytäre, meist megaloblastäre Anämie.

Vorkommen. Häufige Formen sind alimentäre Mangelzustände als Teilursache der Anämien in unterentwickelten Ländern, Anämien in Regionen mit häufigem Fischbandwurmbefall wie z. B. Finnland, außerdem megaloblastäre Blutbildveränderungen oder Anämien durch Folsäuremangel bei Alkoholismus.

Ätiologie und Pathogenese. Zugrunde liegt ein Mangel an Folsäure und/oder Vitamin B_{12}, die sich im Zellproliferationsstoffwechsel funktionell ergänzen. Nach den verschiedenen pathogenetischen Formen entstehen diese Anämien:
- alimentär: in unterentwickelten bzw. tropischen Ländern durch Folsäure- und Vitamin-B_{12}-Mangel in der Nahrung, in Mitteleuropa selten, gelegentlich bei älteren, unterernährten Personen
- aufgrund verminderter Resorption, z. B. nach Magenresektion und bei Malabsorptionssyndrom durch Sprue oder Morbus Crohn; hierzu zählt auch der Folsäuremangel bei Leberzirrhose und Pankreasinsuffizienz
- durch vermehrten Verbrauch bei einem Teil der Schwangerschaftsanämien, bei Fischbandwurmbefall, bei hämolytischen Anämien, Leukämien und Myelom
- chemisch bzw. medikamentös ausgelöst, wobei verschiedene Wirkungsmechanismen zu unterscheiden sind (◘ Übersicht 63-8)

Übersicht 63-8
Noxen, die zu chemisch induzierten megaloblastären Anämien führen

- **Auf Vitamin B_{12} ansprechend (Hemmung der Vitamin-B_{12}-Resorption):**
  - Para-Aminosalicylsäure
  - Isoniazid
  - Ethanol

- **Auf Folsäure ansprechend (Hemmung der Folsäureresorption):**
  - hormonelle Kontrazeptiva
  - Ethanol

- **Auf Folsäure ansprechend (Folsäureantagonismus):**
  - Hydantoin und Derivate
  - Barbiturate
  - Daraprim

- **Nicht auf Vitamin B_{12} oder Folsäure ansprechend (DNS-Synthese-Antagonismus):**
  - 6-Mercaptopurin
  - 5-Fluorouracil
  - Cyclophosphamid
  - Cytosin-Arabinosid
  - Amethopterin
  - Pentamidin
  - Trimethoprim

Symptome. Die symptomatischen megaloblastären Anämien lassen sich von der Perniziosa mit Hilfe des Schilling-Tests mit und ohne Zusatz von Intrinsic-Faktor meist abgrenzen. Die Symptomatik ist nicht selten durch einen zusätzlichen Eisenmangel als dimorphe Anämie geprägt.

Therapie
Kausale Therapiemöglichkeiten bieten alimentäre Mangelzustände, infektiöse Darmerkrankungen, Fischbandwurmbefall und medikamentöse bzw. alkoholische Formen (I C).

Folsäuretherapie (I C). Eine Folsäuretherapie (◘ Übersicht 63-9) ist v. a. in der Schwangerschaft, bei hämolytischen Anämien und malignen Systemerkrankungen indiziert, jedoch auch bei Alkoholismus und unter notwendiger antiepileptischer Therapie. Die physiologischen Folsäurespeicher von 5–10 mg reichen nur für 2–4 Monate und sind rasch verbraucht, weshalb vielfach eine vorübergehende Auffülldosis notwendig ist. Die langzeitige Erhaltungsdosis muss bei Gravidität, fortbestehender Malabsorption oder Hydantointherapie evtl. erhöht werden (◘ Übersicht 63-9). Eine Folsäuretherapie kann fast stets oral erfolgen.

Übersicht 63-9
Folsäuretherapie (I C)

- Auffülldosis: 1–2 mg pro Tag p.o. für 3 Wochen
- Erhaltungsdosis (Standard): 50–100 µg pro Tag p.o.
- Erhaltungsdosis (erhöht): 0,2–0,5(–1,0) mg pro Tag p.o.

63.3 Hämolytische Anämien

63.3.1 Kugelzellanämie

Vorkommen. Ohne besondere regionale Häufung beträgt die Inzidenz etwa 1:5000.

Ätiologie und Pathogenese. Der Erbgang ist autosomal dominant. Zugrunde liegt ein Membrandefekt der Erythrozyten, der auf das Fehlen oder die Dysfunktion von Spektrin im Zytoskelett zurückgeführt wird. Er bewirkt nach bereits kurzer Lebensdauer eine Kugelform der Zellen, die beschleunigt in der Milz abgebaut werden. In der Regel lässt sich eine familiäre Häufung erfragen.

Symptome. In der Kindheit und Adoleszenz entwickelt sich eine normochrome hämolytische Anämie. Die Hämolyse läuft in Krisen ab, die durch Infekte, körperliche oder seelische Belastungen ausgelöst werden können. Typische Komplikationen sind Gallensteine und Ulcera cruris, typische weitere angeborene Anomalien Turmschädel, gotischer Gaumen, Zahnstandanomalien, Herzfehler und weitere Missbildungen. Die Diagnose stellt sich aus dem Nachweis der Kugelzellen im Ausstrich, einer verminderten osmotischen Resistenz und der verkürzten Halbwertszeit von ^{51}Cr-markierten autologen Erythrozyten mit vermehrtem Untergang in der Milz.

Therapie
Therapie der Wahl ist die **Milzexstirpation** (I C), die außerhalb einer Krise und möglichst zu Beginn der Pubertät durchgeführt wird. Erythrozytenzahl und Hämolyseparameter normalisieren sich innerhalb von 4 Wochen. Eine Thrombozytose kann lange Zeit anhalten, bedarf jedoch in der Regel keiner Therapie.

> **Praxistipp**
> Generell sollte ca. 2 Wochen vor der Milzexstirpation eine Pneumokokkenimpfung erfolgen (I B).

Bei Cholelithiasis erfolgt im selben Eingriff die **Cholezystektomie** (I C). Vor Splenektomie, v. a. während Krisen, sind evtl. Erythrozytentransfusionen notwendig. Symptomatische megaloblastäre Störungen indizieren eine Folsäuretherapie (◘ Übersicht 63-9).

Prognose
Die häufig schwere Erkrankung ist durch Splenektomie praktisch dauerhaft heilbar.

63.3.2 Weitere Formanomalien der Erythrozyten

Hier sind weitere hereditäre Anomalien zusammengefasst:
- Elliptozytose
- Stomatozytose
- Akanthozytose

Die häufigere Elliptozytose kommt in 0,01–0,04 % ohne Prädominanz vor. Pathogenetisch werden verschiedene Membrandefekte angenommen. Der Erbgang ist autosomal dominant.

Die Anomalien sind überwiegend asymptomatisch und gehen nur gelegentlich mit einer typischen hämolytischen Anämie einher.

Therapie. Bei Elliptozytose mit Hämolyse ist die Splenektomie wirksam (II C). Sie gilt bei Stomatozytose als unwirksam.

63.3.3 Glucose-6-Phosphat-Dehydrogenase-(G6PD-)Mangel

Grundlagen
Vorkommen. Der G6PD-Mangel ist die häufigste hereditäre Stoffwechselkrankheit der Erde. Es werden etwa 1000 Mio. Genträger geschätzt. In bestimmten Bevölkerungen ist die Häufigkeit besonders hoch, so bei sephardischen Juden 58 %, bei Sarden 30 %, bei Asiaten regional bis 60 % und bei amerikanischen Schwarzen 13 %. Wahrscheinlich durch einen Selektionsvorteil gegenüber Malaria entspricht die ursprüngliche Häufigkeitsverteilung des G6PD-Mangels etwa der der Malaria.

Ätiologie und Pathogenese. Der Erbgang ist X-chromosomal geschlechtsgebunden, sodass nur Männer und homozygote Frauen erkranken. Der Enzymmangel bewirkt einen Defekt im Pentosephosphatzyklus der Glykolyse. Eine Neigung des Hämoglobins zur oxidativen Denaturierung in Gestalt der Heinz-Innenkörper ist die Folge. Die Denaturierung wird in der Regel erst durch medikamentöse Noxen manifest, jedoch auch durch Infekte, v. a. aber durch Substanzen der verbreiteten Favabohne, was zum Synonym „Favismus" geführt hat. Die hämolyseinduzierenden Noxen finden sich in ◘ Übersicht 63-10.

Übersicht 63-10
Wichtigste Noxen für Hämolyse bei G6PD-Mangel

- Alimentär:
  - Favabohne
- Medikamentös:
  - Primaquin u. a. Malariamittel
  - Sulfonamide
  - Nitrofurantoin und andere Nitrofurane
  - Nalidixinsäure
- Unspezifisch:
  - Infekte

Symptome. Unter der Wirkung der bekannten Noxen kommt es zu mittelschweren, selten schweren, hämolytischen Schüben mit selbstlimitierendem Verlauf. Nach 1 Woche nämlich entwickelt sich meist eine Remission, evtl. bei fortbestehender Wirkung einer Noxe, was auf die Resistenz junger, neu gebildeter Erythrozyten zurückgeführt wird. Lebensbedrohliche hämolytische Schübe sind möglich. Sie können mit Hämoglobinurie und Nierenversagen einhergehen. Die Diagnose beruht auf dem Nachweis typischer Heinz-Körper und des Enzymdefekts.

Therapie
Sie besteht generell v. a. in Prophylaxe durch Aufklärung des Patienten. Hämolytische Schübe können Erythrozytentransfusionen (I B) notwendig machen, in seltenen Fällen Austauschtransfusionen. Bei Hämoglobinurie sind forcierte Diurese und Alkalisierung durch Natriumbicarbonat induziert, bei Nierenversagen vorübergehende Hämodialyse (I C).

Prognose
Bei Vermeidung von Noxen ist die Lebenserwartung normal.

63.3.4 Weitere Defekte von Erythrozytenenzymen

Hier sind zusammengefasst:
- Pyruvatkinasemangel
- Diphosphoglyzeratmutasemangel
- Glutathionreduktasemangel

Die Defekte sind nicht ganz selten (Glutathionreduktasenmangel bei 1–2 % in Deutschland). Der Erbgang ist autosomal rezessiv. Bei Glutathionreduktasemangel sind ähnliche Noxen wie bei G6PD-Mangel wirksam.

Es können hämolytische Anämien auftreten, z. T. nur bei Homozygotie (Pyruvatkinasemangel), z. T. durch Noxen induziert (Glutathionreduktasemangel).

Therapie. Die Splenektomie kann wirksam sein (Pyruvatkinasemangel). Prophylaktisch sind Noxen zu vermeiden (Glutathionreduktasemangel).

63.3.5 Sichelzellanämie

Grundlagen
Vorkommen. Die Erkrankung kommt stark überwiegend bei Schwarzen vor. Der Häufigkeitsgipfel liegt in Zentralafrika, wo bis 35 % Genträger gefunden werden.

Pathogenese. Der Erbgang ist autosomal rezessiv. Zugrunde liegt das pathologische Hämoglobin HbS, das unter Sauerstoffmangel, in saurem Milieu oder bei Temperaturanstieg zur sichelartigen Verformung der Erythrozyten (Sichelung), Bildung von Sichelzellthromben und hierdurch zu Gewebeinfarzierungen führt. Die Hämoglobinopathie bedingt auch eine Hämolyseneigung vorwiegend in der Milz.

Symptome. Die schwere Sichelzellkrankheit, der viele Patienten in der Kindheit erliegen, tritt nur bei Homozygotie auf. Der Verlauf ist geprägt durch Krisen, einmal infolge der Gefäßverschlüsse in verschiedenen Geweben und Organen, zum anderen im Rahmen der Hämolyse und ihrer Komplikationen.

Therapie
Sie richtet sich v. a. auf die Überwindung von Krisen. Die konsequente Erythrozytentransfusion und Teilaustauschtransfusion (I C) behebt nicht nur die Anämie, sondern verbessert die Zirkulation. Hinzu kommen Dextraninfusionen, evtl. Antikoagulanzien, Sauerstoff, Antibiotika bei Infekten, Analgetika und Folsäuretherapie (Übersicht 63-9) bei megaloblastären Zeichen. Eine kausale Therapie gab es bisher nicht, was sich neuerdings ändern könnte. Einen Ansatz bietet die Aktivierung von fetalem Hämoglobin, das, selbst wenn in kleinem Anteil vorhanden, die Sichelzellbildung hemmt. Für die HbF-Aktivierung scheint eine Dauertherapie mit Hydroxyurea (I B) (21 mg/kgKG täglich p.o.) am wirksamsten zu sein. Für Patienten mit kompatiblen Geschwisterspendern eröffnet die allogene Knochenmarktransplantation (IIa B) eine Heilungschance. Die Erfahrungen beschränken sich allerdings bisher auf 55 Patienten.

Prognose
Bereits durch die konventionelle Therapie hat sich die Lebenserwartung gebessert. Viele Patienten erreichen heute das Erwachsenenalter. Die neuen Therapien werden weiteren Fortschritt bringen.

63.3.6 Weitere Hämoglobinopathien

Hierzu zählen im weiteren Sinne:
— Thalassämien (▶ Abschn. 63.1.2)
— Hämoglobin-C-Krankheit
— instabile Hämoglobine

Die Hämoglobin-C-Krankheit kommt fast nur in Westafrika vor, wo bis 27 % Genträger gefunden wurden. Es handelt sich um hereditäre abnorme Hämoglobine. Instabile Hämoglobine sind sehr selten oder nur in Einzelfällen beobachtet, von denen bereits über 100 beschrieben wurden (Hb-Zürich etc.). Die instabilen Hämoglobine neigen zur Denaturierung, z. B. unter medikamentösen Noxen.

Symptome. Bei Hämoglobin-C-Krankheit erkranken nur Homozygote, jedoch leichtgradig. Bei instabilen Hämoglobinen kommt es durch Noxen zu unterschiedlich starker Hämolyse.

Therapie. Sie ist bei Hämoglobin-C-Krankheit meist nicht notwendig. Bei instabilen Hämoglobinen ist Splenektomie (IIa B) meist wirksam, außerdem Prophylaxe durch Vermeidung von Noxen.

63.3.7 Autoimmunhämolytische Anämie durch Wärmeantikörper

Grundlagen
Vorkommen. Die Erkrankung, die 80 % aller autoimmunhämolytischen Anämien ausmacht, tritt in einer Häufigkeit von 1:80.000 pro Jahr und meist im 2.–4. Lebensjahrzehnt auf.

Ätiologie und Pathogenese. Die inkompletten Autoantikörper sind an die Membran der Erythrozyten gebunden, die hierdurch beschleunigt, überwiegend in der Milz, abgebaut werden. Man unterscheidet eine idiopathische Form von symptomatischem Auftreten der Erkrankung im Verlauf verschiedener Immunprozesse, Infektionen und malignen Erkrankungen (Übersicht 63-11).

Symptome. Es gibt akute und chronische Verlaufsformen der Erkrankung, die durch die Anämie, Hämolysezeichen und Kompensationssymptome geprägt ist. Die Milz ist meist mäßig vergrößert; es kann jedoch ein Hyperspleniesyndrom bestehen. Als Komplikationen können Thrombophlebitiden, Cholestase und Cholelithiasis auftreten.

Therapie
Symptomatische autoimmunhämolytische Anämien durch Wärmeantikörper bessern sich meist durch erfolgreiche Behandlung der Primärerkrankung (I C). Sie sind

> **Übersicht 63-11**
> **Primärkrankheiten bei autoimmunhämolytischer Anämie durch Wärmeantikörper (geordnet nach Häufigkeit)**
>
> - Idiopathische Form (keine Primärkrankheit)
> - Symptomatische Formen:
>   – bakterielle Infekte
>   – chronische lymphatische Leukämie
>   – Kollagenosen, z. B. Lupus erythematodes
>   – andere Leukämien
>   – andere Lymphome
>   – andere Tumoren
>   – Virusinfekte
>   – Myelome

jedoch z. T. vorübergehend ebenso zu therapieren wie die idiopathische Form.

Erythrozytentransfusion bei schwerer Anämie (I C). Schwere Anämien bedürfen evtl. vorübergehend der Erythrozytentransfusion. Hierbei ergeben sich häufig Probleme bei der Kreuzprobe, bei der sich die Autoantikörper als Polyagglutinine auswirken können.

> **Praxistipp**
> Die langsame Infusion mit Beachtung klinischer Unverträglichkeitserscheinungen und der Autohämolysetest unter der Infusion helfen, Transfusionszwischenfälle bei Wäremautoantikörpern zu vermeiden (I C).

Schwere hämolytische Schübe mit Hämoglobinurie bedürfen einer forcierten Diurese und Alkalisierung mittels Natriumbicarbonat; akutes Nierenversagen macht Hämodialyse erforderlich (I C).

Immunsuppressive Therapie. Wesentliche Säule ist jedoch die immunsuppressive Therapie mit **Glucocorticoiden** und evtl. zytotoxischen Substanzen. Das praktische Vorgehen zeigt ◘ Übersicht 63-12. Die Mehrzahl der Patienten spricht auf Glucocorticoide gut an, wobei jedoch hohe Anfangsdosen notwendig sein können. Etwa die Hälfte der Patienten mit ungenügendem Glucocorticoideffekt zeigen eine Besserung durch zytotoxische Immunsuppressiva, unter denen **Cyclophosphamid** am besten bewährt ist. Eine Splenektomie zeigt nach unbefriedigender Chemotherapie noch eine Ansprechrate von etwa 50% bis hin zur Heilung in einigen Fällen. Da der Eingriff nicht ohne Risiko ist, wird die Reihenfolge der Maßnahmen im Schrifttum unterschiedlich gesehen. Durch Nachweis des überwiegenden Erythrozytenabbaus in der Milz mittels ^{51}Cr-Markierung kann der Entschluss zur Splenektomie unterstützt werden.

> **Übersicht 63-12**
> **Immunsuppressive Therapie bei autoimmunhämolytischer Therapie durch Wärmeantikörper**
>
> - Initialtherapie (I C):
>   – Prednisolon p.o. oder i.v. 100–150 mg, maximal 300 mg pro Tag bis zum deutlichen Rückgang der Hämolyse oder über 10 Tage, dann innerhalb 10 Tagen Ausschleichen
> - Erhaltungstherapie (I C):
>   – Prednisolon 10–20 mg pro Tag p.o.
>   – bei unbefriedigendem Ansprechen bzw. Erhaltungseffekt unter Prednisolon: Cyclophosphamid, anfangs 100–200 mg p.o. oder i.v. + Prednisolon 75 mg p.o. pro Tag; zur Erhaltung Cyclophosphamid 50 mg p.o. + Prednisolon 10–20 mg p.o. pro Tag

Prognose
Bei den symptomatischen Formen hängt sie auch von der Primärerkrankung ab. Die akuten Formen können spontan oder unter Therapie ausheilen. Schwere chronische Formen haben nur geringe Heilungschancen und ungünstige Prognose.

63.3.8 Kälteagglutininkrankheit

Grundlagen
Vorkommen. Die Kälteagglutininkrankheit macht zusammen mit der Donath-Landsteiner-Anämie etwa 20% der autoimmunhämolytischen Anämien aus.

Ätiologie und Pathogenese. Neben der chronisch idopathischen Kälteagglutininkrankheit bestehen symptomatische Formen bei verschiedenen Primärkrankheiten, die ◘ Übersicht 63-13 zusammenfasst. Die agglutinierenden Autoantikörper haben einen Wirkungsbereich < 30 °C mit zunehmender Wirkung bei Temperaturabfall.

Symptome. Die Kälteagglutininkrankheit ist stärker durch die **Zirkulationsstörung** als durch die Hämolyse geprägt. Schon bei geringer Abkühlung kommt es zu Blässe, Zyanose und Schmerzen der unbedeckten Körperstellen, an den Akren als Raynaud-Syndrom imponierend. Hierbei sind hämolytische Schübe möglich.

> **Übersicht 63-13**
> **Vorkommen von Kälteagglutininen**
>
> - Chronisch idiopathische Kälteagglutininkrankheit
>
> - Infektionen:
>   - Mykoplasmenpneumonie
>   - Mononukleose
>   - Zytomegalievirusinektion
>   - Listeriose
>   - Mumps
>   - Endokarditis
>   - Syphilis
>   - Trypanosomiasis
>   - Malaria
>
> - Maligne Erkrankungen:
>   - Morbus Waldenström
>   - andere Lymphome
>   - chronische lymphatische Leukämie
>   - Myelome
>   - Kaposi-Sarkom
>
> - Immunprozesse:
>   - Kollagenosen, z. B. Lupus erythematodes
>   - angioimmunoblastische Lymphadenopathie

Therapie

Die symptomatische Kälteagglutininkrankheit wird v. a. durch die **Therapie der Primärkrankheiten** (I C) beeinflusst. Wesentlich ist der Schutz vor Abkühlung. Schübe erfordern Bettruhe und Wärme. Schwere Schübe machen evtl. eine **Plasmapherese** notwendig. Zur Behebung schwerer hämolytischer Anämie sollten **gewaschene Erythrozyten** (I C) verwendet werden, um kein Komplement zuzuführen, das an dem Immunmechanismus beteiligt ist. Die Kreuzprobe muss bei 37 °C durchgeführt werden. Auch die transfundierten Zellen müssen erwärmt werden. Statt einer unkontrollierten Erhitzung der Konserve ist es besser, den Patienten zu wärmen und die Infusion langsam laufen zu lassen. Eine immunsuppressive Therapie kann versucht werden. Glucocorticoide scheinen jedoch unwirksam zu sein. Vorzuziehen ist Cyclophosphamid (IIa B) 200 mg pro Tag p. o.

Prognose

Akute symptomatische Kälteagglutininkrankheiten heilen oft spontan aus. Bei den chronischen symptomatischen Formen hängt die Prognose oft von der Primärkrankheit ab. Chronisch idiopathische Kälteagglutininkrankheiten haben nur geringe Heilungswahrscheinlichkeit.

63.3.9 Immunhämolytische Anämien durch Arzneimittel

Grundlagen

Vorkommen. Die weitaus häufigste Form ist die durch **Methyldopa**, wobei bei 15 % der Behandelten ein positiver Coombs-Test auftritt, eine manifeste Hämolyse jedoch nur bei etwa 1 %. Alle übrigen Immunhämolysen durch Arzneimittel sind wesentlich seltener und treten durchweg unerwartet auf.

Ätiologie und Pathogenese. Übersicht 63-14 zeigt eine Aufstellung der verschiedenen Substanzen in Beziehung zu den verschiedenen Pathomechanismen.
- Beim Methyldopatyp ist der Immunisierungsmechanismus noch unklar. Wahrscheinlich bewirkt das Medikament eine Alteration der Erythrozytenmembran, die zur Bildung inkompletter Antikörper und deren Bindung an die Membran führt.
- Bei parenteraler Gabe von Penicillinen oder Cephalosporinen in hoher Dosis kommt es zur Bindung an die Erythrozytenmembran und gelegentlich zu einem Hapteneffekt mit Antikörperbildung gegen den Medikament-Erythrozyten-Komplex.
- Beim Stibophentyp werden Erythrozyten als „Innocent Bystander" durch zirkulierende Immunkomplexe im Rahmen einer Immunreaktion gegen ein Medikament toxisch geschädigt.

Im Einzelfall einer Immunhämolyse durch Arzneimittel können mehrere Pathomechanismen gleichzeitig vorliegen.

> **Übersicht 63-14**
> **Immunmechanismen und Noxen bei immunhämolytischen Anämien durch Arzneimittel**
>
> - **Methyldopatyp (Membranalteration)**
>   - α-Methyldopa
>   - Mefenaminsäure
>   - Levodopa
>
> - **Penicillintyp (Haptenmechanismus)**
>   - Penicilline
>   - Cephalosporine
>
> - **Stibophentyp („innocent bystander")**
>   - Stibophen
>   - Sulfonamide
>   - Chinidin
>   - Thiazide
>   - Chinin
>   - Chlorpromazin
>   - Para-Aminosalicylsäure
>   - Pyramidon
>   - Phenacetin
>   - Isoniazid

Symptome. Beim Methyldopatyp ist nur der direkte Coombs-Test, bei den beiden übrigen Formen meist auch der indirekte positiv. Ausmaß und Verlauf verhalten sich beim Methyldopatyp in der Regel milde und chronisch, bei den übrigen Formen akut, beim Stibophentyp z. T. schwer. Hier kommt es in etwa 50 % zur schweren Hämolyse mit Hämoglobinurie und Nierenversagen.

Therapie

Entscheidend ist das rechtzeitige Erkennen der Hämolyse, der medikamentösen Noxe und deren Ausschaltung (I C).

 Cave
Es muss daran gedacht werden, dass kaum ein gebräuchliches Medikament existiert, das nicht gelegentlich eine gefährliche Immunhämolyse auslösen kann.

Bei schwerer Anämie sind Erythrozytentransfusionen (I C) notwendig. Dabei macht die Kreuzprobe infolge der Antikörper häufig Probleme. Oft muss die Infusion gruppengleichen Blutes anhand engmaschiger Autohämolysetests und klinischer Unverträglichkeitszeichen überwacht werden. Eine immunsuppressive Therapie mit Glucocorticoiden muss in hoher Dosierung durchgeführt werden (I C). Wesentlich ist die Vorbeugung oder Behebung einer Niereninsuffizienz. Bei Hämoglobinurie ist eine forcierte Diurese und Alkalisierung mittels Natriumbicarbonat indiziert, bei Nierenversagen die vorübergehende Dialysebehandlung (I C).

Prognose

Sie ist beim Methyldopatyp durchweg gut. Hämolysen vom Penicillintyp sind in der Regel rasch reversibel. Immunhämolysen vom Stibophentyp verlaufen z. T. letal. Ihre Prognose entscheidet sich an der Beherrschung der akuten Komplikationen.

63.3.10 Hämolyse bei Infektionskrankheiten

Eine mehr oder weniger ausgeprägte Hämolyse gehört zum regelmäßigen Bild der Malaria. Die Pathogenese liegt v. a. im Plasmodienbefall der Erythrozyten selbst. Schwere hämolytische Schübe mit Hämoglobinurie und der Gefahr des Nierenversagens, als „Schwarzwasserfieber" bekannt, sind eine seltene Komplikation mit ungeklärter, evtl. uneinheitlicher Pathogenese. Autoimmunisierung, G6PD-Mangel und Immunreaktion gegen Chinin erklären jeweils nur einen Teil der Fälle. Die Therapie der hämolytischen Schübe erfolgt unspezifisch durch Erythrozytentransfusionen, forcierte Diurese, Alkalisierung und evtl. Dialysebehandlung.

Bei anderen Protozoonosen wie Kala-Azar und Trypanosomiasis kommen Hämolysezeichen nur gelegentlich vor, wobei Autoimmunmechanismen anzunehmen sind. Bakterielle Sepsis durch Clostridium perfringens, meist durch septischen Abort, oder Bartonella bacilliformis gehen nicht selten mit schwerer Hämolyse einher. Wahrscheinliche Ursachen sind ein Bartonellenbefall der Erythrozyten bzw. ein Clostridientoxin. Unterschiedlichste Bakterien- und Virusinfektionen gehen gelegentlich mit Hämolysezeichen einher, meist mäßigen Grades. Mögliche Pathomechanismen sind toxischen oder autoimmunologischen Charakters und uneinheitlich.

Von oben beschriebenen hämolytischen Krisen abgesehen richten sich Therapie und Prognose einer infektiösen Hämolyse nach der Art der Infektion.

63.3.11 Mikroangiopathische hämolytische Anämien

Grundlagen

Die Krankheitsgruppe umfasst:
- hämolytisch-urämisches Syndrom (HUS)
- thrombotisch-thrombozytopenische Purpura (Moschkowitz)
- symptomatische Formen:
  - disseminierte intravasale Gerinnung (Verbrauchskoagulopathie, DIC), z. B. bei Plazentalösung, Sepsis und metastasierenden Karzinomen
  - Mikroangiopathien bei Immunprozessen, z. B. Lupus erythematodes
  - Mikroangiopathien bei disseminierten Karzinomen
  - Eklampsie
  - maligne Hypertonie

Vorkommen. Die seltenen idiopathischen Erkrankungen kommen wesentlich häufiger bei Kindern (HUS) als bei Erwachsenen bzw. meist bei jungen Erwachsenen (thrombotisch-thrombozytopenische Purpura) vor. Die symptomatischen Formen sind seltene Komplikationen der Grundkrankheiten.

Ätiologie und Pathogenese. HUS und Moschkowitz-Syndrom sind wahrscheinlich gleichartige Krankheiten im Kindes- bzw. Erwachsenenalter. Die Mikroangiopathie geht von einer Endothelläsion in der Niere aus; Immunmechanismen sind anzunehmen. Die Erythrozytenschädigung im betroffenen Gefäßgebiet verursacht eine Hämolyse mit typischen Fragmentozyten. Die Endothelläsionen führen zu Plättchenthromben und Thrombozytopenie, z. T. auch zur Verbrauchskoagulopathie.

Bei den symptomatischen Formen stehen Gefäßschädigungen u. a. durch Bakterientoxine (disseminierte intravasale Gerinnung), Immunmechanismen, Tumorzellen oder Hypertonie am Beginn. Zum Teil kommt es primär oder sekundär zur intravasalen Gerinnung, die zusammen mit der Gefäßläsion eine intravasale Hämolyse bewirken kann.

Symptome. Bei der idiopathischen Form prägen (HUS) Niereninsuffizienz und Hämolyse das klinische Bild, während dieses bei der thrombotisch-thrombozytopenischen Purpura vielgestaltiger ist und neben der Hämolyse v. a. thrombozytopenische Blutungen, verschiedene Organschädigungen und Schmerzen umfasst. Die symptomatischen Formen zeigen in unterschiedlichem Ausmaß Durchblutungsstörungen, Thrombosen, Hämorrhagien, Hämolyse und Anämie. Ein einheitliches Diagnostikum der mikroangiopathischen Hämolyse ist der Nachweis von Fragmentozyten im Blutausstrich.

Eine wesentliche Thrombozytopenie findet sich regelmäßig bei der thrombotisch-thrombozytopenischen Purpura, sonst überwiegend. Zeichen der Verbrauchskoagulopathie mit Abfall von Gerinnungsfaktoren und sekundärer Hyperfibrinolyse bestehen regelmäßig (DIC) bis unregelmäßig.

Therapie

> **Praxistipp**
> Bei HUS und thrombotisch-thrombozytopenischer Purpura werden schwere Anämien vorübergehend mit Erythrozytentransfusionen (I C) und schwere Hämolysen mit Hämoglobinurie mittels forcierter Diurese, Alkalisierung bzw. Dialyse behandelt (I C).

HUS. Die akute Niereninsuffizienz macht eine **Hämodialyse** (I C) notwendig. Eine v. a. bei Erwachsenen etablierte Therapie ist die konsequente Infusion von **Frischplasma** (I B) oder Fresh Frozen Plasma in einer Dosierung von anfangs 30–40 ml/kgKG pro Tag, später in der halben Dosierung. Thrombozytentransfusionen (IIa B) sind umstritten, bei thrombozytopenischen Blutungen jedoch gelegentlich unumgänglich. Uneinheitlich ist die Empfehlung von **Heparin** (IIb B) (20.000 IU/24 h), von **Thrombozytenaggregationshemmern (Acetylsalicylsäure)** (IIb B) oder einer **Fibrinolysetherapie** (IIa B) (Streptokinase oder Urokinase). Thrombozytenaggregationshemmer erscheinen am besten fundiert. Eine Fibrinolysetherapie sollte schweren, ansonsten refraktären Fällen vorbehalten bleiben. Heparin erscheint bei Erwachsenen mit Thrombosezeichen speziell indiziert. Nicht indiziert, eher kontraindiziert, sind Glucocorticoide.

Thrombotisch-thrombozytopenische Purpura. **Frischplasmainfusionen** (I B) (Dosierung wie bei HUS) und **Plasmaaustausch** (I B) scheinen die wirksamste Therapie zu bilden. Wirksam erscheinen auch **Thrombozytenaggregationshemmer** wie Dextran, Acetylsalicylsäure und Dipyridamol, von denen 2–3 Mittel kombiniert gegeben werden. Bei ausgeprägter Verbrauchskoagulopathie erscheint auch Heparin (IIa C) (10.000 IU/24 h) indiziert. Die Gabe hochdosierter Glucocorticoide (II B) wird kontrovers beurteilt.

Symptomatische Mikroangiopathien. Hier bestimmt das Grundleiden die Therapie. Thrombopenie und Gerinnungsdefekte erfordern Substitution mit Thrombozyten- und Plasmainfusionen. Heparin (10.000 IE/24 h) wird überwiegend angewandt bei ungesichertem Effekt. Hämolytische Anämien erfordern außer Erythrozytentransfusionen keine spezifische Therapie.

Prognose

Die Letalität des überwiegend ausheilenden HUS konnte durch adäquate Therapie von über 20 % auf etwa 5 % gesenkt werden. Der natürliche Verlauf der thrombotisch-thrombozytopenische Purpura ist in 90 % letal. Heute können etwa 50 % Remissionen erzielt werden. Mit Rezidiven ist jedoch zu rechnen.

Die schweren symptomatischen Mikroangiopathien sind überwiegend letal und können nur bei einer Minderheit mit konsequenter Therapie beherrscht werden.

63.3.12 Mechanisch ausgelöste Hämolyse

Herzklappenprothesen, v. a. aus künstlichem Material, jedoch gelegentlich auch **nichtoperierte Herzklappenfehler** verursachen gelegentlich eine massive mechanische Fragmentation der Erythrozyten, die sich durch Hämolyse, teilweise Anämie und im Blutausstrich durch typische Fragmentozyten äußert. Eine mechanische Hämolyse liegt auch bei der Marschhämoglobinurie bestimmter Personen vor, die nach Marschieren und Laufen auf hartem Boden auftritt, auf einen „traumatischen Laufstil" zurückgeführt wurde und sich durch dicke, weiche Schuhsohlen verhindern ließ.

63.4 Anämien bei Bi- oder Panzytopenien

Der Begriff der Bi- oder Panzytopenie bezieht sich hier neben Anämie und Thrombozytopenie auf eine **Granulozytopenie**, nicht unbedingt Leukozytopenie. Eine Bi- oder Panzytopenie weist stark auf eine schwere Veränderung der Hämotopoese hin, wobei v. a. schwere Reifungsstörungen, Aplasie und maligne Erkrankungen des Knochenmarks infrage kommen. Aufzuführen sind hier die Erkrankungen Panmyelopathie (aplastische Anämie), Myelosuppression durch Zytostatika oder Strahlentherapie, Osteomyelosklerose, myelodysplastische Syndrome, maligne Systemerkrankungen des Blutzellsytems sowie Knochenmarkmetastasierung solider Tumoren. Spezifische Krankheitsmerkmale und Therapie finden sich in den entsprechenden Kapiteln.

63.5 Begleitanämien verschiedener Ursachen

63.5.1 Schwangerschaftsanämien

Grundlagen
Anämien in der Schwangerschaft sind sehr verbreitet und erreichen in unterentwickelten Ländern eine Häufigkeit von 80%. In den USA betrug die Häufigkeit in verschiedenen Regionen 15–53%. Diese Angaben beziehen sich auf Anämien mit einem Hämoglobinwert < 11 g/dl. Die häufige mäßige Anämie durch physiologische Blutverdünnung in der Schwangerschaft ist hier nicht mitgerechnet. In Mitteleuropa ist bei 10–20% der Schwangerschaften mit einer Anämie zu rechnen.

Ätiologie und Pathogenese. Etwa 90% der Schwangerschaftsanämie sind Eisenmangelanämien infolge erhöhten Bedarfs und inadäquater Zufuhr von Eisen. In der Schwangerschaft steigt der tägliche Eisenbedarf von etwa 1,5 auf 3–7,5 mg pro Tag im 3. Trimenon an. Bei etwa 10% der Anämien besteht ein zusätzlicher Mangel an Vitamin B_{12} und/oder Folsäure, wie megaloblastäre Veränderungen und Spiegelbestimmungen zeigen.

Therapie
Je nach Grad der Eisenmangelanämie empfiehlt sich eine mehr oder weniger volldosierte **perorale Eisentherapie** (I C) entsprechend ◘ Übersicht 63-3. Der Bedarf an Vitamin B_{12} und Folsäure kann durch kleinere perorale Dosen leicht gedeckt werden (I C). im Falle der Schwangerschaftsanämie ist die empirische Gabe eines Kombinationspräparates vertretbar. Nach Normalisierung einer Anämie genügt die Einnahme von 50 mg zweiwertigem Eisen auf nüchternen Magen jeden 2. Tag.

63.5.2 Anämien bei chronischen Entzündungen, Infektionen und malignen Erkankungen

Grundlagen
Vorkommen. Diese Begleitanämien bilden die **häufigste Anämieform bei stationären Patienten**. Der größte Teil dieser Anämien wird unter dem Begriff der „Anemia of chronic Disease" oder des „inneren Eisenmangels" subsumiert. Weitere Anämieformen kommen v. a. bei malignen Erkrankungen hinzu.

Ätiologie und Pathogenese. Der häufigste Mechanismus ist eine Abwanderung des Eisens von der Erythropoese in die Speicher des Makrophagensystems („**innerer Eisenmangel**"). Es wurde gezeigt, dass proinflammatorische Zytokine wie IL-1 und TNF-α die Ferritin-Synthese in Makrophagen stimulieren. Zudem blockieren Zytokine wie TNF-α und IFN-γ die Erythropoese direkt. Weitere Ursachen sind ein relativer Erythropoetinmangel und ein vermindertes Ansprechen auf Erythropoetin, speziell bei malignen Erkrankungen auch ein Eisenmangel infolge Blutung, einer Knochenmarkinfiltration sowie einer myelotoxischen Therapie.

Symptome. Die Symptomatik variiert je nach vorherrschender Ursache. Der Typ des „inneren Eisenmangels" ist gekennzeichnet durch erniedrigtes Eisen und erhöhtes Ferritin im Serum sowie Fehlen von Sideroblasten bei vermehrtem Speichereisen im Knochenmark.

Therapie
Beim Typ des „inneren Eisenmangels" ist eine Eisentherapie unwirksam, bei Eisenmangel durch Blutverlust jedoch indiziert. Erythrozytentransfusionen (IIa B) sind rechtzeitig einzusetzen, da Begleitanämien bei chronischen Erkrankungen führendes Symptom sein können. Eine zusätzliche Option bietet sich v. a. bei malignen Erkrankungen durch die Gabe von **Erythropoetin** (IIa B) (◘ Übersicht 63-15). Sie erwies sich als wirksam bei Non-Hodgkin-Lymphomen, multiplem Myelom sowie bei unter Chemo- oder Radiotherapie stehenden soliden Tumoren. Ein Ansprechen zeigt sich im Anstieg des Hämoglobins um > 2 g/dl und einer Einsparung von Transfusionen. Die Wirkung ist nicht unbedingt abhängig vom Ausgangswert des Serumerythropoetins. Ein überzeugender Effekt bei myelodysplastischen Syndromen ergab sich durch Kombination von Erythropoetin mit Wachstumsfaktoren (G-CSF) (IIa B), hier v. a. bei Patienten mit Transfusionsbedarf von weniger als 2 Einheiten pro Monat und einem Serumerythropoetinausgangswert von < 500 IU/l. Gleichwertig mit Erythropoetin erscheint ein neues, **glycosyliertes Erythropoetin** (**NESP**) (IIa B) bei nur 1-maliger Injektion pro Woche oder alle 14 Tage. Maßgebend sind die Empfehlungen der American Society of Hematology und American Society of Clinical Oncology 2001. Auswertungen der Lebensqualität unter Ansprechen auf Erythropoetin bei malignen Erkrankungen ergab eine signifikante Besserung in der allgemeinen Energie, täglichen Aktivität und dem Fatigue-Syndrom.

Übersicht 63-15

Erythropoetintherapie bei Anämie maligner Erkrankungen (IIa B)

- 150 IU/kgKG 3-mal pro Woche oder
- 40.000 IU 1-mal pro Woche
- Wirkungseintritt nach 1–4 Monaten
- Myelodysplastisches Syndrom: Erythropoietin 10.000 IU pro Tag + G-CSF 150 mg pro Tag

63.5.3 Anämien bei Nierenkrankheiten

Grundlagen

Vorkommen. Mit einer Anämie ist bei chronischen Nierenkrankungen regelmäßig zu rechnen.

Ätiologie und Pathogenese. Hauptpathomechanismus ist eine **hyporegeneratorische Knochenmarkschädigung**, die z. T. auf toxische harnpflichtige Substanzen, in der Hauptsache jedoch auf einen Erythropoetinmangel infolge einer Hyposekretion durch die erkrankten Nieren zurückgeführt wird. Ein Eisenmangel erklärt sich z. T. durch chronische Infektion der Nieren. Bei Patienten unter Hämodialyse beruht der Eisenmangel jedoch auf Eisen- und Blutverlusten durch die Dialyse und durch häufige diagnostische Blutabnahmen. Unter Dialyse entwickeln sich auch megaloblastäre Veränderungen, die auf Mangel an Folsäure, die dialysabel ist, zurückzuführen sind.

Symptome. Die Anämie ist meist normochrom, gelegentlich hypochrom oder hyperchrom. Das Knochenmark bei chronischer Niereninsuffizienz zeigt eine Hypoplasie der Erythropoese, gelegentlich einen Eisenmangel oder megaloblastäre Veränderungen.

Therapie

Zur Behandlung der renalen Anämie können heute wesentliche Fortschritte genutzt werden. Dauerhaften Effekt hat auch hier die **Nierentransplantation** mit der Wiederherstellung der Erythropoetinproduktion. Bei den nichttransplantierten Patienten bildet humanes rekombinantes **Erythropoetin** (I A) die Therapie der Wahl, auf die über 90 % der Patienten gut ansprechen. Hierzu werden 50–150 IU/kgKG 3-mal pro Woche i. v. oder s. c. gegeben, bis ein Hämatokrit von 32–38 % erreicht ist. Der angestrebte Wert wird hiernach mit einer Erhaltungstherapie in reduzierter Einzeldosis konstant gehalten. Hierzu erwies sich inzwischen eine Injektion des glykosylierten Erythropoetins NESP (I B) alle 1 oder 2 Wochen als gleichwertig.

Wichtigste Nebenwirkung ist ein Blutdruckanstieg, der häufig die Gabe oder Dosiserhöhung von Antihypertensiva erfordert. Zur Korrektur der Anämie ist nicht selten auch eine **Eisentherapie** (I C) (Übersicht 63-3) indiziert, wobei die Dialyse eine erhöhte Erhaltungsdosis erfordert. Eine megaloblastäre Anämiekomponente spricht gut auf Folsäuretherapie (IIa C) an (Übersicht 63-9).

Leitlinien – Adressen – Tipps

Leitlinien

Zum Einsatz von Erythropetin in der Therapie der Anämien: Lichtin A (2001) American Society of Hematology/American Society of Clinical Oncology Guidelines on the use of erythropoietin. In: Schechter GP et al. (eds) Hematology 2001. American Society of Hematology, Orlando, pp 19–30

Zur Therapie der Anämien bei chronischen Entzündungen, Infektionen und malignen Erkrankungen: Weiss G (2001) Advances in the diagnosis and management of the anemia of chronic disease. In: Schechter GP et al. (eds) Hematology 2001. American Society of Hematology, Orlando, pp 42–50

Literatur

Adamson JW, Benz EJ, Babior BM, Bunn HF, Rosse W, Young NS (2003) Anämien. In: Dietel M et al. (Hrsg) Harrisons Innere Medizin 1. McGraw-Hill/ABW Wissenschaftsverlag, Berlin, S 732–776

Begemann H, Rastetter J (1992) Klinische Hämatologie. Thieme, Stuttgart New York

Bennett JM, Catovsky D, Daniel MT et al. (1982) The French-American-British (FAB) Cooperative Group: Proposals for the classification of the myelodysplastic syndromes. Br J Haematol 51:189

Charache S et al. (1992) Hydroxyurea: Effects on hemoglobin F production in patients with sickle cell anemia. Blood 79: 2555

De Maeyer E, Adiels-Tegmann M (1985) The prevalence of anemia in the world. World Health Stat Q 38: 302

Eschbach JW et al. (1989) Recombinant human erythropoietin in anemic patients with end-stage renal disease. Ann Intern Med 111:992

Harris NL, Jaffe ES, Diebold J et al. (1999) World Health Organization classification of neoplastic disease of the hematopoietic and lymphoid tissue: Report of the Clinical Advisory Committee Meeting-Airlie House, Virginia, November 1997. J Clin Oncol 17: 3835–3849

Kushner JP, Porter JP, Oliviery NF (2001) Secondary iron overload. In: Schechter GP et al. (eds) Hematology 2001. American Society of Hematology, Orlando, pp 47–61

Lee GR et al. (1993) Wintrobe's clinical hematology. Lea & Febiger, Philadelphia London

Lichtin A (2001) American Society of Hematology/American Society of Clinical Oncology Guidelines on the use of erythropoietin. In: Schechter GP et al. (eds) Hematology 2001. American Society of Hematology, Orlando, pp 19–30

Lucarelli G et al (1990) Bone marrow transplantation in patients with thalassemia. N Engl J Med 322: 417

Niehuis AW et al. (1984) Advances in thalassemia research. Blood 63: 738

Pippard MJ, Callender ST (1983) The management of iron chelation therapy. Br J Haematol 54: 503

The European/Australian NESP 980140/194 Study Group (2000) Novel erythropoiesis stimulating protein (NESP) effectively maintains hemoglobin (Hgb) when administered at a reduced dose frequency compared with recombinant human erythropoietin (r-HuEPO) in dialysis patients. J Am Soc Nephrol 11: 250A

Veith R et al. (1985) Stimulation of F-cell production in HbS patients treated with AraC or hydroxyurea. N Engl J Med 313: 1571

Weiss G (2001) Advances in the diagnosis and management of the anemia of chronic disease. In: Schechter GP et al. (eds) Hematology 2001. American Society of Hematology, Orlando, pp 42–50

Wolfe L et al. (1985) Prevention of cardiac disease by subcutaneous deferoxamine in patients with thalassemia major. N Engl Med 312: 1600

64 Aplastische Anämie und verwandte Zytopenien

N. Frickhofen

64.1 **Aplastische Anämie** – 1079

64.2 **Isolierte Zytopenien** – 1084

64.3 **Paroxysmale nächtliche Hämoglobinurie** – 1086

Literatur – 1088

Die aplastische Anämie und verwandte Zytopenien sind seltene Erkrankungen des Knochenmarks. Gemeinsames Merkmal dieser Krankheitsgruppe ist die Verminderung von Vorläuferzellen der Blutbildung. Dies führt zu einer Hypo- oder Aplasie der Hämopoese im Knochenmark. Sind gemeinsame Vorläuferzellen mehrerer Zellreihen betroffen, kommt es zur Verminderung mehrerer Zellreihen im Knochenmark und peripheren Blut, z. B. im Sinne einer aplastischen Anämie. Sind linienspezifische Vorläuferzellen betroffen, resultiert eine isolierte Zytopenie.

Von anderen Störungen der Knochenmarkfunktion unterscheidet sich diese Erkrankungsgruppe dadurch, dass das Schädigungsereignis die Produktion von Blutzellen auf dem Niveau sehr unreifer Vorläuferzellen unterbricht und dass dies nicht Ausdruck einer neoplastischen Erkrankung ist. Im Gegensatz z. B. zu myelodysplastischen Syndromen (Kap. 65) oder Anämien durch Baustoffmangel (Kap. 63) kommt es nicht zu überschießender, ineffektiver Zellbildung mit vollem Knochenmark, sondern zur Aplasie einer oder mehrerer Zellreihen. Im Gegensatz zur Schädigungen reifer Zellen, z. B. bei hämolytischer Anämie (Kap. 63), ist der Zellumsatz nicht gesteigert, sondern vermindert. Im Gegensatz zu Knochenmarkschädigungen durch Zytostatika oder ionisierende Strahlen ist die Knochenmarkaplasie nicht dosisabhängig kalkulierbar, sondern tritt unvorhersehbar, „wie aus heiterem Himmel" auf. Es handelt sich um eine nicht sofort erklärbare, früher gerne als „idiopathisch" klassifizierte Knochenmarkschädigung.

Heute kann man die Entstehung vieler Erkrankungen dieser Gruppe erklären: So liegt bei der Fanconi-Anämie ein angeborener genetischer Defekt vor, der zu Fehlern bei der Korrektur von DNA-Schäden und damit zur Akkumulation defekter Stammzellen führt. Die aplastische Anämie und die Mehrzahl der isolierten Zytopenien sind Autoimmunerkrankungen. Die isolierte aplastische Anämie des immunkompromittierten Patienten ist meist Folge einer Virusinfektion, die hoch selektiv erythropoetische Vorläuferzellen betrifft.

Die Seltenheit der hier vorgestellten Erkrankungen erschwert die Erarbeitung von therapeutischen Standards. Eine gut funktionierende internationale Kooperation interessierter Grundlagenforscher und Kliniker hat jedoch empirisch und wissenschaftlich fundierte, standardisierte Behandlungsprotokolle hervorgebracht. Auf europäischer Ebene ist es die Severe Aplastic Anaemia Working Party (SAAWP) der European Group for Blood and Marrow Transplantation (EBMT), die Standards in der immunsuppressiven Therapie und Stammzelltransplantation der aplastischen Anämie entwickelt hat. Es empfiehlt sich dringend, Patienten in die von der SAAWP empfohlenen Studien einzubringen oder zumindest die von der SAAWP erarbeiteten Standards zu beachten. Über die SAAWP findet man auch Kontakt zu Experten für andere Erkrankungen dieser Krankheitsgruppe (▶ Abschnitt Leitlinien – Adressen – Tipps).

64.1 Aplastische Anämie

Grundlagen

Mit „aplastischer Anämie" bezeichnet man eine vor Einführung effektiver Therapien bei mehr als 80 % der Patienten tödliche Erkrankung, die durch Aplasie des Knochenmarks und dadurch bedingte periphere Panzytopenie charakterisiert ist. Betroffen sind vorwiegend junge Menschen im Alter von 15–30 Jahren und seltener ältere Menschen ab etwa 65 Jahren. Die Erkrankung entwickelt sich meist schleichend und tritt bei mindestens 80 % der Patienten ohne erkennbaren Auslöser auf. Die Fanconi-Anämie ist eine angeborene Form der aplastischen Anämie, die wegen ihrer Seltenheit im Erwachsenenalter hier nicht weiter berücksichtigt werden soll.

 Cave
Knochenmarkaplasien, die vorhersehbar und dosisabhängig z. B. durch Zytostatika und ionisierende Strahlen verursacht werden, sind keine aplastischen Anämien im engeren Sinne.

Gut dokumentierte und als kausal interpretierte Assoziationen bestehen zu einer **akuten Hepatitis** (deren Auslöser in der Regel unklar ist) und zu einigen Medikamenten wie bestimmten nichtsteroidalen Antiphlogistika, z. B. Piroxicam, Indometacin, Diclofenac oder Butazonen.

Medikamente als Ursache oder Auslöser einer aplastischen Anämie wurden in der Vergangenheit erheblich überbewertet, da Assoziation mit Kausalität verwechselt wurde und epidemiologische Fallstricke zu vielen ungerechtfertigten Meldungen verdächtiger Medikamente geführt haben.

> **Praxistipp**
> Trotzdem ist es außerordentlich wichtig, bei jedem Verdacht auf eine aplastische Anämie eine sorgfältige Expositionsanamnese durchzuführen, die auch Medikamente beinhalten muss.

Diese Empfehlung zielt jedoch vorwiegend auf die Erkennung einer Exposition mit obligat myelotoxischen Substanzen (z. B. Methotrexat bei rheumatoider Arthritis) und mit Substanzen oder Infektionen, die passager eine periphere Zytopenie auslösen können (z. B. das früher hoch gehandelte Benzol und virale Infekte) (Heimpel 1996).

Klinische und experimentelle Beobachtungen sprechen dafür, dass die meisten Fälle von aplastischer Anämie Ausdruck einer Autoimmunerkrankung des Knochenmarks sind. Diese pathophysiologischen Überlegungen, verbunden mit viel Empirie, haben zu den 2 zentralen Therapiestrategien für diese Erkrankung geführt:

— Ersatz des defekten Knochenmarks und des Immunsystems des betroffenen Patienten durch die Transplantation von Stammzellen eines HLA-kompatiblen Spenders
— immunsuppressive Therapie, derzeit standardmäßig mit Antithymozytenglobulin (ATG) und Ciclosporin A

Allgemeine Therapieprinzipien

Nach Sicherung der Diagnose sind Akutmaßnahmen zur Behandlung und Vorbeugung von Komplikationen der Panzytopenie und eine individuell zugeschnittene Planung und Durchführung der Therapie erforderlich (Marsh et al. 2003):

— sofortiges Absetzen aller nicht vital erforderlichen Medikamente, um evtl. ursächliche Faktoren zu beseitigen und das Auftreten von Komplikationen, z. B. durch Thrombozytenaggregationshemmer, zu vermeiden
— Behandlung evtl. bestehender Komplikationen der Panzytopenie wie Infektionen und Blutungen
— Festlegung einer langfristigen und die individuellen Therapieoptionen berücksichtigenden supportiven Therapie
— Entscheidung zwischen den Therapieoptionen „allogene Stammzelltransplantation" und „immunsuppressive Therapie" und Einleitung der dazu erforderlichen Vorbereitungen
— Durchführung der adäquaten Therapie innerhalb einer Therapiestudie oder nach international akzeptiertem Standard

Die für die Prognose und die Wahl der Therapie entscheidenden Parameter sind der Schwergrad der Erkrankung, das Alter des Patienten und die prinzipielle Verfügbarkeit eines geeigneten Stammzellspenders (Bacigalupo et al. 2000).

Anhand der peripheren Zellzahlen wird der **Schweregrad der Erkrankung** nach dem Schema in Tabelle 64-1 festgelegt. Die Indikation zur Therapie besteht immer bei Transfusionspflichtigkeit und bei Granulozytenzahlen <500/µl. Bei schwerer oder sehr schwerer aplastischer Anämie muss nach den in ◘ Abb. 64-1 gezeigten Parametern als erstes die Entscheidung für oder gegen eine allogene Stammzelltransplantation fallen. Ist die Transplantation Therapie der Wahl, muss der Patient ohne Verzögerung in ein Transplantationsprogramm aufgenommen werden.

> **Cave**
> Die schwere aplastische Anämie ist für Transplantationszentren ein Notfall, der eine bevorzugte Aufnahme und schnellstmögliche Transplantation bedeutet.

Ist eine Transplantation nicht indiziert oder nicht möglich, muss die Möglichkeit einer immunsuppressiven Therapie geklärt und auch diese ohne weitere Verzögerung begonnen werden.

Bestehen absolute Kontraindikationen gegen Transplantation und immunsuppressive Therapie oder lehnt der Patient beide Therapieoptionen ab, muss eine rein

◘ **Tabelle 64-1.** Schweregrad einer aplastischen Anämie (AA). Mindestens 2 von 3 Kriterien müssen zutreffen; Granulozyten <0,2/ml ist ein obligates Kriterium der sehr schweren AA

	Mäßig schwere AA	Schwere AA	Sehr schwere AA
Granulozyten [/nl])	<1	<0,5	<0,2
Thrombozyten [/nl])	<50	<20	<20
Retikulozyten [/nl])	<60	<20	<20

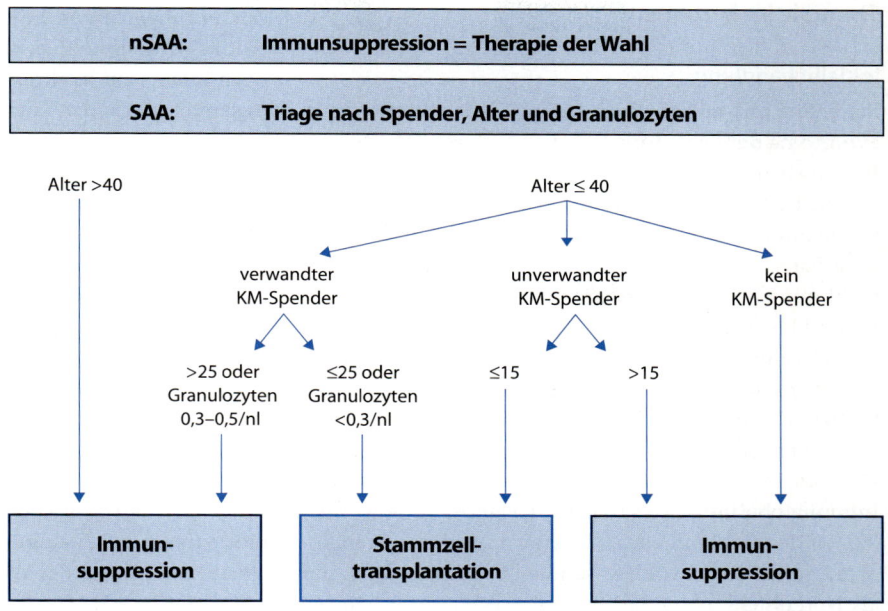

Abb. 64-1. Triage der Therapie einer Aplastischen Anämie. Patienten mit SAA und Zwillingsgeschwistern sollten bei vertretbarem Transplantationsrisiko immer transplantiert werden (leicht modifizierte Konsensusempfehlungen der EBMT, Stand 2004; www.embt.org)

supportive Therapie organisiert werden, gegebenenfalls ergänzt durch experimentelle Therapieverfahren.

Aus diesen Überlegungen ergibt sich, dass der behandelnde Arzt über ein hohes Maß an Kompetenz im Umgang mit zytopenischen Patienten verfügen muss. Er muss darüber hinaus mit den speziellen Anforderungen bei der Planung und Durchführung der Therapie eines Patienten mit aplastischer Anämie vertraut sein und Vor- und Nachteile von Transplantation und Immunsuppression (Tabelle 64-2) auf der Basis aktueller Literaturdaten für seinen Patienten abwägen können. Bei jährlich nur 100–200 neuen Patienten mit aplastischer Anämie in Deutschland kann sich nur in wenigen Zentren Erfahrung mit solchen Patienten entwickeln. Der behandelnde Arzt sollte sich daher nicht scheuen, externen Rat einzuholen oder auch einen Patienten an ein ausgewiesenes Zentrum weiterzuleiten.

Tabelle 64-2. Vergleich von Stammzelltransplantation und Immunsuppression bei aplastischer Anämie

	Stammzelltransplantation (SCT)	Immunsuppression (IS)
Überleben insgesamt	ca. 80%/5 Jahre	ca. 75% nach 5 Jahren
Kinder	ca. 85%	ca. 80%
Erwachsene	70–80%	ca. 75%
Langzeittrend	stabile Remission	instabile Remission
Langzeitergebnisse	100% normales Blutbild keine Rezidive	ca. 35% normales Blutbild 35–45% Rezidive innerhalb von 15 Jahren
Langzeitmorbidität und -mortalität	chronische Graft-versus-Host-Disease und andere Spättoxizität der Therapie (15–25% nach 20 Jahren)	Langzeittoxizität der Therapie (ca. 30% nach mehr als 10 Jahren)
	Neoplasien, v. a. solide Tumoren (ca. 4%/15 Jahre ohne Bestrahlung)	Neoplasien, v. a. myelodysplastische Syndrome und Leukämien (10–20% nach 10 Jahren)
		paroxysmale nächtliche Hämoglobinurien (ca. 25%/15 Jahre)

Therapie im Einzelnen

Initialbehandlung

Patienten mit aplastischer Anämie fallen meist durch **Symptome der Panzytopenie** auf, d.h. durch Infektionen, Blutungsneigung oder Leistungsminderung.

Infektionen sind bei Diagnosestellung meist durch konventionelle bakterielle und nicht durch opportunistische Erreger bedingt, da die aplastische Anämie selbst nicht mit einer Immunsuppression einhergeht. Diagnostik und Behandlung müssen aggressiv wie bei einer akuten Leukämie erfolgen, d.h. gegebenenfalls einschließlich invasiver Diagnostik und immer mit bakteriziden Antibiotika, z.B. einem Carbapenem oder der Kombination aus einem β-Laktam-Antibiotikum und einem Aminoglykosid. Immunglobulingaben sind ohne Nachweis eines Immunglobulinmangels (der die Diagnose in Frage stellen würde) nicht indiziert. Die Transfusion von Granulozyten, in der Regel von verwandten Spendern, sollte nur als Notfallmaßnahme bei therapierefraktärer, lebensbedrohlicher Infektion erfolgen. Bei Transplantationskandidaten ist dies sorgfältig gegen die Gefahr der Sensibilisierung gegen HLA-Antigene abzuwägen (▶ unten).

 Cave
Wachstumsfaktoren (G-CSF, Erythropoetin, Thrombopoetin) sind vor Entscheidung zur Art der Therapie bei aplastischer Anämie kontraindiziert, da kein Effekt auf die Erkrankung oder Primärinfektionen nachgewiesen ist und ihr Einsatz den evtl. Einschluss in eine Therapiestudie verhindern kann.

Bei **klinisch relevanter Anämie** (d.h. deutlicher Leistungsminderung) oder **Blutungsneigung** (d.h. Schleimhautblutungen, Augenhintergrundblutungen oder ausgedehnten Hautblutungen, nicht nur vereinzelten Petechien) sollten Erythrozyten und Thrombozyten transfundiert werden (Grenzwerte im nächsten Abschnitt). Thrombozyten sollten als Apheresepräparate transfundiert werden, da dies die geringste Gefahr einer Allosensibilisierung bedeutet. Alle Transfusionen sollten bei negativer CMV-Serologie des Patienten von CMV-negativen Spendern kommen (Pflicht bei geplanter Transplantation, empfehlenswert bei geplanter Immunsuppression).

> **Praxistipp**
> Bei aplastischer Anämie wird eine Bestrahlung aller Blutprodukte empfohlen, da es Hinweise auf eine geringere Sensibilisierungsrate gibt. Diese Empfehlung ist aber nicht durch Studien abgesichert. Transfusionen von Verwandten sind bei Transplantationskandidaten verboten, da sie den Patienten gegen Spender-HLA-Antigene sensibilisieren können.

Zur **Prophylaxe von Infektionen** wird eine orale Antibiotikagabe empfohlen, auch wenn der Beweis eines positiven Effekts auf infektiöse Komplikationen oder auf das Gesamtergebnis der Therapie aussteht. Gebräuchlich ist entweder eine partiell den Darm dekontaminierende und systemisch wirkende Prophylaxe mit Polymyxin B (4-mal 100 mg) und Cotrimoxazol (3-mal 1 Tbl. „forte") oder eine rein systemische Prophylaxe mit einem Gyrasehemmer, z.B. Ciprofloxacin (2-mal 500 mg). Beides sollte mit einer Pilzinfektionsprophylaxe kombiniert werden, z.B. enteral durch Gabe von Ampho-Moronal-Suspension (1 Flasche mit 3 g täglich). Bei Unverträglichkeit von Ampho-Moronal kann auch ein systemisch wirkendes Antimykotikum gegeben werden, z.B. Fluconazol (2-mal 100 mg pro Tag). Wenn in der Klinik häufig Aspergillusinfektionen auftreten, empfiehlt sich der Ersatz von Fluconazol durch Itraconazol oder Voriconazol. Die Prophylaxe einer Pneumocystis carinii-Pneumonie, z.B. mit Cotrimoxazol, 1 Tbl. „forte" an 3 Tagen der Woche, ist nur nach Transplantation erforderlich. Es sei nochmals betont, dass G-CSF nicht zur Infektionsprophylaxe eingesetzt werden sollte!

Bei prämenopausalen, nicht hysterektomierten Frauen muss man die **Menstruation hormonell supprimieren**, um eine Belastung der Patientin durch verstärkte Menstruationsblutungen und zusätzliche Thrombozytentransfusionen zu vermeiden. Sofort wirksam sind Gestagene, z.B. Norethistosteronacetat 10 mg. Angenehmer für die Patientinnen ist ein GnRH-Agonist, z.B. ein Leuprorelin-Depotpräparat monatlich s.c., in den ersten 35 Tagen mit einem Gestagen kombiniert, um die Auswirkungen des initialen Östrogenanstiegs zu blockieren. Bei Zwischenblutungen muss die Gestagendosis erhöht werden.

Chronische Supportivtherapie

Die Mehrzahl der Patienten ist mehrere Monate transfusionsbedürftig. Das Transfusionsprogramm muss daher mit den oben aufgeführten Produkten und streng nach klinischer Indikation erfolgen, um eine Sensibilisierung gegen HLA-Antigene, die Übertragung von Infektionen und eine Eisenüberladung zu vermeiden. Als **Thrombozytengrenzwert** hat sich die Zahl von 10/nl bewährt. Bei fehlenden Blutungszeichen und Gewährleistung einer regelmäßigen klinischen Kontrolle kann dieser Grenzwert auch unterschritten und rein nach klinischer Blutungsneigung transfundiert werden. Ein **Hämoglobingrenzwert** von 8 g/dl ist üblich, kann aber bei fehlender Anämiesymptomatik und Fehlen von Risikofaktoren wie z.B. einer koronaren Herzkrankheit auch unterschritten werden.

Lässt sich keine Remission induzieren und ist somit eine langfristige Erythrozytensubstitution absehbar, sollte man rechtzeitig, nach ca. 20 Erythrozytenkonzentraten, eine Chelattherapie einleiten, z.B. mit Deferoxamin, um eine Eisenüberladung zu vermeiden.

Nach mehrmonatigem Verlauf der Erkrankung, insbesondere nach häufiger antibiotischer und immunsuppressiver Therapie, rücken Pilzinfektionen und andere opportunistische Infektionen in den Vordergrund. Bei Zeichen einer Infektion muss daher frühzeitig antimykotisch und ggf. auch antiviral behandelt werden. Die Richtlinien der Fachgesellschaften zur Diagnostik und Therapie sind dabei zu berücksichtigen (▶ Internetadressen).

Allogene Stammzelltransplantation

Die allogene Stammzelltransplantation ist die beste Therapie zur definitiven Korrektur einer aplastischen Anämie. Bei Einsatz moderner Konditionierungsprotokolle und Transplantation von Stammzellen eines HLA-identischen Geschwisterspenders leben nach 5 Jahren mindestens 80 % der Patienten in Vollremission. Die Ergebnisse sind bei Kindern um 10–20 % besser als bei Erwachsenen (◘ Tabelle 64-2) (Schrezenmeier et al. 2001; Storb et al. 2001). Nach Transplantation von Stammzellen eines unverwandten Spenders leben nach 5 Jahren nur etwa 40 % der erwachsenen Patienten (Schrezenmeier et al. 2001), sodass man dies zzt. als Primärtherapie nur bei Kindern und Jugendlichen mit sehr schwerer aplastischer Anämie (◘ Abb. 64-1) oder nach Versagen einer immunsuppressiven Therapie empfehlen kann.

In Europa wurden im Jahr 2000 etwa die Hälfte aller Stammzelltransplantationen bei aplastischer Anämie mit **peripheren Stammzellen** durchgeführt (Schrezenmeier et al. 2001). Damit folgen viele Transplantationszentren einem Trend bei malignen Erkrankungen. Bei aplastischer Anämie zeigen bisherige Analysen jedoch tendenziell eher Nachteile gegenüber der klassischen Knochenmarktransplantation (Schrezenmeier et al. 2001). Solange nicht eine Überlegenheit hinsichtlich des Langzeitüberlebens oder anderer Parameter belegt ist, sollten daher Patienten mit aplastischer Anämie standardmäßig mit **Knochenmarktransplantaten** behandelt werden.

Details der allogenen Stammzelltransplantation überschreiten den Rahmen dieser Empfehlungen. Auch der nicht transplantierende Arzt sollte jedoch die potenziellen Risiken und Nebenwirkung der Transplantation für die Abwägung gegenüber der therapeutisch weniger effektiven, aber zumindest anfangs weniger riskanten Immunsuppression kennen.

Im Folgenden sind die wichtigsten **Kenndaten der Transplantation von Stammzellen eines verwandten Spenders bei aplastischer Anämie** aufgeführt, ohne dass die Variabilität in Abhängigkeit von Alter und Vorbehandlung berücksichtigt wird: Akutmortalität etwa 10 % („100-Tage-Mortalität"), primäres Nichtanwachsen des Transplantats 5–10 %, akute Graft-versus-Host-Disease (GvHD) Grad II–IV 15–25 %, chronische GvHD 25–30 %, davon etwa $1/3$ ausgeprägt („extensive"), Spättoxizität bei 15–25 % der mindestens 2 Jahre überlebenden Patienten in Form von chronischen Infekten und anhaltenden Komplikationen an Lunge, Knochen/Gelenken, Haut und Auge, in der Regel als Folge einer chronischen GvHD (Deeg et al. 1998; Schrezenmeier et al. 2001). Die Gefahr von Neoplasien, vorwiegend soliden Tumoren, ist bei Konditionierung ohne Bestrahlung mit etwa 4 % deutlich niedriger als nach Immunsuppression (Socie et al. 2000).

Immunsuppressive Therapie

Die immunsuppressive Therapie hat sich rein empirisch parallel zur Stammzelltransplantation entwickelt (Frickhofen u. Rosenfeld 2000). Standardschema ist heute die **Kombination von Antithymozytenglobulin (ATG) und Ciclosporin A** (Frickhofen et al. 2003). Aktuelle Studien prüfen die Bedeutung einer zusätzlichen Behandlung mit G-CSF und das Potenzial sequenzieller Therapien bei fehlendem Ansprechen auf die Initialbehandlung (▶ Website der EBMT, SAAWP, Ongoing Studies, Abschnitt „Leitlinien – Adressen – Tipps").

Für die **praktische Durchführung** der Therapie mit ATG und Ciclosporin sind folgende Punkte wichtig:

— ATG plus Ciclosporin A ist die derzeitige Standardbehandlung. Der Vorteil einer zusätzlichen Behandlung mit G-CSF ist umstritten und wird daher weiter in Studien geprüft.
— Nicht alle ATG-Präparationen sind für die Therapie der aplastischen Anämie geprüft. Empfohlen werden in Europa das durch Immunisierung von Pferden hergestellte Lymphoglobulin (Sangstat) (15 mg/kgKG pro Tag) oder – bei Unverträglichkeit des Pferdeserums oder als Zweitlinientherapie – das Kaninchenserum Thymoglobulin (Sangstat) (3,75 mg/kgKG), jeweils an den Tagen 1–5 i. v. über mehrere Stunden. Ciclosporin wird in einer Dosierung von 5 mg/kgKG täglich p. o. gegeben, aufgeteilt auf 2 Tagesdosen in Abständen von 12 h ab dem 1. Tag der ATG-Infusionen; weitere Dosen entsprechend dem Blutspiegel von Ciclosporin, der in den Konzentrationsbereich wie nach Nierentransplantation eingestellt werden sollte.
— Die Therapie mit ATG sollte nur von Ärzten durchgeführt werden, die Erfahrung mit Antikörpertherapie und möglichst auch mit ATG haben, da es bei fast allen Patienten zumindest am 1. Tag zu Nebenwirkungen kommt, die lebensbedrohlich sein können. Als Minimum ist vor und unter Therapie sicherzustellen:
  – epikutane Vortestung nach Empfehlungen des Herstellers; bei Auftreten systemischer Reaktionen ist die Therapie mit diesem Produkt kontraindiziert; ggf. Einsatz des Alternativprodukts oder Durchführung einer Desensibilisierung
  – Sicherstellung einer minimalen Thrombozytenzahl von 50/nl vor Beginn der Therapie und 30/nl zu jedem Zeitpunkt unter Therapie, da ATG antithrombozytäre Antikörper enthält
  – kontinuierliche Überwachung während der ersten Stunden der ATG-Infusion, abhängig von der Verträglichkeit auch an den Folgetagen; Bereitschaft zur Behandlung anaphylaktischer Reaktionen trotz fehlender Reaktionen bei der Vortestung; keine

- Transfusion von Blutprodukten parallel zur ATG-Infusion
- tägliche Blutbildkontrollen, vor und nach jeder ATG-Infusion
- Prämedikation mit Corticosteroid und Antihistaminikum; Corticosteroide (z. B. Methylprednisolon) routinemäßig in einer Dosierung von 1 mg/kgKG über 14 Tage mit anschließendem Ausschleichen bis zum Tag 28, als Antihistaminikum z. B. 1 Amp. Dimetindenmaleat (Fenistil)
- Patienten über die Möglichkeit und die Charakteristika einer Serumkrankheit informieren, meist an Tag 9–14, aber auch noch bis zu 4 Wochen später; Behandlung durch Erhöhung der Corticosteroiddosis
– Corticosteroidgabe nicht über den Tag 28 hinaus fortführen, da sie nur zur Kontrolle von Nebenwirkungen von ATG gegeben werden
– Ciclosporinnebenwirkungen kontrollieren, insbesondere Nephrotoxizität, Hepatotoxizität, Neuropathie, Gingivahyperplasie und Hypertrichose; Medikamenteninteraktionen beachten
– Ansprechen der ATG-Therapie i. Allg. erst nach etwa 2 Monaten (Spanne: 1–4 Monate)

Auf eine immunsuppressive Therapie sprechen 60–70 % der Patienten an, und nach 5 Jahren leben mit etwa 75 % vergleichbar viele Patienten wie nach allogener Stammzelltransplantation (Schrezenmeier et al. 2001). Die anfangs zweifellos weniger nebenwirkungsreiche Behandlung hat jedoch einige Nachteile gegenüber der allogenen Transplantation: Nur etwa 1/3 der langfristig überlebenden Patienten erreicht ein vollständig normales Blutbild; bei 35–45 % kommt es zu Rezidiven, die allerdings meist gut auf eine erneute immunsuppressive Therapie ansprechen (Frickhofen et al. 2003). Wurde Lymphoglobulin bei der Ersttherapie gut vertragen, kann unter intensiver Überwachung das gleiche Präparat gegeben werden. Anaphylaktische Reaktionen sind selten, da es nur in wenigen Fällen zu einer klinisch relevanten Sensibilisierung kommt. Bei schlechter anfänglicher Verträglichkeit sollte man in der Zweitlinientherapie auf das Kaninchenpräparat Thymoglobulin ausweichen. Die Rate von malignen Erkrankungen, vorwiegend myelodysplastischen Syndromen und akuten Leukämien, liegt mit 10–20 % nach 10 Jahren deutlich höher als nach Stammzelltransplantation (Socie et al. 2000). Als weitere klonale Erkrankung kann sich nach Immunsuppression mit einer Frequenz von etwa 25 % nach 15 Jahren auch eine paroxysmale nächtliche Hämoglobinurie entwickeln (Tichelli et al. 1994).

All dies führt dazu, dass langfristig mehr immunsuppressiv behandelte Patienten an aplastischer Anämie, Komplikationen der Therapie oder Folgeerkrankungen sterben als nach Stammzelltransplantation; die Überlebenskurve ist „instabiler" als nach Transplantation. Altersangaben in ◘ Abb. 64-1 dürfen daher nur als Anhaltszahlen verstanden werden, die sich abhängig von den aktuellen Therapieergebnissen ändern werden, wahrscheinlich zugunsten der Transplantation, d. h. in Richtung höherer Altersgrenzen.

Andere Behandlungsformen

Wichtigstes Ziel derzeitiger Transplantationsstudien ist die **Verbesserung der Ergebnisse nichtverwandter Transplantationen**. Ein Durchbruch ist bisher nicht gelungen.

Eine Reihe **alternativer immunsuppressive Therapiestrategien** wird geprüft. Das Immunsuppressivum Mycophenolatmofetil und ein Interleukin-2-Rezeptor-Antikörper waren bisher (2004) nicht überzeugend wirksam. Hochdosiertes Cyclophosphamid (200 mg/kgKG) war in den Händen einer Arbeitsgruppe in Boston hochwirksam (Brodsky et al. 2002), ist aber wegen erheblicher Morbidität in einer amerikanischen Phase-III-Studie (Tisdale et al. 2000) nicht als gesicherte Alternative zu ATG/Ciclosporin anzusehen.

Androgene, z. B. Metenolon, 2 mg/kgKG, können bei einzelnen Patienten Remissionen induzieren, werden aber wegen der Nebenwirkungen und geringeren Effektivität gegenüber immunsuppressiver Therapie nur bei Kontraindikationen gegen Standardprotokolle empfohlen. **Hoch dosierte Corticosteroide** sind unwirksam. **Hämopoetische Wachstumsfaktoren** dürfen nie alleine gegeben werden, da sie in dieser Form ineffektiv sind. Ihre Rolle als Komponente immunsuppressiver Protokolle wird weiter untersucht.

64.2 Isolierte Zytopenien

Grundlagen

Isolierte Zytopenien aus der hier vorgestellten Krankheitsgruppe betreffen nur **einzelne Zellreihen**. Bei dem Krankheitsbild der **isolierten aplastischen Anämie** (engl.: pure red cell aplasia = PRCA) besteht eine isolierte Anämie, bei der **amegakaryozytären Thrombopenie** (engl.: amegakaryocytic thrombocytopenic purpura = ATP) eine isolierte Thrombopenie und bei der extrem seltenen **isolierten Aplasie der Granulopoese** (engl.: pure white cell aplasia = PWCA) eine isolierte Granulozytopenie. Als Hinweis auf eine enge Verwandtschaft von Vorläuferzellen der Erythropoese und Thrombozytopoese sind gelegentlich diese beiden Zellreihen gleichzeitig betroffen (Croisille et al. 2001).

Pathogenetisch sind bei den erworbenen Formen der isolierten Zytopenien 3 Mechanismen von Bedeutung, aus denen sich die jeweilige Diagnostik und Therapiestrategie ergeben (◘ Tabelle 64-3). In der Pädiatrie sind noch die hier nicht behandelten angeborenen Zytopenien zu berücksichtigen. Am besten untersucht ist die Diamond-Blackfan-Anämie. Sie spricht in der Regel nur kurzzeitig auf eine immunmodulierende Therapie an und erfordert daher meist eine allogene Stammzelltransplantation (Vlachos et al. 2001).

◘ Tabelle 64-3. Pathogenese und Therapiestrategie isolierter Zytopenien

Erkrankung	Pathogenese	Diagnostik	Therapiestrategie
Isolierte aplastische Anämie	Parvovirus-B19-Infektion	Nachweis des Virusgenoms durch PCR oder andere molekulare Verfahren (Serologie unzuverlässig!)	Wiederherstellung von Immunkompetenz oder Immunglobulintherapie
Isolierte aplastische Anämie (Parvovirus-B19-negativ) Amegakaryozytäre Thrombopenie Pure White Cell Aplasia	Autoimmunreaktion (zellulär oder humoral) oder Malignom im Sinne eines myelodysplastischen Syndroms	Autoimmunreaktion: keine Diagnostik etabliert Malignom: Klassische und molekulare Zytogenetik	Autoimmunreaktion: Immunsuppression, z. B. mit Ciclosporin A Malignom: intensive Chemotherapie ohne/mit allogener Stammzelltransplantation

Allgemeine Therapieprinzipien

Die PRCA bei **chronischer Parvovirus-B19-Infektion** ist die pathogenetisch am besten verstandene und am einfachsten zu behandelnde Zytopenie. Grundlage der Anämie ist die Infektion erythropoetischer Vorläuferzellen durch das Virus in Kombination mit der Unfähigkeit des betroffenen Individuums, die Infektion durch Produktion neutralisierender Antikörper zu beenden. Jeder angeborene oder erworbene Immundefekt prädisponiert zu einer PRCA durch eine chronische Parvovirus-B19-Infektion. Therapie der Wahl ist es daher, entweder die Entwicklung einer Immunantwort zu unterstützen (z. B. durch Unterbrechung einer immunsuppressiven Therapie) oder passiv neutralisierende Antikörper zuzuführen (z. B. durch Infusion polyvalenter Immunglobuline) (Young et al. 2004).

Bei nicht offensichtlich immunkompromitierten Individuen ist eine isolierte Zytopenie meist Ausdruck einer **Autoimmunreaktion**. Diese kann Komponente einer definierten Autoimmunerkrankung, z. B. eines Lupus erythematodes oder einer rheumatoiden Arthritis sein. Daneben sind Zusammenhänge mit einer Fülle anderer Situationen beschrieben, von denen entzündliche oder neoplastischen Erkrankungen (z. B. eine CLL) und immunmodulierende Therapien am häufigsten sind. Therapie der Wahl ist eine immunsuppressive Behandlung, z. B. mit Ciclosporin A (Fisch et al. 2000; Raghavachar 1990).

Vor allem bei älteren Patienten steht die neoplastische Transformation einer hämopoetischen Vorläuferzelle unter dem Bild eines **myelodysplastischen Syndroms** (MDS) im Vordergrund differenzialdiagnostischer und -therapeutischer Überlegungen bei isolierter Zytopenie. Auch wenn eine Panzytopenie typische Folge eines MDS ist, kann anfangs eine Zellreihe ganz im Vordergrund stehen. Therapie der Wahl ist eine intensive Chemotherapie, in Abhängigkeit der Prognosefaktoren (z. B. Zytogenetik), gefolgt von dem Ersatz des erkrankten Knochenmarks durch eine allogene Stammzelltransplantation (Charles et al. 1996).

Therapie im Einzelnen

Bei PRCA als Folge einer chronischen Parvovirus-B19-Infektion ist zunächst immer zu prüfen, ob der **zugrunde liegende Immundefekt korrigierbar** ist. Typische Beispiele sind die (planmäßige) Beendigung einer zytostatischen Therapie, z. B. bei akuter lymphatischer Leukämie des Kindesalters, die kalkulierte Reduktion einer immunsuppressiven Therapie, z. B. bei rheumatoider Arthritis, oder die Einleitung einer hochaktiven antiretroviralen Therapie bei HIV-Infektion. Gibt man dem Organismus die Chance, selbst eine neutralisierende Immunantwort gegen Parvovirus B19 zu entwickeln, stellt dies die effektivste und v. a. auch anhaltende Therapie dieser Virusinfektion und damit auch der Anämie dar.

Handelt es sich um einen **nicht korrigierbaren Immundefekt** (oder auch als überbrückende Maßnahme bis zur Induktion einer endogenen Antikörperproduktion), ist die Zufuhr *polyvalenter Immunglobuline* sicher und hocheffektiv. Die Konzentration Parvovirus-B19-neutralisierender Antikörper ist wegen der hohen Prävalenz der Infektion unter den Plasmaspendern gleichbleibend hoch; die Überprüfung der Konzentration spezifischer Antikörper in einer Immunglobulin-Charge ist daher nicht notwendig. Bewährt hat sich eine Immunglobulindosierung von 2 g/kgKG über 2–5 Tage.

> **Praxistipp**
>
> Diese in Analogie zur Behandlung der Immunthrombopenie empfohlene Dosis liegt mit hoher Wahrscheinlichkeit selbst bei hochvirämischen Infektionen zu hoch. Es wird daher (rein empirisch) eine Halbierung auf 1 g/kgKG innerhalb von 1–2 Tagen empfohlen.

Ein Ansprechen der Anämie ist innerhalb von 2 Wochen an steigenden Retikulozytenzahlen zu erkennen. Bei anhaltendem Immundefekt ist eine regelmäßige, an der Halbwertszeit der Antikörper orientierte Erhaltungstherapie erforderlich, z.B. monatlich 0,4 g/kgKG (Koduri et al. 1999). Aus Kostengründen empfiehlt es sich, den individuellen Bedarf anhand wöchentlicher Retikulozytenmessungen zu ermitteln. Diese fallen ab, sobald der neutralisierende Effekt der Antikörper nachlässt und noch vor Entwicklung einer Anämie.

Gibt es Hinweise auf eine Autoimmunzytopenie, muss wiederum zunächst ein kausaler Therapieansatz geprüft werden (z.B. Resektion eines Thymoms, Beendigung einer Erythropoetintherapie bei Nachweis von Antikörpern gegen Erythropoetin). Ist dies nicht möglich, hat sich Ciclosporin A als erfolgreichste Ersttherapie bei vielen Formen isolierter Zytopenien durchgesetzt. Empfohlen wird eine Tagesdosis von 5 mg/kgKG, verteilt auf 2 Einzeldosen im Abstand von 12 h. Die Dosierung sollte nach etwa 1 Woche an die Ciclosporinspiegel im Blut und an evtl. Nebenwirkungen (v.a. Niereninsuffizienz, Hepatotoxizität, Neuropathie, Gingivahyperplasie, Hypertrichose) angepasst werden. Bei Ansprechen der Zytopenie, das bis zu etwa 4 Monaten dauern kann(!), empfiehlt sich eine Reduktion der Dosis auf das therapeutisch noch effektive Minimum, unabhängig von dem gemessenen Medikamentenspiegel.

Ist Ciclosporin A nicht effektiv, empfiehlt sich der sequenzielle Einsatz von Zweitlinientherapien, darunter Cyclophosphamid (ggf. auch hoch dosiert mit Stammzelltransplantation), Rituximab, ATG, Immunglobuline und Plasmaseparation. Vor allem bei älteren Patienten sollte bei Ineffektivät der Therapie wiederholt die Differenzialdiagnose eines MDS überprüft werden.

Die Zytopenie als Folge eines myelodysplastischen Syndroms ist am schwierigsten zu behandeln. Einzige kausale Therapie ist die Elimination der neoplastischen Hämopoese, was eine intensive zytostatische Therapie erfordert, nach Möglichkeit gefolgt von einer allogenen Stammzelltransplantation. Hämatopoetische Wachstumsfaktoren (Erythropoetin, G-CSF, Thrombopoetin) können in Einzelfällen effektiv sein, jedoch meist nur bei sehr hoher und damit kostspieliger Dosierung. Spricht die Zytopenie nach 1 Monat Therapie mit einem Wachstumsfaktor nicht an, sollte man diese Behandlung beenden. Mit zunehmendem Verständnis der Pathophysiologie von MDS wird man wahrscheinlich kausal angreifende medikamentöse Therapiestrategien entwickeln können, weshalb es im Falle einer MDS-assoziierten Zytopenie v.a. älterer Menschen immer ratsam ist, sich nach aktuellen Studienprotokollen zu erkundigen.

64.3 Paroxysmale nächtliche Hämoglobinurie

Grundlagen

Die paroxysmale nächtliche Hämoglobinurie (PNH) ist eine erworbene Stammzellerkrankung der Hämopoese. Als Folge von Mutationen im „PIG-A-Gen" auf dem kurzen Arm des X-Chromosoms wird ein Glykolipidmolekül nicht oder in zu geringer Menge exprimiert. Dieser sog. „GPI-Anker" ist die zentrale Verankerungsstruktur für viele funktionell wichtige Oberflächenmoleküle auf Erythrozyten, Thrombozyten und Leukozyten. Bei Fehlen des GPI-Ankers fehlen auch diese Oberflächenmoleküle, was zu einem sehr variablen klinischen Bild mit Hämolyseschüben, ungewöhnlichen Thrombosen (Abdomen, ZNS), Anämie, Blutungen und Infektionen führt (Hillmen et al. 1995; Socie et al. 1996).

Bei mehr als der Hälfte der PNH-Patienten finden sich Anämie, Granulozytopenie und/oder Thrombopenie, und 5–15% entwickeln eine Knochenmarkaplasie. Umgekehrt findet man bei der Mehrzahl der Patienten mit aplastischer Anämie (wie übrigens in geringer Zahl auch bei hämatologisch Gesunden) Zellen mit Oberflächenmerkmalen wie bei PNH; einige Patienten entwickeln auch typische klinische Symptome einer PNH. Diese offensichtliche Überlappung der beiden Erkrankungen im Sinne eines „Aplastische-Anämie-/PNH-Syndroms" hat eine Hypothese zu Pathomechanismen beider Erkrankungen generiert (immunologisch vermittelte Knochenmarkaplasie und klonale Evolution in einem aplastischen oder anderweitig abnormen Knochenmark) und ist Basis für ähnliche Therapiekonzepte bei aplastischer Anämie und PNH mit Knochenmarkaplasie (Young et al. 2002).

Allgemeine Therapieprinzipien

Kurativ wirksam ist nur eine allogene Knochenmarktransplantation. Alle anderen Maßnahmen sind nur symptomorientiert und können helfen, Komplikationen zu vermeiden. Den Spontanverlauf beeinflussen sie in der Regel nicht. Allenfalls ermöglichen sie das Erleben von Spontanremissionen, die bei 10–15% der Patienten vorkommen sollen (Hillmen et al. 1995). Die Möglichkeit von Spontanremissionen muss insbesondere bei der Planung aggressiver Therapien wie einer Stammzelltransplantation berücksichtigt werden.

Patienten, die nicht transplantiert werden, haben bisher eine mediane Überlebenszeit von 10–15 Jahren nach Diagnosestellung; fast 30% der Patienten überleben 25 Jahre; mindestens ein Drittel der Patienten verstirbt an PNH-unabhängigen Ursachen. Haupttodesursachen sind Thrombosen und Folgen der Panzytopenie. In etwa 3% der Fälle entwickelt sich ein MDS oder eine myeloische Leukämie.

Therapie im Einzelnen

Lebensbedrohliche Komplikationen (z.B. zerebrale oder wiederholte viszerale Thrombosen trotz Antikoagulation oder eine nicht beherrschbare Hämolyse) und die Entwicklung einer Knochenmarkaplasie mit Transfusionspflichtigkeit stellen prinzipiell eine Indikation zur allogenen Stammzelltransplantation dar. Es gelten die gleichen Entscheidungskriterien wie bei aplastischer Anämie (◘ Abb. 64-1).

Wesentliche Neuerung der symptomatischen Therapie ist die Entwicklung des monoklonalen Antikörpers Eculizumab zur Blockade der Complement-vermittelten Hämolyse von PNH-Erythrozyten. Der Antikörper bindet den Complementfaktor C5 und verhindert damit die Spaltung in C5a und C5b. Dadurch fällt weniger proinflammatorisch wirksames C5a an und es steht weniger C5b für die Bildung des „membran-attack complex" C5b–C9 bereit. Die Behandlung von 11 Patienten mit 1- bis 2-wöchigen Infusionen des Antikörpers reduzierte die Episoden von Hämoglobinurie um 96%, verringerte die Transfusionsfrequenz im Median von 1,8 auf 0 pro Monat und führte zu einer signifikanten Besserung der Lebensqualität (Hillmen et al. 2004). Der Antikörper steht seit 2004 im Rahmen von Studien zur Verfügung und wird voraussichtlich 2005 zur Therapie der hämolytischen PNH zugelassen. Es werden Impfungen, z. B. gegen Meningokokken empfohlen, da frühe Complementkomponenten für die Infektabwehr erforderlich sind und bisher unklar ist, ob das Complementsystem wirklich nur selektiv inaktiviert wird. Zu klären sind auch noch die genauen Kriterien zur Auswahl der Patienten für diese Therapie, und es ist noch nicht bekannt, welche Langzeitfolgen die vermutlich lebenslang erforderliche (und damit teure!) Therapie hat.

Patienten mit leichter Hämolyse können manchmal mit niedrig dosierten Corticosteroiden (5–15 mg) asymptomatisch gehalten werden. Sie können meist selbstständig durch eine Dosiserhöhung die z. B. durch Infektionen getriggerten Hämolyseschübe behandeln. Sind langfristig inakzeptabel hohe Corticosteroiddosen erforderlich, wird man zu der oben geschilderten Antikörpertherapie wechseln müssen. Von einer Splenektomie wird seit langem abgeraten, da die Operation Thrombosen der Abdominalvenen auslösen kann und nicht sicher wirksam ist.

Thrombosen sollten akut mit hochdosiertem Heparin oder (theoretisch besser) mit rTPA behandelt werden; anschließend schneller Übergang auf eine Dauerantikoagulation mit Dicumarolen. Wenn der PNH-Klon eine signifikante Menge der peripheren Zellen stellt (>50% der Granulozyten), wird eine Primärprophylaxe mit Dicumarolen empfohlen (Hall et al. 2003). Heparin sollte nicht als niedrig dosierte Prophylaxe eingesetzt werden, da es ebenso wie Thrombozytenaggregationshemmer Komplement aktivieren kann.

Bei Zytopenie und Knochenmarkaplasie ist der Versuch einer immunsuppressiven Therapie wie bei aplastischer Anämie indiziert. Die Ansprechraten liegen bei 20–40%. Wegen Bedenken hinsichtlich der Auslösung von PNH-typischen Komplikationen durch ATG wird von einigen Autoren eine alleinige Therapie mit Ciclosporin A empfohlen. Standard ist jedoch die Kombination von ATG und Ciclosporin wie bei aplastischer Anämie. Androgene können in Einzelfällen wirksam sein. Geprüft wird der Einsatz von Wachstumsfaktoren. Erythropoetin kann in Einzelfällen die Anämie durch Stimulation normaler Erythropoese bessern. Infekte müssen intensiv mit bakteriziden Breitspektrumantibiotika behandelt werden.

Sind Transfusionen erforderlich, gelten die gleichen Regeln wie bei aplastischer Anämie (Abschnitt 64.1). Entgegen früheren Empfehlungen müssen die Konzentrate nicht gewaschen werden. Die vorwiegend intravasale Hämolyse kann einen Eisenmangel und die ineffektive Hämopoese einen Folsäuremangel verursachen, die ausgeglichen werden müssen.

 Cave
Intravenöse Eisensubstitution kann eine Hämolyse induzieren, daher nur oral substituieren!

Evidenz der Therapieempfehlungen

	Evidenzgrad	Empfehlungsgrad
Aplastische Anämie		
Stammzelltransplantation	A	I
Immunsuppressive Therapie	A	I
CMV-negative Blutprodukte bei negativer CMV-Serologie	B	I
Bestrahlung von Blutprodukten	C	IIa
Granulozytentransfusion bei Infektionen	C	IIa
Orale antimikrobielle Prophylaxe	C	IIa
Suppression der Menstruation	C	I
Chelattherapie	B	I
Isolierte Zytopenien		
Immunglobuline bei Anämie durch Parvovirus-B19-Infektion	B	I

	Evidenzgrad	Empfehlungsgrad
Paroxysmale nächtliche Hämoglobinurie		
Stammzelltransplantation bei PNH	C	IIa
Therapie von hämolytischer PNH mit einem Antikörper gegen C5	B	I
Corticosteroide als Therapieoption	B	IIa
Marcumar zur Prophylaxe von Thrombosen	B	I
Immunsuppressive Therapie (ohne ATG)	C	IIa
Erythropoetin als Therapieoption	C	IIa

Leitlinien – Adressen – Tipps

Leitlinien und Internetadressen

Working Party Aplastic Anemia der European Group for Blood and Marrow Transplantation: www.ebmt.org/EBMTNEW/5WorkingParties/AAWP/wparties-aa.html

Zusammenschluss von Aplastische Anämie-Experten, die Therapiestrategien in Europa entwickeln. Hinweise auf Therapiestandards und Studien.

Arbeitsgemeinschaft Infektionen in der Hämatologie und Onkologie: http://ww.dgho-infektionen.de/agiho/content/

Leitlinien zur Therapie von Infektionen bei zytopenischen Patienten.

Weitere Informationen für Ärzte finden sich als Links auf den Seiten der Selbsthilfegruppen.

Tipps für Patienten

Deutsche Selbsthilfegruppe Aplastische Anämie: http://www.aplastische-anaemie.de/

Größte deutsche Selbsthilfegruppe zu Bluterkrankungen, u. a. auch zur aplastischen Anämie und anderen seltenen Knochenmarkerkrankungen: http://leukaemie-hilfe.de/

Amerikanische Selbsthilfegruppe. Informationen zur aplastischer Anämie und zu Myelodysplastischen Syndromen: www.aamds-international.org/

Literatur

Bacigalupo A, Brand R, Obeto R, Bruno B, Socié G, Passweg J, Locasciulli A, van Lint MT, Tichelli A, McCann S, March J, Ljungman P, Hows J, Marin P, Schrezenmeier H (2000) Treatment of acquired aplastic anemia: Bone marrow transplantation compared with immunsuppressive therapy – the European Group for Blood and Marrow Transplantation experience. Semin Hematol 37: 69–80

Brodsky RA, Sensenbrenner LL, Smith BD, Dorr D, Seaman PJ, Lee SM, Karp JE, Brodsky I, Jones RJ (2001) Durable treatment-free remission after high-dose cyclophosphamide therapy for previously untreated severe aplastic anemia. Ann Intern Med 135: 477–483

Charles RJ, Sabo KM, Kidd PG, Abkowitz JL (1996) The pathophysiology of pure red cell aplasia: implications for therapy. Blood 87: 4831–4838

Croisille L, Tchernia G, Casadevall N (2001) Autoimmune disorders of erythropoiesis. Curr Opin Hematol 8: 68–73

Deeg HJ, Leisenring W, Storb R, Nims J, Flowers ME, Witherspoon RP, Sanders J, Sullivan KM (1998) Long-term outcome after marrow transplantation for severe aplastic anemia. Blood 91: 3637–3645

Fisch P, Handgretinger R, Schaefer HE (2000) Pure red cell aplasia. Br J Haematol 111: 1010–1022

Frickhofen N, Heimpel H, Kaltwasser JP, Schrezenmeier H (2003) Antithymocyte globulin with or without cyclosporin A: 11-year follow-up of a randomized trial comparing treatments of aplastic anemia. Blood 101: 1236–1242

Frickhofen N, Rosenfeld SJ (2000) Immunsuppressive treatment of aplastic anemia with antithymocyte globulin and cyclosporine. Semin Hematol 37: 56–68

Hall C, Richards S, Hillmen P (2003) Primary prophylaxis with warfarin prevents thrombosis in paroxysmal nocturnal hemoglobinuria (PNH). Blood 102: 3587–3591

Heimpel H (1996) When should the clinician suspect a drug-induced blood dyscrasia, and how should he proceed? Eur J Haematol Suppl 60: 11–15

Hillmen P, Hall C, Marsh JCW, Elebute M, Bombara MP, Petro BE, Cullen MJ, Richards SJ, Rollins SA, Mojcik CF, Rother RP (2004) Effect of eculizumab on hemolysis and transfusion requirements in patients with paroxysmal nocturnal hemoglobinuria. N Engl J Med 350: 552–559

Hillmen P, Lewis SM, Bessler M, Luzzato L, Dacie JV (1995) Natural history of paroxysmal nocturnal hemoglobinuria. N Engl J Med 333: 1253–1258

Koduri PR, Kumapley R, Valladares J, Teter C (1999) Chronic pure red cell aplasia caused by parvovirus B19 in AIDS: use of intravenous immunoglobulin – a report of eight patients. Am J Hematol 61: 16–20

Marsh JC, Ball SE, Darbyshire P, Gordon-Smith EC, Keidan AJ, Martin A, McCann SR, Mercieca J, Oscier D, Roques AW, Yin JA (2003) Guidelines for the diagnosis and management of acquired aplastic anaemia. Br J Haematol 123: 782–801

Raghavachar A (1990) Pure red cell aplasia: Review of treatment and proposal for a treatment strategy. Blut 61: 47–51

Schrezenmeier H, Passweg J, Bacigalupo A, Bruno B, Oneto R, Barge R, Frickhofen N, Führer M, Hows J, Ljungman P, Locasciulli A, Marsh J, Marin P, McCann S, Socie G, Raghavachar A, van't Veer E, Tichelli A (2001) The EBMT Aplastic Anaemia Registry: Report 2001. 27th Annual Meeting European Group for Blood and Marrow Transplantation, Maastricht, The Netherlands, March 25–28, 2001

Schrezenmeier H et al. (2004) The EBMT Aplastic Anaemia Registry: Report 2004, 30th Annual Meeting European Group for Blood and Marrow Transplantation, Barcelona, Spanien. www.ebmt.org

Socie G, Mary JY, de Gramont A, Rio B, Leporrier M, Rose C, Heudier P, Rochant H, Cahn JY, Gluckman E (1996) Paroxysmal nocturnal haemoglobinuria: long-term follow-up and prognostic factors. French Society of Haematology. Lancet 348: 573–577

Socie G, Rosenfeld S, Frickhofen N, Gluckman E, Tichelli A (2000) Late clonal diseases of treated aplastic anemia. Semin Hematol 37: 91–101

Storb R, Blume KG, O'Donnell MR, Chauncey T, Forman SJ, Deeg HJ, Hu WW, Appelbaum FR, Doney K, Flowers ME, Sanders J, Leisenring W (2001) Cyclophosphamide and antithymocyte globulin to condition patients with aplastic anemia for allogeneic marrow transplantations: the experience in four centers. Biol Blood Marrow Transplant 7: 39–44

Tichelli A, Gratwohl A, Nissen C, Speck B (1994) Late clonal complications in severe aplastic anemia. Leuk Lymphoma 12: 167–175

Tisdale JF, Maciejewski JP, Nunez O, Rosenfeld SJ, Young NS (2002) Late complications following treatment for severe aplastic anemia (SAA) with high-dose cyclophosphamide (Cy): follow-up of a randomized trial. Blood 100: 4668–4670

Vlachos A, Federman N, Reyes-Haley C, Abramson J, Lipton JM (2001) Hematopoietic stem cell transplantation for Diamond Blackfan anemia: a report from the Diamond Blackfan Anemia Registry. Bone Marrow Transplant 27: 381–386

Young NS, Brown KE (2004) Parvovirus B19. N Engl J Med 350: 586–597

Young NS, Maciejewski JP, Sloand E, Chen G, Zeng W, Risitano A, Miyazato A (2002) The relationship of aplastic anemia and PNH. Int J Hematol 76 (Suppl 2): 168–172

65 Myelodysplastische Syndrome

C. Aul, U. Germing, A. Giagounidis

65.1 Grundlagen – 1091

65.2 Therapie – 1093
65.2.1 Allgemeine Therapieprinzipien – 1093
65.2.2 Therapieverfahren im Einzelnen – 1094

Literatur – 1098

Myelodysplastische Syndrome (MDS) bilden eine heterogene Gruppe erworbener klonaler Stammzellerkrankungen, die bevorzugt im höheren Lebensalter auftreten (Altersgipfel 60–70 Jahre). Leitbefund der Krankheitsgruppe ist eine periphere Mono-, Bi- oder Panzytopenie bei normalem oder erhöhtem Zellgehalt des Knochenmarks. Die Verminderung peripherer Blutzellen resultiert aus einer schon morphologisch erkennbaren Reifungsstörung der Hämatopoese, die im klassischen Fall alle 3 blutbildenden Zellsysteme betrifft.

MDS sind relativ häufige Erkrankungen. Die jährliche Neuerkrankungsrate in der Bevölkerung wird auf 4–13/100.000 geschätzt. Jenseits des 70. Lebensjahrs betragen die Inzidenzraten 20–50/100.000 pro Jahr (Aul et al. 1992). Aufgrund der zunehmenden Überalterung der Bevölkerung muss in den nächsten Jahren mit einem weiteren Krankheitsanstieg gerechnet werden. Haupttodesursachen sind infektiöse und hämorrhagische Komplikationen sowie Transformation in akute myeloische Leukämien (AML). Derzeit sind bei der International MDS Foundation 295 Studien registriert, die sich v. a. mit einer Verbesserung der Behandlungsmöglichkeiten myelodysplastischer Syndrome beschäftigen.

65.1 Grundlagen

FAB- und WHO-Klassifikation. Nach ätiologischen Gesichtspunkten werden primäre (de novo) und sekundäre (therapieinduzierte) Krankheitsformen abgegrenzt. Nach der FAB-Klassifikation (Bennett et al. 1982) werden unter Berücksichtigung des Blastenanteils in Knochenmark und Blut, der Nachweisbarkeit von Ringsideroblasten und Auer-Stäbchen sowie der absoluten Monozytenzahl im peripheren Blut 5 morphologische Untergruppen unterschieden (◘ Tabelle 65-1). In der neuen WHO-Klassifikation (Jaffe et al. 2001), die in den nächsten Jahren an Bedeutung gewinnen wird, werden 8 Untergruppen eines MDS unterschieden (◘ Tabelle 65-2). Refraktäre Anämie (RA) und refraktäre Anämie mit Ringsideroblasten (RARS) werden unter Berücksichtigung dysplastischer Merkmale in Knochenmark- und Blutausstrichen in Einlinien-MDS (Beteiligung der erythropoetischen Zellreihe) und Mehrlinien-MDS (Beteiligung von mindestens 2 Zellreihen der Hämatopoese, refraktäre Zytopenie mit multilineärer Dysplasie, RCMD oder RCMD-RS) getrennt. Die heterogene Gruppe der refraktären Anämien mit Blastenvermehrung (RAEB) wird unter Berücksichtigung eines medullären Blastenanteils von 10 % in 2 Subtypen (RAEB-1 und RAEB-2) aufgeteilt. Die RAEB-T-Gruppe (refraktäre Anämie mit Blastenexzess in Transformation) wird als AML klassifiziert. Auch Patienten mit chronisch myelomonozytärer Leukämie (CMML) werden in der neuen WHO-Klassifikation aus der Krankheitsgruppe der MDS ausgegliedert.

Risikostratifikation. Wesentliches Merkmal myelodysplastischer Syndrome ist ihre prognostische Heterogenität. Die prognostische Bedeutung der FAB-Klassifikation (◘ Abb. 65-1, 65-2) beruht im Wesentlichen auf dem un-

◘ **Tabelle 65-1.** Morphologische Einteilung myelodysplastischer Syndrome (FAB-Klassifikation)

Subtyp	Blastenanteil		Weitere Veränderungen
	Blut	Knochenmark	
Refraktäre Anämie (RA)	<1 %	<5 %	
Refraktäre Anämie mit Ringsideroblasten (RARS)	<1 %	<5 %	>15 % Ringsideroblasten im Knochenmark
Refraktäre Anämie mit Blastenvermehrung (RAEB)	<5 %	5–20 %	
Chronische myelomonozytäre Leukämie (CMML)	<5 %	5–20 %	periphere Monozytose (>100/µl)
RAEB in Transformation	>5 %	21–30 %	fakultativ Auer-Stäbchen

◘ **Tabelle 65-2.** Morphologische Einteilung myelodysplastischer Syndrome (WHO-Klassifikation)

Subtyp	Blastenanteil		Weitere Veränderungen
	Blut	Knochenmark	
Refraktäre Anämie (RA)	<1%	<5%	<15% Ringsideroblasten im Knochenmark
Refraktäre Anämie mit Ringsideroblasten (RARS)	<1%	<5%	>15% Ringsideroblasten im Knochenmark
Refraktäre Zytopenie mit multilineärer Dysplasie (RCMD)	<1%	<5%	dysplastische Veränderungen in >10% der Knochenmarkzellen in mindestens 2 Zellreihen <15% Ringsideroblasten im Knochenmark
Refraktäre Zytopenie mit multilineärer Dysplasie und Ringsideroblasten (RCMD-RS)	<1%	<5%	Dysplastische Veränderungen in >10% der Knochenmarkzellen in mindestens 2 Zellreihen >15% Ringsideroblasten im Knochenmark
Refraktäre Anämie mit Blastenvermehrung (RAEB-1)	<5%	5–9%	Einlinien- oder Mehrlinien-MDS
Refraktäre Anämie mit Blastenvermehrung (RAEB-2)	5–19%	10–19%	Einlinien- oder Mehrlinien-MDS fakultativ Auer-Stäbchen
MDS mit isoliertem 5q⁻-Defekt (5q⁻-Syndrom)	<5%	<5%	Dysmegakaryopoese (mononukleäre Megakaryozyten)
Unklassifizierbares MDS	<1%	<5%	Einlinien-MDS

terschiedlichen Blastenanteil der morphologischen Subgruppen. Während Patienten mit refraktärer Anämie (RA) oder refraktärer Anämie mit Ringsideroblasten (RARS) mehrere Jahre nach Diagnosestellung überleben können, weisen Patienten mit fortgeschrittenem MDS (RAEB oder RAEB-T) eine deutlich verkürzte Lebenserwartung auf. Neben der Blasteninfiltration des Knochenmarks besitzen noch andere Parameter einen ungünstigen Einfluss auf Überlebenswahrscheinlichkeit und AML-Transformationsrate (◘ Übersicht 65-1).

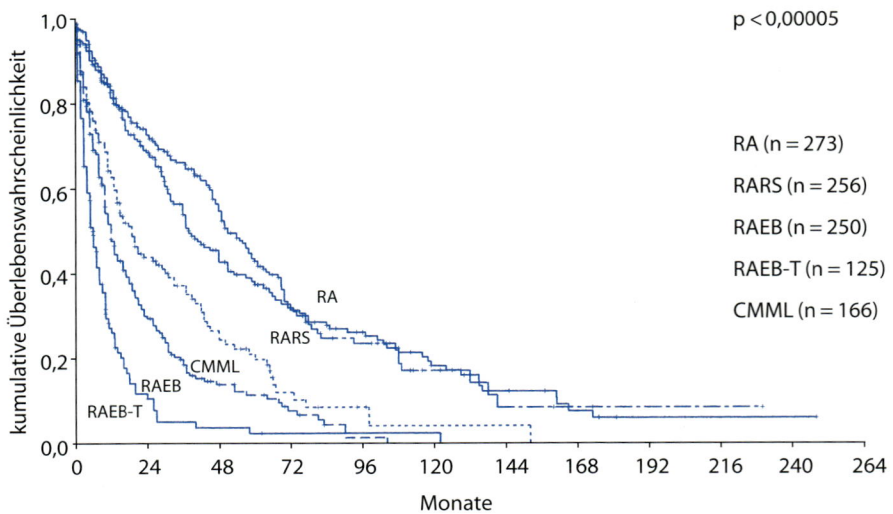

◘ **Abb. 65-1.** Kumulative Überlebenswahrscheinlichkeiten verschiedener FAB-Gruppen. Der Auswertung liegen 1070 unbehandelte MDS-Patienten zugrunde, die zwischen 1970 und 1996 im Düsseldorfer MDS-Register erfasst und ausssschließlich mit supportiven Maßnahmen behandelt wurden. RA: Patienten mit refraktärer Anämie; RARS: Patienten mit refraktärer Anämie und Ringsideroblasten; RAEB: Patienten mit refraktärer Anämie und Blastenvermehrung; RAEB-T: Patienten mit refraktärer Anämie und Blastenvermehrung in Transformation; CMML: chronische myelomonozytäre Leukämie

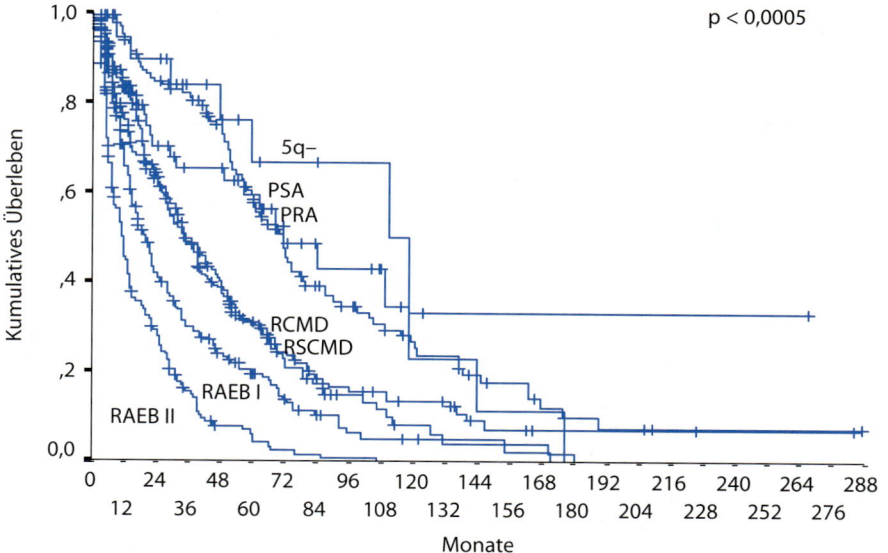

Abb. 65-2. Kumulative Überlebenswahrscheinlichkeit, bezogen auf die neue WHO-Klassifikation der myelodysplastischen Syndrome. 5q-: Patienten mit 5q-Syndrom; PRA: Patienten mit refraktärer Anämie; PSA: Patienten mit refraktärer Anämie mit Ringsideroblasten; RCMD: Patienten mit refraktärer Zytopenie mit Multiliniendysplasie; RSCMD: Patienten mit refraktärer Anämie mit Multiliniendysplasie und Ringsideroblasten; RAEB I: Patienten mit refraktärer Anämie mit Blastenvermehrung (5–9%); RAEB II: Patienten mit refraktärer Anämie mit Blastenvermehrung (10–19%).

Übersicht 65-1
Faktoren für eine ungünstige Prognose bei myelodysplastischen Syndromen

- hohes Alter bei Diagnosestellung
- frühere Chemo- und Radiotherapie (sekundäres MDS)
- Ausprägung der peripheren Zytopenie
- erhöhte LDH-Serumwerte
- hohe Anzahl dysplastischer Zelllinien im Knochenmark
- Expression bestimmter Oberflächenmarker (CD13, CD33, CD34, CD95b)
- histologischer Nachweis von atypisch lokalisierten unreifen Vorläuferzellen (ALIP)
- Auftreten bestimmter Chromosomenanomalien (insbesondere Monosomie 7, 7q⁻ und komplexe Aberrationen)
- Nachweis molekulargenetischer Veränderungen (z. B. RAS-Mutationen)
- defektes Wachstum der granulomonopoetischen Progenitorzellen in der In-vitro-Knochenmarkkultur

65.2 Therapie

65.2.1 Allgemeine Therapieprinzipien

Allgemeine Therapieziele sind:
- Verminderung bzw. Therapie zytopeniebedingter Krankheitssymptome wie Anämie, Blutungen und Infektionen durch Blutzellsubstitution und frühzeitige antibiotische Behandlung, immunmodulatorische Maßnahmen, Behandlung mit hämatopoetischen Wachstumsfaktoren und anderen Differenzierungsinduktoren sowie antiangiogenetische Therapie
- in fortgeschrittenen MDS-Stadien Blastenreduktion bzw. -elimination durch palliative Chemotherapie, aggressive Polychemotherapie oder Knochenmarktransplantation

Gesicherte Behandlungsrichtlinien sind bislang nur in Ansätzen erkennbar. Hauptursachen hierfür sind Unsicherheiten in der Bewertung verschiedener Therapiestrategien (Übersicht 65-2), prognostische Heterogenität der MDS und Komorbidität der meist älteren Patienten. Prospektive randomisierte Therapiestudien wurden bei dieser Krankheitsgruppe nur selten durchgeführt. Aus diesem Grunde erreichen bisherige Therapieempfehlungen allenfalls den Evidenzgrad IIA (Evidenz aufgrund von übereinstimmenden Ergebnissen nichtkontrollierter Studien). Diese unbefriedigende Einschätzung der Validität verschiedener Therapieansätze wird in den nächsten Jahren korrigiert werden.

Tabelle 65-3. International MDS Risk Score (IPSS) zur prognostischen Bewertung von MDS Patienten

Kriterium	Punktzahl				
	0	0,5	1	1,5	2,0
Medullärer Blastenanteil (%)	0–4	5–10	–	11–20	21–29
Anzahl der peripheren Zytopenien[a]	0–1	2–3	–	–	–
Zytogenetische Risikogruppe[b]	niedrig	mittel	hoch	–	–

Risikogruppenzuordnung	Score
Niedriges Risiko	0
Intermediäres Risiko I	0,5–1
Intermediäres Risiko II	1,5–2
Hohes Risiko	≥2,5

[a] Thrombozyten < 100.000/µl, Hämoglobin < 10 g/dl, Granulozyten < 1500/µl.
[b] niedriges Risiko: normaler Karyotyp, 5q⁻, 20q⁻, -Y; hohes Risiko: komplexe Karyotypveränderungen (≥ 3 Anomalien), Chromosom-7-Defekte; mittleres Risiko: alle anderen Anomalien

Trotz der gegenwärtigen Unsicherheiten über die optimale Behandlung von MDS-Patienten besteht allgemeiner Konsens darin, dass die Therapieintensität grundsätzlich dem Krankheitsstadium (Risiko-Score, ▶ unten) angepasst werden sollte. Die Prognose von RAEB- und RAEB-T-Patienten z. B. ist bei natürlicher Krankheitsentwicklung so schlecht (mediane Überlebenszeiten 4–18 Monate), dass bei jüngeren Patienten die Einleitung einer aggressiven Chemotherapie gerechtfertigt ist. Darüber hinaus muss die Therapieentscheidung von anderen individuellen Patientenmerkmalen (klinische Symptomatik, Alter, Allgemeinzustand, Vorliegen nichthämatologischer Begleitkrankheiten, Abschätzung möglicher Therapienebenwirkungen u. a.) abhängig gemacht werden.

Score-Systeme. Zur Risikostratifikation von Patienten sind in den letzten Jahren mehrere Scoring-Systeme entwickelt worden (Aul et al. 1992; Mufti et al. 1985). Der International MDS Risk Score (IPSS) ist ein neues Scoring-System (Greenberg et al. 1997), das die Patienten unter Berücksichtigung von hämatologischen und zytogenetischen Prognosefaktoren in 4 Risikogruppen aufteilt (Tabelle 65-3). Behandlungsentscheidungen werden heute zunehmend an den Risikogruppen solcher Scoring-Systeme ausgerichtet. Dadurch wurde die frühere Bedeutung einer rein morphologisch orientierten MDS-Klassifikation relativiert.

65.2.2 Therapieverfahren im Einzelnen

Einen Überblick über die verschiedenen zum Einsatz kommenden Therapieverfahren gibt Übersicht 65-2.

Übersicht 65-2
Therapieoptionen bei Patienten mit myelodysplastischen Syndromen

- Supportive Maßnahmen
  - Blutzellsubstitution
  - Antibiotika
- Vitamine
  - Pyridoxin
- Hormone und Differenzierungsinduktoren
  - Androgene
  - Danazol
  - Retinoide
  - Calcitriol
  - Interferone
- Eisenchelatbildner
  - Deferoxamin
  - Deferiprone
- Hämatopoetische Wachstumsfaktoren
  - GM-CSF, G-CSF
  - Interleukin 3
  - Erythropoetin (Epo)
  - Kombinationen (z. B. G-CSF und Epo)
  - Interleukin 2
- Immunmodulatorische Therapie
  - Antithymozytenglobulin (ATG)
  - Antilymphozytenglobulin (ALG)
  - Ciclosporin A

- Antiangiogenetische Therapie
  - Thalidomid
  - CC 5013

- Palliative Chemotherapie
  - Cytosin-Arabinosid
  - 5-Azacytidin
  - Decitabin
  - Hydroxycarbamid
  - Idarubicin
  - Etoposid

- Aggressive Chemotherapie
  - Polychemotherapie

- Stammzelltransplantation
  - allogene Transplantation mit HLA-identischem Familienspender
  - autologe Transplantation
  - Fremdspendertransplantation

Supportive Therapie

Supportive Maßnahmen sind Standardtherapie in allen Krankheitsstadien. Hierzu gehören die **Erythrozytensubstitution** (gefilterte Erythrozytenkonzentrate, grundsätzlich zurückhaltender Einsatz wegen Gefahr der sekundären Hämosiderose und Antikörperinduktion) und **Thrombozytensubstitution** (wegen Gefahr der Alloimmunisierung nur bei schweren Blutungen indiziert, nach Möglichkeit HLA-angepasste Einzelspenderkonzentrate verwenden).

Bei infektiösen Komplikationen sollte zunächst der Versuch der Infektlokalisation und Erregersicherung unternommen werden. Bei schweren, ätiologisch ungeklärten Infektionen empfiehlt sich eine „blinde" Initialtherapie mit einer bakteriziden Antibiotikakombination. Die prophylaktische Gabe von Antibiotika ist nicht indiziert.

Nichtsteroidale Antiphlogistika und andere die Blutungsneigung verstärkende Medikamente sollten bei thrombozytopenischen MDS-Patienten nicht verabreicht werden.

Vitamine

Trotz der gelegentlich eindrucksvollen megaloblastären Veränderungen der Erythropoese ist eine Behandlung mit Folsäure- oder Vitamin-B_{12}-Präparaten bei MDS-Patienten wirkungslos. Traditionell wird bei Patienten mit RARS ein Therapieversuch mit **Vitamin B_6** empfohlen (Pyridoxin, 100–150 mg pro Tag p.o. über 3 Monate). Im eigenen Krankengut an über 200 Patienten mit sideroblastischer Anämie wurde aber in keinem Fall ein Ansprechen beobachtet.

Hormone und Differenzierungsinduktoren

Cave

Glucocorticoide sind beim MDS wirkungslos und wegen der deutlich gesteigerten Infektanfälligkeit (Pilzinfektionen!) kontraindiziert.

Anabole Steroide, z. B. Danazol, 400–600 mg pro Tag p.o., sind gelegentlich bei Patienten mit begleitender Immunthrombozytopenie mit Erfolg eingesetzt worden. Wegen der möglichen Nebenwirkungen (Leberfunktionsstörung, Flüssigkeitsretention, Virilisierungserscheinungen) sollte grundsätzlich nur ein zeitlich begrenzter Therapieversuch (3 Monate) durchgeführt werden.

Retinoide (z. B. 13-cis-Retinsäure oder all-trans-Retinsäure) besitzen keinen gesicherten klinischen Stellenwert in der MDS-Behandlung. Bei Patienten mit isoliertem 5q-Defekt sind gelegentlich mit all-trans-Retinsäure Vollremissionen erzielt worden.

Eisenchelatbildner

Eisenchelatbildner werden bei transfusionspflichtigen Patienten mit günstiger Langzeitprognose (frühe MDS-Stadien, besonders RARS) eingesetzt, um das Risiko einer prognostisch bedeutsamen sekundären Hämosiderose zu vermindern. Bei Patienten in fortgeschrittenen Krankheitsstadien mit ungünstiger Lebenserwartung oder in stark geschwächtem Allgemeinzustand ist eine Eisenchelattherapie in der Regel nicht angezeigt. Standardmedikament ist das nur parenteral applizierbare **Deferoxamin**, das wegen seiner kurzen Plasmahalbwertszeit kontinuierlich intravenös oder subkutan infundiert werden muss (Dosis 25–50 mg/kgKG über 8–12 h an mindestens 5 Tagen der Woche). Neuere Arbeiten haben gezeigt, dass Deferoxamin ohne Wirkungsverlust auch in Form 12-stündlicher subkutaner Bolusgaben verabreicht werden kann.

Ziel der Chelattherapie ist eine Stabilisierung des Körpereisens auf 3–5 g (Normalisierung der Serumferritinspiegel). Manifeste kardiale und hepatische Organschäden können sich unter konsequenter Deferoxamintherapie zurückbilden. Gelegentlich ist auch über eine Verbesserung der erythropoetischen Zellproduktion mit Wiederanstieg der Hämoglobinkonzentrationen berichtet worden. Mögliche Nebenwirkungen sind Netzhautschädigungen (Gesichtsfeldeinschränkung, Nachtblindheit), Hochtonschwerhörigkeit, Anaphylaxie, Lokalreaktionen und Begünstigung opportunistischer Infektionen.

Der orale Eisenchelator Deferipron ist kommerziell erhältlich. Da als Nebenwirkung Neutropenien beschrieben wurden, sind regelmäßige Blutbildkontrollen unter Therapie notwendig. Deferipron ist in Deutschland nur für die Behandlung der Thalassaemia-major-induzierten Hämosiderose zugelassen, wenn Deferoxamin stark toxisch wirkt.

Hämatopoetische Wachstumsfaktoren

Die Wirksamkeit von GM-CSF, G-CSF, IL-3 und Erythropoetin wurde bislang überwiegend in Phase-I/II-Studien geprüft (Ganzer u. Hoelzer 1996). Die bisherigen Ergebnisse rechtfertigen nicht ihren Einsatz außerhalb klinischer Studien. Eine Überlegenheit gegenüber rein supportiven Therapiemaßnahmen ist bislang nicht gesichert. Die Kombination von **Erythropoetin** (3-mal 10.000 IU pro Woche s.c.) und **G-CSF** (3-mal 1-2 µg/kgKG pro Woche s.c.) führt bei etwa 50 % der Patienten mit refraktärer Anämie mit Ringsideroblasten zu einem signifikanten Hämoglobinanstieg und Transfusionsfreiheit (Hellström-Lindberg et al. 1997). Neuere Dareichungsformen hämatopoetischer Wachstumsfaktoren (Verwendung pegylierter Produkte) sind bislang noch nicht bei MDS-Patienten geprüft worden.

 Cave
Grundsätzlich muss bei Therapie mit myeloischen Zytokinen das potenzielle Risiko eines beschleunigten Übergangs in eine akute myeloische Leukämie berücksichtigt werden.

Dieser Therapieansatz ist außerdem durch parenterale Applikationsform und extrem hohe Behandlungskosten belastet.

Immunmodulatorische Therapie

Neuere Erkenntnisse, nach denen T-Lymphozyten durch Freisetzung proapoptotischer Zytokine (v. a. TNF-α) zur Entwicklung der hämatopoetischen Insuffizienz beitragen und im Zusammenspiel mit anderen Mediatoren den Prozess der genetischen Instabilität hämatopoetischer Stammzellen beschleunigen können, haben zum Einsatz von Immunsuppressiva bei MDS-Patienten geführt. In bisherigen Phase-I/II-Studien wurden **Antithymozytenglobulin** (ATG), **Antilymphozytenglobulin** (ALG) und **Ciclosporin** A geprüft. Außerdem sind erste Studien publiziert worden, in denen der Stellenwert einer Therapie mit löslichem **TNF-Antagonisten** (Enbrel) geprüft wurde. Die Ansprechraten einer immunmodulatorischen Therapie bei MDS-Patienten betragen 35–80 %. In der bislang größten Studie, in der 61 MDS-Patienten mit substitutionspflichtiger Anämie oder Thrombozytopenie mit ATG (40 mg/kgKG pro Tag i. v. an 4 Tagen) behandelt wurden, kam es bei 33 % zur Transfusionsfreiheit und bei 56 % der Patienten zu einem relevanten Thrombozytenanstieg. Ansprechen auf immunmodulatorische Therapie war mit einem signifikanten Überlebensvorteil verbunden (4-Jahres-Überlebensraten: Responder 95 % vs. Non-Responder 45 %).

Ähnlich wie bei Patienten mit aplastischer Anämie ist der Erfolg einer immunsuppressiven Behandlung oft erst nach mehreren Wochen bis Monaten erkennbar. Prädiktive Parameter für eine erfolgreiche Therapie sind hypoplastisches MDS, MDS mit geringen Dysplasiezeichen, jüngeres Patientenalter, kurze Dauer der Transfusionspflichtigkeit, ausgeprägte Thrombozytopenie, Nachweis von HLA-DR15 und normaler Karyotyp. Phase-III-Studien, die eine Überlegenheit dieses Therapieansatzes gegenüber supportiven Maßnahmen zeigen, fehlen bislang.

Antiangiogenetische Therapie

MDS-Patienten weisen im Vergleich zu Gesunden eine erhöhte Gefäßdichte im Knochenmark auf, die mit Progression der Neoplasie weiter zunimmt. Auf diese Beobachtungen gründen sich Ansätze zur antiangiogenetischen Behandlung von MDS-Patienten. **Thalidomid** hemmt die Angiogenese und konnte bereits erfolgreich in die Behandlung anderer hämatopoetischer Neoplasien integriert werden. Große Hoffnungen gründen sich auf das Thalidomid-Analogon CC5013, das neben antiangiogenetischen auch immunmodulatorische, zytokinhemmende und direkte toxische Effekte auf die maligne Zellpopulation ausübt. Insbesondere bei frühen MDS-Formen mit limitierten Blastenanteil konnten Phase-I/II-Studien erstaunlich hohe Remissionsraten für Erythrozytentransfusionspflichtigkeit aufzeigen. Besonders günstig scheinen Patienten mit 5q-Syndrom anzusprechen.

Palliative Chemotherapie

Die unter dem Konzept der „Differenzierungsinduktion" eingeführte Niedrigdosistherapie mit **Cytosinarabinosid** (Cytarabin, „low-dose" Ara-C) führt nur bei einem kleinen Teil der Patienten zu kompletten Remissionen (15–20 %) und ist bei unkritischem Einsatz mit erheblichen Nebenwirkungen verbunden (Letalität 10–25 %). Prädiktive Parameter für den Therapieerfolg sind nicht bekannt. Bei fast 90 % der Patienten kommt es unter Behandlung zu einer Verstärkung der Panzytopenie, die den Einsatz intensiver supportiver Maßnahmen erforderlich machen kann. In randomisierten Studien (low-dose Ara-C vs. supportive Therapie) konnte kein Überlebensvorteil für die Ara-C-Behandlung nachgewiesen werden.

5-Azacytidin und **5-Aza-2'-Deoxycytidin** (**Decitabin**) sind Pyrimidinanaloga, die in nichtzytotoxischen Konzentrationen zu einer Hemmung der DNA-Methyltransferase führen und in vitro eine Differenzierungsinduktion myeloischer Zellen bewirken. Die Response-Raten betragen in bisherigen Studien bei beiden Medikamenten 50–60 % (Wijermans et al. 1997). Anhaltende Vollremissionen sind bislang nicht beobachtet worden. Unter Decitabintherapie sind rasche Thrombozytenanstiege bereits nach dem 1. Behandlungskurs möglich. Durch den Einsatz von 5-Azacytidin kann offenbar die leukämische Transformation des MDS verzögert werden. Beide Medikamente sind bislang nur unter Studienbedingungen verfügbar.

Ein neuer Therapieansatz, der bislang nur an kleinen Patientenserien geprüft wurde, ist die niedrig-dosierte Dauerbehandlung mit **Melphalan** (2 mg pro Tag bis zum Progress oder Auftreten toxischer Wirkungen), die bei etwa 40 % der Patienten mit RAEB oder RAEB-T zu einer kompletten oder partiellen Remission führt (Denzlinger et al. 2000). Nach neueren Beobachtungen induziert diese Therapie Deletionen am kurzen Arm von Chromosom 17 (p53-Mutationen), die nach unterschiedlich langen Latenzphasen zu einem nicht mehr chemotherapeutisch beeinflussbaren Rezidiv führen.

Bei myeloproliferativen Verlaufsformen einer chronischen myelomonozytären Leukämie (CMML) kann eine Monochemotherapie mit Hydroxycarbamid sinnvoll sein, um krankheitsbedingte Symptome (Splenomegalie, Pleura- und Perikardergüsse, Hautinfiltrate) zu mildern oder stark erhöhte Leukozytenwerte mit Gefahr von Harnsäurenephropathie oder Leukostasekomplikationen zu senken. Nach einer randomisierten europäischen Studie ist Hydroxycarbamid bei CMML-Patienten besser wirksam als Etoposid.

Aggressive Polychemotherapie

Aggressive Polychemotherapie mit bei AML gebräuchlichen Induktionsprotokollen zielt auf eine möglichst radikale Zerstörung des myelodysplastischen Zellklons ab. Hauptzielgruppe für eine aplasiogene Polychemotherapie sind jüngere Patienten mit fortgeschrittenem MDS in gutem Allgemeinzustand. Nach neueren Studien können ähnlich hohe Raten kompletter Remissionen (50–75%) erzielt werden wie bei Patienten mit De-novo-AML (Frühletalität 0–40%), allerdings ist die Remissiondauer meist kurz (<12 Monaten). In Einzelfällen sind auch ohne konsolidierende Stammzelltransplantation lang anhaltende Vollremissionen möglich (Aul et al. 1995). Mit AML-Übergang scheinen sich die Behandlungsaussichten zu verschlechtern. Weitere ungünstige Response-Parameter sind sekundäres MDS, männliches Geschlecht, hohe LDH-Werte und Nachweis chromosomaler Aberrationen. Die vom IPSS definierten zytogenetischen Risikogruppen weisen signifikant unterschiedliche komplette Remissionsraten sowie krankheitsfreie und Gesamtüberlebenszeiten auf. Wegen der Komplexität der Behandlung sollte die aggressive Chemotherapie von MDS-Patienten ausschließlich in hämatologischen Fachabteilungen mit Möglichkeit intensiver supportiver Therapiemaßnahmen durchgeführt werden.

Blutstammzelltransplantation

> ❗ Die allogene Blutstammzell- oder Knochenmarktransplantation stellt bislang die einzige gesicherte kurative Therapiemaßnahme des myelodysplastischen Syndroms dar.

Sie ist indiziert bei Patienten <55 Jahre mit fortgeschrittenem MDS (RAEB, RAEB-T, CMML) oder frühem MDS mit ausgeprägter Panzytopenie, die über einen HLA-kompatiblen Familienspender verfügen. Analog zum Vorgehen bei der chronischen myeloischen Leukämie sollte die Entscheidung zur Stammzelltransplantation rasch nach Diagnosesicherung getroffen werden, da bei spätem Transplantationszeitpunkt die Rate der therapieassoziierten Letalität stark ansteigen kann.

Die Heilungschance beträgt in größeren Transplantationsserien etwa 40% (Anderson et al. 1993; Nevil et al. 1992) und ist abhängig vom Patientenalter und FAB-Subtyp bzw. Risiko-Score zum Transplantationszeitpunkt. Bei fortgeschrittenem MDS (Blastenanteil >10%) sollte vor Transplantation eine konventionelle remissionsinduzierende Polychemotherapie durchgeführt werden, um die Relapse-Wahrscheinlichkeit nach Transplantation zu senken. Nach Daten der EBMT (European Group for Blood and Marrow Transplantation) lässt sich die krankheitsfreie 3-Jahres-Überlebensrate bei Patienten mit fortgeschrittenem MDS durch vorherige erfolgreiche Remissionsinduktion von 28 auf 44% anheben (De Witte et al. 2000). Ein Vergleich der Therapieergebnisse aus verschiedenen Transplantationsperioden zeigt, dass die hohe transplantationsassoziierte Letalität in den letzten Jahren durch optimierte Spenderauswahl, verbesserte supportive Maßnahmen und effektivere Graft-versus-Host-Prophylaxe gesenkt werden konnte. Diese Entwicklungen haben in manchen Zentren zu einer weiteren Anhebung der Altersgrenze für die Allotransplantation geführt (im Fred Hutchinson Cancer Research Center/USA bis 65 Jahre). Weitere Verbesserungen zeichnen sich neuerdings durch nichtmyeloablative, vorwiegend immunsuppressiv wirksame Konditionierungsstrategien („Mini-Transplantation") ab, deren Einsatz bei älteren Patienten mit Risikofaktoren Vorteile bieten kann.

Die Ergebnisse der autologen Knochenmarktransplantation sind bei MDS-Patienten deutlich schlechter als bei Patienten mit De-novo-AML. Wesentlicher Nachteil dieses Therapieverfahrens sind die stark verlängerten Regenerationszeiten der Hämatopoese. Die neuerdings verfügbare Option der peripheren Blutstammzelltransplantation führt zu einer deutlich beschleunigten hämatopoetischen Regeneration und wird zzt. in Studien als konsolidierende Maßnahme nach konventioneller Remissionsinduktion eingesetzt. Zum Stellenwert der autologen Blutstammzelltransplantation in der Behandlung des fortgeschrittenen MDS lässt sich derzeit wegen geringer Patientenzahlen und unzureichender Nachbeobachtungszeiten keine zuverlässige Aussage treffen.

Eine Fremdspendertransplantation ist wegen der hohen therapieassoziierten Letalität nur bei jüngeren Patienten in gutem Allgemeinzustand in Betracht zu ziehen.

Leitlinien – Adressen – Tipps

Leitlinien

Aufgrund der prognostischen Heterogenität der Erkrankungsgruppe sind Leitlinien zur Behandlung derzeit nicht verfügbar. Es empfiehlt sich der Kontakt zu Mitgliedern der Deutschen MDS-Studiengruppe.

Internetadressen

www.kompetenznetz-leukaemie.de
www.krebs-duisburg.de
www.mds-foundation.org

Literatur

Anderson JE, Appelbaum FR, Fisher LD, Schoch G et al. (1993) Allogeneic bone marrow transplantation for 93 patients with myelodysplastic syndromes. Blood 82:677–681

Aul C, Gattermann N, Schneider W (1992) Age-related incidence and other epidemiological aspects of myelodysplastic syndromes. Br J Haematol 82:358–367

Aul C, Gattermann N, Heyll A, Germing U, Derigs G, Schneider W (1992) Primary myelodysplastic syndromes (MDS): analysis of prognostic factors in 235 patients and proposals for an improved scoring system. Leukemia 6:52–59

Aul C, Runde V, Germing U, Burk M, Heyll A, Hildebrandt B, Willers R (1995) Remission rates, survival and prognostic factors in 90 patients with advanced MDS treated with intensive chemotherapy. Ann Hematol 70; Suppl 2:A138

Bennett JM, Catovsky D, Daniel MT, Flandrin G, Galton DAG, Gralnick HR, Sultan C (1982) Proposals for the classification of the myelodysplastic syndromes. Br J Haematol 51:189–199

Denzlinger C, Benz D, Bowen D, Gelly K, Brugger W, Kanz L (2000) Low-dose melphalan induces favourable responses in elderly patients with high risk myelodysplastic syndromes or secondary leukemia. Br J Haematol 108:93–95

De Witte T, Hermans J, Vossen J, Bacigalupo A, Meloni G, Jacobsen N, Ruutu T, Ljungman P, Gratwohl A, Runde V, Niederwieser D, van Biezen A, Devergie A, Cornelissen J, Jouet JP, Arnold R, Apperley J (2000) Haematopoietic stem cell transplatation for patients with myelodysplastic syndromes and secondary acute myeloid leukaemias: a report on behalf of the Chronic Leukaemia Working Party of the European Group for Blood and Marrow Transplantation (EBMT). Br J Haematol 110:620–630

Ganser A, Hoelzer D (1996) Clinical use of hematopoietic growth factors in the myelodysplastic syndromes. Semin Hematol 33:186–195

Greenberg P, Cox C, LeBeau MM, Fenaux P et al. (1997) International scoring system for evaluating prognosis in myelodysplastic syndromes. Blood 89:2079–2088

Hellström-Lindberg E, Negrin R, Stein R, Krantz S, Lindberg G, Vardiman J, Ost A, Greenberg (1997) Erythroid response to treatment with G-CSF + erythropoietin for anemia of patients with myelodysplastic syndromes: proposal of a predictive model. Br J Haematol 99:344–351

Jaffe ES, Harris NL, Stein H, Vardiman JW (2001) World Health Organization Classification of Tumours. Pathology and genetics of tumours of haematopoietic and lympoid tissues. IARC Press, Lyon

Mufti GJ, Stevens JR, Oscier DG, Hamblin TJ, Machin D (1985) Myelodysplastic syndromes. A scoring system with prognostic significance. Br J Haematol 59:425–433

Nevill TJ, Shepherd JD, Reece DE, Barnett MJ, Nantel SH, Klinge-mann H-G, Phillips GL (1992) Treatment of myelodysplastic syndrome with busulfan-cyclophosphamide conditioning followed by allogeneic BMT. Bone Marrow Transplant 10:445–450

Wijermans PW, Krulder JWM, Huijgens PC, Neve P (1997) Continuous infusion of low-dose 5-Aza-2′-deoxycytidine in elderly patients with high-risk myelodysplastic syndromes. Leukemia 11:1–5

66 Akute Leukämien

W. Kern, W. Hiddemann

66.1 **Grundlagen** – 1100

66.2 **Allgemeine Therapieprinzipien** – 1102

66.3 **Therapie im Einzelnen** – 1103
66.3.1 Akute myeloische Leukämie – 1103
66.3.2 Akute lymphatische Leukämie – 1106

Literatur – 1107

Die akuten Leukämien werden heute als klonale Erkrankungen angesehen, denen pathogenetisch die maligne Transformation früher hämatopoetischer Stammzellen zugrunde liegt. Diese ist mit einer Fehlregulation von Differenzierung und Proliferation verbunden und führt zur Expansion des leukämischen Zellklons mit Verdrängung der normalen Hämatopoese, was das klinische Bild der Erkrankung mit akut auftretender Infektionsneigung, Blutungen und Anämiesymptomatik bedingt. Zytogenetische und molekulargenetische, bei der akuten lymphatischen Leukämie (ALL) auch immunphänotypische Untersuchungen haben die Abschätzung der mit der Biologie der Erkrankung assoziierten Prognose ermöglicht. So konnten für einen Teil der akuten Leukämien spezifische Chromosomentranslokationen und molekulargenetische Veränderungen identifiziert werden, die ursächlich für die Entstehung der Erkrankung verantwortlich sind. Die Verbesserung der Behandlung der akuten myeloischen Leukämie (AML) beruht im Wesentlichen auf einer Intensivierung der Chemotherapie, die vor allem während der Induktionsphase eine Steigerung der antileukämischen Effektivität bewirkt. In zahlreichen Studien konnte die Therapie jüngerer Patienten in ihrer Wirksamkeit stetig verbessert werden, aber auch für die prognostisch ungünstigere Gruppe von Patienten im Alter über 60 Jahren ist teilweise eine Therapieoptimierung realisiert worden. In der Therapie der ALL gilt die Ausrichtung der Therapieintensität und -dauer nach definierten Risikogruppen als etabliert. Die Extreme stellen die BCR-ABL-positive ALL und die sog. Standardrisiko-ALL dar. Erstere ist gegenüber allen derzeit verfügbaren Therapieansätzen einschließlich allogener Transplantationsverfahren weitgehend refraktär. Dagegen ist es bei der Standardrisiko-ALL z. T. möglich, Patienten mit äußerst geringem Rezidivrisiko zu identifizieren, bei denen möglicherweise eine Reduktion der Therapiedauer vorgenommen werden kann. Zunehmend an Bedeutung gewinnt die sensitive Quantifizierung minimaler Resterkrankung zur individuellen Prognoseabschätzung. Grundsätzlich sollte die Therapie akuter Leukämien im Rahmen klinischer Studien erfolgen. Große Therapiestudien werden von der Deutschen AML Cooperative Group (AMLCG) für die Primär- und Sekundärtherapie der AML sowie von der Deutschen Multizentrischen ALL Studiengruppe (GMALL) für die Therapie der ALL durchgeführt (▶ www.kompetenz-netz-leukaemie.de).

66.1 Grundlagen

Akute Leukämien sind auf dem Boden erworbener somatischer Mutationen hämatopoetischer Vorläuferzellen entstandene klonale Erkrankungen, die bei erhaltener Teilungsfähigkeit mit einem teilweisen oder völligem Verlust der Fähigkeit zur Ausdifferenzierung zu reifen Funktionszellen verbunden sind. Je nach betroffener hämatopoetischer Zellreihe wird zwischen den beiden Hauptformen der **akuten lymphatischen (ALL)** und der **akuten myeloischen (AML) Leukämie** unterschieden.

Ätiologie. Die Ätiologie akuter Leukämien ist weitgehend ungeklärt. Etwa 8 % aller Fälle gehen aus einem vorbestehenden myelodysplastischen Syndrom (MDS) hervor, in weiteren 6 % ist die AML assoziiert mit einer vorangegangenen zytotoxischen Therapie, zumeist einer Chemotherapie. Ätiologische Bedeutung kommt hier v. a. den Zytostatika aus den Wirkstoffgruppen der Alkylanzien und der Topoisomerase-II-Inhibitoren zu. Die Hochdosis-Radiochemotherapie mit anschließender autologer Knochenmark- oder Stammzelltransplantation stellt nach heutiger Kenntnis keinen ätiologisch relevanten Faktor dar. Das in seinem leukämogenen Potenzial nachgewiesene Benzol liegt ebenso wie kongenitale Erkrankungen der Hämatopoese nur in wenigen Fällen als Ursache der AML vor. Die ALL ist nur in Einzelfällen als sekundäre Erkrankung beschrieben worden, ätiologisch relevante Faktoren sind daher unbekannt.

Zytogenetische Anomalien. Bei der Mehrzahl akuter Leukämien lassen sich **Chromosomenanomalien** nachweisen. Sie bestehen zum einen in balancierten Translokationen, die für Transkriptionsfaktoren kodierende Gene involvieren. Zum anderen werden unbalancierte Aberrationen beobachtet, deren pathogenetische Bedeutung bisher weitgehend offen ist. Zytogenetische Anomalien sind darüber hinaus von größter prognostischer Relevanz und Grundlage risikoadaptierter Therapiestrategien.

Pathogenese. Pathogenetisch liegt akuten Leukämien die maligne Transformation hämatopoetischer Stammzellen zugrunde, die mit einem völligen oder teilweisen Verlust der Differenzierungsfähigkeit bei erhaltener Proliferations- und Teilungskapazität verbunden ist. Durch die progrediente Akkumulation leukämischer Blasten kommt es zur Verdrängung und Suppression der normalen Blutbildung und zu einer hämatopoetischen Insuffizienz mit Anämie, Granulozytopenie, Lymphozytopenie und Thrombozytopenie, die das klinische Krankheitsbild bestimmen. Neben dem Knochenmark können leukämische Blasten auch extramedulläre Organe infiltrieren, bevorzugt Leber und Milz sowie Lymphknoten und Meningen (v. a. bei ALL).

Klassifikation. Je nach der betroffenen hämatopoetischen Zellreihe werden die akute myeloische Leukämie (AML) und die akute lymphatische Leukämie (ALL) unterschieden. Innerhalb dieser Gruppen erfolgt eine weitere Subklassifikation entsprechend dem Grad der erhalten gebliebenen Differenzierungsfähigkeit leukämischer Blasten und bei der akuten lymphatischen Leukämie nach der Zugehörigkeit zur T- bzw. B-Zell-Reihe. Die Klassifikation der AML erfolgt überwiegend auf dem Boden der zytogenetischen, der zytomorphologischen und der immunologischen Beurteilung von Knochenmarkaspirat und Differenzialblutbild (WHO-Klassifikation, Übersicht 66-1, Harris et al. [1997]). Auch bei der ALL ist die zytogenetische Einteilung von Relevanz. Größere Bedeutung als bei der AML kommt hier der immunologischen Klassifikation in Subentitäten der B-lymphatischen (etwa 70–75% aller Fälle) und der T-lymphatischen (24% der Fälle) ALL zu, die sich in ihrem Ausreifungsstadium deutlich unterscheiden (Tabelle 66-1).

Diagnostik. Die initiale Diagnostik dient der Diagnosesicherung und der Unterscheidung und Subklassifikation von AML und ALL. Sie umfasst daher die zytomorphologische und zytochemische Untersuchung ebenso wie die Zytogenetik und Molekulargenetik sowie die Immunphänotypisierung.

Prognosefaktoren. Bei der AML stellen die zytogenetischen Aberrationen den wichtigsten prognostischen Parameter für das initiale Ansprechen auf die Therapie und für den langfristigen Krankheitsverlauf dar. Entsprechend Tabelle 66-2 werden 3 Gruppen mit sehr unterschiedlicher Prognose definiert. Eine risikoadaptierte Therapiestrategie ist bisher nur für die akute Promyelozytenleukämie etabliert worden.

Die für die ALL relevanten Prognoseparameter setzen sich aus zytogenetischen Aberrationen, dem Immunphänotyp sowie weiteren Faktoren zusammen, die die initial vorliegende Leukämiemasse und das Ansprechen auf

---

Übersicht 66-1
WHO-Klassifikation der AML

- **AML mit rekurrenten zytogenetischen Aberrationen**
    - AML mit t(8;21)(q22;q22), AML1(CBF-α)/ETO
    - akute Promyelozytenleukämie (AML mit t(15;17)(q22;q11-12) und Varianten, PML/RAR-α)
    - AML mit abnormen Knochenmarkeosinophilen (inv(16)(p13q22) oder t(16;16)(p13;q11), CBFβ/MYH11X)
    - AML mit 11q23(MLL)-Aberrationen
    - AML mit Multiliniendysplasie
    - AML mit vorangegangenem myelodysplastischem Syndrom
- **AML ohne vorangegangenes myelodysplastisches Syndrom**
- **AML und myelodysplastisches Syndrom, therapieassoziiert**
    - alkylanzienassoziiert
    - epipodophyllotoxinassoziiert (einige mögen lymphoid sein)
    - andere Typen
- **AML ohne weitere Spezifizierung**
    - minimal differenzierte AML
    - AML ohne Reifung
    - AML mit Reifung
    - akute myelomonozytäre Leukämie
    - akute monozytäre Leukämie
    - akute erythroide Leukämie
    - akute megakaryozytäre Leukämie
    - akute basophile Leukämie
    - akute Panmyelose mit Myelofibrose

Tabelle 66-1. WHO-Klassifikation der ALL

B-Zell-Vorläufer ALL	ALL mit t(9;22)(q34;q11.2), BCR/ABL
	ALL mit t(4;11)(q21;q23), AF4/MLL
	ALL mit t(1;19)(q23;p13.3), PBX/E2A
	ALL mit t(12;21)(p13;q22), TEL/AML1
B-ALL/Burkitt-Lymphom mit t(8;14)(q24;q32), MYC/Ig heavy chain region	
T-Zell-Vorläufer ALL	

◘ **Tabelle 66-2.** Karyotyp und Prognose bei AML

Günstige Prognose	t(15;17)
	t(8;21)
	inv(16)
Intermediäre Prognose	normaler Karyotyp
	andere Aberrationen
Ungünstige Prognose	komplexe Aberrationen
	Monosomie 5
	Monosomie 7
	5q-
	7q-
	inv(3)
	t(11q23)

die Therapie reflektieren (◘ Tabelle 66-3). Die Therapiestrategie der ALL wird in der Regel an den genannten Prognosefaktoren ausgerichtet.

Die mittels hochsensitiver Methoden wie quantitativer RT-PCR und multiparametorischer Durchflusszytometrie quantifizierte Menge minimaler Resterkrankung liefert wichtige prognostische Information und wird zunehmend zur Stratifizierung im Rahmen klinischer Studien genutzt (Kern et al. 2004).

66.2 Allgemeine Therapieprinzipien

Antileukämische Therapie

Akute Leukämien werde heutzutage sowohl im Kindesals auch im Erwachsenenalter mit dem Ziel der Heilung, d. h. mit kurativem Anspruch behandelt. Die Umsetzung diese Ziels erfolgt in 2 unterschiedlichen Therapiephasen, der Induktionstherapie und der Therapie in Remission (◘ Abb. 66-1).

Das Ziel der Induktionstherapie ist das Erreichen einer kompletten Remission. Diese ist definiert durch:
— Reduktion der Leukämiezellmasse bis unter die zytomorphologische Nachweisgrenze
— Regeneration der normalen Hämatopoese mit Normalisierung von Blut- und Knochenmark

Die 2. Behandlungsphase, die Therapie in Remission, zielt darauf ab, nach Induktionstherapie noch vorhandene residuelle Leukämiezellen endgültig zu eliminieren. Dazu kommen einander ergänzende Therapieformen zum Einsatz:
— ein- oder mehrmalige Konsolidierungstherapie, in ihrer Intensität der Induktionstherapie vergleichbar
— intermittierende Erhaltungstherapie, über 2–3 Jahre in einer im Vergleich zur Induktionstherapie deutlich geringeren Intensität
— hochdosierte myeloablative Chemo-/Strahlentherapie mit nachfolgender Transplantation allogener oder autologer hämatpoetischer Stammzellen aus Knochenmark oder peripherem Blut (Knochenmark- bzw. Blutstammzelltransplantation), einmalig durchgeführt

> **Praxistipp**
> Grundsätzlich sollte die Therapie von Patienten mit akuten Leukämien im Rahmen kontrollierter klinischer Studien erfolgen.

◘ **Tabelle 66-3.** Prognosefaktoren bei B-Zell- und T-Zell-Vorläufer-ALL

Standard Risiko	thymische ALL
	B-Zell-Vorläufer-ALL mit
	— CR vor Tag 24
	und
	— initialer Leukozytenzahl < 30.000/µl
	und
	— ohne pro-B-ALL/t(4;11)/ALL1-AF4-Fusionsgen
	und
	— ohne t(9;22)/BCR-ABL-Fusionsgen
Hohes Risiko	frühe oder reife T-Zell-ALL
	B-Zell-Vorläufer-ALL mit
	— CR später als Tag 24
	oder
	— initialer Leukozytenzahl > 30.000/µl
	oder
	— pro-B-ALL/t(4;11)/ALL1-AF4-Fusionsgen
	und
	— ohne t(9;22)/BCR-ABL-Fusionsgen
Sehr hohes Risiko	B-Zell-Vorläufer-ALL mit t(9;22)/BCR-ABL-Fusionsgen

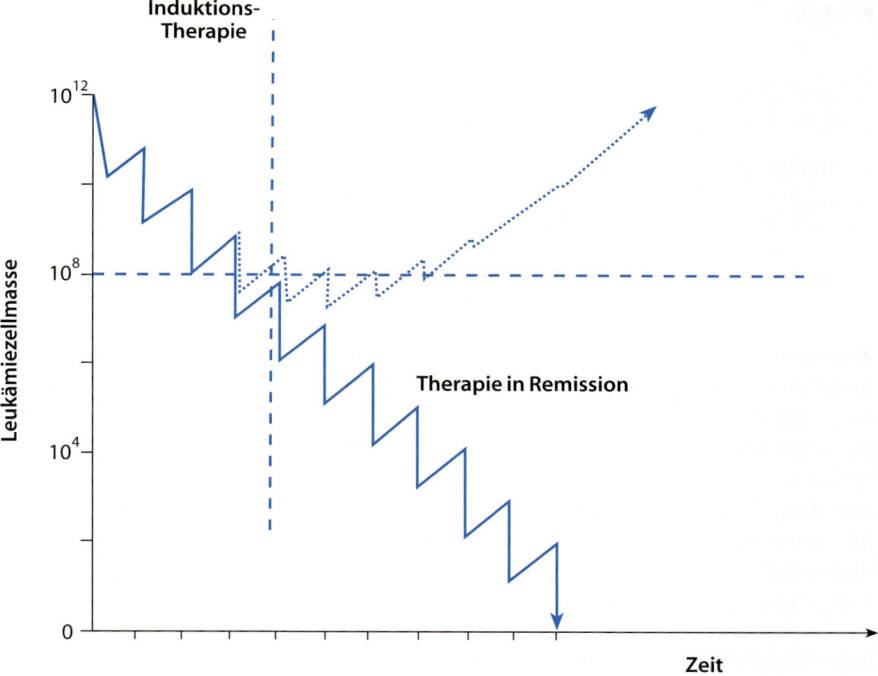

Abb. 66-1. Verlauf der Leukämiezellmasse während der Induktionstherapie und während der Therapie in Remission

Supportive Therapie

Die durch die Krankheit selbst bereits bestehende Insuffizienz der normalen Blutbildung wird durch die intensive Induktionstherapie bis zur völligen Aplasie des Knochenmarks verstärkt, bevor es bei erfolgreicher Reduktion der Leukämiezellpopulation zur Restitution der Blutbildung kommt. In der Phase der Aplasie besteht eine erhöhte Gefahr infektiöser Komplikationen und thrombozytopenischer Blutungen. Die spezifische antileukämische Therapie muss daher durch unspezifische supportive Maßnahmen ergänzt werden. Dazu zählen:

— **Hyperurikämieprophylaxe** mit Allopurinol, hoher Flüssigkeitszufuhr und Urinalkalysierung zu Beginn der Induktionstherapie
— **Infektionsprophylaxe** durch Teilisolation des Patienten und Verabreichung von Antibiotika (z. B. Cotrimoxazol) und Antimykotika (Ampho-Moronal-Lösung)
— frühzeitiger Einsatz von **Breitbandantibiotikakombinationen** und systemisch wirksamen Antimykotika beim Auftreten infektiöser Komplikationen
— Ersatz von **Blut- und Blutbestandteilen** wie Erythrozytenkonzentrate und mittels Zellseparation gewonnene Thrombozytenkonzentrate
— bei Hochrisikopatienten Gabe des **hämatopoetischen Wachstumsfaktors** G-CSF zur Verkürzung der Neutropeniephase

66.3 Therapie im Einzelnen

66.3.1 Akute myeloische Leukämie

Induktionstherapie

Das Prinzip der Induktionstherapie der AML ist die intensive aplasiogene Kombinationstherapie. Den Standard der Induktionstherapie stellt heute die „3+7"-Kombination dar (Mayer et al. 1994), die sich aus Daunorubicin (3 Tage à 60 mg/m² KO i.v.) und konventionell dosiertem Cytarabin (7 Tage à 100–200 mg/m² KO i.v.; Tabelle 66-4) zusammensetzt. Die Verabreichung von Cytarabin erfolgt als Kurzinfusion oder als 24-h-Dauerinfusion. Durch den Einsatz von hochdosiertem Cytarabin (6–12 Applikationen à 2–3 g/m² KO als 3-h-Infusion alle 12 h) lässt sich im Vergleich zu konventionell dosiertem Cytarabin wahrscheinlich eine höhere antileukämische Effektivität erreichen (Bishop et al. 1996; Buchner et al. 1999; Weick et al. 1996). Alternativen zu Daunorubicin stellen Idarubicin und Mitoxantron dar (AML Collaborative Group 1998). Häufig werden die genannten Regime mit Thioguanin oder Etoposid kombiniert.

Für Patienten <60 Jahren ist die Verabreichung von 2 Zyklen der Induktionstherapie Standard. Von der Deutschen AML Cooperative Group wurde das Prinzip der **Doppelinduktion** etabliert, das den zeitlich auf 21 Tage fixierten Abstand zwischen Beginn des 1. Zyklus und des 2. Zyklus beinhaltet (Buchner et al. 1999). Durch diese unabhängig vom Ansprechen auf den 1. Zyklus vorgenommene Intensivierung der Therapie konnte eine Verlängerung der Remissionsdauer erreicht werden. Auch bei

Tabelle 66-4. Induktionstherapie der AML

„3+7"-Regime	Daunorubicin 60 mg/m²KO über 30 min i.v.	Tage 1–3
Cytarabin	100 mg/m²KO über 24 h i.v.	Tage 1–7
HAM-Regime	Hochdosis-Cytarabin 3 g/m²KO über 3 h i.v. alle 12 h[a]	Tage 1–3
	Mitoxantron 10 mg/m²KO über 30 min i.v.	Tage 3–5

[a] Bei Patienten über 60 Jahren: 1 statt 3 g/m²KO.

Patienten >60 Jahren wird eine Intensivierung der Induktionstherapie angestrebt, der 2. Zyklus der Doppelinduktion wird jedoch nur bei Persistieren der leukämischen Blastenpopulation im Knochenmark nach dem 1. Zyklus verabreicht. Gerade bei diesen älteren Patienten wird mit dem supportiven Einsatz von Wachstumsfaktoren (G-CSF) versucht, durch eine Verkürzung der Neutropeniedauer die Tolerabilität einer intensivierten Induktionstherapie zu verbessern (Hiddemann et al. 1999).

Induktionstherapie bei akuter Promyelozytenleukämie

Die akute Promyelozytenleukämie (APL; AML M3 und AML M3v nach FAB) ist die erste Subentität der AML, für die eine auf die Biologie der Erkrankung ausgerichtete Therapie etabliert werden konnte. Durch den Einsatz des Vitamin-A-Derivats All-trans-Retinolsäure (ATRA) und dessen Interaktion mit dem pathogenetisch zugrundeliegenden PML-RARα-Fusionsprotein wird der bei der APL vorliegende Differenzierungsstopp aufgehoben und eine Ausreifung der leukämischen Zellen induziert. Durch den kombinierten Einsatz von ATRA mit einer Induktionschemotherapie wurde eine deutliche Steigerung der antileukämischen Effektivität erreicht (Lo Coco et al. 1998). Darüber hinaus resultiert die ATRA-induzierte Ausreifung leukämischer Zellen und deren damit einhergehender Verlust an prokoagulatorischen Granula in einer frühzeitigen Normalisierung der bei der APL sehr häufig vorliegenden Verbrauchskoagulopathie.

Therapie in Remission

Die Therapie in Remission zielt auf die endgültige Elimination der leukämischen Zellpopulation ab. Die zur Verfügung stehenden Therapiemodalitäten kommen in Abhängigkeit vom Lebensalter und dem Vorhandensein eines HLA-identischen Geschwisters als Spender hämatopoetischer Stammzellen aus Knochenmark oder Blut zum Einsatz:

- Bei Patienten im Alter <60 Jahren und HLA-identischem Geschwister wird eine allogene Blutstammzelltransplantation frühzeitig nach Erreichen der kompletten Remission angestrebt, sofern kein prognostisch günstiger Karyotyp vorliegt.
- Bei fehlendem HLA-identischem Geschwister oder im höheren Alter wird eine Konsolidierungsbehandlung durchgeführt. Die Intensität entspricht dabei der Induktionstherapie (3+7-Regime). Die optimale Anzahl der Konsolidierungszyklen ist bisher nicht bestimmt worden. Der Einsatz von hochdosiertem Cytarabin scheint in der Konsolidierungstherapie effektiver zu sein als konventionell dosiertes Cytarabin.
- Durch eine zyklische Erhaltungschemotherapie kann eine Verlängerung des rezidivfreien Überlebens erreicht werden, wenn sie in einer im Vergleich zur Induktionstherapie nur leicht reduzierten Intensität (z. B. „2+5"-Regime = Daunorubicin 2-mal 45 mg/m²KO und Cytarabin 5-mal 100–200 mg/m²KO) und über mindestens 1 Jahr durchgeführt wird.
- Die Durchführung einer autologen Knochenmarktransplantation resultiert nicht in einer verlängerten Remissionsdauer. Der Stellenwert einer autologen Stammzelltransplantation wird jedoch höher eingeschätzt, entsprechende Studien werden momentan durchgeführt.

 Cave
Kumulative Daunorubicindosis maximal 540 mg/m²KO aufgrund der Kardiotoxizität.

Gegenstand laufender Studien ist darüber hinaus die Prüfung, ob es mithilfe prätherapeutischer Risikofaktoren möglich ist, die Therapie in Remission risikoadaptiert auszurichten. Die allogene Transplantation vom nicht blutsverwandten Spender, die sog. Fremdspendertransplantation, ist bei AML in 1. Remission generell nicht indiziert und kommt erst nach Auftreten eines Rezidivs in 2. Remission in Frage. Eine Ausnahme bildet die AML mit komplex aberrantem Karyotyp, die mit ausschließlicher Chemotherapie nur in Einzelfällen heilbar ist. Hier wird auch in 1. Remission eine Fremspendertransplantation angestrebt.

Prognose

Durch die intensive Induktionstherapie erreichen 60–80% aller Patienten eine komplette Remission. Die Wahrscheinlichkeit der Remission ist mit prätherapeutischen Risikofaktoren assoziiert, insbesondere dem Karyotyp, einer vorausgehenden hämatologischen Erkrankung und dem Alter (Grimwade et al. 1998). Bei Patienten mit ungünstigem Karyotyp und sekundärer akuter myeloischer Leukämie liegt die Remissionsrate nach Chemotherapie im Bereich von 40–50%. Die Überlebensrate nach 5 Jah-

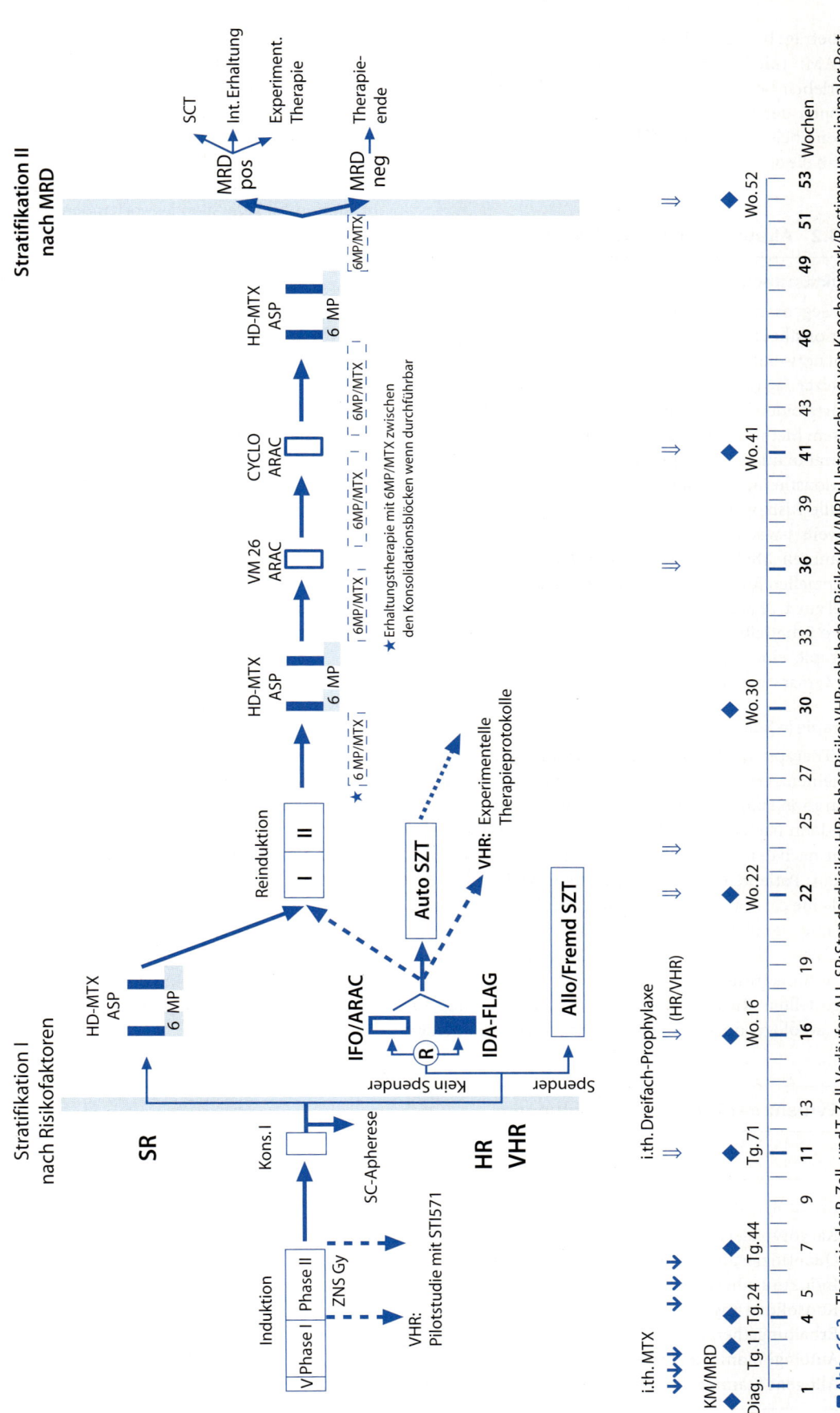

Abb. 66-2. Therapie der B-Zell- und T-Zell-Vorläufer-ALL. SR: Standardrisiko; HR: hohes Risiko; VHR: sehr hohes Risiko; KM/MRD: Untersuchung von Knochenmark/Bestimmung minimaler Resterkrankung

ren beträgt bei der APL 80%, bei der AML mit t(8;21) und bei AML mit inv(16) 60%. Dagegen liegt das mediane Überleben bei AML mit ungünstigem Karyotyp (Aberrationen der Chromosomen 5 und 7, komplexe Aberrationen) bei nur wenigen Monaten (Schoch et al. 2001) (Tabelle 66-2).

66.3.2 Akute lymphatische Leukämie

Induktionstherapie

Im Gegensatz zur AML besteht das Prinzip der Induktionstherapie bei der ALL in einer prolongierten, nicht notwendigerweise aplasiogenen Polychemotherapie (Hoelzer 1994b). Diese umfasst Kombinationen von Glucocorticoiden, Vincristin, PEG-Asparaginase, hochdosiertem Methotrexat, Anthrazyklinen, Cyclophosphamid, Cytarabin und 6-Mercaptopurin. Die Ausrichtung der Induktionstherapie erfolgt nach dem aktuellen Vorgehen für alle Risikogruppen in gleicher Weise. Sie besteht aus 2 jeweils 3-wöchigen Phasen unter Verwendung der oben genannten Medikamente (Abb. 66-2). Aufgrund des potenziellen Risikos eines meningealen Rezidivs wird parallel zur 2. Phase der Induktionstherapie eine prophylaktische Schädelbestrahlung sowie während der gesamten Therapie eine regelmäßige intrathekale Verabreichung von Zytostatika durchgeführt.

Therapie in Remission

Die Therapie in Remission wird für alle Risikogruppen mit einem ersten intensiven Kurs und anschließender Separation autologer Stammzellen begonnen und richtet sich dann nach dem prätherapeutisch definierten Risiko sowie nach dem Ansprechen auf die Induktionstherapie.

Für Patienten mit Standardrisiko (Tabelle 66-3) wird eine ca. 1-jährige intermittierende Konsolidierungstherapie parallel zur Erhaltungstherapie durchgeführt. Auf dem Boden des durch MRD-Quantifizierung (= „minimal residual disease") während dieser Therapie festgestellten Risikos wird dann die Entscheidung für eine autologe oder allogene Stammzelltransplantation bzw. eine intensivierte Erhaltungstherapie (bei MRD-Positivität) oder für eine Beendigung der Therapie (bei MRD-Negativität) getroffen.

Für Patienten mit hohem Risiko (und Patienten mit sehr hohem Risiko gemäß Tabelle 66-3) besteht die weitere Therapie, falls ein HLA-identischer Spender vorhanden ist, in einer Familien- oder einer Fremdspendertransplantation. Ist kein Spender vorhanden, wird ein weiterer intensiver Konsolidierungskurs verabreicht, der von einer autologen Stammzelltransplantation gefolgt wird.

Gegenstand aktueller Untersuchungen ist die Durchführung experimenteller Therapieansätze bei Patienten mit sehr hohem Risiko sowie die weitere Evaluation der Therapiestratifizierung nach dem MRD-Nachweis.

Therapie der reifen B-ALL

Die Therapie der reifen B-ALL erfolgt nach grundsätzlich anderen Kriterien. Bei dieser Leukämieform haben sich die für B-Vorläufer-ALL- und T-ALL-Patienten entwickelten Konzepte als nicht erfolgreich erwiesen. Sehr gute Langzeitergebnisse können dagegen durch den Einsatz von kurzen, intensiven Therapiezyklen mit hochdosiertem Methotrexat, hochdosiertem Cytarabin und fraktioniertem Cyclophosphamid ohne Erhaltungstherapie erzielt werden (Hoelzer et al. 1996).

Prognose

Insgesamt ist es bei der ALL des Erwachsenen möglich, bei etwa 75–80% aller Patienten durch die Induktionstherapie eine komplette Remission zu erreichen. Die Langzeitprognose ist von den Risikofaktoren t(9;22), t(4;11), Hyperleukozytose, Immunphänotyp und Dauer bis zum Erreichen der kompletten Remission abhängig (Hoelzer 1994a). Die günstigste Prognose liegt bei der B-ALL vor, bei der die Überlebensrate bei 50–60% liegt. Die Langzeitremissionsrate der T-ALL und B-Vorläufer-ALL liegt im Bereich von 40–50%. Eine ungünstige Prognose weisen Patienten mit ALL und t(9;22) auf, bei denen trotz intensiver Induktionstherapie und Konsolidierungsbehandlung weniger als 10% langfristig überleben.

Evidenz der Therapieempfehlungen

	Evidenzgrad	Empfehlungsgrad
Akute myeloische Leukämie		
Karyotypisierung*	B	I
Quantifizierung minimaler Resterkrankung*	B	IIa
Induktionstherapie	A	I
Konsolidierungstherapie	A	I
Erhaltungstherapie	A	IIa
Autologe Stammzelltransplantation	A	IIa
Allogene Stammzelltransplantation	A	IIa

	Evidenzgrad	Empfehlungsgrad
Akute lymphatische Leukämie		
Karyotypisierung*	A	I
Quantifizierung minimaler Resterkrankung*	B	IIa
Induktionstherapie	A	I
Konsolidierungstherapie	A	I
Erhaltungstherapie	A	I
Autologe Stammzelltransplantation	B	IIa
Allogene Stammzelltransplantation	B	IIa

* zur individuellen Prognoseeinschätzung

Leitlinien – Adressen – Tipps

Leitlinien und Internetadressen

www.esmo.org/reference/reference_guidelines.htm
Deutsche AML Cooperative Group: www.amlcg.de
Kompetenznetz Leukämien: www.kompetenznetz-leukaemie.de
Deutsche Gesellschaft für Hämatologie und Onkologie (DGHO): www.dgho.de
American Society of Hematology (ASH): www.hematology.org

Literatur

AML Collaborative Group (1998) A systematic collaborative overview of randomized trials comparing idarubicin with daunorubicin (or other anthracyclines) as induction therapy for acute myeloid leukaemia. Br J Haematol 103:100–109

Bishop JF, Matthews JP, Young GA, Szer J, Gillett A, Joshua D, Bradstock K, Enno A, Wolf MM, Fox R et al (1996) A randomized study of high-dose cytarabine in induction in acute myeloid leukemia [see comments]. Blood 87:1710–1717

Buchner T, Hiddemann W, Wormann B, Loffler H, Gassmann W, Haferlach T, Fonatsch C, Haase D, Schoch C, Hossfeld D, Lengfelder E, Aul C, Heyll A, Maschmeyer G, Ludwig WD, Sauerland MC, Heinecke A (1999) Double induction strategy for acute myeloid leukemia: The effect of high-dose cytarabine with mitoxantrone instead of standard-dose cytarabine with daunorubicin and 6-thioguanine: A randomized trial by the German AML Cooperative Group. Blood 93:4116–4124

Grimwade D, Walker H, Oliver F, Wheatley K, Harrison C, Harrison G, Rees J, Hann I, Stevens R, Burnett A, Goldstone A (1998) The importance of diagnostic cytogenetics on outcome in AML: analysis of 1,612 patients entered into the MRC AML 10 trial. The Medical Research Council Adult and Children's Leukaemia Working Parties. Blood 92:2322–2333

Harris NL, Jaffe ES, Diebold J, Flandrin G, Muller Hermelink HK, Vardiman J, Lister TA, Bloomfield CD (1999) World Health Organization classification of neoplastic diseases of the hematopoietic and lymphoid tissues: report of the Clinical Advisory Committee meeting-Airlie House, Virginia, November 1997. J Clin Oncol 17:3835–3849

Hiddemann W, Kern W, Schoch C, Fonatsch C, Heinecke A, Wormann B, Buchner T (1999) Management of acute myeloid leukemia in elderly patients. J Clin Oncol 17:3569–3576

Hoelzer D (1994a) Therapy and prognostic factors in adult acute lymphoblastic leukaemia. Baillieres Clin Haematol 7:299–320

Hoelzer D (1994b) Treatment of acute lymphoblastic leukemia. Semin Hematol 31:1–15

Hoelzer D, Ludwig WD, Thiel E, Gassmann W, Loffler H, Fonatsch C, Rieder H, Heil G, Heinze B, Arnold R, Hossfeld D, Buchner T, Koch P, Freund M, Hiddemann W, Maschmeyer G, Heyll A, Aul C, Faak T, Kuse R, Ittel TH, Gramatzki M, Diedrich H, Kolbe K, Uberla K et al (1996) Improved outcome in adult B-cell acute lymphoblastic leukemia. Blood 87:495–508

Kern W, Voskova D, Schoch C, Schnittger S, Hiddemann W, Haferlach T (2004) Prognostic impact of early response to induction therapy as assessed by multiparameter flow cytometry in acute myeloid leukemia-Haematologica (in press)

Lo Coco F, Nervi C, Avvisati G, Mandelli F (1998) Acute promyelocytic leukemia: a curable disease. Leukemia 12:1866–1880

Mayer RJ, Davis RB, Schiffer CA, Berg DT, Powell BL, Schulman P, Omura GA, Moore JO, McIntyre OR, Frei E (1994) Intensive postremission chemotherapy in adults with acute myeloid leukemia. Cancer and Leukemia Group B. N Engl J Med 331:896–903

Schoch C, Haferlach T, Haase D, Fonatsch C, Loffler H, Schlegelberger B, Staib P, Sauerland MC, Heinecke A, Buchner T, Hiddemann W (2001) Patients with de novo acute myeloid leukaemia and complex karyotype aberrations show a poor prognosis despite intensive treatment: a study of 90 patients. Br J Haematol 112:118–126

Weick JK, Kopecky KJ, Appelbaum FR, Head DR, Kingsbury LL, Balcerzak SP, Bickers JN, Hynes HE, Welborn JL, Simon SR, Grever M (1996) A randomized investigation of high-dose vs. standard-dose cytosine arabinoside with daunorubicin in patients with previously untreated acute myeloid leukemia: a Southwest Oncology Group study. Blood 88:2841–2851

67 Chronische myeloproliferative Erkrankungen

R. Hehlmann, E. Lengfelder, U. Berger, A. Reiter, A. Hochhaus

67.1 Allgemeine Grundlagen – 1109

67.2 Chronische myeloische Leukämie (CML) – 1109
67.2.1 Grundlagen – 1109
67.2.2 Allgemeine Therapieprinzipien – 1110
67.2.3 Therapie im Einzelnen – 1112
67.2.4 Ph- und BCR-ABL-negative CML – 1116

67.3 Polycythaemia vera – 1117
67.3.1 Grundlagen – 1117
67.3.2 Allgemeine Therapieprinzipien – 1117
67.3.3 Therapie im Einzelnen – 1118

67.4 Essentielle Thrombozythämie (ET) – 1119
67.4.1 Grundlagen – 1119
67.4.2 Allgemeine Therapieprinzipien – 1120
67.4.3 Therapie im Einzelnen – 1120

67.5 Osteomyelofibrose (OMF) – 1121
67.5.1 Grundlagen – 1121
67.5.2 Allgemeine Therapieprinzipien – 1121
67.5.3 Therapie im Einzelnen – 1121

67.6 Nicht klassifizierte chronische myeloproliferative Erkrankungen (CMPE) – 1122

Literatur – 1122

Unter den chronischen myeloproliferativen Erkrankungen wird eine Gruppe von Krankheiten der myeloischen Stammzelle verstanden, die sich im Hinblick auf verschiedene Befunde und Symptome ähneln, die aber in den letzten Jahrzehnten relativ gut definiert voneinander abgegrenzt, z. T. sogar molekular definiert werden konnten. Die chronische myeloische Leukämie ist dabei für unser Verständnis neoplastischer Erkrankungen und die Entwicklung neuartiger, richtungsweisender Therapien wiederholt Modellkrankheit gewesen.

Aktuelle Studien prüfen bei der chronischen myeloischen Leukämie zzt. die Kombination von Imatinib und α-Interferon bzw. niedrig dosiertem Cytarabin (Ara-C) im Vergleich zu Imatinib alleine und der Inferon-Standardtherapie (CML-Studie IV der Deutschen CML-Studiengruppe, Studienleitung: Prof. Dr. R. Hehlmann, III. Med. Universitätsklinik, Wiesbadener Straße 7–11, 68305 Mannheim, Tel. 0621/383-4168).

Bei der Polycythaemia vera, der essentiellen Thrombozythämie und der Osteomyelofibrose wird zzt. die Wirksamkeit von pegyliertem Interferon in Phase-II-Studien überprüft (Studienleitung Polycythaemia vera: PD Dr. Eva Lengfelder, III. Med. Universitätsklinik Mannheim, Wiesbadener Straße 7–11, 68305 Mannheim, Tel.: 0621/383-4110; Studienleitung Essentielle Thrombozythämie: PD Dr. M. Grieshammer, Abtl. Innere Medizin III, Med. Klinik und Poliklinik der Universität Ulm, Robert-Koch-Straße 8, 89081 Ulm, Tel.: 0731/500-24410; Studienleitung Osteomyelofibrose: Prof. Dr. H. Gisslinger, Allgemeines Krankenhaus der Stadt Wien, Universitätsklinik für Innere Medizin I, A-1090 Wien, Wehringer Gürtel 18–20, Tel.: 0043/1/404-00-5464). Eine im März 2004 gestartete weitere Phase-II-Studie prüft bei der Polycythemia vera die Wirksamkeit von Imatinib. Studienleitung: PD Dr. Eva Lengfelder, III. Medizinische Universitätsklinik Mannheim, Wiesbadener Straße 7–11, 68305 Mannheim, Tel.: 0621/3834110.

Darüber hinaus wird bei der essentiellen Thrombozythämie in einer randomisierten Studie die Wirksamkeit von Anagrelid gegenüber Hydroxyurea geprüft (Studienleitung Prof. Dr. Dr. P. Petrides, München, Hämatologische Praxis am Isartor, Zweibrückenstraße 2, 80331 München, Tel.: 089/2299448).

67.1 Allgemeine Grundlagen

Die chronischen myeloproliferativen Erkrankungen (CMPE) sind Neoplasien des Knochenmarks, die durch eine autonome, klonal gesteigerte Proliferation einer oder mehrerer Zelllinien der Hämatopoese mit relativ normaler Kapazität zur Differenzierung gekennzeichnet sind. Zu dieser Gruppe gehören:
- chronische myeloische Leukämie (CML), einschließlich Ph- und BCR/ABL-negativer Sonderformen
- Polycythaemia vera (PV)
- essentielle Thrombozythämie (ET)
- Osteomyelofibrose (OMF)
- nicht klassifizierte CMPE

Daneben gibt es weitere myeloproliferative Krankheitsbilder, die die Definitionskriterien der genannten Erkrankungen nur teilweise erfüllen oder Überlappungen zu den Myelodysplasien zeigen. Die myeloproliferativen Erkrankungen verlaufen gewöhnlich chronisch, können aber in aggressive, akute Formen übergehen.

67.2 Chronische myeloische Leukämie (CML)

67.2.1 Grundlagen

Es handelt sich um eine klonale Stammzellerkrankung der Hämatopoese, bei der die **Hyperplasie der granulopoetischen Zellen** im Vordergrund steht. Der Krankheitsbeginn ist zumeist schleichend, bei nicht wenigen Patienten führt ein Zufallsbefund bei Untersuchung des Blutbildes zur Diagnose. Bei anderen Patienten sind Leistungsminderung und splenomegaliebedingte Oberbauchbeschwerden Leitsymptom. Die Inzidenz beträgt 1.-2/100.000 pro Jahr, das mediane Alter bei Diagnoseerstellung etwa 60 Jahre. 1960 wurde von Nowell und Hungerford eine chromosomale Aberration nachgewiesen, das Philadelphia(Ph)-Chromosom. Die CML war damit die erste neoplastische Erkrankung, bei der eine chromosomale Aberration festgestellt wurde. Dem Ph-Chromosom zugrunde liegt eine Translokation, der auf molekularer Ebene die Translokation von Anteilen des ABL-

(Chromosom 9) und des BCR-Gens (Chromosom 22) entspricht. In Zellkultur- und Tierversuchen wurde gezeigt, dass das BCR/ABL-Fusionsgen von pathogenetischer Bedeutung für die CML ist. Aus dieser Erkenntnis wurde die Entwicklung eines Inhibitors der BCR/ABL-Tyrosinkinase abgeleitet (Druker et al. 2001). Dieser Inhibitor zeigt bislang hohe Ansprechraten bei niedriger Toxizität, belegt dadurch die pathogenetische Bedeutung der BCR/ABL-Translokation und wird als richtungsweisend für eine kausale Tumortherapie angesehen. Er ist in Deutschland und der Europäischen Union für die CML-Therapie zugelassen.

Die CML zeigt typischerweise 3 **Entwicklungsstadien**:
- chronische Phase
- Akzeleration
- Blastenkrise

Chronische Phase. Ein typischer Befund ist die häufig exzessive Vermehrung der Leukozyten mit einer kontinuierlichen Linksverschiebung bis zum Blasten. Klinisch finden sich Zeichen des Hypermetabolismus wie Fieber, Gewichtsverlust, Abgeschlagenheit sowie erhöhte Harnsäure- und LDH-Werte im peripheren Blut. Allerdings sind einige Patienten bei Diagnosestellung noch beschwerdefrei. Die chronische Phase ist therapeutisch gut zu beeinflussen und dauert im Median 4–5 Jahre.

Akzelerationsphase. Die Akzelerationsphase ist gekennzeichnet durch eine zunehmend schlechtere Kontrolle der Erkrankung trotz erhöhter Medikamentendosen. Befunde sind zunehmende Hepatosplenomegalie, leukämische Infiltrate, Verstärkung von Allgemeinsymptomen, Zunahme von Anämie, Thrombopenie oder Thrombozytose, Basophilie und Eosinophilie im peripheren Blut, zusätzliche Chromosomenanomalien (Trisomie 8, zweites Ph-Chromosom, Isochromosom 17, Trisomie 19).

Blastenkrise. Eine Blastenkrise liegt vor, wenn Blasten und Promyelozyten > 30 % der Leukozyten im peripheren Blut oder > 50 % der kernhaltigen Zellen im Knochenmark betragen oder zytologisch oder histologisch gesicherte extramedulläre blastäre Infiltrate vorliegen. In über 60 % der Fälle handelt es sich um myeloische, in ca. 30 % der Fälle um lymphatische Blastenkrisen. Selten sind Megakaryoblasten- oder Erythroblastenkrisen.

Diagnostik und Differenzialdiagnose. Die Diagnose wird aus dem peripheren Blutbild gestellt aufgrund der Leukozytose (30.000–700.000/μl) mit Linksverschiebung, Auftreten unreifer Vorstufen der Granulopoese bis zu Myeloblasten und Vermehrung eosinophiler und basophiler Granulozyten. Sie wird gesichert durch den Nachweis des Ph-Chromosoms, der bei etwa 90 % der Patienten möglich ist. Bei 30 % der Ph-negativen Patienten gelingt molekulargenetisch der Nachweis einer BCR/ABL-Translokation wie bei fast allen Ph-positiven Patienten. Initial- und Verlaufsdiagnostik sind in ◘ Übersicht 67-1 zusammengestellt.

> **Übersicht 67-1**
> **Diagnostik bei chronischen myeloproliferativen Erkrankungen**
>
> - Anamnese: klinische Symptome, andere Erkrankungen
> - klinische Untersuchung: Leber- und Milzgröße, extramedulläre Manifestationen
> - Laboruntersuchungen: Zellzählung und Differenzialblutbild, Hämatokrit, Leukozytenzahl (erhöht bei okkulter Blutung); ALP-Index (alkalische Leukozytenphosphatase); Quotient GPT/GOT, alkalische Phosphatase, Bilirubin; Elektrolyte (Achtung: bei Thrombozytose falsch hohe Kaliumwerte im Serum); Kreatinin, Harnsäure; LDH
> - Knochenmarkzytologie und -histologie mit Faserfärbung; Chromosomenanalyse
> - PCR: Nachweis (bzw. Ausschluss) des BCR/ABL-Rearrangements
> - quantitative PCR: zur Remissionsbeurteilung unter Interferon und Imatinib (nur CML)
> - arterielle Blutgase und Erythropoetinspiegel (Polycythaemia vera)
> - Thrombozytenfunktionsuntersuchungen (Thrombozytenaggregation, Thrombelastogramm)
> - Sonographie des Abdomens zur Beurteilung von Leber- und Milzgröße und weiterer extramedullärer Manifestationen

Die CML muss von anderen chronischen myeloproliferativen Erkrankungen, insbesondere den Frühformen der Osteomyelofibrose, der chronischen myelomonozytären Leukämie (CMML) und den reaktiven Leukozytosen bei Infektion und Tumorerkrankungen abgegrenzt werden. Insbesondere bei der prognostisch schlechteren Ph- und BCR/ABL-negativen CML ist die Abgrenzung gegenüber anderen myeloproliferativen Erkrankungen und der CMML häufig schwierig und erst durch Verlaufsbeobachtung möglich.

67.2.2 Allgemeine Therapieprinzipien

Die CML ist unbehandelt eine unweigerlich zum Tode führende neoplastische Erkrankung. Eine Lebensverlängerung bei Ph- oder BCR/ABL-positiver CML durch medikamentöse Therapie ist mittlerweile gesichert (CML Trialist's 1997, 2000), sodass bei Nachweis einer Ph- oder BCR/ABL-positiven CML eine Indikation zur medika-

◘ Tabelle 67-1 a. Prognose-Score bei chronischer myeloischer Leukämie (mod. nach Hasford et al. 1998)

Score-Wert =	0,6666 · Alter (0, wenn Alter < 50, sonst 1)
	+ 0,042 · Milzgröße [cm unter Rippenbogen]
	+ 0,0584 · Blasten [%]
	+ 0,0413 · Eosinophile [%]
	+ 0,2039 · Basophile (0, wenn Basophile < 3 %, sonst 1)
	+ 1,0956 · Thrombozyten (0, wenn Thrombozyten < 1500 · 10^9/l, sonst 1) · 1000
Niedrigrisikogruppe	Score < 780
Intermediärrisikogruppe	Score 780–1480
Hochrisikogruppe Score	> 1480

mentösen Therapie in jedem Fall gegeben ist. Einzige kurative Therapie ist die allogene Stammzelltransplantation (SZT), die aber nur für jüngere Patienten mit HLA-kompatiblem Spender infrage kommt und mit einer hohen transplantationsassoziierten Letalität einhergeht.

Bedeutung von Prognosefaktoren für die Therapiewahl

Die transplantationsbedingte Frühletalität von etwa 30 % selbst unter optimierten Bedingungen und Fortschritte bei der medikamentösen Therapie haben zu einem Umdenken bei der Wahl der Therapiestrategie geführt. Es stellt sich die Frage, ob eine Transplantation für jeden geeigneten Patienten, der einen HLA-kompatiblen Spender hat, weiterhin Therapie der 1. Wahl ist. Fortschritte bei der Erkennung von Prognosefaktoren für Überleben und Transplantationsrisiko ermöglichen mittlerweile eine wesentlich differenziertere Beurteilung und eine individuellere Beratung. Zwei im Jahr 1998 veröffentlichte Prognosescores sind hier von Bedeutung:

— Der unter Leitung von Hasford und den European Investigators on CML (1998) erarbeitete neue Prognosescore (◘ Tabelle 67-1a) verbessert die Aussagekraft des bisher gebräuchlichen Sokal-Scores und gruppiert CML-Patienten entsprechend 6 Kriterien bei Diagnosestellung (Alter, Milzgröße, Thrombozytenzahl, Blasten-, Eosinophilen- und Basophilenanteil im peripheren Blut) in 3 Prognosegruppen (niedriges, intermediäres und hohes Risiko). Durch diese Gruppierung lässt sich z. B. eine fast die Hälfte aller CML-Patienten umfassende Niedrigrisikogruppe identifizieren, die unter IFN eine 10-Jahres-Überlebenswahrscheinlichkeit von etwa 40 % hat (◘ Abb. 67-1). Zytogenetische IFN-Responder haben sogar eine 10-Jahres-Überlebenswahrscheinlichkeit von 70–80 %. Entsprechende Daten mit Imatinib liegen wegen der kurzen Beobachtungszeiten noch nicht vor.

— Der von Gratwohl und der European Blood and Marrow Tranplant Registry 1998 erarbeitete Transplantationsrisiko-Score (◘ Tabelle 67-1b) kann Patienten entsprechend dem Mortalitätsrisiko klassifizieren mit Risiken von weniger als 30 % bis zu mehr als 60 %. Hieraus ergibt sich z. B., dass Niedrig-

◘ Tabelle 67-1b. Risiko-Score für allogene Stammzelltransplantation bei chronischer myeloischer Leukämie (mod. nach Gratwohl et al. 1998)

Variable	Kategorie	Score
Spendertyp	HLA-identischer Spender	0
	Familienspender, nichtverwandter Spender	1
Krankheitsstadium	chronische Phase	0
	akzelerierte Phase	1
	Blastenkrise	2
Empfängeralter	< 20 Jahre	0
	20–40 Jahre	1
	< 40 Jahre	2
Geschlechtskombination	alle (Ausnahme ►unten)	0
	männlicher Empfänger/weiblicher Spender	1
Intervall Diagnose–Transplantation	< 12 Monate	0
	> 12 Monate	1
Ein Score von 0 bedeutet das niedrigste, ein Score von 7 das höchste Risiko.		

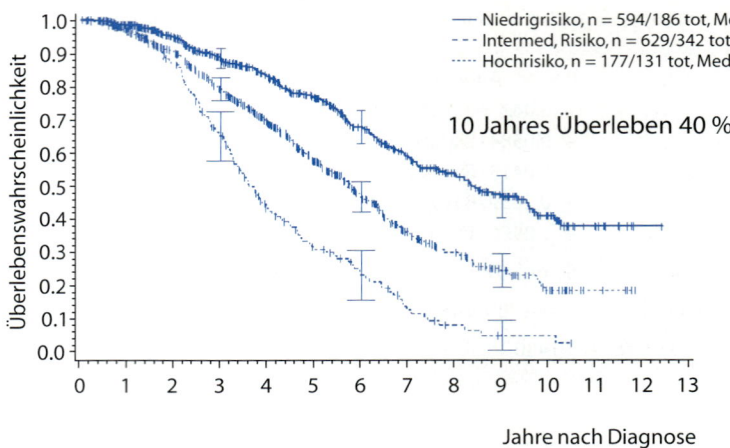

Abb. 67-1. 10-Jahres-Überleben von 1400 Patienten mit chronischer myeloischer Leukämie in früher chronischer Phase unter Therapie mit α-Interferon, stratifiziert nach Risikogruppen (mod. nach Hasford et al. 1998)

risikopatienten mit einer 10-Jahres-Überlebenswahrscheinlichkeit unter IFN von 40% und einem hohen Transplantationsrisiko zunächst medikamentös (mit Imatinib oder IFN) behandelt werden sollten und keine primären Kandidaten für eine allogene SZT darstellen.

Zur Beurteilung der relativen Überlebenswahrscheinlichkeit bei IFN-basierter medikamentöser Therapie und nach allogener Transplantation sind bisher nur retrospektive vergleichende Studien veröffentlicht worden. ◘ Abb. 67-2 zeigt einen derartigen Vergleich. Diese zeigen erst nach 8 Jahren einen signifikanten Überlebensvorteil der allogen transplantierten Patienten (Gale et al. 1998). In ◘ Tabelle 67-2 sind die Überlebenswahrscheinlichkeiten von medikamentös behandelten und von transplantierten Patienten nach 3, 5 und 10 Jahren im Vergleich zusammengefasst.

67.2.3 Therapie im Einzelnen

Die Komplexizität der möglichen Therapiestrategien verlangt eine sorgfältige Planung unmittelbar nach Diagnosestellung, möglichst in einem hämatologischen Zentrum. Primäre Therapieoptionen sind eine medikamentöse Behandlung mit Imatinib oder Hydroxyurea + Interferon-α (IFN) oder eine frühe allogene Stammzelltransplantation (Review: Hehlmann 2003).

Medikamentöse Therapie

Nach Sicherung der Diagnose wird unmittelbar mit der medikamentösen Therapie begonnen, da es Hinweise gibt, dass eine frühe Therapie die Prognose verbessert. Mit Patienten im generationsfähigen Alter müssen therapiebedingte Einschränkungen der Fertilität besprochen werden, da einige Therapieformen die Gonadenfunktion permanent beeinträchtigen können. Ziel der Therapie ist zunächst das Erreichen einer hämatologischen Remission, d.h. Normalisierung des Blutbildes und der Milz-

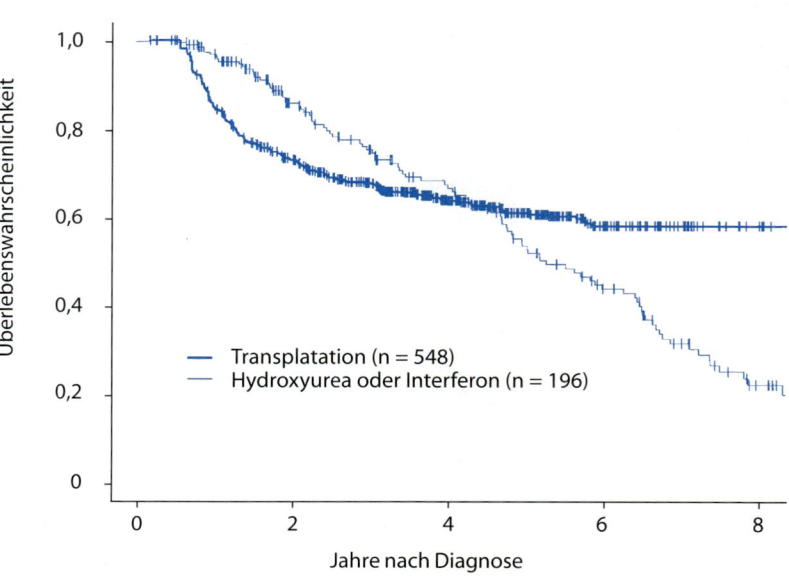

Abb. 67-2. Retrospektiver Vergleich des Überlebens von Patienten mit chronischer myeloischer Leukämie nach Knochenmarktransplantation vs. Therapie mit α-Interferon oder Hydroxyurea (mod. nach Gale et al. 1998)

◘ Tabelle 67-2. Überlebenschancen von Patienten mit chronischer myeloischer Leukämie (kombiniert nach laufenden Studien der Deutsche CML-Studiengruppe 2001; Hansen et al. 1998; Hasford et al. 1998; van Rhee et al. 1997)

	Anteil Überlebender [%]		
	nach 3 Jahren	nach 5 Jahren	nach 10 Jahren
Frühe Knochenmarktransplantation	55–75	50–75	50–65
Interferontherapie: Niedrigrisikogruppe	95	75	45
Interferontherapie: Intermediär- und Hochrisikogruppe	80	50	20
Imatinib	>90	?	?

größe mit Sistieren aller krankheitsbedingten Symptome und Befunde. Nur bei Patienten in hämatologischer Remission werden zytogenetische Remissionen beobachtet.

Imatinib. Das 2-Phenylaminopyrimidinderivat Imatinib (früher Signaltransduktionsinhibitor STI571; Glivec) hat die Therapie der CML grundlegend verändert. Imatinib hemmt selektiv die Tyrosinkinasen ABL, PDGF-R α und β, deren Derivate und c-kit. Phase-I-Studien belegten, dass ab einer Dosisstufe von 300 mg Imatinib/Tag p. o. sowohl in der IFN-refraktären chronischen Phase als auch in fortgeschrittenen Phasen hämatologische und zytogenetische Remissionen erreicht werden können. In einer multizentrischen Phase-II-Studie wurden in der IFN-refraktären chronischen Phase nach einer medianen Therapiedauer von 18 Monaten 95% komplette hämatologische Remissionen und 60% gute zytogenetische Remissionen mit Ph+ ≤35% einschließlich 41% kompletter zytogenetischer Remissionen beobachtet. In der akzelerierten Phase wurden dauerhafte hämatologische Remissionen bei 69% der Patienten dokumentiert. Zytogenetische Remissionen mit Ph+ ≤35% bestanden bei 24% der Patienten, davon waren 17% komplett. Es bestehen Hinweise auf eine Überlegenheit der Dosierung von 600 mg Imatinib/Tag gegenüber 400 mg/Tag in den fortgeschrittenen Phasen der CML. (Empfehlungsgrad B). In einer internationalen Phase-III-Studie wurde eine primäre Monotherapie mit Imatinib mit der Standardtherapie (IFN/Ara-C) verglichen. Nach einer medianen Beobachtungsdauer von 19 Monaten wurde eine deutliche Überlegenheit der Imatinib-Therapie gegenüber IFN/Ara-C bezüglich kompletter hämatologischer Remissionsrate (95 vs. 56%), kompletter zytogenetischer Remissionsrate (74 vs. 9%), molekularer Remissionen und Nebenwirkungsprofil beobachtet (O'Brien et al. 2003). Langzeitüberlebensdaten stehen aus (Empfehlungsgrad A). Häufigste Nebenwirkungen der Imatinib-Therapie sind gastrointestinale Symptome, Flüssigkeitsretention, Muskelkrämpfe und Exantheme.

Additive bis synergistische Effekte wurden in vitro bei einer Reihe von Agenzien in Kombination mit Imatinib gefunden. Die Ergebnisse stellen den Hintergrund für eine Kombinationstherapie von Imatinib mit IFN oder Zytostatika dar. Die Imatinib-Therapie sollte auch nach Erreichen einer kompletten zytogenetischen Remission in unveränderter Dosis fortgesetzt werden, da eine weitere Depletion der Tumorlast beobachtet wurde (Empfehlungsgrad A) und eine Unterdosierung die Resistenzentwicklung begünstigt (Empfehlungsgrad B).

Interferon-α. IFN kann über seine immunmodulierende Aktivität in 70–80% der Fälle stabile hämatologische Remissionen und in 5–15% dauerhafte komplette zytogenetische Remissionen induzieren (Empfehlungsgrad A). Patienten mit gutem zytogenetischem Ansprechen (<35% Ph-positive Metaphasen) haben einen Überlebensvorteil (Empfehlungsgrad B). Nach komplettem zytogenetischem Ansprechen liegt die 10-Jahres-Überlebensrate bei 72%, bei Niedrigrisikopatienten bei 81% (Empfehlungsgrad A). BCR-ABL-mRNA-Transkripte lassen sich mit der RT-PCR in Blut und Knochenmark auch nach kompletter zytogenetischer Remission nachweisen, im Gegensatz zu erfolgreich allogen transplantierten Patienten (Empfehlungsgrad B). Die Quantifizierung der Resterkrankung erlaubt zumeist eine Beurteilung der Stabilität der Remission. Bei kontinuierlicher kompletter zytogenetischer Remission sinkt unter fortgesetzter Therapie mit IFN die Konzentration der BCR-ABL-Transkripte (Empfehlungsgrad B).

Randomisierte Studien haben gezeigt, dass IFN-behandelte Patienten länger überleben als Patienten, die mit Hydroxyurea oder Busulfan behandelt wurden (Empfehlungsgrad A) (CML Trialists 1997). Eine vergleichende Analyse der deutschen und italienischen Studien belegte, dass der Therapieerfolg mit IFN besonders groß ist bei Patienten, die frühzeitig nach Diagnose und in früher chronischer Phase behandelt wurden, sowie auch bei Niedrigrisikopatienten (Empfehlungsgrad A). Eine Metaanalyse von 7 randomisierten Studien erbrachte eine 12% höhere 5-Jahres-Überlebensrate der IFN-behandelten Patienten gegenüber Hydroxyurea (Empfehlungsgrad A).

Die Initialdosis von IFN beträgt 3 Mio. IE/Tag s.c. Eine schrittweise Dosiseskalation auf 9 Mio. IE/Tag ist anzustreben. Mit einer initialen Hydroxyurea-Gabe werden die Leukozyten auf < 20000/µl gesenkt, danach wird überlappend mit IFN begonnen. Ziel ist die Reduktion der Leukozytenzahl auf subnormale Werte zwischen 2000–4000/µl. IFN wird auch nach Erreichen einer kompletten zytogenetischen Remission weiter gegeben. Ein Absetzen von IFN sollte erst nach mehreren Jahren und nur unter regelmäßiger molekulargenetischer Überwachung mit quantitativer RT-PCR versucht werden (Empfehlungsgrad B).

Zur Verbesserung der Pharmakokinetik wurden 2 pegylierte Langzeit-Interferonpräparate entwickelt. In Phase-I- bis III-Studien wurde über eine verbesserte Wirksamkeit bei besserer Verträglichkeit als konventionelles Interferon berichtet (Empfehlungsgrad B).

Die zytogenetische Remissionsrate kann durch die Kombination von IFN mit niedrigdosiertem Arabinosylcytosin (Ara-C) erhöht werden (Empfehlungsgrad A), über den Effekt dieser Kombination auf das Überleben liegen widersprüchliche Daten vor.

Hydroxyurea. Hydroxyurea (HU) ist ein S-Phasen-spezifischer Inhibitor der DNA-Synthese. Die Initialdosis beträgt 40 mg/kg/Tag p.o. und wird nach Leukozyten- und Thrombozytenwerten modifiziert. Die Nebenwirkungen der HU-Therapie sind gastrointestinale Beschwerden, seltener dermatologische Erscheinungen, wie Haut- und Nagelatrophie und Lichtdermatosen. Eine Hydroxyurea-Monotherapie ist nur als Initialtherapie vor IFN, nach Imatinib-Versagen oder bei sehr alten Patienten > 80 Jahre indiziert. Eine Kombinationstherapie von HU und IFN ist der HU-Monotherapie überlegen (Empfehlungsgrad A).

Cytarabin. Ara-C (Alexan) wird s.c. in einer Dosierung von 20 mg/m²KO an 10–15 Tagen pro Monat oder 10 mg absolut pro Tag gegeben. Mit Ara-C sollte nur begonnen werden, wenn die Thrombozytenzahl < 100.000/µl liegt. Wenn keine zufriedenstellende hämatologische Kontrolle erreicht wird, kann die Ara-C-Dosis auf täglich 40 mg/m²KO an 15 Tagen pro Monat erhöht werden. Es kann u.U. schwierig sein, bei einer IFN-HU-Ara-C-Kombinationstherapie zu entscheiden, welches der Medikamente für die Toxizität verantwortlich ist. Es wird empfohlen, zunächst auf Ara-C zu verzichten.

Bulsufan. Der Einsatz von Busulfan erfolgt ggf. bei Therapieresistenz oder Unverträglichkeit von HU und IFN. Dosis: 0,1 mg/kgKH pro Tag p.o. als Initial- und Erhaltungsdosis. Busulfan wird abgesetzt bei Leukozytenwerten < 20.000/µl.

 Cave
Busulfan wird nicht mehr als Primärtherapie der chronischen myeloischen Leukämie eingesetzt.

Kombinationstherapie. Unter der Annahme, dass eine Therapieintensivierung zu einer Reduktion der Tumorlast und damit möglicherweise zu einer Verlängerung des Überlebens führt, werden seit den 70er Jahren intensive Kombinationschemotherapien mit Anthrazyklinen, Alkylanzien, Ara-C, Thioguanin, Methotrexat, Asparaginase, Etoposid und Vincristin eingesetzt. In verschiedenen kleineren nicht-kontrollierten Studien wurden bei bis zu 70% der Behandelten transiente partielle oder komplette zytogenetische Remissionen erzielt. Als ein weiteres Therapieverfahren zur Tumorlastreduktion wurde die Hochdosischemotherapie mit nachfolgender autologer SZT eingesetzt. Initial wurde die autologe SZT nur in fortgeschrittenen Krankheitsstadien mit dem Ziel der Induktion einer zweiten chronischen Phase durchgeführt. Die Ansprechraten hinsichtlich hämatologischer und zytogenetischer Remission sind allerdings deutlich niedriger als in früher chronischer Phase. Bisherige Ergebnisse nicht randomisierter Studien zeigen eine Verlängerung der chronischen Phase nach autologer SZT. Erste Langzeitbeobachtungen kleiner unkontrollierter Serien deuten auf eine Überlebenszeitverlängerung hin (Empfehlungsgrad B).

Allogene Knochenmark- oder Blutstammzelltransplantation

Bei Patienten bis zum Alter von 60 Jahren sollte direkt nach Diagnosestellung die HLA-Typisierung und die Spendersuche bei Geschwistern und gegebenenfalls weiteren potenziellen Familienspendern erfolgen. Ist kein passender Familienspender verfügbar, kann bei Patienten bis zum biologischen Alter von etwa 55 Jahren eine Fremdspendersuche je nach Erfolg einer initialen medikamentösen Therapie nach ca. 12–18 Monaten eingeleitet werden.

Unter Berücksichtigung des medianen Alters und der Genetik der HLA-Antigene ist eine mit einem hohen kurativen Potenzial verbundene HLA-identische Geschwisterspender-Transplantation bei ca. 20% der CML-Patienten möglich. Mit neuen Konditionierungstherapien geringerer Toxizität können auch Patienten in höherem Alter erfolgreich transplantiert werden. Die Überlebenswahrscheinlichkeit wird überwiegend von der transplantationsassoziierten Mortalität bestimmt, die bei 25–30% liegt. Der von der European Group for Blood and Marrow Transplantation (EBMT) erarbeitete Score (▶ oben) ermöglicht die Einschätzung des individuellen Risikos. Drohende Rezidive können durch quantitative PCR früh erkannt und mit Transfusion von Spenderlymphozyten, Imatinib oder IFN behandelt werden.

Die Überlebenszeiten von Patienten, die in chronischer Phase transplantiert werden, sind deutlich besser als in akzelerierter Phase oder in der Blastenkrise. Bei den in chronischer Phase transplantierten Patienten zeigen diejenigen, die innerhalb eines Jahres nach Diagnosestellung transplantiert werden, die besten Überlebenszeiten.

Eine Vortherapie mit IFN kann die GVHD-Inzidenz erhöhen, hat jedoch keinen negativen Einfluß, wenn IFN mindestens 90 Tage vor der Transplantation abgesetzt wird. Patienten, die innerhalb eines kurzen Zeitraumes nach Diagnosestellung transplantiert werden sollen, erhalten deshalb eine Hydroxyurea- oder Imatinib-Monotherapie zur Kontrolle der hämatologischen Remission. Der Einfluß von pegyliertem IFN und von Imatinib auf eine nachfolgende Transplantation ist noch ungeklärt.

Vergleich der allogenen SZT mit der bestmöglichen medikamentösen Therapie. Eine laufende Studie der deutschen CML-Studiengruppe (CML-Studie III) vergleicht prospektiv die allogene Familienspendertransplantation mit der bestmöglichen medikamentösen Therapie auf der Basis einer genetischen Randomisation. Eine retrospektive Analyse zwischen medikamentös behandelten Patienten (HU oder IFN) der deutschen CML-Studie I und allogen transplantierten Patienten (IBMTR-Daten) hatte gezeigt, dass sich die Überlebenskurven für alle Risikogruppen ab Jahr 4, die der Niedrigrisikopatienten aber erst etwa ab Jahr 6 überschneiden (Empfehlungsgrad A) (◨ Abb. 67-2).

Durch modifizierte Transplantationsprotokolle konnte die Dosis der Konditionierungstherapie und die mit ihr verbundene Toxizität durch Ausnutzung der immuntherapeutischen Potenz der Lymphozyten des Spenders reduziert werden. Mit Unterstützung einer intensivierten immunsuppressiven Therapie können Spender- und Empfängerhämatopoese über einen längeren Zeitraum koexistieren. Die Kombination der dosisreduzierten Konditionierung mit z. T. mehreren synergistisch wirkenden Immunsuppressiva wird als „dosismodifizierte (oder Mini-) Transplantation" bezeichnet.

Therapie der Blastenkrise

Therapie der Wahl in der Blastenkrise ist für Imatinib-naive Patienten der Tyrosinkinaseinhibitor Imatinib in einer Dosierung von 600 mg/Tag. Bei der myeloischen Blastenkrise wurde mit Imatinib in einer Phase-II-Studie bei 31% der Patienten hämatologische Remissionen erreicht. 16% der Patienten sprachen auch zytogenetisch an (Ph+ ≤ 35%, davon 7% komplette Remissionen) (Empfehlungsgrad B). Häufige sekundäre Resistenzen nach relativ kurzer Remissionsdauer sind Anlass, die Indikation für eine allogene SZT während der Remission zu überprüfen (Empfehlungsgrad B). Im Falle der Imatinib-Vortherapie sollte die myeloische Blastenkrise mit einer Kombinationschemotherapie unter Verwendung von Anthrazyklinen, Ara-C, Thioguanin oder Purinethol behandelt werden. Bei 10–20% der Patienten wird durch ein aggressives Vorgehen eine zweite chronische Phase erreicht. Blastenzahlen und subjektive Symptome werden aber bei vielen Patienten zunächst günstig beeinflußt.

Bei der lymphatischen Blastenkrise sollte zunächst ebenfalls Imatinib eingesetzt werden, da es häufig hämatologische Remissionen induziert, die allerdings noch weniger dauerhaft als in der myeloischen Blastenkrise sind (Empfehlungsgrad B). Imatinib vorbehandelte Patienten erhalten Zytostatika, die bei der Therapie der ALL Verwendung finden (Vincristin, Prednison, mit oder ohne Anthrazyklinen). Die mediane Überlebenszeit beträgt nur 2–6 Monate.

Therapie spezieller Probleme

Kleine Strahlendosen sind bei stark vergrößerter Milz oder extramedullären blastären Manifestationen indiziert. Limitiert wird dieses Vorgehen durch häufig beobachtete Leuko- und Thrombozytopenie. Eine Splenektomie bei CML kann bei Patienten mit massiv vergrößerter Milz, die durch abdominelle Schmerzen und Hypersplenismus mit Thrombozytopenie und Anämie kompliziert wird, indiziert sein. Eine Thrombozytose mit Plättchenzahlen über 10^{12}/l wird bei etwa 5% der Patienten zum Diagnosezeitpunkt gefunden. Im Verlauf neu auftretend, kann eine Thrombozytose die Akzeleration der Erkrankung anzeigen. Therapieoptionen zur Senkung der Plättchenzahlen sind Hydroxyurea, IFN, Imatinib oder Anagrelide. Eine niedrigdosierte Therapie mit Aggregationshemmern sollte unter Beachtung möglicher Blutungskomplikationen erfolgen. Bei Patienten mit Leukozytenzahlen über 200×10^9/l besteht die Gefahr eines Leukostasesyndroms durch Hyperviskosität. Das primäre Therapieziel ist die Reduktion der Leukozytenzahl durch Leukapherese und Therapie mit Hydroxyurea oder Imatinib.

Verlaufskontrollen

— Klinische Untersuchung, Blutbild mit Differenzialblutbild und Thrombozytenzahl: Abstände abhängig von der Therapieform und von der Therapiephase sowie dem individuellen Verlauf der Erkrankung, in der Initialphase der Therapie kurzfristig, nach Erreichen einer stabilen Phase monatlich
— Nach Eintritt der Remission vierteljährliche Kontrollen des klinischen Status und der Laborbefunde mit quantitativer PCR
— Knochenmarkaspiration in Abhängigkeit vom Verlauf halbjährlich, Knochenmarkhistologie nach Bedarf (Verdacht auf sekundäre Myelofibrose, therapieinduzierte Zytopenie, Akzeleration)

Die Prognose ist abhängig vom Erreichen einer minimalen Tumorlast unter Therapie. Das therapeutische Ansprechen wird auf drei Ebenen geprüft:
— hämatologisches Ansprechen (Normalisierung der peripheren Blutwerte und der Milzgröße)

- zytogenetisches Ansprechen (Reduktion des Anteils Ph-positiver Metaphasen im Knochenmark)
- molekulares Ansprechen (Reduktion von BCR-ABL-mRNA-Transkripten)

Der Begriff **„minimale Resterkrankung"** bezieht sich auf den Nachweis leukämischer Zellen bei Patienten in zytogenetischer Remission. Ziele des Nachweises der minimalen Resterkrankung sind:

- Unterscheidung von Patienten mit verschiedenen Graden der Resterkrankung, die von einem intensivierten oder reduzierten Therapieregime profitieren könnten
- Optimierung des Zeitpunktes einer Rezidivtherapie
- Nachweis einer Tumorzellkontamination in Stammzellpräparaten vor Autotransplantation

Im Verlauf unter Therapie werden zytogenetische Untersuchungen zum Nachweis der Remissionsqualität und frühzeitiger Entdeckung einer klonalen Evolution halbjährlich empfohlen. Die quantitative Real-Time-PCR erlaubt die rasche Beurteilung der Remissionsqualität und ihrer Dynamik aus dem peripheren Blut bei Patienten nach IFN, Imatinib oder allogener Stammzelltransplantation.

67.2.4 Ph- und BCR-ABL-negative CML

5% der phänotypischen CML-Fälle weisen keine BCR-ABL-Fusion auf und werden als „atypische CML" klassifiziert. Es wurde eine enge Beziehung zwischen Ph-negativer/BCR-ABL-negativer CML und CMML bezüglich Alter, Milzgröße, peripheren Blutparametern und Anzahl der Erythroblasten im Knochenmark beschrieben. Die BCR-ABL-negative CML betrifft v. a. ältere Patienten. Sie ist gekennzeichnet durch niedrigere initiale Leukozytenzahlen, niedrigere Basophilenzahlen, niedrigere Thrombozytenzahlen und niedrigeren Karnofsky-Index als die BCR-ABL-positive CML. Eine alternative Tyrosinkinase-Aktivierung kann durch Fusion mit unterschiedlichen Partnergenen erfolgen. Die Durchführung einer zytogenetischen und ggf. auch spezieller molekulargenetischer Untersuchungen ist deshalb im Einzelfall empfehlenswert, da sich hierdurch Therapieoptionen mit selektiven Tyrosinkinaseinhibitoren ergeben können. Im Falle fehlender richtungsweisender Marker erfolgt die Therapie individuell und symptomorientiert mit Hydroxyurea, niedrigdosiertem Ara-C, IFN oder allogener SZT.

Fazit

Die Fortschritte der letzten 10 Jahre führten zu einer zunehmenden Komplexizität des Managements von CML-Patienten. Offene Fragen sind Heilungsmöglichkeiten durch medikamentöse Therapie, optimaler Zeitpunkt einer Stammzelltransplantation, Langzeittoxizität, Resistenzentwicklung und Langzeitüberleben unter Imatinib. Eine Therapie von CML-Patienten in klinischen Studien, z. B. CML-IV-Studie der Deutschen CML-Studiengruppe wird deshalb empfohlen.

Außerhalb klinischer Studien wird eine initiale medikamentöse Therapie mit Imatinib oder Hydroxyurea + IFN empfohlen. Hochrisikopatienten profitieren nicht vom IFN und erhalten primär Imatinib. Eine frühe allogene SZT wird vom individuellen Transplantationsrisiko abhängig gemacht und erfolgt bei einem niedrigen EBMT-Score von 0–1 oder in der Hochrisikosituation nach dem neuen CML-Score. Das therapeutische Vorgehen bei CML in chronischer Phase ist in ◘ Abb. 67.3 zusammengefasst. Die Indikation zur Fremdspendersuche und zur verzögerten SZT erfolgt nach Versagen der medikamentösen Therapie mit Verlust oder Fehlen einer hämatologischen und zytogenetischen Remission.

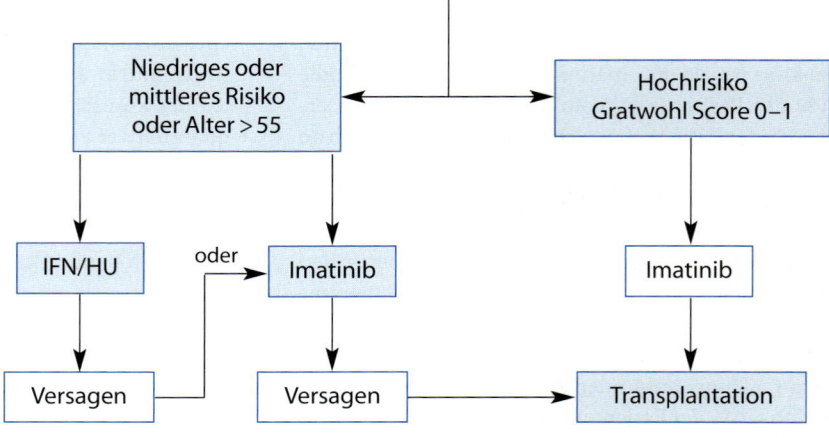

◘ Abb. 67-3. Therapeutisches Vorgehen bei CML in der chronischen Phase

67.3 Polycythaemia vera

67.3.1 Grundlagen

Auch die Polycythaemia vera (PV) ist eine klonale Erkrankung der hämatopoetischen Stammzelle.

Bei der PV liegt zumeist eine gesteigerte Proliferation aller 3 Zellreihen, der Erythropoese, Granulopoese und Megakaryopoese vor, wobei die Hyperplasie der Erythropoese im Vordergrund steht.

> ❗ Besonderes klinisches Merkmal der Polycythaemia vera ist eine Prädisposition zu arteriellen und venösen Thromboembolien sowie zu Blutungen.

Spätkomplikationen sind die Entwicklung einer Osteomyelofibrose, teilweise mit massiver Splenomegalie, und der Übergang in eine akute Leukämie.

Das mediane Alter der Patienten bei Diagnosestellung liegt bei etwa 60 Jahren. Unbehandelte Patienten überleben im Mittel nur wenige Monate. Bei guter Einstellung der hämatologischen Parameter ist die Prognose mit einer medianen Überlebenszeit von ca. 12 Jahren günstig, wenn die Erkrankung in höherem Lebensalter diagnostiziert wird. Bei jüngeren Patienten besteht ein erhöhtes Letalitätsrisiko durch vaskuläre Komplikationen.

Diagnostik. Die im Jahre 1967 abgefassten Diagnosekriterien der Polycythemia Vera Study Group (PVSG) wurden in jüngster Zeit von der WHO modifiziert. Diese neue Einteilung der PV verwendet die herkömmlichen Kriterien und räumt zusätzlich dem Befund der Knochenmarkhistologie und dem Nachweis einer erythropoetinunabhängigen Proliferation der Erythropoese einen diagnostischen Stellenwert ein (▶ Übersicht 67-1). Außerdem ergeben sich Hinweise darauf, dass die Expression des PRV1-Gens als sensitiver diagnostischer Marker bei der PV eingesetzt werden könnte.

67.3.2 Allgemeine Therapieprinzipien

Hauptziele der Therapie sind die Kontrolle von subjektiven Symptomen, die Reduktion von vaskulären Komplikationen, die Verzögerung oder Vermeidung von Myelofibrose und akuter Leukämie sowie die Verlängerung des Überlebens insbesondere bei jüngeren Patienten.

Herkömmliche Behandlungsverfahren umfassen Aderlässe oder die seltener eingesetzte Erythrozytapherese, zytoreduktive Therapie mit Radiophosphor (^{32}P) und Zytostatika, insbesondere Alkylanzien und Hydroxyurea (HU). In neueren Therapieansätzen werden α-Interferon (IFN), Anagrelid und Imatinib eingesetzt. Thrombozytenaggregationshemmer können lediglich die Rate vaskulärer Komplikationen beeinflussen. Alle genannten Therapieformen haben palliativen Charakter und sind mit unterschiedlichen Vor- und Nachteilen verbunden (◘ Tabelle 67-3).

Milzbestrahlung und Splenektomie sind Einzelfällen mit splenomegaliebedingten Problemen im fortgeschrittenen Krankheitsstadium vorbehalten. Zur allogenen SZT gibt es bei der PV nur wenig Erfahrung. Diese stellt wegen der transplantationsbedingten Letalität deshalb nur bei jüngeren Patienten mit ungünstigem Krankheitsverlauf und bei passendem Familienspender eine im Individualfall sorgfältig abzuwägende Therapiemöglichkeit dar.

◘ **Tabelle 67-3.** Vor- und Nachteile der verschiedenen Therapiemodalitäten bei Polycythaemia vera

Therapiemodalität	Nachteile	Vorteile
Aderlass	Thromboembolien	nicht leukämogen, niedrige Kosten, rasche Absenkung des Hämatokrits
Alkylanzien	sekundäre Leukämie	gute Verträglichkeit, orale Applikation
Radiophosphor	sekundäre Leukämie	gute Verträglichkeit, therapiefreie Intervalle
Hydroxyurea	fraglich leukämogen	gute Verträglichkeit, orale Applikation
Pipobroman	fraglich leukämogen	gute Verträglichkeit, orale Applikation
α-Interferon	Nebenwirkungen, hohe Kosten, subkutane Applikation	nicht leukämogen, nicht teratogen
Anagrelid	isolierte Wirkung auf Thrombozytenzahl, hohe Kosten	nicht leukämogen, orale Applikation
Imatinib	hohe Kosten	nicht leukämogen, orale Applikation
Acetylsalicylsäure	Blutungsrisiko	geringe Kosten, orale Applikation

Im Hinblick auf die verfügbaren Therapiealternativen ist hervorzuheben, dass die optimale Behandlung der PV mangels kontrollierter Therapiestudien auch heute noch nicht feststeht. Die Optimierung der Therapie wird auch dadurch erschwert, dass der lange Krankheitsverlauf der PV keine rasche Bewertung der Therapieeinflüsse auf die späteren Krankheitsphasen erlaubt. Somit ist es nicht möglich, den Stellenwert neuerer Therapieansätze kurzfristig einzuschätzen. Ungeklärt ist auch der optimale Zeitpunkt für den Beginn einer zytoreduktiven Therapie, wenn der Verlauf asymptomatisch ist und nur eine mäßige Krankheitsaktivität vorliegt.

> **Praxistipp**
> Thromboembolien, Blutungskomplikationen, stark erhöhte Thrombozytenwerte und Zeichen verstärkter Krankheitsaktivität mit Zunahme der Myeloproliferation werden als Indikation zur Einleitung einer zytoreduktiven Therapie bei Polycythaemia vera angesehen.

67.3.3 Therapie im Einzelnen

Aderlasstherapie

Die Aderlasstherapie ist die Therapie der Wahl zur raschen Absenkung des Hämatokrits. Ziel ist die Einstellung des Hämatokrits auf Normalwerte, wobei in der Anfangsphase die Durchführung von Aderlässen mehrmals pro Woche erforderlich sein kann. Der einzelne Aderlass sollte ein Volumen von 500 ml nicht überschreiten. Die Geschwindigkeit der Hämatokritreduktion sollte sich nach der individuellen Toleranz des Patienten gegenüber den Aderlässen richten. In der Langzeittherapie kann eine alleinige Aderlasstherapie jedoch eine myeloische Hyperplasie und Expansion der extramedullären Hämatopoese mit Zunahme der Hepatosplenomegalie nicht verhindern. Nach den Ergebnissen der Studie der PVSG lag der Vorteil einer alleinigen Aderlasstherapie, verglichen mit zytoreduktiver Therapie mit Alkylanzien oder ^{32}P, in einer niedrigeren Rate an akuten Leukämien und Zweitneoplasien. Nachteilig war, dass die alleinige Aderlasstherapie in den ersten 3 Jahren mit einer deutlich höheren Rate an schweren, z. T. tödlichen thromboembolischen Komplikationen verbunden war (Berk et al. 1986). Ergänzende Untersuchungen der PVSG zeigten, dass eine alleinige Aderlasstherapie auf Dauer nur bei etwa 10 % der Patienten mit PV praktikabel war und dass der ganz überwiegende Anteil im Verlauf eine zusätzliche zytoreduktive Therapie zur Kontrolle der Myeloproliferation benötigte.

Zytoreduktive Therapie

Hydroxyurea

Als Mittel der Wahl zur Zytoreduktion bei der PV gilt HU. Der Einsatz dieses Medikamentes in der Primärtherapie wird insbesondere bei jüngeren Patienten kontrovers diskutiert, da ein leukämogenes Potenzial von HU in unkontrollierten Studien an z. T. kleinen Fallzahlen möglich erscheint. Allerdings wurde eine leukämogene Eigenschaft von HU bisher in keiner einzigen randomisierten Studie bewiesen, sodass HU auch bei jüngeren Patienten derzeit international als Standard für die Primärtherapie bei PV gilt. Die empfohlene Initialdosis von HU beträgt 20 mg/kgKG pro Tag. Im weiteren Verlauf muss die Dosis den individuellen Blutwerten angepasst werden. Angestrebt werden ein Hämatokrit von 40–45 % und Thrombozytenwerte möglichst < 400.000/μl. HU ist einfach applizierbar und nebenwirkungsarm.

α-Interferon

Im Gegensatz zu HU wirkt IFN auf der Ebene der hämatopoetischen Stammzelle proliferationshemmend bei allen myeloproliferativen Erkrankungen einschließlich der PV. Leukämogene und teratogene Effekte sind nicht bekannt. Die Substanz ist in Deutschland zur Therapie der Philadelphia-Chromosom-negativen myeloproliferativen Erkrankungen nicht offiziell zugelassen, wird aber dennoch häufig eingesetzt. Mit einer Initialtherapie von durchschnittlich 3-mal 3 Mio. IU IFN pro Woche wird neben einem Rückgang oder Sistieren der Aderlassbedürftigkeit zumeist auch eine Reduktion von Leukozytose, Thrombozytose und Splenomegalie erzielt. Besonders gut wirksam erweist sich IFN in der Kontrolle von auf andere Thera-

Tabelle 67-4. Therapieergebnisse mit α-Interferon (IFN) bei Polycythaemia vera (mod. nach Lengfelder et al. 2000)

Gesamtzahl der Patienten: 279	Patienten (n)	Ergebnis (%)
Rückgang der Phlebotomierate	199/243	82
Keine Aderlassbedürftigkeit bei stabilem Hämatokrit ≤ 45 %	104/210	50
Pruritus gebessert	65/80	81
Splenomegalie rückläufig	70/89	79
Abbruch von IFN	45/219	21

piemaßnahmen refraktärem Pruritus (◘ Tabelle 67-4). Die Zeit bis zum ersten Ansprechen der hämatologischen Parameter liegt zumeist zwischen 1–3 Monaten.

Auch in der Langzeittherapie erweist sich IFN als praktikabel und wirksam. Die Nebenwirkungen entsprechen denen der CML-Theapie (▶ Abschnitt 67.2.3) (Lengfelder et al. 2000). Pegyliertes IFN könnte gegenüber der herkömmlichen Form Vorteile bieten, da die subkutanen Injektionen nur einmal wöchentlich erfolgen und weniger Nebenwirkungen zu erwarten sind. Eine Phase-II-Studie wurde kürzlich aktiviert (▶ Einführung).

Anagrelid

Eine weitere Substanz ohne bislang bekannte leukämogene Eigenschaften ist Anagrelid, ein Imidazoquinazolin-Derivat, das selektiv die Megakaryozytenreifung hemmt und zu einer Senkung der Thrombozytenzahl führt (Anagrelide Study Group 1992). Da Anagrelid nicht auf die Proliferation der Erythropoese und Granulopoese wirkt, ist bei der PV eine Kombinationstherapie mit einer weiteren zytoreduktiven Substanz oder mit Aderlässen erforderlich. Die bei größeren Patientenkollektiven zur Thrombozytensenkung durchschnittlich erforderliche Initialdosis von Anagrelide liegt bei 2–2,5 mg pro Tag, wobei als Erhaltungstherapie eher niedrigere Dosen ausreichend sind. Hauptnebenwirkungen von Anagrelide sind gastrointestinale, kardiale und neurologische Symptome. Die Substanz ist in Deutschland noch nicht offiziell zugelassen, wird aber dennoch häufig bei myeloproliferativen Erkrankungen eingesetzt.

Imatinib

Neuere Untersuchungen an kleinen Fallzahlen mit noch kurzer Beobachtungsdauer weisen darauf hin, dass auch Imatinib bei der PV die gesteigerte Myeloproliferation kontrollieren kann. Bei noch ungeklärtem Wirkmechanismus konnte mit einer Dosis von 400–800 mg pro Tag ein Rückgang der Aderlassbedürftigkeit, der Splenomegalie und der Thrombozytose beobachtet werden. In Phase-II-Studien wird derzeit die Wirksamkeit von Imatinib bei der PV weiter geprüft.

Alkylanzien, Radiophosphor, Pipobroman

Ebenfalls effektiv in der Kontrolle der Myeloproliferation bei Polycythaemia vera sind die in der Vergangenheit zur Primärtherapie eingesetzten Alkylanzien (Chlorambucil, Busulfan) und Radiophosphor (^{32}P). Aufgrund der relativ hohen Rate an akuten Leukämien und Sekundärneoplasien sollten diese Substanzen nur noch bei Patienten eingesetzt werden, bei denen andere zytoreduktive Therapieformen nicht zur Anwendung kommen können.

Pipobroman (1,25 mg/kgKG pro Tag) ist eine Substanz, die v.a. in Südeuropa und Frankreich eingesetzt wird. Das Wirkungsspektrum und die Rate an sekundären Leukämien entsprechen weitgehend HU (Najean et al. 1997).

Thrombozytenaggregationshemmer

Niedrige Dosen Acetylsalicylsäure (ASS) (40–100 mg pro Tag) werden zur Sekundärprophylaxe nach Thromboembolien empfohlen und erhöhen nach jüngeren Untersuchungen das Blutungsrisiko nicht. Der Stellenwert von ASS zur Primärprophylaxe thromboembolischer Komplikationen wurde durch randomisierten Vergleich von ASS 100 mg/Tag gegenüber Placebo geklärt. Das Thromboembolierisiko wird durch ASS ohne wesentliches Blutungsrisiko signifikant reduziert (Landolfi et al. 2004).

Höhere Dosen von ASS gelten aufgrund der Resultate einer randomisierten Studie der PVSG bei PV als obsolet, da sie mit einer erhöhten Rate an Blutungen verbunden waren.

67.4 Essentielle Thrombozythämie (ET)

67.4.1 Grundlagen

Die essentielle Thrombozythämie ist charakterisiert durch eine chronische Thrombozytose, bedingt durch eine klonale Proliferation der hämatopoetischen Stammzelle mit Vermehrung von atypisch geformten Megakaryozyten im Knochenmark. Im peripheren Blut findet sich eine gesteigerte Zahl zumeist funktionsgestörter Plättchen. Der quantitative und qualitative Defekt der Thrombozyten ist mit einer Prädisposition sowohl zu thromboembolischen Komplikationen als auch zu Blutungen verbunden. Weitere charakteristische Symptome sind Mikrozirkulationsstörungen, typischerweise im Bereich der Akren oder zerebral. Das mediane Alter bei Diagnosestellung liegt bei 60 Jahren. Die Lebenserwartung soll weitgehend der der Normalbevölkerung entsprechen.

Diagnostik. In Ermangelung spezifischer diagnostischer Marker wurden die im Jahre 1986 festgelegten Diagnosekriterien der ET in erster Linie darauf ausgerichtet, andere myeloproliferative Erkrankungen mit thrombozythämischer Komponente und eine reaktive Thrombozytose möglichst sicher auszuschließen. Mit dieser Absicht wurde von der PVSG eine untere Plättchengrenze von 600.000/μl als Diagnosekriterium festgelegt. Diese letztlich willkürlich festgesetzte Grenze führt jedoch dazu, dass Frühstadien und Fälle von ET mit niedrigeren Thrombozytenzahlen nicht mit erfasst werden, obwohl bereits klinische Symptome vorliegen können (Lengfelder et al. 1998). In jüngerer Zeit vorgeschlagene Diagnosekriterien schließen deshalb den Nachweis einer gesteigerten Megakaryopoese in der Knochenmarkhistologie als Diagnoseparameter mit ein (▶ Übersicht 67-1).

67.4.2 Allgemeine Therapieprinzipien

Ziel der Therapie ist es, die Komplikationsrate zu senken und den Patienten so wenig wie möglich mit akuten Nebenwirkungen oder Spätfolgen der Therapie zu belasten, die sich negativ auf die Gesamtprognose auswirken können.

An unterschiedlichen Therapieformen können einerseits Thrombozytenaggregationshemmer wie Acetylsalicylsäure (ASS) eingesetzt werden. Zur Senkung der Thrombozytenzahl stehen im Wesentlichen die gleichen zytoreduktiven Substanzen zur Verfügung, die auch bei der PV verabreicht werden. Die derzeit bevorzugt eingesetzten Substanzen sind HU, IFN und Anagrelid (◘ Tabelle 67-5). In der Vergangenheit wurden auch Alkylanzien und Radiophosphor zur Senkung der Thrombozytenzahl verwendet.

Höheres Lebensalter, vorausgegangene Thromboembolien und Blutungskomplikationen sowie eine Thrombozytenzahl von 1–1,5 Mio./µl gelten als Indikationen für die Einleitung einer thrombozytensenkenden Therapie (Cortelazzo et al. 1995). Angestrebt wird eine Thrombozytenzahl im Normalbereich < 400.000/µl. Der Nutzen einer zytoreduktiven Therapie bei jüngeren und asymptomatischen Patienten wird bei Mangel an kontrollierten Studien unterschiedlich eingeschätzt.

67.4.3 Therapie im Einzelnen

Zytoreduktive Therapie

Hydroxyurea
Ebenso wie bei der PV ist auch bei der ET ein leukämogenes Potential von HU mangels kontrollierter Studien weder bewiesen noch sicher ausgeschlossen (◘ Tabelle 67-5) (Löfvenberg et al. 1988). Die üblicherweise eingesetzte Initialdosis liegt bei 20 mg/kgKG pro Tag und muss im Verlauf auf die individuellen Thrombozytenwerte abgestimmt werden.

α-Interferon
IFN kann die Thrombozytenzahl effektiv senken. Leukämogene oder teratogene Effekte sind nicht bekannt. IFN ist zur Zeit die einzige Substanz, die den malignen Klon gezielt supprimieren und bei einem geringen Anteil der Patienten Langzeitremissionen ohne Fortsetzung der Therapie induzieren kann (◘ Tabelle 67-5) (Lengfelder et al. 1997). Die IFN-Therapie wird üblicherweis mit 3-mal 3 Mio. IU pro Woche oder 3 Mio. IU jeden 2. Tag begonnen. Die Wirksamkeit von pegyliertem IFN wird derzeit in einer klinischen Phase-II-Studie geprüft (▶ Einführung).

Anagrelid
Anagrelid, eine die Megakaryozytenreifung hemmende Substanz, stellt eine gute Möglichkeit zur isolierten Absenkung der Thrombozytenzahl dar (Anagrelide Study Group 1992). Eine Zulassung von Anagrelid zur Behandlung der ET in Deutschland wird bereits seit längerer Zeit erwartet. Als Initialdosis werden 2–2,5 mg pro Tag empfohlen, wobei die Dosierung im weiteren Verlauf an das individuelle Ansprechen anzupassen ist. Gastrointestinale, kardiale und neurologische Symptome können zum Therapieabbruch führen.

Alkylanzien und Radiophosphor
Aufgrund der bei Polyzythaemia vera nachgewiesenen leukämogenen Wirkung von Radiophosphor und Alkylanzien sollten diese Medikamente auch bei der ET nur in Ausnahmefällen nach sorgfältiger Abwägung der Indikation eingesetzt werden.

Thrombozytenaggregationshemmer
Acetylsalicylsäure (ASS) zeichnet sich durch eine gute symptomatische Wirksamkeit bei Mikrozirkulationsstörungen aus. In der Schwangerschaft scheint ASS die Komplikationsrate zu reduzieren. Da bei hohen Thrombozytenzahlen eine verstärkte Blutungsneigung vorliegt, gilt der Einsatz von ASS bei stark erhöhten Thrombozyten-

◘ Tabelle 67-5. Thrombozytensenkende Therapie bei essentieller Thrombozythämie: Vergleich von Hydroxyurea, α-Interferon und Anagrelid

Medikament	Hydroxyurea	α-Interferon	Anagrelid
Ansprechrate	>80%	ca. 90%	>90%
Mediane Dauer bis zum Wirkungseintritt	ca. 6–8 Wochen	ca. 4 Wochen	11 Tage
Abbruch der Therapie	selten	25%	16%
Rezidiv nach Absetzen	100%	ca. 90%	100%
Nachteil oder Nebenwirkung	fraglich leukämoger Effekt	hohe Kosten, subkutane Applikation	kardial, neurologisch, gastrointestinal

zahlen (1–1,5 Mio./µl) als risikoreich, da ASS die Blutungsneigung verstärken kann.

67.5 Osteomyelofibrose (OMF)

67.5.1 Grundlagen

Die Osteomyelofibrose (OMF, Synonyme: Osteomyelosklerose, idiopathische Myelofibrose, myeloische Metaplasie mit Myelofibrose) ist ebenfalls eine klonale Stammzellerkrankung. Der klinische Verlauf wird durch eine **zunehmende Markfibrose** mit gleichzeitig einhergehender hämatopoetischer Insuffizienz bestimmt. Die OMF ist von einer **extramedullären Blutbildung** v. a. in der Milz, aber auch in anderen Organen begleitet. Bei etwa 20 % der Patienten mit OMF entwickelt sich eine akute Leukämie. Die mediane Überlebenszeit liegt bei etwa 4,5 Jahren. Das mediane Alter bei Diagnosestellung beträgt etwa 65 Jahre (Tefferi et al. 2000).

Die differenzialdiagnostisch abzugrenzende sekundäre Myelofibrose kann bei allen myeloproliferativen Erkrankungen und begleitend auch bei einer Reihe nicht verwandter Krankheitsbilder auftreten.

Diagnose. Diagnostisch wegweisend ist der Befund der Knochenmarkhistologie. Bei den Krankheitsstadien wird zwischen einer **hyperproliferativen Frühphase** und einer **Spätphase mit reduziertem oder fehlendem Zellgehalt des Knochenmarkes und peripherer Panzytopenie** unterschieden. In der Frühphase findet sich eine Veränderung aller drei Zellreihen mit ineffektiver Erythropoese, Hyperplasie einer dysplastischen Megakaryopoese und Vermehrung unreifer Vorstufen der Granulopoese. Im späteren Stadium sind die Markräume fibrosiert (Retikulin- und/oder Kollagenfibrose) und z. T. auch knöchern durchgebaut (Osteomyelosklerose). Charakteristisch ist eine im Verlauf zunehmende, teilweise extreme Splenomegalie.

Im Einzelfall kann ein Abgrenzungsbedarf gegenüber jeder anderen chronischen myeloproliferativen Erkrankung, der Myelodysplasie mit Markfibrose, der akuten Myelofibrose sowie einer Markfibrose im Rahmen von anderen Neoplasien, chronischen Infektionen oder toxischen Schäden des Knochenmarkes bestehen.

67.5.2 Allgemeine Therapieprinzipien

Die Therapie ist in erster Linie **palliativ**. Bei den supportiven Maßnahmen stehen die Substitution von Erythrozyten und ggf. auch von Thrombozyten sowie der Einsatz einer antimikrobiellen Therapie bei Infektionen im Vordergrund.

HU und IFN zeigen in der Frühphase der Erkrankung einen guten antiproliferativen Effekt. Es gibt jedoch keinen Nachweis aus kontrollierten Studien, dass durch eine zytoreduktive Therapie das Fortschreiten der Myelofibrose oder die leukämische Transformation verhindert bzw. das Überleben verlängert werden können. Kurzfristige Effekte werden bei Gabe von Corticosteroiden und Androgenen gesehen. Über antiangiogenetische Substanzen (z. B. Thalidomid) gibt es positive kasuistische Berichte.

> **Praxistipp**
> Splenektomie oder Milzbestrahlung in sehr niedrigen Dosen (aber cave: Eradikation der extramedullären Blutbildung) können bei intolerablen splenomegaliebedingten Beschwerden und hohem Transfusionsbedarf durch Hypersplenismus im Einzelfall erwogen werden.

Die einzige potenziell kurative Therapieform für jüngere Patienten ist die allogene SZT. Bei einer relativ hohen SZT-assoziierten Letalität wird die allogene Verwandtenspendertransplantation gegenwärtig nur bei jungen Patienten mit ungünstiger Verlaufsform empfohlen. Zur Fremdspendertransplantation existieren bisher keine Daten.

67.5.3 Therapie im Einzelnen

Zytoreduktive Therapie

Hydroxyurea

In der hyperproliferativen Phase ist eine zytoreduktive Therapie mit HU insbesondere bei hohen Thrombozytenzahlen zur Reduktion des Risikos von Thromboembolien oder Blutungskomplikationen indiziert. Eine myelosuppressive Therapie sollte in vorsichtiger Dosierung erfolgen. Die initiale Dosis von HU liegt bei 10–20 mg/kgKG pro Tag. Die Dosis muss an den individueller Verlauf angepasst werden.

α-Interferon

IFN ist wie bei der PV und ET auch bei der OMF zur Zeit die einzige Substanz, die den malignen Klon gezielt supprimieren kann. In Einzelfällen wurde über einen Rückgang der Markfibrose unter IFN berichtet. Ergebnisse an größeren Fallzahlen stehen nicht zur Verfügung (Gisslinger et al. 1988). Die Substanz ist nicht offiziell für die Therapie der OMF zugelassen. Die Therapie wird üblicherweise mit 3-mal 3–5 Mio. IU pro Woche begonnen. Die Wirksamkeit von pegyliertem IFN wird derzeit geprüft (▶ Einführung).

Substitution von Blutprodukten

Erythrozytenkonzentrate sollten bei Hämoglobinwerten < 8 g/dl und bei klinischer Symptomatik verabreicht werden. Bei hohem Transfusionsbedarf ist ein Eisenentzug durch Deferoxamin sinnvoll. Thrombozytenkonzentrate sind in ausgewählten Fällen bei Blutung indiziert.

67.6 Nicht klassifizierbare chronische myeloproliferative Erkrankungen (CMPE)

CMPE, die weder der CML, PV, ET oder OMF zugeordnet werden können, wurden bisher als nicht klassifizierbare CMPE bezeichnet. Insbesondere bei Formen, die mit einer Eosinophilie assoziiert sind und u. U. als hypereosinophiles Syndrom (HES) oder chronische Eosinophilenleukämie (CEL) diagnostiziert werden, finden sich jedoch gehäuft zytogenetische oder molekulargenetische Veränderungen, die einen Hinweis auf eine erfolgreiche Therapie mit Tyrosinkinase-Inhibitoren, wie z. B. Imatinib, geben könnten. Bei allen Patienten sollte primär eine BCR-ABL-positive Erkrankung unter Berücksichtigung auch möglicher atypischer Transkripte sicher nachgewiesen oder ausgeschlossen werden. Daneben sollte bei jedem Patienten eine Zytogenetik durchgeführt werden, um Rearrangierungen der Chromosomenbanden 4q12 (PDGFRA), 5q31 (PDGFRB), 8p11 (FGFR1), 9p24 (JAK2) oder 9q34 (ABL) zu erkennen (Cross u. Reiter 2002). Bei HES/CEL und auch der systemischen Mastozytose mit Eosinophilie ist eine RT-PCR zum Nachweis eines FIP1L1-PDGFRA-Fusionsgens obligater Bestandteil der Diagnostik, das Folge einer zytogenetisch nicht sichtbaren Deletion auf 4q12 ist (Gotlib et al. 2004). Nahezu alle Patienten mit FIP1L1-PDGFRA-positiver CMPE erreichen innerhalb kurzer Zeit eine komplette klinische und hämatologische Remission unter einer niedrig dosierten Therapie mit 100 mg Imatinib. Auch Patienten mit Rearrangierungen von PDGFRB sprechen hervorragend auf eine Therapie mit Imatinib an, eine Dosisempfehlung kann hier nicht gegeben werden; sie sollte sich nach dem klinischen und hämatologischen Ansprechen richten. Bei Patienten mit systemischer Mastozytose sollte eine Sequenzanalyse des c-KIT-Gens erfolgen, da verschiedene Mutationen dieses Gens mit unterschiedlichen Ansprechraten auf eine Therapie mit Imatinib assoziiert sind. Jüngste Erfahrungen zeigen, dass einige Patienten mit HES/CEL ohne nachweisbare genetische Veränderungen aufgrund noch nicht identifizierter genetischer Veränderungen auf Imatinib ansprechen können. FGFR1-Fusionsgene sind hingegen Imatinib-resistent, würden jedoch auf PKC412 ansprechen, das jedoch noch nicht im klinischen Einsatz ist.

Leitlinien – Adressen – Tipps

Leitlinien und Adressen

Leitlinien der DGHO: Classen M, Dierkesmann R, Heimpel H, Kalden JR, Koch KM, Meyer J, Theiss W, Ziegler R (1999) Rationelle Diagnostik und Therapie in der Inneren Medizin. Ein Beitrag zur Qualitätssicherung in Klinik und Praxis. Kapitel B: Erkrankungen des Blutes und des Gerinnungssystems, solide Tumoren und Prinzipien der internistischen Onkologie. Urban & Fischer, München Jena

Prognose-Scores der European Investigators on CML: www.pharmacoepi.de/cmlscore.html

Studienzentrale der Deutschen CML Studiengruppe und die Zentrale des Kompetenznetzes für akute und chronische Leukämien:
III. Medizinische Universitätsklinik, Wiesbadener Str. 7–11, D-68305 Mannheim, Tel.: 0621-383-4234, Fax: 0621-383-4239, E-Mail: info@kompetenznetz-leukaemie.de

Literatur

Anagrelide Study Group (1992) Anagrelide, a therapy for thrombocythemic states. Experience in 577 patients. Am J Med 92: 69–76

Berk PD, Goldberg JD, Donovan PD et al. (1986) Therapeutic recommendations in polycythemia vera based on polycythemia vera study group protocols. Semin Hematol 23: 132–143

Chronic Myeloid Leukemia Trialists' Collaborative Group (1997) Interferon alfa vs. chemotherapy for chronic myeloid leukemia: a meta-analysis of seven randomized trials. J Natl Cancer Inst 89: 1616–1620

Chronic Myeloid Leukemia Trialists' Collaborative Group (2000) Hydroxyurea vs. busulphan for chronic myeloid leukaemia: an individual patient data meta-analysis of three randomized trials. Br J Haematol 110: 573–576

Cortelazzo S, Finazzi G, Ruggeri et al. (1995) Hydroxyurea for patients with essential thrombocythemia and a high risk of thrombosis. N Engl J Med 332: 1132–1136

Cross NC, Reiter A (2002) Tyrosine kinase fusion genes in chronic myeloproliferative diseases. Leukemia 16: 1207–1212

Druker BJ, Talpaz M, Resta DJ et al. (2001) Efficacy and safety of a specific inhibitor of the BCR-ABL tyrosine kinase in chronic myeloid leukemia. N Engl J Med 344: 1031–1037

Gale RP, Hehlmann R, Zhang M-J, Hasford J et al. (1998) Survival with bone marrow transplantation vs. hydroxyurea or interferon for chronic myelogenous leukemia. Blood 91: 1810–1819

Gisslinger H, Linkesch W, Fritz E, Ludwig H, Chott A, Radaskiewicz T (1989) Long-term interferon therapy for thrombocytosis in myeloproliferative diseases. Lancet 2: 634–637

Gotlib J, Cools J, Malone JM 3rd, Schrier SL, Gilliland DG, Coutre SE (2004) The FIP1L1-PDGFRalpha fusion tyrosine kinase in hypereosinophilic syndrome and chronic eosinophilic leukemia: 103: 2879–2891

Gratwohl A, Hermans J, Goldman JM et al. (1998) Risk assessment for patients with chronic myeloid leukemia before allogeneic blood or marrow transplantation. Lancet 352: 1087–1092

Hansen JA, Gooley TA, Martin PJ et al. (1998) Bone marrow transplants from unrelated donors for patients with chronic myeloid leukemia. N Engl J Med 338: 962–968

Hasford J, Pfirrmann M, Hehlmann R et al. (1998) A new prognostic score for the survival of patients with chronic myeloid leukemia treated with interferon alfa. J Natl Cancer Inst 90: 850–858

Hehlmann R (2003) Current CML therapy: progress and dilemma. Leukemia 17: 1010–1012

Kantarjian H, Sawyers CL, Hochhaus A et al. (2002) Glivec/Gleevec™ (imatinib mesylate) induces hematologic and cytogenetic responses in the majority of patients with chronic myeloid leukemia in chronic phase: results of a phase II study. N Engl J Med 346: 645–652

Landolfi R, Marchioli R, Kutti J et al. (2004) Efficacy and safety of low-dose aspirin in polycythemia vera. N Engl J Med 350: 114–124

Lengfelder E, Griesshammer M, Hehlmann R (1997) Interferon-alpha in the treatment of essential thrombocythemia. Leukemia Lymphoma 22 (Suppl 1): 135–142

Lengfelder E, Hochhaus A, Kronawitter U et al. (1998) Should a platelet limit of 600x10^9/l be used as a diagnostic criterion in essential thrombocythemia? An analysis of the natural course including early stages. Br J Haematol 100: 15–23

Lengfelder E, Berger U, Hehlmann R (2000) Interferon α in the treatment of polycythemia vera. Ann Hematol 789: 103–109

Löfvenberg E, Wahlin A (1988) Management of polycythaemia vera, essential thrombocythaemia and myelofibrosis with hydroxyurea. Eur J Haematol 41: 375–381

Najean Y, Rain JD for the French Polycythemia Study Group (1997) Treatment of polycythemia vera: the use of hydroxyurea and pipobroman in 292 patients under the age of 65 years. Blood 90: 3370–3377

O'Brien S, Guilhot F, Larson RA et al. (2003) Imatinib compared with interferon and low-dose cytarabine for newly diagnosed chronic-phase chronic myeloid leukemia. N Engl J Med 348: 994–1004

Sawyers CL, Hochhaus A, Feldman E et al. (2002) Gleevec/Glivec™ (imatinib mesylate) induces hematologic and cytogenetic responses in patients with chronic myeloid leukemia in myeloid blast crisis: results of a phase II study. Blood 99: 3530–3539

Silver RT (2003) Imatinib mesylate (Gleevec™) reduces phlebotomy requirements in polycythemia vera. Leukemia 17: 1186–1187

Talpaz M, Silver RT, Druker BJ et al. (2002) Glivec™ (imatinib mesylate) induces durable hematologic and cytogenetic responses in patients with accelerated phase chronic myeloid leukemia: results of a phase II study. Blood 99: 1928–1937

Tefferi A (2000) Myelofibrosis with myeloid metaplasia. N Engl J Med 342: 1255–1265

van Rhee F, Szydlo RM, Hermans J et al. (1997) Long-term results after allogeneic bone marrow transplantation for chronic myelogenous leukemia in chronic phase: a report from the Chronic Leukemia Working Party of the European Group for Blood and Marrow Transplantation. Bone Marrow Transplant 20: 11–19

68 Hodgkin-Lymphome

M. Sieber, V. Diehl, M. Pfreundschuh

68.1 Grundlagen – 1125

68.2 Therapie – 1126

68.3 Nachsorge – 1131

Literatur – 1131

Die Hodgkin-Lymphome sind maligne Erkrankungen des lymphatischen Systems. Unbehandelt verlaufen sie i. Allg. tödlich. Heute können jedoch annähernd 90% aller Patienten geheilt werden. Voraussetzung hierfür ist ein risikoadaptierter, interdisziplinärer und multimodaler Therapieansatz. Derzeit werden in Deutschland die meisten Patienten innerhalb der Therapieoptimierungsstudien der „Deutschen Hodgkin-Lymphom Studiengruppe" bzw. entsprechend den Standardtherapien dieser Studien behandelt. Die Deutsche Hodgkin-Lymphom Studiengruppe entwickelt seit 1978 systematisch in nunmehr 5 Studiengenerationen Behandlungskonzepte und sorgt für eine flächendeckende, hochqualifizierte Versorgung der Hodgkin-Patienten in Deutschland.

Die Zahl der jährlichen Neuerkrankungen beträgt 2–4/100.000 pro Jahr (zweigipflige Altershäufigkeit bei 25 und 60 Jahren; Männer : Frauen 10 : 6).

Die neoplastischen Zellen der Erkrankungen sind die sog. Hodgkin- und Sternberg-Reed-Zellen, die im infiltrierten Gewebe im Vergleich zu den umgebenden reaktiven Zellen relativ selten sind. Durch molekularbiologische Analysen an Einzelzellen wurde es möglich, diese Zellen als klonal proliferierende Keimzentrums-B-Zellen zu identifizieren.

Die hohe Nachweisrate des Epstein-Barr-Virus-(EBV-)Genoms in Hodgkin- und Sternberg-Reed-Zellen lässt vermuten, dass dieses Virus eine ätiologische Rolle bei der malignen Transformation der neoplastischen Zellen spielt (Weiss 1989). In einigen Fällen wurden Mutationen des Inhibitors des nukleären Faktors κB ($I\kappa B\alpha$) nachgewiesen. Diese Mutationen sind vermutlich pathogenetisch relevant, denn konstitutive NFκB-Aktivität bewirkt Apoptoseresistenz in Hodgkin- und Sternberg-Reed-Zellen.

Die Erkrankung entsteht meist in einem Lymphknoten der Halsregion und breitet sich zunächst lymphogen, in fortgeschrittenen Stadien aber auch hämatogen aus. Klinisch wichtige Symptome sind neben Lymphknotenschwellungen, Fieber, Nachtschweiß, Gewichtsabnahme, Pruritus und selten, jedoch charakteristisch ein Alkoholschmerz in den befallenen Lymphknotenregionen.

68.1 Grundlagen

Histopathologie. Die Diagnose der Hodgkin-Lymphome erfolgt ausschließlich durch den histomorphologischen Nachweis von Hodgkin- und Sternberg-Reed-Zellen aus einer großzügigen (möglichst exzisionalen) Lymphknotenbiopsie.

Nach charakteristischen morphologischen, zytochemischen und immunologischen Kriterien werden seit 1994 auch die Hodgkin-Lymphome nach der **REAL-Klassifikation** (Revised European-American Classification of Lymphoid Neoplasmsim) typisiert. Diese Klassifikation wurde 1999 von der WHO übernommen (Jaffe 1999). Es werden 2 Hauptkategorien unterschieden (Übersicht 68-1).

Die lymphozytenreiche Form der klassischen Hodgkin-Lymphome unterscheidet sich immunzytologisch vom nodulären Paragranulom (LPHD), jedoch nicht in der klinischen Präsentation, im Verlauf und in der Prognose. Zukünftige klinische Verlaufsbeobachtungen und prospektive Therapiestudien müssen die Wertigkeit der pathobiologischen Differenzierung von beiden Typen bestätigen.

Übersicht 68-1
Hauptkategorien der Hodgkin-Lymphome

- **Klassische Hodgkin-Lymphome**
  - noduläre Sklerose (65–70%)
  - Mischtyp (25%)
  - lymphozytenarmer Typ (0,8–1%)
  - lymphozytenreicher Typ (2–3%)

- **Noduläres Paragranulom (lymphozytenprädominante Form 2–3%)**

Stadieneinteilung nach Ann Arbor. Die Einteilung der „Staging Conference" von Ann Arbor 1966 (Rosenberg 1966) ist auch heute noch allgemein anerkannt und unterscheidet 4 Stadien (Übersicht 68-2). Die Stadieneinteilung wird überwiegend klinisch (CS = clinical staging) unter Zugrundelegung der körperlichen Untersuchung, bildgebenden Diagnostik und Knochenmarkbiopsie (Staging; Übersicht 68-3) durchgeführt.

Übersicht 68-2
Stadieneinteilung der Hodgkin-Lymphome nach Ann-Arbor

- **Stadium I:** Befall einer einzigen Lymphknotenregion (I/N) oder Vorliegen eines einzigen lokalisierten extranodalen Herdes (I/E)
- **Stadium II:** Befall von 2 oder mehr Lymphknotenregionen auf einer Seite des Zwerchfells (II/N) oder Vorliegen lokalisierter extranodaler Herde und Befall einer oder mehrerer Lymphknotenregionen auf einer Seite des Zwerchfells (II/E)
- **Stadium III:** Befall von 2 oder mehr Lymphknotenregionen auf beiden Seiten des Zwerchfells (III/N) oder Befall von lokalisierten extra nodalen Herden und Lymphknotenbefall, also Befall auf beiden Seiten des Zwerchfells (III/E)
- **Stadium IV:** disseminierter Befall einer oder mehrerer extralymphatischer Organe mit oder ohne Befall von Lymphknoten
- **Zusatz B** erhalten die Stadien I–IV, wenn ein oder mehrere der folgenden Allgemeinsymptome vorliegen, und Zusatz A, falls diese fehlen. Die sog. B-Symptome sind:
  – nicht erklärbares Fieber über 38 °C
  – nicht erklärbarer Nachtschweiß
  – nicht erklärbarer Gewichtsverlust von mehr als 10 % des Körpergewichtes innerhalb von 6 Monaten
- **Zum lymphatischen Gewebe gehören:** Lymphknoten, Milz, Thymus, Waldeyer-Rachenring, Appendix

Abkürzungen:
CS: nur klinische Stadieneinteilung; PS: pathologische Stadieneinteilung nach invasiver Diagnostik;
N: Lymphknoten; E: extranodaler(r) Herd(e)
H: Leber; S: Milz; L: Lunge; M: Knochenmark; O: Knochen; D: Haut; P: Pleura

Übersicht 68-3
„Staging"-Untersuchungen bei Hodgkin-Lymphomen

- **Obligat:**
  – Differenzialblutbild
  – Blutkörperchensenkungsgeschwindigkeit (BSG)
  – alkalische Phosphatase
  – LDH
  – Elektrophorese
  – Röntgenaufnahme des Thorax
  – Computertomogramm von Hals, Thorax und Abdomen
  – Abdominalsonographie
  – Knochenmarkhistologie
  – Knochenmark- oder Skelettszintigramm
- **In besonderen klinischen Situationen:**
  – diagnostische Laparotomie
  – Leberhistologie
  – Positronenemissionstomographie (PET) oder Galliumszintigramm

> **Praxistipp**
> Die diagnostische Laparotomie einschließlich Splenektomie zur pathologischen Stadieneinteilung (PS) des Morbus Hodgkin wird heute nicht mehr routinemäßig empfohlen.

68.2 Therapie

Allgemeine Therapieprinzipien und Prognose

Die Hodgkin-Lymphome sind sehr chemo- und strahlentherapiesensibel, sodass annähernd 90 % aller Patienten im Erwachsenenalter mit einer adäquaten Therapie geheilt werden können. Heutzutage werden beide Modalitäten – Strahlen- und Chemotherapie – bei den meisten Patienten kombiniert eingesetzt.

> **Praxistipp**
> Jeder Patient mit einem Hodgkin-Lymphom sollte, wenn möglich, innerhalb einer kontrollierten Therapiestudie behandelt werden, um die Behandlungsmöglichkeiten weiterzuentwickeln und jedem einzelnen Patienten die bestmögliche Behandlung zukommen zu lassen.

Eine Übersicht über das therapeutische Vorgehen wie es aktuell von der „Deutschen Hodgkin-Lymphom Studiengruppe" empfohlen wird, zeigt ◘ Abb. 68-1.

Therapieverfahren im Einzelnen

Chemotherapie

Unter kurativer Intention wird eine **anthrazyklinhaltige Polychemotherapie** durchgeführt. Eine Monotherapie ist nur in palliativer Situation gerechtfertigt. In Deutschland haben sich v. a. das **ABVD-Schema** und das **BEACOPP-Schema** durchgesetzt (◘ Tabelle 68-1).

◘ **Abb. 68-1.** Diagnostisches und therapeutisches Vorgehen bei Hodgkin-Lymphomen. BSG = Blutsenkungsgeschwindigkeit; E-Befall: extranodaler Befall; LK-Areale: Lymphknotenareale; LMM: großer Mediastinaltumor; RF: Risikofaktoren

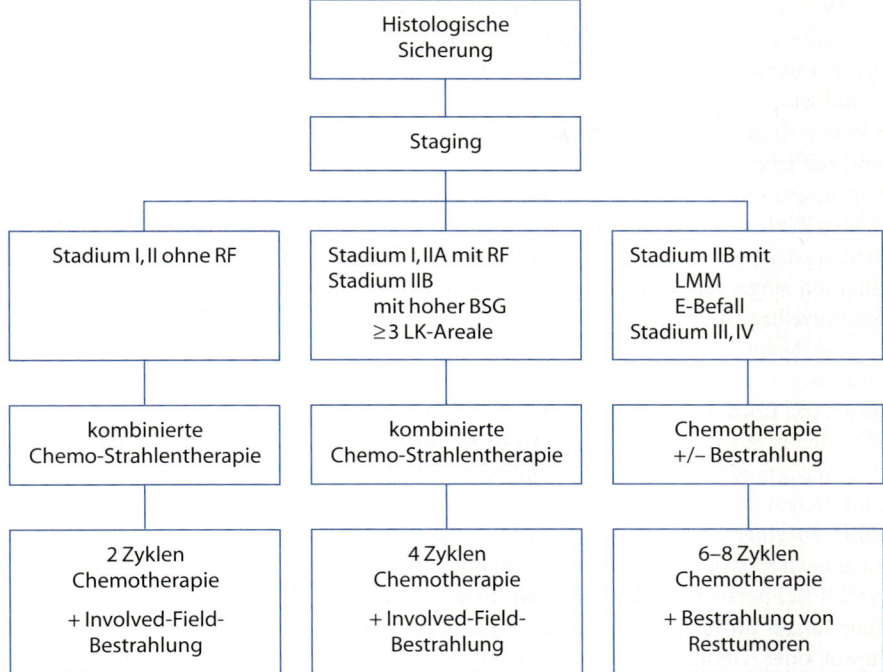

◘ **Tabelle 68-1.** Therapieschemata des Hodgkin-Lymphoms

Präparat	Dosierung	Applikationsschema
ABVD		
Doxorubicin	25 mg/m²KO i.v.	Tag 1 und 15
Bleomycin	10 mg/m²KO i.v.	Tag 1 und 15
Vinblastin	6 mg/m²KO i.v.	Tag 1 und 15
Dacarbazin	375 mg/m²KO i.v.	Tag 1 und 15
Wiederholung Tag 29		
Therapieschema BEACOPP-basis (-14)		
Cyclophosphamid	650 mg/m²KO i.v.	Tag 1
Doxorubicin	25 mg/m²KO i.v.	Tag 1
Etoposid	100 mg/m²KO i.v.	Tage 1–3
Procarbazin	100 mg/m²KO p.o.	Tage 1–7
Prednison	40 mg/m²KO p.o.	Tage 1–8
Vincristin	1,4 mg/m²KO[a] i.v.	Tag 8
Bleomycin	10 mg/m²KO i.v.	Tag 8
Wiederholung Tag 15		
Therapieschema BEACOPP-gesteigert		
Cyclophosphamid	1250 mg/m²KO i.v.	Tag 1
Doxorubicin	35 mg/m²KO i.v.	Tag 1
Etoposid	200 mg/m²KO i.v.	Tage 1–3
Procarbazin	100 mg/m²KO p.o.	Tage 1–7
Prednison	40 mg/m²KO p.o.	Tage 1–14
Vincristin	1,4 mg/m²KO[a] i.v.	Tag 8
Bleomycin	10 mg/m² KO i.v.	Tag 8
G-CSF	300/480 µg	ab Tag 8
Wiederholung Tag 22		

[a] maximal 2 mg

Die Chemotherapie sollte möglichst mit der vollen Dosis und innerhalb des vorgesehenen Zeitraumes durchgeführt werden, da eine hohe Dosisintensität (Zytostatikumdosis pro Zeit) die Entstehung zytostatikaresistenter Klone verhindern soll. Unvermeidliche Dosisreduktionen und zeitliche Verzögerungen infolge von Therapienebenwirkungen sollen möglichst gering gehalten werden. Falls nach 2 Zyklen Chemotherapie kein Ansprechen zu beobachten ist, ist ein früher Wechsel auf eine intensive Kombination angezeigt, evtl. Hochdosischemotherapie mit Stammzelltransplantation.

Bei Ansprechen ist die Dauer der Chemotherapie – abhängig von der Therapiestrategie – in erster Linie durch das Erkrankungsstadium bestimmt. In den fortgeschrittenen Stadien werden in der Regel 8 Zyklen Chemotherapie gegeben. Vorzeitige Beendigung der Therapie unmittelbar nach Erreichen der kompletten Remission führt zu einer höheren Rezidivrate (Diehl 1995). Wird auch nach 8 Zyklen keine komplette Remission erzielt, so erfolgt bei persistierendem nodalem Befall (Resttumor) eine lokale Strahlentherapie, bei persistierendem diffusem oder Organbefall eine Salvage-Chemotherapie, ggf. eine Hochdosistherapie mit Stammzellsupport (▶ Abschnitt „Rezidivtherapie").

In den frühen und mittleren Stadien werden in der Regel weniger Zyklen Chemotherapie verabreicht. Insbesondere im kombinierten Behandlungsansatz, wenn nachfolgend eine „Involved-Field"-Bestrahlung durchgeführt wird, sind in der Regel nur 2 Zyklen (frühe Stadien) oder 4 Zyklen (mittlere Stadien) ausreichend.

Strahlentherapie

Voraussetzung für eine kurativ ausgerichtete Strahlentherapie ist die Einstrahlung tumorizider Dosen in Megavolttechnik mit geeigneten Therapiegeräten (z. B. Linearbeschleuniger), die eine homogene Durchstrahlung mit exakter Begrenzung der Strahlenfelder bei akzeptabler Hautbelastung ermöglichen.

Cave
Die alleinige Strahlentherapie kann heute nur noch in besonderen Fällen (Kontraindikation gegen eine Chemotherapie) empfohlen werden.

Bei alleiniger Strahlentherapie liegt das Optimum der Dosis-Wirkungs-Beziehung für den klinisch manifesten Befall bei 35–40 Gy. Die lokale Rezidivrate in diesem Dosisbereich beträgt <5% (Dühmke 1996). Im kombinierten Therapieansatz sind nach vorausgegangener Chemotherapie sehr wahrscheinlich niedrigere Strahlendosen für eine ausreichende lokale Tumorkontrolle notwendig (20–30 Gy) (Loeffler 1997).

Die moderne Strahlentherapie beinhaltet eine computertomographisch gesteuerte Planung, Dosiskalkulation, Simulation und Messung sowie regelmäßige Feldkontrollaufnahmen. Strahlensensible Organe (Lunge, Herz, Rückenmark) müssen durch individuell angepasste Bleiblöcke geschützt werden. Die Pause nach vorausgegangener Chemotherapie sollte maximal 6–8 Wochen betragen. Die Einzeldosis sollte 1,8–2,0 Gy und die wöchentliche Dosis 9–10 Gy betragen.

Kombinierte Chemo- und Radiotherapie

Häufiger wird heute die Strahlentherapie in Kombination mit einer Chemotherapie eingesetzt. Im Rahmen dieser Kombinationsbehandlungen erfolgt die Bestrahlung aller klinisch manifesten Befälle (involved field) unter Aussparung der angrenzenden Regionen, oder es werden konsolidierend ausgesuchte Tumorlokalisationen (z. B. Resttumoren) nach ausgedehnterer Chemotherapie bestrahlt.

Die technischen Voraussetzungen zur Bestrahlung nach Chemotherapie entsprechen den obigen Ausführungen. Nicht einheitlich definiert ist die optimale Bestrahlungsdosis (20–30 Gy) im kombinierten Behandlungsansatz. Sie ist Gegenstand laufender Therapiestudien.

Therapiestrategie nach Prognose

Hinsichtlich der Prognose lassen sich 3 Gruppen von Patienten unterscheiden (Sieber 2000). Diese Gruppen sind in erster Linie durch das Erkrankungsstadium, aber zudem auch durch sog. Risikofaktoren definiert. Die Deutsche Hodgkin-Lymphom Studiengruppe unterscheidet:

- günstige Prognosegruppe (Stadien I und II ohne Risikofaktoren)
- intermediäre Prognosegruppe (Stadien I und IIA mit Risikofaktoren, Stadium IIB mit ausgesuchten Risikofaktoren)
- ungünstige Prognosegruppe (Stadium IIB mit ausgesuchten Risikofaktoren, Stadien III und IV)

Günstige Prognosegruppe

Dazu gehören Patienten der Stadien I und II ohne Risikofaktoren (▶ unten).

Die alleinige Strahlentherapie als „Extended-Field"-Bestrahlung (d. h. Bestrahlung der befallenen und benachbarten Lymphknotenstationen) mit 30–40 Gy galt lange Zeit als Standardtherapie für diese Prognosegruppe. Mehr als 95% der Patienten erreichen eine komplette Remission, die allerdings nur bei 65–75% langfristig anhält. Etwa 25–30% der Patienten erleiden nach alleiniger Strahlentherapie ein Rezidiv und können erst durch eine ausgedehnte Chemotherapie in eine längerfristige Remission gebracht werden, sodass die Strategie – initial alleinige Strahlentherapie und bei einem größerem Anteil der Patienten zusätzlich ausgedehnte Chemotherapie im Rezidiv – zu einer langfristigen Heilung von etwa 90% der Patienten führt.

Wiederholt konnte gezeigt werden, dass die Kombination einer modernen anthrazyklinhaltigen Chemotherapie mit einer „Involved-Field"-Bestrahlung einer alleinigen Strahlentherapie bezüglich primärer Tumorkontrolle überlegen ist (Carde 1997; Sieber 2001). Wenngleich das

Gesamtüberleben, das in dieser Prognosegruppe auch unter initial alleiniger Bestrahlung hervorragend ist, nicht weiter verbessert werden kann, wird die günstige Prognosegruppe heute einer kombinierten Chemo-Strahlentherapie zugeführt. Dabei sollte ein anthrazyklinhaltiges Chemotherapieschema unter Meidung von alkylierenden Substanzen wegen des Risikos einer dauerhaften Infertilität und der Induktion von Zweittumoren zum Einsatz kommen. In Deutschland wird in der Regel das ABVD-Schema verwendet. Als Standardtherapie der Deutschen Hodgkin-Lymphom Studiengruppe werden aktuell 2 Zyklen ABVD kombiniert mit 30 Gy „Involved-Field"-Bestrahlung empfohlen. Die Wertigkeit der einzelnen Zytostatika innerhalb der ABVD-Polychemotherapie ist nicht definitiv geklärt. Vermutlich ist auch eine alleinige AV-Chemotherapie (Doxorubicin, Vinblastin) in Kombination mit einer Bestrahlung gut wirksam (Press 2001). In der aktuellen Therapiestudie für die günstige Prognosegruppe (HD13-Studie) prüft die Deutsche Hodgkin-Lymphom Studiengruppe gegenwärtig den Wert der einzelnen Substanzen des ABVD-Schemas bezüglich Wirksamkeit und Nebenwirkungen.

Intermediäre Prognosegruppe

Zur intermediären Prognosegruppe gehören Patienten in den Stadien I und IIA mit mindestens einem der folgenden Risikofaktoren:
- großer Mediastinaltumor (> 1/3 des Thoraxquerdurchmessers in der Röntgenthoraxaufnahme p. a. im Stehen)
- extranodaler Befall
- hohe BSG (A-Stadium > 50 mm/h, B-Stadium > 30 mm/h)
- Befall von 3 oder mehr Lymphknotenarealen

Patienten im Stadium IIB werden zur intermediären Prognosegruppe gezählt, wenn sie lediglich die Risikofaktoren „hohe BSG" und/oder „Befall von 3 oder mehr Lymphknotenarealen" aufweisen. Bei Vorliegen eines „großen Mediastinaltumors und/oder eines extranodalen Befalls" gehören sie der ungünstigen Prognosegruppe an.

Die **kombinierte Chemo-Strahlentherapie** stellt für die Patientengruppe mit intermediärer Prognose die Standardtherapie dar. In Deutschland wurde in der Vergangenheit häufig 4 Zyklen Chemotherapie (COPP alternierend mit ABVD) eingesetzt, gefolgt von einer „Extended-Field"-Bestrahlung. Dieses therapeutische Vorgehen erbringt eine komplette Remissionsrate von 95%, ein langfristiges krankheitsfreies Überleben von etwa 80% und ein Gesamtüberleben von annähernd 90% (Sieber 2002). Im Rahmen der HD8-Studie der Deutschen Hodgkin-Lymphom Studiengruppe konnte gezeigt werden, dass eine „Involved-Field"-Bestrahlung der „Extended-Field"-Bestrahlung bezüglich Wirksamkeit gleichwertig ist, aber mit weniger akuten und mittelfristigen Nebenwirkungen behaftet ist (Engert 2003). Im gegenwärtigen Therapiekonzept kombiniert die Deutsche Hodgkin-Lymphom Studiengruppe eine effektive Chemotherapie (4 Zyklen ABVD bzw. 2 Zyklen BEACOPP-gesteigert + 2 Zyklen ABVD) mit einer im Zielvolumen (involved field) und in der Dosierung (30 Gy) reduzierten Strahlentherapie.

Da auch für die intermediäre Prognosegruppe gilt, dass die optimale Kombination von Chemotherapie und Strahlentherapie zzt. noch nicht bekannt ist, wird auch hier gefordert, dass jeder Patient innerhalb kontrollierter Studien behandelt wird.

Ungünstige Prognosegruppe

Dazu gehören die Patienten im Stadium IIB mit großem Mediastinaltumor und/oder extranodalen Befall sowie alle Patienten im Stadium III und IV.

Standardtherapie für diese Stadien ist eine **ausgedehnte Polychemotherapie**. Die größten Erfahrungen liegen mit dem MOPP bzw. COPP, dem ABVD und dem M(C)OPP alternierend mit ABVD vor. Das anthrazyklinhaltige Schema ABVD allein und M(C)OPP alternierend mit ABVD sind einer alleinigen M(C)OPP-Therapie überlegen (Canellos 1992). Die alleinige M(C)OPP-Therapie ist heute obsolet.

Mit ABVD allein oder M(C)OPP alternierend mit ABVD kann bei 80% der Patienten eine komplette Remission erreicht werden. Etwa 20% der Patienten erleiden einen Progreß unter Chemotherapie und weitere 30% der Patienten erleiden im Verlauf ein Rezidiv, sodass das langfristige krankheitsfreie Überleben nur bei 50% liegt.

Im Bemühen, diese Ergebnisse zu verbessern, wurden schnell alternierende Schemata wie das MOPP/ABV-Hybrid und das COPP/ABV/IMEP der Deutschen Hodgkin-Lymphom Studiengruppe entwickelt. In prospektiven randomisierten Studien konnten jedoch die schnell alternierenden Schemata keine Überlegenheit gegenüber den normal alternierenden Schemata bzw. gegenüber ABVD allein erbringen, waren allerdings mit einer z. T. deutlich erhöhten Rate an Nebenwirkungen bzw. sekundären Neoplasien assoziiert.

Mit der Verfügbarkeit von **hämatopoetischen Wachstumsfaktoren** (GM-CSF, G-CSF) konnten nachfolgend Schemata entwickelt werden, die das Prinzip der Steigerung der Dosisintensität prüfen.

Die Deutsche Hodgkin-Lymphom Studiengruppe entwickelte das zeitlich geraffte BEACOPP-Schema in einer basisdosierten und dosisgesteigerten Variante. BEACOPP zeigte sich in einer randomisierten Studie für fortgeschrittene Stadien (HD9-Studie) gegenüber einer COPP- + ABVD-Therapie in den Remissionsraten und das krankheitsfreie Überleben signifikant überlegen (Diehl 2003), sodass künftig für Patienten in der ungünstigen Prognosegruppe eine Therapie mit BEACOPP zu empfehlen ist (Tabelle 68-1). Die Standardtherapie in Deutschland für organgesunde Patienten bis zu einem Alter von 60 Jahren ist 8 Zyklen BEACOPP in dosisgesteigerter Variante. In den derzeitigen Therapiestudien wird geprüft, ob weniger intensive BEACOPP-Varianten gleich wirksam bei weniger Nebenwirkungen sind (z.B. 6-mal BEACOPP eskaliert oder 8-mal BEACOPP basis in 14-tägigen Intervallen).

Der Stellenwert einer additiven Strahlentherapie nach ausgedehnter Chemotherapie ist nicht definitiv geklärt. Offensichtlich kann auf eine Bestrahlung bei Erreichen einer kompletten Remission nach ausgedehnter Chemotherapie verzichtet werden (Loeffler 1998). In den aktuellen Therapiekonzepten wird deshalb von der jahrzehntelangen Praxis abgegangen, Regionen mit ursprünglichen „Bulky-Tumoren" unabhängig vom Remissionsstatus nach Chemotherapie zu bestrahlen. Heute werden nur noch nodale Resttumoren nach Chemotherapie bestrahlt. Unter der Voraussetzung, dass auch eine Vielzahl dieser sog. Resttumoren keine vitalen Tumorzellen mehr trägt, wird auch diese Indikation derzeit zunehmend in Frage gestellt und innerhalb randomisierter Studien geprüft.

Therapie von Rezidiven

Man unterscheidet Rezidive nach initialer Strahlentherapie und Rezidive nach initialer Chemotherapie oder kombinierter Chemo-Strahlentherapie. Rezidive nach alleiniger Strahlentherapie werden zunehmend seltener gesehen, weil heute die therapeutische Strategie einer initialen Strahlentherapie in den frühen Stadien zugunsten einer initialen kombinierten Chemo-Strahlentherapie verlassen wurde.

Rezidive nach initialer Strahlentherapie. Patienten, die nach alleiniger Strahlentherapie rezidivieren, können mit einer **Chemotherapie** (entsprechend den Empfehlungen für die Primärtherapie der ungünstigen Prognosegruppe) adäquat behandelt werden. Die Remissionsraten und das langfristige Überleben liegen zwischen 60 und 80 % (Josting 2002). Aufgrund der hohen Remissionsraten und der guten Langzeitergebnisse nach konventioneller Chemotherapie besteht bei diesen Patienten keine Indikation für eine Hochdosischemotherapie mit Stammzelltransplantation.

Rezidive nach initialer Chemotherapie oder kombinierter Chemo-Strahlentherapie. Bei Rezidiven nach initial alleiniger Chemotherapie sollte erwogen werden, ob eine **alleinige Strahlentherapie** unter kurativer Intention möglich ist. Dies ist bei den seltenen Fällen von Therapieversagern mit den Charakteristika des „Niedrigrisikoversagens" (keine systemischen Symptome, begrenzter nodaler Befall, Rezidiv nach mindestens 12 Monate andauernder therapiefreier Remission) indiziert.

Bei Rezidiven nach Chemotherapie hängt die Prognose im Wesentlichen von folgenden Faktoren ab:
- Dauer der initialen Remission (≤12 Monate vs. >12 Monate)
- Stadium im Rezidiv (Stadium III und IV vs. Stadium I und II)
- Hämoglobinwert im Rezidiv (≤10,5 g/dl bei Frauen und ≤12 g/dl bei Männern vs. >10,5 bzw >12 g/dl)

In Abhängigkeit vom Vorliegen dieser Faktoren zum Zeitpunkt des Rezidivs schwankt die Prognose einer zweiten längerfristigen Krankheitsfreiheit zwischen 20 und 50 % der Patienten und einem längerfristigen Gesamtüberleben zwischen 30 und 80 % (Josting 2002). Die Ergebnisse erster randomisierter Studien zeigen eine Überlegenheit einer Hochdosischemotherapie mit autologer Stammzelltransplantation im Vergleich zu konventionellen Salvage-Chemotherapien im Rezidiv nach Chemotherapie (Linch 1993; Schmitz 1999). Die **Hochdosischemotherapie mit autologer Stammzelltransplantation** ist somit heute die Standardtherapie für diese Patienten. Dies gilt ebenso für Patienten mit einer initial langen Remissionsdauer, auch wenn hier im Einzelfall die Therapie mit einer konventionell dosierten Chemotherapie erwogen werden kann. Da derzeit das optimale Vorgehen und Behandlungsprotokoll noch nicht definitiv geklärt ist, sollten alle Rezidivpatienten innerhalb kontrollierter Therapiestudien behandelt werden. Die Deutsche Hodgkin-Lymphom Studiengruppe hat hierzu das sog. HD-R2 Protokoll aktiviert, um den Stellenwert **sequenzieller Hochdosischemotherapien** im Vergleich zu einmaligen Hochdosischemotherapien zu prüfen.

Die Prognose von Patienten, die nie eine Remission erreicht haben (primär progrediente Patienten), ist überaus schlecht. Für diese Patienten kann derzeit keine allgemein akzeptierte Behandlungsempfehlung gegeben werden. Behandlungsprotokolle mit allogener Stammzelltransplantation nach nicht-myeloablativen Konditionierungen sind derzeit in Vorbereitung.

Therapiebedingte Spättoxizitäten und Lebensqualität

Die in den letzten Jahrzehnten errungenen Fortschritte in der Behandlung der Hodgkin-Lymphome bedingen, dass sich die Anzahl der Langzeitüberlebenden erheblich erhöht hat. Dadurch wächst aber auch die Bedeutung therapiebedingter Spättoxizitäten, die noch Jahrzehnte nach erfolgreicher Behandlung auftreten können.

Zweittumoren. Die schwerwiegendste Spätfolge ist die Entwicklung von Zweittumoren. Am häufigsten werden solide Tumoren mit einer kumulativen Inzidenz von 15 % nach 15 Jahren beschrieben. Akute Leukämien und Non-Hodgkin-Lymphome sind weitaus seltener und entwickeln sich typischerweise in den ersten 10 Jahren nach der initialen Behandlung. Die Bedeutung dieser Zweitneoplasien ist deshalb groß, weil die Prognose ausnehmend schlecht ist. 10 Jahre nach Behandlung ist das Risiko für die Entwicklung von Leukämien bzw. Non-Hodgkin-Lymphomen gegenüber der Normalbevölkerung nicht weiter erhöht, wohingegen das Risiko für die Entwicklung von soliden Tumoren auch nach 15 Jahren kontinuierlich ansteigt.

Fertilitätsschädigung. In Abhängigkeit von der initialen Behandlung kommt es zu einer Schädigung der Fertilität. Bei kombinierter Chemo-Strahlentherapie oder ausgedehnterer Chemotherapie mit alkylanzienhaltigen Schemata kommt es bei Frauen in bis zu 50% zu Amenorrhöen und bei Männern in bis zu 100% zu Azoospermien. Dies führt bei den zumeist jungen Hodgkin-Patienten nicht nur zu einer psychischen Belastung, sondern kann auch langfristige gesundheitliche Auswirkungen durch einen veränderten Hormonstatus bewirken.

Weitere Toxizitäten. Andere, häufiger beschriebene langfristige Toxizitäten sind kardiale (Myokardinfarkte, Kardiomyopathien) und pulmonale (Lungenfibrose) Folgeschäden sowie Schilddrüsenfunktionsstörungen (zumeist Unterfunktionen).

Ebenso wie die Berücksichtigung von Spättoxizitäten findet die Lebensqualität der Patienten, die langfristig überleben, zunehmend an Bedeutung. Erste Erhebungen von Langzeitüberlebenden deuten auf ein deutlich reduziertes Aktivitätsniveau der als „geheilt" geltenden Patienten hin (Joly 1996). Es bedarf zukünftig der genauen Analyse der Einschränkungen in den verschiedenen Lebensqualitätsbereichen, damit diese im therapeutischen Gesamtkonzept der Hodgkin-Lymphome berücksichtigt werden können.

68.3 Nachsorge

Zur frühen Erkennung von Rezidiven, die wegen der auch bei einem Rezidiv guten Heilungschancen bei Hodgkin-Lymphomen therapeutische Relevanz hat, sowie zur rechtzeitigen Erkennung und entsprechenden Behandlung von Spättoxizitäten (Infertilität, Sekundärneoplasien, Hypothyreose, Osteoporose, kardiale und pulmonale Schäden) sind Nachsorgeuntersuchungen indiziert.

Zu jeder Nachsorgeuntersuchung:
- Zwischenanamnese (B-Symptome)
- klinischer Befund (einschließlich Körpergewicht)
- Labor
- Röntgenthoraxaufnahme
- Abdominalsonographie

6 Monate, 2, 5 und 10 Jahre nach Therapie sowie bei klinischem Verdacht:
- Lungenfunktion
- EKG
- Echokardiographie
- FT_3, TSH im Serum
- FSH, LH, Estradiol bzw Testosteron, Spermiogramm (junge Männer mit sind schon vor Einleitung einer Chemotherapie auf die Möglichkeit einer Spermakonservierung hinzuweisen!)

Die Nachsorge sollte in den ersten beiden Jahren nach Therapie vierteljährlich, im 3. und 4. Jahr halbjährlich, danach jährlich stattfinden.

Leitlinien – Adressen – Tipps

Leitlinien

Deutsche Hodgkin Lymphom Studiengruppe, Therapiestudien für Erwachsene, HD13, HD14, HD15 Studienprotokolle, 1. Gesamtauflage November 2002

Hodgkin Studienzentrale, Klinik I für Innere Medizin der Universität zu Köln, 50924 Köln
Tel 0221/478-6032, Fax 0221/478-6311, DHSG@biometrie.uni-koeln.de

Internetadressen

www.kompetenznetz-lymphome.de

Tipps für Patienten

Broschüre der Deutschen Krebshilfe „Morbus Hodgkin – Ein Ratgeber für Betroffene, Angehörige und Interessierte"

Bezug über: Deutsche Krebshilfe e.V., Thomas-Mann-Str. 40, 53111 Bonn

Selbsthilfegruppe Morbus Hodgkin, Kontakt über: Frau Veronika Dick, Erkesstraße 43, 50737 Köln

---

Literatur

Canellos et al. (1992) Chemotherapy of advanced Hodgkin's disease with MOPP, ABVD or MOPP alternating with ABVD. N Engl J Med 327: 1478

Carde P, Noordijk EM, Hagenbeek A et al. (1997) Superiority of EBVP chemotherapy in combination with involved field irradiation (EBVP/IF) over subtotal nodal irradiation (STNI) in favorable clinical stage (CS) I–II Hodgkin's disease: the EORTC-GPMC H7F randomized trial. Proc Am Soc Clin Oncol 16: Abstr 44

Diehl V (1998) Deutsche Hodgkin Lymphom Studiengruppe. HD10–HD12 Studienprotokolle der Primärtherapie, Köln

Diehl V, Loeffler M, Pfreundschuh M et al. (1995) Further chemotherapy vs. low-dose involved-field radiotherapy as consolidation of complete remission after six cycle of alternating chemotherapy in patients with advanced Hodgkin's disease. Ann Oncol 6: 901

Diehl V, Franklin J, Pfreundschuh M, Lathan B, Paulus U, Hasenclever D, et al. (2003) Standard and increased-dose BEACOPP chemotherapy compared with COPP-ABVD for advanced Hodgkin's disease. N Engl J Med 348: 2386–2395

Engert A, Schiller P, Josting A, Herrmann R, Koch P, Sieber M, Boissevain F, de Wit M, Mezger J, Dühmke E, Willich N, Müller RP, Schmidt BF, Renner H, Müller-Hermelink HK, Pfistner B, Wolf J, Hasenclever D, Löffler M, Diehl V (2003) Involved-field radiotherapy is equally effective and less toxic compared with extended-field radiotherapy after four cycles of chemotherapy in patients with early-stage unfavorable Hodgkin's Lymphoma: Results of the HD8 trial of the German Hodgkin's Lymphoma Study Group. J Clin Oncol 21: 3601–3608

Jaffe ES, Harris NL, Diebold J, Muller Hermelink HK (1999) World Health Organization classification of neoplastic disease of the hematopoietic and lymphoid tissues. A progress report. Am J Clin Pathol 111:8

Joly F, Henry-Amar M, Areux P et al. (1996) Late psychosocial sequelae in Hodgkin's disease survivors: a French population-based case-control study. J Clin Oncol 19:2444

Josting A, Franklin J, May M et al. (2002) New prognostic score based on treatment outcome of patients with relapsed Hodgkin's lymphoma registered in the database of the German Hodgkin's Lymphoma Study Group. J Clin Oncol 20:221

Linch D, Winfield D, Goldstone A et al. (1993) Dose intensification with autologous bone-marrow transplantation in relapsed and resistant Hodgkin's disease: results of a BNLI randomised trial. Lancet 341:1051

Loeffler M, Diehl V, Pfreundschuh M et al. (1997) Dose-response relationship of complementary radiotherapy following four cycles of combination chemotherapy in intermediate-stage Hodgkin's disease. J Clin Oncol 15:2275

Loeffler M, Brosteanu O, Hasenclever D et al. (1998) Meta-analysis of chemotherapy vs. combined modality treatment trials in Hodgkin's disease. International Database on Hodgkin's Disease Overview Study Group. J Clin Oncol 16:818

Press OW, LeBlanc M, Lichter AS et al. (2001) Phase III randomised intergroup trial of subtotal lymphoid irradiation vs. doxorubicin, vinblastine, and subtotal lymphoid irradiation for stage IA to IIA Hodgkin's Disease. J Clin Oncol 19:4238

Rosenberg SA (1966) Report of the Committee in the staging of Hodgkin's disease. Cancer Res 26:1310

Schmitz N, Sextro M, Pfistner B et al. (1999) HDR-1: High-dose therapy (HDT) followed by hematopoietic stem cell transplantation (HSCT) for relapsed chemosensitive Hodgkin's disease (HD): Final Results of a randomized GHSG and EBMT trial (HD-R1). Proc ASCO; Suppl 5:18

Sieber M, Engert A, Diehl V (2000) Treatment of Hodgkin's disease: Results and current concepts of the German Hodgkin's Lymphoma Study Group. Ann Oncol 11 (Suppl 1):81–85

Sieber M, Rüffer U, Tesch H et al. (2001) Two cycles ABVD plus extended field radiotherapy is superior to radiotherapy alone in aarly stage Hodgkin's disease: Interim analysis of the HD7 trial of the GHSG. Leukemia & Lymphoma 42 (Suppl 2): Abstr P-090

Sieber M, Tesch H, Pfistner B et al (2002) Rapidly alternating COPP/ABV/IMEP is not superior to conventional alternating COPP/ABVD in combination with extended field radiotherapy in intermediate stage Hodgkin's lymphoma: Final results of the German Hodgkin's Lymphoma Study Group trial HD5. J Clin Oncol 20:476

Weiss LM, Movahed LA, Warnke RA et al. (1989) Detection of Epstein-Barr viral genomes in Reed-Sternberg cells of Hodgkin's disease. N Engl J Med 320:502

69 Non-Hodgkin-Lymphome

F. Hartmann, R. Schmits, M. Pfreundschuh

69.1	Grundlagen	– 1134
69.2	Allgemeine Therapieprinzipien	– 1136
69.3	Therapeutisches Management der einzelnen Lymphomentitäten	– 1136
69.3.1	Maligne Lymphome der B-Zell-Reihe	– 1136
69.3.2	Maligne Lymphome der T-Zell-Reihe	– 1144
	Literatur	– 1146

Die Non-Hodgkin-Lymphome gehören zu den bösartigen Erkrankungen, die in der westlichen Welt aus noch ungeklärten Gründen die stärkste Zunahme verzeichnen. Nach jahrzehntelangem Stillstand ist es in den letzten Jahren zu wesentlichen Fortschritten in der Therapie verschiedener Lymphomentitäten gekommen. Ganz maßgeblichen Anteil hieran haben die Ergebnisse großer randomisierter Studien der im Teil „Leitlinien – Adressen – Tipps" aufgeführten deutschen Studiengruppen, die auch die Grundlage aktueller Studienkonzepte bilden: In diese sollten Patienten mit Non-Hodgkin-Lymphomen möglichst eingebracht werden.

69.1 Grundlagen

Die malignen Lymphome umfassen eine heterogene Gruppe bösartiger Krankheiten des lymphatischen Systems (Tabelle 69-1).

Einteilung. Weltweit anerkannt ist die neue **Lymphomklassifikation der WHO**, die das Lymphom unter Berücksichtigung des Immunphänotyps und ggf. zusätzlicher molekularer oder genetischer Befunde korrespondierenden Zellen der normalen Lymphopoese zuordnet (Tabelle 69-1; Harris et al. 1999).

Entsprechend ihres **klinischen Verlaufs** werden die Non-Hodgkin-Lymphome eingeteilt in:
- indolente Lymphome
- aggressive Lymphome
- sehr aggressive Lymphome

Stadien. Die Stadieneinteilung erfolgt entsprechend den Empfehlungen der Konferenz von **Ann Arbor** (Übersicht 69-1). Für die chronische lymphatische Leukämie (CLL) hat sich die Einteilung nach Binet (Tabelle 69-2) durchgesetzt.

Übersicht 69-1
Stadieneinteilung der malignen Lymphome nach Ann Arbor

- I: Befall von nur 1 Lymphknotenregion (I/N) oder Vorliegen eines einzigen oder lokalisierten extranodalen Herdes (I/E)
- II: Befall von 2 oder mehr Lymphknotenregionen auf einer Seite des Zwerchfells (II/N) oder Vorliegen lokalisierter extranodaler Herde (II/E) und Befall 1 oder mehrerer Lymphknotenregionen auf einer Seite des Zwerchfells (II/N/E)
- III: Befall von 2 oder mehr Lymphknotenregionen auf beiden Seiten des Zwerchfells (III/N) oder Befall von lokalisierten extranodalen Herden und Lymphknotenbefall, sodass ein Befall auf beiden Seiten des Zwerchfells vorliegt (III/E oder III/N/E)
  - III1: subphrenische Lokalisation, beschränkt auf Milz, zöliakale und/oder portale Lymphknoten allein oder gemeinsam
  - III2: subphrenische Lokalisation mit Beteiligung paraaortaler, mesenterialer, iliakaler und/oder inguinaler Lymphknoten allein oder gemeinsam
- IV: disseminierter Befall eines oder mehrerer extralymphatischer Organe mit oder ohne Befall von Lymphknoten
- Die Stadien I bis IV erhalten den Zusatz „A" bei Fehlen, „B" bei Vorliegen von:
  - nicht erklärbarem Fieber > 38 °C
  - nicht erklärbarem Nachtschweiß
  - nicht erklärbarem Gewichtsverlust von mehr als 10 % des Körpergewichts innerhalb von 6 Monaten

Zum lymphatischen Gewebe gehören: Lymphknoten, Milz, Thymus, Waldeyerscher Rachenring, Appendix.

Prognostische Faktoren. Bestimmte prätherapeutisch bestimmbare Parameter haben eine unabhängige prognostische Bedeutung. Speziell für die aggressiven Lymphome sind die Parameter des sog. **IPI (International Prognostic Index)** anerkannt (▶ unten) und haben auch differenzialtherapeutische Implikationen. Dies gilt (noch) nicht für zahlreiche andere molekulare sowie für genetische Marker der Lymphomzellen und Serummarker, die zwar prognostische Aussagekraft, aber keine therapeutische Relevanz haben. Neben dem Serum-LDH-Wert, der ein unabhängiger und im IPI berücksichtigter Prognoseparameter ist, eignet sich insbesondere der β_2-Mikroglobulin-Wert im Serum als guter Prognose- und Verlaufsparameter.

Diagnostik. Voraussetzung zur Therapieentscheidung ist die Sicherung der Diagnose durch eine **Lymphknotenbiopsie** und die **Klassifizierung** des Lymphoms entsprechend der WHO-Einteilung aufgrund histologischer und immunologischer Befunde. Hierzu ist immer die Exzision eines **kompletten Lymphknotens** bzw. ausreichend großen Teilexzidates anzustreben.

◼ Tabelle 69-1. WHO-Klassifikation der Lymphome

B-Zell-Neoplasien	Vorläufer-B-Zell-Erkrankungen	Vorläufer-B-Lymphoblasten-Leukämie/Lymphom	
	Periphere B-Zell-Erkrankungen	Burkitt-Lymphom/B-ALL	
		diffus großzelliges B-Zell-Lymphom	mediastinales großzelliges Lymphom
			intravaskuläres großzelliges Lymphom
			primäres Lymphom der Körperhöhlenergüsse
		follikuläres Lymphom Grad III	
		follikuläres Lymphom (Grad I–II)	
		Mantelzell-Lymphom (+/– blastäre Variante)	
		Marginalzonenlymphome	extranodales Marginalzonen-Lymphom vom MALT-Typ
			nodales Marginalzonen-Lymphom (+/– monozytoide B-Zellen)
			splenisches Marginalzonen-Lymphom (+/– villöse Lymphozyten)
		B-CLL/lymphozytisches Lymphom	
		B-CLL-Variante mit plasmozytoider Differenzierung/mit monoklonaler Gammopathie	
		B-Prolymphozytenleukämie	
		lymphoplasmozytisches Lymphom	
		Haarzellleukämie	
		Plasmozytom/Plasmazellmyelom	
T-Zell- und NK-Zell-Neoplasien	Vorläufer-T-Zell-Erkrankungen	Vorläufer-T-Lymphoblasten-Leukämie/Lymphom	
	Reife (periphere) T-Zell-Erkrankungen	anaplastisch großzelliges Lymphom (T-/Null-Zell-Typ)	anaplastisch großzelliges Lymphom der Haut
		peripheres T-Zell-Lymphom, nicht näher klassifiziert	
		angioimmunoblastisches T-Zell-Lymphom (AILD)	
		intestinales T-NHL vom Enteropathietyp	
		hepatolienales γ/δ-Lymphom	
		subkutanes pannikulitisartiges T-NHL	
		extranodales NK-/T-Zell-Lymphom vom nasalen Typ (angiozentrisches Lymphom)	
		T-Prolymphozytenleukämie	
		T-Zell-large-granular-Lymphozytenleukämie (LGL)	
		NK-Zell-Leukämie	
		Mycosis fungoides/Sezary-Syndrom	

◘ **Tabelle 69-2.** Stadieneinteilung der CLL nach Binet

Stadium	Definition	Mediane Überlebenszeit
A	Hämoglobin > 10,0 g/dl Thrombozytenzahl > 100.000/µl ≤ 2 vergrößerte Lymphknotenregionen[a]	< 10 Jahre
B	Hämoglobin > 10,0 g/dl Thrombozytenzahl > 100.000/µl > 2 vergrößerte Lymphknotenregionen[a]	5–7 Jahre
C	Hämoglobin ≤ 10,0 g/dl und/oder Thrombozytenzahl ≤ 100.000/µl unabhängig von der Zahl der befallenen Lymphknotenregionen[a]	< 3 Jahre

[a] Als jeweils eine befallene Lymphknotenregion gelten Vergrößerungen (>1 cm) von Lymphknoten zervikal, axillär und inguinal unabhängig davon, ob ein uni- oder bilateraler Befall vorliegt, sowie Hepato- und Splenomegalie.
Eine „Smoldering CLL" oder LUS (Lymphozytose unklarer Signifikanz) liegt bei Erfüllung folgender Kriterien vor: 1. Binet Stadium A; 2. noduläre Knochenmarkinfiltration; 3. Hämoglobin ≥ 13 g/dl; 4. periphere Blutlymphozyten < 30.000/µl; 5. Lymphozytenverdopplungszeit > 12 Monate.

Cave

Punktionsbiopsien (1,2–1,4 mm Durchmesser) zur Diagnose eines Non-Hodgkin-Lymphoms sind wegen des Risikos falsch negativer Ergebnisse bzw. dem Übersehen einer hochmalignen Komponente in einem gemischten Lymphom zu vermeiden. Punktionszytologien sind als alleiniges Diagnostikum obsolet.

Analog hierzu ist bei der Knochenmarkdiagnostik obligat ein adäquater (≥ 1,5 cm Länge) Stanzzylinder (Jamshidi) zu fordern.

Nach Diagnosesicherung erfolgen Stadieneinteilung durch entsprechende bildgebende Verfahren und Knochenmarkbiopsie sowie bei aggressiven Lymphomen die Evaluation der Prognosefaktoren nach dem IPI. Bei leukämisch verlaufenden Non-Hodgkin-Lymphomen wie der CLL kann bei Vorliegen einer eindeutigen histologischen Diagnose aus dem Knochenmark oder eindeutiger Immunphänotypisierung aus dem peripheren Blut auf eine Lymphknotenbiopsie verzichtet werden.

69.2 Allgemeine Therapieprinzipien

Die Therapiestrategie richtet sich zunächst nach dem **histologischen Subtyp**. Bei einigen Subtypen erfolgt eine weitere Differenzierung der Therapie aufgrund des Ausbreitungsstadiums, bei anderen Subtypen, z. B. bei den meisten aggressiven Lymphomen, aufgrund des Risikofaktorenprofils des Patienten.

Nebenwirkungen. Die Nebenwirkungen, insbesondere die Myelosuppression, sind nach dem 1. Zyklus einer CHOP-ähnlichen Chemotherapie am stärksten ausgeprägt („first cycle effect"). Dieser Effekt wird verringert, wenn der eigentlichen Chemotherapie eine sog. **Vorphase** vorangestellt wird (1-malige Gabe von 2 mg Vincristin i. v. plus Prednison 100 mg pro Tag p. o. über ca. 7 Tage). Diese Vorphase führt zu einer deutlichen Verbesserung des Allgemeinzustandes insbesondere älterer Patienten. Über die Chemotherapiefähigkeit älterer Patienten sollte daher erst nach einer solchen Vorphasetherapie entschieden werden.

Die in kurativer Absicht eingesetzten **intensiven Polychemotherapieschemata** bei Lymphomen können ausgeprägte Nebenwirkungen haben. Sie sollten deshalb nur von erfahrenen Onkologen eingesetzt werden. Die Myelosuppression des 1. Zyklus einer intensiven Chemotherapie schwankt individuell stark und ist v. a. bei älteren Patienten nur schwer vorherzusagen. Da die meisten therapiebedingten Todesfälle nach dem 1. Chemotherapiezyklus auftreten, sollten insbesondere ältere Patienten nicht nur eine Vorphasetherapie erhalten, sondern nach dem 1. Zyklus bis zum Durchschreiten des Nadirs der Leukozytopenie engmaschig, ggf. auch stationär überwacht werden.

Grundvoraussetzung für die einzuschlagende Therapie ist eine exakte histologische Diagnose, die an adäquatem Lymphknotenmaterial gestellt wird (► oben).

69.3 Therapeutisches Management der einzelnen Lymphomentitäten

69.3.1 Maligne Lymphome der B-Zell-Reihe

Chronische lymphatische Leukämie vom B-Zell-Typ
Eine „Smoldering CLL" bzw. Lymphozytose unklarer Signifikanz (LUS; Definition ► Tabelle 69-2) sollte wegen

ihrer guten Prognose nicht behandelt werden. Für die CLL gilt grundsätzlich folgende Therapiestrategie:
- Patienten im Stadium Binet A mit geringer Krankheitsaktivität werden nicht behandelt.
- Patienten im Stadium Binet B werden nur bei krankheitsassoziierten Symptomen oder Zeichen der Krankheitsprogression behandelt.
- Patienten im Stadium Binet C werden immer behandelt.

Das Therapieziel bei der CLL ist in der Regel die Pallation. Eine begonnene Therapie wird fortgesetzt bis zum Erreichen des maximalen Therapieerfolges, mindestens jedoch bis zum Verschwinden der Krankheitssymptome bzw. Erreichen eines normalen Blutbildes. Der potenziell kurative Ansatz der Hochdosistherapie mit Transplantation autologer oder gar allogener hämatopoetischer Stammzellen ist experimentell und außerhalb klinischer Studien nicht gerechtfertigt.

Chemotherapie

Standardtherapie für die Primärbehandlung der CLL ist die orale Monotherapie mit Chlorambucil, entweder als Intervall- oder Dauertherapie (Tabelle 69-3). Mit einer Fludarabinmonotherapie lassen sich eine höhere Ansprechrate und ein längeres krankheitsfreies Intervall erzielen. Inwieweit das Gesamtüberleben beeinflusst wird, ist Gegenstand aktueller Studien. Gefürchtete Nebenwirkungen von Fludarabin sind die Auslösung einer Hämolyse, die erhöhte Infektionsneigung durch den ausgeprägten T-Zell-Defekt sowie die v. a. bei älteren Patienten auftretenden zentralnervösen Komplikationen (Verwirrtheit, Koma).

 Cave
Bei Patienten mit bereits bestehender Hämolyse ist die Gabe von Fludarabin kontraindiziert.

Steroide sind nur bei CLL-assoziierten Autoimmunphänomenen (v. a. Hämolyse) indiziert. Der Stellenwert von Fludarabin oder fludarabinhaltiger Kombinationen (Fludarabin + Cyclophosphamid, Fludarabin + Cyclophosphamid + Mitoxantron, Fludarabin + Cyclophosphamid + Anti-CD20-Antikörper Rituximab) wird zur Zeit in Therapieoptimierungsstudien untersucht. Bei einem Rezidiv >1 Jahr nach Beendigung einer Chlorambuciltherapie kann die Therapie mit Chlorambucil wiederholt werden, bei früher auftretenden Rezidiven ist eine Fludarabinmonotherapie indiziert. Eine Antikörpertherapie mit Rituximab oder Anti-CD52 (CAMPATH) sollte möglichst nur innerhalb von klinischen Studien erfolgen.

Strahlentherapie

Die Strahlentherapie kann indiziert sein als lokale Therapiemaßnahme bei großen Tumormassen, insbesondere bei massiver Splenomegalie.

Splenektomie

Bei Hypersplenismus, d. h. bei ausgeprägter Splenomegalie mit signifikanter Zytopenie kann eine Splenektomie einen guten palliativen Effekt erzielen, mitunter auch bei einer Autoimmunhämolyse, die auf die Therapie der Grunderkrankung ungenügend anspricht.

Supportive Therapie

Der Wert einer prophylaktischen Therapie mit Immunglobulinen (5 g i.v. alle 3–4 Wochen) ist umstritten und nur nach wiederholt auftretenden schweren bakteriellen Infektionen (z. B. Pneumonien) bei Hypogammaglobulinämie gerechtfertigt.

Prolymphozytenleukämie (PLL)

Wegen der Seltenheit der Fälle (ca. 80 % B-Typ, ca. 20 % T-Typ) sollte die Behandlung möglichst innerhalb von prospektiven Studien erfolgen. Das Ansprechen auf Therapien, wie sie bei der B-CLL eingesetzt werden, ist nicht nur wegen der meist hohen Tumorlast (ausgeprägte Leukozytose, massive Splenomegalie) unbefriedigend.

Haarzellleukämie

> **Praxistipp**
> Aufgrund des günstigen Prognose ist eine Therapie bei der Haarzellleukämie erst beim Auftreten von Symptomen wie Anämie, Thrombozytopenie, vermehrter Infektanfälligkeit oder symptomatischer Splenomegalie indiziert.

Standardtherapie ist heute die einmalige Gabe von Cladribin (0,1 mg/kgKG pro Tag) s.c. oder als Dauerinfusion über 7 Tage. Eine Wiederholung der Therapie erfolgt nur bei ungenügendem Ansprechen oder Wiederauftreten von krankheitsassoziierten Symptomen. Im Vergleich zu α-Interferon erzielen Purinanaloga wie Cladribin und Desoxycoformycin (Pentostatin 4 mg/m²KO i.v. Tage 1, 15, 29, 43, 57) höhere Remissionsraten und Langzeitremissionen, allerdings kann die anfängliche Panzytopenie zu einer lang anhaltenden Infektanfälligkeit führen.

Bei Nichtansprechen auf Cladribin ist eine Therapie mit α-Interferon indiziert (Beginn mit 0,5–1 Mio. IU pro Tag s.c., dann Steigerung bis auf 3-mal 3 Mio. IE pro Woche). Die Wirkung von Interferon tritt nach 2–3 Monaten ein, danach soll die Therapie über ca. 1 Jahr fortgesetzt werden. Eine Wiederaufnahme der Interferonapplikation erfolgt bei erneuten Krankheitszeichen.

Die frühere Standardtherapie einer primären Splenektomie ist heute nur in seltenen Fällen bei sehr großer Milz oder Versagen der anderen Therapieverfahren indiziert. Bei ca. $1/3$ der Fälle wird damit eine gute Palliation erreicht.

◻ **Tabelle 69-3.** Chemotherapie-Schemata bei CLL und indolenten Lymphomen

Präparat	Dosierung	Applikationsschema
Knospe Chlorambucil	0,4 mg/kgKG p.o.	Tag 1 oder über Tage 1–3 verteilt Wiederholung ab Tag 15 Steigerung um 0,1 mg/kgKG pro Zyklus abhängig von Wirkung und Nebenwirkung (max 0,8 mg/kg) ggf. zusätzlich Prednison 75 mg Tag 1, 50 mg Tag 2, 25 mg Tag 3
Leukeran-Dauertherapie Chlorambucil	0,08 mg/kgKG	täglich
Fludarabin-Mono Fludarabin Wiederholung Tag 29	25 mg/m²KO i.v.	Tag 1–5
Rituximab-Mono Rituximab	375 mg/m²KO i.v. (initial 50 mg/h mit enger Überwachung zum Ausschluss anaphylaktoider Reaktionen)	Tage 1, 8, 15, 22
Bendamustin-Mono Bendamustin Bendamustin Wiederholung Tag 29	60 mg/m²KO i.v. 120 mg/m²KO i.v.	Tage 1–5 Tag 1, 2
COP Vincristin Cyclophosphamid Prednisolon Wiederholung Tag 22	1,4 mg/m²KO (maximal 2 mg) i.v. 400 mg/m²KO i.v. oder p.o. 100 mg/m²KO p.o.	Tag 1 Tage 1–5 Tage 1–5
FC Fludarabin Cyclophosphamid Wiederholung Tag 29	30 mg/m²KO i.v. 250 mg/m² KO i.v.	Tage 1–3 Tage 1–3
R-FCM Fludarabin Cyclophosphamid Mitoxantron Rituximab Wiederholung Tag 29	25 mg/m²KO pro Tag i.v. 200 mg/m²KO pro Tag i.v./p.o 8 mg/m²KO pro Tag i.v. 375 mg/m²KO i.v. (initial 50 mg/h mit enger Überwachung zum Ausschluss anaphylaktoider Reaktionen)	Tage 1–3 Tage 1–3 Tag 1 Tag 1 (ggf. Tag 0)
MCP Mitoxantron Chlorambucil Prednison Wiederholung Tag 29	8 mg/m²KO i.v. 3 × 3mg/m²KO p.o. 25 mg/m²KO p.o.	Tage 1–2 Tage 1–5 Tage 1–5

◘ **Tabelle 69-3** (Fortsetzung)

Präparat	Dosierung	Applikationsschema
CHOP		
Cyclophosphamid	750 mg/m²KO i.v.	Tag 1
Doxorubicin	50 mg/m²KO i.v.	Tag 1
Vincristin	2 mg (absolut) i.v.	Tag 1
Prednison	100 mg p.o.	Tage 1–5
Wiederholung Tag 22		

Lymphoplasmozytisches Lymphom (Immunozytom) und Morbus Waldenström

Die Waldenström-Makroglobulinämie ist meist durch ein lymphoplasmozytisches Lymphom, seltener durch andere kleinzellige B-Zell-Lymphome und nur in Ausnahmefällen durch MALT-Lymphome verursacht (MALT: mucosa-associatd lymphatic tissue). Das sekretorische monoklonale IgM kann immunhämolytische Anämien vom Kälte- und Wärmetyp auslösen und bedingt bei hoher Serumkonzentration regelmäßig ein Hyperviskositätssyndrom sowie Störungen der Thrombozytenfunktion. Die Therapie ist palliativ. Sie richtet sich nach den für die CLL geltenden Prinzipien. Beim Hyperviskositätssyndrom ist eine Plasmapherese indiziert.

Marginalzonenlymphome

Zu den Marginalzonenlymphomen gehören nach der WHO-Klassifikation das extranodale niedrig maligne B-Zell-Lymphom vom MALT-Typ, an dessen Pathogenese eine chronische Infektion durch Helicobacter pylori beteiligt ist, und das nodale Marginalzonen-B-Zell-Lymphom.

Helicobacter-Eradikation

Bei auf Mukosa und Submukosa begrenzten Befall des Magens durch ein niedrig malignes **MALT-Lymphom** (Stadium E I1 nach Musshoff) kann eine Eradikationsbehandlung von Helicobacter pylori mit einer Dreifachtherapie (◘ Tabelle 69-4) unter engmaschiger endoskopischer Kontrolle zu einer Rückbildung des Lymphoms führen. Frühestens 1 Woche nach Absetzen der Medikation ist eine Kontrolle der Helicobacter-pylori-Eradikation durchzuführen. Bei Persistenz ist eine Vierfachtherapie anzuschließen. Ist auch diese erfolglos, erfolgt eine stadienadaptierte Strahlen- bzw. Chemotherapie (▶ unten). Ob die Eradikationsbehandlung zu einer dauerhaften Remission führt, ist Gegenstand aktueller Studien.

◘ **Tabelle 69-4.** Schemata zur Eradikation von Helicobacter pylori (bei Helicobacter-pylori-positivem Marginalzonenlymphom des Magens)

Präparat	Dosierung	Applikationsschema
Französisches Dreifachschema		
Protonenpumpenhemmer	doppelte Standarddosierung	Tage 1–7
Protonenpumpenhemmer	einfache Standarddosierung	Tage 8–28
Clarithromycin	2-mal 500 mg	Tage 1–7
Amoxicillin	2-mal 1000 mg	Tage 1–7
Italienisches Dreifachschema		
Protonenpumpenhemmer	doppelte Standarddosierung	Tage 1–7
Protonenpumpenhemmer	einfache Standarddosierung	Tage 8–28
Clarithromycin	2-mal 250 mg	Tage 1–7
Metronidazol	2-mal 400 mg	Tage 1–7
Vierfachschema		
Protonenpumpenhemmer	doppelte Standarddosierung	Tage 1–10
Protonenpumpenhemmer	einfache Standarddosierung	Tage 11–31
Wismutsalz	nach Herstellerangaben	Tage 4–10
Tetracyclin	4-mal 500 mg	Tage 4–10
Metronidazol	3-mal 400 mg	Tage 4–10

Operation/Splenektomie

Die operative Resektion eines lokalisierten niedrig malignen MALT-Lymphoms des Gastrointestinaltrakts führt ebenso wie eine Strahlentherapie bei 90 % der Patienten zur Heilung. Bei einem Befall des Magens ist letztere aber einer Gastrektomie wegen der besseren Lebensqualität vorzuziehen. Bei der Sonderform des Marginalzonenlymphoms der Milz (früheres „villöses Milzlymphom") kann eine Splenektomie auch bei Knochenmarkbefall eine jahrelange gute Palliation erreichen.

Strahlentherapie

Die Mehrzahl von Marginalzonenlymphomen tritt in den lokalisierten Stadien I und II auf. In diesen Fällen ist eine „Involved-Field"-Bestrahlung indiziert (Heilungsraten 80–90 %).

Chemotherapie

Die Behandlung der fortgeschrittenen Stadien III und IV der Marginalzonenlymphome erfolgt wie bei den follikulären Lymphomen (▶ unten).

Follikuläre Lymphome

Der natürliche Krankheitsverlauf fortgeschrittener follikulärer Lymphome ist sehr variabel und reicht von rascher Progression bis zu jahrelangem stationärem Verlauf. In ca. 20 % der Fälle kommt es sogar zu spontanen vorübergehenden Remissionen. Ca. 40 % der primär follikulären Lymphome gehen jedoch in sekundäre großzellige B-Zell-Lymphome über. Die mediane Lebenserwartung liegt bei 8–10 Jahren.

Die Therapiestrategie der follikulären oder Keimzentrumslymphome hängt vom Ausbreitungsstadium nach Ann Arbor (◘ Übersicht 69-1) ab.

Stadium I und II. Im Stadium I und II kann eine „Extended-Field"-Bestrahlung mit einer Gesamtdosis von mindestens 30 Gy langanhaltende Krankheitsfreiheit und potenziell Heilungen erzielen. Eine „Involved-Field"-Bestrahlung ist unzureichend.

Stadium III und IV. Eine Standardtherapie ist bei follikulären Lymphomen im Stadium III und IV nicht etabliert. Daher sollten alle Patienten nach Möglichkeit in kontrollierten Therapiestudien behandelt werden. Derzeit existieren keine Therapieansätze mit erwiesenem kurativem Potenzial. Aus diesem Grunde und aufgrund des variablen Krankheitsverlauf ist ein Behandlungsbeginn daher erst beim Auftreten krankheitsassoziierter Symptome (B-Symptome, hämatopoetische Insuffizienz, Einschränkung der Lebensqualität durch Lymphomprogression) indiziert.

Chemotherapie

Die Standardchemotherapie besteht in 6–8 Zyklen **CHOP** (◘ Tabelle 69-3) bis zum Erreichen einer Remission. Das anthrazyklinhaltige CHOP-Schema ist COP (◘ Tabelle 69-3) nicht überlegen, wird aber wegen seiner einfacheren Durchführung (nur einmalige intravenöse Zytostatikaapplikation pro Zyklus) häufig gegeben. Bei älteren Patienten mit Kontraindiation gegen COP oder CHOP ist eine Monotherapie mit Chlorambucil als intermittierende oder Dauertherapie wie bei der CLL oder eine Gabe von Mitoxantron, Chlorambucil und Prednisolon (MCP) (◘ Tabelle 69-3) möglich. In aktuellen Studien der Deutschen Studiengruppe niedrig-maligne Lymphome (GLSG) wurde die kombinierte Gabe des monoklonalen Antikörpers Rituximab mit CHOP (R-CHOP) gegen CHOP alleine geprüft. Eine Zwischenauswertung ergab einen signifikanten Vorteil für die kombinierte Therapie bezüglich der Zeit bis zum Therapieversagen. Ein eventueller Einfluss auf das Gesamtüberleben ist noch unbestimmt (Hiddemann et al. 2003).

α-Interferon

α-Interferon (3-mal 5 Mio. IU pro Woche s.c.) verlängert das krankheitsfreie Überleben und wird von einigen Arbeitsgruppen zur Remissionserhaltung nach Beendigung der Chemotherapie empfohlen. Die Interferontherapie sollte bis zum erneuten Krankheitsprogress fortgesetzt werden.

Hochdosischemotherapie mit hämatopoetischer Stammzelltransplantation

Eine intensivierte Konsolidierung mit einer myeloablativen Radio-Chemotherapie mit nachfolgender Knochenmark- oder peripherer Blutstammzelltransplantation führt im Vergleich zu einer α-Interferon-Erhaltungstherapie zur Verlängerung des progressionsfreien Überleben. Ob dadurch auch eine Verlängerung des Gesamtüberlebens und eine eventuelle Heilung bei einer Subgruppe von Patienten erreicht werden kann, ist derzeit noch nicht abschließend zu beurteilen. Aufgrund möglicher Spättoxizitäten (sekundäre Neoplasien) sollte dieser Therapieoption vorzugsweise nur im Rahmen klinischer Studien durchgeführt werden (Hiddemann et al. 2001).

Rezidivtherapie

Bei Patienten, die nach CHOP ein Rezidiv erleiden, wurde die Gabe von Fludarabin, Cyclophosphamid, Mitoxatron mit Rituximab (R-FCM) versus einer alleinigen Chemotherapie mit FCM verglichen. R-FCM führte zu signifikant höheren Remissionsraten und einer Verlängerung des progressionsfreien Überlebens und kann daher als neuer Standard in der Rezidivtherapie angesehen werden (R-FCM, ◘ Tabelle 69-3; Forstpointner et al. 2004). Gegenstand laufender Studien der GLSG ist der Einsatz der Hochdosistherapie mit autologem Stammzellsupport, der allogenen Blutstammzelltransplantation mit dosisreduzierter Konditionierung, der Radioimmuntherapie mit an ^{131}J oder ^{90}Y gekoppelten Anti-CD20- oder Anti-CD22-Antikörpern sowie neuer zytostatischer Substanzen wie Bendamustin, Oxaliplatin und Gemcitabin.

Mantelzelllymphom

Mantelzell-Lymphome stellen mit einer medianen Überlebenszeit von nur 3 Jahren eine prognostisch sehr ungünstige Lymphomentität dar. Aufgrund ihrer relativen Seltenheit (7–10% aller Lymphome) sind Standardempfehlungen nicht etabliert und sollten alle Patienten im Rahmen kontrollierter Studien behandelt werden. Von der GCSG wurde eine europäische Intergroup Initiative initiiert, die es gemeinsam mit Studiengruppen der EORTC, aus den Niederlanden (HOVON) und Frankreich (GELA) ermöglicht, an größeren Fallzahlen relevante Fragestellungen anzugehen.

Stadien I und II. Für die sehr seltenen Stadien I und II gelten die gleichen Empfehlungen wie für die frühen Stadien der follikulären Lymphome (▶ oben).

Stadien III und IV. Der rasch progrediente klinische Verlauf macht den sofortigen Beginn einer Chemotherapie nötig. Jüngste Ergebnisse der GLSG zeigen, dass die zusätzliche Gabe von Rituximab zu CHOP (R-CHOP) zu einer signifikanten Steigerung von Remissionsraten und Überlebenszeiten im Vergleich zu CHOP alleine führt, so dass R-CHOP als neuer Standard gelten muss. Bei jüngeren Patienten (<65 Jahre) führt eine nachfolgende intensivierte Konsolidierung mit einer anschließenden myeloablativen Radio-Chemotherapie und nachfolgender peripherer Blutstammzelltransplantation im Vergleich zu einer α-Interferon-Erhaltungstherapie zu einer Verlängerung des progressionsfreien Überlebens (Dreyling et al. 2001). Im Rezidiv führt R-FCM zu einer hohen Remissionsrate und einer Verlängerung des progressionsfreien- und des Gesamtüberlebens und stellt daher die Therapie der Wahl dar (Forstpointner et al. 2004). Gegenstand laufender Studien sind die Hochdosistherapie mit autologem Stammzellsupport, die allogene Blutstammzelltransplantation mit dosisreduzierter Konditionierung, die Erhaltungstherapie mit Rituximab und die Radioimmuntherapie mit Anti-CD20-Antikörpern. Darüberhinaus wird bei älteren Patienten ein Vergleich von R-CHOP mit einer Kombination von Fludarabin, Cyclophosphamid und Rituximab (R-FC) durchgeführt.

Diffuses großzelliges B-Zell-Lymphom

Prognostische Faktoren. Folgende prätherapeutische Parameter gelten als unabhängige Risikofaktoren (International Prognostic Factor Project [IPI] 1993):
- erhöhter LDH-Serumwert
- Allgemeinzustand (ECOG-Performance-Status ≥ 2)
- Alter > 60 Jahre
- fortgeschrittenes Stadium (III + IV)
- Zahl der extranodalen Herde (>1 extranodaler Befall)

Entsprechend der Anzahl dieser prätherapeutisch zu bestimmenden Risikofaktoren erhalten Patienten mit aggressiven Lymphomen einen IPI-Score und werden dementsprechend 4 Risikogruppen mit signifikant unterschiedlicher Prognose zugeordnet (◘ Tabelle 69-5). Erfolgt die Risikoanalyse getrennt für Patienten ≤60 und >60 Jahre („age-adjusted IPI"), so ist bereits das Vorliegen eines einzigen Risikofaktors prognostisch relevant; außerdem sind für den altersadaptierten IPI für Patienten ≤60 Jahre lediglich der erhöhte LDH-Wert, der schlechte Allgemeinzustand und das fortgeschrittene Stadium, nicht jedoch die Zahl der Extranodalherde unabhängige prognostische Faktoren.

Therapiestrategisch unterscheidet man meist 3 **Therapiegruppen**:
- ältere Patienten (>60 Jahre)
- jüngere Niedrigrisikopatienten (ohne oder mit 1 Risikofaktor nach dem altersadaptierten IPI)

◘ **Tabelle 69-5.** Der International Prognostic Index (IPI)

Risikogruppe	Zahl der Risikofaktoren	CR-Rate [%]	5-Jahres-Überleben [%]
I. Prognostische Gruppen entsprechend IPI: alle Patienten			
Niedrig	0–1	87	73
Intermediär-niedrig	2	67	50
Intermediär-hoch	3	55	43
Hoch	4–5	44	26
II. Altersadaptierter IPI getrennt für Patienten ≤60 Jahre und >60 Jahre			
Niedrig	0	92/91	83/56
Intermediär-niedrig	1	78/71	69/44
Intermediär-hoch	2	57/56	46/37
Hoch	3	46/36	32/21

[a] Patienten ≤60 Jahre/Patienten >60 Jahre
CR: komplette Remission

- jüngere Hochrisikopatienten (i. Allg. Patienten bis 60 Jahre mit intermediär-hohem und hohem Risiko nach IPI, also >1 IPI-Risikofaktor)

Chemotherapie

Die Standardchemotherapie war lange Zeit das **CHOP-Schema** in 3-wöchigem Abstand (CHOP-21; McKelvey et al. 1975). Bei Patienten >60 Jahre führt eine Verkürzung der Therapieintervalle von 3 auf 2 Wochen (CHOP-14) bei gleichzeitiger **G-CSF-Gabe** (Tage 4–12) zu einer signifikanten Verbesserung von Remissionsraten, ereignisfreiem und Gesamtüberleben (Pfreundschuh et al. 2004a). Vergleichbare Verbesserungen sind mit 3-wöchigem CHOP durch die Kombination mit dem rekombinanten Anti-CD20-Antikörper **Rituximab** zu erzielen (R-CHOP-21; Coiffier et al. 2002). Die Nebenwirkung von CHOP-14 mit G-CSF und R-CHOP-21 sind nicht höher als die von CHOP-21. Bei wahrscheinlich gleicher Wirksamkeit ist CHOP-14 mit G-CSF außerhalb von Studien wegen seiner geringeren Kosten R-CHOP-21 vorzuziehen und kann als neue Standardchemotherapie für Patienten >60 Jahre gelten. Ob die Kombination von Zeitverkürzung und Rituximab (R-CHOP-14) die Ergebnisse weiter verbessern kann, wird derzeit in der 1999-1-Studie der DSHNHL geprüft, ebenso die Frage, ob 8 Zyklen CHOP-14 wirksamer sind als 6.

Bei **jüngeren Niedrigrisikopatienten** bis 60 Jahre ist **CHOEP** (CHOP + Etoposid 100 mg/m²KO Tage 1–3) CHOP überlegen (Pfreundschuh et al. 2004b). Außerhalb von Studien können daher bei dieser Patientengruppe 6 Zyklen CHOEP-21 als Standard gelten. Darüberhinaus weisen vorläufige Ergebnisse der MINT-Studie und eine Patientenpopulation-basierte Analyse aus Kanada auf einen Überlebensvorteil für zusätzlichen mit Rituximab behandelte Patienten auch in dieser Niedrigrisikogruppe hin (Sehn et al. 2003).

Schwierig ist die Datenlage bei **jüngeren Hochrisikopatienten**. Der Einsatz von myeloablativen Hochdosistherapien mit Stammzellsupport hat sich konventionellen Chemotherapien bisher nicht als überlegen erwiesen und ist außerhalb von prospektiven Studien nicht gerechtfertigt (Shipp et al. 1999). Da in der Patientengruppe der jungen Hochrisikopatienten weder Intervallverkürzung noch die Hinzunahme von Etoposid oder Rituximab geprüft wurden, gilt CHOP-21 bei dieser Patientengruppe formal noch als Standardtherapie, ist aber aufgrund der schlechten Ergebnisse hier kaum zu rechtfertigen. Diese Patientengruppe sollte deshalb ausschließlich im Rahmen von prospektiven Studien therapiert werden. Vordringliche Fragen, die in solchen Studien geprüft werden müssen, sind der Stellenwert von Dosisintensivierungen durch eine Verkürzung der Therapieintervalle und/oder Dosiseskalation bis hin zur myeloablativen Chemotherapie sowie die Rolle des Anti-CD20-Antikörper Rituximab bei dieser Patientengruppe. In der 2002-1 Studie der DSHNHL wird daher ein neues Hochdosiskonzept („Mega-CHOEP" mit dreimaliger Stammzelltransplantation) mit einer intensiven konventionellen Chemotherapie ($8 \times$ CHOEP-14) jeweils mit und ohne Rituximab in beiden Armen randomisiert verglichen. Für die wenigen Patienten, die sich für solche Studien nicht qualifizieren, erscheint eine Chemotherapie mit 8 Zyklen CHOEP-14 vertretbar.

Strahlentherapie

Aggressive NHL sind sehr strahlensensibel; trotzdem ist der Stellenwert der Strahlentherapie bei der Behandlung hoch maligner Non-Hodgkin-Lymphome nicht klar definiert und gründet sich in Ermangelung großer randomisierter Studien in erster Linie auf retrospektive Rezidivanalysen. Das kurative Potenzial einer alleinigen Strahlentherapie nimmt mit zunehmendem Alter ab, und insbesondere ältere Patienten (>70 Jahre) können durch eine alleinige Strahlentherapie auch im Stadium I nicht geheilt werden (Vaughan-Hudson et al. 1994). Deshalb ist eine alleinige Strahlentherapie für die Therapie aggressiver Lymphome heute obsolet.

Strahlentherapie zur Prophylaxe und Therapie eines ZNS-Befalls. Bei Befall von Knochenmark, Hoden oder Gesichtsschädel besteht ein erhöhtes Risiko eines ZNS-Befalls. Zur Prophylaxe kann in diesen Fällen eine **intrathekale Therapie mit Methotrexat** 15 mg, gefolgt jeweils nach 3 h von 8-mal 1 Tbl. Folinsäure (Leucovorin 15 mg) p.o. alle 6 h (Folinsäuregabe also bis 51 h nach Methotrexatgabe) erfolgen. Eine zusätzliche prophylaktische ZNS-Bestrahlung ist dann nicht indiziert. Auch bei einer Meningiosis lymphomatosa ohne zerebrale Raumforderung erfolgt die Sanierung des Liquors durch eine kombinierte Therapie mit wiederholter intrathekaler Applikation von 15 mg Methotrexat (mit Folinsäure, ▶ oben), 40 mg Cytarabin und 4 mg Dexamethason.

Lediglich bei Patienten mit **nachgewiesener Raumforderung durch Lymphombefall des Gehirns** ist darüber hinaus direkt im Anschluss an den 1. Chemotherapiezyklus eine Bestrahlung des gesamten Hirnschädels bis zu einer Gesamtreferenzdosis von 36 Gy mit anschließender individueller Boosterung bis 50,4 Gy indiziert.

Kombinierte Chemoradiotherapie

Verkürzte Chemotherapien (3–4 Zyklen), gefolgt von einer „Involved-Field"-Bestrahlung, sind zur Behandlung der limitierten Stadien I und II entgegen initialen Berichten einer Standardchemotherapie mit voller Zykluszahl nicht überlegen (Miller et al. 2001), sondern mit Ausnahme einer Subgruppe von Patienten mit besonders günstiger Risikokonstellation wahrscheinlich sogar unterlegen (Reyes et al. 2000; Shenkier et al. 2002). Viele Studiengruppen, darunter auch die DSHNHL, empfehlen nach Erreichen einer Remission durch eine Chemotherapie mit ungekürzter Zykluszahl eine **konsolidierende Strahlentherapie als additive lokale Therapiemaßnahme** für ursprüngliche „Bulky Disease". Dabei wird „Bulky Disease"

◘ Tabelle 69-6. Chemotherapieschemata bei aggressiven Lymphomen

Präparat	Dosierung	Applikationsschema
CHOP/CHOEP		
Cyclophosphamid	750 mg/m²KO i.v.	Tag 1
Doxorubicin	50 mg/m²KO i.v.	Tag 1
Vincristin	2 mg (absolut) i.v.	Tag 1
Etoposid [b]	100 mg/m²KO i.v.	Tage 1–3
Prednison	100 mg p.o.	Tage 1–5
Filgrastim [a]	300/480 µg s.c.	Tage 4–12 [a]
Wiederholung: CHOP-21, CHOEP-21: Tag 22; CHOP-14, CHOEP-14: Tag 15		
R-CHOP		
Cyclophosphamid	750 mg/m²KO i.v.	Tag 1
Doxorubicin	50 mg/m²KO i.v.	Tag 1
Vincristin	2 mg (absolut) i.v.	Tag 1
Prednison	100 mg p.o.	Tage 1–5
Rituximab	375 mg/m² i.v.	Tag 1
Wiederholung Tag 22		
Dexa-BEAM		
Dexamethason	3-mal 8 mg p.o.	Tage 1–10
BCNU	60 mg/m²KO i.v.	Tag 2
Melphalan	20 mg/m²KO i.v.	Tag 3
Cytarabin	100 mg/m²KO alle 12 h i.v.	Tage 4–7
Etoposid	75 mg/m²KO i.v.	Tage 4–7
G-CSF	s.c.	Tag 11ff.
Wiederholung Tag 29		
DHAP		
Dexamethason	40 mg i.v.	Tage 1–4
Cytarabin	1000 mg/m²KO alle 12 h i.v.	Tag 2
Cisplatin	100 mg/m²KO i.v.	Tag 1
Wiederholung Tag 22		
ICE		
Etoposid	100 mg/m²KO i.v.	Tage 1–3
Carboplatin	AUC5 i.v.	Tage 2
Ifosfamid	5000 mg/m²KO c.i.v.i./24 h	Tage 2
Mesna	5000 mg/m²KO c.i.v.i./24 h	Tage 2
G-CSF	s.c.	Tage 5–12
Wiederholung Tag 15		
IMVP-16		
Ifosfamid	1000 mg/m²KO i.v.	Tage 1–5
Methotrexat	30 mg/m²KO i.v.	Tage 3, 10
Etoposid	100 mg/m²KO i.v.	Tage 1–3
Wiederholung Tag 22		

[a] nur bei CHOP-14/CHOEP-14 bis zur Erholung von der Neutropenie
[b] nur bei CHOEP

von Studiengruppe zu Studiengruppe unterschiedlich als Lymphknoten oder Konglomerattumor mit einem Durchmesser von mindestens 5, 7,5 oder 10 cm definiert. Diese Empfehlung stützt sich auf die Ergebnisse einer kleinen randomisierten Studie, in der die zusätzliche Strahlentherapie auf ursprüngliche „Bulky Disease" zu einer Verlängerung des rezidivfreien Intervalls und des Gesamtüberlebens führte (Aviles et al. 1994). Auch wird von vielen Arbeitsgruppen die additive Bestrahlung extranodaler Lymphommanifestation empfohlen.

Rezidivtherapie, experimentelle Ansätze

Bei einem Rezidiv ist die Hochdosistherapie mit autologer Stammzelltransplantation bei Patienten bis etwa 60 Jahre die Therapie der Wahl (Philip et al. 1995; Shipp et al. 1999). Etwa $1/3$ aller Patienten kann mit einer intensiven Rezidivtherapie mit 2 Zyklen Dexa-BEAM, DHAP oder ICE (◘ Tabelle 69-6) zur Reduktion der Tumorlast und Stammzellgewinnung, gefolgt von einer myeloablativen Chemotherapie z. B. mit dem BEAM-Schema, eine andauernde 2. Remission erreichen. Weniger intensive Schemata, z. B. IMVP-16 (◘ Tabelle 69-6) führen zu meist nur kurzen 2. Remissionen und sollten Patienten vorbehalten werden, für die der kurative Ansatz zu toxisch ist. Die zusätzliche Gabe von Rituximab erscheint bei Antikörper-naiven Patienten (d. h. Patienten, die bisher keine Antikörpertherapie erhalten haben) mit dem Rezidiv eines aggressiven Lymphoms gerechtfertigt. Radioimmuntherapie mit Jod- oder Yttrium-gekoppelten Anti-CD20- oder Anti-CD22 Antikörpern (Press et al. 2000) und allogene Stammzelltransplantation sind experimentell.

Mediastinales großzelliges B-Zell-Lymphom (des Thymus)

Die Behandlung erfolgt analog zu den diffusen großzelligen B-Zell-Lymphomen. In den lokalisierten Fällen wird eine konsolidierende Strahlentherapie des Mediastinums durchgeführt (Zinzani et al. 2001).

Burkitt-Lymphom und Vorläufer-B-Lymphoblasten-Lymphom

Wegen der hohen Proliferationsrate werden Patienten mit lymphoblastischen und Burkitt-Lymphomen in der Regel mit Mehrphasenprotokollen in Anlehnung an die Therapie der akuten lymphatischen Leukämien vom B-ALL-Typ (▶ Kap. 66) behandelt. Dies gilt v. a. für junge Erwachsene mit Knochenmark- und/oder ZNS-Befall. Patienten mit nodalem Befall im Stadium I und II mit normaler LDH und ohne Liquorbeteiligung sprechen auf konventionelle Schemata nicht schlechter an als solche mit anderen histologischen Subtypen. Wegen des hohen Risikos eines ZNS-Befalls ist eine Meningeosisprophylaxe notwendig (Magrath et al. 1996). In der Regel wird eine prophylaktische Schädelbestrahlung durchgeführt. Insbesondere für Burkitt-Lymphome des höheren Lebensalters konnte bisher nicht gezeigt werden, dass dieser aggressivere Therapieansatz die Ergebnisse gegenüber einer CHOP-ähnlichen Therapie zu verbessern vermag (Köppler et al. 1989). Der Wert einer frühen Hochdosischemotherapie mit Stammzellsupport ist bislang nicht belegt.

HIV-assoziierte Lymphome

Die Therapie HIV-assoziierter aggressiver und sehr aggressiver Lymphome wird in Anlehnung an die Standardtherapie durchgeführt. In der Regel wird CHOP empfohlen (Kaplan et al. 1998). Die Prognose wird zusätzlich zu den allgemeinen Risikofaktoren v. a. vom Status der Grunderkrankung und dem Erfolg einer gleichzeitig durchzuführenden hochaktiven antiretroviralen Therapie (HAART) bestimmt (Antinori et al. 2001). Patienten mit absoluten CD4-Lymphozytenzahlen < 400/µl haben eine deutlich schlechtere Prognose, die insbesondere durch die Infektkomplikationen bestimmt wird.

69.3.2 Maligne Lymphome der T-Zell-Reihe

Wegen ihrer Seltenheit in Mittel- und Westeuropa (ca. 10–15% aller NHL) werden nur die wichtigsten Krankheitsbilder und ihre Besonderheiten im Vergleich zu den weitaus häufigeren Lymphomen der B-Zell-Reihe beschrieben.

CLL und Prolymphozytenleukämie vom T-Zell-Typ

Grundsätzlich gelten für die T-CLL (ca. 5% aller CLL) die gleichen Therapieempfehlungen wie für die B-CLL. Der Verlauf ist rascher, das Ansprechen auf die Therapie schlechter und die Prognose ungünstiger als bei der B-CLL; Ähnliches gilt für die T-Prolymphozytenleukämie im Vergleich zur B-PLL. Eine Therapie in Studien wird empfohlen. Außerhalb von Studien kann bei Versagen Fludarabin, Desoxycoformycin oder der Anti-CD52-Antikörper Alemtuzumab (CAMPATH) versucht werden, der für die Prolymphozytenleukämie vom T-Zell-Typ zugelassen ist (3-mal pro Woche Gaben über insgesamt 4–12 Wochen, beginnend mit 3 mg pro Gabe und Steigerung über 10 auf 30 mg pro Applikation).

Kutane T-Zell-Lymphome: Mycosis fungoides/Sézary-Syndrom

Patienten im Stadium T1 haben eine normale Lebenserwartung. Wegen der geringen Patientenzahlen liegen keine randomisierten Therapiestudien vor (Übersicht bei Siegel et al. 2000). In der prämykotischen Phase steht die symptomatische Therapie im Vordergrund: Hautpflege, topischer Einsatz von Antipruritika. In den Stadien Ia, Ib, IIa wird eine PUVA-Behandlung (Psoralen + UV-A-Bestrahlung) eingesetzt, alternativ die tägliche Behandlung umschriebener Läsionen mit Carmustin (BCNU). Bei fortschreitender Erkrankung können PUVA in Kombination mit α-Interferon, Acitretin in Kombination mit α-Interferon, Ganzkörperbestrahlung mit schnellen Elektronen oder Methotrexat eingesetzt werden. Im Stadium IIb ist eine PUVA-Therapie mit α-Interferon kombiniert mit Röntgenweichstrahlentherapie für einzelne Tumoren indiziert, alternativ Ganzkörperbestrahlung mit schnellen Elektronen.

Bei fortschreitender Erkrankung im Stadium IIb erfolgt eine Chemotherapie nach dem Knospe-Schema, mit COP oder CHOP oder aber dem Retinoid-Analogon Bexaroten. Im Stadium III wird eine extrakorporale Photophorese empfohlen, bei unzureichendem Ansprechen ergänzt durch α-Interferon oder Acitretin oder in Kombination mit Methotrexat. Alternativ können die Therapieempfehlungen für das Stadium IIb versucht werden. In den Stadien IVa und IVb wird eine palliative Chemotherapie, evtl. kombiniert mit α-Interferon und Retinoiden, bei leukämischen Patienten eine extrakorporale Photophorese oder experimentelle Therapie innerhalb prospektiver Studien (z. B. monoklonale Antikörper gegen CD4) empfohlen.

Periphere T-Zell-Lymphome (nicht anderweitig spezifiziert)

Der rasch progrediente Spontanverlauf zwingt zum sofortigen Therapiebeginn. Mit anthrazyklinhaltigen Polychemotherapieschemata (z. B. CHOP) werden bei ca. 60 % der Patienten komplette Remissionen erreicht, jedoch zur Hälfte kommt es meist innerhalb der ersten 2 Jahre zu einem Rezidiv. Mehrere größere Studien sprechen dafür, dass die peripheren T-Zell-Lymphome nicht nur aufgrund der Tatsache, dass die T-Zell-Lymphome meist mit ungünstigen Risikokonstellationen assoziiert auftreten (Gisselbrecht et al. 1998; Melnyk et al. 1997), sondern per se schlechter verlaufen als aggressive B-Zell-Lymphome. Die mediane progressionsfreie Überlebenszeit beträgt 14 Monate, die mediane Überlebenszeit 3 Jahre.

Da bisher keine für T-Zell-Lymphome spezifisch wirksame Therapiestrategien identifiziert werden konnten, wird ein den aggressiven B-Zell-Lymphomen entsprechendes therapeutisches Vorgehen empfohlen (Gisselbrecht et al. 1998). Monoklonale Antikörper, z. B. der humanisierte Anti-CD52-Antikörper Alemtuzumab (CAMPATH), werden in Studien geprüft. Die Ergebnisse einer Rezidivtherapie mit Hochdosischemotherapie und Blutstammzellsupport sind denen von aggressiven B-Zell-Lymphomen vergleichbar. Die Überlegenheit einer primären Hochdosistherapie (Blystad et al. 2001) ist nicht in randomisierten Studien nachgewiesen.

Angioimmunoblastisches Lymphom

Eine einheitliche Therapie für das sehr unterschiedlich verlaufende angioimmunoblastische Lymphom gibt es nicht. Empfohlen wird eine Therapie mit einem CHOP-like-Schema, durch das bei ca. 50 % der Patienten eine komplette Remission erreicht wird, die jedoch häufig nur wenige Monate andauert (Siegert et al. 1992). Erfahrungen mit neueren Purinnukleosiden sind gering. Zur Palliation der meist ausgeprägten B-Symptomatik können Corticosteroide, nichtsteroide Antiphlogistika mit oder ohne orale Alkylanzien (Chlorambucil, Cyclophosphamid) sowie T-Zell-Immunsuppressiva (Ciclosporin) eingesetzt werden.

Großgranuläre Lymphozytenleukämie (large granular lymphocyte leukemia)

Beim meist weniger aggressiv verlaufenden T-Zell-Typ ist ein Therapieversuch mit α-Interferon gerechtfertigt. Bei aggressivem Verlauf (meist NK-Zell-Immunphänotyp) kommen Therapiestrategien zum Einsatz wie bei Lymphomen, deren Tumorzellen das CD30-Antigen exprimieren. Zu Lymphomen des B-Zell-Typs ▶ unten (Abschnitt „Großzellig anaplastisches Lymphom").

Extranodales NK-/T-Zell-Lymphom vom nasalen Typ

In diese Kategorie fallen Lymphome, die auch als immunoproliferative Läsionen (Grad 2 und 3), polymorphe Retikulose, nasales T-Zell-NK-Zell-Lymphom oder letales Mittelliniengranulom bezeichnet werden. Der aggressive Verlauf zwingt meist zum sofortigen Therapiebeginn. Für Patienten in den lokalisierten Stadien wird eine Strahlentherapie empfohlen (komplette Remissionsrate ca. 66 %, von denen die Hälfte andauert; Kim et al. 2000). Wegen der hohen systemische Rezidivrate wird von vielen Autoren eine zusätzliche Chemotherapie mit anthrazyklinhaltigen Polychemotherapieschemata (CHOP) empfohlen (Kim et al. 2000). Hochdosischemotherapien werden in prospektiven Studien geprüft, allerdings sind Heilungen bisher selten.

Großzellig anaplastisches Lymphom (T- und Null-Zell-Typ)

Großzellig anaplastische Lymphome umfassen eine klinisch und histologisch heterogene Gruppe von Lymphomen, deren Tumorzellen das CD30-Antigen exprimieren. Die Lymphome des B-Zell-Typs sind in der WHO-Klassifikation als Varianten diffus-großzelliger B-NHL beschrieben; die Lymphome des T- oder Null-Phänotyps umfassen 2 klinisch distinkte Gruppen, nämlich Lymphome mit in der Regel ausschließlich kutanem Befall und nodale Lymphome mit klinisch aggressiverem Verlauf, die einen im Vergleich zu anderen aggressiven Lymphomen höheren Anteil an Extranodalbefall und systemischen Symptomen zeigen (Falini et al. 1999). Die Therapie der nodalen Form entspricht der der aggressiven B-Zell-Lymphome, wobei die Prognose unter CHOP-ähnlichen Chemotherapien eher günstiger als die der diffusen großzelligen B-Zell-Lymphome zu sein scheint. ALK-positive Fälle mit der Translokation t(2;5) haben eine signifikant bessere Prognose als ALK-negative Fälle.

Vorläufer-T-Lymphoblasten-Lymphom

Die seltenen Patienten ohne Risikofaktor (Stadium I/II, normale LDH) haben ein krankheitsfreies Überleben nach CHOP-Chemotherapie von 94 % nach 5 Jahren. Bis zu 75 % aller Fälle zeigen primär einen Knochenmarkbefall und werden definitionsgemäß bei einer Infiltration >30 % als akute lymphatische T-Zell-Leukämie bezeichnet. Die Prognose entspricht dann der T-ALL der entsprechenden Altersstufe. Empfohlen werden Mehrphasenschemata, wie sie bei der ALL zum Einsatz kommen (Sweetenham et al. 2001); durch den Einsatz von Hochdosistherapien mit autologem Stammzellsupport werden die rezidivfreie Überlebenszeit nicht signifikant, die Gesamtüberlebenszeit überhaupt nicht verbessert (Sweetenham et al. 2001).

Leitlinien – Adressen – Tipps

Leitlinien und Internet-Adressen

Internet-Zugang zu mehr als 800 Diagnose- und Therapieleitlinien deutscher medizinischer Fachgesellschaften: www.awmf-leitlinien.de

Weitere Adressen

Deutsche Studiengruppe zur Behandlung niedrigmaligner Lymphome
Prof. Dr. med. W. Hiddemann
Klinikum Großhadern, Medizinische Klinik III
Tegernseer Landstraße 243, 81549 München
Tel.: 089/69 95 83-0/-10/-11, Fax: 089/69 95 83-12
studyce@med3.uni-muenchen.de

Deutsche Studiengruppe für Hochmaligne Non-Hodgkin-Lymphome
Prof. Dr. med. M. Pfreundschuh
Medizinische Klinik I, Universitätskliniken des Saarlandes
Kirrberger Straße, 66421 Homburg
Tel.: 06841/162-3084, Fax: 06841/162-3004
Nhl-studiensekretariat@uniklinik-saarland.de

Deutsche CLL Studiengruppe
Prof. Dr. med. B. Emmerich,
Prof. Dr. med. M. Hallek
Genzentrum der LMU München
Feodor-Lynen-Str. 25, 81377 München
Tel.: 089/2180-6774, Fax: 089/2180-6797
cllstudie@lrz.uni-muenchen.de

Deutsche Studiengruppe gastrointestinale Lymphome
Dr. med. P. Koch
Medizinische Klinik A (Hämatologie/Onkologie) der Universität
Albert-Schweitzer Str. 33, 48149 Münster
Tel.: 0251/83-47593, Fax: 0251/83-475992

Tipps für Patienten

Deutsche Leukämie-Hilfe e.V. (Selbsthilfegruppe)
Thomas-Mann-Str. 40, 53111 Bonn
Tel.: 0228/39044-0, Fax: 0228/39044-22
info@leukaemie-hilfe.de
www.leukaemie-hilfe.de

Internet-Zugang zu den am Kompetenznetz Maligne Lymphome beteiligten Studiengruppen: www.kompetenznetz-lymphome.de
 Krebsinformationsdienst des DKFZ Heidelberg zu Lymphomen: www.krebsinformation.de/body_ka_maligne_lymphome.html

Literatur

Antinori A, Cingolani A, Alba L, Ammassari A, serraino D, Cianccio BC, Palmeri F, De Luca A, Larocca LM, Ruco L, Ippoloito G, Cauda R (2001) Better response to chemotherapy and prolonged survival in AIDS-related lymphomas responding to highly active antiretroviral therapy. AIDS 15: 1483–1491

Aviles A, Delgado S, Nambo MJ, Alatriste S, Diaz MJ (1994) Adjuvant radiotherapy to sites of previous bulky disease in patients stage IV diffuse large cell lymphoma. Int J Radiat Oncol Biol Phys 30: 799–803

Blystad AK, Enblad G, Kvaloy S, Berglund A, Delabie J, Holte H, Carlson K, Kvalheim G, Bengtsson M, Hagberg H (2001) High-dose therapy with autologous stem cell transplantation in patients with peripheral T cell lymphomas. Bone Marrow Transplantation 27: 711–716

Coiffier B, Lepage E, Herbrecht R, Tilly H, Solal-Cligny P, Munck JN, Bouabdalla R, Lederlin P, Sebban C, Morel P, Haioun C, Salles G, Molina T, Gisselbrecht C (2002) CHOP chemotherapy plus Rituximab compared with CHOP alone in elderly patients with diffuse large B-cell lymphoma. N Engl J Med 346: 235–242

Dreyling MH, Hiddemann W, Pfreundschuh M, Gisselbrecht C, Diehl V, Boiron SM, Trümper L, Illiger H, Rudolph C, Boogaerts M, Kluin-Nelemans H, Parwaresch R, Unterhalt M for the European MCL Working Party (2001) Myeloablative radiochemotherapy with autologous stem cell transplantation in mantle cell lymphoma – results of a prospective randomized European intergroup study. Onkologie 24 (Suppl 1): 72a

Falini B, Pileri S, Zinzani PL, Carbone A, Zagonel V, Wolf-Peeters C, Verhoef G, Menestrina F, Todeschini G., Paulli M, Lazzarino M, Giardini R, Aiello A, Foss HD, Araujo I, Fizzotti M, Pelicci PG, Flenghi L, Martelli MF, SantucciA (1999) ALK+ lymphoma: clinico-pathological findings and outcome. Blood 93: 2697–2706

Forstpointner R, Dreyling M, Repp R, Herrmann S, Hänel A, Metzner B, Pott C, Hartmann F, Rothmann F, Rohrberg R, Böck HP, Wandt H, Unterhalt M, Hiddemann W (2004) The addition of rituximab to a combination of fludarabine, cyclophosphamide, mitoxantrone (FCM) significantly increases the response rate and prolongs survival as compared to FCM alone in patients with relapsed and refractory follicular and mantle cell lymphomas – results of a prospective randomized study of the German Low Grade Lymphoma Study Group (GLSG) (in press)

Gisselbrecht C, Gaulard P, Lepage E, Coiffier B, Briere J, Haioun C, Cazals-Hatem D, Bosly A, Xerri L, Tilly H, Berger F, Bouhabdalllah R, Diebold J f Gisselbrecht C, Gaulard P, Lepage E, Coiffier B, Briere J, Haioun C (1998) Prognostic significance of T-cell phenotype in aggressive non-Hodgkin's lymphomas. Groupe d'Etudes des Lymphomes de l'Adulte (GELA). Blood 92: 76–82

Harris NL, Jaffe ES, Diebold J, Flandrin G, Müller-Hermekink HK, Vardiman J, Lister TA, Bloomfield CD (1999): World Health Organization classification of neoplasticdiseases of the hematopoietic and lymphoid tissues: report of the clinical advisory committee meeting – Airlie House, Virginia, November 1997. J Clin Oncol 17: 3835–3849

Hiddemann W, Pfreundschuh M, Diehl V, Trümper L, Hehlmann R, Koch P, Illiger H-J, Wandt H, Kuse R, Dörken B, Parwaresch R, Dreyling M, Unterhalt M for the GLSG (2001) Myeloablative radiochemotherapy with autologous stem cell transplantation in indolent lymphoma – results of a prospective randomized comparison of the German Low Grade Lymphoma Study Group. Onkologie 24 (Suppl 1): 94a

Hiddemann W, Dreyling M, Forstpointner M, Kneba M, Wohrmann B, Lengfelder E, Schmits R, Reiser M, Metzner B, Schmitz N, Trümper L, Eimermacher H, Parwaresch R for the GLSG (2003) Combined immunochemotherapy (R-CHOP) significantly improves time to treatment failure in first line therapy of follicular lymphoma –

results of a prospective randomized trial of the German Low Grade Lymphoma Study Group (GLSG). Blood 102: 352 (abstract)

International Non-Hodgkin's Lymphoma Prognostic Factors Project (1993) International Prognostic Index: A predictive model for aggressive non-Hodgkin's lymphoma. New Engl J Med 329: 987–994

Kaplan LD (1998) Clinical management of human immunodeficiency virus infection. J Natl Cancer Inst Monogr 336: 141

Kim GE, Cho JH, Yang WI, Chung EJ, Suh CO, Park KR, Hong WI, Park IY, Hahn JS, Roh JK, Kim BS (2000) Angiocentric lymphoma of the head and neck: patterns of systemic failure after radiation therapy. J Clin Oncol 18: 54–63

Köppler H, Pflüger KH, Eschenbach I, Pfab R, Lennert K, Wellens W, Schmidt M, Holle R, Havemann K (1989) CHOP-VP16 chemotherapy and involved field irradiation for high grade non-Hodgkin's lymphomas: a phase II multicentre study. Br J Cancer 60: 79–82

Magrath I, Adde M, Shad A, Venton D, Seibel N, Gootenberg J, Neely J, Arndt C, Nieder M, Jaffe E, Wittes RA, Horak ID (1996) Adults and children with small non-cleaved-cell lymphoma have a similar excellent outcome when treated with the same chemotherapy regimen. J Clin Oncol 14: 925–934

McKelvey EM, Gottlieb JA, Wilson HE (1976) Hydroxydaunomycin (adriamycin) combination chemotherapy in malignant lymphomas. Cancer 38: 1484–1493

McLaughlin P, Grillo-Lopez AJ, Link BK, Levy R, Czuczman MS, Williams ME, Heyman MR, Bence-Bruckler I, White CA, Cabanillas F, Jain V, Ho AD, Lister J, Wey K, Shen D, Dallaire BK (1998) Rituximab chimeric anti-CD20 monoclonal antibody therapy for relapsed indolent lymphoma: half of patients respond to a four-dose treatment program. J Clin Oncol 16: 2825–2833

Melnyk A, Rodriguez A, Pugh WC, Cabannillas F (1997) Evaluation of the revised European-American lymphoma classification confirms the clinical relevance of immunophenotype in 560 cases of aggressive non-Hodgkin's lymphoma. Blood 89: 4514–4520

Miller TP, Leblanc M, Spier C, Chase E, Fisher RI (2001) CHOP alone compared to CHOP plus radiotherapy for early stage aggressive non-Hodgkin's lymphomas: Update of the Southwest Oncology Group randomized trial. Blood 98: 724a

Pfreundschuh M, Trümper L, Kloess M, Schmits R, Feller AC, Rübe C, Rudolph C, Reiser M, Hossfeld DK, Eimermacher H, Hasenclever D, Schmitz N, Löffler M for the German High-Grade Non-Hodgkin's Lymphoma Study Group (DSHNHL) (2004a) 2-weekly or 3-weekly CHOP chemotherapy with or without etoposide for the treatment of elderly patients with aggressive lymphomas: results of the NHL-B2 trial of the DSHNHL. Blood (in press)

Pfreundschuh M, Trümper L, Kloess M, Schmits R, Feller AC, Rudolph C, Reiser M, Hossfeld DK, Metzner B, Hasenclever D, Schmitz N, Glass B, Rübe C, Löffler M for the German High-Grade Non-Hodgkin's Lymphoma Study Group (DSHNHL) (2004b) 2-weekly or 3-weekly CHOP chemotherapy with or without etoposide for the treatment of young patients with good prognosis (normal LDH) aggressive lymphomas: results of the NHL-B2 trial of the DSHNHL. Blood (in press)

Philip T, Guglielmi C, Somers R, Hagenbeek A, van der Lelie J, Bron D, Sonneveld P, Gisselbrecht C, Cahn JY, Harousseau JL, Coiffier B, Biron P, Mandelli F, Chauvin F (1995) Autologous bone marrow transplantation as compared with salvage chemotherapy in relapses of chemotherapy-sensitive non-Hodgkin's lymphoma. N Engl J Med 333: 1540–1545

Press OW, Eary JF, Gooley T, Gopal AK, Liu S, Rajendran JG, Maloney DG, Petersdorf S, Bush SA, Durack LD, Martin PJ, Fisher DR, Wood B, Borrow JW, Porter B, Smith JP, Matthews DC, Appelbaum FR, Bernstein ID (2000) A phase I/II trial of iodine-131-tositumomab (anti-CD20), etoposide, cyclophosphamide, and autologous stem cell transplantation for relapsed B-cell lymphomas. Blood 96: 2934–2942

Rai KR, Peterson BL, Appelbaum FR, Kolitz J, Elias L, Shepherd L, Hines J, Threatte GA, Larson RA, Cheson BD, Schiffer CA (2000) Fludarabine compared with chlorambucil as primary therapy for chronic lymphocytic leukemia. N Engl J Med 343: 1750–1757

Reyes F, Lepage E, Munck JN, Morel P, Coiffier B, Lederlin P, Simon D, Bosly A, Gaillard I, Fabiani B, Bordesoule D, Ganem G, Tilly H (2000) Superiority of the ACVBP regimen over a combined treatment with three cycles of CHOP followed by involved field radiotherapy in patients with low risk localized aggressive nonHodgkin's lymphoma: Results of the LNH 93-1 study. Blood 96: 832a

Sehn LH, Donaldson J, Chhanabhai M, Fitzgerald C, MacPherson N, O'Reilly SE, Spinelli J, Wilson K, Gascoyne RD, Conners JM (2003) Introduction of combined CHOP-rituximab therapy dramatically improved outcome of diffuse large B-cell lymphoma (DLBC) in British Columbia (BC). Blood 102: 88 (abstract)

Shenkier TN, Voss N, Fairey R, Gascoyne RD, Hoskins P, Klasa R, Klimo P, O'Reilly SE, Sutcliffe S, Connors JM (2002) Brief chemotherapy and involved-region irradiation for limited-stage diffuse large-cell lymphoma: an 18-year experience from the British Columbia Cancer Agency. J Clin Oncol 20: 197–204

Shipp MA, Abeloff MD, Antman KH, Carroll G, Hagenbeek A, Loeffler M, Montserrat E, Radford JA., Salles G, Schmitz N, Symann M, Armitage JO, Coiffier B, Philip T (1999) International Consensus Conference on high-dose therapy with hematopoietic stem-cell transplantation in aggressive non-Hodgkin's lymphomas: report of the jury. J Clin Oncol 17: 423–429

Siegel RS, Pandolfino T, Guitart J, Rosen S, Kuzel TM (2000) Primary cutaneous T-cell lymphoma: review and current concepts. J Clin Oncol 18: 2908–2925

Siegert W, Agthe A, Griesser H, Schwerdtfeger R, Brittinger G, Engelhard M, Kuse R, Tiemann M, Lennert K, Huhn D (1992) Treatment of angioimmunoblastic lymphadenopathy (AILD)-type T-cell lymphoma using prednisone with or without the COPBLAM/IMVP-16 regimen. A multicenter study of the Kiel Lymphoma Group. Ann Intern Med 117: 364–367

Sweetenham JW, Santini G, Quian W, Guelfi M, Schmitz N, Simentt S, Nagler A, Holte H, Kvaloy S, Bruzzi P, Goldstone AH (2001) High-dose therapy and autologous stem-cell transplantation vs. conventional-dose consolidation/maintenance therapy as postremission therapy for adult patients with lymphoblastic lymphoma: results of a randomized trial of the European Group for Blood and Marrow Transplantation and the United Kingdom Lymphoma Group. J Clin Oncol 19: 2927–2936

Vaughan-Hudson B, Vaughan-Hudson G, MacLennan KA, Anderson L, Linch DC (1994) Clinical stage 1 non-Hodgkin's lymphoma: long-term follow-up of patients treated by the British National Lymphoma Investigation with radiotherapy alone as initial therapy. Br J Cancer 69: 1088–1093

Zinzani PL, Martelli M, Bendandi M, De Renzo A, Zaccaria A, Pavore E, Bocchia M, Falini B, Gobbi M, Gherlinzone F, Stefoni V, Tani M, Tura S (2001) Primary mediastinal large B-cell lymphoma with sclerosis: a clinical study of 89 patients treated with MACOP-B chemotherapy and radiation therapy. Heamtologica 86: 187–191

70 Monoklonale Gammopathien

H. Ludwig

70.1 Biologie – 1149

70.2 Formvarianten der monoklonalen Gammopathien – 1150
70.2.1 Monoklonale Gammopathie unbestimmter Signifikanz (MGUS) – 1150
70.2.2 Multiples Myelom – 1150
70.2.3 Plasmazellleukämie – 1151
70.2.4 Solitäres Plasmozytom – 1151
70.2.5 Extramedulläres Plasmozytom – 1151
70.2.6 Schwerkettenerkrankung („heavy chain disease") – 1151
70.2.7 Amyloidose – 1152

70.3 Diagnose und Stadiumeinteilung – 1152

70.4 Prognose des multiplen Myeloms – 1153

70.5 Therapie des multiplen Myeloms – 1154
70.5.1 Konventionelle Induktionstherapie – 1154
70.5.2 Remissionserhaltungstherapie – 1155
70.5.3 Hochdosistherapie – 1155

70.6 Therapie von Patienten mit Rezidiv bzw. resistenter Erkrankung – 1157

70.7 Neue Behandlungskonzepte – 1158

70.8 Supportivtherapie – 1160

Literatur – 1160

Monoklonale Gammopathien finden sich bei mehr als 1 % der über 25-Jährigen und zeigen mit zunehmendem Lebensalter einen Anstieg der Häufigkeit, sodass 3 % der über 60- und 15 % der über 90-Jährigen eine monoklonale Gammopathie aufweisen. Bei der Veränderung handelt es sich um eine Präkanzerose, die in ein malignes Krankheitsbild übergehen kann. Aus diesem Grund wurde auch der Begriff „Monoklonale Gammopathie unbestimmter Bedeutung" bzw. MGUS („monoclonal gammopathy of undetermined significance") geprägt. Die Transformationsrate liegt bei 1 % pro Jahr. Meist kommt es zur Entwicklung eines multiplen Myeloms, weniger häufig zu malignen lymphatischen Systemerkrankungen wie chronisch lymphatischer Leukämie, Non-Hodgkin-Lymphom oder Morbus Waldenström (Kyle et al. 2002).

Das multiple Myelom weist eine Inzidenz von 4/100.000 und einen Anteil von 10 % an der Gruppe der hämatologischen Neoplasien auf (Median: 68 Jahre), kann aber, wenn auch selten, ebenfalls bei jüngeren Patienten auftreten. Die klinische Symptomatik wird meist von Schmerzen im Skelettsystem bestimmt, insbesondere in der Wirbelsäule. Leistungsverlust und Infektionen sind weitere häufigere Symptome. Bei Patienten ohne leicht erkennbare monoklonale Gammopathie, wie bei jenen mit Leichtketten- oder nicht sezernierendem Myelom, wird die Diagnose nicht selten erst mit einiger Verzögerung gestellt.

Neben den bekannten prognostischen Faktoren wie Tumorstadium, β_2-Mikroglobulin, C-reaktives Protein und Labeling Index konnte in den letzten Jahren die Deletion von Chromosom 13 als wesentlichster Parameter für eine ungünstige Prognose identifiziert werden (Desikan et al. 2000).

In der Behandlung des multiplen Myeloms konnten wichtige Fortschritte erzielt werden. Die Hochdosistherapie mit autologer Stammzelletransplantation ist bei jüngeren Patienten (< 65 Jahre) der konventionellen Chemotherapie überlegen (Attal et al. 1996). Eine Intensivierung der Behandlung durch „Doppeltransplantation" führt bei Patienten mit günstiger Prognose zu einer weiteren Verbesserung der Überlebenszeit. Die allogene Transplantation, insbesondere die neue Form der nichtmyeloablativen Allotransplantation, ist zwar nach wie vor mit einer erheblichen Komplikationsrate belastet, bietet aber die Chance auf langfristige Remission bzw. Heilung. Thalidomid stellt eine wichtige Erweiterung des Therapiespektrums dar; zahlreiche neue Substanzen wie Velcade, Rivimid u. a. werden die Behandlungsmöglichkeiten wesentlich erweitern.

70.1 Biologie

Im Rahmen der normalen B-Zell-Reifung kommt es im Keimzentrum von peripheren lymphatischen Gewebe zur Antigenstimulation und Hypermutation. Danach erfolgt die Umlagerung der schweren Immunglobulinkette IgM zu einem anderen Isotyp (IgA, IgG, IgD, IgE). Während dieser Differenzierungsprozesse kommt es bei monoklonalen Gammopathien zu einem wesentlichen onkogenen Ereignis, das bei etwa 50 % der Patienten mit monoklonaler Gammopathie und noch häufiger bei Patienten mit multiplem Myelom mit einer Translokation am Chromosom 14 einhergeht.

Die Translokation betrifft eine Bruchstelle (14q32) in der Nähe des Immunglobulin-Enhancers, wodurch ein Onkogen am angelagerten Partnerchromosom überexprimiert wird. Zu den häufigen Translokationspartnern zählen Chromosom 4, 6, 11, 16 und 20 (Bergsagel et al. 2003). Die dadurch deregulierten Gene sind FGFR3/MMSET, Cyclin D3, Cyclin D1, c-maf und maf-B. Nachdem die beschriebenen Translokationen bereits bei Patienten mit MGUS vorliegen können, muss davon ausgegangen werden, dass noch weitere, derzeit unbekannte Veränderungen für die Transformation in ein multiples Myelom notwendig sind.

Die mit fortschreitender Erkrankung zunehmende genetische Instabilität begünstigt weitere Veränderungen, wie die Deaktivierung von Tumorsuppressorgenen (p53), die Aktivierung von Onkogenen (ras) sowie sekundäre Translokationen wie t(8;14) und einer Überexpression von c-myc (Seidl et al. 2003). Dies führt zur Ausbildung aggressiver und therapieresistenter Tumorzellen. Über die molekularen Mechanismen bei Patienten ohne Translokation am Chromosom 14 ist noch wenig bekannt.

Myelomzellen sind häufig aneuploid. Patienten mit hyperdiploiden Chromosomensatz (48 bis 74 Chromosomen) haben seltener eine Deletion von Chromosom 13, die mit verkürztem Überleben korreliert und eine günstigere Prognose als jene mit nicht-hyperdiploiden Chromosomensatz (<48 oder >74 Chromosomen) (Fonseca et al. 2003). Zwei Drittel der letztgenannten Patienten weisen eine Deletion von Chromosom 13 (Del 13) auf.

Untersuchungen mit „gene arrays" zeigen einen größeren Unterschied in der Expression verschiedener Gene zwischen normalen Plasmazellen und Zellen von Patienten mit MGUS oder mit multiplem Myelom als zwischen MGUS und multiplem Myelom (Zhan et al. 2003).

Die Ansiedelung von Myelomzellen im Knochenmark wird durch die Expression von Chemokinrezeptoren (z. B. CXCR4) an Myelomzellen und deren Interaktion mit von Knochenmarkstromazellen produzierten Chemokinen (z. B. Stroma-Derived-Factor 1, SDF-1) erleichtert (Moller et al. 2003). Die direkte Interaktion zwischen Myelom- und Stromazellen führt zur Expression von Adhäsionsmolekülen und zur Produktion von Interleukin-6 und anderen Zytokinen durch Stromazellen, wodurch ein günstiges Milieu für die Myelomzellen generiert wird. Dieses begünstigt die Reifung und Proliferation von Myelomzellen, hemmt deren Apoptose und führt damit zu einem weitaus längeren Überleben von Myelomzellen im Vergleich zu normalen Plasmazellen.

Ein weiteres wesentliches Charakteristikum des multiplen Myeloms stellt die Reduktion von Osteoblasten und Vermehrung von Osteoklasten dar, wodurch es zu einer Entkoppelung des Gleichgewichtes zwischen Knochenanund Abbau und einer daraus resultierenden Osteopenie im Stammskelett sowie zum Auftreten von charakteristischen osteolytischen Knochendefekten kommt (Rodman 2004). Verantwortlich dafür ist eine Imbalance von Faktoren, die die Ausbildung und Aktivität von Osteoblasten (Dickkopf-Protein [DIKK] bzw. Osteoklasten (Vermehrung von Rezeptoraktivator-Nuklear-Faktor Kappa b Ligand [RANKL] und von Macrophage Inhibitory Protein-1a [MIP-1a], sowie Reduktion von Osteoprotegerin [OPG]) regulieren (Tian et al. 2003).

Die von der monoklonalen Plasmazellpopulation gebildeten monoklonalen Immunglobuline (Paraproteine oder M-Komponente) entsprechen strukturell normalen Antikörpern. Bei Leichtkettenparaproteinämie werden an Stelle der vollständigen Antikörpermoleküle nur mehr κ- oder λ- Leichtketten produziert; analog dazu werden bei einer „Schwerkettenerkrankung" nur die Schwerkettenanteile der Immunglobulinmoleküle synthetisiert. Die verschiedenen Isotypen von Paraproteinen treten bei monoklonalen Gammopathien in ähnlicher Häufigkeit wie die ihnen entsprechenden normalen Immunglobulinisotypen auf: IgG: 60%, IgA: 20%, IgM: gelegentlich, IgD: selten, IgE und Schwerkettenparaproteine: sehr selten. Darüber hinaus werden bei 16% der Patienten entweder κ- oder λ-Leichtketten gefunden, während in etwa 2% der Myelome überhaupt kein Paraprotein von den Plasmazellen sezerniert wird. Dieser Erkrankungstyp wird als „Non-secretory-Myelom" (nicht sezernierendes Myelom) bezeichnet. Schwerkettenerkrankungen sind extrem selten.

70.2 Formvarianten der monoklonalen Gammopathien

70.2.1 Monoklonale Gammopathie unbestimmter Signifikanz (MGUS)

Eine MGUS ist durch das Auftreten eines Paraproteins in einer Konzentration <3g/dl, die mit einer diskreten Vermehrung monoklonaler Plasmazellen im Knochenmark (<10%) ohne Vorliegen von Knochenläsionen oder anderen myelomtypischen Krankheitssymptomen verbunden ist, definiert (◘ Tabelle 70.1). Die Inzidenz von MGUS beträgt 1% bei Personen über 25 Jahre, 3% bei über 50-jährigen und 15% bei über 90-jährigen Personen und stellt somit die häufigste präneoplastische Veränderung dar. Die jährliche Transformationsrate in ein malignes Krankheitsbild liegt bei 1%, wobei 80% in ein multiples Myelom und 20% in eine andere lymphoproliferative Erkrankungen (CLL, Amyloidose, M. Waldenström etc.) übergehen. Das Risiko einer Transformation korreliert mit der Konzentration des Paraproteins (Kyle u. Rajkumar 2003).

Bei Vorliegen einer „MGUS" empfiehlt sich eine regelmäßige Verlaufskontrolle in 3- bis 6-monatigen Intervallen. Eine spezifische Therapie ist nicht erforderlich; gegenwärtig wird in klinischen Studien überprüft, ob eine eventuelle maligne Transformation durch präventive Therapiemaßnahmen (z. B. Bisphosphonate) verhindert werden kann.

70.2.2 Multiples Myelom

Asymptomatisches (smoldering) Myelom

Diese Patienten weisen keine myelombedingten klinischen Komplikationen wie Osteolysen, Hyperkalzämie oder myelombedingte Niereninsuffizienz auf (◘ Tabelle 70-1) und benötigen daher auch keine spezifische Behandlung. Obwohl die Erkrankung in diesem Stadium lange Zeit stabil bleiben kann, ist im weiteren Verlauf mit einem Übergang in ein behandlungsbedürftiges „aktives" Myelom zu rechnen (International Myeloma Working Group 2003).

„Aktives" Myelom

Patienten mit aktivem Myelom weisen eine oder mehrere myelombedingte klinische Komplikationen auf und leiden daher fast immer unter klinischen Symptomen. Die häufigsten Beschwerden betreffen Knochenschmerzen, häufig im Bereich der unteren Wirbelsäule, aber auch im Bereich des knöchernen Thorax (Rippen) oder an anderen Stellen des Stammskelettes. Die Schmerzen sind oft wechselhaft in Intensität und weisen gelegentlich „wandernden" Charakter auf. Nicht selten werden diese Schmerzen als „rheumatisch" fehlgedeutet und deswegen Diagnosestellung und Therapieeinleitung verzögert. Leistungsabbruch und Müdigkeit sind weitere häufige Symptome und Folge der Tumorerkrankung sowie häufig Anzeichen einer ausgeprägten Anämie. Eine erhöhte Infektionsanfälligkeit, verursacht durch die myelombedingte Beeinträchtigung der humoralen und zellulären Immunreaktivität, ist ein weiteres häufiges Symptom.

Patienten mit Leichtketten-Myelom, niedriger oder keiner Paraproteinsekretion werden häufig verzögert diagnostiziert. Durch den Einsatz moderner diagnostischer Maßnahmen, wie Untersuchung auf „freie Leichtketten" mittels Free Light Chain Test lassen sich derartige Fälle leichter erfassen. Ebenfalls hilfreich in der diagnostischen Abklärung ist die MR-Untersuchung schmerzhafter Regionen sowie die Abklärung der gesamten Wirbelsäule, da myelombedingte Osteolysen am häufigsten im Bereich der unteren Wirbelsäule auftreten.

70.2.3 Plasmazellleukämie

Eine Plasmazellleukämie ist durch das Vorliegen von mehr als 2500 Myelomzellen/μl im peripheren Blut definiert. Die Erkrankung kann „de novo" oder „sekundär" im Rahmen eines multiplen Myeloms auftreten. In beiden Fällen ist die Plasmazellleukämie eine hochaggressive Formvariante eines „aktiven Myeloms", die eine äußerst ungünstige Prognose mit einer durchschnittlichen Überlebenszeit von 6–8 Monaten aufweist (Hayman u. Fonseca 2001).

70.2.4 Solitäres Plasmozytom

Das solitäre Plasmozytom ist als lokaler, vom Skelettsystem ausgehender Plasmazelltumor charakterisiert. Manifestationen finden sich häufig in der Wirbelsäule. Patienten mit solitärem Plasmozytom sind mit einem medianen Manifestationsalter von 55–60 Jahren durchschnittlich um 10 Jahre jünger als Patienten mit multiplem Myelom. Bis zu 30% der Patienten mit solitärem Plasmozytom können durch chirurgische Resektion und/oder Strahlentherapie geheilt werden (Liebross et al. 1998). Die Therapie sollte unverzüglich eingeleitet werden, um einer eventuellen Dissemination der Tumorzellen und damit einem Übergang in ein unheilbares multiples Myelom zuvorzukommen. Außerdem kann es zum Einwachsen des Tumors in den Wirbelkanal und zur Kompression von Nervensträngen kommen, die zu Paresen bis hin zur Querschnittsymptomatik führen können. Ist noch keine Dissemination des malignen Zellklons erfolgt, so besteht Aussicht auf langjährige Remission der Erkrankung und sogar auf Heilung des Patienten (Dimopoulos u. Hamilos 2002).

70.2.5 Extramedulläres Plasmozytom

Extramedulläre Plasmozytome sind lokalisierte Plasmazelltumore, die nicht vom Skelettsystem, sondern vom lymphatischen Gewebe der Schleimhäute oder innerer Organe ausgehen. Meist sind sie im HNO-Trakt angesiedelt, wo sie frühzeitig Symptome verursachen und zur Diagnose führen. Das mediane Erkrankungsalter liegt bei 55 Jahren. Durch chirurgische Resektion oder Strahlentherapie können hohe Heilungsraten (bis zu 70%) erzielt werden.

Wegen der potenziell kurativen Behandlungsmöglichkeit sollte ein solitäres wie auch ein extramedulläres Plasmozytom vom multiplen Myelom abgegrenzt werden. Anhaltspunkte für eine systemische Tumorabsiedelung können sich aus der Untersuchung des Knochenmarks sowie aus der Verlaufsbeobachtung der M-Komponente ergeben. Bei solitärem oder extramedullär lokalisiertem Plasmozytom sollte wenige Wochen nach der chirurgischen und/oder strahlentherapeutischen Behandlung kein Paraprotein mehr nachweisbar sein; ist dies nicht der Fall, so ist dies als Indiz für eine bereits erfolgte Dissemination der Erkrankung und somit für geschwundene Heilungschancen anzusehen. In diesem Fall werden die Patienten wie jene mit multiplem Myelom behandelt (Dimopoulos u. Hamilos 2002).

70.2.6 Schwerkettenerkrankung („heavy chain disease")

Eine Schwerkettenerkrankung wird bei Nachweis von inkompletten Paraproteinmolekülen, die bloß aus dem Schwerkettenanteil des Immunglobulinmoleküls bestehen, diagnostiziert. Aufgrund der häufig nur geringen Paraproteinkonzentration im Serum werden Schwerkettenerkrankungen in der normalen Serumelektrophorese oft nicht erkannt und erst durch die Immun- bzw. Immunfixationselektrophorese nachgewiesen. Bei der relativ häufigen α-Schwerkettenerkrankung, deren Paraprotein dem Immunglobulintyp IgA entspricht, sind Tumormanifestationen bevorzugt im Gastrointestinaltrakt anzutreffen und bewirken entsprechende Symptome. Entsprechend einer neuen Nomenklatur wird die Erkrankung als „immunproliferative" Erkrankung des Dünndarms bezeichnet. Als auslösendes Pathogen wurde Campylobacter jejuni identifiziert. Durch antibiotische Therapie kann bei den meisten Patienten eine Remission erreicht werden (Lecuit et al. 2004). Erst wenn ein Erfolg der antibiotischen Therapie ausbleibt, wird eine Chemotherapie oder kombinierte Chemo-Rituximab-Therapie eingeleitet.

Bei Patienten mit γ-Schwerkettenerkrankung finden sich Fieber, Lymphadenopathie oder Splenomegalie als häufige Symptome. Das Krankheitsbild zeigt oft einen wechselhaften, mehrjährigen Verlauf mit Zu- und Ab-

Tabelle 70-1. Differenzialdiagnose monoklonaler Gammopathien

Parameter	MGUS	Asymptomatisches (Smoldering) Myelom	Aktives Myelom
M-Komponente	<3 g/dl		
Knochenmark-Plasmazellinfiltration	<10%		
Klinische Manifestationen	Keine	Keine	Hyperkalzämie* (>10 mg/ml) und/oder Niereninsuffizienz* (Kreatinin >2,0mg/ml) und/oder Anämie* (Hb <10,0 g/dl oder 2 g < normal) und/oder Osteolysen* oder Osteopenie*

* Nicht myelombedingte Ursachen müssen ausgeschlossen werden.

nahme der Beschwerden. Ähnliches gilt für die seltene μ-Schwerkettenerkrankung, deren Krankheitsbild noch variantenreicher ist.

70.2.7 Amyloidose

Bei monoklonalen Gammopathien kann es zur extrazellulären Ablagerung von polymerisierten Leichtketten und damit zur Amyloidose kommen, die entweder als eigenständiges Krankheitsbild in Form einer primären Amyloidose oder sekundär im Rahmen eines multiplen Myeloms auftreten kann. Leichtketten vom Typ λ sind häufiger als κ-Leichtketten für die Amyloidbildung verantwortlich. Diese Form von Amyloid wird als AL-Amyloid bezeichnet und muss von Amyloidablagerungen, die durch andere Proteine bedingt sind, wie z.B. dem serumassoziierten Amyloid (SAA)-Protein, Albumin oder bestimmten Hormonen, abgegrenzt werden (Merlini u. Westermark 2004).

Bei der **primären Amyloidose** findet sich meist nur ein geringer Serum M-Gradient sowie eine diskrete Vermehrung monoklonaler Plasmazellen im Knochenmark, jedoch keine osteolytischen Destruktionsherde. Die Klinik dieser Patienten wird durch die Beeinträchtigung der durch Amyloid befallenen Organe geprägt. Häufige Komplikationen sind: Restriktive Kardiomyopathie mit typischer Niedervoltage im EKG, Niereninsuffizienz, Motilitäts- und Resorptionsstörungen des Intestinums, Neuropathien, Karpaltunnelsyndrom. Seltener finden sich Makroglossie, Amyloidarthropathien sowie Gerinnungsstörungen wegen Faktor X Mangel (Faktor X kann von Amyloid absorbiert werden). Alle angeführten amyloidbedingten Veränderungen können auch als Komplikationen bei Patienten mit multiplem Myelom auftreten und somit deren Krankheitsverlauf gravierend verschlechtern.

Die Diagnose „Amyloidose" stützt sich neben dem klinischen Erscheinungsbild vor allem auf die typischen Lichtbrechungseigenschaften und auf die Anfärbung von Amyloid durch Kongorot in Biopsien von Rektumschleimhaut, subkutanem Fettgewebe oder Knochenmark. Die Prognose ist ungünstig und liegt bei einer medianen Überlebenszeit von 18 Monaten. Zur Behandlung wird eine Hochdosistherapie mit autologer Transplantation empfohlen, allerdings besteht ein größeres Komplikationsrisiko als bei Patienten mit multiplem Myelom. Sollte eine derartige Therapie nicht möglich sein, so wird eine Standardchemotherapie bzw. der Einsatz neuer Substanzen empfohlen.

70.3 Diagnose und Stadiumeinteilung

Die diagnostischen Kriterien sind in **Tabelle 70.1** angeführt. Zur Basisuntersuchung werden die in **Tabelle 70-2** angeführten Maßnahmen empfohlen.

Die Stadiumseinteilung des multiplen Myeloms erfolgte bisher nach der von Durie und Salmon (Durie u. Salmon 1975) angegebenen Methode. Neben der Einteilung in drei Stadien wurden die Patienten an Hand der Nierenfunktion differenziert (A: Kreatinin <2 mg/dl, B: Kreatinin ≥2 mg/dl). In diesem System stellt die Bewertung des Ausmaßes der Knochenläsionen eine wesentliche Grundlage für die Zuordnung in die verschiedenen Stadien dar. Diese Bewertung ist allerdings sowohl von der Sensitivität der eingesetzten Methode (Röntgen bzw. MR) als auch von der individuellen Interpretation der Befunde abhängig und daher nicht ausreichend reproduzierbar. Aus diesem Grund wurde an Hand der klinischen Daten von 11.179 Patienten das „International Staging System" entwickelt, das auf den Parametern β2-Mikroglobulin und Albumin basiert (Greipp 2003). In der analy-

◘ Tabelle 70-2. Maßnahmen bei der Basisuntersuchung

Laborchemie	Bildgebende Verfahren	Knochenmark
Blutbild, Hämoglobin	Konventionelles Röntgen	Knochenmarkausstriche
LDH, Kreatinin, Calcium, Gesamteiweiß	Computertomographie Knochen	Knochenbiopsie
β_2-Mikroglobulin, CRP		Zytogenetik (FISH)
Elektrophorese, Immunfixation		
24 h-Proteinurie, falls positiv Elektrophorese	Kernspintomographie der gesamten Wirbelsäule	
Freie Leichtketten*	Positronenemissionstomographie*	

* Derzeit noch nicht als Standarduntersuchung anerkannt.

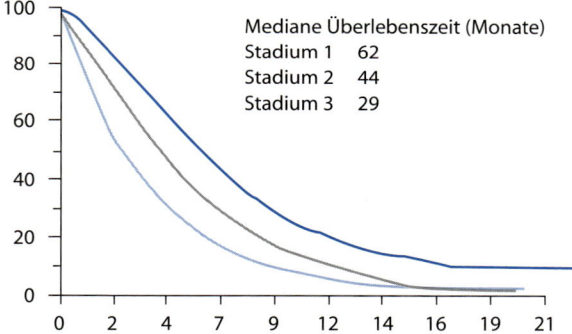

◘ Abb. 70-1. Überlebenskurven von Patienten mit multiplem Myelom in Abhängigkeit vom Krankheitsstadium (International Staging System nach Greipp et al. 2003)

sierten Patientengruppe lag das mediane Überleben im Stadium I (β_2-M < 3,5, Alb > 3,5) bei 62, im Stadium II (β_2-M < 3,5, Alb < 3.5 oder β_2-M 3,5–5,5) bei 44 und im Stadium III (β_2-M > 5,5) bei 29 Monaten (◘ Abb. 70-1).

70.4 Prognose des multiplen Myeloms

In der Vor-Zytostatika-Ära lag die mediane Überlebenszeit von Patienten mit multiplem Myelom bei 11 Monaten. Patienten, die mit konventioneller Chemotherapie behandelt werden, haben eine mediane Überlebenszeit von 3 Jahren und Patienten, die einer Hochdosistherapie mit autologer Transplantation unterzogen werden, zeigen ein medianes Überleben von 5–7 Jahren. Allerdings findet sich eine beträchtliche individuelle Schwankung der Prognose in Abhängigkeit von genetischen Aberrationen, Alter und anderen Risikofaktoren.

Als wichtigster ungünstiger prognostischer Faktor gilt derzeit eine Deletion des Chromosoms 13 (Zojer et al. 2000), während eine Deletion 11 mit einer günstigen Prognose vergesellschaftet ist. Prognostisch günstig ist das Vorliegen eines hyperdiploiden Chromosomensatz im Gegensatz zu Patienten mit „nicht-hyperdiploiden" Chromosomenbefund. Bei letztgenannter Konstellation weisen $^2/_3$ der Patienten eine Del 13 auf, während diese Deletion 13 nur bei $^1/_3$ der Patienten mit hyperdiploiden Chromosomensatz nachweisbar ist.

Untersuchungen mit „gene arrays" haben die Identifizierung einiger weniger Gene mit hoher prognostischer Relevanz ermöglicht. Der Nachweis der Expression dieser Gene erlaubt die Kategorisierung der Patienten in Gruppen mit unterschiedlicher Prognose. Weitere Fortschritte der molekularen und genetischen Klassifikation sind für die nahe Zukunft zu erwarten (Zhan et al. 2003). Die traditionellen prognostischen Marker, wie β_2-Mikroglobuin, CRP, LDH, Labeling Index, werden nach wie vor zur Einschätzung der Prognose herangezogen (Bataille et al. 1986).

Dem Lebensalter kommt ebenfalls prognostische Bedeutung zu. So liegt das mediane Überleben von konventionell behandelten Patienten im Alter zwischen 30 und 40 Jahren bei 7 Jahren, während es bei über 70-jährigen Patienten auf etwa 2 Jahre verkürzt ist. Die Ursachen dafür sind auf die altersabhängig unterschiedliche Lebenserwartung und nicht auf eine altersabhängig differente Biologie der Myelomzellen zurückzuführen (Ludwig et al. 1982).

Eine unreife Morphologie der Myelomzellen, insbesondere das Vorliegen von Plasmoblasten, und ein hoher Infiltrationsgrad korrelieren mit einer ungünstigen Prognose (Fritz et al. 1984).

> **Praxistipp**
> Für die klinische Praxis empfiehlt sich zur Abschätzung der Prognose derzeit die Untersuchung auf Vorliegen einer Deletion 13 und anderer Veränderungen des Karyotyps, die Bestimmung des Krankheitsstadiums nach Durie und Salmon (Durie u. Salmon 1975) oder nach dem Internationalen Staging System (Greipp 2003).

70.5 Therapie des multiplen Myeloms

Asymptomatische Patienten mit multiplem Myelom bedürfen keiner Behandlung. Es sollten aber in 3-monatigen Intervallen Kontrollen vorgenommen werden, um eine eventuelle Progression des Myeloms und/oder drohende Komplikationen dieser Erkrankung frühzeitig feststellen zu können. Beim Patienten, die unter myelombedingten Symptomen leiden, ist die Einleitung einer Tumortherapie indiziert.

70.5.1 Konventionelle Induktionstherapie

Die konventionelle Induktionstherapie ist für Patienten, die für eine aggressive Therapie nicht in Frage kommen, die Behandlung der Wahl. Mehrere Optionen stehen zur Verfügung.

Dexamethason. Bei Patienten mit günstigen Prognosefaktoren und geringen myelombedingten Symptomen und/oder hohem Lebensalter kann eine Monotherapie mit Dexamethason in Erwägung gezogen werden. Damit kann bei 20–40% der Patienten eine Remission erzielt werden.

Thalidomid-Dexamethason. Thalidomid hat pleiotrope und proapoptotische Wirkung auf Myelomzellen und hemmt sowohl die Produktion verschiedener Zytokine (z. B. TNF-α, IL-6 und VEGF im Stroma), als auch die Angiogenese und stellt eine weitere nicht-zytotoxische Behandlungsoption dar. Mit Thalidomid in Kombination mit Dexamethason wird bei $2/3$ neu behandelter Patienten in kurzer Zeit (4–6 Wochen) eine Remissionen erzielt (Weber et al. 2003). Die optimale Thalidomiddosis variiert von Patient zu Patient. Bei einigen Patienten führt eine Dosis von 50 mg/Tag zum erwünschten Erfolg während bei anderen Patienten die Tagesdosis auf bis zu 400 mg gesteigert werden muss. Einige Berichte weisen auf eine Dosis-Wirkungs-Korrelation, insbesondere bei Patienten mit ungünstigen Prognosefaktoren hin. Wesentliche Nebenwirkungen sind Müdigkeit, Schwäche, Obstipation, Neuropathie und thromboembolische Komplikationen und seltener Exanthem. Die Kombination von Thalidomid-Dexamethason mit Zytostatika erhöht das Thromboembolierisiko, weshalb bei diesen Patienten sowie bei Patienten mit anamnestisch bekannten Thromboembolien eine Behandlung mit niedermolekularem Heparin oder mit Azetylsalizylsäure empfohlen wird. Weiters ist eine prophylaktische Verabreichung von Laxanzien zu erwägen.

Melphalan-Prednisolon. Standardbehandlung, die bei 40–60% der Patienten zu Remissionen führt. Nachdem die intestinale Resorption von Melphalan starken Schwankungen unterworfen ist, sollte die Dosierung von Melphalan „Nadir-adaptiert" erfolgen, um einen Leukozytennadir von $\leq 1500/\mu l$ zu erreichen. Die wichtigsten Nebenwirkungen betreffen Leukopenie, Infektionen und bei längerer Anwendung eine Schädigung von hämatopoetischen Stammzellen.

Bendamustin. Dieses Zytostatikum aus der Gruppe der Alkylanzien verbindet einen Purin- und Aminosäure-Antagonisten mit einer alkylierenden Stickstofflostgruppe und wird fast ausschließlich in Deutschland eingesetzt. Vergleichsuntersuchungen mit Melphalan-Prednisolon weisen auf eine höhere Remissionsrate hin; ein Vorteil bezüglich Überleben konnte bisher nicht nachgewiesen werden.

Konventionelle Polychemotherapie (VAD, VAMP, BCAP/BVAP, VMCP, EDAP, VCAP). Von diesen Chemotherapieprotokollen wird VAD am häufigsten eingesetzt. VAD weist eine beträchtliche Wirkung mit einer Remissionsrate von 70% bei nicht vorbehandelten Patienten auf; belastend ist allerdings die aufwendige Applikation durch 98 h über einen zentralvenösen Zugang. Aus diesem Grund wurden zahlreiche Varianten von VAD mit dem Ziel den Patientenkomfort bei Erhaltung des hohen Wirkeffektes zu verbessern, entwickelt. Dazu zählen Protokolle, die an Stelle des kontinuierlich verabreichten Doxorubicins entweder eine Bolusapplikation von Doxorubicin, liposomales Doxorubicin (einmalige Verabreichung/Zyklus) oder andere Zytostatika wie Idarubicin (kann oral verabreicht werden) oder Mitoxantron und Navelbine verwenden.

Eine großangelegte Vergleichstudie zwischen Melphalan-Prednisolon-Therapie und Polychemotherapie-Protokollen konnte keinen Vorteil für die Kombinationschemotherapie nachweisen (Myeloma Trialists' Collaborative Group 1998). Dennoch sollten Patienten mit Komplikationen, wie Hyperkalzämie, Kompression des Rückenmarks durch Tumormassen, oder mit rasch progredientem Krankheitsbild mit VAD oder vergleichbaren Protokollen behandelt werden. VAD ist nicht stammzelltoxisch und eignet sich daher zur Behandlung von Patienten, bei denen eine nachfolgende Stammzellgewinnung geplant ist.

Bortezomib-Dexamethason ± Chemotherapie. Bortezomib führt bei einem Drittel von intensiv vorbehandelten und rezidivierenden bzw. resistenten Patienten zu einer Remission (Richardson et al. 2003). In der Erstlinientherapie dürften, vorläufigen Ergebnissen zu Folge, die Remissionsraten über 80 % liegen.

Anzahl der Therapiezyklen. Betreffend der optimalen Dauer der Induktionstherapie gibt es keine einheitlichen Standards. Allgemein wird empfohlen, die Therapie bis zum besten Ergebnis fortzusetzen und das Behandlungsergebnis durch 2–4 weitere Zyklen zu konsolidieren. Bei Patienten, die nur eine Stabilisierung der Erkrankung erzielen, wird die Behandlung meist nach 6–8 Zyklen beendet und mit einem anderen Protokoll fortgesetzt.

Die mediane Dauer der Remission liegt bei 18 Monaten. Nachdem Patienten in dieser Phase symptomfrei sind, wird versucht diese Zeitspanne durch eine Remissionserhaltungsbehandlung zu verlängern.

70.5.2 Remissionserhaltungstherapie

Prednisolon. Bisher liegt eine einzige Studie über die Wertigkeit einer Erhaltungstherapie mit Prednisolon vor. Diese zeigte einen signifikanten Vorteil (Zeit bis zur Tumorprogression und Gesamtüberleben) für eine Remissionserhaltungstherapie mit 50 mg im Vergleich zu 10 mg Prednisolon jeden zweiten Tag verabreicht (Berenson et al. 2002). Offen ist daher, ob niedrigere Dosen wie z. B. 25 mg 3-mal/Woche, die mit weniger Nebenwirkungen vergesellschaftet sind, zu ähnlichen Ergebnissen führen können.

Interferon. Zwei Metaanalysen an insgesamt 13 prospektiv randomisierten Studien haben einen signifikanten Vorteil für die Interferonerhaltungstherapie, sowohl in bezug auf Remissionsdauer (Gewinn ca. 4–7 Monate), als Gesamtüberleben aufgezeigt (Gewinn 7 Monate)(Myeloma Trialists' Collaborative Group 2001; Ludwig u. Fritz 2000). Bei Patienten nach autologer Stammzelltransplantation zeigen 2 von 3 retrospektiven Analysen einen signifikanten Vorteil für die Interferon-Remissions-Erhaltungsbehandlung, während eine prospektive Studie an 78 Patienten nur eine Verlängerung des progressionsfreien Überlebens und eine rezente amerikanische Studie keinen Vorteil der Interferonbehandlung nachweisen konnte.

Neuere Behandlungsansätze für die Verlängerung der Remissionsdauer betreffen den Einsatz von Thalidomid, sowie verschiedene Vakzinationskonzepte. Konklusive Ergebnisse liegen derzeit noch nicht vor.

70.5.3 Hochdosistherapie

Aufgrund der mit konventioneller Chemotherapie unbefriedigenden Verlängerung der Überlebenszeit liegt der Versuch, die Behandlungsergebnisse durch Dosiseskalation zu verbessern, nahe. Erste diesbezügliche Resultate mit hochdosiertem Melphalan wurden bereits im Jahre 1983 veröffentlicht (McElwain u. Powles 1983). Die erzielte Remissionsrate war zwar mit 80 % beachtlich, doch war diese Behandlung mit einer hohen Letalitätsrate behaftet, da sie ohne Stammzellunterstützung und ohne die Gabe von Wachstumsfaktoren durchgeführt wurde. Außerdem war die Remissionsdauer meist nur kurz, da keine tumorreduzierende Vortherapie eingesetzt wurde. Mittlerweile wurde diese Behandlungsform zu einem sicheren und wirksamen Standardverfahren weiterentwickelt (Harousseau et al. 1995).

Hochdosistherapie mit autologer Stammzelltransplantation

Einfachtransplantation. Die Hochdosistherapie mit autologer Stammzelltransplantation stellt gegenwärtig die erfolgreichste Behandlung bei Patienten unter 65 Jahren dar (Child et al. 2003). Dies wurde mittlerweile in 4 prospektiv randomisierten Studien bewiesen. Die Hochdosistherapie führte in allen Studien zu einer höheren Rate kompletter Remissionen und zu einer Verlängerung der Zeit bis zur neuerlichen Tumorprogression. In 3 der 4 Studien wurde auch eine signifikante Verlängerung der Überlebenszeit beobachtet. Die Überlegenheit der Hochdosistherapie wurde auch in retrospektiven Vergleichsanalysen bestätigt (Barlogie et al. 1998; Lenhoff et al. 2000). Inwieweit ältere Personen von dieser Behandlung profitieren ist nicht geklärt; die Behandlung wird aber auch von älteren Patienten (der älteste bisher transplantierte Patient war 82 Jahre) in gutem Allgemeinzustand toleriert.

Patienten mit günstigen Prognosefaktoren (keine zytogenetische Aberration, β_2-Mikroglobulin < 3,5 mg%, Albumin > 3,5 mg% und niedrigem Alter) erzielen die besten Resultate mit einer medianen Überlebenszeit von 7 Jahren. Bei Patienten mit Del 13 und/oder anderen ungünstigen Prognosefaktoren sind die Ergebnisse deutlich schlechter.

Standardmäßig werden heute für die Hochdosistherapie **periphere Stammzellen** herangezogen. Eine Anreicherung von CD34-positiven Stammzellen erbringt keine Vorteile und ist wahrscheinlich mit einer höheren Infektionsrate verbunden. Zur Therapie wird Melphalan in der Standarddosierung von 200 mg/m² ohne zusätzliche Ganzkörperbestrahlung empfohlen. Zur Induktionsbehandlung wird meist VAD eingesetzt; derzeit ist unklar, ob ein Tumor-Debulking vor der Hochdosistherapie Vorteile erbringt und wieviele Zyklen vor der Hochdosistherapie sinnvoll sind. Wahrscheinlich sollte bei Patienten, die auf VAD rasch ansprechen, die Transplantation frühzeitig eingeleitet werden. Dies gilt möglicherweise auch für jene Patienten, die keinen befriedigenden Erfolg unter VAD-Behandlung aufweisen. Zum Stammzell-Priming wird meist hochdosiertes Cyclophosphamid ($2-6$ g/m^2) gefolgt von G-CSF herangezogen. Die gesamte Behandlung ist mittlerweile zu einem sicheren Verfahren mit einer Mortalitätsrate <3% entwickelt worden.

Eine Vergleichstudie zwischen sofortiger Hochdosistherapie und autologer Stammzelltransplantation mit primärer konventioneller Chemotherapie gefolgt von Hochdosistherapie und Transplantation bei Auftreten eines Rezidivs zeigte keinen Unterschied in der Überlebenszeit, da die initial ungünstigeren Ergebnisse bei den anfänglich konventionell behandelten Patienten durch die nach Rezidiv erfolgte Transplantation wett gemacht werden konnten (Fermand et al. 1998). Allerdings war die Zeit mit guter Lebensqualität bei den primär transplantierten Patienten länger.

Die Frage der optimalen **Melphalandosis**, insbesondere bei älteren Patienten, wird in einer italienischen Studie überprüft. Vorläufige Ergebnisse mit einer Doppeltransplantation mit intermediär dosiertem Melphalan (100 mg/m^2) zeigen eine signifikante Verbesserung von Remissionsrate, Zeit bis zur Tumorprogression und Gesamtüberleben im Vergleich zu konventioneller Behandlung mit Melphalan-Prednisolon. In dieser Studie wurden Patienten bis zu 70 Jahren aufgenommen, was nahe legt, dass auch Patienten über 65 Jahre von einer aggressiven Behandlung profitieren.

Ein weiteres Argument für den Einsatz der autologen Transplantation ergibt sich aus der Auswertung des Datenregisters der European Bone Marrow Transplantation (EBMT) Society (Bjorkstrand 2001). In dieser Analyse wurden 8362 autolog transplantierte Patienten ausgewertet, wobei ein beträchtlicher Teil dieser Patienten erst im Rezidiv behandelt wurde. Die mediane Überlebenszeit nach Transplantation betrug 50 Monate. Das tatsächliche Überleben nach 10 Jahren lag bei 30%, wobei nach 8 Jahren andeutungsweise ein Plateau erkennbar war, was zur Hoffnung Anlass gibt, dass durch die autologe Transplantation möglicherweise einzelne Patienten geheilt werden können.

Doppeltransplantation. Die Intensivierung der Chemotherapie durch zweimalige Transplantation führt zu einer weiteren Verbesserung der Ergebnisse. Darauf weisen sowohl retrospektive Analysen als auch prospektiv randomisierte Studien zwischen Doppel- und Einfachtransplantation hin. Nur die Untersuchung der französischen Studiengruppe (IFM) weist eine genügend lange Nachbeobachtung (mediane Nachbeobachtungszeit: 75 Monate) auf, um definitive Schlussfolgerungen zu ziehen. Dabei zeigten die mit Doppeltransplantation behandelten Patienten eine höhere Remissionsrate sowie ein signifikant längeres Ereignisfreies- und Gesamtüberle-

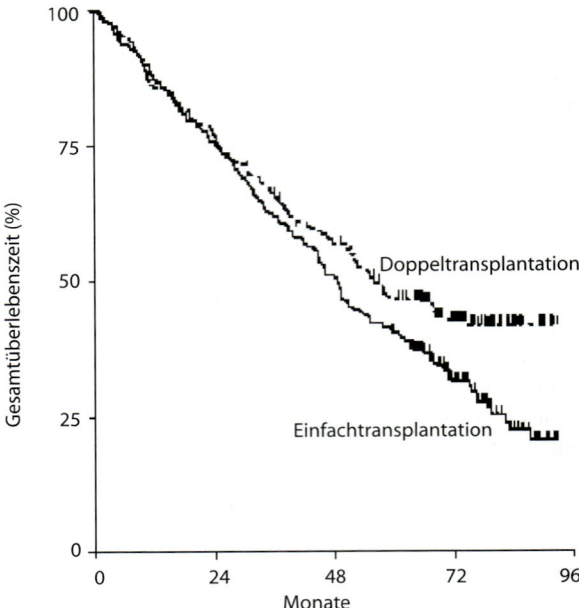

Abb. 70-2. Patienten, die mit autologer Doppeltransplantation behandelt wurden, weisen ein signifikant längeres Überleben auf als Patienten mit Einfachtransplantation (Attal et al. 2003)

ben (Abb. 70-2). Die 7-Jahres-Überlebensrate lag bei 21% in der Gruppe mit Einfachtransplantation und bei 42% bei den doppelt transplantierten Patienten (Attal et al. 2003). Patienten, die nach der ersten Transplantation bereits in kompletter Remission waren, hatten keinen zusätzlichen Nutzen von einer Zweittransplantation, während Patienten mit inkompletter Remission nach erster Transplantation einen signifikanten Vorteil durch die Doppeltransplantation erfahren haben. Ähnliche Erfahrungen wurden in einer weiteren französischen Studie gewonnen, die den größten Profit der Doppeltransplantation bei Patienten, die nicht auf die VAD-Induktionstherapie angesprochen bzw. keine komplette Remission nach Ersttransplantation erzielt haben, beobachtet hat. Drei andere Studien zeigten eine verlängerte Zeit bis zur Krankheitsprogression, aber keinen Unterschied hinsichtlich Überlebenszeit. In diesen Untersuchungen ist die Nachbeobachtungszeit allerdings noch zu kurz um konklusive Schlüsse ziehen zu können, da ein Auseinanderweichen der Überlebenskurven in der IFM Studie erst nach dreijähriger Nachbeobachtungszeit erkennbar wurde.

Die Arbeitsgruppe von Barlogie verfolgt seit Jahren das Konzept der sog. **„total therapy"**, bei der die Behandlungsintensität sowohl vor als auch nach der Doppeltransplantation weiter gesteigert wird. Die Studien sind aber nicht prospektiv randomisiert angelegt, weshalb immer nur retrospektive Vergleiche verfügbar sind. Die Ergebnisse zeigen einen signifikanten Überlebensvorteil für die Doppeltransplantation, wobei die Überlegenheit dieses Konzeptes nur bei Patienten mit günstigen Prognosefaktoren zu verzeichnen war.

Allogene Knochenmarktransplantation

Konventionelle allogene Transplantation. Eine allogene Transplantation bietet durch den „Graft-versus-Myelom"-Effekt die Chance auf vollständige Elimination der Myelomzellen. Die konventionelle allogene Transplantation ist allerdings mit beträchtlichen Risiken, insbesondere „graft-versus-host disease", und Infektionen verbunden, die zu einer hohen transplantationsbedingten Mortalität von 50% führen. In den letzten Jahren konnte durch bessere Selektion der Patienten, bessere Immunsuppression und Infektionsbehandlung und frühzeitig im Krankheitsverlauf erfolgender Transplantation das Mortalitätsrisiko auf 20–30% gesenkt werden (Bjorkstrand 2001). Ein retrospektiver Vergleich der Ergebnisse zwischen autolog und allogen transplantierten Patienten ergab eine signifikant niedrigere Rezidivrate (50 vs. 70%) bei den allogen transplantierten Patienten. Aufgrund der beträchtlichen transplantationsbedingten Mortalität und anderer Komplikationen war aber die mediane Überlebenszeit (18 vs. 34 Monate) der Patienten nach allogener Transplantation signifikant kürzer (Bjorkstrand et al. 1995). Das allogene Transplantationsverfahren bietet allerdings die Chance, bei einem Rezidiv durch Infusion von Spenderlymphozyten wieder eine Remission zu induzieren, was bei etwa einem Drittel der Patienten gelingt. Insgesamt zeigen Untersuchungen, dass bei Persistenz einer sogenannten minimalen Resterkrankung ein beträchtliches Risiko für ein Krankheitsrezidiv besteht, während bei negativem Befund die Überlebenschancen am höchsten sind.

Nicht-myeloablative allogene Stammzelltransplantation. Durch die Reduktion der Intensität der Konsolidierung vor allogener Transplantation im Rahmen der sog. nicht-myeloablativen Transplantation wird das Frühmortalitätsrisiko deutlich reduziert, wodurch die Altersgrenze für die Transplantation auf etwa 70 Jahre angehoben werden kann (Singhal et al. 2000). Eine weitere interessante Entwicklung stellt die sequenzielle Transplantation dar, bei der die Patienten zur Reduktion der Tumorlast zuerst einer autologen Transplantation und danach zur Nutzung eines eventuellen Graft-versus-Myelom-Effekts einer nicht-myeloablativen allogenen Transplantation unterzogen werden. Durch Reduktion der Tumorlast mittels autologer Transplantation soll das Risiko der nachfolgenden allogenen Transplantation reduziert und damit die Ergebnisse verbessert werden. Tatsächlich zeigen Ergebnisse der Studiengruppe aus Seattle eine Überlebensrate von 78% eineinhalb Jahre nach Transplantation (Maloney et al. 2003). Vorläufige Ergebnisse eines prospektiven Vergleiches zwischen sequenzieller autolog-allogener Transplantation und einer autologen Doppeltransplantation ergaben allerdings keinen signifikanten Vorteil für das sequenziell autolog-allogene Transplantationskonzept.

70.6 Therapie von Patienten mit Rezidiv bzw. resistenter Erkrankung

Für Patienten, die gegenüber der primären Induktionstherapie resistent sind, stehen verschiedene sogenannte „Zweitlinienprotokolle" zur Verfügung. Prinzipiell haben Patienten, die unter der Ersttherapie progredient sind, eine ungünstigere Prognose als jene Patienten, die auf die Induktionstherapie ansprechen. Bei Patienten mit Rezidiv ist die Dauer der Erstremission für die Therapiewahl entscheidend, da bei kurzdauernder Remission (< 6 Monate) eine Zweitlinientherapie zum Einsatz kommen sollte, während Patienten mit längerer Remission (> 6 Monate) eine hohe Chance haben, nochmals auf die Erstlinienbehandlung anzusprechen.

VAD. Eines der gebräuchlichsten Zweitlinienprotokolle ist VAD (Barlogie et al. 1984), mit dem bei 30–40% der gegenüber einer primären Alkylanzientherapie resistenten Patienten und bei bis zu 70% der Patienten mit Rezidiv Remissionen erzielt werden können. Üblicherweise ist jedoch die Dauer einer Zweitremission kürzer als jene der Erstremission. Wie oben erwähnt kann Doxorubicin im VAD-Protokoll durch neuere Substanzen wie Idarubicin, Mitoxantron oder Navelbine ersetzt werden, wobei ähnliche Ergebnisse wie mit dem Originalprotokoll zu erwarten sind. Die meisten dieser VAD-Modifikationen sind aber einfacher zu applizieren, weswegen sie zunehmend eingesetzt werden.

Thalidomid. Entweder als Monotherapie oder vorzugsweise in Kombination mit Dexamethason, ist eine wirksame neue Behandlungsoption. Bei vorbehandelten Patienten führt die Thalidomid Monotherapie bei etwa 30% und eine Thalidomid-Dexamethason-Kombinationsbehandlung bei 40–60% der Patienten zu einem Therapieerfolg (Barlogie et al. 2001), eine weitere Wirkungserhöhung könnte durch zusätzliche Kombination mit Chemotherapie erreicht werden.

Bortezomib. Bortezomib stellt eine weitere wichtige Option für den Einsatz bei Patienten mit rezidivierender bzw. resistenter Erkrankung dar und führt bei 35% der Patienten zu Remissionen (Richardson et al. 2003). Bemerkenswert ist die Beobachtung, dass die Dauer der mit Bortezomib induzierten Remission im Vergleich zur Dauer der vorangegangenen Remission deutlich länger war. Vorläufigen Ergebnissen zu Folge führt Bortezomib im Vergleich zu allen anderen Therapien bei Patienten mit Del 13 zu ebenso hohen Remissionsraten wie bei Patienten mit günstiger Prognose. Eine Wirkungssteigerung ergibt sich durch Kombination von Bortezomib mit Dexamethason und anderen Substanzen.

Dexamethason. Bei Patienten mit eingeschränkter Knochenmarkreserve bietet der Einsatz einer Monotherapie mit Dexamethason den Vorteil einer nicht-knochenmarktoxischen Behandlung (Alexanian et al. 1992). Die Dexamethasonmonotherapie führt in Abhängigkeit von Prognosefaktoren und Vortherapie bei 10–40 % der Patienten zu Remissionen.

DCEP (Dexamethason-Cyclophosphamid-Etoposid-Platin). DCEP wid wie VAD kontinuierlich über 4 Tage infundiert und stellt eines der wirksamsten konventionellen Kombinationstherapieprotokolle für die Zweitlinienbehandlung dar. DCEP wird, trotz der kontinuierlichen Verabreichung von Cisplatin, von den meisten Patienten gut toleriert (Lazzarino et al. 2001). Eine hohe Aktivität besitzt auch DT-PACE (Dexamethason-Thalidomid-Platin-Adriablastin-Cylophopsphamid-Etoposid) (Lee et al. 2003). Zu weiteren wirksamen Protokollen zählen unter anderen Dexamethason-Cyclophosphamid-Idarubicin-Etoposid (DC-IE) und Vincristin-Epirubicin-Cyclophosphamid-Dexamethason (VECD), die bei 40–70 % der resistenten Patienten Remissionen einleiten können.

Hochdosistherapie mit autologer oder allogener Stammzelltransplantation. Diese Therapiekonzepte eignen sich zur Behandlung von Patienten mit Rezidiv bzw. Resistenz auf konventionelle Behandlung. Ein retrospektiver Vergleich beider Verfahren zeigt bei den allogen transplantierten Patienten eine signifikante Reduktion der Progressionsrate (31 % vs. 72 %); insgesamt war allerdings die 3-Jahres-Überlebensrate aufgrund der hohen transplantationsbedingten Morbidität signifikant niedriger (29 % vs. 54 %) (Mehta et al. 1998). Aber auch hier ist durch die Einführung der Mini-Allotransplantation eine weitere Verbesserung der Resultate der allogenen Transplantation zu erwarten.

Eine Übersicht über die verschiedenen Therapieprotokolle gibt ❏ Tabelle 70-3.

70.7 Neue Behandlungskonzepte

Gegenwärtig gibt es eine Vielzahl neuer therapeutischer Ansätze, die für die nahe Zukunft wesentliche Verbesserungen der Therapieergebnisse beim multiplen Myelom versprechen. Ein wichtiger Fortschritt gelang durch die Einführung von **Bortezomib**, das als Monotherapie oder in Kombination mit Dexamethason oder Chemotherapie zur Behandlung von Patienten mit fortgeschrittener Erkrankung, zunehmend aber auch zur Primärtherapie eingesetzt wird. Bortezomib gehört zu einer neuen Substanzgruppe, den sog. **Proteasominhibitoren**. Allerdings ist es fraglich, ob die Hemmung des Proteasoms für die klinische Wirksamkeit verantwortlich ist. Bortezomib hat pleiotrope und proapoptotische Wirkung auf Myelomzellen und hemmt die Aktivierung von NFkB und damit die Gentranskription. Weitere Effekte betreffen die Inhibition der Degradation von p27 und von p53 sowie der Angiogenese. Außerdem wird die Expression von IL-6, VEGF, FGF-b, TNF-α sowie von Adhäsionsmolekülen gehemmt. Gegenwärtig wird die Wirkung von Bortezomib in Kombinationen mit anderen Substanzen überprüft.

Revlimid und **Actimid** sind als sog. **IMiDs** („immunomodulatory derivatives") Abkömmlinge des Thalidomids (Richardson et al. 2002). Revlimid führt zur Aktivierung von T- und NK-Zellen sowie zur differenzierten Induktion oder Suppression von verschiedenen Zytokinen und zur Hemmung der Angiogenese. Revlimid hemmt die Interaktion von Myelomzellen mit Knochenmarkstroma und wirkt proapoptotisch auf Myelomzellen. Weitere Vorteile bestehen in der Möglichkeit Revlimid oral zu verabreichen und im günstigen Nebenwirkungsprofil, da insbesondere in Kombination mit Dexamethason die unter Thalidomidtherapie häufig beobachteten Nebenwirkungen, wie Somnolenz, Obstipation, Neuropathie und thrombembolische Komplikationen weitaus seltener auftreten.

Darüber hinaus werden gegenwärtig zahlreiche weitere Substanzen, wie z. B. Antisensemoleküle gegen Bcl-2 und andere dsRNA Moleküle und Inhibitoren von VEGF („vascular endothelial growth factor"), FGFR3 („fibroblast growth factor receptor 3"), IGFR1 („insulin-like growth factor receptor 1"), HDAC („histone deacetylase"), HsP90 („heat shock protein") und andere auf ihre Wirksamkeit beim multiplen Myelom geprüft.

Monoklonale Antikörper sollten – ähnlich wie bereits bei Lymphomen – auch beim multiplen Myelom zu wirksamen Therapien entwickelt werden können, zumal sich mehrere tumorspezifische Antigene als Zielstrukturen anbieten: z. B. CD 138 (Syndecan-1), MUC, MAGE und natürlich der patientenspezifische Idiotyp.

Versuche, mittels **Vakzination** die tumorspezifische Immunität zu verstärken oder zu induzieren, könnten zunehmende Bedeutung erlangen. Ein wichtiger Grund hierfür liegt in der durch die verbesserte Tumortherapie gewonnene Chance, bei etwa 50 % der Patienten eine komplette Remission zu erreichen und damit gute Voraussetzungen für eine Immunisierung herzustellen. Allerdings tritt gerade nach Hochdosischemotherapie häufig eine langanhaltende Immunsuppression auf. Dennoch wird gegenwärtig die klinische Wirksamkeit verschiedener Verfahren, wie intradermaler Impfung mit isoliertem Idiotyp (Mellstedt u. Osterborg 1999) oder mit idiotypbeladenen dentritischen Zellen (Yi 2003) und die intramuskuläre Applikation von DNA-Vakzinen überprüft (Stevenson u. Anderson 2002). Als weitere Form der Immuntherapie ist die In-vitro-Herstellung von **idiotypspezifischen zytotoxischen T-Zellen** von möglicher Bedeutung.

Tabelle 70-3. Therapieprotokolle

Regime	Vincristin (V)	Melphalan (M)	Cyclophos-phamid (C)	Carmustin (BCNU) (B)	Prednison (P)/ Dexamethason (D)	Adriamycin (A)	Andere	Ansprechrate in %
MP		0,25 mg/kg Tag 1–4 p.o.			2 mg/kg P Tag 1–4 p.o.			40–60
VAD	0,4 mg Tag 1–4, 24 h, 30 min				40 mg D Tag 1–4, Tag 9–12 Tag 17–20	9 mg/m² Tag 1–4, 24 h, 30 min		70% nach Rezidiv, 30–35% bei primärer Resistenz
VBMCP (M2)	0,03 mg/kg Tag 1	0,1 mg/kg Tag 1–7 p.o.	1 mg/kg Tag 1	1 mg/kg Tag 1	1 mg/kg Tag 1–7 p.o.			50–60
VMCP	1 mg/m² Tag 1	6 mg/m² Tag 1–4 p.o.	100 mg/m² Tag 1–4 p.o.		60 mg/m² Tag 1–4 p.o.			50–60
VBAP	1 mg/m² Tag 1			30 mg/m² Tag 1	60 mg/m² Tag 1–4 p.o.	30 mg/m² Tag 1		50–60
ABCM		6 mg/m² Tag 22–25 p.o.	100 mg/m² Tag 22–25 p.o.	30 mg/m² Tag 1		30 mg/m² Tag 1		50–60
DCEP			400 mg Tag 1–4, 24 h		40 mg D Tag 1–4 p.o.		15 mg/m² Cisplatin + 40 mg/m² Etoposid Tag 1–4, 24 h	30–40% nach Rezidiv
DT-PACE T=Thalidomid 400 mg/Tag			400 mg Tag 1–4, 24 h		40 mg D Tag 1–4 p.o.	10 mg/m² Tag 1–4, 24 h	Cisplatin + 40 mg/m² Etoposid Tag 1–4, 24 h	30–40% nach Rezidiv
Thalidomid							Thalidomid 50–400 mg/Tag	30–40% nach Rezidiv
Thalidomid Dexamethason					40 mg D Tag 1–4 p.o.		Thalidomid 50–400 mg/Tag	70% Erstlinientherapie
Bortezomib							Bortezomib 1,3 mg/m² Tag 1, 4, 7, 11 WH Tag 21	30–40% nach Rezidiv
Bortezomib Dexamethason					20 mg D Tag 1, 4, 7, 11 WH Tag 21		Bortezomib 1,3 mg/m² Tag 1, 4, 7, 11 WH Tag 21	70–80% Erstlinientherapie

70.8 Supportivtherapie

Bisphosphonate. Die Behandlung mit Bisphosphonaten, z. B. mit Pamidronat (90 mg alle 4 Wochen), Zoledronat (4 mg alle 4 Wochen) oder Clodronat (1600 mg/Tag p.o.), kann zu einer signifikanten Reduktion der Progression von Skelettläsionen und zur Verminderung von Knochenschmerzen beitragen. Daher empfiehlt sich diese Therapie bei allen Myelompatienten.

Körperliche Aktivität. Entgegen früheren Ansichten sollte den Patienten auch zur regelmäßigen, kontrollierten körperlichen Aktivität geraten werden (Coleman et al. 2003). Dies trifft auch für Patienten zu, die aggressiven Therapieverfahren unterzogen werden. Randomisierte Studien an kleinen Fallzahlen zeigten eine verbesserte Chemotherapietoleranz, weniger Übelkeit, febrile Neutropenien und Antibiotikaverbrauch.

Kyphoplastie und andere orthopädische Interventionen. Eingebrochene Wirbelkörper können mit speziellem Punktionsbesteck sondiert und durch kontrolliertes Einbringen von Knochenzement wieder aufgerichtet werden (Lieberman u. Reinhardt 2003). Die Technik eignet sich auch zum Ausfüllen von Osteolysen. Dadurch wird Tumorgewebe abgetötet und Schmerzfreiheit bzw. Schmerzlinderung erzielt. Eine schlichte Wirbelkompression führt praktisch nie zu neurologischen Ausfällen; diese sind fast immer Folge von Kompression durch Tumormassen. Der Nutzen von Stützmiedern ist nicht belegt und eher zweifelhaft. Ebenso sind chirurgische Eingriffe zur Stabilisierung von Wirbelkörpern nur in bestimmten Fällen zu empfehlen, da Stabilisierungen häufig auch durch eine weit weniger aufwendige Strahlentherapie erreicht werden können, die darüber hinaus lokalisierte Knochenschmerzen meist zufriedenstellend lindern kann.

Erythropoetin. Die myelomassoziierte Anämie ist zum Großteil auf eine verminderte Synthese von endogenem Erythropoietin sowie auf vermehrte Ausschüttung inflammatorischer Zytokine zurückzuführen. Neuere Befunde zeigen, dass Myelomzellen von Patienten mit aggressiver Erkrankung über FAS-Ligand und TRAIL-Rezeptoren unreife Erythroblasten direkt abtöten können. Durch Behandlung mit Erythropoietin kann bei 60–70 % der Patienten ein deutlicher Anstieg des Hämoglobins erzielt und dadurch eine Reduktion der Transfusionsbedürftigkeit, sowie eine Verbesserung der körperlichen Leistungsfähigkeit und der allgemeinen Lebensqualität erreicht werden (Ludwig et al. 2004).

Immunglobulinsubstitution. Patienten mit rezidivierenden bakteriellen Infektionen in der Plateauphase profitieren von einer prophylaktischen intravenösen Immunglobulinsubstitution.

Leitlinien – Adressen – Tipps

Leitlinien

Berenson JR, Hillner BE, Kyle RA, Anderson K, Lipton A, Yee GC, Biermann JS (2002) American Society of Clinical Oncology clinical practice guidelines: the role of bisphosphonates in multiple myeloma. J Clin Oncol 20: 3719–3736

Durie BG, Kyle RA, Belch A, Bensinger W, Blade J, Boccadoro M, Child JA, Comenzo R, Djulbegovic B, Fantl D, Gahrton G, Harousseau JL, Hungria V, Joshua D, Ludwig H, Mehta J, Morales AR, Morgan G, Nouel A, Oken M, Powles R, Roodman D, San Miguel J, Shimizu K, Singhal S, Sirohi B, Sonneveld P, Tricot G, Van Ness B, (2003) Myeloma management guidelines: a consensus report from the Scientific Advisors of the International Myeloma Foundation. Hematol J 4: 379–398

Internetadressen

International Myeloma Foundation IMF: www.myeloma.org
Multiples Myelom/Plasmazytom: www.multiples-myelom.de
Schriftreihe Tumorzentrum München: www.krebsinfo.de/empfehlung/mm/INDEX.HTM
The Multiple Myeloma Research Foundation MMRF: www.multiplemyeloma.org

Tipps für Patienten

Patientenbuch Multipley Myelom – Plasmozytom: www.hsk-wiesbaden.de/Myelom_buch/pbm_startseite.htm
Multiples Myelom: www.myelom.de
Multiples Myelom/Plasmozytom: www.multiples-myelom.de
Myeloma Kontaktgruppe Schweiz: www.multiples-myelom.ch
Deutsche Leukämiehilfe: www.leukaemie-hilfe.de
www.myelom-selbsthilfe.org
www.krebshilfe.de

Literatur

Alexanian R, Dimopoulos MA, Delasalle K, Barlogie B (1992) Primary dexamethasone treatment of multiple myeloma. Blood 80: 887–890

Attal M, Harousseau JL, Facon T, Guilhot F, Doyen C, Fuzibet JG, Monconduit M, Hulin C, Caillot D, Bouabdallah R, Voillat L, Sotto JJ, Grosbois B, Bataille R; InterGroupe Francophone du Myelome (2003) Single versus double autologous stem-cell transplantation for multiple myeloma. N Engl J Med 349: 2495–2502

Barlogie B, Jagannath S, Naucke S et al. (1998) Long-term follow-up after high-dose therapy for high-risk multiple myeloma. Bone Marrow Transplant 21: 1101–1107

Barlogie B, Smith L, Alexanian R (1984) Effective treatment of advanced multiple myeloma refractory to alkylating agents. N Engl J Med 310: 1353–1356

Barlogie B, Tricot G, Anaissie E (2001) Thalidomide in the management of multiple myeloma. Semin Oncol 28: 577–582 (review)

Bataille R, Durie BG, Grenier J, Sany J (1986) Prognostic factors and staging in multiple myeloma: a reappraisal. J Clin Oncol 4: 80–87

Berenson JR, Crowley JJ, Grogan TM, Zangmeister J, Briggs AD, Mills GM, Barlogie B, Salmon SE (2002) Maintenance therapy with alternate-day prednisone improves survival in multiple myeloma patients. Blood 99(9): 3163–3168

Bergsagel PL, Kuehl WM (2003) Critical roles for immunoglobulin translocations and cyclin D dysregulation in multiple myeloma. Immunol Rev 194: 96–104

Bjorkstrand B (2001) European Blood and Bone Marrow Registry Studies in Multiple Myeloma. Semin Hematol 38: 219–225

Bjorkstrand B, Ljungman P, Bird JM et al. (1995) Autologous stem cell transplantation in multiple myeloma: results of the European Group for Bone Marrow Transplantation. Stem Cells 13 (Suppl 2): 140–146

Chapel HM, Lee M, Hargreaves R, Pamphilon DH, Pentice AG (1994) Randomised trial of intravenous immunoglobulin as prophylaxis against infection in plateau-phase multiple myeloma. The UK Group for Immunoglobulin Replacement Therapy in Multiple Myeloma. Lancet 343: 1059–1063

Child JA, Morgan GJ, Davies FE, Owen RG, Bell SE, Hawkins K, Brown J, Drayson MT, Selby PJ (2003) Medical Research Council Adult Leukaemia Working Party. High-dose chemotherapy with hematopoietic stem-cell rescue for multiple myeloma. N Engl J Med 348: 1875–1883

Coleman EA, Hall-Barrow J, Coon S, Stewart CB (2003) Facilitating exercise adherence for patients with multiple myeloma. Clin J Oncol Nurs 7: 529–534, 540

Dimopoulos MA, Hamilos G. (2002) Solitary bone plasmacytoma and extramedullary plasmacytoma. Curr Treat Options Oncol 3: 255–259

Durie BG, Salmon SE (1975) A clinical staging system for multiple myeloma. Correlation of measured myeloma cell mass with presenting clinical features, response to treatment, and survival. Cancer 36: 842–854

Fermand JP, Ravaud P, Chevret S et al. (1998) High-dose therapy and autologous peripheral blood stem cell transplantation in multiple myeloma: up-front or rescue treatment? Results of a multicenter sequential randomized clinical trial. Blood 92: 3131–3136

Fonseca R, Debes-Marun CS, Picken EB et al. (2003) The recurrent IgH translocations are highly associated with nonhyperdiploid variant multiple myeloma. Blood 102: 2562–2567

Fritz E, Ludwig H, Kundi M (1984) Prognostic relevance of cellular morphology in multiple myeloma. Blood 63: 1072–1079

Greipp PR (2003) A new staging system for multiple myeloma. International Myeloma Workshop, Salamanca

Harousseau JL, Attal M, Divine M et al. (1995) Autologous stem cell transplantation after first remission induction treatment in multiple myeloma: a report of the French Registry on Autologous Transplantation in Multiple Myeloma. Blood 85: 3077–3084

Hayman SR, Fonseca R (2001) Plasma cell leukemia. Curr Treat Options Oncol 2: 205–216 (review)

International Myeloma Working Group. Criteria for the classification of monoclonal gammopathies, multiple myeloma and related disorders: a report of the International Myeloma Working Group (2003) Br J Haematol 121: 749–757

Kyle RA, Rajkumar SV (2003) Monoclonal gammopathies of undetermined significance: a review. Immunol Rev 194: 112–139 (review)

Lazzarino M, Corso A, Barbarano L, Alessandrino EP, Cairoli R, Pinotti G, Ucci G, Uziel L, Rodeghiero F, Fava S, Ferrari D, Fiumano M, rigerio G, Isa L, Luraschi A, Montanara S, Morandi S, Perego D, Santagostino A, Savare M, Vismara A, Morra E (2001) DCEP (dexamethasone, cyclophosphamide, etoposide, and cisplatin) is an effective regimen for peripheral blood stem cell collection in multiple myeloma. Bone Marrow Transplant 28: 835–839

Lecuit M, Abachin E, Martin A, Poyart C, Pochart P, Suarez F, Bengoufa D, Feuillard J, Lavergne A, Gordon JI, Berche P, Guillevin L, Lortholary O (2004) Immunoproliferative small intestinal disease associated with Campylobacter jejuni. N Engl J Med 350: 239–248

Lee CK, Barlogie B, Munshi N, Zangari M, Fassas A, Jacobson J, van Rhee F, Cottler-Fox M, Muwalla F, Tricot G (2003) DTPACE: an effective, novel combination chemotherapy with thalidomide for previously treated patients with myeloma. J Clin Oncol 21: 2732–2739

Lenhoff S, Hjorth M, Holmberg E et al. (2000) Impact on survival of high-dose therapy with autologous stem cell support in patients younger than 60 years with newly diagnosed multiple myeloma: a population-based study. Nordic Myeloma Study Group. Blood 95: 7–11

Lieberman I, Reinhardt MK (2003) Vertebroplasty and kyphoplasty for osteolytic vertebral collapse. Clin Orthop 415 (Suppl): S176–186

Liebross RH, Ha CS, Cox JD et al. (1998) Solitary bone plasmacytoma: outcome and prognostic factors following radiotherapy. J Radiat Oncol Biol Phys 41: 1063–1067

Ludwig H, Osterborg A (2004) Pathogenesis and treatment of anemia in multiple myeloma. In: Berenson J (ed) Multiple myeloma. Humana Press, pp 303–318

Ludwig H, Fritz E, Friedl HP (1982) Epidemiologic and age-dependent data on multiple myeloma in Austria. J Natl Cancer Inst 68: 729–733

Ludwig H, Fritz E (2000) Interferon in multiple myeloma – summary of treatment results and clinical implications. Acta Oncol 39: 815–821

Maloney DG, Molina AJ, Sahebi F, Stockerl-Goldstein KE, Sandmaier BM, Bensinger W, Storer B, Hegenbart U, Somlo G, Chauncey T, Bruno B, Appelbaum FR, Blume KG, Forman SJ, McSweeney P, Storb R (2003) Allografting with nonmyeloablative conditioning following cytoreductive autografts for the treatment of patients with multiple myeloma. Blood 102: 3447–3454

McElwain TJ, Powles RL (1983) High dose intravenous melphalan for plasma-cell leukemia and myeloma. Lancet II: 822–824

Mehta J, Tricot G, Jagannath S et al. (1998) Salvage autologous or allogeneic transplantation for multiple myeloma refractory to or relapsing after a first-line autograft? Bone Marrow Transplant 21: 887–892

Mellstedt H, Osterborg A (1999) Active idiotype vaccination in multiple myeloma. GM-CSF may be an important adjuvant cytokine. Pathol Biol (Paris) 47: 211–215

Merlini G, Westermark P (2004) The systemic amyloidoses: clearer understanding of the molecular mechanisms offers hope for more effective therapies. J Intern Med 255: 159–178

Moller C, Stromberg T, Juremalm M, Nilsson K, Nilsson G (2003) Expression and function of chemokine receptors in human multiple myeloma. Leukemia 17: 203–210

Myeloma Trialist's Collaborative Group (1998) Combination chemotherapy versus melphalan plus prednisone as treatment for multiple myeloma: an overview of 6,633 patients from 27 randomized trials. Myeloma Trialists' Collaborative Group. J Clin Oncol 12: 3832–3842

Myeloma Trialists' Collaborative Group (2001) Interferon as therapy for multiple myeloma: an individual patient data overview of 24 randomized trials and 4012 patients. Br J Haematol 113: 1020–1034

Richardson PG, Barlogie B, Berenson J, Singhal S, Jagannath S, Irwin D, Rajkumar SV, Srkalovic G, Alsina M, Alexanian R, Siegel D, Orlowski RZ, Kuter D, Limentani SA, Lee S, Hideshima T, Esseltine DL, Kauffman M, Adams J, Schenkein DP, Anderson KC (2003) A phase 2 study of bortezomib in relapsed, refractory myeloma. N Engl J Med 348: 2609–2617

Richardson PG, Schlossman RL, Weller E, Hideshima T, Mitsiades C, Davies F, LeBlanc R, Catley LP, Doss D, Kelly K, McKenney M, Mechlowicz J, Freeman A, Deocampo R, Rich R, Ryoo JJ, Chauhan D, Balinski K, Zeldis J, Anderson KC (2002) Immunomodulatory drug CC-5013 overcomes drug resistance and is well tolerated in patients with relapsed multiple myeloma. Blood 100: 3063– 3067

Rodman GD (2004) Pathogenesis of myeloma bone disease. Blood Cells Mol Dis 32: 290–292

Seidl S, Kaufmann H, Drach J (2003) New insights into the pathophysiology of multiple myeloma. Lancet Oncology 4: 9

Singhal S, Safdar A, Chiang KY et al. (2000) Non-myeloablative allogeneic transplantation ('microallograft') for refractory myeloma after two preceding autografts: feasibility and efficacy in a patient with active aspergillosis. Bone Marrow Transplant 26: 1231–1233

Stevenson FK, Anderson KC (2002) Immunotherapy for multiple myeloma: insights from other models. Leuk Res 26: 403–405

Tian E, Zhan F, Walker R, Rasmussen E, Ma Y, Barlogie B, Shaughnessy JD Jr (2003) The role of the Wnt-signaling antagonist DKK1 in the development of osteolytic lesions in multiple myeloma. N Engl J Med 349: 2483–2494

Weber D, Rankin K, Gavino M, Delasalle K, Alexanian R (2003) Thalidomide alone or with dexamethasone for previously untreated multiple myeloma. J Clin Oncol 21: 16–19

Yi Q (2003) Dendritic cell-based immunotherapy in multiple myeloma. Leuk Lymphoma 44: 2031–2038

Zhan F, Barlogie B, Shaughnessy J Jr (2003) Toward the identification of distinct molecular and clinical entities of multiple myeloma using global gene expression profiling. Semin Hematol 40: 308–320

Zojer N, Konigsberg R, Ackermann J et al. (2000) Deletion of 13q14 remains an independent adverse prognostic variable in multiple myeloma despite its frequent detection by interphase fluorescence in situ hybridization. Blood 95: 1925–1930

Unterstützt vom Österreichischen Forum gegen Krebs

71 Ersatz von Blut und Blutkomponenten

W. Sibrowski, P. Krakowitzky

71.1 Allgemeine Prinzipien zur Durchführung von Transfusionen – 1164
71.1.1 Transfusion von Erythrozyten – 1165
71.1.2 Transfusion von Granulozyten – 1167
71.1.3 Transfusion von Thrombozyten – 1169
71.1.4 Transfusion von Frischplasmen – 1170
71.1.5 Transfusion von Plasmaderivaten – 1171

71.2 Spezielle Behandlungsverfahren von Blutprodukten – 1171

71.3 Transfusionsreaktionen und Risiken – 1174

Literatur – 1178

Die Gabe von Blut und Blutprodukten bedarf einer strengen Indikationstellung. Es ist zu berücksichtigen, dass das verschreibungspflichtige Arzneimittel „Blut" aus verschiedenen Anteilen besteht, deren Gabe zu vielfältigen Nebenwirkungen beim Patienten führen kann.

Bei der Transfusion von Blut und Blutkomponenten sind verschiedene Regelwerke zu beachten, deren Kenntnis von jedem Arzt verlangt wird:
- Transfusionsgesetz
- Richtlinien zur Gewinnung von Blut und Blutbestandteilen und zur Anwendung von Blutprodukten (Hämotherapie)
- Leitlinien zur Therapie mit Blutkomponenten und Plasmaderivaten der Bundesärztekammer

71.1 Allgemeine Prinzipien zur Durchführung von Transfusionen

Anforderung von Blutprodukten

Die Anforderung von Blutpräparaten hat den Status eines Rezeptes und muss daher immer **schriftlich** erfolgen. Die Bereitstellung kompatibler Blutpräparate kann sehr zeitaufwändig sein, z.B. für Patienten, bei denen antierythrozytäre Antikörper vorliegen. Eine möglichst frühzeitige Bestellung sowie die Mitteilung über bekannte immunologische Vorbefunde des Patienten ist daher notwendig, um eine Abklärung von auffälligen Laborbefunden ohne Zeitdruck durchzuführen und logistische Engpässe zu vermeiden. Angaben zur klinischen Diagnose und der speziellen Transfusionsanamnese des Patienten sowie Sonderindikationen, z. B. nach Transplantation (□ Tabelle 71-1) sollten ebenfalls auf der Anforderung mit angegeben werden. Nur bei rechtzeitiger Weitergabe von Informationen über die aktuelle klinische Situation kann sichergestellt werden, dass für Schwerstkranke die erforderliche Anzahl von Blutpräparaten rechtzeitig bereitgestellt werden kann.

Zu einer vollständigen Blutanforderung gehören immer die Angabe der Transfusionsdringlichkeit sowie die eindeutige Patientenidentifikation. Für Notfälle (z. B. Polytrauma) sollten schriftliche Handlungsanweisungen vorliegen, die das Vorgehen bei unbekannten Patienten eindeutig regeln.

Durchführung der Transfusion

Die praktische Durchführung der Transfusion beginnt mit der sorgfältigen Identitätssicherung des Patienten und der korrekten Zuordnung des bereitgestellten Blutprodukts. Die Identitätssicherung umfasst die Kontrolle der entsprechenden Begleitdokumente hinsichtlich Patientenidentifikation, Konservennummer und -verfallsdatum sowie Gültigkeit der Kreuzprobe. Außerdem ist immer eine sorgfältige Prüfung der Blutbeutel auf Unversehrtheit, Hämolyse, Gerinnselbildung und Unterkühlung bzw. Überhitzung vorzunehmen. Das Ergebnis der Überprüfung sollte protokolliert werden.

Der **AB0-Identitätstest (Bedside-Test)** sollte immer unmittelbar vor der Transfusion mit einer frisch entnommenen **Blutprobe des Patienten** persönlich vom Arzt oder unter seiner direkten Aufsicht mit zugelassenen Anti-A- und Anti-B-Testseren vorgenommen werden. Unklare Testergebnisse sollten mit dem serologischen Labor abgeklärt werden, um fehlerhaft ausgegebene bzw. vertauschte Blutpräparate unverzüglich zu erkennen. Die AB0-Testung der **Erythrozytenkonzentrate** ist zwar in den Richtlinien der Bundesärztekammer nicht vorgeschrieben, sollte aber aufgrund der hohen Verwechslungsgefahr bei Blutbereitstellung, Transport und Transfusionsvorbereitung dennoch durchgeführt werden. Die **Eigenbluttransfusion**, für die grundsätzlich keine serologische Verträglichkeitstestung vorgeschrieben ist, muss

□ **Tabelle 71-1.** Auswahl von Blutprodukten für die Hämotherapie bei Transplantationen: Herz, Lunge, Leber, Niere und Knochenmark/Stammzellen

	Erythrozytenkonzentrat	Thrombozytenkonzentrat	Frischplasmakonzentrat
CMV-negativ	ja	ja	nein
Leukozytenfiltration	ja	ja	nein [a]
Bestrahlung	ja	ja	ja [b]
HLA-Crossmatch	nein	ja (Antikörper)	nein

[a] ggf. Leukozytenreduktion durch Filtern erforderlich.
[b] Bestrahlung von Frischplasma nur bei Knochenmark- und Stammzelltransplantationen laut Richtlinien gefordert.

dagegen immer durch die AB0-Identitätsprüfung sowohl des Patienten als auch jeder Eigenblutkonserve abgesichert werden.

> **Cave**
> Im Notfall ist die Durchführung des AB0-Identitätstests besonders wichtig, da aufgrund der komplexen diagnostischen und therapeutischen Handlungsabläufe bei einer Notfallbehandlung die Gefahr des Vertauschens der Blutkonserven besonders groß ist.

Bei der technischen Durchführung der Transfusion müssen besonders strenge Maßstäbe an die Sorgfaltspflicht gestellt werden. Das Einbringen eines adäquaten Venenzugangs und das Einleiten der Transfusion sollten vom Arzt persönlich vorgenommen werden. Aufgrund der Ergebnisse der serologischen Verträglichkeitstestung kann eine biologische Vorprobe angezeigt sein. Die ersten 10–15 min nach Einleiten der Transfusion sollte der Patient engmaschig überwacht werden, damit unerwünschte Reaktionen möglichst frühzeitig erkannt und entsprechend behandelt werden können (ggf. durch Gabe von Corticoiden, Antihistaminika). Die Transfusion von zellulären Blutkomponenten (Erythrozyten- und Thrombozytenkonzentrate, Granulozyten) und von Frischplasma erfolgt über ein Transfusionsbesteck mit Standardfilter (DIN 58360, Porengröße 170–230 μm). Vor dem Hintergrund des Risikos einer bakteriellen Kontamination darf ein Transfusionsbesteck maximal über 6 h gebraucht werden. Die Transfusionsgeschwindigkeit für Standardtransfusionen sollte nicht über 10 ml/min (20–25 min pro Erythrozytenkonzentrat) betragen. Bei Patienten mit Herz- oder Niereninsuffizienz sollte die Transfusionsrate 1–2 ml/min nicht überschreiten. In speziellen klinischen Situationen (z. B. intraoperative Ruptur großer arterieller Gefäße) kann die massive Transfusion großer Blutvolumina (bis zu 5 l/min) mit speziellen Transfusionspumpen lebensrettend sein.

> **Cave**
> Die gleichzeitige Gabe von Medikamenten oder Infusionslösungen zusammen mit Blutpräparaten über denselben Venenzugang ist nicht erlaubt.

Eine Thrombenbildung durch Neutralisation des Antikoagulans (Citrat) oder Hämolyse durch osmotisch-onkotische Effekte der Lösungen kann zu schwerwiegenden Zwischenfällen führen. Nur die Infusion von reiner physiologischer Kochsalzlösung darf zusammen mit Blutpräparaten erfolgen. Die mit Additivlösungen hergestellten Erythrozytenkonzentrate müssen vor der Transfusion nicht mehr verdünnt werden.

Nach erfolgter Transfusion ist der leere Blutbeutel kontaminationssicher zu verschließen und für 24 h bei 4 °C zu lagern, um bei Auftreten verzögerter Transfusionsreaktionen Probenmaterial zur Verfügung zu haben.

Dokumentation

Das Transfusionsgesetz verlangt eine patienten- und produktbezogene Chargendokumentation bei der Gabe von Blut und Blutkomponenten.

> **Auch Gerinnungsfaktoren und humane Immunglobuline unterliegen als Blutprodukte der Chargendokumentationspflicht!**

Die vollständige Dokumentation der Transfusion umfasst neben klinischen Angaben zur Transfusionsindikation insbesondere alle relevanten Informationen zum Blutpräparat (Chargennummer, Bezeichnung des Präparates, Hersteller u. a.) sowie bei der Transfusion von Erythrozyten- und Granulozytenkonzentraten die Ergebnisse des serologischen Verträglichkeitstests und des AB0-Identitätstests. Besondere Bedeutung erhält die Forderung nach lückenloser Dokumentation im Falle einer Rückverfolgung („look back") verdächtiger Blutprodukte (z. B. Verdacht auf Infektionsübertragung) vom Spender zum Patienten und umgekehrt vom Patienten zum Spender. Bei Haftungsfragen nach Transfusionszwischenfällen hat der Nachweis einer lückenlosen Dokumentation für die rechtliche Beurteilung eine große Bedeutung.

Der Ablauf der Transfusion ist in Übersicht 71-1 zusammengefasst.

Übersicht 71-1
Ablaufschema Bluttransfusion

- strenge Indikationsstellung zur Transfusion
- schriftliche Aufklärung und Einwilligung des Patienten
- schriftliche Anforderung der benötigten Komponenten
- ärztliche Verantwortung der Identitätssicherung
- ABO-Identitätstest unmittelbar vor Transfusion
- Transfusion über Transfusionsgerät mit Standardfilter
- Einleitung der Transfusion durch den Arzt
- Überwachung des Patienten
- 24 h Aufbewahrung des Restbluts bei 4 °C
- sorgfältige Dokumentation

71.1.1 Transfusion von Erythrozyten

Grundlagen

Aufgabe der Erythrozyten im Organismus ist die Aufnahme, der Transport und die Abgabe von Sauerstoff in der Lunge und im Gewebe.

Die Indikation zur Erythrozytentransfusion sollte nach sorgfältiger Nutzen-Risiko-Abwägung und immer unter Beachtung der gesamten klinischen Situation des

Patienten erfolgen. Eine Anämie liegt definitionsgemäß dann vor, wenn die Erythrozytenzahl oder die Hämoglobinkonzentration unter die auf Geschlecht und Alter bezogenen Normalwerte erniedrigt ist. Untere Grenzwerte für die Hämoglobinkonzentration sind 12,5 g/dl beim Mann und 11,5 g/dl bei der Frau. Die alleinige Unterschreitung dieser Normalwerte ist noch keine Indikation für eine Bluttransfusion.

Ein **unterer Grenzwert für die Hämoglobinkonzentration** (Hb-Wert) als Richtwert für die Indikation lässt sich nicht sicher angeben, da jeweils Dauer, Schwere und Ursache der Anämie im Zusammenhang mit klinischem Zustand, Alter und Geschlecht des Patienten in die Indikationsstellung zur Transfusion einbezogen werden müssen. So kann bei älteren und bei intensivbehandlungspflichtigen Patienten mit Herz-, Kreislauf- oder Atemwegserkrankungen die kritische Schwelle des Hb-Wertes schon bei 11–12 g/dl liegen. Bei chronischen Anämien hingegen hat der Organismus in der Regel Zeit, seinen Stoffwechsel an das verminderte Sauerstoffangebot zu adaptieren. Hb-Werte von 6–8 g/dl können im Einzelfall noch gut toleriert werden, sofern keine zusätzlichen ischämischen Organerkrankungen vorliegen (z. B. koronare Herzerkrankung, Erkrankung der Hirnarterien, arterielle Verschlusskrankheit). Ein Hb-Wert 5,0–4,5 g/dl kann als unterer kritischer Grenzwert bezeichnet werden, der in der Regel beim Vorliegen klinischer Zeichen eine unverzügliche Gabe von Erythrozytenkonzentraten erforderlich macht. Eine Transfusion sollte außerdem immer dann ernsthaft in Betracht gezogen werden, wenn bei akuten Blutungen ein Verlust von mehr als 20 % des Blutvolumens auftritt.

Blutgruppenserologische Voraussetzungen für die Transfusion

Die Erythrozytengabe muss **AB0-** und möglichst auch **Rhesus-D-verträglich** erfolgen. Bei Transfusionen für Mädchen bzw. Frauen im gebärfähigen Alter sowie bei langfristig erforderlicher Erythrozytensubstitution sollten sowohl die weiteren Merkmale des Rhesus-Systems als auch die Merkmale des Kell-Systems berücksichtigt werden. Weitere Blutgruppensysteme müssen nur berücksichtigt werden, wenn klinisch bedeutende Antikörper nachgewiesen wurden (◘ Tabelle 71-2).

Für die Bereitstellung von Erythrozytenkonzentraten (EK) sind vorab verschiedene Informationen notwendig. Neben der ABo-Blutgruppe und dem Rhesus-Faktor D (ggf. den weiteren Rhesus-Merkmalen und dem Kell-Merkmal) muss ein **Antikörpersuchtest** aus dem Blut des Empfängers vorliegen. Ein positiver Antikörpersuchtest muss abgeklärt und die verursachenden erythrozytären Antikörper müssen bestimmt worden sein. Abhängig von klinischer Situation oder Grunderkrankung des Patienten sollte entschieden werden, ob eine Bestrahlung der Konserven erfolgen muss (▶ Tabelle 71-1).

◘ **Tabelle 71-2.** AB0-kompatible Transfusion von Erythrozytenkonzentraten (EK)

Patientenblutgruppe	0	A	B	AB
AB0-verträgliches EK	0	A, 0	B, 0	AB, A, B, 0

Weitere Einschränkungen ergeben sich durch die **Lagerung der Konserven**. Mit der Lagerungsdauer der Präparate steigt der Kaliumgehalt des Produkts. Daher sollten für pädiatrische Patienten mit sehr kleinen Blutvolumina und für Anwendungen bei extrakorporaler Zirkulation (Herz-Lungen-Maschine), bei der hohe mechanische Belastungen die Erythrozyten schädigen können, möglichst frische Konserven (nicht älter als 10–14 Tage) bereitgestellt werden.

Nach Auswahl von Blutkonserven wird die serologische Verträglichkeitsprüfung vorgenommen. Bei dieser sogenannten **Kreuzprobe** wird das Serum des Empfängers gegen die Erythrozyten aus der zu transfundierenden Konserve getestet **(Major-Test)**. Ist keine Hämolyse oder Agglutination nachweisbar, kann die Erythrozytenkonserve als serologisch verträglich beurteilt werden. Der transfundierende Arzt erhält mit jeder Konserve ein Befundprotokoll der serologischen Verträglichkeitsprüfung sowie Anwendungshinweise beim Vorliegen bestimmter immunhämatologischer Besonderheiten. Um eine zwischenzeitliche Antikörperbildung nicht zu übersehen, ist bei erneuter Transfusion nach spätestens 72 h eine Wiederholung der serologischen Verträglichkeitsprobe mit frischem Patientenserum notwendig.

Anwendung

Anhand des jeder Konserve beiliegenden Verträglichkeitsprotokolls ist vor Transfusion durch den Arzt die Zuordnung eines Erythrozytenkonzentrates zu einem Patienten zu überprüfen. Unmittelbar vor der Transfusion ist eine Kurzbestimmung der AB0-Blutgruppe mit frisch entnommenem Patientenblut **am Bett** durchzuführen **(Bedside-Test)**. Sie dient als letzte Sicherheit gegen Verwechslungen von Konserven und Patienten. Das Ergebnis ist in der Krankenakte zu dokumentieren.

> **Cave**
> Die Transfusion von AB0-unverträglicher Konserven kann den Tod des Patienten zur Folge haben. Eine Unterlassung des Bedside-Testes ist ein grober Kunstfehler.

Nach dieser Zuordnung sollte die Konserve bis zum Beginn der Transfusion beim Patienten bleiben. Die Durchführung des Bedside-Tests außerhalb des Krankenzimmers und die Zwischenlagerung bis zur Transfusion widersprechen dem Stand der ärztlichen Wissenschaft. Die entsprechenden Richtlinien der Bundesärztekammer (BÄK) sind zu beachten.

Die Transfusion mehrerer kühlschrankkalter Konserven wird in der Regel durch die Patienten toleriert. Bei Transfusion größerer Blutvolumina (Blutaustausch) sollten die Konserven vorher erwärmt werden. Hierzu darf ausschließlich ein für diese Zwecke zugelassener Blutwärmer verwendet werden. Bei nachgewiesenen spezifischen Kälteantikörpern oder unspezifischen Kälteagglutininen sollte das Präparat vorher auf Körpertemperatur erwärmt werden.

Blutprodukte als Arzneimittel unterliegen der Chargendokumentationspflicht. Der transfundierende Arzt muss in den Krankenunterlagen die Indikation, den Transfusionszeitpunkt und die Identifikationsnummer (entspricht der Chargennummer bei anderen Fertigarzneimitteln) jedes einzelnen Präparates dokumentieren. Dies ist wichtig für die im Transfusionsgesetz vorgeschriebene Rückverfolgung eventuell durch Transfusionen übertragener Infektionen.

Die Transfusionsgeschwindigkeit ist dem klinischen Zustand des Patienten anzupassen. Bei hochgradiger Anämie und kreislaufstabilem Patienten sollten zur Verringerung der Volumenbelastung maximal 4 Bluteinheiten in 3–4 h transfundiert werden. Bei Herz- oder Niereninsuffizienz muss die Transfusionsgeschwindigkeit entsprechend angepasst werden. Bei massiven Blutverlusten muss selbstverständlich mit wesentlich höheren Geschwindigkeiten transfundiert werden. Der aufgewandte Druck sollte immer im Verhältnis zum Lumen des Gefäßzugangs gewählt werden. Zu hoher Druck und hohe Strömungsgeschwindigkeiten können Hämolyse verursachen.

Die Transfusion erfolgt über ein Standardtransfusionsbesteck.

Dosierung

Bei der Dosierung ist das Therapieziel, nämlich die beabsichtigte Anhebung des Hb-Wertes, zu beachten. Näherungsweise gilt bei normalgewichtigen Erwachsenen:
1 EK = Hb↑ von 1–1,5 g/dl
1 EK = Hämatokrit ↑ von 3–4 %

Nebenwirkungen der Erythrozytentransfusion

Zu Nebenwirkungen ▶ auch den Abschnitt „Transfusionsreaktionen und Risiken" und Tabelle 71-3.

Die schwerste Nebenwirkung der Erythrozytengabe ist die hämolytische Transfusionsreaktion. Hämolytische Transfusionsreaktionen können als akute oder verzögerte Reaktionen auftreten. Ausgelöst werden sie meistens durch Alloantikörper (IgM-, seltener IgG-Antikörper) gegen spezifische Blutgruppenantigene. An der Entstehung einer akuten hämolytischen Reaktion ist das Komplementsystem beteiligt. Durch Aktivierung des Komplementsystems über die Komponente C3 hinaus, kann es zur intravasalen hämolytischen Schädigung der Erythrozytenmembran durch den C5b-9-Komplex kommen. Erfolgt die Komplementaktivierung nur bis C3, so kann eine antikörpervermittelte Phagozytose („extravasale Hämolyse")

Tabelle 71-3. Häufigste Nebenwirkungen nach der Gabe von Erythrozytenkonzentraten

Nebenwirkung	Häufigkeit
Febrile, nichthämolytische Transfusionsreaktion	< 1 : 200
Milde allergische Transfusionsreaktion	1 : 33–1 : 333
Bakterielle Kontamination	1 : 500.000–1 : 4.700.000
Konservenverwechslung	1 : 33.000
Tödliche hämolytische Transfusionsreaktionen vom Soforttyp	1 : 250.000–1 : 600.000

stattfinden. Welcher dieser Abbaumechanismen im Einzelfall vorliegt, hängt wesentlich von den funktionellen Eigenschaften und der Konzentration des Antikörpers im Plasma sowie der Antigendichte auf der Zielzelle ab. Die Antikörper können von Fall zu Fall trotz gleicher Spezifität sehr verschiedene klinische Symptome verursachen.

71.1.2 Transfusion von Granulozyten

Sowohl die Herstellung als auch die Anwendung von Granulozyten findet derzeit ausschließlich im Rahmen klinischer Studien statt.

Grundlagen

Bei Patienten mit weniger als 500 neutrophilen Granulozyten/µl Blut kann bei dem Auftreten progredienter lebensbedrohlicher Infektionen die Gabe von Granulozytenkonzentraten indiziert sein. Die von gesunden Spendern nach Mobilisation durch G-CSF oder Corticosteroiden durch Apherese gewonnenen Granulozyten sollen in dem immungeschwächten Patienten durch Phagozytose Mikroorganismen eliminieren.

Blutgruppenserologische Voraussetzungen für die Transfusion

Granulozytenpräparate enthalten einen recht hohen Anteil an Erythrozyten, daher ist wie bei der Erythrozytentransfusion eine ABO- und Rhesus-kompatible Gabe wichtig (Tabelle 71-4). Bei der Granulozytentransfusion sind für die Spenderauswahl die Kenntnis der Blutgruppe von Patient und potenziellem Spender, die Durchführung eines aktuellen Antikörpersuchtestes sowohl des Patienten als auch des potenziellen Spenders und eine Verträglichkeitstestung zwischen Patientenserum und Spendererythrozyten notwendig. Zu den im Rahmen der Spenderauswahl durchgeführten Untersuchungen gehört zudem ein Lymphotoxizitätstest (LCT) zwischen Patientenserum

Tabelle 71-4. AB0-kompatible Granulozytentransfusion

Patientenblutgruppe	0	A	B	AB
AB0-verträgliches Granulozytenkonzentrat	0	A,0	B,0	AB,A,B,0

und Spenderleukozyten. Das Labor, in dem die Testungen stattfinden, benötigt daher frühzeitig Blutproben des Patienten (Serum, bzw. EDTA-Blut).

> **Praxistipp**
> Der CMV-Status des Patienten ist bei der Spenderauswahl zu berücksichtigen!

Verträglichkeitstestung und LCT müssen im Rahmen jeder einzelnen Granulozytentransfusion wiederholt werden.

Anwendung

Anhand des jeder Konserve beiliegenden Verträglichkeitsprotokolls ist vor Transfusion durch den Arzt die Zuordnung des Granulozytenkonzentrats zu einem Patienten zu überprüfen. Vor der Transfusion ist eine Kurzbestimmung der AB0-Blutgruppe mit frisch entnommenem Patientenblut am Bett durchzuführen (Bedside-Test). Sie dient als letzte Sicherheit gegen Verwechslungen von Konserven und Patienten. Das Ergebnis ist in der Krankenakte zu dokumentieren.

Granulozytengabe sollten innerhalb von 6 h nach der Herstellung transfundiert worden sein; ggf. kann eine Lagerung bei 22 °C erfolgen. Als maximale Lagerungsdauer gilt derzeit 24 h. Die Gabe erfolgt über ein Standardtransfusionsgerät, niemals über einen Leukozytenfilter.

> **Cave**
> Zur Vermeidung einer Graft-versus-Host Disease (GvHD) dürfen nur mit 30 Gy bestrahlte Granulozytenpräparate transfundiert werden!

> **Cave**
> Bei Patienten, die mit Amphotericin B behandelt werden, ist ein Abstand von 6 h zwischen der Transfusion und der Gabe von Amphotericin B einzuhalten, da die Transfusion von Granulozyten zu massiven pulmonalen Komplikationen des Patienten führen kann.

Blutprodukte als Arzneimittel unterliegen der Chargendokumentationspflicht (▶ Abschnitt 71.1.1).

Die Transfusionsgeschwindigkeit ist dem klinischen Zustand des Patienten anzupassen. Eine Geschwindigkeit von $1 \cdot 10^{10}$ Leukozyten/h sollte nicht überschritten werden.

Abgesehen von der klinischen Beurteilung der Wirksamkeit einer Granulozytentransfusion sollte eine Inkrementmessung der Granulozyten unmittelbar sowie 4–8 h nach Transfusion erfolgen.

Dosierung

Sinnvoll ist die Transfusion von Granulozyten nur dann, wenn sie mindestens 3-mal pro Woche erfolgt, bis die Zahl der neutrophilen Granulozyten im peripheren Blut des Patienten > 500/µl beträgt.

Pro Transfusion sollten $1{,}5–3{,}5 \cdot 10^{8}$ Granulozyten/kgKG des Patienten übertragen werden.

Nebenwirkungen der Granulozytentransfusion

Zu Nebenwirkungen ▶ auch den Abschnitt: Transfusionsreaktionen und Risiken und Tabelle 71-5.

Die häufigste Nebenwirkung ist die febrile nichthämolytische Transfusionsreaktion (FNHTR) mit einer Häufigkeit von 30 %. Während normalerweise jedes Auftreten einer Transfusionsreaktion zum sofortigen Abbruch der Transfusion führen sollte, ist hier ein sorgfältiges Abwägen notwendig. Es gibt keinen kurzfristigen Ersatz für ein Granulozytenpräparat. Eine genaue Ermittlung der Patientensymptome ist notwendig, um eine FNHTR sicher von einer hämolytischen Transfusionsreaktion abgrenzen zu können. Das Fortsetzen einer Granulozytentransfusion im Fall des Auftretens einer FNHTR kann durchaus gerechtfertigt sein.

Tabelle 71-5. Häufigste Nebenwirkungen nach der Gabe von Granulozyten

Nebenwirkung	Häufigkeit
Febrile Transfusionsreaktion	bis zu 30 %
Allergische Transfusionsreaktion	ca. 0,5 %
Hämolytische Transfusionsreaktion vom Soforttyp	kann zum Tode des Patienten führen
Transfusionsassoziierte akute Lungeninsuffizienz (TRALI)	geschätzte Häufigkeit: 1:5000, Letalität 5 %
Graft-versus-Host-Disease	Präparat vor Transfusion bestrahlen!

71.1.3 Transfusion von Thrombozyten

Grundlagen

Für die Thrombozytentransfusion werden heute in der Regel Thrombozytenkonzentrate (TK) aus **Vollblutspenden** oder Thrombozytenhochkonzentrate mittels **Apherese** hergestellt. TK aus Vollblutspenden kommen entweder gepoolt oder als Einzelpräparate zur Anwendung. Die Thrombozytenhochkonzentrate bieten gegenüber den TK aus Vollblut erhebliche Vorteile hinsichtlich der Sicherheit für den Patienten: für eine therapeutische Dosis werden Thrombozyten aus 4–6 Vollblutspenden benötigt, das äquivalente Apheresepräparat wird dagegen nur von 1 Spender gewonnen.

> ❗ Damit haben die Thrombozyten-Apheresepräparate ein wesentlich geringeres Risiko sowohl für bakterielle als auch virusbedingte Infektionen.

Ein Unterschied in der Rate der Alloimmunisierung gegen HLA-Antigene zwischen beiden Arten von Thrombozytenkonzentraten konnte nach Leukozytenreduktion nicht beobachtet werden.

Blutgruppenserologische Voraussetzungen für die Transfusion

Thrombozyten tragen an ihrer Oberfläche AB0-Merkmale, daher sollte die Auswahl der TK **blutgruppengleich im AB0-System** erfolgen. Im Notfall oder bei Versorgungsengpässen ist eine AB0-majorkompatible Gabe möglich (◘ Tabelle 71-6).

Bei einer AB0-majorkompatiblen Transfusion kann die Minorunverträglichkeit des 0-Plasmas (enthält Anti-A und Anti-B) in Kauf genommen werden. Bei Erwachsenen ist bei der Gabe von bis zu 500 ml minorinkompatiblen TK keine klinische Symptomatik zu erwarten.

Eine serologische Verträglichkeitsprobe (Kreuzprobe) ist vor TK-Transfusion nicht erforderlich. Der AB0-Identitätstest ist nicht vorgeschrieben.

Der Rhesus-Faktor sollte nach Möglichkeit berücksichtigt werden, um eine Immunisierung Rh-negativer Patienten zu vermeiden. Mittels Apheresetechnik hergestellte Thrombozytenkonzentrate enthalten allerdings deutlich weniger als 0,4 ml Erythrozyten pro Einheit, sodass eine Anti-D-Bildung nur bei weniger als 8 % der Rh-negativen Empfänger auftreten sollte, wenn sie mehr als 100 Einheiten erhalten haben. Bei Frauen im gebärfähigen Alter und bei Kindern kann eine Anti-D-Prophylaxe mit intravenöser Gabe von Anti-D erwogen werden, wenn Rh-negative Patienten im Notfall ein Rh-(D)-positives Thrombozytenkonzentrat erhalten haben. Die Immunisierungsprophylaxe sollte innerhalb der ersten 72 h mit einer Dosis von 300 µg i. v. Anti-D erfolgen (neutralisiert ca. 25–30 ml Erythrozyten).

Anwendung

Thrombozytenkonzentrate werden über ein Standardtransfusionsbesteck transfundiert.

> **Praxistipp**
> Inzwischen werden alle Thrombozytenkonzentrate leukozytendepletiert hergestellt; somit ist eine zusätzliche Bedside-Filtration über Leukozytenfilter nicht mehr erforderlich.

Da leukozytendepletierte Blutprodukte als äquivalent zu CMV-negativen Blutprodukten angesehen werden, ist eine anwenderbedingte Leukozytenreduktion auch bei CMV-ungetesteten oder sicher CMV-positiven Produkten nicht notwendig.

Beim Auftreten eines Refraktärzustandes nach Thrombozytengabe sollte der Patient auf Antikörper gegen HLA-Antigene der Klasse I und spezifische Thrombozytenantigene (HPA 1–5) serologisch untersucht werden. Beim Nachweis spezifischer Antikörper sollten möglichst serologisch verträgliche Präparate angewendet werden, um einen adäquaten Thrombozytenanstieg zu erzielen. Thrombozytenkonzentrate, die in geschlossenen Systemen hergestellt werden, dürfen in der Blutbank maximal 5 Tage bei 20–24 °C gelagert werden. Hierbei werden sie ständig bewegt, um eine Sedimentation der Thrombozyten zu vermeiden. Es ist zu berücksichtigen, dass die Wirksamkeit der Präparate nach einer Lagerung von mehr als 2 Tagen erheblich reduziert sein kann (bis zu 50 %).

Bei einer Thrombozytopenie sollte immer auch an das Vorliegen einer heparininduzierten Thrombozytopenie (HIT 2) gedacht werden. Hierbei kommt es zu einer Aktivierung der Thrombozyten durch heparininduzierte Antikörper. Folge der Aktivierung sind Thrombozytopenie und vermehrte Thrombinbildung mit der Folge von Gefäßverschlüssen. Eine HIT 2 tritt bei Verwendung von unfraktioniertem Heparin 10-mal häufiger auf als bei Verwendung von niedermolekularem Heparin. Nach größeren Operationen und bei Schlaganfallpatienten beträgt das HIT-Risiko bis zu 3 %. Die Mortalität der HIT 2 liegt bei 6–7 %. Im Falle einer Thrombozytopenie durch eine HIT 2 ist die Gabe von Thrombozyten kontraindiziert!

> ❗ **Cave**
> Auf keinen Fall dürfen TK im Kühlschrank zwischengelagert werden, da dies die Thrombozyten erheblich schädigt.

◘ Tabelle 71-6. AB0-kompatible Transfusion von Thrombozytenkonzentraten (TK)

Patientenblutgruppe	0	A	B	AB
AB0-verträgliches TK	0	A, 0	B, 0	AB, A, B, 0

■ **Tabelle 71-7.** Häufigste Nebenwirkungen nach der Gabe von Thrombozytenkonzentraten

Nebenwirkung	Häufigkeit
Febrile Transfusionsreaktion	1:5
Milde allergische Transfusionsreaktion	1:33–1:333
Bakterielle Kontamination	1:900–1:100.000
Transfusionsassoziierte akute Lungeninsuffizienz (TRALI)	1:5000–1:7200, Letalität 5%

Die Transfusion sollte in der Klinik unverzüglich über ein Standardtransfusionsbesteck erfolgen und nach 30 min abgeschlossen sein. Wegen der Lagerung bei Raumtemperatur ist an die größere Gefahr der bakteriellen Kontamination zu denken.

Dosierung

Die Dosierung der TK sollte so gewählt werden, dass mindestens $3-4 \cdot 10^{11}$ Thrombozyten übertragen werden. Bei normalem Verbrauch sollte die Substitution eines Apherese- bzw. eines Pool-TK zu einem Thrombozytenanstieg von 30.000–50.000/µl (Patient mit 70 kgKG) führen.

Eine **Kontrolle des Thrombozytenanstiegs** ist 1 h und 24 h nach Transfusion durchzuführen, um mögliche Refraktärzustände („Nichtanstieg") frühzeitig zu erkennen.

Nebenwirkungen der Thrombozytentransfusion

Zu Nebenwirkungen ▶ auch den Abschnitt: Transfusionsreaktionen und Risiken und ■ Tabelle 71-7.

Bei der Transfusion von Thrombozytenkonzentraten kann eine **Alloimmunisierung gegen verschiedene thrombozytäre und HLA-Antigene** auftreten mit Ausbleiben adäquater Plättcheninkremente nach Transfusion. Das Risiko einer HLA-Alloimmunisierung wird durch die Verwendung leukozytenarmer Thrombozytenpräparate deutlich verringert.

71.1.4 Transfusion von Frischplasmen

Grundlagen

Frischplasma kann aus einer Vollblutspende durch Fraktionierung oder durch Plasmapherese von Einzelspendern gewonnen werden. Es ist als **gefrorenes Frischplasma (GFP)** bei –30 °C bis zu 1 Jahr lagerungsfähig. Im deutschen Sprachraum wird häufig auch die englische Bezeichnung FFP (fresh frozen plasma) benutzt. GFP enthält alle plasmatischen Gerinnungsfaktoren und deren Inaktivatoren, wobei 1 GFP etwa 200–250 IU jedes Gerinnungsfaktors enthält. Die Gabe von Frischplasma ist, ebenso wie die von Erythrozyten- und Thrombozytenkonzentraten, **chargendokumentationspflichtig**. Neben Quarantäneplasma von Einzelspendern wird auch gepooltes, virusinaktiviertes Plasma angeboten. Virusinaktiviertes Plasma wird aus bis zu 1000 Spenden hergestellt. Hierbei kann v.a. die Kontamination mit hüllenlosen Viren ein Problem darstellen (▶ Abschnitt „Transfusionsreaktionen und Risiken").

Es gibt nur wenige gesicherte Indikationen für die Gabe von Frischplasma. Zu den klinisch begründeten **Indikationen** gehören die Verlust- und/oder Verdünnungskoagulopathie, die Substitution bei Faktor-V- und Faktor-XI-Mangel, die thrombotisch-thrombozytopenische Purpura (TTP) und die Austauschtransfusion.

 Cave

Kontraindiziert ist GFP als Volumen-, Albumin- oder Eiweißersatz, zur parenteralen Ernährung und zur Substitution von Immunglobulinen.

Blutgruppenserologische Voraussetzungen für die Transfusion

Plasma muss ebenfalls AB0-kompatibel transfundiert werden (■ Tabelle 71-8). Bei der Kompatibilität von Plasmen sind die im Produkt vorhandenen Isoagglutinine (Anti-A, Anti-B) entscheidend. Plasma von AB-Spendern kann Empfängern jeder Blutgruppe transfundiert werden.

Eine serologische Verträglichkeitstestung (Kreuzprobe) ist für Plasma nicht vorgeschrieben, ein Bedside-Test muss nicht erfolgen.

Die akzidentelle Transfusion eines nichtkompatiblen Plasmas bleibt in der Regel ohne schwerwiegende Folgen, da eine Immunisierung des Empfängers nicht auftritt und die im Plasma enthaltenen Isoagglutinine des Spenders im Empfängerorganismus stark verdünnt werden. Hämolytische Transfusionsreaktionen sind jedoch in Einzelfällen möglich.

■ **Tabelle 71-8.** AB0-kompatible Plasmatransfusion

Patientenblutgruppe	0	A	B	AB
AB0-verträgliches Plasma	0, A, B, AB	A, AB	B, AB	AB

Tabelle 71-9. Häufigste Nebenwirkungen nach der Gabe von Frischplasma

Nebenwirkung	Häufigkeit
Allergische Transfusionsreaktion	ca. 4 %
Transfusionsassoziierte akute Lungeninsuffizienz (TRALI)	1:5000–1:7200, Letalität 5 %

Anwendung

Das tiefgefrorene Präparat sollte möglichst schnell und standardisiert bei 37 °C aufgetaut werden, am besten mittels eines speziellen Plasmaauftaugerätes. Da GFP labile Gerinnungsfaktoren enthält, sollte die Transfusion sofort nach dem Auftauen erfolgen. Die Beutel müssen vor Transfusion auf Dichtigkeit und ggf. auf Gerinnsel kontrolliert werden. Die Transfusion erfolgt über ein Standardtransfusionsbesteck.

Dosierung

Bei der GFP-Gabe ist auf eine ausreichende Dosierung zu achten, um überhaupt eine therapeutische Wirkung zu erzielen. Beim Erwachsenen sind initial mindestens 3–4 GFP-Einheiten erforderlich, um eine messbare Anhebung der Gerinnungsfaktoren zu bewirken.

1 ml GFP/kg KG = Faktoren- und Inaktivatoren ↑ von 1–2 %

Nebenwirkungen der Plasmatransfusion

Zu Nebenwirkungen ▶ auch den Abschnitt: Transfusionsreaktionen und Risiken und **Tabelle 71-9**.

Hier sind v. a. die Volumenbelastung, die Citratintoxikation und anaphylaktoide Reaktionen auf spezifische Plasmabestandteile zu bedenken. Daneben kann auch die transfusionsinduzierte akute Lungeninsuffizienz (TRALI-Syndrom) durch granulozytenspezifische Antikörper oder HLA-Antikörper des Spenders eine Rolle spielen.

71.1.5 Transfusion von Plasmaderivaten

Aus gepoolten Frischplasmen können durch unterschiedliche industrielle Verfahren (alkoholische Fällung, Ionenaustauschchromatographie u. a.) verschiedene Faktorenpräparate (z. B. PPSB, Faktor VIII, AT III u. a.) hergestellt werden. Einzelne Plasmaderivate werden zusätzlich auch gentechnisch hergestellt.

Bei dem Poolen von Spenderplasmen zur Herstellung von Plasmaderivaten werden in der Regel mehrere 1000 Spenderplasmen zusammengeführt. Um die Sicherheit der Plasmaderivate zu erhöhen, werden die Plasmapools zusätzlich zu den anderen Sicherheitsmaßnahmen wie Spenderauswahl und Testung auf Infektionsmarker einem oder kombinierten Virusinaktivierungsverfahren unterzogen. Zu den hierbei üblichen Verfahren gehören u. a.:

- Trockenerhitzung bei 80 °C über 72 h
- Pasteurisierung bei 60 °C über 10 h
- Dampfbehandlung bei 60 °C über 10 h (bei 1160 mbar)
- Erhitzung in Suspension (n-Haptan) bei 60 °C über 20 h
- Solvent-Detergent-Verfahren
- Nanofiltration

Entscheidend für die Gabe von Plasmaderivaten ist der gezielte Einsatz – d. h., der Faktor, der dem Patienten fehlt, wird ersetzt (**Tabelle 71-10**).

> ❗ Für Plasmaderivate gilt die patienten- und chargenbezogene Dokumentationspflicht nach dem Transfusionsgesetz!

71.2 Spezielle Behandlungsverfahren von Blutprodukten

Waschen und Bestrahlen von Blutpräparaten können infektiöse und immunmodulierende Eigenschaften insbesondere von Erythrozyten- und Thrombozytenkonzentraten erheblich reduzieren.

Waschen

Durch das mehrmalige Waschen von Blutkonserven mit isotonischer Lösung und anschließender Resuspension in isotoner Kochsalzlösung oder Additivlösung werden die Plasmaproteine aus der Konserve entfernt. Um eine bakterielle Kontamination des Produkts durch eine Eröffnung des Beutelsystems zu verhindern, werden die Waschvorgänge im funktionell geschlossenen System oder unter Anwendung aseptischer Bedingungen durchgeführt.

Das Waschen von Blutkonserven hat praktisch nur noch bei nachgewiesener allergischer Reaktion auf Plasmabestandteile klinische Bedeutung. Insbesondere bei nachgewiesenem angeborenem IgA-Mangel oder bei Nachweis klinisch relevanter Antikörper gegen IgA oder andere Plasmaproteine kann das Waschen von Erythrozyten in Erwägung gezogen werden.

Je nach Art der Herstellung ist die Lagerdauer von gewaschenen Blutprodukten (stark) verkürzt. Die Lagerungszeit entsprechend den Angaben des Herstellers ist zu beachten!

◻ Tabelle 71-10. Übersicht über die in Deutschland erhältlichen Plasmaderivate (▶ Leitlinien zur Therapie mit Blutkomponenten und Plasmaderivaten der Bundesärztekammer)

Plasmaderivate	Herstellung	Indikation	Wirksamer Bestandteil
Humanalbumin	alkoholische Fällung	Hypovolämie Hypoalbuminämie (KOD ↓) Plasmaaustausch	>95% Albumin isoonkotische Präparate (4–5%) hyperonkotische Präparate (20–25%)
PPSB (Faktor II, VII, IX, X)	Ionenaustauschchromatographie in Kombination mit Fällungsverfahren	nachgewiesener Mangel der Faktoren II, VII, IX und X	Proenzyme des Prothrombinkomplexes sowie Protein C und Protein S, Protein Z
Protein-C-Konzentrat	Ionenaustauschchromatographie	derzeit nur zugelassen für Patienten mit schwerem kongenitalen Protein C-Mangel zur Behandlung der Purpura fulminans bei Cumarin-induzierten Hautnekrosen sowie zur Kurzzeitprophylaxe vor Operationen sowie in Verbindung oder als Ersatz einer Cumarintherapie	nicht aktiviertes Protein C (sowie Humanalbumin zur Stabilisierung)
Faktor-VII-Konzentrat	Ionenaustauschchromatographie in Kombination mit Fällungsverfahren	angeborener Faktor-VII-Mangel	Prokonvertin
Faktor-VIII-Konzentrate	Ionenaustauschchromatographie oder Fällungsverfahren; rekombinante Präparate	schwere und mittelschwere Hämophilie A erworbene Hemmkörperhämophilie gegen Faktor VIII	Faktor VIII:C
Faktor-VIII-/Von-Willebrand-Faktor-Konzentrate	Ionenaustauschchromatographie oder Fällungsverfahren	Von-Willebrand-Syndrom Typ 2 und 3 bedrohliche Blutungen bei Von-Willebrand-Syndrom Typ 1	Faktor VIII sowie Von-Willebrand-Faktor (hochmolekulare Multimere)
Faktor-IX-Konzentrate	Chromatographieverfahren rekombinante Präparate	Hämophilie B	Faktor IX
Aktivierte Prothrombinkomplex-Konzentrate	Ionenaustauschchromatographie in Kombination mit Fällungsverfahren	Patienten mit Hemmkörpern gegen Faktor VIII	Factor Eight Inhibitor Bypassing Activity (FEIBA)
Fibrinogen-/Faktor-XIII-Konzentrate	Fraktionierung nach Cohn/Oncley	bei nachgewiesenem Faktor-XIII- oder Fibrinogenmangel Blutstillung hämorrhagische Dysfibrinogenämien Verhütung von Blutungen Nahtdehiszenzen und Wundheilungsstörungen	Humanfibrinogen Humanalbumin als Stabilisator Faktor XIII (Faktor XIII A und Faktor XIII B, sowie Humanalbumin und Glucose)

◻ **Tabelle 71-10** (Fortsetzung)

Plasmaderivate	Herstellung	Indikation	Wirksamer Bestandteil
Fibrinkleber	Fraktionierung nach Cohn/Oncley	Verbesserung der lokalen Blutstillung Fixierung von Transplantaten Kleben von Nervenenden u. Ä.	Humanfibrinogen, humanes Thrombin, humaner Faktor XIII, Rinderaporinin und $CaCl_2$
Antithrombin	Chromatographieverfahren	Optimierung einer Heparintherapie Vermeidung von Thromboembolien bei erhöhtem Thromboembolierisiko (z. B. Hüftgelenkarthroplastik) in der Nachgeburtsphase bei Neugeborenen mit angeborenem Mangel zur Verhütung thromboembolischer Komplikationen	humanes Antithrombin
C1-Esterase-Inhibitor-Konzentrat	Adsorption und Ionenaustauschchromatographie	Therapie des akuten Schubes/Prophylaxe vor Operationen bei: hereditärem Angioödem Typ I und II erworbenem Angioödem Typ I und II	menschlicher C1-Esterase-Inhibitor
Humane Immunglobuline	Herstellung aus Plasmapool selektierter Spender	Erkrankungsprophylaxe primäres oder sekundäres Antikörpermangelsyndrom	verschiedenste spezifische Antikörper
Rekombinanter Faktor VII a	Proteinsynthese in Zellkulturen Aufreinigung durch Chromatographie Virusinaktivierung Lyophilisierung	Blutungen und Prävention schwerer Blutungen bei chirurgischen Eingriffen bei Patienten mit Hemmkörpern gegen Faktor VIII oder IX	R FVII a
Rekombinantes humanes aktiviertes Protein C	Proteinsynthese in Zellkulturen Aufreinigung durch Chromatographie Aktivierung durch Thrombin	Unterstützend bei der Behandlung Erwachsener mit schwerer Sepsis mit multiplem Organversagen	Drotrecogin alfa (aktiviert)

Bestrahlen

Das Bestrahlen von Blutkonserven mit 25–30 Gy wird zur Verhütung der seltenen **transfusionsassoziierten Graft-versus-Host-Disease** (tGvHD) vorgenommen. Speziell bei Patienten mit gestörter Immunfunktion können proliferationsfähige Lymphozyten des Spenders aufgrund ähnlicher HLA-Antigenmuster überleben und zur tGvHD führen. Die Bestrahlung ist auch immer dann indiziert, wenn in seltenen Fällen eine gerichtete Blutspende im Familienkreis notwendig wird oder der Patient Thrombozytenkonzentrate von HLA-kompatiblen Spendern erhält. Eine Ausnahme stellen die Knochenmarks- und Stammzellpräparate dar, die auf keinen Fall bestrahlt werden dürfen.

71.3 Transfusionsreaktionen und Risiken

Sie sind zusammengefasst in ◘ Tabelle 71-11 dargestellt.

Hämolytische Sofortreaktion

Hämolytische Reaktionen vom Soforttyp sind selten und werden in der Regel im Zusammenhang mit **AB0-inkompatiblen Transfusionen** beobachtet, deren häufigste Ursache die Verwechslung von EK am Patientenbett ist. Das Risiko für eine tödliche hämolytische Transfusionsreaktion dürfte bei etwa 1:600.000 liegen. Der AB0-Transfusionszwischenfall zählt zu den gefährlichsten akuten Reaktionen nach Erythrozytengabe und erfordert die unverzügliche intensivmedizinische Behandlung und Überwachung des Patienten.

> **Cave**
> **Wenn der Verdacht auf eine AB0-Verwechslung besteht, ist es aus forensischen und medizinischen Gründen unerlässlich, dass Spender- und Empfängerblut blutgruppenserologisch nachuntersucht werden und der verdächtige Transfusionsbeutel sichergestellt wird. Entsprechende gesetzliche Meldepflichten nach dem Transfusionsgesetz sind zu beachten.**

Verzögerte hämolytische Transfusionsreaktion

Verzögerte hämolytische Reaktionen sind häufig ebenfalls **antikörpervermittelt**. Sie sind meist Ausdruck einer sekundären Immunantwort, bei der ein früher gebildeter und jetzt unter die Nachweisgrenze abgefallener Antikörper durch eine erneute Transfusion provoziert wird.

> **Cave**
> **Auch eine negative Kreuzprobe kann eine verzögerte hämolytische Transfusionsreaktion zur Folge haben.**

Primäre Immunisierungen mit klinischer Symptomatik sind dagegen selten. Häufig sind die Antikörper nicht in der Lage, Komplement zu aktivieren. Die Ursachen für die Auslösung der Hämolyse sind ebenso wie die genauen Pathomechanismen der Zellzerstörung noch weitgehend ungeklärt, insbesondere wenn es sich um nichtkomplementaktivierende Antikörper handelt. Wahrscheinlich sind Antikörper gegen Antigene aller Blutgruppensysteme in der Lage, verzögerte hämolytische Reaktionen auszulösen.

Febrile nichthämolytische Transfusionsreaktionen

Kommt es während der Bluttransfusion zu einem Anstieg der Körpertemperatur um mehr als 1°C ohne Zeichen einer Hämolyse und hat der Temperaturanstieg keine andere Ursache, spricht man von einer febrilen nichthämolytischen Transfusionsreaktion (FNHTR).

Ursachen für febrile nichthämolytische Reaktionen können **Antikörper gegen HLA-Merkmale oder leukozytäre Antigene** sein. Häufig können jedoch bei febrilen

◘ **Tabelle 71-11.** Transfusionsreaktionen (TR) und Nebenwirkungen von Bluttransfusionen und ihre Ursachen

Klinisches Bild	Ursache
Immunologische Ursachen	
Hämolytische TR	Alloantikörper gegen Erythrozyten
Febrile, nichthämolytische TR	Alloantikörper gegen Lymphozyten, Granulozyten, Thrombozyten
Posttransfusionspurpura	kreuzreagierende Alloantikörper gegen Thrombozyten
Allergische TR	Alloantikörper gegen Plasmaproteine, Reaktion gegen andere Plasmabestandteile
Graft-versus-Host-Disease	immunkompetente Spenderlymphozyten
Lungeninfiltrate (TRALI)	Alloantikörper gegen Granulozyten (im Spenderplasma)
Nichtimmunologische Ursachen	
Bakterielle Kontamination	Endo- und Exotoxin
Hypervolämie	Volumenüberlastung
Hämolyse	hyper- und hypotone Lösungen, Druck, Strömungswiderstände
Hämosiderose	Akkumulation von Eisen
Allergische Reaktion gegen Behälterbestandteile	z. B. Weichmacher in Kunststoffen

Reaktionen keine Antikörper nachgewiesen werden. Neuere Studien belegen, dass Zytokine aus den Leukozyten im Blutpräparat während der Lagerung freigesetzt werden. Den Zytokinen wird eine wichtige ätiologische Bedeutung für eine febrile Transfusionsreaktion zugeschrieben.

> **Praxistipp**
> Bei einer febrilen Reaktion sollte die Transfusion unterbrochen werden. Hämolytische oder septische Reaktionen müssen sicher ausgeschlossen werden.

Bei Vorliegen von zellspezifischen Antikörpern sollten speziell ausgetestete Blutpräparate verwendet werden (Thrombozytenhochkonzentrate, ggf. HLA- oder thrombozytenantigenkompatibel, ▶ oben).

Posttransfusionspurpura

Die Posttransfusionspurpura (PTP) ist eine sehr seltene, jedoch gefährliche transfusionsassoziierte Reaktion. Sie wird durch Alloantikörper verursacht, die gegen thrombozytenspezifische Antigene gerichtet sind. Obwohl die Antikörper zunächst gegen transfundierte Fremdantigene gebildet werden, führen sie aufgrund einer Kreuzreaktivität zur Zerstörung von patienteneigenen Thrombozyten. Der häufigste Alloantikörper ist Anti-HPA-(Human-Platelet-Antigen-)1a (Alte Bezeichnungen: Anti-Zw^a, -Pl^{A1}). Antikörper gegen andere plättchenspezifische Antigene sind weitaus seltener. HLA-Antikörper scheinen ätiologisch keine Bedeutung zu haben.

Von der Erkrankung sind in mehr als 90 % der Fälle Frauen betroffen. Etwa 5–10 Tage nach Transfusion von plättchenhaltigen Blutprodukten kommt es zu einem Abfall der Thrombozyten, der klinisch mit starker Blutungsneigung verbunden sein und lebensbedrohliche Ausmaße annehmen kann. Diagnostisch lassen sich thrombozytenspezifische Alloantikörper nachweisen, häufig kombiniert mit HLA-Antikörpern.

In vielen Fällen wurden gute therapeutische Erfolge mit i. v. verabreichtem IgG erzielt. Andere Maßnahmen (Corticosteroide, Plasmapheresen) haben keine gesicherte Wirkung. Die Transfusion von Thrombozytenkonzentraten muss als eher ungünstig angesehen werden, da hierdurch weiteres Antigen zugeführt wird und sich damit Verlauf und Dauer der Erkrankung möglicherweise verschlechtern. Dies gilt auch für die Zufuhr HPA-kompatibler Plättchenpräparate.

Transfusionsassoziierte akute Lungeninsuffizienz

Die transfusionsassoziierte akute Lungeninsuffizienz (TRALI) gehört zu den eher seltenen immunologisch ausgelösten Transfusionsreaktionen. Klinisch weist sie Ähnlichkeiten zum „Adult Respiratory Distress Syndrome" (ARDS) auf. In den USA steht die TRALI in der Häufigkeit der transfusionsassoziierten Todesfälle an 2. Stelle hinter den hämolytischen Reaktionen.

Ätiologisch wird eine TRALI durch Granulozyten- oder HLA-Antikörper im Spenderplasma oder Empfängerserum verursacht.

Klinisch kommt es meist innerhalb von 2–6 h nach Transfusion zur Entwicklung von Dyspnoe, Husten und gesteigerter Atemfrequenz mit Temperaturerhöhung oder Fieber. Radiologisch sind bei schweren Formen Lungeninfiltrate nachweisbar. Das im akuten Verlauf auftretende Lungenödem macht etwa 70 % der Patienten beatmungspflichtig. Die Letalität liegt mit etwa 5% wesentlich niedriger als beim ARDS. Bei den Betroffenen gelingt es häufig, Antikörper gegen Granulozyten nachzuweisen, womit die Diagnose einer TRALI gesichert werden kann.

Transfusionsassoziierte Graft-versus-Host-Disease (tGvHD)

Die transfusionsassoziierte Graft-versus-Host-Disease (tGvHD) entsteht durch eine starke Vermehrung immunkompetenter Spenderlymphozyten im Empfängerorganismus. Ätiologisch spielen neben immungenetischen Übereinstimmungen im HLA-System von Spender und Empfänger erworbene oder angeborene Immundefekte eine wichtige Rolle in der Pathogenese dieses schweren, mit hoher Letalität verlaufenden Krankheitsbildes. Für eine tGvHD besonders empfänglich sind insbesondere Patienten mit angeborenen oder erworbenen Immunfunktionsstörungen, z. B. Frühgeborene, Organempfänger, Patienten unter Chemotherapie, Empfänger von Verwandtenblutspenden oder Patienten unter immunsuppressiver Therapie. Durch Bestrahlung der Blutkomponenten (Dosis 25–30 Gy, ▶ Abschnitt 71.2) ist eine sichere Prophylaxe zur Verhütung der tGvHD möglich. Die speziellen Indikationen zur Bestrahlung von Blutpräparaten sind in ▫ Übersicht 71-2 aufgeführt.

> **Übersicht 71-2**
> **Indikationen zur Transfusion bestrahlter Blutkomponenten**
>
> - vor und nach Knochenmark-/Stammzelltransplantationen
> - kongenitale Immundefekte (v. a. T-Zell-Funktion)
> - Transfusionen bei Neugeborenen
> - intrauterine Transfusionen
> - hämatologische Malignome
> - solide Tumoren
> - Familien- oder Blutsverwandtenspende
> - HLA-angeglichene Blutkomponenten
> - immunsuppressive Therapie
> - Chemotherapie
> - Ganzkörperbestrahlung

Allergische Transfusionsreaktion

Die allergische Transfusionsreaktion entsteht in erster Linie nach Gabe von plasmahaltigen Blutprodukten aufgrund einer Unverträglichkeit des Empfängers gegen spezielle Plasmasubstanzen. Im transfundierten Blutplasma finden sich ebenfalls Alloantigene, gegen die sich ein Empfänger sensibilisieren kann. Eine typische Ursache für allergische Transfusionsreaktionen ist der angeborene IgA-Mangel mit einer Häufigkeit von etwa 1:700. Patienten mit nachgewiesenem IgA-Mangel müssen IgA-freie Blutprodukte erhalten, sofern die Reaktionen medikamentös nicht zu beherrschen sind. Auch andere Substanzen, insbesondere Medikamente, können zu einer Sensibilisierung führen. Die schwerste Form der allergischen Reaktion ist dabei die anaphylaktische Transfusionsreaktion. Sie beginnt schlagartig nach Einleitung der Transfusion. Neben der allergischen Transfusionsreaktion gegen die einzelnen Blutbestandteile können auch allergische Reaktionen gegen das Blutbeutelmaterial auftreten. Insbesondere Weichmacher, die während der Lagerung aus dem Beutelmaterial in das Blutpräparat diffundieren, können allergische Symptome auslösen.

Bakterielle Kontamination

Bakterielle Kontaminationen kommen bei fachgerechter Lagerung und Anwendung der Blutpräparate nur noch äußerst selten vor (Risiko etwa 1:1 Mio.). Klinisch bedeutsam für die Erythrozytentransfusion sind v. a. Kontaminationen mit gramnegativen Keimen (Pseudomonas, Citrobacter, Escherichia coli, Yersinia). Dagegen findet man in Thrombozytenkonzentraten eher bakterielle Kontaminationen mit grampositiven Keimen (Staphylokokken), vermutlich begünstigt durch die Lagerung der Präparate bei Raumtemperatur.

Virusinfektionen

Zu den transfusionsmedizinisch wichtigen Viruserkrankungen gehören aufgrund ihrer schweren Krankheitsverläufe die Infektion mit HIV-1 und HIV-2, Hepatitis B (HBV) oder Hepatitis C (HCV).

Das derzeitige Risiko für Virusübertragungen wird in den Leitlinien zur Therapie mit Blutkomponenten der Bundesärztekammer mit $<1:10^6$ für HIV und HCV und mit $1:10^5-1:10^6$ für HBV angegeben.

HIV-1, -2

Seit Oktober 1985 ist die Durchführung des HIV-Antikörper-Tests vorgeschrieben. Damit konnte das Risiko einer HIV-Infektion schlagartig verringert werden. In den Jahren zuvor war als Schutzmaßnahme nur der Ausschluss bekannter Risikogruppen von der Blutspende möglich. Dies führte in Deutschland vor 1985 wahrscheinlich zu mehr als 160 HIV-Infektionen durch Blutkonserven. Besonders tragisch war die HIV-Infektion von mehr als 50 % der auf ständige Substitution mit Gerinnungsfaktoren angewiesenen Hämophilen. Sie wurde v. a. durch importiertes Plasma und Gerinnungsfaktoren verursacht.

Seit Einführung des HIV-Antikörper-Tests sind in Deutschland bei etwa 38 Mio. Blutübertragungen und Verwendung von weiteren Millionen Gerinnungspräparaten im Zeitraum von 9 Jahren nur 23 transfusionsassoziierte Infektionen mit dem HI-Virus bekannt geworden. Das entspricht einem Durchschnittsrisiko einer HIV-Infektion von 1:1,5 Mio. Transfusionen. Diese Infektionsfälle lassen sich zum größten Teil durch die immer noch unvermeidbare diagnostische Lücke (11–22 Tage) zwischen Virämie und Antikörperproduktion beim Blutspender sowie durch eine HIV-kontaminierte Charge Prothrombinkomplex (11 HIV-Fälle) aus dem Jahre 1990 erklären. Zwei HIV-Fälle wurden 1993 durch möglicherweise nicht korrekt getestete Frischplasmapräparate verursacht.

Hepatitis B

Mit Einführung des virusspezifischen HBs-Antigen-Tests stand 1970 erstmals ein serologisches Nachweisverfahren zur Verfügung, das mit relativ hoher Spezifität und Sensitivität HBV-infizierte Blutkonserven aufdeckte. Durch zwischenzeitliche Weiterentwicklung können HBs-Antigen-Tests heute weniger als 0,5 ng/ml Antigen im Serum nachweisen. Trotz dieser extremen Empfindlichkeit werden nicht alle potenziell infektiösen Spender entdeckt. In der Literatur werden sog. Low-Level-Carrier beschrieben, die vermutlich noch durch geringste Viruskonzentrationen in der Blutspende Hepatitis-B-Infektionen übertragen können. Außerdem gibt es auch für die Hepatitis-B-Infektion nach Eintritt des Virus in den Organismus ein diagnostische Fenster von ca. 1–7 Wochen. Die Durchseuchung von Erstblutspendern mit dem Hepatitis-B-Antigen liegt in Deutschland bei etwa 0,3 %.

Hepatitis C

Nach Einführung des HBs-Antigen-Tests zeigte sich, dass nur etwa 10 % der Posttransfusionshepatitiden durch das Hepatitis-B-Virus übertragen wurden. Die meisten Fälle waren Non-A-Non-B-Hepatitiden (NANBH). Seit 1988 ist bekannt, dass der wichtigste Erreger der NANBH das Hepatitis-C-Virus ist. Anti-HCV-Tests stehen seit 1990 zur Verfügung: Die heute verfügbaren HCV-Tests der 3. Generation weisen durch Verwendung eines breiten Antigenspektrums (Core, Hülle, nichtstrukturelle Antigene) eine noch größere Sensitivität auf. Seit dem 01.04.1999 ist zusätzlich zur serologischen Untersuchung des Spenders ein direkter Test des Spenderblutes auf Viruspartikel durch Nukleinsäureamplifikationstechniken (z. B. PCR) vorgeschrieben. Diese Maßnahme soll das diagnostische Fenster verkleinern und das derzeitige Risiko einer HCV-Infektion nochmals annähernd halbieren.

Die transfusionsmedizinische Bedeutung der Hepatitis C als Risikofaktor zeigt sich auch am klinischen Verlauf: 40–60 % der Hepatitis-C-Fälle werden chronisch und können zu Leberzirrhose und Leberzellkarzinom führen.

Hepatitis G
Das Hepatitis-G-Virus (HGV) ist mit Blutprodukten übertragbar. Die Durchseuchung liegt bei 1–29% der Spender. Über die klinische Bedeutung einer HGV-Infektion herrscht jedoch noch Unklarheit. Epidemiologische und kürzlich veröffentlichte klinische Daten sprechen nicht für eine ätiologische Bedeutung dieses Erregers für die Entwicklung transfusionsassoziierter Hepatitiden.

Zytomegalievirus
Die Gefahr einer Übertragung der Zytomegalieviren durch zelluläre Blutpräparate besteht bei CMV-negativen Patienten mit gestörter Immunfunktion. In diese Patientengruppe gehören insbesondere Frühgeborene, Patienten nach Organtransplantation (Niere, Leber, Herz, hämatopoetische Stammzellen), CMV-negative schwangere Frauen, CMV-negative, HIV-infizierte Patienten, Patienten mit Immundefekt und Feten. Diese Patienten sollten Anti-CMV-negative oder leukozytendepletierte zelluläre Blutpräparate erhalten. Die Arbeit von Nichols et al. (2003) gibt Hinweise darauf, dass bei besonders gefährdeten Patientengruppen die Versorgung mit Anti-CMV-negativen Blutprodukten derjenigen mit leukozytendepletierten Produktion vorzuziehen ist. Da seit Oktober 2001 alle zellulären Blutpräparate in Deutschland leukozytendepletiert hergestellt werden, stellt die Versorgung dieser Patienten kein Problem mehr da. Als **medikamentöse CMV-Prophylaxe** bei den Risikopatienten wird derzeit die Gabe von antiviral wirksamen Substanzen wie Ganciclovir, Cidofovir oder Foscarnet-Natrium und ggf. i.v.-Immunglobulin diskutiert. Die Studienergebnisse bei CMV-negativen Organempfängern sprechen für eine hohe Wirksamkeit dieser Maßnahme.

Weitere Erreger
Auf weitere Viren werden Blutspender in der Regel nicht getestet. Als zusätzlicher Beitrag zur Sicherheit bleibt nur der Ausschluss von Spendern mit unklaren anamnestischen Angaben und mit akuten Krankheitssymptomen. In den letzten Jahren wurde ganz vereinzelt über die Übertragung von **Hepatitis-A-Virus** und **Parvovirus B19** berichtet. Wegen der hohen Durchseuchung (bis zu 60%) ist eine Bereitstellung von Parvovirus-B19-negativen Blutpräparaten nicht einfach möglich. Darüber hinaus stellt der Erreger der harmlosen „Ringelröteln" nur für einen kleinen Prozentsatz der Patienten eine wirkliche Gefährdung dar.

Risikogruppen für eine Parvovirus B19-Infektion sind z.B. Schwangere im 1. Trimenon und immuninkompetente Patienten wie HIV-Infizierte und Patienten nach Hochdosischemotherapie. Diese Patienten können auch heute schon durch entsprechende Auswahl der Blutpräparate geschützt werden, z.B. nur Einzelspenderpräparate oder Plasmen von Anti-Parvovirus-B19-positiven Spendern. Möglicherweise können Anti-Parvovirus-B-19-positive Blutspenden auch neutralisierende Antikörper übertragen, die eine Infektion verhindern bzw. mildern.

Auch die Übertragung von **Prionenkrankheiten**, z.B. der neuen Variante der Creutzfeld-Jakob-Krankheit (nCJD), durch Blutderivate ist denkbar. Derzeit wird eine Übertragung dieser Krankheit durch Blutprodukte auf den Menschen diskutiert. Erkenntnisse über die neue Variante der CJD sollten sorgfältig beobachtet werden, um neue Risikopotenziale frühzeitig zu erkennen.

Aktuelle Risikoeinschätzungen zur Übertragung von Krankheitserregern durch Blutprodukte findet man auf den Internetseiten des Robert-Koch-Instituts (RKI) und des Paul-Ehrlich-Instituts (PEI).

Hypervolämie
Werden in zu kurzer Zeit zu große Mengen von Blutprodukten transfundiert, kann es zur Volumenüberlastung des Kreislaufs kommen. Herzinsuffizienz, Hypertonie und Lungenödem können die Folgen sein. Daher sollten bei Patienten mit Herz-Kreislauf-Erkrankungen Blutpräparate, insbesondere Erythrozytenkonzentrate, möglichst langsam transfundiert werden (Richtwert ca. 1 ml/kgKG/h).

Nichtimmunologisch bedingte Hämolyse
Durch Überwärmung oder Unterkühlung von Erythrozytenkonzentraten oder durch gleichzeitige Infusion mit hyper- oder hypotonen Lösungen (z.B. Glucose- oder Ringer-Lösung) können die roten Blutzellen hämolysieren. Zur Erwärmung von Blutkonserven sind spezielle Blutwärmgeräte zu verwenden. Die gleichzeitige Gabe von Blut und Infusionslösungen bzw. Medikamenten über einen gemeinsamen Venenzugang ist nicht zulässig.

 Cave
Patienten, die hämolysiertes Blut erhalten haben, sollten bezüglich des Elektrolythaushalts (Kalium) und der Gerinnungsparameter engmaschig überwacht werden.

Hämosiderose
Eine Transfusionshämosiderose kann nach Transfusion von mehr als ca. 100 Erythrozytenkonzentraten entstehen (grober Richtwert). Ein Erythrozytenkonzentrat enthält etwa 200–300 mg Eisen. Durch Ausscheidung geht dagegen täglich nur etwa 1 mg Eisen verloren. Durch Eisenablagerungen kann es zu Gewebe- und Organschädigungen kommen. Betroffen sind überwiegend Patienten mit chronischer Transfusionsbedürftigkeit über längere Zeiträume (z.B. aplastischer Anämie, Thalassämie).

Leitlinien – Adressen – Tipps

Leitlinien

Vorstand und Wissenschaftlicher Beirat der Bundesärztekammer (2001) Leitlinien zur Therapie mit Blutkomponenten und Plasmaderivaten, 2. Aufl., Deutscher Ärzte-Verlag, Köln

Wissenschaftlicher Beirat der Bundesärztekammer und vom Paul-Ehrlich-Institut (2000) Richtlinien zur Gewinnung von Blut und Blutbestandteilen und zur Anwendung von Blutprodukten (Hämotherapie). Deutscher Ärzte-Verlag, Köln

Wissenschaftlicher Beirat der Bundesärztekammer (2001) Neuformulierungen und Kommentare 2001 zu den Richtlinien zur Gewinnung von Blut und Blutbestandteilen und zur Anwendung von Blutprodukten (Hämotherapie) 2000. Dtsch Ärztebl 46: B 2610–B2611

Wissenschaftlicher Beirat der Bundesärztekammer, Bekanntmachungen (2002) Leitlinien zur Therapie mit Blutkomponenten und Plasmaderivaten. Revision 2002. Dtsch. Ärztebl 99: A 3359–3362

Internetadressen

www.rki.de/GESUND/AKBLUT/BLUT.HTM
www.dgti.de
www.pei.de
www.bundesaerztekammer.de/30/Richtlinien/Leitidx/

Literatur

Arbeitskreis Blut: Parvovirus B 19. Stellungnahme S3 vom 2.12.1998. Abrufbar unter: www.rki.de/GESUND/AKBLUT/BLUT.HTM

Bowden RA, Meyers JD (1990) Prophylaxis of cytomegalovirus infection. Semin Hematol 2 (Suppl 1): 17–21

Bowden RA, Slichter SJ, Sayers M, Weisdorf D, Cays M, Schoch G, Banaji M, Haake R, Welk K, Fisher L et al. (1995) A comparison of filtered leukocyte-reduced and cytomegalovirus (CMV) seronegative blood products for the prevention of tranfsuion-associated CMV infection after marrow transplant. Blood 86: 3598–3603

Bux J, Cassens U, Duchscherer M, Eichler H, Haas C, Haustein B, Moog R, Wiesneth M (2001) Preliminary results of the multicenter study „treatment of blood donors with recombinat G-CSF for granulocyte apheresis". Inus Ther Transfus Med 28 (Sonderheft 1): 18

Bux J, Mueller-Eckhardt C (1993) Leitlinien für die Substitutionstherapie mit Thrombozyten. Dtsch Med Wochenschr 118: 1367–1370

Bux J, Hoch J, Bindl L, Müller A, Mueller-Eckhardt C (1994) Transfusionsassoziierte akute Lungeninsuffizienz. Diagnosesicherung durch den Nachweis granulozytärer Antikörper. Dtsch Med Wochenschr 119: 19–24

Caspari G, Alpen U, Greinacher A (2001) Transfusion to the wrong patient likely to be most important tranfusion risk. Infusionsther Transfusionsmed 28 (Sonderheft 1): V 29.1

Consensus Conference (1985) Fresh Frozen Plasma, Indications and Risks. JAMA 253: 551–553

Consensus Conference (1987) Platelet transfusion therapy. JAMA 257: 1777–1780

Consensus Statement on red cell transfusion (1994) Br J Anaesth 73: 857–859

Davenport RD, Kunkel SL (1994) Cytokine roles in hemolytic and non-hemolytic transfusion reactions. Transfusion Med Rev 8: 157–168

Grassi M, Mammarella A, Sagliaschi G, Granati L, Musca A, Traditi F, Pezzella M (2001) Persistent hepatitis G virus (HGV) infection in chronic hemodialysis patients and non-B, non-C chronic hepatitis. Clin Chem Lab Med 39: 956–960

Greinacher A, Lubenow N, Hinz P, Ekkernkamp A (2003) Heparin induzierte Thrombozytopenie. Dtsch Ärztebl 100: A2220–2229

Halasz R, Weiland O, Sallberg M (2001) GB virus C/hepatitis G virus. Scand J Infect Dis 33: 572–580

Hinrichsen H, Leimenstoll G, Stegen G, Schrader H, Folsch UR, Schmidt WE (2002) Prevalence of and risk factors for hepatitis G (HGV) infection in haemodialysis patients: a multicentre study. Nephrol Dial Transplant 17: 271–275

Hoffmeister KM, Felbinger TW, Falet H, Denis CV, Bergmeier W, Mayadas TN, von Andrian UH, Wagner DD, Stossel TP, Hartwig JH (2003) The clearance mechanism of chilled blood platelets. Cell 112: 87–97

Jacobs RJ, Palavecino E, Yomtovian R (2001) Don't bug me: The problem of bacterial contamination of blood components – challenges and solutions. Transfusion 41; 1331–1334

Linden JV, Kaplan HS (1994) Transfusion errors: Causes and effects. Transfus Med Rev 8: 169–183

Llewelyn CA, Hewitt PE, Knight RS, Amar K, Cousens S, Mackenzie J, Will RG (2004) Possible transmission of variant Creutzfeldt-Jakob disease by blood transfusion. Lancet 363: 417–421

Mollison PL, Engelfried CP, Contreras M (eds) (1997) Blood transfusion in clinical medicine, 10th ed. Blackwell, Oxford

Mueller-Eckhardt C (Hrsg) (1996) Transfusionsmedizin, 2. Aufl. Springer, Berlin Heidelberg New York

Ness P, Braine H, King K, Barrasso Ch, Kickler T, Fuller A, Blades N (2001) Single-donor platelets reduce the risk of septic platelet transfusion reactions. Transfusion 41: 857–861

Nichols WG, Price TH, Gooley T, Corey L, Boeckh M (2003) Transfusion-transmitted cytomegalovirus infection after receipt of leuko-reduced blood products. Blood 101: 4195–4200

Petz LD, Swisher SN, Kleinmann S, Spence RK, Straus RG (eds) (1996) Clinical practice of transfusion medicine, 3rd edn. Churchill Livingstone, New York Edinburgh London

Price TH, Bowden RA, Boeckh M, Bux J, Nelson K, Liles WC, Dale DC (2000) Phase I/II trial of neutrophil transfusions from donors stimulated with G-CSF and dexamethasone for treatment of patients with infections in hematopoietic stem cell transplantation. Blood 95: 3302–3309

Robert-Koch-Institut (2001) Bericht der Arbeitsgruppe „Gesamtstrategie Blutversorgung angesichts vCJK" August 2001 Abrufbar unter: http://www.rki.de/PRESSE/PD/PD2001/PD01_25.HTM

Sachs UJ, Bux J (2003) TRALI after the transfusion of cross-match-positive granulocytes. Transfusion 43: 1683–1686

Salama A, Mueller-Eckhardt C (1984) Delayed hemolytic transfusion reactions. Transfusion 24: 188–190

van Prooijen HC, Visser JJ, van Oostendorp WR, de Gast GC, Verdonck LF (1994) Prevention of primary transfusion-associated cytomegalovirus infection in bone marrow transplant recipients by the removal of white cells from blood components with high-affinity filters. Br J Haematol 87: 144–147

Vengelen-Tyler V (ed.) (1999) Technical manual, 13th edn. American Association of Blood Banks, Bethesda

Xu JZ, Yang ZG, Le MZ, Wang MR, He CL, Sui YH (2001) A study on pathogenicity of hepatitis G virus. World J Gastroenterol 7: 547–550

72 Blutstammzell- und Knochenmarktransplantation

H.-J. Kolb

72.1 Grundlagen – 1180
72.1.1 Spenderauswahl – 1180
72.1.2 Indikation – 1181

72.2 Durchführung der Transplantation – 1182
72.2.1 Vorbehandlung des Patienten – 1182
72.2.2 Transplantation – 1182
72.2.3 Therapie nach Transplantation – 1183

72.3 Spezielle Therapie – 1186
72.3.1 Autologe hämatopoetische Zelltransplantation – 1186
72.3.2 Periphere Blutstammzelltransplantation – 1187
72.3.3 Nabelschnurstammzellen – 1187
72.3.4 Nichtmyeloablative Stammzelltransplantation („Mini-Transplantation") – 1188
72.3.5 Tandemtransplantation – 1188

72.4 Klinische Ergebnisse – 1188
72.4.1 Prognose und Verlauf bei verschiedenen Krankheitsbildern – 1188
72.4.2 Graft-versus-Leukämie-Reaktion? – 1190
72.4.3 Ausblick – 1191

Literatur – 1191

Die Transplantation hämatopoetischer Stammzellen wird einerseits zum Ersatz der Hämatopoese bei hämatologischen Systemerkrankungen eingesetzt, andererseits bei der Behandlung maligner Tumoren mit myelosuppressiven, stammzelltoxischen Methoden. Hämatopoetische Stammzellen befinden sich im Knochenmark, in peripherem Blut nach Vorbehandlung, in Nabelschnurblut und in fetaler Leber. Die Transplantation besteht in der Transfusion einer Zellsuspension aus diesen Organen. In diesen Suspensionen sind hämatopoetische Stammzellen enthalten, die sich in den Knochenmarkräumen ansiedeln und nach Proliferation und Differenzierung die Blutbildung des Empfängers ersetzen.

Die Zellmenge aus Nabelschnurblut reicht nur für Kinder und Erwachsene mit leichtem Gewicht. Fetale Leberzellen wurden fast nur für Kleinkinder mit Immundefektkrankheiten eingesetzt, bei denen es nicht auf die rasche Erholung der Blutbildung ankommt.

72.1 Grundlagen

Begriffsklärungen

Die Transplantation von einem immunologisch kompatiblen Spender wird als *allogen* bezeichnet, die Verwendung der eigenen Stammzellen als *autologe* Transplantation. Ein Sonderfall ist die *syngene* Transplantation, bei der ein immungenetisch identisches, eineiiges Zwillingsgeschwister als Spender zur Verfügung steht.

Im Gegensatz zur autologen und syngenen Transplantation müssen bei der allogenen Transplantation eine immunologische Abstoßung des Transplantates und eine immunologische Reaktion des Transplantates gegen den immungenetisch fremden Empfänger unterdrückt werden.

Graft-versus-Host-Reaktion und Chimärismus

Alle Suspensionen hämatopoetischer Zellen enthalten in unterschiedlichem Maße Lymphozyten, die zu Immunreaktionen gegen Organe des immungenetisch fremden Empfängers befähigt sind. Diese Reaktion wird *Graft-versus-Host-Reaktion* genannt, ihre Vermeidung und Behandlung ist ein Hauptproblem der hämatopoetischen Zelltransplantation.

Ziel der allogenen Transplantation ist ein dauerhafter *Chimärismus* mit gegenseitiger Immuntoleranz von Empfänger und Transplantat. Unter Chimären versteht man im medizinischen Sprachgebrauch Individuen mit 2 Blutgruppen bzw. immungenetisch unterschiedlichen hämatopoetischen Systemen. In der Regel wird ein vollständiger Chimärismus angestrebt, überleben hämatopoetische Stammzellen des Empfängers, entsteht ein gemischter Chimärismus. Bei Anwachsen nur einer Zellreihe, z.B. T-Lymphozyten, spricht man von gespaltenem Chimärismus („split chimerism").

Das Entstehen einer *Immuntoleranz* nach hämatopoetischer Zelltransplantation ist mit der Übernahme der immunologischen Funktionen durch T-Lymphozyten des Transplantats verbunden, die den Empfänger als „selbst" anerkennen und Infektionen, v. a. Virusinfektionen und Infektionen mit anderen intrazellulären Erregern, als fremd abwehren können. Da in Chimären die Immuntoleranz gegenüber Organen des Spenders erhalten bleibt, können auch andere Organe des Knochenmarkspenders ohne weitere Immunsuppression transplantiert werden. Von dieser Möglichkeit wird bislang noch wenig Gebrauch gemacht, da das Risiko der Graft-versus-Host-Reaktion noch zu groß ist.

72.1.1 Spenderauswahl

Einen Überblick gibt ◘ Übersicht 72-1.

Übersicht 72-1
Spenderauswahl bei hämatopoetischer Zelltransplantation

- **Syngene Transplantation:** eineiiges Zwillingsgeschwister als Spender
- **Allogene Transplantation:** immungenetisch fremder Spender
  - HLA-identische Geschwister
  - HLA-haploidentisches Familienmitglied
    - phänotypisch HLA-identisch
    - mit Unterschieden in 1 HLA-Antigen (A, B oder D)
  - in 2 oder 3 HLA-Antigenen unverwandter, HLA-identischer Spender
- **Autologe Transplantation:** Entnahme eigenen Knochenmarks während der Remission und Reinfusion nach myelosuppressiver Vorbehandlung

HLA-identische Geschwister. Mit Ausnahme von eineiigen Zwillingsgeschwistern sind HLA-identische Geschwister als Spender am besten geeignet. Die Identität innerhalb der Familie beruht auf der Vererbung der gleichen der HLA-Region, die auf dem kurzen Arm des Chromosoms 6 lokalisiert ist. Die Wahrscheinlichkeit beträgt 25 %, dass ein Geschwister als Spender passt.

HLA-haploidentisches Familienmitglied. Findet sich unter den Geschwistern kein HLA-identischer Spender, kann im weiteren Kreis der Familie und in Karteien freiwilliger unverwandter Spender gesucht werden. In der Familie sucht man in der Verwandtschaft des Elternteils, von dem der seltenere HLA-Haplotyp (= alle von einem Chromosom kodierten HLA-Antigene) ererbt wurde, nach Spendern, die zufällig den häufigeren HLA-Haplotyp mit dem Patienten gemeinsam haben.

Die Transplantation von HLA-haploidentischen Familienmitgliedern, d.h. Familienmitgliedern, die einen HLA-Haplotyp mit dem Patienten gemeinsam haben und sich im zweiten unterscheiden, befindet sich noch in der Erprobung. Bei jüngeren Patienten mit infauster Prognose und in einem guten klinischen Zustand lässt sich die HLA-haploidentische Transplantation rechtfertigen.

Nichtverwandter HLA-identischer Spender. Die Wahrscheinlichkeit, im erweiterten Familienkreis oder unter nichtverwandten Personen einen passenden Spender zu finden, hängt von der Häufigkeit des HLA-Typs des Patienten ab. Mittlerweile gibt es weltweit mehr als 8 Mio. HLA-typisierter Spender, für 80 % der Patienten findet sich heute theoretisch mindestens 1 passender Spender.

Die Identität ist allerdings nie so vollständig wie bei Geschwistern; genauere Typisierungsmethoden mit Oligonukleotiden für die Klasse II (Antigene der HLA-D-Region) zeigen, dass viele serologisch identische Spender genotypisch unterschiedlich sind.

! **Die Transplantation von HLA-haploidentischen Familienmitgliedern, d.h. Familienmitgliedern, die einen HLA-Haplotyp mit dem Patienten gemeinsam haben und sich im anderen unterscheiden, befindet sich noch in der Erprobung. Bei jüngeren Patienten mit infauster Prognose und in einem guten klinischen Zustand lässt sich die HLA-haploidentische Transplantation rechtfertigen.**

72.1.2 Indikation

Eine Indikation zur hämatopoetischen Zelltransplantation besteht grundsätzlich bei Krankheiten, bei denen hämatopoetische Stammzellen befallen sind oder im Verlauf einer zytostatischen Chemotherapie oder Bestrahlung geschädigt werden.

Transplantationsrisiko. Das relativ hohe Risiko einer Transplantation muss gegen das Risiko der Krankheit abgewogen werden. Jüngere Patienten haben ein geringeres Transplantationsrisiko als ältere. Im Allgemeinen scheinen die Risiken einer Transplantation von HLA-identischen Geschwistern bei Patienten im Alter bis zu 65 Jahren, von anderen Familienmitgliedern oder nichtverwandten Spendern bei Patienten im Alter bis zu 55 Jahren vertretbar. Autologe Transplantationen und Transplantationen von eineiigen Zwillingsgeschwistern werden allgemein bis zum Alter von 70 Jahren durchgeführt. In ◘ Übersicht 72-2 sind die wichtigsten Indikationen zusammengestellt.

> **Übersicht 72-2**
> **Indikationen zur hämatopoetischen Zelltransplantation**
>
> — **Angeborene Krankheiten:**
>   - schwerer, kombinierter Immundefekt (SCID)
>   - Wiskott-Aldrich-Syndrom
>   - Thalassaemia major
>   - Fanconi-Anämie, Chediak-Higashi-Syndrom, Diamond-Blackfan-Syndrom
>   - Osteopetrose
>   - Speicherkrankheiten: Morbus Gaucher,- Mukopolysaccharidose, metachromatische Leukodystrophie, Lesch-Nyhan-Syndrom u.a.
>
> — **Erworbene hämatologische Krankheiten**
>   - schwere aplastische Anämie (Neutrophile < 500/μl, Thrombozyten < 20.000/μl, Retikulozyten < 20.000/μl, Knochenmark hypo- oder aplastisch)
>   - schwere Autoimmunkrankheiten wie multiple Sklerose: in Erprobung
>   - akute lymphatische oder undifferenzierte Leukämie: beim Erwachsenen in 1. Remission nur bei besonderen Risikofaktoren für Rezidiv, sonst in 2. oder späterer Remission oder im Rezidiv; bei Kindern nur in 2. oder späterer Remission oder im Rezidiv
>   - akute myeloische Leukämie: in 1. Remission und in späteren Stadien
>   - chronische myeloische Leukämie: in chronischer Phase, in akzelerierter Phase, 2. chronischer Phase und in transformierter Phase
>   - Lymphome hoher Malignität: in 1. Remission nur bei besonderen Risikofaktoren wie verzögertem Ansprechen auf Chemotherapie oder „Bulky Disease" in partieller Remission; in 2. oder späterer Remission
>   - Lymphome niedriger Malignität und chronische lymphatische Leukämie bei jüngeren Patienten
>   - Morbus Hodgkin: nur nach Frührezidiven oder bei partieller Remission

- **Solide, nichthämatologische Tumoren**
    - Neuroblastom, Ewing-Sarkom, Glioblastom
    - Mammakarzinom, Ovarialkarzinom
    - Hodentumor (malignes Teratom)
    - kleinzelliges Bronchialkarzinom, Melanom u. a.

Allogene Transplantation. Zu den bewährten Indikationen zählen:
- schwere angeborene Immundefekt (SCID = „severe combined immunodeficiency")
- schwere aplastische Anämie
- chronische myeloische Leukämie
- rezidivierte Lymphome mit Knochenmarkbefall
- rezidivierte chronische lymphatische Leukämie
- progredientes multiples Myelom
- akute Leukämien

Die akute lymphatische Leukämie des Kindesalters und Formen akuter lymphatischer Leukämie des Erwachsenen ohne besonderes Rezidivrisiko sind von der Indikation ausgenommen. Bei diesen Formen akuter Leukämie sind die Behandlungsergebnisse auch ohne Transplantation so gut, dass das Risiko einer Transplantation nicht vertretbar erscheint (Übersicht 72-2).

Weitere angeborene Krankheiten mit gesicherter Indikation sind Wiskott-Aldrich Syndrom, Fanconi-Anämie, schwere Formen der Thalassämie und Osteopetrose, deutliche Besserungen wurden bei Speicherkrankheiten berichtet. Erfolgversprechend sind die Ergebnisse allogener Transplantation beim multiplen Myelom nach vorangegangener Hochdosischemotherapie, auch bei chronischer lymphatischer Leukämie kann die Indikation gegeben sein, wenn andere Therapien versagt haben.

Autologe Transplantation. Bei hämatologischen Systemerkrankungen ist die autologe Transplantation grundsätzlich nur sinnvoll, wenn ein Transplantat ohne kranke Zellen gewonnen werden kann. Anerkannte Indikationen sind Früh- oder Mehrfachrezidive des Morbus Hodgkin, Lymphome hoher Malignität ohne Knochenmarkbefall, multiples Myelom und akute Leukämien in Remission. Bei rezidivierten Lymphomen intermediären und niedrigen Malignitätsgrads und bei mehreren Tumorkrankheiten, die auf konventionelle Chemotherapie ansprechen, können längere Remissionen durch Transplantation nach Hochdosischemotherapie erreicht werden, ohne das von Heilung oder Lebensverlängerung gesprochen werden kann. Bei multiplem Myelom konnte mit Hochdosistherapie und autologer Stammzelltransplantation, ggf. auch einer zweifachen Transplantation, eine Lebensverlängerung erzielt werden.

Autoimmunerkrankungen. Eine neue Indikation stellt die Behandlung von Autoimmunerkrankungen dar. Nach allogener Transplantation wegen hämatologischer Krankheiten waren auch Autoimmunkrankheiten nicht mehr aufgetreten, an denen die Patienten vor der Transplantation gelitten hatten. Sehr ermutigende Ergebnisse wurden bei Patienten mit multipler Sklerose und rheumatischer Polyarthritis berichtet.

72.2 Durchführung der Transplantation

72.2.1 Vorbehandlung des Patienten

Bei aplastischer Anämie genügt eine intensive Immunsuppression zur Vorbehandlung, da hämatopoetische Stammzellen fehlen, aber das Immunsystem noch intakt ist. Bei malignen Krankheiten dient die Vorbehandlung mit Hochdosischemotherapie auch der Ausschaltung restlicher Leukämie- bzw. Tumorzellen. Kinder mit schweren angeborenen Immundefekten benötigen keine Vorbehandlung, falls ein HLA-identischer Spender zur Verfügung steht.

Intensive Immunsuppression. Zur immunsuppressiven Vorbehandlung eignet sich Cyclophosphamid, das mit einer Bestrahlung der Lymphknoten („total nodal irradiation") und/oder einer Behandlung mit Antithymozytenglobulin (ATG) bzw. monoklonalen Antikörpern gegen T-Lymphozyten kombiniert werden kann. Fludarabin wirkt lange anhaltend immunsuppressiv und wird mit Ganzkörperbestrahlung und Cyclophosphamid kombiniert.

Bei malignen Krankheiten des hämatopoetischen Systems wird Cyclophosphamid meist mit einer Ganzkörperbestrahlung oder einer Behandlung mit Busulfan kombiniert. Bestrahlung und Busulfan sind stammzelltoxisch und verhindern langfristig eine Erholung der Hämatopoese. Erfolge mit anderen Kombinationen wurden berichtet, eine Überlegenheit im direkten Vergleich ist bislang jedoch nicht erwiesen. Myeloablative Vorbehandlung mit Hochdosischemotherapie hat eine nachhaltige Wirkung auf Leukämiezellen, kann aber auch Spätschäden verursachen. Auch bei nichtmalignen Krankheiten wie Thalassämie, paroxysmale nächtliche Hämoglobinurie und Sichelzellanämie kann sie notwendig sein, um Raum für das Transplantat zu schaffen.

72.2.2 Transplantation

Nach Abschluss der Vorbehandlung erfolgt die eigentliche Transplantation.

Knochenmarkentnahme

Etwa 1000 ml Knochenmark werden in Vollnarkose vom Beckenkamm aspiriert, gefiltert und dem Patienten intravenös transfundiert.

> **Praxistipp**
> Für den Spender ist das Risiko der Knochenmarkspende gering. Es besteht in der Vollnarkose und dem Blutverlust, der aber durch zuvor angelegte Eigenblutkonserven ausgeglichen werden kann.

Bei Blutgruppenunverträglichkeit von Spender und Empfänger werden Erythrozyten und Plasma mithilfe eines Zellseparators oder Dichtegradientensedimentation abgetrennt. Beim Empfänger muss bei Blutgruppenunverträglichkeit auf eine gute Diurese und die Alkalisierung des Urins geachtet werden, um eine Schädigung der Niere durch freies Hämoglobin (nach eventueller Hämolyse) zu vermeiden.

Entnahme von Stammzellen aus dem peripheren Blut

Statt Knochenmark können auch Stammzellen aus dem peripheren Blut gewonnen werden. Nach Behandlung des Spenders mit einem hämatopoetischen Wachstumsfaktor (G-CSF, „granulocyte-colony stimulating factor") werden Stammzellen aus dem Knochenmark ins Blut freigesetzt. Die Mobilisierung wird mithilfe der Bestimmung von CD34-positiven Stammzellen im Blut kontrolliert, bei einer Konzentration von mehr als 10/µl CD34-positiven Zellen können mithilfe eines Zellseparators stammzellreiche Leukozytenkonzentrate gewonnen werden. Diese Konzentration wird bei gesunden Spendern nach 5–7 Tagen erreicht.

Bei der Knochenmarkentnahme wird eine Zahl von mindestens $2-3 \cdot 10^8$ mononukleären Zellen/kgKG des Patienten, aus dem Blut von mindestens $5 \cdot 10^8$ mononukleären Zellen/kgKG angestrebt, um eine Zahl von mindestens $2 \cdot 10^6$ CD34-positiven Stammzellen/kgKG zu erreichen.

Weiterverarbeitung und Transplantation

Das Einfrieren von Knochenmark zur autologen Transplantation geschieht unter Zusatz von 10 %igem DMSO (Dimethylsulfoxid) als Gefrierschutzmittel und einer kontrollierten Gefrierrate von 1 °C/min. Es kann ohne Vitalitätsverlust in Flüssigstickstoff bei −196 °C aufbewahrt werden. Zur Transplantation wird das Knochenmark im Wasserbad rasch aufgetaut und ohne weitere Separationsschritte infundiert.

72.2.3 Therapie nach Transplantation

Nach der Vorbehandlung und der Transplantation hämatopoetischer Zellen kommt die Phase bis zum Anwachsen des Transplantates, das sich im Ansteigen der Leukozyten, Retikulozyten und Thrombozyten zeigt. Die Leukozyten steigen meist in der 3. Woche nach Transplantation an und erreichen in kurzer Zeit normale Werte oder zumindest einen sicheren Bereich. Die Erholung der Thrombozyten kann länger dauern, bevor sie Normalwerte erreichen. Retikulozyten sind oft die ersten Vorboten des „Take", sie können bereits am Ende der 2. Woche auf Werte über 2‰ ansteigen.

Supportive Therapie

Infektionsprophylaxe. Während der ersten Wochen kommt es nach myeloablativer Therapie häufig durch die intensive immunsuppressive Vorbehandlung häufig zu Mukositis im Mund- und Rachenbereich mit Schluckbeschwerden, Übelkeit, Erbrechen und Durchfällen. Während dieser Zeit ist eine sorgfältige Pflege der Schleimhaut angezeigt, um Infektionen zu vermeiden. Die Patienten werden parenteral über zentralvenöse Katheter ernährt, die Kathetereintrittsstelle muss zur Infektionsprophylaxe sorgfältig gepflegt werden. Die Patienten erhalten prophylaktisch schwer resorbierbare Antibiotika und Antimykotika zur Prophylaxe von Bakterien- und Pilzinfektionen. Aciclovir wird parenteral zur Prophylaxe von Virusinfektionen gegeben, insbesondere durch Herpes-simplex-Virus.

Schmerztherapie. Die Schmerztherapie wird allgemein großzügig mit Morphin durchgeführt.

Isolierung des Patienten. Die Isolierung des Patienten zur Prophylaxe vor nosokomialen Infektionen wird unterschiedlich gehandhabt. Manche Zentren behandeln die Patienten in sog. Laminar-Air-Flow-Einheiten, um auch eine Übertragung von mikrobiellen Krankheitserregern über die Luft auszuschließen, andere begnügen sich mit Einzelzimmern. In jedem Fall sollte die Unterbringung in einer eigenen Station mit der Möglichkeit von Umkehrisolation erfolgen.

Transfusionen. Während der zytopenischen Phase sind häufig Transfusionen von Erythrozyten und Thrombozyten erforderlich. Alle transfundierten Präparate sollten mit 30 Gy bestrahlt werden, um Graft-versus-Host-Reaktionen durch teilungsfähige Lymphozyten zu vermeiden. Zusätzlich sind Leukozytenfilter ratsam, um die Immunisierung gegen fremde HLA-Antigene und die Übertragung von Krankheitserregern, speziell Zytomegalieviren, zu vermeiden.

Mit dem Anstieg der Leukozyten ist die Gefahr der Infektionen bei Neutropenie gebannt, es folgt die Phase der Graft-versus-Host-Disease.

Graft-versus-Host-Disease

Pathogenese. Die Graft-versus-Host-Disease (GvHD) wird durch eine Immunreaktion des Transplantats gegen fremde Histokompatibilitätsantigene des Empfängers verursacht (GvH-Reaktion). Bei Transplantation zwischen HLA-identischen Spendern ist die GvH-Reaktion gegen sog. Minor-Histokompatibilitätsantigene gerichtet, in denen sich die Geschwister unterscheiden. Bei anderen

Tabelle 72-1. Symptome der Graft-versus-Host-Disease (GvHD)

Betroffenes Organsystem	Akute GvHD	Chronische GvHD
Haut	Erythem trockene Desquamation exfoliative Dermatitis bullöse Dermatitis (Lyell-Syndrom)	Lichen ruber planus Sklerodermie Ulzerationen
Schleimhaut	Erythem	Sicca-Syndrom Lichenifizierung Fibrosierung Bildung von Septen
Leber	Triaditis Cholestase Erhöhung von Bilirubin Erhöhung der alkalischen Phosphatase Erhöhung von γ-GT Hepatitis mit Erhöhung von Transaminasen	chronische Triaditis Abnahme der Gallengänge Fibrose biliäre Zirrhose (selten)
Darm	Durchfälle schleimig, wässrig, blutig	rezidivierende Durchfälle, Fibrosierung
Hämatopoese	Thrombopenie Leukopenie Anämie	Lymphopenie Eosinophilie Hypo- oder Hypergammaglobulinämie
Allgemeinsymptome	Fieber, Gewichtsverlust	

Spendern kann sie auch gegen HLA-Antigene gerichtet sein. Reife, immunkompetente T-Zellen, CD4- und CD8-positive T-Lymphozyten, sind für die Reaktion verantwortlich. Umstritten ist, ob auch andere Zellen wie NK-Zellen („Natural-Killer"-Zellen) an der Reaktion teilnehmen. Nach Transplantationen von alloimmunisierten Spendern wie Frauen, die durch Schwangerschaften gegen Histokompatibilitätsantigene immunisiert sind, kann die GvH-Reaktion schwerer verlaufen. Auch bei Patienten mit anderen Spendern als HLA-identischen Geschwistern tritt die GvHD häufiger und früher auf.

Klinik. Meist sind Haut, Leber und Darm betroffen (Tabelle 72-1).

Prophylaxe. Zur Vorbeugung der GvHD wird nach Transplantation immunsuppressiv mit **Methotrexat** und/oder **Ciclosporin A** behandelt. Dennoch tritt bei etwa 30–50 % der HLA-identisch transplantierten Patienten eine behandlungsbedürftige GvHD auf, die bei 10–20 % lebensbedrohlich werden kann. Neuere Immunsuppressiva wie **Tacrolimus** (FK506), **Rapamycin** und **Mycophenolatmofetil** befinden sich in der Testung.

Die beste Möglichkeit zur Verhütung der GvHD besteht in der **Entfernung von T-Lymphozyten** aus dem Knochenmark vor der Transplantation. Die Abtrennung oder Inaktivierung von T-Lymphozyten wurde durch Dichtegradientenzentrifugation, Agglutination mit Lektinen und monoklonalen Antikörpern gegen spezifische Antigene erreicht. Die T-Zell-Depletion wurde von vielen Zentren allerdings wieder verlassen, da mit der Entfernung der T-Zellen aus dem Transplantat die Häufigkeit von Transplantatabstoßungen und Leukämierezidiven deutlich anstieg. Offensichtlich sind T-Lymphozyten für die Ausschaltung restlicher Empfängerlymphozyten und Leukämiezellen von Bedeutung.

> **Praxistipp**
> Eine Möglichkeit zur Verhinderung einer Abstoßung und der GvH-Reaktion gleichzeitig kann die Gabe von Antithymozytenglobulin im Rahmen der Vorbehandlung darstellen. Die ATG-Antikörper können im Patienten zu einer T-Zell-Depletion in vivo führen und damit die GVH-Reaktion mildern, ohne die Abstoßungsrate zu erhöhen.

Eine andere Möglichkeit zur GvH-Prophylaxe besteht in der Verhinderung einer vermehrten Aktivierung von T-Lymphozyten des Transplantats durch den Empfänger. **Tumornekrosefaktor α** (TNF-α) ist ein Zytokin aus aktivierten Makrophagen, das T-Zellen stark stimuliert. Patienten, die unter der Vorbehandlung TNF-α in erhöhtem Maße freisetzen, entwickeln häufiger eine GvH-Krankheit und andere Komplikationen. Die Aktivierung von Makrophagen kann z. B. durch Aufnahme von Endotoxin aus der Darmflora unter der Vorbehandlung erfolgen. Bei keimfreien Tieren tritt eine GvHD seltener auf, bei Auftreten verläuft sie milder. Beim Patienten kann zwar ein keimfreier Zustand kaum erreicht werden, die Dekontamination des Darms von Bakterien und Pilzen beeinflusst jedoch die GvHD und das Überleben günstig.

Chronische GvHD. Die chronische GvHD, die häufig aus einer akuten hervorgeht, zeigt sich in den in ◘ Tabelle 72-1 aufgeführten Symptomen.

Die chronische GvHD kann auch ohne akute GvHD entstehen, als **De-novo-GvHD**. Sie tritt bei etwa $1/3$ der Patienten auf und ist in der Regel gut mit Prednisolon und Ciclosporin A behandelbar. Sie kann völlig ausheilen oder in ihrer Aktivität wechseln. Patienten mit chronischer GvHD haben einen persistierenden Immundefekt und ein hohes Risiko für opportunistische Infektionen. Rezidivierende opportunistische Infektionen und Lungengerüsterkrankungen können das Leben der Patienten bedrohen. Besonders häufig entwickeln sie eine Herpes-zoster-Infektion und Infektionen mit grampositiven Bakterien und Kapselbakterien. Pneumokokkeninfektionen können schnell lebensbedrohlich werden.

Therapie. Zur Behandlung der akuten GvHD wird meist **Prednisolon** verwendet, bei Versagen kommen Antithymozytenglobulin oder monoklonale Antikörper gegen T-Zellen zum Einsatz. Vor allem Antikörper gegen CD3 (OKT3), gegen den IL-2-Rezeptor CD25 und gegen TNF-α sowie lösliche TNF-Rezeptoren werden erprobt. Neuere Immunsuppressiva wie Rapamycin bringen mit neuen Wirkungsmechanismen auch neue Therapiemöglichkeiten. Die Behandlung der chronischen GvH-Krankheit ist schwieriger. Prednisolon ist das Mittel der Wahl, zusätzliche Medikamente wie Ciclosporin A und Azathioprin konnten die Überlebenszeit nicht verlängern. Eine neue Methode ist die extrakorporale Photopherese, bei der das Blut mit UVA bestrahlt wird.

Erholung des Immunsystems und Infektionen

In den ersten 4–5 Monaten ist die immunologische Reaktionsfähigkeit transplantierter Patienten stark eingeschränkt, unabhängig davon, ob sie allogen, syngen oder autolog transplantiert wurden. Bei schwerer akuter GvHD und intensiver immunsuppressiver Therapie besteht ein hohes Risiko für systemische Pilzinfektionen. Im Anschluss an die akute GvHD entwickeln sich nicht selten interstitielle Pneumonien mit Zytomegalieviren oder **Pneumocystis jiroveci**.

Nach 1–2 Jahren kann es zu einer Erholung des Immunsystems kommen, falls keine chronische GvHD besteht. Die Restitution des Immunsystems hängt vom Alter des Patienten ab. Bei Kindern und Jugendlichen kommt es meist zu einer vollständigen Erholung, bei Erwachsenen und älteren Patienten ist die Erholung meist unvollständig. Vermutlich hängt die Restitution von der Funktion des Thymus ab, der sich bei jüngeren Patienten regeneriert und neue tolerante T-Zellen ausbildet, was bei älteren nicht stattfindet. Neue T-Zellen aus dem Thymus können anhand des Nachweises von T-Zell-Rezeptor-Exzisionsstücken **(TREC)** bestimmt werden. Eine Erholung der Thymusfunktion kann bis zum Alter von etwa 50 Jahren nachgewiesen werden, wobei bis zu 5 Jahre nach der Transplantation benötigt werden. Bei älteren Patienten kommt es auch häufiger zu chronischer GvHD mit begleitenden bakteriellen Infektionen. Rezidivierende Infektionen mit Zytomegalie- und anderen Viren tragen bei älteren Patienten und Patienten mit histoinkompatiblen Spendern zur Morbidität der chronischen GvHD bei.

Bei chronischer GvHD bieten u. U. auch rezidivierende, sinubronchiale Infektionen Probleme. Ein „Asplenie-Syndrom" mit kleiner Milz, Jolly-Körperchen in den Erythrozyten und Mangel an Immunglobulinen bzw. deren Subklassen sind mit einer Abwehrschwäche gegen grampositive Erreger, besonders Pneumokokken, verbunden.

Komplikationen

Frühkomplikationen. In den ersten Wochen und Monaten nach Transplantation kann es zu Komplikationen kommen, die nicht zwingend mit einer GvHD oder Infektionen verbunden sind. **Therapeutisch bedingte Toxizitäten** sind z. B. eine hämorrhagische Zystitis durch Cyclophosphamid, die durch forcierte Diurese und das Antidot Mesna vermindert werden kann. Zahlreiche Chemotherapeutika, Antibiotika und Ciclosporin A können die Nierenfunktion beeinträchtigen.

Bei schweren Intoxikationen kann es zu einer generalisierten Endothelschädigung im Sinne eines **„Endothelial-Leakage-Syndroms"** kommen, bei dem Wasser ins Interstitium austritt und eine Gewichtszunahme resultiert. Bei Lungenbeteiligung können eine idiopathische interstitielle Pneumonie und eine diffuse alveoläre Hämorrhagie auftreten.

Abgrenzbare Krankheitsbilder sind die „Veno-occlusive Disease" (VOD), die Mikroangiopathie und interstitielle Pneumonien.

- Die **VOD** ist gekennzeichnet durch eine Gewichtszunahme, Aszites, Ikterus und schmerzhafte Leberschwellung. Zwei dieser Symptome treten bei bis zu 50 % der Patienten nach der Transplantation auf, sie bilden sich meist spontan zurück. Pathophysiologisch liegt eine Schwellung der Zentralvenen der Leber zugrunde, die zu einem Untergang von Leberzellen und Cholestase führt. Prophylaktisch wurde die Gabe von **Prostaglandin E** bei Hochrisikopatienten empfohlen (höheres Alter, Diagnose chronische myeloische Leukämie, intensive Vorbehandlung). Als eine wirksame

Therapie kann heute Prociclide angesehen werden, das frühzeitig eingesetzt werden sollte.
- Die Mikroangiopathie kann sich in Form einer thrombotisch-thrombozytopenischen Purpura (TTP) oder eines hämolytisch-urämischen Syndroms (HUS) manifestieren. Beiden geht meist eine Erhöhung des Tumornekrosefaktor-α-Spiegels voraus, der bereits unter der Vorbehandlung ansteigen kann. Die Aktivierung von Makrophagen, die Behandlung mit Ciclosporin A und das allogene Transplantat spielen eine Rolle. Im Blut findet man Fragmentozyten, erhöhte Werte von LDH, eine Thrombopenie und erhöhte Retikulozyten; eine Verbrauchskoagulopathie besteht nicht. Zur Behandlung eignet sich bislang nur die Transfusion von kryopräzipitatfreiem Plasma oder die Plasmapherese.
- Die interstitielle Pneumonie kann jederzeit nach Transplantation auftreten, häufig kommt sie nach 2–4 Monaten vor, wobei Zytomegalieviren die häufigsten Erreger sind. Mit der besseren Diagnostik kann eine Virämie frühzeitig erkannt und mit Ganciclovir behandelt werden. Entscheidend ist die frühzeitige Diagnosestellung. Risikofaktoren sind ein positiver Serostatus für Zytomegalieviren und akute GvHD. Die Gefahr einer Übertragung von Zytomegalieviren durch Blut oder Blutprodukte kann durch Auswahl seronegativer Spender und Gabe leukozytenfreier Konzentrate verringert werden. Andere Viren wie HHV 6 sprechen vermutlich auch auf Ganciclovir an. Pneumonien durch Pneumocystis carinii können durch die prophylaktische Gabe von Cotrimoxazol verhindert werden.

Etwa 10 % der Patienten können im Rahmen einer chronischen GvH-Krankheit obstruktive Lungenerkrankungen entwickeln. Bronchiolitis obliterans (BO) ist eine Erkrankung der Bronchiolen, die häufig mit einer chronischen GvHD und Hypogammaglobulinämie verbunden ist. Diese Krankheit kann jederzeit auftreten, sie ist progredient und endet oft mit Lungenversagen. Die Patienten benötigen eine Behandlung mit Corticosteroiden, eine immunsuppressive Therapie wird empfohlen. Die Substitution von Immunglobulinen beeinflusst die Infektionsanfälligkeit, ohne den progredienten Verlauf der BO eindeutig zu ändern.

Spätschäden. Späte Komplikationen sind überwiegend durch eine chronische GvHD bedingt. Zu ihnen zählen obstruktive und restriktive Lungenveränderungen, rezidivierende Infektionen und deren Folgen. Neurologische Komplikationen sind ebenfalls oft Ausdruck einer chronischen GvHD, sie manifestieren sich als Polyneuropathie und kognitive Störungen, wobei der Anteil der immunsuppressiven Therapie an den Veränderungen bislang nicht geklärt ist. Selten kommt es zu dem infausten Krankheitsbild einer progressiven multifokalen Leukenzephalopathie (PML).

Eine besondere Bedeutung kommt sekundären Tumoren und sekundären Leukämien zu. Eine gehäufte Inzidenz von myelodysplastischen Syndromen und sekundärer akuter myeloischer Leukämie wurde nach autologer Transplantation bei malignen Lymphomen beschrieben. In einer retrospektiven Studie der europäischen Gruppe für Knochenmark- und Blutstammzelltransplantation zeigte sich tatsächlich eine erhöhte Rate von Zweitleukämien, die aber nicht höher war als nach konventioneller Therapie. Ebenfalls in einer europäischen Gemeinschaftsstudie wurde die Rate von malignen Tumoren ausgewertet. Hierbei zeigte sich ein erhöhtes Risiko von Hauttumoren, wobei der Risikofaktor die immunsuppressive Behandlung bei chronischer GvHD war. In einer amerikanischen Studie wurden Hauttumoren ausgelassen, und der Risikofaktor war die Bestrahlung zur Vorbehandlung.

Folge der Bestrahlung ist die Entstehung von Katarakten, die bei etwa 40 % der Patienten operiert werden müssen. Hingegen sind Keratokonjunktividen wie beim Sicca-Syndrom Ausdruck einer chronischen GvHD, sie zeigen wie die Sjögren-Krankheit eine Prädominanz bei Frauen.

Infertilität und endokrine Störungen wie primärer Hypogonadismus mit erhöhten Gonadotropinen sind ebenfalls Folge der Bestrahlung. Während die Infertilität nach Bestrahlung meist irreversibel ist, kann nach Chemotherapie wieder Fruchtbarkeit eintreten. Bei Frauen ist eine hormonale Substitution immer angezeigt, bei Männern kann die Substitution von Testosteron notwendig werden.

Besonders bei Kindern sind Wachstums- und Entwicklungsstörungen zu beachten. Nach Ganzkörperbestrahlung sollten Kinder bezüglich der Pubertät betreut und hormonell substituiert werden. Unterfunktionen der Schilddrüse kommen bei Kindern besonders häufig vor, sie sind oft nach Bestrahlung, aber auch ohne vorhergehende Bestrahlung nachweisbar.

Trotz aller Komplikationen und langfristigen Störungen sind > 80 % der Patienten, die nach mehr als 5 Jahren leben, vollzeitig berufstätig. Das körperliche Befinden wurde bei 90 % der Patienten als normal oder nur gering beeinträchtigt eingestuft.

72.3 Spezielle Therapie

72.3.1 Autologe hämatopoetische Zelltransplantation

Die Möglichkeit, das eigene Knochenmark oder Blutstammzellen zur Transplantation nach einer intensiven Chemotherapie und Ganzkörperbestrahlung zu verwenden, bietet sich bei akuten Leukämien und Lymphomen. Voraussetzung für die autologe Transplantation bei akuter Leukämie ist eine Vollremission, bei Lymphomen ein Ansprechen auf die Chemotherapie und die Abwesenheit eines Knochenmarkbefalls. Auch bei soliden, nichthämatologischen Tumoren, z. B. dem Mammakarzinom, kann eine myeloablative, intensive Chemotherapie unter dem Schutz einer nachfolgenden autologen Transplantation durchgeführt werden, wenn das Knochenmark nicht befallen ist.

Die Ergebnisse bei akuter Leukämie in 2. Remission sind besonders überzeugend, da die Chemotherapie in diesem Stadium alleine selten dauerhafte Erfolge verbuchen kann. Die Ergebnisse sind z. T. nicht schlechter als nach allogener Knochenmarktransplantation. Bei malignen Lymphomen sind die Erfahrungen mit der autologen Transplantation größer als mit der allogenen Transplantation. Bei ca. 40 % der Patienten mit Non-Hodgkin-Lymphom, das nach einem Rezidiv auf Chemotherapie noch anspricht, kann mit einer anhaltenden Remission gerechnet werden.

„Purging". Ein zentrales Problem der autologen Transplantation ist die Kontamination des Knochenmarks mit restlichen Leukämie- oder Lymphomzellen, die einer mikroskopischen Beurteilung entgehen. Verschiedene Methoden zum Nachweis residueller Leukämiezellen werden derzeit erprobt. Viele Transplantationsgruppen versuchen daher, das Knochenmark nach der Entnahme zu behandeln, um restliche maligne Zellen zu entfernen („purging"). Die gebräuchlichsten Methoden des „Purging" sind die Behandlung mit den Cyclophosphamidderivaten Mafosfamid oder 4-Hydroxy-Cyclophosphamid und die Behandlung mit monoklonalen Antikörpern. Bislang konnte aber kein Nachweis für den Vorteil einer Knochenmarkbehandlung erbracht werden. Vermutlich trägt das „Purging" erst zum Erfolg bei, wenn der Tumor im Patienten vollständig eliminiert wird.

72.3.2 Periphere Blutstammzelltransplantation

Autologe Stammzelltransplantation. Leukozyten des peripheren Blutes enthalten hämatopoetische Stammzellen in geringer Konzentration, die zur autologen Transplantation verwendet werden können. Der Gehalt hämatopoetischer Stammzellen im peripheren Blut kann in der Erholungsphase nach Chemotherapie, v. a. nach Cyclophosphamidtherapie, beträchtlich erhöht sein. Vermutlich werden in der Erholungsphase hämatopoetische Vorläuferzellen mobilisiert, d. h. ins Blut ausgeschwemmt. Die Mobilisierung kann auch durch die Behandlung mit hämatopoetischen Wachstumsfaktoren, v. a. G-CSF erreicht, bzw. nach Chemotherapie noch verstärkt werden, sodass gute Ausbeuten peripherer Blutstammzellen gewonnen werden können. Die hämatologische Erholung nach Blutstammzelltransplantation ist oft schneller als nach autologer Knochenmarktransplantation. Die Ursache ist nicht geklärt, eine Anreicherung reiferer Stammzellen im peripheren Blut wurde ebenso diskutiert wie die günstigere Mischung mit Zellen (T-Zellen, Monozyten), die Wachstumsfaktoren produzieren. Als ein Vorteil peripherer Blutstammzellen gegenüber Knochenmark wurde auch die geringere Kontamination mit malignen Zellen, Leukämiezellen, Plasmozytomzellen und Lymphomzellen genannt. Klinische Ergebnisse zur Unterstützung dieser These fehlen aber bislang.

> **Praxistipp**
>
> Der größte Vorteil der Verwendung peripherer Blutstammzellen besteht in der Möglichkeit zur wiederholten Gewinnung. Der wiederholte Einsatz von Blutstammzellen und Wachstumsfaktoren ermöglicht eine erheblich intensivierte Chemotherapie.

Allogene Stammzelltransplantation. Bei der allogenen Blutstammzelltransplantation muss sich der Spender keiner Narkose unterziehen, er injiziert sich etwa 5–6 Tage den hämatopoetischen Wachstumsfaktor G-CSF und spendet Blutleukozyten an einem Blutzellseparator. Wegen des hohen Anteils an T-Lymphozyten im Transplantat war mit einem erhöhten Risiko schwerer, akuter GvH-Reaktionen gerechnet worden. Überraschenderweise war das Auftreten einer akuten GvHD nicht häufiger als nach allogener Knochenmarktransplantation. Ein günstiger Einfluss der Behandlung mit G-CSF wird diskutiert. Über ein erhöhtes Risiko chronischer GvH-Reaktionen wurde dennoch berichtet.

72.3.3 Nabelschnurstammzellen

Das Nabelschnurblut ist reich an hämatopoetischen Stammzellen, die sich zur Transplantation eignen. Nach der Trennung des plazentaren Kreislaufs vom neugeborenen Kind können etwa 100 ml Restblut aus der Plazenta gewonnen werden. Diese Menge reicht in der Regel zur Transplantation eines Patienten mit einem Gewicht bis zu 50 kg aus. Nabelschnurzellen Neugeborener sind immunologisch weniger aggressiv, GvH-Reaktionen sind schwächer, Unterschiede in 1 oder 2 Antigenen erscheinen akzeptabel. Banken mit Nabelschnurzellen werden an vielen Orten bereits angelegt, sodass bald eine Versorgung einer größeren Anzahl von Patienten mit Nabelschnurzellen möglich scheint.

72.3.4 Nichtmyeloablative Stammzelltransplantation („Mini-Transplantation")

Die Möglichkeit der adoptiven Immuntherapie mit Spenderlymphozyten hat die Frage aufgeworfen, ob eine maximale Dosierung der Konditionierung mit Ganzkörperbestrahlung und Chemotherapie in einem Dosisbereich notwendig ist, der zu einer vollständigen und langfristigen Unterdrückung der Hämatopoese (Myeloablation) führt. Der Begriff Mini-Transplantation ist unglücklich, da die spezifischen Komplikationen der Transplantation durchaus auftreten können. Da Vorbehandlungsformen mit gering reduzierter Dosierung der Bestrahlung oder Chemotherapie mit erfasst werden, hat sich auch der Begriff Konditionierung mit reduzierter Intensität eingebürgert. Die geringste Intensität bieten die Ganzkörperbestrahlung mit nur 2 Gy mit und ohne Vorbehandlung mit Fludarabin sowie die Kombination von Fludarabin und Cyclophosphamid. Meist werden danach Blutstammzellen transplantiert, und die immunsuppressive Therapie nach der Transplantation ist auch für das Angehen des Transplantates und nicht nur zur Prophylaxe der Graft-versus-Host Reaktion wichtig.

Nach einer nichtmyeloablativen Transplantation ist der Chimärismus selten bereits nach 1 Monat komplett, er entwickelt sich innerhalb der ersten 2–3 Monate. Wichtig ist ein überwiegender T-Zell-Chimärismus bereits nach 1 Monat. Bislang wurde die nichtmyeloablative Transplantation vorwiegend Patienten mit besonders hohem Transplantationsrisiko vorbehalten. Dazu zählen v.a. ältere Patienten und Patienten mit Begleiterkrankungen. Die Ergebnisse sind ermutigend, Langzeitbeobachtungen stehen noch aus.

72.3.5 Tandemtransplantation

Die dosisreduzierte Konditionierung vor allogener Transplantation setzt voraus, dass die Leukämie oder der Tumor nicht so rasch progredient ist und dem allogenen Transplantat Zeit bleibt, gegen die Leukämie bzw. den Tumor immunologisch zu reagieren. Das Prinzip der Tandemtransplantation mit einer autologen Stammzelltransplantation nach einer Hochdosistherapie und einer nachfolgenden allogenen Stammzelltransplantation mit dosisreduzierter Konditionierung wird derzeit beim multiplen Myelom und niedrig malignen Lymphom mit Erfolg untersucht. Die Hochdosistherapie mit autologer Stammzelltransplantation kann zu einer weitgehenden Tumorreduktion führen. Die allogene Transplantation nach einer dosisreduzierten Vorbehandlung nutzt die allogene Immunreaktion gegen den Tumor aus.

72.4 Klinische Ergebnisse

72.4.1 Prognose und Verlauf bei verschiedenen Krankheitsbildern

Die Auswertung der klinischen Ergebnisse der Transplantation leidet immer an der Kritik einer Selektion, die sich durch das Warten auf die Erholung der Hämatopoese bei autologer Transplantation oder auf die Spendersuche und -testung ergibt. Vergleiche der Transplantationsergebnisse mit denen konventioneller Chemotherapie sind daher immer nur mit Einschränkung möglich. Der Nachweis dauerhafter Erfolge bei chemotherapierefraktären Patienten überzeugt, auch wenn sie nur bei wenigen Patienten erreichbar sind.

Transplantationszeitpunkt und -indikation
Die Erfolge der Transplantation hängen ganz wesentlich vom richtigen Zeitpunkt und Stadium der Erkrankung ab.

Schwere aplastische Anämie. Bei schwerer aplastischer Anämie kann mit krankheitsfreiem Überleben von 70–90% der Patienten gerechnet werden, wenn die Transplantation früh durchgeführt wird. Bluttransfusionen vor der Transplantation verschlechtern die Ergebnisse, da mit einer Immunisierung gegen den Spender gerechnet werden muss. Im Alter von mehr als 40 Jahren sind die Ergebnisse schlechter, bei älteren Patienten kann zunächst ein Behandlungsversuch mit Immunsuppression unternommen werden.

Thalassämie. Auch bei Thalassämie sollte die Transplantation frühzeitig, vor dem Eintritt schwerer Folgen einer Eisenüberladung und Leberfibrose erfolgen. In solchen Fällen kann bei mehr als 75% der Patienten mit einem dauerhaften Erfolg gerechnet werden.

Sichelzellanämie und paroxysmale nächtliche Hämoglobinurie. Erfolgreiche Transplantationen wurden bei Sichelzellanämie und paroxysmaler nächtlicher Hämoglobinurie beschrieben. Bei diesen Krankheiten ist die Transplantation nur bei schweren, anderweitig nicht beherrschbaren Komplikationen indiziert.

Immunkrankheiten und genetisch bedingte Stoffwechselstörungen. Immundefektkrankheiten und genetisch bedingte Stoffwechselstörungen des hämatopoetischen Systems sind klassische Indikationen der Transplantation, die im frühen Kindesalter durchgeführt werden sollte, bevor irreversible Veränderungen an anderen Organen stattgefunden haben. Erworbene Immunschwäche als Folge einer Infektion mit dem HI-Virus wurde vereinzelt mit Transplantation behandelt, jedoch ohne dauerhaften Erfolg. Regelmäßig war das Transplantat mit HIV infiziert worden.

◘ **Tabelle 72-2.** Risikofaktoren bei akuter Leukämie – Indikationen zur Knochenmarktransplantation in 1. Remission

Akute myeloische Leukämie	alle Formen außer Formen mit günstiger Prognose wie FAB, M3, ggf. auch Chromosomenaberrationen t (8;21) , inv l6
	verzögertes Erreichen einer Remission mit Chemotherapie (lange Dauer bzw. mehreren Zyklen)
Akute lymphatische Leukämie	prä-prä-B (CD 10 neg.)
	t (9;22) (Philadelphia-Chromosom-positiv)
	t (4;11)
	verzögertes Erreichen einer Remission mit Chemotherapie (lange Dauer bzw. mehrere Zyklen)
	Zellzahl > 30 · 10^9/l
	Alter > 35 Jahre

Akute und chronische myeloische Leukämie. Sie sind die häufigsten Indikationen für allogene Transplantationen. Die frühzeitige Transplantation bringt die besten Ergebnisse und sollte bei allen Patienten angestrebt werden. Davon ausgenommen sind Patienten mit Promyelozytenleukämie (FAB M3). Bei anderen prognostisch günstigeren Formen mit zytogenetischen Veränderungen wie t(8;21) oder inv 16 ist die Indikation zur Transplantation in 1. Remission umstritten (◘ Tabelle 72-2). Bei chronischer myeloischer Leukämie sollte die Transplantation bald nach Diagnosestellung eingeplant werden. Die Einführung des selektiven Tyrosinkinaseinhibitors Imatinib (Glivec) hat zu überraschend guten zytogenetischen Remissionen selbst in fortgeschrittenen Stadien geführt, sodass von vielen Ärzten und Patienten erst eine Imatinibtherapie angestrebt wird. Allerdings ist bislang nicht bekannt, wie lange die Remissionen anhalten und wann Resistenzen gegen das Medikament auftreten. Bei Leukämien und Lymphomen, die auf Chemotherapie nicht mehr ansprechen, sind schwere Komplikationen häufig und Remissionen oft nicht dauerhaft.

Die autologe Transplantation hat bei AML in 1. Remission das rezidivfreie Überleben verbessert, in 2. Remission ist ihre Indikation unumstritten. Bei CML werden selten echte Remissionen mit Verschwinden aller Zellen mit dem charakteristischen Philadelphia-Chromosom erreicht. Dennoch kann es auch bei CML durch autologe Transplantation zu einer Lebensverlängerung kommen (◘ Abb. 72-1, 72-2).

Myelodysplastische Syndrome. Sie können mit Transplantation gut behandelt werden, solange sie nicht in ein progredientes leukämisches Stadium übergegangen sind. Die rezidivfreie Überlebensrate nach Transplantation in einem frühen Stadium (l. Remission oder chronische Phase) liegt zwischen 40 und 70 %, in einem mittleren Stadium (2. Remission oder akzelerierte Phase) zwischen 20 und 40 % und in fortgeschritteneren Stadien zwischen 5 und 30 %.

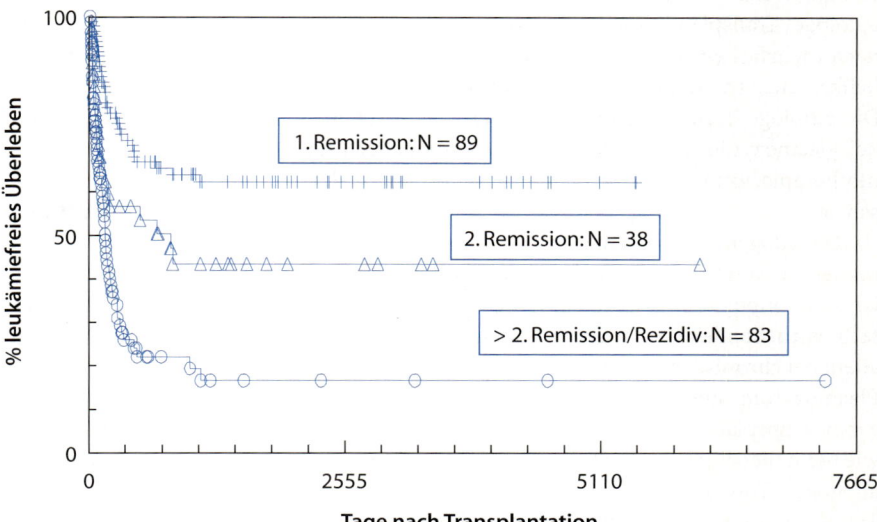

◘ **Abb. 72-1.** Allogene Transplantation bei akuter myeloischer Leukämie in verschiedenen Stadien der Krankheit

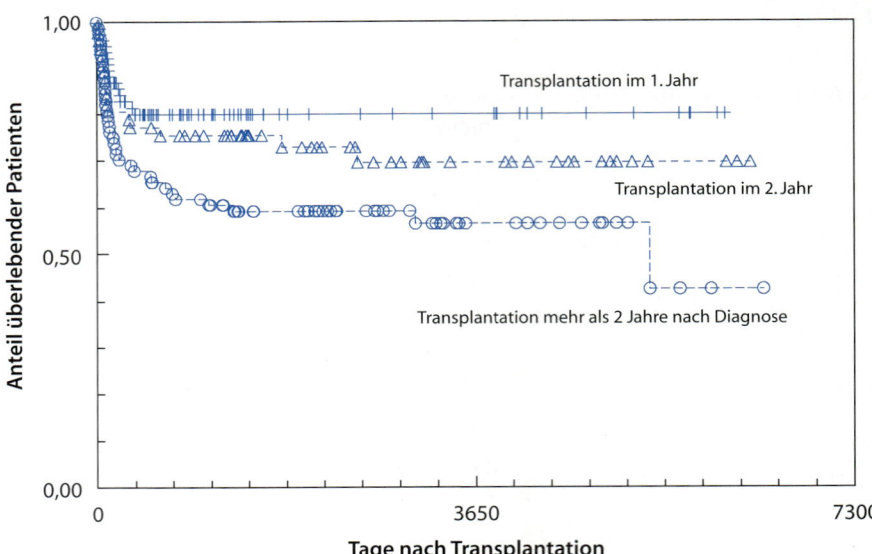

◨ **Abb. 72-2.** Überleben nach allogener Stammzelltransplantation bei chronisch myeloischer Leukämie in chronischer Phase – Einfluss der Krankheitsdauer

Akute lymphatische Leukämie (ALL). Sie ist nur bei Patienten mit hohem Rezidivrisiko eine Indikation zur allogenen Transplantation. Vor allem Patienten mit Philadelphia-Chromosom-positiver ALL haben eine schlechte Prognose, langfristige Remissionen ohne Transplantation sind selten.

Lymphome und Plasmozytom. Sie sind die **häufigsten Indikationen zur autologen Transplantation**. Hochmaligne Lymphome können in der 2. Remission erfolgreich mit Transplantation behandelt werden. Die Indikation zur Transplantation im Rahmen der Primärbehandlung wird gegenwärtig bei Formen mit hohem Rezidivrisiko geprüft. Bei Lymphomen niedriger Malignität waren intensivierte Chemotherapien bislang wenig erfolgreich, die autologe Transplantation konnte hingegen zu lange anhaltenden Remissionen führen. Es ist bislang nicht klar, ob mit autologer Transplantation eine Heilung erzielt werden kann. Bei Morbus Hodgkin ist die autologe Transplantation bei einem Frührezidiv oder nach mehrfachen Rezidiven indiziert, wenn keine Möglichkeit zur Strahlentherapie mit kurativem Ziel besteht. Die autologe Transplantation verbessert das Überleben bei Plasmozytom im Vergleich zu konventioneller Chemotherapie, wenn sie in die Primärtherapie eingeschlossen ist.

Die allogene Transplantation kann bei jüngeren Patienten zu langfristigen Remissionen führen. Allerdings ist die Komplikationsrate hoch, wenn es sich um mehrfach vorbehandelte und ältere Patienten handelt. Vor allem bei chronischer lymphatischer Leukämie und beim Plasmozytom sind bereits längere Verläufe nach allogener Transplantation bekannt. Bei diesen Krankheiten wie beim niedrig malignen Lymphom sind Rezidive nach allogener Transplantation seltener als nach autologer Transplantation. Vermutlich gibt es auch bei Lymphomen einen immunologischen Effekt des allogenen Transplantates.

Solide Tumoren

Bei soliden Tumoren bestehen die meisten Erfahrungen mit der **autologen Transplantation** nach **Hochdosistherapie beim Mammakarzinom**. Längere Beobachtungszeiten gibt es für Hodentumoren, Neuroblastom und Ewing-Sarkom. Grundsätzlich kommen nur Tumoren in Frage, die auf Chemotherapie ansprechen. Eine Hochdosistherapie bei refraktären Tumoren ist nicht sinnvoll. Die myeloablative Therapie eignet sich für minimale Reste des Tumors, die auf die normale Chemotherapie nicht ansprechen. Auch bei soliden Tumoren gibt es mittlerweile Erfahrungen mit **allogener Transplantation**, wobei nicht selten ein Stillstand oder sogar ein Rückgang der Metastasen gesehen wurde. Insbesondere beim Nierenzellkarzinom wurden nach allogener Transplantation langfristige Remissionen beschrieben. Immuntherapeutische Ansätze mit Antikörper und Zellen werden in zunehmendem Maße verfolgt. Die Frage nach einer Graft-versus-Tumor-Reaktion ähnlich einer Graft-versus-Leukämie-Reaktion (▶ unten) ist noch offen.

72.4.2 Graft-versus-Leukämie-Reaktion?

Die geringere Rezidivrate nach allogener Transplantation im Vergleich zu autologer Transplantation kann auf einen Graft-versus-Leukämie-(GvL-)Effekt zurückgeführt werden. Dabei muss es nicht immer zu einer GvH-Disease kommen. Die Wirkungsweise ist bisher nicht völlig geklärt. Bei Patienten mit einem Rezidiv der Leukämie nach Transplantation konnten durch Transfusion von T-Zellen des Spenders Remissionen erreicht werden, die jahrelang anhalten. Die besten Ergebnisse wurden bei Patienten mit chronischer myeloischer Leukämie (CML) in chronischer Phase erzielt, Patienten mit transformierter Phase einer CML, akuter myeloischer Leukämie und mit myelodysplastischem Syndrom sprachen weniger häufig und Patienten mit akuter lymphatischer Leukämie selten an. Das Ansprechen von Plasmozytom und Lymphom auf allogene Lymphozyten ist noch wenig bekannt. Einzelne Fälle von erfolgreicher Behandlung von Plasmozytomrezidiven wurden berichtet. Bei Lymphomen ist die allogene Transplantation der autologen bei der Rezidivprophylaxe überlegen.

Die GvL-Reaktion wurde bei CML am besten untersucht. Die Entfernung von CD8-positiven T-Zellen hat die Reaktion nicht unterdrückt, wohl aber die GvH-Aktivität vermindert. T-Zell-Klone mit zytotoxischer Aktivität gegen myeloische Leukämiezellen reagierten gegen Histokompatibilitätsantigene auf CD34-positiven Stammzellen.

Bei der Transplantation von HLA-haploidentischen Spendern und unverwandten Spendern kommt der Aktivität von natürlichen Killerzellen (NK-Zellen) eine besondere Bedeutung zu. Offensichtlich wirken sie stark antileukämisch bei AML, ohne die GvH-Krankheit zu fördern.

Der Erfolg der allogenen GvL-Reaktion hat Versuche stimuliert, auch nach autologer Transplantation eine Immuntherapie einzuleiten. Die Versuche reichen von der Behandlung mit Zytokinen (Interleukin 2, GM-CSF, α-Interferon) über die autologe Transplantation von T-Zellen zur kombinierten Behandlung mit Antikörper und T-Zellen.

72.4.3 Ausblick

Die Entwicklung der hämatopoetischen Zelltransplantation verläuft weiterhin stürmisch, sie läuft auf den Einsatz von adoptiver Immuntherapie mit T-Lymphozyten des Spenders, von Gentherapie und Modulation von Zytokinen hinaus.

Die **adoptive Immuntherapie** wird weiterhin zur Behandlung von Leukämien, zunehmend aber auch zur Prophylaxe und Therapie reaktivierter Virusinfektionen zum Einsatz kommen. Bislang wurden bereits Epstein-Barr-Virus-induzierte Lymphome mit T-Zellen erfolgreich behandelt. Minor Histokompatibilitätsantigene auf hämatopoetischen Zellen können auch Ziele für Immunreaktionen gegen Leukämie sein.

Zytomegalievirusinfektionen konnten durch den prophylaktischen Einsatz von **T-Zell-Klonen** verhindert werden.

Die **Gentherapie** hat sich auf den Einsatz von Suizidgenen konzentriert, die in der Lage sind, T-Zellen abzuschalten, sobald sie nicht die Leukämie oder den Tumor, sondern normale Gewebe angreifen.

Das Verständnis der Rolle der **Zytokine** hat neue Einblicke in die Toleranzmechanismen ermöglicht, wie sie bei Leukämien aufrechterhalten werden, um einer immunologischen Zerstörung zu entgehen. Dieselben Mechanismen sind für die Transplantationstoleranz anzunehmen.

Neue Wege der **HLA-haploidentischen Transplantation** bieten die Möglichkeit der Immuntherapie auch bei Patienten ohne passendes HLA-identisches Geschwister, wobei NK-Zellen und unspezifische Suppressorzellen zum Einsatz kommen und Abstoßung wie GvH-Reaktion abschwächen können, ohne die Reaktion gegen Leukämiezellen zu beeinflussen.

Literatur

Aversa F, Tabilio A, Velardi A et al. (1998) Treatment of high-risk acute leukemia with T-cell-depleted stem cells from related donors with one fully mismatched HLA haplotype. N Engl J Med 339: 1186–1193

Curtis RE, Rowlings PA, Deeg HJ et al. (1997) Solid cancers after bone marrow transplantation. N Engl J Med 336: 897–904

Gluckman E, Rocha V, Boyer-Chammard A et al. (1997) Outcome of cord-blood transplantation from related and unrelated donors. N Engl J Med 337: 373–381

Goldman JM, Gale RP, Horowitz MM et al. (1988) Bone marrow transplantation for chronic myelogenous leukemia in chronic phase: Increased risk of relapse associated with T-cell depletion. Ann Intern Med 108: 806–814

Horowitz MM, Gale RP, Sondel PM et al. (1990) Graft-vs.-leukemia reactions after bone marrow transplantation. Blood 75: 555–562

Kolb HJ, Schattenberg A, Goldman JM et al. (1995) Graft-vs.-leukemia effect of donor lymphocyte transfusions in marrow grafted patients. Blood 86: 2041–2050

Kolb HJ, Socie G, Duell T et al. (1999) Malignant neoplasms in long-term survivors of bone marrow transplantation. Late Effects Working Party of the European Cooperative Group for Blood and Marrow Transplantation and the European Late Effect Project Group. Ann Intern Med 131: 738–744

Ruggeri L, Capanni M, Urbani E et al. (2002) Effectiveness of donor natural killer cell alloreactivity in mismatched hematopoietic transplants. Science 295: 2097–2100

Schmitz N, Gratwohl A, Goldman JM (1996) Allogeneic and autologous transplantation for haematological diseases, solid tumours and immune disorders. Current practice in Europe in 1996 and proposals for an operational classification. Bone Marrow Transplant 17: 471–477

Shpall EJ, Jones RB, Bearman SI et al. (1994) Transplantation of CD34+ hematopoietic progenitor cells. J Hematother 3: 145–147

Thomas ED, Storb R, Clift RA et al. (1975) Bone marrow transplantation. N Engl J Med 292: 832–843

To LB, Haylock DN, Simmons PJ et al. (1997) The biology and clinical uses of blood stem cells. Blood 89: 2233–2258

Sektion I
Hämostatisches System

73 Angeborene plasmatische Gerinnungsstörungen – 1195
M. Barthels

74 Erworbene plasmatische Gerinnungsstörungen – 1212
H. Riess

75 Angeborene und erworbene Thrombozytenfunktionsstörungen – 1223
R. E. Scharf, H. Riess

76 Antithrombotische Therapie: Antikoagulanzien, Plättchenhemmer und Thrombolytika – 1235
H. Ostermann

73 Angeborene plasmatische Gerinnungsstörungen

M. Barthels

73.1 Allgemeine Prinzipien der Substitutionstherapie – 1196

73.2 Hypokoagulabilität – 1197
73.2.1 Hämophilie A und B – 1197
73.2.2 Von-Willebrand-Syndrom – 1204
73.2.3 Andere plasmatische Gerinnungsstörungen – 1206

73.3 Angeborene Thrombophilien – 1207

Literatur – 1210

Angeborene plasmatische Gerinnungsstörungen sind durch genetische Defekte bedingt. Sofern die Aktivität eines zumeist einzelnen Gerinnungsfaktors vermindert ist, wird eine Blutungsneigung verursacht, sofern einer der physiologischen Inhibitoren des Gerinnungssystems betroffen ist, besteht ein erhöhtes Thromboembolierisiko.

Die bekannteste angeborene plasmatische Gerinnungsstörung ist die klassische „Bluterkrankheit", die schwere Hämophilie A, mit ihren z. T. lebensbedrohlichen Blutungen. Die schwere Hämophilie A ist denn auch diejenige Gerinnungsstörung, die am häufigsten die kostspielige „Substitutionstherapie" mit dem fehlenden Gerinnungsfaktor VIII erfordert. Werden die heutigen Therapiemöglichkeiten richtig angewandt, können die Hämophilen mit einer normalen Lebensweise und Lebenserwartung rechnen. Andererseits verstarben viele Patienten bis in die 90er-Jahre an den Übertragungen von HIV und Hepatitisviren durch die Verwendung von Blutprodukten. Bereits diese wenigen Informationen zeigen, dass die Behandlung der Hämphilie A möglichst den Spezialisten (Hämostaseologen) vorbehalten bleiben sollte.

Bei der noch selteneren Hämophilie B fehlt der Gerinnungsfaktor IX. Sie darf nicht mit der Hämophilie A verwechselt werden, da für sie grundsätzlich andere Faktorenkonzentrate, nämlich Faktor-IX-Konzentrate, verwendet werden müssen.

Relativ häufig kommt das hereditäre, „Von-Willebrand-Syndrom" in seinen milden Formen vor. Es ist aber fast nur die extrem seltene schwere Form, die eine Substitutionstherapie mit Faktor-VIII-/Von-Willebrand-Faktor-haltigen Konzentraten benötigt.

Neuerdings kann auch bei 2 angeborenen Defekten von Inhibitoren der Blutgerinnung, nämlich beim schweren angeborenen Antithrombinmangel und beim schweren angeborenen Protein-C-Mangel, der jeweils fehlende Inhibitor im Bedarfsfall substituiert werden. Angeborene Thombophilien sind aber ungleich seltener behandlungsbedürftig als die Blutungskrankheiten.

Die Handhabung, die Besonderheiten, aber auch die z. T. schwerwiegenden, wenn auch selten gewordenen, unerwünschten Wirkungen der Substitutionstherapie werden in diesem Kapitel ausführlicher behandelt, da sie generell für die Substitutionstherapie mit allen anderen Komponenten der Blutgerinnung gelten. Ausführlichere Informationen zur Substitutionstherapie finden sich in den Leitlinien zur Therapie mit Blutkomponenten und Plasmaderivaten. Vorstand u. wissenschaftlicher Beirat der Bundesärztekammer und bei Schramm u. Scharrer Konsensusempfehlungen zur Hämophilie-Behandlung in Deutschland (▶ Abschnittt „Leitlinien").

73.1 Allgemeine Prinzipien der Substitutionstherapie

Heutzutage stehen hochgereinigte Faktorenkonzentrate zur Substitutionstherapie zur Verfügung:
- Die „plasma derived Faktorenkonzentrate" = **pd-Faktorenkonzentrate** werden aus großen Plasmapools von > 2000 Blutspenden gewonnen.
- Die rekombinant hergestellten Faktorenkonzentrate (**r-Faktorenkonzentrate**) werden gentechnisch aus Säugetierzelllinien hergestellt.

Generell gilt, dass sich die derzeit erhältlichen pd-Konzentrate hinsichtlich ihrer Wirksamkeit, unerwünschten Wirkungen (insbesondere der Hemmkörperbildung) und Virussicherheit nicht wesentlich voneinander unterscheiden. Die hochgereinigten pd-Konzentrate enthalten praktisch nur noch den gewünschten Gerinnungsfaktor, mittelgradig gereinigte pd-Konzentrate noch andere, z. T. auch noch gerinnungswirksame Proteine. Einigen Konzentraten ist Humanalbumin als Stabilisator zugesetzt. Verschiedene Konzentrate enthalten auch Heparin. Dank der vorgeschriebenen Spenderauswahl und der verschiedenen Verfahren zur Virusabreicherung sind Übertragungen von Virusinfektionen durch pd-Faktorenkonzentrate in den letzten Jahren nicht mehr beschrieben worden, zumindest nicht für HIV, Hepatitis-B- und Hepatitis-C-Viren. Ein Restrisiko besteht für Hepatitis A (Verhütung durch vorherige Impfung) sowie das im allgemeinen ungefährliche Parvovirus B19. Die r-Konzentrate sind generell gleich wirksam wie die pd-Konzentrate, einige von ihnen müssen allerdings höher dosiert werden. Die Details sind über die Hämophilie-Behandlungszentren zu erfahren.

Die Konzentrate beinhalten zumeist die Faktoren in inaktiver Form, einige enthalten jedoch das aktive Enzym (z. B. Faktor VIIa, FEIBA, aktiviertes Protein C).

Die Standardisierung der Faktorenkonzentrate erfolgt in sog. Einheiten, wobei als eine Internationale Einheit (International Unit, IU) diejenige Faktorenaktivität definiert ist, die in 1 ml frischem Plasma aus einem Pool von meist mehr als 2000 Spendern enthalten ist.

Die Wirkspiegel der substituierten jeweiligen Faktoren im Plasma müssen ausreichend hoch sein. Die individuelle Höhe wird vom jeweiligen Defekt, der Indikation und der individuellen Situation des Patienten bestimmt. Dies gilt auch für die Aufrechterhaltung der Wirkspiegel. Daher sind Verlaufskontrollen erforderlich, die durch Bestimmung des Wirkspiegels einmal ca. 1 h nach Gabe (sog. „recovery") und ggf. entsprechend der biologischen Halbwertzeit des jeweiligen Faktors erfolgen sollten. Der voraussichtliche Faktorenanstieg lässt sich mit der Formel nach Landbeck und Kurme (1972) berechnen, wonach die Bolusgabe von 1 IU/kgKG zu einem Anstieg des jeweiligen Faktors um 1–2 % im Plasma des Empfängers führt. Zugleich ergibt sich aus dieser Formel, dass bei der maximalen Einzeldosis von Frischplasma (10–12 ml/kgKG) nur mit einem Faktorenanstieg von 10–24 % gerechnet werden kann. Demgegenüber erlauben die Faktorenkonzentrate, die z. T. 25 IU/ml enthalten, jeden gewünschten Faktorenanstieg.

Die jeweilig erforderlichen Wirkspiegel müssen ausreichend lang aufrechterhalten werden. Bei bestimmten Indikationen (▶ unten) sind daher wiederholte Injektionen erforderlich. Der zeitliche Abstand hängt dabei primär von der Halbwertzeit des betreffenden Faktors ab (◻ Tabelle 73-1).

73.2 Hypokoagulabilität

73.2.1 Hämophilie A und B

Die Hämophilie (Bluterkrankheit) ist ein **X-chromosomal rezessiv vererbtes Blutungsleiden** mit Verminderung der biologischen Aktivität des Gerinnungsfaktors VIII (**Hämophilie A**) bei normaler Konzentration und Funktion des Von-Willebrand-Faktors oder einer Aktivitätsminderung des Faktors IX (**Hämophilie B**), einem der Faktoren des Prothrombinkomplexes. In der Regel erkranken nur Männer, während Frauen das Blutungsleiden übertragen (**Konduktorinnen**) (Schimpf 1994; Schramm u. Barthels 2001). Schweregrade und Klinik zeigt ◻ Tabelle 73-2.

Allgemeine Therapieprinzipien

Substitutionstherapie

Die wichtigste therapeutische Maßnahme ist die Substitutionstherapie. Man unterscheidet 2 Behandlungsformen:
— **Behandlung bei Bedarf,** d. h. der Gerinnungsfaktor wird bei akuten Blutungen oder invasiven Eingriffen ersetzt.
— **Blutungsverhütende Dauerbehandlung** (Prophylaxe). Sie wird überwiegend bei den schweren Hämophilien eingesetzt. Durch eine Injektion des betreffenden Faktors in regelmäßigen Abständen wird ein Faktorenspiegel erzielt, der dem einer mittelschweren Hämophilie entspricht und dadurch den Patienten vor Blutungen, insbesondere Rezidivblutungen, weitestgehend schützt.

Die Behandlung der Hämophilie A und B erfolgt heutzutage fast ausschließlich ambulant. Etwa 75 % der Hämophiliepatienten führen die i.v.-Applikation des Gerinnungsfaktors selber durch (sog. **Heimselbstbehandlung**), und dies nicht nur zu Hause, sondern auch am Arbeitsplatz oder auf Reisen. Die Dosierung und andere Behandlungsmaßnahmen werden mit dem Hämophiliespezialisten abgesprochen. Mit der Eigentherapie nicht vertraute Patienten suchen einen niedergelassenen Arzt oder ein Krankenhaus auf, wenn möglich das nächste **Hämophiliezentrum**. Stationäre Behandlungen sind nur noch selten bei bedrohlichen Blutungen (Hirn- oder Psoasblutungen) oder bei operativen Eingriffen erforderlich. Eltern können ihre Söhne in der Regel bereits ab dem 3. Lebensjahr selbst behandeln, sofern es die Venenverhältnisse und die

◻ **Tabelle 73-1.** Biologische Halbwertzeiten der Gerinnungsfaktoren

Komponente	Biologische Halbwertzeit
Fibrinogen	96–120 h
Faktor II (Prothrombin)	48–60 h
Faktor V	12–15 h
Faktor VII	1,5–6 h
Faktor VIIa	3 h
Faktor VIII	8–12 h
Von-Willebrand-Faktor-Aktivität	6–12 h
Faktor IX	20–24 h
Faktor X	24–48 h
Faktor XI	60–80 h
Faktor XII	48–60 h
Faktor XIII	100–120 h
Antithrombin	36 h
Protein C	1,5–6 h
Protein S	24–48 h

◘ Tabelle 73-2. TSchweregrade der Hämophilien (mod. nach White et al. 2001)

Schweregrad	Restaktivität	Klinik
Schwere Form	<1%	häufige, z. T. spontane Blutungen 63% der Blutungen in die Knie-, Ellbogen- und Sprunggelenke Gefahr der hämophilen Arthropathie bedrohliche Blutungen
Mittelschwere Form	1–5%	häufige, meist traumatische Blutungen Gelenkblutungen seltener, meist traumatisch bedingt Gefahr der hämophilen Arthropathie etwas geringer bedrohliche Blutungen
Milde Form	>5–<40%	im Alltag oft langfristig unauffällig allerdings bedrohliche Blutungen bei allen invasiven Eingriffen, auch bei kleineren Verletzungen

Kooperationsfähigkeit des Kindes erlauben. In Gegenwart einer Aufsichtsperson können Kinder etwa ab dem 10. Lebensjahr die i. v.-Injektion selber vornehmen.

> Jeder Hämophiliepatient sollte in einem Hämophiliezentrum registriert sein. Diese Zentren erfüllen eine wichtige beratende Funktion, da bei diesen seltenen Krankheitsbildern der niedergelassene Arzt nicht regelhaft über die aktuellen notwendigen Informationen verfügt.

Heutzutage muss die Therapie der Hämophilen wegen der möglichen Zweiterkrankungen wesentlich differenzierter gehandhabt werden als noch vor 20 Jahren. Wesentliche Prinzipien dabei sind:
- Der Patient muss vor der Substitutionstherapie auf mögliche unerwünschte Wirkungen (insbesondere Restrisiko von Infektionen) hingewiesen werden.
- Bei Patienten mit schwerer und häufig behandlungsbedürftiger Hämophilie muss die Substitutionstherapie großzügig gehandhabt werden. Operationsindikationen können heutzutage wie beim Blutungsnormalen gestellt werden.
- Patienten mit milder Hämophilie bluten hingegen kaum im Alltag. Bei Verletzungen oder invasiven Eingriffen ist die Blutungsneigung jedoch wie bei schwerer Hämophilie. Bei diesen Patienten ist die Substitutionstherapie restriktiver zu handhaben. Zusatztherapien, insbesondere mit DDAVP (▶ unten) sind häufiger anwendbar. Nicht absolut indizierte Operationen sollten sorgfältig abgewogen werden. Diese Differenzierungen gehören jedoch in die Hand des Erfahrenen.

Behandlung bei Bedarf

> **Praxistipp**
> Die Stillung der Blutung bei schwerer und mittelschwerer Hämophilie besteht primär in der parenteralen Gabe des fehlenden Gerinnungsfaktors und gelingt fast immer prompt. Die Faktorenkonzentrate werden überwiegend im Bolus i. v. verabreicht, die Faktor-VIII-Konzentrate in bestimmten Situationen (z. B. perioperativ) auch als kontinuierliche Infusion, wodurch der Faktorenbedarf um ca. 30% reduziert werden kann.

Dosierungsrichtlinien finden sich bei Arun u. Kessler (2001), Schimpf (1994), Schramm u. Barthels (2001) sowie bei Schramm u. Scharrer (2000) und in ◘ Tabelle 73-3.

Der Jahresbedarf an Faktorenkonzentrat hängt vom Einzelfall ab. Statistiken hierzu liegen kaum vor. Generell haben Kinder, insbesondere Kleinkinder, einen höheren Bedarf bezogen auf E/kgKG als Erwachsene. Bei 89 Patienten aus der Nordwestdeutschen Studiengruppe mit einer Faktor-VIII-Restaktivität von unter 2% betrug der Bedarf in den Jahren 1981–1985 bei 45% der Patienten weniger als 1000 IU/kgKG pro Jahr, bei 28% 1000–2000 IU/kgKG pro Jahr, bei 12% 2000–3000 IU/kgKG pro Jahr. Bei 9% lag er über 3000 IU/kgKG pro Jahr, ohne dass eine Hemmkörperhämophilie vorlag. Immerhin benötigten 6% dieser Patienten auch durchaus 1 Jahr lang keine Substitutionstherapie. Heutzutage dürfte der Jahresbedarf generell höher liegen.

> Die optimale Substitutionstherapie der hämophilen Blutung erfolgt so früh wie möglich, in ausreichender Dosierung und über einen ausreichend langen Zeitraum.

☐ **Tabelle 73-3.** Dosierungsrichtlinien bei hämophilen Blutungen (mod. nach Schramm u. Barthels 2001)

Blutungslokalisation	Initialdosis (IU/kgKG), orientierende Spannbreite	Therapiedauer
Gelenkblutungen	20–40	je nach Schweregrad ein- bis mehrtägige Behandlung 75% der Gelenkblutungen benötigen im Initialstadium nur eine Injektion
Weichteilblutungen (kleinere Haut- oder Muskelblutungen	15–30	je nach Schweregrad 1 Injektion oder 1–2 Injektionen täglich über mehrere Tage
Bedrohliche bzw. ausgedehnte Weichteilblutungen (z. B. Hirnblutungen, Zungenbiss, Karpaltunnelsyndrom, retroperitonneale Blutungen, Oberschenkel-, Waden-, ausgedehnte Muskelblutungen)	40–60	mehrtägige Behandlung mit 2–3 Injektionen täglich, u. U. mehrwöchig
Gastrointestinale und Mundhöhlenblutungen	30–60	mehrtägige Behandlung mit 2–3 Injektionen täglich, u. U. mehrwöchig
Epistaxis	20–40	je nach Schweregrad 1 Injektion oder 1–2 Injektionen täglich über mehrere Tage
Hämaturien	20–40	je nach Schweregrad 1 Injektion oder 1–2 Injektionen täglich über mehrere Tage
Operationen mit großen Wundflächen und/oder hoher Blutungsgefahr einschließlich Tonsillektomie	>80	2–4 Injektionen täglich bis zur vollständigen Wundheilung bei der Hämophilie A ggf. kontinuierliche Dauerinfusion mit 3–4 IU/kgKG/h
Operationen mit kleinen Wundflächen (z. B. Zahnextraktionen, Herniotomien)	25–40	1–3 Injektionen täglich über mindestens 5 Tage bis zur Wundheilung

Mit „so früh wie möglich" ist der Zeitpunkt gemeint, an dem der Patient die ersten Zeichen der Blutung verspürt.
— Die **Höhe der Einzeldosis**, bzw. der **Initialdosis**, hängt vom Faktorenbedarf ab, d. h. von der Art der Blutung, dem Blutungsort, Blutverlust, Größe der Wundflächen und dem subjektiven Bedarf des Patienten. Kleinkinder benötigen z. B. eine höhere Einzeldosis als Erwachsene. Ferner sind die „Recovery" und individuelle Halbwertszeit des zugeführten Faktors zu berücksichtigen (☐ Tabelle 73-3). Bei großen Blutverlusten oder bei frischen Wundflächen kann die Halbwertszeit allerdings auch nur wenige Stunden betragen (z. B. erhöhter intraoperativer Bedarf).
— Die **Behandlungsdauer** wird von der Dauer der Wundheilung bestimmt, da das Fibroblastenwachstum ein konstantes Fibrinnetz benötigt. Kleinere, frühbehandelte Blutungen benötigen häufig nur 1 Injektion (= **Initialdosis**) (75% aller Blutungen). Größere Blutungen erfordern wiederholte Injektionen in Abständen, die der gemessenen Halbwertszeit des jeweiligen Faktors entsprechen. Nach großen Operationen kann eine mehrwöchige Substitutionstherapie bis zur vollständigen Wundheilung erforderlich sein. Die für eine Blutungsepisode benötigte Gesamtdosis kann daher ein Vielfaches der Initialdosis betragen.

Vorbeugende Dauerbehandlung

Die langfristige, z. T. langjährige vorbeugende Dauerbehandlung ist bei **Kindern** mit schwerer Hämophilie A oder B die Therapie der Wahl. Die Festlegung der Behandlungsdauer ist individuell sehr unterschiedlich. Sie kann bei manchen Kindern nach einigen Monaten wieder abgesetzt werden, bei den meisten wird sie jedoch u. U. bis zur Pubertät oder noch länger durchgeführt. Es hat sich nämlich gezeigt, dass die seit nun bald 30 Jahren praktizierte, vorbeugende Dauerbehandlung, z. B. ab der ersten Gelenkblutung, das wiederholte Auftreten von Gelenkblutungen und damit das Vollbild der hämophilen Arthropathie erheblich reduzieren, z. T. sogar verhüten kann.

Auch bei Erwachsenen kann eine vorbeugende Dauerbehandlung erforderlich sein, wenn sich infolge wiederholter Gelenkblutungen eine chronische Synovitis und damit u. U. ein häufig blutendes Gelenk (target joint) entwickelt hat. Weitere Indikationen für eine vorbeugende Dauerbehandlung sind Rehabilitationsmaßnahmen und postoperative Heilungsprozesse.

Die Dosierung beträgt im Regelfall 25–40 IU/kgKG (Arun u. Kessler 2001; Berg u. Fischer 2003; Mannucci u. Tuddenham 2001; Schramm u. Barthels 2001; Schramm u. Scharrer 2000).
— Hämophilie A: 3-mal wöchentlich
— Hämophilie B: 2-mal wöchentlich

Bei hoher Blutungsbereitschaft der Gelenke – meist nur eines Gelenks – muss die vorbeugende Behandlung kurzfristig täglich oder jeden 2. Tag mit evtl. höherer Dosierung durchgeführt werden.

> **Praxistipp**
> Die vorbeugende Dauerbehandlung verursacht höhere Kosten als die Behandlung bei Bedarf. Geht man allerdings davon aus, dass ein Patient mit einem oder mehreren „Target Joints" und damit bereits irreversiblen Gelenkschäden einen Faktorenverbrauch hat, der der vorbeugenden Dauerbehandlung fast gleich kommt, so ist insbesondere bei Kindern die vorbeugende Dauerbehandlung vorzuziehen.

Zusatztherapien
Therapien mit DDAVP oder Fibrinolysehemmern bzw. lokale blutstillende Maßnahmen mittels Fibrinkleber oder Laserkoagulation haben eine wichtige Aufgabe bei der Behandlung der hämophilen Blutungen.

DDAVP-Therapie
Das synthetische Derivat des antidiuretischen Hormons DDAVP (1-Desamino-8-D-Arginin-Vasopressin, Desmopressin, Minirin) bewirkt einen Anstieg der Akute-Phase-Proteine Faktor VIII und Von-Willebrand-Faktor im Blut, und zwar umso mehr, je höher die patienteneigene Restaktivität ist. Es kann daher bei der milden Hämophilie A in vielen Situationen eine Substitutionstherapie ersetzen. Bei der Hämophilie B ist DDAVP unwirksam. DDAVP wird meist als Kurzzeitinfusion gegeben, kann aber auch als Nasenspray appliziert werden (Arun u. Kessler 2001; Lethagen 2003; Mannucci u. Tuddenham 2001; Theiss u. Sauer 1977).
— Die Einzeldosis für die Kurzzeitinfusion beträgt 0,3–0,4 µg/kgKG und wird in 50 ml isotonischer NaCl-Lösung über 30 min i. v. gegeben.
— Dadurch kann man i. Allg. mit einem Anstieg um das Dreifache des Ausgangswertes rechnen. Das Wirkungsmaximum tritt meist aber erst nach 1–2 h ein. Die individuelle Ansprechbarkeit der Patienten ist unterschiedlich und muss im Einzelfall ermittelt werden.
— Da auch der mobilisierte Faktor VIII die kurze Halbwertszeit von 8–12 h aufweist, wird die DDAVP-Gabe in ca. 12-stündigen Abständen wiederholt. Dabei wird allerdings immer weniger Faktor VIII ausgeschüttet, sodass diese Therapieform nach 2–4 Tagen erschöpft ist. Bei nur 1-maliger Gabe pro Tag kann die Therapie bis über 2 Wochen durchgeführt werden. Allerdings kommt es dann zu einem intermittierend stärkeren Absinken des Faktor-VIII-Spiegels mit Gefahr der Nachblutung.

> **! Cave**
> Die DDAVP Therapie sollte nicht vor dem 5. und nicht nach dem 60. Lebensjahr durchgeführt werden, insbesondere nicht beim Vorliegen einer koronaren Herzkrankheit (Blutdruckanstiege möglich). Bei Kindern besteht die Gefahr der Hyponatriämie und zerebraler Krampfanfälle (Schramm u. Barthels 2001).

Weitere Zusatztherapien
Durch verschiedene zusätzliche Maßnahmen können oft Faktorenkonzentrate eingespart bzw. die Blutstillung verbessert werden.
— **Lokale Maßnahmen:** Verletzungen der Haut, gelegentlich auch zugängliche offene Schleimhautwunden können durch Applikation von Thrombin und damit Umgehung des Intrinsic Systems zum Stehen gebracht werden, z. B. durch die auch intraoperativ eingesetzten Fibrinkleber, wobei eine Mischung aus humanem Fibrinogen, Thrombin, Calciumchlorid, Aprotinin und an Fibrinogen absorbiertem Faktor XIII auf die Wundfläche gebracht wird. Bewährt hat sich auch die Laserkoagulation, die im Gegensatz zur Elektrokoagulation auch bei nicht ausreichend substituierbaren Patienten (z. B. mit Hemmkörperhämophilien) blutstillend wirken kann.
— **Antifibrinolytische Therapie:** Bei Blutungen oder Operationen in aktivatorreichem Gewebe (Mund- und Nasenschleimhaut, Gastrointestinaltrakt) hat sich eine zusätzliche antifibrinolytische Therapie bewährt. Vorzugsweise werden zyklische Derivate der ε-Aminokapronsäure (Tranexamsäure = AMCHA, PAMBA) verwendet.

> **! Cave**
> Bei Hämaturien sind Antifibrinolytika streng kontraindiziert, da mögliche Gerinnsel in den ableitenden Harnwegen dadurch verfestigt werden und schwere Koliken oder eine Verlegung verursachen können.

— **Glucocorticoide:** Sie werden heute nur noch zur Behandlung der seltenen, akuten allergischen Reaktionen gegeben. Von einigen Pädiatern wurde eine hä-

mostyptische Wirkung auch bei spontanen Hämaturien beschrieben (▶ unten).
— **Analgetika und Antiphlogistika:** Die Substitutionstherapie ist letztlich das wirksamste Schmerzbekämpfungsmittel bei hämophilen Blutungen, da nach Eintreten der Blutstillung die Schmerzen meist innerhalb weniger Stunden nachlassen. Bei leichteren Schmerzen empfiehlt sich Paracetamol, bei stärkeren Metamizol oder zusätzlich Codein. Ausgeprägte Gelenkblutungen, insbesondere im Schulter- und Ellbogenbereich, erfordern manchmal einen extremen Einsatz von Analgetika. Zur Behandlung chronischer Synovitiden und bei arthrotischen Beschwerden können kurzfristig oder intermittierend nichtsteroidale Antiphlogistika eingesetzt werden (z. B. Diclofenac, Azapropazon). Wegen der dadurch bedingten Gefahr der intestinalen Blutungen empfiehlt sich eine Überwachung durch den Experten und eine gleichzeitige Ulkusdauerprophylaxe.

❗ **Cave**
Prinzipiell ist bei Hämophilen darauf zu achten, dass keine Analgetika verwendet werden, die eine ausgeprägte plättchenaggregationshemmende Wirkung haben wie z. B. Acetylsalicylsäure.

Die leichte aggregationshemmende Wirkung der meisten Antiphlogistika muss gelegentlich mit in Kauf genommen werden.

Transplantations- und Gentherapie
Bei wenigen Patienten mit schwerer Hämophilie A oder B und fortgeschrittenem Leberzellschaden wurde durch eine erfolgreiche orthotope Lebertransplantation gleichzeitig der Gerinnungsdefekt behoben (Gordon et al. 1998). Nierentransplantationen wurden gleichfalls erfolgreich durchgeführt. Sie hatten keinen Einfluss auf die Syntheserate der Gerinnungsfaktoren.

Verschiedene Möglichkeiten der Gentherapie für Hämophile werden zurzeit erprobt. Über erste, wenngleich schwache und passagere Erfolge wurde berichtet. Einen Überblick geben Mannucci u. Tuddenham (2001).

Spezielle Therapiemaßnahmen

Gelenkblutungen
Die wichtigste Maßnahme bei der akuten Gelenkblutung ist die Substitutionstherapie zum frühestmöglichen Zeitpunkt, um die Blutung sofort zum Stehen zu bringen (Arun u. Kessler 2001; Landbeck u. Kurme 1972).

Die Initialdosis bzw. Einzeldosis liegt beim Erwachsenen zwischen 20 und 40 IU/kgKG, wobei Patienten mit einer Dosis von >30 IU/kgKG eine geringere Blutungsfrequenz haben. Wird die Gelenkblutung so früh wie möglich zum Stehen gebracht, genügt oft eine einmalige Injektion. Das trifft auf ca. 75% aller Gelenkblutungen zu und gilt insbesondere für den älteren Patienten mit „ausgebrannten" Gelenken infolge Fibrosierung der Synovialis.

Beim Vollbild des akuten Hämarthros hingegen, wie es bei wenig vorgeschädigten Gelenken auftreten kann und das auch meist mit einer verzögerten Rückbildung über Wochen einhergeht, sind wiederholte Injektionen in 12-stündigen Abständen erforderlich. In Einzelfällen sind hier auch gelegentlich Gelenkpunktionen indiziert, sofern sie unmittelbar nach der 1. Substitution und unter aseptischen Bedingungen erfolgen. Dann muss der Faktorspiegel allerdings 5 Tage lang über 50% gehalten werden, um die Punktionswunde zur Heilung zu bringen. Kommt die Gelenkblutung im Initialstadium zum Stehen, so ist eine Ruhigstellung des Gelenkes heutzutage nicht mehr obligat. So benötigen ca. 75% aller Patienten mit Kniegelenksblutungen weder Bettruhe noch Arbeits- oder Schulausfall. Wichtig ist die frühzeitige physikalische Therapie, um mit aktiven, zunächst isometrischen Übungen der rasch progredienten Muskelatrophie entgegenzuwirken.

Hat sich jedoch eine chronische Synovitis entwickelt, so kann im floriden Stadium mit einer Ruhigstellung des betroffenen Gelenks, vorbeugender Substitutionstherapie, ggf. Antiphlogistika und physikalischer Therapie oft noch eine Rückbildung erreicht werden.

Chronische Synovitiden, insbesondere der Kniegelenke, wurden zu 80–100% erfolgreich einer Synovektomie unterzogen mit Rückgang der Blutungshäufigkeit und teilweiser Besserung der Bewegungsfähigkeit. In einigen Fällen kam es allerdings zu einer Verschlechterung. Die Synoviorthese hat hingegen nur eine Erfolgsquote von 60–80% zu verzeichnen.

Nach Rodriguez-Merchan (2003) ist jedoch der derzeitige Trend zur Behandlung der chronischen hämophilen Synovitis zunächst in jedem Fall die radioaktive Synoviorthese durchzuführen und erst nach wiederholtem Versagen die Synovektomie.

Gelingt es nicht, das Vollbild der hämophilen Arthropathie zu verhüten, so ist eine meist langjährige, intensive Therapie und Betreuung des Patienten erforderlich mit häufiger Gabe von Faktorenkonzentrat und physikalischer Therapie. In vielen Fällen wurden orthopädische Korrekturoperationen (z. B. Hüft- oder Kniegelenkendoprothesen) erfolgreich durchgeführt (Neuere Übersicht hierzu ▶ Kurth et al. 2002).

Weichteilblutungen
Die Dosierung der Faktorenkonzentrate richtet sich nach Ausmaß und Lokalisation, d. h. nach Bedrohlichkeit der Blutung (z. B. Abfall des Hämoglobins, Kreislaufverhältnisse, Gefahr der irreversiblen Nervenkompression).

 Cave
Besonders bedrohlich bei Hämophiliepatienten sind Hirnblutungen, Zungengrundblutungen, retroperitoneale Blutungen, Karpaltunnelsyndrome und Blutungen

in die Wadenmuskulatur mit drohender Peroneuslähmung. Besonders hervorzuheben sind die Blutungen in den M. iliopsoas, die rechtsseitig das Vollbild einer akuten Appendizitis vortäuschen können, wobei allerdings frühzeitig sensible Störungen der Äste des N. femoralis nachweisbar sind. In allen diesen Fällen empfiehlt sich eine hochdosierte Substitutionstherapie über Tage bis Wochen.

Organblutungen sind selten, am ehesten finden sich Blutungen des Intestinaltraktes, insbesondere aus Magenschleimhauterosionen.

Vorgehen bei Operationen

Je nach Größe des Eingriffs muss der Faktorenspiegel präoperativ auf 50–>100 % angehoben und die Substitutionsbehandlung bis zur vollständigen Wundheilung fortgeführt werden. Bei schlecht komprimierbaren Wunden, insbesondere im Schleimhautbereich, sowie kürzerer Halbwertszeit des Faktors (z. B. Kleinkinder, großer Blutverlust, niedriger Hemmkörpertiter) empfiehlt sich ein höherer Ausgangswert des Faktor-VIII- oder -IX-Spiegels. Daher sollte je nach Art des Eingriffs möglichst intraoperativ, spätestens aber unmittelbar postoperativ der Faktorenspiegel kontrolliert werden. Bis zum 2. postoperativen Tag muss die Substitutionstherapie erfahrungsgemäß in kürzeren Abständen wiederholt werden, als es der normalen Halbwertszeit des Faktors entspricht. Danach können die Substitutionen i. Allg. entsprechend den physiologischen Halbwertszeiten durchgeführt werden, und zwar bis zur vollständigen Wundheilung (Faustregel: bis 1 Tag nach Entfernung der Fäden bzw. bis zur Verheilung aller Katheter- oder Drainagewunden). Eine Kontrolle des Faktorenspiegels sollte zumindest in der 1. postoperativen Woche 1-mal täglich vor und nach Gabe des Faktorenkonzentrates erfolgen. (Details ▶ Barthels u. v. Depka 2002).

Entspricht die „Recovery" des zugeführten Faktors nicht dem berechneten Wirkspiegel, so kann dieses der erste Hinweis auf das Auftreten von Hemmkörpern sein.

Milde Formen der Hämophilie A benötigen für kleinere Eingriffe u. U. lediglich DDAVP und lokale hämostyptische Maßnahmen (▶ oben).

Zahnextraktionen

Im Prinzip wird hier ähnlich vorgegangen wie bei Operationen, wobei allerdings niedrigere Faktorenspiegel von 30–40 % je nach Größe des Eingriffs genügen. Prinzipiell kann jeder zahnchirurgische Eingriff erfolgen. Aber auch hier ist die mehrtägige Substitutionstherapie notwendig. Besonders wichtig sind die lokalen Zusatztherapien, z. B. Fibrinkleber, Plattenverschluss, Laserkoagulation und Verwendung von Antifibrinolytika. Bei Patienten mit milder Hämophilie A sollte bei unkomplizierten Extraktionen vorzugsweise DDAVP eingesetzt werden.

Hämaturien

Hierbei müssen die überwiegend spontan auftretenden Hämaturien von Nieren- und Harnwegserkrankungen mit begleitender Hämaturie unterschieden werden. Bei Spontanhämaturien genügt oft im Frühstadium eine einmalige Gabe von 15–30 IU Faktorenkonzentrat/kgKG. Einige Patienten sprechen jedoch auf eine auch mehrtägige Therapie nur schlecht an. Nach unseren Erfahrungen tritt dies vorzugsweise bei Patienten mit einer Hämaturie auf dem Boden eines Harnwegsinfektes auf. Einige Autoren berichteten bei kindlichen Hämaturien über eine erfolgreiche Blutstillung durch alleinige orale Gabe von Glucocorticoiden.

 Cave
Die Gabe von Antifibrinolytika ist bei Hämaturien streng kontraindiziert (▶ oben).

Akute unerwünschte Wirkungen der Substitutionstherapien

Allergische Reaktionen. Sie treten bei Verwendung von Hochkonzentraten selten auf (0,07 % aller Injektionen), kommen jedoch häufiger vor bei Gabe von IgG-haltigem Plasma und den in Deutschland nicht mehr verwendeten Kryopräzipitaten. Es handelt sich meist um Exantheme und kurzfristige Temperaturerhöhungen während oder unmittelbar nach der Injektion.

Anaphylaktische Reaktionen. Sie kommen infolge Gabe von Faktor-VIII-Konzentraten praktisch nicht mehr vor. Hingegen wurden sie bei 5 % der Patienten mit schwerer Hämophilie B bei gleichzeitigem Vorliegen eines Inhibitors nach Gabe von Faktor-IX-Konzentrat beschrieben (Details ▶ Mannucci u. Tuddenham 2001 sowie Spezialliteratur).

Thromboembolische Komplikationen. Sie kommen bei der Behandlung der Hämophilie A selten vor und dann meist bei hochdosierter längerfristiger Substitutionstherapie und vorzugsweise im Bereich von parenteralen Zugängen. Bei der Hämophilie B kam es früher infolge Gabe von mittelgradig gereinigten Faktor-IX-Konzentraten, bei denen es sich praktisch um PPSB-Konzentrate handelt, häufiger zu venösen thromboembolischen Komplikationen oder einer Verbrauchskoagulopathie. Aber auch arterielle Verschlüsse wie z. B. Myocardinfarkte oder Hirninfarkte wurden beschrieben. Die hochgereinigten Faktor-IX-Konzentrate haben im Vergleich zu ihnen nur wenig oder keine thrombogene Wirkung (Arun u. Kessler 2001).

Hämolysen. Sie kamen früher v. a. bei Verwendung mittelgradig gereinigter Konzentrate im Rahmen einer massiven Substitutionstherapie vor, z. B. postoperativ bei Patienten mit der Blutgruppe A oder B, da diese Faktorenkonzentrate Isoagglutinine in unterschiedlichen Mengen enthalten. In diesen Fällen empfiehlt sich die

Gabe von blutgruppengleichen Faktorenkonzentraten oder von Konzentraten mit einem niedrigen Isoagglutiningehalt.

Plättchenfunktionsstörungen. Fälle mit gehemmter Plättchenaggregation bei hochdosierter Substitutionstherapie und Verwendung von mittelgradig gereinigten Konzentraten wurden früher beobachtet, die z. T. mit schwer therapierbaren Blutungen einhergingen.

Langfristig unerwünschte Wirkungen der Substitutionstherapien

Hemmkörper bzw. erworbene Inhibitoren

Es handelt sich um Alloantikörper, die sich infolge des zugeführten Faktors bilden und sich dann auch gegen die noch vorhandene eigene Restaktivität des jeweiligen Faktors richten. Die Prävalenz wird für die Hämophilie A mit 15–35% angegeben, für die Hämophilie B mit ca 3%. Man unterteilt die Patienten in „High Responder" und „Low Responder". Bei ersteren liegt der Hemmköpertiter >5 Bethesda-Einheiten (BE) und kann u. U. mehr als 1000 BE betragen. High Responder sind zudem durch ihre Immunantwort charakterisiert, d. h. durch die stets neue Bildung von Hemmkörpern nach Gabe des jeweiligen Faktorenkonzentrates. Bei Low Respondern liegt der Hemmköpertiter <5 BE. Der Hemmköper kann sich spontan zurückbilden, bei Low Respondern eher als bei High Respondern; bei einzelnen High Respondern, sofern keine erneute Exposition erfolgte. Bei High Respondern treten jedoch am 5. Tag nach erneuter Substitution die Hemmkörper wieder auf. Die Entwicklung einer Hemmkörperhämophilie tritt vorzugsweise bei den schweren Hämophilien auf (genetisch: vorzugsweise große Deletionen oder Nonsense-Punktmutationen), im Median zwischen dem 9.–12. Expositionstag, meist im frühen Kindesalter und extrem selten infolge bestimmter Faktorenkonzentrate. Es ist nicht eindeutig geklärt, ob rekombinante Faktorenkonzentrate eher als pd-Konzentrate eine Hemmkörperbildung begünstigen (◘ Übersichten bei Kulkarni et al 2001; Mannucci u. Tudenham 2001; Nilsson et al. 1993). Zur Therapie ▶ unten.

Das Auftreten eines Hemmkörpers macht sich meist durch das Nichtansprechen auf die Substitutionstherapie bemerkbar: anhaltende Blutung, eingeschränkte oder fehlende Recovery und verkürzte Halbwertzeit des zugeführten Faktors.

Chronische Hepatitiden

Sie sind die derzeit noch häufigsten Folgekrankheiten derjenigen Patienten, die sich durch unzureichend virusinaktivierte Faktorenkonzentrate infiziert haben. Die chronische Hepatitis C steht im Vordergrund. Die akuten Hepatitiden verlaufen häufig latent. Es wurden sowohl Mehrfachhepatitiden als auch Hepatitiden auf vermutlich allergischer Basis beobachtet. Etwa 90% der vor 1982 behandelten Hämophilen haben Hepatitis-B- und Hepatitis-C-Antikörper, ca. 4% sind HBS-Antigen positiv. Die Hälfte der Patienten, die nicht mit Präparaten der jüngeren Generation behandelt wurden, haben Transaminaseerhöhungen bis ca. 60 IU/l, ca. 17% haben konstant höhere Transaminasen. Die Leberzirrhose droht eine der häufigsten Todesursachen des Hämophilen zu werden.

HIV-Infektionen

Sie haben ca. 50% der Hämophilen befallen, die in den Jahren 1979–1986 mit nicht virusinaktivierten Faktorkonzentraten behandelt wurden, vielbehandelte Patienten häufiger (80%) als selten behandelte (30%). Nach der Statistik von Landbeck (1989) waren bis dahin von 1165 HIV-infizierten Hämophilen 21% an Aids erkrankt oder gestorben. Die Zahl der Todesfälle verdoppelte sich zunächst in den Jahren 1983–1987, nahm 1988 und 1989 nur noch um jeweils 20% zu, und nimmt seit 1996 wieder ab. Patienten, die bislang ausschließlich mit bestimmten flüssig erhitzten oder kaltsterilisierten Konzentraten behandelt wurden, blieben bislang frei von Neuinfektionen („Serokonversion").

Unerwünschte Wirkungen der DDAVP-Therapie

Akute unerwünschte Wirkungen sind geringgradig und äußern sich in Gesichtsrötung sowie leichtem Anstieg des Blutdruckes und Zunahme der Herzfrequenz und gelegentlich in einer geringen Wasserretention. Oft genügt eine Verlangsamung der Infusion, um die Nebenwirkungen zu beheben. Wesentlicher ist, dass die DDAVP-Therapie nicht gut steuerbar ist und dass dadurch nicht selten leichtere Nachblutungen auftreten.

Therapie der Hemmkörperhämophilien

Die Behandlung der Hemmkörperhämophilien ist sehr komplex und sollte grundsätzlich in einem Hämophiliezentrum erfolgen (◘ Übersichten ▶ Astermar 2003; Kulkami et al. 2001; Mannucci u. Toddenham 2001; Nilsson et al. 1993; Schramm u. Scharrer 2000). Sie unterteilt sich in:

- symptomatische Behandlung der akuten Blutung bei Weiterbestehen der Hemmkörper
- kausale Behandlung zur endgültigen Elimination oder Reduzierung des Hemmkörperspiegels

Beide Behandlungsformen erfordern die Gabe von Faktorenkonzentraten. Die Gabe von Glucocorticoiden ist ineffektiv. Die meisten Therapieerfahrungen und wenigen klinischen Studien liegen zur Behandlung der Hemmkörperhämophilie A vor. Die Behandlung der Hemmkörperhämophilie B ist besonders problematisch bei Gabe von Faktor-IX-Konzentraten, da Anaphylaxien sowie das Auftreten eines nephrotischen Syndroms beschrieben wurden (Mannucci u. Toddenham 2001).

Symptomatische Behandlung der akuten Blutung

Die Behandlung von **Low-Responder-Hämophilen** unterscheidet sich von derjenigen bei **High-Responder-Hämophilen** (▶ oben).

— Bei **Low Respondern** kann in ein wirksamer Faktorenspiegel und damit eine Blutstillung erreicht werden, falls es gelingt mit höheren als sonst üblichen Dosierungen des zu substituierenden Gerinnungfaktors die Hemmkörperwirkung zu überspielen. Spontane Rückbildungen der Hemmkörper werden beobachtet. Reicht diese Therapie nicht aus, so müssen Präparate mit „Inhibitor bypassing Activity" eingesetzt werden (▶ unten). Im Einzelfall muss entschieden werden, ob eine vorübergehende Elimination der Hemmkörper durch eine Immunadsorption erforderlich ist.

— Bei **High Respondern** müssen primär Präparate mit „Inhibitor bypassing Activity" eingesetzt werden, (◻ Übersicht 73-1). z.B. FEIBA-S-TIM4 (2-mal 20–100 IU/kgKG pro Tag) oder der rekombinante aktivierte Faktor VIIa, rFVIIa (Novoseven, ca. 90 µg/kgKG alle 4–6 h). Details finden sich in den Leitlinien der Bundesärztekammer (2001) und den Konsensuspapieren der Deutschen Hämophiliebehandler (Schramm u. Scharrer 2001). Im Einzelfall muss entschieden werden, ob eine vorübergehende Elimination der Hemmkörper durch eine Immunadsorption (Senkung des Hemmkörperspiegels um 50–80%), im Notfall durch eine Plasmapherese (weniger effektiv) erforderlich ist.

Wichtige Zusatztherapien bei der Behandlung bei Bedarf sind, sofern möglich, die lokalen Maßnahmen mit Fibrinkleber oder Laserkoagulation.

Eliminationstherapie der Hemmkörper

Eine kausale Therapie der Hemmkörper, d.h. ihre bleibende Suppression ist schwierig:

— Zu bewähren scheint sich eine Behandlung nach dem von Nilsson entwickelten **„Malmö-Protokoll"** mit kombinierten Einsatz von Cyclophosphamid, i.v.-Gabe von Immunglobulin und hochdosierter Gabe des jeweiligen Gerinnungsfaktors. Bei hohem Hemmkörperspiegel ist allerdings vor Therapiebeginn eine Immunadsorption erforderlich.

— Die von Brackmann (Übersicht ▶ Brackmann 1996) entwickelte **Hochdosis-Immuntoleranztherapie** erzeugt eine Paralysierung der Hemmkörperbildung bei der Hämophilie A durch langfristig hochdosierte Gaben von Faktor-VIII-Konzentrat (2-mal 100–150 IU Faktor VIII/kgKG pro Tag; Einzelheiten ▶ Konsensus-Empfehlungen). Die Behandlung muss ggf. mindestens 1 Jahr durchgeführt werden.

73.2.2 Von-Willebrand-Syndrom

Das Von-Willebrand-Syndrom (vWS) gilt als das häufigste hereditäre Blutungsleiden. Es beruht auf einem angeborenen, autosomal dominant oder rezessiv vererbten, quantitativen oder qualitativen Defekt des Von-Willebrand-Faktors (vWF) und betrifft somit Frauen wie Männer. Die Klassifikation der unterschiedlichen Defekte des Von-Willebrand-Syndroms geschieht primär durch die Bestimmung der Konzentration des von Willebrand Faktors mittels eines immunologischen Testes und der Funktion mittels der Bestimmung des sog. Ristocetin-Kofaktors, der die In-vitro-Bindungsfähigkeit des Von-Willebrand-Faktors an die Plättchenoberfläche erfasst. Die endgültige Diagnose wird mittels Geltrennverfahren und anderer Tests gestellt. Die genaue Klassifikation des Syndroms ist wichtig wegen der unterschiedlichen Therapiehandhabung (Sadler 1994), Details ▶ Budde et al. (1996); Ingerslev et al. (2004).

Bei den meisten Patienten mit vWS ist der vWF nur leicht vermindert mit entsprechend geringer Blutungsneigung. Allerdings können bei invasiven Eingriffen unbehandelt lebensbedrohliche Nachblutungen auftreten. Generell neigen Patienten mit vWS – im Gegensatz zu den Hämophilen – mehr zu Blutungen im Bereich der Schleimhäute, z.B. zu schwererer und häufiger Epistaxis vor allem in der Kindheit. Frauen mit vWS leiden je nach Schweregrad an Menorrhagien, die in schweren Fällen unbehandelt lebensbedrohlich sein können. In Akutpha-

---

Übersicht 73-1
Faktorenkonzentrate mit „Inhibitor bypassing Activity"

— Prothrombinkomplex-Konzentrate (PPSB): Die älteren Konzentrate enthielten z.T. aktivierte Faktoren des Prothrombinkomplexes.
— Teilaktivierte Prothrombinkomplex-Konzentrate (APCC): Das Wirkungsprinzip ist nicht genau bekannt. Die Konzentrate enthalten in unterschiedlichem Ausmaß gerinnungsaktive Substanzen, insbesondere aktivierten Faktor VIIa, aber auch Faktor VIII und gerinnungsaktive Phospholipide. Präparate:
  – FEIBA (Fa. BaxterHyland-Immuno Divison, Heidelberg)
  – Autoplex (Baxter, Unterschleißheim)
— Rekombinant hergestellter, aktivierter Faktor VIIa (rVIIa, Novoseven, Novo Nordisk/Mainz): Er ist nur in Verbindung mit dem Gewebefaktor wirksam und kann dadurch Faktor X und damit Prothrombin am Ort des Bedarfes teilweise aktivieren. Die Behandlung mit Faktor rVIIa bewirkt keine Antikörperbildung gegen Faktor VIII oder Faktor IX.

Tabelle 73-4. Klassifikation des von Willebrand-Syndroms (mod. nach Budde et al. 1996)

Test	Typ 1	Typ 2a	Typ 2b	Typ 3	Typ 2N
Von-Willebrand-Faktor-Antigen	vermindert	normal bis vermindert	normal bis vermindert	fehlt	normal
Ristocetin-Cofaktor	vermindert	vermindert	vermindert	fehlt	normal
Kollagen-Bindungsaktivität	vermindert	vermindert	vermindert	fehlt	normal
Multimere	alle vermindert	große und/oder mittelgroße fehlen	großmolekulare fehlen	alle fehlen	normal
Faktor VIII	normal bis vermindert	normal bis vermindert	normal bis vermindert	stark vermindert	vermindert
RIPA (Ristocetin-induzierte Plättchenaggregation)	normal bis vermindert	normal bis vermindert	gesteigert	vermindert	normal
Thrombozytenzahl	normal	normal	normal bis vermindert	normal	normal

sen und während der Gravidität steigt beim milden vWS die Konzentration des vWF an.

Bei Patienten mit einem vWS Typ 3 (Tabelle 73-4) liegt die vWF-Konzentration im Plasma unter 5% bzw. unter der Nachweisgrenze. Bei diesen Patienten kann es z.B. bei Bestimmung der Blutungszeit zu behandlungsbedürftigen Nachblutungen kommen. Diese Patienten leiden auch an Gelenkblutungen (Niessner 1985).

Therapiebesonderheiten des Von-Willebrand-Syndroms

Auch beim vWS besteht die blutstillende Therapie wie bei der Hämophilie A primär in der Anhebung bzw. Normalisierung des Faktorenspiegels, hier des VWF, sodass die allgemeinen Therapievoraussetzungen für die Hämophilie A auch für das vWS gelten. Besonderheiten im Vergleich zu der Behandlung der Hämophilien sind:

— Die **Therapiewahl** hängt vom **Typ** des von Willebrand Syndroms ab:
  - Beim vWS Typ 1 können die meisten kleinen Blutungen und kleinen invasiven Eingriffe mittels DDAVP behandelt werden (▶ oben). Eine Substitutionstherapie ist nur in schweren Fällen erforderlich.
  - Beim vWS Typ 2 wird durch DDAVP-Gabe lediglich vermehrt der qualitativ defekte VWF ausgeschüttet, sodass die Gabe ggf. ineffektiv ist. Beim vWS Typ 2b mit einer gesteigerten Aggregation der Plättchen durch den vWF ist die Gabe von DDAVP wegen der Gefahr akuter unerwünschter Wirkungen sogar kontraindiziert.
  - Beim vWS Typ 3 ist die Gabe von DDAVP meist ineffektiv, da der vWF-Spiegel nur minimal bzw. nicht messbar ansteigt. Hier hilft meist nur eine Substitutionstherapie mit VWF-haltigen Konzentraten.

— Die **Überwachung** der Therapie des vWS muss berücksichtigen:
  - Die Steuerung der Therapie kann mittels der Ristocetin-Cofaktor-Bestimmung bzw. mit Bestimmung der Blutungszeit erfolgen. Allerdings bedeutet eine Normalisierung der Ristocetin-Cofaktor-Aktivität nicht unbedingt auch eine Normalisierung der Blutungszeit, die letztlich ausschlaggebend für die Gewährleistung der Blutstillung ist. Die Blutungszeitbestimmung wiederum ist ein schwer standardisierbarer Test mit vielen möglichen Störfaktoren.
  - Die alleinige Bestimmung des Faktors VIII ist zur Verlaufskontrolle ungeeignet, da beim vWS das Verhalten des Faktors VIII nicht demjenigen des vWF entspricht.
  - Der PFA-100 (globaler Plättchenfunktionstest) kann zwar bei der Beurteilung der DDAVP-Therapie eingesetzt werden, bei der Kontrolle der Substitutionstherapie haben sich jedoch Probleme ergeben (Fressinaud et al. 1999).

Substitutionstherapie

Für die Behandlung oder Verhütung einer akuten Blutung stehen gegenwärtig ausschließlich mittelgradig gereinigte **pd-Faktor VIII-/Von Willebrand-Faktor-Konzentrate** zur Verfügung, die ausreichend funktionsfähigen vWF. In einigen Fällen des vWS Typ 3 kann eine langfristige vorbeugende Dauerbehandlung erforderlich sein.

Zusatztherapien

Diese sind insbesondere beim milden vWS Typ 1 sinnvoll, z.B. der Einsatz von Fibrinolysehemmern. Bei Frauen mit

Menorrhagien ist häufig nur der chronische Eisenmangel zu behandeln. Ein Teil der Patientinnen braucht jedoch Ovulationshemmer und Antifibrinolytika, um die Blutungsneigung zu reduzieren, Patientinnen mit einem vWS Typ 3 ggf. eine Substitutionstherapie.

Behandlung der Hemmkörper

Hemmkörperbildungen kommen vor, wenn auch ungleich seltener als bei den Hämophilien. Hier gilt prinzipiell das oben bei den Hämophilien Gesagte.

Unerwünschte Wirkungen

Hinsichtlich der akuten unerwünschten Wirkungen gilt prinzipiell dasselbe wie für die Hämophiliebehandlung (▶ oben). Auch die langfristig unerwünschten Wirkungen kamen bei den vor den 90er-Jahren behandelten Patienten seltener vor, da sie seltener eine Substitutionstherapie benötigten (chronische Hepatitiden, HIV-Infektion).

73.2.3 Andere plasmatische Gerinnungsstörungen

Man unterscheidet auch bei allen anderen plasmatischen Gerinnungsstörungen zwischen quantitativen und qualitativen Defekten des betreffenden Faktors. Der Vererbungsmodus ist autosomal dominant oder rezessiv. Die Blutungsneigung hängt ab von Art und Ausmaß des Faktorendefizites. Die Therapie besteht bei entsprechender Indikation in der Substitution des fehlenden Faktors. Die Dosierung wird i. Allg. wie oben bei der Hämophilie beschrieben gehandhabt, Ausnahme ist die Fibrinogensubstitution (▶ dort). Sofern PPSB (Prothrombinkomplexkonzentrat) eingesetzt werden muss, ist zu beachten, dass bei diesen Substanzen ein erhöhtes Thromboembolierisiko besteht, das v. a. die älteren Präparate betrifft. (◻ Übersichten ▶ Barthels u. v. Depka 2002). Zur Dosierung ▶ Leitlinien der Bundesärztekammer 2001.

Afibrinogenämie, Hypofibrinogenämie, Dysfibrinogenämie

Der normale Fibrinogenspiegel liegt zwischen 1,8 und 3,5 g/l. Fibrinogen ist ein Akutphase-Protein. Die **Afibrinogenämien** gehen mit z. T. bedrohlichen Blutungen einher, wobei Hirnblutungen häufiger und Gelenkblutungen seltener vorkommen als bei Hämophilen. Oft ist auch die Plättchenfunktion beeinträchtigt und daher die Blutungszeit verlängert. Die **Hypofibrinogenämien** hingegen (z. B. Fibrinogenspiegel von 0,2 g/l) haben eine auffällig geringe Blutungsneigung, die im Alltag kaum auffällt. **Dysfibrinogenämien** gehen, je nach Art des genetischen Defektes, mit abnormen Blutungen oder mit einem erhöhten Thromboserisiko einher.

Bei der Afibrinogenämie ist die Therapie der Wahl das hochgereinigte, durch Flüssigerhitzung sterilisierte **Fibrinogenkonzentrat** (Haemocomplettan HS) mit minimalem Hepatitisrisiko und Schutz vor HIV-Infektion. Falls es nicht verfügbar ist, müssen Cohn-I-Fraktion oder Frischplasma verwendet werden. Allergische Reaktionen sind bei diesen Präparaten häufig, wohl auch die Bildung von Antikörpern.

Schwer stillbare Blutungen oder invasive Eingriffe bei Hypofibrinogenämien oder Dysfibrinogenämien mit Blutungsneigung erfordern gleichfalls eine Substitutionstherapie mit Fibrinogenkonzentrat. Die erforderliche Dosis lässt sich überschlagsmäßig nach folgender Formel berechnen (Barthels u. v. Depka 2002):

Erforderliche Fibrinogendosis [g] =
erwünschter Anstieg [g/l] · Gesamtplasmavolumen [l]

Beispiel: Bei einem Plasmavolumen von 40 ml/kgKG ist eine Einzeldosis von 6 g erforderlich, um den Fibrinogenspiegel eines 75 kg schweren Patienten von 0,2 auf 2,2 g/l anzuheben.

Faktor-V-Mangel

Der seltene Faktor-V-Mangel geht, soweit bekannt, erst mit einer Blutungsneigung einher, wenn die Restaktivität < 20 oder 10 % beträgt. Bei Patienten mit homozygotem Faktor-V-Mangel wurden schwere Blutungen im Bereich von Haut und Schleimhäuten sowie Hirn- und intraabdominelle Blutungen beobachtet.

Zur Substitutionstherapie steht lediglich **Frischplasma** (maximale Einzeldosis 10 ml/kgKG) zur Verfügung. Die wenigen bisher durchgeführten Operationen verliefen unter dieser Therapie komplikationslos.

Prothrombinkomplex: Mangel eines oder mehrerer Faktoren

Jeder einzelne der Faktoren des Prothrombinkomplexes (II, VII, IX, X) kann angeboren vermindert oder qualitativ defekt sein, wobei die Blutungsneigung in etwa dem Schweregrad des Defektes entspricht. Auch hier werden beim homozygoten Mangel Gelenk- oder Hirnblutungen beobachtet. Heterozygote Patienten, die nicht selten per Zufall erst bei einer präoperativen Diagnostik erkannt werden und Restaktivitäten zwischen 30 und 50 % aufweisen, sind im Alltag unauffällig, können aber bei größeren Operationen zu Nachblutungen neigen.

Es wurden sehr seltene Fälle mit einer Blutungsneigung beschrieben, in denen alle Vitamin-K-abhängigen Faktoren infolge einer Störung im Vitamin-K-Stoffwechsel kongenital vermindert waren. Die orale Gabe von Vitamin K zeigt in diesen Fällen meist eine rasche Wirkung. Im Notfall muss ggf. PPSB gegeben werden.

> **Praxistipp**
> Bei der angeborenen Verminderung eines einzelnen Faktors des Prothrombinkomplexes ist jedoch die Gabe von Vitamin K ineffektiv. Hier hilft nur bei gegebener Indikation die Substitutionstherapie.

Faktor-II- und Faktor-X-Mangel

Eine Substitutionstherapie kann nur mit PPSB-Konzentrat durchgeführt werden.

Faktor-VII-Mangel

Hierbei sind einige Besonderheiten zu berücksichtigen, sodass die Therapie möglichst den Spezialisten überlassen werden sollte. Vorrangig: der milde kongenitale Faktor-VII-Mangel kommt häufiger vor als bislang bekannt, und das im allgemeinen geringe Blutungsrisiko korreliert nicht in jedem Fall mit dem Ausmaß des Defektes. Eine bessere Einschätzung wird vermutlich durch die Gentypisierung möglich sein.

Zur Therapie stehen ein reines pd-Faktor-VII-Konzentrat sowie das für diese Indikation auch zugelassene rekombinante Faktor-VIIa-Konzentrat zur Verfügung.

Faktor-XI-Mangel

Bei kongenitaler Verminderung dieses Vorphasenfaktors besteht in Abhängigkeit vom Ausmaß des Defektes eine hämorrhagische Diathese. Beim ausgeprägten Faktor-XI Mangel kommt es v. a. postoperativ zu schweren Nachblutungen.

Zur Substitution des Faktors XI wird Frischplasma eingesetzt, maximal 10 ml/kgKG, sodass der Faktor XI um 10–20% ansteigt. Ein pd-Faktor-XI-Konzentrat steht international (zzt. nicht in Deutschland) in begrenztem Ausmaß zur Verfügung. Erste Erfolgsberichte mit dem Einsatz von rekombinantem Faktor VIIa liegen vor.

Mangel an Faktor XII, Präkallikrein oder „High Molecular Weight Kininogen"

Homozygote Mangelzustände dieser Faktoren gehen zwar mit der stärksten Verlängerung der partiellen Thromboplastinzeit einher, nicht jedoch mit einer entsprechenden Blutungsneigung. Daher sind sie nicht behandlungsbedürftig. Beim Faktor-XII-Mangel besteht eher ein erhöhtes Thromboembolierisiko.

Faktor-XIII-Mangel

Der sehr seltene angeborene Faktor-XIII-Mangel wird autosomal rezessiv vererbt. Bei Restaktivitäten von <4% kommt es schon beim Abfall der Nabelschnur zu schweren Blutungen. Hirnblutungen sind häufiger als bei der Hämophilie. Als charakteristisch gelten Nachblutungen nach zunächst mehrtägigem blutungsfreien Intervall sowie Wundheilungsstörungen mit abnormen Narbenbildungen. Frauen mit Faktor-XIII-Mangel neigen zu Aborten. Laut Literaturangaben ist nur beim homozygoten Faktor-XIII-Mangel von <7% eine bedrohliche Blutungsneigung mit Gelenk- und Hirnblutungen zu erwarten. Nach den Beobachtungen von Egbring und eigenen Beobachtungen findet man auch beim heterozygoten Faktor-XIII-Mangel eine – wenn auch nur milde – Blutungsneigung, die sich besonders postoperativ bemerkbar macht.

Die Therapie der Wahl ist ein durch Flüssigerhitzung sterilisiertes Faktor-XIII-Konzentrat (Fibrogammin). Im Notfall muss Frischplasma gegeben werden. Bei Patienten mit angeborenem homozygotem Faktor-XIII-Mangel empfiehlt sich eine vorbeugende Dauerbehandlung mit Faktor-XIII-Konzentrat, die bei einer Halbwertszeit des Faktors XIII von 7 Tagen nur 1-mal monatlich durchgeführt werden muss.

Mangel an α_2-Antiplasmin

Die wenigen, bislang bekanntgewordenen Fälle mit angeborenem Mangel des Fibrinolyseinhibitors α_2-Antiplasmin weisen eine hämophilieähnliche Blutungsneigung auf, u. a. zu Gelenkblutungen. Zur Behandlung stehen nur Frischplasma und die Gabe von Antifibrinolytika zur Verfügung.

73.3 Angeborene Thrombophilien

Eine Hyperkoagulabilität oder Thrombophilie kann definiert werden als ein Zustand, bei dem das Risiko des Auftretens zumeist venöser, aber auch arterieller thromboembolischer Erkrankungen erhöht ist und der zugrunde liegende Risikofaktor in einer Störung der Hämostase oder der Fibrinolyse besteht (Lechner 1983). Zur Thrombophilie können auch Störungen in anderen Systemen gerechnet werden, sofern sie das Gerinnungs- oder Fibrinolysesystem beeinflussen. Den derzeit bekannten angeborenen Thrombophilien liegen genetische Defekte von Gerinnungsfaktoren oder -inhibitoren zugrunde. ◘ Übersichten finden sich bei Bauer (1995), Dahlbäck (1995), Lane et al. (1996a, b), Seligsohn u. Lubetsky (2001). ◘ Tabelle 73-5 gibt einen Überblick über erwiesene und wahrscheinliche angeborene Thrombophilien.

Die Thrombosegefährdung wird bestimmt von Art und Ausmaß des jeweiligen Defektes (z. B. Antithrombinmangel > APCR, homozygote APCR > heterozygote APCR) und ggf. zusätzlichen, meist exogenen Risikofaktoren. Ferner erhöht sich das Thromboserisiko, wenn mehr als eine Komponente der Hämostase betroffen ist (z. B. APCR plus Hyperhomocysteinämie).

Allgemeine Therapieprinzipien

Es liegen immer noch zu wenig epidemiologische Daten vor, um Richtlinien der Therapie und Prophylaxe throm-

◘ Tabelle 73-5. Angeborene Thrombophilien

Messgröße	Formen	Thromboembolische Risiken	Nachweis	Ursachen
Antithrombin	Typ I (Mangel)	homozyygot: wohl nicht lebensfähig, heterozygot: höheres Risiko als die anderen Defekte	primär Messung via amidolytische Aktivität (unter Cumarinen oft normale Werte)	Nonsense- oder Missense-Mutationen, selten Deletionen
	Typ II (Dysform)		bei niedriger Aktivität: auch immunologische Konzentrationsmessung	
	Typ-II (Heparin-binding-Site-Defekt)	nur bei homozygoten Patienten		
Protein C	Typ I (Mangel))	homozyygot: Purpura fulminans, Thromboembolien beim Neugeborenen heterozygot: familiärer Protein-C-Mangel: 8- bis 10faches Risiko, aber 0,3 % Heterozygote in der Normalbevölkerung ohne Thromboembolien	primär Messung via amidolytische Aktivität (unter Cumarinen niedrige Werte!)	Nonsense- oder Missense-Mutationen, selten Deletionen
	Typ II (Dysform)		bei niedriger Aktivität: auch immunologische Konzentrationsmessung	
Protein S	Typ I (Mangel): Verminderung von Gesamt- und freiem Protein S sowie der Protein-S-Aktivität	homozygot und heterozygot: wie bei Protein C	primär immunologische Bestimmung des freien Protein S, bei niedrigem Wert auch Gesamt-Protein-S	Nonsense- oder Missense-Mutationen, selten Deletionen
	Typ II (Dysform): Gesamt- und freies Protein S normal, aber Aktivität vermindert		Aktivitätsteste: Fehlinterpretationen möglich insbesondere durch (APCR!)	
Resistenz gegen aktiviertes Protein C (APCR)	zu 80 % bedingt durch die Arg506Gln-Punktmutation des Faktors V (Faktor-V-Leiden)	homozygot: 100fach höheres Thromboserisiko	primär: Messung der APCR mittels einer Variante der aPTT	häufigste Ursache: Punktmutation in Position G1691A des Faktor-V-Gens, seltener andere Ursachen (Übersicht ► Barthels u. v. Depka 2002)
		heterozygot: 10fach höheres Thromboembolierisiko gegenüber Normalbevölkerung	Gentypisierung des Faktors V	

◘ Tabelle 73-5 (Fortsetzung)

Messgröße	Formen	Thromboembolische Risiken	Nachweis	Ursachen
Faktor-II-Leiden	Punktmutation des Faktor-II-Moleküls mit oft erhöhter Faktor-II-Aktivität	homozygot: höheres Thromboserisiko heterozygot: wie Faktor-V-Leiden	Gentypisierung des Faktors II und Faktor-II-Bestimmung	Punktmutation in Position G20210A des Faktor-II-Gens
Dysfibrinogen-ämien	unterschiedliche familiäre Defekte	nicht anerkannter Risikofaktor	Bestimmung des gerinnbaren Fibrinogens, Fibrinogenkonzentration Gentypisierung	z. T. bestimmte Mutationen beschrieben
Erhöhter Faktor-VIII-Spiegel		erhöhtes Risiko	Bestimmung der Faktor-VIII-Aktivität	unbekannt
Hyperhomo-cysteinämie	verminderte Aktivität der 5,10-Methylen-tetrahydrofolat-Reduktase	erhöhtes Risiko	Gentypisierung	C677T-Mutation
	selten: homozygoter Defekt der Cystathio-nin-β-Synthetase	Risiko bei homozygoter MTHFR-Mutation kontrovers diskutiert	Bestimmung Homo-cystein im Blut	

boembolischer Ereignisse bei angeborenen Thrombophilien aufzustellen. Das liegt nicht zuletzt daran, dass über die Häufigkeit von Mehrfachdefekten noch zu wenig bekannt ist (◘ Übersichten bei Lane 1996a, b; Seligsohn u. Lubetsky 2001). Generell lässt sich derzeit Folgendes sagen: Die „Therapie" angeborener Thrombophilien besteht zunächst in der sicheren Diagnose des Defektes zur Beurteilung künftiger, ggf. weiterer thromboembolischer Risiken (z. B. Ein- oder Mehrfachdefekt?), in der Beratung und in präventiven Maßnahmen zur Verhütung von Thromboembolien unter Berücksichtigung der individuellen Situation.

Nach Bauer (1995) sollten asymptomatische Patienten mit bekanntem Defekt oder Patienten, die nur 1 thromboembolisches Ereignis mit zusätzlichem Risikofaktor hatten, lediglich eine individuell angepasste Thromboseprophylaxe in Risikosituationen (z. B. perioperativ) erhalten. Bei der 1. unkomplizierten Thrombose werden Behandlung und sekundäre Thromboembolieprophylaxe wie üblich durchgeführt. Besonders ist darauf zu achten, dass die initiale Heparintherapie solange fortgeführt wird, bis infolge der überlappenden Cumarintherapie eine INR von 2–3 für mindestens 2–3 Tage hintereinander besteht. Die Dauer der oralen Antikoagulation (generell 6 Monate) hängt vom jeweiligen thromboembolischen Ereignis, der Art des Defektes und der Blutungsgefährdung ab. Bei Patienten mit 2 oder mehreren spontanen Thrombosen, 1 lebensbedrohlichen oder 1 ungewöhnlichen Thrombose, z. B. Mesenterial- oder Sinusvenenthrombose, empfiehlt sich nach der üblichen Heparintherapie eine langfristige Prophylaxe mit Cumarinen, wobei eine INR von 2–3 gehalten werden sollte.

Für die „Therapie" der Thrombophilie gilt aber auch, dass die Diagnostik nur gezielt bei vermutlich besonders gefährdeten Patienten durchgeführt werden sollte, da z. B. durch den Nachweis eines milden Defektes ohne klinische Konsequenzen eine erhebliche langfristige Verunsicherung und damit eine Einschränkung der Lebensqualität verursacht werden kann.

Therapie im Einzelnen

Antithrombinmangel

Beim ausgeprägten Antithrombinmangel kann eine primäre Thromboseprophylaxe, insbesondere perioperativ, bereits vor dem 14. Lebensjahr erforderlich sein. Die Behandlung der akuten Thrombose erfolgt bei unkomplizierten Fällen mit üblichen – ggf. höheren – Dosen von Heparin. Bei komplizierten Thromboembolien oder bei Nichtansprechbarkeit auf Heparin sollte Antithrombin substituiert werden, bis ein Spiegel von mindestens 80 % erreicht wird (Vorstand und wissenschatlicher Beirat der Bundesärztekammer 2001). Die **sekundäre Thromboseprophylaxe** erfolgt mit Cumarinderivaten, wobei häufig der Antithrombinspiegel in den Normbereich ansteigt. Eine langjährige Antikoagulation ist beim schweren Antithrombinmangel, nach bedrohlichen oder bei rezidivierenden Thromboembolien erforderlich.

Bei Frauen ist die Einnahme von Ovulationshemmern kontraindiziert, vermutlich auch die postmenopausale Östrogensubstitution. Schwangere mit einem angeborenen Antithrombinmangel haben ein besonders hohes Thromboserisiko bereits ab der Frühschwangerschaft. Eine Thromboseprophylaxe mit niedermolekularem oder unfraktioniertem Heparin, meist auch eine Antithrombinsustitution empfehlen sich daher während der gesamten Schwangerschaft und insbesondere in den ersten 6 Wochen post partum.

Protein-C-Mangel, Protein-S-Mangel

Der **homozygote** angeborene Protein-C- oder -S-Mangel manifestiert sich bei den meisten Patienten in den ersten Lebenstagen mit Purpura fulminans und thromboembolischen Gefäßverschlüssen. Hier muss im Rahmen der Akutbehandlung außer einer sehr guten Antikoagulation mit Heparin der fehlende Inhibitor ersetzt werden. Ein hochgereinigtes Protein-C-Konzentrat ist jetzt zugelassen. Falls dieses nicht verfügbar ist, muss ein Protein-C- und -S-haltiges PPSB-Konzentrat, besser ein Protein-C-haltiges Faktor-IX-Konzentrat verwendet werden. Eine lebenslange Cumarintherapie ist erforderlich. Sie muss sehr langsam eingeleitet werden bei gleichzeitig sehr guter, mehrtägig überlappender Antikoagulation mit Heparin, bis die INR für einige Tage im therapeutischen Bereich (INR 2–3) liegt.

Falls beim heterozygoten angeborenem Protein-C-Mangel eine Cumarintherapie erforderlich ist, so muss auch hier die Einleitung der Therapie sehr langsam erfolgen.

Zu beachten ist, dass es auch angeborene Protein-C-Mangelzustände ohne Thromboembolieneigung gibt.

Die mehrtägig überlappende Antikoagulation mit Heparin, bis die INR für einige Tage im therapeutischen Bereich liegt, spielt beim angeborenen Protein-C-Mangel, auch beim Protein-S-Mangel, eine besondere Rolle , da in diesem Zeitraum die Gefahr der gefürchteten **Cumarinnekrosen** besteht.

Faktor V Leiden und Thrombophiler-Faktor-II Polymorphismus

Generell wird die erste Thromboembolie wie bei Patienten ohne bekanntem Defekt behandelt. Eine Substitutionstherapie entfällt. Die Dauer der Antikoagulation erfolgt individuell.

Leitlinien – Adressen – Tipps

Leitlinien

Vorstand und Wissenschaftlicher Beirat der Bundesärztekammer (2001) Leitlinien zur Therapie mit Blutkomponenten und Plasmaderivaten. 2. Aufl. Deutscher Ärzteverlag, Köln

Schramm W, Scharrer I (2000) Konsensusempfehlungen zur Hämophilie-Behandlung in Deutschland. Hämophilieblätter 34: 62–65

Internetadressen

Gesellschaft für Thrombose- und Haemostaseforschung e.V. (GTH): www.gth-online.de

Deutsche Hämophiliegesellschaft: www.dgh.de, E-Mail: dhg@dhg.de

world federation of hemophilia: www.wfh.org

Haemophilia Forum: www.haemophilia-forum.org.

Tipps für Patienten

Deutsche Hämophilie Gesellschaft
Halenseering 3, 22149 Hamburg,
Tel.: 040/672 29 70, Fax: 040/67249 44

Literatur

Arun B, Kessler CM (2001) Clinical manifestation and therapy of the hemophilias. In: Colman RW, Hirsh J, Marder VJ, Clowes AW, George JN (eds) Hemostasis and thrombosis. Lippincott Williams & Wilkins, Philadelphia, p 815

Astermark J (2003) Treatment of the bleeding inhibitor patient. Semin Thromb Hemost 29: 77–85

Barthels M von Depka M (2002) Das Gerinnungskompendium. Thieme, Stuttgart New York

Bauer KA (1995) Mangement of patients with hereditary defects predisposing to thrmbosis including pregnant women. Thromb Haemost 74: 94

Brackmann HH, Oldenburg J, Schwaab R (1996) Immuntolerance for the treatment of factor inhibitors – twenty years' „Bonn protocol" Vox Sang 70: 30–35

Budde U Drewke E, Schneppenheim R (1996) Hämostaseologische und molekularbiologische Diagnostik des von Willebrand Syndroms. DG Klinische Chemie Mitt 27: 41

Dahlbäck B (1995) The protein C anticoagulant system: inherited defects as basis for venous thrombosis. Thromb Res 77: 1

Fressinaud E, Veyradier A, Sigaud M, Boyer-Neumann C, Le Boterff C, Meyer D (1999) Therapeutic monitoring of von Willebrand disease: interest and limits of a platelet function analyser at high shear rates. Br J Haematol 10: 777–783

Gordon FH, Mistry PK, Sabin CA, Lee CA (1998) Outcome of orthotopic liver transplantation in patients with haemophilia. Gut 42: 744

Ingerslev J, Hvitfeld Poulsen L, Sørensen B (2004) Current treatment of von Willebrand's disease. Hämostaseologie 24: 56–65

Kulkarni R, Aledort LM, Berntorp E et al. (2001) Therapeutic choices for patients with hemophilia and high-titer inhibitors. Am J Hematol 67: 240

Kurth AA, Kreuz W, Scharrer I (2002) Die orthopädische Behandlung von muskulo-skelettalen Komplikationen der Hämophilie. Dtsch Ärztebl 99: A 2928

Landbeck G (1989) Entwicklung der Todesursachenstatistik und AIDS-Erkrankungen Hämophiler in der Bundesrepublik Deutschland 1980–1989. In: Landbeck G, Marx R, Scharrer J, Schramm W (Hrsg) 20. Hämophilie-Symposion. Springer, Berlin Heidelberg New York Tokyo

Landbeck G, Kurme A (1972) Regeln und Richtlinien zur Therapie der Hämophilie. Fortschr Med 90:542

Lane DA et al. (1996a) Inherited thrombophilia: part 1. Thromb Haemost 76:651

Lane DA et al. (1996b) Inherited thrombophilia: part 2. Thromb Haemost 76:824

Lechner K (1985) Hämophilie. In: Heene DL (Hrsg) Handbuch der Inneren Medizin. Springer, Berlin Heidelberg New York Tokyo

Lechner K, Korninger Ch, Niessner H, Thaler E (1983) Gesichertes und Ungesichertes in der Diagnostik der Thrombophilie. Med Welt 34: 103–108

Lethagen S (2003) Desmopression in mild hemophilia A: Indications, limitations, efficacy, and safety. Semin Thromb Hemost 29: 101–106

Mannucci PM, Tuddenham EGD (2001) The hemophilias – from royal genes to gene therapy. New Engl J Med 344:1773–1779

Mariani G, Siragusa S, Kroner BL (2003) Immune tolerance induction in hemophilia A: A review. Semin Thromb Hemost 29:69–75

Niessner H (1985) Das von Willebrand-Jürgens Syndrom. In: Heene DL (Hrsg) Handbuch der Inneren Medizin. Springer, Berlin Heidelberg New York Tokio

Nilsson IM, Berntorp E, Freiburghaus C (1993) Treatment of patients with factor VIII and IX inhibitors. Thrombos Haemost 70:56

Rodriguez-Merchan EC (2003) Radionuclide synovectomy (radiosynoviorthesis) in hemophilia: A very effective and single procedure. Semin Thromb Hemost 29:97–100

Sadler EJ (1994) A revised classification of von Willebrand disease. Thromb Haemost 71:520

Schimpf K (1994) Therapie der Hämophilien. Hämostaseologie 14: 44

Schramm W, Barthels M. (2001) Faktor VIII-/Von-Willebrand-Faktor-Konzentrate, aktivierte Prothrombinkomplex-Konzentrate. In: Vorstand u. wissenschaftlicher Beirat der Bundesärztekammer (Hrsg) Leitlinien zur Therapie mit Blutkomponenten und Plasmaderivaten, 2. Aufl. Deutscher Ärzteverlag, Köln, S 113–137

Seligsohn U, Lubetsky A (2001) Genetic susceptibility to venous thrombosis. New Engl J Med 344:1222–1231

Theiss W, Sauer E (1977) DDAVP: Alternative zur Substitutionsbehandlung bei leichter Hämophilie A und von Willebrand-Jürgens Syndrom. Dtsch Med Wochenschr 102:1769

Van den Berg HM, Fischer K (2003) Prophylaxis for severe hemophilia: Experience from Europe and the United States. Semin Thromb Hemost 29:49–54

White GC, Rosendaal F, Aledort LM et al. (2001) Definitions in hemophilia. Recommendation of the scientific subcommittee on factor VIII and factor IX of the scientific and standardization committee of the international society on thrombosis and hemostasis. Thromb Haemost 85:560

74 Erworbene plasmatische Gerinnungsstörungen

H. Riess

74.1 Synthesestörungen – 1213
74.1.1 Vitamin-K-Mangel bei Neugeborenen – 1213
74.1.2 Vitamin-K-Mangel der Erwachsenen – 1214

74.2 Immunkoagulopathien – 1215
74.2.1 Einzelfaktorinhibitoren – 1215
74.2.2 Erworbenes Von-Willebrand-Syndrom – 1215
74.2.3 Lupus-Antikoagulanzien – 1216
74.2.4 Hämostasedefekte bei Paraproteinämie – 1216

74.3 Komplexe Umsatzstörungen – 1216
74.3.1 Lebererkrankungen – 1216
74.3.2 Niereninsuffizienz – 1218
74.3.3 Malignome – 1218
74.3.4 Verbrauchskoagulopathie – disseminierte intravasale Gerinnung – 1219

Literatur – 1222

Unter erworbenen Gerinnungsstörungen versteht man Hämostasestörungen, denen weder eine klare hereditäre Genese noch eine gezielte hämostaseverändernde Therapie zugrunde liegt. In der klinischen Praxis sind diese erworbenen Störungen der plasmatischen Gerinnung häufiger als kongenitale Formen. Dabei finden sich selten Veränderungen eines einzelnen, häufiger von mehreren Gerinnungsfaktoren, als Ausdruck einer komplexen, oft mit Veränderungen des Fibrinolysesystems und der Thrombozyten einhergehenden Hämostasestörung.

Unter pathophysiologischen Aspekten lassen sich Synthesestörungen, Immunkoagulopathien und komplexe Hämostasestörungen unterscheiden. Die durch Antikoagulanzien, Fibrinolytika und Plättchenaggregationshemmer induzierten Hämostasestörungen, sind im Kapitel „Antithrombotische Therapie" beschrieben. Inhaltlich ergeben sich überlappende Berührungspunkte mit dem Kapitel „Hereditäre und erworbene Thrombozytenfunktionsstörungen".

Im klinischen Alltag sind erworbene plasmatische Gerinnungsstörungen häufig und führen dazu, dass viele Patienten im Bereich der stationären Krankenversorgung mit gerinnungsmodulierenden Medikamenten behandelt werden. Insbesondere im Bereich der Intensivmedizin erlangen plasmatische Gerinnungsstörungen im Gefolge von verschiedenen Grundkrankheiten zunehmend Bedeutung. Dies betrifft einerseits die prognostische Bedeutung des Ausmaßes von Hämostasestörungen (z. B. im Rahmen der Sepsis), andererseits bestimmen Blutungskomplikationen und Thromboembolien häufig Morbidität und Mortalität von Patienten. Die Einigung auf eine allgemein akzeptierte Definition der disseminierten intravasalen Gerinnung (DIC; Taylor 2001) stellt die Voraussetzungen dafür dar, komplexe Hämostasestörungen standardisiert zu erfassen und Therapieprinzipien prospektiv in ihrer Wirksamkeit zu überprüfen. Die therapeutische Modulation der Hämostasestörung kann dabei die Prognose betroffener Patienten positiv verändern, wie dies kürzlich eindrucksvoll bei der Behandlung von Patienten mit schwerer Sepsis durch aktiviertes Protein C in einer prospektiv randomisierten Studie (Bernard 2000) nachgewiesen werden konnte. Auch neue Antikoagulanzien wie Fondaparinux, ein synthetisches Pentasaccharid, und orale Thrombininhibitoren wie Melagatran/Ximelagatran lassen Fortschritte bezüglich Wirksamkeit und Sicherheit erwarten.

74.1 Synthesestörungen

Gestörte Synthese Vitamin-K-abhängiger Gerinnungsfaktoren. Vitamin K ist ein notwendiger Cofaktor für die hepatische Synthese funktionsfähiger Gerinnungsfaktoren II, VII, IX und X sowie der Gerinnungsinhibitoren Protein C und Protein S. Die bei Vitamin-K-Mangel reduzierte γ-Carboxylierung führt zur Entstehung funktionsgestörter Proteine (PIVKA = proteins induced by Vitamin K absence). Aufgrund der unterschiedliche Halbwertszeiten dieser Hämostasekomponenten kommt es bei Vitamin-K-Mangel zunächst zum Absinken von Faktor VII und Protein C, es folgen die Faktoren IX und X sowie schließlich Faktor II und Protein S. Laboranalytisch zeigt sich eine entsprechende Reduktion des Quickwertes, bei stärkerem Absinken der Faktoraktivitäten auch eine Verlängerung der aPTT. Die Aktivitätsverminderung von Faktor VII ist zum Erfassen eines sich anbahnenden Vitamin-K-Mangels sensibler als der Quickwert. Die Analyse von Einzelfaktoraktivitäten (z. B. Faktoren II, V, VII) differenziert den Vitamin-K-Mangel (Faktor V normal) von allgemeinen Lebersynthesedefekten (Faktoren II, V und VII vermindert). Bei immunologischen Bestimmungen werden die PIVKA mitbestimmt (Ratnoff 1996).

Spontane Blutungen sind – bei sonst intakter Hämostase – erst bei ausgeprägten Erniedrigungen des Quickwerts (<10%) zu erwarten. Zur Beurteilung von Hämostasestörungen ist nach wie vor der Quickwert (bzw. im angloamerikanischen Schrifttum die Prothrombinzeit) sinnvoll, da die International Normalized Ratio (INR) lediglich für die konstante orale Antikoagulation eine Standardisierung und damit Vergleichbarkeit von Testergebnissen mit verschiedenen Prothrombinen erreicht.

74.1.1 Vitamin-K-Mangel bei Neugeborenen

Postnatal sind die Vitamin-K-abhängigen Faktoren, abhängig von der Reife des Neugeborenen, auf Werte zwischen 20 und 50% erniedrigt. In Einzelfällen ist dieser

Gerinnungsdefekt deutlicher ausgeprägt und kann zu bedrohlichen Blutungen führen. Neben dem Vitamin-K-Mangel (mangelnde Vitamin-K-Zufuhr– insbesondere bei vollgestillten Säuglingen–, unzureichende Vitamin-K-Resorption, fehlende Vitamin-K-Synthese durch die Darmflora, erhöhter Vitamin-K-Bedarf) ist auch vom Vorliegen einer unzureichenden Syntheseleistung der Leber auszugehen. Die Einnahme bestimmter Medikamente durch die Mutter (Cumarine, Rifampicin, Diphenylhydantoin u. a.) erhöhen das Risiko eines ausgeprägten – sich meist innerhalb der ersten 24 h nach Entbindung als (Hirn-)Blutung manifestierenden – Vitamin-K-Mangel des Säuglings.

Therapie

Vitamin-K-Prophylaxe

Die **postnatal empfohlene Vitamin-K-Prophylaxe** erfolgt in der Regel oral mit je 2 mg am 1. Lebenstag, zwischen dem 5. und 7. Lebenstag sowie zwischen der 3. und 4. Lebenswoche, bei gestörter Resoption parenteral durch i.m bzw. s.c.-Gabe (200 μg). Bei parenteraler Ernährung ist die Zufuhr ausreichender Vitamin-K-Mengen (100–500 μg Vitamin K_1 wöchentlich) sicherzustellen.

Therapie bei Blutungskomplikationen

Die Gabe von **Prothrombinkomplex(PPSB-)-Konzentraten** führt dosisabhängig zur sofortigen Korrektur des Hämostasedefektes: 1 IU/kgKG führt zu einem Anstieg des Quickwerts von 1–2 %. Bei gleichzeitiger Leberunreife mit Erniedrigung auch der Vitamin-K-unabhängigen Gerinnungsfaktoren führt PPSB nicht zur vollständigen Quickwertnormalisierung. Nur im Ausnahmefall – z. B. bei genereller Lebersynthesestörung – wird **gefrorenes Frischplasma** (1 ml enthält je 1 IU an Gerinnungsfaktoren) verwendet.

74.1.2 Vitamin-K-Mangel der Erwachsenen

Vitamin-K-Mangelzustände beim Erwachsenen können folgende Ursachen haben:
- unzureichende bzw. **fehlende Vitamin-K-Zufuhr** in der Nahrung, z. B. bei lang dauernder parenteraler Ernährung, unter antibiotischer Therapie (Änderung der Darmflora)
- **verminderte Vitamin-K-Resorption** bei Gallengangsverschlusssyndrom oder Malassimilationssyndromen (Sprue, Dysenterie, Pankreasinsuffizienz), nach intestinalen Resektionen
- **gestörte Vitamin-K-Verwertung** bei Einnahme bestimmter Medikamente (Cumarine, bestimmte Cephalosporine mit N-Methylthiotetrazol-Seitenkette) oder bei schwerer Leberzellschädigung

Therapie

Auch hier lässt sich der Hämostasedefekt durch **PPSB-Gabe** sofort beheben. Die **parenterale Vitamin-K_1-Gabe** führt bei normaler Leberfunktion nach 4–6 h zum Beginn des Quickwertanstieg, der nach mehr als 24 h sein Maximum erreicht. 1 mg Vitamin K_1 lässt einen Anstieg des Quickwerts von etwa 20 % erwarten, 10 mg Vitamin K_1 führen zu einer Normalisierung.

Eine großzügige Indikationsstellung zur prophylaktischen Vitamin-K-Gabe bei Risikopatienten (z. B. längerfristige Verordnung von Breitbandantibiotika) bzw. ausreichende parenterale Substitution bei Resorptionsstörungen wird empfohlen.

 Cave
Bei intravenöser Bolusapplikation von Vitamin K_1 sind bis zum Schock gehende Kreislaufreaktionen beschrieben worden. Die parenterale Gabe sollte daher bevorzugt intramuskulär, subkutan oder als Kurzinfusion erfolgen. Bei intakten Resorptionsverhältnissen kann die Therapie auch oral durchgeführt werden, wobei nach 6–12 h Stunden mit einem relevanten Quickwertanstieg zu rechnen ist.

Die **Antikoagulanzientherapie mit Cumarinderivaten** stellt in der Klinik die wichtigste Form des „Vitamin-K-Mangels" des Erwachsenen dar (▶ Kap. 76, „Antithrombotische Therapie"). Änderungen von Ernährungsgewohnheiten oder Begleitmedikationen einerseits sowie Fehldosierungen und Intoxikationen andererseits führen immer wieder zu schwerwiegenden INR-Erhöhungen (Quickwerterniedrigungen) mit Blutungskomplikationen. Bei manifesten Blutungen wird je nach Lokalisation und Gefährdungspotenzial der Blutung eine gezielte Anhebung des Quickwertes durch PPSB und/oder eine verzögerte Quickwertanhebung durch – u. U. intravenöse – Vitamin-K_1-Applikation erreicht. Eine Vitamin-K_1-Applikation sollte möglichst nur in kleinen Dosen erfolgen, da Vitamin-K-„Überschuss" mit überschießendem Quickwertanstieg sonst die Wiedereinstellung der oralen Antikoagulation erschwert. Kleine Mengen von Vitamin K_1, z. B. 3–4 Trpf. (1 Trpf. entspricht ca. 1 mg) per os, reichen in der Regel, um die INR von einem blutungsgefährdenden in einen mittleren therapeutischen Bereich abzusenken.

Die Indikation zur prolongierten Antikoagulanzientherapie sollte ebenso wie – bei bestehender Indikation – die Möglichkeit der alternativen Antikoagulation überprüft werden (prolongierte s.c.-Gabe von niedermolekularem Heparin bzw. Hirudin, auch des synthetischen Pentasaccharides Fondaparinux bzw. des oralen Thrombininhibitor Ximelagatran – Chang 2004).

Bei **Cumarinintoxikationen**, die sich neben der ausgeprägten Verminderung der Prothrombinkomplexfaktoren bei normalen Befunden der übrigen Gerinnungsfaktoren auch durch die Bestimmung der Cumarinderivate im Serum nachweisen lässt, ist gemäß der unterschiedlichen Halbwertszeit der Cumarinderivate u. U. eine vieltägige Vitamin-K_1-Substitution notwendig.

> **Praxistipp**
> Bei Intoxikation mit den in Rodentiziden enthaltenen Cumarinderivaten mit extrem langen Halbwertszeiten („Superwarfarine") ist neben der entsprechend langen Vitamin-K$_1$-Substitution die Gabe von Colestyramin zur Unterbrechung des enterohepatischen Kreislaufes zur Verkürzung der Cumarinhalbwertszeit sinnvoll.

74.2 Immunkoagulopathien

Bei den erworbenen Immunkoagulopathien unterscheidet man zwischen Inhibitoren gegen spezifische – in der Regel einzelne – Gerinnungsfaktoren sowie Immunphänomenen mit komplexer Beeinflussung der Hämostase (Collins 2003; Gezer 2003). Zugrunde liegen Antikörper, die primär (idiopathisch), d. h. „spontan" ohne offensichtliches immunisierendes Ereignis beobachtet werden. Diese Inhibitoren der Gerinnung können ohne fassbare Grunderkrankung, häufiger jedoch post partum oder bei Krankheiten wie Autoimmunopathien, malignen Lymphomen und Paraproteinämien, Tumorerkrankungen sowie im fortgeschrittenen Lebensalter auftreten. Auch im Rahmen der Substitutionstherapie von kongenitalen Hämostasestörungen (▶ unten) können sekundär Antikörper gebildet werden.

74.2.1 Einzelfaktorinhibitoren

Spontan auftretende Inhibitoren gegen Gerinnungseinzelfaktoren sind insgesamt selten und richten sich meist gegen **Faktor VIII** (Collins 2003). Die im Rahmen der Faktor-VIII-Substitution auftretenden sekundären Inhibitoren werden im ▶ Kap. 73 „Angeborene plasmatische Gerinnungsstörungen" behandelt. Die spontan auftretenden Antikörper führen zur Verminderung der Faktor-VIII-Aktivität und werden meist aufgrund einer neu aufgetretenen hämorrhagischen – nicht selten lebensbedrohlichen – Diathese diagnostiziert.

Akute Behandlung zur Reduktion des Blutungsrisikos

Die Prognose von Patienten mit manifester hämorrhagischer Diathese und erworbenen Faktor-VIII-Inhibitoren ist ernst (Collins 2003; Stasis et al. 2004). Therapeutika sind oft nicht allgemein kurzfristig verfügbar.

Eine unmittelbar wirksame Verbesserung der Hämostase kann durch Gabe von **rekombinantem Faktor VIIa** (initial und alle 2–4 h 90 μg/kgKG, je nach Klinik), weniger sicher durch **aktivierte Prothrombinkomplexkonzentrate** (z. B. FEIBA. „Factor Eight Inhibitor Bypassing Activity"; initial und alle 6–12 h 50–100 IU/kgKG) versucht werden. Eine extrakorporale **Immunabsorption** oder – weniger gut belegt – eine **Plasmapherese** zur Absenkung des Inhibitorspiegels kann sinnvoll sein.

Mit hochdosierter **Faktor-VIII-Gabe** (50–100 IU/kgKG) kann bei fehlender Verfügbarkeit der genannten Medikamente versucht werden, den Antikörper vorübergehend zu „überfahren", wobei im Gegensatz zu sekundären Inhibitoren bei Hämophilie meist keine Inhibitor-Boosterung erfolgt.

Behandlung zur Reduktion des Inhibitors

Parallel mit der Akuttherapie sollte durch **Behandlung einer erkannten Grunderkrankung** (z. B. Tumorchirurgie, Chemotherapie bei malignen Lymphomen) und durch **Immunsuppression** versucht werden, die Autoantikörperproduktion zu reduzieren oder beseitigen (Collins 2003). Aussagekräftige Untersuchungen zur vergleichenden Wirksamkeit unterschiedlicher Immunsuppressivaregime liegen für diese Patienten nicht vor. Abhängig von der klinischen Situation und dem zu erwartenden Spontanverlauf (z. B. regelhafte Rückbildung postpartal auftretender Inhibitoren im Laufe von Wochen bis Monaten) wird man sich zu mehr oder weniger intensiven Therapieregimen entscheiden.

Bei klinisch manifester hämorrhagischer Diathese und ausreichender Thrombozytenzahl ist die Kombination von **Glucocorticosteroiden** (initial 2 mg Prednisolon/kgKG pro Tag) mit **Cyclophosphamid** (100–200 mg pro Tag oder Bolusgabe von 1000 mg alle 3–4 Wochen; Blutbildkontrollen!) zu empfehlen. Alternativen zu Cyclophosphamid sind **Vincaalkaloide** (Vincristin 2 mg als Bolus oder als Infusion über 24 h alle 1–2 Wochen, cave: Polyneuropathie) oder **Azathioprin** (50–150 mg pro Tag; Blutbildkontrollen!). Hochdosierte **Immunglobuline, oder α-Interferon** können wirksam sein. Mit Rituximab werden rasche Inhibitorrückbildungen berichtet (375 mg/m² einmal wöchentlich i. v., 4 Gaben) (Stasis et al. 2004).

Der sehr heterogene Spontanverlauf der Inhibitoren mit raschen „spontanen" Rückbildungen bis hin zu mehrjährigem Fortbestehen trotz immunmodulierender Therapie machen die Einordnung eines Therapieerfolges schwierig. Bei klinischer und laboranalytischer Befundnormalisierung ist die vorsichtige, schrittweise Reduktion der Immunsuppression mit zunächst weitergeführter längerfristig engmaschiger klinischer und laboranalytischer Kontrolle zu empfehlen.

Neben inaktivierenden Hemmkörpern gegen den Faktor VIII sind solche gegen andere Faktoren, z. B. gegen Faktor XII, IX, V und XIII, aber auch gegen Hemmstoffe wie C1-Inhibitor beschrieben.

74.2.2 Erworbenes Von-Willebrand-Syndrom

Klinisch resultiert meist nur eine geringe hämorrhagische Diathese, es werden Blutungen und Thrombosen beschrieben. Laboranalytisch ist die Verminderung der Ristocetin-Cofaktor-Aktivität führend. Therapeutisch wird bei Blutungsgefahr **Von-Willebrand-haltiger Faktor VIII bzw. Desmopressin (DDAVP)** gegeben sowie die Behandlung der Grundkrankheit empfohlen, u. U. die längerfristige Immunsuppression. Bei Faktorsubstitution ist von einer deutlich verkürzten Halbwertzeit des von Willebrand-Faktors auszugehen.

74.2.3 Lupus-Antikoagulanzien

Unter Lupus-Antikoagulanzien (LA) versteht man erworbene **IgG- und/oder IgM- Phospholipidantikörper**, die phospholipidabhängige Gerinnungsteste, insbesondere die aPTT verlängern (Gezer 2003). Neben der namensgebenden Assoziation zum Lupus erythematodes führen eine weitere Reihe Autoimmunerkrankungen, Infektionen und lymphoproliferative Erkrankungen zum gehäuften Auftreten von LA. Auch nach Medikamenten wie Procainamid oder Phenothiazin, postinfektiös sowie ohne fassbare Grunderkrankung wird das Auftreten von LA beobachtet.

In seiner laboranalytischen Erscheinung ist dieses Krankheitsbild heterogen, es finden sich Patienten mit nachweisbaren Antikörpern gegen Phospholipidstrukturen (z. B. Cardiolipidantikörper) ohne nachweisbare Verlängerung von Gerinnungszeiten sowie Patienten mit funktionellen Hemmstoffen ohne Nachweis von Phospholipidantikörpern. Häufig lassen sich beide Laborphänomene nachweisen.

Klinisch stehen im paradoxen Gegensatz zu verlängerten Gerinnungszeiten der Globalteste **venöse und/oder arterielle thromboembolische Komplikationen** im Vordergrund, bis hin zum „Catastrophic Antiphospholipid Syndrome", die der üblichen antithrombotischen Therapie bedürfen. Von praktischer Relevanz ist dabei die laboranalytische Festlegung der therapeutischen Antikoagulation, da nicht selten die verwendeten Teste (z. B. aPTT) von LA und Antikoagulans (Heparin) in gleichem Sinne beeinträchtigt werden. Hier empfiehlt sich die Verwendung „Lupus-resistenter" PTT-Reagenzien. Auch die INR-Bestimmung kann durch LA beeinflusst werden (→ Einzelfaktoranalysen im stark verdünnten Patientenplasma, LA-„resistente" Prothrombinreagenzien). Neben dem gleichzeitigen Vorliegen von faktorspezifischen Hemmkörpern wird im Rahmen eines Antiphospholipidsyndroms auch immer wieder eine Immunthrombozytopenie beobachtet. Beides sind Konstellationen, die ein erhöhtes Blutungsrisiko nach sich ziehen und das therapeutische Management der betroffenen Patienten komplizieren.

Eine wichtige weitere klinische Manifestation ist die vermehrte Abortrate bei Frauen mit LA, wobei alle Phasen der Schwangerschaft gefährdet sind. LA in zeitlichem Zusammenhang mit Virusinfekten oder Medikamenteneinnahmen bilden sich meist spontan zurück. Gelegentlich ist auch die Rückbildung der LA bei erfolgreicher Behandlung von Autoimmunopathie oder lymphoproliferativer Erkrankung zu erhoffen. Nicht selten jedoch kommt es zum langjährigen Persistieren dieses Autoimmunphänomens.

Bei fortbestehendem LA treten nicht selten wiederholt venöse und/oder arterielle Thromboembolien auf, sodass nach Ersttrombose eine lebenslange u. U. intensivierte Antikoagulanzientherapie (INR 2,5–4,5) – gelegentlich auch bei bestehender Thrombozytopenie – empfohlen werden muss. Arterielle Thromboembolien werden analog dem Vorgehen ohne LA, d. h. durch Sekundärprophylaxe mit Thromboyztenfuntkionshemmern behandelt.

74.2.4 Hämostasedefekte bei Paraproteinämie

Die bei diesen Erkrankungen vorliegenden monoklonalen Immunglobuline oder Immunglobulinfragmente können vielschichtig mit der Hämostase interagieren, wobei insbesondere Plättchendysfunktionen und Störungen der plasmatischen Gerinnung und Fibrinolyse beschrieben worden sind.

Häufig nehmen diese Gerinnungsstörungen bei erfolgreicher **Therapie der Paraproteinämie** ab. Die bei **Amyloidose** beschriebenen Fälle des erworbenen Faktor-X-Mangels sind ätiologisch unklar und können im Zusammenwirken mit Gefäßfunktionsstörungen, Thrombozytopenien und Thrombozytopathien bei Amyloidosen an Blutungsstörungen beteiligt sein, die Substitution mit PPSB bzw. Faktor-X-haltigem Faktor-IX-Konzentrat ist passager wirksam.

74.3 Komplexe Umsatzstörungen

Es handelt sich hierbei um Umsatzstörungen von Faktoren und Inhibitoren der plasmatischen Gerinnung und Fibrinolyse, oft verbunden mit Störungen des thrombozytären und vaskulärem Hämostasesystems. Je nach der Dynamik und dem sich ausbildenden Verhältnis von prokoagulatorischen und antikoagulatorischen Hämostasekomponenten kann es zur Hyperkoagulabilität mit Mikrozirkulationsstörung bzw. Thromboembolieneigung oder Hypokoagulabilität mit hämorrhagischer Diathese kommen.

74.3.1 Lebererkrankungen

Verschiedene pathogenetische Mechanismen führen in Abhängigkeit vom Ausmaß der Leberzellschädigung zu Hämostasestörungen (◘ Übersicht 74-1) (Pramoolsinsap et al. 1996; Riess 1997; Kerr 2003). Summarisch führen diese Störungen sowohl zur Absenkung der prokoagulatorischen als auch antikoagulatorischen Hämostasekomponenten, sodass meist ein labiles Gleichgewicht auf niedrigem Niveau resultiert. Die klinisch häufig beobachtete hämorrhagische Diathese resultiert meist aus der portalen Hypertension mit spontanen Blutungen aus Ösophagusvarizen sowie posttraumatisch, perioperativ oder im Rahmen von Infektionen.

> **Übersicht 74-1**
> **Hämostasestörungen bei fortgeschrittener Lebererkrankung**
>
> — Reduzierte hepatische Syntheseleistung von:
>   – Gerinnungsfaktoren
>   – Fibrinolysefaktoren
>   – Inhibitoren
>   – Komplementfaktoren
>   – Faktoren des Kinin-/Bradykininsystems
>   – Dysproteinen (Dysfibrinogen etc)
>
> — Gesteigerter Hämostaseumsatz:
>   – Low-grade-DIC (Verbrauchskoagulopathie)
>   – gesteigerte Fibrinolyseaktivität
>   – Faktorenverlust in vergrößerten Extravasalraum
>   – Thrombozytopenie
>   – Thrombozytopathie
>
> — Portale Hypertension
>   – verminderte Leberperfusion
>   – portosystemischer Shunt
>   – verminderte Clearance-Funktion
>   – vermehrter Eintritt enteraler Toxine und Pathogene
>   – Thrombozytopenie
>
> — Sekundäre Organdysfunktionen
>   – Niereninsuffizienz
>   – Thrombozytopathie
>   – Myelodysplasie
>   – Thrombozytopenie
>   – Thrombozytopathie
>   – Anämie und Hämolyse

Abgesehen von den wenigen möglichen Ansätzen zur **Behandlung der Grunderkrankung**, wie Entzug der toxischen Noxe, Virustatika oder Interferon bei Virushepatitiden, steht außer der **Lebertransplantation** keine kausale Therapie zur Verfügung. Veränderungen der Hämostaseparameter ohne entsprechende klinische Manifestationen werden nicht behandelt, sie können als Verlaufsparameter zur Beurteilung der Leberfunktion verwendet werden. Dekompensierende Hämostasestörungen, insbesondere mit Komplikationen im Sinne von Blutungen, disseminierter intravasaler Gerinnung und Hyperfibrinolyse können symptomatisch medikamentös behandelt werden (❒ Tabelle 74-2) (Riess 1997).

Im Zentrum der therapeutischen Bemühungen steht die Behandlung der zur Hämostasedekompensation führenden Ursache, d.h. die endoskopische oder chirurgische Intervention bei blutenden Ösophagusvarizen oder die parenterale antibiotische Therapie bei Septikämien. Ein zusätzlich vorliegender Vitamin-K-Mangel sollte durch entsprechende Einzelfaktorenanalyse oder probatorische Vitamin-K$_1$-Gabe (10 mg parenteral) ausgeschlossen werden.

Die Behandlung der Hämostasestörung durch Substitution erfolgt unter supportiven und palliativen Aspekten. Grundsätzlich sollte Blutverlust bei Patienten mit fortgeschrittener Leberinsuffizienz durch kombinierte Gabe von Erythrozytenkonzentraten und gefrorenem Frischplasma („Fresh Frozen Plasma", FFP) ausgeglichen werden. FFP enthält alle Plasmakomponenten im physiologischen Verhältnis, doch müssen große Volumina gegeben werden, um Hämostaseparameter wesentlich zu verbessern (1 ml FFP/kgKG ergibt ca. 1% Faktorenanstieg). PPSB-Konzentrat ermöglicht die Substitution großer Mengen der enthaltenen Gerinnungsfaktoren II, VII, IX, X sowie der Inhibitoren Protein C und Protein S.

> **! Cave**
> Beim gleichzeitig bestehenden, erworbenen Antithrombinmangel und verminderter retikoloendothelialer Clearance-Funktion kann die PPSB-Gabe zu komplizierenden Thromboembolien oder Verbrauchskoagulopathien führen. Daher wird die vorangehende prophylaktische Antithrombinsubstitution, bei fehlender Blutungsneigung und ausreichender Thrombozytenzahl u. U. kombiniert mit niedrig dosiertem Heparin empfohlen (Carmassi et al. 1997).

Bei schwerer Thrombozytopenie insbesondere bei hämorrhagischer Diathese kann die Gabe von **Plättchenkonzentraten** sinnvoll sein. Unter Würdigung der individuellen Laborkonstellation kann darüber hinaus die Gabe weiterer Gerinnungskonzentrate wie Fibrinogen, Faktor XIII sowie die antifibrinolytische Proteaseinhibition mit Aprotinin – sehr selten auch synthetische Antifibrinolytika wie Tranexamsäure – sinnvoll sein.

> **Praxistipp**
> Perioperativ ist neben der angegebenen Substitutionsbehandlung größtes Augenmerk auf die Aufrechterhaltung der Normothermie sowie die Aufrechterhaltung des intravaskulären Volumens und der Nierenfunktion sowie die Minimierung des Mediatorübertritts (Vermeidung von „Bloodsaver") in die Zirkulation zu richten.

Tabelle 74-1. Mögliche Hämostaseoptimierung bei Leberinsuffizienz

Therapieoption (Dosis[a])	Bemerkung
Gefrorenes Frischplasma (FFP) (1500 ml)	Basismaßnahme (cave: Volumenüberlastung): Faktoren-, Inhibitoren- und Volumenersatz
Vitamin K (10 mg i. v.)	Ausschluss/Behebung eines Mangels
Prothrombinkomplex (PPSB) (1500 IU)	rasche Substitution großer Mengen der Faktoren II, VII, IX, X sowie der Proteine C und S
Antithrombin (1500–3000 IU)	vor PPSB, bei Verbrauchskoagulopathie
Thrombozytenkonzentrat (1–2)	bei thrombozytopenischer Blutung
Aprotinin (Bolus 0,5 Mio.; 0,2 Mio./h)	bei Hyperfibrinolyse (z. B. Lebertransplantation)
Tranexamsäure (0,25–0,5 g)	schwere Hyperfibrinolyse (cave: Mikro- und Makrothromboembolien)
Fibrinogen (2–4 g)	Fibrinogen < 50 mg/dl (z. B. Hyperfibrinolyse)
Faktor XIII (500–1000 IU)	F XIII < 20 % und Blutung
Heparin (200–800 IU/h)	bei Thromboembolie, sonst sehr zurückhaltend
Plasmapherese und Volumenersatz durch FFP	Toxinentfernung und Hämostaseoptimierung (z. B. vor Lebertransplantation)

[a] Anhaltswert, von Klinik und Laborkonstellation abhängig.

Regelhaft im Rahmen der Reperfusion bei Lebertransplantation, aber auch perioperativ oder im Rahmen von Ösophagusvarizenblutungen können laboranalytisch und klinisch die Zeichen einer Hyperfibrinolyse führend werden (Kerr 2003; Riess 1997). Bei in der Regel gleichzeitig gesteigerter intravasaler Thrombinbildung können synthetische Antifibrinolytika zu Thromboembolien und Organversagen führen. Aprotinin führt dosisabhängig in der Regel ohne thromboembolische Komplikationen zur Reduktion der Hyperfibrinolysezeichen und Reduktion des Blutverlustes. Dabei werden 500.000–2 Mio. KIE als Bolus gegeben, gefolgt von 100.000–500.000 KIE/h.

Bei hämorrhagischer Diathese oder schwerer Thrombozytopenie wird die Heparintherapie sehr zurückhaltend beurteilt. Die Antithrombinsubstitution mit etwa 3000 IU pro Tag in mehreren Einzeldosen oder als Dauerinfusion kann die Thrombinbildung reduzieren (Carmassi et al. 1997).

Bei fehlendem Gallenfluss ist die Resorption von fettlöslichen Vitaminen gestört, und innerhalb weniger Tage bis Wochen entwickelt sich ein manifester Vitamin-K-Mangel, der durch parenterale Vitaminsubstitution (5–10 mg pro Woche) beseitigt werden kann (Ratnoff 1996).

74.3.2 Niereninsuffizienz

Der hämorrhagischen Diathese im Rahmen der kompensierten oder dialysepflichtigen Niereninsuffizienz liegt eine komplexe Hämostasestörung zugrunde (Opatrny 1997; Schetz 1998), die wesentlich durch die Thrombozytopathie und gestörte Thrombozyten-Gefäßwand-Interaktion geprägt ist und in ihrem Ausmaß mit den Harnstoffwerten korreliert. Die Anhebung des Von-Willebrand-Faktors durch Desmopressin (0,4 µg/kgKG über 20 min) oder Gabe eines Von-Willebrand-Faktor-haltigen Faktor-VIII-Konzentrates kann neben der kausalen Nierenersatztherapie symptomatisch hilfreich sein.

74.3.3 Malignome

Patienten mit Neoplasien sind aufgrund ausgeprägter – krankheitsbedingter oder therapieassoziierter – Thrombozytopenien blutungsgefährdet. Bei vielen soliden Tumoren, insbesondere Adenokarzinomen, kommt es jedoch – häufiger – zur latenten oder manifesten thrombophilen Diathese (Zakarija u. Kwaan 2003), die mit Einleitung von zytoreduktiven Therapien weiter zunimmt, sodass hier individuell eine Indikation zur prophylaktischen Heparintherapie (15.000 IU unfraktioniertes Heparin) bzw. Hochrisikoprophylaxedosis eines niedermolekularen Heparins (z. B. 40 mg Enoxaparin pro Tag) gegeben sein kann. Bei manifester Thromboembolie stellt das Tumorleiden in der Regel keine Kontraindikation zur therapeutischen Antikoagulation dar.

Unter Berücksichtigung der Krankheitsprognose sowie der individuellen Blutungs- und/oder Thromboemboliegefahr muss eine individuelle Nutzen-Risiko-Abwägung erfolgen. Eine therapeutische Antikoagulation mit

Heparinen oder oralen Antikoagulanzien ist auch mit der Durchführung einer zyklischen Chemotherapie zu vereinbaren (Levine et al. 1994). Gelegentlich, insbesondere bei Adenokarzinomen, beobachtet man trotz therapeutischer INR neu auftretende oder progrediente Thromboembolien. Die Umstellung auf eine therapeutische, subkutane Therapie mit niedermolekularem Heparin stellt eine wirksame sekundäre Thromboembolieprophylaxe dar.

74.3.4 Verbrauchskoagulopathie – disseminierte intravasale Gerinnung

Unter der disseminierten intravasalen Gerinnung (disseminated intravascular coagulation, DIC) versteht man ein Geschehen unterschiedlicher Dynamik, geprägt durch die intravasale Thrombin- und konsekutive Fibrinbildung, die durch Thrombosierung der Mikrozirkulation zur Organdysfunktion führen kann (Bick 1996). Die intravasale Gerinnungsaktivierung führt reaktiv zu einer aktivierten, sekundären Fibrinolyse. Beide Mechanismen können zum weitgehenden Verbrauch plasmatischer Gerinnungs- und Fibrinolysefaktoren, ihrer Inhibitoren sowie zu Thrombozytopenien führen (**Verbrauchskoagulopathie**). Selten kann eine primäre Hyperfibrinolyse zu einem vergleichbaren Zustand führen.

Laboranalytisch resultieren im Verlauf zunehmende Gerinnungszeiten und abnehmende Konzentrationen an Antithrombin, Thrombozyten und Fibrinogen. Darüber hinaus ist die Bestimmung von Hämostasemarkern wie **Fibrinmonomeren** oder **D-Dimeren** hilfreich zur Verlaufskontrolle und zur Abschätzung der relativen Anteile von Hyperkoagulabilität und Hyperfibrinolyse.

Ausgehend von verschiedenen Grundkrankheiten beschreiben die Begriffe Verbrauchskoagulopathie und DIC einen Folgezustand, der über das von der Grundkrankheit bedingte Maß hinaus die Prognose der Patienten bestimmen kann.

Neuerdings unterteilt man die DIC – etwas willkürlich – in zwei Phasen (Taylor et al. 2001):

- Initial- oder **Aktivierungsphase** („Non-overt DIC"): eine kompensierte Hyperkoagulabilität mit diskreten Veränderungen von Routinelaborparametern, aber Zeichen der gesteigerten Thrombinbildung (Verminderung von Hämostaseinhibitoren, Antithrombin, Protein C; Vermehrung von Thrombin-Antithrombin-Komplexen) bei geeigneter Grundkrankheit. Konsequenz sind u. U. frühzeitige antithrombotische Therapie, regelhaft aber Verlaufskontrollen, um die Dynamik des Prozesses und einen Übergang zur akuten DIC rechtzeitig zu erfassen.
- **Akute DIC** („Overt DIC") mit Hämostasedefizit, definiert anhand eines Algorithmus, in den neben einer entsprechenden Grundkrankheit ein Laborwerte-Score (Thrombozytenzahl, Marker der Fibrinogeneration, Prothrombinzeit und Fibrinogen) eingehen. Dabei werden die „Controlled overt DIC" mit Reversibilität nach effektiver Behandlung der Grundkrankheit (z. B. Abszessausräumung) und „Uncontrolled overt DIC" unterschieden.

Daneben sind chronische Verlaufsformen und Zustände mit primärer Hyperfibrinolyse abzugrenzen.

Therapie

An 1. Stelle der therapeutischen Maßnahmen steht die kausale **Behandlung der Grundkrankheit** (Franchini u. Manzato 2004; Riewald u. Riess 1998): Beseitigung einer Sepsisursache (Operation, antibiotische Behandlung), die Uterusevakuation bei „Dead-Fetus-Syndrom" oder bei septischem Abort. Gelingen die rasche Behandlung der Grundkrankheit sowie die Aufrechterhaltung von stabilen Kreislauf- und Volumenverhältnissen, so kommt es nicht selten zur spontanen Normalisierung der Hämostase („controlled overt DIC"). Zu den wesentlichen symptomatischen Maßnahmen gehören die ggf. intensivmedizinische Schockbekämpfung und Aufrechterhaltung der Vitalfunktionen.

Eine auf die Hämostaseoptimierung gerichtete Therapie kann letztlich nur erfolgreich sein, wenn eine kausale Therapie der Grundkrankheit möglich und erfolgreich ist. Die Unterschiedlichkeit der zugrunde liegenden Krankheiten sowie die nicht selten vorbestehend gestörte Hämostase (z. B. Leberzirrhose, Malignom) bestimmen die heterogene Pathogenese der Hämostasestörung und erfordern – nicht zuletzt auch aufgrund weitestgehend fehlender positiver adäquater Studien – eine individualisierte, laborkontrollierte, doch weitgehend auf empirischen Erfahrungen beruhende Therapie (Tabelle 74-2) (Riewald u. Riess 1998). Selbst bei vergleichsweise gut definierten Entitäten wie der Promyelozytenleukämie zeigen retrospektive Auswertungen widersprüchliche Ergebnisse für die therapeutische Effizienz von **Heparin**. In einer prospektiven randomisierten Studie an wenigen Patienten wurde dagegen ein positiver Effekt für die antifibrinolytische Therapie mit **Tranexamsäure** gezeigt.

Spezielle Situationen

Massivtransfusion

Die Transfusion großer Mengen an Erythrozytenkonzentraten (EK) – ggf. mit Volumenersatzstoffen – ohne FFP führt zu einer zunehmenden Verlust- bzw. Verdünnungskoagulopathie.

 Cave
Bei normaler Hämostaseausgangssituation und fehlender Hämostaseaktivierung im Rahmen der Grundkrankheit ist eine klinisch relevante Hämostasestörung erst nach einem Blutersatz von mehr als 10 Erythrozytenkonzentraten zu erwarten.

◘ **Tabelle 74-2.** Stadienabhängige Therapieoptionen zur Hämostaseoptimierung bei disseminierter intravasaler Koagulation (DIC)

DIC-Stadium	Therapieoption und Dosis[a]
Initialphase	Heparin 10.000–20.000 E/IU/Tag (AT-Substitution bei AT-Mangel)
Frühe Verbrauchsphase	FFP bei Mangel an Hämostasekomponenten und/oder Volumendefizit Antithrombinsubstitution (Ziel 70–>120 %) Heparin 0–600 IU/h (cave: hämorrhagische Diathese)
Späte Verbrauchsphase	FFP Antithrombinsubstitution Faktorenkonzentrate (v. a. Fibrinogen) Thrombozytenkonzentrate Prognose der Grundkrankheit berücksichtigen!
Hyperfibrinolyse	Aprotinin (Bolus 200.000 KIE, 100.000 KIE/h)

[a] Anhaltswert, von Klinik und Laborkonstellation abhängig.

In der Regel liegt allerdings eine komplexe Überlagerung von Gerinnungsaktivierung (z. B. bei hämorrhagischem Schock, vorbestehender Lebererkrankung o. Ä.) und Massivtransfusion vor. Darüber hinaus führen große Mengen von Volumenersatzstoffen zu zusätzlichen Hämostasestörungen. Bei vorbestehender oder auftretender Verlängerung der Gerinnungszeiten sollte im Weiteren der Volumenersatz mit EK und FFP im Verhältnis 1:1 erfolgen. Die zusätzliche Gabe von Calciumchlorid zur Vermeidung einer kritischen citratinduzierten Hypokalzämie ist insbesondere bei Leberfunktionsstörung (verminderte Citrat-Clearance) zu erwägen.

Kardiopulmonaler Bypass

Lebensbedrohliche Blutungen und blutungsbedingte Reoperationen perioperativ komplizieren Eingriffe unter Verwendung der Herz-Lungen-Maschine oder die längerfristige mechanische Herzunterstützung mittels „Kunstherz" („assist device"). Neben chirurgisch technischen Aspekten spielen im Einzelfall eine unterschiedlich bedeutsame Rolle:

— extensiver Fremdoberflächenkontakt mit
  - Aktivierung der Fibrinolyse
  - Reduktion der Kontaktfaktoren (F XI und XII)
  - qualitativen und quantitativen Plättchendefekten
— Hämodilution
— Umsatzsteigerung der Hämostasefaktoren
— Organdysfunktionen (v. a. Leber, Nieren)
— Antithrombotika (Heparin, Acetylsalicylsäure)

Die Fortschritte in Operations- und Gerätetechnik sowie die prophylaktische Therapie mit Aprotinin (meist Bolus von 1 Mio. KIE. gefolgt von 0,2 Mio. KIE/h) ließ schwererwiegende Blutungskomplikationen seltener werden. Die hochdosierte intraoperative Antikoagulation mit Heparinen wird laboranalytisch kontrolliert und am Ende des Eingriffes durch Neutralisation mit Protamin in den gewünschten Bereich reduziert. In größeren herzchirurgischen Zentren besteht auch ausreichende Erfahrung zur sicheren Antikoagulation mit Hirudin bzw. Danaparoid (z. B. bei heparininduzierter Thrombozytopenie Typ II, HIT II) oder Operation unter oraler Antikoagulation. Nur bei schweren Thrombozytopenien (<50.000/μl) oder hämorrhagischer Diathese werden Thrombozytenkonzentrate verabreicht.

Spezifische Therapie der DIC

Unterbrechung der Gerinnungsaktivierung

Die Verminderung der im Zentrum der pathophysiologischen Vorstellungen stehenden vermehrten Thrombinbildung wird therapeutisch durch Heparingabe und Substitution von Gerinnungsinhibitoren versucht. Bei ausreichenden Antithrombinwerten (AT III >50 %) kann die initiale gesteigerte intravasale Gerinnungsaktivierung durch Heparin (10.000–15.000 IU/24 h) korrigiert werden. Dabei sollte aufgrund der besseren Steuerbarkeit Heparin kontinuierlich intravenös appliziert werden. Insbesondere im Initialstadium der Verbrauchsreaktion bei noch weitgehend intaktem Hämostasepotenzial und bei chronisch verlaufenden, kompensierten Hyperkoagulopathien erscheint eine Heparintherapie erfolgversprechend.

Bei bestehender oder latenter Blutungsneigung wird die Heparintherapie sehr zurückhaltend beurteilt. Vorrangig wird hier durch Substitution von Gerinnungsinhibitoren (Antithrombin, Protein C bzw. aktiviertes Protein C) versucht, ein ausreichendes Inhibitorpotenzial aufrechtzuerhalten (Riewald u. Riess 1998). Das Ausmaß der zu empfehlenden Substitution ist dabei unklar, es wird ein Antithrombinzielbereich von >80–>130 % angegeben. Bei eingeschränkter Leberfunktion sollte der Antithrombinspiegel den Quickwert (jeweils in Prozent angegeben) übersteigen. Dabei ist ein Anstieg der Antithrombinaktivität um 1 % je applizierter Einheit Antithrombinkonzentrat/kgKG zu erwarten. Aufgrund des erhöhten Umsatzes ist die Halbwertszeit substituierter Hämostasekomponenten reduziert.

In einer randomisierten Studie bei Patienten mit DIC war aktiviertes Protein C der Therapie mit Heparin signifikant überlegen.

In sehr seltenen, rasch progredient verlaufenden Fällen mit Organversagen aufgrund fortschreitender Mikrothrombosierung – z. B. bei Waterhouse-Friderichsen-Syndrom – zeigen gut belegte Kasuistiken positive Effekte einer kurzdauernden Fibrinolysetherapie (z. B. Urokinase 200.000 IU als Bolus gefolgt von 50.000 IU/h). Auch Protein-C-Substitution und Therapie mit aktiviertem Protein C bei Meningokokkensepsis zeigt in Sammelkasuistiken positive Effekte auf das Krankheitsüberleben.

Neue große Studien zur Behandlung von Patienten mit schwerer Sepsis (obwohl klare DIC-Kriterien meist nicht erfüllt sind) mit Gerinnungsinhibitoren zeigen – im Gegensatz zur hochdosierten Antithrombingabe und Therapie mit dem „Tissue Factor Pathway Inhibitor (TFPI)" – eine hochsignifikante Reduktion der Sterblichkeit von knapp 31 % in der Placebogruppe auf knapp 25 % in der Verumgruppe durch 96-stündige Infusion von rekombinantem humanem aktiviertem Protein C [rhAPC; Drotrecogin-α (aktiviert)]) (Benard et al. 2000). Subgruppenanalysen zeigen, dass diese Therapie insbesondere bei Patientengruppen mit hohem Mortalitätsrisiko (Multiorgandysfunktion, hoher APACHE II Score, positiven DIC-Zeichen) die Sterblichkeit deutlich reduziert (Dhainaut et al. 2003).

Plättchenfunktionshemmer (Acetylsalicylsäure, Clopidogrel, Prostacyclin Ticlopidin,) haben gegenwärtig keinen Platz im Therapiekonzept der Verbrauchskoagulopathie.

Treten im Verlauf des individuellen Krankheitsbildes neben die gesteigerte Gerinnungsaktivierung zunehmende Zeichen des Faktorenmangels (Verbrauchskoagulopathie), so wird unter Berücksichtigung der Volumeneffekte gefrorenes Frischplasma (FFP) großzügig empfohlen, eine zusätzliche Antithrombin oder Heparintherapie ist von der Laborkonstellation und der klinischen Situation, insbesondere der hämorrhagischen Diathese, abhängig zu machen. Die Substitution von Gerinnungsfaktoren – abgesehen von Inhibitoren – ist selten notwendig, ggf. wird die Gabe von PPSB, Faktor XIII, Fibrinogen und Thrombozytenkonzentraten im Einzelfall (unter entsprechender Laborkontrolle) durchgeführt.

Therapie der Hyperfibrinolyse

Die bei gesteigerter Gerinnungsaktivierung meist zu beobachtende reaktive (sekundäre) Hyperfibrinolyse ist klinisch erwünscht, um die Ablagerung von Fibrin in der Mikrozirkulation mit sekundären Organdysfunktionen weitgehend zu vermeiden. Die im zeitlichen Verlauf dysproportional beschleunigte Abnahme von Fibrinogen im Vergleich zu Antithrombin und Plättchenzahl sowie exzessiv erhöhte Fibrin- und Fibrinogenspaltprodukte lassen an eine überschießende Hyperfibrinolyse denken. Hier kann ggf. mit Aprotinin (200.000–500.000 KIE initial, anschließend 50.000–100.000 KIE/h) die Plasminaktivität neutralisiert werden, wobei im Gegensatz zu synthetischen Antifibrinolytika wie Tranexamsäure aufgrund der Kontaktphase-inhibierenden Wirkung von Aprotinin thromboembolische Komplikationen oder progrediente Organversagenszustände selten sind.

Evidenz der Therapieempfehlungen

	Evidenzgrad	Therapieempfehlung
Lebererkrankungen		
In Tabelle 74-1 aufgeführte Therapieoptionen	C	I
Niereninsuffizienz		
DDAVP	C	I
Faktor-VIII-Konzentrat (mit vWF)	C	IIa
Verbrauchskoagulopathie, DIC		
Heparin	C	IIa
Antithrombin	B	IIa
Aktiviertes Protein C	B	IIa
Schwere Sepsis		
Antithrombin	B	IIb
Protein C (Meningokokkensepsis)	B	IIa
Aktiviertes Protein C	B	I

	Evidenzgrad	Therapieempfehlung
Vitamin-K-Mangel bei Neugeborenen		
Vitamin-K-Prophylaxe	B	I
PPSB-Gabe	C	I
Vitamin-K-Mangel bei Erwachsenen		
PPSB-Gabe	B	I
Vitamin-K-Gabe	B	I
Erworbener Faktor-VIII-Inhibitor		
Faktor VIIa	B	I
Aktiviertes PPSB („FEIBA")	B	IIa
Cyclophosphamid/Prednisolon	B	I
Erworbenes Von-Willebrand-Syndrom		
DDAVP	C	IIa
Faktor-VIII-Konzentrat (mit vWF)	C	IIa
Lupus-Antikoagulanzien		
Prolongierte Antikoagulation	B	IIa

Leitlinien – Adressen – Tipps

Leitlinien

Bundesärztekammer: AWMF-Leitlinienregister: Zur Therapie mit Blutkomponenten und Plasmaderivaten.

Internetadressen

www.med.unc.edu/isth
www.gth-online.org

Literatur

Bernard GR, Vincent JL, Laterrre PF et al. (2000) Efficacy abd safety of recombinant human activated protein C for severe sepis. N Engl J Med 10:699–709

Carmassi F, De Negri F, Morale M et al. (1997) Antithrombotic and antifibrinolytic effects of antithrombin III replacement in liver cirrhosis (letter). Lancet 349:1069

Chang P (2004) New anticoagulants for venous thromboembolic disease. Drugs 7:50–57

Collins PW (2003) Management of acquired haemophilia A – more questions than answers. Blood Cogaul Fibrinolysis 14 (Suppl 1): S23–27

Dhainaut JF, Laterre PF, Janes JM, Bernard GR, Artigar A, Bakker J, Riess H, Basson BR, Charpentier J, Utterback BG, Vincent JL (2003) Recombinant Human Activated Protein C Worldwide Evaluation in Sepsis (PROWESS) Study Group. Drotrecogin alfa (activated) in the treatment of severe sepsis patients with multiple-organ dysfunction: data from the PROWESS trial. Intensive Care Med 29: 894–903

Franchini M, Manzato F (2004) Update on the treatment of disseminated intravascular coagulation. Hematology 9:81–85

Gezer S (2003) Antiphospholipid syndrome. Dis Mon 49:696–741

Kerr R (2003) New insights into haemostasis in liver failure. Blood Coagul Fibrinolysis 14 (Supp. 1): S43–45

Levine M, Hirsh J, Gent M et al. (1994) Double-blind randomised trial of very-low-dose warfarin for prevention of thromboembolism in stage IV breast cancer. Lancet 343:886–889

Opatrny K Jr (1997) Hemostasis disorders in chronic renal failure. Kidney Int Suppl 62: S87–89

Pramoolsinsap C, Busargorn N, Kurathong S (1996) Haemostatic abnormalities in patients with liver disease associated with viral hepatitis. J Med Assoc Thai 79(11):681–688

Riewald M, Riess H (1998) Treatment options for clinically recognized disseminated intravascular coagulation. Semin Thromb Hemost

Riess H (1997) Hämostasedefekt im Rahmen von Lebertransplantationen. Hämostaseiologie 17:190–196

Schetz MR (1998) Coagulation disorders in acute renale failure. Kidney Int Suppl 66: S96–101

Stasis R, Brunetti M, Stipa E, Amadori S (2004) Selective B-cell depletion with rituximab for the treatment of patients with acquired hemophilia. Blood 103:4424–4428

Taylor FB, Toh C-H, Hoots WK et al. (2001) Towards a definition, clinical and laboratory criteria, and a scoring system for disseminated intravascular coagulation. Thromb and Haemost 86:1327–1330

Zakarija A, Kwaan HC (2003) Bleeding and thrombosis in the cancer patient. Expert Rev Cardiovasc Ther

75 Angeborene und erworbene Thrombozytenfunktionsstörungen

R. E. Scharf, H. Riess

75.1 Übersicht – 1224

75.2 Angeborene Thrombozytenfunktionsstörungen (Thrombozytopathien) – 1225
75.2.1 Bernard-Soulier-Syndrom – 1225
75.2.2 Glanzmann-Thrombasthenie – 1225
75.2.3 Therapeutisches Management bei Bernard-Soulier-Syndrom und Glanzmann-Thrombasthenie – 1225
75.2.4 Plättchentyp des Von-Willebrand-Syndroms (Pseudo-von-Willebrand-Syndrom) – 1227
75.2.5 Hereditäre Storage-Pool-Erkrankungen (Störungen der Plättchensekretion) – 1227
75.2.6 Störung der prokoagulatorischen Plättchenaktivität – 1228
75.2.7 Störung der Signaltransduktion und Plättchensekretion – 1228

75.3 Erworbene Thrombozytenfunktionsstörungen (Thrombozytopathien) – 1228
75.3.1 Medikamentös induzierte Plättchenfunktionsstörungen – 1228
75.3.2 Plättchenfunktionsstörungen bei Niereninsuffizienz – 1231
75.3.3 Plättchenfunktionsstörungen durch antithrombozytäre Antikörper – 1231
75.3.4 Plättchenfunktionsstörungen bei extrakorporaler Zirkulation – 1231
75.3.5 Plättchenfunktionsstörungen bei chronischen Lebererkrankungen – 1232
75.3.6 Plättchenfunktionsstörungen bei hämatologischen Erkrankungen – 1232

Literatur – 1234

Thrombozytäre Funktionen können unter pathologischen Bedingungen entweder abnorm gesteigert oder defizitär sein. Die mit einer herabgesetzten Plättchenfunktion einhergehenden Störungen werden als Thrombozytopathien im engeren Sinne bezeichnet. Sie lassen sich einteilen in Störungen der Aktivierung, Adhäsion, Aggregation sowie Sekretion und verminderte prokoagulatorische Aktivität.

Die diesen Störungen zugrunde liegenden Abweichungen können Defekte agonistenspezifischer Rezeptoren auf der Plättchenoberfläche betreffen, durch Abweichungen im thrombozytären Arachidonsäure-, Nukleotid-, Calcium- oder Serotoninstoffwechsel bedingt sein oder ihre Ursache in molekularen Defekten bestimmter Membranglykoproteine haben. Die nachfolgende Besprechung beschränkt sich auf die Therapie von Plättchenfunktionsdefekten, wobei angeborene und erworbene Störungen unterschieden werden. Fallberichte lassen erhoffen, dass in Zukunft die limitierten Therapiemöglichkeiten bei thrombozytär bedingten hämorrhagischen Diathesen durch den Einsatz von rekombinantem humanem Faktor VIIa sinnvoll erweitert werden können (Ghorashian u. Hunt 2004).

Die Behandlung abnorm gesteigerter Thrombozytenfunktionen, die zu einer erhöhten Plättchenthrombogenität führen und koronare, zerebrovaskuläre oder periphere arterielle Ischämien auslösen können, wird im ▶ Kap. 76 „Antithrombotische Therapie" dargestellt.

75.1 Übersicht

Hereditäre Thrombozytopathien, wenngleich selten, aber als „molekulare Naturmodelle" der Grundlagenforschung intensiv bearbeitet, können in der klinischen Praxis erhebliche therapeutische Probleme bereiten. Im Gegensatz dazu sind erworbene Plättchenfunktionsstörungen zahlreich, jedoch in Bezug auf die ihnen zugrunde liegenden biochemischen und molekularen Abweichungen weniger gut charakterisiert. **Erworbene Thrombozytopathien** können bei chronischer Niereninsuffizienz, akuten und chronischen Lebererkrankungen, Paraproteinämien, bestimmten soliden Tumoren, disseminierter intravasaler Gerinnung, erworbenen Plättchengranulaspeicherdefekten, Amyloidose, antithrombozytären Antikörpern, erworbenem Von-Willebrand-Syndrom, bei Myelodysplasien und akuten Leukämien sowie bei myeloproliferativen Erkrankungen auftreten (◘ Übersicht 75-1).

> ❗ Vor allem unter Therapie mit zahlreichen Medikamenten, die in den thrombozytären Stoffwechsel eingreifen, werden nachhaltige Plättchenfunktionsstörungen ausgelöst. Dies unterstreicht den Stellenwert einer sorgfältigen Medikamentenanamnese für die Diagnostik thrombozytär bedingter hämorrhagischer Diathesen.

Richtungsweisend für einen Plättchenfunktionsdefekt ist neben Anamnese und klinischem Befund, dass die Bestimmung der **Blutungszeit** bei normaler Thrombozytenkonzentration pathologisch ausfällt bzw. bereits bei geringgradiger Thrombozytopenie disproportional verlängert ist. Die Messung der Blutungszeit nimmt deshalb als Suchtest in der Stufendiagnostik von Plättchenfunktionsstörungen eine wichtige Stellung ein. Zur Charakterisierung und exakten Klassifikation einer Thrombozytopathie sind im Einzelfall aufwendige Untersuchungen in spezialisierten Laboratorien erforderlich (Scharf 1996; Scharf 2003).

Differenzialdiagnostisch und -therapeutisch abgegrenzt werden müssen bestimmte angeborene und erworbene qualitative oder quantitative **Defekte plasmatischer Komponenten** (z. B. ADAMTS 13, Fibrinogen, Von-Willebrand-Faktor), die gleichfalls Ursache einer gestörten primären Hämostase sein können. So weisen Patienten mit Von-Willebrand-Syndrom oder Afibrinogenämie phänotypisch das klinische Bild einer Plättchenfunktionsstörung auf; Ursache ist aber nicht eine Thrombozytopathie, sondern ein plasmatischer Hämostasedefekt, der eine grundsätzlich andere Therapie erforderlich macht und nicht durch Transfusion von Thrombozytenkonzentraten ausgeglichen werden kann.

Übersicht 75.1
Einteilung der Plättchenfunktionsstörungen (Thrombozytopathien)

— **Hereditäre Plättchenfunktionsstörungen**
  – Störungen der Adhäsion (Bernard-Soulier-Syndrom)
  – Störungen der Aggregation (Glanzmann-Thrombasthenie)
  – Störungen der Plättchensekretion (Storage-Pool-Erkrankungen)
  – abnorme prokoagulatorische Aktivität

▼

- **Erworbene Plättchenfunktionsstörungen**
  - Medikamente
  - chronische Niereninsuffizienz
  - antithrombozytäre Antikörper
  - extrakorporale Zirkulation
  - chronische Lebererkrankungen
  - hämatologische Erkrankungen
    - myeloproliferative Erkrankungen (MPD)
    - Myelodysplasien (MDS) und akute Leukämien
    - monoklonale Gammopathien
    - erworbenes Von-Willebrand-Syndrom (vWS)

75.2 Angeborene Thrombozytenfunktionsstörungen (Thrombozytopathien)

Angeborene Thrombozytopathien infolge intrinsischer **Defekte des Megakaryozyten-Blutplättchen-Systems** lassen sich pathogenetisch in 4 Kategorien einteilen:
- Störungen durch quantitative und/oder qualitative Veränderungen von Membranrezeptoren, die die Plättchenadhäsion bzw. Plättchenaggregation vermitteln
- Plättchenspeichergranuladefekte („storage pool deficiencies")
- Membrandefekte mit Störungen der prokoagulatorischen Aktivität der Thrombozyten
- Störungen der Signaltransduktion und Plättchensekretion

Als essenzielle Adhäsionsrezeptoren wurden verschiedene **Glykoprotein(GP)-Komplexe** identifiziert.

75.2.1 Bernard-Soulier-Syndrom

Das Bernard-Soulier-Syndrom (BSS) ist eine seltene, autosomal rezessiv vererbte Erkrankung des Megakaryozyten-Thrombozyten-Systems. Sie ist durch eine hämorrhagische Diathese vom petechialen Blutungstyp gekennzeichnet. Ursache dieses Defekts ist eine quantitative und/oder qualitative Störung des Glykoprotein-Ib-V-IX-Komplexes. BSS-Plättchen sind nicht in der Lage, über GPIbα mit dem Von-Willebrand-Faktor (vWF) in Wechselwirkung zu treten und bei Gefäßwandläsionen an subendothelialen Strukturen zu adhärieren. Als Korrelat dieses Defekts lässt sich in vitro keine Plättchenagglutination mit Ristocetin oder Botrocetin induzieren.

75.2.2 Glanzmann-Thrombasthenie

Die Glanzmann-Thrombasthenie (GT) ist eine seltene, autosomal rezessiv vererbte Thrombozytopathie. Sie beruht auf einer quantitativen oder qualitativen Störung des GPIIb-IIIa-Komplexes (Integrin $\alpha IIb\beta 3$), also einer verminderten bzw. fehlenden Membranexpression oder der Expression eines funktionell defekten Rezeptorkomplexes. Folge dieses Defekts ist die gestörte Bildung eines hämostatische Pfropfs, die zu einer hämorrhagischen Diathese unterschiedlichen Schweregrades führt.

75.2.3 Therapeutisches Management bei Bernard-Soulier-Syndrom und Glanzmann-Thrombasthenie

Kausale Therapieprinzipien

Eine kausale Behandlung existiert bislang nicht, sieht man von der in Einzelfällen in Betracht zu ziehenden **allogenen Knochenmarktransplantation** und der Perspektive ab, die sich aus gentherapeutischen Verfahren ergeben (Clemetson u. Scharf 1999; Nurden u. George 2001). Die konventionelle, symptomatische Behandlung dieser beiden Thrombozytopathien ist nahezu identisch und darauf gerichtet, Blutungen vorzubeugen und im Falle hämorrhagischer Komplikationen gezielt zu therapieren.

Symptomatische Therapie

Prävention hämorrhagischer, infektiöser und immunologischer Komplikationen

Zu den vorbeugenden Maßnahmen von Blutungsepisoden gehören:
- peinliche Mund- und Zahnpflege zur Vermeidung von Gingivablutungen
- striktes Einnahmeverbot plättchenfunktionshemmender Substanzen
- als Antipyretikum und Analgetikum nur Paracetamol
- hormonale Ovulationshemmung bei (in Einzelfällen sogar vor) einsetzender Menarche bzw. zur Einschränkung von Menorrhagien (Schwangerschaft nach ausführlicher Beratung allerdings meist möglich)

Wie bei allen Patienten mit angeborenen Hämostasedefekten, die mit hoher Wahrscheinlichkeit im Laufe ihres Lebens mit Blut oder Blutprodukten behandelt werden müssen, gehört eine **Impfung gegen Hepatitis B** oder kombiniert gegen **Hepatitis A** und B (Twinrix i. m.) möglichst schon in frühster Kindheit zu den vorbeugenden Maßnahmen, um das Infektionsrisiko einer späteren Hämotherapie zusätzlich zu minimieren.

Cave
Bei BSS und GT: Dünne Injektionsnadel verwenden, Injektionsstelle nach Impfung gut und ausreichend lang komprimieren, bei ausgeprägter hämorrhagischer Diathese ggf. intrakutane Impfung.

Zu den präventiven Maßnahmen bei Patienten zählt ferner, eine möglichst **frühzeitige Bestimmung ihres HLA-**

Musters vorzunehmen, um im Falle der erforderlichen Hämotherapie mit Thrombozytenkonzentraten HLA-angepasste Präparate entsprechender Einzelspender transfundieren zu können (▶ unten) und einer Alloimmunisierung vorzubeugen (Clemetson u. Scharf 1999; Scharf u. Giers 1998; Scharf et al. 1999).

Therapie bei Gingivablutungen, Zahnextraktionen oder Epistaxis

Neben lokalen Maßnahmen zur Blutstillung u. a. mittels Fibrinkleber (Fibrinogen-Faktor XIII-Aprotinin; Beriplast) oder hämostyptischer Streifen (z. B. kollagenbeschichteter Kegel, TissuVlies) werden **antifibrinolytische Substanzen** eingesetzt: **Tranexamsäure** (Dosierung: 3- bis 4-mal 0,5–1,0 g p.o. pro Tag, z. B. Cyclocapron).

Das aus der Hämophiliebehandlung bekannte Prinzip der **Mundspülung mit Antifibrinolytika** (Tranexamsäure; Dosierung 10 mg/100 ml) kann auch bei Patienten mit BSS und GT erfolgreich angewandt werden.

Cave
Aggressives Mundspülen bei BSS und GT vermeiden, um das lokal gebildete Plättchen-Fibrin-Gerinnsel nicht zu entfernen.

Aufgrund publizierter Kasuistiken (Clemetson u. Scharf 1999) ist im Einzelfall bei leichteren Blutungskomplikationen auch ein Therapieversuch mit dem Vasopressinanalogon **1-Desamino-8-D-arginin-vasopressin (DDAVP, Desmopressin)** (Minirin; Dosierung: 0,3–0,4 mg/kgKG als Kurzinfusion in NaCl über 30 min) angezeigt. Durch die DDAVP-Gabe wird häufig zwar keine Normalisierung der verlängerten Blutungszeit, aber ein Sistieren der Blutung erreicht.

— **Nebenwirkungen** von DDAVP sind Flush-Phänomen, Blutdruckänderung, sehr selten Überempfindlichkeitsreaktionen (Exanthem, Fieber, Bronchospasmus), Flüssigkeitsretention, Hyponatriämie (Lusher 1994; Mannuci 2001).
— **Wechselwirkungen** mit Clofibrat, Indometacin und Carbamazepin verstärken den antidiuretischen Effekt von DDAVP, während Glibenclamid ihn verhindert. Interaktionen mit Chlorpromazin und trizyklischen Antidepressiva können wiederum das Risiko einer Flüssigkeitsretention erhöhen.

Behandlungsversuche mit DDAVP sind bei **Epistaxis**, ggf. auch zur **Operations- und Geburtsvorbereitung**, zumindest bei BSS-Patienten gerechtfertigt. Wird keine signifikante Verkürzung der Blutungszeit erreicht oder bleibt die Blutung unstillbar, wird eine Hämotherapie mit Thrombozytenkonzentraten erforderlich (▶ unten).

Als „flankierende" Maßnahme bei rezidivierenden Blutungen und zur Prävention einer resultierenden Anämie ist bei Patienten mit BSS und GT eine **orale Eisensubstitution** zu empfehlen.

Hämotherapie mit Thrombozyten- und Erythrozytenkonzentraten

> **Praxistipp**
> Die Transfusion funktionsfähiger Blutplättchen ist gegenwärtig die wirksamste Methode zur Behandlung hämorrhagischer Komplikationen bzw. ihrer Prophylaxe vor operativen Eingriffen bei Patienten mit hereditären Thrombozytopathien.

Thrombozytenpräparate der Wahl sind **Thrombozytapherese-Thrombozytenkonzentrate** (Plättchengehalt $3–6 \cdot 10^{11}$ pro Präparat), die mittels Zellseparator von **HLA-typisierten Einzelspendern** gewonnen werden.
— Präparations- und Therapiestandard ist, dass diese Präparate **leukozytendepletiert** sind.

Cave
Rhesusnegative Patientinnen im geburtsfähigen Alter und Mädchen dürfen *keine* Rhesus-positiven Thrombozytenkonzentrate erhalten.

— Zur **Prävention einer Alloimmunisierung** mit der Gefahr refraktärer Thrombozytentransfusionen (▶ unten) sollten gerade diesen Patienten, die lebenslang auf eine Hämotherapie angewiesen sein können, von vornherein nur HLA-angepasste Pättchenpräparate verabreicht werden (Clemetson u. Scharf 1999; Scharf u. Giers 1998; Scharf et al. 1999).

Für dieses Therapiemanagement sind logistische Vorkehrungen erforderlich:
— frühzeitige Bestimmung des HLA-Musters des Patienten, am besten bereits im Kleinkindalter (▶ oben)
— Auswahl entsprechend HLA-typisierter Einzelspender („matching")
— Koordination zwischen Blutspendezentrale und Klinik bei absehbarem Transfusionsbedarf

Der **Transfusionserfolg** wird durch Sistieren der Blutung evident und ist durch Anstieg **(Inkrement)** der peripheren Thrombozytenkonzentration 1 h oder 16–24 h nach Transfusion weiter objektivierbar. Zielgröße des 1-h-Inkrements: ca. $50 \cdot 10^9/l$ bei $4 \cdot 10^{11}$ übertragenen Thrombozyten. Zur besseren Vergleichbarkeit dient die Bestimmung des korrigierten Inkrements (kI)

kI = gemessenes Inkrement [10^9/l] mal Körperoberfläche [m^2], dividiert durch Zahl der transfundierten Thrombozyten

> Als *Refraktärzustand* wird das wiederholte Ausbleiben eines adäquaten Therapieerfolgs nach Thrombozytentransfusion trotz Übertragung einer ausreichenden Menge funktionsfähiger Plättchen verstanden.

Vor allem Patienten mit Glanzmann-Thrombasthenie weisen nach Hämotherapie mit Thrombozytenpräparaten ein hohes Alloimmunisierungsrisiko auf und sind deshalb besonders gefährdet, refraktär gegenüber Transfusionen von Spenderplättchen zu werden. Neben der Entwicklung von HLA-Antikörpern spielen hierbei antithrombozytäre Antikörper eine Rolle, die gegen humane Plättchenantigene (HPA) auf spezifischen Membranglykoproteinen der Plättchenoberfläche (u. a. gegen Komponenten des GPIIb-IIIa-Komplexes) gerichtet sind. Die Kenntnis dieser Alloimmunisierungsphänomene erfordert deshalb eine strenge Indikationsstellung zur Hämotherapie mit Thrombozytenkonzentraten und rechtfertigt zugleich primäre Behandlungsversuche mit antifibrinolytischen Substanzen bzw. mit Desmopressin (▸ Abschnitt „Therapie bei Gingivablutungen, Zahnextraktionen oder Epistaxis").

Wird bei Blutungsanämie die Transfusion von Erythrozytenkonzentraten erforderlich, gelten in Bezug auf Leukozytendepletion und Rhesuskompatibilität die gleichen Behandlungsstandards wie für Thrombozytenkonzentrate.

75.2.4 Plättchentyp des Von-Willebrand-Syndroms (Pseudo-von-Willebrand-Syndrom)

Diese seltene, autosomal dominant vererbte Störung beruht auf einer abnormen Funktion von GPIbα und geht mit variabler Thrombozytopenie infolge einer Plättchenumsatzstörung einher. Pathogenetisch liegt eine abnorm gesteigerte Interaktion der Plättchen mit dem Von-Willebrand-Faktor (vWF) zugrunde. Hieraus resultiert eine Erniedrigung des Gehalts an hochmolekularen vWF-Multimeren (Mannucci 2001). Laboranalytisch ergibt sich die für diese Störung charakteristische Konstellation einer verminderten Ristocetin-Cofaktor-Aktivität und einer ungewöhnlich gesteigerten Aggregationsantwort bei niedrigen Dosen an Ristocetin ($\leq 0{,}5$ mg/ml).

Therapie. Die Kenntnis dieser seltenen Subentität ist von praktischer Bedeutung für eine adäquate Behandlung. Therapie der Wahl bei Blutungen ist die Transfusion von Thrombozytenkonzentraten. Kontraindiziert sind hingegen Desmopressin (DDAVP) oder die Substitution vWF-haltiger Konzentrate, da es unter dieser Therapie zu einer Zunahme der Thrombozytopenie und damit der Blutungssymptomatik kommen kann!

Differenzialdiagnostisch muss eine Abgrenzung gegenüber dem Typ 2B des Von-Willebrand-Syndroms vorgenommen werden (hier qualitativer Defekt des vWF-Moleküls; keine Aggregation der Plättchen bei Typ 2B mit normalem vWF).

75.2.5 Hereditäre Storage-Pool-Erkrankungen (Störungen der Plättchensekretion)

Die Bedeutung bestimmter thrombozytärer Granulainhaltsstoffe für den normalen Ablauf der primären Hämostase wird dadurch evident, dass angeborene, ebenso aber auch erworbene Defekte der Speicherung und Sekretion mit einer Blutungsneigung einhergehen. Diese Störungen können die α-Granula, δ-Granula oder als kombinierter Defekt beide Granulatypen betreffen (Rao 2001).

Alpha-Storage-Pool-Erkrankung („Grey-Platelet"-Syndrom)

Es handelt sich um eine sehr seltene Erkrankung mit wahrscheinlich autosomal-dominantem Erbgang. Es existiert eine milde Blutungsneigung, verstärkte Blutungen treten z. B. bei Zahnextraktionen auf. Granulamembran und megakaryozytäre Synthese der α-Granula-Proteine (vWF, PF4, Proteine der βTG-Familie, PDGF) scheinen intakt, jedoch ist die Speicherung defekt. Zusätzliche Komplikation ist eine früh einsetzende Osteomyelofibrose, die auf die fehlende Kompartimentierung mitogener Plättcheninhaltsstoffe zurückgeführt wird.

Es kann ein Therapieversuch mit DDAVP (Desmopressin) (Dosierung ▸ Abschnitt „Therapie bei Gingivablutungen, Zahnextraktionen oder Epistaxis") unternommen werden, bei akuten lebensbedrohlichen Blutungen Transfusion von Thrombozytenkonzentraten.

Delta-Storage-Pool-Erkrankungen

Im Vergleich zu anderen hereditären Thrombozytopathien ist dies eine relativ häufige Ursache einer verlängerten Blutungszeit bei normaler Plättchenzahl. Der Erbgang ist autosomal dominant. Es besteht eine relativ milde Blutungsneigung bei isoliertem δ-Granula-Speicherdefekt, hingegen eine ausgeprägte hämorrhagische Diathese, wenn anderen Anomalien kombiniert auftreten.

- **Hermansky-Pudlak-Syndrom:** Trias aus okulokutanem, tyrosinpositivem Albinismus, massiver Einlagerung einer zeroidähnlichen Substanz in Knochenmarkmakrophagen und Spontanblutungen bei normaler Plättchenzahl; Therapieversuch mit DDAVP (Desmopressin), sonst Plättchentransfusionen
- **Chédiak-Higashi-Syndrom:** rezessiv vererbte Anomalie mit okulokutanem, tyrosinpositivem Albinismus; Thrombozytopenie ($<100.000/\mu l$); letaler Verlauf wegen ausgeprägter Infektanfälligkeit. Therapie der Wahl: Knochenmarktransplantation
- **Wiskott-Aldrich-Syndrom, Ehlers-Danlos-Syndrom, kongenitale Thrombozytopenie mit Radiusaplasie:** ebenfalls Kombination mit einem δ-Speichergranula-Defekt möglich. Therapieversuch mit DDAVP (Desmopressin)

Kombinierte Storage-Pool-Erkrankung

Es handelt sich um eine sehr seltene Störung, die durch den gleichzeitigen Defekt der α- und δ-Granula verursacht wird. Die Blutungsneigung ist deutlich stärkere als bei isolierten Granuladefekten.

Therapieversuch mit DDAVP (Desmopressin), bei erfolgloser Behandlung und lebensbedrohlichen Blutungen Indikation zur Transfusion von Thrombozyten.

75.2.6 Störung der prokoagulatorischen Plättchenaktivität

Hierbei kommt es zu einer herabgesetzten Thrombinbildung auf der aktivierten Plättchenoberfläche (Weiss 1993). Es treten keine Spontanhämatome auf, jedoch Blutungskomplikation nach Zahnextraktion.

Die Therapie besteht in der Transfusion von Thrombozytenkonzentraten, Hämotherapie mit Prothrombinkomplex-Konzentraten (PPSB), neuerdings mit aktiviertem Faktor-VII-Konzentrat (NovoSeven) (Ghorashian u. Hunt 2004).

75.2.7 Störung der Signaltransduktion und Plättchensekretion

Die bei der Plättchenaktivierug ablaufenden Stoffwechselwege lassen sich unterteilen in: Bindung eines Mediators an seinen Agonistenrezeptor, Signaltransduktion, Phosphoinositol-Metabolismus, Calciummobilisation, Phosphorylierung bestimmter „Schlüssel"enzyme, Arachidonsäurefreisetzung, Eikosanoidstoffwechsel mit Synthese von Thromboxan A_2 und Sekretion von Speichersubstanzen aus den Plättchengranula. Defekte eines Stoffwechselweges oder mehrere dieser Phänomene können Ursache eines angeborenen, v. a. aber auch erworbenen Plättchenfunktionsdefekts sein (▶ Abschnitt 75.3).

Die Therapie besteht in einem empirischen Behandlungsversuch mit DDAVP (Desmopressin, 0,3–0,4 µg/kgKG als Kurzinfusion in NaCl über 30 min). Wenn hierunter kein Effekt auf die verlängerte Blutungszeit zu beobachten ist oder lebensbedrohliche Blutungen bestehen, stellt sich die Indikation zur Transfusion von Thrombozyten (Rao 2001).

75.3 Erworbene Thrombozytenfunktionsstörungen (Thrombozytopathien)

Weitaus häufiger als klinisch vermutet, lassen sich erworbene Plättchenfunktionsstörungen bei chronischer Niereninsuffizienz, Autoimmunerkrankungen mit antithrombozytären Antikörpern, bei Behandlung mit extrakorporalen Zirkulationsverfahren, chronischen Lebererkrankungen und malignen hämatologischen Erkrankungen nachweisen (◘ Übersicht 75-1). Vor allem aber sind es zahlreiche Medikamente, die in den thrombozytären Stoffwechsel eingreifen und so unerwünschte, z. T. schwerwiegende Plättchenfunktionsdefekte auslösen. Therapieprinzip bei krankheitsassoziierten Thrombozytopathien ist die kausale Behandlung des Grundleidens, bei medikamentös induzierten Thrombozytopathien das Absetzen und die Karenz der plättchenfunktionshemmenden Substanz (Shattil u. Bennett 1995).

75.3.1 Medikamentös induzierte Plättchenfunktionsstörungen

Angesichts des hohen Arzneimittelkonsums in unserer Gesellschaft ist es nicht verwunderlich, dass medikamentös induzierte Plättchenfunktionsstörungen die häufigste Ursache erworbener Thrombozytopathien darstellen. Bei der diagnostischen Klärung einer erworbenen Plättchenfunktionsstörung sollte deshalb zu allererst an die Möglichkeit einer Arzneimittelnebenwirkung gedacht werden. Die Liste der Pharmaka, die die Plättchenfunktion hemmen können, ist lang (◘ Übersicht 75-2). Es kann hier nur auf die Wirkprinzipien einiger Medikamente bzw. Substanzgruppen eingegangen werden.

Inhibitoren des Arachidonsäuremetabolismus

Acetylsalicylsäure (ASS, z. B. Aspirin) hemmt bereits nach einmaliger Einnahme die Prostanoidsynthese der Plättchen und führt zu einer Verlängerung der Blutungszeit. Durch irreversible Azetylierung wird die thrombozytäre Zyklooxygenase inaktiviert und damit die Endoperoxidbildung und Thromboxansynthese ausgeschaltet. Hierdurch wird eine Hemmung der Thrombozytensekretion und Thrombozytenaggregation hervorgerufen. Der plättcheninhibitorische Effekt tritt nach oraler Gabe von ASS innerhalb 1 h ein und hält für die Lebensdauer der zirkulierenden Plättchen an (7–10 Tage).

— Bei Normalpersonen werden spontane Hämorrhagien unter Medikation mit ASS praktisch nicht beobachtet.
— Hingegen ist die präoperative Einnahme mit einem erhöhten perioperativen Blutungsrisiko verbunden.
— Bei Patienten mit bereits vorhandenem kompensierten Hämostasedefekt (z. B. bei chronischer Lebererkrankung, Niereninsuffizienz, myeloproliferativen Erkrankungen oder chronischem Alkoholabusus) kann ASS schwerwiegende hämorrhagische Komplikationen auslösen.

Andere nichtsteroidale Antiphlogistika und Analgetika inhibieren gleichfalls den Arachidonsäurestoffwechsel, ihre Wirkung ist jedoch nur kurzfristig und reversibel.

Rezeptorantagonisten

Ticlopidin und Clopidogrel hemmen die ADP-induzierte Plättchenaggregation und führen zu einer Verlängerung

Übersicht 75-2
Medikamente, die eine Plättchenfunktionsstörung induzieren können

- **Inhibitoren der Arachidonsäurestoffwechsel**
  - Inhibitoren der Zyklooxygenase
    - Acetylsalicylsäure*
    - andere nichtsteroidale entzündungshemmende Medikamente (Diclofenac, Indometacin, Phenylbutazon, Ibuprofen, Phenprofen, Sulfinpyrazon)
  - Inhibitoren der Thromboxansynthetase
  - Inhibitoren der Arachidonsäurefreisetzung (Glucocorticosteroide)

- **Rezeptorantagonisten**
  - ADP-Rezeptor-Antagonisten
    - Ticlopidin*
    - Clopidogrel*
  - GPIIb-IIIa-Rezeptor-Antagonisten
    - monoklonale Antikörper gegen GPIIb-IIIa (ReoPro, MoAb 7E3)*
    - synthetische Peptide*

- **Medikamente, die den intrathrombozytären cAMP-Spiegel anheben**
  - Aktivatoren der Adenylatzyklase
    - Prostanoide (Prostaglandin E, Prostazyklin)
    - Isoprenalin, Adenosin
  - Inhibitoren der Phosphodiesterase
    - Dipyridamol
    - Theophyllin, Aminophyllin

- **Antimikrobielle Medikamente**
  - Penicilline und Cephalosporine
  - Nitrofurantoin
  - Miconazol

- **Antikoagulanzien und Fibrinolytika**
  - Heparine (unfraktioniertes Heparin, niedermolekulares Heparin)
  - Streptokinase, Urokinase, Gewebetyp-Plasminogen-Aktivator (tPA)

- **Volumenexpander**
  - Dextran
  - Hydroxyethylstärke

- **Medikamente zur Behandlung kardiovaskulärer Erkrankungen**
  - Chindin
  - Calciumantagonisten
  - Propranolol
  - Natriumnitropussid
  - Nitroglycerin

- **Psychopharmaka**
  - trizyklische Antidepressiva (Imipramin, Nortriptylin)
  - Phenothiazine

- **Zytostatika**
  - BCNU
  - Daunorubicin

- **Weitere Substanzen**
  - Antihistaminika
  - Röntgenkontrastmittel
  - Alkohol
  - Halothan
  - Nahrungsmittelbestände oder Nahrungsmittelzusätze (hochungesättigte Fettsäuren und Fischöle vom Omega-3-Typ, Knoblauch, Zwiebelextrakte)

* Nur bei Acetylsalicylsäure, Ticlopidin, Clopidogrel und GPIIb-IIIa-Rezeptor-Antagonisten Nachweis einer signifikanten Verlängerung der *Blutungszeit*.

der Blutungszeit. In ihrem Wirkungs- und Nebenwirkungsprofil unterscheiden sich die Substanzen jedoch wesentlich von ASS. Ex-vivo-Untersuchungen zeigen, dass Ticlopidin und Clopidogrel eine Hemmung der Fibrinogenbindung an den GPIIb-IIIa-Komplex hervorruften. Wahrscheinlich beruht der Wirkungsmechanismus beider Substanzen auf einer Inhibition des „Stimulus-Respose-Coupling" zwischen ADP-Rezeptor und GPIIb-IIIa-Rezeptor.

Monoklonale Antikörper (ReoPro) und synthetische Peptide, die die Ligandenbindung an GPIIb-IIIa hemmen, lösen eine immunologisch bzw. pharmakologisch induzierte Glanzmann-Thrombasthenie aus. Bei Blockade von $\geq 80\%$ der GPIIb-GPIIIa-Rezeptoren auf der Plättchenoberfläche nimmt das Blutungsrisiko signifikant zu.

Modulatoren des thrombozytären cAMP-Gehalts

Hohe intrathrombozytäre cAMP-Spiegel stabilisieren die Ruheform zirkulierender Blutplättchen und setzen ihre Aktivierbarkeit herab. Ein Anstieg der cAMP-Konzentration kann über eine **Stimulation der Adenylatzyklase** (Prostaglandin E_1, Prostazyklin, stabile Prostazyklinanaloga z. B. Iloprost) oder via Abbauhemmung durch **Inhibi-**

tion von **Phosphodiesterasen** (Dipyridamol, Theophyllin, Aminophyllin) ausgelöst werden. Während eine Infusion von Prostazyklin oder Prostaglandin E_1 zu deutlicher Verlängerung der Blutungszeit und Hemmung der Thrombozytenaggregation und Thrombozytensekretion führt, haben Phosphodiesteraseinhibitoren nur eine schwache plättchenfunktionshemmende Wirkung.

Antimikrobielle Medikamente

Unter den β-Laktam-Antibiotika können insbesondere die **Penicilline** und Latamoxef bei gesunden Freiwilligen eine dosisabhängige Verlängerung der Blutungszeit sowie eine Hemmung der Aggregation, Sekretion und Ristocetin-induzierten Agglutination der Plättchen hervorrufen. Möglicherweise beruhen diese inhibitorischen Effekte auf einer Störung der Agonist-Rezeptor-Interaktion nach Bindung der Antibiotika an die Plättchenmembran. Unter Therapie mit Carbenicillin, Penicillin G, Ticarcillin und Nafcillin werden gelegentlich Blutungen beobachtet, jedoch in einem weit geringeren Ausmaß, als dies anhand von Blutungszeitbestimmungen zu erwarten wäre. Auch **Cephalosporine** können Plättchenfunktionsstörungen auslösen.

- Blutungen infolge eines ausschließlich antibiotikainduzierten Plättchenfunktionsdefektes sind jedoch ungewöhnlich.
- Bei Patienten mit einer bereits vorhandenen Hämostasestörung (z. B. Thrombozytopenie, Vitamin-K-Mangel, Urämie) besteht hingegen eine erhöhte Blutungsgefahr unter Antibiotikatherapie.

Nitrofurantoin in höherer Dosierung kann eine Hemmung der Plättchenaggregation und -sekretion auslösen, die mit einer Verlängerung der Blutungszeit einhergeht. **Antimalariamittel** (Hydrochloroquin) führen zu einer Beeinträchtigung der Plättchenfunktion, die möglicherweise über membranstabilisierende Effekte zustande kommt.

Antikoagulanzien und Fibrinolytika

Neben seiner antikoagulatorischen Aktivität haben **Heparine** (unfraktionierte mehr als niedermolekulare) auch einen direkten Einfluss auf die Plättchenfunktion. Heparin hemmt die kollageninduzierte Aggregation und Sekretion. Ein Teil der inhibitorischen Heparineffekte auf die Thrombozytenfunktion wird durch die verminderte prokoagulatorische Aktivität und die dadurch herabgesetzte Thrombinbildung auf der Plättchenoberfläche erklärt. Außerdem kann Heparin von-Willebrand-Faktor-abhängige thrombozytäre Funktionen hemmen, vermutlich durch Bindung des Antikoagulans an seine Bindungsdomäne im vWF-Molekül. Daneben gibt es Hinweise für eine heparininduzierte Aktivierung der Plättchen, insbesondere durch die hochmolekularen Fraktionen des Heparins.

Durch die unter fibrinolytischer Therapie vermehrt anfallenden **Fibrin- und Fibrinogenspaltprodukte** kann eine Störung der Plättchenaggregation induziert werden.

Volumenexpander

Nach Infusion von **Dextranen** oder **Hydroxyethylstärke** lässt sich eine Verlängerung der Blutungszeit beobachten. Dieser Effekt ist dosisabhängig und tritt bei Dextranen mit einer Latenz von 4–8 h auf. Neben einer Hemmung der Aggregation und Sekretion sowie einer Verminderung der prokoagulatorischen Aktivität der Plättchen rufen Dextrane eine Fibrinpolymerisationsstörung hervor.

> ❗ Ein erhöhtes Blutungsrisiko unter Dextrangabe dürfte nur bei gleichzeitiger Gabe von Heparin oder bei einem bereits vorhandenen Hämostasedefekt bestehen.

Kardiovaskulär wirksame Substanzen

Nitroprussid, **Nitroglycerin** und **Propranolol** bewirken eine Herabsetzung der Plättchenaggregation und -sekretion. **Calciumantagonisten** wie Verapamil, Nifedipin und Diltiazem rufen in hoher Dosierung gleichfalls eine Hemmung der Plättchenaggregation hervor. Keine dieser Substanzen bewirkt jedoch eine Verlängerung der Blutungszeit. Das Antiarythmikum **Chinidin** hat eine antagonistische Wirkung auf die α_2-adrenergen Rezeptoren der Thrombozyten.

Psychopharmaka

Bei Einnahme **trizyklischer Antidepressiva** oder **Phenothiazine** kann eine Verminderung der Plättchenaggregation auftreten, die aber nicht mit einer erhöhten Blutungsneigung assoziiert ist.

Zytostatika

Plättchenfunktionsstörungen, die durch Daunorubicin und BCNU in vitro hervorgerufen werden, dürften klinisch bedeutungslos sein.

Weitere Substanzen

Antihistaminika und bestimmte **Röntgenkontrastmittel** können eine Hemmung der Plättchenaggregation ex vivo hervorrufen. **Halothan** kann zu einer Verlängerung der Blutungszeit führen. Dieser Effekt dürfte jedoch ohne klinische Relevanz sein. **Alkohol** besitzt neben seiner myelotoxischen Wirkung (Hemmung der Megakaryo- und Thrombozytopoese) auch inhibitorische Effekte auf zirkulierende Plättchen (reduzierte Aggregation und Sekretion ex vivo). Unter den Nahrungsmitteln bzw. **Nahrungsmittelzusätzen** sind Omega-3-Fettsäuren von Bedeutung, wie sie in fischhaltigen Mahlzeiten („Eskimodiät") reichlich enthalten sind. Bei alimentärer Aufnahme von Fischölen werden dem Organismus hochungesättigte Fettsäuren vom Omega-3-Typ (Eikosapentansäure: C 20:5 omega-3) zugeführt, die in den Phospholipiden der Plasmamembran akkumulieren. Hieraus resultiert eine Änderung der von Thrombozyten und Gefäßwand gebildeten Eikosanoide, die zu einer Verschiebung des Gleichgewichts von Thromboxan A_2 (TXA_2) und Prostazyklin

(PGI$_2$) führt: Anstelle des aggregatorisch und vasokonstritorisch wirkenden TXA$_2$ wird von den Plättchen nun ein vergleichsweise inaktives TXA$_3$ synthetisiert, während das von der Gefäßwand produzierte PGI$_3$ gleiche biologische Eigenschaften wie PGI$_2$ aufweist. Diese Umstellung im Eikosanoidstoffwechsel führt zu einer Modulation der Plättchenfunktion, die sich anhand einer geringgradigen Verlängerung der Blutungszeit und einer Beeinträchtigung des Aggregationsverhaltens abschätzen lässt.

75.3.2 Plättchenfunktionsstörungen bei Niereninsuffizienz

Ursache des Hämostasedefekts bei Niereninsuffizienz sind mannigfache Plättchenfunktionsstörungen, deren Pathogenese trotz zahlreicher Untersuchungen bis heute nur unzureichend verstanden wird (Joist u. George 2001; Schetz 1998). Eine Verlängerung der Blutungszeit ist bei etwa $^2/_3$ der niereninsuffizienten Patienten mit hämorrhagischen Komplikationen assoziiert, allerdings lassen sich anhand dieses Tests keine prädiktiven Aussagen über das individuelle Blutungsrisiko gerade bei urämischen Patienten machen.

 Cave
Die bei Niereninsuffizienz ohnehin vorhandene thrombozytär bedingte Blutungsneigung führt zu schweren hämorrhagischen Komplikationen, wenn medikamentös induzierte Plättchenfunktionsstörungen (ASS, Antibiotika, Heparin) oder eine Thrombozytopenie hinzutreten.

Unter Dialysetherapie wird i. Allg. eine Besserung des Hämostasedefekts beobachtet. Allerdings ist zu bedenken, dass extrakorporale Behandlungsverfahren einen vorübergehenden thrombozytären Hämostasedefekt induzieren können (▶ Abschnitt 75.3.4 „Plättchenfunktionsstörungen bei extrakorporaler Zirkulation").

Therapie. Bemerkenswerterweise kann eine urämisch bedingte Blutungsneigung erfolgreich mit **DDAVP** (Desmopressin, Dosierung ▶ Abschnitt „Therapie bei Gingivablutungen, Zahnextraktionen oder Epistaxis") behandelt werden. DDAVP bewirkt eine Freisetzung des vWF aus endothelialen Speicherorganellen und führt bei 50–75 % aller Patienten mit Urämie zu einer Verkürzung der Blutungszeit.

75.3.3 Plättchenfunktionsstörungen durch antithrombozytäre Antikörper

Blutplättchen von Patienten mit **idiopathischer thrombozytopenischer Purpura** (ITP) weisen in der Regel eine erhöhte hämostatische Kapazität auf. Diese Eigenschaft wird als Erklärung dafür gesehen, dass bei ITP die Blutungszeit kürzer ausfällt als nach dem Schweregrad der Thrombozytopenie zu erwarten.

 Besteht bei ITP keine disproportionale Verkürzung der Blutungszeit oder treten bei Thrombozytenwerten > 50.000/µl mukokutane Blutungen auf, so ergibt sich bereits klinisch der Verdacht einer Plättchenfunktionsstörung.

Ähnliches gilt für andere Autoimmunerkrankungen, die mit Thrombozytopenie und gesteigertem Plättchenumsatz einhergehen (z. B. systemischer Lupus erythematodes, SLE). Neben erworbenen Storage-Pool-Defekten (▶ oben) kommen bei ITP oder SLE antithrombozytäre Auto- oder Alloantikörper als Ursache der zur Thrombozytopenie hinzugetretenen Plättchenfunktionsstörung in Betracht. Therapieprinzip hierbei ist:
- Intensivierung der immunsuppressiven Behandlung
- unbedingte Vermeidung von Thrombozytentransfusionen, da diese nicht nur wirkungslos sind, sondern eine weitere Alloimmunisierung induzieren können

75.3.4 Plättchenfunktionsstörungen bei extrakorporaler Zirkulation

Der Einsatz kardiopulmonaler Bypass-Verfahren führt zu erheblichen Veränderungen im Hämostasesystem. Neben einer Fibrinolyseaktivierung und der durch Hämodilution bedingten Herabsetzung von Gerinnungsfaktoren werden durch den Kontakt des Blutes mit künstlichen Oberflächen während der extrakorporalen Zirkulation v. a. qualitative und quantitative Störungen der Plättchen ausgelöst.

Allerdings verursachen die Thrombozytopenie und Thrombozytopathie durch extrakorporale Zirkulation nur bei etwa 10 % aller Patienten eine ausgedehnte postoperative Blutung.

Der Schweregrad des Plättchendefekts korreliert mit der Dauer der extrakorporalen Zirkulation und manifestiert sich in einer Verlängerung der Blutungszeit, einer herabgesetzten Aggregationsantwort in vitro sowie Storage-Pool-Defekten (selektiver α-Granuladefekt oder kombinierter α- und δ-Granuladefekt). Außerdem lassen sich quantitative und qualitative Veränderungen des Glykoproteinmusters auf der Plättchenmembran nach kardiopulmonalen Bypassoperationen nachweisen.

Therapie. Transfusion von **Thrombozyten** bei Blutungen infolge schwerer Thrombozytopenie und/oder Thrombozytopathie postoperativ. Prophylaktische intra- oder postoperative Plättchentransfusionen sind hingegen nicht indiziert. Bei einem Teil der Patienten können der Plättchenfunktionsdefekt und die daraus resultierende Blutungsneigung durch Infusion von DDAVP (Desmopressin) oder von Aprotinin (Trasylol) korrigiert werden. Untersuchungen über den Nutzen von Prostazyklin oder stabiler Prostazyklinderivate, die zur Verhinderung einer Plättchenaktivierung während der extrakorporalen Zirkulation verabreicht werden, lassen trotz des schon lang in Erprobung befindlichen Therapieansatzes bisher noch keine eindeutige Beurteilung zu. Gleiches gilt für Untersuchungen an Patienten mit terminaler Niereninsuffizienz, bei denen während der Hämodialyse ebenfalls ein Granulaspeicherdefekt induziert wird (Scharf 2003).

75.3.5 Plättchenfunktionsstörungen bei chronischen Lebererkrankungen

Die bei Leberzirrhose auftretenden hämorrhagischen Episoden stellen primär Komplikationen der portalen Hypertension dar. Häufig werden derartige Blutungen zusätzlich durch Hämostasedefekte kompliziert. Sie sind komplexer Natur (verminderte Synthese von Gerinnungsfaktoren, abnorme fibrinolytische Aktivität, Thrombozytopenie und Thrombozytopathie sowie gestörte Clearance-Kapazität des Monozyten-Makrophagen-Systems) (Kerr 2003). Mit zunehmendem Schweregrad der Lebererkrankung lassen sich Reifungsstörungen der Megakaryozytopoese nachweisen, die Ausdruck einer ineffektiven Thrombozytopoese sein können. Demnach ist die Thrombozytopenie bei Leberzirrhose durch die Kombination einer Bildungs-, Umsatz- und Verteilungsstörung (lienale Sequestration) der Plättchen bedingt. Die bei chronischen Lebererkrankungen zusätzlich vorhandene Thrombozytopathie dürfte aus Aggregations- und Sekretionsdefekten sowie Störungen im Arachidonsäurestoffwechsel resultieren (Joist u. George 2001). Da die Häufigkeit von Blutungskomplikationen bei Leberzirrhose nicht mit dem Schweregrad von Thrombozytopenie oder Gerinnungsstörungen korreliert, ist davon auszugehen, dass dem verminderten Hämostasepotenzial primär keine ätiologische Bedeutung für das Auftreten von Blutungen zukommt.

> **Praxistipp**
> Wichtig: bei Leberzirrhose keine plättchenfunktionshemmenden Medikamente, Alkoholkarenz.

75.3.6 Plättchenfunktionsstörungen bei hämatologischen Erkrankungen

Myeloproliferative Erkrankungen (MPD)

Abweichungen der Thrombozytenfunktion bei Polycythaemia vera, chronischer myeloischer Leukämie, essenzieller Thrombozythämie, Osteomyelofibrose und Osteomyelosklerose resultieren aus einem abnorm gesteigerten oder defizitären Reaktionsmuster. Bei Polycythaemia vera dominieren thrombotische Komplikationen, während bei essenzieller Thrombozythämie Thrombosen und Blutungen mit gleicher Häufigkeit, bei einzelnen Patienten sogar nebeneinander auftreten können. Diese Komplikationen mit überschießenden und defizitären Plättchenfunktion dürften aus einer in die maligne Transformation einbezogenen Megakaryozytopoese herrühren (Scharf 2003).

Therapie. Patienten mit hämorrhagischen oder thromboembolischen Komplikationen bei essenzieller Thrombozythämie sollten ebenso wie Patienten mit rasch ansteigenden oder sehr hohen Thrombozytenwerten (>1 Mio./μl) möglichst zügig einer myelosuppressiven Therapie zugeführt werden. Zur medikamentösen Reduktion der erhöhten Plättchenkonzentrationen werden eingesetzt:
- Hydroxyurea (Initialdosierung: 40 mg/kgKG p.o. pro Tag)
- α-Interferon (Initialdosierung 3 Mio. IU pro Tag)
- Anagrelide

Bei akuten Blutungen im Rahmen einer myeloproliferativen Erkrankung kann DDAVP (Desmopressin) wirksam sein.

Cave
Wegen der Blutungsgefahr ist sorgfältig zu hinterfragen, Patienten mit essenzieller Thrombozythämie prophylaktisch mit plättchenfunktionshemmenden Substanzen zu behandeln, auch dann, wenn Thrombozytenkonzentrationen von über 1 Mio./μl oder mehr bestehen.

Eine Indikation zur Therapie mit ASS ergibt sich unter strenger Risikoabwägung erst, wenn bei diesen Patienten akrale Schmerzen infolge peripherer Mikrozirkulationsstörungen auftreten. Die hierbei mit niedriger ASS-Dosierung (100 mg pro Tag) erreichte Schmerzlinderung dürfte nicht auf der analgetischen, sondern der plättchenfunktionshemmenden Wirkung beruhen. Auch bei transitorischen neurologischen Symptomen infolge einer zerebrovaskulären Mikrozirkulationsstörung können ASS, Ticlopidin oder Clopidogrel eine symptomatische Besserung bewirken und notwendig werden.

Akute Leukämien und myelodysplastische Syndrome (MDS)

Blutungskomplikationen bei akuten Leukämien und MDS sind in den meisten Fällen thrombozytopenisch bedingt, können manchmal aber auch Ausdruck eines Plättchenfunktionsdefekts sein. Dies macht plausibel, weshalb einzelne Patienten Blutungen bei Thrombozytenwerten zwischen 30.000 und 50.000/µl erleiden, Konzentrationen also, bei denen in der Regel nicht mit hämorrhagischen Komplikationen gerechnet werden muss. Die Ursachen eines Plättchenfunktionsdefekts bei akuten myeloischen Leukämien und MDS sind vielfältig (Aggregations- oder Sekretionsdefekte, verminderte prokoagulatorische Aktivität, erworbener Storage-Pool-Defekt). Diese Störungen werden als Ausdruck einer in die leukämische Transformation einbezogenen Megakaryozytopoese aufgefasst. Therapie der Wahl: adäquate Transfusion von Thrombozytenkonzentraten.

Monoklonale Gammopathien

Bei Paraproteinämien werden Plättchenfunktionsstörungen bei etwa 30 % aller Patienten mit IgA-Myelom oder Immunozytom (Morbus Waldenström) und in 15 % aller Patienten mit IgG-Myelom beobachtet. Dabei scheint in den meisten Fällen zwischen dem Ausmaß der hämorrhagischen Diathese und der Höhe der Paraproteinkonzentration eine Korrelation zu bestehen. Neben Plättchendefekten kann auch eine Interaktion zwischen Paraproteinen („Hemmkörpern") und verschiedenen Gerinnungsfaktoren Ursache einer Blutung sein. Plättchenfunktionsstörungen bei monoklonalen Gammopathien dürften durch eine unspezifische Bindung des Paraproteins an die Plättchenmembran bedingt sein („coating"), die zu Aktivierungsdefekten, Adhäsions- oder Aggregationsdefekten (Phänotyp einer erworbenen Thrombasthenie) führt.

Therapie. Behandlung der Grundkrankheit, im Akutfall mittels Plasmapherese, dadurch Korrektur der gestörten Thrombozytenfunktion und Besserung der hämorrhagischen Diathese.

Erworbenes Von-Willebrand-Syndrom

Systematische gerinnungsphysiologische und proteinchemische Analysen belegen, dass bei bis zu 50 % aller Patienten mit myeloproliferativen Erkrankungen (▶ oben) quantitative und/oder qualitative Veränderungen des Von-Willebrand-Faktors nachweisbar sind. Ähnlich wie bei Typ 2A der angeborenen Form fehlen hier die hochmolekularen und intermediären Multimere des plasmatischen Von-Willebrand-Faktors. Eigene Untersuchungen zeigen, dass erworbene qualitative Veränderungen des Von-Willebrand-Faktors allein durch erhöhte Thrombozytenkonzentrationen bedingt sind und nicht aus abnormen Plättchenpopulationen resultieren, wie sie bei myeloproliferativen Erkrankungen auftreten (Budde et al. 1993).

Therapie. Medikamentöse Reduktion erhöhter Plättchenwerte (▶ oben).

Evidenz der Therapieempfehlungen

	Evidenzgrad	Therapieempfehlung
Bernard-Soulier-Syndrom, Glanzmann-Thrombasthenie		
DDAVP	A	III
TK-Gabe	A	III
Plättchentyp des Von-Willebrand-Syndroms		
TK-Gabe	A	III
Storage-Pool-Erkrankungen		
DDAVP	B	III
TK-Gabe	B	III
Thrombozytopathie bei Niereninsuffizienz		
DDAVP	A	III
Thrombozytopathie bei extrakorporaler Zirkulation		
DDAVP	B	III
Aprotinin	B	III
TK-Gabe	B	III

TK Thrombozytenkonzentrat, *DDAVP* 1-Desamino-8-D-arginin-vasopressin, Demospressin.

Leitlinien – Adressen – Tipps

Leitlinien

Wissenschaftlicher Beirat der Bundesärztekammer und das Paul-Ehrlich-Institut (2000). Richtlinien zur Gewinnung von Blut und Blutbestandteilen und zur Anwendung von Blutprodukten (Hämotherapie). Deutscher Ärzteverlag, Köln

Classen M, Dierkesmann R, Heimpel H, Koch KM, Meyer J, Müller OA, Specker C, Theiss W (Hrsg) (2002) Rationelle Diagnostik und Therapie in der Inneren Medizin. Leitlinien. Urban & Fischer, München

Literatur

Clemetson KJ, Scharf RE (1999) Bernard-Soulier-Syndrom. In: Müller-Berghaus G, Pötzsch B (Hrsg) Hämostaseologie: Molekulare und zelluläre Mechanismen, Pathophysiologie und Klinik. Springer, Berlin Heidelberg New York, S 53–56

Ghorashian S, Hunt BJ (2004) „Off-license" use of recombinant activated factor VII. Blood Rev 18: 245–259

Joist JH, George JN (2001) Acquired hemostatic abnormalities in liver and renal disease. In: Colman RW, Hirsh J, Marder VJ, Clowes AW, George JN (eds) Hemostasis and thrombosis. Basic principles and clinical practice, 4th edn. Lippincott, Williams & Wilkins, Philadelphia, pp 955–973

Kerr R (2003) New insights into haemostasis in liver failure. Blood Coagul Fibrinolysis 14 (Suppl 1): S43–45

Mannucci PM (2001) Treatment of von Willebrand disease. Thromb Haemost 86: 149–153

Nurden AT, George JN (2001) Inherited abnormalities of the platelet membrane: Glanzmann thrombasthenia, Bernard-Soulier syndrome, and other disorders. In: Colman RW, Hirsh J, Marder VJ, Clowes AW, George JN (eds) Hemostasis and thrombosis. Basic principles and clinical practice, 4th edn. Lippincott, Williams & Wilkins, Philadelphia, pp 921–943

Rao AK (2001) Congenital disorders of platelet secretion and signal transduction. In: Colman RW, Hirsh J, Marder VJ, Clowes AW, George JN (eds) Hemostasis and thrombosis. Basic principles and clinical practice, 4th edn. Lippincott, Williams & Wilkins, Philadelphia, pp 893–904

Scharf RE (1996) Molecular basis and clinical aspects of hereditary megakaryocyte and platelet membrane glycoprotein disorders. Hämostaseologie 16: 138–144

Scharf RE (2003) Congenital and acquired platelet function disorders. Haemostaseologie 23: 170–280

Scharf RE, Giers G (1998) Behandlung mit Blutkomponenten und Gerinnungsfaktoren-Konzentraten: Moderne Konzepte zur Hämotherapie. Schweiz Rundsch Med 87: 1148–1152

Scharf RE, Hoffmann T, Zotz RB (1999) Moderne Konzepte zur Hämotherapie. In: Scharf RE (Hrsg) Transfusionsmedizin, Hämotherapie, Hämostaseologie. Basis, Duisburg, S 132–139

Schetz MR (1998) Coagulation disorders in acute renal function. Kidney Int 66: S96–101

Shattil SJ, Bennett JS (1995) Acquired qualitative platelet disorders to diseases, drugs, and foods. In: Beutler E, Lichtman MA, Coller BS, Kipps TS (eds) Hematology, 5th edn. McGraw-Hill, New York, pp 1386–1400

76 Antithrombotische Therapie: Antikoagulanzien, Plättchenhemmer und Thrombolytika

H. Ostermann

76.1 **Heparine** – 1236

76.2 **Orale Antikoagulanzien** – 1238

76.3 **Plättchenhemmende Substanzen** – 1241

76.4 **Neue Antithrombotika** – 1243

76.5 **Thrombolytika** – 1243

Literatur – 1245

Unter antithrombotischer Therapie wird die Gesamtheit aller zur Prävention und Therapie thrombotischer bzw. embolischer Prozesse im arteriellen und venösen System geeigneten Maßnahmen verstanden.

Dazu gehören also physiotherapeutische Maßnahmen zur Beeinflussung des venösen Rückstroms, die medikamentöse Hemmung der Fibrinbildung, die Hemmung der Plättchenaggregation, die medikamentöse Auflösung von Fibrinthromben bis hin zu gefäßchirurgischen Maßnahmen.

Hier wird der Schwerpunkt auf die medikamentöse antithrombotische Therapie gelegt. Dabei muss immer klar sein, dass medikamentöse Maßnahmen in aller Regel nur ein Teil der präventiven oder therapeutischen Gesamtstrategie sind. Es ist für die antithrombotische Behandlung charakteristisch, dass verschiedene medikamentöse Maßnahmen fest aneinander gekoppelt sind, d. h. sukzessiv, überlappend oder auch kombiniert angewendet werden.

Aktuelle Untersuchungen zum Thema finden sich bei Eriksson et al. (2001), Hurlen et al. (2002) und Konstantinides et al. (2002).

76.1 Heparine

Heparinarten

Unfraktioniertes Heparin

Die in der Medizin angewandten unfraktionierten Heparine (UFH) sind **aus tierischem Darm- oder Lungengewebe** gewonnene Mukopolysaccharide. Sie sind dem humanphysiologischen, in Mastzellen produzierten Heparin und anderen Glykosaminoglykanen der bindegewebigen Grundsubstanz verwandt. Das mittlere Molekulargewicht unfraktionierter Standardheparine liegt zwischen 12.000 und 15.000.

Niedermolekulare Heparine

Niedermolekulare Heparine (NMH) mit einem mittleren Molekulargewicht zwischen 3000 und 6000 werden aus unfraktioniertem Heparin durch chemische oder enzymatische **Depolymerisation** gewonnen („low-molecular-weight heparin", LMWH). Die einzelnen Präparate dieser Substanzklasse sind nur bedingt miteinander vergleichbar, weshalb Dosierungsempfehlungen, Indikationsspektrum und Effektivitätsnachweis für jedes Präparat durch separate klinische Prüfung erarbeitet werden mussten und die Ergebnisse nicht ohne weiteres auf andere Substanzen dieser Klasse übertragen werden können. Verschiedene niedermolekulare Heparine sind inzwischen in der postoperativen Thromboembolieprophylaxe etabliert.

> ❗ **Der wesentliche Vorteil niedermolekularer Heparine liegt in der hohen Bioverfügbarkeit nach subkutaner Injektion und der längeren biologischen Halbwertzeit, nachteilig sind die z. T. deutlich höheren Tagesbehandlungskosten und die unzureichend mögliche Antagonisierung durch Protaminsulfat.**

Niedermolekulare Heparine eignen sich auch zur Therapie venöser Thrombosen bzw. Thromboembolien, wobei sie (1- bis) 2-mal/Tag subkutan in fixer, körpergewichtsbezogener Dosis appliziert werden und ein Labormonitoring entfallen kann.

Pentasaccharid

Das synthetisch hergestellte Pentasaccharid **Fondaparinux** entspricht der Bindungsstelle von Heparin an Antithrombin. Es weist vorteilhafte pharmakokinetische Daten auf, wirkt zusammen mit Antithrombin ausschließlich als Faktor-Xa-Hemmstoff und war in klinischen Studien zur medikamentösen Thromboembolieprophylaxe im Hochrisikobereich niedermolekularem Heparin überlegen. Auch in der Therapie venöser Thromboembolien ist Fondaparinux effektiv.

Wirkungsmechanismen

Heparine sind keine direkten Gerinnungsinhibitoren. Sie wirken vielmehr einerseits als Verstärker der physiologischen Thrombinhemmung durch AT. Die Heparinbindung an AT potenziert dessen inhibitorische Wirkung. Damit hängt die Heparinwirkung von Konzentration und Funktion des AT ab. Dieses inaktiviert außerdem die Serinproteasen Xa, IXa, XIa und XIIa. Andererseits hemmt Heparin AT-vermittelt die Aktivität des aktivierten Faktors X (Xa). Heparininjektion führt darüber hinaus zur Freisetzung von endothelassoziiertem „Tissue Factor Pathway Inhibitor" (**TFPI**) in das Plasmakompartiment und damit zu einem Anstieg der TFPI-Plasmaaktivität. TFPI hemmt die katalytische Aktivität des membranständigen Gewebefaktor-Faktor-VIIa-Komplexes. TFPI könnte somit nach AT als weiterer potenzieller Mediator der antikoagulatorischen/antithrombotischen Heparinwirkung gelten.

Es wird unterstellt, dass zur Neutralisation von Thrombin und damit Hemmung weiterer Thrombinbildung an einem schon existenten Fibringerinnsel (**Thrombus**) höhere Heparindosen erforderlich sind (**volldosierte Heparintherapie**). Um aber die Bildung erster Fibringerinnsel als „Thrombosekeime" in Situationen erhöhter Thrombosegefahr zu verhindern, genügen etwa 30% der Volldosis (**niedrigdosierte Heparinprophylaxe**).

Applikationsart, Dosierung und Laborkontrolle
Einen Überblick dazu gibt ◘ Übersicht 76-1.

Unfraktioniertes Herparin
UFH wird heute generell parenteral per i.v.-Dauerinfusion oder intermittierend s.c. verabfolgt. In der Regel wird dabei die volldosierte Heparintherapie i.v. verabfolgt, niedrigdosierte dagegen s.c. Insbesondere unter ambulanten Bedingungen kann auch die volldosierte Behandlung durch 2-mal tägliche s.c.-Injektionen erfolgen.

Volldosierte Heparintherapie. Darunter versteht man die Gabe von 30.000–50.000 IU UFH/24 h (im Mittel 40.000 IU) bis zu weitgehender Gerinnungshemmung, die sich in einer Verlängerung der aPTT auf das 1,5- bis 2,5fache der oberen Normwertgrenze (bzw. der Thrombinzeit auf das 2- bis 4fache) widerspiegelt. Dieser therapeutische Bereich entspricht Heparinplasmaaktivitäten von 0,3–0,7 IU/ml, gemessen mit einem Anti-Faktor-Xa-Assay. Zu Behandlungsbeginn ist für sofortigen Wirkungseintritt ein Bolus von 5–10.000 IU i.v. erforderlich.

Die Korrektur der Heparindosis sollte anhand eines Nomogramms erfolgen, um ein möglichst rasches Erreichen der Ziel-aPTT zu gewährleisten (◘ Tabelle 76-1). Bei intermittierend subkutaner Applikation sollten die Laborkontrollen 4–6 h nach Injektion erfolgen. Diese Behandlung wird bei Patienten, die auf eine orale Antikoagulanzientherapie eingestellt werden, fortgesetzt, bis die INR (▶ unten) für >24 h im therapeutischen Bereich liegt.

Niedrigdosierte Heparintherapie. Darunter versteht man die Behandlung mit etwa $^1/_3$ der Volldosis, also 10.000–15.000 IU/24 h, meist in 2.–3 s.c.-Injektionen verabfolgt. Die s.c.-Injektion erfolgt am häufigsten in die für Pflegepersonal und Patient selbst gut zugängliche Bauchhaut. Injektionen in die Haut des Oberschenkels oder der Schulter werden gelegentlich vorgezogen.

Niedermolekulares Heparin
Verschiedene niedermolekulare Heparine sind sowohl für die postoperative Thrombosephrophylaxe als auch für die Therapie einer manifesten Thrombose zugelassen. Bei Patienten mit mittlerem Thromboserisiko ist ihre Effektivität bei 1-mal täglicher s.c.-Injektion der der 2-mal täglichen s.c.-Gabe von unfraktioniertem Heparin vergleichbar. Für einzelne Präparate konnte eine überlegene Wirksamkeit bei **Hochrisikopatienten** (Hüftgelenkchirurgie, multimorbide Patienten in der Allgemeinchirurgie) gezeigt werden. Die Auswahl des Präparates muss sich an den jeweiligen Indikations- und Dosierungsempfehlungen (Rote Liste, Arzneimittelinformationen) orientieren und auf die Ergebnisse klinischer Studien für die jeweilige Substanz stützen. Wegen der vorteilhaften Einmalinjektion werden niedermolekulare Heparine zunehmend auch für die poststationäre bzw. ambulante Thrombemboileprophylaxe bei Patienten mit immobilisierenden Verbänden der unteren Extremität und zusätzlichen Risikofaktoren wie Übergewicht oder Thrombembolieanamnese empfohlen.

> **Praxistipp**
> Die Therapie einer manifesten Thrombose oder Lungenembolie mittels niedermolekularem Heparin in körpergewichtsadaptierter Dosis 1- oder 2-mal täglich ohne die Notwendigkeit von Laborkontrollen hat sich als effektiv und sicher erwiesen.

◘ Tabelle 76-1. Gewichtsadaptiertes Heparinnomogramm (mod. nach Jackson u. Clagett 2001). Initialer Bolus 80 IU/kgKG, dann Infusion von 18 IU/kgKG/h, danach alle 6 h aPTT Kontrolle und entsprechende Korrektur

aPTT	Bolus	Infusion
<35 s	80 IU/kgKG	Erhöhung um 4 IU/kgKG/h
35–45 s	40 IU/kgKG	Erhöhung um 2 IU/kgKG/h
46–70 s	nein	keine Änderung
71–90 s	nein	Reduktion um 2 IU/kgKG/h
>90 s	nein	Infusionsstop für 1 h, dann Reduktion um 3 IU/kgKG/h

Einem Teil der Patienten wird hierdurch eine ambulante Thrombosetherapie ermöglicht.

> **Übersicht 76-1**
> **Heparin: Therapieformen**
>
> - **Unfraktioniertes Heparin: niedrigdosiert**
>   - 2- bis 3-mal 5000 IU s.c.
>   - keine Laborkontrolle
> - **Unfraktioniertes Heparin: volldosiert**
>   - 5000–10.000 IU sofort i.v
>   - 30.000–50.000 IU/24 h per infusionem
>   - Kontrolle: aPTT auf das 1,5- bis 2,5fache des oberen Normwerts verlängert
> - **Niedermolekulares Heparin: niedrigdosiert**
>   - 1-mal täglich s.c.-Injektion
>   - Dosierung abhängig vom Präparat
>   - keine Laborkontrolle
> - **Niedermolekulares Heparin: volldosiert**
>   - 1- oder 2-mal tägliche s.c.-Injektion
>   - Dosierung meist körpergewichtsabhängig
>   - keine Laborkontrolle

Nebenwirkungen, Komplikationen

Bei weniger als 0,1 % der Patienten führt Heparin zu reversiblem Haarausfall, sehr selten zu allergischen Haut- oder Allgemeinreaktionen. Bei wochen- und monatelanger Heparintherapie muss mit der Entwicklung einer heparininduzierten Osteoporose gerechnet werden, die in Einzelfällen Frakturen nach sich ziehen kann.

Thrombozytopenie

Eine in den letzten Jahren unter massenhafter Anwendung in der perioperativen Thrombembolieprophylaxe häufiger beobachtete Nebenwirkung ist die durch Heparin induzierte Thrombozytopenie (HIT). Zwei Formen der HIT sind zu unterscheiden:
- Typ I (häufiger), eine in der Regel mild und komplikationsfrei verlaufende Thrombozytopenie, die bei etwa 5 % der Patienten bereits 1–2 Tage nach Therapiebeginn auftritt und Folge eines direkten Heparineffektes auf die Thrombozyten ist
- Typ II (seltener und schwerer), die frühestens am 5.–6. Behandlungstag (bei Reexposition auch bereits am 1. Behandlungstag) bei etwa 1–3 % der Patienten auftritt und auf einem heparininduziertem Immunmechanismus beruht

 Cave
Die Inzidenz der HIT Typ II ist unter niedermolekularem Heparin geringer als unter unfraktioniertem Heparin, unter Fondaparinux bisher nicht aufgetreten.

Die HIT II führt zu Thrombozytopenien in der Regel unter 50.000/µl und ist durch eine hohe Inzidenz von venösen und/oder arteriellen Thrombembolien („white clot syndrome") gekennzeichnet. Zur frühzeitigen Erkennung einer HIT sind unter Heparintherapie regelmäßige (alle 2–3 Tage) Bestimmungen der Thrombozytenzahl erforderlich. Bei einem Abfall der Thrombozyten unter 50.000/µl oder um mehr als 50 % von einem höheren Ausgangswert muss unverzüglich eine Diagnostik zum Nachweis heparininduzierter Antikörper eingeleitet werden. Heparin muss abgesetzt werden, die weitere Antikoagulation sollte mit einem Thrombininhibitor (z. B. Hirudin) oder Danaparoid, einem Gemisch aus Glykosaminoglykanen erfolgen, niedermolekulare Heparine weisen zu einem großen Teil Kreuzreaktivitäten auf und sind daher kontraindiziert.

Blutungen

Je nach Schweregrad bedürfen Blutungen unter Heparin, z. B. aus Operationswunden, der Anwendung des Antidots oder nur des Absetzens; 6–8 h nach Absetzen ist die Heparinwirkung nach s. c.-Applikation weitgehend abgeklungen.

Antidot. Zur sofortigen Unterbrechung der Heparinwirkung wegen gefährlicher Blutungen oder Blutungsgefahr oder anstehender Akutoperationen wird Protamin i.v. injiziert. Dosierung: 1 ml Protamin inaktivert 1000 IU Heparin. Aufgrund der kurzen Halbwertzeit von Heparin (2–4 h) sollte die in den letzten 4 h gegebene Heparindosis antagonisiert werden.

 Cave
Niedermolekulare Heparine, Pentasaccharide und Danaparoid sind nur unzureichend durch Protamin antagonisierbar.

76.2 Orale Antikoagulanzien

Der im angelsächsischen Schrifttum übliche Begriff „orale Antikoagulanzien" umfasst die Cumarinderivate und Indandione und weist auf den charakteristischen Unterschied der Applikationsart im Vergleich zu Heparin hin. Fast immer ist die orale Antikoagulation eine Nachfolgetherapie nach Heparin- bzw. Thrombolysetherapie. Ihr entscheidender Vorteil liegt in der langzeitigen und ambulanten Behandlungsmöglichkeit.

Wirkungsmechanismus

Cumarinderivate stören die hepatische Synthese voll funktionstüchtiger Gerinnungsproteine durch kompetitive Hemmung der Vitamin-K_1-Wirkung. Dadurch entstehen unvollständige Moleküle der Gerinnungsfaktoren II, VII, IX und X, denen γ-Carboxyglutamylreste fehlen, die für die Calciumbindung und damit für die Umwandlung in aktive Gerinnungsenzyme unentbehrlich sind. Die resultierende Gerinnungshemmung kommt v. a. durch den Defekt der genannten Gerinnungsfaktoren zustande. Neben den prokoagulatorischen Serinproteasen werden auch die Vitamin-K-abhängigen physiologischen Gerinnungsinhibitoren Protein C und Protein S vermindert gebildet. Ihr frühzeitiger Aktivitätsabfall nach Beginn einer oralen Antikoagulanzientherapie kann einen vorübergehenden Zustand der „Übergerinnbarkeit" (Hyperkoagulabilität) zur Folge haben.

> **Praxistipp**
> Die Einleitung einer oralen Antikoagulation sollte daher stets unter überlappender Heparinisierung erfolgen.

Applikationsart, Dosierung und Laborkontrolle

Die grundsätzlich orale Applikation setzt die Zuverlässigkeit der Einnahme sowie die intakte Funktion des oberen Verdauungstraktes (Schluckakt, Erbrechen etc.) voraus. Für die in Mitteleuropa meist verordneten Antikoagulanzien vom Langzeittyp ist die einmalige Gabe der Tagesdosis üblich. In Tabelle 76-2 sind die in deutschsprachigen Ländern gebräuchlichen Antikoagulanzien zusammengestellt. Ziel der Behandlung ist die Verminderung des Blutspiegels der Faktoren II, VII, IX und X auf Werte, die eine so erhebliche Verzögerung des Gerinnungsvorgangs verursachen, dass eine Verhinderung der Thrombusbildung unterstellt werden kann. Dabei darf die Gerinnungshemmung aber nicht so weit gehen, dass es zu Spontanblutungen kommen könnte.

Erstdosis
Die Erstdosis des in Deutschland gebräuchlichen Phenprocoumon beträgt ca. 9–12 mg. Die Tagesdosis der folgenden Tage richtet sich nach den jeweils täglich gemessenen Gerinnungswerten. Für das in den angelsächsischen Ländern hauptsächlich eingesetzte Warfarin ist der Wert einer höheren Anfangsdosis in Frage gestellt worden.

Erhaltungsdosis
Nach 4–6 Tagen ist der „therapeutische Bereich" in der Regel erreicht, und es wird nun entsprechend den immer seltener gemessenen Gerinnungswerten die Erhaltungsdosis ermittelt. Sie liegt für Phenprocoumon oft zwischen 1,5 und 3 mg ($^1/_2$–1 Tbl.). Einzelne Patienten brauchen sehr geringe Dosen, z. B. jeden 2. Tag $^1/_2$ Tbl., oder ungewöhnlich hohe, z. B. täglich 2 Tbl. und mehr Phenprocoumon. Viele Patienten lassen sich über Wochen und Monate mit fast identischer Tagesdosis gleichmäßig einstellen. Einzelne sind aber nur mit häufig wechselnden Dosen einigermaßen gleichmäßig einzustellen. Starke Schwankungen können ein Grund sein, die Behandlung abzubrechen. Die biochemischen Ursachen schlechter Einstellbarkeit bzw. sehr hoher Erhaltungsdosen sind noch unbefriedigend erforscht, soweit sie nicht durch Diät, Arzneimittelinterferenzen oder Krankheit bedingt sind.

Absetzen
Es ist umstritten, ob nach abruptem Absetzen oraler Antikoagulanzien ein prothrombotisches Rebound-Phänomen auftritt. Bei elektiver Beendigung der Therapie wird ein Ausschleichen der Antikoagulanzien empfohlen.

Überwachung
Zur Überwachung der oralen Antikoagulanzientherapie werden in Deutschland die Einstufen-Thromboplastinzeit nach Quick unter Benutzung verschiedener Thromboplastine sowie gelegentlich der Thrombotest nach Owren eingesetzt. Bedingt durch unterschiedliche Empfindlichkeit der Thromboplastinreagenzien gegenüber der Verminderung der Aktivitäten der Vitamin-K-abhängigen Gerinnungsfaktoren können erhebliche Abweichungen in der Intensität der Antikoagulation auftreten, obwohl der gleiche therapeutische Quick-Wert-Bereich zugrundegelegt wird.

INR. Ein wichtiger Schritt zur notwendigen Standardisierung der Testergebnisse war die Einführung der INR („international normalized ratio"), des an einem internationalen Referenzthromboplastin kalibrierten Quotienten aus Thromboplastinzeit des Patientenplasmas und Thromboplastinzeit eines Normalplasmas (Übersicht 76-2). Jede Charge eines Thromboplastinreagens wird heute herstellerseitig an einem Referenzthromboplastin geeicht; Umrechnungstabellen auf dem Beipackzettel er-

Tabelle 76-2. Orale Antikoagulanzien verschiedenen Wirkungstyps

Wirkungstyp	Arzneistoff	Präparatename	Tage bis zur Vollwirkdosis nach Erstdosis	Tage bis zur Normalisierung der Gerinnung nach Absetzen
Langzeitantikoagulans	Phenprocoumon	Marcumar	4–6	7–10
Mittelzeitantikoagulans	Warfarin	Coumadin	1,5–2	3,5–4,5

lauben ein einfaches Ablesen der INR-Werte anhand der gemessenen Gerinnungszeiten bzw. Quick-Werte.

> **Praxistipp**
> In der Phase der stabilen oralen Antikoagulation sollte daher die Therapiekontrolle und -steuerung anhand von INR-Werten erfolgen.

> **Übersicht 76-2**
> **Berechnung der INR („international normalized ratio") zur Therapiesteuerung unter stabiler Antikoagulation mit Vitamin-K-Antagonisten**
>
> - INR = R^{ISI}
> - R: Quotient aus Thromboplastinzeit (Prothrombinzeit) des Patientenplasmas dividiert durch Thromboplastinzeit eines Normalplasmapools (meist kommerzielles Kalibrations- oder Standardhumanplasma)
> - ISI: internationaler Sensitivitätsindex, wird vom Hersteller für das jeweilige Thromboplastin chargenspezifisch durch Kalibrierung an einem internationalen Referenzthromboplastin ermittelt
> - Beispiel: Wird ein Thromboplastin mit einem Sensitivitätsindex von z.B. 1,1 verwendet, so entspricht der INR-Bereich von 2,0–3,0 einem Quick-Wert-Bereich von 24–38%.

In ◘ Tabelle 76-3 sind für verschiedene Indikationen die jeweiligen therapeutischen Bereiche in INR-Werten angegeben.

Nebenwirkungen, Komplikationen

Allergische Nebenwirkungen oraler Antikoagulanzien sind kaum zu beobachten. Gastrointestinale Unverträglichkeiten kommen praktisch nicht vor. Bei weniger als 0,1% der behandelten Patienten wurde Haarausfall festgestellt.

Cumarinnekrosen

Es handelt sich um eine akut auftretende, scharf begrenzte mikrovaskuläre Durchblutungsstörung mit blauschwarzer Verfärbung der Haut und Unterhaut bis hin zur Gewebenekrose. Histologisch findet man ausgedehnte Fibrinthromben in den Kapillaren und postkapillären Venolen. Betroffen sind v. a. Areale mit reichlich subkutanem Fettgewebe wie Mammae, Bauchdecke, Gesäß und Oberschenkel adipöser Patientinnen. In der Regel tritt diese Komplikation zwischen dem 4. und 10. Tag der Therapie auf. Die Pathogenese ist unklar, ein Zusammenhang mit einem kongenitalen Protein-C- oder Protein-S-Mangel bzw. mit dem frühzeitigen Abfall dieser Vitamin-K-abhängigen Gerinnungsinhibitoren bei Einleitung einer oralen Antikoagulanzientherapie wird vermutet.

Die Behandlung erfolgt lokal symptomatisch, ggf. mit Hilfe der plastischen Chirurgie. Bei Auftreten einer Cumarinnekrose wird die Antikoagulation zunächst mit Heparin fortgeführt. Ist die Indikation zur langfristigen Antikoagulation zwingend, so kann die Behandlung mit oralen Antikoagulanzien mit reduzierter Anfangsdosis erneut und überlappend mit volldosierter Heparinisierung eingeleitet und langsam bis zum Erreichen des therapeutischen Bereichs gesteigert werden.

Blutungen

Die gravierendsten Nebenwirkungen der oralen Antikoagulanzientherapie sind Blutungen, deren Inzidenz v. a. abhängt von Intensität und Dauer der Antikoagulation, von nicht beachteten Arzneimittelinterferenzen sowie von be-

◘ **Tabelle 76-3.** Empfehlungen zur Intensität der oralen Antikoagulation in Abhängigkeit von der Indikation und unter Angabe der INR

Indikation	INR-Zielbereich
Behandlung und Rezidivprophylaxe bei tiefer Beinvenenthrombose und/oder Lungenembolie	2,0–3,0
Prävention arterieller Thrombembolien bei Vorhofflimmern[a], Herzklappenfehlern, Klappenprothesen, nach Myokardinfarkt	2,0–3,0
Prophylaxe arterieller Embolien nach Implantation mechanischer Herzklappenprothesen[b]	2,5–3,5

[a] Bei Patienten unter 60 Jahren mit idiopathischem Vorhofflimmern ist eine Embolieprophylaxe in der Regel nicht erforderlich.
[b] Patienten mit höherem Embolierisiko (z. B. Erstgenerationsprothesen, Doppelklappenersatz) profitieren u. U. von einer intensiveren Antikoagulation (z. B. INR 3,0–4,0).

stimmten Patientencharakteristiken wie Alter > 65 Jahre, Alkoholabusus, gastrointestinale Blutungsanamnese, zerebrovaskuläre oder schwere Herzerkrankung, arterielle Hypertonie und Niereninsuffizienz. Dabei sind die letztgenannten Faktoren per se noch keine zwingende Kontraindikation, vielmehr muss die Indikation zur Antikoagulanzientherapie auf der Basis einer individuellen Nutzen-Risiko-Abwägung gestellt werden. Für die heute für die meisten Indikationen empfohlene Antikoagulation mit einem INR-Zielbereich von 2,0–3,0 (Tabelle 76-3) gehen Sammelstatistiken von durchschnittlichen Inzidenzen für alle, schwere und tödliche Blutungen von 6, 2 bzw. 0,8 % aus. Gerade bei der weniger intensiven Antikoagulation sind Blutungskomplikationen häufig auf präexistente behandelbare Organläsionen zurückzuführen, die sich vorab durch eingehende Anamnese und Untersuchung einschließlich Nachweis von okkultem Blut in Stuhl und Urin erkennen lassen.

Antidot und Unterbrechung der Therapie. Die sofortige Aufhebung der gerinnungshemmenden Wirkung oraler Antikoagulanzien ist durch Infusion von **Faktorenkonzentrat (PPSB)** oder falls nicht verfügbar durch **gefrorenes Frischplasma** möglich.

Langsame Unterbrechung (innerhalb von 6–12 h) geschieht durch langsame i.v.-Injektion (sonst Gefahr der Schockauslösung) von 5–20 mg Vitamin K_1 oder dessen subkutaner oder oraler (1–10 mg als Tropfen) Gabe.

Die Art der Unterbrechung einer Antikoagulanzientherapie wegen Blutung muss die klinischen Notwendigkeiten sorgfältig berücksichtigen. Spontane Blutungen, insbesondere der geringste Verdacht auf eine intrazerebrale Blutung, machen sofortige Unterbrechung notwendig, ebenso die dringende Indikation zu einer größeren Operation. Kleinere geplante Eingriffe bedürfen aber ggf. nur einer vorübergehenden Teilnormalisierung des Gerinnungsdefekts.

> **Praxistipp**
> Zur Zahnextraktion unter Antikoagulanzien ist keine Therapieunterbrechung erforderlich, wenn nur die sorgfältige lokale Hämostase mit Fibrinkleber und/oder thrombinhaltigen Präparaten gewährleistet wird.

Vorsichtsmaßnahmen, Kontraindikationen. Wichtigste Maßnahme zur Vermeidung schwerwiegender Blutungen ist die strikte Einhaltung der Kontraindikationen (Übersicht 76-3). Unter ihnen spielt der nicht erkannte oder unzureichend behandelte Hypertonus eine herausragende Rolle als bahnende Krankheit für zerebrale Blutungen. In der Praxis ist besonders zu beachten, dass ein Patient während langzeitiger oraler Antikoagulanzientherapie hyperton werden kann. Im Einzelfall ist die Abwägung zwischen harter Behandlungsindikation und relativer Kontraindikation schwierig.

> **Übersicht 76-3**
> **Wesentliche Kontraindikationen für orale Antikoagulanzien**
>
> - unzureichend eingestellte Hypertonie (systolisch > 180 mm Hg, diastolisch > 100 mm Hg)
> - frische, z. B. gastrointestinale Blutungsquelle
> - Blutungsneigung jeder Art
> - intrazerebrale Metastasen, Gefahr einer Tumorblutung
> - frischer zerebrovaskulärer Insult (insbesondere hämorrhagisch); bei kardioembolischem Insult ist jedoch häufig langfristig eine prophylaktische Antikoagulation indiziert
> - Trauma oder Eingriffe am ZNS innerhalb der ersten 8–14 Tage nach dem Ereignis
> - arterielle Aneurysmata
> - Retinopathie mit Fundusblutungen
> - schwere Leber- oder Niereninsuffizienz
> - Nephrolithiasis
> - bakterielle Endokarditis
> - Gravidität, mit Einschränkungen Stillperiode
> - chronischer Alkoholabusus
> - Unzuverlässigkeit des Patienten bei der Einnahme

76.3 Plättchenhemmende Substanzen

Wenngleich eine große Zahl von Medikamenten anderer Indikationsbereiche bekannt sind, die eine plättchenhemmende Wirkung zeigen, werden bislang v. a. folgende Substanzen gezielt zur Thrombozytenfunktionshemmung eingesetzt:
- Acetylsalicylsäure (ASS) – Zyklooxygenaseinhibitor
- Ticlopidin, Clopidogrel – ADP-Rezeptor-Antagonisten
- Abciximab, Tirofiban, Eptifibatid – GP-IIb-IIIa-Antagonisten

Unter ihnen spielt ASS die beherrschende Rolle. Es wird hier der Terminus „Plättchenhemmer" bevorzugt, weil verschiedene Substanzen unterschiedliche Angriffspunkte haben können und eine Substanz ggf. mehrere biochemische Plättchenreaktionen beeinflusst. Wichtige Indikationen und gebräuchliche Dosierungen für plättchenhemmende Substanzen sind in Tabelle 76-4 zusammengestellt.

Wirkungsmechanismus

Acetylsalicylsäure

ASS bewirkt eine **irreversible Blockade der thrombozytären Zyklooxygenase**, sodass die Prostaglandinsynthese

Tabelle 76-4. Indikationen für plättchenhemmende Substanzen mit Angabe gebräuchlicher Tagesdosen

Indikation	Acetylsalicylsäure	Andere
Akuter Myokardinfarkt +/- Thrombolyse	500 mg i.v.	
Sekundärprophylaxe nach Myokardinfarkt	100–300 mg	Clopidogrel 75 mg pro Tag für 9 Monate
Instabile Angina pectoris	100–300 mg	Troponin positiv : GP-IIb–IIIa-Antagonisten Clopidogrel 75 mg/Tag für 9–12 Monate
Stabile Angina pectoris	100–300 mg	
Primärprophylaxe des Myokardinfarkts	allenfalls bei Hochrisikopatienten 100 mg	
Okklusionsprophylaxe nach		
– ACVB	100–300 mg direkt postoperativ	
– PTCA	100–300 mg	Abciximab 0,25 mg/kgKG Bolus, anschließend 0,125 µg/kgKG/min für 12 h oder Tirofibanbolus 0,4 µg/kgKG/min dann 0,1 µg/kgKG/min über 24 h, oder Eptifibatidbolus 2-mal 180 µg/kg, dann 2 µg/kgKG/min bis 24 h
– Stentimplantation	100–300 mg für 4 Wochen	zusätzlich Clopidogrel 300 mg initial, dann 75 mg pro Tag für 9–12 Monate
Vorhofflimmern	300 mg bei Kontraindikationen gegen orale Antikoagulanzien oder Patienten <75 Jahre mit nicht klappenbedingtem Vorhofflimmern	
Sekundärprophylaxe nach TIA, PRIND	300 mg	
Nichtkardiogenem ischämischem Insult	160–300 mg	bei ASS-Unverträglichkeit (Ticlopidin oder) Clopidogrel 2-mal 250 mg
Prävention nach Karotisendarteriektomie	100–300 mg	
Periphere arterielle Verschlusskrankheit	100–300 mg	

TIA: transitorisch ischämische Attacke.
PRIND: prolongiertes reversibles ischämisches neurologisches Defizit.
ACVB: aortokoronarer Venenbypass.
PTCA: perkutane transluminale Koronarangioplastie.

und damit die Thromboxanbildung unterbleibt. Thromboxan ist ein zentraler Mediator der Thrombozytenaggregation sowie ein starker Vasokonstriktor.

Ticlopidin und Clopidogrel

Die Thienopyrdine hemmen die **ADP-induzierte Plättchenaktivierung**, interferieren im Gegensatz zum ASS aber nicht mit der Thromboxan- bzw. Prostazyklinsynthese.

Abciximab, Tirofiban und Eptifibatid

Die Vernetzung der Thrombozyten mit Fibrinogen erfolgt über den **Glykoprotein(GP-)-IIb-IIIa-Komplex**. Die Inhibition dieser Interaktion erfolgt mittels monoklonaler Antikörper (Abciximab) oder synthetischer Peptide (Eptifibatid) bzw. niedermolekularer Nichtpeptidsubstanzen (Tirofiban). Klinische Erfahrungen liegen v. a. bei Patienten mit akutem Koronarsyndrom vor.

Applikationsart, Dosierung und Laborkontrolle

Alle Plättchenhemmer mit Ausnahme der GP-IIb-IIIa-Antagonisten werden normalerweise oral verabreicht. Die empfohlenen Tagesdosen für ASS sind indikationsabhängig (◘ Tabelle 76-4), man tendiert aber zunehmend zur Verabreichung von kleineren Dosen zwischen 100 und 300 mg 1-mal täglich.

Tagesdosierung für Ticlopidin und Clopidogrel:
- Ticlopidin 2-mal 250 mg
- für Clopidogrel 1-mal 75 mg

Auch wenn die Wirkung der plättchenhemmenden Substanzen mithilfe von Thrombozytenfunktionstests objektiviert werden kann, bedarf es in der klinischen Praxis keiner Laborkontrolle.

Zu beachten ist, dass die Plättchenzyklooxygenase durch ASS irreversibel blockiert wird, eine Funktionshemmung entsprechend der Thrombozytenlebensdauer also noch bis zu 8 Tage nach Absetzen zu erwarten ist. Nach Absetzen von Ticlopidin bzw. Clopidogrel normalisiert sich die Thrombozytenfunktion nach 4–10 Tagen.

Nebenwirkungen, Komplikationen

Gastrointestinale Nebenwirkungen unter ASS-Therapie im Sinne von gastritischen Schleimhautreizungen bis hin zu Ulkusbildung und Blutungen sind dosisabhängig und können bei den früher üblichen Tagesdosen um 1 g bei gut $^1/_3$ der Patienten auftreten. Die Beschwerden können durch Antazida gemindert, aber oft nicht beseitigt werden. Dafür sind schwerwiegende Blutungskomplikationen eine Ausnahme und machen die plättchenhemmende Therapie somit zu einer insgesamt weniger gefährlichen Behandlung als die orale Antikoagulation.

Neben gastrointestinalen Beschwerden ist unter Behandlung mit Ticlopidin in 2% der Fälle mit einer z. T. schweren, aber nach Absetzen reversiblen Granulozytopenie zu rechnen. Sie tritt während der ersten 3 Monate der Behandlung auf. Während dieser Zeit sollte zumindest alle 2 Wochen das Blutbild kontrolliert werden.

Clopidogrel ist nebenwirkungsärmer, insbesondere treten Granulozytopenien nicht häufiger als unter ASS auf.

Antidot. Ein Antidot im eigentlichen Sinne gibt es für Plättchenhemmer nicht. Ist wegen Blutung, Blutungsgefahr oder dringlicher Operationsindikation eine Normalisierung der Hämostase nötig, hilft nur die Übertragung von Thrombozyten in Form von Thrombozytenkonzentraten (optimal sind durch Blutzellseparation gewonnene Konzentrate).

Viele verlängerte Nachblutungen bei Verletzungen, kleineren operativen Eingriffen, Zahnextraktionen etc. sind durch nicht erfragte oder vom Patienten unbeachtete Ingestion von Plättchenhemmern bedingt. Hier ist eine systemische Normalisierung der Hämostase meist nicht erforderlich. Verbesserung der lokalen Hämostase durch Fibrinkleber und/oder Kompression mit thrombinhaltigen Schaumstoffen genügt in der Regel.

76.4 Neue Antithrombotika

Hirudin und synthetische Thrombininhibitoren

Hirudin ist ein natürliches Polypeptid, das aus der Speicheldrüse des Blutegels, Hirudo medicinalis, gewonnen und rekombinant hergestellt wird. Es hemmt Thrombin direkt, d. h. unabhängig von physiologischen Kofaktoren wie Antithrombin (▶ oben). Im Gegensatz zum Heparin-Antithrombin-Komplex hemmt Hirudin auch fibringebundenes Thrombin und lässt insofern eine höhere antithrombotische Aktivität erwarten. Physiologische Heparininhibitoren wie Plättchenfaktor 4 lassen Hirudin unbeeinflusst. Rekombinantes Hirudin ist für die Indikation HIT II (Lepirudin) bzw. Thromboseprophylaxe nach Hüft- und Kniegelenksoperationen (Desirudin) zugelassen, Studien für die postoperative Thromboseprophylaxe, die Therapie manifester Thrombosen und das akute Koronarsyndrom zeigen viel versprechende Resultate. Ximelagatran ist ein direkter Thrombininhibitor, der oral verabreicht werden kann. Hohe Bioverfügbarkeit und fehlende Arzneimittelinteraktionen erlauben eine fixe Dosierung. Erste Studien haben vielversprechende Resultate u. a. in der perioperativen Thromboseprophylaxe, in der Thrombosetherapie, aber auch in der Thrombembolieprophylaxe bei Vorhofflimmern gezeigt.

Plättchenhemmende Substanzen

Hier sind v. a. Substanzen zu nennen, die die Thromboxansynthase oder den Thromboxanrezeptor der Thrombozyten inhibieren, z. T. auch beide Eigenschaften in einer Substanz vereinen (z. B. Ridogrel).

76.5 Thrombolytika

In ◘ Übersicht 76-4 sind die zzt. in der Klinik angewandten Thrombolytika zusammengestellt. Bei weitem die meiste klinische Erfahrung liegt mit Streptokinase (SK) vor. Diese Substanz ist bakteriellen Ursprungs und daher ein immunogener Eiweißkörper. Nach etwa 6-tägiger Behandlung steigt der spezifische Antiköpertiter stark an, sodass eine längerdauernde Therapie nicht sinnvoll ist. Dieser hohe Titer schließt eine erneute SK-Therapie für 3–6 Monate aus.

Urokinase (UK) dagegen wird aus menschlichem Urin bzw. kultivierten menschlichen Nierenepithelien gewonnen, sodass Immunreaktionen kaum eine Rolle spielen.

Neuere fibrinselektive Thrombolytika wie rekombinanter Gewebetyp-Plasminogenaktivator (rt-PA) und Prourokinase (scu-PA) sind mit der Zielsetzung entwickelt worden, die fibrinolytische Wirkung auf den Thrombus zu lokalisieren und die systemische Wirkung mit sekundärem Gerinnungsdefekt und möglicher Blutungsneigung hintan zu halten. Die Erfahrungen aus vergleichenden Therapiestudien belegen in der Tat eine geringere systemische fibrinogenolytische Wirkung, bestätigen die Erwartung einer geringeren Inzidenz von Blutungskomplikationen aber nicht. Die neueren Substanzen sind wesentlich teurer.

Mit Reteplase und Tenecteplase sind veränderte t-PA-Moleküle entwickelt worden, die durch modifizierte pharmakologische Eigenschaften eine Bolusgabe ermöglichen. Auch mit einem anisoylierten Plasminogen-Streptokinase-Aktivator Komplex (APSAC) ist eine Kurzzeitlyse möglich.

Die Thrombolysetherapie ist eine aggressive medikamentöse Behandlungsform mit der Gefahr schwerwiegender, u. U. tödlicher Blutungskomplikationen. Jedes Behandlungsschema muss sich daran messen lassen, ob die abschätzbaren Komplikationen zum erwarteten Therapieerfolg in einem Verhältnis stehen, das ärztlich zu verantworten ist.

Applikationsart, Dosierung und Laborkontrolle

Die Applikationsart der Wahl ist die intravenöse Infusion bzw. die Bolusgabe. Ausgewählte Dosierungsschemata für SK, UK und Alteplase und Retiplase sind in den Übersichten 76-5 bis 76-7 angegeben. Die Thrombolysetherapie der tiefen Venenthrombose wird heute nur noch in seltenen Fällen durchgeführt. Überzeugende Langzeitergebnisse fehlen, daher wird das Blutungsrisiko bei der Indikationsabwägung zum bestimmenden Faktor. Da beim akuten Myokardinfarkt in letzter Zeit die interventionellen katheterbasierten Methoden an Bedeutung gewonnen haben, wird die Lysetherapie des Myokardinfarkts ebenfalls selten eingesetzt. Lokoregionale Lyseverfahren haben sich in der Behandlung arterieller Verschlüsse der unteren Extremität bewährt. Die Thrombolysetherapie des ischämischen Insults wird klinisch geprüft, hier ist besonders kritisch abzuschätzen, ob der Nutzen das Risiko überwiegt.

Übersicht 76-4
Thrombolytika

- Mit systemischer und lokaler fibrinolytischer Wirkung
    - Streptokinase
    - Urokinase
    - azylierte SK-Plasminogenkomplexe (Anistreplase)
- Mit weitgehend fibrinselektiver Wirkung
    - Alteplase (rt-PA)
    - Reteplase
    - Tenecteplase

Wirkungsmechanismus

SK und UK aktivieren das fibrinolytische System sowohl im zirkulierenden Blut als auch in fibrinhaltigen Thromben. Die systemische fibrinolytische Aktivität führt zu Plasminämie und Fibrinogenabbau und dadurch möglicherweise zu hypofibrinogenämischer Blutungsneigung. Die beim plasminämischen Fibrinogenabbau entstehenden Spaltprodukte haben zusätzlich eine starke antikoagulatorische Potenz. Auch beim Einsatz azylierter SK-Plasminogenkomplex (Anistreplase) kommt es zur systemischen Fibrinogenolyse.

rt-PA, Reteplase und Prourokinase aktivieren Plasminogen vorwiegend in Anwesenheit von Fibrin. Deshalb wird das im Blut zirkulierende Plasminogen nur in geringem Umfang zu Plasmin aktiviert, die Aktivatorwirkung ist vielmehr auf Fibringerinnsel z. B. in Thromben, konzentriert. Da aber auch hämostatische Gerinnsel im Bereich von Gefäßläsionen angegriffen werden, treten Blutungskomplikationen auch unter der Behandlung mit fibrinselektiven Thrombolytika auf.

Übersicht 76-5
Behandlungsschemata mit Streptokinase

- Ultrahohe Dosierung:
    - fakultativ Initialdosis von 250.000 IU/20 min
    - anschließend Infusion von 1,5 Mio. IU/h über 6 h
    - bei Misserfolg: erneute 6-stündige Infusion am 2. und 3. Tag
    - Indikation: tiefe Bein-, ggf. Armvenenthrombosen, periphere arterielle Verschlüsse
- Hochdosierte Kurzlyse:
    - Infusion von 1,5 Mio. IU/30–60 min
    - Indikation: akuter Myokardinfarkt

Übersicht 76-6
Behandlungsschemata mit Urokinase

- Hochdosierte Kurzlyse:
    - Bolusinfusion von 1 Mio. IU/10 min
    - anschließend 2 Mio. IU/110 min
    - Indikation: akute massive Lungenembolie
- Hochdosierte Kurzlyse:
    - Bolus von 1,5 Mio. IU, anschließend 1,5 Mio. IU/ 90 min
    - Indikation: akuter Myokardinfarkt

Übersicht 76-7
Behandlungsschemata mit rt-PA

- **Hochdosierte (akzelerierte) Kurzlyse:**
  - Bolus von 15 mg rt-PA
  - anschließend 0,75 mg/kgKG (maximal 50 mg)/ 30 min
  - anschließend 0,5 mg/kgKG (maximal 35 mg)/ 60 min
  - begleitend Heparintherapie
  - Indikation: akuter Myokardinfarkt

- **Boluslyse:**
  - Reteplase: Bolus 10 mg, 30 min später 2. Bolus von 10 mg
  - Tenecteplase: Bolus 0,5 mg/kgKG (maximal 50 mg)
  - Anistreplase 30 IU i.v. über 5 min
  - Indikation: akuter Myokardinfarkt

- **Hochdosierte Kurzlyse:**
  - 100 mg rt-PA/2 h
  - Indikation: akute massive Lungenembolie

Laborkontrolle

Thrombolysetherapie bedarf einer begleitenden Laborkontrolle. Neben der regelmäßig zu erhebenden Blutungsanamnese dient die Labordiagnostik vor Lysebeginn dem Ausschluss eines Hämostasedefektes als obligater Kontraindikation. Während und nach einer Thrombolysetherapie steht die Steuerung der Antikoagulation anhand von aPTT (und Thrombinzeit) im Vordergrund. Sie wird in der Regel durch gleichzeitige oder anschließende Heparinisierung erreicht; lediglich unter der Behandlung mit SK kann eine ausreichende Antikoagulation initial durch Anfall gerinnungshemmender Fibrin(ogen)spaltprodukte gewährleistet sein.

Eine Vorhersage von Therapieerfolg oder -misserfolg ist anhand von Routinelaborparametern einschließlich der Fibrinogenbestimmung nicht möglich. Auch zur Frühwarnung vor Blutungskomplikationen sind Laborparameter gerade bei den heute zunehmend eingesetzten kurzdauernden und hochdosierten Lyseschemata nur sehr begrenzt geeignet. Eine Verlängerung der aPTT über 100–120 s muss zur Reduktion der Heparindosis Anlass geben. Fibrinogenabfall unter 50 mg/dl – gemessen mit einer Methode, die die Fibrinbildungsfähigkeit in vivo widerspiegelt (Methode nach Clauss) – zeigt einen massiven Gerinnungsdefekt an und sollte bei längerdauernden Lyseregimen (z.B. konventionell dosierte SK- oder UK-Lyse) durch Dosiskorrektur des Thrombolytikums vermieden werden.

Im Falle von Blutungen können die aktuellen Gerinnungsparameter Hinweise auf notwendige Interventionsmaßnahmen geben. So kann man sich bei normalen oder nur gering erniedrigten Fibrinogenwerten auf die Antagonisierung des Thrombolytikums durch Fibrinolyseinhibitoren wie Aprotinin oder Tranexamsäure beschränken, während bei niedrigen Werten die gleichzeitige Gabe von Frischplasma, ggf. Fibrinogenkonzentrat, erforderlich ist (in jedem Fall Heparindosis beachten). Zur frühzeitigen Erfassung eventueller Blutungskomplikationen sollten Stuhl und Urin regelmäßig auf Blutbeimengungen untersucht werden.

Leitlinien – Adressen – Tipps

Leitlinien

Bisher existieren keine Leitlinien der Fachgesellschaften zur antithrombotischen Therapie.

Literatur

Boersma E, Harrington RA, Moliterno DJ et al. (2002) Platelet glycoprotein IIb/IIIa inhibitors in acute coronary syndromes: a meta-analysis of all major randomised clinical trials. Lancet 359: 189–198

Büller HR, Davidson BL, Deconsus H et al. (2003) Subcutaneous fondaparinux versus unfractioned heparin in the intitial treatment of pulmonary embolism. N Engl J Med 349: 1695–1702

Cairns JA, Theroux P, Lewis HD Jr, Ezekowitz M, Meade TW (2001) Antithrombotic agents in coronary artery disease. Chest 119: 228S–252S

Eriksson BI, Bauer KA, Lassen MR, Turpie AG (2001) Fondaparinux compared with enoxaparin for the prevention of venous thromboembolism after hip-fracture surgery. New Engl J Med 345: 1298–1304

Greinacher A (1999) Treatment of heparin-induced thrombocytopenia. Thromb Haemost 82: 457–467

Hirsh J, Warkentin TE, Shaughnessy SG et al. (2001) Heparin and low-molecular-weight heparin: mechanisms of action, pharmacokinetics, dosing, monitoring, efficacy, and safety. Chest 119: 64S–94S

Hurlen M, Abdelnoor M, Smith P, Erikssen J, Arnesen H (2002) Warfarin, aspirin, or both after myocardial infarction. New Engl J Med 347: 969–974

Jackson MR, Clagett GP (2001) Antithrombotic therapy in peripheral arterial occlusive disease. Chest 119: 283S–299S

Konstantinides S, Geibel A, Heusel G, Heinrich F, Kasper W (2002) Heparin plus alteplase compared with heparin alone in patients with submassive pulmonary embolism. New Engl J Med 347: 1143–1150

Makris M, Watson HG (2001) The management of coumarin-induced over-anticoagulation Annotation. Br J Haematol 114: 271–280

Reiffel A (2004) Will direct thrombin inhibitors replace warfarin for preventing embolic events in atrial fibrillation? Curr Opin Card 19: 58–63

Schulman S, Wahlander K, Lundstrom T, Clason SB, Eriksson H (2003) Secondary prevention of venous thromboembolism with the oral direct thrombininhibitor ximelagatran. N Engl J Med 349: 1713–1721

Warkentin TE (1999) Heparin-induced thrombocytopenia: a clinicopathologic syndrome. Thromb Haemost 82: 439–447

Sektion J
Gelenke, Knochen, Muskeln

77 Rheumatische Erkrankungen – 1249
K. Krüger, M. Schattenkirchner

78 Knochenerkrankungen – 1286
G. E. Hein

79 Physikalische Therapie – 1296
E. Senn

77 Rheumatische Erkrankungen

K. Krüger, M. Schattenkirchner

77.1 Grundlagen der Therapie rheumatischer Krankheiten – 1250
77.1.1 Analgetische Therapie – 1250
77.1.2 Antiphlogistische Therapie – 1251
77.1.3 Krankheitsmodulierende Substanzen – 1254
77.1.4 Lokale medikamentöse Therapie – 1261
77.1.5 Weitere Maßnahmen – 1262

77.2 Entzündlich rheumatische Krankheiten – 1262
77.2.1 Chronische Polyarthritis (rheumatoide Arthritis) – 1262
77.2.2 Sonderformen der cP und verwandte Erkrankungen – 1265
77.2.3 Seronegative Spondarthritiden – 1266
77.2.4 Infektiöse Arthritiden und Spondylitiden – 1269
77.2.5 Weitere infektbezogene Arthritiden – 1270
77.2.6 Systemische Bindegewebeerkrankungen und Vaskulitiden – 1271

77.3 Degenerative Gelenk- und Wirbelsäulenerkrankungen – 1277

77.4 Arthropathien unterschiedlicher Ätiologie – 1280

77.5 Weichteilrheumatische Erkrankungen – 1281
77.5.1 Primär entzündliche weichteilrheumatische Krankheiten – 1282
77.5.2 Fibromyalgiesyndrom – 1282
77.5.3 Periarthropathien – 1283
77.5.4 Algodystrophien (Morbus Sudeck) – 1284

Literatur – 1284

Das Spektrum therapeutischer Möglichkeiten bei Erkrankungen des rheumatischen Formenkreises setzt sich v. a. aus medikamentösen, orthopädisch-operativen und physikalischen Maßnahmen zusammen, hinzu kommen Allgemeinmaßnahmen wie z. B. sozialmedizinische Betreuung und Psychotherapie. Der Therapieplan des einzelnen Patienten wird v. a. von der Diagnose, von Stadium und augenblicklicher Aktivität der Erkrankung sowie Individualfaktoren (Compliance, Kontraindikationen etc.) bestimmt. Durch intermittierende Rehabilitationsmaßnahmen, z. B. unter Kurbedingungen, wird die Behandlung ergänzt.

Nur wenige Erkrankungen aus dem rheumatischen Formenkreis sind heute schon kausal-kurativ zu behandeln. Bei den meisten anderen Krankheiten kann man nach heutigen Möglichkeiten aber modulierend in den Krankheitsverlauf eingreifen und damit die Langzeitprognose erheblich verbessern. Bei einigen Krankheitsbildern wie Sklerodermie oder Fibromyalgiesyndrom allerdings sind bisher die Behandlungsmöglichkeiten über die reine Symptombekämpfung hinaus gering.

Eine besondere therapeutische Schwierigkeit ergibt sich oft im Frühstadium der Erkrankungen bei noch nicht gesicherter Diagnose. Dieser Zeitraum kann sich in einzelnen Fällen (z. B. Prodromalstadium eines systemischen Lupus erythematodes) über Jahre hinziehen und muss durch allgemeine Maßnahmen und Symptombekämpfung, z. B. mittels antiphlogistischer Medikation, überbrückt werden. Nachfolgend wird zunächst auf die wichtigsten Therapieprinzipien und Medikamente im Überblick, im zweiten Teil dann auf ihre Anwendung bei den einzelnen Krankheitsbildern eingegangen.

77.1 Grundlagen der Therapie rheumatischer Krankheiten

77.1.1 Analgetische Therapie

Der Schmerz stellt einen Leitbefund fast aller rheumatischen Erkrankungen dar. Zwar wird deren Behandlung stets darauf ausgerichtet sein, Schmerzen durch Beseitigung ihrer Ursachen zu bekämpfen. Dennoch ist eine zusätzliche Schmerzbekämpfung in vielen Situationen zumindest vorübergehend notwendig. Neben den **nichtsteroidalen Antiphlogistika** (▶ unten) stehen hierfür v. a. **Nichtopioid- und Opioidanalgetika** zur Verfügung, in speziellen Fällen außerdem **zentrale Muskelrelaxanzien** und **trizyklische Antidepressiva**. **Physikalische Maßnahmen** wie Kryotherapie, Wärmeapplikation und Elektrotherapie (je nach Krankheitsbild, ▶ Kap. 79) bieten eine wichtige additive Möglichkeit der Schmerzbekämpfung. Bei chronischen Schmerzzuständen, die sich oft als therapierefraktär erweisen, sind auch **psychotherapeutische Verfahren** von Bedeutung.

Milde Nichtopioidanalgetika. Unter den milderen Nichtopioidanalgetika ist v. a. **Paracetamol** von Bedeutung. Paracetamol hat sich in der Rheumatologie als Additivum bewährt, das auch fast immer problemlos mit den übrigen verwendeten Substanzen kombiniert werden kann.

Opioidanalgetika (schwächer und stärker wirksame Opioide). Bei nicht ausreichender Wirkung milder Substanzen muss in bestimmten Situationen der floriden Erkrankung (hochakutes Schmerzbild, akute Kontraindikation für Antiphlogistika) auf schwächer und stärker wirksame Opioide zurückgegriffen werden. Ein weiterer Einsatzbereich ergibt sich bisweilen in späten Krankheitsphasen („ausgebrannte Erkrankung"), wo trotz nachlassender entzündlicher Aktivität sekundäre Schmerzsyndrome entstehen können. Zur Verwendung kommen v. a. **Tramadol** und **Dextropropoxyphen**, bei extremen Schmerzen u. U. Pentazocin, Pethidin, Codeinpräparate und orale retardierte Morphinpräparate.

> **Praxistipp**
> Eine Kombination von Analgetika mit unterschiedlichem Angriffspunkt stellt ein bewährtes Prinzip dar, um die Dosierung der Einzelsubstanzen geringer zu halten und damit die Verträglichkeit zu verbessern.

Weitere Substanzen. Zentrale Muskelrelaxanzien wie **Tetrazepam** und das etwas schwächer wirksame **Tolperison** sind – meist in Kombination mit Analgetika – v. a. bei akuten WS-Syndromen und anderen Ursachen akuter Muskelverspannungen indiziert. **Antidepressiva** und **Neuroleptika** ergänzen in Fällen fortgeschrittener und therapierefraktärer Schmerzsyndrome die adjuvante analgetische Therapie. Eine spezielle Indikation ergibt sich für trizyklische Antidepressiva beim Fibromyalgiesyndrom (▶ dort), für **Carbamazepin** und verwandte Substanzen bei Neuralgien im Rahmen rheumatologischer Systemerkrankungen, für Calcitonin bei Schmerzzuständen ossären Ursprungs (▶ Kap. 78). Eine Übersicht über die medikamentöse Schmerztherapie in der Rheumatologie gibt ◘ Übersicht 77-1.

Übersicht 77-1
Schmerztherapie in der Rheumatologie

- **Analgetische Dauertherapie (stets einsetzbar)**
  - nichtsteroidale Antiphlogistika (NSAID)
  - Paracetamol
  - physikalische Maßnahmen (z. B. Kryotherapie)
  - indirekte Schmerzbeeinflussung über Verringerung der Krankheitsaktivität (Corticosteroide, DMARD)
- **Beseitigung akuter/starker Schmerzen (fakultativ/vorübergehend)**
  - Opioidanalgetika (z. B. Tramadol, Codein, Pentazocin)
  - Kombinationen (z. B. NSAID und zentrales Analgetikum)
- **Spezielle Indikationen (▶ Text)**
  - zentrale Muskelrelaxanzien
  - trizyklische Antidepressiva
  - Neuroleptika
  - Carbamazepin
  - Calcitonin
  - psychotherapeutische Verfahren

77.1.2 Antiphlogistische Therapie

Nichtsteroidale Antiphlogistika (NSAID) sowie Glukocorticoide in niedriger Dosis gehören zur Gruppe der entzündungshemmenden Therapeutika. Sie stellen das Kernstück der symptomatischen antirheumatischen Medikation dar und kommen bei aktiven entzündlich rheumatischen Erkrankungen als ständige Therapie zum Einsatz – oft in Kombination mit krankheitsmodulierenden Substanzen –, bei degenerativen und weichteilrheumatischen Prozessen zumindest fakultativ im Fall von Reizzuständen.

Nichtsteroidale Antiphlogistika

Nichtsteroidale Antiphlogistika (NSAID) weisen ein von Substanz zu Substanz leicht unterschiedlich ausgeprägtes antiphlogistisches, analgetisches und teilweise antipyretisches Wirkpotential auf. ◘ Tabelle 77-1 gibt einen Überblick über die heute gebräuchlichsten, dieser Gruppe zuzuordnenden Substanzen mit Dosierungsrichtlinien und Besonderheiten einzelner Substanzen. Bis auf Ausnahmen (◘ Tabelle 77-1) sind die qualitativen Unterschiede zwischen den einzelnen Substanzen nicht sehr groß. In der Regel genügt es, aus der Vielzahl 4–5 Substanzen gut zu kennen und anzuwenden. Die Auswahlkriterien werden von Faktoren wie Wirkstärke, individueller Wirksam-

◘ **Tabelle 77-1.** Häufig verwendete nichtsteroidale Antiphlogistika und Coxibe

Substanz	Reguläre Tageshöchstdosis [mg]	Kurzzeit-Höchstdosis (z. B. Gichtanfall) [mg]	Besonderheiten
Propionsäure-/Essigsäure-/Anthranylsäurederivate			
Ibuprofen	2400		
Ketoprofen	300		
Naproxen	1000	1250	
Indometacin	150	300	ZNS-Nebenwirkungen häufig
Acemetacin	180		„Prodrug"
Diclofenac	150	300	Cholestase häufiger
Nabumeton	1000	2000	
Oxicame			
Piroxicam	20	40	lange Halbwertszeit
Meloxicam	22,5	–	präferenzielle COX-2-Selektivität
Coxibe (selektive COX-2-Inhibitoren)			
Celecoxib	400		gastrointestinale Komplikationen seltener
Etoricoxib	60–90	120	gastrointestinale Komplikationen seltener

keit und Verträglichkeit, verfügbaren Applikationsformen sowie Halbwertszeit bestimmt.

Applikationsform. Neben den oralen Applikationsformen stehen viele NSAID auch als Suppositorien, für die parenterale Gabe sowie als Externa zur Verfügung. Die Wirksamkeit der beim Patienten beliebten topischen Substanzen (z. B. in Gelform) ist pharmakologisch belegbar, im praktischen Wert aber begrenzt. Nachweislich kommt es dabei in 1. Linie im periartikulären Gewebe zur Wirkstoffanreicherung.

> **! Cave**
> Die in der Praxis viel verwendete intramuskuläre Verabreichungsform bietet den Nachteil spezieller Nebenwirkungsprobleme (lokale Reaktionen, höhere Rate allergischer Reaktionen), ohne tatsächlich rascher zu wirken, sie erscheint daher entbehrlich.

Orale Applikation und Suppositorien sind bezüglich Wirkung und Nebenwirkungen als gleichrangig anzusehen.

Nebenwirkungen. Das wesentliche Wirkprinzip der NSAID, **Hemmung der Prostaglandinsynthese mittels Blockierung der Zyklooxygenase**, ist auch für die wichtigsten Nebenwirkungen verantwortlich. Entsprechend verhalten sich Wirkstärke und Toxizität der einzelnen Substanzen parallel. Insgesamt sind die NSAID, bedenkt man die Häufigkeit ihrer Verwendung, als gut verträglich zu betrachten. Dennoch verbietet ihr Nebenwirkungspotenzial einen zu sorglosen Gebrauch. Kritische Anwendung, Beachtung von Überwachungsrichtlinien – hierzu gehören auch klinische und laborchemische Kontrollen (Blutbild, Kreatinin, Leberwerte) – und besondere Vorsicht bei Risikopatienten (z. B. mit Ulkusanamnese oder Niereninsuffizienz) sind absolut notwendig. Die relevanten Nebenwirkungen sind in ◘ Übersicht 77-2 aufgeführt.

Übersicht 77-2
Nebenwirkungen bei nichtsteroidalen Antirheumatika

- Magenunverträglichkeit, erosive Gastritis (v. a. bei Salicylaten), Ulzera
- Hautallergien, Urtikaria, Exantheme, Pruritus, Lyell-Syndrom
- Obstipation, Durchfälle
- Leberschädigung, Cholestase, granulomatöse Hepatitis
- Knochenmarkschädigung, Leukozytopenie, Thrombozytopenie
- Hemmung der Plättchenaggregation
- Asthma bronchiale (v. a. bei Salicylaten)
- Nierenschädigung, Ödeme, Hypertonie, kardiovaskuläre Nebenwirkungen
- Struma (v. a. bei Phenylbutazon)
- Kopfschmerzen, Schwindel, Konzentrationsstörungen (v. a. bei Indometacin)
- Ohrensausen, Schwerhörigkeit (v. a. bei Salicylaten)

Coxibe. Die Entdeckung zweier Isoformen der Zyklooxygenase (COX-1, COX-2), des Zielenzyms für die Wirkung der NSAID, mit differenten Funktionen hat zur pharmakologischen Entwicklung selektiver COX-2-Hemmstoffe (Coxibe) geführt. **COX-1** ist vorwiegend für die Regulation physiologischer Prostaglandinfunktionen (z. B. Protektion der Magen-Darm-Schleimhaut), **COX-2** vorwiegend für Entzündungs- und Schmerzmechanismen verantwortlich. Coxibe sollten dementsprechend eine gute antiphlogistische Wirkung mit einer besseren Verträglichkeit v. a. gastrointestinal verbinden. In der Tat wurde für die bisher verfügbaren Coxibe, Celecoxib und Etoricoxib sowie Valdecoxib, in zahlreichen kontrollierten Studien und Postmarketing-Untersuchungen eine Senkung der Rate gastrointestinaler Komplikationen bei gleicher Wirksamkeit im Vergleich zu herkömmlichen NSAID nachgewiesen. Vor allem für Patienten mit gastrointestinalen Risiken stellen die Coxibe deshalb nach derzeitigem Wissensstand eine sinnvolle Alternative zu den NSAID dar. Vorsicht ist jedoch bei Herz-Kreislaufstörungen geboten.

Aus den Anwendungsprinzipen und Risiken der NSAID ergeben sich eine Reihe von Richtlinien für den praktischen Einsatz, die in ◘ Übersicht 77-3 zusammengefasst sind.

Übersicht 77-3
Richtlinien für den Einsatz von nichtsteroidalen Antiphlogistika

- Indikationsbezogener Einsatz (für reine Schmerzbekämpfung Analgetika ausreichend)
- Symptomorientierte Dosierung und Therapiedauer
- Strenge Beachtung von Höchstdosen – bei nicht ausreichender Wirkung Wechsel der Substanz
- Sorgfältige Unterrichtung des Patienten über Dosierung, Nebenwirkungen, Gefahren von Begleittherapien etc.
- Strenge Überwachung von Risikopatienten
  - Magen, Niere, Herz-Kreislauf: ggf. Dosismodifikation oder Therapiewechsel
  - bei vorbestehenden gastrointestinalen Risiken Verwendung der Coxibe anstatt NSAID
- Vermeiden risikoreicher Kombinationen (z. B. NSAID + NSAID)

Interaktionen. Die praktische Bedeutung von medikamentösen Interaktionen ist bei den heute verwendeten NSAID relativ gering. Grundsätzliche Vorsicht ist bei der gleichzeitigen Verabreichung von Antikoagulanzien geboten. Zwar wirken nur einige der Substanzen (Salicylate, Phenylbutazon und verwandte Substanzen, Oxicame, Indometacin, Ketoprofen, Tiaprofensäure, Tolmetin, Naproxen) direkt wirkungsverstärkend. Das Risiko gefährlicher gastrointestinaler Blutungen ist durch die Kombination aber generell erheblich vergrößert. Dies gilt jedoch nicht für die Coxibe, die im Unterschied zu den herkömmlichen NSAID keine thrombozytenaggregationshemmende Wirkung besitzen und damit das Blutungsrisiko nicht erhöhen. Neben den Antikoagulanzien können auch Antidiabetika in ihrer Wirkung verstärkt werden. Bis auf Indometacin kommen hierfür die gleichen Substanzen (▶ oben) infrage (Kommission Pharmakotherapie der Deutschen Gesellschaft für Rheumatologie 2001).

Corticosteroide

Corticosteroide sind in niedrigeren Dosierungen als stark wirksame Antiphlogistika, in hoher Dosis als immunsuppressiv wirksame Substanzen zu betrachten, ihre grundsätzlichen Eigenschaften (inklusive Nebenwirkungsspektrum) sind an anderer Stelle (Kap. 37, „Nierentransplantation") ausführlich beschrieben. In der Rheumatologie kommen in erster Linie Prednison und Prednisolon zur Anwendung.

Innerhalb der rheumatologischen Krankheitsbilder gibt es für den Einsatz dieser Substanzen unterschiedliche Indikationsgrade, einen Überblick gibt ◘ Übersicht 77-4.

Übersicht 77-4
Indikationen zur systemischen Corticosteroidtherapie in der Rheumatologie

- **Absolute Indikationen:**
  - Polymyalgia rheumatica/Arteriitis temporalis
  - weitere systemische Vaskulitiden im aktiven Stadium (z. B. Wegener-Granulomatose)
  - aktiver systemischer Lupus erythematodes, aktive „Overlap"-Syndrome
  - aktive Polymyositis
  - Organbefall und schwerer Schub bei chronischer Polyarthritis
  - adultes Still-Syndrom mit hoher Aktivität
- **Relative Indikationen:**
  - Lokaltherapie (intraartikulär) bei hochaktiver Arthritis
  - Alters-cP („Low-dose"-Therapie)
  - akute Sarkoidose mit hoher Aktivität
  - progressive systemische Sklerose (bei einzelnen Manifestationen)
  - juvenile chronische Arthritis
- **Indikation nur in Ausnahmefällen gegeben:**
  - seronegative Spondarthropathien (hochaktive periphere Arthritis, intraartikulär bei Sakroiliitis)
  - Kristallarthropathien (Ausnahme: inveterierter Gichtanfall)
  - degenerative Gelenkerkrankungen (Ausnahme: intraartikulär bei Aktivierung)
  - nichtentzündlicher „Weichteilrheumatismus"

Verabreichungsformen. Für den Einsatz stehen verschiedene Verabreichungsformen zur Verfügung (◘ Tabelle 77-2):

- Meist wird bei längerer Anwendung die orale „Low dose"-Therapie (Dosisbereich unterhalb der Cushing-Schwelle, d. h. <10 mg Prednisolonäquivalent pro Tag) eingesetzt, z. B. bei der chronischen Polyarthritis und in der Langzeittherapie der Polymyalgia rheumatica.
- In Schubsituationen steht die kurzzeitige orale Stoßtherapie mit hoher Startdosis und rascher Dosisreduktion als zuverlässiges Mittel zur raschen Verringerung der Krankheitsaktivität zur Verfügung.
- Schwersten komplikativen Krankheitssituationen, z. B. bei der chronischen Polyarthritis oder beim systemischen Lupus erythematodes (SLE), ist die parenterale Pulstherapie vorbehalten, die wegen ihres Nebenwirkungsrisikos stationär verabreicht werden sollte.
- Eine weitere gut bewährte Therapiemöglichkeit ist bei lokalisierter hoher Aktivität in einzelnen Gelenken die intraartikuläre Lokaltherapie, deren Dosierung sich nach der Größe des behandelten Gelenkes richtet. Ihre Wirksamkeit kann durch mehrstündige Immobilisierung nach Injektion gesteigert werden.

Die ursprüngliche Empfehlung einer einmaligen morgendlichen Verabreichung (um die Suppression der körpereigenen Hormonproduktion zu minimieren) ist heute nicht mehr unumstritten. Einerseits reicht diese einmalige Gabe bei hochaktiven Erkrankungen nicht aus, um in den Nachtstunden – oft die Zeit größter Beschwerden – eine ausreichende Wirkung zu erzielen. Andererseits gibt es Hinweise, dass die Tagesrhythmik der Eigenproduktion bei Rheumatikern partiell verändert ist. So wird heute zumindest initial bei ausgeprägter Symptomatik $1/3$ der Tagesdosis abends gegeben, im Langzeitverlauf dann bei kontrollierter Aktivität auf die morgendliche Einmalgabe übergegangen. Auch die alternierende Therapie (morgendliche Gabe jeden 2. Tag) ist in der Rheumatologie erst dann praktikabel, wenn eine stabile symptomarme Krankheitssituation erreicht ist. Dies gelingt bei vielen Patienten nicht.

◘ Tabelle 77-2. Corticosteroide in der Rheumatologie (Prednisolonäquivalent)

Anwendungsform	Tagesdosisbereich
„Low-dose"-Dauertherapie	< 10 mg
Stoßtherapie	Startdosis 20–60 mg
Orale Hochdosistherapie	Startdosis 60–100 mg
Pulstherapie	250–1000 mg pro Infusion an 3 aufeinanderfolgenden Tagen
Intraartikuläre Lokaltherapie	5–40 mg (abhängig von Gelenkgröße)

Besonderheiten. Bei längerer Corticoidtherapie ist in Stresssituationen, z. B. perioperativ, eine Dosiserhöhung notwendig. In Abhängigkeit von der Größe des Eingriffes werden hier am Operationstag 1- bis 2-mal (bei großen Eingriffen auch postoperativ) 100 mg Hydrocortison i. v. verabreicht, anschließend wird wieder auf den präoperativen Modus übergegangen.

Besonderer Beachtung bedarf die in der Rheumatologie vielverwendete Kombination NSAID + Corticoid, da es hier dosisabhängig zu einem gegenüber NSAID-Monotherapie deutlich gesteigerten Risiko für gastrointestinale Komplikationen kommt.

◘ Übersicht 77-5 fasst die Richtlinien für die Anwendung der Corticoide in der Rheumatologie zusammen.

Übersicht 77-5
Richtlinien zum Einsatz von Corticosteroiden in der Rheumatologie

- strenge Indikationsstellung
- situationsangepasste Dosierung und Applikationsform
- bei erforderlicher Langzeittherapie stets niedrigst mögliche Dosis anstreben
- vorsichtige Dosisreduktion bei längerer Gabe (Gefahr der Nebennierenrindeninsuffizienz)
- prophylaktische Dosiserhöhung bzw. Substitution in Stresssituationen
- Vorsicht vor gastrointestinalen Nebenwirkungen bei Kombination mit NSAID
- bei Dauertherapie Kontrolle der Knochendichte und ggf. Osteoporoseprophylaxe

77.1.3 Krankheitsmodulierende Substanzen

Im Gegensatz zu den symptomatisch wirksamen Antiphlogistika sollen krankheitsmodulierende Substanzen (Basistherapeutika, langsam wirksame Antirheumatika, „disease modifying antirheumatic drugs" = DMARD) **blockierend in den pathogenetischen Ablauf der Krankheiten eingreifen** und damit langfristig den Krankheitsverlauf beeinflussen, im Optimalfall zum Stillstand bringen. Dies betrifft auch die destruierenden Eigenschaften von Krankheiten wie der chronischen Polyarthritis, wobei eine osteoprotektive Wirkung aber nicht für alle DMARD eindeutig erwiesen ist. Der Wirkmechanismus ist bei den meisten DMARD noch weitgehend unbekannt. Neben der Monotherapie werden DMARD zunehmend auch in Kombinationen eingesetzt.

Die sehr heterogenen Substanzen, die dieser Gruppe zuzurechnen sind, haben neben dem Angriffsziel als weitere Gemeinsamkeiten einen verzögerten Wirkbeginn (Latenz je nach Substanz bei 4–26 Wochen). Bei guter Verträglichkeit und Wirkung werden sie jeweils so lange wie möglich verabreicht, da nach Absetzen mit einem raschen Wiederaufflackern der Aktivität zu rechnen ist.

Praxistipp
Gravidität bzw. Kinderwunsch stellt nach bisherigem Wissensstand für sämtliche DMARD-Therapien eine (je nach Substanz relative oder absolute) Kontraindikation dar.

◘ Tabelle 77-3 gibt einen Überblick über die wichtigsten Vertreter dieser Gruppe mit ihren Haupteigenschaften und Indikationsbereichen. Nachfolgend wird kurz auf die einzelnen Substanzen eingegangen.

Antimalariamittel
Chloroquin (Resochin, Tageshöchstdosis 250 mg) und **Hydroxychloroquin** (Quensyl, Tageshöchstdosis 400 mg) sind die am schwächsten wirksamen, aber auch am besten verträglichen unter den DMARD, sie haben zugleich auch mit bis zu 6 Monaten die größte Latenzzeit bis zum Wirkbeginn (Absetzen wegen mangelhafter Wirkung dementsprechend erst nach $^1/_2$ Jahr sinnvoll!). Sie kommen v. a. in milden und frühen Fällen, außerdem in der Kombinationstherapie zum Einsatz. Daneben stellen sie in Fällen geringerer Aktivität beim SLE eine gut wirksame und schonende Alternative zu den Immunsuppressiva dar.

◘ Tabelle 77-3. Wichtigste in der Rheumatologie verwendete krankheitsmodulierende Substanzen

Substanzgruppe	Dosierung	Wirkungseintritt	Rheumatologische Indikationen	Wichtigste absolute Kontraindikationen	Besonderheiten
Antimalariamittel	Chloroquin 250 mg pro Tag	4–6 Monate	chronische Polyarthritis	Retinopathien	augenärztliche Kontrollen 3-monatlich
				Myasthenia gravis	
			milder SLE	schwere Blutbildstörungen/Niereninsuffizienz	
	Hydroxychloroquin 400 mg pro Tag				
Goldpräparate (parenteral/oral)	parenteral 50 mg pro Woche (später 2-wöchentlich, monatlich)	parenteral 3–5 Monate	chronische Polyarthritis	Niereninsuffizienz	parenterale Form wirkt rascher/etwas stärker
				Knochenmarksstörungen	
			Arthritis psoriatica	schwere Lebererkrankungen	
				SLE	
	oral 2-mal 3 mg pro Tag	oral 4–6 Monate			
Sulfasalazin	auf Dauer 2-mal 1 g pro Tag Startdosis 1. Woche: 1-mal 0,5 g	ca. 3 Monate	chronische Polyarthritis	bekannte Sulfonamid-/Salicylatallergie	einschleichende Dosierung
				intermittierende Porphyrie	
			seronegative Spondarthropathien		
				schwere Hepatopathien	
				schwere Blutbildstörungen	
				SLE	
Leflunomid	Initialdosis 100 mg pro Tag (Tag 1–3)	4–8 Wochen	chronische Polyarthritis	schwere Blutbildstörungen	lange Halbwertszeit
				Nephro- und Hepatopathien	
			Arthritis psoriatica		
	Dauerdosis 20 mg pro Tag			Kinderwunsch	

◻ **Tabelle 77-3** (Fortsetzung)

Substanzgruppe	Dosierung	Wirkungseintritt	Rheumatologische Indikationen	Wichtigste absolute Kontraindikationen	Besonderheiten
Niedrigdosiertes Methotrexat	7,5–25 mg pro Woche (in 1 oder geteilter Dosis)	6–12 Wochen	chronische Polyarthritis	Niereninsuffizienz	parenterale Gabe manchmal besser wirksam
				schwere Lebererkrankung	
			Arthritis psoriatica	Alkoholabusus	
				Kinderwunsch	
			Kollagenosen Vaskulitiden		
Azathioprin	50–150 mg pro Tag	2–4 Monate	chronische Polyarthritis	Blutbildstörungen;	
				Hepatopathien;	
				schwere Nephropathien	
			Kollagenosen Vaskulitiden		
Ciclosporin A	2,5–4 mg/kgKG pro Tag	6–12 Wochen	chronische Polyarthritis	Niereninsuffizienz;	Kontrolle von Nierenfunktion und Blutdruck besonders wichtig
				unkontrollierte Hypertonie	
			Psoriasis (auch mit Arthritis)	Malignome	
				schwere Hepatopathie	
				Gravidität	
Cyclophosphamid	oral 50–150 mg pro Tag	1–2 Monate	chronische Polyarthritis	Blutbildstörungen	bei der chronischen Polyarthritis Ultima Ratio
				Hepato- und Nephropathien	
	parenterale Stoßtherapie 600–1500 mg pro Monat		Kollagenosen	Infektanfälligkeit	parenterale Stoßtherapie besser verträglich
			Vaskulitiden	Kinderwunsch	

Nebenwirkungen. Einlagerungen in die **Kornea** (reversibel) und insbesondere in die **Retina** (irreversibel) stellen die gefürchtetsten Nebenwirkungen der Antimalariamittel dar. Bei korrekter Dosierung sind v. a. retinale Ablagerungen sehr selten, regelmäßige ophthalmologische Kontrollen (▶ unten) sind jedoch erforderlich. Wichtigste hinweisende Symptome sind Lichtempfindlichkeit, verschwommenes Sehen, Akkommodationsstörungen und Gesichtsfeldausfälle, gestörtes Rot-Sehen stellt häufig einen Frühbefund dar. Harmlos und meist nur anfangs vorhanden sind gastrointestinale Probleme, Kopfschmerzen, Schlafstörungen, Pruritus, verschiedene Formen von Hautausschlägen und Pigmentveränderungen. Seltener, aber in Einzelfällen gravierend sind Neuro- und Myopathien, Nierenfunktionsstörung und Blutbildveränderungen. Nach neueren Erkenntnissen ist die Nebenwirkungsfrequenz (v. a. okulär) unter Hydroxychloroquin etwas geringer.

Erforderliche Kontrollen. Anfangs vierteljährlich, im Langzeitverlauf halbjährlich Ophtalmologie; im Labor Blutbild und Serumkreatinin im ersten Halbjahr monatlich, später alle 6 Wochen, in größeren Abständen auch Leberwerte und CK.

Sulfasalazin

Diese Substanz liegt in der Wirkstärke über den Antimalariamitteln und zeichnet sich durch einen deutlich rascheren Wirkbeginn – in der Regel innerhalb von 3 Monaten – und eine günstige Wirkungs-Nebenwirkungs-Relation aus. Wegen besserer Verträglichkeit erfolgt die Dosierung einschleichend:

Startdosis 0,5 g pro Tag, wöchentliche Steigerung um 0,5 g, Dauerdosis 2 g pro Tag, vorübergehende Steigerung auf 3 g pro Tag möglich. Tritt innerhalb von 4 Monaten keine Wirkung ein, sollte auf eine andere Substanz übergegangen werden.

Neben der chronischen Polyarthritis (Mono- und Kombinationstherapie) stellen auch die seronegativen Spondarthropathien, insbesondere Arthritis psoriatica und HLA-B27-assoziierte Arthritiden, einen rheumatologischen Indikationsbereich für Sulfasalazin dar.

Nebenwirkungen. Initial häufiger gastrointestinale Symptome und Kopfschmerzen (führen selten zum Absetzen); gelegentlich Fieber und/oder allergischen Haut- und Schleimhauterscheinungen, reversible Oligo- bzw. Azoospermie; sehr selten (aber potenziell gefährlich!) Blutbildveränderungen, toxische Hepatopathie, Nierenfunktionsstörungen und Alveolitis. Erwähnenswert ist noch die relativ häufige Induktion von Autoantikörpern (antinukleäre AK und AK gegen ds-DNS, sehr selten begleitet von einem lupusähnlichen Syndrom).

Laborkontrollen. Nach 2, 4, 8 und 12 Wochen, später 6-wöchentlich Blutbild, Kreatinin und Leberwerte sowie Urinstatus.

Niedrig dosiertes Methotrexat

Methotrexat (MTX) gilt heute weltweit als DMARD der 1. Wahl bei **aktiver chronischer Polyarthritis**. Hohe Ansprechquote, rasch einsetzende Wirkung (innerhalb einiger Wochen) und angenehme Verabreichungsform (1-mal wöchentlich) sind hierfür v. a. verantwortlich. Unter allen DMARD weist MTX daher auch die bei weitem beste Langzeit-Compliance auf. Ähnlich wie Gold ist es wegen seines Nebenwirkungspotenzials allerdings ein Mittel, das konsequenter Überwachung bedarf. Ein Nachteil der Substanz ist das rasche Abklingen der Wirkung nach Absetzen.

Dosierung. MTX wird oral in einer **Startdosis** von 7,5–15 mg pro Woche (1-mal- bzw. zweigeteilte Gabe mit 12-h-Intervall) gegeben, vorzuziehen ist eine initiale parenterale Gabe (i. m., i. v. oder s. c.) wegen schnelleren Wirkungseintritts und bisweilen besserer Verträglichkeit.

Dauerdosis in Abhängigkeit von der Wirkung meist 10–20 mg pro Woche, bei unzureichender Wirkung Steigerung auf 25–30 mg pro Woche möglich. Ein Wechsel zur **parenteralen Gabe** führt bisweilen (z. B. bei Resorptionsproblemen) noch zu einer Steigerung der Wirkung, bei unzuverlässigen Patienten ist diese Applikation vorzuziehen. Ist unter MTX-Therapie innerhalb von 3 Monaten trotz Dosiserhöhung und/oder parenteraler Gabe kein Therapieeffekt feststellbar, sollte auf eine Kombination oder ein anderes DMARD übergegangen werden. MTX zählt heute zu den meistverwendeten Substanzen auch in der Kombinationstherapie.

Indikation. Neben der chronischen Polyarthritis stellen die schwere Arthritis psoriatica und seronegative Spondarthritiden (bei im Vordergrund stehender Gelenk- und Hautbeteiligung) wichtige Indikationen für eine MTX-Therapie dar. Bei Erkrankungen aus dem Formenkreis der Kollagenosen und Vaskulitiden ist die Substanz nicht Mittel der 1. Wahl, steht aber als Alternative zur Verfügung (▶ dort).

Nebenwirkungen. Auch niedrig dosiertes MTX ist bei sachgemäßer Verwendung keine gefährliche Substanz. Die Häufigkeit schwerer Nebenwirkungen liegt unter der von parenteralem Gold. Dennoch sind einige Vorsichtsmaßnahmen zu beachten. Strikter als bei anderen DMARD ist unter MTX auf eine zuverlässige **Antikonzeption** zu achten, da es sich um eine teratogene Substanz handelt. Bei Kinderwunsch sollte ein Absetzen (bei Mann und Frau) ca. 3–6 Monate vor Konzeption erfolgen. Neben unsicherer Compliance stellen auch schwere Lebererkrankungen sowie Alkoholabusus eine Kontraindikation dar. Größte Vorsicht ist bei vorbestehender oder neu auftretender Niereninsuffizienz geboten, da hierbei durch Kumulation schwere Nebenwirkungen, insbesondere Knochenmarktoxizität, deutlich häufiger auftreten. Ebenso ist eine vorbestehende Abwehrschwäche problematisch.

Cave
Die gleichzeitige Einnahme von Trimethoprim und Methotrexat ist kontraindiziert.

Seltene schwere Nebenwirkungen:
- Knochenmarktoxizität (Leuko- und Thrombopenie, megaloblastäre Anämie)
- pulmonale Effekte (fibrosierende Pneumonitis/Alveolitis) – letztere zwar nur bei 2–3% der Patienten, sie können aber bei zu später Erkennung ein bedrohliches Ausmaß erreichen

Cave
Vor Therapiebeginn mit Methotrexat sollte in jedem Fall eine Röntgenthoraxaufnahme des Patienten vorliegen.

Blutbildveränderungen treten gehäuft bei niereninsuffizienten Patienten auf, als Frühzeichen kann ein Anstieg des MCV vorausgehen. Frühsymptome der pulmonalen Nebenerscheinungen, die bevorzugt bei vorgeschädigtem Organ auftreten, sind trockener Husten und Dyspnoe. Im Vergleich hierzu spielt die früher bei Hochdosistherapie gefürchtete Hepatotoxizität bei Niedrigdosis nur eine geringe Rolle, sollte aber Anlass zur Vermeidung von hepatischen Noxen sein. Vereinzelt kommt es – v. a. bei multimorbiden Patienten – zum Auftreten schwerer Infektionen wie generalisiertem Zoster.

Harmlose, häufigere Nebenwirkungen:
- gastrointestinale Probleme und allgemeines Unwohlsein in den ersten 24 h nach der Einnahme
- Stomatitis
- Haarausfall
- Neuauftreten bzw. Zunahme von Rheumaknoten

Durch die Zugabe von Folsäure am Tag nach der MTX-Verabreichung können diese Erscheinungen verringert werden.

Kontrollen. Klinische und Laborkontrollen (komplettes Blutbild, Kreatinin, Leberenzyme, Urinstatus) im 1. Monat wöchentlich, dann 2-wöchentlich, ab dem 3. Monat monatlich.

Goldpräparate

Gold in **parenteraler Form** hat heute wegen seines langsameren Wirkungseintrittes und höherer Toxizität den Rang als Basistherapeutikum der ersten Wahl an Methotrexat verloren. Seine Wirkstärke, aber auch die Toxizität liegt über der von Sulfasalazin und Antimalariamitteln. Es findet nur bei der **chronischen Polyarthritis** Verwendung.

Die parenterale Behandlung wird nach 2 einschleichenden Dosen von 10 und 25 mg in kürzeren Abständen mit wöchentlichen Applikationen von 50 mg durchgeführt (Präparate Tauredon, Aureotan). Mit dem Wirkungseintritt ist nach 3–4 Monaten zu rechnen, nach Erreichen der vollen Wirksamkeit (in der Regel nach ca. 6 Monaten) kann die Applikationsfrequenz langsam auf zunächst 2-wöchentliche, später monatliche Gabe reduziert werden. Bei Zunahme der Krankheitsaktivität kann die Injektionsfrequenz vorübergehend wieder gesteigert werden.

> **Praxistipp**
> Im Unterschied zu früherer Auffassung sollte man die Goldbehandlung bei guter Wirksamkeit in dieser niedrigen Dosis über möglichst lange Zeit fortsetzen (keine kritische Gesamtdosis!).

Ist 6 Monate nach Therapiebeginn kein ausreichender Erfolg feststellbar, muss auf ein anderes DMARD übergegangen (oder eine Kombination angewendet) werden.

Das **orale Goldpräparat** Auranofin (Dosis 2-mal 3 mg pro Tag) wird heute wegen des langsamen Wirkungseintritts (4–6 Monate) und insgesamt schwächerer Wirkung nur noch selten verwendet.

Nebenwirkungen. Bei sachgemäßer Anwendung stellt die Goldtherapie ein gut praktikables und keineswegs gefährliches Therapieverfahren dar. Zwar treten Nebenwirkungen bei 30–40% der Patienten auf, sie sind aber großenteils eher harmloser Natur. Zu den potenziell bedrohlichen Nebenerscheinungen zählen in 1. Linie:
- Blutbildveränderungen wie Agranulozytose und Thrombopenie
- Nieren- und Leberschädigung
- pulmonale Infiltrate, schwere Kolitis (selten)

Bei korrekter Überwachung werden diese Nebenwirkungen in den allermeisten Fällen frühzeitig erkannt und sind dann reversibel, bei zu langen Pausen zwischen den Kontrollen können sie allerdings zum lebensgefährlichen Problem werden. Häufigere und weniger gravierende Nebenerscheinungen sind Metallgeschmack, Pruritus, Haarausfall, Dermatitis und Stomatitis sowie eine passagere Eosinophilie. Bei leichterem Ausmaß von Hauterscheinungen, Proteinurie oder Blutbildveränderungen ist eine Unterbrechung der Therapie bzw. – falls möglich – Dosisreduzierung oft ausreichend, ein definitives Absetzen kann so eventuell vermieden werden. Eine Besonderheit der **oralen Goldtherapie** ist die sehr häufig zu beobachtende Diarrhö, die aber nur selten zum Absetzen zwingt; ansonsten entspricht das Nebenwirkungspotenzial dem der parenteralen Gabe, schwere Nebenwirkungen treten aber seltener auf.

Kontrolluntersuchungen. Klinische Inspektion (Haut, Schleimhäute!) sowie Untersuchung von Blutbild, Kreatinin, Urinstatus und Leberenzymen im 1. Monat wöchentlich, bis zum 4. Monat dann 2-wöchentlich, im weiteren Verlauf schließlich monatlich.

Leflunomid

Seit Ende 1999 ist Leflunomid als jüngstes Basistherapeutikum für die Behandlung der chronischen Polyarthritis zugelassen und wird in der Mono- und Kombinationstherapie eingesetzt. Seit kurzem besteht auch eine Zulassung für die Arthritis psoriatica. Seine Wirkstärke liegt etwa im Bereich von Methotrexat. Die Substanz zeichnet sich durch einen raschen Wirkungseintritt (4–8 Wochen) aus. Die Dosierung erfolgt normalerweise mit einer anfänglichen „Loading"-Dosis (3 Tage 100 mg pro Tag) und dann mit 20 mg pro Tag (bei Nebenerscheinungen Reduzierung auf 10 mg möglich). Schwangerschaft und Kinderwunsch stellen strikte Kontraindikationen für den Einsatz dar.

Nebenwirkungen. Relativ harmlos, aber zu Beginn häufig sind gastrointestinale Störungen, insbesondere Diarrhö sowie Haarausfall. Zu selteneren, aber wichtigeren Nebeneffekten zählen Anstieg der Leberenzyme (Absetzen bei Transaminasenanstieg auf das 3-fache obligat!), Blutdruckanstieg, Hautausschläge und sehr selten Zytopenien.

> **Praxistipp**
> Da Leflunomid eine sehr lange Halbwertszeit besitzt, muss die Substanz bei schweren Nebenerscheinungen mit Colestyramin oder Aktivkohle (5–11 Tage) ausgewaschen werden, ebenso bei Kinderwunsch!

Kontrollen. Im ersten Halbjahr alle 2 Wochen, danach alle 4–8 Wochen Blutbild und Leberwerte, außerdem regelmäßige Blutdruckkontrollen.

Azathioprin

Azathioprin kommt bei der chronischen Polyarthritis heute erst zum Einsatz, wenn Gold und MTX sich als unwirksam bzw. unverträglich erwiesen haben. Unumstritten ist die Anwendung der Substanz (meist in Kombination mit Corticosteroiden) bei schweren Kollagenosen und Vaskulitiden. Azathioprin wird in einer Startdosis von 50–100 mg pro Tag und einer Dauerdosis von 50–150 mg (in Ausnahmefällen 200 mg) pro Tag gegeben, mit einem Wirkungseintritt ist ca. 2–3 Monate nach Therapiebeginn zu rechnen. Die Ansprechquote entspricht etwa der von parenteralem Gold.

Nebenwirkungen. Knochenmarktoxizität (insbesondere Agranulozytose und Anämie) und hepatotoxische Wirkungen sind die wichtigsten ernsteren Nebenerscheinungen der Behandlung. Bis heute nicht eindeutig geklärt ist die Rolle der Substanz als Onkogen (v. a. Lymphome) im rheumatologischen Krankengut. Zu den harmloseren Nebenwirkungen gehören gastrointestinale Probleme wie Übelkeit zu Beginn der Behandlung, Pruritus, Hautausschläge und Fieber.

> **Cave**
> Eine Allopurinoltherapie ist unter Behandlung mit Azathioprin wegen schwerer Interaktion mit beträchtlichem Wirkspiegelanstieg kontraindiziert.

Kontrolluntersuchungen. Klinische und laborchemische Kontrollen in den ersten 4 Wochen wöchentlich, dann 2-wöchentlich, ab dem 4. Monat monatlich.

Ciclosporin A

Ciclosporin A (CsA) ist in der Rheumatologie für die Psoriasis (auch mit Arthritis) sowie seit Ende 1997 auch für die chronische Polyarthritis zugelassen. In diesem Indikationsbereich beträgt die Startdosis 2,5–3 mg/kgKG, in Abhängigkeit von Wirkung und Verträglichkeit kann schrittweise bis 4 mg/kgKG gesteigert werden. Die Tagesdosis wird geteilt gegeben. Mit einem Wirkungseintritt ist innerhalb von 6–12 Wochen zu rechnen, Wirkstärke und Verträglichkeit entsprechen parenteralem Gold und Azathioprin. Nach bisheriger Erfahrung ist die Substanz gut für Kombinationstherapien geeignet.

Nebenwirkungen. Renale Störungen (reversible funktionelle Nephropathie und irreversible strukturelle Nephropathie) sowie Blutdruckanstieg stellen die wichtigsten Nebenerscheinungen der CsA-Therapie dar. Zur Vermeidung eines irreversiblen Nierenschadens dient – neben strikter Beachtung des Dosisrahmens – eine konsequente Überwachung des Serumkreatinins, bei Anstieg um mehr als 30 % erfolgt eine Dosisreduktion. Eine (ebenfalls reversible) Hypertonie kann durch Dosisreduktion oder Behandlung mit einem Calciumantagonisten normalisiert werden. Weitere häufiger zum Abbruch zwingende Nebenwirkungen sind Übelkeit, Erbrechen und Magenschmerzen. Harmloser und ggf. durch Dosisreduktion beherrschbar sind Gingivahyperplasie, Hypertrichosis, Parästhesien, Tremor und Muskelkrämpfe sowie Kopfschmerzen und andere zentralnervöse Symptome, seltener auch Ödeme.

Kontrollen. Klinischer Status (einschließlich Blutdruckmessung) und Labor in den ersten 3 Monaten 2-wöchentlich, dann monatlich. Blutspiegelkontrollen haben sich bei rheumatologischen Indikationen als entbehrlich erwiesen.

> **Cave**
> Unter CsA-Therapie kann es zu zahlreichen Interaktionen mit anderen Medikamenten kommen (siehe entsprechende Fachliteratur!).

Weitere Substanzen

D-Penicillamin. Es hat trotz einer dem parenteralen Gold vergleichbaren guten Wirksamkeit als DMARD an Bedeutung verloren. Der Grund liegt in einer hohen Nebenwirkungsrate, wobei neben den vom Gold bekannten Erscheinungen Geschmacksverlust und v. a. die Induktion anderer Autoimmunkrankheiten, z. B. Myasthenia gravis wichtig sind. Die nötigen Kontrolluntersuchungen entsprechen denen von parenteralem Gold. Die Substanz wird einschleichend dosiert (zu Beginn 150 mg pro Tag, Steigerung um ca. 150 mg alle 2 Wochen, Höchstdosis 900 mg, Dauerdosis 300–600 mg).

Cyclophosphamid. Es ist bei der chronischen Polyarthritis schwersten Fällen und Verläufen mit systemischen Komplikationen vorbehalten. Bei einigen Indikationen ist es – oft in Kombination mit einem hochdosierten Corticosteroid – Mittel der 1. Wahl. Hierzu sind z. B. **Lupusnephritis, Wegener-Granulomatose** und weitere **schwere Vaskulitiden** zu rechnen. Bei einigen Indikationen hat sich der Wechsel von der oralen Dauertherapie (Tagesdosis 100–150 mg) zur i. v.-Pulstherapie (monatliche Gabe von 500–1000 mg als Infusion) durch bessere Verträglichkeit bewährt. Dennoch besitzt die Substanz ein hohes Nebenwirkungspotenzial mit den Hauptrisiken Knochenmarkdepression, Infektanfälligkeit (mit Hypogammaglobulinämie), Infertilität, hämorrhagische Zystitis und ausgeprägte Onkogenese, dazu harmloseren Erscheinungen wie Haarausfall und gastrointestinale Probleme. Wöchentliche Kontrollen sind bei oraler Therapie in den ersten 3 Monaten erforderlich, später kann auch hier auf monatliche Überwachung übergegangen werden.

Kombinationstherapien

Kombinationstherapien mit mehreren DMARD haben sich als Therapieprinzip in solchen Fällen etabliert, wo die Monotherapie nicht ausreichend effektiv ist. In zahlreichen Studien hat sich die Wirksamkeit von Kombinationen gegenüber Monotherapie als überlegen bei nicht wesentlich gesteigerter Toxizität erwiesen, obwohl in der Regel die Dosierung der Kombinationspartner ähnlich ist wie in der Monotherapie.

Günstige Studienergebnisse liegen bisher v. a. für folgende Kombinationen vor:

- Methotrexat + Sulfasalazin
- Methotrexat + Sulfasalazin + Hydroxychloroquin
- Methotrexat + Ciclosporin A
- Methotrexat + Leflunomid

Bei guter Wirksamkeit der Kombination kann im weiteren Verlauf versucht werden, die Dosis der Partner zu reduzieren oder alternativ zur Monotherapie zurückzukehren.

Antizytokine

Proinflammatorische Zytokine wie Tumornekrosefaktor α (TNF-α) und Interleukin 1 spielen in der Pathogenese der chronischen Polyarthritis (cP) und verwandter Erkrankungen eine zentrale Rolle, Hemmstoffe dieser Zytokine stellen dementsprechend ein sehr zielgerichtetes Therapieprinzip dar und haben sich als äußerst effektiv v. a. bei der cP und seronegativen Spondarthritiden erwiesen. 3 dieser Wirkstoffe sind bisher zugelassen, Tabelle 77-4 gibt einen Überblick über ihre wichtigsten Eigenschaften.

Aufgrund von im Vergleich zu herkömmlichen Basistherapeutika weit höheren Therapiekosten kommt der Einsatz von Antizytokinen trotz ihrer ausgezeichneten Wirksamkeit erst dann in Frage, wenn etablierte Verfahren sich als nicht ausreichend erwiesen haben. Die in Deutschland etablierten Empfehlungen für den Einsatz gehen von folgenden Voraussetzungen aus:

- gesicherte Diagnose einer cP und sehr hohe Krankheitsaktivität
- Versagen von mindestens 2 insgesamt über 6 Monate erprobten etablierten Therapien (in der Regel MTX und nachfolgend DMARD-Kombination)
- Durchführung durch einen mit dieser Therapie vertrauten Arzt (in der Regel internistischen Rheumatologen)
- Dokumentation der Notwendigkeit des Einsatzes und des Therapieverlaufes anhand standardisierter Parameter

Tabelle 77-4. Wichtigste Eigenschaften der bisher zugelassenen Zytokinhemmstoffe

	Substanz – Typ	Dosis/Verabreichung	Zugelassene Indikationen	Monotherapie/ Kombination
Infliximab (Remicade)	chimärer monoklonaler Antikörper gegen TNF-α	i. v. alle 4–8 Wochen; Startdosis 3 mg/kgKG	rheumatoide Arthritis, Morbus Crohn, Arthritis psoriatica, Spondylitis ankylosans	bei cP stets in Kombination mit MTX
Etanercept (Enbrel)	lösliches TNF-Rezeptor-Fusionsprotein	s. c. 2-mal wöchentlich je 25 mg	rheumatoide Arthritis, juvenile idiopathische Arthritis, Arthritis psoriatica, Spondylitis ankylosans	Monotherapie oder Kombination mit MTX
Adalimumab (Humira)	humaner monoklonaler Antikörper gegen TNF-α	s. c. alle 2–4 Wochen je 40 mg	rheumatoide Arthritis	Monotherapie oder Kombination mit MTX
Anakinra (Kineret)	humaner Interleukin-1-Rezeptor-Antagonist	s. c. täglich 100 mg	rheumatoide Arthritis	bei cP stets in Kombination mit MTX

Wichtigste Nebenwirkungen. Insgesamt ist die Verträglichkeit sehr gut, zu beachten bei i. v.-Gabe sind Infusionsreaktionen (meist leichterer Natur), bei s. c.-Gabe Reaktionen an der Einstichstelle (bei Anakinra am ausgeprägtesten) – beides stellt selten einen Absetzgrund dar. Es kann eine Beeinträchtigung der Infektabwehr auftreten (nach bisherigem Wissensstand schwere Infektionen aber selten, unter Anakinra nicht gehäuft), floride Infektionen stellen deshalb eine Kontraindikation dar.

Cave
Unter Anti-TNF-α-Therapie ist das Risiko von Tuberkulosereaktivierungen gegeben, deshalb ist ein Tuberkulose-Screening vor Therapie nötig.

77.1.4 Lokale medikamentöse Therapie

Die lokale Verabreichung von Pharmaka hat bei entzündlichen und degenerativen Gelenk- und Wirbelsäulenprozessen, aber auch bei sog. weichteilrheumatischen Schmerzzuständen einen hohen Stellenwert. Es lässt sich hierdurch zielgerichtet und damit oft schneller und intensiver therapieren, überdies werden systemische Nebenwirkungen der Substanzen deutlich verringert oder sogar vermieden. Im Falle von Gelenkergüssen lässt sich zusätzlich zur Injektion durch die begleitende Abpunktion Entlastung schaffen, außerdem ist die gewonnene Gelenkflüssigkeit zur Diagnostik (Synoviaanalyse) verwendbar.

Intraartikuläre Lokaltherapie

Intraartikulär werden heute in erster Linie **Corticoide** verabreicht, in bestimmten Situationen stellt außerdem die **Synoviorthese** (d. h. chemische und/oder physikalische Beeinflussung der Synovialis) eine weitere Therapieoption dar.

Intraartikuläre Corticoide. Die intraartikuläre Gabe von Corticoiden (in der Regel in Form von Kristallsuspensionen) ist v. a. indiziert bei Arthritiden mit mono- oder oligoartikulär hoher Entzündungsaktivität, die nicht ausreichend auf die systemische Therapie anspricht, außerdem bei aktivierter Arthrose. Die anzuwendende Dosis hängt von der Größe des betroffenen Gelenkes sowie vom verwendeten Präparat ab, Tabelle 77-5 gibt hierzu genauere Hinweise. Bei nicht anhaltendem Erfolg darf die Injektion am betroffenen Gelenk nach jeweils 3–4 Wochen Abstand insgesamt 1- bis maximal 2-mal wiederholt werden.

Bei zu häufiger Anwendung drohen zunehmend **Knorpelschädigung** oder **aseptische Knochennekrosen**, weitere mögliche Nebenwirkungen sind lokale Schmerzreaktionen bis hin zum Vollbild der kristallinduzierten Arthritis sowie (bei korrektem aseptischem Vorgehen sehr selten) lokale Gelenkinfektion.

Kontraindikation für dieses therapeutische Vorgehen sind **septische Arthritiden** (müssen vor der 1. Gabe ausgeschlossen sein!) sowie schwere Gerinnungsstörungen, keine Indikation besteht außerdem bei fortgeschrittenen destruierenden Veränderungen.

Außer bei Arthritiden können Corticoide lokal gezielt in kleinen Dosen (um 10 mg Prednisolonäquivalent pro Injektion) bei anderen entzündlichen Affektionen des Bewegungsapparates verwendet werden, z. B. Bursitis und Tendovaginitis. Hierbei muss die Injektion in Sehnen vermieden werden (Gefahr von Nekrose und Ruptur!).

Synoviorthesen. Sie werden mit Radionukliden (v. a. mit ^{90}Yttrium, Erbium) sowie mit Varikozid und Osmiumsäure durchgeführt. Hiervon ist insbesondere die Yttrium-Radiosynoviorthese bei Affektion großer Gelenke eine gute zusätzliche lokale Behandlungsmöglichkeit. Sie wird in zunehmendem Maß auch einige Wochen nach arthroskopischer Synovektomie zur Intensivierung des Therapieerfolges eingesetzt. Bei gutem Ansprechen kann die Behandlung nach 6 Monaten wiederholt werden. Bei Patienten unter 40 Jahren kommt die Anwendung dieses Therapieverfahrens nur mit Einschränkung in Frage.

Tabelle 77-5. Intraartikuläre Corticosteroidtherapie

Wichtigste Substanzen	Dosis/Injektion [mg]		
	Große Gelenke	Mittlere Gelenke	Kleine Gelenke
Prednisolon	20–40	10–20	5–10
Triamcinolon	10–20	5–10	2–5
Triamcinolonacetat	20–40	10–20	5–10
6-Methylprednisolon	20–40	10–20	5–10
Betamethason	1–2	0,5–1	0,25–0,5
Dexamethason	2–4	1–2	<1

Sonstige lokale Behandlungsmöglichkeiten

Lokalanästhetika. Lidocain (Xylocain), Mepivacain (Scandicain), Procain (Novocain) und Bupivacain (Carbostesin) kommen lokal v. a. bei ausgeprägten Tendopathien und Periarthropathien (punktuelle Injektionen) und bei Tendomyosen (flächenhafte Injektionen) zum Einsatz, ferner in Form von Hautquaddeln, z. B. bei vertebragenen Schmerzen. Nebenwirkungen von Lokalanästhetikainjektionen sind v. a. bei versehentlicher intravasaler Gabe oder Verwendung zu großer Mengen in stark durchblutetem Gewebe zu befürchten. Neben Allergien kann es dabei zu Bradykardie und/oder Rhythmusstörungen sowie zu ZNS-Erscheinungen (Schwindel, Benommenheit, Krämpfe) kommen.

Topische Antiphlogistika. Sie führen nach neueren Untersuchungen zur Wirkstoffanreicherung v. a. im periartikulären Gewebe, wesentlich weniger im Gelenk selbst. Daher besitzt diese bei Patienten beliebte Applikationsform v. a. bei Reizzuständen im hautnahen Gewebe (z. B. Ansatztendopathien) ihre Indikation. Zu den wichtigsten topisch verwendbaren Antiphlogistika gehören Indometacin, Diclofenac, Piroxicam, Ibuprofen und Etofenamat.

77.1.5 Weitere Maßnahmen

Eine Reihe weitere, für den Rheumatiker obligatorische, im Gesamtbehandlungsplan unentbehrliche therapeutische Maßnahmen betreffen andere Fachdisziplinen bzw. sind in eigenen Kapiteln abgehandelt und können deshalb an dieser Stelle nur summarisch erwähnt werden. Hierzu zählen sämtliche dem Bereich der physikalischen Medizin zuzuordnenden Therapieverfahren, so Krankengymnastik, Ergotherapie und die verschiedenen Formen physikalischer Externanwendungen, weiterhin konservative und operative orthopädische Maßnahmen.

77.2 Entzündlich rheumatische Krankheiten

Unter diesem Namen werden eine Reihe von Krankheiten zusammengefasst, deren Gemeinsamkeit einmal in den entzündlichen Erkrankungsprozessen am Bewegungsapparat, zum andern im fast immer vorhandenen systemischen Krankheitscharakter liegt. Bei den meisten dieser Erkrankungen spielen Störungen im Immunsystem eine wichtige Rolle, dennoch gibt es zwischen ihnen wichtige ätiopathogenetische Unterschiede. Hieraus resultiert ein zumindest partiell unterschiedliches therapeutisches Vorgehen.

77.2.1 Chronische Polyarthritis (rheumatoide Arthritis)

Grundlagen

Die chronische Polyarthritis (cP) ist mit einer Inzidenz von ca. 1% die häufigste entzündlich rheumatische Erkrankung, ihre Ätiopathogenese ist bisher nach wie vor nicht aufgeklärt. Am ehesten ist davon auszugehen, dass auf dem Boden einer genetischen Prädisposition die Auseinandersetzung mit bisher nich identifizierten Antigenen exogener Natur, möglicherweise viralen Erregern, oder endogener Natur – z. B. Kollagen – zu einer chronischen Störung des Immunsystems führt.

Die bisher nicht aufgeklärte Ätiologie sowie die Merkmale der Erkrankung implizieren einige therapeutische Grundregeln:

— Bisher ist eine kausal angreifende, heilende Therapie nicht möglich. Mit den zur Verfügung stehenden Therapieverfahren ist – neben der Symptombekämpfung – eine Verlangsamung, im Optimalfall auch eine temporäre Remission zu erreichen.
— Der Therapieplan ist in Anbetracht der großen interindividuellen Variabilität der Krankheit für jeden Patienten individuell zu gestalten. Er setzt sich stets aus mehreren ineinandergreifenden Komponenten zusammen. Hierzu gehören Medikamente, Physiotherapie, operative Verfahren, Patientenschulung und soziopsychologische Betreuung.
— Die cP ist eine aggressive Erkrankung mit einem großen Destruktionspotenzial für die einzelnen Anteile des Bewegungsapparates. Nach heutigem Wissensstand ist davon auszugehen, dass die frühe Krankheitsphase für den Langzeitverlauf und die Prognose besonders wichtig ist. Eine intensive Therapie sollte daher so früh wie möglich – in der Regel unmittelbar nach Diagnosesicherung – einsetzen.
— Es handelt sich um ein chronisches, in der Regel lebenslängliches Krankheitsgeschehen. Im Langzeitverlauf ist auf ein an die jeweilige Krankheitssituation angepasstes therapeutisches Vorgehen zu achten, außerdem die Medikamentenanamnese (z. B. frühere Basistherapien) zu berücksichtigen.
— Zusätzliche Faktoren wie Krankheitskomplikationen (z. B. Organbefall) oder Begleiterkrankungen beeinflussen den Therapieplan und modifizieren insbesondere das pharmakotherapeutische Vorgehen.

Auf der Basis dieser Grundregeln ist ein an den jeweiligen Patienten und die aktuelle Krankheitssituation adaptierter Plan zu erstellen, der alle verfügbaren Therapieverfahren berücksichtigt. Hierzu gibt ◘ Tabelle 77-6 eine Übersicht.

Allgemeine Therapieprinzipien

Eine Reihe von nichtmedikamentösen Basismaßnahmen sind für alle cP-Patienten sinnvoll und sollten somit stets

◘ Tabelle 77-6. Behandlungsplan der chronischen Polyarthritis

Wichtigste Behandlungsverfahren	Krankheitsstadium/-aktivität				
	Frühstadium (Diagnose ungesichert)	Aktive Erkrankung		Komplikationen (Organbefall o. Ä.)	Spätstadium (Schmerzen im Vordergrund)
		Aktivität			
		gering	hoch		
Symptomatika					
NSAID	++	+	++	+	+
Corticosteroide	+	ø	++	++	(+)
Analgetika	(+)	ø	(+)	ø	+
DMARD					
Antimalariamittel	ø	++	ø	ø	ø
Sulfasalazin	ø	++	+	ø	ø
Methotrexat	ø	ø	++	++	ø
Gold	ø	(+)	++	+	ø
Azathioprin	ø	ø	+	++	ø
Endoxan	ø	ø	ø	+	ø
DMARD-Kombinationen	ø	(+)	++	++	ø
Antizytokine	ø	ø	++	++	ø
Sonstige Maßnahmen					
Operative Verfahren	ø	(+)	++	ø	+[a]
Physikalische Verfahren	++	++	++	(+)	++
Allgemeine Maßnahmen[b]	++	++	++	++	++

[a] rekonstruktive und palliative Maßnahmen.
[b] ► Text.

in den Behandlungsplan integriert sein, was in der Praxis allerdings oft zu kurz kommt (◘ Übersicht 77-6). Der Aufklärung und Schulung des Patienten über Wesen und Merkmale der Erkrankung, Grenzen, Möglichkeiten und Eigenheiten der medikamentösen wie auch operativen Therapie, Prinzipien des Gelenkschutzes, mögliche Hilfsmittel etc. kommt hierbei grundlegende Bedeutung zu. Hierdurch können frühzeitig die Weichen für eine bessere psychische Bewältigung der Krankheitssituation, eine adaptierte Lebensführung, aber auch eine gute Compliance gestellt werden. Die psychosoziale Betreuung des Patienten beinhaltet u. a. berufliche Maßnahmen (z. B. Umschulung), Hilfen im Umgang mit der Familie und ggf. die Einbettung in Patientengruppen und die Initiierung einer unterstützenden Psychotherapie.

Übersicht 77-6
Chronische Polyarthritis – allgemeine therapeutische Basismaßnahmen

— Patientenaufklärung/-schulung
— soziale Betreuung (berufliche Umschulung, Selbsthilfegruppen etc.)
— Versorgung mit Hilfsmitteln/Gelenkschutz
— psychische Führung (inklusive Psychotherapie)

Therapie im Einzelnen

Medikamentöse Therapie

In allen Stadien und Situationen der Erkrankung besitzt der Einsatz von Medikamenten einen zentralen Stellenwert. Da die wichtigsten Eigenschaften der verwendeten Medikamente im vorhergehenden Kapitel besprochen wurden, wird an dieser Stelle ausschließlich auf die Anwendungsprinzipien bei der cP eingegangen.

Nichtsteroidale Antiphlogistika//Corticosteroide. NSAID und niedrigdosierte Corticoide sind in jeder aktiven Krankheitssituation einzusetzen. Im frühesten Stadium (ungesicherte Diagnose), das in der Regel wenige Monate dauert, stellen sie die einzige medikamentöse Möglichkeit dar, die Beschwerden des Patienten zu reduzieren und die benötigte Zeit bis zur Diagnosesicherung zu überbrücken. Zunächst wird man dies mit einer NSAID-Monotherapie versuchen, wobei auf eine adäquate Dosierung unter strikter Vermeidung längerer Überdosierung – bei nicht ausreichender Wirkung ggf. Wechsel des Präparates! – zu achten ist.

Bei von vornherein sehr hoher Aktivität reicht die NSAID-Therapie oft nicht aus und ist vorübergehend durch eine Corticoidstoßtherapie zu ersetzen. Langfristig wird in diesen Fällen oft eine Kombination aus NSAID und niedrigdosiertem Glucocorticoid (später in Kombination mit einem DMARD, ▶ unten) notwendig sein. Hierzu ist aber zu beachten, dass Corticoide – wenn auf Dauer nötig – stets so niedrig wie möglich dosiert werden sollten.

DMARD-Therapie. Im Stadium der gesicherten Diagnose und aktiven Erkrankung ist die Einleitung einer Therapie mit DMARD bis auf ganz wenige Ausnahmen obligatorisch. Die Wahl der für den einzelnen Patienten geeigneten Substanz unterliegt einigen grundsätzlichen Gesichtspunkten (Übersicht 77-7). Das ursprüngliche Dogma eines stadienadaptierten Stufenplans mit möglichst milden Substanzen zu Beginn ist in den letzten 10 Jahren durch ein aggressiveres Vorgehen ersetzt worden, zumal Langzeituntersuchungen eine häufig ungünstige Prognose bei inadäquater Therapie in frühen Krankheitsphasen belegen.

Hieraus folgt:
- DMARD sind so früh wie möglich, d. h. nach Diagnosesicherung, einzusetzen
- Patienten mit hoher Aktivität und voraussichtlich ungünstigem Krankheitsverlauf sind frühzeitig aggressiv zu behandeln.

In Übersicht 77-8 sind mögliche Frühindikatoren einer schlechten Prognose, die ein solches aggressives Vorgehen nahelegen, aufgezählt. Bei Vorhandensein mehrerer dieser Indikatoren werden milde Therapeutika wie Antimalariamittel oder Sulfasalazin von vornherein übersprungen, niedrigdosiertes Methotrexat gilt hier gegenwärtig als Mittel der ersten Wahl, als Alternativen kommen der frühe Einsatz von Kombinationen oder eine Therapie mit parenteralem Gold, Leflunomid oder Azathioprin in Frage. Tabelle 77-7 fasst die gegenwärtigen Anwendungsprinzipien der DMARD bei cP zusammen.

> **Übersicht 77-7**
> **Grundsätzliche Faktoren für die Wahl des geeigneten DMARD bei der Behandlung der chronischen Polyarthritis**
>
> - individuelle Medikamentenanamnese (frühere DMARD)
> - Begleiterkrankungen und Kontraindikationen
> - Zuverlässigkeit des Patienten (alternative parenterale Gabe!)
> - Krankheitsaktivität/-stadium

> **Übersicht 77-8**
> **Frühindikatoren für einen ungünstigen Krankheitsverlauf der chronischen Polyarthritis und ein frühzeitiges aggressives therapeutisches Vorgehen (Auswahl)**
>
> - weibliches Geschlecht, früher Krankheitsbeginn
> - frühzeitiges Auftreten von Erosionen
> - positiver Rheumafaktor bereits initial
> - Rheumaknoten und andere systemische Manifestation
> - massive serologische Entzündungszeichen (BSG, CRP, Thrombozytose etc.)
> - positives HLA-DR4 (Allele DRB 0401/0404/0408)
> - frühzeitig schlechte Gelenk- und Funktions-Scores

Auf die Anwendungsprinzipien für die einzelnen Substanzen und für die Kombinationstherapie wurde im vorigen Kapitel eingegangen. Bezüglich der Anwendungsdauer für DMARD gibt es keine eindeutigen Grenzen. Bei aktiver Erkrankung und guter Verträglichkeit sollte diese Therapie (evtl. mit Dosisreduktionen) so lange wie möglich fortgesetzt werden, zumal in Studien gezeigt werden konnte, dass nach Absetzen bei 70–80 % der Patienten rasch mit einem neuen Schub zu rechnen ist.

Zusätzliche Maßnahmen. Speziellen Gesichtspunkten unterliegen einige Sondersituationen der Erkrankung. Akute Schübe können zusätzlich zur laufenden Therapie vorübergehend weitere Maßnahmen erforderlich machen. Zusätzlich ist hier in vielen Fällen – evtl. unter vorübergehendem Absetzen der NSAID – eine kurzfristige Corticoidstoßtherapie Mittel der Wahl und führt innerhalb von Stunden bis Tagen zur Besserung. Sie wird bei floriden Synovitiden durch konsequente Kryotherapie ergänzt. Bei nicht ausreichendem Erfolg empfiehlt sich ein stationärer Aufenthalt des Patienten, in dessen Rahmen eine parenterale Corticoidpulstherapie nebst intensiven physiotherapeutischer Maßnahmen und fakultativ einer

◻ Tabelle 77-7. Anwendungsprinzipien von DMARD bei der chronischen Polyarthritis

Krankheitsaktivität	Mittel der 1. Wahl	1. Alternative	2. Alternative
Geringe bis mäßige Aktivität	Sulfasalazin	Antimalariamittel	
Hohe Aktivität	Methotrexat	Kombination von Methotrexat mit Leflunomid	parenterales Gold, Azathioprin, Ciclosporin A
Sehr hohe Aktivität bzw. komplikativer Verlauf	Kombination mit mehreren Immunsuppressiva	Antizytokine	Cyclophosphamid

kurzen initialen Ruhigstellung fast immer eine deutliche Besserung bewirken.

Therapie bei systemischen Komplikationen. Schwere systemische Komplikationen (Organbefall, Vaskulitis) betreffen bei der cP nur eine Minderheit von Patienten. Hier kann zusätzlich zur hochdosierten Corticoidgabe der Einsatz von Cyclophosphamid (z. B. in Form einer Pulstherapie) indiziert sein. In schwersten Fällen kommt außerdem ein Plasmaphereseversuch in Frage. Die lokalisiert hohe Aktivität an einzelnen Gelenken bei sonst gut eingestellter Krankheit impliziert zusätzlich zur laufenden Therapie den intraartikulären Einsatz von Corticoiden. Voraussetzung hierfür ist allerdings der Ausschluss von septischen Komplikationen.

Spätstadium. Im Spätstadium der cP stellt sich oft ein entzündungsarmer Zustand ein, bei dem Behinderungen als Folgen der Destruktion und nicht selten ein verselbständigtes Schmerzgeschehen im Vordergrund stehen. Hier kann es angezeigt sein, auf weitere Therapie mit DMARD zu verzichten und Antiphlogistika zu reduzieren, dafür aber vermehrt auf eine reine Schmerztherapie zusätzlich zur auch in diesem Stadium extrem wichtigen Physiotherapie und sozialen Betreuung zurückzugreifen.

Orthopädische Maßnahmen und physikalische Therapie
Die vordringlichen Therapieziele der cP, Bekämpfung von Schmerz und Entzündung sowie Funktionserhalt bzw. -verbesserung, sind in keinem Stadium der Erkrankung – abgesehen von der frühesten Phase – mit medikamentösen Mitteln allein zu erreichen. Die Möglichkeit sinnvoller chirurgischer Interventionen ist nach der Frühphase in jedem Stadium der gesicherten Erkrankung in die Planungen miteinzubeziehen, wobei neben rekonstruktiven Maßnahmen v. a. in frühen Phasen auch präventive Eingriffe, z. B. in Form der arthroskopischen Frühsynovektomie, sinnvoll sind. Jeder cP-Patient sollte dementsprechend in regelmäßigen Abständen dem Rheumachirurgen vorgestellt werden.

Neben der Synovektomie reicht das Arsenal chirurgischer Möglichkeiten am Gelenk von Resektionen und Arthroplastiken (oft in Kombination) bis zur Totalendoprothese (v. a. an großen Gelenken) und zur (Teil-)Arthrodese. Bezüglich näherer Einzelheiten ist auf die entsprechende Fachliteratur zu verweisen.

In allen Krankheitsstadien sind daneben physikalische Behandlungsmaßnahmen unterschiedlicher Art Teil des Behandlungsplans, nähere Einzelheiten hierzu sind dem entsprechenden Kapitel 79 zu entnehmen.

77.2.2 Sonderformen der cP und verwandte Erkrankungen

Felty-Syndrom
Es ist durch die obligatorische Kombination einer – oft lange und in schwerer Form vorhandenen – cP mit Splenomegalie und Leukopenie, dazu fakultativ das Vorhandensein von Vaskulitiden und anderen Zytopenien gekennzeichnet. Als Folge der Leukopenie besteht eine hohe Infektanfälligkeit, die durch die in Anbetracht der hohen Krankheitsaktivität oft nötige Corticoidtherapie noch verstärkt wird.

Neben der adäquaten Therapie der Grundkrankheit – hier ist ein eher aggressives therapeutisches Vorgehen mit frühzeitigem Einsatz von niedrigdosiertem Methotrexat, parenteralem Gold oder DMARD-Kombinationen trotz der erhöhten Infektgefährdung angezeigt – muss in schweren Fällen bisweilen eine Splenektomie durchgeführt werden, wenngleich auch hierdurch nur die hämatologischen Komplikationen (und selbst diese nicht immer) gebessert werden. In den letzten Jahren wurde in Einzelfällen über bessere Therapieerfolge bei Einsatz von GCSF („granulocyte colony stimulating factor") berichtet.

Adultes Still-Syndrom
Hierbei handelt es sich um ein weiteres oft schwer zu therapierendes Krankheitsbild, das v. a. durch eine Kombination aus Arthritis, Fieberschüben, Hautausschlag im Fieberanstieg, Halsschmerzen, Hepatosplenomegalie, Poly-

serositis, Leukozytose und weitere exzessive serologische Entzündungszeichen gekennzeichnet ist. Es tritt vorwiegend bei jungen Erwachsenen (16–40 Jahre) auf.

Die initiale Therapie der Wahl hierbei sind NSAID, unter denen Indometacin deutlich am besten wirkt (erforderliche Tagesdosis 100–200 mg). Milde Verläufe, die insgesamt ca. 25% der Fälle ausmachen, lassen sich hierdurch ausreichend kontrollieren. In den anderen Fällen – häufig durch schwere Fieberschübe kompliziert – ist der Einsatz von Corticoiden notwendig. Ein promptes Ansprechen hierauf ist die Regel, die benötigte Dosis schwankt interindividuell sehr stark (benötigte Startdosis 20–100 mg Prednisolonäquivalent pro Tag). Leider gelingt es bei Patienten mit hoher systemischer Krankheitsaktivität oft nicht, die benötigte Dosis auf Dauer in einen Bereich unter 10 mg pro Tag zu senken. In solchen Fällen empfiehlt sich bei chronischem Verlauf, der oft mit einer erosiven Arthritis verbunden ist, der zusätzliche Einsatz von Immunsuppressiva. Nach eigenen Erfahrungen und einigen Literaturberichten ist hier niedrigdosiertes Methotrexat gut wirksam (Dosierung wie bei cP), in kleineren Serien wurde auch über gute Erfolge mit Ciclosporin A berichtet. Bei nicht ausreichendem Ansprechen auch auf diese Therapie scheinen nach mehreren neuen Publikationen TNF-α-Hemmstoffe auch hier eine ausgezeichnete Wirkung zu besitzen.

Palindromer Rheumatismus

Hierbei handelt es sich vermutlich fast immer um ein Durchgangssyndrom auf dem Weg zu definitiven Diagnosen – zu etwa 50% Vorstadium einer cP – und nicht um ein eigenständiges Krankheitsbild. Es ist charakterisiert durch Stunden bis Tage anhaltende Attacken von Arthritiden mit wandernder Lokalisation. Symptome und serologische Entzündungszeichen verschwinden u. U. zwischen den Attacken völlig.

Therapeutisch sind bei kurzen Attacken fast immer NSAID in Kombination mit Kryotherapie ausreichend, selten sind zusätzlich intraartikuläre Corticoidgaben nötig. Bei zunehmender Frequenz und Intensität der Attacken kann auch die Einleitung einer milden DMARD-Therapie (Sulfasalazin oder Antimalariamittel) bereits sinnvoll sein.

77.2.3 Seronegative Spondarthritiden

Unter den seronegativen Spondarthritiden ist eine Gruppe entzündlich rheumatischer Erkrankungen zusammengefasst, die Rheumafaktor-negativ sind und eine gleiche bzw. ähnliche genetische Prädisposition (großer Anteil HLA-B27-positiver Patienten, oft positive Familienanamnese) sowie ein gemeinsames Spektrum klinischer Befunde (Übersicht 77-9) besitzen. Zu den wichtigsten Vertretern dieser Gruppe gehören Spondylitis ankylosans, Arthritis psoriatica und der Komplex Reiter-Syndrom/reaktive Arthritis. Auf diese Krankheiten wird nachfolgend separat eingegangen. Einige chronisch-entzündliche Darmerkrankungen, die mit Teilmanifestationen dieser Gruppe zuzuordnen sind (Morbus Crohn, Colitis ulcerosa, Morbus Whipple), sind im Kapitel 43 „Darmerkrankungen" behandelt.

> **Übersicht 77-9**
> **Klinische Gemeinsamkeiten der seronegativen Spondarthropathien**
>
> – Befall des Achsenskeletts (Spondylitis/Sakroiliitis)
> – periphere Oligoarthritis (asymmetrisch)
> – Daktylitis
> – Enthesiopathie
> – extraartikuläre Manifestationen (Haut/Schleimhäute, Augen, Urogenital- und Gastrointestinaltrakt)

Arthritis psoriatica

Bei etwa 10% der Fälle von Psoriasis kommt es zur begleitenden Arthropathie (Arthritis psoriatica, A. ps.), die wiederum bei ca. 10% dem Hautbefall vorausgehen kann. Die therapeutischen Prinzipien der A. ps. weisen viele Gemeinsamkeiten mit der cP auf, dies betrifft insbesondere die symptomatische, orthopädische und physikalische Therapie. Einen Überblick über die medikamentöse Behandlung gibt Tabelle 77-8.

NSAID und Corticoide intraartikulär. Bei Patienten mit geringer Krankheitsaktivität ist eine Behandlung mit DMARD – anders als bei der cP – nicht obligatorisch. Die Krankheit kann hier durch intermittierende Gabe von NSAID möglicherweise ausreichend kontrollierbar sein, unterstützend können bei hoher monartikulärer Aktivität Corticoide intraartikulär verabreicht werden.

> **Cave**
> Systemische Corticoide sollten bei Arthritis psoriatica wegen der Gefahr einer Exazerbation der Psoriasis bei Dosisreduzierung bzw. -ausschleichen nach Möglichkeit vermieden werden.

DMARD. Bei chronischem und polyartikulärem Verlauf sind DMARD indiziert, Mittel der 1. Wahl ist bei mäßiger Aktivität Sulfasalazin, bei hoher Aktivität (z. B. bei der multilierenden Form) niedrigdosiertes Methotrexat. Als Alternative kommen v. a. Leflunomid sowie Ciclosporin A in Frage. Für beide Substanzen gibt es erfolgsversprechender Berichte (verwendeter Dosisbereich wie bei cP). Im Unterschied zur cP ist der Wert von DMARD-Kombinationstherapien bei dieser Indikation bisher noch nicht in kontrollierten Studien untersucht worden. Probleme bezüglich der Hautexazerbation werden von der-

■ Tabelle 77-8. Medikamentöse Therapie der Arthritis psoriatica

	1. Wahl	Alternativen
Geringe Aktivität mit schubfreien Intervallen, keine Osteodestruktion	NSAID	i.a.-Lokaltherapie mit Corticosteroiden
Kontinuierlich aktive Erkrankung, geringe Osteodestruktionen	Sulfasalazin	Leflunomid
Mittlere bis hohe Aktivität und Destruktionspotenz	„Low-dose"-MTX	Leflunomid, Ciclosporin A, TNF-α-Hemmstoffe
Schwerste Formen mit Phasen höchster Aktivität	TNF-α-Hemmstoffe (Etanercept, Infliximab)	–

matologischer Seite immer wieder durch Antimalariamittel und Goldpräparate beschrieben, deren Einsatz deshalb eher kritisch zu sehen ist. Bei hoher Krankheitsaktivität empfiehlt sich der Einsatz von TNF-α-Hemmstoffen (sehr gute Wirkung auf Haut und Gelenke).

Neben dem Gelenkbefall können bei der A.ps. auch Achsenskelettbeteiligung und Enthesiopathie eine gezielte Behandlung erfordern. Deren Prinzipien sind in den ▶ Abschnitten „Spondylitis ankylosans" bzw. „Reiter-Syndrom" beschrieben (▶ unten).

Spondylitis ankylosans

Die Spondylitis ankylosans (Sp. a.; früherer Name Morbus Bechterew) ist die häufigste Erkrankung aus dem Formenkreis der seronegativen Spondarthritiden. Hauptsächlich befallen sind Wirbelsäule (Sakroiliitis/Spondylitis) und periphere Gelenke (Oligoarthritis), häufig besteht eine Assoziation mit einer Iritis. Kennzeichnend ist am Achsenskelett ein Nebeneinander von entzündlichen und proliferativen Vorgängen, erstere sind v. a. für die Schmerzen, letztere für die in vielen Fällen drohende Wirbelsäuleneinsteifung verantwortlich. Diese Vorgänge sind auch die vordringlichsten Angriffsziele der Therapie.

Allgemeine Therapieprinzipien und physikalische Maßnahmen

Krankengymnastische Übungen für Wirbelsäule und Brustkorb (ggf. auch für die peripheren Gelenke) sind die eigentliche Basistherapie der Sp. a. Ziele der Krankengymnastik in Form eines krankheitsspezifischen Übungsprogrammes sind die Mobilisierung von Wirbelsäule und Brustkorb und die Kräftigung der Muskulatur. Bezüglich weiterer Einzelheiten der physikalischen Therapie ist auf das entsprechende Spezialkapitel zu verweisen. Bei aktiver Sp. a. sind regelmäßige Therapien unter Kurbedingungen in geeigneten Orten (z. B. Böckstein-Badgastein, Bad Kreuznach) eine sinnvolle Ergänzung, um die physikalische Therapie zu intensivieren und erlernte Maßnahmen aufzufrischen.

Allgemeine Verhaltensmaßregeln runden das nichtmedikamentöse Behandlungsprogramm der Sp. a. ab. Besonders wichtig ist in Anbetracht der erheblichen nächtlichen Beschwerden eine optimale Lagerung im Bett (möglichst flaches Schlafen auf möglichst harter Matratze, kleines Kopfkissen). Tagsüber ist zu langes Verharren in Ruheposition mit gebeugt-fixierter Haltung zu vermeiden. Bei Patienten mit schwererer Erkrankung ist deshalb eine berufliche Umschulung oft nicht zu umgehen.

Medikamentöse Therapie

Medikamente waren bei der Sp. a. der physikalischen Therapie an Bedeutung bisher nachgeordnet. Allerdings versetzt bei erheblichen Beschwerden oft erst der Einsatz von Antiphlogistika den Patienten in die Lage, nachts durchzuschlafen und insbesondere sein Krankengymnastikprogramm zu absolvieren, sodass diese Substanzen bei symptomatischer Erkrankung unverzichtbar sind.

NSAID. Unter den NSAID ist Indometacin bei der hochaktiven Sp. a. am besten wirksam, bei Unverträglichkeit kommen alternativ, z. B. Diclofenac oder Piroxicam, in 2. Linie dann die weiteren Substanzen dieser Gruppe in Frage. Bei der NSAID-Dosierung ist die typische Tagesrhythmik der Sp.-a.-Beschwerden (Maximum meist nachts und am frühen Morgen) zu beachten. Verwendet werden sollten diese Substanzen beschwerdeangepasst, d. h. im beschwerdefreien Intervall ist die Therapie zu beenden (Wirkung nur symptomatisch!).

Phenylbutazon und Corticoide. Im hochaktiven Schub der Sp. a. ist auch der kurzzeitige Einsatz von Phenylbutazon (maximal 600 mg pro Tag, bei dieser Indikation noch zugelassen!) möglich. Ebenso kann hier eine Corticoidpulstherapie hilfreich sein. Ansonsten wirken Corticoide bei der Sp. a. meist wesentlich schlechter als bei anderen entzündlich rheumatischen Erkrankungen und kommen deshalb vorwiegend bei peripherer Arthritis zum Einsatz, außerdem sind sie auch bei der hochfloriden Sakroiliitis intraartikulär gut wirksam (Dosisbereich 40–50 mg Prednisolonäquivalent).

DMARD, TNF-α-Hemmstoffe. Unter den DMARD gilt **Sulfasalazin** bei der frühen Sp. a. als Mittel der 1. Wahl. Neben einer gesicherten Wirkung auf die periphere Arthritis ist in einigen Studien in Frühfällen auch eine Besserung der Achsenskelettsymptome belegt, allerdings nicht sicher eine Beeinflussung des Langzeitverlaufes. Die übrigen bei der cP wirksamen DMARD, wie z. B. Methotrexat und Goldpräparate, haben sich bei der Sp. a. v. a. bezüglich der peripheren Arthritis (inklusive Koxitis) als wirksam erwiesen. Ihre Wirkung auf die Manifestationen des Achsenskelettes ist bisher nicht eindeutig belegt. Nach neuesten Studien besitzen dagegen TNF-α-Hemmstoffe wie Infliximab und Etanercept hier eine ausgezeichnete Wirkung.

Sonstige Maßnahmen. Operative Eingriffe sind nur in Ausnahmefällen indiziert, hierzu gehören die schwere Koxitis (Implantation einer Totalendoprothese) und die Wirbelsäulenosteotomie bei schwerster fixierter Fehlhaltung. Die vor einigen Jahrzehnten viel praktizierte Therapie mit **radioaktiven Substanzen** wird derzeit einer erneuten Überprüfung v. a. bezüglich der Langzeitwirksamkeit unterzogen. Einen Überblick über die therapeutischen Konzepte der Sp. a. gibt Übersicht 77-10.

> **Übersicht 77-10**
> **Grundlegende Behandlungsprinzipien der Spondylitis ankylosans**
>
> — Die Physiotherapie (insbesondere Krankengymnastik) stellt die therapeutische Basismaßnahme dar.
> — Bedarfsentsprechend werden nichtsteroidale Antiphlogistika zeitweise als Symptomatika eingesetzt.
> — Als einzige etablierte krankheitsmodulierende Substanz („Basistherapeutikum") hat sich Sulfasalazin als partiell wirksam erwiesen (v. a. in Frühfällen).
> — Nach neuesten Studien sind TNF-α-Hemmer sehr effektiv.

Reiter-Syndrom und reaktive Arthritis nach enteritischen und urethritischen Infekten

Reaktive Arthritis und Reiter-Syndrom sind nach heutiger Einschätzung Teile ein und desselben Krankheitskomplexes, bei dem ein Zusammenwirken von genetischer Prädisposition (80 % der Patienten HLA-B27-positiv) mit exogenen intestinalen und urogenitalen mikrobiellen Faktoren zum Krankheitsgeschehen führt. Übersicht 77-11 zeigt die wichtigsten bakteriellen Auslöser. Der traditionelle Begriff des Reiter-Syndroms beinhaltet dabei gegenüber der reinen reaktiven Arthritis ein breiteres Befundspektrum und eine größere Neigung zur Chronifizierung (etwa $^2/_3$ aller Fälle chronisch-rezidivierend).

Die Therapie beider Varianten erfolgt prinzipiell in gleicher Weise und richtet sich nach dem jeweils gebotenen klinischen Bild. Prinzipiell gibt es keine für sämtliche Manifestationen gleich gut wirkenden Substanzen. Augen-, Haut- und Schleimhautbefall werden lokal behandelt. Balanitis und Keratodermie sprechen meist gut auf corticoidhaltige Lotionen bzw. Salben an, bei Mundschleimhautläsionen kommt z. B. Kamillosan zur Anwendung.

> **Übersicht 77-11**
> **Wichtigste Auslöser der reaktiven Arthritis**
>
> — Chlamydia trachomatis
> — Yersinia enterocolitica (Serotypen O3 und O9; pseudotuberculosis OI und OIV)
> — Campylobacter jejuni
> — Salmonella typhimurium, enteritidis, heidelberg, cholerae suis
> — Shigella flexneri (16/2a)
> — selten: Clostridium difficile, Chlamydia psittaci, Ureaplasma urealyticum, Gonokokken, Brucellen, Lamblien, Blastocystis hominis

Therapeutischer Stufenplan. Den therapeutischen Stufenplan der **Arthritis** zeigt Abb. 77-1. In leichteren und selbstlimitierten Fällen ist eine vorübergehende Behandlung mit NSAID, ergänzt durch physikalische Maßnahmen wie Kryotherapie, ausreichend. Häufig beginnt das

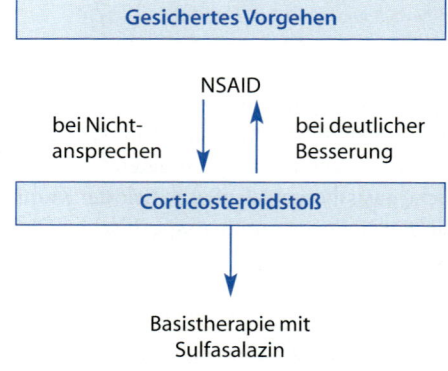

Abb. 77-1. Medikamentöse Therapie der reaktiven Arthritis

Krankheitsbild allerdings hochakut, sodass neben kurzzeitiger Ruhigstellung bei monartikulärem Befall zusätzliche intraartikuläre Corticoidinjektionen, bei Befall mehrerer Gelenke eine Corticoidstoßtherapie erforderlich sein kann, um die entzündliche Aktivität zu durchbrechen.

DMARD. Bei Fällen ohne eindeutige Rückbildungstendenz innerhalb von 3 Monaten oder bei chronifiziertem Geschehen im Rahmen eines Reiter-Syndroms kann zusätzlich die Einleitung einer DMARD-Therapie erforderlich sein. Sulfasalazin gilt hier als Mittel der 1. Wahl, bei gutem Ansprechen kann – im Unterschied zur cP – nach 6 Monaten ein Auslassversuch unternommen werden. In schwersten Fällen kommt alternativ niedrigdosiertes Methotrexat infrage, dies gilt auch für die Kombination Haut-Gelenk-Befall beim Reiter-Syndrom.

Antibiotika. Die Bedeutung von Antibiotika bei diesem Krankheitskomplex war lange umstritten. Heute gilt bei urogenital (durch Chlamydien oder Mykoplasmen) ausgelöstem Geschehen eine 2- bis 3-wöchige Behandlung mit Tetrazyklin (mit Partnerbehandlung!) wegen der häufigen Erregerpersistenz als obligatorisch. Nach derzeitiger Studienlage bringt längere Antibiose oder Verwendung anderer Substanzen keine Vorteile, ebenso bedarf die postenteritische Form keiner Antibiotikagabe. Bei Patienten mit entsprechender Anamnese sollten frische enteritische und urogenitale Infektionen unbedingt frühzeitig antibiotisch behandelt werden, um ein Arthritisrezidiv zu verhindern oder zumindest abzumildern.

Therapie weiterer Manifestationen. Bei Achsenskelettbefall im Rahmen des Reiter-Syndroms gelten die gleichen Therapieempfehlungen wie bei der Sp. a. Besondere therapeutische Probleme bieten oft enthesiopathische Veränderungen am periostalen Ansatzbereich von Sehnen und Bändern, manifest v. a. in Form von Fersen-, Gesäß- und Brustkorbschmerzen. NSAID wirken ebenso wie systemische Corticoide hier wesentlich schlechter als bei der Arthritis, auch Kombinationen mit lokal wirksamen Substanzen (antiphlogistische Gele, Injektionen) führen oft nur sehr zögernd zum Erfolg. Ergänzend kann ein Versuch mit analgetischer Röntgenbestrahlung gemacht werden. Die medikamentöse Therapie ist außerdem durch Hilfsmittel wie angepasstes Schuhwerk, Fersenpolster etc. zu ergänzen.

77.2.4 Infektiöse Arthritiden und Spondylitiden

Bakterielle Arthritiden gehören zu den wenigen Notfällen der Rheumatologie, bei denen eine umgehende gezielte Therapie unbedingt nötig ist, weil schnell irreversible Destruktionen drohen. Die wichtigsten Ursachen und begünstigenden Faktoren dieser Erkrankung sind in ◘ Übersicht 77-12 aufgeführt.

> **Praxistipp**
> Bei jeder frischen Arthritis sollte wegen der wichtigen Differenzialdiagnose einer infektiösen Arthritis initial eine Gelenkpunktion mit Synoviaanalyse erfolgen, dies kann auch bei akuten Monarthritiden im Rahmen bekannter chronischer Krankheitsbilder ratsam sein (bakterielle Arthritis als Sekundärkomplikation im vorgeschädigten Gelenk).

Bei der infektiösen Spondylitis läuft das Krankheitsgeschehen weniger fulminant ab. Auch hier muss ggf. durch Punktion nach dem Erreger gesucht werden.

> **Übersicht 77-12**
> **Septische Arthritis – mögliche Ursachen und begünstigende Faktoren**
>
> - vorausgegangenes Trauma
> - vorausgegangener iatrogener Eingriff
> - periartikuläre Weichteilinfektion oder Osteomyelitis
> - vorbestehende gelenkferner Fokus (Sepsis)
> - Vorschädigung des Gelenkes
> - vorbestehende Abwehrschwäche (z. B. immunsuppressive Therapie)

Infektiöse Arthritis

Sofort nach Punktion (und vor Erhalt der mikrobiellen Untersuchungsergebnisse) ist bei Verdacht auf ein septisches Geschehen mit einer parenteralen Breitbandantibiose zu beginnen, die Therapie wird nach Erregeridentifizierung dann fortgeführt oder modifiziert. Das Spektrum möglicher Erreger wird durch äußere Faktoren wie Lebensalter, vorbestehende Immunsuppression etc. beeinflusst. ◘ Tabelle 77-9 gibt eine Übersicht über die wichtigsten in Frage kommenden Erreger und ihre Therapie.

Medikamentöse Therapie. In der Regel wird die Antibiose zunächst 10–14 Tage parenteral durchgeführt, dann weitere 3–4 Wochen oral fortgesetzt. Besonders hinzuweisen ist auf die Gonokokken- und die tuberkulöse Arthritis. In beiden Fällen kann sich der Erregernachweis auch bei mehrfacher Punktion schwierig gestalten.

> ❗ Eine Gelenktuberkulose kann nicht selten erst durch Biopsie (Arthroskopie, Arthrotomie) gesichert werden.

Chirurgische Maßnahmen. Zusätzlich zur medikamentösen Therapie ist stets eine chirurgische Intervention zu

□ **Tabelle 77-9.** Infektiöse Arthritis – wichtigste Erreger und Therapie

Erreger	Vorkommen/Besonderheiten	Antibiotikatherapie (mit Alternativen)
Staphylokokken	häufigste Erreger im Erwachsenenalter	Cloxacillin (bei Resistenz Vancomycin)
Streptokokken		Penicillin G, Cephalosporine
Gonokokken	häufigster Erreger im jungen Erwachsenenalter	Ceftriaxon
Gramnegative Keime	bei älteren Patienten häufiger	Ceftriaxon, Gentamicin und Cefotaxim
Haemophilus influenzae	im Kleinkindalter am häufigsten	Amoxicillin, Cephalosporine der 3. Generation
Pseudomonas aeruginosa	Risikogruppen (z. B. i. v.-Drogenabusus)	Gentamicin, Cefotaxim
Atypische Keime (auch Pilze, Parasiten)	immungeschwächte Patienten (Aids, Immunsuppressiva)	je nach Keimnachweis
Tuberkulose	protrahierter Verlauf	initial Viererkombination (Ethambutol, Isoniazid, Rifampicin, Pyridoxin)
	schwieriger Erregernachweis	nach 6–8 Wochen Kombination Ethambutol und Isoniazid

diskutieren. Bei Hüftgelenkbefall sollte obligatorisch eine Drainage erfolgen. Bei den anderen Gelenken ist – eine frühzeitige Diagnosestellung vorausgesetzt – zunächst ein Versuch möglich, das Gelenk durch mehrfache Punktionen zu entleeren und zu spülen. Sollte dies wegen technischer Probleme nicht ausreichend möglich sein oder sich innerhalb von 2 Tagen hierunter eine weitere Verschlechterung des Lokalbefundes ergeben, ist auch hier chirurgisch vorzugehen. In den ersten Tagen wird das Gelenk zusätzlich in Funktionsstellung immobilisiert. Nach Abklingen des akuten Befundes sollte mit Krankengymnastik begonnen werden. Zuvor kann im akuten Stadium ergänzend Kryotherapie angewendet werden. Über die Notwendigkeit späterer operativer Eingriffe entscheidet der Zustand des Gelenkes nach Abheilung.

Infektiöse Bursitis. Gesondert ist auf die Möglichkeit einer isolierten infektiösen Bursitis hinzuweisen. Prädilektionsstellen hierfür sind (v. a. nach Verletzungen oder Eingriffen) die Patellarregion und Olekranon. Im Allgemeinen werden hier Antibiotika (mit kürzerer Anwendungsdauer als bei der Arthritis) in Kombination mit Drainage zur Anwendung kommen.

Infektiöse Spondylitis

Auch für die bakterielle Spondylitis kommt ein breites Erregerspektrum als Auslöser in Frage, daher ist eine Erregeridentifikation durch Punktion und/oder serologische Untersuchungen anzustreben. Zu den oben genannten Arthritiserregern kommen hier noch Brucellen als häufigere Ursache hinzu. Die antibiotische Therapie wird wie bei der Arthritis eingesetzt, allerdings wesentlich länger (3–6 Monate je nach Keim und Verlauf). Initial wird der Patient immobilisiert (Dauer abhängig vom Verlauf).

Häufig ist eine zusätzliche operative Intervention (Ausräumung/Spondylodese) erforderlich.

77.2.5 Weitere infektbezogene Arthritiden

Einige mit Infekten assoziierte Arthritiskrankheiten sind nicht dem herkömmlichen Schema septischer bzw. HLA-B27-assoziierter Formen zuzuordnen. Hierzu gehören an häufigen bzw. bekannten Krankheitsbildern v. a. die Lyme-Arthritis, das rheumatische Fieber und die parainfektiösen Arthritiden.

Lyme-Arthritis

Im zeitlichen Ablauf der Borreliose stellt die Arthritis eine eher späte Manifestation dar, die meist einige Monate, manchmal aber auch Jahre nach der Erstinfektion und dem Frühbefund Erythema migrans auftritt. Diese Arthritis entsteht vermutlich durch direkte Erregereinwirkung, im Langzeitverlauf spielen möglicherweise immunologische Folgeerscheinungen für die Chronifizierung eine Rolle.

Frühstadium der Borreliose. Im Frühstadium der Erkrankung (Erythema migrans, Allgemeinsymptome) ist eine orale Behandlung für 3 Wochen mit Doxycyclin (2-mal 100 mg), alternativ Amoxicillin (3-mal 500 mg) oder Erythromycin (1–2 g pro Tag) ausreichend, auch Phenoxymethylpenicillin (3-mal 1 Mio. IU) wird von vielen Autoren in diesem Stadium als ausreichend wirksam betrachtet.

Floride Arthritis. Im Stadium der floriden Arthritis ist zunächst Doxycyclin (2-mal 100 mg für 4 Wochen), alternativ Amoxicillin (4-mal 500 mg für 4 Wochen) indiziert.

Bei Nichtansprechen sollte ein Versuch mit Ceftriaxon (1-mal 2 g i. v. pro Tag für 2 Wochen) angeschlossen werden. Eine Überlegenheit von Ceftriaxon gegenüber den anderen Substanzen ist bisher nicht eindeutig in Studien belegt, sodass es nicht als Mittel der 1. Wahl anzusehen ist. Die Wirkung der Antibiotikatherapie setzt langsam ein und kann durchaus ihr Maximum erst nach Abschluss der Antibiotikagabe erreichen, mit einer anderen Therapie sollte daher 1–2 Monate gewartet werden.

Weitere Therapiemaßnahmen. Die Arthritistherapie wird im Schub durch NSAID im Schub ergänzt. Unter suffizienter antibiotischer Therapie können auch intraartikuläre Glucocorticoide verabreicht werden (während diese Therapie ohne Antibiose den Verlauf ungünstig beeinflussen kann). Bei chronifiziertem therapierefraktärem Verlauf ergibt sich möglicherweise die Indikation zu einer arthroskopischen Synovektomie.

Rheumatisches Fieber

Dieses zu den bekanntesten rheumatischen Krankheiten gehörende Geschehen ist heute in Mitteleuropa fast ausgestorben, wird aber noch erstaunlich häufig (meist zu Unrecht) diagnostiziert. Die korrekte Diagnose hat sich streng an die Erfüllung der Jones-Kriterien in ihrer revidierten Fassung zu orientieren.

Obligatorisch ist ein vorausgehender Streptokokken-Halsinfekt, nachgewiesen durch Abstrich und/oder eine ansteigende Streptokokkenserologie. Bei eindeutig gesicherter Diagnose richtet sich das Therapieprogramm nach Art und Schwere der gebotenen Symptome. Obligatorisch sind neben Allgemeinmaßnahmen wie Bettruhe im akuten Stadium 3 Kriterien zu beachten:

- **Beseitigung der ursächlich verantwortlichen β-hämolysierenden Streptokokken:** Bei Infektnachweis sollte Penicillin oral (z. B. Penicillin V 3-mal 1 Mio. IU pro Tag) oder parenteral (z. B. Benzylpenicillin 1 Mio. IU pro Tag) über 14 Tage verabreicht werden.
- **Prophylaxe gegen erneute Infektionen:** Die Sekundärprophylaxe erfolgt mit Benzathin-Penicillin G (1-mal 1,2 Mio. IU i. m. pro Monat). Für die Dauer gibt es noch keine einheitlichen Richtlinien, sie sollte bei unkompliziertem Verlauf aber mindestens 5 Jahre betragen. Bei Auftreten im jugendlichen Alter ist eine Therapie bis zum 25. Lebensjahr zu empfehlen, bei nachgewiesener Karditis eine lebenslängliche Prophylaxe. Frische Streptokokkeninfekte sind bei nicht mehr laufender Dauertherapie sofort mit Penicillin zu therapieren.
- **Symptomatische Therapie der unmittelbaren Krankheitsmanifestationen:** In unkomplizierten Fällen ist in der Regel eine Therapie mit NSAID ausreichend, wobei bei dieser Indikation bisweilen auch Salicylate gut wirksam sind. Bei schwerem Verlauf und Karditis werden für 4–6 Wochen Corticosteroide eingesetzt (Startdosis 40–60 mg Prednisolonäquivalent).

Die Therapie wird durch fakultativ indizierte operative Eingriffe ergänzt, z. B. Tonsillektomie bei rezidivierenden Infekten oder Klappenersatz nach schwerer Karditis.

Parainfektiöse Arthritis

Hierunter ist eine Begleitarthritis zu verstehen, die fast ausschließlich im Rahmen von viralen Infektionen auftritt. Sie beginnt nicht selten hochakut und kann wegen ihres Befallsmusters initial mit einer cP verwechselt werden. Ihre Prognose ist fast immer exzellent, ein Abklingen innerhalb einiger Wochen, spätestens einiger Monate die Regel, selten kommt es zu chronischen Arthritiden. Häufigste Auslöser sind Rubella-, Hepatitis-B- und Parvovirus B19, vermutlich auch Retroviren, grundsätzlich kann aber vermutlich jede Viruserkrankung eine flüchtige Begleitarthritis hervorrufen.

Aufgrund des selbstlimitierten Verlaufes ist fast immer eine symptomatische Therapie mit NSAID, ergänzt durch physikalisch-therapeutische Maßnahmen wie Kryotherapie ausreichend. In hartnäckigen Fällen und bei schwerer Infektion kommen ggf. antivirale Substanzen zusätzlich infrage, hierüber liegen allerdings kontrollierte Untersuchungen noch nicht vor.

77.2.6 Systemische Bindegewebeerkrankungen und Vaskulitiden

Die systemischen Bindegewebeerkrankungen (früherer Name Kollagenosen) und die Vaskulitiden sind Erkrankungsfamilien, denen ein multisystemischer Charakter und eine häufige Assoziation zu Autoimmunphänomenen gemeinsam ist, die allerdings von unterschiedlichen Strukturen (Bindegewebe bzw. Gefäßen) ihren Ausgang nehmen. Die Erkrankungen aus diesen Formenkreisen gehören in der Praxis bis auf wenige Ausnahmen (z. B. Polymyalgia rheumatica) zu den Raritäten. Innerhalb der Rheumatologie stellen sie gleichwohl eine besondere therapeutische Herausforderung dar, da sie ein schweres, in manchen Fällen lebensbedrohliches Ausmaß annehmen können. Ihr multisystemischer Charakter bedingt ein Übergreifen auf viele andere medizinische Teilgebiete wie Nephrologie, Kardiologie oder Neurologie, auch die Therapie ist daher häufig unter einem interdisziplinären Aspekt zu sehen.

Overlap-Syndrome mit den Merkmalen der verschiedenen Erkrankungen des Formenkreises unterliegen – je nach vorliegenden Manifestationen – den gleichen Therapieprinzipien wie die aufgeführten Erkrankungen.

Systemischer Lupus erythematodes (SLE)

Der systemische Lupus erythematodes (SLE) weist bezüglich des klinischen Spektrums, des Schweregrades und des Langzeitverlaufes große interindividuelle Unterschiede auf. Im Zuge besserer diagnostischer Möglichkeiten werden heute neben schweren Krankheitsformen mit

Organbefall vermehrt auch mildere Varianten diagnostiziert, bei denen nur Haut- und/oder Gelenkbefall sowie gestörtes Allgemeinbefinden imponieren. Dementsprechend sind therapeutisch nicht schematische Richtlinien, sondern individuelle Vorgehensweisen nötig, die auch beim einzelnen Patienten im Langzeitverlauf u. U. häufig zu verändern sind, zumal die Krankheit oft einen wechselhaften, schubweisen Verlauf bietet. Durch die heutigen Behandlungsmöglichkeiten konnte die Prognose dieser Erkrankung insgesamt dramatisch gebessert werden.

Therapie

Die ◘ Abb. 77-2 zeigt einen Stufenplan der verschiedenen pharmakotherapeutischen Möglichkeiten, ◘ Tabelle 77-10 gibt einen Überblick über die Modalitäten dieser Therapien. Bei Patienten mit **geringer Krankheitsaktivität** bzw. in Phasen geringer Aktivität (Allgemein- und/oder Gelenkbeschwerden) sind nicht selten **NSAID** zur Kontrolle ausreichend. Bei chronischem Verlauf wird ergänzend eine DMARD-Therapie mit **Antimalariamitteln** eingeleitet. Ideal geeignet für diese Therapieform, die in Schüben durch Corticosteroidgabe ergänzt werden kann, sind Haut- und Gelenkbefall sowie Allgemeinsymptome, aber auch serositische Manifestationen wie Pleuraergüsse. Beim Hautbefall kann alternativ Dapson eingesetzt werden, additiv kommen topische Corticoide zum Einsatz.

Bei **schwerem Organbefall** werden **Immunsuppressiva** anstelle von Antimalariamitteln verabreicht, ergänzt durch Corticoide in höherer Dosis. Bei der **Lupusnephritis** gilt **Cyclophosphamid** eindeutig als Mittel der 1. Wahl, aufgrund der im Vergleich zur oralen Dauertherapie deutlich besseren Verträglichkeit wird es heute vorzugsweise als Pulstherapie verabreicht. Auch bei schwerem ZNS-Befall ist dieser Behandlung der Vorzug zu geben. Für alle anderen Organmanifestationen ist eine Überlegenheit von Cyclophosphamid gegenüber **Azathioprin** bisher nicht eindeutig belegt, zumindest bei leichterem Organbefall sollte hier deshalb das weniger toxische Immunsuppressivum eingesetzt werden. Nach neueren Studien stellt Mycophenolatmofetil eine weitere Alternative dar.

Schwerste lebensbedrohliche Krankheitssituationen. Sie erfordern zusätzlich zu den genannten Maßnahmen möglicherweise eine kurzzeitige **Corticoidpulstherapie**. Alternativ bzw. als weitere Eskalation kann eine **synchronisierte Plasmapheresetherapie** (Kombination von Plasmapherese und Cyclophosphamidpulstherapie) durchgeführt werden. Die einfache Plasmapheresetherapie hat sich als der Cyclophosphamidpulstherapie unterlegen erwiesen und sollte nur noch in verzweifelten Situationen bei gleichzeitiger Kontraindikation gegen Cyclophosphamid in Kombination mit hochdosierten Corticoiden zum Einsatz kommen.

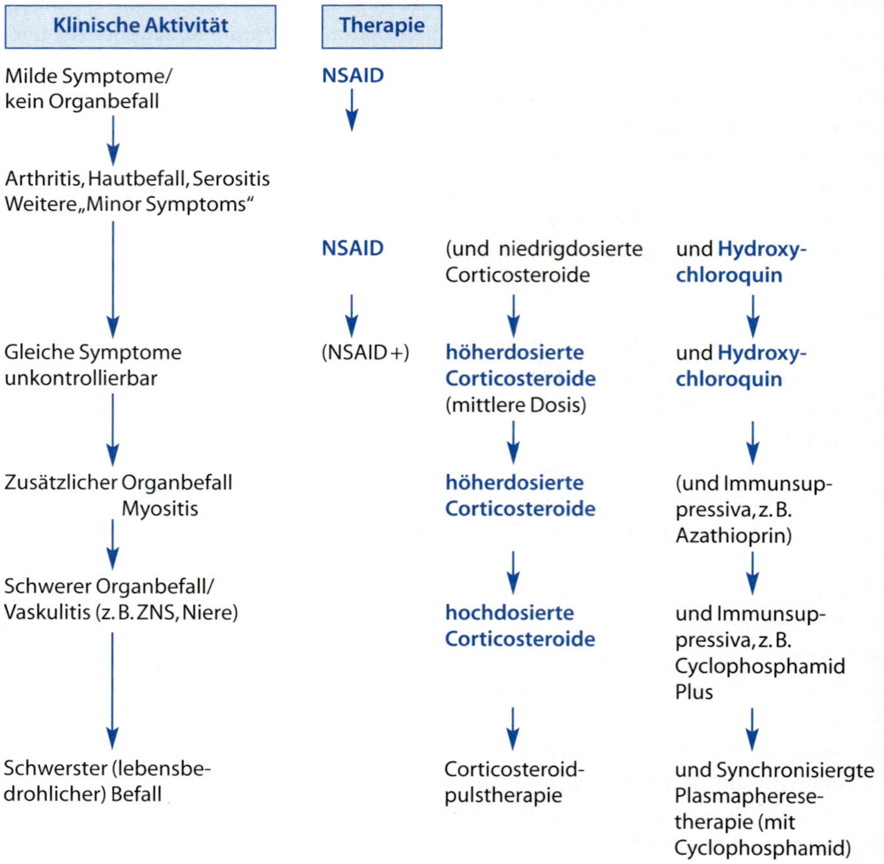

◘ Abb. 77-2. Stufenplan für die Therapie des systemischen Lupus erythematodes (SLE)

Klinische Aktivität	Therapie		
Milde Symptome/ kein Organbefall	NSAID		
Arthritis, Hautbefall, Serositis Weitere „Minor Symptoms"	NSAID	(und niedrigdosierte Corticosteroide	und **Hydroxychloroquin**
Gleiche Symptome unkontrollierbar	(NSAID+)	**höherdosierte Corticosteroide** (mittlere Dosis)	und **Hydroxychloroquin**
Zusätzlicher Organbefall Myositis		**höherdosierte Corticosteroide**	(und Immunsuppressiva, z. B. Azathioprin)
Schwerer Organbefall/ Vaskulitis (z. B. ZNS, Niere)		**hochdosierte Corticosteroide**	und Immunsuppressiva, z. B. Cyclophosphamid Plus
Schwerster (lebensbedrohlicher) Befall		Corticosteroidpulstherapie	und Synchronisiergte Plasmapheresetherapie (mit Cyclophosphamid

□ **Tabelle 77-10.** Pharmakotherapie bei systemischem Lupus erythematodes – Therapieanweisungen

NSAID, Antimalariamittel, Methotrexat, Azathioprin, Ciclosporin		Dosierung wie bei chronischer Polyarthritis (cP)
Corticosteroide	niedrige Dosis	<10 mg Prednisolonäquivalent pro Tag
	mittlere Dosis	10–40 mg Prednisolonäquivalent pro Tag
	hohe Dosis	>40–100 mg Prednisolonäquivalent pro Tag
	Pulstherapie	500–1000 mg Methylprednisolon per infusionem an 3 aufeinanderfolgenden Tagen (Dosisreduktion, wann immer möglich!)
Mycophenolatmofetil		1000–2000 mg pro Tag
Cyclophosphamidpulstherapie		0,5–1,0 g/m²KO monatlich (mindestens über 3 Monate)
Intravenöses Immunglobulin		300–400 mg/kgKG pro Tag an 5 aufeinanderfolgenden Tagen (evtl. monatliche Fortsetzung)
Synchronisierte Plasmapherese		Kombination von Plasmapherese und Cyclophosphamidpulstherapie

Zu den alternativ verwendbaren Substanzen, für die eine Wirksamkeit zunehmend in kleineren Fallserien beschrieben ist, gehören niedrigdosiertes Methotrexat (Gelenkbefall, Serositis), Ciclosporin A (Gelenkbefall, Nephritis) und neuerdings Leflunomid. Die i. v.-Gabe von Immunglobulin ist bei der Thrombopenie gut wirksam, Erfolge bei anderen Manifestationen sind bisher nur anekdotisch beschrieben. Ebenfalls bei Zytopenien wird alternativ Danazol eingesetzt.

Allgemeinmaßnahmen. Zu den wichtigsten Allgemeinmaßnahmen gehören **Schutzmaßnahmen gegen Sonnenlicht/UV-Bestrahlung** (z. B. Lichtschutzsalbe) und eine sorgfältige **Infektprophylaxe**, ggf. rascher Einsatz von Antibiotika (Infektabwehr durch die Krankheit und ggf. durch Medikamente herabgesetzt!).

Cave
Bei jungen Patientinnen mit sehr hoher Krankheitsaktivität und/oder immunsuppressiver Therapie ist auf eine sichere Empfängnisverhütung zu achten, ansonsten stellt der systemische Lupus erythematodes keine Kontraindikation gegen eine Schwangerschaft dar.

Bei Patienten mit Multimedikation ist differenzialdiagnostisch an die Möglichkeit eines **medikamentös-induzierten Lupus** (z. B. durch Carbamazepin, Hydralazin, Isoniazid) zu denken, der sich oft schon durch Absetzen der verursachenden Substanz zur Remission bringen lässt.

Polymyositis/Dermatomyositis

Die **Polymyositis** ist durch lokalisierten oder generalisierten entzündlichen Befall der Muskulatur, systemische Krankheitszeichen und fakultative Organbeteiligung gekennzeichnet, dieses Spektrum wird bei der **Dermatomyositis** noch durch eine typische Hautbeteiligung ergänzt. Durch frühere Diagnostizierung und bessere Therapiemöglichkeiten hat sich die Prognose dieses Krankheitskomplexes insgesamt deutlich gebessert.

Therapie

Die □ Abb. 77-3 gibt einen Überblick über das heute übliche therapeutische Vorgehen. Die Dosierung der verwendeten Substanzen entspricht der bei anderen rheumatologischen Indikationen, das Vorgehen bei Dosisreduktion ist abhängig vom Verlauf der Klinik und den Muskelenzymwerten. Ergänzend hierzu können bei hartnäckiger Hautbeteiligung im Rahmen der Dermatomyositis Antimalariamittel eingesetzt werden. Eine Therapiedauer von mehreren Jahren ist fast immer zu erwarten. Bettruhe in akuten Stadien sowie vorsichtig beginnende und lang-

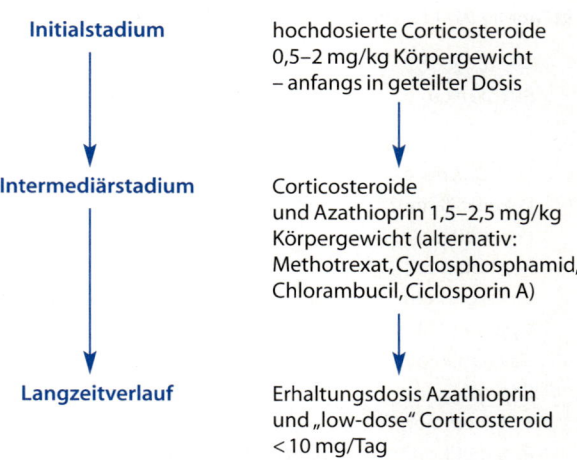

□ **Abb. 77-3.** Therapeutisches Vorgehen bei Polymyositis/Dermatomyositis. Weitere, in ihrem Wert bisher unklare Therapien: γ-Globuline i. v., Steroidpulstherapie, (Plasmapherese)

sam gesteigerte Krankengymnastik in Besserungsphasen ergänzen das Therapieprogramm.

Progressive systemische Sklerose

Die progressive systemische Sklerose (**Sklerodermie**, PSS) ist eine generalisierte Bindegewebserkrankung unbekannter Ätiologie. Mehrere Subgruppen sind klinisch und z. T. serologisch voneinander zu trennen, von denen die lokalisierten Formen und die **Zentromerantikörper-assoziierte limitierte Form** (früher **CREST-Syndrom**) prognostisch eher günstig, die **Scl70-assoziierte diffuse** (generalisierte) **Form** mit einer nicht selten limitierenden kardialen, pulmonalen und renalen Beteiligung ungünstig zu beurteilen ist. Im Einzelfall sind Verlauf und Prognose aufgrund der großen Variabilität der Erkrankung oft schwer zu beurteilen.

Therapie

Therapeutisch stellt die PSS heute noch eines der größten Probleme innerhalb der Rheumatologie dar. Eine Vielzahl von Substanzen und Verfahren wurden erprobt und letztlich als unwirksam verworfen. Bisher gibt es keine Substanzen, die das gesamte Krankheitsbild modulierend beeinflussen könnten. Auch symptomatisch sind einige der typischen Manifestationen (z. B. der Hautbefall) kaum zu therapieren, bei einigen anderen wie Gelenkbeteiligung oder Raynaud-Syndrom gelingt dies recht gut oder zumindest partiell. Je fortgeschrittener die Krankheit ist, um so mehr sinkt die Aussicht auf Therapieerfolge.

Tabelle 77-11 gibt eine Übersicht über die gegenwärtig mit Erfolgsansätzen verwendeten Behandlungsverfahren und ihre jeweiligen Zielmanifestationen. Zusätzlich kommen – v. a. bei Organbeteiligung – Corticoide zum Einsatz (inähnlicher Dosierung wie beim SLE). Ergänzend sind physiotherapeutische Maßnahmen wie Atemgymnastik bei Lungenbeteiligung und Bewegungstherapie (z. B. zur Vermeidung von Kontrakturen) für alle Patienten hilfreich.

Experimentelle Therapieansätze. Zu den interessanten experimentellen Therapieansätzen, für die bisher kontrollierte Untersuchungen fehlen, gehören:
- Ketanserin (Serotoninrezeptorantagonist) und orales Prostazyklin für das Raynaud-Syndrom
- Ciclosporin A für die kutane Sklerose
- α-Interferon als Antifibrotikum
- Diltiazem für schwere Formen der Kalzinose
- Methotrexat als systemische Therapie (gegenwärtig in kontrollierten Studien erprobt)
- autologe Stammzelltransplantation für schwerste lebensbedrohliche Fälle

Für das mit großen Erwartungen und Publizität eingeführte Verfahren der **Photophorese** steht bisher eine Bestätigung der Wirksamkeit in plazebokontrollierten Studien ebenfalls aus.

Sjögren-Syndrom

Auch das Sjögren-Syndrom (SS) ist bisher nur partiell zu behandeln. Insbesondere seine Kernbefunde Keratokonjunktivitis sicca und Xerostomie sind über eine konsequente Substitutionsbehandlung mit künstlicher Tränen- und Speichelflüssigkeit hinaus schwer zu beeinflussen. Im Unterschied zu systemischen Manifestationen zeigen Corticoide und Immunsuppressiva hier keine Wirkung.

Therapie

Neben der **Substitutionsbehandlung** sind Allgemeinmaßnahmen für den Patienten von größter Bedeutung, so eine gründliche Mundhygiene und die Vermeidung widriger Umgebungsverhältnisse (z. B. trockene Zimmerluft, Klimaanlagen). Bei einem Teil der Patienten zeigt sich

Tabelle 77-11. Therapeutische Möglichkeiten bei der systemischen Sklerose

Substanzen	Wirkung/Ziel
NSAID, „Low-dose"-Corticosteroide	Arthritis, Serositis, Myositis
D-Penicillamin?	Haut, Lunge, Arthritis
Photopherese?	Haut
Methotrexat?	Haut, Arthritis, Myositis
Ciclosporin A?	Haut, Arthritis, Myositis
Cyclophosphamid	schwere Organmanifestationen
Calciumantagonisten	Gefäße
Iloprost	Gefäße
ACE-Hemmer	fortgeschrittener Nierenbefall, renale Krise
Prokinetika (Octreotid, Cisaprid, Erythromycin)	Gastrointestinaltrakt
Protonenpumpeninhibitoren	Refluxösophagitis
Autologe Stammzelltransplantation	schwerste, lebensbedrohliche Verläufe

eine Behandlung mit oralem Pilocarpin drüsenstimulierend und reduziert die Sicca-Symptome.

Bei bestimmten Manifestationen und Komplikationen des Syndroms ist der Einsatz von Corticoiden, Antimalariamiteln und/oder Immunsuppressiva indiziert. Hierzu zählen die akute Parotitis (spricht gut auf Corticoidstoß an, Kontraindikation: eitrige Parotitis!), die Gelenkbeteiligung (Antimalariamittel wirksam) sowie Organbeteiligung und/oder Vaskulitis (Immunsuppressiva indiziert). Bei assoziierter Grundkrankheit wie cP oder SLE steht deren suffiziente Behandlung im Vordergrund.

Antiphospholipidantikörper-Syndrom

Antiphospholipidantikörper (APA) kommen in Form von Antikardiolipinantikörpern und Lupus-Antikoagulans v. a. zu 30–50 % beim SLE, aber auch idiopathisch ohne Grundkrankheiten vor (in niedrigen Titern auch bei weiteren Kollagenosen). Nur bei gleichzeitigem Auftreten von Krankheitsmanifestationen wie arteriellen und venösen Thrombosen, Häufung habitueller Aborte und Thrombopenie besteht dabei Therapiebedarf.

Therapie

Die Behandlung akuter Gefäßkomplikationen im Rahmen des Syndroms weicht nicht von den allgemeinen Prinzipien der Thrombosebehandlung ab. Bei rezidivierendem Auftreten wird heute mehrheitlich eine Dauerantikoagulation empfohlen. Bei exzessiver Krankheitsaktivität wird diese Therapie vorübergehend mit hochdosierten Corticoiden, Cyclophosphamidpulsen und im Extremfall auch Plasmapherese kombiniert, bis ein stabiler Zustand hergestellt ist. Der Wert einer Langzeitimmunsuppression ist bisher nicht belegt, ein solches Vorgehen ist daher Fällen mit ständigen Rezidiven trotz Antikoagulation vorbehalten.

Prophylaktische Behandlung. Die Frage einer prophylaktischen Behandlung des Syndroms, z. B. bei persistierend vorhandenen hohen Titern oder bei anamnestischer Abortneigung und neuerlicher Gravidität, wird bisher kontrovers diskutiert. Bei hochtitrigen APA-Titern ohne klinisches Korrelat wird heute mehrheitlich eine Prophylaxe mit Acetylsalicylsäure (325 mg pro Tag) empfohlen. Bei Schwangeren mit Abortanamnese gilt:
- subkutanes Heparin (2-mal 10 000 IU pro Tag, bei Thromboseanamnese 2-mal 15.000 IU pro Tag) als Mittel der 1. Wahl
- alternativ monatliche Gabe von i. v.-Immunglobulin oder Corticoiden (20 – 40 mg Prednisolon pro Tag)

Eine sehr sorgfältige Schwangerschaftsüberwachung ist in solchen Fällen obligatorisch (Risikogravidität!).

Polyarteriitis nodosa

Die Polyarteriitis nodosa (PAN) ist eine systemische, klein- bis mittelkalibrige Arterien betreffende Gefäßentzündung ungeklärter Ätiologie, die in erster Linie Haut, peripheres Nervensystem, Muskulatur, Nieren und Gastrointestinaltrakt befällt und noch keiner kausalen Therapie zugänglich ist. Die Intensität des therapeutischen Vorgehens hängt vom Ausmaß des klinischen Befalles ab, dies kann von Patient zu Patient außerordentlich variieren.

Therapie

Corticoide. Corticoide sind das Mittel der Wahl für die initiale Therapie der PAN und können bei unkomplizierten Fällen auch auf Dauer als Monotherapie eingesetzt werden, wenn es gelingt, eine nebenwirkungsarme Dauerdosis zu erreichen. Die Startdosis richtet sich nach der Aktivität und liegt im Bereich von 20–80 mg pro Tag (anfangs in geteilter, bei guter Wirkung später in einmaliger Dosis). Dosisreduzierungen können bei günstigem Verlauf anfangs alle 1–2 Wochen um 10 mg, nach Erreichen von 20 mg in kleineren Schritten vorgenommen werden.

Immunsuppressiva. Die Indikation zum zusätzlichen Einsatz von Immunsuppressiva (deren Wirkung bei PAN bisher noch nicht in kontrollierten Studien gesichert werden konnte!) ergibt sich bei initial sehr schwerem Verlauf mit Organkomplikationen, bei nicht ausreichendem Ansprechen einer Corticoidmonotherapie oder wenn es auf Dauer nicht gelingt, eine adäquat niedrige Corticoiddauerdosis zu erreichen. Cyclophosphamid (als Pulstherapie) gilt für die Remissionsinduktion als 1. Wahl, wenngleich eine Überlegenheit gegenüber anderen Immunsuppressiva bisher nicht in Studien belegt ist. Als Alternative (z. B. bei Cyclophosphamidunverträglichkeit) wird vielfach Chlorambucil verwendet. Als remissionserhaltende Substanzen für die Langzeitanwendung kommen Azathioprin und vermutlich auch Methotrexat (gegenwärtig in Erprobung) infrage. Wann von der remissionsinduzierenden zur remissionserhaltenden Therapie übergegangen werden kann, ist vom individuellen Verlauf abhängig.

Bedrohliche Krankheitssituationen. In bedrohlichen Krankheitssituationen sollte vorübergehend zusätzlich eine Plasmapheresetherapie versucht werden. Bei Gefäßkomplikationen kann zusätzlich der Einsatz von Thrombozytenaggregationshemmern angezeigt sein.

Behandlung einzelner Entitäten. Die Behandlung der p-ANCA-assoziierten mikroskopischen Polyarteriitis weicht nicht wesentlich von diesem Vorgehen ab. Weitere systemische Vaskulitiden der kleinen Gefäße wie Wegener-Granulomatose, Churg-Strauss-Arteriitis oder Purpura Schoenlein-Henoch werden in den entsprechenden Organkapiteln behandelt.

Riesenzellarteriitis und Polymyalgia rheumatica

Systemische Riesenzellarteriitis (mit häufigem Befall der zerebralen Arterien, z. B. Arteriitis temporalis) und Polymyalgia rheumatica (PMR) gehören bei Patienten höheren Alters zu den häufigsten entzündlich rheumatischen Erkrankungen. Sie galten lange als Varianten des gleichen Krankheitsgeschehens. Neuerdings wird diskutiert, ob es sich vielleicht doch um verschiedene Krankheitsbilder handelt, die allerdings weit überzufällig häufig gemeinsam auftreten. Für die Therapie dieser Krankheiten spielt das keine Rolle, da sie – bis auf Dosierungsbesonderheiten – den gleichen Prinzipien unterliegt.

Therapie

Nach wie vor stellen **Corticoide** bei beiden Krankheiten die einzige sicher wirksame Medikation dar, wobei oft ein dramatisch gutes Ansprechen innerhalb von Stunden – bei bereits länger laufender Krankheit innerhalb von Tagen – zu beobachten ist. NSAID stellen hierzu keine Alternative dar. Es ist dadurch zwar ein schmerzlindernder Effekt, aber keine Beschwerdefreiheit zu erreichen, keinesfalls verhindern sie die potenziellen vaskulären Komplikationen bei Arteriitis. Ebenso gilt die primäre Monotherapie mit Antimalariamitteln und Immunsuppressiva nach bisherigen kleineren Studiendaten als nicht ausreichend wirksam. In Fällen von zu hoher benötigter Corticoiddauerdosis bzw. ausgeprägten Nebenwirkungen wie osteoporotischer Frakturen sollte jedoch versucht werden, durch Zugabe von Methotrexat, alternativ Azathioprin, die Dauercorticoiddosis zu reduzieren, was auch häufig gelingt.

Individuelle Corticoiddosisanpassung. Das Procedere der Corticoidgabe ist bezüglich der Startdosis wie auch der weiteren Dosierung grundsätzlich individuell zu handhaben, da vom klinischen Bild her und im Langzeitverlauf beträchtliche interindividuelle Unterschiede bestehen. Somit können die nachfolgenden Empfehlungen auch nur als Faustregeln verstanden werden. Bisher ist nicht durch Studien eindeutig klargestellt, welche Startdosierung für die beiden Krankheiten adäquat ist. Im Fall der unkomplizierten Erkrankung werden 40–60 mg oral empfohlen, bei klinisch und/oder bioptisch bewiesener Arteriitis werden bei bereits eingetretenen Komplikationen wie Erblindung empfohlen:

- parenteral 250–1000 mg Prednisolonäquivalent pro Tag
- Startdosis bei PMR je nach Aktivität 10–40 mg pro Tag

Die Tabelle 77-12 gibt weitere Richtlinien für die praktische Handhabung der Therapie bei PMR, die in ähnlicher Form auch für die Arteriitis gelten. Besonders muss beachtet werden, dass eine mindestens 1-, oft aber mehrjährige Therapiedauer wegen der Rezidivneigung der Erkrankung die Regel ist. Ein abruptes Absetzen birgt – neben den allgemeinen Risiken durch fehlende hormonelle Eigenproduktion – eine besonders hohe Gefahr für ein schweres Rezidiv.

Zusätzliche allgemeine Therapiemaßnahmen sind – abgesehen von den mit einer Corticoiddauertherapie verbundenen Erfordernissen wie Osteoporoseprophylaxe – nicht nötig, da eine suffiziente Corticoidtherapie fast immer für völlige Beschwerdefreiheit sorgt.

Behçet-Syndrom

Das Behçet-Syndrom wird nach neueren Gesichtspunkten dem Formenkreis der **systemischen Vaskulitiden** zugerechnet. Es handelt sich um ein schubweise verlaufendes multisystemisches Krankheitsbild, bei dem Haut- und

Tabelle 77-12. Therapieprinzipien bei Polymyalgia rheumatica

Substanzen	Corticosteroide weiterhin Mittel der Wahl und zuverlässig wirksam NSAID nur gering schmerzlindernd Wirksamkeit von Immunsuppressiva nicht belegt
Startdosis	10–40 mg Prednisolonäquivalent pro Tag (bei unkomplizierter Arteriitis 40–60 mg)
Weiterdosierung	Dosisreduktion je nach Ansprechen (Faustregel bei gutem Erfolg): 20–40 mg pro Tag: 5 mg pro Woche 10–20 mg pro Tag: 2,5 mg pro Woche < 10 mg pro Tag: 1 mg pro Woche bis zur Erhaltungsdosis von 5 mg pro Tag
Dosisverteilung	anfangs 2/3 morgens, 1/3 abends; bei Beschwerdefreiheit 1-malige morgendliche Gabe; alternierende Gabe in der Regel nicht möglich
Dosierung bei Rezidiv	Dosiserhöhung auf ursprüngliche Startdosis (schweres Rezidiv) oder 10 mg darunter (leichtes Rezidiv)
Therapiedauer	mindestens 1 Jahr über Beschwerdefreiheit (bzw. letztes Rezidiv) hinaus
Therapiekontrollen	CRP, BSG, Klinik – Osteoporoserisiko beachten! (Risikopatienten vorher identifizieren)
Zusatztherapie bei zu hoher Corticoiddauerdosis	Methotrexat 10–20 mg pro Woche Azathioprin 75–150 mg pro Tag

Schleimhautläsionen, Uveitis, Arthritis, Thrombophlebitis und Thrombosen sowie Befall des Gastrointestinaltraktes im Vordergrund stehen. Bevorzugt tritt das Syndrom im östlichen Mittelmeerraum und in Japan auf, die Ätiologie ist unbekannt.

Therapie
Systemisch wird das Behçet-Syndrom mit Corticoiden und Immunsuppressiva therapiert, wobei je nach klinischem Befallsmuster unterschiedlichen Substanzen der Vorzug gegeben wird.

Augenbefall/ZNS. Bei Augenbefall gilt heute Ciclosporin A in einer Tagesdosis von bis zu 5 mg/kgKG als Mittel der 1. Wahl. Es wirkt auch auf die Gesamterkrankung recht gut, ohne hier aber gegenüber dem Alternativpräparat Azathioprin überlegen zu sein. Kurze Schübe der Erkrankung können durch einen Corticoidstoß kupiert werden, bei ZNS-Befall gelten hochdosierte Corticoide (40–80 mg Prednisolonäquivalent pro Tag) und Chlorambucil als am besten wirksam.

Gastrointestinaltrakt und anderer Befall. Bei im Vordergrund stehendem Gastrointestinalbefall kann alternativ zu Immunsuppressiva Sulfasalazin angewendet werden (Tagesdosis 2–5 g). In therapierefraktären Fällen mit im Vordergrund stehender mukokutaner Beteiligung kann ein Behandlungsversuch mit Thalidomid (obere Grenztagesdosis 300 mg) gemacht werden. Thrombophlebitiden werden durch Antiphlogistika mit gleichzeitiger thrombozytenaggregationshemmender Wirkung behandelt. Bei sehr hoher Krankheitsaktivität bzw. lebensbedrohlichen Manifestationen ist ein Versuch mit Cyclophosphamidpulstherapie angezeigt.

77.3 Degenerative Gelenk- und Wirbelsäulenerkrankungen

Durch degenerative Prozesse bedingte Erkrankungen des Bewegungsapparates treten uns in verschiedenen Erscheinungsformen entgegen. Wir sehen sie als Arthrosen bzw. Osteoarthrosen an großen und kleinen peripheren Gelenken, als Spondylose, Spondylarthrose oder Osteochondrose an der Wirbelsäule. Eine Unterteilung dieser Erkrankungen in primäre und sekundäre Formen ist v. a. aus therapeutischen Gründen naheliegend.

Bei den primär degenerativen Erkrankungen ist die Ursache im Wesentlichen unbekannt. Es wird die Rolle des Alterns, des Übergewichts, von genetischen und hormonellen Faktoren diskutiert. Als Kausalfaktoren bei sekundär degenerativen Erkrankungen sind verschiedene Einflüsse anzuschuldigen. Infrage kommen v. a. Fehlbelastungen und Überbelastung, z. B. bei angeborenen Gelenkdysplasien, durch Beruf und Sport, bei Lähmungen, weiterhin Traumata, Gelenkblutungen, Osteopathien bzw. Osteoarthropathien wie aseptische Knochennekrose, Osteochondritis dissecans, Morbus Paget, aber auch abgelaufene und chronisch entzündliche Gelenkprozesse und Stoffwechselkrankheiten wie Gicht und Chondrokalzinose.

Degenerative Erkrankungen der Gelenke und Wirbelsäule gehören zu den häufigsten Ursachen von Arbeitsausfall und Invalidität. Legt man die international gültige, symptomatologisch begründete Definition der rheumatischen Krankheiten zugrunde, so machen sie 80 % aller rheumatischen Krankheiten aus. Die Morbidität an rheumatischen Krankheiten in den Staaten der westlichen Welt wird mit rund 6 % angegeben. Degenerative Erkrankungen des Bewegungsapparates nehmen mit zunehmendem Alter zu, weswegen in den letzten Jahrzehnten bei ständig wachsender Lebenserwartung der Menschen in den Ländern der westlichen Welt diese Störungen wesentlich häufiger geworden sind.

Es muss jedoch zwischen einer röntgenologisch erkennbaren Degeneration und der manifesten klinischen Krankheit unterschieden werden. Weniger als die Hälfte aller Menschen mit deutlichen Röntgenveränderungen an den Gelenken oder der Wirbelsäule leiden an entsprechenden Symptomen. Allerdings ist die Grenze zwischen leichten Altersbeschwerden, die man noch als „altersphysiologisch" hinnehmen kann, und einem echten degenerativen Leiden nicht scharf.

Allgemeine Therapieprinzipien
Keine Therapie vermag bei eingetretener Arthrose oder bei manifesten degenerativen Prozessen im Bereich der Wirbelsäule die qualitative und quantitative Reduktion des Knorpels bzw. der Gelenk- und Wirbelsäulenstrukturen ad integrum wieder herzustellen. Selbst bei Ausschaltung aller Kausalfaktoren bei sekundären Arthrosen ist nur eine sehr begrenzte Reversibilität zu erzielen.

Eine auf die Pathogenese bezogene Therapie ist nicht bekannt. Entlastung durch Gewichtsabnahme, Umstellungsosteotomien und konservative orthopädische Maßnahmen können sich bei einigen Krankheiten günstig auswirken und ein Fortschreiten verlangsamen.

Ein medikamentöser Einfluss auf die degenerativen Prozesse am Knorpel, die in der Pathogenese der Arthrose bzw. degenerativen Wirbelsäulenkrankheit eine zentrale Rolle spielen, ist nach den heutigen Kenntnissen nur sehr fraglich zu erreichen. Es gibt Hinweise, jedoch keine generell akzeptierten sicheren Beweise, dass sog. Chondroprotektiva langfristig angewandt den Ablauf einer Arthrose bzw. anderer degenerativer Prozesse am Bewegungsapparat beeinflussen können. In die Therapie fanden Präparate Eingang, die Glykosaminglykan-Peptid-Komplexe (Arumalon), Mukopolysaccharid-Schwefelsäureester (Arteparon) und Glykosaminverbindungen (Dona 200) enthalten. Diese Substanzen werden intramuskulär bzw. auch intraartikulär (Mukopolysaccharidglykan-Peptid-Komplex) injiziert.

Tabelle 7-13. Ursachen des Arthroseschmerzes (mod. nach Altmann u. Dean 1989)

Anatomische Lokalisation	Mechanismen
Subchondraler Knochen	Ischämie, Reparatur erhöhter Gefäßdruck
Gelenkränder	Nervenirritation Periostveränderungen
Synovialis	Entzündung
Gelenkkapsel	Dehnung und Entzündung zusätzlich Instabilität
Bänder (Insertion)	Dehnung und Entzündung
Bursae	Entzündung
Muskeln	Verspannung

Die wichtigste Aufgabe in der Behandlung der Arthrosen und degenerativen Wirbelsäulenerkrankungen ist **symptomatischer** Art. Im Zentrum steht die **Schmerzbehandlung**. Der Schmerz bei degenerativen Erkrankungen des Bewegungsapparates kann vielfältige Ursachen haben und verschiedene Strukturen betreffen (Tabelle 77-13). Entsprechend vielfältig sind die möglichen therapeutischen Ansatzpunkte. Sie umfassen Entlastung, physikalische Maßnahmen, Analgetika, Antiphlogistika, evtl. Myotonolytika.

Schließlich sind in speziellen Fällen, z. B. bei einer fortgeschrittenen Koxarthrose oder Gonarthrose, operative Maßnahmen (Alloarthroplastiken) oder eine Arthrodese (z. B. bei einer posttraumatischen, sehr schmerzhaften Arthrose des Sprunggelenks) oder Wirbelsäulenoperationen bei neurologischen Problemen, therapeutische Möglichkeiten.

Generell muss betont werden, dass bei allen degenerativen Erkrankungen der Gelenke, insbesondere aber der Wirbelsäule, die physikalische Therapie in erster Linie gefragt ist.

Therapie im Einzelnen: Spezielle Arthrosemanifestationen

Koxarthrose, Gonarthrose

Die Koxarthrose und die Gonarthrose kommen oft familiär gehäuft vor. Hereditäre Momente dürften eine wichtige Rolle spielen. Es ist die Frage, ob besonders lokale Vorbedingungen (Hüftgelenksanomalien, Fehlstellungen), die ihrerseits hereditäre Bedingungen haben, oder eine Neigung zu einer Knorpeldegeneration mit spezieller Lokalisation eine Kox- oder Gonarthrose initiieren können. Übergewicht, das bei gesunden Gelenken vermutlich keine pathogenetische Bedeutung hat, kann bei einer eingetretenen Kox- oder Gonarthrose eine erhebliche Rolle bezüglich der Progredienz spielen (Abb. 77-4).

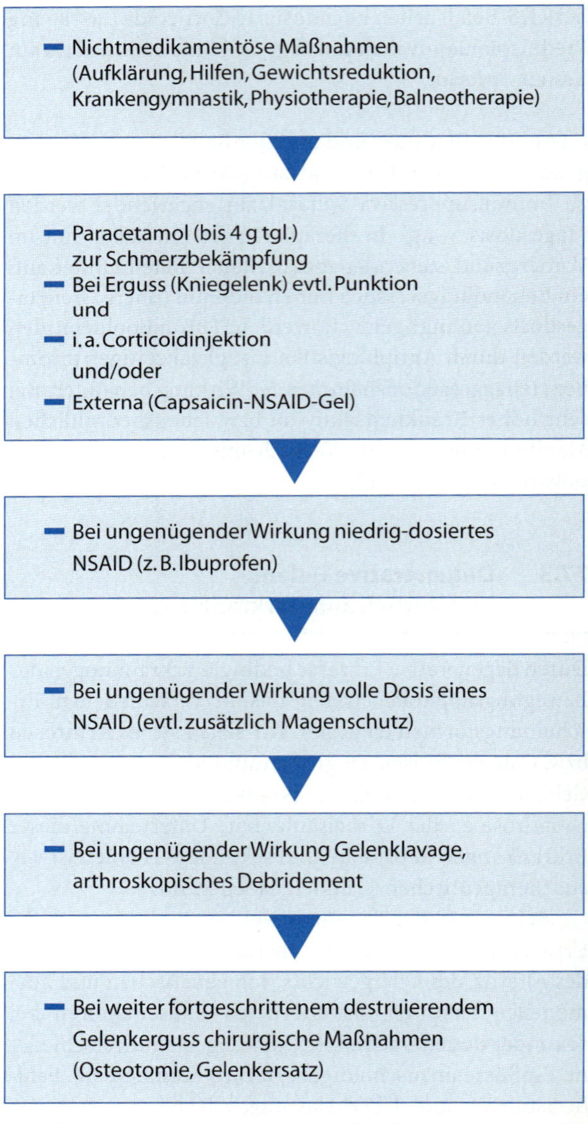

- Nichtmedikamentöse Maßnahmen (Aufklärung, Hilfen, Gewichtsreduktion, Krankengymnastik, Physiotherapie, Balneotherapie)

↓

- Paracetamol (bis 4 g tgl.) zur Schmerzbekämpfung
- Bei Erguss (Kniegelenk) evtl. Punktion und
- i. a. Corticoidinjektion und/oder
- Externa (Capsaicin-NSAID-Gel)

↓

- Bei ungenügender Wirkung niedrig-dosiertes NSAID (z. B. Ibuprofen)

↓

- Bei ungenügender Wirkung volle Dosis eines NSAID (evtl. zusätzlich Magenschutz)

↓

- Bei ungenügender Wirkung Gelenklavage, arthroskopisches Debridement

↓

- Bei weiter fortgeschrittenem destruierendem Gelenkerguss chirurgische Maßnahmen (Osteotomie, Gelenkersatz)

Abb. 77-4. Therapeutisches Vorgehen bei der Arthrose des Hüft- bzw. Kniegelenks (mod. nach Hochberg et al. 1995)

! **Übergewicht ist bei tragenden Gelenken nicht arthroseerzeugend, jedoch arthrosebegünstigend bei bestehenden Präarthrosen und verschlimmernd bei bereits etablierten Arthrosen.**

Diese Erkenntnis ist präventiv bzw. therapeutisch umzusetzen.

In 1. Linie ist eine Gewichtsentlastung des betroffenen Gelenks erforderlich, um eine Progredienz des degenerativen Prozesses zu verhindern:
- Reduzierung des Körpergewichts
- Gelenkentlastung im täglichen Leben und Beruf
- spezielles Schuhwerk (gepufferte Absätze und Sohlen)
- orthopädische Hilfsmittel (Stock, Einlagen)
- operative Eingriffe (varisierende bzw. valgisierende Operationen im Hüft- und Kniebereich)

Physikalische Therapiemaßnahmen

Sie sind bei der Kox- und Gonarthrose von großer Bedeutung und müssen situationsgerecht und dauernd durchgeführt werden. Sie sind auch besonders wichtig in der Vorbereitungsphase auf Operationen und in der Nachbehandlung nach Operationen (Einzelheiten ▶ Kap. 79, „Physikalische Therapie").

Medikamentöse Maßnahmen

Bei stärkeren Schmerzen, die meist Ausdruck einer aktivierten Arthrose sind, müssen häufig Analgetika oder NSAID eingesetzt werden. Ihre Anwendung sollte möglichst passager und ihre Dosierung dem Schmerzrhythmus angepasst sein. Präparate mit kurzer Halbwertzeit sind zu bevorzugen. Es ist zu bedenken, dass die zu behandelnden, meist älteren Patienten größere Nebenwirkungsrisiken bei der Behandlung mit NSAID tragen als jüngere Patienten. Eine Gefahr bei langdauernder und zu großzügiger medikamentöser Therapie könnte auch sein, dass Patienten die betroffenen Gelenke inadäquat stärker belasten und das Prinzip der Gelenkentlastung nicht erfüllen, weil ihnen die Steuerung durch zumutbare geringe Schmerzen fehlt. Bei sehr akuten Entzündungserscheinungen kann auch eine intraartikuläre Corticosteroidinjektion eine sinnvolle Maßnahme sein.

Über den therapeutischen Nutzen von Injektionen von Hyaluronsäure in das arthrotische Gelenk existieren noch keine längeren Erfahrungen. In der Kurzzeitanwendung kommt es unter dieser Therapie häufig zur Reduktion von Schmerzen und zu einer deutlichen Verbesserung der Beweglichkeit. Die Wirkungsmechanismen dieser Therapie sind jedoch nicht genau bekannt.

Fingerpolyarthrosen

Zu dieser Form einer systemischen Arthrose mit deutlichem hereditären Hintergrund – man nimmt einen autosomal dominanten Vererbungsmodus an – gehören Fingerendgelenkarthrosen mit Heberden-Knötchen (sog. Heberden-Arthrose), die Arthrose der Fingermittelgelenke mit Bouchard-Deformitäten (sog. Bouchard-Arthrose) und die Daumenwurzelarthrose (Rhizarthrose). Es gibt blande Verlaufsformen und sehr schmerzhafte, z. T. erheblich destruktiv verlaufende Formen. Häufig verläuft die Erkrankung schubartig.

Bei der Häufigkeit der Fingerpolyarthrosen kommt es auch vor, dass eine Koexistenz zwischen Fingerpolyarthrose und einer chronischen Polyarthritis zustande kommt (sog. Pfropfarthritis). Am meisten betroffen sind Frauen nach dem Klimakterium. Bei der überwiegenden Zahl der Patienten erübrigt sich eine spezielle Behandlung, wenn von ärztlicher Seite eine klare Diagnose gestellt wird und die oft geäußerten Befürchtungen, dass es sich um eine Gicht oder eine chronische Polyarthritis mit Folgen der Funktionseinschränkung der Hände bzw. Befall anderer Körpergelenke handele, ausgeräumt sind. Allgemeine Maßnahmen wie Schutz vor Kälte und Wärmeanwendungen sind in jedem Falle zu empfehlen.

Bei stärkeren Beschwerden kann vorübergehend die Anwendung von NSAID notwendig werden. Es kann auch eine externe Anwendung von NSAID-haltigen Salben bzw. Gels versucht werden.

 Cave
Corticosteroide sind bei der Fingerpolyarthrose nicht wirksam, sie sind kontraindiziert.

Bei sehr hartnäckigen Beschwerden kann auch eine fraktionierte analgetische Röntgen- bzw. Kobaltbestrahlung von Nutzen sein. Selten ist bei einer weit fortgeschrittenen sehr schmerzhaften Arthrose am Daumenwurzelgelenk ein operatives Vorgehen zu diskutieren.

Zehengrundgelenksarthrose (Hallux rigidus)

Die Zehengrundgelenksarthrose ist relativ häufig. Sie ist meist durch mechanische Belastung bedingt, gelegentlich Folge eines abgelaufenen entzündlichen Prozesses, z. B. von rezidivierenden Gichtanfällen.

Zur Therapie der Zehengrundgelenksarthrose eignet sich eine Verstärkung der Schuhsohle, um eine schmerzhafte endgradige Streckung des Gelenks zu verhindern. In einem fortgeschrittenen Stadium mit starken Dauerschmerzen empfiehlt sich eine Resektions-Interpositions-Arthroplastik.

Degenerative Wirbelsäulenerkrankungen

Degenerative Veränderungen der Wirbelsäule sind nach pathologisch-anatomischen Untersuchungen ein reguläre Alterserscheinung. Mit 40 Jahren zeigen 50 % mit 60 Jahren 90 % der Menschen degenerative Veränderungen an der Wirbelsäule.

Wohl sind degenerative Veränderungen (Spondylarthrose, Spondylose, Osteochondrose) die häufigste Ursache von Rückenschmerzen, aber nur ein geringer Anteil der Menschen, die degenerative Veränderungen im Röntgenbild aufweisen, haben entsprechende Beschwerden.

Diese Diskrepanz auch bezüglich der Ausprägung von degenerativen Veränderungen und dem Schweregrad von klinischen Beschwerden ist noch deutlicher als bei der Arthrose der peripheren Gelenke. Unbestritten ist auch die Möglichkeit eines rein psychosomatischen Zusammenhangs für Schmerzen im Bereich der Wirbelsäule, insbesondere der Halswirbelsäulen- und Lumbalregion.

Allzu gern kommt es daher zu diagnostischen Fehldeutungen, oft mit schwerwiegenden Folgen für den Patienten. Regelmäßig fehldiagnostiziert werden Schmerzen und Steifigkeit im Nacken bei einer initialen cP.

 Eine Arthritis der Intervertebralgelenke der Halswirbelsäule ist oft das erste Symptom einer chronischen Polyarthritis.

Auch die ersten Beschwerden einer beginnenden Polymyalgia rheumatica können sich zunächst auf die Nackenregion konzentrieren. Die von der Polymyalgia rheumatica betroffenen Patienten sind in einem Alter, in dem immer degenerative Wirbelsäulenveränderungen röntgenologisch zu sehen sind. Wenn Kreuzschmerzen einer beginnenden Spondylitis ankylosans anamnestisch nicht sorgfältig genug analysiert werden und statt dessen eine aufwendige computertomographische Aufnahme der Lendenwirbelsäule durchgeführt wird, kann es vorkommen, dass eine vielleicht angedeutete Diskusprotrusion anstelle einer röntgenologisch noch nicht erkennbaren Spondylitis oder Sakroiliitis diagnostiziert wird. Lang andauernde, sich verstärkende Lumbal- oder Zervikalwirbelsäulenbeschwerden können auch das Anfangsstadium eines Fibromyalgiesyndroms sein.

 Cave
Ein Wirbelsäulenbeschwerdebild darf nur nach Ausschluss aller anderer Ursachen als durch degenerative Veränderungen bedingt bezeichnet werden.

Nach dem klinischen Beschwerdebild lassen sich nach Wagenhäuser bei degenerativen Veränderungen der Wirbelsäule 3 Syndrome unterscheiden:
- vertebrale Syndrome
- spondylogene Syndrome mit nervalen (sensibel-motorisch-vegetativen) oder vasalen Problemen
- Kompressionssyndrome (radikulär, medullär oder vaskulär)

Beim **vertebralen Syndrom** handelt es sich um eine segmentale Manifestation von Erkrankungen des Bewegungssegments. Der Schmerz ist auf eine Region der Wirbelsäule beschränkt (z. B. Lumbago).

Beim **spondylogenen (pseudoradikulären) Syndrom** kommt es zu Ausstrahlungen, z. B. im Rahmen eines zervikobrachialen Syndroms, gelegentlich sogar zu kardialen oder intestinalen Organstörungen.

Beim **Kompressionssyndrom** ist die Symptomatik von der Irritation der betroffenen Strukturen abhängig.

Medikamentöse Therapie
Eine medikamentöse Behandlung mit Analgetika, NSAIDs, evtl. zentralen Muskelrelaxanzien und bei einer psychogenen Symptomatik evtl. mit Psychopharmaka ist je nach Situation, v. a. bei einem akuten Beginn oder einer Exazerbation der Beschwerden indiziert. Manchmal sind paraspinale Injektionen eines Lokalanästhetikums eine geeignete Maßnahme.

Bei medikamentösen Maßnahmen handelt es sich immer um eine **symptomatische Therapie**, die möglichst kurzfristig und nach sorgfältiger Nutzen-Risiko-Abwägung angewendet werden muss. Sie soll nur eine initiale oder begleitende Therapie sein.

Physikalische Therapie
Wesentlich wichtiger sind in jeder Situation physikalische Maßnahmen, die Schmerzlinderung, Muskelentspannung und Funktionsverbesserung zum Ziel haben können. Eine Vielzahl von Maßnahmen lässt sich hierbei zu einem Therapieplan zusammenordnen (▶ Kap. 79, „Physikalische Therapie").

Operative Maßnahmen

Cave
Bei einigen durch degenerative Veränderungen der Wirbelsäule bedingten Störungen ist eine sofortige operative Behandlung absolut indiziert, so z. B. bei einem Diskusprolaps mit Blasen- und Mastdarmstörungen, dem sog. Cauda-equina-Syndrom.

Essenziell bei Rückenschmerzen sind die richtige Diagnose, die evtl. im interdisziplinären Konsil gefunden oder bestätigt wird, und eine in der Regel interdisziplinäre Betreuung des Patienten nach Abwägen aller möglichen therapeutischen und präventiven bzw. rehabilitativen Maßnahmen. An der Betreuung eines Patienten mit Rückenschmerzen können neben dem betreuenden Allgemeinarzt der Internist und Rheumatologe, der Orthopäde, Neurologe, der Arzt für physikalische Medizin, der Schmerztherapeut und evtl. auch der Arzt mit psychosomatischer Spezialisierung sein.

77.4 Arthropathien unterschiedlicher Ätiologie

Eine Reihe von Systemerkrankungen unterschiedlicher Ätiologie können mit Gelenkbeteiligung einhergehen, die aber im Vergleich zu den anderen Krankheitsmanifestationen eine eher untergeordnete Rolle spielt und – abgesehen von symptomatischen Maßnahmen wie Verwendung von NSAID – keiner gesonderten Therapie bedarf. Hierzu zählen beispielsweise Stoffwechselerkrankungen wie Diabetes mellitus, Hämochromatose oder Hyperlipoproteinämien, eine Reihe hämatologischer Krankheitsbilder wie Plasmozytome, Leukämien oder diverse Anämieformen, schließlich verschiedene endokrinologische Krankheite und auch die Sarkoidose. Die Therapie der Grundkrankheiten wird jeweils an anderer Stelle besprochen. Dies gilt auch für die Gicht, bei der Gelenke zwar im Vordergrund stehen, gleichwohl ein metabolisches Geschehen als Ursache eine Zuordnung zu den Stoffwechselerkrankungen (und Abhandlung dort, Kap. 53) erforderlich macht. Für die neuropathischen Arthropathien, bei denen aufgrund einer gestörten Tiefensensibilität permanente Mikrotraumata zu einer allmählichen Gelenkzerstörung mit ausgeprägter Deformierung führen, ist ebenfalls eine spezielle Therapie bisher nicht möglich.

Nachfolgend wird noch auf einige Krankheitsbilder mit nicht ganz eindeutiger Zuordnung eingegangen, bei denen die Beteiligung des Bewegungsapparates klinisch im Vordergrund steht.

Diffuses idiopathisches skelettales Hyperostosesyndrom (SAPHO-Syndrom)

Die Ätiologie dieses mit zahlreichen Synonyma versehene Krankheitsbildes ist unbekannt, möglicherweise spielt eine bakterielle Infektion mit Propionibacterium acnes eine wichtige Rolle. Es ist gekennzeichnet durch multifokale, vorwiegend hyperostotische, partiell aber auch destruierende Knochenveränderungen verschiedener Lokalisation, vorwiegend in der Sternokostoklavikularregion und am Achsenskelett (Ileosis condensans mit Übergreifen auf die Sakroiliakalgelenke, Spondylosis hyperostotica, Wirbelkörperbefall). Nicht selten sind eine Pustulosis palmoplantaris und eine periphere Arthropathie assoziiert.

Therapie. Das Krankheitsbild ist oft mit ausgeprägter Schmerzhaftigkeit verbunden und stellt dann ein erhebliches therapeutisches Problem dar. In leichteren Fällen sind **NSAID** zur Kontrolle der Beschwerden ausreichend, ergänzt bei refraktären Schmerzen durch Corticoide in lokaler oder systemischer Form. In Erprobung befinden sich Basistherapien mit **Sulfasalazin** und **Methotrexat** (v. a. bei Kombination mit peripherer Arthropathie und/oder Pustulosis) sowie der Einsatz von **Bisphosphonaten**. Bei Befall des Achsenskelettes ist wegen der Versteifungstendenz zusätzlich regelmäßige Krankengymnastik notwendig. Einen interessanten experimentellen Therapieansatz stellt eine mehrmonatige antibiotische Behandlung der möglicherweise ursächlichen Infektion mit **Azithromycin** dar, die nach bisherigen Erfahrungen bei einem Teil der Patienten gut wirksam ist.

Chondrokalzinose

Die Ablagerung von Calciumpyrophosphat im Knorpel ist v. a. im höheren Lebensalter häufig. Betroffen sind am häufigsten Knie- und Handgelenke. Dies bedarf nicht immer einer Behandlung, da die Chondrokalzinose oft asymptomatisch verläuft und in solchen Fällen nur als Zufallsbefund radiologisch zu Tage tritt. Sie kann jedoch zu einem akuten synovitischen Krankheitsbild, der durch Pyrophosphatkristalle ausgelösten „**Pseudogicht**", und auch zu einer chronischen Arthropathie mit Knorpeldestruktion und progredienter Arthrose führen.

Therapie. Die Pseudogicht wird vorzugsweise durch Punktion (Sicherung der Diagnose durch Nachweis von Kristallen in der Synovia!) und **intraartikuläre Corticoidinjektion** kupiert. Ergänzend können Kryotherapie und bei starken Schmerzen kurzzeitig NSAID zur Anwendung kommen. Bei hartnäckig rezidivierendem Geschehen kann versucht werden, die Anfallshäufigkeit durch eine niedrig dosierte Colchicindauertherapie (z. B. Colchicum Dispert 2-mal 1 Tbl.) zu reduzieren.

Die chronische Calciumpyrophosphatarthropathie unterliegt den gleichen Behandlungsprinzipien wie die Arthrose. Bedarfsweiser Einsatz von reinen Analgetika oder NSAID und physiotherapeutische Maßnahmen, im Spätstadium ggf. operatives Vorgehen stehen dabei neben allgemeinen Maßnahmen wie Gewichtsreduktion im Vordergrund.

Familiäres Mittelmeerfieber

Das familiäre Mittelmeerfieber ist ein durch Attacken von Fieber, Serositis und Arthritis und die Neigung zur Amyloidoseentwicklung geprägtes Krankheitsbild, das bevorzugt im Mittelmeerraum bei genetisch prädisponierten Patienten auftritt. **Colchicin** in einer Tagesdosis von 1–2 mg ist Mittel der Wahl zur Reduzierung bzw. Beseitigung der Krankheitsattacken, es verhindert bei regelmäßiger Anwendung auch das spätere Auftreten einer Amyloidose. Unterstützend können symptomatisch bedarfsweise NSAID, insbesondere Indometacin, eingesetzt werden, wenn die Beschwerden durch die Colchicinbehandlung nicht in ausreichendem Maße unterdrückt sind.

77.5 Weichteilrheumatische Erkrankungen

Als weichteilrheumatisch werden Krankheitsbilder bezeichnet, die in den **extraartikulären Anteilen des Bewegungsapparates** lokalisiert sind. Betroffen sind v. a. die Subkutisregion, Sehnen, Sehnenanhangsstrukturen und Bänder, Muskeln und Faszien sowie Schleimbeutel. Nur zu einem kleinen Teil sind diese Krankheiten dem primär entzündlichen Formenkreis zuzurechnen, es überwiegen degenerative, auf Überlastung und Verschleiß zurückführbare Ursachen. Das Beschwerdebild wird häufig durch exogene Faktoren wie Nässe und Kälte verstärkt. Darüber hinaus wirken oft psychogene Einflüsse modifizierend auf Schmerzempfindung und -steuerung. Eine Vielzahl von Krankheitsbildern, die den jeweiligen anatomischen Strukturen zuzuordnen sind, ist voneinander abzugrenzen, unterliegt aber weitgehend gleichartigen Behandlungsprinzipien. Es wird nachfolgend nur auf einige definierte Krankheiten dieses Formenkreises ausführlicher eingegangen.

77.5.1 Primär entzündliche weichteilrheumatische Krankheiten

Aus dieser Gruppe sind einige wichtige Krankheitsbilder wie Polymyositis und Polymyalgia rheumatica bereits an anderer Stelle besprochen worden. Eine weitere extraartikuläre Systemerkrankung verdient – obgleich selten – gesonderte Erwähnung.

Eosinophile Fasziitis (Shulman-Syndrom)

Dieses Krankheitsbild unbekannter Ätiologie weist in seinen klinischen Merkmalen enge Beziehungen zum Formenkreis der systemischen Sklerose und zum L-Tryptophan-induzierten Eosinophilie-Myalgie-Syndrom auf. Es ist v. a. durch eine Fasziitis mit eosinophilen Infiltraten, durch skleröse Hautveränderungen v. a. im Bereich der periartikulären Extremitätenregionen, verbunden mit Gelenkkontrakturen und häufig auch Synovitis charakterisiert. Neben der fast obligatorischen Eosinophilie sind in vielen Fällen diverse hämatologische Störungen assoziiert.

Therapie. Therapeutisch spricht die Krankheit, die meist eine günstige Prognose besitzt, im frühen aktiven Stadium gut auf die systemische Gabe von **Corticoiden** (Startdosis 30–60 mg Prednisolon pro Tag) an. Hierunter ist eine komplette oder zumindest partielle Remission fast immer zu erreichen. Der Langzeitverlauf kann oft durch zusätzliche Gabe von **Hydroxychloroquin** günstig beeinflusst werden, auch der Corticoidbedarf wird durch diese gut verträgliche Zusatztherapie reduziert. In seltenen therapierefraktären Fällen kann Methotrexat bessere Wirksamkeit zeigen. Die Behandlung der Gelenkkontrakturen beinhaltet obligatorisch physikalische Maßnahmen, insbesondere Krankengymnastik und Lymphdrainage.

77.5.2 Fibromyalgiesyndrom

Das Fibromyalgiesyndrom (generalisierte Tendomyopathie) stellt den häufigsten generalisierten weichteilrheumatischen Beschwerdekomplex dar, als Krankheitsentität ist es nicht unumstritten. Seine Ätiologie ist noch unbekannt. Gekennzeichnet ist das Syndrom durch generalisierte Schmerzen in Verbindung mit druckdolenten Arealen, die bei der Untersuchung an definierten Punkten (Tender Points) – v. a. im Bereich von Sehnenansätzen und knöchernen Vorsprüngen lokalisiert – gefunden werden können. Schlafstörungen, Müdigkeit und eine Reihe funktioneller Störungen des Organismus (z. B. Palpitationen, Reizkolon) kommen in unterschiedlichem Ausmaß hinzu. Psychische Störungen (insbesondere depressive Verstimmung) sind nicht selten mit diesem Syndrom verknüpft.

Therapie

Eine Therapie des Syndroms ist bisher nur unzureichend möglich, insbesondere bei bereits längerer Anamnese werden die Erfolgsaussichten geringer. Kausal angreifende Therapieformen existieren bisher nicht, symptomatisch ist den Patienten am ehesten mit einem verschiedene Ansätze ausschöpfenden Behandlungsprogramm zu helfen, dessen Einzelkomponenten von Patient zu Patient (je nach individuellem Beschwerde- und Befundbild) variieren. Medikamente spielen in diesem Behandlungsprogramm bisher eine adjuvante Rolle. Das Ansprechen auf die verschiedenen in der Schmerztherapie verwendeten Substanzen ist interindividuell sehr unterschiedlich, eine längere Suche nach wirksamen und verträglichen Substanzen ist oft nötig. Systemische Corticoide sind nicht indiziert.

Trizyklische Antidepressiva. Gute Erfahrungen gibt es bei einem Teil der Patienten (v. a. bei assoziierter Schlafstörung) mit dem Einsatz von trizyklischen Antidepressiva, insbesondere **Amitriptylin**. Eine Reihe weiterer experimenteller Therapieansätze, z. B. 5-HT$_3$-Rezeptor-Antagonisten und Serotoninwiederaufnahmehemmer, befinden sich gegenwärtig in Erprobungsphasen. Für keines dieser medikamentösen Verfahren deutet sich aber bisher eine eindeutige und nachhaltige Beeinflussung des Krankheitsbildes an.

Weitere Therapiemaßnahmen. Die Übersicht 77-13 zeigt die heute beim Fibromyalgiesyndrom angewendeten Therapieverfahren. Besonders hervorzuheben ist hierbei einmal die Notwendigkeit ausführlicher aufklärender und beratender Gespräche mit den Patienten über das Wesen der Erkrankung. Weiterhin ist darauf zu achten, dass therapeutische Anwendungen der krankheitsimmanenten Tendenz zur Passivität und Antriebslosigkeit entgegenzuarbeiten versuchen. Dies ist erfahrungsgemäß in Therapiegruppen noch am ehesten möglich.

Übersicht 77-13

Behandlung des Fibromyalgiesyndroms – Einzelkomponenten

- ausführliches Beratungsgespräch über das Wesen der Erkrankung
- bei sekundärer Form suffiziente Behandlung der Grundkrankheit
- möglichst weitgehende Ausschaltung individueller beschwerdeverstärkender exogener Faktoren (Klimaeinflüsse, Stress, Ursachen für Schlafstörung)

- unterstützende intensive stationäre oder tagesklinische Behandlung (nur in auf diese Krankheit spezialisierten Einrichtungen sinnvoll!)
- Psychotherapie
- Krankengymnastik (bevorzugt Gruppentherapie!)
- physiotherapeutische Anwendungen (z. B. Wärmeapplikation) mit Betonung eigeninitiativ durchführbarer Verfahren
- unterstützende Therapie mit trizyklischen Antidepressiva (z. B. Amitriptylin) bei ausgeprägter Schlafstörung und/oder im Vordergrund stehender depressiver Komponente
- bei umschriebenen lokalisierten Schmerzzuständen Injektionen (Lokalanästhetika, Corticosteroide – nicht immer hilfreich!)
- weitere experimentell erprobte oder in Einzelfällen nützliche Therapieverfahren (z. B. EMG-Biofeedback, Akupunktur)

77.5.3 Periarthropathien

Der Begriff „Periarthropathie" umfasst deskriptiv Affektionen unterschiedlichster Art, die die verschiedenen das Gelenk umgebenden anatomischen Strukturen betreffen und die gemeinsamen Komponenten Schmerz und Bewegungseinschränkung enthalten. Hauptmanifestationsort ist die Schulterregion (Periarthropathia humeroscapularis).

Einteilung und Therapie der Periarthropathien orientieren sich zum einen am Stadium (akute – subakute – chronische – ankylosierende Form), zum anderen an den betroffenen Strukturen wie Sehnen, Bursen und Kapseln. Letzteres setzt gute anatomische Kenntnisse und eine gründliche klinische Untersuchung voraus, bildet aber die unerlässliche Grundlage für ein sinnvolles therapeutisches Vorgehen, z. B. gezielte Lokalinjektionen.

Therapie

Therapeutisch ist zunächst an die Ausschaltung auslösender bzw. die Abheilung verhindernder exogener Faktoren (Über- und Fehlbelastung, klimatische Einflüsse) zu denken.

Akutes Stadium. Im akuten Stadium (oft kristallinduzierte Bursitis als Auslöser) werden zunächst Ruhigstellung, Kryotherapie sowie unterstützend die systemische Gabe von NSAID, in schwersten Fällen sogar eine Corticoidstoßtherapie zur Anwendung kommen, unterstützt bei umschriebenen Prozessen durch lokale Infiltration (Lokalanästhetika, Corticoide).

> **Cave**
> Vorsicht bei lokaler Infiltration bei Periarthropathia humeroscapularis: keine Injektion in die Sehnen!

Subakute/chronische Phase. Es erfolgt eine zunächst vorsichtig passive, später aktive Mobilisierung in Form von Krankengymnastik, außerdem der Übergang von Eisbehandlung zur Anwendung von milder Wärme, fakultativ unterstützt durch Massagen und Elektrotherapie. Auch in diesen Phasen können NSAID und lokale Injektionen phasenweise indiziert sein. Bei der „Frozen Shoulder" stehen physiotherapeutische Anwendungen eindeutig im Vordergrund, v. a. Krankengymnastik mit Wärme und lockernden Massagen. Bei chronischen umschriebenen Schmerzzuständen kommt zur Unterstützung eine analgetische Röntgenbestrahlung in Frage.

Chirurgische Interventionen. Therapierefraktäre Zustände können chirurgische Interventionen wie operative Entfernung von Weichteilverkalkungen, Versorgung von Sehnenrissen oder Mobilisation in Narkose erforderlich machen. Die Tabelle 77-14 gibt einen Überblick über das stadienbezogene therapeutische Vorgehen bei Periarthropathien.

Tabelle 77-14. Stadienorientiertes therapeutisches Vorgehen bei Periarthropathia humeroscapularis

Therapie	Stadium			
	Akut	Subakut	Chronisch	„Frozen Shoulder"
NSAID	++	+	(+)	(+)
Kryotherapie	++	(+)	o	o
Wärmeapplikation	o	(+) vorsichtig	++	++
Krankengymnastik	o	+ vorsichtig	++	++
Lokalinjektion	+	+	(+)	o

77.5.4 Algodystrophien (Morbus Sudeck)

Die Algodystrophie ist ein im Bereich der Extremitäten lokalisiertes Syndrom, das meist einseitig durch schmerzhafte Bewegungseinschränkung, diffuse Schwellung, trophische Störungen auf dem Boden einer vasomotorischen Störung und – infolge einer wochen- bis monatelangen Mobilitätseinschränkung – durch fleckige Knochenentkalkung im Röntgenbild gekennzeichnet ist. Auslösend können zur Immobilisation führende Ursachen wie Traumata, Operationen, Lähmungen etc. wirken, nicht immer lässt sich aber eine Ursache eruieren. Psychische Faktoren können das klinische Bild negativ beeinflussen.

Therapie

Die Aussichten auf eine Ausheilung des Syndroms sind umso besser, je früher in den Krankheitsprozess eingegriffen wird. Am wichtigsten ist zunächst die Ausschaltung etwaiger auslösender oder begünstigender Faktoren. Im frühen und mittleren Stadium kommt – neben symptomatischer Beeinflussung von Schmerzen und Schwellung durch **NSAID** (gegebenenfalls in Kombination mit zentralen Analgetika), in schweren Fällen auch Corticoidstoßtherapie – v. a. ein mehrmonatiger Behandlungsversuch mit **Calcitonin** (abfallende Dosierung, ▶ Kap. 78, „Knochenerkrankungen") infrage. In klinischen Studien werden außerdem mit guten Resultaten **Bisphosphonate** erprobt. Physikalisch-therapeutisch werden in der Akutphase Kryotherapie, außerdem zunächst vorsichtige passive Bewegungsübungen, nach Überwindung dieser Phase aktive Krankengymnastik und Bindegewebemassagen angewendet. Hier ist unbedingt auf regelmäßige und ausreichend lange Durchführung zu achten.

Stellatumblockade und Sympathektomie. In Fällen stärkster therapierefraktärer Schmerzen kann bei nicht zu weit fortgeschrittenem Geschehen eine Stellatumblockade, in verzweifelten Fällen auch eine Sympathektomie Linderung bringen, die aber heute nur noch selten zur Anwendung kommt. Im Spätstadium mit vorherrschenden trophischen Störungen und Gelenkkontrakturen verlieren Medikamente gegenüber der Physiotherapie (Krankengymnastik, Applikation von milder Wärme, niederfrequente Elektrotherapie) zunehmend an Bedeutung. Unterstützend ist in manchen Fällen Psychotherapie sinnvoll, insbesondere bei begleitender depressiver Stimmung.

Leitlinien – Adressen – Tipps

Leitlinien

Eine Leitlinie zum therapeutischen Vorgehen bei der frühen rheumatoiden Arthritis, wird gegenwärtig durch die Fachgesellschaft erstellt; die Publikation steht unmittelbar bevor.

Internetadressen

Beim Kompetenznetz Rheumatologie sind viele nützliche Hinweise zur Therapie abzufragen, so z. B. Therapiebegleitblätter in Arzt- und Patientenversionen für alle wichtigen in der Rheumatologie verwendeten Substanzen:
www.rheumanet.org

Tipps für Patienten

Die Deutsche Rheumaliga als Selbsthilfeorganisation für Rheumakranke hält in der Zentrale zahlreiche Informationsblätter für die wichtigsten Erkrankungen vor und gibt eine Patientenzeitschrift heraus. Ein Netz von Ortsgruppen ist jeweils lokal für die Belange der Patienten hilfreich.

Deutsche Rheumaliga, Maximilianstr. 14, 53111 Bonn; im Internet: www.rheuma-liga.de

---

Literatur

Alastair JJ, Wood MD (2001) The coxibs, selective inibitors of cyclooxygenase-2. N Engl J Med 345: 433–442

Altman R, Dean D (1989) Pain in osteoarthritis. Sem Arthritis Rheum 18: 1–3

Braun J, de Keyser F, Brandt J, Mielants H, Sieper J, Veys E (2001) New treatment options in spondyloarthropathies: increasing evidence for significant efficacy of anti-tumor necrosis factor therapy. Curr Opin Rheumatol 13: 245–249

Cash J M (ed) (1997) Methotrexate. Rheum Dis Clin N Am 23/4

Gause A, Manger B, Kalden JR, Burmester GR (2001) Therapie entzündlich-rheumatischer Erkrankungen: Vom Standard in die Zukunft. Internist 42: 223–236

Goldenberg DL (ed) (1996) Controversies in fibromyalgia and related conditions. Rheum Dis Clin N Am 22/2

Hettenkofer H-J (2000) Rheumatologie, 4. Aufl. Thieme, Stuttgart New York

Hochberg MC, Altman RD, Brandt KD et al. (1995) Guidelines for the medical treatment of osteoarthritis. American College of Rheumatology. Arthritis Rheum 38: 1535–1546

Kaiser H, Kley HK (1998) Cortisontherapie. Corticoide in Klinik und Praxis. Thieme, Stuttgart New York

Klippel JH, Dieppe PA (eds) (1998) Rheumatology, 2nd edn. Mosby, London

Kommission Pharmakotherapie der Deutschen Gesellschaft für Rheumatologie (2000) Therapie mit TNF-Antagonisten – Empfehlungen für Ärzte. Z Rheumatol 58: Beilage

Kommission Pharmakotherapie der Deutschen Gesellschaft für Rheumatologie (2001) Stellungnahme der Deutschen Gesellschaft für Rheumatologie zur Anwendung spezifischer COX-2-Inhibitoren bei rheumatischen Erkrankungen. Z Rheumatol 59: 527–530

Krüger K (1998) Die Behandlung der rheumatoiden Arthritis und weiterer entzündlich-rheumatischer Erkrankungen mit Cyclosporin A – Update 1997. Akt Rheumatol 23: 40–47

Krüger K (2000) Medikamentöse Therapie der rheumatoiden Arthritis – aktueller Stand. Schmerz 14: 193–206

Krüger K (2002) Stellung der COX-2-Hemmer in der Therapie der rheumatoiden Arthritis im Vergleich zu konventionellen NSAR – Versuch einer Bewertung im Sinne der EBM. Akt Rheumatol 27: 126–130

Lawrence JS, Bremner JN, Bier F (1966) Osteoarthrosis: Prevalence in the population and relationship between symptoms and X-ray changes. Ann Rheum Dis 25: 1–24

Luqmani RA, Exley AR, Kitas GD, Bacon PA (1997) Disease assessment and management of the vasculitides. Bailliere's Clin Rheumatol 11: 423–446

Menninger H (2001) Kombinationstherapie der rheumatoiden Arthritis: Update 2001. Akt Rheumatol 26: 146–158

Miehle W (1999) Rheumatoide Arthritis. Diagnose und Therapie. Thieme, Stuttgart New York

Miehle W (2000) Medikamentöse Therapie rheumatischer Krankheiten. Thieme, Stuttgart New York

Miehle W, Fehr K, Schattenkirchner M, Tillmann K (Hrsg) (2000) Rheumatologie in Praxis und Klinik. Thieme, Stuttgart New York

Nüßlein H (Hrsg) (2001) Zytokine in der Rheumatologie. Klinische Bedeutung und therapeutische Prinzipien. Uni-Med, Bremen London Boston

Reinhold-Keller E, Gross WL (2001) Leflunomid zur Behandlung der rheumatoiden Arthritis. Dt Ärztebl 98: A1881–A1887

Schattenkirchner M (1993) Pharmacotherapy in idiopathic low back pain: non-steroidal antiinflammatory drugs and analgetics. In: Ernst E, Jayson MIV, Pope MH, Porter RW (eds) Advances in idiopathic low pack pain. Blackwell-MZV, Wien

Schröder JO (1996) Behandlung des systemischen Lupus erythematodes. Akt Rheumatol 21: 89–97

Scott DL (ed) (1992) The course and outcome of rheumatoid arthritis. Baillere's Clin Rheumatol 6/1

van Gestel AM, Haagsma CJ, Furst DE, van Riel PLCM (1997) Treatment of early rheumatoid arthritis patients with slow-acting antirheumatic drugs (SAARDs). Bailliere's Clin Rheumatol 11: 65–82

Wagenhäuser FJ (1982) Die klinische Untersuchung des Rückens. In: Rickenbacher J, Landolt AM, Theiler K (Hrsg) Praktische Anatomie, Bd II – Rücken. Springer, Berlin Heidelberg New York

Wallace DJ, Hahn BH (Hrsg) (1993) Dubois' Lupus erythematosus. Lea & Febiger, Philadelphia London

Wollenhaupt J, Zeidler H (2001) Behandlung der rheumatoiden Arthritis mit Basistherapeutika-Kombinationen. Dt Ärztebl 98: A1196–A1200

78 Knochenerkrankungen
G. E. Hein

78.1 Osteoporose – 1287

78.2 Osteomalazie – 1291

78.3 Hyperparathyreoidismus – 1293
78.3.1 Primärer Hyperparathyreoidismus – 1293
78.3.2 Sekundärer Hyperparathyreoidismus – 1293

78.4 Lokalisierte Knochenerkrankungen – 1294
78.4.1 Ostitis deformans Paget – 1294
78.4.2 Knochentumoren – 1294
78.4.3 Neurodystrophische Syndrome – 1294

Literatur – 1295

Die Therapiemöglichkeiten von Knochenerkrankungen haben sich in den letzten Jahren weiter verbessert. Ein optimales Management setzt aber die Kenntnis physiologischer und pathophysiologischer Mechanismen der Knochenbiologie und des Knochenmetabolismus voraus. Grundsätzlich gilt:

— Der Knochen unterliegt auch nach Abschluss des Wachstums einem ständigen Umbau (Remodeling), der die Knochenqualität sichert und die Strukturen den Belastungen anpasst. Bewegungsmangel bzw. zu geringe Muskelaktivität führen zur Knochenatrophie
— Der Knochenmetabolismus ist kein völlig autarkes Geschehen. Funktionsstörungen und Leistungsinsuffizienzen anderer Organe wirken sich in unterschiedlichem Ausmaß auch auf Struktur und Funktion des Knochens aus.

Der physiologische Knochenumbau kann durch Störungen der Knochenformation (z. B. veränderte Zahl und Aktivität der Osteoblasten, defiziente Mineralisation) oder durch einen alterierten Knochenabbau (Zahl und Funktion der Osteoklasten) verändert sein.

Als Resultante eines gestörten Knochenremodeling können somit eine Verminderung der Knochenmasse mit der weiteren Folge auch einer gestörten Mikroarchitektur (z. B. Osteoporose) oder seltener eine Vermehrung der Knochenmasse (Osteopetrose) entstehen.

Entsprechende Knochenstoffwechselaktivitäten können relativ lokalisiert bleiben oder sich systemisch auswirken, wobei wiederum regional (z. B. Wirbelkörper oder lange Röhrenknochen) unterschiedlich starke Ausprägungen sichtbar werden können.

Die Therapie von Knochenerkrankungen hat also zunächst die Ursache der Störung zu hinterfragen und – falls möglich – zu beseitigen. Gelingt dies nicht oder ist die Schädigung des Knochens bereits fortgeschritten, muss in der Regel eine symptomatische Behandlung mit Hemmern der Knochenresorption bzw. formationsfördernden Präparaten (ggf. auch in Kombination) erfolgen. Wesentliche Studien zum Thema finden sich z. B. bei Reginster et al. (2000) und Ettinger (1999).

78.1 Osteoporose

Grundlagen für differenzialtherapeutische Ansätze

Die Osteoporose ist eine generalisierte metabolische Knochenerkrankung, die bevorzugt im höheren Lebensalter auftritt und durch eine niedrige Knochenmasse, eine gestörte Mikroarchitektur und damit letztendlich durch ein erhöhtes Frakturrisiko gekennzeichnet ist.

Nach Festlegung der WHO ist von einer Osteoporose auszugehen, wenn die mittels Knochendichtemessung (DXA) gemessene Knochendichte (bone mineral density, BMD) am Schenkelhals stärker als −2,5 Standardabweichungen (SD) gegenüber einem gesunden jungen Menschen („peak bone mass" etwa um das 30. Lebensjahr) erniedrigt ist.

Verringerungen der BMD zwischen −1 und −2,5 SD werden als Osteopenie bezeichnet. Von einer „manifesten Osteoporose" wird häufig gesprochen, wenn bei osteoporotischer BMD-Minderung bereits eine Fraktur ohne entsprechendes Trauma aufgetreten ist.

Obwohl die Diagnose gewissermaßen ein weitgehend identisches Resultat (erniedrigte BMD und gestörte Mikroarchitektur) benennt, gibt es teilweise pathogenetisch unterschiedliche Wegstrecken der Krankheitsmanifestation, die auch weitergehende Differenzierungen in therapeutischer Hinsicht erlauben (◘ Tabelle 78-1).

Prophylaxe

Trotz pathophysiologisch unterschiedlicher Osteoporosesubtypen bleiben insbesondere Elemente der Prophylaxe, aber auch der Therapie der Osteoporosen allen gemeinsam. Im Sinne einer primären oder auch sekundären Prophylaxe gilt es zunächst, die wesentlichen Ursachen der sich entwickelnden Osteoporose auszuschalten. Dies ist bei einem Teil der Erkrankungen möglich, besonders bei sekundären Osteoporosen, die als Folge einer definierten anderweitigen Erkrankung oder Schädigung entstehen. Falls die Ursachen nicht zu beseitigen sind (z. B. postmenopausale Ovarialinsuffizienz, senile Vitamin-D-Bildungs- und -Resorptionsstörung), so ist eine entsprechende Substitution (▶ *S. 1289) anzustreben.

Von grundsätzlicher Bedeutung ist auch eine entsprechende körperliche Aktivierung (möglichst intermittierend mit kräftigen Muskelanstrengungen) und eine

◘ Tabelle 78-1. Bedeutsame Subtypen von Osteoporosen (weitere sekundäre Osteoporoseformen, die wesentlich durch Therapie der Grunderkrankung gebessert werden können, sind nicht berücksichtigt)

Subtyp der Osteoporose	Wesentliche Pathomechanismen	Besonderheiten bzw. Dominanz des Therapieprinzips
Postmenopausale Osteoporose (PMO)	Östrogene↓ osteoklastenaktivierende Mediatoren↑ (z. B. IL-6, IL-1, TNFα, RANKL) Osteoklastenzahl und -aktivität erhöht PTH↓	Hormonersatztherapie (HRT) (▶ *S. 1289) Resorptionshemmer evtl. PTH
Senile Osteoporose (SOP)	Vitamin-D-Mangel 1α-Hydroxylase-Mangel Mangel an Wachstumsfaktoren und endokrine Defizite diskreter sekundärer Hyperparathyreoidismus	Vitamin-D-Substitution, evtl. aktive Vitamin-D-Metabolite evtl. Kombination von Resorptionshemmern und Osteoanabolika
Osteoporose des Mannes	Überschneidungen zu PMO bzw. SOP nicht selten Hyperparathyreoidismus (Testosteronmangel), z. T. Aromatasemangel	bei nachgewiesenem Testosteronmangel: zusätzlich Testosteronsubstitution; ansonsten Resorptionshemmer und ggf. Osteoanabolika
Corticoidinduzierte Osteoporose	RANKL↑ Osteoblastenapoptose↑ PTH-Sensititvität↑ Folgen: Knochenformation↓ Knochenabbau↑	strenge Corticoidindikation Langzeittherapie möglichst vermeiden keine systemischen Depotpräparate Resorptionshemmer bevorzugt
Entzündungsbegünstigte Osteoporose (z. B. rheumatoide Arthritis)	RANKL↑ Osteoklastenaktivierung NO↑, Osteoblastenhemmung Muskelatrophie Mangel an aktiven Vitamin-D-Metaboliten Folgen: wie CIOP	Muskeltraining Entzündung bekämpfen Resorptionshemmer bevorzugt ggf. aktive Vitamin-D-Metabolite

RANKL = Rezeptor-Aktivator des nukleären Faktors kB (NFkB)-Ligand.

ausreichende **Sonnenexposition** zumindest für Teile des Körpers.

Die täglich notwendige **Calciumzufuhr** beträgt unter prophylaktisch-therapeutischen Gesichtspunkten ca. 1–2 g, die weitgehend aus Milch und Milchprodukten gedeckt werden kann (1 l Milch enthält ca. 1,2 g Calcium, 1 l Mineralwasser bis 500 mg). Besonders günstig sind auch Grün- und Blattgemüse.

Die prophylaktischen Maßnahmen beinhalten weiterhin das **Vermeiden von Risiken**, die die Entwicklung einer Osteoporose begünstigen. Hier gibt es durchaus beeinflussbare, z. B. übermäßiger Alkoholgenuss, Rauchen, Bewegungsmangel, calciumarme Ernährung, ungünstige Kleidung u. a.

◘ Übersicht 78-1 fasst die prophylaktischen Maßnahmen bei Osteoporose nochmals zusammen.

> **Übersicht 78-1**
> **Prophylaktische Maßnahmen bei Osteoporose**
>
> – Ausschaltung von Risikofaktoren
> – körperliches Training mit Muskelbelastung
> – ausreichende Sonnenexposition
> – ausreichende Calciumzufuhr
> – Vitamin-D-Supplementierung
> – Hormonersatz

Therapie

Entsprechend den aufgeführten pathophysiologischen Ursachen sollte möglichst eine differenzierte Therapie der Osteoporoseform erfolgen. Falls weiterführende Klassifizierungen nicht möglich sind bzw. bereits ein fortgeschrittenes Krankheitsbild vorliegt, wird die „symptomatische" Therapie vordergründig.

Kurative und rehabilitative Physiotherapie

Grundsätzlich können neben entsprechenden pharmakologischen, orthopädisch-chirurgischen und psychotherapeutischen Verfahren auch physiotherapeutische Methoden (Tabelle 78-2) zu unterschiedlichen Zielstellungen eingesetzt werden (Uhlemann 1998).

Pharmakotherapie

Die Basistherapie der Osteoporose verlangt den Ausgleich potenzieller metabolischer Defizite. Insbesondere ist die Aufnahme von ca. 1,5 g **Calcium** pro Tag und 800–1000 IU **Vitamin D3** zu sichern. Zu den Maßnahmen der Basistherapie bei Osteoporose zählen weiterhin solche, die die Bewegung und Vigilanz verbessern (z.B. Verbesserung des Sehvermögens, Beseitigung von Stolperfallen, Gehstock, Meiden von Sedativa, Falltraining u.a.).

Bei beeinträchtigenden Schmerzen, besonders bei akuten Wirbelkörperfrakturen, sind **Analgetika** (ggf. befristet sogar Opioide) suffizient einzusetzen. **Antidepressiva** heben schon in geringer Dosierung die Schmerzschwelle und wirken co-analgetisch. **Calcitonin** wird in dieser Indikation kaum noch eingesetzt.

* Bis vor wenigen Jahren war die Hormonersatztherapie eines der Grundpfeiler von Prophylaxe und Therapie der postmenopausalen Osteoporose. Neuere Studien (besonders die der Women's Health Initiative) haben die Risiken und Nebenwirkungen dieser Therapie deutlicher gemacht. Trotz des unbestritten positiven Effektes bezüglich der Erhaltung von Knochenmasse und der Fraktursenkung ist die Hormonersatztherapie nur noch bei Frauen mit hohem Osteoporoserisiko vertretbar, die andere Therapien nicht vertragen oder anwenden dürfen.

Bei der Pharmakotherapie der Osteoporose im engeren Sinne werden eine osteoanabole und eine die Knochenresorption hemmende Therapie unterschieden.

Osteoanabole Therapie

Therapeutisch eingesetzt werden gegenwärtig Fluoride, D-Hormone und selten Anabolika. Zugelassen ist nunmehr auch die pulsative Therapie mit Parathormon.

Fluoride. Sie werden als Natriumfluorid/NaF (40–60 mg pro Tag) oder als Monofluorphosphat/MFP (114–152 mg pro Tag) eingesetzt. Die jeweilige Fluormenge beträgt dabei ca. 15–25 mg pro Tag. Retardierte Formen mit einem „Slow-Release"-Präparat (z.B. Ossiplex R, Neosten R) sind zu bevorzugen. Eine ausreichende Calciumsubstitution und eine Begleittherapie mit Vitamin D ist erforderlich. Risiken (► unten) liegen besonders in einer zu hohen

Tabelle 78-2. Ziele und Methoden der Physiotherapie bei Osteoporosen

Zielstellung	Methoden	
Osteoformativ	Resorptionshemmung Krafttraining, Ausdauerbelastung Haltebelastungen bewusstes Alltagsverhalten UV-Licht-Behandlung	
Schmerzlinderung	nozizeptiver Schmerz	Hydrotherapie, Ultraschall Hochfrequenz, Massagen
	neurogener Schmerz	Kryotherapie, Gleichstrom Bindegewebemassage, Niederfrequenztherapie (TENS)
	psychosomatischer Schmerz	Immersion (thermoneutral) Körperwahrnehmungsschulung, Ganzkörpermassage

Tagesdosis (>25 mg Fluor) und einer zu langen Therapiedauer (in der Regel nicht länger als 2–3 Jahre).

Der Matrixzuwachs unter einer derartigen Therapie ist unbestritten, die Senkung der Frakturrate wird aber kontrovers diskutiert (möglicherweise durch unangemessene Dosierungen bzw. mangelnde Co-Medikation bedingt (Hüfner u. Siggelkow 1998; Ringe 1995).

Während auch unter regelrecht durchgeführter Fluortherapie als Nebenwirkungen gastrointestinale Beschwerden oder osteoartikuläre Schmerzen (Unterschenkel-, Sprunggelenksregion) auftreten können, ist die **Fluorose** als Folge einer überhöhten Langzeitzufuhr von Fluor ein unbedingt zu vermeidender Kunstfehler. Fluorpräparate werden in den Leitlinien des DVO (Pfeilschifter 2003) als Reservetherapie klassifiziert.

Aktive Vitamin-D-Metaboliten. Zu den aktiven D-Metaboliten werden das 1,25-Dihydroxy-Vitamin D_3 (**Calcitriol**) bzw. das 1-α-OH-Vitamin D_3 (**Calcidiol**) gezählt. Letzteres muss in der Leber durch die 1-Hydroxylierung vollwertig aktiviert werden.

Aktive D-Metabolite entfalten über Rezeptorbindung an unterschiedlichsten Zellen diverse Funktionen. Beide Metabolite stimulieren auch Osteoblasten (Reusens et al. 1991, Zerwekh 1985).

Die empfohlene **Tagesdosis** liegt für Calcitriol um 2-mal 0,25 µg pro Tag, für Calcidiol um 0,25–1 µg pro Tag.

Cave
Wegen drohender Hyperkalzämien sind Kontrollen der Calciumspiegel engmaschig erforderlich.

Auch aktive D-Metabolite werden in den DVO-Leitlinien den Reservepräparaten zugeordnet.

Anabolika. Anabolika werden im deutschsprachigen Raum zur Therapie der Osteoporose kaum eingesetzt. Sie wirken sowohl direkt osteoanabol auf Vorläuferzellen der Osteoblasten als auch indirekt über Steigerung der Muskelmasse.

An Nebenwirkungen können bei Frauen Bartwuchs und Stimmveränderungen, allgemein auch ein erhöhtes Arterioskleroserisiko bedeutsam werden. Bevorzugt werden die Präparate bei älteren Frauen eingesetzt, z. B. Nandrolon-Decanoat 50 mg alle 4 Wochen i. m. über 1 Jahr (Ringe u. Meunier 1996).

Parathormon: Parathormon ist seit 2003 zur Therapie der Osteoporose zugelassen. In klinischen Studien hat Parathormon bei täglichen parenteralen Gaben einen massiven osteoanabolen Effekt. BMD-Zunahmen von mehr als 10 % innerhalb 2 Jahren, verbunden mit einer signifikanten Abnahme der vertebralen und nichtvertebralen Frakturrate, werden beschrieben. Gute Resultate gibt es auch bei steroidinduzierter Osteoporose (Lane et al. 2000), die noch weit über den eigentlichen Behandlungszeitraum hinausreichen. Neben der signifikanten Zunahme an Knochenmasse ist unter einer Therapie mit Teriparatid auch eine Verbesserung der Strukturqualität bedeutsam.

Knochenresorptionshemmende Therapie
Dieses Therapieprinzip ist unabhängig von der zugrunde liegenden pathogenetischen Störung, jedoch besonders bei High-Turnover-Osteoporosen indiziert und derzeit das dominierende pharmakologische Behandlungsprinzip von Osteoporosen.

Bisphosphonate. Bisphosphonate sind Pyrophosphatanaloga, die ihre Wirkung vorwiegend am Osteoklasten entfalten. Die sog. **Bisphosphonate der 1. Generation** (z. B. Clodronat, Editronat) wirken über die Hemmung ATP-abhängiger intrazellulärer Prozesse und führen in der Regel zur Apoptose der Osteoklasten. Die potenteren stickstoffhaltigen **Bisphosphonate der 2. Generation** (Alendronat, Risedronat, Inbandronat) hemmen hingegen Enzyme des Mevalonatstoffwechsels, insbesondere die Farnesyl-Diphosphat-Synthetase. Dies führt zu Störungen der Proteinmodifizierung (Prenylierung) bzw. zum Ausfall bedeutsamer Signalproteine und damit vordergründig zur funktionellen Insuffizienz der Osteoklasten, aber auch zur Apoptose. Bisphosphonate werden im Darm schlecht resorbiert (nur ca. 1–4 % der oral aufgenommenen Menge) und davon nur zu 50 % an das Hydroxylapatit der endostalen Knochenoberfläche gebunden. Der Rest wird über die Niere ausgeschieden.

Parenteral applizierbare Bisphosphonate (z. B. Pamidronat, Ibandronat) sind zwar in Deutschland zur Therapie der Osteoporose noch nicht zugelassen, bei schweren intestinalen Resorptionsstörungen kann diese Möglichkeit aber im Einzelfall genutzt werden.

Für die Indikation „Osteoporose" sind in Deutschland zugelassen und werden bevorzugt eingesetzt: Etidronat (z. B. Didronel, Etidronat Jenapharm u. a.), Alendronat (Fosamax) und Risedronat (Actonel). Für weitere Bisphosphonate (Clodronat, Pamidronat, Ibandronat) gibt es positive Studien und Erfahrungsberichte, die ggf. einen individuellen Therapieversuch möglich machen.

- Etidronat wird zyklisch verabreicht (14 Tage 400 mg zur Nacht, danach 66 Tage Basistherapie mit Vitamin D und Calcium). Die Zyklen werden je nach Effekt mehrfach wiederholt. Eine definierte Therapiedauer liegt nicht fest.
- Alendronat wird mit einer Dosierung von 10 mg pro Tag oder 70 mg pro Woche verabreicht.
- Actonel ist mit einer täglichen Dosis von 5 mg pro Tag oder 35 mg/Woche zugelassen.

Die Nebenwirkungsrate der Einmalgabe pro Woche ist signifikant niedriger (Bone et al. 2000). Zur besseren Resorption und Vermeidung von Nebenwirkungen sind bestimmte Einnahmemodalitäten zu beachten (für Alendronat wird z. B. angegeben, dass die Medikation mit einem vollen Glas Leitungswasser mindestens 30 min vor dem ersten Essen oder Trinken eingenommen und sich innerhalb von weiteren 30 min nicht wieder hingelegt werden soll).

Bisphosphonate können an unerwünschten Wirkungen Mineralisationsstörungen der Knochenmatrix verursachen und zu Knochen- und Muskelschmerzen führen. Gefürchtet, aber selten, sind gastrointestinale bzw. ösophageale Ulzera.

> **Praxistipp**
> Bei sorgfältiger Beachtung von Risiken und Nebenwirkungen gehören aber Alendronat und Risedronat heute zu den potentesten Osteoporosetherapeutika, auch bei der steroidinduzierten Osteoporose (Eidner u. Hein 2001).

Selektive Estrogen-Rezeptor-Modulatoren (SERMS). SERMS sind keine Hormone, sondern Substanzen, die gewebeabhängig östrogenagonistische (Knochen, Herz-Kreislauf-System) oder -antagonistische (Brustdrüse, Endometrium) Wirkungen entfalten. Inzwischen gibt es Langzeitstudien über 3 Jahre, die dem Raloxifen (Evista) als Vertreter der SERMS vergleichbar gute Ergebnisse bei der Osteoporosetherapie bescheinigen wie den N-Bisphosphonaten (Ettinger et.al. 1999; Lufkin et.al. 1998).

Die Dosierung von Raloxifen wird in der Regel mit 60 mg pro Tag oral angegeben.

Als besonders Risiko ist ein erhöhtes Thromboserisiko zu nennen. Hingegen steigt das Risiko endometrialer Karzinome unter Raloxifen im Gegensatz zur Hormonersatztherapie mit Östrogenen nicht an, die Inzidenz der Mammakarzinome sinkt sogar (Bolten 2001).

> **Praxistipp**
> Mit den beiden Biophosphonaten Alendronat und Risedronat, dem SERM Raloxifen und dem Parathormonfragment Teriparatid (Neer et al. 2001) sind derzeit vier Medikamente zugelassen, die bei Frauen mit postmenopausaler Osteoporose eine Halbierung neuer Wirbelkörperfrakturen gezeigt haben. Alendronat, Risedronat und Teriparatid senken auch das Risiko peripherer Frakturen.

Calcitonin. Das Hormon Calcitonin hemmt ebenfalls die Osteoklastenaktivität, fördert zusätzlich den Einbau von Calcium und Phosphat in den Knochen und hat darüber hinaus eine gewisse analgetische Wirkung. Therapeutisch kam es primär als Lachscalcitonin, neuerdings auch als humanes Calcitonin zum Einsatz. Die Applikation erfolgt als subkutane Gabe oder als Nasalspray.

An Nebenwirkungen werden lästige, aber kaum gefährliche Flush-Symptome, Nausea und Übelkeit beobachtet. Die Zunahme der Knochendichte ist relativ gering, die Senkung der Frakturrate in einzelnen Studien aber günstiger (Overgaard et al. 1992; Thamsborg et al. 1996). In seiner Effektivität ist es jedoch den modernen Bisphosphonaten unterlegen und deshalb als Präparat der 2. Reihe einzuordnen.

Zusammengefasst sind bei einer Eingruppierung der beschriebenen Pharmaka nach evidenzbasierten Kriterien aufgrund auswertbarer Studiendaten folgende Abstufungen möglich (Pfeilschifter 2003):
- **Gruppe A** (beste Studiendaten, sicherste Aussagen): Alendronat, Risedronat, Raloxifen, Vitamin D_3, Calcium als „Basistherapie"
- **Gruppe B** (inkonsistente Effekte): Etidronat, Fluoride, Calcitonin, Vitamin-D-Metabolite
- **Gruppe C** (keine prospektiven Studien, keine signifikanten therapeutischen Effekte)

78.2 Osteomalazie

Die Osteomalazie (im Kindesalter als Rachitis bezeichnet) ist Ausdruck einer Mineralisationsstörung des Osteoids, der organischen Knochenmatrix.

Sie ist immer eine Aufforderung zur Differenzialdiagnose bzw. zur ursächlichen Abklärung. Klinisch sind Skelettschmerzen, Knochenverbiegungen, allgemeine Adynamie und Gangstörungen auffällig. Laborchemische Abnormitäten betreffen die Serumspiegel von Calcium, Phosphor und alkalische Phosphatase. Die Sicherung der Mineralisationsstörung und ihres Ausmaßes erfolgen in der Regel durch eine Knochenbiopsie und Histomorphometrie.

Die häufigsten Ursachen der Osteomalazie sind in Übersicht 78-2 zusammengefasst:

> **Übersicht 78-2**
> **Ursachen der Osteomalazie**
>
> - **Vitamin-D-Mangel**
>   - mangelhafte UV-Bestrahlung
>   - mangelhafte orale Zufuhr
>   - mangelhafte Resorption
>
> - **Störungen der Vitamin-D-Metabolisierung**
>   - auf Leberebene (Leberzirrhose, Medikamenteninterferenz – z. B. Antiepileptika) mit mangelhafter Bildung von 25-OH-Vitamin-D_3 = Calcifediol
>   - auf Nierenebene mit mangelhafter Bildung von 1,25-Dihydroxy-Vitamin-D_3 = Calcitriol)
>   - Vitamin-D-abhängige Rachitis
>   - Typ I: genetischer 1-α-Hydroxylasemangel
>   - Typ II: genetisch bedingte Störung des Vitamin-D-Rezeptors

Tabelle 78-3. Grundsätze der Therapie von Osteomalazien und Auswahl von verfügbaren Monopräparaten

Störung	Therapeutisches Prinzip
Vitamin-D-Mangel	Substitution mit Vitamin D_3
Vitamin-D-Stoffwechsel-Störung	Therapie der Grundkrankheit Substitution mit aktiven Vitamin-D-Metaboliten Überwachung bzw. Ausgleich von Calcium- und Phosphatspiegel

Tabelle 78-4. Vitamin-D_3-Präparate und aktive Metabolite (Auswahl)

Pharmakon	Präparate (Auszug)	Verfügbare Einzeldosen
Vitamin D_3 (Cholecalciferol)	Vigantol Vigorsan Dekristol	400–50.000 IU (0,010–1,25 µg) oral oder im.
25-OH-Vitamin-D_3 (Calcifediol)	Degrodyl	10 ml (1 ml = 0,15 mg)
1α-OH-Vitamin-D_3 (Alfacalcidiol)	Eins Alpha DOSS	0,25 µg, 1,0 µg
1,25-Dihydroxy-Vitamin-D_3 (Calcitriol)	Rocaltrol Decostriol	0,25 µg 0,50 µg

- **Seltene renale tubuläre Funktionsstörungen**
  - Phosphatdiabetes
  - renal tubuläre Azidose
  - Phosphatasemangel

Die Therapie der Osteomalazie muss möglichst **ursachenbezogen**, nötigenfalls aber auch rein symptomatisch durch Zufuhr von **Vitamin D** und ggf. **aktiven Vitamin-D-Metaboliten**, flankierend durch **orthopädische Maßnahmen** (z. B. bei Frakturen, Korrekturoperationen) und **Physiotherapie** erfolgen. (Vitamin-D-Mangel verschlechtert auch Muskelfunktion!) (Tabelle 78-3, 78-4). Eine **Calciumsupplementierung** ist in jedem Falle wertvoll (in der Regel additiv zur Nahrung ca. 1 g pro Tag). Die alleinige Zufuhr von Calcium ist aber unzureichend.

Bei **Phosphatdiabetes** bzw. bei De Toni-Debre-Fanconi-Syndrom ist eine Phosphattherapie (neben der Gabe von aktiven D-Metaboliten) zwingend. Hierzu werden täglich – abhängig vom Phosphatspiegel bzw. dem „Tagesprofil" – 1–3 g anorganischer Phosphor in mehrfachen Einzeldosen substituiert (6–12–18 Kps. à 0,75 g Dinatriumhydrophosphat).

Als Therapie der Wahl bei Osteomalazien auf der Basis einer **renal tubulären Azidose** (Lightwood-Butler-Albright-Syndrom) gilt die Neutralisierung bzw. leichte Alkalisierung des Harnes.

Vitamin-D-Mangelzustände durch geringe UV-Exposition oder unzureichende orale Zufuhr werden in der Regel mit kleinen Vitamin-D-Dosen von 1000–5000 IU pro Tag behandelt. Bei Malabsorptionssyndromen (mit „leeren Vitamin-D-Depots") muss allgemein parenteral mit mehrfachen Dosen im Bereich von 50.000 IU (1- bis 2-mal pro Woche) behandelt werden, ggf. auch mit parenteraler Dauertherapie. Die Zufuhr aktiver Metabolite ist nur ausnahmsweise bei bestehender symptomatischer Hypokalzämie angezeigt.

Bei **Störungen der 25-Hydroxylierung** (Leberschäden, Antiepileptika) reicht häufig eine erhöhte Vitamin-D-Zufuhr (5000–30.000 IU täglich), alternativ kann mit 25-OH-Vitamin-D_3 (Calcifediol) in kleinen Dosen substituiert werden. Eine mangelhafte Funktion der **1α-Hydroxylase** (Vitamin-D-abhängiger Rachitis-Typ I) wird mit der Zufuhr des aktiven Metaboliten (Calcitriol oder 1α-Calcidiol) in einer Dosierung von 0,5–1 µg behandelt. Die Therapie des Typ II (Rezeptordefekt) ist problematisch, gelingt aber häufig mit höheren Calcitriolgaben.

78.3 Hyperparathyreoidismus

78.3.1 Primärer Hyperparathyreoidismus

Beim primären Hyperparathyreoidismus (HPT) handelt es sich um ein primäre Erkrankung der Nebenschilddrüsen (Adenome, Hyperplasien, selten Karzinome) mit Überproduktion von Parathormon und damit einer Hyperkalzämie/Hyperkalzurie. Das vermehrt aktive Parathormon führt am Knochen zu gesteigerter Osteoklastenaktivität mit Knochenresorption mit resultierenden unterschiedlichen klinischen Erscheinungsformen.

Die kausale Therapie besteht in der Exstirpation der vergrößerten Epithelkörperchen. Eine Operationsindikation besteht bei Serumcalciumspiegeln >3 mmol/l, einer bereits messbaren Einschränkung der Kreatinin-Clearance oder deutlichen knöchernen Manifestationen, auch im Sinne einer diffusen Osteoporose. Bei erfolgreicher operativer Therapie reguliert sich die Hyperkalzämie nach wenigen Tagen in den Normbereich, und die osteoklastäre Überfunktion sistiert.

Infolge des primären HPT aufgetretene Knochenveränderungen sind allerdings einer konservativen Therapie kaum zugänglich. Bei postoperativ fortbestehender „Osteoporose" ist eine entsprechende weiterführende antiresorptive Pharmakotherapie erforderlich. Diese Therapie (namentlich mit Bisphosphonaten) kann auch bei nichterfüllter Operationsindikation bzw. -kontraindikationen indiziert sein. In derartigen Fällen werden zusätzlich reichliche Trinkmengen und evtl. die Therapie mit Calciumantagonisten (Senkung des Parathormonspiegels) empfohlen.

78.3.2 Sekundärer Hyperparathyreoidismus

Ursachen der sekundären Überfunktion der Epithelkörperchen sind primäre Erkrankungen, die zu einem Abfall des Serumcalciumspiegels führen.

Neben Störungen der Vitamin-D-Synthese, die zu Resorptionsstörungen von Calcium mit Hypokalzämie und sekundärem HPT führen können (▶ Abschnitt 78.2), kommen renale und gastrointestinale Erkrankungen (Malassimilation, Cholestase, Leberzirrhose mit gestörter 25-Hydroxylierung) infrage.

Renaler sekundärer HPT

Nierenfunktionseinschränkungen (etwa ab einer Kreatinin-Clearance < 60 ml/min) führen zu Phosphatausscheidungsstörungen, erhöhten Serumphosphatspiegeln und damit zur Hypokalzämie mit der Entwicklung eines sekundären HPT. Darüber hinaus besteht bei chronischer Niereninsuffizienz durch den Ausfall der 1α-Hydroxylase eine mangelhafte Calcitriolsynthese.

Somit ist die „renale Osteopathie" in der Regel eine Kombination von sekundärem HPT und Osteomalazie. Das Bild kann auch kompliziert oder dominiert werden durch eine aluminiuminduzierte malazische Komponente, erkennbar durch erhöhte Serumaluminiumspiegel und eine mit den üblichen Mitteln „therapieresistente Osteomalazie". In den letzten 25 Jahren wird außerdem vermehrt eine „Adynamic Bone Disease" als Form der renalen Osteopathie beschrieben, bei der ein relativer Hypoparathyreoidismus bedeutsam ist.

> **Praxistipp**
> Die medikamentöse Osteopathieprophylaxe wird ab einem Phosphatspiegel > 1,5 mmol/l empfohlen.

Dies geschieht durch Meiden phosphatreicher Speisen, Eiweißrestriktion und nötigenfalls der Gabe calciumhaltiger Phosphatbinder (z.B. Calciumcarbonat, -gluconat, -lactat oder -citrat).

 Cave
Keine aluminiumhaltigen „Phosphatbinder" bei renalem sekundärem Hyperparathyreoidismus!

Eine weitere Therapieoption besteht in der Gabe von Calcitriol oder α-Calcidiol. Bei Kombination dieser Präparate mit einem calciumhaltigen Phosphatbinder ist das Risiko einer Hyperkalzämie mit ihren Folgen erhöht.

Der Einsatz von aktiven Vitamin-D-Metaboliten wegen einer Hypokalzämie ist bei renaler Osteopathie erst dann erlaubt, wenn das erhöhte Serumphosphat durch Phosphatbinder normalisiert ist (Cave: extraossäre Verkalkungen). Andererseits ist die Anhebung des Serumcalciumspiegels durch Calciumzufuhr und/oder aktive Vitamin-D-Metabolite notwendig, wenn der Hyperparathyreoidismus mit Fibroosteoklasie gebremst werden muss.

Der Einsatz der Vitamin-D-Metabolite wird aber im Falle einer fortgeschrittenen Niereninsuffizienz erst bei PTH-Werten > 200 pg/ml empfohlen (Zielbereich: ca. 3faches des Normbereiches), da offenbar ein vermindertes Ansprechen der Osteoklasten auf PTH vorliegt. Wenn nach längerfristiger Vitamin-D-Therapie die malazische Komponente gebessert ist, erhöht sich das Risiko einer Hyperkalzämie bei andererseits supprimierten Nebenschilddrüsen. Dies ist ein weiterer Risikofaktor für die schwer therapierbare „adynamische Knochenerkrankung".

Im Falle einer bereits manifesten Aluminiumosteopathie, die durch Knochenhistologie gesichert wird, kommt neben bereits genannten pathogeneseorientierten Therapiemaßnahmen der renalen Osteopathie eine Behandlung mit Deferroxamin (40–80 mg/kg) 1-mal pro Woche infrage.

78.4 Lokalisierte Knochenerkrankungen

78.4.1 Ostitis deformans Paget

Der Morbus Paget des Knochens ist eine umschriebene (mono- oder polyostotische) Skeletterkrankung, charakterisiert durch ausufernde Knochenumbauvorgänge, die chronische Schmerzen, möglicherweise Frakturen sowie weitere Komplikationen nach sich ziehen. Initial ist eine stark erhöhte Resorptionsaktivität auffällig. Eine definitive Heilung der Erkrankung ist bis heute nicht möglich. Ziel der Therapie ist eine Linderung der subjektiven Beschwerden, eine Stabilisierung des Knochenmetabolismus und eine Verhinderung bzw. Minderung von Sekundärkomplikationen.

Eine Therapieindikation besteht bei beeinträchtigenden Symptomen, Befall mechanisch belasteter Knochenregionen, dem Risiko nervaler Kompressionserscheinungen und der Gefahr von Sekundärarthrosen bei sich entwickelnden Fehlstellungen.

Der Morbus Paget wird durch die Hemmung der osteoklastären Knochenresorption in seiner Aktivität gebremst, was sich in einer Normalisierung der alkalischen Phosphatase festmacht. Bei 6-monatiger Stabilität kann die Therapie pausiert werden. Erst bei signifikantem Anstieg der alkalischen Phosphatase (um mehr als 25 %) oder anderen Zeichen der Progredienz ist eine neuerliche antiresorptive Therapie zu empfehlen.

Zugelassen sind in Deutschland zur Therapie Calcitonine und bestimmte Bisphosphonate. Letztere zeigen die intensivere Wirkung. Bei milden Verlaufsformen kann Etidronat (z. B. Didronel, Etidronat Jenapharm) in einer Dosis von 200–400 mg pro Tag über etwa 6 Monate empfohlen werden. Danach erfolgt eine Therapiepause von 6 Monaten. Auf klinisch relevante Mineralisationsstörungen ist zu achten. Bei sehr aktiven Verlaufsformen wird auch Tiludronat (Skelid) in einer Dosierung von 2-mal 200 mg pro Tag über 3 Monate oder Pamidronat (Aredia) in einer Gesamtdosis von 90–240 mg i. v. bei Einzeldosen von 15–90 mg über 1–4 h in 100–500 ml NaCl-Infusionen empfohlen.

Es gibt auch positive Erfahrungsberichte unter der Anwendung von Clodronat, Alendronat, Ibandronat, Risedronat bzw. neuerdings Zolendronat. Diese Präparate sind im Bedarfsfall im individuellen Therapieversuch einsetzbar.

> **Praxistipp**
> Sollte eine operative Korrektur bzw. Entlastungsoperation notwendig werden, so wird mindestens 3 Monate vor dem geplanten Eingriff eine antiresorptive Vorbehandlung empfohlen, um zum Operationstermin eine minimale Krankheitsaktivität zu gewährleisten.

Zur Verlaufskontrolle der Krankheitsaktivität bietet sich relativ kurzfristig die Bestimmung der alkalischen Phosphatase an. Radiologische Kontrollen sind während der aktiven Phasen in jährlichen Abständen sinnvoll.

78.4.2 Knochentumoren

Die internistische Therapie der Knochentumoren wird in der Regel als zystostatische Kombinationstherapie unter der Kontrolle von Onkologen durchgeführt.

Bewährt haben sich interdisziplinäre Therapiestrategien in Tumorzentren, die internistische, chirurgische, strahlentherapeutische und anderweitig notwendige Fachkompetenz einschließen. Bei sekundären Knochentumoren (also Metastasen) können osteolytische, osteoblastische oder gemischte Metastasenformen auftreten, die sich bezüglich der Zahl und Ausbreitung im Skelett solitär, multipel oder diffus manifestieren.

Zur Therapie von osteolytischen Metastasen (sowohl mit als auch ohne Hyperkalzämie) stehen Calcitonin (besonders bei schmerzhaften tumorbedingten Osteolysen) oder verschiedene Bisphosphonate zur Verfügung. Letzte können nicht nur im Sinne einer antiosteolytischen Therapie, sondern auch osteoprotektiv bzw. präventiv eingesetzt werden, um die Entstehung von Metastasen im Knochen zu bremsen oder zu hemmen. Bevorzugt werden die i. v.-applizierbaren Bisphosphonate Clodronat oder Pamidronsäure verwendet.

Aber auch andere Bisphosphonate (Etidronat, Alendronat, Tiludronat, Zoledronat, Risedronat bzw. Ibandronat) sind sowohl bei der Behandlung der therapieinduzierten Hyperkalzämie, der Therapie und Prophylaxe von Tumorosteolysen als auch der therapieinduzierten Osteoporosen mit unterschiedlichem Erfolg eingesetzt worden. Für detaillierte Empfehlungen muss auf weiterführende Literatur verwiesen werden.

78.4.3 Neurodystrophische Syndrome

Das mit zahlreichen Synonyma (Algodystrophie, Morbus Sudeck u. a.) bezeichnete Krankheitsbild beruht offenbar auf einer Entgleisung der neurovaskulär-vegetativen Durchblutung, die häufig posttraumatisch auftritt. Allerdings sind Ätiologie und weite Strecken der Pathogenese noch unklar. Besonders initial findet sich eine vermehrte Osteoklastentätigkeit, wobei es selbst im Ausheilungsstadium häufig nicht mehr zu einer kompletten Kompensation des Knochenverlustes kommt.

Therapeutisch kommen Analgetika, vasoaktive Substanzen, Sympatikusblockaden, physikalische Therapie und Psychotherapie zum Einsatz. Die lokale Osteopenie mit erhöhtem Knochenumsatz im Rahmen der neurodystrophischen Syndrome kann erfolgreich mit Calcitonin (100 IU pro Tag über 4–6 Wochen) behandelt werden, wobei allgemein auch ein rasches Nachlassen der Schmerzsymptomatik berichtet wird. Die Behandlung sollte frühzeitig im Stadium I einsetzen. Positive Resultate werden auch von Bisphosphonaten (z. B. Pamidronsäure in einer Dosis von 30 mg pro Tag als Kurzinfusion über 3–5 Tage gegeben) berichtet.

Hierzu liegen aber noch zu wenig sichere Daten vor.

Leitlinien – Adressen – Tipps

Leitlinien und Internetadressen

Vom Dachverband Osteologie wurden Leitlinien zur Therapie der postmenopausalen Osteoporose, der Alterosteoporose und der steroidinduzierten Osteoporose erarbeitet (▶ Pfeilschifter 2003). Im Jahr 2004 erfolgte eine Überarbeitung nach dem neuesten Kenntnisstand. Die derzeitige Version ist im Internet abrufbar: www.bergmannsheil.de/leitlinien-dvo

Tipps für Patienten

Landesselbsthilfeverband Brandenburg/Berlin für Osteoporose e. V., Tel. 0172/8715671

Bundesverband für Osteoporose e. V., Frau H. Kaltenstadler, Helmuth-Zimmer-Str. 44, 97076 Würzburg, Tel./Fax 0931/271636

Literatur

Bolten W (2001) Behandlung der postmenopausalen Osteoporose. Bayr Internist 21: 418–424
Bone HG, Adami S, Rizzoli R, Vagus M et al. (2000) Weckly administration of alendronate: Rationale and plan for clinical assessment. Clin Therapeutics 22: 15–28
Deutsches Grünes Kreuz (1997) Osteoporose – Leitlinien Medizin, 2. überarbeitete Aufl. Im Kilian, Marburg
Diel I, Possinger K (1999) Bisphosphonate in der Onkologie. Uni Med, Bremen
Eidner T, Hein GE (2001) Spezielle medikamentöse Therapie der Osteoporose bei chronisch-entzündlichen Erkrankungen des Bewegungsapparates. Akt Rheumatol 26: 129–137
Ettinger B, Black D, Mitlak BH, Knickerbocker RK et al. (1999) Reduction of verbetral fracture risk in postmenopausal woman with osteoporosis treated with raloxifene. JAMA 282: 637–645
Geusens P, Vanderschueren D, Verstreaten A, Dequecer J et al. (1991) Short-term course of 1,25 (OH)2D3 stimulates osteoblasts but not osteoclasts in osteoporosis and osteoarthritis. Calc Tissue Int 49: 168–173
Hüfner M, Siggelkow H (1998) Fluorid-Therapie bei Osteoporose. Dtsch Med Wschr 123: 713–717
Keck E (1996) Calcitonin und Calcitonin-Therapie, 3. Aufl. Wiss Verlagsgesellschaft, Stuttgart
Knüsel O (2000) Neurodystrophische Syndrome. In: Miehle W, Fehr K, Schattenkirchner M, Tillmann K (Hrsg) Rheumatologie in Praxis und Klinik. Thieme, Stuttgart New York, S 1061–1071
Lane NE, Sanchez S, Modin GW, Genant HK et al. (2000) Bone mass continues to increase at the hip after parathyroid hormone treatment is discontinued in glucocorticoid-induced osteoporosis. J Bone Miner Res 15: 944–951
Lufkin EG, Whitaker MD, Nickelsen T, Argueta R et al. (1998) Treatment of established postmenopausal osteoporosis with raloxifene. Randomized trial. J Bone Miner Res 12: 1747–1754
Mundy GR (1995) Bone remodeling and it's disorders. Martin-Dunits Ltd, London
Neer RM, Arnaud CD, Zanchetta JR et al. (2001) Effect of parathyroid hormone (1–34) of fractures and bone mineral density in postmenopausal woman with osteoparosis. N Engl J Med 344: 1434–1441
Overgaard K, Hansen NA, Jensen SB, Christiansen C (1992) Effect of salcalcitonin given intranasally on bone mass and fracture rates in established osteoporosis: a dose response study. Br Med J 305: 556–561
Pfeilschifter J (2003) Die DVO-Leitlinien zur Osteoporose. Osteologie 12: 49–137
Pfeilschifter J (Hrsg) (2003) Die Leitlinien des Dachverbandes Osteologie zur Osteoporose 2003/2004. Hans Huber Verlag, Bern
Polläne W, Bröll H, Burckhardt, Delling G, Minne HW (1999) Therapie primärer und sekundärer Osteoporosen. Thieme, Stuttgart New York
Reginster JY, Minne HW, Sorensen OH, Hooper M et al., on behalf of the Vertebral Efficacy with Risedronate Therapy (VERT) Study Group (2000) Randomized trial of the effects of risedronate on vertebral fractures in women with established postmenopausal osteoporisis. Osteoporos Int 11: 83–91
Ringe JD (1995) Postmenopausale Osteoporose. In: Ringe DJ (Hrsg) Osteoporose. Thieme, Stuttgart New York, S 104–108
Ringe JD, Burghard P (1998) Vitamin D/Kalzium in der Osteoporosetherapie. Thieme, Stuttgart New York
Ringe JD, Meunier PJ (1996) Senile Osteoporose. Thieme, Stuttgart New York
Thamsborg G, Jensen JE, Kollerup G, Hauge EN et al. (1996) Effect of nasal salmon calcitonin on bone remodeling and bone mass in postmenopausal osteoporosis. Bone 18: 207–212
Uhlemann C (2001) Kurative und rehabilitative Physiotherapie des Osteoporosesyndroms. Arthritis + Rheuma 18: 21–31
Zerwekk JE, Sakkaee K, Pack CY (1985) Short term 1,25-dihydroxyvitamin D_3 administration raises serum osteocalcin in patients with postmenopausal osteoporosis. J Clin Endocrin Metab 60: 615–617

79 Physikalische Therapie
E. Senn

79.1 Vorgehen beim Verordnen – 1297

79.2 Funktionell-physikalische Zustände zur Verordnung physikalisch-funktioneller Therapiemaßnahmen – 1297

79.2.1 Allgemeine Ganzkörpermobilisierung – 1298
79.2.2 Thromboseprophylaxe – 1298
79.2.3 Dekubitusprophylaxe und -therapie – 1298
79.2.4 Ödeme – 1299
79.2.5 Physikalisch ansprechbare Schmerzarten – 1299
79.2.6 Periphere arterielle Durchblutungsstörungen – 1301
79.2.7 Zustände reduzierter Herzfunktionen – 1301
79.2.8 Erkrankungen der Atemwege – 1302
79.2.9 Entzündlich-rheumatische Erkrankungen der peripheren Gelenke – 1302
79.2.10 Muskelschwächen – 1303
79.2.11 Fibromyalgie – 1303
79.2.12 Hemiplegie – 1304
79.2.13 Hypertonie – 1304
79.2.14 Hypotonie – 1305
79.2.15 Koliken – 1305
79.2.16 Nichtkompressionsbedingte Kreuzschmerzen – 1305
79.2.17 Spondylitis ankylosans – 1306
79.2.18 Osteoporose – 1306

79.3 „Passiv"-physikalische und krankengymnastische Techniken – 1307

79.4 Hinweise auf grundlegende Wirkprinzipien in der physikalischen Therapie – 1311

Literatur – 1312

Trotz teils hoher Fachspezialisierung gehört auch der bewusste und pathophysiologisch begründbare therapeutische Umgang mit chronisch schmerzhaften Funktionseinschränkungen sowie deren Prävention zum Aufgabenbereich des pflichtbewussten Internisten. Dieser Umgang erfordert ein rationales Vorgehen beim Erkennen, Bewerten und Behandeln physikalischer Zustände. Dazu gehören:

- Darlegung der zu fordernden Norm eines Rezeptes für physikalische Therapie
- Checklisten für das Vorgehen bei den häufigsten Indikationen mit weiterführenden Literaturhinweisen
- Kurzbeschreibung der häufigsten in der Inneren Medizin zur Anwendung kommenden physikalischen Verfahren als Nachschlagemöglichkeit für Interessierte
- stichwortartige Hinweise auf einige wichtige Wirkprinzipien für Dozenten aller Stufen, um einige Verfahren besser verstehen und würdigen zu können

Das Fachgebiet der Physikalischen Medizin und Rehabilitation ist derzeit heterogen und zudem an einzelne Fachgebiete gebunden, sodass im Verlauf der letzten Jahre keine kliniktauglichen Übersichtsstudien mehr veröffentlicht wurden.

79.1 Vorgehen beim Verordnen

Das Verordnen physikalischer Therapiemaßnahmen setzt sich aus folgenden Teilschritten zusammen, deren Ziel das eigentliche Rezept ist:

- Nennen der Diagnose genügt nicht: es bedarf einer Zusammenstellung der zu befürchtenden, drohenden oder bereits eingetretenen, unten beschriebenen physikalisch-funktionellen Zustände, die alle aktuell in einer Funktionstherapie berücksichtigt werden müssen.
- Mittels der physikalischen Verfahren werden keine Krankheiten, sondern Zustände behandelt. Daher ist ein geordneter und strukturierter Überblick über die einzelnen, zumeist palpatorisch-funktionellen Befunde und Beschwerden in Ergänzung zur erweiterten Diagnose nötig.
- Die behandlungsbedürftigen Zustände müssen zu bestimmten Therapie-, Selbstbehandlungs- und Trainingsverfahren zugeordnet werden. Hier wird man je nach Kenntnisgrad mehr oder weniger detailliert und exakt verschreiben.
- Schließlich muss ein Behandlungskonzept erstellt werden, das neben den Anweisungen zur Dosierung v. a. das Neben- und Hintereinander der notwendigen passiven und aktiven Therapien vorschreibt. Im Allgemeinen sind die sog. passiven Therapiemöglichkeiten wie Massagen, Wärme, Kühle, Kälte und Elektrotherapieformen begleitend, vorbereitend und unterstützend.

Wenn sich die Rückkehr nach Hause bzw. an den früheren Arbeitsplatz verzögert oder diese gar gefährdet ist, muss eine eigentliche Rehabilitation eingeleitet werden, die neben der Durchführung einer physikalischen Therapie je nach Befund und Ziel wahlweise noch folgende Aspekte zu berücksichtigen hat:

- Ergotherapie samt Hilfsmittel- bzw. Rollstuhlversorgung und funktionellen baulichen Anpassungen des Wohnbereichs und Arbeitsplatzes
- besondere Betonung eines regelmäßigen Ganzkörpertrainings durch Ausübung eines Freizeitsports, um die Restfunktionen und Restgesundheit zu optimieren
- Ermitteln und Ansprechen der psychosozialen Probleme, die durch fachkompetente Hilfestellungen einer möglichen Lösung näher gebracht werden können: Rolle in der Familie, Beziehungen zu Bezugspersonen, aber auch zu Freunden, Sinn der Tätigkeit bzw. des Lebens, Sexualität
- Überprüfen der Fähigkeit, persönlichen zumutbaren Alltagsanforderungen (ADL: activities of daily living) gewachsen zu sein

79.2 Funktionell-physikalische Zustände zur Verordnung physikalisch-funktioneller Therapiemaßnahmen

Die im Folgenden zusammengestellten Stichworte sollen in systematischer Form helfen, an alle anzustrebenden Ziele und therapeutischen Möglichkeiten zu denken; die vorgeschlagenen Maßnahmen werden bewusst der Kürze und Prägnanz wegen nicht begründet.

79.2.1 Allgemeine Ganzkörpermobilisierung

Zu berücksichtigende Symptome/Befunde:
- Herz-Kreislauf-Schwäche; ungenügende orthostatische Venentonisation und damit ungenügende Herzfüllung
- allgemeine oder lokalisierte Muskelschwächen
- Belastungsschmerzen der gewichttragenden Körperteile (Wirbelsäule, Beine)

Ziele:
- zeitgerechte und ausreichende Orthostasereaktion: Herzfüllung, zentraler Blutdruck
- Verhütung von hypostatischen Flüssigkeitsansammlungen/Ödembildungen
- Aktivierung der haltungssichernden Muskelgruppen bzw. der Gleichgewichtsreaktionen
- osteoporosepräventive Achsenbelastungen
- im Stand spastikmindernder Druck auf die Fußsohle, besonders Ferse

Maßnahmen:
- vorbereitende Muskelaktivierung mittels PNF-Mustern (▶ Abschnitt 79.3.7) und Bridging-Übungen zur nachfolgenden Aufrichtung
- intervallmäßige, rhythmische Muskeltonisierung der hochgelagerten Beine oder regelmäßiges Fußkreisen der abgehobenen Beine während gleichzeitig vertiefter Atmung
- Stehtraining mehrmals pro Tag, u. U. mit Hilfe des Stehbrettes unter besonderer Beachtung der Fersenbelastung
- Instruktion in der Technik des Aufstehens
- Simulation von Arbeitsstarts durch Ganzkörperübungen im Bett als Training der Venentonisation: Umstellung der Hämodynamik auf Arbeit
- kalte Wickel zur Venentonisierung
- Wickeln der Beine vor dem Aufstehen

! Frühzeitiges Stehen und Gehen um das Bett ist auch bei gewickelten Beinen eher thromboseförderd als verhütend.
 Sitzen ist für die Wirbelsäule belastender als Stehen und Gehen.
 Beherrschung der Technik des Aufstehens bestimmt den Grad der Wirbelsäulen- und Kreislaufbelastung.
 Stehen ist nicht Voraussetzung für eine Frühmobilisation.

79.2.2 Thromboseprophylaxe

Zu berücksichtigende Symptome/Befunde:
- Hypotonie bzw. Atonie der Skelettmuskulatur, insbesondere der Beine
- venöse Abflusshindernisse, besonders äußere Einschnürungen
- postoperative Zeiten
- stark reduzierter Allgemeinzustand
- Atmungsschwächen und -behinderungen

Ziele:
- Beschleunigung der venösen Fließgeschwindigkeit
- aktive orthostatische oder arbeitsbedingte Venentonisierung
- allgemeine venöse Flow-Erhöhung durch arbeitsbedingte Steigerung des Herzminutenvolumens
- Aktivierung aller herzfüllenden Mechanismen

Maßnahmen:
- horizontale Hochlagerung des Unterschenkels auf etwa 25 cm Höhe (sog. Femoralisberg)
- Kompressionsverband mit einem Andruckwert von 25–40 mmHg im Stehen und Gehen
- apparative Bewegungshilfen für die Beine im Bett: Bettfahrrad nach Muhe oder Fußschaufeln bzw. Pedomobil
- Flowtron: apparativ-rhythmisch aufblasbare Beinhülse
- periodische Elektrostimulation großer Teile der Beinmuskulatur

> **Praxistipp**
> In praxi wird man die physikalischen Maßnahmen als Ergänzung zu den medikamentösen verschreiben, obwohl die physikalischen allein bei konsequenter Durchführung wirksamer sind als die medikamentösen allein; aber sie sind zeitaufwendig.

! Frühzeitiges Stehen ist hinsichtlich Thromboseentstehung eher gefährlich, sicher nicht prophylaktisch wirksam.
 Die venösen Gelenkpumpen sind beim Menschen (Adaption an die Aufrichtung) das wirksamere Prinzip als die sog. Muskelpumpe.

Weiterführende Literatur: Senn (1992)

79.2.3 Dekubitusprophylaxe und -therapie

Zu berücksichtigende Symptome/Befunde:
- prädisponierende Faktoren: schlechter Allgemeinzustand, Marasmus, Lähmungen, hypostatische Ödeme, verminderte Sensibilität
- Rötungen im Gebiet der typischen Auflageflächen als Alarmzeichen: Fersen, Kreuzbein, Gesäßbacken

Ziele:
- Druckentlastung
- Optimierung der Mikrozirkulation der gefährdeten Gewebe
- Infektprophylaxe bzw. -therapie
- Ödemverhütung bzw. -therapie

Maßnahmen:
- täglich mehrmalige Kontrollen durch den Arzt
- häufiges Umlagern auch nachts nach festzulegendem Zeitschema
- CO_2-Begasung in einer feuchten Kammer über Stunden, auch bei erst beginnender Ulkusbildung
- tägliche Teilbäder der betroffenen Körperteile in alkalischen CO_2-gesättigten Wässern (z. B. Supernaturan)
- Hydrokolloid-Okklusivverband
- Aktivierung der Wundränder mit Ultraschall oder Reizströmen

❗ Cave
Besonders heimtückisch sind diejenigen Dekubitalulzera, die von der Muskulatur ausgehend nach außen aufbrechen; häufiges Sondieren ist notwendig. Das Zuwachsen darf nur vom Grunde ausgehend nach außen erfolgen, nicht von den Rändern her die Höhle überdeckend.

❗ Der Schwerpunkt bezüglich Dekubiti muss eindeutig auf der Prophylaxe liegen.

79.2.4 Ödeme

Zu berücksichtigende **Symptome/Befunde:**
- Unterscheidung von kardialen, posttraumatischen und lymphatischen Ödemen; Kombinationen sind möglich
- nach Abflusshindernissen suchen bzw. fragen: Gewebsstrikturen, Narbenregionen, Lymphknotenveränderungen, beengende Kleidungsstücke
- zusätzliche Überwärmung als Ausdruck einer Fibrosierungsaktivität
- Erysipele in der Anamnese

Ziele:
- Entstauung
- Hautpflege zur Verhütung jeglicher Hautverletzung, auch der iatrogenen
- korrektes Verhalten

Maßnahmen:
- konsequente Hochlagerung
- komplexe Entstauungsmaßnahmen mit Lymphdrainage, aktiven Gelenkbewegungen und korrektem Wickeln nach der Therapie bzw. Tragen eines Kompressionsstrumpfes – letzterer nur zur Sicherung des Therapieerfolgs
- Instruktion über Selbsthilfemaßnahmen: Schutz vor direkter Wärmebestrahlung; Vermeiden von statischen Muskelbelastungen; Schutz vor jeglicher Hautverletzung, auch durch Injektionen oder Blutentnahmen; Verhütung von stauenden Kleidungsstücken einschließlich Blutdruckmanschetten; sanfte Hautpflege
- apparative Entstauungsmethoden zur Erfolgskonsolidierung bei milden Lymphödemen
- nachhaltige Kühlungen bei Überwärmungen

❗ Das Hauptproblem innerhalb der Ödeme bilden die primären und sekundären Lymphödeme.

> **Praxistipp**
> Kompressionsstrümpfe und apparative Entstauungen dienen nur der Konsolidierung des Therapieerfolges bei milden Ödemformen.
> Bei schweren, elefantiasisförmigen Lymphödemen ist die Kontaktaufnahme mit einem Lymphologen bzw. einem Arzt für plastische Chirurgie zur Klärung der Möglichkeit zur Transplantation von Lymphgefäßen notwendig.

Weiterführende Literatur: Földi et al. 1984

79.2.5 Physikalisch ansprechbare Schmerzarten

Zu berücksichtigende **Symptome/Befunde:** Zu allererst muss eine Entscheidung darüber herbeigeführt werden, ob:
- Schmerzort und Schmerzursache topographisch übereinstimmen
- es sich um einen projizierten (z. B. infolge einer Nervenkompression) oder ausgestrahlten bzw. übertragenen Schmerz (z. B. infolge einer schmerzverursachenden Störung eines inneren Organs oder der Wirbelsäule) handelt

Die Charakteristika sind zu erkennen, die auf das **schmerzverursachende Organ** hinweisen:
- **Schmerzen innerer Organe:** Die in die dazugehörigen Dermatome übertragenen Schmerzen (Head-Zonen) und die segmentbezogenen schmerzhaften Muskeltonisierungen (Mackenzie-Punkte) dominieren oft über die lokalen Schmerzen; die Schmerzen innerer Organe sind oft krampfartig-wellenförmig und von Funktionszuständen der gestörten Organe abhängig.
- **Periphere arterielle Durchblutungsschmerzen:** Die unmittelbaren Folgen der arteriellen Durchblutungsstörung und die Schmerzhaftigkeit ganzer Extremitätenanteile führen zur Diagnose.

- **Muskelschmerzen:** Zu unterscheiden sind die eigentlichen Myositiden verschiedenster Ursache von den Myosen als Ausdruck und Folge chronischer Überlastungen oder Schädigungen der betroffenen Muskeln. Ein akut entzündeter Muskel ist homogen, prall-elastisch und äußerst druckschmerzhaft; ein myotischer Muskel inhomogen, strähnig, mit örtlich begrenzten druckschmerzhaften „Punkten" durchsetzt.
- **Gelenkschmerzen:** Die exsudativ-entzündlichen Gelenkschmerzen sind von der Mehrzahl von degenerativ-rheumatischen und orthopädischen Gelenkbeschwerden zu unterscheiden; die arthrotischen Gelenke zeigen Anlauf-, Lagerungs-, Überlastungs-, Irritations- und osteogene Gelenkschmerzen. Die eigentliche Arthritis zeichnet sich durch klassische Entzündungszeichen, Erguss, teils äußerst berührungsschmerzhafte Haut (kollaterale Schmerzhaftigkeit) und eine weich-verdickte Kapsel aus.
- **Wirbelsäulenschmerzen:** Der Internist hat zwischen den Wurzelkompressionsschmerzen, aber auch der rheumatischen bzw. bakteriellen Spondylitis sowie dem Osteoporoseschmerz und den zahlreichen nichtkompressionsbedingten, chronischen Wirbelsäulensyndromen zu differenzieren. Diesem Zweck dient der Ausschluss neurologischer Ausfälle, entzündlicher oder tumoröser Strukturzerstörungen, allgemeiner Entzündungszeichen sowie der Osteoporosesymptome.
- **Tumorschmerzen:** Sie können sowohl den Schmerzen innerer Organe als auch den internistischen Wirbelsäulenschmerzen gleichen. Das nächtliche Schmerzmaximum ist äußerst verdächtig.
- **Neuralgien/Polyneuropathien:** Die z. T. anfallartigen, nächtlichen, brennenden oder dysästhetischen Beschwerden sind für diese vom Typ her neurogenen Schmerzen charakteristisch.

Ziele:
- Auffinden und Therapie der Ursache;
- vorübergehender Einsatz von physikalischen Maßnahmen zur symptomatischen Schmerzlinderung;
- frühzeitiges Erkennen der drohenden Chronifizierung; letzteres zwingt zur Überweisung an eine Schmerzambulanz.

Maßnahmen:
- **Schmerzen innerer Organe:** wiederholte heiß-warme Wickel oder Auflagen bei Koliken und chronischen Entzündungsschmerzen; bei Schmerzhaftigkeit von Thoraxorganen, insbesondere des Herzens, mit Einbezug der Arme; Versuch mit TENS (transkutaner elektrischer Nervenstimulation) bei chronisch-rezidivierenden Schmerzzuständen; ▶ Funktionstraining bei hypoxämischen Schmerzen (▶ Abschnitt 79.2.7)
- **periphere arterielle Durchblutungsstörungen:**
  - ▶ unten
- **Muskelschmerzen:** bei Myositiden Beginn mit leichter, aber nachhaltiger Kühlung (nicht Eis), später allenfalls lauwarmen Umschlägen, täglichen Dehnübungen und Entlastung vor aktivem Einsatz; bei Myosen Verordnung von Wärme, Muskelmassagen, Dehnungen und aufbauendem Muskeltraining
- **Gelenkschmerzen:** bei mehr oder weniger akuten Arthritiden nachhaltige, wiederholte Kühlung, adäquaten Lagerung in Mittelstellung, tägliche Gelenktoilette (einmaliges, passives, ganz vorsichtiges Durchbewegen des Gelenks unter einem kurzfristigen Kälteschutz: Eispackung) und großzügige Funktionsentlastung; bei anderen seltenen Gelenkschmerzarten Konsultation eines Orthopäden oder Arztes für physikalische Medizin
- **Wirbelsäulenschmerzen:** bei internistischen bzw. neurologischen Wirbelsäulenschmerzen vom Typ der Spondylitis, der Wurzelkompression, der Wirbelkörpertumoren und der Osteoporose in erster Linie rasche Diagnosesicherung und spezifische, kausale Therapie; symptomatisch lindernd wirken bei radikulär bedingten Schmerzen kurzzeitige, zu wiederholende kühle Wickel um die gesamte schmerzhafte Extremität und den dazugehörigen Rumpfteil; bei wirbelkörperbedingten Schmerzen manchmal und unsicher zirkuläre kühle oder lauwarme, selten heiße Wickel; bei Osteoporose ▶ Abschnitt 79.2.18
- **Tumorschmerzen:** Zusammenarbeit mit einer Schmerzambulanz
- **Neuralgien und Polyneuropathien:** gegen Ruhe- und Nachtschmerzen kurzdauernde kalte Wickel, kalte Güsse, Bürstungen und fortgesetzte Bewegungsaktivität; bei Neuralgien Ausschluss bzw. Therapie einer Wirbelsäulenbeteiligung, Prophylaxe bezüglich auslösender Ursachen

 Cave
Erschütterungs-, Klopf- und Nachtschmerz der Wirbelsäule gelten bis zu ihrem Ausschluss als bösartig und internistisch verursacht.

> **Praxistipp**
> Massagen sind nur bei Myoseschmerzen, nicht aber bei Myositiden indiziert.
> Bei rezidivierenden, vorerst scheinbar therapieresistenten Gelenk- und Wirbelsäulenschmerzen ist nach Ausschluss internistischer und neurologischer Ursachen ein Arzt für physikalische und rehabilitative Medizin zu Rate zu ziehen.
> Der Übergang vom chronisch rezidivierenden Schmerz zur chronifizierten Schmerzkrankheit ist zu erkennen, zu akzeptieren und entsprechend erweitert zusammen mit einem Schmerzzentrum oder einer Schmerzambulanz zu behandeln.

Weiterführende Literatur: Feinstein et al. 1954; Kellgren 1939; Travel et al. 1983

79.2.6 Periphere arterielle Durchblutungsstörungen

Zu berücksichtigende Symptome/Befunde:
- Differenzierung gegenüber einer Claudicatio spinalis so früh wie möglich
- gesonderte Erfassung und allenfalls passive physikalische Behandlung sekundärer dystropher Hautveränderungen, myofaszialer Symptome und Beschwerden

Ziele:
- Verbesserung der Gewebetrophik und damit Vermeidung der dadurch mitbedingten Schmerzen
- Erhöhung des Stromvolumens zum arbeitenden (Muskel-)Gewebe: adaptives Wachstum des Kollateralkreislaufes, kollaterale Blutverschiebung durch kollaterale Vasokonstriktion in den nicht arbeitenden Geweben und Verbesserung der Herzleistung
- Verbesserung der O_2-Ausschöpfung im betroffenen Gewebe: Training der metabolisch-mitochondrialen Kapazität, Kapillarisierung der Gewebe, Erhöhung der Säuretoleranz
- Ökonomisierung des Muskeleinsatzes
- Erhöhung der Schmerzschwelle

Maßnahmen:
- Tieflagerung und Kühlhaltung akut gefährdeter Extremitäten (Erwärmungsverbot!)
- Ratschow-Lagerungsübungen: intervallmäßige Extremitätenarbeit in Hochlagerung bis zum Auftreten von Hypoxiesymptomen, dann anschließende Tieflagerung
- Intervalltraining der betroffenen Muskulatur bis in den Schmerz hinein – am wirkungsvollsten ist forciertes Gehtraining – mit anschließender Entspannung
- Ganzkörpertraining
- Behandlung der dystrophen Gewebeveränderungen durch wechselwarme Güsse, CO_2-Bäder, Bürstungen bzw. Abreibung und allenfalls Galvanisationen
- symptomatische Schmerzbekämpfun, z. B. durch TENS

Praxistipp
Mit einem konsequenten Intervalltraining lässt sich bei fast allen Patienten mit peripheren arteriellen Druchblutungsstörungen eine Amputation verhindern.
  Die Bekämpfung der Risikofaktoren verdient noch größere Beachtung als die eigentliche Therapie.
  Die physikalische steht vor der pharmakologischen Therapie.

Weiterführende Literatur: Larson et al. 1966

79.2.7 Zustände reduzierter Herzfunktionen

Zu berücksichtigende Symptome/Befunde:
- frequenzabhängige Angina pectoris
- hämodynamische Zentralisierungsphänomene unter Belastung: Weißwerden der Ohren und des Gesichts, insbesondere der Nasenspitze
- Tendenz zur pulmonalen Hypertonie, besonders im Bewegungsbad
- reduzierter aerober Trainingszustand
- Belastungsschwäche aus anderen als kardiovaskulären und pulmonalen Gründen: allgemeine Asthenie, Muskelschwächen, Willensschwäche
- tachykarde Reaktion bei Belastungsbeginn (hyperdynames Herz)

Ziele:
- adäquate Herzfüllung
- peripheres Training (Training der Mechanismen und Prozesse, die die Diffusion von O_2 und Substraten aus dem Blut ins Gewebe fördern)
- Arbeitsbradykardie
- Angst während Arbeitsleistungen reduzieren; richtige Einschätzung der optimalen, eigenverantwortlichen Trainingsbelastung
- Stressbewältigung

Maßnahmen:
- sukzessive Hebung des Ganzkörpertrainingszustandes/des Fitnesslevels; zu Beginn kurmäßig unter Anleitung, später eigenverantwortlich: Bergwandern, sportliches intervallmäßiges Ausdauertraining, ambulante Herzgruppen
- Stressbewältigungsverfahren: Entspannungstechniken und Atmungstherapie, Saunabesuche
- Raucherentwöhnungskurs, Ernährungsumstellung
- Abhärtungsmaßnahmen: kaltes Duschen, Arbeitsleistungen unter kühlen Bedingungen, Liegen in frischer Luft

Praxistipp
Die psychosoziale Verankerung ist bei Herzerkrankungen wohl noch wichtiger als die Fitness.
  Eine konsequente Lebensumstellung mit Verzicht auf das Rauchen, Umstellung auf eine laktovegetabile Ernährung sowie Durchführung von sportlichen und gruppendynamischen Aktivitäten vermag sogar die koronarsklerotische Situation zu verbessern.

Weiterführende Literatur: Halhuber 1980

79.2.8 Erkrankungen der Atemwege

Zu berücksichtigende Symptome/Befunde:
- Pressatmung
- Art und Menge der Schleimproduktion sowie des Schleimabtransports
- paradoxe Atmungsbewegungen
- gleichzeitige Bronchopneumonie: Atmungstherapie tritt ganz in den Hintergrund
- Haltung
- allgemeine Muskelverspannung

Ziele:
- allgemeine Muskelentspannung
- Atmungsvertiefung und damit -verlangsamung
- Vermeidung der Pressatmung so lange wie möglich, auch während eines Husten- bzw. Asthmaanfalls
- effektive Expektoration des Schleims
- Hebung des Ganzkörpertrainingszustandes und damit des Ausdauertrainingszustandes der Atmungsmuskulatur (entscheidend!)

Maßnahmen:
- kombinierte krankengymnastische Maßnahmen zur Entspannung, Dehnung der Rumpf- und Schultergürtelmuskulatur sowie der Thoraxwände und damit zur Atmungsvertiefung sowie Verlangsamung: z. B. Lösetherapie nach Schaarschuch-Haase
- Erlernen der richtigen – sog. produktiven – Hustentechnik
- dosiertes Ganzkörpertraining zur Verbesserung der metabolischen Kapazität der O_2-verbrauchenden Mitochondrien (sog. peripheres Training) und zur Steigerung der aeroben Leistung der Atmungsmuskeln
- inspiratorische Atmungsanregung mittels dosierten Inspirationsbehinderungen, z. B. manuellem Thoraxwiderstand, Packegriffen oder periodischen Traktionen der Extremitäten
- Inhalationen von kochsalzhaltigen Wässern oder mukolytischen-broncholytischen Medikamenten: Erlernen des Umgangs mit den verschiedenen Inhalationsgeräten und der richtigen Atmungstechnik während der Inhalation
- heiße Thoraxwickel vom Typ Senfwickel zur Sekretverflüssigung
- Drainagelagerungen verbunden mit manueller Vibration

> **Praxistipp**
> Bei bestehender Pneumonie/Bronchopneumonie tritt die Atmungstherapie ganz in den Hintergrund.
> Die Sekretentfernung durch Lagerung und richtige Hustentechnik sowie das Ganzkörpertraining übertreffen an Evidenz alle anderen Maßnahmen.

Weiterführende Literatur: Bachofen 1990

79.2.9 Entzündlich-rheumatische Erkrankungen der peripheren Gelenke

Zu berücksichtigende Symptome/Befunde:
- Allgemeinzustand mit Erschöpfungssymptomatik und depressiver Verstimmung
- Morgensteifigkeit
- Überwärmung der befallenen Gelenke
- Instabilitäten, Kontrakturen und Fehlformen
- allgemeine Überforderung durch die Alltagsbelastungen: besonders bei Frauen bzw. Müttern zu beachten

Ziele:
- dem Allgemeinzustand und der Krankheitsaktivität angepasster Rhythmus von Belastung und Entlastung
- Hebung des gelenkprotektiven allgemeinen Ganzkörperausdauertrainingszustandes: sportliche Betätigung im periodischen Intervallverfahren
- Vermeidung von Gelenksinstabilitäten, -kontrakturen und -deformierungen
- Differenzierung und adäquate Behandlung der Gelenkschmerzen (▶ Abschnitt 79.2.5)
- Erhaltung der Gelenkfunktionen durch Gelenkschutzmaßnahmen und Training
- Erhaltung der Selbständigkeit und der sozialen Integration

Maßnahmen:
- Entlastungen einzelner Gelenke bzw. des Ganzkörpers, ggf. in Form einer vorübergehenden, gelockerten Bettruhe
- Gruppenschulung für chronische Polyarthritiker: ärztliche Informationen, Gelenkschutz, Gelenkpflege und -training
- Ergotherapie: Gelenkschutz, Orthesen, Schienen, Hilfsmittel, ADL-Abklärung (activities of daily living)
- Krankengymnastik: Instruktionen der täglichen Selbsthilfeübungen für die Hände, die übrigen Gelenke und für die Haltung, Kontrakturprophylaxe und -therapie, Gelenk- und Gelenkmuskeltraining, sportliche Aktivitäten
- Schmerzbewältigungskurs
- physikalische Beratung: Schuheinlagen, orthopädische Schuhe, Wärmeschutz; Handstockgebrauch, Stellenwert der Diät und der paramedizinischen Therapieangebote
- warme Heublumenwickel gegen die Morgensteifigkeit

❗ Die Destruktionsaktivität des tumorähnlichen Pannus muss auch im Entzündungsintervall strengstens beobachtet werden.

> **Praxistipp**
> Mit zunehmender Dauer der chronischen Polyarthritis nimmt die Bedeutung der medikamentösen Schmerzbehandlung ab und diejenige der physikalischen und psychologischen zu.
> Die gelenkprotektive Wirkung eines noch möglichen aeroben Ganzkörpertrainings – Schwimmtraining! – wird stark unterschätzt.

Weiterführende Literatur: Ekblom et al. 1974; Noremar et al. 1981; Senn 1993

79.2.10 Muskelschwächen

Zu berücksichtigende Symptome/Befunde:
- Schmerzhemmung
- Muskelverkürzungen
- spastische und apraktische Handlungsschwächen
- arthrogene Muskelschwächen
- Probleme des sensomotorischen Könnens (v. a. bei Beckenbodenschwäche)

Ziele:
- Verbesserung von Kraft, Kraftausdauer und eigentlicher Ausdauerleistung der betroffenen Muskulatur
- Rekrutierungsbereitschaft der spinalen Motoneurone (Willkür-Erreichbarkeit)
- sensomotorisches Können
- Eutrophie der peripheren Muskulatur
- ausreichende Muskellängen

Maßnahmen:
- Massagen dystropher Muskeln
- Dehnbehandlungen, evtl. kombiniert mit Entspannungsübungen
- Muskelaktivierungstechniken, Komplexbewegungstechnik nach Kabat (sog. PNF)
- Muskeltrainingstechniken
- elektrotherapeutische Muskelreiztechniken: faradischer Schwellstrom, Wymoton-Verfahren

> ❗ Die reine Inaktivitätsatrophie der Muskulatur ist selten und kein therapeutisches Problem; meistens aber handelt es sich um eine arthrogene Reflexdystrophie, die einer zusätzlichen Gelenkbehandlung bedarf.

> **Praxistipp**
> Beckenbodentraining ist zur Behandlung milder Formen von Stressinkontinenz eine dankbare und erfolgreiche Maßnahme.

79.2.11 Fibromyalgie

Zu beachtende Symptome/Befunde:
- allmähliches Entstehen aus einer haltungsbedingten Überlastungsmyotendoperiostose des Schulter- und Beckengürtels
- Zusammentreffen mit hormonell bedingten Störungen und Beschwerden des Klimakteriums
- begleitende (larvierte) Depression
- behandelbare Schlafstörungen

Ziele:
- allgemeine Schmerzlinderung, meistens durch viel Wärme, selten durch leichte – örtliche – Kühlung
- Verbesserung des depressiven Zustandes
- Verbesserung der Schlafqualität
- Haltungsverbesserung
- Hebung des Fitnesslevels
- Abhärtung

Maßnahmen:
- gute Patienteninformation und psychologisch geschickte sowie ehrlich-offene Patientenführung
- Verbesserung der Schlafqualität auch durch physikalische Maßnahmen: Ganzkörperbelastung im Verlauf des mittleren Nachmittags, temperaturabsteigendes Vollbad, regelmäßiger Tagesablauf
- von allem Anfang an örtlich und v. a. zeitlich zu begrenzende Muskelmassagen
- Haltungsinstruktion und intervallmäßiges Haltungstraining
- sportliches Ausdauertraining: vorsichtiger Aufbau trotz aller Gegenargumente
- ganzheitlich-integrative Bewegungsschulung: Feldenkrais, Eutonie/Middendorf, Tai-Chi-Chuan u. a.

> ❗ Die Hilflosigkeit des Arztes gegenüber dem Krankheitsbild der Fibromyalgie überträgt sich auf den Patienten: „Doctor Shopping". Die fast unglaubliche Therapieresistenz des Krankheitsbildes ist geradezu typisch für dieses Syndrom.

> **Praxistipp**
> Eine der ärztlichen Hauptaufgaben bei Fibromyalgie besteht im Bewahren des Patienten vor unnötigen diagnostischen Eingriffen und Operationen: Laparoskopien oder -tomien, Wirbelsäulenoperationen u. a.
> Die zusätzliche Behandlung mit Amitriptylin hat sich bewährt.

Weiterführende Literatur: McCaine 1986

79.2.12 Hemiplegie

Zu beachtende Symptome/Befunde:
- typische Anosognosie der Hemiplegiker
- am Stamm (Schulterblattfixatoren) beginnende und zunehmend wuchernde Spastizität, die später nach Monaten zu einer sekundären Verschlechterung des Funktionszustandes führt
- stark funktionsbeeinträchtigende zusätzliche Symptome einer geschädigten rechten Hemisphäre: Pusher-Symptomatik (Wegstoßen von der gesunden auf die kranke Seite, eine fehlende Gleichgewichtsrepräsentation), Neglekte (Aufmerksamkeitsstörungen für die betroffene Seite)
- Schultersymptomatik: Subluxation, früh sich entwickelnde Periarthropathia humeroscapularis, Schulter-Hand-Syndrom (sehr häufig!)
- verschiedene apraktische Störungen
- neuropsychologische Defizite: Aphasie, Körperbildstörungen, Raumorientierungsstörungen u. a.
- Gefahr der Immobilisierung
- Familie und Umgebung

Ziele:
- möglichst großer Rest an Willkürmotorik bei minimaler Spastik
- Urin- und Stuhlkontinenz
- größtmögliche Selbständigkeit im Alltag
- Mobilität ohne oder mit Hilfsmitteln
- Beschwerdefreiheit besonders im Schulter- und Kreuzbereich
- psychosoziale, evtl. berufliche Rehabilitation

Maßnahmen:
- allseitig aktivierende Pflege und Betreuung
- hemiplegiegerechte Lagerung und Umlagerung während der akuten Hospitalisationsphase
- korrekter pflegerischer und therapeutischer Umgang mit der betroffenen (subluxierten) Schulter; der Oberarm darf nicht als Hebel und Griff verwendet werden
- krankengymnastische Techniken zur Aktivierung der Willkürmotorik bei gleichzeitiger Hemmung der Spastik: Bobath-Davies, Mattentechniken nach Kabat, seltener Vojta
- regelmäßige Konfrontation mit Bewegungsaufgaben, die zur Entwicklung neuer Strategien der Willkürmotorik zwingen (forced use)
- Einsatz aller spastikhemmenden Maßnahmen: Ausgangsstellungen, Gleichgewichtsreaktionen, selektive Bewegungsaktivität, Eistauchbäder
- Myobiofeedback und elektrotherapeutische Reiztherapien bei schlaff bleibenden Extremitäten: typisch bei Fallhand und Fallfuß
- Training der gestörten neuropsychologischen Leistungen, u. a. Sprachtherapie
- Ergotherapie: Selbständigkeitstraining, Hilfsmittelabklärung, allgemeine Aktivierung
- Einleitung der medizinischen, beruflichen und psychosozialen Rehabilitation

❗ **Die Rehabilitation eines Hemiplegikers ist komplex, aber außerordentlich dankbar, weil Erfolg versprechend, und bedarf eines professionellen Konzeptes.**

Die aktivierende Zuwendung ist höher anzusetzen als eine technisch hochstehende Krankengymnastik.

Die rechtshemisphärischen Hemiplegiker sind vordergründig sensomotorisch weniger, handlungsmäßig aber nachhaltiger gestört als die linkshemisphärischen.

Die Behandlung der vorerst vielleicht nicht sehr auffälligen neuropsychologischen Störungen kommt oft zu kurz.

Weiterführende Literatur: Cailliet 1980; Dardier 1987; Senn 1984

79.2.13 Hypertonie

Zu beachtende Symptome/Befunde:
- häufige Kombination von Hypertonie, Adipositas und Diabetes mellitus
- Stressfaktoren

Ziele:
- möglichst guter aerober Trainingszustand
- Kälteadaptation
- ggf. Gewichtsnormalisierung

Maßnahmen:
- regelmäßige, angepasste sportliche Aktivität zur Hebung des aeroben Trainingszustandes
- Entspannungs- und Stressbewältigungskurse/-techniken
- kurmäßige CO_2-Vollbäder
- Bergwandern und Liegekuren unter kühlen Bedingungen

❗ **Die Kombination der physikalischen Maßnahmen ist bei den WHO-Hypertoniegraden I und II gut wirksam, bei den höheren Hypertoniegraden lediglich unterstützend einsetzbar.**

Jede Art von Kuraufenthalt vermittelt einen unspezifischen hypertonussenkenden Effekt.

Weiterführende Literatur: Gross et al. 1989

79.2.14 Hypotonie

Zu beachtende Symptome/Befunde:
- hyperdynamische Herzreaktion bei Arbeitsstart

Ziele:
- adäquate Venentonisierung während der Orthostase und bei Arbeitsbeginn
- Abhärtung
- ausreichender aerober Trainingszustand

Maßnahmen:
- täglich-repetierend selbständig durchzuführende kalte Güsse bzw. kaltes Ganzkörperduschen
- wiederholtes Training der Orthostasereaktion und des Beginns einer Ganzkörperarbeit
- aerobes, sportliches Training

> **Praxistipp**
> Die Hypotonie bedarf keiner Therapieverschreibung, lediglich der Instruktion zur selbständigen Durchführung der Maßnahmen.

79.2.15 Koliken

Zu beachtende Symptome/Befunde:
- Topographie der ausstrahlenden bzw. übertragenen Schmerzen als Hinweis auf das verursachende Organ
- auffällige Bradykardie als Ausdruck einer Gefahrensituation

Ziele:
- Schmerzlinderung durch Tonussenkung der glatten Muskulatur des betroffenen inneren Organs

Maßnahmen:
- wiederholte kräftig-warme Rumpfwickel auf Höhe des betroffenen Organs
- Miteinbeziehen der benachbarten Extremität in die Wärmemaßnahmen

> **Cave**
> Die Diagnostik einer Kolik darf unter den physikalisch-therapeutischen Maßnahmen weder leiden noch verzögert werden.

79.2.16 Nichtkompressionsbedingte Kreuzschmerzen

Zu beachtende Symptome/Befunde:
- Verdachtssymptome auf Tumor- und Infektionsschmerzen im Bereich der Wirbelsäule (▶ Abschnitt 79.2.5, 79.2.17)
- Unterscheidung folgender Syndrome bezüglich Wahl der adäquaten physikalischen Therapiemaßnahmen unter den nichtmalignen, nichtkompressionsbedingten Kreuzschmerzen:
  - **akutes, nichtkompressionsbedingtes lumbovertebrales Syndrom:** starke Schmerzen, muskulär fixierte Fehlhaltung und spondylogene ausstrahlende Schmerzen
  - **chronisch rezidivierende oder subakute Radikulopathie:** segmentale nächtliche Beinschmerzen, auffälliges Ansprechen auf kühle Wickel, positive Valleix-Druckpunkte, positiver Nervendehntest
  - **ligamentäre Überlastungssymptomatik:** sukzessive Schmerzzunahme unter Belastung durch Stehen (am häufigsten), durch längeres Gehen oder Sitzen (Beteiligung der hinteren Längsstrukturen)
  - **Irritationssymptomatik:** entzündungsähnliche Nachschmerzen als verzögerte Antwort auf irgendeine Haltungs- oder Bewegungsbelastung
  - **hypomobile oder hypermobile Segmentbewegungsstörungen** einschließlich der Derangement-Symptomatik und der Instabilitäten: schmerzhafter Bewegungsbogen, schmerzhafte passive Segmentbewegungen, häufig zusätzliche Irritationssymptomatik
  - **Facettensyndrom:** schmerzhafte Kombination aus Lordosierung und Rotation
  - **myofasziales Syndrom:** schmerzhafte Muskelbefunde vom Kreuz über das Gesäß bis ins Bein, nächtliche schmerzhafte Bewegungsunruhe, gegen Morgen zunehmend

Maßnahmen:
- gemeinsam für alle nichtmalignen, nichtkompressionsbedingten Kreuzschmerzsyndrome: Instruktion und Training einer korrekten Haltung im Sitzen und Stehen, allenfalls Rückenschule als Prophylaxe, Entspannungs- und Dehntechniken, Arbeitsplatzgestaltung
- **akutes lumbovertebrales Syndrom:** Entlastungslagerung (so kurz wie möglich), kalte Wickel um Rumpf und betroffenes Bein (nur minutenlang; repetierend), Brunkow-Stemmübungen, sehr kleine Beckenbewegungsübungen unter Entlastung, Muskelmassagen, Wymoton-Behandlung für die Rückenstrecker
- **chronisch-rezidivierende oder subakute Radikulopathie:** Nerven- und Muskeldehnungsübungen, fortgesetzte, aber äußerst kleinamplitudige Beckenbewegungen in allen 3 Ebenen unter Entlastung, wiederholte kurzfristige Kühlungen des betroffenen Beins
- **ligamentäre Überlastungssymptomatik:** Intervalltraining der Beckenbewegungen unter verschiedenen hubfreien und zunehmend achsenbelastenden Ausgangsstellungen
- **Irritationssymptomatik:** großräumige und großzügige Entlastung von Achsen- und Bewegungsbelastungen

unter Vermeidung einer vollständigen Immobilisation; häufiges, mildes, nachhaltiges Kühlen; vorsichtige Dehnübungen in alle Richtungen bei kleinbleibenden Bewegungsausschlägen; analgetische Mobilisierung der betroffenen Bewegungssegmente nach Maitland
- **hypomobile Segmentbewegungsstörungen** einschließlich der Derangement-Symptomatik: manuelle Mobilisierung, Selbstmobilisierung, McKenzie-Bewegungsübungen
- **hypermobile Segmentbewegungsstörungen:** Aktivierung und Schulung der stabilisierenden Rückenmuskulatur, verschiedene Formen von Korsetts, Schulung des korrekten Haltungsverhaltens, Klärung der Operationsbedürftigkeit
- **Facettensyndrom:** großzügige Entlastung in Kyphoselagerung und teilweise Ruhigstellung, Camp-Mieder, Aktivierung und Training der Rumpfmuskulatur
- **myofasziales Syndrom:** Wärmebehandlungen, Muskeldehnübungen, Muskelmassagen, aufbauendes Muskeltraining

❗ Das akute lumbovertebrale Syndrom lässt an sich noch keine Bestimmung der Ursache zu.
Die segmentale Schmerzausstrahlung ins Bein kann radikulärer (Kompression; Radikulopathie) oder spondylogener Ursache (ligamentär, Facettengelenke; Faserring der Bandscheibe) sein.
Falls die Therapie nicht bald erfolgreich ist, empfiehlt sich die Konsultation eines Arztes für physikalische Medizin.

Weiterführende Literatur: Senn 1983

79.2.17 Spondylitis ankylosans

Zu beachtende **Symptome/Befunde:**
- physikalisch-symptomatische Manifestation der Spondylitis ankylosans als Kombination einer hypomobilen Segmentbewegungsstörung, eines Entzündungsschmerzes und einer Irritationssymptomatik
- Myosen der Rückenstrecker als Langzeitfolge

Ziele:
- Minimierung der Versteifung
- Verhütung der zunehmenden Kyphosierung, soweit möglich
- Erhaltung der Vitalkapazität/Thoraxatmung
- Schmerzlinderung

Maßnahmen:
- Instruktion der täglichen Selbstmobilisierung der Wirbelsäule und eines Dehnprogramms; z. B. nach Schaarschuch/Haase
- regelmäßige Durchführung einer (Unter-)Wassergymnastik, empfehlenswert in Gruppenform
- Aktivierung und Training der Rückenstrecker, v. a. im Thoraxbereich
- viele Wärmeanwendungen und intermittierende Muskelmassagen
- Sporttherapie in Rehabilitationsgruppen

❗ Bei betonter Schmerzhaftigkeit der Iliosakralgelenke im Rahmen einer Spondylitis ankylosans ist ein internistischer Rheumatologe oder Arzt für physikalische Medizin zu konsultieren; dasselbe gilt für die Koxitis, evtl. Gonarthritis.

> **Praxistipp**
> Bei Patienten mit einer langjährigen Spondylitis ankylosans, die im Arbeitsleben stehen, stellt eine regelmäßige Kur mit viel Wärme, Massagen und Wassergymnastik eine Notwendigkeit zur periodischen Regeneration der überlasteten Muskulatur und Bandstrukturen dar.

79.2.18 Osteoporose

Zu beachtende **Symptome/Befunde:**
- Unterscheidung folgender Zustände bzw. Ziele: Prävention, akuter osteogener Schmerzschub, Wiedererlangung der aufrechten Haltung nach einer schmerzbedingten Phase der Bettlägerigkeit
- häufig Kombination von osteoporose- und degenerativ-bedingten Wirbelsäulenschmerzen

Ziele:
- korrekte Haltung und korrektes Haltungsverhalten im Alltag: Säule statt Hebel
- Schmerzlinderung
- Vermeidung von (weiteren) Frakturen, Sturzprophylaxe
- Verbesserung der qualitativen Belastbarkeit der Wirbelkörper bei gegebener Knochendichte (strukturelle Adaption an wiederholte Funktionsbelastungen)
- Verbesserung der Knochendichte bzw. Verlangsamung ihrer Abnahme

Maßnahmen:
- **Prävention:** häufige rhythmische Achsenbelastungen (Federn in aufrechter Haltung auf dem Hüpfball); lokale Muskelaktivierung und anschließende -kräftigung; aerobes Ausdauertraining; systematische Behandlung aller Arten von Rückenschmerzen
- **akuter osteogener Schmerzschub:** Entlastung durch Bettruhe bei minimaler Immobilisierung; im akuten Schmerzzustand kühle, später warme Wickel; Brunkow-Stemmübungen; frühzeitige gymnastische Achsenbelastung im Liegen, im Halbsitz und zuletzt

im Stehen; evtl. Muskelmassagen; elektrotherapeutische Muskelaktivierung (System Wymoton); allgemeine Mobilisierung im Bewegungsbad
- **Wiedererlangung der aufrechten Haltung:** Erlernen des aufrechten Stehens, Gehens und Sitzens im warmen Bewegungsbad; Muskelaktivierungstechniken (sog. PNF nach Kabat); Wiederbeginn eines Ausdauertrainings auf dem großen Hüpfball; Erlernen einer schonenden Sturztechnik, Gleichgewichtsschulung

❗ Ganz entscheidend bei der Osteoporose ist die Gesamtaktivität im Sinne der Gehleistung pro Tag bzw. pro Woche, weniger die einmalig-seltenen sportlichen Anstrengungen.
 Die differenzierten physikalischen Behandlungsmöglichkeiten werden immer noch deutlich unterschätzt.
 Die Teilnahme an Selbsthilfegruppen ist zu fördern.
 Das Bewegungsbad dient nicht der Osteoporoseprävention.

Weiterführende Literatur: Drinkwater 1993; Senn 1991

79.3 „Passiv"-physikalische und krankengymnastische Techniken

Konventionelle Krankengymnastik

Die ärztliche Verordnung hat zwischen folgenden Zielsetzungen und damit technischen Vorgehensweisen zu unterscheiden:
- isometrische/dynamische Stabilisierung
- Mobilisierung
- Lernen und anschließendes Üben
- Aktivierung und Kräftigung

Funktionelle Bewegungslehre nach Klein-Vogelbach

Die funktionelle Bewegungslehre (FBL) (Klein-Vogelbach 1984) arbeitet mit einer Analyse der von der hypothetischen Norm abweichenden Ausgangsstellungen bzw. -haltungen durch Beobachtung; Isolierung der fehlerhaften Bewegungselemente durch Stabilisierung bestimmter Ausgangsstellungen (aktiv-muskulär oder durch Verankerung mit der Umgebung) sowie isoliertem Erlernen und Üben von Einzelelementen der häufigsten Alltagsbewegungen.

Wassergymnastik

Die Gymnastik nutzt konsequent die physikalischen Grundeigenschaften des Wassers aus: Auftrieb, umfassende Hautbenetzung und damit Bewegungsstimulierung, zunehmender Widerstand gegen schnelle, ausfahrende Bewegungen, keine Sturzgefahr. Die Methode nach McMillan nutzt diese physikalischen Gesetzmäßigkeiten des Wassers im Gegensatz zu den Verhältnissen auf dem Trockenen ganz systematisch aus, um völlig Wasserungewohnten, Spastikern und schlaffen Lähmungspatienten den Einstieg ins Wasser, Haltungsverbesserungen und das Erlernen verschiedener Fortbewegungstechniken zu ermöglichen. Die Wassergymnastik dient hauptsächlich den Schmerz-, Haltungs- und Lähmungspatienten zur Erleichterung des gymnastischen Übens und des notwendigen Muskeltrainings.

Haltungsschulung, -gymnastik und -training

Die zentralen Anliegen jeder Art von Haltungstherapie sind die aktive Becken- und Thoraxaufrichtung, die Dynamisierung der aufrechten Haltung als Schutz gegen Ungleichgewichtssituationen, das Zurücknehmen der Hüftgelenke innerhalb der Horizontalebene senkrecht über die Sprunggelenke, das Training der Beckenbewegungen unter verschiedenen Graden der Achsenbelastung, ein allgemeines aerobes Ausdauertraining und eine arbeitsplatzadaptierte Sitzinstruktion.

Bekannte Haltungsschulen, die einen Teil der obengenannten Elemente enthalten, wenige davon stark favorisieren, sind: Klein-Vogelbach (1984), Brügger (1987), McKenzie (1981).

Gangschulungen

Sie dienen nicht nur dazu, Fortbewegung erneut zu ermöglichen – mit oder ohne Hilfsmittel – sondern auch zur Verhütung von Überlastungen sowie von Schmerzen während des Gehens. Wichtige Elemente sind: Abrollen der Füße, Kniekontrolle und sagittale Knieführung, Extension im Hüftgelenk in der späten Standbeinphase ohne Hyperlordosierung im Kreuz, Verhinderung des Duchenne- und des pathologischen Trendelenburg-Phänomens; Beckenrotation.

Bekannte Gangschulen sind in der funktionellen Bewegungslehre nach Klein-Vogelbach (Betonung des funktionellen Ablaufes) und im PNF nach Kabat (Betonung der notwendigen Muskelaktivität) enthalten.

Atmungstherapie

Zu unterscheiden sind die pathophysiologisch orientierten von den ganzheitlich orientierten Atmungstherapien:
- Die **pathophysiologisch orientierte Arbeitsweise** trägt keinen Eigennamen, wird v. a. bei der chronischen, u. U. asthmoiden Bronchitis eingesetzt und instruiert mit besonderem Nachdruck die korrekte – passive – Exspiration, die produktive Hustentechnik und atmungserleichternde Ausgangsstellungen.
- Die **ganzheitlich-integrativ ausgerichteten Atmungsschulen** lehren das Spüren der wichtigsten Atmungsbewegungen, die Integration der Atmungs- in die Ganzkörperbewegungen, die Verbindung mit der Haltung und das Schwanken des Muskeltonus während des Atmens um einen möglichst tiefen Mittelwert. Namen von Atmungsschulen sind: Schaarschuch-Haase, Middendorf, Schmitt, Glaser.

Propriozeptive neuromuskuläre Muskelaktivierungs(„facilitation")technik (PNF) nach Kabat

Es geht bei der PNF um die quantitativ genügende und qualitativ richtige Rekrutierung der für eine Bewegung bzw. Handlung notwendigen Motoneurone. Als periphere Reize werden der Widerstand gegen eine geplante Bewegung – Muskelspindelaktivierung –, Gelenkzug- und -druckreize sowie Hautreize verwendet. Der Rhythmus des Hin und Her von Bewegungen bzw. Muskelaktivitäten im Sinne der sukzessiven Induktion nach Sherrington begleitet als Basis alle Bewegungsübungen. Die Technik spricht primär die sensomotorische Ebene des Rückenmarks an, führt aber sekundär auch zu einer Verbesserung der Muskelsituation (Knott et al. 1970).

Hemiplegie- und Spastikbehandlung nach Bobath und Davies

Die Methode (Davies 1985) betont insgesamt die Bekämpfung der Spastik, die sich frühzeitig am Stamm manifestiert und oftmals allmählich zunimmt, sowie die Induktion und Förderung der Selektivität aller in einem bestimmten Krankheitsstadium ausführbaren Bewegungen. Ziel ist die Freilegung der Willkürmotorik. Die sehr differenzierten und befundorientierten Vorgehensweisen enthalten viele Methoden zum gezielten therapeutischen Umgang mit den verschiedenartigen Störungen der Sensomotorik einschließlich derjenigen der Neglekte und Apraxien, aber auch der Gesichtsmuskulatur und des Schluckens. Die Charakteristika der rechtshirnigen Hemiplegien (Pusher-Symptomatik, Konstruktions- und Gangapraxien) werden bewusst und gesondert beachtet und angegangen.

Der Einsatz der Gleichgewichtsreaktionen zur Dämpfung der Spastik und zur Aktivierung der gehemmten Willkürmotorik spielt eine zentrale Rolle. Die Methode geht insgesamt von der Vorstellung aus, dass die regelmäßige Ausübung höherer motorischer Funktionen die niedrigeren, tonischen Reflexaktivitäten hemmt.

Weitere krankengymnastische Behandlungen auf neurophysiologischer Grundlage

Zu diesen besonderen, mit Eigennamen versehenen Behandlungstechniken auf neurophysiologischer Grundlage zählt man auch das bereits beschriebene PNF nach Kabat sowie die Hemiplegiebehandlungsmethode nach Bobath und Davies (Bold et al. 1987). Das Besondere all dieser unter diesem Obertitel zusammengefassten krankengymnastischen Arbeitsweisen ist das primäre und hauptsächliche Basieren auf von außen therapeutisch beeinflussbaren bzw. provozierbaren, mehr oder weniger regelhaft sich einstellenden Aktivitäten, Reaktionen bzw. Reizantworten des Zentralnervensystem, insbesondere natürlich des animalmotorischen Anteils. Neben den beiden bereits erwähnten Techniken haben im deutschsprachigen Raum noch 2 weitere Verfahren Verbreitung gefunden:

- Die Stemmführung nach Brunkow aktiviert planbar primär eine sowohl hyper- als auch hypotone Rumpfmuskulatur in Form bestimmter Muster – je nach Ausgangsstellung in einem eher aufrichtenden oder mehr sich krümmenden Sinne – indirekt über eine bestimmte, kraftvoll halbflektiert gehaltene Stellung der Extremitäten. Arme und Beine werden dabei mittels einer bewusst willkürlichen Kokontraktion in der beschriebenen Semiflexionsstellung gegen einen imaginären Widerstand „gestemmt". Die flüssige, ruhige Rhythmik des Stemmens und anschließenden Relaxierens wirkt in gleichem Maße aktivierend auf den Tonus, aber auch auf die Willkürverfügbarkeit der Rumpf- und rumpfnahen Skelettmuskulatur als auch sekundär entspannend, weil bezogen auf die Muskulatur stets besonders betonte Aktivitätsphasen von einer betonten Relaxationsbereitschaft gefolgt werden.
- Die krankengymnastische Technik nach Vojta ist ursprünglich zur Behandlung von Kleinkindern und Säuglingen entwickelt worden, denen eine sensomotorische Entwicklung in Richtung Spastik droht. Heute werden in Ergänzung dazu eine von den Vertretern bewusst nicht begrenzte Anzahl weiterer neurologischer, aber auch nichtneurologischer Krankheitsbilder ebenfalls mit dieser Technik behandelt. Der Grundgedanke besteht in der systematischen, wiederholten Aktivierung von absolut grundlegenden, gewissermaßen genetisch im Zentralnervensystem verankerten Bewegungsmustern wie die gekreuzten Kriechbewegungen oder das Sichdrehen um die eigene Längsachse. Stimuliert werden diese Grundmuster der Motorik über starke, teils schmerzhafte Druckeinwirkungen (Widerstandssetzungen?) auf vorgeschriebene (exponierte, empfindliche?) Stellen des Bewegungsapparates. Die Vorgehensweise basiert auf der Vorstellung, dass aus den perfekt aktivierten und erlernten, ausgereiften Grundmustern der Motorik die höheren und differenzierteren Handlungsmuster herauswachsen.

Weitere krankengymnastische Techniken auf neurophysiologischer Grundlage sind das sog. Frankfurter Modell, das St. Galler Therapiemodell der geführten Bewegungen nach Affolter, krankengymnastisches Arbeiten auf der Grundlage der sog. Entwicklungspsychologie.

Primär ganzheitliche, integrative Bewegungsschulen

Im Gegensatz zu den eigentlichen krankengymnastischen Techniken, die primär mit einer analytisch orientierten Diagnostik die fehlerhafte, schmerzhafte Struktur innerhalb des Bewegungsapparates sowie das gestörte Funktionselement isolieren, sprechen die integrativen Bewegungsschulen primär den Menschen als Einheit aus handelndem Körper, eigenem Körperbild und Körperempfindungen sowie aus Vorstellungen bzw. Gedankenwelt an. Dabei spielen neben den eher verhaltenen, teils wiederholten, unbelasteten Ganzkörperbewegungen die ausgewogene, unverkrampfte aufrechte Haltung und die verlangsamte, dafür vertiefte, in den Ganzkörper ausschwingende Atmung eine zentrale Rolle. Es stehen je nach individueller Präferenz und vorhandenem Angebot verschiedene Schulen zur Verfügung: Feldenkrais, Gerda Alexander, Middendorf, F. M. Alexander, Tai-Chi-Chuan u. a. Diese integrativen Bewegungstechniken können in Eigenverantwortlichkeit erlernt und ausgeübt werden. Sie sind beim Vorhandensein allgemeiner Verspannungen, persönlichkeitsbedingter Fehlhaltungen und psychosomatischer Beschwerden und Störungen hilfreich.

Manuelle Kontrakturbehandlungen

Die manuelle Therapie bietet ideale und logische Techniken zur Kontrakturbehandlung sowohl peripherer Gelenke als auch aller Wirbelsäulenabschnitte an. Sie erarbeiten über biomechanisch begründbare Griffe unter Berücksichtigung der Konkavität bzw. Konvexität des proximalen bzw. distalen Gelenkpartners durch vorsichtig-nachhaltige, wiederholbare Traktionen und Translationen das für die physiologischen Bewegungen als Voraussetzung notwendige Gelenkspiel. Eine der bekannteren manuellen Schulen wird nach Kaltenborn benannt.

Mobilisierungstechnik nach Maitland

Auch bei dieser Technik (Maitland 1978) geht es um die Vergrößerung der Gelenkbeweglichkeit, wobei in der alltäglichen Verschreibungspraxis die Wirbelsäule im Mittelpunkt steht. Die Mobilisierung der betroffenen Gelenkpartner erfolgt rhythmisch über wenige Minuten in sämtlichen akzessorischen Bewegungsrichtungen, um anschließend sofort und periodisch wiederkehrend die unmittelbare Veränderung bzw. Verbesserung zu überprüfen. Verschieden gewählt werden können der Ort der rhythmischen Mobilisierung innerhalb des vorhandenen Bewegungsraumes und die Amplitude der rhythmischen Bewegungen. Da diese fein dosierbaren, fortgesetzt-rhythmischen, akzessorischen Bewegungen auch analgetisch wirksam sind, wird die Technik bevorzugt bei schmerzhaft irritierten Kapsel- und Bänderschrumpfungen eingesetzt.

Manipulationen

Im Gegensatz zu den Mobilisierungstechniken, bei denen alle Bewegungen stets steuer- und kontrollierbar aus den Händen des Therapeuten herauswachsen, arbeiten die Manipulationen als Teil der Behandlungstechniken der manuellen Medizin mit mechanischen Impulsen, die nach einer Phase der Vorspannung auf ein blockiertes, d. h. eigentlich funktionell-reversibel kontraktes Gelenk abgegeben werden.

> **Cave**
> Vorsicht mit Manipulationstechniken ist geboten bei drohenden Bandscheibenläsionen, Osteoporose und ganz generell bei höhergradig degenerativ veränderten Gelenken.

Die vom Arzt durchzuführenden Manipulationen müssen immer durch krankengymnastische Selbstbehandlungsübungen ergänzt werden. Die Wirksamkeit des Manipulierens nimmt mit steigender Anzahl bereits durchgeführter Manipulationen deutlich ab. Manipulationen allein sind keine Dauerlösungen.

Muskelmassagen

Der Skelettmuskel besitzt nicht nur eine mechanische Aufgabe, sondern er ist auch auf mechanische Belastungen im geweblich-trophischen Sinne reaktionsfähig, ansprechbar. Physiologische Rahmenbedingungen und Belastungen allein gewährleisten die Erhaltung seiner Eutrophik; Fehl- und Überlastungen führen zu Dystrophien, d. h. zur Verschlechterung der mechanischen Muskelgewebeeigenschaften. Myotische Muskeln zeichnen sich insbesondere durch eine Verschlechterung der Verformbarkeit und Dehnbarkeit sowie durch das Auftreten von festen Strängen und überempfindlichen, konsistenten „Punkten" aus. Solche Muskeln lassen sich auch bei vorhandener Notwendigkeit nicht trainieren; eine Serie von Massagen muss vorerst die gewebliche Wiederherstellung ihrer normalen mechanischen Eigenschaften in Gang bringen.

Bindegewebemassagen

Um die chronisch-dystrophen und schmerzhaften Zustände der Sehnen, Sehneninsertionen, der Faszien und Bandstrukturen sowie der Unterhaut geweblich analog zur Skelettmuskulatur aufarbeiten zu können, bedarf es spezieller Massagetechniken. Eine der bekanntesten ist die „Deep-Friction-Technik", die tiefe Quermassage, für Sehnen und deren knöcherne Verankerungsorte.

Kühle, Kälte, Eis

Je nach Applikationsform besitzen die kryotherapeutischen Maßnahmen ganz verschiedene Wirkungen; ihre gezielte Verordnung ist somit für den Therapieerfolg entscheidend (Senn 1985):
- Wiederholte, nur kurzfristig und weitflächig angebrachte kalte Wickel wirken letztlich über eine Art „Gate-Control-Mechanismus" analgetisch.
- Nachhaltige Kühlungen von Extremitätenteilen und -gelenken mit kalter Moorerde dämpfen auch tiefer gelegene Entzündungszustände, aber auch sog. Irritationszustände.
- Strichförmige Eisabreibungen der Haut über Skelettmuskeln aktivieren reflektorisch die dazugehörigen Motoneurone.
- Eistauchbäder besitzen eine potente, allerdings nur vorübergehende antispastische Wirkung.

Wärme, Hitze, Sauna

Je nach Applikationsarten bzw. Intensität der Wärme muss zwischen den folgenden, prinzipiell zu unterscheidenden Wärmewirkungen unterschieden werden:
- Warme (Heublumen-)Wickel um größere, vorzugsweise distale Extremitätenteile und deren Gelenke verringern klinisch durchaus relevant die (Morgen-)Steifigkeit und wirken gleichzeitig analgetisch, wenn sie zum Zwecke der Wärmestauung gut 20 min belassen werden.
- Wärmepackungen (Peloide, Fango, Moorerde) – bevorzugt über den dorsalen Partien des Schulter- oder Beckengürtels – erzwingen auf thermoregulatorischem Weg eine Senkung des Muskeltonus in den darunterliegenden Muskelpaketen. Dies dient häufig der Vorbereitung einer Massage oder krankengymnastischen Behandlung.
- Die heiße Rolle wirkt bei chronisch-hartnäckigen Schmerzen des Bewegungsapparates und innerer Organe analgetisch.
- Der regelmäßige Saunabesuch dient nachweislich der Resistenzvermehrung gegenüber banalen Infekten und der allgemeinen Entspannung.

Kneipp-Physiotherapie

Sie setzt sich aus den folgenden 5 Säulen zusammen:
- Bewegungstherapie in einem ganz allgemeinen, ganzheitlichen Sinne verstanden, z. B. in Form von Arbeiten auf einem Bauernhof
- Hydrothermotherapie, wobei die Kühle in Form von Wickeln und Güssen bevorzugt wird
- Diätetik
- Phytotherapie
- Ordnungstherapie, d. h. die Berücksichtigung von Erfahrungen in bekannten chronobiologischen Gesetzmäßigkeiten der Körperreaktionen

Die Befolgung dieser einfach zu verstehenden Prinzipien entspricht eigentlich einer Umstellung des Lebensstils. Die Kneipp-Physiotherapie besitzt ihre Hauptindikationen auf dem Gebiete der Bekämpfung chronischer Schmerzzustände des Bewegungsapparates, der schmerzhaft-dystrophen Hautzustände, der Abhärtung und der Rekonvaleszenz.

Gleichstrombehandlung (Iontophorese)

Sie dient hauptsächlich der Dämpfung großvolumiger, subakuter bis subchronischer Weichteilschmerzen, wobei auch diejenigen neurogener Ursache (Ischialgien, Brachialgien) gut ansprechen (Senn 1990). Es werden stets großflächige Elektroden benutzt, vorteihafterweise sogar in Form von Teilbädern, sog. Zellenbädern. Als Stanger-Bad wird das hydrogalvanische Vollbad bezeichnet, das bei Fibromyalgiepatienten den Therapieeinstieg erleichtern kann.

Diadynamische Ströme nach Bernard

Das elektrische Einzelelement besteht in einem elektrophysiologisch außerordentlich langen Gleichstromimpuls in Form einer sinusförmigen Halbwelle. Jeder einzelne der Impulse, die sich entweder in einer Frequenz von 50 oder 100 Hz folgen, besitzt eine gewisse Reizwirksamkeit, die allerdings im Vergleich zu der großen Stromfläche bescheiden ist. Die mit dem Reizimpuls verbundene hohe Strommenge macht diesen schmerzhaft, eigentlich noch bevor er reizwirksam wird. Die diadynamischen Ströme gehören deshalb zu den bewusst und betont schmerzhaften Reizverfahren, die gerade wegen ihrer hellen Schmerzhaftigkeit (Aδ-Schmerz) den vorbestehenden dumpfen Schmerzzustand (C-Schmerz) dämpfen; man spricht von einer Counter-Irritation.

Auf der anderen Seite stellen die Gleichstromimpulse über die Zeit summiert eine deutliche Gleichstromkomponente dar und führen damit zu einer Gleichstromwirkung. Die Wirkung der diadynamischen Ströme ist damit zweifach gegenüber subchronischen bis chronischen, eher lokalisierten Weichteilschmerzen analgetischer Art: Gleichstrom- und Reizstromanalgesie, letzteres allerdings auf einer bewusst und betont schmerzhaften Ebene (Senn 1990).

Reizstrombehandlungen

Mit Serien von äußerst kurzdauernden (bis 1 ms) Stromimpulsen können Muskeln und Nerven gereizt werden (Senn 1990).
- Zum Reizen von Muskeln sollen die Amplituden willkürlich nachvollziehbar an- und abschwellen (sog. Schwellströme), damit der Patient den elektrotherapeutisch erzwungenen Muskeltanus willkürlich unterstützen kann. Im zuletzt genannten, aktiven Unterstützen liegt das wesentliche Element der Wirksamkeit, d. h. im sensomotorischen Lernen und Üben, den Muskel willkürlich erneut bzw. vermehrt einzusetzen.
- Zum Reizen von Nerven oder Gewebeorten höchster Empfindlichkeit (sog. Tender oder Trigger Points) über die Haut – transkutan – verwendet man sehr kurze, angenehm zu ertragende Reizimpulse im Niederfrequenzbereich (wenige bis um 100 Impulse/s) gleichbleibender Amplitude. Bei Verwendung tragbarer, batteriegespeister Reizgeräte, mit denen man sich stundenlang bei Tag und Nacht reizen kann, spricht man vom TENS-Verfahren (transkutane elektrische Nervenstimulation). Dies entspricht einer häufig angewendeten ergänzenden Art, chronische Schmerzen – hauptsächlich des Bewegungsapparates, weniger der inneren Organe – zu behandeln.

Diathermieverfahren

Im Bereich des Rumpfes ist es aus thermoregulatorischen Gründen nicht möglich, durch Erwärmung von außen tiefer unter der Haut liegende Gewebe zu erwärmen, um ihre Verformbarkeit, Gleitfähigkeit und damit letztlich

Beweglichkeit zu verbessern. Aber auch innerhalb der Extremitäten möchte man gerne lokalisierbare Ansatztendinosen schnell und unkompliziert mild erwärmen und behandeln können (Senn 1990).

Es stehen 2 Diathermieverfahren zur Verfügung:
- Ultraschall, einfach zu handhaben und gefahrenarm, der v. a. die Gewebeschichten vor einem darunterliegenden Knochen erwärmt
- Hochfrequenzverfahren, technisch anspruchsvoller und mit bedeutend mehr Gefahren verbunden

Der Medizin stehen aus dem Hochfrequenzbereich 3 verschiedene Frequenzen zur Verfügung, die sich durch den verschiedenartigen Bau ihrer Applikatoren („Elektroden") auszeichnen: Die insgesamt wirksamste, aber bezüglich Umgang am schwierigsten zu handhabende Kurzwelle, die anwenderfreundliche Dezimeterwelle und die Mikrowelle, die nur zur Erwärmung sehr oberflächlich gelegener, kleiner Gewebegebiete geeignet ist.

Ergotherapie

In manchen Indikationsbereichen gibt es eine zu koordinierende Überlappung mit der Krankengymnastik, besonders bei der Behandlung neurologischer und rheumatologischer Patienten. Während sich die Krankengymnastik schwerpunktmäßig um die Förderung der willkürlichen Bewegungsfähigkeit kümmert, lehrt und aktiviert die Ergotherapie das Handeln, v. a. auf den Alltag bezogen und auf die Selbständigkeit ausgerichtet. Darüber hinaus gehört das Erlernen des Umganges mit richtig ausgewählten Hilfsmitteln, Prothesen, Orthesen, Rollstühlen und Schienen wenigstens teilweise in den Zuständigkeitsbereich der Ergotherapie.

Akupunktur

Sie gehört als Alternativmethode nicht zur physikalischen Therapie, wird aber von dieser, so weit verantwortbar, mitbetreut. Die Akupunktur kann bei schwer therapierbaren Schmerzzuständen im Rahmen eines Gesamtkonzeptes phasenweise verordnet werden. Es muss dem Verschreiber aber bekannt sein, dass es sehr verschiedene Akupunkturverfahren gibt; entscheidend ist sicherlich die Zusammenarbeit aller am Therapiekonzept Beteiligten.

Ein besonderes und für die Therapie myofaszialer Syndrome besonders geeignetes Akupunkturverfahren sucht mit den Nadeln die Trigger- und Tender-Points in den befallenen, schmerzhaften Muskeln anstelle der Nadelung nur der vorgeschriebenen Punkte auf den Meridianen (Behrens 1993).

Therapeutischer Sport

Es genügt in der Medizin besonders im Hinblick auf Prävention und Prophylaxe nicht mehr, sich nur auf das Krankhafte zu konzentrieren. Daneben existiert immer eine Restgesundheit, die dosiert, trainingsphysiologisch richtig und unter Beachtung der einschränkenden Rahmenbedingungen trainiert werden will und soll, um die Anfälligkeit des Körpers gegenüber weiteren Erkrankungen und sekundären Überlastungen im Rahmen des Möglichen zu vermindern. Dazu dient der therapeutische Sport, der eigentlich in praktisch jedem chronischen Krankheitszustand und -grad durchführbar ist. Die Auswahl der Möglichkeiten ist groß, man muss erfinderisch sein und sich beraten lassen. In zahlreichen Fällen bietet das Bewegungsbad gute Rahmenbedingungen, auf der anderen Seite ist dessen Benutzung auch mit erheblichem Aufwand verbunden.

Mit dem Begriff des Sports verbindet man in Ergänzung zur Therapiepflicht die Freiwilligkeit, die Eigenverantwortlichkeit, die Freude und in aller Regel das soziale Element. Allein nur die zum Gesundheitszustand relative Leistung, nie die absolute, ist entscheidend. Die sportliche Betätigung bedarf allerdings der Regelmäßigkeit: je geringer die Leistungsfähigkeit, desto größer die Häufigkeit, am besten täglich.

Jeder Arzt, auch der Internist, ist verpflichtet zu beraten, zumindest aber auf diese Möglichkeit hinzuweisen.

Sprachtherapie, Diagnostik und Training auf neuropsychologischem Gebiet

Weniger auffällig als der Verlust und die Störungen der Sprache sind die Einschränkungen der übrigen höheren Hirnleistungen wie Gedächtnis, Aufmerksamkeit, Erkennen von Gestalten, Orientierungsfähigkeit in Raum und Zeit oder Handlungsplanung. Solche Defizite werden oft erst während der krankengymnastischen oder v. a. ergotherapeutischen Behandlung wahrgenommen. Ihre diagnostisch exakte Erfassung und adäquate Therapie ist für die weitere Lebensqualität des Patienten von enormer Wichtigkeit. Trotz aller theoretischer und praktischer Schwierigkeiten und Hindernisse ist der behandelnde Arzt allein dafür zuständig, an diese Defizitmöglichkeiten zu denken, sie klären zu lassen und bei der Suche nach therapeutischen Wegen nicht allzu früh zu resignieren.

79.4 Hinweise auf grundlegende Wirkprinzipien in der physikalischen Therapie

Die Wirksamkeit der zahlreichen und ganz verschiedenartigen physikalischen Therapiemittel basiert analog der Pharmakotherapie auf allgemeinen biologischen, durchaus bekannten Grundlagen bzw. Gesetzmäßigkeiten. Nur sind diejenigen, auf denen die besondere Wirksamkeit der physikalischen Methode beruht, unter den Medizinern nicht Allgemeingut. Hier sollen nur kurze, skizzenhafte Hinweise auf solche Grundlagen gegeben werden, um den tatsächlich fundamentalen und besonderen Charakter der physikalischen Therapie zu begründen. Diese Hinweise mögen dem Skeptiker aufzeigen, dass er bei zahlreichen Krankheitszuständen auf prinzipielle

Therapiemöglichkeiten verzichtet, wenn er die physikalischen unberücksichtigt lässt.

Segmentale Gliederung des Körpers samt peripherem Nervensystem

Der Bauplan des Körpers als Produkt der embryonalen Entwicklung zeigt neben einer grundsätzlichen Links-Rechts-Symmetrie eine metamere bzw. segmentale Gliederung. Die prinzipiellen Anteile oder Lagen eines Segmentes (Dermatom, Myotom, Sklerotom, Enterotom) sind über den dazugehörigen Spinalnerven nerval engstens miteinander verbunden, sodass Reizsetzungen in einem der Teile (Haut, Unterhaut, Muskulatur, ligamentäre Strukturen oberflächlich gelegener Gelenke) von den übrigen funktionell und trophisch über die vorhandenen Reflex- oder Regulationsbögen beantwortet werden können. Die topographischen Beziehungen sind bekannt. Die grundsätzlichen Möglichkeiten der nervalen Beeinflussung der Trophik werden unten erklärt.

Diese segmental-nervösen Beziehungen spielen auf der Höhe der Körpergürtel mit den Extremitäten eine besondere Rolle, weil die Segmentteile ihrerseits nochmals in einen Rumpf- und in einen Extremitätenabschnitt zerfallen. Vom Rumpf kann somit topographisch geregelt auf die Extremitäten – und umgekehrt – Einfluss genommen werden.

Auf derselben topographisch-nervalen Gliederung des Körpers mit seinen Geweben beruht auch die Ausbreitung des Schmerzes von den inneren Organen bzw. der Wirbelsäule in die Peripherie bzw. in die Extremitäten, aber auch die Schmerzbekämpfung durch Beeinflussung von Bereichen, die vom Ort der Schmerzursache entfernt liegen: Quaddeln, Kühlung, Bindegewebemassage.

Nervös vermittelte Gewebe-/Reflextrophik

Sowohl efferente als auch afferente Nervenfasern vermitteln auf die von ihnen innervierten Gewebe unter physiologischen Verhältnissen eu- und unter pathophysiologischen Verhältnissen dystrophe Einflüsse. Die trophische Funktion der Nervenfasern ist seit langem bekannt, aber noch immer nicht genau aufgeklärt. Möglicherweise spielen die Axoplasmaströme und die peripheren Transmitter der Schmerzfasern im innervierten Gewebe eine Rolle. In der Klinik gipfelt diese fundamentale Tatsache in einer sehr engen gegenseitigen Beeinflussung von Schmerz und Dystrophie, der sog. Algodystrophie. Der in seiner Aktivität labilisierte Sympathikus verleiht dieser klinischen Einheit eine besondere pathophysiologische Dynamik: sympathische Reflexdystrophie. Aber auch Störungen des Gehirns können mit beachtlichen Störungen der Trophik einhergehen: Verkalkungen und Ödemneigungen zerebralen Ursprungs in den Extremitäten.

N. phrenicus als afferenter Nerv

Der N. phrenicus als Halsnerv enthält sensible Nervenfasern aus dem gesamten Zwerchfell und allen angrenzenden Organen (Herz, Lunge, Pleura, Leber). Dies erklärt die klinisch und therapeutisch wichtige Beziehung zwischen diesen Organen, der Atmung und den häufigen Schulter-, ja sogar Armschmerzen und -störungen.

Allgemeingültigkeit des Trainingsbegriffs bzw. die grundsätzliche Adaptationspotenz aller Gewebearten

Nicht nur Muskeln und Herz-Kreislauf-System können trainiert werden, sondern prinzipiell alle Strukturen und Gewebearten des Bewegungsapparates. Dahinter steht die allgemeingültige Gesetzmäßigkeit, dass alle Gewebe zur quantitativen und qualitativen Adaptation an regelmäßige Belastungen fähig sind. Die qualitative Anpassung äußert sich in einer besonderen Differenzierung des mechanischen Feinbaus, um die mechanische Resistenz gegenüber der trainierten Beanspruchungsart zu verbessern. Ansprechbar, empfindlich auf mechanische, allenfalls chemische Reize sind nicht nur die Sensoren der sensiblen Nervenfasern – sie spielen wohl eher eine überschätzte Rolle –, sondern die Gewebe bzw. deren Zellen selbst und direkt. Auf diese Art und Weise spiegelt auch nach einer Fraktur das wiederaufgebaute Fachwerk der Knochenbälkchen den häufigsten Verlauf der Druck- bzw. Belastungslinien der unmittelbar vorangegangenen Zeit wider. Aus diesem Grunde ist es möglich, Gelenke und Knochen zu trainieren; auf eine andere Weise sind beispielsweise die wirksamen physikalischen Maßnahmen bei der Osteoporose nicht zu verstehen.

Aktivitätsbeziehungen unter verschiedenen Körperteilen bzw. unter verschiedenen Organsystemen

Es entspricht einer häufig angewandten, gängigen Vorgehensweise, mit der therapeutischen Arbeit bzw. der Reiz- und Behandlungssetzung in einem gesunden Gebiet oder innerhalb des restlichen Gesamtkörpers zu beginnen und die mechanischen, nervösen oder hormonellen Auswirkungen auf das eigentliche Therapieziel auszunützen. So wird bei der Behandlung eines Morbus Sudeck der Gegenarm oder das Gegenbein als Ort der Reizsetzung benutzt, bei der chronischen Polyarthritis mit Hilfe eines Ganzkörpertrainings ein protektiver Schutz für die erkrankten Gelenke induziert oder über die Atmungsaktivität zentral der Muskeltonus beeinflusst.

Literatur

Bachofen H (1990) Atemphysiotherapie? Schweiz Med Wochenschr 120: 750–756

Behrens N (1993) Akupunktur und „dry needling" in der Behandlung chronischer, vorwiegend myofaszialer Schmerzen und Funktionsstörungen des Bewegungsapparates. Bay Int 13: 36–45

Bold RM, Grossmann A (1987) Stemmführung nach R. Brunkow. Enke, Stuttgart

Brügger A (1987) Die Funktionskrankheiten des Bewegungsapparates. Ein neues Konzept für häufige Schmerzsyndrome. Akt Rheumatol 12:314–318

Cailliet R (1980) The shoulder in hemiplegia. Davis, Phildadelphia

Dardier EL (1987) Der Schlaganfallpatient. Frühe physiotheapeutische Maßnahmen, 2. Aufl. Hippokrates, Stuttgart

Davies PM (1985) Steps to follow. A guide to the treatment of adult hemiplegia. Springer, Berlin Heidelberg New York Tokyo

Drinkwater BL (1993) Exercise in the prevention of osteoporosis. 4. Int. Symposium on Osteoporosis, Hong Kong, 27.3.–2.4.1993. Abstract Nr. 65, 22

Ekblom B, Lövgren O, Alderin M, Fridström M, Sätterström G (1974) Physical performance in patients with rheumatoid arthritis. Scand J Rheumatol 3:121–125

Feinstein B, Langton JNK, Jameson RM, Schiller F (1954) Experiments on pain referred from deep somatic tissues. J Bone Joint Surg 36: 981–997

Földi M, Földi E (1984) Das Lymphödem der Gliedmaßen – Grundlagen, Prinzipien der Diagnostik und der „komplexen" physikalischen Entstauungstherapie. Swiss Med 9a:14–18

Gross M, Kinader H, Klussmann R, Middecke M (1989) Antihypertensive Behandlung mit respiratorischem Feedback. Münch Med Wochenschr 131:270–272

Halhuber C (1980) Rehabilitation in ambulanten Koronargruppen. Springer, Berlin Heidelberg New York, S 13

Kaltenborn FM (1985) Manuelle Therapie der Extremitätengelenke. Norlis, Bokhandel

Kellgren JH (1939) On the distribution of pain arising from deep somatic structures with charts of segmental pain areas. Clin Sci 4: 35–46

Klein-Vogelbach S (1984) Funktionelle Bewegungslehre. Springer, Berlin Heidelberg New York Tokyo (Rehabilitation und Prävention 1, 3. vollständig überarbeitete Auflage, 1984)

Knott M, Voss DE (1970) Komplexbewegungen. Bewegungsbahnung nach Dr. Kabat. Gustav Fischer, Stuttgart

Larsen OA, Lassen NA (1966) Effect of daily muscular exercise in patients with intermittent claudication. Lancet II: 1093–1096

Maitland GD (1978) Vertebral manipulation, 4th edn. Butterworths, London

McCaine GA (1986) Role of physical fitness training in the fibrositis/fibromyalgia syndrome. Am J Med 81 [Suppl 3 A]: 73–77

McKenzie RA (1981) The lumbar spine. Mechanical diagnosis and therapy. Spinal Publications, New Zealand

Nordemar R, Ekblom B, Zacharisson L, Lundqvist K (1981) Physical training in rheumatoid arthritis: a controlled longterm study. I. Scand J Rheumatol 10:17–23

Senn E (1983) Langzeittraining bei chronischer Lumbago. Schweiz Rundschau Med (PRAXIS) 72:658–665

Senn E (1984) Stellenwert und Art der Physiotherapie innerhalb der Rehabilitation des Hemiplegikers. Schweiz Rundschau Med (PRAXIS) 73:319–327

Senn E (1985) Kältetherapie. Eine Analyse der therapeutischen Wirkungen – die Formulierung von Hypothesen zur Wirkungsweise. Therapiewoche 35:3609–3619

Senn E (1991) Osteoporose-Rehabilitation – Erforderliche Maßnahmen. Mobiles Leben 3:39–42

Senn E (1992) Perioperative Thromboseprophylaxe: Physikalische Therapie. Chirurg, BDC Akademie 2:5–6

Travel JG, Simons DG (1983) Myofascial pain and dysfunction. The trigger point manual. Williams & Wilkins, Baltimore

Sektion K
Nervensystem

80 Kopfschmerz – 1317
S. Förderreuther, T. Brandt

81 Schwindel – 1334
T. Brandt

82 Zerebrale Durchblutungsstörungen – 1347
R. L. Haberl

83 Epilepsien – 1362
D. Schmidt

84 Hypersomnien – 1380
D. Schmidt

85 Idiopathisches Parkinson-Syndrom und andere Basalganglienerkrankungen – 1385
W. H. Oertel, D. Brandstädter, K. Eggert

86 Entzündliche Erkrankungen des Nervensystems – 1403
H. Prange, A. Bitsch

87 Polyneuropathien – 1445
K. Reiners, R. Gold

88 Erkrankungen der Skelettmuskulatur – 1461
D. Pongratz

89 Hirntodbestimmung und Organtransplantation – 1472
S. Förderreuther, H. Angstwurm

90 Therapie chronischer Schmerzen – 1477
R. Baron

91 Schlafmitteltherapie – 1493
G. Hajak, P. Eichhammer, E. Rüther

92 Therapie mit Psychopharmaka – 1506
B. Bandelow, E. Rüther

80 Kopfschmerz
S. Förderreuther, T. Brandt

80.1 Migräne – 1321
80.1.1 Therapie der Attacke – 1321
80.1.2 Prophylaktische Therapie – 1323

80.2 Clusterkopfschmerz – 1325
80.2.1 Therapie der Attacke – 1325
80.2.2 Prophylaktische Therapie – 1325

80.3 Kopfschmerz vom Spannungstyp – 1326
80.3.1 Akute medikamentöse Therapie – 1326
80.3.2 Prophylaktische Therapie – 1327
80.3.3 Nichtmedikamentöse Therapie des Spannungskopfschmerzes – 1327

80.4 Seltene primäre und sekundäre Kopfschmerzsyndrome – 1328
80.4.1 Paroxysmale Hemikranie (PH) – 1328
80.4.2 Zervikogener Kopfschmerz – 1328

80.5 Medikamenteninduzierter Kopfschmerz – 1329
80.5.1 Analgetikainduzierter Kopfschmerz – 1329
80.5.2 Kopfschmerzen als Nebenwirkung medikamentöser Therapie – 1329

80.6 Postpunktioneller Liquorunterdruckkopfschmerz – 1330

80.7 Trigeminusneuralgie – 1330
80.7.1 Medikamentöse Therapie – 1331
80.7.2 Operative Verfahren – 1331

80.8 Atypischer Gesichtsschmerz – 1332

Literatur – 1332

Man unterteilt Kopf- und Gesichtsschmerzen in solche, die in der Regel keine Strukturläsionen aufweisen, jedoch eine organische Ursache haben (primäre Kopf- und Gesichtsschmerzen) und solche mit Strukturläsionen (sekundäre oder symptomatische Kopf- und Gesichtsschmerzen). Klinische Warnsymptome für symptomatische Kopfschmerzen (Blutung, Sinusvenenthrombose, Meningitis, Glaukom, hypertensive Krise etc.) sind: akut auftretende Vernichtungskopfschmerzen, neurologische Begleitsymptome oder Befunde (Meningismus, Stauungspapille, herdneurologische Ausfälle, epileptische Anfälle), aber auch die Änderung vorbestehender „bekannter" Kopfschmerzen. Durch eine strukturierte Anamneseerhebung und eine eingehende körperliche Untersuchung können nahezu alle Patienten diagnostisch gemäß der aktualisierten Fassung der Internationalen Kopfschmerzklassifikation eingeordnet werden (Tabelle 80-1) (Headache Classification Committee 2004). Die Internationale Kopfschmerzklassifikation wurde 2003 grundlegend überarbeitet. Zu den wesentlichen Neuerungen gehören u. a. neben der Aufnahme seltener, bislang nicht klassifizierter Kopfschmerzsyndrome wie z. B. dem SUNCT-Syndrom, der Hemicrania continua oder dem primär schlafgebundenen Kopfschmerz die Möglichkeit, primäre Kopfschmerzsyndrome als „wahrscheinlich" zu klassifizieren.

Auf dieser Basis können die meisten Patienten durch entsprechend gezielte Maßnahmen sehr gut kausal bzw. symptomatisch behandelt werden. Ein schmerztherapeutisches Vorgehen analog zum WHO-Stufenschema zur Behandlung von Tumorschmerzen ist in der Kopfschmerztherapie nicht sinnvoll.

Tabelle 80-1. Internationale Klassifikation von Kopfschmerzerkrankungen (Kopfschmerzklassifikationskomitee der IHS)

IHS-ICHD-II-Code	WHO-ICD-10NA-Code	Diagnose (und ätiologischer ICD-10-Code für sekundäre Kopfschmerzerkrankungen)
1.	(G43)	*Migräne*
1.1	(G43.0)	Migräne ohne Aura
1.2	(G43.1)	Migräne mit Aura
1.3	(G43.82)	Periodische Syndrome in der Kindheit, die im Allgemeinen Vorläufer einer Migräne sind
1.4	(G43.81)	Retinale Migräne
1.5	(G43.3)	Migränekomplikationen
1.6	(G43.83)	Wahrscheinliche Migräne
2.	(G44.2)	*Kopfschmerz vom Spannungstyp*
2.1	(G44.2)	Sporadisch auftretender episodischer Kopfschmerz vom Spannungstyp
2.2	(G44.2)	Häufig auftretender episodischer Kopfschmerz vom Spannungstyp
2.3	(G44.2)	Chronischer Kopfschmerz vom Spannungstyp
2.4	(G44.28)	Wahrscheinlicher Kopfschmerz vom Spannungstyp
3.	(G44.0)	*Clusterkopfschmerz und andere trigemino-autonome Kopfschmerzerkrankungen*
3.1	(G44.0)	Clusterkopfschmerz
3.2	(G44.03)	Paroxysmale Hemikranie
3.3	(G44.08)	Short-lasting unilateral neuralgiform headache attacks with conjunctival injection and tearing (SUNCT)
3.4	(G44.08)	Wahrscheinliche trigemino-autonome Kopfschmerzerkrankung
4.	(G44.80)	*Andere primäre Kopfschmerzen*
4.1	(44.800)	Primärer stechender Kopfschmerz
4.2	(G44.803)	Primärer Hustenkopfschmerz

◘ Tabelle 80-1. (Fortsetzung)

IHS-ICHD-II-Code	WHO-ICD-10NA-Code	Diagnose (und ätiologischer ICD-10-Code für sekundäre Kopfschmerzerkrankungen)
4.3	(G44.804)	Primärer Kopfschmerz bei körperlicher Anstrengung
4.4	(G44.805)	Primärer Kopfschmerz bei sexueller Aktivität
4.5	(G44.80)	Primär schlafgebundener Kopfschmerz
4.6	(G44.80)	Primärer Donnerschlagkopfschmerz
4.7	(G44.80)	Hemicrania continua
4.8	(G44.2)	Neu aufgetretener täglicher Kopfschmerz
5.	*(G44.88)*	*Kopfschmerz zurückzuführen auf ein Kopf- und/oder HWS-Trauma*
5.1	(G44.880)	Akuter posttraumatischer Kopfschmerz
5.2	(G44.3)	Chronischer posttraumatischer Kopfschmerz
5.3	(G44.841)	Akuter Kopfschmerz nach HWS-Beschleunigungstrauma (S13.4)
5.4	(G44.84)	Chronischer Kopfschmerz nach HWS-Beschleunigungstrauma (S13.4)
5.5	(G44.88)	Kopfschmerz zurückzuführen auf ein traumatisches intrakraniales Hämatom
5.6	(G44.88)	Kopfschmerz zurückzuführen auf ein anderes Kopf- oder HWS-Trauma (S06)
5.7	(G44.88)	Kopfschmerz nach Kraniotomie
6.	*(G44.81)*	*Kopfschmerz zurückzuführen auf Gefäßstörungen im Bereich des Kopfes oder des Halses*
6.1	(G44.810)	Kopfschmerz zurückzuführen auf einen ischämischen Infarkt oder transitorische ischämische Attacken
6.2	(G44.810)	Kopfschmerz zurückzuführen auf eine nicht-traumatische intrakraniale Blutung (I62)
6.3	(G44.811)	Kopfschmerz zurückzuführen auf eine nicht-rupturierte Gefäßfehlbildung (Q28)
6.4	(G44.812)	Kopfschmerz zurückzuführen auf eine Arteriitis (M31)
6.5	(G44.810)	A.-carotis- oder A.-vertebralis-Schmerz (I 63.0, I 63.2, I 65.0, I 65.2 oder I 67.0)
6.6	(G44.810)	Kopfschmerz zurückzuführen auf eine Hirnvenenthrombose (I 63.6)
6.7	(G44.81)	Kopfschmerz zurückzuführen auf andere intrakraniale Gefäßstörungen
7.	*(G44.82)*	*Kopfschmerz zurückzuführen auf nichtvaskuläre intrakraniale Störungen*
7.1	(G44.820)	Kopfschmerz zurückzuführen auf eine Liquordrucksteigerung
7.2	(G44.820)	Kopfschmerz zurückzuführen auf einen Liquorunterdruck
7.3	(G44.82)	Kopfschmerz zurückzuführen auf nichtinfektiöse entzündliche Erkrankungen
7.4	(G44.822)	Kopfschmerz zurückzuführen auf ein intrakraniales Neoplasma (C00-D48)
7.5	(G44.824)	Kopfschmerz zurückzuführen auf eine intrathekale Injektion (G97.8)
7.6	(G44.82)	Kopfschmerz zurückzuführen auf einen zerebralen Krampfanfall (G40.x oder G41.x zur Spezifizierung des Anfalltyps)
7.7	(G44.82)	Kopfschmerz zurückzuführen auf eine Chiari-Malformation Typ I (CM1) (Q07.0)
7.8	(G44.82)	Syndrom der vorübergehenden Kopfschmerzen und neurologischen Defizite mit Liquorlymphozytose (HaNDL)
7.9	(G44.82)	Kopfschmerz zurückzuführen auf eine andere nichtvaskuläre intrakraniale Störung
8.	*(G44.4 oder G44.83)*	*Kopfschmerz zurückzuführen auf eine Substanz oder deren Entzug*
8.1	(G44.40)	Kopfschmerz induziert durch akuten Substanzgebrauch oder akute Substanzexposition
8.2	(G44.41 oder G44.83)	Kopfschmerz bei Medikamentenübergebrauch
8.3	(G44.4)	Kopfschmerz als Nebenwirkung zurückzuführen auf eine Dauermedikation (Kode zur Spezifizierung der Substanz)
8.4	(44.83)	Kopfschmerz zurückzuführen auf den Entzug einer Substanz

◘ Tabelle 80-1 (Fortsetzung)

IHS-ICHD-II-Code	WHO-ICD-10NA-Code	Diagnose (und ätiologischer ICD-10-Code für sekundäre Kopfschmerzerkrankungen)
9.		*Kopfschmerz zurückzuführen auf eine Infektion*
9.1	(G44821)	Kopfschmerz zurückzuführen auf eine intrakraniale Infektion (G00–G09)
9.2	(G44.881)	Kopfschmerz zurückzuführen auf eine systemische Infektion (A00–B97)
9.3	(G44.821)	Kopfschmerz zurückzuführen auf HIV/AIDS (B22)
9.4	(G44.821 oder G44.881)	Chronischer postinfektiöser Kopfschmerz (Kode zur Spezifizierung der Ätiologie)
10.	(G44.882)	*Kopfschmerz zurückzuführen auf eine Störung der Homöostase*
10.1	(G44.882)	Kopfschmerz zurückzuführen auf eine Hypoxie und/oder Hyperkapnie
10.2	(G44.882)	Dialysekopfschmerz (Y84.1)
10.03	(G44.813)	Kopfschmerz zurückzuführen auf eine arterielle Hypertonie (I 10)
10.4	(G44.882)	Kopfschmerz zurückzuführen auf eine Hypothyreose (E03.9)
10.5	(G44.882)	Kopfschmerz zurückzuführen auf Fasten (T73.0)
10.6	(G44.882)	Kopfschmerz zurückzuführen auf eine kardiale Erkrankung (Code zur Spezifizierung der Ätiologie)
10.7	(G44.882)	Kopfschmerz zurückzuführen auf eine andere Störung der Homöostase (Code zur Spezifizierung der Ätiologie)
11.	(G44.84)	*Kopf- oder Gesichtsschmerz zurückzuführen auf Erkrankungen des Schädels sowie von Hals, Augen, Ohren, Nase, Nebenhöhlen, Zähnen, Mund oder anderen Gesichts- oder Schädelstrukturen*
11.1	(G44.840)	Kopfschmerzen zurückzuführen auf Erkrankungen der Schädelknochen (M80–M89.8)
11.2	(G44.841)	Kopfschmerz zurückzuführen auf Erkrankungen des Halses (M99)
11.3	(G44.843)	Kopfschmerz zurückzuführen auf Erkrankungen der Augen
11.4	(G44.844)	Kopfschmerz zurückzuführen auf Erkrankungen der Ohren (H60–H95)
11.5	(G44.845)	Kopfschmerz zurückzuführen auf eine Rhinosinusitis (J01)
11.6	(G44.846)	Kopfschmerz zurückzuführen auf Erkrankungen der Zähne, Kiefer und benachbarter Strukturen (K00–K14)
11.7	(G44.846)	Kopf- und Gesichtsschmerz zurückzuführen auf Erkrankungen des Kiefergelenkes (TMD) (K07.6)
11.8	(G44.84)	Kopfschmerzen zurückzuführen auf andere Erkrankungen des Schädels sowie von Hals, Augen, Ohren, Nase, Nebenhöhlen, Zähnen, Mund oder anderen Gesichts- und Schädelstrukturen
12.	(R51)	*Kopfschmerz zurückzuführen auf psychiatrische Störungen*
12.1	(R51)	Kopfschmerz zurückzuführen auf eine Somatisierungsstörung (F45.0)
12.1	(R51)	Kopfschmerz zurückzuführen auf eine psychotische Störung (Code zur Spezifizierung der Ätiologie)
13.	(G44.847, G44.848 oder G44.85)	*Kraniale Neuralgien und zentrale Ursachen von Gesichtsschmerzen*
13.1	(G44.847)	Trigeminusneuralgie
13.2	(G44.847)	Glossopharyngeusneuralgie
13.3	(G44.847)	Intermediusneuralgie (G51.80)
13.4	(G44.847)	Laryngeus-superior-Neuralgie (G52.20)
13.5	(G44.847)	Nasoziliarisneuralgie (G52.80)
13.6	(G44.847)	Supraorbitalisneuralgie (G52.80)
13.7	(G44.847)	Neuralgien anderer terminaler Äste (G52.80)
13.8	(G44.847)	Okzipitalisneuralgie (G52.80)

◘ Tabelle 80-1 (Fortsetzung)

IHS-ICHD-II-Code	WHO-ICD-10NA-Code	Diagnose (und ätiologischer ICD-10-Code für sekundäre Kopfschmerzerkrankungen)
13.9	(G44.851)	Nacken-Zungen-Syndrom
13.10	(G44.801)	Kopfschmerz durch äußeren Druck
13.11	(G44.802)	Kältebedingter Kopfschmerz
13.12	(G44.848)	Anhaltender Schmerz verursacht durch Kompression, Irritation oder Distorsion eines Hirnnervens oder einer der oberen zervikalen Wurzeln durch eine strukturelle Läsion (G53.8) + Code zur Spezifizierung der Ätiologie
13.13	(G44.848)	Optikusneuritis (H46)
13.14	(G44.848)	Okuläre diabetische Neuropathie (E10–E14)
13.15	(G44.881 oder G44.847)	Kopf- oder Gesichtsschmerz zurückzuführen auf einen Herpes zoster
13.16	(G44.850)	Tolosa-Hunt-Syndrom
13.17	(G43.80)	Ophthalmoplegische „Migräne"
13.18	(G44.810 oder G44.847)	Zentrale Ursachen von Gesichtsschmerzen
13.19	(G44.847)	Andere kraniale Neuralgien oder andere zentral vermittelte Gesichtsschmerzen (Code zur Spezifizierung)
14.	*(R51)*	*Andere Kopfschmerzen, kraniale Neuralgien, zentrale oder primäre Gesichtsschmerzen*
14.1	(R51)	Kopfschmerz nicht anderweitig klassifiziert
14.2	(R51)	Kopfschmerz nicht spezifiziert

80.1 Migräne

Migräneattacken sind überwiegend einseitige, dumpf beginnende, dann pulsierende Kopfschmerzen, die beim Erwachsenen über mehrere Stunden bis zu einem, selten bis zu 3 Tagen anhalten. Begleitsymptome sind Licht-, Geräusch- und Geruchsüberempfindlichkeit, Gesichtsblässe, Übelkeit, Erbrechen und Ruhebedürfnis (Migräne ohne Aura).

Den Kopfschmerzen können bei ca. 10–20 % der Patienten herdneurologische Ausfälle, meist in Form eines **Flimmerskotoms** vorausgehen. Man spricht dann von einer Migräne mit Aura. Weitere mögliche zusätzliche Aurasymptome sind Sensibilitätsstörungen, Sprachstörungen, Hemiparesen oder neuropsychologische Ausfälle. Aurasymptome entwickeln sich in der Regel langsam über 5–10 min und klingen nach 15–30 min wieder ab.

Sonderformen sind die retinale, basiläre, ophthalmoplegische, aphasische oder hemiplegische Migräne (Headache Classification Committee 2004).

Die Abgrenzung gegenüber symptomatischen Kopfschmerzen ist bei erstmaligem Auftreten von Aurasymptomen, einer Erstmanifestation nach dem 40. Lebensjahr oder atypischen Beschwerden notwendig.

Die Prävalenz liegt bei ca. 18 % bei deutlicher familiärer Belastung, ausgeglichener Geschlechterverteilung vor der Pubertät, aber deutlichem Überwiegen der Frauen (Frauen:Männer = 4:1) im Erwachsenenalter. Die erste Attacke tritt bei 20 % der Patienten bereits in der Kindheit auf, bei weiteren 50 % in der 2.–3. Dekade. 50 % der kindlichen Migräneattacken, die häufig atypisch, z. B. auch als transiente Herdsymptome ohne Kopfschmerz verlaufen, klingen bis zur Pubertät spontan ab.

Mögliche **Auslöser** sind: Menstruation, psychische Anspannung oder Entlastung, körperliche Anstrengung, Schlafmangel, Hunger, Wetterwechsel, grelles Licht, Nitrate und Nahrungsmittel (z. B. Rotwein, Glutamat).

Bei den Frauen sind bis zu 60 % der Migräneattacken zyklusgebunden; während der Schwangerschaft kommt es bei 2 Dritteln der Patientinnen zu einer Besserung der Beschwerden, jedoch selten auch zur Verschlimmerung. Im Längsschnitt wechseln Intensität, Frequenz und Dauer der Migräneattacken beim Einzelnen mit vorübergehenden oder anhaltenden Remissionen sowie einer Besserungstendenz im Alter bzw. in der Menopause.

80.1.1 Therapie der Attacke

Das Vorgehen richtet sich nach den Empfehlungen der Deutschen Migräne- und Kopfschmerzgesellschaft (Diener et al. 2000) und den Leitlinien der Deutschen Gesellschaft für Neurologie (Diener et al. 2003).

Allgemeine Maßnahmen

Basis der Behandlung einer Migräneattacke sind körperliche Ruhe und Reizabschirmung (Lärm, Licht). Schlaf, Druck auf die extrakraniellen Gefäße sowie kalte oder warme Schläfenkompressen können den Schmerz ebenfalls lindern.

Medikamentöse Therapie der Attacke:

Die medikamentöse Behandlung der Attacke sollte so früh wie möglich bei Einsetzen der Kopfschmerzen erfolgen. Die Einnahme von einfachen Analgetika oder auch migränespezifischer Medikamente schon während der Auraphase ist in der Regel ineffektiv. Zur Therapie von leichten bis mittelschweren Attacken ▶ Übersicht 80-1.

Übersicht 80-1
Behandlung leichter bis mittelschwerer Migräneattacken

Kombinationstherapie

- **von Antiemetikum**
  - Metoclopramid 20 mg Supp./10–20 mg p.o. (↔)
    Nebenwirkungen: Dystonien. Kontraindiziert bei Kindern unter 14 Jahren
  - Domperidon 10–20 mg p.o. Kontraindiziert bei Kindern unter 10 Jahren (↔)

- **mit Analgetikum oder nichtsteroidalen Antiphlogistikum (zeitversetzte Einnahme 10–20 min nach dem Antiemetikum)**
  - Acetylsalicylsäure 1000–1500 mg p.o. (Brause- oder Kautbl.) (↑↑). Nebenwirkungen: Thrombozytenfunktionsstörung, Gastritis, Ulcus ventriculi/duodeni, Asthma bronchiale
  - Paracetamol 1000 mg Supp./p.o. (↑)
    Nebenwirkungen: Leberfunktionsstörungen
  - Ibuprofen 400–600 mg Supp./p.o. oder Naproxen 500–1000 mg p.o. (↑↑)
    Nebenwirkungen: Gastritis, Ulcus ventriculi/duodeni, Asthma bronchiale, Verschlechterung vorbestehender Niereninsuffizienz
  - Metamizol 500–1000 mg Supp./p.o. (↑)
    Nebenwirkungen: allergische Reaktion, Blutbildveränderungen

---

Antiemetika bessern nicht nur die vegetativen Begleitsymptome, sondern führen zu einer besseren Resorption und Wirkung der Analgetika. Metoclopramid hat auch analgetische Effekte auf die Kopfschmerzen.

Bei schweren Migräneattacken kommt es zum Einsatz spezifischer Migränemittel mit oder ohne zusätzliche Gabe von Antiemetika (▶ Übersicht 80-2 und 80-3).

Triptane

Eigenschaften, Wirkung. Die Wirksamkeit von Triptanen (↑↑) ist in großen placebokontrollierten Studien belegt (Ferrari et al. 2001). Sie wirken zu jedem Zeitpunkt innerhalb der Kopfschmerzphase, jedoch nicht während der Aura, und lindern auch die typischen vegetativen Begleitsymptome der Migräne (Übelkeit, Photo- und Phonophobie). Die Wirksamkeit der einzelnen Substanzen ist bei oraler Applikation vergleichbar, mit Ausnahme von Naratriptan und Frovatriptan, deren Wirkeintritt im Vergleich zu den anderen Triptanen verzögert ist. Der rascheste Wirkeintritt wird durch die subkutane Applikation erreicht. Die unterschiedlichen Dosierungen (◘ Übersicht 80-2) beruhen auf der Bioverfügbarkeit der entsprechenden Substanzen.

Übersicht 80-2
Mittel der 1. Wahl zur Behandlung schwerer Migräneattacken: Triptane (Serotonin-1D-Rezeptor-Agonisten)

- Sumatriptan (25–)50(–100) mg Tbl., 10–20 mg als Nasenspray, 50 mg Supp. oder 6 mg s.c.
- Naratriptan 2,5 mg als Tbl.
- Zolmitriptan 2,5(–5) mg als Tbl. oder Schmelztbl.
- Rizatriptan 10 mg als Tbl. oder Schmelztbl. (beachte: bei Komedikation mit Propranolol, leichter bis mäßiger Leber- oder Niereninsuffizienz: empfohlene Dosis 5 mg)
- Almotriptan 12,5 mg als Tbl.
- Frovatriptan 2,5 mg Tbl.
- Eletriptan 40 mg Tbl. (beachte: bei leichter bis mäßiger Niereninsuffizienz 20 mg)

Im Mittel kann bei >70 % der Patienten durch Triptane innerhalb von 2 h eine deutliche Besserung der Kopfschmerzen erreicht werden, ca. 30 % der Patienten werden nach oraler Einnahme eines Triptans kopfschmerzfrei. Bei allen Triptanen kann es bei lang anhaltenden Attacken zum Wiederauftreten der Kopfschmerzen kommen, die in der Regel auf die erneute Einnahme des Triptans ansprechen. Das Auftreten von Wiederkehrkopfschmerzen ist nach Einnahme von Naratriptan und Frovatriptan etwas seltener als bei den anderen Triptanen. Triptane können zu medikamenteninduzierten Kopfschmerzen führen.

Praxistipp
Triptane sollten nicht an mehr als 10 Tagen pro Monat eingesetzt werden. Als Faustregel kann zudem gelten, dass nicht mehr als 2 Dosierungen pro 24 h eingenommen werden dürfen.

Nebenwirkungen. Druck-, Wärme-, Schwere- und Engegefühl, v. a. in Brust und Hals, Brustschmerzen, Atemnot, Angstzustände, Kopfschmerzen (bei längerfristiger Überdosierung) sowie bei subkutaner Applikation lokale Reaktionen an der Injektionsstelle.

Kontraindikationen. Mittelschwere, schwere oder unzureichend eingestellte leichte Hypertonie. Myokardinfarkt, koronare Herzkrankheit, Koronarspasmen (Prinzmetal-Angina), arterielle Verschlusskrankheit, Schlaganfall oder transitorische ischämische Attacken in der Vorgeschichte. Symptome einer koronaren Herzkrankheit. Schwere Leber- oder Niereninsuffizienz. Gleichzeitige Verabreichung von Ergotamin, Ergotaminderivaten (einschl. Methysergid), Schwangerschaft, Stillzeit.

Mutterkornalkaloide

Eigenschaften, Wirkung. Ergotamintartrat ist in Vergleichsstudien mit Triptanen schlechter wirksam und führt häufiger zu Nebenwirkungen (↑). Es sollte wegen seiner längeren Wirkdauer v. a. bei Patienten mit langen Migräneattacken und Wiederkehrkopfschmerzen bei Behandlung mit Triptanen eingesetzt werden. Ergotamin sollte vorzugsweise rektal (2 mg) appliziert werden. Allerdings gibt es in Deutschland kein rektales Monopräparat mehr. Tabletten werden nur schlecht resorbiert.

Nebenwirkungen. Übelkeit, Erbrechen, periphere Durchblutungsstörungen, bei regelmäßiger Einnahme Ergotismus und Dauerkopfschmerzen.

 Cave
Wegen der Gefahr von ergotamininduzierten Kopfschmerzen dürfen sie nicht an mehr als 10–12 Tagen pro Monat eingesetzt werden.

Kontraindikationen. Die Kontraindikationen entsprechen denen bei den Triptanen. Außerdem nicht bei Kindern unter 12 Jahren und keine gleichzeitige Verabreichung von Triptanen.

Behandlung der Migräneattacke im ärztlichen Notdienst

Hier ist in aller Regel die parenterale Behandlung indiziert, da die meisten Patienten bereits ohne Erfolg orale Medikation versucht haben. Schwere Attacken werden wie in der Übersicht 80-3 aufgeführt behandelt (Nebenwirkungen und Kontraindikationen ▶ oben).

> **Übersicht 80-3**
> **Behandlung der Migräneattacke im ärztlichen Notdienst**
>
> - 10 mg Metoclopramid plus 500–1000 mg lysinierte Acetylsalicylsäure i. v. (auch bei Patienten, die zuvor ohne Erfolg Acetylsalicylsäure als Tablette genommen haben) (↑↑)
>   *alternativ*
> - Sumatriptan 6 mg s. c. (↑↑)
>   *alternativ*
> - Metamizol 1000 mg langsam i. v. (↑↑)
>   **Cave:** RR-Abfall!

Cave
Triptane und Mutterkornalkaloide dürfen nicht kombiniert werden!

Behandlung der Migräneattacke bei Kindern und Schwangeren

In der Schwangerschaft sind fast alle oben genannten Substanzen kontraindiziert. Zur Attackenkupierung kann Dimenhydrinat 40 mg als Zäpfchen in Kombination mit Paracetamol 1000–1500 mg eingesetzt werden. Acetylsalicylsäure ist im ersten Trimenon kontraindiziert und sollte wegen möglicher Blutungskomplikationen bei der Entbindung im dritten Trimenon nur bei strenger Indikation verabreicht werden.

> **Praxistipp**
> Bei Kindern spielen familiäre Konflikte sowie schulischer und außerschulischer Stress eine wichtige Rolle bei der Auslösung von Attacken.

Bei Kindern >10 Jahren kann als Antiemetikum Domperidon (1 Trpf./kgKG p. o., max. 33 Trpf.) gegeben werden, als Analgetikum Paracetamol (35–45 mg/kgKG, max. 100 mg/kgKG/Tag) oder Ibuprofen (10–20 mg/kgKG).

Triptane sind bei Kindern nicht zugelassen, es liegen jedoch positive Erfahrungen mit Sumatriptan als Nasenspray (10–20 mg) bei Kindern ab dem 6. Lebensjahr (↑↑) vor (Major et al. 2003). Neben der medikamentösen Therapie sollte auf Reizabschirmung, Ruhe und Schlaf geachtet werden.

80.1.2 Prophylaktische Therapie

Zur Migräneprophylaxe kommen medikamentöse und nichtmedikamentöse Verfahren zum Einsatz. Zu den Indikationen ▶ Übersicht 80-4 (Diener et al. 2000).

> **Übersicht 80-4**
> **Indikation für medikamentöse Migräneprophylaxe**
>
> - Attackenfrequenz > 3/Monat,
> - Attackendauer > 48 h,
> - intolerable Nebenwirkungen unter der Akuttherapie
> - schwere Attacken, die vom Patienten als intolerabel empfunden werden
> - komplizierte Migräneattacken mit neurologischen Ausfällen, die länger als 7 Tage anhalten

Sinn der medikamentösen Prophylaxe ist die Reduzierung von Häufigkeit und Schwere der Migräneattacken und dadurch die Vermeidung des medikamenteninduzierten Kopfschmerzes. Eine erfolgreiche Prophylaxe erreicht eine Reduktion der Häufigkeit, Intensität und Dauer der Anfälle von mindestens 50 %. Der therapeutische Effekt der Prophylaxe kann in der Regel frühestens 6–8 Wochen nach Erreichen der Zieltagesdosis beurteilt werden. Hierzu wird das Führen eines Kopfschmerzkalenders empfohlen. Eine wirksame Prophylaxe sollte für mindestens 9 Monate durchgeführt werden und die Indikation dann durch ausschleichendes Absetzen des Medikamentes überprüft werden. Medikamentöse Therapie und nichtmedikamentöse Verfahren sind stets zu kombinieren.

Medikamentöse Migräneprophylaxe
(Diener et al. 2000)

Mittel der 1. Wahl:

- **β-Rezeptoren-Blocker** (↑↑), wobei Metoprolol (Zieltagesdosis: 100–200 mg) als $β_1$-selektiver und Propranolol (Zieltagesdosis 150– 200 mg) als nichtselektiver β-Rezeptoren-Blocker durch Studien gesichert wirksam sind. Begonnen wird einschleichend niedrig dosiert. Dadurch können trotz der hoher Dosierungen auch bei hypotoner Blutdruckregulation orthostatische Probleme meist vermieden werden. **Kontraindikationen:** Asthma bronchiale, Herzinsuffizienz NYHA III und IV, AV-Block II. und III. Grades, SA-Block, Sinusknotensyndrom, Bradykardie (<50/min), ausgeprägte Hypotonie, Depression
- **Flunarizin** (↑↑) als Calciumantagonist ist in seiner Wirksamkeit mit β-Rezeptoren-Blockern vergleichbar. **Dosis:** Frauen 5 mg/Tag, bei Körpergewicht < 55 kg 5 mg jeden 2. Tag, Männer: 10 mg/Tag. **Nebenwirkungen:** Gewichtszunahme, Depression, Müdigkeit, Benommenheitsgefühl, sowie selten extrapyramidalmotorische Störungen (Parkinsonoid, Dyskinesien)
- **Valproinsäure** ist ein Antikonvulsivum, mit migräneprophylaktischer Wirkung (↑↑), bislang jedoch in Deutschland nicht zur Migräneprophylaxe zugelassen. **Dosis:** 500–600 mg/Tag in einschleichender Dosierung, wobei in Einzelfällen wesentlich höhere Dosierungen benötigt werden. **Nebenwirkungen:** Müdigkeit, Tremor, Haarausfall, Gewichtszunahme, Blutbildveränderungen, schwerwiegende Leberfunktionsstörungen (selten, **dosisunabhängig**, insbesondere bei Kindern). Kontrolluntersuchungen (Blutbild, Leberwerte) sind bei Beginn und während der Therapie erforderlich.

Mittel der 2. Wahl:

- **Acetylsalicylsäure** hat eine geringe migräneprophylaktische Wirkung (↑). **Dosis:** 300 mg/Tag. **Nebenwirkungen:** ▶ oben
- **Naproxen** 2-mal 250 mg (↑) (Lindegaard et al. 1980). Nebenwirkungen: ▶ oben
- **Amitriptylin** (↑) hat geringe migräneprophalyktische Wirkung. Es hat seinen Stellenwert v. a. bei begleitenden Spannungskopfschmerzen und depressiven Störungen. **Dosis:** 50–75 mg zur Nacht (einschleichend). **Nebenwirkungen:** Mundtrockenheit, Müdigkeit, Gewichtszunahme. **Kontraindikationen:** Glaukom, Prostatahypertrophie
- **Topiramat** ist ein neues Antikonvulsivum mit migräneprophylaktischer Wirkung (↑↑). **Dosis:** 100 mg/Tag (bislang nicht für diese Indikation zugelassen). Es muss langsam eindosiert werden. **Nebenwirkungen:** häufig Müdigkeit, kognitive Störungen, Gewichtsabnahme, Kribbelparästhesien, Nierensteine (Brandes et al. 2004; Edwards et al. 2003; Storey et al. 2001).

Prophylaxe der menstruellen Migräne

Die ausschließlich zyklusgebundene Migräne ist erfahrungsgemäß besonders schwer zu behandeln. Bei häufigen oder lang anhaltenden Attacken kann eine Kurzzeitprophylaxe mit Naproxen versucht werden.

Dosis: 2-mal 500 mg p. o., beginnend 4 Tage vor erwartetem Einsetzen der Menstruation bis 3 Tage nach Ende der Menstruation.

Nebenwirkungen: Ulkus, Asthma, Blutungsneigung.
Alternativ: evtl. Östrogenpflaster (100 µg).

Triptane in niedriger Dosierung können aufgrund der aktuellen Datenlage nicht empfohlen werden (Newman et al. 1998, 2001).

Nichtmedikamentöse Migräneprophylaxe

> **Praxistipp**
> Nicht-medikamentöse Ansätze sollten nach Möglichkeit stets mit der medikamentösen Therapie kombiniert werden.

Lassen sich Triggerfaktoren (z. B. Änderungen im Schlaf-Wach-Rhythmus, Konsum von koffeinhaltigen und alkoholischen Getränken, v. a. Rotwein, Stress) identifizieren, sollten diese kontrolliert werden.

Darüber hinaus können folgende Methoden eingesetzt werden: Entspannungsverfahren, wie die progressive Muskelrelaxation nach Jakobson, regelmäßiger Ausdauersport (Joggen, Schwimmen, Radfahren), Biofeedback-Therapie, Stressbewältigungstraining.

Nach der vorliegenden Studienlage sind physikalische Therapie, TENS (transkutane elektrische Nervenstimulation), Homöopathie und Akupunktur nicht gesichert wirksam.

80.2 Clusterkopfschmerz

Clusterkopfschmerzen sind extrem heftige, bohrende, orbital betonte, einseitige und in der Regel stets gleichseitige Attacken von 15–180 min Dauer, meist mehrfach täglich, v. a. nachts. Begleitsymptome sind ipsilaterales Horner-Syndrom, periorbitale Schwellung, konjunktivale Injektion, Tränen- und Nasenfluss (Olesen et al.). Die Patienten sind während der Attacke psychomotorisch unruhig, laufen von Schmerzen getrieben ziellos umher. Die Attacken beginnen ohne Prodromi, oft aus dem Schlaf heraus. Auslöser sind häufig Alkohol, Höhenexposition und die Gabe von Nitroglycerin, was auch diagnostisch verwertbar ist.

Die Prävalenz wird auf 0,1 % geschätzt, bei geringer familiärer Belastung und einem deutlichen Überwiegen der Männer (Männer:Frauen = 8:1). Das typische Erkrankungsalter liegt meist zwischen dem 30. und 40. Lebensjahr. Am häufigsten ist der episodische Verlaufstyp mit 8- bis 12-wöchigen Phasen mehrfach täglicher Clusterattacken und Remissionsphasen über Monate oder Jahre. Auch anhaltende Spontanremissionen kommen vor. Seltener sind der primär oder sekundär chronische Verlaufstyp, der sich aus dem episodischen Verlauf über Jahre entwickelt und eine unbefriedigende Therapierbarkeit impliziert (Mathew 1992).

Wichtige Differenzialdiagnosen sind die chronisch paroxysmale Hemikranie und die Trigeminusneuralgie. Es gibt zudem Mischbilder von Clusterkopfschmerz und Migräne (Clustermigräne). Die Behandlung erfolgt dann analog dem Vorgehen bei Migräne bzw. Clusterkopfschmerz je nach den im Vordergrund stehenden Symptomen.

80.2.1 Therapie der Attacke

Übliche Analgetika, einschließlich der vom Morphintyp, sind beim Clusterkopfschmerz unwirksam (Göbel et al. 1998). Zur Attackenkupierung werden als Mittel der 1. Wahl eingesetzt:
- Inhalation von reinem Sauerstoff (mindestens 7 l/min über eine gut schließende Maske). Dies führt ohne Nebenwirkungen oder Kontraindikationen bei etwa 70 % der Patienten innerhalb von Minuten zur Kupierung der Attacke mit Beschwerdefreiheit oder erträglichem Schmerzniveau, wenn die Inhalation innerhalb der ersten 15 min der Attacke eingesetzt wird. Tragbare Sauerstoffflaschen bzw. Sauerstoffgeräte können rezeptiert werden.
- Sumatriptan. Applikation von 6 mg s.c. mittels Autoinjektor oder Einmalspritze (↑↑). Sumatriptan s.c. führt zu jedem Zeitpunkt der Attacke ohne Tachyphylaxie bei wiederholten Applikationen zu Schmerzfreiheit oder deutlicher Schmerzlinderung innerhalb von 10–15 min. Sumatriptan nasal (20 mg) führt seltener zur Schmerzfreiheit und wirkt weniger rasch. Zäpfchen oder Tabletten sind wirkungslos. Nebenwirkungen und Kontraindikationen ▶ Abschn. 80.1.2.

Mittel der 2. Wahl mit deutlich schlechterer Wirkung:
- Zolmitriptan kann beim episodischen Clusterkopfschmerz versucht werden. Dosis: (5–)10 mg p.o. Im Vergleich zur Sumatriptaninjektion muss allerdings mit einem verzögerten Wirkeintritt und geringerer Schmerzlinderung gerechnet werden (Bahra et al. 2000). Nebenwirkungen ▶ Abschn. 80.1.2.
- Intranasale Applikation (auf der Kopfschmerzseite) von 1 ml 10%ige Lidocainlösung. Wirkung erst nach ca. 30–40 min, deutlich schlechter und weniger gut reproduzierbar als die Sumatriptangabe oder die Sauerstoffinhalation (Costa et al. 2000).

80.2.2 Prophylaktische Therapie

Die alleinige Attackentherapie der Clusterkopfschmerzen ist nicht sinnvoll, es besteht immer die Indikation zur Prophylaxe (Göbel et al. 1998). Zusätzlich müssen Auslösefaktoren (Alkohol, Nitro-Präparate) vermieden werden.

Episodischer Clusterkopfschmerz

Als Medikamente der Wahl gelten zur Prophylaxe beim episodischen Clusterkopfschmerz:
- Verapamil (Calciumantagonist) beginnend mit 3-mal 80 mg. Bei unzureichendem Therapieerfolg bis 3-mal 120 mg. Der Wirkeintritt setzt erst innerhalb einiger Tage ein. Vor Therapiebeginn und bei hohen Dosierungen EKG- und Blutdruckkontrollen. Kontraindikationen: Manifeste Herzinsuffizienz, AV-Block II. und III. Grades, Sinusknotensyndrom, Komedikation mit β-Rezeptoren-Blockern.

> **Praxistipp**
> Glucocorticoide zeigen eine meist hervorragende prophylaktische Wirkung bei gleichzeitig raschem Wirkungseintritt. Sie werden daher v. a. überbrückend bis zum Wirkungseintritt von Verapamil eingesetzt. *Dosierung:* z. B. Methylprednisolon 1 mg/kgKG rasch ausschleichend über 7 Tage.

– **Ergotamine:** Bei ausschließlich nächtlichen Attacken 2 mg Supp. zur Nacht, sonst 3–4 mg Supp./Tag auf 2 Dosen verteilt. Bei Bedarf (Übelkeit) ist gelegentlich die zusätzliche Gabe von Metoclopramid (3-mal 20 Trpf.) in den ersten 3 Tagen erforderlich. Die prophylaktische Wirkung setzt sofort ein.

> **Cave**
> Wegen der möglichen Langzeitnebenwirkungen (Ergotismus) muss die Therapie auf 4 Wochen begrenzt sein.
> Ergotamine dürfen nicht mit Sumatriptan kombiniert werden!

Chronischer Clusterkopfschmerz

Der chronischen Clusterkopfschmerz erweist sich häufig als therapierefraktär. Primär werden eingesetzt:
– **Verapamil** (▶ oben)
– **Lithium:** für die Behandlung mit Lithiumsalzen gelten die gleichen Prinzipien wie beim Einsatz in der Psychiatrie. Lithiumsalze sollten nur von Ärzten verordnet werden, die Erfahrung im Umgang mit Lithium haben. Die Dosierung erfolgt nach Ausschluss von Kontraindikationen (Niereninsuffizienz/Kreatininclearence, Schilddrüsenunterfunktion, EKG), einschleichend unter regelmäßiger Kontrolle (anfangs wöchentlich) der Elektrolyte, Schilddrüsen- und Nierenparameter sowie EKG. Man beginnt mit 400 mg am Morgen und erhöht die Dosis nach 5 Tagen auf 2-mal 400 mg. Es werden Serumspiegel zwischen 0,4 und 1,2 mmol/l angestrebt.
– **Valproinsäure** wird ebenfalls einschleichend dosiert, mit einer primären Zieltagesdosis von 1200–1600 mg. Die prophylaktische Wirkung setzt teilweise erst nach 2–4 Wochen ein. Zu Nebenwirkungen ▶ Abschn. 80.1.3.

Bei Therapieresistenz können neuere Antikonvulsiva in Monotherapie (Topiramat, Gabapentin) und Kombinationen der genannten Substanzen versucht werden (Leandri et al. 2001; Wheeler u. Carrazana 2000). Die Behandlung sollte dann entsprechenden Spezialabteilungen vorbehalten sein. Neue operative Behandlungsmöglichkeiten (Tiefenhirnstimulation) stellen für schwere, medikamentös nicht beherrschbare, chronische Verläufe eine vielversprechende, noch experimentelle Therapieoption dar (Leone 2001 u. 2003).

80.3 Kopfschmerz vom Spannungstyp

Spannungskopfschmerzen gehören zu den häufigsten Kopfschmerzformen. Sie werden als gleichförmiger beidseitiger dumpfer Kopfdruck („Reifengefühl", „Schraubstock"), niedriger bis mittlerer Schmerzintensität beschrieben, subokzipital oder frontal betont, mit allenfalls geringen vegetativen Begleitsymptomen. Definitionsgemäß spricht man von der episodischen Verlaufsform, wenn die Kopfschmerzen an <15 Tagen im Monat bestehen; darüber liegt die chronische Verlaufsform vor. Der Krankheitsbeginn fällt häufig in die 2. oder 3. Lebensdekade. Eine Koinzidenz mit Migräne ist häufig. Vor allem bei chronischen Verläufen kann die differenzialdiagnostische Abgrenzung von symptomatischen Kopfschmerzen schwierig sein. Hierzu zählen an erster Stelle analgetikainduzierte und andere medikamenteninduzierte Kopfschmerzen, sowie alle Erkrankungen mit langsam zunehmenden Hirndruckerhöhungen (z. B. idiopathische intrakranielle Druckerhöhung, Liquorzirkulatonsstörungen, Hirntumoren, Hirnvenenthrombose, chronisches Subduralhämatom), die Arteriitis temporalis, Kopfschmerzen bei arteriellem Hypertonus und metabolischen Störungen.

> **Praxistipp**
> Für die Patienten stellt der Ausschluss symptomatischer Kopfschmerzen einen wesentlichen Faktor dar und ist oft ein Grundstein für eine erfolgreiche Therapie.

80.3.1 Akute medikamentöse Therapie

Die medikamentöse Behandlung des episodischen Spannungskopfschmerzes erfolgt mit einfachen Analgetika [Paracetamol 500–1000 mg (↑↑), Acetylsalicylsäure 500–1000 mg (↑↑), Ibuprofen 200–400 mg (↑↑)] oder durch lokale Applikation von Pfefferminzöl im Bereich von Stirne, Schläfen und Nacken, was praktisch nebenwirkungsfrei hilft Analgetika einzusparen (Pfaffenrath et al. 1998).

> **Cave**
> Wegen der Gefahr der sekundären Chronifizierung durch regelmäßigen Analgetikakonsum, sollten Analgetika nicht an >10 Tagen des Monats genommen werden. Kombinationspräparate müssen strikt gemieden werden.

Nichtmedikamentöse Behandlungsverfahren (Stressbewältigungstraining, Muskelrelaxation nach Jakobson, Ausgleichssport) gehören zur Basistherapie. Ätiologische Faktoren (Stress, Muskelverspannungen, oromandibuläre Dysfunktion) müssen erkannt und ausgeschaltet werden.
Ziel ist das Vermeiden einer Chronifizierung, da eine befriedigende Behandlung des chronischen Spannungskopfschmerzes in der Regel nur bei 40–50 % der Patienten erzielt werden kann.

80.3.2 Prophylaktische Therapie

Zur Behandlung des chronischen Spannungskopfschmerzes werden ausschließlich sog. Koanalgetika eingesetzt.

> **Praxistipp**
> Zur akuten Linderung der Beschwerden eignet sich Pfefferminzöl, Schmerzmittel dürfen *nicht* regelmäßig verabreicht werden.

Medikamente der 1. Wahl

Medikamente der 1. Wahl in der Prophylaxe des chronischen Spannungskopfschmerzes sind trizyklische Antidepressiva (Pfaffenrath et al. 1998). Ihr Wirkmechanismus beruht nicht auf antidepressiven Effekten, sondern mutmaßlich auf der Beeinflussung schmerzmodulierender serotonerger und noradrenerger Zentren im Hirnstamm und Zwischenhirn.

> **Praxistipp**
> Die Wirkung setzt erst 2–4 Wochen nach Erreichen der Zieldosis ein. Über diese Wirkmechanismen müssen Patienten gerade im Hinblick auf die Compliance stets aufgeklärt werden.

Zur Therapiekontrolle sollte ein Kopfschmerzkalender geführt werden. Vor und während der Therapie mit Antidepressiva empfehlen sich Kontrollen von Blutbild, Transaminasen, Harnstoff und Kreatinin.

Man behandelt in der Regel primär mit Amitriptylin (↑↑) beginnend mit 10 mg zur Nacht und erhöht die Dosis dann langsam auf 25 mg/Tag. Bei guter Verträglichkeit, aber noch unzureichender Wirkung kann die Dosis bis auf 75–100 mg angehoben werden.

Bei Auftreten intolerabler Nebenwirkungen sollte auf eine der folgenden Substanzen ebenfalls in einschleichender Dosierung umgestellt werden:
- Doxepin (25–100 mg/Tag) (↑)
- Clomipramin (25–100 mg/Tag) (↑)

Absolute Kontraindikationen: Glaukom, Prostatahypertrophie mit Restharnbildung, AV-Block II. und III. Grades, manifeste Herzinsuffizienz). Die häufigsten Nebenwirkungen sind Mundtrockenheit, Müdigkeit und Benommenheit, Akkomodationsstörungen, Obstipation, Gewichtszunahme und Potenzstörungen.

Leider haben sich die besser verträglichen selektiven Serotoninwiederaufnahmehemmer (SSRI) in der Behandlung des Kopfschmerzes vom Spannungstyp nicht als wirksam erwiesen.

Medikamente der 2. Wahl

Als Medikamente der 2. Wahl gilt das Muskelrelaxans Tizanidin (↑) und das Antiepileptikum Valproinsäure (↑).

> **!** Der Stellenwert von Physiotherapie und Manualtherapie, Sporttherapie und Botulinumtoxin ist bislang nicht gesichert, Akupunktur ist nicht wirksam.

80.3.3 Nichtmedikamentöse Therapie des Spannungskopfschmerzes

Da bei chronischen Kopfschmerzen vom Spannungstyp die Pharmakotherapie häufig nicht alleine wirksam ist, sollte stets zumindest eine verhaltenstherapeutische Beratung erfolgen.

> **Praxistipp**
> Die Information des Patienten über physiologische Zusammenhänge, wie Lebensführung und auslösende Belastungsfaktoren, die für den chronischen Kopfschmerz vom Spannungstyp relevant sein können, ist besonders wichtig.

Dabei sollten belastende und potenziell Schmerz auslösende Alltagssituationen eruiert und analysiert werden (Pfaffenrath et al. 1998). Spannungskopfschmerzpatienten fallen oft durch überzogene Leistungsanforderungen an die eigene Person auf, leben unter Termindruck und können Strategien zur Alltagsbewältigung nur schlecht entwickeln. Dazu kommen häufig ungünstige Körperhaltungen bei der Arbeit (z. B. bei Bildschirmarbeit), mangelnde Bewegung, eine unausgewogene Ernährung und zu wenig Schlaf.

Depressive Verstimmungen können sich sekundär durch die Kopfschmerzbelastung entwickeln. Umgekehrt kann sich auch eine somatisierte Depression mit dem Bild eines Spannungskopfschmerzes präsentieren. Gegebenenfalls sollte eine psychiatrische bzw. psychosomatische Mitbehandlung angestrebt werden. Die verhaltensmedizinische Behandlung umfasst die systematische Verhaltensanalyse des Patienten bzw. eine umfangreiche lernpsychologisch orientierte Exploration. Dabei soll geprüft werden, ob eine Indikation für spezifische Biofeedback- und Entspannungstechniken besteht.

> **Praxistipp**
> Patienten die eine Vorstellung beim Psycho- oder Verhaltenstherapeuten ablehnen, können durch Motivation zu Ausgleichsbetätigungen, vorzugsweise Ausdauersport, selbstständig erheblichen Einfluss auf eingefahrene Tagesabläufe ausüben.

> Dabei empfiehlt sich besonders ein gestuftes aerobes Kreislauftraining (z. B. Joggingprogramm, Schwimmen, Radfahren).

Als therapeutische Verfahren kommen in Frage:
- **Progressive Muskelrelaxation nach Jakobson.** Hierbei soll durch gezielte An- und Entspannung einzelner Muskelgruppen neben einer allgemeinen Entspannung eine sog. konditionierte Entspannungsreaktion erreicht werden. Der Patient lernt Anspannungssituationen zu erkennen und denen entgegenzuwirken.
- Das **Stressbewältigungstraining** soll die Anspannung auf spezielle Stressoren abbauen und zur Entwicklung von Coping-Strategien beitragen.
- Das **EMG-Biofeedback-Training** zielt auf das Erlernen einer willentlichen Kontrolle der Muskelspannung des M. frontalis und/oder M. trapezius oder M. temporalis ab, wobei die Patienten visuell oder akustisch eine Rückmeldung über den aktuellen Entspannungs- und Anspannungszustand der Muskeln erhalten.
- Eine **kognitive Verhaltenstherapie** ist insbesondere bei Patienten mit überzogener leistungsorientierter Einstellung indiziert.

Dagegen können folgende Therapieverfahren, die häufig von Patienten als erfolgsversprechend eingeordnet werden, nicht empfohlen werden: Akupunktur, Akupressur, autogenes Training, chiropraktische Manöver, Massagen, Homöopathie, Manualtherapie, Psychoanalyse, Reizstrombehandlung etc.

> **Praxistipp**
> Da in einer allgemeinen ärztlichen Praxis verhaltensmedizinische Maßnahmen nur eingeschränkt durchgeführt werden können, empfiehlt sich die Überweisung zu einem Verhaltenstherapeuten (Adressen können über die „Kassenärztlichen Vereinigungen" sowie die „Deutsche Gesellschaft für psychologische Schmerztherapie und Forschung" erfragt werden).

80.4 Seltene primäre und sekundäre Kopfschmerzsyndrome

80.4.1 Paroxysmale Hemikranie (PH)

Die PH ist eine Rarität. Art, Lokalisation und vegetative Begleitsymptome der Schmerzattacken entsprechen dem Clusterkopfschmerz, doch sind die Attacken deutlich kürzer (5–20 min) und häufiger (>20/Tag) (Antonaci et al. 1989). Sie kann ebenfalls episodisch oder chronisch verlaufen. Wichtigstes diagnostisches Kriterium und damit auch Therapie der Wahl ist das prompte und vollständige Ansprechen auf eine Prophylaxe mit **Indometacin** in einer Dosis von bis zu 200 mg/Tag. Die optimale Erhaltungsdosis muss unter Magenschutz individuell für den einzelnen Patienten bestimmt werden. Vor allem gastrointestinale Nebenwirkungen (Magen-Darm-Ulcera) machen gelegentlich die Dauertherapie unmöglich. Dann können andere, in der Regel deutlich schlechter wirksame, nichtsteroidale Antiphlogistika oder Verapamil versucht werden (Evers u. Husstedt 1996).

80.4.2 Zervikogener Kopfschmerz

Ein wissenschaftlich begründbarer Zusammenhang zwischen degenerativen Veränderungen der HWS (knöchern oder ligamentär) und chronischen Kopfschmerzsyndromen kann im Gegensatz zur landläufigen Meinung nur in seltenen Fällen hergestellt werden. Ein Grund für diese Fehleinschätzungen ist neben der oft okzipitalen Schmerzlokalisation die verwirrende Terminologie (zervikozephales Syndrom, zervikale Migräne, vertebragener Kopfschmerz, Okzipitalneuralgie) (Pöllmann et al. 1997).

Zervikogene Kopfschmerzen sind nach Sjaastad et al. (1998) definiert als streng einseitige und seitenkonstante, wechselnd starke, dumpf-ziehende, von okzipital nach frontal ausstrahlende Attacken oder Dauerschmerzen. Symptome im Hals-Nacken-Bereich wie eine Einschränkung der passiven oder aktiven Beweglichkeit und eine mechanische Auslösbarkeit oder Verstärkung der Schmerzen durch HWS-Bewegungen oder durch Druck auf definierte Triggerpunkte (paravertebral über dem Austritt der C2-Wurzel) sind essentiell. Vegetative Begleitsymptome wie Übelkeit, Erbrechen, Licht- und Lärmempfindlichkeit sind fakultativ und weniger stark ausgeprägt als bei der Migräne. Weitere fakultative Begleitsymptome sind Benommenheit, Verschwommensehen, Schulter- oder Armschmerzen ohne radikuläres Verteilungsmuster oder Schluckbeschwerden bzw. ein Kloßgefühl im Hals.

Es gibt keine klaren Daten zur Prävalenz des Syndroms. Sie liegt wahrscheinlich unter 1 %.

Wichtigste **Differenzialdiagnose** ist die seltene idiopathische Hemicrania continua (Bordini et al. 1991). Ein initial oft intermittierender, dann dauerhafter und seitenkonstanter Halbseitenkopfschmerz fluktuierender Intensität, der sowohl mit milden migräne- als auch clustertypischen Begleitsymptomen einhergehen kann. Diagnostisch wegweisend ist das sichere Ansprechen auf Indometacin.

Diagnostik und Therapie

Konventionelle **Röntgendiagnostik** der HWS ist zum Ausschluss symptomatischer Fälle (kraniozervikale Übergangsanomalien, Knochentumoren, atlantoaxiale Subluxation bei der rheumatoiden Arthritis) obligat. Wegen der klinischen Ähnlichkeiten mit der Hemicrania continua sollte ein Behandlungsversuch mit Indometacin bis zu einer Dosis von 200 mg/Tag über 3–5 Tage erfolgen. Tritt keine Besserung ein, sollte nächster diagnostischer und therapeutischer Schritt während einer Attacke die lokalanästhetische Blockade der Nervenwurzel C2 unter Röntgenkontrolle (alternativ evtl. auch des N. occipitalis major) erfolgen (Durchführung nur durch darin erfahrenen Anästhesisten). Dem Ansprechen auf eine C2-Blockade kommt hoher diagnostischer Wert zu. Bei einzelnen Patienten können 1–3 Blockaden im frühen Akutstadium zu monatelanger Beschwerdefreiheit führen, was eine Wiederholung der Blockade evtl. mit zusätzlicher Instillation von Steroiden rechtfertigt.

Nichtsteroidale Antiphlogistika zeigen allenfalls einen vorübergehenden Erfolg. Kontrollierte Studien über die Wirksamkeit physikalischer Therapiemaßnahmen liegen nicht vor. Studien zur Wirksamkeit manualtherapeutischer Maßnahmen sind widersprüchlich (Pöllmann et al. 1997). Eine Vorstellung der Patienten in der Physikalischen Medizin ist im Hinblick auf prädisponierende Faktoren (z. B. Fehlhaltung) zwar sinnvoll, jedoch im Akutstadium nicht hilfreich.

  Cave

Operative Maßnahmen (Neurolyse des N. occipitalis major, Dekompression des Ganglion oder der Wurzel C2) haben in der Therapie zervikogener Kopfschmerzen keinen Stellenwert.

80.5 Medikamenteninduzierter Kopfschmerz

80.5.1 Analgetikainduzierter Kopfschmerz

Bei chronischer Anwendung von Analgetika, insbesondere von Mischpräparaten und/oder migränespezifischen Medikamenten (Ergotamine, Triptane), kann es bei Kopfschmerzpatienten, nicht jedoch bei Patienten, die Analgetika bei einer anderen Indikation nehmen, zu einer Chronifizierung des Kopfschmerzsyndromes kommen. In spezialisierten Kopfschmerzambulanzen liegt die Häufigkeit zwischen 5 und 10 % aller Patienten.

Diagnostisch wird ein regelmäßiger Substanzgebrauch über mindestens 3 Monate in einer definierten Mindestdosis (50 g Acetylsalicylsäure oder die vergleichbare Menge eines anderen Schmerzmittels oder 100 Tbl. eines Kombinationpräparates pro Monat oder tägliche Einnahme von Ergotaminen), sowie die Besserung der Kopfschmerzen nach Absetzen der Medikamente gefordert (Headache Classification Committee 2004). Die praktische Erfahrung zeigt, dass auch die regelmäßige Einnahme in darunter liegenden Dosierungen zur Verschlechterung und Chronifizierung primärer Kopfschmerzsyndrome führen kann.

Symptomatik. Der analgetikainduzierte Kopfschmerz ähnelt dem ursprünglichen Kopfschmerzsyndrom. Meist handelt es sich um einen holozephalen dumpf-drückenden Dauerkopfschmerz mit morgendlichem Maximum (Rebound) oder einen dumpfdrückenden Dauerschmerz mit zusätzlichen Stunden anhaltenden Exazerbationen, die das Bild einer Migräneattacke einschließlich der vegetativen Begleitsymptome imitieren können.

Therapie

Der Medikamentenentzug (ambulant oder stationär in einer Spezialabteilung) stellt die einzig wirksame Therapieoption dar. Nach abruptem Absetzen der Medikamente kommt es meist zu einer vorübergehenden Intensivierung der Kopfschmerzen (Rebound-Kopfschmerz) über Tage, worüber eingehend aufgeklärt werden muss. Der Rebound-Kopfschmerz klingt beim Triptan- und Ergotamin-induzierten Dauerkopfschmerz rascher ab als beim Missbrauch von anderen (Misch-) Analgetika.

> **Praxistipp**
>
> Wenn das primäre Kopfschmerzsyndrom bekannt ist, sollte bereits vor Beginn des Entzugs eine entsprechende Prophylaxe eingeleitet werden, was sich günstig auf die Entzugssymptomatik auswirkt, den Entzug jedoch nicht entbehrlich macht.

  Cave

Tranquilizer, Barbiturate, Opioide und Codein nicht abrupt absetzen.

Je nach Art und Intensität der Entzugssymptome können Antiemetika (Metoclopramid), Naproxen oder Acetylsalicylsäure gegeben werden. Alternativ können die Entzugssymptome durch die prophylaktische Gabe von Steroiden (z. B. Prednison 100 mg/Tag für 5 Tage, dann rasch ausschleichend) während der Entzugsphase vermieden bzw. gelindert werden (Krymchantowski u. Barbosa 2000).

Die Patienten müssen im Umgang mit Analgetika geschult werden und benötigen während des Entzugs einen festen Ansprechpartner. Der Erfolg der Behandlung hängt wesentlich von der Mit- und Nachbetreuung der Patienten ab. Etwa 30–50 % der Patienten werden rückfällig.

80.5.2 Kopfschmerzen als Nebenwirkung medikamentöser Therapie

Viele Medikamente können, oft durch Vasodilatation, akut Kopfschmerzen auslösen oder vorbestehende Kopfschmerzen verschlechtern. Die ◘ Übersicht 80-5 listet hierzu die wichtigsten Substanzen auf. In der Regel bilden sich die Kopfschmerzen nach Absetzen der Medikamente rasch und vollständig zurück. Ist dies nicht mög-

> **Übersicht 80-5**
> **Medikamente, die Kopfschmerzen als Nebenwirkung auslösen**
>
> - Antibiotika/Antihelmintika: Piperazin, Metronidazol
> - Antidepressiva: Moclobemid, Fluoxetin
> - Calciumantagonisten: Nifedipin
> - Chinidin
> - H_2-Antagonisten: Cimetidin, Ranitidin
> - Immunglobuline (hochdosiert)
> - Immunsuppressiva: Ciclosporin A, FK 506 (Prograf), Glucocorticoide
> - Kontrazeptiva
> - Nitrate: Nitroglycerin, Isosorbiddinitrat, Isosorbitmononitrat
> - Sildenafil
> - Reserpin
> - Vitamin A

lich, sollte syndromorientiert symptomatisch behandelt werden.

80.6 Postpunktioneller Liquorunterdruckkopfschmerz

Der postpunktionelle Kopfschmerz ist ein streng lageabhängiger, im Sitzen oder Stehen einsetzender, frontal oder okzipital betonter Schmerz, der im Liegen sistiert und von Übelkeit, Benommenheit und Verschwommensehen, Ohrdruck und Tinnitus, gelegentlich auch Nackensteifigkeit begleitet sein kann. Die Beschwerden entwickeln sich innerhalb von 24–48 h nach der Punktion (Headache Classification Committee 2004).

Inzidenz, Prophylaxe und Therapie

Die Häufigkeit postpunktioneller Beschwerden korreliert mit dem Alter (Patienten >60 Jahre sind seltener betroffen) und der Punktionstechnik.

Die Inzidenz und Schwere postpunktioneller Kopfschmerzen wird durch die Verwendung von Nadeln mit kleinem Durchmesser oder besser noch durch atraumatische Nadeln reduziert. Sie korrelieren nicht mit der Menge des entnommenen Liquors. Je nach angewandter Technik liegt die Inzidenz zwischen 10 % und 50 %.

> **Praxistipp**
> Das Wiedereinführen des Mandrains vor Entfernen der Nadel reduziert zudem das Auftreten (Strupp u. Brandt 1997).

Wirkungslos ist die früher obligatorische prophylaktische 24-stündige Bettruhe im Anschluss an die Punktion (Dieterich u. Brandt 1985).

Wenn es zu postpunktionellen Kopfschmerzen gekommen ist, führt die **Flachlagerung** des Patienten als Therapie der Wahl zur Beschwerdefreiheit. Die Gabe von **Coffein** (400 bis maximal 1000 mg/Tag) oder **Theophyllin** (3-mal 350 mg) kann den Schmerz in aufrechter Haltung lindern. **Unwirksam** sind Analgetika und die vorübergehende Steigerung der täglichen Trinkmenge auf >3 l oder die Infusion halbisotoner NaCl-Lösungen.

Epidurale Eigenblutinjektion. Bei schweren oder anhaltenden Beschwerden durch ein persistierendes lumbales Duraleck ist eine epidurale Eigenblutinjektion indiziert (Durchführung nur vom erfahrenen Arzt). Dabei kommt es offenbar durch eine gelatinöse Tamponade innerhalb von 1–2 h in 90 % der Fälle zur Beschwerdefreiheit. In Folge können flüchtige Rücken- oder Nackenschmerzen auftreten. Entzündliche Komplikationen (z. B. Abszess) stellen eine Rarität dar.

80.7 Trigeminusneuralgie

Die Trigeminusneuralgie ist charakterisiert durch einseitige, blitzartig einschießende, unerträgliche Schmerzattacken im Versorgungsbereich eines oder mehrerer Trigeminusäste (2. Ast >3. Ast, selten 1. Ast). Die Attacken dauern in der Regel Sekunden selten 1–2 min und treten mehrfach täglich spontan oder reizgetriggert (z. B. Essen, Zähneputzen, Sprechen) auf. Zwischen den Schmerzattacken besteht Beschwerdefreiheit. Der initiale Verlauf ist episodisch mit Perioden ohne Beschwerden.

Pathogenese. Die sog. **idiopathische Trigeminusneuralgie** ist eine Alterskrankheit (Erkrankungsgipfel in der 7.–8. Lebensdekade (Frauen:Männer = 3:2) Sie wird durch Gefäßkompression der sensiblen Wurzel hirnstammnah an der Nerveneintrittszone hervorgerufen. Aberrierende Gefäße im Kleinhirnbrückenwinkel (80 % A. cerebelli superior, 8 % Venen) sollen durch Pulsationen zu einer lokalen Druckentmarkung am Übergang vom zentralen (Oligodendroglia) zu peripheren (Schwann-Zellen) Myelin führen. Die Auslösung der Schmerzen geschieht durch ephaptische Fehlschlüsse, d. h. pathologische paroxysmale Reizübertragung zwischen benachbarten Neuronen.

Symptomatische Trigeminusneuralgien können bei multipler Sklerose (2–8 % der Patienten mit Trigeminusneuralgie bzw. 1,5 % der Patienten mit multipler Sklerose), Aneurysmen und Schädelbasistumoren auftreten. Junges Erkrankungsalter, begleitende neurologische Defizite oder Attacken im 1. Trigeminusast sind Hinweise auf eine symptomatische Genese und erfordern entsprechende Diagnostik (MRT, Liquor) und ggf. die Therapie der Grunderkrankung.

Differenzialdiagnostisch müssen in erster Linie andere Gesichtsneuralgien (Glossopharyngeusneuralgie) und atypische Gesichtsschmerzen (► Abschn. 80.8.) abgegrenzt werden.

80.7.1 Medikamentöse Therapie

Die Therapie der Trigeminusneuralgie ist zunächst stets eine medikamentöse Prophylaxe mit dem Ziel, die ephaptischen neuronalen Exzitationen zu verhindern. Demzufolge werden in erster Linie membranstabilisierende Antikonvulsiva eingesetzt (Förderreuther 2003; ◘ Übersicht 80-6).

Übersicht 80-6
Medikamente zur Behandlung der Trigeminusneuralgie

- Mittel der 1. Wahl
  - *Carbamazepin* (↑↑): 600–1200 mg/Tag in Einzelfällen bis 2400 mg/Tag. Nebenwirkungen: Schwindel, Ataxie, Nystagmus, Müdigkeit, Blutbildveränderungen, allergische Reaktionen
- Mittel der 2. Wahl
  - *Phenytoin* (↔): 250–300 (in Einzelfällen bis 400) mg/Tag. Nebenwirkungen: Schwindel, Ataxie, Nystagmus, Müdigkeit, Blutbildveränderungen, Gingivahyperplasie, Hypertrichose, Herzrhythmusstörungen, Lupus erythematodes
  - *Gabapentin* (↑): 1200–2400 mg/Tag. Nebenwirkungen: Schläfrigkeit, Müdigkeit, Schwindel, Kopfschmerzen, Übelkeit, Erbrechen, Gewichtszunahme, Nervosität, Schlaflosigkeit, Ataxie, Nystagmus, Parästhesien, Appetitlosigkeit. Wirksamkeit nicht durch kontrollierte Studien belegt. Vorteil: keine Medikamenteninteraktionen, günstiges Nebenwirkungsprofil
- Mittel der 3. Wahl
  - *Baclofen* (↑↑): 3-mal 5 bis max. 25 mg/Tag als Add-on. Nebenwirkungen: Müdigkeit, Benommenheit, Schläfrigkeit, Übelkeit, Konzentrationsstörungen, Verwirrtheit, Halluzinationen, Krampfanfälle
  - *Pimozid* (↑): 4–12 mg. **Cave:** Neuroleptikum, strenge Indikationsstellung! Nebenwirkungen: Extrapyramidalmotorische Symptome, anticholinerge Symptome
- Sonderfall Trigeminusneuralgie bei multipler Sklerose
  - *Misoprostol* (↑): 3-mal 200 µg/Tag (Reder u. Arnason 1995). Nebenwirkungen: häufig Bauchschmerzen, vorübergehend weicher Stuhlgang bis hin zu Durchfall. Gelegentlich Verdauungsstörungen, Übelkeit, Erbrechen, Aufstoßen, Blähungen, Verstopfungen, Schwindel, Benommenheit und Kopfschmerzen

Die angegebenen Dosierungen sind Richtlinien. Nebenwirkungen treten v. a. in der Eindosierungsphase dosisabhängig auf. Man orientiert sich an der klinischen Besserung und titriert individuell. Kontrollen von Blutbild, Leber- und Nierenwerten sind obligat, nicht jedoch Serumspiegelbestimmungen. Letztere haben bei schlechter Compliance oder bei Auftreten von Nebenwirkungen trotz niedriger Dosierung ihren Stellenwert. Bei ausreichend hohen Dosierungen werden zu Beginn der Erkrankung zu 70 % Beschwerdefreiheit oder erträgliche Restbeschwerden erzielt.

80.7.2 Operative Verfahren

Bei unbefriedigender medikamentöser Therapie bzw. Auftreten intolerabler Nebenwirkungen sollte man nicht zögern, den Patienten einer der heute üblichen operativen Interventionen zuzuführen, entweder der kausal wirksamen mikrovaskulären Dekompression (↑↑) nach Gardner/Jannetta oder der perkutanen Thermokoagulation nach Sweet (↑↑).

Die stereotaktische Radiochirurgie mittels γ-Knife stellt eine interessante, minimal-invasive, nebenwirkungsarme neue Alternative dar (↑↑) (Kondziolka et al. 1998; Maesawa et al. 2001). Hauptnachteile der Methode sind die bis zu Wochen anhaltenden Latenzen bis zum Wirkungseintritt und das Fehlen von Langzeiterfahrungen.

Welche Methode zum Einsatz kommt, richtet sich nach der Genese (symptomatische vs. typische Trigeminusneuralgie) sowie dem Alter und dem damit verbundenen OP-Risiko. Die mikrovaskuläre Dekompression gilt heute als Therapie der ersten Wahl.

Mikrovaskuläre Dekompression

Die Interposition eines Kunststoffschwämmchens über eine retromastoidale Kraniotomie mit Gefäßpräparation kann man als kausale Therapie der typischen Trigeminusneuralgie bezeichnen. Wegen des höheren Operationsrisikos und der nicht zu vernachlässigenden Komplikationen (Letaliät 1 %; zerebelläre Symptome, Hörstörung, andere Hirnnervenparesen 10 %), wird bei älteren Patienten die perkutane Thermokoagulation bevorzugt. Die Erfolgsraten liegen initial bei 98 %, mit einer Langzeitrezidivrate etwa 15 % (Taha u. Tew 1996).

Thermokoagulation nach Sweet

Die Wirkung der Thermokoagulation nach Sweet beruht darauf, dass schwach myelinisierte Aδ- und die nichtmyelinisierten C-Schmerzfasern thermisch empfindlicher sind als die Aδ- und γ-Fasern für die epikritische Sensibilität und somit durch dosierte Thermoläsion selektiv ausgeschaltet werden können. Dazu wird eine Führungskanüle unter Kurznarkose neben dem Mundwinkel in Richtung Foramen ovale (Bildwandlerkontrolle) vorgeschoben. Vor Beginn der Koagulation wird die korrekte Elektrodenposition durch Reizstrom mit Auslösung typischer Schmerzparoxysmen mit Hilfe des Patienten bestimmt.

Hauptrisiken sind die Anästhesia dolorosa und Keratitis.

Die Erfolgsraten liegen initial bei 98 %, mit einer Rezidivrate von etwa 20 % innerhalb von Jahren (Taha u. Tew 1996).

Therapie anderer Kopf- und Gesichtsneuralgien

Bei anderen extrem seltenen Kopf- und Gesichtsneuralgien (Glossopharyngeusneuralgie, Okzipitalneuralgie, N.-intermedius-Neuralgie) erfolgt die symptomatische medikamentöse Therapie analog zur Trigeminusneuralgie, selten kommen auch hier operative Verfahren zum Einsatz.

80.8 Atypischer Gesichtsschmerz

Der atypische Gesichtsschmerz entwickelt sich überzufällig häufig im Anschluss an einen Eingriff im Bereich von Mund oder Gesicht als ein überwiegend einseitiger, brennender bzw. bohrender, tiefer Dauerschmerz leichter bis mittlerer Intensität der Wange oder des Oberkiefers ohne fassbares Korrelat in der apparativen Zusatzdiagnostik. Symptomatische Ursachen müssen durch sorgfältige Diagnostik (MRT, kranielles CT mit Feinschichtung der Schädelbasis, HNO-ärztliche, zahnärztliche und kieferorthopädische Diagnostik) ausgeschlossen werden.

Therapie

Ziel der Behandlung ist eine adäquate Schmerztherapie, sowie die eindringliche Beratung der Patienten, mit dem Ziel, nicht indizierte operative Maßnahmen und Zahnextraktionen zu verhindern, zumal mögliche Komplikationen der Eingriffe wiederum zu Beschwerden führen können, die sich schlecht von dem ursprünglichen Schmerzbild abgrenzen lassen.

Mittel der ersten Wahl ist Amitriptylin oder andere trizyklische Antidepressiva, einschleichend bis zu einer Gesamttagesdosis von 25–100 mg (Diener et al. 1994). **Alternativ** können Antikonvulsiva wie Carbamazepin oder Baclofen versucht werden. Klassische Analgetika und selektive Serotoninwiederaufnahmehemmer (SSRI) sind nicht wirksam.

Jede medikamentöse Therapie sollte mit dem Erlernen von **Schmerzbewältigungsstrategien** kombiniert werden, da chronische Verläufe sonst oft das Privatleben und den Beruf beherrschen. Die klassische Psychotherapie führt nicht zur Beschwerdefreiheit. Bei einem Teil der Patienten besteht die Gefahr eines Medikamentenabusus (Pfaffenrath et al. 1992). Die Patienten benötigen daher die kontinuierliche Betreuung durch einen erfahrenen Arzt.

Leitlinien – Adressen – Tipps

Leitlinien und Internetadressen

Diener HC, Brune K, Gerber WD, Pfaffenrath V, Straube A (2000) Therapie der Migräneattacke und Migräneprophylaxe. Empfehlungen der Deutschen Migräne- und Kopfschmerzgesellschaft. Aktuelle Neurologie 27: 273–282

Die derzeit gültigen Therapieempfehlungen der Deutschen Migräne- und Kopfschmerzgesellschaft können im Internet unter http://www.dmkg.org abgerufen werden.

Die Therapieempfehlungen der Deutschen Gesellschaft für Neurologie können auf der Internetseite http://dgn.org abgerufen werden.

Tipps für Patienten

Deutsche Migräne- und Kopfschmerzgesellschaft (DMKG) http://www.dmkg.org

Gendolla A, Pross J (2000) Kopfschmerzen. So bekommen Sie Ihre Krankheit in Griff. Falken, Niedernhausen

Gerber W (2000) Kopfschmerz und Migräne. Goldmann, München

Diener HC (1999) Wirksame Hilfe bei Migräne. Trias, Stuttgart

Peikert A (1997) Kopfschmerzen verstehen und erfolgreich behandeln. Trias, Stuttgart

Göbel H (1998) Kopfschmerzen und Migräne. Leiden die man nicht hinnehmen muß, 2. Aufl. Springer, Berlin Heidelberg New York Tokyo

Literatur

Antonaci F, Sjaastad O (1989) Chronic paroxysmal hemicrania: A review of the clinical manifestations. Headache 29: 648–656

Bahra A, Gawel MJ, Hardebo JE, Millson D, Breen SA, Goadsby PJ (2000) Oral zolmitriptan is effective in the acute treatment of cluster headache. Neurology 54: 1832–1839

Bordini C, Antonaci F, Stovner LJ, Schrader H, Sjaastad O (1991) „Hemicrania continua": a clinical review. Headache 31: 20–26

Brandes JL (2003) Treatment approaches to maximizing therapeutic response in migraine. Neurology 61: S21–26

Brandes JL, Saper JR, Diamond M, Couch JR, Lewis DW, Schmitt J, Neto W, Schwabe S, Jacobs D (2004) Topiramate for migraine prevention: a randomized controlled trial. JAMA 291: 965–973

Costa A, Pucci E, Antonaci F, Sances G, Granella F, Broich G, Nappi G (2000) The effect of intranasal cocaine ans lidocaine on nitroglycerin-induced attacks in cluster headache. Cephalalgia 20: 85–91

Diener HC, Limmroth V, Fritsche G, Brune K, Pfaffenrath V (2003) Migräne. In: Diener HC (Hrsg.) Leitlinien für Diagnostik und Therapie in der Neurologie. Thieme, Stuttgart, S328–334

Diener HC, Pfaffenrath V, Soyka D, Langohr H, Gerbershagen HU (1994) Therapie und Prophylaxe der Gesichtsneuralgien und anderer Gesichtsschmerzen. Nervenheilkunde 13: 264–268

Diener HC, Brune K, Gerber WD, Pfaffenrath V, Straube A (2000) Therapie der Migräneattacke und Migräneprophylaxe. Empfehlungen der Deutschen Migräne- und Kopfschmerzgesellschaft. Aktuelle Neurologie 27: 273–282

Dieterich M, Brandt T (1985) Is obligatory bed rest after lumbar puncture obsolete? Eur Arch Psychiatr Neurol Sci 235: 71–75

Edwards KR, Potter DL, Wu SC, Kamin M, Hulihan J (2003) Topiramate in the preventive treatment of episodic migraine: a combined analysis from pilot, double-blind, placebo-controlled trials. CNS Spectr 8: 428–32

Evers S, Husstedt IW (1996) Alternatives in drug treatment of chronic paroxysmal hemicrania. Headache 36: 429–432

Ferrari MD, Roon KI, Lipton RB, Goadsby PJ (2001) Oral triptans (serotonin 5-HT(1B/1D) agonists) in acute migraine treatment: a meta-analysis of 53 trials. Lancet 358: 1668–1675

Förderreuther S, Evers S, Paulus W, Richter H-P (2003) Trigeminusneuralgie. In: Diener HC (Hrsg.) Leitlinien für Diagnostik und Therapie in der Neurologie. Thieme, Stuttgart, S341–346

Göbel H, Diener HC, Grotemeyer KH, Pfaffenrath V (1998) Therapie des Clusterkopfschmerzes. Therapieempfehlungen der Deutschen Migräne- und Kopfschmerzgesellschaft. Schmerz 12: 39–52

Headache Classification Committee of the International Headache Society (2004) The International Classification of Headache Disorders. Cephalalgia 24: 1–160

Kondziolka D, Perez B, Flickinger JC, Habeck M, Lunsford LD (1998) Gamma knife radiosurgery for trigeminal neuralgia: results and expectations. Arch Neurol 55: 1524–1529

Kopfschmerzklassifikationskomitee der Internationalen Headache Society (2003) Die internationale Klassifikation von Kopfschmerzerkrankungen. Nervenheilkunde 22: 531–670

Krymchantowski AV, Barbosa JS (2000) Prednisone as initial treatment of analgesic-induced daily headache. Cephalalgia 20: 107–113

Leandri M, Luzzani M, Cruccu G. Gottlieb A (2001) Drug-resistant cluster headache responding to gabapentin: a pilot study. Cephalalgia 21: 744–746

Leone M, Franzini A, Broggi G, Bussone G (2003) Hypothalamic deep brain stimulation for intractable chronic cluster headache: a 3-year follow-up. Neurol Sci 24 (Suppl 2): S143–145

Leone M, Franzini A, Bussone G (2001) Stereotactic stimulation of posterior hypothalamic gray matter in a patient with intractable cluster headache. N Engl J Med 345: 1428–1429

Lindegaard KF, Ovrelid L, Sjaastad O (1980) Naproxen in the prevention of migraine attacks. A double-blind placebo-controlled cross-over study. Headache 20: 96–98

Maesawa S, Salame C, Flickinger JC, Pirris S, Kondziolka D, Lunsford LD (2001) Clinical outcomes after stereotactic radiosurgery for idiopathic trigeminal neuralgia. J Neurosurg 94: 14–20

Major PW, Grubisa HS, Thie NM (2003) Triptans for treatment of acute pediatric migraine: a systematic literature review. Pediatr Neurol 29: 425–429

Mathew NT (1992) Cluster headache. Neurology 42 (Suppl 2): 22–31

Newman L, Mannix LK, Landy S, Silberstein S, Lipton RB, Putnam DG, Watson C, Jobsis M, Batenhorst A, O'Quinn S (2001) Naratriptan as short-term prophylaxis of menstrually associated migraine: a randomized, double-blind, placebo-controlled study. Headache 41: 248–256

Newman LC, Lipton RB, Lay CL, Solomon S (1998) A pilot study of oral sumatriptan as intermittent prophylaxis of menstruation-related migraine. Neurology 51: 307–309

Pfaffenrath V, Rath M, Keeser W, Pöllmann W (1992) Atypischer Gesichtsschmerz – die Qualität der IHS-Kriterien und psychometrische Daten. Nervenarzt 63: 595–601

Pfaffenrath V, Brune K, Diener HC, Gerber WD, Göbel H (1998) Die Behandlung des Kopfschmerzes vom Spannungstyp. Therapieempfehlungen der Deutschen Migräne- und Kopfschmerzgesellschaft (DMKG). Nervenheilkunde 17: 91–100

Pöllmann W, Keidel M, Pfaffenrath V (1997) Headache and the cervical spine: a critical review. Cephalalgia 17 801–816

Reder AT, Arnason BG (1995) Trigeminal neuralgia in multiple sclerosis relieved by a prostaglandin E analogue. Neurology 45: 1097–1100

Sjaastad O, Fredriksen TA, Pfaffenrath V (1998) Cervicogenic headache: diagnostic criteria. Headache 38: 442–445

Storey JR, Calder CS, Hart DE, Potter DL (2001) Topiramate in migraine prevention: a double-blind, placebo-controlled study. Headache 41: 968–975

Strupp M, Brandt T (1997) Should one reinsert the stylet during lumbar puncture? N Engl J Med 336: 1190

Taha JM, Tew JM Jr (1996) Comparison of surgical treatments for trigeminal neuralgia: reevaluation of radiofrequency rhizotomy. Neurosurgery 38: 865–871

Wheeler SD, Carrazana EJ (2000) Topiramate-treated cluster headache. Neurology 53: 234–236

81 Schwindel

T. Brandt

81.1 Allgemeine Therapieprinzipien – 1335

81.2 Peripher-vestibuläre Schwindelformen – 1335
- 81.2.1 Benigner paroxysmaler Lagerungsschwindel – 1335
- 81.2.2 Neuritis vestibularis (akuter einseitiger partieller Vestibularisausfall) – 1337
- 81.2.3 Verwandte Krankheitsbilder – 1339
- 81.2.4 Morbus Menière – 1339
- 81.2.5 Perilymphfistel – 1340
- 81.2.6 Vestibularisparoxysmie – 1341
- 81.2.7 Bilaterale Vestibulopathie – 1342

81.3 Zentral-vestibuläre Schwindelformen – 1342
- 81.3.1 Paroxysmale Dysarthrophonie und Ataxie – 1343
- 81.3.2 Vestibuläre Epilepsie – 1343
- 81.3.3 Basilarismigräne und „vestibuläre Migräne" – 1343
- 81.3.4 Familiäre episodische Ataxie – 1343

81.4 Psychogener Schwindel – 1344
- 81.4.1 Phobischer Schwankschwindel – 1344

81.5 Schwindel als Pharmakanebenwirkung – 1345

Literatur – 1345

Schwindel ist keine Krankheitseinheit, sondern umfasst fächerübergreifende multisensorische und sensomotorische Syndrome unterschiedlicher Ätiologie und Pathogenese. Physiologischer Reizschwindel (Bewegungskrankheit, Höhenschwindel) und pathologischer Läsionsschwindel (einseitiger Labyrinthausfall, Vestibulariskernläsion) sind trotz der unterschiedlichen Pathomechanismen durch eine ähnliche Symptomkombination – bestehend aus Schwindel, Übelkeit, Nystagmus und Ataxie – charakterisiert (Brandt 1991). Die Störungen im Bereich der Wahrnehmung (Schwindel), der Blickstabilisation (Nystagmus), der Haltungsregulation (Fallneigung, Ataxie) und des Vegetativums (Übelkeit) entsprechen den Hauptfunktionen des vestibulären Systems und können unterschiedlichen Orten im Hirn zugeordnet werden.

Die häufigsten peripher-vestibulären Schwindelformen sind der benigne paroxysmale Lagerungsschwindel, die Neuritis vestibularis und der Morbus Menière; seltener sind das neurovaskuläre Kompressionssyndrom des VIII. Hirnnerven (Vestibularisparoxysmie) oder Labyrinthfisteln. Peripher-vestibuläre Schwindelattacken sind durch heftigen Drehschwindel und Spontannystagmus in eine Richtung, Fallneigung in die andere Richtung, Übelkeit und Erbrechen gekennzeichnet.

Zentral-vestibuläre Schwindelformen entstehen durch Läsionen der Verbindungen zwischen Vestibulariskernen und Vestibulozerebellum sowie zwischen Vestibulariskernen, den okulomotorischen Strukturen des Hirnstamms, Thalamus und vestibulärem Kortex. Es handelt sich dabei einerseits um klar definierte Leitsyndrome unterschiedlicher Ätiologie, wie Upbeat- oder Downbeat-Nystagmus (schnelle Phase des Nystagmus schlägt nach oben bzw. unten), deren typischer okulomotorischer Befund nur bei zentralen Hirnstamm- oder zerebellären Funktionsstörungen vorkommt und eine sichere topische Zuordnung erlaubt. Andererseits kann zentral-vestibulärer Schwindel auch Teil eines komplexen infratentoriellen klinischen Syndroms sein, wobei als weitere Symptome supranukleäre oder nukleäre Okulomotorikstörungen und/oder weitere neurologische Hirnstammausfälle (z. B. Wallenberg-Syndrom) vorkommen können. Zentrale Schwindelformen können als Sekunden bis Minuten dauernde Attacken auftreten (Basilarismigräne), über Stunden bis Tage anhalten (Hirnstamminfarkt) oder permanentes Symptom sein (Downbeat-Nystagmus bei Arnold-Chiari-Malformation, Brandt 1999).

81.1 Allgemeine Therapieprinzipien

Die Behandlung der verschiedenen Schwindelformen umfasst medikamentöse, physikalische, operative und psychotherapeutische Maßnahmen (◘ Tabelle 81-1). Für die sog. Antivertiginosa, wie das Antihistaminikum Dimenhydrinat (Vomex A), das Belladonnaalkaloid Scopolamin (Scopoderm TTS) oder das Benzodiazepin Diazepam (Valium), ergeben sich nur 4 Indikationen zur – symptomatischen – Behandlung von Schwindel und Nausea (Brandt 1999):
– akute Labyrinthfunktionsstörung (Dauer der Behandlung 1 bis maximal 3 Tage)
– akute vestibulariskernnahe Hirnstammläsion mit Nausea
– Prävention schwerer, häufiger Schwindelattacken mit Nausea
– Prävention der Bewegungskrankheit

Alle diese Pharmaka sind ungeeignet zur Dauerbehandlung, z. B. bei chronischem (zentral-vestibulären) Schwindel, archizerebellärer Ataxie oder den Lageschwindelformen. Wenn die Übelkeit abgeklungen ist, sollten keine Antivertiginosa oder sedierenden Pharmaka mehr gegeben werden, da sie nach tierexperimentellen Befunden die gewünschte zentrale Kompensation einer vestibulären Tonusdifferenz hemmen.

81.2 Peripher-vestibuläre Schwindelformen

81.2.1 Benigner paroxysmaler Lagerungsschwindel

Grundlagen

Der benigne paroxysmale Lagerungsschwindel (BPPV) ist die häufigste Schwindelform, v. a. des höheren Alters. Er ist so häufig, dass etwa ein Drittel aller über 70-Jährigen ihn schon einmal oder mehrfach erlebt hat. Er ist charakterisiert durch kurze Drehschwindelattacken mit gleichzeiti-

Tabelle 81-1. Medikamentöse, physikalische und operative Therapieverfahren bei Schwindel

Therapieverfahren	Evidenzgrad	Indikation
Medikamentös		
Antiepileptika	A	vestibuläre Epilepsie — Vestibularisparoxysmie (neurovaskuläre Kompression), paroxysmale Dysarthrie und Ataxie bei multipler Sklerose, andere zentral-vestibuläre Paroxysmien, Obliquus-superior-Myokymie
Antivertiginosa	B	symptomatisch gegen Übelkeit und Erbrechen bei akuter Labyrinthläsion oder Vestibularisnerv-/kernläsion; Prävention der Bewegungskrankheit
Glukokortikoide	B	Neuritis vestibularis
β-Rezeptoren-Blocker	A	Basilarismigräne („benign recurrent vertigo")
Betahistin	B	Morbus Menière
ototoxische Antibiotika (transtympanal)	B B	Morbus Menière; vestibuläre „drop attacks"
Baclofen oder 4-Aminopyridin	B	Downbeat-/Upbeat-Nystagmus/Schwindel
Acetazolamid oder 4-Aminopyridin	B	familiäre episodische Ataxie/Vertigo
Physikalisch		
Befreiungslagemanöver	A	benigner paroxysmaler Lagerungsschwindel
Vestibularistraining	B	zentrale Kompensation einer peripheren vestibulären Tonusdifferenz (Labyrinthausfall); Habituation zur Prävention von Bewegungskrankheit
(physikalische Therapie, Halskrawatte)	B	(zervikogener Schwindel?)
Operativ		
operative Dekompression		Tumoren der hinteren Schädelgrube (Akustikusneurinom)
Durchschneidung von Bogengangsnerven oder Verödung des Bogengangs		benigner paroxysmaler Lagerungsschwindel (ultima ratio)
Labyrinthektomie oder Durchtrennung des Vestibularisnerven		Morbus Menière (ultima ratio)
neurovaskuläre Dekompression		Vestibularisparoxysmie
operative Deckung		Perilymphfistel

gem rotierenden Lagerungsnystagmus zum unten liegenden Ohr, z. T. auch Übelkeit, ausgelöst durch Kopfreklination oder Kopf- bzw. Körperseitlagerung zum betroffenen Ohr. Drehschwindel und Nystagmus treten nach der Lagerung mit einer kurzen Latenz von Sekunden in Form eines Crescendo/Decrescendo-Verlaufs von maximal 30 s auf. Die Schlagrichtung des Nystagmus hängt von der Blickrichtung ab, überwiegend rotierend beim Blick zum unten liegenden Ohr und überwiegend (vertikal) zur Stirn schlagend beim Blick zum oben liegenden Ohr. Der Nystagmus entspricht einer ampullofugalen Erregung des hinteren vertikalen Bogengangs des unten liegenden Ohrs.

Differenzialdiagnostisch sind neben dem einseitigen BPPV des posterioren Bogengangs in Betracht zu ziehen: ein zentraler Lagerungsnystagmus, beidseitiger BPPV (10%), BPPV des horizontalen Bogengangs (zu selten diagnostiziert), eine Vestibularisparoxysmie oder zentrale Läsionen, die einen BPPV imitieren (sehr selten).

Der BPPV kann von der Kindheit bis zum Senium auftreten, ist aber zumindest für die idiopathische Form eine typische Alterserkrankung mit einem Maximum in der 6.–7. Lebensdekade. Etwa die Hälfte aller Fälle müssen als degenerativ oder idiopathisch (Frauen:Männer = 2:1) eingeordnet werden, während die symptomatischen Fälle (Frauen:Männer = 1:1) am häufigsten auf ein Schädeltrauma (17%) oder eine Neuritis vestibularis (15%) zurückgeführt werden (Baloh et al. 1987). BPPV tritt auch auffällig häufig bei verlängerter Bettruhe durch andere Erkrankungen oder nach Operationen auf. 10% der spontanen Falle und 20% der traumatischen Fälle zeigen einen beidseitigen, meist asymmetrisch betonten BPPV.

Verlauf. Benigne wird diese Erkrankung genannt, weil sie meist innerhalb von Wochen oder Monaten spontan abklingt; in einigen Fällen kann sie jedoch über Jahre anhalten. Im eigenen Krankengut betrug die Anamnesedauer bis zur Diagnosestellung bei 50% mehr als 4 Wochen und bei 10% mehr als ein halbes Jahr. Unbehandelt persistiert der BPPV bei etwa 30% der Patienten, bei weiteren 30–50% kommt es innerhalb von Monaten oder Jahren zu Rezidiven.

Therapie

Die Canalolithiasishypothese (Epley 1992; Brandt u. Steddin 1993) kann alle Symptome des Lagerungsnystagmus erklären. Anstelle fest auf der Cupula haftender Teilchen werden bei der Canalolithiasis frei im Bogengang bewegliche, aus Otolithenteilchen zusammengesetzte und das Lumen des Bogengangs annähernd ausfüllende „schwere Konglomerate" als Ursache des Lagerungsschwindels angenommen.

> **Praxistipp**
>
> *Befreiungsmanöver:* Durch rasche Kopfverlagerung zur Gegenseite kann der Pfropf aus dem Bogengang herausgespült werden und verursacht dann keinen Lageschwindel mehr (Brandt et al. 1994a; ◘ Abb. 81-1a–d).

In Modifikation unseres 1980 (noch unter der Vorstellung der Cupulolithiasis) vorgeschlagenen, wirkungsvollen Lagetrainings (Brandt u. Daroff 1980) empfehlen wir heute, dass der Patient – entsprechend des 1988 von Sémont modifizierten „Befreiungsmanövers" – aus der auslösenden Position mit einer Kippung über 180° zur Gegenseite gelagert wird. Epley hat 1992 ein anderes Befreiungsmanöver durch Drehung des liegenden Patienten in Kopfhängelage vorgeschlagen.

Nur bei ganz seltenen, bei den gegenüber den Lagemanövern refraktären Fällen, kommen operative Maßnahmen wie die Okklusion des Bogengangs (Parnes u. McClure 1991) in Betracht.

81.2.2 Neuritis vestibularis (akuter einseitiger partieller Vestibularisausfall)

Grundlagen

Das klinische Syndrom der Neuritis vestibularis ist gekennzeichnet durch:
- anhaltenden Drehschwindel (kontraversiv) mit pathologischer Einstellung des subjektiven Geradeaus und Kippung der visuellen Vertikale (ipsiversiv)
- Gangabweichung, Fallneigung und Vorbeizeigen (ipsiversiv)
- horizontal rotierenden Spontannystagmus (kontraversiv) mit Scheinbewegungen (Oszillopsien)
- Übelkeit und Erbrechen
- einseitige Funktionsstörung des horizontalen Bogengangs im raschen Kopfdrehtest (vestibulookulärer Reflex) und der kalorischen Prüfung

Differenzialdiagnostisch müssen die maximal einen Tag anhaltenden Attacken des Morbus Menière sowie Labyrinth- oder Vestibularisnervläsionen anderer Ursache ausgeschlossen werden. Hilfreich sind dabei jeweils die Begleitsymptome wie Schmerzen und Bläschen beim Herpes zoster, entzündliche Augenzeichen und Hörstörungen beim Cogan-Syndrom, Zeckenstich und Erythema migrans bei der Lyme-Borreliose, Hirnstammzeichen bei lakunären Infarkten oder MS-Plaques im Bereich der Eintrittszone des VIII. Hirnnerven.

Die Neuritis vestibularis tritt am häufigsten bei Erwachsenen im Alter zwischen 30 und 60 Jahren auf. Eine virale und/oder autoimmunologische Genese der Neuritis vestibularis ist wahrscheinlich, aber nicht bewiesen (Baloh et al. 1996; Nadol 1995). Hierfür sprechen: das endemische Auftreten zu bestimmten Jahreszeiten, autoptische Studien (die entzündliche Degenerationen des Vestibularisnerven zeigten), der Nachweis erhöhter Proteinkonzentrationen im Liquor sowie von latenter Herpes-simplex-Virus-DNA (Arbusow et al. 1999) und der Prävalenz von HSV-1 LAT (Theil et al. 2001) in vestibulären Ganglienzellen.

Verlauf. Die Beschwerden klingen langsam über 1–2 Wochen ab; in 3–5 Wochen ist in der Regel subjektive Beschwerdefreiheit erreicht. Die Erholung ist das Ergebnis verschiedener Vorgänge:
- periphere Erholung der Labyrinthfunktion (häufig inkomplett)
- Substitution des Funktionsausfalls durch das kontralaterale vestibuläre System, sowie durch somatosensorische (Halspropriozeption) und visuelle Afferenzen
- zentrale Kompensation des peripher-vestibulären Tonusungleichgewichts

Im Verlauf kommt es bei der Neuritis vestibularis nur etwa in 40–50% zu einer vollständigen Wiederherstellung der peripher-vestibulären Funktion (Okinaka et al. 1993);

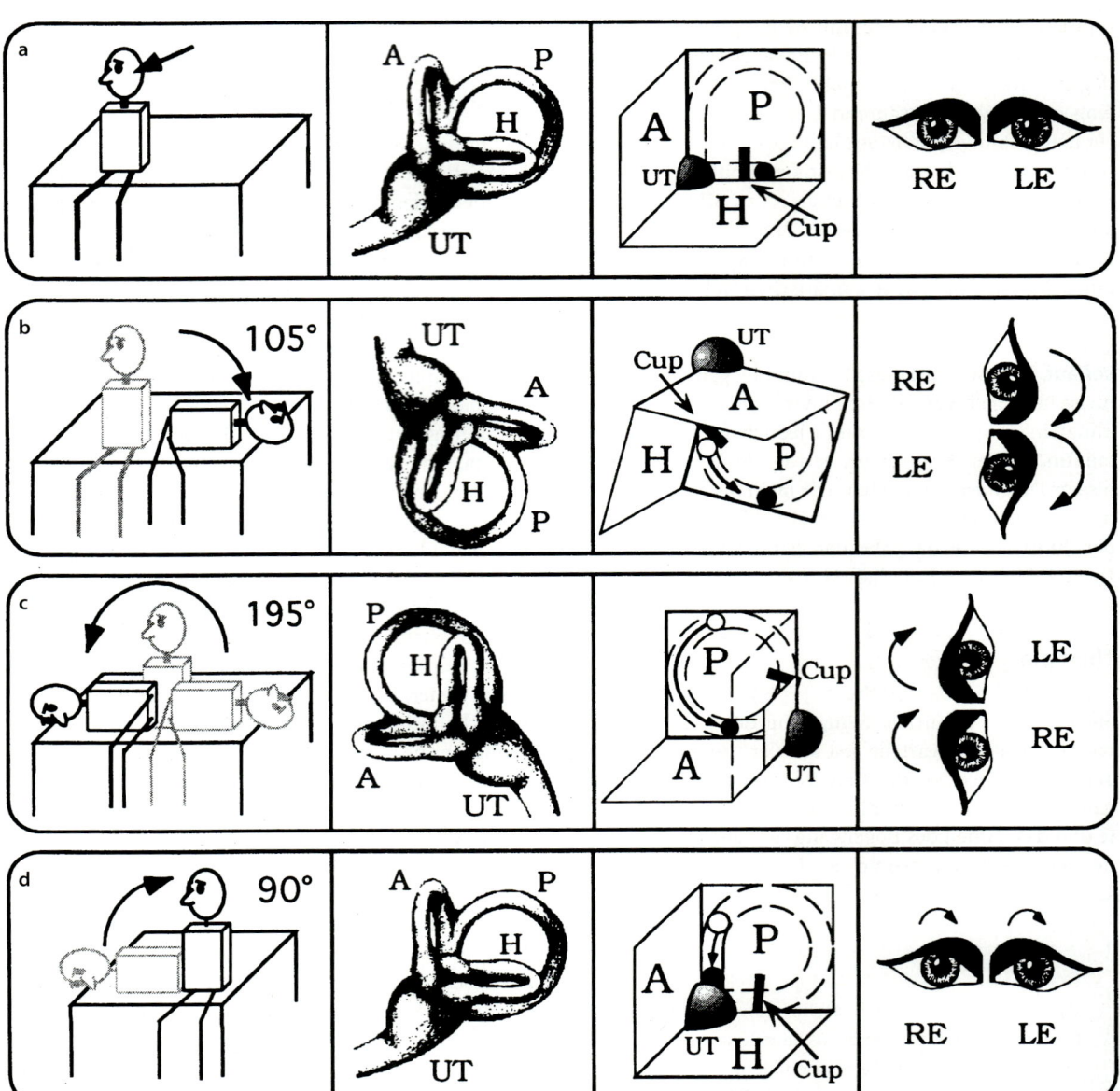

Abb. 81-1a–d. Schematische Darstellung des therapeutischen Lagerungsmanövers bei einem Patienten mit linksseitigem benignen peripheren paroxysmalen Lagerungsschwindel (BPPV). In den Spalten sind *von links nach rechts* angegeben: Die Position des Kopfes und Körpers, die Position des Labyrinths im Raum, die Position und Bewegung der (gegenüber der Endolymphe) spezifisch schwereren Teilchen (Pfropf) im posterioren Bogengang (die zu einer Auslenkung der Cupula führen) sowie, *ganz rechts*, die Richtung des Nystagmus. Die spezifisch schwereren Teilchen sind dargestellt als ein *offener Kreis* (entspricht der Position innerhalb des posterioren Bogengangs vor der jeweiligen Lageänderung) und *schwarz gefüllter Kreis* (entspricht der Position am Ende der jeweiligen Lageänderung). *A, P, H* anteriorer, posteriorer und horizontaler Bogengang; *CUP* Cupula; *UT* Utriculus; *RE* rechtes Auge; *LE* linkes Auge.

a In sitzender Ausgangsposition wird der Kopf um 45° zum nicht betroffenen („gesunden") Ohr gedreht. Die Teilchen befinden sich am Boden des posterioren Bogengangs. **b** Lagerung des Patienten nach links, d. h. zum betroffenen Ohr unter Beibehaltung der Kopfposition: dies löst eine Bewegung der Teilchen im Bogengang entsprechend der Schwerkraft aus und führt zu einem rotierenden, erschöpflichen Nystagmus zum unten liegenden Ohr. Diese Position sollte der Patient ca. 2 min einnehmen. **c** Im nächsten Schritt wird der Patient unter Beibehaltung der Kopfdrehung, im raschen Schwung zum nicht betroffenen Ohr gekippt, wobei nun die Nase nach unten zeigt. Jetzt bewegen sich die Teilchen in Richtung des Ausgangs des posterioren Bogengangs, auch diese Position soll etwa 2 min beibehalten werden. **d** Der Patient richtet sich langsam auf und die Teilchen gelangen in den Utriculusraum, wo sie keinen Drehschwindel mehr auslösen können. (Nach Brandt et al. 1994a)

in 20–30 % der Fälle kommt es nur zu einer partiellen Erholung, in weiteren 20–30 % persistiert das einseitige Defizit. Auch bei anhaltendem peripheren Defekt bilden sich alle „statischen" (ohne Kopfbewegung) Symptome wie Spontannystagmus, Schwindel und Fallneigung zurück. Der Defekt zeigt sich lediglich noch in Form „dynamischer" Funktionsstörungen: Bei hochfrequenten Kopfbewegungen treten durch Insuffizienz des vestibulookulären Reflexes retinale Bildwanderungen und Oszillopsien auf.

Therapie

Antivertiginosa (z. B. 100 mg Dimenhydrinat Supp.) sollten nur innerhalb der ersten Tage und nur bei schwerer Übelkeit und Brechreiz gegeben werden, da sie die zentrale Kompensation des peripheren Vestibularisausfalls verzögern.

Behandlungsprinzip. Die Förderung der zentralen Kompensation durch physikalische Therapie ist wichtiges Behandlungsprinzip. Die sog. zentrale Kompensation ist kein einheitlicher Vorgang, sondern umfasst unterschiedliche neuronale und strukturelle Mechanismen, die an unterschiedlichen Orten (vestibulospinal, vestibulookulär) mit unterschiedlichem Zeitgang stattfinden, mit inkomplettem Ergebnis v. a. für hochfrequente Kopfbeschleunigungen (Brandt et al. 1997).

> ❗ Die zentrale Gegenregulation (Kompensation) einer einseitigen Labyrinthläsion wird gefördert und beschleunigt, wenn Bewegungsreize inadäquate und intersensorisch inkongruente afferente Signale auslösen.

Vestibuläre Trainingsprogramme, erstmals von Cawthorne 1944 empfohlen, umfassen unter Berücksichtigung heutiger Kenntnisse der Vestibularisfunktion:
– willkürliche Augenbewegungen und Fixationen zur Verbesserung der gestörten Blickstabilisation
– aktive Kopfbewegungen zur Neueineichung des vestibulookulären Reflexes
– Balance-, Zielbewegungen und Gehübungen zur Verbesserung der vestibulospinalen Haltungsregulation und Zielmotorik

Die Wirksamkeit des Trainings zur Förderung der zentralen Kompensation von Nystagmus und Fallneigung nach einseitiger Labyrinthläsion ist tierexperimentell belegt. Bei Patienten mit Neuritis vestibularis konnte ein signifikanter Erfolg einer intensiven Physiotherapie zwar für die vestibulospinale Haltungsregulation, nicht jedoch für die Okulomotorikstörungen und Auslenkung der subjektiven Vertikalen nachgewiesen werden (Strupp et al. 1998).

> ❗ Methylprednisolon verbessert signifikant die Erholung der Labyrinthfunktion nach Neuritis vestibularis.

Glucocorticoide. Eine kurzdauernde Behandlung mit Glucocorticoiden (Methylprednisolon, z. B. Urbason) über 1–3 Wochen (initial 100 mg/Tag, langsam ausschleichend) soll in Analogie zur „idiopathischen" Fazialisparese (Adour et al. 1996) gegeben werden. Der Erfolg ist auch für die Neuritis vestibularis in einer prospektiven, randomisierten Doppelblindstudie nachgewiesen worden (Strupp et al. 2004).

Die Gabe von Aciclovir bzw. die Kombination von Glucocorticoiden mit Aciclovir ist der alleinigen Gabe von Glucocorticoiden nicht überlegen.

81.2.3 Verwandte Krankheitsbilder

Folgende verwandte Krankheitsbilder, die ebenfalls Schwindel verursachen können, werden entsprechend der nachfolgenden Ausführungen behandelt:
– Typisch für den Herpes zoster oticus (Ramsey-Hunt-Syndrom) sind der initiale brennende Schmerz und die Bläscheneruption; hier ist Aciclovir (Zovirax) indiziert.
– Toxisch-seröse Begleitlabyrinthiden bei Mittelohrentzündung werden antibiotisch behandelt.
– Die akute eitrige Labyrinthitis erfordert zusätzlich eine operative Entlastung und Drainage.
– Die tuberkulöse Labyrinthitis ist häufiger eine Komplikation der tuberkulösen Meningitis als der tuberkulösen Mittelohrentzündung.
– Die erworbene syphilitische Labyrinthitis hat einen Häufigkeitsgipfel in der 5.–6. Dekade.
– Borreliosen können ebenfalls akute Schwindelsyndrome verursachen (Rosenhall et al. 1988).
– Das Cogan-Syndrom I, eine Autoimmunerkrankung mit interstitialer Keratitis und audiovestibulären Symptomen (Hörstörungen), findet sich v. a. bei jungen Erwachsenen und spricht therapeutisch (z. T. nur vorübergehend) auf Glucocorticoide (Vollertsen et al. 1986) oder wie andere Autoimmunerkrankungen des Innenohrs auf eine Kombination von Cyclophosphamid (Endoxan) und Prednisolon an.
– Akute einseitige Labyrinthfunktionsstörungen sind sicher auch durch Ischämie bei Labyrinthinfarkten, sowie durch venöse Obstruktion beim Hyperviskositätssyndrom möglich. Eine Verminderung der Blutviskosität ist therapeutisch gegen alle Symptome des Hyperviskositätssyndroms, einschließlich des Schwindels, wirksam (Andrews et al. 1988).

81.2.4 Morbus Menière

Grundlagen

Die klassische Menière-Attacke ist außer den subjektiven Symptomen Drehschwindel, Tinnitus, Ohrdruckgefühl und Hörminderung auch durch einen horizontal rotierenden Nystagmus, gerichtete Fallneigung, sowie Blässe, Schweißneigung, Nausea und Erbrechen gekennzeichnet. Bewusstseinsstörungen dagegen zeigen sich nur selten als sekundäre Synkope. Die einzelnen Attacken treten meist ohne Prodromi oder erkennbare Auslöser, ohne tageszeitliche Bindung auch aus dem Schlaf heraus auf. Dabei wird in etwa einem Drittel der Fälle durch eine Verstärkung des Ohrgeräusches, subjektiven Ohrdrucks und der Hörminderung – wie eine Aura – der dann abrupt einsetzenden Drehschwindel angekündigt. Dieser wiederum klingt in einem langsamen Decrescendo über Minuten oder mehrere Stunden langsam ab. Auch ohne Aura sind während der Attacke meist Tinnitus und Hörminderung verstärkt.

Im Anfang, v.a. bei monosymptomatischen Formen und beschwerdefreiem Intervall, ist die Diagnose schwierig, die klinischen Funktionstests sind wenig aufschlussreich; später ist die anhaltende und progrediente Hörstörung der wichtigste diagnostische Hinweis. Die Diagnose des Morbus Menière beruht gelegentlich allein anamnestisch auf dem Verdacht und wird demnach sicher zu häufig gestellt.

Der bevorzugte Beginn der Erkrankung liegt zwischen der 4. und 6. Lebensdekade, selten in der Kindheit (Sadé u. Yaniv 1984). In einer schwedischen Studie wurde eine Inzidenz von 46 auf 100.000 Einwohner errechnet, ohne Berücksichtigung rein cochleärer Formen (Stahle et al. 1978). Die häufig positive Familienanamnese spricht für einen genetisch disponierenden Faktor.

Der Morbus Menière entsteht durch einen endolymphatischen Labyrinthhydrops mit periodischen Rupturen der Trennmembran zwischen Endo- und Perilymphraum, die anfallsartig die Minuten bis Stunden dauernden Attacken auslösen. Ursache ist eine Resorptionsstörung im Saccus endolymphaticus durch perisakkuläre Fibrose bzw. eine Obliteration des Ductus endolymphaticus mit Unterbrechung der sog. longitudinalen Endolymphzirkulation. Hydrops- und Otolithenverlagerungen können Dauerschwankschwindel auslösen; die Drehschwindelattacke ist durch Rupturen des Endolymphschlauches mit Kaliumintoxikation eines Bogengangsnerven bedingt.

Verlauf. Im Krankheitsverlauf kündigen Tinnitus und fluktuierende Hörstörung häufig schon Jahre vorher die erste Drehschwindelattacke an, da der Hydrops bevorzugt in der Pars inferior des Labyrinths, im Ductus cochlearis beginnt, mit initialen Rupturen der Reissner-Membran im Helicotrema. In diesem Fall ist das Druckgefühl im Ohr das charakteristische Symptom. Rein vestibuläre Attacken ohne Hörstörung oder Tinnitus gelten als selten.

Die Erkrankung beginnt einseitig mit sehr unregelmäßiger, zunächst zunehmender, dann wieder abfallender Frequenz der Attacken, die im weiteren Verlauf auch das andere Ohr betreffen können. Je länger man Patienten mit Morbus Menière verfolgt, desto häufiger sieht man bilaterale Erkrankungen (Morrison 1986).

Inzwischen ist allgemein anerkannt, dass der Verlauf insgesamt relativ benigne ist mit einer spontanen Remissionsrate von etwa 80% innerhalb von 5–10 Jahren (Friberg et al. 1984). Es ist wahrscheinlich, dass die spontane Remission der Menière-Attacken dann eintritt, wenn es zu einer permanten Fistel der Trennmembran zwischen Endo- und Perilymphe kommt und somit zu einem kontinuierlichen asymptomatischen Abfluss der überflüssigen Endolymphe.

Therapie

Menière-Attacke. Bei länger andauerndem Schwindel mit Übelkeit: Antivertiginosa wie Dimenhydrinat (Vomex A, Dramamine) 100 mg als Suppositorien (sedierende Nebenwirkungen) oder Benzodiazepine.

Prophylaxe. Bei wiederholten Drehschwindelattacken, evtl. mit fluktuierender Innenohrschwerhörigkeit, Tinnitus, Ohrdruck:

- Betahistin (Vasomotal Tbl. 16 mg, Aequamen Tbl. 12 mg) über etwa 3 Wochen 3-mal 2 Tbl., dann 2–8 Monate 3-mal 1 Tbl. (histaminartige Nebenwirkungen; Kontraindikation: Phäochromozytom; relative Kontraindikation: Magenulcera, Bronchialasthma).
- Ein Therapieversuch mit Hydrochlorothiazid plus Triamteren (z. B. Dytide H 1 Tbl. morgens) oder 20–40 mg/Tag Furosemid wird – noch ohne überzeugende Studien – empfohlen, wenn die Behandlung mit Betahistin zu keiner Besserung führt.
- Sollte es trotzdem zu keinem befriedigenden Abklingen der Attacke kommen, ist als nächster Schritt eine intravenöse Stoßtherapie mit Glucocorticoiden (z. B. Methylprednisolon) über 3–5 Tage in einer Dosis von 500–1000 mg/Tag zu empfehlen (Anwendungsbeobachtung).

Operative (nichtdestruktive) Therapie. Selten bei medikamentös therapieresistenten, häufigen Drehschwindelattacken mit mäßiger Innenohrschwerhörigkeit ist eine operative Therapie notwendig:

- Intratympanale Instillation ototoxischer Substanzen wie Gentamicin (mögliche Hörschädigung, Vestibularisschädigung),
- cochleäre endolymphatische Shunt-Op.

Operative (destruktive) Therapie. Nur als Ultima Ratio bei schwersten rezidivierenden Schwindelattacken, Dauerschwindel oder anhaltenden vestibulären „drop attacks" und deutlicher Innenohrschwerhörigkeit.

81.2.5 Perilymphfistel

Grundlagen

Das mit Endolymphe gefüllte häutige Labyrinth liegt umgeben von Perilymphe im knöchernen Labyrinth. Perilymphfisteln entstehen durch eine pathologische Kommunikation des Perilymphraumes mit dem Mittelohr, oft verursacht durch traumatische Druckbelastungen entweder des Liquorraums (**explosiver Weg**) oder des Mittelohrs (**implosiver Weg**). Perilymphfisteln des ovalen oder runden Fensters führen dann wegen der abnormen Elastizität und der Druckschwankungen zu Schwindel und Hörstörungen. Die Fistel und der partielle Kollaps des membranösen Labyrinths („floating labyrinth") können zu abnormen Reizen sowohl der Maculae als auch der Cupulae führen.

Die **typische Anamnese** ist die einer „Otolithenataxie" oder eines Drehschwindels vom Bogengangstyp mit begleitenden Hörstörungen nach Barotrauma (Fliegen, Tauchen), Schädeltrauma, Ohrtrauma (z. B. nach Ohroperationen) oder nach schwerem Heben (exzessives Valsalva-Manöver).

Perilymphfisteln sind nicht selten, v. a. bei Kindern mit episodischem Schwindel und Hörstörungen. Die Diagnose ist schwierig, kann gelegentlich sogar bei operativer Exploration durch Tympanotomie nicht gesichert werden.

Minor et al. beschrieben 1998 eine neue, wahrscheinlich aber nicht seltene Form der Perilymphfistel: die innere Labyrinthfistel des anterioren Bogengangs. Der knöcherne Defekt zum Epiduralraum kann im hochauflösenden Felsenbein-CT dargestellt werden. Die Leitsymptome Schwindel, Oszillopsien und Standunsicherheit werden durch Husten, Pressen oder laute Geräusche (Tullio-Phänomen) ausgelöst.

Therapie

Konservative Therapie. Die Therapie der ersten Wahl ist konservativ, da sich die meisten Fisteln spontan schließen. Die konservative Therpie besteht in 1- bis 3-wöchiger weitgehender *Bettruhe*, mäßiger Kopfhochlagerung, evtl. milder Sedierung (Tranquilizer) und Gabe von Abführmitteln (Vermeiden von Pressen beim Stuhlgang).

> **Praxistipp**
> Auch nach Besserung der Symptome ist eine mehrwöchige körperliche Schonung empfohlen, unter Vermeidung von z. B. schwerem Heben, Bauchpressen, heftigem Husten oder Naseputzen. Hierunter kommt es fast immer zur Heilung.

Operative Therapie. Versagt die konservative Behandlung und halten die störenden vestibulären Symptome an, so ist eine explorative Tympanotomie zur Inspektion v. a. des ovalen und des runden Fensters angezeigt. Die chirurgische Therapie durch Fisteloperation ist auch heute nur bis zu 70 % erfolgreich – in Bezug auf den vestibulären Schwindel, während der vorher bestehende Hörverlust nur unwesentlich oder gar nicht gebessert wird.

Die innere Perilymphfistel des anterioren Bogengangs kann durch operative Deckung oder Okklusion des Bogengangs geheilt werden (Minor et al. 1998; Strupp et al. 2000).

81.2.6 Vestibularisparoxysmie

Grundlagen

Eine hirnstammnahe Gefäßkompression kaudaler Hirnnerven ist als Ursache von Trigeminusneuralgie, Glossopharyngeusneuralgie und Spasmus hemifacialis anerkannt. Sie wird auch als Ursache episodischer Schwindelformen diskutiert (Moller et al. 1986; Moller 1988). Aberierende, z. T. arteriosklerotisch elongierte und erweiterte Gefäße im Kleinhirnbrückenwinkel sollen pathophysiologisch zu einer segmentalen Druckläsion mit Entmarkung am Übergang vom zentralen (Oligodendroglia) zum peripheren (Schwann-Zellen) Myelin führen. Die Auslösung der Symptome geschieht dann durch direkte pulsatorische Kompression oder durch ephaptische Fehlschlüsse, d. h. pathologisch paroxysmale Reizübertragung zwischen benachbarten, teilweise demyelinisierten Axonen. So einleuchtend diese Pathogenese für die Entstehung von kopfbewegungs- oder lageabhängigen Schwindelattacken bzw. Hörstörungen sein mag, so unbefriedigend sind die bislang beschriebenen diagnostischen Kriterien. Eine Vestibularisparoxysmie durch neurovaskuläre Kompression wird bei kurzen und häufigen Schwindelattacken mit folgenden 5 Merkmalen vermutet (Brandt u. Dieterich 1994): kurze, häufige Attacken eines Schwank- oder Drehschwindels für Sekunden bis Minuten, die Auslösung der Attacken durch bestimmte Kopfpositionen oder Beeinflussung der Attacke durch Änderung der Kopfhaltung, Hörminderung und Tinnitus während oder zwischen den Attacken, messbare auditive oder vestibuläre Defizite bei neurophysiologischen Funktionstests wie kalorische Spülung oder akustisch evozierte Potenziale (AEP) und Besserung durch Carbamazepin.

Ähnlich der Trigeminusneuralgie gibt es offenbar 2 Häufigkeitsgipfel mit frühem Beginn bei vertebrobasilären Gefäßanomalien und spätem Beginn durch Gefäßelongation im Alter. Der Verlauf ist meist chronisch.

Therapie

Eine Therapie mit Carbamazepin (Tegretal, Timonil) in niedriger Dosis (200–600 mg/Tag), bei Unverträglichkeit alternativ Phenytoin (Zentropil) oder Pimozid (Orap) ist, wie bei der Trigeminusneuralgie sehr wirksam.

Die Indikation zur operativen mikrovaskulären Dekompression sollte trotz beschriebener Teilerfolge (Moller et al. 1988) zurückhaltend gestellt werden, da die Diagnose und die Bestimmung der betroffenen Seite häufig nicht ausreichend sicher ist.

> **Praxistipp**
> Auch bei Verdacht auf eine Vestibularisparoxysmie ist ein kurzer Therapieversuch mit Carbamazepin empfehlenswert.

81.2.7 Bilaterale Vestibulopathie

Grundlagen

Der bilaterale vestibuläre Funktionsausfall ist eine seltene, aber häufig nicht diagnostizierte Erkrankung der Labyrinthe und/oder der Vestibularisnerven unterschiedlicher Ätiologie (Rinne et al. 1995; Vibert et al. 1995; Brandt 1996a). Klinische Leitsymptome sind: Gangunsicherheit, v. a. im Dunkeln oder auf unebenem Grund (Ausfall der vestibulospinalen Haltungsregulation), und Oszillopsien bei Kopfbewegungen oder beim Gehen (Ausfall des vestibulookulären Reflexes). Der chronische Ausfall vestibulärer Funktionen führt auch zu signifikanten Störungen des räumlichen Gedächtnisses und der Navigationsleistungen (Schantzer et al. 2003). Die bilaterale Vestibulopathie kann simultan oder sequenziell auftreten, abrupt oder langsam progredient, komplett oder inkomplett.

Die häufigsten Ursachen sind Autoimmuninnenohrerkrankungen, zerebelläre Degeneration, ototoxische Substanzen, Meningitis, Tumoren, Neuropathien, bilateraler Morbus Menière, kongenitale Fehlbildungen, vertebrobasiläre Dolichoektasie, familiäre Vestibulopathie. In 20–30 % der Fälle bleibt die Ursache unentdeckt: „idiopathische bilaterale Vestibulopathie".

Prognose. Die Langzeitprognose der bilateralen Vestibulopathie ist schlecht untersucht. Erholung der Hörstörung und der vestibulären Funktion ist möglich bei postmeningitischen Fällen, falls sie durch seröse und nicht durch eitrige Labyrinthitis verursacht sind (Rinne et al. 1995). Eine partielle Erholung ist bei mehr als 50 % der Patienten mit simultaner oder sequenzieller idopathischer bilateraler Vestibulopathie beschrieben (Vibert et al. 1995).

Therapie

Die Behandlung der verschiedenen Ursachen der bilateralen Vestibulopathie hat 3 Ziele (Brandt 1996a):
— Prophylaxe des progredienten Vestibularisausfalls
— Erholung der vestibulären Funktion
— Förderung der Kompensation (oder Substitution) des vestibulären Funktionsausfalls durch physikalische Therapie

Die Prävention ist am wichtigsten für die Gruppe der Patienten mit ototoxischer Labyrinthschädigung, v. a. durch Aminoglykoside. Hier sind sorgfältige Verlaufskontrollen der Hör- und Vestibularisfunktion notwendig. Patienten mit Nierenversagen, hohem Alter oder einer familiären ototoxischen Suszeptibilität sind besonders gefährdet.

Prävention und Erholung sind möglich bei den zu selten diagnostizierten Autoimmuninnenohrerkrankungen. Zunächst werden Corticosteroide (z. B. Prednisolon 60 mg/Tag) versucht, bei mangelhaftem Ansprechen zusätzlich Cyclophosphamid oder Azathioprin oder hochdosiert i.v.-Gammaglobuline. Außer beim Cogan-Syndrom liegen keine kontrollierten prospektiven Studien vor.

> **Praxistipp**
> Die physikalische Therapie von Gang und Gleichgewicht wird von den Patienten gern angenommen, erleichtert die Anpassung an den Funktionsausfall, verbessert aber langfristig offenbar nicht signifikant die Balanceleistungen.

81.3 Zentral-vestibuläre Schwindelformen

Die zentral-vestibulären Syndrome entstehen überwiegend durch Läsionen (Infarkt, Blutung, Tumor oder Plaque bei multipler Sklerose) der vestibulären Bahnen, die von den Vestibulariskernen im kaudalen Hirnstamm sowohl zum Vestibulozerebellum als auch zum Thalamus und bis zum vestibulären Kortex (parietotemporal) ziehen. Seltener entstehen sie durch pathologische Erregung (paroxysmale Hirnstammattacken mit Ataxie/Dysarthrie bei MS; vestibuläre Epilepsie). Am wichtigsten sind intraaxiale, paramediane, infratentorielle Läsionen in Nähe der Vestibulariskerngebiete sowie Schädigungen des Vestibulozerebellums. Die zentral-vestibulären Hirnstammsyndrome lassen sich entsprechend der 3 Hauptarbeitsebenen des vestibulookulären Reflexes (VOR) klassifizieren (Brandt u. Dieterich 1994):
— Syndrom des VOR in der sagittalen Ebene („pitch") = Downbeat-Nystagmus/Upbeat-Nystagmus, Auslenkung der subjektiven Horizontalen, sagittale Fallneigung
— Syndrom des VOR in der Frontalebene („roll") = „ocular tilt reaction", „skew deviation", Kippung der subjektiven Vertikale, Lateropulsion
— Syndrom des VOR in der Horizontalebene („yaw") = horizontaler Spontannystagmus, Vorbeizeigen (subjektives Geradeaus), seitliche Fallneigung

Die paroxysmalen Hirnstammattacken, die vestibuläre Epilepsie, die Basilarismigräne und die familiäre episodische Ataxie sind gut therapierbare zentral-vestibuläre episodische Schwindelformen, die wegen ihrer diagnostischen Besonderheiten im Folgenden gesondert dargestellt werden.

81.3.1 Paroxysmale Dysarthrophonie und Ataxie

Grundlagen
Nichtepileptischer Genese sind die bei der multiplen Sklerose auftretenden kurzen, häufigen Attacken mit Ataxie und Dysarthrophonie, gelegentlich durch Hyperventilation oder körperliche Aktivität (z. B. rasches Aufstehen) provoziert. Es handelt sich um kurze Schwankschwindelattacken mit Standunsicherheit und Zeigeataxie (Sekunden bis Minuten), die häufig (bis zu 100/Tag) auftreten. Es kommt hier zum ephaptischen Überspringen neuronaler Erregungen zwischen teilweise demyelinisierten benachbarten Axonen im Bereich der Brücke und des Brachium conjunctivum (Ostermann u. Westerberg 1975).

Therapie
Carbamazepin (Tegretal, Timonil) ist das wirkungsvolle Pharmakon der 1. Wahl (Espir u. Millac 1970) und häufig schon in niedrigen Dosen von 200–600 mg/Tag erfolgreich. Bei Unverträglichkeitserscheinungen kann alternativ Diphenylhydantoin (Zentropil, Phenhydan) gegeben werden. Dies ist etwas weniger wirksam und führt in 50–70 % der Fälle zum Sistieren der Paroxysmen.

81.3.2 Vestibuläre Epilepsie

Grundlagen
Die vestibuläre Epilepsie ist durch kurze, Sekunden bis Minuten dauernde, Dreh- oder Schwankschwindelattacken mit Übelkeit ohne Erbrechen gekennzeichnet. Häufig kommt es während des epileptischen Anfalls zu einer tonischen Adversion und ipsiversiver Körperrotation und/oder akustischen Sensationen. Die Attacken gehen vom temporoparietalen Kortex aus, v. a. dem homologen Areal des tierexperimentell beschriebenen parietoinsulären vestibulären Kortex (Grüsser et al. 1990), deshalb auch die häufige Assoziation mit akustischen Sensationen (Gyrus transversus, Heschl). Einerseits ist die vestibuläre Epilepsie die einzige Schwindelform mit Drehschwindel auch ohne nachweisbaren Nystagmus, andererseits gibt es vom Kortex ausgehende epileptische Anfälle, die mit Bewegungssehen und Nystagmus auch ohne Schwindel und Fallneigung einhergehen können; letztere entsprechen eher einer visuellen als einer vestibulären Epilepsie.

Therapie
Die Behandlung der vestibulären Epilepsie entspricht der anderer fokaler Anfälle, z. B. mit Carbamazepin (600–1200 mg/Tag) oder Diphenylhydantoin (200–300 mg/Tag) unter Kontrolle des Plasmaspiegels und möglicher allergisch-toxischer Nebenwirkungen.

81.3.3 Basilarismigräne und „vestibuläre Migräne"

Grundlagen
Die Basilarismigräne ist eine wichtige Differenzialdiagnose episodischer Schwindelformen. Ursprünglich wurde sie von Bickerstaff 1961 als eine typische Erkrankung der Adoleszenz mit deutlichem Überwiegen des weiblichen Geschlechts beschrieben. Dies kann so nicht aufrechterhalten werden. In einer eigenen retrospektiven Studie mit 90 Patienten mit einer Basilarismigräne fanden sich Erstmanifestationen über die gesamte Lebensspanne, am häufigsten zwischen der 3. und 5. Dekade (Dieterich u. Brandt 1999). Die Diagnose ist einfach, wenn wiederholt voll reversible Attacken mit unterschiedlicher Kombination von Schwindel, Sehstörungen, Stand- und Gangataxie, anderen Hirnstammausfällen sowie okzipital betontem Kopfschmerz bei familiärer Migränebelastung auftreten. Die Diagnose wird schwieriger, wenn die Schwindelattacken ohne Kopfschmerz auftreten (30 %), monosymptomatische audiovestibuläre Attacken überwiegen (mehr als 70 %) und die Dauer der Schwindelattacken von Sekunden bis Stunden reicht (Cutrer u. Baloh 1992; Dieterich u. Brandt 1999; Neuhauser et al. 2001).

Mehr als 60 % der Patienten zeigen im attackenfreien Intervall zentrale Okulomotorikstörungen in Form einer sakkadierten Blickfolge, Blickrichtungsnystagmus, Spontannystagmus oder Lagerungsnystagmus. Während der Migräneattacke sind die Patienten besonders empfindlich gegenüber Bewegung und Bewegungskrankheit, was vergleichbar der Phono- und Photophobie in der Migräneattacke auf eine neuronale sensorische Übererregbarkeit – hier der Innenohrrezeptoren – zurückgeführt werden kann.

Therapie
Die Therapie der Migräneattacke und die prophylaktische Einstellung entspricht der anderer Migräneformen (▶ Kap. 80.1).

> ❗ Die Differenzialdiagnose ist gegenüber transientischämischen Attacken, der vestibulären Paroxysmie oder dem Morbus Menière gelegentlich so schwierig, dass erst die stufenweise probatorische Prophylaxe mit Thrombozytenaggregationshemmern, Carbamazepin, Betahistin oder β-Rezeptoren-Blockern im Verlauf Klarheit bringt (Dieterich u. Brandt 1999).

81.3.4 Familiäre episodische Ataxie

Grundlagen
Die familiären episodischen Ataxien (Synonyme: periodische Ataxie, hereditäre paroxysmale zerebelläre Ataxie) sind seltene autosomal-dominante Erkrankungen mit zumindest 2 gut definierten Gruppen: Typ I ohne Schwindel

mit interiktualer Myokymie (Brunt u. van Weerden 1990) und Typ II mit Schwindel und interiktualem Nystagmus (Griggs u. Nutt 1995).

Therapie
Wie alle autosomal-dominanten episodischen Erkrankungen, die auf Acetazolamid ansprechen (z. B. Myotonien, dyskaliämische periodische Lähmungen) sind die episodische Ataxien Typ I und II als erbliche Kalium- bzw. Calciumkanalerkrankung identifiziert.

Medikamentöse Therapie der Wahl ist dementsprechend Acetazolamid (Diamox) in täglichen Dosen von 60–750 mg (Zasorin et al. 1983; Griggs u. Nutt 1995). Die Behandlung bleibt offenbar auch bei Langzeitanwendung wirksam und verhindert möglicherweise auch die progrediente Ataxie. Neu ist die sehr wirkungsvolle Therapie mit dem Kaliumkanalblocker 4-Aminopyridin (5 mg morgens und mittags; EKG-Kontrolle!), die auch bei betroffenen Patienten, die gegenüber Acetazolamid refraktär waren, zur Attackenfreiheit führte (Strupp et al. 2004).

81.4 Psychogener Schwindel

Schwindel hat häufig psychiatrische Ursachen (Furman u. Jacob 1997). Schwindel kann das Hauptsymptom einer Depression oder bizarre Leibgefühlsstörung im Rahmen einer schizophrenen Psychose sein. Die häufigste psychosomatische Schwindelform und die zweithäufigste Ursache für Schwindel in einer überregionalen neurologischen Spezialambulanz ist der phobische Schwankschwindel (Brandt 1996b; Pollak et al. 2003).

81.4.1 Phobischer Schwankschwindel

Grundlagen
Das Syndrom des phobischen Schwankschwindels lässt sich gut von der Agoraphobie, der Akrophobie, auch der von Marks 1980 beschriebenen „space-phobia" und von den Panikstörungen abgrenzen (Kapfhammer et al. 1997). Charakteristisch ist die Kombination eines Schwankschwindels mit subjektiver Stand- und Gangunsicherheit bei Patienten mit normalem neurologischem Befund, objektiver Standsicherheit und eher zwanghafter Persönlichkeitsstruktur. Die monosymptomatische subjektive Störung des Gleichgewichts ist an das Stehen oder Gehen gebunden, zeigt attackenartige Verschlechterungen, die mit oder ohne erkennbare Auslöser auftreten, mit oder ohne begleitende Angst. Das Fehlen erkennbarer Auslöser und der Schwindel ohne Begleitangst lassen sowohl den Patienten als auch gelegentlich den Arzt an der Diagnose einer psychogen-funktionellen Störung zweifeln.

Diagnose. 6 Kriterien scheinen für die Diagnose des phobischen Schwankschwindels wichtig zu sein (Brandt 1996):

- Der Patient klagt über Schwankschwindel und subjektive Stand-/Gangunsicherheit bei normalem neurologischem Befund und unauffälligen Gleichgewichtstests (otoneurologische Untersuchung, ENG = Elektronystagmographie inklusive Spülung, Posturographie).
- Der Schwindel wird beschrieben als eine fluktuierende Unsicherheit von Stand und Gang mit attackenartigem Fallgefühl und Sturz, z. T. nur als unwillkürliches Körperschwanken für den Bruchteil einer Sekunde empfunden.
- Die Attacken treten oft in typischen Situationen auf, die auch als externe Auslöser anderer phobischer Syndrome bekannt sind (Brücken, Autofahren, leere Räume, Menschenansammlungen im Kaufhaus oder Restaurant).
- Im Verlauf entsteht eine Generalisierung mit zunehmendem Vermeidensverhalten gegenüber auslösenden Reizen. Während oder kurz nach diesen Attacken werden (häufig erst auf Befragen) Angst und vegetative Missempfindungen angegeben, wobei die meisten Patienten auch über Schwindelattacken ohne Angst berichten.
- Patienten mit phobischem Schwankschwindel weisen häufig zwanghafte Persönlichkeitszüge und eine reaktiv-depressive Symptomatik auf.
- Der Beginn der Erkrankung lässt sich häufig auf eine initial organische vestibuläre Erkrankung (z. B. ausgeheilte Neuritis vestibularis oder paroxysmaler Lagerungsschwindel) oder besondere Belastungssituationen zurückverfolgen.

Therapie

> **Praxistipp**
> Der wichtigste therapeutische Schritt ist, den Patienten durch sorgfältige Untersuchung und Erklärung des psychogenen Mechanismus von der Angst, an einer organischen Krankheit zu leiden, zu entlasten. Üblicherweise wird zunächst keine langdauernde Psychotherapie eingeleitet, sondern dem Patienten die Möglichkeiten einer selbstkontrollierten Desensibilisierung im Rahmen einer Verhaltenstherapie erklärt.

Um den Verlauf des phobischen Schwankschwindels und die Sicherheit der Diagnose zu überprüfen, wurde eine katamnestische Studie an 78 Patienten durchgeführt ($1/2$–$5 1/2$ Jahre nach der Erstuntersuchung). Erfreulicherweise ergab sich retrospektiv bei keinem der Patienten ein Anhalt für eine Fehldiagnose, 72 % waren inzwischen entweder beschwerdefrei oder deutlich gebessert (Brandt et al. 1997). Die Bereitschaft der meist unter hohem Leistungsdruck stehenden Patienten, den psychogenen Mechanismus zu verstehen und durch Eigendesensibilisierung zu überwinden, sind eine positive Erfahrung für den behandelnden Arzt.

81.5 Schwindel als Pharmakanebenwirkung

Schwindel, eine der am häufigsten aufgeführten Nebenwirkungen medikamentöser Therapie (Ballantyne u. Ajodhia 1984) kann einerseits eine toxische Überdosierung (z. B. Streptomycin oder Antikonvulsiva) anzeigen, jedoch schon bei angestrebten therapeutischen Wirkspiegeln (Carbamazepin) zum Absetzen des Pharmakons zwingen. Die Beschwerden und das klinische Bild des pharmakogenen Schwindels (vom Benommenheitsschwindel bis zur schwersten Ataxie) sind so uneinheitlich und bei den meisten Substanzgruppen pathogenetisch unklar, dass eine befriedigende Klassifizierung derzeit nicht erarbeitet ist. Bekannt sind z. B. die dosisabhängigen, irreversiblen, ototoxischen Wirkungen von Aminoglykosiden mit irreversiblen Labyrinthschäden oder die vorübergehende Beeinflussung des spezifischen Gleichgewichts zwischen Endolymphe und Bogengangscupula beim alkoholischen Lageschwindel. Pharmaka wie Carbamazepin, Phenytoin, Barbiturate, Diazepam und trizyklische Antidepressiva beeinträchtigen offenbar den vestibulookulären Flokkulusregelkreis (Disinhibition) mit dosisabhängigen Okulomotorikstörungen.

Leitlinien – Adressen – Tipps

Leitlinien und Internetadressen

Leitlinien für Diagnostik und Therapie in der Neurologie. Diener HC (Hrsg) 2. Aufl. Thieme, Stuttgart New York 2003
http://www.dgn.org

Tipps für Patienten

Bei unklaren Erkrankungen mit dem Leitsymptom Schwindel finden sich Spezialisten und Spezialambulanzen in der Neurologie (z. B. http://www.schwindelambulanz.de) und in der Hals-Nasen-Ohrenheilkunde. Die vielerorts übliche Überweisung zum Orthopäden ist meist nicht weiterführend.

Literatur

Adour KK, Ruboyianes JM, Von Doersten PG, Byl FM, Trent CS, Quesenberry CP Jr, Hitchcock T (1996) Bell's palsy treatment with acyclovir and prednisone compared with prednisone alone: a double-blind, randomized, controlled trial. Ann Otol Rhinol Laryngol 105:371–378

Andrews JC, Hoover LA, Lees RS, Honrubia V (1988) Vertigo in the hyperviscosity syndrome. Otolaryngol Head Neck Surg 98:144–149

Arbusow V, Schulz P, Strupp M, Dieterich M, Von Reinhardstoettner A, Rauch E, Brandt T (1999) Distribution of herpes simplex virus type I in human geniculate and vestibular ganglia: implications for vestibular neuritis. Ann Neurol 46:416–419

Baloh RW, Honrubia V, Jacobson K (1987) Benign positional vertigo. Neurology 37:371–378

Baloh RW, Ishyama A, Wackym PA, Honrubia V (1996) Vestibular neuritis: clinical-pathologic correlation. Otolaryngol Head Neck Surg 114:586–592

Ballantyne J, Ajodhia J (1984) Iatrogenic dizziness. In: Dix MR, Hood JD (eds) Vertigo. John Wiley & Sons, Chichester, pp 217–248

Bickerstaff ER (1961) Basilar artery migraine. Lancet I:15–17

Brandt T (1996a) Bilateral vestibulopathy revisited. Eur J Med Res 1:361–368

Brandt T (1996b) Phobic postural vertigo. Neurology 46:1515–1519

Brandt T (1999) Vertigo, its multisensory syndromes, 2nd edn. Springer, London

Brandt T, Daroff RB (1980) Physical therapy for benign paroxysmal positional vertigo. Arch Otolaryngol 106:484–485

Brandt T, Dieterich M (1994a) Vestibular syndromes in the roll plane: topographic diagnosis from brainstem to cortex. Ann Neurol 36:337–347

Brandt T, Dieterich M (1994b) Vestibular paroxysmia: vascular compression of the eighth nerve. Lancet 343:798–799

Brandt T, Steddin S (1993) Current view of the mechanism of benign paroxysmal positioning vertigo. Cupulolithiasis or canalolithiasis? J Vestib Res 3:373–382

Brandt T, Steddin S, Daroff RB (1994a) Therapy for benign paroxysmal positioning vertigo, revisited. Neurology 44:796–800

Brandt T, Huppert D, Dieterich M (1994b) Phobic postural vertigo: a first follow-up. J Neurol 241:191–195

Brandt T, Strupp M, Arbusow V, Dieringer N (1997) Plasticity of the vestibular system: central compensation and sensory substitution for vestibular deficits. Adv Neurol 73:297–309

Brunt ER, Van Weerden TW (1990) Familial paroxysmal kinesiogenic ataxia and continuous myokymia. Brain 113:1361–1382

Cawthorne T (1944) The physiological basis for head exercises. J Chart Soc Physiother 106–107

Cutrer FM, Baloh RW (1992) Migraine-associated dizziness. Headache 32:300–304

Dieterich M, Brandt T (1999) Episodic vertigo related to migraine (90 cases): vestibular migraine? J Neurol 246:883–892

Epley JM (1992) The canalith repositioning procedure: For treatment of benign paroxysmal positioning vertigo. Otolaryngol Head Neck Surg 107:299–304

Espir MLE, Millac P (1970) Treatment of paroxysmal disorders in multiple sclerosis with carbamazepine (Tegretol). J Neurol Neurosurg Psychiatry 33:528–531

Friberg U, Stahle J, Svedberg A (1984) The natural course of Menière's disease. Acta Otolaryngol (Stockh) 406(Suppl):72–77

Furman JM, Jacob RG (1997) Psychiatric dizziness. Neurology 48:1161–1166

Griggs RC, Nutt JG (1995) Episodic ataxias as channelopathies. Ann Neurol 37:285–287

Grüsser OJ, Pause M, Schreiter U (1990) Localization and responses of neurones in the parieto-insular vestibular cortex of awake monkeys (Macaca fascicularis). J Physiol 430:437–447

Kapfhammer HP, Mayer C, Hock U, Huppert D, Dieterich M, Brandt T (1997) Course of illness in phobic postural vertigo. Acta Neurol Scand 95:23–28

Marks IM (1981) Space „phobia": a pseudo-agorophobic syndrome. J Neurol Neurosurg Psychiatry 44:387–391

Minor LB, Solomon D, Zinreich JS, Zee DS (1998) Sound- and/or pressure-induced vertigo due to bone dehiscence of the superior semicircular canal. Arch Otolaryngol Head Neck Surg 124:249–258

Moller MB (1988) Controversy in Menière's Disease: Result of microvascular decompression of the eighth nerve. Ann J Otol 9:60–63

Moller MB, Moller AR, Jannetta PJ, Sekhar L (1986) Diagnosis and surgical treatment of disabling positional vertigo. J Neurosurg 64:21–28

Morrison AV (1986) Predictive Test for Menière's disease. Am J Otolaryngol 7:5–10

Nadol JB Jr (1995) Vestibular neuritis. Otolaryngol Head Neck Surg 112:162–172

Neuhauser H, Leopold M, Von Brevern M, Arnold G, Lempert T (2001) The interrelations of migraine, vertigo, and migrainous vertigo. Neurology 56:436–441

Okinaka Y, Sekitani T, Okazaki H, Miura M, Tahara T (1993) Progress of caloric response of vestibular neuronitis. Acta Otolaryngol (Stockh) 503(Suppl):18–22

Ostermann PO, Westerberg CE (1975) Paroxysmal attacks in multiple sclerosis. Brain 98:189–202

Parnes LS, McClure JA (1991) Posterior semicircular canal occlusion in normal hearing ear. Otolaryngol Head Neck Surg 104:52–57

Pollak L, Klein C, Stryjer R, Kushnir M, Teitler J, Flechter S (2003) Phobic postural vertigo: a new proposed entity. IMAJ 5:720–723

Rinne T, Bronstein AM, Rudge P, Gresty MA, Luxon LM (1995) Bilateral loss of vestibular function. Acta Otolaryngol (Stockh) 520(Suppl): 247–250

Rosenhall U, Hanner P, Kaijser B (1988) Borellia infection and vertigo. Acta Otolaryngol (Stockh) 106:111–116

Sadé J, Yaniv E (1984) Menière's disease in infants. Acta Otolaryngol (Stockh) 97:33–37

Schautzer F, Hamilton D, Kalla R, Strupp M, Brandt T (2003) Spatial memory deficits in patients with chronic bilateral vestibular failure. Ann NY Acad Sci 1004:316–324

Semont A, Freyss E, Vitte P (1988) Curing the BPPV with a liberatory maneuver. Adv Otorhinolaryngol 42:290–293

Stahle J, Stahle Ch, Arenberg IK (1978) Incidence of Menière's disease. Arch Otolaryngol 104:99–102

Strupp, M, Arbusow V, Haag KP, Gall C, Brandt T (1998) Vestibular exercises improve central vestibulo-spinal compensation after vestibularis neuritis. Neurology 51:838–844

Strupp M, Eggert T, Straube A, Jäger L, Querner V, Brandt T (2000) „Innere Perilymphfistel" des anterioren Bogengangs. Nervenarzt 71:138–142

Strupp M, Kalla R, Dichgans M, Freilinger T, Glasauer S, Brandt T (2004) Treatment of episodic ataxia Type 2 with the potassium channel blocker 4-aminopyridine. Neurology 62:1623–1625

Strupp M, Zingler V, Arbusow V, Niklas D, Maag KP, Dieterich M, Bense S, Theil D, Jahn K, Brandt T (2004) N Engl J Med 351: 354–361

Theil D, Arbusow V, Derfuss T, Strupp M, Pfeiffer M, Mascolo A, Brandt T (2001) Prevalence of HSV-1 LAT in human trigeminal, geniculate, and vestibular ganglia and its implication for cranial nerve syndromes. Brain Pathol 11:408–413

Vibert D, Liard P, Häusler R (1995) Bilateral idiopathic loss of peripheral vestibular function with normal hearing. Acta Otolaryngol (Stockh) 115:611–615

Vollertsen RS, McDonald TJ, Younge BR, Banks PM, Stanson AW, Ilstrup DM (1986) Cogan's syndrome: 18 cases and a review of the literature. Mayo Clin Proc 61:344–361

Zasorin NL, Baloh RW, Myers LB (1983) Acetazolamide – responsive ataxia syndrome. Neurology 33:1212–1214

82 Zerebrale Durchblutungsstörungen

R. L. Haberl

82.1 **Zerebrale Ischämie** – 1348
82.1.1 Primärprävention – 1348
82.1.2 Akuttherapie zerebraler Ischämien – 1350
82.1.3 Sekundärprävention des Schlaganfalls – 1352

82.2 **Zerebrale Venen- und Sinusthrombose (SVT)** – 1355

82.3 **Intrazerebrale Blutungen** – 1356

82.4 **Subarachnoidalblutungen** – 1358

Literatur – 1360

Zerebrale Durchblutungsstörungen sind nach WHO-Daten 1999 weltweit die zweithäufigste Todesursache. Die Hälfte der Schlaganfälle betrifft die über 75-Jährigen – 4 von 5 Schlaganfälle gehen auf zerebrale Verschlüsse zurück, 15 % auf intrazerebrale Blutungen und 5% auf Subarachnoidalblutungen. Die systemische Thrombolyse innerhalb des 3-h-Zeitfensters ist die einzige als wirksam nachgewiesene Therapie beim ischämischen Schlaganfall. Derzeit laufende Studien klären, ob die Kombination aus unterschiedlichen Thrombozytenaggregationshemmern (ASS + Clopidogrel in „CHARISMA", ASS + Dipyridamol ret. in „PROFESS" bzw. Thrombozytenaggregationshemmern und Statinen (ASS + Atorvastatin in „SPARCL") Vorteile in der Langzeitprophylaxe haben. Für die PTT-wirksame Heparintherapie und die niedermolekularen Heparine in allen geprüften Dosierungen, gibt es von Seiten der zerebralen Durchblutungsverbesserung fast keine haltbaren Indikationen mehr. Dringend erwartet werden Studien zu den Stents bei Karotisstenosen (z. B. „CAVATAS II", „SPACE") im kontrollierten, randomisierten Vergleich zur Operation. Therapieänderungen bei den Hirnblutungen sind rar. Kontrollierte Untersuchungen zu den Operationsindikationen bei intrazerebralen Blutungen fehlen weiterhin.

82.1 Zerebrale Ischämie

Die Symptome zerebraler Ischämien können innerhalb von Minuten bis maximal 24 h reversibel sein (transitorisch ischämische Attacke, TIA). Länger bestehende Symptome sind nur in Ausnahmefällen voll reversibel (kompletter Schlaganfall).

> **Prädiktoren dafür, ob es bei der TIA bleibt, oder sich ein kompletter Schlaganfall entwickelt, gibt es nicht: Eine TIA ist daher genauso wie der komplette Schlaganfall als Notfall zu behandeln, mit der Notwendigkeit einer raschen, kompletten Diagnostik und Therapie.**

82.1.1 Primärprävention

Die Primärprävention hat zum Ziel, Hirndurchblutungsstörungen durch Behandlung der Risikofaktoren zu verhindern (Tabelle 82-1).

Arterielle Hypertonie: Das Risiko für Schlaganfälle steigt sowohl bei systolischer, als auch bei diastolischer Hypertonie. Die Metaanalyse von 45 prospektiven Studien mit 450.000 Patienten zeigt eine 1,8-fache Erhöhung des Schlaganfallrisikos pro 10 mm Hg diastolischer Blutdrucksteigerung, ein unterer Schwellenwert, unter dem das Schlaganfallrisiko zunimmt (J-Kurve) existiert nicht (MacMahon et al. 1990; Qizilbash et al. 1995). Die anzustrebenden Blutdruckgrenzen liegen absolut und altersunabhängig bei 130/85 mm Hg (Hansson et al. 1998). Die Metaanalyse der prospektiven Interventionsstudie zeigt, dass eine Senkung des diastolischen Blutdrucks um 5–6 mm Hg zu 35–40 % weniger Schlaganfällen führt (Collins et al. 1990). Es ist nicht bekannt, ob bestimmte Antihypertensiva Vorteile gegenüber anderen in der Risikoreduktion haben – bislang untersucht wurden Diuretika, β-Blocker, Calciumantagonisten und ACE-Hemmer.

Vorhofflimmern

Absolute Arrhythmie bei Vorhofflimmern ist mit einem Schlaganfallrisiko zwischen 1,5 % bei 50- bis 59-Jährigen und 23 % bei 80- bis 89-Jährigen assoziiert. Somit ist das Risiko bei Jüngeren, insbesondere wenn keine zusätzlichen kardiovaskulären Risikofaktoren vorliegen, nur gering erhöht, aber bei Älteren mit gleichzeitigem Vorliegen zusätzlicher kardiovaskulärer Risikofaktoren mehr als 5fach erhöht. In 5 großen prospektiven Studien wird gezeigt, dass die Behandlung mit oralen Antikoagulanzien die Schlaganfallhäufigkeit um 70 % reduziert. Die Antikoagulation mit einem INR(International Normalized Ratio)-Wert 2–3 war genauso effektiv wie eine höhere Dosierung mit INR 3–4,5, hatte aber weniger Blutungskomplikationen (0,5–1 %/Jahr). Das Blutungsrisiko unter oralen Antikoagulanzien, aber auch das Embolierisiko steigen mit dem Alter. Acetylsalicylsäure (ASS, 325 mg) bewirkt eine geringere Abnahme des relativen Schlaganfallrisikos um 21 % (Atrial et al. 1994; Stroke Prevention in Atrial Fibrillation Investigators 1991). In einer pragmatischen Nutzen-Risiko-Abwägung wird empfohlen, Patienten mit absoluter Arrhythmie niedrigdosiert (INR 2–3) mit oralen Antikoagulanzien zu behandeln, wenn kardiovaskuläre Risikofaktoren (frühere Embolie, Klappenerkrankung, Herzinsuffizienz, Schilddrüsendysfunktion, Alter über 65 Jahre) vorliegen. Patienten mit Vorhofflimmern ohne diese Risikofaktoren müssen nicht prophylaktisch behandelt werden. Bei Patienten, deren Blutungsrisiko als hoch eingeschätzt wird (schlecht eingestellte arterielle Hypertonie, biologisch deutlich gealtert, geringe Compliance, ausgeprägte ischämische Marklagerverän-

Tabelle 82-1. Primärprophylaxe des Schlaganfalls

Maßnahme	Evidenzgrad
Behandlung der arteriellen Hypertonie	A
Antikoagulation (INR 2–3) bei Vorhofflimmern + Hypertonie, Diabetes, Herzinsuffizienz	A
ASS (100–300 mg) bei Vorhofflimmern, zusätzlichen vaskulären Risikofaktoren, aber erhöhter Blutungsgefahr (Alter, Compliance, Hypertonie)	B
Karotisoperation bei *progredienter* asymptomatischer Karotisstenose >60% oder Stenose >90%	B
Statine bei Hypercholesterinämie > 240 mg/100 ml, v.a. bei koronarer Herzerkrankung	C
Einstellung des Diabetes mellitus	C
Ausdauersport	C
Geringer Alkoholkonsum	C

derungen im CT) wird ASS (100–300 mg/Tag) empfohlen. Die SPORTIF-III-Studie zeigt eine mögliche Alternative zu Kumadinen auf (SPORTIF III 2003): Der direkte Thrombininhibitor Ximegalotran war ähnlich wirksam wie Warfarin und führte zu weniger Blutungskomplikationen.

Asymptomatische Karotisstenosen

Das Schlaganfallrisiko bei bislang asymptomatischen Karotisstenosen >50% liegt bei etwa 2%/Jahr und steigt bei hochgradigen Stenosen >70% auf etwa 5%/Jahr. In kontrollierten Studien wurde gezeigt, dass durch eine Karotisoperation bei Stenosen ≥60% die Zahl der TIA, nicht jedoch der schweren Schlaganfälle sinkt (Executive Committee for the Asymptomatic Carotid Atherosclerosis Study 1995). Unter Einberechnung eines geringen perioperativen Operationsrisikos <3% müssten 100 Patienten mit asymptomatischer Karotisstenose operiert werden, um etwa einen Schlaganfall pro Jahr zu verhindern. Aufgrund der geringen Risikoreduktion wird eine Operation im asymptomatischen Stadium nur für indiziert angesehen, wenn im Einzelfall ein hohes Schlaganfallrisiko angenommen wird (rasche Progredienz einer Stenose in 3-monatigen dopplersonographischen Kontrollen, Stenose >90%). Der Nutzen einer Prophylaxe mit ASS gegen eine Progredienz der Stenose ist nicht gesichert (Côté et al. 1995). Aufgrund des gleichzeitig erhöhten Myokardinfarktrisikos wird trotzdem üblicherweise mit ASS 100 mg/Tag behandelt und die Progredienz dopplersonographisch alle 3–6 Monate kontrolliert.

> **Praxistipp**
> ASS bei asymptomatischen Karotisstenosen ist indiziert zur Senkung des Myokardinfarktrisikos.

Hypercholesterinämie

Der Zusammenhang zwischen Cholesterinspiegel und erhöhtem Schlaganfallrisiko ist nicht gesichert (Qizilbash et al. 1995). Die Cholesterinsenkung durch **Statine** bei Patienten mit instabiler Angina pectoris oder Herzinfarkt führte zu einer Senkung des relativen Schlaganfallrisikos um 19% (▶ Kap. 1.2.3; White et al. 2000). Die Studien belegen derzeit die Schlaganfallprophylaxe bei Patienten mit erhöhtem gesamtvaskulären Risiko, insbesondere gleichzeitiger koronarer Herzkrankheit oder Zustand nach Myokardinfarkt (Heart Protection Study Collaborative Group 2004). Eine Risikoreduktion wurde sowohl bei erhöhten als auch normalen Cholesterinausgangswerten gezeigt. Neben der Cholesterinsenkung werden „pleiotrope", von der Cholesterinsenkung unabhängige Effekte der Statine als Mechanismus der Risikosenkung diskutiert, antiinflammatorische Effekte auf arteriosklerotische Plaques oder die Freisetzung des Vasodilatators Stickstoffmonoxid.

Thrombozytenaggregationshemmer

Die tägliche Einnahme von 300–500 mg ASS (Peto et al. 1988) bzw. 325 mg ASS jeden 2. Tag (Steering Committee of the Physicians' Health Study Research Group 1989) senkt das relative Risiko von Herzinfarkten, jedoch nicht von Schlaganfällen: In der 2. Studie lag das relative Risiko für Myokardinfarkte unter ASS bei 0,56, für alle Schlaganfälle (ischämisch und hämorrhagisch) bei 1,22 und für alle vaskulären Ereignisse bei 0,96. ASS wird daher nicht zur Primärprophylaxe des Schlaganfalls empfohlen. Andere Thrombozytenaggregationshemmer wurden bislang in dieser Indikation nicht untersucht.

Andere Risikofaktoren

Diabetes mellitus, Rauchen, Übergewicht und geringe körperliche Aktivität erhöhen das Schlaganfallrisiko 1,5- bis 3fach. Geringer Alkoholkonsum (0,2–0,4 l/Tag) wirkt eher protektiv, höherer Alkoholkonsum erhöht das Risiko für ischämische Infarkte und Hirnblutungen. Bei Diabetes mellitus ist eine Risikoreduktion in erster Linie durch die Blutdrucksenkung zu erreichen (Zielblutdruck <130/85 mm Hg), die konsequente Blutzuckereinstellung senkt v. a. mikrovaskuläre Komplikationen (Hansson et al. 1998; UK Prospective Diabetes Study Group 1998).

> **Praxistipp**
> Bei Patienten mit Diabetes mellitus wirkt v. a. die strenge Blutdruckeinstellung <130/85 mm Hg schlaganfall-präventiv.

82.1.2 Akuttherapie zerebraler Ischämien

Prähospitale Therapie

Jeder Patient mit plötzlichen fokalneurologischen Ausfällen muss schnellstmöglich der Diagnostik mit kranialem Computertomogramm (CCT), EKG, Dopplersonographie der Hals- und Hirngefäße und Notfalllabor zugeführt werden, um die Ursache und damit die Behandlungsmöglichkeiten festzulegen. In Unkenntnis der Ursache des Schlaganfalls (Ischämie/Blutung) ist bis dahin die folgende Behandlung indiziert:

- Freihalten der Atemwege, Sauerstoffgabe über Nasensonde (3 l), Intubation bei Patienten mit Aspirationsgefahr oder Bewusstlosigkeit.
- Erhaltung eines hochnormalen Blutdrucks innerhalb der ersten Tage des Schlaganfalls: Blutdruckwerte bis 220 mm Hg systolisch und 120 mm Hg diastolisch sollten nicht gesenkt werden, wenn keine internistischen Organkomplikationen vorliegen (Myokardinfarkt, Thoraxschmerz). Die Wahrscheinlichkeit eines Fortschreitens der Symptome des Schlaganfalls ist umso geringer, je höher der systolische Blutdruck in dieser Phase ist (Jorgensen et al. 1994).

> **Cave**
> Rasche Blutdrucksenkung innerhalb der ersten Stunden verschlechtert irreversibel die Schlaganfallsymptome.

- i. v.-Zugang und Infusion von 500 ml isoosmolarer Lösung, bei Hypotonie <130 mm Hg HAES 130/0,4.
- Einstellung einer Normoglykämie: Sowohl Hypoglykämie unter 100 mg/dl als auch Hyperglykämien über 150 mg/dl in den ersten Stunden verschlechtern die Prognose (Capes et al. 2001).
- Senkung der Körpertemperatur: Jedes Grad Körpertemperaturerhöhung in der Akutphase des Schlaganfalls steigert die Wahrscheinlichkeit für einen schlechten Verlauf (Reith et al. 1996). Empfohlen wird physikalische Kühlung. Der therapeutische Effekt einer stärkeren Hypothermie mit 32 °C bei großen Infarkten, dann mit der Notwendigkeit der Relaxation und Intubation, ist noch Gegenstand experimenteller Studien.

Ohne Wirksamkeitsnachweis oder möglicherweise schädlich ist

- die Hämodilution (Aichner et al. 1998)
- die Gabe von ASS, Heparin oder niedermolekularem Heparin vor Durchführung des CCT
- sog. „Neuroprotektiva" wie Nimodipin, Magnesium etc.
- Corticosteroide
- die frühe Osmotherapie mit Mannitol oder Glyzerol

Akuttherapie des Schlaganfalls nach der CT-Diagnostik

Klinische Fallbeobachtungen und kontrollierte Studien sprechen dafür, dass Schlaganfallpatienten davon profitieren, wenn innerhalb der ersten 3 Tage der Blutdruck hoch gehalten wird, der Blutzucker normalisiert wird (100–150 mg/dl), Körpertemperaturerhöhungen frühzeitig durch physikalische Kühlung bekämpft werden und der zerebrale Perfusionsdruck optimiert wird (Vermeidung von Volumenmangel und -überlastung, Einstellung der Herzfrequenz auf 60–100/min). Obwohl kontrollierte Studien für die Einzelmaßnahmen fehlen, sprechen die Daten aus „Stroke Units" mit konsequenter Einhaltung dieser Behandlungsgrundsätze (◘ Tabelle 82-2), sowie frühzeitiger krankengymnastischer und logopädischer Behandlungsbeginn, für einen Krankheitsausgang mit geringeren neurologischen Ausfällen, reduzierter Mortalität und kürzerer Liegedauer (Evans et al. 2001; Stroke Unit Trialist'Collaboration 1997).

Thrombolyse

Die **systemische, intravenöse Thrombolyse** mit rekombinantem Gewebsplasminogenaktivator (rt-PA) hat in placebokontrollierten klinischen Studien als einzige Schlaganfalltherapie eine Verbesserung der Prognose gezeigt (The National Institute of Neurological Disorders and Stroke rt-PA Stroke Study Group 1995). Die in Deutschland im Jahr 2000 zugelassene Therapie mit

0,9 mg/kgKG rt-PA (Actilyse, 10 % über 2 min als Bolus, der Rest über 1 h über i. v.-Perfusor)

darf nur innerhalb von 3 h nach Beginn der Symptome eines Schlaganfalls eingeleitet werden, nachdem zuvor

◘ Tabelle 82-2. Akuttherapie des Schlaganfalls

Maßnahme	Evidenzgrad
Systemische Thrombolyse < 3 h nach Ausschluss von zerebraler Blutung und Infarkt im kranialen CT	A
Keine Blutdrucksenkung bei Werten bis 220 mm Hg systolisch und 120 mm Hg diastolisch	B
Einstellung normoglykämischer Blutzuckerwerte (100–150 mg/100 ml)	B
Senkung der Körpertemperatur, wenn > 37,5 °C	C
Optimierung von Herzzeitvolumen und zerebraler Perfusion durch i.v.-Volumenzufuhr, Herzfrequenzen < 100/min	C
Lokale, intraarterielle Thrombolyse bei angiographisch erwiesenem Basilarisverschluss	C

eine intrakranielle Blutung und ein größerer Infarkt durch CT ausgeschlossen wurde. In laufenden Studien wird untersucht, ob das Einschlussintervall auf 4,5 h ausgedehnt werden kann (ECASS III). Hauptkomplikation ist die Verschlechterung durch eine intrakranielle Blutung, die bei 6–10 % der Studienpatienten auftrat. Studien mit Streptokinase wurden aufgrund überhöhter Blutungskomplikationen abgebrochen.

Cave
Die Thrombolyse beim Schlaganfall hat ein Hirnblutungsrisiko, das neben dem Zeitfenster und dem Thrombolytikum entscheidend von der Erfahrung in der Indikationsstellung abhängt.

Die lokale, intraarterielle Lyse wird derzeit in einzelnen Zentren bei proximalen Verschlüssen der mittleren Hirnarterie im 6-h-Zeitfenster durchgeführt. Es liegt dazu eine heparinkontrollierte Studie mit 121 Patienten vor (Furlan et al. 1999). Ein Versuch der lokalen Lyse mit rt-PA oder Urokinase ist die Ultima-Ratio-Therapie bei Basilararterienverschlüssen, die unbehandelt oder nur mit Heparinbehandlung eine schlechte Prognose (bis zum vegetativen Zustand, Locked-in-Syndrom, Hypersomnie) aufweisen. Eine Wiedereröffnung der Basilararterie durch lokale Lyse hat in Einzelfällen bis zu 10 h nach Beginn der Symptomatik zu Verbesserungen geführt, ist jedoch nicht mehr indiziert, wenn bereits über 6 h ein Koma bestanden hat.

Neuroprotektive Substanzen
Neuroprotektive Substanzen sollen in den ischämischen Schadensprozess eingreifen und funktionell gestörte, ischämische Nervenzellen vor strukturellen Schäden bewahren. Alle bislang klinisch geprüften Neuroprotektiva waren jedoch unwirksam oder von nichtakzeptablen Nebenwirkungen (Psychose, Sedierung, Blutdrucksenkung, erhöhte Temperatur) begleitet.

Supportive Maßnahmen
Eine nicht PTT-wirksame Behandlung mit Heparin (2-mal 5000 IE s.c.) senkt bei immobilisierten Schlaganfallpatienten das Risiko von tiefen Beinvenenthrombosen und Lungenembolien. Niedermolekulare Heparine sind wohl mit einer Einmalgabe ähnlich gut wirksam. Neurologische Prognose, Rezidive und Progredienz von Schlaganfallsymptomen werden durch niedermolekulare Heparine nicht beeinflusst. In mehreren Studien wurde eine geringe Zunahme intrakranieller Blutungen nachgewiesen (Bath et al. 2001).

Praxistipp
In der Akutphase des Schlaganfalls, d.h. vom ersten Tag an, soll die krankengymnastische und logopädische Behandlung beginnen.

Ziel ist die Verhinderung von Frühkomplikationen (Pneumonien, Atelektasen, Beinvenenthrombosen) und die Aktivierung neurologischer Funktionen, hypothetisch auch der neuronalen Plastizität.

Komplikationen
Die häufigsten Komplikationen nach Schlaganfall sind Aspirationspneumonien (etwa 15 %), Harnwegsinfekte (16 %) und sekundäre klinische Verschlechterungen durch ein raumforderndes Hirnödem oder eine sekundäre Einblutung.

Sekundäre intrazerebrale Hämatome und hämorrhagische Infarzierung. Zu sekundären intrazerebralen Hämatomen, mit klinischer Verschlechterung innerhalb der ersten 2 Wochen kommt es unbehandelt in 0,5–1% und unter Antikoagulanzien in 2–4% der Fälle, bei weiteren 3,5% treten schwerwiegende extrazerebrale Blutungskomplikationen unter Antikoagulation auf. Sekundäre Einblutungen ohne klinische Verschlechterung sind häufiger, sie erfordern jedoch üblicherweise nicht das Absetzen antithrombotischer Substanzen. Bei intrazerebralen Hämatomen mit klinischer Verschlechterung muss die Antikoagulation abgesetzt werden, im Einzelfall ist eine Fortsetzung mit einer Low-dose-Heparinisierung gerechtfertigt.

> **Cave**
> Die Antikoagulation mit Heparin und niedermolekularen Heparinen (in therapeutischer Dosierung) erhöht das Risiko für symptomatische sekundäre Hirnblutungen.

Infektiöse Komplikationen. Sie müssen aufgrund der damit assoziierten, schädlichen Körpertemperaturerhöhung frühzeitig antibiotisch und unterstützend fiebersenkend behandelt werden.

Ischämisches Hirnödem
- **Osmotherapie und Hyperventilation.** Mäßig wirksam ist die Osmotherapie mit Mannitol 20% (125 ml i. v.- Bolusgabe 4- bis 6-stündlich) oder mit Glycerol 10% (2-mal 50 g oral). Als Krisenintervention bei drohender transtentorieller Einklemmung wirkt auch die Hyperventilation hirndrucksenkend. Ein Ziel-pCO$_2$-Wert um 30 mm Hg soll aufgrund einer vasokonstriktionsbedingten globalen Ischämie nicht unterschritten werden. Die Hirndrucksenkung trotz fortgesetzter Hyperventilation dauert nur Stunden, bei unkontrollierter, zu schneller Beendigung drohen exzessive Hirndruckanstiege. Barbiturate (Thiopental oder Brevimythal) können den Hirndruck bei schweren ischämischen Hirnödemen senken, in unkontrollierten Studien war jedoch die neurologische Gesamtprognose nicht verbessert (Hacke et al. 1999).
- **Entlastungstrepanation mit Duraplastik.** Bei schwerem, rasch progredientem ischämischen Hirnödem wird in einigen Zentren die Entlastungstrepanation mit Duraplastik durchgeführt. Die möglicherweise lebensrettende Operation ist bei jüngeren Patienten (bis etwa 65 Jahre) mit großen hemisphärischen Infarkten und klinischer Verschlechterung innerhalb der ersten Stunden durch ein Hirnödem gerechtfertigt, die Operation muss jedoch früh, vor Auftreten von Einklemmungszeichen und der Bewusstlosigkeit, durchgeführt werden.
- **Subokzipitale Entlastungstrepanation.** Ebenfalls nur in offenen, unkontrollierten Studien untersucht, aber durch die klinische Erfahrung besser gesichert ist der Nutzen der subokzipitalen Entlastungstrepanation bei raumfordernden Kleinhirninfarkten. Durch Kompression des Hirnstamms und Verlegung des 4. Ventrikels mit Hydrozephalus entsteht eine lebensbedrohliche Situation, während nach Dekompressionschirurgie eine vollständige Restitution häufig ist.

> Das ischämische Hirnödem soll nicht prophylaktisch vom Beginn des Schlaganfalls an, sondern erst bei Raumforderung im CCT und klinischer Verschlechterung behandelt werden.

Nicht empfehlenswerte Therapien
Vasodilatanzien, Nootropika, hirndurchblutungsverbessernde Medikamente oder Corticoide haben keine gesicherte Wirksamkeit bei der akuten zerebralen Ischämie. Weitgehend widerlegt ist eine Verbesserung der neurologischen Prognose durch eine Behandlung mit niedermolekularen Heparinen: sie haben jedoch eine Indikation zur venösen Thromboseprophylaxe bei immobilisierten Patienten (alternativ zur Low-dose-Heparinisierung; Bath et al. 2001) und bei internistischen Komplikationen. Ungesichert ist der Stellenwert der Hämodilution. Klinische Studien haben gezeigt, dass ein Aderlass mit unzureichender Volumensubstitution (hypovolämische, isovolämische oder mäßige hypervolämische Hämodilution) schädlich oder nicht wirksam ist (Aichner et al. 1998).

82.1.3 Sekundärprävention des Schlaganfalls

Die Sekundärprävention, d. h. die Behandlung zur Verhinderung von Schlaganfallrezidiven, wird gleichzeitig mit der Akuttherapie begonnen (Tabelle 82-3). Schlaganfallrezidive treten im ersten Monat etwa in 10% auf, im ersten Jahr in 15% und innerhalb der ersten 3 Jahre nach einem Schlaganfall in etwa 20% der Fälle. Schlaganfallrezidive sind häufiger (bis zu 15%/Jahr) nach schwereren Schlaganfällen, in höherem Alter und bei begleitenden arteriosklerotischen Erkrankungen (Diabetes mellitus, Hypercholesterinämie, frühere TIA, periphere Verschlusskrankheit oder Zustand nach Myokardinfarkt).

Unabhängig von der Schlaganfallursache wird in der Sekundärprävention die Blutdrucksenkung empfohlen. Die placebokontrollierte PROGRESS-Studie zeigte mit dem ACE-Hemmer Perindopril plus dem Diuretikum Indapamid eine Risikoreduktion über 4 Jahre für Rezidivschlaganfälle und Hirnblutungen, sowohl für Patienten mit deutlich erhöhtem Blutdruck (mittlerer Ausgangsblutdruck 159/94 mm Hg) als auch nur gering erhöhtem Blutdruck (136/79 mm Hg; Progress Collaborative Group 2001). Ein Anstieg des Schlaganfallrisikos bei sehr niedrigen Blutdruckwerten wurde nicht gezeigt, obwohl bei Patienten mit hochgradigen Stenosen extra- oder intrakraniell oder bei hämodynamischer Gefährdung durch

◘ Tabelle 82-3. Sekundärprophylaxe des Schlaganfalls

Maßnahme	Evidenzgrad
Blutdrucksenkung	A
Antikoagulation (INR 3) bei kardialer Emboliequelle	A
Antikoagulation bei extra- oder intrakraniellen Gefäßstenosen, ggf. bis zur Operation	C
Antikoagulation bei extrakraniellen Dissektionen für etwa 6 Monate	C
Karotisoperation bei symptomatischen Karotisstenosen >70%, anschließend Thrombozytenaggregationshemmer	A
ASS (100–300 mg) bei Fehlen einer kardialen Emboliequelle	A
Clopidogrel (75 mg) bei Unverträglichkeit oder Rezidiv unter ASS sowie bei atherothrombotischen Hochrisikopatienten	A
ASS 25 mg + Dipyridamol 200 mg retard 2-mal/Tag nach arteriosklerotischem Schlaganfall	A
Strenge Einstellung von Blutdruck, Blutzucker auf normale Werte bei zerebraler Mikroangiopathie, zusätzlich ASS	C

Grenzzoneninfarkte die Blutdrucksenkung langsam und vorsichtig erfolgen sollte.

> **Praxistipp**
> Schlaganfallrezidive sind seltener nach Blutdrucksenkung – unabhängig von der Schlaganfallursache.

Im Übrigen bestimmt die Ursache der vorangegangenen zerebralen Ischämie die Auswahl der sekundär-prophylaktischen Maßnahmen. Zur Ursachenfindung ist in der Akutphase neben der klinischen internistischen und neurologischen Untersuchung folgende Diagnostik notwendig:
- kardiale Untersuchungen (EKG, transthorakale und ggf. transösophageale Echokardiographie)
- Dopplersonographie/Duplexsonographie der Halsgefäße und der intrakraniellen Gefäße
- Bildgebung mit Darstellung des Infarktes (keilförmiger Territorialinfarkt, hämodynamischer Infarkt oder mikrovaskulärer Infarkttyp)

Kardiogene Embolien

Kardiogene Embolien verursachen 20–30% aller Hirninfarkte. Im CCT zeigt sich ein Territorialinfarkt, gelegentlich auch in mehreren Gefäßterritorien (aufgesplitterter Embolus). Die Diagnose hängt jedoch ab vom Nachweis eines pathologischen Befundes im EKG (Vorhofflimmern, frischer Myokardinfarkt) oder im transthorakalen bzw. transösophagealen Herzecho (intrakardialer Thrombus, Herzwandaneurysma, Klappenfehler). Die häufigste Ursache kardiogener Embolien ist mit ca. 50% Vorhofflimmern ohne rheumatische Klappenerkrankung. Unbehandelt beträgt das jährliche Schlaganfallrezidivrisiko 12%. Weitere Herzerkrankungen mit gesichertem, hohen Schlaganfallrisiko sind rheumatische Herzklappenfehler, insbesondere Mitralstenose, künstliche Herzklappen, atriale oder ventrikuläre Thromben und die dilatative Kardiomyopathie.

Antikoagulation. Bei diesen Herzerkrankungen wird zur Sekundärprophylaxe die Antikoagulation empfohlen. Während für die Langzeitprophylaxe Cumarin (Ziel-INR 3) kontrolliert untersucht ist und in seiner Wirksamkeit erwiesen ist (EAFT 1993, 1995), gibt es für die Heparinisierung in der Akutphase keinen Wirksamkeitsnachweis. Sowohl die PTT-wirksame Heparinisierung als auch niedermolekulare Heparine in therapeutischer Dosierung erhöhen das akute Einblutungsrisiko. Ihr Einsatz ist nur gerechtfertigt bei hohem Embolierisiko, wie bei Vorhofflimmern und gleichzeitiger Mitralstenose, Vorhofflimmern und schwerer Herzinsuffizienz (ventrikuläre Ejakulationsfraktion <30%), Nachweis eines intrakardialen Thrombus oder künstlichen Herzklappen. Für alle übrigen Patienten, einschließlich denen mit Vorhofflimmern ohne weitere Risikofaktoren, scheint die Einstellung auf ASS (100–300 mg) in der Akutphase, und die nachfolgende Marcumarisierung innerhalb der 1. Woche nach Schlaganfall von einem niedrigen akuten Rezidiv- und Einblutungsrisiko verbunden zu sein (International Stroke Trial Collaborative Group 1997). Die Kritik an der zugrunde liegenden „International Stroke Trial" schließt ein, dass Patienten mit wahrscheinlicher Antikoagulationsindikation nicht eingeschlossen wurden, die Heparinisierung nicht PTT-kontrolliert und adjustiert war und der Therapiebeginn in einem relativ langen 48-h-Zeitfenster stattfand. Eine kontrollierte, randomisierte Studie zur intravenösen Heparinisierung beim Schlaganfall wurde nicht durchgeführt.

ASS zur Langzeitprophylaxe nach kardialen Embolien sollte dagegen nur eingesetzt werden, wenn das Embolierisiko im Einzelfall als nicht hoch oder das Blutungsrisiko unter Kumarinen als sehr hoch (mangelnde Compliance bei den Gerinnungskontrollen, ausgeprägte mikrovaskuläre Hirnveränderungen, Alkoholabhängigkeit, Sturzgefährdung) eingestuft wird.

Kardiale Emboliequellen nicht gesicherter Wertigkeit sind das offene Foramen ovale (PFO), der Mitralklappenprolaps und arteriosklerotische Plaques im Aortenbogen. Das Schlaganfallrezidivrisiko wird unter 1%/Jahr angegeben, ob es durch Thrombozytenaggregationshemmer oder Antikoagulation beeinflusst werden kann, ist nicht bekannt. Ein höheres Risiko (jährlich um 4%) besteht bei Schlaganfall und Nachweis eines PFO mit einem Vorhofseptumaneurysma (Protrusion des Vorhofseptums >10 mm; Mas et al. 2001). Bei dieser Indikation und bei Rezidivschlaganfällen unter ASS oder Marcumar bei alleinigem PFO, werden Schirmchenverschlüsse über einen Rechtsherzkatheter empfohlen. Die Studien dazu sind noch nicht abgeschlossen.

Intra- oder extrakranielle Gefäßstenosen

Hochgradige intra- oder extrakranielle Gefäßstenosen können durch arterioarterielle Embolien kleine, korticale und subkorticale Territorialinfarkte verursachen, oder – seltener – zu hämodynamischen Infarkten (Grenzzoneninfarkte, Endstrombahninfarkte) durch einen Perfusionsdruckabfall führen. Die Diagnose wird durch die extrakranielle bzw. transkranielle Doppler- und Duplexsonographie sowie bei Zweifelsfällen durch eine kernspintomographische oder angiographische Gefäßdarstellung, gestellt.

Hochgradige Karotisstenose. Bei einer hochgradigen, >70%igen Karotisstenose, die zu einer TIA oder zu einem kleinen bis mittelgroßen Schlaganfall im gleichseitigen A.-carotis-interna-Strombahngebiet geführt hat, besteht eine gesicherte Indikation zur Karotisoperation (Barnett et al. 1998; European Carotid Surgery Trialists' Collaboration Group 1998). 26 Patienten müssen operiert werden, um einen Schlaganfall pro Jahr zu verhindern (im Vergleich dazu müssten bei der asymptomatischen Karotisstenose 100 Patienten operiert werden). Voraussetzungen für die Operation sind, dass die Symptomatik nicht länger als ½ Jahr zurückliegt, die Karotisstenose als Ursache des Insultes feststeht (Ausschluss kardialer Embolie), das neurologische Defizit nicht zu ausgeprägt ist, die Lebenserwartung des Patienten nicht wesentlich vermindert ist und die gefäßchirurgische Komplikationsrate unter 6% liegt. Eine Verzögerung der Operation für 4–5 Wochen nach dem Insult ist nur bei großen, computertomographisch nachgewiesenem Infarktareal gerechtfertigt. Präoperativ und postoperativ sollte ASS in einer Dosis von 100–300 mg/Tag gegeben werden.

Karotisstents sind zz. in klinischer Prüfung – gesicherte Indikationen werden derzeit erarbeitet (CAVATAS II, SPACE und andere Studien).

Niedriggradige Karotisstenose. Bei symptomatischen Patienten mit Karotisstenosen zwischen 30 und 50% besteht kein Vorteil der Operation gegenüber der medikamentösen Prophylaxe. Zwischen 50- und 70%iger Karotisstenose muss eine Einzelfallentscheidung erfolgen. Die konservative Behandlung bei Karotisstenosen umfasst die Gabe eines Thrombozytenaggregationshemmers, Normalisierung von Blutdruck und Cholesterin und das Einstellen des Rauchens.

Symptomatische intrakranielle Gefäßstenosen. Symptomatische, intrakranielle Gefäßstenosen werden nicht operiert, und derzeit noch selten – bei sehr eingeschränkten Erfahrungen – endovaskulär dilatiert. Bei klinischem Verdacht wird im Akutstadium eine PTT-wirksame Antikoagulation mit Heparin durchgeführt, insbesondere dann, wenn Hirnstammsymptome mit einer hohen Neigung zur Progredienz oder zum stotternden Verlauf vorliegen. Kontrollierte Studien hierzu liegen nicht vor. Im Langzeitverlauf ist wahrscheinlich die Antikoagulation mit Kumadinen nicht sicherer als Thrombozytenaggregationshemmer (ASS, Clopidogrel, einzeln oder in Kombination von 100 mg ASS + 75 mg Clopidogrel).

Dissektion. Gefäßverschlüsse oder Stenosen an extrakraniellen Gefäßen (A. vertebralis oder A. carotis interna) sind verdächtig auf Dissektionen, v. a. wenn gleichzeitig ein gleichseitiges Horner-Syndrom oder Kopf-/Nackenschmerzen auftreten. Die Diagnose erfolgt durch die Duplexsonographie, ggf. bestätigt durch die Kernspintomographie (MRT) mit Nachweis eines intramuralen Hämatoms oder die Angiographie. Auch zur Behandlung von Dissektionen zur Rezidivprophylaxe gibt es keine kontrollierten Daten. Da als pathogenetischer Mechanismus der zerebralen Ischämie arterioarterielle Embolien, ausgehend von der Dissektion, angenommen werden, wird bei extrakraniellen Dissektionen (auch bei dadurch bedingten Gefäßverschlüssen) eine vorübergehend Antikoagulation empfohlen, im Akutstadium mit PTT-wirksamer Heparinisierung und anschließend mit oralen Antikoagulanzien über etwa 6 Monate. Bei den seltenen intrakraniellen Dissektionen besteht die Gefahr der Gefäßwandruptur und Subarachnoidalblutung, auf eine PTT-wirksame Heparinisierung wird daher verzichtet.

Thrombotische Hirninfarkte ohne hochgradige Gefäßstenosen

Die Mehrzahl der Hirninfarkte (etwa 60%) sind arteriosklerotisch verursacht. Die Diagnose erfolgt nach Ausschluss einer kardialen Emboliequelle, unter Berücksichtigung der Gefäßrisikofaktoren und durch Nachweis von arteriosklerotischen Plaques in der Duplexsonographie der zuführenden Hirngefäße und peripheren Gefäße. Das mittlere Rezidivrisiko/Jahr liegt bei 7%, arteriosklerotische Hochrisikopatienten (mit Diabetes mellitus, mehreren vaskulären Ereignissen in Herz und Hirn oder gleichzeitiger peripherer Verschlusskrankheit) haben ein absolutes jährliches Schlaganfallrisiko bis zu 20%.

Die Sekundärprophylaxe erfolgt durch Blutdrucksenkung, Thrombozytenaggregationshemmer (TAH) und – noch ungesichert – durch Statine. ASS bewirkt eine absolute Risikoreduktion für weitere Schlaganfälle von 1%. Die Frage der optimalen ASS-Dosierung ist nicht endgültig geklärt. Wahrscheinlich sind Dosierungen zwischen 30 und 1300 mg/Tag wirksam, wegen der dosisabhängigen, gastrointestinalen unerwünschten Nebenwirkungen bietet eine mittlere Dosis von 75–150 mg/Tag das beste Nutzen-Risiko-Verhältnis. Bei ASS-Unverträglichkeit (Gastritis, Zustand nach Magenblutung, Asthma bronchiale, ASS-Allergie), thrombotischen Rezidiven unter ASS-Medikation und bei arteriosklerotischen Hochrisikopatienten (▶ oben) besteht die etwas wirksamere Alternative in der Gabe von Clopidogrel (Plavix und Iscover 1-mal 75 mg/Tag; CAPRIE Steering Committee 1997). Im Gegensatz zu der Vorläufersubstanz Ticlopidin verursacht Clopidogrel keine Agranulozytosen. Einzelfälle mit thrombotischer thrombozytopenischer Purpura (Morbus Moschkowitz) sind unter Ticlopidin und Clopidogrel bekannt geworden, sodass Blutbildkontrollen notwendig sind. Die Kombination aus Clopidogrel und ASS bei Hochrisikopatienten gegen Schlaganfall ist derzeit in klinischer Prüfung (CHARISMA). Eine andere Kombination, ASS 25 mg plus Dipyridamol 200 mg retard 2-mal/Tag, hat die bislang höchste Risikoreduktion für den Endpunkt Schlaganfall in klinischen Studien bewirkt (37% relative Risikoreduktion; Diener et al. 1996). Es kam zu keiner Häufung kardialer Komplikationen. Diese Kombination ist seit dem Jahr 2002 in Deutschland zugelassen (Aggrenox). Der generelle Einsatz von Cumarin (INR 1,4–2,8) hat gegenüber 325 mg ASS/Tag keinen Vorteil gezeigt (Mohr et al. 2001). Die sekundärprophylaktische Wirkung nach Schlaganfall von Statinen, in Abwesenheit einer koronaren Herzkankheit, wird noch placebokontrolliert geprüft (SPARCL). Östrogene bei postmenopausalen Frauen sind unwirksam in der Schlaganfallsekundärprophylaxe (Viscoli et al. 2001), die Kombination aus Östrogen und Progestin erhöht das Schlaganfallrisiko (Wassertheil-Smoller 2003).

Mikrovaskuläre Infarkte

Eine Mikroangiopathie ist in etwa 20% der Fälle Ursache für zerebrale Infarkte. Eine Mikroangiopathie ist im CCT und besser noch im MRT zu erkennen: Es demarkieren sich kleine, fleckförmige Infarkte, bevorzugt in Stammganglien, Thalamus, Marklager und Brücke, mit einem Durchmesser < 2 cm ("Lakunen"). Es können konfluierende, weit verbreitete Marklagerveränderungen entstehen. Lakunäre Infarkte sind klinisch an spezifischen Syndromen zu erkennen, wie der rein motorischen zentralen Monoparese, einer ataktischen Hemiparese oder dem Hemiballismus.

Die der Mikroangiopathie pathologisch zugrunde liegende Lipohyalinose kleiner Gefäße entsteht in erster Linie durch eine unzureichend eingestellte arterielle Hypertonie und Diabetes mellitus. Mikroangiopathische Rezidive werden durch eine streng eingestellte Normalisierung dieser beiden Risikofaktoren verhindert, zusätzlich werden Thrombozytenaggregationshemmer empfohlen. Studien liegen dazu nicht vor. Eine Homozysteinerhöhung im Blut > 12 µmol/l wurde als Risikofaktor für mikroangiopathische und makroangiopathische zentrale Infarkte identifiziert (Faßbender et al. 1999). Die Senkung erhöhter Homozysteinspiegel durch Vitamin B_{12} und Folsäure (Medyn Tbl. 3-mal pro Tag) wird empfohlen, die Wirksamkeit zur Schlaganfallverhinderung ist allerdings ungesichert.

82.2 Zerebrale Venen- und Sinusthrombose (SVT)

Grundlagen

Leitsymptome zerebraler Venen- und Sinusthrombosen sind Kopfschmerzen (70–75%), stotternd beginnende, fluktuierende neurologische Herdsymptome (65–70%) und epileptische Anfälle (40–50%). Begleitend können Papillenödem, psychotische Symptome und Bewusstseinsstörungen bis zum Koma auftreten. Ein Drittel der Patienten bekommt zerebrale Blutungen. Eine Sinusthrombose ist im der kranialen MRT diagnostizierbar, kortikale Venenthrombosen sind nur angiographisch feststellbar. Das native CCT liefert nur indirekte Hinweise (Hirnschwellung, hypo- oder hyperdense Areale), nach Kontrastmittelgabe ist in etwa 20% der Fälle das suggestive „Empty-δ-Zeichen" (eine 3-eckige Kontrastmittelaussparung im Sinus) zu erkennen. Der Liquor ist in 50% der Fälle pathologisch, dann mit Pleozytose, Schrankenstörung, Xanthochromie oder Blutbeimengung.

Therapie

In der einzigen prospektiv durchgeführten Verlaufsstudie starben 30% der Patienten bei unbehandelter SVT. Prognostisch ungünstig ist ein Befall der tiefen Hirnvenen, eine septische Ursache der Venenthrombose und eine intrazerebrale Blutung. Neuere Daten sprechen allerdings, dass günstige Spontanverläufe recht häufig sind, was Zweifel an der Empfehlung einer grundsätzlichen Antikoagulation aufkommen ließ (Schwarz et al. 2003).

Antikoagulation. Unter antikoagulatorischer Behandlung sank die Letalität auf 5% (Einhäupl et al. 1991). Bei der häufigeren, aseptischen zerebralen Venen- oder Sinusthrombose wird deshalb die Antikoagulation empfohlen. Die Behandlung mit Heparin (3fache Anfangs-PTT) verbessert die Prognose, auch wenn eine intrazerebrale Blutung vorliegt. Die Besserung bei intrazerebralen Blutungen unter Heparin wird darauf zurückgeführt, dass teilrekanalisierte Venen offengehalten werden und die venöse Stauung zurückgeht. Die Antikoagulation senkt den Hirndruck bei SVT. Die Heparinbehandlung sollte fortgesetzt werden, bis Kopfschmerzen, fokalneurologische Ausfälle oder Bewusstseinsstörungen zurückgebildet sind. Anschließend wird die orale Antikoagulation für 6–12 Monate (INR 2,5–3,5) empfohlen. Kernspintomographische Kontrolluntersuchungen zeigen, dass die Rekanalisation der zerebralen Sinus nach dieser Zeit häufig inkomplett ist, trotzdem kann die Antikoagulation abgesetzt werden. Symptomatische Rezidive der SVT sind außergewöhnlich selten, es sei denn, es liegen systemische thromboseförderende Faktoren (z. B. Protein-C/S-Mangel, Prothrombinmutation, APC-Resistenz, Cardiolipinantikörper) zugrunde. Dann ist eine lebenslange Antikoagulation erforderlich.

> **Praxistipp**
> Hirnblutungen bei Sinusthrombose werden durch Heparin mit hoher PTT-Einstellung (Ziel-PTT 80 s) behandelt.

Thrombolytische Therapien. Sowohl mit Streptokinase als auch mit Urokinase wurde in Einzelfällen eine thrombolytische Therapie durchgeführt. Aufgrund des Fehlens kontrollierter Studien, des hohen zerebralen Blutungsrisikos und des gutartigen Verlaufs unter Antikoagulation – selbst in schweren Fällen – wird der Einsatz nicht empfohlen.

Antiepileptische Behandlung. Eine antiepileptische Behandlung ist notwendig, wenn initial oder im Krankheitsverlauf epileptische Anfälle aufgetreten sind. Es wird eine schnelle Aufsättigung mit **Phenytoin** (10 mg/kgKG Phenytoinkonzentrat i. v. über 4–6 h) mit anschließender Erhaltungsdosis (2-mal 250 mg Phenytoin/Tag i. v.) empfohlen. Fortgesetzte epileptische Anfälle unter antiepileptischer Therapie deuten auf eine unzureichende antikoagulatorische Behandlung hin. Die antiepileptische Behandlung kann üblicherweise nach der Akutphase ausgeschlichen werden.

Therapie septischer Sinus- und Venenthrombosen. Zugrunde liegen bakterielle Entzündungen des Ohrs, der Nasennebenhöhlen oder eine vorausgegangene bakterielle Meningitis. Therapeutisches Prinzip ist die antibiotische Behandlung der zugrunde liegenden Infektion, ggf. mit operativer Sanierung des entzündlichen Herds. Die Wirksamkeit der Antikoagulation wurde nicht systematisch untersucht, sie wird aber meistens in Kombination mit der Antibiose durchgeführt.

82.3 Intrazerebrale Blutungen

Grundlagen
Eine intrazerebrale Blutung ist vom klinischen Syndrom her nicht sicher von einem ischämischen Schlaganfall zu unterscheiden. Bei Blutungen treten häufiger Kopfschmerzen, Erbrechen und frühe Bewusstseinsstörungen auf. Das native CCT ist in der Akutphase in fast 100 % verlässlich in der Diagnose einer intrazerebralen Blutung. Im MR sind spezielle Sequenzen (FFE oder T2*) erforderlich, um akute Blutungen zu erkennen. Durch sich verändernde Signalgebung in der T1- bzw. T2-Wichtung kann das Alter der Blutung abgeschätzt werden.

Lokalisation. Hypertensive Hirnblutungen sind meistens in Putamen, Thalamus, Brücke und Kleinhirn lokalisiert. Hirnblutungen, die nicht auf eine arterielle Hypertonie zurückgehen, liegen häufiger lobär. Ursachen sind die Amyloidangiopathie, vaskuläre Malformationen (Angiom, Kavernom), eingeblutete Hirntumoren, Vaskulitiden, Antikoagulanzientherapie, sympathomimetische Drogen, sekundäre Einblutung in ischämische Infarkte oder Traumen (Kontusionsblutung). Multiple Hirnblutungen treten bei bakteriellen Endokarditiden (septische Embolien), der Amyloidangiopathie, der zerebralen Venenthrombose und der Eklampsie auf.

Diagnostik. Die ergänzende Diagnostik mit MRT und zerebraler Angiographie ist notwendig bei Verdacht auf eine nichthypertensive Ursache der Blutung. Hierfür sprechen atypische Blutungslokalisationen und eine lokale oder diffuse Subarachnoidalblutung neben einer intrazerebralen Blutung. Kavernome sind nur kernspintomographisch zu diagnostizieren, arteriovenöse Angiome durch die MRT und Angiographie und rupturierte Aneurysmen häufig nur durch die konventionelle Angiographie. Das Rezidivblutungsrisiko bei diesen vaskulären Malformationen liegt im 1. Jahr bei 10 %, dann jährlich bei 3 %. Eine operative oder interventionelle Entfernung sollte daher angestrebt werden.

Therapie
Die nichtoperative Behandlung bei intrazerebralen Hämatomen hat folgende Ziele:
- die Erhaltung eines hohen zerebralen Perfusionsdrucks
- die Senkung des Hirndrucks
- die Vermeidung der Hämatomausdehnung

Exzessiv erhöhte Blutdruckwerte können zu einer Zunahme von Hämatom und Hirnödem führen, eine rasche

Tabelle 82-4. Therapie bei intrazerebralen Blutungen

Maßnahme	Evidenzgrad
Operative Hämatomentfernung, ggf. Ventrikeldrainage, bei raumfordernden Kleinhirnblutungen	B
Konservative Behandlung bei kleinen (<3 cm) und großen (>6 cm) Blutungen mit Einstellung eines hochnormalen Blutdrucks (160–180/90–110 mm Hg), Senkung erhöhter Körpertemperaturen, Hirndrucksenkung (Oberkörperhochlagerung, Osmotherapie, Hyperventilation pCO_2 28–33 mm Hg)	C
Operative Hämatomentfernung bei mittelgroßen (3–6 cm), oberflächlichen Blutungen und klinischer Verschlechterung	C
Ventrikeldrainage bei Hydrozephalus, ventrikelnahen Blutungen	C
Neurochirurgische Operation oder endovaskuläre Embolisation bei arteriovenösen Angiomen, Kavernomen	B

Blutdruckabsenkung dagegen über einen Perfusionsabfall zu einer zerebralen Hypoxie mit klinischer Verschlechterung. Im Gegensatz zu zerebralen Ischämien ist im perifokalen Areal der Blutungen die Autoregulation nach neueren Daten erhalten (Powers et al. 2001). Der Blutdruck kann daher langsam unter kontinuierlicher Überwachung auf Werte zwischen 160 und 180 mm Hg systolisch gesenkt werden, ohne eine perifokalen Ischämie herbeizuführen. Geeignet ist die i.v.-Gabe von Urapidil (Ebrantil) über einen Perfusor.

Vasodilatatoren (Nifidipin, Dihydralazin, Nitrate) sollten vermieden werden wegen der Hirndrucksteigerung durch Vasodilatanzien (◘ Tabelle 82-4).

Hirndrucksenkende Therapie. Bei klinischer Verschlechterung und Diagnose eines Hirnödems im Computertomogramm ist eine hirndrucksenkende Therapie indiziert. Neben 30-Grad-Oberkörperhochlagerung und Hyperventilation (pCO_2 30–33 mm Hg) sind osmotische Substanzen wie Mannitol 20% (125 ml alle 6 h als i.v.-Bolus) wirksam. Ziel ist eine Anhebung der Serumosmolarität auf 300 bis maximal 320 mosm/kgKG. Die Wirkung der Osmotherapie kann verstärkt werden durch Schleifendiuretika wie Furosemid, insbesondere wenn die Serumhyperosmolalität durch Mannitol alleine nicht aufrechterhalten werden kann oder begleitend eine Herzinsuffizienz besteht. Kurz wirksame Barbiturate können den Hirndruck bei intrazerebralen Blutungen senken, eine Verbesserung der klinischen Prognose dadurch ist nicht gesichert. Dexamethason brachte in einer kontrollierten, randomisierten klinischen Studie keine Verbesserung der Sterblichkeit und eine Erhöhung von Komplikationen (Qureshi et al. 2001).

Operationsindikationen. Die Operationsindikationen bei intrazerebralen Blutungen sind nicht kontrolliert untersucht worden. Kleine Blutungen (<3 cm Durchmesser im CT oder <20 cm³) haben unabhängig von der gewählten Therapie eine gute Prognose – umgekehrt haben große Blutungen (>6 cm Durchmesser oder >60 cm³) ebenso unabhängig von der Therapie eine schlechte Prognose. In beiden Gruppen wird in vielen Zentren die Operation daher nicht durchgeführt (Qureshi et al. 2001). Bei mittelgroßen Blutungen oder bei klinischer Verschlechterung in Folge der Zunahme einer Blutung muss im Einzelfall und in Absprache mit dem Neurochirurgen über die Operationsindikation entschieden werden. Eine oberflächliche, lobäre Blutungslokalisation spricht eher für ein chirurgisches Vorgehen als eine tiefe, putaminale oder thalamische Blutung.

> **!** Eine anerkannte Operationsindikation stellen Kleinhirnblutungen >2 cm dar. Sie können zu Hydrozephalus oder Hirnstammkompression und so zu einer raschen lebensbedrohlichen Dekompensation durch ein Einklemmungssyndrom führen.

Die Langzeitergebnisse der Patienten, die rechtzeitig vor Eintreten der Bewusstseinsverschlechterung operiert wurden (Kraniotomie, Hämatomentfernung, ggf. externe Liquordrainage bei Hydrozephalus) sind dagegen gut.

Eingeblutete Kavernome haben ein Rezidivblutungsrisiko von 2–3%/Jahr, arteriovenöse Angiome 6–7% im ersten Jahr und anschließend ebenfalls 3%/Jahr. Falls operativ zugänglich, wird daher die Operation empfohlen. Bei arteriovenösen Angiomen ist die endovaskuläre Embolisation eine Behandlungsalternative, die Indikation dafür hängt von der Größe des Angioms, den angiographisch dargestellten Zu- und Abflüssen und der Lokalisation ab.

82.4 Subarachnoidalblutungen

Grundlagen
Leitsymptom ist der schlagartige, meist okzipital betonte Kopfschmerz. Bei dieser Symptomatik ist immer eine Subarachnoidalblutung (SAB) – auch bei bekannter Migräne – zu erwägen. Patienten mit plötzlichen Kopfschmerzen haben in etwa 25 % eine SAB. Weitere Leitsymptome sind Nackensteifigkeit, Bewusstseinsstörungen (50 %) und vegetative sowie fokalneurologische Zeichen (<20 %).

Klinische Einteilung. Die klinische Einteilung der SAB erfolgt nach Hunt u. Hess (1968) in 5 Schweregrade:
- Grad 1 Kopfschmerz, leichter Meningismus
- Grad 2 schwerste Kopfschmerzen, deutlicher Meningismus, Hirnnervenparesen, keine anderen Ausfälle
- Grad 3 Somnolenz, Psychosyndrom, leichte neurologische Herdsymptome
- Grad 4 Stupor, Hemiparese/-plegie, vegetative Dysregulation
- Grad 5 Koma

Bei Verdacht auf eine SAB muss notfallmäßig in eine Klinik mit der Möglichkeit der kranialen Computertomographie eingewiesen werden. Die CCT zeigt die SAB am Blutungstag mit einer Sensitivität von 95 %, dagegen nur noch in 50 % nach einer Woche. Bei fehlendem Blutungsnachweis im CCT und verdächtiger Anamnese ist die Punktion des lumbalen Liquors indiziert, der innerhalb von 12 h nach der Blutung für mehrere Wochen eine xanthochrome Färbung nach Zentrifugation zeigt. Im kranialen MRT sind spezielle Sequenzen (FFE, T2*) erforderlich, um eine akute SAB zu erkennen.

Therapie
Erster therapeutischer Schritt ist die Immobilisierung der Patienten und eine Analgesie, z. B. mit Pethidin s. c. 25–50–100 mg.

 Cave
Acetylsalicylsäure und nichtsteroidale Antiphlogistika sind aufgrund der Nachblutungsgefahr absolut kontraindiziert.

Erhöhte Blutdruckwerte erfordern eine langsame Senkung auf Werte zwischen 130 und 160 mm Hg systolisch, z. B. mit Urapidil (Ebrantil) 12,5–25 mg i. v. und anschließender Dauerinfusion (2 mg/min). Ein Blutdruckabfall unter 130 mm Hg systolisch und eine zu rasche Blutdrucksenkung sollten vermieden werden, um zerebrale Ischämien bei beeinträchtigter Autoregulation zu vermeiden (◘ Tabelle 82-5).

Frühoperation. Ursache der SAB sind in über 80 % der Fälle sackförmige Aneurysmen an den Hirnbasisarterien, seltener ein Schädel-Hirn-Trauma oder arteriovenöse Missbildungen. Nach Diagnosestellung soll sofort ein Neurochirurg und ein interventioneller Neuroradiologe hinzugezogen werden. Da die Nachblutung mit einer Letalität von 50 % die häufigste Frühkomplikation der SAB ist (10 % innerhalb von 24 h, 30 % innerhalb von 4 Wochen) wird eine Frühoperation zwischen dem 1. und 3. Tag nach der SAB angestrebt. Voraussetzung ist die schnelle Aneurysmalokalisation durch eine zerebrale Panangiographie. Zwischen dem 4. und 12. Tag nach der Blutung wird üblicherweise nicht angiographiert und operiert, da sich in dieser Zeit ischämische Komplikationen durch den zerebralen Vasospasmus häufen. Bei Diagnose nach dem 3. Tag, oder ungünstiger Prognose

◘ Tabelle 82-5. Therapie bei Subarachnoidalblutungen (SAB)

Maßnahme	Evidenzgrad
Frühoperation (Aneurysmaklippung, ggf. Ventrikeldrainage) bei SAB I–III <72 h	A
Spätoperation (>Tag 12) bei SAB IV–V, Blutung älter als 72 h, dopplersonographischem Hinweis auf Vasospasmus	B
Endovaskuläres Coiling von Aneurysmen	A
Nimodipin (2 mg/h i. v. oder 4-mal 60 mg p. o.) zur Vasospasmusprophylaxe	A
Hypervolämische Volumensubstitution und hochnormale Blutdruckeinstellung (130–160 mm Hg systolisch) zur Vasospasmusprophylaxe	C
Hypertensive-hypervolämische Therapie bei symptomatischem Vasospasmus	C

aufgrund des initial schlechten Zustand (SAB IV/V) wird meist nach dem 12. Tag operiert (Spätoperation). Der Verschluss von Aneurysmen durch eine endovaskulär eingebrachte Platinspirale (endovaskuläres Coiling) durch einen erfahrenen interventionellen Neuroradiologen kann alternativ zur Operation durchgeführt werden und zeigte in einer kontrollierten Studie sogar bessere Ergebnisse als die Operation (International Subarachnoid Aneurysm Trial Collaborative Group 2002).

> **Cave**
> Die Rerupturgefahr zerebraler Aneurysmen innerhalb von 24 h nach der ersten Ruptur ist hoch (10 %). Es besteht daher die *sofortige* Notwendigkeit zur Verlegung in eine Neurochirurgie oder interventionelle Neuroradiologie zur weiteren Diagnostik und Therapie.

Frühhydrozephalus und externe Liquordrainage. Bei 15–20 % der SAB-Patienten ist bereits im Aufnahme-CT ein Frühhydrozephalus zu sehen. Bei etwa der Hälfte der Patienten erfolgt innerhalb von 24 h ein spontaner Rückgang des Hydrozephalus, eine externe Liquordrainage ist jedoch nicht vermeidbar bei Bewusstseinsstörung, intraventrikulärer Einblutung oder drohender Einklemmung mit beginnenden Streckkrämpfen. Da die rasche Drainage von Liquor mit einer erhöhten Nachblutungsrate assoziiert ist, sollte die Aneurysmaoperation gleichzeitig durchgeführt werden.

Prophylaxe des zerebralen Vasospasmus. Zwischen dem 4. und dem 12. Tag nach einer SAB tritt häufig ein zerebraler Vasospasmus auf, mit der Folge einer Bewusstseinsverschlechterung oder fokalneurologischer Ausfälle. Prophylaktisch wirksam sind:
— eine ausreichend hohe Flüssigkeitszufuhr (bis 3000 ml/Tag in Abhängigkeit von der Herzleistung),
— die Einstellung eines hochnormalen systemischen Blutdrucks (130–160 mm Hg systolisch) und
— die generelle Einstellung auf den Calciumantagonisten **Nimodipin** (Nimotop) spätestens ab dem 2.–3. Tag nach der Blutung.

Nimotop (2 mg/h) kann in der Akutphase i. v. über einen Perfusor (Lichtschutz notwendig) und einen zentralen Venenkatheter (Periphlebitisgefahr) verabreicht werden. Aufgrund der Gefahr des Blutdruckabfalls soll einschleichend mit zunächst 1 mg/h dosiert werden. Ab der 2. Woche nach der Subarachnoidalblutung wird üblicherweise für weitere 2 Wochen auf eine orale Gabe mit 4-mal 60 mg Nimotop umgestellt. Die Wirksamkeit dieser Prophylaxe ist durch 5 kontrollierte Studien gesichert (Feigin et al. 1998).

> **Praxistipp**
> Die Aufrechterhaltung eines normalen zerebralen Perfusionsdruckes hat bei arterieller Hypotonie Priorität vor der Nimodipinprophylaxe.

Therapie eines bereits vorhandenen Vasospasmus. Bereits eingetretene Symptome eines Vasospasmus können durch Nimodipin nicht behandelt werden. In unkontrollierten Studien war in diesem Stadium die **hypertensive hypervolämische Hämodilution** wirksam. Nach Ausschluss anderer Ursachen für die neurologische Verschlechterung (Hydrozephalus, Rezidivblutung, Hyponatriämie) durch CT- und Laborkontrolle wird der Blutdruck durch Volumenzufuhr (500–1000 ml/Tag Hydroxyethylstärke, zusätzlich Ringerlösung) und ggf. Katecholamine (Dopamin, Dobutamin) angehoben, bis die fokalneurologischen Ausfälle verschwinden. Die Therapie setzt die vorherige Ausschaltung des Aneurysmas, eine intensivmedizinische Überwachung und den Beginn der Behandlung vor Demarkierung zerebraler Infarktzeichen voraus.

Komplikationen sind die Ausbildung von Lungenödem, Myokardischämie, einer erneuten Aneurysmablutung und die Verstärkung eines Hirnödems. Bei kardial instabilen Patienten muss eine Überwachung der Volumentherapie über einen Pulmonaliskatheter erfolgen.

Fehlende Blutungsquelle. In etwa 15–20 % der Fälle wird bei Patienten mit SAB trotz intensiver Diagnostik keine Blutungsquelle gefunden. Bei aneurysmatypischer Blutlokalisation im CT (Blut in den basalen Zisternen, Interhemisphärenspalt, der Sylvischen Fissur oder den Ventrikeln) und bei technisch unzureichender Erstuntersuchung sollte die Angiographie dann auf der Suche nach einem okkulten Aneurysma wiederholt werden. Bei allen anderen Patienten, insbesondere wenn die SAB ausschließlich in den Zisternen um das Mittelhirn lokalisiert ist (perimesenzephaler Blutungstyp), sind Rezidivblutungen äußerst selten, sodass die Patienten ohne weitere Diagnostik und Therapie entlassen werden können.

Leitlinien – Adressen – Tipps

Leitlinien
Leitlinien zur Behandlung des Schlaganfalls werden von der Deutschen Gesellschaft für Neurologie erstellt: http://www.dgn.org
  Diener HC (Hrsg) (2003) Leitlinien für Diagnostik und Therapie in der Neurologie, 2. Auflage. Thieme, Stuttgart

Internetadressen

Website des vom Bundesministeriums für Bildung und Forschung geförderten Kompetenznetzes Schlaganfall. Die Seite enthält Informationen für Betroffene und Angehörige, und derzeit in Deutschland laufende wissenschaftliche Projekte: http://www.schlaganfallnetz.de

Homepage der Stiftung Deutsche Schlaganfall Hilfe mit laienverständlicher Information, Hinweise auf Veranstaltungen: http://www.schlaganfall-hilfe.de

Sehr gute private Schlaganfallwebsite. Laienverständliche Informationen zu allen Arten des Schlaganfalls: http://www.schlaganfall-info.de

Website der European Stroke Initiative, mit professioneller Information zu den aktuellen Schlaganfalltherapien.
In Englisch: http://eusi-stroke.com

Selbsthilfegruppen

Stiftung Deutsche Schlaganfall Hilfe, Carl-Bertelsmann-Str. 256, 33311 Gütersloh, Tel.: 05241-9770-0, Fax: 05241-70 20 71

Literatur

Aichner FT, Fazekas F, Brainin M, Pölz W, Mamoli B, Zeiler K (1998) Hypervolemic hemodilution in acute ischemic stroke. The Multicenter Austrian Hemodilution Stroke Trial (MAHST). Stroke 29: 743–749

Atrial Fib A, Anticoag Study, Boston Anticoag Trial Atrial Fib Study, Canadian Atrial Fib Anticoag Study, Stroke Prevention in Atrial Fib Study, VA Stroke Prev Nonrheum Atrial Fib Std (1994) Risk factors for stroke and efficacy of antithrombotic therapy in atrial fibrillation: Analysis of pooled data from five randomized controlled trials. Arch Intern Med 154: 1449–1457

Barnett HJM, Taylor DW, Eliasziw M et al. for the North American Symptomatic Carotid Endarterectomy Trial Collaborators (NASCET) (1998) Benefit of carotid endarterectomy in patients with symptomatic moderate or severe stenosis. N Engl J Med 339: 1415–1425

Bath PMW, Lindenstrom E, Boysen G et al. (2001) Tinzaparin in acute ischaemic stroke (TAIST): a randomized aspirin-controlled trial. Lancet 358: 702–710

Capes SE, Hunt D, Malmberg K, Pathak P, Gerstein HG (2001) Stress hyperglycemia and prognosis of stroke in nondiabetic and diabetic patients. A systematic overview. Stroke 32: 2426–2432

CAPRIE Steering Committee (1997) A randomised, blinded trial of clopidogrel versus aspirin in patients at risk of ischaemic events (CAPRIE). Lancet 348: 1329–1339

Chimowitz MI, Kokkinos J, Strong J et al. for the Warfarin-Aspirin Symptomatic Intracranial Disease Study Group (1995) The warfarin-aspirin symptomatic intracranial disease study. Neurology 45: 1488–1493

Collins R, Peto R, MacMahon S et al. (1990) Blood pressure, stroke, and coronary heart disease. Part 2, Short-term reductions in blood pressure: overview of randomised drug trials in their epidemiological context. Lancet 335: 827–838

Côté R, Battista R, Abrahamowicz M, Langlois Y, Bourque F, Mackey A, and the Asymptomatic Cervical Bruit Study Group (1995) Lack of effect of aspirin in asymptomatic patients with carotid bruits and substantial carotid narrowing. Ann Intern Med 123: 649–655

Diener HC, Cunha L, Forbes C, Sivenius J, Smets P, Lowenthal A (1996) European stroke prevention study 2. Dipyridamole and acetylsalicylic acid in the secondary prevention of stroke. J Neurol Sci 143: 1–13

EAFT (European Atrial Fibrillation Trial) Study Group (1993) Secondary prevention in non-rheumatic atrial fibrillation after transient ischaemic attack or minor stroke. Lancet 342: 1255–1262

EAFT (The European Atrial Fibrillation Trial) Study Group (1995) Optimal oral anticoagulant therapy in patients with nonrheumatic atrial fibrillation and recent cerebral ischemia. N Engl J Med 333: 5–10

Einhäupl KM, Villringer A, Meister W et al. (1991) Heparin treatment in sinus venous thrombosis. Lancet 338: 597–600

European Carotid Surgery Trialists' Collaborative Group (1998) Randomised trial of endarterectomy for recently symptomatic carotid stenosis: final results of the MRC European Carotid Surgery Trial (ECST). Lancet 351: 1379–1387

Evans A, Perez I, Harraf F, Melbourn A, Steadman J, Donaldson N, Kalra L (2001) Can difference in management processes explain different outcomes between stroke unit and stroke-team care? Lancet 358: 1586–1592

Executive Committee for the Asymptomatic Carotid Atherosclerosis Study (1995) Endarterectomy for asymptomatic carotid artery stenosis. JAMA 273: 1421–1428

Executive Steering Committee on behalf of the SPORTIF III Investigators (2003) Stroke prevention with the oral direct thrombin inhibitor ximegalatran compared with warfarin in patients with non-valvular atrial fibrillation (SPORTIF III): randomized controlled trial. Lancet 362: 1691–1698

Faßbender K, Mielke O, Bertsch T, Nafe B, Fröschen S, Hennerici M (1999) Homocystein in cerebral macroangiopathy and microangiopathy. Lancet 353: 1586–1587

Feigin VL, Rinkel GJE, Algra A, Vermeulen M, Van Gijn J (1998) Calcium antagonists in patients with aneurysmal subarachnoid hemorrhage. A systemic review. Neurology 50: 876–885

Furlan A, Higashida R, Wechsler LW et al. for the PROACT Investigators (1999) Intra-arterial pro-urokinase for acute ischaemic stroke. The PROACT II study: a randomized controlled trial. JAMA 282: 2003–2011

Hacke W, Schwab S, Kunze S (1999) Klinik und Therapie des raumfordernden Mediainfarktes. Dtsch Ärztebl 96B: 2156–2161

Hansson L, Zanchetti A, Carruthers SG et al. for the HOT Study Group (1998) Effects of intensive blood-pressure lowering and low-dose aspirin in patients with hypertension: principal results of the Hypertension Optimal Treatment (HOT) randomised trial. Lancet 351: 1755–1762

Heart Protection Study Collaborative Group (2004) Effects of cholesterol-lowering with simvastatin on stroke and other major vascular events in 20536 people with cerebrovascular disease or other high-risk conditions. Lancet 363: 757–767

International Stroke Trial Collaborative Group (1997) The International Stroke Trial (IST): a randomized trial of aspirin, subcutaneous heparin, both, or neither among 19435 patients with acute ischaemic stroke. Lancet 349: 1569–1581

International Subarachnoid Aneurysm Trial (ISAT) Collaborative Group (2002) International Subarachnoid Aneurysm Trial (ISAT) of neurosurgical clipping versus endovascular coiling in 2143 patients with ruptured intracranial aneurysms: a randomized trial. New Engl J Med 360: 1267–1274

Jorgensen HS, Nakayama H, Raaschou HO, Olsen TS (1994) Effect of blood pressure and diabetes on stroke in progression. Lancet 344: 156–159

MacMahon S, Peto R, Cutler J et al. (1990) Blood pressure, stroke, and coronary heart disease. Part 1, Prolonged differences in blood pressure: prospective observational studies corrected for the regression dilution bias. Lancet 335: 765–774

Mas JL, Arquizan C, Lamy C, Zuber M, Cabanes L, Derumeaux G, Coste J, for the Patent Foramen Ovale and Atrial Septum Aneurysm Study Group (2001) Recurrent cerebrovascular events associated with patent foramen ovale, atrial septal aneurysm, or both. New Engl J Med 345: 1740–1746

Mohr JP, Thompson JLP, Lazar RM et al. for the Warfarin-Aspirin Recurrent Stroke Study Group (2001) A comparison of warfarin and aspirin for the prevention of recurrent ischemic stroke. N Engl J Med 345: 1444–1451

Peto R, Gray R, Collin R et al. (1988) Randomised trial of prophylactic daily aspirin in British male doctors. Br Med J Clin Res Ed 296: 313–316

Powers WJ, Zazulia AR, Videen TO et al. (2001) Autoregulation of cerebral blood flow surrounding acute (6–22 hours) intracerebral hemorrhage. Neurology 57: 18–24

Progress Collaborative Group (2001) Randomised trial of a perindopril-based blood-pressure-lowering regimen among 6105 individuals with previous stroke or transient ischaemic attack. Lancet 358: 1033–1041

Qizilbash N, Lewington S, Duffy S et al. (1995) Cholesterol, diastolic blood pressure, and stroke: 13000 strokes in 450000 people in 45 prospective cohorts. Lancet 346: 1647–1653

Qureshi AI, Tuhrim S, Broderick JP, Batjer H, Hondo H, Hanley DF (2001) Spontaneous intracranial hemorrhage. N Engl J Med 344: 1450–1460

Reith J, Jorgensen HS, Pedersen PM, Nakayama H, Raaschou HO, Jeppesen LL, Olsen TS (1996) Body temperature in acute stroke: Relation to stroke severity, infarct size, mortality, and outcome. Lancet 347: 422–425

Schwarz S, Daffertshofer M, Schwarz T, Georgiadis D, Baumgartner RW, Hennerici M, Groden C (2003) Aktuelle Probleme der Diagnose und Therapie zerebraler Venen- und duraler Sinusthrombosen. Nervenarzt 74: 639–653

Steering Committee of the Physicians' Health Study Research Group (1989) Final report on the aspirin component of the ongoing Physicians' health study. N Engl J Med 321: 129–135

Stroke Prevention in Atrial Fibrillation Investigators (1991) Stroke prevention in atrial fibrillation study. Final results. Circulation 84: 527–539

Stroke Unit Trialists' Collaboration (1997) Collaborative systematic review of the randomized trials of organised inpatient (stroke unit) care after stroke. BMJ 314: 1151–1159

The National Institute of Neurological Disorders and Stroke rt-PA Stroke Study Group (1995) Tissue plasminogen activator for acute stroke. N Engl J Med 333: 1581–1587

UK Prospective Diabetes Study Group (1998) Tight blood pressure control and risk of macrovascular and microvascular complications in type 2 diabetes: UKPDS 38. BMJ 317: 703–713

Viscoli CM, Brass LM, Kernan WN, Sarrel PM, Suissa S, Horwitz RI (2201) A clinical trial of estrogen-replacement therapy after ischemic stroke. N Engl J Med 345: 1243–1249

Wassertheil-Smoller S, Hendrix SL, Limacher M, Heiss G, Kooperberg C, Baird A, Kotchen T, Curb JD, Black H, Rossouw JE, Aragaki A, Safford M, Stein E, Laowattana S, Mysiw WJ, for the WHI Investigators (2003) Effect of estrogen plus progestin on stroke in postmenopausal women. The Women's Health Initiative: A randomized trial. JAMA 289: 2673–2684

White HD, Simes RJ, Andersson NE et al. (2000) Pravastatin therapy and the risk of stroke. N Engl J Med 343: 317–326

83 Epilepsien

D. Schmidt

83.1 Allgemeines therapeutisches Management – 1363

83.2 Medikamentöse Therapie – 1364
83.2.1 Antiepileptika: Grundlagen – 1365
83.2.2 Veränderte Laborparameter unter Antiepileptikatherapie – 1371
83.2.3 Alternativen bei chronischen und pharmakoresistenten Epilepsien – 1373
83.2.4 Akuttherapie – 1373
83.2.5 Epilepsiebehandlung bei besonderen Konstellationen – 1375

83.3 Epilepsiechirurgie – 1376

Literatur – 1379

Einer von 100 Lesern dieses Buches hat – statistisch gesehen – eine Epilepsie. Bei 70% der Neuerkrankten ist die korrekte Erstbehandlung mit einem Medikament der ersten Wahl meist schon erfolgreich und erzielt anhaltende Anfallsfreiheit ohne gravierende Nebenwirkungen. Einige neue Antiepileptika sind bei gleicher Wirksamkeit besser verträglich und leichter zu handhaben als die meisten älteren Medikamente. Bei den übrigen 30% der Patienten mit einer chronischen Epilepsie kann man durch eine Umstellung auf etwas stärker wirksame, aber oft nebenwirkungsreichere Medikamente Linderung erzielen, Anfallsfreiheit wird aber nur bei 10% der Patienten erzielt (Marson u. Chadwick 2001). Bleibt eine korrekte medikamentöse Behandlung 2 Jahre erfolglos, handelt es sich um eine medikamentenrefraktäre Epilepsie. Dann sind ohne Verzögerung ergänzende nichtmedikamentöse Behandlungsverfahren in Betracht zu ziehen. Hierzu gehören v. a. die resektive Epilepsiechirurgie, die N.-vagus-Stimulation (Schmidt 2001a) und – meist im Kindesalter – die ketogene Diät. Nach der ersten kontrollierten Studie werden 38% der Patienten mit einer refraktären Temporallappenepilepsie anfallsfrei, im Gegensatz zu 8% bei einer ausschließlich medikamentösen Therapie (Wiebe et al. 2001). Die in der Hälfte der Fälle medikamentenrefraktäre Temporallappenepilepsie ist daher eine chirurgisch zu behandelnde Erkrankung. Kommt eine Entfernung des Gehirngewebes nicht in Frage oder war sie erfolglos, führt die gut verträgliche und sichere zervikale N.-vagus-Stimulation mit einem implantierten Schrittmacher bei bis zu 50% der Patienten zur Anfallsabnahme, aber nur bei einigen Prozent der Patienten zur Anfallsfreiheit (Schmidt 2001a).

Eine flankierende Behandlung psychiatrischer Probleme, v. a. der Depression, und Hilfe bei sozialen Schwierigkeiten sind bei etwa der Hälfte aller Patienten mit einer refraktären Epilepsie nötig. Spezielle Überlegungen erfordert die Behandlung weiblicher Epilepsiepatienten und die Status-epilepticus-Therapie. Die Akuttherapie ist meist einfach und erfolgreich, die Behandlung chronischer und medikamentenrefraktärer Epilepsien sollte in Zusammenarbeit mit einem spezialisierten Neurologen erfolgen.

83.1 Allgemeines therapeutisches Management

Grundlagen. Epilepsien sind Syndrome unterschiedlicher Ätiologie, die klinisch gekennzeichnet sind durch wiederholt und meist spontan auftretende Anfälle aufgrund paroxysmaler exzessiver neuronaler Entladungen im Gehirn (Schmidt u. Elger 2002). Die zelluläre Ursache ist unbekannt. Die klinische Phänomenologie der epileptischen Anfälle hängt wesentlich vom Ursprungsort der abnormen Entladung im Gehirn und deren Ausbreitung ab. Weltweit beträgt die Prävalenz etwa 1% der Bevölkerung ohne deutliche Unterschiede zwischen Kontinenten und Rassen. Erkrankungsgipfel sind im Kindes- und Jugendalter und ab dem 65. Lebensjahr.

Ein Drittel aller Epilepsien werden durch Hirntraumen, kortikale Dysplasien des Gehirns und genetische Defekte verursacht. Die medikamentösen Therapieergebnisse werden durch die Ätiologie der Epilepsie nicht wesentlich beeinflusst. Therapierelevant ist die Unterscheidung in fokale und generalisierte Anfälle.

Fokale Anfälle gehen von einem oder seltener mehreren umschriebenen Anfallsherden aus (ca. 60% aller Anfälle), v. a. einfache oder komplexe fokale Anfälle und sekundär generalisierte, meist tonisch-klonische Anfälle.

Bei den generalisierten Anfällen sind bei Anfallsbeginn sofort beide Hirnhälften einbezogen. Sie beginnen vornehmlich im Kindes -und Jugendalter; am häufigsten sind Absencen, Myoklonien und primär generalisierte Anfälle sowie einzelne, speziell im Kindesalter beginnende Epilepsiesyndrome wie das Lennox-Gastaut-Syndrom oder die Rolando-Epilepsie (Schmidt u. Elger 2002).

Anfallsfreiheit, möglichst wenig unerwünschte Nebenwirkungen der Medikamente, die soziale Integration und die Prävention oder Beseitigung psychischer Störungen sind vorrangige Behandlungsziele. Bei optimaler medikamentöser Erstbehandlung werden meist innerhalb von Monaten etwa 64% aller Patienten anfallsfrei, 47% mit dem ersten Medikament, weitere 13% mit dem zweiten und nur noch 4% mit dem dritten oder unter einer Kombination weiterer Medikamente (Kwan u. Brodie 2001). Bei längerer erfolgloser Vorbehandlung sinken die Therapiechancen der übrigen 36% der Patienten; die dann chronische Epilepsie ist derzeit zu 90% pharmakoresistent. Es wird geschätzt, dass insgesamt etwa 30% aller

Patienten mit Epilepsie eine pharmakoresistente Epilepsie haben, hierunter v. a. solche mit einfachen oder komplexen fokalen Anfällen, mehreren Anfallsarten, West-Syndrom oder Lennox-Gastaut-Syndrom, einem pathologischen neurologischen oder psychiatrischen Befund, häufigen Anfällen vor Beginn der Behandlung sowie einem pathologischen EEG-Befund und einem Status epilepticus.

> **Praxistipp**
> Beim Nichtansprechen auf die Therapie sollte man nicht resignieren und den Patienten frühzeitig einem spezialisierten Neurologen, beispielsweise in einem Epilepsiezentrum, zu einer zweiten Meinung vorstellen.

! Bleibt eine korrekte medikamentöse Behandlung 2 Jahre nach Erkrankungsbeginn erfolglos, handelt es sich um eine pharmakoresistente Epilepsie und es sind ohne Verzögerung ergänzende nichtmedikamentöse Behandlungsverfahren in Betracht zu ziehen, die meist ein Magnetresonanztomogramm (MRT) und ein Video-EEG-Intensivmonitoring erfordern (▶ Abschn. 83.3).

83.2 Medikamentöse Therapie

Eine medikamentöse Behandlung wird wegen des hohen Rezidivrisikos von über 70 % notwendig, falls im Abstand weniger Monate mindestens 2 tonisch-klonische Anfälle oder andere epileptische Anfälle auftreten. Nach einem einzelnen generalisierten tonisch-klonischen Anfall wird in der Regel noch keine medikamentöse Behandlung eingeleitet, da definitionsgemäß keine Epilepsie vorliegt, das Rezidivrisiko in der Regel geringer ist und zudem häufig auch bestimmte Auslöser wie Alkohol, Drogen, Medikamente oder deren Entzug, Schlafmangel, Sonnenexposition zu eruieren sind. Man spricht dann von Gelegenheitsanfällen.

> **Praxistipp**
> Zu den therapeutischen Prinzipien gehört nicht zuletzt auch eine gesunde Lebensführung, die Anfallsauslöser vermeidet.

Ist die Entscheidung zu einer medikamentösen Behandlung einer vorher unbehandelten Epilepsie gefallen, steht die Auswahl des geeigneten Medikamentes sowie dessen optimale Dosierung an.

Tabelle 83-1. Auswahl der Antiepileptika nach dem Anfallssyndrom

Anfall und Anfallssyndrom	Zur Erstbehandlung empfohlen	Bei Versagen (chronische, meist pharmakoresistente Epilepsie)
Generalisierte Epilepsien		
Idiopathisch		
Absencen	VPA, evtl. ESM	LTG, CLB, TPM
myoklonische Anfälle	VPA	LTG, CLB, PHB, PIR, TPM, ZON
photosensible Anfälle	VPA	LTG, CLB
Aufwach-Grand-mal	VPA	CBZ, TPM, LTG, PHB
Symptomatisch		
West-Syndrom	VGB, VPA, ACTH	CLB
Lennox-Gastaut-Syndrom	VPA	LTG, CLB, FBM, VGB
Fokale Epilepsien		
einfache oder komplexe fokale Anfälle, sekundär generalisierte Anfälle	CBP, LTG, OXC, CBZ, TPM, VPA	LEV, CLB, TGB, PHT, ZON, Ultima Ratio: FBM, VGB, BR
nicht als fokal oder generalisiert klassifizierte Epilepsie	VPA, evtl. LTG	CBZ, LEV, CLB

CLB Clobazam, *CBZ* Carbamazepin, *FBM* Felbamat, *GBP* Gabapentin, *LEV* Levetiracetam, *LTG* Lamotrigin, *OXC* Oxcarbazepin, *PHB* Phenobarbital/Primidon, *PIR* Piracetam, *TGB* Tiagabin, *TPM* Topiramat, *VGB* Vigabatrin, *ZON* Zonisamid

83.2.1 Antiepileptika: Grundlagen

Auswahl

Die Auswahl des geeigneten Antiepileptikums richtet sich nach der Art des Anfalls (◘ Tabelle 83-1). Bei neu diagnostizierten Epilepsien werden nur Antiepileptika der 1. Wahl verwendet (◘ Tabelle 83-2). Alle Antiepileptika einer Indikationsgruppe sind gleich wirksam, unterscheiden sich aber in ihren Nebenwirkungen. Die Behandlung beginnt immer mit einer Monotherapie, d. h. der Verordnung eines Medikamentes. ◘ Tabelle 83-2 fasst die essentiellen Antiepileptika zusammen. Die Evidenz für die Therapieempfehlung ist am Ende des Kapitels zusammengefasst.

> **Praxistipp**
> Vor allem bei Patienten, bei denen sich unerwünschte Nebenwirkungen der alten Antiepileptika besonders ungünstig auswirken könnten, sollten geeignete neue, besser verträgliche und weniger oder nicht enzyminduzierende Antiepileptika wie Gabapentin, Lamotrigin, Oxcarbazepin und Topiramat bevorzugt in Betracht gezogen werden. Hierzu gehören bei Jugendlichen und Erwachsenen u. a. Frauen im gebärfähigen Alter, Patienten mit kognitiven oder affektiven Störungen, Hormon- oder Stoffwechselstörungen, erhöhtem Osteoporoserisiko, Übergewicht, Begleiterkrankungen sowie ältere Patienten (Schmidt et al. 2004).

Dosierung

Zur optimalen Behandlung gehört neben der Auswahl des geeigneten Medikamentes auch dessen ausreichend wirksame Dosierung nach klinischen Kriterien. Um Anfallsfreiheit zu erreichen, kann die Dosis erhöht werden, wenn sichergestellt ist, dass die derzeitige Dosis wirklich verordnungsgemäß eingenommen wurde (◘ Tabelle 83-3). Treten erste Zeichen einer Nebenwirkung auf (◘ Tabelle 83-4), wird die Tagesdosis umverteilt oder, falls nötig, reduziert. Die Wirksamkeit der Behandlung nimmt mit ansteigender Dosis und Plasmakonzentration des Medikamentes zu. Die Indikation zur Bestimmung der Plasmakonzentration ist im Vergleich zur früher üblichen Routine streng(er) zu stellen und auf jene Fälle zu begrenzen, in denen das Resultat von unmittelbarer Bedeutung für die anstehende Therapieentscheidung ist, z. B.

— keine Anfallsfreiheit trotz Behandlung mit üblicher Dosis
— Verdacht auf Intoxikation, insbesondere bei unklaren neurologischen und psychiatrischen Symptomen
— Verdacht auf Nichteinnahme der verordneten Dosis (mangelnde Compliance)
— bei vermutlich veränderter Pharmakokinetik der Antiepileptika von klinischer Therapierelevanz, z. B. bei Neugeborenen, Kindern, bei zusätzlichen Erkrankungen wie Leber- oder Nierenleiden, Hyperthyreose, bei Schwangerschaft
— bei Kombinationstherapie (um Interaktionen zu erkennen)

Die optimale Dosierung des Medikamentes ist diejenige, bei der ein Patient ohne Nebenwirkungen anfallsfrei wird.

> ❗ Bevor ein Medikament durch ein anderes ausgetauscht oder ein zweites hinzugegeben wird, muss gewährleistet sein, dass das erste Medikament ausreichend dosiert wurde. Eine ausreichende Dosierung ist erst dann anzunehmen, wenn der Patient weiterhin Anfälle hat, obwohl das Medikament in einer Dosis verabreicht wurde, bei der infolge von Nebenwirkungen eine Dosiserhöhung nicht möglich ist.

Beendigung der Behandlung

Wird, wie bei der überwiegenden Mehrzahl der Patienten, Anfallsfreiheit erzielt und bleibt der Patient anfallsfrei, ergibt sich die Frage nach der Beendigung der Behandlung (◘ Übersicht 83-1).

> **Übersicht 83-1**
> **Absetzen von Antiepileptika bei anfallsfreien Patienten**
>
> — normaler neurologischer Befund inklusive Intelligenz
> — normales EEG vor dem Absetzversuch
> — mindestens 2 Jahre komplett anfallsfrei
> — Epilepsie mit nur einer Art epileptischer Anfälle
> — keine juvenile myoklonische Epilepsie (Impulsiv-Petit-Mal).

Anfallsrezidive treten bei 39 % (21–79 %) aller Patienten auf. Erfüllt ein Patient alle Kriterien, liegt das Risiko eines Anfallsrezidives unter 30 %. Dennoch können Patienten, die das Profil nur in 2 oder 3 Punkten erfüllen, auch erfolgreich abgesetzt werden (Schmidt u. Elger 2002). Die Medikamente können in der Regel allmählich innerhalb von 6 Monaten abgesetzt werden.

> **Praxistipp**
> Angesichts des Rezidivrisikos sollten anfallsfreie Patienten nicht zum Absetzen gedrängt werden.

Tabelle 83-2. Synopsis essentieller Antiepileptika. Carbamazepin und Valproat sind die Mittel der 1. Wahl. Unter den neuen Medikamenten für fokale Anfälle sind in Bezug auf Verträglichkeit, Sicherheit sowie Wirksamkeit bei Mono- und Kombinationstherapie Gabapentin, Oxcarbazepin und Lamotrigin führend. (Mod. nach Schmidt u. Elger 2002)

Medikament	Indikationen und Beurteilung	Wirkmechanismus	Relevante pharmakokinetische Daten	Zugelassene Anwendungsgebiete	Kontraindikationen (Auswahl, außer Arzneimittelunverträglichkeit)	Schwerwiegende, seltene unerwünschte Wirkungen
Benzodiazepine	Zur i.v.- und rektalen Akuttherapie des fokalen und generalisierten Status epilepticus unverzichtbar. Zur oralen Dauertherapie chronischer Epilepsien trotz Zulassung nicht generell zu empfehlen	GABA	Keine relevanten Interaktionen	Epilepsien des Säuglings-, Kleinkindes- und Erwachsenenalters, i.v. alle Formen des Status epilepticus ▶ Akuttherapie	Myasthenia gravis	Keine
Carbamazepin	Mittel der 1. Wahl zur Behandlung fokaler Anfälle (mit und ohne sekundäre Generalisierung). Nicht wirksam gegen Absencen oder Myoklonien	Na-Blockade	Interaktionen, da starke CYP-Enzym-Induktion	Fokale Epilepsien	Akute intermittierende Porphyrie, AV-Block, Kombination mit MAO-Hemmern	SJS, Lyell-Syndrom, aplastische Anämie, Hepatitis
Gabapentin	Mittel der 1. Wahl zur Monotherapie-Behandlung Neuerkrankter mit fokalen Anfällen oder zum Austausch, bei CBZ Nebenwirkungen. Nicht wirksam gegen Absencen oder Myoklonien	u.a. GABA	Keine relevanten Interaktionen, Dreimalgabe nötig	Fokale Epilepsie auch zur Monotherapie ab 12 Jahren. Monotherapie und Zusatztherapie ab 3 Jahren	Akute Pankreatitis	Keine
Ethosuximid	Mittel der 2. Wahl zur Behandlung von Absencen, wenn VPA nicht in Frage kommt oder nicht ausreichend wirksam ist. Nicht wirksam zur Behandlung anderer Anfälle	T-Ca-Blockade	Keine relevanten Interaktionen	Absencen	Psychiatrische Erkrankungen, v.a. Psychosen	Psychotogen, Lupus erythematodes

Tabelle 83-2 (Fortsetzung)

Medikament	Indikationen und Beurteilung	Wirkmechanismus	Relevante pharmakokinetische Daten	Zugelassene Anwendungsgebiete	Kontraindikationen (Auswahl, außer Arzneimittelunverträglichkeit)	Schwerwiegende, seltene unerwünschte Wirkungen
Lamotrigin	Mittel der 1. Wahl zur Monotherapie-Behandlung Neuerkrankter mit fokalen Anfälle oder zum Austausch von CBZ oder VPA bei Nebenwirkungen, auch bei Absencen, stimmungsstabilisierend	u.a. Na-Blockade	Keine relevanten Interaktionen, VPA inhibiert LTG-Metabolismus (langsame Titration!)	Fokale Epilepsie auch zur Monotherapie ab 12 Jahren. Zusatztherapie ab 4 Jahren auch bei chronischem Lennox-Gastaut-Syndrom	Leberinsuffizienz	SJS, Hepatotoxizität?
Levetiracetam	Zur Zugabe bei chronischen fokalen Epilepsien gut geeignet, aber zur Monotherapie noch nicht zugelassen	? Ca-Blockade	Keine relevanten Interaktionen	Zulassung ab 16 Jahren		Keine
Oxcarbazepin	Mittel der 1. Wahl zur Monotherapie-Behandlung Neuerkrankter mit fokalen Anfällen oder zum Austausch oder Zusatz bei chronischer fokaler Epilepsie. Nicht wirksam gegen Absencen oder Myoklonien	Na-Blockade	Interaktionen, da schwache CYP-Enzym-Induktion (Pille!)	Mono- und Kombinationstherapie ab 6 Jahren	AV-Block	Keine
Phenobarbital/Primidon	Zur Zugabe oder Austausch bei chronischen fokalen und generalisierten Epilepsien. Nicht wirksam gegen Absencen	u.a. Na-Blockade, GABA	Interaktionen, da starke CYP-Enzym-Induktion	Grand mal und Impulsiv-Petit-mal	Akute Porphyrie	SJS, Lyell-Syndrom, Hepatotoxizität, aplastische Anämie Depression
Phenytoin	Zur Zugabe oder Austausch bei chronischen fokalen Epilepsien, wegen u.a. kosmetischer Nebenwirkungen. Kein Mittel der 1. Wahl. Nicht wirksam gegen Absencen oder Myoklonien	Na-Blockade	Interaktionen, da starke CYP-Enzym-Induktion	Fokale Epilepsien	Progrediente Myoklonusepilepsie, AV-Block II. und III. Grades	SJS, Lyell-Syndrom, Hepatotoxizität, aplastische Anämie Depression

Tabelle 83-2 (Fortsetzung)

Medikament	Indikationen und Beurteilung	Wirkmechanismus	Relevante pharmakokinetische Daten	Zugelassene Anwendungsgebiete	Kontraindikationen (Auswahl, außer Arzneimittelunverträglichkeit)	Schwerwiegende, seltene unerwünschte Wirkungen
Tiagabin	Zur Zugabe bei chronischen fokalen Epilepsien. Nicht wirksam gegen Absencen oder Myoklonien	? Na-Blockade	Keine relevanten Interaktionen, Dreimalgabe nötig	Kombinationstherapie ab 12 Jahren	Schwere Lebererkrankung	Depression, evtl. Spike-wave-Status
Topiramat	Mittel der 1. Wahl bei übergewichtigen Patienten, bevorzugt zur Zugabe bei chronischen fokalen und generalisierten Epilepsien	u.a. Na-Blockade, GABA	Interaktionen, da schwache CYP-Enzym-Induktion bei Tagesdosen über 200 mg/Tag (Pille!)	Mono- und Kombinationstherapie für Epilepsie (!) ab 2 Jahren		Gewichtsabnahme, reversible Sprach- und Sprechstörungen, Nierensteine, Engwinkelglaukom
Vigabatrin	Mittel der 1. Wahl bei West-Syndrom, nur als Ultima Ratio in Ausnahmefällen als Zusatztherapie chronischer Epilepsien	GABA	Keine relevanten Interaktionen	Keine Alterseinschränkung		Irreversible konzentrische Gesichtsfelddefekte, (nicht selten, bei 50%!)
Valproinsäure	Mittel der 1. Wahl zur Behandlung von generalisierten Anfällen, z.B. Absencen, Myoklonien, primär generalisierten tonisch-klonischen Anfällen (Aufwach-Grand-mal) und von fokalen Anfällen (mit und ohne sekundäre Generalisierung)	u.a. GABA	Enzyminhibitorisch, erhöht Plasmakonzentration von Lamotrigin oder Phenobarbital, erhöht die freie Konzentration von Phenytoin durch Eiweißverdrängung, wird bei Einnahme enzymmindernder Medikamente rascher abgebaut. Kaum enzyminduzierend, daher z.B. keine Interaktion mit der Pille	Generalisierte Anfälle in Form von Absencen, Myoklonien, primär generalisierten tonisch-klonischen Anfällen (Aufwach-Grand-mal). Fokale Anfälle (mit und ohne sekundäre Generalisierung)	Lebererkrankungen in der Anamnese und schwere Leber- oder Pankreaserkrankung, tödliches valproatassoziiertes Leberversagen bei Geschwistern, Porphyrie	Teratogenität mit Neuralrohrdefekt (2–5%), z.T. tödliches Leberversagen, v.a. im Kleinkindes- und Kindesalter (Lebertransplantation)

Ca-Blockade Calciumstromblockade; *Na-Blockade* Natriumstromblockade; *GABA* γ-Aminobuttersäure-modulierend; *?* fraglich; *CBZ* Carbamazepin; *VPA* Valproinsäure; *SJS* Stevens-Johnson-Syndrom

Tabelle 83-3. Namen, Handelnamen (Auswahl in Klammern) und Dosierung der Antiepileptika. (Aus Schmidt u. Elger 2002)

Carbamazepin (Tegretal retard, Timonil retard)	E: 800–1200 mg/Tag; 15–20 mg/kgKG, Vorsicht: alle 3–5 Tage um 200–300 mg Retardtablette erhöhen, K: 10 mg/kgKG, nach einer Woche auf 20–40 mg/kgKG, falls nötig; 1–2 Einzeldosen pro Tag, PK: 10–12 mg/l
Clobazam (Frisium)	E: 10–40 mg/Tag, K: 10–20 mg/Tag. PK?
Clonazepam (Rivotril)	E: 0,2 mg/kgKG, K: 0,03–0,1 mg/kgKG, PK?
Diazepam (Valium)	E: i.v. 10–20 mg; rektal 20–40 mg. K: i.v. Gesamtdosis von 2–5 mg für Säuglinge, 5–10 mg für Kleinkinder und 10 mg für Schulkinder; rektal 0,2–0,5 mg/kgKG aufgerundet (2–5 Jahre 0,5 mg/kgKG i.v., 6–11 Jahre 0,3 mg/kgKG i.v., 12 Jahre und älter 0,2 mg/kgKG i.v., nicht schneller als 1 mg/min). Wenn nach 15 min noch keine Wirkung eingetreten ist, wird nochmals Diazepam verabreicht 0,25–0,4 mg/kgKG, maximal 15 mg. Es gibt Kinder, die bis zu 0,5–1,0 mg/kgKG benötigen. Die Ursache hierfür ist nicht bekannt. PK?
Ethosuximid (Petnidan, Pyknolepsinum)	E: 1200–1400 mg, 15–20 mg/kgKG, zu Beginn alle 2 Wochen um 250 mg erhöhen, 2–3 Einzeldosen pro Tag, Vorsicht: auf psychotische Symptome (forcierte Normalisierung) achten. K: 20 mg/kgKG, PK: 100–120 mg/l
Felbamat (Taloxa)	E: bis zu 3600 mg/Tag, in 2–3 Einzeldosen, zu Beginn und bei Beendigung die Tagesdosis nicht mehr als um 600 mg steigern oder abbauen. K: bis 45 mg/kgKG, alle 2 Wochen um 7,5 mg/kgKG erhöhen und ebenso langsam wieder absetzen. PK?
Gabapentin (Neurontin)	E: 3-mal 600 mg (1800 mg) täglich, bis zu 2400–3600 mg. Beginn mit 300–800 mg/Tag, alle 3 Tage um 300–400 mg steigern, evtl. um 300–400 mg/Tag möglich. Meist 3 Einzeldosen. PK?
Lamotrigin (Lamictal)	E: 100–400 mg/Tag, bei zusätzlicher Valproateinnahme 100–200 mg/pro Tag. Langsam auftitrieren, verringert das Exanthemrisiko, speziell bei Valproateinnahme. Man beginnt mit 25 mg/Tag. Nach 2 Wochen erhöht man auf 50 mg/Tag und nach weiteren 2–4 Wochen auf die volle Dosis. Wird jedoch Valproat zusätzlich eingenommen, gibt man 25 mg jeden zweiten Tag hinzu. Nach 2 Wochen erhöht man auf 25 mg/Tag und nach weiteren 2–4 Wochen auf die volle Dosis. 1–2 Einzeldosen. Im weiteren Verlauf der Behandlung ist speziell bei Einnahme enzyminduzierender Antiepileptika, auf eine klinisch ausreichend hohe Tagesdosis zu achten. K: 5–10 mg/kgKG. PK?
Levetiracetam (Keppra)	1000–4000 mg/Tag, zu Beginn 500 mg/Tag jede Woche nach klinischen Gegebenheiten steigern, 2–3 Einzeldosen pro Tag. PK?
Oxcarbazepin (Timox, Trileptal)	E: Als Mono- und Kombinationstherapie 600–2400 mg/Tag in 2–3 Einzeldosen, beginnend mit 150–300 mg/Tag; alle 2–7 Tage nach klinischen Erfordernissen um 150–300 mg/Tag, maximal um 600 mg/Tag steigern. Die Erhaltungsdosis richtet sich nach den klinischen Erfordernissen. K: Als Mono- und Kombinationstherapie 30–46 mg/kgKG/Tag, beginnend mit 5–10 mg/kgKG/Tag; alle 7 Tage um maximal 10 mg/kgKG steigern. Im Alter von 2–5 Jahren sind höhere Tagesdosen notwendig als bei Erwachsenen, da sie stärker als diese metabolisieren; 3 Einzeldosen pro Tag, unabhängig von den Mahlzeiten. PK?
Phenobarbital (Luminal)	E: 100–150 mg/Tag, 2–3 mg/kgKG, eine Einzeldosis, K: 4–5 mg/kgKG. PK?
Phenytoin (Phenhydan Zentropil)	E: 300 mg pro Tag, 5–6 mg/kgKG, Beginn mit 100 mg möglich, alle 3 Tage erhöhen. Ab 300 mg pro Tag nur noch in 25-mg-Schritten alle 10–14 Tage. K: 5–8 mg/kgKG, eine Einzeldosis; im Zweifelsfall vor einer Dosiserhöhung um 25 mg, aber nicht mehr, die Plasmakonzentration bestimmen. PK: 20–25 mg/l. Eine der wenigen Indikationen zur Bestimmung der Plasmakonzentration wegen des exponentiellen Anstiegs der PK ab 300 mg/Tag
Primidon (Liskantin, Mylepsinum)	E: 750–1000 mg/Tag; 10–20 mg/kgKG; Vorsicht: zu Beginn alle 7 Tage um nicht mehr als 62,5 mg/Tag erhöhen; 2–3 Einzeldosen/Tag. K: 10–30 mg/kgKG, PK Phenobarbital: 15–25 mg/l

◘ **Tabelle 83-3** (Fortsetzung)

Tiagabin (Gabitril)	E: 32–64 mg auf 3 Portionen/Tag, langsam mit 4 mg beginnend. PK?
Topiramat (Topamax)	E: 25–100 (max. 200) mg/Tag, beginnend mit 25–50 mg/Tag, danach alle 2 Wochen um 50–100 mg/Tag steigern bis auf 600–800 mg/Tag, evtl. 2 Tagesdosen. PK?
Valproat (Ergenyl chrono, Orfiril long)	E: 1200–1800 mg/Tag; 10–20 mg/kgKG; zu Beginn alle 5 Tage, um 300 mg erhöhen; 1–3 Einzeldosen/Tag. K: 20–60 mg/kgKG, meist 20–30 mg/kgKG. PK: 100–120 mg/l
Vigabatrin (Sabril)	E: 1–3 g/Tag, beginnend mit 0,5 g/Tag, 1–2 Einzeldosen/Tag, K: 40–80 mg/kgKG/Tag bis 1 g, ab 45 kg Erwachsenendosis; bei West-Syndrom bis zu 100 mg/kgKG. PK?
Zonisamid (Excegran)	E: 400–600 mg/Tag, beginnend mit 100 mg, 2 Einzeldosen. Nicht in Deutschland zugelassen. PK?

PK angestrebte Plasmakonzentration, falls Bestimmung nötig (▶ Abschn. 83.2.1), *PK?* klinische Bedeutung unbewiesen; *E* Erwachsene; *K* Kinder

Cave: Niemals (außer bei Akuttherapie) rascher als in wöchentlichen Schritten auftitrieren oder schneller als in 3 Monaten abtitrieren. Bei rascher Titration nimmt das *Exanthemrisiko* zu, und bei raschem Absetzen kann es zu *Anfallsexarzerbation* kommen.

◘ **Tabelle 83-4.** Häufige, dosisabhängige, reversible, in der Regel nicht bedrohliche Nebenwirkungen von Antiepileptika. Zusätzlich werden Überempfindlichkeitsreaktionen der Haut angegeben

Arzneistoff	Nebenwirkungen
Bromid	Schläfrigkeit, z. T. massive Verlangsamung, Dysarthrie, Erbrechen; Bromakne
Carbamazepin	Schwindel, Müdigkeit, Verschwommensehen, Übelkeit, Erbrechen, Nystagmus, Ataxie; Exantheme bei 3–8 % (▶ Übersicht 83-2)
Clonazepam	Müdigkeit, Gereiztheit, Appetitlosigkeit, Nystagmus, Ataxie, Verlangsamung, vermehrter Speichelfluss, vermehrte Bronchialsekretion, kein Exanthem
Ethosuximid	Übelkeit, Appetitlosigkeit, Erbrechen, Gewichtsveränderung, Müdigkeit, Singultus, Kopfschmerzen, Schlafstörungen, psychotische Symptome; Lupus erythematodes, keine Exantheme
Felbamat	Übelkeit, Gewichtsverlust, Geschmacksstörungen, Erbrechen, Schlaflosigkeit, Antriebssteigerung, Kopfschmerzen, Schläfrigkeit, Erbrechen; aplastische Anämie, Leberversagen (▶ Übersicht 83-2)
Gabapentin	Schläfrigkeit, Schwindel, Ataxie, Kopfschmerzen, Nystagmus, Tremor; kein Exanthem
Lamotrigin	Müdigkeit, Schwindel, Kopfschmerzen, Ataxie, Übelkeit; Exantheme bei 5–10 %
Levetiracetam	Schläfrigkeit, Nervosität, Schlafstörung; kein Exanthem
Oxcarbazepin	Schwindel, Schläfrigkeit, Hyponatriämie bei 3 %, meist asymptomatisch; Exantheme bei 3 %
Phenobarbital	Müdigkeit, Schwindel, Nystagmus, Ataxie, Schlaflosigkeit, Verlangsamung, Verhaltensstörung bei Kindern, Dupuytren-Kontraktur, Schulter-Arm-Syndrom; selten Exantheme
Phenytoin	Tremor, Verschwommensehen, Nystagmus, Ataxie, Müdigkeit, bulbäre Dysarthrie, Gingivahyperplasie, Hypertrichose; Exanthem bei 3–8 % (▶ Übersicht 83-2)
Primidon	bei schneller initialer Dosiserhöhung: Schwindel, Übelkeit; sonst wie Phenobarbital
Tiagabin	Schläfrigkeit, Schwindel, Konzentrationsstörungen, Schlaflosigkeit; kein Exanthem
Topiramat	verlangsamtes Denken, Parästhesien, Gewichtsabnahme, Nervosität, Nystagmus, Ataxie, Durchfall, Bauchschmerzen
Valproinsäure	Appetit- und Gewichtszunahme, vorübergehender Haarausfall, Schläfrigkeit, Tremor, Hyperandrogenämie, selten Koagulopathie, Thrombozytopenie; sehr selten Exantheme, Leberversagen (▶ Übersicht 83-2), teratogen
Vigabatrin	Müdigkeit, Schwindel, Kopfschmerzen, Gewichtszunahme, Nervosität; keine Exantheme, konzentrische irreversible Gesichtsfelddefekte bei 50 %

Nebenwirkungen

Nebenwirkungen unter der Behandlung mit Antiepileptika lassen sich bezüglich Pathophysiologie und klinischer Relevanz unterteilen in:
- sehr seltene, zu Beginn der Behandlung auftretende, schwerwiegende und z. T. tödliche Erkrankungen (◘ Übersicht 83-2)
- häufige, dosisabhängige, nach Dosisreduktion reversible, klinisch nicht bedrohliche Nebenwirkungen (▶ Tabelle 83-4)

83.2.2 Veränderte Laborparameter unter Antiepileptikatherapie

Schließlich können bei der Behandlung bei klinisch unauffälligen Patienten infolge der Einnahme CYP-Enzym-induzierender Antiepileptika bis 2fach erhöhte pathologische Laborbefunde auftreten. Hierzu gehören die γ-Glutamyl-Transferase (γ-GT, bei ca. 90 % aller behandelten Patienten, harmlos, wenn isolierter Anstieg), alkalische Phosphatase (selten, Osteomalazie?), Leucinaminopeptidase (LAP), Serumglutamat-Pyruvat-Transaminase (SGPT, selten, postiktal? Lebererkrankung?), Laktatdehydrogenase (LDH, selten, postiktal? Kontrolle), Serumglutamat-Oxalacetat-Transaminase (SGOT, selten, postiktal? Lebererkrankung?) und Amylase (sehr selten, Gabapentin, Valproat, Kaliumbromid? Pankreatitis?).

Die Serumkreatinphosphokinase kann nach einem tonisch-klonischen Anfall vorübergehend erhöht sein (Kontrolle). Eine Bilirubinerhöhung ist niemals Folge einer Antiepileptikatherapie. Ein isoliert verringerter T_4-Wert ist für sich genommen kein Hinweis auf eine sehr selten vorkommende Hypothyreose, TSH wird durch Antiepileptika nicht artefiziell verändert (Schmidt u. Elger 2002).

 Cave
Antiepileptika sollten wegen einer isoliert erhöhten γ-GT nicht reduziert oder gar abgesetzt werden. Es kann zur Anfallshäufung und sogar zu einem lebensbedrohlichen Status epilepticus kommen.

Veränderungen am Skelett und im Mineralstoffwechsel

Etwa 1–5 % der meist pharmakoresistenten Patienten mit Epilepsie zeigen u. a. infolge des antiepileptikainduzierten Vitamin-D-Mangels durch Enzyminduktion Zeichen einer floriden Rachitis bzw. Osteomalazie. Bei älteren Patienten können bereits vorhandene osteoporotische, entzündliche oder degenerative Veränderungen verschlimmert werden. Zur Behandlung der manifesten Osteomalazie und der Rachitis ▶ Kap. 78.

Etwa 20 % der behandelten Epilepsiepatienten zeigen eine in der Regel klinisch asymptomatische Hypokalzämie und eine erhöhte alkalische Phosphatase, erhöhte Parathormonwerte und erniedrigte 25-Hydroxy-Vitamin-D(25-OHD)-Werte. Bei jedem 20. Patient ist ein verminderter Mineralgehalt des Knochens zu erwarten. Man wird bei klinisch auffälligen Patienten einmal jährlich die alkalische Phosphatase, Calcium und Phosphat untersuchen. Der klinische Wert einer prophylaktischen Behandlung ist nicht belegt.

> **Praxistipp**
> Auf Osteoporose achten. Bei Osteoporose oder erhöhtem Osteoporoserisiko bevorzugt nicht enzyminduzierende Antiepileptika einsetzen.

Beeinflussung der Schilddrüsenwerte

Bei behandelten Patienten mit Epilepsie können die Thyroxinwerte (T_4) sowie das freie Thyroxin (FT_4) erniedrigt sein, der Trijodthyronin (T_3)- und der Thyreotropinwert (TSH) bleiben hingegen unverändert. Die klinische Bedeutung dieser Laborbefunde bleibt ohne den klinischen Nachweis einer Schilddrüsenunterfunktion gering und rechtfertigt keine Substitutionstherapie euthyreoter Patienten. Die Labordiagnose einer Hyperthyreose durch Aufnahmestudien des radioaktiven Jods und Suppressionstests wird durch Antiepileptika nicht erschwert. Eine Hypothyreose sollte bei klinischem Verdacht erst angenommen werden, wenn auch eine Hypophyseninsuffizienz, ein erhöhter TRH-Test mit einem überschießenden Anstieg des TSH-Spiegels oder erhöhte TSH-RIA-Werte vorliegen. In Einzelfällen wurden reversible Hypothyreosen nach Carbamazepin- und Phenytointherapie beschrieben.

Hämatologische Veränderungen

Tritt unter der Behandlung mit Antiepileptika eine Leukopenie auf, so sollte die Dosis reduziert oder das Medikament abgesetzt werden, falls die Leukozytenzahl unter 3500 fällt oder der prozentuale Anteil der Granulozyten unter 25 % sinkt oder eine Thrombozytopenie von weniger als 80.000 vorliegt. Zu Beginn einer Behandlung mit **Carbamazepin** kann die Leukozytenzahl vorübergehend abnehmen, aber auch ohne Änderung der Dosis wieder normalisieren. Bei Behandlung mit **Ethosuximid** oder **Carbamazepin** reicht eine Dosisreduktion in der Regel aus, um eine Leukopenie zu korrigieren. Viel zuverlässiger als die Blutkontrollen ist die klinische Überwachung. Leider verbessern regelmäßige Blutbildkontrollen die Früherkennung der sehr seltenen **aplastischen Anämien** nicht, da diese schlagartig auftreten (▶ Übersicht 83-2).

Störungen im Gerinnungssystem

Zu Beginn einer Behandlung mit **Valproinsäure**, vor einer Operation oder einer invasiven Untersuchung und bei klinischen Zeichen einer Gerinnungsstörung wie Nasenbluten, Hautblutungen sowie Hämatomen sollte ein kleiner Gerinnungsstatus erhoben werden. Sehr selten sind – bei Kindern – klinische Hinweise auf eine gestörte Gerin-

Übersicht 83-2
Sehr seltene, aber schwerwiegende zu Beginn der Behandlung auftretende Nebenwirkungen von Antiepileptika

- **Überempfindlichkeitsreaktionen**
  - *Symptome*: In den ersten Monaten mit Fieber, Lymphknotenschwellung, Exanthem, Enanthem, Eosinophilie, Leberenzymanstieg und Hepatosplenomegalie.

  - *Therapie*: Bei Exanthem ohne Schleimhautbefall und gutem Allgemeinbefinden: Verminderung der Dosis von 50%, Wiedervorstellung in 24 h, falls keine Besserung, Absetzen und Austausch. Falls medikamentöse Behandlung der Epilepsie nötig, Akuttherapie mit Diazepamrektiolen, Langzeittherapie mit *Valproinsäure* oder *Gabapentin*. Kreuzreaktionen zwischen Carbamazepin und Phenytoin kommen vor. Bei *Primidon* niemals Phenobarbitalexposition, da es zu Phenobarbital abgebaut wird.

    Cave: Bei Schleimhautbefall (*Stevens-Johnson-Syndrom*) oder Blasenbildung (*Lyell-Syndrom*): sofortiges Absetzen, sofortige stationäre Aufnahme, evtl. Corticoide, niemals mehr Reexposition!

    Bei fieberhaftem Exanthem sprechen Schmerzen beim Trinken, Wasserlassen und Stuhlgang für eine Schleimhautbeteiligung und somit für ein Stevens-Johnson-Syndrom.

- **Lebererkrankung, Leberkoma**
  - *Symtome*: In den ersten Wochen der Behandlung, meist mit den Zeichen einer Überempfindlichkeitsreaktion (▶ oben).

    Extrem selten. Histologisch meist als Parenchymnekrose oder Veränderungen vom hepatischen Typ beschriebene Lebererkrankungen. Unter Behandlung mit Phenytoin oder Felbamat allein sowie bei einer Kombination mit Carbamazepin, Phenobarbital und Topiramat. Pathogenese unklar.

    Möglicherweise antiepileptikaassoziierte Lebererkrankungen, können aber auch bei 1–2,5% erst nach mehrmonatiger oder mehrjähriger Behandlung und ohne Zeichen einer Überempfindlichkeit auftreten. Histologisch steht die (cholestatische) Verfettung im Vordergrund.

    Valproatassoziiertes Leberversagen: Unter der Therapie mit Valproat ist es v.a. im Kleinkindesalter (1:500) und bei mehrfachbehinderten Kindern und Jugendlichen (1:4000) zu einem Leberversagen gekommen. Frühsymptome sind unspezifisch, u.a. Apathie, Somnolenz, Erbrechen, Abneigung gegen gewohnte Speisen und auch Valproat, Übelkeit, Bauchschmerzen, Ataxie und vermehrt Anfälle, häufig bei fieberhaftem Infekt, Ödeme, Blutungsneigung und gelegentlich Ikterus. Ein geringgradiger Anstieg der Transaminasen ist kein verlässlicher Frühindikator. Generell ist eine Frühdiagnose durch prophylaktische Laborkontrollen nach dem heutigen Wissensstand nicht möglich. Entscheidend ist die enge klinische Überwachung.

  - *Therapie:* Sofortiges Absetzen des Medikamentes bzw. der Valproinsäure, Austausch durch Gabapentin bzw. Gabe von Carnitin, symptomatische Behandlung des Leberversagens und evtl. Lebertransplantation.

    Etwa ein Drittel der Patienten stirbt. Die übrigen Patienten werden innerhalb weniger Wochen nach dem Absetzen der Medikamente beschwerdefrei.

- **Agranulozytose, aplastische Anämie**
  - *Symptome*: Oft zu Beginn der Behandlung ungeklärtes Fieber mit Anämie, Schleimhauterosionen (Mund, Genitale, After), septische Herde in Haut oder anderen Organen. Hämatologisch: Panmyelophthise.

  - *Therapie*: Sofortiges Absetzen, Akuttherapie mit Diazepamrektiolen, falls Langzeittherapie nötig, vorzugsweise mit Clobazam, Gabapentin.

    Cave: Apathie kann sowohl Zeichen eines Status epilepticus (Absencen, komplex-fokale Anfälle, EEG!) als auch Frühsymptom eines Leberversagens sein.

    Bei unklaren Hautblutungen, Nasenbluten unklarer Ursache und Schleimhauterosionen an Agranulozytose denken.

    Bei fieberhaftem Exanthem sprechen Schmerzen beim Trinken, Wasserlassen und Stuhlgang für eine Schleimhautbeteiligung und somit für ein *Stevens-Johnson-Syndrom*.

    Cave: Aplastische Anämie nicht als „Grippeanämie" verkennen.

nungsfunktion während der Behandlung mit Valproinsäure bekannt geworden (Stefan 1999).

83.2.3 Alternativen bei chronischen und pharmakoresistenten Epilepsien

Trotz der unbestreitbaren Erfolge der modernen Pharmakotherapie werden etwa 30 % aller Patienten mit der üblichen Dosis eines Medikamentes aus verschiedenen Gründen nicht anfallsfrei.

Ist die Epilepsie chronisch, d. h. treten weiterhin zweifelsfrei epileptische Anfälle und/oder Nebenwirkungen trotz der Einnahme eines geeigneten Medikamentes auf, dann stehen zur weiteren Behandlung eine Reihe neuer und klassischer Medikamente zur Verfügung (▶ Tabelle 83-1). Bei chronischen fokalen Epilepsien führt die Zugabe oder der Austausch von nicht vorher eingesetzten Medikamenten der 1. Wahl oder der neueren Medikamente wie **Levetiracetam**, **Topiramat** und **Tiagabin** bei etwa 2–8 % zu Anfallsfreiheit und bei weiteren 25–50 % der Patienten wird – wie auch unter der Zugabe von **Gabapentin** oder **Lamotrigin** – die Zahl der Anfälle halbiert. Bei chronischen generalisierten Epilepsien, die mit Valproat nicht ausreichend zu behandeln sind, stehen **Clobazam** oder die neuen Medikamente **Lamotrigin** und **Topiramat** zur Verfügung. Es werden einige Prozent anfallsfrei und bei etwa 30 % wird die Zahl der Anfälle halbiert. Bei erfolglos vorbehandelten Absencen kann **Ethosuximid** hinzugegeben werden.

> **Praxistipp**
> Wählen Sie das für den Patienten individuell am besten verträgliche Medikament zur Weiterbehandlung aus (▶ Tabelle 83-1). Die individuellen Wirksamkeitsunterschiede sind dosisabhängig und zu variabel um die Wirksamkeit verlässlich vorherzusagen.

Lennox-Gastaut-Syndrom. Zur Behandlung des Lennox-Gastaut-Syndroms steht als Ultima Ratio weiterhin **Felbamat** zur Verfügung, das aber **aplastische Anämien** auslöst und daher erst nach Versagen der oben genannten Medikamente eingesetzt wird.

Myoklonische Anfälle. Schwer behandelbare myoklonische Anfälle können in Einzelfällen erfolgreich mit Phenobarbital, Primidon, Piracetam oder dem neuen (in Deutschland nicht zugelassenen) Zonisamid behandelt werden (Schmidt u. Elger 2002).

Temporäre Kombinationstherapie. Allerdings nehmen unter der Kombination von 2 Medikamenten die Nebenwirkungen nicht selten deutlich zu. Daher wird man versuchen, die Dosis des Medikamentes, das nicht zum Erfolg führte, allmählich soweit zu reduzieren, dass der Patient keine Nebenwirkungen mehr aufweist – evtl. schon vor der Zugabe eines weiteren Medikamentes. Auf diese Weise lässt sich die Verträglichkeit der Behandlung deutlich verbessern. Falls möglich, wird man das Medikament allmählich ausschleichen und so eine Monotherapie anstreben.

West-Syndrom. Zur Behandlung von Säuglingen mit West-Syndrom (BNS-Krämpfen) werden Vigabatrin (**Cave:** konzentrische, irreversible Gesichtsfelddefekte bei ca. 50 %), Valproinsäure, Clobazam, Corticosteroide oder ACTH eingesetzt (Schmidt u. Elger 2002; Stefan 1999). Nachteil aller dieser Kombinationsvorschläge ist die recht ungünstige Nutzen-Risiko-Relation: die Nebenwirkungen nehmen unter der Kombination deutlich zu, aber nur wenige Patienten haben weniger Anfälle.

Kommt bei pharmakoresistenten Epilepsien eine operative Behandlung oder eine N.-vagus-Stimulation nicht in Frage (▶ Abschn. 83.3), so wird man versuchen mit möglichst wenigen Medikamenten und mit der niedrigsten Dosis zu behandeln.

83.2.4 Akuttherapie

Allgemeinmaßnahmen. Während eines generalisierten tonisch-klonischen Anfalls ist der Patient z. B. durch **Abpolstern der Kopfunterlage** vor Verletzungen zu schützen. Ein Zungenkeil ist nicht notwendig, zum einen, da man häufig zu spät kommt und die Zungenverletzung schon stattgefunden hat und zum anderen, weil man zusätzliche Verletzungen beim Pressen des Keils zwischen die verkrampften Kiefer riskiert.

 Cave
Versuchen Sie nicht einen noch tonisch versteiften Körper in die Seitenlage zu zwingen, es können Schulterfrakturen auftreten

Bei einem einzelnen, nicht prolongierten Anfall sind Antiepileptika nicht nötig, da dieser immer spontan aufhört. Diese Regel gilt nicht für einen prolongierten Anfall im Sinne eines Status epilepticus.

> **Praxistipp**
> Nach Abklingen der Zuckungen sollte man den bewusstlosen Patienten zum Freihalten der Atemwege in eine flache Seitwärtslage bringen, bis er in Ruhe das Bewusstsein wieder vollständig erlangt hat.

Ist bislang bei dem Patienten eine Epilepsie nicht bekannt, ist eine sorgfältige ätiologische Abklärung und eine Unterscheidung zwischen **Gelegenheitsanfall** und Beginn einer Epilepsie notwendig. Ist eine Epilepsie bekannt, so sollte der Anfall zum Anlass genommen werden,

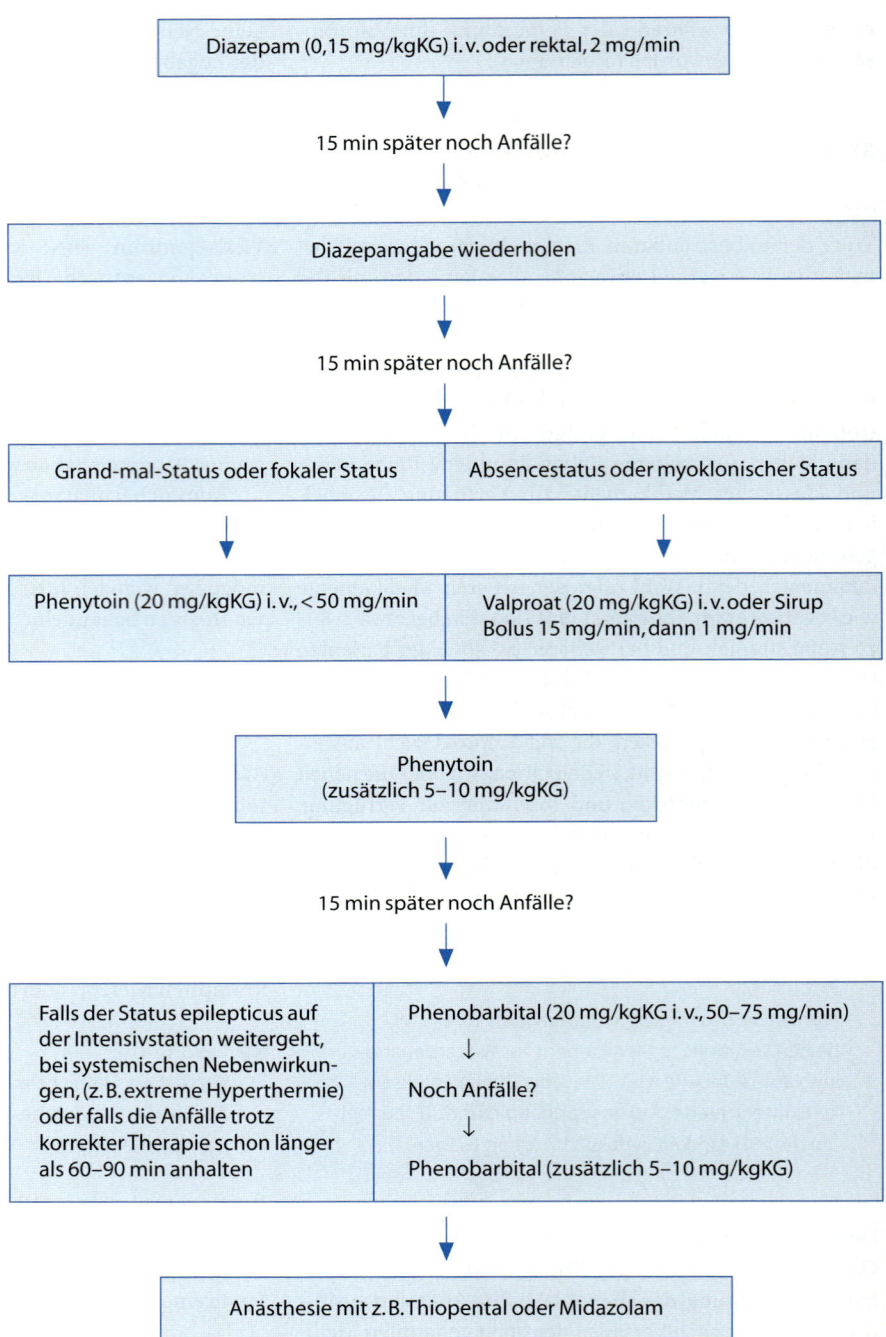

Abb. 83-1. Praktisches Vorgehen: Algorithmus der Antiepileptikatherapie des Status epilepticus. (Mod. nach Schmidt u. Elger 2002)

eine Neueinstellung oder eine erneute diagnostische Abklärung zu überdenken.

! Jeder Patient mit mehreren Grand-mal-Anfällen, sei es eine Serie großer Anfälle mit einem mehrstündigen freien Intervall oder ein Grand-mal-Status mit einem Intervall von weniger als einer Stunde oder einer Bewusstseinstrübung zwischen den Anfällen oder ein prolongierter einzelner Anfall, gehört unverzüglich nach einer Initialtherapie in eine neurologische Klinik (Schmidt u. Elger 2002; Stefan 1999).

Medikamentöse Akuttherapie

Diazepam. Am Ort des Geschehens wird Diazepam (Valium) – oder ein anderes Benzodiazepin – i.v. injiziert mit einer Geschwindigkeit von nicht mehr als 2 mg/min, bis der Anfall aufhört (▶ Tabelle 83-3). Ist eine i.v.-Injektion schwierig, so kann Diazepam auch in einer Rektiole in der gleichen Dosis appliziert werden. Diazepam wird in einer 5-mg-Rektiole (Diazepam-Desitin rectal tube) verabreicht bei einem Körpergewicht von 10–15 kg; ab 15 kgKG werden 5-mg-Rektiolen oder eine 10-mg-Rektiole empfohlen. Bleibt die Wirkung aus, kann nach etwa 5 min eine weitere

Diazepamrektiole appliziert werden, wenn vorher keine stärker sedierende Begleitmedikation verabreicht wurde (Abb. 83-1).

Phenytoin. Anstelle von Diazepam kann bei einem Grand-mal-Status Phenytoin i. v. injiziert werden mit einer Geschwindigkeit von nicht mehr als 50 mg/min, bis der Anfall aufhört (▶ Tabelle 83-3). Da Phenytoin einerseits einen späteren Wirkungseintritt hat als Diazepam, andererseits aber länger wirkt, ist zu empfehlen, Phenytoin zusätzlich zu injizieren.

Weitere Maßnahmen. Unverzügliche Klinikmüberweisung, dabei Name, Dosis und Uhrzeit der verabreichten Medikamente angeben, beschreiben, mit welchen Symptomen der Anfall begonnen hat, und bei diagnostischen Zweifeln zur Abgrenzung von nichtepileptischen, z. B. psychogenen, Anfällen prüfen, ob der Patient am Ende der Zuckungen bewusstlos war.

> **Cave**
> Unbedingt die bisher verabreichten Medikamente für den weiterbehandelnden Arzt dokumentieren, da das Risiko einer *Atemdepression* durch etwaig nachfolgende Benzodiazepininjektion bei vorheriger Gabe von Sedativa deutlich erhöht ist.

Therapie verschiedener Anfälle. Ein Vorschlag zur Behandlung des Status epilepticus ist in Abb. 83-1 angegeben.

Bei einzelnen kleinen Anfällen ist keine medikamentöse Therapie notwendig. Der nichtkonvulsive Status, sei es ein Petit-mal-Status oder ein Status fokaler Anfälle, wird initial mit Benzodiazepin und Valproinsäure i. v. behandelt (Petit-mal-Status) oder mit der Kombination Benzodiazepin und Phenytoin (Status fokaler Anfälle).

> **Cave**
> Bei der stationären Statustherapie darf man sich nicht mit vielen kleinen Dosen verschiedener Medikamente verzetteln, sondern muss einem Schema folgen.

> **Praxistipp**
> 24 h nach Unterbrechung des Petit-mal-Status EEG kontrollieren; häufig kommt es zu Rezidiven.

83.2.5 Epilepsiebehandlung bei besonderen Konstellationen

Parenterale Ersatzmedikation bei Operationen in Allgemeinanästhesie

Bei Patienten mit Epilepsie, die sich einer längeren Operation in Allgemeinnarkose unterziehen müssen, ist die Umstellung von der oralen auf die parenterale Ersatzmedikation notwendig. Erlaubt nach Ansicht des Anästhesisten das präoperative Nüchternheitsgebot nicht mehr die Einnahme der oralen Dosis, so wird schon am Tag der Operation umgestellt (◘ Tabelle 83-5).

Epilepsien und internistische Erkrankungen

Erkrankt ein Patient mit einer Epilepsie an einer internistischen Erkrankung, so ist zu bedenken, ob eine medikamentöse Interaktion mit dem neu verordneten Medikament entstehen kann, sei es, dass die Pharmakokinetik der Antiepileptika geändert wird oder aber, dass die Antiepileptika die Pharmakokinetik des neuen Medikamentes

◘ **Tabelle 83-5.** Umstellung von oraler auf vorübergehende parenterale Antiepileptikatherapie

Orale Langzeitmedikation	Parenterale Ersatzmedikation
Phenobarbital, Primidon:	2-mal 100 mg i. m. Phenobarbital für Kinder und 2-mal 200 mg i. m. bei Erwachsenen, Phenobarbital kann auch in einer Dünndarmsonde verabreicht werden
Phenytoin	750 mg Phenytoininfusionskonzentrat in 450 ml NaCl (0,9%) oder Glucose in 8 h für Erwachsene und in 14 h für Kinder
Carbamazepin, Levetiracetam, Oxcarbazepin, Vigabatrin, Topiramat	▶ Phenobarbital oder Phenytoin
Valproat, Ethosuximid, Lamotrigin, Felbamat	Valproat i. v. (orale Dosis), Diazepamrektiole oder Lorazepam (Tavor 2,5 Expidet)
Clobazam, Clonazepam, andere Benzodiazepine	Diazepamrektiole ▶ Statustherapie oder Lorazepam (Tavor 2,5 Expidet)

verändern (Schmidt u. Elger 2002). Schließlich ist ein möglicher Einfluss der Erkrankung auf die Epilepsie selbst zu bedenken. Im Einzelfall ist die Plasmakonzentration des Antiepileptikums zu bestimmen und dann nach klinischen Gesichtspunkten zu entscheiden.

Entscheidend ist, dass man überhaupt an die Möglichkeit einer Interaktion denkt, falls die Epilepsietherapie an Wirkung verliert oder Intoxikationen auftreten oder aber die medikamentöse Behandlung zusätzlicher Erkrankungen unerwartet geringe Wirkung oder Intoxikationen nach sich zieht.

Therapie einer Überdosierung der Antiepileptika

Abgesehen von einer langsamen Reduzierung der Dosis unter Kontrolle der Plasmakonzentration und Beachtung der biologischen Halbwertszeit des Medikamentes steht zur wirksamen Therapie einer Überdosierung von Phenobarbital und Primidon die forcierte Diurese zur Verfügung. Diese ist ebenso wie die Hämoperfusion aber bei Phenytoin und Carbamazepin nur wenig effektiv.

Therapie bei Frauen mit Epilepsie

Enzyminduzierende Antiepileptika verringern die Wirkung oraler Kontrazeptiva (▶ Tabelle 83-2). Valproinsäure führt zur Hyperandrogenämie und zur Gewichtszunahme. Ob Valproinsäure zu einem polyzystischen ovariellen Syndrom führt, ist kontrovers. Valproinsäure ist nach derzeitigem Stand etwa doppelt so teratogen wie Lamotrigin oder Carbamazepin und verursacht große Fehlbildungen bei ca. 5 % der Nachkommen. Daher ist bei Valproinsäuretherapie sexuell aktiver Patientinnen im gebärfähigen Alter die Gabe von 5 mg/Tag Folsäure (Folsan) zu empfehlen. Schwangerschaft und Geburt verlaufen bei 90 % unauffällig (frühzeitige geburtshilfliche und ggf. neonatologische Betreuung wird empfohlen). Das Epilepsierisiko der Nachkommen beträgt maximal 10 %, wenn beide Eltern epilepsiekrank sind. Stillen wird zur Entzugsprophylaxe, aus psychologischen und ernährungsphysiologischen Gründen empfohlen. Bei starker Sedation oder Trinkschwäche (durch maternalen Antiepileptikatransfer) kann die Trinkmenge reduziert und zugefüttert werden.

83.3 Epilepsiechirurgie

Heutzutage bietet die chirurgische Resektion von anfallsverursachendem Hirngewebe eine gute Chance für viele Patienten mit einer pharmakoresistenten Epilepsie (Schmidt u. Elger 2002; Wiebe et al. 2001). Dies gilt insbesondere für Patienten mit mesialer Temporallappenepilepsie und Ammonshornsklerose, die bis zu 70 % anfallsfrei oder fast anfallsfrei werden. Aber auch andere fokale und symptomatische generalisierte Epilepsien können – wenngleich etwas weniger erfolgreich – nach intensiver (z. T. invasiver) Voruntersuchung operativ behandelt werden. Schließlich ist die zervikale Stimulation des linken N. vagus mit einem im Brustbereich implantierten Schrittmacher ein gut verträgliches und sicheres Verfahren, wenn ein resektiver epilepsiechirurgischer Eingriff nicht in Frage kommt oder nicht erfolgreich war. Bei der Hälfte der Patienten kommt es zur 50%igen Anfallsreduktion und bei einigen Prozent zur Anfallsfreiheit (Schmidt 2001a).

> **Praxistipp**
> Bleibt eine korrekte medikamentöse Behandlung 2 Jahre erfolglos, handelt es sich um eine *medikamentenrefraktäre Epilepsie* und es sind ohne Verzögerung ergänzende nichtmedikamentöse Behandlungsverfahren in Betracht zu ziehen. Hierzu gehören v. a. die resektive Epilepsiechirurgie und die palliative N.-vagus-Stimulation.

Zusammenfassende Übersicht

— Sichere Diagnose der Epilepsie, fokale oder generalisierte Anfälle? Ausschluss nichtepileptische Anfälle?
— Kenntnis der Ätiologie, bei jedem Patienten Kernspintomogramm.
— Einigkeit zwischen Patient und Arzt über die Therapieziele? Vermeiden paternalistischer Gesten.
— Unzweifelhafte Indikation zur Behandlung? Möchte der Patient überhaupt behandelt werden?
— Differenzierte und individuell dosierte Pharmakotherapie mit einem optimal geeigneten Medikament der 1. Wahl. Ebenso wirksame und besser verträgliche neue, weniger oder nicht enzyminduzierende Medikamente stehen zur Verfügung.
— Erkennen und Vermeiden einer anfallsauslösenden Lebensweise. Die Erlangung oder Wiedererlangung des Führerscheins bei in der Regel 1-jähriger Anfallsfreiheit motiviert v. a. Jugendliche.
— Treten trotz 2-jähriger adäquater Pharmakotherapie Anfälle und/oder nicht tolerable Nebenwirkungen auf, ist bei jedem Patienten unverzüglich zu klären, ob die Diagnose stimmt und eine Operation oder eine N.-vagus-Stimulation helfen kann.
— Falls nötig, bei Patienten mit chronischen Epilepsien und Komorbidität frühzeitig psychiatrische und psychologische Therapie einleiten und soziale Unterstützung geben.
— Sogenannte alternative Verfahren sind in ihrer spezifischen Wirksamkeit in der Regel nicht gut belegt und oft Verzweiflungsakte enttäuschter Patienten. Informieren Sie sich, Ihre Patienten tun es auch.
— Rasch speziell erfahrene Kollegen bei jeglichen Problemen in der Verwirklichung der Therapieziele zu einer zweiten Meinung oder zur Mitbehandlung hinzuziehen.

Evidenz der Therapieempfehlungen

Erstbehandlung von Epilepsien bei Jugendlichen und Erwachsenen

	Evidenzgrad	Therapieempfehlung
Fokale Anfälle: einfache fokale, komplexe fokale, sekundär generalisierte tonisch-klonische		
Carbamazepin	A	IIa
Gabapentin	A	I
Lamotrigin	A	I
Oxcarbazepin	A	I
Phenobarbital	A	IIb
Phenytoin	A	IIb
Primidon	A	IIb
Topiramat	A	IIa
Valproat	A	IIa
Chirurgische Verfahren	C	keine Indikation
Nervus-vagus-Stimulation	C	keine Indikation
Generalisierte Anfälle: Absencen (Abs), myoklonische Anfälle (Myo), assoziierte primär generalisierte tonisch-klonische Aufwach-Grand mal		
Carbamazepin	C	keine Indikation
Gabapentin	C	keine Indikation
Lamotrigin	B	IIa
Oxcarbazepin	C	keine Indikation
Phenobarbital	C	IIa (Myo), IIb (Abs)
Phenytoin	C	keine Indikation
Primidon	C	IIa (Myo), IIb (Abs)
Topiramat	B	IIa
Valproat	B	I
Nicht als fokal oder generalisiert klassifizierte Anfälle oder Epilepsien		
Carbamazepin	C	keine Indikation
Gabapentin	C	keine Indikation
Lamotrigin	C	IIa
Oxcarbazepin	C	keine Indikation
Phenobarbital	C	IIb
Phenytoin	C	keine Indikation
Primidon	C	IIb
Topiramat	C	IIa
Valproat	C	I

Weiterbehandlung von Epilepsien bei Jugendlichen und Erwachsenen

	Evidenzgrad	Therapieempfehlung
Fokale Anfälle: einfache fokale, komplexe fokale, sekundär generalisierte tonisch-klonische		
Carbamazepin	A	I
Clobazam	A	I
Gabapentin	A	I
Lamotrigin	A	I
Levetiracetam	A	I
Oxcarbazepin	A	I

	Evidenzgrad	Therapieempfehlung
Phenobarbital	A	IIb
Phenytoin	A	IIb
Primidon	A	IIb
Topiramat	A	I
Valproat	A	I
Chirurgische Verfahren	B	I
Nervus-vagus-Stimulation	A	I

Generalisierte Anfälle: Absencen (Abs), myoklonische Anfälle (Myo), assoziierte primär generalisierte tonisch-klonische Aufwach-Grand mal

	Evidenzgrad	Therapieempfehlung
Carbamazepin	C	keine Indikation
Clobazam	C	IIa
Gabapentin	C	keine Indikation
Lamotrigin	B	I
Oxcarbazepin	C	keine Indikation
Phenobarbital	C	IIa (Myo), IIb (Abs)
Phenytoin	C	keine Indikation
Primidon	C	IIa (Myo), IIb (Abs)
Topiramat	B	I
Valproat	B	I

Nicht als fokal oder generalisiert klassifizierte Anfälle oder Epilepsien

	Evidenzgrad	Therapieempfehlung
Carbamazepin	C	keine Indikation
Clobazam	C	IIa
Gabapentin	C	keine Indikation
Lamotrigin	C	I
Oxcarbazepin	C	keine Indikation
Phenobarbital	C	IIa
Phenytoin	C	keine Indikation
Primidon	C	IIa
Topiramat	C	I
Valproat	C	I

Leitlinien – Adressen – Tipps

Leitlinien

Leitlinien der Deutschen Gesellschaft für Neurologie: Erstmaliger epileptischer Anfall, Epilepsien im Erwachsenenalter, Status epilepticus im Erwachsenenalter; http://www.dgn.org/leitl.shtml

Internetadressen

Deutsche Epilepsievereinigung e.V., Zillestraße 102, 10585 Berlin, Tel. 030-3414252, und Epilepsie-Hotline: 0180-1424242, E-Mail: info@epilepsie.sh; http://www.epilepsie.sh

Informationszentrum Epilepsie, Herforder Straße 5–7, 33602 Bielefeld, Tel. 0521-124117; http://www.izepilepsie.de

Deutsche Sektion der Internationalen Liga gegen Epilepsie. Geschäftsstelle: Herforder Straße 5–7, 3360 Bielefeld, Tel. 0521-124192; http://www.ligaepilepsie.de

Tipps für Patienten

Informieren Sie sich gründlich im Internet und durch Patientenratgeber über neue Behandlungsmöglichkeiten und nutzen Sie die „Sprech"stunde, um mit dem Arzt zu sprechen.

Fragen Sie Ihre Ärztin oder Ihren Arzt, wenn Sie etwas wissen wollen oder wenn Ihnen etwas auf dem Herzen liegt oder Sie Zweifel haben.

Sind Sie zufrieden mit der Behandlung, sagen Sie es ruhig. Drücken Sie ggf. Ihre Unzufriedenheit mit der Behandlung freundlich und sachlich aus.

Führen Sie einen Anfallskalender, notieren Sie, was Ihre Anfälle speziell auslöst oder was das Risiko verringert und sprechen Sie mit der Ärztin oder dem Arzt.

Literatur

Elger CE, Schmidt D (2003) Aktuelle Epilepsietherapie: kurzgefasst. Zuckschwerdt, München

Schmidt D, Elger CE, Steinhoff BJ et al. (2004) Empfehlungen zum Einsatz neuer Antiepileptika bei vorher unbehandelten Jugendlichen und Erwachsenen mit Epilepsie. Nervenheilkunde (in press)

Schmidt D, Elger CE (2002) Praktische Epilepsiebehandlung, 2. Aufl. Thieme, Stuttgart

Stefan H (1999) Epilepsien. Diagnose und Behandlung, 3. Aufl. Thieme, Stuttgart

Wiebe S, Blume WT, Girvin JP et al. (2001) A randomized, controlled trial of surgery for temporal lobe epilepsy. N Engl J Med 345: 311–318

84 Hypersomnien
D. Schmidt

84.1 Narkolepsie – 1381
84.1.1 Allgemeine Therapieprinzipien – 1381
84.1.2 Medikamentöse Behandlung – 1381

84.2 Schlafapnoesyndrome – 1382

84.3 Zusammenfassende Übersicht – 1383

Literatur – 1384

Exzessive Schläfrigkeit durch Hypersomnien wie Narkolepsie und das Schlafapnoesyndrom schränken den Alltag und die Lebensqualität der Kranken stark ein. Oft werden sie erst nach vielen Jahren diagnostiziert. Somit können die Patienten auch erst sehr spät die Vorteile einer wirksamen Therapie erfahren. Für Narkolepsiepatienten gibt es heutzutage wirksame Medikamente, die über den Tag helfen. Zur Therapie des ausgeprägten Schlafapnoesyndroms stehen medizinische Geräte zur Verfügung.

84.1 Narkolepsie

Es handelt sich um eine genetisch prädisponierte, wahrscheinlich auf einem hypothalamischen Hypocretin-Mangel beruhende, meist lebenslange Erkrankung mit einer Prävalenz von 26–47/100.000 und einem Erkrankungsgipfel in der 2.–4. Dekade. Im Alter schwächen sich die Symptome der Narkolepsie ab, komplette Remissionen kommen aber nur in 10–20 % der Fälle vor. Klinische Symptome sind eine exzessive Schläfrigkeit tagsüber, Schlafanfälle (unbezwingbare Schlafepisoden während des Tages), affektiver Tonusverlust (Kataplexie), hypnagoge Halluzinationen, Schlaflähmung (auch Wachanfälle genannt) und ein gestörter Nachtschlaf (Khatami u. Bassetti 2003; Scammell 2003).

Die definitive Diagnose einer Narkolepsie erfordert den Nachweis mindestens eines Hauptsymptoms, wie Schlafanfälle oder Kataplexie. Außerdem sollten bei einer Schlaflaboruntersuchung mit einer Polysomnographie die verkürzte Schlaflatenz und v. a. REM („rapid eye movement")-Episoden innerhalb der ersten 20 min nach dem Einschlafen nachgewiesen werden. Mit einem multiplen Schlaflatenztest können andere Erkrankungen, z. B. das Schlafapnoesyndrom, ausgeschlossen werden.

84.1.1 Allgemeine Therapieprinzipien

Die Behandlung der Narkolepsie bleibt symptomatisch, eine Heilung ist nicht möglich. Der allgemeine Behandlungsplan umfasst 3 Zielsymptome:
- die Einschlafneigung und die Schlafanfälle
- die Kataplexie, die hypnagogen Halluzinationen und die Wachanfälle
- den gestörten Nachtschlaf

> **Praxistipp**
> Zunächst sollte versucht werden, die Vigilanz durch ausreichenden regelmäßigen Nachtschlaf, zusätzlichen Mittagsschlaf, durch Sport und Vermeidung von Alkohol und schweren Mahlzeiten zu bessern.

Erst danach werden zentral stimulierende Medikamente eingesetzt. Es ist wichtig, die Patienten vor dem ungerechtfertigten Vorwurf der Trägheit zu schützen und auf sekundäre Depressionen zu achten.

 Cave
Manche Antihypertensiva wie Prazosin verschlechtern die Kataplexie, Dopaminagonisten können evtl. Schlafanfälle provozieren.

84.1.2 Medikamentöse Behandlung

Therapie der Tagesmüdigkeit
Als Mittel gegen die Tagesmüdigkeit werden folgende Medikamente gegeben. Ein Drittel der Patienten spricht gut an, ein weiteres Drittel mäßig und ein Drittel gar nicht.

Mittel der 1. Wahl. Modafinil (Vigil 200–400 mg/Tag, BTMG) scheint wirksamer als die Amphetamine zu sein, ist hilfreich bei imperativem Schlafdrang und auch bei Kataplexie einzusetzen. Einschlaffähigkeit und Schlafqualität werden nicht gestört. Modafinil ist kein Amphetamin, wird aber dennoch gesetzlich als Betäubungsmittel geführt. Nebenwirkungen sind Kopfschmerzen und Nervosität, gelegentlich u. a. Libidoverlust.

Mittel der 2. Wahl. ZNS-Stimulanzien wie Methylphenidat (Ritalin, BTMG) 20–60 mg/Tag und als Alternative bei Kindern Pemolin (Tradon) 60–200 mg/Tag (Cave: selten Leberversagen, Leberfunktionstests kontrollieren). Auch Fenetyllin (Captagon, BTMG) 50–100 mg/Tag und Amfetaminil (AN1, 20–40 mg/Tag) werden eingesetzt. Unerwünschte Wirkungen sind Kopfschmerzen, gelegentlich Reizbarkeit, Tremor, Ängstlichkeit, Nachtschlafstörungen und Tachykardien.

> **Praxistipp**
> „Drug holidays" am Wochenende sind zu empfehlen, um Toleranzentwicklung und Dosiseskalationen vorzubeugen.

Gewöhnung tritt bei 25% der Patienten auf. Suchtgefahr und psychische Abhängigkeit ist selten. Bei Modafinil ist auf nachlassende Libido als Nebenwirkung zu achten (Grund zur Dosisreduktion).

> **!** Blutdruck kontrollieren, es kann zu meist leichtem Blutdruckanstieg kommen. Nicht mit Prazosin kombinieren (Kontraindikation für Modafinil). Bei Einnahme von Modafinil nur normal dosierte orale Kontrazeptiva verordnen, keine Mikro- oder Minipille. Dopingtest kann positiv sein.

Medikamente gegen die Kataplexie

Es stehen zur Behandlung der Kataplexie, der hypnagogen Halluzinationen und der Wachanfälle folgende wirksame Medikamente zur Verfügung.

Medikamente der 1. Wahl. Diese sind die Antidepressiva:
- **Clomipramin** (Anafranil) 75–125 mg/Tag und **Imipramin** (Tofranil, Pryleugan, Imipramin-neuraxpharm, 50–150 mg/Tag). Dasselbe gilt auch für die Serotoninwiederaufnahmehemmer z. B. **Viloxacin** (Vivalan) 200–300 mg/Tag, die besser verträglich sind, oder
- **Modafinil** (▶ oben), das den Vorteil hat, sowohl gegen Tagesschläfrigkeit als auch gegen die Kataplexie wirksam zu sein

> **!** Cave
> Trizyklika nicht abrupt absetzen, sonst kann es zu einem „Status cataplecticus" kommen.

Medikamente der 2. und 3. Wahl. Der MAO-Hemmer **Selegilin** (Deprenyl, Movergan, 10–20 mg/Tag) ist eine Option, verursacht häufiger Nebenwirkungen.

Weiterhin stehen als kontrolliert wirksame Mittel der 3. Wahl der β-Blocker **Propranolol** bis 240 mg/Tag, γ-Hydroxybuttersäure (60 mg/kgKG/Nacht) zur Verfügung. Schließlich sind Carbamazepin, Clonidin und Anticholinergika in Betracht zu ziehen (Khatami u. Bassetti 2003).

Medikamente für den Nachtschlaf

Hier sind leichte Durchschlafmittel, z. B. **Triazolam**, falls nötig, für kurze Zeit indiziert. Häufig reicht ein ausgiebiges Nachgeben der Schlafneigung an freien Tagen aus, um den gestörten Nachtschlaf zu kompensieren.

84.2 Schlafapnoesyndrome

Obstruktives Schlafapnoesyndrom und obstruktives symptomatisches Schnarchen sind mit einer Prävalenz von 2–4% im mittleren Lebensalter die häufigsten Formen schlafbezogener Atmungsstörungen und Störungen der Schlaf-Wach-Regulation überhaupt (Schäfer et al. 1996). Kardinalsymptome sind vermehrte Tagesmüdigkeit mit Einschlafneigung, Schnarchen und gestörte periodische Atmung im Schlaf (Schlaflaboruntersuchung nach Screening, ▶ Kap. 28).

Therapeutisches Management

Allgemeine Maßnahmen. Die Behandlung des obstruktiven Schlafapnoesyndroms hat das Ziel, die Atemstörung und damit die nächtliche Hypoxie sowie die Tagesschläfrigkeit zu beseitigen und deren Folgen wie verminderte Lebensqualität, kognitive Beeinträchtigung, Erwerbsunfähigkeit, aber auch mögliche, wenngleich nicht gut untersuchte, Langzeitschäden im Herz-Kreislauf-System zu verhindern. Die Behandlung ist symptomatisch und zielt zunächst auf Gewichtsreduktion, Änderung der Schlafhaltung mit Schlafen auf dem Bauch, Alkoholkarenz und Vermeiden von Sedativa und Hypnotika.

Atemwegsüberdruckbeatmung. Reichen diese Maßnahmen nicht aus oder werden sie nicht akzeptiert, ist die symptomatische Therapie der Wahl die nächtliche „nasale kontinuierliche Atemwegsüberdruckbeatmung (nasal continuous positive airway pressure", nCPAP) über eine während der Nacht zu tragende Maske (Meier-Ewert 1989; White et al. 2002). Die Tagesmüdigkeit wird durch nCPAP reduziert oder aufgehoben und die Lebensqualität gebessert. Langzeitresultate inklusive Belege für eine lebensverlängernde Wirkung fehlen. CPAP kann auch bei Patienten mit Herzinsuffizienz eingesetzt werden. Wird nCPAP nicht toleriert, z. B. wegen rezidivierender Rhinitiden, Augenirritation infolge des Luftgebläses oder meist wegen der lästigen, lauten Prozedur, kann in Einzelfällen eine chirurgische Intervention in Frage kommen. Ein wegen Bradykardie eingesetzter Vorhofschrittmacher verringert bei Schlafapnoepatienten auch die Zahl der Apnoe-Episoden.

Chirurgische Intervention. In verzweifelten Fällen mit unzweifelhafter Einengung der oberen Atemwege ist die chirurgische Beseitigung mechanischer Einengungen der Atemwege wie hypertropher Tonsillen im Kindesalter, ausgeprägter Retrognathie sowie eine Uvulo-Palato-Pharyngo-Plastik und chirurgisch-kieferorthopädische Maßnahmen wie Vorverlagerung von Unterkiefer und Zungenboden durch eine Unterkieferschiene (Esmarch-Schiene) in Betracht zu ziehen. Die Erfolgschancen werden z. T. skeptisch beurteilt. Nur in Ausnahmefällen ist eine Tracheostomie nötig.

Medikamente. In leichten Fällen kann eine abendliche Theophyllingabe die Beschwerden lindern. Modafinil kann bei CPAP-Behandelten die Tagesmüdigkeit verbessern (Pack et al. 2001). Eine nachgewiesen wirksame medikamentöse Therapie besteht aber nicht. Sauerstoffgabe hilft nicht, da die Obstruktion nicht beseitigt wird.

84.3 Zusammenfassende Übersicht

Für Patienten mit **Narkolepsie** gibt es sehr wirksame und meist gut verträgliche Medikamente gegen die exzessive Schläfrigkeit und die anderen typischen Symptome.
- Auf geregelten Nachtschlaf und „Mittagsschläfchen" achten
- Aufklären, dass Alkoholkonsum und manche Medikamente die Schläfrigkeit verstärken
- Familie und soziales Umfeld aufklären und bei der Schlafhygiene einbeziehen
- Patienten vor Vorwurf der Faulheit schützen
- Soziale Unterstützung, um schulischem und beruflichem Versagen, Verkehrsgefährdung und Verlust des Arbeitsplatzes vorzubeugen

Bei Patienten mit **Schlafapnoesyndrom** ist zunächst bei der Gewichtsreduktion und der Alkoholabstinenz zu helfen. Nicht selten sind dadurch störende CPAP-Beatmung oder operative Maßnahmen zu verhindern oder zumindest hinauszuzögern.

> **Cave**
> Wegen der Gefahr, am Steuer einzuschlafen, liegt in schweren Fällen *Fahruntauglichkeit* vor, worauf der Patient explizit hinzuweisen ist.

Evidenz der Therapieempfehlungen

	Evidenzgrad	Therapieempfehlung
Narkolepsie		
Modafinil (Tagesmüdigkeit, Kataplexie)	A	I
ZNS-Stimulanzien	C	I
Antidepressiva (Kataplexie, auch hypnagoge Halluzinationen und Schlaflähmung)	C	I
Schlafapnoesyndrom		
CPAP (▶ Text)	A	I
Modafinil plus CPAP	A	I
Chirurgische Interventionen	C	IIa

Leitlinien – Adressen – Tipps

Leitlinien

Leitlinien der Deutschen Gesellschaft für Neurologie: Schlaf-bezogene Atmungsstörungen bei neurologischen Erkrankungen;
http://www.dgn.org/leitl.shtml
   Finnische Leitlinien: Laitinen et al. 2003

Internetadressen

Gute Kontaktadressen sind Selbsthilfegruppen:
- http://www.dng-ev.de
  Deutsche Narkolepsiegesellschaft
- http://www.narcolepsy.org.uk
  Narcolepsy Association UK (englisch)
- http://www.narcolepsy.com
  Narcolepsy Foundation (amerikanisch)

Tipps für Patienten

Informieren Sie sich im Internet über wirksame Medikamente und andere Behandlungsmöglichkeiten.

Haben Sie eine Narkolepsie, richten Sie Ihr berufliches Leben so ein, dass Sie kurz mal zwischendurch ein Nickerchen machen können. Erläutern Sie Kollegen, dass es nicht Faulheit oder Interesselosigkeit ist, weshalb Sie manchmal etwas dösen müssen, sondern eine Krankheit, für die Sie nichts können.

Liegt ein Schlafapnoesyndrom vor, meiden Sie Alkohol und verringern Sie unter ärztlicher Überwachung Ihr Gewicht, um Operationen oder die oft störende Atemmaske zu vermeiden.

Legen Sie Ihren Führerschein zur Seite und fahren Sie nicht Auto, solange Sie tagsüber plötzlich so müde werden, dass Sie es gar nicht mehr bis an den Straßenrand schaffen.

Literatur

Khatami R, Bassetti CL (2003) Narcolepsy. Schweizer Archiv für Neurologie und Psychiatrie 154: 339–348

Laitinen LA, Anttalainen U, Pietinalho A, Hamalainen P, Koskela K (2003) Sleep apnoea: Finnish national guidelines for prevention and treatment 2002–2012. Respir Med 97: 337–365

Pack AI, Black JE, Schwartz JRTL, Matheson JK (2001) Modafinil as adjunct therapy for daytime sleepiness in obstructive sleep apnea. Am J Respir Crit Care Med 164: 1675–1681

Scammell TE (2003) The neurobiology, diagnosis, and treatment of narcolepsy. Ann Neurol 53: 154–166

White J, Cates C, Wright J (2002) Continuous positive airways pressure for obstructive sleep apnoea. Cochrane Database of Systematic Reviews 2: CD001106

85 Idiopathisches Parkinson-Syndrom und andere Basalganglienerkrankungen

W. H. Oertel, D. Brandstädter, K. Eggert

85.1 Idiopathisches Parkinson-Syndrom – 1386
85.1.1 Grundlagen – 1386
85.1.2 Therapie – 1387
85.1.3 Praktische therapeutische Probleme – 1391
85.1.4 Therapie psychiatrischer Probleme – 1394
85.1.5 Vegetative Störungen – 1395
85.1.6 Besondere Konstellationen – 1395

85.2 Multisystemdegenerationen – 1396
85.2.1 Multisystematrophie (MSA) – 1396
85.2.2 Progressive supranukleäre Blickparese (PSP) – 1397
85.2.3 Demenz vom Lewy-Körper-Typ (DLB) – 1398

85.3 Tremorsyndrome – 1398
85.3.1 Essentieller (familiärer) Tremor – 1399
85.3.2 Andere Tremorsyndrome – 1399

85.4 Chorea – 1399

85.5 Dystonien – 1400

85.6 Andere Bewegungsstörungen – 1400

Literatur – 1401

Die Basalganglien umfassen das Striatum (Nucleus caudatus, Putamen), den Globus pallidus, die Substantia nigra und den Nucleus subthalamicus. Die Dopamindefiziterkrankung *Morbus Parkinson* (idiopathisches Parkinson-Syndrom, IPS) geht mit einer Degeneration der dopaminergen Substantia nigra pars compacta einher (Flaherty u. Graybiel 1994). Das IPS ist die häufigste Basalganglienerkrankung mit mehr therapeutischen Optionen als für jede andere Basalganglienstörung. Entsprechend befasst sich das Kapitel vornehmlich mit der symptomatischen Pharmakotherapie und der funktionell-neurochirurgischen Behandlung des IPS. Weitere besprochene Erkrankungen sind die Multisystematrophie, die progressive supranukleäre Blickparese, die Demenz vom Lewy-Körper-Typ, die Chorea Huntington, Dystonien, der essentielle Tremor sowie andere Tremorformen.

85.1 Idiopathisches Parkinson-Syndrom

85.1.1 Grundlagen

Klinik

Das idiopathische Parkinson-Syndrom (IPS, Morbus Parkinson) geht mit der Degeneration dopaminerger Neurone in der Substantia nigra einher. Am IPS leiden etwa 100–200/100.000 Einwohner (de Rijk et al. 1997). Mit zunehmendem Alter steigt die Häufigkeit des IPS. Klinisch ist die Erkrankung durch die klassische Trias **Akinese**, **Rigor** und **Ruhetremor** gekennzeichnet (Marsden 1994). Im Verlauf der Erkrankung ist eine Störung der Stellreflexe nachweisbar.

- **Akinese:** Unter Akinese versteht man die Verlangsamung (Bradykinese), Verminderung (Hypokinese) bzw. Aufhebung (Akinese) spontaner Bewegungen. Die Bewegungsstörung kann sich in einer gestörten Feinmotorik (z. B. Schwierigkeiten beim Schreiben oder Knöpfen), einem verminderten Gesichtsausdruck (Hypomimie), einem kleinschrittigen Gangbild mit vermindertem Mitschwingen der Arme oder Mühe, sich im Bett zu drehen oder aus dem Stuhl aufzustehen, manifestieren.
- **Rigor:** Er entsteht durch eine tonische Kokontraktion von Agonisten und Antagonisten. Klinisch imponiert der Rigor als erhöhter Widerstand bei passiver Bewegung eines Gelenks. Diese Tonuserhöhung ist, im Gegensatz zur Spastik, in Flexoren und Extensoren etwa gleich. Bei gleichzeitig vorhandenem Tremor ist das sog. Zahnradphänomen nachweisbar.
- **Ruhetremor:** Der Ruhetremor entwickelt sich aufgrund einer alternierenden Agonisten-Antagonisten-Aktivierung. Er ist zu Beginn häufig einseitig, hat eine Frequenz von 4–6 Hz, ist distal betont und nimmt bei Aufregung zu. Bei 30–60 % aller Patienten tritt neben dem **Ruhetremor** auch ein **Haltetremor** auf.
- **Weitere Symptome:** Akinese und Rigor führen häufig zu Schmerzen, etwa im Schultergelenk, die als Frühsymptom verkannt werden können. Daneben kann es beim IPS zu einer Verlangsamung des Denkablaufes (**Bradyphrenie**) und zu vegetativen und psychiatrischen Störungen wie Depression, Demenz (Biggins et al. 1992) oder zu einer medikamenteninduzierten Psychose kommen.

Ätiologie und Pathogenese

Die Ursache des dopaminergen Zellverlustes ist unklar, jedoch gibt es Hinweise für eine gestörte Funktion der mitochondrialen Atmungskette. Auch oxidativer Stress durch den erhöhten Anfall bzw. verminderten Abbau von freien O_2-Radikalen scheint zur Zellschädigung beizutragen (Jenner 1994; Schapira 1994; Snyder u. D'Amato 1986). Eine familiäre Häufung ist häufiger als früher angenommen. Bis 2003 sind mehrere Gene, teils mit autosomal-dominantem, teils mit autosomal-rezessivem Erbgang identifiziert worden. Das bislang bedeutendste Gen ist α-Synuklein (PARK 1). Mutationen im α-Synuklein-Gen sind zwar nur für einen kleinen Prozentsatz der familiären Parkinson-Syndrome verantwortlich, jedoch konnte nachgewiesen werden, dass α-Synuklein wesentlicher Bestandteil von Lewy-Körpern, einem neuropathologischen Charakteristikum des IPS, ist (Spillantini et al. 1997). Alle bislang bekannten Mutationen sind entweder direkt oder indirekt mit dem Ubiquitin-Proteasom-vermittelten Proteindegradationsweg assoziiert (Gasser 2003).

Differenzialdiagnose

Vom IPS sind andere neurodegenerative Erkrankungen sowie symptomatische Parkinson-Syndrome (PS) abzugrenzen.

Andere neurodegenerative Erkrankungen. Hiervon abzugrenzen sind neben der Alzheimer-Erkrankung andere neurodegenerative Basalganglienerkankungen wie die Demenz vom **Lewy-Körper-Typ (DLB)**, die **Multisystematrophie (MSA)** oder die **progressive supranukleäre Blickparese (PSP)**, bei denen eine akinetisch rigide Symptomatik Teil eines ausgedehnteren Krankheitsprozesses darstellt, sowie symptomatische Parkinson-Syndrome, z. B. nach Therapie mit klassischen Neuroleptika. ◘ Übersicht 85-1 fasst „Warnzeichen" zusammen, die die Diagnose eines IPS in Frage stellen sollten.

Übersicht 85-1
Klinische Befunde, die die Diagnose eines IPS in Frage stellen. (Mod. nach Quinn 1994)

- rasche Progredienz (MSA, PSP)
- frühe Stürze (PSP)
- trotz Therapie nach etwa 4 Jahren dauerhaft im Rollstuhl (MSA)
- irregulärer Tremor, Myoklonus (MSA)
- autonome Störungen, insbesondere Impotenz beim Mann oder verringerte genitale Empfindlichkeit bei der Frau vor Beginn der bzw. früh parallel zur akinetisch-rigiden Symptomatik (MSA)
- nur partielles oder fehlendes Ansprechen auf ausreichende Dosen (800–1000 mg/Tag) von L-Dopa (MSA, PSP)
- atypische, durch L-Dopa induzierte Dyskinesien, besonders in Gesicht und Nacken, häufig durch kleine Dosen von L-Dopa ausgelöst (MSA)
- pathologische Augenbewegungen, insbesondere vertikale Blickparese (PSP)
- ausgeprägte Dysarthrie/Dysphagie (MSA, PSP)
- fluktuierende kognitive Leistungsfähigkeit (DLB)
- fluktuierend auftretende visuelle Halluzinationen (DLB)

Symptomatische PS. Das **medikamentös induzierte Parkinson-Syndrom** ist häufig klinisch nicht vom IPS zu unterscheiden. ◘ Tabelle 85-1 fasst die wichtigsten Pharmaka, die eine derartige Störung auslösen können, zusammen. Wenn möglich, sollte die auslösende Substanz sofort abgesetzt werden. Bei den meisten Patienten mit diesem Beschwerdebild bessert sich die Symptomatik innerhalb von 4–8 Wochen. Im Rahmen einer **subkortikalen arteriosklerotischen Enzephalopathie (chronisch vaskuläre Enzephalopathie, CVE)** kann es ebenfalls zu einer parkinsonartigen Symptomatik kommen: diese betrifft überwiegend die Beine mit engbasigem kleinschrittigem Gang und Start- und Stoppphänomen bei oft erhaltener Beweglichkeit der Arme. Zusätzlich sind meist fokalneurologische Ausfälle und eine Demenz nachweisbar. Dieses Krankheitsbild spricht nicht auf die Gabe von L-DOPA an.

Andere symptomatische Ursachen (hypoxisch bedingt, postinfektiös) sind selten (Jellinger 1986). Manifestiert sich ein akinetisch-rigides Syndrom vor dem 55. Lebensjahr, ist grundsätzlich ein Morbus Wilson auszuschließen (Oertel u. Fahn 2003).

◘ **Tabelle 85-1.** Die wichtigsten Medikamente, die ein Parkinson-Syndrom induzieren können

Arzneistoff	Präparatenamen (Beispiele)
Alle Neuroleptika außer Clozapin, Quetiapin	außer Leponex, Seroquel
Metoclopramid	Paspertin, Gastrosil, MCP-ratiopharm
Alizaprid	Vergentan
Sulpirid	Dogmatil, Meresa
Cinnarizin	Stutgeron
Flunarizin	Sibelium
α-Methyldopa	Presinol
Reserpin	Briserin
Ciclosporin A	Sandimmun

Normaldruckhydrozephalus (NPH). Vom IPS zu unterscheiden ist ferner der Normaldruckhydrozephalus. Dieser kann sich, ähnlich wie das IPS oder die CVE, durch eine Gangstörung mit kleinschrittigem, allerdings breitbasigem Gang manifestieren, ist aber typischerweise von Demenz und Blasenstörungen begleitet. Die Arme sind frei von Akinese, Rigor findet sich nicht, ein Ruhetremor gelegentlich distal in den oberen Extremitäten. Im CCT zeigt sich beim NPH typischerweise eine Erweiterung der inneren Ventrikelräume.

85.1.2 Therapie

Beim IPS ist ein flexibles Therapieschema, abhängig von Alter, Symptomatik und Primärpersönlichkeit des Patienten erforderlich (Oertel u. Fahn 2003; S2-Leitlinien der Deutschen Gesellschaft für Neurologie 2003). Die Behandlungsverfahren sind in der ◘ Übersicht 85-2 zusammengestellt.

Übersicht 85-2
Behandlungsmaßnahmen beim Parkinson-Syndrom

- Pharmakotherapie
- Beeinflussung des dopaminergen Systems
- Beeinflussung weiterer, insbesondere cholinerger und glutamaterger Transmittersysteme
- stereotaktische Operation (Tiefenhirnstimulation)

- spezifische Krankengymnastik
- Ergotherapie, Logopädie
- passive physikalische Maßnahmen
- internistische und andere Begleittherapie
- psychosoziale Betreuung

Akinetische Krisen sind eine absolute Indikation zur Klinikeinweisung, während medikamentöse Neueinstellungen oder Umstellungen relative Indikationen darstellen. Im fortgeschrittenem Stadium kann eine stationäre Betreuung auch aufgrund zunehmender Nebenwirkungen der medikamentösen Therapie oder psychotischer Störungen (▶ Abschn. 85.1.4) notwendig werden.

Medikamentöse Therapie

Es handelt sich um eine Dauertherapie (Oertel u. Fahn 2003). Da das IPS vornehmlich mit einem zentralen Dopamin-Defizit-Syndrom einhergeht, konzentriert sich die Pharmakotherapie des IPS im Wesentlichen auf eine Korrektur dieser Störung. Eine wichtige Säule der Behandlung stellen Kombinationspräparate des Dopaminvorläufers **L-Dopa** mit einem peripheren Decarboxylasehemmer **(PDI)** dar. Zunehmend gewinnen **Dopaminagonisten** vom Ergot- oder Non-Ergot-Typ als initiales Monotherapeutikum oder in Kombination mit L-Dopa an Bedeutung. Daneben kommen NMDA-Antagonisten, Anticholinergika sowie Medikamente, die den Abbau von L-Dopa bzw. Dopamin hemmen (sog. COMT- bzw. MAO-B-Hemmer), zum Einsatz.

Auswahl, Dosis und Einnahmezeitpunkt des jeweiligen Medikamentes richten sich nach folgenden Gesichtspunkten:

Symptomausprägung, Erkrankungsstadium, Lebensalter und damit berufliche Situation, neurologische und andere Begleiterkrankungen, individuelle Verträglichkeit.

L-Dopa (in Kombination mit einem peripheren Decarboxylasehemmer)

L-Dopa, der direkte Vorläufer von Dopamin, stellt nach wie vor den „Goldstandard" in der Pharmakotherapie des IPS dar. Im Gegensatz zu Dopamin passiert L-Dopa die Blut-Hirn-Schranke und wird in den verbleibenden dopaminergen Nervenzellen und Stützzellen zu Dopamin umgewandelt. Durch die Gabe eines peripheren Decarboxylasehemmers wie **Benserazid** oder **Carbidopa** kann die benötigte L-Dopa-Dosis auf etwa ein $1/5$ gesenkt werden. Hierdurch kommt es zu einer deutlichen Verminderung der peripheren Nebenwirkungen. Eine Behandlung mit reinen L-Dopa-Präparaten ist daher obsolet. Die beiden im Handel befindlichen Decarboxylaseinhibitoren (PDI) Benserazid und Carbidopa sind grundsätzlich gleichwertig, die Pharmakokinetik der Kombinationspräparate ist jedoch **etwas unterschiedlich**: L-Dopa/Benserazid (Madopar) flutet schneller an als die Kombination von L-Dopa und Carbidopa (Isicom, Nacom, Striaton). Umstellungsversuche bei ungenügender Wirkung sind gerechtfertigt (Lieberman et al. 1978).

Standardpräparate von L-Dopa. Zunächst sollte (morgens) mit einer Dosis von 50 mg L-Dopa begonnen werden. Die anzustrebende Erhaltungsdosis ergibt sich aus dem Schweregrad der Erkrankung, der erreichten Besserung durch die Therapie sowie einem möglichst geringen Auftreten von Nebenwirkungen. Nach einer Steigerung um 50–100 mg alle 3–7 Tage wird so in den ersten 3–6 Monaten eine Einstellung auf 100 mg, selten 200 mg/3-mal täglich vorgenommen. Der Effekt einer Einzeldosis tritt in der Regel nach 30–40 min auf und hält **in der Frühphase** 4 und mehr Stunden an. Der Nutzen der medikamentösen Therapie ist häufig bereits nach einigen Tagen spürbar, zeigt sich bei manchen Patienten jedoch erst nach einigen Wochen oder Monaten.

> **Praxistipp**
> In der Regel wird der maximale Effekt der L-Dopa Therapie nach 3–6 Wochen erreicht, eine weitere Erhöhung der L-Dopa-Dosis sollte langsam und stufenweise erfolgen.

In den ersten 2 Jahren kann in der Regel ein konstantes Ansprechen auf die Medikation beobachtet werden („L-Dopa honeymoon"), häufig entwickelt sich jedoch ab dem 3. Jahr der Behandlung zunehmend eine Verkürzung der Wirkdauer („wearing off").

L-Dopa-Retardpräparate. Während Standard-L-Dopa-Präparate im fortgeschrittenen Stadium eine Wirkdauer von 1–3 h haben, wirken Retardpräparate etwa für 2–4 h. Die verlängerte Wirkung wird mit einem verzögerten Wirkeintritt erkauft, da es erst nach etwa 75 min zu einer Besserung der klinischen Symptomatik kommt, während diese bei Standardpräparaten nach etwa 40 min erfolgt. Die Retardpräparate haben eine Bioverfügbarkeit von etwa 70%. Sie finden vornehmlich bei der Behandlung nächtlicher Akinesien (▶ unten) in einer Dosis von 100–200 mg L-Dopa Verwendung. Daneben kommen sie bei Patienten mit fortgeschrittener Erkrankung zum Einsatz, die tagsüber einen Wirkverlust des Standardpräparates aufweisen („wearing off", ▶ unten).

Der Hauptnachteil dieser Präparate besteht in ihrer **schlechteren Steuerbarkeit**. Einerseits können proteinhaltige Speisen ihre Aufnahme – noch stärker als unter L-Dopa-Standardpräparaten – beeinträchtigen. Andererseits besteht die Gefahr eines stark verzögerten Wirkungsbeginns und der dann möglichen Kumulation der Dosen mit Wirkungsbeginn am Nachmittag, begleitet von ausgeprägter Dyskinesie.

Lösliche L-Dopa-Präparate. Wird schnell lösliches L-DOPA (z. B. Madopar 125 LT) ohne oder mit Flüssigkeit geschluckt, verkürzt sich der Wirkeintritt gegenüber herkömmlichen Präparaten um etwa 10 min. Diese Präparation kann in der Behandlung morgendlicher oder nachmittäglicher Startschwierigkeiten von Nutzen sein, daneben kommt sie bei Patienten mit Schluckstörungen zum Einsatz.

Dopaminagonisten

Dopaminagonisten wirken direkt an den postsynaptischen Rezeptoren und benötigen daher, im Gegensatz zu L-Dopa, keinen Syntheseschritt für ihre Bioaktivität. Chemisch kann zwischen **Ergot-Derivaten** (Bromocriptin, Cabergolin, α-Dihydroergocriptin, Lisurid, Pergolid) und **Nicht-Ergot-Derivaten** (Pramipexol, Ropinirol) unterschieden werden. Die letztgenannten wurden v. a. deshalb entwickelt, weil die eingeschränkte Verträglichkeit der Ergot-Dopaminagonisten, insbesondere beim älteren Menschen, z. B. in Form von Übelkeit und Erbrechen, Kreislaufstörungen mit orthostatischer Dysregulation oder Herzrhythmusstörungen, z. T. auf ergotaminähnliche Effekte zurückgeführt wird. Alle Dopaminagonisten – und auch L-Dopa – können bei einer Minderheit der Patienten eine ausgeprägte Tagesmüdigkeit bewirken. Die verschiedenen Substanzen differieren vornehmlich durch ihre Wirkdauer und ihre unterschiedliche Affinität zu den 5 Dopaminrezeptorsubtypen D1–D5. Da – mit wenigen Ausnahmen – keine Studien publiziert sind, die diese Medikamente direkt untereinander vergleichen, ist die Auswahl des Dopaminagonisten individuell nach Wirksamkeit und Verträglichkeit und nach persönlicher Erfahrung des Behandelnden zu treffen. Präparate mit kurzer bis mittellanger Halbwertszeit zeichnen sich durch gute Steuerbarkeit aus, während Dopaminagonisten mit langer Halbwertszeit den Vorteil einer besseren Compliance haben können, da eine Einnahme nur 1-mal (maximal 2-mal) täglich erforderlich ist.

Indikation. Medikamente dieser Gruppe zeichnen sich bei Monotherapie im Vergleich zu L-Dopa durch selteneres Auftreten von medikamenteninduzierten Dyskinesien und Wirkungsschwankungen aus (Rascol et al. 2000). Es wird daher empfohlen, Dopaminagonisten als Initialtherapie bei Patienten einzusetzen, die vor dem 70. Lebensjahr am IPS erkranken, da diese Patientengruppe unter L-Dopa Monotherapie eher ausgeprägte Wirkfluktuationen und/oder Dyskinesien entwickelt als ältere Patienten. Im Vergleich zur Monotherapie mit L-Dopa wird allerdings häufig erst nach Wochen langsamer Aufdosierung eine Wirkung spürbar. Weiterhin bessert eine Monotherapie mit L-Dopa die motorischen Beschwerden häufig in einem Ausmaß, das bei einer Monotherapie mit Dopaminagonisten nur in etwa der Hälfte der Fälle in den ersten 2 Jahren erreicht werden kann. Bei älteren Patienten werden orale Dopaminagonisten in der Regel im Rahmen einer Kombinationstherapie mit L-Dopa verwandt und können dann das Auftreten von Wirkungsfluktuationen durch eine Reduktion der Gesamtdosis von L-Dopa verringern bzw. hinauszögern (▶ unten; Oertel u. Fahn 2003). Dosis, Halbwertszeit und andere wichtige Daten aller oralen Dopaminagonisten sind in ◘ Tabelle 85-2 zusammengefasst.

Gabe von Domperidon. Zu Therapiebeginn empfiehlt sich die zusätzliche Gabe des peripheren Dopaminrezeptorantagonisten **Domperidon** (Motilium) in einer Dosis von 3-mal 20 mg/Tag ca. 30 min vor Gabe des Dopaminagonisten zur Reduzierung der typischen Nebenwirkungen wie Übelkeit, Erbrechen, aber auch Blutdruckabfall mit orthostatischen Beschwerden. Selten können unter Therapie mit Ergot-Derivaten Retroperitoneal- und Pleurafibrosen oder periphere Ödeme auftreten.

Apomorphin. Apomorphin ist der stärkste zugelassene Dopaminagonist. Es findet vornehmlich im fortgeschrittenen Stadium, d. h. bei schweren Wirkungsfluktuationen

◘ Tabelle 85-2. Dopaminagonisten: Dosierungen und Pharmakokinetik

Dopaminagonist	ERGOT					NON-ERGOT	
	Bromocriptin	Lisurid	Pergolid	α-DHEC	Cabergolin	Ropinirol	Pramipexol
durchschnittliche Tagesdosis [mg]	15 (5–30)	0,6–1,2	3 (1,5–3)	60	2–4	9	1,5
maximale Tagesdosis [mg]	30–120	2–3	5–8	120	6–10	24	3
Titrationszeit (Wochen)	6	5	8	10	6	4–8	3
Halbwertszeit [h]	6	2	7–16	15	65	6	8–12
Elimination	Leber	Leber	Leber	Leber	Leber	Niere	Niere

sowie in der akinetischen Krise seine Anwendung (Steiger et al. 1992). Apomorphin wird subkutan in Einzeldosen von 2–5 mg oder kontinuierlich über ein Pumpensystem verabreicht. Vorbehandlung mit Domperidon (Motilium) ist hier obligatorisch.

Catechol-O-Methyl-Transferase-Hemmer (COMT-Hemmer)

Catechol-O-Methyl-Transferase (COMT) ist ein wichtiges Abbauenzym von L-Dopa. Das Medikament Entacapon hemmt COMT peripher und führt zu einer Verlängerung der Anwesenheit von L-Dopa im Plasma, bedingt einen längeren L-Dopa-Übertritt in das Gehirn und damit eine längere zentrale Wirkung von L-DOPA. Insgesamt wird eine Verlängerung der „on"-Zeit um 10–15% erreicht. Das Medikament wird daher vornehmlich bei Patienten mit Wirkungsfluktuationen eingesetzt (Dingemanse 2000).

Entacapon (200 mg) muss nicht langsam einschleichend gegeben werden. Zusammen mit jeder L-Dopa-Einzeldosis eingenommen, ist es ab dem ersten Tag bereits wirksam. Durch Entacapon kann die Dauer von „on"-Dyskinesien (▶ unten) verlängert und in seltenen Fällen auch in ihrer Ausprägung verstärkt werden. Durch Dosisreduktion von L-Dopa um 10–20% können diese Nebeneffekte häufig behoben werden. Seit November 2003 ist eine Dreifachkombination aus Levodopa, Carbidopa und Entacapon in nur einer Tablette zugelassen. Diese Dreifachkombination vereinfacht das Einnahmeregime und ist für die Indikation „wearing off" zugelassen.

> **Praxistipp**
> Besonders in den ersten 2 Wochen sollte ein häufiger (Telefon-)Kontakt mit dem Patienten aufrechterhalten werden, um eine Überwachung der Wirkung bzw. Nebenwirkungen sicherzustellen.

Nebenwirkungen. Häufigste Nebenwirkung sind Durchfälle, die etwa 6–8 Wochen nach Therapiebeginn bei etwa 4% aller Patienten auftreten und selten das Absetzen des COMT-Hemmers erfordern.

Monoaminoxidase-B-Hemmer Selegilin (Deprenyl)

Selegilin hemmt irreversibel und in der empfohlenen Dosis selektiv das dopaminabbauende Enzym Monoaminoxidase B (MAO B) und erhöht hierdurch die Dopaminkonzentration im synaptischen Spalt. Eine initiale Monotherapie mit Selegilin verzögert die Notwendigkeit einer L-Dopa-Therapie um 9 Monate; dies scheint jedoch keinen Einfluss auf das spätere Auftreten von L-Dopa-assoziierten Nebenwirkungen („wearing off", „On/Off-Dyskinesien") zu haben (Parkinson Study Group 1993, 1996). Ein postulierter (Tetrud u. Langston 1989) neuroprotektiver Effekt des Medikamentes ist klinisch nicht nachgewiesen. Unbestritten bleibt jedoch, dass eine Kombinationstherapie von L-Dopa und Selegilin eine Reduzierung der L-Dopa-Dosis erlaubt.

> **Praxistipp**
> Selegilin kann entweder einmal morgens (5–10 mg) oder in eine morgendliche und mittägliche Dosis geteilt (2-mal 5 mg) gegeben werden, eine abendliche Gabe ist zu vermeiden, da dies zu Schlafstörungen führen kann.

Nebenwirkungen. L-Dopa induzierte Überbewegungen („Dyskinesien") können verstärkt werden. Die von den unspezifischen Monoaminoxidase-Hemmern bekannten ernsten Nebenwirkungen, speziell Blutdruckkrisen, sind von Selegilin bei der üblichen Dosierung von 10 mg/Tag nicht zu befürchten, besondere Diätvorschriften sind nicht erforderlich. Diese Substanz kann im Einzelfall zu einer häufig schwer ausgeprägten orthostatischen Hypotension und anderen kardiovaskulären Regulationsstörungen führen (Churchyard et al. 1997; Turkka et al. 1997).

 Cave
Unter Medikation mit MAO-B-Hemmern können im fortgeschrittenen Stadium vermehrt *Psychosen* auftreten. Eine weitere Kontraindikation stellt die gleichzeitige Einnahme von Serotoninwiederaufnahmehemmern, z. B. Fluoxetin (Fluctin) dar.

Amantadin

Amantadin wirkt antagonistisch am N-Methyl-D-Aspartat (NMDA)-Rezeptor (Bormann 1989). Darüber hinaus besteht eine anticholinerge Komponente. Diese Substanz beeinflusst vornehmlich Akinese und Rigor, daneben kann aber auch eine Linderung des Tremors beobachtet werden. Amantadin reduziert L-Dopa-induzierte Dyskinesien (Oertel u. Fahn 2003).

Die Einführung potenter Dopamimetika hat die Bedeutung von Amantadin zurückgedrängt. Dieses Medikament kann bei jungen Patienten in Erwägung gezogen werden, um den Beginn der L-Dopa-Therapie zu verzögern. Prospektive Langzeitstudien hierzu fehlen jedoch. Vor allem in hohen Dosen kann Amantadin zu visuellen Halluzinationen führen. Diese treten besonders bei älteren Patienten mit vorbestehenden kognitiven Störungen, einer Niereninsuffizienz oder einer zusätzlichen anticholinergen Therapie auf (Ing et al. 1979). Ebenso kann Amantadin zu einer Livedo reticularis und zu Knöchelödemen führen.

Bei einer oralen Therapie sind 2- bis 3-mal 100 mg, maximal 2- bis 3-mal 200 mg zu verschreiben, bei Niereninsuffizienz sollte die Dosis deutlich verringert werden. Für die Therapie der akinetischen Krise ist Amantadin auch als Infusion verfügbar.

> **! Cave**
> Sollte ein Absetzen des Medikamentes nötig werden, so muss dies langsam und schrittweise erfolgen, da bei plötzlichem Absetzen akute Verwirrtheitszustände auftreten können. Keine abendliche Gabe – Schlafstörungen!

Das dem Amantadin nahestehende Präparat Budipin ist wegen kardialer Nebenwirkungen (QT_c-Zeit Verlängerung) nur unter regelmäßiger EKG-Kontrolle einzusetzen.

Anticholinergika

Anticholinergika beeinflussen vornehmlich Rigor und Ruhetremor. Sie verursachen häufig eine Reihe von Nebenwirkungen wie Harnverhalten, Obstipation, Engwinkelglaukom, Mundtrockenheit sowie Einschränkung kognitiver Fähigkeiten (Konzentration, Gedächtnis). Sie sind kontraindiziert bei Patienten mit Demenz und sollten grundsätzlich nur mit Zurückhaltung und Vorsicht bei älteren Patienten eingesetzt werden (Syndulko et al. 1981).

Dosierung. Die Behandlung sollte einschleichend erfolgen. Mittlere Tagesdosen gebräuchlicher Anticholinergika sind:
- Biperiden und Bornaprin jeweils 6(–12) mg
- Trihexyphenidyl 4–10 mg
- Metixen 5–15 mg

> **Praxistipp**
> Abruptes Absetzen ist zu vermeiden, ggf. sollten Anticholinergika langsam über Wochen ausgeschlichen werden.

Nichtmedikamentöse Behandlung

Interaktion mit Nahrung. L-Dopa wird aktiv durch die Duodenalwand in das Blut und durch die Blut-Hirn-Schranke in das Gehirn transportiert. Da neutrale Aminosäuren mit L-Dopa um den gleichen Transportmechanismus konkurrieren, kann eine proteinreiche Nahrung zu verminderten Plasmaspiegeln und einer verminderten zerebralen Verfügbarkeit von L-Dopa führen.

> **Praxistipp**
> Daher sollte den Patienten geraten werden, L-Dopa deutlich *zeitversetzt* von der Mahlzeit (d. h. $^{1}/_{2}$–1 h bevor oder 1,5 h danach) einzunehmen. Im Einzelfall ist eine proteinarme Diät indiziert (Carter et al. 1989).

Krankengymnastik. Viele Patienten mit IPS profitieren kurzfristig von gezielten krankengymnastischen Übungen. Die Krankengymnastik sollte idealerweise auf neurophysiologischer Grundlage durch einschlägig erfahrene Therapeuten erfolgen.

Massagen, Fangopackungen und andere passive Maßnahmen sind objektiv wenig nützlich, werden aber als angenehm empfunden und können ggf. die Akinese und Rigor bedingten muskulären Verspannungen etwas lindern.

Selbsthilfegruppen. Die Bewegungsarmut und Hypomimie des Parkinson-Patienten wird von Angehörigen nicht selten als mangelnder eigener Wille und Anteilslosigkeit interpretiert. Kontakte mit anderen Betroffenen und Gespräche mit psychologisch geschulten Fachkräften können zur Bewältigung hierdurch entstehender Probleme von Nutzen sein und werden häufig durch Einbindung in Selbsthilfegruppen (Deutsche Parkinson-Vereinigung, dPV) erleichtert.

Behandlungsausweis. Das Ausstellen eines Behandlungsausweises ist empfehlenswert, da die Unterbrechung der Langzeitmedikation zu schweren Komplikationen, z. B. einer akinetischen Krise beim Parkinson-Syndrom, führen kann.

Operative Maßnahmen. Die funktionelle Neurochirurgie gewinnt durch die stereotaktisch durchgeführte Pallidotomie bzw. Implantation von Elektroden zur Hochfrequenzstimulation im Nucleus subthalamicus (oder Globus pallidus internus) zunehmend an Bedeutung, bleibt jedoch spezialisierten Zentren vorbehalten (Limousin et al. 1998; Volkmann et al. 2001). Diese Therapieverfahren sind bei Patienten indiziert, die – trotz optimierter Pharmakotherapie – unter ausgeprägten Wirkungsfluktuationen und/oder starken On-Phase-Dyskinesien leiden. Die Indikationsstellung erfolgt durch neurologische Spezialambulanzen.

Zu den operativen Maßnahmen als Ultima Ratio bei stark ausgeprägtem Ruhetremor ▶ Abschn. 85.1.3.

85.1.3 Praktische therapeutische Probleme

Neueinstellung, Adaptation im Verlauf

Die Auswahl der Medikamente bei der Neueinstellung eines Parkinson-Patienten mit isolierten akinetisch-rigiden Beschwerden bzw. mit zusätzlichem Tremor richtet sich vornehmlich nach dem biologischen Alter des Patienten. Grundsätzlich sind Therapieentscheidungen von den Bedürfnissen des Patienten abhängig.

Ältere Patienten (> 70 Jahre). Patienten dieser Altersgruppe haben nicht selten internistische Begleiterkrankungen oder entwickeln kognitive Störungen. Bei Therapiebedarf empfiehlt sich zunächst eine Monotherapie mit L-Dopa (3-mal/Tag). Sollte sich ein Wirkverlust dieser Therapie einstellen, so ergeben sich 4 Optionen:
1. Erhöhung der Dosis bis ca. 600 mg/Tag
2. Kombination aus einem L-Dopa-Standardpräparat und einem COMT-Hemmer

3. Kombination aus einem L-Dopa-Standardpräparat und einem Dopaminagonisten
4. Kombination aus einem L-Dopa-Standardpräparat und einem L-Dopa-Retardpräparat zur Nacht

> **Dopaminagonisten** sollten nur langsam und vorsichtig dem L-Dopa-Präparat hinzugefügt werden. Amantadin und Selegilin sollten nur mit Vorsicht bei der multimorbiden Patientengruppe eingesetzt werden, auf Anticholinergika sollte gänzlich verzichtet werden.

Patienten unter 70 Jahren. In der Regel sollte bei diesen Patienten die Therapie mit einem Dopaminagonisten begonnen werden (Rascol et al. 2000), um das Auftreten von Dyskinesien hinauszuzögern (▶ unten). Ist jedoch eine möglichst schnelle, zuverlässige Besserung erforderlich, so bietet sich kurzfristig eine L-Dopa Monotherapie an. Dann ist eine frühe Kombinationstherapie mit einem Dopaminagonisten ratsam. Wird die Therapie mit einem Dopaminagonisten eingeleitet, so sollte die zusätzliche Gabe von L-Dopa möglichst hinausgezögert werden.

Multimorbide Patienten (alle Altersgruppen). In dieser Gruppe sollte eine L-Dopa Monotherapie durchgeführt werden. Bei unzureichender Wirkdauer kann die Dosisfrequenz von L-Dopa erhöht und/oder eine COMT-Hemmer Therapie hinzugefügt werden.

Primär fehlendes/ungenügendes Ansprechen auf L-Dopa

Häufigste Ursache für ein fehlendes bzw. ungenügendes Ansprechen auf L-Dopa ist die Fehldiagnose, d. h. die akinetisch-rigide bzw. Tremorsymptomatik ist nicht auf ein IPS zurückzuführen, sondern auf das Vorliegen einer anderen Erkrankung (▶ auch Übersicht 85-1).

> **Praxistipp**
> Nicht selten wird unzutreffenderweise auf ein fehlendes Ansprechen von L-Dopa geschlossen, weil eine zu geringe Dosis gewählt oder nicht berücksichtigt wurde, dass die Wirkung erst nach einigen Wochen eintreten kann.

Ein L-Dopa-Test, an spezialisierten Zentren auch ein Apomorphintest, kann das Ansprechen auf Dopamimetika überprüfen. Gelegentlich behindert die gleichzeitige Einnahme eiweißreicher Nahrung die Aufnahme von L-Dopa (▶ oben).

Tremor

Patienten sollten frühzeitig darüber aufgeklärt werden, dass die medikamentöse Therapie des Tremors häufig nur unbefriedigende Resultate zeigt. Folgende Therapierichtlinien sollten beachtet werden:

- initiale Therapie des Ruhetremors mit L-Dopa und/ oder Dopaminagonisten (z. B. Pramipexol, Pergolid)
- ggf. Anticholinergika, Amantadin oder Antihistaminika, Kontraindikation für Anticholinergika: Demenz, Alter > 65 J
- bei vorherrschendem Aktions- oder Haltetremor Therapieversuch mit nichtselektivem β-Blocker (z. B. Propranolol 20–40 mg 3-mal/Tag) oder Primidon (50–200 mg/Tag)
- für besondere Anlässe ggf. Einsatz von Tagestranquilizern
- bei ungenügendem Ansprechen: Versuch mit nicht für die Indikation zugelassenen Präparaten in spezialisierten Zentren (z. B. Clozapin)
- bei schwerer Ausprägung, ohne Besserung unter Pharmakotherapie und fehlenden Ausschlusskriterien: stereotaktische Läsion oder Hochfrequenzstimulation im Nucleus subthalamicus oder Nucleus ventralis intermediolateralis (VIM) des Thalamus

Wirkungsfluktuationen, sekundäres „Therapieversagen" von L-Dopa

Schwankungen in der klinischen Symptomatik des Parkinson-Patienten können entweder selten durch die Erkrankung selbst verursacht sein oder – in der Regel – durch die Therapie. Man unterscheidet eine „On-Phase" (gute Beweglichkeit unter Medikamentenwirkung) von einer „Off-Phase" (schlechte Beweglichkeit vor Eintritt oder nach Abklingen der Wirkung).

Off-Phase – Wearing-off/End-of-dose-Phänomen. Im Rahmen der Pharmakotherapie wird im fortgeschrittenen Krankheitsstadium zunächst ein Nachlassen der L-Dopa-Wirkdauer beobachtet. Frühzeichen dieses Wearing-off/End-of-dose-Phänomens sind nächtliche bzw. frühmorgendliche Akinese vor der ersten Medikamenteneinnahme und nachmittägliche Akinese. Im weiteren Verlauf kann es im Zeitraum von Minuten oder Sekunden zu plötzlichem Wirkverlust und einem ähnlich schnellen Wiedereintritt der Beweglichkeit kommen (paroxysmales „on-off"). Als *„freezing"* wird die Gangunterbrechung bezeichnet, die plötzlich und unvermittelt während des Gehens oder auch dann auftritt, wenn der Patient durch eine Tür hindurch treten will. Häufig gibt es bei diesen Phänomenen keinen klaren Zusammenhang zwischen dem Zeitpunkt der letzten Medikamenteneinnahme und dem Auftreten der Wirkungsschwankungen.

Mögliche therapeutische Maßnahmen bei Wearing-off/End-of-dose-Akinesien sind:

- Medikamenteneinnahme deutlich (30–60 min) vor dem Essen
- zusätzliche Gabe eines Dopaminagonisten
- zusätzliche Gabe eines COMT-Hemmers
- zusätzliche Gabe eines MAO-B-Hemmers

- zusätzliche Gabe von Amantadin
- Umstellung auf L-Dopa-Retardpräparate (Cave: schlechte Steuerbarkeit!)
- Verkürzung der Intervalle zwischen den einzelnen L-Dopa-Gaben sowie Verminderung der Einzeldosis zur Vermeidung einer Überdosierung
- Einnahme der ersten L-Dopa-Dosis sofort nach dem Aufwachen
- tagsüber proteinarme Kost
- für frühmorgendliche oder nachmittägliche Akinese lösliches L-Dopa

Praxistipp
Bei paroxysmalen On/Off-Fluktuationen können weniger, dafür höher dosierte, L-Dopa-Einzeldosen günstiger sein, da der Effekt einer hohen Einzeldosis für den Patienten wesentlich besser voraussagbar ist.

In Ausnahmefällen kann Apomorphin subkutan appliziert werden (intermittierende Injektionen oder kontinuierliche Infusion).

Dopamimetika-induzierte Dyskinesien (Chorea, Dystonie)

Zusätzlich zu den krankheitsbedingten „Überbewegungen" des IPS (Tremor, selten Dystonie) treten nach einigen Jahren häufig medikamenteninduzierte Dyskinesien auf. Diese choreatischen, seltener dystonen, Überbewegungen betreffen vornehmlich und distal betont die Extremitäten, seltener auch die Nacken- oder Rumpfmuskulatur.

> **!** Je länger ein Patient mit L-Dopa behandelt worden ist und je höher die dabei verwendete Dosis war, desto wahrscheinlicher wird das Auftreten der Dyskinesien.

Typischerweise treten zunächst zum Zeitpunkt des höchsten Medikamentenplasmaspiegels schmerzlose „peak dose dyskinesias" auf, später sind Dyskinesien häufig während der gesamten On-Phase vorhanden („plateau dyskinesia") und sistieren erst mit Beginn der Off-Phase. Selten kommt es zu sog. biphasischen Dyskinesien zu Beginn und Ende der On-Phase, die oft einer Dystonie entsprechen und vom Patienten als schmerzhafte Verspannung empfunden werden.

Praxistipp
Es sollte mit dem Patienten besprochen werden, ob er vorzieht, längere Zeit in der „On-Phase" (mit gleichzeitig vermehrten Dyskinesien) zu sein, oder ob er lieber längere Zeit in der „Off-Phase" ist, um dadurch die Zeitspanne zu verkürzen, in der er dyskinetisch ist.

Nicht selten empfinden die Angehörigen die Dyskinesien störender als der Patient selbst (Oertel u. Fahn 2003).

Therapie. Falls noch nicht erfolgt, sollte zusätzlich ein Dopaminagonist gegeben werden, um die L-Dopa-Dosis reduzieren zu können. Initial kann sogar zunächst eine Verstärkung der Dyskinesien auftreten. Erst bei (mittleren bis) hohen Dopaminagonistendosen stellt sich im Verlauf eine Abnahme der Dyskinesien ein. Amantadin reduziert das Ausmaß Dopamimetika-induzierter Dyskinesien. Bei manchen Patienten bewirkt eine zusätzliche Gabe von L-Dopa-Retardpräparaten eine Besserung der Peak-dose-Dyskinesie, biphasische Dyskinesien können sich jedoch hierbei auch verschlechtern. MAO-B-Hemmer oder COMT-Hemmer können Peak-dose-Dyskinesien verstärken. Entweder ist dann die L-Dopa-Dosis anzupassen oder der MAO-B- oder COMT-Hemmer wieder abzusetzen. Ein Absetzen dieser bestehenden Medikation ist daher gelegentlich mit einer Besserung dieser „Nebenwirkung" verbunden.

Dystonie. Sie sind oft schmerzhaft und treten häufig biphasisch auf, können sich jedoch auch nur zu Beginn oder gegen Ende der Wirksamkeit von L-Dopa bzw. des Dopaminagonisten manifestieren. Häufig kommt es hierbei zu morgendlichen fokalen Dystonien, typischerweise eines oder beider Füße.

Folgende Therapiestrategie scheint sinnvoll:
- diese Bewegungsstörung sistiert typischerweise, sobald der Patient in der „On-Phase" ist und spricht daher gut auf die Gabe von löslichem L-Dopa an. Eine Alternative stellt, falls verfügbar, die s.c.-Injektion von Apomorphin (2–5 mg) dar.
- sollte der Patient noch unter einer L-Dopa-Monotherapie sein, so kann die zusätzliche Gabe von Dopaminagonisten mit längerer Wirkdauer häufig eine Besserung bewirken,
- Zusatztherapiemöglichkeiten stellen ferner die Gabe von Baclofen (5–40 mg/Tag) oder die lokale Injektion von Botulinumtoxin dar. Diese Therapieform bietet sich besonders beim Vorliegen von Torticollis oder Blepharospasmus an.

Akinetische Krise

Die akinetische Krise ist eine lebensbedrohliche Komplikation des IPS. Sie kann sich über Wochen langsam oder aber auch subakut innerhalb von 24 h entwickeln, über Tage anhalten und zu einer völligen Immobilisierung des Patienten führen. Häufig treten Sekundärkomplikationen wie Dehydrierung, Venenthrombosen, Harnwegsinfektionen oder Pneumonien auf.

Auslösende Faktoren. Als auslösende Faktoren kommen v. a. eine Unterdosierung bzw. völlige Unterbrechung der dopaminergen Medikation in Frage. Des Weiteren können auch neu aufgetretene Störungen der Resorption (z. B.

durch Ileus, Diarrhö, Gastroenteritis, Antibiotikagabe) sowie interkurrierende Infektionen zu einer akinetischen Krise führen.

Therapie. Ist die akinetische Krise auf ein Absetzen der L-Dopa-Medikation zurückzuführen, ist die Therapie zunächst mit einer etwas niedrigeren Dosis als vor dem Absetzen zu initiieren. In den folgenden Tagen sollte die Dosis dann schnell gesteigert werden. Ist die akinetische Krise auf eine Unterdosierung von L-Dopa zurückzuführen, so sollte die Dosis um etwa 100–300 mg pro Tag erhöht werden, bis eine adäquate Verbesserung beobachtet werden kann (ggf. sind die L-Dopa-Medikamente in Flüssigkeit gelöst über eine Magensonde zu geben).

Weitere Therapiemöglichkeiten:
- ggf. Apomorphininjektion s.c.
- Amantadin 0,2–0,6 g/Tag langsam (!) i.v.
- intensivmedizinische Maßnahmen nach klinischem Bild (v. a. Flüssigkeits-Elektrolyt-Korrektur, Fiebersenkung)

85.1.4 Therapie psychiatrischer Probleme

Schlafstörungen

Schlafstörungen treten bei mehr als der Hälfte der Patienten auf. Im Einzelnen kann es zu Einschlafstörungen, verminderten REM-Schlafzeiten sowie einer Verkürzung der Schlafdauer kommen. Diese Schlafstörungen sind häufig auf eine nächtliche Akinese zurückzuführen, die etwa das Umdrehen im Bett erschwert oder unmöglich macht.

Therapie. Therapie der nächtlichen Akinese erfolgt mit L-Dopa-Retardpräparaten oder Dopaminagonisten mit langer Wirkdauer. Amantadine nicht später als ca. 15.00 Uhr geben, da es sonst zu einer Störung des REM-Schlafes kommen kann. Bei Schlafstörungen im Rahmen einer depressiven Symptomatik Gabe eines sedierenden Antidepressivums, z. B. Amitriptylin (25–50 mg), Doxepin (25–50 mg) oder Mirtazapin (niedrig dosiert z. B. 15 mg/Tag).

Agitierte Symptomatik, Psychosen

Exogene, medikamenteninduzierte Psychose können alle Medikamente verursachen, die in der Therapie des IPS Anwendung finden. Etwa 10–30 % aller Patienten mit IPS entwickeln visuelle Verkennungen, Halluzinationen bis paranoide Störungen während der Langzeittherapie mit L-Dopa oder Dopaminagonisten. Verwirrtheitszustände mit Desorientiertheit sind dagegen vornehmlich bei Vorliegen einer Demenz oder unter Therapie mit Anticholinergika zu beobachten.

Therapie. Falls möglich, Reduktion von MAO-B-Hemmer, COMT-Hemmer, Amantadin, Dopaminagonisten bzw. L-Dopa. Mittel der Wahl zur Therapie der psychotischen Symptomatik sind atypische Neuroleptika in niedrigen(!) Dosen (z. B. **Clozapin, Quetiapin**). Clozapin und Quetiapin verschlechtern – im Gegensatz zu herkömmlichen Neuroleptika – die Parkinson-Symptomatik nicht (Brandstädter et al. 2002). Unter Olanzepin ist bei zahlreichen IPS Patienten eine Zunahme der Parkinson-Symptomatik – z. T. mit Verzögerung von Wochen nach Therapiebeginn – beobachtet worden. Clozapin ist bei Patienten mit begleitender zerebrovaskulärer Erkrankung oder ausgeprägter zerebraler Atrophie zurückhaltend anzuwenden, da es bei diesen Patienten unwirksam ist oder **aggressives Verhalten** auslösen kann. Clozapin, aber nicht Quetiapin, führt in etwa 1 % zu einer Leukopenie oder Agranulozytose, dies macht wöchentliche, später monatliche **Blutbildkontrollen** notwendig.

 Cave
Klassische Neuroleptika wie Haloperidol sind kontraindiziert.

Beim Auftreten psychotischer Symptomatik nach Operationen oder interkurrenten Erkrankungen ist stets eine **Dehydrierung** als Ursache der Störungen in Erwägung zu ziehen. Eine Korrektur dieser Dehydrierung führt in der Regel zum Abklingen der Symptomatik.

Depression

Depression ist ein häufiges Problem bei Parkinson-Patienten, etwa ein Drittel aller Patienten zeigen länger dauernde depressive Phasen. Es besteht keine klare Korrelation zwischen dem Grad der motorischen Störung und der Ausprägung der Depression; die depressive Symptomatik kann somit auch nach Einleiten einer dopamimetischen Therapie fortbestehen. Häufig wird eine zusätzliche antidepressive Therapie notwendig:
- Morgens ist die Gabe eines antriebssteigernden Antidepressivums, z. B. **Imipramin** (25 mg) anzuraten, während abends sedierende Medikamente wie **Amitriptylin** (25–150 mg) oder **Doxepin** (10–100 mg) anzuordnen sind.
- Bei schlechter Verträglichkeit der oben genannten Antidepressiva, z. B. aufgrund zu starker **anticholinerger Nebenwirkungen**, sind selektive Serotoninwiederaufnahmehemmer (SSRI) wie z. B. **Paroxetin** einzusetzen. Die Erfahrung mit neueren Antidepressiva (z. B. Mirtazapin, Edronax) ist beim IPS noch begrenzt.

 Cave
Kontraindiziert sind alle herkömmlichen Neuroleptika, da diese bereits in geringen Dosen die akinetisch-rigiden Beschwerden verstärken können. Auch Lithium kann zu einer derartigen Verschlechterung führen.

85.1.5 Vegetative Störungen

Hypotonie, orthostatische Dysregulation

Das Auftreten von lageabhängigem Blutdruckabfall oder gar orthostatischen Synkopen im Frühstadium der Erkrankung sollte an die Diagnose einer Multisystematrophie (MSA) denken lassen. Eine derartige kardiovaskuläre Symptomatik tritt häufig auch als Nebenwirkung bei Beginn oder unter einer Dopaminagonisten-, seltener auch der L-Dopa-Therapie auf.

Der beobachtete Blutdruckabfall unter Dopaminagonisten- oder L-Dopa-Therapie kann durch Therapie mit Domperidon (10–20 mg 3-mal/Tag) gelegentlich gemildert werden.

Orthostatische Hypotension kann durch konservative Maßnahmen wie Stützstrümpfe, erhöhte Salzzufuhr und erhöhtes Kopfende im Bett gelindert werden. Bei fehlendem bzw. ungenügendem Ansprechen auf weitere Therapiemaßnahmen (z. B. Midodrin, Yohimbin, ▶ auch Tabelle 85-3) ist ggf. die Gabe des Mineralcorticoids Fludrocortison (0,05–3 mg) erforderlich.

Gastrointestinale Komplikationen

Obstipation. Ein Drittel aller Patienten mit IPS unter 60 Jahren und 2 Drittel über 60 Jahre geben eine Obstipation an, deren Schwere mit dem Alter ebenfalls zunimmt. Anticholinergika und Amantadine verschlechtern diese Beschwerden und sollten daher bei Vorliegen einer Obstipation reduziert bzw. abgesetzt werden.

Empfehlenswert sind allgemeine Maßnahmen wie hohe Flüssigkeitszufuhr, ballaststoffreiche Ernährung sowie körperliche Bewegung. Gelegentlich kann die Gabe von Domperidon oder Cisaprid hilfreich sein. Günstige langanhaltende Effekte sind nach Gabe von Makrogol (Polyethylenglykol, 1–3 Beutel/Tage initial, im Verlauf $^1/_2$–1 Beutel/Tag) beobachtet worden (Eichhorn u. Oertel 2001).

Miktionsstörungen und Impotenz

Etwa 65 % aller Parkinsonpatienten klagen über Blasenentleerungsstörungen. Insbesondere kann es zu erhöhtem Harndrang, Pollakisurie, Nykturie und manchmal auch zu Harnverhalten kommen. Inkontinenz ist beim IPS wesentlich seltener als etwa bei der MSA. Vor Einleitung einer medikamentösen Therapie sind zystometrische und urodynamische Untersuchungen durchzuführen, um zwischen den beiden unterschiedlichen Blasenmotilitätsstörungen – Detrusorhyper- und -hypoaktivität – zu unterscheiden. Ferner sind alters- und geschlechtsspezifische Ursachen wie z. B. Prostatahypertrophie beim Mann zu berücksichtigen.

Therapie. Imipramin (50–100 mg pro Tag) oder Oxybutinin 2,5–5 mg 2- bis 3-mal täglich können zur Therapie der häufigeren Hyperaktivität eingesetzt werden. Eine zu hohe Dosis kann jedoch Harnretention aufgrund einer Blasenatonie verursachen. Die deutlich seltenere Hypoaktivität ist häufig eine Nebenwirkung von Anticholinergika oder Antidepressiva.

Frühzeitig auftretende Impotenz bei Patienten mit einem akinetisch-rigiden Syndrom sollte an die Diagnose einer MSA denken lassen. Im Spätstadium kann es hierzu jedoch auch beim IPS kommen. Erektionsstörungen können durch orale Gabe von Yohimbin (2 mg, 1 h vor Geschlechtsverkehr), Sildenafil oder durch intrakavernöse Injektion von Papaverin, ggf. aber auch durch ein Penisimplantat behoben werden.

Temperaturregulationsstörungen

Bei Patienten mit fortgeschrittenem IPS kann besonders bei hohen Außentemperaturen eine Hyperthermie auftreten. Ein deutlicher Anstieg der Körpertemperatur macht eine Krankenhauseinweisung zwingend notwendig, um geeignete physikalische Maßnahmen zur Senkung der Körpertemperatur einzuleiten.

 Cave
Anticholinergika oder Amantadin sind hier kontraindiziert, da sie die Schweißausscheidung blockieren.

Hypersalivation

Beim IPS tritt ein erhöhter Speichelfluss als Folge einer Schluckstörung bei meist primär reduzierter Speichelproduktion auf. Anticholinergika können die Hypersalivation wegen weiterer Reduzierung der Speichelproduktion günstig beeinflussen. L-Dopa und Dopaminagonisten tragen durch eine Verminderung der Akinese der Schluckmuskulatur zu einer Linderung bei.

85.1.6 Besondere Konstellationen

Narkose, Operationen, zahnärztliche Eingriffe

Größere operative Eingriffe und Vollnarkosen können bei Patienten mit IPS eine Psychose oder Verwirrtheitszustände auslösen. Dies ist besonders häufig bei Patienten fortgeschrittenen Alters oder bei vorbestehender Polypharmakotherapie, insbesondere wenn es sich hierbei um eine Therapie mit Anticholinergika, Amantadin oder Dopaminagonisten handelt. In der Regel bilden sich diese Episoden unter Rehydratation zurück.

Vor einer Operation sollte die orale L-Dopa-Medikation so lange wie möglich fortgeführt werden, d.h. so lange der Patient noch nicht nüchtern sein muss. Nach der Operation sollte diese Therapie so bald wie möglich wieder oral, falls erforderlich, per nasogastraler Sonde oder PEG fortgesetzt werden. Ähnliches gilt für Dopaminagonisten.

 Nicht abrupt abgesetzt werden dürfen *Anticholinergika* und *Amantadine* da es hierbei zu einem Entzugssyndrom mit deutlicher Verschlechterung des Parkinson-Syndroms kommen kann. Daher sollten beide Substanzgruppen bereits Wochen vor dem operativen Eingriff langsam reduziert bzw. entzogen werden.

In der Anästhesie des Parkinson-Patienten sind **klassische Neuroleptika** kontraindiziert. Bei Allgemeinnarkosen ist eine Kombination von Opiaten und Benzodiazepinen möglich. Einzelerfahrungen mit Propofol sind günstig. Enfluran macht das Myokard weniger für Katecholamine empfindlich als Halothan und ist daher vorzuziehen.

IPS und internistische Erkrankungen

IPS und interkurrente Infektionen. Die Symptomatik des IPS kann häufig durch internistische Begleiterkrankungen, z.B. eine Pneumonie oder Harnwegsinfektion, in ihrer Ausprägung verschlechtert werden. Insbesonders können interkurrente Infektionen Ursache einer exogenen Psychose sein (▶ Abschn. 85.1.4). Bei akuter Verschlechterung der neurologischen Symptomatik ist eine entsprechende Diagnostik und ggf. adäquate Therapie einzuleiten.

Eine Verschlechterung ist gelegentlich auch unter Antibiotikatherapie zu beobachten; die Ursache hierfür ist unklar.

IPS und Hypertonie. Reserpin und α-Methyldopa-haltige Medikamente sind bei Patienten mit IPS kontraindiziert. Unter β-Blockern kann es in Kombination mit Dopaminagonisten (Ergot-Alkaloiden!) zu einer claudicatioartigen Symptomatik kommen.

Selten kann sich eine Hypertonie unter dopaminerger Therapie entwickeln (Hypotonie wesentlich häufiger, ▶ oben), aus beiden Gründen ist daher v.a. zu Beginn der dopaminergen Therapie eine engmaschige Kontrolle der Blutdruckwerte mit ggf. begleitender Reduktion der antihypertensiven Therapie erforderlich. Bei manchen Patienten sind hypertone Blutdruckwerte im „Off" nachweisbar, während der Blutdruck im „On" normo/hypoton ist.

85.2 Multisystemdegenerationen

85.2.1 Multisystematrophie (MSA)

Die Multisystematrophie (MSA) ist eine sporadisch auftretende neurodegenerative Erkrankung, die klinische häufig mit einem Parkinson-Syndrom einhergeht. Neuropathologisch finden sich in den Basalganglien, aber auch in der Pons, im Cerebellum, in präganglionären Sympathikusneuronen des Rückenmarks und im Onufschen Kern des Sakralmarks oligodendrogliale, α-Synukleinreiche Einschlusskörperchen (Wenning et al. 1994).

Grundlagen

Die Erkrankung beginnt häufig im 6. Lebensjahrzehnt, die mittlere Erkrankungsdauer beträgt etwa 6 Jahre. Die klinischen Symptome der MSA sind variabel. Bei einem Vorherrschen von Parkinson-Symptomen spricht man von einem MSA-P-Typ (80%), finden sich vornehmlich zerebelläre Symptome, handelt es sich um den Subtyp MSA-C (20%). Das Parkinson-Syndrom ist bei MSA-Patienten durch eine Akinese und Rigidität gekennzeichnet. Die Patienten zeigen häufig eine ausgeprägte Dysarthrie, die posturale Stabilität ist von Anfang an beeinträchtigt. Etwa 30% der Patienten entwickeln einen inspiratorischen Stridor. Autonome Störungen werden bei einer Vielzahl von MSA-Patienten beobachtet und können bereits im Initialstadium vorhanden sein. Blasenfunktionsstörungen wie Harninkontinenz und Harnretention treten häufig auf. Anamnestisch berichten Männer (oft erst nach gezielter Nachfrage) über eine Impotenz als Erstsymptom. Weiterhin leiden die Patienten häufig an rezidivierendem Schwindelgefühl und/oder Synkopen als Ausdruck einer orthostatischen Hypotension. Das Vorliegen einer Demenz ist für die MSA nicht typisch (Robbins et al. 1992).

Diagnostik

Die klinische Diagnose der MSA erfolg aufgrund der klinischen Untersuchung und der Anamnese in Anlehnung an die Konsensuskriterien (Gilman et al. 1998). Durch die nachfolgend beschriebenen Zusatzuntersuchungen kann die klinische Diagnose gestützt werden.

Blutdruckmessung. Die Blutdruckmessung im Liegen und Stehen dient zum Nachweis einer orthostatischen Hypotension. Ein Blutdruckabfall >30 mmHg systolisch oder >15 mmHg diastolisch beim Übergang zum Stehen ist als pathologisch zu werten.

Single-Photon-Emissionscomputertomographie (SPECT). SPECT mit ^{123}Iodobenzamid (IBZM) stellt die Dichte postsynaptischer D_2-Rezeptoren dar. Patienten mit MSA zeigen typischerweise eine verminderte striatale D_2-Rezeptorendichte, bei Patienten mit IPS ist die Rezeptorendichte dagegen normal oder erhöht (Schwarz et al. 1992; Schulz et al. 1994).

Schädel-MRT. Ein MRT des Schädels sollte bei jedem Patienten mit der Verdachtsdiagnose MSA durchgeführt werden. Neben einer Atrophie des Zerebellums bzw. des Hirnstamms haben Patienten mit MSA in T2-gewichteten Aufnahmen höherer Feldstärke (1,5 Tesla) häufig hypointense Signale im Putamen (Stern et al. 1989) und einen hyperintensen Saum an der Grenze zwischen Putamen und Claustrum (Schwarz et al. 1996).

Sphinkter-EMG. Da es bei Patienten mit MSA häufig zu einer Schädigung spezialisierter Vorderhornneurone

Tabelle 85-3. Medikamentöse Therapieversuche bei Multisystematrophie (MSA)

Akinese/Rigor	L-Dopa/peripherer Dekarboxylasehemmer bis 1000 mg/Tag (ggf. Apomorphintest, L-Dopa-Test)
	Amantadininfusion, orale Amantadingabe
	Anticholinergika
	Antidepressiva
Dystonie	Anticholinergika
	Botulinumtoxin-A-Injektion
Orthostatische Hypotension	*Midodrin:* Gutron Tbl. (je 2,5 mg) oder Trpf. (1 ml: 10 mg), 1-mal morgens oder abends 1–2 Tbl. oder 7–14 Trpf.
	Yohimbin: A: Pasuma-Drg.; CH: nicht registriert; D: Yohimbin „Spiegel", Yocon-Glenwood 1–2 Tbl. (je 5 mg) 3-mal täglich
	Fludrocortison: CH: Florinef; A, D: Astonin H, Fludrocortison Tabletten (je 0,1 mg), initial 2- bis 3-mal täglich; ggf. erhöhen bis maximal 0,5 mg/Tag, Elektrolytkontrolle!

A Österreich; *CH* Schweiz; *D* Deutschland

kommt, die die gestreifte Muskulatur der externen Blasen- und Rektumsphinktermuskeln versorgen, finden sich in der entsprechenden EMG-Untersuchung (sog. Sphinkter-EMG) bei MSA-Patienten häufig pathologische Befunde. Es bleibt jedoch umstritten, inwieweit diese Befunde in der Differenzialdiagnose zwischen MSA und IPS hilfreich sind (Palace et al. 1997; Schwarz et al. 1997).

Therapie

Eine Minderheit von Patienten mit MSA spricht auf eine L-Dopa-Therapie an. Eine Besserung der motorischen Beschwerden um wenigstens 50 % wird initial bei etwa 30 % aller Patienten beobachtet. Im weiteren Verlauf bewirkt L-Dopa allerdings nur bei etwa 10 % aller Patienten eine für die Patienten spürbare, dauerhafte Besserung. Zu beachten ist jedoch, dass sich nach Absetzen der L-Dopa-Therapie die Mobilität bei mehr als der Hälfte aller Patienten verschlechtert; diese Verschlechterung tritt häufig erst nach dem Ablauf mehrerer Tage bis Wochen ein. Ein Therapieversuch mit L-Dopa ist somit bei Patienten mit MSA durchaus gerechtfertigt und sollte mit einer Dosis bis zu 1000 mg/Tag (L-Dopa/peripherer Decarboxylasehemmer) durchgeführt werden. Eine bestehende orthostatische Hypotension wird oft durch L-Dopa-Gabe verschlechtert. Etwa die Hälfte aller Patienten entwickelt unter L-Dopa atypische orofaziale Dyskinesien. Bei fehlendem Ansprechen auf L-Dopa oder dem Auftreten starker Nebenwirkungen ist auch der Einsatz von Amantadinen, Anticholinergika und Antidepressiva vertretbar (Tabelle 85-3; S2-Leitlinien der Deutschen Gesellschaft für Neurologie 2003).

Antecollis. Die häufigste Dystonieform bei MSA ist der Antecollis; hier kann eine lokale (unilaterale) Injektion von **Botulinumtoxin-A** eine Linderung der Beschwerden bewirken. Auch der Einsatz von Anticholinergika kann gelegentlich zur Besserung der dystonen Symptomatik führen.

Orthostatische Hypotension. Eine orthostatische Hypotension sollte zunächst mit Stützstrümpfen und erhöhter Salzzufuhr behandelt werden. In schweren Fällen kann auch die Gabe von Sympathomimetika wie **Yohimbin** oder **Midodrin**, ggf. aber auch die Gabe von **Fludrocortison** notwendig werden (▶ Tabelle 85-3).

Detrusorhyperreflexie und Harnretention. Zur Behandlung der Detrusorhyperreflexie ▶ Abschn. 85.1.5, bei Harnretention sollte dem Patienten bzw. seinen Angehörigen die Durchführung der **intermittierenden Selbstkatheterisierung** gelehrt werden.

85.2.2 Progressive supranukleäre Blickparese (PSP)

Grundlagen

Die progressive supranukleäre Blickparese (PSP) ist eine seltene neurodegenerative Erkrankung, die als klassisches Zeichen eine vertikale Blickparese in der Regel nach unten aufgrund einer bilateralen supranukleären Ophthalmoplegie hat (Oertel 1996).

Zur Diagnosestellung sollten mindestens 2 weitere der folgenden **5 Kardinalzeichen** vorliegen:

- Bradykinesie und Rigidität
- Stand- und Gangunsicherheit mit Tendenz häufig nach hinten zu fallen
- Axiale Dystonie und Rigidität
- Frontalhirnzeichen (Bradyphrenie, Perseveration, pathologische Greifreflexe, „Gebrauchsverhalten", verlangsamte Informationsverarbeitung, gestörte Exekution)
- Pseudobulbärparalyse (Lees 1987)

Ähnlich wie beim IPS, sind die Angaben über die ersten Beschwerden häufig nicht spezifisch. Etwa 60 % aller Patienten geben eine Unsicherheit bei Stand und Gang als gestörtes Gleichgewicht mit daraus resultierendem „Schwindel" und Stürzen typischerweise nach hinten als erste Beschwerden an. Frühzeitig kommt es auch zu einer spastischen, eher leisen Dysarthrie und zu einer Dysphagie. Ebenfalls frühzeitig entwickelt sich ein akinetisch-rigides Syndrom, das sich jedoch vom Gang des IPS-Patienten durch einen aufrechten Gang mit Hyperextension im Nacken unterscheidet.

Diagnostik. Für die PSP gibt es keine beweisende oder ausschließende Zusatzuntersuchung. Im CCT oder MRT stellt sich typischerweise eine Mittelhirnatrophie mit begleitender Vergrößerung der umgebenden Liquorräume dar.

Therapie
Die Behandlung der PSP ist in aller Regel frustran. Die Symptome der Erkrankung sprechen in der Regel nicht auf eine L-Dopa-Therapie (bis 1000 mg/Tag) an, auch unter Gabe von Antidepressiva z. B. mit anticholinerger Wirkung wie Amitriptylin kommt es nur selten zu einer anhaltenden Besserung der motorischen Symptomatik. Amitriptylin (100–150 mg/Tag) oder ein SSRI (z. B. Paroxetin 20–40 mg/Tag) ist aber für die Therapie der Affektinkontinenz und psychomotorischen Verlangsamung häufig wirksam. Gelegentlich wird auch eine geringgradige Besserung unter oraler oder i. v.-Amantadingabe beobachtet. Liegt ein Blepharospasmus (dystone Verkrampfung des M. orbicularis oculi) vor, ist eine lokale Injektion von Botulinumtoxin-A in den betroffenen Muskel häufig wirksam, muss jedoch alle 2–3 Monate wiederholt werden (mod. nach Oertel 1996).

85.2.3 Demenz vom Lewy-Körper-Typ (DLB)

Grundlagen
Die Demenz vom Lewy-Körper-Typ gilt als Variante des idiopathischen Parkinson-Syndroms. Leitsymptom ist eine progrediente Demenz. Wenn zusätzlich 2 von 3 der folgenden Symptome vorliegen, ist die Diagnose DLB wahrscheinlich:

- ausgeprägte Fluktuationen der Kognition, Aufmerksamkeit und Wachheit
- visuelle Halluzinationen, die typischerweise intermittierend auftreten und gut detailliert geschildert werden
- motorische Parkinson-Symptomatik ohne andere erkennbare Ursache

Unterstützende Symptome sind: wiederholte Stürze, Synkopen, erhöhte Empfindlichkeit auf Neuroleptika.

Die Erkrankung kann entweder als progredientes dementielles Syndrom oder als Parkinson-Syndrom beginnen (Ransmayr et al. 2000).

Diagnostik. Derzeit existiert kein objektives Verfahren, das das Vorliegen einer DLB beweist.

Therapie
Für die symptomatische Behandlung der Demenz und(!) der visuellen Halluzinationen hat sich der Einsatz von Cholinesterase-Hemmern (z. B. Donezepil, Rivastigmin) bewährt. Für Halluzinationen kann ein atypisches Neuroleptikum (Clozapin, Quetiapin) vorsichtig dosiert werden. Andere Neuroleptika verstärken die akinetisch-rigide Symptomatik dramatisch. Motorische Störungen werden mit L-Dopa, ggf. in Kombination mit einem COMT-Hemmer, behandelt (Burn u. McKeith 2003; McKeith et al. 2004).

85.3 Tremorsyndrome

Tremor entsteht durch alternierende Aktivierung von agonistisch und antagonistisch wirkenden Muskelgruppen. Bei der Beschreibung des Tremors sollte man einerseits die Frequenz beurteilen, andererseits feststellen, ob der Tremor vornehmlich in Ruhe, beim Halten oder bei Bewegung, einseitig oder beidseitig auftritt und bei Intention zu- oder abnimmt.

Es ist zwischen Tremor als Teil einer neurologischen Grunderkrankung und symptomatischem Tremor bei internistischen Erkrankungen, wie z. B. Hyperthyreose, sowie Tremor als Medikamentennebenwirkung, z. B. von Lithium, Antiepileptika oder Cortison, zu differenzieren.

Der physiologische Tremor ist typischerweise asymptomatisch und von hoher Frequenz (8–12 Hz). Er betrifft bevorzugt die obere Extremität. Durch Verstärkung kann dieser Tremor symptomatisch werden. Auslösende Faktoren hierzu stellen Angst, Aufregung und Hypoglykämie, aber auch Kälte und Ermüdung dar. Die Diagnose eines verstärkten physiologischen Tremors ist letztlich eine Ausschlussdiagnose, die erst dann gestellt werden sollte, wenn sich keine Hinweise auf eine therapiebedürftige Grunderkrankung, z. B. eine Hyperthyreose oder ein Phäochromozytom, ergeben. Der häufige Parkinson-Ruhetremor wurde bereits in ▶ Kap. 85.1 abgehandelt.

85.3.1 Essentieller (familiärer) Tremor

Der essentielle Tremor ist ein Halte- und Aktionstremor, dessen Frequenz typischerweise höher ist (7 Hz oder höher) als beim IPS (4–6 Hz). Die Erkrankung tritt typischerweise im 2. Lebensjahrzehnt auf und verläuft dann langsam chronisch progredient.

 Pathognomonisch ist ein Sistieren der Symptomatik nach Genuss von Alkohol.

Nicht selten sind andere Familienmitglieder betroffen, die Erkrankung folgt typischerweise einem autosomal-dominanten Erbgang mit verminderter Penetranz (Findley u. Büttner 1996). Die Patienten werden durch den Tremor im täglichen Leben erheblich beeinträchtigt; so sind 25 % aller Patienten gezwungen, aufgrund der Krankheit den Beruf zu wechseln oder sich frühzeitig pensionieren zu lassen (Bain et al. 1994). Die Notwendigkeit einer Behandlung der Erkrankung sollte deshalb nicht unterschätzt werden.

Therapie. Mittel der 1. Wahl ist Propranolol (80–120 mg/Tag; Maximaldosis 320 mg/Tag), auch das Antiepileptikum Primidon ist effektiv (2-mal 125 mg/Tag, Maximaldosis 3-mal 250 mg/Tag; Koller u. Royse 1986). Bei Versagen der Monotherapie kann eine niedrigdosierte Kombination beider Präparate sinnvoll sein (Freund et al. 1985). Anticholinergika oder Dopamimetika sind ohne Effekt.

85.3.2 Andere Tremorsyndrome

Bei Läsionen von Kleinhirn, Olive oder Nucleus ruber können niederfrequente (2–4 Hz) Tremorformen auftreten. Zerebellärer Tremor zeigt sich v. a. bei Intentionsbewegungen, während der rubrale Tremor eher ein Haltetremor ist, sich aber gegen Ende von Zielbewegungen noch weiter verstärkt. Für eine Beschreibung des seltenen orthostatischen Tremors sei auf neurologische Lehrbücher verwiesen (Deuschl 1992).

Differenzialdiagnostisch ist bei ungewöhnlichen Tremorsyndromen auch der psychogene Tremor in Erwägung zu ziehen; dieser zeichnet sich v. a. durch Sistieren der Symptomatik bei Ablenkung aus.

Bei der Asterixis („flapping tremor") handelt es sich nicht um einen Tremor, sondern um einen „negativen" Myoklonus. „Asterixis" beschreibt ein sehr unregelmäßiges langsames Zittern, dem plötzlich einschießende Phasen von Tonusverlust zugrunde liegen. Es tritt bei metabolischen Enzephalopathien (z. B. hepatisch, renal, Morbus Wilson) auf und ist typischerweise ein Halte- und Aktionstremor. Auch eine Überdosierung von Antiepileptika (Phenytoin, Primidon) kann zu einer Asterixis führen.

Therapie. Medikamentöse Therapieversuche sind häufig frustran; gelegentlich kann eine Behandlung mit Isoniazid (600–1200 mg/Tag) unter begleitender Vitamin-B_6-Therapie oder auch eine Behandlung mit Carbamazepin (400–600 mg) zu einer Besserung der Symptomatik führen. Bei Therapieresistenz, deutlich ausgeprägter Symptomatik bzw. hohem Leidensdruck ist auch eine stereotaktische Operation zu erwägen.

85.4 Chorea

Grundlagen

Der Ausdruck „Chorea" beschreibt eine hyperkinetische Bewegungsstörung mit unwillkürlichen und typischerweise asymmetrisch einschießenden Muskelkontraktionen („Veitstanz"). Grundsätzlich muss zwischen der autosomal-dominant erblichen Chorea Huntington und der symptomatischen Chorea unterschieden werden.

Chorea Huntington. Die Chorea Huntington tritt in etwa 5–10 Fällen von 100.000 Einwohner auf. Die Krankheit beginnt typischerweise im jungen bis mittleren Alter; neben den überschießenden Bewegungen kommt es auch zu einer dementiellen Entwicklung und psychiatrischen Störungen wie Persönlichkeitsveränderung, Depression und Psychosen. Nicht selten gehen die letztgenannten der Bewegungsstörung voraus.

Die genetische Testung ermöglicht die Bestätigung der klinischen Verdachtsdiagnose (Huntington's Disease Collaborative Research Group 1993). Diese sollte nur an spezialisierten Zentren nach ausführlicher genetischer Beratung durchgeführt werden.

Choreatische Bewegungsstörungen anderer Ursache. Eine choreatische Bewegungsstörung gibt es auch bei anderen neurologischen Erkrankungen wie z. B. der Neuroakanthozytose. Differenzialdiagnostisch ist von der Chorea Huntington eine medikamentös induzierte Chorea (u. a. durch Amphetamine, östrogenhaltige Präparate, Hydantoine) sowie eine symptomatische Chorea bei internistischen Grunderkrankungen (z. B. Vaskulitis) abzugrenzen. Sonderformen stellen die Chorea Sydenham nach Streptokokkeninfekt sowie die Chorea gravidarum während der Schwangerschaft dar.

Therapie

Die Hyperkinesen werden häufig mehr von den Angehörigen als vom Patienten selbst als störend empfunden. Ein Therapieversuch mit Sulpirid (Initialdosis: 100 mg/Tag; therapeutischer Bereich: 200–1200 mg/Tag) oder einem anderen Dopaminrezeptorantagonisten kann in schweren Fällen unternommen werden, führt jedoch nicht unbedingt zu einer funktionellen Besserung (Gasser u. Harding 1996).

Bei psychiatrischen Störungen ist entsprechend der Symptomatik mit Antidepressiva oder Antipsychotika zu therapieren. Gerade im fortgeschrittenen Krankheitsstadium ist eine ausreichende Kalorienzufuhr wichtig, da die Patienten häufig durch die Überbewegungen einen erhöhten Energiebedarf haben.

85.5 Dystonien

Grundlagen

Dystonien sind unwillkürliche Muskelkontraktionen, die häufig zu schraubenden, sich wiederholenden Bewegungen von Muskelgruppen oder zu einer unnatürlichen Stellung der betroffenen Extremität bzw. des Rumpfes führen. Grundsätzlich wird zwischen primären (z. T. genetisch bedingten) und sekundären, d. h. durch Medikamente, Stoffwechselerkrankungen oder andere pathologische Prozesse des ZNS verursachte Dystonien unterschieden.

Genetisch bedingte Dystonien. Sowohl generalisierte als auch fokale Formen der genetisch bedingten Dystonien sind beschrieben, der Vererbungsgang ist hier typischerweise autosomal-dominant. Unklar bleibt derzeit noch, inwieweit genetische Faktoren bei der Entwicklung der wesentlich häufigeren nichtfamiliären fokalen idiopathischen Dystonien beteiligt sind. Zu letzteren sind insbesondere Blepharospasmus (unwillkürliche Kontraktion des M. orbicularis oculi), Torticollis („Schiefhals") und Schreibkrampf zu zählen.

Symptomatische Dystonien. Als Faustregel für die Unterscheidung zwischen primären und sekundären Dystonien kann das zusätzliche Auftreten von anderen neurologischen Defiziten bei den symptomatischen Dystonien gelten. Von besonderer Bedeutung ist hier das frühzeitige Erkennen der Kupferspeicherkrankheit Morbus Wilson.

Am häufigsten werden symptomatische Dystonien durch Medikamente, besonders durch klassische Neuroleptika (aber auch durch hochdosierte Antiemetika wie Metoclopramid) hervorgerufen. Betroffen sind typischerweise die Mund-Zungen-Schlund-Region. Die Bewegungsstörung kann sich bereits Stunden oder Tage nach der ersten Medikamenteneinnahme entwickeln (sog. Frühdyskinesien), aber auch erst Monate oder Jahre später auftreten (Spätdyskinesien). Spätdyskinesien verschlechtern sich nicht selten beim Absetzen von Neuroleptika oder treten gar bei dieser Gelegenheit zum ersten Mal auf.

Therapie

Eine orale medikamentöse Therapie der idiopathischen Dystonien ist häufig frustran, jedoch sollte ein Versuch mit einem Anticholinergikum, z. B. Trihexyphenidyl, in langsam aufsteigender Dosierung unternommen werden (Burke et al. 1986). Die Geschwindigkeit der Dosissteigerung sowie die Maximaldosis sind vornehmlich durch die Ausprägung der Nebenwirkungen bestimmt.

Bei fokalen Dystonien kann die lokale Injektion von Botulinumtoxin-A eine z. T. hervorragende Besserung der Symptomatik bewirken (Dengler et al. 1990; Jankovic u. Schwartz 1993; Report of the Therapeutic and Technology Assessment Subcommittee of the American Academy of Neurology 1990). Sie muss etwa alle 2–3 Monate wiederholt werden und bleibt Spezialzentren vorbehalten.

Symptomatische Dystonien. Hierbei steht eine Behandlung der Grunderkrankung im Vordergrund, z. B. D-Penicillamin bei Vorliegen eines Morbus Wilson.

Bei Frühdyskinesien sollte, wenn möglich, das ursächliche Medikament sofort abgesetzt werden. Anticholinergika sind hier sehr effektiv, müssen aber z. T. i. v. oder i. m. gegeben werden (z. B. eine Amp. Biperiden; Parkenberg u. Petersen 1985).

Spätdyskinesien bessern sich dagegen nur selten auf Anticholinergika, ggf. kann die Gabe von Sulpirid oder Tetrabenazin eine Linderung der Beschwerden bewirken. Auch hier ist eine Dosisreduzierung bzw. ein Absetzen des verursachenden Medikamentes anzustreben. Ist eine Fortführung der neuroleptischen Therapie nötig, so sollte eine Umstellung auf ein atypisches Neuroleptikum erwogen werden, da sich unter diesem nur selten Spätdyskinesien entwickeln.

Eine operative Therapie bleibt Ausnahmefällen (z. B. Spasmus hemifacialis) vorbehalten.

85.6 Andere Bewegungsstörungen

Die folgenden Bewegungsstörungen werden nur kursorisch behandelt, da sie selten und häufig nicht therapierbar sind bzw. in der Regel keine Therapienotwendigkeit besteht oder ihre Beschreibung den Rahmen dieses Buches sprengen würde.

Ballismus. Dieser Ausdruck beschreibt plötzlich einschießende, grob ausfahrende, schleudernde Bewegungen, die meist nur eine Extremität bzw. eine Körperhälfte betreffen. Ursache ist in der Regel eine vaskuläre Läsion des Nucleus subthalamicus. Ein symptomatischer Therapieversuch mit Benzodiazepinen oder Neuroleptika kann in manchen Fällen Linderung bewirken, ggf. muss der Patient durch entsprechende Lagerung vor Verletzungen geschützt werden. In der Regel bildet sich diese Störung innerhalb von Wochen oder Monaten zurück.

Tics. Tics sind typisch für das Tourette-Syndrom, treten jedoch auch isoliert auf. Man versteht unter Tics rasche, stereotype Zuckungen funktionell zusammengehöriger Muskelgruppen. Diese Zuckungen führen zu Bewegungen wie Blinken, Grimassieren und Geräuschen wie Schnüffeln oder Grunzen. Tics sind für eine gewisse Zeit willentlich unterdrückbar, treten aber danach gesteigert auf. Die

Therapieindikation ist streng zu stellen. Bei ausgeprägter Symptomatik können ggf. klassische Neuroleptika eingesetzt werden (**Cave:** Gefahr der Spätdyskinesien).

Myoklonus. Myoklonien sind durch plötzlichen Beginn, kurze Dauer und abruptes Sistieren gekennzeichnet, können sich wiederholen und stereotyp ablaufen, aber im Gegensatz zum Tic nicht willentlich unterdrückt werden. Im internistischen Alltag dürfte der Myoklonus am häufigsten bei Patienten mit hypoxischer Hirnschädigung (Lance-Adams-Syndrom) oder bei metabolischen Störungen, z. B. beim Morbus Wilson, gesehen werden. Diese Bewegungsstörung kann aber auch im Rahmen einer Epilepsie oder anderer neurologischer Grunderkrankungen auftreten.

Leitlinien – Adressen – Tipps

Leitlinien
S2-Leitlinien der Deutschen Gesellschaft für Neurologie (2003): http://www.dgn.org

Internetadressen
Medizinisches Kompetenznetzwerk Parkinson-Syndrom, gefördert vom Bundesministerium für Bildung und Forschung (mit Patienten- und Ärzteforum):
http://www.kompetenznetz-parkinson.de

Tipps für Patienten
Selbsthilfevereinigung: Deutsche Parkinson-Vereinigung (dPV)

Literatur

Bain P, Findley LJ, Thompson D, Gresty MA, Rothwell JC, Harding AE, Marsden CD (1994) A study of hereditary essential tremor. Brain 117: 805–824

Biggins CA, Boyd JL, Harrop FM, Madely P, Mindham RHS, Randall JI, Spokes EGS (1992) A controlled longitudinal study of dementia in Parkinson's disease. J Neurol Neurosurg Psychiatry 55: 566–571

Bormann J (1989) Memantine is a potent blocker of N-methyl-D-asparate (NMDA) receptor channels. Eur J Pharmacol 166: 591–592

Brandstädter D, Wächter T, Ulm G, Oertel WH (2002) Treatment of drug-induced psychosis with quetiapine and clozapine in Parkinson's disease. Neurology (Letter) 58: 160–161

Burke RE, Fahn S, Marsden CD (1986) Torsion dystonia: A double blind, prospective trial of high-dosage trihexyphenidyl. Neurology 36: 160–164

Burn DJ, McKeith IG (2003) Current treatment of dementia with Lewy bodies and dementia associated with Parkinson's disease. Mov Disord 18 (Suppl 6): S72–79

Carter JH, Nutt JG, Woodward WR, Hatcher LF, Trotman TL (1989) Amount and distribution of dietary protein affects clinical response to levodopa in Parkinson's disease. Neurology 39: 552–556

Churchyard A, Mathias CJ, Boonkongchuen P, Lees AJ (1997) Autonomic effects of selegiline: possible cardiovascular toxicity in Parkinson's disease. J Neurol Neurosurg Psychiatry 63: 228–234

Dengler R, Ceballos-Baumann AO, Konstanzer A (1990) Lokale Therapie mit Botulinum Toxin A bei fokalen Dystonien. Aktuelle Neurol 17: 133–138

Deuschl G (1992) Tremor-Syndrome In: Hopf HC, Poeck K, Schliack H (Hrsg) Neurologie in Praxis und Klinik, Bd. II. Thieme, Stuttgart

Dingemanse J (2000) Issues important for rational COMT inhibition. Neurology 55(11 Suppl 4): S24–27

Eichhorn T, Oertel W (2001) Macrogol 3350/electrolyte improves constipation in Parkinson's disease and multiple-system-atrophy. Mov Disord 26: 2276–1177

Findley LJ, Büttner U (1996) Tremor. In: Brandt T, Caplan LR, Dichgans J, Diener HC, Kennard C (eds) Neurological disorders: course and treatment. Academic Press, San Diego, pp 853–860

Flaherty AW, Graybiel AM (1994) Anatomy of the basal ganglia. In: Marsden CD, Fahn S (eds) Movement Disorders 3. Butterworth Heinemann, London, pp 3–27

Freund HJ, Reiners KH, Hömberg V (1985) Differentialdiagnose und Therapie des Tremors. In: Schimrigk K, Haaß A (Hrsg) Zentrale Bewegungsstörungen, Arzneimittelinterferenzen. Perimed, Erlangen, S 109–117

Gasser T (2003) Overview of the genetics of parkinsonism. Adv Neurol 91: 143–153

Gasser T, Harding AE (1996) Huntington's disease and Sydenham's chorea. In: Brandt T, Caplan LR, Dichgans J, Diener HC, Kennard C (eds) Neurological disorders: course and treatment. Academic Press, San Diego, pp 797–802

Gilman S, Low PA, Quinn N, Albanese A, Ben-Shlomo Y, Fowler CJ et al. (1998) Consensus statement on the diagnosis of multiple system atrophy. J Auton Nerv Syst 74: 189–192

Huntington's Disease Collaborative Research Group (1993) A novel gene containing a trinucleotide repeat that is expanded and unstable on Huntington's disease chromosomes. Cell 72: 917–933

Ing TS, Dangirdas JT, Soung LS et al. (1979) Toxic effects of amantadine in patients with renal failure. Canad Med Assoc J 120: 695–698

Jankovic J, Schwartz KS (1993) Longitudinal experience with botulinum toxin injections for treatment of blepharospasm and cervical dystonia. Neurology 43: 834–836

Jellinger K (1986) Pathology of parkinsonism. In: Fahn S, Marsden CD, Jenner P, Teychenne P (eds) Recent developments in Parkinson's disease. Raven, New York, pp 33–66

Jenner P (1994) Oxidative damage in neurodegenerative disease. Lancet 344: 796–798

Koller WC, Royse VL (1986) Efficacy of primidone in essential tremor. Neurology 36: 121–124

Lang AE, Lozano AM, Montgomery E, Duff J, Tasker R, Hutchinson W (1997) Posteroventral medial pallidotomy in advanced Parkinson's disease. N Engl J Med 337: 1036–1042

Lees AJ (1987) The Steele-Richardson-Olszewski-Syndrom (progressive supranuclear palsy) In: Marsden CD, Fahn S (eds) Movement disorders 2. Butterworth, London, pp 272–287

Lieberman A, Estey E, Gopinathan G (1978) Comparative effectiveness of two extracerebral DOPA decarboxylase inhibitors in Parkinson's disease. Neurology (Minneap) 28: 964–968

Limousin P, Krack P, Pollack P, Benazzouz A, Ardouin C, Hoffmann D et al. (1998) Electrical stimulation of the subthalamic nucleus in advanced Parkinson's disease. N Engl J Med 339: 1105–1111

Maral Mouradian M (2002) Recent advances in the genetics and pathogenesis of Parkinson's disease. Neurology 58: 179–185

McKeith I, Mintzer J, Aarsland D, Burn D, Chiu H, Cohen-Mansfield J, Dickson D, Dubios B, Duda JE, Feldman H, Gauthier S, Halliday G, Lawlor B, Lippa C, Lopez OL, Carlos Machado J, O'Brien J, Playfer J, Reid W (2004) Dementia with Lewy bodies. Lancet Neurol 3(1): 19–28

Marsden CD (1994) Parkinson's disease. J Neurol Neurosurg Psychiatry 57:672–681

Oertel WH (1996) Multisystematrophie. In: Conrad B, Ceballos-Baumann, AO (Hrsg) Bewegungsstörungen in der Neurologie. Thieme, Stuttgart, S 69–77

Oertel WH (1996) Progressive supranukleäre Blickparese. In: Conrad B, Ceballos-Baumann, AO (Hrsg) Bewegungsstörungen in der Neurologie. Thieme, Stuttgart, S 78–84

Oertel WH, Deuschl G, Gasser T, Eggert K, Arnold G, Baas H, Przuntek H, Reichmann H, Riederer H, Spieker S, Trenkwalder C (2003) Guidelines for parkinsonian syndromes in Germany 2003. In: Diener HC (ed) Leitlinien für Diagnostik und Therapie in der Neurologie, 2. Aufl. Thieme, Stuttgart, S38–57

Oertel WH, Fahn (2003) Parkinsonism. In: Brandt T, Caplan LR, Dichgans J, Diener HC, Kennard C (eds) Neurological disorders: course and treatment, 2nd edn. Academic Press, San Diego, pp 1021–1079

Palace J, Chandiramani VA, Fowler CJ (1997) Value of sphincter electromyography in the diagnosis of multiple system atrophy. Muscle Nerve 20:1396–1403

Parkenberg H, Pedersen B (1985) Medical treatment of dystonia. In: Casey DE, Chase TN, Christensen AV, Gerlach J (eds) Dyskinesia. Research and treatment (Suppl II, Psychopharmakology). Springer, Berlin Heidelberg New York Tokyo, pp 111–116

Parkinson Study Group (1993) Effects of tocopherol and deprenyl on the progression of disability in early Parkinson's disease. N Engl J Med 328/3:176–183

Parkinson Study Group (1996) Impact of deprenyl and tocopherol treatment on Parkinson's disease in DATATOP patients requiring levodopa. Ann Neurol 39:37–45

Quinn N (1994) Multiple system atrophy. In: Marsden CD, Fahn S (eds) Movement disorders 3. Butterworth Heinemann, London, pp 262–281

Ransmayr G, Wenning GK, Seppi K, Jellinger K, Poewe W (2000) Demenz mit Lewy-Körperchen. Nervenarzt 71:929–935

Rascol O, Brooks DJ, Korzyn AD, De Deyn PP, Clarke CE, Lang AE (2000) A five-year study of the incidence of dyskinesia in patients with early Parkinson's disease who were treated with ropinirole or levodopa. 056 Study Group. N Engl J Med 342:1484–1491

Report of the Therapeutic and Technology Assessment Subcomittee of the American Academy of Neurology (1990) Assessment: the clinical usefulness of botulinum toxin-A in treating neurologic disorders. Neurology 40:1332–1336

Rijk MC de, Tzourio C, Breteler MMB et al. (EUROPARKINSON Study Group) (1997) Prevalence of parkinsonism and Parkinson's disease in Europe: the EUROPARKINSON collaborative study. J Neurol Neurosurg Psychiatry 62:10–15

Robbins TW, James M, Lange KW, Owen AM, Quinn NP, Marsden CD (1992) Cognitive performance in multiple system atrophy. Brain 115:271–291

Schapira AH (1994) Evidence for a mitochondrial dysfunction in Parkinson's disease – a critical appraisal. Mov Disord 9:125–138

Schwarz J, Tatsch L, Arnold G, Gasser T, Trenkwalder C, Kirsch CM, Oertel WH (1992) ^{123}I-iodobenzamide SPECT predicts dopaminergic responsiveness in patients with de novo parkinsonism. Neurology 42:556–561

Schwarz J, Weis S, Kraft E, Tatsch K, Bandmann O, Mehraein P, Vogl T, Oertel WH (1996) Signal changes on MRI and increases in reactive microgliosis, astrogliosis, and iron in the putamen of two patients with multiple system atrophy. J Neurol Neurosurg Psychiatry 60:98–101

Schwarz J, Kornhuber M, Bischoff C, Straube A (1997) Electromyography of the external anal sphincter in patients with Parkinson's disease and multiple system atrophy: frequency of abnormal spontaneous activity and polyphasic motor unit potentials. Muscle Nerve 20:1167–1172

Snyder SH, D'Amato RJ (1986) MPTP: A neurotoxin relevant to the pathophysiology of Parkinson's disease. The 1985 George C Cotzias lecture. Neurology 36:250–258

Steiger MJ, Quinn NP, Marsden CD (1992) The clinical use of apomorphin in Parkinson's disease. J Neurol 239/8:389–393

Stern MB, Braffman BH, Skolnick BE, Hurtig HI, Grossman RI (1989) Magnetic resonance imaging in Parkinson's disease and parkinsonian syndromes. Neurology 39:1524–1526

Syndulko K, Gilden ER, Hansch EC, Potvin AR, Tourtelotte WW, Potvin JH (1981) Decreased verbal memory associated with anticholinergic treatment in Parkinson's Disease patients. Intern J Neuroscience 14:61–66

Tetrud JW, Langston JW (1989) The effect of deprenyl (selegiline) on the natural history of Parkinson's disease. Science 245:519–522

Turkka J, Suominen K, Tolonen U, Sotaniemi K, Myllylä VV (1997) Selegiline diminishes cardiovascular autonomic responses in Parkinson's disease. Neurology 48:662–667

Volkmann J, Allert N, Voges J, Weiss PH, Freund HJ, Sturm V (2001) Safety and efficacy of pallidal or subthalamic nucleus stimulation in advanced Parkinson's disease. Neurology 56:548–551

Wenning GK, Ben Shlomo Y, Magalhaes M, Daniel SE, Quinn NP (1994) Clinical features and history of multiple system atrophy. Brain 117:835–845

86 Entzündliche Erkrankungen des Nervensystems

H. Prange, A. Bitsch

86.1 Purulente Meningitis – 1405
86.1.1 Grundlagen – 1405
86.1.2 Allgemeine Therapieprinzipien – 1406
86.1.3 Spezielle Therapie – 1406

86.2 Hirnabszess und subdurales Empyem – 1409
86.2.1 Grundlagen – 1409
86.2.2 Therapie – 1409

86.3 Septische Herdenzephalitis – 1410
86.3.1 Grundlagen – 1410
86.3.2 Therapie – 1411

86.4 Listerienmeningoenzephalitis – 1411
86.4.1 Grundlagen – 1412
86.4.2 Therapie – 1412

86.5 Neurotuberkulose – 1412
86.5.1 Grundlagen – 1412
86.5.2 Therapie – 1413

86.6 Neurosyphilis – 1414
86.6.1 Grundlagen – 1414
86.6.2 Therapie – 1415

86.7 Borrelieninfektionen – 1416
86.7.1 Grundlagen – 1416
86.7.2 Allgemeine und spezielle Therapiemaßnahmen – 1417

86.8 Chlamydien- und Mykoplasmeninfektionen – 1418
86.8.1 Grundlagen – 1418
86.8.2 Therapie – 1418

86.9 Morbus Whipple – 1419
86.9.1 Grundlagen – 1419
86.9.2 Therapie – 1419

86.10 Viruskrankheiten – 1420
86.10.1 Grundlagen – 1420
86.10.2 Allgemeine Therapieprinzipien – 1420
86.10.3 Spezielle Therapie – 1423

86.11 Prionenerkrankungen (spongiforme Enzephalopathien) – 1425
86.11.1 Grundlagen – 1425
86.11.2 Einzelne Krankheitsbilder – 1426

86.12 Pilzinfektionen – 1426
86.12.1 Grundlagen und Krankheitsbilder – 1426
86.12.2 Therapie – 1427

86.13 Parasitenbefall – 1429
86.13.1 Grundlagen – 1429
86.13.2 Einzelne Erreger – 1429
86.13.3 Therapie – 1430

86.14 Beteiligung des Nervensystems bei systemischen Autoimmunerkrankungen – 1432
86.14.1 Grundlagen – 1432
86.14.2 Allgemeines therapeutisches Management – 1433
86.14.3 Therapie im Einzelnen – 1434

86.15 Primär demyelinisierende, nicht erregerbedingte ZNS-Erkrankungen – 1437
86.15.1 Multiple Sklerose (Encephalomyelitis disseminata) – 1437
86.15.2 Akute demyelinisierende Enzephalomyelitis (ADEM) – 1442

Literatur – 1442

86.1 Purulente Meningitis

Nach allgemeinen Schätzungen erkranken weltweit ca. 1,2 Mio. Menschen an einer eitrigen Meningitis; 10–15 % der Patienten versterben und weitere 10–40 % behalten Residuen zurück. Die höchsten Inzidenzzahlen betreffen nicht Mitteleuropa sondern eher den Meningitisgürtel in den Savannenregionen nördlich des Äquators, wo beispielsweise im Jahre 1996 innerhalb von 4 Monaten 55.000 Menschen erkrankten und davon fast 8000 verstarben (Tastemain 1996). Die bakterielle Meningitis ist auch in den Industrieländern keinesfalls eine völlig überwundene Krankheit. Im letzten Jahrzehnt wurden eine Reihe von klinischen Studien publiziert, sodass die heute empfohlenen prophylaktischen und therapeutischen Maßnahmen weitgehend auf einem hohen Evidenzgrad basieren (Begg et al. 1999). Es blieben jedoch einige Fragen offen: 1. Wo soll die notwendige antibiotische Behandlung begonnen werden – beim Haus- oder Notarzt, also in der Prähospitalphase, oder erst nach Eintreffen im Krankenhaus? 2. Welches Untersuchungsmaterial ist zu verwenden (Kniehl et al. 2001) und wie soll sich die Initialtherapie gestalten, wenn die zum Aufnahmezeitpunkt übliche Lumbalpunktion kontraindiziert ist? 3. Welcher Personenkreis sollte in die Umgebungsprophylaxe einbezogen werden, wenn beispielsweise bei Meningokokkenmeningitis ein erhöhtes Infektionsrisiko durch Kontaktpersonen für mindestens 6 Monate besteht? 4. Welche Schutzimpfungen sind möglich und sinnvoll?

86.1.1 Grundlagen

Das Krankheitsbild der bakteriellen Meningitis ist in der Regel leicht zu erkennen. Wenn Fieber (in 97 % der Fälle), Kopfschmerz, Erbrechen und Meningismus (82 %), oft auch psychische Veränderungen (bis 85 %) wie Überempfindlichkeit, Verwirrtheit, Desorientiertheit und schließlich Vigilanzstörungen bis hin zum Koma, zusammen mit Fieber und allgemeinen Entzündungszeichen (BKS-Beschleunigung, Leukozyten-, CRP- und Procalcitoninanstieg) auftreten, muss immer an die bakterielle Meningitis gedacht werden. Petechiale Hautveränderungen deuten von vornherein auf eine Meningokokkengenese (>50 % aller bakteriellen Meningitisfälle) hin.

Mit wenigen Ausnahme (apurulente Pneumokokkenmeningitis, Listerienmeningitis und Meningokokkensepsis im Frühstadium) ist der Liquor immer trübe bis eitrig. Er weist eine granulozytäre Pleozytose (1000 bis 50.000 Zellen/µl), ein stark erhöhtes Gesamtprotein und eine Anstieg des Liquorlaktats auf das 3- bis 10fache der oberen Normgrenze auf. Das Laktat ist ein wesentliches differenzialdiagnostisches Kriterium gegenüber nichtbakteriellen ZNS-Entzündungen. Einige Kliniken verwenden die Glucosebestimmung, die dann allerdings als Liquor-Serum-Quotient anzugeben ist und < 0,3 sein sollte. Zur Erregerdiagnostik werden Blutkulturen, Liquorkulturen, Nasen-/Rachenabstriche und, sofern vorhanden, Aspirationsmaterial von Hautpetechien bebrütet. Die Erregerzuordnung gelingt oft bereits am Gram-Präparat: Bei grampositiven, überwiegend extrazellulären Diplokokken handelt es sich um Pneumokokken, bei gramnegativen, überwiegend intrazellulären Diplokokken um Meningokokken. Kurze, z. T. kokkoide grampositive Stäbchen mit extra- und intrazellulärer Lokalisation weisen auf Listeria monocytogenes und plumpe bewegliche gramnegative Stäbchen auf E. coli hin.

Das Erregerspektrum ändert sich mit zunehmendem Lebensalter. Bei Früh- und Neugeborenen stehen Enterobacteriaceae (insbesondere E. coli und Klebsiellen) und B-Streptokokken im Vordergrund. Kinder und Jugendliche akquirieren vorzugsweise Meningokokken (bis 90 %), während Pneumokokken (bis 15 %) und Salmonellen (< 5 %) seltener beobachtet werden. Die Inzidenz der Haemophilusmeningitis ist infolge weiterreichender Vakzination erheblich zurückgegangen. Mit zunehmendem Alter werden Pneumokokken- und Listerieninfektionen häufiger. Bei nosokomialen Infektionen überwiegen altersunabhängig die Staphylokokken. Sie sind auch die typischen Erreger der sog. Shuntsepsis. Gramnegative Keime sind weniger häufig. An seltene Erreger muss nach längeren Auslandsaufenthalten sowie bei Tierkontakten, Immunsuppression und HIV-Infektion gedacht werden.

! Zu letalen Ausgängen kommt es vorzugsweise bei höherem Erkrankungsalter, schweren Vorerkrankungen, Asplenie, besonderen oder nicht erkannten Erregern und komatösem Zustand zum Einweisungszeitpunkt (Sigurdardottir et al. 1997).

86.1.2 Allgemeine Therapieprinzipien

> **Praxistipp**
> Das wichtigste Therapieprinzip ist der *Antibiotikaeinsatz ohne zeitlichen Verzug*.

Britische Autoren (Begg et al. 1999) befürworten bei allen Verdachtsfällen auf bakterielle Meningitis die prästationäre Gabe von 1,2 Mega IE **Benzylpenicillin** i. v. oder i. m. durch den Haus- oder Notarzt. In Fällen einer bekannten Penicillinallergie wird stattdessen 1 g Ceftriaxon oder 1 g Cefotaxim empfohlen. Dieses Vorgehen setzte sich in anderen Ländern nicht durch; übereinstimmend gefordert wird aber der Beginn der Initialtherapie bei meist noch unbekannten Erregern innerhalb von 30(–60) min nach Eintreffen im Hospital (Aronin et al. 1998).

> **Praxistipp**
> Ein zweites Therapieprinzip ist die Kontrolle bzw. Stabilisierung der vitalen Grundfunktionen, v. a. Atmung und Kreislauf, und die Abwendung eines Organversagens.

Dies beinhaltet die klinische Prüfung vorgenannter Funktionen, aber auch ein breiteres Laborscreening, das Gerinnung, Blutbild, Leber-, Nieren-, Herz- und Sepsisparameter einschließt. An Endo-, Myo- und Perikarditis ist bei entsprechenden klinischen Zeichen zu denken. Zur erweiterten Diagnostik, die ebenfalls ohne zeitliche Verzögerung einzuleiten ist, gehört die Suche nach einem **Primärherd** wie Bronchiektasen, Pneumonie, Innenohr- und Nebenhöhlenprozesse, Zahnerkrankungen, Osteomyelitis und Harnwegsinfekt sowie die Erkennung von Prädispositionsfaktoren wie Liquorfistel, Splenektomie (Pneumokokken), HIV-Infektion und Fremdkörper im ZNS.

> **Praxistipp**
> Das dritte Therapieprinzip ist Erkennung und Abwendung intrakranieller Komplikationen.

Dazu gehören v. a. Hirnödem, septische Sinus- und Venenthrombose, Vasospasmus, Angiitis, Abszess- und Empyembildung sowie epileptische Anfallsserien. Bei Patienten mit Bewusstseinseinschränkung und/oder Herdbefunden (v. a. Hirnnervenläsionen) ist mittels kranialer Computertomographie (CCT) eine intrakranielle Druckerhöhung als Hirnödemfolge auszuschließen, bevor eine Lumbalpunktion (LP) durchgeführt werden kann. Auch bei Gerinnungsstörungen ist die LP kontraindiziert.

! Da etwa 25 % der Patienten mit bakterieller Meningitis vorübergehend einer maschinellen Beatmung bedürfen, müssen die Voraussetzungen einer Intensivüberwachung zunächst in jedem Fall gefordert werden.

Obligate Therapiemaßnahmen sind auch gut bilanzierte Flüssigkeits-, Kalorien- und Elektrolytzufuhr, Lungenpflege, Ulkus- und Thromboseprophylaxe. Purulente Nachbarschaftsprozesse (z. B. Sinusitiden) werden so schnell wie möglich saniert. Individuell entschieden wird über den Einsatz von Antikonvulsiva, Antipyretika sowie gerinnungshemmenden Maßnahmen einerseits und andererseits die Substitution von Gerinnungsfaktoren (v. a. Antithrombin bei DIC).

86.1.3 Spezielle Therapie

Initialtherapie bei unbekannten Erregern

Für die antibiotische Sofortbehandlung gelten folgende Regeln:
- so schnell wie möglich, aber wenn klinisch vertretbar erst nach Entnahme des Untersuchungsmaterials,
- immer intravenös und möglichst hochdosiert,
- ausreichend breit,
- möglichst gegen alle in Frage kommenden Erreger,
- mit Präparaten, die im Liquor cerebrospinalis und im ZNS ausreichende Wirkspiegel erreichen.

Im Normalfall empfiehlt sich bei Erwachsenen ohne wesentliche Prädisposition oder Immunsuppression eine Zweierkombination (Pfister 2002) aus

> **Praxistipp**
> Ampicillin bzw. Amoxicillin (6-mal 2 g) und Cefotaxim (3-mal 4 g) bzw. Ceftriaxon (einmalig 4 g).

Hiermit werden mehr als 95 % der in Frage kommenden Keime abgedeckt. Bei Vorliegen chronisch-konsumierender Grunderkrankungen, angeborener oder erworbener Abwehrschwäche oder bei Verdacht auf eine zugrunde liegende Endokarditis sollte zusätzlich ein Aminoglykosid (z. B. **Gentamicin**, 5 mg/kgKG) verabreicht werden. Bei nosokomialen oder fremdkörperassoziierten Infektionen empfiehlt sich die Kombination eines Cephalosporins der 3. Generation- mit einem zuverlässigen Staphylokkenantibiotikum (z. B. Vancomycin 3-mal 1 g, Fosfomycin 3-mal 5 g/Tag oder Rifampicin 1-mal 600 mg/kgKG).

Für Kinder in den ersten 2 Lebensmonaten hat sich wegen des breiten Erregerspektrums die Kombination von Cefotaxim (100 mg/kgKG), Piperacillin (100 mg/kgKG) und Gentamicin (6 mg/kgKG) bewährt (Simon u. Stille

◘ Tabelle 86-1. Antibiotische Therapie der bakteriellen Meningoenzephalitis im Erwachsenenalter

Erreger (Häufigkeit)	Therapie (1. Wahl)	Dosis (Erwachsene)	Dauer (Tage)	Alternativen	Dosis (Erwachsene)
Streptococcus pneumoniae (35%)	Cefotaxim oder Ceftriaxon[a]	3-mal 2–4 g 1-mal 2 g	10–14	Penicillin G oder Ampicillin	3- bis 4-mal 10 Mio. IE 3-mal 4 g
Neisseria meningitidis (35%)	Penicillin G	3-mal 10 Mega	7–10	Cefotaxim oder Ceftriaxon[a]	3-mal 2 g 1-mal 2 g
A- und D-Streptokokken (3–10%)	Amoxicillin + Gentamicin	3-mal 2–4 g 5 mg/kgKG	14–28	Vancomycin	3-mal 1 g
B-Streptokokken	Penicillin G	3-mal 10 Mega	10–14	Erythromycin + Gentamicin	bis 80 mg/kgKG 5 mg/kgKG
Staphylokokken (2–12%)	Flucloxacillin + Rifampicin	3- bis 6-mal 2 g 10 mg/kgKG	21–28	Fosfomycin + Rifampicin oder Imipenem + Rifampicin	3-mal 5 g 10 mg/kgKG 3- bis 4-mal 0,5 g 10 mg/kgKG
E. coli (5%)	Ceftriaxon[a] + Gentamicin	1-mal 2 g + 5 mg/kgKG	14	Meropenem	bis 3-mal 2 g
Haemophilus influenzae (selten)	Cefotaxim Ceftriaxon[a]	4-mal 2 g 1-mal 2 g	14	Chloramphenicol oder Ampicillin	50–100 mg/kgKG 3-mal 2 g
Listeria monocytogenes (5–10%)	Amoxicillin + Gentamicin	4- bis 6-mal 2 g 5 mg/kgKG	21	Minocyclin + Gentamicin	200 mg 5 mg/kgKG
Pseudomonas aeruginosa (selten)	Ceftazidim + Tobramycin	3- bis 4-mal 2 g 2–5 mg/kgKG	14–28	Ciprofloxacin	2-mal 400 mg
Klebsiella/ Enterobacter (selten)	Ceftriaxon[a] + Gentamicin	1-mal 2 g 5 mg/kgKG	21–28	Meropenem + Gentamicin	3-mal 1 g 5 mg/kgKG
Proteus-species (selten)	Ceftriaxon[a] + Gentamicin	1-mal 2 g 4–6 mg/kgKG	21–28	Cefoxitin + Gentamicin	4-mal 2 g 5 mg/kgKG
Salmonellen (selten)	Ceftriaxon[a] + Gentamicin	1-mal 2 g 4–6 mg/kgKG	21	Ciprofloxacin	2-mal 400 mg
HACEK-Mikroorganismen[b]	Ceftriaxon[a]	1-mal 2 g		Ampicillin + Gentamicin	6-mal 2–4 g 5 mg/kgKG

[a] Ceftriaxon: Initialdosis 4 g.
[b] Haemophilus parainfluenzae, Haemophilus aphophilus, Actinobacillus actinomycetemcomitans, Cardiobacterium hominis, Eikenella corrodens und Kingella kingae.

1999). Bei älteren Kindern wird heute die Gabe von Ceftriaxon (initial 100, dann 60–80 mg/kgKG) bevorzugt.

Intrathekale Gabe. Eine intrathekale Antibiotikagabe ist nur bei besonders schweren Krankheitsverläufen gerechtfertigt. Zugelassen für diese Indikation ist Gentamicin (Refobacin L), bei Erwachsenen 5 mg, bei Kindern 0,5–1 mg. Staphylokkokenventrikuliden – zumeist nosokomial entstanden – machen die intrathekale Verabfolgung von Vancomycin (10–20 mg/Tag) erforderlich.

Nach Identifikation des Erregers wird die Medikation ggf. modifiziert (Tabelle 86-1). Oft ist dann eine antibiotische Monotherapie ausreichend.

Therapie einzelner Erreger

Meningokokken sind nahezu immer auf Penicillin G empfindlich. Bei klarer Verdachtsdiagnose einer Meningokokkenmeningitis ist daher Penicillin G weiterhin Mittel der 1. Wahl. Gehäuft ist das Krankheitsbild bei Kindern, Adoleszenten und jungen Erwachsenen in engen Wohngemeinschaften, Internaten sowie unter Kasernen-, Lager- und Gefängnisbedingungen. Zigarrettenrauchen, auch passives Rauchen, und vorhergehende Influenza-A-Infektion sind weitere disponierende Faktoren.

> **Praxistipp**
> Die *Umgebungsprophylaxe* für Kontaktpersonen (mit Gesundheitsamt absprechen!) erfolgt mit Rifampicin (10 mg/kgKG p.o. alle 12 h über 2 Tage), sofern der Kontakt in den vorausgehenden 7 Tagen stattfand und Kinder im Kreis der disponierten Personen vorhanden sind (Cave: Rotfärbung von Kontaktlinsen).

Auch bei der Haemophilus-influenzae-Meningitis wird eine Umgebungsprophylaxe für Kinder unter 5 Jahren empfohlen: Rifampicin 10 mg/kgKG/Tag p. o. über 4 Tage. Pneumokokken führen vorzugsweise nach Splenektomie, bei Liquorfisteln durch Schädeltraumen oder basalen destruierenden Prozesse, sowie bei älteren Patienten, Abwehrgeschwächten und depravierten Alkoholikern zu schweren Meningitisverläufen mit hoher Komplikationsrate. Penicillinresistente Stämme werden auch hierzulande häufiger und können eine Kombinationstherapie mit Ceftriaxon und Vancomycin (ggf. zusätzlich Rifampicin) notwendig machen (Begg et al. 1999). Eine Umgebungsprophylaxe ist nicht erforderlich. Als vielversprechend gilt namentlich für Länder mit hoher Zahl penicillinresistenter Stämme (z. B. Spanien, USA) die Vakzination in der frühen Kindheit (Black et al. 2000). Die verfügbaren Impfstoffe decken allerdings das Spektrum der Serotypen nicht vollständig ab.

Aktinomyzeten und Nokardien sind grampositive Stäbchen, die in seltenen Fällen zu Meningitis oder Hirnabszess führen. Letzteres trifft insbesondere für Nokardien zu, die mit Imipenem (3-mal 1 g) evtl. plus Amikacin (3-mal 5 mg/kgKG) behandelt werden. Ein vorausgehender Lungenbefund sollte an eine Nokardiengenese denken lassen. Die Therapie der Aktinomykose wird in 1. Wahl mit Penicillin G (2- bis 3-mal 10 Mio. IE) für 4–6 Wochen durchgeführt. Danach erfolgt eine mehrmonatige orale Erhaltungstherapie mit Penicillin V (2–5 Mio. IE/Tag). Bei Penicillinallergie kommen Doxycyclin (200 mg/Tag) oder Imipenem (3- bis 4-mal 0,5 g/Tag) in Frage.

Therapieerfolg. Die Effektivität des eingesetzten Antibiotikums wird nach 24–48 h durch eine Lumbalpunktion überprüft. Bei gutem Ansprechen des Präparates ist dann bereits die Keimfreiheit des Liquors eingetreten. Zu einem deutlicher Abfall der Zellzahl kommt es in der Regel ab dem 3. Krankheitstag. Bleiben je nach Punktionszeitpunkt Keimfreiheit und/oder „Neutrophilensturz" aus, so ist die Medikation zu überdenken. Weitere Kontrollpunktionen sollten vom Krankheitsverlauf abhängig gemacht werden. Das Therapieende richtet sich nach dem klinischen Befund. Eine Normalisierung des Liquors tritt oft erst nach einigen Wochen ein. Das Behandlungsschema ist erfolgreich, wenn beim Patienten Entfieberung, normale Vigilanz, weitgehende Schmerzfreiheit und Rückläufigkeit des Meningismus erreicht worden sind. Die Therapie soll mindestens 3 Tage über diesen Zeitpunkt hinaus fortgesetzt werden.

Therapie der Komplikationen. Schwere Komplikationen der Meningitis sind malignes Hirnödem, Sinusvenenthrombose, zerebrale Vaskulitis mit Infarkten, Abszedierung, subdurales Empyem bzw. subdurales Hygrom sowie das Waterhouse-Friderichsen-Syndrom bei der Meningokokkensepsis. Die Ausbildung eines Hydrocephalus occlusus oder aresorptivus macht akut die Anlage einer externen Ventrikeldrainage und in seltenen Fällen nach Sanierung des Liquors die Implantation eines ventrikuloatrialen Shunts erforderlich.

Bei klinisch signifikantem Hirnödem mit erhöhtem intrakraniellen Druck (ICP) wird in erster Wahl eine Osmotherapie mit 15%igem Mannit (3- bis 4-mal 100–250 ml i.v.) durchgeführt. Alternativ, beispielsweise bei Niereninsuffizienz, kommen Sorbit (3-mal 125 ml Sorbit 40% i.v. nach Ausschluss einer Fruktoseintoleranz) oder hypertonische Kochsalzlösung (z. B. 7,5%) in Frage. Die Serumosmolalität soll nicht wesentlich über 325 mosmol/l ansteigen. Alternative zur Osmotherapie ist die Gabe von Tris-Puffer (Trometamol 20 mmol in 250 ml NaCl 0,9% über 1 h i.v.), die über eine Alkalisierung zur Minderung der Hirnperfusion und damit des Hirnödems führt. Engmaschige pH-Kontrollen sind erforderlich (nicht >7,55).

Weitere Maßnahmen der Hirnödembehandlung sind Sedierung, Analgesie, rechtzeitiges Intubieren und angemessene Lagerung mit Erhöhung des Oberkörpers bis 30°.

Zur Wirksamkeit der kontrollierten Hyperventilation bei Meningitis gibt es keine evidenzbasierten Daten; deshalb kann diese Therapie nicht empfohlen werden. Die hochdosierte Barbituratgabe bleibt Sonderfällen mit therapieresistentem ICP-Anstieg vorbehalten. Voraussetzung hierfür ist die kontinuierliche ICP-Messung durch epidurale, intraparenchymatöse oder intraventrikuläre Drucksonden. Nach einem initialen Bolus von 0,5–1 g Thiopental wird das Präparat in Abhängigkeit von aktuellem Hirndruck und EEG-Aktivität („Burst-suppression-Aktivität") über Infusionspumpe bis zu einer Tagesdosis von 5–10 g weiter verabfolgt.

Eine begleitende Corticosteroidgabe (0,3–0,6 mg Dexamethason/kgKG bei Kindern, 4-mal 6 mg/Tag bei Erwachsenen) kann während der ersten 2 Krankheitstage bei Kindern mit Haemophilus-influenzae-Meningitis und Erwachsenen mit Pneumokokkenmeningitis schweren Hörstörungen vorbeugen. Ansonsten war die Corticosteroidgabe bisher umstritten (McIntyre et al. 1997; Thomas et al. 1999; Schaad et al. 1995). Die Diskussion hierzu fand durch die Ergebnisse der Studie (Klasse-1-Evidenz) von de Gans et al. (2002) ihren Abschluss: Bei klinisch eindeutiger Symptomatik soll 10 mg Dexamethason i. v. einige Minuten vor der ersten Antibiotikadosis gegeben werden. Die intravenöse Dexamethasonverabreichung wird über 4 Tage mit der Tagesdosis von 4-mal 10 mg fortgesetzt.

Erwähnt werden muss allerdings, dass Meningitiden durch penicillinresistente Pneumokokken in der Studie nicht vorhanden waren. Immerhin verschlechtert Dexamethason den Übertritt von Vancomycin in den Liquorraum. Aus diesem Grund wird man mit Corticosteroiden bei (wahrscheinlich) penicillin- oder sogar cephalosporinresistenten Pneumokokken (anzutreffen v. a. in Spanien und Teilen der USA; Huynh et al. 2001; Oteo 2001) vorerst noch zurückhaltend sein.

> ! Bei Risikopatienten (z. B. nach Splenektomie) ist unabhängig von ihren Herkunftsländern immer eine aktive Schutzimpfung mit Pneumokokkenvakzinen indiziert.

86.2 Hirnabszess und subdurales Empyem

86.2.1 Grundlagen

Der Hirnabszess entwickelt sich aus einer eitrigen Enzephalitis (Phlegmone, Zerebritis), die infolge hämatogener (25%), traumabedingter (20%) oder fortgeleiteter (40%) Erregerinvasion entsteht. Bei etwa 15% der Fälle ist der Ausgangspunkt nicht zu klären. Der Verdacht auf einen Hirnabszess ergibt sich, wenn bei entsprechender Vorgeschichte (chronische Otitis, Mastoiditis oder sonstige septische Streuherde, Zustand nach offener Schädelhirnverletzung etc.) Kopfschmerzen, manchmal mit morgendlichem Erbrechen (70–90%), verhaltens- oder herdneurologische Symptome (bis 75%), erhöhte Körpertemperatur (50%) und/oder epileptische Anfälle (30%) auftreten. Allgemeine Entzündungszeichen können beim Abszess geringer ausgeprägt sein oder fehlen. Dagegen gehen subdurale Empyeme praktisch immer mit Kopfschmerzen Fieber, Leukozytose oder BKS-Beschleunigung einher. Stauungspapille und Bewusstseinseinschränkungen sind je nach Größe, Dauer und Lokalisation eines Abszesses vorhanden. Die diagnostische Verifizierung erfolgt durch ein bildgebendes Verfahren, wobei CCT und MRT in ihrer Aussage etwa gleichwertig sind. Das subdurale Empyem wird im CCT durch sichel- oder linsenförmige Abdrängung der Hirnsubstanz von der Kalotte leicht erkannt.

> ! Wichtig zu wissen ist, dass eine kontrastmittelanreichernde Abszesskapsel nicht von Anfang an vorhanden ist, sondern sich erst im Rahmen der „Reifung" des Abszesses entwickelt.

Die Lumbalpunktion wird bei Hirnabszess und subduralem Empyem nur bei speziellen Fragestellungen und nach Ausschluss einer Stauungspapille durchgeführt. Entzündliche Liquorveränderungen sind inkonstant vorhanden und richten sich nach der Lage des Prozesses. Im Fall eines pathologischen Liquorbefundes besteht dieser in einer mäßigen gemischtzellulären Pleozytose, erhöhten Eiweiß- und Laktatwerten sowie manchmal in einer intrathekalen IgA-Synthese.

Die häufigsten Erreger von Hirnabszess und subduralem Empyem sind Staphylokokken, Bacteroides, anaerobe Streptokokken und bei otogener Genese E. coli, Proteus und Klebsiellen. Auch an Nocardia asteroides (mit typischem Lungenbefund), Entamoeba histolytica (zusätzlich Leberabszesse), Toxoplasmen (z. B. bei Aids) und Pilze (z. B. Aspergillus) sollte gedacht werden. Der beste Weg zur Erregerdiagnostik ist die frühe Abszesspunktion oder -exstirpation.

86.2.2 Therapie

Therapie des subdurales Empyems

Initialtherapie beim subduralen Empyem ist die Drainage über ein Bohrloch unter prä- und postoperativer antibiotischer Bahandlung in 1. Wahl mit Cefotaxim (3-mal 2–4 g) (alternativ: Ceftriaxon) plus Metronidazol (3- bis 4-mal 0,5 g/Tag) plus Flucloxacillin (6-mal 2 g). In 2. Wahl oder bei Nachweis oxacillinresistenter Staphylokokken wird anstelle von Flucloxacillin Rifampicin (600 mg/Tag) oder Vancomycin (2-mal 1 g) verabreicht. Zur Hirnödemtherapie ▶ Abschn. 86.1.2.

Therapie des Hirnabszesses

Das therapeutische Vorgehen beim **Hirnabszess** hängt von vielerlei Faktoren ab:
- Entwicklungsstadium des Abszesses
- Lage und Größe des Abszesses (solitär, multipel, gekammert etc.)
- Ausdehnung des Begleitödems, Ausmaß der Raumforderung
- klinischer Zustand des Patienten

Antibiotische Behandlung. In jedem Fall beginnt **ohne zeitlichen Verzug** die antibiotische Behandlung, die vor Erregernachweis derjenigen beim subduralen Empyem entspricht. Falls erforderlich, wird eine Hirnödemtherapie begonnen (▶ Abschn. 86.1.2). Gegebenenfalls kann zusätzlich für wenige Tage **Dexamethason** (4-mal 8 mg/Tag) verabreicht werden, um das perifokale Ödem zu reduzieren. Diese Maßnahme ist jedoch umstritten, da sie die Erregerelimination behindern, dennoch aber eine klinische Besserung vortäuschen kann.

Operative Maßnahmen. Immer müssen operative Maßnahmen erwogen werden. Ein gut abgegrenzter, „reifer", oberflächennaher Abszess wird primär mit Kapsel entfernt (Exstirpation). Alternativ ist auch die Abszesspunktion und -drainage möglich. Nicht operable tiefliegende Abszesse werden stereotaktisch punktiert und der Abszessinhalt aspiriert. Anschließend kann eine lokale Antibiotikainstillation (z. B. Gentamicin 5 mg) erfolgen. Bei Kleinhirnabszessen ist die rasche und radikale Entfernung der eitrigen Raumforderung unabhängig vom Reifungsstadium angezeigt, da hier die Ödemneigung mit deletären Folgen besonders ausgeprägt ist.

Postoperativ ist die antibiotische Behandlung über mehrere Wochen je nach Verlauf fortzusetzen, wobei die Präparate dem nachgewiesenen Erreger anzupassen sind. Wöchentliche bildgebende Kontrollen (MRT besser als CCT) sind angezeigt, um den Therapieeffekt zu überprüfen. Für multiple Abszesse ergibt sich eine ungünstigere Prognose, obwohl eine Rückbildung von Mikroabszessen (<1 cm) auch unter rein konservativen Bedingungen möglich ist.

Komplikationen. Komplikationen sind **Abszessruptur** mit Einbruch in das Ventrikelsystem oder Entwicklung einer **Hirnphlegmone**. Klinisch kommt es hierbei zu schweren Allgemeinsymptomen, Bewusstseinstrübung und raschem **ICP-Anstieg**, der meistens ad exitum führt. Die Letalität des Hirnabszesses liegt bei 5–15 %. Spätkomplikationen nach erfolgreicher Therapie manifestieren sich vorzugsweise als symptomatische Epilepsie oder Persönlichkeitsveränderungen; **Abszessrezidive** sind selten.

86.3 Septische Herdenzephalitis

> In der Altergruppe der 45- bis 65-Jährigen verbirgt sich hinter jedem 50. bis 100. Schlaganfallereignis eine Herdenzephalitis, die durch septische Embolien ausgelöst wurde. Führt man hier eine Thrombolyse oder auch nur eine antikoagulative Therapie mit aPTT-Verlängerung durch, so riskiert man schwerste zerebrale Blutungskomplikationen. Ausgangspunkt für die septisch-embolische Streuung ist zumeist eine bakterielle Endokarditis, deren Rate an neurologischen Komplikationen mit 20–40 % angegeben wird. Neben der Herdenzephalitis sind Hirnabszess und mykotisches Aneurysma weitere typische Folgeerkrankungen der Endokarditis.
>
> Auch andere septische Krankheitsbilder können durch Erregerstreuung zu einer ZNS-Beteiligung führen. Je nach septischem Primärherd und Ausformung des klinischen Syndroms unterscheiden wir die septisch-embolische und die septisch-metastatische Herdenzephalitis. Die erstgenannte Entität zeichnet sich durch schwere Krankheitsbilder und hohe Letalität aus, was oft durch eine zu späte Krankheitserkennung bedingt ist (Bitsch et al. 1996; Bayer et al. 1998; Mylonakis u. Calderwood 2001).

86.3.1 Grundlagen

Die **septisch-metastatische Herdenzephalitis (SMH)** ist Folge einer hämatogenen Erregerstreuung in das ZNS. Die Lokalisation des Primärherdes ist variabel. Die neurologische Symptomatik beginnt zumeist mit Bewusstseinstrübung und hirnorganischem Psychosyndrom. Neurologische Herdsymptome (z. B. fokale Anfälle, Hemiparese) entstehen subakut und sind oft verbunden mit der Entwicklung multipler zerebraler Mikroabszesse. Zeichen einer entzündlichen Allgemeinerkrankung oder einer akuten Sepsis sind meistens vorhanden.

Der häufigeren **septisch-embolischen Herdenzephalitis (SEH)** liegt eine Verschleppung erregerhaltiger Thromben zugrunde. Ausgangspunkt ist fast immer eine **bakterielle Endokarditis**. Die neurologische Symptomatik wird dominiert von akuten ischämischen Ereignissen im Versorgungsbereich der A. cerebri media mit Hemisyndromen und zentralen Werkzeugstörungen. Die septischen Hirninfarkte sind oft multifokal und weisen früh hämorrhagische Transformationen auf. Häufig ist eine milde meningitische Mitbeteiligung. Der Liquorbefund deutet auf einen entzündlichen Prozess (<1000 Zellen/μl, Protein und Laktat erhöht). Die verursachenden Erreger sind Viridansstreptokokken (20–30%), Staphylokokken (30–40%), Enterokokken (10–15%), gramnegative Erreger (bis 10%), seltener Chlamydien und Erreger der sog. HACEK-Gruppe. Der Erregernachweis aus dem Liquor bleibt fast immer negativ. Er hat über Blutkulturen zu erfolgen. Septische Absiedelungen oder embolische Manifestationen sieht man nicht selten auch an Haut und Augenhintergrund. Mitunter gelingt der Erregernachweis aus kutanen Absiedlungen (Splinter-Hämorrhagie, Osler-Knoten, Janeway-Läsionen; ▶ Kap. 7), insbesondere wenn diese ein purulentes Zentrum aufweisen. Im CCT zeigen sich bei der SEH multiple runde oder keilförmige Hypodensitäten kortikal und/oder im Marklager, oft mit Einblutung in die Infarktareale. Die SMH weist initial oft nur eine diffuse oder lokalisierte Hirnschwellung auf, im weiteren Verlauf entwickeln sich meistens multiple Hirnabszesse. Die Prognose der SMH ist lediglich bei früher Krankheitserkennung und raschem Therapiebeginn gut. Die SEH ist schlechter zu behandeln; sie hinterlässt häufig ausgeprägtere Folgeerscheinungen, sofern sie im Akutstadium überlebt wird.

86.3.2 Therapie

Bei noch nicht identifiziertem Erreger wird sofort nach Abnahme der Blutkulturen die Behandlung mit Flucloxacillin (6-mal 2 g/Tag) oder **Rifampicin** (1-mal 600 mg/Tag) plus Cefotaxim (3-mal 2–4 g/Tag) begonnen. Liegt eine künstlichen Herzklappe oder ein anderes Kunststoffimplantat vor, so wird Flucloxacillin durch **Vancomycin** (3-mal 1 g) ersetzt. Die britische Working Party (1998) empfiehlt für alle Fälle mit zugrunde liegender Endokarditis die zusätzliche Gabe von Gentamicin für 2 Wochen. Bei nachgewiesener Staphylokokkenbeteiligung bietet sich eine Kombination aus Rifampicin und Vancomycin an. Andere Erreger werden entsprechend 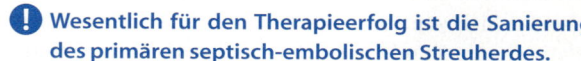 Tabelle 86-1 behandelt. Bei Erregern der HACEK-Gruppe wird Ceftriaxon (initial 4 g dann 2 g/Tag) für 4 Wochen verabfolgt. Sind bei der SMH bereits primär Abszesse nachweisbar, so ist die Initialtherapie identisch mit der des Hirnabszesses. Die allgemeinen Therapiemaßnahmen entsprechen weitgehend denen bei bakterieller Meningitis. Über die Heparindosis ist im Einzelfall zu entscheiden; die Gefahr von Einblutungen ist dabei zu berücksichtigen.

> **!** **Wesentlich für den Therapieerfolg ist die Sanierung des primären septisch-embolischen Streuherdes.**

Die Indikation zum operativen Eingriff wird erregerabhängig getroffen werden. Staphylokkkoengenese, große Klappenvegetationen und septische Embolien in das ZNS stützen eine Entscheidung für die operative Sanierung, die allerdings – wenn möglich – erst 8–14 Tage nach Beginn der Antibiotikagabe erfolgen sollte (Mylonakis u. Calderwood 2001). Die antibiotische Behandlung muss mindestens 4–8 Wochen andauern und richtet sich im Einzelfall nach Symptomatik, Kulturergebnissen, bildgebenden Befunden und Ausheilung des Primärherdes.

86.4 Listerienmeningoenzephalitis

Auch wenn Listeria monocytogenes jenseits des Perinatalalters gemeinhin als Opportunitätskeim gilt, werden doch immer wieder Fälle von Listerienmeningoenzephalitis bei zuvor gesunden Personen ohne Risikofaktoren angetroffen. Die Inzidenz hat insbesondere bei Immunsuppression, Karzinomen, chronischem Alkoholismus und Diabetes mellitus zunehmende Tendenz. Der ZNS-Befall entsteht immer hämatogen. Man kann mindestens 4 Krankheitsverläufe unterscheiden:
- akute Meningitis/Meningoenzephalitis (90%)
- Hirnstammenzephalitis (5–10%)
- Hirnabszess oder infizierter Hirninfarkt
- rekurrierende bzw. chronische Enzephalitis

86.4.1 Grundlagen

Akute Verlaufsform. Sie verläuft in der Regel wie eine purulente Meningitis (▶ Abschn. 86.1). Die Liquorpleozytose reicht bis ca. 3000 c/µl, wobei es sich zunächst überwiegend um Granulozyten handelt. In der Hälfte der Fälle findet man später ein „buntes Zellbild" (verschiedene Zelltypen nebeneinander vorhanden). Das Liquorlaktat ist auf Werte über 3 mmol/l erhöht und auch das Gesamtprotein steigt leicht bis erheblich an. Eine intrathekale IgG-Synthese tritt nur bei protrahierten Verläufen auf. Bei der Erregerisolierung ist die Blutkultur der Liquorkultur überlegen. Die serologischen Verfahren sind unzuverlässig.

Hirnstammenzephalitis. Der biphasische Verlauf beginnt mit einem grippeähnlichen Vorstadium von 2–10 Tagen mit Kopfschmerz, Fieber, Abgeschlagenheit und Leukozytose. Dann entwickeln sich abrupt Hirnstamm- (seltener Rückenmark-)symptome, später auch Koma und Atemstillstand.

Hirnabszess. Durch Listerien verursachte Abszesse unterscheiden sich von sonstigen Hirnabszessen durch einen relativ akuten Krankheitsverlauf und stärkere meningeale Beteiligung. Die Letalität ist mit über 50 % sehr hoch. Die Erreger lassen sich hier häufiger im Liquor nachweisen.

Chronisch-rekurrierende Enzephalitis. Sie ist durch phasenhaftes Auftreten von Kopfschmerz, Fieber, Erbrechen, Wesensänderung, Gewichtsverlust und leichter Liquorpleozytose gekennzeichnet. Manchmal entsteht durch Ependymgranulation in Aquädukt und 4. Ventrikel oder durch Leptomeningealfibrose ein Hydrozephalus. Als Soforttherapie ist in diesen Fällen die externe Ventrikeldrainage durchzuführen. Nach Sanierung des Liquors kann ein ventrikuloatrialer oder -peritonealer Shunt implantiert werden. Die offene Drainage birgt zwar das Risiko von Infektionen, bietet aber passager die Möglichkeit der direkten intraventrikulären Gentamicininstallation (Erwachsenendosis: Refobacin L 5 mg/Tag).

86.4.2 Therapie

> **Praxistipp**
>
> Die Chemotherapie der 1. Wahl bei ZNS-Listeriose ist *Ampicillin* (2 g alle 4 h i.v.) plus Gentamicin (5 mg/kgKG als Einzeldosis über 10–14 Tage; Begg et al. 1999).

Wegen der schlechten Diffusion der Antibiotika in das Hirnparenchym und in granulomatöses Gewebe soll die Ampicillingabe bis auf 4 Wochen ausgedehnt werden. In 2. Wahl wird v. a. bei Penicillinallergie Chloramphenicol (3-mal 1 g/Tag), Cotrimoxazol (2-mal 960 mg/Tag), Erythromycin (2 g/Tag), Minocyclin (200 mg/Tag) oder Doxycyclin (200 mg/Tag) eingesetzt.

Die Letalität des ZNS-Befalls durch Listeria monocytogenes wird mit 20–40 % angegeben. Schlecht therapeutisch zu beeinflussen sind die Hirnstammenzephalitis und die chronisch-rekurrierende Enzephalitis.

86.5 Neurotuberkulose

> Tuberkulöse ZNS-Erkrankungen lassen sich mikrobiologisch oft erst nach dem Behandlungsbeginn, der auf den dringenden Verdacht hin schon eingeleitet wird, verifizieren. Liquor-PCR und -Kultur werden in manchen Fällen erst unter der Chemotherapie positiv. Die antituberkulöse Therapie induziert in einigen Fällen eine *vorübergehende Verschlechterung* (Hejazi u. Hassler 1997), die wahrscheinlich Folge eines veränderten immunologischen Reaktionsmusters ist. Hieraus ergibt sich der rationale Ansatz für die Behandlung mit Corticosteroiden (Dooley et al. 1997; Schoeman et al. 1997). Die Konstellation – nicht verifizierte Erregergenese und initiale Verschlechterung unter der antituberkulösen Therapie – veranlassen häufig zu vorzeitigem und ungerechtfertigtem Behandlungsabbruch.

86.5.1 Grundlagen

Mit einer Prävalenz von 55 Mio. Erkrankten ist die Tuberkulose weltweit die häufigste Infektionskrankheit. Die Inzidenz der Neurotuberkulose liegt in Mitteleuropa mit 1/100.000 noch relativ niedrig. Betroffen sind v. a. Ältere, Immundefiziente und Immigranten, die das Risiko ihrer Herkunftsländer tragen. Der ZNS-Befall macht ca. 2–5 % aller Krankheitsfälle aus. Die häufigste ZNS-Manifestation ist die Meningitis tuberculosa (etwa 82 %).

Weitere Erscheinungsformen der Neurotuberkulose sind:

- raumfordernde Granulome, die solitär oder multipel, zumeist intrazerebral aber auch spinal gelegen sind
- tuberkulöse Hirnabszesse
- tuberkulöse Radikulomyelitis
- chronische Pachymeningitis
- Rückenmarkläsionen infolge der spezifischen Spondylitis (Pott)

Begleitende Arteriitiden sind bei Neurotuberkulose gefürchtet. Ein gleichzeitiger Lungenbefall ist bei 40–70 % der Patienten nachweisbar. Die Erregerübertragung auf das ZNS erfolgt zumeist hämatogen. Manchmal geht die Infektion von Nachbarschaftsprozessen (z. B. Pott-Krankheit) aus.

Eine Neurotuberkulose liegt diagnostisch nahe, wenn sich subakut Kopfschmerz, Lethargie und zunehmende Nackensteife, nach und nach Hirnnervenausfälle (III, VI, VII und VIII), Verwirrtheit, organische Psychosen, Hemiparese und/oder extrapyramidale und dienzephale Störungen einstellen. Die Liquorbefunde sind leichte Xanthochromie, mäßige bis starke Gesamtproteinerhöhung und eine Pleozytose (10–1000 c/μl) mit initial überwiegenden Granulozyten, dann aber zunehmend mononukleären Zellen und begleitender Eosinophilie („buntes Zellbild"). Die Laktatkonzentration ist leicht erhöht (etwa 3,0–8,0 mmol/l); die intrathekale IgA(und IgM)-Synthese entwickelt sich erst während des Krankheitsverlaufes. Für den Erregernachweis mittels Mikroskopie und Kultur werden Liquor, Sputum, Magensaft sowie Urin verwendet. Die Erfolgsrate ist nicht höher als 40–70 %, steigt aber bei sukzessiven Mehrfachuntersuchungen, die auch für die Erfassung einer Resistenzentwicklung notwendig sind. Ein effektiveres Nachweisverfahren ist die Halb-nested-PCR aus Liquorproben mit einer Spezifität von 97 % und einer Sensitivität von 80 % (Fresquet-Wolf et al. 1998; Kniehl et al 2001).

Die Verdachtsdiagnose wird nachhaltig durch bildgebende Verfahren (CCT und MRT) gestützt. Typische Zeichen sind basale Hirnhautverdickungen, intrazerebrale Tuberkulome und Hydrocephalus internus. Letzterer kann akut dekompensieren. Eine sofortige Entlastung mit externer Ventrikeldrainage ist dann erforderlich. Wird der Spinalkanal vom Krankheitsprozess miterfasst, was in späteren Krankheitsphasen nahezu immer der Fall ist, so erscheinen spinoradikuläre Syndrome, Paraparesen sowie Blasen- und Mastdarmstörungen.

86.5.2 Therapie

Allgemeine Therapieprinzipien

- Isolierung des Patienten (nur bei offener Tbc gefordert)
- Beginn der antituberkulösen Chemotherapie schon im begründeten Verdachtsfall
- Mitbehandlung sonstiger Organmanifestationen
- Suche nach disponierenden Grundleiden, die mitbehandelt werden müssen

- Therapie eines erhöhten intrakraniellen Druckes (ICP) bei akutem Hydrozephalus (Entlastung) und raumfordernden intrakraniellen Tuberkulomen (ggf. Osmotherapie)

Operative Therapie. Operative Eingriffe sind bei Hydrozephalus, in Einzelfällen bei intrakraniellen Tuberkulomen, bei schweren optikochiasmatischen Arachnopathien und bei Rückenmarkskompressionen angezeigt. Weitere Operationsindikationen sind Hirnbiopsie bei anders nicht zu klärender Differenzialdiagnose und die Implantation einer Rickham-Kapsel für die intraventrikuläre Streptomycininstillationen (► unten).

Medikamentöse Therapie. Medikamentöse Begleitmaßnahmen umfassen

- antikonvulsive Einstellung kurzfristig mit einem Benzodiazepin (Clonazepam 4–8 mg/Tag i. v.), langfristig aber eher mit Phenytoin (300–400 mg/Tag bei Erwachsenen oral)
- Psychopharmaka bei Verwirrtheit, psychotischen Syndromen oder extremer Agitiertheit (Haloperidol 0,5–10 mg/Tag, Pipamperon 3-mal 40–120 mg/Tag, Melperon 25–300 mg/Tag) möglichst unter antikonvulsiver Megleitmedikation
- Osmotherapie bei ICP-Anstieg durch Hirnödem oder raumfordernde Tuberkulome (Mannit 15 % 3- bis 4-mal 250 ml/Tag)
- Korrektur der Elektrolytentgleisungen (v. a. Hyponatriämie infolge SIAD). Weitere Therapiemaßnahmen betreffen die evtl. vorausgehende Malnutrition und die Blasen- und Mastdarmstörungen (► auch Abschn. 86.6)

Antituberkulöse Therapiemaßnahmen

Wegen gehäuftem Auftreten von Erbrechen, Darmatonie bzw. enteralen Resorptionsstörungen beginnt die antituberkulöse Behandlung in der Regel mit parenteraler Verabfolgung. Die Therapie der 1. Wahl besteht in folgendem Schema:

> **Praxistipp**
> - INH 10 mg/kgKG/Tag als Infusion (in 3 Einzeldosen oder kontinuierlich), nach ca. 4 Wochen: 5–7 mg/kgKG/Tag oral (Tageshöchstdosis für Erwachsene 1 g und für Kinder 0,5 g).
> - Rifampicin 10 mg/kgKG/Tag als einmalige Infusion (Tageshöchstdosis für Erwachsene 0,75 g).
> - Pyrazinamid 30–35 mg/kgKG/Tag (1,5–2 g/Tag als orale Einmaldosis; maximal 2,5 g/Tag).

Eine Umstellung auf andere antituberkulöse Präparate wie Ethambutol (25 mg/kgKG/Tag), Prothionamid (8–10 mg/kgKG in 2–3 Einzelgaben), Rifabutin (1-mal/Tag

0,15–0,45 g), Capreomycin (20 mg/kgKG/Tag, **Cave:** Oto- und Nephrotoxizität), Moxifloxacin (400 mg), Augmentan, Terizidon (Prodrug von Cycloserin) oder Ethionamid erfolgt nur bei Resistenzentwicklung oder Unverträglichkeitserscheinungen. In Einzelfällen mit schwerstem Krankheitsverlauf wurde zusätzlich Streptomycin (etwa 1 mg/kgKG intrathekal alle 2 Tage über Rickham-Kapsel) appliziert.

Zusätzlich zu verabreichen sind:

> **Praxistipp**
> — Dexamethason 5-mal 4 mg i.v. oder Prednison 2 mg/kgKG (über 7–28 Tage in absteigender Dosierung)
> — Vitamin B_6 700 mg/Woche

Diese intensive Anfangstherapie muss über 4–10 Wochen durchgehalten werden. Wenn der Patient wach und zugänglich ist, kein Erbrechen besteht und die Magen-Darm-Tätigkeit normalisiert ist, wird auf orale Medikation übergegangen. In der Stabilisierungsphase, die sich durch klinische Besserung, Rückläufigkeit der pathologischen Liquorbefunde (v.a. Zellzahl und Lactat) und Normalisierungstendenz der Auffälligkeiten in CCT oder MRT ankündigt, sollte die antituberkulöse Chemotherapie auf eine Zweierkombination eingeschränkt werden. Sie ist über 9–10 Monate fortzusetzen mit:

> **Praxistipp**
> — INH oral 5 mg/kgKG/Tag
> — Rifampicin 10 mg/kgKG/Tag
> — Vitamin B_6 100 mg/Tag

In der Regel ist bei diesem Behandlungsregime eine 1-jährige Chemotherapie ausreichend.

Bei gleichzeitig bestehender antiretroviraler Therapie treten erhebliche pharmakokinetisch begründete Arzneimittelinterferenzen namentlich mit Rifampicin auf, die unbedingt zu beachten sind (Havlir et al. 1999; Prange 2001).

Pyridoxin. Zur Verhinderung der INH-bedingten Vitamin-B_6-Mangelsymptomatik mit Polyneuropathie oder Krampfanfällen wird Pyridoxin zusätzlich verabfolgt (mindestens 100 mg/Tag oral oder 200 mg i.m. jeden 2. Tag).

Corticosteroide. In mehreren randomisierten Studien konnte der günstige Effekt der Corticosteroide auf Letalität und neuropsychologische Residualsyndrome belegt werden (Schoeman et al. 1997; Dooley et al. 1997). Deshalb wird initial bei jeglicher Manifestationsform der Neurotuberkulose regelhaft Prednison (40–100 mg beim Erwachsenen und 1–2 mg/kgKG bei Kindern) oder Dexamethason (8–20 mg/Tag) über 1–4 Wochen in absteigender Dosis verabfolgt (Begg et al. 1999). Bei passagerer Verschlechterung im Verlauf, z. B. durch Hirnödem oder raumfordernde Granulome, sollte erneut vorübergehend (2–4 Wochen) ein Corticosteroid, beginnend mit der jeweils höheren Dosis, verabfolgt werden.

86.6 Neurosyphilis

> Als älteste bekannte Infektionskrankheit des ZNS ist die Neurosyphilis mit ihren verschiedenen klinischen Manifestationen wie progressive Paralyse, Tabes dorsalis und Syphilis cerebrospinalis selten geworden. Ihr Bekanntheitsgrad nimmt ständig ab. Routinemäßige Bestimmungen der Syphilissuchreaktionen wurden vielerorts abgeschafft. Auf diese Weise steigt die Zahl übersehener oder nicht erkannter Erkrankungsfälle wieder an. Dazu kommt ein Wiederanstieg der Neuinfektionen. Bei früher Erkennung sind Syphilis und Neurosyphilis gut zu behandeln; Antibiotikaresistenzen wurden bisher nicht beobachtet.

86.6.1 Grundlagen

Die Frühsymptome der Neurosyphilis sind zumeist unspezifisch. Es war deshalb aus klinischem Interesse wichtig, klare diagnostische Kriterien für das Vorliegen einer Neurosyphilis herauszuarbeiten. Das Leiden lässt sich wie folgt definieren (Prange 1987): Bei einem Patienten mit positivem Ausfall von FTA-Abs-Test und TPHA (oder TPPA)-Test im Serum liegt wahrscheinlich eine Neurosyphilis vor, wenn mindestens 2 der 3 nachfolgenden Kriterien gegeben sind:

— akuter oder chronischer Verlauf einer neurologischen und/oder psychiatrischen Symptomatik, für die keine andere Ursache festgestellt wurde

- abnorme Liquorbefunde im Sinne einer Pleozytose und/oder einer lokalen Produktion von Immunglobulinen (IgG, IgM) im ZNS
- positiver Antibiotikaeffekt mit Unterbrechung der klinischen Progredienz und (oder) Normalisierung der Liquorbefunde

Eine Neurosyphilis liegt sicher vor, wenn eine Treponema-pallidum-spezifische Antikörperproduktion im ZNS nachweisbar ist. Als Voraussetzung hierfür muss die Bestimmung der IgG- und IgM-Konzentrationen sowie der erregerspezifischen Antikörperquantitäten (angegeben in Titerstufen oder ELISA-Einheiten) in Liquor und Serum erfolgen. Die ermittelten Werte werden für das jeweilige Kompartiment zueinander ins Verhältnis gesetzt und als Antikörperindex ausgedrückt:

> **Praxistipp**
> ITpA(intrathekal produzierte Treponema-pallidum-Antikörper)-Index – normal zwischen 0,5 und 2,0; suspekt > 2; sicher pathologisch > 3 (Prange 2001).

Bezüglich der klinische Erscheinungsformen ist es sinnvoll zwischen den ZNS-Manifestationen im Sekundärstadium (Meningitis, Hirnnervenläsionen, Polyradikulitis) und den des Tertiärstadiums (Tabes dorsalis, progressive Paralyse, Syphilis cerebrospinalis) zu unterscheiden, weil die ZNS-Erkrankungen der Tertiärsyphilis länger antibiotisch behandelt werden sollten. Extrem selten sind heute spätsyphilitische Manifestationen, die eine zervikale Myelopathie, spastische Spinalparalyse, myatrophische Lateralsklerose oder Polyradikulitis imitieren, mit akutem Hörverlust oder Optikusatrophie einhergehen. Die Krankheitsaktivität lässt sich leicht anhand der serologischen Testergebnisse einschätzen: Positiver TPHA- oder TPPA-Test im Blut zeigt eine stattgehabte Syphilisinfektion an (Bestätigungstest: FTA-Abs-Test). Positive Kardiolipinreaktion (VDRL-Test, Kardiolipin-KBR) deuten auf bestehende Krankheitsaktivität, sofern nicht in den Monaten zuvor bereits Antibiotika verabfolgt wurden (Bestätigungstest: Nachweis treponemenspezifischer IgM-Antikörper im Serum). Ein ZNS-Befall liegt mit Sicherheit vor bei lymphozytärer Liquorpleozytose, intrathekaler IgG-Synthese (oligoklonales IgG positiv) und intrathekaler Synthese treponemenspezifischer Antikörper. Bei erfolgreicher Behandlung verschwinden treponemenspezifische IgM- und Kardiolipinantikörper im Serum und die Liquorpleozytose bildet sich zurück. Die übrigen Seroreaktionen sagen nichts über die Krankheitsaktivität aus.

86.6.2 Therapie

Allgemeine Behandlungsprinzipien

Entscheidend für den Erfolg der kausalen Therapie ist das Erreichen treponemozider Antibiotikakonzentrationen im ZNS-Kompartiment. Als therapeutisch sicher gilt eine Penicillindosis, die im gesamten Verteilungsraum der Erreger eine Konzentration von 0,03 IE/ml, entsprechend 0,018 µg/ml über 7–10 Tage erzeugt (Prange 1987).

> **Praxistipp**
> Eine treponemozide Liquorkonzentration kann mit Tagesdosen über 10 Mio. IE Penicillin G, verteilt auf 3–4 Gaben, aber auch mit Ceftriaxon (2–4 g/Tag) erreicht werden.

Die Effektivität der Präparate in den genannten Dosierungen wurde in klinischen Studien ebenfalls belegt (Marra et al. 2000).

Die symptomatische Therapie schließt Gabe von Antikonvulsiva und ggf. auch Psychopharmaka (v. a. bei progressiver Paralyse), die Schmerzbehandlung, die Therapie der Blasenstörungen (bei Tabes dorsalis und anderen spinalen Manifestationsformen) und in Einzelfällen auch operative Maßnahmen ein.

Erregerspezifische Behandlung

Die Therapie der 1. Wahl bei Neurosyphilis ist Penicillin G, 18–24 Mio. IE/Tag (3–4 Mio. IE alle 4 h) als i.v.-Kurzinfusion über mindestens 14 Tage. Dieses Schema ist auch bei HIV-positiven Patienten mit sog. asymptomatischer Neurosyphilis (typische serologische und CSF-Befunde, aber noch keine klinischen Zeichen) angezeigt (Clinical Effectiveness Group 1999). Die traditionelle Therapie mit 3-mal 10 Mio. IE Penicillin G (3-mal 6 g/Tag) als i.v.-Kurzinfusion in 100 ml 5%iger Glucoselösung mit jeweiliger Infusionsdauer von ca. 20 min in 8-stündigen Abständen bei einer Therapiedauer von 14 Tage ist mit gleicher Effektivität einsetzbar.

In 2. Wahl bietet sich als mindestens gleichwertige Alternative die Gabe von Ceftriaxon (initial 4 g, dann 2–4 g/Tag i.v. über 14 Tage) an. Die tägliche 1-malige Dosierung ermöglicht eine ambulante Behandlung (Marra et al. 2000).

Die Therapie der 3. Wahl stellt Doxycyclin (4-mal 200 mg/Tag p.o. für 28 Tage) dar. Das Präparat kann bei Patienten, die auf β-Laktam-Antibiotika allergisch sind, verabfolgt werden. Doxycyclin ist allerdings während der Schwangerschaft und der Stillphase kontraindiziert. Bei Gravidität oder kleineren Kindern jenseits des Säuglingsalters ist stattdessen Erythromycin (30–50 mg/kgKG bzw. 4-mal 500 mg/Tag für Erwachsene über 30 Tage) zu bevorzugen. Bei der Anwendung von Doxycyclin oder Erythromycin ist auf die allgemein bekannten Nebenwirkungen und Gegenindikationen zu achten (Dashe u. Gilstrap 1997).

Der Herxheimer-Jarisch-Reaktion liegt wahrscheinlich die Durchbrechung der Immuntoleranz durch vermehrte Antigenfreisetzung zugrunde. Sie läuft nach einem „Alles-oder-nichts-Gesetz" ab und ist in frühen Stadien der Treponemenerkrankung wesentlich häufiger als bei Neurosyphilis. Durch Corticosteroide wird sie abgeschwächt.

Symptomatische Therapiemaßnahmen

Therapie des Anfallsleidens. Aufgrund ihres sehr vielfältigen Erscheinungsbildes kommen bei der Neurosyphilis zusätzlich verschiedene symptomatische Therapieformen in Frage. Das bei ca. 20 % der Patienten sich entwickelnde Anfallsleiden macht eine antikonvulsive Einstellung mit Carbamazepin (600 mg/Tag eines Retardpräparates in 2 Gaben) oder Phenytoin (3- bis 4-mal 100 mg/Tag) erforderlich. Über den Einsatz neuerer Antiepileptika (z. B. Lamotrigin, Gabapentin, Levetivazetam) bei Neurosyphilis liegen keine ausreichenden Erfahrungen vor.

Schmerzbehandlung. Die genannten Antiepileptika können auch bei lanzinierenden Schmerzen und tabischen Krisen eingesetzt werden. Zumeist sind sie hierfür jedoch nicht ausreichend, sodass andere analgetische Maßnahmen, etwa membranstabilisierende Medikamente wie Lidocainderivate (Mexiletin, Tocainamid) oder die transkutane Nervenstimulation und als Ultima Ratio die DREZOtomie (dorsal root entry zone coagulation) zu erwägen sind.

Neurogene Blasenstörung. Die pharmakologische Behandlung der neurogenen Blasenstörung richtet sich nach dem Schädigungstyp. Bei Detrusorhyporeflexie (oft bei Tabes) werden Parasympathikomimetika wie Carbachol verabreicht. Ein inkompetenter Harnröhrenverschluss (manchmal ebenfalls bei Tabikern vorhanden) sollte versuchsweise mit einem α-Sympathikomimetikum wie Midodrin behandelt werden. α-Sympathikolytika wie Tamsolusin sind dagegen bei Tonuserhöhung im Blasenausgang indiziert. Letztere ist wie die Detrusorhyperreflexie, bei der Thymoleptika und Anticholinergika (Oxybutinin, Trospium, Flavoxat) mitunter hilfreich sind, häufig die Folge einer spinalen Läsion. Paraspastische Syndrome gehen zumeist mit einer Detrusor-Sphinkterexternus-Dyssynergie einher, bei der Startschwierigkeiten und ungenügende Miktionsleistung im Vordergrund stehen. Hier sollten Antispastika angewandt (Baclofen, Tizanidin) werden.

Weitere Maßnahmen. Das Indikationsspektrum für operative und neurochirurgische Maßnahmen ist bei der Neurosyphilis breit. Liquorzirkulationsstörungen bedürfen einer externen Ventrikeldrainage. Die syphilitische Pachymeningitis haemorrhagica wird wie ein spontanes oder posttraumatisches subdurales Hämatom behandelt. Gummen sollten nur im Falle einer erheblichen Raumforderung operativ entfernt werden. Meistens verschwinden sie unter der hochdosierten Antibiotikaapplikation.

Psychotische Syndrome bei progressiver Paralyse oder meningovaskulärer Neurosyphilis werden je nach klinischem Erscheinungsbild neuroleptisch und/oder sedativ entsprechend den üblichen Kriterien der Psychopharmakotherapie behandelt.

86.7 Borrelieninfektionen

> Für den Erreger der Lyme-Borreliose – Borrelia burgdorferi – wurden mittlerweile mehrere Subtypen (mindestens 12, mindestens 3 davon humanpathogen) identifiziert. Sie entfalten z. T. eine unterschiedliche Organotropie. Die Übertragung erfolgt durch Arthropoden, vornehmlich durch Zeckenstich. Zum Übertritt auf den jeweiligen Wirt muss die Zecke mindestens 12 h anhaften. Auch die sehr kleinen, kaum erkennbaren Zeckenlarven sind in 1–3 % der Fälle infektiös; sie werden meistens übersehen. Die geschätzte Zahl an Borrelieninfektionen liegt in Deutschland bei 30.000 pro Jahr. In ländlichen Regionen ist die Inzidenz höher als bei Stadtbewohnern.

86.7.1 Grundlagen

Der Erreger der Lyme-Borreliose, Borrelia burgdorferi sensu strictu oder eng verwandte Borrelien (B. afzelii, B. garinii, B. japonica), wird immer von Arthropoden übertragen. Die Krankheit verläuft typischer Weise in 3 Stadien – 1. lokalisierte Infektion (Primärstadium), 2. disseminierte Infektion (Sekundärstadium) und 3. persistierende Infektion (Tertiärstadium). Jedoch werden in den wenigsten Fällen alle Stadien durchlaufen, weil v. a. in den frühen Krankheitsphasen Spontanheilungen möglich sind.

Individuell und wahrscheinlich auch nach Erreger variierend werden Haut, peripheres und zentrales Nervensystem, Bewegungsapparat, Herz und Auge befallen. Neurologische Manifestationen äußern sich v. a. als subakute Meningopolyneuritis Bannwarth (Stadium 2), Lyme-Polyneuropathie, die zumeist mit der Acrodermatitis chronica atrophicans vergesellschaftet ist, und chronisch-progressive Borrelienenzephalomyelitis (Stadium 3).

Bannwarth-Syndrom und Borrelienenzephalomyelitis.

Das Bannwarth-Syndrom tritt in der Regel 6–12 Wochen (Sekundärstadium) nach einem Zeckenstich auf und geht mit heftigen radikulären Schmerzen, ein- oder doppelseitigen Hirnnervenläsionen (VII, VI, III), distal betonten Armparesen oder proximalen Beinparesen einher. Im Liquor finden sich eine lymphoplasmozytäre Pleozytose (15–1000 c/μl) und eine mäßige bis erhebliche Erhöhung des Gesamtproteins (0,5–3,5 g/l). Nahezu pathognomonisch ist die ausgeprägte intrathekale IgM-Produktion bei gleichzeitiger intrathekaler IgG-Synthese.

Etwa 4–8 Wochen nach der Infektion werden erregerspezifische Antikörper nachgewiesen. Ihre intrathekale Produktion beweist grundsätzlich den ZNS-Befall durch Borrelien. Bei länger zurückliegender Primärinfektion und polytoper ZNS-Symptomatik lässt sich mittels der intrathekalen Antikörperproduktion das Vorliegen einer Borrelienenzephalomyelitis verifizieren. Dieses zumeist langsam progrediente Krankheitsbild entwickelt sich als Spätmanifestation der Lyme-Borreliose erst Monate bis Jahre nach dem infizierenden Zeckenstich. Es kann einer multiplen Sklerose gleichen.

Die Erregerdiagnostik erfolgt vorzugsweise durch serologische Verfahren (quantitative IgG- und IgM-ELISA-Verfahren, Immunoblot, IFT); nur in Einzelfällen kommen der Versuch einer Erregeranzucht oder die PCR in Frage (Krause et al. 1997; Wilske et al. 2000; Kniehl et al. 2001). Für den direkten Erregernachweis ist am ehesten Biopsiematerial aus der Haut (beim Erythema chronicum migrans) geeignet; aus Liquor oder Synovialflüssigkeit lassen sich die Borrelien meistens nicht anzüchten. Weil die Serokonversion (Antikörperproduktion) normalerweise im Primärstadium der Lyme-Borreliose eintritt, gibt es praktisch keine seronegativen Fälle von Neuroborreliose.

86.7.2 Allgemeine und spezielle Therapiemaßnahmen

❗ Das Grundprinzip der Therapie ist der frühe Behandlungsbeginn, nämlich unmittelbar nachdem die Borrelieninfektion gesichert ist. Dies trifft zumeist zu, wenn eine Erythema-chronicum-migrans-Symptomatik erkennbar wird.

Durch klinische Studien wurde belegt, dass neurologische Ausfallserscheinungen ebenso wie Karditis und Arthritis zu verhindern waren, wenn die Therapie im Erythem-stadium begonnen wurde. Nur 1% der Patienten mit Erythema migrans entwickeln nach lege artis durchgeführter Antibiotikagabe später doch noch neurologische Symptome (Weber u. Pfister 1994).

Therapie der einzelnen Krankheitsstadien

Stadium 1

> **Praxistipp**
> Für das Stadium 1 wird als Therapie der 1. Wahl *Doxycyclin* (1-mal 200 mg p.o. über 14–21 Tage) empfohlen.

Alternativ kommt Amoxicillin (2-mal 1 g für 14–21 Tage) in Frage. Zu beachten ist, dass etwa 15% der Patienten mit Erythema chronicum migrans am 1. Tag nach Therapiebeginn eine Herxheimer-ähnliche Reaktion mit Fieber und Hautrötung entwickeln. Ein gutes Ansprechen dieser Reaktion auf Corticosteroide ist nicht zu erwarten.

Stadium 2

Nach der Manifestation einer Meningopolyneuritis ist die parenterale Antibiotikagabe zu bevorzugen.

> **Praxistipp**
> Das am häufigsten in diesem Stadium eingesetzte Antibiotikum ist *Ceftriaxon*, initial 4 g, dann 2 g als einmalige Infusion täglich über 14 Tage.

Alternativ können Cefotaxim (3-mal 2 g/Tag) oder bei Penicillinallergie (in 2. Wahl) Doxycyclin (nunmehr für 21–28 Tage) gegeben werden. Die unspezifische Therapie bei der Meningopolyneuritis Bannwarth besteht in der Linderung der heftigen Schmerzen; zumeist werden Präparate wie Tramadol oder Pentazocin erforderlich.

Stadium 3

Im 3. Krankheitsstadium ist die Erfolgsquote der Antibiotikabehandlung geringer.

> **Praxistipp**
> Als Therapie der 1. Wahl haben *Ceftriaxon* und bei Penicillinallergie (in 2. Wahl) *Doxycyclin* (200 mg/Tag) jeweils über 3–4 Wochen zu gelten.

Für die chronische Borrelienenzephalomyelitis sind ähnliche symptomatische Therapiemaßnahmen wie bei der multiplen Sklerose (▶ Abschn. 86.15.1) anwendbar.

86.8 Chlamydien- und Mykoplasmeninfektionen

Infektionen mit Chlamydien und Mykoplasmen können gelegentlich zu ZNS-Komplikationen führen (▶ Tabelle 86-2). Nicht immer gehen den neurologischen Manifestationen die Symptome einer Allgemeinerkrankung oder der Befall eines anderen Organsystems (z. B. Lunge, Magen-Darm-Trakt, Urogenitalorgane) voraus (Dressel 2001). Eine ätiologische Beteiligung von Chlamydien und Mykoplasmen bei neurologischen Erkrankungen wird oft vermutet, ist aber nur in Einzelfällen wirklich zu beweisen. Es scheinen sowohl direkt erregerbedingte, als auch postinfektiöse, autoimmunologische Krankheitsmanifestationen vorzukommen.

86.8.1 Grundlagen

Mycoplasma pneumoniae befällt vorzugsweise Schulkinder und jüngere Erwachsene. Neurologische Manifestationen werden in ca. 0,1% der Fälle von Mycoplasmapneumonia-Infektionen gefunden. Sie entwickeln sich typischerweise etwa 1 Woche nach der Erkrankung des respiratorischen Systems. Die Letalität der Enzephalitis, die vorzugsweise Hirnstamm und Kleinhirn betrifft, liegt bei 15%. Beschrieben wurden auch psychotische Krankheitsbilder mit geringfügigen Liquorveränderungen sowie granulomatöse Angiitiden der Hirngefäße.

Exakte Zahlen über die Häufigkeit von ZNS-Erkrankungen durch Chlamydien liegen ebenfalls nicht vor. Die allgemeine Durchseuchung mit **Chlamydia pneumoniae** ist hoch. Die durch **Chlamydia psittaci** verursachte Papageienkrankheit (Psittakose; Ornithose) ist hingegen selten. Sie führt – abgesehen von nahezu obligaten Stirnkopfschmerzen – eher ausnahmsweise zu Komplikationen seitens des Nervensystems. Nach Auftreten der „Ornithose-trias" mit aufgedunsenem, gerötetem Gesicht, Bläschen um die Nasenöffnung und schneller Mundatmung kann sich ein psychotisches Syndrom oder eine Hirnstamm- bzw. Stammgangliensymptomatik manifestieren. Liquorveränderungen mit lymphozytärer Pleozytose (bis 75/μl) werden manchmal vermisst (◘ Tabelle 86-2).

86.8.2 Therapie

Allgemeine Therapieprinzipien

- Bei ZNS-Komplikationen ist in der febrilen Phase immer Bettruhe angezeigt (Thromboseprophylaxe erforderlich).
- Als kausale Therapie für Chlamydienerkrankungen kommen Tetrazykline oder Makrolidantibiotika in Frage.
- Die symptomatische Therapie wird durch das klinische Bild bestimmt: Bei motorischer Unruhe ist Sedierung angebracht, die bei psychotischen Symptomen durch behutsame **Neuroleptikagabe** (Promazin, Melperon oder Haloperidol, zunächst niedrig dosiert)

◘ **Tabelle 86-2.** Assoziation von Chlamydien und Mykoplasmen mit neurologischen Krankheitsbildern. (Dressel 2001)

Chlamydien	Enzephalitis
	Zerebellitis
	Meningitis
	Myelitis
	Hirnnervenparesen
	hirnorganisches Psychosyndrom
	Guillain-Barré-Syndrom
	Hirninfarkte
Mykoplasmen	Hirnabszess
	Meningoenzephalitis
	Zerebellitis
	lymphozytäre Meningitis (Liquorzellzahl: bis 250/μl)
	Querschnittsmyelitis
	Hirnnervenparesen
	Myositis
	Guillain-Barré-Syndrom

ergänzt wird. Antikonvulsiva (Phenytoin oder Clonazepam) werden bei Anfallsmanifestation verabfolgt. Bei schweren Verläufen sind Hirnödemtherapie und evtl. auch Corticosteroidgaben indiziert.
- Bei Mykoplasmeninfektionen ist an das Auftreten von Kälteagglutininen zu denken (▶ Kap. 63).

Erregerspezifische Therapie
Die antibiotische Therapie der ZNS-Komplikationen entspricht der der pulmonalen Manifestationen. Mittel der 1. Wahl bei Mykoplasmeninfektionen sind Tetrazykline, wobei das Minocyclin (200 mg/Tag) aufgrund seiner besseren Penetrationsfähigkeit in das ZNS bevorzugt wird. Alternativ stehen Makrolide zur Verfügung, von denen die Präparate neuerer Generation möglicherweise besser wirksam sind als Erythromycin (z. B. Clarithromycin 2-mal 0,5 g/Tag, Azithromycin 1-mal 0,5 g/Tag).

Makrolide und Tetrazykline sind auch Mittel der ersten Wahl zur Therapie bei Chlamydieninfektionen. Die Mindestdauer der Behandlung beträgt 14 Tage. Bei Therapieresistenz wird ein Versuch mit Chinolonen oder Chloramphenicol empfohlen.

86.9 Morbus Whipple

Der Erreger der Whipple-Krankheit, ein als *Tropheryma whippelii* bezeichnetes Bakterium, konnte erst in den 90er-Jahren dank moderner molekularbiologischer Technik nachgewiesen werden. Der den Aktinomyzeten zugeordnete Mikroorganismus lässt sich in durch Il-4 inaktivierten Makrophagen kultivieren. Diese Beobachtung deutet möglicherweise darauf hin, dass eine besondere immunologische (oder immungenetische) Konstellation für die Krankheitsdisposition erforderlich ist.

86.9.1 Grundlagen

Bei der Whipple-Krankheit ist primär der Dünndarm betroffen. Die chronisch verlaufende Erkrankung kann jedoch auch Skelettsystem, Herz, Lunge und Nervensystem (in ca. 15 %) befallen. Die typische Symptomatik besteht in gastrointestinalen Beschwerden mit Diarrhöen. Bei einer Mitbeteiligung der serösen Häute können Endokarditis, Perikarditis, Peritonitis und Pleuritis hinzukommen.

Die ZNS-Beteiligung äußert sich pathomorphologisch als granulomatöse Ependymitis, Polioenzephalitis oder Meningitis und klinisch mit dementiellem Abbauprozess, Ophthalmoplegie und Myoklonien. Darüber hinaus ist ein weites Symptomspektrum möglich (Ataxie, Epilepsie, Polydipsie, vegetative Störungen, Kopfschmerzen). Neben dem ZNS können auch Muskulatur (Myopathie) und peripheres Nervensystem (Polyneuropathie) in den Krankheitsprozess einbezogen sein. Nicht immer finden sich zeitgleich gastrointestinale Beschwerden.

Die diagnostische Verifizierung des Leiden erfolgt durch die mononukleäre Liquorpleozytose (<1000/µl) mit typischen PAS-positiven Makrophagen, Liquor-PCR und, wenn möglich, Dünndarmbiopsie. Im Liquor finden sich allgemeine Zeichen eines chronisch-entzündlichen ZNS-Prozesses (z. B. oligoklonales IgG). CCT und MRT ergeben unspezifische Befunde.

86.9.2 Therapie

Die antibiotische Therapie erfolgt längerfristig mit Cotrimoxazol (2-mal 960 mg). Alternativ kann Doxycylin (200 mg) verabreicht werden.

> **Praxistipp**
> Wegen des hohen Rezidivrisikos sollte die Therapie mindestens *1 Jahr* lang durchgeführt werden.

Bei schwerwiegendem Verlauf empfiehlt sich initial zunächst die parenterale Therapie mit Penicillin G (1,2 Mio. IE/Tag) und Streptomycin (2 g/Tag) über 2 Wochen (alternativ Ampicillin 3-mal 2 g oder Ceftriaxon 1-mal 2 g). Auch in diesem Fall erfolgt danach die Umstellung auf orales Cotrimoxazol. Unter der antibiotischen Therapie können neurologische Symptome teilweise remittieren. Je nach Dauer des vorherigen Krankheitsverlaufes werden aber bei schweren dementiellen Syndromen Residuen verbleiben. Insgesamt ist das Vorliegen einer ZNS-Beteiligung als prognostisch ungünstig zu werten.

86.10 Viruskrankheiten

Die meisten Viruserkrankungen des ZNS haben eine gute Prognose, selbst wenn sich die akuten Krankheitsbilder hoch dramatisch manifestieren können. Dessen ungeachtet gibt es einige virale Enzephalitiden, die unerkannt und unbehandelt mit einer hohen Letalität einhergehen. Ein typisches Beispiel hierfür ist die Herpes-simplex-Enzephalitis; in ihrem natürlichen Verlauf ist sie in 70 von 100 Fällen tödlich. Der Rest behält schwere Defekte zurück. Die Herpes-Enzephalitis ist aber gut zu behandeln, vorausgesetzt die Verdachtsdiagnose wird früh gestellt und der Therapiebeginn erfolgt unverzüglich. Die Entwicklung neuer diagnostischer Maßnahmen auf bildgebendem (MRT) und molekularbiologischem (z. B. PCR) Gebiet brachte erhebliche Fortschritte für die Identifizierung viraler ZNS-Leiden und die Etablierung kausaler Therapieverfahren. Die Zahl effektiver und gut verträglicher antiviraler Substanzen steigt ständig an. Es ist eine deutliche Verbreiterung des Virustatikaspektrums für die kommenden Jahre zu erwarten. Beispiele hierfür sind die selektiven Neuraminidasehemmer, die neue therapeutische Optionen für Krankheiten durch Orthomyxoviren eröffnen, und der sog. Canyon-Blocker Pleconaril. Letzterer erwies sich als therapeutisch effektiv bei Enterovirusmeningoenzephalitiden (Rotbart 2000).

86.10.1 Grundlagen

Die wichtigsten in Europa vorkommenden viralen Erreger entzündlicher Erkrankungen des Nervensystems sind in ◘ Tabelle 86-3 aufgeführt.

Eine einfache **Virusmenigitis** geht mit Kopfschmerz, Übelkeit, manchmal auch Erbrechen, Überempfindlichkeit gegenüber Licht und lauten Geräuschen sowie Nackensteife einher. Die Liquorzellzahl ist leicht erhöht. Die akute Symptomatik klingt auch ohne Therapie nach wenigen Tagen ab.

Typisch für die akute **Virusenzephalitis** ist das Vorausgehen einer Allgemeinkrankheit (z. B. Röteln, Masern) oder eines katarrhalischen Prodromalstadiums (HSV-Enzephalitis, FSME). Die neurologische Symptomatik beginnt in der Regel mit Fieber und Kopfschmerzen. Im Verlauf können Meningismus, Verhaltensauffälligkeiten, Verwirrtheit, Desorientiertheit, Bewusstseinseinschränkungen, fokale und generalisierte Anfälle sowie neurologische Herdsymptome auftreten.

Der Liquor cerebrospinalis weist eine überwiegend lymphozytäre Pleozytose (25–1000 c/μl), zumeist nur eine geringe Erhöhung des Proteins und eine normale oder gering erhöhte Laktatkonzentration (<3,5 mmol/l) auf. Die exakte Identifizierung des verursachenden Erregers gelingt in weniger 50 % der Fälle. Folgende Nachweisverfahren stehen zur Verfügung: die Liquor-PCR (z. B. HSV, VZV, CMV, EBV, JC-Virus, Flavi-, und Enteroviren), der Antigennachweis im Liquor und der Nachweis einer intrathekalen Produktion erregerspezifischer Antikörper (Ermittlung des virusspezifischen Antikörperindexes; Reiber u. Peter 2001). Der direkte Erregernachweis aus Körperflüssigkeiten, Abstrichen oder (selten) bioptisch gewonnenem Hirnmaterial spielt in der klinischen Praxis eine geringere Rolle. Die schnelle Erregeridentifizierung ist besonders bei Enzephalitiden durch Herpesviridae (v. a. HSV, VZV, CMV) wichtig, weil die Krankheitsbilder oft mit einer höheren Letalität einhergehen oder schwere Defektsyndrome hinterlassen. Weitere, wenn auch meist unspezische diagnostische Informationen erbringen EEG, CCT, MRT und SPECT.

Chronische virale Enzephalitiden manifestieren sich mit langsam progredientem Persönlichkeitsabbau und zunehmenden neurologischen Ausfallserscheinungen verschiedener Art. Während die Liquorpleozytose gering ist oder fehlt, lässt sich hier zumeist eine intrathekale IgG-Synthese nachweisen.

86.10.2 Allgemeine Therapieprinzipien

- Sofern sich der Verdacht auf eine Enzephalitis durch **Herpesviren** ergibt, soll ohne zeitlichen Verzug ein Antiherpetikum (in der Regel **Aciclovir**) verabfolgt werden.
- Ist eine bakterielle ZNS-Erkrankung differenzialdiagnostisch nicht sicher auszuschließen, so wird zunächst antibiotisch mitbehandelt (z. B. Ampicillin).
- Die passive Immunisierung mit Hyperimmunseren kommt nur unmittelbar nach der Exposition in Frage, wenn die Übertragung einer schweren Virusinfektion aus epidemiologischen oder sonstigen Gründen naheliegend ist (▶ Tabelle 86-3).
- Schwer verlaufende Enzephalitiden machen allgemeine Therapiemaßnahmen erforderlich:

Tabelle 86-3. Die wichtigsten akuten Viruserkrankungen des ZNS in Mitteleuropa

Erreger (alphabetisch)	Übertragung	Saisonale/regionale Häufung	Prädisposition	Inkubationszeit	Neurologische Manifestationen	Prophylaxe/Therapie
Adenoviren	Tröpfchen- und Schmierinfektion	epidemisches Auftreten	Kinder (Internate)	4–7 (10) Tage	selten Enzephalitis mit hoher Letalität (ca. 25%), Lungen-, Augen-, Darmmanifestationen	Keratokonjunktivitis epidemica spricht auf IFN-β an
Coxsackie-Viren	orale Aufnahme	bevorzugt Sommer, Ost- und Nordseebereich	keine	3–5 (14) Tage	6% ZNS-Beteiligung: Meningitis oder leichte Enzephalitis, „Meningitis myalgica"	keine, Pleconaril (?)
Zytomegalievirus (CMV)	endogen, genital, Transplantation, Speichel, Blut	(Durchseuchung ca. 50%)	Immunsuppression, prä- und perinatal	variierend	(subakute) Enzephalitis, Guillain-Barré-Syndrom, Chorioretinitis, Polyradikulopathie	Ganciclovir, Foscarnet, Cidofovir
ECHO-Viren	orale Aufnahme	keine	bis zum 3. Lebensjahr (Immundefekt)	4–14 Tage	bei chromosomaler Hypogammaglobulinämie schwerste Enzephalitisverläufe	Immunglobuline systemisch und intrathekal, Pleconaril (?)
Epstein-Barr-Virus (EBV)	endogen, Speichel, Blut	(Durchseuchung >90%)	Kinder und Adoleszenten	unbekannt	Meningoenzephalomyelitis, Hirnnervenparesen, Neuritis, Guillain-Barré-Syndrom, primär-zerebrale Lymphome	Versuch mit Aciclovir, Famciclovir, ggf. IFN-β in schweren Fällen
FSME-Virus	Zeckenstich (nur in 0,1–1% infektiös)	warme Jahreszeit, Flusstäler in Süddeutschland, Thüringen, Österreich, Schweiz, Slowakei	Waldarbeiter, Landwirte und Wanderer im Bereich der Naturherde	3–14 Tage	Frühsommermeningoenzephalitis: biphasischer Verlauf; meningitische, enzephalitische und spinalparalytische Symptomatik	aktive Immunisierung von Risikogruppen (95% Schutzrate); passive Immunisierung bis 96 h nach Exposition
Herpes-simplex-Virus (HSV)-1 und 2	Tröpfchen- und Schmierinfektion	sporadisch	HSV-2 bei Neugeborenen	unbekannt	Enzephalitis, Meningitis, Elsberg-Syndrom	Aciclovir, evtl. IFN-β
Humanes Immundefizienz-Virus (HIV)	genital, Blut		v.a. Risikogruppen	variierend	HIV-Enzephalitis, -Meningitis	Nukleosidanaloga, Proteinasehemmer
Influenza A- und B-Virus	Tröpfcheninfektion	Epi-, Pandemien		1–5 Tage	selten Meningitis, perivenöse Enzephalitis, Neuritis	Amantadin im Frühstadium bei Influenza A

Tabelle 86-3 (Fortsetzung)

Erreger (alphabetisch)	Übertragung	Saisonale/regionale Häufung	Prädisposition	Inkubationszeit	Neurologische Manifestationen	Prophylaxe/Therapie
Japanische-B-Enzephalitis-Virus	Reisfeldmoskito	Monsunzeit, Südostasien	Ferntourismus	4–14 Tage	Japanische-B-Enzephalitis: monophasisch, hohe Letalität (bis 25 %)	keine spezifische Therapie, evtl. IFN-α, β z. B. Mäusebekämpfung
LCM-Virus	Schmierinfektion (Kot von Nagern)	Winterhalbjahr	schlechte Lebensbedingungen	6–13 Tage	unkomplizierte Meningitis; seltener: Enzephalitis, Myelitis (Arthritis, Orchitis)	
Masernvirus	Tröpfcheninfektion	Entwicklungsländer	Kinder	9–15 Tage	In 1/1000 Masernfällen: schwere Enzephalomyelitis mit abruptem Beginn; Letalität bis 20 %	aktive Immunisierung
Mumpsvirus	Tröpfcheninfektion	keine	5.–15. Lebensjahr	17–21 Tage	In 1/400 Mumpsfällen: Hirnnervenausfälle, Vaskulitis, akuter Hörverlust	aktive Immunisierung
Polioviren	orale Aufnahme	Sommer und Herbst	schlechte Lebensbedingungen	7–14 (40) Tage	Poliomyelitis mit bi- oder triphasischem Verlauf	aktive Immunisierung, Salk-Vakzine
Rabiesvirus	Tierbiss und -kontakt	Wildtollwutregionen	Waldarbeiter	30–60 Tage (bis 1 Jahr)	phasenhafter Verlauf, letaler Ausgang	postexpositionell: HDC-Vakzine, ggf. Hyperimmunserum
Rubellavirus	Tröpfcheninfektion	keine	zumeist Kinder betroffen	16–18 Tage	Rötelnenzephalitis (0,1–1/10.000, Letalität bis 20 %); Rubellapanenzephalitis (Letalität 100 %)	aktive Immunisierung (Lebendvakzine mit 95 %iger Schutzrate)
Varicella-zoster-Virus (VZV)	Tröpfchen- und Schmierinfektion	Windpockenepidemien	Kinder	14–17 (21) Tage	In 0,5–1/1000 Windpockenfällen: (perivenöse) Enzephalitis	Aciclovir, Famciclovir, α- oder β-IFN bei Immuninsuffizienz
	endogene Reaktivierung		Immunsuppression, höheres Lebensalter	7–21 Tage	Herpes zoster, Radikulitis, Meningitis, Enzephalitis, Fazialisparese, Vaskulitis, Myelitis	Aciclovir, Valaciclovir, Famciclovir, IFN-α, β bei Immuninsuffizienz

IFN Interferon

- **Hirnödembehandlung.** Die Anwendung von Corticosteroiden wird vielerorts abgelehnt, weil einerseits die antiödematöse Effektivität bei Enzephalitiden klinisch bisher nicht belegt werden konnte, andererseits eine Unterdrückung der körpereigenen Abwehr zu befürchten ist. Als Ultima Ratio ist jedoch die Gabe höherer Corticoiddosen bei kritischer ICP-Erhöhung zu erwägen. Ansonsten kommen bedarfsentsprechend Osmotherapeutika und in Ausnahmefällen die Komavertiefung mit Thiopental in Frage.
- **Antikonvulsive Präparate** sind bei Anfallsserien bzw. beim Status epilepticus indiziert. Als günstig erweist sich Diazepam, besser noch **Clonazepam** (5–12 mg/Tag als Dauerinfusion). Alternativ stehen **Phenytoin** (initial 0,75–1,5 g/Tag), Valproinsäure als i.v.-Präparat, bei therapieresistentem Status **Thiopental** (etwa bis 5 g/Tag über Infusionspumpe) und neuerdings auch **Propofol** zur Verfügung.
- **Analgetika** und **Sedativa** werden je nach Bedarf eingesetzt. Bei der Gabe von Neuroleptika (Haloperidol, Melperon) ist das Absenken der **Krampfschwelle** durch diese Substanzen zu bedenken. Gegebenenfalls wird deshalb mit Antikonvulsiva kombiniert.
- **Präventivmaßnahmen gegen Thrombose und Lungenembolie** sind von Anfang an indiziert, zumal die Patienten in der akuten Krankheitsphase Bettruhe einhalten. Zu achten ist auch auf gelegentlich auftretende vegetative Entgleisungen wie Temperatur- und Atemstörungen, Salzverlustsyndrom oder Diabetes insipidus.

> **Praxistipp**
> Für viele virale Erkrankungen liegt der Schwerpunkt auf der Prophylaxe, insbesondere der *Vakzination*. Die Zahl der Früh- und Spätkomplikationen durch Masern, Röteln, Mumps und Poliomyelitis konnte durch frühzeitige Impfung der Bevölkerung drastisch gesenkt werden. Für sporadische oder endemisch auftretende Viruserkrankungen wie FSME oder Tollwut ist es ausreichend, besonders exponierte Personengruppen aktiv zu immunisieren.

86.10.3 Spezielle Therapie

Die therapeutischen und prophylaktischen Möglichkeiten bei den verschiedenen Viruskrankheiten des Nervensystems sind in ◘ Tabelle 86-3 zusammen mit den wichtigsten klinischen und epidemiologischen Daten aufgeführt. Im Folgenden soll auf ausgewählte neurotrope Viren eingegangen werden, die besonders häufige oder schwere Erkrankungen des Nervensystems hervorrufen.

Enzephalitiden durch Herpesviren

Herpes-simplex-Enzephalitis (HSE)

Unbehandelt geht die Krankheit (Inzidenzrate von 1,5–4/1 Mio.) mit einer Letalität von mindestens 70% einher. Personen mit rekurrierendem Herpes labialis sind nicht gehäuft betroffen. Bei Erwachsenen und älteren Kindern ist die akute nekrotisierende Enzephalitis nahezu immer durch HSV Typ 1 bedingt, während der Typ 2 eine gutartige Meningitis hervorruft. Bei Neugeborenen führt der Typ 2 zu der hämorrhagisch-nekrotisierenden Enzephalitis, die abweichend von der Erkrankung des Erwachsenen nicht auf rhinenzephale Strukturen begrenzt ist, sondern einen diffusen Charakter hat.

Symptomatik. Die HSV-1-Enzephalitis ist durch ihren 3- bis 5-phasigen Verlauf gekennzeichnet:
- grippales Vorstadium (Kopfschmerz, hohes Fieber), danach oft kurzzeitige Besserung dann
- Wernicke-Aphasie (nur bei Befall der dominanten Hemisphäre) plus Hemiparese,
- kurze psychotische Episode (Verwirrtheit, psychotische Situationsverkennungen, Geruchshalluzinationen),
- Krampfanfälle (komplex-fokal-beginnend mit sekundärer Generalisation),
- quantitative Bewusstseinsstörung bis hin zum Koma.

Diagnostik. Liquor mit lymphozytärer Pleozytose (5–350 c/μl), mäßiger bis deutlicher Eiweißerhöhung und leichtem Anstieg des Laktats (max. 4,0 mmol/l); CCT in den ersten 4 Tagen nach Einsetzen der Symptome noch ohne Normabweichungen, später temporo- und frontobasale Hypodensitäten; im MRT von Anfang an als mediotemporobasale Hyperintensitäten in der T2- und FLAIR-Wichtung erkennbar. Verifizierung der Diagnose durch Liquor-PCR in den ersten Tagen oder durch Nachweis steigender Liquorantikörper bzw. einer intrathekalen Antikörpersynthese ab Ende der 2. Krankheitswoche.

Therapie. Aciclovir wird schon im Verdachtsfall ohne zeitlichen Verzug verabreicht.

> ❗ **Durch rechtzeitigen Therapiebeginn lässt sich die Letalität auf 20% senken.**

Die bei HSV-Enzephalitis im Einzelnen erforderlichen Therapiemaßnahmen sind:
- Aciclovir i.v. 3-mal 10 mg/kgKG für mindestens 14 Tage (auf ausreichende Hydrierung achten, Dosisreduktion bei Niereninsuffizienz)
- antibiotisch (wenn bakterielle Infektion nicht sicher auszuschließen): z.B. Ampicillin 3-mal 2 g/Tag
- antiödematös (ggf. Osmotherapeutika, Thiopental)

- thromboseprophylaktisch: Heparin 10.000–15.000 IE/Tag kontinuierlich i.v.
- außerdem Antikonvulsiva, Antipyretika, Analgetika und Sedativa nach individuellem Bedarf

Varizellenenzephalitis

Sie manifestiert sich 4–8 Tage nach den Hauterscheinungen, in der Hälfte der Fälle geht sie mit zerebellären Symptomen einher. Ansonsten steht die zerebrale oder zerebrospinale Symptomatik im Vordergrund. Die Verabfolgung von Aciclovir in vorgenannter Dosierung ist zu empfehlen. Bei immungeschwächten Kindern ist möglicherweise durch α- oder β-Interferon ein zusätzlicher therapeutischer Effekt zu erreichen; dies wurde bisher allerdings nicht durch klinische Studien belegt.

Herpes zoster und Zosterenzephalitis

Der Herpes zoster wird oral für 7–10 Tage mit Aciclovir (5-mal 800 mg) behandelt. Alterativ steht das besser resorbierbare Famciclovir (3-mal 250–500 mg) zur Verfügung, das im Vergleich zu Aciclovir seltener zur postherpetischen Neuralgie führen soll (Tyring et al. 1995). Der Herpes zoster geht in seltenen Fällen mit Meningitis oder Enzephalitis einher. Betroffen sind oftmals Personen mit Leukämie, Lymphomen und sonstigen Immundefekten. Die ZNS-Symptomatik entwickelt sich wenige Tage bis mehrere Wochen nach Auftreten der kutanen Bläschen, die meistens am Kopf lokalisiert sind. Eine i.v.-Aciclovir-Therapie wird empfohlen. Die Zosterenzephalitis kann ähnlich wie die HSV-1-Enzephalitis ablaufen, allerdings mit etwas geringerer Dynamik. Schwere Residuen oder letaler Ausgang sind nicht ungewöhnlich.

> **Praxistipp**
> Auch hier sollte früh die Therapie mit *Aciclovir* begonnen werden.

Zostervaskulitis

Meistens im Rahmen eines Zoster ophthalmicus tritt die seltene Zostervaskulitis auf. Sie führt zu ischämischen Läsionen im ZNS, die typischerweise auf der gleichen Seite wie der Zoster gelegen sind und zu kontralateralen Paresen führen. Eine intravenöse Aciclovirbehandlung sollte schon im Verdachtsfall eingeleitet werden.

Wenn Aciclovir nicht vertragen wird oder ungenügend wirksam ist, kann bei VZV-Infektionen alternativ Foscarnet (Dosis ▶ unten) verabreicht werden.

Infektionen durch Zytomegalievirus

Das Zytomegalievirus (CMV) kann prä- oder perinatal schwere Enzephalitiden und Defektsyndrome verursachen. Spätere CMV-Infektionen verlaufen oft inapparent. Nahezu ausschließlich bei beeinträchtigter Immunität kommen akute oder chronische Infektionen des Nervensystems vor. Sie treten oft als opportunistische Infektionen bei Aids auf. Im Rahmen einer HIV-Infektion sind CMV-bedingte Enzephalitis, Chorioretinitis und Polyradikulopathie nicht selten. Letztere führt zu subakuten Paraparesen, Blasen- und Sensibilitätsstörungen. Im Liquor kann eine granulozytäre Pleozytose auftreten.

Therapie. Die CMV-Enzephalitis, -Retinitis und -Polyradikulopathie werden mit Ganciclovir 5 mg/kgKG alle 12 h i.v. über 14–21 Tage behandelt. Als Alternativen stehen Foscarnet 2-mal/Tag 90 mg/kgKG als 1-stündige Infusion über 2–3 Wochen sowie Cidofovir (Vestide) 5 mg/kgKG i.v. 1-mal/Woche zur Verfügung. Der Therapieerfolg ist bei der Chorioretinitis oft gut, bei den anderen Manifestationen unsicher (Preiser et al. 2000).

Treten CMV-Infektionen im Rahmen einer Aids-Erkrankung auf, ist zur Rezidivprophylaxe im Anschluss an die Akutbehandlung eine lebenslange Erhaltungstherapie notwendig (Ganciclovir 5 mg/kgKG i.v. an 5–7 Tagen/Woche oder Foscarnet 90 mg/Tag i.v.).

HIV-Enzephalitis

Ein HIV-Befall des Nervensystems ist grundsätzlich in allen Krankheitsstadien, auch schon in der Phase der Serokonversion, möglich. Chronisch-progrediente Enzephalitisverläufe sind häufiger als eine subakute Meningitis. Ausmaß und Art der klinischen Symptomatik variieren erheblich. Zumeist dominieren kognitive und affektive Störungen. Im Endstadium entwickelt sich eine Demenz. Die ZNS-Beteiligung wird durch Nachweis einer intrathekalen erregerspezifischen Antikörperproduktion mittels Anti-HIV-ELISA oder Western-Blot gesichert. Auch myelitische und polyneuritische Krankheitsbilder trifft man an.

Für die Therapie von Aids- und HIV-Infektionen (▶ auch Kap. 100) gelten folgende Grundsätze:

- Unabhängig von CD 4-Zellzahlen und Virusbelastung sollen alle Patienten mit HIV-assoziierten Symptomen, also auch mit HIV-Enzephalitis, sowie mit Aids-definierenden Komplikationen antiretroviral behandelt werden.
- Asymptomatische Patienten sollen behandelt werden, wenn die Virusbelastung in 2 unabhängigen Messungen über 5000–10.000 Kopien ansteigt und/oder wenn die CD4-Zellzahlen unter 500/µl absinken.
- Erwogen werden kann ein Therapieangebot bei Patienten mit akuter HIV-Krankheit oder Personen in der Serokonversion.
- Bei der Therapie soll immer eine Kombination eingesetzt werden. Die verwendeten Präparate sollen synergistisch sein und in wirksamer Konzentration in das ZNS penetrieren. Die Wahl der richtigen Medikamente ist über die Reduktion des Virustiters (<50/µl) zu überprüfen. Angestrebt wird eine Viruskonzentration im Blut unter der Nachweisgrenze sensitiver Assays.
- Therapieunterbrechung oder Dosisreduzierung gefährdet das Therapieziel.

❗ **Wesentlich ist immer der Ausschluss opportunistischer oder neoplastischer Erkrankungen des Nervensystems (v. a. Toxoplasmose, Kryptokokkose, progressive multifokale Leukenzephalopathie, CMV-Enzephalitis oder -Polyradikulitis, EBV-assoziiertes primär zerebrales Lymphom).**

Zur Differenzialdiagnose zerebraler Raumforderungen bei HIV-Patienten bietet sich die PCR an (JC-Virus-DNA bei der PML, EBV-DNA bei intrazerebralen Lymphomen).

Progressive multifokale Leukenzephalopathie (PML)

Die PML, durch Papovaviren (JC-Virus) hervorgerufen, wird fast nur bei abwehrgeschwächten Personen mit Immundefekten, neoplastischen Erkrankungen oder nach therapeutischer Immunsuppression angetroffen. Das Krankheitsbild tritt mit Paresen, Visus- und Gesichtsfeldstörungen, Aphasie, Krampfanfällen, Ataxie und Dysarthrie in Erscheinung. Ein Demenzprozess wird während des 3- bis 12-monatigen Verlaufes zunehmend erkennbar. Nach Übergang in ein komatöses Stadium kommt es zum Exitus letalis.

Die Verdachtsdiagnose ergibt sich aus klinisch-anamnestischen Daten und MRT-Befund. Die Labordiagnostik basiert auf der Liquor-PCR. Der übrige Liquorbefund ist uncharakteristisch. Zur Verifizierung kann eine Hirnbiopsie im Entmarkungsbereich durchgeführt werden.

Eine zuverlässig wirksame Therapie ist bisher nicht bekannt. In Einzelfällen hat man mit Cidofovir, Camptothecin oder Interferon-α den Krankheitsverlauf positiv beeinflussen können (Weber 2001).

„Slow-virus-Krankheiten" des ZNS

Die beiden Erkrankungen mit nachgewiesener Slow-virus-Pathogenese sind die subakute sklerosierende Panenzephalitis (SSPE) und die Rubellapanenzephalitis (PRP). Gemeinsame Charakteristika der beiden Krankheitsbilder sind die besonders langen Inkubationszeiten (Monate bis Jahre) sowie die protrahierte, chronisch-progrediente Symptomatik, die in der Regel zum Tode führt. Vom klinischen Verlauf her sind die Krankheiten ähnlich. Sowohl SSPE und PRP treten praktisch nur im Kindes- und Jugendalter auf. Es kommt zu Verhaltensstörungen, Demenz und Persönlichkeitsverfall. Schließlich entsteht ein Coma vigile.

Typisch für SSPE sind myoklonische Entäußerungen. Die Diagnose der SSPE wird durch Nachweis einer exzessiven intrathekalen Antikörperproduktion gegen Masernviren bzw. SSPE-Antigen gesichert. Die Häufigkeit der SSPE nimmt seit Einführung der Masernschutzimpfung rapide ab. Eine spezifische Therapie ist derzeit nicht möglich. Einzelfallberichte deuten eine begrenzte Wirksamkeit von Interferon-α (intraventrikulär) an (Anlar et al. 1997).

86.11 Prionenerkrankungen (spongiforme Enzephalopathien)

> Durch die öffentlichen Diskussion zur BSE-Problematik (BSE: bovine spongiforme Enzephalopathie) haben die sog. Prionenerkrankungen einen höheren Bekanntheitsgrad erlangt. Die Nachricht über das Auftreten einer neuen Variante der Creutzfeldt-Jakob-Krankheit (nvCJD) als Folge einer oralen Transmission, wahrscheinlich nach Genuss kontaminierten Rindfleisches, erzeugte Besorgnis über ihre Ausbreitung. In Hochrechnungen, deren Seriosität allerdings hinterfragt werden kann, wurden bis zu 60.000 neue nvCJD-Fälle in Großbritannien für die nächsten Jahre vorausgesagt. Dessen ungeachtet scheinen sich erste therapeutische Optionen für die nvCJD zu ergeben (Korth 2001; Otto 2004).

86.11.1 Grundlagen

Als Sonderfall infektiöser ZNS-Erkrankungen gelten die sog. Prionosen. Ätiologisch lassen sich keine Krankheitserreger im herkömmlichen Sinne nachweisen, es handelt sich aber dennoch um übertragbare Erkrankungen. Als Krankheitsverursacher werden „infektiöse" Proteine angeschuldigt. Im Krankheitsfall kommt es zu einer Konformationsänderung des normalerweise im ZNS vorhandenen Prionproteins. Diese hat zur Folge, dass das veränderte Protein durch körpereigene Proteasen nicht mehr abgebaut werden kann und akkumuliert. Hierdurch wird ein Apoptosemechanismus eingeleitet, der zum spongiformem Umbau des Hirnparenchyms und zu einem raschen Demenzprozess führt.

Klinisch können derzeit 5 humanpathogene Krankheitsentitäten abgegrenzt werden:

— Creutzfeldt-Jakob-Erkrankung (CJD)
— neue Variante der Creutzfeldt-Jakob-Erkrankung (nvCJD)

- Gerstmann-Sträussler-Scheinker-Syndrom
- tödliche familiäre Insomnie
- Kuru

86.11.2 Einzelne Krankheitsbilder

Unter diesen allesamt seltenen Erkrankungen ist die Creutzfeldt-Jakob-Erkrankung (CJD) mit einer Inzidenz ca. 1/1 Mio. die häufigste. Sie tritt im höheren Erwachsenenalter auf und führt zu dementiellem Abbau, Myoklonien und charakteristischen EEG- und MRT-Veränderungen. Der Tod tritt zumeist innerhalb weniger Monate nach Diagnosestellung ein. Die bisher v.a. in Großbritannien aufgetretene neue Variante (nvCJD) unterscheidet sich in molekularbiologischen Merkmalen, Manifestationsalter und Verlauf von der CJD. Die Erkrankung kommt vorzugsweise bei jüngeren Menschen vor, manifestiert sich zunächst mit psychiatrischen Symptomen (z.B. Depression) bis dann Demenz, choreatiforme Bewegungsstörungen, Ataxie und Myoklonien hinzutreten. Der Verlauf ist wesentlich länger. Ein Zusammenhang mit BSE gilt heute als unstrittig.

Die definitive Diagnose der CJD ist bisher nur mit Hirnbiopsie oder -autopsie möglich. Erstere gilt jedoch aufgrund der Infektionsgefahr als obsolet. Konzentrationserhöhung hirneigener Proteine (14-3-3-Protein, S-100 B, neuronenspezifische Enolase) in Liquor und Serum und typische MRT-Befunde ermöglichen die frühe Stellung der Verdachtsdiagnose (Zerr et al. 2000).

Therapeutisch bestehen bisher keine über eine symptomatische Therapie hinausgehenden Optionen. Wegen des schnellen Verlaufes der CJD werden auch in naher Zukunft keine gravierenden Fortschritte in der Behandlung erzielt werden können. Dies trifft aber nicht für die langsamer verlaufende nvCJD zu. Erstzunehmende Therapieansätze mit dem Ziel der Progredienzverzögerung bestehen in Acridinderivaten (Quinacrin) und in Flupirtin (-Derivaten) (Korth et al. 2001; Otto et al. 2004).

Für den Umgang mit CJD- und nvCJD-Patienten wurde von einer Task-Force-Kommission des Robert-Koch-Instituts eine umfangreiche Vorgehensempfehlung veröffentlicht (RKI 2002).

86.12 Pilzinfektionen

> In Mitteleuropa sind systemische Pilzerkrankungen und damit auch Pilzerkrankungen des ZNS fast nur als opportunistische Infektionen bei schwer vorgeschädigten Personen anzutreffen. Dies trifft für die außereuropäischen („tropischen") Mykosen nicht zu. Erreger der sog. tropischen Mykosen sind v.a. Blastomyces dermatitides (Amerika, Afrika), Blastomyces brasiliensis (Südamerika), Coccidioides immitis (USA, Südamerika) und Histoplasma capsulatum et duboisi (Amerika, Asien, Afrika). Die Regionen, in denen diese Pilze vorzugsweise auftreten, sind unter Reiseveranstaltern gut bekannt und sollten vor Reisen in die betreffenden Länder erfragt werden.

86.12.1 Grundlagen und Krankheitsbilder

Die Erreger einheimischer Mykosen sind einerseits Hefe- oder Sprosspilze wie Candida albicans und Cryptococcus neoformans und andererseits Schimmelpilze, zu denen verschiedene Aspergillusspezies, Mukorazeen und Dematiazeen gehören. Dimorphe Pilze (Sporothrix schenkii, Histoplasma, Blastomyces, Coccidioides) entfalten wechselnde Strukturen in Gewebe oder Kultur. Die einheimischen Erreger von Pilzerkrankungen befallen einen gesunden Menschen normalerweise nicht. Sie werden aber bei Patienten mit konsumierenden Krankheiten, Polychemotherapie, auf Intensivstationen, nach großen chirurgischen Eingriffen, insbesondere nach Transplantationen, und bei diversen anderen Krankheiten wie Diabetes mellitus, chronischem Alkoholismus und erworbenem Immundefizienzsyndrom (Aids) angetroffen.

Die Pilzbesiedlung des ZNS erfolgt zumeist hämatogen, seltener durch fortgeleitete Nachbarschaftsprozesse (z.B. Mukormykose des Nasopharynx). Dabei ist der Tropismus der einzelnen Pilzspezies zum ZNS recht unterschiedlich, für Candida gering, Aspergillus schon ausgeprägter und Kryptokokken relativ hoch.

Für die Diagnostik der Pilzerkrankungen des ZNS sind folgende Maßnahmen erforderlich:
- Liquoranalytik: Zellzahl normal oder <350 c/µl, lymphomonozytäres oder buntes Zellbild, Eosinophilie bei Kokzidioidomykose; Gesamtprotein leicht bis mäßig erhöht; leichter Laktatanstieg; bei subakuten Verläufen auch intrathekale IgA- und IgG-Synthese
- Mikroskopie: Grocott-Färbung; Fluoreszenzfärbung mit optischen Aufhellern; Tuschefärbung des Liquorausstrichs bei Kryptokokkose; Mikroskopie von Nasensekret und Tränenflüssigkeit – oft dunkel verfärbt – bei kranialer Mukormykose

- **Kultur mit Resistogramm**: z. B. Sabouraud-Agar; Erregerisolierung aus Liquor, Sputum, Bronchialsekret, Serum, Urin
- **serologische Verfahren**: Antigen- (mit Latex gekoppelte Antikörper) oder Antikörpernachweis (HAT, IFT, ELISA; parallel in Serum und Liquor); Ausnahme: Mukormykose
- ophthalmologische Fundusdiagnostik (Candida)
- Hirnbiopsie bei Verdacht auf intrazerebralen Aspergillusbefall

Candida und Aspergillus. Das klinische Bild der Meningitis durch Candida oder Aspergillus ist durch subakuten bis chronischen Verlauf, initial sehr diskrete Symptomatik und basisnahe Lokalisation gekennzeichnet. Die Nackensteife ist gering ausgeprägt, gelegentlich treten flüchtige Hirnnervensymptome und Papillenödem auf. Solitäre Abszesse sind namentlich bei Aspergillusbefall des ZNS möglich.

Kraniale Mukormykose (Zygomykose; Phykomykose). Sie kommt vorzugsweise bei azidotisch entgleisten **Diabetikern** mit chronischen Sinusitiden vor und geht mit Orbitaphlegmone und konsekutiver Erblindung, Meningoenzephalitis, Fazialisparese, Ophthalmoplegie einher. Die rasche Entwicklung nekrotisch-hämorrhagischer Infarkte führt ad exitum. Mukorazeen können auch als opportunistische Erreger (gelegentlich unter Deferoxamintherapie) auf hämatogenem Wege das ZNS erreichen.

Kryptokokkose. Die zerebrale Manifestation der Kryptokokkose, besonders gehäuft bei **Aids-Kranken**, hat im klinischen Erscheinungsbild eine gewisse Parallelität zur Neurotuberkulose. Gemeinsam sind oftmals anzutreffende Lungeninfiltrate und gelegentlicher Knochenbefall, aber auch der zumeist subakute Verlauf mit Subfebrilität, leichtem Meningismus, Kopfschmerz, Erbrechen, Papillenödem und Zeichen der proliferativen, basalbetonten Meningoenzephalitis. Unbehandelt führt die Kryptokokkose zum Tode.

Zerebrale Pheohyphomykose. Sie wird durch dunkelpigmentierte, melaninhaltige Fadenpilze (Dematiazeen) verursacht, die selten einmal ins ZNS gelangen. Dort kommt es zu einer Abszessbildung Im Gegensatz zu den anderen einheimischen Mykosen lässt sich nicht immer eine disponierende Grunderkrankung feststellen.

86.12.2 Therapie

Allgemeine Therapieprinzipien

Die **kausale Therapie** der einheimischen Pilze erfolgt nach identischen Grundprinzipien (▶ unten). Falls eine Früh- und Langzeitprophylaxe erforderlich wird, kommen erregerabhängig unterschiedliche Präparate zur Anwendung.

Allgemeine Therapiemaßnahmen haben in erster Linie der Verbesserung der Abwehrlage des Makroorganismus zu dienen. Soweit möglich, sollte die Grundkrankheit behoben, besser therapeutisch eingestellt oder wenigstens das Gesamtbefinden des Erkrankten verbessert werden. Eine Polychemotherapie sollte beim Auftreten der Systemmykose unterbrochen oder wenigstens reduziert werden. Isolierte Herdbildungen in Knochen und Lunge sind ebenso wie pilzbedingte Hirnabszesse chirurgisch zu sanieren.

> **Praxistipp**
> Da bei Mykosen durch Synthesehemmung Vitaminmangelzustände auftreten können, werden Vitamin K und B substituiert.

Spezielle Therapie

Die spezielle Therapie der Mykosen ist in den letzten Jahren um einige Präparate erweitert worden. Die Grundprinzipien der antimykotischen Behandlung haben sich dadurch aber nicht verändert: Hefe- und Schimmelpilze sind ebenso wie die dimorphen Pilze auf Amphotericin B (Ausnahme: Pseudallescheria bodii) empfindlich.

Amphotericin B wird parenteral entsprechend der Anweisung des Herstellers in ansteigender Dosis (0,1–1 mg/kg/Tag) verabfolgt. Seine ungünstige Liquorgängigkeit rechtfertigt in ausgewählten, schwerverlaufenden Fällen die intrathekale Gabe von 0,5 mg alle 24 h (nach initialer Testdosis von 0,1 mg), möglichst über ein Reservoir. Bei intralumbaler Applikation werden unangenehme Begleitreaktionen und Arachnoiditis durch Vorinjektion von 10 mg Prednison vermindert.

5-Flucytosin (4-mal 37,5 mg/kg/Tag i.v) wirkt synergistisch mit Amphotericin B, wird aber in der Regel wegen rascher Resistenzentwicklung nicht als Monotherapie eingesetzt. Die Kombination beider Präparate erlaubt eine Dosisreduktion des Amphotericin B in einen weniger toxischen Bereich (0,3 mg/kg/Tag).

Die Gruppe der **Triazole** ist durch gute Verträglichkeit und therapeutische Effektivität gekennzeichnet. Bei akuten ZNS-Infektionen durch Pilze stellen sie nur in ausgewählten Fällen (▶ unten) die Therapie der ersten Wahl dar. Vorzugsweise spielen sie aber eine Rolle in der Prophylaxe des ZNS-Befalls im Rahmen einer invasiven Candidose oder anderer Mykosen bei immungeschwächten Patienten.

Fluconazol (Diflucan) ist insbesondere bei Hefepilzinfektionen des Liquorraumes mit 400–800–1200 mg/Tag anwendbar (Cave: Resistenzentwicklungen bei Candida krusei und C. glabrata), **Itraconazol** (Sempera) wird für Aspergillosen und Chromomykosen empfohlen (2-mal 200 mg/Tag). **Ketoconazol** (Nizoral) verwendet man als

□ **Tabelle 86-4.** Therapie von Pilzinfektionen des ZNS

Erreger	Therapie	
	1. Wahl	**2. Wahl**
Candidamykose	Amphotericin B (0,3 mg/kgKG/Tag) + 5-Flucytosin (4-mal 37,5 mg/kgKG/Tag)	Fluconazol (1-mal 400–1200 mg/Tag)
Kryptokokkose	Amphotericin B (0,3–1,0 mg/kgKG/Tag) + 5-Flucytosin (4-mal 37,5 mg/kgKG/Tag)	Fluconazol (1-mal 400–1200 mg/Tag) oder Amphotericin B intrathekal 0,5 mg 2- bis 3-mal/Woche (Ommaya-Reservoir)
Aspergillose	Amphotericin B (0,3 mg/kgKG/Tag) + 5-Flucytosin (4-mal 37,5 mg/kgKG/Tag)	Itraconazol (2-mal 200 mg/Tag)
Mukormykose	Amphotericin B (in steigender Dosis 0,1–1,0 mg/kgKG/ Tag i.v.) + chirurgische Herdsanierung	(Kaliumjodid lokal)
Phaeohyphomykose	5-Flucytosin (4-mal 37,5 mg/kgKG/Tag) + chirurgische Herdsanierung	Lokal: Amphotericin B 0,5 mg (Abszess), Fluconazol
Sporotrichose	Amphotericin B (in steigender Dosis 0,1–1,0 mg/kgKG/ Tag i.v.)	Itraconazol (2-mal 200 g/Tag)
Parakokzidioidomykose	Ketoconazol (800 mg/Tag oral)	Sulfonamide und/oder Amphotericin B
Sonstige tropische Mykosen	Amphotericin B (bis 1,5 mg/kgKG/Tag i.v.)	Ketoconazol

Alternativpräparat bei immunkompetenten Patienten mit außereuropäischen Mykosen in einer Dosierung von 800 mg/Tag. **Voriconazol** (Vfend) ist eine Weiterentwicklung des Fluconazol mit erweiterter Wirkung gegen Aspergillose und Fluconazol-resistente Candida spp., außerdem gegen Fusarium (Dematiazeen) und Pseudallescheria boidii; Dosierung: initial 400 mg alle 12 h, dann 2-mal täglich 200 mg.

Caspofungin wurde in den letzten Jahren eingeführt. Es gehört zur Gruppe der Candine, die ihre Effektivität über die Hemmung der 1,3-β-Glukan-Synthetase bei der Zellwandsynthese entfalten. Es wirkt gut gegen Aspergillus- und Candida-Stämme, einschließlich azolresistenten Candidastämmen, die gehäuft bei hämatologischen Neoplasien vorkommen (Mora-Duarte et al. 2002). Dosierung bei Erwachsenen 70 mg am ersten Tag, dann 50 mg/Tag.

Therapieempfehlungen bei Patienten mit hämatologischen Neoplasien. Da Patienten mit hämatologischen Neoplasien eine besondere Disposition zu Pilzerkrankungen haben, sollen Empfehlungen der Arbeitsgemeinschaft Infektiologie in der Hämatologie und Onkologie der Deutschen Gesellschaft für Hämatologie und Onkologie (AGIHO/DGHO) nachfolgend aufgeführt werden (Böhme et al. 2001):

— Kandidämie außer C. krusei oder glabrata:
  — Fluconazol 400–800 mg/Tag (loading dose 800 mg) oder Amphotericin B ≥ 0,7 mg/kg/Tag
  — bei Versagen/Intolerabilität von konventionellen Amphotericin B und Kontraindikation zu Fluconazol: Amphotericin-B-Lipidformulierungen
— Candidameningitis bzw. -abszesse:
  — Amphotericin B 0,7–1 mg/kg/Tag plus 5-Flucytosin 4-mal 37,5 mg/kg/Tag
  — bei Abszessen chirurgische Sanierung (▶ Abschnitt 86.2)
— Invasive pulmonale Aspergillose
  — Voriconazol 2-mal 4 mg/kg/Tag i.v. (loading dose: 2-mal 6 mg/kg am Tag 1)
  — alternativ: Amphotericin B 1–1,5 mg/kg/Tag; bei gutem Teilansprechen und Neutrophilenregeneration: Wechsel auf orales Itraconazol
  — bei Unverträglichkeit/Kontraindikation/Therapieversagen: Amphotericin-B-Lipidformulierungen (AmBisome 1–5 mg/kg/Tag) oder Caspofungin 50 mg/Tag (loading dose 70 mg am Tag 1), später Itraconazol oral (2-mal 200 mg/Tag, loading dose 3–4mal 200 mg/Tag über 3–5 Tage) oder i.v. (2-mal 200 mg/Tag, loading dose 2-mal 200 mg/Tag über 2 Tage)

- ZNS-Kandidose:
    - Voriconazol
    - alternativ hoch dosiertes liposomales Amphotericin B (5 mg/kg/Tag oder höher?); eine ausreichende Effektivität der bisher als Standard geltenden Therapie mit konventionellem Amphotericin B 1–1,5 mg/kg/Tag ist nicht gegeben!

❗ **Organtoxizität und Nebenwirkungen müssen beim Einsatz aller Antimykotika genau beachtet werden.**

86.13 Parasitenbefall

86.13.1 Grundlagen

Der Parasitenbefall des zentralen oder peripheren Nervensystems ist selten und geht in der Regel mit unspezifischen Symptomen einher, sofern er nicht klinisch latent bleibt. Die ätiologische Aufklärung erfolgt im Rahmen einer breit angelegten Diagnostik:
- Liquoranalytik, die eine leichte bis mäßige Pleozytose mit Eosinophilie, eine mäßige Gesamteiweißerhöhung und manchmal auch Zeichen der intrathekalen IgG-Produktion erbringt
- direkter Erregernachweis (bei Malaria je 4 dünne Blutausstriche und „dicke Tropfen" über 24 h verteilt)
- serologische Untersuchungen in Blut und Liquor; sie sind bei einigen Helminthen je nach Verfahren nur in 50–80 % positiv
- bildgebende Verfahren (CCT und MRT); sie machen solitäre oder multiple entzündliche Herde (Toxoplasmose, Zystizerkose, Trichinose), raumfordernde Prozesse (z. B. Echinokokkose), intrazerebrale Verkalkungen und Einblutungen erkennbar
- Biopsie des zerebralen Herdes, wenn sich die Genese des Prozesses durch die vorgenannten Techniken nicht aufklären lässt

86.13.2 Einzelne Erreger

Als parasitäre Krankheitserreger des ZNS kommen Toxoplasmen, Amöben, Plasmodien, Trypanosomen und Helminthen in Frage. Ein Teil der durch sie erzeugten Erkrankungen tritt nur oder überwiegend in außereuropäischen Ländern auf.

Toxoplasmose. Die Toxoplasmose gefährdet einerseits Feten bei frisch infizierten Schwangeren und andererseits abwehrgeschwächte Personen (z. B. Aids-Kranke). Der Erreger ist ubiquitär. Bei der konnatal-infantilen Form der Toxoplasmose liegen oft schon zum Geburtszeitpunkt schwere Organschäden und intrazerebrale Verkalkungen vor. Die erworbene Toxoplasmose führt maximal in 50 % der Fälle zu einer Meningoenzephalitis, Enzephalomyelitis oder Meningoradikulitis. Die Prognose ist günstig, sofern kein Immundefekt vorliegt.

Amöbenerkrankungen. Die seltenen Amöbenerkrankungen des ZNS können dramatisch verlaufen. Das trifft insbesondere für die primäre Amöbenmeningoenzephalitis (PAM) durch Naegleria-Amöben zu, die v. a. bei Tauchern, ausnahmsweise auch bei Kindern und Jugendlichen nach Schwimmen im warmen Wasser auftritt und innerhalb weniger Tage ad exitum führt (Bogumil 2001). Das Krankheitsbild verläuft ähnlich der HSV-Enzephalitis.

Durch Akanthamöben wird die subakut oder chronisch verlaufende granulomatöse Amöbenenzephalitis (GAE) erzeugt. Es handelt sich dabei zumeist um eine opportunistische Erkrankung, der in der Regel ebenfalls eine intensive Wasserexposition vorausgeht.

Die zerebrale Amöbiasis, verursacht durch Entamoeba histolytica, ist in unseren Breiten selten; sie kann einmal einem Hirnabszessleiden zugrunde liegen; meistens ist gleichzeitig die Leber betroffen.

Malaria. Bei der Malaria des ZNS durch Plasmodium falciparum induziert die Adhärenzneigung befallener Erythrozyten an Endothelien der postkapillären Hirnvenolen eine Störung der Mirkozirkulation und der O_2-Versorgung sowie Ödembildungen und Blutungen (Purpura cerebri oder Massenblutungen). Bei längerem Krankheitsverlauf können sich subkortikal die sog. Dürck-Granulome entwickeln, die einer Astrogliareaktion in Gefäßnähe entsprechen. Klinisch kommt es zu Kopfschmerzen, Verwirrtheit, Paresen, Koordinationsstörungen, schließlich Koma und Tod. Die Malaria bereitet derzeit nahezu weltweit in tropischen und subtropischen Regionen erhebliche Probleme durch Vergrößerung der Ausbreitungsgebiete (z. B. durch Bewässerungsprojekte) und zunehmende Multiresistenz. Die Entwicklung von Impfstoffen scheitert u. a. noch an der Antigenvarianz der Erreger.

Helminthenerkrankungen des ZNS. Ein Echinokokkenbefall von Gehirn- und Rückenmark tritt nur bei 2 % aller Infestationen auf. Häufiger sind andere Organe befallen. Typische Symptome sind zerebrale Herdstörungen, psychische Veränderungen oder spinale Symptome. Das Leiden wird namentlich bei Echinococcus alveolaris (Fuchsbandwurm) oftmals als metastasierender Tumorprozess verkannt, weil die Bandwurmlarven nach Art eines Karzinoms infiltrativ wachsen und Tochterblasen in anderen Organen Metastasen erzeugen können.

Die Zistizerkose ist in der Regel eine generalisierte Erkrankung, die in ca. 80 % der Fälle das ZNS miterfasst und eine chronisch-progrediente Meningoenzephalitis mit z. T. längeren Remissionsphasen hervorruft. Die Inkubationszeit ist variabel (wenige Monate bis 30 Jahre). Eine breit gefächerte Symptomatik mit psychotischen Bildern, meningealen Reizerscheinungen, Zeichen der ICP-Erhöhung, evtl. auch Papillenödem, Hirnnervenparesen sowie fokalen und generalisierten Krampfanfällen entwickelt sich. Im CCT findet man im Frühstadium multiple kleine Hypodensitäten mit perifokalem Kontrastmitelenhancement und im Spätstadium intrazerebrale Verkalkungen sowie eine hydrozephale Ventrikelvergrößerung. Der entzündliche Prozess kann fortbestehen, wenn die Erreger bereits avital und von einer Kalkkapsel umgeben sind.

Toxocara-canis/cati-Infektionen erzeugen vorzugsweise eine eosinophile Meningoenzephalitis, die v. a. bei Kleinkindern vorkommt. Art und Ausprägung der klinischen Erscheinungen variieren erheblich. Enge Kontakte zu Hund oder Katze sind immer gegeben. Die Augenbeteiligung ist diagnostisch bedeutsam. Auch als spinoradikuläre Symptomatik kann sich diese Spulwurmparasitose manifestieren.

86.13.3 Therapie

Allgemeine Therapieprinzipien

Die Behandlung der zerebralen Parasitosen verfolgt 3 Ziele:

> **Praxistipp**
> - Beseitigung einer intrakraniellen Druckerhöhung mit chirurgischen Maßnahmen
> - Suppression von Überempfindlichkeitsreaktionen
> - Einsatz von speziellen Chemotherapeutika
>   (◘ Tabelle 86-5)

Chirurgische Maßnahmen. Die chirurgischen Maßnahmen bestehen in der Ausräumung von Zysten, Abszessen oder Riesengranulomen, wie sie bei Amöbiasis, Echinokokkose, Paragonimiasis, Zystizerkose und Schistosomiasis in Erscheinung treten können. Voraussetzung ist allerdings die operative Zugänglichkeit des Prozesses. Auch die Entlastung eines mit intrakranieller Drucksteigerung einhergehenden Hydrozephalus (z. B. bei Zystizerkose) erfolgt durch den Neurochirurgen.

Suppression der Überempfindlichkeitsreaktion. Parasiteninfektionen, insbesondere die Nematodenerkrankungen, stimulieren den Wirtsorganismus zu Überempfindlichkeitsreaktionen. Üblicherweise werden eosinophile Reaktionen der Meningen oder entzündliche Hirngefäßveränderungen, die sich bei Zystizerkose, Trichinose und anderen Wurmleiden entwickeln können, mit Corticosteroiden behandelt. Sie tragen darüber hinaus zur Verminderung der perifokalen Ödembildung im ZNS bei.

Antikonvulsive Behandlung. In vielen Fällen von zerebraler Parasitose ist eine antikonvulsive Einstellung notwendig. Hier kommt in 1. Wahl **Carbamazepin** als Retardform (2-mal 300–400 mg/Tag) oder auch **Phenytoin** (3- bis 4-mal 100 mg) in Frage.

Weitere allgemeine Maßnahmen sind die Anämiebehandlung, Substitutionstherapie bei Vitaminmangel und ggf. auch die Gabe von Antihistaminika.

Spezielle Therapie

Toxoplasmose. Die aktive Toxoplasmose mit ZNS-Befall erfordert bei immunsupprimierten Patienten eine höherdosierte Behandlung als bei Immunkompetenten. Die höhere Dosis ist relativ toxisch und bedingt zahlreiche Nebenwirkungen (Leuko- und Thrombozytopenie, Anämie, allergische Reaktionen, Übelkeit etc.). Hämatologische Funktionsstörungen werden mit Folinsäure in Grenzen gehalten. Das derzeit übliche Therapieschema ist wie folgt:

> **Praxistipp**
> - Pyrimethamin am 1. Tag bei Immunkompetenten 50 mg/Tag, dann 25 mg/Tag; bei Immunsupprimierten am 1. Tag 100–200 mg/Tag, dann 1-mal 25–75 mg/Tag jeweils über 4 Wochen
> - Sulfalen (Longum) initial 2 g, dann 2-mal 1 g/Woche
> - Folinsäure (Leucovorin) 1-mal 10 mg/Tag

Bei Aids-Kranken wird als Therapie der 2. Wahl (bei Sulfonamidallergie) auch folgende Kombination eingesetzt:

- Pyrimethamin (hoch dosiert wie oben angegeben)
- 2400 mg Clindamycin
- 10 mg Folinsäure/Tag (Brodt et al. 2000)

Bei eingetretener klinischer Besserung kann auf die prophylaktische Gabe von 50–75 mg Pyrimethamin/Tag plus 5 mg Folinsäure umgestellt werden.

In Fällen mit Chorioretinitis ist die Corticosteroidgabe (Prednison 1 mg/kgKG/Tag) obligat. Bei **Gravidität** kommen je nach Schwangerschaftswoche unterschiedliche Kombinationen mit Spiramycin, Pyrimethamin, Sulfadiazin plus Folinsäure in Frage (mit Gynäkologen absprechen!).

Zystizerkose. Für die Therapie der zerebralen Zystizerkose stehen 2 gut liquor- und zystengängige Substanzen, nämlich **Praziquantel** (50 mg/kgKG über 15 Tage) und **Albendazol** (20 mg/kgKG über 21 Tage), zur Verfügung. Jedes dieser Präparate kann zunächst durch Zystenzerfall eine Exazerbation der zerebralen Symptomatik induzieren. In diesem Fall wird die zusätzlichen Gabe von **Dexamethason** (ca. 3- bis 5-mal 4 mg/Tag) empfohlen.

◘ Tabelle 86-5. Chemotherapie der Parasitosen des ZNS

Krankheit	Therapie der 1. Wahl	Dosis	Sonstige Arzneistoffe
Amöbenmeningoenzephalitis Naegleria fowleri (PAM)	Amphotericin B	0,1–1,5 mg/kgKG/Tag i.v. für 10 Tage (intrathekal: 0,5 mg alle 48 h)	Rifampicin (oder Tetracyclin)
Acanthamoeba (GAE)	Sulfonamide + 5-Flucytosin	(▶ Tabelle 86-3)	
zerebrale Amöbiasis	Metronidazol + Emetin + Chloroquin	initial 1 g, dann 4-mal 0,5 g/Tag 1 mg/kgKG/Tag (5–10 Tage) 2 Tage 600 mg Base/Tag p.o. dann 300 mg Base/Tag (3 Wochen)	
Malaria tropica (Plasmodium falciparum)	Chloroquin	initial: 10 mg/kgKG p.o./i.m./i.v., in schweren Fällen: nach 6–8 h 5 mg/kgKG, dann + Chinin (3-mal 10 mg/kgKG), 5 mg/kgKG/Tag (über 4 Tage) in 250 ml 0,9%igem NaCl	bei Chloroquinresistenz: Mefloquin initial: 750 mg, nach 8 h 500 mg, nach weiteren 8 h 250 mg
	+ Prednison	initial 1–2 mg/kgKG/Tag i.v., absteigende Dosis	bei Multiresistenz Atovaquon/ Proguanil oder Halofantrin 3-mal 500 mg als Eintagesdosis
	evtl. Blut- oder Plasmaaustausch		
Toxoplasmose	▶ Text		
Trypanosomiasis Schlafkrankheit	Melarsoprol	3,6 mg/kgKG/Tag i.v. über 5 h (jeweils 3 Tage)	Suramin, Pentamidin (4 mg/kgKG/Tag) (evtl. Corticosteroid oder Chlorochin
Chagas-Krankheit	Nifurtimox	8–10 mg/kgKG/Tag oral (3–4 Monate)	Benznidazol (1-mal 5 mg/kgKG/Tag, 60 Tage)
	evtl. + Prednison	1–2 mg/kgKG/Tag (langsam ausschleichen)	
Zystizerkose	Praziquantel	▶ Text	Albendazol (20 mg/kgKG/Tag, 8 Tage)
Echinokokkose	Mebendazol	ansteigend 1–4 g/Tag oral (über 4–6 Wochen)	chirurgische Sanierung, Albendazol für 30 Tage
Askaridiasis	Thiabendazol (evtl. + Corticosteroid)	2-mal 25 mg/kgKG/Tag für 5–7 Tage	Pyrantel (1-mal 11 mg/kgKG) Mebendazol (2-mal 100 mg/Tag, 3 Tage)
Toxocara Trichinose Strongyloidiasis (Zwergfadenwurm)	Thiabendazol	2-mal 25 mg/kgKG/Tag, 3–7 Tage	Mebendazol (2-mal 100 mg/Tag, 3 Tage)
Paragonimiasis, Bilharziose	Praziquanel evtl. + Corticosteroid	3-mal 25 mg/kgKG, 1–3 Tage 1-mal 40 (–60) mg/kgKG, 1 Tag	Bithionol Oxamniquin (S. mansoni); Niridazol (S. japonicum)
Ankylostomiasis	Pyrantel	11 mg/kgKG/Tag, 3 Tage	Mebendazol (2-mal 100 mg/Tag) über 3 Tage
Filariasis	Diethylcarbamazin	3-mal 2 mg/kgKG/Tag, 3 Wochen	evtl. Mebendazol

ZNS-Infektionen von Toxocara (Larva migrans visceralis).
Sie werden mit Thiabendazol (2-mal/Tag 25 mg/kgKG) behandelt. Die Therapie erfolgt in mehreren Serien über jeweils 3 Tage. Eine Alternative stellt Diethylcarbamazin (Hetrazan, etwa 4 mg/kgKG über 28 Tage) dar. Als Begleitmedikation werden Doxycyclin (1. Tag 200 mg, dann 100 mg/Tag) und Prednisolon (1 mg/kgKG bis zur klinischen Besserung, dann ausschleichen) angegeben.

Für die übrigen Parasitosen, die nur selten zu ZNS-Symptomen führen, sind die Therapieempfehlungen der Tabelle 86-5 zu entnehmen.

86.14 Beteiligung des Nervensystems bei systemischen Autoimmunerkrankungen

Sowohl peripheres, als auch zentrales Nervensystem (ZNS) können bei systemischen Autoimmunerkrankungen in den Krankheitsprozess mit einbezogen werden. Selten steht die Beteiligung des Nervensystems klinisch ganz im Vordergrund oder ist sogar die einzige Manifestation. Der Befall des ZNS erfordert in der Regel eine Therapieeskalation mit Steigerung der Immunsuppression. Groß angelegte Studien zur Therapie der ZNS-Beteiligung bei systemischen Autoimmunerkrankungen gibt es nicht.

86.14.1 Grundlagen

Die hier aufgeführten Krankheitsbilder sind mit Ausnahme der (seltenen) isolierten Angiitis des ZNS Systemkrankheiten mit fakultativem Befall nervaler Strukturen (Berlit 1996; Calabrese et al. 1997; Moore 1995). Gemeinsames Merkmal ist ein autoimmunpathologischer, zellulärer und/oder humoraler entzündlicher Prozess, der im Falle der neurologischen Mitbeteiligung auch gegen neurale und zerebrovaskuläre Strukturen gerichtet ist. Die Folge sind Mikroinfarkte, Territorialinfarke oder diffuse entzündliche Veränderungen, die auch mit Demyelinisierung einhergehen können. Die neurologischen Ausfallserscheinungen hängen von den betroffenen Strukturen ab:

- **Hirngefäße (Vaskulitis):** Hirninfarkte oder (selten) -blutungen mit neurologischen Herdsymptomen; bei Befall kleinster Gefäße oft hirnorganisches Psychosyndrom, bei akuten Krankheitsbildern auch Bewusstseinsstörung
- **Hirnparenchym (Enzephalitis, Zerebellitis):** hirnorganisches Psychosyndrom, neurologische Herdsymptome
- **Hirnnerven:** z. B. periphere Fazialisparese bei der Sarkoidose
- **periphere Nerven (direkte Schädigung oder Befall der Vasa nervorum):** Mono- oder Polyneuritis, Mononeuritis multiplex oder Radikulitis mit entsprechenden peripher-neurogenen Defizite in typischer Verteilung

Insgesamt sind die neurologischen Symptome nie spezifisch für eine bestimmte Form von Autoimmunerkrankung. Es gibt jedoch typische Manifestationen (Tabelle 86-6).

Zu den diagnostischen Maßnahmen gehört die Suche nach typischen Laborbefunden im Blut (BKS- und CRP-Anstieg, Hypokomplementämie, Immunglobulinerhöhung, Kryoglobulinämie, Autoantikörper, assoziierte Infektionskrankheiten wie Hepatitis B und C etc.). Zusätzlich kommen spezielle Verfahren der Funktions- und Strukturdiagnostik des Nervensystems zur Anwendung: Liquoranalytik, CCT und MRT, Dopplersonographie der hirnversorgenden Arterien, zerebrale Angiographie, EEG, EMG, und die modernen Techniken zur Messung der regionalen Hirndurchblutung (z. B. Hirnperfusionsszintigraphie/SPECT, Perfusions-MRT). Letztere spielen v. a. eine Rolle bei den angiographisch nicht erfassbaren Angiitiden der kleinen Gefäße. Die Liquorbefunde sind variabel und unspezifisch:

- mononukleäre Pleozytose (zumeist < 50/µl) bei ca. 50 %
- Gesamtproteinerhöhung (0,5–1 g/l) bei ca. 45 %
- leichtere Störungen der Blut-Liquor-Schranke etwa bei 60 %
- intrathekale Immunglobulinproduktion (zumeist IgG, selten IgM oder IgA) bei 35–40 % der Fälle
- selten: intrathekale Synthese virusspezifischer Antikörper als Zeichen der polyklonalen B-Zell-Aktivierung (v. a. Masern, Röteln, Zoster, Herpes simplex)

 Cave
Auch bei klinisch manifester ZNS-Beteiligung kann der Liquorbefund normal sein. Wiederholte Lumbalpunktionen im Verlauf sind dann sinnvoll.

◘ Tabelle 86-6. Vaskulitiden und andere systemische Autoimmunerkrankungen mit Beteiligung des Nervensystems (*PNS* peripheres Nervensystem, *PNP* Polyneuropathie)

Klassifikation	ZNS/PNS-Befall [%]	Typische neurologische Manifestationen
Arteriitis temporalis/ Polymyalgia rheumatica	10	Kopfschmerzen, Visusminderung, Hirninfarkte
Churg-Strauss-Syndrom	60	zerebrale Granulomatose, PNP
Cogan-Syndrom	100	Schwerhörigkeit, Schwindel, Augenentzündung (z. B. Keratitis, Uveitis)
Hypersensitivitätsvaskulitis	10	Hirninfarkte
isolierte Angiitis des ZNS	100	Herdsymptome, hirnorganisches Psychosyndrom
lymphomatoide Granulomatose	ZNS 20, PNS 10	Hirnnervenausfälle, hirnorganisches Psychosyndrom Herdsymptome, Epilepsie, PNP
Morbus Behçet	10–40	Mikroinfarkte, Sinusvenenthrombose, Pseudotumor cerebri, Optikuneuritis, Hirnstamm-/Kleinhirnsymptome, hirnorganisches, Psychosyndrom, Epilepsie
Panarteriitis nodosa	ZNS 45, PNS 67	PNP, Mononeuritis multiplex, Hirninfarkte
rheumatoide Arthritis	1–10	PNP, Mononeuritis multiplex, Meningitis, Vaskulitis
Sarkoidose (Morbus Boeck)	5–10	granulomatöse Meningoenzephalomyelitis oder intrazerebrale Granulome, Pyramidenbahnläsionen, hypothalamische Störungen (z. B. Diabetes insipidus), Hirnnervenläsion, Epilepsie, Querschnittslähmung, hirnorganisches Psychosyndrom; PNP, Mononeuritis multiplex
Sjögren-Syndrom	bis zu 30 (ZNS-Vaskulitis)	PNP, Karpaltunnelsyndrom, aseptische Meningitis, Myelopathie, hirnorganisches Psychosyndrom, Hirninfarkte, Epilepsie, Myositis
Sklerodermie	< 10	Enzephalopathie, zerebrale Vaskulitis, Polyneuropathie
systemischer Lupus erythematodes (SLE)	50–70	hirnorganisches Psychosyndrom, Territorialinfarkte, PNP
Takayasu-Arteriitis	10–35	Hirninfarkte, Steal-Phänomene, fluktuierende Herdsymptome
Thrombangiitis obliterans (Winiwarter-Buerger)	selten	Hirninfarkte, PNP
Tolosa-Hunt-Syndrom	100	Orbitaschmerzen, Augenmuskelparesen
Wegener-Granulomatose	25–50	Hirnnervenausfälle, selten Hirninfarkte

Feingewebliche Untersuchungen von Biopsiematerial werden in der Regel zunächst an extrazerebralen Gewebsproben durchgeführt (z. B. Haut, N. suralis, A. temporalis, Skelettmuskulatur, Nierenparenchym, Rektumschleimhaut). Erst wenn hier keine wegweisenden Befunde erhoben wurden, können Hirngewebs- und leptomeningeale Biopsie zum Einsatz kommen (Alrawi et al. 1999).

86.14.2 Allgemeines therapeutisches Management

Die Therapie hängt ab von der Grunderkrankung, dem Befall extrazerebraler Organsysteme, der Akuität und Schwere der neurologischen Symptomatik und den betroffenen anatomischen Strukturen. In der Regel bedeutet der klinisch fassbare Befall des ZNS die Notwendigkeit einer Therapieeskalation (Calabrese u. Duna 1995). Bei minimaler Beteiligung des peripheren Nervensystems kann in Einzelfällen zunächst das bestehende Therapieregime beibehalten werden.

86.14.3 Therapie im Einzelnen

Spezifische neurologische Therapie bestimmter ZNS-Manifestationen

Granulomatöse Meningoenzephalitiden (z. B. bei Sarkoidose) oder auch entzündliche Ependymproliferationen (z. B. bei Immunvaskulitiden) können zur Entwicklung eines Hydrocephalus internus führen. Die rechtzeitige Entlastung durch externe Ventrikeldrainage oder sofortige Shunt-Implantation ist in solchen Fällen angezeigt. Solitäre oder multiple raumfordernde Granulome im Hirnparenchym, die bei Sarkoidose oder selten auch bei der Wegener- und der lymphomatoiden Granulomatose auftreten, müssen wie andere raumfordernde Prozesse mit hirndrucksenkenden Maßnahmen behandelt werden (▶ Abschn. 86.15.2). Gleiches gilt für raumfordernde intrakranielle Blutungen oder das diffuse Hirnödem, das sich selten im Rahmen einer fulminanten ZNS-Beteiligung z. B. beim SLE entwickeln kann. Hirngefäßaneurysmata entstehen mitunter im Rahmen von SLE, Panarteriitis nodosa, Wegener-Granulomatose und Riesenzellarteriitis. Ihre Behandlung erfolgt entsprechend den allgemein üblichen Kriterien der Aneurysmachirurgie. Intrazerebrale Blutungen werden je nach Größe, Lokalisation und klinischem Befund operativ ausgeräumt oder konservativ behandelt.

> **!** Viel häufiger als die Hirnblutungen sind bei Immunvaskulitiden thrombotische, oft multiple Gefäßverschlüsse im ZNS.

Es resultieren oftmals schwere Krankheitsbilder, die mit intensivmedizinischen Maßnahmen zu behandeln sind. In der akuten Phase stehen die allgemeinen Maßnahmen der Hirninfarkttherapie im Vordergrund:

> **Praxistipp**
> - Blutdruck in den ersten 24 h nur senken, wenn > 220 mm Hg systolisch
> - Fieber senken
> - Blutzucker normalisieren
> - ggf. Hirnödemtherapie (v. a. Osmotherapie)
> - Die PTT-wirksame (ca. 60 s) Antikoagulation mit Heparin (v. a. bei multiplen oder rasch rezidivierenden Hirninfarkten) ist wegen des erhöhten Blutungsrisikos umstritten.

Von einer Lysetherapie bei vaskulitischen Hirninfarkten raten die Autoren aus eigener Erfahrung dringend ab, da es zu disseminierten intrazerebralen Blutungen kommen kann. Es gibt hier allerdings nur einzelne Erfahrungsberichte. Allgemein gilt, dass bei Erkrankungen, deren neurologische Symptomatik vorzugsweise gefäßabhängig ist, die Gabe von Thrombozytenaggregationshemmern (z. B. Thrombangiitis obliterans, Sneddon-Syndrom) oder Cumarinderivaten (z. B. Takayasu-Arteriitis) erwogen werden muss.

 Cave
Zu beachten ist dabei die Gefahr der intrakraniellen Blutung.

Kausale Therapie der Grunderkrankung
(Diener 2002)

Im Allgemeinen werden neurologische Manifestationen systemischer Autoimmunerkrankungen nicht anders behandelt als die Grunderkrankung selbst, also zumeist immunsuppressiv. Im Einzelnen haben sich folgende Therapiemöglichkeiten bewährt, zumeist ohne dass sie bezogen auf neurologische Manifestationen bisher durch größere klinische Studien in ihrer Wirksamkeit bestätigt wurden.

Systemischer Lupus erythematodes. Bei akuter Symptomatik wird über 3–7 Tage intravenös mit je 1 g Prednisolon oder Methylprednisolon/Tag behandelt (Mitchell et al. 1994) (B, I). Danach wird Prednisolon oral in einer Dosis von 1 mg/kgKG weiter verabreicht. Bei schwerwiegender Symptomatik (Zeichen des erhöhten intrakraniellen Drucks oder schwerem neurologischem Defizit) empfiehlt sich die gleichzeitige Therapie mit Cyclophosphamid als Dauertherapie (1–2 mg/kgKG/Tag) oder Pulstherapie (0,5–1 g/m² monatlich über 6 Monate, danach bei klinischer Stabilität vierteljährlich über 2 Jahre) (B, I). Prednisolon wird langsam, je nach klinischem Verlauf, über 6–10 Wochen zumindest auf die Cushing-Schwellendosis reduziert. Im akuten Krankheitsstadium kann auch die Plasmapherese hilfreich sein. Wird keine Cyclophosphamidtherapie durchgeführt, kann zur Prednisoloneinsparung ein orales Immunsuppressivum (z. B. Azathioprin) zusätzlich verabreicht werden. Beim Antiphospholipidsyndrom mit rezidivierenden Hirninfarkten oder Sinusvenenthrombose ist eine orale Antikoagulation mit Cumarinpräparaten erforderlich.

Rheumatoide Arthritis. Die Beteiligung des Nervensystems ist sehr selten. Am häufigsten sind leichte Polyneuropathien, die in der Regel keine wesentliche Therapieeskalation erfordern. Die zerebrale Vaskulitis ist eine Rarität. Sie muss zunächst mit Prednisolon behandelt werden, in Abhängigkeit von der Schwere der Symptomatik zunächst als Pulstherapie mit 1 g/Tag i. v. Die zeitgleiche Therapie mit einem oralen Immunsuppressivum (z. B. Methotrexat oder Ciclosporin A) ist bei der zerebralen Vaskulitis im Rahmen der rheumatoiden Arthritis immer indiziert (Ando et al. 1995).

Sklerodermie. Das periphere Nervensystem ist häufiger als das zentrale betroffen. Nicht nur im Rahmen einer Systemsklerose, sondern auch bei einer lokalisierten

Sklerodermie kann das Nervensystem mit befallen sein. Corticosteroide und bei vaskulitischem Befall ggf. auch Thrombozytenaggregationshemmer werden therapeutisch eingesetzt. Ein Versuch mit D-Penicillamin oder einem oralen Immunsuppressivum ist bei Befall des ZNS immer indiziert.

Sjögren-Syndrom. Das Nervensystem kann sowohl beim primären, als auch beim sekundären Sjögren-Syndrom betroffen sein. Die Therapie basiert zunächst auf Corticosteroiden, ggf. unter Zusatz eines oralen Immunsuppressivums.

Panarteriitis nodosa. Bei der Panarteriitis nodosa wird initial die Kombination von Prednisolon (1 mg/kgKG) und Cyclophosphamid (2 mg/kgKG) empfohlen (B, I). Als Dauermedikation wird Cyclophosphamid mit 1–2 mg/kgKG weitergegeben. Prednisolon soll unter Beachtung der klinischen Symptomatik langsam reduziert und nach 6–12 Monaten ausgeschlichen werden. Die Cyclophosphamiddosis wird längerfristig so gewählt, dass keine Neutropenien kleiner 1000/µl auftreten. Das Präparat sollte versuchsweise nach 6–12 Monaten abgesetzt werden.

Arteriitis temporalis (cranialis) und Polymyalgia rheumatica. Bei beiden Erkrankungen sind Glucocorticoide gut wirksam (B, I). Das rasche Ansprechen auf die Therapie innerhalb weniger Tage hat diagnostische Relevanz. Begonnen wird mit 1 mg/kgKG Prednisolon/Tag, bei drohendem Visusverlust auch initial über 3–5 Tage mit je 1 g i. v. Nach Abfall der beschleunigten BKS und Rückläufigkeit der klinischen Symptomatik kann reduziert werden bis auf eine Erhaltungsdosis von 10–20 mg an jedem 2. Tag. Diese Dosis soll unter klinischer Überwachung und BKS-Kontrolle über mindestens 20 Monate fortgesetzt werden.

Takayasu-Arteriitis. Es empfiehlt sich ein ähnliches Vorgehen wie bei der Arteriitis temporalis. In schweren Fällen sollten Glucocorticoide (0,5–1,5 mg/kgKG) von Beginn an mit Azathioprin (2 mg/kgKG), Cyclophosphamid (2 mg/kgKG) oder Methotrexat (12–25 mg/Woche) kombiniert werden. Die häufig bestehende arterielle Hypertonie muss mit Antihypertensiva behandelt werden. Eine antiaggregatorische Therapie mit 100–300 mg Acetylsalicylsäure ist obligat, bei rezidivierenden Hirninfarkten ist die orale Antikoagulation indiziert.

Churg-Strauss-Granulomatose. Die Therapie der 1. Wahl besteht aus Prednisolon (1 mg/kgKG). Je nach Schwere der Erkrankung und Ansprechen auf die Therapie wird zusätzlich Cyclophosphamid (2 mg/kgKG) verabreicht. Die Therapiedauer richtet sich nach dem weiteren Verlauf. Die Prednisolondosis sollte nach ca. 2 Wochen langsam reduziert werden. Ein Ausschleichen der medikamentösen Therapie kommt erst nach 6- bis 12-monatiger, stabiler Remission in Betracht. Der Behandlungserfolg ist am Abfall von Eosinophilen und IgE, Normalisierung der BKS und klinischer Besserung erkennbar.

> **Praxistipp**
> In therapieresistenten Fällen ist die Kombination von Plasmapherese und Cyclophosophamidstoßtherapie (0,5–1 g/m²) zu erwägen.

Wegener-Granulomatose. Es wird grundsätzlich die Kombination von Cyclophosphamid und Prednisolon angewendet (Initialdosis wie bei Panarteriitis nodosa; Nishino et al. 1993) (B, I). Nach Beginn der Remission wird Prednisolon langsam ausgeschlichen. Als Dauermedikation sollte zunächst für 1 Jahr Cyclophosphamid in einer Tagesdosierung von 1–2 mg/kgKG verabreicht werden (Neutrophile nicht <1000/µl). Alternativ kann das Cyclophosphamid auch als hochdosierte Stoßtherapie (5–15 mg/kgKG i. v. einmal pro Monat über 18 Monate) verabfolgt werden. Das Schema ist zwar weniger toxisch, scheint aber nicht ganz so effektiv zu sein wie eine Dauermedikation. Bei Unverträglichkeit kommen Chlorambucil, Azathioprin oder Methotrexat in Frage. Der Behandlungserfolg ist sichtbar an der Besserung des Allgemeinbefindens und der Normalisierungstendenz zuvor pathologischer Laborwerte (auch Autoantikörper). Operative Maßnahmen wie Granulomabtragung und plastische Wiederherstellungseingriffe sind bei destruierenden Wucherungen im Nebenhöhlen- und Trachealbereich erforderlich.

Hypersensitivitätsangiitis. Bei der Hypersensitivitätsangiitis sollte zunächst die auslösende Noxe beseitigt werden. Die (kurzzeitige) Prednisolongabe (40–60 mg/Tag) ist angebracht, wenn entweder die neurologischen Ausfälle von vornherein stark ausgeprägt sind oder wenn sie nach Behebung der ursächlichen Faktoren persistieren. Falls diese Therapie nicht greift, ist der Einsatz zytostatischer Substanzen zu erwägen.

Melkerson-Rosenthal-Syndrom. Für diese durch Gesichtsschwellung, rezidivierende Fazialisparesen, Makrocheilie und -glossie gekennzeichnete Erkrankung wird eine hochdosierte Gabe von Glucocorticoiden empfohlen. Einzelne Autoren bevorzugen die Langzeitbehandlung mit INH und Vitamin B_6. Auch die Kombination beider Verfahren wird diskutiert. Der Therapieerfolg ist wegen der spontanen Remissionsneigung schlecht abzuschätzen.

Thrombangitis obliterans. Die Gabe von Calciumantagonisten, Glucocorticoiden und Acetylsalicylsäure (100–300 mg/Tag) können bei zerebralen Manifestationen in der akuten Phase hilfreich sein. Eine zu rasche Dosisreduktion kann zu schweren Rezidiven führen.

> **Wichtigste Maßnahme bei zerebraler Beteiligung der Thrombangitis obliterans ist die sofortige Nikotinabstinenz.**

Die Krankheit verläuft schubförmig und ist prognostisch ungünstig, da es zu einer granulären Atrophie der Großhirnrinde und damit zu einem Demenzprozess kommt.

Lymphomatoide Granulomatose. Die seltene lymphomatoide Granulomatose wird nosologisch nicht mehr als Vaskulitis sondern als T-Zell-Lymphom eingeordnet und erfasst neben Lunge und Haut auch die Gefäße des Nervensystems. Als therapeutisch wirksam erwies sich im frühen Stadium die Kombination mit Glucocorticoiden und Cyclophosphamid (Dosis ▶ Panarteriitis nodosa). Bei therapieresistenten Verläufen kann die kraniale Bestrahlung hilfreich sein. Bei der Entwicklung intrazerebraler raumfordernder Prozesse im Rahmen von Lymphomen ist die operative Entfernung, evtl. mit Nachbestrahlung und eine systemische Chemotherapie indiziert.

Sarkoidose Besnier-Boeck-Schaumann. Die Behandlung der Neurosarkoidose erfolgt durch Prednisolon (0,75–1 mg/kgKG). Die Dauer der Therapie richtet sich nach der neurologischen Symptomatik, den bildgebenden (MRT) und Liquorbefunden. Die isolierte periphere Fazialisparese sollte nicht länger als 2 Wochen behandelt werden. Die übrigen neurologischen Manifestationen erfordert zumeist eine Therapie über mehrere Wochen bis Monate. Diese Dosis bleibt über ca. 6 Wochen konstant und kann dann jede Woche um 5 mg reduziert werden bis zu einer Erhaltungsdosis von 0,2 mg/kgKG. Die Therapiedauer beträgt 6–8 Monate.

> **Praxistipp**
> Bei schwerwiegenderem Befall des Nervensystems, insbesondere bei Vorliegen parenchymatöser Herde oder einer basalen Meningitis empfiehlt sich von Beginn an eine begleitende Therapie mit *Azathioprin* (2–3 mg/kgKG) oder *Ciclosporin A* (4 mg/kgKG), um langfristig die Corticosteroiddosis reduzieren zu können.

Uveomeningoenzephalitis (Vogt-Koyanagi-Harada-Syndrom). Die in Mitteleuropa seltene Erkrankung hat eine gewisse Ähnlichkeit mit der Sarkoidose. Es treten neben Augen-, Ohren- und Hauterscheinungen auch ZNS-Symptome mit mäßiger Liquorpleozytose und EEG-Veränderungen auf. Das Krankheitsbild spricht gut auf Glucocorticoide an. Über die Mydriatikagabe wird augenärztlich entschieden.

Behçet-Krankheit. Typisch ist das schubförmige Auftreten oraler Aphten, genitaler Ulzera, Erythema-nodosum-ähnlichen Hautveränderungen und entzündlicher Augensymptome in Form einer Hypopyoniritis, Iridozyklitis oder Chorioretinitis (Krespi et al. 2001). Eine ZNS-Beteiligung entwickelt sich zumeist erst in späteren Krankheitsphasen. Die Langzeitprognose ist nach Auftreten neurologischer Symptome ungünstig. 75 % der Patienten versterben innerhalb von 3 Jahren. Bei Fehlen kontrollierter Studien gilt als Therapie der Wahl bei Vorliegen einer ZNS-Beteiligung die Kombination von Prednisolon (1 mg/kgKG initial) und Azathioprin (2 mg/kgKG) oder Chlorambucil (initial 0,1 mg/kgKG, Erhaltungsdosis 2 mg/ Tag an jedem 2. Tag). Die Sinusvenenthrombose erfordert zunächst eine PTT-wirksame i.v.-Heparintherapie (PTT 60–80 s) und anschließend eine orale Antikoagulation.

Isolierte Angiitis des ZNS. Die Diagnose kann bei dieser seltenen Erkrankung meist nur durch Biopsie gesichert werden. Die Erkrankung wird bei progredienter Symptomatik primär mit Glucocorticoiden und Cyclophosphamid behandelt. Die Dauer der Therapie sollte 6–12 Monate über die klinische Remission hinausgehen (Rehman 2000).

Tolosa-Hunt-Syndrom. Beim Tolosa-Hunt-Syndrom ist die Entzündung auf den Sinus cavernosus und die Orbita beschränkt. Sowohl Schmerzen als auch Augenmuskelparesen sistieren gewöhnlich innerhalb weniger Tage nach Beginn der Prednisolontherapie (60–80 mg). Bei gutem Ansprechen kann die Dosis nach 2 Wochen langsam reduziert werden.

Cogan-Syndrom. Das Cogan-Syndrom wird ebenfalls als Autoimmunvaskulitis aufgefasst und betrifft zumeist nur Auge und Ohr. Erst bei fehlendem Ansprechen auf eine Glucocorticoidmonotherapie oder dem Befall anderer Gefäßprovinzen (z. B. intrazerebral, kardial) kann zusätzlich Ciclosporin A oder Cyclophosphamid verabreicht werden.

86.15 Primär demyelinisierende, nicht erregerbedingte ZNS-Erkrankungen

Die Therapie der multiplen Sklerose hat in den vergangenen 10 Jahren dramatische Fortschritte gemacht. Erstmals ist eine kausal, an den immunpathologischen Krankheitsmechanismen orientierte Therapie möglich. Der Krankheitsverlauf kann dadurch spürbar beeinflusst werden. Schübe werden durchschnittlich um 30 % reduziert, auch die körperliche Behinderung nimmt über die Zeit weniger schnell zu. Eine Heilung ist zwar nicht möglich, bei einem Teil der Patienten kommt es aber unter der Therapie zunächst zu einem Krankheitsstillstand. Therapiestudien der vergangenen Jahre haben gezeigt, dass eine frühe Therapie auch bereits nach dem ersten Schub sinnvoll sein kann. Weitere Studien zu diesem Thema werden durchgeführt (z. B. BENEFIT). In den vergangenen Jahren hat sich zudem das Spektrum der therapeutischen Möglichkeiten diversifiziert, sodass nunmehr eine Therapieeskalation im Einzelfall möglich ist, da Präparate mit unterschiedlichem Wirkmechanismus verfügbar sind. In Zukunft ist mit der Zulassung weiterer Präparate zu rechnen (z. B. Antikörper gegen VLA-4), außerdem wird der Frage nachzugehen sein, ob eine Kombinationstherapie sinnvoll ist.

Die akute demyelinisierende Enzephalomyelitis (ADEM) ist eine perivenöse postinfektiöse oder vakzinale Entmarkungskrankheit, die insbesondere junge Erwachsene betrifft. In der Regel verläuft die Erkrankung monophasisch, die Übergänge zur chronischen multiplen Sklerose sind aber fließend. Eine Sonderform der ADEM – die akute hämorrhagische Leukenzephalitis (Hurst) – geht mit intrazerebralen Einblutungen und gesteigertem intrakraniellen Druck einher.

86.15.1 Multiple Sklerose (Encephalomyelitis disseminata)

Grundlagen

Die therapeutischen Entscheidungen werden entscheidend bestimmt durch das Ausmaß der Krankheitsaktivität. Diese wird vornehmlich klinisch bemessen, und zwar an der Häufigkeit der Krankheitsschübe und der Geschwindigkeit der Progression der Behinderung. Eine zz. nur ergänzende Rolle spielt das MRT, in dem sich Krankheitsaktivität durch eine Zunahme der Gesamtzahl der Herde, eine Größenzunahme einzelner Herde oder eine Gadoliniumanreicherung manifestiert. Es ist denkbar, dass in Zukunft nicht nur neuere MRT-Techniken, sondern auch biochemische Marker des peripheren Blutes eine bessere Definition verschiedener Facetten von Krankheitsaktivität erlauben, die dann zur Therapiesteuerung eingesetzt werden können. Zurzeit werden therapeutische Entscheidungen entscheidend vom klinischen Verlaufstyp bestimmt.

Der schubförmig-remittierende Verlauf (ca. 40 %) ist gekennzeichnet durch subakut auftretende Symptome („Schübe"), die für Tage bis Wochen anhalten und sich dann (oft nur partiell) zurückbilden. Der sekundär chronisch-progrediente Verlauf (ca. 50 %) beginnt in der Regel nach Jahren des rein schubförmigen Verlaufs und ist geprägt durch eine kontinuierliche Zunahme der Symptomatik ohne Rückbildungstendenz. Zusätzlich können weiterhin Schübe auftreten. Beim primär chronisch-progredienten Verlauf (ca. 10 %) treten keine Schübe auf. Von Beginn an nimmt die Symptomatik langsam progredient zu.

Allgemeines therapeutisches Management

Prinzipiell lassen sich verschiedene Formen der Therapie unterscheiden:

> **Praxistipp**
> - *Therapie des akuten Schubes*: zur Verkürzung der Schubdauer und der Verminderung der maximalen Schubausprägung
> - *symptomatische Therapie*: zur Linderung einzelner Symptome (z. B. Spastik), ohne Einfluss auf die immunologischen Krankheitsmechanismen
> - *prophylaktische Therapie*: durch Immunmodulation oder Immunsuppression werden kausale Krankheitsmechanismen beeinflusst mit dem Ziel, Schübe zu verhindern und die Krankheitsprogression aufzuhalten oder zu verlangsamen

Therapie im Einzelnen

Therapie des akuten Schubes (Diener 2002)

Es werden ausschließlich Glucocorticoide angewendet. Sie können Schübe verkürzen, die maximale Schubausprägung vermindern, haben aber keinen nachgewiesenen Effekt auf die bleibende Residualsymptomatik und die Langzeitprognose der Erkrankung. Es gilt das Prinzip, möglichst hoch zu dosieren, die Therapie aber nur über kurze Zeit durchzuführen:

> **Praxistipp**
> - Beginn der Therapie mit 1 g (Methyl-)Prednisolon in 500 ml Glucose 5 % (oder physiologischer NaCl-Lösung) über 30–60 min i. v. (3–5 Tage)
> - danach im Regelfall ohne Ausschleichphase absetzen. Ausnahme: orales Ausschleichen über 15 Tage bei Optikusneuritis oder erstem Schub (11 Tage 1 mg/kgKG, 1 Tag 20 mg, 1 Tag 10 mg, 1 Tag aussetzen, 1 Tag 10 mg, danach absetzen)

Parallel werden Ulkus- und Thromboseprophylaxe durchgeführt.

! **Vor Beginn einer Corticoidtherapie müssen Infektionen insbesondere im Urogenitaltrakt ausgeschlossen werden, da diese allein bereits zu einer Verschlechterung der MS-Symptome führen und einen Schub vortäuschen können. Die adäquate antibiotische Therapie hat hier Vorrang.**

Die Entscheidung, ob es sich um einen Schub handelt oder um eine Verschlechterung bei einem Infekt, oder vielleicht auch um eine normale Schwankung der Symptomatik erfordert Erfahrung in der Behandlung von MS-Patienten. Das Gleiche gilt für die Entscheidung, ob ein Schub behandelt werden muss, oder ob zunächst ein abwartendes Verhalten angezeigt ist.

Falls nach 2 Wochen keine ausreichende Rückbildung des Schubes erfolgt ist, kann erneut über 3–5 Tage eine Corticosteroidtherapie erfolgen (1–2 g [Methyl-]Prednisolon/Tag). Wenn auch nach weiteren 2 Wochen eine deutliche Behinderung besteht, sollte eine Plasmapherese erwogen werden (Weinshenker et al. 1999).

Symptomatische Therapie

Spastik. Antispastika werden einschleichend dosiert. Überhöhte Dosen können zu einem Verlust der Gehfähigkeit führen. Viele Präparate bewirken eine verstärkte Müdigkeit. Eine Vielzahl von Präparaten mit z. T. unterschiedlichen Wirkmechanismen steht zur Verfügung:

- **Baclofen:** 2-mal 5 mg/Tag, Steigerung alle 3 Tage um 5 mg (maximal 100–150 mg)
- **Dantrolen:** 25 mg/Tag, Steigerung wöchentlich um 25 mg (maximal 400 mg)
- **Tizanidin:** 2 mg/Tag, Steigerung alle 3 Tage um 2 mg (maximal 36 mg)
- **Diazepam:** 2-mal 2 mg (maximal 60 mg)
- **Tetrazepam:** 2-mal 12,5 mg (maximal 400 mg)

Baclofen kann bei spinalen Verläufen mit ausgeprägter Paraspastik auch über eine subkutan zu implantierende Pumpe kontinuierlich intrathekal appliziert werden (30–800 μg/Tag). Antispastika werden zunächst als Monotherapie eingesetzt. Bei unbefriedigendem Effekt können sie vorsichtig miteinander kombiniert werden. Bei unzureichendem Effekt sollte eine Therapie mit Botulinumtoxin erwogen werden.

> **Praxistipp**
> Das Vermeiden enger Kleidung und auch physikalische und krankengymnastische Maßnahmen können Spastik zumindest temporär reduzieren.

Miktionsstörungen. Voraussetzung für die wirksame Pharmakotherapie von Miktionsstörungen ist die urologische **Funktionsdiagnostik**. Je nach Art der Störung – Detrusorhyperreflexie oder -areflexie, inkompetenter Harnröhrenverschluss, Detrusor-Sphinkter-Dyssynergie – erfolgt der Einsatz von anticholinergen oder cholinergen Präparaten, α-Sympathikomimetika, α-Sympathikolytika oder Antispastika. Bei Restharnbildung ist die intermittierende Einmalkatheterisierung notwendig.

Weitere Maßnahmen
- Dekubitusprophylaxe und -behandlung
- Thromboseprophylaxe und -behandlung
- antibiotische Chemotherapie von Infektionen (v. a. Harnwegsinfektionen)
- Schmerztherapie: Eine exakte Differenzierung der **Schmerzursachen** ist essentiell.
  - **dysästhetischer Extremitätenschmerz**: Amitriptylin einschleichend 10–150 mg, Carbamazepin (300–1200 mg), Gabapentin (300–2400 mg); ggf. zusätzlich Baclofen
  - **schmerzhafte Spasmen**: ▶ Therapie der Spastik
  - **chronische Rückenschmerzen** durch Fehlbelastung: Krankengymnastik, nichtsteroidale Antirheumatika, Amitriptylin einschleichend 10–150 mg
  - **Trigeminusneuralgie**: Carbamazepin (300–1200 mg); alternativ: Phenytoin, Valproinsäure, Misoprostol (Cytotec 2-mal 100 bis 4-mal 200 μg)
- bei Depression Psychopharmakotherapie (v. a. Antidepressiva) und psychotherapeutische Begleitung
- bei vermehrter Ermüdbarkeit („Fatigue") Amantadin (1- bis 3-mal 100 mg) oder Modafinil (200–400 mg)
- neurochirurgisch-stereotaktische Eingriffe bei Ataxie, Tremor, Spastik

> **Praxistipp**
> Nicht zu unterschätzen ist die therapeutische Rolle anderer Maßnahmen zur Erhaltung von Leistungsfähigkeit und Selbständigkeit. Hierzu gehören neben der Physiotherapie auch Ergotherapie, Rehabilitationsmaßnahmen sowie psychologische und sozialmedizinische Hilfen.

Intervalltherapie (Multiple Sklerose-Therapie-Konsensus-Gruppe 2001; Diener 2002)

Die Intervalltherapie dient der Prophylaxe von Schüben und einer Verzögerung der Zunahme der Behinderung (Krankheitsprogression). Sowohl die β-Interferone, als auch Glatirameracetat (Copolymer-1) haben in großen Phase-III-Studien ihre Wirksamkeit bewiesen (◘ Tabelle 86-7). Im Mittel können 30% der Schübe verhindert werden. Die Mehrzahl der Studien konnte auch einen günstigen Einfluss auf die Progression der Behinderung zeigen und zudem vermindern alle Präparate die Entstehung neuer und aktiver Läsionen im MRT. Alle Präparate haben die Zulassung für den schubförmig-remittierenden Krankheitsverlauf. Sofern noch Schübe auftreten, können alle 3 Interferon-Präparate auch beim sekundär chronisch-progredientem Verlauf eingesetzt werden; zumindest lässt der Zulassungstext diese Möglichkeit offen. Es gibt aber nur eine Phase-III-Studie, die dies unterstützt (European Study Group on Interferon-β-1b in Secondary Progressive Multiple Sclerosis 1998). Drei weitere Studien bei sekundär chronisch-progredienter MS waren negativ. Der sekundär chronisch-progrediente Verlauf ohne Schübe und auch der primär chronisch-progrediente Krankheitsverlauf sind gegenüber einer Therapie mit β-Interferonen und auch Glatirameracetat weitgehend therapieresistent oder nicht getestet.

◘ **Tabelle 86-7.** Präparate der 1. Wahl zur immunmodulatorischen Intervalltherapie der multiplen Sklerose

	IFNb-1b (β-Interferon)	IFNb-1a (Rebif, Avonex)	Glatirameracetat (Copaxone)
Substanz	nicht glykosyliertes Protein, 2 Aminosäuren Unterschied zum humanen IFN-β	glykosyliert, Aminosäuresequenz wie humanes IFN-β	Gemisch aus Oligopeptiden die in ihrer Aminosäurenzusammensetzung dem humanen basischen Myelinprotein ähneln
Indikation	Verlauf mit Schüben (mit oder ohne sekundäre Progredienz). Formal liegt aber für den sekundär chronisch-progredienten Verlauf nur eine einzige positive Studie vor (Betaferon)		Rein schubförmig-remittierender Verlauf. Nicht mehr bei bereits starker Beeinträchtigung der Gehfähigkeit.
Kontraindikationen und Abbruchkriterien (Auswahl)	Überempfindlichkeit gegen IFN-β, schwere Depression, chronisch-progredienter Verlauf ohne Schübe, Neutrophile < 750/ml, Erhöhung der Transaminasen auf das 10fache oder des Bilirubins auf das 5fache der Norm, Schwangerschaft/Stillzeit		Überempfindlichkeit gegen Glatirameracetat, Schwangerschaft, Stillzeit
Applikation/ Dosis	jeden 2. Tag 8 Mio. IE s.c.	Avonex 1-mal/Woche 6 Mio. IE i.m. Refib 3-mal/Woche 22 oder 44 µg s.c.	20 mg/Tag s.c.
	Zur Vermeidung grippeähnlicher Nebenwirkungen (v. a. in den ersten 3 Monaten der Therapie): prinzipiell abends injizieren; Beginn mit halber Dosis; 2 h vor und 4 h nach Injektion 400–600 mg Ibuprofen oder 500–1000 mg Paracetamol; 10 mg Prednisolon in den ersten 1–2 Wochen der Therapie		
Nebenwirkungen (Auswahl)		grippeähnliche Symptome, vorübergehende Verschlechterung vorbestehender MS-Symptome, Leberwert-Anstieg, Zytopenie, depressives Syndrom, lokale Reaktionen an der Einstichstelle(IFN-β-1b = IFN-β-1a s.c. > IFN-β-1a i.m.), Bildung neutralisierender Antikörper (Bedeutung unklar), Menstruationsbeschwerden, erhöhtes Abortrate	Kurze systemische Reaktion (in bis zu 16%) mit Flush, Tachykardie, Angst. Antikörperbildung (100%, wohl ohne klinische Relevanz), lokale Reaktionen an der Einstichstelle (gering)

Basierend auf den Empfehlungen einer Konsensusgruppe (MSTKG 2001) wird je nach Krankheitsaktivität die Therapieintensität gesteigert (Eskalationstherapie).

> **Praxistipp**
> Besteht bereits nach dem ersten Schub eine prognostisch ungünstige Konstellation (z. B. durch eine große Zahl entzündlicher Läsionen im MRT oder polytope Symptomatik), kann bereits zu diesem frühen Zeitpunkt mit der immunmodulatorischen Therapie begonnen werden (Comi et al. 2001; Jacobs et al. 2000).

Die Wirksamkeit dieses Vorgehens ist für die Präparate Avonex und Rebif nachgewiesen und wird gegenwärtig für Betaferon getestet (BENEFIT-Studie). Ansonsten gilt, dass die Indikation zur Einleitung einer immunmodulatorischen prophylaktischen Therapie durch den Nachweis von Krankheitsaktivität erbracht wird. Letztlich fließen vielerlei Faktoren in die Entscheidung mit ein, u. a. auch Erwartung und Einstellung des Patienten sowie persönliche Erfahrungen des Arztes. Zunächst erfolgt in der Regel die Einstellung auf eines der β-Interferon-Präparate oder Glatirameracetat.

! Es ist wichtig, den Patienten vor Beginn der Therapie darüber aufzuklären, dass die Rückbildung bereits bestehender Symptome nicht zu erwarten ist.

Über die Dauer der Therapie besteht derzeit noch kein Konsens. Bei intolerablen Nebenwirkungen kann eine adjuvante Therapie mit NSAR erfolgen (z. B. Ibuprofen 300–600 mg 2 h vor der Injektion und 4 h danach). Bei klinischem Verdacht auf Wirkungslosigkeit (unverminderte oder zunehmende Schubhäufigkeit, Progression der Behinderung) muss das jeweilige Präparat abgesetzt werden. Auch diese Entscheidung erfordert große Erfahrung in der Behandlung von MS-Patienten. Bei Wirkungslosigkeit macht es vermutlich wenig Sinn, von einem auf das andere Interferonpräparat umzusteigen. Eine Dosiserhöhung ist zz. nur bei Rebif möglich (von 3-mal 22 auf 3-mal 44 μg/Woche), ihr Nutzen bei Progression unter der niedrigeren Dosis kann aber zum jetzigen Zeitpunkt nicht als nachgewiesen betrachtet werden. Auch der Wechsel des Wirkprinzips kommt in Frage – also z. B. die Umstellung von β-Interferon auf Glatirameracetat oder umgekehrt. Auch für dieses Regime gibt es bisher aber keine klare Evidenz.

Häufiger wird man sich bei Wirkungslosigkeit von Mitteln der 1. Wahl (β-Interferon oder Glatirameracetat) für eine immunsuppressive Therapie entscheiden. Diese wird derzeit vorzugsweise mit Mitoxantron durchgeführt, da dieses Präparat in einer großen und mehreren kleinen Studien seine gute Wirksamkeit hat nachweisen können (Hartung 2002; ◘ Übersicht 86-1). Einen direkten Vergleich zu den Mitteln der 1. Wahl gibt es allerdings nicht. Problematisch ist auch die Limitierung der Gesamtdosis durch die kumulative Kardiotoxizität. Nach einer 2- bis 3-jährigen Therapie ist man daher gezwungen, auf ein anderes Präparat umzusteigen – in der Regel wieder auf ein Präparat der 1. Wahl.

> **Übersicht 86-1**
> **Prinzipien der Mitoxantrontherapie bei multipler Sklerose**
>
> — *Kontraindikationen gegen Mitoxantron:* Überempfindlichkeit, akute Infektion, Myelonsuppression, Schwangerschaft, Stillzeit, Herzinsuffizienz (Ejektionsfraktion < 50%), andere kardiale Vorerkrankungen, Bestrahlung des Mediastinums, vorherige Anthracyclintherapie, kardiotoxische Begleitmedikation (z. B. Lithium), eingeschränkte Leberfunktion
> — *Vor jeder Mitoxantroninfusion:* Echokardiogramm, EKG, Blutbild, Leberwerte, Kreatinin, Urinstatus, ggf. Schwangerschaftstest, ggf. Thoraxröntgen
> — *Therapieprotokoll:* (10–)12 mg/m²KO (i. v.) in 3-monatigen Abständen (bei starker Krankheitsprogression ggf. Induktionsschema mit monatlicher Gabe in den ersten 3 Monaten). In 15 ml 0,9%igem NaCl über 5 min i.v. applizieren. Zeitgleich 250 ml 0,9%ige NaCl-Infusion infundieren. Maximaldosis (*gilt für Lebenszeit*): 120(–160) mg/m²
> — *Begleittherapie zur Reduktion von Nebenwirkungen:* 10 mg Metoclopramid (Paspertin) i. v. 30 min vor Injektion oder 8 mg Ondansetron (Zofran) p. o. vor Mitoxantrongabe und 5 h danach
> — *Nach jeder Mitoxantroninfusion:* 6, 12 und 18 Tage nach jedem Zyklus Differenzialblutbild, Nieren- und Leberwerte. Sichere Kontrazeption bis mindestens 3 Monate nach Therapieende erforderlich. Bei Leukozytennadir von < 2000/μl Reduktion der nächsten Dosis um 25%. Bei Leukozyten < 3500/μl am Tag des nächsten Zyklus Mitoxantrongabe bis zur Leukozytennormalisierung verschieben.
> — *Nebenwirkungen:* Kardiotoxizität: Arrythmien, Herzinsuffizienz (bei kumulativer Dosis von < 160 mg/m² in < 10% der Fälle; fast nie bei < 100 mg/m²; fast immer *irreversibel* und therapierefraktär; Monitoring durch Echokardiographie; Abbruch der Therapie bei Abfall der Ejektionsfraktion um 10% oder auf einen Wert von < 50%), Leukopenie (Maximum Tag 6–15), selten Haarausfall (5–20%), milde gastrointestinale Syndrome in ca. 50%, Müdigkeit, Leberwerterhöhung, selten Allergie, regelhaft Verfärbung des Urins für 1–2 Tage (blaugrün; selten auch Skleren und Venen betroffen), Amenorrhoe in 33% (transient)

Eine Alternative zum Mitoxantron stellt das Cyclophosphamid dar. Hier gibt es keine derart klar definierte Maximaldosis, allerdings ist der Grad an Evidenz für die Wirksamkeit bei MS und auch die Verträglichkeit nicht so gut wie beim Mitoxantron. Cyclophosphamid wird in Ausnahmefällen bei rascher Progredienz oder sehr hoher, unbeeinflussbarer Schubhäufigkeit als Pulstherapie (0,5–1 g/m²) eingesetzt. Diese Therapie kann unter Beachtung der resultierenden Leukopenie zunächst alle 1–3 Monate wiederholt werden.

Andere immunsupprimierende Therapien sind im Vergleich zu den immunmodulatorischen Behandlungsansätzen in den Hintergrund getreten. Bei Kontraindikationen gegen die oben genannten Präparate kann beim rein schubförmigen Verlauf allerdings weiterhin Azathioprin (2–2,5 mg/kgKG/Tag) eingesetzt werden. Auch hiermit können Schübe verhindert werden. Die Datenlage ist jedoch nicht sehr überzeugend, zumal große MRT-Studien fehlen. Ciclosporin hat in der MS-Therapie keinen Stellenwert. Für Methotrexat und andere Immunsuppressiva ist die Datenlage bisher unzureichend.

Bisher keine Zulassung für die Therapie der multiplen Sklerose haben intravenöse Immunglobuline (IVIG), obwohl bei der rein schubförmigen MS eine Wirksamkeit auf die Schubhäufigkeit durch eine mittelgroße klinische Studie nachgewiesen wurde (allerdings ohne Validierung durch MRT-Daten). Ein genereller Einsatz bei multipler Sklerose kann nicht empfohlen werden. IVIG haben aber einen Stellenwert bei Unverträglichkeit von Präparaten der ersten Wahl und auch während der Schwangerschaft und unmittelbar nach der Entbindung. Während der Schwangerschaft müssen Präparate der ersten Wahl und auch Immunsuppressiva abgesetzt werden. Bestand vor der Schwangerschaft mit oder ohne Therapie eine sehr hohe Krankheitsaktivität, so sollten IVIG bereits während der Schwangerschaft gegeben werden. In den anderen Fällen kann auf die während der Schwangerschaft in der Regel erniedrigte Schubhäufigkeit gesetzt und erst unmittelbar nach der Entbindung mit IVIG begonnen werden (in der Regel an mehreren aufeinander folgenden Tagen wegen der erhöhten postpartalen Schubrate und des verzögerten Wirkungsbeginns der Präparate der ersten Wahl). Dieses Vorgehen ist allerdings nur durch kleine, zumeist offene Studien validiert. Die Kostenübernahme der ambulanten IVIG-Therapie muss zuvor bei den Kostenträgern beantragt werden.

Auch die Plasmapherese kann eine therapeutische Option sein. Die Ergebnisse von klinischen Studien sind allerdings widersprüchlich. In einer neueren Studie konnte ein positiver Effekt in Fällen nachgewiesen werden, bei denen sich eine schwere Schubsymptomatik unter Corticosteroiden nicht oder nur protrahiert zurückgebildet hatte (Weinshenker et al. 1999).

Beim primär chronisch-progredienten Verlauf sind kausale Therapieansätze derzeit nicht verfügbar. In einer Studie konnte allerdings durch die einmal wöchentliche Gabe von 7,5 mg Methotrexat die Zunahme der Progredienz insbesondere an den oberen Extremitäten verzögert werden. Bei starker Progredienz kann ein Versuch mit Mitoxantron unternommen werden (▶ oben), eine Zulassung besteht hierfür nicht.

Da die Pathogenese der MS heterogen ist, liegen die Möglichkeiten der Zukunft in der Entwicklung von Therapien, die an der individuellen Krankheitspathogenese orientiert sind. Außerdem gibt es Anstrengungen, orale Präparate zur immunmodulatorischen Intervallprophylaxe zu entwickeln.

Evidenz der Therapieempfehlungen bei schubförmiger Multipler Sklerose

	Evidenzgrad	Therapieempfehlung
Schubtherapie		
Methylprednisolon	A	I
Plasmapherese	B	I
Verlaufsmodifizierende Therapie		
Interferon-β (1b und 1a)	A	I
Glatirameracetat	A	I
Azothioprin	B	IIa
Intravenöse Immunglobuline	B	IIa
Mitoxantron	A	I

86.15.2 Akute demyelinisierende Enzephalomyelitis (ADEM)

Grundlagen
Die ADEM tritt bei jungen Erwachsenen als autoimmunologisch bedingte, perivenöse Enzephalomyelitis nach viralen Allgemeinerkrankungen (Influenza, Windpocken, Masern, Mumps, Röteln) oder Impfungen auf. Die Erkrankung manifestiert sich subakut mit disseminierten neurologischen Herdsymptomen. Der Liquor zeigt eine mononukleäre Pleozytose bis mehrere hundert Zellen pro µl. Eine intrathekale Immunglobulinsynthese fehlt zunächst, im weiteren Verlauf können oligoklonale IgG-Banden auftreten. Im MRT finden sich disseminierte, oft konfluierende Entmarkungsherde. Definitionsgemäß handelt es sich um eine monophasische Erkrankung. Übergänge zur multiplen Sklerose mit chronischem Verlauf sind aber möglich.

Allgemeines therapeutisches Management
Die Symptomatik ist nicht selten schwerwiegend mit Beteiligung vitaler Funktionen (v.a. Atmung). Eine allgemeine intensivmedizinische Therapie ist daher zumeist indiziert. Insbesondere bei der hämorrhagischen Leukenzephalitis kann es zu einem diffusen Hirnödem mit Anstieg des intrakraniellen Drucks kommen, sodass eine Hirnödemtherapie notwendig wird.

Therapie im Einzelnen
Kontrollierte Therapiestudien sind nicht verfügbar. Eine kurze (3–7 Tage), hochdosierte Therapie mit Glucocorticoiden (Prednisolon 1 g/Tag i.v.) mit anschließender oraler Ausschleichphase über 10–14 Tage scheint den Krankheitsverlauf günstig beeinflussen zu können. Andere Verfahren wie Plasmapherese (6–7 Zyklen jeden 2. Tag) oder intravenöse Immunglobuline (0,4 g/kgKG/Tag über 5 Tage) werden ebenfalls eingesetzt, sind aber ebenfalls nicht durch größere Studien in ihrer Wirksamkeit belegt. Frühzeitig muss mit Physiotherapie begonnen werden, um Sekundärkomplikationen wie Kontrakturen zu vermeiden.

Die Hirnödemtherapie (v.a. bei der hämorrhagischen Leukenzephalitis (Hurst)) setzt ein invasives Monitoring des intrakraniellen Druckes voraus. Ziel ist die Bewahrung eines zerebralen Perfusionsdrucks (arterieller Mitteldruck minus intrakranieller Druck) von >70 mm Hg. Die Therapie besteht aus allgemeinen und medikamentösen Maßnahmen:

- Lagerung: 30-Grad-Oberkörper-Hochlagerung, Kopf achsengerecht lagern
- Analgosedierung (in der Regel mit kontrollierter maschineller Beatmung)
- Osmotherapie: z.B. mit Mannitol 15–20% (0,5–0,75 g/kgKG 3- bis 4-mal/Tag) über 3–7 Tage, dann ausschleichen
- Barbiturate (Ultima Ratio): Thiopental Bolus 200–500 mg, danach 300–600 mg/h kontinuierlich
- γ-Hydroxybuttersäure (Somsanit): kontinuierlich i.v. bis 100 g/Tag

Eine kontinuierliche Hyperventilation sollte vermieden werden, da es durch die damit verbundene Vasokonstriktion zu einer sekundären ischämischen Hirnschädigung kommen kann.

Leitlinien-Adressen-Tipps

Leitlinien

Diener HC (2003) Leitlinien für Diagnostik und Therapie in der Neurologie. Thieme, Stuttgart
  Qualitätsstandards in der mikrobiologisch-infektiologischen Diagnostik (Urban & Fischer, München): Roth A et al. (2001) Nukleinsäure-Amplifikationstechniken, MiQ 1, 2. Aufl.; Wilske B et al. (2000) Lyme-Borreliose, MiQ 12; Haase G et al. (2001) Pilzinfektionen, Teil I: Allgemeine Aspekte, MiQ 14; Teil II: Spezielle Pilzdiagnostik, MiQ 15; Hagedorn HJ (2001) Syphilis, MiQ 16; Kniehl E et al. (2001) Infektionen des Zentralnervensystems, MiQ 17.

Tipps für Patienten

Empfohlene Selbsthilfegruppe:
Deutsche Multiple-Sklerose-Gesellschaft, Bundesverband, Herrenhäuser Kirchweg 14, 30167 Hannover, Tel. 0511-703338, Fax: 0511-708981

Literatur

Alrawi A, Trobe JD, Blaivas M, Musch DC (1999) Brain biopsy in primary angiitis of the central nervous system. Neurology 53: 858–860

Ando Y, Kai S, Uyama E, Iyonaga K, Hashimoto Y, Uchino M, Ando M (1995) Involvement of the central nervous system in rheumatoid arthritis: its clinical manifestations and analysis by magnetic resonance imaging. Intern Med 34: 188–191

Anlar B, Yalaz K, Oktem F, Kose G (1997) Long-term follow-up of patients with subacute sclerosing panencephalitis treated with intraventricular alpha-interferon. Neurology 48: 526–528

Aronin SI, Peduzzi P, Quagliarello VJ (1998) Community acquired bacterial meningitis: risk stratification for adverse clinical outcome and effect of antibiotic timing. Ann Intern Med 129: 862–869

Bayer AS, Bolger AF, Taubert KA et al. (1998) Diagnosis and management of infective endocarditis and ist complications. Circulation 98: 2936–2948

Begg N, Cartwright KAV, Cohen J et al. (1999) Consensus statement on diagnosis, investigation, treatment and prevention of acute bacterial meningitis in immunocompetent adults. J Infect 39: 1–15

Berlit P (1996) Vaskulitis. Ther Umsch 53: 559–567

Bitsch A, Nau R, Hilgers RA, Verheggen R, Werner G, Prange HW (1996) Focal neurologic deficits in infective endocarditis and other septic diseases. Acta Neurol Scand 94: 279–286

Black S, Shinefield H, Fireman B et al. (2000) Efficacy, safety and immunogenicity of heptavalent pneumococcal conjugate vaccine in children. Pediatr Infect Dis 19: 187–195

Bogumil T (2001) Amöbeninfektionen des ZNS. In: Prange H, Bitsch A (Hrsg) Infektionserkrankungen des Zentralnervensystems. Wissenschaftliche Verlagsgesellschaft, Stuttgart, S 459–465

Böhme A, Ruhnke M, Karthaus M et al. (2001) Therapie von Pilzinfektionen in der Hämatologie und Onkologie – Leitlinien der Arbeitsgemeinschaft Infektionen in der Hämatologie und Onkologie (AGIHO der Deutschen Gesellschaft für Hämatologie und Onkologie. Dtsch Med Wochenschr 126: 1440–1447

Brodt HR, Helm EB, Kamps BS (2000) Aids 2000–Diagnostik und Therapie. Steinhäuser, Wuppertal

Calabrese LH, Duna GF (1995) Evaluation and treatment of central nervous system vasculitis. Curr Opin Rheumatol 7: 37–44

Calabrese LH, Duna GF, Lie JT (1997) Vasculitis in the central nervous system. Arthritis Rheum 40: 1189–1201

Clinical Effectiveness Group (Association of Genitourinary Medicine and the Medical Society for the Study of Venereal Diseases) (1999) National guideline for the management of late syphilis. Sex Transm Inf 75 (Suppl): S34–S37

Comi G, Filippi M, Barkhof F et al. (2001) Effect of early interferon treatment on conversion to definite multiple sclerosis: a randomised study. Lancet 357: 1576–1582

Dashe JS, Gilstrap LC (1997) Antibiotic use in pregnancy. Obstet Gynecol Clin North Am 24(3): 617–629

Dooley DP, Carpenter JL, Rademacher S (1997) Adjunctive corticosteroid therapy for tuberculosis: a critical reappraisal of the literature. Clin Infect Dis 25: 872–887

Dressel A (2001) Erkrankungen durch Mykoplasmen, Chlamydien, Rickettsien und Bartonellen. In: Prange H, Bitsch A (Hrsg) Infektionserkrankungen des Zentralnervensystems. Wissenschaftliche Verlagsgesellschaft, Stuttgart, S 201–239

European Study Group on Interferon β-1b in Secondary Progressive MS (1998) Placebo-controlled multicentre randomised trial of interferon beta-1b in treatment of secondary progressive multiple sclerosis. Lancet 352: 1491–1497

Fresquet-Wolf C, Haas J, Wildemann B, Storch-Hagenlocher B (1998) Wertigkeit der Polymerase-Kettenreaktion (PCR) für die Diagnostik der tuberkulösen Meningitis. Nervenarzt 69: 502–506

Gans J de, Beek D van de et al. (2002) Dexamethason in adults with bacterial meningitis. N Engl J Med 347: 1549–1556

Hartung HP, Gonsette R, König N, Kwiecinski H, Guseo A, Morrissey SP, Krapf H, Zwingers T (2002) Mitoxantrone in progressive multiple sclerosis: a placebo-controlled, double-blind, randomised, multicentre trial. Lancet 360: 2018–2025

Havlir DV, Barnes PF (1999) Tuberculosis in patients with human immunodeficiency virus infection. N Engl J Med 340: 367–373

Hejazi DV, Hassler W (1997) Multiple intracranial tuberculomas with atypical response to tuberculostatic chemotherapy. Acta Neurochir (Wien) 139: 194–202

Huynh HK, Heilmann KP, Rhomberg PR et al. (2001) Antimicrobial resistance among clinical isolates of Streptococcus pneumoniae in the United States during 1999–2000, including a comparison of resistance rates since 1994–1995. Antimicrob Agents Chemother 45: 1721–1729

Jacobs LD, Beck RW, Simon JH et al. (2000) Intramuscular interferon beta-1a therapy initiated during a first demyelinating event in multiple sclerosis. CHAMPS Study Group. N Engl J Med 343: 898–904

Kniehl E, Dörries G, Geiss HK et al. (2001) Qualitätsstandards in der mikrobiologisch-infektiologischen Diagnostik, MIQ-17 2001. Urban & Fischer, München

Korth C, May BCH, Cohen F, Prusiner S (2001) Acridine and phenothiazine derivatives as pharmacotherapeutics for prion disease. PNAS 98: 9836–9841

Krause A, Kamradt T, Priem S, Burmester GR (1997) Lyme-Arthritis. In: Prange H, Bitsch A (Hrsg) Bakterielle ZNS-Erkrankungen bei systemischen Infektionen. Steinkopff, Darmstadt, S 111–117

Krespi Y, Akman-Demir G, Poyraz M et al. (2001) Cerebral vasculitis and ischaemic stroke in Behcet's disease: report of one case and review of the literature. Eur J Neurol 8: 719–722

Li DK, Zhao GJ, Paty DW (2001) Randomized controlled trial of interferon-beta-1a in secondary progressive MS: MRI results. Neurology 56: 1505–1513

Lucius R, Loos-Frank B (1997) Parasitologie. Spektrum, Heidelberg Berlin, S 97

Marra CM, Boutin P, McArthur JC et al. (2000). A pilot study evaluating ceftriaxone and penicillin G as treatment agents for neurosyphilis in human immunodeficiency virus-infected individuals. Clin Infect Dis 30: 540–544

McIntyre PB, Berkey CS, King SM et al. (1997) Dexamethasone as adjunctive therapy in bacterial meningitis: a meta-analysis of randomised clinical trials since 1988. JAMA 278: 925–931

Mitchell I, Hughes RAC, Maisey M, Cameron S (1994) Cerebral lupus. Lancet 343: 579–582

Moore PM (1995) Neurological manifestation of vasculitis: update on immunopathogenic mechanisms and clinical features. Ann Neurol 37 (Suppl 1): S131–S141

Mora-Duarte J, Betts R, Rotstein C et al. (2002) Comparison of caspofungin and amphotericin B for invasive candidiasis. N Engl J Med 347: 2020–2029

Multiple Sklerose-Therapie-Konsensus-Gruppe (MSTKG) (2001) Immunmodulatorische Stufentherapie der multiplen Sklerose. Nervenarzt 72: 150–157

Mylonakis E, Calderwood SB (2001) Infective endocarditis in adults. N Engl J Med 345: 1318–1330

Nishino H, Rubino FA, DeRemee RA, Swanson JW, Parisi JE (1993) Neurological involvement in Wegener's granulomatosis: an analysis of 324 consecutive patients at the Mayo Clinic. Ann Neurol 33: 4–9

Oteo J (2001) Brief reports–antimicrobial resistance of Streptococcus pneumoniae isolates in 1999 and 2000 in Madrid, Spain: A multicentre surveillance study. J Antimicrob Chemother 47: 215–218

Otto M, Cepek L, Ratzka P, Doehlinger S, Boekhoff I, Wiltfang J, Irle E, Pergande G, Ellers-Lenz B, Windl O, Kretschmar HA, Poser S, Prange H (2004) Efficacy of flupirtine on cognitive function in patients with CJD. A double-blind study. Neurology 62: 714–718

Pfister HW (1997) Lyme-Borreliose. In: Prange H, Bitsch A (Hrsg) Bakterielle ZNS-Erkrankungen bei systemischen Infektionen. Steinkopff, Darmstadt, S 93

Pfister HW (2002) Meningitis. Kohlhammer, Stuttgart

Pfister HW, Feiden W, Einhäupel KM (1993) Spectrum of complications during bacterial meningitis in adults. Arch Neurol 50: 575–581

Prange HW (1987) Neurosyphilis. Edition Medizin, VCH, Weinheim

Prange H, Bitsch A (2001) Infektionserkrankungen des Zentralnervensystems. Wissenschaftliche Verlagsgesellschaft, Stuttgart

Preiser W, Berger A, Doerr HW (2000) Therapie viraler Erkrankungen. Dtsch Ärztebl B 97: 2882–3888

Rehman HU (2000) Primary angiitis of the central nervous system. J R Soc Med 93: 586–588

Reiber H, Peter JB (2001) Cerebrospinal fluid analysis: disease-related data patterns and evaluation programs. J Neurol Sci 184: 101–122

Robert Koch-Institut (RKI) (2002) Mitteilungen des Robert-Koch-Institutes. Die Variante der Creutzfeldt-Jakob-Krankheit. Bundesgesundheitsbl 4/2002

Rotbart HA (2000) Pleconaril treatment of enterovirus and rhinovirus infections. Infect Med 17: 488–494

Schaad UB, Kaplan SL, McCracken GH (1995) Steroid therapy for bacterial meningitis. Clin Infect Dis 20: 685–690

Schoeman JF, Van Zyl LE, Laubscher JA, Donald PR (1997) Effect of corticosteroids on intracranial pressure, computed tomographic findings, and clinical outcome in young children with tuberculous meningitis. Pediatrics 99: 226–231

Scolding NJ, Jayne DR, Zajicek JP, Meyer PA, Wraight EP, Lockwood CM (1997) Cerebral vasculitis-recognition, diagnosis and management. QJM 90: 61–73

Sigurdardottir B, Bjornsson OM, Jonsdottir KE, Erlendsdottir H, Gudmundsson S (1997) Acute bacterial meningitis in adults. A 20-year overview. Arch Intern Med 157: 425–430

Simon C, Stille W (1999) Antibiotika-Therapie in Klinik und Praxis, 10. Aufl. Schattauer, Stuttgart

Tastemain C (1996) Meningitis alert in Africa. Nature Medicine 5: 499

Thomas R, Le Tulzo Y, Bouget J et al. (1999) Trial of dexamethason treatment for severe bacterial meningitis in adults. Intensive Care Med 25: 475–480

Tyring S, Barbarash RA, Nahlik JE et al. (1995) Famciclovir for the treatment of acute herpes zoster: effects on acute disease and postherpetic neuralgia. A randomized, double-blind, placebo-controlled trial. Ann Intern Med 123: 89–96

Weber F (2001) Papovaviren. In: Prange H, Bitsch A (Hrsg) Infektionserkrankungen des Zentralnervensystems. Wissenschaftliche Verlagsgesellschaft, Stuttgart, S 151–157

Weber K, Pfister HW (1994) Clinical management of Lyme borreliosis. Lancet 343: 1017–1020

Weinshenker BG, O'Brien PC, Petterson TM et al. (1999) A randomized trial of plasma exchange in acute central nervous system inflammatory demyelinating disease. Ann Neurol 46: 878–886

Wilske B, Zöller L, Brade V et al. (2000) Lyme-Borreliose. MiQ 12.2000. Qualitätsstandards in der mikrobiologisch-infektiologischen Diagnostik. Urban & Fischer, München

Working Party of the British Society for Antimicrobial Chemotherapy (1998) Antibiotic treatment of streptococcal, enterococcal, and staphylococcal endocarditis. Heart 79: 207–210

Zerr I, Pochiari M, Collins S et al. (2000) Analysis of EEG and CSF 14-3-3 proteins as Aids to the diagnosis of Creutzfeldt-Jakob disease. Neurology 55: 811–815

87 Polyneuropathien

K. Reiners, R. Gold

87.1 Schädigungsformen peripherer Nerven – 1446

87.2 Allgemeine Behandlungsmaßnahmen – 1447
87.2.1 Neuropathische Schmerzen – 1447
87.2.2 Motorische Reizphänomene (Muskelfaszikulieren, Muskelkrämpfe) – 1447
87.2.3 Autonome Störungen – 1448
87.2.4 Veränderungen an Muskeln und Gelenken; Mutilationen; „diabetisches Fußsyndrom" – 1448

87.3 Spezifische therapeutische Maßnahmen – 1449
87.3.1 Diabetische Neuropathien – 1449
87.3.2 Toxische Neuropathien – 1450
87.3.3 Immunneuropathien – 1451
87.3.4 Infektiös bedingte Neuropathien – 1455
87.3.5 Metabolisch, endokrin und nutritiv bedingte Neuropathien (außer Diabetes mellitus) – 1456
87.3.6 Erbliche Neuropathien – 1457

Literatur – 1459

Polyneuropathien sind Funktionsstörungen der peripheren Nerven. Sie gehören zu den häufigsten neurologischen Krankheitsbildern und stellen eine relativ einförmige Reaktionsweise des peripheren Nervensystems auf sehr unterschiedliche Ursachen dar. Es gibt nicht *die Therapie* für Polyneuropathien, vielmehr erfordert jede Neuropathie neben allgemeinen Maßnahmen spezifische ursachenbezogene Behandlungsstrategien.

Prinzipiell sind alle Faserpopulationen der peripheren Nerven (motorische, sensible und vegetative Fasern) in den Erkrankungsprozess einbezogen. Die Symptomatik ist für die jeweils betroffene Population der peripheren Nervenfasern relativ einheitlich, umfasst aber neben den zu erwartenden Ausfallsymptomen *(Minussymptome)* auch *Plussymptome* durch Fehlauslösung elektrischer Erregungen in den geschädigten Nervenabschnitten. Die Ausfallsymptome (Taubheit, Pelzigkeit) sind weit weniger irritierend als die Plussymptome (Kribbelmissempfindungen, Ameisenlaufen, Brennen, stechende und andere Missempfindungen). Der *neuropathische Schmerz* ist das komplexe Ergebnis einer *zentral*nervösen Umstrukturierung der sensiblen Afferenzverarbeitung infolge meist subakuter oder chronischer *peripherer* neuropathischer Defizite. Die Schädigung motorischer Fasern führt ebenfalls nicht nur zu Ausfallsymptomen (Lähmungen), sondern auch zu Plussymptomen wie Muskelzuckungen (Faszikulationen) oder Muskelkrämpfen. Die Symptome der Miterkrankung autonomer Nervenfasern zeigen sich typischerweise in einer defizitären Regulationsbreite vegetativer Regelkreise (z. B. orthostatische Intoleranz, mangelnde Anpassung der Herzleistung, gestörte Blasenfunktion oder Impotenz), aber auch hier zumindest vorübergehend in Überfunktionssymptomen wie z. B. vermehrtem Schwitzen.

Die Behandlung der Polyneuropathie muss alle diese Aspekte einbeziehen, kann aber in vielen Fällen nur symptomatisch sein. Aktuell werden zur Therapie der Immunneuropathien neuartige Immunsuppressiva wie Mycophenolat sowie immunmodulatorische Substanzen wie die β-Interferone und Anti-CD20-Antikörper untersucht. Für die diabetischen Neuropathien sind neue kausal orientierte Behandlungsstrategien im Stadium erster klinischer Studien. Unter der Annahme, dass (wie Retinopathie und Nephropathie) auch die distal-symmetrische diabetische Neuropathie als hauptsächlich mikroangiopathisch verursacht anzusehen ist, sind die derzeit laufenden Untersuchungen mit Proteinkinase-C(PKC)-Hemmern besonders viel versprechend. Die Möglichkeiten der medikamentösen symptomatischen Therapie bei neuropathischen Schmerzen werden durch neue Antiepileptika/Antineuralgika (z. B. Pregabalin) erweitert.

87.1 Schädigungsformen peripherer Nerven

Die peripheren Nerven bestehen aus vielen einzelnen Nervenfasern; diese wiederum bestehen aus einem Nervenzellfortsatz (Axon) und der Markscheide (Myelin), die ihrerseits aus aneinandergereihten Markscheidenzellen (Schwann-Zellen) zusammengesetzt ist. Primär erkranken kann somit einerseits das Axon **(axonale Neuropathie)**, andererseits die Markscheide **(demyelinisierende Neuropathie)**. Bei den axonalen Neuropathien ist eine Störung des axoplasmatischen Flusses ein wesentlicher pathogenetischer Faktor. Im Verlauf einer axonalen Neuropathie können die distalen Axonabschnitte nicht mehr aufrechterhalten werden und sterben von distal her ab (Waller-Degeneration). Die Muskeln ohne axonalen Anschluss atrophieren rasch und bauen sich nach ca. 1–2 Jahren bindegewebig um; Gelenke versteifen. Deshalb ist eine axonale Neuropathie prognostisch **ungünstig**.

Für ein Wiedergewinnen der Funktion muss von dem distalsten noch erhalten gebliebenen Axonabschnitt eine echte **axonale Regeneration** ausgehen; deren Tempo ist aber selbst unter optimalen Bedingungen (bei Wegfall der neuropathischen Ursache) durch die Geschwindigkeit des axoplasmatischen Flusses auf ca. 1 mm/Tag begrenzt. Erfolg tritt ferner erst ein, wenn die jeweiligen Endorgane (z. B. Muskel oder Haut) erreicht sind; in fortgeschrittenen Fällen gelingt dies jedoch nicht immer, sodass oft schwerwiegende Defizite verbleiben.

Die Schädigung der Markscheide ist hingegen meist ein regionales Phänomen mit viel günstigeren Voraussetzungen für ein Wiedergewinnen der Funktion. Es genügt zwar die funktionelle (d. h. nicht einmal als morphologische Läsion erkennbare) Störung der Leitfunktion einer Nervenfaser, um den Stromfluss zu unterbrechen (Leitungsblock), jedoch bedarf es auch nur der kurzstreckigen Wiederbemarkung an der Läsionsstelle, um die volle Funktion wiederherzustellen. Tatsächlich treten aber bei den demyelinisierenden Neuropathien solche Leitungsblockierungen an vielen verschiedenen und auch längerstreckigen Abschnitten entlang der Nervenfasern auf, und alle müssen wiederhergestellt sein, bevor die Funktion wiederkehrt. Der erhalten gebliebene trophische Kontakt zwischen Axon und Erfolgsorgan (insbesondere Muskel) verhindert wesentliche Atrophien und sichert somit eine meist gute Prognose, sofern die schädigende Attacke auf die Markscheide therapeutisch ausgeschaltet werden kann.

> **Praxistipp**
>
> Die *neurophysiologische Elektrodiagnostik* (Elektroneuro- und Elektromyographie) und die Nervenbiopsie erfassen den Beitrag beider Schädigungsformen verlässlich, helfen in der Differenzialdiagnose und erlauben die Objektivierung des Erfolges der durchgeführten Therapie. Der *wesentliche Wert einer Biopsie* (meist des rein sensiblen N. suralis) liegt hingegen in der Erkennung entzündlicher bzw. vaskulitischer Infiltrate im Nerven und damit in der begründbaren Eröffnung entsprechender Behandlungsmöglichkeiten.

87.2 Allgemeine Behandlungsmaßnahmen

Der Umfang allgemeiner Behandlungsmaßnahmen hängt vom Schweregrad, nicht von der Ursache der Polyneuropathie ab. Sie beinhalten der Linderung neuropathischer Schmerzen und Missempfindungen, Behandlung von Muskelkrämpfen, die krankengymnastische Vorbeugung sekundärer Veränderungen, v. a. an Muskeln und Gelenken, mit Aufschulung der atrophischen und paretischen Muskeln sowie die ergotherapeutische Versorgung. Ferner fallen darunter die meist rein symptomorientierten Maßnahmen zur Regulierung eventueller autonomer Funktionsstörungen.

87.2.1 Neuropathische Schmerzen

In der Regel beginnen die Schmerzen symmetrisch in den Füßen bzw. Unterschenkeln, später auch in den Fingern. Sie nehmen das Verteilungsmuster von Socken/Strümpfen bzw. Handschuhen an und bleiben auch im chronischen Stadium fast immer auf diese Regionen beschränkt. Als Sonderfall ist die **proximale diabetische Neuropathie** anzusehen (▶ Abschn. 87.3.1), bei der in stammnaher Ver-

teilung akute asymmetrische regionale Schmerzen auftreten.

Die adäquate Evaluation von Patienten mit schmerzhaften Neuropathien sollte eine Untersuchung auf **Allodynie** (Schmerzsensation durch normalerweise nichtschmerzhafte Reize) und **Hyperalgesie** (unnatürlich starke Schmerzwahrnehmung bei nur gering schmerzhaften Reizen) einschließen. Kompressive Läsionen zeigen sich oft durch schmerzhafte Tics (Schmerzblitze). Liegen solche Symptome nicht vor, ist eine neurogene Schmerzursache sehr unwahrscheinlich.

Normale sensible elektroneurographische Befunde sprechen nicht gegen das Vorliegen neuropathischer Schmerzen, da die schmerzleitenden unbemarkten Nervenfasern keinen messbaren Beitrag zum üblicherweise abgeleiteten Nervenaktionspotenzial leisten. Eine gute Korrelation besteht hingegen zur Dichte intraepidermaler Nervenfasern (Holland et al. 1997)

> **Praxistipp**
>
> Die medikamentöse Therapie neuropathischer Schmerzen ist immer noch empirisch orientiert. Bei jedem Patienten sollte zunächst *ein* Präparat nach den Kriterien von Wirksamkeit und Nebenwirkungen ausgewählt und in der Dosis bzw. anhand der Nebenwirkungen mit niedrigen Dosen beginnend titriert werden. Es sollte ein klares Ziel formuliert werden (z. B. Schmerzreduktion um 50 %). Bei Versagen sollten weitere Präparate in gleicher Weise angewendet werden.

Die manchmal notwendige Kombination mehrerer Präparate steht erst am Ende der Behandlungsversuche. In jedem Stadium sollte eine Objektivierung der Schmerzen und der Therapieeffekte, z. B. anhand einer einfachen visuellen Analogskala (Abschätzung der Schmerzstärke auf einer Skala von 1–10) erfolgen, damit die Behandlungseffekte nachvollziehbar bleiben (◘ Tabelle 87-1).

87.2.2 Motorische Reizphänomene (Muskelfaszikulieren, Muskelkrämpfe)

Die motorischen Übererregbarkeits- und Reizsymptome treten gegenüber den sensiblen Reizerscheinungen deutlich in den Hintergrund. Spontane Zuckungen der Muskulatur zeigen Spontanentladungen einzelner motorischer Axone an. Die pathologische Verstärkung dieses in leichter Form physiologischen Symptoms ist für Betroffene oft irritierend. Hingegen werden die ebenfalls neurogenen Muskelkrämpfe wegen der damit verbundenen Schmerzen und des unvermittelten Auftretens auch in der Nacht als stark beeinträchtigend empfunden. Die medikamentöse Behandlung beider Phänomene zielt auf die elektrische

◘ Tabelle 87-1. Medikamentöse Therapie neuropathischer Schmerzen

Stoffgruppe	Dosierung [mg pro Tag]	Nebenwirkungen und andere Hinweise	EBM-Validierung
Trizyklische Antidepressiva: Amitriptylin u. a.	25–150	anticholinerge Wirkung; **Cave:** Glaukom, Prostatahypertrophie; Herzinsuffizienz; Herzrhythmusstörungen	bestuntersuchte Stoffgruppe; NNT um 3,0
Antiepileptika:		für alle Präparate gilt: 1. Dosis ca. 25 % der Erhaltungsdosis; Dosis langsam steigern	NNT um 3,5 (Wiffen et al. 2000)
Carbamazepin	400–1000	**Cave:** Agranulozytose	
Oxcarbazepin	500–1200	–	
Gabapentin	800–2400	Ödemneigung	
Lamotrigin	50–200	Hautsymptome	
Topiramat	100–200	Vigilanzminderung kognitive Einbußen möglich	
Mexiletin	100–400	Herzrhythmusstörungen	NNT 10
Opioide, z. B. Tramadol	50–400	Verstärkung von autonomen Symptomen	NNT um 3,5
Capsaicin (regionale externe Anwendung)	3 Einreibungen	nur auf intakter Haut anwenden	NNT 6

NNT „number needed to treat": Zahl der Patienten, die behandelt werden müssen, um bei einem Patienten mindestens eine 50 %ige Schmerzreduktion zu erzielen, untersucht fast ausschließlich an Patienten mit schmerzhafter diabetischer Neuropathie (Sindrup u. Jensen 1999).

Stabilisierung der Nerv- und Muskelmembranen. Hierzu kann zunächst ein Versuch mit Magnesiumpräparaten (5–15 mmol bzw. 10–30 mval/Tag oral) oder Chininsulfat (260–520 mg/Tag oral) gemacht werden. Bei Versagen kommen als fast immer effektive Mittel die Natriumkanalblocker Carbamazepin oder Oxcarbazepin in Frage (▶ Tabelle 87-1). Auch Phenytoin (100– 300 mg/Tag) wirkt oft, kann aber selbst eine toxische Neuropathie erzeugen.

87.2.3 Autonome Störungen

Die Wirkung einer optimierten diabetischen Stoffwechselführung auf die autonomen Symptome wurde v. a. für die kardialen autonomen Symptome bei Diabetikern bestätigt, jedoch ist das Ausmaß der zu erwartenden Besserung gering (Reiners u. Meinhold 2000). Somit bleiben in erster Linie – ergänzend zur besseren Diabeteseinstellung – symptomatische Maßnahmen (◘ Tabelle 87-2).

87.2.4 Veränderungen an Muskeln und Gelenken; Mutilationen; „diabetisches Fußsyndrom"

Bei Neuropathien mit frühzeitiger Schädigung der dünnen und der unbemarkten Nervenfasern entsteht eine lokale Analgesie für eintretende Hautläsionen. Weltweit wird dies insbesondere bei der Lepra, in unseren Breiten v. a. bei der diabetischen Neuropathie angetroffen. Erschwerend hinzu kommen bei der diabetischen Neuropathie die Auswirkungen von Funktionsstörungen auch der dick bemarkten Fasern mit der Folge der Anästhesie, falsch abgestimmter Mukeltonusregulation und unphysiologischer Gelenkbelastung. Ferner spielen Knochenentkalkung, Ermüdungsbrüche, angiopathisch bedingter Sauerstoffmangel und schließlich die mangelnde trophische Unterstützung der Nerven- und Generegeneration eine zusätzliche Rolle.

> **Praxistipp**
> Erste und wichtigste Maßnahme ist deshalb neben der optimierten Stoffwechselführung die *Prophylaxe* der Entwicklung des diabetischen Fußsyndromes durch *tägliche Fußsohleninspektion* mit einem Spiegel und die Unterstützung des Fußskeletts durch geeignete orthopädisch geformte Schuhe.

Die Hilfsmittelversorgung ist ein wichtiger Teil der ergotherapeutischen Beratung und Behandlung. Eine Peroneus-Orthese (z. B. L-Schiene) ist wichtig für die Vermeidung von Stürzen und die Prophylaxe von Spitzfußbildungen, ersetzt aber keine aktive Krankengymnastik.

◘ Tabelle 87-2. Therapie autonomer Störungen bei Polyneuropathien

Symptom	Maßnahme bzw. Medikamentendosis [mg/Tag]	Nebenwirkungen und andere Hinweise
Orthostatische Dysregulation	langsames Aufstehen; Stützstrümpfe	
	Midodrin 5–30	Tachykardie
	Dihydroergotamin 3–5	arterielle akrale Perfusionsstörung
	Fludrocortison 0,1	Herzinsuffizienz durch intravasale Volumenvermehrung
Gastroparese	häufigere kleinere Mahlzeiten	
	Erythromycin 200–2000	Übelkeit, Durchfall
	Domperidon 40–80	
	Metoclopramid 15–30	extrapyramidalmotorische Bewegungen, Schlundkrämpfe
Diabetische Diarrhö	Loperamid 8–16	
	Clonidin 0,1–0,2	Blutdrucksenkung
Blasenstörungen (Restharnbildung)	Bethanechol 50–200	cholinerge Stimulation
Erektile Impotenz	Phosphodiesterase-5-Hemmer, z. B. Sildenafil 25–100 Tadalafil 10–20	Vasokonstriktion in anderen Gefäßprovinzen: Koronarien, Retina; gastrale Hyperazidität
	Schwellkörperautoinjektionstherapie	Priapismus
Gustatorisches Schwitzen	Botulinumtoxin	Schluckstörungen, Mundtrockenheit

87.3 Spezifische therapeutische Maßnahmen

87.3.1 Diabetische Neuropathien

Distal symmetrische sensomotorische Neuropathie

Die Pathogenese dieser häufigsten Form der diabetischen Neuropathie ist multifaktoriell, jedoch spielt die Hyperglykämie die entscheidendste Rolle (Reiners u. Meinhold 2000). Vermehrt kommt es bei Diabetikern auch zu Engpasssyndromen (z. B. Karpaltunnelsyndrom). Leider blieben tierexperimentell wirksam befundene Therapien bisher sämtlich den Wirkungsnachweis bei der diabetischen Neuropathie des Menschen schuldig oder wiesen ein unvertretbares Nebenwirkungspotenzial auf. Im Einzelnen wurden untersucht: Myoinosit, Aldosereduktasehemmer, antioxidative Wirkstoffe, neurotrope B-Vitamine und neurotrophe Faktoren.

Myoinosit ist im diabetischen Nerven vermindert. Die bei Nagern erfolgreiche und präventiv wirksame Substitution war beim Menschen erfolglos. **Aldosereduktasehemmer** blockieren erfolgreich die hyperglykämieinduziert vermehrte Umwandlung von Glucose über Sorbit in Fructose und wirken damit u. a. indirekt einer NADPH-Verarmung entgegen, die Mitursache des oxidativen Stresses und der terminalen Perfusionsstörung im diabetischen Nerven ist. Trotz relevanter Effekte auf die menschliche diabetische Neuropathie verhindern schwerwiegende Nebenwirkungen der bisher untersuchten Substanzen (u. a. schwere toxische Leberschäden) deren Anwendung; weitere Substanzen werden zz. untersucht.

Unter den **antioxidativ wirkenden Substanzen** hat besonders im deutschsprachigen Raum die α-Liponsäure große Bedeutung erlangt. Die Metaanalyse der kontrollierten Studien zeigt bei großer Heterogenität der einzelnen Studienergebnisse überwiegend einen Vorteil der Therapie (Ziegler et al. 2004). Weitere langfristige Studien sind jedoch noch notwendig.

Für die sog. **neurotropen B-Vitamine** (Vitamine B_1, B_6 und B_{12}) liegen bisher nur wenige Studien vor, die den Anforderungen einer evidenzbasierten Therapie genügen. Positive Effekte von Benfotiamin, einer Vitamin-B_1-Vorstufe, müssen noch bestätigt werden. Vitamin B_6 als Monotherapie ist in Dosen von über 300 mg täglich über mehrere Monate neurotoxisch. Vitamin B_1 und besonders Vitamin B_{12} sind zwar nicht generell bei Diabetikern, wohl aber bei vielen älteren Menschen defizitär und sollten in diesen Fällen großzügig substituiert werden.

Enttäuschend verlief die Phase-III-Studie des „Nerve growth factor (NGF)" zur Behandlung der schmerzhaften diabetischen Neuropathie. Weitere Untersuchungen prüfen zz. die Anwendung von „Insulin-like growth factor I und II (IGF I und II)". Möglicherweise müssen wegen der spezifischen Wirkung der **neurotrophen Faktoren** auf nur einzelne Faserpopulationen Kombinationen solcher Faktoren verwendet werden.

Proximale motorisch-schmerzhafte Neuropathie (diabetische Amyotrophie)

Die asymmetrische proximale motorisch-schmerzhafte diabetische Neuropathie der unteren Extremitäten („diabetische Amyotrophie") ist die häufigste Manifestation der insgesamt seltenen fokalen diabetischen Neuropathieformen (Reiners et al. 2000). Andere Manifestationen betreffen analog die Schulter (klinisch nicht unterscheidbar von einer Armplexusneuritis („neuralgische Schulteramyotrophie"), thorakoabdominale Segmente (Bauchwandparese) oder einzelne Hirnnerven, vorzugsweise den N. oculomotorius („diabetische Ophthalmoplegie"). Betroffen sind Patienten in der 2. Lebenshälfte, die auch Symptome einer distal-symmetrischen sensomotorischen Neuropathie haben. Immer ist der **Schmerz** das erste Symptom, gefolgt von der Parese. Sensible Störungen fehlen im affizierten Gebiet. **Auslösend** ist in vielen Fällen eine Phase ausgeprägt schlechter Stoffwechselführung mit oder ohne Gewichtsabnahme.

Therapie. Die Therapie besteht in der raschen Normalisierung des Blutzuckers in Verbindung mit einer ausreichenden Therapie der meist schweren neuropathischen Schmerzen (▶ Tabelle 87-1). Begründet durch den Nachweis von entzündlichen Infiltraten in proximalen Nervenpräparaten wurde diese Vaskulitis in einzelnen Fällen kurzfristig erfolgreich mit Corticosteroiden (100 mg/Tag) behandelt – insbesondere die Schmerzen. Eine kostenträchtige Alternative für die bei Diabetikern nicht unkritische Gabe von Corticosteroiden ist die Anwendung von hochdosiertem Immunglobulin G (0,4 g/kgKG/Tag; ▶ Tabelle 87-3) an mehreren aufeinander folgenden Tagen (Courtney et al. 2001).

87.3.2 Toxische Neuropathien

Im gewerblichen Bereich gibt es eine Vielzahl chemischer Substanzen mit neurotoxischer Wirkung sowohl bei akuter Exposition wie auch bei chronischer Belastung. Die Natur der Läsion ist axonal, somit ist die Prognose häufig nicht günstig (▶ Abschn. 87.1). Betroffen sind sensible, motorische und autonome Fasern. Die toxische Eigenschaft chemischer Substanzen zeigt sich fast immer sowohl am zentralen wie am peripheren Nervensystem. Deshalb haben Patienten mit toxisch bedingten Neuropathien häufig begleitende zentralnervöse Symptome wie eine Ataxie, Sehstörungen, Gefühlsstörungen, Benommenheit, epileptische Anfälle, Konzentrations- und andere Hirnleistungsstörungen, Wesensänderung und auch Kopfschmerzen.

Therapie. Therapeutisch ist allen toxischen Schädigungen des Nervensystems eigen, dass die Behandlung in erster Linie in der Identifizierung und Ausschaltung der Noxe besteht. Eine besondere Ausformung erhalten die vermeintlichen oder tatsächlichen Schädigungen des Nervensystems durch extrem chronische Einwirkungen von **„Umweltgiften"**, von denen besonders die im häuslichen Bereich vermuteten (Pestizide, Holzschutzmittel) stark mit Ängsten besetzt sind und entsprechende Behandlung erfordern.

„Alkoholische" Neuropathie

Der chronische Alkoholgenuss von täglich mehr als 70 g bei Männern oder 40 g bei Frauen führt zu einer Polyneuropathie. Besonders ausgeprägt sind die Symptome, wenn gleichzeitig sekundäre Folgen des Alkoholabusus wie eine chronische atrophische Gastritis mit intestinaler Maldigestion und Malresorption für Vitamine und andere Nährstoffe hinzutreten. Insofern gibt die Bezeichnung „alkoholische" Neuropathie eine stark verkürzte Darstellung der Pathogenese.

Therapie. Therapeutisch ist die Alkoholkarenz absolut notwendig. Anderen Maßnahmen, wie z. B. die Gabe von α-Liponsäure (Wirkung hier noch weniger belegt als bei der diabetischen Polyneuropathie), sind umstritten. Eine Vitamin-B-Substitution ist bei Nachweis eines Mangels notwendig, jedoch ist unklar, wie verlässlich der intrazelluläre Mangel durch Serumspiegelbestimmung erfassbar ist. Im Zweifelsfall wird man daher Vitamin B_1 blind substituieren. Die mit dem Risiko der Anaphylaxie behaftete parenterale Vitamin-B_1-Applikation kann vermieden werden, wenn das oral selbst bei chronischen Alkoholkranken gut resorbierbare Benfotiamin (100–200 mg/Tag) als Thiaminvorstufe gegeben wird. Die Behandlung von Schmerzen bei äthylinduzierter Neuropathie richtet sich nach den Empfehlungen der ◘ Tabelle 87-1, die Therapie der autonomen Störungen nach den Vorschlägen der ◘ Tabelle 87-2.

> **! Cave**
>
> Oft wird vergessen, dass Äthylalkohol auch eine akute oder chronische Myopathie (und Kardiomyopathie!) mit deutlichen Anstiegen der Creatinkinase im Serum bedingen kann. Muskelatrophien und Lähmungen sind also häufig nicht nur durch die Neuropathie alleine, sondern auch durch eine direkte Muskelschädigung bedingt. Für diese gibt es außer einer *Alkoholkarenz* keine erfolgversprechende medikamentöse Therapie.

Medikamentös-toxische Neuropathie

Zahlreiche Medikamente sind prinzipiell neurotoxisch, jedoch tritt diese Eigenschaft wegen der Kürze der Behandlung nicht offen zu Tage. Chronisch verabreichte neurotoxische Substanzen jedoch führen häufiger zu klinisch relevanten Neuropathien. Deshalb ist bei Neuropathien unklarer Genese die Erhebung der Medikamentenvorgeschichte besonders wichtig. Während in früheren Jahren Neuropathien durch antimikrobielle Chemotherapeutika (INH, Sulfonamide u. a.) im Vordergrund standen, sind in den letzten Jahren die durch antineoplastische Chemotherapeutika hervorgerufenen Neuropathien stark überwiegend. Ursächliche Substanzen sind v. a. Vinca-Alkaloide, Taxol, Cisplatin, Doxorubicin und andere Zytostatika. Dabei kann der schmerzhafte Charakter der toxischen Neuropathien so bestimmend werden, dass ein vorgesehenes Therapieschema durch zeitliche Streckung oder Auslassung modifiziert werden muss. Von den übrigen Medikamentengruppen ist besonders die durch das Antiarrhythmikum Amiodaron induzierte ausgeprägt schmerzhafte Neuropathie relevant.

> **Praxistipp**
>
> Protektive Medikamente sind bisher nicht bekannt; lediglich bei der INH-Therapie muss begleitend Vitamin B_6 (100 mg/Tag) substituiert werden. Ist die Gabe eines neurotoxischen Medikamentes unvermeidbar, muss größter Wert auf die Ausschaltung anderer neuropathieauslösender Faktoren gelegt werden.

87.3.3 Immunneuropathien

Grundlagen

Der Anteil immunologischer Ursachen an der Gruppe der Polyneuropathien wird heute auf etwa 10 % geschätzt. Beim Guillain-Barré Syndrom (GBS), der chronischen Polyneuritis (CIDP), den Polyneuropathien bei monoklonalen Gammopathien, der multifokalen motorischen Neuropathie mit Leitungsblock (MMN) und den vaskulitischen Neuropathien wird zellulären und humoralen Immunfunktionen gegen Bestandteile des peripheren Nervensystems eine entscheidende pathogenetische Bedeutung zugeschrieben. Fehlgesteuerte Immunreaktionen sind oft Ausdruck einer chronischen Dysregulation des immunregulatorischen Netzwerks, die selten auch durch infektiöse virale und bakterielle Erreger über Mechanismen wie das molekulare Mimikry, der antigenen Ähnlichkeit zwischen Eiweißstoffen eines Erregers und Autoantigenen des Organismus zustande kommen kann.

Diagnose. Die konkrete Abgrenzung und Definition spezifischer Immunneuropathien stützt sich zunächst auf klinische Charakteristika wie den Krankheitsverlauf, das Verteilungsmuster von Paresen und sensiblen Störungen. Die Elektrophysiologie erlaubt früh Aussagen zum Verteilungsmuster der Ausfälle, zur Akuität des Prozesses und zur Differenzierung zwischen demyelinisierenden und axonalen Schäden. Immunserologische Analysen sind i. Allg. nicht weiterführend, im Liquor findet sich bei Mitbeteiligung der Nervenwurzeln eine Eiweißerhöhung. Die Biopsie und histologische Aufarbeitung eines rein sensiblen Nerven wie des N. suralis kann neben der Beurteilung des axonalen oder demyelinisierenden Schadens durch immunzytochemische Techniken zum Nachweis von T- und B-Zellen, Makrophagen sowie Immunglobulinen auch das Ausmaß der Entzündungsreaktion definieren.

Allgemeine Behandlungsmaßnahmen

Die meisten Immunneuropathien verlaufen chronisch und erfordern neben einer Akuttherapie zur Induktion einer Remission auch eine Langzeittherapie mit Immunsuppressiva und/oder immunmodulierenden Substanzen.

Nach Plasmapherese wird heutzutage eine Substitution mit Humanalbumin angeschlossen. Die Auswahl eines intravenösen Immunglobulinpräparates ist von Faktoren wie dem Nebenwirkungsspektrum (z. B. Gefahr des Nierenversagens bei Sukrose/Mannose-haltigen Lösungen (Stangel et al. 1997) und auch ökonomischen Aspekten abhängig. Grundsätzlich können alle zugelassenen Immunglobulinpräparate als äquivalent wirksam angesehen werden, wobei keine kontrollierten Vergleichsstudien existieren. Üblicherweise kann bei chronischen Neuropathien der Erfolg einer Immunglobulingabe 2–3 Wochen nach Abschluss der ersten Behandlungsserie erwartet werden (Tabelle 87-3).

Nach der mit i. v.-Glucocorticosteroid-Pulstherapie als Akuttherapie wird mit der oralen Gabe von Glucocorticosteroiden (1 mg/kgKG) fortgefahren, wobei die theoretische Überlegenheit von Methylprednisolon gegenüber Prednison oder Prednisolon nur für den i. v.-Hochdosisbereich in Bezug auf Entzündungsbegrenzung durch Apoptose (Gold et al. 2001) zutrifft.

Bei Therapieversagen einer Langzeitmonotherapie kann auch eine Kombinationsbehandlung, z. B. von Azathioprin mit Ciclosporin A versucht werden (Tabelle 87-4). Bei Unverträglichkeit oder mangelnder Wirksamkeit von Azathioprin kann alternativ Mycophenolat

◘ Tabelle 87-3. Akut-Immuntherapie von Neuropathien

Stoffgruppe/ Therapieverfahren	Dosierung (pro Tag)	Nebenwirkungen und andere Hinweise	Indikationen
Intravenöse Immunglobuline	initial 400 mg/kgKG über 5 Tage	Hyperviskosität, ggf. renale Störungen, Kopfschmerz, selten Allergien; hohe Kosten	GBS, CIDP, MMN
Plasmapherese	3–5 Zyklen mit je 50 ml/kgKG	Cave: bei Sepsis, Patient > 70 Jahre, schlechten venösen Zugängen	GBS, CIDP, Neuropathie bei Gammopathie
Corticosteroide	Pulstherapie mit 500 mg i. v. an 3–5 Tagen	kurz und hochdosiert gut toleriert; Methylprednisolon bevorzugt für Pulstherapie	schwere CIDP, vaskulitische Neuropathie; *nicht* bei GBS

GBS Guillain-Barré Syndrom; *CIDP* chronische Polyneuritis; *MMN* multifokale motorische Neuropathie

◘ Tabelle 87-4. Langzeit-Immuntherapie von Neuropathien

Stoffgruppe/ Therapieverfahren	Dosierung (pro Tag)	Nebenwirkungen und andere Hinweise	Indikationen
Corticosteroide	initial oral 1 mg/kgKG	stufenweise Dosisreduktion über 4–6 Wochen, Erhaltungsdosis < 15 mg/Tag Prednison anstreben	CIDP, Neuropathie bei Gammopathie, vaskulitische Neuropathie
Azathioprin	initial 2,5 mg/kgKG	Anstieg Leberenzyme, Übelkeit, Allergie; regelmäßig Blutbildkontrolle![a]	CIDP, Neuropathie bei Gammopathie, vaskulitische Neuropathie
Cyclophosphamid	Pulstherapie; initial 350 mg/m²KO über 3 Tage	6- bis 8-wöchentlich Erhaltungsdosis von 600 mg/m²KO/Tag[a]	schwere CIDP, MMN, MGUS, nekrotisierende vaskulitische Neuropathie
Ciclosporin	5 mg/kgKG auf 2 Tagesdosen	Anstieg Kreatinin, arterielle Hypertonie, Tremor[a]	schwere CIDP, in Kombination bei vaskulitischer Neuropathie
Immunglobuline	Titration der minimalen Wirkdosis	bei Ansprechen auf Initialgabe in 6 Wochen-Intervall Wiederholung mit 30–50% reduzierter Dosis	CIDP, MMN

GBS Guillain-Barré Syndrom; *CIDP* chronische Polyneuritis; *MMN* multifokale motorische Neuropathie; *MGUS* „benigne" Gammopathie.
[a] **Cave:** Bitte Aufklärungs- und Warnhinweis im Text (▶ Abschn. 87.3.3) unbedingt beachten!

allein oder in Kombination eingesetzt werden (Gold u. Toyka 2001).

Allgemeine Prinzipien **immunsuppressiver Langzeittherapie** (Gold u. Toyka 2001):
— Einleitung der Therapie mit Standarddosis des Immunsuppressivums unter Beachtung der **Wirklatenz** nach Beginn einer Immuntherapie (Glucocorticosteroide bis 2 Wochen, Ciclosporin A und Mycophenolat 2–4 Wochen, Azathioprin 2–3 Monate).
— Therapiesteuerung über Bestimmung des Medikamentenspiegels (Ciclosporin A: 70–100 ng/ml, Mycophenolat ca. 1 mg/l), hämatologische Veränderungen unter Immunsuppression (Leukozytennadir von 2000–3000 mm³ 10–14 Tage nach Infusion bei Cyclo-

phosphamidpulstherapie, Mitoxantron) oder Lymphopenie (<1200/mm³ bei Leukozyten >4000/mm³) und MCV-Anstieg unter Azathioprin.
- Initial engmaschige Überwachung von Laborparametern (1. Monat wöchentlich, dann 2-wöchentlich, nach 3 Monaten 4-wöchentlich).
- Unter Gabe von Azathioprin wird bei zu starkem Abfall der Leukozyten (d.h. <3500/mm³) die nächste Dosis um 50% reduziert. Unter Cyclophosphamid wird bei einem Leukozytennadir <2000/mm³ die Dosis bei der nächsten Gabe um 20% herabgesetzt.

> **Cave**
> Die Aufklärung bei beabsichtigter Gabe von Zytostatika bzw. Immunsuppressiva (hier Cyclophosphamid bzw. Azathioprin oder Ciclosporin A) muss den Hinweis auf das möglicherweise gering erhöhte Risiko von *Sekundärmalignomen* bzw. *-lymphomen* mit einschließen. Ferner sind nach der aktuellen Rechtsprechung Männer im zeugungsfähigen Alter auf die mögliche Entwicklung einer bleibenden Zeugungsunfähigkeit wegen *Azoospermie* und deshalb auch auf die konkrete Möglichkeit einer Samenspende hinzuweisen; dies gilt für Zytostatika und bis zur weiteren Klärung auch für Azathioprin und Ciclosporin A. Bei Frauen ist in allen Fällen eine zuverlässige Kontrazeption bis 6 Monate nach Therapieende erforderlich.

Die symptomatische Therapie hat bei Immunneuropathien mit rasch progredienter Verschlechterung der Vitalfunktionen einen hohen Stellenwert (▶ Abschn. Symptomatische Therapie des GBS). Bei deutlichen motorischen Defiziten sollte neben Krankengymnastik zur Kontrakturprophylaxe auch eine adäquate Hilfsmittelversorgung vorgenommen werden. Zur Behandlung sensibler oder motorischer Reizphänomene ▶ die Abschn. 87.2.1 und 87.2.2.

Spezielle Behandlungsmaßnahmen

Akute Polyradikuloneuritis
(Guillain-Barré-Syndrom und Unterformen)

Das GBS ist mit 1–2 Fällen pro 100.000 die häufigste Ursache akut auftretender Lähmungen in der westlichen Welt geworden. Während initial häufig sensible Reizerscheinungen im Vordergrund stehen, treten danach innerhalb kurzer Zeit motorische Ausfälle auf, zu Beginn distal akzentuiert. Der N. facialis ist in bis zu 50% der Fälle mitbetroffen. Üblicherweise verläuft die Erkrankung monophasisch, wobei kurzfristige Verschlechterungen nach 2–4 Wochen durchaus vorkommen können. Rezidive treten bei einem kleinen Teil der Patienten (<5%) noch nach einem freien Intervall von Monaten auf. Bei ungefähr zwei Drittel der Patienten lässt sich eine vorangegangene bakterielle oder virale Infektion (z.B. mit Campylobacter jejuni oder Zytomegalie) nachweisen.

Als GBS-Varianten gelten das Miller-Fisher-Syndrom (Mitbeteiligung der Hirnnerven, Doppelbilder), die in China aufgetretene akute, motorische axonale Neuropathie (AMAN) und eine axonale, sensomotorische Form (AMSAN; Hartung et al. 1998). Im Allgemeinen überwiegt in Mitteleuropa die klassische demyelinisierende Variante deutlich. Zur Zeit gibt es noch keine wissenschaftlich gesicherten Daten für eine differentielle Immuntherapie dieser verschiedenen Formen. Die Prognose axonaler Verlaufsformen des GBS ist wahrscheinlich schlechter.

Therapie. Grundsätzlich können Plasmapherese (5 Austauschbehandlungen à 50 ml/kgKG) und intravenöse Immunglobuline (IVIG, Gesamtdosis 2 g/kgKG) heutzutage als gleichwertige Primärtherapie bei GBS betrachtet werden. Die Auswahl richtet sich nach der Verfügbarkeit, bestehenden Kontraindikationen für bestimmte Behandlungen und ökonomischen Aspekten. Umstritten ist, ob im Falle einer vorangegangenen Diarrhö den Immunglobulinen der Vorzug gegeben werden sollte. Glucocorticosteroide sind als Monotherapie wirkungslos, können aber nach neuesten Studienergebnissen mit Immunglobulinen synergistisch wirken (van Koningsveld et al. 2004).

> **Praxistipp**
> Im Falle eines *Nichtansprechens auf die Primärtherapie* gibt es bisher keine Erkenntnisse darüber, ob es günstiger wäre, die Primärtherapie zu wiederholen als eine alternative Behandlungsmethode zu wählen. Dasselbe gilt für gelegentlich 1–2 Wochen nach der Primärtherapie zu beobachtende *Frührezidive*.

Die Zahl der erforderlichen Plasmapheresebehandlungen bzw. die Gesamtdosis an Immunglobulinen bei GBS beruht meist auf empirischen Daten, es gibt dazu kaum gute Dosis-Wirkungs-Untersuchungen. Neben der Immuntherapie muss unbedingt eine adäquate symptomatische Therapie durchgeführt werden. Dadurch kann die Mortalität des GBS von früher >10% auf etwa 3% gesenkt werden.

> Bei schweren GBS-Fällen ist i. Allg. die intensivmedizinische Versorgung an spezialisierten Zentren erforderlich.

Symptomatische Therapie des GBS
- **Atemfunktion** und **Schluckstörungen**: ggf. frühe Intubation, Tracheostomie nach 2 Wochen; Sondenernährung
- **Autonome Dysfunktion** (Herz, Magen-Darm): evtl. passagerer Schrittmacher, Volumengabe bei Hypotonie; Prokinetika, Laktulose
- **Thrombembolische Komplikationen** und **Kontrakturprophylaxe**: i.v.-Heparinisierung bis 2fach PTT, Kompressionsstrümpfe, Lagerung, Krankengymnastik
- **Schmerz:** ▶ Tabelle 87-1

Chronische Polyneuritis (CIDP) und Unterformen

Eine Progredienz der Lähmungen über mehr als 2 Monate spricht für eine chronisch-entzündlich demyelinisierende Polyneuritis (CIDP). Die CIDP kann schubförmig oder, v. a. bei älteren Patienten, auch chronisch progredient verlaufen. Patienten mit dieser Krankheit werden nur äußerst selten intensivpflichtig, häufiger durch begleitende paresebedingte Komplikationen als durch einen akuten Schub oder subakut-progrediente Dekompensation. In Anbetracht der längeren Vorgeschichte finden sich meist bereits distal betonte Muskelatrophien, und oft sind auch sensible Störungen wie handschuh- und sockenförmig verteilte Hypästhesien deutlicher nachweisbar als beim GBS. Selten verläuft eine CIDP mit vorausgehender GBS-ähnlicher Erstmanifestation. Im Gegensatz zum GBS ist bei der CIDP der Zusammenhang mit einer Auslösung durch vorangegangene Infektionen viel weniger evident (Hartung et al. 1998).

Initialtherapie der CIDP. Es werden ähnliche Prinzipien wie beim GBS, nämlich Plasmapherese und IVIG, zusätzlich auch Glucocorticosteroide, eingesetzt. Jede dieser therapeutischen Optionen hat als Monotherapie eine ca. 70%ige Ansprechwahrscheinlichkeit und ist durch kontrollierte Studien validiert. Die Abstufung der Anwendung in einzelnen Zentren beruht meist auf empirischer Basis.

> **Praxistipp**
> Wir bevorzugen primär die Gabe von Glucocorticosteroiden, die im Gegensatz zum GBS bei der CIDP wirksam sind. Kontraindikationen wie gastrointestinale Ulzera oder schwer einzustellender Diabetes mellitus müssen berücksichtigt werden. Bei fehlendem Ansprechen oder schwerer Behinderung *kombinieren* wir die Steroidgabe frühzeitig mit Plasmapherese. Falls sich innerhalb von *2 Wochen* kein Therapieerfolg einstellt, wechseln wir auf Immunglobulingabe. Bei einem ausschließlichen Ansprechen auf Immunglobuline kann durch Titration der Dosis (▶ Tabelle 87-4) der Übergang in eine Langzeittherapie erfolgen.

Rezidivprophylaxe. Bei CIDP ist eine Rezidivprophylaxe erforderlich. Auch hier gibt es keine Prädiktoren, auf welche Therapie Patienten am besten ansprechen. Wir bevorzugen Azathioprin, gefolgt von Immunglobulinen und Ciclosporin A entsprechend den oben geschilderten Prinzipien.

Multifokale motorische Neuropathie mit persistierenden Leitungsblöcken (MMN)

Die pathogenetischen Grundlagen sind letztlich nicht sicher geklärt (Nobile-Orazio 2001), möglicherweise liegt hier eine Variante der CIDP vor. Sie manifestiert sich ausschließlich durch motorische Ausfälle. Als behandelbare Erkrankung muss sie differenzialdiagnostisch v. a. gegen die schicksalhaft verlaufenden Motoneuronerkrankungen wie die amyotrophe Lateralsklerose abgegrenzt werden.

Die Diagnosestellung einer MMN erfolgt aus klinischem Verteilungsmuster, dem elektrophysiologischen Nachweis von Leitungsblockierungen motorischer Nerven und dem Nachweis von GM1-Antikörpern vom IgM-Typ. In vielen Fällen gelingt die Abgrenzung gegen eine Motoneuronerkrankung nur im Verlauf bzw. nach Durchführung eines Therapieversuches.

Therapie. Immunglobuline sind bei der MMN die Therapie der 1. Wahl; die Dosierung erfolgt nach den Empfehlungen in den ◘ Tabellen 87-3 und 87-4, insbesondere zur Titration der minimalen Wirkdosis. Nachdem immer wieder Fälle von Progression trotz Immunglobulingabe bekannt wurden, wird von einigen Experten bei dieser Erkrankung die Kombination von Immunglobulin mit Cyclophosphamid favorisiert (Nobile-Orazio 2001). In Einzelfällen wurden therapeutische Erfolge mit Interferon-β berichtet. Auf Steroidgabe tritt häufig eine Verschlechterung ein. Die Plasmapherese ist wirkungslos.

Paraproteinämische Neuropathie

Die häufigste Konstellation ist das Auftreten einer CIDP-ähnlichen sensomotorischen Polyneuropathie bei Patienten mit „benigner" Gammopathie (monoclonal gammopathy of undetermined significance, MGUS; Vital 2001). Bezüglich der Therapie ist zwischen den IgM-assoziierten Neuropathien und den IgA/IgG-assoziierten Neuropathien zu unterscheiden. Bei IgM-Paraproteinämie findet sich häufig eine schwerere Ausprägung sowie meist Antikörper gegen myelinassoziiertes Glykoprotein (MAG).

Therapie. Therapeutisch wirkt Plasmapherese am ehesten bei IgG- und IgA-Gammopathien und wird initial bei schweren Ausfällen nach den oben genannten Prinzipien eingesetzt (Reiners u. Hartung 1996). In Einzelfällen wurden gute Erfolge durch eine Kombinationstherapie mit Cyclophosphamid und Glucocorticosteroiden berichtet. Der Einsatz von Immunglobulinen ist i. Allg. bei dieser Erkrankung enttäuschend. Nach neuesten Studienergebnissen zeichnet sich die Behandlung mit Anti-CD-20-Antikörpern (Mobthera) als Therapie der Wahl ab (Renaud et al. 2003). Diese ca. 10.000 €/Jahr teure Therapie wird bei neuroimmunologischen Erkrankungen sehr gut vertragen. Einzelne positive Therapieeffekte wurden auch mit Interferonen oder Zytostatika wie Fludarabin berichtet. Die Neuropathien bei malignen Gammopathien sprechen am ehesten auf die chemotherapeutische Behandlung der Grunderkrankung an, evtl. ergänzt durch die anderen Verfahren.

Amyloidneuropathie

Typische klinische Hinweise auf Amyloidneuropathien sind Polyneuropathien mit dominanten autonomen Störungen oder Engpasssyndrome. Sekundäre Amyloidosen treten im Rahmen maligner Grunderkrankungen auf. Bei primären Amyloidosen liegt häufig eine positive Familienanamnese vor. Die autosomal-dominanten Erkrankungen manifestieren sich in der 3.–5. Dekade. Pathogenetisch liegen Mutationen der Plasmaproteine Transthyretin oder Gelsolin vor, die zur Ablagerung des mutierten Proteins in verschiedenen Organen führen.

Therapie. Da Transthyretin überwiegend in der Leber synthetisiert wird, ist die Lebertransplantation bei molekulargenetisch gesichertem Defekt kausale Therapie (Plante-Bordeneuve u. Said 2000). Bezüglich der Polyneuropathie kann man allerdings nur einen Stillstand erwarten, bestehende neurologische Ausfälle bilden sich i. Allg. nicht mehr zurück. Deshalb sollte die Indikation zur Transplantation möglichst früh erwogen werden und nicht erst im Terminalstadium, wenn neben den Paresen z. B. eine bereits ausgeprägte Darmatonie besteht.

Vaskulitische Neuropathie und Neurosarkoidose

Unter dem Oberbegriff vaskulitische Neuropathie werden mehrere klinische Syndrome (wie Mononeuritis multiplex und distale symmetrische Neuropathien) zusammengefasst, die als gemeinsames Merkmal die Entzündung größerer und kleiner Blutgefäße im peripheren Nervensystem besitzen. Die Vaskulitis kann häufig als Frühzeichen im Rahmen einer Systemerkrankung auftreten oder isoliert den peripheren Nerv betreffen. Durch die Histologie können entzündliche von nekrotisierenden Formen abgegrenzt werden, bei Neuropathie im Rahmen einer Sarkoidose kann histologisch die Diagnose durch Nachweis von Riesenzellen und Granulomen gesichert werden.

Therapie. Bei systemisch-nekrotisierender Vaskulitis und Neurosarkoidose wird üblicherweise mit einer Kombination aus Glucocorticosteroiden und Cyclophosphamid nach den oben beschriebenen Schemen therapiert. Nach Eintritt der Remission versucht man, von Cyclophosphamid auf Azathioprin umzustellen. Die übrigen Vaskulitisformen sind i. Allg. durch alleinige Steroidgaben behandelbar. Möglicherweise deuten besonders schmerzhafte Neuropathien auf die Aktivität der Vaskulitis hin und sind ein guter Prädiktor für das Ansprechen auf Steroidbehandlung (Said 1999).

Paraneoplastische Neuropathie

Die paraneoplastische Neuropathie kann Frühsymptom einer malignen Grunderkrankung sein, das einige Jahre vor Erkennung des Tumors auftritt oder erst im Verlauf einer Tumorerkrankung manifest werden kann. Am häufigsten findet sich die Assoziation mit kleinzelligem Bronchialkarzinom (Grisold und Drlicek 1999). **Therapie.** Während bei der serologischen Diagnostik deutliche Fortschritte durch die Erkennung neuer antigener Zielstrukturen erzielt wurden, gab es von Seiten der therapeutischen Optionen keine wesentlichen Entwicklungen. Im Allgemeinen sollte sowohl die maligne Grunderkrankung als auch das paraneoplastische Syndrom therapiert werden. Beim Ansprechen auf Steroide kann eine Langzeitimmunsuppression z. B. mit Azathioprin erwogen werden. Falls humorale Aspekte wie beim Lambert-Eaton-Syndrom im Vordergrund stehen, kann Plasmapherese oder Immunglobulin versucht werden.

87.3.4 Infektiös bedingte Neuropathien

Radikuloneuritis bei Borreliose

Im Rahmen der frühen Dissemination der Borreliose oder auch des Spätstadiums der Erkrankung kann es zu einer Mitbeteiligung des peripheren Nervensystems kommen. Dies tritt in Europa wohl deutlich häufiger als in Nordamerika auf. Klinisch liegt eine initial meist sehr schmerzhafte Radikulitis oder Neuropathie (oft auch eine Hirnnervenbeteiligung) vor, der innerhalb von 3 Wochen motorische Ausfälle folgen. Das Verteilungsmuster in Form des Multiplextyps sowie histologische Befunde sprechen für eine vaskulitische Genese. Ein direkter Erregernachweis im Gewebe gelingt nur sehr selten, sodass eher sekundäre immunologische Mechanismen wie Ablagerung von Immunkomplexen als Ursache der Neuritis diskutiert werden.

Therapie. Trotzdem beruht die kausale Therapie auf Antibiotikagabe (▶ unten), bevorzugt parenteral. Der Nutzen einer begleitenden Steroidbehandlung wird kontrovers diskutiert (◻ Tabelle 87-5).

Zosterneuropathie

Diese Neuropathie wird üblicherweise als Reaktivierung einer endogenen, latenten Infektion mit Herpes zoster angesehen. Wahrscheinlich liegt dem ein Nachlassen der Immunantwort (Alter, schwere Allgemeinerkrankung, immunsuppressive Therapie) zugrunde. Lähmungserscheinungen treten nur bei 2–3 % der Zosterneuropathien auf, viel häufiger bereitet die postherpetische Neuralgie therapeutische Probleme.

Therapie. Die Akuttherapie basiert auf der Gabe von Virostatika, die am besten intravenös (10 mg/kgKG Aciclovir 3-mal/Tag unter Kontrolle der Nierenfunktion), als Alternative oral (z. B. innerhalb von 72 h 800 mg Aciclovir 5-mal/Tag oder 1000 mg Valaciclovir 3-mal/Tag über 7–10 Tage) verabreicht werden. Bei bestimmten Unterformen wie dem Ramsay-Hunt-Syndrom (Zoster oticus mit Fazialisparese) kann die virostatische Therapie mit oralen Glucocorticosteroiden kombiniert werden.

◘ Tabelle 87-5. Therapie der Borrelienradikuloneuropathie

Stoffgruppe	Dosierung (pro Tag)	Nebenwirkungen und andere Hinweise	Beurteilung
Cephalosporine	z. B. Cefotaxim 3-mal 2 g oder Ceftriaxon 2 g	allergische Reaktionen, Kreuzallergie mit Penicillin	Mittel der 1. Wahl über 2 bis max. 4 Wochen i.v.
Penicillin	4-mal 5 Mio. IU über 2 bis max. 4 Wochen i.v.	allergische Reaktionen, Krampfanfälle	nur historisch bevorzugt
Doxycyclin	2-mal 100 mg oral oder i.v.	als Reservemedikament bei Allergie	bei inkomplettem Ansprechen auf Tetrazykline sollte eine Cephalosporintherapie folgen!

Praxistipp
Durch suffiziente, frühzeitige virostatische Therapie werden die Zosterschmerzen und auch die Gefahr einer postherpetischen Neuralgie deutlich reduziert.

Für die symptomatische Therapie der Schmerzen gelten die in Abschn. 87.2.1. genannten Maßnahmen. Kürzlich wurde der erfolgreiche Einsatz von intrathekalem Steroid (z. B. Triamcinolonacetat) bei schwerer Neuralgie nach thorakalem Zoster und adäquater virostatischer Primärtherapie berichtet.

Neuropathien bei HIV-Infektion
Bei der erworbenen Immunschwächekrankheit (HIV-Infektion mit Aids) können grundsätzlich alle oben beschriebenen Formen von Immunneuropathien vorkommen. Die häufigste Mitbeteiligung des peripheren Nervensystems in Form der distalen symmetrischen Polyneuropathie tritt meist in späteren Stadien der Erkrankung auf. Pathogenetisch geht man von einer Dysregulation des Immunsystems durch Elimination regulatorischer Zellelemente des immunologischen Netzwerks aus, und nur selten von einer direkten Infektion der Nerven oder Hinterwurzelganglien.

Therapie. Klinischer Verlauf und Therapie von GBS und CIDP bei HIV-Patienten unterscheiden sich nicht von HIV-negativen Fällen. Für die im Verlauf von HIV-Vaskulitiden auftretenden Multiplexneuropathien wird eine Ablagerung von Immunkomplexen diskutiert. Ggf. wird man bei diesen immungeschwächten Patienten den Immunglobulinen den Vorrang vor der Plasmapherese oder gar langfristiger Immunsuppression geben. Die schmerzhafte distale Polyneuropathie wird wie in ▶ Abschn. 87.2.1 beschrieben rein symptomatisch therapiert. Eine Zytomegalieinfektion wird zusätzlich mit Ganciclovir (i.v.-Gabe von 5 mg/kgKG 2-mal/Tag über 14 Tage, ggf. anschließend 3-mal 1000 mg/Tag oral) behandelt.

87.3.5 Metabolisch, endokrin und nutritiv bedingte Neuropathien (außer Diabetes mellitus)

Urämische Neuropathie
Trotz des häufigen Auftretens einer urämischen Neuropathie als Komplikation der diabetischen Nephropathie hat diese Stoffwechselstörung auch unabhängig vom Diabetes beträchtliches neurotoxisches Potenzial. Auslösend sind sowohl mangelhaft ausgeschiedene wie auch vermehrt gebildete toxische Metabolite. Daneben spielen urämisch bedingte Elektrolytverschiebungen eine modulierende Rolle. Besonders häufig sind Dyskaliämien ursächlich für Nerven- und Muskelfunktionsstörungen. Die Neuropathie zeichnet sich durch besonders unangenehme Schmerzsensationen aus.

Therapie. Insbesondere bei Peritonealdialyse wird durch Anpassung der Dialysefrequenz die Neuropathie nicht immer gebessert, eindeutig vorteilhaft ist jedoch die Nierentransplantation. Ansonsten bleiben nur symptomatische Maßnahmen (▶ Tabellen 87-1 und 87-2), sofern die Niereninsuffizienz nicht bei einzelnen Medikamenten Einschränkungen bedingt. Urämische Neuropathien kommen auch im Rahmen von Paraproteinämien und Amyloidose vor (▶ Abschn. 87.3.3).

Praxistipp
Am Shunt-Arm von Dialysepatienten kann es unabhängig von einer Polyneuropathie zu einer ischämisch bedingten Neuropathie der Unterarmnerven kommen, die nur durch Verlegung des Shunts behandelt werden kann.

Neuropathie bei Schilddrüsenerkrankungen

Während eine Überfunktion der Schilddrüse zu einer überwiegenden Muskelschädigung führen kann, tritt bei einer Unterfunktion häufiger eine periphere Neuropathie auf. Pathogenetisch ist das Myxödem des Nervenbindegewebes verantwortlich, sodass besonders Engpassabschnitte der Nerven gefährdet sind. Entsprechend kommt es zu manchmal beidseitigen Karpaltunnelsyndromen.

Therapie. Die Behandlung besteht in erster Linie in einer Normalisierung der Stoffwechselstörung, erst in zweiter Linie ist an eine operative Dekompression zu denken. Belastungsabhängige Muskelschwäche bei Hyperthyreose muss an eine Myasthenie denken lassen.

Vitaminmangelneuropathie

Am wichtigsten in dieser Gruppe ist der Mangel (oder die mangelnde biologische Aktivität) von Vitaminen der B-Gruppe (▶ dazu Abschn. 87.3.2). Ergänzt werden soll hier der Vitamin-B_{12}-Mangel, der meist infolge einer intestinalen Resorptionsstörung auftritt. Diese wiederum ist meist durch einen Mangel an „intrinsic factor" bei atrophischer Gastritis hervorgerufen. Hämatologisch findet sich als Folge des Vitamin-B_{12}-Mangels eine makrozytäre Anämie, neurologisch die Kombination aus einer ataktischen Hinterstrangfunktionsstörung mit Pyramidenbahnschädigung (funikuläre Spinalerkrankung) und einer sensibel betonten Neuropathie. Aus unbekannten Gründen sind hämatologische und neurologische Symptome häufig komplementär, also nicht gleichzeitig bei einem Patienten vorhanden. Die ökonomische Therapie besteht auch in Verdachtsfällen in der parenteralen Cobalaminsubstitution, z. B. 1 mg i. m. zunächst täglich, dann wöchentlich, später in mehrmonatigen Abständen (Reiners 1999 a).

Praktisch bedeutsam ist auch der Mangel an Vitamin E, der symptomatisch bei Durchfallerkrankungen, aber auch in einer meist dominant erblichen Form ohne Diarrhö vorkommt. Zur Sicherung der Diagnose dient die Serumspiegelbestimmung; meist sind auch Cholesterin und Triglyzeride im Serum deutlich erniedrigt. Die Substitution erfolgt durch orale Gabe von Vitamin E (500 IE/Tag); nur bei der erblichen Form sind höhere parenterale Dosen (bis 1000 IE/Tag) erforderlich (Reiners 1999 b).

„Critical illness"-Neuropathie

Patienten auf Intensivstationen, die (manchmal unzureichend) parenteral ernährt und beatmet werden sowie mit einer Vielzahl potenziell neurotoxischer Medikamente (oft einschließlich Corticosteroiden) behandelt werden, entwickeln eine ätiologisch offenbar multifaktoriell bedingte schwere axonale Polyneuropathie mit Betonung an physiologischen Druck- und Engpassstellen. Fast immer kann ein dominierender ätiologischer Faktor nicht identifiziert werden. Entsprechend besteht die Therapie in der Optimierung von Ernährung (Vitamine!), Beatmung und Vermeidung bekannt neurotoxischer Medikamente. Ferner kommt hier der Physiotherapie für die Prognose der Beweglichkeit entscheidende Bedeutung zu.

87.3.6 Erbliche Neuropathien

Die erblichen Polyneuropathien im engeren Sinne sind die hereditären motorischen und sensiblen Polyneuropathien (HMSN, verschiedene Formen) oder Charcot-Marie-Tooth-Erkrankung (CMT, verschiedene Formen). Sie sollen hier v. a. der Differenzialdiagnose wegen erwähnt werden. Bei Patienten mit einem symmetrischen Hohlfuß sollte unbedingt an diese Erkrankungsgruppe gedacht werden. In einer zunehmenden Zahl von Fällen kann die Diagnose molekulargenetisch bereits gesichert werden. Damit kann den Patienten ein langer diagnostischer Irrweg erspart werden. Bei einzelnen Patienten, insbesondere solchen mit HMSN Typ I (= CMT 1; Duplikation oder Mutation des PMP 22-Gens auf Chromosom 17p11.2), können sekundäre entzündliche Veränderungen auftreten, die einer Corticosteroidbehandlung zugänglich sind. Ansonsten sind eine humangenetische Beratung sowie Krankengymnastik und Ergotherapie besonders wichtig.

Im weiteren Sinne gehören in die Gruppe der erblichen Neuropathien alle Patienten mit hereditären Stoffwechselstörungen, bei denen u. a. auch eine Polyneuropathie auftreten kann. Beispielhaft seien hier die Aminoazidurien genannt, die besonders im Kindesalter manifest werden. Die Behandlung besteht bei all diesen Erkrankungen in symptomatischen Maßnahmen, sofern nicht diätetisch eine Beeinflussung der grundlegenden Stoffwechselerkrankung möglich ist.

Evidenz der Therapieempfehlungen

	Evidenzgrad	Therapieempfehlung
Immunneuropathien: Akuttherapie		
Hochdosierte i. v.-Immunglobuline (IVIG)	A	I
Plasmapherese	B	I
Corticosteroide	B	keine Indikation
Immunneuropathien: Langzeittherapie		
Corticosteroide	A	I
Azathioprin	C	IIa
Cyclophosphamid	C	IIa
Ciclosporin	C	IIa
Hochdosierte i. v.-Immunglobuline (IVIG)	B	IIa
Mycophenolatmofetil	C	IIa
Sonderfall multifokale motorische Neuropathie mit Leitungsblocks (MMN)		
Corticosteroide	C	keine Indikation
Neuroborreliose		
Intravenöse Antibiotische Therapie mit geeigneten Cephalosporinen	B	I
Zoster-Neuropathie/idiopathische Fazialisparese (Akuttherapie)		
Valanciclovir; bei Fazialisparese + Corticosteroide	C	IIa
Amyloidneuropathie		
Lebertransplantation	C	IIa
Diabetische Neuropathien		
Optimale Stoffwechseleinstellung	A	I
α-Liponsäure	B/C	IIa–IIb
Neurotrope B-Vitamine (B_1, insbesondere Benfotiamin, B_{12})	B/C	IIa–IIb
„Alkoholische" Neuropathie		
Neurotrope B-Vitamine (B_1, insbesondere Benfotiamin, B_{12})	C	IIa–IIb
Neuropathische Schmerzen		
Trizyklische Antidepressiva	A	I
Carbamazepin (gilt wahrscheinlich auch für Oxcarbazepin)	B	IIa
Gabapentin	A	I
Lamotrigin	B	IIa
Topiramat	B	IIa
Mexiletin	C	IIb
Opioide	B	IIa
Capsaicin (topisch)	C	IIa–IIb
Motorische Reizphänomene (Muskelkrämpfe)		
Magnesium	B	IIa
Carbamazepin	B	IIa
Phenytoin	C	IIb
Autonome Störungen bei Neuropathien		
Orthostatische Dysregulation: Midodrin; Fludrocortison	C	IIa–IIb
Gastrointestinale Störungen: Prokinetika	C	IIb
Blasenstörungen: Selbstkatheterismus	C	IIa
Erektile Impotenz: Phosphodiesterase-5-Hemmer	B	IIa
Gustatorisches Schwitzen: Botulinumtoxin	C	IIa

Leitlinien – Adressen – Tipps

Leitlinien

Kaiser R, Kölmel HW, Pfister HW, Rauer S (2003) Neuroborreliose. In: Diener HC (Hrsg) Leitlinien für Diagnostik und Therapie in der Neurologie, 2. Aufl. Thieme, Stuttgart, S 239–246

Arendt G, von Giesen HJ, Husstedt IW (2003) HIV-1-assoziierte Erkrankungen. In: Diener HC (Hrsg) Leitlinien für Diagnostik und Therapie in der Neurologie, 2. Aufl. Thieme, Stuttgart, S 247–252

Gold R, Grehl H, Haensch C-A, Koeppen S, Stoll G (2003) Neuritis: Chronische immunvermittelte Polyneuritis, infektiöse Neuritis. In: Diener HC (Hrsg) Leitlinien für Diagnostik und Therapie in der Neurologie, 2. Aufl. Thieme, Stuttgart, S 258–262

Heuss D, Schlotter-Weigel B, Engelhardt A, Reinhold-Keller E, Sommer C (2003) Diagnostik und Therapie der vaskulitischen Neuropathien und Neuropathien bei Kollagenosen. In: Diener HC (Hrsg) Leitlinien für Diagnostik und Therapie in der Neurologie, 2. Aufl. Thieme, Stuttgart, S 263–273

Halsbeck M, Redaèlli M, Parandeh-Shab F, Luft D, Neundörfer B, Stracke H, Ziegler D (1999) Therapie und Verlaufskontrolle der sensomotorischen diabetischen Neuropathien.

Halsbeck M, Luft D, Neundörfer B, Stracke H, Ziegler D (2002) Diagnose und Therapie der autonomen diabetischen Neuropathie. In: Scherbaum WA, Lauterbach KW, Renner R (Hrsg) Evidenzbasierte Diabetes-Leitlinien DDG. Deutsche Diabetes Gesellschaft, Düsseldorf: http://leitlinien.net

Internetadressen und Tipps für Patienten

Deutsche Gesellschaft für Muskelkranke (Sozialberatung und medizinische Aufklärung für Patienten mit Neuropathien und anderen neuromuskulären Erkrankungen): http://www.dgm.org

Deutsche Diabetes-Gesellschaft e. V. (Ärztliche Gesellschaft der Diabetologen): http://www.deutsche-diabetes-gesellschaft.de

Deutscher Diabetikerbund e. V. (Selbsthilfeorganisation für Diabetiker): http://www.diabetikerbund.de

Cochrane-Reviews zur Therapie von Neuropathien und neuropathischem Schmerz

Immunosuppressive treatment for multifocal motor neuropathy: http://www.cochrane.org/cochrane/revabstr/AB003217.htm

Anticonvulsant drugs for acute and chronic pain: http://www.cochrane.org/cochrane/revabstr/AB001133.htm

Immunotherapy for IgM anti-myelin-associated glycoprotein paraprotein-associated: peripheral neuropathies http://www.cochrane.org/cochrane/revabstr/AB002827.htm

Corticosteroids for chronic inflammatory demyelinating polyradiculoneuropathy: http://www.cochrane.org/cochrane/revabstr/AB002062.htm

The efficacy of aldose reductase inhibitors in the treatment of diabetic peripheral neuropathy: a meta-analysis http://www.cochrane.org/colloquia/abstracts/hamilton/hamiltonP11.htm

Literatur

Courtney AE, McDonnell GV, Patterson VH (2001) Human immunoglobulin for diabetic amyotrophy – a promising prospect? Postgrad Med J 77: 326–328

Gold R, Toyka KV (2001) Immuntherapie neurologischer Erkrankungen. Uni-Med, Bremen

Gold R, Buttgereit F, Toyka KV (2001) Mechanism of action of glucocorticosteroid hormones: possible implications for therapy of neuroimmunological disorders. J Neuroimmunol 117: 1–8

Grisold W, Drlicek M (1999) Paraneoplastic neuropathy. Curr Opin Neurol 12: 617–625

Hartung HP, Meche FG van der, Pollard JD (1998) Guillain-Barré syndrome, CIDP and other chronic immune-mediated neuropathies. Curr Opin Neurol 11: 497–513

Holland NR, Stocks A, Hauer BS et al. (1997) Intraepidermal nerve fiber density in patients with painful sensory neuropathy. Neurology 48: 708–711

Nobile-Orazio E (2001) Multifocal motor neuropathy. J Neuroimmunol 115: 4–18

Plante-Bordeneuve V, Said G (2000) Transthyretin related familial amyloid polyneuropathy. Curr Opin Neurol 13: 569–573

Reiners K (1999a) Vitamin B12-Mangelerkrankung. In: Hopf HC, Deuschl G, Diener HC, Reichmann H (Hrsg) Neurologie in Praxis und Klinik, 3. Aufl, Bd II. Thieme, Stuttgart, S 798–802

Reiners K (1999b) Vitamin E-Mangelerkrankung. In: Hopf HC, Deuschl G, Diener HC, Reichmann H (Hrsg) Neurologie in Praxis und Klinik, 3. Aufl, Bd II. Thieme, Stuttgart, S 803–805

Reiners K, Hartung HP (1996) Paraproteinämische Polyneuropathien. Nervenheilkunde 15: 1–10

Reiners K, Meinhold J (2000) Diabetische Neuropathien. In: Berger M (Hrsg) Diabetes mellitus, 2. Aufl. Urban & Fischer, München, S 593–614

Reiners K, Meinhold J, Spraul M (2000) Die neurologische Untersuchung. In: Berger M (Hrsg) Diabetes mellitus, 2. Aufl. Urban & Fischer, München, S 66–88

Renaud S, Gregor M, Fuhr P, Lorenz D, Deuschl G, Gratwohl A, Steck AJ (2003) Rituximab in the treatment of polyneuropathy associated with anti-MAG antibodies. Muscle Nerve 27:611–615

Said G (1999) Vasculitic neuropathy. Curr Opin Neurol 12:627–629

Sindrup SH, Jensen TS (1999) Efficacy of pharmacological treatments of neuropathic pain: an update and effect related to mechanism of drug action. Pain 83:389–400

Sommer C (Hrsg) (2003) Therapie neuropathischer Schmerzsyndrome. Uni-Med, Bremen

Stangel M, Hartung HP, Marx P, Gold R (1997) Side effects of high-dose intravenous immunoglobulins. Clin Neuropharmacol 20:385–393

Stangel M, Gold R (2004) Einsatz intravenöser Immunglobuline in der Neurologie – ein Evidenz-basierter Konsens. Nervenarzt (eingereicht)

Van Koningsveld R, Schmitz PIM, van der Meche FGA, Visser LH, Meulstee J, van Doorn PA (2004) Effect of methylprednisolone when added to standard treatment with intravenous immunoglobulin for Guillain-Barre syndrome: randomised trial. Lancet 363: 192–196

Vital A (2001) Paraproteinemic neuropathies. Brain Pathol 11:399–407

Wiffen P, Collins S, McQuay H, Carroll D, Jadad A, Moore A (2000) Anticonvulsant drugs for acute and chronic pain. Cochrane Database Syst Rev (3):CD001133

Ziegler D, Nowak H, Kemplert P, Vargha P, Low PA (2004) Treatment for symptomatic diabetic polyneuropathy with the antioxidant α-lipoic acid: a meta-analysis. Diab Med 21:114–121

88 Erkrankungen der Skelettmuskulatur

D. Pongratz

88.1 Primäre Myopathien – 1462

88.2 Sekundäre Myopathien – 1465
88.2.1 Myositiden – 1465
88.2.2 Toxische Myopathien – 1467

88.3 Myasthene Syndrome – 1468
88.3.1 Myasthenia gravis – 1468

88.4 Myotone Syndrome – 1470

88.5 Maligne Hyperthermie – 1470

Literatur – 1471

Es ist eine aus der Anatomie wohlbekannte Tatsache, dass die Skelettmuskulatur das mit Abstand größte parenchymatöse Organ des menschlichen Körpers darstellt. Trotzdem kommt den Muskelerkrankungen ein eher stiefmütterliches Interesse sowohl des Forschers als auch des praktisch tätigen Arztes zu. Durch zunehmende Spezialisierung geraten sie weiterhin in einen Grenzbereich der Fachgebiete. Neben vielfachen Überlappungen zwischen innerer Medizin und Neurologie bestehen wichtige Berührungspunkte mit Pädiatrie und Orthopädie. Dieses Verhalten apostrophiert einerseits die Vielschichtigkeit und Buntheit der Krankheitsbilder, beleuchtet aber auch andererseits die Schwierigkeit, ihnen aus den verschiedenen Blickwinkeln gerecht zu werden.

Durch verbesserte Untersuchungsverfahren, insbesondere auf dem Gebiet der Neurophysiologie sowie Myopathologie, konnte in den vergangen Jahren eine wesentlich differenziertere Diagnostik von Muskelkrankheiten erarbeitet werden. Daraus leitet sich allerdings die Konsequenz ab, dass sie zunehmend in die Hände der *Spezialisten* geraten. Diese sind gefordert, vor der Einleitung einer möglichen Therapie eine exakte Diagnostik zu betreiben.

Deshalb können hier nur Richtlinien skizziert werden, ohne Anspruch auf Vollständigkeit. Eine Reihe seltener Krankheitsbilder muss unberücksichtigt bleiben. In allen diagnostisch unklaren Fällen wird man gut daran tun, sich individuell von einem Myologen beraten zu lassen. Auch in der Therapie der erworbenen, insbesondere immunogenen Muskelerkrankungen gibt es eine Reihe etablierter Verfahren, die in der Mehrzahl der Fälle sehr erfolgreich sind. Was die erblichen Muskelerkrankungen betrifft, so stecken kausale Therapieversuche (Gentherapie bei progressiven Muskeldystrophien, Enzymersatztherapie bei hereditären metabolischen Myopathien) noch im Stadium des Tierversuches oder erster klinischer Studien.

88.1 Primäre Myopathien

Primäre Myopathien sind **heredodegenerative** Systemerkrankungen der Muskulatur. Bei den primären Myopathien werden 3 große Untergruppen unterschieden (◘ Tabelle 88-1): die progressiven Muskeldystrophien, die kongenitalen Myopathien mit strukturellen Besonderheiten und die metabolische Myopathien.

Die Pathogenese der X-chromosomal-rezessiven progressiven Muskeldystrophien Typ Duchenne bzw. Typ Becker-Kiener konnte vor kurzem aufgeklärt werden. Der **Typ Duchenne** ist durch das Fehlen bzw. die hochgradige Verminderung des Proteins Dystrophin charakterisiert (Hoffmann et al. 1987). Beim **Typ Becker-Kiener** findet sich meist ein abnormes, biologisch vermindert aktives Dystrophinprotein (Hoffmann et al. 1989).

Bei den Gliedergürteldystrophien sind bis heute 15 Unterformen ermittelt worden (10 davon sind autosomal-rezessiv, 5 dominant vererbt), bei denen Genort und Genprodukt weitgehend klassifiziert sind. Pathogenetisch betreffen die meisten Störungen das Zytoskelett (Ervasti et al. 1991). Darstellung der Genprodukte in der Immunhistologie oder mit der Western-Blotting-Methode von Muskelbiopsiegewebe ist die entscheidende Voraussetzung für die definitive molekularbiologische Diagnostik. Bei der fazioskapulohumeralen Muskeldystrophie ist zwar die Zuordnung zum Chromosom 4 bekannt, ein Genprodukt jedoch bisher nicht ermittelt. Bei den kongenitalen Myopathien mit Strukturbesonderheiten liegen morphologisch fassbare Anomalien entweder des kontraktilen Apparates oder einzelner Zellorganellen der Muskelfaser vor. Die metabolischen Myopathien zeichnen sich durch bestimmte Stoffwechseldefekte innerhalb des Muskelparenchyms aus.

Die therapeutischen Möglichkeiten sind bei diesen Krankheitsbildern noch sehr begrenzt. Die gezielte Beratung, Abschätzung der Prognose sowie Durchführung allgemeiner – selten spezieller – Behandlungsmaßnahmen erfordert jedoch eine möglichst präzise diagnostische Einordnung. Letztere richtet sich i. Allg. nach dem in ◘ Übersicht 88-1 dargestellten diagnostischen Schema.

Besondere Bedeutung kommt dabei einer differenzierten Untersuchung der Muskelbiopsie (histologische, histochemische, elektronenmikroskopische und ggf. pathobiochemische Diagnostik) zu, wie sie in schwierigen Fällen speziell eingerichteten Laboratorien vorbehalten ist.

Die molekulargenetische Diagnostik ist in zunehmendem Maße für die endgültige Diagnosestellung einer genetisch bedingten Erkrankung möglich. Ihr Einsatz ist aber nur bei gezielter Fragestellung sinnvoll.

Übersicht 88-1
Diagnostisches Vorgehen bei Verdacht auf eine primäre Myopathie

- *Körperliche Untersuchungsbefunde*
  - Patient: Verteilung von Muskelschwäche und Atrophie, fakultative Zusatzbefunde (Herz!)
  - Familie: genetische Information
- *Blutchemie*
  - Erhöhung der CK im Serum?
- *Neurophysiologische Untersuchung*
  - Bestätigung des Vorliegens einer Myopathie?
  - Pathologische Spontanaktivität als Hinweis auf floriden Parenchymuntergang?
- *Muskelbiopsie*
  - obligate lichtmikroskopische Untersuchung: Histologie, Enzymhistochemie
  - fakultative Untersuchungen: Elektronenmikroskopie (bei Verdacht auf bestimmte Strukturbesonderheiten)
  - Pathobiochemie bei bestimmten klinischen Fragestellungen oder morphologischen Hinweisen auf eine Speichermyopathie
  - molekulargenetische Diagnostik (gezielte Fragestellung!)

Tabelle 88-1. Primäre Myopathien

Progressive Muskeldystrophien	X-chromosomale progressive Muskeldystrophie vom Typ Duchenne
	X-chromosomale progressive Muskeldystrophie vom Typ Becker-Kiener
	meist autosomal-rezessive, selten autosomal-dominante Gliedergürteldystrophien
	autosomal-dominante fazioskapulohumerale Muskeldystrophie
	Seltenere Sonderformen kongenitale Muskeldystrophie okuläre Muskeldystrophie okulopharyngeale Muskeldystrophie distale Muskeldystrophie
Kongenitale Myopathien mit Strukturbesonderheiten	central core disease minicore disease nemaline myopathy zentronukleäre Myopathie fingerprint myopathy zebra-body myopathy reducing-body myopathy spheroid-body myopathy Myopathie mit tubulären Aggregaten Myopathie mit zytoplasmatischen Körperchen
Metabolische Myopathien	*Leitsymptom: progrediente Muskelschwäche* Glykogenose Typ II Glykogenose Typ III Glykogenose Typ IV Carnitinmangel mitochondriale Myopathie *Leitsymptom: belastungsabhängige Muskelkrämpfe* Glykogenose Typ V Glykogenose Typ VII Myoadenylatdesaminasemangel *Leitsymptom: rezidivierende Rhabdomyolysen* Glykogenose Typ V Carnitinpalmitoyltransferasemangel

Allgemeine Therapieprinzipien

Ein wissenschaftlich begründeter allgemeiner Behandlungsplan ist in der Regel nur in Zusammenarbeit mit einem Spezialisten aufzustellen, dessen Aufgabe es ist, den Hausarzt und den Patienten über die vorliegende Erkrankung sowie Therapiemöglichkeiten ausführlich zu beraten.

Die Grundfragen beim Entwurf eines allgemeinen Behandlungsplans müssen sein:
- Wo findet sich noch funktionstüchtige Muskulatur, und wie kann man insbesondere durch deren Training motorische Leistungen noch möglichst lange erhalten?
- Gibt es bestimmte endogene bzw. exogene Ursachen (insbesondere bei metabolischen Myopathien), die zu episodischen Symptomen führen und ggf. vermeidbar sind? (Beispiele: Durch körperliche Belastung hervorgerufene schmerzhafte Muskelkontraktur bei der Glykogenose Typ V, durch Fasten begünstigte Rhabdomyolyse beim Carnitinpalmitoyltransferasemangel.)

Beurteilung der Muskelkraft. Die Schwere eines muskulären Defizits wird nach klinischen Kriterien gemäß der **Medical Research Council Classification** (MRC-Skala 1943) beurteilt. Dabei wird die Muskelkraft folgendermaßen quantifiziert:
- 0 keine Kontraktion
- 1 geringfügige Kontraktion ohne signifikanten Bewegungseffekt
- 2 aktive Beweglichkeit bei Ausschaltung der Schwerkraft
- 3 aktive Beweglichkeit gegen Schwerkraft
- 4 aktive Beweglichkeit gegen Widerstand
- 5 normale Kraft

Bei Paresen vom Schweregrad 0–2 gelten die in der ◘ Übersicht 88-2 skizzierten allgemeinen Therapieempfehlungen.

Übersicht 88-2
Allgemeine Therapieempfehlungen bei primären Myopathien mit schwerwiegendem muskulären Defizit (Paresegrad 0–2)

- *Physikalische Maßnahmen*
  - Verbesserung der Durchblutung paretischer Muskeln durch thermische oder taktile Hautreize
- *Diätetische Maßnahmen*
  - Vitamin- und eiweißreiche Ernährung (?)
  - Vermeidung von Übergewicht
- *Krankengymnastische Möglichkeiten*
  - Erhalt von Restgewebe durch isometrische Spannungsübungen; bei Paresegrad 2 aktive Krankengymnastik im Bewegungsbad (individuell zu dosieren nach Funktionszustand bzw. Krankheitsbild)
  - Verhinderung und Behandlung von Kontrakturen
- *Versorgung mit Hilfsmitteln*
  - zeitgerechte Indikationsstellung (nicht zu früh, nicht zu spät), Grundgedanke: Stellen Hilfsmittel eine Erhöhung des Aktionsradius oder in fortgeschrittenen Stadien eine pflegerische Erleichterung dar?

Leichtere muskuläre Paresen (Schweregrad 3–4) stellen grundsätzlich die Indikation zu einer aktiven Bewegungstherapie dar, die jedoch individuell und in Abhängigkeit von der Diagnose verordnet bzw. limitiert werden muss. Wichtige allgemeine Richtlinien sind in der ◘ Übersicht 88-3 zusammengefasst.

Übersicht 88-3
Richtlinien zur aktiven Krankengymnastik bei primären Myopathien mit leichteren muskulären Paresen (Grad 3–4)

- *Funktionelles Ziel*
  - Übung und funktionelle Verbesserung insbesondere von Komplexbewegungen des täglichen Lebens
  - Prophylaxe von Kontrakturen bzw. Skoliosen
- *Dosierung*
  - nach Möglichkeit oft und nicht zu lange (nicht bis zum Muskelkater)
- *Einschränkung*
  - Myopathien mit floridem Parenchymuntergang (hohe CK!)

Eine sich entwickelnde restriktive Ventilationsstörung (insbesondere bei der progressiven Muskeldystrophie vom Typ Duchenne) lässt den rechtzeitigen Einsatz individuell angepasster Beatmungsgeräte mit Gesichts- oder Mundmaske für die zeitweise maschinelle Beatmung als indiziert erscheinen.

Therapieverfahren im Einzelnen

Medikamentöse Therapie

Progressive Muskeldystrophien und kongenitale Myopathien. Für die progressiven Muskeldystrophien sowie kongenitalen Myopathien mit Strukturbesonderheiten existiert bis heute keine in ihrer Wirksamkeit bewiesene pharmakologische Therapie (Brandt et al. 2003; Ervasti et al. 1991; Pongratz 1992). Zahlreiche Medikamente mussten in der Vergangenheit aufgrund der Ergebnisse längerfristiger Studien als unwirksam (Insulin, anabole Hormone, Vitamin E, Calciumantagonisten u. a.) oder sogar aufgrund von Nebenwirkungen (z. B. Insulin) als bedenklich eingestuft erden. Seit der Entdeckung von Genort und Genprodukt, insbesondere der progressiven Muskeldystrophie vom Typ Duchenne und Becker-Kiener, werden weltweit große Anstrengungen unternommen, neue Therapieformen zu entwickeln.

Die Transplantation von Myoblasten zeigte anfänglich vielversprechende Ergebnisse im Tiermodell (Patridge 1991), führte jedoch nicht zum erhofften klinischen Erfolg. Ein neuer sehr attraktiver Ansatz ist die somatische Gentherapie, bei der Vektoren (z. B. reduplikationsdefekte Adenoviren) benutzt werden, um das Dystrophingen in die Muskulatur zu übertragen. Die Erfolge im Tierversuch (bei dystrophindefizienten Mäusen und Hunden) sind sehr ermutigend. Eine Anwendung beim Menschen ist jedoch noch nicht erfolgt (Ascardi et al. 1996).

Eine zeitweise günstige Beeinflussung der progressiven Muskeldystrophie vom Typ Duchenne ist aufgrund mehrerer Studien gut gesichert, allerdings mit einer relativ hochdosierten Glucocorticoidtherapie. Sie erzielt eine Verlängerung der Gehfähigkeit um annähernd 2 Jahre, geht aber mit nicht unerheblichen Nebenwirkungen (mehr oder minder ausgeprägtes Cushing-Syndrom in 71 % der Fälle) einher (Griggs et al. 1991, 1995).

Metabolische Myopathien. Bei diesen seltenen Erkrankungen gibt es erfreulicherweise erste Ansätze einer kausalen Therapie. Zu nennen ist hier v. a. die orale Carnitinsubstitution bei Lipidspeichermyopathien mit biochemisch gesichertem Carnitinmangel. Bei anderen biochemisch identifizierten Stoffwechseldefekten des Muskels (z. B. Mangel an saurer Maltase), sind erste klinische Studien zur Enzymersatztherapie begonnen worden.

Chirurgisch-orthopädische Therapie

Beim Typ Duchenne haben operative orthopädische Korrekturen zunächst der Kontrakturen, später der Skoliose einen gesicherten symptomatischen Stellenwert. Die rechtzeitige Operation der Kontrakturen verlängert die Gehfähigkeit, die rechtzeitige Skolioseoperation kann insbesondere die Zeit bis zum Einsatz der nichtinvasiven Heimbeatmung verlängern.

Bei benigneren Myopathien haben funktionelle Überlegungen insbesondere bezüglich des zu erwartenden Motilitätsgewinns sowie der Chancen durch geeignete physikalische Therapie einen weiteren Funktionsgewinn zu erreichen, ausschlaggebende Bedeutung. Grundsätzlich sollte eine längere Immobilisation im Rahmen des operativen Eingriffes vermieden werden.

88.2 Sekundäre Myopathien

Sekundäre Myopathien sind erworbene Muskelkrankheiten. Sie treten als Begleitreaktionen bei einer Fülle internistischer Störungen auf, wobei sie allerdings selten eine diagnostische oder therapeutische Eigenständigkeit haben. So ist z. B. die Muskelschwäche bei Endokrinopathien in der Regel nur ein Symptom des jeweiligen Krankheitsbildes. Dieses kann allerdings teilweise ganz in den Vordergrund treten, weshalb die Kenntnis endokriner Myopathien im Hinblick auf therapeutische Konsequenzen sehr wichtig ist. Für sich bedeutsam erscheinen die entzündliche Muskelkrankheiten (Myositiden) und die toxischen Myopathien.

88.2.1 Myositiden

Die wesentlichen Formen entzündlicher Muskelkrankheiten sind in ◘ Tabelle 88-2 zusammengefasst. Entscheidend für die Diagnose einer Myositis sowie für die Abtrennung von den so häufigen nichtentzündlichen Muskelaffektionen im Rahmen des sog. „Weichteilrheumatismus" ist der myopathologisch zu führende Nachweis einer entzündlichen Reaktion innerhalb der Skelettmuskeln.

Nicht erregerbedingte immunogene Myositiden. Die klinischen Kardinalsymptome der 3 Hauptformen nicht erregerbedingter, immunogener Myositiden sind in ◘ Tabelle 88-3 zusammengefasst.

Allgemeine Therapieprinzipien

Im akuten Stadium einer Polymyositis bzw. Dermatomyositis sind stationäre Behandlung und Bettruhe indiziert. Letztere ist nicht nur häufig aufgrund schwerer Paresen erforderlich, sondern dient auch dazu, dass nicht durch Überlastung ein weiterer Zerfall des Muskelparenchyms begünstigt wird.

> ❗ Im Stadium einer Myoglobinurie besteht die Gefahr der Entwicklung eines akuten Nierenversagens.

Dies erfordert eine strenge Überwachung und Bilanzierung. Sofern es nicht gelingt, durch die sofortige medikamentöse Therapie der Polymyositis und hohe Flüssigkeitszufuhr unter Bilanzbedingungen sowie Alkalisierung des Urins diese Komplikation zu beherrschen, muss vorübergehend dialysiert werden.

Tabelle 88-2. Myositiden

Erregerbedingt	*Bakterien*
	Gasbrand
	Staphylococcus
	(tropische Myositis)
	Viren
	Coxsackie-Myositis
	Protozoen
	Toxoplasmose
	Parasiten
	Trichinose
	Zystizerkose
Nicht erregerbedingt/immunogen entzündlich-rheumatisch	Dermatomyositis (DM)
	idiopathische Polymyositis (PM)
	Einschlusskörpermyositis (IBM)
	Sonderformen
	z. B. Overlap-Syndrome
	D-Penicillamin-induzierte Polymyositis
	Polymyositis granulomatosa

Tabelle 88-3. Klinische Kardinalsymptome der Dermatomyositis, Polymyositis und Einschlusskörpermyositis

	Dermatomyositis	Polymyositis	Einschlusskörpermyositis
Beginn der Symptome	Kindheit und Erwachsenenalter	meist über 18 Jahre	meist über 50 Jahre
Entwicklung der Muskelsymptome	akut	subakut	langsam
Verteilung der Muskelschwäche	proximale Muskeln	proximale Muskeln	proximale und distale Muskeln
Muskelatrophien	gering	v. a. bei chronischen Formen	nahezu immer ausgeprägt in bestimmten Muskeln (z. B. M. quadriceps, M. trizeps, Fingerflexoren)
Myalgien	oft (speziell bei akuten Erkrankungen)	manchmal	selten
Hauteffloreszenzen	vorhanden	fehlend	fehlend

> **Cave**
> Im *floriden Stadium* ist Krankengymnastik kontraindiziert.

Wichtig ist jedoch bei starken Paresen eine fachgerechte Lagerung und Kontrakturprophylaxe, evtl. kann man Kryotherapie einsetzen. Wenn es gelungen ist, die entzündliche Aktivität des Prozesses medikamentös zu beherrschen, muss eine aktive Übungsbehandlung einsetzen, da jede Polymyositis zu einem irreparablen Verlust an Muskelparenchym führt, in der Regel aber gesunde und „beübbare" Muskulatur verbleibt.

Im Falle der **Erstmanifestation** einer Polymyositis oder insbesondere Dermatomyositis jenseits des 40. Lebensjahres muss differenzialdiagnostisch an ein paraneoplastisches Syndrom gedacht und eine entsprechende **Tumorsuche** (v. a. Bronchus, Mamma, Magen, Ovar) eingeleitet werden. Die paraneoplastisch bedingte Dermatomyositis spricht schlecht auf die medikamentöse Therapie an, während in der Regel die Entfernung des Tumors – sofern möglich – zu einer Remission führt.

Die Therapie der erregerbedingten Myositiden richtet sich im Wesentlichen nach den Möglichkeiten der Behandlung der jeweiligen Infektion (▶ entsprechende Kapitel).

◘ Tabelle 88-4. Therapie der Dermatomyositis/Polymyositis

Therapie	Arzneistoffe	Anwendung
1. Wahl	Glucocorticoide	initial hohe Dosierung, später Erhaltungsdosis
2. Wahl	Azathioprin	bei schweren Formen sofort, ansonsten wenn es im Verlauf nicht gelingt, die Glucocorticoide auf eine entsprechende Erhaltungsdosis abzusenken
3. Wahl	Immunglobuline	bei Therapieresistenz mit Prednison und Azathioprin; bei kindlicher Dermatomyositis Therapie der 1. Wahl
4. Wahl	Methotrexat	bei Unverträglichkeit oder Kontraindikationen gegen Azathioprin
5. Wahl	Cyclophosphamid	bei schweren extramuskulären Organbeteiligungen (z. B. Lunge)

Therapieverfahren im Einzelnen

Medikamentöse Therapie der Dermatomyositis/Polymyositis

Glucocorticoide. Bei jeder akuten Polymyositis bzw. Dermatomyositis ist die Indikation für Glucocorticoide unbestritten (◘ Tabelle 88-4; Brandt et al. 1998; Griggs et al. 1995; Pongratz et al. 1996).

> **Praxistipp**
> Man beginnt mit einer anfänglich hohen Dosis von Prednison bzw. Fluocortolon (80–100 mg/Tag) und reduziert erst dann unter 50 mg/Tag, wenn eine klinische Besserung erkennbar ist.

Diese korreliert in der Regel mit einem Rückgang der CK-Erhöhung im Serum sowie der sog. pathologischen Spontanaktivität im EMG und tritt meist nach 2–3 Wochen, gelegentlich schon etwas früher ein. Dann wird in den folgenden Wochen versucht, die Dosis von Glucocorticoiden vorsichtig unter die Cushing-Schwelle zu senken. Die Therapie wird mindestens 2 Jahre, in der Regel ca. 3 Jahre, fortgesetzt.

Azathioprin. Die Indikation zum zusätzlichen Einsatz von Azathioprin ist gegeben:
- im Falle besonders schwerer klinischer Verläufe, insbesondere mit Schluckstörungen oder ausgeprägter **Rhabdomyolyse**. Hier kann man es sich wegen der Vitalbedrohung des Patienten nicht leisten abzuwarten, ob das Krankheitsbild mit Glucocorticoiden allein beherrscht werden kann;
- sofern es im Verlauf nicht gelingt, die Glucocorticoiddosis unter die Cushing-Schwelle zu senken.

Weitere Therapieansätze. Andere Zytostatika, wie sie sich bei Kollagenosen bewährt haben (z. B. Cyclophosphamid), sind bei der Polymyositis nur ausnahmsweise erforderlich. Die hochdosierte intravenöse Gabe von Immunglobulinen stellt ein neues Therapieprinzip, insbesondere der kindlichen und juvenilen Dermatomyositis, dar. Trotz positiver Einzelberichte ist eine endgültige Bewertung derzeit noch nicht möglich. Nichtsteroidale Antiphlogistika oder Antimalariamittel haben keine Indikation.

Schwieriger gestalten sich Therapieempfehlungen bei **chronischen Polymyositiden.** Auch hier ist ein Therapieversuch mit Glucocorticoiden anzuraten. Die Indikation zur Dauertherapie muss jedoch im Einzelfall vom individuellen Ansprechen abhängig gemacht werden.

In der Therapie der **Begleitmyositis** bei anderen entzündlich-rheumatischen Erkrankungen sind die für die Grundkrankheit anerkannten Prinzipien gültig. Man benötigt jedoch in allen Fällen zumindest kurzfristig Glucocorticoide.

Medikamentöse Therapie der Einschlusskörpermyositis

Die sog. **Einschlusskörpermyositis** spricht nach heutiger Kenntnis meist nur schlecht oder gar nicht auf die Therapie mit Glucocorticoiden oder Azathioprin an. Immunglobuline dagegen scheinen die Progression zu verlangsamen (Pongratz et al. 1996).

88.2.2 Toxische Myopathien

Die wichtigsten toxischen Myopathien sind in ◘ Tabelle 88-5 zusammengestellt. Ihr klinisches Bild ist variabel. Diagnostisch entscheidend ist, dass man daran denkt.

Allgemeine Therapieprinzipien

Nach Erkennen des Zusammenhangs und sofortiger oder möglichst schneller Beseitigung der jeweiligen Noxe sind die toxischen Myopathien meist voll reversibel.

Therapieverfahren im Einzelnen

Eine spezielle medikamentöse Therapie ist nur bei der D-Penicillamin-induzierten Polymyositis erforderlich.

◘ Tabelle 88-5. Toxische Myopathien

Art der Erkrankung	Beispiele auslösender Ursachen
Akute toxische Myopathie = akute toxische Rhabdomyolyse	Bezafibrat bei eingeschränkter Nierenfunktion Heroin schwere Alkoholintoxikation
Chronische toxische Myopathie	Corticosteroidlangzeittherapie oberhalb der Cushing-Schwelle Zidovudin
Toxisch bedingte Myositis	D-Penicillamin
Myasthene Symptome	D-Penicillamin Lithium Antiarrhythmika Antithelminthika β-Blocker
Myotone Symptome	β-Blocker Partusisten

Hier empfiehlt sich der kurzfristige Einsatz von Glucocorticoiden.

88.3 Myasthene Syndrome

Myasthene Syndrome sind meist immunologisch ausgelöste Erkrankungen im Bereich der neuromuskulären Übertragung. Bei der häufigsten Form, der **Myasthenia gravis**, liegt ein postsynaptischer Block, bedingt durch im Serum zirkulierende Antikörper gegen den Acetylcholinrezeptor vor. Das in der Mehrzahl der Fälle paraneoplastisch ausgelöste **Eaton-Lambert-Syndrom** stellt eine präsynaptische Blockade der Acetylcholinausschüttung dar.

Klinischer Leitbefund der Myasthenia gravis ist eine belastungsabhängige Muskelschwäche, meist mit Schwerpunkt in den von den Hirnnerven innervierten Muskelgruppen. Die Diagnosestellung erfolgt durch Tensilontest, Stimulationselektromyographie und Bestimmung der Acetylcholinrezeptorantikörper im Serum.

> **Praxistipp**
> Diagnostisch wichtig ist eine scharfe Abtrennung der myasthenen pathologischen Muskelermüdbarkeit von allgemeinen Astheniesyndromen, wie sie bei einer Fülle schwerer Allgemeinerkrankungen sowie bei primär psychiatrischen Leiden beobachtet werden (z. B. chronische Infektionen, Tumorkachexie, Depressionen).

Bei der Myasthenia gravis sind gehäufte Syntropien mit anderen internistischen Erkrankungen (insbesondere Hyperthyreose vom Typ des Morbus Basedow bzw. Kollagenosen) differenzialdiagnostisch zu bedenken.

88.3.1 Myasthenia gravis

Allgemeine Therapieprinzipien

Durch verbesserte therapeutische Möglichkeiten hat die Myasthenia gravis viel von ihren Schrecken verloren. Sie kann in der Mehrzahl der Fälle heute als gut behandelbar gelten. Das individuelle Vorgehen wird sowohl von der Schwere der klinischen Symptomatik (rein okuläre Myasthenia gravis – generalisierte Myasthenia gravis) als auch vom Lebensalter des Auftretens bestimmt (◘ Tabelle 88-6).

Allgemeines Therapieziel. Eine weitgehende Kompensation des neuromuskulären Blockes sollte erreicht werden. Auch wenn dies meist gut möglich ist, ist der Patient ab Diagnosestellung meist lebenslang auf fachärztliche Betreuung angewiesen und hat gegenüber Gesunden ein erhöhtes Risiko bei interkurrenten Infekten oder notwendig werdenden operativen Eingriffen. Weiterhin stellen eine Reihe von Medikamenten (z. B. Chinin, Psychopharmaka) eine Gefährdung dar.

 Cave
Krankengymnastik ist bei myasthenen Syndromen *kontraindiziert.*

> **Praxistipp**
> Eine ausführliche Beratung des Kranken und seines Hausarztes ist unumgänglich. Die Ausstellung eines Notfallausweises empfiehlt sich. Ein Arzt für Allgemeinmedizin hat im Durchschnitt höchstens einen Myastheniker als Patienten.

◻ Tabelle 88-6. Therapie der Myasthenia gravis

Maßnahme	Okuläre Myasthenie	Generalisierte Myasthenie
Operativ		
Operation eines Thymoms	+	+
Operation eines Thymus persistens	–	+ (bis ca. 60. Lebensjahr)
Konservativ		
Cholinesterasehemmer (Pyridostigmin)	+	+
Corticoide	(+)	+
Azathioprin	(+)	+
Immunglobuline	–	+ (bei schweren Fällen)
Plasmapherese	–	+ (bei schweren Fällen, insbesondere drohender Krise)

+ ja; – nein; (+) bei ausgeprägten Symptomen.

Für die weitere Therapieplanung entscheidend ist die computertomographische Untersuchung der Thymusdrüse: ca. 60 % der Myastheniker haben einen Thymus persistens, 10–20 % ein Thymom. Die **Indikation zur operativen Entfernung eines Thymoms** ist wegen der Gefahr der malignen Entartung bzw. eines weiteren Wachstums im Prinzip in jedem Lebensalter gegeben, sofern Operabilität besteht.

Die **Entfernung des Thymus persistens** ist bei jeder generalisierten Myasthenie, die unter dem 60. Lebensjahr manifest wird, Vorgehen der Wahl und sollte nach Diagnosestellung so bald wie möglich erfolgen. Eher nicht gegeben ist die Indikation bei rein okulären Myasthenien bzw. jenseits des 65. Lebensjahres. Noch umstritten ist die Indikation bei rein okulären Myasthenien bzw. jenseits des 60. Lebensjahres.

Beim Eaton-Lambert-Syndrom hat die Suche nach einem malignen Tumor (meist kleinzelliges Bronchialkarzinom) entscheidende Bedeutung. Die operative Entfernung – sofern möglich – erzielt in der Regel eine Remission der neuromuskulären Blockade.

Therapieverfahren im Einzelnen

Medikamentöse Therapie

Acetylcholinesterasehemmer. Die symptomatische Behandlung des neuromuskulären Blockes bei der Myasthenia gravis erfolgt mit Acetylcholinesterasehemmern. Das Präparat 1. Wahl ist **Pyridostigminbromid** (z. B. Mestinon bzw. Mestinon retard).

Die **Dosierung** muss vorsichtig gesteigert werden und sollte für die Dauertherapie so niedrig wie möglich gehalten werden. Dosisabhängige muskarinische Nebenwirkungen sind Durchfälle, vermehrte Darmperistaltik, Schleimsekretion, Speichelfluss und gelegentlich Bradykardieneigung.

 Cave
Eine nikotinische Nebenwirkung und das Alarmsymptom einer beginnenden cholinergischen Krise ist die Zunahme der Muskelschwäche mit drohender Ateminsuffizienz. Das Auftreten von Faszikulationen kann hier ein frühes Warnsymptom sein.

Bei der klinisch keineswegs immer sicheren Entscheidung zwischen einer Über- oder Unterdosierung mit Cholinesterasehemmern ist der intravenöse **Tensilontest** hilfreich (am behandelten Patienten möglichst unter Überwachungsbedingungen, da eine mögliche beginnende cholinerge Krise akut verschlechtert werden kann).

Immunsuppressive Therapie. Die Indikation zu einer zusätzlichen immunsuppressiven Therapie, meist kombiniert in Form von **Azathioprin** und **Glucocorticoiden**, ist bei allen schweren generalisierten Myasthenien vor Durchführung der Thymektomie gegeben. Letztere sollte immer einen selektiven operativen Eingriff darstellen. Sofern nach der Thymektomie keine Remission erzielt wird, ist sie als längerfristige Therapie fortzuführen (Hohlfeld et al. 1996).

Weitere Therapieansätze

Plasmaaustausch oder **Immunadsorption** haben wegen ihrer raschen Wirksamkeit v. a. bei krisenhafter Verschlechterung einen gesicherten therapeutischen Wert. Bei einer noch nicht krisenhaft erscheinenden Verschlechterung können zuerst Immunglobuline gegeben werden.

Im Falle der Syntropie einer Myasthenia gravis mit einer **Hyperthyreose** vom Typ des Morbus Basedow bzw. einer Polymyositis, einem systemischen Lupus erythematodes oder anderen selteneren Autoimmunerkrankungen ist die gleichzeitige Therapie der Begleitkrankheit auch im Hinblick auf den Verlauf der Myasthenie von entscheidender Bedeutung.

Das Eaton-Lambert-Syndrom ist symptomatisch mit Pyridostigmin schlecht zu behandeln, spricht aber gut auf 3,4-Diaminopyridin an (als Arzneimittel nicht verfügbar, aber über den Chemikalienhandel zu beziehen). Letzteres ist sowohl bezüglich seiner Wirksamkeit als auch seitens des Nebenwirkungsspektrums dem früher verwendeten Guanidin überlegen.

88.4 Myotone Syndrome

Neben der sehr seltenen, teils dominanten (Thomsen), teils rezessiven (P. E. Becker) Myotonia congenita gibt es Kombinationsformen einer Myotonie mit einer Strukturmyopathie in Form der Dystrophia myotonica Curschmann-Steinert (myotone Dystrophie Typ I) bzw. der proximalen myotonen Myopathie (PROMM; myotone Dystrophie Typ II).

Die myotone Bewegungsbehinderung ist dadurch charakterisiert, dass die Muskeln nach der Kontraktion nur sehr verzögert wieder erschlaffen, woraus eine Steifheit und Störung der Feinmotorik resultiert. Grundsätzlich ist die myotone Bewegungsbehinderung sowohl mit Mexiletin (Mexitil) als auch mit Tocainid (Xylotocan) sehr gut behandelbar. Wegen seltener, z. T. jedoch erheblicher Nebenwirkungen von Tocainid (entzündliche Lungenerkrankungen, Knochenmarksdepression) ist Mexiletin das Mittel der ersten Wahl (Brandt et al. 1998). Die Indikation zu einer Dauertherapie ist jedoch individuell vom Schweregrad der Symptome abhängig und bei der Myotonia congenita meist gegeben, bei der Dystrophia myotonica oft nicht.

88.5 Maligne Hyperthermie

Es handelt sich um eine hereditäre, klinisch meist nur latente Myopathie, bei der im Rahmen von Inhalationsnarkosen, insbesondere mit Halothan, das Symptom einer malignen Hyperthermie auftritt. Letztere ist gekennzeichnet durch einen starken Temperaturanstieg mit allgemeiner Muskelrigidität und häufig letalem Ausgang, sofern man nicht sofort die Narkose unterbricht und Gegenmaßnahmen einleitet. Deshalb kommt der sofortigen Therapie einer malignen Hyperthermie und ggf. Vorbeugung besondere Bedeutung zu. Die Anlage zur malignen Hyperthermie kann bei entsprechender familienanamnestischer Belastung derzeit nur durch die sehr aufwendige pharmakologische Testung exzidierter Muskelfasern in vitro nachgewiesen werden.

> Beim Auftreten einer malignen Hyperthermie ist neben dem sofortigen Abbruch der Narkose die intravenöse Gabe von *Dantrolen* (Dantamacrin) als Schnellinfusion Mittel der Wahl.

Hyperventilation, Azidoseausgleich und Oberflächenkühlung sind weitere symptomatische Sofortmaßnahmen bei diesem ernsthaften Narkosezwischenfall.

Evidenz der Therapieempfehlungen

	Evidenzgrad	Therapieempfehlung
Dermatomyositis/Polymyositis		
Glucocorticoide	C	I
Azathioprin	C	I
Immunglobuline	DM B	IIa
	PM C	IIb
Methotrexat	C	I
Cyclophosphamid	C	I
Myasthenia gravis		
Cholinesterasehemmer	C	I
Corticoide	B	I
Azathioprin	C	I
Immunglobuline	A	I
Plasmapherese	A	I
Myotone Syndrome		
Mexitil	B	I
Tocainid	C	IIb
Maligne Hyperthermie		
Dantrolen	C	I

Leitlinien – Adressen – Tipps

Leitlinien

Im Auftrag der Deutschen Gesellschaft für Neurologie e. V. wurden unter Federführung von Prof. Diener, Essen, Leitlinien erarbeitet, in denen auch die wichtigsten neuromuskulären Erkrankungen enthalten sind. Die 2. überarbeitete Auflage ist erschienen: Diener HC (2003) Leitlinien für Diagnostik und Therapie in der Neurologie, 2. Auflage. Thieme, Stuttgart New York

Internetadressen

Sachverständigenrat der Konzertierten Aktion im Gesundheitswesen (2003) Gutachten 2003, Bd. I: Finanzierung und Nutzorientierung, Bd. II: Qualität und Versorgungsstrukturen. Nomos, Baden-Baden. Detaillierte bibliographische Daten sind im Internet über http://dnb.ddb.de abrufbar.

Tipps für Patienten

Deutsche Gesellschaft für Muskelkranke e. V., Bundesgeschäftsstelle, Im Moos 4, 79112 Freiburg i. Br., Tel. 07665-9447-0, Fax: 07665-9447-20; E-Mail: DGM-FR@t-online.de; http://www.dgm.org

Literatur

Ascardi G, Lochmüller H, Jani A et al. (1996) Efficient dystrophin expression in muscles of mdx mice after adenovirus-mediated in vivo gene transfer. Hum Gene Ther 7: 129–140

Brandt T, Caplan LR, Dichgans J, Diener HC, Kennard C (2003) Neurological disorders – course and treatment, 2nd ed. Academic Press, London New York

Brandt T, Dichgans J, Diener HC (2003): Therapie und Verlauf neurologischer Erkrankungen, 4. Aufl. Kohlhammer, Stuttgart

Diener HC (2003) Leitlinien für Diagnostik und Therapie in der Neurologie, 2. Aufl. Thieme, Stuttgart New York

Ervasti JM, Campbell KP (1991) Membrane organization of the dystrophin-glycoprotein complex. Cell 66: 1121–1131

Griggs RC, Moxley III RT, Mendell JR, Fenichel GM, Brooke MH, Pestronk A, Miller JP (1991) Prednisolone in Duchenne dystrophy. A randomized, controlled trial defining the time course and dose response. Arch Neurol 48: 383–388

Griggs RC, Mendell JR, Miller RG (1995) Evaluation and treatment of myopathies, Davis, Philadelphia

Hoffmann EP, Brown RH Jr, Kunkel LM (1987) Dystrophin: the protein product of the Duchenne muscular dystrophy locus. Cell 51: 919–928

Hoffmann EP et al. (1989) Characterization of dystrophin in muscle biopsy specimens from patients with Duchenne's or Becker's muscular dystrophy. N Engl J Med 318: 1363–1368

Hohlfeld R, Melms A, Toyka KV, Drachman DB (1996) Therapy for myasthenia gravis and myasthenic syndromes in neurological disorders – course and treatment. Academic Press, London New York

Medical Research Council (1943) Aids to the investigation of peripheral nerve injuries, 2nd edn. War Memorandum

Orrell RW, Griggs RC (2003) Myopathies. In: Brandt T, Caplan LR, Dichgans J, Diener HC, Kennard C (eds) Neurological disorders – course and treatment, 2nd ed. Academic Press, London New York, pp 1369ff

Patridge TA (1991) Invited review: myoblast transfer: a possible therapie for inherited myopathies? Muscle Nerve 14: 164–166

Pongratz D, Dalakas MC (2003) Inflammatory Myopathies. In: Brandt T, Caplan LR, Dichgans J, Diener HC, Kennard C (eds) Neurological disorders – course and treatment, 2nd ed. Academic Press, London New York, pp 1369ff

Pongratz D, Zierz S (2003) Neuromuskuläre Erkrankungen – Diagnostik, interdisziplinäre Therapie und Selbsthilfe. Deutscher Ärzte-Verlag, Köln

89 Hirntodbestimmung und Organtransplantation

S. Förderreuther, H. Angstwurm

89.1 Grundlagen – 1473
89.1.1 Definition – 1473
89.1.2 Ursachen und Entwicklung – 1473

89.2 Diagnose – 1473
89.2.1 Überprüfung der Voraussetzungen – 1473
89.2.2 Feststellung der Ausfallsymptome des Gehirns – 1473
89.2.3 Irreversibilitätsnachweis der Ausfallsymptome – 1474

89.3 Todeszeitpunkt – 1474

89.4 Postmortale Organspende – 1474

Literatur – 1476

89.1 Grundlagen

89.1.1 Definition

Der Hirntod ist nach seiner Pathophysiologie und seinem anatomischen Substrat definiert als irreversibel erloschene Funktion des gesamten Gehirns, wobei die Herztätigkeit und Kreislauffunktion durch intensiv-medizinische Behandlung mit kontrollierter Beatmung aufrecht erhalten sind.

89.1.2 Ursachen und Entwicklung

Zum Hirntod können alle Erkrankungen und Schäden des Gehirns mit intrakranieller Druckerhöhung führen. Seit dem Rückgang tödlicher Verkehrsunfälle sind dies derzeit am häufigsten intrakranielle Blutungen und hypoxische Hirnschädigungen nach Reanimation. Unabhängig von der primären Ursache tritt der Hirntod dann ein, wenn die intrakranielle Drucksteigerung infolge der Grundkrankheit und des begleitenden Hirnödems zu einer zusätzlichen ischämischen Parenchymschädigung führt und in einem schließlich therapierefraktären Circulus vitiosus die Hirndurchblutung soweit verringert, dass nach dem Funktions- auch der Strukturstoffwechsel erlischt.

Bei primär supratentoriellen Läsionen zeigt sich demgemäß
- **klinisch** ein Bewusstseinsverlust und ein rostrokaudal bis zur Apnoe fortschreitender Hirnstammausfall,
- **neurophysiologisch** das Erlöschen des EEG sowie der akustisch im Hirnstamm, somatosensibel in der Hirnrinde und am kraniospinalen Übergang evozierten Potenziale.

Primär infratentorielle Läsionen führen erst über die Behinderung der Liquorpassage und dem daraus resultierenden Anstieg des intrakraniellen Drucks supratentoriell zum Ausfall auch des Großhirns. Bei dieser Entwicklung des Hirntods können sich zunächst noch eine restliche EEG-Aktivität und Perfusion des Großhirns finden, obwohl klinisch alle Hirnnervenreflexe und die Vitalfunktionen des Hirnstamms erloschen sind.

Unabhängig von der Art und Lokalisation der primären Läsion kommt es zuletzt zum
- dopplersonographisch oder neuroradiologisch nachweisbaren Zirkulationsstillstand des Gehirns und
- autoptischen Befund der Nekrose des gesamten Gehirns mit – je nach Zeitabstand zwischen eingetretenem Hirntod und Herzstillstand – unterschiedlich stark ausgeprägter postmortaler Autolyse. Diese wird u. a. im Bereich des hohen Halsmarks demarkiert und ist am Gehirn weiter fortgeschritten als an den anderen Organen.

89.2 Diagnose

Die Diagnose entspricht der Ätiopathogenese des Hirntods und erfolgt demgemäß in 3 Schritten: der Überprüfung der Voraussetzungen, der Feststellung der Ausfallsymptome des Gehirns und deren Irreversibilität.

89.2.1 Überprüfung der Voraussetzungen

- Nachweis einer schweren primären (strukturellen) supra- oder infratentoriellen oder einer sekundären (metabolischen) Hirnschädigung,
- Ausschluss von reversiblen Ursachen der fehlenden Hirnfunktion (Intoxikation, Therapieeffekt, primäre Hypothermie, aktueller Kreislaufschock, entzündliche oder endokrinologische Erkrankung).

Die Behandlung mit analgosedierenden Medikamenten oder Barbituraten, die gelegentlich zur Behandlung des Hirndrucks eingesetzt werden, kann den neurologischen Befund in seiner Aussagekraft einschränken.

> **Praxistipp**
> Etwaige Einflüsse von Medikamenten auf den Befund können klinisch durch Korrelation der Befundentwicklung mit der bisherigen Medikation oder Antidotgaben (z. B. Naloxon, Flumazenil) beurteilt werden.

Medikamentenspiegel müssen aus dem arteriellen Blut mit einer qualitativ spezifischen und quantitativ sensiblen Methode bestimmt werden und durch einen mit dem Medikament vertrauten Arzt beurteilt werden. Standardisierte Richtlinien zur Beurteilung der Medikamentenspiegel gibt es nicht. Sie müssen daher stets im Kontext mit dem klinischen Befund beurteilt werden.

Alternativ können folgende von Medikamenteneinflüssen unabhängige Zusatzuntersuchungen herangezogen werden:
- Hirnperfusionsuntersuchungen (außer der Angiographie),
- evozierte Potenziale (Ausnahme: primär infratentorielle Schäden).

89.2.2 Feststellung der Ausfallsymptome des Gehirns

- Bewusstlosigkeit
- fehlende spontane und reflektorische motorische Phänomene des Gehirns: epileptische Anfälle, „Primitivbewegungen", Hirnstammreflexe wie Lichtreflex der mittel- bis maximalweiten Pupillen, Kornealreflex, Schmerzreflexe vom Trigeminusbereich aus, verschiedene Vestibularisreflexe, Schluck- und Hustenreflex

- fehlende „Vitalfunktionen" des Hirnstamms: zentrale Regulation der Körpertemperatur und des Kreislaufs, Releasing-Hormone, Regulation des Salz- und Wasserhaushalts, zentraler Atemantrieb

Das bedeutet im Einzelnen: Keine Tagesschwankung der Körpertemperatur, häufig (sekundäre) Hypothermie, häufig – aber nicht obligat – Diabetes insipidus, Hypernatriämie, keine Änderung der Herzfrequenz durch 2 mg Atropin, Apnoe.

Definition der **Apnoe**: Zentraler Atemstillstand trotz $p_aCO_2 \geq 60$ mm Hg; bei Kranken, die an einen CO_2-Partialdruck von über 45 mm Hg adaptiert sind, muss der Funktionsausfall des Hirnstamms durch apparative Untersuchungen nachgewiesen werden.

Spinale motorische und vegetative Phänomene lassen sich von zerebralen unterscheiden durch

- Auslösung ausschließlich in Dermatomen, die dem Rückenmark zuzuordnen sind
- Beschränkung auf den motorischen und den vegetativen Rückenmarksbereich
- häufig zeitliche und topographische Begrenzung
- Synopse mit den anderen Befunden wie Apnoe

89.2.3 Irreversibilitätsnachweis der Ausfallsymptome

Die Irreversibilität der Ausfallsymptome ergibt sich fakultativ entweder durch ausschließliche klinische Verlaufsbeobachtung oder durch Zusatzuntersuchungen, die bei primär infratentoriellen Schäden und bei Kindern bis zum vollendeten 2. Lebensjahr obligat sind.

Die Nachbeobachtung muss mindestens 12 h bei primären supratentoriellen bzw. 72 h bei sekundären Hirnschäden umfassen.

Folgende apparative Befunde können die Verlaufsbeobachtung ersetzen:

- Das Fehlen bioelektrischer Hirntätigkeit über mindestens 30 min in einer standardisierten EEG-Ableitung unter den vorgeschriebenen Bedingungen,
- das im Krankheitsverlauf beobachtete Erlöschen oder unter festgelegten Bedingungen das Fehlen akustisch oder somatosensibel evozierter zerebraler Potenziale (außer bei primär infratentoriellen Schäden),
- der Nachweis des zerebralen Perfusionsstillstandes im Dopplersonogramm bei extra- und transkranieller Beschallung oder im Hirnperfusionsszintigramm oder im Angiogramm.

! Beachte: „Die Indikationsstellung zur selektiven Angiographie setzt Möglichkeiten therapeutischer Konsequenzen voraus." (Wissenschaftlicher Beirat der Bundesärztekammer: „Richtlinien zur Feststellung des Hirntodes").

Für alle neurophysiologischen Zusatzuntersuchungen gilt: Sie dürfen nur von einem in der jeweiligen Methode erfahrenen Untersucher und unter den für die besondere Fragestellung vorgeschriebenen Bedingungen eingesetzt werden. Sie können nie für sich allein den Hirntod belegen, sondern nur wenn die diagnostischen Voraussetzungen erfüllt und die klinischen Ausfallsymptome nachgewiesen sind. Dies gilt auch dann, wenn diese Untersuchungen zur „Überprüfung der Vorraussetzungen" eingesetzt werden.

Für Neugeborene bis zur 4. Lebenswoche sowie für Kinder vor dem 3. Lebensjahr gelten besonderer Regelungen.

89.3 Todeszeitpunkt

Als Zeitpunkt des Todes wird die Uhrzeit registriert, zu der die Kriterien der irreversibel erloschenen Gesamtfunktion des Gehirns erstmals erfüllt sind, nicht die Uhrzeit des späteren Herzstillstands.

Zwei Ärzte müssen unabhängig voneinander die diagnostischen Voraussetzungen und die klinischen Ausfallsymptome feststellen und auf dem verbindlichen Formular (Abb. 89-1) dokumentieren. Beide Ärzte müssen entsprechend den Anforderungen der „Richtlinien zum Inhalt der Weiterbildung" eine mehrjährige Erfahrung in der Intensivbehandlung von Patienten mit schweren Hirnschädigungen haben. Keiner der beiden Ärzte darf an einer eventuellen Explantation oder Transplantation von Organen und Geweben des Menschen mitwirken, mit dessen Hirntodfeststellung er befasst war.

89.4 Postmortale Organspende

Das deutsche Transplantationsgesetz verpflichtet die Krankenhäuser zur Meldung hirntoter potenzieller Organspender. Zuständig ist die regionale Organisationszentrale der Deutschen Stiftung Organtransplantation (DSO; „Koordinierungsstelle"). Unabhängig von der gesetzlichen Meldepflicht sollen immer die ärztlichen und rechtlichen Voraussetzungen der postmortalen Organspende geprüft werden.

Ausgeschlossen ist eine postmortale Organspende nur durch auf den Empfänger übertragbare Erkrankungen wie nicht sicher kurativ behandelte maligne oder Infektionskrankheiten.

Das Alter des potenziellen Spenders, seine Vorerkrankungen und aktuellen Organschäden gehören zu den nur relativen Kontraindikationen, weshalb über eine Explantation individuell in gemeinsamer Beratung der bisher behandelnden, der rufbereiten DSO- und der transplantierenden Ärzte entschieden werden soll.

Protokoll zur Feststellung des Hirntodes

Name _____ Vorname _____ geb.: _____ Alter: _____
Klinik: _____
Untersuchungsdatum: _____ Uhrzeit: _____ Protokollbogen-Nr.: _____

1. **Voraussetzungen**
   1.1 Diagnose _____
       Primäre Hirnschädigung: _____ supratentoriell _____ infratentoriell _____
       Sekundäre Hirnschädigung: _____
       Zeitpunkt des Unfalls/Krankheitsbeginns: _____
   1.2 Folgende Feststellungen und Befunde bitte beantworten mit ja oder nein
       Intoxikatio   ausgeschlossen: _____
       Relaxation   ausgeschlossen: _____
       Primäre Hypothermie   ausgeschlossen: _____
       Metabolisches oder endokrines Koma   ausgeschlossen: _____
       Schock   ausgeschlossen: _____
       Systolischer Blutdruck   _____ mmHG

2. **Klinische Symptome des Ausfalls der Hirnfunktion**
   2.1 Koma _____
   2.2 Pupillen   weit / mittelweit
                       Lichtreflex beidseits   fehlt _____
   2.3 Okulo-zephaler Reflex (Puppenkopf-Phänomen)
                       beidseits   fehlt _____
   2.4 Korneal-Reflex beidseits   fehlt _____
   2.5 Trigeminus-Schmerz-Reaktion beidseits   fehlt _____
   2.6 Pharyngeal-/Tracheal-Reflex   fehlt _____
   2.7 Apnoe-Test bei art. p_aCO_2 _____ mmHg   erfüllt _____

3. **Irreversibilitätsnachweis durch 3.1 oder 3.2**
   3.1 Beobachtungszeit:
       Zum Zeitpunkt der hier protokollierten Untersuchungen bestehen die obengenannten Symptome seit _____ Std.
       Weitere Beobachtung ist erforderlich   ja _____ nein _____
       mindestens 12/24/72 Stunden
   3.2 Ergänzende Untersuchungen:

   3.2.1 Isoelektrisches (Null-Linien-) EEG,
         30 Min. abgeleitet: ja   nein   Datum   Uhrzeit   Arzt
   3.2.2 Frühe akustisch evozierte Hirnstamm-
         potentiale Welle III–V beidseits erloschen   ja   nein   Datum   Uhrzeit   Arzt

         Medianus-SEP beidseits erloschen   ja   nein   Datum   Uhrzeit   Arzt
   3.2.3 Zerebraler Zirkulationsstillstand beidseits festgestellt durch:
         Dopplersonographie: _____ Perfusionsszintigraphie: _____ Zerebrale Angiographie: _____

         Datum _____ Uhrzeit _____ untersuchender Arzt _____

Abschließende Diagnose:
Aufgrund obiger Befunde, zusammen mit den Befunden der Protokollbögen Nr. _____ , wird
der Hirntod und somit der **Tod des Patienten** festgestellt am: _____ um _____ Uhr.

Untersuchender Arzt: _____   _____
                                Name   Unterschrift

Abb. 89-1. Vorgeschriebener Protokollbogen zur Feststellung des Hirntodes

Medizinische Voraussetzungen

Intensivmedizinisch anzustreben sind bis zur Explantation
- systolischer Blutdruck ≥100, arterieller Mitteldruck von mindestens 60 mm Hg
- Herzfrequenz ≥ 100/min
- ZVD = 10 mm Hg
- Hb ≥ 10 g/dl
- Diurese = 1 ml/kgKG/h
- pO_2 etwa 100 mm Hg
- Blutzucker etwa 100 mg/dl

Rechtliche Voraussetzungen

Rechtliche Voraussetzung ist das Vorliegen eines Spenderausweises oder die Zustimmung durch die Angehörigen. Im Falle eines nicht natürlichen Todes zusätzlich die Zustimmung des zuständigen Staatsanwaltes.

Zu beachten sind die gesetzlich vorgeschriebenen Protokollierungen einschließlich des Gesprächs mit den Angehörigen.

Leitlinien – Adressen – Tipps

Richtlinien

Wissenschaftlicher Beirat der Bundesärztekammer (1998) „Richtlinien zur Feststellung des Hirntodes". Dritte Fortschreibung 1997 mit Ergänzungen gemäß Transplantationsgesetz. Dtsch Ärztebl 95: 1509–1516.
http://www.bundesaerztekammer.de/30/richtlinien/richtidx/hirntodpdf.pdf

---

Literatur

Deutsche Stiftung Organtransplantation, Region Bayern (Hrsg) (2001) Roter Faden Organspende

Wissenschaftlicher Beirat der Bundesärztekammer (1998) „Richtlinien zur Feststellung des Hirntodes". Dritte Fortschreibung 1997 mit Ergänzungen gemäß Transplantationsgesetz. Dtsch Ärztebl 95: 1509–1516

90 Therapie chronischer Schmerzen

R. Baron

90.1 Grundlagen chronischer Schmerzen – 1478
90.1.1 Chronische Schmerzkrankheit – Nozizeptor- und neuropathische Schmerzen – 1478
90.1.2 Veränderungen des nozizeptiven Systems bei chronischen Schmerzen – 1479

90.2 Anamnese und klinische Diagnostik bei chronischen Schmerzsyndromen – 1480
90.2.1 Schmerzlokalisation – 1480
90.2.2 Schmerzqualität – 1480
90.2.3 Schmerzintensität – 1480
90.2.4 Schmerzverlauf – 1480

90.3 Therapeutisches Management bei chronischen Schmerzsyndromen – 1480
90.3.1 Allgemeine Therapieprinzipien – 1480
90.3.2 Spezielle medikamentöse Verfahren – 1481
90.3.3 Nichtmedikamentöse Therapieverfahren – 1486

90.4 Therapie der Tumorschmerzen – 1486
90.4.1 Therapieziele und Erfolgsaussichten – 1486
90.4.2 WHO-Stufenschema – 1487

90.5 Therapie neuropathischer Schmerzen – 1488
90.5.1 Therapieziele und Erfolgsaussichten – 1488
90.5.2 Therapiealgorithmus – 1489

90.6 Therapie chronischer nichtmaligner Schmerzsyndrome mit Opioiden – 1491

Literatur – 1492

Schmerzen sind integrale Bestandteile protektiver Reaktionen des Körpers auf Einwirkungen von außen oder von innen, die die Körpergewebe zu schädigen drohen. Diese protektiven Abläufe umfassen die Sensorik, die assoziierten kognitiven und affektiven Komponenten sowie die vegetativen, motorischen und endokrinen Antwortmuster. Das Phänomen Schmerz spielt in der ärztlichen Praxis in zweierlei Hinsicht eine wichtige Rolle:

— *Schmerz als Symptom*: Schmerzen können Folge eines akuten krankhaften Prozesses sein (z. B. bei Appendizitis). Hier ist der Schmerz ein Symptom für den Arzt und ein Warnsignal für den Patienten. Wird die Ursache des Schmerzes behandelt, ist der Patient von der Krankheit und vom Schmerz befreit. Folglich muss hier eine ursachenbezogene fachspezifische Schmerzbehandlung im Vordergrund stehen.
— *Schmerz als chronische Schmerzkrankheit*: In diesem Falle ist das neuronale System, das die nozizeptive Impulsaktivität verarbeitet, selbst betroffen und die Eigenschaften der neuronalen Strukturen sind chronisch verändert. Die Behandlung dieser Schmerzkrankheit ist das eigentliche Anliegen der speziellen Schmerztherapie.

Unter den chronische Schmerzerkrankungen sind für den Internisten u. a. die Behandlung neuropathischer Schmerzen, z. B. bei der diabetischen Polyneuropathie oder Zosterneuralgie, sowie die Tumorschmerztherapie von besonderer Wichtigkeit. Seit Opioide bei vielen Tumorerkrankungen großzügiger und in korrekter Weise zum Einsatz kommen, können heutzutage glücklicherweise die meisten der Krebspatienten befriedigend schmerztherapeutisch versorgt werden. Dies gilt bislang leider nicht für die neuropathischen Schmerzsyndrome. Nach neuesten Metaanalysen liegen die „numbers needed to treat" (NNT) für die wirksamsten Substanzen zwischen 2 und 4, um bei einem Patienten eine Schmerzlinderung um > 50 % zu erzielen (Sindrup u. Jensen 1999; Zenz u. Jurna 2001; Baron 2000).

90.1 Grundlagen chronischer Schmerzen

90.1.1 Chronische Schmerzkrankheit – Nozizeptor- und neuropathische Schmerzen

Neben den akuten, biologisch sinnvollen und (bei adäquater Behandlung der Ursache) vorübergehenden Schmerzen müssen 2 Kategorien der chronischen Schmerzerkrankung unterschieden werden (Merskey u. Bogduk 1995).

— **Nozizeptorschmerzen:** Chronische Schmerzen nach Gewebetraumen, bei denen die peripheren und zentralen neuronalen Strukturen von Nozizeption und Schmerz intakt sind. Hierzu gehören z. B. alle chronischen Entzündungsschmerzen, viszerale Schmerzen, die meisten Komponenten chronischer Rückenschmerzen sowie die Hauptkomponenten der Tumorschmerzen. Die Kodierung der physikalischen und chemischen noxischen Reize durch die peripheren nozizeptiven Neurone und die zentrale Verarbeitung dieser Impulse sind hierbei verändert. Dies äußert sich funktionell in der Sensibilisierung peripherer und zentraler nozizeptiver Neurone. Diese Veränderungen sind auch bei längerer Dauer reversibel, wenn die Schmerzen kausal am peripheren nozizeptiven Neuron behandelt werden.
— **Neuropathische Schmerzen:** Chronische Schmerzen, die nach Schädigungen nozizeptiver Systeme entstehen. Hierzu gehören Schmerzen, die nach mechanischen, metabolischen, toxischen und entzündlichen Verletzungen peripherer Neurone oder nach Läsionen zentralnervöser Strukturen auftreten. Als Folge der Verletzungen verändern sich die afferenten Neurone biochemisch, morphologisch und physiologisch. Die Phänomenologie der Schmerzen ändert sich und damit auch die der sensorischen, affektiven sowie der motorischen (somatischen, vegetativen) Komponenten des Schmerzes. Die plastischen Veränderungen im peripheren und zentralen Nervensystem können mit der Zeit irreversibel werden. Typischerweise bestehen die Schmerzen trotz Gewebeheilung fort.

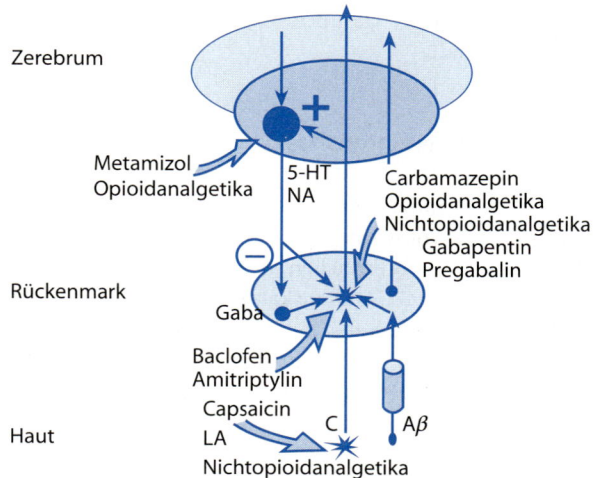

◘ Abb. 90-1. Entstehungsmechanismen und Therapieansätze bei chronischen Schmerzen (stark vereinfachtes Schema). Das *untere Oval* stellt das Rückenmark dar, die *oberen Ovale* symbolisieren den Hirnstamm und das Großhirn. Zentrale Projektionen unmyelinisierter C-Afferenzen (*C*) enden im Hinterhorn und werden hier auf sekundäre nozizeptive Neurone umgeschaltet. Aβ-Berührungsafferenzen (*Aβ*) projizieren beim Menschen ohne Umschaltung in die Hinterstränge (nicht eingezeichnet) und enden ebenfalls an afferenten Hinterhornneuronen. Sekundäre Hinterhornneurone projizieren zum Hirnstamm, Thalamus und Kortex. Deszendierende hemmende Bahnsysteme aus dem Hirnstamm – Überträgersubstanzen Serotonin (*5-HT*) und Noradrenalin (*NA*) – projizieren zum Rückenmark. Hemmende GABA-erge Interneurone (*Gaba*) wirken ebenfalls auf die nozizeptiven Hinterhornneurone.
Periphere und zentrale Sensibilisierung des nozizeptiven Systems. Eine pathologische Ruheaktivität in afferenten C-Nozizeptoren (ektope Entladungen, periphere Sensibilisierung, *Stern, peripher*) führt zu einer konsekutiven zentralen Sensibilisierung der sekundären afferenten Hinterhornneurone (*Stern, zentral im Rückenmark*) und so zu einer Umwandlung der funktionell wirksamen synaptischen Strukturen im Hinterhorn. Dadurch können Impulse aus niederschwelligen Aβ-Berührungsafferenzen jetzt zentrale nozizeptive Neurone aktivieren (Berührungsallodynie). Die theoretischen Ansatzpunkte der verschiedenen Pharmaka sind durch *Pfeile* gekennzeichnet (Näheres ▶ Text); *LA* Lokalanästhetika

90.1.2 Veränderungen des nozizeptiven Systems bei chronischen Schmerzen

Chronische Sensibilisierung. Andauernde Schmerzreize können entscheidende Veränderungen im peripheren und zentralen nozizeptiven System induzieren (Baron 2000; Woolf u. Mannion 1999). Wichtig für Chronifizierungsprozesse ist die Expression von neuen, unter normalen Umständen nicht vorhandenen, Transmittern, Rezeptoren und Kanalproteinen in der primär afferenten Zelle, sowie Veränderungen der Erregbarkeit zentraler nozizeptiver Neurone. Folge der phänotypischen Änderungen der primär afferenten Zellen ist die Sensibilisierung und Überempfindlichkeit der Nozizeptoren. Die hierdurch erzeugte ständige Nozizeptoraktivität führt zu einer sekundären Sensibilisierung zentraler nozizeptiver Neurone im Hinterhorn des Rückenmarks, d. h. diese Neurone werden übererregbar und können durch Aktivität in Aβ-Berührungsafferenzen erregt werden (◘ Abb. 90-1). Ganz ähnliche Sensibilisierungsvorgänge und darüber hinaus plastische Umorganisationsphänomene entstehen auch in weiter zentral gelegenen Strukturen der nozizeptiven Neuraxis (z. B. Thalamus, somatosensorischer Kortex). Der entscheidende Faktor, der die zentrale Sensibilisierung initiiert, ist eine intensive und fortdauernde noxische Stimulation in der Akutphase der Erkrankung. Im weiteren Verlauf kann sich der zentrale Prozess verselbständigen und unabhängig von der Peripherie fortbestehen. Sensibilisierungsprozesse im nozizeptiven System kommen bei Nozizeptorschmerzen und bei einigen Formen der neuropathischen Schmerzen vor.

Degenerative Veränderungen. Insbesondere bei Schmerzsyndromen, die mit einer Nervenläsion vergesellschaftet sind (neuropathische Schmerzen, hier sind auch operative Eingriffe mit Verletzungen von Hautnerven zu nennen), kommt es nicht selten zu degenerativen Prozessen im nozizeptiven System. Auch intensive langdauernde noxische Reize im Rahmen von Nozizeptorschmerzen können eine Degeneration der überaktiven Neurone induzieren. Scheinbar im Gegensatz zu den oben diskutierten Sensibilisierungsvorgängen, kann auch eine Degeneration nozizeptiver Strukturen eine Schmerzchronifizierung bewirken. Durch den Untergang nozizeptiver Neurone kann eine anatomische **Umorganisation synaptischer Strukturen** im Hinterhorn ausgelöst werden, sodass intakte Berührungsafferenzen anatomisch neue Verbindungen mit zentralen nozizeptiven Neuronen ausbilden. Durch diese Fehlverschaltung wird Aktivität in Berührungsafferenzen zu Schmerz (**Allodynie**). Völlig artfremde Neurone sind unter diesen Bedingungen in der Lage, Schmerzreize zu vermitteln.

Degeneration hemmender Neuronensysteme. Das nozizeptive System im Rückenmark steht physiologischerweise unter einer ständigen inhibitorschen Kontrolle, um eine nozizeptive Überaktivität zu vermeiden (▶ Abb. 90-1). Absteigende Bahnen aus dem Hirnstamm (z. B. aus dem periaquäduktalen Grau) hemmen mit den Transmittern Noradrenalin und Serotonin die Aktivität in den nozizeptiven Hinterhornneuronen. Darüber hinaus üben GABA-erge Interneurone eine tonische Inhibition im Hinterhorn aus. Chronische nozizeptive Aktivität kann einen Funktionsverlust und sogar eine Degeneration dieser inhibitorischen Systeme bewirken, was zu einer unbeeinträchtigten Transmission nozizeptiver Impulse führt und so die Schmerzchronifizierung fördert (Fields et al. 1998).

90.2 Anamnese und klinische Diagnostik bei chronischen Schmerzsyndromen

Zur Einordnung eines bestimmten Schmerzsyndroms in die oben beschriebenen Kategorien und zur ätiologischen Differenzialdiagnose ist eine sorgfältige Anamnese und Diagnostik entscheidend. Folgende strukturierte Anamnese ist ratsam (Diener u. Maier 1996):

90.2.1 Schmerzlokalisation

Das Punctum maximum des Schmerzes, die Schmerzausstrahlung sowie die Frage, ob ein Schmerz oberflächlich oder tief verpürt wird, sollte erfasst werden. Beispiele:
- Ein Hauptschmerz im Rücken mit Ausstrahlung in die Extremität ist typisch für eine Wurzelkompression.
- Ein Schmerz in der gesamten Extremität oder einem Körperquadranten ist typisch für zentrale Schmerzsyndrome.
- Tiefe, schlecht lokalisierbare Schmerzen sind typisch für viszerale Schmerzen.

90.2.2 Schmerzqualität

Spontanschmerzen. Viele Patienten mit chronischen Schmerzen der unterschiedlichen Kategorien leiden an spontan (ohne äußeren Reiz) auftetenden Schmerzen, die ständig vorhanden sind (spontane Dauerschmerzen). Bei neuropathischen Schmerzen werden häufig brennende Dauerschmerzen beschrieben. Die ebenfalls spontan auftretenden, einschießende stechenden Schmerzattacken (neuralgiforme Schmerzen) sind typisch für einige neuropathische Schmerzsyndrome (z. B. Trigeminusneuralgie, Zosterneuralgie). Spontan auftretende Kribbelpar- und -dysästhesien zählen zu den typischen Symptomen der Polyneuropathien.

Evozierte Schmerzen. Evozierte Schmerzen werden durch Applikation eines äußeren Reizes ausgelöst. Sie sind charakteristisch für viele neuropathische Schmerzsyndrome. Bei der sog. Allodynie wird durch einen nichtnoxischen Reiz (z. B. Berührung, Kältereiz) Schmerz evoziert (die mechanische Allodynie ist typisch bei der postzosterischen Neuralgie, die Kälteallodynie ist häufig bei posttraumatischen Nervenläsionen und einigen Polyneuropathien). Eine Hyperalgesie liegt vor, wenn durch einen primär noxischen Reiz ein reizinadäquater, intensiverer Schmerz ausgelöst wird.

Mit einfachen klinischen Testverfahren kann man die verschiedenen evozierten Schmerztypen unterscheiden:
- Hitzeallodynie – Glas mit warmen Wasser auf der Haut ist schmerzhaft.
- Mechanische Allodynie – Berührung der Haut mit Wattebausch ist schmerzhaft.
- Kälteallodynie – Desinfektionsspray auf der Haut ist schmerzhaft.

90.2.3 Schmerzintensität

Die Schmerzstärke ist ein subjektives Erlebnis und schwierig interindividuell vergleichbar. Um dieses Ziel näherungsweise zu erreichen, haben sich 2 Messskalen bewährt. Die visuelle Analogskala (VAS) besteht aus einer 10 cm langen, horizontalen Linie an der nur die Endpunkte „kein Schmerz" und „maximal vorstellbarer Schmerz" beschriftet sind. Der Patient markiert mit einem senkrechten Strich die empfundene Schmerzstärke. Bei der numerischen Ratingskala (NRS) wird dem Patienten eine Zahlenreihe zur Auswahl angeboten, bei der der Wert 0 „kein Schmerz" und der Wert 10 „maximal vorstellbarer Schmerz" bedeutet.

90.2.4 Schmerzverlauf

Allmähliche oder plötzliche Veränderungen der Schmerzqualität, -lokalisation oder -intensität im Verlauf der Erkrankung müssen sorgfältig erfasst werden. Dadurch kann der Übergang von einer idiopathischen Schmerzform (z. B. Migräne) in eine symptomatische Form (Hirntumor), oder der Übergang von einem nozizeptiven Schmerz (reiner Rückenschmerz oder Tumorschmerz) in einen neuropathischen Schmerz (radikuläre Ausstrahlung und Allodynie) angezeigt werden.

> **Praxistipp**
> Zur Erfassung des Schmerzverlaufes haben sich standardisierte Schmerztagebücher bewährt.

90.3 Therapeutisches Management bei chronischen Schmerzsyndromen

90.3.1 Allgemeine Therapieprinzipien

Geduld bei Patient und Arzt. Bei vielen chronischen Schmerzerkrankungen muss das richtige, wirksame Medikament oder die beste Kombination sowie die richtige Dosierung bei jedem einzelnen Patienten durch Erprobung gefunden werden (individuelle Titration in Abhängigkeit von Wirkung und Nebenwirkungen). Insbesondere bei neuropathischen Schmerzen gibt es durchaus Fälle, bei denen z. B. Antidepressiva versagen, aber mit Opioiden eine zufriedenstellende Schmerzlinderung erzielt werden kann.

> **Praxistipp**
> Diese Probleme müssen im Vorfelde mit dem Patienten erörtert werden, um eine langfristige Compliance zu gewährleisten. Bei einem verfrühten Abbruch der verschiedenen Therapieversuche werden häufig gute Optionen verspielt.

Therapiebeginn. Die modernen Konzepte zur Schmerzchronifizierung gehen davon aus, dass jeder nozizeptive Reiz, der auf das zentrale Nervensystem trifft, in der Lage ist, den Schmerz langfristig zu unterhalten.

> ❗ Deshalb gilt prinzipiell für alle Schmerzsyndrome ein wichtiger Grundsatz: Eine effektive Schmerztherapie muss so früh und so intensiv wie möglich eingeleitet werden.

Von entscheidender Bedeutung ist dies bei neuropathischen Schmerzen, die bereits in der Akutphase einer Behandlung zugänglich sind, wie z. B. der akuten Zosterinfektion, oder bei der Prophylaxe von Phantomschmerzen. Diese Sichtweise zwingt uns alle in vielen Fällen zum drastischen Umdenken. Durchhalteparolen wie „ein Indianer kennt keinen Schmerz" sind überflüssig, belastend für die Patienten und fördern die Chronifizierung. Allein durch die konsequente Umsetzung dieser Regeln werden wir auch heute schon einen entscheidenden Beitrag zur Prävention der Schmerzchronifizierung leisten.

Kontrolle des Therapieerfolges. Um die Wirkung der einzelnen Substanzen und Interventionen zu kontrollieren sowie eine eventuelle Toleranzentwicklung frühzeitig zu erfassen, ist eine langfristige Therapiekontrolle unverzichtbar. Diese sollte nicht nur die analgetische Effektivität der Therapie sicherstellen (z. B. durch standardisierte Schmerztagebücher), sondern mögliche Auswirkungen der Therapie auf alle Lebensbereiche dokumentieren.

90.3.2 Spezielle medikamentöse Verfahren

Im Folgenden werden die verschiedenen wirksamen Therapieverfahren vorgestellt (Zenz u. Jurna 2001). Zu den entsprechenden Angriffspunkte der Substanzen im nozizeptiven System ▶ Abb. 90-1.

Analgetika

Nichtopioidanalgetika (NSAID, Paracetamol und Metamizol)

Wirkmechanismen. Nichtsteroidale Antiphlogistika (NSAID, saure antiphlogistische und antipyretische, nichtsaure antiphlogistische Analgetika wie ASS, Diclofenac, Indometacin, Ibuprofen, selektive COX-2-Hemmer) blockieren irreversibel die Cyclooxygenase, reduzieren

Tabelle 90-1. Orale Analgetikatherapie chronischer Schmerzen mit Nichtopioidanalgetika (WHO-Stufe I)

Substanz	Dosisintervall [h]	Einzeldosis [mg]	Nebenwirkungen/Besonderheiten
NSAID allgemein			gastrointestinale Beschwerden, Nephrotoxizität, Hemmung der Thrombozytenaggregation, Asthma bronchiale, Blutbildveränderungen, selten Bewusstseinstörungen, Leberfunktionsstörungen
Acetylsalicylsäure	4–6	500–1000	
Ibuprofen retard	8–12	800	
Diclofenac retard	8–12	50–100	
Naproxen	8–12	250–500	
Rofecoxib	24	12,5–25	gastrointestinale Verträglichkeit bei selektiver COX-2-Hemmung verbessert
Celecoxib	12	100–200	gastrointestinale Verträglichkeit bei selektiver COX-2-Hemmung verbessert
Paracetamol	4–6	500–1000	Leberausfall (Dosis-Schwellen-korreliert), Nephrotoxizität
Metamizol	4–6	500–1000	gute Magenverträglichkeit, selten schwere Blutbildveränderungen, Nephrotoxizität, Kreislaufschock bei i.v.-Gabe, allergische Reaktionen

dadurch die Produktion algetischer und proinflammatorischer Arachidonsäuremetaboliten (◘ Tabelle 90-1). Ihre schmerzlindernde Wirkung entfalten sie auch durch die Hemmung der Cyclooxygenase im Rückenmark und wahrscheinlich auch im Gehirn. Zu den nichtsauren antipyretischen Analgetika gehören die Anilinderivate (z. B. Paracetamol) und die Pyrazolone (z. B. Metamizol). Der Wirkmechanismus dieser Substanzen ist nicht bekannt.

Indikationen. Neben dem Einsatz bei akuten Schmerzen (Collins et al. 1998) haben sich die Nichtopioidanalgetika bei der Behandlung chronischer entzündlicher Erkrankungen (Arthrose, Arthritis) und Tumorschmerzen bewährt. Bei neuropathischen Schmerzen sind diese Substanzen wenig wirksam, und es kann in den meisten Fällen keine ausreichende Schmerzlinderung erzielt werden.

Nebenwirkungen. Mögliche ernste Nebenwirkungen der NSAID sind gastroenterale Ulzera oder eine toxische Nierenschädigung. Bei Paracetamol sind Leberfunktionsstörungen zu nennen.

Cave
Bei Metamizol kann es zu *Agranulozytose* und *Kreislaufschock* kommen.

Opioidanalgetika
Wirkmechanismen. Die Isolierung der 3 klassischen Opioidrezeptoren (μ, δ, κ) und die Entwicklung entsprechender Agonisten und Antagonisten hat die moderne Schmerztherapie revolutioniert. Die 3 klassischen Rezeptoren (ihre Klone werden als MOR1, DOR1, KOR1 bezeichnet) gehören zu einer Familie von G-Protein-gekoppelten Rezeptoren. Darüber hinaus wurde ein weiterer Rezeptor gekont (ORL1, „opioid-receptor-like"), der durch eine geringe Affinität des universellen Opioidrezeptorantagonisten Naloxon charakterisiert ist. Der endogene Ligand des ORL1-Rezeptors ist das Nozizeptin oder Orphanin FQ. Seine funktionelle Rolle ist bislang nicht eindeutig geklärt.

Im ZNS kommen die verschiedenen Rezeptoren in unterschiedlicher Häufigkeit vor. Im Rückenmark finden sich alle Opioidrezeptoren sowie ihre endogenen Liganden und entfalten hier wahrscheinlich die hauptsächliche antinozizeptive Wirkung. Die Rezeptoren liegen sowohl auf den Terminalen der Afferenzen hauptsächlich in der Lamina I und II des Hinterhorns (präsynaptische Wirkung) als auch auf Hinterhornneuronen selbst (postsynaptische Wirkung), wobei die endogenen Liganden nur in Hinterhornneuronen produziert werden. Der μ-Rezeptor kommt in einer Häufigkeit von 70 % vor, der δ-Rezeptor macht 20–30 % aus, der κ-Rezeptor 5–10 %.

In Abhängigkeit von der intrinsischen Aktivität am Rezeptor werden niederpotente (schwache) und hochpotente (starke) Opioide unterschieden (◘ Tabellen 90-2 und 90-3).

Indikationen. Neben der Akutschmerztherapie (Herzinfarkt, postoperative Schmerzen, akutes Abdomen) sind Opioide bei allen chronischen Nozizeptorschmerzen (entzündliche und Tumorschmerzen, nozizeptiven Rückenschmerzen) gut wirksam (McQuay 1997; Zenz et al. 1989). Bei neuropathischen Schmerzsyndromen kann häufig ebenfalls eine gute Schmerzlinderung erreicht werden, allerdings nur bei einer Untergruppe der Patienten, den sog. Respondern (Harati et al. 1998; Watson u. Babul 1998). Welcher Patient Responder ist, kann nur durch Austestung der Ansprechbarkeit ermittelt werden.

Bei chronischen Schmerzen sollten Opioidanalgetika in Form von oralen retardierten Präparaten eingesetzt werden. Die wirksame Dosis muss durch Titration gefunden werden. Alternativ stehen transdermale Systeme zur kontinuierlichen Abgabe der Substanz zur Verfügung.

Nebenwirkungen, Toleranz und Abhängigkeit. Viele Patienten mit chronischen, auch nichtmalignen Schmerzen können erfolgreich und sicher über eine lange Zeit behandelt werden, ohne dass es zu einer Dosierhöhung oder Toleranzentwicklung kommt. Bislang gibt es nur wenige Daten über die Entwicklung einer psychischen oder phy-

◘ **Tabelle 90-2.** Orale Analgetikatherapie chronischer Schmerzen mit schwachen Opioiden (WHO-Stufe II). Die Einschätzung der Potenz der Opioide ist sowohl auf die Wirkungs- als auch auf die Nebenwirkungsintensität zu beziehen

Substanz	Dosisintervall [h]	Einzeldosis [mg]	Nebenwirkungen/Besonderheiten
Opioide allgemein			Atemdepression, Übelkeit, Erbrechen, Obstipation, Miktionsstörungen, Sedierung, Juckreiz, Libidoverlust, Depression, Verwirrtheit
Dihydrocodein retard	8–12	60–180	ausgeprägte Obstipation, sinnvoll bei Bronchialkarzinom wegen antitussiver Wirkung
Tramadol retard	8–12	100–200	Blutdruckabfall, Schwitzen
Tilidin-Naloxon retard	8–12	50–150	weniger Obstipation

◘ Tabelle 90-3. Orale Analgetikatherapie chronischer Schmerzen mit starken Opioiden (WHO-Stufe III). Die Einschätzung der Potenz der Opioide ist sowohl auf die Wirkungs- als auch auf die Nebenwirkungsintensität zu beziehen

Substanz	Dosisintervall [h]	Einzeldosis [mg]	Nebenwirkungen/Besonderheiten
Opioide allgemein			Atemdepression, Übelkeit, Erbrechen, Obstipation, Miktionsstörungen, Sedierung, Juckreiz, Libidoverlust, Depression, Verwirrtheit
Morphinsulfat retard	8–12–24 (je nach Pharmakokinetik)	10–30	
Oxycodon	8–12	10–20	
Levomethadon	6–8	5–10	Kumulationsgefahr
Hydromorphon	8–12	4	
Buprenorphin	6–8	0,2–0,4	„Ceiling-Effekt" bei 4–5 mg/Tag

sischen Abhängigkeit. Allgemein wird angenommen, dass unter einer strengen Kontrolle der Opioideinnahme durch den Arzt und einer Vertrauensbasis zwischen Patient und Arzt die Risiken einer psychischen Abhängigkeit gering sind. Trotzdem sollten besondere Vorsichtsmaßnahmen bei Patienten mit einer Abhängigkeitsvorgeschichte eingehalten werden. Das Absetzen von Opioidanalgetika sollte immer **langsam ausschleichend** erfolgen.

Lebensbedrohliche Komplikationen, z. B. eine schwere Atemdepression, sind bei der Behandlung chronischer Schmerzzustände nicht beschrieben. Die Auswirkung einer Langzeitopioidtherapie auf das Immun- und endokrine System ist noch nicht ausreichend untersucht. Die therapielimitierenden Nebenwirkungen der Opioidtherapie sind gastrointestinale (Übelkeit, Erbrechen und Obstipation) sowie zentralnervöse Symptome (Schwindel und Sedierung).

> **Praxistipp**
> Die Obstipation und Übelkeit muss bereits prophylaktisch konsequent mit einer adäquaten Komedikation therapiert werden (z. B. Bifiteral, Domperidon).

Koanalgetika

Die sog. Koanalgetika haben bei Gesunden keine unmittelbare analgetische Potenz. Sie sind aber in Abhängigkeit von den jeweiligen pathophysiologischen Rahmenbedingungen (z. B. Antidepressiva und Antikonvulsiva bei neuropathischen Schmerzen) nachweislich wirksam oder unterstützen die Analgetikatherapie (z. B. Bisphosphonate und Corticoide bei Tumorschmerz).

Dagegen sind Kombinationspräparate mit Koffein, Benzodiazepinen oder Muskelrelaxanzien nicht wirksam und bergen die Gefahr eines Abusus bzw. einer Gewöhnung.

Antidepressiva

Wirkmechanismen. Diese Substanzen blockieren die Wiederaufnahme der monoaminergen Transmitter Noradrenalin und/oder Serotonin im Rückenmark. Diese Transmitter sind in schmerzhemmenden deszendierenden Bahnsystemen (▶ Abb. 90-1), die vom Hirnstamm bis zum Hinterhorn des Rückenmarks projizieren, enthalten. Durch die erhöhte Transmitterkonzentration wird die nozizeptive Transmission durch das Rückenmark gehemmt. Weiterhin blockieren diese Substanzen spannungsabhängige Natriumkanäle und haben sympatholytische Eigenschaften.

Indikationen. Die Wirksamkeit der Antidepressiva ist bei verschieden chronischen Schmerzsyndromen nachgewiesen worden – neuropathische Schmerzsyndrome, nozizeptive Rückenschmerzen, Fibromyalgiesyndrom, Kopfschmerz vom Spannungstyp und als Adjuvans bei Tumorschmerzen (Zenz u. Jurna 2001). Bei neuropathischen Schmerzen werden alle Schmerztypen, der brennende Spontanschmerz, einschießende Schmerzattacken sowie evozierte Schmerzen unterdrückt (McQuay et al. 1996).

Amitriptylin, ein Serotonin- und Noradrenalinwiederaufnahmehemmer, ist zz. die am besten untersuchte Substanz. Die mittlere Dosis, die zur Schmerzreduktion notwendig ist, liegt unter der antidepressiven Dosis. Der Schmerzreduktion liegt deshalb keine antidepressive Wirkung zugrunde. Auch setzt die Schmerzreduktion nach einigen Tagen bis 2 Wochen ein, wohingegen eine antidepressive Wirkung bei höherer Dosis erst nach einigen Wochen sichtbar wird. Eine Verbesserung von Schlaf, Stimmung und Angst kann aber häufig einen wichtigen additiven Effekt ausmachen.

Die selektiven Noradrenalinwiederaufnahmehemmer **Desipramin** und **Nortriptylin** haben weniger anticholinerge Nebenwirkungen und führen zu weniger Sedierung. Bei älteren Patienten scheint sich **Doxepin**, das ebenfalls weniger anticholinerge, insbesondere weniger kardiale Nebenwirkungen haben soll, zu bewähren. Selektive Serotoninwiederaufnahmehemmer wie Fluoxetin und Paroxetin zeichnen sich durch ein günstiges Nebenwirkungsspektrum aus. Leider zeigten die meisten kontrollierten Studien keinen oder nur einen geringen analgetischen Effekt.

Nebenwirkungen. Bei den Antidepressiva ist eine individuelle Titration in Abhängigkeit von Wirkung und Nebenwirkungen erforderlich. Insbesondere bei älteren Patienten sollte eine einschleichende Dosierung, mit Amitriptylin beginnend mit 10 mg/Tag, gewählt werden, die alle 4 Tage um 10–25 mg erhöht werden kann. Die wirksame und tolerierbare Dosierung liegt meist zwischen 50–100 mg/Tag als abendliche retardierte Einzelgabe. Wichtige Nebenwirkungen sind die Entwicklung einer orthostatischen Hypotension aufgrund der sympatholytischen Eigenschaften sowie die durch Histaminrezeptorblockade verursachte Sedierung. Weiterhin sind eine Harnretention, Gedächtnisstörungen, Herzrhythmusstörungen und Mundtrockenheit zu nennen.

> **Praxistipp**
> Vor der Behandlung sollte bei allen Patienten ein EKG abgeleitet werden.

AV-Blocks und eine Herzinsuffizienz sowie das Engwinkelglaukom, die Pylorusstenose und Prostatahyperplasie sind als Kontraindikationen zu beachten. Wenn die eingesetzten Dosen über 100 mg/Tag liegen, empfehlen sich, insbesondere bei älteren Patienten, regelmäßige EKG- und Blutspiegelkontrollen.

Antikonvulsiva mit Wirkung auf Na-Kanäle (membranstabilisierende Wirkung)

Wirkmechanismen. Carbamazepin, Oxcarbazepin und Lamotrigin blockieren hauptsächlich spannungsabhängige Natriumkanäle auf sensibilisierten nozizeptiven Neuronen mit ektoper Erregungsausbildung im peripheren und zentralen Nervensystem (▶ Abb. 90-1). Für Lamotrigin wird zusätzlich eine indirekte Hemmung von NMDA-Rezeptoren durch Hemmung der Freisetzung von Glutamat angenommen.

Indikationen. Neuropathische Schmerzen sind das Haupteinsatzgebiet der Antikonvulsiva (Collins et al. 2000; McQuay et al. 1995; Wiffen et al. 2000). Seit langem ist der gute Effekt des Carbamazepin bei der typischen Trigeminusneuralgie bekannt (NNT 2,6). Bei der Behandlung der schmerzhaften diabetischen Polyneuropathie werden mit Carbamazepin NNT-Werte von 3,3 erreicht und bei zentralen Schmerzsyndrome 3,4. Nach dem klinischen Eindruck sind sie besonders bei einschießenden oder getriggerten Schmerzen effizient (Sindrup u. Jensen 1999). Eine individuelle Titration in Abhängigkeit von Wirkung und Nebenwirkungen, beginnend mit 200 mg/Tag, ist erforderlich. Die wirksame und tolerierbare Dosis liegt meist bei 800–1200 mg/Tag verteilt auf 2 retardierte Einzeldosen.

Nebenwirkungen. Eine zu rasche Dosiserhöhung geht häufig mit Nebenwirkungen wie Benommenheit, Schwindel und Ataxie einher. EKG-Veränderungen, Störungen des Elektrolythaushaltes (Hyponatriämie), Leberschäden sowie Blutbildveränderungen sind zu beachten.

> **Praxistipp**
> Medikamenteninteraktionen durch Leberenzyminduktion sind zu bedenken, wobei z. B. eine orale Antikonzeption während der Therapie mit Carbamazepin unwirksam werden kann.

Oxcarbazepin stellt v. a. bei pharmakologischen Interaktionen (z. B. mit oralen Antikoagulantien), Hepatotoxizität und allergischen Reaktionen eine Alternative zu Carbamazepin dar. Kontrollierte Studien liegen zz. noch nicht vor.

Lamotrigin konnte bisher als Add-on-Therapie mit Carbamazepin eine Wirksamkeit bei der Trigeminusneuralgie, als auch als Monotherapeutikum bei postischämischen zentralen Schmerzsyndromen und bei neuropathischen Schmerzen in Folge einer kompletten oder inkompletten spinalen Läsion zeigen (Finnerup et al. 2002; Vestergaard et al. 2001). Ebenso ist Lamotrigin wirksam bei der schmerzhaften diabetischer Polyneuropathie (Eisenberg et al. 2001), bei der Ischialgie (Eisenberg et al. 2003) und bei der HIV-assoziierten Polyneuropathie (Simpson et al. 2003).

Antikonvulsiva mit Wirkung auf neuronale Calciumkanäle

Wirkmechanismen. Die Wirkung des Gabapentins ist bislang nicht genau bekannt, eine Wirkung auf neuronale Calciumkanäle wird angenommen. Pregabalin ist ein potenter Ligand an der $\alpha_2\delta$-Subunit der spannungsabhängigen L-Typ Calciumkanäle auf peripheren und zentralen nozizeptiven Neuronen und reduziert dadurch den Kalziumeinstrom in Nervenzellen (▶ Abb. 90-1). Weiterhin wird die Freisetzung von Noradrenalin, Glutamat und Substanz P reduziert.

Indikationen. Auch Gabapentin ist bei neuropathischen Schmerzen wirksam. Es war mit einer NNT von 3,7 bei der schmerzhaften Polyneuropathie und 3,2 bei der postzosterischen Neuralgie der Plazebogabe überlegen (Backonja et al., 1998; Gorson et al., 1999; Rice and Maton, 2001; Rowbotham et al., 1998). Weiter kontrollierte Studien an

Patienten mit Rückenmarksverletzungen, schmerzhaftem Guillain-Barré-Syndrom und Phantomschmerzen zeigten ebenfalls positive Effekte (Pandey et al. 2002; Tai et al. 2002). Die Therapie sollte mit 300 mg/Tag aufgeteilt in 3 Einzeldosen begonnen werden. Der Wirkbereich liegt bei 1500–2400 mg/Tag.

Pregabalin erwies sich analgetisch wirksam in der Behandlung der postzosterischen Neuralgie (NNT 3,4) und der diabetischen Neuropathie (Dworkin et al. 2003b). Darüber hinaus konnte eine deutliche schlafverbessernde Wirkung in den Studien dokumentiert werden. Damit wird eine häufig bei neuropathischen Schmerzen auftretende Komorbidität erfolgreich mitbehandelt.

Nebenwirkungen. Bis auf anfängliche Müdigkeit und Schwindel wird Gabapentin gut vertragen, und es sind keine Medikamenteninteraktionen bekannt. Insbesondere in der Aufdosierungsphase ist eine Kontrolle der Pankreasenzyme sinnvoll.

Pregabalin wird ebenfalls bis auf anfängliche Müdigkeit und Schwindel gut vertragen. Gelegentlich treten periphere Ödeme auf, die aber ebenfalls bei der Mehrzahl der Patienten im Verlauf der Behandlung nach 3–4 Wochen verschwinden. Die Ursache der Ödembildung ist unklar. Es besteht keine kardiovaskuläre Ursache, sie sind nicht assoziiert mit einer Gewichtszunahme und besteht kein Hinweis auf eine Hämodilution oder Leberfunktionsstörung.

Für Pregabalin sind keine Medikamenteninteraktionen bekannt. Dies ist besonders untersucht für die Kombination mit Carbamazepin, Lamotrigin, Topiramat, Gabapentin sowie für orale Kontrazeptiva, Lorazepam, Oxycodon, Alkohol, Diuretika, orale Antidiabetika und Insulin. Dieser Vorteil wird besonders bei der Behandlung von älteren, meist multimorbiden, polypharmakologisch behandelten Patienten wichtig. Im Vergleich zu Gabapentin zeichnet sich Pregabalin durch ein lineares Plasmakonzentrationsprofil ohne Sättigungseffekt aus. Es hat eine definierte effektive Dosis und einen schneller Wirkeintritt. Damit sind eine einfachere Dosierung und eine schnelle Auftitrierung möglich.

Baclofen

Wirkmechanismus. Baclofen ist ein Agonist der GABA-B-Rezeptoren. Präsynaptische Aktivierung dieser Rezeptoren führt zu einer verminderten Freisetzung erregender Aminosäuren im Rückenmark und dadurch zu einer Hemmung zentraler Neurone.

Indikationen. In Kombination mit Carbamazepin hat sich der Einsatz von Baclofen bei der Trigeminusneuralgie bewährt. Bei anderen Schmerzerkrankungen kann meist keine ausreichende Schmerzlinderung erzielt werden.

Nebenwirkungen. Als wichtigste Nebenwirkung ist die Sedierung zu nennen, weshalb eine sehr langsame einschleichende Titration erforderlich ist.

Benzodiazepine (GABA-A-Agonisten) sind bei chronischen Schmerzen nicht analgetisch oder koanalgetisch wirksam und sollten wegen des Abhängigkeitspotenzials nicht eingesetzt werden.

Corticoide

Wirkmechanismen. Aufgrund der antiinflammatorischen und antiödematösen Wirkung kann die systemische Gabe von Corticoiden als Koanalgetikum zu einer Schmerzlinderung führen.

Indikationen. Corticoide werden als Koanalgetikum bei Tumorschmerzen eingesetzt. Indikationen sind Leberkapselspannungsschmerz, Knochenschmerz bei ossärer Metastasierung, Lymphödem, Weichteilinfiltration, Nervenkompression und erhöhter intrakranieller Druck. Darüber hinaus haben Corticoide eine appetitsteigernde und stimmungsaufhellende Wirkung, die insbesondere bei Patienten mit fortgeschrittenem Tumorleiden eine erwünschte Begleitkomponente darstellen.

Nebenwirkungen. Aufgrund der ulzerogenen Wirkung von Corticoiden sollte die gleichzeitige Einnahme von NSAID vermieden werden.

Bisphosphonate

Wirkmechanismen. Bisphosphonate sind synthetisch hergestellte Analoga des endogenen Pyrophosphats, das bei der Mineralisation und Demineralisation der Knochensubstanz beteiligt ist.

Indikationen. Als Inhibitoren des Knochenabbaus durch Osteoklasten werden sie v. a. zur Prophylaxe und Therapie von Osteoporose eingesetzt. Bei Tumorerkrankungen mit erhöhtem Knochenabbau und Hyperkalzämie (ossäre Metastasierung) entfalten sie neben der knochenstabilisierenden Funktion auch einen analgetischen Effekt, der jedoch häufig erst mit einer gewissen Latenz von 1–3 Wochen einsetzt. Sie eignen sich daher besonders als Koanalgetikum bei ossären Schmerzen.

> **Praxistipp**
> Da die ohnehin geringe orale Bioverfügbarkeit durch gleichzeitige Nahrungsaufnahme, insbesondere kalziumhaltiger Nahrung, zusätzlich beeinträchtigt wird, empfiehlt es sich, die Bisphosphonate morgens in nüchternem Zustand einzunehmen und mit der weiteren Nahrungsaufnahme mindestens 30 min zu warten.

Capsaicin-Creme

Wirkmechanismen. Capsaicin ist ein Agonist des Vanilloidrezeptors auf den primär nozizeptiven Afferenzen. Eine einmalige Applikation dieser Substanz führt zu einer heftigen Erregung der Nozizeptoren und produziert einen brennenden Spontanschmerz. Die chronische Applikation bewirkt dagegen einen reversiblen Funktionsverlust der nozizeptiven Afferenzen.

Indikationen. Zubereitungen mit 0,025–0,075 % Capsaicin waren bei Patienten mit postzosterischer Neuralgie und Postmastektomiesyndrom wirksam. Die 0,075 %ige Zubereitung konnte Schmerzen bei der diabetischen Neuropathie lindern. Die Creme muss 3- bis 4-mal/Tag für 4–6 Wochen aufgetragen werden, um eine Wirkung auf die Nozizeptoren zu entfalten.

Nebenwirkungen. Eine entscheidende Nebenwirkung ist ein heftiges Hautbrennen im Applikationsgebiet, das durch die anfängliche Reizung der Afferenzen entsteht. Viele Patienten brechen deshalb die Therapie frühzeitig ab, bevor das Capsaicin seine desensibilisierende Wirkung entfalten kann.

> **Praxistipp**
> Eine intensive Aufklärung über diese nur vorübergehend auftretende Nebenwirkung ist deshalb von entscheidender Bedeutung.

90.3.3 Nichtmedikamentöse Therapieverfahren

Zu den adjuvanten nichtmedikamentösen symptomatischen Therapieverfahren gehört die transkutane elektrische Nervenstimulation (TENS), ein Gegenstimulationsverfahren (Carroll et al. 2001). Hierbei werden periphere Nerven elektrisch über Hautelektroden gereizt. Die Aktivierung schnellleitender kutaner Afferenzen hemmt die nozizeptive Verarbeitung auf spinaler Ebene. Gute Erfolge (keine kontrollierten Studien!) werden bei neuropathischen, Rücken-, Muskel und Gelenkschmerzen aber auch bei Tumorschmerzen erzielt.

> **Praxistipp**
> Weitere nichtmedikamentöse Verfahren wie Entspannungs- und verhaltenstherapeutische Übungen, physikalische und Ergotherapie gehören zum Standardrepertoire einer interdisziplinären schmerztherapeutischen Einrichtung und sollen hier nur erwähnt werden.

Bei bestimmten Schmerzerkrankungen, wie der akuten Zosterneuralgie oder den komplexen regionalen Schmerzsyndromen (sympathische Reflexdystrophie und Kausalgie), kann eine frühe interventionelle Schmerztherapie (z.B. Sympathikusblockade) eine Chronifizierung der Schmerzen verhindern. Eine ausschließliche medikamentöse Therapie ist in diesen Fällen oft nicht ausreichend. Die Rückenmarkstimulation (Spinal cord stimulation, SCS) hat sich bei chronischen neuropathischen Schmerzsyndromen in ausgewählten Fällen bewährt.

Insbesondere bei Tumorschmerzpatienten kommen als invasive Behandlungsoptionen epidurale oder intrathekale Opioide in Frage. Alle neurochirurgischen ablativen Verfahren (Zerstörung des nozizeptiven Systems zur Schmerzausschaltung) wie Operationen der DREZ („dorsal root entry zone") oder Chordotomien (Durchtrennung des Tractus spinothalamicus) induzieren eine Degeneration von Neuronen und führen damit ihrerseits mit der Zeit zu chronischen Schmerzsyndromen. Diese Verfahren sind damit nur als Ultima Ratio bei Patienten mit einer deutlich eingeschränkten Lebenserwartung gerechtfertigt.

90.4 Therapie der Tumorschmerzen

Chronischer Schmerz ist das häufigste Symptom von Krebspatienten, dessen Intensität oft von den Therapeuten unterschätzt wird. Bei 30 % aller Tumorpatienten ist der Schmerz das erste Symptom der Erkrankung, im Terminalstadium leiden 50–80 % an meist starken Schmerzen (Diener u. Maier 1996). Um einen effektiven Therapieplan erstellen zu können, ist eine Einteilung der Tumorschmerzen anhand der pathophysiologischen Entstehungsmechanismen von entscheidender Bedeutung:

- **Somatische Nozizeptorschmerzen** entstehen durch Irritation der Nozizeptoren der Haut, Knochen und Weichteile und sind durch gut lokalisierbare belastungsabhängige Dauerschmerzen von drückendem, bohrendem oder ziehendem Charakter gekennzeichnet.
- **Viszerale Nozizeptorschmerzen** entstehen durch Reizung nozizeptiver Strukturen in den Eingeweiden. Es handelt sich um schlecht lokalisierbare dumpfe, manchmal kolikartige Schmerzen. Beide Schmerztypen werden den Nozizeptorschmerzen zugerechnet.
- Durch Tumorinfiltration oder -kompression von nervalen Strukturen können Tumorschmerzen durch eine zusätzliche neuropathische Komponente gekennzeichnet sein.

90.4.1 Therapieziele und Erfolgsaussichten

Bei den Tumorschmerzen ist die dauerhafte Schmerzfreiheit ein realistisches Therapieziel.

Die Tumorschmerztherapie erfordert in vielen Fällen ein interdisziplinäres Behandlungskonzept, das kausale Verfahren der onkologischen Therapie mit symptomatischen medikamentösen und interventionellen Maßnahmen verbindet. Das entscheidende therapeutische Regimen bildet hierbei die medikamentöse Therapie. Durch die Fortschritte der Pharmakotherapie und hierbei insbesondere durch die Entwicklung lang wirksamer, hochpotenter Opioide gelingt bei den tumorbedingten Nozizeptorschmerzen in 85–90 % der Fälle eine befriedigende Schmerzlinderung.

90.4.2 WHO-Stufenschema

Die Weltgesundheitsorganisation (WHO) hat 1986 einen Stufenplan zur Behandlung tumorbedingter Schmerzen mit systemisch wirksamen Analgetika publiziert, in dem 3 Gruppen von Analgetika in Bezug auf ihre Wirkstärke unterschieden werden (Zenz u. Juna 2001; ◘ Tabelle 90-4). Die Nichtopioidanalgetika (ASS, Paracetamol, Metamizol, NSAID), die niedrigpotenten oder schwachen Opioide (Dihydrocodein, Tilidin, Tramadol) und die hochpotenten oder starken Opioide (Morphin, Hydromorphon, Levomethadon, Oxycodon, Buprenorphin, Fentanyl, ▸ Tabellen 90-2 und 90-3). In allen Stufen wird die Kombination mit Koanalgetika empfohlen. Liegt bei den Tumorschmerzen ebenfalls eine neuropathische Komponente vor, sind Antidepressiva und Antikonvulsiva angezeigt. Corticoide vermindern das perineurale Ödem und den tumorbedingten Druck auf das Nervengewebe und wirken auf diese Weise schmerzlindernd. Bei Knochenmetastasen kommen Bisphosphonate zum Einsatz.

Verschiedene Richtlinien gelten für den **WHO-Stufenplan**:

- Die **orale** oder **transdermale Gabe** von Medikamenten ist die Therapie der Wahl. Die Dosis muss durch individuelle Titration ermittelt werden.
- Um das Therapieziel „dauerhafte Schmerzfreiheit" zu erreichen, muss die Medikamenteneinnahme nach einem **Zeitplan** (abgestimmt nach den Wirkzeiten der Medikamente) mit retardierten Präparaten erfolgen. Eine primär bedarfsorientierte Therapie ist falsch. Dennoch kann z. B. im Rahmen der Dosisfindung oder bei stark schwankendem Schmerzniveau (z. B. „break through pain") die zusätzliche Gabe eines rasch wirksamen, nicht retardierten Opioids (**Zwischendosis** oder „rescue dose") sinnvoll sein. Die Zwischendosen sollten 30–50 % der Dosis des retardierten Opioids 2- bis 3-mal/Tag nicht übersteigen. Anderenfalls ist eine Erhöhung der Basisdosis angezeigt.
- Die Prophylaxe und Therapie analgetikainduzierter **Nebenwirkungen** sollte konsequent durchgeführt werden, um ausreichende Analgetikadosen zu ermöglichen und die Compliance zu erhöhen.
- Durch den rationalen Einsatz von **Koanalgetika** kann die erforderliche Analgetikadosis niedriger gehalten werden mit entsprechender Reduktion der Nebenwirkungen.
- Beim Auftreten von starken, tatsächlich therapieresistenten Nebenwirkungen der Opiattherapie sollte zunächst ein **Opiatwechsel** erprobt werden. Als weiterer Schritt ist der Einsatz von **rückenmarksnahen Applikationsformen** der Opiate (epidurale oder spinale Katheter) angezeigt, um die systemischen Nebenwirkungen zu reduzieren.
- Regelmäßige **Verlaufskontrollen** und eine Dokumentation der analgetischen Wirkung und der Nebenwirkungen sind erforderlich.

Das erweiterte Stufenschema zur Behandlung von Krebsschmerzen beinhaltet neben den medikamentösen Verfahren auch die **Kausaltherapie** (Operation, Strahlentherapie, Hormontherapie, Chemotherapie) am Anfang der Stufenleiter sowie die Überprüfung des Einsatzes von interventionellen Verfahren (**Blockadeverfahren**). So ist z. B. in einigen Fällen beim Pankreaskopfkarzinom eine Neurolyse des Plexus coeliacus angezeigt, um die viszeralen Nozizeptoren zu zerstören. Auf der anderen Seite des Stufenschemas muss die orale medikamentöse Applikationsform verlassen werden, wenn der Patient an Schluckstörungen oder an unstillbarem Erbrechen leidet. In diesen Fällen ist der Einsatz transdermaler oder subkutaner

◘ **Tabelle 90-4.** WHO-Stufenschema

Einteilung	Medikamente
Stufe I	Nichtopioidanalgetika (ASS, Paracetamol, Metamizol, NSAID) + Koanalgetika
Stufe II	schwache Opioidanalgetika (Dihydrocodein, Tilidin-Naloxon, Tramadol) + Nichtopioidanalgetika + Koanalgetika
Stufe III	starke Opioidanalgetika (Morphin, Hydromorphon, Levomethadon, Oxycodon, Buprenorphin, Fentanyl) + Nichtopioidanalgetika + Koanalgetika

Opioide angezeigt. Am Ende des erweiterten Stufenplans steht der Einsatz epiduraler oder intrathekaler Opioide.

90.5 Therapie neuropathischer Schmerzen

Ursächlich für periphere neuropathische Schmerzsyndrome kommen sowohl mechanische als auch entzündliche, metabolische oder toxische periphere Nervenschädigungen in Betracht (Tabelle 90-5). Der zentrale neuropathische Schmerz ist als „Schmerz nach einer primären Läsion oder Dysfunktion des zentralen Nervensystems (ZNS)" definiert (Wasner u. Baron 1998). Zentrale Schmerzen können bei Verletzungen im gesamten Bereich der Neuraxis entstehen, d.h. bei Läsionen im Rückenmark, Hirnstamm, Thalamus, in subkortikalen Strukturen und im Kortex. Sie kommen schätzungsweise bei 30% aller Rückenmarksverletzungen, bei 20% der Patienten mit multipler Sklerose und bei 2% der Schlaganfallpatienten vor. Ihre Manifestation korreliert hierbei nicht mit der Schwere der somatomotorischen Störungen.

90.5.1 Therapieziele und Erfolgsaussichten

Als realistische Therapieziele bei neuropathischen Schmerzen sind in der Regel anzustreben:
- Schmerzreduktion um >50%
- Erhaltung der Arbeitsfähigkeit
- Erhaltung der sozialen Aktivität und des sozialen Beziehungsgefüges

Die Therapieziele müssen mit den Patienten eindeutig erörtert werden, um zu hoch gesteckte Ziele und damit

Tabelle 90-5. Klinisch-ätiologische Einteilung neuropathischer Schmerzsyndrome. Aus diagnostischen Erwägungen ist es sinnvoll, Erkrankungen mit einem fokalen Befall einzelner Nerven, Nervenplexus oder Nervenwurzeln und Erkrankungen mit einem diffusen Befall des peripheren Nervensystems (Polyneuropathien, oft distal symmetrisches Schädigungsmuster) zu unterscheiden

Ausdehnung	Häufigkeit	Schmerzsyndrom
fokal	häufig	Engpasssyndrome
		Trigeminusneuralgie
		Komplexe regionale Schmerzsyndrome (CRPS, sympathische Reflexdystrophie – Kausalgie)
		Phantomschmerz – Stumpfschmerz
		Akuter Herpes zoster – postzosterische Neuralgie
	selten	Posttraumatische Neuropathie (territoriales neuropathisches Schmerzsyndrom)
		Diabetische Mononeuropathie
		Ischämische Neuropathie
		Polyarteriitis nodosa
		Neuralgische Schulteramyotrophie
diffus (Polyradikuloneuropathien)	häufig	Diabetes mellitus
		Alkohol
		Toxisch: Arsen, Thallium, Chloramphenicol, Metronidazol, Nitrofurantoin, Isoniazid, Vincristin, Cisplatin, Taxole, Gold
	selten	Amyloidose
		Multiples Myelom
		Aids-Neuropathie
		Schilddrüsenerkrankungen
		Erbliche sensorische Neuropathie
		Guillain-Barré-Syndrom
		Bannwarth-Syndrom (Borrelieninfektion)
		Vitamin-B-Mangel

Enttäuschungen schon im Vorfeld zu vermeiden. Mit einer medikamentösen Therapie ist eine 50- bis 80 %ige Schmerzreduktion zu erwarten, eine Schmerzfreiheit kann fast nie erreicht werden. Ungefähr 20–40 % sprechen nur unzureichend auf die Therapie an (< 50 % Schmerzreduktion) oder leiden an nicht tolerierbaren Nebenwirkungen (Non-Responder).

90.5.2 Therapiealgorithmus

Auf der Grundlage der verfügbaren kontrollierten Studien (◘ Tabelle 90-6) kann eine pharmakologische Basistherapie neuropathischer Schmerzsyndrome empfohlen werden (Baron 2004; Dworkin et al. 2003a; Sindrup u. Jensen 1999). Diese gilt im Prinzip für alle neuropathischen Syndrome unabhängig von der Ätiologie der Erkrankung (Ausnahme: Trigeminusneuralgie):

— Trizyklische Antidepressiva
— Antikonvulsiva mit Wirkung auf neuronale Calciumkanäle
— Antikonvulsiva mit Wirkung auf neuronale Natriumkanäle
— Langwirksame Opioide
— Add on: topisches Lidocain

Der Algorithmus (◘ Abb. 90-2) ist nur eine grobe standardisierte Näherung an die optimale Therapiestrategie, die für jeden Patienten individuell gefunden werden muss. Er enthält z. T. subjektive Vorlieben, die nicht durch Studien untermauert sind, und spiegelt das individuelle Vorgehen des Autoren wider.

Oft ist bereits initial die Kombination aus 2 oder 3 Wirkstoffen sinnvoll und notwendig, da unterschiedliche Wirkprinzipien zugrunde liegen. Insbesondere sollte betont werden, dass auch eine Kombination aus Antikunvulsiva mit

◘ Tabelle 90-6. Studienergebnisse verschiedener Medikamente bei neuropathischen Schmerzsyndromen

	NNT	Evidenzgrad	Therapieempfehlung
I. Schmerzhafte diabetische Polyneuropathie			
Antidepressiva			
TCA serotonerg/noradrenerg	2,0	A	I
TCA noradrenerg	1,4–2,0	A	I
SSRI (Paroxetin, Citalopram, Fluoxetin)	6,7	B	keine Indikation
Antikonvulsiva (Ca)			
Gabapentin	3,7	A	I
Antikonvulsiva (Na)			
Carbamazepin	3,3	B	I
Mexiletin	>10	B	keine Indikation
Lamotrigin	?	B	I
Opioide			
Oxycodon	2,6	B	I
Tramadol	3,1	B	I
II. Postzosterische Neuralgie			
Antidepressiva			
TCA serotonerg/noradrenerg	2,3	A	I
TCA noradrenerg	1,9	A	I
Antikonvulsiva (Ca)			
Gabapentin	3,2	A	I
Pregabalin	3,4	B	I
Opioide			
Oxycodon	2,5	B	I
Tramadol	?	B	I
Topische Analgetika			
Lidocain	4,4	A	I

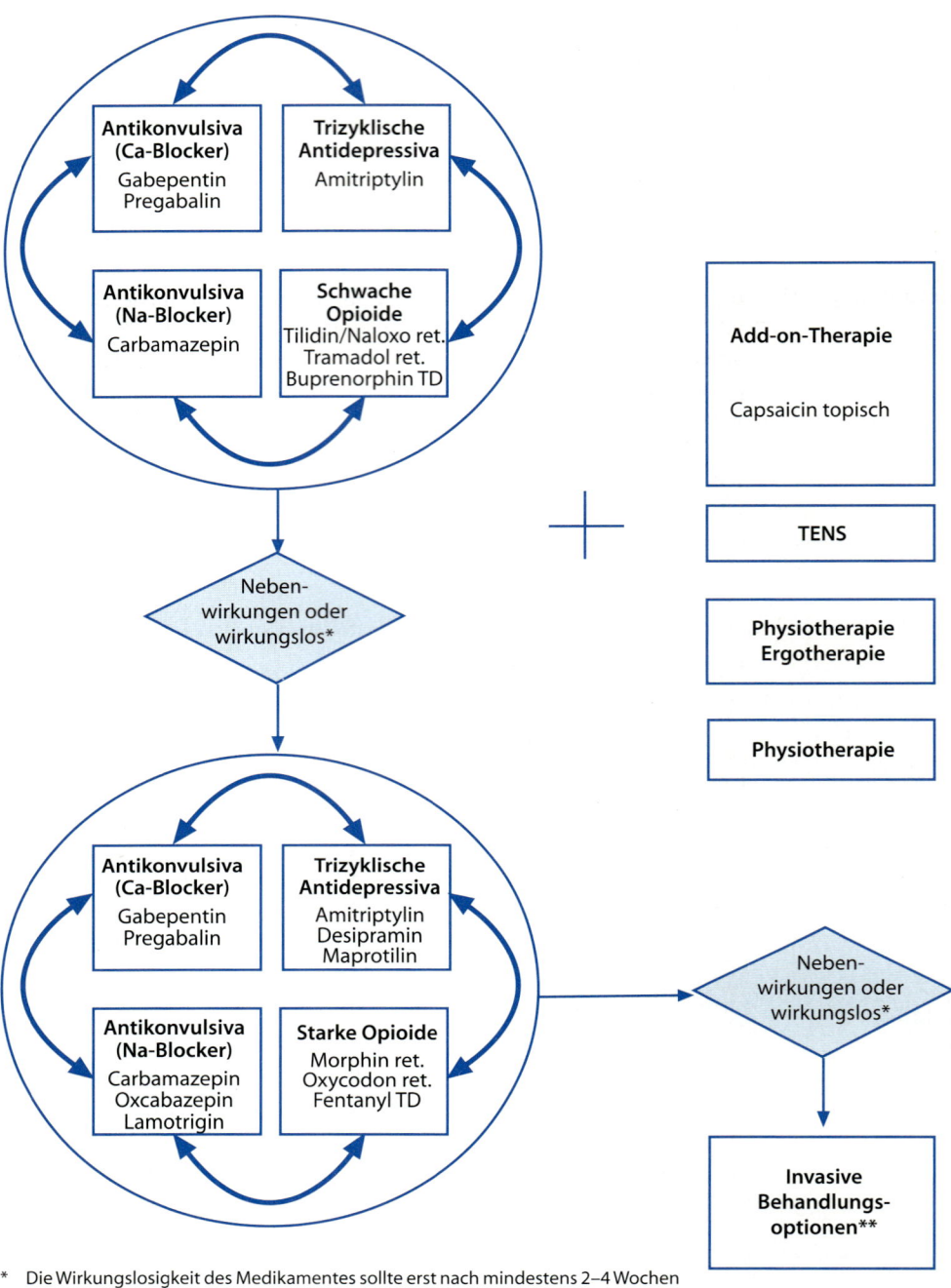

* Die Wirkungslosigkeit des Medikamentes sollte erst nach mindestens 2–4 Wochen beurteilt werden.
** Zu den invasiven Behandlungsoptionen gehören intrathekale Opioide, Rückenmarkstimulation und tiefe Hirnstimulation

Abb. 90-2. Therapiealgorithmus zur medikamentösen Behandlung neuropathischer Schmerzen. TD transdermal

verschiedenen Angriffspunkten (z. B. Carbamazepin und Gabapentin) möglich und theoretisch sinnvoll sein kann.

Die Wahl der geeigneten Kombination resultiert aus dem Komorbiditätsspektrum des individuellen Patienten (z. B. Antidepressiva mit anticholinerger Wirkung sind bei älteren Patienten mit einer kardialen Vorgeschichte, Prostatahyperplasie, Glaukom etc. nicht oder nur eingeschränkt geeignet).

Bei allen Medikamenten sollte die Dosis erhöht werden, bis eine ausreichende Schmerzlinderung, intolerable Nebenwirkungen oder das Dosismaximum erreicht sind.

Oft ist bereits initial die Kombination aus 2 oder mehr Wirkstoffen notwendig (Kreise). Der Einsatz von Interventionen am Sympathikus zur Abschätzung einer sympathisch unterhaltenen Schmerzkomponente (insbesondere bei Patienten mit komplexen regionalen Schmerz-

syndromen (CRPS) ist in diesem Algorithmus nicht berücksichtigt.
- Vor Therapiebeginn müssen die Möglichkeiten einer kurativen oder kausalen Therapie (z. B. die Operation bei Engpasssyndromen peripherer Nerven oder zu optimierende Blutzuckereinstellung bei der diabetischen Neuropathie) sowie einer frühen interventionellen Schmerztherapie ausgeschöpft sein. So ist z. B. der Einsatz von Interventionen am Sympathikus zur Abschätzung einer sympathisch unterhaltenen Schmerzkomponente – insbesondere bei Patienten mit komplexen regionalen Schmerzsyndromen (CRPS) – ist in diesem Algorithmus nicht berücksichtigt.
- Zur Austestung der oralen Medikamente mit lokalanästhetischer Wirkung (z. B. Carbamazepin) und der Opioide (insbesondere vor Einsatz stark-wirksamer Opioide) kann optional ein i. v.-Test mit Lidocain oder Fentanyl versucht werden.
- Bei allen Medikamenten im Algorithmus sollte die Dosis alle 1–3 Tage erhöht werden, bis eine ausreichende Schmerzlinderung, intolerable Nebenwirkungen oder das Dosismaximum erreicht sind.
- Die Wirkungslosigkeit des Medikamentes sollte erst nach mindestens 2–4 Wochen beurteilt werden.
- Zu den invasiven Behandlungsoptionen gehören intrathekale Opioide, Rückenmarkstimulation, tiefe Hirnstimulation und neurochirurgische Techniken.

90.6 Therapie chronischer nichtmaligner Schmerzsyndrome mit Opioiden

Opioide, gleichgültig ob zur Stufe II oder III des WHO-Schemas zählend (▶ Tabellen 90-2 und 90-3), sind bei der Therapie nichtmaligner Schmerzen (z. B. neuropathische Schmerzen) erst dann indiziert, wenn eine Therapieresistenz gegen die vorgenannten kurativen und medikamentösen Basistherapien im interdisziplinären Konsens gesichert ist. Unabhängig von der Frage, ob Opioide bei einem bestimmten Patienten mit nichtmalignen Schmerzen wirksam sind, müssen auch die allgemeinen Probleme der Effektivität, Praktikabilität und Verträglichkeit einer langfristigen Opioidtherapie diskutiert werden. Dies gilt insbesondere, da die Lebenserwartung der Patienten durch die Grundkrankheit nicht prinzipiell eingeschränkt ist. Es gelten deshalb bestimmte Therapierichtlinien (Baron u. Maier 2000):

- Die Indikation ist weitaus strenger zu stellen als bei Patienten mit malignen Schmerzen. Dies bedeutet selbstverständlich nicht, dass einem Patienten mit starken Schmerzen, die anderweitig nicht mehr behandelbar sind, Opioide vorenthalten werden sollen. Die Indikation sollte jedoch stets interdisziplinär erarbeitet werden. Eine prinzipielle Zurückhaltung ist aber schon deshalb nicht gerechtfertigt, weil Opioide im Unterschied zu z. B. NSAID kaum Organtoxizität aufweisen.
- Nach der Entscheidung für eine Opioidgabe sollte eine langsame Titration erfolgen, wobei Nebenwirkungen sofort adäquat zu behandeln sind. Die Dosis orientiert sich am analgetischen Effekt, wobei jedoch eine möglichst niedrige Dosierung angestrebt wird (evtl. durch sinnvolle Kombination mit Koanalgetika). Die Dosis kann gesteigert werden, solange keine Nebenwirkungen auftreten, andernfalls sind diese adäquat zu behandeln.
- Bei Patienten mit Suchtanamnese, mangelnder Compliance und inadäquater Einnahme von suchtfördernden Medikamenten ist die Indikation erst nach einer besonders sorgfältigen Analyse sämtlicher Aspekte des Nutzen-Risiko-Verhältnisses zu stellen. Eventuell ist zuvor eine stationäre Entzugs- oder Entwöhnungsbehandlung erforderlich.
- Bei fehlender Analgesie, zunehmendem Dosisbedarf oder auf Dauer nicht tolerablen Nebenwirkungen muss die Therapie beendet werden. Etliche Patienten nehmen Opioide ein, obgleich sie darunter kaum eine Analgesie haben. Bei diesen Patienten sind „schmerzfremde" Motive für eine Fortführung der weiteren Anwendung anzunehmen und entsprechend zu evaluieren.
- Insgesamt ist eine langfristige Therapiekontrolle auch bei Opioidrespondern unverzichtbar. Zur Sicherung der Compliance haben sich regelmäßige Urinuntersuchungen bewährt, auch um die Einnahme anderer, suchtfördernder Medikamente wie Benzodiazepine rechtzeitig zu erkennen.

Leitlinien – Adressen – Tipps

Leitlinien

Leitlinie zur Tumorschmerztherapie: Tumordiagnostik und Therapie 20 (1999) 105–129

Leitlinien zur Behandlung akuter perioperativer und posttraumatischer Schmerzen: Mitteilungen der Deutschen Gesellschaft für Chirurgie 2 (1999) G84

Empfehlungen zur Diagnostik und Behandlung neuropathischer Schmerzen. In: Diener HC, Hacke W (2002) Leitlinien für Diagnostik und Therapie in der Neurologie. Thieme, Stuttgart, S 192–195

Kontaktadressen

Deutsche Gesellschaft zum Studium des Schmerzes (DGSS): Präsident: Prof. Dr. M. Zenz, Universitätsklinik für Anästhesiologie, Intensiv- und Schmerztherapie, BG Kliniken Bergmannsheil, Buerkle-de-laCamp-Platz 1, 44789 Bochum, Tel. 0234-3026825, Fax 0234-3026834; http://www.anaesthesia.de

Deutsche Interdisziplinäre Vereinigung für Schmerztherapie (DIVS): Präsident: Prof. Dr. Heinz Laubenthal, Klinik für Anästhesiologie, St. Josef-Hospital, Klinikum der Ruhr-Universität Bochum, Gudrunstr. 56, 44791 Bochum, Tel. 0234-509-3210/1, Fax 0234-509-3209;
http://www.ruhr-uni-bochum.de/anaesthesiesjh
Deutsche Schmerzhilfe: Bundesverband Deutsche Schmerzhilfe e.V., Sietwende 20, 21720 Grünendeich, Tel. 04142-810434, Fax 04142-810435; http://www.schmerzhilfe.org

Literatur

Backonja M, Beydoun A, Edwards KR et al. (1998) Gabapentin for the symptomatic treatment of painful neuropathy in patients with diabetes mellitus: a randomized controlled trial. JAMA 280: 1831–1836

Baron R (2000) Neuropathischer Schmerz – der lange Weg vom Mechanismus zur Mechanismen-orientierten Therapie. Anaesthesist 49: 373–386

Baron R (2004) Post-herpetic neuralgia case study: optimizing pain control. Eur J Neurol 11 (Suppl 1): 3–11

Baron R, Maier C (2000) Opioidtherapie neuropathischer Schmerzen. Aktuelle Neurol 332–339

Carroll D, Moore RA, McQuay HJ, Fairman F, Tramer M, Leijon G (2001) Transcutaneous electrical nerve stimulation (TENS) for chronic pain (Cochrane Review). Cochrane Database Syst Rev 3

Collins SL, Moore RA, McQuay HJ, Wiffen PJ (1998) Oral ibuprofen and diclofenac in post-operative pain: a quantitative systematic review. Eur J Pain 2: 285–291

Collins SL, Moore RA, McQuay HJ, Wiffen P (2000) Antidepressants and anticonvulsants for diabetic neuropathy and postherpetic neuralgia: a quantitative systematic review. J Pain Symptom Manage 20: 449–458

Diener HC, Maier C (1996) Das Schmerz-Therapiebuch, Urban & Schwarzenberg, München Wien Baltimore

Dworkin RH, Backonja M, Rowbotham MC, Allen RR, Argoff CR, Bennett GJ et al. (2003a) Advances in neuropathic pain: diagnosis, mechanisms, and treatment recommendations. Arch Neurol 60: 1524–1534

Dworkin RH, Corbin AE, Young JP (2003b) Pregabalin for the treatment of postherpetic neuralgia: a randomized, placebo-controlled trial. Neurology 22: 1274–1283

Eisenberg E, Damunni G, Hoffer E, Baum Y, Krivoy N (2003) Lamotrigine for intractable sciatica: correlation between dose, plasma concentration and analgesia. Eur J Pain 7: 485–491

Eisenberg E, Lurie Y, Braker C, Daoud D, Ishay A (2001) Lamotrigine reduces painful diabetic neuropathy: a randomized, controlled study. Neurology 57: 505–509

Fields HL, Rowbotham M, Baron R (1998) Postherpetic neuralgia: irritable nociceptors and deafferentation. Neurobiol Disease 5: 209–227

Finnerup NB, Sindrup SH, Bach FW, Johannesen IL, Jensen TS (2002) Lamotrigine in spinal cord injury pain: a randomized controlled trial. Pain 96: 375–383

Gorson KC, Schott C, Herman R, Ropper AH, Rand WM (1999) Gabapentin in the treatment of painful diabetic neuropathy: a placebo controlled, double blind, crossover trial. J Neurol Neurosurg Psychiatry 66: 251–252

Harati Y, Gooch C, Swenson M et al. (1998) Double-blind randomized trial of tramadol for the treatment of the pain of diabetic neuropathy. Neurology 50: 1842–1846

McQuay HJ (1997) Opioid use in chronic pain. Acta Anaesthesiol Scand 41: 175–183

McQuay H, Carroll D, Jadad AR, Wiffen P, Moore A (1995) Anticonvulsant drugs for management of pain: a systematic review. BMJ 311: 1047–1052

McQuay HJ, Tramer M, Nye BA, Carroll D, Wiffen PJ, Moore RA (1996) A systematic review of antidepressants in neuropathic pain. Pain 68: 217–227

Merskey H, Bogduk N (1995) Classification of chronic pain: descriptions of chronic pain syndromes and definition of terms. IASP, Seattle

Pandey CK, Bose N, Garg G, Singh N, Baronia A, Agarwal A et al. (2002) Gabapentin for the treatment of pain in guillain-barre syndrome: a double-blinded, placebo-controlled, crossover study. Anesth Analg 95: 1719–1723

Rice AS, Maton S (2001) Gabapentin in postherpetic neuralgia: a randomised, double blind, placebo controlled study. Pain 94: 215–224

Rowbotham M, Harden N, Stacey B, Bernstein P, Magnus-Miller L (1998) Gabapentin for the treatment of postherpetic neuralgia: a randomized controlled trial. JAMA 280: 1837–1842

Simpson DM, McArthur JC, Olney R, Clifford D, So Y, Ross D et al. (2003) Lamotrigine for HIV-associated painful sensory neuropathies: a placebo-controlled trial. Neurology 60: 1508–1514

Sindrup SH, Jensen TS (1999) Efficacy of pharmacological treatments of neuropathic pain: an update and effect related to mechanism of drug action. Pain 83: 389–400

Tai Q, Kirshblum S, Chen B, Millis S, Johnston M, DeLisa JA (2002) Gabapentin in the treatment of neuropathic pain after spinal cord injury: a prospective, randomized, double-blind, crossover trial. J Spinal Cord Med 25: 100–105

Vestergaard K, Andersen G, Gottrup H, Kristensen BT, Jensen TS (2001) Lamotrigine for central poststroke pain: a randomized controlled trial. Neurology 56: 184–190

Wasner G, Baron R (1998) Zentrale Schmerzen – Klinik, pathophysiologische Konzepte und Therapie. Aktuelle Neurol 25: 269–267

Watson CP, Babul N (1998) Efficacy of oxycodone in neuropathic pain: a randomized trial in postherpetic neuralgia. Neurology 50: 1837–1841

Wiffen P, Collins S, McQuay H, Carroll D, Jadad A, Moore A (2000) Anticonvulsant drugs for acute and chronic pain. Cochrane Database Syst Rev 3

Woolf CJ, Mannion RJ (1999) Neuropathic pain: aetiology, symptoms, mechanisms, and management. Lancet 353: 1959–1964

Zenz M, Jurna I (2001) Lehrbuch der Schmerztherapie. Wissenschaftliche Verlagsgesellschaft, Stuttgart

Zenz M, Strumpf M, Tryba M, Rohrs E, Steffmann B (1989) Retardiertes Morphin inder Dauertherapie schwerer Tumorschmerzen. Dtsch Med Wochenschr 114: 43–47

91 Schlafmitteltherapie

G. Hajak, P. Eichhammer, E. Rüther

91.1 Grundlagen – 1494
91.1.1 Ätiologie und Pathogenese von Ein- und Durchschlafstörungen – 1494
91.1.2 Indikation zur medikamentösen Therapie von Ein- und Durchschlafstörungen – 1495

91.2 Substanzen zur Pharmakotherapie der Insomnie – 1495
91.2.1 Allgemeine Gesichtspunkte – 1495
91.2.2 Charakteristika schlaffördernder Substanzen – 1497

91.3 Anwendungskonzepte für den Einsatz von Hypnotika – 1503

91.4 Absetzen des Hypnotikums – 1504

Literatur – 1505

Etwa 20% der Bevölkerung leiden an Ein- und Durchschlafstörungen, den Leitsymptomen einer Insomnie. 4% der Deutschen sind so schwer und häufig schlafgestört, dass sie schwerwiegende Einbußen in ihrer Befindlichkeit und Leistungsfähigkeit am Tage erleben. Experten halten diese schweren Insomnien für eine ernstzunehmende Erkrankung. Nur 4% der deutschen Schlafgestörten nehmen täglich ein Schlafmittel ein, mehr als die Hälfte haben noch nie Medikamente versucht um ihren Schlaf zu verbessern. Dieser zurückhaltende Umgang mit Schlafmitteln spiegelt das Stigma wider, welchem Ärzte und Patienten mit Schlafstörungen bei der Anwendung von Hypnotika unterliegen.

Grundsätzlich ist eine kritische Haltung gegenüber einer Schlafmitteltherapie sinnvoll, denn das Therapieregime sollte möglichst ursachenspezifisch ausgerichtet sein. Daher ist der Ausschluss bzw. die Diagnose einer evtl. der Schlafstörung zugrunde liegenden psychiatrischen oder somatischen Grunderkrankung der erste Schritt in der Therapie.

91.1 Grundlagen

91.1.1 Ätiologie und Pathogenese von Ein- und Durchschlafstörungen

Eine unbefriedigende Dauer und Qualität des Schlafes treten im Rahmen verschiedener psychiatrischer und somatischer Grunderkrankungen auf. Sie können als **primäre Insomnie** aber auch ein eigenständiges Krankheitsbild darstellen. Eine umfassende, interdisziplinäre Anamneseerhebung und Diagnostik sollte die Symptomatik der Nacht und des Tages sowie eine Fremdanamnese miteinschließen.

Schlafbezogene Atemstörungen wie das Schlafapnoesyndrom, episodische nächtliche Bewegungsstörungen wie periodische nächtliche Beinbewegungen (Periodic-movement-in-sleep-Syndrom), das häufig zusammen mit ruhelosen Beinen (Restless-legs-Syndrom) auftritt, sowie spezielle neurologische Störungen wie die Narkolepsie äußern sich zumeist weniger in nächtlichen Schlafstörungen. Meist kommt es dabei zu einem Gefühl unerholsamen Schlafes, exzessiver Tagesschläfrigkeit mit unwillkürlichem Einnicken am Tage und beträchtlichen Einbußen in der psychosozialen und beruflichen Leistungsfähigkeit. Hier sind Schlafmittel nicht indiziert (Schlafapnoesyndrom, Narkolepsie) oder nur ergänzend zur spezifischen medikamentösen Therapie (L-Dopa, Dopaminagonisten bei Restless-legs-Syndrom) sinnvoll.

Schichtarbeit, Reisen über die Zeitzonen hinweg oder der Fortfall sozialer Zeitgeber im Alter können beträchtliche Störungen der zirkadianen Rhythmik nach sich ziehen, die allein durch Schlafmittel im Regelfall nicht zu beheben sind. Auch Parasomnien wie Alpträume, Pavor nocturnus und Schlafwandeln müssen als Ursachen gestörten Schlafes berücksichtigt werden, die zumeist nicht sehr zuverlässig allein mit Schlafmitteln behandelt werden können. Psychiatrische Grunderkrankungen, insbesondere depressive Störungen werden oft von Schlafstörungen begleitet, die sich bei Behandlung der Grunderkrankung bessern. Im Rahmen eines Drogenscreenings sollte eine substanzinduzierte Genese der Schlafstörung geprüft werden.

Zentralnervöse Erkrankungen wie zerebrale Anfallsleiden, chronische Cephalgien, neurodegenerative Erkrankungen und M. Parkinson sollten vor Beginn einer symptomatischen Behandlung der Schlafstörung als mögliche Ursache ausgeschlossen werden. Die Differenzialdiagnostik sollte auch kardiopulmonale Erkrankungen – nächtliche Ischämien, angeborene Herzfehler und chronisch obstruktive Atemwegserkrankungen – erfassen sowie auch gastrointestinale Erkrankungen wie die Refluxkrankheit und peptische Ulzera nicht außer Acht lassen.

Nach Ausschluss organischer Auslösungsfaktoren, psychiatrischer Grunderkrankungen sowie der Einnahme psychotroper Substanzen kann die Diagnose einer primären Insomnie gestellt werden, wenn die Beschwerden mindestens 3-mal pro Woche über mindestens 4 Monate auftreten und erheblichen Leidensdruck verursachen oder zu Einbußen der Leistungsfähigkeit am Tage führen.

> **Praxistipp**
> Hilfreich für die Diagnostik ist ein vom Patienten selbst über 14 Tage zu führendes *Schlaftagebuch*.

Der Patient notiert hier die Zeit, die er im Bett verbringt, die Einschlafzeit, die Aufwachzeit, nächtliches Erwachen, Schlafdauer sowie die subjektive Bewertung von Schlafqualität, Tagesbefindlichkeit und Tagesaktivität.

> **Praxistipp**
> Eine polysomnographische Untersuchung des Patienten in einem Schlaflabor ist v. a. dann sinnvoll, wenn sich die Schlafstörungen nach 6 Monaten Therapie nicht bessern, ausgeprägte Tagesschläfrigkeit besteht oder der Verdacht auf eine spezielle Schlafstörung wie z. B. ein Schlafapnoesyndrom besteht.

91.1.2 Indikation zur medikamentösen Therapie von Ein- und Durchschlafstörungen

Die Pharmakotherapie stellt die häufigste Therapieintervention zur Behandlung einer Insomnie dar. Hinsichtlich der Indikationsstellung herrscht weitgehend Einigkeit über den Einsatz von Hypnotika bei akut auftretenden **kurzzeitigen bzw. transienten Insomnien**, wie sie im Rahmen von Anpassungsstörungen und psychogen-psychoreaktiven Belastungssituationen auftreten. In diesen Fällen kann ein Hypnotikum mit kurzer oder mittellanger Halbwertszeit für eine möglichst kurze Zeit (Tage bis 2 Wochen, maximal bis 4 Wochen) täglich eingesetzt werden. Bei begleitender Angstsymptomatik am Tage kann auch der Einsatz eines Hypnotikums mit längerer Halbwertszeit empfohlen werden.

Bei einer **chronischen**, meist über Jahre bestehenden Insomnie sollten bevorzugt verhaltenstherapeutische Maßnahmen eingesetzt werden. Zu den am häufigsten verwendeten Techniken zählen die Stimuluskontrolltherapie, Schlafrestriktion, paradoxe Intention und kognitive Verfahren. Als Begleitverfahren kann der Schlafgestörte zudem Entspannungsverfahren erlernen. Bei psychodynamischen Konflikten als Ursachen einer Insomnie kann eine psychotherapeutische Behandlung mit einem tiefenpsychologisch orientierten Verfahren indiziert sein. Die genannten Therapien werden durch relativ wenige ausgebildete Therapeuten durchgeführt, nur einige der Insomniepatienten in Deutschland werden daher erfolgreich psychotherapeutisch behandelt.

Die Vorteile einer Pharmakotherapie von Schlafstörungen liegen im schnellen und sicheren Wirkungseintritt bei über 90 % der Patienten innerhalb der ersten 3 Tage nach Therapiebeginn, in der Durchbrechung des Teufelskreises von Angst, Unruhe und Schlafstörung sowie der prompten Reduktion des Leidensdruckes. Die Nachteile der Schlafmitteltherapie ergeben sich aus der Nebenwirkungsproblematik und der Gefahr des Missbrauchs und der Abhängigkeits- bzw. Suchtentwicklung bei einigen Präparaten. Auch kann eine Schlafmitteleinnahme eine kausale Therapie verhindern, indem sie die Symptomatik der zugrunde liegenden Erkrankung verschleiert. Zudem provoziert die erfolgreiche Initialwirkung eine passiv-rezeptive Haltung des Patienten, die die Motivierbarkeit für einen langfristig wirksamen verhaltenstherapeutischen Ansatz erschwert. Angesichts der Gefahren, die mit der Applikation von Schlafmitteln verbunden sind, sollten einige Voraussetzungen für die Verschreibung von Schlafmitteln erfüllt sein (Übersicht 91-1).

> **Übersicht 91-1**
> **Voraussetzungen für die Verschreibung von Schlafmitteln. (Mod. nach Hajak u. Rüther 1995)**
>
> - Abschluss der Diagnostik bezüglich organisch und psychiatrisch bedingter Schlafstörungen
> - Versuch ursachenorientierter, ggf. nichtmedikamentöser Verfahren
> - Gezielte Indikation bei manifester Insomnie mit Beeinträchtigung der Tagesbefindlichkeit
> - Erstellen eines Gesamtbehandlungskonzepts mit der Kombination von ursachenorientierter, nichtmedikamentöser und symptomatisch medikamentöser Therapie
> - Erstellen eines Medikamentenplans mit Dosierung der Pharmaka, Dosisänderungen im Verlauf der Behandlung, Einnahmezeit, Einnahmedauer, Absetzprozedere und Alternativen nach Abbruch der medikamentösen Behandlung
> - Ausschluss von Risikopatienten mit einem erhöhten Risiko für eine Abhängigkeitsentwicklung, mit Erkrankungen, die eine Kontraindikation für das jeweilige Präparat darstellen oder die Präparate mit der Möglichkeit einer Medikamentenwechselwirkung einnehmen
> - Vertrauensverhältnis zwischen Arzt und Patient, wobei beide gemeinsam bereit sein müssen, einen längeren Therapieweg durchzuhalten

91.2 Substanzen zur Pharmakotherapie der Insomnie

91.2.1 Allgemeine Gesichtspunkte

Benzodiazepinrezeptoragonisten aus der Gruppe der Nichtbenzodiazepine (Cyclopyrrolone, Imidazopyridine, Pyrazdopyrimidine) und Benzodiazepine mit kurzer oder mittellanger Eliminationshalbwertszeit nehmen die führende Stellung unter den Präparaten zur Insomniebehandlung ein. Sie unterscheiden sich in ihren pharmakodynamischen und pharmakokinetischen Eigenschaften. Ihre unterschiedliche Wirkungsdauer ermöglicht es, die Insomnie nach individuellen Bedürfnissen des Patienten zu behandeln. Bestehen Probleme beim Einschlafen, sind schnell anflutende bzw. kurzwirksame Substanzen zu empfehlen (z. B. Zolpidem, Zaleplon). Bestehen zudem Schwierigkeiten den Schlaf über eine ausreichende Dauer

◘ Tabelle 91-1. Vor- und Nachteile verschiedener Hypnotika und anderer Mittel mit sedierender Wirkung

Wirkstoffe	Vorteile	Nachteile
Benzodiazepine, z. B. Lormetazepam, Temazepam, Flunitrazepam, Triazolam	Gute hypnotische Potenz, jahrelanger Erfahrungsschatz bezüglich des Wirkungs-/Nebenwirkungsprofils, geringe Toxizität, anxiolytische Wirkung	Abhängigkeits- und Missbrauchspotenzial, Reboundphänomene, Amnesie, Muskelrelaxation, Atemsuppression, paradoxe Reaktionen, Tiefschlafunterdrückung
Cyclopyrrolone: Zopiclone	Gute hypnotische Potenz, kurze bis mittellange Wirkdauer (HWZ 5 h), gute Tagesbefindlichkeit, verhältnismäßig geringe Adaptions- und Reboundproblematik, geringe Toxizität, im Vergleich zu Benzodiazepinen geringerer Missbrauch- und Abhängigkeitspotenzial	Unscharfe Abgrenzung vom Benzodiazepinnebenwirkungsprofil, einige Berichte über Abhängigkeit
Imidazopyridine: Zolpidem	Gute hypnotische Potenz, kurze bis mittellange Wirkdauer (HWZ 2,5 h), spezifisch schlafanstoßendes Wirkprofil, geringe Adaptions- und Reboundproblematik, geringe Toxizität, geringes Missbrauchs- und Abhängigkeitspotenzial	Unscharfe Abgrenzung vom Benzodiazepinnebenwirkungsprofil, wenige Berichte über Abhängigkeit
Pyrazolopyrimidine: Zalephon	Gute hypnotische Potenz bei Einschlafstörungen, sehr kurze Wirkdauer (HWZ 1 h), spezifisch schlafanstoßendes Wirkprofil, geringe Adaptions- und Reboundproblematik, geringe Toxizität	Relativ kurzer Erfahrungszeitraum, fehlende Verbesserung von Durchschlafstörungen, unscharfe Abgrenzung vom Benzodiazepinnebenwirkungsprofil
Antidepressiva, z. B. Trimipramin, Doxepin, Amitryptilin, Mianserin, Trazodon, Mirtazapin	Nahezu kein Abhängigkeitspotenzial, (geringe) Absetzprobleme, keine oder nur geringe Tiefschlafunterdrückung, antidepressive und anxiolytische Wirkung	Relativ hohe Toxizität, anticholinerge, auch kardiale Nebenwirkungen, lange Wirkdauer, meist Unterdrückung des REM-Schlafs (Ausnahme Trimipramin), wenige Anwendungsstudien bei primären Schlafstörungen, individuelle Dosistitration erforderlich
Neuroleptika, z. B. Melperon, Pipamperon, Promethazin, Thioridazin, Chlorprothixen, Laevomepromazin	Nahezu kein Abhängigkeitspotenzial, geringe Absetzprobleme, keine, allenfalls geringe Unterdrückung des REM-Schlafs, geringe Kardiotoxizität, antipsychotische Wirkung	Anticholinerge, extrapyramidalmotorische, hämatologische, blutdrucksenkende Nebenwirkungen, Spätdyskinesien, z. T. lange Wirkdauer, weitgehend fehlende Anwendungsstudien bei primären Schlafstörungen
Alkoholderivate, z. B. Chloralhydrat	Nach den wenigen Studien unbeeinflusstes Schlafprofil, schneller Wirkungseintritt	Geringe hypnotische Potenz, gering therapeutische Breite, schneller Wirkungsverlust, Abhängigkeitspotenzial
Antihistaminika, z. B. Diphenhydramin, Doxylamin	Verhältnismäßig geringe Toxizität, frei verkäuflich	Geringe hypnotische Potenz, schneller Wirkungsverlust, anticholinerge Nebenwirkungen, Abhängigkeitspotenzial
Thiazolderivate, z. B. Clomethiazol	Gute hypnotische Potenz, schneller Wirkungseintritt, kurze Wirkdauer	Abhängigkeitspotenzial, Atemdepression, bronchiale Hypersekretion
Präkursorsubstanzen, z. B. L-Tryptophan	Kein Abhängigkeitspotenzial, nahezu fehlende Toxizität	Geringe hypnotische Potenz, lange Wirklatenz
Hormonähnliche Substanzen, z. B. Melatonin	Befriedigende Wirkung bei Schlaf-Wach-Rhythmus-Störungen, kein Abhängigkeitspotenzial, nahezu fehlende Toxizität	Geringe hypnotische Potenz
Phytotherapeutika, z. B. Baldrian und Derivate, Hopfen	Kein Abhängigkeitspotenzial, nahezu fehlende Toxizität, frei verkäuflich	Minimale hypnotische Potenz nur bei leichtesten Schlafstörungen wirksam

aufrechtzuerhalten, empfiehlt sich die Applikation kurz- bis mittellangwirksamer Benzodiazepinrezeptoragonisten (z. B. Zopiclone, Zolpidem, Lormetazepam, Temazepam, Brotizolam).

Patienten, bei denen eine Kontraindikation für den Einsatz von Benzodiazepinrezeptoragonisten besteht (Substanzabhängigkeit, paradoxe Reaktionen in der Vorgeschichte), können von dem Einsatz anderer Stoffgruppen, v. a. den sedierenden Antidepressiva, profitieren. Doxepin, Trimipramin und Trazodon wurden bei Insomniepatienten erfolgreich klinisch geprüft, Mirtazapin und Nefazodon sind in klinischer Erprobung. Vor allem bei älteren Menschen können niedrigpotente Neuroleptika eingesetzt werden. Antihistaminika und Naturpräparate werden von Patienten zumeist in Eigeninitiative angewendet, da sie frei verkäuflich sind. Sie besitzen jedoch nur eine geringe hypnotische Potenz und adaptieren bei täglicher Einnahme sehr schnell in ihrer Wirkung. Zudem befinden sich körpereigene Substanzen, wie das Melatonin, in klinischer Erprobung, sind jedoch nicht allgemein etabliert. Die Kombination zweier Schlafmittel kann bei chronischer Insomnie sinnvoll werden, wenn trotz täglicher Einnahme das verwendete Schlafmittel keine ausreichende Wirkung zeigt.

> **Praxistipp**
> Klinisch bewährt haben sich die Kombinationen niedriger Dosen sedierender Antidepressiva mit Benzodiazepinrezeptoragonisten (z. B. Zolpidem, Zopiclon, Lormetazepam).

Eine Zusammenfassung der Eigenschaften schlaffördernd wirksamer Substanzen zeigt ◘ Tabelle 91-1.

Bei der Behandlung älterer Patienten gebührt der Pharmakokinetik und den Nebenwirkungen des gewählten Präparates besondere Aufmerksamkeit. Pharmakokinetische Parameter wie Resorption, Verteilung und Elimination verschlechtern sich im Alter. Es muss daher noch aufmerksamer als beim jungen Menschen darauf geachtet werden, dass die niedrigst mögliche Dosis über die kürzest mögliche Zeit unter monatlicher Kontrolluntersuchung eingesetzt wird. Nach Benzodiazepineinnahme wurden bei älteren Patienten Ataxien, Verwirrtheitszustände, paradoxe Vigilanzsteigerungen sowie Muskelrelaxation mit konsekutiven Stürzen beobachtet.

> **Cave**
> Bei altersbedingten Lungenerkrankungen kann die atemsuppressive Wirkung der Benzodiazepine gefährlich werden. Sedierende Antidepressiva sind bei älteren Patienten wegen der anticholinergen Nebenwirkungen nicht anzuwenden, v. a. wenn kardiovaskuläre Erkrankungen, Prostatahypertrophie oder Glaukom vorliegen.

In praxi werden bei älteren Insomniepatienten häufig niedrigpotente Neuroleptika eingesetzt (z. B. Thioridazin, Promethazin, Pipamperon und Melperon). Auch hierbei muss mit anticholinergen Nebenwirkungen sowie mit extrapyramidalmotorischen Nebenwirkungen, blutdrucksenkenden und hämatologischen Begleiteffekten gerechnet werden.

> **Besondere Achtsamkeit erfordert die Behandlung potenziell suizidaler Patienten. Die Applikation sedierender Substanzen mit hoher Toxizität muss bei dieser Patientengruppe vermieden werden. Benzodiazepinrezeptoragonisten haben eine relativ hohe therapeutische Breite. Bei Suizidalität sollte dennoch die kleinste Packungsgröße rezeptiert werden.**

91.2.2 Charakteristika schlaffördernder Substanzen

Benzodiazepinrezeptoragonisten vom Typ der Cyclopyrrolone, Imidazopyridine und Pyrazolopyrimidine

Das Cyclopyrrolon Zopiclon, das Imidazopyridin Zolpidem und das Pyrazolopyrimidin Zaleplon sind Mittel der ersten Wahl zur Behandlung von Ein- und Durchschlafstörungen. Aufgrund ihrer Wirkungsweise werden sie zusammen mit den Benzodiazepinen den Benzodiazepinrezeptoragonisten zugerechnet (◘ Tabelle 91-2).

Wirkungen. Schlafgestörte schlafen nach der Einnahme von Zopiclon, Zolpidem und Zaleplon schneller ein. Zopiclon und Zolpidem verlängern zudem die Gesamtschlafzeit, die Patienten wachen seltener auf und empfinden ihren Schlaf als erholsamer. Eine kurz bis mittellange Eliminationshalbwertszeit von 1 h (Zaleplon) 2–5 h (Zolpidem) bzw. 5 h (Zopiclon) sichert die entsprechende Wirkung und verhindert einen Überhang am Morgen. Wie bei Benzodiazepinen verlängern sich diese Halbwertszeiten und die Wirkdauer bei älteren Menschen oder bei Patienten mit Leberfunktionsstörungen.

◘ **Tabelle 91-2.** Hypnotika aus der Gruppe der neuen Benzodiazepinrezeptoragonisten

Substanzname	Handelsname (Beispiele)	Übliche Abenddosis [mg]
Imidazopyridine		
Zolpidem	Stilnox, Bikalm	10
Cyclopyrrolone		
Zopiclone	Ximovan	7,5
Pyrazolopyrimidine		
Zaleplon	Sonata	10

Schlafpolygraphisch lässt sich v. a. bei gestörtem Schlaf der Tiefschlaf verbessern, obwohl die Substanz langsamwelligen Schlaf vermindern kann, wie es auch von Benzodiazepinen her bekannt ist. Der traumreiche Rapid-eye-movement(REM)-Schlaf wird durch Zolpidem und Zaleplon nicht signifikant beeinflusst und der Tiefschlaf nur wenig reduziert.

Unerwünschte Wirkungen. Die Nebenwirkungen von Zolpidem, Zaleplon und Zopiclon entsprechen weitgehend denen von Benzodiazepinen (► unten). In hohen Dosen sind v. a. bei Zopiclon, weniger bei Zolpidem Überhangeffekte möglich, ebenso wie Symptome einer zentralnervösen Dämpfung. Häufiger wurde nach Zopicloneinnahme von einem bitteren Geschmack und trockenen Mund berichtet. Medikamentenwechselwirkungen sind bekannt von Zopiclon mit Metoclopramid, Atropin, Ranitidin und Alkohol. Zolpidem zeigt Wechselwirkungen mit Alkohol, Barbituraten und anderen sedierenden Mitteln, z. B. Neuroleptika oder Antidepressiva. Einzelberichte über amnestische Störungen, wie sie vom kurzwirksamen Benzodiazepinhypnotikum Triazolam berichtet wurden, liegen auch für Zolpidem vor; psychotische Reaktionen nach Zolpideminnahme dürften seltene Einzelfälle sein.

Nach der bisher vorliegenden Literatur weisen alle Substanzen ein für Benzodiazepinrezeptoragonisten verhältnismäßig niedriges Sucht- und Abhängigkeitspotenzial und relativ wenig Absetzprobleme auf.

Anwendungsempfehlungen. Cyclopyrrolone, Imidazopyridine und Pyrazolopyrimidine unterliegen bei der Anwendung den gleichen Anforderungen wie Benzodiazepinhypnotika. Dies betrifft v. a. die Frage der Langzeitanwendung. Ihre relativ kurze Halbwertszeit prädestiniert sie für den Einsatz bei Einschlafstörungen und Durchschlafstörungen in der ersten Nachthälfte und verhindert einen Überhang am nächsten Morgen.

Benzodiazepinrezeptoragonisten vom Typ der Benzodiazepine

Benzodiazepine werden auch als Schlafmittel der ersten Wahl eingestuft. Prinzipiell zeigen alle Arten von Benzodiazepinen einen schlafbahnenden Effekt. In der Praxis ist eine Unterscheidung von Anxiolytika, Tranquillanzien und Hypnotika jedoch empfehlenswert, da sich klinische Prüfungen über die Wirksamkeit und Dosierung eines Benzodiazepins zumeist auf eine umschriebene Krankheitsgruppe beziehen (◘ Tabelle 91-3).

Wirkungen. Benzodiazepinhypnotika verkürzen die Schlaflatenz, solche mit mittellanger Wirkung vermindern zudem Aufwachvorgänge, verlängern die Gesamtschlafzeit und erhöhen die Schlafeffizienz. Paradoxerweise verringern sie den Tiefschlafanteil und die in diesen Schlafstadien gehäuft auftretenden Hirnstromfrequenzen von 0,25–9 Hz, während Frequenzbereiche von 11–14 Hz, z. T. auch 17–25 Hz zunehmen. Auch eine leichte Verminderung des traumreichen REM-Schlafs wurde beobachtet.

Unterschiede in der Wirkung beruhen v. a. auf der Pharmakokinetik der Substanzen und der u. a. dadurch bestimmten Wirkungsdauer. Wirkungsunterschiede beruhen weiterhin auf der hypnotischen Effektivität der Einzelsubstanz in der angebotenen Dosierung. Man unterscheidet zwischen kurzwirksamen Substanzen mit einer Halbwertszeit ($t_{1/2}$) zwischen 1,4 und 5 h, mittellangwirksamen mit $t_{1/2}$ zwischen 3 und 18 h und lang wirksamen Benzodiazepinen mit $t_{1/2} > 20$ h (z. B. Nitrazepam). Grundsätzlich ist zu beachten, dass die Wirkdauer nicht immer mit der Halbwertszeit gleichzusetzen ist, so kann die Wirkdauer kürzer (z. B. Flunitrazepam) oder länger (z. B. Midazolam) als die Halbwertszeit sein. Teilweise entstehen beim Abbau aktive Metaboliten, die eine längere Halbwertszeit als die Ursprungssubstanz haben, sodass sich die Wirkdauer entsprechend verlängert (z. B. Flunitra-

◘ Tabelle 91-3. Auswahl als Schlafmittel geeigneter kurz- und mittellangwirksamer Benzodiazepine

Substanzname	Handelsname (Beispiele)	Übliche Abenddosis [mg]
Ultrakurz bis kurzwirksame Benzodiazepinhypnotika		
Triazolam	Halcion	0,125–0,25
Kurz- bis mittellangwirksame Benzodiazepinhypnotika		
Lormetazepam	Noctamid, Loretam	1–2
Brotizolam	Lendormin	0,125–0,25
Temazepam	Remestan, Planum	10–40
Loprazolam	Sonin	1–2
Nitrazepam	Mogadan, Imeson	5–10
Flunitrazepam	Rohypnol	0,5–1

zepam, Flurazepam) und es – wie auch bei den lang wirksamen Substanzen – zu einer Kumulation der Wirkstoffkonzentration kommt. Zumeist verlängern sich die Halbwertszeiten bei älteren Patienten oder bei Patienten mit Leberfunktionsstörungen, mit Ausnahme weniger Substanzen (z. B. Oxazepam, Lormetazepam).

Unerwünschte Wirkungen. Nebenwirkungen von Benzodiazepinen erwachsen überwiegend aus dem sedierenden Effekt der Präparate und sind dosisabhängig (◘ Übersicht 91-2).

> **Übersicht 91-2**
> **Wichtige unerwünschte Wirkungen von Benzodiazepinhypnotika**
>
> - Tagesüberhang (z. B. Schläfrigkeit, Verlangsamung)
> - Konzentrations- und Leistungseinbußen
> - Reboundphänomene (Insomnie, Angst)
> - Muskelrelaxation (nächtliche Stürze)
> - Atemsuppression (**Cave:** bei Schlafapnoen, Asthma bronchiale)
> - Wirkungsverstärkung durch Alkohol
> - paradoxe Reaktionen (v. a. ältere Patienten und Kinder)
> - Medikamentenwechselwirkungen
> - Toleranz, Abhängigkeit und Suchtentwicklung
> - Wirkungsverlängerung nach Einnahme von Cimetidin, Isonikotinsäurehydrazid, Valproinsäure oder oralen Kontrazeptiva

Die größte Gefahr einer nicht bestimmungsgemäßen Benzodiazepineinnahme stellt das Abhängigkeitspotenzial der Substanzgruppe dar. Über eine Toleranzentwicklung sind darüber hinaus Suchtentwicklungen möglich. Die Wahrscheinlichkeit physischer Abhängigkeit steigt in Abhängigkeit von Dosishöhe und v. a. mit zunehmender Therapiedauer an. Es ist noch nicht befriedigend geklärt, in welchem Umfang eine niedrigdosierte Langzeiteinnahme von Benzodiazepinhypnotika in eine Toleranz einmündet.

Anwendungsempfehlungen. Die Wirkungsdauer ist der wichtigste klinische Aspekt zur Auswahl eines Benzodiazepinhypnotikums. Kurzwirksame Benzodiazepine sind indiziert, wenn Einschlafstörungen im Vordergrund stehen und eine volle Leistungsfähigkeit am Tage angestrebt wird. Langwirksame Benzodiazepine werden v. a. verwendet, wenn über die Behandlung einer Durchschlafstörung hinaus eine Anxiolyse am Tag erwünscht ist. Mittellang wirksame Benzodiazepine stellen einen Kompromiss bezüglich Nutzen und unerwünschten Wirkungen (wie Wirkungsüberhang) dar und werden am häufigsten bei Ein- und Durchschlafstörungen eingesetzt.

Barbiturate und andere alte Nichtbenzodiazepinhypnotika

Barbiturate, Bromsalze und Bromureide, Piperidindione, Chinazolinderivate, Aldehyde und Glykolderivate waren als klassische Schlafmittel bis zur Einführung der Benzodiazepine weit verbreitet. Die genannten Präparate verursachen z. T. massive Veränderungen der Schlafabläufe, v. a. des REM-Schlafs, eine Enzyminduktion mit erheblichen Arzneimittelinteraktionen, zeigen hohe Toxizität und Kumulationsneigung, können allergische Reaktionen auslösen und besitzen ein hohes Abhängigkeitspotenzial. Bromsalze und Bromureide können einen Bromismus verursachen. Mebrobamat wirkt stark muskelerschlaffend. Die Stoffe werden daher nicht mehr als Schlafmittel eingesetzt.

Sedierende Antidepressiva

Sedierend wirkende Antidepressiva können unabhängig vom Vorliegen einer Depression zur Behandlung von Schlafstörungen verwendet werden. Sedierende Antidepressiva finden sich v. a. unter den trizyklischen Antidepressiva (TZA), dem Trazodon und in dem neueren Antidepressivum Mirtazapin (◘ Tabelle 91-4). Sie eignen sich v. a. zur Behandlung von Depressionen mit Schlafbeschwerden und von Insomnien mit einer ängstlich depressiven Begleitsymptomatik, und bei chronischen oder therapieresistenten Insomnien. Antidepressiva bieten sich als Alternativpräparate zu Benzodiazepinrezeptoragonisten an, wenn eine Langzeitdauertherapie notwendig ist. Von Nachteil ist das Nebenwirkungsspektrum.

Wirkungen. Sedierende Antidepressiva verkürzen die Einschlaflatenz, verbessern die Schlafkontinuität und Schlafqualität und können den Tiefschlaf vermehren. TZA haben meist mittellange bis lange Halbwertszeiten zwischen 13 h (z. B. Trimipramin) und 15–20 h (z. B. Amitriptylin, Doxepin). Fast alle Substanzen werden vollständig über aktive Metaboliten abgebaut, deren Halbwertszeiten zwischen 25 und 80 h liegen und es so zu einer Kumulation der Wirkkonzentration kommt. Bei Älteren sind die Halb-

◘ **Tabelle 91-4.** Auswahl sedierender Antidepressiva zur Behandlung von Schlafstörungen

Substanzname	Handelsname (Beispiele)	Übliche Abenddosis [mg]
Mirtazapin	Remergil	7,5–15
Trimipramin	Stangyl	5–50
Doxepin	Aponal, Sinquan	5–50
Amitriptylin	Saroten, Equilibrin	5–50
Mianserin	Tolvin	5–20
Trazodon	Thombran	25–50

wertszeiten und damit die Wirkdauer etwas verlängert. Die Halbwertszeit des tetrazyklischen Antidepressivums Mianserin liegt zwischen 21 und 33 h. Das nichttrizyklische Antidepressivum Trazodon hat mit 5,2–7,5 h eine kurze Halbwertszeit im Vergleich zu anderen Substanzen. Trizyklische Antidepressiva wirken aufgrund ihrer langen Halbwertszeit nach einer Einnahme beim Zubettgehen nicht nur schlafverbessernd, sondern noch am folgenden Tag stimmungsaufhellend, angstlösend und beruhigend, verursachen aber auch nicht selten einen Überhang. Die hypnotische Wirkung von Antidepressiva bei Insomnien nicht depressiver Genese wurde unter wissenschaftlichen Gesichtspunkten bisher nur für Doxepin, Trimipramin und Trazodon gesichert. Mit Ausnahme des Trimipramin unterdrücken sedierende Antidepressiva den Traumschlaf. Es ist unklar, ob dies langfristig nachteilig für den Patienten sein kann.

Unerwünschte Wirkungen. Antidepressiva haben im Vergleich zu Schlafmitteln aus der Gruppe der Benzodiazepinrezeptoragonisten eine hohe Nebenwirkungsrate (◘ Übersicht 91-3).

> **Übersicht 91-3**
> **Wichtige unerwünschte Wirkungen von (trizyklischen) sedierenden Antidepressiva**
>
> - Akkomodationsstörungen (Sehstörungen, Mydriasis, **Cave:** Glaukom)
> - allergische Reaktionen
> - Blutbildungsstörungen (v. a. Agranulozytose)
> - endokrine Störungen (Galaktorrhö, Menstruationsstörungen, Gynäkomastie, Libido- und Potenzverlust)
> - epileptische Anfälle
> - gastrointestinale Störungen (Übelkeit, Völlegefühl, Obstipation bis zum Ileus, Diarrhö)
> - Gewichtszunahme
> - Gerinnungsstörungen
> - kardiovaskuläre Störungen (orthostatische Hypotonie, Herzrhythmusstörungen)
> - Leberfunktionsstörungen (Ikterus, Erhöhung der Leberwerte)
> - Miktionsstörungen (v. a. bei Prostataadenom)
> - Speichel und Schweißsekretionsstörungen (Mundtrockenheit, Schwitzen)
> - Tremor
> - Verwirrtheit (Unruhe, Desorientierung bis zum Delir)

Die lange Halbwertszeit führt in höherer Dosierung z. T. zu erheblichen Überhangeffekten.

> **Cave**
> Bei Vorliegen schwerer Herz-Kreislauf-Erkrankungen, Epilepsien, Engwinkelglaukom, Störungen der Harnentleerung (z. B. bei Prostatahypertrophie), Pylorusstenose und bei Schwangerschaft ist die Verwendung der als Schlafmittel einsetzbaren Antidepressiva *kontraindiziert*.

> Die Kombination mit anderen psychotropen Substanzen zur Schlafinduktion (z. B. Neuroleptika) kann die Pharmakokinetik verändern und die Wirkung verstärken. Zahlreiche weitere Substanzinteraktionen verlangen ein aufmerksames Studium der jeweiligen Produktinformation.

Anwendungsempfehlungen. Antidepressiva erfordern vor Behandlungsbeginn und im Verlauf der Therapie eine gründliche internistische und neurologische Untersuchung bzw. Überwachung. Dabei müssen regelmäßig ein Laborstatus erhoben und ein EKG und EEG erstellt werden.

Antidepressiva können wie Hypnotika kurz vor dem Zubettgehen eingenommen werden. Niedrige Dosen können bereits 1–2 h vor dem Schlafengehen verabreicht werden, um chronisch schlafgestörte Patienten von ihren abendlichen Spannungsgefühlen und Ängsten zu befreien und das Einschlafen zu erleichtern. Im Rahmen einer Kombinationstherapie mit Benzodiazepinrezeptoragonisten können Antidepressiva v. a. bei therapieresistenten Schlafstörungen verwendet werden. Die optimale Dosierung muss individuell für jeden Patienten ermittelt werden, da eine erhebliche **Reaktionsvarianz** der schlafanstoßenden Wirkung und der Nebenwirkungen besteht.

Neuroleptika

Für nichtpsychotische Patienten mit Ein- und Durchschlafstörungen sind v. a. niedrigpotente Neuroleptika als Schlafmittel geeignet (◘ Tabelle 91-5). Eine häufig genutzte Indikation besteht bei älteren Schlafgestörten. Neuroleptika werden v. a. auch bei Schlafstörungen im Zusammenhang mit floriden Psychosen (z. B. Schizophrenien), für Insomnien bei psychotischen Residualzuständen und bei Patienten mit Kontraindikationen für Benzodiazepine eingesetzt. Dazu gehören auch Patienten, bei denen eine Medikamenten- oder Genussmittelabhängigkeit bestand oder eine Abhängigkeitsentwicklung befürchtet wird, mehrfach Behandlungsversuche mit anderen Schlafmitteln vorausgegangen sind oder die Risikofaktoren für andere schlaffördernde Präparate wie z. B. Antidepressiva aufweisen. Die wissenschaftliche Grundlage für die Verwendung von Neuroleptika als Schlafmittel bei Insomnien nichtpsychotischer Ursache ist dürftig. Dieser Sachverhalt und das kritische Verhältnis von hypnotischer Wirkung zu unerwünschten Wirkungen schränken die Behandlungsindikation auf die oben genannten Sondersituationen ein.

◘ **Tabelle 91-5.** Auswahl von Neuroleptika zur Behandlung von Schlafstörungen

Substanz-name	Handelsname (Beispiele)	Übliche Abend-dosis [mg]
Niedrigpotente Neuroleptika		
Melperon	Eunerpan	25–75
Pipamperon	Dipiperon	20–60
Promethazin	Atosil	10–50
Thioridazin	Melleril	10–50
Chlorprothixen	Truxal, Taractan	10–50
Laevomepromazin	Neurocil	10–50
Promazin	Protactyl	25–50
Prothipendyl	Dominal	20–60
Mittel- bis hochpotente Neuroleptika		
Risperidon	Risperdal	1–4

Wirkungen. Neuroleptika wurden in der Indikation Schlafstörungen bei nichtpsychotischen Patienten bisher wissenschaftlich unzureichend untersucht. Insbesondere ältere Schlafgestörte profitieren jedoch von der im Vergleich zu Benzodiazepinen geringen Muskelrelaxation und der im Vergleich zu Antidepressiva geringeren kardialen Nebenwirkungsrate. Die Eliminationshalbwertszeiten liegen zwischen 3 h (z. B. Prothipendyl) und 24 h (z. B. Thioridazin, Levomepromazin). Dabei kann die Halbwertszeit individuell stark schwanken und sich im Steady State verdoppeln (z. B. Melperon).

Unerwünschte Wirkungen. Neuroleptika haben wie Antidepressiva eine hohe Nebenwirkungsrate (◘ Übersicht 91-4). Es gilt daher reiflich zu erwägen, ob eine neuroleptische Behandlung, verbunden mit dem Risiko einer Spätdyskinesie, bei Schlafstörungen gerechtfertigt erscheint.

Übersicht 91-4
Wichtige unerwünschte Wirkungen von niedrigpotenten sedierenden Neuroleptika

- Akkomodationsstörungen (Sehstörungen, Mydriasis, **Cave:** Glaukom)
- allergische Reaktionen
- Blutbildungsstörungen (Leukopenie, Leukozytose, auch Agranulozytose)
- Depression
- endokrine Störungen (Galaktorrhö, Menstruationsstörungen, Gynäkomastie, Libido- und Potenzverlust)
- epileptische Anfälle
- extrapyramidalmotorische Nebenwirkungen (bei niederpotenten Neuroleptika überwiegend in höherer Dosierung Frühdyskinesien, Parkinsonoid, Akathisie und Spätdyskinesien)
- gastrointestinale Störungen (Obstipation bis zum Ileus)
- Gewichtszunahme
- Gerinnungsstörungen
- Hautaffektionen (Exantheme, Ödeme, Photosensibilisierung)
- kardiovaskuläre Störungen (orthostatische Hypotonie)
- Leberfunktionsstörungen (meist unspezifische Erhöhung der Leberwerte, Cholestase)
- Miktionsstörungen (v. a. bei Prostataadenom)
- ophtalmologische Störungen (Pigmentablagerungen)
- Speichel und Schweißsekretionsstörungen (Mundtrockenheit, auch vermehrter Speichelfluss, Schwitzen)
- Temperaturveränderungen (Senkung und Anstieg möglich)
- Verwirrtheit (Unruhe, Desorientierung bis zum Delir)

Anwendungsempfehlungen. Werden Schlafgestörte mit Neuroleptika behandelt, müssen regelmäßig Kontrolluntersuchungen des Blutbilds durchgeführt werden.

Antihistaminika

Sedierend wirkende Antihistaminika werden auf Grund ihrer moderaten schlaffördernden Wirkung v. a. bei leichten Schlafstörungen und in der Selbstmedikation eingesetzt (◘ Tabelle 91-6).

Wirkungen. Die schlafanstoßende Potenz von H_1-Antagonisten ist gering und liegt deutlich unter der von Benzodiazepinrezeptorantagisten. Eine sedierende Wirkung kann verzögert eintreten und wurde bisher nur für kurze Therapiezeiträume einiger Tage nachgewiesen. Bei längerem Gebrauch wird klinisch häufig ein **Adaptationseffekt** und damit ein Wirkverlust beobachtet. Kontrollierte Studien zur Wirksamkeit sind nur unzureichend vorhanden. Die Wirkdauer kann als mittellang geschätzt werden, da die Halbwertszeit für Diphenhydramin bei etwa 6 h liegt, für Hydroxin zwischen 3 und 20 h im zweiphasigen Abbau und für Doxylamin und Promethazin bei etwa 12 h.

Unerwünschte Wirkungen. Die meisten Antihistaminika besitzen anticholinerge Eigenschaften. Unerwünschte Nebenwirkungen sind z. B. Mundtrockenheit, Obstipation und Miktionsbeschwerden. Eine Kombination mit anderen anticholinerg wirkenden Schlafmitteln (Antidepressiva, Neuroleptika) ist daher nicht zu empfehlen.

Tabelle 91-6. Auswahl von weiteren Präparaten zur Behandlung von Schlafstörungen

Substanzname	Handelsname (Beispiele)	Übliche Abenddosis [mg]
Antihistaminika		
Diphenhydramin	Dolestan, Halbmond	50–100
Doxylamin	Gittalun, Hoggar N	25–50
Naturpräparate		
Baldrian, Hopfen, Passionsblume, Melisse	Iveel und zahlreiche andere	sehr variabel, keine genaue Angabe möglich
Alkoholderivate		
Chloralhydrat	Chloraldurat	250–1000

Anwendungsempfehlungen. Die Präparate werden zum Schlafgehen eingenommen, eignen sich, bei einer Einnahme etwa 1–3 h vor dem Schlafengehen, auch zur schlafvorbereitenden Entspannung der Patienten.

Cave
Eine kritische Indikationsstellung ist bei geriatrischen Patienten erforderlich, da diese ein erhöhtes Risiko für die Entwicklung eines Delirs aufweisen.

Naturpräparate

Zahlreiche pflanzliche Substanzen werden überwiegend als frei verkäufliche Schlafmittel vom Schlafgestörten in Eigenregie eingenommen (▶ Tabelle 91-6). Die verbreitetsten Substanzen sind Valeriana officinalis (Baldrian) und deren Derivate (Valepotriate) sowie Zubereitungen mit Humulus lupulus (Hopfen), Passiflora (Passionsblume) und Melissa officinalis (Melisse).

Pflanzliche Hypnotika haben ihr Einsatzgebiet bei leichten Schlafstörungen, die noch zu keiner Beeinträchtigung der Tagesbefindlichkeit geführt haben.

Wirkungen. Pflanzliche Sedativa sind als leicht sedierend zu beurteilen und hinsichtlich ihrer hypnotischen Wirkung als unzureichend erforscht. Erste kontrollierte Doppelblindstudien liegen vor, v. a. für Baldrianextrakte. Für diese wurde eine subjektive hypnotische Wirkung bei Ein- und Durchschlafstörungen nachgewiesen, objektive Schlafparameter wurden dagegen nicht zuverlässig verbessert. Zur Pharmakokinetik liegen unzureichend valide Daten vor.

Unerwünschte Wirkungen. Dem Nachteil einer geringen schlafanstoßenden Wirkung der Naturpräparate steht der Vorteil einer praktisch fehlenden Toxizität gegenüber. Seltene Nebenwirkungen von Baldrianpräparaten sind gastrointestinale Beschwerden und Hautreaktionen.

Gewarnt werden muss allerdings vor sog. pflanzlichen Präparaten, die zusätzlich Barbiturate, bromhaltige Substanzen und andere „toxische" Substanzen enthalten. Vorsicht ist auch bei der Anwendung alkoholischer Zubereitungen dieser Präparate geboten.

Anwendungsempfehlungen. Vielfach können Patienten mit ausgeprägter Suggestibilität von pflanzlichen Sedativa profitieren, v. a. wenn die abendliche Einnahme eines Medikamentes ritualisiert wurde, der Arzt jedoch keine Indikation für ein stärkeres Schlafmittel sieht oder Nebenwirkungen fürchtet. Gerade bei älteren Patienten ist diese Verschreibungspraxis verbreitet.

Spezielle schlafanstoßende Substanzen

Chloralhydrat

Alkoholderivate wie Chloralhydrat wirken leicht sedierend, haben aber nur eine geringe therapeutische Breite (▶ Tabelle 91-6). Chloralhydrat kann im Rahmen einer auf mehrere Tage befristeten Therapie bei leichten Einschlafstörungen indiziert sein.

Wirkungen. Chloralhydrat wirkt leicht bis mittelgradig schlafanstoßend. Der eigentlich wirksame Metabolit Trichlorethanol hat eine Halbwertszeit von etwa 7–9 h. Die dadurch mitbedingte mittellange Wirkdauer verhindert einen klinisch relevanten Überhang. Eine signifikante Verbesserung der Schlafparameter von Schlafgestörten ist wissenschaftlich nicht befriedigend gesichert. Auch ist der Wirkungsverlauf bei Einnahme über mehr als 1 Woche nicht bekannt.

Unerwünschte Wirkungen. Etwa 5–10 g Chloralhydrat können letal wirken.

Cave
Chloralhydrat und Alkohol können sich in ihrer Wirkung verstärken; beides gleichzeitig einzunehmen, ist daher streng kontraindiziert.

Der Metabolit Trichloressigsäure verdrängt orale Antikoagulanzien und orale Antidiabetika von ihren Proteinbindungsstellen und kann v. a. bei Akkumulation Blutungen und Hypoglykämien auslösen. Chloralhydrat reizt die Magenschleimhaut, kann Übelkeit auslösen; es wird über die Lungen abgeatmet und verursacht daher Mundgeruch. Gelegentlich treten allergische Reaktionen, Verwirrtheitszustände und Halluzinationen auf.

> **Cave**
> Wegen direkter Organtoxizität ist Chloralhydrat bei Leber-, Herz- und Nierenerkrankungen und Magen-Darm-Erkrankungen kontraindiziert.

Das Präparat besitzt ein Abhängigkeitspotenzial; Abhängigkeiten sind allerdings nicht sehr häufig. Nach längerem Gebrauch treten Absetzerscheinungen auf.

Anwendungsempfehlungen. Vorraussetzung für die Einnahme ist eine enge Kontrolle des Patienten, z. B. während eines stationären Aufenthalts. Dies gilt insbesondere für suizidale Patienten, denen keine größeren Mengen des Präparates ausgehändigt werden dürfen. Die kontrollierte Anwendung in niedrigen Dosen wird bei älteren Patienten als Mittel der zweiten Wahl empfohlen. Die Verträglichkeit ist bei diesen Patienten im Vergleich zu anderen Mitteln mit sedierender Wirkung relativ gut.

Clomethiazol

Clomethiazol ist ein synthetisches Thiazolderivat, das überwiegend zur Behandlung deliranter Zustände, v. a. des Alkoholdelirs eingesetzt wird. Seine Verwendung sollte primär auf Schlafstörungen im Rahmen dieser Störung beschränkt bleiben. Eine Ausnahme stellen hartnäckige Schlafstörungen bei geriatrischen Patienten dar. Psychiatrische Kliniken haben gute Erfahrungen mit der Substanz bei therapieresistenter Umkehr des Tag-Nacht-Rhythmus und nächtlichen Verwirrtheits-, Erregungs- und Unruhezuständen gemacht.

Wirkungen. Clomethiazol verbindet den Vorteil einer raschen, guten hypnotischen Wirkung mit dem einer schnellen Elimination. Dies vermeidet einen Überhang am nächsten Morgen. Clomethiazol hat eine kurze bis mittellange Wirkdauer, da die Eliminationshalbwertszeit zwischen 3 und 6 h liegt; bei Patienten mit Leberfunktionsstörungen kann sie auf 8 h steigen.

Unerwünschte Wirkungen. Clomethiazol besitzt ein ausgeprägtes Abhängigkeitspotenzial. Die Substanz kann eine Hypersekretion, Atemdepression und hypotone Blutdruckreaktionen auslösen. Seltene Nebenwirkungen sind Exantheme, Nies- und Hustenreiz und Magenbeschwerden. Bei gleichzeitiger Einnahme sedierender Substanzen, v. a. Tranquilizer, Hypnotika, Neuroleptika und Alkohol, kann eine Wirkungsverstärkung auftreten. Große Vorsicht ist bei Lungenerkrankungen angebracht. Patienten mit einer Substanzabhängigkeit in der Vorgeschichte dürfen kein Clomethiazol als Schlafmittel erhalten.

Anwendungsempfehlungen. Zur Behebung von Schlafstörungen sollte Clomethiazol allenfalls kurzfristig (in der Regel über maximal eine Woche), in möglichst geringen Dosen und nur unter enger ärztlicher Kontrolle, also stationär angewendet werden. Die Dosierung muss flexibel nach dem jeweiligen klinischen Befund erfolgen.

L-Tryptophan

Ein Stoffwechselvorläufer des Serotonins ist als L-Tryptophan als Schlafmittel erhältlich. Behandlungsgrundlage ist die serotoninerge Theorie der Schlafregulation, wobei auch melatoninvermittelte Mechanismen als ein schlafanstoßendes Moment vermutet wurden. Die hypnotische Potenz des Mittels ist gering. Nahezu alle Studien konnten jedoch eine Verkürzung der Einschlaflatenz messen und berichten über eine teilweise gute Wirksamkeit bei chronisch Schlafgestörten. L-Tryptophan eignet sich v. a. für leichte Schlafstörungen und für Patienten, bei denen andere Präparate wegen Nebenwirkungen kontraindiziert sind. Vorübergehend war die Substanz nicht im Handel, da aufgrund von Verunreinigungen toxische Effekte aufgetreten waren.

Melatonin

Eine Reihe von Untersuchungen konnten eine schlafinduzierende und schlafstabilisierende Wirkung sowie verbesserte Schlafqualität durch das Serotoninstoffwechselprodukt Melatonin feststellen. Positive Berichte liegen v. a. für chronisch erkrankte, ältere Menschen vor. Ebenso stabilisiert Melatonin den Schlaf nach einer Zeitzonenverschiebung infolge von Transkontinentalreisen. Ein Bezug ist in Deutschland nur über Auslandsapotheken möglich.

> **Hinsichtlich der Nebenwirkungen und Langzeiteffekte von Melatonin ist wenig bekannt. Es bedarf daher weiterer Prüfungen, bevor es der Routineanwendung zur Verfügung stehen kann.**

91.3 Anwendungskonzepte für den Einsatz von Hypnotika

Hypnotika sollen nur bei klarer Indikation und unter Ausschluss der Kontraindikationen eingesetzt werden. Es sollte die kleinste mögliche Dosis in der kürzest möglichen Behandlungszeit appliziert werden. Die Medikation darf keinesfalls abrupt abgesetzt werden. Für den behandelnden Arzt ist es sinnvoll, elementare Grundsätze der Schlafmittelverschreibung zu berücksichtigen (◘ Übersicht 91-5).

> **Übersicht 91-5**
> **Grundsätze der Schlafmittelverschreibung.**
> **(Mod. nach Clarenbach et al. 1995)**
>
> — Der Arzt bestimmt das Präparat, die Dosis, die Uhrzeit der Einnahme und die Therapiedauer.
> — Es sollten keine unbestimmten Anweisungen zur Dosis gegeben werden.
> — Nur der Arzt soll Dosisanpassungen vornehmen.
> — Bereits zu Beginn der Therapie sollte der Patient von einer täglichen Einnahme zu einer intermittierenden Behandlung bewogen werden, z. B. mit einer Einnahme nur bei abendlicher Unruhe oder am nächsten Tage bevorstehenden Anstrengungen.
> — Die verschriebene Tablettenanzahl darf keine Medikationsmenge von mehr als einer täglichen Standarddosis für 4 Wochen überschreiten.
> — Nach 2, spätestens 4 Wochen muss der Patient wieder einbestellt werden, um einen Ausschleichversuch einzuleiten.

Die Dauer der täglichen Einnahme eines Schlafmittels vom Typ eines Benzodiazepinrezeptoragonisten sollte 2, höchstens 4 Wochen betragen. Besteht eine primäre Insomnie nach Absetzen der Medikamente fort, sollten nichtmedikamentöse Verfahren oder Medikamente anderer Substanzklassen eingesetzt werden. Sedierende Antidepressiva und niederpotente Neuroleptika eignen sich wegen ihres geringen Suchtpotenzials für eine pharmakologische Langzeittherapie. Kontrollierte Studien über ihre Langzeiteffekte bei Insomniepatienten liegen jedoch ebenso wie für Benzodiazepinrezeptoragonisten nicht vor. Zudem zeigen Antidepressiva und niederpotente Neuroleptika ein kritisches Verhältnis von hypnotischer Wirksamkeit zu unerwünschten Nebenwirkungen.

Benzodiazepinrezeptoragonisten dürfen nur in Ausnahmefällen längerfristig eingenommen werden. Es liegen keine gesicherten Daten über die Wirksamkeit in einer mehrmonatigen Behandlung vor. Bei längerfristiger Einnahme muss jedoch mit einer Adaptation und Abhängigkeitsentwicklung gerechnet werden. Zolpidem und Zopiclon zeigten bisher hinsichtlich Wirkungserhalt und Abhängigkeitsentwicklung ein deutlich günstigeres Profil als Benzodiazepine. Sie sollten dennoch nach den gleichen Maßregeln wie Benzodiazepinhypnotika, also möglichst kurz, eingesetzt werden.

> **Praxistipp**
> Idealerweise erfolgt die Behandlung mit Schlafmitteln nach strukturierten Konzepten, die den Patienten als kritischen und selbstverantwortlichen Mitarbeiter seiner Therapie einsetzen. Für die Langzeiteinnahme von Schlafmitteln bei chronisch schlafgestörten Patienten bieten sich intermittierende Therapieverfahren an. Beispielsweise nimmt der Patient an höchstens 5 Nächten pro Woche ein Schlafmittel zu sich. Solche Konzepte verhindern durch regelmäßige Behandlungspausen die Entwicklung einer körperlichen Abhängigkeit von Schlafmitteln. Sie können erfolgreich mit verhaltenstherapeutischen Verfahren kombiniert werden, die der Patient in Nächten ohne Medikation einsetzt.

91.4 Absetzen des Hypnotikums

Ist im günstigen Fall nach einer suffizienten Therapie eine Normalisierung des Schlafes eingetreten oder zwingen Nebenwirkungen, Adaptationsphänomene oder eine Abhängigkeitsentwicklung zur Beendigung der Therapie, darf das Hypnotikum keinesfalls abrupt abgesetzt werden.

> ❗ Nach Langzeiteinnahme muss die Dosis im ambulanten Rahmen über mindestens 1/10 der Zeit der vorhergehenden Einnahme reduziert werden. Eine überlappende Einnahme sedierender Substanzen einer anderen Wirkstoffgruppe kann das Absetzen erleichtern. Von großer Bedeutung ist ein enger Arzt-Patienten-Kontakt mit zumindest 14-tägigen Konsultationen während der Absetzphase, um Entzugssymptome rechtzeitig erkennen und behandeln zu können.

> **Leitlinien – Adressen – Tipps**
>
> **Leitlinien und Stufenschemata**
> Die Leitlinie „S2" Nicht-erholsamer Schlaf der Deutschen Gesellschaft für Schlafforschung und Schlafmedizin (Somnologie 5, Suppl 3, 2001) gibt Hinweise für ein strukturiertes Vorgehen in der Diagnostik und Therapie von Schlafstörungen.
> Hinweise für die strukturierte Behandlung von Schlafgestörten in der Primärversorgung bietet auch das Schlaf-Manual des Bundesverbandes der Allgemeinärzte Deutschlands, Kybermed, Emsdetten, 2001.
>
> **Internetadressen und Tipps für Patienten**
> http://www.dgsm.de
> Deutsche Gesellschaft für Schlafforschung und Schlafmedizin

Literatur

Benkert O, Hippius H (1996) Psychiatrische Pharmakotherapie. Springer, Berlin Heidelberg New York Tokyo

Clarenbach P, Steinberg R, Weess HG et al. (1995) Empfehlungen zu Diagnostik und Therapie der Insomnie. Nervenazt 66: 723–729

Hajak G (2000) Insomnia in primary care. Sleep 23 (Suppl 3): 854–863

Hajak G, Rüther E (1995) Insomnie – Schlaflosigkeit. Ursachen, Diagnostik und Therapie. Springer, Berlin Heidelberg New York Tokyo

Hajak G, Rüther E (2000) Therapie von Ein- und Durchschlafstörungen. In: Möller HJ (Hrsg) Therapie psychiatrischer Erkrankungen. Thieme, Stuttgart, S 974–1018

Nachtmann A, Hajak G (1996) Phytopharmaka zur Behandlung von Schlafstörungen. Int Berl 37: 743–749

Roth T, Hajak G, Üstün B (2001) Consensus for the pharmacologic management of insomnia in the new millenium. Int J Clin Pract 55: 1–11

Riederer P, Laux G, Pöldinger W (Hrsg) (1995) Neuropsychopharmaka. Ein Therapie-Handbuch, Bd 2 Tranquilizer und Hypnotika. Springer, Wien New York

World Psychiatric Association (1993) Task force on sedative hypnotics: report. Eur Psychiatry 8: 45–49

92 Therapie mit Psychopharmaka

B. Bandelow, E. Rüther

92.1 Einteilung – 1507

92.2 Substanzen im Einzelnen – 1507
92.2.1 Sedativa, Hypnotika, Anxiolytika – 1507
92.2.2 Antidepressiva – 1513
92.2.3 Neuroleptika (Antipsychotika) – 1516
92.2.4 Phasenprophylaktika – 1520
92.2.5 Antidementiva – 1521
92.2.6 Psychostimulanzien – 1522
92.2.7 Phytopharmaka – 1522

92.3 Behandlung des Substanzmissbrauchs – 1522
92.3.1 Alkoholabhängigkeit – 1523
92.3.2 Opioidabhängigkeit – 1523

92.4 Psychopharmakologische Behandlung in Notfällen – 1524
92.4.1 Organische Psychosyndrome – 1524
92.4.2 Psychogene Erregungszustände – 1526

Literatur – 1527

92 Therapie mit Psychopharmaka

Psychopharmaka gehören zu den am meisten verordneten Medikamenten, was sicher nicht auf eine unkritische Verordnung dieser Medikamente zurückzuführen ist, sondern v. a. auf die große Häufigkeit psychischer Störungen in der Bevölkerung. Zu Unrecht haben die Psychopharmaka einen schlechten Ruf: pauschalisierend und ohne Kenntnis der Datenlage wird angenommen, dass alle Psychopharmaka abhängig machen, schwerste Nebenwirkungen haben, ausnahmslos müde machen, die Persönlichkeit verändern, lebenslang eingenommen werden müssen, das „Übel nicht an der Wurzel packen" und eigentlich überflüssig seien, da psychische Erkrankungen in allen Fällen besser mit Psychotherapie oder „alternativen Methoden" behandelbar seien.

Gerade in den letzten Jahrzehnten haben die Psychopharmaka jedoch zu einem tiefgreifenden Wandel der psychiatrischen Therapie geführt. Auch für den Allgemeinarzt und Internisten sind sie unentbehrlich geworden.

Den meisten psychischen Erkrankungen liegt ein Diathese-Stress-Modell zugrunde, nach dem genetische, neurobiologische und psychosoziale Einflüsse gemeinsam zur Entstehung einer Störung beitragen. Daher ist es einleuchtend, dass eine multimodale Therapie mehr Erfolg haben kann als eine einseitig ausgerichtete. Die psychopharmakologische Therapie sollte niemals isoliert durchgeführt werden, sondern ist nur ein Teil eines Gesamttherapiekonzepts, zu dem professionelle Psychotherapie, stützende Gespräche, Psychoedukation, Soziotherapie, Rehabilitation und andere Maßnahmen gehören. Medikamentöse und psychotherapeutische Maßnahmen dürfen nicht als Gegner, sondern müssen als Partner gesehen werden. Für fast alle psychischen Erkrankungen konnte wissenschaftlich die Wirksamkeit beider Modalitäten nachgewiesen werden. In vielen Fällen profitieren die Patienten am meisten von einer Kombinationstherapie; und es gibt keinen Beweis für die Behauptung, dass die Wirksamkeit einer Psychotherapie durch Medikamente eingeschränkt wird. Zunehmend wird durch methodologisch sauber durchgeführte Studien überprüft, welche Maßnahmen bei welchen Störungen den besten Nutzen für den Patienten erzielen.

Die Therapie psychischer Störungen unterliegt einem ausgeprägten Placeboeffekt. Vor der Zulassung eines Psychopharmakons muss daher ein Wirkungsnachweis durch randomisierte, placebokontrollierte Doppelblindstudien erbracht werden. Die Verordnung von Medikamenten, Phytotherapeutika oder homöopathischen Präparationen, deren Wirkung nicht durch kontrollierte Studien nachgewiesen ist, ist ethisch nicht vertretbar, da den Patienten möglicherweise wirksame Therapien vorenthalten werden und außerdem erhebliche Kosten für das Gesundheitssystem und die Gesellschaft verursacht werden.

92.1 Einteilung

Die Psychopharmaka werden nach Indikationsgebieten eingeteilt in:
- Sedativa/Hypnotika/Anxiolytika
- Antidepressiva
- Neuroleptika (Antipsychotika)
- Antidementiva
- Phasenprophylaktika
- Medikamente zur Behandlung eines Substanzmissbrauchs

Einen Überblick über den Einsatz der Psychopharmaka bei den verschiedenen psychischen Störungen enthält die Tabelle 92-1.

92.2 Substanzen im Einzelnen

92.2.1 Sedativa, Hypnotika, Anxiolytika

Substanzen aus dieser Gruppe werden zur Behandlung von Angststörungen, Erregungs- und Unruhezuständen sowie Schlafstörungen verwendet. Zur Behandlung von Schlafstörungen ▶ Kap. 91.

Zu den Angststörungen im eigentlichen Sinne zählen die Panikstörung, die generalisierte Angststörung, die soziale Phobie, die spezifische Phobie und die Zwangsstörung. Angst- und Unruhezustände können aber auch als Reaktion emotionaler Belastungen auftreten. Zur Behandlung von Angstsyndromen werden eingesetzt:

◘ **Tabelle 92-1.** Psychopharmakologische Behandlung häufiger Störungsbilder. Neben der medikamentösen Behandlung stehen für viele der hier aufgeführten Störungen noch psychotherapeutische und andere Behandlungsmaßnahmen zur Verfügung, die alternativ oder in Kombination mit den Medikamenten angewendet werden können

Diagnose	Behandlung	Evidenzgrad	Therapieempfehlungen
Demenz	Behandlung der kognitiven Störungen: Cholinesterasehemmer oder Memantine	A	I
	Behandlung von akuten Verwirrtheits- und Unruhezuständen: kurzfristig Neuroleptika, z. B. Haloperidol oder Risperidon	A	I
Alkoholabhängigkeit	Anti-Craving-Substanz Acamprosat oder Aversionstherapeutikum Disulfiram	A	I
Opioidabhängigkeit	Zum Antagonisieren der Opioidwirkungen: Naltrexon	A	I
	Zur Abschwächung akuter Entzugssymptome: Doxepin oder Clonidin	B	IIa
	Substitutionstherapie: Methadon oder Buprenorphin	A	I
Benzodiazepinabhängigkeit	Entwöhnungsbehandlung: Benzodiazepin in absteigender Dosierung über längere Zeiträume weitergeben und dann absetzen	C	I
Kokainabhängigkeit	Zur Behandlung des Kokain-Cravings trizyklische Antidepressiva (z. B. Desipramin), SSRI (z. B. Sertralin), Neuroleptika (z. B. Flupentixol), Carbamazepin	B	IIa
Paranoide Schizophrenie	Wegen der geringeren Nebenwirkungshäufigkeit sind atypische Antipsychotika zu bevorzugen. Bei sehr schweren Psychosen müssen manchmal typische Neuroleptika eingesetzt werden. Bei Complianceproblemen werden häufig Depotneuroleptika verwendet	A	I
Katatone Schizophrenie	Zunächst sollte versucht werden, mit Benzodiazepinen wie Lorazepam die Katatonie zu durchbrechen. Die Behandlung mit Neuroleptika ist nicht immer erfolgreich. In schweren Fällen: Elektrokonvulsionstherapie erwägen	C	I
Schizoaffektive Störung (manisch)	Neuroleptika, Lithium	A	I
Schizoaffektive Störung (depressiv)	Antidepressiva mit Neuroleptika kombiniert	B	IIa
Schizoaffektive Störung (Phasenprophylaxe)	Lithium, Carbamazepin	A	I
	Carbamazepin	A	II
Manie	Neuroleptika	A	I
Manie (Phasenprophylaxe)	In 1. Linie Lithium	A	I
	In 2. Linie Carbamazepin oder Valproat	B	IIa
Bipolare affektive Störungen (Phasenprophylaxe)	Lithium	A	I
	Carbamazepin, Valproat und andere Antikonvulsiva	B	IIa
	Neuroleptika oder Antidepressiva	A	I

◻ Tabelle 92-1 (Fortsetzung)

Diagnose	Behandlung	Evidenzgrad	Therapieempfehlungen
Depressive Episode	Im Vordergrund der Therapie steht die Behandlung mit Antidepressiva. Hier werden wegen der geringeren Nebenwirkungshäufigkeit in erster Linie SSRI, Mirtazapin, der SSNRI Venlafaxin, der SNRI Reboxetin, der 5-HT-Antagonist Nefazodon oder der RIMA Moclobemid verwendet. Die TZA führen häufiger zu Nebenwirkungen, haben aber eine sehr sichere Wirkung, vor allem auch bei schweren Depressionen. In therapieresistenten Fällen wird der MAO-Hemmer Tranylcypromin eingesetzt	A	I
	Auch Lithium wurde in der Akutbehandlung eingesetzt, zählt aber nicht zu den Standardtherapien	B	IIa
	Johanniskrautpräparate waren nach Doppelblindstudien, die z. T. methodologische Mängel aufweisen, bei leichten und mittleren Depressionen wirksam. Bei schweren Depressionen konnte keine Wirkung nachgewiesen werden	A	IIb
	Zur Überbrückung bis zum Wirkungseintritt der Antidepressiva: Benzodiazepine	C	I
	Bei wahnhafter Depression: Neuroleptika in Kombination mit Antidepressiva	A	I
	In therapieresistenten Fällen Elektrokonvulsionstherapie	A	I
Unipolare Depression (Phasenprophylaxe)	Antidepressiva	A	I
	Lithium	A	IIa
Dysthymie	Antidepressiva (nach den gleichen Prinzipien wie in der Behandlung der Depressionen)	A	I
Panikstörung/ Agoraphobie	Antidepressiva, in erster Linie SSRI (z. B. Citalopram, Paroxetin). Auch TZA wie Imipramin oder Clomipramin sind gut wirksam, haben aber mehr Nebenwirkungen. In therapieresistenten Fällen und zur Überbrückung bis zum Wirkungseintritt der Antidepressiva: Benzodiazepine wie Alprazolam	A	I
Soziale Angststörung	Antidepressiva, in erster Linie SSRI (z. B. Paroxetin) oder RIMA Moclobemid. In therapieresistenten Fällen und zur Überbrückung bis zum Wirkungseintritt der Antidepressiva: Benzodiazepine	A	I
Generalisierte Angststörung	Antidepressiva, in erster Linie SSRI (z. B. Paroxetin), SSNRI Venlafaxin oder 5-HT$_{1A}$-Agonist Buspiron. Auch TZA wie Imipramin sind gut wirksam, haben aber mehr Nebenwirkungen. In therapieresistenten Fällen und zur Überbrückung bis zum Wirkungseintritt der Antidepressiva: Benzodiazepine	A	I

◘ Tabelle 92-1 (Fortsetzung)

Diagnose	Behandlung	Evidenzgrad	Therapieempfehlungen
	Nach vorläufigen Daten können auch das Antihistaminikum Hydroxyzin oder das trizyklische Opipramol verwendet werden	B	II
Zwangsstörung	Antidepressiva, in erster Linie SSRI sowie das TZA Clomipramin	A	I
	In therapieresistenten Fällen: Kombination mit atypischen Neuroleptika, z. B. Olanzapin oder Risperidon	B	I
Posttraumatische Belastungsstörung	Antidepressiva, in erster Linie SSRI (Fluvoxamin, Fluoxetin, Paroxetin und Sertralin). Auch TZA wie Imipramin oder Amitriptylin sind wirksam, zeigen aber höhere Nebenwirkungsraten	A	I
	In therapieresistenten Fällen: MAO-Hemmer Tranylcypromin	C	I
Anpassungsstörungen	Antidepressiva, in erster Linie SSRI, in Linie TZA. In therapieresistenten Fällen und zur Überbrückung bis zum Wirkungseintritt der Antidepressiva: Benzodiazepine	C	IIa
Somatoforme Störungen	Weitreichende Erfahrungen zur pharmakologischen Behandlung liegen nicht vor. Bei depressiven oder Angstsymptomen können Antidepressiva, z. B. SSRI oder TZA eingesetzt werden	B	IIa
Anorexia/Bulimia nervosa	Weitreichende Erfahrungen zur pharmakologischen Behandlung liegen nicht vor. Unter der Therapie mit SSRI (z. B. Fluoxetin) waren Besserungen erzielt worden; die Befunde sind jedoch widersprüchlich	B	IIa
Schlafstörungen	Zur Behandlung von Schlafstörungen werden eingesetzt: Benzodiazepine, benzodiazepinähnliche Hypnotika (Zolpidem, Zopiclon, Zaleplon), Chloraldurat, Antihistaminika, Antidepressiva (Mirtazapin, Trimipramin, Amitriptylin), Neuroleptika (z. B. Melperon, Dipiperon), L-Tryptophan u. a.	A	I
Aufmerksamkeitsdefizit-/Hyperaktivitätsstörung (ADHS) bei Kindern	Vorzugsweise Psychostimulanzien (Methylphenidat, Dextroamphetamin) oder Atomoxetin; auch trizyklische Antidepressiva (Imipramin, Desipramin, Nortriptylin)	A	I
	In therapieresistenten Fällen Fenetyllin, Pemolin, Clonidin, Guanfacin, Moclobemid, Bupropion. Bei aggressivem Verhalten auch Neuroleptika (Risperidon, Pipamperon)	B	IIa

RIMA reversibler Monaminoxidase-A-Hemmer; *SNRA* selektive Noradrenalinwiederaufnahmehemmer; *SSNRI* selektiver Serotonin-Noradrenalin-Wiederaufnahmehemmer; *SSRI* selektive Serotoninwiederaufnahmehemmer; *TZA* trizyklische Antidepressiva

- Antidepressiva (▶ Abschn. 92.2.2)
- Benzodiazepine (▶ unten)
- Antihistaminika (▶ unten)
- Neuroleptika (▶ Abschn. 92.2.3)
- Buspiron (▶ unten)
- Opipramol (▶ unten)

Benzodiazepine und benzodiazepinähnliche Hypnotika

Die ◘ Tabelle 92-2 gibt einen Überblick über Benzodiazepine und benzodiazepinähnliche Hypnotika.

Indikationen. Benzodiazepine werden bei Schlaf-, Angst- und Anpassungsstörungen, bei Unruhe-, Spannungs- und Ausnahmezuständen, bei emotionalen Belastungen, bei agitierten Depressionen, psychotischer Erregung, katatonen Zuständen, beim Alkoholentzugssyndrom, zur Sedierung bei schweren somatischen Erkrankungen (z. B. beim Herzinfarkt), zur Prämedikation vor operativen oder diagnostischen Eingriffen und in der antikonvulsiven Behandlung eingesetzt.

Bei den Benzodiazepinen besteht kein prinzipieller Unterschied zwischen sedativ bzw. anxiolytisch wirksamen Substanzen. Bei entsprechend hoher Dosierung wirken alle Benzodiazepine schlafanstoßend. Die Auswahl des Medikaments richtet sich auch danach, ob eine kurz- oder langfristige Wirkung erwünscht ist.

Benzodiazepinähnliche Hypnotika werden vorwiegend bei Schlafstörungen verwendet.

Wegen einer möglichen Toleranz- und Abhängigkeitsentwicklung sollte die Behandlung auf einige Wochen oder Monate beschränkt bleiben. Bei den Angststörungen steht die Behandlung mit Antidepressiva im Vordergrund, während Benzodiazepine meist nur als Komedikation, zur Überbrückung der Wirklatenz der Antidepressiva und in therapieresistenten Fällen eingesetzt werden.

Wirkmechanismus. Benzodiazepine binden an den Benzodiazepin-GABA-Rezeptorkomplex. GABA (γ-Aminobuttersäure) ist ein inhibitorischer Neurotransmitter im ZNS. Benzodiazepine verstärken die GABA-Wirkung, indem sie die Leitfähigkeit des Chloridionenkanals verstärken. Dadurch kommt es zu einer ZNS-Dämpfung im Bereich des limbischen Systems, der Formatio reticularis und des Kortex.

Die benzodiazepinähnlichen Hypnotika Zaleplon und Zolpidem binden selektiv an der $\omega_1(BZ_1)$-Benzodiazepin-Bindungsstelle des $GABA_A$-Rezeptors. Durch diese selektive Bindung wird erhofft, dass suchterzeugende Wirkungen minimiert werden können.

Dosierung. Die Dosierung erfolgt individuell nach dem klinischen Bild (▶ auch Tabelle 92-2). In vielen Fällen ist eine **Bedarfsmedikation** sinnvoller als eine Dauermedikation.

Nebenwirkungen. Nebenwirkungen sind insgesamt selten und können durch Dosisanpassung vermieden werden. Im Vordergrund steht die (manchmal erwünschte) Sedierung, aber auch Verwirrtheit, Amnesie, Konzentrationsstörungen, Nystagmus, Kopfschmerzen, Schwindel, Dysarthrie, Muskelschwäche und Koordinationsstörungen.

> **❗ Cave**
> Die parenterale Gabe hoher Dosen kann zu Ateminsuffizienz führen, in seltenen Fällen bei sehr schneller i. v.-Injektion sogar zum Herzstillstand.

Bei hirnorganisch vorgeschädigten Patienten kann es **paradoxerweise** zu Erregung, Verwirrtheit und Orientierungsstörungen kommen.

Bei längerer Behandlung kommt es – besonders bei Patienten mit Suchtanamnese oder Persönlichkeitsstörungen – nicht selten zu Toleranz und körperlicher Abhängigkeit. Nach dem Absetzen können verschiedene Phänomene auftreten:

- Rückfall in eine vorbestehende Angstsymptomatik bzw. Insomnie

◘ Tabelle 92-2. Benzodiazepine und benzodiazepinähnliche Hypnotika (Auswahl)

Substanz	Handelsname (Beispiel)	Tagesdosis [mg pro Tag]	Besonderheiten
Benzodiazepine			
Alprazolam	Tafil	0,5–8	mittellang wirksam
Bromazepam	Lexotanil	3–6	mittellang wirksam
Lorazepam	Tavor	3–7,5	mittellang wirksam
Oxazepam	Adumbran	15–200	mittellang wirksam
Diazepam	Valium	2–10	lang wirksam
Benzodiazepinähnliche Hypnotika			
Zolpidem	Bikalm, Stilnox	5–20	mittellang wirksam
Zopiclon	Ximovan	3,75–15	lang wirksam
Zaleplon	Sonata	10	sehr kurz wirksam, Einschlafmittel

- „Reboundphänomene" (stärkere Angst als vor der Behandlung)
- Entzugserscheinungen

Echte Entzugsphänomene treten bei kurz wirksamen Benzodiazepinen 1–2 Tage, bei lang wirksamen 5–10 Tage nach Absetzen auf und äußern sich in Schlafstörungen, Erregung, Angst, Wahrnehmungsstörungen, Dysphorie, gastrointestinalen Störungen, epileptischen Anfällen oder auch selten in psychotischen Zuständen.

Kontraindikationen und Anwendungsbeschränkungen. Zu den Kontraindikationen und Anwendungsbeschränkungen gehören: Abhängigkeitsanamnese, schwere Myasthenia gravis, akute Intoxikation mit ZNS-dämpfenden Substanzen, zerebellare und spinale Ataxie, akutes Engwinkelglaukom, schwere Leberschäden und Schlafapnoe.

Zusätzliche Kontraindikationen für die parenterale Gabe sind allergische Hauterkrankungen, vermehrte Gefäßdurchlässigkeit, Blutbildungsstörungen und schwere chronische Ateminsuffizienz.

Wechselwirkungen. Bei Kombination mit zentral wirksamen Pharmaka, Alkohol und Muskelrelaxanzien kommt es zu einer gegenseitigen Wirkungsverstärkung. Cimetidin, Disulfiram, Phenytoin und Omeprazol können die Benzodiazepinwirkung verstärken. Theophyllin kann die Benzodiazepinwirkung abschwächen. Phenobarbital und Phenytoin beschleunigen den Abbau der Benzodiazepine.

Überdosierung. Symptome einer Überdosierung sind Dysarthrie, Hypotonie, Diplopie, Ataxie, Tiefschlaf bzw. Koma und Atemdepression. Reine Benzodiazepinintoxikationen sind in der Regel nicht vital bedrohlich. Auf die Möglichkeit einer Mischintoxikation mit anderen Substanzen ist jedoch zu achten. Folgende Maßnahmen sind einzuleiten: frühzeitige Magenspülung, induziertes Erbrechen, Gabe peripherer Kreislaufmittel vom Noradrenalintyp, Volumensubstitution und ggf. assistierte Beatmung.

Antihistaminika

Die Blockade des Histamin-H_1-Rezeptors bestimmt die sedierenden und antiallergischen Eigenschaften der Antihistaminika. Präparate wie Hydroxyzin (Atarax) werden bei Angst- und Unruhezuständen und Schlafstörungen verwendet, aber auch bei Juckreiz und Allergien. Suchtauslösende Eigenschaften sind nicht bekannt. Bei längerer Behandlung kann es allerdings zu einem Nachlassen der Wirkung kommen.

An Nebenwirkungen können u. a. auftreten: Tachykardie, Arrhythmie, Schwindel, Hypotonie, Hypertonie, Dekompensation einer bestehenden Herzinsuffizienz und EKG-Veränderungen.

 Cave
Beim Phäochromozytom sind Antihistaminika kontraindiziert. Vorsicht ist geboten bei eingeschränkter Leberfunktion, kardialer Vorschädigung, Hypertonie, Prostata-Hypertrophie, Pylorusstenose, chronisch-obstruktiven Lungenerkrankungen und gastroösophagealem Reflux.

Da Doxylamin rezeptfrei erhältlich ist, wird es nicht selten bei Suizidversuchen verwendet. Symptome einer Überdosierung mit Antihistaminika sind anticholinerges Delir (Desorientiertheit, optische Halluzinationen, Unruhe), Hyperthermie, Tachykardie bzw. Bradykardie, Mydriasis, Koma, epileptische Anfälle, Atemdepression, Herz-Kreislauf-Versagen und Rhabdomyolyse.

Chloralhydrat

Chloralhydrat (Chloraldurat) wird zur Behandlung von Schlafstörungen sowie bei Unruhe- und Erregungszuständen verwendet (Dosis 0,25–1 g, höchstens 2 g pro Tag). Toleranz und Abhängigkeit entstehen seltener als bei Benzodiazepinen. An unerwünschten Wirkungen treten u. a. Müdigkeit, Verwirrtheitszustände und ein aldehydähnlicher Atemgeruch auf. Bei Leber-, Nieren- oder Herzinsuffizienz ist Vorsicht geboten. Die therapeutische Breite ist gering; bereits 5–10 g können lebensbedrohlich sein.

Clomethiazol

Clomethiazol (Distraneurin) wird beim Alkoholentzugsdelir eingesetzt (▶ Abschn. 92.4.1).

Dosierung beim Alkoholentzugsdelir. Zu Beginn werden 2–4 Kaps. gegeben. Dann wird die Behandlung mit 2 Kaps. alle 2 h weitergeführt (nicht mehr als 36 Kaps. in 24 h). Bei Besserung der Symptomatik wird die Dosis schrittweise reduziert. Nur in schweren Fällen kann unter intensivmedizinischen Bedingungen eine Tropfinfusion gegeben werden (zu Beginn 100–200 mg i. v. bis zur Sedierung, dann Dauerinfusion bis zu 2500 ml Infusionslösung pro Tag).

Nebenwirkungen. Folgende Nebenwirkungen können u. a. auftreten: Müdigkeit, Kopfschmerzen, Erbrechen, Husten- oder Niesreiz, Juckreiz, Zunahme der Speichel- und Bronchialsekretion, Atemdepression, Anstieg der Serumtransaminasen, cholestatische Hepatitis, allergische oder anaphylaktische Reaktion, Schock sowie eine Abhängigkeitsentwicklung bei längerer Behandlung. Bei i. v.-Verabreichung kann es, besonders bei zu großer Injektionsgeschwindigkeit, u. a. zu Blutdrucksenkung, Tachykardie, Zyanose, Atem- und Kreislaufdepression, Erythem sowie zu einer Thrombophlebitis an der Injektionsstelle kommen.

Kontraindikationen. Zu den Gegenanzeigen zählen das Schlafapnoesyndrom, zentral verursachte Atemstörungen, akute Intoxikation mit ZNS-dämpfenden Pharmaka und eine bekannte Clomethiazolabhängigkeit. Bei eingeschränkter Leber- oder Nierenfunktion, portokavalem Shunt oder Lungenerkrankungen ist Vorsicht geboten.

Wechselwirkungen. Interaktionen bestehen mit Alkohol, anderen zentral dämpfende Substanzen (Wirkungsverstärkung), Cimetidin und Diazoxid.

 Cave
Überdosierung. Symptome einer Überdosierung sind Verengung der vorher erweiterten Pupillen, Atemdepression, Hypotonie, komatöse Zustände und Herzstillstand.

Opipramol

Opipramol (Insidon) ähnelt den trizyklischen Antidepressiva, hat sedierende Eigenschaften und kann bei Angststörungen eingesetzt werden. Eine Suchtauslösung ist nicht bekannt.

Buspiron

Der 5-HT_{1A}-Agonist Buspiron (Bespar) wird bei der generalisierten Angststörung eingesetzt, ist aber bei anderen Angststörungen wie Panikstörung oder sozialer Phobie nicht wirksam. Die Wirkung tritt mit einer Latenz von 1–3 Wochen ein. Ein Vorteil ist das Fehlen eines Abhängigkeitspotenzials. Die Dosis beträgt 15–30 mg pro Tag.

92.2.2 Antidepressiva

Indikationen. Antidepressiva werden nicht nur bei Depressionen, sondern auch bei Angst-, Zwangs-, Somatisierungs-, Anpassungs- und Essstörungen sowie in der Kombinationsbehandlung bei Schmerzzuständen (z. B. bei diabetischer Polyneuropathie, Arthritis, Morbus Raynaud und Fibromyalgie) eingesetzt.

Wirkmechanismus. Die genaue Wirkweise der Antidepressiva ist noch nicht befriedigend aufgeklärt. Als ein relativ gesicherter antidepressiver Wirkmechanismus der meisten Antidepressiva gilt die Hemmung der Wiederaufnahme von Serotonin und/oder Noradrenalin aus dem synaptischen Spalt und die daraus resultierende Erhöhung der verfügbaren Konzentration der Monoamine. Trizyklische Antidepressiva binden außerdem in unterschiedlichem Maße an serotoninerge (5-HT_{1A}-, 5-HT_{2A}-, 5-HT_{2C}-, 5-HT_3-) und adrenerge (α_1-, α_2-) Rezeptoren. Zusätzlich blockieren sie kompetitiv Systeme, die v. a. mit unerwünschten Wirkungen in Verbindung gebracht werden, nämlich cholinerge (muskarinische) und histaminerge (H_1-, H_2-) Rezeptoren. Modernere Antidepressiva wirken selektiver auf diejenigen Neurotransmittersysteme, die mit der antidepressiven Wirkung in Zusammenhang gebracht werden: Wirkstoffe wie Fluoxetin, Paroxetin, Sertralin u. a. hemmen selektiv die Wiederaufnahme von Serotonin (SSRI); Reboxetin hemmt die Noradrenalinwiederaufnahme (SNRI) und Venlafaxin beide Systeme (SSNRI).

Monoaminoxidasehemmer (MAOH) inhibieren den Abbau von Serotonin und Noradrenalin und führen zum gleichen Nettoeffekt wie die Antidepressiva: Serotonin bzw. Noradrenalin stehen vermehrt im synaptischen Spalt zur Verfügung. Der ältere, nichtselektive MAOH Tranylcypromin hemmt beide Formen der MAO (MAO_A und MAO_B). Dies hat den Nachteil, dass nicht mehr genügend Tyramin abgebaut wird, was zu schwerwiegenden Neben- und Wechselwirkungen führen kann. Der reversible, selektive MAO-Hemmer Moclobemid hemmt nur die MAO_A – sodass die MAO_B noch zum Abbau des Tyramins zur Verfügung steht – und hat daher nicht die genannten potenziell gefährlichen Wirkungen.

Weiterhin gibt es noch andere Antidepressiva, die über unterschiedliche Mechanismen direkte agonistische oder antagonistische Wirkungen an den Serotonin- oder Noradrenalinrezeptoren auslösen und so ebenfalls zu einer Verstärkung der Neurotransmission in diesen Systemen führen können. Hierzu gehören das neuere Medikament Mirtazapin sowie eine Gruppe, die früher als „Antidepressiva der 2. Generation" bezeichnet wurde (Maprotilin, Mianserin, Trazodon und Viloxazin).

Einteilung

Die Antidepressiva werden nach ihrem Wirkmechanismus eingeteilt in:
- trizyklische Antidepressiva (TZA)
- selektive Serotoninwiederaufnahmehemmer (selective serotonin-reuptake inhibitors; SSRI)
- Venlafaxin (selektiver Serotonin-Noradrenalin-Wiederaufnahmehemmer; SSNRI)
- Reboxetin (selektiver Noradrenalinwiederaufnahmehemmer; SNRI)
- Mirtazapin (α_2-, 5-HT_2- und 5-HT_3-Antagonist)
- Moclobemid (selektiver, reversibler Monoaminooxidase-A-Hemmer; RIMA)
- Tranylcypromin (irreversibler Monoaminooxidasehemmer; MAOH)
- andere Antidepressiva (mit unterschiedlichen Wirkmechanismen)

Die ◻ Tabelle 92-3 zeigt eine Auswahl häufig verwendeter Antidepressiva.

Auswahlkriterien

Im Prinzip gilt, dass sich die verschiedenen Antidepressiva in ihrer antidepressiven Wirkung kaum unterscheiden, sodass vorwiegend die Vermeidung unerwünschter Wirkungen entscheidend für die Auswahl eines Antidepressivums ist. In der Regel wird man wegen des besseren Nebenwirkungsprofils zunächst mit einem moderneren Antidepressivum, d. h. also mit den SSRI, Mirtaza-

Tabelle 92-3. Antidepressiva (Übersicht)

Substanz	Handelsname (Beispiel)	Tagesdosis
Trizyklische Antidepressiva		
Amitriptylin	Saroten	75–200
Clomipramin	Anafranil	75–200
Doxepin	Aponal	75–200
Selektive Serotoninwiederaufnahmehemmer		
Citalopram	Cipramil	20–60
Fluoxetin	Fluctin	20–60
Paroxetin	Seroxat, Tagonis	20–60
Sertralin	Gladem, Zoloft	50–200
Andere		
NASSA Mirtazapin	Remergil	15–45
RIMA Moclobemid	Aurorix	300–600
SSNRI Venlafaxin	Trevilor	75–375

NASSA noradrenerges und spezifisch serotonerges Antidepressivum, *RIMA* reversibler Monoaminooxidase-A-Hemmer; *SSNRI* Serotonin-Noradrenalin-Wiederaufnahmehemmer

---

pin, Venlafaxin, Reboxetin oder Moclobemid beginnen. Die trizyklischen Antidepressiva haben insgesamt mehr Nebenwirkungen, sind aber sehr sicher in der Wirkung, v. a. auch bei schweren Depressionen. Die „Antidepressiva der 2. Generation" zeigten nicht in allen Studien die gleiche antidepressive Wirkung wie die TZA.

Die Auswahl richtet sich auch danach, ob z. B. bei einer ängstlich-agitierten Depression eine Sedierung erwünscht ist, ob bei Energiemangel und Interessenverlust eine Antriebssteigerung erforderlich ist oder ob die Fahr- und Arbeitsfähigkeit erhalten bleiben soll. Manche Antidepressiva wirken eher antriebssteigernd oder neutral, z. B. die SSRI, Venlafaxin, Reboxetin und Moclobemid, während andere eher sedierend wirken, wie die TZA, Mirtazapin u. a.

Dosierung

Zur Dosierung ▶ Tabelle 92-3. Es wird mit einer niedrigen Dosis begonnen und dann abhängig von der Verträglichkeit auf eine mittlere Dosis erhöht. Bei mangelndem Therapieerfolg, der aber erst nach ca. 6 Wochen sicher beurteilt werden kann, sollte noch eine Steigerung auf die Höchstdosis erfolgen.

> ! Nicht selten werden die TZA in der Primärversorgung unterdosiert, wobei kaum Nebenwirkungen vermieden werden, die antidepressive Wirkung aber stark beeinträchtigt wird.

Dauer der Behandlung. Es ist zu beachten, dass bei allen Antidepressiva die antidepressive Wirkung erst nach 2–4, manchmal auch erst nach 8 Wochen einsetzt.

> **Praxistipp**
> Die Patienten sollten über den späten Wirkungseintritt unbedingt aufgeklärt werden, damit das Präparat nicht zu früh abgesetzt wird, weil es nach 2–3 Wochen noch nicht gewirkt hat.

Nach Einsetzen der Remission sollte die Behandlung noch 6, besser 12 Monate fortgeführt werden.

Nebenwirkungen. Die unerwünschten Wirkungen der Antidepressiva entstehen vornehmlich durch die Blockade verschiedener Neurotransmitterrezeptoren. So werden z. B. Mundtrockenheit und Harnverhalt auf eine Azetylcholinrezeptorblockade, Sedierung und Hypotonie auf α_1- und H_1-Blockaden zurückgeführt. Die häufigsten Nebenwirkungen verschiedener Antidepressiva sind in Tabelle 92-4 zusammengestellt.

Für die TZA sind die anticholinergen Nebenwirkungen, v. a. Mundtrockenheit, Obstipation, Akkomodationsstörungen, Miktionsstörungen und Tachykardie typisch. Sedierende Wirkungen sind manchmal erwünscht, werden aber auch oft als störend empfunden. Besonders zu Beginn der Behandlung mit TZA kann es zu einem Abfall des Blutdrucks kommen. Durch die Hemmung schneller Natriumkanäle kann es unter Behandlung mit TZA zu einer Verlangsamung der Erregungsleitung im His-Purkinje-System kommen. Im EKG zeigen sich verlängerte PR- und QRS-Intervalle sowie eine T-Abflachung. Die Transaminasen können passager ansteigen. Unter TZA-Behandlung ist gelegentlich eine Appetitsteigerung und Gewichtszunahme zu beobachten. Tremor tritt gelegent-

■ **Tabelle 92-4.** Antidepressiva: die wichtigsten Nebenwirkungen

Trizyklische Antidepressiva (TZA)	Sedierung, Hypotonie, Schwindel, anticholinerge Nebenwirkungen (z. B. Mundtrockenheit, Obstipation, Miktionsstörungen, Tachykardie), Appetitsteigerung, Gewichtszunahme, Tremor, Schwitzen, Manieauslösung, EKG-Überleitungsstörungen
Selektive Serotoninwiederaufnahmehemmer (SSRI)	Übelkeit, Appetitlosigkeit, Gewichtsabnahme, Diarrhö, Unruhe, Schlafstörung, Kopfschmerzen, Schwitzen, Mundtrockenheit, sexuelle Störungen, Allergie, Hautausschlag, Manieauslösung
Serotonin-Noradrenalin-Wiederaufnahmehemmer (SSNRI) Venlafaxin	Übelkeit, Appetitlosigkeit, Schwäche, Kopfschmerzen, gastrointestinale Beschwerden, Schüttelfrost, Blutdruckanstieg, Vasodilatation, Herzklopfen, Erbrechen, Appetitzunahme, Obstipation, Diarrhö, Gewichtszu- oder -abnahme, Agitation, Angst, Schwindel, Schlafstörung, sexuelle Dysfunktion, Parästhesien, Tremor, Sedierung, Mundtrockenheit, Akkomodationsstörung, Schwitzen, Exantheme, Polyurie, Manieauslösung
Mirtazapin	Müdigkeit, Benommenheit, Mundtrockenheit, Appetitzunahme, Gewichtszunahme, Hypotonie, Umschlag in Manie, epileptische Anfälle, Tremor, Muskelzuckungen, Ödeme, akute Knochenmarksdepression (Granulozytopenie, Agranulozytose, aplastische Anämie, Thrombopenie), Eosinophilie, Leberstörung, Exantheme, Parästhesien, Manieauslösung

lich auf. Sexuelle Störungen können die Compliance beeinträchtigen.

Bei den SSRI sind sedierende Wirkungen weniger ausgeprägt als bei den TZA; dagegen können Unruhe, Schlafstörungen und Antriebssteigerung vorkommen.

Praxistipp
Besonders bei Patienten mit Angststörungen kann es in den ersten Tagen zu einer Zunahme der Angstsymptome kommen, die dann rasch nachlassen. Werden die Patienten hierüber nicht informiert, besteht eine hohe Chance, dass sie das Präparat verfrüht absetzen.

Übelkeit, eine typische Nebenwirkung der SSRI, ist meist geringfügig und bessert sich oft nach einigen Behandlungstagen. Bei den SSRI spielen kardiale Nebenwirkungen eine untergeordnete Rolle. Die SSRI haben in der Regel eine neutrale Wirkung auf das Gewicht; unter Fluoxetin kann es manchmal zu einer Abnahme, unter Paroxetin zu einer Zunahme kommen. Sexuelle Störungen (Libidoverlust, Ejakulationsstörungen) spielen v. a. bei längerer Behandlung eine Rolle und können die Compliance erschweren.

Venlafaxin ähnelt im Nebenwirkungsprofil den SSRI. Eine evtl. auftretende Übelkeit kann durch Verwendung des Retardpräparats eingeschränkt werden.

Mirtazapin hat sedierende Wirkungen und wird daher abends vor dem Einschlafen gegeben. Manchmal treten unter der Behandlung Ödeme auf (1–2 %). In Einzelfällen kann es zu Blutbildveränderungen kommen.

Kontraindikationen und Anwendungsbeschränkungen

 Cave
TZA sind wegen ihrer anticholinergen Wirkung bei *Engwinkelglaukom, Ileus, Prostatahypertrophie* und *Harnverhalt* kontraindiziert. Hier sollte man auf Antidepressiva ohne anticholinerge Wirkungen ausweichen.

Patienten mit vorbestehendem AV-Block I. Grades und Links- oder Rechtsschenkelblock sollten nur unter engmaschiger EKG-Kontrolle behandelt werden. Bei AV-Block II. und III. Grades oder bei diffusen supraventrikulären oder ventrikulären Erregungsleitungsstörungen sollten TZA nicht angewendet werden. Dies gilt nicht für Patienten mit Schrittmachern. Bei der koronaren Herzerkrankung sollte wegen der möglichen Tachykardie ebenfalls nicht mit TZA behandelt werden. Innerhalb von 6–8 Wochen nach einem Myokardinfarkt sind TZA kontraindiziert.

Bei schweren Lebererkrankungen ist bei allen Antidepressiva Vorsicht geboten. Bei Niereninsuffizienz ist eine Dosisanpassung meist nicht erforderlich, da die Ausscheidung nur zu einem sehr geringen Teil über die Nieren erfolgt. Bei Diabetes können die Blutzuckerwerte erniedrigt werden.

Beim Auftreten einer *manischen Episode* sind Antidepressiva sofort ohne Ausschleichen abzusetzen. Wenn bei *Epileptikern* Krampfanfälle auftreten, sollten die Antidepressiva abgesetzt werden.

Venlafaxin sollte bei Leber- und Nierenfunktionsstörungen, Krampfanfällen in der Anamese, kürzlich zurückliegendem Herzinfarkt und Herzerkrankungen mit Vorsicht angewendet werden.

Zu den Anwendungsbeschränkungen für Mirtazapin gehören Leber- und Nierenfunktionseinschränkung, Epilepsie, hirnorganische Psychosyndrome, Engwinkelglaukom, erhöhter Augeninnendruck und Diabetes mellitus.

Wechselwirkungen

Vor allem ist auf die additive sedierende Wirkung aller ZNS-dämpfenden Psychopharmaka zu achten. Bei den TZA kommt es manchmal bei einer Kombination mit anderen anticholinerg wirkenden Arzneimitteln (z. B. mit Neuroleptika und Biperiden) zu einer additiven Verstärkung. SSRI verursachen eine Enzyminhibition, d. h. dass durch mangelnden Abbau die Plasmaspiegel anderer gleichzeitig gegebener Pharmaka erhöht werden. Dies gilt z. B. für trizyklische Antidepressiva, Phenothiazinneuroleptika, Benzodiazepine, Phenytoin, Carbamazepin, Propranolol und Antiarrhythmika der Klasse I_c. Auch eine verminderte Alkoholverträglichkeit wird berichtet. Bei Kombination der SSRI mit oralen Antikoagulanzien kann die Blutungsneigung erhöht sein; die Kombination von Paroxetin mit Antikoagulanzien ist kontraindiziert. Bei Citalopram und Sertralin tritt die Enzyminhibition in geringerem Ausmaß auf als bei anderen SSRI; sie eignen sich daher gut für die Behandlung multimorbider Patienten mit einer umfangreichen Komedikation. Cimetidin erhöht die Plasmaspiegel der SSRI durch Enzyminhibition. Durch gleichzeitige Gabe von Substanzen, die eine Enzyminduktion hervorrufen (Carbamazepin, Phenytoin, Phenobarbital, Primidon, Rifampicin), können die Plasmaspiegel der SSRI vermindert werden. Der Lithiumspiegel kann durch SSRI erhöht werden.

Venlafaxin verhält sich ähnlich wie die SSRI; die Enzyminhibition ist allerdings etwas geringer. Es sollte, wie auch Mirtazapin nicht gleichzeitig mit dem MAO-Hemmer Tranylcypromin angewendet werden.

> **Praxistipp**
> Bei der Behandlung mit Tranylcypromin ist eine spezielle tyraminarme Diät einzuhalten, da es sonst zu schweren Wechselwirkungen mit *Tyramin*, das in Käse (z. B. im alten Gouda), aber auch in anderen Nahrungsmitteln enthalten ist, kommen kann („Käseeffekt").

Beim Umsetzen von einem anderen Antidepressivum (v. a. Clomipramin oder SSRI) auf Tranylcypromin und umgekehrt sind mehrwöchige Behandlungspausen einzulegen. Dies gilt auch für Serotoninagonisten wie Buspiron und Sumatriptan. Bei Moclobemid sollten der Genuss größerer Mengen tyraminreicher Nahrungsmittel vorsorglich vermieden werden. Moclobemid darf nicht mit Pethidin, Selegilin oder Clomipramin kombiniert werden. Bei Kombination mit SSRI ist wegen mangelnder Erfahrungen Vorsicht geboten.

Überdosierung

Besonders eine TZA-Überdosierung kann gefährlich werden. Es können lebensbedrohliche Herzrhythmusstörungen (Verbreiterung des QRS-Komplexes), anticholinerge Nebenwirkungen, zentrale Übererregbarkeit, zentrale Dämpfung, Myoklonien, Halluzinationen, Atemdepression und Krampfanfälle auftreten. Eine Monitorüberwachung für mindestens 24 h, Aktivkohle sowie eine symptomatische Therapie sind angezeigt. Nur bei Koma, Arrhythmien oder Krampfanfällen sollte Physostigmin (Anticholium 1 mg i. m.) unter Monitorkontrolle gegeben werden. Bei zerebralen Krampfanfällen wird Diazepam gegeben. Forcierte Diurese und Dialyse sind aufgrund der hohen Plasmaeiweißbindung kaum erfolgreich.

Eine SSRI-Überdosierung ist selten gefährlich; sie führt zu Übelkeit, Erbrechen, Hypomanie, Unruhe, Erregung, Tachykardie, Akkommodationsstörungen und selten zu Krampfanfällen.

92.2.3 Neuroleptika (Antipsychotika)

Indikationen

Neuroleptika werden syndromorientiert eingesetzt und können die folgenden Störungsbilder in unterschiedlichem Maße beeinflussen: paranoid-halluzinatorische Syndrome, Verwirrtheit, Denkstörungen, affektive Spannung, Erregtheit, Aggressivität, Katatonie, maniforme Syndrome, depressive Syndrome, Negativsymptomatik und Residualzustände. Das Haupteinsatzgebiet der Neuroleptika sind Psychosen (Schizophrenie, schizoaffektive Störungen, Manie, wahnhafte Störung, wahnhafte Depression u. a.); sie werden aber auch bei Demenz, hirnorganischen Psychosyndromen, therapierefraktären Zwangsstörungen, Ticstörungen, Übelkeit und Singultus eingesetzt. Bei Erregungs- und Unruhezustände im Rahmen emotionaler Belastungen können sie kurzfristig gegeben werden; ebenso bei Angststörungen, da bei langfristiger Behandlung Spätdyskinesien nicht auszuschließen sind und wirksamere Alternativen vorliegen.

Wirkmechanismus und Einteilung

Neuroleptika wirken durch die Blockade postsynaptischer dopaminerger (D_2-)Rezeptoren in verschiedenen Hirnregionen. Therapeutisch relevant ist die Blockade mesokortikaler und mesolimbischer Bahnen, während die Blockade nigrostriataler und tuberoinfundibulärer Bahnsysteme allein für die extrapyramidalmotorische Nebenwirkungen bzw. die Prolaktinerhöhung verantwortlich ist. Daneben kommt es bei den verschiedenen Neuroleptika in unterschiedlichem Maße zu einer Blockade α-adrenerger, cholinerger und histaminerger Transmittersysteme, die hauptsächlich für das Nebenwirkungsprofil verantwortlich sind. Serotonerge Effekte werden mit einer Wirkung auf Negativsymptomatik in Verbindung gebracht, ohne dass dies gesichert ist.

Die Einteilung erfolgt zum einen in **typische** und **atypische** Neuroleptika, zum anderen nach der antipsychotischen Potenz in **hoch-, mittel- und niedrigpotente** Substanzen. Mit „Potenz" ist die Stärke der antipsychotischen Wirkung, also der Beeinflussung von Wahn, Halluzinationen und anderen Symptomen, gemeint.

> ❗ Für die *typischen* Neuroleptika gilt: je höher die Potenz, desto stärker sind die extrapyramidalmotorischen Nebenwirkungen (EPS).

Hochpotente Neuroleptika (z. B. Haloperidol) haben dafür aber geringere sedierende und vegetative Begleitwirkungen. Niedrigpotente typische Neuroleptika (z. B. Levomepromazin) haben geringere extrapyramidalmotorische, aber ausgeprägtere vegetative Nebenwirkungen und können daher zur Erzielung einer ausreichenden antipsychotischen Wirkung in der Regel nicht hoch genug dosiert werden. Sie werden vorwiegend zur Sedierung eingesetzt. Mittelpotente Neuroleptika (z. B. Perazin) nehmen eine Zwischenstellung ein.

Zusätzlich haben Neuroleptika noch antiemetische, schmerzdistanzierende und antiallergische Wirkungen.

Als **atypisch** kann ein Neuroleptikum dann bezeichnet werden, wenn es bei vergleichbarer antipsychotischer Wirkung weniger oder keine EPS verursacht als ein typisches Neuroleptikum wie z. B. Haloperidol. Darüber hinaus sind atypische Neuroleptika den klassischen Substanzen z. T. im Hinblick auf ihre Wirkung bei Therapieresistenz oder Negativsymptomatik überlegen.

Auswahlkriterien

In der Regel wird man wegen der geringeren Nebenwirkungshäufigkeit mit einem atypischen Antipsychotikum beginnen (◘ Tabelle 92-5). Bei schwersten Psychosen sind jedoch manchmal hochpotente Neuroleptika wie Haloperidol indiziert, bei denen eine Höherdosierung nicht wegen vegetativer Begleitwirkungen limitiert wird.

Eine Ausnahme ist das atypische **Clozapin**, das erst bei Nichtansprechen oder Unverträglichkeit auf andere Neuroleptika angewendet werden darf. Es hat zwar den Vorteil, dass es praktisch überhaupt keine EPS verursacht, kann aber zu **Agranulozytosen** führen. In therapieresistenten Fällen kann es unter Clozapin manchmal noch zu einer Remission kommen. Auch Negativsyndrome sprechen auf Clozapin an. Bei der Verordnung dieses Medikaments sind zahlreiche Vorsichtsmaßnahmen zu beachten (▶ aktuelle Fachinformation).

Wegen unangenehmer Nebenwirkungen, aber auch wegen mangelnder Krankheitseinsicht nehmen schizophrene Patienten oft eine verordnete Medikation nicht ein; in diesen Fällen kann die Compliance durch die Verwendung von Depotneuroleptika (◘ Tabelle 92-6) verbessert werden.

Dosierung

Die Dosierung ist je nach Störungsbild und Schweregrad sehr variabel. Bei Behandlung von Schizophrenien und Manien werden u. U. sehr hohe Dosen verabreicht. Hochpotente Neuroleptika haben eine große therapeutische Breite. Je höher die Dosis ist, die ein Patient benötigt, desto besser wird das Medikament auch im Hinblick auf EPS toleriert.

Bei nichtpsychotischen Erkrankungen wird immer im niedrigen Dosisbereich therapiert. Bei älteren oder hirnorganisch vorgeschädigten Patienten sollte mit sehr niedrigen Dosen begonnen werden.

Dauer der Behandlung

Nach einer Erstmanifestation einer psychotischen Störung ist eine möglichst niedrigdosierte Dauerbehandlung für 1–2 Jahre indiziert; nach 2 oder mehr Manifesta-

◘ **Tabelle 92-5.** Neuroleptika (Antipsychotika), Auswahl

Substanz	Gruppe	Handelsname (Beispiel)	Tagesdosis [mg] (Regelfall)
Atypische Antipsychotika			
Amisulprid	Benzamid	Solian	50–1200
Aripiprazol	Quinolinon	Abilify	15–30
Clozapin	Dibenzodiazepin	Leponex	12,5–450
Olanzapin	Thienobenzodiazepin	Zyprexa	5–20
Quetiapin	Dibenzothiazepin	Seroquel	150–750
Risperidon	Benzisoxazolderivat	Risperdal	0,5–8
Typische Antipsychotika			
Haloperidol	Butyrophenon	Haldol-Janssen	1,5–20
Melperon	Butyrophenon	Eunerpan	25–300
Pimozid	Diphenylbutylpiperidin	Orap	1–4
Flupentixol	Thioxanthen	Fluanxol	3–20
Sulprid	Benzamid	Dogmatil	200–1600

Tabelle 92-6. Depotneuroleptika (Auswahl). Bei Umstellung auf die Depotmedikation wird für die optimale Injektionsdosis die vorherige tägliche orale Dosis mit einem bestimmten Faktor multipliziert, um die Dosis des Depotmedikamentes zu erhalten

Depotpräparat	Handelsname (Beispiel)	Multiplikationsfaktor	Mittleres Injektionsintervall	Inhalt/Amp. [mg]	Dosis/Injektion
Flupentixoldecanoat	Fluanxol-Depot 2%/10%	3–5	2–3 Wochen	2%: 10/20; 10%: 100	20–100
Fluspirilen	Imap	a	1 Woche	1,5/2	1,5–12
Haloperidoldecanoat	Haldol-Janssen-Decanoat	15–20	4 Wochen	50/150	50–300
Risperidon	Risperdal Consta	6,25	2 Wochen	25/37,5/50	25–50
Zuclopenthixolacetat	Ciatyl-Z-Acuphase	1–2	1–3 Tage	50/100	50–150

a Nur als Depotform verfügbar; bei Umstellung entspricht die Fluspirilen-Wochendosis der vorherigen oralen Haloperidol-Tagesdosis im mg.

tionen sollte die Medikation für 3–5 Jahre, u. U. lebenslang fortgeführt werden.

Bei den nichtpsychotischen Störungen sollte die Behandlung dagegen nicht länger als 3 Monate durchgeführt werden.

Nebenwirkungen

Folgende unerwünschte Nebenwirkungen können auftreten:

- **extrapyramidalmotorische Störungen (EPS):** häufiger und ausgeprägter bei hochpotenten typischen Neuroleptika, Frühdyskinesien (z. B. Zungenschlund- oder Augenmuskelkrämpfe; rasche Besserung nach Gabe von 5 mg Biperidenlactat i. v.); Parkinsonoid mit Rigor, kleinschrittigem Gang, Hypomimie und Tremor; Akathisie mit einer meist als quälend erlebten Sitz- und Stehunruhe
- **Spätdyskinesien:** orofaziale Hyperkinesien, dystone Rumpf- und Extremitätenbewegungen, nach langfristiger Neuroleptikagabe, z. T. irreversibel

! Cave
Herz-Kreislauf-System: besonderes bei niedrigpotenten Neuroleptika, orthostatische Dysregulation, Reflextachykardie, EKG-Veränderungen (QT_C-Verlängerung; v. a. bei Thioridazin und Ziprasidon; Torsade de pointes möglich) und Herzrhythmusstörungen. Bei Clozapin Myokarditis möglich

- **Anticholinerge Wirkungen:** besonderes bei niedrigpotenten Neuroleptika: Akkommodationsstörungen, Augeninnendruckerhöhung, Mundtrockenheit, Speichelfluss, Miktionsstörungen, Obstipation, Delir (v. a. bei älteren Patienten oder zerebraler Vorschädigung)
- **Leberfunktionsstörungen:** zu Behandlungsbeginn beobachtete passagere Transaminasenerhöhungen erfordern in der Regel kein Absetzen, außer bei cholestatischem Ikterus mit Erhöhung von Serumbilirubin und alkalischer Phosphatase

! Cave
Blutbildveränderungen: Leukopenien werden bei manchen Neuroleptika zu Beginn nicht selten beobachtet. Seltene Agranulozytosen erfordern wie Granulozytopenien sofortiges Absetzen. Cave: u. U. tödlich verlaufende Agranulozytosen bei Clozapin

- **Zerebrale Krampfanfälle:** in bis zu 1 % der Fälle, häufiger unter Clozapin (bis zu 3%).
- **Endokrine und sexuelle Störungen:** eine Prolaktinspiegelerhöhung (Ausnahmen: Clozapin, Olanzapin, Quetiapin) kann zu Galaktorrhö, Gynäkomastie und Menstruationsstörungen, sexuellen Funktionsstörungen (Libidoverlust, Anorgasmie, Erektions- und Ejakulationsstörungen) führen
- **Sedierung:** besonders zu Beginn der Behandlung; stärker ausgeprägt bei niedrigpotenten Neuroleptika
- **Depressionen:** auch wenn sich depressive Syndrome unter Neuroleptika bessern können, kann es besonders unter hochpotenten typischen Neuroleptika zu Depressionen kommen
- **Allergische Reaktionen:** v. a. in den ersten Tagen bis Wochen unter Phenothiazinen möglich; eine Photosensibilität kann fortbestehen (Sonnenschutz und protektive Hautcremes verwenden)
- **Störungen der Thermoregulation:** Hypo- und Hyperthermie (**Cave:** Hitzschlag bei starker Sonnenexposition)
- **Augenveränderungen:** reversible Trübungen von Kornea und Linse sowie degenerative Netzhautveränderungen, v. a. unter Phenothiazinen, erfordern **augenärztliche Kontrollen**

- **Teratogene Effekte** sind nicht sicher belegt; Butyrophenone sind möglicherweise sicherer als Phenothiazine. Bei Schwangerschaft ist die Behandlungsentscheidung nach bisherigem Krankheitsverlauf, Rezidivschwere und -häufigkeit im Einzelfall zu treffen. Evtl. im 1. Trimenon absetzen. In der Stillzeit abstillen
- **Malignes neuroleptisches Syndrom (MNS): Cave:** in Einzelfällen lebensbedrohliches MNS mit Fieber, Rigor, Bewusstseinsstörung, CK-Anstieg (Behandlung: Absetzen des Neuroleptikums, Kühlen, Behandlung mit Bromocriptin oder Amantadin sowie Dantrolen unter intensivmedizinischen Bedingungen)

Kontraindikationen und Anwendungsbeschränkungen

Die Gegenanzeigen und Anwendungsbeschränkungen zeigt die ◘ Übersicht 92-1.

Übersicht 92-1
Kontraindikationen und Anwendungsbeschränkungen für Neuroleptika

- **Kontraindikationen**
  - bekannte Überempfindlichkeit gegen das Neuroleptikum
- **Anwendungsbeschränkungen**
  - anamnestisch bekanntes malignes neuroleptisches Syndrom
  - intoxikationsbedingte Psychosen und Bewusstseinstrübungen
  - akute Alkohol-, Opioid-, Hypnotika- oder Psychopharmakaintoxikation
  - Blutbildveränderungen (besonders trizyklische Neuroleptika)
  - prolaktinabhängige Tumoren, z. B. Mammatumoren
  - schwere Leber- und Nierenerkrankungen
  - schwere Hypotonie bzw. orthostatischer Dysregulation
  - Phäochromozytom
  - hirnorganische Veränderungen
  - Stammhirnerkrankungen (wie Morbus Parkinson)
  - epileptische Krampfanfälle in der Anamnese
  - chronische Atemwegserkrankungen, Asthma
  - depressive Syndrome
  - nur für Neuroleptika mit mittlerer bis ausgeprägter anticholinerger Wirkung: Glaukom, Harnverhaltung, Prostatahypertrophie, Pylorusstenose, paralytischer Ileus, hirnorganische Vorschädigung
  - nur für Neuroleptika mit ausgeprägten kardiovaskulären Begleitwirkungen: kardiovaskuläre Vorschädigung
  - Schwangerschaft und Stillzeit

Wechselwirkungen

Bei Kombination mehrerer Psychopharmaka ist v. a. eine additive Verstärkung ZNS-dämpfender Wirkungen zu beachten. Orthostatische Dysregulationen können bei Kombination mit kreislaufwirksamen Medikamenten entstehen. Bei Kombination niedrigpotenter Neuroleptika mit Antidepressiva oder Anticholinergika (z. B. Biperiden) ist eine anticholinerge Wirkungsverstärkung möglich. Medikamente, die im Cytochrom-P-450-System als Enzyminhibitoren wirken (z. B. SSRI wie Fluvoxamin oder Fluoxetin), können den Neuroleptikaspiegel erhöhen. Carbamazepin wirkt als Enzyminduktor. Es kann den Neuroleptikaspiegel senken und die Wirkung merkbar herabsetzen.

 Cave
Clozapin sollte nicht mit anderen Blutbildungsstörungen auslösenden Medikamenten (z. B. Carbamazepin) kombiniert werden. Antipsychotika, die eine QT-Verlängerung verursachen können (Thioridazin, Ziprasidon u. a.), dürfen nicht mit anderen Mitteln kombiniert werden, die ebenfalls eine QT-Verlängerung auslösen.

Überdosierung

Die Symptome einer Überdosierung entsprechen in der Regel den auch im therapeutischen Bereich auftretenden unerwünschten Wirkungen. Durch die große therapeutische Breite der hochpotenten Neuroleptika sind meist nur massive Überdosierungen bedrohlich. Bei den niedrig- und mittelpotenten Neuroleptika kann es zu Kreislaufkollaps, Krampfanfällen oder anderen bedrohlichen Zuständen kommen.

 Cave
Eine Überdosierung mit Clozapin kann sehr gefährlich sein und erfordert eine mehrtägige klinische Überwachung.

Folgende Symptome können bei einer Neuroleptikaüberdosierung auftreten: Somnolenz, Koma, Agitation, extrapyramidale Störungen, epileptische Krampfanfälle, Hypotonie, orthostatische Dysregulation, Kreislaufkollaps, Tachykardie oder -arrhythmie, QT_C-Verlängerung, Bradykardie, Hypo- oder Hyperthermie, Mydriasis, Harnverhalt, Atemdepression, Aspirationspneumonie und Zyanose.

Ein spezifisches Antidot zu Neuroleptika ist nicht vorhanden. Eine Magenspülung ist wegen rascher Resorption nur in früh erkannten Fällen sinnvoll. Forcierte Diurese oder Dialyse sind wenig hilfreich. Das Erbrechen wird durch die antiemetische Wirkung der Neuroleptika erschwert. Extrapyramidale Symptome können mit Biperiden behandelt werden. Bei einem Schlundkrampf wird vor der Intubation **Suxamethonium** gegeben.

Cave
Eine bedrohliche Hypotonie sollte mit Noradrenalininfusionen und Angiotensinamid, nicht aber mit adrenalinartigen Mitteln behandelt werden (*Adrenalinumkehr!*). Bei kardialen Störungen sind Monitorüberwachung und rhythmusstabilisierende Maßnahmen angezeigt. Bei epileptischen Anfällen kann Clonazepam gegeben werden (Cave: Atemdepression!).

92.2.4 Phasenprophylaktika

Bei phasenhaft verlaufenden affektiven Störungen (z. B. bei manisch-depressiver Erkrankung) werden zur Verhinderung von Rückfällen v. a. Lithiumsalze (Lithiumacetat, -aspartat, -gluconat, -carbonat, -sulfat und -citrat) gegeben. Die Therapie mit Carbamazepin, Valproat und anderen Antikonvulsiva ist noch nicht so gut wissenschaftlich abgesichert. In manchen Fällen werden auch Neuroleptika oder Antidepressiva zur Rückfallverhütung eingesetzt. Zur Behandlung akuter manischer Syndrome werden Lithium und Valproat eher selten eingesetzt, da hier Neuroleptika schneller wirken.

Hier wird nur auf die Lithiumtherapie eingegangen (zu Carbamazepin und Valproat ▶ Kap. 83).

Lithium
Indikation. Die Lithiumprophylaxe wirkt bei rezidivierenden Manien und manisch-depressiven Erkrankungen am besten; weniger sicher ist die Wirkung bei unipolaren Depressionen und schizoaffektiven Psychosen. Während die spontane Rezidivrate bipolarer Störungen mit 40–100 % angegeben wird, soll sie durch die Lithiumbehandlung auf 20–50 % gesenkt werden können. Wenn trotz der Behandlung Krankheitsphasen auftreten, ist die Intensität meist abgeschwächt. Die Rezidivprophylaxe mit Lithium sollte nach 2 oder 3 Phasen einer affektiven Erkrankung begonnen werden, wenn der Abstand zwischen den Phasen nicht mehr als ca. 4 Jahre beträgt. Bei bipolarer Störung wird der Beginn einer Rezidivprophylaxe bereits ab der ersten manische Episode empfohlen. Die phasenprophylaktische Wirkung setzt erst nach einem halben Jahr ein.

Weitere Indikationen für die Lithiumbehandlung sind Migräne und Clusterkopfschmerz.

Wirkmechanismus. Der exakte Mechanismus der Lithiumwirkung ist unbekannt; es wird postuliert, dass Lithium Katecholaminrezeptoren stabilisieren, calciummodulierte intrazelluläre Funktionen verändern sowie die GABA-Aktivität erhöhen kann. Lithium blockiert die Fähigkeit von Neuronen, normale Spiegel des „Second-messenger-Systems" (Phosphatidylinositol) wiederherzustellen.

Dosierung. Die Lithiumdosierung richtet sich nach Plasmaspiegelbestimmungen. Zur Phasenprophylaxe werden 400–1200 mg pro Tag gegeben, um einen Spiegel von 0,6–1,0 mmol/l aufrecht zu erhalten. In der Akutbehandlung werden 900–2400 mg pro Tag (Spiegel: 0,8–1,2 mmol/l) verabreicht. Bei gut eingestellten Patienten ist eine einmal tägliche Dosis vorzuziehen, wenn die Nebenwirkungen gut toleriert werden.

Nebenwirkungen. Als Nebenwirkungen können unter Lithiumtherapie u. a. auftreten: feinschlägiger Tremor, Muskelschwäche, vorübergehende Müdigkeit, Koordinationsstörungen, Schwindel, gastrointestinale Störungen, Sedierung, Durst, Polydypsie, Polyurie (nephrogener Diabetes insipidus), Gewichtszunahme und Verminderung der sexuellen Potenz. Weiterhin kann es selten zu Leukozytose, Akne, Psoriasis-Aktivierung, euthyreoter Struma oder Hypothyreose, Nierenfunktionsstörungen, Ödemen, epileptischen Anfällen, erhöhtem Hirndruck (Pseudotumor cerebri) und EKG-Veränderungen kommen.

Kontraindikationen und Anwendungsbeschränkungen. Kontraindikationen sind schwere Herzerkrankungen, akuter Myokardinfarkt, akutes Nierenversagen sowie die ersten 4 Monate und die letzte Woche der Schwangerschaft. Vorsicht ist geboten bei Hypertonie, Gicht, Morbus Addison, Arteriosklerose, zerebraler Krampfbereitschaft, Morbus Parkinson, Myasthenia gravis, Psoriasis vulgaris und Hypothyreose (durch Hemmung des intrathyreoidalen Jodumsatzes und der TSH-Ausschüttung).

Bei Nierenerkrankungen kann sich die Halbwertszeit verdoppeln. Eine starke **Dehydrierung** (zu geringe Trinkmenge bei älteren Menschen, warmes Klima) ist zu vermeiden. Bei älteren Patienten ist manchmal die Lithiumclearance vermindert.

Wechselwirkungen. Wechselwirkungen können mit nichtsteroidalen Antiphlogistika, Thiaziddiuretika, Methyldopa, Jodverbindungen, Acetazolamid, Muskelrelaxanzien, ACE-Hemmern und nephrotoxischen Antibiotika auftreten. Bei der Kombination mit Neuroleptika kann es in seltenen Fällen zu neurotoxischen Syndromen kommen. SSRI können die Plasmakonzentration von Lithium erhöhen. Lithium kann die Wirkung neuromuskulär blockierender Substanzen verlängern.

Überdosierung. Die Patienten müssen angehalten werden, sich diszipliniert an die Einnahmeregeln zu halten.

 Cave
Die therapeutische Breite von Lithium ist gering, sodass Überdosierungen nicht nur bei Suizidversuchen, sondern auch akzidentell vorkommen.

Bei Plasmakonzentrationen über 2 mval/l kann es bereits zu Anzeichen einer Überdosierung mit Durst, Hyposthenurie (Polyurie) und feinschlägigem Tremor kommen.

Bei über 3 mval/l treten verwaschene Sprache, Schwindel, Benommenheit, abdominelle Schmerzen, Erbrechen, Diarrhö, Muskelschwäche, -schmerzen, -zuckungen, grober Tremor und arterielle Hypertonie auf. Bei Konzentrationen über 4–6 mVal kann es zu einer vitalen Gefährdung kommen. Es kommt zu Muskelhypertonie (Rigor), Hyperreflexie, Atethose, Faszikulationen, Somnolenz, Koma, Streckkrämpfen, epileptischen Anfällen, Oligurie, Nierenversagen oder Asystolie.

Bei einer Überdosierung werden folgende Maßnahmen angewendet: Magenspülung, Intensivbehandlung, Hämodialyse oder osmotische Diurese.

92.2.5 Antidementiva

Mit Antidementiva (Nootropika) können Leistungsminderungen im Bereich der Konzentration, des Gedächtnisses, der Orientierung und der Urteilsfähigkeit bei demenziellen Abbauprozessen (Morbus Alzheimer, Multiinfarktdemenz u.a.) verbessert werden. Folgende Wirkstoffe stehen zur Verfügung:
- Cholinesterasehemmer (Donepezil, Galantamin, Rivastigmin)
- N-Methyl-D-Aspartat/Glutamat-Antagonist (Memantin)
- Calciumantagonist (Nimodipin)
- andere Antidementiva (Piracetam, Pyritinol)
- Ginkgo-biloba-Extrakt

Die Wirkungsnachweise für die Cholinesterasehemmer und Memantin weisen eine höhere wissenschaftliche Qualität auf als die Studien für die anderen Präparate.

Vasotherapeutika (Co-dergocrin, Cyclandelat, Nicergolin) dürfen nicht mehr zur Behandlung zerebraler Durchblutungsstörungen zu Lasten der Krankenkassen verordnet werden.

Wirkmechanismus

Die therapeutische Wirkung der Cholinesterasehemmer wird möglicherweise durch eine Verstärkung der cholinergen Funktionen aufgrund der Cholinsterasehemmung im ZNS erreicht. Die Wirkmechanismen der übrigen Antidementiva sind nicht hinreichend bekannt.

Indikationen

Nach den bisher vorliegenden Studien eignen sich die Cholinesterasehemmer für die symptomatische Behandlung der leichten bis mittelschweren Alzheimer-Demenz. In vielen Fällen kann keine Verbesserung der kognitiven Leistungen erreicht werden, sondern nur eine Verlangsamung des Abbauprozesses.

Memantin blockiert den NMDA-Rezeptorkanal unter Bedingungen einer erhöhten Exzitation, wodurch Neurone vor der toxischen Wirkung eines erhöhten, lang andauernden Calciumeinstroms geschützt werden.

Tabelle 92-7. Antidementiva (Auswahl)

Substanz	Handelsname (Beispiel)	Tagesdosis
Donepezil	Aricept	5–10 mg
Galantamin	Reminyl	8–24 mg
Rivastigmin	Exelon	3–12 mg
Memantin	Axura, Ebixa	5–20 mg

Dosierung

Die Dosierungen gehen aus Tabelle 92-7 hervor.

Dauer der Behandlung

Nach längerer Behandlung muss der Erfolg der Therapie überprüft werden, wenn das Präparat weiter zu Lasten der Krankenkasse verordnet werden soll. Bei den Cholinesterasehemmern wird ein Therapieversuch von 6 Monaten Dauer zugestanden, bei den übrigen Antidementiva 3 Monate.

Nebenwirkungen

Unter **Cholinesterasehemmern** kann es u.a. zu Schwindel, Müdigkeit, Erschöpfung, Schlaflosigkeit, Kopfschmerzen, Tremor, Verwirrtheit, Stürzen, Bradykardie, Synkopen, Magen-Darm-Beschwerden, Nausea, Erbrechen, Durchfall, Muskelkrämpfen und anderen Nebenwirkungen kommen.

Unter **Memantin** können u.a. folgende Nebenwirkungen auftreten: Schwindel, Unruhe, Kopfschmerzen, Übelkeit, Müdigkeit, verlängere Reaktionszeit und Abdominalbeschwerden.

Kontraindikationen und Anwendungsbeschränkungen

Zu den Anwendungsbeschränkungen für **Cholinesterasehemmer** gehören u.a. Leber- und Nierenfunktionsstörungen, Hypotonie, Synkopen, Sick-Sinus-Syndrom, Herzinsuffizienz, frischer Myokardinfarkt, supraventrikuläre Erregungsleitungsstörungen, chronisch-obstruktive Lungenerkrankungen, Magengeschwür, Blasenobstruktion und Krampfanfälle. Zu den Kontraindikationen für **Memantin** gehören schwere Verwirrtheitszustände, schwere Nierenfunktionsstörungen und Epilepsie.

Wechselwirkungen

Folgende Interaktionen können bei der Behandlung mit **Cholinesterasehemmern** eine Rolle spielen: Wirkungsverstärkung von Mitteln mit neuromuskulärer Blockadewirkung (z.B. Succinylcholin) und anderen Medikamenten mit anticholinerger Wirkung, Antagonisierung der Wirkung von Anticholinergika, Hemmung des Abbaus von Ketoconazol und Chinidin und Konzentrationsverminderung durch Rifampicin, Phenytoin, Carbamazepin und Alkohol. Durch Kombination mit Memantin können Barbiturate, Neuroleptika, Anticholinergika, L-Dopa und dopaminerge Agonisten (z. B. Bromocriptin, Amantadin) in ihren Wirkungen und Nebenwirkungen verstärkt werden.

Überdosierung

Vergiftungen durch Cholinergika sind durch eine parasympathikomimetische Symptomatik gekennzeichnet: Übelkeit, abdominelle Krämpfe, Harndrang, Schwitzen, Hypersalivation, Schock, Asthma, Dyspnoe, AV-Block mit Bradykardie oder Krampfanfälle gehören zu den Symptomen.

> **Praxistipp**
> Therapeutisch wird Atropin in individueller Dosierung (initial beim Erwachsenen 1–2 mg i. v. oder i. m.) gegeben. Eine Entgiftung bei Einnahme größerer Mengen kann durch Magenspülung erfolgen. Zur Wirksamkeit einer Dialyse liegen keine Erfahrungen vor.

Eine Memantinüberdosierung führt zu Erregung, Halluzinationen, motorischer Unruhe, Somnolenz, Kopfschmerzen, Schwindel und Übelkeit.

92.2.6 Psychostimulanzien

Zu den Psychostimulanzien gehören Amfetaminil, Fenetyllin, Methylphenidat, Modafinil und Pemolin. Psychostimulanzien werden heute in der Regel nur bei Kindern mit Aufmerksamkeitsdefizit-Hyperaktivitäts-Syndrom (ADHS) sowie bei Patienten mit Narkolepsie verordnet.

Methylphenidat

Indikationen. In zahlreichen kontrollierten Studien konnte gezeigt werden, dass Methylphenidat (Ritalin) bei Kindern mit Aufmerksamkeitsdefizit-Hyperaktivitäts-Syndrom (ADHS) Überaktivität, Impulsivität und Aufmerksamkeitsstörungen bessern kann. Zwar wird vor einer unkritischen Anwendung durch Nichtfachärzte gewarnt; die deutliche Besserung des Sozialverhaltens, der schulischen Leistungen und der Lebensqualität durch die Methylphenidattherapie muss jedoch in der Risiko-Nutzen-Erwägung berücksichtigt werden. Eine Suchtentwicklung wird in der Regel nicht beobachtet.

Wirkmechanismus. Es wird angenommen, dass die Methylphenidatwirkung durch eine Beeinflussung des Dopaminsystems zu erklären ist. Durch eine Blockade des Dopamintransporters kommt es zu einer Hemmung der Dopaminrückaufnahme und somit zu einer Zunahme der Dopaminmenge im synaptischen Spalt und im extrazellulären Raum. Außerdem wird der Noradrenalintransporter blockiert. Bei hohen Dosen kommt es zusätzlich zu einer Serotoninwiederaufnahmehemmung.

Dosierung. Zu Beginn werden 5 mg morgens gegeben. Dann wird wöchentlich in kleinen Schritten bis zu einer Höchstdosis von 60 mg pro Tag gesteigert. Wegen der kurzen Halbwertszeit sind 2- bis 3-mal tägliche Gaben notwendig.

Nebenwirkungen. Zu den Nebenwirkungen gehören u. a. Appetitmangel, Schlafstörung, Müdigkeit, Weinen (bei hohen Dosen), Ängstlichkeit, Kopfschmerzen, Schwindel, Gewichtsverlust, Mundtrockenheit, Durchfall und Obstipation.

92.2.7 Phytopharmaka

Wirkungsnachweise bestehen nur für Johanniskrautpräparate (z. B. Remotiv). Ein mäßig ausgeprägter Effekt bei leichten und mittelschweren Depressionen wurde in Doppelblindstudien gezeigt, die allerdings zum Teil methodische Mängel aufweisen. Bei schwereren Depressionen konnte keine Überlegenheit gegenüber Placebo nachgewiesen werden.

Da nicht bekannt ist, welcher der ca. 300 Inhaltsstoffe antidepressiv wirkt, ist die Standardisierung der Extrakte auf Hypericin problematisch.

Zu den Nebenwirkungen gehören Photosensibilisierung, Müdigkeit, Unruhe, Schwindel, Mundtrockenheit, gastrointestinale Beschwerden und allergische Reaktionen. Johanniskrautextrakte können eine Wirkungsabschwächung von Amitriptylin, Nortriptylin, Theophyllin, Ciclosporin, Digoxin, Indinavir und anderen Proteaseinhibitoren und Antikoagulanzien vom Cumarintyp verursachen. Bei Kombination mit oralen Kontrazeptiva sind Zwischenblutungen möglich. Eine Verstärkung der serotonergen Wirkungen von Paroxetin und Sertralin ist möglich. Bei Kombination mit anderen photosensibilisierenden Arzneimitteln kann es zu einer Verstärkung dieser Wirkung kommen.

92.3 Behandlung des Substanzmissbrauchs

> **Praxistipp**
> Diese psychopharmakologische Behandlung von Abhängigkeitssyndromen muss, wenn sie Erfolg haben soll, von intensiver psychosozialer Betreuung und psychotherapeutischen Maßnahmen begleitet werden. Die Einhaltung der vorher festgelegten Bedingungen sollte unbedingt überwacht werden (z. B. durch Urinkontrolle auf „Beikonsum").

92.3.1 Alkoholabhängigkeit

Bei Alkoholabhängigkeit kann das Aversionstherapeutikum Disulfiram und die Anti-Craving-Substanz Acamprosat eingesetzt werden.

Disulfiram

Disulfiram dient zur Aversionstherapie bei Alkoholabhängigkeit. Nach Einnahme von Disulfiram führt die Einnahme von Alkohol innerhalb von 5–30 min zu unangenehmen Nebenwirkungen (Gesichtsrötung, warme Haut, Tachykardie, Blutdruckanstieg oder -abfall, Herzklopfen, Übelkeit, Erbrechen, Diarrhö oder Obstipation, Parästhesien, Sedierung, Atemnot, Reifengefühl im Thorax, Schwindel, Kopfschmerz), sodass Alkohol als aversiver Reiz konditioniert wird. Außerdem kann es zu Müdigkeit, Antriebsmangel, Körper- oder Mundgeruch, knoblauchähnlichem Geschmack im Mund, Allergien, Optikusneuritis und Polyneuropathie kommen. Disulfiram hemmt den Alkoholabbau auf dem Acetaldehydniveau (Hemmung der Alkoholdehydrogenase).

Zur Erhaltungstherapie werden in der Regel 0,2–0,4 g pro Tag gegeben.

Cave
Disulfiram ist in starker Überdosierung auch ohne zusätzliche Alkoholeinnahme hochtoxisch.

Eine Überdosierung kann zu Ataxie, Dysarthrie, Atemdepression, Blutdruckabfall, Kreislaufkollaps, Arrhythmien, Enzephalopathie, Krampfanfällen und zum Tod führen. Therapeutisch können bei Überdosierung Sauerstoff, Vitamin C, Antihistaminika und Ephedrin gegeben werden.

Acamprosat

Acamprosat wird zur Aufrechterhaltung der Abstinenz nach erfolgter Entzugsbehandlung (z. B. nach etwa 5 Tagen Abstinenz) gegeben. Die Behandlung sollte über einen Zeitraum von 6–12 Monaten fortgeführt werden.

Acamprosat darf nur alkoholentzogenen Patienten verordnet werden (frühestens 36 h nach dem letzten Alkoholmissbrauch).

Die Dosierung beträgt 1,3–2 g pro Tag, je nach Körpergewicht.

An unerwünschten Wirkungen können u. a. Durchfall, Erbrechen, abdominelle Schmerzen, Juckreiz, sexuelle Dysfunktionen, Urtikaria mit Quincke-Ödem und Verwirrtheit auftreten. Zu den Kontraindikationen zählen Überempfindlichkeit gegen das Präparat, Niereninsuffizienz und Leberfunktionsstörungen. Vorsicht ist bei Nierensteinen und Alkoholentzugssymptomen geboten.

92.3.2 Opioidabhängigkeit

Die Opiatabhängigkeit kann durch eine Substitutionsbehandlung mit Methadon oder Buprenorphin oder bei abstinenzwilligen Patienten durch den Opioidantagonisten Naltrexon behandelt werden.

Methadon

Bei Patienten mit Abhängigkeit von Heroin und anderen Opiaten wird Methadon (L-Polamidon) als Substitutionsmittel gegeben. Zwar ist Methadon auch ein Suchtmittel; durch die kontrollierte Abgabe können aber die durch illegale Drogen verursachten Risiken (Spritzeninfektionen, Verunreinigungen, Beschaffungskriminalität u. a.) eingedämmt werden.

Methadon ist ein synthetisches Opiat mit Wirkung am σ-Opiat-Rezeptor. Es blockiert die euphorisierenden Wirkungen anderer verabreichter Opioide. Zu Beginn werden 30–40 mg pro Tag gegeben. Dann erfolgt alle 2–3 Tage eine Steigerung um 10 mg bis zum Erreichen einer stabilen Erhaltungsdosis. Die Dosis variiert von Patient zu Patient. Die Dosis muss so angepasst werden, dass einerseits keine Entzugssymptome auftreten, andererseits aber auch keine übermäßige Sedierung oder Atemdepression. Dosen unter 60 mg pro Tag sind wahrscheinlich nicht ausreichend, um einen Rückfall zu verhindern.

Nebenwirkungen. An Nebenwirkungen können auftreten: Benommenheit, Schlafstörungen, Euphorie, Dysphorie, Verwirrtheit, Depressionen, Schwindel, Übelkeit, Erbrechen, chronische Obstipation, Appetitminderung, Schwitzen, Hitzewallungen, Impotenz, Ejakulationsstörungen, Lungenödem, Atemdepression, Menstruationsstörungen, Gelenk- und Knochenschmerzen sowie Schlafstörungen, Torsade de pointes (bei hohen Dosen).

Nach einem abrupten Absetzen kann es zum Opiatentzugssyndrom kommen.

Naltrexon

Naltrexon (Nemexin) ist ein synthetischer, lang wirksamer Antagonist an den Opiatrezeptoren des ZNS. Dadurch wird bei der Verabreichung kleinerer Mengen Heroin oder anderer Opiate das Auftreten der Opiateffekte verhindert. Das Verlangen (Craving) nach Opioiden oder Entzugssyndrome werden allerdings nicht gemindert.

> **Praxistipp**
> Vor der Behandlung muss eine Entgiftung stattfinden, sodass der Patient 7–10 Tage opiatfrei ist – Urinkontrolle und Test mit Naloxon (Narcanti).

Zu Beginn werden 25 mg Naltrexon gegeben. Treten nach einer Stunde keine Entzugssymptome auf, können weitere 25 mg verabreicht werden. In der Erhaltungstherapie können z. B. 100 mg einmalig montags und mittwochs und 150 mg freitags verabreicht werden.

Nebenwirkungen. An Nebenwirkungen können u. a. auftreten: gastrointestinale Beschwerden, Gewichtsverlust, Kopfschmerzen, Schlafstörungen, Angst, Depression, Verwirrtheit und Muskelschmerzen.

> **Cave**
> Wenn ein Patient die Behandlung abbricht und Opiate anwendet, kann es durch die inzwischen erhöhte Empfindlichkeit der Rezeptoren zu lebensbedrohlichen Zuständen kommen (relative Überdosierung).

92.4 Psychopharmakologische Behandlung in Notfällen

In der ◻ Tabelle 92-8 werden die pharmakologischen Behandlungsmaßnahmen in psychiatrischen Notfällen zusammengefasst.

92.4.1 Organische Psychosyndrome

Erregungszustände

In der Regel können Erregungszustände bei organischen Psychosyndromen mit hochpotenten Neuroleptika behandelt werden. Diese Behandlung gilt als besonders sicher. Zur schnellen Sedierung werden z. B. 50 Trpf. Haloperidol (Haldol, entspricht 5 mg) gegeben. Verweigert der Patient die Einnahme, müssen die rechtlichen Voraussetzungen einer zwangsweisen Medikation geprüft werden. Bei einer Zwangsmedikation wird zunächst 1 Amp. (5 mg) Haldol i. m. gegeben. Bei nicht ausreichender Wirkung kann die Injektion mit Abständen von jeweils $^{1}/_{2}$ h wiederholt werden, bis zu einer Gesamtmenge von ca. 20 mg pro Tag. Limitiert wird die höhere Dosierung durch das Auftreten extrapyramidaler Nebenwirkungen, die sich in Rigor, Zungenschlundkrämpfen u. a. Symptomen äußern können. In einem solchen Fall muss 1 Amp. Biperiden (Akineton) i. v. gegeben werden.

Auch niedrigpotente Neuroleptika wie Levomepromazin (Neurocil; 25–100 mg) werden manchmal bei Erregungszuständen eingesetzt. Sie wirken zwar stärker sedierend als hochpotente Neuroleptika, können aber hypotone Kollapszustände auslösen und sind daher oft weniger gut geeignet als hochpotente Neuroleptika.

Benzodiazepine haben einen guten angstlösenden Effekt, können jedoch zur Atemdepression führen. In der Regel wird Diazepam (Valium) 10 mg langsam i. v. gegeben. Eine i. m.-Gabe ist wegen der langsamen Resorption nicht sinnvoll.

Behandlung akuter organischer Psychosyndrome bei älteren Patienten

Bei Patienten mit vaskulärer oder Alzheimer-Demenz kommt es zu Verwirrtheitszuständen mit Gedächtnisstörungen, Desorientiertheit, Unruhe, Ängstlichkeit, paranoid-halluzinatorischen Syndromen und Personenverkennungen. Die Symptomatik ist fluktuierend. So können bei Patienten, die tagsüber symptomfrei sind, nächtliche Verwirrtheits- und Unruhezustände auftreten.

> **Praxistipp**
> Zunächst sollte eine evtl. bestehende Exsikkose ausgeglichen werden, denn nicht selten führt eine mangelhafte Flüssigkeitszufuhr zu einer Verschlechterung der kognitiven Leistungen.

Hochpotente, niedrig dosierte Neuroleptika sind in der Gerontopsychiatrie besonders sicher (z. B. Haldol 0,5–10 mg pro Tag oder Risperdal 0,5–2 mg pro Tag). Manche niedrigpotenten Neuroleptika können orthostatische Kollapszustände oder anticholinerge Nebenwirkungen verursachen; die niedrigpotenten Neuroleptika Pipamperon (Dipiperon) und Melperon (Eunerpan) werden ebenfalls in der Geriatrie eingesetzt, da sie kaum anticholinerge Wirkungen haben. Benzodiazepine können zur Atemdepression oder zu paradoxen Erregungszuständen führen.

Drogenentzugssyndrome

Die unangenehmen körperlichen Empfindungen, die während des Drogenentzugs auftreten, können durch sedierende Psychopharmaka ohne Abhängigkeitspotenzial etwas abgemildert werden, z. B. Doxepin (Aponal) 50–300 mg pro Tag.

Muss wegen einer körperlichen Krankheit die Opiatgabe fortgeführt werden, so kann als Ersatzstoff für Opiate Methadon gegeben werden (▶ Abschn. 92.3.2).

Alkoholintoxikation

Ab einem Blutalkoholspiegel von ca. 2,5 Promille sollte eine stationäre Aufnahme erfolgen, ab ca. 3,5 Promille eine intensivmedizinische Aufnahme. Die Indikation zur Hämodialyse ist zu prüfen. Auf die Gefahr einer Aspiration ist zu achten. Bei Erregungs- und Unruhezuständen im Rahmen einer Alkoholintoxikation kann Haloperidol (Haldol 5–10 mg i. m. oder i. v.) gegeben werden.

> **Cave**
> Benzodiazepine oder Clomethiazol sind wegen der Gefahr einer Atemdepression kontraindiziert.

Pathologischer Rausch

Ein pathologischer Rausch ist durch einen Wechsel zwischen schweren Verhaltensstörungen (Fremdaggressivität) und Schlafzuständen bei relativ niedrigem Blut-

◘ Tabelle 92-8. Psychiatrische Notfälle: Kurzübersicht über die Akutbehandlung

Syndrom	Behandlung	
	1. Wahl	2. Wahl
Verwirrtheit, Desorientierung bei älteren Patienten	Haloperidol (Haldol) 1–5 mg oral, i.m. oder i.v. Risperidon (Risperdal) 0,5–2 mg	Clomethiazol (Distraneurin) 3-mal 1–2 Kaps.
Psychotische Erregung, Erregung bei Manie	Haloperidol (Haldol) 5–10 mg Olanzapin (Zyprexa) 5–20 mg	Lorazepam Sublingualtabletten (Tavor Expidet) 1 und 2,5 mg
Katatonie	Lorazepam Sublingualtabletten (Tavor Expidet) 1–2,5 mg	Haloperidol (Haldol) 5–10 mg Elektrokonvulsionsbehandlung
Agitiert-depressiver Zustand	Lorazepam Sublingualtabletten (Tavor Expidet) 1–2,5 mg Haloperidol (Haldol) 5–10 mg (bei psychotischer Depression) (Antidepressiva: Wirklatenz 1–3 Wochen!)	Promethazin (Atosil) 25–50 mg
Angstzustände, Panikattacken, akute Belastungsreaktionen	Lorazepam Sublingualtabletten (Tavor Expidet) 1–2,5 mg	Promethazin (Atosil) 25–50 mg
Alkoholintoxikation	In der Regel sind ZNS-dämpfende Substanzen bei Intoxikationen kontraindiziert. In Ausnahmefällen, z. B. bei Aggressivität Haloperidol (Haldol) 5–10 mg i.m. oder i.v. Beim pathologischen Rausch: Diazepam langsam 10 mg i.v. (**Cave**: Atemdepression)	
Alkoholentzugsdelir	Clomethiazol alle 2 h 2 Kaps., nach dem klinischen Bild anpassen	Haloperidol (Haldol) 5–10 mg + Diazepam 5–10 mg Phenobarbital (Luminal) 3-mal 100 mg
Benzodiazepinintoxikation	Bei akuten Intoxikationen sind ZNS-dämpfende Substanzen in der Regel kontraindiziert. Zur Aufhebung der zentral dämpfenden Wirkung: Flumazenil (Anexate) 0,2 mg i.v.	
Opioidintoxikation	Bei einer akuten Intoxikation sind ZNS-dämpfende Substanzen in der Regel kontraindiziert. In Ausnahmefällen, z. B. bei Aggressivität, Haloperidol (Haldol) 5–10 mg i.m. oder i.v.	
Opioidentzugssyndrom	Zur Milderung der Entzugssymptome Doxepin (Aponal) 50–250 mg pro Tag Substitutionstherapie: Methadon (L-Polamidon) 15–20 mg, vorsichtige Dosisfindung über Tage, max. 60 mg pro Tag, oder Buprenorphin Sublingualtabl. (Temgesic) 0,2–0,4 mg alle 6–8 h	Clonidin (Catapresan) 0,075–0,3 mg
Kokainintoxikation	Bei paranoiden, halluzinatorischen oder aggressiven Symptomen Haloperidol (Haldol) 5–10 mg i.m. oder i.v.	Diazepam 10 mg i.v.

alkoholspiegel (z. B. 1,5 Promille) gekennzeichnet. Da von manchen Patienten eine potenzielle Gefährdung ausgeht, ist ggf. eine kurzfristige Fixierung erforderlich. Die medikamentöse Behandlung geschieht mit Diazepam (Valium 10 mg langsam i.v. oder rektal, Cave: Atemdepression!).

Alkoholentzugsdelir

In der Regel wird das Delir mit Clomethiazol (Distraneurin) behandelt. Die Substanz bessert die psychischen und vegetativen Symptome des Delirs, einschließlich der Blutdruckerhöhung und der Krampfneigung. Die parenterale Gabe (0,8%ige Lösung) sollte nur unter intensivmedizinischer Überwachung durchgeführt werden.

Eine Alternative ist die Behandlung mit Phenobarbital (Luminal 3-mal 100 mg). Auch Neuroleptika wie Haloperidol (Haldol) eignen sich zur Delirbehandlung (5–10 mg oral oder i.m.), allerdings nicht bei Patienten, bei denen Entzugsanfälle bekannt sind. Wegen der Erhöhung der Anfallsbereitschaft durch Neuroleptika werden diese fast immer mit Diazepam kombiniert.

> **Praxistipp**
> Um eine Wernicke-Enzephalopathie zu verhindern, wird prophylaktisch Thiamin (50–100 mg i.m.) gegeben.

Kalium-, Natrium- und Magnesiummangel sowie eine Volumendefizit müssen ausgeglichen werden. Die Behandlung ist meist nach 3–10 Tagen abgeschlossen.

92.4.2 Psychogene Erregungszustände

Psychotische Erregungszustände

In der Regel werden psychotische Erregungszustände (z. B. bei floriden schizophrenen Psychosen) mit hochpotenten Neuroleptika, z. B. mit Haloperidol (Haldol 5–10 mg oral oder i. m.) behandelt. Eine Alternative ist die Gabe des atypischen Antipsychotikums Olanzapin als Schmelztablette (Zyprexa Velotab) oder i. m. Auch niedrigpotente Neuroleptika wie Levomepromazin (Neurocil 25–100 mg) werden hier eingesetzt; sie wirken noch stärker sedierend, können aber hypotone Kollapszustände auslösen. Benzodiazepine haben einen guten angstlösenden Effekt, können jedoch zur Atemdepression führen. Bei Epilepsiepatienten sind Neuroleptika wegen der Senkung der Krampfschwelle ungeeignet.

Katatonie

Manchmal führt eine Behandlung mit 2,5–5 mg Lorazepam (Tavor Expidet) zu einer raschen Besserung eines katatonen Zustandes. Auch hochpotente Neuroleptika wie Haloperidol (Haldol 5–10 mg i. m. oder langsam i. v.) können eine Katatonie durchbrechen, sind aber manchmal wirkungslos. Die Elektrokonvulsionstherapie ist immer noch Behandlung der Wahl bei einer perniziösen Katatonie. Außerdem wurden Medikamente, die sich auch beim neuroleptischen malignen Syndrom als sinnvoll erwiesen hatten, wie Bromocriptin (Pravidel 7,5–60 mg pro Tag oral) bzw. Amantadin (PK-Merz 200–400 mg pro Tag) sowie Dantroleninfusionen (3–10 mg/kgKG pro Tag) auch mit Erfolg bei der Katatonie eingesetzt. Der Patient sollte auf eine Intensivstation verlegt werden (zentraler Venenkatheter, evtl. arterielle Blutgasanalyse, Monitor, Blasenkatheter, Bilanzierung von Elektrolyten, Flüssigkeit, Säure-Basen-Haushalt, Behandlung der Hyperthermie durch Kühlen).

Erregungszustand bei Manie

Die Behandlung von manischen Erregungszuständen folgt den Grundsätzen der Behandlung psychotischer Erregungszustände. Häufig sind hohe Neuroleptikadosen erforderlich.

Agitiert-depressiver Erregungszustand

Die Gabe von Antidepressiva ist im Akutfall wegen der langen Wirklatenz nicht sinnvoll. In der Regel können orale Benzodiazepine verwendet werden, z. B. Diazepam (Valium 5–10 mg) oder Lorazepam-Sublingualplättchen (Tavor Expidet 1–2,5 mg). Bei wahnhaften Depressionen wird häufig ein Neuroleptikum, z. B. Haloperidol (Haldol 5–10 mg) eingesetzt.

Panikattacken

Eine Panikattacke bessert sich oft bereits durch Anwesenheit medizinischen Personals und beruhigende Gespräche. Wenn keine Besserung eintritt, können schnellfreisetzende Benzodiazepinpräparate wie Lorazepam-Sublingualplättchen (Tavor Expidet 1–2,5 mg) verwendet werden (in der Dauerbehandlung einer Panikstörung werden meist Antidepressiva vom Typ der SSRI verwendet, ▶ oben).

Akute Belastungsreaktion

Wenn stützende Gespräche nicht zu einer ausreichenden Beruhigung führen, können Benzodiazepinpräparate wie Diazepam (Valium 5–10 mg) langsam i. v. oder Lorazepam-Sublingualplättchen 1–2,5 mg (Tavor Expidet) eingesetzt werden.

Leitlinien – Adressen – Tipps

Leitlinien

Deutsche Gesellschaft für Psychiatrie, Psychotherapie und Nervenheilkunde. Praxisleitlinien in Psychiatrie und Psychotherapie;
Band 1: Behandlungsleitlinie Schizophrenie (1998);
Band 3: Behandlungsleitlinie Demenz (2000);
Band 5: Behandlungsleitlinie Affektive Erkrankungen (2000). Steinkopff, Darmstadt
    Bandelow B, Zohar J, Hollander E, Kasper S, Möller HJ and the WFSBP Task Force (2003) Guidelines for the pharmacological treatment of anxiety and obsessive-compulsive, and posttraumatic stress disorders. World J Biol Psychiatry 3: 171–199

Internetadressen

Deutsche Gesellschaft für Psychiatrie, Psychotherapie und Nervenheilkunde: http://www.dgppn.de
    Arzneimittelkommission der Deutschen Ärzteschaft: www.akdae.de (Therapieempfehlungen für Angst- und Zwangsstörungen, Demenz, Depression)

Literatur

Bandelow B (1998) Therapie mit Antidepressiva. In: Fox J, Rüther E (eds) Handbuch der Arzneimitteltherapie. Band I: Psychopharmaka. Thieme, Stuttgart, S 65–113
Bandelow B (2003) Angst- und Panikerkrankungen. Uni-Med, Bremen
Bandelow B, Bleich S, Kropp S (2004) Handbuch Psychopharmaka. 2. Aufl. Hogrefe, Göttingen
Möller HJ, Müller WE, Bandelow B (2000) Neuroleptika. Wissenschaftliche Verlagsgesellschaft, Stuttgart

Sektion L
Infektionskrankheiten

93 Bakterielle Infektionskrankheiten – 1531
W. V. Kern

94 Rickettsiosen, Q-Fieber und Ehrlichiosen – 1570
T. Löscher

95 Chlamydien- und Mykoplasmeninfektionen – 1576
M. Allewelt, H. Lode

96 Virusinfektionen – 1581
B. Salzberger, T. Glück

97 Parasitosen – 1602
T. Löscher, F. von Sonnenburg

98 Tuberkulose – 1631
K. Häußinger, H. Bergstermann

99 Systemische Pilzinfektionen – 1642
G. Just-Nübling, M. Ruhnke

100 Aids und HIV-Infektion – 1655
J. R. Bogner, F. D. Goebel

101 Infektionen bei neutropenischen Patienten – 1672
G. Maschmeyer

102 Antibakterielle Chemotherapie – 1680
R. Stahlmann, H. Lode

93 Bakterielle Infektionskrankheiten

W.V. Kern

93.1	Allgemeine Behandlungsmaßnahmen	– 1533
93.2	Immunprophylaxe und Immuntherapie	– 1534
93.3	Spezielle Therapie – 1534	
93.3.1	Staphylokokkeninfektionen	– 1534
93.3.2	Streptokokken- und Enterokokkeninfektionen	– 1536
93.3.3	Diphtherie	– 1539
93.3.4	Milzbrand (Anthrax)	– 1540
93.3.5	Tetanus	– 1540
93.3.6	Botulismus	– 1541
93.3.7	Gasbrand und andere Clostridieninfektionen	– 1541
93.3.8	Listeriose	– 1542
93.3.9	Erysipeloid	– 1542
93.3.10	Infektionen durch Neisserien	– 1543
93.3.11	Nichtenteritische Infektionen durch Escherichia coli und andere opportunistische Enterobakterien	– 1544
93.3.12	Typhus abdominalis/Paratyphus	– 1545
93.3.13	Enteritische Infektionen durch Escherichia coli, Salmonellen, Shigellen und Yersinia	– 1546
93.3.14	Campylobacterinfektionen	– 1547
93.3.15	Vibrioinfektionen	– 1548
93.3.16	Infektionen durch Pseudomonas aeruginosa und andere opportunistische Non-Fermenter	– 1548
93.3.17	Melioidose und Malleus	– 1549
93.3.18	Hämophilusinfektionen	– 1549
93.3.19	Keuchhusten (Pertussis)	– 1550
93.3.20	Tularämie, Pest und Pasteurellosen	– 1551
93.3.21	Brucellose	– 1552
93.3.22	Legionellosen	– 1552
93.3.23	Katzenkratzkrankheit und andere Bartonellosen	– 1552
93.3.24	Granuloma inguinale (Donovanosis)	– 1553
93.3.25	Anaerobierinfektionen	– 1554
93.3.26	Rattenbissfieber	– 1555
93.3.27	Syphilis (Lues)	– 1555
93.3.28	Nichtvenerische Treponematosen	– 1556
93.3.29	Leptospirosen	– 1556
93.3.30	Lyme-Erkrankung und andere Borreliosen	– 1557

93.3.31	Nichttuberkulöse Mykobakteriosen	– 1558
93.3.32	Lepra – 1559	
93.3.33	Aktinomykose, Nocardiose und Whipple-Krankheit	– 1560

93.4 Bakterielle Sepsis – 1561
93.4.1 Grundlagen – 1561
93.4.2 Allgemeine Behandlungsmaßnahmen – 1564
93.4.3 Antimikrobielle Initialtherapie – 1564
93.4.4 Spezielle Sepsistherapien – 1566

93.5 Bakterielle Meningitis – 1566
93.5.1 Grundlagen – 1566
93.5.2 Allgemeine Behandlungsmaßnahmen – 1567
93.5.3 Initialtherapie – 1567

Literatur – 1569

Von der immensen Zahl verschiedener Bakterienarten sind nur wenige potenziell invasiv oder pathogen. Die Arten mit hoher, nahezu obligater Pathogenität sind meist Erreger typischer Infektionskrankheiten, z. B. Pertussis und Gonorrhö. Sind solche Erreger darüber hinaus hoch kontagiös, sind sie Ursache klassischer Seuchen, wie z. B. Cholera und Pest. Da in Industrieländern entsprechende Hygienemaßnahmen beachtet und Chemotherapie und Immunprophylaxe zur Verfügung stehen, spielen die klassischen Seuchen hier kaum mehr eine Rolle und treten allenfalls sporadisch auf, v. a. als importierte Krankheiten.

Weit häufiger als Infektionen mit obligat pathogenen Bakterien sind Infektionen durch fakultativ pathogene Arten, die in der Umwelt als Saprophyten oder auf der Haut und physiologisch besiedelten Schleimhäuten als Kommensalen vorkommen (z. B. Staphylokokken, Streptokokken, Escherichia coli u. a. Enterobakterien). Diese Mikroorgansimen verursachen Erkrankungen bei Personen, deren Abwehr lokal oder allgemein geschwächt ist, sodass die Keime sich unphysiologisch vermehren oder in normalerweise nicht besiedelte Gewebe eindringen. Vorschädigungen, die das Angehen von Infektionen mit fakultativ pathogenen Bakterien begünstigen, können traumatisch, durch Tumoren, Infektionen (z. B. Viren), Operationen, diagnostische und therapeutische Eingriffe, durch Abflussbehinderungen aus Hohlorganen (Steinleiden, Tumorobstruktion), akute oder chronische Grunderkrankungen (z. B. Diabetes) sowie durch angeborene oder erworbene Abwehrschwäche (z. B. Chemo- oder Strahlentherapie, HIV-Infektion) entstehen.

Infektionen bei Immundefekt. Vor allem durch die Fortschritte der Medizin in der Behandlung von Tumorerkrankungen, Hämoblastosen und chronischen Grunderkrankungen kommt es bei einer zunehmenden Zahl dieser Patienten durch die Grunderkrankung selbst, durch Zytostatika, Strahlentherapie, medikamentöse Immunsuppression, Knochenmarkinsuffizienz und nach Transplantationen zu Infektionen durch fakultativ pathogene oder normalerweise apathogene Keime. In Krankenhäusern kann eine Übertragung solcher Keime zusammen mit einem hohen Selektionsdruck aufgrund häufiger intensiver Antibiotikatherapie zur Ausbreitung resistenter Hospitalkeime (bes. gramnegativer Enterobakterien, Staphylococcus aureus und Pseudomonas) führen.

Lokale Faktoren. Sind Lokalfaktoren wie Obstruktion von Hohlorganen, Empyeme, Abszesse, Fisteln, posttraumatische oder postoperative Komplikationen (z. B. Nahtinsuffizienz), Fremdkörper sowie bestimmte Erreger (z. B. Gasbrandclostridien) für das Angehen und die Unterhaltung der Infektion entscheidend, stehen chirurgische Maßnahmen trotz antimikrobieller Wirksamkeit gegen die ursächlichen Erreger ganz im Vordergrund der Therapie (Revision, Ableitung, Débridement). Die supportive Therapie ist bei schweren Erkrankungen wie z. B. einem septischen Schock mitentscheidend für Prognose und Erfolg.

93.1 Allgemeine Behandlungsmaßnahmen

Fiebersenkung

Fieber über 39 °C (bei Kindern >38,5 °C) sollte nicht nur wegen der subjektiven Beeinträchtigung behandelt werden, sondern auch wegen der Kreislaufbelastung, wegen erhöhter Krampfneigung und sonstiger zentralnervöser Reaktionen, wie z. B. Psychose und Bewusstseinsstörung. Wenn physikalische Maßnahmen wie Auflage kühlender Tücher, z. B. als Wadenwickel, nicht ausreichend helfen, sollten Antipyretika verabreicht werden. Erwachsenen kann man Acetylsalicylsäure in einer Dosierung von 500–1000 mg 3-mal pro Tag geben. Kinder erhalten etwa 20 mg/kgKG Paracetamol bis zu 3-mal täglich. Zu rasch sollte das Fieber nicht gesenkt werden, um Hypotonie, Kreislaufkollaps, Krämpfe und psychotische Reaktionen zu vermeiden.

Auf Nebenwirkungen und Kontraindikationen der Antipyretika ist zu achten. Salicylate dürfen bei Gerinnungsstörungen, Thrombopenie oder Hämorrhagien nicht eingesetzt werden. Wegen der Gefahr, ein Reye-Syndrom auszulösen, ist Acetylsalicylsäure bei Kindern kontraindiziert.

Supportive Therapie, Monitoring, Pflege

Allgemeine pflegerische Maßnahmen wie Lagerung zur Dekubitus- und Spitzfußprophylaxe, ggf. parenterale oder nasogastrale Ernährung, Mund-Augen-Pflege, physikalische Therapie sowie hygienische und Desinfektionsmaßnahmen sind insbesondere bei schweren Erkrankungen für die Prognose mitentscheidend.

Bei allen potenziell lebensbedrohlichen Erkrankungen ist v. a. initial eine kontinuierliche, engmaschige Überwachung des Patienten wichtig, um Komplikationen wie Aspiration, Hypoxie, Eintrübung, Hypotonie, Kreislaufversagen usw. rechtzeitig zu erkennen und zu verhindern. Patienten mit Bewusstseinstrübung und eingeschränkten Vitalfunktionen sollten intensivmedizinisch überwacht und betreut werden (▶ Kapitel 18).

Zur supportiven Therapie lebensbedrohlicher Infektionen ▶ Abschnitt 93.4 und 93.5.

93.2 Immunprophylaxe und Immuntherapie

Immunprophylaxe

Aktive Immunprophylaxe

Die Immunprophylaxe bakterieller Erkrankungen durch aktive Immunisierung (▶ Kapitel 96.2) ist bislang nicht so erfolgreich wie die Impfung gegen Virusinfektionen. Lediglich die aktive Impfung gegen bakterielle Toxine, wie sie bei Tetanus und Diphtherie gebildet werden, gewährleistet einen zuverlässigen Schutz (▶ Tabelle 96-1). Derzeit verfügbare Lebendimpfstoffe mit attenuierten (Tuberkulose, Typhus) und Totimpfstoffe mit abgetöteten Erregern oder deren Antigenen (Pertussis, Haemophilus influenzae Typ b, Pneumokokken, A/C-Meningokokken, Typhus, Cholera,) führen nur teilweise zu einem ausreichenden Schutz. Allerdings wurden in den vergangenen Jahren einige Impfstoffe, wie azelluläre Pertussisvakzine und Konjugatvakzine gegen H influenzae Typ b, erheblich verbessert. Darüber hinaus sind neue bzw. verbesserte Impfstoffe, z. B. gegen Lyme-Borreliose, Helicobacter pylori, Cholera, enterotoxinbildende E. coli und Shigellosen, in Entwicklung.

Passive Immunprophylaxe

Die prä- oder postexpositionelle Immunprophylaxe durch passive Immunisierung mit homologen (menschlichen) oder heterologen (tierischen Fermoseren) Immunglobulinen ist nur gegen bakterielle Toxine (Tetanus, Diphtherie, Botulismus) wirksam.

Immuntherapie

Die Immuntherapie mit homologen oder heterologen Immunglobulinen ist von entscheidender Bedeutung bei der Behandlung von Tetanus, Diphtherie und Botulismus. Bei sonstigen bakteriellen Erkrankungen ist eine Immuntherapie mittels hoher Dosen i. v.-applizierbarer Immunglobuline (am besten als intaktes 7-S-IgG) zwar möglich. Ihre Effektivität ist jedoch nur beim primären oder sekundären Antikörpermangelsyndrom erwiesen. Monoklonale Antikörper gegen bakterielle Endotoxine und pathogenetisch bedeutsame Zytokine (Tumornekrosefaktor u. a.) haben sich bisher nicht bewährt (▶ Abschnitt 93.4.2).

93.3 Spezielle Therapie

93.3.1 Staphylokokkeninfektionen

Staphylococcus aureus

Erreger und Klinik. Staphylococcus aureus ist ein fakultativ pathogener Keim, der bei etwa 20 % der Bevölkerung auf Haut und Schleimhäuten, v. a. im Vestibulum nasi, nachgewiesen werden kann. Die Fähigkeit, Koagulase zu bilden, unterscheidet ihn von anderen klinisch weniger bedeutsamen Staphylokokkenspezies wie Staphylococcus epidermidis. S. aureus ist häufig Ursache lokaler eitriger Infektionen, z. B. von Abszessen und Pyodermien. Bei Patienten mit Grunderkrankungen wie Diabetes mellitus und Störungen insbesondere der granulozytären Abwehr (Agranulozytose, Hämoblastosen, septische Granulomatose, Job-Syndrom) besteht die Gefahr, dass sich aus der lokalen Infektion eine Sepsis entwickelt. Wenn – wie bei Osteomyelitis, Arthritis und Pyomyositis –tiefer liegende Strukturen beteiligt sind, kann es nicht nur zur bakteriämischen Aussaat, sondern auch zur Ausbreitung per continuitatem kommen.

Wundinfektionen, postoperative und sonstige nosokomiale Infektionen sind meist durch Hospitalkeime mit häufig besonderer Resistenzlage bedingt. Die wichtigsten internistischen Krankheitsbilder sind Staphylokokkensepsis, Meningitis, Endokarditis, Pneumonie und verschiedene toxinassoziierte Erkrankungen. S. aureus kann zahlreiche Toxine und Enzyme mit pathogenetischer Bedeutung produzieren (Hämolysine, Leukozidin, Endotoxine, exfoliatives Toxin, Enterotoxin A–E, TSST-1 u. a.).

Therapie

Die antibiotische Therapie (◨ Tabelle 93-1) richtet sich nach Art und Schwere der Erkrankung sowie nach dem wechselnden Resistenzverhalten, das insbesondere bei Klinikinfektionen berücksichtigt werden muss.

Da S. aureus in etwa 80 % Penicillinase bilden können, setzt man als Mittel der Wahl heute penicillinasefeste Penicilline (z. B. Flucloxacillin) oder Cephalosporine der 1. und 2. Generation (z. B. Cefazolin, Cefuroxim) ein. Infektionen mit penicillinempfindlichen Staphylokokken werden wegen der hohen Wirksamkeit mit Penicillin G als Mittel der Wahl behandelt.

Tabelle 93-1. Antibiotikatherapie und -resistenz bei Staphylococcus-aureus-Infektionen

Antibiotika	Tagesdosen (parenteral)	Resistenzen
Initiale Therapie (vor Antibiogramm):		
Penicillinasefeste Penicilline (Flucloxacillin)	8–12 g in 4–6 Einzeldosen	~10%
Oder		
Cephalosporine mit guter Staphylokokkenwirksamkeit[a]	6 g in 3–4 Einzeldosen	~10%
Bei nachgewiesener Empfindlichkeit:		
Penicillin G	15–20 Mio. IU in 4–6 Einzeldosen	~80%
Bei β-Laktam-Antibiotika-Resistenz (MRSA):		
Vancomycin	2 g in 2–4 Einzeldosen	<1%
Reservemittel: Clindamycin, Moxifloxacin, Teicoplanin, Linezolid, Synercid, Fusidinsäure, Fosfomycin Nur in Kombination: Rifampicin, ältere Fluorochinolone, Aminoglykoside		

[a] Cephalosporine der 1. (Cefazolin u. a.) und 2. (Cefuroxim u. a.) Generation.

In den vergangenen Jahren hat auch die Resistenz gegen penicillinasefeste Penicilline zugenommen. Diese sog. oxacillinresistenten (oder methicillinresistenten) S. aureus (ORSA) sind in Deutschland noch vorwiegend Hospitalkeime, allerdings sind sie in einigen Kliniken und Pflegeheimen bereits epidemisch verbreitet.

 Cave
Oxacillinresistenz bei Staphylokokken bedeutet Resistenz gegenüber allen β-Laktam-Antibiotika! Oxacillinresistente Staphylokokken sind gehäuft multiresistent!

Mittel der Wahl bei ORSA ist Vancomycin. Bei schwerwiegenden Erkrankungen, wie z. B. bei Sepsis, Endokarditis oder Meningitis, ist eine Kombination mit Rifampicin oder einem anderen Reservemittel wie Clindamycin, Linezolid, einem neueren Fluorochinolon (z. B. Moxifloxacin) oder Quinopristin/Dalfopristin empfehlenswert (►Tabelle 93-1). Reservemittel sollten nur nach Austestung und nachgewiesener Empfindlichkeit eingesetzt werden.

Bei fehlenden Hinweisen auf tief sitzende Infektionen müssen bakteriämische Infektionen 14 Tage oder länger mit β-Laktam-Antibiotika oder (bei ORSA) mit Vancomycin behandelt werden. Bei weniger schwerwiegenden Infektionen kann man z. B. Flucloxacillin 3-mal täglich 1 g oral geben oder auch Oralcephalosporine oder Clindamycin.

Praxistipp
Zur Therapieplanung bakteriämischer S.-aureus-Infektionen muss nach initialem Fokus und sekundären Absiedlungen (Endokarditis!) gesucht werden!

Staphylokokkenenteritis

Erreger und Klinik. Die Staphylokokkenenteritis äußert sich als akute Nahrungsmittelvergiftung (Gastroenteritis) mit Brechdurchfall 1–6 h nach Aufnahme präformierter Exotoxine (Enterotoxine A–E), die sich in mit enterotoxinbildenden S. aureus kontaminierten Lebensmitteln (Kartoffelsalat, Mayonnaise u. a.) gebildet haben.

Therapie
Die Behandlung erfolgt in erster Linie symptomatisch mit Antiemetika, z. B. mit Metoclopramid, oraler Rehydratation mit Glucose-Elektrolyt-Lösung (Elotrans, Oralpädon, Saltadol) und ggf. mit parenteraler Substitution und Bilanzierung des Elektrolyt- und Wasserhaushalts. Die Gabe von Antibiotika ist sinnlos.

Toxinschocksyndrom (TSS)

Erreger und Klink. Zum TSS kommt es, wenn verschiedene durch bestimmte S.-aureus-Stämme gebildete Exotoxine resorbiert werden. Ganz überwiegend beobachtet man das Toxic-shock-syndrome-Toxin 1 (TSST-1). In über 90 % manifestiert sich das TSS als sog. menstruelles TSS bei pathologischer Besiedlung der menstruellen Vagina, insbesondere bei Frauen, die Tampons benutzen. Seltener kommt es als nichtmenstruelles TSS vor. Es geht dann von oberflächlichen oder invasiven S.-aureus-Infektionen aus, z. B. von Wundinfektionen, Abszessen, Osteomyelitiden oder Pneumonien, oder es entwickelt sich postpartal. Nur ausnahmsweise wird es bei systemischen Infektionen wie Sepsis oder Endokarditis beobachtet. Abhängig vom Ausmaß der Toxinämie entwickeln sich akut Fieber, Erbrechen, Durchfälle und Hypotonie bis zum protrahierten Schock und kapillären Lecksyndrom mit multiplen Organschädigungen (ARDS, Nieren-/Leberinsuffizienz, kardialer und ZNS-Beteiligung). Im Rahmen des TSS kann es zu Gerinnungsstörungen bis zur Verbrauchskoagulopathie kommen. Die Patienten können ein diffuses, kleinfleckiges Exanthem bis zur Erythrodermie entwickeln, das sich während der Rekonvaleszenz charakteristisch groblamellär schält. Die Letalität des TSS liegt bei 3–5 %.

Therapie

- Rasche Korrektur von Hypotonie und Hypovolämie (Flüssigkeits- und Elektrolytsubstitution; ggf. Vasopressiva) sowie gezielte supportive Therapie organspezifischer Störungen
- Identifikation und Eradikation des Staphylokokkenherdes (Tamponentfernung, gynäkologische Untersuchung, Vaginalabstrich); bei invasiven S.-aureus-Infektionen ggf. chirurgische Maßnahmen (z. B. Drainage)
- Parenterale Therapie wie bei schwerer S.-aureus-Infektion (▶ Tabelle 93-1), Therapie entsprechend Antibiogramm; die zusätzliche Gabe von Clindamycin zum raschen Toxinsynthesestopp wird empfohlen

Eine frühzeitige, hochdosierte und kurzfristige Anwendung von Corticosteroiden wurde v. a. bei schweren Fällen durchgeführt; ein signifikanter Einfluss auf Verlauf und Letalität ist jedoch nicht gesichert.

Staphylogene Dermatitis exfoliativa

Erreger und Klinik. Die staphyologene Dermatitis exfoliativa wird durch ein exfoliatives Toxin ausgelöst und betrifft vorwiegend Säuglinge und Kleinkinder. Ausgehend von meist lokalisierten, z. T. geringfügigen Infektionen (Omphalitis, Pyodermien, Abszesse, Konjunktivitis u. a.) mit toxinbildenden S. aureus kommt es nach initialem Erythem zur bullösen bis flächenhaften Epidermisablösung („staphylococcal scalded skin syndrome", SSSS). Die generalisierte Ausbreitung, das „staphylogene Lyell-Syndrom" (SLS), muss differenzialdiagnostisch gegen die meist arzneimittelallergisch bedingte „toxische epidermale Nekrolyse" (Lyell-Syndrom) abgegrenzt werden. Das staphylogene Lyell-Syndrom spart im Gegensatz zur prognostisch ungünstigeren toxischen epidermalen Nekrolyse meist die Schleimhäute aus.

Diagnose. Mittels Hautbiopsie kann die Diagnose eindeutig gestellt werden.

Therapie

Der Infektionsherd muss ggf. chirurgisch saniert werden, außerdem sind Chemotherapeutika (▶ Tabelle 93-1) indiziert. Das SLS wird lokal wie eine ausgedehnte Verbrennung behandelt, ggf. werden parenteral Elektrolyte, Eiweiß- und Flüssigkeit substituiert und bilanziert.

Infektionen durch koagulasenegative Staphylokokken

Erreger und Klinik. Hauptvertreter der koagulasenegativen Staphylokokken (KNS) ist S. epidermidis, der wie die anderen Spezies dieser Gruppe als Saprophyt auf der Haut lebt. Zwar zeichnet sich S. epidermidis durch geringe Virulenz aus. Dennoch wird er zunehmend häufiger als Erreger von Bakteriämien, insbesondere bei Patienten mit implantierten Fremdkörpern, z. B. Herzklappen, Endoprothesen, intravasalen Kathetern und Liquorshunts, sowie bei Abwehrgeschwächten isoliert. Auch werden Infektionen in Verbindung mit kontinuierlicher ambulanter Peritonealdialyse (CAPD) beobachtet.

Diagnose. Der bakteriologische Nachweis von S. epidermidis muss kritisch überprüft werden, weil er der häufigste Kontaminationskeim ist. Es muss streng auf sterile Abnahmebedingungen geachtet werden, und der Nachweis sollte wiederholt geführt werden.

Therapie

Wenn möglich müssen infizierte Fremdkörper entfernt werden. Wegen häufig beobachteter Multiresistenz, auch gegen Oxacillin, ist ein Antibiogramm besonders wichtig. Bei Endokarditis, Fremdkörperpersistenz und Immundefekt sollten bakterizide Antibiotika, z. B. Vancomycin mit Rifampicin, kombiniert werden. Bei nachgewiesener Oxacillinempfindlichkeit können auch penicillinasefeste Penicilline oder Cephalosporine verabreicht werden.

Eine KNS-Endokarditis wird behandelt mit

- Vancomycin + Rifampicin über 4–6 Wochen,
- bei infiziertem prothetischem Material 6–8 Wochen und zusätzlich
- Gentamicin während der ersten 7–14 Tage (ggf. frühzeitige chirurgische Therapie, ▶ Kapitel 7).

93.3.2 Streptokokken- und Enterokokkeninfektionen

A-Streptokokken

Erreger und Klinik. Vorrangige epidemiologische Bedeutung haben β-hämolysierende Streptokokken der Lancefield-Gruppe A (Streptococcus pyogenes). Sie sind Erreger von Pharyngotonsillitis und Scharlach, Impetigo, Lymphangitis, Phlegmonen, Erysipel und Wundinfektionen sowie Ursache des akuten rheumatischen Fiebers (ARF) und der akuten Glomerulonephritis (AGN), die als immunologisch bedingte Nacherkrankungen auftreten. Weniger häufig kommen A-Streptokokken als Erreger von Sepsis, akuter Endokarditis und Pneumonie vor. A-Streptokokken sind stets penicillinempfindlich. Die konsequente Therapie auch weniger schwerwiegender Infektionen dient v. a. der Verhinderung von ARF und AGN.

Die akute Tonsillitis, Pharyngotonsillitis oder Pharyngitis (besonders nach Tonsillektomie) beginnen mit plötzlich auftretendem Fieber. Der Allgemeinzustand des Patienten ist reduziert. Komplikationen sind Otitis, Sinusitis, Mundbodenphlegmone, Peritonsillar-, Retropharyngeal- und Lymphknotenabszesse. An Spätkomplikationen werden erfahrungsgemäß nach 2–4 Wochen ARF und AGN beobachtet. Die Streptokokkenangina, meist durch β-hämolysierende Streptokokken der Gruppe A verursacht, ist die häufigste bakterielle Angina. Sie ist klinisch nicht sicher von Anginen anderer Genese abgrenzbar.

Scharlach äußert sich ganz überwiegend ebenfalls als Angina, ungleich seltener als Wundscharlach. Ausgelöst wird die Erkrankung durch Streptokokken, die erythrogenes Toxin bilden. Bei Nichtimmunen bildet sich ein typisches Exanthem, das mit charakteristischer Schuppung abheilt. Nach Erkrankung bilden sich toxinneutralisierende Antikörper, die eine langanhaltende Immunität verleihen. Lokale Komplikationen können wie bei der Streptokokkenangina auftreten. Eher selten sind toxische Komplikationen wie z. B. Myokarditis.

Auch Toxinschocksyndrome können durch A-Streptokokken ausgelöst werden. Es handelt sich um ein schweres septisches Zustandsbild mit Hypotonie, Nierenversagen und multiplen Organdysfunktionen, meist im Zusammenhang mit einer nekrotisierenden Fasziitis. Das klinische Bild wird geprägt durch rasch ansteigendes Fieber, progredientes unscharf begrenztes Hauterythem mit späterer Ausbildung livider landkartenartiger Verfärbungen, Bläschen- und Blasenbildung mit Austritt putrider Flüssigkeit sowie durch ein ausgeprägtes Ödem, das über die Hautverfärbung hinausreicht. Meist imponiert ein starker Schmerz, der später durch Zerstörung der Neurone nachlässt. Begleitend treten Vigilanzstörungen auf, Schwellungen der lokoregionären Lymphknoten fehlen. Bei Nachweis von A-Streptokokken ist Penicillin G (Dosierung. 4-mal 5 Mio. oder 3-mal 10 Mio. IU i. v. täglich) Mittel der Wahl. Clindamycin (Dosierung 3-mal 600 mg täglich) kann die Toxinproduktion hemmen und wird deshalb als Kombinationspartner empfohlen. Eine chirurgische Therapie ist oft als Notfalleingriff notwendig. Daneben ist eine adäquate Schocktherapie in einer Intensivtherapieeinheit mit engmaschigem Monitoring einschl. ZVD-Messung nötig.

Diagnose. Die Diagnose ist bei Scharlach klinisch möglich. Eine Streptokokkenangina sichert man mittels Antigenschnelltest oder mittels Kultur.

Therapie
Mit der Therapie muss möglichst frühzeitig bereits bei klinischer Diagnosestellung begonnen werden.

Nasen- oder Rachenabstriche zur Therapiekontrolle nach Ende der Behandlung sind nicht erforderlich. Schulbesuch und Tätigkeit in Gemeinschaftseinrichtungen und Lebensmittelbetrieben dürfen erst 24 h nach Therapiebeginn wieder gestattet werden. Eine strenge Isolierung ist nicht notwendig. Nur Kontaktpersonen mit ARF-Anamnese erhalten eine Antibiotikaprophylaxe.

Übersicht 93-1
Therapieregimes bei Streptokokkenangina/Scharlach

- Oralpenicillin (Penicillin V, Propicillin u. a.) 3 Mio. IU täglich in 3 Tagesdosen über 10 Tage oder
- Benzathin-Penicillin (z. B. Tardocillin) 1,2 Mio. IU einmalig i. m.;
- Oralcephalosporine (z. B. Cefaclor) sind ebenso wirksam.

Bei Penicillin- oder β-Laktam-Allergie:
- Erythromycin oral (2 g pro Tag) oder Clindamycin oral (1,2 g pro Tag).

Bei Komplikationen (septische und toxische Verlaufsformen):
- Notfalls parenterale Therapieeinleitung oder -fortführung mit Penicillin G (12–15 Mio. IU pro Tag i. v.).

B-Streptokokken

Erreger und Klinik. B-Streptokokken (S. agalactiae) kolonisieren zu 5–40 % den weiblichen Genitaltrakt. Sie spielen eine besondere Rolle als Erreger der Neugeborenensepsis und -meningitis sowie als Ursache von septischem Abort, Puerperalsepsis, postpartaler Endometritis und Harnwegsinfektionen. In den vergangenen Jahren wurden sie zunehmend als Erreger von Septikämien bei Immundefekt und von gangränösen Infektionen bei Angiopathien erkannt.

Therapie
B-Streptokokken sind penicillinempfindlich. Aufgrund teilweise erhöhter minimaler Hemmkonzentrationen ist eine hochdosierte Therapie mit Penicillin G, ggf. auch in Kombination mit dem synergistisch wirksamen Gentamicin, sinnvoll. Bei Penicillinallergie kommen Cephalosporine oder Vancomycin in Frage. Als Reservemittel gelten Clindamycin und Makrolide, gegen die es allerdings gelegentlich Resistenzen gibt.

Eine intrapartale prophylaktische Chemotherapie ist für Schwangere empfehlenswert, die ein erhöhtes Infektionsrisiko haben, wie
- vorzeitige Wehen bzw. vorzeitiger Blasensprung < 37. SSW,
- intrapartales Fieber,
- Mehrlingsgeburt,
- vorausgegangene Geburt eines Kindes mit B-Streptokokken-Erkrankung.

Auch für Schwangere, bei denen in einer Screeninguntersuchung in der 35–37. Woche oder früher eine vaginale und/oder anorektale Kolonisation nachgewiesen wird, sollte eine Prophylaxe diskutiert werden. Man verabreicht Penicillin G 5 Mio. IU initial, dann 2,5 Mio. IU alle 4 h bis zur Entbindung. Bei Penicillinallergie behandelt man mit Clindamycin oder Erythromycin.

Vergrünende und nichthämolysierende Streptokokken

Erreger und Klinik. Man findet sie meist als Saprophyten des Oropharynx und des Gastrointestinaltrakts. Sie sind häufigste Erreger der (subakuten) Endokarditis (▶ Kapitel 7) sowie gelegentlich von viszeralen Abszessen, spontan-bakterieller Peritonitis, Sepsis und Meningitis bei Immundefekt, von Bakteriämie nach Zahnextraktion und von Thrombophlebitis.

Therapie

Es werden Penicillin G 12–30 Mio. IU pro Tag i. v. appliziert. Bei Endokarditis ist je nach relativer Penicillinempfindlichkeit und Krankheitsdauer eine unterschiedlich lange Mono- oder Kombinationstherapie mit Gentamicin angezeigt:

— **Gute Penicillinempfindlichkeit, kurze Krankheitsdauer:** Monotherapie mit Penicillin G 4-mal pro Tag 5 Mio. IU für 4 Wochen oder Kombinationstherapie mit Penicillin G in identischer Dosierung plus Gentamicin 3-mal 1 mg/kgKG pro Tag für 2 Wochen.
— **Gute Penicillinempfindlichkeit, lange Krankheitsdauer von 3 Monaten oder mehr:** Penicillin G 4-mal 5 Mio. IU pro Tag (oder 3-mal 10 Mio. IU pro Tag für 4 Wochen plus Gentamicin 3-mal 1 mg/kgKG für 2 Wochen.
— **Mäßige Penicillinempfindlichkeit und/oder lange Krankheitsdauer von 3 Monaten oder mehr:** Kombinationstherapie für 4 Wochen.

Bei Penicillinallergie sind Cefazolin (3-mal 2 g pro Tag) oder Ceftriaxon (1-mal 2 g pro Tag) ggf. in Kombination mit Gentamicin oder Vancomycin (auch Teicoplanin) ggf. in Kombination mit Gentamicin geeignete Alternativen. Bei hochgradiger Penicillinresistenz (MHK > 4 mg/l) gibt man Vancomycin oder Teicoplanin mit Gentamicin.

Enterokokken und Streptococcus bovis

Erreger und Klinik. Enterokokken und S. bovis (früher als D-Streptokokken bezeichnet) sind Teil der normalen Darmflora. Vor allem Enterococcus faecalis sowie E. faecium und gelegentlich andere Enterokokken treten als Erreger auf bei

— Harnwegsinfektionen, v. a. bei Abflussstörungen, nach instrumentellen Eingriffen und bei nosokomialen Infektionen,
— Gallenwegsinfektionen,
— postoperativen und intraabdominellen Infektionen, oft in Verbindung mit Anaerobiern und/oder E. coli,
— Peritonitis bei Leberzirrhose, nephrotischem Syndrom und CAPD,
— Sepsis (▶ Abschnitt 93.4) und
— Endokarditis (▶ Kapitel 7).

Zunehmende Bedeutung erlangen diese Streptokokken als Erreger nosokomialer Infektionen, bei denen sie z. T. als multiresistente Hospitalkeime auftreten.

Therapie

Enterokokken sind resistent gegen Cephalosporine („Enterokokkenlücke") und nur mäßig empfindlich gegen Penicilline. Schweren Infektionen, Endokarditiden immer, muss mit einer synergistisch bakterizid wirkenden Kombinationstherapie aus Penicillinen (Penicillin G, Ampicillin, Mezlocillin) oder Glykopeptiden (Vancomycin oder Teicoplanin) und Gentamicin oder Streptomycin begegnet werden. Die Wahl des Aminoglykosids (Gentamicin oder Streptomycin) muss sich nach der speziellen Testung auf die sog. hochgradige Aminoglykosidresistenz richten. Die Routinetestung ist in diesen Fällen nicht prädiktiv. Die Therapiedauer bei Enterokokkenendokarditis beträgt 6 Wochen.

E. faecium sind z. T. hochgradig penicillin- und ampicillin-, selten auch vancomycinresistent. Deshalb lohnt sich u. U. ein Therapieversuch mit Linezolid oder Quinopristin/Dalfopristin. Detaillierte mikrobiologische Nachtestung sowie infektiologische Beratung sind notwendig.

S. bovis verhält sich bezüglich Empfindlichkeit ähnlich wie die vergrünenden Streptokokken, teilweise ist der Keim hochgradig aminoglykosidresistent. Jede Bakteriämie durch S. bovis muss den Verdacht auf eine Endokarditis wecken. Häufig sind S.-bovis-Infektionen mit Kolontumoren, gelegentlich mit chronisch-entzündlichen Darmerkrankungen assoziiert.

Streptococcus pneumoniae (Pneumokokken)

Erreger und Klinik. Es existieren mehr als 80 verschiedene Serotypen.

> **Pneumokokken sind die häufigste Ursache ambulant erworbener Pneumonien; Resistenz gegenüber Penicillin ist in Mitteleuropa noch selten.**

Nicht immer manifestiert sich die typische Lobärpneumonie. Ebenfalls häufig isoliert man Pneumokokken als Erreger von akuter Otitis, Sinusitis und Meningitis. Gelegentlich findet man sie als Auslöser einer eitrigen Arthritis, einer akuten Endokarditis oder Sepsis. Personen nach Splenektomie, mit Antikörpermangel, Alkoholiker und HIV-Infizierte haben ein erhöhtes Risiko, an einer Pneumokokkeninfektion zu erkranken.

Therapie

Penicillin G oder andere Penicilline wie z. B. Amoxicillin sind Mittel der Wahl, selbst wenn die In-vitro-Empfindlichkeit leicht herabgesetzt ist. In der Regel ist eine Therapie mit initial 3-mal 5 Mio. IU Penicillin G ausreichend wirksam. Bei Meningitis oder Endokarditis ist eine höhere Dosis zu empfehlen (4-mal 5 Mio. IU bis 3-mal 10 Mio. IU täglich). Ebenfalls sehr gut wirksam sind Cephalosporine einschließlich solcher der 3. Generation wie z. B. Ceftriaxon und Carbapeneme (z. B. Meropenem). Außerdem stehen verschiedene Reservemittel zur Verfügung, gegen die Pneumokokken in unterschiedlichem Maß resistent sein können.

Übersicht 93-2
Reservemittel zur Behandlung von Pneumokokkeninfektionen

Mittel	Anteil der resistenten Pneumokokken
Glykopeptide	Keine
Makrolide (z. B. Erythromycin)	10–20 %
Neuere Fluorochinolone (z. B. Moxifloxacin)	Wenig
Tetracycline und Chloramphenicol	Hoch (Austestung immer nötig)

Prophylaxe

Die STIKO empfiehlt die aktive Immunisierung mit Totimpfstoff aus Kapselpolysacchariden der häufigsten Serotypen allen Personen ab dem 60. Lebensjahr sowie Kindern und Erwachsenen vom vollendeten 2. bis zum 60. Lebensjahr, wenn sie unter bestimmten Risikofaktoren, wie z. B. chronischen Herz-Kreislauf-Erkrankungen, Diabetes mellitus und Immunschwäche jeglicher Genese, leiden. Es wird einmalig (s. c. oder i. m.) ab dem vollendeten 2. Lebensjahr geimpft. Auffrischungen sind bei weiter bestehendem Risiko alle 5 Jahre, bei Kindern mit hohem Risiko und schnellem Abfall der Antikörper (ggf. Antikörperbestimmung) alle 2–3 Jahre empfehlenswert. Die Schutzrate der Impfung liegt bei etwa 60–70 %.

93.3.3 Diphtherie

Erreger und Klinik. Die Diphtherie ist eine akute Lokalinfektion, die ganz überwiegend durch toxinbildende Stämme von Corynebacterium diphtheriae und nur selten durch andere toxinbildende Korynebakterien ausgelöst wird. Meist äußert sie sich als pseudomembranöse Pharyngitis (z. T. mit Laryngitis), seltener als Haut- oder Wunddiphtherie. Die pseudomembranöse Pharyngitis birgt immer die Gefahr der akuten Atemwegsobstruktion (Krupp-Syndrom) in sich. Systemisch absorbiertes Toxin, Exotoxin lysogener Stämme, ist verantwortlich für z. T. lebensbedrohliche Komplikationen wie toxische Myokarditis und Neuritis.

Diagnose. Die Bakterien werden nach Neisser-Färbung im Abstrich oder mittels direkter Immunfluoreszenz identifiziert. Für den Toxinnachweis zieht man die Kultur heran, oder man weist das Toxingen mit Hilfe der PCR nach.

Therapie

Da der frühzeitiger Beginn der Therapie für die Prognose entscheidend ist, muss bereits bei begründetem Verdacht mit der antitoxischen Serumtherapie begonnen werden. Um eine Sensibilisierung auszuschließen, ist vor der therapeutischen Gabe des Antitoxins ein Intrakutan- und Konjunktivaltest mit 50–100 µl des 1:10 in 0,9 %iger NaCl-Lösung verdünnten Serums durchzuführen.

Bei positivem Intrakutan- oder Konjunktivaltest darf das Antitoxin nicht i.v. appliziert werden. Vielmehr sollte man eine Schnelldesensibilisierung mit ansteigenden Dosen versuchen. Dabei wird der Patient mit einem Corticosteroid in der Dosis von 3–5 mg/kgKG Prednisonäquivalent i.v. prämediziert. Anschließend wird das Serum unter Intensivüberwachung und Intubationsbereitschaft intradermal, s. c. und i. m. injiziert.

Gegen eine Diphtherietonsillitis verabreicht man 20.000–30.000 IU (300–500 IU/kgKG) körperwarmes Antitoxinserum als i.m.-Injektion. In schweren Fällen, z. B. bei Laryngitis, muss die Dosis erhöht werden. Man gibt zunächst 50.000–100000 IU einmalig als Kurzinfusion über 1–2 h in 100–200 ml 0,9 %iger NaCl-Lösung. Nach wenigen Stunden erhält der Patient eine i. m.-Nachinjektion der halben Dosis.

Antibiotika. Es ist nicht gesichert, dass Antibiotika einen positiven Einfluss auf den Krankheitsverlauf nehmen. Sie sind jedoch sinnvoll, um die Lokalinfektion zu behandeln, die Infektiosität zu vermindern und die Toxinbildung zu beenden. Mittel der Wahl sind Penicillin (initial i. v. 3-mal 2 Mio. IU) oder Erythromycin (2 g pro Tag in 3–4 Einzeldosen über 7–10 Tage).

Supportivtherapie. Als unterstützende Maßnahmen sind Bettruhe, Herz-Kreislauf-Überwachung, bei progredientem Krupp-Syndrom auch rechtzeitige Intubation und ggf. die Tracheotomie von Bedeutung. Corticosteroide werden bei Myokardbeteiligung und Lähmungen gegeben. Ihre Wirkung ist jedoch nicht gesichert.

> ❗ Die Erkrankten müssen so lange isoliert werden, bis 2 Nasen-Rachen-Abstriche negativ sind.

Prophylaxe

Es steht eine aktive Impfung mit Toxoidimpfstoff zur Verfügung. Geimpfte Kontaktpersonen erhalten eine Auffrischimpfung – ab dem 6. Lebensjahr mit reduzierter Impfstoffmenge („d"). Bei besonders exponierten und gefährdeten Ungeimpften kommt evtl. eine prophylaktische Antibiotikagabe in Frage. Wenn es nicht gelingt, Keimträger durch eine ggf. wiederholte Behandlung mit Oralpenicillin oder Erythromycin (▶ oben) zu sanieren, muss die Tonsillektomie erwogen werden.

93.3.4 Milzbrand (Anthrax)

Erreger und Klinik. Milzbrand ist eine durch Bacillus anthracis hervorgerufene Zoonose, die in unseren Breiten nur selten vorkommt und meist durch sporenhaltige importierte Tierprodukte ausgelöst wird. Die Sporen von B. anthracis sind sehr umweltresistent. Die Mehrzahl, der in Europa beschrieben Fälle, sind berufsbedingte Hautmilzbranderkrankungen, die z. B. bei Landwirten, Schlachtern und Abdeckern als Berufskrankheit anerkannt sind. In einigen Entwicklungsländern wird Milzbrand noch häufig angetroffen. Die B.-anthracis-Infektion äußert sich am häufigsten als Hautmilzbrand und selten nach Inhalation größerer Erregermengen als primärer Lungenmilzbrand oder nach Ingestion als primärer Darmmilzbrand. Beim Hautmilzbrand beobachtet man an der Infektionsstelle eine starke Entzündungsreaktion und eine Papel mit aufgeworfenem Randsaum (Pustula maligna), die zentral nekrotisiert. Lungenmilzbrand führt in der Regel zur fulminanten hämorrhagischen Mediastinitis mit septischem Schock. Die disseminierten Formen haben eine äußerst schlechte Prognose.

Diagnose. Der Erreger wird im Gram-Präparat und in der Kultur direkt nachgewiesen. Die Lungenmilzbranddiagnose sichert man mittels Blutkulturen.

Therapie

Es wird möglichst frühzeitig Penicillin G oder Amoxicillin oral gegeben. Tetracycline, Makrolide und Fluorochinolone sind ebenfalls wirksam. Schwere Formen müssen parenteral und hochdosiert behandelt werden. Bei Hautmilzbrand ist eine chirurgische Intervention kontraindiziert. Die Prognose von Hautmilzbrand unter Penicillintherapie ist günstig.

Prophylaxe

Begrenzten Schutz erreicht man durch Vakzination mit einem Totimpfstoff, der in Deutschland allerdings nicht zugelassen ist. Nach Verzehr kontaminierter Nahrungsmittel oder bei einer Bioterrorismusattacke besteht die Möglichkeit einer Chemoprophylaxe mit Fluorochinolonen, Amoxicillin oder Doxycyclin.

93.3.5 Tetanus

Erreger und Klinik. Clostridium tetani, der Erreger des Wundstarrkrampfes, ist ubiquitär verbreitet. Die Infektion geht meist von verschmutzten und/oder nekrotischen Wunden, Verbrennungen oder anderen vorbestehenden Hautinfektionen, auch von Bagatellverletzungen aus. Es kommt nach Eindringen der Erreger zu einer nichtinvasiven Lokalinfektion und unter anaeroben Bedingungen zu Toxinproduktion (Tetanospasmin). Unter schlechten hygienischen Verhältnissen in Entwicklungsländern tritt Tetanus gehäuft auf, z. B. als Tetanus neonatorum. Da Tetanospasmin die Freisetzung der inhibitorischen Neurotransmitter GABA und Glyzin hemmt, indem es in den präsynaptischen Spalt der inhibitorischen Zellen diffundiert, kommt es zu einer unkontrollierten Hyperaktivität der motorischen Vorderhornganglien und in der Folge zu Muskelspasmen, Muskelschwäche und -rigidität (z. B. Trismus). Es besteht die Gefahr, dass der Patient aspiriert und respiratorisch insuffizient wird.

Diagnose. Die Diagnose kann anhand des typischen klinischen Bildes (Tetanie) gestellt werden. Oft lässt sich auch der mögliche Infektionsherd identifizieren.

Therapie

Um so viel wie möglich noch freies Toxin zu binden, injiziert man frühzeitig einmalig 500 IU humanes Tetanusimmunglobulin i. m. Höhere Dosen oder eine intrathekale Gabe ergaben keinen Vorteil. Gleichzeitig sollte aktiv geimpft (▶ unten) und die Eintrittspforte saniert werden, indem nekrotisches Gewebe abgetragen und Fremdkörper entfernt werden. Zur Muskelrelaxierung und Sedierung erhält der Patient Diazepam i. v. oder Midazolam per infusionem in einer Dosierung von 5–15 mg/h. Außerdem ist kontinuierliche intensivmedizinische Überwachung nötig.

Antibiotisch behandelt man mit Metronidazol 4-mal 500 mg pro Tag i. v. über 7–10 Tage.

Bei Schluck- oder Atmungsstörungen sollte frühzeitig intubiert bzw. tracheotomiert werden. In schweren Fällen wird der Patient zusätzlich mit nichtdepolarisierenden curarewirksamen Muskelrelaxanzien, z. B. Vecuronium 50–100 μg/kgKG/h oder Pancuronium, dauerrelaxiert und kontrolliert mechanisch beatmet. Weiterhin ist Sorge zu tragen für Maßnahmen wie Heparinisierung, Stressulkusprophylaxe, Elektrolyt- und Flüssigkeitsbilanzierung, parenterale, in leichteren Fällen auch nasogastrale Ernährung und Behandlung von Sekundärinfektionen, v. a. Pneumonien. Corticosteroide und hyperbare Oxygenation sind ohne gesicherten Einfluss auf bereits bestehende Symptome und Letalität.

Prophylaxe

Kinder ab dem 3. Lebensmonat sollten aktiv mit Toxoidimpfstoff immunisiert werden. Die Grundimmunisierung besteht aus 2 Impfungen im Abstand von 4 Wochen und einer Boosterung nach 9–12 Monaten. Auffrischungen sind alle 10 Jahre bevorzugt mit Tetanus-Diphtherie-Kombinationsimpfstoff vorgesehen. Nach erfolgreicher

Grundimmunisierung ist die Auffrischimpfung auch nach mehr als 10 Jahren erfolgreich. Bei Verletzungen, Verbrennungen oder Bissen und fehlender bzw. fraglicher Grundimmunisierung hat neben der kontralateral applizierten Aktivimpfung eine Simultanprophylaxe mit Tetanusimmunglobulin 250 IU i. m. (ggf. Komplettierung der Grundimmunisierung) zu erfolgen. Wenn die letzte Auffrischung weniger als 5 Jahre zurückliegt, wird nur einmalig die Toxoidimpfung appliziert.

93.3.6 Botulismus

Erreger und Klinik. Beim Botulismus handelt es sich um eine Intoxikation durch Aufnahme präformierter Toxine (Typ A, B, E, selten F) über Nahrungsmittel, die mit Clostridium botulinum und insbesondere mit dessen hitzebeständigen Sporen kontaminiert sind. Unter anaeroben Bedingungen gedeihen die Keime z. B. in Wurstwaren und Konserven und bilden das hochgiftige Toxin. Gelegentlich entwickelt sich bei Babys aufgrund einer Fehlbesiedlung des unreifen Intestinaltrakts mit Überwuchern von toxinbildenden C. botulinum der sog. Säuglingsbotulismus. Extrem selten manifestiert sich die Erkrankung als Wundbotulismus. Botulinumtoxin inaktiviert oder hemmt die Freisetzung von Acetylcholin an der neuromuskulären Synapse, sodass sich rasch eine progressive, meist deszendierende Muskellähmung ausbildet. Oft beginnt die Lähmung bilateral an den Augenmuskeln. Es besteht die Gefahr der Bulbärparalyse und Atemlähmung. Nur ein Teil der Patienten leidet initial unter Durchfall.

Diagnose. Zur Diagnose muss der Toxinnachweis aus Nahrungsmittelresten, Mageninhalt, Stuhl, Serum und ggf. Wundexsudat im Mäuseschutzversuch oder ELISA geführt werden. Die Erregeranzucht erfolgt in anaerober Kultur.

Therapie
Wichtigste therapeutische Maßnahme ist die Gabe von polyvalentem Antiserum (Anti-A, -B und -E) nach Vortestung und bereits bei begründetem Verdacht. Der Patient erhält per infusionem 500 ml Botulinumantitoxin, in schweren Fällen nach 4–6 h nochmals 250 ml.
 Fällt die Vortestung positiv aus, muss der Patient schnelldesensibilisiert werden. Er erhält zusätzlich Corticosteroide und das Antitoxin in fraktionierten Dosen i. m. appliziert. Initial ist stets eine Magenspülung sinnvoll, wegen häufiger Darmatonie auch dann, wenn die Aufnahme des kontaminierten Lebensmittels schon mehrere Stunden zurückliegt. Der Patient muss wegen des Risikos rasch progredienter Atmungs- und Schluckstörungen mit Aspirationsgefahr kontinuierlich überwacht und ggf. frühzeitig intubiert oder tracheotomiert werden. Wenn nötig wird maschinell beatmet. Auf Darm- und Blasenlähmung muss geachtet werden.

Prophylaxe
Verdächtige Nahrungsmittel, z. B. in „bombierten Konservendosen", müssen gemieden werden. Durch Erhitzen oder Abkochen können die hitzelabilen Toxine unschädlich gemacht werden.

93.3.7 Gasbrand und andere Clostridieninfektionen

Gasbrand

Erreger und Klinik. Gasbrand und andere Clostridieninfektionen entstehen durch die Kontamination von Wunden mit verschiedenen im Boden und z. T. im Darm verbreiteten Clostridien, wie C. perfringens, C. novyi, C. septicum, C. histolyticum u. a. Unter anaeroben Verhältnissen wie sie hyp- und anoxisches und devitalisiertes Gewebe und geschlossene Wunden bieten, insbesondere auch wenn Fremdkörper eingedrungen sind, entsteht eine gangränöse, gasbildende Infektion mit rascher Ausbreitung auf gesundes Gewebe, besonders auf die Muskulatur. Die Infektion kann fulminant mit intravaskulärer Hämolyse bis hin zum septischen Schock verlaufen. Auch postoperativ, z. B. nach Amputation ischämischer Gliedmaßen, kann sich eine Gasbrandinfektion entwickeln.
 Ohne Myonekrose und meist benigner verläuft die sog. Clostridienzellulitis der Haut oder Subkutis, an der nicht selten weitere Bakterien beteiligt sind.

Diagnose. Das klinische Bild mit Krepitation und der radiologische Nachweis von Gaseinschlüssen ist richtungsweisend. Da diese Zeichen auch bei anderen Infektionen beobachtet werden können, wird die Diagnose mittels Direktnachweis im nach Gram gefärbten Abstrichpräparat gesichert. Man erkennt große grampositive Stäbchen und meist keine Leukozyten. Die anaerobe Kultur dient der Bestätigung.

Therapie
Entscheidend bei Gasgangrän ist die chirurgische Revision mit möglichst radikaler Entfernung devitalen Gewebes, tiefer Spaltung betroffener Faszienkompartimente und offener Drainage (Débridement). In fortgeschrittenen Fällen muss die betroffene Gliedmaße ggf. amputiert werden.
 Als antibiotische Therapie erhält der Patient 20–30 Mio. IU pro Tag Penicillin G am besten als Dauerinfusion. Zusätzlich sollte Clindamycin verabreicht werden, weil es im Tiermodell synergistisch wirkt. Alternativen sind Metronidazol oder Imipenem, die z. B. bei Penicillinallergie in Frage kommen.
 Bei unkomplizierter Clostridienzellulitis ohne Gangrän ist die chirurgische Eröffnung mit Drainage und Antibiotikatherapie ausreichend.
 Die hyperbare Oxygenation in der Überdruckkammer ist umstritten und sollte nur versucht werden, wenn sie

rasch und ohne Transportrisiken verfügbar ist. Die Wirksamkeit des polyvalenten Gasbrandantitoxins (Fermoserum vom Pferd) ist nicht gesichert. Die Anwendung wird heute im Allgemeinen abgelehnt.

Pseudomembranöse Kolitis

Erreger und Klinik. Die pseudomembranöse Kolitis tritt meist als antibiotikaassoziierte Kolitis durch Überwuchern toxinogener C.-difficile-Stämme während oder bis zu mehreren Wochen nach Therapie mit nahezu allen Antibiotika (besonders Clindamycin und Breitbandantibiotika) auf. Gelegentlich wird sie bei Säuglingen und schwerkranken älteren Patienten spontan beobachtet. Die Symptomatik ist variabel und reicht von leichten Durchfällen über Ikterus/Aszites bis zur hämorrhagischen Kolitis mit lebensbedrohlichen Schockzuständen.

Diagnose. Die Diagnose wird anhand des typischen endoskopischen und histologischen Bildes und mittels Erreger- und Toxinnachweis im Stuhl gesichert.

Therapie

In leichteren Fällen genügt das Absetzen auslösender Antibiotika. Gegebenenfalls müssen Flüssigkeits-, Elektrolyt- und Eiweißverluste parenteral korrigiert werden.

In ausgeprägten Fällen behandelt man mit Metronidazol oral, 1–1,5 g in 3–4 Einzeldosen pro Tag über 10 Tage. Als Alternative oder zur Rezidivbehandlung gibt man für mindestens 10 Tage Vancomycin (4-mal täglich 125–250 mg).

Für den Therapieerfolg entscheidend ist nicht das Erreichen negativer Toxinnachweise, sondern vielmehr die klinische Besserung des Patienten. Rückfälle sind in 10–20 % zu erwarten, insbesondere wenn die Zusammensetzung der Darmflora durch Breitspektrumantibiotika gestört ist.

Clostridiengastroenteritis

Für die häufig beobachtete toxische Gastroenteritis ist C. perfringens Typ A verantwortlich. Eine spezifische Therapie ist nicht erforderlich. Gelegentlich, v. a. bei Kindern, entwickelt sich eine nekrotisierende Enterokolitis („Darmbrand") mit fokaler Paralyse und segmentaler Nekrose im Bereich des Jejunums.

Weitere Clostridieninfektionen

Clostridien werden bei einer Reihe von weiteren phlegmonös-eitrigen Infektionen isoliert, teilweise in Mischflora. Man weist sie beispielsweise bei Peritonitiden nach, in der Regel nach Dickdarmoperationen. Bei abwehrgeschwächten Personen, insbesondere bei Patienten mit Hämoblastosen unter Chemotherapie, kann es zur primären Sepsis durch Clostridien oder bei Schwangeren zur Puerperalsepsis und septischem Abort kommen. Therapie der Wahl ist Penicillin G in hohen Dosen (▶ Gasbrand). Alternative ist Metronidazol.

93.3.8 Listeriose

Erreger und Klinik. Durch Listeria monocytogenes verursachte Infektionen verlaufen oft asymptomatisch oder ähnlich einem grippalen Infekt. Das Infektionsrisiko ist bei Schwangeren erhöht. Listerien können diaplazentar auf den Feten übertragen werden und zum Abort führen. Weitere Erkrankungen, die Listerien auslösen können, sind Meningoenzephalitis, Gastroenteritis und primäre Sepsis, insbesondere bei Tumorpatienten und/oder Kranken unter immunsuppressiver Therapie, HIV-Infizierten und Patienten mit chronischen Lebererkrankungen. Selten sind Endokarditis, Hepatitis, Arthritis und Endophthalmitis. Die Übertragung erfolgt meist durch kontaminierte Nahrungsmittel wie rohe Gemüse und Salate, Milchprodukte, Fleisch und Wurst.

Diagnose. Der Erregernachweis gelingt oft mikroskopisch im Direktpräparat nach Gram-Färbung. Als Untersuchungsmaterial eignen sich Liquor, Blut und andere normalerweise sterile Materialien, bei konnataler Listeriose zudem Mekonium, bei Schwangerenlisteriose auch Zervix- und Plazentaabstriche. Während der Kultur eine wichtige Bedeutung zukommt, ist die Serodiagnostik wegen ihrer Unzuverlässigkeit für die Diagnostik ungeeignet.

Therapie

Ampicillin in einer Dosierung von 12–15 g pro Tag i. v. ist Antibiotikum der Wahl. Bei Meningoenzephalitis wird die Dosis auf bis zu 20 g pro Tag erhöht. Bei Sepsis wird zusätzlich Gentamicin gegeben.

Ebenfalls wirksam sind Penicillin G in hohen Dosen und Breitspektrumpenicilline. Cephalosporine sind unwirksam. Bei Penicillinallergie behandelt man mit Cotrimoxazol (3-mal pro Tag 1,44–1,92 g). Die Therapiedauer beträgt mindestens 2 Wochen.

93.3.9 Erysipeloid

Erreger und Klinik. Erreger des Erysipeloids oder Schweinerotlaufs ist Erysipelothrix rhusiopathiae, das aus kontaminiertem Fleisch oder Fisch über kleine Verletzungen oder Schrunden in die Haut eindringt. Betroffen sind v. a. beruflich exponierte Personen. Im Gegensatz zum Erysipel findet sich meist keine Allgemeinsymptomatik wie z. B. Fieber. Seltene Komplikationen sind Arthritis oder Endokarditis, die meist ohne ersichtlichen zeitlichen Zusammenhang auftreten.

Therapie

Man behandelt 5–10 Tage mit Oralpenicillin in einer Dosierung von 3 Mio. IU pro Tag. Bei Penicillinallergie stehen Erythromycin oder Doxycyclin zur Verfügung. Bei Endokarditis werden über 4 Wochen täglich 20–30 Mio. IU Penicillin G verordnet. Bei Penicillinallergie kann man auf Cephalosporine, Clindamycin oder Fluorochinolone ausweichen. Vancomycin ist unwirksam.

93.3.10 Infektionen durch Neisserien

Neben Meningo- und Gonokokken kommen verschiedene Neisserien als Kommensalen des Oropharynx und des Respirationstrakts vor.

Meningokokkeninfektionen

Erreger und Klinik. Von Neisseria meningitidis existieren die verschiedene Serogruppen A–D, X, Y, Z, 29 E, W 135. In Europa trifft man sporadisch meist auf Serogruppe B und gelegentlich auf C. In Entwicklungsländern treten meist die Serogruppen A, seltener C, Y und W 135 epidemisch und in zyklischen Schwankungen auf. Die Übertragung erfolgt durch Tröpfcheninfektion ausgehend von Keimträgern, die bis zu 10 % der Bevölkerung ausmachen können. Meningokokken verursachen v. a. Meningitiden und schwere Sepsen sowie seltener andere Organinfektionen, z. B. Pneumonie, Sinusitis, Konjunktivitis, Ophthalmitis, Arthritis oder Perikarditis.

Diagnose. Für die Diagnose sind Mikroskopie – nur für die Serogruppe A und C der immunologische Nachweis mittels Latexagglutinationstest oder ELISA – und die Kultur wichtig. Wegen der hohen Empfindlichkeit der Keime ist eine sofortige Überimpfung nötig.

Therapie

Auch heute noch sprechen durch N. meningitidis ausgelöste Meningitiden und Sepsen auf hohe Penicillindosen an. Auch sind sie in der Regel gut empfindlich gegen Breitspektrumcephalosporine wie Ceftriaxon und Cefotaxim. Als Reservemittel wird notfalls Chloramphenicol eingesetzt. Sulfonamide sollten wegen häufiger Resistenz nicht mehr angewandt werden. Der Stellenwert der in vitro gut wirksamen Chinolone (z. B. Ciprofloxacin) ist unklar.

Prophylaxe

Die aktive Impfung mit Polysaccharidimpfstoff der Gruppen A/C/Y/W 135 oder A/C wird gefährdeten Personen in Epidemiegebieten empfohlen. Sie verleiht begrenzten Schutz gegen Erkrankungen durch Meningokokken der entsprechenden Serogruppen für etwa 3 Jahre.

Als Chemotherapeutika für die Postexpositionsprophylaxe für Personen mit Familien-, Haushalts- oder Schulkontakten zu einem Erkrankten stehen zur Verfügung:
- Rifampicin (Resistenzen möglich) 2-mal 600 mg pro Tag für Erwachsene, 10 mg/kgKG pro Tag für Kinder und 5 mg/kgKG pro Tag für Neugeborene;
- Ciprofloxacin oder Levofloxacin als Einzeldosis 500 mg oral;
- Ceftriaxon 250 mg i. m. für Erwachsene und 125 mg für Kinder.

Gonokokkeninfektionen

Erreger und Klinik. Die Übertragung von Neisseria gonorrhoeae erfolgt durch sexuelle Kontakte genital, anal oder oral und außerdem perinatal. Gonokokken sind Ursache von akuter und besonders bei Frauen chronischer und z. T. asymptomatischer Gonorrhö mit Urethritis, Zervizitis, Proktitis, Pharyngitis oder Neugeborenenblenorrhö. An Komplikationen kommen vor: Prostatitis, Epididymitis, Bartholinitis, Endometritis, Salpingitis, Perihepatitis, Arthritis, Septikämie und selten Endokarditis oder Meningitis. Die Gonorrhö wird häufig gleichzeitig mit anderen sexuell übertragbaren Erkrankungen, besonders mit Chlamydien- und Trichomonadeninfektionen, erworben.

Diagnose. Der Erregernachweis gelingt im Gram-Präparat, in dem man typischerweise intraleukozytär gelagerte Diplokokken erkennt. Die kulturelle Diagnostik ist obligat bei erkrankten Frauen, bei Komplikationen und fraglicher Resistenz. Kann die Kultur nicht sofort nach Materialabnahme beimpft werden, müssen spezielle Transportnährböden verwendet werden.

Therapie

Aufgrund der Zunahme der Resistenz gegen Penicillin und andere Antibiotika wie Spectinomycin, Tetracycline, Makrolide und Cotrimoxazol erfolgt die Behandlung heute mit Breitbandcephalosporinen oder Fluorochinolonen. Bei unkomplizierter Gonorrhö reicht eine Einmaldosis (▶ Tabelle 93-2).

Da 20–40 % der Patienten gleichzeitig an einer Chlamydieninfektion leiden, ist eine zusätzliche Therapie mit Doxycyclin empfehlenswert (▶ Tabelle 93-2). Resistenzen gegen Fluorochinolone nehmen zwar in Südostasien zu, sind ansonsten jedoch eher selten. Klinisch relevante Cephalosporinresistenz ist bisher nicht bekannt. Als Reservemittel gilt Spectinomycin, gegen das die Gonokokken allerdings resistent sein können. Man behandelt mit einer Einmaldosis von 2 g.

Komplikationen wie Salpingitis, Adnexitis, Endometritis u. a werden initial stets parenteral mit Cephalosporinen behandelt. Erst nach Rückgang der Symptomatik stellt man auf eine orale Therapie um, die mindestens 1 Woche fortgeführt werden muss. Bei disseminierten Infektionen mit Arthritis, Sepsis oder Meningitis verabreicht man 1-mal pro Tag 2 g Ceftriaxon für 10 Tage, bei Endokarditis für länger.

Die Neugeborenengonoblenorrhö wird mit Cefuroxim 100 mg/kgKG oder Ceftriaxon 25–50 mg/kgKG (maximal mit 125 mg) i. v. oder i. m. als Einmaldosis therapiert. Ceftriaxon ist kontraindiziert bei Neugeborenen bzw. Frühgeborenen mit erhöhtem Bilirubin. Eine zusätzliche Infektion mit Chlamydien sollte ausgeschlossen werden.

> **❗ Wenn immer möglich sind Sexualpartner, auch wenn sie symptomfrei sind, mitzubehandeln.**

◻ **Tabelle 93-2.** Antibiotikatherapie der Gonokokkeninfektionen

Unkomplizierte genitale oder anale Gonorrhö[a]	Ceftriaxon 250 mg i.m. als Einmaldosis[b] *oder* Cefixim 400 mg oral als Einmaldosis[c] *oder* Ciprofloxacin 500 mg oral als Einmaldosis *oder* Levofloxacin 500 mg oral als Einmaldosis Jeweils *PLUS* Doxycyclin 2-mal 100 mg pro Tag, 7–10 Tage lang *oder* Azithromycin 1 g oral als Einmaldosis
Komplizierte und disseminierte Infektionen	Ceftriaxon 1 g pro Tag i.v. oder i.m. *oder* Cefotaxim 3-mal 1 g pro Tag i.v. bis zur klinischen Besserung *Dann orale Therapie mit* Cefixim 2-mal 400 mg pro Tag[d] *oder* Ciprofloxacin 2-mal 500 mg pro Tag *oder* Levofloxacin 1-mal 500 mg pro Tag

[a] bei GO-Pharyngitis bevorzugt Ceftriaxon
[b] oder Cefotaxim, Cefoxitin, Ceftizoxim, Cefuroxim
[c] oder Cefpodoxim, Cefaclor, Cefuroxim, Cefetamet
[d] oder Cefuroxim.

Prophylaxe

Risikobehaftete und/oder ungeschützte Sexualkontakte sollten gemieden und Kondome verwendet werden. Zur Blenorrhöprophylaxe der Neugeborenen appliziert man 1%ige Silbernitratlösung oder 1%ige Tetracyclinsalbe. Sexualkontakte Erkrankter sollten identifiziert und ebenfalls behandelt werden.

93.3.11 Nichtenteritische Infektionen durch Escherichia coli und andere opportunistische Enterobakterien

E. coli, Klebsiellen, Proteus, Enterobacter und Serratia sind Teil der Darmflora und können bei Ansiedlung in anderen Organen zu schweren Erkrankungen führen. Meist handelt es sich um endogene Infektionen bei lokaler oder allgemeiner Störung von Organfunktionen oder bei Abwehrschwäche, z. B. durch Obstruktion, Abflussbehinderung, Infektion, Missbildung, Operation, Trauma, Neoplasie oder Immunsuppression. In Krankenhäusern und dort v. a. auf Intensivstationen kommt es z. T. zur raschen Kolonisierung der Haut und Schleimhäute mit nosokomialen Isolaten mit vermehrten Resistenzmerkmalen. Oft beobachtet man Multiresistenz. Übertragen werden die Keime durch medizinisches Personal, medizinische Geräte und durch diagnostische und therapeutische Eingriffe. Entsprechend sind E. coli und andere Enterobakterien häufige Ursache nosokomialer Infektionen.

Die häufigsten Erkrankungen sind Infektionen der Harn-, Atem- und Gallenwege, Wund- und postoperative Infektionen einschließlich Peritonitis, viszerale Abszesse sowie sehr selten Phlegmonen, Meningitis und Endokarditis.

Escherichia coli

E. coli ist ein typischer Erreger von unkomplizierten Harnwegsinfektionen, verursacht aber beispielsweise bei Granulozytopenie auch schwerste Infektionen, die zum septischen Schock führen können. Ambulant erworbene Infektionen sind in bis zu 40 % der Fälle resistent gegen Ampicillin, bis zu 20 % gegen Cotrimoxazol, in ~ 5 % resistent gegen Ciprofloxacin und Cephalosporine der 2. Generation. Schwere Erkrankungen sind daher bevorzugt mit Breitspektrumcephalosporinen wie Ceftriaxon (1-mal 2 g pro Tag) oder Cefotaxim (3-mal 2 g pro Tag) zu behandeln. Durch Kombination mit den alleine oft ungenügend wirksamen Aminoglykosiden ist eine Wirkungsverstärkung möglich. Bei weniger schweren Erkrankungen wie unkomplizierter Harnwegsinfektion und Zystitis kann eine orale Therapie mit Fluorochinolonen oder Cotrimoxazol verordnet werden.

Klebsiellen

Klebsiellen sind meist Erreger nosokomialer Infektionen. K. pneumoniae verursacht auch ambulant erworbene Pneumonien, besonders bei Patienten mit chronisch-obstruktiver Lungenerkrankung, Diabetes oder Alkoholabusus. Die Bakterien sind primär resistent gegenüber Ampicillin, jedoch meist empfindlich gegen Breitspektrumcephalosporine (z. B. Ceftriaxon, Cefotaxim) und Carbapeneme. Breitspektrumpenicilline in Kombination mit einem β-Laktamase-Hemmer und Fluorochinolone sind erfahrungsgemäß ebenfalls wirksam.

Proteus

P. mirabilis (indolnegativ) ist eine häufige Ursache von Harnwegsinfektionen. Der Keim ist meist empfindlich gegen Breitspektrumpenicilline, Cephalosporine und

Fluorochinolone. P. vulgaris und andere indolpositive Proteus spp. sowie Morganella und Providencia spp. sind Erreger nosokomialer Wundinfektionen, Pneumonien, Harnwegsinfektionen und Sepsen. Die indolpositiven Spezies sind in der Regel penicillinresistent, dagegen meist empfindlich gegenüber Breitspektrumcephalosporinen, Carbapenemen und Fluorochinolonen. Multiresistente Hospitalkeime mit Resistenz gegen Aminoglykoside, Breitspektrumpenicilline und Cephalosporine der 1. und 2. Generation kommen vor. Eine Empfindlichkeitstestung muss immer durchgeführt werden.

Enterobacter und Serratia

Enterobacter und Serratia sind Erreger nosokomialer Infektionen bei Abwehrgeschwächten und Patienten mit schweren Grunderkrankungen. Da ihre Antibiotikaempfindlichkeit sehr variabel ist, muss vor Therapie unbedingt ein Antibiogramm vorliegen. Bis auf Enterobacter cloacae, der häufig resistent ist, wirken Breitspektrumcephalosporine meist gut. Fluorochinolone, Carbapeneme (Imipenem, Meropenem) und Aztreonam sind meist wirksam, auch gegen E. cloacae. Aminoglykoside (besonders Amikacin) sind als alleinige Chemotherapeutika wegen möglicher Resistenzen unzuverlässig, können aber bei schweren Infektionen gut in Kombination eingesetzt werden.

93.3.12 Typhus abdominalis/Paratyphus

Erreger. Salmonella typhi, S. paratyphi A, B und seltener C sind Erreger mehr oder weniger schwer verlaufender zyklischer Allgemeininfektionen. Die Übertragung erfolgt über Nahrungsmittel und Wasser. Vor allem bei S. typhi sind Dauerausscheider von entscheidender epidemiologischer Bedeutung.

Klinik. Heute werden die Erkrankungen meist aus Ländern mit niedrigem hygienischen Standard, besonders aus Indien, Indonesien und Mittelamerika importiert. Paratyphus verläuft in der Regel milder als Typhus. Ansonsten sind die beiden Krankheiten nicht voneinander zu unterscheiden. Sie beginnen mit ansteigendem Fieber (Kontinua), Kopfschmerzen, Benommenheit (typhös), Bronchitis, Splenomegalie, relativer Bradykardie und Obstipation. Roseolen entwickeln sich meist erst in der 2. Krankheitswoche. Im späteren Verlauf kommt es zur Organmanifestation meist am Darm. Die Patienten haben erbsbreiartige Stühle und eine begleitende Hepatitis. Es können sich Darmgeschwüre mit Perforations- und Blutungsgefahr entwickeln. Das Blutbild ist meist durch Leukopenie und Aneosinophilie gekennzeichnet.

Diagnose. Die Erregerisolierung gelingt aus dem Blut oder evtl. aus dem Knochenmark sowie meist erst ab der 2. Woche aus Stuhl und Urin. Die Serologie (Widal-Reaktion) wird meist ab der 2. Woche positiv.

Therapie

Als Mittel der Wahl werden Fluorochinolone eingesetzt. Resistenzen treten derzeit noch selten auf, wurden jedoch in Asien beobachtet. Dosierung:
- Ciprofloxacin (2-mal 500–750 mg pro Tag) oral (ggf. initial i. v.) über 10–14 Tage oder
- Levofloxacin (1-mal 500 mg pro Tag).

Breitspektrumcephalosporine wie Cefotaxim und Ceftriaxon sind ebenfalls gut wirksam und können auch bei Schwangeren, Kindern und Jugendlichen gegeben werden, nötigenfalls auch als i.m.-Injektion. Als Reservemittel gelten Cotrimoxazol, Chloramphenicol und Ampicillin, deren Wirksamkeit im Einzelfall unbedingt ausgetestet werden muss. Chloramphenicol in einer Dosierung von 50 mg/kgKG pro Tag in 3–4 Dosen wird heute in einigen tropischen Ländern trotz potenzieller Knochenmarktoxizität angewandt, da es sehr kostengünstig ist. Auch bei optimaler Sensibilität gegenüber dem gewählten Antibiotikum entfiebern die Patienten meist erst nach 3–5 Tagen.

In schweren Fällen, wenn die Patienten durch Präkoma, Koma oder Schock gefährdet sind, sind Corticosteroide hochdosiert indiziert. Man verabreicht z. B. Dexamethason 3–4 mg/kgKG pro Tag über 2–3 Tage. Kommt es zur Darmperforation mit nachfolgender Peritonitis und zu Darmblutungen, steht die Schockbekämpfung evtl. mit Transfusion im Vordergrund. Zusätzlich führt man eine antibiotische Therapie mit einem Aminoglykosid und einem anaerobierwirksamen Medikament durch. Da das Operationsrisiko in dieser Situation sehr hoch ist, gilt die chirurgische Intervention (Übernähung, Blutstillung) als Ultima Ratio für konservativ nicht beherrschbare Fälle.

Prophylaxe

Typhus und Paratyphus werden in erster Linie durch die Erfüllung hygienischer Forderungen in der Herstellung und im Umgang mit Lebensmitteln sowie in der Wasserversorgung und Abwasserentsorgung bekämpft. Darüber hinaus sind die Sanierung von Dauerausscheidern und die Vakzination 2 wesentliche Prophylaxemaßnahmen.

Dauerausscheider werden mit Fluorochinolon (z. B. Ciprofloxacin in einer Dosierung von 2-mal 500 mg pro Tag) über 4 Wochen saniert. Bei Nachweis von Gallensteinen oder postentzündlichen Veränderungen ggf. Cholezystektomie unter Antibiotikaschutz.

Die Schluckimpfung gegen Typhus (Typhoral L, Vivotif) mit attenuiertem Lebendimpfstoff (Ty21a) ergibt eine hohe Schutzrate über 1–2 Jahre, ebenso die parenterale Totimpfung (Vi-Kapselpolysaccharid) über etwa 3 Jahre.

93.3.13 Enteritische Infektionen durch Escherichia coli, Salmonellen, Shigellen und Yersinia

Enteritis durch Escherichia coli

Durch E. coli ausgelöste Enteritiden sind sporadische oder epidemisch auftretende Erkrankungen unterschiedlicher Schwere. Ursache sind verschiedene E.-coli-Arten bestimmter Serotypen mit besonderer Akzeptanz von Plasmiden für Enterotoxigenität und andere Virulenzfaktoren.

Therapie

Die Behandlung der Enteritis ist rein symptomatisch mit Flüssigkeits- und Elektrolytersatz, in schweren Fällen parenteral mit Bilanzierung. In Einzelfällen mit schwerem Verlauf, z. B. bei EIEC-Infektion, kann eine antibiotische Therapie mit Fluorochinolonen, z. B. mit Ciprofloxacin 2-mal 500 mg pro Tag über 3–5 Tage oder mit Cotrimoxazol, indiziert sein.

 Cave
Bei der Enterokolitis durch EHEC ist eine antibiotische Therapie kontraindiziert, weil sie die Entwicklung eines hämolytisch-urämischen Syndroms begünstigt.

Supportive Maßnahmen mit exakter Elektrolyt- und Flüssigkeitsbilanzierung stehen im Vordergrund, insbesondere die Behandlung des Nierenversagens. Gegebenenfalls muss frühzeitig dialysiert und/oder transfundiert werden. Der Stellenwert anderer Therapiemaßnahmen wie Gabe von Frischplasma, Immunglobulinen und Plasmapherese ist unklar.

Salmonellengastroenteritis

Erreger und Klinik. Erreger der Salmonellengastroenteritis sind zoonotisch verbreitete Salmonellen mit über 2000 Serotypen (O- und H-Antigene), wobei S. typhimurium, S. enteritidis, S. heidelberg, S. hadar und S. newport am häufigsten vorkommen. Vor allem Tiere aus Massentierhaltungen und Tierprodukte bilden das Erregerreservoir. Über 80 % der Epidemien kommen durch salmonelleninfizierte Nahrungsmittel zustande. Neben Gastroenteritiden können sie gelegentlich systemische Infektionen mit oder ohne eitrige Organbeteiligung, z. B. von Knochen, Gefäßen, der Milz oder der Schilddrüse, bei Säuglingen auch des ZNS, verursachen.

Typisch sind nach 4–7 Tagen sistierende wässrige, nicht blutige Durchfälle, häufig mit initialem Fieber und Erbrechen.

Diagnose. Gelegentlich sind die Pankreasenzyme erhöht. Die Erreger werden im Stuhl und ggf. in inkriminierten Nahrungsmitteln nachgewiesen.

Therapie

Die Therapie ist symptomatisch orientiert. Es werden „Teepause" und ggf. Antiemetika verordnet. Wichtig ist die orale Rehydratation (ORS) mit Elektrolytsubstitution (Elotrans, Oralpädon, Saltadol). Die WHO empfiehlt folgende Zusammensetzung der ORS: 3,5 g NaCl, 2,5 g $NaHCO_3$, 1,5 g KCl und 20 g Glucose auf 1 l Wasser. In schweren Fällen, besonders bei sehr jungen oder sehr alten Patienten kann eine parenterale Rehydrierung und Elektrolytsubstitution mit exakter Bilanzierung und Kreislaufüberwachung notwendig sein.

Nur gegen besonders schwere Verläufe einer Gastroenteritis oder gegen Salmonellensepsis oder Organinfektion ist eine antibiotische Behandlung indiziert. Trotz Chemotherapie scheiden postenteritisch viele Kranke über Wochen bis Monate noch Salmonellen aus. Echte Dauerausscheider, bei denen länger als 1 Jahr Salmonellen im Stuhl nachgewiesen werden können, sind sehr selten.

Shigellenruhr

Erreger und Klinik. Verschiedene Shigellenspezies (Shigella dysenteriae, S. flexneri, S. boydii und S. sonnei) ver-

---

Übersicht 93-3
Pathogene E. coli und durch sie ausgelöst Erkrankungen

E.-coli-Pathovar	Erkrankung
Enteropathogene E. coli (EPEC)	Säuglingsdyspepsie, v. a. in Entwicklungsländern
Enteroaggregative E. coli (EAEC)	Akute und protrahiert verlaufende Diarrhöen, besonders bei Kindern, v. a. in Entwicklungsländern
Enterotoxinbildende E. coli (ETEC)	Häufigste Erreger der sog. Reisediarrhö
Enteroinvasive (Dysenterie) E. coli (EIEC)	Wässrige sekretorische Diarrhö ähnlich ETEC-Diarrhö
Enterohämorrhagische E. coli (EHEC)	Schwere hämorrhagische Kolitis und/oder hämolytisch-urämisches Syndrom (HUS) mit rapider intravasaler Hämolyse, Thrombopenie und Nierenversagen

ursachen eine enteroinvasive Kolitis, d. h. eine Dickdarmentzündung mit schleimig-blutigen Durchfällen (Ruhr, Dysenterie), begleitet von Tenesmen und Fieber. Gelegentlich beobachtete Komplikationen sind Kolonperforation und Reiter-Syndrom. Shigellen werden durch Schmierinfektion von Mensch zu Mensch, durch kontaminierte Nahrungsmittel und verseuchtes Wasser und durch Insekten übertragen.

Diagnose. Die Diagnose erfolgt durch Erregeranzucht aus dem frischen Stuhl oder Rektalabstrich, wobei das Kulturmedium möglichst sofort beimpft werden sollte.

Therapie

Wie bei allen Durchfallerkrankungen ist der Ersatz von Flüssigkeits- und Elektrolytverlusten in leichteren Fällen das zentrale Element der Behandlung. Zusätzlich können Spasmolytika (keine Opiatanaloga) verordnet werden. Bei schwererem (z. B. dysenterischem) oder protrahiertem Verlauf ist die Antibiose mit Fluorochinolonen, z. B. mit Ciprofloxacin für 3–5 Tage indiziert. Resistenzen kommen nur vereinzelt vor. Bei Kindern und Schwangeren gibt man alternativ Cotrimoxazol oder Ampicillin, gegen die Resistenzen allerdings zunehmend beobachtet werden. Tetracycline (z. B. Doxycyclin) sind meist ebenfalls wirksam. Antibiogramme sind aufgrund variabler Sensibilität empfehlenswert.

Yersiniosen

Erreger und Klinik. Yersinien sind anspruchsvolle gramnegative Stäbchen, deren wichtigste humanpathogene Vertreter, Y. enterocolitica und Y. pseudotuberculosis, Auslöser einer Enteritis bzw. Enterokolitis sind. Yersinien haben eine weltweite Verbreitung und werden bei einer Vielzahl von Säugetieren, v. a. bei Nagetieren und Schweinen, und auch bei Vögeln gefunden. Sie sind fakultativ pathogen und finden sich gelegentlich in der Darmflora Gesunder. Übertragen werden Yersinien durch kontaminiertes Wasser und kontaminierte Nahrungsmittel, als Schmierinfektion direkt von Mensch zu Mensch und durch Tierkontakt. Da sich die Bakterien bei niedrigen Temperaturen vermehren können, werden gelegentlich Infektionen durch Blutkonserven von bakteriämischen Spendern oder nach Kontamination beobachtet.

Yersinien sind mögliche Verursacher akuter und chronischer Enteritiden, mesenterialer Lymphadenitis (Pseudoappendizitis), reaktiver Arthritis meist bei HLA-B27-positiven Personen und des Erythema nodosum. Meist bei schweren Grunderkrankungen und Abwehrschwäche sowie bei Thalassämie, Hämochromatose u. a. Erkrankungen mit Eisenüberladung werden Yersinien als Auslöser septischer Krankheitsbilder z. T. mit septischen Absiedlungen in Leber und/oder Milz isoliert.

Diagnose. Die Diagnose wird durch kulturellen Erregernachweis gesichert.

Therapie

Bei akuter Enteritis ist meist eine symptomatische Therapie ausreichend (▶ oben, Salmonellenenteritis). Bei schwer oder protrahiert bzw. chronisch verlaufenden gastrointestinalen Infektionen sind Cotrimoxazol, Fluorochinolone oder Tetracycline indiziert.

Am wirksamsten gegen septische Erkrankungen sind Fluorochinolone und Breitspektrumcephalosporine, die für mindestens 3 Wochen verordnet werden sollten. In schweren Fällen und bei Abwehrschwäche ist die Kombination mit einem Aminoglykosid empfehlenswert. Penicilline und Cephalosporine der 1. und 2. Generation sind meist unwirksam.

In der Behandlung der reaktiven Arthritis ist der Stellenwert einer Antibiotikatherapie umstritten. Am ehesten ist sie bei noch nachweisbarer gastrointestinaler Besiedlung indiziert. Angezeigt sind nichtsteroidale Antiphlogistika.

93.3.14 Campylobacterinfektionen

Erreger und Klinik. Campylobacter jejuni und seltener andere Arten (C. coli u. a.) sind Erreger akuter meist fieberhafter Enterokolitiden mit z. T. blutigen Durchfällen. Übertragung erfolgt durch tierische Nahrungsmittel, besonders durch Geflügel, durch Wasser und als Schmierinfektion. Gelegentliche Komplikationen nach C.-jejuni-Infektionen sind para- und postinfektiöse Arthritis (Reiter-Syndrom) und ein Guillain-Barré-Syndrom. Campylobacter fetus und andere Arten können bei Personen mit Immundefekten Erreger von Sepsis, Endokarditis, Thrombophlebitis und septischem Abort sein.

Diagnose. Eine vorläufige Schnelldiagnose erhält man durch mikroskopischen Direktnachweis der stark beweglichen, kommaförmigen gramnegativen Stäbchen (Dunkelfeld, Phasenkontrast, Gram-Färbung). Zur Diagnosesicherung wird die Kultur auf Spezialnährböden bei 42 °C und unter mikroaerophilen Bedingungen herangezogen.

Therapie

Da Campylobacterinfektionen meist selbstlimitierend sind, ist die Therapie symptomatisch orientiert (▶ oben, Salmonellosen). Motilitätshemmende Medikamente (Opiatanaloga) sind kontraindiziert. In dysenterischen oder protrahierten Fällen und bei Septikämie sowie bei Säuglingen oder Immunsupprimierten wird antibiotisch behandelt. Es eignen sich Erythromycin (Erwachsene: 1–2 g pro Tag, Kinder: 40 mg/kgKG pro Tag) oder neuere Makroliden über 3–5 Tage, auch Fluorochinolone, gegen die allerdings Resistenzen möglich sind. Erythromycin ist bei C.-fetus-Infektionen unzuverlässig. Man verabreicht eine Kombinationstherapie aus einem Aminoglykosid und Ampicillin und je nach Testung einem Breitspektrumcephalosporin oder Imipenem.

93.3.15 Vibrioinfektionen

Cholera

Erreger und Klinik. Von den mehr als 140-O-Antigen-Serotypen sind lediglich O1 und O139 für das Krankheitsbild der Cholera verantwortlich. Zu V. cholerae O1 gehören die Serotypen Inaba, Ogawa, der seltenere Serotyp Hikojima und El Tor. Ebenfalls Auslöser der Cholera ist der relativ neue Serotyp O139.

Die Übertragung erfolgt bei schlechten hygienischen Verhältnissen vorwiegend durch Wasser und auch durch kontaminierte Nahrungsmittel. Die Erkrankung manifestiert sich als akute nichtinvasive Lokalinfektion im Dünndarm mit enterotoxisch bedingten profusen, wässrigen, in der Regel nicht blutigen reiswasserartigen Durchfällen und initial häufig mit Erbrechen. In schweren Fällen dehydrieren die Patienten rasch durch massivste Wasser- und Elektrolytverluste. Als Komplikationen können sich ein hypovolämischer Schock, Nierenversagen aufgrund akuter tubulärer Nekrose, Krämpfe und Hypoglykämie und -kaliämie mit Herzrhythmusstörungen entwickeln.

Diagnose. Die Verdachtsdiagnose wird klinisch und mittels direkter Stuhlmikroskopie gestellt. Gesichert wird sie durch Immobilisationstest, Immunfluoreszenz, Kultur und Typisierung.

Therapie

In leichteren Fällen reicht die orale Rehydratation (▶ oben, Salmonellenenteritis). Schwere Fälle müssen durch konsequente parenterale Flüssigkeits- und Elektrolytsubstitution mit Ringer-Lactat/Glucose und mit entsprechender Bilanzierung behandelt werden.

Cave
Unbedingt zu vermeiden sind: Hyperhydratation (Lungenödem), Hypoglykämie, Elektrolytentgleisungen. Todesfälle beruhen auf fehlender oder inadäquater Therapie.

Eine möglichst frühzeitige Antibiotikatherapie verkürzt Krankheits- und Ausscheidungsdauer, ohne jedoch gesicherten Einfluss auf die Letalität zu haben. Man gibt Tetracyclin 2 g pro Tag über 3–5 Tage. Mögliche Resistenzen sind zu berücksichtigen. Bevorzugt bei Kindern und Schwangeren werden Cotrimoxazol und Fluorochinolone, z. B. Norfloxacin 2-mal 400 mg täglich über 3 Tage, eingesetzt. Peristaltik- und sekretionshemmende Medikamente sind abzulehnen. Sie sind wenig wirksam und führen zu intestinalem „pooling" der Sekretionen.

Prophylaxe

Isolierungs- und Desinfektionsmaßnahmen sind zu treffen. Eventuell ist eine kurzfristige Chemoprophylaxe mit Doxycyclin als Einzeldosis 1-mal 200 mg bei engem Kontakt, z. B. für Familienmitglieder, indiziert. Die derzeit verfügbare Totimpfung gibt keinen zuverlässigen Schutz und wird von der WHO abgelehnt. Bei Reisen in die meisten Endemiegebiete ist sie nicht mehr erforderlich. Neue orale Impfstoffe mit einer Schutzrate von etwa 80 % sind in Erprobung.

Infektionen durch andere Vibrionen

Vibrio parahaemolyticus, NAG-Vibrionen (nicht O1/O139-agglutinierend, morphologisch/biochemisch jedoch wie V. cholerae) und andere Vibrio spp. mit Verbreitung in Meer-, Brack- und Süßwasser sind Erreger akuter Gastroenteritiden, gelegentlich auch von schweren, nekrotisierenden Wundinfektionen nach Kontakt mit verseuchtem Wasser. Sie können – von Wundinfektionen ausgehend – weiterhin Auslöser sekundärer Sepsen sein. Auch primäre Sepsen werden beobachtet, insbesondere durch Vibrio vulnificus nach Genuss roher Austern. Die Übertragung geschieht in der Regel durch Wasser und Nahrungsmittel, besonders beim Verzehr von Schalentieren. Die Erregerisolierung gelingt auf Selektivmedien aus Stuhl, Wundabstrich und Blut. Die Therapie der gastroenteritischen Formen ist symptomatisch (▶ oben), in schweren Fällen, bei Wundinfektionen und Sepsis mit Tetracyclinen, ggf. kombiniert mit einem Aminoglykosid. Chloramphenicol ist meist ebenfalls wirksam.

93.3.16 Infektionen durch Pseudomonas aeruginosa und andere opportunistische Non-Fermenter

Pseudomonas aeruginosa

Erreger und Klinik. Pseudomonas aeruginosa ist ein ubiquitär, in niedriger Keimzahl auch auf der Haut und im Gastrointestinaltrakt gesunder Personen vorkommender Feuchtkeim. Infektionen – am häufigsten Wund- und Harnwegsinfektionen – entwickeln sich meist bei lokaler oder allgemeiner Vorschädigung wie bei Abwehrschwäche, Verbrennungen, Mukoviszidose und posttraumatisch oder postoperativ. Seltener manifestiert sich die Pseudomonasinfektion als Sepsis, Pneumonie, Otitis externa und media, Ulcus corneae, als Hautinfektion, Meningitis oder als Endokarditis. Da die meisten Breitbandantibiotika nur geringe Pseudomonaswirksamkeit haben, wird P. aeruginosa oft als Sekundärkeim nach antibiotischer Vorbehandlung isoliert, v. a. bei Frühgeborenen, bei beatmeten Patienten, Patienten mit Verbrennungen, mit Mukoviszidose und mit Neutropenie. Besonders auf operativen Stationen und Intensivstationen ist der Pseudomonashospitalismus wegen der hohen Widerstandsfähigkeit auch gegen Desinfektionsmittel ein großes Problem. Daraus resultieren rasche Kolonisation Schwerkranker und häufige Resistenzen.

Therapie

Variable Sensibilität und mögliche Resistenzen gegen alle Antibiotika verkomplizieren die Therapie. Behandelt wird stets nach Antibiogramm und unter Berücksichtigung der aktuellen Resistenzlage innerhalb eines Krankenhauses.

> **!** Mittel der Wahl zur Initialtherapie bei schwerwiegenden Erkrankungen sind pseudomonaswirksame Cephalosporine der 3. Generation wie Ceftazidim, Cefepim und Cefsulodin (3-mal 2 g pro Tag) in Kombination mit einem Aminoglykosid.

Unter den Aminoglykosiden ist Amikacin bei Gentamicin-/Tobramycinresistenz oft noch aktiv. Die Dosierung von Amikacin beträgt für Nierengesunde 1-mal 15–20 mg/kgKG pro Tag. Variable Resistenzen (5–10%) bestehen gegen Azlocillin und Piperacillin. Carbapeneme und Ciprofloxacin sind oft wirksam. Bei lebensbedrohlichen Erkrankungen kann in Einzelfällen die zusätzliche Anwendung von Immunglobulin mit hohem Anteil von Antikörpern gegen Pseudomonasendotoxine (Psomaglobin, Pentaglobin) diskutiert werden.

Andere opportunistische Non-Fermenter

Die wichtigsten Vertreter dieser Gruppe sind Acinetobacter baumanni, Burkholderia cepacia, Stenotrophomonas maltophilia. Es sind ebenfalls überwiegend Feuchtkeime, die sich z. T. sogar in Desinifinktionslösungen vermehren. Sie verursachen nosokomiale Wund- und Harnwegsinfektionen und Septikämien. B. cepacia ist v. a. bei Patienten mit Mukoviszidose Auslöser von Pneumonien. Opportunistische Non-Fermenter sind häufig gegen viele Antibiotika resistent, z. B. gegen Aminoglykoside und gegen viele β-Laktam-Antibiotika.

Acinetobacter baumanni ist meist empfindlich gegenüber Carbapenemen, B. cepacia gegen Cotrimoxazol, Meropenem und Aztreonam, variabel gegen Ciprofloxacin und Ceftazidim. S. maltophilia ist meist empfindlich gegen Cotrimoxazol, Ciprofloxacin und Doxycyclin und natürlich resistent gegen Carbapeneme.

93.3.17 Melioidose und Malleus

Melioidosis (Pseudorotz)

Erreger und Klinik. Burkholderia pseudomallei, der Erreger der Melioidose ist ein v. a. in Südostasien endemisch vorkommender Umweltsaprophyt, der zudem in vielen Tieren nachgewiesen werden kann. Die Melioidose stellt sich als variables Krankheitsbild dar. Meist manifestiert sie sich als Pneumonie. Septische und abszedierende Formen sind ebenfalls bekannt. Die Erkrankung kann auch viele Monate nach Exposition, z. B. lange nach einem Asienurlaub, noch auftreten.

Diagnose. Als Untersuchungsmaterial eignen sich Sputum und Abszesspunktat für den mikroskopischen Erregernachweis im Gram-Präparat, für die Kultur und die PCR. Serologisch ist der Nachweis von IgM-Antikörpern im Blut diagnostisch wegweisend.

Therapie

Bei schweren septischen Erkrankungen wird mit Ceftazidim (120 mg/kgKG pro Tag) in Kombination mit Cotrimoxazol (40 mg Sulfamethoxazol + 8 mg Trimethoprim/kgKG pro Tag) behandelt.

In Fällen von Cotrimoxazolresistenz, wie sie zunehmend in Thailand beobachtet wird, behandelt man mit Imipenem für wenigstens 2 Wochen. Für die 3–6 Monate dauernde sekundäre Chemoprophylaxe eignen sich Cotrimoxazol (20 mg SMZ/4 mg TMP/kgKG pro Tag) oder Amoxicillin (60 mg/kgKG pro Tag) + Clavulansäure je nach Erregerempfindlichkeit.

Bei weniger schweren Erkrankungen kommt möglichst nach Empfindlichkeitstestung die primär orale Therapie mit Amoxicillin/Clavulansäure, Cotrimoxazol, Tetracyclin oder Chloramphenicol über 2–5 Monate in Frage. Abszesse verlangen gelegentlich zusätzlich chirurgische Sanierung. Rezidivneigung besteht insbesondere bei Patienten mit extrapulmonalen Absiedlungen.

Malleus (Rotz)

Erreger und Klinik. Pseudomonas mallei ist der Erreger dieser heute seltenen Anthropozoonose, die vorwiegend in Entwicklungsländern vorkommt. Menschen infizieren sich meist an Pferden oder Eseln durch Inokulation des Erregers in Hautläsionen und Nasenschleimhaut. Malleus verläuft entweder akut oder chronisch als Haut-/Nasenrotz mit ulzerierenden Entzündungen an der Eintrittspforte oder als Sepsis oder Pneumonie mit z. T. foudroyantem Verlauf.

Diagnose. Die Diagnose wird gesichert mittels Erregernachweis in Kultur oder Tierversuch und mittels Serologie.

Therapie

Klinische Erfahrungen gibt es nur mit Sulfadiazin (100 mg/kgKG pro Tag) über 3 Wochen. In vitro und tierexperimentell sind Cotrimoxazol, Amoxicillin/Clavulansäure, Tetracycline, Ciprofloxacin, Rifampicin und Chloramphenicol ebenfalls gut wirksam.

93.3.18 Hämophilusinfektionen

Neben H. influenzae kommen H. parainfluenzae, H. aprophilus u. a. Haemophilus spp. als Schleimhautkommensalen vor, die nur gelegentlich zu Erkrankungen wie Infektionen der oberen und unteren Atemwege, Endokarditiden und septischen Allgemein- und Organinfektionen führen.

Haemophilus-influenzae-Infektionen

Erreger und Klinik. Man unterscheidet 6 verschiedene Serotypen (a–f), außerdem nicht typisierbare H.-influenzae-Stämme. H. influenzae Typ b (HIB) ist ein besonders pathogener Erreger. Er wird als Erreger von schweren Erkrankungen, z. B. Meningitis, Zellulitis, Epiglottitis, Arthritis, Perikarditis und HNO-Infektionen, besonders bei Säuglingen und Kleinkindern isoliert. Auch im Erwachsenenalter kann er bei organischer oder funktioneller Asplenie zur Sepsis führen, und gehäuft bei chronischen Lungengerüsterkrankungen und Alkoholismus ist er für Pneumonien verantwortlich.

Diagnose. Die Diagnose gelingt mittels Erregernachweis in Gram-Präparat und Kultur. Immunologisch wird u. a mit Hilfe des Latexagglutinationstests in Liquor, Serum und Urin das Typ-b-Kapselpolysaccharid nachgewiesen.

Therapie
Wegen zunehmender Resistenz (β-Laktamase-Bildung) gegen Ampicillin und vereinzelt auch gegen Chloramphenicol gelten bei schwerwiegenden Infektionen Breitspektrumcephalosporine wie Cefotaxim und Ceftriaxon heute als Chemotherapeutika der Wahl. Carbapeneme wirken ebenfalls gut, auch Fluorochinolone wie Levofloxacin und Ciprofloxacin können zur Therapie herangezogen werden, insbesondere bei Allergien gegen andere Mittel. In leichteren Fällen kann die orale Therapie mit Oralcephalosporinen wie Cefixim, Cefpodoxim und Cefuroxim, Amoxicillin/β-Laktamase-Hemmer, Fluorochinolon oder Cotrimoxazol ausreichend sein.

Prophylaxe
Durch verbesserte Impfstoffe (Typ-b-Polysaccharidkonjugatvakzine) ist heutzutage auch bei den besonders gefährdeten Säuglingen und Kleinkindern (<18 Monate) eine hohe Schutzrate zu erreichen. Nach dem 6. Lebensjahr ist die Impfung nur bei besonderer Gefährdung, z. B. beim Aspleniesyndrom, indiziert.

Besonders gefährdeten Kontaktpersonen wie ungeimpften Kleinkindern kann man für 4 Tage eine Chemoprophylaxe mit Rifampicin (20 mg/kgKG pro Tag) geben.

Ulcus molle

Erreger und Klinik. Haemophilus ducreyi ist der Erreger des venerisch übertragenen weichen Schankers (Chancroid), der durch schmerzhafte, nicht indurierte Ulzerationen am äußeren Genitale und in etwa 50 % der Fälle durch regionäre Lymphadenitis gekennzeichnet ist.

Diagnose. Die Diagnose wird durch Erregerisolierung aus Ulzerationen und Lymphknotenaspirat gesichert. Immer sollte daran gedacht werden, dass gleichzeitig andere venerische Infektionen vorliegen könnten, z. B. Lues und Chlamydienurethritis.

Therapie
Behandelt wird mit Ceftriaxon (250 mg i. m. als Einmalinjektion) oder Fluorochinolonen für 3 Tage. Aids-Patienten müssen mindestens 1 Woche lang therapiert werden. Die Therapie mit Erythromycin (2 g pro Tag), Amoxicillin/Clavulansäure oder Cotrimoxazol, gegen das H. ducreyi gelegentlich resistent ist, dauert ebenfalls eine Woche. Selbst wenn sie symptomfrei sind, sollten Sexualpartner immer mitbehandelt werden.

93.3.19 Keuchhusten (Pertussis)

Erreger und Klinik. Der Erreger des Keuchhustens, Bordetella pertussis, wird durch Tröpfcheninfektion verbreitet und ist besonders für Neugeborene hochkontagiös. Das Keuchhustenkrankheitsbild ist sehr variabel und reicht von abortiven Formen bis zu schwersten Hustenparoxysmen. Lebensbedrohliche Verläufe beobachtet man vorwiegend bei Neugeborenen und Säuglingen. Komplikationen sind Apnoeanfälle, Aspiration, Bronchopneumonie, Krampfanfälle und eine Enzephalopathie. Bei Otitiden kann man H. influenzae ähnlich wie Pneumokokken u. a. Bakterien als Verursacher einer Sekundärinfektion isolieren.

Diagnose. Die Diagnose wird durch Erregerisolierung gesichert. Dabei sollte das Material, z. B. Nasopharyngealabstrich, sofort verimpft werden. Weiterhin stehen für die Diagnostik Schnelltests (direkte Immunfluoreszenz, PCR) und die Serologie zur Verfügung.

Therapie
Erkrankungen in den ersten 3–6 Lebensmonaten und schwere Verläufe bei Säuglingen und jungen Kleinkindern sollten wegen Apnoe- und Aspirationsgefahr klinisch überwacht werden. Anfallsauslösende Stimuli müssen vermieden werden, gelegentlich ist O_2-Applikation erforderlich. In schweren Fällen gibt man Corticosteroide (1–3 mg/kgKG pro Tag Prednisonäquivalent über 5–7 Tage).

Die antibiotische Behandlung ist nach Ausbruch der Krankheit nur von begrenztem Einfluss auf die Krankheitsdauer, mildert jedoch den Verlauf und verhindert die weitere Erregerausscheidung und Sekundärinfektionen. Mittel der Wahl ist Erythromycin für 2 Wochen 2-mal 20–25 mg/kgKG pro Tag, jedoch maximal 2 g pro Tag. Clarithromycin (12 mg/kgKG pro Tag) und Roxithromycin (5 mg/kgKG pro Tag) sind ebenso wirksam wie das Reservemittel Cotrimoxazol. Pertussisimmunglobulin ist ohne gesicherten Einfluss.

Sekundärinfektionen wie Pneumonie und Otitis werden mit Breitspektrumcephalosporin oder Aminopenicillin/β-Laktamase-Hemmer behandelt.

> ❗ Kindern mit Keuchhusten darf frühestens 5 Tage nach Beginn einer antibiotischen Therapie der Schulbesuch wieder erlaubt werden. Ohne antimikrobielle

Behandlung dürfen Gemeinschaftseinrichtungen erst 3 Wochen nach Auftreten der ersten Symptome wieder genutzt werden.

Prophylaxe

Die STIKO empfiehlt die aktive Immunisierung durch 3-malige Impfung in Mindestabständen von 1 Monat ab dem 3. Lebensmonat und eine 4. Impfung nach frühestens 6 Monaten mit bevorzugt azellulärem Pertussistotimpfstoff.

Gefährdeten Personen bzw. Kontaktpersonen ohne Impfschutz wird auch postexpositionell die Chemoprophylaxe mit Erythromycin in gleicher Dosierung wie bei Therapie für 10–14 Tage empfohlen. Erkrankte, v. a. Säuglinge, sollen bis 5–7 Tage nach Einleitung der antibiotischen Therapie isoliert werden.

93.3.20 Tularämie, Pest und Pasteurellosen

Tularämie

Erreger und Klinik. Francisella tularensis, der Erreger der Tularämie, ist im Tierreich besonders unter Nagern weit verbreitet. Die Übertragung geschieht durch Zeckenstich, Kontakt von kleinen Hautläsionen mit infiziertem Fleisch, über Tierbisse und gelegentlich durch Inhalation oder Ingestion größerer Erregermengen. Die Tularämie manifestiert sich meist als ulzeroglanduläre Form mit ulzerierender Primärläsion und regionärer Lymphadenitis, gelegentlich auch okuloglandulär als eitrige Konjunktivitis. Selten werden pulmonale, gastrointestinale oder septikämische Formen beobachtet.

Diagnose. Für die Diagnose ist der serologische Nachweis von Antikörpern mit signifikantem Titeranstieg entscheidend. Die Erregerisolierung mittels Kultur oder im Tierversuch ist meist schwierig.

Therapie

Chemotherapeutika der Wahl sind Streptomycin (15–20 mg/kgKG pro Tag) oder Gentamicin (5 mg/kgKG pro Tag). Pneumonien oder Septikämien werden in Kombination mit Tetracyclin (z. B. Doxycyclin 200 mg pro Tag) behandelt. Eine meningeale Beteiligung verlangt die zusätzliche Gabe von Chloramphenicol. Die Behandlungsdauer beträgt 10–14 Tage bzw. bis mindestens 5 Tage nach Entfieberung. Fluorochinolone sind vermutlich geeignete Reservemittel.

Pest

Erreger und Klinik. Yersinia pestis ist der Erreger der Pest, einer Anthropozoonose, die endemisch in Naturherden in Ostasien, Afrika, Süd- und Nordamerika vorkommt und sporadisch zu epidemischen Ausbrüchen führt. Vorwiegend Flöhe, besonders der Rattenfloh, übertragen die Beulen-(Bubonen)pest, die durch Schwellung regionärer Lymphknoten der Stichstelle und Generalisationsgefahr mit Sepsis und sekundärer Entwicklung einer Lungenpest gekennzeichnet ist. Die primäre Lungenpest entsteht durch Tröpfcheninfektion von Mensch zu Mensch.

Diagnose. Für die Diagnose steht der direkte Erregernachweis im Immunfluoreszenztest nach Gram- oder Giemsa-Färbung und die Kultur aus Bubonenaspirat, Sputum und Blut zur Verfügung. Die Serologie kann nur retrospektiv die Diagnose sichern.

Therapie

Für die Prognose entscheidend ist ein frühzeitiger Therapiebeginn, da die Pest schnell generalisiert. Penicilline und Cephalosporine sind unwirksam. Die Monotherapie mit einer der wirksamen Substanzen, Streptomycin, Tetracyclin oder Chloramphenicol, ist ausreichend. Resistenzen sind nicht bekannt. Als Mittel der Wahl gilt Streptomycin i. m. in 2–3 Dosen oder als Dauerinfusion (2 g oder 30 mg/kgKG pro Tag).

Tetracyclin gibt man in einer Dosis von 2 g pro Tag (bzw. Doxycyclin 200 mg pro Tag) und Chloramphenicol i. v. in einer Dosierung von 60 mg/kgKG pro Tag. Nach Besserung kann die Therapie oral fortgeführt werden. Die Patienten werden 10 Tage bzw. bis mindestens 3 Tage nach Entfieberung antibiotisch behandelt.

 Die Kranken müssen bis zur klinischen Besserung isoliert werden. Desinfektions- und Infektionsschutzmaßnahmen sind zu treffen!

Prophylaxe

Als Präventionsmaßnahmen gelten die Rattenbekämpfung und das Versprühen von Insektiziden, um die Vektoren zu vernichten. Die aktive Immunisierung mit einem in Deutschland allerdings nicht zugelassenen Totimpfstoff (Pasteur, Cutter) verleiht begrenzten Schutz. Für Kontaktpersonen kommt eine Chemoprophylaxe mit Tetracyclin über 1 Woche in Frage.

Pasteurellosen

Erreger und Klinik. Pasteurella multocida und andere Pasteurella spp. sind Erreger von Anthropozoonosen. Pasteurellosen äußern sich meist als phlegmonöse oder abszedierende Wundinfektion nach Katzen- Hunde- oder Nagerbissen mit gelegentlich eitriger Lymphadenitis und selten septischer Generalisierung. Gelegentlich verursachen Pasteurellen Infektionen der oberen und unteren Atemwege, Meningitis, abdominelle Infektionen und bei Patienten mit chronischen Lebererkrankungen primäre Sepsis.

Diagnose. Die Diagnose wird durch den Erregernachweis in Gram-Präparat und Kultur gesichert.

Therapie

Als Mittel der Wahl wird Penicillin G, gegen das es keine Resistenzen gibt, eingesetzt. Soll mit den ebenfalls wirksamen Antibiotika Ampicillin, Cephalosporinen oder Tetracyclinen behandelt werden, sollte ein Antibiogramm vorliegen. Gegen schwere Erkrankungen wie Meningitis und Sepsis werden Breitspektrumcephalosporine, z. B. Ceftriaxon oder Cefotaxim, eingesetzt.

93.3.21 Brucellose

Erreger und Klinik. Brucellen sind ubiquitär vorkommende Bakterien und Auslöser von Anthropozoonosen. Ihre Hauptreservoire sind Rinder (Brucella abortus, M. Bang), Schafe und Ziegen (B. melitensis, Maltafieber) sowie Schweine (B. suis). Infektionen werden meist durch Ingestion kontaminierter Lebensmittel tierischer Herkunft (Milch, Käse) oder durch Kontakt mit infizierten Tieren ausgelöst. Brucellosen manifestieren sich als Erkrankungen unterschiedlicher Ausprägung. Meist verlaufen sie chronisch als fieberhafte Allgemeinerkrankung, häufig mit Lymphadenopathie und Splenomegalie, oft zusätzlich mit verschiedenen Organmanifestationen wie Osteomyelitis, Arthritis, Orchitis, Endokarditis, Pneumonie, Meningoenzephalitis u. a.

Diagnose. In der Histologie zeigen sich z. T. epitheloidzellige Granulome. Die Diagnose wird durch Blutkultur oder serologisch (ELISA, Widal-Agglutination u. a.) gestellt.

Therapie

Da Brucellen intrazellulär persistieren, wird die Ausheilung der durch sie ausgelösten Erkrankungen durch eine hohe Rezidivrate erschwert. Die Therapie der Wahl ist Doxycyclin (200 mg pro Tag) in Kombination mit einem Aminoglykosid (Streptomycin oder Gentamicin) oder alternativ in Kombination mit Rifampicin (600–900 mg pro Tag) oder einem Fluorochinolon oral für 6 Wochen. Trotz guter In-vitro-Empfindlichkeit der einzelnen Antibiotika wird die Kombinationstherapie empfohlen, weil sie die hohe Rezidivrate reduzieren kann. Komplikationen wie Spondylodiszitis, Meningoenzephalitis oder Endokarditis müssen meist länger mit zusätzlichen oder alternativen Medikamenten behandelt werden.

Prophylaxe

Als Prophylaxe der Brucellose beim Menschen sollte die Erkrankung in den Tierbeständen bekämpft, und nichtpasteurisierte Milchprodukte sollten gemieden werden.

93.3.22 Legionellosen

Erreger und Klinik. Erreger von Legionellosen sind Legionella pneumophila und andere Arten mit ubiquitärer Verbreitung in Wasser und Boden. Menschliche Infektionen entstehen aerogen, einerseits über Aerosole, z. B. durch Klimaanlagen und Duschen und andererseits durch aufgewirbelten Bodenstaub, z. B. während Baggerarbeiten. Es kommen sowohl sporadische Erkrankungen vor als auch gelegentlich Kleinepidemien. Zwei Ausprägungen werden beobachtet. Als z. T. schwere Pneumonie (Letalität etwa 20 %) äußert sich die Legionellose gehäuft bei abwehrgeschwächten Patienten mit schweren Grunderkrankungen, Immunkompromittierten und Alkoholikern. Auch höheres Lebensalter und Rauchen sind Risikofaktoren. Neben Pneumonien (Legionärskrankheit) können Legionellen weiterhin das sog. Pontiac-Fieber auslösen, das als leichte grippale Erkrankung verläuft.

Diagnose. Zur Diagnosesicherung stehen neben Kulturverfahren auf Spezialnährböden die direkte Immunfluoreszenz und die PCR aus Rachenabstrich, Sputum, BAL oder Lungenbiopsie zur Verfügung. Außerdem lassen sich in Urin oder Serum (ELISA) zirkulierende Antigene und Antikörper (IFAT, Titeranstieg) nachweisen.

Therapie

Mittel der Wahl sind Makrolide oder Fluorchinolone. Ein frühzeitiger Therapiebeginn bereits bei Verdacht ist für die Krankheitsprognose ausschlaggebend. Man behandelt mit Erythromycin (3-mal 1 g pro Tag i. v.) oder in Kombination mit Rifampicin (2-mal 450–600 mg pro Tag oral oder i. v.) oder Fluorchinolonen (Levofloxacin, Moxifloxacin oder Ciprofloxacin). Sobald sich das klinische Bild bessert, setzt man die Therapie mit neueren Makroliden oder Fluorchinolonen fort. Es sollte mindestens 3 Wochen behandelt werden, um die Rezidivgefahr zu minimieren.

Reservemittel sind Doxycyclin, Cotrimoxazol und Synercid.

Da sich die Situation der Patienten oft kurzfristig verschlechtert, es zu respiratorischer Insuffizienz, Hypotonie, Schock und Nierenversagen kommen kann, ist die supportive Therapie in schweren Fällen für die Prognose mitentscheidend. Die Patienten müssen kontinuierlich überwacht und bei nicht ausreichender Oxygenierung frühzeitig beatmet werden. Für Prophylaxe und Therapie von Nierenversagen und Schock muss Sorge getragen werden.

93.3.23 Katzenkratzkrankheit und andere Bartonellosen

Katzenkratzkrankheit

Erreger und Klinik. Der Erreger der Katzenkratzkrankheit ist Bartonella henselae, ein pleomorphes gramnegatives Stäbchen. Die Infektion erfolgt wahrscheinlich über kontaminierte Hautverletzungen sowie über Kratzer und Bisse von Katzen, möglicherweise auch durch Flöhe (Katzenflöhe u. a.) und Zecken. Die Erkrankung macht sich zuerst mit einer papulösen oder pustulösen Primärläsion an der Eintrittspforte bemerkbar. Nachfolgend wird eine regionäre möglicherweise abszedierende Lymphadenitis beobachtet. Auch Allgemeinsymptome wie Fieber und generalisierte Lymphadenopathie stellen sich ein. Meist heilt die Katzenkratzkrankheit nach 2–4 Monaten spontan aus. Komplikationen sind granulomatöse Konjunktivitis mit präaurikulärer Lymphadenitis und Parotitis sowie sehr selten und am ehesten bei Immundefekt Tonsillitis, Arthritis, Osteolysen, Hepatitis, Splenitis, Pneumonien, Neuritiden, Radikulitis, Myelitis, Enzephalitis und disseminierte bakteriämische Infektionen.

Diagnose. Die Diagnose wird durch mikroskopische Untersuchung von Biopsaten betroffener Patienten mittels Warthin-Starry-Silberfärbung, Kultur oder PCR gesichert. Wiederholte serologische Untersuchungen können hilfreich sein.

Therapie

Bei unkomplizierter Katzenkratzkrankheit ist wegen des selbstlimitierten Spontanverlaufs keine spezifische Therapie erforderlich.

Bei Erkrankungen von Immunkompetenten mit Komplikationen und wesentlichen Allgemeinsymptomen kann man einen Therapieversuch mit Fluorochinolon, einem Makrolid, Cotrimoxazol oder Rifampicin unternehmen. Es muss mindestens 10 Tage behandelt werden, bei Immundefekt länger. In-vitro-Empfindlichkeit besteht auch meist gegen Aminoglykoside, Doxycyclin, Breitspektrumcephalosporine und Carbapeneme. Aids-Patienten mit Katzenkratzkrankheit sollten behandelt werden wie bei bazillärer Angiomatose.

Bazilläre Angiomatose

Erreger und Klinik. Die bazilläre Angiomatose ist eine durch Bartonella henselae, seltener auch durch Bartonella quintana hervorgerufene Erkrankung, die bisher fast ausschließlich bei Aids-Patienten beobachtet wurde. Es ist nicht vollständig geklärt, wie die Erkrankung übertragen wird. Wahrscheinlich entwickeln sich Infektionen beim Menschen u. a. durch Kratzer und Bisse von Katzen sowie möglicherweise über Ektoparasiten (Flöhe, Zecken, Kleiderläuse).

Die bazilläre Angiomatose äußert sich in kutanen und subkutanen Gefäßknoten (Endothelproliferation) und an der Haut meist als rote Papeln variabler Größe, sodass als Differenzialdiagnose an das Kaposi-Sarkom gedacht werden muss. Ein Befall aller Organe ist möglich. Als bazilläre Peliosis hepatis bezeichnet man den Befall der Leber, bei dem man z. T. multiple blutgefüllte Zysten beobachtet. Bakteriämie und disseminierte Formen sind ebenfalls möglich.

Diagnose. Die Diagnose gelingt nach Warthin-Starry-Silberfärbung durch bioptischen Nachweis der meist zahlreich in den Gefäßknoten enthaltenen Bakterien, außerdem mittels PCR.

Therapie

Mittel der Wahl sind Makrolide. Auch auf Doxycyclin (2-mal 100 mg pro Tag), Rifampicin und Fluorochinolone sprechen v. a. kutane und subkutane Läsionen meist rasch an. Um Rückfälle zu vermeiden, ist eine mindestens 4- bis 6-wöchige Therapie erforderlich. Bakteriämische und disseminierte Infektionen sowie Organinfektionen sollten zumindest initial parenteral und über mindestens 2–4 Monate behandelt werden. Treten Rückfälle auf, ist eine Dauertherapie zu erwägen.

Bartonellose (Carrión-Krankheit)

Erreger und Klinik. Auslöser der Carrión-Krankheit ist Bartonella bacilliformis, dessen Verbreitung auf Andentäler in Peru, Ekuador und Kolumbien begrenzt ist. Menschen infizieren sich über Phlebotomen (Schmetterlingsmücken, engl. „sandfly") als Vektoren des Erregers. Die Erkrankung kann sich einerseits äußern als akutes Oroya-Fieber mit z. T. lebensbedrohlicher hämolytischer Anämie und Komplikationen wie Salmonellensepsis oder seltener Bartonellenmeningoenzephalitis. Andererseits kann sich die Carrión-Krankheit primär oder Wochen bis Monate nach überstandenem Oroya-Fieber sekundär als Verruga peruana manifestieren. Im Gesicht, an den Extremitäten und z. T. auf den Schleimhäuten betroffener Patienten bilden sich bei dieser leichteren Verlaufsform der Carrión-Krankheit rötliche, stark vaskularisierte und leicht blutende Papeln oder Knoten.

Diagnose. Die Diagnose wird über den mikroskopischen Erregernachweis nach Giemsa-Färbung in Blutausstrich und Biopsien (Verruga), kulturell oder mittels PCR gesichert. Die Serologie ist in der Diagnostik des Oroya-Fiebers verwertbar, bei der Verruga fällt sie meist negativ aus.

Therapie

Mittel der Wahl gegen das Oroya-Fieber ist Tetracyclin in einer Dosierung von 2 g pro Tag über 1 Woche. Penicillin G und Chloramphenicol sind ebenfalls wirksam, ggf. sind Bluttransfusionen nötig. Die Verruga peruana erweist sich häufig als therapieresistent. Versuchsweise kann man mit Rifampicin (600 mg pro Tag über 7 Tage), evtl. auch mit Makroliden oder Fluorochinolonen behandeln.

93.3.24 Granuloma inguinale (Donovanosis)

Erreger und Klinik. Calymmatobacterium granulomatis, Auslöser des Granuloma inguinale ist ein schwierig zu kultivierendes (Zellkultur) pleomorphes gramnegatives Bakterium. Die Erkrankung kommt vorwiegend in den Tropen vor und wird sexuell übertragen. Im Genitoanalbereich der Patienten bilden sich chronisch progrediente granulomatöse Infiltration von Haut und Unterhautgewebe. Häufig entwickeln sich Ulzerationen, lokal-destruierende Veränderungen und Sekundärinfektionen. Selten kommt es zu extragenitalen Manifestationen.

Diagnose. Die Diagnose wird durch den mikroskopischen Nachweis der typischen bipolaren Donovan-Einschlusskörperchen im Zytoplasma von Makrophagen, in Abstrichen und Biopsien nach Giemsa-Färbung gesichert. Darüber hinaus spielt die Immunhistologie in der Diagnostik noch eine Rolle.

Therapie

Streptomycin, Chloramphenicol, Gentamicin, Cotrimoxazol, Erythromycin und Chinolone sind wirksam. Die Therapie der Wahl besteht in der Gabe von Tetracyclin 2 g pro Tag oder Doxycyclin 200 mg pro Tag für mindestens 14 Tage.

93.3.25 Anaerobierinfektionen

Erreger und Klinik. Die wichtigsten Gruppen dieser fakultativ pathogenen Schleimhautsaprophyten sind die nichtsporenbildenden Stäbchen (Bacteroides, Prevotella, Fusobacterium u.a.), die anaeroben Streptokokken und die sporenbildenden Clostridien. Die nichtsporenbildenden Stäbchen sind wesentlicher Bestandteil der normalen Flora von Dickdarm, Oropharynx und Vagina. Zu Erkrankungen führen Anaerobier erst, wenn wirtsseitig eine entsprechende Disposition besteht. Solch prädisponierende Faktoren, die die Schleimhautintegrität stören, sodass es zur Bakterieninvasion und -vermehrung kommt, sind Erkrankungen durch Traumen, operative Eingriffe sowie Neoplasien und Abwehrschwäche. Kommt es im Gefolge zu Nekrosen, Infektionen und Durchblutungsstörungen, werden anaerobe Gewebsverhältnisse und das Angehen von Infektionen durch fakultativ pathogene Erreger gefördert.

Anaerobierinfektionen durch nichtsporenbildende Stäbchen sind häufig Mischinfektionen mit verschiedenen anderen anaeroben Bakterien wie Streptokokken oder Clostridien und mit fakultativ anaeroben Bakterien wie E. coli, Klebsiellen, Haemophilus, Enterokokken u.a.

> **Übersicht 93-4**
> **Anaerobierinfektionen im Einzelnen**
>
> - Odontogene Infektionen
> - Ulzerös-nekrotisierende Entzündungen des Oropharynx wie Plaut-Vincent-Angina, Angina Ludovici, Cancrum oris, Noma u.a.
> - Chronische HNO-Infektionen wie Sinusitis maxillaris, Otitis und Mastoiditis
> - Pneumonien mit Abszess- und/oder Empyemneigung besonders bei Aspiration, tumoröser Bronchusobstruktion und Bronchiektasen
> - Gangränöse Weichteilinfektionen besonders postoperativ/traumatisch
> - Intraabdominale Abszesse und Peritonitis meist postoperativ oder nach Perforation
> - Organabszesse in Hirn, Leber, Lunge u.a. Lokalisationen
> - Gynäkologische Infektionen, z.B. septischer Abort, Salpingitis, Endo-/Parametritis, Tuboovarialabszesse und Peritonitis und Abszesse im kleinen Becken, besonders nach operativen Eingriffen und bei Tumoren

Bei Infektionen im Beckenbereich kann sich leicht eine Thrombose/Thrombophlebitis der Beckenvenen entwickeln, die zu septischer Embolisation in Lunge, Leber, Hirn und andere Organe führen kann.

> ❗ In 80–90% der Fälle werden bei Anaerobierinfektionen Bacteroides und Prevotella isoliert. Bei abdominalen und gynäkologischen Infektionen ("untere Körperhälfte") und Sepsis kann man meist Bacteroides fragilis, bei pulmonalen und oropharyngealen Infektionen meist Prevotella (früher: Bacteroides) melaninogenicus nachweisen.

Diagnose. Die Diagnose ist von der optimalen Gewinnung, dem Transport und der Verarbeitung des Untersuchungsmaterials (Blutkultur, Abszesspunktat etc.) abhängig. O_2-Zutritt, Überwuchern von Begleitkeimen, Kontamination mit physiologischer Anaerobierflora und z.T. langsames Wachstum beeinträchtigen Kulturausbeute und Beurteilung. Bleibt die Kultur negativ ist ein positives Gram-Präparat Hinweis auf Anaerobier. Sensibilitätstestungen sind oft schwierig.

Therapie

Bereits der klinische Verdacht auf Beteiligung von Anaerobiern sollte in die Therapieplanung einbezogen werden. Dabei ist zu berücksichtigen, dass es sich in der Mehrzahl um Mischinfektionen handelt. Die meisten Anaerobier sind gut empfindlich gegen Penicilline, P. melaninogenicus kann jedoch auch resistent sein. B. fragilis ist meist resistent, weil >90% β-Laktamasen bilden. Gut wirksam gegen B. fragilis und P. melaninogenicus sind Metronidazol und Clindamycin (gelegentlich Resistenzen bei B. fragilis) sowie auch Carbapeneme und Penicilline in Kombination mit einem β-Laktamase-Hemmer.

Infektionen der Mundhöhle behandelt man mit Penicillin oder Ampicillin in hoher Dosis. Ist anzunehmen, dass Staphylokokken mitbeteiligt sind, gibt man Clindamycin.

Bei schwerwiegenden Erkrankungen mit möglicher oder gesicherter Anaerobierbeteiligung sind unter Berücksichtigung der jeweils in Frage kommenden Erreger stets Breitbandantibiotika indiziert. Man verordnet entweder Chemotherapeutika mit Anaerobierwirksamkeit (Carbapenem, Penicillin/β-Laktamase-Hemmer) oder eine Kombination sonstiger Breitbandantibiotika mit Metronidazol oder Clindamycin.

93.3.26 Rattenbissfieber

Erreger und Klinik. Spirillum minus und Streptobacillus moniliformis sind Auslöser klinisch sehr ähnlich verlaufender fieberhafter Erkrankungen, die durch Ratten-, Mäuse- und Katzenbiss übertragen werden. Mit S. moniliformis können Menschen sich zusätzlich über kontaminierte Nahrungsmittel infizieren. Die durch S. minus ausgelöste Erkrankung wird auf Japanisch als „Sodoku" bezeichnet. Streptobacillus moniliformis ist Erreger des Haverhill-Fiebers. Beide Erkrankungen werden von einem kleinfleckigen, masernartigen oder petechialen Exanthem auf den Handflächen und Fußsohlen begleitet und durch eine Endokarditis verkompliziert.

Diagnose. S. minus wird mikroskopisch im Dunkelfeld oder nach Giemsa-Färbung im Blutausstrich nachgewiesen. Die Isolierung von S. moniliformis erfolgt in der Kultur. Mittels Tierversuch können beide Erreger nachgewiesen werden.

Therapie

Mittel der Wahl bei beiden Infektionen ist Procain-Penicillin 2-mal 0,6 Mio. IU pro Tag i.m. über 10–14 Tage.

Gegen Endokarditis werden 20 Mio. IU pro Tag Penicillin G i.v. über mindestens 4 Wochen verordnet. Bei Penicillinallergie kann man auf Tetracyclin oder Erythromycin (2 g pro Tag) ausweichen.

93.3.27 Syphilis (Lues)

Erreger, Klinik und Stadieneinteilung. Der Erreger der Syphilis, Treponema pallidum, wird sexuell, diaplazentar und gelegentlich mit Transfusionen übertragen. Je nach Stadium werden sehr unterschiedliche Krankheitsbilder beobachtet:

> **Übersicht 93-5**
> **Stadieneinteilung der Syphilis**
>
> - Konnatale Syphilis
> - Frühsyphilis mit Primär- und Sekundärstadium (die ersten beiden Jahre nach Infektion)
>   - *Primärstadium* (Lues I) mit Primäraffekt (schmerzloses Ulkus) an der Eintrittspforte und regionärer Lymphadenitis (Bubo)
>   - *Sekundärstadium* (Lues II) mit hämatogener Generalisierung, sehr variabler Haut-/Schleimhautbeteiligung (makulopapulöse Exantheme, Plaques, Condylomata lata etc.) und gelegentlich Organmanifestationen (frühsyphilitische Meningitis, Hepatitis u.a.)
> - Lues latens
> - Spätsyphilis
>   - *Tertiärstadium* (Lues III) mit Syphiliden und Gummabildung
>   - Neurosyphilis und Spätmanifestationen am Gefäßsystem (Aortitis, Aneurysmabildung) und ZNS (Tabes dorsalis, progressive Paralyse); häufig keine Spontanheilung

Diagnose. Der Erregernachweis erfolgt mittels Dunkelfeldmikroskopie aus dem sog. Reizsekret des Primäraffekts sowie aus dem Lymphknotenpunktat und aus Lues-II-Effloreszenzen. Histologie (Silberfärbung, Immunfluoreszenz). Die unterschiedlichen serologischen Verfahren wie TPHA, IgG/IgM-FTA-ABS u.a. sind am aussagekräftigsten für die Diagnose der Spätstadien. Bei frischen Infektionen müssen sie ggf. nach 2–3 Wochen wiederholt werden. Die Liquoruntersuchung eignet sich für die Diagnostik aller Spätstadien und bei unklarer Latenzdauer. In der L I/II und in der Frühlatenz ist sie nicht hilfreich. Zur vollständigen Diagnostik gehört immer auch der Ausschluss anderer sexuell übertragbarer Infektionen, z.B. HIV und Hepatitis B).

Therapie

Das Chemotherapeutikum der Wahl ist Penicillin parenteral. Resistenzen gibt es keine.

Bei Penicillinallergie kann man Cephalosporine geben (**Cave:** Kreuzallergie!). Als Reservemittel können Erythromycin oder Tetracycline (◻ Tabelle 93-3) eingesetzt werden.

Sie wirken jedoch gegen Neurolues, während der Schwangerschaft zur Therapie der fetalen Infektion und bei HIV-Infektion nur unzuverlässig. In diesen Fällen sind Nachkontrollen über einen längeren Zeitraum und evtl. der Versuch einer Penicillindesensibilisierung angezeigt.

Am 1. Behandlungstag einer Lues, insbesondere der Lues II/III und Neurolues, kann es zu einer Jarisch-Herx-

◻ **Tabelle 93-3.** Therapie der Syphilis (Lues)

Frühsyphilis	Standard	Clemizol-Penicillin G 1 Mio. IU 14 Tage i.m. *oder* Benzathin-Penicillin G 2,4 Mio. IU Tag 1 und 8 i.m.
	Penicillinallergie	Doxycyclin 2-mal 100 mg pro Tag p.o. über 14 Tage oder Erythromycin 2-mal 1 g pro Tag p.o. über 14 Tage
Spätsyphilis	Standard	Clemizol-Penicillin G 1 Mio. IU i.m. 21 Tage (nicht Neurosyphilis)
	Alternativ	Benzathin-Penicillin G 2,4 Mio. IU Tag 1, 8 und 15 (nicht Neurosyphilis)
Neurosyphilis	Standard	Penicillin G 6-mal 5 Mio. IU pro Tag i.v. 14 Tage oder Clemizol-Penicillin 1 Mio. IU pro Tag i.m. 21 Tage oder Ceftriaxon 2 g pro Tag i.v. 14–21 Tage
	Penicillinallergie	Doxycyclin 2-mal 100 mg pro Tag p.o. über 28 Tage oder Erythromycin 2-mal 1 g pro Tag p.o. über 28 Tage (nicht bei Neurosyphilis, nicht bei HIV)
Besondere Situationen	Schwangerschaft	Kein Doxycyclin. Clemizol-Penicillin hat bessere Plazentagängigkeit als Benzathin-Penicillin oder Erythromycin
	HIV-Infektion	Bei Frühsyphilis keine Eindosisbehandlung; wenn der Syphilisinfektionsbeginn nicht bekannt ist oder länger als 1 Jahr zurückliegt, immer Liquorpunktion; ist dies nicht möglich, Behandlung wie bei Neurosyphilis (Therapiedauer: 21 Tage)

heimer-Reaktion kommen, die gekennzeichnet ist durch Fieber, Schüttelfrost und Zunahme von Lues II/III-Läsionen. Bei stärkeren Reaktionen sind Corticosteroide (1–2 mg/kgKG Prednisonäquivalent) i.v. über 1–3 Tage indiziert.

Serologische Kontrollen sind nach 3, 6 und 12 Monaten angezeigt, bei längerer Infektionsdauer (>1 Jahr) oder unbekannter Latenzzeit auch nach 2 Jahren noch einmal. Bei der Neurolues müssen Serum- und Liquor mindestens über 3 Jahre kontrolliert werden. Eine erneute Therapie, bevorzugt mit Penicillin, und möglicherweise über einen längeren Zeitraum und in höherer Dosierung ist angezeigt, wenn die Höhe des IgM-Antikörpertiters persistiert oder sogar ansteigt. Normalerweise bildet sich der Titer innerhalb von 2–24 Monaten zurück. Auch quantitative Seroreaktionen und/oder Liquorveränderungen erfordern eine erneute Therapie.

93.3.28 Nichtvenerische Treponematosen

Als nichtvenerische Treponematosen werden endemische Syphilis (Bejel, Treponema pallidum endemicum), Frambösie (Yaws, Treponema pertenue) und Pinta (Carate, Treponema carateum) klassifiziert. Sie sind in verschiedenen tropischen und subtropischen Gebieten verbreitet.

Diagnose. Die Diagnose wird durch den Erregernachweis aus Biopsiematerial von Haut- und Schleimhautmanifestationen in der Dunkelfeldmikroskopie gestellt. Auch die PCR kann zur Diagnosesicherung herangezogen werden. Die Luesserologie ist in der Regel positiv.

Therapie

Die Therapie erfolgt einheitlich mit der einmaligen Gabe von Depotpenicillinen, z. B. Benzathin-Penicillin (Tardocillin u. a.) in einer Erwachsenendosis von 2,4 Mio. IU (Kinder 1,2 Mio. IU).

Bei Penicillinallergie gibt man oral 2 g pro Tag Tetracyclin über 15 Tage.

93.3.29 Leptospirosen

Erreger und Klinik. Leptospirosen sind weltweit verbreitete Anthropozoonosen, die durch verschiedene Serovare von Leptospira interrogans ausgelöst werden. In Mitteleuropa sind Leptospirosen selten geworden, kommen aber als importierte Infektionskrankheiten vor. Die Serovare Leptospira canicola, L. pomona, L. grippotyphosa u. a. führen beim Menschen zu grippalen Krankheitsbildern. L. icterohaemorrhagiae ist Erreger des nach wie vor prognostisch ernsten M. Weil.

Leptospirosen verlaufen typischerweise biphasisch mit initialem Fieber, Konjunktivitis, z. T. ausgeprägten Myalgien, Zephalgien und uncharakteristischen Exanthemen. Organmanifestationen wie Nephritis, Hepatitis, seröse Meningitis u. a. entwickeln sich meist nach vorübergehender Entfieberung. Die ikterische Form, der sog. M. Weil, beginnt ähnlich wie die anikterische, verläuft aber meistens nicht biphasisch. Vielmehr entwickelt sich rasch ein schweres Krankheitsbild mit Ikterus, hepatorenalem Syndrom und hämorrhagischer Diathese.

Diagnose. Anfangs lässt sich der Erreger aus dem Blut isolieren, später aus dem Urin und ggf. aus Liquor. Leptospiren werden mikroskopisch im Dunkelfeld oder mittels Phasenkontrast identifiziert. Für die Kultur sind Spezialmedien nötig. Der Antikörpernachweis gelingt frühestens ab dem 6.–8. Tag. Auch der Leptospirennachweis im Tierversuch und mittels PCR ist für die Diagnostik aussagekräftig.

Therapie
Bereits bei begründetem Verdacht muss mit der Therapie mit Penicillin G (8–15 Mio. IU pro Tag i. v.) begonnen werden. Wie bei der Behandlung der Syphilis ist zu Beginn eine Herxheimer-Reaktion möglich.

Bei Penicillinallergie erhält der Patient täglich 200 mg Doxycyclin. Cephalosporine sind ebenfalls wirksam. Die Therapiedauer beträgt 5–7 Tage. Der Einfluss der Antibiotika auf Krankheitsverlauf und Prognose ist v. a. bei Therapiebeginn nach dem 4.–5. Krankheitstag fraglich. Beim schwer verlaufenden M. Weil ist die supportive Therapie der Organkomplikationen für die Prognose mitentscheidend. Es muss deshalb für Kreislaufstabilisierung gesorgt werden, Nieren- und Leberversagen müssen behandelt werden. Gegebenenfalls muss frühzeitig hämodialysiert werden. Bei Hämorrhagien sind die Substitution von Gerinnungsfaktoren und ggf. Bluttransfusionen (FFP, PPSB) indiziert. Corticosteroide sind ohne gesicherten Einfluss.

93.3.30 Lyme-Erkrankung und andere Borreliosen

Lyme-Borreliose

Erreger und Klinik. Der zoonotisch verbreitete Erreger Borrelia burgdorferi wird fast ausschließlich durch Zecken der Gattung Ixodes übertragen. In Europa kommen verschiedene Genospezies vor (B. burgdorferi, B. garinii, B. afzelii), die meist durch Ixodes ricinus, den Holzbock, übertragen werden.

Eine Borreliose manifestiert sich je nach Infektionsstadium als Erythema migrans, Lymphadenosis benigna cutis, multiple Erytheme, Meningopolyneuritis (Bannwarth-Syndrom), rezidivierende Arthritiden, Acrodermatitis chronica atrophicans oder als akute oder chronische disseminierte Infektion.

In Nordamerika kommt fast ausschließlich B. burgdorferi sensu stricto vor, die heute meist durch Ixodes scapularis und (früher durch I. dammini) übertragen wird. Häufig sind schwere Verläufe mit progressiver Enzephalomyelitis, Myokarditis, chronisch-erosiver Arthritis und Ophthalmitis.

Diagnose. Für die Diagnostik stehen mehrere Verfahren zur Verfügung. IgG- und IgM-Antikörper werden im ELISA (Immunoblot als Bestätigungstest) in Serum und ggf. Liquor nachgewiesen. Die kulturelle Anzucht ist möglich, aber wenig sensitiv und langwierig. Die Möglichkeit, Borrelien-DNA mittels PCR zu detektieren, wird mehr und mehr genutzt.

Therapie
In der Frühphase (Erythema migrans) und bei Lymphadenosis benigna cutis wird für 2–3 Wochen mit Doxycyclin (200 mg pro Tag) oder Amoxicillin (3-mal 500–750 mg pro Tag) behandelt.

Andere Penicilline, Cephalosporine sowie Makrolide sind ebenfalls wirksam Bei Lyme-Arthritis, neurologischen oder kardialen Organmanifestationen sowie bei der Acrodermatitis ist eine parenterale Therapie empfehlenswert, am besten mit
- Penicillin G (20 Mio. IU pro Tag) über 14 Tage, bei Neuroborreliose über 3 Wochen, oder
- Ceftriaxon (1-mal 2 g pro Tag, Kinder 50–80 mg/kgKG pro Tag).

Reservemittel in späteren Stadien ist Doxycyclin (2-mal 100 mg pro Tag). Die Gefahr von Rezidiven oder Erregerpersistenz besteht bei allen Therapieschemata. Zunächst therapierefraktäre Fälle müssen über einen längeren Zeitraum (3–4 Wochen) oder mehrfach wiederholt behandelt werden. Die Serologie ist zur Verlaufskontrolle ungeeignet; der klinische Verlauf ist entscheidend.

Rückfallfieber

Erreger und Klinik. Man unterscheidet je nach den Vektoren, Laus oder Zecke, 2 Arten von Rückfallfieber. Die durch Kleiderläuse übertragene Infektion (Borrelia recurrentis) wird auch epidemisches, die durch Zecken übertragene (Borrelia duttonii) auch endemisches Rückfallfieber genannt. Beim Läuserückfallfieber handelt es sich um eine heute seltene hochfieberhafte Erkrankung mit z. T. lebensbedrohlichen Komplikationen. Auslöser des Zeckenrückfallfiebers ist eine heterogene Gruppe antigenetisch unterschiedlicher Borrelien, die durch Lederzecken (Ornithodorus) übertragen werden.

Diagnose. Die Diagnose wird durch Erregernachweis im Blutausstrich bzw. Dicken Tropfen nach Giemsa-Färbung gesichert. Auch der Tierversuch ist für die Diagnostik verwertbar.

Therapie
Rückfallfieberpatienten erhalten für 5–10 Tage Tetracycline 2 g pro Tag oder Doxycyclin 200 mg pro Tag. Ebenfalls wirksam sind Chloramphenicol, Erythromycin und Pe-

nicillin, das allerdings nur unzuverlässig gegen Zeckenrückfallfieber wirkt. Ausgeprägte Herxheimer-Reaktionen sind zu Therapiebeginn am ehesten beim Läuserückfallfieber zu erwarten.

93.3.31 Nichttuberkulöse Mykobakteriosen

Erreger und Klinik. Als atypische (nichttuberkulöse) Mykobakterien oder als MOTT („Mycobacteria other than M. tuberculosis") werden ubiquitär in der Umwelt vorkommende, fakultativ pathogene Mykobakterien bezeichnet. Man unterscheidet über 50 verschiedene Spezies. Klinisch bedeutsam sind Mycobacterium-avium-Komplex (MAC), seltener M. kansasii, M. xenopi und M. genovense sowie die schnellwachsenden Spezies M. chelonae und M. fortuitum.

Infektionen mit atypischen Mykobakterien manifestieren sich klinisch variabel. Es gibt lokale Infektionen der Haut, Abszesse, pulmonale, z. T. tuberkuloseartige, und disseminierte Erkrankungen (Tabelle 93-4).

Besonders Infektionen durch Mycobacterium-avium-Komplex (MAC; früher: M.-avium-intracellulare) kommen gehäuft bei immundefizienten Personen, z. B. bei Aids-Patienten, vor. Wahrscheinlich gibt es auch vermehrt latente Infektionen.

Diagnose. Die Diagnose erfolgt durch Erregernachweis in nach Ziehl-Neelsen gefärbten Abstrichen verschiedenster Untersuchungsproben. Als Probenmaterial eignen sich ne-

Tabelle 93-4. Lokalisation und initiale Chemotherapie bei Infektionen durch nichttuberkulöse Mykobakterien

Mycobacterium (M.)	Lokalisation	Chemotherapie (erweiterte Therpie)[a]	Ansprechen auf Therapie
M.-avium-Komplex (MAC)	Lunge, Lk[b], dissem.[c]	CLA oder AZT + ETB + RIB (+ FQ oder AMK) Über 1–2 Jahre, bei HIV: bis Blutkultur negativ Anschließend Rezidivprophylaxe	Variabel
M. kansasii	Lunge, dissem.[c]	RIF + INH + ETB (+ SMX/TMP und/oder FQ)	Gut
M. fortuitum/ M. chelonae	Haut, Lunge, dissem.[c]	AMK + CEF (oder Carbapenem) 4–6 Wochen Dann SMX/TMP oder DOX	Variabel
M. abscessus	Haut, Wundinfektion	CLA, Operation	Variabel
M. marinum	Schwimmbadgranulome, dissem.[c]	Chirurgische Exzision RIF + ETB (+ MIN oder DOX oder SMX/TMP) oder DOX	Gut
M. ulcerans	Buruli-Ulcus	Chirurgische Exzision, RIF + AMK oder ETB + SMX/TMP	Variabel
M. gordonae	Haut, Lunge, dissem.[c]	RIF + INH + ETB (+ CLA), chirurgische Exzision	Variabel
M. scrofulaceum	Lk, Lunge, dissem.[c]	Operation (Lk), RIF + INH + STR (+ CLA, CLO, ETB)	Schlecht
M. haemophilum	Haut, Gewebe, Lk	FQ + RIB + AMK	Schlecht
M. szulgai/M. xenopi	Lunge	RIF + INH + ETB (+ STR, CLA)	Variabel
M. malmoense/ M. simiae	Lunge, Lk, dissem.[c]	RIF + ETB + STR Variabel	

[a] Testung alle Tuberkulostatika und Antibiotika/Chemotherapeutika ▶ unten;
[b] Lymphknoten;
[c] disseminierte Infektion;
AMK Amikacin, *AZT* Azithromycin, *CEF* Cefoxitin, *FQ* Fluorochinolon (Ciprofloxacin, Levofloxacin oder Moxifloxacin), *CLA* Clarithromycin, *CLO* Clofazimin, *DOX* Doxycyclin, *ETB* Ethambutol, *INH* Isoniazid, *MIN* Minocyclin, *RIB* Rifabutin, *RIF* Rifampicin, *SMX* Sulfamethoxazol, *STR* Streptomycin, *TMP* Trimethoprim.

ben Sputum, Bronchiallavage oder Abszesspunktat Haut-, Lungen-, Knochenmark-, Leber- und Darmbiopsien. Die kulturelle Isolierung, Typisierung und Sensibilitätstestung sind ebenfalls entscheidende diagnostische Verfahren.

Therapie

Die Therapie gestaltet sich schwierig wegen variabler Empfindlichkeit und häufiger Primärresistenz (▶ Tabelle 93-4). Lokalisierte Infektionen verlangen möglicherweise chirurgisches Vorgehen.

93.3.32 Lepra

Erreger und Klinik. Mycobacterium leprae ist heute fast nur noch in sog. Entwicklungsländern verbreitet und verursacht verschiedene Erkrankungen in Abhängigkeit von der Abwehrlage des Patienten. Weltweit sind mehr als 10 Mio. Menschen von Lepra betroffen.

Diagnose. Die Diagnose erfolgt durch Erregernachweis (Ziehl-Neelsen-Färbung) in Haut-/Nasenabstrichen und Biopsien. Auch beim Fehlen von Erregern (tuberkuloide Lepra) lässt sich besonders in Nervenbiopsien, z.B. des N. ulnaris, die typische Histologie mit sog. Lepromen nachweisen. Bei tuberkuloider Lepra fällt der Leprominhauttest positiv aus.

Therapie

Stets muss wegen Gefahr der Resistenzentwicklung mit einer Kombination verschiedener Chemotherapeutika behandelt werden.

Rifampicin kann auch täglich verabreicht werden und hat dabei möglicherweise eine bessere Wirkung. Ebenfalls wirksam sind Ofloxacin bzw. Levofloxacin, Clarithromycin und Minocyclin. Durch eine Kombinationstherapie mit Ofloxacin (2-mal 0,2 g pro Tag) und Rifampicin 600 mg pro Tag konnte in neuen Studien bereits nach 4-wöchiger Therapie in den meisten Fällen eine Heilung erreicht werden. Wenn ein Patient die Behandlung einer paucibazillären Lepra abgeschlossen hat, muss er 2 Jahre nachbeobachtet werden, Patienten mit multibazillärer Lepra sogar 5 Jahre lang.

Übersicht 93-6
Klinische Manifestationsformen der Lepra

- *Tuberkuloide Lepra:* Erregerarme meist hypopigmentierte, anästhetische Hautmanifestationen und chronische periphere Neuritiden mit Sensibilitätsstörungen, Paresen, Muskelatrophie und Kontrakturen
- *Lepromatöse Lepra:* Granulomatöse erregerreiche Infiltrationen der Haut und tieferer Strukturen (v.a. Gesicht und Extremitäten) mit Mutilationen
- *Mischformen* (dimorphe/Borderline-Lepra) und indeterminierte Frühformen

Weiterhin unterscheidet man verschiedene immunologische Leprareaktionen:
- Reaktionen vom *Typ 1* („reversal reaction") bei Borderline-Lepra mit akut entzündlichen Veränderungen im Bereich von Hautläsionen und Nerven (Erythem, Schwellung, Schmerzen, z.T. Fieber) und Gefahr irreversibler Nervenschädigungen
- Reaktionen vom *Typ 2* (Erythema nodosum leprosum) bei multibazillärer Lepra mit Fieber, Aufschießen multipler schmerzhafter nodulärer Hautläsionen, Synovitis und Iridozyklitis mit Gefahr bleibender Augenschäden

---

Übersicht 93-7
Therapieempfehlung der WHO bei Lepra

Manifestation	Regime	Therapiedauer
Paucibazilläre (bakterienarme) Lepra (tuberkuloide Form, z.T. auch andere Formen)	Dapson (DDS) 100 mg pro Tag oral + Rifampicin 600 mg/Monat oral	6 Monate
Multibazilläre (bakterienreiche) Lepra (lepromatöse Form, z.T. auch andere Formen)	Dapson + Rifampicin wie paucibazilläre Form + Clofazimin 50 mg pro Tag und zusätzlich einmal im Monat 300 mg	Mindestens 2 Jahre bzw. bis klinische Aktivitätszeichen abgeklungen sind und kein Nachweis intakter Bakterien mehr gelingt

Das Auftreten von Leprareaktionen kann durch die Therapie begünstigt werden. Sie werden mit Corticosteroidgaben behandelt. Man beginnt die Therapie mit etwa 1 mg/kgKG pro Tag Prednisonäquivalent, steigert sie auf 2 mg/kgKG täglich, um sie langsam über Wochen bis Monate auszuschleichen. Typ-2-Reaktionen sprechen sehr gut an auf Thalidomid (3-mal 100 mg pro Tag).

Von wesentlicher Bedeutung zur Vermeidung von Spät- und Folgeschäden auch nach Abschluss der Chemotherapie sind medizinische (ggf. orthopädische, chirurgische und ophthalmologische Versorgung) und berufliche Rehabilitation sowie Aufklärung und Gesundheitserziehung.

93.3.33 Aktinomykose, Nocardiose und Whipple-Krankheit

Aktinomyzeten, Nocardien und Tropheryma whippelii gehören zu einer heterogenen Gruppe höherer grampositiver Bakterien mit z. T. hyphenartig verzweigtem Wachstum. Sie wurden deshalb auch als „Strahlenpilze" bezeichnet.

Aktinomykose

Erreger und Klinik. Erreger der Aktinomykose ist meist Actinomyces israelii, selten sind es andere Aktinomyzeten. Aktinomyzeten sind anaerobe Kommensalen im Oropharynx und Gastrointestinaltrakt. Aktinomykosen treten in unterschiedlichen Formen auf, von denen die zervikofaziale Form mit chronisch-entzündlichem Verlauf und Fistelneigung zumindest hierzulande am häufigsten angetroffen wird. Seltener sind thorakale und abdominale Aktinomykosen sowie Aktinomykosen des kleinen Beckens und disseminierte Formen.

Diagnose. Da der histologische Nachweis der typischen „Actinomycesdrusen" in betroffenem Gewebe fehleranfällig ist, kann die Diagnose erst durch den Nachweis der ursächlichen Erreger im mikrobiologischen Laboratorium sicher gestellt werden. Zum direkten Erregernachweis eignen sich die klassischen bakteriologischen Methoden der Kultur (anaerob, z. T. mikroaerophil) und die Typisierung.

Therapie

Wirksam sind Penicilline und alternativ Tetracycline. In leichteren Fällen werden sie oral gegeben. Es ist eine langdauernde Therapie mit Amoxicillin (3-mal 750–1000 mg für mindestens 2–4 Wochen bei der zervikofazialen Form) erforderlich. Bei viszeralen Formen gibt man Penicillin G i. v. 15–20 Mio. IU pro Tag über 4–6 Wochen, anschließend orale Therapie mit Amoxicillin (oder Tetracyclinen) über 6–12 Monate. Gegebenenfalls sind chirurgische Maßnahmen wie Ausräumung nekrotischen Gewebes, Drainage von Abszessen und Empyemen, Appendektomie und Adnexektomie erforderlich.

Nocardiose

Erreger und Klinik. Nocardien sind verzweigt und langsam wachsende, partiell säurefeste grampositive Stäbchen, von denen mehr als 13 verschiedene humanpathogene Arten bekannt sind. Es handelt sich um ubiquitär, z. B. in Blumenerde tropischer Zimmerpflanzen (N. brasiliensis), vorkommende Saprophyten. Die meisten Nocardiosen werden durch N. asteroides, N. farcinica, N. nova und N. otitidiscaviarum verursacht. Bei Personen mit Immundefekt können sie Auslöser akuter und chronischer (z. T. kavernöser) Pneumonien sein, die häufig hämatogen streuen und z. B. zu Hirnabszessen führen. Selten werden Nocardien als Erreger von chronischen Haut- oder Weichteilinfektionen mit Nekrose identifiziert.

Diagnose. Die Diagnose wird durch kulturelle Isolierung gesichert. Zur Typisierung sind oft molekularbiologische Methoden notwendig. Die Antibiogrammerstellung ist schlecht standardisiert.

Therapie

Unter Laborbedingungen meist aktiv sind Imipenem, Cotrimoxazol und Amikacin. Ansonsten ist die antibiotische Empfindlichkeit sehr variabel. Die Therapieempfehlung bei schwerwiegenden Erkrankungen besteht daher in einer Kombination aus mindestens 2 der genannten Substanzen (Imipenem 3-mal 1 g pro Tag, Cotrimoxazol 3-mal 1440 mg pro Tag, Amikacin 15 mg/kgKG pro Tag). In schwer therapierbaren Fällen sollten wenn möglich immunsuppressive Maßnahmen abgesetzt und die betroffene Körperregion sollte radikal chirurgisch saniert werden (Drainage von Abszessen/Empyem).

Whipple-Krankheit

Erreger und Klinik. Tropheryma whippelii ist ein schwer kultivierbares grampositives Stäbchenbakterium, das genetisch zu den Aktinomyzeten gehört. Es ist Ursache der seltenen Whipple-Krankheit, die bevorzugt weiße Männer in Europa und USA befällt. Die Betroffenen sind möglicherweise durch einen spezifischen Immundefekt für die Erkrankung genetisch prädisponiert. Die Whipple-Krankheit beginnt meist mit rezidivierender Arthralgie, Lymphadenopathie und Polyserositis (Arthritis, Pleuritis, Perikarditis). Im weiteren Verlauf leiden die Patienten unter Diarrhöen, abdominellen Schmerzen, Steatorrhö, Malabsorption und Gewichtsverlust. Später werden häufig ZNS-Beteiligung und Endokarditis beobachtet. Unbehandelt hat die Erkrankung eine ernste Prognose, insbesondere bei ZNS-Beteiligung.

Diagnose. Zur Diagnosesicherung werden die Bakterien in Biopsaten von Dünndarm und anderen befallenen Organen nachgewiesen. Histologisch zeigen sich PAS-positive Stäbchen in Epithelzellen und Makrophagen. Elektronenmikroskopie und PCR (auch im Liquor) sind ebenfalls brauchbare diagnostische Verfahren. Bildgebende Verfahren (NMR) werden bei ZNS-Beteiligung eingesetzt.

Therapie

Nach der früher üblichen Therapie mit Tetracyclin bzw. niedrig dosiertem Penicillin plus Streptomycin kam es häufig zu Rezidiven, die immer eine langdauernde Behandlung erforderlich machten. Die heutige, in prospektiven Studien noch nicht validierte Therapieempfehlung lautet:
- Initial täglich über 2 Wochen Breitspektrumcephalosporin, gefolgt von
- Cotrimoxazol (2 mal täglich 800 mg Sulfamethazol + 160 mg Trimethoprim) über 1 Jahr; bei ZNS-Beteiligung länger

93.4 Bakterielle Sepsis

93.4.1 Grundlagen

Die Sepsis ist eine durch eine Infektion ausgelöste systemische entzündliche Reaktion (SIRS) mit ausgeprägten Krankheitserscheinungen (Definition: ◘ Tabelle 93-5).

Infektionserreger können Bakterien, Viren, Parasiten oder Pilze sein. Während die klassische Sepsisdefinition forderte, die Erreger müssten dauernd oder intermittierend im Blut nachweisbar sein, umfasst der heutige Begriff der Sepsis alle als SIRS definierten systemischen Entzündungssyndrome im Zusammenhang mit einer nachgewiesenen Infektion. Dabei ist es unerheblich, ob SIRS die Folge einer hämatogenen Generalisierung ist oder durch Toxine der Erreger bzw. durch eine Infektion ohne hämatogene Ausbreitung ausgelöst wurde.

> ❗ Unter dem Begriff der Sepsis versteht man heute eine allgemeine, systemische Entzündungsreaktion (SIRS, „systemic inflammatory response syndrome") als Folge einer Infektion. Ein SIRS kann auch bei nichtinfektiösen Erkrankungen wie z. B. Verbrennung, Pankreatitis oder schwerem Trauma auftreten.

Wichtige Symptome einer Sepsis sind allgemeines Krankheitsgefühl, Abgeschlagenheit, Fieber oder Hypothermie, Schüttelfrost, Tachypnoe und Tachykardie als Folge der Reaktion des Körpers auf Mikroorganismen und/oder ihre Stoffwechselprodukte wie z. B. Endotoxin.

> ❗ Haben sich weitere Veränderungen wie Oligurie, Bewusstseinsstörung, Gerinnungsstörung, Störung der Leberfunktion, Lactatanstieg oder Hypotonie entwickelt, spricht man von einer schweren Sepsis. Persistiert die Hypotonie trotz adäquater Flüssigkeitszufuhr, oder ist der Einsatz von Katecholaminen erforderlich, liegt ein septischer Schock vor.

◘ **Tabelle 93-5.** Definition von Sepsis und verwandten Störungen

Infektion	Entzündliche Reaktion auf das Vorhandensein von Mikroorganismen oder auf ihre Invasion von normalerweise sterilem Gewebe
Bakteriämie	Anwesenheit vermehrungsfähiger Erreger im Blut
Systemisches Entzündungssyndrom (SIRS, „systemic inflammatory response syndrome")	Systemische entzündliche Reaktion auf eine Vielzahl schwerer Schädigungen (Trauma, Ischämie, Verbrennung, Infektion, Pankreatitis, hämorrhagischer Schock, immunologisch bedingte Organschädigung, exogene Gabe von Entzündungsmediatoren)
SIRS ist durch 2 oder mehr der folgenden Symptome charakterisiert:	Körpertemperatur > 38 °C oder < 36 °C Herzfrequenz > 90/min Atemfrequenz > 20/min oder pCO_2 arteriell < 32 mmHg Leukozyten > 12000/µl oder < 4000/µl oder > 10 % Stabkernige
Sepsis	Systemische entzündliche Reaktion auf eine Infektion (= SIRS + Infektion)
Schwere Sepsis	Sepsis mit Anzeichen für mindestens eine Organdysfunktion wie Oligurie, Bewusstseinsstörung, Gerinnungsstörung, Lactatanstieg, respiratorische Insuffizienz oder Hypotonie
Septischer Schock	Schwere Sepsis mit trotz adäquater Flüssigkeitszufuhr persistierender Hypotonie < 90 mmHg (systolischer Blutdruck) und/oder der Notwendigkeit des Einsatzes von Katecholaminen zur Aufrechterhaltung eines systolischen Blutdruckes > 90 mmHg
Multiorganversagen	Vorliegen so schwerer Organfunktionsstörungen bei einem akut kranken Patienten, dass eine Homöostase ohne Interventionen nicht aufrechterhalten werden kann

◘ Tabelle 93-6. Antimikrobielle Initialtherapie der Sepsis/schweren Sepsis nach klinischem Fokus und entsprechend vermutetem Erregerspektrum

Klinischer Fokus (Sepsisform)	Häufigste Erreger	Empfohlene Initialtherapie	Alternativen
Urosepsis spontan	E. coli, Enterobakterien	Cefuroxim[a] (+ Aminoglykosid)	Ciprofloxacin oder Levofloxacin
Urosepsis nach Eingriff	Pseudomonas, Proteus, Enterobacter, Serratia	Ceftazidim (+ Aminoglykosid)	Pseudomonaswirksames Penicillin (+ Aminoglykosid) oder Ciprofloxacin oder Carbapenem
Postoperative Sepsis Intestinale oder gynäkologische OP	Enterobakterien, Anaerobier	Cefuroxim[a] + Nitroimidazol	Breitspektrumpenicillin/ β-Laktamase-Inhibitor
Wundinfektion	S. aureus, Enterobakterien	Cefuroxim[a] + Aminoglykosid	Imipenem
Fremdkörpersepsis	Resistente Staphylokokken, Enterobakterien	Cefuroxim[a] (+ Piperacillin) + Aminoglykosid	
Beatmungssepsis	Pseudomonas, E. coli, Klebsiellen, Serratia, ORSA	Ceftazidim (+ Aminoglykosid)	Pseudomonaswirksames Penicillin (+ Aminoglykosid) Oder Ciprofloxacin Oder Carbapenem
Sepsis bei Knochenmarkinsuffizienz	Pseudomonas, E. coli, Enterobakterien, Staphylokokken	Piperacillin-Tazobactam (+ Aminoglykosid)	Carbapenem, Ceftazidim (+ Aminoglykosid); Evtl. oral Ciprofloxacin + Amoxicillin/Clavulansäure[b]
Cholangiosepsis	E. coli, Enterobakterien, Anaerobier (postoperativ)	Cefuroxim[a] + Nitroimidazol	Breitspektrumpenicillin/ β-Laktamase-Inhibitor Oder Ciprofloxacin Oder Levofloxacin
Sepsis nach Hautverletzung	Staphylokokken, Streptokokken	Cefuroxim[a]	Clindamycin
Sepsis bei Verbrennung und exfoliativer Dermatitis	Staphylokokken, Pseudomonas, Enterobakterien	Carbapenem (+ Aminoglykosid)	Clindamycin + Ceftazidim Oder Piperacillin + Aminoglykosid
Dentogene/ tonsillogene Sepsis (schwerer Verlauf, postoperativ)	Streptokokken, Staphylokokken, Anaerobier	Penicillin G Cefuroxim[a] + Nitroimidazol Carbapenem	Clindamycin Breitspektrumpenicillin/ β-Laktamase-Inhibitor

[a] oder andere Cephalosporine der 2. Generation oder Cefotaxim;
[b] oder Levofloxacin; als Kombinationspartner evtl. auch Amoxicillin oder Clindamycin.

Die bakterielle Sepsis geht häufig mit einer Blutstrominvasion der Erreger (Bakteriämie) einher, die von einem in der Mehrzahl der Fälle nachweisbaren oder klinisch wahrscheinlichen Sepsisherd ausgeht (◘ Tabelle 93-6).

Es kann zur hämatogenen Absiedlung septischer Metastasen in verschiedenen Organen einschließlich der Haut kommen (◘ Tabelle 93-7).

Teilweise ist die Eintrittspforte der Erreger nicht oder nicht mehr nachzuweisen (kryptogene Sepsis) oder von sekundären septischen Metastasen klinisch nicht zu differenzieren. Sepsis und Sepsisrezidive unter Therapie können auch von solchen sekundären Metastasen unterhalten werden. Vor allem bei abwehrgeschwächten Patienten kann die Invasion der Erreger auch von physiologisch

Tabelle 93-7. Septische Metastasierung bei den häufigsten Sepsiserregern

Erreger	Metastasierung
Staphylococcus aureus	Knochen, Gelenke, Haut, Gehirn, Niere, Endokard, Gefäßprothesen, Lunge
Streptokokken	Haut, Knochen, Gelenke
Enterokokken	Endokard, Knochen
Pneumokokken	Meningen, Auge, Haut, Gelenke
Meningokokken	Haut, Meningen, Gelenke
Salmonellen	Knochen, parenchymatöse Organe
Anaerobier	Beckenvenen, Lunge, Leber, Gehirn

besiedelten Schleimhäuten ausgehen, ohne dass eine lokale Infektion oder Organschädigung vorliegt.

Pathogenese. Bei der Pathogenese der bakteriellen Sepsis stehen die systemischen Entzündungsreaktionen des Wirts im Vordergrund. Vor allem durch die Freisetzung bakterieller Toxine, z. B. Endotoxine wie Kapsellipopolysaccharide (LPS) gramnegativer Bakterien bzw. Zellwandkomponenten grampositiver Bakterien, kommt es zur
- Aktivierung von Granulozyten, Lymphozyten, Monozyten, Makrophagen und Endothelzellen mit
- vermehrter Freisetzung endogener Mediatoren (Interleukine, TNF, Histamin, Serotonin, Eikosanoide, Proteasen, Sauerstoffradikale, NO u. a.),
- Induktion von Zytoadhäsionsproteinen am Kapillarendothel sowie zur Aktivierung der Gerinnungs-, Komplement- und Kininsysteme.

Wichtige Folgen sind u. a.:
- eine Schädigung des Gefäßendothels mit Abnahme des peripheren Vasomotorentonus,
- eine Störung der O_2-Aufnahme und der peripheren O_2-Utilisation sowie
- ein kapilläres Lecksyndrom mit Zunahme der Gefäßpermeabilität und Flüssigkeitsabstrom ins Interstitium.

Diese Veränderungen verursachen eine Verteilungsstörung des zirkulierenden Blutvolumens (distributiver Schock) mit Zunahme des venösen Blutpools, Hypotonie und Hypoperfusion (septischer Schock). Im Pulmonalkreislauf kommt es durch Vasokonstriktion, Schädigung der alveokapillären Membran und Mikrothromben zur Erhöhung des pulmonalarteriellen Drucks. Durch Erhöhung des Herzzeitvolumens wird zunächst versucht, die Verteilungsstörung zu kompensieren (hyperdynamer Schock). Hält aufgrund der Zirkulationsstörung die unzureichende O_2-Versorgung an, kann der septische Schock in ein Multiorganversagen übergehen (▶ Tabelle 93-5).

Klinik. Der klinische Verdacht auf Sepsis liegt nahe, wenn folgender Symptome beobachtet werden:
- Hyper- oder Hypothermie,
- intermittierendes Fieber,
- Schüttelfrost,
- Tachykardie,
- Hypotonie,
- Tachypnoe,
- Schweißausbrüche,
- Nausea,
- Erbrechen.

Vor allem bei sehr jungen oder alten Patienten, bei Personen mit Abwehrschwäche, schweren Grundleiden und nach antibiotischer Vorbehandlung können eindeutige Symptome jedoch fehlen. Laborchemisch findet sich eine Leukozytose mit Linksverschiebung oder auch eine Leukopenie, Thrombopenie und Lactatämie.

Cave
Vor allem bei gramnegativer Sepsis tritt nicht selten eine klinisch relevante disseminierte intravasale Gerinnungsstörung mit Verbrauchskoagulopathie auf. Der Übergang zur schweren Sepsis und zum septischen Schock ist fließend.

In der Frühphase besteht meist ein Vasomotorenkollaps mit warmer Peripherie (warme rote Haut) und deutlich verlangsamter Reperfusion (z. B. von Fingerdruckstellen). In der Folge kommt es zu Blutdruckabfall, Oligurie, zunehmender Hyperventilation und Bewusstseinsstörung mit motorischer Unruhe. Der septische Schock entwickelt sich häufig rasch weiter mit Zentralisierung (kalte Hautmarmorierung), Bewusstseinsstörung bis zum Koma, Kreislaufzusammenbruch und Multiorganversagen (akutes Atemnotsyndrom, Nierenversagen, Leberversagen, hypoxische Schädigung intestinaler Organe und von Myokard und ZNS).

> **Cave**
> Entscheidend ist die frühzeitige Stellung der Diagnose; der Übergang zwischen Sepsis, schwerer Sepsis und septischem Schock ist fließend!

Diagnose. Die Verdachtsdiagnose ist primär klinisch und kann durch Laborbefunde (▶ oben) unterstützt, aber nicht bewiesen werden. Für die Auswahl der antimikrobiellen Initialtherapie sollte stets versucht werden, wahrscheinliche Sepsisherde bzw. mögliche Eintrittspforten zu identifizieren. Voraussetzung für eine gezielte antimikrobielle Therapie ist der Nachweis des bzw. der Sepsiserreger. Dazu sind folgende diagnostische Schritte nötig:

- Abnahme von 2–3 Blutkultursets (jeweils für aerobe und anaerobe Medien; jeweils gesonderte sterile Punktion, sofortige Bebrütung), in perakuten Fällen in kurzen Abständen und sofortiger Therapiebeginn;
- Zusätzliche Kulturen von Urin, Sputum, Stuhl, Nasen-Rachen-Abstrich und bei allen unklaren Sepsisfällen von Liquor sowie ggf. von Wundabstrich, Abszesspunktaten etc.;
- Wenn möglich Schnellteste (Latex-Agglutinationstest u.a.) zum Nachweis bakterieller Antigene (E. coli, Pneumokokken, A/C-Meningokokken, H. influenzae Typ b, B-Streptokokken, Candida, Cryptococcus) in Serum, Urin, Liquor und Sputum (auch nach antibiotischer Anbehandlung sinnvoll);
- Klinischer Status, (Fremd-)Anamnese, Labordiagnostik und bildgebende Diagnostik mit besonderer Berücksichtigung möglicher – auch anscheinend banaler – Sepsisherde/Eintrittspforten (◘ Tabelle 93-6) und evtl. septischer Metastasen (◘ Tabelle 93-7);
- Laboruntersuchungen sollten Nieren-, Leberfunktionswerte, Gerinnungsstatus, Blutgasanalyse und Lactat beinhalten.

93.4.2 Allgemeine Behandlungsmaßnahmen

Sanierung von Sepsisherden
Infizierte Gefäßkatheter müssen entfernt werden, ebenso wenn möglich andere Fremdkörper. Abszesse und Empyeme müssen abgeleitet werden.

> **Praxistipp**
> Wenn durch die Chemotherapie allein keine Besserung erreicht werden kann, müssen Wund- oder postoperative Infektionen auch dann umgehend revidiert und saniert werden, wenn der Zustand des Patienten kritisch ist.

Intensivmedizinische Überwachung und Therapie
Zur intensivmedizinischen Überwachung gehören kontinuierliche Kontrolle der Vitalfunktionen, Bilanzierung von Elektrolyt-/Wasserhaushalt (ZVD, Blasenkatheter), Ausgleich von Azidose und Hyper- oder Hypoglykämie, Stressulkusprophylaxe. Auch die supportive Therapie von Organfunktionsstörungen (O_2-Applikation, ggf. mechanische Ventilation, Hämodialyse) kann entscheidenden Einfluss auf die Prognose nehmen. Corticosteroide haben auch in Höchstdosen keinen günstigen Effekt und sind, außer zur Substitution einer Nebenniereninsuffizienz, abzulehnen.

> **Praxistipp**
> Wesentliche Elemente der supportiven Therapie sind eine adäquate Substitution von Flüssigkeit und ggf. Blutprodukten, der Einsatz von Katecholaminen zur Aufrechterhaltung der Blutzirkulation, (kontinuierliche) Nierenersatzverfahren sowie protektive Beatmung mit niedrigen Atemzugvolumina.

Das sachgerechte Management des septischen Schocks verlangt arterielles Blutdruckmonitoring und Swan-Ganz-Katheter-gesteuerte Therapie (P_c 12–15 mmHg). In der Initialphase mit peripherer Vasomotorenlähmung (warmer Schock) ist der Volumenersatz mit salinischen und kolloidalen (Humanalbumin, FFP) Lösungen besonders wichtig, weil die Patienten aufgrund peripherer Vasodilatation und kapillären Lecksyndroms oft einen enormen Volumenbedarf haben. Hyperhydration ist wegen Lungenödemgefahr unbedingt zu vermeiden. Bei Hypotension trotz ausreichender Volumensubstitution sind Katecholamine indiziert. Disseminierte intravasale Gerinnung und Verbrauchskoagulopathie, Schocklunge und akutes Nierenversagen sind zu behandeln. Ist der Patient anämisch und aufgrund von Hämolyse oder Blutungen unzureichend oxygeniert, werden Transfusionen notwendig.

93.4.3 Antimikrobielle Initialtherapie

> Die antimikrobielle Initialtherapie richtet sich nach der klinischen Infektionsdiagnose (Eintrittspforte, primärer Fokus, sekundäre Absiedlungen) und dem dabei zu erwartenden Erregerspektrum!

Vor allem bei nosokomialen Infektionen sind die lokalen Gegebenheiten zu berücksichtigen. In jeder Klinik müssen Epidemiologie und Resistenzsituation zumindest für die wichtigsten grampositiven (Staphylokokken, Streptokokken, Enterokokken) und gramnegativen (Enterobakterien, Pseudomonas) Keime regelmäßig überwacht werden. Es sollten immer aktuelle Empfehlungen einer für Überwachung und Medikamentenauswahl zuständigen Kommission vorliegen und befolgt werden.

◘ Tabelle 93-8. Dosierungsempfehlungen zur parenteralen Antibiotikatherapie bei Sepsis

Antibiotikum	Tagesdosis Erwachsene	Dosierungsintervall [h]
Penicillin G	15–30 Mio. IU	4–6
Flucloxacillin	8–12 g	4–6
Ampicillin	6–15 g	6–8
Piperacillin	12 g	8
Cefazolin	6 g	8
Cefuroxim	6 g	6
Cefotaxim	6–8 g	6–8
Ceftriaxon	2–4 g	24
Ceftazidim	6 g	8
Imipenem	2–3 g	6–8
Meropenem	2–3 g	6–8
Gentamicin	240–320 mg	24
Amikacin	1–1,5 g	24
Vancomycin	2 g	6–12
Clindamycin	1,8 g	8
Ciprofloxacin	0,8–1,2 g	8–12
Metronidazol	1,5 g	8

In der Regel ist eine parenterale (i. v., Kurzinfusion) antibakterielle Therapie mit bakterizid wirksamen Antibiotika – vorzugsweise β-Laktam-Antibiotika – in hohen Dosen (▶ Tabelle 93-8) als Initialtherapie indiziert.

In perakuten Fällen bzw. bei unklarer klinischer Diagnose kann initial eine breit wirkende Interventionstherapie erforderlich sein. Hierzu eignen sich:

— Cephalosporin der 2. oder 3. Generation plus Metronidazol,
— Breitspektrumpenicillin plus β-Laktamase-Inhibitor,
— Carbapenem,
— parenteral verabreichbares Fluorochinolon (Ciprofloxacin oder Levofloxacin).

◘ Tabelle 93-9. Empfehlungen zur Chemotherapie[a] bei selteneren (im Text nicht erwähnten) Erregern

Erreger	Mittel der Wahl	Reservemittel (Alternativen)
Achromobacter spp.	Breitspektrumpenicilline	Carbapenem
Acinetobacter spp.	Carbapenem	Ciprofloxacin + Amikacin
Aeromonas hydrophila	Ciprofloxacin	Carbapenem, Cotrimoxazol
Alcaligenes	Carbapenem	Ceftazidim, Ciprofloxacin
Arcanobacterium	Erythromycin	Penicillin
Bacillus cereus, B. subtilis	Vancomycin, Clindamycin	Chinolon, Carbapenem
Capnocytophaga canimorsus	Ampicillin/β-Laktamase-Hemmer	Chinolon, Penicillin
Citrobacter divs., C. freundii	Carbapenem	Chinolone
Eikenella corrodens	Penicillin	Ampicillin, Cotrimoxazol
Gardnerella vaginalis	Metronidazol	Clindamycin
Hafnia spp.	Carbapenem	Breitspektrumpenicillin + Aminoglycosid
Leuconostoc	Penicillin, Ampicillin	Clindamycin, Makrolid
Moraxella catarrhalis	Ampicillin/β-Laktamase-Hemmer	Cotrimoxazol, Oralcephalosporin
Morganella spp.	Carbapenem	Breitspektrumcephalosporin
Plesiomonas shigelloides	Ciprofloxacin	Cotrimoxazol
Providencia spp.	Breitspektrumcephalosporin	Chinolon, Amikacin

[a] kein Ersatz für Antibiogramm.

Diese Therapie kann im weiteren Verlauf entsprechend dem klinischen Erfolg und vorliegenden mikrobiologischen Befunden angepasst werden kann (▶ Tabelle 93-9).

Bei (v. a. nosokomialen) bakteriellen Erregern mit Mehrfachresistenzen ist eine detaillierte Austestung (MHK-Bestimmung) sinnvoll, da teilweise über Dosiserhöhung und Änderung der Applikationsart (z. B. Dauerinfusion anstelle intermittierender Kurzinfusion) eine relevante Wirkungsverstärkung erzielt werden kann.

Ein Erregernachweis in der Blutkultur gelingt nur in etwa 30–40 %. Bei einer Sepsis mit fehlender Grunderkrankung oder Hinweisen auf möglichen Ausgangsherd ist für das in Frage kommende Erregerspektrum und die Auswahl der Initialtherapie v. a. das Lebensalter des Patienten bedeutsam (▶ Tabelle 93-9). Je nach lokaler Häufigkeit der Oxacillinresistenz von S. aureus muss die zusätzliche initiale Gabe von Vancomycin diskutiert werden.

Sonderform: Fieber und Sepsis bei Granulozytopenie

Fieber bei Knochenmarkinsuffizienz (Neutropenie, Granulozyten <500/µl) erfordert in den meisten Fällen eine breit wirkende empirische Initialtherapie, bei hospitalisierten Patienten am besten mit einem pseudomonaswirksamen Antibiotikum wie einem Carbapenem oder einem Breitspektrumcephalosporin bzw. -penicillin mit erhöhter Pseudomonaswirksamkeit (z. B. Ceftazidim, Piperacillin).

> **Praxistipp**
> Fieber bei Knochenmarkinsuffizienz (Neutropenie, Granulozyten < 500/µl) erfordert eine breit wirkende empirische Initialtherapie.

Bei kurzdauernder Neutropenie im Rahmen einer Zytostatikatherapie ist oft auch eine orale Therapie ausreichend. Hierzu eignen sich Ciprofloxacin oder Levofloxacin in Kombination mit Amoxicillin, Amoxicillin/Clavulansäure oder Clindamycin. Entfiebert der Patient bei unbekanntem Erreger nach ~ 4 Tagen trotz Antibiose nicht, muss man erneut versuchen, einen Fokus zu finden und insbesondere an eine pulmonale oder disseminierte Pilzinfektion denken.

93.4.4 Spezielle Sepsistherapien

Bei der schweren Sepsis sollte der Einsatz von Hydrocortison in einer kontinuierlichen oder auf mehrere Gaben verteilten Dosis von 200–300 mg/Tag und die Applikation von aktiviertem Protein C (rh Drotrecogin alfa; APC) zur Bekämpfung der disseminierten intravasalen Gerinnung und der Endotheldysfunktion diskutiert werden. Die häufigste unerwünschte Wirkung bei der Therapie mit APC ist ein erhöhtes Blutungsrisiko; die Substanz sollte daher nicht angewandt werden bei Blutungsneigung, medikamentöser Antikoagulation und anderen Blutungsrisiken.

Es muss über frühe Insulingaben und auch frühe enterale Ernährung aktiv eine Entgleisung des Stoffwechsels verhindert werden.

Die Mitte bis Ende der 1990er-Jahre intensiv verfolgten Antizytokintherapiestrategien bei der Sepsis haben nicht zu einer Reduktion der Sepsissterblichkeit geführt. Auch zu anderen erfolgversprechenden Konzepten wie Modulation der immunologischen Reaktion auf bakterielle Strukturen über Aphereseteniken oder Anti-CD_{14}-Antikörper oder Beeinflussung der Gerinnung über medikamentöse Inaktivierung von „Platelet Activating Factor" gibt es aufgrund fehlender oder nicht überzeugender Studien derzeit keine Empfehlung.

Die Gabe i. v.-applizierbarer Immunglobuline ist nur bei primärem oder sekundärem Antikörpermangelsyndrom sinnvoll. Bei gramnegativer Sepsis, insbesondere durch Pseudomonas, ist die Anwendung von Immunglobulinen mit hohem Anteil von Endotoxinantikörpern im Einzelfall zu diskutieren.

93.5 Bakterielle Meningitis

93.5.1 Grundlagen

Klinik. Der Verdacht auf Meningitis ergibt sich meist ohne Schwierigkeiten bei typischen Symptomen wie Fieber, Meningismus, Kopfschmerzen, Lichtscheu, Nausea und Erbrechen. Vor allem bei sehr jungen oder alten Patienten, Alkoholikern und Patienten mit Immundefekt können die charakteristischen Anzeichen jedoch fehlen und uncharakteristische Symptome wie Apathie, Wesensveränderung und Bewusstseinsstörungen bis zum Koma im Vordergrund stehen.

Erstmaßnahmen. Die unverzügliche Einleitung einer antibiotischen Therapie bei akut Erkrankten und die schnelle Klärung der Ätiologie als Grundlage einer gezielten Therapie sind vorrangig.

Bei perakutem Krankheitsbeginn mit Bewusstseinsstörung (< 24 h) ist der sofortige Therapiebeginn entscheidend, um Frühtodesfälle zu vermeiden:

— Legen eines venösen Zugangs,
— Abnahme einer Blutkultur, Rachen-, ggf. Wundabstrich,
— sofortiger Beginn der empirisch gewählten Antibiotikatherapie (▶ Abschnitt 93.5.3).

Erst nach diesen Maßnahmen soll der Patient eingehend untersucht und Liquor gewonnen werden. Steht ein mehr als 2 h dauernder Transport zur nächsten Klinik (ggf. Rettungshubschrauber) bevor, ist es gerechtfertigt, mit einer parenteralen Antibiotikatherapie (z. B. Ceftriaxon 2 g als Kurzinfusion oder langsam i. v.) zu beginnen, auch wenn keine Blutkultur angelegt werden kann. In allen anderen Fällen soll die Therapie erst in der Klinik nach der Liquorgewinnung eingeleitet werden.

Diagnose. Folgende diagnostische Maßnahmen sind notwendig:
- Liquorgewinnung bei Erwachsenen durch Lumbalpunktion; bei Stauungspapille, Koma oder Herdsymptomen vorher kraniales CT;
- Sofortige Liquoruntersuchung auf Zellzahl inklusive Differenzierung (Giemsa-Färbung), Eiweiß und Glucose (parallele Blutzuckerbestimmung), stets Gram-Präparat auch bei fehlender Pleozytose; sofortige Verimpfung, da v. a. Meningokokken sehr empfindlich sind; bei negativem Gram-Präparat stets Färbung nach Ziehl-Neelsen, ggf. Mykobakterien-PCR; bei Immundefekt zusätzlich Tuschepräparat (Kryptokokkose) bzw. Antigentest. Bei purulentem Liquor ohne Bakterien-/Pilznachweis muss auch an eine primäre Amöbenmeningoenzephalitis gedacht werden.
- Stets Blutkultur und Rachenabstich, HNO-ärztliche Untersuchung, Thoraxröntgenaufnahme, klinischer Status/Laborstatus, (Fremd-)Anamnese kann wichtige Hinweise auf die vermutliche Genese ergeben.

Die bakterielle Meningitis zeigt typischerweise einen trüben (eitrigen) Liquor mit polymorphzelliger Pleozytose (Zellzahl >500/µl), erhöhtem Eiweiß, LDH und Lactat sowie erniedrigter Glucose (<60 % der Blutglucose). Auch virale Meningitiden können mit trübem Liquor und Zellzahlen >1000/µl (vorwiegend monolymphozytär, initial auch granulozytär!) einhergehen.

> ❗ Umgekehrt können bakterielle Meningitiden gelegentlich niedrige Zellzahlen aufweisen. Insbesondere kann das in der Initialphase, bei perakutem Beginn, bei tuberkulösen, anbehandelten und Meningitiden durch Listerien der Fall sein.

In bis zu 80 % der unbehandelten bakteriellen Meningitiden lässt sich anhand des Gram-Präparats eine vorläufige mikroskopische Diagnose stellen. Es lassen sich mit entscheidender Bedeutung für die Wahl der Initialtherapie Pneumokokken, Meningokokken, H. influenzae und gramnegative Stäbchen differenzieren. Vor allem bei negativem Gram-Präparat und antibiotischer Vorbehandlung können Schnelltests (Latexagglutinationstest u. a.) auf keimspezifische Antigene (A/C-Meningokokken, H. influenza Typ b, Pneumokokken, B-Streptokokken, Kryptokokken) in Liquor, Serum und Urin einen Hinweis auf die Ätiologie geben.

93.5.2 Allgemeine Behandlungsmaßnahmen

Eine frühzeitige operative Sanierung von Entzündungsherden im HNO-Bereich, posttraumatischen und postoperativen neurochirurgischen Infektionen bzw. Eintrittspforten kann angezeigt sein. In schweren Fällen ist eine intensivmedizinische Überwachung und Therapie erforderlich, v. a. im Hinblick auf Kreislauf- und Atmungskomplikationen. Komplikationen wie septischer Schock und disseminierte intravasale Gerinnung müssen behandelt werden. Corticosteroide zeigen einen günstigen Einfluss auf die Letalität (Dexamethason initial 10 mg, dann 8–10 mg alle 6 h für weitere 4 Tage).

Um eine Hyperhydratation zu vermeiden, muss exakt bilanziert werden. Antikonvulsiva können nötig sein. Liquorkontrolle- bzw. Entlastungspunktionen sind bei gutem klinischen Therapieerfolg und unkompliziertem Verlauf nicht generell erforderlich.

93.5.3 Initialtherapie

Bei positivem Gram-Präparat richtet sich die Initialtherapie nach der mikroskopischen Verdachtsdiagnose, bei negativem Gram-Präparat (und ggf. Ziehl-Neelsen und Tuschepräparat) nach dem Alter und evtl. Vorerkrankungen (◘ Tabelle 93-10 und 93-11) sowie nach dem Ergebnis der Antigenschnelltests.

> **Praxistipp**
> Bei der eitrigen Meningitis wird heute bevorzugt ein Breitspektrumcephalosporin eingesetzt.
> **Cave:** Listerienlücke!

Bei der eitrigen Meningitis im Jugend- und Erwachsenenalter ohne Hinweis für Vorerkrankungen wird heute bevorzugt ein Breitspektrumcephalosporin mit erprobter Wirksamkeit wie Ceftriaxon oder Cefotaxim eingesetzt (Dosierung ▶ Tabelle 93-12).

Bei Hinweisen auf Listerienmeningitis (negatives Gram-Präparat, relativ niedrige Zellzahl, höheres Alter, Alkoholismus, Grunderkrankungen) wird zusätzlich Ampicillin gegeben. Penicillin G und Ampicillin sind meist ebenfalls wirksam, da Meningokokken und Pneumokokken im Vordergrund stehen und Listerien miterfasst werden. Penicillinresistente Pneumokokken und Meningokokken sind in Deutschland derzeit noch selten, während ampicillinresistente H. influenzae zunehmen. Auch in Zweifelsfällen hinsichtlich viraler oder bakterieller Ätiologie ist es richtig, zumindest initial antibiotisch zu behandeln.

Neurochirurgische Patienten, bei denen ein breites Erregerspektrum zu erwarten ist, sollten mit einem Breitspektrumcephalosporin, z. B. Ceftazidim, evtl. kombiniert mit einem Aminoglykosid, z. B. Gentamicin, behandelt werden.

Tabelle 93-10. Hinweise auf das vermutliche Erregerspektrum bei der bakteriellen Meningitis

Hinweis	Mögliche Erreger
Alter	
Neugeborene	E. coli, Listeria monocytogenes, Gruppe-B- Streptokokken
2 Monate bis 6 Jahre	H. influenzae, Streptococcus pneumoniae, Neisseria meningitidis
Über 6 Jahre	S. pneumoniae, N. meningitidis
Kontaktfälle in Umgebung	N. meningitidis, H. influenzae (ungeimpfte Kinder < 6 Jahre)
Neurochirurgische Patienten	Enterobacteriaceae, Pseudomonas aeruginosa, andere Non-Fermenter, Staphylococcus aureus
Liquorfistel	S. pneumoniae, Enterobacteriaceae, S. aureus
Sinusitis, Otitis	S. pneumoniae (Erwachsene), H. influenzae (Kinder < 6 Jahre)
Alkoholmissbrauch	S. pneumoniae, L. monocytogenes
Immunsuppression	L. monocytogenes, S. pneumoniae, Mycobacterium tuberculosis

Tabelle 93-11. Empfohlene Antibiotikatherapie der eitrigen Meningitis vor Erregernachweis

Patienten	Therapie
Alter > 6 Jahre, kein Immundefekt/keine -suppression	Ceftriaxon oder Cefotaxim
Immunsuppression	Ceftriaxon oder Cefotaxim + Ampicillin
Schädeltrauma, neurochirurgische Patienten	Ceftazidim + Flucloxacillin oder Carbapenem, (evtl. initial jeweils mit Aminoglykosid)

Tabelle 93-12. Dosierungsempfehlungen zur parenteralen Therapie der Meningitis

Antibiotikum	Tagesdosis Erwachsene	Dosierungsintervall [h]
Penicillin G	20–30 Mio. IU	4–6
Flucloxacillin	12 g	4–6
Ampicillin	10–20 g	6–8
Cefotaxim	6–8 g	6–8
Ceftriaxon	4 g	24
Ceftazidim	6 g	8
Meropenem	3–4 g	6–8
Chloramphenicol	3–4 g	6–8

Leitlinien – Adressen – Tipps

Leitlinien

Deutsche Gesellschaft für Innere Medizin. Rationelle Diagnostik und Therapie in der Inneren Medizin. Urban & Schwarzenberg. München, 2000.

http://www.uni-duesseldorf.de/WWW/AWMF/ll/ index.html

http://www.journals.uchicago.edu/IDSA/guidelines/

http://medscape.com/pages/editorial/public/pguidelines/index-infectiousdieseases

http://www.dtg.mwn.de/wb/ll.htm

Internetadressen

http://www.rki.de/INFEKT/INFEKT.HTM)
Robert-Koch-Institut Berlin
Allgemeine Information, Epidemiologie

http://www.eurosurveillance.org/
Eurosurveillance Allgemeine Information, Epidemiologie

http://www.cdc.gov/ncidod/diseases/index.htm
USA Centers for Disease Control and Prevention/Infektionen Allgemeine Information, Epidemiologie

http://www.cdc.gov/ncidod/eid/index.htm)
USA Centers for Disease Control and Prevention/Neue Infektionen
Allgemeine Information, Epidemiologie

Literatur

Akova M, Uzun O, Akalin HE et al. (1993) Quinolones in treatment of human brucellosis: comparative trial of ofloxacin-rifampin vs. doxycycline-rifampin. Antimicrob Agents Chemother 37: 1831– 1834

Bartlett JG (2002) Antibiotic-associated diarrhea. N Engl J Med 346: 334–339

Bone RC, Balk RA, Cerra FB et al. (1992) Definitions for sepsis and organ failure and guidelines for the use of innovative therapies in sepsis. ACCP/SCCM consensus conference. Chest 101:1644–1655

Deutsche Gesellschaft für Innere Medizin (2000) Rationelle Diagnostik und Therapie in der Inneren Medizin. Urban & Schwarzenberg, München Wien Baltimore

Goh BT, van Voorst Vader PC (2001) European guidelines for the management of syphilis. Int J STD AIDS 2001:14–26

Gorbach SL, Bartlett JG, Blacklow NR (1998) Infectious diseases, 2nd edn. WB Saunders, Philadelphia London Toronto Montreal Sydney Tokyo

Helwig H, Noack R (1997) Diagnostik und antimikrobielle Therapie der bakteriellen Meningitis. Empfehlungen der Arbeitsgemeinschaft „ZNS-Erkrankungen" der Paul-Ehrlich-Gesellschaft für Chemotherapie e.V. (PEG) und der Deutschen Gesellschaft fur Pädiatrische Infektiologie (DGPI). Klin Pädiatr 209: 91–93

Mandell GL, Bennett JE, Dolin R (1995) Principles and practice of infectious diseases, 4th edn. Livingstone, New York Edinburgh London Melbourne

Mylonakis E, Calderwood SB (2002) Infective endocarditis in adults. N Engl J Med 345: 1318–1330

Rivers E, Nguyen B, Havstad S et al. (2001) Early goal-directed therapy in the treatment of severe sepsis and septic shock. N Engl J Med 345: 1368–1377

Simon C, Stille W (2000) Antibiotika-Therapie in Klinik und Praxis, 10. Aufl. Schattauer, Stuttgart New York.

Singh AE, Romanowski B (1999) Syphilis: review with emphasis on clinical, epidemiologic, and some biologic features. Clin Microbiol Rev 1999: 187–209

Solera J, Rodriguez-Zapata M, Geijo P et al. (1993) Doxycycline-rifampin vs. doxycycline-streptomycin in treatment of human brucellosis due to brucella melitensis. Antimicrob Agents Chemother 39: 2061–2067

Steere AC (1997) Diagnosis and treatment of Lyme arthritis. Med Clin North Am 81:179–194

Vinetz JM (2001) Leptospirosis. Curr Opin Infect Dis 14: 527–538

Wong CS, Jelacic S, Habeeb RL et al. (2000) The risk of hemolytic-uremic syndrome after antibiotic treatment of Escherichia coli O157:H7 infections. N Engl J Med 342: 1930–1936

94 Rickettsiosen, Q-Fieber und Ehrlichiosen

T. Löscher

94.1 Rickettsiosen – 1571
94.1.1 Allgemeine Therapieprinzipien – 1572
94.1.2 Weitere Therapiemaßnahmen und Prophylaxe – 1572

94.2 Q-Fieber – 1572
94.2.1 Therapie – 1573
94.2.2 Spezielle Maßnahmen und Prophylaxe – 1573

94.3 Ehrlichiosen – 1574
94.3.1 Therapie – 1574

Literatur – 1575

> Rickettsiosen, das Q-Fieber und Ehrlichiosen sind zoonotisch verbreitete Erkrankungen, die mit Ausnahme des Q-Fiebers nur durch blutsaugende Insekten als Vektoren übertragen werden. Durch Änderung der Lebensgewohnheiten nimmt ihre Bedeutung in Mitteleuropa zu, sei es als importierte Erkrankungen wie bei den Rickettsiosen oder als Folge vermehrter Freizeitaktivitäten in der Natur wie beim Q-Fieber oder bei den durch Zecken übertragenen Ehrlichiosen.
>
> In letzter Zeit wurde zunehmend die Rolle des Q-Fiebers bei kulturnegativer Endokarditis und Infektionen intravasaler Prothesen erkannt. Verbreitung und Bedeutung der erst seit kurzem als Erkrankungen des Menschen bekannten Ehrlichiosen sind noch unklar. Schwere Krankheitsverläufe treten nicht nur bei Rickettsiosen auf, sondern auch bei Q-Fieber und Ehrlichiosen, insbesondere wenn Immunkompromittierte betroffen sind. Frühzeitige Diagnose und Therapie sind bedeutsam, da effektive Behandlungsmaßnahmen zur Verfügung stehen, die Schweregrad und Letalität signifikant senken können.

94.1 Rickettsiosen

Rickettsien sind kleine pleomorphe Bakterien, die sich nur intrazellulär vermehren und durch verschiedene Arthropoden übertragen werden. Sie werden nach klinischen, epidemiologischen, antigenetischen und molekulargenetischen Gesichtspunkten in 3 Gruppen eingeteilt:

- **Fleckfiebergruppe** („typhus group") mit klassischem Fleckfieber (Erreger: Rickettsia prowazekii; Übertragung durch Kleiderläuse) und murinem Fleckfieber (R. typhi; Übertragung durch Flöhe);
- **Zeckenbissfiebergruppe** („spotted fever group") mit Felsengebirgsfieber (R. rickettsii, Übertragung durch Zecken), den Zeckenbissfiebern in Südeuropa, Afrika, Indien, Sibirien und Australien (R. conorii u. a.; Übertragung durch Zecken) und Rickettsienpocken (R. akari; Übertragung durch Milben);
- **Tsutsugamushifieber** (Orienta tsutsugamushi; Übertragung durch Milben).

Epidemiologie. Rickettsiosen kommen in Mitteleuropa mit Ausnahme fraglich humanpathogener Infektionen durch Rickettsia slovaca und R. helvetica nur als importierte Erkrankungen vor. Am häufigsten werden Infektionen mit R. conorii und R. africae aus Spanien, Südfrankreich und Italien (Mittelmeer-Zeckenbissfieber oder Boutonneuse-Fieber) sowie aus Süd- und Ostafrika v. a. von Safaritouristen importiert. Gelegentlich beobachtet man auch Fälle von Tsutsugamushifieber (aus Südostasien, Indien, Zentralasien), Felsengebirgsfieber (USA, engl.: „Rocky mountain spotted-fever") und murinem Fleckfieber. Epidemien kommen nur beim klassischen Fleckfieber vor und werden durch Notzeiten, Kriege und Naturkatastrophen begünstigt, z. B. die Epidemie in Burundi 1996. Klassisches Fleckfieber ist heute nur unter der armen Bevölkerung fokaler Endemiegebiete Afrikas (v. a. Äthiopien) und Lateinamerikas verbreitet.

Beim klassischen Fleckfieber ist der Mensch der natürliche Wirt des Erregers (in USA auch Flughörnchen). Dieser wird durch Kleiderläuse von Mensch zu Mensch übertragen. Alle anderen Rickettsiosen werden von wild lebenden Nagern oder anderen Tierreservoiren durch Ektoparasiten (Zecken, Milben, Flöhe) auf den Menschen übertragen. Die Inkubationszeiten liegen bei 1–2 Wochen.

Klinik. Alle Rickettsiosen sind akute Erkrankungen mit meist kontinuierlichem, etwa 2 Wochen andauerndem Fieber, das häufig mit einem Exanthem einhergeht. Beim Fleckfieber und dem Felsengebirgsfieber steht eine generalisierte Vaskulitis mit variabler Organbeteiligung (ZNS-Infektion, Myokarditis, Nephritis, Pneumonitis) im Vordergrund. Bei den Zeckenbissfiebern, Rickettsienpocken und beim Tsutsugamushifieber ist häufig eine Primärläsion (**Eschar**) an der Infektionsstelle vorhanden, typischerweise in Form einer schwärzlich überkrusteten Nekrose (**„tache noire"**). Klassisches Fleckfieber, aber auch Felsengebirgsfieber und Tsutsugamushifieber verlaufen häufig schwer und haben unbehandelt eine signifikante Letalität. Spätrezidive des klassischen Fleckfiebers können sich noch nach langer Zeit manifestieren (**Brill-Zinsser-Erkrankung**). Bei den anderen Rickettsiosen gibt es keine chronischen Verläufe oder Rezidive.

Diagnostik. Die Diagnose wird meist serologisch gesichert (IFT, ELISA, KBR) unter Verwendung art- oder gruppenspezifischer Rickettsienantigene. Proteus OX-2, OX-19 und OX-K Heteroagglutinationsteste (Weil-Felix-Reaktion) sind unzuverlässig. Erregerisolierung mittels Zellkultur, auf dem Hühnerembryo oder im Tierversuch ist schwierig. Der Nachweis von Rickettsien wird im Eschar mit Hilfe der direkten Immunfluoreszenz und mit PCR geführt. Eine frühzeitige Behandlung kann das Erscheinen von Antikörpern verzögern, jedoch nicht verhindern.

94.1.1 Allgemeine Therapieprinzipien

Sie sind einheitlich für alle Rickettsiosen einschließlich Brill-Zinsser-Krankheit. In schweren Fällen ist die frühzeitige Chemotherapie mit sofortigem Beginn bereits bei klinischem Verdacht entscheidend, da die Bestätigung der Diagnose mittels Serologie und/oder Erregernachweis meist erst verzögert zur Verfügung steht.

Die Antibiotika mit der am besten erprobten Wirksamkeit sind Tetracycline. Sie führen zur raschen Entfieberung innerhalb von 2–4 Tagen und senken deutlich die Letalität. Mittel der Wahl ist Doxycyclin in einer Dosierung von 2-mal 100 mg (Kinder 2–4 mg/kgKG) pro Tag oral, in schweren Fälle i. v.

Es muss mindestens 7 Tage behandelt werden bzw. bis mindestens 3 Tage nach Entfieberung. Ebenfalls wirksam ist Chloramphenicol, das wegen seiner potentiellen Knochenmarktoxizität jedoch nur als Reservemittel eingesetzt werden sollte. Es wird folgendermaßen dosiert: 50 mg/kgKG initial, dann 2–3 g pro Tag in 3–4 Einzeldosen (Kinder 50 mg/kgKG pro Tag). β-Laktam-Antibiotika sind unwirksam.

Bei R.-conorii-Infektionen (Mittelmeer-Zeckenbissfieber) erwies sich Ciprofloxacin (3-mal 500 mg oder 2-mal 750 mg pro Tag über 7 Tage) als ebenso effektiv wie Doxycyclin. Clarithromycin (15 mg/kgKG pro Tag in 2 Tagesdosen über 7 Tage) und Azithromycin (10 mg/kgKG pro Tag in einer Tagesdosis über 3 Tage) sind ebenfalls wirksam und eine Alternative bei Kindern.

Erythromycin, z. T. in Kombination mit Rifampicin, wurde in Einzelfällen erfolgreich bei Schwangeren eingesetzt. Eine Vergleichsstudie mit Doxycyclin zeigte jedoch eine geringere Wirksamkeit von Erythromycin mit Therapieversagern in Einzelfällen.

Bei Felsengebirgsfieber werden mangels klinischer Erfahrungen mit anderen Antibiotika unverändert Tetracycline (z. B. Doxycyclin) auch für Kinder unter 8 Jahren und für Schwangere Chloramphenicol empfohlen.

In Nordthailand wurden Fälle von Tsutsugamushifieber mit klinischer und In-vitro-Resistenz gegen Doxycyclin und Chloramphenicol beobachtet. Hier zeigte Rifampicin (600–900 mg pro Tag über 7 Tage) in einer Studie bei weniger schweren Fällen eine gute Wirksamkeit. In Einzelfällen und bei unzureichender klinischer Wirksamkeit von Doxycyclin waren auch Ciprofloxacin oder Azithromycin (Dosierungen wie bei R.-conorii-Infektion) gut wirksam.

94.1.2 Weitere Therapiemaßnahmen und Prophylaxe

Gegen Zephalgien, Myalgien und Unruhe gibt man Analgetika und Sedativa. Flüssigkeitsverluste und Elektrolytstörungen erfordern parenterale Korrektur und Bilanzierung. Bei Blutungskomplikationen werden ggf. Transfusionen und evtl. die Gabe von Thrombozytenkonzentraten nötig.

 Cave
Heparin und Salicylate sind wegen der Begünstigung von Hämorrhagien kontraindiziert.

Eine positive Wirkung auf den Krankheitsverlauf ist zwar in kontrollierten Studien nicht belegt, trotzdem wird bei kritisch Kranken mit schwerem toxischem Verlauf die kurzfristige Gabe (1–3 Tage) von Corticosteroiden in hoher Dosierung empfohlen.

Spezielle Maßnahmen. Für das klassische Fleckfieber besteht **Meldepflicht** für den direkten oder indirekten (serologischen) Erregernachweis (R. prowazekii). Wenn nötig sind Entlausungsmaßnahmen durchzuführen. Patienten mit Rickettsiosen müssen nicht abgesondert behandelt werden, weil es keine direkte Übertragung von Mensch zu Mensch gibt. Es sind allerdings Laborinfektionen und sehr selten Infektionen durch Nadelstichverletzungen oder Transfusionen beschrieben.

Prophylaxe. In Endemiegebieten müssen die Vektoren (Läuse, Flöhe, Zecken, Milben) durch Insektizide bekämpft werden.

Persönlich sollte man sich durch hautbedeckende Schutzkleidung und Repellents schützen. Ein Totimpfstoff gegen klassisches Fleckfieber zeigte bei Risikogruppen (Laborarbeiten mit R. prowazekii) einen signifikanten Schutz. Kommerziell ist derzeit keine Vakzine verfügbar. Gegen Tsutsugamushifieber können sich besonders Exponierte durch eine Chemoprophylaxe mit 200 mg Doxycyclin 1-mal pro Woche schützen.

94.2 Q-Fieber

Coxiella burnetii, der Erreger des Q-Fiebers, ist ein pleomorphes, obligat intrazelluläres gramnegatives Bakterium, das äußerst umweltresistente sporenartige Formen bilden kann und früher zu den Rickettsien gezählt wurde, phylogenetisch jedoch eher mit Legionella und Francisella (Proteobacteria) verwandt ist.

Epidemiologie. Das Q-Fieber ist eine weltweit verbreitete Zoonose mit umfangreichem Tierreservoir. Es verläuft bei Tieren meist als asymptomatische Infektion. Der Mensch infiziert sich in der Regel aerogen durch Inhalation von Aerosolen oder Stäuben, die mit Ausscheidungen (v. a. Geburtssekrete und Plazenta) chronisch infizierter Tiere, besonders Rinder, Ziegen und Schafe, kontaminiert sind. Seltener wird der Erreger durch direkten Kontakt zu infizierten Tieren und ihren Ausscheidungen sowie durch Verzehr kontaminierter Tierprodukte (z. B. Rohmilch) übertragen. Ausnahmen sind Übertragungen von

Mensch zu Mensch, diaplazentar, über Bluttransfusion und durch Zecken. Epidemien gehen meist von kontaminierten Weideflächen aus, von denen infektiöse Sporen mit dem Wind verfrachtet werden.

Klinik. Akute Q-Fiebererkrankungen beginnen nach 2- bis 3-wöchiger Inkubation abrupt hochfieberhaft und mit ausgeprägten Zephalgien. Häufig besteht eine interstitielle Pneumonie, die meist wie eine atypische virale Pneumonie imponiert. Eine granulomatöse Hepatitis ist oft nur biochemisch fassbar. Gelegentliche Komplikationen sind Myokarditis, Perikarditis, Meningoenzephalitis, intrauterine Infektion in der Schwangerschaft und chronischer Verlauf.

Chronische Q-Fiebererkrankungen sind in der Mehrzahl primär chronisch und betreffen v. a. Personen mit chronischen Grunderkrankungen, Immunsupprimierte und ältere Menschen. Am häufigsten manifestieren sie sich als Endokarditis, meist bei Patienten mit Herzklappenfehlern oder -prothesen. Seltener und dann in erster Linie bei Patienten mit Aneurysma und Gefäßprothesen beobachtet man Gefäßinfektionen. Gelegentlich äußert sich das Q-Fieber als chronische Hepatitis oder chronische Knochen- und Gelenkinfektion.

Diagnostik. Die Diagnose erfolgt meist serologisch mittels IFT, ELISA u. a. Verfahren. Eine akute C.-burnetii-Infektion wird gesichert durch den Nachweis von Antikörpern gegen Phase II-Antigen, die allerdings oft erst nach 3–4 Wochen signifikant ansteigen. Bei chronischen Q-Fiebererkrankungen (Endokarditis u. a.) sind die Antikörpertiter gegen Phase-I-Antigen stark erhöht. Eine Isolierung mittels Zellkultur ist möglich, wobei immer die Gefahr einer Laborinfektion berücksichtigt werden muss. Mittels PCR und Immunhistologie gelingt der Nachweis in Gewebeproben, besonders bei operierten Herzklappen und -prothesen bei kulturnegativer Endokarditis.

94.2.1 Therapie

Mittel der Wahl zur Behandlung akuter Q-Fiebererkrankungen ist Doxycyclin, das man 2-mal täglich in einer Dosierung von 100 mg über 14 Tage gibt.

Eine signifikante Reduktion der Erkrankungsdauer wird in der Regel dadurch erreicht, dass man sehr früh, innerhalb der ersten 3 Krankheitstage, mit der Behandlung beginnt. Für Patienten mit persistierendem Fieber trotz antibiotischer Therapie und hohen Autoantikörperspiegeln ist eine zusätzliche Corticosteroidgabe (40 mg Prednison initial, nach 48 Stunden 20 mg, nach weiteren 48 Stunden 10 mg) empfehlenswert. Chinolone (z. B. Ofloxacin 200 mg 3-mal täglich über 2–3 Wochen) und Makrolide (Clarithromycin, Roxithromycin, Erythromycin) erwiesen sich in Vergleichsstudien meist ebenfalls als wirksam. Chinolone werden wegen ihrer besseren Liquorpenetration bevorzugt bei Meningoenzephalitis eingesetzt.

Cotrimoxazol, Rifampicin, v. a. in Kombination mit Erythromycin, und Chloramphenicol scheinen ebenfalls wirksam zu sein, was jedoch bisher nicht in kontrollierten Studien belegt wurde. In der Schwangerschaft behandelt man mit Makroliden oder Cotrimoxazol. Diese Therapie ist jedoch nicht immer erfolgreich.

Die Behandlung der Q-Fieberendokarditis ist problematisch und muss langfristig sein, weil die Rezidivrate hoch ist. Durch eine über mindestens 3 Jahre fortgeführte Therapie mit einer Kombination von Doxycyclin und Ofloxacin (evtl. auch mit Rifampicin und/oder Cotrimoxazol) kann die Letalität signifikant gesenkt werden. Folgende Dosierungen werden empfohlen:

— Doxycyclin 2-mal 100 mg pro Tag + Ofloxacin 3-mal 200 mg pro Tag.

Ein neuer Therapieansatz ist die Kombination von Doxycyclin mit Substanzen wie Chloroquin, die durch Alkalisierung der Phagolysosomen die intrazelluläre antibiotische Wirksamkeit gegen C. burnetii verbessern. In einer Vergleichsstudie zeigte die Kombination aus

— Doxycyclin 2-mal 100 mg pro Tag und Chloroquin 3-mal 200 mg pro Tag über 18–24 Monate

eine raschere klinische Besserung bei gleicher Senkung der Letalität und eine wesentlich niedrigere Rezidivrate nach mindestens 18-monatiger Therapiedauer als die Kombination aus Doxycyclin und Ofloxacin. Die Chloroquinserumspiegel sollten bei 1±0,2 mg/l liegen. Wegen zahlreicher Nebenwirkungen sollte die Chloroquintagesdosis bei schlechter Verträglichkeit nach 3–6 Monaten auf 1- bis 2-mal 200 mg reduziert werden.

> **!** Da es unter der Therapie dosisabhängig und auch irreversibel zu einer Retinopathie kommen kann, sind ophthalmologische Kontrollen obligatorisch.

Die Indikation zur chirurgischen Therapie entspricht der bei anderen Endokarditiden (▶ Kapitel 7) und sollte sich auf Patienten mit hämodynamischen Komplikationen beschränken, da die disseminierte Infektion in der Regel nicht eradiziert wird und Protheseninfektionen nicht selten sind.

> **!** Auch nach operativer Therapie ist eine langfristige antibiotische Therapie erforderlich.

94.2.2 Spezielle Maßnahmen und Prophylaxe

Der direkte oder indirekte (serologische) Nachweis von C.-burnetii-Infektionen ist **meldepflichtig** durch das untersuchende Labor.

Prophylaxe. Wichtigste Maßnahmen in der Bekämpfung des Q-Fiebers sind die Überwachung von Tierbeständen sowie die strikte Einhaltung tierseuchen- und schlachthygienischer Maßnahmen. Seronegativen Personen (vorherige Testung!) mit besonderem Risiko wie Schlachthofarbeitern, Tierärzten, Tierzüchtern etc. wird in Hochendemiegebieten (z. B. Australien) eine Impfung empfohlen. Für einen in Deutschland nicht zugelassenen Totimpfstoff (Q-Vax) ist eine signifikante Schutzrate erwiesen.

94.3 Ehrlichiosen

Ehrlichiosen sind Erkrankungen, die durch kleine gramnegative, molekulargenetisch den Rickettsien nahe stehende Bakterien ausgelöst werden. Die Erreger sind zoonotisch verbreitet und werden durch Zecken übertragen. Sie vermehren sich intrazellulär in zytoplasmatischen Vakuolen der Wirtszelle.

Epidemiologie. Krankheitsfälle beim Menschen, die als humane monozytäre Ehrlichiose (HME) auftraten, wurden bisher v. a. in den Südstaaten der USA beobachtet. Auslöser sind Ehrlichia chaffeensis (Reservoir verschiedene Hirscharten und Hunde) und E. ewingii (Reservoir Hunde, z. T. HGE-artiger Verlauf). Die humane granulozytäre Ehrlichiose (HGE) kommt sowohl in Nordamerika als auch in Europa vor. Erreger der HGE ist Anaplasma phagocytophila. Hohe Seroprävalenzen sprechen für häufig asymptomatisch verlaufende Infektionen. Die Sennetsu-Ehrlichiose wird durch E. sennetsu hervorgerufen und scheint auf Japan und Malaysia begrenzt. Das Reservoir des Erregers sind Nagetiere.

Klinik. Alle Ehrlichiosen verlaufen mit Fieber, z. T. mit Schüttelfrost, Kopfschmerzen, Myalgien und gelegentlichem Exanthem. Bei HME und HGE besteht meist eine Leuko- und Thrombopenie, Komplikationen sind Meningoenzephalitis, respiratorische Insuffizienz, Nierenversagen sowie gastrointestinale und pulmonale Blutungen. Schwere Verläufe und Todesfälle treten v. a. bei Immunkompromittierten (Transplantation, Tumorpatienten, Corticosteroidtherapie, HIV-Infektion u. a.) auf. Patienten mit Sennetsu-Ehrlichiose haben meist eine generalisierte Lymphadenopathie, die besonders zervikal und retroaurikulär ausgeprägt ist. Zusätzlich stellt man meist eine Lymphozytose mit vermehrten atypischen Lymphozyten sowie z. T. eine Hepatosplenomegalie fest, sodass ein mononukleoseartiges Krankheitsbild entsteht.

Diagnostik. Die Diagnose wird serologisch gesichert (signifikanter Titeranstieg) und über den Erregernachweis aus dem Blut mittels PCR. Der Nachweis der Erreger im gefärbten Blutausstrich als intrazytoplasmatische Einschlüsse (Morulae) in Leukozyten gelingt häufig nicht. Die Isolierung mittels Zellkultur ist schwierig. E. sennetsu kann im Tierversuch isoliert werden.

94.3.1 Therapie

Zur Therapie der Ehrlichiosen gibt es bislang keine kontrollierten Studien, Tetracycline haben sich aber als wirksam erwiesen. Mittel der Wahl ist Doxycyclin 2-mal 100 mg täglich oder Tetracyclin 25 mg/kgKG pro Tag in 4 Tagesdosen. Es wird mindestens 5–7 Tage bzw. bis 3 Tage nach Entfieberung behandelt. Bei Immunkompromittierten und bei Patienten, bei denen der Verdacht besteht, dass sie gleichzeitig mit Borrelia burgdorferi infiziert sind, ist eine längere Behandlungsdauer empfehlenswert (2–3 Wochen). In vitro und tierexperimentell sind Rifampicin und Chinolone, nicht jedoch Chloramphenicol effektiv. Kinder und Schwangere mit HGE-Erkrankung wurden in Einzelfällen auch erfolgreich mit Rifampicin behandelt.

Prophylaxe. Als wirksamer Schutz gilt die Verhinderung von Zeckenbissen, indem man Zeckenbiotope meidet. Sofern das nicht möglich ist, sollte man hautbedeckende Kleidung tragen und Repellents benutzen. Zecken, die gestochen haben, sollten so rasch wie möglich von der Haut entfernt werden.

Leitlinien – Adressen – Tipps

Internetadressen

http://www.rki.de/INFEKT/INF_A-Z/RATMBL/Q-FIEBER.PDF
RKI Ratgeber Infektionskrankheiten – Merkblätter für Ärzte: Q-Fieber
  http://www.rki.de/INFEKT/STECKBRF/STBR_B/BAKTERIE.HTM
Steckbriefe seltener und „importierter" Bakterien: Ehrlichose
  http://www.rki.de/INFEKT/STECKBRF/STBR_B/BAKTERIE.HTM
RKI Steckbriefe seltener und „importierter" Bakterien: Fleckfieber (Typhus exanthematicus, epidemischer Läusetyphus, Brill-Zinsser disease)
  http://www.rki.de/INFEKT/STECKBRF/STBR_B/BAKTERIE.HTM
RKI Steckbriefe seltener und „importierter" Bakterien: Mediterranes Fleckfieber (Fièvre boutonneuse, Marseilles Fieber, Afrikanischer Zeckentyphus)

Literatur

Buller RS, Arens M, Hmiel SP et al. (1999) Ehrlichia ewingii, a newly - recognized agent of human ehrlichiosis. N Engl J Med 341: 148–155

Donovan BJ, Weber DJ, Rublein JC, Raasch RH (2002) Treatment of tick-borne diseases. Ann Pharmacother 36: 1590–1597

Gikas A, Kofteridis DP, Manios A, Pediaditis J, Tselentis Y (2001) Newer macrolides as empiric treatment for acute Q fever infection. Antimicrob Agents Chemother 45: 3644–3646

Gudiol F, Pallares R, Carratala J, Bolao F, Ariza J, Rufi G, Viladrich PF (1989) Randomized double-blind evaluation of ciprofloxacin and doxycycline for mediterranean spotted fever. Antimicrob Agents Chemother 33: 987–988

Krause PJ, Corrow CL, Bakken JS (2003) Successful treatment of human granulocytic ehrlichiosis in children using rifampicin. Pediatrics 112: 252–253

Maurin M, Raoult D (1999) Q fever. Clin Microbiol Rev 12: 518–553

Olano JP, Walker DH (2002) Human ehrlichioses. Med Clin North Am 86: 375–392

Panpanich R, Garner P (2002) Antibiotics for treating scrub typhus. Cochrane Database Syst Rev. CD 002150

Raoult D, Houpikian P, Tissot Dupont H, Riss JM, Arditi-Djiane J, Brouqui P (1999) Treatment of Q fever endocarditis: comparison of 2 regimens containing doxycycline and ofloxacin or hydroxychloroquine. Arch Intern Med 159: 167–173

Watt G, Chouriyagune C, Ruangweerayud R et al. (1996) Scrub typhus infections poorly responsive to antibiotics in northern Thailand. Lancet 348: 86–89

95 Chlamydien- und Mykoplasmeninfektionen

M. Allewelt, H. Lode

95.1 Chlamydieninfektionen – 1577
95.1.1 Infektionen durch Chlamydia pneumoniae – 1577
95.1.2 Infektionen durch Chlamydia trachomatis – 1577
95.1.3 Psittakose (Ornithose) – 1578

95.2 Mykoplasmeninfektionen – 1579
95.2.1 Infektionen durch Mycoplasma pneumoniae – 1579
95.2.2 Infektionen durch Ureaplasma urealyticum, Mycoplasma hominis und andere Mykoplasmen – 1579

Literatur – 1580

Chlamydien und Mykoplasmen sind bakterielle Erreger, die sich vorwiegend intrazellulär vermehren und eher wenig akute, sondern mehr subakute Infektionen der Atemwege und des Urogenitaltrakts auslösen können. Mit den modernen diagnostischen Methoden der PCR oder anderen Antigennachweisen lassen sich Chlamydien- und Mykoplasmeninfektionen heute schnell und präzise diagnostizieren.

Chlamydia pneumoniae ist bei den ambulant erworbenen Pneumonien der zweithäufigste Erreger nach Pneumokokken und sollte daher bei der empirischen Therapie unbedingt berücksichtigt werden. Auch Mykoplasmen sind insbesondere bei jungen Erwachsenen häufige Erreger sog. atypischer Pneumonien. Sie sprechen nicht auf Penicilline oder Cephalosporine an.

Die unspezifischen Entzündungen der Urogenitalorgane durch Chlamydien und Mykoplasmen gehören zu den häufigsten venerischen Erkrankungen. Eine hohe Rate dieser Infektionen verläuft asymptomatisch. Entsprechend hoch ist der Anteil symptomfreier Träger. Wegen der intrazellulären Vermehrung mit langsamer Generationszeit muss die Therapie häufig über einen langen Zeitraum von 1–3 Wochen durchgeführt werden.

95.1 Chlamydieninfektionen

95.1.1 Infektionen durch Chlamydia pneumoniae

Erreger und Klinik. Die ursprüngliche Bezeichnung für Chlamydia pneumoniae ist „TWAR"-Chlamydien („Taiwan acute respiratory agent"). Seit 1989 bildet C. pneumoniae eine eigene Chlamydienspezies (Grayson 1992). Ihre Vertreter sind ausschließlich humanpathogen. Erkranken können alle Altersgruppen. Asymptomatische Infektionen sind häufig, und es besteht eine hohe Durchseuchungsrate. C. peumoniae kann Laryngitis, Pharyngitis und Bronchitis verursachen. Pneumonien, bei denen der Erreger isoliert wird, sind meist Mischinfektionen, an denen häufig C. pneumoniae beteiligt ist. Charakteristische Symptome einer Chlamydia-pneumoniae-Pneumonie sind Heiserkeit, mäßiggradiges Fieber und z. T. über Wochen persistierender Husten. Mildere Erkrankungen heilen spontan nach 2–3 Wochen aus. Schwere Verläufe werden insbesondere bei Älteren und chronisch Kranken beobachtet.

In der Diskussion um die Bedeutung infektiologischer Ursachen arteriosklerotischer Erkrankungen taucht Chlamydia pneumoniae an vorderster Stelle auf. Ein Einfluss von insbesondere chronischen Chlamydieninfektionen im Rahmen der multifaktoriellen Genese der Arteriosklerose scheint möglich, ein kausaler Zusammenhang konnte jedoch bislang nicht nachgewiesen werden (Mahony u. Coombes 2001; Saikku 2000).

Diagnose. Die Diagnose wird hauptsächlich serologisch durch einen signifikanten Anstieg des IgG/IgA-Antikörpertiters und den Nachweis von IgM gesichert. Die serologische Akutdiagnostik wird erschwert durch relativ spät ansteigende Serumtiter und klinisch unzureichend definierte Grenzwerte für erhöhte Einzeltiter. Die Erregerisolierung durch Zellkultur ist wenig sensitiv. Antigennachweis und PCR-Verfahren sind möglich, jedoch derzeit nicht ausreichend validiert.

Therapie

Man verabreicht Doxycyclin 2-mal 100 mg pro Tag bzw. 1-mal 200 mg pro Tag über 10–14 Tage.

Als Alternativen kann man Erythromycin sowie neuere Makrolide (Azithromycin, Clarithromycin, Roxithromycin) und neuere Fluorchinolone (z. B. Levofloxazin, Moxifloxazin) einsetzen. Primäres Therapieversagen kann vorkommen und ist häufiger bei Erythromycin als bei Doxycyclin.

β-Laktam-Antibiotika und Sulfonamide sind unwirksam gegen intrazelluläre Erreger.

95.1.2 Infektionen durch Chlamydia trachomatis

Erreger und Klinik. Unterschiedliche Serovare sind für verschiedene Erkrankungen verantwortlich. Während Serotypen A–K vorwiegend Zylinderepithelien infizieren, befallen Serovare L_1–L_3 zahlreiche Zellarten. Die Übertragung als Schmier- bzw. genitale Infektion erfolgt ausschließlich von Mensch zu Mensch (Weinstock et al. 1994).

C. trachomatis kann einerseits das klassische Trachom (Serovare A–C), unspezifische Genitalinfekte, perinatale Neugeboreneninfektionen (Konjunktivitis, Pneumonie) und Einschlusskörperchenkonjunktivitis (Serovare D–K) verursachen. Andererseits sind die Serovare L_1–L_3 Auslöser des in Europa seltenen Lymphogranuloma inguinale/venereum (LGV). Genitale Infektionen durch C. trachomatis gehören zu den häufigsten venerischen Erkran-

◘ **Tabelle 95-1.** Erkrankungen durch Infektionen mit Chlamydia trachomatis

Männer (zu 75 % symptomatisch)		Frauen (zu 70 % symptomlos)	
Erkrankung	**Symptome**	**Erkrankung**	**Symptome**
Urethritis	Dysurie, (purulenter) Ausfluss, keine Bakteriurie	Urethritis	Dysurie, Pyurie ohne Bakteriurie, Symptome meist > 7 Tage
Epididymitis	Fieber, epididymale/testikuläre Schmerzen und Schwellung	Mukopurulente Zervizitis	Mukopurulenter zervikaler Ausfluss, zervikale Ektopie, Ödem und leichte Kontaktblutungen
Proktitis	Rektaler Schmerz, mukopurulenter Ausfluss, spontane oder induzierte Blutung	„Pelvic inflammtory disease" (PID), Komplex z. B. aus Endometritis, Salpingitis, Adnexitis	Unspezifisch: Unterbauchschmerzen, Ausfluss, Fieber, allgemeines Krankheitsgefühl, evtl. Peritonitis
Proktokolitis	Starker Schmerz, mukopurulenter Ausfluss, Hämatochezie, Fieber, Lymphadenopathie, Läsionen auf Kolon ausgedehnt	Perihepatitis (häufig junge, sexuell aktive Frauen)	Schmerzen im rechten Oberbauch, Übelkeit, Erbrechen, Fieber

kungen mit hoher Rate asymptomatischer Verläufe und symptomfreier Träger (▶ Tabelle 95-1).

C. trachomatis ist häufig Ursache des postinfektiösen Reiter-Syndroms (Urethritis, Konjunktivitis, Arthritis), von dem bevorzugt junge Männer betroffen sind. Eine Meldepflicht nach dem Infektionsschutzgesetz besteht nicht.

Diagnostik. Die Isolierung durch Kultur erfordert Abstriche oder Punktate und hat nur eine geringe Sensitivität. Antigennachweis, PCR oder Ligasekettenreaktion auch aus Urin sind möglich und haben eine hohe Spezifität. Die Serologie ist außer bei Neugeborenen (IgM-Antikörper) wegen hoher Prävalenz wenig aussagekräftig.

Therapie

Es wird mit einer Einmaldosis Azithromycin 1 g oder mit Doxycyclin 2-mal 100 mg oder 1-mal 200 mg pro Tag über 7 Tage behandelt. Patienten mit LGV müssen 21 Tage behandelt werden.

Schwangere, Neugeborene und Kinder unter 9 Jahren und alle Kranke mit Kontraindikationen gegen Tetracycline erhalten Erythromycin 4-mal 500 mg pro Tag für 14 Tage (Kinder 30–40 mg/kgKG pro Tag, Neugeborene 50 mg/kgKG pro Tag in je 4 Dosen).

Weitere Alternativen sind neuere Makrolide und Fluorchinolone.

Auch bei nachgewiesener gonorrhoischer Urethritis sollte wegen häufiger gleichzeitiger Chlamydieninfektion eine Einmaltherapie mit 1 g Azithromycin oder eine primäre Therapie mit Fluorchinolonen (z. B. Ofloxazin 1-mal 400 mg über 7 Tage) erfolgen.

95.1.3 Psittakose (Ornithose)

Erreger und Klinik. Die Psittakose (Erreger: C. psittaci) ist eine Zoonose und wird v. a. von Papageien, papageienähnlichen Vögeln (z. B. Wellensittichen) und auch von anderen frei fliegenden Vogelarten auf den Menschen übertragen. Zur Infektion kommt es durch Inhalation von Sekreten und Kot sowohl als Tröpfchen- als auch als Staubinfektion. Für bestimmte Risikogruppen wie Geflügelzüchter und Vogelhändler ist die Psittakose als Berufskrankheit anerkannt. Die Erkrankung manifestiert sich ähnlich wie ein grippaler Infekt oder als Pneumonie, häufig auch systemisch mit Beteiligung von ZNS, Leber und Herz (Peri-, Myo- oder Endokarditis). Der Verlauf kann asymptomatisch bis schwer sein. Gemäß Infektionsschutzgesetz ist der **Erregernachweis meldepflichtig**.

Diagnose. Der Nachweis erfolgt in der Regel serologisch über signifikante Titeranstiege oder relevante Einzeltiter. Den kulturellen Nachweis vermeidet man in der Regel wegen hoher Kontagiosität. PCR-Verfahren sind zur Zeit nicht validiert.

Therapie

Man verabreicht Doxycyclin 2-mal 100 mg oder 1-mal 200 mg täglich über 10–21 Tage.

Alternativ kommen neuere Fluorchinolone (Levofloxazin, Moxifloxazin) oder Makrolide (Azithromycin, Clarithromycin, Roxithromycin) über 10–21 Tage in Betracht.

Bei infektiöser Endokarditis muss mindestens 4 Wochen behandelt werden. Nicht selten wird ein Klappenersatz erforderlich.

95.2 Mykoplasmeninfektionen

95.2.1 Infektionen durch Mycoplasma pneumoniae

Erreger und Klinik. M. pneumoniae wird als Erreger von Bronchitis, Laryngitis, Pharyngitis sowie Pneumonien nachgewiesen. Pneumonien zeigen in der Regel einen schleichenden Beginn mit wenig charakteristischer Symptomatik und verlaufen leicht bis mäßig schwer. Häufiger sind junge Menschen und Patienten ohne chronische Grunderkrankungen betroffen (Ruiz et al. 1999). Radiologisch und klinisch ist trotz der Bezeichnung der „atypischen" Pneumonie keine sichere Abgrenzung zu Pneumonien anderer Genese möglich.

Diagnose. Höchste Spezifität besitzt der kulturelle Nachweis von M. pneumoniae. Der serologische Nachweis erfolgt durch signifikante Titerverläufe (IgG) oder relevante Einzeltiter (IgM, IgG). Wegen des häufig protrahierten Erkrankungsbeginns sind die Antikörpertiter meist schon bei Manifestation der Erkrankung deutlich erhöht. Bei der Mehrzahl der Patienten sind die nur mäßig spezifischen Kälteagglutinine nachzuweisen. PCR-Verfahren zur Diagnostik stehen zur Verfügung, es fehlt jedoch eine ausreichende Validierung. Eine klinisch irrelevante Kolonisation des oberen Respirationstrakts ist möglich.

Therapie
Behandelt wird mit Azithromycin 1-mal 500 mg pro Tag für 3 Tage oder mit anderen neueren Makroliden, Fluorchinolonen (Levofloxacin, Moxifloxacin) oder Doxycyclin 2-mal 100 mg oder 1-mal 200 mg täglich über 7–10 Tage.
β-Laktam-Antibiotika und Sulfonamide sind unwirksam gegen intrazelluläre Erreger.

95.2.2 Infektionen durch Ureaplasma urealyticum, Mycoplasma hominis und andere Mykoplasmen

Erreger und Klinik. U. urealyticum und M. hominis sind fakultative Erreger und werden häufig zusammen oder unter vergleichbaren Voraussetzungen nachgewiesen. Sie sind als Auslöser verschiedener unspezifischer Erkrankungen vorwiegend des Urogenitaltrakts beschrieben (z. B. Urethritis, Prostatitis, Salpingitis, Endometritis, Adnexitis). Selten durchdringen die Erreger die Epithelbarriere.

Diagnostik. Der kulturelle Nachweis ist möglich, serologische Verfahren im Rahmen urogenitaler Erkrankungen durch Ureaplasma und Mykoplasmen spielen keine Rolle. Wesentlich ist der Ausschluss anderer Ätiologien (Gonorrhö, Trichomonas, Enterobakterien), die andere therapeutische Strategien erfordern.

Therapie
Man verabreicht Doxycyclin 2-mal 100 mg bzw. 1-mal 200 mg täglich für 7 Tage (Urethritis) bis 14 Tage (Prostatitis, gynäkologische Infektionen), bei nichtgonorrhoischer Urethritis auch Azithromycin 1 g als Einmaltherapie. Alternativ kommen Ofloxacin (1-mal 400 mg für 7 Tage) oder Erythromycin (2-mal 500 mg für 14 Tage) in Betracht.

Evidenz der Therapieempfehlungen

	Evidenzgrad	Therapieempfehlung
Chlamydia pneumoniae		
Doxycyclin	A	I
Neuere Makrolide	A	I
Neuere Fluorchinolone	A	I
Chlamydia trachomatis		
Doxycyclin	B	I
Azithromycin	B	I
Andere Makrolide	B	I
Fluorchinolone	B	I

	Evidenzgrad	Therapieempfehlung
Chlamydia psittaci		
Doxycyclin	B	I
Neure Fluorchinolone	B	I
Makrolide	B	I
Mycoplasma pneumoniae		
Neuere Makrolide, Azithromycin	A	I
Neuere Fluorchinolone	A	I
Doxycyclin	A	I
Ureaplasma und andere Mykoplasmen		
Doxycyclin	B	I
Azithromycin	B	I
Andere Makrolide	B	I
Fluorchinolone	B	I

Leitlinien – Adressen – Tipps

Leitlinien

Leitlinien der Gesellschaft für Pädiatrische Pneumologie (u. a. DD der Pneumonie durch Chlamydia pneumoniae)
http://www.uni-duesseldorf.de/WWW/AWMF/II/ppneu-12.htm

Internetadressen

http://www.journals.asm.org/search.shtms
http://www.thoracic.org
http://www.cdc.gov/mmwr
http://www.vh.org/Providers/CME/CMEHome.html

Tipps für Patienten

Falls der Patient unter einer Pneumoniebehandlung mit z. B. Amoxicillin nicht innerhalb von 2–4 Tagen anspricht, sollte er wegen des Verdachts auf Mykoplasmen- oder Chlamydieninfektion wieder den Arzt aufsuchen.

Bei häufigen Infektionen des Urogenitaltrakts sollte an eine chronische Besiedlung und Infektion mit Ureaplasmen oder Mykoplasmen gedacht werden.

Literatur

Grayston J (1992) Infections caused by chlamydia pneumoniae strain TWAR. Clin Infect Dis 15: 757–761

Mahony J, Coombes B (2001) Chlamydia pneumoniae and arteriosclerosis: Does the evidence support a causal or contributory role? FEMS Microbiol Letters 197: 1–9

MiQ 1998 Qualitätsstandards in der mikrobiologisch-infektiologischen Diagnostik. G. Fischer, Stuttgart Jena

Ruiz M, Ewig S, Marcos M, Martinez J, Arancibia F, Mensa J et al. (1999) Etiology of community-acquired pneumonia. Am J Respir Crit Care Med 160: 397–405

Saikku P (2000) Chlamydia pneumoniae in artherosclerosis. J Intern Med 247: 391–396

Weinstock H, Dean D, Bolan G (1994) Chlamydia trachomatis infections. Med Clin North Am 8: 797–815

96 Virusinfektionen

B. Salzberger, T. Glück

96.1 Allgemeine Behandlungsmaßnahmen – 1582

96.2 Impfungen – 1582

96.3 Antivirale Chemotherapeutika – 1585
96.3.1 Nukleosid- und Nukleotidanaloga – 1586
96.3.2 Andere virostatische Substanzen – 1590
96.3.3 Immunmodulatorische Substanzen – 1591

96.4 Therapie spezifischer Virusinfektionen – 1591
96.4.1 HSV-1 und -2 – 1591
96.4.2 VZV – 1593
96.4.3 Erkrankungen durch humanes Zytomegalievirus (HCMV) – 1593
96.4.4 EBV, andere Herpesvirusinfektionen und Adenoviruserkrankungen – 1594
96.4.5 Parvovirus B19 – 1594
96.4.6 Hepatitis B – 1595
96.4.7 Hepatitis A – 1596
96.4.8 Hepatitis C – 1596
96.4.9 Influenza – 1596
96.4.10 RS-Viruserkrankungen – 1597
96.4.11 Tollwut (Rabies) – 1598
96.4.13 Hantaviruserkrankungen, Lassafieber und andere virale hämorrhagische Fieber – 1599

Literatur – 1601

Viren haben keinen eigenen Stoffwechsel und benötigen zu ihrer Replikation Wirtszellen. Sie bestehen aus einer Hülle und dem Kern, der die Erbsubstanz (DNS oder RNS), Strukturproteine und Enzyme enthält. Die Virushülle vermittelt den Kontakt (Adhäsion, Bindung, Fusion) mit den Zielzellen. Die virale Erbsubstanz exprimiert in der Zelle Bestandteile der neuen Viruspartikel sowie virale Enzyme, die im Replikationszyklus benötigt werden.

Viren sind die häufigste Ursache von Infektionen des Respirations- und des Gastrointestinaltrakts. Chronische Infektionen mit Hepatitis-B- und C-Viren und HIV sind weltweit verbreitet und Ursache schwerer und letztlich tödlicher Folgeerkrankungen. Ansonsten eher harmlose respiratorische Virusinfektionen sind wie Reaktivierungen latenter Virusinfektionen von großer Bedeutung bei immunkompromittierten oder -defizienten Patienten.

Die ersten wirksamen Therapieformen bei Virusinfektionen waren Impfungen, die seit dem 18. Jahrhundert mit Erfolg entwickelt wurden. Durch ihre konsequente Anwendung sind früher gefürchtete Virusinfektionen mit gezielten Programmen ganz (Pocken) oder fast vollständig (Poliomyelitis) ausgerottet worden, und viele schwer bzw. kompliziert verlaufende Infektionen (Masern, Röteln u. a.) können weitgehend vermieden werden. Fortschritte in der Therapie der Virusinfektionen sind v. a. durch die Entwicklung neuer Virostatika (Welliver et al. 2001), die Etablierung neuer therapeutischer Strategien bei immunkompromittierten Patienten und in der Therapie der chronischen Hepatitiden B und C zu verzeichnen (Jaeckel et al. 2001; Manns et al. 2001). Molekularbiologische Methoden haben dazu beigetragen, die Replikationszyklen vieler Viren zu charakterisieren und damit neue therapeutische Ansatzpunkte zu identifizieren.

96.1 Allgemeine Behandlungsmaßnahmen

Für viele Virusinfektionen existieren keine spezifischen Therapeutika bzw. etablierte Therapiestrategien. Wie bei bakteriellen Infektionen ist nach klinischer Schwere und Organkomplikationen für eine entsprechende symptomatische Therapie, z. B. durch den Einsatz von Antipyretika, zu sorgen.

 Cave
Die Gabe von Acetylsalicylsäure (ASS) bei an Influenza erkrankten Kindern und Jugendlichen bis 18 Jahre birgt die Gefahr des Auftretens eines Reye-Syndroms in sich. Es kann dabei zu schweren Komplikationen bis hin zum Tod kommen. Deshalb sollte ASS in dieser Situation als Antipyretikum bzw. zur symptomatischen Therapie nicht eingesetzt werden.

Antibiotika sind in der Therapie von Virusinfektionen nicht indiziert. Sie sollten ausschließlich bei begründetem Verdacht auf bakterielle Superinfektionen bzw. Sekundärkomplikationen gezielt und nach entsprechender Diagnostik eingesetzt werden. Bei keiner Viruserkrankung gibt es eine gesicherte Indikation für den Einsatz von Corticosteroiden. Sie sind deshalb ebenfalls als symptomatische Therapie einzustufen.

96.2 Impfungen

Aktive Impfungen können eine spezifische zelluläre und humorale Immunität induzieren und damit einen langwirkenden Schutz gegen bakterielle Infektionen und Viruserkrankungen vermitteln. Der Impfschutz führt dazu, dass eine Virusreplikation entweder nicht stattfindet (sog. sterile Immunität) oder die Infektion rasch kontrolliert werden kann. Die überwiegende Mehrzahl von Impfungen vermittelt keine sterile Immunität. Die Indikation der nur kurzfristig wirksamen **passiven Impfungen**, bei denen spezifische Immunglobuline übertragen werden, ist v. a. die Postexpositionsprophylaxe. Kombinationen von aktiver und passiver Impfung werden nach Exposition mit Erregern mit langer Inkubationszeit, z. B. bei Tollwut und Hepatitis B, eingesetzt. Aktive Immunisierungen gegen Masern, Mumps, Röteln, Hepatitis B und Poliomyelitis sind fester Bestandteil des Impfkalenders für Kinder (▶ Tabelle 96-1; Impfempfehlungen RKI 2001).

Impfungen gegen Hepatitis A, Influenza, Varizellen, FSME und Tollwut werden bei gegebener Indikation eingesetzt, weitere Impfungen werden als Schutz bei Fernreisen empfohlen bzw. verlangt (▶ Tabelle 96-2).

Die Applikation von i. m.-Impfungen erfolgt in der Regel in den M. deltoideus, alternativ in den M. vastus lateralis am anterolateralen Oberschenkel. Impfungen in den M. glutaeus sind mit einer niedrigeren Serokonversions- und höheren Komplikationsrate verbunden.

◘ Tabelle 96-1. Impfungen gegen Virusinfektionen im Impfkalender für Kinder

Impfung	Art des Impfstoffes	ab Alter/Indikation	Impfplan (Grundimmunisierung, Mindestabstände)	Schutzdauer/ Auffrischung	Schutzrate
Poliomyelitis	tot	3. Monat/alle	0, 2, 12 Monate	> 10 J./10 J	ca. 100 %
Hepatitis	tot	3. Monat/alle	0, 2, 12 Monate	> 10 J./10 J.	> 95 %
Masern	lebend	12. Monat/alle[a]	0, Wh. im 6. Lebensjahr	lebenslang	ca. 100 %
Mumps	lebend	12. Monat/alle[a]	0, Wh. im 6. Lebensjahr	lebenslang	ca. 98 %
Röteln	lebend	12. Monat/alle[a]	0, Wh. im 6. Lebensjahr	lebenslang	> 90 %

[a] Kontraindikationen gegen Lebendimpfungen beachten!

◘ Tabelle 96-2. Impfungen mit besonderer Indikation

Impfung	Art des Impfstoffes	Indikation/Bemerkungen
Bestimmte Indikationen		
Influenza	tot	> 60 J.
		Chronische Erkrankungen
		Personal im Gesundheitswesen
		Schutzrate 70–80 %, bei Älteren niedriger
Varizellen	lebend	Seronegative Personen mit Leukämie, schwerer Neurodermitis
		Vor Immunsuppression, Organ- oder Knochenmarktransplantation
		Seronegative Frauen mit Kinderwunsch
		Seronegatives Personal im Gesundheitswesen
		Ungeimpfte seronegative Jugendliche (12–15 Jahre)
		Postexpositionsprophylaxe (▶ 96.5.2)
FSME	tot	Aufenthalt/Wohnort in Regionen mit hoher Prävalenz
Tollwut	tot	Präexpositionell: Tierärzte, Jäger, Forstarbeiter und Personen, die mit Tieren in Gebieten mit Wildtollwut umgehen; Personal in Laboratorien mit Tollwutrisiko
		Postexpositionell (▶ 96.5.11)
Hepatitis B	tot	Gefährdetes Personal (medizinisch, zahnmedizinisch, in Labors) und in Gemeinschaftseinrichtungen mit HbsAg-Trägern
		Nichtimmune Patienten mit chronischen Lebererkrankungen, mit HIV-Infektion, Dialysepatienten, Patienten mit häufiger Anwendung von Blutprodukten oder mit Immundefekten
		Sexuell aktive, nicht immune Personen mit höherem Risiko einer sexuellen Übertragung von Hepatitis B
		Reisende in Länder mit hoher Hepatitis-B-Prävalenz
		Postexpositionsimmunisierung ▶ 96.5.7

◘ Tabelle 96-2 (Fortsetzung)

Impfung	Art des Impfstoffes	Indikation/Bemerkungen
Hepatitis A	tot	Gefährdetes Personal in medizinischen Einrichtungen, Laboratorien, Kindertagesstätten, psychiatrischen Einrichtungen
		Kanalisations- und Klärwerksarbeiter
		Homosexuell aktive Männer
		Personen mit substitutionspflichtiger Hämophilie
		Seronegative Personen mit chronischer Lebererkrankung
		Personen in psychiatrischen Einrichtungen bzw. vergleichbaren Fürsorgeeinrichtungen
Reiseimpfungen[a]		
Hepatitis A	►oben	seronegative Personen ohne Impfschutz bei Aufenthalt in Regionen mit hoher Hepatitis-A-Prävalenz
Poliomyelitis	►oben	Alle Personen mit fehlender oder unvollständiger Immunisierung bei Reisen in Gebiete mit noch vorhandener Polio
Gelbfieber	lebend	Nach Impfanforderungen der Ziel- oder Transitländer im tropischen Afrika bzw. Süd- und Mittelamerika
		Impfung in besonderen Gelbfieberimpfstellen
Japanische Enzephalitis	tot	Bei Aufenthalt in Endemiegebiet und möglicher Exposition zu Vektoren, Japan und Südostasien

[a] Empfehlungen zu Reiseimpfungen sind am besten und aktuellsten im Internet nachzulesen (►oben).

Sämtliche Impfungen werden im Impfpass des Patienten dokumentiert. Die häufigsten Nebenwirkungen von Impfungen sind lokale Reaktionen. Ernsthafte Nebenwirkungen sind äußerst selten und müssen dem örtlichen Gesundheitsamt gemeldet werden. Kontraindikationen gegen Impfungen sind akute behandlungsbedürftige Erkrankungen, Allergien gegen bestimmte Impfstoffe bzw. gegen Inhaltsstoffe der Zubereitungen (z.B. Hühnereiweiß in Influenza- und Gelbfieberimpfstoff), außerdem vorangegangene schwere Impfreaktionen auf die jeweilige Vakzine. Ein Immundefekt oder eine immunsuppressive Therapie können Kontraindikationen gegen die Applikation von Lebendimpfstoffen darstellen (►Tabelle 96-3.).

◘ Tabelle 96-3. Impfungen bei HIV-Infektion

Impfstoff	Asymptomatische HIV-Infektion	Symptomatische HIV-Infektion
Inaktivierte Impfstoffe und Toxoide	Empfohlen	Empfohlen
Masern	Empfohlen	Nicht empfohlen
Masern-Mumps-Röteln	Empfohlen	Nicht empfohlen
Varizellen	Möglich[a]	Kontraindiziert
(BCG)	Kontraindiziert	Kontraindiziert

[a] >25% der altersentsprechenden CD4-Zell-Zahl.

Schwangere sollten nur bei dringlicher Indikation geimpft werden. Das gilt ganz besonders für die Applikation von Lebendimpfstoffen.

> Allerdings ist selbst eine versehentliche Lebendimpfung gegen Röteln in der Schwangerschaft keine Indikation für einen Schwangerschaftsabbruch.

96.3 Antivirale Chemotherapeutika

Antivirale Therapien können grob eingeordnet werden in **virozide, virostatische** und **immunmodulatorische**. Substanzen, die Viren direkt inaktivieren, werden als virozid bezeichnet. Sie sind klinisch von geringer Bedeutung. Da Virozide neben den Viren auch Zellen des Wirtsgewebes angreifen, werden sie v. a. extern bei kutanen Virusmanifestationen angewandt. Virostatische Therapeutika können die Virsureplikation an mehreren Schritten des Vermehrungszyklus hemmen:

- **extrazellulär** durch Hemmung des Virus-Wirtszell-Kontakts- bzw. der Fusion,
- **intrazellulär** durch die Inhibition von Schlüsselenzymen im Replikationszyklus,
- **intra- bzw. extrazellulär** durch Eingriff in die Ausschleusung oder terminalen Reifungsvorgänge der Viruspartikel (▶ Tabelle 96-4).

Ziel einer antiviralen Chemotherapie ist die Vermeidung von Organschäden, die einerseits durch die fortgesetzte Virusreplikation selbst und andererseits erst durch die Reaktion des Immunsystems hervorgerufen werden. Die antivirale Therapie kann häufig die Zeit überbrücken, bis das Immunsystem selbst die Infektion kontrollieren oder gar eradizieren kann. Bei der HIV-Infektion verhindert eine wirksame virostatische Kombinationstherapie die Progression des Immundefekts und führt sogar zu seiner partiellen Rückbildung. Sie erreicht jedoch in ihrer jetzigen Form auch nach mehrjähriger Anwendung weder die Eradikation noch die Kontrolle der Infektion durch das Immunsystem.

Resistenzentwicklungen von Viren mit nachfolgender Selektion der resistenten Mutanten unter virostatischer Therapie sind für nahezu alle Viren, insbesondere für RNS-Viren, in vitro oder in vivo beschrieben. Die Resistenz wird in der Regel durch Punktmutationen der betreffenden Enzyme vermittelt. Begünstigend für die hohe Spontanmutationsrate ist die hohe Fehlerzahl bei der Kopie des RNS-Erbstranges, die u. a. auf fehlenden Korrekturmechanismen bei Fehlinsertionen beruht. Klinisch müssen Resistenzen vermutet werden, wenn der Zustand eines Patienten unter der Therapie unverändert bleibt oder sich verschlechtert. Resistenzen können durch das Wachstumsverhalten in Zellkultursystemen oder durch Nachweis resistenztypischer Punktmutationen diagnos-

Tabelle 96-4. Therapeutische Ansatzpunkte für Virostatika

Ansatzpunkt	Wirkmechanismus	Substanzen (inhib. Virus)
Adsorption	Bindung an Zellrezeptoren	Experimentelle Chemokinrezeptorenblocker (HIV)
	Fusionsinhibition durch Interaktion mit Virusproteinen	Enfuvirtide, T-1249 (HIV)
	Inhibition der Entpackung von viraler Erbsubstanz	Rimantadin, Amantadin (Influenza A)
Reverse Transkription	Hemmung der reversen Transkriptase	Nukleosidanaloga
		Nicht-nukleosidische reverse Transkriptase-Inhibitoren (alle HIV)
Integration	Hemmung der Integration von proviraler DNA in zelluläre DNA	Experimentelle Integraseinhibitoren (HIV)
DNS/RNS-Replikation	Hemmung der DNS/RNS-Polymerase	Nukleosidanaloga (div. Viren)
	Inaktivierung der viralen RNS durch Endonukleasen	Interferone (div. Viren)
	Inhibition der RNS-abh. RNS-Polymerase	Amantadine/Rimantadin (Influenza A)
Translation	Inhibition der mRNA durch Anti-Sense-RNS	Fomiviren (CMV)
Virusreifung, -ausschleusung	Hemmung der Virusprotease	Proteaseinhibitoren (HIV)
	Hemmung der Neuraminidase	Oseltamivir, Zanamivir (Influenza A, B)

tiziert werden. Resistenztestungen für antivirale Substanzen sind allerdings bisher kompliziert, teuer, wenig standardisiert und schwer interpretierbar.

Immunmodulatorische Therapeutika haben keine direkte antivirale Wirkung, sie tragen vielmehr durch die Veränderung der wirtseigenen Immunantwort zur Kontrolle bzw. Elimination der Infektion bei. Die Dosierungen für verschiedene Indikationen können unterschiedlich sein und sind teilweise bei eingeschränkter Nierenfunktion anzupassen (◘ Tabelle 96-5).

Substanzen zur Therapie der HIV-Infektion sind hier bis auf zusätzlich bei anderen Infektionen wirksame Substanzen nicht aufgeführt (▶ Kapitel 100).

96.3.1 Nukleosid- und Nukleotidanaloga

Nukleosid- bzw. Nukleotidanaloga werden als falsche Bausteine in die virale Erbsubstanz von DNS- und RNS-Viren (auch Retroviren) eingebaut. Der Einbau führt dann dazu, dass die virale DNS/RNS-Polymerase den neu synthetisierten DNS/RNS-Strang nicht verlängern kann und die Replikation an diesem Punkt abbricht. In der Zellkultur wird dieser Effekt als Hemmung der viralen DNS/RNS-Polymerasen sichtbar. Dieses Prinzip, das generell auf alle viralen Erreger anwendbar ist, hat sich v. a. in der Therapie von Herpesviruserkrankungen, der HIV-Infektion und der Hepatitis B bewährt.

Um wirksam zu sein, muss das Analogon besser als das originale Nukleosid in die virale DNS/RNS eingebaut werden, entweder durch bevorzugte Phosphorylierung durch virale Enzyme oder aufgrund einer höheren Spezifität der Polymerase für das Analogon. Zusätzlich müssen die zellulären Polymerasen umgekehrt das originale Nukleosid bevorzugen, da der Einbau in die zelluläre Erbsubstanz ansonsten toxische Auswirkungen hätte. Die Nukleosidanaloga der 1. Generation (Vidarabin, Trifluridin, Idoxuridin) erfüllen v. a. die letzte Bedingung nicht und haben systemisch eine hohe Toxizität. Die Nukleosidanaloga der 2. Generation (Aciclovir und folgende) dagegen sind virostatisch bei geringerer Toxizität.

Nukleosid- und Nukleotidanaloga sind wirksam in der Therapie gegen Herpesviruserkrankungen, gegen Hepatitis B und HIV sowie gegen einige andere Infektionen. Nebenwirkungen von Nukleosidanaloga sind substanzspezifisch unterschiedlich. Ein nahezu allen Substanzen gemeinsamer Mechanismus der Toxizität ist durch ihren Einbau in die mitochondriale DNS gegeben. Die (humanen) mitochondrialen DNS-Polymerasen haben keine Korrekturmechanismen und sind daher anfälliger für den Einbau falscher Nukleoside oder -analoga. Je nach Substanz kann dieser Mechanismus einen spezifischen Organtropismus aufweisen, sodass es z. B. eher zu Nervenschädigungen oder eher zu Blutbildungsstörungen kommt. In Einzelfällen wurden auch systemische Folgen mit schweren Lactatazidosen beschrieben.

Nukleosid- und Nukleotidanaloga unterscheiden sich durch ihre Phosphorylierung: Nukleoside benötigen 3 Phosphorylierungsschritte bis zur aktiven Form, wohingegen Nukleotide bereits einfach phosphoryliert sind. Etablierte Nukleosidanaloga sind Aciclovir bzw. Valacyclovir, Famciclovir bzw. Penciclovir, Zidovudine, Stavudine, Lamivudine und andere. Zu den Nukleotidanaloga gehören Cidofovir, Adefovir und Tenofovir.

Vidarabin, Trifluridin, Idoxuridin

Diese 3 Substanzen sind Nukleosidanaloga der 1. Generation und werden heute aufgrund der Toxizität nicht mehr systemisch eingesetzt. Sie sind sämtlich wirksam in der topischen Therapie von Herpesviruserkrankungen, insbesondere bei der HSV- bzw. VZV-Keratitis und werden dort auch eingesetzt. Trifluridin wirkt geringgradig besser als Idoxuridin. Ein Unterschied zu Vidarabin besteht nicht.

Aciclovir/Valaciclovir

Aciclovir (Zovirax und Generika) ist ein Guanosinanalogon mit In-vitro-Wirksamkeit gegen HSV-1 und -2, VZV, EBV und CMV. Valaciclovir ist ein Valinester des Aciclovirs mit besserer Bioverfügbarkeit als die Ursprungssubstanz. Klinisch wirksam ist Aciclovir bei HSV-1- und HSV-2-Infektionen. Valaciclovir erreicht im Gegensatz zu Aciclovir auch für CMV grenzwertig inhibitorische Konzentrationen. Für die intrazelluläre Phosphorylierung in HSV- und VZV-infizierten Zellen ist eine virale Thymidinkinase verantwortlich. Die orale Bioverfügbarkeit von Aciclovir liegt normalerweise bei 15–20 % und in organ- bzw. knochenmarktransplantierten Patienten niedriger. Die Bioverfügbarkeit von Valaciclovir beträgt ca. 55 %. Die Liquorspiegel erreichen ca. 50 % des Serumspiegels. Die Substanz wird mit einer Plasmahalbwertszeit von 2,5–3 h renal eliminiert und muss bei Niereninsuffizienz geringer dosiert werden. Resistenzen von HSV- und seltener von VZV-Stämmen gegen Aciclovir werden meistens durch Mutationen oder gar Verlust der Thymidinkinase und seltener durch Mutationen der DNS-Polymerase vermittelt.

Generell ist die Verträglichkeit gut. Neurologische Komplikationen (Lethargie) treten mit ca. 1 % bei i. v.-Gabe auf und sind Folge hoher Serumspiegel bei Nierenfunktionsstörungen. Sie sind in der Regel rasch reversibel. Ebenfalls selten (<1 %) und reversibel ist die Verschlechterung der Nierenfunktion, die sich aufgrund einer Kristallurie mit Aciclovir entwickeln kann. Bei oraler Gabe treten selten gastrointestinale Beschwerden, insbesondere Übelkeit, auf. Allergische Reaktionen auf die Substanz sind extrem selten.

Indikation für die Therapie mit Aciclovir/Valaciclovir sind mukokutane und systemische Erkrankungen mit HSV bzw. VZV.

Insgesamt ist die orale Therapie mit Valaciclovir bei unkomplizierten Infektionen gleich wirksam wie die Be-

◘ Tabelle 96-5. Virostatika: Wirkspektrum, Toxizitäten und Dosierung

Substanz	Klinische Wirksamkeit	Toxizitäten	Dosierung	Dosisreduktion bei Niereninsuffizienz (Kreatininclearance)
Nukleosidanaloga		*Alle: mitochondriale Toxizität, Lactatazidose (selten)*		
Aciclovir	HSV-1,-2, VZV	Selten Nierenschädigung bei i.v. Therapie (Prävention durch langsame Infusion und Hydratation)	Oral: 5-mal 200–800 mg pro Tag; i.v.: 3-mal 5–10 mg/kgKG pro Tag	a: Normale Dosierung b: DI 12 h c: DI 24 h
Valaciclovir	HSV-1,-2, VZV		Oral: 2-mal 500 mg bis 3-mal 1 g pro Tag	
Famciclovir	HSV-1,-2, VZV, Hepatitis B		Oral: 2- bis 3-mal 0,125–0,75 g pro Tag	a: DI 12 h b: DI 24 h c: DI 24–48 h
Brivudin	HSV-1, VZV	Erhöhte Toxizität v. a. in Kombination mit Antimetaboliten	Oral: 1-mal 125 mg pro Tag	a: Keine Änderung b, c: Keine Empfehlung
Ganciclovir	Herpesviren	Neutropenie, Thrombopenie, selten neurologische Symptome	Induktionsdosis: 2-mal 5 mg/kgKG pro Tag i.v. Erhaltungsdosis 5 mg/kgKG pro Tag Oral: 3-mal 1000 mg pro Tag	i.v.-Gabe: a: DI 12 h b: 2,5 mg/kgKG; DI 12 h c: 2,5 mg/kgKG; DI 24 h
Valganciclovir	CMV	▶ oben	Induktionsdosis: 2-mal 900 mg pro Tag oral Erhaltungsdosis: 1-mal 900 mg pro Tag oral	>60 ml/min: Keine Dosisänderung 40–59 ml/min: Dosis 50% 25–39 ml/min: Dosis 25% bzw. DI-Verlängerung 10–24 ml/min: 12,5% Dosis bzw. DI-Verlängerung[a]
Ribavirin	RSV, Hantaviren, Hepatitis C	Hämolyse, allergische Reaktionen, GI	i.v. (hämorrhagische Fieber): 30 mg/kgKG als „loading dose", 4-mal 15 mg/kgKG pro Tag für 4 Tage, danach Dosisreduktion Oral: 2-mal 500 mg pro Tag (<75 kgKG), 2-mal 600 mg pro Tag (>75 kgKG) (Hepatitis C)	
Lamivudin	HIV, Hepatitis B	Anämie (sehr selten)	oral: 2-mal 150 mg pro Tag 1-mal 300 mg pro Tag (HIV) 1-mal 100 mg pro Tag (Hepatitis B)	a, b: Keine Änderung c: 150 mg pro Tag, DI 24 h
Trifluridin	HSV		Topisch	

◘ Tabelle 96-5 (Fortsetzung)

Substanz	Klinische Wirksamkeit	Toxizitäten	Dosierung	Dosisreduktion bei Niereninsuffizienz (Kreatininclearance)
Vidarabin	HSV		Topisch	
Idoxuridin	HSV		Topisch	
Nukleotidanaloga		Alle: Nephrotoxizität		
Cidofovir	HIV, Hepatitis B	Nephrotoxizität (Prävention durch Gabe von Probenecid und Hydratation	1-mal 5 mg/kgKG pro Woche i. v.	a: Keine Änderung b, c: Nicht anwenden!!
Adefovir	Hepatitis B	Nephrotoxizität	1-mal 10 mg pro Tag p.o.	a: Keine Änderung b, c: Keine Erfahrungen
Andere				
Foscarnet	HSV, VZV, CMV	Nephrotoxizität, Schleimhautulzera, Elektrolytverschiebungen	3-mal 40(HSV)–60(CMV)mg/kgKG pro Tag i. v.	a: DI 8 h b, c: Einsatz nicht empfohlen
Amantadin	Influenza A		oral: 2-mal 100 mg pro Tag	a: 100 mg, DI 24 h b: 100 mg, DI 48–72 h c: 100 mg 1-mal wöchentlich
Zanamivir	Influenza		Therapie: 2-mal 10 mg pro Tag	Keine Änderung
Oseltamivir	Influenza		Therapie: 2-mal 75 mg p.o. pro Tag Prophylaxe: 1-mal 75 mg p.o pro Tag	a: Normale Dosierung b: 75 mg pro Tag p.o.; Prophylaxe 75 mg/48 h p.p.
Fomivirsen	CMV-(Retinitis)		Intravitreal	
Immuntherapeutika				
Interferon-α	Hepatitis B, Hepatitis C	Fieber, Neutropenie, Thrombopenie, Anämie, Depression	Subkutan, nach Indikation verschieden	

(Letzte Spalte:) a: Kreatininclearance 50–80 ml/min; b: Kreatininclearance 10–50 ml/min; c: Kreatininclearance <10 ml/min (anurisch); *DI:* Dosierungsintervall; a vorläufige Empfehlung, adaptiert nach der US-Fachempfehlung.

handlung mit Aciclovir. Darüber hinaus ist sie einfacher zu applizieren und teurer.

Penciclovir/Famciclovir

Penciclovir ist ein chemisch zu Aciclovir verwandtes Guanosinanalogon, Famciclovir (Famvir) ein Diacetylester des Penciclovirs. Während Penciclovir eine extrem schlechte orale Bioverfügbarkeit hat, wird Famciclovir in der Darmwand bzw. der Leber diacetyliert, sodass es eine Bioverfügbarkeit von 77 % erreicht. Die Plasmahalbwertszeit beträgt 2,5–3 h. Die Substanz wird renal eliminiert. Ihre Wirksamkeit ist ähnlich der von Aciclovir. Darüber hinaus können einige wenige gegen Aciclovir resistente Virusstämme (Thymidinkinase- oder Polymerase-Mutanten) durch Penciclovir gehemmt werden. Zusätzlich zeigt Penciclovir in vitro und in vivo Wirksamkeit gegen Hepatitis B. Die Toxizität ist ähnlich der von Aciclovir. Zusätzlich tritt unter Penciclovirtherapie selten eine Neutropenie auf.

Die Indikationen ähneln denen von Aciclovir. Eine bessere Wirksamkeit ist nicht belegt. Ob Penciclovir als Virostatikum bei Hepatitis B eingesetzt werden kann, wird noch geprüft. Bei nicht komplizierten Infektionen ist die Therapie aufgrund der 2-mal täglich möglichen Gabe einfacher als mit Aciclovir, das in der Regel 5-mal täglich gegeben werden sollte.

Brivudin

Brivudin (Zostex, früher Helpin, nicht zugelassen in den USA) ist ein bromiertes Guanosinanalogon, das gegen Herpes simplex 1 und VZV, nicht aber gegen HSV-2 wirkt. In der oralen Therapie ist seine Wirksamkeit vergleichbar mit Aciclovir. Die Plasmahalbwertszeit beträgt 12 h. Die Elimination erfolgt zu 65 % renal, zu 20 % intestinal.

Die Nebenwirkungen von Brivudin ähneln denen von Aciclovir. Wegen der Hemmung des Metabolismus von 5-FU durch Brivudin ist die gleichzeitige Gabe von Fluorouracil kontraindiziert.

> **!** Da HSV-1- und HSV-2-Infektionen klinisch wie laborchemisch schwer zu differenzieren sind, muss der Einsatz der Substanz bei Herpes-simplex-Infektionen aufgrund der Unwirksamkeit gegen HSV-2 sehr kritisch gesehen werden.

Ganciclovir

Ganciclovir (Cymeven) ist ein Deoxyguanosinanalogon und wirkt in vitro gegen Herpes- und Adenoviren, gegen das Hepatitis-B-Virus und sehr gut gegen das Zytomegalievirus. Ganciclovir wird wie Aciclovir intrazellulär durch virale Enzyme zum Monophosphat phosphoryliert, in HSV-infizierten Zellen durch die Thymidinkinase, in CMV-infizierten Zellen durch das CMV-eigene UL97-Protein. Es besteht bei Herpesviren weitgehende Kreuzresistenz mit Aciclovir, bei CMV wird die Resistenz durch Mutationen im UL97 vermittelt.

Die Substanz wird i.v. oder bei Retinitis intravitreal als Injektion bzw. als Implantat mit langsamer Diffusion oder oral eingesetzt. Die Plasmahalbwertszeit liegt bei 3–4 h, jedoch ist die intrazelluläre Halbwertszeit in CMV-infizierten Zellen deutlich höher (ca. 16 h). Die Liquorspiegel erreichen ca. 50–70 % der Serumspiegel.

Bei 50 % der behandelten Patienten kommt es als Nebenwirkung zu einer Neutropenie. Thrombopenien sind seltener (20 %). Zudem können sich ähnlich wie unter Aciclovirtherapie neurologische Symptome einstellen. Nahezu alle Nebenwirkungen werden dosisabhängig beobachtet.

Die orale Bioverfügbarkeit der Substanz ist gering (ca. 5–10 %). Allerdings ist eine veresterte Form mit besserer Bioverfügbarkeit (Valganciclovir) verfügbar.

Cave
Im Gegensatz zu Aciclovir ist Ganciclovir mutagen und karzinogen.

Indikationen zur Therapie mit Ganciclovir sind schwere Infektionen mit dem Zytomegalievirus (Pneumonie, Retinitis, gastrointestinale Infektionen und ZNS-Erkrankungen) wie sie nahezu ausschließlich bei schwer immunsupprimierten bzw. -defizienten Patienten (HIV-Infizierte und Personen nach Organ- oder Knochenmarktransplantation) mit zellulärem Immundefekt auftreten.

Ribavirin

Ribavirin (Virazole, Rebetol) ist ein Guanosinanalogon mit breiter In-vitro-Wirksamkeit gegen DNS- und RNS-Viren. Klinisch ist es wirksam gegen Infektionen durch Hepatitis-C-Virus, Arenaviren (Lassa-Fieber-Virus u.a.), Respiratory-syncitial-Viren (RSV) und beim hämorrhagischen Fieber mit Nierenversagen (Hantaan-Virus, Genus Hantaviren), nicht jedoch gegen HIV. Die Phosphorylierung geschieht durch zelleigene Enzyme, der Wirkungsmechanismus ist nicht vollständig geklärt und beinhaltet eine Interaktion mit der viralen DNS/RNS-Synthese. Als gefährlichste Nebenwirkung kann es bei mit Ribavirin Behandelten zur Hämolyse kommen. Weitere Nebenwirkungen sind Juckreiz, Exantheme, Husten und bei der inhalativen Anwendung Bronchospasmen.

Die orale Bioverfügbarkeit beträgt 33–45 %, die Halbwertszeit 2 h mit einer langen terminalen Halbwertszeit von 18–36 h wegen Rückverteilung aus Kompartimenten. Hepatisch werden 60 % der Substanz eliminiert, renal der Rest.

Je nach Erkrankung kann die Substanz auf unterschiedliche Weise appliziert werden: i.v. (Lassa-Fieber, Hantaan-Virus), als Aerosol (RS-Virus) und oral (Hepatitis C). Indikationen zur Therapie mit Ribavirin sind die chronische Hepatitis C, Bronchiolitiden und Pneumonien durch RS-Virus bei Säuglingen und Kindern, insbesondere bei strukturellen Lungenfehlbildungen. Weitere Indikationen sind Erkrankungen durch Arena-Viren (Lassa-Fieber, Machupo-, Junin-Guanarito- und Sabia-Fieber) sowie durch Bunyaviren (Krim-Kongo-Fieber und Rift-Valley-Fieber).

Lamivudin

Lamivudin (Epivir, Zeffix) ist ein Cytidinanalogon, das in vitro und in vivo gegen HIV und Hepatitis-B-Virus wirkt. Da es gering toxisch ist, leiden behandelte Patienten v. a. unter Kopfschmerzen, Übelkeit und Schwindel.

Die Bioverfügbarkeit von Lamivudin beträgt ca. 85 %. Renal werden 70 % eliminiert mit einer Serumhalbwertszeit von 2–3 h und einer deutlich längeren intrazellulären Halbwertszeit von 11–14 h.

Indikationen zur Therapie sind HIV- und Hepatitis-B-Virus-Infektionen (▶ auch Kapitel 96.4.6 und Kapitel 100).

Cidofovir

Cidofovir (Vistide), ein Monophosphatdeoxycytidinanalogon, besitzt eine breite In-vitro-Wirksamkeit gegen DNS-Viren. In vivo wirkt es gegen Zytomegalieviren und gegen TK-defiziente, aciclovirresistente HSV-Stämme. Darüber hinaus sind Therapieerfolge beschrieben, indem man Cidofovir in Tumoren instilliert hat, die durch schwere humane Papillomvirusinfektionen entstanden waren.

Cidofovir hat keine orale Bioverfügbarkeit und eine Halbwertszeit von 2–3 h. Doch können die Serumspiegel durch Koapplikation von Probenecid deutlich erhöht werden. Die Substanz akkumuliert ebenfalls in CMV-infizierten Zellen, sodass eine 1-mal wöchentliche intravenöse Therapie möglich ist. CMV-Resistenzen gegen Cidofovir werden durch Mutationen der CMV-DNS-Polymerase vermittelt.

! Da Cidofovir in ca. 15–20 % eine Tubulusschädigung mit irreversibler Nierenfunktionsstörung verursacht, sollten während der Anwendung die Retentionswerte kontrolliert werden, sodass die Substanz abgesetzt werden kann, sobald sich die Nierenfunktion verschlechtert.

Sorgfältige Hydratation und die Gabe von Probenecid verringern das Risiko renaler Schäden. Weitere Nebenwirkungen wie gastrointestinale Beschwerden und allergische Reaktionen können durch die Komedikation mit Probenecid auftreten.

Indikation für die Therapie mit Cidofovir sind schwere Manifestationen mit aciclovirresistenten HSV- bzw. VZV-Stämmen. Cidofovir wirkt ebenfalls gegen ganciclovirresistente Zytomegalievirusstämme, die durch Mutationen des UL97 entstanden sind. Ganciclovirresistente CMV-Stämme, die sich durch Mutationen der DNA-Polymerase entwickelt haben, sind kreuzresistent zu Cidofovir. Sie kommen nur äußerst selten vor.

Adefovir und Tenofovir

Adefovir und Tenofovir sind 2 neuere ebenfalls bereits monophosphorylierte Adeninanaloga. Beide sind in vitro hervorragend wirksam gegen Hepatitis-B-Viren und gegen HIV-Stämme, sogar gegen solche, die gegen andere Nukleoside resistent sind. Allerdings sind die gegen HIV notwendigen Dosen von Adefovir nephrotoxisch, sodass Adefovir nur in der Therapie der Hepatitis-B-Infektion eingesetzt werden kann. Adefovir (Hepsera) ist zur Therapie der chronischen Hepatitis zugelassen. Da die Nephrotoxizität von Tenofovir deutlich niedriger ist, ist es für die antiretrovirale Therapie zugelassen. Die klinische Wirksamkeit gegen andere Viruserkrankungen ist noch nicht evaluiert.

96.3.2 Andere virostatische Substanzen

Eine Vielzahl antiviraler Substanzen mit unterschiedlichen Wirkungen im Replikationszyklus ist bekannt (◘ Tabelle 96-4). Weitere Therapieprinzipien sind die Hemmung der Vermehrung von Picorna- und Enteroviren durch spezifische Bindung an eine Region des Viruskapsids, das die Bindung sowie die Freisetzung der Erbsubstanz behindert (Pleconaril).

Die Entwicklung von Substanzen gegen spezifische Ansatzpunkte erfordert deren genaue Charakterisierung auf molekularer Ebene, sodass wirksame Kandidatsubstanzen definiert und in In-vitro-Modellen rasch erprobt werden können. Neue in Entwicklung befindliche Therapeutika sind u. a. Inhibitoren der Protease des Hepatitis-C-Virus sowie Fusionsinhibitoren mit Wirksamkeit gegen HIV-1.

Foscarnet

Foscarnet (Foscavir) ist ein Pyrophosphatanalogon, das direkt virale DNS- und RNS-Polymerasen durch reversible Bindung an die Pyrophosphatbindungstelle inhibieren kann. In vitro wirkt es gegen Herpesviren und HIV, in vivo nur gegen Herpesviren.

Foscarnet ist nephrotoxisch und kann zu ausgeprägten symptomatischen Elektrolytverschiebungen (Hypo- und Hypercalcämien, Hypo- und Hyperphophatämien) mit Parästhesien und seltener mit Arrhythmien führen. Lokal kann die Substanz bei hohen Urinkonzentrationen Ulzerationen an der Urethra bzw. der umgebenden Hautregion verursachen. Zur Prophylaxe sollten die Patienten gut hydriert sein und eine penible Genitalhygiene einhalten.

Aufgrund der niedrigen oralen Bioverfügbarkeit von <10 % und hohen Tagesdosen (120–180 mg/kgKG pro Tag in 2 oder 3 Einzeldosen) ist nur eine i. v.-Gabe möglich. Die Serumhalbwertszeit beträgt 4–8 h mit einer bis zu 88 h langen terminalen Halbwertszeit aufgrund einer Deposition im und Rückverteilung aus dem Knochengewebe. Die Elimination geschieht zu ca. 80 % über die Niere.

Indikationen zur Therapie sind schwere Erkrankungen mit aciclovirresistenten Herpesviren und schwere Erkrankungen mit Zytomegalieviren, v. a. bei Ganciclovirresistenz oder -unverträglichkeit.

Amantadin und Rimantadin

Amantadin (InfektoFlu u. a.) und Rimantadin sind kleine symmetrische trizyklische Amine, die die Replikation von Influenza-A-Viren inhibieren. Sie interagieren mit dem M2-Protein des Virus und behindern damit die Entpackung der viralen RNS. Bei höheren intrazellulären Konzentrationen wird zusätzlich die Ausschleusung des Virus behindert. Resistenzen können durch einen einzigen Aminosäurenaustausch in der kritischen Region des M2-Proteins erworben werden. Sie entwickeln sich unter der Therapie rasch und häufig. Zirka 30 % der behandelten Personen scheiden nach 5-tägiger Therapie resistente Viren aus.

Amantadin und Rimantadin haben eine gute Bioverfügbarkeit und werden mit einer Plasmahalbwertszeit von 12–18 h renal eliminiert, Amantadin nahezu unverändert, Rimantadin nach mehreren Metabolisierungsschritten.

Schwere Nebenwirkungen treten selten auf, am ehesten bei sehr hohen Serumspiegeln, z. B. aufgrund von Niereninsuffizienzen. Man beobachtet v. a. neurologische Reaktionen wie Tremor und anticholinerge Symptome, sehr selten Krampfanfälle oder Arrhythmien. Häufiger leiden die Patienten unter milden Nebenwirkungen wie Schwindel, Konzentrationsschwäche, Kopfschmerzen und Übelkeit.

Amantadin und Rimantadin haben sich in vielen klinischen Studien als wirksam in der Prophylaxe von Influenza-A-Infektionen und in der Therapie unkomplizierter Influenza-A-Erkrankungen gezeigt. Amantadin kann immunkompromittierten Patienten, bei denen eine Impfung häufig erfolglos bleibt, als wirksame Postexpositionsprophylaxe gegeben werden. Die therapeutische Gabe ist nur frühzeitig, innerhalb von 48 h nach Einsetzen der Symptomatik, erfolgversprechend.

Oseltamivir und Zanamivir

Oseltamivir (Tamiflu) und Zanamivir (Relenza) sind 2 neue Sialinsäureanaloga und Vertreter einer Substanzklasse mit hervorragender In-vitro- und In-vivo-Wirkung gegen Influenza-A- und Influenza-B-Viren. Sie inhibieren die virale Neuraminidase und werden deshalb auch Neuraminidaseinhibitoren genannt. Punktmutationen der Neuraminidase können ebenfalls Resistenzen erzeugen, allerdings auf Kosten der Infektiosität der Viren.

Zanamivir ist schlecht bioverfügbar und wird inhalativ appliziert, Oseltamivir ist aufgrund einer Veresterung gut bioverfügbar (80 %) und kann oral appliziert werden. Die Halbwertszeit beträgt 7–9 h. Die Substanz wird unverändert renal eliminiert.

Die häufigsten Nebenwirkungen sind Schwindel, Übelkeit und Erbrechen, bei Oseltamivir treten unter sehr hohen Serumspiegeln selten Nierenfunktionsstörungen auf.

Beide Substanzen haben sich als sehr wirksam und gut verträglich in der Therapie und Prophylaxe von Influenzaerkrankungen gezeigt.

Fomivirsen

Fomivirsen (Vitravene) ist das erste Medikament, das aus einer Anti-sense-RNS (mit 21 Oligonukleotiden) besteht. Diese Sequenz ist komplementär zu einer mRNS-Sequenz des CMV, die regulatorische Proteine des Virus transkribiert. Fomivirsen inaktiviert die Virus-mRNS durch die Hybridisierung mit der entsprechenden Gensequenz. Die Substanz wird intravitreal appliziert, sodass nach wenigen Stunden mit einem Anstieg bis zu 7 Tagen messbare Spiegel in der Retina erreicht werden. Fomivirsen wird zu ca. 40 % durch Exonukleasen eliminiert.

Fomivirsen ist bei CMV-Retinitiden indiziert, v. a. wenn die Zytomegalieviren gegen Ganciclovir und/oder Foscarnet resistent sind.

Pleconaril

Pleconaril ist ein in der klinischen Prüfung fortgeschrittenes Oxadiazolderivat mit guter In-vitro-Wirkung gegen Picornaviren, darunter Entero- und Rhinoviren. Durch spezifische Bindung an eine hydrophobe Region des Viruskapsids werden Adhäsion und Entpackung der RNS verhindert. Die Substanz hat eine gute orale Bioverfügbarkeit und eine Serumhalbwertszeit von ca. 6 h. Nebenwirkungen sind Kopfschmerzen, Schwindel und Übelkeit. Relevante Organtoxizitäten sind bisher nicht bekannt.

96.3.3 Immunmodulatorische Substanzen

Interferone

Interferone sind Proteine, die von körpereigenen Zellen als Antwort auf verschiedene Stimuli gebildet werden. Sie haben antiproliferative, antivirale und immunmodulatorische Wirkung. Ihre antivirale Wirksamkeit wird durch die Induktion zellulärer Mechanismen vermittelt, z. B. durch die einer Endonuklease, die u. a. virale RNS inaktivieren kann. Etabliert in der antiviralen Therapie sind die von Leukozyten gebildeten Interferone-α (therapeutisch als Interferon-α-2a, Interferon-α-2b und Konsensusinterferon-α). Sie werden erfolgreich in der Therapie von Hepatitis B und C sowie bei Papillomvirusinfektionen eingesetzt. Interferon-β ist wirksam in der Therapie der multiplen Sklerose. Eine weitere immunmodulatorische Substanz ist Interleukin 2, ein Zytokin zur Aktivierung von T-Zellen. Sein Einsatz ist experimentell (HIV, Hepatitis B, Hepatitis C).

Interferon-α-2a und -2b (Konsensusinterferon)

Interferon-α (Intron, Roferon, CIFN; pegylierte Formen: Pegintron, Pegasys) ist ein natürlich vorkommendes körpereigenes Protein. Die therapeutischen Formen sind gentechnisch hergestellt und unterscheiden sich minimal in ihrer Aminosäuresequenz. Interferon greift in mehrere Stoffwechselvorgänge virusinfizierter und nichtvirusinfizierter Zellen ein und kann so die Replikation in infizierten Zellen und die Neuinfektion von Zellen inhibieren sowie zur Elimination virusinfizierter Zellen beitragen. Interferone zeigen eine breite In-vitro-Wirksamkeit. Klinische Bedeutung hat Interferon-α v. a. in der Therapie der Hepatitis-B- und Hepatitis-C-Infektion.

Interferone werden nur parenteral mittels subkutaner Injektion verabreicht. Neuere Formulierungen sind pegyliert und werden einmal wöchentlich als Depot appliziert.

Nebenwirkungen sind grippeähnliche Symptome mit Fieber, Abgeschlagenheit und Gliederschmerzen. Seltener sind Blutbildungsstörungen, Depressionen und Exazerbationen von Autoimmunprozessen.

96.4 Therapie spezifischer Virusinfektionen

96.4.1 HSV-1 und -2

Klinik. Nach Primärinfektion mit Herpesviren kommt es zu einer lebenslangen Latenz mit unterschiedlich häufigen und schweren Reaktivierungen (von subklinisch bis

hin zu schweren mukokutanen Manifestationen). Die wesentlichen Manifestationen sind
- mukokutane Infektionen, perioral und genital, seltener peripher bzw. im Gastrointestinaltrakt,
- Keratokonjunktivitis,
- lymphozytäre Meningitis,
- akute hämorrhagische Enzephalitis,
- systemische Verläufe mit Ösophagitis, Pneumonie und/oder Hepatitis.

Diagnostik. Eine Bestätigung der klinischen Diagnose ist nur ausnahmsweise sinnvoll, z. B. bei atypischen Formen. Der Direktnachweis von HSV mittels Immunfluoreszenz ist möglich aus Bläscheninhalt und Biopsien, ebenso die Zytologie aus Bläscheninhalt (Tzanck-Test). Die sensitivste Methode zum Nachweis von HSV ist die DNS-PCR aus klinischen Proben. Viruskulturen sind weniger sensitiv und beanspruchen mehr Zeit, bis sie verwertbar sind. Mittels PCR und einiger Schnellkulturverfahren ist der Nachweis innerhalb von 24 h möglich. Serologische Marker (IgG, IgM) sind wenig sensitiv und spezifisch zur Diagnostik akuter Manifestationen und nur für den Nachweis der Serokonversion nach Primärinfektion von Bedeutung.

Therapie

Die Therapie mit Nukleosidanaloga (i. v., oral, topisch) ist bei den meisten Manifestationen in abgestimmter Dosis und Dauer wirksam (◘ Tabelle 96-6).

Da eine antivirale Therapie nicht Häufigkeit und Schwere zukünftiger Episoden akuter Exazerbationen vermindert, muss der Einsatz einer antiviralen Therapie besonders bei milden Manifestationen kritisch beurteilt werden.

Eine Indikation zur raschen Therapie besteht bei Herpesenzephalitis, weil die Behandlung die Letalität deutlich reduziert. Schon bei begründetem Verdacht muss die Therapie eingeleitet werden, auch wenn noch keine Laborergebnisse vorliegen. Bei Ausschluss der Diagnose kann die Therapie nachträglich korrigiert werden. Systemisch (intravenös oder oral) sind Aciclovir und verwandte Substanzen (Valaciclovir, Famciclovir, Penciclovir) Mittel der 1. Wahl. Für die topische Applikation kommen Aciclovir (orolabial), Vidarabin und Trifluridin (Keratokonjunktivitis) in Betracht.

◘ **Tabelle 96-6.** Therapie von Herpesvirusmanifestationen

Manifestation	Medikament	Dosierung	Dauer
Erste Episode, oraler oder genitaler Herpes	Aciclovir Alternativen: Aciclovir Valaciclovir Famciclovir	5-mal 200 mg pro Tag oral 3-mal 400 mg pro Tag oral 2-mal 500 mg pro Tag 3-mal 250 mg pro Tag	10–14 Tage
Rekurrenter labialer Herpes	Aciclovircreme Alternativ: Aciclovir p.o.	Topisch 3-mal 400 mg pro Tag oral	5 Tage
Rekurrenter genitaler Herpes	Aciclovir Alternativen ▶ oben	33-mal 400 mg pro Tag oral	5 Tage
Peripherer kutaner Herpes	Aciclovir	3-mal 400 mg pro Tag oral	7 Tage
Herpeskeratokonjunktivitis	Aciclovir-, Vidarabin- oder Trifluridinsalbe	Topisch	7–10 Tage
Rekurrente kutane Manifestationen bei immunkompromittierten Patienten	Famciclovir Valaciclovir	3-mal 250 mg pro Tag 2-mal 500–1000 mg	7–10 Tage
Herpesenzephalitis	Aciclovir	3-mal 10 mg/kgKG pro Tag	10–14 Tage
Herpesmeningitis	Aciclovir	3-mal 5 mg/kgKG pro Tag i. v.	10–14 Tage (bei Besserung Umstellung auf orale Therapie)
Herpesösophagitis	Aciclovir	3-mal 5 mg/kgKG pro Tag i. v.	10–14 Tage
Herpespneumonie	Aciclovir	3-mal 10 mg/kgKG pro Tag i. v.	10–14 Tage
Schwere (systemische) Infektionen mit aciclovirresistentem HSV	Foscarnet	3-mal 40 mg/kgKG pro Tag i. v.	10–14 Tage

Resistenzen müssen bei mangelndem Ansprechen besonders nach längerer und wiederholter Therapie angenommen werden. Eine Resistenz gegen Aciclovir wird durch Punktmutationen oder gar Verlust der Thymidinkinase vermittelt. Wirksam bei Resistenzen sind Cidofovir bzw. Foscarnet. Aufgrund der hohen Toxizitität dieser Substanzen sollten sie nur bei klinisch schweren Manifestationen immundefizienter oder -supprimierter Patienten eingesetzt werden.

Prophylaxe und Prävention

Gegen häufig rezidivierende kutane (v. a. genitale) Manifestationen kann man prophylaktisch eine Dauersuppressionstherapie z. B. mit 2-mal 400 mg pro Tag Aciclovir oral verordnen. Eine solche Behandlung sollte auf schwere Erkrankungsformen immunkompromittierter Patienten beschränkt bleiben. Eine Impfung existiert nicht.

Da eine Übertragung von Mensch zu Mensch durch Hautkontakt mit floriden Läsionen möglich ist, sollten bei Sexualkontakten Kondome benutzt werden.

96.4.2 VZV

Klinik. Die Erstinfektion mit Varicella-Zoster-Virus verursacht eine typische generalisierte Erkrankung mit disseminierten kutanen Bläschen, die sog. Windpocken. Mit steigendem Lebensalter verläuft die Erkrankung häufiger mit Komplikationen wie z. B. einer interstitiellen Pneumonie, die radiologisch bei ca. 16 %, klinisch bedeutsam bei 0,4–2 % der Erwachsenen mit Windpocken beobachtet wird. Zweiterkrankungen (Zoster, Gürtelrose) entstehen durch Reaktivierungen von latenten Viren in den Spinalganglien bei nachlassender Immunität. Typischerweise tritt eine solche Zweiterkrankung erst im 4. oder 5. Lebensjahrzehnt auf und boostert dann erneut die Immunität, sodass das frühe oder wiederholte Auftreten eines Zosters Hinweis auf einen Immundefekt ist. Bei immunkompromittierten Patienten verlaufen auch Zweiterkrankungen schwerer. Bei ihnen können mehrere Dermatome bis hin zum gesamten Integument von den Zosterbläschen betroffen sein. Ebenso kann der Herpes zoster bei immundefizienten Personen Organkomplikationen wie Pneumonie und Hepatitis verursachen.

Therapie

Die Therapie muss im Hinblick auf den meist benignen Verlauf bei Kindern kritisch gesehen werden. Bei Kindern ohne Immundefekt verkürzt eine antivirale Therapie den Krankheitsverlauf nur um ca. 1 Tag. Bei der Erstinfektion wird deshalb eine Therapie mit Aciclovir nur für Jugendliche, Erwachsene und für Kinder mit besonderen Risiken (Frühgeborene, Lungenerkrankungen) empfohlen. Die Dosierung ist mit 5-mal 20 mg/kgKG pro Tag oral und einer Maximaldosis von 5-mal 800 mg pro Tag höher als bei Herpes simplex. Mit der Behandlung sollte innerhalb von 24 Stunden nach Auftreten der ersten Symptome begonnen werden.

Zweiterkrankungen (Zoster, Gürtelrose) sollten mit Aciclovir 3-mal 5–10 mg/kgKG pro Tag i. v. für 7–10 Tage behandelt werden. Alternativregime sind Valaciclovir 3-mal 1000 mg pro Tag oral oder Famciclovir 3-mal 500 mg pro Tag oral für die gleiche Zeitdauer. Eine frühe antivirale Therapie vermindert das Risiko der häufigen postherpetischen Neuralgien. Ihre Behandlung kann schwierig sein und neben Schmerzmitteln den Einsatz von Carbamazepin erfordern. Die zusätzliche Gabe von Corticosteroiden hat ebenso wenig wie VZV-Hyperimmunglobulin Einfluss auf den Krankheitsverlauf des Herpes zoster.

Prävention und Prophylaxe

Primäre Infektionen mit VZV sind aufgrund der Ausscheidung von Viren über die Atemwege hochkontagiös.

 Cave
Der Kontakt mit nichtimmunen Schwangeren und Patienten mit Immundefekt muss unbedingt vermieden werden.

In Krankenhäusern müssen Windpockenpatienten isoliert werden (respiratorische Isolierung) und dürfen keinen Kontakt zu empfänglichen Personen haben. Erst 5 Tage, nachdem die zuletzt aufgetretenen Bläschen eingetrocknet sind, dürfen die Patienten wieder zum Besuch von Gemeinschaftseinrichtungen zugelassen werden.

Insbesondere nichtimmunen Jugendlichen und Erwachsenen ist die Impfung mit der gut wirksamen und verträglichen Vakzine anzuraten (◘ Tabelle 96-2). Sinnvoll ist auch die Vakzination nichtimmuner Patienten vor einer immunsuppressiven Therapie z. B. im Rahmen einer Organtransplantation. (RKI Impfempfehlungen 2001; Prevention of varicella. 1999).

Bestimmte Personengruppen profitieren von der Gabe von VZV-Hyperimmunglobulin und sollten mit Varicellon 0,4 ml/kgKG i. m. bzw. Varitect i. v. passiv immunisiert werden:
- Neugeborene von Müttern mit akuten Varizellen 5 Tage vor bis 2 Tage nach der Geburt,
- nichtimmune Schwangere wegen der Gefahr einer Varizellenfetopathie und
- schwer immundefiziente Patienten nach Kontakt mit VZV (v. a. bei Erstinfektionen).

96.4.3 Erkrankungen durch humanes Zytomegalievirus (HCMV)

Klinik. Während die HCMV-Infektion bei immunkompetenten Erwachsenen überwiegend ohne Symptome oder allenfalls unter dem Bild einer infektiösen Mononukleose verläuft, kann sie bei Personen mit geschwächtem Immunsystem zu schwerwiegenden Komplikationen führen. Indikationen zur antiviralen Therapie bestehen bei der CMV-Infektion des Neugeborenen sowie bei den nahezu ausschließlich bei schwersten Immundefekten (zellulärer Immundefekt, z. B. fortgeschrittene HIV-Infektion, Zustand nach Organ- oder Knochenmarktransplantationen) auftretenden Organerkrankungen:

- CMV-Pneumonie,
- CMV-Kolitis,
- CMV-Ösophagitis/Gastritis,
- CMV-Retinitis,
- CMV-Enzephalitis/Radikulitis und CMV-Hepatitis.

Diagnostik. Die Diagnose einer CMV-Erkrankung sollte vor der Entscheidung zur Therapie gesichert sein, z. B. durch Nachweis der typischen Organläsionen (ggf. histologisch, bzw. bei der Retinitis fundoskopisch). Auch der Nachweis einer systemischen Virusreplikation mittels PCR ist möglich. Bei dieser Methode ist zu bedenken, dass die CMV-DNS im Serum bzw. das CMV-pp65-Antigen in Leukozyten als Marker der CMV-Virämie bei der Retinitis bzw. Enzephalitis negativ sein können. Serologische Marker (IgG-, IgM-Nachweis) sind weder spezifisch noch sensitiv genug, weil sie bei jeder Reaktivierung auftreten und lange persistieren können, andererseits gerade bei Immundefizienz ausbleiben.

Therapie

Als Therapie der Wahl gilt Ganciclovir 2-mal 5 mg/kgKG pro Tag für 14 Tage i.v. Mit Einführung der valinveresterten Form des Ganciclovir ist eine orale Therapie mit 2-mal 900 mg pro Tag (2-mal 2 Tabletten) erstmalig möglich. Bei der Pneumonie wird additiv CMV-Hyperimmunglobulin i. v. (Cytoglobin, Cytotect, Gammagard) gegeben. Die Therapiedauer muss an den Verlauf angepasst werden. Alternativen zu Ganciclovir sind Cidofovir in einer Dosierung von 5 mg/kgKG pro Tag einmal wöchentlich und bei Resistenz oder Unverträglichkeit Foscarnet 3-mal 60 mg/kgKG pro Tag i.v. Nach der Therapie in der Akutphase muss häufig eine längere Erhaltungstherapie mit der Hälfte der therapeutischen Dosis bis zur Besserung des Immundefekts bzw. bis zur möglichen Reduktion der Immunsuppressiva angeschlossen werden. In dieser Phase erhält der Patient demnach 5 mg/kgKG Ganciclovir 1-mal täglich bzw. 1-mal 900 mg Valganciclovir p.o.; alternativ kann man Cidofovir 5 mg/kgKG alle 2 Wochen i.v. verabreichen.

Prävention und Prophylaxe

Eine Vakzine existiert nicht. Die Erkrankung von Risikopatienten wie HIV-Infizierten mit fortgeschrittenem Immundefekt und Patienten nach Knochenmark- oder Organtransplantation kann durch prophylaktische Gabe von Ganciclovir i. v. oder Valganciclovir oral weitgehend vermieden werden. Da mit der prophylaktischen Ganciclovirgabe viele Patienten unnötig behandelt und hoher Toxizität ausgesetzt würden, wenn man sie allen Risikopatienten gäbe, sind sog. **präemptive Therapiestrategien** entwickelt worden. Dazu gehört, dass Risikopatienten mittels DNS-PCR bzw. pp65-Antigen-Nachweises in ca. 1-wöchigen Abständen auf einer CMV-Replikation untersucht werden. Je nach Schwere des Immundefekts können verschiedene quantitative „breakpoints" definiert werden, an denen eine antivirale Therapie einsetzen soll, z. B. bei Patienten kurz nach Knochenmarktransplantation bei jeder Replikation. Da einer Erkrankung fast immer eine systemische Replikation vorausgeht, ist diese Strategie hochwirksam bei deutlich niedrigerer Toxizität (Boeckh et al. 1996; Nichols u. Boeckh 2000).

96.4.4 EBV, andere Herpesvirusinfektionen und Adenoviruserkrankungen

Bei Epstein-Barr-Virus-Erkrankungen ist eine Indikation zur Therapie nicht definiert. Aciclovir kann die Virusreplikation behindern, aber weder Dauer noch Schwere der Ersterkrankung oder Reaktivierungen beeinflussen. Aciclovir oral (5-mal 400–800 mg pro Tag) ist wirksam in der Remission der oralen Haarleukoplakie, einer EBV-Manifestation an der Zungenschleimhaut immunsupprimierter Patienten. Die Wirksamkeit bei der EBV-Lymphoproliferation ist spekulativ.

Für Infektionen mit den humanen Herpesviren 6 und 8 sind keine antiviralen Therapiestrategien etabliert oder bekannt. Infektionen mit dem Herpesvirus B, einem Alphaherpesaffenvirus, verlaufen nach Bissen oder Kratzwunden durch infizierte Tiere schwer und nicht selten tödlich. Sie kommen v. a. bei Tierpflegern und selten als Laborinfektionen nach Arbeiten mit Affenzellkulturen vor. Aufgrund der Schwere und Häufigkeit von Komplikationen sollte in diesen Fällen eine Therapie mit Aciclovir bzw. Valaciclovir rasch eingeleitet werden.

96.4.5 Parvovirus B19

Parvovirus B19, der Erreger des Erythema infectiosum, das auch unter den Bezeichnungen „fifth disease" oder Ringelröteln bekannt ist, kann v. a. bei immundefizienten Patienten schwere hämatologische Komplikationen wie hämolytische Krisen und aplastische Anämien auslösen. Da man eine Rückbildung dieser Komplikationen unter der Gabe von i.v.-applizierten Immunglobulinen (nicht Parvovirus B19-spezifisch) in hoher Dosierung (0,4 g/kgKG pro Tag für 5 Tage) beobachtet hat, sollte bei schweren Komplikationen immunkompromittierter Patienten diese Therapie eingeleitet werden, auch wenn keine kontrollierten Studien den positiven Effekt nachgewiesen haben.

96.4.6 Hepatitis B

Chronische Hepatitis-B-Erkrankungen sind bei entsprechender Konstellation (HBeAg positiv bzw. hohe Konzentration von HBV-DNS im Blut) mit dem Risiko des Fortschreitens zur Zirrhose oder der Entstehung eines hepatozellulären Karzinoms verbunden. Eine Therapie mit Interferon-α führt in ca. 30–40% der Fälle zur Serokonversion zu Anti-HBe bzw. zum Sistieren der HBV-Replikation. Seltener kommt es zu einer vollständigen Serokonversion (Verschwinden des Nachweises von HBsAg).

Therapie

Indiziert ist die Therapie bei Patienten mit HBeAg bzw. hoher HBV-DNS und Entzündungsaktivität (erhöhte Transaminasen) ohne fortgeschrittenen Leberschaden (Leberzirrhose Child A noch möglich, nicht in den Stadien B und C). Die Therapie der Wahl ist Interferon-α 3-mal $5-6 \times 10^6$ Einheiten pro Woche für 6 Monate. Der Einsatz von pegyliertem Interferon ist bisher für diese Indikation nicht geprüft.

Eine Alternative insbesondere bei Kontraindikationen gegen oder Unverträglichkeit von Interferon-α ist Lamivudin 100 mg pro Tag oral. Unter Lamivudinbehandlung sind zwar deutliche Reduktionen der Virusreplikation und der Entzündungsaktivität zu sehen. Es kommt aber sehr viel seltener als bei der Interferontherapie zu Serokonversionen von HBe-Ag zu Anti-HBe (ca. 15% pro Jahr). Eine weitere Indikation für den Einsatz von Lamivudin ist die chronische replikative Hepatitis-B-Infektion bei immunkompromittierten Patienten bzw. die Therapie bei HBeAg-negativen replizierenden Mutanten. Neben der noch unklaren Therapiedauer ist das wesentliche Problem der Lamivudintherapie die Entwicklung von Resistenzen. Kombinationen von Interferon-α mit Lamivudin sind in vitro synergistisch und haben klinische Erfolge bei Patienten mit Leberzirrhose gezeigt. Adefovir ist ebenfalls wirksam in der Therapie der chronisch replikativen Hepatitis-B-Infektion. Adefovir ist auch wirksam bei bestehender Lamivudin-Resistenz. Die Resistenzentwicklung ist unter Adefovir deutlich langsamer als unter Lamivudin. Die Effektivität und Einsatzfähigkeit dieser und anderer Kombinationstherapien, z. B. aus Famciclovir und Adefovir, werden derzeit untersucht.

Prävention und Prophylaxe

Hepatitis B wird bei Kontakt mit chronisch Infizierten parenteral übertragen (Blut, bluthaltige Körperflüssigkeiten, Schleimhautkontakt). Eine Isolierung von Hepatitis-B-Patienten im Krankenhaus ist nicht notwendig. Vielmehr sind die allgemeinen Maßnahmen zur Vermeidung von Ansteckung durch parenteral übertragbare Erreger wirksam.

Eine wirksame und sichere Vakzine steht zur Verfügung. Nichtimmune und nicht als Kinder Geimpfte sollten die Impfung nach Indikation nachholen, insbesondere bei Tätigkeit in medizinischen Berufen oder engen Kontakten zu chronisch Hepatitis-B-Infizierten (Tabelle 96-2.). Die Wirksamkeit der Impfung nimmt mit Alter und Immunsuppression ab. So betragen die Serokonversionsraten bei Dialysepatienten, bei Patienten mit chronischer Lebererkrankung oder Immunsuppression nur zwischen 50 und 70%. Hier sollte eine Impfung mit höherer Dosierung erfolgen, die als feste Formulierung vorhanden ist.

Eine dauerhafte Prophylaxe mit passiver Immunisierung (Hepatitis-B-Hyperimmunglobulin) verbessert die Prognose von chronisch Hepatitis-B-infizierten Patienten nach Lebertransplantation (Prävention der Reinfektion).

Nach parenteraler Exposition (z. B. Stichverletzung) mit Blut oder bluthaltigen Flüssigkeiten eines Patien-

---

Übersicht 96-1
Empfehlungen für die Immunisierung nach parenteraler Exposition mit Hepatitis-B-Virus

Indikation	Empfehlung
Personen ohne Impfung und ohne vorherige Infektion	Aktive und passive Immunisierung (für Neugeborene HBsAg-positiver Mütter ergibt die Kombination hier einen Schutz von > 90%)
Personen mit erfolgreicher Impfung (Anti-HBS-Ak ≥ 10 mU/ml) oder durchgemachter Infektion	Keine aktive oder passive Immunisierung
Personen mit wiederholtem Impfversagen	Passive Immunisierung
Geimpfte Personen mit unklarem Ansprechen der Impfung sollten rasch getestet werden:	
Bei entsprechender Impfantwort (▶ oben)	Keine aktive oder passive Immunisierung
Ohne entsprechende Impfantwort	Aktive und passive Immunisierung

ten mit chronischer Hepatitis B bzw. für Neugeborene HbsAg-positiver Mütter sollte dringend eine kombinierte aktive und passive Immunisierung (mit Hyperimmunglobulin, Hepatitis-B-Immunglobulin 0,06 ml/kgKG i. m. bzw. Hepatect i. v.) nach dem in der ◘ Übersicht 96-1 dargestellten Schema vorgenommen werden (U.S. Public Health Service Guidelines for the Management 2001).

Das Ausbleiben einer HBV-Infektion ist durch Verlaufsbeobachtung des HBsAg und Bestimmung des Anti-HBs nach abgeschlossener Grundimmunisierung zu überprüfen. Die Gabe von Hyperimmunglobulin allein hat eine Schutzrate nach Exposition von ca. 75%, die Wirksamkeit eines kombinierten Vorgehens ist nicht bekannt. Hyperimmunglobulin sollte möglichst rasch, am besten innerhalb von 24 h, auf jeden Fall innerhalb von 7 Tagen, nach Exposition eingesetzt werden.

96.4.7 Hepatitis A

Die Therapie der Hepatitis A ist ausschließlich symptomatisch.

Prävention und Prophylaxe

Die aktive Vakzinierung ist wirksam und gut verträglich. Die passive Immunisierung war bis zur Entwicklung der Vakzine der einzig mögliche Schutz. Heute sollte die passive Immunisierung, die in der Regel mit normalen Immunglobulin-Präparationen (enthalten ausreichend HAV-Antikörper; Dosierung: 0,02 ml/kgKG) und nicht mit Hyperimmunglobulin erfolgen kann, als Präexpositionsprophylaxe nur in Ausnahmefällen angewendet werden und Personen vorbehalten sein, die ein hohes Risiko einer Infektion und eines schweren Verlaufs haben. Als Postexpositionsprophylaxe ist sie nur in den ersten 14 Tagen nach Kontakt wirksam und sollte wo immer möglich mit der aktiven Vakzine kombiniert werden.

96.4.8 Hepatitis C

Die chronische Hepatitis-C-Infektion ist eine der häufigsten Ursachen der Leberzirrhose und des hepatozellulären Karzinoms.

Initial wurde Interferon-α, später die Kombinationstherapie mit Interferon-α und Ribavirin bei der chronischen Hepatitis-C-Infektion in großen randomisierten Studien als wirksam etabliert. Diese Kombination zeigte nach Therapiedauer von 48 Wochen eine Ansprechrate (definiert als fehlender Nachweis der HCV-RNS unter Therapie und Anhalten über 6 Monate nach Absetzen) von ca. 40% – beim Genotyp 1 ca. 30%. Interferon in pegylierter (retardierter) Form ist wirksamer als in der klassischen s. c.-Form. Die Ansprechrate liegt hier bei ca. 55% bei gleichzeitig besserer Verträglichkeit und einfacherer Applikation. Pilotstudien zur Therapie der akuten Hepatitis C haben eine Elimination der Virusreplikation bei >90% der Patienten gezeigt (Jaeckel et al. 2001; Manns et al. 2001).

Therapie

Bei Patienten mit chronischer Hepatitis C ist eine antivirale Therapie prinzipiell indiziert bei
— positiver HCV-RNA

sowie entweder
— erhöhten Transaminasen

oder
— histologischer Aktivität (mäßiger bis schwerer Entzündung bis einschließlich Zirrhose Child A), auch ohne Transaminasenerhöhung.

Standard der Therapie ist die Kombination von pegyliertem Interferon-α plus Ribavirin je nach prädiktiven Faktoren, insbesondere dem Genotyp, für 6 oder 12 Monate. Eine HIV-Infektion ist keine Kontraindikation gegen die Therapie. Die Erfolgschancen sind bei gleichzeitiger HIV-Infektion jedoch umso besser, je geringer der Immundefekt ausgeprägt ist. HIV-infizierte Patienten mit fortgeschrittenem Immundefekt sollten deshalb erst nach zumindest teilweiser Immunrekonstitution gegen Hepatitis C behandelt werden.

Der potenzielle Gewinn durch eine erfolgreiche Therapie und die zu erwartende Toxizität müssen bei jedem Patienten individuell sorgfältig geprüft und abgewogen werden. Ähnlich wie die Therapie der HIV-Infektion sollte die Therapie besonders erfahrenen Ärzte vorbehalten bleiben.

Prävention und Prophylaxe

Es gibt keine Vakzine. Eine postexpositionelle Prophylaxe mit passiver Immunisierung ist nicht etabliert. Nach Nadelstichverletzung oder sonstigem parenteralen Kontakt mit Hepatitis C sollte ein engmaschiges Monitoring der Transaminasen und des Anti-HCV-Antikörpers (ca. monatlich) vorgenommen werden, um eine Infektion früh zu entdecken und eine möglichst frühzeitige Therapieentscheidung treffen zu können (Jaeckel et al. 2001).

96.4.9 Influenza

Jährliche Epidemien, meist durch Influenza-A-Viren, verursachen viele Erkrankungen. Komplikationen sind u. a. Mittelohrentzündungen bei Kindern und Pneumonien. Die Zahl der Pneumonietodesfälle steigt während jeder Influenzawelle deutlich an. Abwechselnd mit milden Epidemien aufgrund von Punktmutationen in den Hauptantigenen (sog. Antigendrift) kommt es in Abständen von Dekaden zu schwereren und weltweiten Grippewellen (Pandemien). Für Pandemien sind erfahrungsgemäß neu auftretende Influenza-A-Subtypen verantwortlich, die sich durch Änderungen des Hämagglutinin- bzw. Neuraminidasetyps (sog. Antigenshift) entwickeln. Als 1918 erstmals der Virustyp H1N1 bei Menschen auftrat, war er für eine der schwersten Epidemien überhaupt verantwortlich und kostete weltweit ca. 40 Mio. Menschen das Leben.

Prävention und Therapie der Influenza sind aufgrund der Komplikationen v. a. bei älteren und immundefizienten Patienten wichtig. Amantadin/Rimantadin und die neueren Neuraminidaseinhibitoren (Zanamivir, Oseltamivir) sind wirksam in der Prophylaxe und Therapie von Influenzaerkrankungen. Die Behandlung verkürzt zwar den Krankheitsverlauf und lindert die Symptome, doch ein günstiger Einfluss auf die Komplikationsrate konnte bisher nicht gesichert werden.

Therapie

Der Einsatz einer antiviralen Chemotherapie sollte auf Risikopatienten und auf besonders schwer verlaufende Infektionen beschränkt bleiben. Besonders gefährdete Personen sind z. B. Immundefiziente und chronisch Lungenkranke. Da die Neuraminidaseinhibitoren besser wirken und besser vertragen werden als Amantadin/Rimantadin, sollten sie in der Therapie vorrangig eingesetzt werden. Man sollte mit der Behandlung innerhalb von 48 h nach Einsetzen der Symptome beginnen, weil später der Therapieerfolg stark abnimmt.

Zanamivir wird in einer Dosis von 10 mg 2-mal pro Tag inhaliert. Es werden dabei ca. 10–20 % resorbiert. Für Kinder ist das Mittel bisher nicht zugelassen. Amantadin wird 2-mal pro Tag in einer Einzeldosis von 100 mg und Oseltamivir 2-mal pro Tag in einer Dosierung von 75 mg eingenommen.

Prävention und Prophylaxe

Die wichtigste Prophylaxe ist die Impfung. Sie bietet für mehrere Monate eine Schutzrate von 70–80 %, ist nebenwirkungsarm und dabei nicht teuer (◘ Tabelle 96-2). Da die bisherigen Totimpfstoffe typspezifisch sind, wirken sie nur kurz und müssen vor jeder Influenzasaison wiederholt werden. Eine attenuierte Lebendvakzine ist in der Entwicklung. Eine alternative Strategie zur Anwendung der Vakzine wurde z. B. in Japan erfolgreich erprobt. Man impfte dort über viele Jahre Schulkinder mit dem Ziel, die Ausbreitung in den jährlichen Influenzaepidemien zu blockieren und erreichte damit eine deutliche Senkung der Zahl an Influenzaerkrankungen und -komplikationen.

Der Einsatz von Amantadin/Rimantadin und Neuraminidaseinhibitoren in der Prophylaxe ist wirksam. Sie sollten deshalb ungeimpften Personen mit Immundefekt oder anderen hohen Risiken nach Kontakt mit an Influenza erkrankten Personen prophylaktisch gegeben werden. Patienten nach Knochenmark- oder Organtransplantation profitieren von der Medikation, auch wenn sie zuvor geimpft worden sind. Ob während Epidemien eine Prophylaxe bei nichtgeimpftem medizinischem Personal oder die zur Impfung additive Prophylaxe bei anderen gefährdeten Patienten sinnvoll ist, ist derzeit nicht klar. Die deutlich teureren Neuraminidaseinhibitoren haben in der Prophylaxe den Vorteil, dass sie gut wirken und gut vertragen werden (Bridges et al. 2001).

96.4.10 RS-Viruserkrankungen

Während Respiratory-Syncytial-Viren (RSV) bei zuvor gesunden Kleinkindern meist unkomplizierte Atemwegsinfektionen auslösen, entwickeln sich bei Kindern mit besonderen Risiken (Frühgeborene, Immundefekte, Lungenerkrankungen, Herzfehler u. a.) häufig Pneumonien und Bronchiolitiden mit schweren Komplikationen. Erkranken Patienten nach Knochenmarktransplantation ist das Risiko letal verlaufender Pneumonien mit 50 % ebenfalls hoch.

Ribavirin hat zwar eine gute In-vitro-Wirksamkeit gegen RSV. Klinisch ist sie aber nur in der inhalativen Therapie bei Kindern nachgewiesen, während die intravenöse oder inhalative Gabe bei erwachsenen Hochrisikopatienten sich nicht bewährt hat. An RSV-Infektionen erkrankte Hochrisikokinder profitieren von RSV-Immunglobulinen (RSVIG), die die Zahl schwerer Erkrankungen deutlich reduzieren.

Therapie

Indikation zur Behandlung ist die RSV-Erkrankung bei Kindern mit hohem Risiko einer komplizierten Infektion. Die Kinder erhalten eine inhalative Therapie mit Ribavirinaerosol, das ihnen mittels eines speziellen Zeltes oder über eine Maske für 8–20 h täglich als Feinpartikelaerosol zugeführt wird. Da Ribavirin mutagen ist, muss bei der Applikation mit besonderer Sorgfalt darauf geachtet werden, dass andere Personen, z. B. medizinisches Personal, nicht unnötig exponiert werden.

Obwohl die Wirksamkeit nicht erwiesen ist, wird Ribavirin oft schwer immundefizienten Patienten wegen der hohen Letalität der RSV-Pneumonie intravenös verabreicht. Schwere Pneumonien erfordern oft eine intensive supportive Therapie, z. B. mit bronchodilatatorischen Substanzen, O_2-Gabe oder gar Intubation.

Prävention und Prophylaxe

Bis heute steht keine sichere Impfung zur Verfügung, und neuere Vakzine sind in der Prüfung. Hochrisikokinder profitieren von der monatlichen RSVIG-Gabe in der RSV-Saison. Weiterhin ist ein ebenfalls gut wirksamer monoklonaler Antikörper zugelassen (Palivizumab). Empfohlene Indikation für RSVIG und Palivizumab ist die Prophylaxe bei Kindern mit bronchopulmonalen Fehlbildungen bis 2 Jahren, bei denen eine aktuelle oder erst kurz zurückliegende Sauerstofftherapie notwendig war. Der Einsatz bei Kindern mit zyanotischen Herzfehlern erbrachte keine Reduktion von Komplikationen. Die Wirksamkeit von RSVIG und Palivizumab bei erwachsenen Risikopatienten ist nicht gesichert. Die Therapie ist extrem teuer, wird dennoch in den entsprechenden Kollektiven angewendet. Hygienemaßnahmen (z. B. Händedesinfektion nach und vor Patientenkontakt) können das Infektionsrisiko deutlich senken und sollten deshalb strikt eingehalten werden. Der Kontakt von Risikopatienten zu RSV-Erkrankten muss unbedingt vermieden werden.

96.4.11 Tollwut (Rabies)

Therapie
Eine antivirale Chemotherapie bei der Tollwut ist nicht möglich. Die erste und bisher einzig wirksame Therapieform ist die postexpositionelle Impfung. Sie wurde von Pasteur entwickelt und 1882 erstmals angewendet.

Prävention und Prophylaxe
Die präexpositionelle Impfung ist nur für Risikogruppen mit besonderer Exposition sinnvoll (Tabelle 96-2). Postexpositionell muss eine Impfung so rasch wie möglich vorgenommen werden, weil Erkrankungen mit dem Auftreten von Symptomen nicht mehr beeinflussbar sind und fatal verlaufen.

Indikationen für den Einsatz einer Postexpositionsprophylaxe sind Kontakt mit einem an Tollwut erkrankten Tier, außerdem der Kontakt mit einem der zur oralen Immunisierung von Füchsen ausgelegten Köder, die mit attenuierten Tollwutlebendimpfstoff präpariert werden. Die Indikation und Art der Prophylaxe richten sich nach der Art des Kontaktes (▶ Übersicht 96-2) und nach dem entsprechenden Tier (▶ Übersicht 96-3; Human rabies prevention–United States 1999; Impfempfehlungen RKI 2001).

Für den Kontakt mit Tieren gibt es zwar keine weiteren Spezifikationen durch die STIKO. Die amerikanischen CDC allerdings haben graduierte Empfehlungen ausgesprochen. Hauptverursacher der Tollwut sind wilde Kleinraubtiere, sekundär können auch andere Tiere betroffen sein.

Übersicht 96-2
Grad des Kontaktes

— *Kontaktgrad I (keine Impfindikation):* Berühren und Füttern von Tieren, Belecken von intakter Haut bzw. Kontakt von intakter Haut mit einem Impfköder
— *Kontaktgrad II (Indikation für eine aktive Impfung):* Knabbern an der unbedeckten Haut, oberflächliche, nicht blutende Wunden, Belecken von geschädigter Haut, ebenso wie Kontakt von nicht intakter Haut zur Impfflüssigkeit eines Köders
— *Kontaktgrad III (Indikation zur aktiven und passiven Immunisierung):* Jegliche Biss- und Kratzwunde, ebenso Kontakt von Schleimhaut, nicht intakter Haut oder von Wunden zur Impfflüssigkeit eines beschädigten Impfköders

---

Übersicht 96-3
Beurteilung des Tieres bei Grad-II- und Grad-III-Kontakten

— Kleinraubtiere wie Füchse, Waschbären und auch Fledermäuse sollten als hochgradig verdächtig gelten. Bis zum Ausschluss einer Erkrankung sind sie immer tollwutverdächtig.
— Kontakte mit klinisch auffälligen Haustieren erfordern eine Prophylaxe. Kontakte mit Haustieren ohne Einschätzungsmöglichkeit der Klinik und ohne Beobachtungsmöglichkeit (streunende oder nicht angeleinte Hunde) sollten eine Rücksprache mit dem örtlichen Gesundheitsamt zur Folge haben.
— Kontakte mit gesunden Haustieren (Hunden, Katzen, Frettchen), die man unter Kontrolle hat, erfordern keine sofortige Prophylaxe. Wenn die Tiere innerhalb einer Beobachtungszeit von 10 Tagen keine klinischen Zeichen einer Erkrankung entwickeln, muss keine Prophylaxe erfolgen. Kontakte mit Hoftieren und größeren Nagern sollten ebenso nach der epidemiologischen Lage eingestuft werden (Nachfrage beim Gesundheitsamt).
— Kleine Nager (Mäuse, Ratten, Eichhörnchen, Streifenhörnchen, Meerschweinchen), Hasen und Kaninchen sind nahezu nie infiziert. Durch sie übertragene Infektionen auf den Menschen sind nicht bekannt. Im Zweifel sollte auch hier eine Rücksprache mit dem Gesundheitsamt erfolgen.

Die Postexpositionsprophylaxe bei Grad-II-Kontakten beinhaltet nur die aktive Impfung und eine sorgfältige Wundreinigung und möglichst eine Wundbehandlung mit 70 %igem Alkohol oder einem Jodpräparat. Grad-III-Kontakte erfordern zusätzlich die passive Immunisierung:

Zur passiven Impfung wird einmalig 20 IU/kgKG humanes Hyperimmunglobulin verabreicht. Die Hälfte der Dosis sollte wenn möglich um die Wunde herum instilliert werden. Der Rest wird i. m. gespritzt.

Die aktive Immunisierung wird mit 1 ml i. m. in den M. deltoideus an den Tagen 1, 3, 7, 14 und 28 durchgeführt, bei vorangegangener kompletter Impfung nur an den Tagen 1 und 3.

96.4.13 Hantaviruserkrankungen, Lassafieber und andere virale hämorrhagische Fieber

Die Behandlung von viralen hämorrhagischen Fiebern muss in Spezialkliniken mit entsprechenden Isolationsmöglichkeiten und Sicherheitslabors geschehen. Einige dieser Erkrankungen haben bei entsprechender spezifischer Therapie einen deutlich günstigeren Verlauf. Dies sind Infektionen mit dem Hantaan-Virus (Ostasien) sowie v. a. Erkrankungen durch Arenaviren (Lassafieber, v. a. in Westafrika; Machupo-, Junin-, Sabia-Fieber in Mittel- bzw. Südamerika, Krim-Korea-Fieber in Asien; Rift-Valley-Fieber in Afrika und Asien). Bei allen diesen Infektionen ist die Therapie mit intravenösem Ribavirin wirksam. Bei entsprechendem Verdacht (Klinik und Reiseanamnese) ist deshalb rasche Rücksprache mit einer Spezialklinik zur Therapieabsprache und Verlegung erforderlich.

Prävention und Prophylaxe

Gegen Gelbfieber ist eine wirksame aktive Vakzine vorhanden (▶ Tabelle 96-2.). Die meisten hämorrhagischen Fieber (Hantaan, Lassa und die südamerikanischen Fieber) werden durch Kontakt mit Nagern (Urin u. a.) übertragen. Die auslösenden Kontakte für die bisherigen Ebola- und Marburg-Virus-Epidemien sind unklar. Impfungen sind für alle diese Erkrankungen nicht möglich.

Bei Verdacht auf eine Erkrankung mit hämorrhagischem Fieber müssen strikte Isolationsmaßnahmen eingehalten werden. Kontakte mit bluthaltigen Flüssigkeiten von Patienten und mit Aerosolen müssen so sicher wie möglich vermieden werden. Es müssen u. a. flüssigkeitsdichte Kittel, Gesichtsmasken und doppelte Handschuhe in der Patientenbetreuung verwendet werden. Aufgrund des Aufwands und des benötigten Trainingsstandes kann eine solche Behandlung nur in speziell ausgestatteten Kliniken stattfinden.

Evidenz der Therapieempfehlungen

	Evidenzgrad	Therapieempfehlung
Impfungen		
Sämtliche von der STIKO empfohlene Impfungen	A	I
HSV-Erkrankungen		
Aciclovir oder Analoga	A	I–IIa (je nach Manifestation)
Foscarnet bei Aciclovirresistenz und schwerem Immundefekt	B	I (strenge Indikationsstellung)
Varizellen		
Aciclovir bei immunsupprimierten Patienten	B	I
Herpes zoster		
Aciclovir oder Derivate	A	I–II (je nach Manifestation)
Brivudin	B	IIa
Supportive Therapie mit Steroiden	B	II
CMV-Erkrankungen		
Primärinfektion bei immunkompetenten Patienten	–	–
Pneumonie unter Immunsuppression		
— Ganciclovir	B	I
— Hyperimmunglobulin	C	I
Hepatitis B		
Akute Hepatitis	–	–
Chronische Hepatitis B (replikativ)		
— Interferon-α	A	I
— Lamivudin	A	I
— Adefovir	B	I
(keine Kombination der genannten Präparate)		

	Evidenzgrad	Therapieempfehlung
Chronische Hepatitis B (replikativ, HBe-AG-negativ)		
— Lamivudin	A	I
— Adefovir	B	I
Hepatitis C		
Akute Hepatitis C		
— Interferon-α	B	I
— Ribavirin	–	–
Chronische Hepatitis C		
— Interferon-α	A	I
— Ribavirin (kombiniert)	A	I
Influenza		
Neuraminidase-Inhibitoren	A	I–IIb (nach Manifestation)
Rimantadin	A	II
Prophylaxe mit Neuraminidase-Inhibitoren	A	I–III (je nach Exposition und Risikofaktor)
Prophalxe mit Rimantadin	A	IIb
RS-Viruserkrankungen		
Ribavirin (inhalativ)	B	IIa–III (je nach Risiko)
Ribavirin (i. v.)	C	IIb
Monoklonales Immunglobulin	A	IIa–III (je nach Risiko und Alter)
Hantaviruserkrankungen		
Ribavirin	B	IIa (nur bei HTN-Virus)
Lassafieber	B	I
Virale hämorrhagische Fieber	–	–

Leitlinien – Adressen – Tipps

Leitlinien

Leitlinien der AWMF: http://www.awmf-online.de
National Guideline Clearinghouse, USA:
http://www.guideline.gov

Internetadressen

http://www.dtg.mwn.de
Deutsche Gesellschaft für Tropenmedizin Empfehlungen

http://who.int
World Health Organization (WHO)
http://www.cdc. gov/travel
Centers of Disease Control (CDC), Atlanta, USA

Tipps für Patienten

Kompetenznetzwerk Hepatitis:
http://www.kompetenznetz-hepatitis.de
Flu Net, Influenzaaktivität weltweit:
http://oms.b3e.jussieu.fr/flunet/
Hepatitis C United Resource Exchange:
http://hepcure.unction.net/

Literatur

Boeckh M, Gooley TA, Myerson D et al. (1996) Cytomegalovirus pp65 antigenemia-guided early treatment with ganciclovir vs. ganciclovir at engraftment after allogeneic marrow transplantation – a randomized double-blind study. Blood 88: 4063–4071

Bridges CB, Fukuda K, Cox NJ et al. (2001) Prevention and control of influenza. Recommendations of the Advisory Committee on iImmunization Practices (ACIP). MMWR Morb Mortal Wkly Rep 50: 1–44

Human rabies prevention–United States (1999) Recommendations of the Advisory Committee on Immunization Practices (ACIP). MMWR Morb Mortal Wkly Rep 48: 1–21

Impfempfehlungen der ständigen Impfkommission am Robert-Koch-Institut/Stand Juli 2003. (2003) Epidemiol Bull: 245–260

Jaeckel E, Cornberg M, Wedemeyer H et al. (2001) Treatment of acute hepatitis C with interferon alpha-2b. N Engl J Med 345: 1452–1457

Manns MP, McHutchison JG, Gordon SC et al. (2001) Peginterferon alfa-2b plus ribavirin compared with interferon alfa-2b plus ribavirin for initial treatment of chronic hepatitis C: A randomised trial. Lancet 358: 958–965

Marcellini P, Chang TT, Lim SG et al. (2003) Adefovir dipivoxil for the treatment of hepatitis B antigen-positive chronic hepatitis B. N Engl J Med 348: 808–816

Nichols WG, Boeckh M (2000) Recent advances in the therapy and prevention of CMV infections. J Clin Virol 16: 25–40

Prevention of varicella. Update recommendations of the Advisory Committee on Immunization Practices (ACIP). (1999) MMWR Morb Mortal Wkly Rep 48: 1–5

Updated U.S. Public Health Service Guidelines for the Management of Occupational Exposures to HBV, HCV, and HIV and Recommendations for Postexposure Prophylaxis. (2001) MMWR Morb Mortal Wkly Rep 50: 1–52

Welliver R, Monto AS, Carewicz O et al. (2001) Effectiveness of oseltamivir in preventing influenza in household contacts: a randomized controlled trial. JAMA 285/6: 748–754

97 Parasitosen
T. Löscher, F. von Sonnenburg

97.1 Protozoeninfektionen – 1603
- 97.1.1 Malaria – 1603
- 97.1.2 Babesiose – 1609
- 97.1.3 Leishmaniosen – 1609
- 97.1.4 Schlafkrankheit (Afrikanische Trypanosomiasis) – 1611
- 97.1.5 Chagaskrankheit (Amerikanische Trypanosomiasis) – 1613
- 97.1.6 Amöbiasis und andere Amöbeninfektionen – 1613
- 97.1.7 Balantidiasis – 1616
- 97.1.8 Giardiasis (Lambliasis) – 1616
- 97.1.9 Trichomoniasis – 1616
- 97.1.10 Toxoplasmose – 1617
- 97.1.11 Kryptosporidiose – 1619
- 97.1.12 Mikrosporidiosen – 1620
- 97.1.13 Isosporiasis und Cyclosporiasis – 1620
- 97.1.14 Pneumozystose – 1620

97.2 Helminthiasen: Nematoden – 1620
- 97.2.1 Enterobiasis (Oxyuriasis) – 1621
- 97.2.2 Trichuriasis – 1621
- 97.2.3 Trichostrongyliasis – 1621
- 97.2.4 Capillariasis – 1621
- 97.2.5 Askariasis – 1622
- 97.2.6 Hakenwurmkrankheit – 1622
- 97.2.7 Strongyloidiasis – 1622
- 97.2.8 Kutane Larva migrans – 1623
- 97.2.9 Toxokariasis – 1623
- 97.2.10 Trichinose – 1623
- 97.2.11 Filariosen – 1624
- 97.2.12 Dracunculiasis (Dracontiasis) – 1625

97.3 Helminthiasen: Trematoden – 1625
- 97.3.1 Schistosomiasis (Bilharziose) – 1626
- 97.3.2 Andere Trematodeninfektionen – 1626

97.4 Helminthiasen: Zestoden – 1627
- 97.4.1 Intestinale Bandwurminfektionen – 1627
- 97.4.2 Echinokokkose – 1628
- 97.4.3 Zystizerkose – 1629

Literatur – 1630

Weltweit gehören Parasitosen zu den häufigsten Erkrankungen, insbesondere in tropischen Entwicklungsländern. Ihre Bedeutung hat auch in Mitteleuropa erheblich zugenommen. Dies beruht einerseits auf dem Anstieg von internationaler Migration und Fernreisetätigkeit. Andererseits ist eine zunehmende Zahl von immunkompromittierten Patienten durch opportunistische parasitäre Infektionen bedroht, die bei diesen Patienten besonders schwere Verläufe verursachen und mit erheblichen therapeutischen Problemen einhergehen können.

Die Malaria ist die häufigste Parasitose und die wichtigste importierte Erkrankung. Zur Vermeidung von Todesfällen ist die frühzeitige und adäquate Behandlung entscheidend. Therapie wie Chemoprophylaxe der Malaria tropica sind jedoch durch zunehmende Resistenzentwicklung gegen die verfügbaren Medikamente kompliziert. Hier sind wie bei anderen importierten Infektionen aktuelle epidemiologische Informationen bedeutsam, die in diesem Kapitel enthalten sind und die durch die aufgeführten Internetadressen jederzeit aktualisiert werden können.

In den vergangenen Jahren haben neue und bessere antiparasitäre Medikamente die therapeutischen Möglichkeiten erheblich verbessert. Bei bestimmten Parasitosen wie etwa den Trypanosomeninfektionen und einigen opportunistischen Erkrankungen Immunkompromittierter sind diese jedoch noch unbefriedigend und mit Problemen hinsichtlich Wirksamkeit oder Toxizität der zur Verfügung stehenden Medikamente belastet. Einige zur antiparasitären Therapie erforderlichen Medikamente sind in Deutschland nicht zugelassen. Diese speziellen Schwierigkeiten bei der Behandlung von Parasitosen erfordern eine besonders exakte Indikationsstellung, die Berücksichtigung der Besonderheiten des einzelnen Patienten und des ursächlichen Erregers sowie eine genaue Kenntnis der Toxizität und möglicher unerwünschter Wirkungen der zur Verfügung stehenden Medikamente.

97.1 Protozoeninfektionen

97.1.1 Malaria

Erreger, Epidemiologie und Klinik. Die 4 humanpathogenen Malariaerreger der Gattung Plasmodium (Tabelle 97-1) sind mit mindestens 300 Mio. Erkrankungen pro Jahr über weite tropische und subtropische Gebiete verbreitet (Abb. 97-1).

Über die Hälfte der Infektionen sind durch Plasmodium falciparum (Malaria tropica) bedingt, gefolgt von P. vivax (M. tertiana). Für die jährlich mehr als 1 Mio. Todesfälle ist fast ausschließlich die M. tropica verantwortlich. Derzeit werden pro Jahr etwa 1000 nach Deutschland importierte Malariaerkrankungen gemeldet. Für über 70% der Fälle ist die M. tropica verantwortlich. Plasmodien werden durch weibliche Anophelesmücken (Moskitos) und gelegentlich auch durch Bluttransfusion, Transplantate oder diaplazentar übertragen. Vor allem die

Tabelle 97-1. Malariaerreger und -erkrankungen

Erreger	Erkrankung	Inkubationszeit	Dauer der Blutschizogonie	Ausmaß der Parasitämie	Symptomatik (bei Nichtimmunen)
Plasmodium falciparum	Malaria tropica	7–30 Tage (gelegentlich länger)	ca. 48 h (asynchron)	Unbegrenzt	Irreguläres Fieber, Organkomplikationen
P. vivax, P. ovale	Malaria tertiana	12–20 Tage (bis > 1 Jahr)	48 h (synchron)	1–2 %	Fieber jeden 2. Tag [a]
P. malariae	Malaria quartana	20–50 Tage (gelegentlich länger)	72 h (synchron)	1–2 %	Fieber jeden 3. Tag

[a] Bei P. vivax auch tägliches Fieber möglich (bei verschiedenen Parasitengenerationen).

Malariaprophylaxe 2003

Einteilung in Zonen mit unterschiedlicher medikamentöser Chemoprophylaxe gemäß Empfehlungen der Deutschen Gesellschaft für Tropenmedizin und Internationale Gesundheit (DTG). Stand: Juni 2003

P	Mefloquin (Lariam®), alternativ Atovaquon/Proguanil (Malarone®) oder Doxycyclin* zur Chemoprophylaxe * für diese Indikation in Deutschland nicht zugelassen
APP/DP	Atovaquon/Proguanil (Malarone®) oder Doxycyclin* zur Chemoprophylaxe * für diese Indikation in Deutschland nicht zugelassen
Alle Malariagebiete	Mückenschutz empfohlen (minimales Risiko, siehe Länderliste)

○ Gebiete, wo die Malaria nicht oder nicht mehr vorkommt

○ Gebiete mit sehr beschränktem Malariarisiko; Malariaübertragung selten

● **Gebiete mit Malariaübertragung**

- APT/ALT	Keine Chemoprophylaxe empfohlen Atovaquon/Proguanil (Malarone®) oder Artemether/Lumefantrin (Riamet®) zur Notfalltherapie
- T	Keine Chemoprophylaxe empfohlen Mefloquin (Lariam®) oder alternativ Atovaquon/Proguanil (Malarone®) oder Artemether/Lumefantrin (Riamet®) zur Notfalltherapie
- CT	Keine Chemoprophylaxe empfohlen Chloroquin zur Notfalltherapie

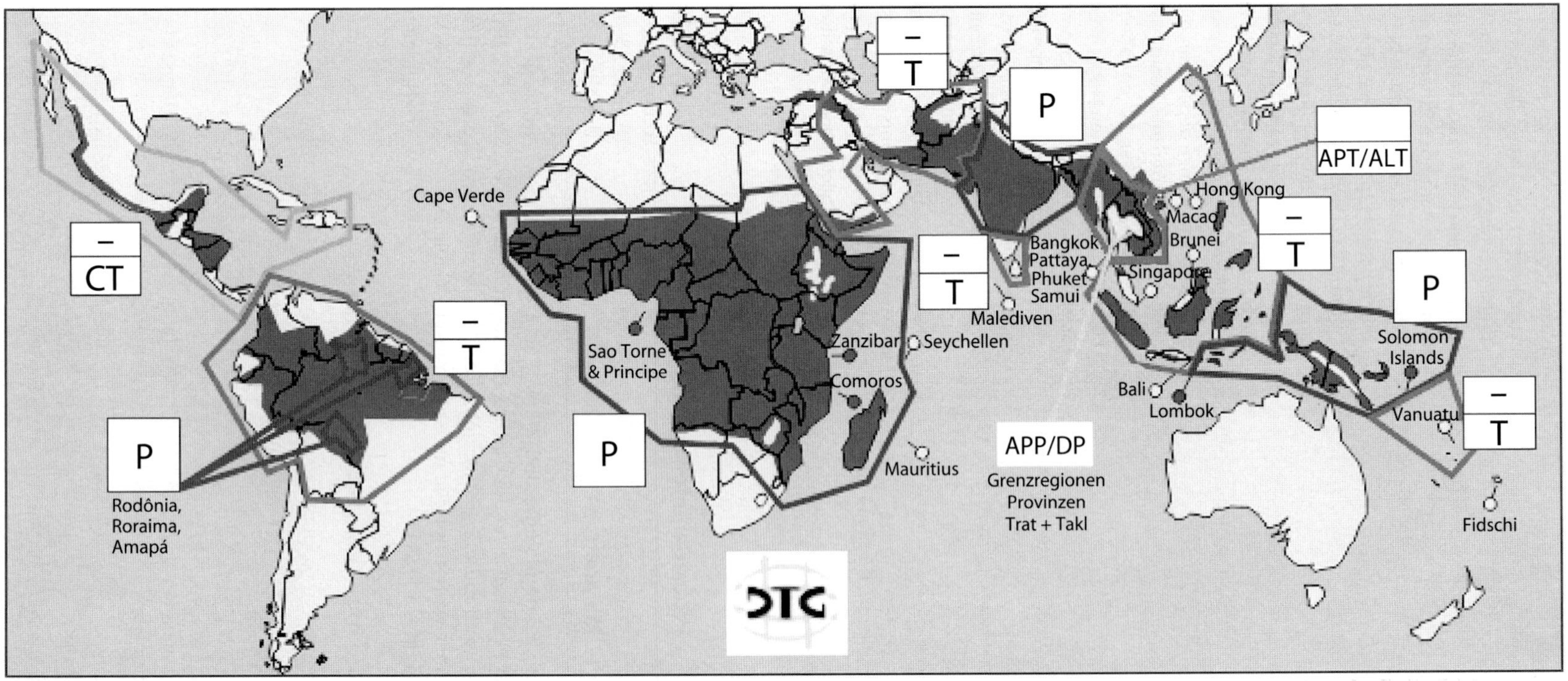

Abb. 97-1. Verbreitung der Malaria und Empfehlungen zur Chemoprophylaxe nach Regionen. [Mod. nach „WHO: International Travel and Health 2003"]

M. tropica präsentiert sich nicht nur unter dem typischen Erkrankungsbild mit akutem Fieberanfall, Schüttelfrost und Schweißausbruch, sondern häufig mit unregelmäßigem Fieber oder Kontinua. Komplikationen (▶ unten) und atypische Symptomatik wie trockener Husten, Durchfälle, Erbrechen, Oberbauchbeschwerden, Ikterus, kardiale und zerebrale Symptome können im Vordergrund stehen.

> **Praxistipp**
> Jede unklare fieberhafte Erkrankung während oder nach Aufenthalten in Endemiegebieten ist malariaverdächtig!

Diagnose. Bei Verdacht auf Malaria muss unverzüglich versucht werden, Erreger im Blutausstrich oder – bei geringer Parasitämie – im Dicken Tropfen nachzuweisen. Für eine akute Erkrankung sind serologische Untersuchungen nicht verwertbar. Neuere Schnelltests, die zirkulierende Antigene nachweisen, können derzeit die mikroskopische Diagnostik noch nicht ersetzen. Unspezifische Laborbefunde sind Hämolysezeichen und eine besonders bei M. tropica häufig zu beobachtende Thrombozytopenie.

Therapie

Therapie und Prophylaxe der M. tropica werden durch erhebliche Zunahme von Resistenzen (▶ Übersicht 97-1 und Abb. 97-1) erschwert.

> **Übersicht 97-1**
> **Resistenz bei Malaria tropica**
>
> - Definition:
>   - Versagen einer regelrecht dosierten und absorbierten Therapie (Prophylaxe unerheblich)
> - Resistenzgrade:
>   - R I: vorübergehendes Verschwinden der Parasitämie mit frühem (Ia) oder spätem (Ib) Wiederauftreten (Rekrudeszenz);
>   - R II: eindeutige Reduktion der Parasitämie (> 25 %) ohne völliges Verschwinden;
>   - R III: keine Beeinflussung.
> - Verbreitung:
>   - Chloroquin (Resochin u. a.): R I–III verbreitet in Südostasien und in Teilen von Südamerika und Afrika, sporadisch in Indien u. a. Ländern;
>   - Sulfonamid/Pyrimethamin (Fansidar u. a.): R I–III verbreitet in Teilen von Südostasien, zunehmend in Ostafrika, sporadisch weltweit;
>   - Chinin: R I–II zunehmend in Teilen von Südostasien, sporadisch weltweit;
>   - Mefloquin (Lariam): R I–II zunehmend in Teilen von Südostasien, sporadisch weltweit.
>   - Informationen über länderspezifische Einzelheiten: ▶ Abb. 97-1 und im Internet unter http://www.dtg.mwn.de.

Bei M. tertiana (P. vivax und P. ovale) kommen im Gegensatz zu M. tropica und M. quartana echte Relapse (Spätrückfälle) vor aufgrund persistierender exoerythrozytärer Schizonten (Gewebeformen in der Leber; Hypnozoiten).

Therapie der Malaria tropica

Für die Prognose der M. tropica ist ein frühzeitiger Therapiebeginn entscheidend. Notfalls muss schon beim alleinigen klinischen Verdacht behandelt werden, möglichst jedoch nach vorheriger Abnahme von Blut für Ausstrich und Dicken Tropfen. Die Letalität der unbehandelten M. tropica beträgt bei Nichtimmunen ca. 20 %. Es muss immer stationär behandelt werden, weil sich die Symptomatik der Patienten auch nach Einleitung einer Behandlung kurzfristig verschlimmern kann und sich jederzeit Komplikationen entwickeln können.

Der Abfall der Parasitämie ist mindestens 1-mal täglich zu überprüfen (Blutausstrich, Dicker Tropfen). Bei Verdacht auf Therapieresistenz (◻ Übersicht 97-1) und bei Komplikationen ist die Konsultation eines Tropenmediziners bzw. Tropeninstituts (▶ unten, Internetadressen) empfehlenswert.

Die Wahl der Therapie richtet sich nach
- Schwere der Erkrankung,
- Resistenzlage im Infektionsgebiet,
- ggf. durchgeführter Chemoprophylaxe.

Resistenzen sind bei jedem der zur Verfügung stehenden Medikamente möglich (◻ Übersicht 97-1). Da Resistenzen von P. falciparum gegen Chloroquin mittlerweile in den meisten Verbreitungsgebieten vorkommen, wird Chloroquin – außer in Entwicklungsländern mangels kostengünstiger Alternativen – kaum mehr zur Therapie der importierten M. tropica eingesetzt. Sulfadoxin/Pyrimethamin, das in Deutschland nicht zugelassene Fansidar, wird v. a. in Afrika zur Therapie der chloroquinresistenten M. tropica verwendet. Resistenzen gegen diese oder ähnliche Substanzkombinationen sind in Südostasien bereits häufig und in Afrika und anderen Regionen zunehmend. Multiresistenzen mit verminderter Empfindlichkeit auch gegenüber Mefloquin und Chinin werden v. a. in den Grenzgebieten zwischen Myanmar, Thailand und Kambodscha beobachtet (regional bis über 50 % Resistenz gegen Mefloquin). Resistenzen gegen Atovaquon/Proguanil und Artemether/Lumefantrin sind derzeit noch selten.

Es liegt auf der Hand, dass man in der Regel ein Medikament, das bei prophylaktischer Anwendung versagt hat, nicht im selben Fall zur Therapie heranzieht.

Unkomplizierte Fälle. Für die orale Therapie der unkomplizierten Malaria tropica stehen heute verschiedene Medikamente zur Verfügung:
- Mefloquin (Lariam): 1-mal 750 mg (3 Tbl.); (Kinder ab 3. Lebensmonat und/oder 5 kgKG: 1-mal 25 mg/kgKG); Erwachsene nach 6–8 h nochmals 500 mg (2 Tbl.), bei KG >60 kg nach weiteren 6–8 h nochmals 250 mg (1 Tbl.). Nebenwirkungen: ▶ Prophylaxe.
- Atovaquon/Proguanil (Malarone): 1-mal 1000 mg - Atovaquon/400 mg Proguanil (4 Tbl.); (Kinder 11–40 kgKG: 20 mg/8 mg/kgKG) täglich über 3 Tage. Nebenwirkungen: ▶ Prophylaxe.
- Artemether/Lumefantrin (Riamet): 2-mal 80 mg Artemether/480 mg Lumefantrin (4 Tbl.) (ab 12. Lebensjahr und mindestens 35 kgKG) täglich über 3 Tage. Nebenwirkungen: Zephalgie, Schwindel, abdominelle Schmerzen. Kontraindikationen: schwere Lebererkrankungen, vorbestehende Herzkrankheiten (insbesondere angeborene QTc-Verlängerung), Schwangerschaft (keine Erfahrungen).
- Chinin oral (Chininum hydrochloricum 0,25 g): 3-mal 500 mg pro Tag (Kinder: 3-mal 10 mg/kgKG pro Tag) 7 Tage lang (Mittel der Wahl bei Schwangeren: im 1. Trimenon und Säuglingen unter 3 Monaten und/oder 5 kgKG). Nebenwirkungen: ▶ unten. Bei M. tropica in bzw. aus Gebieten mit Vorkommen von vermindert chininempfindlichen P.-falciparum-Stämmen (Südostasien) ist eine Kombination mit Doxycyclin (1- bis 2-mal 100 mg pro Tag über 7 Tage) empfehlenswert, bei Kindern unter 8 Jahren und bei Schwangeren ggf. mit Clindamycin (5–10 mg/kgKG 3-mal täglich über 3 Tage).

Halofantrin (Halfan) ist wegen Kardiotoxizität und unsicherer Resorption im Allgemeinen nicht zu empfehlen.

Komplizierte Fälle. Bei Komplikationen (▶ Übersicht 97-2) oder Hyperparasitämie (mehr als 5% der Erythrozyten befallen) oder massivem Erbrechen und/oder profusen Durchfällen ist initial eine parenterale Therapie mit rasch wirksamen Medikamenten wie Chinin oder Artemisininderivaten erforderlich.

Da parenterale Artemisininpräparate derzeit in Deutschland nicht zugelassen sind, wird hierzu bevorzugt Chinin eingesetzt:
- Chinin (Chininum-dihydrochloricum-Injektionslösung) p.i.: Initial ist eine rasche Sättigung mit 7 mg/kgKG über 30 min gefolgt von 10 mg/kgKG über 4 h empfehlenswert. Alternativ wird folgende Dosierung empfohlen: 20 mg/kgKG über 4 Stunden; keine „loading dose" nach Mefloquin- oder Chiningabe innerhalb der letzten 24 h, dann Erhaltungsdosis von 10 mg/kgKG in 500 ml (bzw. 10 ml/kgKG) Glucose 5% über etwa 2–8 h, Wiederholung alle 8 h; Tagesdosis 25–30 mg/kgKG. Therapiedauer 7–10 Tage.

Übersicht 97-2
Komplizierte Malaria tropica

Eine Malaria tropica ist kompliziert bei Vorliegen mindestens eines der folgenden Befunde:
- Bewusstseinsstörung
- Schwere Anämie (Hb < 8 g/dl)
- Niereninsuffizienz (Ausscheidung < 400 ml/24 h und/oder Kreatinin > 3 mg/dl bzw. > 265 µmol/l)
- Respiratorische Insuffizienz
- Hypoglykämie (BZ < 40 mg/dl)
- Schock
- Spontanblutungen
- Zerebraler Krampfanfall
- Azidose (pH < 7,25, Plasmabikarbonat < 15 mmol/l)
- Hämoglobinurie
- Transaminasen mehr als 3fach erhöht
- Ikterus, Bilirubin > 3 mg/dl bzw. > 50 µmol/l
- Hyperparasitämie (> 5 % der Erythrozyten von Plasmodien befallen oder > 100.000 Plasmodien/µl)

Bei Patienten, die nach 3 Tagen weiterhin Zeichen einer komplizierten Malaria zeigen, sollte die Chinindosis um 30–50 % reduziert werden. Wenn die QTc-Zeit um mehr als 25 % ansteigt, muss die Dosis um die Hälfte reduziert werden, insbesondere bei Patienten mit Nierenversagen. Bei diesen sollte falls möglich der Plasmaspiegel bestimmt werden (therapeutischer Bereich: 5–10 mg/l). Bei Besserung des Zustandes kann von Chinin p.i. auf die gleiche Dosis Chinin oral übergegangen werden.

Zur Vermeidung von Rekrudeszenzen ist die zusätzliche Gabe von Doxycyclin (3 mg/kgKG pro Tag) über 7 Tage empfehlenswert. Das gilt auch bei in Afrika erworbener M. tropica, obwohl hier Chininresistenzen bisher selten sind. Bei schweren Leberfunktionsstörungen ist Doxycyclin kontraindiziert, und man sollte sich Rat bei einer tropenmedizinischen Einrichtung einholen. Bei Doxycyclinunverträglichkeit und für die Therapie von Schwangeren und Kindern unter 8 Jahren kann evtl. Clindamycin (▶ oben) eingesetzt werden.

Nebenwirkungen von Chinin: Nausea, Erbrechen, Tinnitus, Hör- und Sehstörungen, Lebertoxizität, Blutdruckabfall und Rhythmusstörungen (v.a. bei i.v.-Gabe oder zu rascher Infusion), gelegentlich ausgeprägte Hypoglykämie (durch Insulinfreisetzung; v.a. bei Schwangeren und Kleinkindern), selten Hämolyse, Hämoglobinurie **(Schwarzwasserfieber)**, Thrombozytopenie, Vaskulitis, granulomatöse Hepatitis, Medikamentenfieber.

Bei Kontraindikation oder Unverträglichkeit von Chinin stehen in den Tropeninstituten (▶ unten, Internetadressen) parenteral applizierbare in Deutschland nicht zugelassene Artemisininderivate zur Verfügung.

Zusatztherapie. Für Verlauf und Prognose der komplizierten M. tropica sind folgende Maßnahmen mitentscheidend: kontinuierliche Überwachung, Bilanzierung von Elektrolyt- und Wasserhaushalt (Vermeidung von Hypervolämie wegen Begünstigung eines Lungenödems), Korrektur der renalen Insuffizienz; ggf. Dialyse/Hämofiltration (rechtzeitiger Beginn), assistierte Beatmung, Antikonvulsiva, Bluttransfusionen, Substitution von Gerinnungsfaktoren (FFP), kein Heparin, keine Salicylate (Thrombopenie, Gerinnungsstörungen). Dexamethason erwies sich bei zerebraler Malaria als ungünstig. Bei schwerwiegenden Komplikationen und hoher Parasitämie (15% und mehr) oder schwerer, therapieresistenter disseminierter intravasaler Gerinnung kann durch Blutaustauschtransfusion eine drastische Senkung der Parasitämie und in einigen Fälle eine rasche klinische Besserung erreicht werden. Aussagekräftige kontrollierte Studien liegen zu diesem Vorgehen nicht vor.

Therapie der M. tertiana und M. quartana

Mittel der Wahl ist unverändert Chloroquin. Eine verminderte Chloroquinempfindlichkeit von P. vivax ist derzeit noch relativ selten und regional begrenzt in Südostasien (besonders Papua-Neuguinea und Indonesien), Ozeanien, Indien, Brasilien, Kolumbien und Peru.

— Chloroquin (Resochin u. a.): 600 mg Base oral (Kinder 10 mg/kgKG Base) = 4 Tbl. Resochin (1000 mg Chloroquindiphosphat); nach 6 h sowie am 2. und 3. Tag je 300 mg Base (Kinder 5 mg/kgKG Base) = 2 Tbl. Resochin. **Nebenwirkungen:** ▶ Prophylaxe.
— Die Therapie chloroquinresistenter P.-vivax-Infektionen erfolgt mit Mefloquin, Atovaquon/Proguanil oder Chinin, ggf. in Kombination mit Doxycyclin. Dosiert wird wie bei M. tropica (▶ oben).

Bei M. tertiana (P.-vivax- und P.-ovale-Infektion) sollte wegen der möglichen Spätrückfälle durch persistierende exoerythrozytäre Schizonten (Gewebeformen in der Leber) anschließend folgendermaßen nachbehandelt werden:

— Primaquin 15 mg (1 Tbl.) pro Tag über 15 Tage, Kinder ab 1 Jahr 0,25 mg/kgKG pro Tag (bei in Indonesien und Neuguinea erworbener M. tertiana Verdopplung der Dosis empfehlenswert wegen häufig verminderter Primaquinempfindlichkeit). **Nebenwirkungen:** Wegen der Gefahr der Hämolyse bei Glucose-6-Phosphatdehydrogenasemangel (▶ Kapitel 63), sollte darauf geachtet werden, ob bei den Patienten eine rötliche Urinverfärbung als Zeichen der Hämoglobinurie auftritt. Empfehlenswert ist, vor Behandlungsbeginn die G-6-PD-Aktivität zu bestimmen. Bei Rückfällen trotz Primaquintherapie muss in höherer Dosierung (30–45 mg pro Tag) über 2–3 Monate behandelt werden. Bei G-6-PD-Mangel gibt man in diesen Fällen 45 mg 1-mal pro Woche.

Prophylaxe der Malaria

Unterschieden werden:

— **Expositionsprophylaxe:** Schutz vor Moskitostichen besonders nachts und in der Dämmerung (Insektizide, Repellenzien, Moskitonetz).
— **Chemoprophylaxe:** Die vorbeugende Einnahme geeigneter Malariamedikamente ist bei Reisen in Malariagebiete mit hohem Übertragungspotenzial grundsätzlich empfehlenswert (◘ Abb. 97-1).

Es sollte immer zwischen dem Risiko schwerwiegender Nebenwirkungen der Chemoprophylaxe und dem konkreten Malariarisiko vor Ort abgewogen werden. Ist das Malariarisiko eher gering, kommt auch die alleinige Mitnahme einer therapeutischen Dosis eines geeigneten Malariamedikaments zur eventuellen notfallmäßigen Selbstbehandlung (Notfallselbsttherapie = NST) ohne prophylaktische Medikamenteneinnahme in Betracht. Das NST-Medikament sollte beim Auftreten malariaverdächtiger Symptome eingenommen werden, wenn ärztliche Hilfe nicht innerhalb von 24 h zur Verfügung steht. Anschließend sollte jedoch stets so bald wie möglich ärztliche Hilfe aufgesucht werden. Die zusätzliche Mitnahme eines NST-Medikaments ist auch sinnvoll, wenn eine Chemoprophylaxe mit eingeschränkter Wirksamkeit (Resistenzen) durchgeführt wird.

Art und Auswahl der Medikamente für Chemoprophylaxe oder NST richten sich einerseits nach der Resistenzsituation im Aufenthaltsgebiet (◘ Abb. 97-1 und Übersicht 97-1), andererseits nach Kontraindikationen und Verträglichkeit der zur Verfügung stehenden Medikamente.

Eine Orientierungshilfe für die Beratungspraxis geben die Empfehlungen der Deutschen Gesellschaft für Tropenmedizin und Internationale Gesundheit (DTG, ▶ unten Internetadressen):

— Chloroquin (◘ Tabelle 97-2) ist zur Prophylaxe oder als NST nur noch in Gebieten ohne Resistenzverbreitung geeignet (Zone CT in ◘ Abb. 97-1).
— In Gebieten mit Chloroquinresistenz wird bei hohem Malariarisiko eine Prophylaxe mit Mefloquin oder Atovaquon/Proguanil oder Doxycyclin (◘ Tabelle 97-2) empfohlen (Zone P in ◘ Abb. 97-1), bei niedrigem Risiko eine NST mit Mefloquin (Zone T in ◘ Abb. 97-1) oder mit Atovaquon/Proguanil oder Artemether/Lumefantrin.
— In Gebieten mit verbreiteter Mefloquinresistenz wird bei hohem Risiko eine Prophylaxe mit Atovaquon/Proguanil oder Doxycyclin (◘ Tabelle 97-2) empfohlen (Zone APP/DP in ◘ Abb. 97-1), bei niedrigem Risiko eine NST mit Atovaquon/Proguanil oder Artemether/Lumefantrin (Zone APT/ALT in ◘ Abb. 97-1).
— Doxycyclin ist in Deutschland als Mittel zur Malariaprophylaxe nicht zugelassen, obwohl es von der WHO und von anderen Ländern zur Prophylaxe empfohlen wird. Da die gute Wirksamkeit und Verträglichkeit des Mittels durch zahlreiche Studien belegt wird, ist ein

◘ Tabelle 97-2. Antimalariamittel zur Prophylaxe und notfallmäßigen Selbstbehandlung

Medikament (Beispiel Handelsname)	Prophylaxe	Notfallmäßige Selbstbehandlung
Artemether/Lumefantrin (Riamet)	Nicht geeignet	80/480 mg (= 4 Tbl.) initial, nach 8 h weitere 4 Tbl., dann 2-mal je 4 Tbl. an den Tagen 2 und 3 (entspricht insgesamt 24 Tbl.)
Atovaquon/Proguanil[a] (Malarone)	250/100 mg (= 1 Tbl.) pro Tag 1–2 Tage vor bis 7 Tage nach Aufenthalt im Malariagebiet (Erwachsene > 40 kgKG; max. Aufenthaltsdauer: 28 Tage)	1000/400 mg (= 4 Tabl.) Einmaldosis an 3 aufeinander folgenden Tagen bei KG > 40 kg (Kinder > 10 kgKG, ► bei Kinder)
Chloroquin (Resochin, Weimerquin, Chlorochin)	300 mg Chloroquinbase (= 2 Tbl. Resochin) pro Woche; bei über 75 kgKG: 450 mg pro Woche (Kinder: 5 mg/kgKG pro Woche) 1 Woche vor bis 4 Wochen nach Aufenthalt im Malariagebiet	600 mg Base (= 4 Tbl. Resochin) (Kinder 10 mg/kg), nach 6 h sowie am 2. und 3. Tag je 300 mg (Kinder je 5 mg/kgKG)
Doxycyclin (verschiedene Präparate)	100 mg pro Tag (nicht für Kinder unter 8 Jahren) 1–2 Tage vor bis 4 Wochen nach Aufenthalt im Malariagebiet	Nicht geeignet
Mefloquin[b] (Lariam)	250 mg (= 1 Tbl.) pro Woche (Kinder ab 3. Lebensmonat über 5 kgKG: 5 mg/kgKG pro Woche) 1 Woche vor bis 4 Wochen nach Aufenthalt im Malariagebiet	Initial 750 mg (= 3 Tbl.), nach 6–8 h weitere 500 mg (= 2 Tbl.); > 60 kgKG: nach weiteren 6–8 h weitere 250 mg (= 1 Tbl.) (Kinder ab 3. Lebensmonat über 5 kgKG: 25 mg/kgKG)
Proguanil[c] (Paludrine)	200 mg pro Tag (2-mal 1 Tabl. pro Tag) (Kinder 3 mg/kgKG pro Tag)	Nicht geeignet

[a] Einnahme mit Mahlzeit oder Milchprodukten zur jeweils gleichen Tageszeit;
[b] bei erstmaliger Mefloquinprophylaxe sollte 2–3 Wochen vor Abreise begonnen werden, um mögliche Nebenwirkungen und Unverträglichkeiten rechtzeitig zu erkennen (ggf. Änderung der Prophylaxe-Empfehlung);
[c] nur in Kombination mit Chloroquin empfohlen.

„off-label-use" prinzipiell möglich, v. a., wenn hierfür Gründe vorliegen (z. B. Unverträglichkeit oder Kontraindikationen anderer Mittel). In jedem Fall ist der Reisende auf die Tatsache der Nichtzulassung für diese Indikation und dem damit verbundenen Ausschluss der Produkthaftung durch den Hersteller hinzuweisen. Auf Nebenwirkungen (Photosensibilisierung) und Kontraindikationen (Kinder unter 8 Jahren, Schwangere, Patienten mit schweren Lebererkrankungen) ist zu achten.

– Alternativ kommt in Gebieten mit Chloroquinresistenz auch eine Prophylaxe mit Chloroquin und Proguanil (◘ Tabelle 97-2) in Betracht, wenn Unverträglichkeiten oder Kontraindikationen gegen andere Medikamente bestehen, z. B. bei Schwangeren im 1. Trimenon oder bei Säuglingen unter 3 Monaten und/oder 5 kgKG. Wegen der Möglichkeit des Versagens dieser Prophylaxe sollte zudem ein geeignetes NST-Medikament mitgeführt werden (ggf. in Rücksprache mit einem Tropeninstitut; ► unter Internetadressen.)

Nebenwirkungen von Chloroquin: gastrointestinale Störungen, Schlaflosigkeit, selten passagere Akkomodationsstörungen und reversible Hornhauttrübungen. Netzhautschädigungen sind in der Malariavorbeugung sehr selten und bei regelmäßiger Einnahme in prophylaktischer Dosis nicht vor 5 Jahren zu erwarten. Wird über Jahre eine Dauermedikation betrieben, sollten sicherheitshalber alle 3 Jahre augenärztliche Kontrollen stattfinden. **Kontraindikationen:** vorbestehende Retinopathie, Gesichtsfeldeinschränkung, Myasthenia gravis, Psoriasis, hepatische Porphyrie, Glucose-6-Phosphat-Dehydrogenase-Mangel, schwere Lebererkrankungen und Niereninsuffizienz.

Nebenwirkungen von Proguanil: gelegentlich Nausea, Durchfälle und Mundulzerationen. Bei Niereninsuffizienz muss die Dosis angepasst werden.

Nebenwirkungen von Mefloquin: Schwindel, Benommenheit, Nausea, Erbrechen (bei therapeutischer Dosierung), Schlafstörungen u. a. psychovegetative Störungen, depressive Verstimmung, Verdauungsstörungen, allergische Hautreaktionen, selten psychotische Reaktionen und epileptische Anfälle. Wegen der gelegentlichen zentralnervösen Nebenwirkungen darf die Substanz nicht während verantwortungsvoller bzw. gefährlicher Tätigkeiten (z. B. Piloten, Gerätetaucher) eingenommen werden. Weiterhin ist Mefloquin als Prophylaktikum kontraindiziert für Schwangere im 1. Trimenon (ansonsten strenge Risikoabwägung), Säuglinge unter 3 Monaten und/oder mit KG < 5 kg, für Epileptiker, psychiatrische Patienten und für Kranke mit schweren Leberfunktionsstörungen oder Leitungsstörungen im EKG.

Nebenwirkungen von Atovaquon/Proguanil: gelegentliche Übelkeit, Verdauungsstörungen und Kopfschmerzen, Proguanilnebenwirkungen (▶ oben). Die europäische Zulassung für die Prophylaxe ist derzeit auf eine Aufenthaltsdauer von 28 Tagen und ein Körpergewicht von mindestens 11 kg (bei Kindern) begrenzt. Kontraindikationen sind wegen mangelnder Erfahrungen Schwangerschaft, schwere Leberfunktionsstörungen und Niereninsuffizienz mit einer Kreatininclearance < 30 ml/Min.

Die aktuellen DTG-Empfehlungen (▶ unten, Internetadressen) enthalten detaillierte Informationen für einzelne Länder und Regionen. Sie gelten für den „Regelfall" eines organisiert reisenden Touristen. Im Einzelfall können entsprechend individueller Gesichtspunkte beim Reisenden andere Empfehlungen notwendig werden (z. B. Aufenthalt nur in Großstädten, kurzer Aufenthalt von nur wenigen Tagen, Langzeitaufenthalt, Übernachtung im Freien, Unverträglichkeiten, Vorerkrankungen usw.). Zudem kann sich die epidemiologische Situation (Malariarisiko, Resistenzsituation) kurzfristig ändern.

97.1.2 Babesiose

Erreger und Klinik. Die Babesiose ist sowohl klinisch wie auch parasitologisch der Malaria ähnlich. Erreger sind zoonotisch verbreitete Babesienarten, die durch Zeckenstich und gelegentlich durch Bluttransfusionen übertragen werden.

In Europa wurde die Babesiose bisher ganz überwiegend bei splenektomierten oder immunsupprimierten mit Babesia divergens oder B. bovis (Rinderparasiten) infizierten Patienten beobachtet. Die Erkrankung verläuft in diesen Fällen häufig letal. In Nordamerika treten auch Infektionen zuvor gesunder Personen mit B. microti (Nagetierparasit) auf. Dabei handelt es sich um leichtere Erkrankungen mit prognostisch günstigem Verlauf und häufigen Spontanheilungen. Nur Immunkompromittierte erkranken auch an B. microti schwer.

Diagnose. Die Diagnose wird durch den Parasitennachweis im Blutausstrich oder im Dicken Tropfen gesichert. Eine Verwechslung mit Malariaerregern ist möglich. Die Serologie kann bei protrahierten Verläufen diagnostische Hinweise geben.

Therapie
Malariamittel allein sind nicht oder nur ungenügend wirksam. B.-microti-Infektionen können in leichten Fällen symptomatisch behandelt werden, schwerer verlaufende Infektionen mit Clindamycin (Sobelin u. a.) 20–40 mg/kgKG pro Tag kombiniert mit Chinin-HCl 25–40 mg/kgKG pro Tag (▶ 97.1.1) in jeweils 3–4 Einzeldosen über 7–10 Tage. Bei B.-microti-Infektionen erwies sich als ebenso wirksam Atovaquon (Wellvone) in einer Dosierung von 750 mg 2-mal pro Tag (40 mg/kgKG pro Tag) in Kombination mit Azithromycin (Zithromax u. a.) 600 mg (bzw. 12 mg/kgKG) 1-mal täglich über 7–10 Tage.

Bei Infektionen mit B. divergens und anderen Arten wurden auch erfolgreiche Therapieversuche mit Pentamidin (Pentacarinat) 4 mg/kgKG pro Tag über 1–2 Wochen (▶ 97.1.4) beschrieben. In Einzelfällen wurde über eine bessere Wirksamkeit bei Kombination mit Cotrimoxazol und/oder Mefloquin berichtet.

Bei ausgeprägter Hämolyse sind ggf. Bluttransfusionen indiziert. Fulminante Krankheitsverläufe mit hoher Parasitämie (> 10 %) wurden in einigen Fällen mit einer Blutaustauschtransfusion erfolgreich behandelt. Kontrollierte Studien zu diesem Vorgehen gibt es nicht (▶ 97.1.1).

97.1.3 Leishmaniosen

Verschiedene Arten und Unterarten von Leishmanien sind für den Menschen infektiös und verursachen unterschiedliche Krankheitsbilder (▶ unten). Die Parasiten zirkulieren meist in Tierreservoiren (Hunde, Nager u. a.) und werden durch Phlebotomen (Schmetterlingsmücken, engl.: „sand fly") übertragen. Eine Prophylaxe ist nur gegen die Überträger möglich (Insektizide, feinmaschige Mückennetze, Repellenzien), nicht aber gegen die Erreger selbst.

Kutane Leishmaniosen (CL)

Erreger und Klinik. Erreger der CL (Orientbeule, Uta, Chiclero-Ulkus u. a.) sind Leishmania tropica, L. major, L. aethiopica, L. peruviana, Arten des L.-mexicana- und des L.-braziliensis-Komplexes mit potenziell mukokutanem Krankheitsspektrum (▶ unten) sowie gelegentlich L. donovani infantum.

Die Erkrankung ist in weiten Teilen der Welt verbreitet (Orient, Afrika, Mittelmeerländer und Lateinamerika). Sie manifestiert sich durch einzelne oder multiple, meist zentral ulzerierende Hautefflorenzen vorwiegend auf unbedeckter Haut im Bereich der Stichstellen. Altweltliche Hautleishmaniosen heilen meist spontan innerhalb von 6–24 Monaten aus. Oft bleiben dabei Narben zurück, die im Gesicht entstellend wirken können. Gelegentlich werden Sonderformen ohne Selbstheilungstendenz beobachtet wie die Leishmaniasis recidivans oder die diffuse kutane Leishmaniose, die meist durch L. aethiopica hervorgerufen wird. Amerikanische Hautleishmaniosen können über Jahre persistieren, und bei einigen Erregerarten besteht die Gefahr einer hämato- oder lymphogenen Aussaat in die Schleimhäute des Nasenrachenraums, aus der sich eine mukokutane Leishmaniose entwickeln kann (▶ unten).

Diagnose. Die Diagnose wird durch den mikroskopischen Direktnachweis, die Isolierung (Kultur) oder mittels PCR aus Tupfpräparaten und Hautbiopsien gesichert. Die Serologie ist meist negativ. Eine Artdifferenzierung (besonders bedeutsam bei neuweltlicher CL) ist möglich mittels PCR oder auch durch Zymodembestimmung oder Typisierung mit monoklonalen Antikörpern.

Therapie

Altweltliche CL (Leishmania tropica, L. major): Bei einzelnen oder wenigen unkomplizierten und kosmetisch unbedenklichen Läsionen ist wegen der Selbstheilungstendenz therapeutische Zurückhaltung geboten. Bakterielle Superinfektionen müssen behandelt werden. Sind die Läsionen kosmetisch störend, kann ein Therapieversuch mit 15%iger Paromomycinsalbe (in 10%igem Harnstoff oder 12%igem Methylbenzethoniumchlorid auf Salbengrundlage) 2-mal pro Tag über 4–6 Wochen – ggf. unter Okklusionsfolie – gemacht werden.

Bessert sich die CL nicht, kann man intraläsional mit 5-wertigen Antimonpräparaten (▶ unten) behandeln. Dabei wird der Randwall je nach Größe der Läsion und therapeutischem Ansprechen 1- bis -3-mal in 3- bis 7-tägigen Abständen mit 1–3 ml Natriumstibogluconat infiltriert. Kleine Läsionen können auch chirurgisch exzidiert (öfter Rezidive) oder mittels Kryotherapie behandelt werden (Gefahr von Vernarbungen).

Bei unwirksamer Lokaltherapie, bei disseminierter oder schwer entstellender CL sowie bei diffuser kutaner und Recidivansleishmaniose gibt man eine systemische Chemotherapie mit Antimonpräparaten (Dosierung wie bei viszeraler L.) über 20 Tage.

Amerikanische Hautleishmaniosen sollen nur dann lokal behandelt werden, wenn ein Erreger identifiziert wurde, der nicht zu einer Aussaat in die Schleimhäute neigt (Arten des L.-mexicana-Komplexes). Ansonsten ist die systemische Chemotherapie mit Antimonpräparaten (▶ oben) vorzuziehen.

Wirksamkeit in kontrollierten Studien zeigten auch Flucomazol 200 mg täglich über 6 Wochen (Heilungsrate bei L. major 79%), Ketoconazol in einer Dosierung von 10 mg/kgKG täglich über 28 Tage (besonders bei L. mexicana), Pentamidin (besonders bei L. aethiopica), die Kombination von Interferon-γ (besonders bei diffuser kutaner Leishmaniose) oder Allopurinol mit Antimonpräparaten (▶ unten). Auch Amphotericin B und liposomales Amphotericin B wurden in Einzelfällen mit Erfolg angewendet (Dosierung ▶ unten). Das oral applizierbare Miltefosin (▶ unten) erwies sich in der bisherigen Erprobung als wirksam bei der Behandlung der amerikanischen CL in einer Dosierung von 2-mal 50 mg pro Tag über 1 Woche und dann 3-mal 50 mg pro Tag über weitere 2 Wochen (Heilungsrate 94%).

Mukokutane Leishmaniose (MCL)

Erreger und Klinik. Die MCL wird durch Arten des Leishmania-braziliensis-Komplexes, selten auch durch L. donovani donovani, ausgelöst. Verbreitet ist sie in Mittel- und Südamerika. Die Erkrankung führt zu chronisch progredienten, z. T. destruierenden granulomatös-entzündlichen Veränderungen im nasobukkopharyngealen Gewebe. Meist geht der MCL eine kutane Form um Jahre voraus, die oft anamnestisch nicht mehr zu eruieren ist. Gelegentlich entwickelt sich die mukokutane Form auch direkt aus einer CL.

Diagnose. Die Diagnose wird durch den mikroskopischen Direktnachweis, der nicht immer gelingt, sowie durch Erregerisolierung mittels Kultur und mittels PCR aus Biopsien und Abstrichen gesichert. Die Serologie ist meist positiv. Die Artdifferenzierung erfolgt mittels PCR oder auch durch Zymodembestimmung oder mit Hilfe monoklonaler Antikörper. Für Diagnostik und Therapie sollte man fachlichen Rat in einer tropenmedizinischen Einrichtung suchen (▶ unten, Internetadressen).

Therapie

Die MCL wird systemisch mit 5-wertigen Antimonpräparaten (Dosierung wie bei viszeraler Leishmaniose) über 30–40 Tage behandelt, bei persistierender klinischer, parasitologischer oder histologischer Aktivität auch bis zu 3 Monaten. Ein Alternativregime auch für den Fall, dass die Antimontherapie nicht wirkt, ist Amphotericin B 0,5–1 mg/kgKG täglich oder jeden 2. Tag p.i. bis zu einer Gesamtdosis von 20 mg/kgKG (maximal 2 g). Da Amphotericin B hochgradig toxisch ist (▶ Kapitel 99), kann man auch das besser verträgliche liposomale Amphotericin B in einer Dosierung wie bei viszeraler Leishmaniose (▶ unten) geben. Bei unzureichendem therapeutischem Erfolg kann eine längerfristige Gabe und höhere Dosierung bis zu 5 g Gesamtdosis erforderlich sein.

Reservemittel bei Therapieversagen sind Pentamidin, das v. a. in der Behandlung von L.-guyanensis-Infektionen effektiv ist (Dosierung ▶ unten), und die Kombination von Interferon-γ oder Allopurinol mit Antimonpräparaten (▶ unten). Miltefosin (▶ unten) war in Einzelfällen ebenfalls wirksam. Kontrollierte Studien liegen noch nicht vor.

Viszerale Leishmaniose (VL, Kala-Azar)

Erreger und Klinik. Die viszerale Leishmaniose wird durch Arten des Leishmania-donovani-Komplexes (L. d. infantum, L. d. donovani, L. d. chagasi) hervorgerufen. Gelegentlich ist L. tropica Auslöser einer viszerotropen Leishmaniose. Die Erkrankung ist in warmen Trockengebieten auf allen Kontinenten außer Australien verbreitet. In Europa ist sie in den Mittelmeerländern anzutreffen. Zur Infektion kommt es selten auch diaplazentar und durch

i. v.-Drogenbestecke. Asymptomatische Infektionen sind in den Endemiegebieten nicht selten, und nur bei einem Teil der Infizierten kommt es zur Erkrankung. Die Inkubationszeiten sind sehr variabel und können bis zu mehreren Jahren betragen. Es gibt akute bis chronische Erkrankungen mit Fieber, Hepatosplenomegalie, Panzytopenie und z. T. mit Lymphadenopathie. Unbehandelt ist die Prognose der manifesten Erkrankung ernst (Letalität 90 %). Bei Aids-Patienten, die bevorzugt betroffen sind, ist die VL z. T. therapierefraktär und nimmt einen besonders raschen Verlauf.

Diagnose. Außer bei der viszerotropen Leishmaniose und bei Immunkompromittierten, wie z. B. Aids-Patienten, ist die Serologie fast immer positiv. Der mikroskopische Direktnachweis im Knochenmark gelingt nicht immer. Die Diagnose kann weiterhin gesichert werden durch Isolierung (Kultur, Tierversuch) und PCR aus Biopsaten bzw. Punktaten von Knochenmark, Leber, Lymphknoten und Milz, gelegentlich auch direkt aus Blut.

Therapie

Mittel der Wahl ist heute liposomales Amphotericin B (AmBisome u. a.) in einer Gesamtdosis von 20–30 mg/kgKG, verteilt auf mindestens 5 Einzeldosen von jeweils 3–4 mg/kgKG i. v. (Infusion über 30–60 Min.) über einen Zeitraum von 10–21 Tagen. In Abhängigkeit vom Immunstatus und von Alter und Herkunft der Erkrankung muss die Dosierung geändert werden.

- Immunkompetente: 3 mg/kgKG täglich an den Tagen 1–5, 14 und 21;
- Immunsupprimierte (z. B. Patienten mit HIV-Koinfektion): 4 mg/kgKG täglich an den Tagen 1–5, 10, 17, 24, 31 und 38;
- Kinder mit Herkunft aus der Alten Welt: 3 mg/kgKG pro Tag an den Tagen 1–4 und am Tag 10;
- Kinder mit Herkunft aus der Neuen Welt 3–4 mg/kgKG pro Tag für 9 Tage.

Nebenwirkungen sind deutlich geringer als bei einer Amphotericin-B-Therapie. Es kann zu allergischen Reaktionen, reversiblem Anstieg von Leberenzymen, Blutbildveränderungen, Kopf-, Glieder- und Muskelschmerzen, insbesondere zu Rückenschmerzen während der Infusion, und zur Thrombophlebitis kommen. Nierenfunktionsstörungen können den Therapieabbruch verlangen, wenn das Kreatinin über 50 % des Ausgangswertes steigt oder wenn eine Hypokaliämie < 3,2 mmol/l auftritt. Kontraindikation ist eine bekannte Überempfindlichkeit. In der Schwangerschaft soll nur nach strenger Nutzen-Risiko-Abwägung mit liposomalem Amphotericin B behandelt werden.

Mittel 2. Wahl, die v. a. in Entwicklungsländern aus Kostengründen angewendet werden, sind Sb^{5+}-Präparate (5-wertiges Antimon). In Deutschland sind sie nicht zugelassen. Die Patienten erhalten Natriumstibogluconat (Pentostam) oder Megluminantimonat (Glucantime) in einer Dosierung von 20 mg Sb^{5+}/kgKG pro Tag sehr langsam i. v. oder i. m. in 1–3 Tagesdosen über 28 Tage. Primäre Resistenzen gibt es in ca. 1 % der Fälle in afrikanischen Endemiegebieten und ca. in 10–30 % in Indien (zunehmend).

Pentostam enthält 10 % Sb^{5+} (100 mg/ml), Glucantime 8,5 % Sb^{5+} (85 mg/ml). Gelegentliche **Nebenwirkungen** sind Nausea, Gliederschmerzen, Fieber und Erbrechen. Selten werden Pankreatitis, Nephrotoxizität oder Allergie beobachtet. In erster Linie bei Überdosierung oder eingeschränkter Nierenfunktion (Dosisanpassung!) sind Antimonpräparate hepato- und kardiotoxisch (ST-/T-Veränderungen, QT-Verlängerung, Rhythmusstörungen). Regelmäßige EKG-Kontrollen sind anzuraten. Als Kontraindikationen gelten schwere Nieren-, Herz oder Lebererkrankungen. Patienten sollen während der Therapie keinen Alkohol trinken.

Reservemittel sind

- Pentamidin (Pentacarinat): 4 mg/kgKG als i. v.-Kurzinfusion oder i. m. 1-mal pro Tag über 14 Tage; Nebenwirkungen ▶ 97.1.4;
- Aminosidin (Paromomycin p. i.): bevorzugt in Kombination mit Antimonpräparaten;
- Amphotericin B: toxischer als liposomales Amphotericin B; Dosierung ▶ MCL;
- Interferon-γ in Kombination mit Antimonpräparaten verbessert Heilungsrate nach Rezidiven;
- Miltefosin: derzeit noch in klinischer Erprobung; erstes oral einnehmbares Medikament mit guter Wirksamkeit bei VL; in Indien in einer Dosierung von 2-mal 50 mg pro Tag über 4–6 Wochen.

Als Zeichen des Therapieerfolgs entfiebern die Patienten, und Panzytopenie und Hepatosplenomegalie normalisieren sich wieder. Da Rezidive noch nach vielen Monaten möglich sind, sollte man nach 1, 3, 6 und 12 Monaten den Zustand des Patienten kontrollieren. Besteht der Verdacht eines Rückfalls sollte erneut das Knochenmark punktiert und untersucht werden (▶ oben).

Bei HIV-Patienten zeigt liposomales Amphotericin B hohe initiale Heilungsraten (> 95 %) im Vergleich zu Antimonpräparaten (50 %). Bei fehlender Immunrekonstitution und HAART sind Rezidive jedoch sehr häufig. Diese Patienten sollten daher eine vorzugsweise intermittierende Erhaltungstherapie zur Verhinderung von Rezidiven bekommen. Geeignet sind dafür einmal monatlich 200–350 mg liposomales Amphotericin B p. i. oder 300 mg Pentamidin p. i. oder 850–1275 mg Megluminantimonat p. i. Die Rezidivprophylaxen sind nicht systematisch evaluiert.

97.1.4 Schlafkrankheit (Afrikanische Trypanosomiasis)

Erreger und Klinik. Die Verbreitung der afrikanischen Trypanosomiasis ist auf das tropische Afrika beschränkt.

In Zentral- und Westafrika wird sie durch Trypanosoma brucei gambiense hervorgerufen, in Ostafrika durch Trypanosoma brucei rhodesiense. Überträger der Trypanosomen sind Tsetsefliegen (Glossina). Man beobachtet akute und chronische Verläufe mit verschiedenen Krankheitsstadien. Direkt nach Infektion kann sich an der Stichstelle eine schmerzhafte Hautschwellung, der sog. Trypanosomenschanker ausbilden, in dem sich die Parasiten zunächst lokal vermehren. Ihm folgt das akute hämolymphatische Stadium mit Fieber, Lymphadenopathie und Splenomegalie (Komplikation: Myokarditis). Nach einer variablen Latenz, die wenige Tage bis mehrere Jahre dauern kann, kommt es zur ZNS-Invasion mit chronisch progredienter Enzephalitis, die sich durch fokalneurologische und psychotische Störungen, Persönlichkeitsveränderungen, Demenz, Schlafstörungen, Lethargie und Bewusstseinsstörungen äußern kann. Unbehandelt sterben die Patienten meist.

Diagnose. Entscheidend ist der direkte Erregernachweis im Blut (Anreicherungsmethoden), Lymphknotenpunktat und Liquor sowie gelegentlich auch aus dem Trypanosomenschanker. Die Serologie ist außer im Initialstadium meist positiv, das Gesamt-IgM ist meist stark erhöht. Wichtige Hinweise auf das meningoenzephalitische Stadium sind Pleozytose und Eiweißvermehrung sowie der Nachweis spezifischer IgM-Antikörper im Liquor.

Therapie

Die Therapie ist abhängig von Krankheitsstadium und Erregerart (▶ unten). Sie ist wegen Toxizität und Resistenzproblemen der bisher zur Verfügung stehenden Medikamente noch nicht befriedigend. Wegen der schlechten Prognose im zerebralen Stadium ist auf einen frühzeitigen Therapiebeginn zu drängen. Im Einzelfall sollte mit einer tropenmedizinischen Einrichtung (▶ unten, Internetadressen) Rücksprache gehalten werden.

Hämolymphatisches Stadium (febril-glandulär)

> **Praxistipp**
> Bei allen Patienten muss zum Ausschluss einer zerebralen Beteiligung der Liquor 3–4 Tage nach Therapiebeginn untersucht werden!

Mittel 1. Wahl zur Bekämpfung der T.-b.-rhodesiense- und T.-b.-gambiense-Infektion ist das in Deutschland nicht zugelassene Suramin. Die jeweils frisch bereitete 10%ige Lösung des Mittels wird langsam i.v. verabreicht. Man beginnt mit einer Testdosis von 100 mg und steigert dann auf 1-mal 1 g (Kinder 20 mg/kgKG) an den Tagen 1, 3, 7, 14 und 21.

An Nebenwirkungen trifft man selten auf Idiosynkrasie (Testdosis!), häufig kommt es zu benigner reversibler Proteinurie.

Cave
Bei Hämaturie, Zylindrurie und Anstieg der Retentionswerte als Zeichen von Nephrotoxizität muss die Behandlung unterbrochen werden!

Selten entwickeln sich exfoliative Dermatitis, Polyneuropathie oder eine Hämatotoxizität.

Mittel der 2. Wahl, insbesondere bei Suraminresistenz oder -unverträglichkeit ist Pentamidin (Pentacarinat). Es wird p.i. (über etwa 2 h) in einer Dosis von 4 mg/kgKG pro Tag oder i.m. für 10 Tage gegeben. Seine Wirkung gegenüber T. b. rhodesiense ist unsicher.

An Nebenwirkungen beobachtet man besonders nach rascher Injektion (Bettruhe, Überwachung während und nach Infusion) gelegentlich eine ausgeprägte Hypotension. Auch zu Hypo- und Hyperglykämien kann es kommen und sogar zu einem persistierenden Diabetes mellitus! Nach i.m.-Applikation können Gewebenekrosen entstehen. Selten ist Pentamidin nephro-, kardio- oder hämatotoxisch oder führt zu einer Polyneuropathie.

Meningoenzephalitisches Stadium (ZNS-Invasion)

Mittel der Wahl bei T.-b-Gambiense-Infektion ist das in Deutschland nicht zugelassene Eflornithin (Difluoromethylornithin = DFMO), das auch im 1. Stadium der Infektion wirkt. In den ersten 2 Wochen werden 4-mal täglich 100 mg/kgKG p.i. gegeben, in den nächsten 4 Wochen wird oral behandelt in einer Dosis von 4-mal täglich 75 mg/kgKG.

Gegen die ostafrikanische Schlafkrankheit wirkt Eflornithin nur unzuverlässig. Nebenwirkungen sind Anämie, Thrombopenie, Durchfälle und selten Krampfanfälle.

Mittel der Wahl bei Rhodesienseinfektion ist das ebenfalls in Deutschland nicht zugelassene Melarsoprol (Arsobal, Melarsen, MelB), das in einer Dosierung von 3,6 mg/kgKG (Kinder 1,8 mg/kgKG) täglich, verteilt auf 3 Tagesdosen sehr langsam i.v. appliziert wird. Man behandelt zunächst 3 Tage lang und wiederholt die Kur 3- bis 4-mal nach jeweils 7- bis 10-tägigen Pausen.

Melarsoprol kann auch erfolgreich bei Gambienseinfektion eingesetzt werden. Bei hohen Parasitämien (insbesondere bei Rhodesienseinfektionen) und/oder schlechtem Allgemeinzustand ist wegen der Gefahr einer reaktiven Enzephalopathie auf eine einschleichende Therapie (Beginn mit 0,36 mg/kgKG und Dosissteigerung über mehrere Tage) zu achten. Bei hoher Parasitämie sollte zudem mit 1–2 Dosen Suramin oder Pentamidin vorbehandelt werden.

Wegen der hohen Toxizität kommt es in 2–10% der Fälle zu einer reaktiven Enzephalopathie mit einer Letalität von 1–5%. Weitere häufige Nebenwirkungen sind Fieber, Nausea, Erbrechen und abdominelle Schmerzen. Seltener entwickeln sich Nekrosen an der Injektionsstelle oder Nephro-, Hepato-, Kardio- oder Hämatotoxizität.

Prophylaxe

Die einzige Prophylaxe besteht im Tragen hautbedeckender Kleidung, Anwendung von Repellents und Meiden von Tsetsegebieten als Schutz vor den tagaktiven Trypanosomenüberträgern, den Tsetsefliegen. Eine Chemoprophylaxe mit Suramin oder Pentamidin wird heute abgelehnt wegen potenzieller Toxizität und Gefahr von Resistenzentwicklungen und/oder von unbemerkter Entwicklung von Spätstadien.

97.1.5 Chagaskrankheit (Amerikanische Trypanosomiasis)

Erreger und Klinik. Die Chagaskrankheit oder amerikanische Trypanosomiasis ist eine Anthropozoonose, die in Süd- und Mittelamerika verbreitet ist. Der Erreger, Trypanosoma cruzi, hat ein breites Wirtsspektrum, z. B. Gürteltiere, Nager, Hunde und Katzen und eben auch den Menschen. Die Übertragung erfolgt durch blutsaugende Raubwanzen der Gattung Triatoma, aus deren Kot die Erreger in Stichstelle oder Schleimhäute inokuliert werden. Weitere Infektionswege sind Bluttransfusionen, diaplazentare Übertragung und Verzehr von mit Wanzenkot kontaminierter Nahrung. Zu akuten und chronischen Krankheitsmanifestationen kommt es nur bei einem Teil der Infizierten. An der Eintrittspforte entwickelt sich eine schmerzhafte Hautschwellung (Chagom) oder eine Konjunktivitis bei Eintritt am Auge. Das akute Krankheitsstadium mit Fieber, Lymphadenopathie, Hepatosplenomegalie, Myokarditis und gelegentlicher Meningoenzephalitis wird am ehesten bei Kleinkindern gesehen. Nach jahre- bis jahrzehntelanger Latenz kommt es zu schweren viszeralen Manifestationen durch chronische entzündliche Veränderungen am Myokard (dilatative Kardiomyopathie), außerdem zu autonomer Denervierung des Intestinaltrakts (Megaösophagus, Megakolon).

Diagnose. Die Diagnose kann serologisch gestellt werden. Der direkte Erregernachweis (Blut, Gewebebiopsien) ist im chronischen Stadium meist schwierig. Auch Xenodiagnose, Kultur und PCR sind möglich. Für Diagnostik und Therapie sollte Rücksprache mit einer tropenmedizinischen Einrichtung (▶ unten, Internetadressen) gehalten werden.

Therapie

Das in Deutschland nicht zugelassene Nifurtimox (Lampit) ist nach wie vor das wirksamste Mittel im akuten und chronischen Stadium. Es wird in einer Dosierung von 8–10 mg/kgKG pro Tag (Kinder 15–20 mg/kgKG) in 3–4 Tagesdosen oral für 3–4 Monate verordnet.

Als **Nebenwirkungen** werden häufig Übelkeit/Erbrechen, Anorexie und periphere, meist reversible Neuropathien beobachtet. Nur gelegentlich kommt es zu psychotischen Reaktionen.

Bei Unverträglichkeit oder mangelnder Wirksamkeit, wie sie unter manchen Erregerstämmen in Brasilien verbreitet ist, wird statt mit Nifurtimox mit dem ebenfalls hierzulande nicht zugelassenen Benznidazol (Radanil) behandelt. Erwachsene erhalten täglich 5–7 mg/kgKG, Kinder bis zum 12. Lebensjahr 10 mg/kgKG in 2 Tagesdosen oral über 60 Tage. **Nebenwirkungen** sind Exantheme, periphere Neuropathie und Hämatotoxizität.

Prophylaxe

Die wirksamste Prophylaxe besteht im Schutz vor den nachtaktiven Raubwanzen, indem man betroffene Behausungen meidet, Insektizide, Moskitonetz und Repellents anwendet. Um die Übertragung mit Blutkonserven zu verhindern, sollte keine Blutkonserve in Endemiegebieten ohne serologisches Screening freigegeben werden.

97.1.6 Amöbiasis und andere Amöbeninfektionen

Unter den pathogenen Darmprotozoen ist Entamoeba histolytica bei weitem die wichtigste und die einzige invasive Art. Von allen anderen im menschlichen Darm vorkommenden Amöben (Entamoeba coli, Endolimax nana, Jodamoeba bütschlii u. a.) wird lediglich Dientamoeba fragilis und dem ebenfalls zu den Amöben gerechneten Einzeller Blastocystis hominis fakultative Pathogenität zugesprochen. Manche frei lebende Amöben sind fakultativ parasitisch und können unter besonderen Bedingungen gelegentlich schwere Erkrankungen hervorrufen.

Amöbiasis

Erreger und Klinik. Als Amöbiasis bezeichnet man eine durch Entamoeba histolytica verursachte Darmlumen-, Darmwand- oder extraintestinale Infektion. Ausgehend von meist symptomlosen Zystenausscheidern kommt es zur Übertragung durch Schmierinfektion, z. B. über Nahrungsmittel, Wasser oder Fliegen. Nur pathogene Stämme, E. histolytica sensu strictu, können gewebeinvasive Trophozoiten, sog. erythrophage Magnaformen, bilden, die zu Krankheitserscheinungen führen. Bis auf E. histolytica, deren Verbreitungsgebiet auf warme Länder mit niedrigem hygienischen Standard beschränkt ist, kommen Amöben weltweit vor und sind in Endemiegebieten hochinfektiös. Die Inkubationszeit variiert zwischen wenigen Tagen und mehreren Jahren. Das Krankheitsspektrum reicht von leichter – akuter oder chronischer – Kolitis bis zur schweren Amöbenruhr mit Komplikationen wie Blutung, Perforation, Amöbom und Strikturen. Auch extraintestinale Absiedlungen sind möglich. In der Regel ist davon die Leber und nur selten andere Organe betroffen.

Tabelle 97-3. Nitroimidazole – Indikation und Dosierung[a]

Arzneistoff	Präparatename	Dosierung		
		Trichomoniasis	Giardiasis	Amöbiasis
Metronidazol	Arilin, Clont, Flagyl u. a.	2- bis 3-mal 0,25 g (1 Tbl.) pro Tag	3-mal 0,25 g pro Tag	3-mal 0,5–0,75 g pro Tag
		6 Tage	5 Tage	5–10 Tage
		Kinder 15 mg/kgKG pro Tag	Kinder 15 mg/kgKG pro Tag Kinder	30 mg/kgKG pro Tag
Nimorazol	Esclama	Einmaldosis 2 g (4 Tbl.) 2-mal	1 g pro Tag	2-mal 1 g pro Tag
		Kinder 20 mg/kgKG pro Tag	5 Tage	5–10 Tage
Tinidazol	Simplotan u. a.	Einmaldosis 2 g (2 Tbl.)	Einmaldosis	1-mal 2 g pro Tag
		Kinder 30 mg/kgKG pro Tag	2 g	3–5 Tage

[a] Nebenwirkungen und Kontraindikationen ▶ Kapitel 102.

Diagnose. Trophozoiten und/oder Zysten von E. histolytica werden im frischen oder fixierten (MIF-Fixativ o. a.) Stuhl bzw. endoskopisch gewonnenen Material oder mittels Koproantigen-ELISA nachgewiesen. Die Serodiagnostik ist nur bei invasiver, v. a. extraintestinaler Amöbiasis, aussagekräftig. Biochemisch (Zymodembestimmung), molekularbiologisch (PCR) und mittels monoklonaler Antikörper lassen sich apathogene Stämme (als E. dispar bezeichnet) und pathogene Stämme unterscheiden. Zur Darstellung von Amöbenleberabszessen und anderen extraintestinalen Absiedlungen werden bildgebende Verfahren wie Sonographie, CT und NMR eingesetzt.

Therapie

Mittel der Wahl sind Nitroimidazole (◨ Tabelle 97-3). Sie sind im Gewebe ausgezeichnet amöbizid, dagegen bei intraluminalen Infektionen weniger zuverlässig.

Nebenwirkungen und Kontraindikationen ▶ Kapitel 102.

Therapie der intestinalen Amöbiasis

Die symptomatische Infektion und die asymptomatische mit positiver Serologie werden mit Metronidazol (Clont u. a.) 3-mal 500–750 mg pro Tag oral (i. v. 3-mal 500 mg pro Tag) für 7–10 Tage behandelt. Andere Nitroimidazole sind ebenfalls wirksam (▶ Tabelle 97-3). Zur Sanierung des Darmlumenbefalls ist eine gleichzeitige oder anschließende Behandlung mit Diloxanidfuroat empfehlenswert (▶ unten). Der Behandlungserfolg sollte mehrfach (frühestens 6 Wochen nach Therapie) möglichst auch mittels Koproantigen-ELISA kontrolliert werden.

Bei asymptomatischer Darmlumeninfektion (auch nach Nitroimidazoltherapie) und negativer Serologie behandelt man mit Diloxanidfuroat (Furamide) 3-mal 500 mg (1 Tabl.) pro Tag über 10 Tage (Kinder 20 mg/kgKG pro Tag). Da die Substanz in Deutschland nicht im Handel ist, muss sie über eine internationale Apotheke bezogen werden.

Ebenfalls intraluminal wirksam sind Paromomycin, das 3-mal täglich in einer Dosis von 0,5–1 g (25–35 mg/kgKG pro Tag) über 7 Tage verabreicht wird, und Iodoquinol in einer Dosierung von 3-mal 650 mg täglich über 3 Wochen. Auch Iodoquinol muss über eine internationale Apotheke bezogen werden.

Therapie der extraintestinalen Amöbiasis

Mittel der Wahl sind ebenfalls Nitroimidazole. Man verordnet Metronidazol (Clont u. a.) 3-mal 750 mg pro Tag (35–50 mg/kgKG pro Tag) oral oder als Kurzinfusion über 10 Tage. Bei Therapieversagen oder schlechtem Ansprechen kann man zusätzlich Chloroquin (Resochin u. a.) in einer Dosis von 10 mg Chloroquinbase pro kgKG täglich über 10 Tage geben.

Die Sanierung des Darmlumenbefalls gelingt durch gleichzeitige oder anschließende Behandlung mit Diloxanidfuroat oder Paromomycin (▶ oben).

Bei großen Leberabszessen mit Rupturgefahr oder Vergrößerung trotz Therapie ist unter sonographischer

Kontrolle eine ein- oder ggf. mehrmalige Entlastungspunktion nach Therapiebeginn empfehlenswert (keine Dauerdrainagen). Komplikationen wie massive Blutung, Perforation, therapieresistentes Amöbom oder Abszessruptur können chirurgische Intervention erfordern. Auch empyemartige Amöbenpleuritiden oder -perikarditiden können zur Entlastung punktiert werden.

Parameter des Therapieerfolgs sind Entfieberung und Normalisierung der humoralen Entzündungsparameter (Leukozytose, CRP, BKS etc.). Auch die mit bildgebenden Verfahren (Sonographie) darstellbare Organisierung und Rückbildung der Amöbenleberabszesse, die allerdings Wochen bis Monate in Anspruch nehmen kann, ist Zeichen für den Erfolg der Behandlung. Die Serologie ist meist erst nach längerer Zeit rückläufig. Rezidive sind noch nach vielen Monaten möglich.

Prophylaxe
Die Prophylaxe besteht v.a. im Einhalten allgemeiner hygienischer Maßnahmen. Außerdem sollte man bei entsprechender Gefährdung das Trinkwasser abkochen und alle Lebensmittel vermeiden, die durch menschliche Fäkalien verunreinigt sein könnten. Eine zuverlässige Chemoprophylaxe ist nicht möglich.

Dientamöbiasis
Dientamoeba fragilis ist fakultativ pathogen und mögliche Ursache einer nichtinvasiven Enteritis mit akuten oder chronisch rezidivierenden Durchfällen und anderen intestinalen Beschwerden. Die Trophozoiten (keine Zystenbildung) können nur im frischen oder fixierten Stuhl nachgewiesen werden.

Therapie
Wirksam sind Nitroimidazole, z. B. Metronidazol (Dosierung wie bei Amöbiasis), Doyxcyclin (2-mal 100 mg pro Tag über 10 Tage), Paromomycin (3-mal 500 mg pro Tag oral über 5–7 Tage) oder Iodoquinol (Dosierung wie bei Amöbiasis).

Blastozystose
Der heute zu den Amöben (früher zu Pilzen) gezählte Einzeller Blastocystis hominis ist ein häufiger Kommensale im Darmtrakt mit fraglicher Pathogenität und wird nicht selten als einziger Keim bei akuten oder chronischen intestinalen Beschwerden mit breiigen Durchfällen, abdominellen Schmerzen, Übelkeit, Völlegefühl und Inappetenz gefunden. Die Diagnose erfolgt durch den Nachweis im Stuhl.

Therapie
Bei entsprechenden Beschwerden und Nachweis von Blastozysten in größerer Zahl sowie Fehlen anderer Erreger ist ein Therapieversuch mit Metronidazol (3-mal 750 mg oder 4-mal 500 mg pro Tag über 7–10 Tage) gerechtfertigt. Iodoquinol (Dosierung wie bei Amöbiasis) und Cotrimoxazol sind ebenfalls wirksam. Therapieversager sind bei allen Medikamenten relativ häufig.

Infektionen durch frei lebende Amöben
Bei Infektionen durch frei lebende Amöben handelt es sich um sporadische Fälle, die durch ubiquitär im Süßwasser und in der Erde lebende Amöbenarten (Naegleria fowleri, Acanthamoeba spp. und Balamuthia mandrillaris) ausgelöst werden.

Primäre Amöbenmeningoenzephalitis (PAM)
Erreger und Klinik. Von einer PAM sind meist zuvor gesunde Kinder und junge Erwachsene betroffen, die sich durch Baden in verseuchtem Wasser mit Naegleria fowleri infizieren. Die Erreger treten über den Nasopharynx ein und werden von dort zu den Meningen fortgeleitet. Es entwickelt sich eine fulminante diffuse Meningoenzephalitis mit meist fatalem Verlauf.

Diagnose. Da Amöben durch Fixierung und Färbung geschädigt werden, gelingt der Nachweis der stark beweglichen Trophozoiten am besten im frischen, meist eitrigen Liquor (ggf. Spezialfärbungen). Die Erregerisolierung mittels Kultur und Tierversuch kommt meist zu spät.

Therapie
Mit der frühzeitigen Behandlung mit dem experimentell gut wirksamen Amphotericin B (1 mg/kgKG pro Tag p.i. und 0,5–1 mg intrathekal bzw. intrazysternal) in Kombination mit Rifampicin i.v. und Miconazol (i.v. und intrathekal, ▶ unten) wurden in Einzelfällen Erfolge erzielt. Azithromycin erwies sich experimentell als gut wirksam (keine klinischen Erfahrungen).

Granulomatöse Amöbenenzephalitis
Erreger und Klinik. Die granulomatöse Amöbenenzephalitis (GAE) verläuft subakut bis chronisch mit fokalen granulomatösen oder abszedierenden Läsionen und entsprechen der neurologischer Symptomatik. Sie wird verursacht durch verschiedene freilebende und gelegentlich auch als harmlose Kommensalen des Nasopharynx auftretende Acanthamoeba-Arten (A. castellani u.a.) In den letzten Jahren wurden auch GAE-Fälle durch die neu entdeckten und wohl ebenfalls frei lebenden Amöben Balamuthia mandrillaris und Sappinia diploidea beschrieben. Acanthamoeba- und Balamuthia-Infektionen können sich auch als chronisch ulzerierende Haut- oder Nasopharynxinfektion manifestieren, oft gleichzeitig mit GAE. Während die GAE durch Akanthamöben vorwiegend bei abwehrgeschwächten Patienten auftritt, kommen Balamuthia-Infektionen ebenso bei Immunkompetenten vor (besonders Kinder und alte Menschen).

Diagnose. Die Bildgebung zeigt meist herdförmige Areale mit vermehrter Dichte bzw. Signalintensität, z.T. mit ringförmiger Verstärkung. Die Diagnose kann aus Hirnbiopsien und ggf. Haut- oder Gewebebiopsien durch den zytologischen und histologischen (Spezialfärbungen, Immunhistologie) Nachweis der Trophozoiten und Zysten sowie kulturell gesichert werden. Im meist nur mäßig entzündlich veränderten Liquor sind die Erreger in der Regel nicht nachweisbar.

Therapie

Wegen der schlechten Prognose und der sehr variablen Empfindlichkeit ist eine breite Kombinationstherapie empfehlenswert mit
- Pentamidin (4 mg/kgKG/Tag, ▶ Abschn. 97.1.4) in Kombination mit
- einem Azol, z. B. Fluconazol 400 mg/Tag und
- Sulfadiazin 4-mal 1,5 g/Tag und
- 5-Flucytosin 4-mal 1,5 g/Tag.

Bei Balamuthia-Infektionen wurde zudem Clarithromycin (3-mal 500 mg pro Tag) als Kombinationspartner an Stelle von Pentamidin oder Flucytosin mit Erfolg angewandt. In Einzelfällen erwiesen sich auch Kombinationen von Cotrimoxazol, Rifampicin und Ketoconazol oder von Fluconazol und Sulfadiazin (ggf. mit operativer Entfernung von ZNS-Läsionen) als wirksam bei Acanthamoeba-GAE. Versager- und Rezidivquoten sind hoch, insbesondere, wenn es nicht gelingt, eine bestehende Immunsuppression zu bessern.

Amöbenkeratitis

Erreger und Klinik. Verschiedene Acanthamoeba-Arten können auch beim Immunkompetenten eine Keratitis verursachen, die nach oberflächlichem Beginn in eine chronisch progrediente, ulzerierende Keratitis übergeht. Risikofaktoren sind Kontaktlinsen (besonders schlechte Kontaktlinsenhygiene) und Augenverletzungen.

Diagnose. Die Diagnose beruht auf dem Amöbennachweis (Zytologie, Histologie, Immunfluoreszenz, Calcofluor-Färbung, PCR) in Abstrichen oder Biopsien der Hornhaut.

Therapie

Bei frühzeitiger Diagnose kann durch Debridement des geschädigten Kornealepithels und kontinuierlicher Lokaltherapie (während der ersten 3–5 Tage alle 15–60 Minuten) mit 0,1 % Propamidin-Iseothionat und alternierend Neomycin-Polymyxin-Gramidicidin-Lösung meist eine Abheilung erreicht werden. In einigen Fällen erwies sich eine Lokaltherapie mit Polyhexamethylen-Biguanid (PHMB) 0,02 % und/oder Chlorhexidin 0,02 % ebenfalls als wirksam. In fortgeschrittenen Fällen ist häufig eine Keratoplastik mit anschließender Lokaltherapie erforderlich. Wegen der hohen Rezidivrate (Persistenz der Zysten) kann eine längerfristige Therapie (mehrere Monate bis über 1 Jahr) notwendig werden.

97.1.7 Balantidiasis

Erreger, Klinik und Diagnose. Balantidium coli ist Auslöser einer Darminfektion, die der Amöbenruhr ähnelt. Wie bei einer Amöbiasis kann es zur Ausbildung von Leberabszessen kommen. Das Hauptreservoir des Erregers sind Schweine. Menschen infizieren sich fäkal-oral über Zysten. Die Diagnose erfolgt durch den Nachweis der Trophozoiten und/oder Zysten im Stuhl.

Therapie

Die Therapie der Wahl besteht in der Gabe von Tetracyclin (4-mal 500 mg pro Tag, 10 Tage lang). Metronidazol und Iodoquinol sind ebenfalls wirksam (Dosierung wie bei Amöbiasis).

97.1.8 Giardiasis (Lambliasis)

Erreger und Klinik. Giardia lamblia (Lamblia intestinalis) ist fakultativ pathogen und kann akute und chronische Enteritiden – gelegentlich mit Malabsorptionssyndrom – verursachen. Bevorzugt betroffen sind Kinder, Personen mit IgA-Mangel oder Hypogammaglobulinämie und Immunkompromittierte. Darüber hinaus kann G. lamblia Auslöser eine Duodenitis mit Papillitis sein und Gallenwegsentzündungen begünstigen.

Diagnose. Die Diagnose wird durch den Nachweis der Trophozoiten und/oder Zysten im frischen oder fixierten (MIF o. a.) Stuhl und im Duodenalsaft sowie mittels Koproantigen-ELISA gesichert.

Therapie

Mittel der Wahl sind Nitroimidazole (▶ Tabelle 97-3), z. B. Metronidazol (Clont u. a.) 3-mal 0,25 g (1 Tbl.) pro Tag für 5 Tage. Kinder <10 Jahren erhalten 3-mal 0,125 g pro Tag, <5 Jahren 2-mal 0,125 g pro Tag.

Eine Einmaldosistherapie mit Tinidazol (Simplotan) 2 g (2 Tbl.) ist bei unkomplizierter Enteritis fast ebenso effektiv. Paromomycin (25–35 mg/kgKG pro Tag in 3 Tagesdosen über 5–10 Tage) sowie Albendazol (Eskazole) 1- bis 2-mal 400 mg pro Tag über 5 Tage sind ebenfalls wirksam. Therapieversager kommen bei allen Medikamenten vor. Bei therapierefraktärer Giardiasis kann Metronidazol höher dosiert über längere Zeit gegeben werden (3-mal 750 mg täglich über 3 Wochen). Das in Deutschland nicht zugelassene Nitazoxanid (Alinia) erwies sich in Vergleichsstudien in einer Dosierung von 3-mal 500 mg pro Tag (Kinder 2-mal 100–200 mg pro Tag) für 3 Tage als ebenso wirksam wie Metronidatol.

97.1.9 Trichomoniasis

Erreger und Klinik. Trichomonas vaginalis ist der Erreger der urogenitalen Trichomoniasis bei Mann (Urethritis) und Frau (Kolpitis, Urethritis). Die Übertragung geschieht über Schleimhautkontakt beim Geschlechtsverkehr.

Diagnose. Am sensitivsten sind Erregernachweise mittels direkter Immunfluoreszenz, kulturell oder mittels PCR im Vaginal- oder Urethralabstrich. Auch der mikroskopische Direktnachweis gelingt oft.

Therapie

Mittel der Wahl sind Nitroimidazole (▶ Tabelle 97-3), z. B. Metronidazol (Clont u. a.) 2-mal 0,5 g pro Tag für 7 Tage (Resistenzen möglich). Besonders nach Therapieversagen sollten Frauen zusätzlich Vaginaltabletten zu 0,1 g 1-mal pro Tag erhalten. Eine Einmaldosistherapie ist ebenfalls möglich (▶ Tabelle 97-3).

> **Praxistipp**
> Sexualpartner müssen immer mitbehandelt werden.

97.1.10 Toxoplasmose

Klinik. Infektionen durch Toxoplasma gondii machen über 50 % der Bevölkerung durch, meist ohne Symptome zu entwickeln. Es entsteht eine latente Infektion mit Persistenz von Toxoplasmazysten, die reaktiviert werden können. Infektionsquellen sind rohes bzw. ungenügend erhitztes Fleisch (weites Tierreservoir) und Katzenkot. Übertragungen sind auch durch Bluttransfusionen, Transplantate oder diaplazentar möglich. Zur kongenitalen Toxoplasmose (Fetopathie) kommt es durch **Erstinfektion** der Mutter während der Schwangerschaft. Eine klinisch apparente erworbene Infektion bei Immunkompetenten äußert sich meist als Lymphadenopathie, z. T. mit Fieber und Allgemeinsymptomen, selten mit Meningoenzephalitis oder anderen Organmanifestationen. Wenn gelegentlich eine Chorioretinitis beobachtet wird, handelt es sich meist um die Spätmanifestation einer ansonsten asymptomatischen kongenital erworbenen Infektion. Bei Immunkompromittierten sind schwerste Verläufe möglich (▶ unten).

Diagnose. Wenn der IgG-Antikörpersuchtest positiv ausfällt, wird weiter untersucht auf spezifische IgM-Antikörper, um zu unterscheiden, ob eine alte oder eine Frischinfektion vorliegt. Gegebenenfalls werden zusätzlich spezifische IgA- und IgE-Antikörper sowie die Avidität der IgG-Antikörper bestimmt. Eine hohe Avidität spricht gegen eine frische Infektion. Die spezielle IgA-/IgE-Serologie ist bei Immunkompromittierten unzuverlässig. Bei ihnen können meist nur IgG-Antikörper als Hinweis auf latente Infektion festgestellt werden. In einigen Fällen von Toxplasmoseenzephalitis sieht man mit den bildgebenden Verfahren für die Infektion typische Befunde (▶ unten).

Der direkte Erregernachweis mittels Zytologie, Histologie, Tierversuch oder Kultur ist oft schwierig. Dagegen kann die Diagnose mittels PCR aus Blut, Fruchtwasser, Liquor, Hirnbiopsie, Kammerwasser, Bronchiallavage, Lungenbiopsie und anderen Materialien sicher gestellt werden.

Therapie

Am wirksamsten ist die Kombinationstherapie mit Pyrimethamin und einem Sulfonamid. Ein besonderes Problem der Toxoplasmose bei Immunkompromittierten ist die hohe Rezidivrate wegen der Persistenz intrazellulärer Formen trotz Therapie.

Toxoplasmose in der Schwangerschaft

Das Risiko einer diaplazentaren Infektion besteht in der Regel nur bei **Erstinfektion** der Mutter während der Schwangerschaft, auch bei symptomlosem Verlauf. Sehr selten wurde über transplazentare Übertragung bei Infektion kurz vor Konzeption berichtet. Bei Infektion der Mutter im 1. Trimenon ist das Risiko der fetalen Infektion zwar geringer (4–15 %), das Risiko schwerer Schädigungen oder Aborte jedoch hoch. Mit zunehmender Dauer der Schwangerschaft nimmt das Infektionsrisiko zu (3. Trimenon ca. 60 %) und die Schwere der fetalen Erkrankung ab. In ca. 90 % kommt es zu asymptomatischen Infektionen. Aber das Risiko von Spätschäden nach Monaten bis Jahren, z. B. Chorioretinitis und mentale Retardierung, bleibt weiterhin bestehen. Daher muss bei Infektionen bis zur 8. Schwangerschaftswoche (SSW) und bei Hinweisen für fetale Infektion (sonographische Kontrollen, ggf. Fruchtwasseruntersuchung) bis zur 22. SSW eine Abruptio diskutiert werden. Frühzeitige Chemotherapie kann das Risiko einer fetalen Infektion und die Schwere eventueller Schädigungen signifikant reduzieren.

Therapie. Die Therapie sollte schon bei begründetem Verdacht einer Neuinfektion der Mutter (◼ Tabelle 97-4) möglichst ohne Verzögerung eingeleitet werden.

> **Übersicht 97-3**
> **Toxoplasmosetherapie in der Schwangerschaft**
>
> – Chemotherapie bis zum Ende der 15. Schwangerschaftswoche (SSW) mit Spiramycin (Rovamycine, Selectomycin) 3 g (9 Mio. IU) pro Tag in 3 Einzeldosen
> – Chemotherapie ab der 16. SSW unabhängig von einer vorher durchgeführten Spiramycinbehandlung mit Pyrimethamin oral 50 mg am 1. Tag, dann 25 mg pro Tag (jeweils als Einmaldosis) kombiniert mit Sulfadiazin oral 50 mg/kgKG (bis max. 4 g) pro Tag, in 4 Einzeldosen; zusätzlich 10–15 mg Folinsäure (Lederfolat u. a.) pro Tag (Blutbildkontrolle!).

◘ **Tabelle 97-4.** Toxoplasmoseabklärung bei Schwangeren (Aussagekraft der Serodiagnostik)

IgG-Antikörper (quantitativ)	IgM-Antikörper (quantitativ)	IgG-Avidität	Ergebnisse sprechen in der Regel für folgende Situation:
Negativ	–	–	Keine bisherige Infektion, wiederholte Testung in 8-12 wöchigen Abständen; Präventionsmaßnahmen (► Text)
Positiv	Negativ	–	Latente Infektion, weitere Untersuchungen sind nicht erforderlich [a]
Niedrig positiv	Niedrig positiv	Niedrig oder hoch	Nicht relevante, inaktive Infektion [b]
Hoch positiv	Niedrig positiv	Niedrig oder hoch	Abklingende Infektion [b,c]
Hoch positiv	Hoch positiv	Niedrig oder hoch	Kürzliche Infektion [b,c,d]
Niedrig positiv	Hoch positiv	Niedrig	Akute Infektion [b,c,d]

[a] Lebenslanger Schutz vor intrauteriner Übertragung.
[b] Kontrolle der Serodiagnostik nach 2–3 Wochen.
[c] Das Schwangerschaftsalter ist bei der Interpretation zu berücksichtigen; ggf. weitere Untersuchungen (sonographische Verlaufsuntersuchung, ggf. Fruchtwasseruntersuchung einschl. Toxoplasmose-PCR), ggf. Rücksprache mit einer vom Robert Koch-Institut empfohlenen Beratungsstelle (Internetadresse ► unten).
[d] Begründeter Verdacht einer Neuinfektion der Mutter.

Nebenwirkungen ► unten. Die Behandlungsdauer beträgt zunächst 4 Wochen. Bei Bestätigung des begründeten Verdachts (► Tabelle 97-4) ist eine Fortführung bis zum Ende der Schwangerschaft angeraten. Dabei wechseln sich jeweils 4-wöchige Behandlungszyklen einer Kombinationstherapie mit Pyrimethamin und Sulfadiazin mit einer Spiramycinmonotherapie ab. Es sind wöchentliche Blutbildkontrollen erforderlich. Bei allergischen Reaktionen gegen Sulfadiazin wird dies durch Spiramycin ersetzt.

Kongenitale Toxoplasmose

Bei gesicherter, wahrscheinlicher oder möglicher kongenitaler Infektion ist unabhängig von einer vorangegangenen Chemotherapie der Schwangeren eine Behandlung indiziert. Sie ist nicht nur bei klinisch manifesten, sondern auch bei asymptomatischen kongenitalen Infektionen empfehlenswert, um das Risiko, dass es zu Spätmanifestationen kommt oder sich Spätschäden entwickeln, zu reduzieren. Folgendes Therapieschema ist angezeigt:

- Pyrimethamin oral 2 mg/kgKG am 1. Tag, dann 1 mg/kgKG täglich (jeweils als Einmaldosis) über 2–6 Monate, anschließend jeden 2. Tag kombiniert mit
- Sulfadiazin 50–100 mg/kgKG pro Tag oral in 4 Teildosen,
- zusätzlich 5 mg Folinsäure (Lederfolat u. a.) jeden 2. Tag (1–2 mal wöchentlich Blutbildkontrolle).

Symptomfreie Säuglinge sollten 6 Monate, manifest erkrankte mindestens 12 Monate behandelt werden.

Bei Unverträglichkeit, insbesondere wegen Hämatotoxizität, ist alternierend mit dem o. g. Regime mit Spiramycin 100 mg/kgKG pro Tag in 2–3 Tagesdosen zu behandeln. Dabei sollten 3-wöchige Behandlungszyklen mit Spiramycin jeweils von 4- bis 6-wöchigen Zyklen mit Pyrimethamin/Sulfadiazin abgewechselt werden. Bei aktiver ZNS-Infektion oder Chorioretinitis mit Makulabeteiligung ist zusätzlich Prednison (1–2 mg/kgKG pro Tag) bis zum Abklingen der Entzündungszeichen indiziert.

Postnatale Toxoplasmose bei Immunkompetenten

Leichtere Verläufe wie die unkomplizierte Lymphadenopathie bedürfen keiner Therapie. Eine Behandlung ist nur gerechtfertigt, wenn es zu wesentlichen Organmanifestationen (Chorioretinitis, Meningo-/Enzephalitis, Myokarditis, u. a.) kommt oder sich ausgeprägte und persistierende Allgemeinsymptome ausgebildet haben. Folgendes Therapieregime ist angezeigt:

Pyrimethamin, initiale Sättigung mit 2-mal 50 mg pro Tag (Kinder 2 mg/kgKG pro Tag) über 2 Tage, dann 25–50 mg pro Tag (Kinder 1 mg/kgKG pro Tag), kombiniert mit Sulfadiazin 4-mal 500–1000 mg pro Tag (Kinder 50–100 mg/kgKG pro Tag); zusätzlich 5–20 mg Folinsäure (Lederfolat u. a.) pro Tag (Blutbildkontrolle!).

Als Nebenwirkungen kommt es dosisabhängig zur Knochenmarksuppression (makrozytäre Anämie, Leukopenie, Thrombopenie), die durch regelmäßige Blutbildkontrollen rechtzeitig erkannt werden sollte. Auch Exantheme, gastrointestinale Symptome, Fieber und Nephrotoxizität mit Kristallurie und Hämaturie werden beobachtet, seltener exfoliative Dermatitis, Hepatitis und Pneumonitis.

Die Therapiedauer sollte 2–6, bei Chorioretinitis 4 Wochen betragen und ist vom Schweregrad der Erkrankung, vom Behandlungserfolg und der Verträglichkeit abhängig. Bei Unverträglichkeit ist Spiramycin eine Alternative (Dosierung wie bei Schwangeren). Bei Chorioretinitis mit Erblindungsgefahr (Makulabeteiligung) wird zusätzlich Prednison 1–2 mg/kgKG pro Tag bis zur Abheilung verordnet.

Toxoplasmose bei Immunkompromittierten

Bei Aids manifestiert sich die Toxoplasmose vorwiegend als Enzephalitis mit meist fokalen Läsionen und z. T. typischen Verdachtsbefunden im CT/NMR (hypodense bzw. signalabnorme intrazerebrale Areale mit ringförmiger Kontrastmittelanreicherung) oder Chorioretinitis. Besonders bei Transplantationspatienten sieht man darüber hinaus auch disseminierte und kardiopulmonale Krankheitsmanifestationen (Pneumonie, Myokarditis).

Die Therapie der Toxoplasmoseenzephalitis muss bereits bei Verdacht (Klinik, bildgebende Befunde, Ausschluss anderer Ursachen) eingeleitet werden. Verschlechtert sich der Zustand des Patienten oder bleibt der Therapieerfolg innerhalb von 7–10 Tagen aus, sollte die Erkrankung mittels Hirnbiopsie abgeklärt werden.

Man behandelt mit Pyrimethamin: am 1. Tag 200 mg, dann 50–100 mg pro Tag und Sulfadiazin 4 g (2–6 g) pro Tag in 4 Tagesdosen.

Dosierung und Therapiedauer (mindestens 4 Wochen) sind je nach Schwere der Erkrankung, Therapieerfolg und Verträglichkeit individuell anzupassen. Zusätzlich sollten 10–20 mg (ggf. bis 50 mg) Folinsäure täglich verordnet werden. Kurzfristige Blutbildkontrollen sind angezeigt.

Bei Sulfonamidunverträglichkeit kann Pyrimethamin mit Clindamycin (4-mal 600 mg pro Tag) kombiniert werden. Weitere (weniger wirksame) Alternativen sind Pyrimethamin in Kombination mit Clarithromycin (2-mal 1 g pro Tag) oder Dapson (100 mg pro Tag) oder Atovaquon (3–4-mal 750 mg pro Tag).

Wegen der hohen Rezidivrate ist im Anschluss an eine erfolgreiche Behandlung eine **suppressive Erhaltungstherapie** (sekundäre Prophylaxe) erforderlich. Wirksam sind Pyrimethamin/Sulfadiazin (25 mg/4-mal 500 mg pro Tag) oder Pyrimethamin alleine (50–75 mg pro Tag). Weniger zuverlässig sind Dapson, Cotrimoxazol und Clindamycin.

Prophylaxe

Die Prophylaxe ist v. a. für Immunkompromittierte und seronegative Schwangere bedeutsam. Der Immunstatus sollte frühzeitig in der Mutterschaftsvorsorge, am besten aber vor der Schwangerschaft bestimmt werden. Personen mit erhöhtem Toxoplasmoserisiko müssen den Kontakt zu Katzenkot und damit kontaminiertem Erdboden (Handschuhe bei der Gartenarbeit) vermeiden. Auf den Verzehr von rohem oder ungenügend erhitztem Fleisch muss unbedingt verzichtet werden. Eine primäre medikamentöse Prophylaxe kommt für Aids-Patienten in Frage (▶ Kapitel 100).

97.1.11 Kryptosporidiose

Erreger und Klinik. Der Erreger der Kryptosporidiose, Cryptosporidium parvum, ist bei Wiederkäuern und zahlreichen anderen Tieren verbreitet und wird durch Wasser, Nahrungsmittel und Schmierinfektion von Tier oder Mensch übertragen. Bei Immunkompetenten führt der Erreger zu akuten selbstlimitierten Durchfallerkrankungen mit gelegentlich schwererem oder protrahiertem Verlauf. Bei Immundefizienten, insbesondere bei Aids-Patienten und Kindern mit Mangelernährung, kann es zu schwersten chronischen Panenteritiden ohne Selbstheilungstendenz mit breiig-wässrigen, nichtblutigen Durchfällen, Malabsorption und Kachexie kommen. Weitere Manifestationen sind Cholangitis, Cholezystitis und Pankreatitis sowie seltener auch ein Befall des Respirationstrakts (Bronchitis, Sinusitis, Pneumonien).

Diagnose. Die Diagnose wird durch den Nachweis der Oozysten im Stuhl (Spezialfärbungen), mittels Koproantigen-ELISA oder PCR oder in Biopsien (alle Stadien) aus dem Intestinaltrakt oder anderen Organen gesichert.

Therapie

Das in Deutschland nicht zugelassene Nitazoxanid erwies sich in einer kontrollierten Studie als wirksam gegen intestinale Kryptosporidiose bei Immunkompetenten in einer Dosierung von 3-mal 500 mg (Kinder 2-mal 100–200 mg) pro Tag über 3 Tage. Bei Aids-Patienten scheint nach vorläufigen Ergebnissen eine mehrwöchige Therapie für eine klinische und parasitologische Besserung erforderlich. Eine dauerhafte Sanierung ist bei Aids-Patienten meist nur zu erreichen, wenn es gelingt, die Immundefizienz durch die antiretrovirale Therapie wesentlich zu bessern. Das antisekretorisch wirksame Octreotid (Sandostatin) führt in einer Dosierung von 0,1–0,5 mg s. c. 3-mal pro Tag zu einer symptomatischen Besserung bei Patienten mit großvolumigen Durchfällen.

Prophylaxe

Die Prophylaxe besteht in der Vermeidung von Schmierinfektionen (Bauernhof) und möglicherweise kontaminiertem Wasser (Schwimmen in Süßgewässern, Trinken von unabgekochtem Leitungs- oder Oberflächenwasser). Außerdem sollte keine unpasteurisierte Milch getrunken werden. Chronisch Infizierte müssen von anderen Immunkompromittierten abgesondert werden.

97.1.12 Mikrosporidiosen

Erreger und Klinik. Bislang sind über 10 verschiedene Mikrosporidienarten als Erreger von intestinalen, okulären, renalen, hepatischen, pulmonalen und generalisierten Infektionen beim Menschen gefunden worden, die vorwiegend bei Immunkompromittierten mit lebensbedrohlichen Erkrankungen einhergehen können. Am häufigsten ist die intestinale Mikrosporidiose, insbesondere bei Aids-Patienten mit fortgeschrittener Immundefizienz und einer CD4-Zellenzahl <50/µl. Erfahrungsgemäß wird Enterocytozoon bieneusi und seltener Encephalitozoon intestinalis als Erreger einer chronischen Infektion identifiziert, die zu schweren chronischen Durchfällen mit Malabsorption sowie zu Cholangitiden führen kann (ähnlich der Kryptosporidiose). Seltener sind ein Befall anderer Organe oder generalisierte Infektionen (Encephalitozoon cuniculi, E. hellem, E. intestinalis) oder eine Keratokonjunktivitis (Encephalitozoon hellem, Nosema und andere Arten).

Diagnose. Sie beruht auf dem Mikrosporidiennachweis in Biopsien befallener Organe, bei intestinalen Infektionen am besten in Dünndarmbiopsien (Duodenum, Ileum). Die Stuhluntersuchung mit speziellen Färbungen kann als Suchmethode eingesetzt werden. Lichtoptisch gelingt nur eine vorläufige Artzuordnung. Die definitive Identifikation und Artbestimmung erfolgt elektronenmikroskopisch oder mittels PCR.

Therapie

Albendazol (Eskazole) ist in einer Dosierung von 2-mal 400 mg pro Tag über mindestens 3 Wochen wirksam bei Infektionen mit E. intestinalis und E. cuniculi, nicht jedoch gegen E.-bieneusi-Infektionen. Eine definitive Sanierung gelingt oft nicht.

Das in Deutschland nicht zugelassene Fumagillin erwies sich in einer offenen Studie als effektiv gegen die intestinale E.-bieneusi-Infektion und führte in hohen, relativ toxischen Dosen (60 mg pro Tag über 2 Wochen) bei einigen Patienten zur Parasitenradikation. Octreotid (▶ Kryptosporidiose) ist bei schweren Durchfällen symptomatisch wirksam. Mikrosporidieninfektionen bei Aids-Patienten bilden sich bei Immunrekonstitution unter HAART häufig spontan zurück. Bei Keratokonjunktividen durch E. hellem und E. cuniculi kann durch eine längerfristige Lokaltherapie mit Fumagillin in Kombination mit Albendazol oral (▶ oben) eine Besserung erreicht werden. Bei okulären Infektionen durch Nosema und andere Mikrosporidien ist häufig eine Keratoplastik erforderlich.

97.1.13 Isosporiasis und Cyclosporiasis

Erreger und Epidemiologie. Isospora belli und Cyclospora cayetanensis sind bei Immunkompetenten Erreger (Kokzidien) akuter selbstlimitierender Durchfallerkrankungen meist ohne spezielle Therapiebedürftigkeit, gelegentlich jedoch mit protrahiertem, über Wochen bis Monate anhaltendem Verlauf. Die Infektion erfolgt wahrscheinlich als Schmierinfektion ausgehend von infizierten Menschen oder Tieren sowie über kontaminiertes Wasser und Nahrungsmittel. Verbreitet ist sie v. a. in warmen Ländern mit niedrigem hygienischem Standard. Bei Immundefizienz, insbesondere bei Aids, können I. belli und C cayetanensis zu chronisch persistierenden bzw. rezidivierenden Infektionen ähnlich der Kryptosporidiose mit z. T. ausgeprägten Durchfällen und Malabsorption führen.

Diagnose. Die Diagnose gelingt durch den Nachweis im Stuhl nach Anreicherung und speziellen Färbungen für Cyclospora, außerdem in Dünndarmbiopsien. Bei Isoporiasis liegt öfters eine mäßige Bluteosinophilie vor.

Therapie

Therapie der Wahl bei Isosporiasis ist Cotrimoxazol (800 mg Sulfamethoxazol und 160 mg Trimethoprim 2- bis 4-mal pro Tag) über 10 Tage, dann 2-mal pro Tag über 3 Wochen.

Pyrimethamin 50–75 mg pro Tag ist ebenfalls wirksam. Bei Aids-Patienten ist wegen hoher Rückfallraten häufig eine langfristige Suppressionstherapie bzw. Rezidivprophylaxe mit Cotrimoxazol in niedriger Dosierung (z. B. 1-mal 400/80 mg pro Tag) oder mit 25 mg Pyrimethamin/500 mg Sulfadoxin (Fansidar) 1-mal pro Woche notwendig.

Auch bei Cyclosporiasis erwies sich Cotrimoxazol 800/160 mg 2-mal täglich über 1 Woche als gut wirksam. Immunkompromittierte, z. B. Aids-Patienten, erhalten die Dosis 4-mal täglich über 10 Tage. Rezidive machen eine längerfristige Suppressionstherapie bzw. Rezidivprophylaxe mit Cotrimoxazol 800/160 mg 3-mal pro Woche erforderlich.

97.1.14 Pneumozystose

▶ Kapitel 100 „Aids und HIV-Infektion".

97.2 Helminthiasen: Nematoden

Erkrankungen durch Nematoden (Rundwürmer) werden einerseits durch Blut- oder Gewebeparasiten (Filariosen, Trichinose, Larva migrans) verursacht, andererseits durch intestinale Wurminfektionen, die entweder rein intestinal ohne Gewebephase (Enterobiasis, Trichuriasis, Trichostrongyliasis) oder mit gewebeinvasiven Entwicklungsphasen (Askariasis, Hakenwürmer, Strongyloidiasis) verlaufen, die meist mit Bluteosinophilie und IgE-Erhöhung einhergehen.

97.2.1 Enterobiasis (Oxyuriasis)

Erreger und Klinik. Enterobius vermicularis (Oxyuris, Madenwurm) ist weltweit verbreitet. Die Eier werden durch Schmierinfektion von Mensch zu Mensch sowie durch Autoinfektion, über kontaminierte Gegenstände oder Nahrungsmittel und durch Verschlucken von Staubeiern übertragen. Meist beobachtet man Gruppeninfektionen, bevorzugt bei Kindern. Sie klagen über Analpruritus, der z. T. mit exzematösen Veränderungen einhergeht. Komplikationen durch ektope Lokalisation von Adultwürmern sind Appendizitis, Vulvovaginitis und peritoneale Granulome.

Diagnose. Man kann die Eier mikroskopisch im Analabstrich (Klebstreifenabklatschpräparat) und gelegentlich auch im Stuhl nachweisen. Die Adulten können im Stuhl aufgefunden werden.

Therapie

Mittel der Wahl ist Pyrvinium (Molevac, Pyrcon), das einmalig 1 Drg. oder 5 ml Susp. (50 mg Base) pro 10 kgKG eingenommen wird.

Einmaldosen von 100 mg Mebendazol (Vermox) oder 400 mg (Kinder unter 2 Jahren 10 mg/kgKG) Albendazol (Eskazole, Zentel) oder 10 mg/kgKG Pyrantel (Helmex) sind ebenfalls wirksam. Wegen der Gefahr der Re- bzw. Autoinfektion muss die Therapie nach 2 Wochen wiederholt werden.

Wenn Infektionen persistieren oder rezidivieren müssen alle Gemeinschafts- oder Familienmitglieder gleichzeitig behandelt werden. In besonders hartnäckigen Fällen wird folgendermaßen dosiert: 100 mg Mebendazol 1-mal wöchentlich über 8 Wochen oder 400 mg Albendazol einmalig oral mit 4- bis 6-maliger Wiederholung in 4-wöchigen Abständen.

Prophylaxe

Die Prophylaxe, besonders auch zur Vermeidung einer Reinfektion, besteht im peniblen Einhalten persönlicher Hygiene (Händewaschen, Afterreinigung, kurze Fingernägel, Kochen der Unterwäsche).

97.2.2 Trichuriasis

Erreger und Klinik. Der Peitschenwurm Trichuris trichiura ist weltweit verbreitet. In wärmeren Ländern sind die Befallsraten hoch. Es kommt zur Infektion meist über Nahrungsmittel, die mit außerhalb des Körpers embryonierten Eiern kontaminiert sind. Die adulten Würmer leben im Kolon und machen bei stärkerem Befall abdominelle Beschwerden wie Diarrhö und Tenesmen. Auch eine Anämie ist möglich.

Diagnose. Im Stuhl können die typischen Eier identifiziert werden.

Therapie

Therapieregime der Wahl ist Mebendazol (Vermox) 2-mal 100 mg (1 Tbl.) pro Tag über 3 Tage Albendazol (Eskazole, Zentel) ist ebenso wirksam und wird wie folgt dosiert: 1-mal 400 mg pro Tag über 3 Tage.

97.2.3 Trichostrongyliasis

Erreger und Klinik. Die Erkrankung wird durch verschiedene Trichostrongylus spp. ausgelöst und ist v. a. in Asien verbreitet. Die Übertragung erfolgt oral über Vegetabilien. Die Würmer befallen den Dünndarm und führen nur bei massivem Befall zu epigastrischen Schmerzen und Anämie.

Diagnose. Die Diagnose lässt sich über den Nachweis der den Hakenwurmeiern ähnlichen Eier im Stuhl führen.

Therapie

Wirksam sind Mebendazol oder Albendazol (Dosierungen ▶ 97.2.2) und Pyrantel (▶ 97.2.1).

97.2.4 Capillariasis

Erreger und Klinik. Die Capillariasis ist eine Infektion mit Capillaria philippinensis, die durch Genuss roher Süß- und Brackwasserfische in eng begrenzten Verbreitungsgebieten (Philippinen, Einzelfälle in Thailand, Japan, Iran, Ägypten) auf den Menschen übertragen wird. Die Invasion der Dünndarmmukosa durch Adulte und Larven führt zu profusen Durchfällen, ausgeprägter exsudativer Enteropathie und Malabsorption. Unbehandelt sind letale Verläufe möglich.

Diagnose. Die Diagnose gelingt durch den Nachweis der den Trichuriseiern ähnlichen Eier sowie von Larven und Adulten im Stuhl. Meist wird eine ausgeprägte Bluteosinophilie festgestellt.

Therapie

- Albendazol (Eskazole, Zentel) 1–2-mal 400 mg pro Tag oder
- Mebendazol (Vermox) 2-mal 200 mg (2 Tbl) pro Tag.

Die Therapiedauer beträgt wegen Rezidivgefahr mindestens 3 Wochen. Gelegentlich ist eine mehrmonatige Behandlung erforderlich, um die Infektion auszuheilen. Symptomatisch müssen Elektrolyte, Eiweiß und Wasser substituiert und bilanziert werden.

97.2.5 Askariasis

Erreger und Klinik. Die Askariasis, ausgelöst durch Ascaris lumbricoides (Spulwurm), ist die häufigste Wurminfektion. Askarieier müssen außerhalb des Körpers reifen. Die Übertragung erfolgt oral, meist über kontaminierte Vegetabilien. Spulwürmer machen eine Lungenpassage durch, die zur Bluteosinophilie und zu flüchtigen Lungeninfiltraten führt. Bei massivem Befall sind schwere Verläufe bis hin zum Ileus möglich. Gelegentlich kommt es zur Einwanderung in die Gallenwege und in der Folge zur Cholangitis, Pankreatitis und/oder zu Leberabszessen.

Diagnose. Die typischen Eier können im Stuhl nachgewiesen werden. Im Invasionsstadium und bei Allergisierung sind z. T. Antikörpertiter messbar.

Therapie

Mittel der Wahl ist Mebendazol (Vermox), das in einer Dosierung von 100 mg (1 Tbl) 2-mal pro Tag über 3 Tage gegeben wird. Albendazol (Dosis ▶ 97.2.2.) und Pyrantel (Dosis ▶ 97.2.1) sind ebenfalls wirksam. In Entwicklungsländern wird häufig auch noch Piperazin eingesetzt, das in Deutschland nicht mehr im Handel ist.

Prophylaxe

Die persönliche Prophylaxe besteht im Abkochen bzw. der Vermeidung potenziell kontaminierter Nahrungsmittel (z. B. Salat, Obst). Zur Bekämpfung der Infektion muss auf die Kopfdüngung mit Klärschlamm oder menschlichen Fäkalien verzichtet werden.

97.2.6 Hakenwurmkrankheit

Erreger und Klinik. Der Befall mit Hakenwürmern, Ancylostoma duodenale (Ankylostomiasis) und Necator americanus, ist in den Tropen und Subtropen sehr häufig. Über 400 Mio. Menschen sind weltweit befallen. Die Infektionslarven dringen perkutan ein, machen eine Lungenpassage durch und befallen dann den Dünndarm. Die gastrointestinalen Störungen, die z. T. mit chronischem Blutverlust einhergehen, ziehen schwere Eisenmangelanämien nach sich. Vor allem Kinder sind von Malabsorption betroffen.

Diagnose. Nach Anreicherungsverfahren werden die typischen Eier im Stuhl nachgewiesen. Im Blut fällt eine mäßige Eosinophilie auf, außerdem eine hypochrome und mikrozytäre Anämie.

Therapie

Therapie der Wahl ist, jeweils über 3 Tage:
- Mebendazol (Vermox) 2-mal 100 mg (1 Tbl.) pro Tag oder
- Albendazol 200 mg pro Tag.

Bei ausgeprägter Anämie muss Eisen substituiert werden.

Prophylaxe

Kein Barfußlaufen in warmen Ländern.

97.2.7 Strongyloidiasis

Erreger und Klinik. Erkrankungen durch Strongyloides stercoralis (Zwergfadenwurm) kommen in warmen Ländern häufig vor. Infektionsweg und Zyklus sind wie bei Hakenwurmkrankheit. Darüber hinaus gibt es interne und externe Autoinfektionen. Befallen wird der obere Dünndarm, was z. T. zu schweren Enteritiden führt. Bei Immundefizienz (z. B. Steroidtherapie, Transplantationspatienten, HIV-Infektion) kann es zu fatalen Generalisierungen kommen (Hyperinfektionssyndrom).

Diagnose. Die Larven werden im frischen oder fixierten Stuhl oder besser mittels Koprokultur nachgewiesen, bei Hyperinfektionssyndrom auch im Sputum und nur selten im Liquor. Die Serologie ist wegen Kreuzreaktionen mit anderen Nematodenantigenen nur eingeschränkt verwertbar. Häufig besteht eine Bluteosinophilie.

Therapie

- Mittel der Wahl ist Ivermectin (Stromectol) 200 µg/kgKG als Einmaldosis oral; Immunkompromittierte erhalten dieselbe Dosis an 2 aufeinander folgenden Tagen mit Wiederholung nach 2 Wochen (erneut an 2 aufeinander folgenden Tagen).
- Auch gut wirksam ist das ebenfalls in Deutschland nicht zugelassen Tiabendazol (Mintezol) 2-mal 25 mg/kgKG pro Tag über 3 Tage; oft schlecht verträglich. **Nebenwirkungen:** Schwindel, Benommenheit, Nausea, Erbrechen, Durchfälle, abdominelle Schmerzen, Exantheme, selten: Halluzinationen, exfoliative Dermatitis.

Weitere Alternativen sind:
- Albendazol (Eskazole, Zentel) 2-mal 400 mg pro Tag (Kinder 15 mg/kgKG pro Tag in 2 Tagesdosen) über 3–7 Tage oder
- Mebendazol (Vermox) 2-mal 200–500 mg pro Tag über 7 Tage.

Eine Wiederholung der Behandlung nach etwa 3 Wochen ist empfehlenswert (Autoinfektion) sowie mehrfache Kontrolluntersuchungen (Stuhl, Blutbild) über einen längeren Zeitraum. In therapieresistenten Fällen des Hyperinfektionssyndroms bei Immunkompromittierten kann eine mehrfache Wiederholung der Ivermectintherapie und/oder eine längerfristige Behandlung mit Tiabendazol oder Albendazol erforderlich sein.

97.2.8 Kutane Larva migrans

Erreger und Klinik. Meist sind canine oder feline Hakenwurmlarven (Ancylostoma brasiliense u. a.) die Auslöser. Sie dringen perkutan ein und wandern irregulär in der Haut umher (sog. Hautmaulwurf, engl.: „creeping eruption"). Zum Teil entwickeln sich erhebliche allergisch-entzündliche Veränderungen und bakterielle Sekundärinfektionen.

Diagnose. Das klinische Bild der Erkrankung ist typisch. Der bioptische Nachweis der Larven ist schwierig und in der Regel nicht erforderlich.

Therapie

In den meisten Fällen ist eine Lokalbehandlung mit 10–15 %iger Tiabendazolsalbe oder -suspension (auf inerter Grundlage, ggf. mit bis zu 3 % Salicylsäure) mehrmals täglich über mindestens 10 Tage ausreichend. Bei unzureichendem Ansprechen oder multiplen Läsionen verordnet man zusätzlich Albendazol (2-mal 200 mg pro Tag über 3 Tage) oder Ivermectin (200 µg/kgKG einmalig). Auf Tetanusschutz muss geachtet werden. Außerdem sind Sekundärinfektionen zu behandeln. Chirurgische oder kryotherapeutische Behandlungen sind kontraindiziert.

Prophylaxe

Hautkontakt mit durch Hunde- oder Katzenkot verunreinigten Böden (häufig tropische Strände) ist zu vermeiden (kein Barfußlaufen).

97.2.9 Toxokariasis

Erreger und Klinik. Als Toxokariasis bezeichnet man die viszerale oder okuläre Larva migrans, die durch Ingestion embryonierter (larvenhaltiger) tierischer Spulwurmeier, meist Toxocara canis (Hundespulwurm), vorwiegend bei Kleinkindern (Sandkasteninfektion) beobachtet wird. Die Symptomatik ist abhängig von Lokalisation und Anzahl der Larven (Endophthalmitis, ZNS, pulmonal, granulomatöse Hepatitis u. a.).

Diagnose. Die Diagnose wird mittels serologischer Verfahren (ELISA, Immunoblot) gestellt. Gelegentlich lassen sich die Larven im Sputum und in Biopsien nachweisen. Meist besteht eine ausgeprägte Bluteosinophilie.

Therapie

Ein Versuch (Wirkung unsicher) sollte mit Albendazol (Eskazole) 2-mal 400 mg pro Tag je nach therapeutischem Ansprechen über 5–20 Tage unternommen werden.

Ebenfalls versucht werden kann die Behandlung mit Mebendazol (Vermox) 2-mal 100 mg pro Tag über 5–20 Tage, mit Tiabendazol (Mintezol; ▶ 97.2.7) 2-mal 25 mg/kgKG pro Tag über mindestens 5–7 Tage oder mit Ivermectin (Dosis ▶ 97.2.7).

Bei okulärer und schwerer viszeraler Toxokiasis ist zudem eine systemische Corticosteroidtherapie empfehlenswert (1–2 mg/kgKG Prednison pro Tag).

Prophylaxe

Hunde und Katzen sollten regelmäßig entwurmt und außerdem von Kinderspielplätzen fern gehalten werden.

97.2.10 Trichinose

Erreger und Klinik. Die Trichinose ist eine durch Trichinella spiralis und selten durch andere Trichinenarten hervorgerufene, z. T. schwer verlaufende Erkrankung mit hohem Fieber, allergischen Erscheinungen, Myositis und massiver Eosinophilie. Die wichtigsten Komplikationen sind ZNS- und Myokardbeteiligung. Infektionsquelle ist rohes bzw. ungenügend erhitztes trichinenhaltiges Fleisch – meist vom Schwein, auch vom Wildschwein, vom Bär u. a. Tieren.

Diagnose. Im akuten Stadium können die Larven mittels Membranfiltration im Blut nachgewiesen werden. Nur selten kann man initial Adultwürmer im Stuhl finden. Meist sind Serologie und Muskelbiopsie (enzystierte Larven) für die Diagnose ausschlaggebend.

Therapie

Die Therapie muss möglichst frühzeitig einsetzen, weil die Wirkung auf bereits in der Muskulatur enzystierte Larven unsicher ist. Gute Wirksamkeit gegen Larven im Migrationsstadium und Darmtrichinen hat Albendazol (Eskazol) 2-mal 400 mg pro Tag (Kinder 15 mg/kgKG pro Tag). Die Therapiedauer beträgt 1–3 Wochen, bis sich die klinische Symptomatik zurückgebildet hat.

Tiabendazol (Mintezol; ▶ 97.2.7) 50 mg/kgKG pro Tag und Mebendazol (Vermox forte) 50–60 mg/kgKG pro Tag (in 3 Tagesdosen) über 7–14 Tage sind ebenfalls wirksam.

> **Praxistipp**
> Wegen der Gefahr allergisch-toxischer Nebenwirkungen durch abgetötete Larven muss die Therapie mit einschleichender Dosierung beginnen und v. a. in schweren Fällen initial durch hochdosierte Corticosteroide ergänzt werden.

Prophylaxe

Zum Verzehr bestimmtes Fleisch sollte auf Trichinen untersucht werden (Trichinenschau). Garkochen und Tieffrieren tötet Trichinenlarven ab.

97.2.11 Filariosen

Filariosen werden durch Arthropoden übertagen. Sie sind mit über 200 Mio. befallener Menschen häufige und wichtige Erkrankungen in den Tropen und Subtropen.

Diagnose. Die Diagnose wird je nach Art durch Nachweis der Mikrofilarien im Blut oder in der Haut gesichert. Die Aussagekraft der Serologie ist aufgrund von Kreuzreaktion der verschiedenen Arten eingeschränkt. Meist besteht eine ausgeprägte Bluteosinophilie und IgE-Erhöhung. Ein weiteres diagnostische Verfahren ist der Mazzotti-Test, bei dem es nach oraler Gabe von Diethylcarbamazin (DEC) durch die abgestorbenen Mikrofilarien zu Hautjucken und Rötung kommt.

Wuchereria-bancrofti-Infektion

Erreger, Klinik und Diagnose. Erreger der häufigsten, der sog. lymphatischen Filariose, ist Wuchereria bancrofti. Sie wird durch verschiedene Moskitoarten (Culex, Anopheles, Aedes) auf den Menschen übertragen und führt zu Lymphangitis, skrotalen Hydrozelen, Chylurie und Elephantiasis. Die Diagnose beruht auf dem Nachweis von Mikrofilarien im Blut (Anreicherungsmethoden, z. T. Tagesperiodik mit nächtlichem Gipfel) oder auf dem Nachweis zirkulierender Antigene. Gelegentlich bildet sich ein sog. tropisches Eosinophiliesyndrom mit pulmonaler Symptomatik (Bronchospastik, miliare Infiltrationen, vorwiegend restriktive Funktionseinschränkung), Lymphadenopathie sowie exzessiver Eosinophilie und IgE-Erhöhung bei hyperergischer Reaktion mit sehr hohen Antikörpertitern aus. Mikrofilarien sind dabei meist nicht nachweisbar.

Therapie
Durch das in Deutschland nicht zugelassene Diethylcarbamazin (DEC, Hetrazan oder Banozide) kann meist eine Abtötung der Mikrofilarien und oft auch der Adultwürmer erreicht werden (Dosierung ▶ Tabelle 97-5).

Als Nebenwirkungen werden zu Beginn der Behandlung mit dem an sich atoxischen DEC durch rasche Abtötung von Mikrofilarien gelegentlich schwere allergische Reaktionen ausgelöst. Daher muss die Behandlung v. a. in Endemiegebieten von Onchozerkose, Loiasis oder Brugiasis stets mit einschleichender Dosierung (25–50 mg am 1. Tag, dann Steigerung um 50 mg pro Tag) begonnen werden.

Bei Therapieresistenz gegen DEC kommt alternativ die Behandlung mit Ivermectin (200 μg/kgKG als Einmaldosis) in Kombination mit Albendazol (400 mg Einmaldosis) oder mit DEC (Einmaldosis 6 mg/kg) in Frage. Diese Kombinationen führen zu einer längerfristigen Reduktion bzw. Suppression der Mikrofilariämie, während die Abtötung der Adulten unsicher bleibt.

Brugiasis

Brugia malayi und B. timori, Auslöser der Brugiasis, sind in Ostasien verbreitet, wo sie durch Mansoniamoskitos auf den Menschen übertragen werden. Die Mikrofilarien werden im Blut nachgewiesen. Klinik und Therapie entsprechen der Wuchereria-bancrofti-Infektion (▶ oben).

Tabelle 97-5. Therapie der Filariosen

Erreger	Arzneistoff (INN)	Präparatename	Dosierung
Wuchereria bancrofti, Brugia malayi/B. timori, Loa loa, Mansonella streptocerca	DEC	Hetrazan u. a.	3-mal 2 mg/kgKG pro Tag über 2–3 Wochen, evtl. Wiederholung nach 1–2 Monaten; bei Loiasis Vorbehandlung mit Ivermectin oder Albendazol empfehlenswert, ▶ Text
„Tropisches Eosinophiliesyndrom" (positive Serologie ohne Mikrofilariennachweis)	Ivermectin + Albendazol + DEC	Stromectol, Mectizan Eskazole Hetrazan u. a.	200 μg/kgKG als Einmaldosis 400 mg Einmaldosis 6 mg/kgKG als Einmaldosis
Onchocerca volvulus	Ivermectin + Doxycyclin	Stromectol, Mectizan	200 μg/kgKG als Einmaldosis 100 mg pro Tag über 6 Wochen
Mansonella perstans	Mebendazol	Vermox	2-mal 200 mg pro Tag über 2 Wochen
Mansonella ozzardi	Versuch mit DEC	Hetrazan u. a.	Wie bei W. brancrofti (keine sichere Wirkung)

DEC: Diethylcarbamazin.

Loiasis

Infektionen durch Loa loa kommen ausschließlich in Zentral- und Westafrika vor. Überträger sind Stechfliegen (Chrysopsarten). Die Loiasis ist gekennzeichnet durch rezidivierende Haut/Unterhautschwellungen besonders an Armen und Händen (sog. „calabar swelling"). Die Adultwürmer können durch die Konjunktiva wandern. Zudem wurden Chorioretinitiden und ZNS-Beteiligungen (Enzephalopathie) beobachtet. Für die Diagnose sind die Serologie und der Nachweis der Mikrofilarien im Blut (Anreicherungsmethoden, Tagesperiodik mit Tagesgipfel) entscheidend.

Therapie

DEC wirkt auf Mikrofilarien und z. T. auch auf Adulte. Therapieversager sind jedoch häufig. Die rasche Abtötung der Mikrofilarien durch DEC kann eine Enzephalopathie und schwere allergische Reaktionen bis zum anaphylaktischen Schock provozieren. Bei nachweisbarer Mikrofilariämie ist daher stets die Vorbehandlung mit dem in Deutschland nicht zugelassenen Ivermectin (Stromectol) empfehlenswert. Man verordnet die Substanz als Einmaldosis von 200–400 µg/kgKG 1–2 Wochen vor DEC-Gabe. Alternativ kann mit Albendazol (Eskazole, 2-mal 200–400 mg pro Tag über 3 Wochen) vorbehandelt werden.

Anschließend beginnt man die DEC-Therapie (▶ Tabelle 97-5) stets mit einschleichender Dosierung (▶ oben) und führt sie über 3 Wochen durch. Gegen allergische oder enzephalopathische Reaktionen sind Antihistaminika und/oder Corticosteroide indiziert.

Onchozerkose

Onchocerca volvulus, der Erreger der Onchozerkose (Flussblindheit), ist vorwiegend im tropischen Afrika sowie an der südamerikanischen Ostküste verbreitet und wird durch Kriebelmücken (Simulien) auf den Menschen übertragen. Die Infektion äußert sich in subkutanen Knoten mit den adulten Würmern. Ansonsten werden Krankheitserscheinungen durch die Mikrofilarien verursacht: Hautreaktionen (Dermatitis, Atrophie, Hyperkeratose), Augenbeteiligung mit Erblindungsgefahr als Folge chronischer Entzündung durch Einwanderung von Mikrofilarien. Diagnostisch ist der Nachweis der Mikrofilarien in Hautbiopsien, z. T. auch in der Augenvorderkammer (Spaltlampe) entscheidend. Die Serologie ist meist hoch positiv.

Therapie

Therapie der Wahl ist heute eine Kombinationstherapie mit Ivermectin (Einmaldosis von 200 µg/kgKG, ◘ Tabelle 97-5) und Doxycyclin (100 mg pro Tag über 6 Wochen). Ivermectin ist meist gut verträglich, weil die Mikrofilarien nur langsam abgetötet werden. Doxycyclin eliminiert die endosymbiontischen Bakterien der Gattung Wolbachia, die für die Fertilität der weiblichen Adultwürmer erforderlich sind.

Die Adultwürmer können nur mit dem relativ toxischen Suramin abgetötet werden (Nebenwirkungen ▶ Abschn. 97.1.4, Schlafkrankheit), das für diese Indikation nicht mehr eingesetzt wird. Auch wenn Ivermectin und alle anderen verfügbaren Medikamente (Diethylcarbamazin, Mebendazol) nur gegen Mikrofilarien wirksam sind, so kann durch die Doxycyclin-Therapie die Nachbildung der Mikrofilarien dauerhaft unterbunden werden.

Bei Kontraindikationen gegen Doxycyclin (z. B. Kinder unter 8 Jahren) sollte die Ivermectingabe alle 6–12 Monate wiederholt werden, da Ivermectin die Mikrofilariennachbildung nur über diesen Zeitraum hemmt und die Adulten lange leben (ca. 10 Jahre). Das frühere Standardtherapeutikum Diethylcarbamazin (DEC) sollte wegen der Gefahr schwerer anaphylaktischer Reaktionen vermieden werden.

97.2.12 Dracunculiasis (Dracontiasis)

Die durch Dracunculus medinensis (Medina- oder Guineawurm) ausgelöste Infektion ist trotz erfolgreicher Bekämpfungsprogramme noch im Sudan, in Westafrika und Indien verbreitet. Die Übertragung erfolgt durch Aufnahme infizierter Zwischenwirte, kleiner Wasserkrebse (Hüpferlinge, Cyclops spp.), über Trinkwasser. Zirka 1 Jahr später haben sich adulte weibliche Würmer (bis etwa 80 cm lang) in der Subkutis fast ausschließlich der unteren Extremitäten entwickelt und ein Ulkus ausgebildet, über das Larven aus dem Wurmvorderende nach außen entleert werden.

Therapie

Die Würmer müssen langsam, ggf. über mehrere Tage, extrahiert werden. Unterstützend antientzündlich wirkt eine additive Chemotherapie mit Metronidazol 3-mal 250 mg täglich (Kinder 25 mg/kgKG pro Tag) über 10 Tage. Auf Tetanusschutz sollte geachtet und bakterielle Sekundärinfektionen behandelt werden.

Prophylaxe

Verdächtiges Trinkwasser sollte erhitzt, chemisch behandelt oder gefiltert werden, um die Zwischenwirte abzutöten bzw. zu entfernen.

97.3 Helminthiasen: Trematoden

Alle Trematoden (Saugwürmer) benötigen zur Weiterentwicklung Schnecken als Zwischenwirte, aus denen Infektionslarven (Zerkarien) freigesetzt werden, die direkt (perkutan, über Vegetabilien) oder über einen 2. Zwischenwirt (Fische, Krabben, Krebse) zur Infektion führen. Die Adulten kommen beim Menschen in Darm (Darmegel), Gallengängen (Leberegel), Lunge (Lungenegel) und Blutgefäßen (Schistosomen) vor. Die gewebeinvasiven

Trematodeninfektionen gehen meist mit Eosionophilie und IgE-Vermehrung einher.

97.3.1 Schistosomiasis (Bilharziose)

Erreger und Klinik. Die Schistosomiasis ist eine in vielen tropischen und subtropischen Regionen verbreitete Erkrankung durch 5 humanpathogene Schistosomenarten (◘ Tabelle 97-6).

Zur Infektion kommt es, wenn Gabelschwanzlarven (Zerkarien) in verseuchtem Wasser durch die Haut eindringen. Die erwachsenen Würmer (Pärchenegel) leben in vesikalen und mesenterialen Venen. Für die Pathogenese ist die Gewebereaktion um abgelagerte Eier im Urogenitaltrakt, im Darm, in Leber, Lunge und ZNS entscheidend. Bei stärkerem Befall entwickelt sich ein akutes fieberhaftes Invasionsstadium (Katayama-Syndrom). Zu einem chronischen Stadium kommt es bei der Blasenbilharziose (S. haematobium) mit granulomatöser Entzündung der ableitenden Harnwege, Hämaturie, Strikturen sowie Begünstigung von aszendierenden Infektionen und Blasenkarzinomen. Die Darmbilharziose (S. mansoni, S. japonicum u. a.) manifestiert sich als akute und chronische Enterokolitis, progressive Leberfibrose mit portaler Hypertension, Cor pulmonale und gelegentlich mit ZNS-Beteiligung.

Diagnose. Die Eier werden im Urinsediment oder besser mittels Membranfiltration des 24-h-Urins nachgewiesen, außerdem im Stuhl (Anreicherungsmethoden) und in Quetschpräparaten von Dickdarm- und Blasenbiopsaten. Auch die Serologie ist diagnostisch verwertbar. Bei länger bestehender Blasenbilharziose ist ein Blasenkarzinom auszuschließen.

Therapie

Mittel der Wahl bei allen 5 Arten (◘ Tabelle 97-6) ist Praziquantel (Biltricide). Die Nebenwirkungen sind gering. Oberbauchschmerzen und Diarrhö sind Folge der Parasitenabtötung. Bei frischen Infektionen muss die Therapie ggf. nach 2–3 Monaten wiederholt werden, weil die Wirkung gegen juvenile Würmer nur gering ist. Wenn bei zerebraler Schistosomiasis, die am ehesten bei Infektion mit S. japonicum auftritt, Krampfanfälle ausgelöst werden, sollte gleichzeitig mit Antikonvulsiva und Dexamethason behandelt werden.

Prophylaxe

In endemischen Gebieten sollte jegliche Exposition (Baden, Durchwaten) mit Süßgewässern vermieden werden.

97.3.2 Andere Trematodeninfektionen

Fascioliasis

Erreger und Klinik. Zu menschlichen Infektionen mit Fasciola hepatica, dem großen Leberegel, (Hauptwirte: Rinder, Schafe) kommt es meist durch Genuss von mit Metazerkarien kontaminierten Wasserpflanzen, z. B. von wildwachsender Wasserkresse. Die Erkrankung ist weltweit verbreitet. Bei stärkeren Infektionen beobachtet man zunächst ein akutes fieberhaftes Invasionsstadium mit schmerzhafter Perihepatitis. Schließlich kommt es zu akuter und chronischer Cholangitis, z. T. mit Fibrosierung. Gelegentlich entwickeln sich Leberabszesse.

Diagnose. Nachweis der Eier in Gallensaft und Stuhl; Serologie, Antigennachweis im Stuhl.

Therapie

Mittel der Wahl ist das in Deutschland nicht zugelassene Triclabendazol (Egaten), das in einer Dosis von 10 mg/kgKG als postprandiale Einmaldosis an 1 oder 2 Tagen (bei stärkeren Infektionen) gegeben wird.

Opisthorchiasis (Clonorchiasis)

Erreger und Klinik. In Südostasien kommen Infektionen mit Opisthorchis (Clonorchis) sinensis (chinesischer Leberegel), Opisthorchis felineus und O. viverrini (Katzenleberegel) häufig vor. Sie entstehen durch Genuss roher oder ungenügend gekochter Süßwasserfische. Die Klinik ist ähnlich wie bei der Fascioliasis.

◘ Tabelle 97-6. Praziquantel bei Trematodeninfektionen

Erreger	Dosierung
Schistosoma mansoni, S. intercalatum	1-mal 40 mg/kgKG an 3 Tagen
S. haematobium	1-mal 40 mg/kgKG an 3 Tagen
S. japonicum, S. mekongi	2-mal 30 mg/kgKG an 3 Tagen
Clonorchis sinensis, Opisthorchis viverrini/O. felineus	3-mal 25 mg/kgKG an einem Tag
Paragonimus sp.	3-mal 25 mg/kgKG an 3 Tagen
Darmegel	2-mal 20 mg/kgKG an einem Tag

❗ Die Opisthorchiasis ist eine Präkanzerose (cholangiogene Karzinome).

Diagnose. Für die Diagnose entscheidend ist der Nachweis der sehr kleinen Eier im Stuhl und/oder Gallensaft.

Therapie

Mittel der Wahl ist Praziquantel (Biltricide) (◻ Tabelle 97-6). Albendazol in einer Dosierung von 2-mal 400 mg pro Tag über 7 Tage ist ebenfalls wirksam.

Paragonimiasis

Erreger und Klinik. Verschiedene Paragonimus spp. (Lungenegel) sind vorwiegend in Ostasien sowie Zentralafrika und Südamerika (Westküste) verbreitet. Die Infektion entsteht beim Verzehr roher oder ungenügend gekochter Süßwasserkrebse und -krabben. Sie manifestiert sich als chronische Bronchitis und Bronchiektasie durch entzündliche Infiltrationen z. T. mit Zystenbildung und Verkalkungen um intrapulmonale Adulte. Gelegentlich bildet sich eine abdominelle Symptomatik und ZNS-Beteiligung durch ektopische Würmer aus.

Diagnose. Die Diagnose wird durch den Nachweis der Eier in Sputum und Stuhl und mittels Serologie gesichert.

Therapie

Mittel der Wahl ist Praziquantel (Biltricide) (◻ Tabelle 97-6). Triclobendazol (▶ Fascioliasis) ist ebenfalls wirksam.

Darmegelinfektionen

Erreger und Klinik. Großer Darmegel (Fasciolopsis buski) und kleine Darmegel (Metagonimus, Heterophyes, Echinostoma u. a.) sind vorwiegend in Ostasien verbreitet und lösen erst bei stärkerem Befall uncharakteristische abdominelle Beschwerden aus. Seltene Komplikationen sind Eiembolien im ZNS und Myokard.

Diagnose. Zur Diagnose werden die Eier im Stuhl nachgewiesen.

Therapie

Mittel der Wahl ist Praziquantel (Biltricide) (▶ Tabelle 97-6).

97.4 Helminthiasen: Zestoden

Die Entwicklung der Zestoden (Bandwürmer) ist an einen Wirtswechsel gebunden, wobei der Endwirt Träger des adulten Bandwurms und der Zwischenwirt Träger des Larven- bzw. Finnenstadiums ist. Der Mensch kann sowohl als Endwirt (intestinale Bandwurminfektionen) wie als Zwischenwirt (Echinokokkose, Zystizerkose) befallen sein. Auch kann er End- und Zwischenwirt derselben Art sein (Taenia solium, Hymenolepis).

97.4.1 Intestinale Bandwurminfektionen

Taeniasis

Erreger und Klinik. Infektionen mit Taenia saginata (Rinderbandwurm) oder Taenia solium (Schweinebandwurm) entstehen durch den Verzehr von rohem bzw. ungenügend erhitztem Rind- oder Schweinefleisch. Symptome fehlen meist, oder der Patient leidet unter uncharakteristischen abdominellen Beschwerden. Schweinebandwurmträger scheiden infektiöse Eier aus mit Infektionsgefahr für sich und andere (▶ 97.4.3, Zystizerkose).

Diagnose. Im Stuhl können eigenbewegliche Bandwurmglieder, die sog. Proglottiden, nachgewiesen und nach Art differenziert werden. Der Einachweis lässt sich auch im Analabstrich (Klebstreifenabklatschpräparat) und im Stuhl führen.

Therapie

Die Therapie der Wahl ist Praziquantel als Einmaldosis (Cesol) 10 mg/kgKG p.o. Ebenfalls wirksam sind Mebendazol (Vermox) 2-mal 2 Tbl. pro Tag über 3 Tage sowie das gut verträgliche Niclosamid (Yomesan) 2 g (4 Tbl.) als Einmaldosis gut zerkaut nach dem Frühstück. Kinder bis 2 Jahre erhalten 0,5 g, von 2–6 Jahren 1 g.

Diphyllobothriasis

Erreger und Klinik. Durch Genuss ungenügend erhitzter Süßwasserfische infizieren sich Menschen mit dem Fischbandwurm Diphyllobothrium spp. (D. latum u. a.) Die Folge kann eine megaloblastäre Anämie durch Vitamin-B_{12}-Entzug sein. Die Eier können im Stuhl nachgewiesen werden.

Therapie

Die Therapie ist wie bei Taeniasis (▶ oben).

Hymenolepiasis

Erreger und Klinik. Die Übertragung von Hymenolepis nana (Zwergbandwurm) erfolgt fäkal-oral, besonders bei Kindern auch durch Autoinfektion und durch endogene Reinfektion, da Adulte und Zwischenwirtsstadien (Zystizerkoide in der Darmwand) gleichzeitig vorhanden sein können. Bei starkem Befall leiden die Betroffenen unter Tenesmen und Diarrhö. Die Eier werden im Stuhl nachgewiesen.

Therapie

Therapie der Wahl mit Praziquantel (Cesol) 1 mal 15 mg/kgKG p. o. als Einmaldosis.

97.4.2 Echinokokkose

Zystische Echinokokkose

Erreger und Klinik. Der Mensch als Zwischenwirt des Hundebandwurms erkrankt am Larven- oder Finnenstadium von Echinococcus granulosus, wenn er die von Hunden u. a. Kaniden ausgeschiedenen Eier direkt, über kontaminierte Erde, Nahrungsmittel oder Wasser aufnimmt. Echinococcus granulosus ist ubiquitär verbreitet, besonders in Schafzuchtgebieten. Weitere natürliche Zwischenwirte sind Schafe, Rinder und andere Herbivoren. Aus den im Dünndarm freigesetzten Hakenlarven (Onkosphären) entstehen nach Penetration der Darmwand und Verschleppung über Mesenterialvenen flüssigkeitsgefüllte Zysten (Hydatiden) meist in Leber und/oder Lunge, seltener in Niere, Gehirn und anderen Organen. Die Erkrankung nimmt variable Spontanverläufe mit Raumforderungs- und Kompressionserscheinungen, Sekundärinfektion, spontaner Regression und Verkalkung.

Diagnose. Zum Teil zeigen sich typische radiologische, sonographische oder computer- bzw. kernspintomographische Befunde. Die Serologie ist in über 90 % der Fälle positiv.

Cave
Wegen Rupturgefahr, Anaphylaxie und Aussaat in Bauchhöhle oder Bronchialsystem (Sekundärechinokokkose) ist eine diagnostische Zystenpunktion kontraindiziert.

Therapie

Bei zufällig entdeckten, kleinen oder wahrscheinlich abgestorbenen Leberzysten (völlige oder teilweise Verkalkung) ohne Symptome, Komplikationen oder Rupturgefährdung kann abgewartet werden, ob sich bei regelmäßiger Kontrolle mittels bildgebender Diagnostik eine Progression ergibt. Schreitet der Befund fort, kann zunächst eine chemotherapeutische Behandlung (▶ unten) versucht werden, weil eine Abtötung von Leberzysten in ca. 50 % der Fälle mit z. T. völliger Dissolution der Zysten erreichbar scheint.

Eine operative Therapie ist indiziert bei
- Zysten in Lunge, Gehirn, Nieren, Knochen und anderen Organen,
- großen Leberzysten mit multiplen Tochterzysten,
- kapselnahen Leberzysten mit Rupturgefahr,
- infizierten Zysten oder solchen, die mit dem Gallenwegssystem in Verbindung stehen und/oder Druck auf angrenzende vitale Organe ausüben,
- Versagen einer chemotherapeutischen Behandlung.

Weitere Indikationen der Chemotherapie sind Inoperabilität, fragliche operative Radikalität, spontane oder iatrogene Ruptur und postoperative Rezidive. Bei planbaren Eingriffen ist eine perioperative Chemotherapie (Beginn mindestens 4 Tage präoperativ) zur Prävention einer Sekundärechinokokkose empfehlenswert.

Mittel der Wahl für die Chemotherapie ist Albendazol (Eskazol) 12–15 mg/kgKG pro Tag in 2 Tagesdosen (Erwachsene 2-mal 400 mg) über mindestens 3 Monate. Je nach therapeutischem Ansprechen muss die Behandlung bis zu 6 Monaten und länger fortgeführt werden. Die inoperable zystische Sekundärechinokokkose wird behandelt wie die alveoläre Echinokokkose (▶ unten).

Nebenwirkungen: Potenzielle Hepatotoxizität sowie die gelegentlich auftretende, nach Absetzen reversible Neutropenie erfordern die regelmäßige Kontrolle von Blutbild und leberspezifischen Enzymen. Selten kommt es zu einer meist reversiblen Alopezie und zur Agranulozytose. Da Albendazol potenziell teratogen ist, muss auf konsequente Antikonzeption bei Frauen im gebärfähigen Alter geachtet werden.

Das ebenfalls wirksame Mebendazol (Vermox forte, 50–60 mg/kgKG pro Tag in 3 Einzeldosen) sollte zur besseren Resorption während möglichst fetthaltiger Mahlzeiten eingenommen werden. Vor allem zu Therapiebeginn müssen mehrfach die Blutspiegel bestimmt werden, weil Mebendazol individuell sehr unterschiedlich resorbiert wird. Der Mindestwirkspiegel beträgt 250 nmol/l 1–4 h nach Einnahme der Morgendosis (variabler Peak) gemessen. Die Behandlungsdauer beträgt je nach Verlauf 3–12 Monate. Nebenwirkungen sind wie bei Albendazol.

In den vergangenen Jahren wurde an einigen Zentren mit Erfolg ein neues Behandlungsverfahren erprobt zur Abtötung und Verkleinerung von Hydatiden durch **ultraschallgezielte Punktion**, Aspiration des Zysteninhalts, 2-malige Instillation von 95%igem Äthanol für mindestens 15 min und Reaspiration (PAIR = Perkutane Aspiration, Injektion und Reaspiration). PAIR ist möglich bei unkomplizierten Leberzysten mit ausreichendem Parenchymsaum (mindestens 2 cm) ohne Anschluss an das Gallenwegssystem (Gefahr einer sklerosierenden Cholangitis; ggf. Bilirubinbestimmung im Zystenaspirat). Etwa 1 Woche vor bis 3 Monate nach PAIR sollte chemotherapeutisch mit Albendazol oder Mebendazol behandelt werden. Die Punktion selbst muss unter Operations- und Anaphylaxiebehandlungsbereitschaft durchgeführt werden.

Nachkontrollen sind nach jeder Form der Therapie über mehrere Jahre erforderlich. Entscheidend für die Beurteilung von Rezidiven bzw. weiterer Progression sind die bildgebenden Befunde. Die Serologie bleibt auch nach radikaler Operation oft noch mehrere Jahre positiv und persistiert nach alleiniger und auch erfolgreicher Chemotherapie meist langfristig.

Prophylaxe

Hunde und Katzen sollten regelmäßig entwurmt werden. Ungekochte Schlachtabfälle sollten nicht verfüttert werden.

Alveoläre Echinokokkose

Erreger und Klinik. Die Verbreitung von Echinococcus multilocularis, des Fuchsbandwurms, ist auf die nördliche Hemisphäre begrenzt und wird besonders in Mittelgebirgsgegenden in Mitteleuropa, im Gebiet der ehemaligen UdSSR, in China, Japan, Kanada und Alaska angetroffen. Natürliche Zwischenwirte sind Nagetiere wie z. B. Mäuse. Sie werden wie der Mensch durch die orale Aufnahme der von Füchsen (seltener von Hund und Katze) ausgeschiedenen Eier mit kontaminierter Erde bzw. Waldfrüchten (ungekochte Beeren, Pilze etc.) infiziert. Der Primärbefall findet sich fast ausschließlich in der Leber mit diffuser tumorartiger Infiltration des kleinblasigen mit gallertiger Grundsubstanz gefüllten Finnengewebes (schwammartig). Lymphogene und hämatogene Verschleppung sind möglich. Unbehandelt hat die Erkrankung eine ernste Prognose.

Diagnose. ▶ Zystische Echinokokkose. Die serologische Differenzierung gegenüber zystischer Echinokokkose ist in der Mehrzahl der Fälle möglich.

Therapie

Wenn möglich sollte eine radikale chirurgische Resektion (Leberteil-/lappenresektion) unternommen werden. Bei Inoperabilität (häufig) oder Rezidiven bleibt nur die Behandlung mit Albendazol (Dosierung, Nebenwirkungen und Kontrolluntersuchungen wie bei zystischer Echinokokkose) oder Mebendazol.

Auch bei anscheinend radikaler Resektion ist wegen der hohen Rezidivrate eine routinemäßige Nachbehandlung zu empfehlen. Es muss ggf. eine lebenslange Dauertherapie durchgeführt werden, da die Chemotherapie nur parasitostatisch wirkt. Bei günstigem Verlauf mit Normalisierung der humoralen Aktivitätsparameter (Cholestasewerte, Transaminasen, Entzündungsparameter) und fehlender Progredienz (bildgebende Verfahren) oder bei nur sicherheitshalber durchgeführter postoperativer Nachbehandlung erscheint ein Absetzversuch nach frühestens 2 Jahren gerechtfertigt. In sehr fortgeschrittenen Fällen kann eine Lebertransplantation erforderlich sein. Anschließend ist stets eine Chemotherapie indiziert. Die Indikation zur Transplantation sollte wegen der relativ hohen Rezidivgefahr mit oft besonders raschem Wachstum aufgrund der Immunsuppression (z. T. trotz Chemotherapie) zurückhaltend gestellt werden.

Prophylaxe

Auf den Genuss ungekochter bodennaher wildwachsender Nahrungsmittel (Beeren, Pilze, Fallobst u. a.) in Endemiegebieten sollte verzichtet werden. Beim Abbalgen von Füchsen ist Vorsicht geboten (Handschuhe). Hunde und Katzen sollten regelmäßig entwurmt werden.

97.4.3 Zystizerkose

Erreger und Klinik. Zum Befall mit Finnen (Zystizerken) von Taenia solium (Schweinebandwurm, ▶ 97.4.1) kommt es durch Ingestion der von Bandwurmträgern ausgeschiedenen Eier (auch Autoinfektion). Die Lokalisation der 5–10 mm (gelegentlich bis 50 mm) großen Zystizerken (Finnenblase mit eingestülptem Skolex) ist intramuskulär und subkutan (disseminierte Zystizerkose) sowie im ZNS und gelegentlich okulär. Zu klinischen Manifestationen kommt es v. a. bei Neurozystizerkose, die durch Epilepsien, fokale und meningeale Syndrome und Hirndruckzeichen auffällt.

Diagnose. Zugängliche subkutane Zystizerken können exstirpiert und untersucht werden. Auch radiologischer Nachweis der häufig verkalkten Zystizerken im Gewebe ist möglich. Bei Neurozystizerkose kann man z. T. typische computer- bzw. kernspintomographische Befunde sehen. Bei disseminiertem Befall ist die Serologie (ELISA, Immunoblot) in über 90 % positiv, bei der häufig isolierten Neurozystizerkose nur in 50–70 %.

Therapie

Durch Chemotherapie mit Albendazol oder Praziquantel ist in der Mehrzahl der Fälle von Neurozystizerkose eine völlige Rückbildung möglich. Mittel der Wahl ist Albendazol (Eskazol, 15 mg/kgKG pro Tag in 2 Tagesdosen) je nach Ansprechen über 1–4 Wochen. Ebenfalls wirksam ist Praziquantel (Cysticide, 75 mg/kgKG pro Tag in 3 Einzeldosen über 2–4 Wochen).

Kontraindiziert ist die Therapie bei okulären und spinalen Zysten, weil es unter der Therapie zu irreversiblen Schädigungen kommen kann. Solche Zysten müssen vor Therapiebeginn ausgeschlossen bzw. operativ entfernt werden. Bei Patienten mit subarachnoidalen Zysten oder Riesenzysten oder bei ungenügendem therapeutischem Erfolg kann eine länger dauernde Behandlung (über 4 Wochen) erforderlich sein. Da eine Exazerbation der Symptomatik unter Therapie möglich ist, sind ggf. zusätzlich Dexamethason und Antikonvulsiva indiziert. Neurochirurgische Maßnahmen können bei Therapieresistenz oder Komplikationen (Hydrocephalus internus, große ventrikuläre Zysten) erforderlich sein.

Leitlinien – Adressen – Tipps

Leitlinien

Deutsche Gesellschaft für Tropenmedizin und Internationale Gesundheit (2002) Leitlinie Diagnostik und Therapie der Malaria. AWMF-Leitlinien-Register Nr. 042/001 Entwicklungsstufe 1: www.uni-duesseldorf.de/WWW/AWMF/ll/trop001.htm

Deutsche Gesellschaft für Tropenmedizin und Internationale Gesundheit (2000) Leitlinie Diagnostik und Therapie der Amöbenruhr. AWMF-Leitlinien-Register Nr. 042/002 Entwicklungsstufe 1: www.uni-duesseldorf.de/WWW/AWMF/ll/trop002l.htm

Deutsche Gesellschaft für Tropenmedizin und Internationale Gesundheit (2000) Leitlinie Diagnostik und Therapie des Amöbenleberabszesses. AWMF-Leitlinien-Register Nr. 042/003 Entwicklungsstufe 1: www.uni-duesseldorf.de/WWW/AWMF/ll/trop003l.htm

Deutsche Gesellschaft für Tropenmedizin und Internationale Gesundheit (2000) Diagnostik und Therapie der viszeralen Leishmaniasis (Kala-Azar) AWMF-Leitlinien-Register Nr. 042/004 Entwicklungsstufe 1: www.uni-duesseldorf.de/WWW/AWMF/ll/trop004l.htm

Internetadressen

http:///www.dtg.mwn.de/
Deutschen Gesellschaft für Tropenmedizin und Internationale Gesundheit e.V.
Informationen über die DTG, Tagungen & Kongresse, Fort- und Weiterbildung, Zusatzbezeichnung Arzt für Tropenmedizin, DTG-Zertifkat Reisemedizin, Kurse, Leitlinien, Empfehlungen zu Reiseimpfungen, Empfehlungen zur Malariaprophylaxe.

Außerdem findet man auf der DTG-Internetseite Adressen von:
- Tropenmedizinischen Institutionen in Deutschland
- Tropenmedizinischen Arbeitskreisen und Fachgesellschaften
- Gelbfieber-Impfstellen in Deutschland
- Ärzten mit dem DTG-Zertifikat „Reisemedizin"
- reisemedizinisch fortgebildeten Ärzten (FoRuM).

www.crm.de
Zentrum für Reisemedizin
Hinweise auf Reiseländer, Infektionskrankheiten, Beratungsstellen, aktuelle Meldungen, Fortbildungen, Impfungen

www.fit-for-travel.de
Unabhängiger wissenschaftlicher Informationsdienst des Tropeninstituts München
Hinweise für Reisende

www.who.int
WHO epidemiologische Situation (Malariarisiko, Resistenzsituation)

www.cdc.gov
Centers of Disease Control epidemiologische Situation (Malariarisiko, Resistenzsituation)

www.rki.de/INFEKT/INF_A-Z/MBL/TOXOPLAS.HTM
RKI vom Robert Koch-Institut empfohlene Beratungsstelle für Fragen zur Toxoplasmose in der Schwangerschaft

Tipps für Patienten

Reisemedizinischer Infoservice
Alle wichtigen Gesundheitstipps vor Reisebeginn für über 300 Reiseziele mit Toppthemen und allem Wissenswerten über Malaria, Impfschutz, Krankheiten etc.
http://www.fit-for-travel.de
FORUM Reisen und Medizin
Liste reisemedizinisch fortgebildeter Ärzte
http://www.frm-web.de
World Health Organization (2000) Management of Severe Malaria. WHO, Geneva

Literatur

Anonymous (2002) Drugs for parasitic infections. Med Lett Drugs Ther 44: 1–12

Deutsche Gesellschaft für Tropenmedizin und Internationale Gesundheit (2004) Empfehlungen zur Malariavorbeugung für beratende Ärzte. DTG Infoservice, München

Gilles HM, Hoffman PS (2002) Treatment of intestinal parasitic infections: a review of nitazoxanide. Trends Parasitol 18: 95–97

Lang W, Löscher T (2000) Tropenmedizin in Klinik und Praxis. Thieme, Stuttgart New York

Löscher T (1998) Antiparasitäre Therapie. In: Müller-Oerlinghausen B et al. (Hrsg) Unerwünschte Arzneimittelwirkungen. Fischer, Stuttgart New York

Robert Koch Institut (2001) Toxoplasmose bei Mutter und Kind – Erkennung, Behandlung und Verhütung. Merkblatt für Ärzte. RKI, Berlin

World Health Organization (2000) Management of severe malaria. WHO, Geneva

World Health Organization (2004) International travel and health. WHO, Geneva

98 Tuberkulose

K. Häußinger, H. Bergstermann

98.1 Allgemeine Therapieleitlinien – 1632

98.2 Antituberkulöse Chemotherapie – 1632
98.2.1 Grundlagen – 1632
98.2.2 Medikamente – 1633

98.3 Therapieregime – 1635
98.3.1 6-Monats-Regime – 1636
98.3.2 9- bis 12-Monats-Regime – 1636

98.4 Neben- und Wechselwirkungen – 1636

98.5 Besondere Behandlungsaspekte – 1638
98.5.1 Organtuberkulosen – 1638
98.5.2 Tuberkulose in der Schwangerschaft – 1639
98.5.3 Tuberkulose bei Begleiterkrankungen – 1639
98.5.4 Tuberkulose bei HIV-Infektionen – 1639

98.6 Erfolgskontrolle – 1640
98.6.1 Ambulante oder stationäre Chemotherapie – 1640
98.6.2 Versagen und Grenzen der Chemotherapie – 1640
98.6.3 Kontrolluntersuchungen – 1640

98.7 Chemoprävention (-prophylaxe) – 1641

Literatur – 1641

Die Tuberkulose ist eine nekrotisierende, bakterielle Infektionskrankheit mit vielgestaltigem Erscheinungsbild, die primär fast ausschließlich die Lunge, sekundär auch Lymphknoten, Niere, Knochen, Meningen, Perikard, Pleura und andere Organe befällt. Der Infektionsweg ist heute nahezu ausschließlich aerogen durch Mycobacterium tuberculosis. Nahrungsbedingte Übertragungswege, die früher insbesondere mit M. bovis häufig waren, sind extrem selten. Die durch andere Mykobakterien (MOTT: „**M**ycobacteria **o**ther **t**han **t**uberculosis") hervorgerufenen Erkrankungen werden nichttuberkulöse oder auch ubiquitäre Mykobakteriosen genannt. Sie sind nicht übertragbar und trotz teilweise morphologisch identischer Verhältnisse keine Tuberkulosen.

Insgesamt erkrankten im Jahre 2002 in Deutschland 7684 Personen an Tuberkulose, wobei die Zahl der Neuerkrankungen jährlich zwischen 5 und 10% abnimmt (Robert-Koch-Institut 2003). Die Inzidenz liegt bei Deutschen mit 6,7/100.000 deutlich unter der des ausländischen Bevölkerungsanteils (31,9/100.000). Weltweit stellt die Tuberkulose ein besonders schwerwiegendes Problem dar, vor allem in den Entwicklungsländern, in denen die Erkrankung im Zusammenhang mit Aids eine existentielle Bedrohung ganzer Völker bedeutet:

Weltweit erkranken 8 Mio. Menschen neu an Tuberkulose, 2–3 Mio. sterben an dieser Erkrankung.

Resistente Tuberkulosen spielen in Deutschland mit etwa 1,7% derzeit noch keine wesentliche Rolle. Untersuchungen in den Staaten der ehemaligen Sowjetunion lassen in den vergangenen Jahren einen Anstieg von 20% erkennen, ausgehend von einer bereits hohen Resistenzrate (Espinal et al. 2001). In einzelnen Regionen beträgt die Wahrscheinlichkeit einer Mehrfachresistenz bereits 30–50% (Fetschenko et al. 2000).

Der überraschende Anstieg der Tuberkuloseinzidenz in Amerika Mitte der 1980er und in den frühen 1990er Jahren hatte exemplarisch gezeigt, wie durch den Abbau der öffentlichen Gesundheitsstrukturen die Kontrolle über die Tuberkulose verloren gehen kann. Nur durch striktes sozialmedizinisches Management und durch die Bereitstellung ausreichender Finanzmittel kann ein unkontrolliertes Übergreifen der Seuche auf Westeuropa verhindert und „die vielleicht letzte Chance zu ihrer Beherrschung genutzt werden" (Small u. Fujiwara 2001).

98.1 Allgemeine Therapieleitlinien

Die Lungentuberkulose wird mit Chemotherapeutika, den sog. Antituberkulotika, behandelt, die gegen Mycobacterium tuberculosis wirksam sind.

Bei bakteriologisch gesicherten Fällen sollte eine Empfindlichkeitsprüfung und Typisierung veranlasst werden. Da die heute gängigen Antituberkulotika nur eine geringe Nebenwirkungsrate haben, erscheint es gerechtfertigt, schon Verdachtsfälle zu behandeln. Es ist zu beachten, dass jede behandlungsbedürftige Tuberkulose nach dem **Infektionsschutzgesetz** auf entsprechenden Formularen den zuständigen Gesundheitsämtern gemeldet werden muss.

Aufgrund der bestehenden Resistenzlage in Deutschland ist die Kombination von 4 verschiedenen Medikamenten heute Standard (Deutsches Zentralkomitee zur Bekämpfung der Tuberkulose [DZK] 2001). Im Einzelfall sind symptomatische Maßnahmen erforderlich, z. B. bei respiratorischer Insuffizienz, großem Pleura- oder Perikarderguss oder Hämoptoe. Indikationen für eine chirurgische Behandlung stellen sich heute nur selten. Sie ergeben sich im Anschluss an die Chemotherapie bei Polyresistenzen, Defektheilungen wie zerstörten Lungenlappen mit Resthöhlen, vereinzelt bei Bronchusstenosen und Bronchiektasen, Bronchusfisteln oder Pleuraempyemen.

98.2 Antituberkulöse Chemotherapie

98.2.1 Grundlagen

Das Konzept der Chemotherapie zielt darauf ab, die Keime in tuberkulösen Läsionen in möglichst kurzer Zeit vollständig zu vernichten und gleichzeitig die Entwicklung resistenter Mykobakterien zu verhindern. Berücksichtigt wird dabei, dass die Bakterienpopulationen aus großen Fraktionen schnell proliferierender extrazellulärer Keime, aber auch aus kleineren Erregerfraktionen mit herabgesetztem Metabolismus bestehen (ATS 1994), deren Bakterien sich nur langsam teilen oder ruhen („dormant bacilli").

Die zur Verfügung stehenden Tuberkuloseheilmittel wirken:
- bakteriostatisch, d.h. sie hemmen reversibel die Bakterienvermehrung;
- bakterizid, d.h. sie schädigen die Bakterien irreversibel;
- sterilisierend, d.h. sie wirken auch gegen Keime mit eingeschränktem Stoffwechsel („dormant bacilli" oder „persisters") bzw. intrazellulär.

Die zur Behandlung eingesetzten antimykobakteriellen Substanzen sollten stark wirksam, gut verträglich und möglichst wenig toxisch sein.

Die Medikamente besitzen unterschiedliche Angriffspunkte und Mechanismen, die vom Stoffwechsel und dem umgebenden Milieu abhängen. Zur Vermeidung sekundärer Resistenzen müssen mehrere Medikamente gleichzeitig verabreicht werden. Die Wirksamkeit der Tuberkulosebehandlung wird gemessen am Prozentsatz der Patienten, die nach 2 Monaten Therapie eine kulturelle Negativierung (Sputumkonversion) aufweisen, bzw. die nach Abschluss der Behandlung Tuberkuloserezidive erleiden.

98.2.2 Medikamente

Als effektivste und gleichzeitig nebenwirkungsärmste Antituberkulotika gelten heute

- Isoniazid (IN**H**),
- Rifampicin (**R**MP)
- und Pyrazinamid (P**Z**A).

Ethambutol (**E**MB), Streptomycin (**S**M), seltener Protionamid (PTH) werden bei initialer Vierfachtherapie oder erst als Ersatz bei Unverträglichkeit oder fehlender Wirksamkeit der anderen Medikamente eingesetzt. Die übrigen der insgesamt ca. 10 antituberkulös wirksamen Substanzen sind in der primären Chemotherapie von untergeordneter Bedeutung und kommen nur für Problemfälle mit multiresistenten Mykobakterien, bei Wiederholungsbehandlung, Unverträglichkeit einzelner Mittel und gravierenden Begleiterkrankungen in Betracht. Zu diesen Substanzen zählen v.a. Terizidon (CS), Capreomycin (CM) und Amikacin.

Einen Überblick über die Rangordnung, die Dosierungsrichtlinien für Erwachsene sowie über die möglichen Nebenwirkungen und Kontraindikationen geben die ◘ Tabellen 98-1 und 98-2 wieder.

Alle Medikamente sollten in einer täglichen Einmaldosis gleichzeitig eingenommen werden. Die intermittierende Behandlung empfiehlt sich nur bei ambulanten Patienten, wenn die Einnahme überwacht werden muss.

Isoniazid (INH)

Wirkung. Isoniazid ist das führende Mittel der primären Chemotherapie. Es wirkt bakterizid, ist relativ wenig toxisch, leicht zu verabreichen und billig. Bei gemeinsamem Einsatz mit Rifampicin und Pyrazinamid verstärkt INH

◘ Tabelle 98-1. Medikamentöse Therapie – Dosierung für Erwachsene

Arzneistoff	Präparatename	Tägliche Behandlung (6- bis 7-mal wöchentlich)			Intermittierende Behandlung
		Dosierung nach kg	Applikationsart	Dosisbereich [g]	Dosis bei 2 Gaben/Woche (Kontinuitätsphase) [mg/kgKG]
Isoniazid (INH)	Tebesium, INH-comp.	5(–7) mg/kgKG	p.o., i.v.-Infusion	0,20–0,30	10
Rifampicin (RMP)	Rifa, Rifampicin, Rimactan, Eremfat	10 mg/kgKG	p.o., i.v.-Infusion	0,45–0,60	15
Pyrazinamid (PZA)	Pezetamid, Pyrafat, Pyrazinamid	25–30 mg/kgKG	p.o.	1,5–2,5	50
Streptomycin (SM)	Streptomycin Streptothenat	15(–20) mg/kgKG	i.m., i.v. bzw. Infusion nur in Sonderfällen	0,6–1,0	15
Ethambutol (EMB)	Myambutol, etibi, EMB-Fatol	15–20 (–25) mg/kgKG	p.o., i.v.-Infusion	0,8–2,0	30
Protionamid (PTH)	Ektebin, Peteha	5–15 mg/kgKG	p.o., i.v.-Infusion	0,5–1,0	Nicht üblich

Tabelle 98-2. Medikamentöse Therapie – Nebenwirkungen

Arzneistoff	Nebenwirkungen		Kontraindikationen	Kontrollen
	Häufig	Selten		
Isoniazid	Transaminasenanstieg (Hepatitis) Akne (bei Jugendlichen)	Periphere Neuropathie, allergische Hautreaktion, Schwindel, psychische Veränderungen, Krämpfe	Epilepsie, Psychosen, periphere Neuritis, schwere Leberschäden	Transaminasen, alkalische Phosphatase, γ-GT, Blutbild, neurologischer Status, alle 4 Wochen
Rifampicin	(cholestatische Hepatitis)	Transaminasenanstieg, allergische Hautreaktion, thrombozytopenische Purpura, akutes Nierenversagen, „Flu-Syndrom"	Schwere Leberfunktionsstörung, Cholestase, Hyperbilirubinämie	Transaminasen, alkalische Phosphatase, γ-GT, Blutbild mit Thrombozyten, Bilirubin, Harnstatus alle 4 Wochen
Pyrazinamid	Hyperurikämie, Arthralgie, Brechreiz	Transaminasenanstieg, (Hepatitis), Flush, allergische Hautreaktion, Photosensibilisierung	Schwere Leberfunktionsstörung, Gicht, Hyperurikämie	Harnsäure alle 2 Wochen, Transaminasen, Bilirubin, Harnstatus alle 4 Wochen
Streptomycin	Allergische Hautreaktion, Schwindelgefühl, Tinnitus	Drehschwindel, Ataxie, Hörverlust, Nephropathie, Agranulozytose, aplastische Anämie	Statoakustikusstörungen, Niereninsuffizienz, Gravidität	Audiogramm, Vestibularisprüfung, Kreatinin, Harnstatus alle 4 Wochen
Ethambutol	Keine	Retrobulbärneuritis (dosisabhängig), Arthralgien, allergische Hautreaktion, renale Insuffizienz	Neuritis nervi optici, Niereninsuffizienz	Visus, Rot-Grün-Sehen, evtl. Augenhintergrund, Kreatinin, Harnstatus alle 4 Wochen
Protionamid	Gastrointestinale Störungen	Transaminasenanstieg, Hepatitis, Arthralgien. Psychosen	Schwere Leberfunktionsstörung, Psychosen, Gravidität	Transaminasen, alkalische Phosphatase, γ-GT, Bilirubin alle 4 Wochen, evtl. neurologischer Status

die bakterizidsterilisierende Wirkung dieser beiden Substanzen (Grosset 1989).

Applikation und Verteilung. INH wird in der Regel oral verabreicht. Die Absorption aus dem Gastrointestinaltrakt ist nahezu vollständig, Konzentrationsspitzen werden im Serum 1–2 h nach Einnahme erreicht. Das Medikament dringt gut in alle Körperflüssigkeiten und -höhlen und in Makrophagen ein und führt dort zu ähnlich hohen Konzentrationen wie im Serum.

Nebenwirkungen. Die häufigste toxische Begleiterscheinung von INH ist eine 1–3 Wochen nach Ansetzen des Medikaments auftretende reversible Hepatitis. Mit zunehmendem Patientenalter kann sie in über 2% der Fälle beobachtet werden. Als prädisponierende Faktoren der INH-bedingten Hepatitis gelten Unterernährung, Alkoholabusus und Leber- und Gallenerkrankungen. Eine genaue Überwachung der Patienten im Hinblick auf allergische, hepato- und neurotoxische Nebenwirkungen ist v. a. in den ersten Monaten angezeigt. Patienten aus Ländern mit hoher Tuberkuloseprävalenz sind in bis zu 10% der Fälle mit INH-resistenten Mykobakterien infiziert.

Rifampicin (RMP)

Wirkung. Rifampicin ist die führende bakterizide Substanz, die schnell und sicher auch gegen persistierende, ruhende Keime wirkt. Es soll möglichst während der gesamten Behandlungsdauer zusammen mit Isoniazid gegeben werden. RMP ist gut verträglich, wird rasch vom Magen-Darm-Trakt absorbiert und penetriert gut in Zellen und Gewebe.

Nebenwirkungen. Die häufigsten Nebenwirkungen sind hepatotoxische Reaktionen und Hautausschläge. Seltener treten Thrombozytopenien, „drug-fever" (vorwiegend nach Intervalltherapie) und eine sich langsam entwickelnde allergische interstitielle Nephritis mit Kreatininanstieg auf. Da RMP Leberenzyme induziert, kann es den Abbau von Medikamenten in der Leber beschleunigen. Dies betrifft Corticosteroide, orale Antidiabetika, Digitalis, Antikonvulsiva und Kumarinantikoagulanzien.

> **Cave**
> Auch die Wirksamkeit oraler Kontrazeptiva kann durch RMP herabgesetzt oder aufgehoben werden.

Dosen über 10 mg/kgKG können Thrombozytopenien, grippeähnliche Symptome, hämolytische Anämie und akutes Nierenversagen auslösen.

RMP wird über Urin und verschiedene Körperflüssigkeiten ausgeschieden und färbt diese orange.

Pyrazinamid (PZA)

Wirkung. Pyrazinamid wirkt sterilisierend auf Mycobacterium tuberculosis, v. a. auf intrazelluläre, langsam wachsende („persisters") oder ruhende („dormant") Keime sowie in kavernösen und entzündlich-nekrotischen Läsionen mit saurem Milieu.

Applikation und Verteilung. Es wird aus dem Gastrointestinaltrakt fast vollständig resorbiert und erreicht die höchsten Serumkonzentrationen 2 h nach der Einnahme.

Nebenwirkungen. Die wichtigsten (dosisabhängigen) Nebenwirkungen sind Transaminasenanstiege, Hyperurikämie, Arthralgien sowie eine Photosensibilität. (Reichmann u. Hershfield 1993)

Ethambutol (EMB)

Wirkung. Ethambutol wirkt in üblicher Dosierung bakteriostatisch auf Mycobacterium tuberculosis. Es wirkt synergistisch mit anderen Mitteln, denen es die Penetrationsfähigkeit in die Zelle erleichtert. Seine Bedeutung im Zusammenhang mit einer Kombinationsbehandlung liegt v. a. in der Vorbeugung einer Resistenzentwicklung, insbesondere wenn der Verdacht auf eine INH-Restistenz besteht oder andere Tuberkuloseheilmittel nicht vertragen werden.

Nebenwirkungen. Die häufigste und wichtigste Nebenwirkung von EMB ist die Schädigung des Sehnervs mit Einschränkungen von Sehvermögen, Gesichtsfeld und Farbsehen. Diese Schädigungen sind dosisabhängig (ca. 1 % bei 20 mg/kgKG) und reversibel, wenn EMB rechtzeitig abgesetzt wird. Neben einer gründlichen Aufklärung sind augenärztliche Untersuchungen vor Beginn und in 4-wöchigem Abstand während der Behandlung und nach Therapieende unbedingt erforderlich.

Bei vorbestehender Niereninsuffizienz ist eine Dosisanpassung notwendig.

Streptomycin (SM)

Wirkung, Applikation und Verteilung. Das nur parenteral applizierbare Streptomycin ist in alkalischem Milieu aktiv und besonders gegen extrazellulär proliferierende Keime bakterizid wirksam.

Nebenwirkungen. Wichtigste Nebenwirkungen sind Schädigungen des N. statoacusticus (N. vestibularis) und eine Nephrotoxizität – v. a. bei vorbestehend eingeschränkter Niereninsuffizienz und älteren Patienten. Vor und in 4-wöchigem Abstand während der Behandlung sind audiometrische Untersuchungen durchzuführen.

Medikamente der zweiten Reihe

Protionamid, Cycloserin, und Amikacin sind Mittel der 2. Wahl. Wegen erheblicher Nebenwirkungen werden sie nur verabreicht, wenn Tuberkulosemittel der 1. Wahl nicht eingesetzt werden können.

P-Aminosalizylsäure (PAS) ist im Handel nur auf Sonderanforderung erhältlich.

Rifabutin, die Weiterentwicklung der Rifamycinderivate, zeigt in bis zu 30 % rifampicinresistenter Fälle eine erhaltene Wirksamkeit (Isemann 2000). Es wird auch zur Prophylaxe bei Infektionen mit M. avium-intracellulare (nach neuem Sprachgebrauch M.-avium-Komplex, MAC) eingesetzt.

Fluorochinolone sind heute in der Behandlung von Problemfällen bei Polyresistenzen und nichttuberkulösen Mykobakteriosen etabliert (Gillespie u. Kennedy 1998). Da bessere Behandlungsergebnisse bei einer höheren Dosierung erreicht werden, ist die tägliche Einmalgabe vorzuziehen. (Bergstermann u. Rüchardt 1997). Unter Berücksichtigung der allgemein bekannten Nebenwirkungen ist auch eine Langzeitbehandlung möglich.

Im fortgeschrittenen Stadium der klinischen Prüfung befinden sich außerdem Makrolidderivate wie Clarithromycin (Klacid) und Azithromycin. Positive Erfahrungen liegen hierfür bei HIV-Patienten mit M.-avium-Komplex-Infektionen und speziellen Mykobakteriosen vor. Oxazolidinone können unter strengen stationären Bedingungen bei langzeitführbaren Patienten in Einzelfällen hilfreich sein (Bergstermann et al. 2001).

98.3 Therapieregime

Ein effektives Therapieregime soll eine schnelle Vernichtung der Bakterien gewährleisten, einer Resistenzentwicklung entgegenwirken und Rückfälle verhindern. Maßstab hierfür sind die Schnelligkeit der Sputumkonversion in den ersten 2 Behandlungsmonaten und die Zahl der Rezidive innerhalb von 2–3 Jahren nach Behandlungsende.

Zahlreiche kontrollierte klinische Prüfungen haben für die antituberkulöse Kombinationsbehandlung zu folgenden Erkenntnissen geführt:
— Das wichtigste Medikament ist INH. Die fixe Kombination INH und RMP verhindert am besten die Resistenzentwicklung, sodass dadurch in der Regel die Ent-

stehung einer sekundären Resistenz vermieden werden kann. Die Kombination soll während der gesamten Behandlungsdauer beibehalten werden.
- Die Zugabe von PZA ermöglicht eine Verkürzung der Behandlungszeit. Es steigert die Wirksamkeit der Kurzzeitchemotherapie und senkt das bakteriologische Rückfallrisiko nach Behandlungsende. Eine Gabe von PZA über die ersten 2 Monate hinaus bringt keinen zusätzlichen Gewinn.
- Der Ersatz von PZA durch EMB und SM in der Anfangsphase verschlechtert die Wirksamkeit des Regimes.
- Die gegenwärtig kürzeste akzeptable Dauer der Behandlung einer Tuberkulose beträgt 6 Monate. Behandlungszeiten unter 6 Monate sind mit erhöhten Rezidivraten behaftet.
- Alle derzeit verfügbaren Therapieregime beginnen mit einer Intensivbehandlungsphase (Initialphase) von 2–3 Monaten, an die sich eine Kontinuitätsphase unterschiedlicher Dauer (mindestens 4 Monate) anschließt.
- In der Kontinuitätsphase der unkomplizierten, voll sensiblen Tuberkulose ist die intermittierende Gabe erhöhter Einzeldosen von INH und RMP 2- oder 3-mal pro Woche der täglichen Verabreichung praktisch gleichwertig. Die Medikamente sollten morgens zusammen als Einmalgabe eingenommen werden, um synergistische oder additive Wirkungen zu optimieren (DZK 2001). Die Standardtherapie wird heute als DOT („direkt observierte Therapie") durchgeführt, d. h. die Einnahme der Medikamente erfolgt unter direkter Kontrolle im Rahmen eines streng organisierten Versorgungs- und „Surveillance"-Systems. Dadurch gelingt es, Rezidivraten und sekundäre Resistenzen insbesondere in den Hochrisikogruppen mit schlechter Compliance entscheidend zu verbessern. Bei unzuverlässigen Patienten sollte darüber hinaus der Einsatz fixer Medikametenkombinationen erwogen werden, um sekundäre Resistenzen zu vermeiden (Moulding et al. 1995).
- Grundsätzlich ist eine Empfindlichkeitsprüfung zu veranlassen. Wenn Resistenzen gegen Medikamente der 1. Reihe bestehen, muss wesentlich länger mit Chemotherapie behandelt werden als im Normalfall.

98.3.1 6-Monats-Regime

Nach den Richtlinien der Weltgesundheitsorganisation und der Internationalen Union gegen Tuberkulose (WHO/IUATLD) ist das 6-Monats-Kurzzeitregime als eine optimale Standardbehandlung anzusehen.

Die Kombination besteht in der Initialphase aus INH, RMP und PZA (obligat), denen Ethambutol oder Streptomycin hinzugefügt wird. Das 4. Medikament ist insbesondere bei ausgedehnten Prozessen mit Kavernenbildungen, hämatogenen Streutuberkulosen oder bei Verdacht auf eine Resistenz zwingend erforderlich. Wegen der in Deutschland bestehenden Resistenzwahrscheinlichkeit von etwa 10 % empfiehlt das DZK eine Vierfachbehandlung als Standard.

Die anfängliche Intensivbehandlungsphase beträgt normalerweise 2 Monate. Sie kann bei ausgedehnten Prozessen und ungenügender klinischer Rückbildung auf 3 Monate verlängert werden. Die Intensivbehandlungsphase wird durch Absetzen von PZA (und EMB bzw. SM) beendet. In der anschließenden Kontinuitätsphase werden für weitere 4–7 Monate nur noch INH und RMP bis zum Ende des 6.–9. Monats verabreicht.

Dieses 6-Monats-Kurzzeitregime führt bei ca. 90 % der Patienten innerhalb von 2 Monaten zur Sputumnegativierung und während einer Nachbeobachtungszeit von 3 Jahren zu einer bakteriologischen Rückfallrate von bis zu 2 %. Die – sehr seltenen – bakteriologischen Rückfälle treten meist frühzeitig auf und weisen fast immer ein sensibles Keimspektrum auf.

98.3.2 9- bis 12-Monats-Regime

Bei komplizierten Krankheiten wie schweren multikavernösen Tuberkulosen, insbesondere wenn PZA in der Initialphase nicht eingesetzt werden kann, muss über einen Zeitraum von 9–12 Monaten behandelt werden. Die Medikamentenkombination soll in der Initialphase immer aus INH, RMP, SM und EMB bestehen bzw. am Ergebnis einer Resistenzprüfung orientiert sein. EMB kann auch durch PTH oder Cycloserin (CS) ersetzt werden. In der Stabilisierungsphase werden INH und RMP verabreicht. Sie wird auf 7, in besonders schweren Fällen auf 10 Monate verlängert. Die längste Behandlungsdauer erfordern MDR-Tuberkulosen (MDR, „multiple drug resistance"), definiert als polyresistente Infektionen, die mindestens gegen INH und RMP resistent sind (▶ Tabelle 98-3).

98.4 Neben- und Wechselwirkungen

Die wichtigsten Nebenwirkungen auf den Organismus des Patienten sind bei den einzelnen Medikamenten aufgeführt (▶ 98.2.2) und in ◻ Tabelle 98-2 zusammengefasst. Die wichtigsten Wechselwirkungen mit anderen gleichzeitig verabreichten Medikamenten enthält ◻ Tabelle 98-4.

Die gesamte Nebenwirkungsrate der antituberkulösen Medikamente liegt bei durchschnittlich 10–15 %. Bei 0–4 % der Patienten zwingen toxische Komplikationen zum Absetzen einer Substanz (Perez-Stable u. Hopewell 1998).

Leberfunktionsstörungen. Die häufigsten Nebenwirkungen sind meist nur transient auftretende Leberfunktions-

◘ Tabelle 98-3. Therapiemöglichkeiten bei Resistenzen: Empfehlungen (mod. nach Iseman 1993)

Resistenz gegen	Substanzen	Dauer
H	R,Z,E,S	9–12 Monate
R	H,Z,E,S	12–18 Monate
E	H,R,Z (±S)	6 Monate
S	H,R,Z (±E)	6 Monate
Z	H,R,E (±S)	9 Monate
H+S	R,Z,E, Amikacin	12 Monate
H+R+/−S	Z,E, PTH, Fluorchinolon, Amikacin, Terizidon	18–24 Monate
H+R+E+/−S	Z, PTH, Fluorchinolon, Amikacin, Terizidon, PAS	Konversion + 24 Monate
H+R+Z+/−S	E, PTH, Fluorchinolon, Amikacin, Terizidon, PAS	Konversion + 24 Monate
H+R+Z+E+/−S	PTH, Fluorchinolon, Amikacin, Terizidon, PAS	Konversion + 24 Monate

H: Isoniazid (INH), *R*: Rifampicin (RMP), *E*: Ethambutol (EMB), *S*: Streptomycin (SM), *Z*: Pyrazinamid (PZA).

störungen. INH führt häufiger zu Transaminasenanstieg, RMP mehr zu cholestatischen Reaktionen. Die Kombination von INH und RMP verstärkt den hepatotoxischen Effekt der Einzelmedikamente. Wichtigster Risikofaktor für eine Leberschädigung ist eine vorbestehende Leberkrankheit. Bei aktiver Hepatitis sind INH, RMP und PZA kontraindiziert und müssen ggf. durch SM, EMB oder Terizidon ersetzt werden.

Allergische Symptome. Ebenfalls häufige Nebenwirkungen sind **allergische Erscheinungen**. Obwohl sie grundsätzlich bei allen antituberkulösen Mitteln vorkommen können, werden allergische Exantheme in absteigender Häufigkeit durch PZA, SM, INH, RMP und EMB verursacht. INH führt gelegentlich zu medikamentenbedingtem Fieber („drug-fever"), das häufig mit einer allergischen Hepatitis assoziiert ist.

Schwerwiegende systemische Reaktionen. Ernste systemische Reaktionen wie das **Stevens-Johnson-Syndrom** oder ein anaphylaktischer Schock können v. a. durch RMP oder PZA ausgelöst werden. Das grippeähnliche „Flu-Syndrom" tritt vermehrt bei intermittierender RMP-Behandlung auf. Symptomatische **Lupus-erythematodes-Phänomene** können selten durch INH, **Photosensibilisierungen** durch PZA verursacht werden. **Blutbildungsstörungen** sind am häufigsten nach INH, RMP oder EMB.

Nierenschädigung. Nierenschäden durch antituberkulöse Medikamente sind selten geworden. Bei Vorschädigung sollte SM mit größter Vorsicht und unter Kontrolle des Serumspiegels gegeben werden. PZA führt bei 50–80 % der Patienten zu einem reversiblen Anstieg der Harnsäure im Serum, der beim Fehlen klinischer Symptome nicht behandlungsbedürftig ist. Unter PZA auftretende, nicht durch eine Hyperurikämie bedingte Arthralgien können mit nichtsteroidalen Antiphlogistika behandelt werden.

Neuropathien. Durch eine Interferenz mit dem Pyridoxinstoffwechsel verursacht INH gelegentlich periphere Neuropathien. Sie sind bei einer Dosis von 5 mg/kgKG sehr selten. Bei Patienten mit prädisponierenden Erkrankungen (Diabetes mellitus, fortgeschrittene Niereninsuffizienz, Alkoholismus, Unterernährung) und auch während der Schwangerschaft können sich die Beschwerden verstärken, sodass zusätzlich Pyridoxin (40–60 mg pro Tag) verabreicht werden sollte.

Patientenaufklärung. Die Patienten müssen über die Nebenwirkungen der einzelnen Medikamente eingehend aufgeklärt werden. Vor allem beim Einsatz von EMB sollten die Patienten aufgefordert werden, beginnende Sehstörungen unverzüglich mitzuteilen und die regelmäßigen Visuskontrollen einzuhalten. Da die wichtigsten antituberkulösen Medikamente potenziell hepatotoxisch sind, soll während der Therapie Alkohol vermieden und auf die Möglichkeit einer Reaktionsabschwächung bzw. Fahruntauglichkeit hingewiesen werden.

Tabelle 98-4. Wechselwirkungen von Antituberkulotika mit anderen Medikamenten

Antituberkulotikum	Wechselwirkungen
Isoniazid	Phenytoin
	Carbamazepin, Phenobarbital
	Salicylate
Rifampicin	Antikoagulanzien
	Verapamil
	Orale Kontrazeptiva
	Corticoide und Ciclosporin A
	Digitalis
	Barbiturate
	Tolbutamid
	Methadon, Phenytoin
	Dapson
	Theophyllin
	Ketaconazol
	Chinidin
	Proteaseinhibitoren (HIV-Therapie)
	nichtnukleosidische Inhibitoren der reversen Transkriptase (HIV-Therapie)
Pyrazinamid	Urikosurische Pharmaka
	Ascorbinsäure
	Probenecid
Streptomycin	Aminoglykoside
Protionamid	Phenothiazine

98.5 Besondere Behandlungsaspekte

98.5.1 Organtuberkulosen

Die extrapulmonalen Tuberkulosen entstehen hämatogen, lymphogen oder per continuitatem. Ihre Behandlung erfolgt grundsätzlich nach denselben Richtlinien wie die der Lungentuberkulose. Die Dauer der Chemotherapie hängt von Lokalisation und Ausmaß der Tuberkulose sowie dem klinischen Verlauf ab, sollte aber 9 Monate grundsätzlich nicht unterschreiten. Tuberkulöse Meningitis und Perikarditis sollten zusätzlich mit Corticosteroiden behandelt werden. In der Therapie der Miliartuberkulose, der Peritonitis, Iridozyklitis und der Urogenitaltuberkulose können Steroidgaben in der Anfangsphase nützlich sein. Eine günstige Beeinflussung des Krankheitsverlaufs durch Steroide ist jedoch prospektiv nicht belegt. In komplizierten Fällen sollte die Behandlung in Zusammenarbeit mit Fachabteilungen durchgeführt werden.

Miliartuberkulose

Die mikroskopischen Sputumbefunde sowie der Tuberkulintest sind oft negativ. Die Diagnose kann bronchoskopisch durch Biopsie in bis zu 90% der Fälle gestellt werden. Wegen des schweren Krankheitsverlaufs, der ernsten Prognose und dem gleichzeitigen Befall praktisch aller Organe ist in der Anfangsphase eine intravenöse Behandlung anzuraten.

Pleuritis exsudativa tuberculosa

Die Diagnosesicherung erfolgt in 3–5% der Fälle durch Bakteriennachweis aus dem Exsudat, zu ca. 60% histologisch aus der Pleura (Blindpunktion). Zur Vermeidung einer Pleuraschwartenbildung können 100 mg eines wasserlöslichen Corticoids intrapleural instilliert werden. Rezidivierende Ergüsse können mechanisch behindern und erfordern ggf. wiederholte Punktionen. Dekortikationen sind nur bei ausgedehnten Pleuraschwarten mit hochgradig restriktiver Ventilationsstörung indiziert.

Meningitis tuberculosa

Die Meningitis tuberculosa hat eine Mortalität von 5%. Die Häufigkeit von Defektheilungen in Form neurologischer Ausfälle liegt bei ca. 20%. Da die Gefahr neurologischer Dauerschäden durch frühzeitigen Beginn der Chemotherapie gesenkt werden kann, sollte eine Meningoenzephalitis unklarer Ursache initial kombiniert mit unspezifisch und spezifisch wirkenden Chemotherapeutika behandelt werden. Wegen der guten Liquorgängigkeit der Antituberkulotika ist eine intrathekale Gabe nicht erforderlich. Systemische Corticoidgaben werden zur Vermeidung von basalen Verklebungen und eines Hydrocephalus internus empfohlen und sind beim Auftreten einer Begleitvaskulitis indiziert.

Urogenitaltuberkulose

Die Urogenitaltuberkulose ist die häufigste extrapulmonale Manifestation der Tuberkulose. Auch hier verhindert der frühzeitige Einsatz der antituberkulösen Chemotherapie Defektheilungen, Sterilität oder spätere Tubargraviditäten. Die Behandlung der Tuberkulose der Nieren und der ableitenden Harnwege sollte einen Zeitraum von 12 Monaten nicht unterschreiten. Zur Verhinderung bzw. Rückbildung von Stenosen an Kelchhälsen oder Harnleitern sollten in den ersten 4 Behandlungswochen zusätzlich Corticosteroide in einer Dosierung von 40 mg Prednisolonäquivalent pro Tag eingesetzt werden. Operative Maßnahmen wie Fistelungen, Bougierungen oder Resektionen sind nur in Einzelfällen indiziert.

Knochen- und Gelenktuberkulose

Die Knochen- und Gelenktuberkulose betrifft in 50 % der Fälle die Wirbelsäule in Form einer Spondylodiszitis. Bei der Gelenktuberkulose ist meist die Synovialmembran der großen Gelenke betroffen. Eine Ruhigstellung in der Anfangsphase ist obligatorisch. Häufig sind operative Maßnahmen indiziert, v. a. bei Abszessen (z. B. Psoasabszess), Schleimbeutelentzündungen und Osteolysen mit drohender Querschnittslähmung. Dem Eingriff sollte eine möglichst 3-wöchige antituberkulöse Vorbehandlung vorausgehen. Die Gesamtbehandlungsdauer beträgt in der Regel 1 Jahr. Empfehlenswert ist die operative Versorgung mit Fixateur interne und die damit mögliche Frühmobilisierung.

98.5.2 Tuberkulose in der Schwangerschaft

Teratogene Wirkungen einer Therapie mit INH, RMP, EMB, PTH und PZA sind nicht bekannt. Da insbesondere für PTH und PZA die Erfahrungen noch geringer sind, sollten diese Medikamente nur in Sonderfällen eingesetzt werden.

Cave
Streptomycin ist wegen der Gefahr einer irreversiblen Statoakustikusschädigung des Kindes ebenso kontraindiziert wie die Gabe von Fluorochinolonen.

Die Konzentrationen antituberkulöser Medikamente in der Muttermilch sind gering. Ein medikamentöses Abstillen ist normalerweise nicht notwendig.

98.5.3 Tuberkulose bei Begleiterkrankungen

Nach durchgemachter Tuberkuloseinfektion (positiver Tuberkulintest) führen assoziierte Erkrankungen, die eine Störung der Immunantwort hervorrufen, gehäuft zur Behandlungsbedürftigkeit. Hierzu gehören insbesondere:
- Diabetes mellitus,
- hämatologische Erkrankungen (z. B. Leukämie, Morbus Hodgkin),
- Niereninsuffizienz im Stadium der Dialyse,
- HIV-Infektionen,
- Alkoholismus,
- Karzinome (insbesondere im HNO-Bereich),
- Silikose,
- Erkrankungen mit langdauernder Steroidbehandlung (z. B. Autoimmunerkrankungen, Organtransplantationen).

Die Regelbehandlungszeit von Tuberkulosen bei den genannten Begleiterkrankungen beträgt 1 Jahr.

98.5.4 Tuberkulose bei HIV-Infektionen

Die Tuberkulose bei HIV-Infizierten ist stark abhängig vom Stadium der HIV-Erkrankung.

Bei nur gering verminderter Immunitätslage und lange zurückliegender Tb-Infektion sind keine Polyresistenzen zu erwarten. Die Therapie der voll sensiblen Keime und der Behandlungsverlauf sind unkompliziert. Eine lebenslange Prophylaxe erscheint nicht erforderlich.

Bei ausgeprägter Immundefizienz kann eine frische Infektion unmittelbar zur Erkrankung mit rascher Progredienz führen. Die Keime dieser Patienten sind gehäuft polyresistent. Die Therapie muss sich in diesen Fällen streng am Ergebnis der Resistenzprüfung orientieren. Über die Tuberkulosebehandlung bei HIV-Infektion unter antiretroviraler Therapie gibt Tabelle 98-5 einen Überblick.

HIV-Patienten mit Helferzellen unter 100/μl erkranken häufig an nichttuberkulösen Mykobakteriosen, insbe-

Tabelle 98-5. Therapie der Tuberkulose bei HIV-Infektion und antiretroviraler Therapie (mod. nach DZK 2001)

Therapieoptionen		Antiretrovirale Therapie
2 Monate H,R,Z,E	4–7 Monate H,R	Keine NNRTI, keine PI
2 Monate H,Z,E+ Rifabutin	4–7 Monate H + Rifabutin	Keine NNRTI Indinavir oder Nelfinavir möglich
2 Monate H,R,Z,E	4–7 Monate H + Rifabutin	Monat 1–9: keine NNRTI Monat 1–2: keine PI Monat 3–9: Indinavir, Nelfinavir
2 Monate H,Z,E,S	7–9 Monate H,Z,E	Alle Substanzen möglich
18–24 Monate H,Z,E		Alle Substanzen möglich

NNRTI: Nichtnukleosidische Inhibitoren der reversen Transskriptase; *PI*: Proteaseinhibitoren.

sondere an Infektionen mit Mycobacterium-avium-Komplex. Bezüglich der Therapie wird auf das Kapitel „Bakterielle Infektionskrankheiten" (▶ 93.3.31) verwiesen.

98.6 Erfolgskontrolle

98.6.1 Ambulante oder stationäre Chemotherapie

Die Chemotherapie der Tuberkulosen kann bei Erst- und unkompliziert verlaufenden Fällen ambulant erfolgen. Eine körperliche Schonung während der ersten Behandlungswochen ist zweckmäßig. Anschließend kann der Patient ohne Bakterienausscheidung in der Regel während der ambulanten Chemotherapie seinen Beruf ausüben.

Eine stationäre Behandlung ist nach den Empfehlungen des Deutschen Zentralkomitees zur Bekämpfung der Tuberkulose [DZK 2001] in folgenden Fällen angezeigt:
- offene Tuberkulose, d.h. Nachweis von Mycobacterium tuberculosis im Direktpräparat (bis zur Sputumkonversion);
- differenzialdiagnostisch unklare Fälle bis zur eindeutigen Klärung der Diagnose;
- ausgeprägtes Krankheitsbild, z.B. Fieber, Hämoptoe, Pleuraerguss, schlechter Allgemeinzustand;
- Alkoholismus;
- Polyresistenz;
- gravierende Zweiterkrankungen, z.B. schwerer Diabetes mellitus, Niereninsuffizienz, HIV-Infektion;
- schlechte soziale Verhältnisse;
- extrapulmonale Tuberkuloseformen in Abhängigkeit von Art und Schweregrad der Erkrankung.

98.6.2 Versagen und Grenzen der Chemotherapie

Wenn sich unter einer Tuberkulosetherapie der röntgenologische und klinische Befund nicht zurückbildet, nach anfänglicher Besserung wieder verschlechtert oder wenn im 4. Behandlungsmonat noch Keime im Auswurf nachweisbar sind, wird dies als Primärversagen eingestuft. Ursache hierfür ist meist eine unkorrekte Einnahme der Medikamente oder die Entwicklung einer Erregerresistenz. Es muss dann eine erneute Empfindlichkeitsprüfung durchgeführt und ggf. ein entsprechend angepasster neuer Therapieplan unter genauer Überwachung eingeleitet werden.

Bei Patienten, die nach Beendigung eines regulären Therapieregimes mit Isoniazid und Rifampicin Rückfälle mit bakteriologisch positivem Auswurf erleiden, sind die Erreger in der Regel gegenüber den in der Erstbehandlung eingenommenen Mitteln weiterhin empfindlich. Nach einer Resistenzbestimmung erfolgt daher die Behandlung dieser Patienten i. Allg. mit dem gleichen Regime wie vorher. Die Behandlung von Rezidiven sollte bis zu 12 Monate umfassen.

Erleiden Patienten mit sekundärer Erregerresistenz oder mit Polyresistenz Rückfälle, muss die Wiederholungsbehandlung auf der Grundlage der Resistenzbestimmung der Erreger mit mindestens 2 neuen, wirksam getesteten Medikamenten durchgeführt werden. Die Rezidivbehandlung muss eingehend überwacht werden und sollte möglichst unter stationären Bedingungen erfolgen. Problempatienten mit polyresistenten Keimen oder therapiebedingten toxischen Nebenwirkungen sollten in eine Fachklinik eingewiesen werden.

Patienten mit polyresistenten Keimen bereiten zunehmend Probleme (Bastian u. Portaels 2000). Im Wesentlichen betrifft dies Erkrankte aus Entwicklungsländern, Teilen von Osteuropa und HIV-Infizierte. Sowohl bei einer sekundären Resistenz der Erreger (meist Folge mangelhafter Compliance) als auch bei Polyresistenz muss der erneuten Behandlung eine Sensibiliätstestung vorausgehen. Dies beinhaltet ggf. auch Kombinationstestungen unter Einschluss der neueren Medikamente. Es gibt Fälle, in denen schließlich 5 oder 6 Substanzen kombiniert über einen sehr viel längeren Zeitraum gegeben werden müssen als normalerweise üblich. Sie heilen aber nach konsequenter Kombinationstherapie erfolgreich aus. Die Regelbehandlungsdauer und Medikamentenkombinationen sind aus ◘ Tabelle 98-3 ersichtlich.

98.6.3 Kontrolluntersuchungen

Die Kontrolle des Behandlungserfolgs einer antituberkulösen Chemotherapie von Patienten mit positiver Sputumbakteriologie beruht in erster Linie auf der mikroskopischen und bakteriologischen Sputumuntersuchung. Sie sollte im Abstand von mindestens 4 Wochen kontrolliert werden. Tritt innerhalb der ersten 3 Behandlungsmonate keine Sputumkonversion ein, muss die Zuverlässigkeit der Medikamenteneinnahme überprüft und eine erneute Typenbestimmung durchgeführt werden.

Die laborchemische Überwachung antituberkulös behandelter Patienten beinhaltet vorrangig die Bestimmung der Serumtransaminasen, des Serumkreatinins und der Harnsäure (PZA), augenärztliche (EMB) und otologische (SM) Untersuchungen.

Thoraxröntgenaufnahmen sollten nach Behandlungsbeginn 4-wöchentlich und in der Stabilisierungsphase vierteljährlich angefertigt werden. Nach Abschluss der Chemotherapie sind Röntgenkontrollen nur bei verzögertem Heilungsverlauf, verbliebenen Restherden oder immunsupprimierten Patienten erforderlich.

98.7 Chemoprävention (-prophylaxe)

Die präventive Chemotherapie wird mit INH in einer Dosierung von 300 mg/Tag durchgeführt, bei bekannter Resistenzlage oder Unverträglichkeiten sind die Medikamente anzupassen. Sie ist indiziert bei:

- frisch infizierten Personen mit engem Kontakt zu neu festgestellten Krankheitsfällen, insbesondere Jugendlichen unter 14 Jahren mit Tuberkulinkonversion,
- familiär oder beruflich exponierten tuberkulinnegativen Personen und
- Patienten mit positiver Tuberkulinreaktion und lange dauernder Störung der Immunabwehr, z. B. durch Steroid- oder Zytostatikabehandlung, Diabetes mellitus, Silikose oder HIV-Infektionen.

Leitlinien – Adressen – Tipps

Leitlinien

Richtlinien zur medikamentösen Behandlung der Tuberkulose im Erwachsenen- und Kindesalter: Pneumologie 2001; 55: 494–511.

Latente tuberkulöse Infektion: Empfehlungen zur präventiven Therapie bei Erwachsenen in Deutschland. Pneumologie 2004; 58: 255–270

Internetadressen

http://www.rki.de./Infekt
http://www.uni-duesseldorf.de/www/AWMF/II
http://www.hygieneinspektoren.de
http://www.molepi.stanford.edu
http://www.tuberculosis.net

Literatur

American Thoracic Society (1994) Treatment of tuberculosis and tuberculosis infection in adults and children. Am J Respir Crit Care Med 149: 1359–1374

Bastian I, Portaels F (2000) Multidrug-resistant tuberculosis. Kluwer Academic Publishers

Bergstermann H, Rüchardt A (1997) Ciprofloxacin once daily vs. twice daily for the treatment of pulmonary tuberculosis. Infection 25: 227–232

Bergstermann H, Neher A, Feldmann K (2001) Verträglichkeit von Linezolid in der Langzeitbehandlung einer multiresistenten Lungentuberkulose. (42. Kongress DGP, Jena)

Deutsches Zentralkomitee zur Bekämpfung der Tuberkulose (2001) Richtlinien zur Chemotherapie der Tuberkulose. Pneumologie 55: 494–511

Deutsches Zentralkomitee zur Bekämpfung der Tuberkulose (2004) Latente tuberkulöse Infektion: Empfehlungen zur präventiven Therapie bei Erwachsenen in Deutschland. Pneumologie 58: 255–270

Espinal MA, Laszlo A, Simonsen L et al. (2001) Global trends in the resistance to antituberculosis drugs. N Engl J Med 344: 1294–1303

Fetschenko YI, Zhurilo AA, Barbova AI et al. (2000) Dynamics of changes of a spectrum of medicinal fastness m. tuberculosis discharged from the patients who are taking place on treatment in the hospital ipp (1990 to 1999). Ukranian Chemotherapeutical Journal 3: 12–17

Gillespie SH, Kennedy N (1998) Fluoroquinolones: a new treatment for tuberculosis? Int. J Tuberc Lung Dis 2: 265–271

Grosset JH (1989) Present Status of chemotherapy of tuberculosis. Rev Inf Dis 11: 347–351

Isemann MD (1993) Treatment of multidrug-resistant tuberculosis. N Engl J Med 329: 784–790

Isemann MD (2000) A clinican's guide to tuberculosis. Lippincott/Williams & Wilkins, Baltimore

Konietzko N, Loddenkemper R (1999) Tuberkulose. Thieme, Stuttgart

Moulding T, Dutt AK, Reichman LB (1995) Fixed – dose combinations of antituberculous medications to prevent drug resistance. Ann Intern Med 122: 951–954

Perez-Stable EJ, Hopewell PC (1988) Chemotherapy of tuberculosis. Semin Respir Med 9: 459–469

Reichmann LB, Hershfield ES (1993) Tuberculosis. A comprehensive international approach. Marcel Dekker, New York Basel

Robert-Koch-Institut (2003) Zur Tuberkulosesituation in Deutschland. Epidemiolog Bulletin 50

Small PM, Fujiwara PI (2001) Management of tuberculosis in the United States. N Engl J Med 345: 189–200

Weis SE, Slocum PC, Blais FX, King B, Numm Matney GB, Gomez E, Foresman BH (1994) The effect of directly observed therapy on the rates of drug resistance and relapse in tuberculosis. N Engl J Med 330: 1179–1184

99 Systemische Pilzinfektionen

G. Just-Nübling, M. Ruhnke

99.1 Grundlagen – 1643

99.2 Systemisch wirksame Antimykotika – 1643
99.2.1 Amphotericin B – 1644
99.2.2 Flucytosin – 1645
99.2.3 Azolderivate – 1645
99.2.4 Caspofungin – 1648

99.3 Therapie spezieller Systemmykosen – 1648
99.3.1 Candidainfektionen – 1648
99.3.2 Aspergillusinfektionen – 1649
99.3.3 Kryptokokkeninfektionen – 1650
99.3.4 Seltenere einheimische Mykosen – 1650
99.3.5 Erreger tropischer Mykosen – 1651

Literatur – 1653

Opportunistische Pilzinfektionen gewinnen bei internistischen und chirurgischen Patienten zunehmend an Bedeutung. Gründe hierfür sind u. a. die steigende Zahl immunsupprimierter Patienten nach Organ- und Knochenmarktransplantation und die Durchführung aggressiver Chemotherapien bei Patienten mit Leukämie, Lymphomen und soliden Tumoren. Zudem sind auch im Zeitalter von HAART bei HIV-infizierten Patienten Pilzinfektionen noch immer bedeutend. Weiterhin stellt der Einsatz intensivmedizinischer Maßnahmen (z. B. Beatmung, Hämo- und Peritonealdialyse, intravasale Katheter) durch Verletzung der mechanischen Barrieren ein zusätzliches Risiko dar. Wesentliche Prognosefaktoren auf der Intensivstation sind der APACHE-II Score, Nierenversagen/Dialyse und Alter > 65 Jahre.

Die Therapieerfolge bei immunsupprimierten Patienten mit schweren invasiven Pilzinfektionen sind nach wie vor unbefriedigend. Doch die Einführung neuer systemisch wirksamer Antimykotika lässt auf eine Verbesserung der Therapieergebnisse hoffen. Die Kombination von Antimykotika aus verschiedenen Substanzklassen kann durch synergistische Effekte bei schweren Pilzinfektionen von Vorteil sein.

99.1 Grundlagen

In Europa werden die häufigsten opportunistischen Pilzinfektionen durch Candida Species (spp.) und Aspergillus spp., gefolgt von Cryptococcus neoformans und Krankheitserreger aus der Gruppe der Mucorazeen hervorgerufen. In den vergangenen Jahren traten bei immunsupprimierten Patienten zunehmend auch ungewöhnliche invasive Pilzinfektionen mit seltenen Erregern auf. Obligat pathogene Pilze wie Histoplasma capsulatum, Coccidioides immitis und Blastomyces dermatitidis sowie Penicillium marneffei finden sich nur in Endemiegebieten der USA, Mittel- und Südamerika, Afrika und Südostasien. In Europa sind nur wenige Importinfektionen mit diesen Erregern beobachtet worden.

Für internistisch relevante Pilzinfektionen hat sich die Einteilung in Hefen und Schimmelpilze bewährt. ◘ Übersicht 99-1 zeigt die wichtigsten fakultativ pathogenen Mykoseerreger invasiver Pilzinfektionen.

99.2 Systemisch wirksame Antimykotika

Die Behandlung von systemischen Mykosen stützt sich zurzeit auf nur wenige Antimykotika, die 4 Substanzgruppen zugeordnet werden können:
- Polyene, z. B. Amphotericin B,
- Pyrimidine, z. B. Flucytosin (5-Fluorocytosin),
- Azolderivate, z. B. Ketoconazol, Fluconazol, Itraconazol, Voriconazol,
- Echinocandine, z. B.: Caspofungin.

Übersicht 99-1
Auswahl einheimischer opportunistischer Erreger von Systemmykosen

Hefepilze (Sprosspilze)

Endomyzeten
Candida albicans
Candida [Torulopsis] glabrata
Candida parapsilosis
Candida tropicalis
Candida krusei
Candida guilliermondi
Candida lusitaniae
Geotrichum

Basidiomyzeten
Cryptococcus
Trichosporon
Rhodotorula

Schimmelpilze

Hyphomyzeten
Aspergillus (A. fumigatus, A. flavus, A. niger, A. terreus)
Fusarium
Penicillium
Scedosporium
Schwärzepilze (Alternaria, Bipolaris, Curvularia, Cladophialophora, Exophiala)

Zygomyzeten
Absidia
Mucor
Rhizomucor
Rhizopus
Cunninghamella

Es ist unerlässlich, das Wirkspektrum, die wichtigsten pharmakologischen Eigenschaften, die Interaktionen mit anderen Medikamenten sowie die unerwünschten Nebenwirkungen zu kennen, um individuell das optimale Antimykotikum auswählen zu können.

99.2.1 Amphotericin B

Wirkung und Wirkspektrum. Amphotericin B war seit 40 Jahren das Standardtherapeutikum zur Behandlung von schweren invasiven Mykosen. Die Substanz besteht aus einem hochmolekularen Lacton und wird von Streptomyces nodosus produziert.

Der Wirkungsmechanismus besteht in einer Veränderung der Permeabilität der Zytoplasmamembran durch Komplexbildung von Amphotericin B mit Ergosterol, einem wesentlichen Bestandteil der Pilzmembran.

Das Wirkspektrum ist breit und umfasst nahezu alle klinisch relevanten Hefe- und Schimmelpilze sowie dimorph wachsende Pilze (Erreger tropischer Mykosen). Eine geringe bzw. variable Aktivität besteht gegen bestimmte opportunistische Mykosen wie Aspergillus terreus, Pseudallescheria boydii, Fusarium spp., Trichosporon ashahii und Malassezia furfur. Es können primär resistente C.-lusitaniae-Stämme vorkommen. Insgesamt sind bislang Primärresistenzen sowie die Entwicklung von Sekundärresistenzen unter Therapie selten.

Amphotericin B wirkt primär fungizid, jedoch werden fungizide Konzentrationen im Gewebe nicht immer erreicht.

Pharmakokinetik. Da Amphotericin B nach oraler Gabe nur zu <5% aus dem Gastrointestinaltrakt resorbiert wird, ist die intravenöse Therapie bei Systemmykosen obligat. Wegen der schlechten Wasserlöslichkeit wird Amphotericin B als kolloidale Suspension unter Verwendung von Na-Desoxycholat in 5%iger Glucoselösung appliziert und vorwiegend in die Leber, die Milz und in das Knochenmark (RHS) aufgenommen. Der im Serum verbleibende Teil wird überwiegend an β-Lipoproteine gebunden. Die Liquorkonzentration sowie die Konzentrationen in anderen Körperflüssigkeiten sind relativ gering.

Nur zum geringen Teil (5–10%) wird Amphotericin B über die Niere und die Galle ausgeschieden. Deshalb ist keine Dosisanpassung bei eingeschränkter Nieren- oder Leberfunktion notwendig. Die Ausscheidung der Substanz ist noch weitgehend ungeklärt. Metabolite konnten bisher nicht gefunden werden. Amphotericin ist nicht dialysierbar. Die initiale Halbwertszeit beträgt etwa 24 h, gefolgt von einer terminalen Halbwertszeit von bis zu 15 Tagen (biphasische Ausscheidung).

Unerwünschte Wirkungen. Akute Reaktionen wie Fieber, Schüttelfrost, Übelkeit und Erbrechen werden bei einem hohen Anteil der Patienten (etwa 40–60%) beobachtet. Zur Verbesserung der Verträglichkeit wird eine Prämedikation mit Antipyretika evtl. in Kombination mit Glucocorticosteroiden oder mit Antihistaminika empfohlen (Übersicht 99-2).

Übersicht 99-2
Vorschläge zur i. v.-Gabe von Amphotericin B

- *Dosierung:* Amphotericin-B-Desoxycholat in 5% Glucose 0,5–1 mg/kgKG pro Tag
- *Erste Applikation:* Langsame Infusion unter Beobachtung des Patienten, volle Tagesdosierung anstreben
- *Begleittherapie* (bei Fieber und Schüttelfrost): Metamizol (1000 mg p. o.) 30 min vor Beginn der Amphotericin-B-Therapie. Bei Bedarf zusätzlich Pethidin (50–100 mg i. v.) ggf. wiederholen bei Schüttelfrost und zur Sekundärprävention
- *Nephroprotektion:* Unbedingt zusätzliche Verabreichung von etwa 500 ml NaCl (10 ml NaCl/kgKG), falls kein intravenöses Flucytosin gegeben wird. Ausreichende Hydration!
- *Infusionsdauer:* 2–4 h
- *Kontrolluntersuchungen:* Natrium, Kalium, Chlorid, Kreatinin, Harnstoff, Magnesium, Blutbild, Kreatininclearance

---

Die Hauptgefahr von Amphotericin B ist seine erhebliche Nephrotoxizität, die in den meisten Fällen auch den dosis- bzw. therapielimitierenden Faktor darstellt. Die Nierenschädigung manifestiert sich als Azotämie, renale tubuläre Azidose und Hypokaliämie. Bei höheren Dosen kommt es nahezu regelmäßig zum Anstieg der Kreatinin- und Harnstoffkonzentrationen im Serum. Irreversible Nierenschäden treten aber meist erst bei einer kumulativen Gesamtdosis von 4–5 g auf. Die zusätzliche Gabe von Natriumchlorid kann die nephrotoxische Wirkung deutlich senken.

 Cave
Vorsicht ist bei der gleichzeitigen Anwendung von Amphotericin B und anderen nephrotoxischen Substanzen (z. B. Aminoglykoside, Ciclosporin, Pentamidin i. v., Vancomycin) geboten.

Seltener werden als Nebenwirkungen eine normochrome Anämie oder Gehörverlust beobachtet. Noch seltener sind anaphylaktische Reaktionen.

Praxistipp
Zur Vermeidung sehr schmerzhafter Thrombophlebitiden sollte Amphotericin B über einen zentralen Venenkatheter infundiert werden.

Neue Lipidformulierungen von Amphotericin B. In den vergangenen Jahren wurden neue galenische Zubereitungen von Amphotericin B entwickelt. Mit Hilfe von Liposomen bzw. anderen Lipidträgersystemen, die den konventionellen Wirkstoff Amphotericin B umschließen, wird die Toxizität vermindert und die Gabe höherer Tagesdosierungen ermöglicht. Alle Lipidformulierungen werden nach i. v.-Gabe rasch von den Zellen des retikuloendothelialen Systems aufgenommen, sodass höchste Gewebekonzentrationen anschließend in Leber und Milz gefunden werden.

Von den 3 zurzeit kommerziell erhältlichen Neuentwicklungen ist in Deutschland bisher nur liposomales Amphotericin B (Ambisome) zugelassen.

Aufgrund der deutlich geringeren Nephrotoxizität von liposomalem Amphotericin B besteht die Möglichkeit, die Substanz in höheren Dosierungen (bis zu 10 mg/kgKG pro Tag) einzusetzen und so höhere Gewebekonzentrationen zu erzielen. Die hohen Therapiekosten von liposomalem Amphotericin B limitieren derzeit noch den breiten Einsatz.

99.2.2 Flucytosin

Wirkung und Wirkspektrum. Flucytosin (Ancotil) ist ein fluorierter Antimetabolit der Pyrimidinbase Cytosin. Nach Aufnahme in die Pilzzelle wird Flucytosin in das Zytostatikum Fluorouracil metabolisiert. Fluorouracil stört die Proteinsynthese, indem es als falscher Baustein in die RNA eingebaut wird. Die gleichzeitig Bildung von Fluorodesoxyuridinmonophosphat (FDUMP), einem starken Thymidylatsynthesehemmer, hemmt die DNS-Synthese, sodass letztlich die Pilzzelle abstirbt.

Das **Wirkspektrum** ist eng und umfasst die meisten Candidaarten, Cryptococcus neoformans und einige Aspergillusarten.

Flucytosin wirkt fungistatisch und fungizid. Der Anteil primär resistenter Candida-albicans-Stämme liegt in Europa vermutlich bei bis zu 10 % und für Cryptococcus neoformans bei etwa 2 %. Andere Candidaarten und Aspergillus spp. zeigen einen deutlich höheren Anteil primärer Resistenzen. Zur Vermeidung einer Resistenzentwicklung unter Therapie sollte Flucytosin nur in Kombination mit anderen Antimykotika eingesetzt werden.

Pharmakokinetik. Nach oraler Gabe wird Flucytosin rasch und nahezu vollständig aus dem Gastrointestinaltrakt resorbiert. Eliminiert wird es überwiegend renal, und 90 % der Dosis werden in unveränderter Form im Urin ausgeschieden. Bei normaler Nierenfunktion beträgt die Halbwertszeit 3–5 h. Bei Niereninsuffizienz ist unbedingt eine Dosisanpassung nötig (Tabelle 99-1) und außerdem die Bestimmung der Serumkonzentration empfehlenswert.

Die maximale Serumkonzentration sollte zwischen 40 und 60 mg/dl liegen. Die Gewebepenetration, die Liquorgängigkeit (75 % des Serumspiegels) sowie die Konzentration in Körperflüssigkeiten sind gut. Flucytosin kann durch Hämodialyse vollständig aus dem Plasma eliminiert werden.

Nebenwirkungen und Interaktionen. Als unerwünschte Wirkungen kommen insbesondere Beschwerden des Gastrointestinaltrakts, erhöhte Leberenzyme und Blutbildveränderungen vor. Mit Myelotoxizität muss bei anhaltend zu hohen Serumkonzentrationen (>100 µg/ml) gerechnet werden.

> **Das Zytostatikum Cytarabin hebt die antimykotische Wirkung von Flucytosin auf.**

99.2.3 Azolderivate

Wirkung und Wirkspektrum. Der **Wirkungsmechanismus** dieser chemisch recht heterogenen Substanzen (Imidazole, Triazole) besteht in der Hemmung der Ergosterol-

Tabelle 99-1. Flucytosindosierungsschema in Abhängigkeit von der Nierenfunktion

Kreatininclearance [mg/kgKG pro Tag]	Flucytosindosis	Dosierungsintervall
>50 ml/min	(100–)150	4 Einzelgaben alle 6 h
26–50 ml/min	(50–)75	2 Einzelgaben alle 12 h
10–25 ml/min	37[a]	Einmalig alle 24 h
Hämodialyse	37	Nach Dialyse
Kontinuierliche Hämofiltration	25[b]	Alle 10–23 h in Abhängigkeit von der Filtrationsrate

[a] entspricht 2500 mg bei 65 kg schwerem Patienten;
[b] entspricht 1500 mg bei 65 kg schwerem Patienten.

biosysthese durch Bindung des Azolringstickstoffs an das P-450-Cytochrom der Pilzzelle. Im Gegensatz zu dem Imidazolderivat Ketoconazol haben die Triazole offenbar nur eine schwache Affinität zum Cytochrom-P-450 des Menschen, sodass durch metabolische Interaktionen die Steroidsynthese kaum beeinflusst wird.

Das **Wirkspektrum** ist unterschiedlich breit und umfasst Dermatophyten, Hefen und dimorphe Pilze (◘ Tabelle 99-2).

Fluconazol, Itraconazol und Voriconazol haben zusätzlich eine gute Aktivität gegenüber Cryptococcus neoformans. Itraconazol und Voriconazol sind zudem wirksam gegen verschiedene Schimmelpilzarten, v. a. auch gegen Aspergillus spp. Voriconazol ist darüber hinaus für die Initialtherapie von Fusarium, Scedosporium prolificans und Pseudallescheria boydii zugelassen. Alle Azole wirken primär fungistatisch. Für oropharyngeale Candidainfektionen HIV-infizierter Patienten, die wiederholt bzw. langdauernd mit Fluconazol behandelt werden, ist eine Resistenzentwicklung gut dokumentiert. Für die entsprechenden Candida spp. besteht offenbar auch eine relevante Kreuzresistenz gegen Itraconazol und Voriconazol.

◘ **Tabelle 99-2.** Wirkspektrum der verschiedenen Triazole gegenüber den häufigsten Erregern von Systemmykosen

	Itraconazol	Fluconazol	Voriconazol	Caspofungin
Candida spp.				
C. albicans	+	+	+	+
C. glabrata	(+)	(+)	+	+
C. krusei	(+)	–	+	+
C. tropicalis	+	+	+	+
C. parapsilosis	+	+	+	(+)
Trichosporon asahii	+	+	+	–
Cryptococcus neoformans	+	+	+	–
Aspergillus spp.	+	–	+	+
Zygomyzeten	(+)	–	–	–
Fusarium spp.	–	–	+	–
Pseudallescheria boydii	(+)	–	+	–
Scedosporium prolificans	(–)	–	+	–
Histoplasma capsulatum	+	+	+	(+)

(+) variable Empfindlichkeit;
+ empfindlich;
– resistent.

◘ **Tabelle 99-3.** Pharmakologische Eigenschaften von Fluconazol, Itraconazol und Voriconazol

	Fluconazol	Itraconazol	Voriconazol
Bioverfügbarkeit nach oraler Gabe	>90%	55% variabel H_2-abhängig	>96%
Eiweißbindung	12%	>90%	ca. 58%
Wasserlöslichkeit	Gut	Schlecht	Schlecht
Serumhalbwertszeit [h]	20–30	20–41 biphasisch	6–12
Metabolismus	Gering	Stark	Stark
Clearance	Niere	Leber	Leber
Gewebediffusion	Gut	Gut	Gut
Liquorgängigkeit (% Serum)	>70%	<10%	40–70%
Applikation	Oral, i. v.	Oral, i. v.	Oral, i. v.

Pharmakologie, Applikation. Ein Vergleich der wichtigsten pharmakologischen Eigenschaften von Fluconazol, Itraconazol und Voriconazol geht aus Tabelle 99-3 hervor. Alle drei sind oral und i. v. verfügbar.

Die Flüssigpräparationen der unterschiedlichen Azole (Diflucantrockensaft, Sempera-Liquid) haben durch die gleichzeitige lokale und systemische Wirksamkeit (duale Wirkung) bei der Therapie von Candidainfektionen der Mundschleimhaut und des Ösophagus eine bessere Effektivität im Vergleich zur Tablettenform. Bei Anwendung von Itraconazollösung wird zudem eine deutlich erhöhte Bioverfügbarkeit erzielt. Begleitende Serumspiegelkontrollen sind bei oraler Gabe von Itraconazol zur Therapie schwerer invasiver Mykosen notwendig. Mittlerweile steht auch Itraconazolcyclodextrin als i. v.-Applikationsform zur Verfügung. Aufgrund des hohen Verteilungsvolumens sollte bei Itraconazol eine initiale Aufsättigungsdosis gegeben werden.

Bei Nierenfunktionsstörungen ist für Fluconazol eine Dosisanpassung notwendig, weil die Substanz weitgehend über die Niere ausgeschieden wird. Nachdem an den ersten beiden Behandlungstagen die volle angestrebte Tagesdosierung appliziert werden kann („loading dose"), muss bei einer Kreatininclearance von ≤50 ml/min entweder auf die halbe normale Tagesdosis reduziert oder die normale Tagesdosis nur noch jeden 2. Tag gegeben werden. Die Dosierung bei dialysepflichtigen Patienten ist v. a. vom Dialyseverfahren und der Flussrate abhängig (▶ Literatur und Angaben des Herstellers). Wenn die Kreatininclearance ≤50 ml/min beträgt, sollten Voriconazol und Itraconazol wegen Akkumulation des Lösungsvermittlers (Cyclodextrin) generell nur oral verabreicht werden.

Unerwünschte Wirkungen und Interaktionen. Die häufigsten unerwünschten Wirkungen der Azolderivate sind gastrointestinale Störungen, Kopfschmerzen, Juckreiz und Exantheme. Schwere Hautreaktionen im Sinne eines Stevens-Johnson- bzw. Lyell-Syndroms wurden in wenigen Fällen während der Behandlung mit Fluconazol beobachtet. Ketoconazol führt in einer kleinen, aber relevanten Prozentzahl der Patienten zu einer toxischen Hepatitis. Die lebertoxische Wirkung der Triazole insgesamt ist gering. Meist kommt es nur zu einem passageren Transaminasenanstieg. Unter Voriconazol treten relativ häufig (bei ca. 30 % der behandelten Patienten) vorübergehende Sehstörungen auf.

Die metabolischen Interaktionen der Azolderivate sind vielfältig. Wechselwirkungen mit anderen von der Leber verstoffwechselten Medikamenten sind unbedingt zu berücksichtigen (Tabelle 99-4).

Tabelle 99-4. Interaktionen zwischen Triazolen und anderen Medikamenten (Auswahl)

Substanz A	Substanz B		
	Fluconazol	Itraconazol	Voriconazol
Rifampicin	↓B	↓B	↓B
Rifabutin	↓B	↓B	↓B
Isoniazid	–	↓B	k.D.
Phenytoin	↑A, ↓B	↑A, ↓B	↑A, ↓B
Antihistaminika[a] (Terfenadin, Astemizol)	–	↑A	↑A
Cumarin	–	↑A	↑A
Sulfonylharnstoffe	↑A	↑A	↑A
Theophyllin	↑A	–	↑A
Ciclosporin	↑A	↑A	↑A
Tacrolimus	↑A	↑A	↑A
Digoxin	–	↑A	–
Makrolide	–	↑B	–

↑ A = Erhöhung der Serumkonzentration von Substanz A;
↓ B = Erniedrigung der Serumkonzentration von Substanz B;
↑ B = Erhöhung der Serumkonzentration von Substanz B;
– = keine Wechselwirkung;
k. D. = keine Daten;
[a] = gleichzeitige Gabe ist kontraindiziert.

Cave
Die Kombination von Itraconazol und Vincaalkaloide (z. B. Vincristin) ist kontraindiziert, da in einigen Fällen eine schwere Neurotoxizität beobachtet wurde.

Fluconazol hat innerhalb dieser Substanzgruppe das geringste Interaktionspotential. Ketoconazol beeinflusst die Testosteron- und Glucocorticosteroidsysthese in klinisch relevantem Ausmaß. Auf Hypokaliämie ist bei hochdosierter Gabe von Itraconazol (>600 mg pro Tag) zu achten.

99.2.4 Caspofungin

Wirkung und Wirkspektrum. Caspofungin ist ein neuentwickeltes Echinocandin. Es schädigt die Zellwand über eine Hemmung der β-(1,3)-D-Glucan-Synthese und wirkt damit über einen anderen Mechanismus als die anderen zurzeit im Handel befindlichen Antimykotika.

Caspofungin hat ein breites **Wirkspektrum**. Es verfügt über eine gute Aktivität gegen Candida spp. unter Einschluss von Candidaarten mit intrinsischer oder erworbener Resistenz, gegen Aspergillus spp. und auch gegen Pneumocystis carinii. Gegenüber anderen Schimmelpilzen bzw. dimorphen Pilzen variiert die Wirksamkeit innerhalb der verschiedenen Spezies und Stämme (Tabelle 99-2). Die In-vitro-Aktivität gegen Cryptococcus neoformans, Zygomyzeten und den meisten Hyalohyphomyzeten ist gering.

Pharmakologie, Applikation. Caspofungin kann nur intravenös appliziert werden. Die Eiweißbindung ist mit ca. 96% hoch, und die Substanz wird in hohem Maße in Leber und Niere angereichert. Die Liquorgängigkeit ist gering. Da die Substanz über Hydrolyse und N-Acetylierung in der Leber metabolisiert wird, muss die Dosis bei mittelgradiger Leberfunktionsstörung (Child-Pugh Score 7–9) reduziert werden. Es gibt keine aktiven Metabolite. Caspofungin ist nicht dialysierbar. Die Halbwertszeit beträgt 9–11 Stunden. Nach einer Aufsättigungsdosis von 70 mg am 1. Tag verabreicht man eine Erhaltungsdosis von 50 mg pro Tag, muss bei Leberinsuffizienz aber auf 35 mg pro Tag reduzieren.

Unerwünschte Wirkungen und Interaktionen. Die Verträglichkeit ist gut. Die häufigsten unerwünschten Wirkungen in Studien waren Fieber, Phlebitis, Kopfschmerzen und geringer Transaminasenanstieg. Bei gleichzeitiger Gabe von Caspofungin und Induktoren von Stoffwechselenzymen wie Efavirenz, Nelfinavir, Nevirapin, Phenytoin, Rifampicin, Dexamethason und Carbamazepin wird eine Erhöhung der Tagesdosis des Antimykotikums von 50 auf 70 mg pro Tag empfohlen. Die Tacrolimusserumkonzentration kann erniedrigt sein.

99.3 Therapie spezieller Systemmykosen

99.3.1 Candidainfektionen

Beim Menschen gehören Candidaarten in kleiner Keimzahl zur normalen Körperflora. Ein komplexes Abwehrsystem schützt den Körper vor Infektionen: mechanische Barrieren (z. B. intakte Haut und Schleimhäute), humorales und zelluläres Immunsystem. Die klinische Manifestation von Candidamykosen korreliert eng mit der Art und der Schwere des zugrunde liegenden Immundefekts.

Prädisponierende Faktoren für eine Candidainfektion sind u. a.:
- Granulozytopenie und Schleimhautschädigung nach Zytostatikabehandlung,
- Therapie mit Glucocorticosteroiden und/oder Breitspektrumantibiotika,
- Diabetes mellitus,
- Antikörpermangelsyndrome,
- T-Zelldefekte,
- parenterale Ernährung,
- erhebliche Kolonisation,
- invasive bzw. apparative Eingriffe (intravasale Katheter, Hämodialyse, CAPD, maschinelle Beatmung).

Candida albicans ist der häufigste Erreger von Candidainfektionen und hat neben C. tropicalis die höchste Pathogenität. Bemerkenswert ist der steigende Anteil von Non-albicans-Arten wie C. glabrata, C. krusei und C. parapsilosis als Candidämieerreger. Ursächlich steht dies offenbar mit der breiten Anwendung von Triazolen (v. a. Fluconazol zur Prophylaxe) im Zusammenhang.

Aufgrund des unterschiedlichen Wirkspektrums der Antimykotika (▶ auch Tabelle 99-2) gegenüber den verschiedenen Candidaarten wird eine genaue Identifizierung und Empfindlichkeitstestung angestrebt, auch wenn derzeit in Deutschland noch keine einheitliche Standardisierung dafür etabliert ist.

Therapie
Schwere Organinfektionen erfordern die klassische Therapie mit **Amphotericin B** evtl. in Kombination mit **Flucytosin**. Die Triazole spielen allenfalls bei der Nachbehandlung eine Rolle. Gegen Mundsoor bzw. Candidaösophagitis, Harnwegsinfektionen, Peritonitis bei Peritonealdialyse und katheterassoziierte Candidämien bei nicht granulozytopenischen Patienten sind Caspofungin oder Fluconazol Mittel der Wahl bei sensiblen Stämmen. Eine therapeutische Alternative sind bei diesen Erkrankungen (v. a. bei Non-albicans-Infektionen) die neuen Antimykotika Voriconazol und Caspofungin. Intravenöses Itraconazol ist bei sensiblen Stämmen eine weitere Behandlungsoption. ◻ Tabelle 99-5 zeigt die Behandlung der häufigsten systemischen Candidainfektionen im Überblick.

◻ Tabelle 99-5. Therapie systemischer Candidainfektionen

Manifestation	Therapie[a]	Kommentar
Ösophagitis	Fluconazol 200–400 mg pro Tag Voriconazol 2-mal 200 mg (initial 2-mal 400 mg) pro Tag Caspofungin 50 mg (initial 70 mg) pro Tag Itraconazol 400–800 mg pro Tag oral	Ultima Ratio: Ampho B 0,5–0,8 mg/kgKG pro Tag, Flucytosin 150 mg/kgKG pro Tag
Candidämie Katheterassoziiert Pat. klinisch stabil	Fluconazol 400–800 mg pro Tag Caspofungin (Dosis ▶ oben) Voriconazol 2-mal 3 mg/kgKG pro Tag i.v. (initial 2-mal 6 mg)	Intravasale Katheter ziehen! Evtl. in Kombination mit Flucytosin 150 mg/kgKG pro Tag
Patient klinisch instabil bzw. bei Granulozytopenie	Ampho B 0,8 mg/kgKG pro Tag	Evtl. + Flucytosin 150 mg/kgKG pro Tag
Schwere Infektionen wie: Pneumonie, Endokarditis, Endophthalmitis, Osteomyelitis, disseminierte Infektion	Ampho B 0,8–1 mg/kgKG pro Tag + Flucytosin 150 mg/kgKG pro Tag	Evtl. Nachbehandlung mit Triazolderivaten oder Caspofungin
Meningoenzephalitis	Liposomales Ampho B 3–≥6 mg/kgKG pro Tag	
Peritonitis	Fluconazol 400–800 mg pro Tag Evtl. + Flucytosin 150 mg/kgKG pro Tag	Peritonealkatheter ziehen! Evtl. lokal Ampho B, evtl. chirurgische Intervention
Schwere Fälle	Ampho B 0,8 mg/kgKG pro Tag + Flucytosin 150 mg/kgKG pro Tag	Alternativ evtl. Voriconazol und Caspofungin i.v.; bislang nur einzelne Behandlungsfälle
Zystitis	Fluconazol 200–400 mg pro Tag Flucytosin 150 mg/kgKG pro Tag evtl. auch in Kombination	Alternativ evtl. Voriconazol und Caspofungin; bislang nur einzelne Behandlungsfälle

[a] Wirkspektrum der unterschiedlichen Triazolderivate gegenüber Candidaspezies beachten (▶ Tabelle 99-2 und Text).

99.3.2 Aspergillusinfektionen

Aspergillusinfektionen entstehen meist durch Inhalation von Sporen. Infektionen des Menschen werden in erster Linie durch A. fumigatus verursacht. Gefährdet sind v.a. Patienten mit hämatologischen Grundleiden oder Tumoren, bei denen nach Chemotherapie langdauernde Granulozytopenien auftreten. Weitere Risikofaktoren sind die Therapie mit Glucocorticosteroiden bzw. mit anderen Immunsuppressiva (z.B. nach Organtransplantation).

Das Erkrankungsrisiko steigt darüber hinaus mit der Sporenzahl in der Atemluft, was bei Freisetzung von sporenhaltigem Staub bei Baumaßnahmen von großer Bedeutung ist.

Aspergillusinfektionen sind therapeutisch insbesondere bei anhaltender Immunsuppression schwer zu beherrschen. Die frühe Diagnosestellung der häufig foudroyant verlaufenden Infektion und der sofortige Behandlungsbeginn sind für die Prognose entscheidend. Beeinflusst wird der Verlauf wesentlich durch den Anstieg der Granulozyten. Die Dauer der Granulozytopenie kann durch die Gabe von G-CSF („granulocyte colony stimulating factor") verkürzt werden.

Klinik. Die häufigsten Manifestationen bei Hochrisikopatienten sind die akute nekrotisierende Pneumonie, disseminierte Infektionen durch septische Streuung und der Befall der Nasennebenhöhlen ggf. mit Ausbreitung in das

Gehirn. Das Aspergillom, das präformierte Höhlen besiedelt, und die chronisch-nekrotisierende Aspergilluspneumonie, die beide bei Patienten mit vorgeschädigter Lunge (z. B. Sarkoidose, Tbc, Brochiektasen) auftreten, lassen sich meist kurativ behandeln.

Therapie

Medikamentöse Therapie. Die historische Standardtherapie der invasiven Aspergillusinfektion bei neutropenischen Patienten ist noch immer Amphotericin B in einer Dosierung von 1 mg/kgKG pro Tag. Liposomales Amphotericin B reduziert signifikant sowohl die infusionsbezogene Toxizität als auch die Nephrotoxizität. Wegen der besseren Verträglichkeit kann es in einer höheren Dosierung gegeben werden. Nach erfolgreicher Initialtherapie kann zur Weiterbehandlung orales Itraconazol (≥400 mg pro Tag, angestrebter Talspiegel 0,5 µg/ml mit HPLC-Methode) eingesetzt werden. Mit Caspofungin konnte in einer Beobachtungsstudie bei überwiegend nichtneutropenischen Patienten mit invasiver Aspergillusinfektion nach Versagen einer 7-tägigen Standardtherapie bei 49 % der 45 behandelten Patienten eine partielle oder komplette Heilung erzielt werden. Aufgrund dieser Studie wurde Caspofungin als Reservesubstanz zugelassen.

Voriconazol zeigte sich in einer großen randomisierten Studie im Vergleich zu konventionellem Amphotericin als überlegen und steht mittlerweile zur Initialtherapie der invasiven Aspergillose zu Verfügung. Ein vergleichbares Ergebnis fand sich mit intravenösem Itraconazol; bei 15 von 31 (48 %) immunsupprimierten Patienten mit pulmonaler Aspergillose wurde eine komplette bzw. partielle Remission erzielt.

Chirurgische Intervention. Neben der medikamentösen Behandlung stellt die operative Resektion bei Aspergillusbefall der Nasennebenhöhlen, Orbita, ZNS sowie auch der Lunge (bei solitären oder wenigen Herden einer Lungenhälfte bzw. gefäßnahen Herden) eine wichtige therapeutische Maßnahme dar.

Die Therapie der verschiedenen Manifestationen der Aspergillose geht aus Tabelle 99-6 hervor.

99.3.3 Kryptokokkeninfektionen

Außer bei HIV-infizierten Patienten tritt die Infektion mit dem Sprosspilz Cryptococcus neoformans v. a. im Zusammenhang mit Grunderkrankungen wie Lymphogranulomatose, Lymphom, Sarkoidose, Diabetes mellitus, nach Organtransplantation und systemischer Glucocorticosteroidtherapie auf.

Bei Aids-Patienten stellt die Kryptokokkose weiterhin die häufigste lebensbedrohliche Pilzinfektion dar, ist aber nach Einführung der „highly active anti-retroviral therapy" (HAART) zahlenmäßig deutlich rückläufig.

Als Haupteintrittspforte gilt die Lunge (Primärstadium). Im Sekundärstadium können durch lymphogene und hämatogene Streuung praktisch alle Organe befallen sein. Die häufigste klinische Manifestation ist jedoch die Meningitis.

Therapie

Generell gilt, dass die initiale antimykotische Therapie umso intensiver sein sollte, je weiter die Infektion fortgeschritten ist. Unbehandelt führt eine disseminierte Kryptokokkeninfektion immer zum Tod. Eine Monotherapie mit einem Triazolderivat scheint in diesem Fall zu unsicher; eine Kombinationstherapie ist obligat (Amphotericin B und Flucytosin).

Aufgrund der hohen Rezidivrate musste bislang bei Aids-Patienten mit disseminierter Kryptokokkeninfektion nach erfolgreicher Initialtherapie eine lebenslange Suppressionstherapie durchgeführt werden. Bei erfolgreicher antiretroviraler Therapie, d. h. Anstieg der CD4-Zellen und Reduktion der Viruslast, kann unter engmaschiger Beobachtung auf die Dauerbehandlung verzichtet werden. Infolge des Anstiegs der CD4-Helferzellen unter HAART konnte ein sog. Immunrekonstitutionssyndrom beobachtet werden, bei dem es zu einem Wiederkehren von Meningitiszeichen kommt. Wegen der in diesen Fällen sterilen Liquorkulturen darf das Immunrekonstitutionssyndrom nicht als Versagen der antimykotischen Therapie beurteilt werden.

Die vorgeschlagenen Therapiestrategien sind in Tabelle 99-7 dargestellt.

99.3.4 Seltenere einheimische Mykosen

Bei abwehrgeschwächten Patienten gibt es eine Vielzahl seltener opportunistischer Pilzinfektionen. In den vergangenen Jahren wird zunehmend über Erkrankungsfälle durch bislang seltene Mykoseerreger wie Fusarium, Trichosporon, Pseudallescheria boydii, Scedosporium prolificans und Phäohyphomyzeten berichtet.

Von den in Tabelle 99-8 aufgelisteten Mykosen tritt die Infektion mit Zygomyzeten (sog. Mucormykose) immer noch am häufigsten auf.

Risikopatienten sind Personen mit hämatologischen Grunderkrankungen, schwerem Diabetes mellitus oder Therapie mit Deferroxamin. Die Mucormykose verläuft meist als Pneumonie mit der Gefahr der Blutung und der septischen Streuung (häufig!), gelegentlich als rhinozerebrale Form oder Vaskulitis. Sie ist eine sehr schwer behandelbare Pilzinfektion, bei der neben der antimykotischen Therapie die operative Sanierung notwendig ist.

Wegen unterschiedlicher Therapiestrategien müssen isolierte Pilze immer genau identifiziert werden (▶ Tabelle 99-8).

Tabelle 99-6. Therapie invasiver Aspergillusinfektionen

Manifestation	Therapie	Kommentar
Nasennebenhöhlen	1) Ampho B 1 mg/kgKG pro Tag Evtl. + Flucytosin 150 mgkgKG pro Tag Alternativ: liposomales Ampho B ≥ 3 mg/kgKG pro Tag 2) operative Resektion	Evtl. langdauernde Nachbehandlung mit Itraconazol 400–600 mg pro Tag Evtl. Therapieversuch mit Voriconazol oder Caspofungin
Tracheitis/Bronchitis	Itraconazol 400–600 mg pro Tag Voriconazol oral 2-mal 200 mg (initial 2-mal 400) pro Tag	Bei schwerer Immunsuppression: Ampho B 0,8–1 mg/kgKG pro Tag Evtl. + Flucytosin 150 mg/kgKG pro Tag
Aspergillom	Operative Resektion	Wenn Operation nicht möglich: Itraconazol, Voriconazol, Caspofungin Evtl. lokale Ampho-B-Spülung
Akute invasive pulmonale Aspergillose	Voriconazol 2-mal 4 mg/kgKG pro Tag i.v. (initial 2-mal 6 mg) Ampho B 1 mg/kgKG pro Tag Evtl. + Flucytosin 150 mg/kgKG pro Tag liposomales Ampho B ≥ 3 mg/kgKG pro Tag Caspofungin 50 mg (initial 70 mg) pro Tag bei Versagen der Initaltherapie	Nachbehandlung mit Voriconazol, Itraconazol Evtl. operative Resektion! Gabe von GCSF bei Granulozytopenie bei schwerer Immunsuppression:
Chron. nekrot. Pneumonie	Itraconazol 400–600(–800) mg pro Tag Voriconazol oral oder i.v. Caspofungin bei Versagen der Initaltherapie	Bei fortgeschrittener Erkrankung Ampho B, evtl. + Flucytosin (Dosierung wie akute Pneumonie)
Disseminierte Aspergillusinfektion: Endokarditis, ZNS-Manifestation, Osteomyelitis, Endophthalmitis	Voriconazol 2-mal 4 mg/kgKG pro Tag i.v. (initial 2-mal 6 mg) 1) Ampho B 1 mg/kgKG pro Tag + Flucytosin 150 mg/kgKG pro Tag Alternativ: liposomales Ampho B ≥ 3 mg/kgKG pro Tag bzw. Caspofungin nur als Salvagetherapie der Aspergillose 2) Operative Resektion	Nachbehandlung mit Voriconazol, Itraconazol Bei ZNS-Manifestation: liposomales Ampho B ≥ 6 mg/kgKG pro Tag Nachbehandlung mit Itraconazol, Voriconazol

99.3.5 Erreger tropischer Mykosen

Infektionen mit tropischen bzw. subtropischen Pilzen werden durch Inhalation von sporenhaltigem Staub erworben. Gesunde Personen bleiben während der Primärinfektion in der Regel völlig symptomlos. Eine disseminierte Infektion findet sich vorwiegend bei Patienten mit Abwehrschwäche.

> **Praxistipp**
> Bei unklaren Krankheitsbildern sollte bei entsprechender Reiseanamnese differenzialdiagnostisch auch an eine Pilzinfektion gedacht werden.

Schwere disseminierte Infektionen mit den dimorphen Pilzen Histoplasma capsulatum, Coccidioides immitis und Penicillium marneffei haben v. a. im Zusammenhang mit der HIV-Erkrankung an Bedeutung gewonnen (Aids-definierende opportunistische Pilzinfektion). Bei diesen Patienten muss nach erfolgreicher Initialtherapie wegen der anhaltenden Immunsuppression eine langdauernde Suppressionstherapie durchgeführt werden. Ob unter erfolgreicher Therapie mit HAART die antimykotische Dauertherapie abgesetzt werden kann, ist nicht für alle Pilzinfektionen definitiv geklärt, aber für Pneumocystis carinii und Cryptokokken belegt. Die Behandlung der wichtigsten Importmykosen zeigt Tabelle 99-9.

◘ Tabelle 99-7. Therapie der Kryptokokkeninfektion

Manifestation	Therapie	Kommentar
Pneumonie	Fluconazol 400–600 mg pro Tag	Bei Progredienz bzw. pos. Serumkryptokokkenantigen:
	Evtl. + Flucytosin 150 mg/kgKG pro Tag [a]	Ampho B 0,7–1 mg/kgKG pro Tag + Flucytosin 150 mg/kgKG pro Tag
Disseminierte Infektionen einschl. Meningitis, Osteomyelitis, Chorioretinitis	Ampho B 0,7–1 mg/kgKG pro Tag + Flucytosin 150 mg/kgKG pro Tag	Langdauernde Nachbehandlung in Abhängigkeit von Grunderkrankung und klinischem Verlauf mit Fluconazol (alternativ Itraconazol)

[a] nur wenige Behandlungsfälle mit Kombination.

◘ Tabelle 99-8. Therapie seltener einheimischer Erreger von Systemmykosen (Auswahl)

Erreger	Therapie	Kommentar
Zygomyzeten	Liposomales Ampho B ≥ 5 mg/kgKG	Wenn möglich operative Resektion
		GCSF [a] bei Granulozytopenie
	Amphotericin B 1 mg/kgKG pro Tag	Korrektur der Ketoazidose
Pseudallescheria boydii	Voriconazol 2-mal 4 mg/kgKG pro Tag i.v. (Tag 1 2-mal 6 mg/kgKG pro Tag)	Operative Resektion lokaler Manifestation, z. B. Lunge, Knochen, Nase, Nasennebenhöhlen
	Itraconazol 200 mg pro Tag i.v. (Tag 1 + 2: 2-mal 200 mg pro Tag)	Langdauernde orale Nachbehandlung
Scedosporium prolificans	Gegen alle systemisch wirksamen Antimykotika resistent	Therapieversuch wie bei Pseudallerscheriose
Fusarium spp.	Ampho B ≥ 1 mg/kgKG pro Tag	Alternativ liposom. Ampho B ≥ 5 mg/kgKG pro Tag
	Voriconazol 2-mal 4 mg/kgKG pro Tag i.v (Tag 1 2-mal 6 mg/kgKG pro Tag)	Operative Resektion bei lokaler Manifestation GCSF bei Neutropenie
Trichosporon spp.	Fluconazol 400–800 mg pro Tag	GCSF bei Granulozytopenie
	Voriconazol 2-mal 4 mg/kgKG pro Tag i.v (Tag 1 2-mal 6 mg/kgKG pro Tag)	
	Ampho B ≥ 1 mg/kgKG pro Tag	
Phäohyphomyzeten	Itraconazol 200 mg pro Tag i.v. (Tag 1 + 2: 2-mal 200 mg pro Tag)	Bei Non-Response Ampho B ≥ 1 mg/kgKG pro Tag
		Operative Resektion lokaler Manifestation, z. B. Nasennebenhöhle und ZNS
		Langdauernde orale Nachbehandlung

[a] GCSF = Granulocyte colony stimulating factor.

Tabelle 99-9. Therapie von Importmykosen

Erkrankung	Therapie	Kommentar
Histoplasmose		
Pulmonal	Itraconazol oral 400–600 mg pro Tag, alternativ Fluconazol 400–800 mg pro Tag	Vermutlich höhere Effektivität von liposomalem Ampho B 1–3 mg/kgKG pro Tag
Disseminiert	Ampho B 0,8 mg/kgKG pro Tag	Suppressionstherapie mit Triazolen
Kokzidiomykose		
Pulmonal akut	Ampho B 0,8–1 mg/kgKG pro Tag	In leichten Fällen Triazole
Pulmonal chronisch	Fluconazol oral 400–500 mg/kgKG pro Tag	Bei Meningitis gute Behandlungserfolge mit Fluconazol 400–800 mg pro Tag
Disseminiert	Ampho B 0,8–1 mg/kgKG pro Tag	
Blastomykose		
Pulmonal	Itraconazol oral 200–400 mg pro Tag	Anschlusstherapie mit Itraconazol bei klinischer Besserung
Disseminiert	Ampho B 0,8–1 mg/kgKG pro Tag	
Penicillium marneffei		
Pulmonal	Itraconazol oral 400–600 mg pro Tag	
Disseminiert	Ampho B 0,8–1 mg/kg pro Tag	Anschlusstherapie mit Itraconazol bei klinischer Besserung

Leitlinien – Adressen – Tipps

Leitlinien

Therapieempfehlungen der Deutschen Gesellschaft für Hämatologie und Onkologie
http://www.DGHO.de

Internetadressen

http:///www.aspergillus.man.ac.uk
http://www.doctorfungus.org

Literatur

Ascioglu S, Rex JH, De-Pauw B et al. (2002) Defining opportunistic invasive fungal infections in immunocompromised patients with cancer and hematopoietic stem cell transplants: an international consensus. Clin Infect Dis 34(1): 7–14

Böhme A, Ruhnke M, Buchheidt D et al. (2003) Treatment of fungal infections in hematology and oncology – guidelines of the Infectious Diseases Working Party (AGIHO) of the German Society of Hematology and Oncology (DGHO). Ann Hematol 82 Suppl 2: 133–140. Epub. 2003 Sep 09

British Society for Antimicrobial Chemotherapy Working Party (1994) Management of deep Candida infection in surgical and intensive care unit patients. Intensive Care Med 20: 522–528

Büchner T, Fegeler W, Bernhardt H et al. (2002) Treatment of severe Candida infections in high-risk patients in Germany: consensus formed by a panel of interdisciplinary investigators. Eur J Clin Microbiol Infect Dis 21(5): 337–352

Caillot D, Casasnovas O, Bernard A et al. (1997) Improved management of invasive pulmonary aspergillosis in neutropenic patients using early thoracic computed tomographic scan and surgery. J Clin Oncol 15: 139–147

Caillot D, Cuoaillier JF, Bernard A et al. (2001) Increasing volume and changing characteristics of invasive pulmonary aspergillosis on sequential thoracic computed tomography scans in patients with neutropenia. J Clin Oncol 19(1): 253–259

Herbrecht R, Denning DW, Patterson TF et al. (2002) Voriconazole versus amphotericin B for primary therapy of invasive aspergillosis. N Engl J Med 347: 408–415

Lortholary O, Denning DW, Dupont B (1999) Endemic mycosis: a treatment update. J Antimicrob Chemother 43: 321–331

Maertens J, Raad I, Petrikkos G et al. (2004) Efficacy and safety of caspofungin for treatment of invasive aspergillosis in patients refractory to or intolerant of conventional antifungal therapy. Clin Infect Dis 39: 1563–1571; Epub 2004 Nov 09

Marr KA, Boeckh M, Carter RA, Kim HJ, Corey L (2004) Combination antifungal therapy for invasive aspergillosis. Clin Infect Dis 39(6): 797–802; Epub 2004 Aug 27

Marr KA, Carter RA, Boeckh M, Martin P, Corey L (2002) Invasive aspergillosis in allogeneic stem cell transplant recipients: changes in epidemiology and risk factors. Blood 100: 4358–4366

Martin GS, Mannino DM, Eaton S, Moss M (2003) The epidemiology of sepsis in the United States from 1979 through 2000. N Engl J Med 348: 1546

McNeil MM, Nash SL, Hajjeh RA et al. (2001) Trends in mortality due to invasive mycotic diseases in the United States, 1980–1997. Clin Infect Dis 33: 641–647

Mora-Duarte J, Betts R, Rotstein C et al. (2002) Comparison of caspofungin and amphotericin B for invasive candidiasis. N Engl J Med 347(25): 2020–2029

Ostrosky-Zeichner L, Marr KA, Rex JH, Cohen SH (2003) Amphotericin B: time for a new gold standard. Clin Infect Dis 37: 415–425

Pappas PG, Rex JH, Sobel JD et al. (2004) Guidelines for treatment of candidiasis. Clin Infect Dis 38: 161–189

Patterson TF, Kirkpatrick WR, White M et al. (2000) Invasive aspergillosis. Disease spectrum, treatment practices, and outcomes. I3 Aspergillus Study Group. Medicine (Baltimore) 79(4): 250–260

Ruhnke M (2004) Mucosal and systemic fungal infections in patients with AIDS: prophylaxis and treatment. Drugs 64: 1163–1180

Steinbach WJ, Stevens DA (2003) Review of newer antifungal and immunomodulatory strategies for invasive aspergillosis. Clin Infect 37(Suppl. 1): 157–187

100 Aids und HIV-Infektion

J. R. Bogner, F. D. Goebel

100.1 Natürlicher Verlauf der HIV-Infektion – 1656

100.2 Therapie der HIV-Infektion (antiretrovirale Therapie) – 1658
100.2.1 Indikationen und Effektivitätsparameter – 1658
100.2.2 Wirkmechanismus aktueller antiretroviraler Medikamente – 1660
100.2.3 Therapieempfehlungen für die akute HIV-Infektion – 1660

100.3 Therapie opportunistischer Manifestationen: Infektionen und Tumoren – 1666
100.3.1 Pneumocystis-jiroveci-Pneumonie (PcP) – 1666
100.3.2 Tuberkulose – 1667
100.3.3 Atypische Mykobakteriose – 1667
100.3.4 Kryptokokkose – 1668
100.3.5 Toxoplasmose – 1668
100.3.6 Candidaösophagitis – 1669
100.3.7 CMV-Reaktivierung – 1669
100.3.8 Kaposi-Sarkom – 1669
100.3.9 Non-Hodgkin-Lymphom – 1670

Literatur – 1670

Seit der ersten Beschreibung und Definition des erworbenen Immunschwächesyndroms Aids im Jahr 1981 sind nunmehr über 20 Jahre vergangen. Einerseits zeichnen sich die globalen Schrecken der verheerenden Erkrankung Aids deutlich ab, andererseits ist in den Industriestaaten eine Situation entstanden, dass von einer gut behandelbaren Erkrankung gesprochen werden kann.

Mit Einführung der Proteaseinhibitoren ab 1995 und der Durchführung von Dreifachkombinationstherapien konnte eine Revolutionierung in den Erfolgen der antiretroviralen Therapie erzielt werden. Die Prognose von Patienten unter Therapie hat sich durch die immunrekonstruierende Wirkung gebessert, und die Zahl der Todesfälle ist stark abgefallen (Egger 2002).

Durch neue Substanzen und Kombinationen ist ein rascher Wandel der antiretroviralen Therapie zu verzeichnen. Es wird deshalb darauf hingewiesen, dass Therapieleitlinien zur Verfügung stehen, die häufig eine Neuauflage erfahren.

Die Indikationen für eine HAART (hochaktive antiretrovirale Therapie) sind die symptomatische HIV-Infektion (z.B. Vollbild Aids) wie auch die asymptomatische HIV-Infektion (falls CD4-Zellzahl 200–350/µl und/oder Viruslast [VL] >50.000–100.000 cp/ml).

Bei einer gut ansprechenden HAART kann eine VL-Reduktion unter die Nachweisgrenze von 50 cp/ml erreicht werden. Die Dauerhaftigkeit des Therapieerfolgs hängt von der Regelmäßigkeit der Tabletteneinnahme und dem Erreichen effektiver Blutspiegel ab (Durant 2000).

Die Langzeitnebenwirkungen betreffen Stoffwechselveränderungen (Glucose- und Lipidstoffwechsel), morphologische Veränderungen (Lipoatrophie und Lipohypertrophie) wie auch mitochondriale Toxizität (Myopathie, Steatosis hepatis, Lactatazidose). Durch eine regelmäßige Untersuchung können gefährliche Situationen vermieden oder abgefangen werden (Landauer und Goebel 2002).

Die Therapie der häufigsten opportunistischen Infektionen (OI) und Tumoren basiert auf bewährten Schemata. Interaktionen mit der HAART sind möglich jedoch beherrschbar und durch Spiegelbestimmungen abzusichern.

100.1 Natürlicher Verlauf der HIV-Infektion

Der natürliche Verlauf der HIV-Infektion umfasst eine Zeitspanne von 8–12 Jahren, die aufgeteilt werden können in die Phase der Primärinfektion, die chronische, die klinisch latente Phase und die Zeit des Vollbilds von Aids.

Pathophysiologie. Bei einer Exposition mit HIV-Partikeln werden diese zunächst über antigenpräsentierende Zellen vom Typ Langerhans oder anderen dendritischen Zellen zum nächsten regionären Lymphknoten transportiert. Dort kommt es zum Kontakt mit den eigentlichen Zielzellen, den CD4-Lymphozyten. Über Experimente an Rhesusaffen ist die zeitliche Sequenz der Ereignisse für das SIV bekannt (Kahn u. Walker 1998). Es ist anzunehmen, dass die Daten in ähnlicher Weise für HIV zutreffen (Daar 1998). Bereits nach den ersten Stunden dürften die ersten Zielzellen erreicht sein (Kahn u. Walker 1998). Nach der Präsentation von HIV-Partikeln kommt es zur Anheftung an die Zielzelle. Hierfür sind die Oberflächenmoleküle des Virus (gp120, gp41) sowie Rezeptoren auf der Zielzelle erforderlich (CD4-Oberflächenmolekül, CCR5-, bzw. CXCR4-Chemokinrezeptor). Die Interaktion des viralen Oberflächenglykoproteins mit dem zellulären Oberflächenprotein führt zu einer Konformationsänderung und damit zum Eintritt in die Wirtszelle (Kilby et al. 1998; Deng et al. 1996).

Der zweite aktive Schritt ist dann die reverse Transkription der vom Virus mitgebrachten RNA. Die einzelsträngige HIV-RNA wird über das Enzym reverse Transkriptase zu einem RNA-DNA-Hybridmolekül transformiert. Hieraus entsteht im nächsten Schritt eine doppelsträngige DNA, die über das virale Enzym Integrase in die nukleäre DNA integriert werden kann. Nach der Integration in die nukleäre DNA ist eine ruhende, latente HIV-Infektion der Zelle so lange gewährleistet, bis es über die Aktivierung von Transkriptionsfaktoren zu einer erneuten Transkription und Translation viraler RNA kommt. Hierdurch wird die „Endstrecke" der Virusreplikation erreicht: Nach der ribosomalen Synthese des viralen Vorläuferproteins sammeln sich HIV-typische Strukturproteine, die RNA und die essenziellen Enzyme zur Formation eines neuen Viruspartikels nahe der Zellmembran an. Ein Ausknospen zeigt die Entstehung des neuen Partikels. Für das Virus ist die weitere Prozessierung der Strukturproteine essenziell. Dies kann durch die Hemmung des viruseigenen Enzyms Protease verhindert werden. Nach einem ersten erfolgreichen Replikationszyklus wird eine Vielzahl von neuen Viruspartikeln aus einer Zielzelle freigesetzt. Die Zielzelle selbst geht dabei in der Regel, aber nicht notwendigerweise zugrunde.

Die Sequenz der Ereignisse vom ersten Eintritt des HI-Virus in den Körper bis zum Abschluss der ersten Replikation findet also im Bereich von wenigen Stunden bis ca. 2 Tagen statt. Erste freigesetzte Viruspartikel infizieren erneut CD4-Zellen in der Nachbarschaft. Die daraus entstehende Dynamik der Virusreplikation und des Transports infizierter CD4-Zellen sowie freier Viruspartikel zur nächsten Lymphknotenstation ist die Phase der ersten Virämie, in der die Symptome der akuten HIV-Infektion auftreten (Daar 1998).

Akute HIV-Infektion

Klinik und Pathophysiologie. Die akute HIV-Infektion, auch primäre HIV-Infektion genannt, ist eine selbstlimitierte, vorübergehend symptomatische Erkrankung bei bis zu zwei Dritteln der Patienten. Da die Symptome im Sinn eines mononukleoseartigen Krankheitsbilds bei manchen Patienten sehr milde und kurzdauernd auftreten, wird nur in einer Minderzahl der Fälle ein Arztkontakt hergestellt, der zur Diagnose der akuten HIV-Infektion führt. Während der akuten HIV-Infektion werden HIV-RNA-Konzentrationen bis zu mehreren Mio. RNA-Kopien pro ml Blut gemessen. Charakteristischerweise kommt es in dieser Phase auch zu einem ersten Rückgang der CD4-Helferlymphozyten und zu einer Expansion der CD8-Lymphozyten. Es resultiert eine Inversion des Verhältnisses von CD4- zu CD8-Zellen. Durch die Etablierung einer effektiven Anti-HIV-Immunantwort fällt die Plasmavirämie im Lauf der Zeit deutlich ab. Während dieses Abfalls kommt es auch zu einem Rückgang der Symptome. Die Symptome einer akuten HIV-Infektion tauchen in der Regel 2–4 Wochen nach der Exposition auf. Die Dauer dieser Erkrankung kann von wenigen Tagen bis zu mehreren Wochen betragen.

Diagnose. Für die Diagnose der akuten HIV-Infektion ist der übliche HIV-Antikörpertest in ELISA-Technik unzureichend. Häufig bestehen bereits Virämie und Symptome, wenn der Antikörpertest noch negativ reagiert. Bei Verdacht auf eine akute HIV-Infektion ist zusätzlich die Bestimmung der HIV-RNA im Plasma hilfreich und erforderlich. Im Verlauf der akuten Erkrankung lassen sich HIV-Antikörper dann auch im ELISA-Test nachweisen, und im Western-blot-Test tritt eine zunehmende Anzahl von Banden gegen HIV-Proteine auf. Nach dem Abklingen der akuten HIV-Infektion etabliert sich ein individuell unterschiedlicher Wert für die HIV-Viruslast (Mellors et al. 1997). Dieser Wert wird als „setpoint" bezeichnet. Die Zahl der CD4-Zellen beträgt nach Abklingen der akuten HIV-Infektion ca. 60% des Wertes vor HIV-Exposition (Altfeld u. Rosenberg 2000).

Latente Phase der HIV-Infektion

Die latente asymptomatische Phase der HIV-Infektion wird vom Patienten selbst nicht bemerkt. Bei der klinischen Untersuchung können sich unspezifische Zeichen wie eine disseminierte Lymphadenopathie oder eine orale Haarleukoplakie zeigen. Die Dauer der asymptomatischen Phase beträgt ohne antiretrovirale Behandlung im Mittel 8–10 Jahre. Dieser Wert ist aus großen Kohortenstudien in der Zeit vor Einführung der antiretroviralen Therapie bekannt. Offensichtlich gibt es individuelle Voraussetzungen, die einen Einfluss auf die Dauer der Latenzphase haben: HLA-Typ, Rezeptorstatus für Chemokine, Koinfektionen mit weiteren Viruserregern, Eigenschaften des infizierenden Virus. Von Graziosi (Graziosi et al. 1998) wurden 4 Progressionstypen vorgeschlagen:

- Patienten mit *typischem* Progressionsverhalten: stetiger Abfall der CD4-Lymphozyten (im Mittel 60/µl pro Jahr);
- Patienten mit *schneller* Progression: rapider Abfall der CD4-Zellen und relativ hohe Viruslast;
- *langsame* Progressoren: sehr niedrige Viruslast und langsamer Abfall der CD4-Lymphozyten;
- sogenannte *Long-term-non-Progressoren:* Viruslast unter der Nachweisgrenze und konstant hoch bleibende CD4-Zellen über mehr als 7 Jahre ohne Therapie.

Typische Progressoren machen etwa 60–70% der HIV-infizierten Population aus. Rapide Progressoren sind etwa 10–20%, langsame Progressoren 5–15% und Long-term-non-Progressoren etwa 1% der HIV-infizierten Population. Die Höhe des „setpoints" entscheidet ganz wesentlich über die individuelle Prognose eines HIV-Infizierten und ist somit einer der wichtigsten Steuerungsparameter für Indikation und Durchführung der antiretroviralen Therapie. Bei Patienten mit weniger als 350 CD4-Lymphozyten/µl beträgt die Wahrscheinlichkeit einer Progression zum Vollbild Aids innerhalb von 3 Jahren 64–85%, wenn die Viruslast mit der bDNA mehr als 30.000/ml bzw. mit der RTPCR mehr als 55.000/ml beträgt (Mellors et al. 1997). Demgegenüber steht die geringe Progressionsrate von nur 3,7% bei Patienten mit Werten unter 500 (bzw. 1500/ml) unabhängig von der CD4-Zahl.

Vollbild Aids

Das Vollbild Aids nach der Definition der Centers for Disease Control (CDC) ist erreicht, wenn bei einer positiv nachgewiesenen HIV-Infektion eine der definitionsgemäßen opportunistischen Infektionen oder ein opportunistischer Tumor (▶ unten) auftritt (CDC 1993a). Wird eine antiretrovirale Therapie nicht durchgeführt, so ist die mittlere Lebenserwartung mit 2 Jahren oder weniger anzunehmen. Das Risiko der Progression zum Vollbild steigt besonders an bei Patienten mit weniger als 200 CD4-Lymphozyten und bei Patienten, die zusätzlich konstitutionelle Symptome im Sinn einer B-Symptomatik aufweisen (US Public Health Services/Infectious Diseases

Society of America Prevention of Opportunistic Infections Working Group 1997; **HIV/AIDS Guidelines:** Anonymous 1999; CDC 1999; CDC 1993b). Sehr häufig sind diese Symptome Vorläufersymptome einer opportunistischen Erkrankung. Selten führt ausschließlich die Progression der HIV-Infektion zu B-Symptomen wie chronischen Diarrhöen und Wasting. Unabhängig von den definierten opportunistischen Infektionen kommt es allerdings im Spätstadium auch durch die HIV-Infektion allein zu Symptomen und Befunden, die durch die Dissemination von HIV mit schwerer Beeinträchtigung vieler Organfunktionen zu erklären sind:

— HIV-Enzephalopathie mit z. T. schweren neuropsychologischen Funktionsdefiziten bis hin zur Persönlichkeitsveränderung,
— HIV-Wasting mit Abnahme von mehr als 10 % des Körpergewichts ohne Nachweis einer anderen opportunistischen Manifestation,
— Blutbildveränderungen im Sinne einer Panzytopenie.

100.2 Therapie der HIV-Infektion (antiretrovirale Therapie)

Seit der erstmaligen Zulassung einer antiretroviralen Substanz (AZT, Zidovudin, 1987) haben sich die Fragen der Indikation, optimalen Kombination und Toxizität der antiretroviralen Therapie einerseits immer wieder neu ergeben, und andererseits haben sie immer wieder zu Umdenkprozessen in den Expertenmeinungen geführt. Während man in den frühen Jahren mit einer Monotherapie behandelte, weil nur eine beschränkte Anzahl an Medikamenten verfügbar war, setzte sich in der Zeit um 1993 allmählich die antiretrovirale Kombinationstherapie mit 2 Nukleosiden durch. Grundlegend für das neue Therapiekonzept waren 3 Studien: die Europäische Delta-Studie und die Studien 155 und 175 der Amerikanischen Aids-Studiengesellschaft ACTG (Johnson 1994; Delta Coordinating Committee 1996; Katzenstein et al. 1996).

Mit Einführung der Proteaseinhibitoren und der Dreifachkombinationstherapien ab 1995 konnte dann eine Revolutionierung in den Erfolgen der antiretroviralen Behandlung verzeichnet werden. Die anfängliche Euphorie, die antiretrovirale Therapie könne bei langfristiger Anwendung letztendlich zur Elimination von HIV aus dem Körper führen, hat sich leider nicht bewahrheitet (Finzi et al. 1999). Vor dem Hintergrund der nunmehr bekannten Daten zur Langzeittoxizität und zu Problemen der Langzeitverträglichkeit von antiretroviralen Therapien in der Kombination als hochaktive antiretrovirale Therapie (HAART) wurde das 1996 ausgegebene Paradigma „Hit hard and early" in den Jahren 1999–2001 abgelöst.

Seitdem wird v.a. für symptomfreie Infizierte die Indikation etwas zurückhaltender gestellt. Antiretrovirale Behandlung bedarf eines hohen Ausmaßes an Expertise zu Wirkungen und Nebenwirkungen sowie möglichen Interaktionen mit zusätzlich notwendigen Therapien (Draenert u. Goebel 2001). Es wird deshalb die Notwendigkeit betont, eine HAART unter Aufsicht oder Zuziehung eines ausgewiesenen Experten auf diesem Gebiet zu beginnen und auch im Verlauf zu überwachen. Die gegenwärtige Praxis zeigt, dass die überwiegende Mehrzahl der Patienten mit HIV-Infektion in Spezialambulanzen von Klinken oder bei niedergelassenen Ärzten, die auf die Behandlung der HIV-Infektion spezialisiert sind, betreut werden sollten.

Wie in der Verfügbarkeit der Medikamente und Zulassung neuer Substanzen so ist auch in Ergebnissen aus der Literatur und in den Expertenmeinungen zur antiretroviralen Therapie ein rascher Wandel zu verzeichnen. Es wird deshalb auch darauf hingewiesen, dass Therapierichtlinien zur Verfügung stehen, die in ca. halbjährlichen Abständen eine Neuauflage erfahren (**HIV/AIDS Guidelines:** Anonymous 1999; Carpenter et al. 2000; ▶ unten Internetadressen). Sie beruhen auf den Ergebnissen eines Expertengremiums, das auf Veranlassung des National Institutes of Health offiziell zusammengerufen wurde. Während in den früheren Jahren ein Exzerpt davon in JAMA publiziert wurde, ist man nunmehr zur Darstellung im Internet übergegangen. Die Empfehlungen basieren auf den Ergebnissen von kontrollierten und randomisierten Studien, auf Analogieschlüssen sowie auf Expertenmeinungen in denjenigen Bereichen, in denen dezidierte Studienergebnisse nicht vorliegen.

100.2.1 Indikationen und Effektivitätsparameter

> **Übersicht 100-1**
> **Indikationen für eine HAART (hochaktive antiretrovirale Therapie)**
>
> — Symptomatische HIV-Infektion (z. B. Vollbild Aids)
> — Asymptomatische HIV-Infektion (falls CD4-Zellzahl = 200–350/μl und/oder Viruslast (VL) > 30.000 (bDNA) bzw. 55.000 (PT-PCR))
> — Akute HIV-Infektion
> — Prophylaxe der vertikalen Infektion in der Schwangerschaft
> — Prophylaxe nach Nadelstichverletzung (Postexpositionsprophylaxe, PEP)

Das Ziel der HAART ist es, die Lebensqualität langfristig zu stabilisieren und die Letalität zu senken. Insbesondere ein Rückgang von Todesfallzahlen ist seit 1996 in eindrucksvoller Weise gelungen (Palella et al. 1998). Speziell in der Therapie der asymptomatischen HIV-Infektion will man erreichen, die Manifestation von Symptomen so lange wie möglich hinauszuzögern.

Behandlungsziel der akuten HIV-Infektion ist, während der ersten und möglicherweise entscheidenden Virämie die Zahl der infizierten Zellen gering zu halten, die Dissemination einzuschränken, um schließlich einen geringeren „setpoint" der Viruslast zu erreichen (Altfeld u. Rosenberg 2000; Finzi et al. 1999). Gleichzeitig kann bei der Therapie der akuten HIV-Infektion eine Stärkung der Anti-HIV-Immunantwort erhofft werden. In den Prophylaxesituationen (vertikale Infektion, Postexpositionsprophylaxe) soll die HAART neue Infektionen verhindern.

HIV-RNA-Messung. Die plasmatische HIV-RNA wird in „RNA-Kopien/ml" gemessen. Das Ziel der Therapie ist eine maximale Suppression der VL (Viruslast) auf Werte unter der Nachweisgrenze. Gegenwärtig liegt sie für die meisten kommerziellen Testverfahren bei 50 Kopien (cp)/ml. Bei einer gut ansprechenden HAART kann eine VL-Reduktion von 3–4 $\log_{10}$-Stufen dauerhaft erreicht werden. Die Dauerhaftigkeit des Therapieerfolgs hängt davon ab, ob die antiretroviralen Medikamente regelmäßig und in richtiger Dosis eingenommen werden, sodass effektive Blutspiegel erreicht werden.

Die HIV-RNA kann mit verschiedenen Testmethoden bestimmt werden. Am häufigsten werden die sog. bDNA- und die RT-PCR-Methode verwendet. Die Messbereiche differieren insofern, als bei bekannter gleicher Anzahl von RNA-Kopien im Plasma von der bDNA ein niedrigerer Wert angezeigt wird als von der RT-PCR. Aus diesem Grund gibt es für jeden der beiden Tests eigene Grenzwerte.

Die Häufigkeit der VL-Testung hängt von der Behandlungssituation ab. Vor einer antiretroviralen Therapie sind üblicherweise 2 Tests im Abstand von 4 Wochen empfohlen, um mögliche Fehler einer einzelnen Bestimmung auszuschließen. Erhöhte VL-Werte können z. B. auch im Rahmen von Immunaktivierung durch einen Infekt oder nach einer Impfung auftreten. Nach Therapiebeginn sollte der Test nach 2–8 Wochen wiederholt werden. Ein Ansprechen der Therapie ist mit einem Rückgang der VL um mindestens 1 $\log_{10}$-Stufe assoziiert. Bei erfolgreicher Behandlung sollte ein VL von < 50 RNA-Kopien/ml nach 16–20 Wochen erreicht werden (Perelsen et al. 1997; Powderly et al. 1999). Ab der 12. Woche werden bei gutem Therapieerfolg VL-Testungen in 3-monatlichen Abständen durchgeführt. Die 3-monatliche Kontrolle dient dem Nachweis, dass die Therapie weiterhin effektiv ist und es nicht zu einem Durchbruch der Virusreplikation gekommen ist. Im Fall eines anhaltenden Anstiegs der VL trotz regelmäßiger Einnahme ist von einem virologischen Therapieversagen z. B. durch Resistenzentwicklung auszugehen.

CD4-Lymphozyten-Bestimmung. Die Bestimmung der CD4-Helferlymphozyten gibt eine von der Viruslast unabhängige prognostische Information (Delta Coordinating Committee and Virology Group 1999). Während die Viruslast die Aktivität der Virusreplikation misst, zeigt das Resultat der CD4-Lymphozyten-Messung an, in welchem Ausmaß es bisher zu einer Destruktion des Immunsystems gekommen ist. Normwerte können laborabhängig oberhalb von 400–500 CD4-Zellen/μl angenommen werden. Bei der Bestimmung wird aus frischem EDTA-Blut eine Zellpräparation gewonnen, die mit monoklonalen Antikörpern gegen Lymphozytenoberflächenantigene angefärbt ist. Die Messung im Durchflusszytometer ergibt die prozentuale Verteilung der Lymphozyten. Aus dem Differenzialblutbild geht dann anhand der prozentualen Gesamtlymphozytenzahl die Absolutzahl der CD4-Lymphozyten pro μl Blut hervor. Daraus folgt, dass in dieser Absolutzahl auch die Schwankungen der Gesamtleukozytenzahl und des prozentualen Anteils von Lymphozyten enthalten sind.

> **Praxistipp**
> Es empfiehlt sich deshalb, bei Verlaufsuntersuchungen sowohl den CD4-Wert in Prozent der Gesamtlymphozyten als auch den Absolutwert für CD4-Lymphozyten zu betrachten.

Der prozentuale Wert ist geringeren Schwankungen unterworfen als der Absolutwert. CD4-Lymphozyten machen beim Gesunden einen Anteil von mehr als 35 % der peripheren Lymphozyten aus. Bei HIV-Infektion ist die Anzahl abhängig vom Ausmaß der Immundestruktion. Beispielsweise wird bei weniger als 14 % empfohlen, die Prophylaxe einer Pneumocystis-carinii-Pneumonie einzuleiten. Für die Häufigkeit der Untersuchung gilt das für die VL Gesagte. Im Stadium der asymptomatischen Phase ist eine 3-monatliche CD4-Bestimmung ebenso ausreichend wie in der Phase einer erfolgreichen antiretroviralen Therapie. Lediglich zu Zeiten des Therapiebeginns und der -umstellung sind z. T. monatliche Kontrollen gerechtfertigt.

Resistenzprüfung. Bei wieder ansteigender Viruslast trotz zuverlässig durchgeführter antiretroviraler Therapie sollte zunächst ausgeschlossen werden, dass es sich um einen vorübergehenden Anstieg z. B. im Rahmen eines Infekts handelt. Hält die Zunahmetendenz an, so ist eine genotypische Resistenzprüfung angezeigt – eine Untersuchung, die Speziallabors vorbehalten ist. Üblicherweise wird die virale RNA amplifiziert und sequenziert. Der Abschnitt des Genoms für die reverse Transkriptase und die Polymerase kann analysiert werden. Mutationen gegenüber dem Wildtypvirus werden ihrer Position nach spezifischen Resistenzmustern zugeordnet. Diese Zuordnung erfolgt aufgrund des Wissens aus der Literatur (Condra et al. 1996; Durant et al. 1999) über die vergleichenden Untersuchungen in phänotypischen und genotypischen Testverfahren.

Therapeutisches Drugmonitoring. An wenigen Therapiezentren sind bereits die Plasmaspiegelbestimmungen für Proteaseinhibitoren und Nichtnukleoside möglich. Bei Verdacht auf Non-Compliance oder auf Assimilationsprobleme bzw. zum Ausschluss von Interaktionen kann nach Erreichen eines „steady-state", z. B. 2 Wochen nach Therapiebeginn, verifiziert werden, dass die Plasmaspiegel der angewendeten Substanzen im Bereich der notwendigen Wirkspiegel liegen.

Sicherheitsprüfungen. Im Rahmen der antiretroviralen Therapie sollten Sicherheitsstandards eingehalten werden. Dazu gehört, dass bei jedem Patienten eine vollständige Anamnese und körperliche Untersuchung vorgenommen werden. Als Basislaborparameter sollten ein komplettes Blutbild, die Serumchemie einschl. Transaminasen und Lipidprofil sowie eine Hepatitisserologie zum Ausschluss von Koinfektionen mit Hepatitis B und C bestimmt werden. Bei Kontrollen von Lymphozyten und VL sind die Standardlaborwerte ebenfalls zu überprüfen.

100.2.2 Wirkmechanismus aktueller antiretroviraler Medikamente

Vergleiche auch Draenert u. Goebel 2001.

Die antiretroviralen Substanzen, die gegenwärtig in der Praxis eingesetzt werden, lassen sich in 5 Gruppen einteilen: nukleosidische, nichtnukleosidische und nukleotidische reverse Transkriptase-Inhibitoren Proteaseinhibitoren und Fusionsinhibitoren (Tabelle 100-1).

Die reverse Transkriptase (RT) ist ein virusspezifisches, für die Integration des viralen Genoms in die Wirtszelle essenzielles Enzym. Sie stellt also ein geeignetes Ziel für eine therapeutische Intervention dar.

Nukleosidische RT-Inhibitoren (NRTI) und Nukleotide. Grundprinzip der nukleosidischen RT-Inhibitoren (NRTI) wie auch der Nukleotide ist eine Modifikation am Zuckermolekül des Nukleosids, sodass es zu einem Kettenabbruch bei der RNA-Synthese kommt. Humane zelluläre DNA-Polymerasen binden die synthetischen Nukleoside mit 100fach niedrigerer Affinität. Damit bleibt der Effekt auf die körpereigenen Zellen gering. Der Vorteil der Nukleotide liegt darin, dass der erste Phosphorylierungsschritt zum aktiven Triphosphat nicht erforderlich ist.

Nichtnukleosidische RT-Inhibitoren (NNRTI). NNRTI bilden Komplexe mit der RT. Sie binden in einer hydrophoben Tasche einer Untereinheit der RT und inaktivieren sie auf diese Weise. Die NNRTI sind spezifisch für HIV-1 und zeigen keine Wirkung auf HIV-2.

Proteaseinhibitoren. Der 3. Wirkmechanismus betrifft die HIV-Protease, die das Gag-Pol-Polyprotein an 7 verschiedenen Stellen schneidet. Proteaseinhibitoren (PI) sind peptidähnliche Substrate mit einer Hydroxylgruppe, die das aktive Zentrum des Enzyms beeinflussen.

Fusionsinhibitoren. Die Aufnahme von HIV in neu zu infizierende Zielzellen ist ein komplexer Vorgang, der mehrere Einzelschritte beinhaltet: Anheftung des Virus, Bindung an die Rezeptoren der Zielzelle und Fusion der Zellmembranen mit nachfolgender Freisetzung der viralen RNA sowie viraler Enzyme. Jeder dieser Schritte kann pharmakologisch blockiert werden. Die Gruppe der Fusionsinhibitoren bindet an das Glykoprotein 41 von HIV und verhindert die zur Fusion notwendige Konformationsänderung.

Der alleinige Einsatz einer Substanz der 5 Gruppen führt schnell zur Entwicklung von resistenten Mutanten des Virus. Dadurch werden die Medikamente in ihrer Wirksamkeit beeinträchtigt. Deswegen werden antiretrovirale Medikamente nur in Kombination von mindestens 3 Substanzen eingesetzt, um eine Entwicklung von Mutationen zu verzögern und eine ausreichende Virussuppression zu gewährleisten.

100.2.3 Therapieempfehlungen für die akute HIV-Infektion

Die akute HIV-Infektion ist definiert als die Periode von der initialen Infektion zur kompletten Serokonversion. Sie dauert ungefähr 6–12 Wochen. Es wird geschätzt, dass 50–90 % der Patienten mit einer akuten HIV-Infektion zumindest einige Symptome des akuten retroviralen Syndroms entwickeln (Tabelle 100-2).

Der prädiktive Wert der Kombination von Fieber und Exanthem nach einem Risikokontakt liegt bei über 90 %.

> ❗ Die akute HIV-Infektion wird in der Primärversorgung häufig nicht erkannt.

Vorläufige Daten zeigen, dass eine antiretrovirale Dreierkombination in der akuten HIV-Infektion einen günstigen Effekt auf Labormarker und klinischen Verlauf hat (Hoen 1999; Dalod et al. 1998). Patienten, die bereits vor der Serokonversion mit einer HAART behandelt wurden, entwickeln starke und dauerhafte $CD4^+$- und $CD8^+$-Antworten, gleichzeitig fällt die anfänglich hohe Viruslast schnell ab. Man erhofft sich, die immunologische Funktion v. a. der $CD4^+$-Lymphozyten zu bewahren, eine stärkere $CD8^+$-Antwort zu erzeugen und so die körpereigenen Effektorzellen gegen das Virus in ihrem Repertoire zu stützen (Cooney 2002). Langzeitdaten zur Therapie in der akuten HIV-Infektion liegen jedoch nicht vor. Nach der derzeitigen Expertenmeinung wird die Therapie in dieser Situation empfohlen (Carpenter et al. 2000), wobei man sich jedoch darüber im Klaren sein muss, dass die Empfehlungen auf theoretischen Betrachtungen beruhen und die erhofften Vorteile immer mit erkauften Nachteilen ab-

◻ **Tabelle 100-1.** Antiretrovirale Medikamente, Dosierung, häufigste Nebenwirkungen und mögliche Kombinationen (mod. nach Draenert u. Goebel 2001)

Substanz (Handelsname)	Tagesdosis	Wichtigste Nebenwirkungen	Kombination mit
Nukleosidische reverse Transkriptase-Inhibitoren (NRTI)			
Zidovudin (Retrovir)	2-mal 250 mg	Anämie/Neutropenie, Übelkeit	Lamivudin, Abacavir, Didanosin
Lamivudin (Epivir)	2-mal 150 mg	Kopfschmerz, Übelkeit, Erbrechen	Zidovudin, Stavudin, Didanosin, Abacavir
Stavudin (Zerit)	< 60 kgKG: 2-mal 30 mg > 60 kgKG: 2-mal 40 mg	Neuropathie, Pankreatitis	Lamivudin, Didanosin
Didanosin (Videx)	< 60 kgKG: 1-mal 250 mg > 60 kgKG: 1-mal 400 mg	Pankreatitis, Neuropathie	Lamivudin, Stavudin, Zidovudin
Zalcitabin (Hivid)	3-mal 0,75 mg	Orale/ösophageale Ulzera, Neuropathie, Exanthem	Zidovudin, Lamivudin
Abacavir (Ziagen)	2-mal 300 mg	Hypersensitivität (ca. 3%)	Lamivudin, Zidovudin
Emtricitabin (Emtriva)	1-mal 200 mg	Kopfschmerz, Transaminasenerhöhung	Zidovudin, Diadanosin, Abacavir, Tenofovir
Enfuvirtide (Fuzeon)	2-mal s.c.; Fertigspritze 90 mg	Lokal Rötung, Schwellung, Schmerz	Kombination nach Resistenztestung
Nukleotidische reverse Transkriptase-Inhibitoren (Nukleotide)			
Tenofovir (Viread)	1-mal 300 mg	Gut verträglich	Alle anderen Substanzen
Nichtnukleosidische reverse Transkriptase-Inhibitoren (NNRTI)			
Nevirapin (Viramune)	2-mal 200 mg	Exanthem, Hepatitis	Zidovudin/Lamivudin; Stavudin/Didanosin
Efavirenz (Sustiva)	1-mal 600 mg	ZNS-Symptome, Exanthem	Zidovudin/Lamivudin; Stavudin/Didanosin
Delavirdin (Rescriptor)	3-mal 400 mg	Exanthem	Zidovudin/Lamivudin; Stavudin/Didanosin
Proteaseinhibitoren (PI)			
Saquinavir (Fortovase)	3-mal 1200 mg	Übelkeit, Diarrhö	Ritonavir, 2 Nukleosiden
Indinavir (Crixivan)	3-mal 800 mg	Digitale Ulzera, Nephrolithiasis, Hyperbilirubinämie	Ritonavir, 2 Nukleosiden
Nelfinavir (Viracept)	3-mal 750 mg oder 2-mal 1250 mg	Übelkeit/Diarrhö, CK-Anstieg	2 Nukleosiden
Ritonavir (Norvir)	2-mal 600 mg	Übelkeit/Diarrhö, Hypertriglyzeridämie	Andere PI, 2 Nukleosiden
Amprenavir (Agenerase)	2-mal 1200 mg	Kopfschmerz, Diarrhö, Hypertriglyzeridämie	Ritonavir, 2 Nukleosiden
Lopinavir/Ritonavir (Kaletra)	2-mal 400 mg/100 mg	Übelkeit, Diarrhö, Exanthem	
Atazanavir (Reyataz)	1-mal 400 mg	Hyperbilirubinämie	Ritonavir, 2 Nukleosiden
Fosamprenavir (Lexiva)	2-mal 700 mg	Diarrhö, Exanthem	Ritonavir, 2 Nukleosiden

Tabelle 100-2. Symptome der akuten HIV-Erkrankung

Symptome	Häufigkeit
Fieber	87%
Myalgien	60%
Hautrötung	57%
Nachtschweiß	50%
Arthralgien	27%
Abgeschlagenheit	72%
Abgeschlagenheit	55%
Halsschmerzen	42%
Lymphadenopathie	37%
Orale Ulzera	7%
Soor	5%

gewogen werden müssen. Wann immer möglich, sollte eine solche Therapie im Rahmen einer Studie oder Langzeitbeobachtung verwirklicht werden.

Auswahl von Substanzen für den Therapiebeginn

Es gibt keine definitiven vergleichenden Daten bezüglich der Überlegenheit einer bestimmten Anfangskombination gegenüber einer anderen. Die Auswahl des Regimes sollte individuell auf jeden einzelnen Patienten abgestimmt werden. Hierbei müssen Überlegungen wie Potenz des geplanten Regimes, Toleranz, Nebenwirkungsprofil, wahrscheinliche Medikamenteninteraktionen, zu erwartende Compliance und evtl. auch schon zu Anfang Ergebnisse einer Resistenztestung miteinbezogen werden. Empfohlen werden Kombinationen aus 2 NRTI und 1 PI oder 2 NRTI und 1 NNRTI. Auch 3 NRTI wurden mit gutem Ergebnis kombiniert, wobei ihre Potenz bei Patienten mit hoher Ausgangsviruslast als nicht so gut eingeschätzt wird (Tabelle 100-3).

Mögliche Kombinationen der NRTI beinhalten *Zidovudin* mit *Didanosin* oder *Lamivudin* oder *Stavudin* mit *Didanosin* oder *Lamivudin*.

> **Cave**
> *Stavudin* und *Zidovudin* sollten nicht gemeinsam gegeben werden wegen Medikamentenantagonismus. Ebenso ist die Kombination von Lamivudin und Emtricitabin nicht sinnvoll.

Abacavir ist ein sehr wirksames Medikament für „therapienaive" Patienten. Mit zunehmenden Virusmutanten bei vorbehandelten Patienten verliert es seine Effektivität und wird deswegen v. a. in der initialen Therapie eingesetzt.

Efavirenz, ein NNRTI, zeigte mit *Lamivudin* und *Zidovudin* eine der 2 NRTI + 1 PI vergleichbar wirksame Kombination. Ebenso gibt es solche Daten für *Nevirapin* mit *Didanosin* und *Zidovudin* oder *Stavudin*.

> **Resistenz gegen eine Substanz der NNRTI bedingt meist eine Kreuzresistenz gegen andere Medikamente dieser Gruppe.**

Tabelle 100-3. Vor- und Nachteile möglicher antiretroviraler Therapien

Schema	Vorteile	Nachteile
PI + 2 NRTI	Klinische Daten	Schränkt zukünftigen PI-Einsatz ein
	Längste Erfahrung für Virusunterdrückung	Langzeittoxizität
		Viele Tabletten
NNRTI + 2 NRTI	Spart PI	Begrenzte Langzeitdaten
	Wenig Tabletten	Schränkt zukünftigen NNRTI-Einsatz ein
2 PI + 2 NRTI	Hohe Potenz	Teils viele Tabletten
	Praktische Dosierung	Langzeittoxizität unbekannt
3 NRTI	Spart PI und NNRTI	Begrenzte Langzeitdaten
		Schränkt zukünftigen NRTI-Einsatz ein
	Wenig Tabletten	Wahrscheinlich weniger potent als PI+2NRTI
PI + NNRTI + NRTI	Hohe Potenz	Komplex
		Schränkt zukünftige Therapien generell ein
		Hohe Toxizität

Die PI werden meist einzeln mit 2 NRTI kombiniert wie oben angegeben.

Neuere Kombinationen versuchen, die Tablettenzahl zu reduzieren. Kürzlich zugelassen wurde die Kombination der 3 NRTI Zidovudin, Lamivudin und Abacavir in einer Tablette mit gutem Therapieergebnis. Ritonavir erhöht die Plasmakonzentration anderer PI und sorgt v. a. für höhere Talspiegel der PI. Dies trifft v. a. für Saquinavir zu. Lopinavir und Ritonavir sind in einer Tablette erhältlich, die vor kurzem zugelassen wurde. Über die Langzeittoxizität einer 2fachen PI-Kombination gibt es jedoch noch keine Daten.

Therapiepausen

Aufgrund der großen Tablettenzahl der meisten Kombinationen der HAART, der Nebenwirkungen und schwieriger Einnahmemodalitäten, die die Lebensqualität teilweise stark einschränken, ist eine wichtige Frage, ob Therapieunterbrechungen sinnvoll sind.

In der chronischen HIV-Infektion wurden Therapiepausen unterschiedlicher Länge versucht. Heute weiß man, dass nach einigen Wochen bis Monaten die Ausgangsviruslast wieder erreicht wird und dass die Helferzellen allmählich wieder auf den Wert vor Beginn der HAART abfallen. Aufgrund von erhöhter Inzidenz opportunistischer Infektionen rückt man vom Konzept der Therapiepausen zunehmend ab.

Noch interessanter erscheint die Frage nach strukturierten Therapiepausen bei der akuten HIV-Infektion vor der Serokonversion. Durch die antiretrovirale Therapie während der akuten Infektion erwartet man sich eine Bewahrung von T-Zellfunktionen. Erste Studien zu Therapiepausen bei diesen Patienten zeigen, dass die Viruslast nach Absetzen der Therapie bei einigen Patienten für mindestens 6 Monate kontrolliert blieb (Martini 2002 et al.; Yu 2002 et al.). Zudem gibt es Daten, dass es eine starke $CD4^+$-Antwort nach Therapie der akuten Infektion gibt und in Therapiepausen eine anfänglich angestiegene Viruslast wieder durch das körpereigene Immunsystem supprimiert werden konnte.

Daraus wurde die Hypothese abgeleitet, dass durch eine leicht ansteigende Viruslast in Therapiepausen das Immunsystem zu erneuter Auseinandersetzung mit dem Virus stimuliert werden könnte, was einer Art Impfeffekt entsprechen würde. Diese Befunde sind an einer sehr kleinen Zahl von Patienten erhoben worden. Die positiven Befunde dürfen nicht kritiklos auf die Situation der chronischen HIV-Infektion übertragen werden. Die Anfang 2004 vorgetragenen Daten der Langzeitbeobachtung an 14 Patienten einer Kohorte von Serokonvertern aus Boston zeigen, dass die immunologische Antwort und der klinische Verlauf diskrepant sind. Von einem Benefit bezüglich der Viruslast ist mittlerweile nicht auszugehen (Kaufmann u. Lichterfeld 2004).

Management der HAART-Nebenwirkungen

Wenngleich die HAART zu einem deutlichen Rückgang von Todesfällen und Krankenhaustagen bei HIV-Infizierten geführt hat, so ist doch nunmehr eine Ernüchterung eingetreten durch die Kenntnis von Unverträglichkeit und Langzeitproblemen. Weiterhin gilt es herauszufinden, wie man diese wertvolle Therapieform optimal ausnutzen kann bei gleichzeitig möglichst geringen therapiebedingten Komplikationen. Immerhin geht es auch darum, Zeit zu gewinnen im Hinblick auf eine Weiterentwicklung der HIV-Therapie, deren Langzeiteffektivität und Langzeitverträglichkeit gesteigert wird und eines Tages vielleicht eine komplette Heilung der Infektion ermöglicht.

Bei den HAART-Nebenwirkungen sind zu unterscheiden:
- substanzspezifische Unverträglichkeit mit Möglichkeit des Managements und der Therapiefortsetzung;
- substanzspezifische Hypersensitivität mit Notwendigkeit des Substanzwechsels, sodass für weitere Therapieoptionen vom „Verlust" einer Substanz auszugehen ist;
- Langzeitnebenwirkungen ohne bisher sichere Zuordnung zu einzelnen Substanzen oder Substanzgruppen. Die Frage ist hier, welche Vorsorgeuntersuchungen das rechtzeitige Erkennen und die frühzeitige Behebung begünstigen.

Für alle 3 Aspekte ist die Information von Patient und Arzt das allererste und wichtigste Prinzip im Management der Nebenwirkungen. Die Zusicherung an den Patienten, dass fast jedes Problem im Zusammenhang mit der HAART durch den erfahrenen Spezialisten oder durch die Zusammenarbeit mit einer Spezialabteilung gelöst werden kann, soll von vornherein Vertrauen schaffen und Ängste abbauen. Den Patienten sollte angeboten werden, sich auch zu außergewöhnlichen Zeiten, z. B. in der Notaufnahme einer Klinik, melden zu dürfen, damit Nebenwirkungen frühzeitig diagnostiziert, einer der 3 Rubriken zugeordnet und behoben werden können.

Substanzspezifische Nebenwirkungen mit Möglichkeit der Therapiefortsetzung

Historisch gesehen ist das älteste Beispiel hierfür die gastrointestinale und zentralnervöse Nebenwirkung von Zidovudin. In den ersten Tagen bis Wochen erlebt ein Teil der Patienten nach der Tabletteneinnahme Völlegefühl, Übelkeit oder gar epigastrische Druckschmerzen. Andere Patienten berichten von Müdigkeit oder Kopfschmerzen. Nahezu immer ist das Problem zu lösen bzw. löst es sich nach einigen Tagen bis Wochen, indem die Verträglichkeit zunimmt und die Nebenwirkungen nach und nach von selbst abklingen. Man kann die Patienten in dieser Situation unterstützen, indem man sie über die zeitliche Limitierung der Nebenwirkungen aufklärt und ihnen gegen die gastrointestinalen Beschwerden z. B. Metoclopramid

(z. B. 15 Tropfen 15 min vor der Tabletteneinnahme) verordnet.

Dieses Beispiel ist umso wichtiger, als Zidovudin auch Bestandteil der Kombinationspräparate Combivir und Trizivir ist. Auch hier sollte die Patienten bereits vor Therapiebeginn auf die Harmlosigkeit und zeitliche Begrenztheit der Nebenwirkung hingewiesen werden.

Ein weiteres Beispiel für diese Art von Nebenwirkungen ist die zentralnervöse Wirkung von Efavirenz bei etwa einem Drittel der Patienten. Allein das Wissen um die Nebenwirkung und deren allmähliches Verschwinden reicht meist aus, um nicht Verunsicherung oder ungewolltes frühzeitiges Absetzen zu riskieren. Wenn die Beschwerden sehr heftig sind, kann bei berufstätigen Personen Linderung erreicht werden, indem der Therapiebeginn auf ein Wochenende, auf einige Urlaubstage oder im Zusammenhang mit einer Krankschreibung gelegt wird.

Bei Proteaseinhibitoren ist die Indinavirkristallurie ein klassisches Beispiel für eine leicht zu behebende unerwünschte Wirkung. Bei etwa zwei Dritteln der Patienten ist in den 4 Stunden nach Einnahme (entsprechend den Serumspitzenspiegeln) bei sehr genauer Untersuchung der Nachweis von Indinavirkristallen im Urin möglich. Nur bei weniger als 5% kommt es aber daraufhin zu Harnstau oder Nierenkolik, wenn in den ersten Stunden nach der Tabletteneinnahme keine ausreichende Flüssigkeitsaufnahme zur „Verdünnung" gewährleistet ist. Auch Patienten, die bereits einmal eine Kolik hatten, müssen nicht auf die weitere Einnahme des erfolgreichen Medikaments verzichten, wenn sie ausreichend Flüssigkeit zuführen.

Substanzspezifische Hypersensitivität mit Notwendigkeit des Substanzwechsels

Im Gegensatz zum „einfachen" Exanthem durch Nevirapin führt ein ausgeprägter Ausschlag mit Quaddelbildung und/oder Schleimhautbeteiligung dazu, dass das Medikament nicht nochmals gegeben werden kann. Damit ist dies eine Art von Nebenwirkung, die je nach Schweregrad entweder unter Rubrik 1) oder unter Rubrik 2) einzuordnen ist (▶ oben). Bei einem leichten Exanthem kann unter Schutz von Antihistaminika und Cortison eine erneute Gabe komplikationslos und dauerhaft möglich sein. Wenn man dagegen nach einem schweren Exanthem die Substanz nicht dauerhaft absetzt, kann es zu gefährlichen Folgen wie einem Stevens-Johnson-Syndrom kommen. Die Substanz ist nach der Nebenwirkung „Exanthem mit Schleimhautbeteiligung" für den Patienten in seiner gesamten weiteren Therapiegeschichte nicht mehr verwendbar.

Eine Abacavirhypersensitivität tritt bei etwa 3% der Patienten auf. Die Prädispositon dafür ist mit dem HLA-Typ B57 assoziiert (Hetherington et al. 2002). Die Vielfältigkeit der Symptome mahnt zu besonderer Vorsicht, um die Nebenwirkung rechtzeitig zu erkennen (Patienteninformation im Beipackzettel besonders ausführlich). Die Einschätzung der Symptomatik entweder als Hypersensitivität oder als interkurrenter Infekt gelingt meist durch die gründliche Untersuchung und Beurteilung der Gesamtsituation einschl. Analyse weiterer eingenommener Medikamente. Handelt es sich um eine echte Abacavirhypersensitivität, darf das Medikament auf keinen Fall erneut eingenommen werden, weil es eine heftige Kreislaufreaktion mit bleibenden Folgen oder den Tod provozieren kann.

Langzeitnebenwirkungen ohne bisher sichere Zuordnung zu einzelnen Substanzen oder Substanzgruppen

Langzeitprobleme der HAART sind vielfältig und treten häufig erst nach mehreren Jahren der Therapie auf. Die Faktoren, die für das Zustandekommen einer Lipoatrophie verantwortlich sind, sind komplex und vielfältig (Brinkmann et al. 1999; Strobel et al. 1999; Goebel u. Westner 2001; Carr et al. 2000). Sie können weder einzelnen Substanzen noch typischen Kombinationen allein mit Sicherheit zugeordnet werden. Ein Vergleich der Nukleoside Stavudin und Zidovudin zeigte beispielsweise keinen Unterschied in der Inzidenz von Lipodystrophie (Bogner et al. 2001). Zudem treten Lipoatrophie und Lactatazidose auch bei Patienten auf, die nie mit PI oder NNRTI behandelt worden sind. Daher ist eine Verursachung durch Proteaseinhibitoren als Substanzklasse unsicher. Zu den Annahmen über die Pathogenese gehört auch die Hypothese der mitochondrialen Toxizität von Nukleosidanaloga, die jedoch auch nicht alle Langzeitprobleme erklären kann. Patienten, die keine Nukleoside einnehmen, müssen ebenfalls mit einer Lipodystrophie und/oder erhöhten Blutfettwerten rechnen. Daraus ergibt sich, dass die Langzeiteffekte nur im Rahmen eines individualisierten Ansatzes für jeden einzelnen Patienten betrachtet und beseitigt werden können. Die wichtigsten Probleme, Möglichkeiten der Früherkennung und Vorschläge zum Management sind in ◘ Tabelle 100-4 aufgeführt.

Ganz allgemein gilt allerdings:

> **Patienten unter HAART müssen regelmäßig vom Arzt gesehen und untersucht werden, auch wenn subjektiv keine Beschwerden vorliegen.**

Die Mehrzahl der Patienten verträgt die HAART über einen langen Zeitraum, ohne eine der genannten Manifestationen zu bekommen. Es mag mit genetischen Aspekten zusammenhängen, dass das individuelle Risiko, eine unerwünschte Wirkung zu entwickeln, mutmaßlich äußerst unterschiedlich ist. Solange die Ätiopathogenese der HAART-Lipodystrophie nicht im Detail bekannt ist und Tests für die individuelle Vorhersage nicht zur Verfügung stehen, mag ein Vorschlag zur Durchführung vorbeugender Tests zur Früherkennung hilfreich sein. Er ist eher als Ausschlussdiagnostik gemeint und sollte als „Sicherheitscheck" für Patienten unter stabiler und nach

◘ **Tabelle 100-4.** Nebenwirkungen der HAART sowie Maßnahmen zur frühen Erkennung und Behebung

Nebenwirkung (alphabetisch)	Früherkennung	Maßnahme[a]
Arterielle Hypertonie	EKG (Hypertrophiezeichen?), RR-Langzeitmessung	Medikamentöse Behandlung
Biliäre Pankreatitis oder Cholezystitis	Jährlich Ultraschall zur Früherkennung neuer Gallensteine	Vermeidung von HAART, die mit Hämolyse oder Hyperbilirubinämie verbunden ist
Depression	Regelmäßige gezielte Eigen- und Fremdanamnese	Gegebenenfalls medikamentöse oder psychotherapeutisch stützende Maßnahme
Erhöhte Blutfette	Nüchternblutabnahme	Diät, Substanzwechsel, Lipidsenker
Erhöhter Blutzucker	Nüchternblutzucker, HbA_{1c}, oraler Glucosetoleranztest	Diät, Diabetestherapie, ggf. Substanzwechsel
Gewichtsabnahme trotz normaler Nahrungsaufnahme	Siehe unter Lactatazidose	Siehe unter Lactatazidose, Ausschluss opportunistischer Manifestationen
Lactatazidose	Auch bei asymptomatischen Patienten: Bestimmung von Bicarbonat, Anionenlücke, Lactat	Aymptomatisch: abhängig von Höhe des Lactats; falls keine Azidose: engmaschige Kontrolle, bei Azidose: sofortige HAART-Pause
Leberwerterhöhung	Beobachtung	Gegebenenfalls HAART-Umstellung
Lipoatrophie	Vergleich von Messungen des Extremitätenumfangs vor und während Therapie; Vergleich von Fotos des Gesichts	Substanzwechsel (?) Muskeltraining zur Kompensation des Extremitätenumfangs, Newfill-Unterspritzung
Lipohypertrophie	Umfang des Abdomens messen	Wechsel von PI zu PI-freier Therapie
Pankreatitis	Instruktion des Patienten, sich bei abdominelle Beschwerden baldmöglichst vorzustellen	HAART-Pause, konventionelle Pnakreatitisbehandlung
Polyneuropathie	Instruktion des Patienten, sich bei typischen Beschwerden vorzustellen; Nervenleitungsgeschwindigkeit, EMG	Dosisreduktion oder Umstellung der Substanzen, die am häufigsten mit PNP assoziiert sind
Störung von Libido und Potenz	Gonadotropinbestimmung	Gegebenenfalls Substitution bei Hypogonadismus; ggf. Umstellung der HAART

[a] keine der Empfehlungen beruht bislang auf den Ergebnissen von randomisierten Studien.

außen hin komplikationsfreier HAART betrachtet und angeboten werden (◘ Tabelle 100-5).

Zukünftige antiretrovirale Medikamente

Die Modulation des Immunsystems in der Therapie der HIV-Infektion wird seit einigen Jahren untersucht. Hierbei wird v. a. das Interleukin-2 verwendet. Es hebt die CD4-Zellzahlen an und fördert die Proliferation von T- und B-Zellen sowie natürlicher Killerzellen. In Studien wurde die Substanz sowohl kontinuierlich intravenös wie auch subkutan appliziert, wodurch es zu einem deutlichen Anstieg der CD4-Zellen bei Patienten mit einem Ausgangs-CD4-Wert >200/μl kam. Gleichzeitig beobachtete man teilweise einen Anstieg der Viruslast und beträchtliche Nebenwirkungen wie Fieber, Myalgien, Arthralgien und Müdigkeit. Neuere Studien untersuchen, ob IL-2 ruhende infizierte Zellen mobilisieren kann, um sie dann zu eliminieren. Da die Ergebnisse noch nicht eindeutig sind, kann die Substanz bis auf Weiteres nur in kontrollierten Studien verwendet werden.

Die Forschung im Hinblick auf schnelle Resistenzentwicklungen zu neuen antiretroviralen Medikamenten ist ein wichtiges Gebiet. Ein Fokus liegt dabei auf der Fusion von Virus und Wirtszelle. Zur Fusion des HI-Virus mit der Zellmembran sind virusseitig Interaktionen mit dem Hüllprotein gp120 und dem Glykoprotein gp41 nötig sowie auf der zellulären Seite mit dem Chemokinrezeptor CXCR4 oder CCR5 (De Clerq 2000). Der Fusionsprozess

Tabelle 100-5. Vorschlag für eine vorsorgende Betreuung von Patienten unter HAART

Maßnahme	3-monatlich	Halbjährlich	Jährlich
Zwischenanamnese	x		
Gewicht	x		
Vitalparameter (Puls, RR, Atemfrequenz, Temperatur)	x		
Messung von Bauch-, Hüft-, Arm und Beinumfang		x	
Blutbild	x		
Leberwerte	x		
Elektrolyte einschl. Chlorid; Anionenlücke		x	
Bicarbonat		x	
Lactat		x	
Blutfette nüchtern	x		
Blutzucker nüchtern	x		
HbA$_{1c}$		x	

kann mit vielen Substanzen gehemmt werden, durch die sich neue Therapieoptionen für Patienten mit resistenten Virusvarianten eröffnen können.

Die erste zugelassene Substanz ist der gp41-Inhibitor T-20 (Kilby et al. 1998). Sie zeigte bei HIV-Infizierten eine Reduktion der Viruslast bei gleichzeitig guter Verträglichkeit. In-vitro-Ergebnisse gibt es zu dem CXCR4-Blocker AMD-3100, der auch synergistische Effekte mit T-20 zeigt (Hendrix et al. 2000). In Entwicklung sind ebenfalls CCR5-Rezeptorantagonisten.

100.3 Therapie opportunistischer Manifestationen: Infektionen und Tumoren

Auch nach Einführung der hochaktiven antiretroviralen Therapie treten opportunistische Infektionen in der klassischen Art auf (US Public Health Services/Infectious Diseases Society of America Prevention of Opportunistic Infections Working Group 1997; HIV/AIDS Guidelines: Anonymous 1999; CDC 1999; United States Public Health Service/Infectious Diseases Society of America USPHS 1999; Subcommittee of the Joint Tuberculosis Committee of the British Thoracic Society 2000). Zu beachten ist allerdings, dass manche dieser Infektionen bei behandelten Patienten einen eher schleichenden Beginn nehmen können. Die Prophylaxe der opportunistischen Infektionen beginnt in der Regel bei CD4-Werten von weniger als 200/μl (U.S. Public Health Service/Infectious Diseases Society of America [USPHS/IDSA] 2000). Die „klassischen" opportunistischen Infektionen und Tumoren führen nach der CDC-Klassifikation zur Diagnose des Vollbilds von Aids (CDC C).

100.3.1 Pneumocystis-jiroveci-Pneumonie (PcP)

Auftreten und Prognose. Bei der PcP handelt es sich nach wie vor um eine der häufigen opportunistischen Infektionen. Sie betrifft v. a. diejenigen Patienten, bei denen die HIV-Infektion nicht bekannt war und die deshalb auch nicht antiretroviral behandelt wurden. Die PcP ist eine interstitielle Pneumonie, an der im voll ausgeprägten Fall nach wie vor bis zu 10 % der Patienten sterben. Bei dem Erreger Pneumocystis jiroveci, ehemals carinii, handelt es sich um einen Eukaryonten, der phylogenetisch aufgrund seiner mitochondrialen DNA eher dem Pilzreich als den Einzellern zugeordnet wird. Ein Wachstum auf Nährböden ist nicht beschrieben.

Symptome und Befunde. Das klinische Krankheitsbild der pulmonalen Pneumozystose ist durch die klassische Trias von trockenem Husten, hohem Fieber und ausgeprägter Belastungsdyspnoe gekennzeichnet. Sehr häufig ist der Beginn schleichend und zieht sich über Wochen hin. Ein relativ charakteristisches Symptom ist der anfallsartige Husten, der gelegentlich von Erbrechen begleitet wird. Nur in Ausnahmefällen kommt es zu extrapulmonalen Manifestationen einer Pneumozystose (Chorioretinitis, Leber, Nieren, Milz). Am wichtigsten ist für die rasche und korrekte Diagnose auch hier, an die möglichen Komplikationen zu denken.

Diagnose. Die klinische Diagnostik führt über ein Tachypnoe oder Dyspnoe zur Blutgasanalyse. Neben einer Hypoxämie ist eine ausgeprägte respiratorische Alkalose mit PCO_2-Werten von weniger als 32 mmHg und pH-Werten zwischen 7,47 und 7,53 häufig. Die Vitalkapazität ist regelhaft stark eingeschränkt. Da der Auskultationsbefund wie auch das Übersichtsröntgenbild selbst bei voll ausgeprägter Erkrankung noch normal sein können, ist es wichtig, differenzialdiagnostisch überhaupt an die PcP zu denken.

Die Diagnostik beruht nach wie vor auf der Mikroskopie (Grokott-Färbung), die aus der Bronchiallavage in der Hand des Erfahrenen eine sehr hohe Sensitivität und Spezifität hat. Die neuerdings beschriebenen PCR-Methoden haben im positiven Fall eine so hohe Sensitivität, dass nicht immer eindeutig ist, ob der Pneumozystennachweis einem klinischen Krankheitsbild zugeordnet werden kann.

Therapie

Mittel der Wahl ist hochdosiertes parenteral appliziertes Cotrimoxazol in einer Dosis von 120 mg/kgKG pro Tag intravenös über 3 Wochen. Bei der mittelschweren bis schweren PcP ($PO_2 < 65$ mmHg) bewirkt die frühzeitige Gabe von Corticosteroiden (anfangs 2-mal 40 mg Prednison für 5 Tage, 1-mal 40 mg für 5 Tage, 1-mal 20 mg für 5 Tage) initial eine erfreulich rasche Besserung von Dyspnoe und Fieber. Bei nachgewiesener Cotimoxazolallergie kann Pentamidin i. v. (2–4 mg/kgKG, 1-mal täglich) unter Beachtung der hypotonieinduzierenden Wirkung gegeben werden. Nachdem die Pneumozystose überstanden ist, wird eine Rezidivprophylaxe mit Cotrimoxazol forte (960 mg) an 3 Tagen in der Woche (Mo, Mi, Fr) empfohlen. Wird Cotrimoxazol nicht vertragen, kann der Patient alternativ 1-mal pro Monat mit 300 mg Pentamidinisethionat über einen Spezialvernebler inhalieren.

100.3.2 Tuberkulose

Auftreten. Die Tuberkulose kann in allen immunologischen Stadien der HIV-Infektion auftreten. Im Gegensatz zu Tuberkulosen bei immunkompetenten Personen (▶ Kap. 98) kann es bei HIV-Infizierten zu durchaus untypischer Präsentation und Symptomatik kommen. Gegenüber tuberkulinnegativen Personen ist bei HIV-Infizierten mit positivem Tuberkulintest eine bis zu 150fach erhöhte Tuberkuloseinzidenz berichtet worden.

Diagnostik. Die Diagnosesicherung erfolgt mikrobiologisch durch Mikroskopie, Kultur und PCR. Die PCR zeigt nur ausreichende Sensitivität, wenn sie aus respiratorischen Spezimen (Sputum, BAL, ETA, Biopsie) angefordert wird. Blutkulturen (Heparinblut im Gegensatz zu den üblichen Blutkultursets), Kulturen aus Knochenmark oder Leberbiopsie haben auch im Fall einer primären Tuberkuloselokalisation in der Lunge eine Wahrscheinlichkeit von bis zu 90 %, positiv auszufallen. Die bildgebenden Verfahren (Röntgen, Sonographie, CT) im Zusammenhang mit einer histologischen Diagnosestellung (z. B. Lymphknotenexzision) sind weitere diagnostische Schritte.

Symptome und Befunde. Extrapulmonale Tuberkulosen vorwiegend in Form des Lymphknotenbefalls werden beobachtet. Die klinische Symptomatik hängt sowohl von der CD4-Helferzellzahl als auch von der Lokalisation der Tuberkulose ab. Während bei Patienten mit einem guten Immunstatus eine klassische kavernöse Lungentuberkulose auftreten kann, ist in späteren Stadien eine Lungentuberkulose mit atypischer Präsentation häufiger. Bei generalisierten Tuberkuloseerkrankungen steht die B-Symptomatik im Vordergrund. Große Lymphknoten bei einem fiebernden Patienten können den wegweisenden Befund darstellen.

Therapie

Therapeutisch ist im Prinzip vorzugehen wie bei Personen ohne HIV-Infektion. Es wird also mit einer tuberkulostatischen Vierfachkombination für 2 Monate begonnen, gefolgt von einer Zweierkombination. Die Therapiedauer wird allerdings bei extrapulmonalen Tuberkulosen wie auch bei der ausgeprägten Lungentuberkulose mit 12 Monaten angegeben. Eine besondere Schwierigkeit besteht in Interaktionen der Rifamycine mit Proteaseinhibitoren und Nichtnukleosiden, die in der Therapie der HIV-Infektion verwendet werden. Hier bedarf es einer gründlichen Abwägung und meist Modifikation der antiretroviralen Therapie. Beispielsweise kann für die ersten 2 Monate eine HAART ohne Proteaseinhibitoren oder Nichtnukleoside gewählt werden.

100.3.3 Atypische Mykobakteriose

Auftreten. Atypische Mykobakterien sind ubiquitär verbreitet und charakteristischerweise opportunistische Erreger. Beim gesunden Immunsystem führen sie lediglich zur Kolonisation und nur in sehr seltenen Ausnahmefällen zur Infektion. Der weitaus häufigste Erreger bei Aids ist Mycobacterium-avium-Komplex (MAC). Weitere Erreger sind M. fortuitum, M. kansasii und M. xenopii. Infektionen durch atypische Mykobakterien treten kaum jemals bei Helferzellen von mehr als 100/μl auf. Typischerweise findet man einen Immunstatus von weniger als 50 CD4-Lymphozyten/μl vor.

Symptome und Befunde. Von einer Kolonisierung des Gastrointestinal- oder des Respirationstrakts ausgehend disseminiert die Infektion hämatogen und lymphogen, sodass parenchymatöse Organe, das Knochenmark, das ZNS etc. befallen werden. Pathologisch-anatomisch handelt es sich um eine mykobakterielle Histiozytose: Die Erreger sind intrazellulär dicht gepackt in Makrophagen zu finden.

Die Symptomatik der MAC-Infektion ist durch Fieber, Gewichtsabnahme, Nachtschweiß und allgemeine Schwäche charakterisiert. Laborbefunde sind sehr häufig eine ausgeprägte normochrome Anämie und eine Erhöhung der alkalischen Phosphatase.

Diagnostik. Wie bei der Tuberkulose wird die Diagnose vorwiegend durch mikroskopischen und kulturellen Erregernachweis gesichert. Nur wenn die Kultur bereits positiv ist, kann beispielsweise mit Nukleinsäuretechnik eine weitere Differenzierung schneller vorgenommen werden als bisher üblich. Sinnvoll ist es, Blutkulturen aus Heparinblut anzufertigen. Weitere primär sterile Organe, in denen nach Mykobakterien gesucht werden kann, sind Knochenmark, Lymphknoten und Leber. Da die PCR aus diesen Materialien eine sehr niedrige Sensitivität hat, ist sie nicht primär anzufordern. Der Nachweis von atypischen Mykobakterien aus dem Stuhl oder aus respiratorischen Spezimen ist häufig schwierig zu beurteilen. Am symptomfreien Patienten ist eher von einer Kolonisation auszugehen. Beim symptomatischen Patienten kann es sich um den Vorboten einer bevorstehenden Dissemination handeln.

Therapie

Während bis in die späten 1980er-Jahre eine Therapie von MAC nicht bekannt war, gibt es nunmehr Kombinationsschemata aus 3 Pharmaka, die eine deutliche klinische Effektivität aufweisen. Am häufigsten verwendet wird ein modernes Makrolid (Clarithromycin 2-mal 500 mg pro Tag oder Azithromycin 600 mg pro Tag) in Kombination mit Ethambutol (20 mg/kgKG pro Tag) und Rifabutin (300 mg pro Tag). Nach klinischer Besserung kann auf eine Zweierkombination umgestellt werden. Erst nach einer langanhaltenden durchgreifenden Immunrekonstitution kann die Therapie beendet werden. Wird sie nicht erreicht, muss lebenslänglich eine Erhaltungstherapie gegeben werden. Da es bis heute für die Erhaltungstherapie keinen Standard gibt, muss individuell über Medikamentenauswahl und Dosierung entschieden werden.

100.3.4 Kryptokokkose

Auftreten. Infektionen mit Kryptokokken sind klassische opportunistische Infektionen nicht nur bei Aids, sondern auch in der Onkologie und bei iatrogener Immunsuppression. Die Kryptokokkose gehört zu den Aids-Spätmanifestationen. Der Erreger (Cryptococcus neoformans, 4 Serotypen) ist ubiquitär verbreitet. Er hat eine dicke Polysaccharidkapsel, die als Phagozytosehindernis wirkt. Menschen infizieren sich durch die Inhalation von Vogelexkrementen bzw. von Staub aus der Umgebung von Vögeln. Besonders gefährdet sind demnach Vogelhalter (z. B. von Ziervögeln) und Taubenzüchter.

Symptome und Befunde. Klinische Manifestationen sind Kryptokokkenmeningitis, pulmonale Kryptokokkose (Kryptokokkom) sowie eine disseminierte Form mit Nachweis der Erreger in Lymphknoten, parenchymatösen Organen, Prostata und Haut. Im Zusammenhang mit Aids ist die wichtigste Manifestation die Kryptokokkenmeningitis. Da die Erkrankung meist schleichend beginnt und mehr als drei Viertel der Patienten nur neuropsychiatrisch auffällig sind, wird differenzialdiagnostisch oft nicht einmal an eine Meningitis gedacht. Meningismus fehlt häufig. Die Symptome sind Kopfschmerz, Fieber, Übelkeit und Erbrechen. Foudroyante Fälle sind beschrieben.

Diagnostik. Die klinische Diagnostik steht und fällt mit der Liquorpunktion. Zellzahl und Eiweißvermehrung können normal oder nur gering erhöht sein. Die Diagnose wird zweifelsfrei gestellt durch den Direktnachweis des Erregers im Liquor durch eine Tuschefärbung und Mikroskopie bzw. durch einen Antigenlatextest.

Therapie

Die Therapie der Kryptokokkenmeningitis basiert auf einer Kombination von Amphotericin B und Flucytosin für die ersten 2 Wochen. Dabei wird nach einer Testdosis Amphotericin B auf 0,75–1,0 mg/kgKG 1-mal täglich gesteigert. Flucytosin wird in der Dosis von 25 mg/kgKG alle 6 Stunden empfohlen. Nach 2 Wochen erfolgt die Umstellung auf 400 mg Fluconazol pro Tag. Wegen der hohen Neigung zur Persistenz des Erregers sind Kontrollliquorpunktionen erforderlich, auch wenn mikroskopisch der Nachweis positiv bleibt, ist als Therapiekontrolle das Negativwerden der Kultur zu überprüfen. Nach ausgeheilter Kryptokokkose, frühestens aber ab der 8. Woche, ist eine Erhaltungstherapie mit 200 mg Fluconazol erforderlich. Da die Kryptokkkose sehr selten geworden ist, liegen Daten zur Beendigung dieser Dauertherapie nach Immunrekonstitution nicht vor.

100.3.5 Toxoplasmose

Auftreten. Bei Toxoplasma gondii handelt es sich um einen einzelligen Parasiten, der den Menschen als akzidentellen Zwischenwirt mit Oozysten aus dem Endwirt Katze infiziert. Als Übertragungsweg kommen etwa kontaminierte Milchprodukte (Tenter et al. 2000; Hiramoto et al. 2001), aber auch ungegartes Fleisch toxoplasmenhaltiger Zwischenwirte wie Schweine oder Schafe in Frage.

Die zerebrale Toxoplasmose ist eine opportunistische Infektion, die meist bei Patienten mit weniger als 150 CD4-Zellen auftritt. Biologisch gesehen handelt es sich um eine Reaktivierung einer früher durchgemachten Infektion. Die primäre Erkrankung verläuft beim Immunkompetenten zwar überwiegend asymptomatisch, aber die Erreger persistieren abgekapselt und meist disseminiert im Gehirn. Bei Reduktion der CD4-Zellen wird Toxoplasma gondii reaktiviert und führt zu einer nekrotisierenden Enzephalitis.

Symptome und Befunde. Die klinische Symptomatik der zerebralen Toxoplasmose bei Aids ist meist durch einen schleichenden Verlauf gekennzeichnet. Andererseits kann die Symptomatik plötzlich auftreten, wenn der Enzephalitisherd zum Auslösen eines Krampfanfalls führt. Häufige Symptome sind sensorische und motorische Ausfälle bis hin zu Halbseitenlähmungen sowie neuropsychiatrische Allgemeinsymptome wie z. B. Apathie und Vergesslichkeit. Disseminierte Formen, Befall des Myokards oder der Retina sind beschrieben.

Diagnostik. Die Diagnostik der zerebralen Toxoplasmose beruht in erster Linie auf der zerebralen Bildgebung. In CT oder Kernspintomographie findet man in der Regel mehrere charakteristische, ringförmige und kontrastmittelaufnehmende Herde variabler Größe. Die Entzündungsherde sind von einer deutlichen ödematösen Umgebungsreaktion begleitet. Zentral kann eine Nekrose mit Einblutung beobachtet werden. Der serologische Nachweis von IgG-Antikörpern gegen Toxoplasmen im Blut macht die Diagnose zwar wahrscheinlicher, ist jedoch nicht zuverlässig, wenn der Immundefekt weit fortgeschritten ist. Die Untersuchung auf IgM-Ak ist nicht sinnvoll. Bei Organbefall kann zusätzlich eine mikroskopische Erregerdifferenzierung oder ein DNA-Nachweis aus dem Gewebe geführt werden.

Therapie

Therapeutisch sprechen z. T. auch große zerebrale Toxoplasmoseherde gut auf die Kombinationstherapie aus Pyrimethamin und einem Sulfonamid an. Der Patient erhält Pyrimethamin (200 mg am ersten Tag gefolgt von 75–100 mg pro Tag) und Sulfadiazin (4-mal 1 g pro Tag) für 21 Tage. Zur Antagonisierung des leukopenieinduzierenden Effekts von Pyrimethamin wird Folinsäure in einer Dosierung von 15 mg hinzugegeben. Bei Unverträglichkeit von Sulfonamiden kann alternativ mit Clindamycin in einer Dosis von 2,4 g pro Tag in 4 Einzeldosen behandelt werden. Auch bei dieser Infektion ist eine lebenslange Erhaltungstherapie erforderlich, wenn nicht eine dauerhafte Immunrekonstitution erreicht wird. Als Dosis für die Erhaltungstherapie werden Pyrimethamin 25–50 mg + 10–25 mg Folinsäure in Verbindung mit 4-mal 500 mg Sulfadiazin empfohlen. Auch hier kann Sulfadiazin durch Clindamycin 4-mal 300–450 mg ersetzt werden.

100.3.6 Candidaösophagitis

Auftreten, Klinik und Diagnostik. Im Gegensatz zum einfachen Mundsoor gilt die Soorösophagitis als opportunistische Infektion im Sinn des Aids-Vollbilds. Sie tritt vorwiegend bei Personen mit weniger als 200 Helferzellen auf, kann aber ausnahmsweise auch schon bei besserem Immunstatus angetroffen werden. Nicht immer ist sie durch das gleichzeitige Vorliegen von Mundsoor ausgewiesen. Das wichtigste und charakteristischste Symptom ist der retrosternale Schluckschmerz. Diagnostisch ist eine Ösophagoskopie mit Bürstenabstrich oder Biopsie wegweisend, meist aber nicht notwendig.

Therapie

Die Patienten erhalten für 10–14 Tage Azolderivate (z. B. 200 mg Fluconazol oder 2-mal 100 mg Itraconazol als Suspension).

100.3.7 CMV-Reaktivierung

Auftreten, Klinik und Diagnostik. Die häufigste Art der Reaktivierung einer CMV-Infektion bei Aids ist die Retinitis. Sie führt subjektiv zur Visusminderung und kann durch den erfahrenen Augenarzt aufgrund des ophthalmoskopischen Bildes diagnostiziert werden. Andere Organmanifestationen dieser Aids-Spätmanifestation (meist < 100 CD4/µl) sind gastrointestinal (Ulzerationen in Ösophagus, Magen oder Dickdarm), pulmonal (interstitielle Pneumonitis) oder disseminiert (einschl. ZNS, Nebennieren).

Therapie

Sie muss parenteral erfolgen: Ganciclovir (5 mg/kgKG alle 12 h), Cidofovir (in der Induktionsphase 1-mal wöchentlich) oder Foscarnet (60 mg/kgKG alle 8 h). In jedem Fall muss die Initialtherapie mindestens 2 Wochen durchgeführt werden. Danach ist eine Erhaltungstherapie erforderlich. Sie dauert lebenslang an bzw. kann erst dann beendet werden, wenn es zu einer anhaltenden Immunrekonstitution von mehr als 200 CD4/µl gekommen ist. Für die Erhaltungstherapie eignet sich auch Valganciclovir (900 mg/Tag).

100.3.8 Kaposi-Sarkom

Auftreten, Klinik und Diagnostik. Die Proliferation von Spindelzellen in der Haut oder Schleimhaut führt zu den charakteristischen rotblauen bis braunen knotigen Tumoren des Kaposi-Sarkoms (KS). Ursächlich liegt eine Infektion mit humanem Herpesvirus 8 (HHV 8) zugrunde. Die Diagnose wird durch Biopsie und Histologie gesichert. Eine Staginguntersuchung sollte zum Beweis oder Ausschluss der viszeralen Beteiligung erfolgen (Bildgebung, Endoskopie; gastrointestinal, pulmonal, Lymphknoten).

Therapie

Die Therapie richtet sich einerseits nach dem Helferzellstatus (mehr oder weniger als 200/µl) und andererseits nach der HAART. Wenn der Patient noch nicht mit HAART behandelt wurde, kann zunächst beobachtet werden, ob die Immunrekonstitution unter HAART zu einer Regression des KS führt. Ist dies nicht der Fall, kann eine systemische Behandlung beim disseminierten KS notwendig werden (IFN-α bei gutem Immunstatus, liposomales Doxorubicin [Caelyx] 20 mg/m² alle 3 Wochen bei schlechtem Immunstatus oder viszeralem Befall).

Für das lokalisierte und rein lokale KS stehen als Lokalmaßnahmen Camouflage, Lasertherapie und Bestrahlung zur Verfügung.

100.3.9 Non-Hodgkin-Lymphom

Auftreten, Klinik und Diagnostik. Non-Hodgkin-Lymphome vom Typ der B-Zell-Lymphome (z. B. Burkitt-Typ) sind bei HIV-Infektion überzufällig gehäuft. Extranodale Primärlokalisation, fortgeschrittenes Stadium mit Knochenmarkbeteiligung und häufige B-Symptomatik unterscheiden die HIV-Lymphome von den NHL bei anderen Patienten. Als Sonderform gilt das primär zerebral lokalisierte Lymphom.

Therapie

Die Therapie der Non-Hodgkin-Lymphome bei HIV-Infektion erfolgt in Analogie zur Vorgehensweise bei Patienten ohne HIV-Infektion (▶ Kap. 69). Die Auswahl der gleichzeitig verabreichten HAART soll allerdings berücksichtigen, dass myelotoxische oder neurotoxische Komponenten zu vermeiden sind. Während der Chemotherapie sollte nach Möglichkeit nicht auf HAART und Prophylaxe opportunistischer Infektionen verzichtet werden.

Leitlinien – Adressen – Tipps

Leitlinien
Neueste Richtlinien der antiretroviralen Therapie: http:///www.hivatis.org
   Carpenter CC, Cooper DA, Fischl MA et al. (2000) Antiretroviral therapy in adults: updated recommendations of the International AIDS Society-USA Panel. JAMA 283/3: 381–390
   United States Public Health Service/Infectious Diseases Society of America USPHS (1999) 1999 USPHS/IDSA guidelines for the prevention of opportunistic infections in persons infected with HIV: Pt III. Prevention of disease recurrence. Am Fam Physician 61/3: 771–778, 780, 785

Internetadressen
http://www.hiv.net
http:/www.hiv-druginteractions.org

Tipps für Patienten
Projekte, Informationen, monatliche Broschüre:
http://www.hiv.net

Literatur

Altfeld M, Rosenberg ES (2000) The role of CD4(+) T helper cells in the cytotoxic T lymphocyte response to HIV-1. Curr Opin Immunol 12/4: 375–380

Anonymous (1999) HIV/AIDS guidelines. JAMA 282/3: 226 (*HIV/AIDS Guidelines:* Anonymous 1999)

Bogner JR, Vielhauer V, Beckmann RA et al. (2001) Stavudine versus zidovudine and the development of lipodystrophy. J Acquir Immune Defic Syndr 27: 237–244

Brinkman K, Smeitink JA, Romijn JA, Reiss P (1999) Mitochondrial toxicity induced by nucleoside-analogue reverse-transcriptase inhibitors is a key factor in the pathogenesis of antiretroviral-therapy-related lipodystrophy. Lancet 354/9184: 1112–1115

Carpenter CC, Cooper DA, Fischl MA et al. (2000) Antiretroviral therapy in adults: updated recommendations of the International AIDS Society-USA Panel. JAMA 283/3: 381–390

Carr A, Miller J, Law M, Cooper DA (2000) A syndrome of lipoatrophy, lactic acidaemia and liver dysfunction associated with HIV nucleoside analogue therapy: contribution to protease inhibitor-related lipodystrophy syndrome. AIDS 14/3: 25–32

Centers for Disease Control and Prevention (CDC, 1993a) 1993 revised classification system for HIV infection and expanded surveillance case definition for AIDS among adolescents and adults. JAMA 269/6

Centers for Disease Control and Prevention (CDC, 1993b) Technical guidance on HIV counseling. Morb Mortal Wkly Rep 42 (RR-2): 11–17

Centers for Disease Control and Prevention (CDC, 1999) New CDC guidelines call for TB screening and treatment for all HIV-infected individuals. J Assoc Nurses AIDS Care 10/2: 85–86

Condra JH, Holder DJ, Schleif WA et al. (1996) Genetic correlates of in vivo viral resistance to indinavir, a human immunodeficiency virus type 1 protease inhibitor. J Virol 70/12: 8270–8276

Cooney EL (2002) Clinical indicators of immune restoration following highly active antiretroviral therapy. Clin Infect Dis 34: 224–233

Daar ES (1998) Virology and immunology of acute HIV type 1 infection. AIDS Res Hum Retroviruses 14/3: 229–234

Dalod M, Harzic M, Pellegrin I et al. (1998) Evolution of cytotoxic T lymphocyte responses to human immunodeficiency virus type 1 in patients with symptomatic primary infection receiving antiretroviral triple therapy. J Infect Dis 178/1: 61–69

De Clercq E (2000) Novel compounds in preclinical/early clinical development for the treatment of HIV infections. Rev Med Virol 10/4: 255–277

Delta Coordinating Committee (1996) Delta: a randomised double-blind controlled trial comparing combinations of zidovudine plus didanosine or zalcitabine with zidovudine alone in HIV-infected individuals. Lancet 348/9023: 283–291

Delta Coordinating Committee and Virology Group (1999) An evaluation of HIV RNA and CD4 cell count as surrogates for clinical outcome. AIDS 13/5: 565–573

Deng H, Liu R, Ellmeirer W et al. (1996) Identification of a major co-receptor for primary isolates of HIV-1. Nature 381: 661–665

Draenert R, Goebel FD (2001) Empfehlungen und Perspektiven der antiretroviralen Therapie. Dtsch Med Wochenschr 126/18: 539–543

Durant J, Clevenbergh P, Garraffo R et al. (2000) Importance of protease inhibitor plasma levels in HIV-infected patients treated with genotypic-guided therapy: pharmacological data from the Viradapt Study. AIDS 14: 1333–1339

Durant J, Clevenbergh P, Halfon P et al. (1999) Drug-resistance genotyping in HIV-1 therapy: the VIRADAPT randomised controlled trial. Lancet 353/9171: 2195–2199

Egger M, May M, Chene G et al. (2002) Prognosis of HIV-1-infected patients starting highly active antiretroviral therapy: a collaborative analysis of prospective studies. Lancet 360: 119–129

Finzi D, Blankson J, Siliciano JD et al. (1999) Latent infection of CD4+ T cells provides a mechanism for lifelong persistence of HIV-1, even in patients on effective combination therapy. Nat Med 5/5: 512–517

Goebel FD, Westner I (2001) Stoffwechselstörungen und Lipodystrophie. Unerwünschte Wirkungen der antiretroviralen Therapie. MMW Fortschr Med 143 Suppl 1: 40–44

Graziosi C, Soudeyns H, Rizzardi GP et al. (1998) Immunopathogenesis of HIV infection. AIDS Res Hum Retroviruses 14/2: 135–142

Hendrix CW, Flexner C, MacFarland RT et al. (2000) Pharmacokinetics and safety of AMD-3100, a novel antagonist of the CXCR-4 chemokine receptor, in human volunteers. Antimicrob Agents Chemother 44/6: 1667–1673

Hetherington S, Hughes AR, Mosteller M et al. (2002) Genetic variations in HLA-B region and hypersensitivity reactions to abacavir. Lancet 359: 1121–1122

Hiramoto RM, Mayrbaurl-Borges M, Galisteo A-JJ et al. (2001) Infectivity of cysts of the ME-49 Toxoplasma gondii strain in bovine milk and homemade cheese. Rev Saude Publica 35: 13–118

Hoen B, Dumon B, Harzic M et al. (1999) Highly active antiretroviral treatment initiated early in the course of symptomatic primary HIV-1 infection: results of the ANRS 053 trial. J Infect Dis 180/4: 1342–1346

Johnson VA (1994) Combination therapy: more effective control of HIV type 1? AIDS Res Hum Retroviruses 10/8: 907–912

Kahn JO, Walker BD (1998) Acute human immunodeficiency virus type 1 infection. N Engl J Med 339: 33–38

Katzenstein DA, Hammer SM, Hughes MD et al. (1996) The relation of virologic and immunologic markers to clinical outcomes after nucleoside therapy in HIV-infected adults with 200 to 500 CD4 cells per cubic millimeter. N Engl J Med 335/15: 1091–1098

Kaufmann D, Lichterfeld M, Altfeld M, Allen T, Johnston M, Lee P et al. (2004) Limited durability of immune control following treated acute HIV infection. 11th Conference on Retroviruses an Opportunistic Infections San Francisco, 2004, Abstract No. 24

Kilby JM, Hopkins S, Venetta TM et al. (1998) Potent suppression of HIV-1 replication in humans by T-20, a peptide inhibitor of gp41-mediated virus entry. Nat Med 4/11: 1302–1307

Landauer N and Goebel FD (2002) Störungen des Lipid- und Glukosestoffwechsels. Langzeitnebenwirkungen antiretroviraler Therapie. MMW Fortschr Med 144/1: 16–18

Lazzarin A, Clotet B, Cooper D, Reynes J, Arasteh K, Nelson M et al. (2003) Efficacy of enfuvirtide in patients infected with drug-resistant HIV-1 in Europe and Australia. N Engl J Med 348: 2186–2195

Martini F, Poccia F, Goletti D et al. (2002) Acute human immunodeficiency virus replication causes a rapid and persistent impairment of Vgamma9Vdelta2 T cells in chronically infected patients undergoing structured treatment interruption. J Infect Dis 186: 847–850

Mellors JW, Munoz A, Giorgi JV et al. (1997) Plasma viral load and CD4+ lymphocytes as prognostic markers of HIV-1 infection. Ann Intern Med 26 (12): 946–954

Palella-FJ J, Delaney KM, Moorman AC et al. (1998) Declining morbidity and mortality among patients with advanced human immunodeficiency virus infection. N Engl J Med 338/13: 853–860

Perelson AS, Essunger P, Cao Y et al. (1997) Decay characteristics of HIV-1-infected compartments during combination therapy. Nature 387/6629: 188–191

Powderly WG, Saag MS, Chapman S, Yu G, Quart B, Clendeninn NJ (1999) Predictors of optimal virological response to potent antiretroviral therapy. AIDS 13/14: 1873–1880

Rizzardi GP, Tambussi G, Bart PA et al. (2000) Virological and immunological responses to HAART in asymptomatic therapy-naive HIV-1-infected subjects according to CD4 cell count. AIDS 14: 2257–2263

Robbins GK, De Gruttola V, Shafer RW, Smeaton LM, Snyder SW, Pettinelli C et al. (2003) Comparison of sequential three-drug regimens as initial therapy for HIV-1 infection. N Engl J Med 349: 2293–2303

Strobel M, Muller P, Claudel P (1999) Complete reversibility of severe nucleoside-induced lipodystrophy. AIDS Hagerstown 13/18: 2606–2607

Subcommittee of the Joint Tuberculosis Committee of the British Thoracic Society (2000) Management of opportunist mycobacterial infections: Joint Tuberculosis Committee Guidelines. Thorax 55/3: 210–218

Tenter AM, Heckeroth AR, and Weiss LM. (2000) Toxoplasma gondii: from animals to humans. Int J Parasitol 30: 1217–1258

United States Public Health Service/Infectious Diseases Society of America USPHS (1999) 1999 USPHS/IDSA guidelines for the prevention of opportunistic infections in persons infected with HIV: Pt III. Prevention of disease recurrence. Am Fam Physician 61/3: 771–778, 780, 785

US Public Health Services/Infectious Diseases Society of America Prevention of Opportunistic Infections Working Group (1997) 1997 USPHS/IDSA guidelines for the prevention of opportunistic infections in persons infected with human immunodeficiency virus: disease-specific recommendations. Clin Infect Dis 25/3: 313–335

US Public Health Service/Infectious Diseases Society of America (USPHS/IDSA) (2000) 1999 USPHS/IDSA guidelines for the prevention of opportunistic infections in persons infected with HIV: Pt II. Prevention of the first episode of disease. Am Fam Physician 61/2: 441-4499, 453

Yu XG, Addo MM, Rosenberg ESet al. (2002) Consistent patterns in the development and immunodominance of human immunodeficiency virus type 1 (HIV-1)-specific CD8+ T-cell responses following acute HIV-1 infection. J Virol 76: 8690–8701

101 Infektionen bei neutropenischen Patienten

G. Maschmeyer

101.1 Grundlagen – 1673

101.2 Therapeutisches Management: Allgemeine Therapieprinzipien – 1674

101.2.1 Fieber unklarer Genese (FUO) – 1675
101.2.2 Pulmonale Infiltrate – 1676
101.2.3 Haut- oder venenkatheterassoziierte Infektionen – 1677
101.2.4 Abdominelle oder perianale Infektionen – 1678

101.3 Begleitende Therapien – 1678

Literatur – 1678

Verbesserungen der Therapieergebnisse bei der intensivierten Behandlung maligner Neoplasien sind nicht zu realisieren ohne effektive Prävention, zielsichere Diagnostik und systematische antimikrobielle Therapie infektiöser Komplikationen. Die heute verfügbaren Antiinfektiva und die Möglichkeit des Einsatzes rekombinanter hämatopoetischer Wachstumsfaktoren im Verbund mit optimiertem klinischem Management ermöglichen die Beherrschung ehemals unausweichlich letaler Infektionen. Dies führt nicht zuletzt dazu, dass heute die Aufwendungen für supportive Therapiemaßnahmen etwa 2 Drittel der Behandlungskosten bei aggressiven hämatologischen Neoplasien ausmachen. Ein rationaler Einsatz von Medikamenten in der antiinfektiösen Therapie ist aus diesem Grund, aber auch zur Minimierung potenzieller Nebeneffekte bei diesen Patienten, die oft eine Vielzahl weiterer Pharmaka erhalten, dringend geboten (Hughes et al. 2002).

Nicht zuletzt als Konsequenz des Einsatzes effektiver antibakterieller und antiviraler Substanzen haben sich seit Mitte der 1980er-Jahre invasive Pilzinfektionen zur Hauptursache infektionsbedingter Morbidität und Mortalität entwickelt. Bildgebende und molekulare Diagnostikverfahren erlauben heute eine Früherkennung solcher Mykosen. Da mittlerweile auch hochwirksame neue systemische Antimykotika zur Verfügung stehen, hat sich die Prognose der betroffenen Patienten erfreulich verbessert. Insbesondere bei der invasiven Aspergillose stehen mit Voriconazol (Herbrecht et al. 2002) und Caspofungin (Maertens et al. 2002) heute im Vergleich mit Amphotericin B besser verträgliche und teils auch effektivere Behandlungsoptionen zur Verfügung.

101.1 Grundlagen

Infektionen sind die häufigsten Komplikationen bei Patienten mit malignen Erkrankungen und stellen bei Patienten mit akuten Leukämien heute die Haupttodesursache dar. Die ausgeprägte Infektionsanfälligkeit hängt damit zusammen, dass einerseits die wichtigsten Säulen der Immunabwehr, nämlich Granulozyten und andere Elemente der zellulären und der humoralen Immunität, durch die Erkrankung selbst und die Chemo- und Strahlentherapie in vielfältiger Weise geschädigt werden. Andererseits sind gleichzeitig natürliche Abwehrbarrieren wie Haut und Schleimhäute, Peristaltik, muköziliare Aktivität oder physiologische körpereigene mikrobielle Flora beeinträchtigt. Dabei stellt das Ausmaß und die Dauer der Neutropenie die entscheidende Größe dar, die die Wahrscheinlichkeit einer kompliziert verlaufenden oder lebensbedrohlichen Infektion einzuschätzen hilft. Oftmals ist eine Neutropenie kombiniert mit anderen Faktoren, die sich auf die Entstehung oder den Verlauf einer Infektion prognostisch deutlich auswirken. (◘ Übersicht 101-1).

Je nach Ausmaß und Dauer der zugrunde liegenden Störung der Immunabwehr stehen unterschiedliche Mikroorganismen ätiologisch im Vordergrund. Wie ◘ Tabelle 101-1 zeigt, findet man jedoch keine scharfe Trennung im Erregerspektrum, sondern teilweise deutliche Überlagerungen, sodass es auch für die antimikrobielle Behandlungsstrategie durchaus Gemeinsamkeiten gibt.

Übersicht 101-1
Faktoren, die die Entstehung infektiöser Komplikationen begünstigen

- Granulozytopenie (Neutropenie)
- Granulozytenfunktionsstörung
- T-Zellsuppression
- Immunglobulinmangel
- Splenektomie oder funktionelle Asplenie
- Hautläsionen, v. a. Venenkatheter und andere iatrogene Wunden
- Schleimhautulzera und Mukositis
- Blutungen/Hämatome
- Organfunktionsstörungen wie Stenosen, Störungen der Peristaltik oder Harnverhalt
- Zerstörung der körpereigenen mikrobiellen Homöostase, z. B. durch Antibiotika
- Mangelernährung
- Eisenüberladung
- Immobilisierung
- Endogene (z. B. Zahnwurzelgranulome) und exogene Infektionsherde (z. B. mikrobiell kontaminierte Nahrung, Inhalation von Aspergillussporen)

Tabelle 101-1. Typische Infektionserreger bei verschiedenen Formen der Immunabwehrschwäche

Granulozytopenie (Neutropenie)	Gramnegative Aerobier (Enterobacteriaceae und Glucose-Nonfermenter wie Pseudomonas aeruginosa oder Stenotrophomonas maltophilia)
	Staphylococcus aureus (je nach lokaler Epidemiologie bis zu 50% oxacillinresistent)
	Koagulasenegative Staphylokokken (z. B. S. epidermidis)
	α-hämolysierende Streptokokken (z. B. S. viridans und S. mitis)
	Pilze (v. a. Aspergillus- und Candida spp.)
T-Zell-Defekt	Viren (Zytomegalie, Herpes simplex, Varicella Zoster)
	Pilze (▶ oben sowie Kryptokokken, Pneumocystis jiroveci)
	Mykobakterien (v. a. M. tuberculosis)
	Parasiten (z. B. Toxoplasma gondii)
	Bakterien (▶ oben, zudem Listeria monocytogenes und Nocardien)
Antikörpermangel	Bakterien (▶ oben), z. B. Pneumokokken, Haemophilus influenzae
	Viren (▶ oben)
	Seltener: Pilze
Mukositis	α-hämolysierende Streptokokken
	Enterokokken
	Capnocytophaga spp.
	Stomatococcus mucilaginosus
	Candida spp.
	Viren (Herpes simplex)
Hautläsion/Venenkatheter	Koagulasenegative Staphylokokken
	Staphylococcus aureus
	Pseudomonas aeruginosa
	Stenotrophomonas maltophilia
	Corynebacterium spp.
Splenektomie/Funktionelle Asplenie	Streptococcus pneumoniae
	Haemophilus influenzae
	Neisseria meningitidis

101.2 Therapeutisches Management: Allgemeine Therapieprinzipien

Zur Auswahl der antimikrobiellen Therapie haben Fachgruppen und Expertengremien in den vergangenen Jahren auf der Grundlage umfangreicher klinischer Studien evidenzbasierte Leitlinien vorgelegt (Arbeitsgemeinschaft Infektionen der DGHO 2003; Hughes et al. 2002). Ihr Grundprinzip besteht darin, von der Epidemiologie mikrobiologisch gesicherter Infektionen auf die Epidemiologie von Infektionen ohne Erregernachweis bzw. Fieber unklarer Genese zu schließen, wobei die klinischen Ansprechraten als Bestätigung für die Richtigkeit dieser Schlussfolgerung dienen. Durch randomisierte Studien konnten für Patienten mit akuten Leukämien und ähnlichen hochmalignen hämatologischen Neoplasien unter aggressiver Chemotherapie valide Therapiestandards erarbeitet werden. Sie sehen bei Fieber unklarer Genese in der Neutropenie die Gabe eines pseudomonaswirksamen β-Laktam-Antibiotikums (als Monotherapie oder in Kombination mit einem Aminoglykosid) vor.

Die Ausweitung des Wirkspektrums durch Zusatz eines Glykopeptidantibiotikums zur Erfassung multiresistenter grampositiver Erreger hat sich in der Initialtherapie nicht als sinnvoll erwiesen. Gleichzeitig ist es gelungen, das Risiko eines ungünstigen Verlaufs einer infektiösen Komplikation bei febrilen neutropenischen Patienten in Abhängigkeit von Ausmaß bzw. Dauer ihrer Neutropenie so zuverlässig zu differenzieren, dass bei Patienten mit definiertem Niedrigrisiko auch eine weniger aufwendige orale antibiotische Therapie gerechtfertigt ist.

Entscheidend ist bei jedem neutropenischen Patienten mit einer febrilen Komplikation die sorgfältige klinische, bildgebende und Labordiagnostik, um erkennen zu können, ob ein klinischer Infektionsfokus oder ein kausaler Erreger identifizierbar ist, um das individuelle Risiko eines ungünstigen Verlaufs abschätzen zu können.

101.2.1 Fieber unklarer Genese (FUO)

Die Indikation zur Einleitung einer antimikrobiellen Therapie bei neutropenischen Patienten zeigt ◘ Übersicht 101-2.

> **Übersicht 101-2**
> **Indikationen zur Einleitung einer empirischen antimikrobiellen Therapie**
>
> — Granulozytenzahl < 500/µl oder < 1000/µl mit erwartetem Abfall auf ≤ 500/µl **und**
> — einmalige orale Temperatur > 38,3 °C oder ≥ 38,0 °C 2-mal innerhalb 12 h oder ≥ 38,0 °C über ≥ 1 h **und**
> — keine offensichtlich nichtinfektiöse Ursache, z. B. Reaktion auf Blutprodukte oder Medikamente

> **Praxistipp**
> Wenn diese klinische Konstellation gegeben ist, sollte die Therapie innerhalb von höchstens 2 Stunden eingeleitet werden.

Standardtherapie

Bei Patienten, die eine Neutropeniedauer von mehr als 10 Tagen zu erwarten haben, besteht die empirische Initialtherapie aus einem pseudomonaswirksamen β-Laktam-Antibiotikum (Arbeitsgemeinschaft Infektionen der DGHO 2003; Hughes et al. 2002). In großen randomisierten Studien haben sich bewährt
— Ceftazidim, Cefepim (Tagesdosis jeweils 3-mal 2 g),
— Piperacillin-Tazobactam (3- bis 4-mal 4,5 g),
— Imipenem/Cilastatin (4-mal 0,5 g bis 3-mal 1 g),
— Meropenem (3-mal 1 g).

Der Zusatz eines Aminoglykosidantibiotikums ist optional. Bei Patienten mit Fieber unklarer Ursache (FUO) ist unter dieser Initialtherapie ein komplettes Ansprechen in ca. 65 % der Fälle zu erwarten. Bei den übrigen Patienten ist nach 4–5 Behandlungstagen die Diagnostik zur erneuten Suche nach einer Infektionsquelle bzw. einem relevanten Erreger zu wiederholen. Hierbei ist die hochauflösende Computertomographie der Lungen mit der Frage nach konventionell-radiologisch oft nicht erkannten entzündlichen Infiltraten von besonderer Bedeutung. Ist weiterhin kein Infektionsherd oder -erreger zu identifizieren, kann bei klinisch stabilen Patienten die laufende Initialtherapie für einige Tage weitergeführt werden. Hierunter ist bei 45 % der so behandelten Patienten eine stabile Entfieberung zu erwarten.

Die oft praktizierte empirische Zugabe eines Glykopeptidantibiotikums (Vancomycin oder Teicoplanin) hat sich in kontrollierten Studien nicht als wirksam erwiesen, sofern nicht klinische und/oder mikrobiologische Hinweise auf eine venenkatheterassoziierte Infektion durch multiresistente Staphylokokken vorliegen (Cometta et al. 2001). Demgegenüber ist die Erweiterung der antimikrobiellen Therapie um ein systemisch wirksames Antimykotikum wie Amphotericin B (ca. 0,7 mg/kgKG täglich) bei Patienten mit refraktärem Fieber mit einer Ansprechrate von etwa 70 % verbunden. Sie gilt deshalb heute als akzeptierter Standard für Patienten, bei denen eine Modifikation der antimikrobiellen Therapie als erforderlich angesehen wird. Amphotericin B kann an dieser Stelle auch durch Fluconazol (400 mg täglich), Voriconazol (2-mal 6 mg/kgKG am 1. Tag und 2-mal 3 mg/kgKG täglich ab dem 2. Tag), intravenöses Itraconazol (2-mal 200 mg am 1. und 2. Tag und 1-mal 200 mg ab Tag 3) oder Caspofungin (50 mg täglich, 70 mg am Tag 1) ersetzt werden. In dieser Indikation ebenso wirksam, aber besser verträglich als konventionelles Amphotericin B ist liposomales Amphotericin B in einer Tagesdosis von 3,0 mg/kgKG. Diese Alternativen zu Amphotericin B sind jedoch mit deutlich höheren Tagestherapiekosten verbunden.

Therapie von Patienten mit bekannter Antibiotikaallergie

Patienten mit einer anamnestisch bekannten Allergie gegen Penicilline können mit einem der beiden geeigneten Cephalosporine (Kreuzallergierate 10–20 %) oder einem Carbapenem (Kreuzallergierate < 10 %) behandelt werden. Bei Patienten mit einer breiten Allergie gegen β-Laktam-Antibiotika sollte ausgewichen werden auf ein pseudomonaswirksames Fluorochinolon (Ciprofloxacin 2-mal 400 mg täglich i. v.) in Kombination mit einem Glykopeptidantibiotikum (Vancomycin 2-mal 1 g pro Tag oder Teicoplanin 1-mal 400 mg pro Tag, in den ersten 24 Stunden 2-mal 400 mg). Da diese Medikation nur für Patienten zu empfehlen ist, die zuvor keine Infektionsprophylaxe mit einem oralen Fluorochinolon erhalten haben, sollte bei ihnen unbedingt auf eine solche Prophylaxe verzichtet werden.

Therapie bei Niedrigrisikopatienten mit kurzer Neutropeniedauer

Bei febrilen Patienten, die eine Neutropeniedauer von weniger als 10 Tagen erwarten lassen, kann zur empirischen

Tabelle 101-2. Kriterien für die Einordnung febriler neutropenischer Patienten in die Niedrigrisikogruppe

Bedrohlicher Infektionsverlauf unwahrscheinlich	Gesamtdauer der Neutropenie von maximal 10 Tage zu erwarten
	Allgemeinzustand nicht stark beeinträchtigt (Karnofsky-Index > 60%)
	Keine Hinweise auf ZNS-Infektion, Pneumonie oder Katheterinfektion
	Keine Zeichen einer Sepsis bzw. eines Schocks, keine ausgeprägten abdominellen Beschwerden, keine Dehydratation
	Keine Notwendigkeit der ständigen oder engmaschigen Überwachung (z. B. entgleister Diabetes mellitus, Hyperkalzämie) oder intravenösen Supportivtherapie
Orale Antibiotika möglich, keine Kontraindikation	Kein rezidivierendes Erbrechen
	Keine Chinolonprophylaxe oder -therapie innerhalb der letzten 7 Tage
	Orale Medikation vertretbar, Compliance mit oraler Medikation zu erwarten
Ambulante medizinische Betreuung sichergestellt	Patient lebt nicht allein.
	Patient/Mitbewohner hat Telefon.
	Patient kann innerhalb 1 Stunde eine Klinik erreichen, die Erfahrung in der Behandlung neutropenischer Patienten hat.
	Patient bewusstseinsklar, kennt und versteht die Risiken

Initialtherapie auch Ceftriaxon (1-mal 2 g) in Kombination mit einem Aminoglykosid verwendet werden (Arbeitsgemeinschaft Infektionen der DGHO 2003). In randomisierten klinischen Studien wurde gezeigt, dass diese „Niedrigrisikopatienten", bei denen nur eine geringe Gefahr eines komplizierten oder gar lebensbedrohlichen Verlaufs ihrer Fieberepisode besteht, ebenso effektiv mit einer oralen Antibiotikatherapie (Amoxicillin-Clavulansäure 3-mal 625 mg oder 2-mal 1 g pro Tag, jeweils in Kombination mit Ciprofloxacin 2-mal 750 mg täglich) behandelt werden können (Kern et al. 2001). Bevor man sich zu dieser wesentlich unaufwendigeren und kostengünstigeren Behandlung entschließt, müssen jedoch neben der Erwartung einer kurzen Neutropeniedauer noch weitere Kriterien erfüllt sein (Tabelle 101-2).

101.2.2 Pulmonale Infiltrate

Patienten mit langdauernder Neutropenie, die im Thoraxröntgenbild oder -CT erkennbare Lungeninfiltrate aufweisen, haben ein Risiko von etwa 70%, auf eine Therapie mit Antibiotika nicht anzusprechen und z. T. eine lebensbedrohliche respiratorische Insuffizienz zu entwickeln (Arbeitsgemeinschaft Infektionen der DGHO 2003). Der Grund dafür ist ein hoher Anteil invasiver Aspergillusinfektionen. In mehr als der Hälfte aller Fälle bleibt allerdings die mikrobiologische Diagnostik erfolglos, sodass das Postulat eines besonders hohen Anteils invasiver Aspergillosen indirekt abgeleitet wird aus dem Ansprechen auf aspergilluswirksame Antimykotika, aus Fällen mit gelungenem Erregernachweis und aus Autopsieergebnissen bei Patienten mit letal verlaufenden Infektionen.

Neben invasiven Aspergillosen und den in Tabelle 101-1 aufgeführten Bakterien zählt bei Patienten, die kein Cotrimoxazol oder Pentamidin zur Prophylaxe erhalten haben, gelegentlich noch Pneumocystis jiroveci zu den Auslösern solcher Pneumonien. Darüber hinaus werden auch Zytomegalieviren als Erreger pulmonaler Infiltrate nachgewiesen, v. a. bei Patienten mit T-Zell-Defekten und Empfängern allogener Knochenmark- oder Stammzelltransplantate. Da P. jiroveci und Zytomegalieviren mittels Bronchoskopie und serologische Diagnostik sicher nachgewiesen werden können, werden diese Infektionen in der Regel nicht empirisch behandelt.

Das Grundprinzip der antimikrobiellen Therapie bei febrilen neutropenischen Patienten mit Lungeninfiltraten ohne gesicherten plausiblen Keimnachweis besteht im möglichst frühen, kalkulierten (oder „präemptiven") Einsatz von Amphotericin B in einer Dosierung von 0,7–1,0 mg/kgKG täglich zusätzlich zur Gabe eines breit wirksamen Antibiotikums (Arbeitsgemeinschaft Infektionen der DGHO 2003). Dieses Therapieregime verbessert die Erfolgsaussichten auf > 70%. Bei Patienten mit Kontraindikationen gegen die Behandlung mit konventionellem Amphotericin B, z. B. wegen Niereninsuffizienz mit Kreatininwerten > 2,5 mg/dl oder nicht beherrschbarer Unverträglichkeitsreaktionen, kann auf liposomales Amphotericin B (Tagesdosis 1–5 mg/kgKG, nicht präzise definiert) umgestellt werden.

Neuere aspergilluswirksame Breitspektrumantimykotika wie Itraconazol und Voriconazol sowie das Echinocandin Caspofungin haben in klinischen Studien eine gute Effektivität bei Patienten mit gesicherten invasiven Aspergillosen gezeigt. Voriconazol hat im randomisierten Vergleich bei der Initialtherapie hämatologischer und Transplantationspatienten mit gesicherten Aspergillosen ein signifikant besseres Ansprechen (53 gegen 32%) und Überleben (71 gegen 58%) als konventionelles Amphotericin B gezeigt (Herbrecht et al. 2002). Unter Caspofungin (70 mg i.v. Tag 1, 50 mg i.v. täglich ab Tag 2) konnte bei Patienten, die gegen ein anderes aspergilluswirksames Antimykotikum refraktär waren, eine Ansprechrate von 45% beobachtet werden (Maertens et al. 2002).

Zu beachten ist, dass bei gesicherter oder wahrscheinlicher pulmonaler Aspergillose ein radiologisch nachweisbares Ansprechen auf eine antimykotische Therapie nicht vor Ablauf von 7–14 Tagen voll dosierter Behandlung zu erwarten ist. Dementsprechend ist vor einem zu frühen Absetzen des Antimykotikums wegen Therapieversagens zu warnen.

> **Praxistipp**
> Bei Aspergillusinfiltraten in unmittelbarer Nähe zu großen Pulmonalgefäßen muss auch bei hohem perioperativem Risiko eine throaxchirurgische Intervention erwogen werden, da Arrosionsblutungen infolge des angiotropen Wachstums von Aspergillosen rasch letal verlaufen können.

Bei Patienten mit einem Keimnachweis aus Bronchialsekreten oder Blutkulturen muss sorgfältig die Plausibilität eines Kausalzusammenhangs mit den Lungeninfiltraten geprüft werden, um eine frustrane, vermeintlich gezielte Therapie mit den falschen antimikrobiellen Substanzen zu vermeiden. Beispiele hierfür sind koagulasenegative Staphylokokken in der Blutkultur, die bei wiederholtem Nachweis zwar eine (meist katheterbedingte) Infektion belegen, jedoch nicht für die Ätiologie der Lungeninfiltrate bedeutsam sind. Auch Enterokokken oder Candida spp. im Sputum, die sich durch Selektionsdruck unter Antibiotikatherapie in den oberen Atemwegen angesiedelt haben, sollten hinsichtlich ihrer ätiologischen Relevanz mit äußerster Zurückhaltung bewertet werden (Arbeitsgemeinschaft Infektionen der DGHO 2003).

Patienten mit (mittels Bronchoskopie und bronchoalveolärer Lavage) nachgewiesener Pneumocystis-jiroveci-Pneumonie erhalten täglich hochdosiert und i.v. Cotrimoxazol (Trimethoprim 20 mg/kgKG + Sulfamethoxazol 100 mg/kgKG, aufgeteilt in 4 Dosen). Hierbei ist auf das hohe Potenzial pharmakologischer Interaktionen (z.B. mit Loperamid, Methotrexat, Phenytoin oder Rifampicin) zu achten. Die Therapiedauer beträgt 3 Wochen. Anschließend ist eine Sekundärprophylaxe mit Trimethoprim/Sulfamethoxazol p.o. (2-mal 80/400 mg täglich an 3 Tagen pro Woche) oder mit 300 mg Pentamidin inhalativ einmal monatlich erforderlich.

101.2.3 Haut- oder venenkatheterassoziierte Infektionen

Infektionen durch perkutane, teils getunnelte oder implantierte Venenverweilkatheter zählen zu den häufigsten Komplikationen bei neutropenischen Patienten. Ätiologisch stehen hier koagulasenegative Staphylokokken, die zur normalen Bakterienflora der Haut gehören, ganz im Vordergrund. Sie sind häufig resistent gegen die bei febrilen neutropenischen Patienten standardmäßig eingesetzten β-Laktam-Antibiotika, sodass der Zusatz eines Glykopeptidantibiotikums (Vancomycin oder Teicoplanin) erforderlich wird. Auch neue Antibiotika wie Linezolid oder Quinupristin-Dalfopristin sind gegen diese Erreger sehr effektiv. Es ist jedoch gerechtfertigt, auch bei diesen Infektionen zunächst eine Standardtherapie ohne spezielle Modifikation durchzuführen, da sie selbst bei fehlendem Ansprechen nicht bedrohlich verlaufen, sodass eine

Tabelle 101-3. Indikationen zur Entfernung des Katheters bei venenkatheterassoziierter Infektion (nach Fätkenheuer et al. 2000)

Unverzügliche Katheterentfernung bei	Bakteriämie durch Staphylococcus aureus
	Bakteriämie durch Bacillus spp.
	Candidämie durch infizierten Katheter
	Tunnel- oder Tascheninfektion
	Septischer Thrombose/Embolie
	Lokaler Abszedierung
Katheterentfernung nach primär antimikrobieller Therapie unter Belassung des Katheters	Persistierend positive Blutkulturen nach 3 Tagen adäquater antibiotischer Therapie
	Wiederauftreten von Fieber unmittelbar nach Absetzen der antimikrobiellen Therapie

Therapiemodifikation noch im Fall des Versagens der Standardtherapie möglich ist (Arbeitsgemeinschaft der DGHO 2003).

Bei einigen Patienten mit mikrobiologisch gesicherten Venenkatheterinfektionen ist eine Entfernung des Kathetersystems nicht zu vermeiden. Die Indikationen zur Entfernung von Kathetern sind in ◘ Tabelle 101-3 aufgelistet.

101.2.4 Abdominelle oder perianale Infektionen

Abdominelle oder perianale Infektionen bei neutropenischen Patienten sind typischerweise polymikrobieller Genese unter Beteiligung von gramnegativen Aerobiern, Enterokokken und Anaerobiern. Dies ist auch zu bedenken, wenn mikrobiologische Kulturen nur den Nachweis einer vermeintlich monobakteriellen Genese ergeben. Demzufolge sollte die antibiotische Therapie aus Piperacillin-Tazobactam, einem Carbapenem oder einem pseudomonaswirksamen Cephalosporin in Kombination mit Metronidazol bestehen. Bei Diarrhö und Meteorismus sollte immer eine rasche Untersuchung auf Clostridium-difficile-Enterotoxin erfolgen. Bei Clostridium-difficile-assoziierter „pseudomembranöser" Enterokolitis ist die orale Gabe von Metronidazol (2-mal 500 mg), in refraktären Fällen auch von Vancomycin 4-mal 125 mg (intravenöse Therapie unwirksam!) erforderlich.

101.3 Begleitende Therapien

Dass die Gabe von Immunglobulinen zur antimikrobiellen Therapie bei febrilen neutropenischen Patienten einen positiven Einfluss auf den Krankheitsverlauf hat, ist bisher durch keine klinische Studie untermauert worden. Eine Ausnahme bilden Patienten mit einem nachgewiesenen humoralen Immundefekt. Rekombinante hämatopoetische Wachstumsfaktoren (Filgrastim, Lenograstim oder Molgramostim) haben sich in randomisierten Studien als Begleitmedikation zur antimikrobiellen Therapie bei Infektionen febriler neutropenischer Patienten als nicht effektiv erwiesen. Ihr Einsatz in dieser Indikation bleibt klinischen Studien vorbehalten.

Leitlinien – Adressen – Tipps

Leitlinien

Arbeitsgemeinschaft Infektionen in der Hämatologie und Onkologie der Deutschen Gesellschaft für Hämatologie und Onkologie (DGHO) (2003) Supplement Ann Hematol 82: S105–200

Hughes WT, Armstrong D, Bodey GP et al. (2002) 2002 guidelines for the use of antimicrobial agents in neutropenic patients with cancer. Clin Infect Dis 34: 730–751

Internetadressen

http://www.dgho-infektionen.de
http://www.p-e-g.de
http://www.journals.uchicago.edu/IDSA/guidelines/

Tipps für Patienten

Als Folge einer Chemotherapie, einer Behandlung mit Cortisonpräparaten, einer Bestrahlung oder auch als Begleiterscheinung einer bösartigen Erkrankung selbst kommt es häufig zu einer erhöhten Anfälligkeit für Infektionen, die bei Personen mit intakter Immunabwehr nicht oder nur selten auftreten. Ob sich dies auf das Verhalten im Alltag auswirkt, hängt von der speziellen Art der Infektionsanfälligkeit im Einzelfall ab. Während es für manche Patienten ratsam ist, bestimmte Nahrungsmittel wie Rohmilchprodukte, ungeschältes Obst und Gemüse oder Marinaden und offenes Speiseeis zu meiden, trifft dies für andere Patienten nicht zu. Ähnlich gilt dies für die Verhütung von Stich- oder Schnittverletzungen oder die Meidung des Kontakts mit Kompost oder verrottendem Laub. In manchen Fällen sind vorbeugende Maßnahmen wie Impfungen oder die regelmäßige Einnahme von Medikamenten gegen Pilze, Viren oder Bakterien erforderlich. Eine generelle Empfehlung von Verhaltensmaßregeln für alle Patienten mit einer reduzierten Immunabwehr existiert deshalb nicht. Es ist vielmehr sinnvoll, diese in jedem Einzelfall mit den behandelnden Hämatologen, Onkologen oder Transplantationsmedizinern zu besprechen.

Literatur

Arbeitsgemeinschaft Infektionen (AGIHO) der Deutschen Gesellschaft für Hämatologie und Onkologie (DGHO) (2003) Guidelines to the Infectious Diseases Working Party (AGIHO) of the German Society of Hematology and Oncology (DGHO). Ann Hematol 82 (Suppl 2): S105–200

Cometta A, Kern WV, DeBock R et al. (2003) Vancomycin versus placebo for treating persistent fever in patients with neutropenic cancer receiving piperacillin-tazobactam monotherapy. International Antimicrobial Therapy Group of the European Organization for Research Treatment of Cancer. Clin Infect Dis 37: 382–389

Herbrecht R, Denning DW, Patterson TF et al. Invasive Fungal Infections Group of the European Organisation for Research and Treatment of Cancer and the Global Aspergillus Study Group (2002) Voriconazole versus amphotericin B for primary therapy of invasive aspergillosis. N Engl J Med 347: 408–415

Hughes WT, Armstrong D, Bodey GP et al. (2002) 2002 guidelines for the use of antimicrobial agents in neutropenic patients with unexplained fever. Clin Infect Dis 34: 730–751

Kern WV, Cometta A, De Bock R et al., for the International Antimicrobial Therapy Cooperative Group of the European Organization for Research and Treatment of Cancer (1999) Oral vs. intravenous empirical antimicrobial therapy for fever in patients with granulocytopenia who are receiving cancer chemotherapy. N Engl J Med 341: 312–318

Maertens J, Raad I, Petrikkos G et al. (2002) Update of the multicenter, noncomparative study of caspofungin (CAS) in adults with invasive aspergillosis (IA) refractory (R) or intolerant (I) to other antifungal agents: analysis of 90. Abstracts of the 41th Interscience Conference on Antimicrobial Agents and Chemotherapy, San Diego, 27.–30.09.2002, Abstr. No. 3269

102 Antibakterielle Chemotherapie

R. Stahlmann, H. Lode

102.1 Grundlagen – 1681
102.1.1 Definition und Klassifikation – 1681
102.1.2 Wirkungsweise – 1681
102.1.3 Resistenz – 1682
102.1.4 Pharmakokinetik – 1683
102.1.5 Pharmakodynamik – 1683

102.2 Allgemeine Behandlungsrichtlinien – 1684
102.2.1 Diagnostische Voraussetzungen – 1684
102.2.2 Auswahl – 1684
102.2.3 Applikation – 1684
102.2.4 Dosierung – 1684
102.2.5 Kombinationen – 1689
102.2.6 Nebenwirkungen – 1690

102.3 Wichtigste antibakterielle Chemotherapeutika – 1690
102.3.1 Penicilline – 1691
102.3.2 Cephalosporine – 1692
102.3.3 Andere β-Laktam-Antibiotika – 1695
102.3.4 Tetracycline – 1695
102.3.5 Aminoglykoside – 1696
102.3.6 Makrolide – 1696
102.3.7 Ketolide – 1698
102.3.8 Lincosamide – 1698
102.3.9 Glykopeptidantibiotika – 1698
102.3.10 Streptogramine – 1698
102.3.11 Sonstige Antibiotika – 1699
102.3.12 Nitroimidazole – 1699
102.3.13 Nitrofurane – 1700
102.3.14 Chinolone – 1700
102.3.15 Sulfonamide, Cotrimoxazol – 1702
102.3.16 Oxazolidinone (Linezolid) – 1703

Literatur – 1703

Die meisten Arzneistoffe werden verabreicht, um Funktionen des menschlichen Körpers zu beeinflussen – Antiinfektiva sollen dagegen idealerweise nicht mit dem Organismus in Wechselwirkung treten, sondern gezielt die Erreger treffen. Sehr leicht wird damit die Betrachtung der therapeutischen Situation auf eine „In-vitro-Ebene" gelenkt. Pharmakologische und toxikologische Aspekte müssen jedoch bei der Beurteilung ebenso betrachtet werden wie die mikrobiologischen Grundlagen der antiinfektiven Therapie. Die In-vitro-Befunde können nicht ohne Einschränkung auf die Behandlung des Patienten extrapoliert werden. Die Zusammenhänge wurden bereits zu Beginn der modernen antiinfektiven Therapie deutlich, als Alexander Domagk im Tierexperiment die In-vivo-Wirksamkeit des in vitro unwirksamen Azofarbstoffs Prontosil nachwies. Bekanntlich entsteht erst durch metabolische Aktivität des Säugetierorganismus das antibakteriell wirksame Agens Sulfanilamid. Prontosil war das erste Chemotherapeutikum, das Streptokokken- und Staphylokokkeninfektionen verhinderte. Die folgenden Jahrzehnte waren durch die rasche Entdeckung und Entwicklung neuer Antibiotika geprägt, und die enormen Erfolge der antimikrobiellen Chemotherapie führten in den 1960er-Jahren zu der Ansicht, „es sei an der Zeit, das Buch der Infektionskrankheiten zu schließen". Tatsächlich hat sich in der 2. Hälfte des vergangenen Jahrhunderts gezeigt, dass durch die beeindruckende Anpassungsfähigkeit und Resistenzentwicklung der Erreger eine kontinuierliche Weiterentwicklung der antiinfektiven Therapie erforderlich ist. Zudem sind die Anforderungen an die pharmakologisch-toxikologischen Eigenschaften von Arzneimitteln generell gestiegen, sodass ein dringender Bedarf für neue, optimierte Wirkstoffe zur antibakteriellen Therapie besteht. Schließlich stellen auch die zahlreichen, während der vergangenen Jahrzehnte neu erkannten Infektionskrankheiten eine Herausforderung an die antimikrobielle Therapie dar. Unverändert gilt aber die bereits von Domagk erkannte Regel, dass die In-vitro-Aktivität von Antiinfektiva allein die klinische Wirksamkeit der Substanzen nicht voraussagen kann.

102.1 Grundlagen

102.1.1 Definition und Klassifikation

Antibakteriell wirksame Substanzen wirken direkt auf die Erreger und führen zu ihrer Zerstörung oder Wachstumshemmung. Eine Trennung in die synthetisch gewonnenen **Chemotherapeutika** und die von Pilzen oder Bakterien gebildeten **Antibiotika** ist heute nicht mehr strikt aufrechtzuerhalten, da zahlreiche Antibiotika voll- oder halbsynthetisch hergestellt werden. Die Einteilung erfolgt nach der chemischen Struktur in Substanzgruppen (▶ 102.3.1–102.3.16) mit meist ähnlichem Verhalten hinsichtlich Wirkungsmechanismus (▶ 102.1.2), Wirkungsspektrum (▶ Tabelle 102-2), Erregerresistenz (▶ 102.1.3) und Toxizität (▶ 102.2.6).

102.1.2 Wirkungsweise

Der Wirkungsmechanismus der heute therapeutisch verwendeten antibakteriellen Substanzen ist weitgehend bekannt. In ◘ Tabelle 102-1 werden verschiedene Substanzgruppen nach ihren wesentlichen Angriffspunkten in der bakteriellen Zelle unterschieden.

Innerhalb einer Gruppe von Wirkstoffen mit ähnlichem oder identischem Wirkungsmechanismus besteht häufig Kreuzresistenz (▶ 102.1.3). Die Übersicht kann allerdings nur eine grobe Orientierung gestatten und ist für eine Klärung von Fragen im Zusammenhang mit einer therapeutischen Anwendung der Antibiotika nicht direkt geeignet. β-Laktam-Antibiotika und Glykopeptide wie etwa Vancomycin werden z. B. in der gleichen Gruppe zusammengefasst, weil sie beide die Zellwandsynthese der Erreger hemmen. Doch die biochemischen Mechanismen dieser Wirkung sind verschieden, und es besteht keine Kreuzresistenz. Andererseits lassen sich in manchen Wirkstoffgruppen, z. B. bei den Chinolonen, in Ergänzung der angegebenen Angriffspunkte weitere Wirkungsmechanismen nachweisen.

Bakterizidie und Bakteriostase. Die antibakterielle Aktivität lässt sich in vitro als minimale Hemmkonzentration (MHK) bestimmen. Dabei kann es zu einer

— Keimabtötung (**Bakterizidie**) oder
— nur zu einer Hemmung der Vermehrung (**Bakteriostase**) kommen.

◻ **Tabelle 102-1.** Wirkungsmechanismus von Antibiotika und Chemotherapeutika

Hemmung der Zellwandsynthese	β-Laktam-Antibiotika Glykopeptide Fosfomycin
Permeabilitätsstörung der Zytoplasmamembran	Polymyxine Amphotericin B Nystatin
Hemmung der Proteinsynthese	Chloramphenicol Tetracycline Makrolide Ketolide Lincomycine Aminoglykoside Fusidinsäure Oxazolidinone Streptogramine
Hemmung der Nukleinsäuresynthese	Cinolone Nitroimidazole Rifamycine
Folsäureantagonismus	Sulfonamide Diaminopyrimidine

Ob in vivo eine bakterizide oder bakteriostatische Wirkung erreicht wird, hängt nicht nur vom Wirkungsmechanismus, sondern auch von der Konzentration am Wirkort (Gewebespiegel), der Einwirkdauer sowie von der Wachstumsphase der Erreger ab. Bakterizid unter therapeutischen Bedingungen wirken β-Laktam-Antibiotika, allerdings nur auf proliferierende Keime, Aminoglykoside, Vancomycin, Chinolone und Polymyxine.

Tetracycline, Chloramphenicol, Makrolide, Lincomycine und Sulfonamide sind primär bakteriostatisch.

Praxistipp
Bei lebensbedrohlichen Infektionen (z. B. Sepsis), fehlender oder gestörter körpereigener Abwehr, Endokarditis und möglichst auch bei Meningitis sind bakterizid wirksame Substanzen vorzuziehen.

102.1.3 Resistenz

Definition. Resistenz liegt vor, wenn sich Bakterien bei einer erreichbaren therapeutischen Gewebekonzentration (▶ 102.1.4) noch vermehren. Sie beruht entweder auf Unempfindlichkeit gegenüber dem Wirkungsmechanismus einer antibakteriellen Substanz oder auf ihrer Inaktivierung durch bakterielle Enzyme (z. B. β-Laktamasen).

Darüber hinaus können Bakterien auch durch Veränderung der Permeabilitätseigenschaften der Zellwandschichten resistent werden. In diesen Fällen werden die zur Hemmung des bakteriellen Stoffwechsels erforderlichen Konzentrationen eines Antibiotikums innerhalb der Bakterienzelle nicht mehr erreicht.

Formen der Resistenz:
- **Primäre Resistenz.** Kein Antibiotikum oder Chemotherapeutikum ist gegen alle Erreger wirksam. Bei bestimmten Bakterienarten besteht eine natürliche Resistenz aufgrund einer genetisch determinierten Unempfindlichkeit. Bei der primären Resistenz ist ein Teil der Stämme einer Bakterienart aufgrund natürlicher Spontanmutation (chromosomale Resistenz) resistent.
- **Sekundäre Resistenz.** Sekundäre Resistenz entsteht einerseits durch Selektion und Mutation unter Chemotherapie mit rascher Entwicklung (Einschrittresistenz), z. B. bei Streptomycin, Rifampicin und Fusidinsäure. Andererseits kann sie sich langsamer als sog. Mehrschrittresistenz entwickeln.
- **Übertragbare Resistenz.** Von besonderer epidemiologischer Bedeutung (Hospitalismus) ist die (extrachromosomale) übertragbare Resistenz v. a. durch Plasmide (R-Faktoren). Häufig übertragen sie Mehrfachresistenzen, besonders zwischen Enterobakterien und anderen gramnegativen Stäbchen.
- **Kreuzresistenz.** Kreuzresistenz beruht darauf, dass Bakterien, die gegen ein bestimmtes Antibiotikum eine Resistenz entwickeln, auch gegen ein chemisch verwandtes Antibiotikum resistent sind. Kreuzresistenz kann primär bestehen oder als sekundäre oder übertragbare Resistenz erworben werden.

Strategien zur Verzögerung von Resistenzentwicklungen. Angesichts der Bedeutung der Resistenzentwicklungen mancher Erreger auch gegenüber neu entwickelten Antibiotika sollten im Umgang mit antibakteriellen Wirkstoffen einige Regeln und Prinzipien beachtet werden, die dazu beitragen können, die Entwicklung resistenter Bakterienstämme zu verzögern.

- Antibakterielle Wirkstoffe sollten nur bei klarer Indikation und nach Möglichkeit gezielt – also auf der Grundlage adäquater mikrobiologischer Diagnostik – eingesetzt werden.
- Besonders kritisch sollte die prophylaktische Gabe abgewogen werden.
- Richtlinien zur Dosierung und Dauer der Antibiotikagabe sollten beachtet werden.
- Die lokale Resistenzsituation in der Klinik sollte berücksichtigt und daraus ein individuell abgestimmter und ausgewogener Einsatz von verschiedenen Wirkstoffgruppen abgeleitet werden. Auf diese Weise lässt sich der Entwicklung resistenter „Hauskeime" vorbeugen.

102.1.4 Pharmakokinetik

Eine wichtige Voraussetzung für den Erfolg einer antibakteriellen Chemotherapie besteht darin, eine möglichst hohe Konzentration am Ort der Infektion zu erreichen. Dabei sind zu berücksichtigen:
- Applikationsweise (▶ 102.2.3),
- Resorption (z. B. bei oraler Gabe),
- Gewebeverteilung,
- Metabolismus und
- Ausscheidungsverhältnisse.

Auch Alter, Krankheit und Organfunktionen (Niere, Leber u. a.) des Patienten spielen eine Rolle. Schwer erreichbare Lokalisationen (Osteomyelitis, Endokarditis, Meningitis u. a.) erfordern hohe Blutspiegel bzw. Substanzen mit guter Gewebediffusion in die entsprechenden Organe.

Bei der Bestimmung von Gewebekonzentrationen antibakterieller Wirkstoffe beim Patienten oder im Tierexperiment ergeben sich vielfältige methodische Schwierigkeiten. Die Verfahren sind keineswegs standardisiert, sodass insbesondere der Vergleich von entsprechenden Resultaten aus verschiedenen Versuchen – etwa mit unterschiedlichen Antibiotika – nicht ohne weiteres möglich ist.

Bei einigen Infektionen mit Erregern, die in den Zellen des Wirtsorganismus persistieren können, sind nicht nur die im Gewebe erreichbaren, sondern auch die intrazellulären Konzentrationen von Interesse. Doch auch die Bestimmung der intrazellulären Konzentrationen (z. B. von Tetracyclinen, Rifampicin und Chinolonen) ist schwierig, und es gelten ähnliche Einschränkungen hinsichtlich der Interpretation von Daten wie bei den Gewebekonzentrationen.

Konzentrationsmessungen in Körperflüssigkeiten (Lymphe, Liquor, Speichel etc.) geben Hinweise auf das Diffusionsvermögen eines Antibiotikums. Allerdings können bedeutende Unterschiede bei gesunden und kranken Menschen bestehen. Bei Meningitis ist z. B. die Liquorgängigkeit für β-Laktam-Antibiotika erhöht. Bei Abflussbehinderungen (z. B. Verschlussikterus) kann andererseits die Antibiotikakonzentration im Vergleich zum gesunden Zustand herabgesetzt sein.

Die meisten Antibiotika werden renal eliminiert. Die Gefahr additiver Nephrotoxizität bei Kombinationen und die Dosisanpassung bei eingeschränkter Nierenfunktion sind zu beachten. Einige Antibiotika (z. B. Rifampicin, Ceftriaxon) werden vorwiegend über Galle und Stuhl ausgeschieden.

102.1.5 Pharmakodynamik

Zur wissenschaftlich fundierten Abschätzung der antimikrobiellen Wirksamkeit einer Substanz reichen einfache In-vitro-Daten, wie z. B. die minimalen Hemmkonzentrationen, nicht aus. Unter In-vivo-Bedingungen kommen zahlreiche aktivierende und inaktivierende Einflüsse zum Tragen, die in ihrer Komplexität heute erst andeutungsweise verstanden werden. Neben den modifizierenden Faktoren am Infektionsort haben v. a. die Aspekte des zeitlichen Verlaufs der antimikrobiellen Wirkung von Antibiotika – im Sinne einer integrierten pharmakodynamisch-pharmakokinetischen Betrachtung – ein besonderes wissenschaftliches Interesse gefunden. Typische Beispiele für Substanzen mit unterschiedlicher Art einer bakteriziden Wirkung sind die β-Laktam-Antibiotika (Zeitabhängigkeit) und die Aminoglykoside (Konzentrationsabhängigkeit).

Bei den β-Laktam-Antibiotika ist der Bereich der Konzentrationen zwischen der minimal und maximal wirksamen Konzentration relativ gering und eine Erhöhung der Konzentrationen über die Schwelle der maximalen Wirkung verbessert die antibakterielle Aktivität nicht mehr im Sinne einer rascheren Abtötung der Erreger. Interessante Ergebnisse wurden im Tierexperiment mit verschiedenen Infektionsmodellen ermittelt. Demnach ist die antibakterielle Wirkung der β-Laktam-Antibiotika in vivo in hohem Maße davon abhängig, für welche Zeitdauer die Spiegel oberhalb der minimalen Hemmkonzentration des Erregers liegen. Im direkten Vergleich war das Therapieergebnis bei Dauerinfusion eines β-Laktam-Antibiotikums günstiger als bei mehrmals täglicher Verabreichung einzelner Injektionen. Die Vor- und Nachteile dieses Konzepts bedürfen noch einer kritischen Evaluation in entsprechenden klinischen Studien. Die bisherigen, begrenzten Erfahrungen deuten an, dass insbesondere zur Therapie von Infektionen durch gramnegative Bakterien die kontinuierliche Dauerinfusion von β-Laktam-Antibiotika die optimale Dosierungsstrategie darstellen könnte. Um rasch eine bakterizide Wirkung zu erzielen, ist wahrscheinlich eine hohe Initialdosis günstig. Als Richtgröße ist empfohlen worden, den Anteil des freien, nicht-proteingebundenen Antibiotikums am Ort der Infektion etwa 4fach oberhalb der Hemmkonzentration des Erregers zu halten.

Im Gegensatz zu der nur geringen Konzentrationsabhängigkeit der β-Laktam-Bakterizidie ist die bakterizide Wirkung der Aminoglykoside in hohem Maß konzentrationsabhängig. Hohe Spitzenkonzentrationen bzw. der Quotient aus Spitzenkonzentration und Hemmkonzentration sind entscheidend für eine optimale antibakterielle Aktivität in vivo. Ein konzentrationsabhängiger „postantibiotischer Effekt" wird bei Aminoglykosiden beobachtet. In vitro kommt es nach Exposition gegenüber einem Aminoglykosid zu einer Hemmung des Erregers für etwa 3–6 h, auch wenn der Wirkstoff aus dem umgebenden Milieu entfernt wurde. Falls eine Bakterienzelle die erste Exposition gegenüber einem Aminoglykosid überlebt, wird sie in ihrer Funktion für einige Zeit deutlich beeinträchtigt. Bei einer rasch folgenden 2. Exposition ist die Wirksamkeit des Antibiotikums geringer. Dieses Phänomen wird „transitorische Resistenz" oder „first-exposure-effect" genannt. Aus diesen Erkenntnissen folgt, dass eine einmalige hohe Dosis wirksamer sein kann als mehrere rasch aufeinander folgende Gaben. Tierexperimentell konnte diese Überlegung bestätigt werden. Diese experimentellen Erkenntnisse stellen eine von zwei wichtigen Voraussetzungen für das Konzept der „Einmal-täglich-Dosierung" dar, das sich heute bei einer Aminoglykosidtherapie weitgehend durchgesetzt hat. Der zweite wichtige Aspekt betrifft die Toxizität, die im Gegensatz zur antibakteriellen Wirkung eher durch die Zeitdauer der Einwirkung bzw. die Talspiegel als durch die Spitzenspiegel bestimmt wird (▶ Abschn. 102.3.5).

102.2 Allgemeine Behandlungsrichtlinien

102.2.1 Diagnostische Voraussetzungen

Erregernachweis und Antibiogramm. Es sollte stets eine gezielte antibakterielle Chemotherapie angestrebt werden, die auf Erregernachweis und Antibiogramm beruht. Gerade bei bedrohlichen Infektionen (z. B. Sepsis, Endokarditis) muss u. U. unter Inkaufnahme von Zeitverlusten bzw. nach Absetzen einer bereits begonnenen, aber ungenügend wirksamen Chemotherapie versucht werden, durch wiederholte Kulturen den Erreger zu identifizieren, um eine gezielte Therapie zu ermöglichen.

Cave
Kurz vor Klinikeinweisung bzw. ohne Abnahme entsprechender Materialien darf eine antibakterielle Chemotherapie nicht begonnen werden.

Neben der einwandfreien Gewinnung des Untersuchungsmaterials (sterile Bedingungen) spielt der Transport (Transportmedium für Abstriche, Anaerobierbehälter) und die weitere Verarbeitung eine wichtige Rolle, v. a. bei empfindlichen Erregern wie Neisserien oder Diphtheriebakterien, die sofort überimpft werden müssen.

102.2.2 Auswahl

Empirische Antibiotikatherapie. Für bestimmte typische Krankheitsbilder (z. B. Scharlach, Lues, Erysipel) kann aufgrund empirischer Erfahrungen ein „Antibiotikum der Wahl" auch ohne Antibiogramm ausgewählt werden.

Kalkulierte Antibiotikatherapie. Bei Infektionen mit verschiedenen in Frage kommenden Erregern (z. B. Harnwegsinfektionen, Pneumonien u. a.) sollte initial eine Therapie gewählt werden, die alle oder die meisten in Betracht zu ziehenden Erreger erfasst (sog. kalkulierte Chemotherapie). Schwere, lebensbedrohliche Erkrankungen mit unklarem Erregerspektrum erfordern insbesondere bei Abwehrstörungen eine Initialtherapie mit Antibiotikakombinationen (z. B. ein Cephalosporin oder Penicillin mit einem Aminoglykosid).

Gezielte Antibiotikatherapie. Bei eindeutigem Erregernachweis und Antibiogramm sollte das wirksamste Antibiotikum mit dem schmalsten Spektrum und den geringsten Nebenwirkungen ausgewählt werden (▶ Tabelle 102-2).

102.2.3 Applikation

Die Applikationsform hängt von der Art der Substanz, dem Krankheitsbild und dem Zustand des Patienten ab. Bei schweren Erkrankungen, schwer erreichbarer Lokalisation der Infektion (z. B. Osteomyelitis, Endokarditis) oder wenig empfindlichen Erregern ist eine parenterale (i. v.-)Gabe vorzuziehen. **Kurzinfusionen** ergeben rasch hohe Serumspiegel und sind meist besser verträglich als Bolusinjektionen. Dauertropfinfusionen sind nur in seltenen Fällen sinnvoll. Die **intramuskuläre Applikation** ist zur Erreichung eines Depoteffekts z. B. mit Depotpenicillinen und gelegentlich bei fraglicher Compliance des Patienten angezeigt. Eine **orale Gabe** ist nur sinnvoll, wenn eine Resorption gewährleistet ist und ausreichende therapeutische Spiegel zur Behandlung der jeweiligen Erkrankung erreichbar sind. Schwerkranke Patienten mit Symptomen wie Erbrechen, Schluckstörungen und Ileus werden in der Regel nicht oral behandelt. In seltenen Fällen werden auch „nichtresorbierbare" Antibiotika oral verabreicht. So kann z. B. die pseudomembranöse Kolitis durch orale Gaben von Vancomycin behandelt werden, da die im Darmlumen erreichbaren Konzentrationen entscheidend für den Therapieerfolg bei dieser Erkrankung sind. Die Applikation von Suppositorien ist abzulehnen.

102.2.4 Dosierung

Therapeutische Breite. Die Dosierung richtet sich nach der Empfindlichkeit der Erreger, dem Verteilungsraum (Alter, Gewicht, Körperoberfläche) und der Verträglichkeit des Chemotherapeutikums. Die maximale Tagesdosis (▶ Tabelle 102-3) sollte nur bei lebensbedrohlichen Infektionen mit sonst ungenügend empfindlichen Erregern überschritten werden.

Bei schwach sensiblen Keimen ist eine sinnvolle Kombination (▶ 102.2.5) meist besser als die überhöhte Dosierung einer Substanz. Vor allem Penicilline und andere β-Laktam-Antibiotika haben eine große therapeutische Breite, während die Überschreitung von Tageshöchstdosen bei anderen Substanzen fast regelmäßig zu Nebenwirkungen führt (▶ 102.2.6).

Tabelle 102-2. Antibakterielle Chemotherapie. Hinweise zur Auswahl der geeignetsten Substanzen

	Penicillin G	Ampicillin, Amoxicillin	Mezlocillin	Piperacillin	Dicloxacillin, Flucloxacillin	Cefazolin	Cefuroxim, Cefotiam	Cefoxitin	Cefotaxim, Ceftriaxon	Cefaclor	Imipenem, Meropenem	Gentamicin, Tobramycin	Amikacin	Ofloxacin, Ciprofloxacin	Moxifloxacin	Doxycyclin	Cotrimoxazol	Makrolide	Clindamycin	Vancomycin, Teicoplanin
Bacteroides fragilis	−	−	+	○	−	−	−	○	−	−	✗	−	−	−	+	+	+	+	✗	−
B. melaninogenicus	✗	+	+	+	−	−	+	○	+	−	✗	−	−	−	+	○	+	+	✗	−
Chlamydia trachomatis	−	−	−	−	−	−	−	−	−	−	−	−	−	+	○	✗	○	✗	−	−
Clostridien	✗	+	+	+	+	+	+	+	+	+	○	○	○	+	+	○	−	○	+	○
Escherichia coli	−	○	✗	✗	−	○	✗	✗	✗	○	✗	○	○	✗	✗	+	✗	○	+	−
Enterobacter cloacae	−	−	−	−	−	−	−	−	−	−	○	+	−	−	−	+	+	○	−	○
Enterokokken	+	+	✗	+	−	−	✗	✗	✗	+	✗	+	+	✗	✗	+	+	+	−	+
Gonokokken	○	+	+	+	−	+	○	+	✗	○	○	+	+	✗	✗	✗	○	+	−	−
Haemophilus influenzae	−	○	○	○	−	−	○	+	✗	+	✗	+	+	✗	✗	○	○	+	−	−
Klebsiella pneumoniae	−	−	+	+	−	+	○	✗	✗	+	✗	✗	✗	✗	✗	+	✗	−	−	−
Legionella pneumophila	−	−	○	○	−	+	−	−	+	−	+	−	−	○	○	+	−	✗	−	+
Listerien	+	✗	○	○	+	+	−	+	−	−	○	+	+	○	+	+	+	✗	+	+
Meningokokken	✗	+	+	+	+	+	○	+	○	+	○	+	+	○	○	+	+	+	−	−
Mycoplasma pneumoniae	−	−	−	−	−	−	−	−	−	−	−	−	−	+	○	✗	−	○	−	−

Tabelle 102-2 (Fortsetzung)

	Penicillin G	Ampicillin, Amoxicillin	Mezlocillin	Piperacillin	Dicloxacillin, Flucloxacillin	Cefazolin	Cefuroxim, Cefotiam	Cefoxitin	Cefotaxim, Ceftriaxon	Cefaclor	Imipenem, Meropenem	Gentamicin, Tobramycin	Amikacin	Ofloxacin, Ciprofloxacin	Moxifloxacin	Doxycyclin	Cotrimoxazol	Makrolide	Clindamycin	Vancomycin, Teicoplanin
Pneumokokken	✗	+	+	+	+	+	○	+	+	○	○	−	−	+	✗	+	+	○	○	○
Proteus mirabilis	−	✗	✗	✗	−	○	○	✗	✗	+	✗	✗	✗	✗	✗	+	✗	−	−	−
P. vulgaris	−	−	✗	✗	−	+	○	✗	✗	−	✗	✗	✗	✗	✗	+	✗	−	−	−
Pseudomonas aeruginosa	−	−	○	✗	−	−	−	−	+	−	○	✗	✗	✗	−	−	✗	−	−	−
Salmonella typhimurium	−	○	+	+	−	+	+	+	○	+	○	−	−	✗	+	+	✗	−	−	−
Serratia marcescens	−	−	+	+	−	+	−	+	+	+	✗	○	−	○	+	−	+	−	−	−
Shigella	−	✗	+	+	−	+	+	+	○	+	○	−	−	✗	○	○	✗	−	−	−
Staphylococcus aureus	○	+	+	+	✗	✗	+	○	○	+	○	−	+	○	○	○	+	○	✗	✗
S. epidermidis	−	+	−	−	○	○	○	○	+	+	○	+	+	○	✗	−	+	+	✗	✗
Streptokokken	✗	+	+	+	+	○	○	+	+	+	○	+	+	+	✗	+	+	+	○	+
Treponema pallidum	✗	+	+	+	+	○	○	+	+	−	+	−	−	−	−	○	+	+	−	−

✗ sehr gute Wirksamkeit, Mittel der Wahl;
○ gute Wirksamkeit, gewisse Nachteile, Reservemittel;
+ variable Wirksamkeit; nur in Sonderfällen anwenden;
− unwirksam.

◨ Tabelle 102-3. Dosierung der wichtigsten Antibiotika und Chemotherapeutika

Antibiotikum/ Chemotherapeutikum	Präparatename (Beispiele)	Applikation	Dosisintervall [h]	Tagesdosis Erwachsene	Tagesdosis Kinder (nicht für Säuglinge)
Penicilline mit schmalem Wirkungsspektrum					
Penicillin G	Penicillin G Grünenthal	i.v.	4–6 h	10–20(–100) Mio. IU	bis 1 Mio. IU/kgKG
Penicillin V	Isocillin	p.o.	6–8 h	1,5–4 Mio. IU	30000–80000 IU/kgKG
Propicillin	Baycillin				
Penicillinasefeste Penicilline					
Oxacillin	Stapenor	i.m.	6 h	2–4 g	40–80 mg/kgKG
		i.v.	4–6 h	4–8 g	80–150 mg/kgKG
Dicloxacillin	Dichlor-Stapenor	p.o.	6 h	1,5–4 g	30–80 mg/kgKG
Flucloxacillin	Staphylex	p.o.	6 h	1–4 g	25–80 mg/kgKG
		i.v.	4–6 h	4–10 g	30–100 mg/kgKG
Aminopenicilline					
Ampicillin	Binotal	p.o.	6–8 h	2–4 g	40–80 mg/kgKG
		i.m.	6–8 h	4–8 g	80–150 mg/kgKG
		i.v.	6–8 h	4–10 g	250–300 mg/kgKG
Amoxicillin	Amoxypen	p.o.	6–8 h	1,5–3 g	30–60 mg/kgKG
Amoxicillin/ Clavulansäure	Augmentan	p.o.	8 h	1,5–3 g	30–60 mg/kgKG
		i.v.	6–8 h	3,6–4,8 g	60 mg/kgKG
Sultamicillin	Unacid	p.o.	12 h	750–1500 mg	50 mg/kgKG
Ampicillin/Sulbactam	Unacid	i.v.	6–8 h	2,25–9 g	150 mg/kgKG
Acylaminopenicilline					
Mezlocillin	Baypen	i.v.	8 h	6–15 g	150–300 mg/kgKG
Piperacillin	Pipril	i.v.	8 h	6–15 g	150–300 mg/kgKG
Piperacillin/Tazobactam	Tazobac	i.v.	8 h	13,5 g	–
Oralcephalosporine					
Cefaclor	Panoral	p.o.	8 h	0,75–3 g	30–50 mg/kgKG
Cefadroxil	Cedrox	p.o.	12 h	2–4 g	50 mg/kgKG
Cefalexin	Cephalex	p.o.	6–12 h	1–4 g	25–100 mg/kgKG
Loracarbef	Lorafem	p.o.	12 h	0,2–0,4 g	–
Cefuroxim-Axetil	Elobact, Zinnat	p.o.	8–12 h	0,5–1,0 g	–
Cefixim	Cephoral	p.o.	12 h	0,4 g	–
Ceftibuten	Keimax	p.o.	24 h	0,4 g	9 mg/kgKG
Cefpodoxim-Proxetil	Orelox, Podomexef	p.o.	12 h	100–400 mg	–

◘ Tabelle 102-3 (Fortsetzung)

Antibiotikum/ Chemotherapeutikum	Präparatename (Beispiele)	Applikation	Dosisintervall [h]	Tagesdosis Erwachsene	Tagesdosis Kinder (nicht für Säuglinge)
Parenteralcephalosporine					
Cefazolin	Elzogram	i.v./i.m.	6–12 h	2–6 g	25–100 mg/kgKG
Cefuroxim	Cefuroxim	i.v./i.m.	6–8 h	2,5–6 g	50–100 mg/kgKG
Cefotiam	Spizef	i.v./i.m.	8–12 h	2–4 (–6) g	50–100 mg/kgKG
Cefoxitin	Mefoxitin	i.v./i.m.	8 h	3–6 (–12) g	60–120 mg/kgKG
Cefotaxim	Claforan	i.v./i.m.	8–12 h	2–4 (–12) g	50–200 mg/kgKG
Ceftriaxon	Rocephin	i.v./i.m.	12–24 h	1–2 (–4) g	20–80 mg/kgKG
Ceftazidim	Fortum	i.v./i.m.	8–12 h	2–6 g	30–100 mg/kgKG
Cefepim	Maxipime	i.v.	12 h	2,0–4,0 g	–
Monobactame					
Aztreonam	Azactam	i.v./i.m.	6–12 h	2–8 g	–
Carbapeneme					
Imipenem/Cilastatin	Zienam	i.v.	6–8 h	1,5–4 g	–
Meropenem	Meronem	i.v.	8 h	3,0 g	30–60 mg/kgKG
Ertapenem	Invanz	i.v.	24 h	1,0 g	–
Tetracycline					
Tetracyclin-HCl	Achromycin u.a.	p.o.	6–12 h	1–2 g	(20–40 mg/kgKG)
Minocyclin	Klinomycin	p.o./i.v.	12 h	200 mg	(4 mg/kgKG)
Doxycyclin	Vibramycin u.a.	p.o./i.v.	12–24 h	100–200 mg	(2–4 mg/kgKG)
Aminoglykoside					
Gentamicin	Refobacin, Sulmycin	i.m./i.v.	8–24 h	4–6 mg/kgKG	2–5 mg/kgKG
Tobramycin	Gernebcin	i.m./i.v.	8–24 h	4–6 mg/kgKG	2–5 mg/kgKG
Netilmicin	Certomycin	i.m./i.v.	8–24 h	4–6 mg/kgKG	6–7,5 mg/kgKG
Amikacin	Biklin	i.m./i.v.	8–24 h	15–20 mg/kgKG	10–15 mg/kgKG
Spectinomycin	Stanilo	i.m.	Einmalgabe	2–4 g	–
Makrolide					
Erythromycin	Erycinum u.a.	p.o./i.v.	6–8 h	1–3 g	20–60 mg/kgKG
Spiramycin	Rovamycine u.a.	p.o.	6–12 h	6 Mio. IU	0,3 Mio. IU/kgKG
Roxithromycin	Rulid	p.o.	12 h	300 mg	–
Clarithromycin	Klacid	i.v./p.o.	12 h	500–1000 mg	–
Azithromycin	Zithromax	i.v./p.o.	24 h	500 mg	–
Ketolide					
Telithromycin	Ketek	p.o.	24 h	800 mg	–
Lincomycine					
Clindamycin	Sobelin	i.v./p.o.	6–12 h	0,6–2,4 g	15–40 mg/kgKG
Lincomycin	Albiotic u.a.	i.v./p.o.	6–12 h	1–2 g	20–40 mg/kgKG
Streptogramine					
Quinupristin/Dalfopristin	Synercid	i.v.	8–12 h	15 mg/kgKG	–

◘ **Tabelle 102-3** (Fortsetzung)

Antibiotikum/ Chemotherapeutikum	Präparatename (Beispiele)	Applikation	Dosisintervall [h]	Tagesdosis Erwachsene	Tagesdosis Kinder (nicht für Säuglinge)
Glykopeptidantibiotika					
Vancomycin	Vancomycin CP	i.v.	6–12 h	2 g	40 mg/kgKG
Vancomycin	Vancomycin Enterocaps	p.o.	6–12 h	0,5–1 g	10–40 mg/kgKG
Teicoplanin	Targocid	i.v.	12–24 h	400–1200 mg	–
Sonstige Antibiotika					
Chloramphenicol	Paraxin u.a.	i.v./i.m./p.o.	6–8 h	1–2(–3) g	30–50 mg/kgKG
Fosfomycin	Fosfocin	i.v.	8–12 h	6–20 g	100–200 mg/kgKG
Nitroimidazole					
Metronidazol	Clont, Flagyl	i.v./p.o.	8 h	1,5 g	22,5 mg/kgKG
Tinidazol	Simplotan	p.o.	24 h	0,8 g	12 mg/kgKG
Nitrofurane					
Nitrofurantoin	Furadantin	p.o.	12 h	100–300 mg	5 mg/kgKG
Chinolone					
Norfloxacin	Barazan	p.o.	12 h	0,8 g	–
Ofloxacin	Tarivid	p.o./i.v.	12 h	0,4–0,8 g	–
Ciprofloxacin	Ciprobay	p.o.	12 h	250–1500 mg	–
		i.v.	8–12 h	400–1200 mg	–
Levofloxacin	Tavanic	p.o./i.v.	12–24 h	0,5–1,0 g	–
Moxifloxacin	Avalox	p.o./i.v.	24 h	0,4	–
Sulfonamidkombinationen					
Cotrimoxazol	Eusaprim	i.v./p.o.	12 h	1,6 g	25–30 mg/kgKG
Sulfamethoxazol				320 mg	
Trimethoprim				5–6 mg/kgKG	
Oxazolidinone					
Linezolid	Zyvoxid	i.v./p.o.	12 h	1,2 g	–

Dosisintervall. Das Dosisintervall (▶ Tabelle 102-3) hängt von Applikationsform, Resorptionsgeschwindigkeit und biologischer Halbwertszeit (Metabolisierung, Ausscheidung) ab und sollte nicht zu lange oder unregelmäßig sein, um ungenügende therapeutische Spiegel zu vermeiden. Bei Niereninsuffizienz ist meist eine Anpassung von Dosis bzw. Dosisintervall erforderlich. Besonders bei potenzieller Nephrotoxizität (▶ Tabelle 102-4) sind Blutspiegelbestimmungen angezeigt.

Therapiedauer. Die Behandlungsdauer sollte üblicherweise mindestens 2–3 Tage über die Rückbildung der klinischen Symptomatik hinausgehen. Bei Infektionen mit chronischem Verlauf (Tuberkulose, Lepra), bekannter Rezidivneigung (Endokarditis, Brucellosen, Typhus) und bei Patienten mit Abwehrschwäche ist jedoch z. T. eine wesentlich längere Therapie erforderlich, ggf. mit anschließender Rezidivprophylaxe (rheumatisches Fieber, Endokarditis).

102.2.5 Kombinationen

Bekannte Erreger sind meist mit einer Monotherapie (▶ oben) zu behandeln. Synergistische oder zumindest additive Kombinationen sind sinnvoll v.a. bei relativ unempfindlichen Erregern wie Enterokokken sowie bei schweren Pseudomonas- und Klebsielleninfektionen, Tuberkulose, Toxoplasmose, bei schwer erreichbaren Erre-

Tabelle 102-4. Nebenwirkungen antibakterieller Chemotherapie

Antibiotika/Chemotherapeutika	Allergie	Hämato-toxizität	Gerinnungs-störungen	Neuro-toxizität	Nephro-toxizität	Hepato-toxizität	Magen-Darm-Störungen	Skelett-system
Penicilline	++	(+)	(+)	+	(+)	-	+	-
Cephalosporine	+	-	+	-	+	-	(+)	-
Tetracycline	(+)	-	-	-	(+)	+	++	(+)a
Chloramphenicol	(+)	+	(+)	(+)	-	-	+	-
Aminoglykoside	(+)	-	(+)	++	++	-	(+)	-
Makrolide	(+)	-	(+)	-	-	+	(+)	-
Lincomycine	(+)	-	-	-	-	(+)	++	-
Polymyxine	+	-	-	++	+	-	(+)	-
Rifamycine	+	+	(+)	+	(+)	++	-	-
Glykopeptide	+	(+)	-	+	+	-	-	-
Nitroimidazole	-	(+)	-	+	-	-	+	-
Chinolone	(+)	-	-	+	-	-	+	(+)a
Sulfonamide	++	+	(+)	(+)	+	+	-	-

++: relativ häufig; +: gelegentlich; (+): selten;
a Tetracycline und Chinolone sind wegen ihrer toxischen Wirkungen auf das wachsende Skelettsystem (Knochen, Gelenkknorpel) bei Kindern kontraindiziert; Chinolone können in seltenen Fällen beim Erwachsenen zu Tendopathien führen (z. B. Tendinitis oder Ruptur einer Sehne).

gern (Endokarditis, Fremdkörperinfektionen), schweren Infektionen Immunkompromittierter, Mischinfektionen (z. B. Peritonitis, Bronchiektasen) und zur Initialtherapie lebensbedrohlicher Infektionen mit unklarem Erregerspektrum. Zur Kombination eignen sich Substanzen mit unterschiedlichen Angriffspunkten (Tabelle 102-1). Relativ häufig werden Kombinationen aus einem β-Laktam-Antibiotikum und einem Aminoglykosid angewendet. Fixe Kombinationspräparate sind mit wenigen Ausnahmen (z. B. Cotrimoxazol) abzulehnen.

102.2.6 Nebenwirkungen

Siehe Tabelle 102-4.

Bei den β-Laktam-Antibiotika stehen Allergien bis hin zum anaphylaktischen Schock, v. a. gegen Penicillin, im Vordergrund. Da eine Kreuzallergie mit Cephalosporinen selten ist, ist ihre Anwendung nach vorheriger Testung und unter Überwachung gerechtfertigt.

Substanzen mit Hämato-, Neuro-, Nephro- oder Hepatotoxizität sollten bei entsprechenden Vorschädigungen möglichst vermieden werden. Gastrointestinale Nebenwirkungen beobachtet man häufiger bei Breitbandantibiotika und oraler Anwendung. Durch Überwuchern toxinogener Erreger wie Clostridium difficile und Staphylococcus aureus kann es zu bedrohlichen Enterokolitiden kommen.

102.3 Wichtigste antibakterielle Chemotherapeutika

Eine detaillierte Darstellung der Eigenschaften aller verfügbaren Antibiotika kann in dieser Übersicht nicht erfolgen. Die wesentlichen Eigenschaften der häufig gebrauchten Substanzen sollen jedoch im Folgenden kurz skizziert werden. In den Darstellungen werden

- das antibakterielle Wirkungsspektrum,
- die klinischen Anwendungsgebiete und
- die wichtigsten unerwünschten Wirkungen in Stichworten zusammengefasst.

Die pharmakokinetischen Eigenschaften einiger Antibiotikagruppen sind in den Tabellen 102-5 bis 102-10 zusammengefasst.

Auf eine differenzierte Wiedergabe pharmakokinetischer Eigenschaften wurde aus Gründen der Übersicht verzichtet. Es soll jedoch ausdrücklich darauf hingewiesen werden, dass die Kenntnis entsprechender Eigenschaften unabdingbare Voraussetzung für eine rationale Anwendung jedes Arzneimittels ist. Dies gilt besonders bei Patienten mit Funktionseinschränkungen der wichtigsten Eliminationsorgane Niere und Leber.

Diese Kurzbeschreibungen sollen der raschen Orientierung dienen, und sie können nicht die fundierten Informationen liefern, über die ein Arzt verfügen sollte, wenn ein Patient mit einem dieser Präparate behandelt wird.

102.3.1 Penicilline

Penicillin G, Depotpenicilline und Oralpenicilline

Wirkungsspektrum. Streptokokken, Meningokokken, Pneumokokken (gelegentlich resistent), penicillinasenegative Staphylokokken und Gonokokken, Spirochäten (Treponemen, Leptospiren, Borrelien), Diphtheriebakterien, Clostridien, Bacteroides (außer B. fragilis), Bacillus anthracis, Actinomyces spp., Listerien, Erysipelothrix, Pasteurellen und Erreger des Rattenbissfiebers. Variable Empfindlichkeit zeigen Enterokokken, Brucellen, Haemophilus influenzae und Bordetella pertussis. Enterobakterien, Pseudomonas spp. und Bacteroides fragilis sind resistent. Gelegentlich beobachtet man penicillintolerante Erreger, sog. Persister, gegen die Penicilline nur bakteriostatisch wirken.

Nebenwirkungen. Geringe Toxizität; Hauptgefahr sind allergische Nebenwirkungen bis zum anaphylaktischen Schock, v. a. bei parenteraler Anwendung. Bei i. v.-Maximaldosen oder Niereninsuffizienz auf Elektrolytkomponente achten! Benötigt man hohe Dosen, besonders bei Meningitis, können Penicilline neurotoxisch sein und zerebrale Krampfanfälle oder Verwirrtheitszustände auslösen. Gelegentlich kommt es zu reversiblen Neutropenien.

Kontraindikation. Penicillinallergie. Bei unklarer Allergieanamnese und vitaler Indikation sollten Penicilline nur nach negativem Prick-, Scratch- oder Intrakutantest mit 20 µl (1000 IU/ml) behandelt werden. Unter Überwachung und Intubations-/Reanimationsbereitschaft (keine i. m.-Applikation) infundiert man anschließend langsam 200–500 IU/ml). Schwere allergische Manifestationen sind bei oraler Gabe selten.

Penicillin G (Natrium- oder Kaliumsalz)

Penicillin G kann nur parenteral gegeben werden.

Indikationen. Hochdosierte i. v.-Therapie bei Endokarditis lenta, Milzbrand, Tetanus, Gasbrand und allen schweren Infektionen durch empfindliche Erreger (▶ oben).

Depotpenicilline (i.m.)

Benzathin-Penicillin (Tardocillin)
   Kombinationspräparate: Procain-Penicillin plus Penicillin G (Bipensaar), Procain-Penicillin plus Benzathin-Penicillin plus Penicillin G (Retacillin compositum).

Indikationen. Lues, Gonorrhö, Erysipel, rheumatisches Fieber und andere Infektionen durch empfindliche Erreger (▶ oben).

Oralpenicilline

Penicillin V (Isocillin u. a.), Propicillin (Baycillin u. a.), Azidocillin (Infectobicillin)

Indikationen. Leichtere Infektionen durch empfindliche Erreger (▶ oben), z. B. Angina tonsillaris, Scharlach, Rezidivprophylaxe des rheumatischen Fiebers.

Penicillinasefeste Penicilline

Während Flucloxacillin (Staphylex) parenteral und oral anwendbar ist, eignet sich Oxacillin (Stapenor) nur zur parenteralen und Dicloxacillin (InfectoStaph) nur zur oralen Behandlung.

Wirkungsspektrum. Wie Penicillin; jedoch wesentlich schwächer, ausgenommen bei penicillinasebildenden Staphylokokken.

Indikationen. Infektionen durch penicillinasebildende Staphylokokken [gelegentlich Resistenzen (!); ▶ Tabelle 102-1]; Nebenwirkungen und Kontraindikationen wie bei Penicillin (▶ oben).

Ampicillin und Ampicillinderivate

Ampicillin (Binotal u. a.), Amoxicillin (Amoxypen u. a.)
   Zur oralen Therapie ist Amoxicillin aufgrund der besseren Resorption vorzuziehen. Ansonsten bestehen keine Vorteile gegenüber Ampicillin.

Wirkungsspektrum. Wie Penicillin G (▶ oben); meist bessere Empfindlichkeit von Enterokokken, Listerien und Haemophilus influenzae [gelegentlich Resistenzen (!); ▶ Tabelle 102-2]; zusätzlich variable Wirkung mit zunehmenden Resistenzen gegenüber gramnegativen Keimen; Salmonella typhi meist sensibel, andere Salmonellen, Shigellen und E. coli sehr variabel; Primärresistenz bei Enterobacter, Klebsiellen, indolpositiven Proteusarten und Pseudomonas.

Indikationen. Mittel der Wahl bei Haemophilus- und Enterokokkeninfektionen mit nachgewiesener Empfindlichkeit, Listeriose und invasiven Salmonelleninfektionen. Harnwegs-, Atemwegs- und HNO-Infektionen mit empfindlichen Erregern.

Nebenwirkungen. Häufige Exantheme (besonders bei infektiöser Mononukleose); echte Penicillinallergie mit gleicher Häufigkeit wie bei Penicillin G (Kreuzallergie). Gastrointestinale Nebenwirkungen wie Durchfälle und Übelkeit durch Störung der Darmflora sind weniger ausgeprägt bei Derivaten mit besserer Bioverfügbarkeit. Gelegentlich pseudomembranöse Kolitis.

Amoxicillin/Clavulansäure (Augmentan)

Amoxicillin/Clavulansäure ist oral und i. v. anwendbar. Clavulansäure (β-Laktam-Verbindung) hemmt die meisten bakteriellen β-Laktamasen und erweitert das Spektrum auf ampicillinresistente (β-Laktamase-bildende) Stämme von Staphylococcus aureus, Haemophilus influenzae, Gonokokken, Bacteroides fragilis, Proteus mirabilis und P. vulgaris sowie teilweise von E. coli und Klebsiellen.

Ampicillin/Sulbactam (Unacid)

Sulbactam ist ein β-Laktamase-Inhibitor mit ähnlichen Eigenschaften wie Clavulansäure. Die Substanz wird als Monopräparat sowie in Form von fixen Kombinationspräparaten angeboten. Zur i.v.-Applikation wird die Mischung mit Ampicillin verwendet, zur oralen Anwendung gelangt ein Doppelester (Sultamicillin) aus beiden Substanzen. Die Bioverfügbarkeit von Ampicillin ist bei oraler Anwendung von Sultamicillin besser als bei der Gabe von unverestertem Ampicillin.

Acylaminopenicilline

Zur parenteralen Anwendung stehen aus dieser Gruppe 2 Substanzen zur Verfügung: Mezlocillin (Baypen) und Piperacillin (Pipril). Sie sind nicht penicillinasefest. Die Kombination mit einem β-Laktamase-Inhibitor, z.B. Sulbactam (Combactam) oder Tazobactam (zusammen mit Piperacillin in Tazobac) ist möglich.

Mezlocillin

Wirkungsspektrum. Identisch wie bei Ampicillin (▶ oben), zusätzlich gegen einen Teil der Stämme von indolpositiven Proteusarten, Providencia, Serratia, Klebsiellen, Enterobacter, Pseudomonas und Bacteroides (z.T. auch B. fragilis) wirksam. Relativ gute Aktivität gegen Enterokokken (besser als Ampicillin und Piperacillin); Synergismus bei Kombination mit Aminoglykosiden gegen Pseudomonas, Klebsiellen, Serratia und Proteus; unwirksam gegen penicillinasebildende Staphylokokken und ampicillinresistente Haemophilusstämme.

Indikationen. Schwere Harnwegs-, Gallenwegs- und Allgemeininfektionen durch empfindliche Erreger sowie bei noch unbekanntem Erregerspektrum. Kombination mit Aminoglykosid oder mit Sulbactam kann sinnvoll sein.

Nebenwirkungen und Kontraindikationen. Wie Penicillin, gelegentlich reversible Neutropenie.

Piperacillin

Wirkungsspektrum. Wie Mezlocillin, stärkere Aktivität gegen Pseudomonas aeruginosa.

Indikationen. Wie Mezlocillin; schwere Infektionen (Sepsis, nosokomiale Pneumonie etc.); initial Kombination z.B. mit Aminoglykosid, Tazobactam und/oder β-Laktamase-stabilem Cephalosporin zur Erfassung ggf. wichtiger Lücken im Wirkungsspektrum (penicillinasebildende Staphylococcus aureus, Enterobacter cloacae, Bacteroides fragilis).

Nebenwirkungen. Wie Mezlocillin.

102.3.2 Cephalosporine

Parenterale Cephalosporine

Die Cephalosporine besitzen im Vergleich zu den Penicillinen eine verbesserte β-Laktamase-Stabilität. Bedeutende Unterschiede bestehen zwischen den einzelnen Derivaten v.a. hinsichtlich der Stabilität gegenüber β-Laktamasen aus gramnegativen Bakterien. Die Ausweitung des Spektrums im gramnegativen Bereich bei einigen Cephalosporinen ist meist mit einem wesentlichen Verlust der Aktivität gegen grampositive Bakterien, insbesondere Staphylococcus aureus, verbunden. Das Spektrum empfindlicher Erreger im gramnegativen Bereich variiert bei den verschiedenen Derivaten meist erheblich, sodass ein gezielter Einsatz oft nur nach Antibiogramm möglich ist.

 Cave
Gegen Enterokokken sind sämtliche Cephalosporine unwirksam („Enterokokkenlücke"!).

Die Cephalosporine sind im Folgenden nach Gruppen mit ähnlichem Wirkungsspektrum und z.T. ähnlicher Struktur zusammengefasst.

Cefazolingruppe (Basiscephalosporine)

Beispielpräparat: Cefazolin (Elzogram u.a.)

Wirkungsspektrum. Gute Empfindlichkeit von grampositiven Bakterien (Staphylokokken, Streptokokken, Pneumokokken, Diphtheriebakterien) und Neisserien (Meningokokken, Gonokokken); Cefazolin ist auch gegen einige Enterobakterien wirksam, z.B. meist gegen E. coli, Klebsiellen und Proteus mirabilis. Resistent sind die meisten sonstigen Enterobakterien, Pseudomonas aeruginosa, Bacteroides fragilis und Enterokokken. Oxacillinresistente Staphylococcus aureus sind ebenfalls resistent.

Indikationen. Cefazolin stellt nach wie vor eine geeignete Substanz zur Therapie bakterieller Infektionen dar. Sie ist indiziert bei primären, außerhalb des Krankenhauses erworbenen Pneumonien und bei Wundinfektionen. Cefazolin kann zur Behandlung von Infektionen durch penicillinasebildende Staphylokokken ohne Oxacillinresistenz und bei Patienten mit Penicillinallergie eingesetzt werden. Kreuzallergien sind selten, da Cephalosporine nicht zu Penicilloylverbindungen umgewandelt werden.

Nebenwirkungen. Gelegentlich Allergie, reversible Neutropenie; Nephrotoxizität nur bei sehr hohen Dosen und/oder vorgeschädigter Niere.

Cefuroximgruppe

Cefuroxim (Cefuroxim), Cefotiam (Spizef)

Wirkungsspektrum. Cefotiam wirkt ähnlich gut wie Cefazolin gegen Staphylokokken; Cefuroxim und Cefotiam sind besonders wirksam gegen Streptokokken, Gonokokken (auch penicillinasebildende) und Meningokokken. Gute Wirksamkeit aller Derivate gegen Haemophilus influenzae (auch ampicillinresistente Stämme); breiteres Spektrum gegen gramnegative Bakterien. Proteus vulgaris ist meist, Pseudomonas und Enterokokken sind stets resistent.

Indikationen. Schwerere Infektionen, wie z. B. postoperative Harnwegs- und Wundinfektionen und Septikämien mit empfindlichen Erregern.

Nebenwirkungen. Wie Cefazolingruppe; keine Nephrotoxizität.

Cefoxitingruppe (Anaerobiercephalosporin)
Cefoxitin (Mefoxitin)

Wirkungsspektrum. Breiteres Spektrum im gramnegativen Bereich und zusätzliche Wirksamkeit gegen Bacteroides einschl. B. fragilis; dafür deutlich schwächere Wirksamkeit gegen Staphylokokken, Streptokokken und H. influenzae. Enterokokken sind resistent.

Indikationen. Wie Cefuroximgruppe; zusätzlich Anaerobierwirksamkeit; daher auch bei nachgewiesenen bzw. vermuteten Mischinfektionen wie Peritonitis, abszedierender Pneumonie, Gangrän und als perioperative Prophylaxe sinnvoll.

Nebenwirkungen. Wie andere Cephalosporine.

Cefotaximgruppe (Aminothiazolcephalosporine)
Cefotaxim (Claforan), Ceftriaxon (Rocephin), Ceftazidim (Fortum), Cefepim (Maxipime)

Wirkungsspektrum. Alle Derivate dieser Gruppe besitzen einen Aminothiazolsubstituenten und sind damit chemisch nahe verwandt. Sie verfügen über eine hohe Stabilität gegenüber β-Laktamasen aus gramnegativen Erregern. Erweitertes Spektrum (z. T. auch auf Pseudomonasstämme), stärkere Aktivität (z. B. gegen Klebsiellen und Proteus) bei guter Wirksamkeit auch gegen grampositive Erreger; H. influenzae und Gonokokken sind hochempfindlich. Cefepim besitzt das derzeit breiteste Spektrum der Cephalosporine mit besonders guter Wirksamkeit gegen Pseudomonas aeruginosa und andere gramnegative Problemkeime. Enterokokken sind stets resistent.

Indikationen. Initiale und gezielte Therapie schwerer Allgemein- und Organinfektionen besonders bei Verdacht auf multiresistente Problemkeime (nosokomiale Infektionen). Bei noch unbekanntem Erregerspektrum in Kombination mit Breitspektrumpenicillin und/oder Aminoglykosid möglich. Ceftazidim oder Cefepim besonders bei vermuteten oder nachgewiesenen Pseudomonasinfektionen. Cefotaxim und Ceftriaxon sind auch mit Erfolg bei der Therapie bakterieller Meningitiden in zahlreichen Studien angewendet worden – besonders bei Infektionen mit ampicillin- und/oder chloramphenicolresistenten H.-influenzae-Stämmen und gramnegativen Erregern.

Ceftriaxon unterscheidet sich von den übrigen Derivaten durch eine lange Eliminationshalbwertzeit (etwa 8 h) und wird deshalb nur 1-mal täglich appliziert.

Nebenwirkungen. Wie bei anderen Cephalosporinen.

Oralcephalosporine
Von einer Expertengruppe der Paul-Ehrlich-Gesellschaft für Chemotherapie (PEG) wurde vorgeschlagen, die Oralcephalosporine unter primärer Berücksichtigung des antibakteriellen Spektrums in 3 Gruppen einzuteilen.
- **Gruppe 1:** Cefalexin (Cephalex), Cefadroxil (Cedrox), Cefaclor (Panoral);
- **Gruppe 2:** Cefuroxim-Axetil (Elobact, Zinnat), Loracarbef (Lorafem); **Anmerkung:** Loracarbef ist ein Carbacephem, das aufgrund seiner engen chemischen Verwandtschaft und seiner Eigenschaften zu den Oralcephalosporinen gerechnet werden kann.
- **Gruppe 3:** Cefpodoxim-Proxetil (Orelox, Podomexef), Ceftibuten (Keimax) und Cefixim (Cephoral).

Die pharmakokinetischen Daten der Oralcephalosporine sind in ◘ Tabelle 102-5 zusammengefasst.

Wirkungsspektrum. Oralcephalosporine der Gruppe 1 haben keine (Cefalexin, Cefadroxil) oder nur eine eingeschränkte Aktivität (Cefaclor) gegen H. influenzae. Hauptindiationen sind Haut- und Weichteilinfektionen und – mit Einschränkung – auch Infektionen der Atemwege. Gruppe 2: Cefuroxim-Axetil hat eine höhere β-Laktamase-Stabilität und damit ein erweitertes antibakterielles Spektrum. Es kann bei bakteriellen Infektionen der oberen (einschl. Otitis media) und unteren Atemwege, Haut- und Weichteilinfektionen sowie Harnwegsinfektionen eingesetzt werden. Die Oralcephalosporine der Gruppe 3 haben eine höhere Aktivität und ein breiteres Spektrum gegen gramnegative Erreger als die der Gruppe 2. Demgegenüber steht jedoch die geringere Aktivität gegen grampositive Erreger. Gegen Staphylokokken besitzt Cefpodoxim-Proxetil eine mittlere Aktivität, während Cefetamet-Pivoxil, Ceftibuten und Cefixim unwirksam sind (▶ Tabelle 102-6).

Indikationen. Weniger schwere Atemwegs-, Harnwegs-, Haut- und HNO-Infektionen durch empfindliche Erreger.
Nebenwirkungen. Gastrointestinale Störungen, gelegentlich Allergie.

Tabelle 102-5. Pharmakokinetische Daten von Oralcephalosporinen

Arzneistoff (INN)	Präparatename	Dosis [mg]	C_{max} [mg/l]	t_{max} [h]	$t_{1/2}$ [h]	Urinwiederfindungsrate [%]
Gruppe 1						
Cefalexin	Cephalex	500	15	1,3	1,0	95
Cefaclor	Panoral	500	12	1,0	0,9	75
Cefadroxil	Cedrox	500	14	1,6	1,4	85
Gruppe 2						
Loracarbef	Lorafem	400	19	1,1	1,2	(86)
Cefuroxim-Axetil	Elobact	500	8,0	1,8	1,2	37
Gruppe 3						
Cefpodoxim-Proxetil	Orelox	200	2,4	2,1	3,6	38
Cefixim	Cephoral	400	3,7	3,7	3,8	(20)
Ceftibuten	Keimax	400	17	2,0	2,3	(71)

Tabelle 102-6. Antibakterielle Aktivität von Oralcephalosporinen

	Streptococcus pyogenes	Streptococcus pneumoniae	Staphylococcus aureus	Haemophilus influenzae	Moraxella catarrhalis	Escherichia coli	Klebsiella spp.	Proteus spp.	Serratia spp.
Gruppe 1									
Cefalexin	+++	+++	++	+	+	++	++	±	○
Cefaclor	+++	++	++	++	+	++	++	±	○
Cefadroxil	+++	+++	++	+	+	++	++	±	○
Gruppe 2									
Loracarbef	+++	+++	++	+++	+++	++	++	++	+
Cefuroxim-Axetil	+++	+++	++	+++	+++	++	++	++	○
Gruppe 3									
Cefpodoxim-Proxetil	+++	+++	+	+++	+++	+++	+++	+++	++
Cefixim	+++	+++	○	+++	+++	+++	+++	+++	++
Ceftibuten	+++	++	○	+++	+++	+++	+++	+++	+++

+++: sehr gute Aktivität; ++: gute Aktivität; +: mäßige Aktivität; ○: keine Aktivität.

102.3.3 Andere β-Laktam-Antibiotika

Monobactame

Monobactame sind monozyklische β-Laktame mit hoher Stabilität gegen β-Laktamasen. Bisher ist nur eine Substanz aus dieser Gruppe verfügbar, das Aztreonam (Azactam). Weitere Derivate sind in Entwicklung.

Wirkungsspektrum. Fast alle gramnegativen Stäbchen einschl. Pseudomonas aeruginosa (gelegentlich Resistenzen); unwirksam gegen grampositive Bakterien, Enterokokken, Acinetobacter, Alcaligenes und Anaerobier.

Indikationen. Nachgewiesene Infektionen mit empfindlichen Enterobakterien.

Nebenwirkungen. Gute Verträglichkeit, keine Kreuzallergie mit anderen β-Laktam-Antibiotika.

Carbapeneme

Die Carbapeneme stellen eine weitere Gruppe von β-Laktam-Antibiotika dar, die sich im Grundgerüst des Moleküls von Penicillinen und Cephalosporinen unterscheiden.

Imipenem/Cilastatin (Zienam)

Imipenem ist ein Thienamycinderivat mit hoher β-Laktamase-Stabilität. Cilastatin (Inhibitor der renalen Dehydropeptidase I) hemmt ein renales Enzym, das Imipenem inaktiviert.

Wirkungsspektrum. Breites Spektrum gegen fast alle grampositiven und gramnegativen Bakterien einschl. Enterokokken, Pseudomonas aeruginosa und Anaerobier. Unwirksam gegen Pseudomonas cepacia und P. maltophilia.

Indikationen. Monotherapie bei schweren Infektionen (z. B. Sepsis), insbesondere Mischinfektionen.

Nebenwirkungen. Gelegentlich gastrointestinale Störungen und Allergien, selten ZNS-Störungen (Myoklonus, Verwirrtheitszustände, Anfälle).

Meropenem (Meronem)

Meropenem ist ein Carbapenem, das ohne Zusatz von Cilastatin verabreicht werden kann, da es relativ stabil gegenüber dem Abbau durch die renale Dehydropeptidase ist.

Wirkungsspektrum. Im Vergleich mit Imipenem ist die Substanz gegen Staphylokokken und andere grampositive Bakterien etwas weniger wirksam, gegen gramnegative Erreger (einschl. Pseudomonas aeruginosa) ist die Aktivität jedoch etwas höher. Gegen Anaerobier sind beide Carbapeneme etwa gleich gut wirksam.

Indikationen. Wie Imipenem. Meropenem kann auch bei Meningitis angewendet werden, wenn die Erreger gegen die sonst üblichen Antibiotika resistent sind.

Nebenwirkungen. Wie Imipenem.

Ertapenem (Invanz)

Ertapenem besitzt im Vergleich zu anderen Carbapenemen eine längere Halbwertzeit (ca. 4 h); es muss daher nur einmal täglich verabreicht werden.

Wirkungsspektrum. Im direkten Vergleich mit Imipenem erwies sich Ertapenem als wirksamer gegen gramnegative Bakterien, war aber etwas schwächer wirksam gegen Streptokokken, Staphylokokken, Anaerobier und P. aeruginosa.

Indikationen. Ertapenem ist zur Behandlung von folgenden Infektionen durch empfindliche Bakterien zugelassen: intraabdominelle Infektionen, ambulant erworbene Pneumonie und akute gynäkologische Infektionen.

Nebenwirkungen. Wie andere Carbapeneme.

102.3.4 Tetracycline

Tetracyclin-HCl (Achromycin u. a.), Minocyclin (Klinomycin), Doxycyclin (Vibramycin, Vibravenös u. a.). Tetracycline sind bakteriostatisch wirkende Antibiotika, die oral und parenteral (z. B. Doxycyclin) angewendet werden können.

Wirkungsspektrum. Zahlreiche grampositive und gramnegative Bakterien einschl. Anaerobier, Sporenbildner, Aktinomyzeten, Spirochäten sowie Rickettsien, Mykoplasmen und Chlamydien; unterschiedliche Empfindlichkeit bei Enterokokken und Staphylokokken; hohe Resistenzraten bei Enterobakterien; zunehmende Resistenz bei häufigen Erregern von Harnwegs- und Atemwegsinfektionen; meist keine Wirkung auf Pseudomonas aeruginosa, Proteus und Serratia.

Indikationen. Mittel der Wahl bei Rickettsiosen, Chlamydien- und Mykoplasmeninfektionen, Brucellosen, Cholera und anderen Vibrioinfektionen, Pest, Tularämie, Malleus, Melioidose, Bartonellose, Borreliosen und Donovanosis; Reservemittel (Penicillinallergie) bei Lues und Gonorrhö. Vor allem Doxycyclin ist auch zur Behandlung atypischer Pneumonien und behandlungsbedürftiger Gastroenteritiden (Reisediarrhö u. a.) geeignet (Resistenzen beachten!). Doxycyclin kann zur Malariaprophylaxe eingesetzt werden. Es ist in Deutschland für diese Indikation nicht zugelassen, obwohl es z. B. von der WHO empfohlen wird. Die Anwendung als Reservemittel bei anderen Infektionen sollte nur laut Antibiogramm erfolgen.

Nebenwirkungen. Häufig gastrointestinale Störungen (Durchfälle, Übelkeit), gelegentlich pseudomembranöse Kolitis, Stomatitis und Ösophagitis bei oraler Anwendung; Photodermatosen (Sonnenbestrahlung meiden!).

 Cave
Bei Anwendung während der Zahnentwicklung kann es zu irreversiblen Schmelzdefekten mit gelblicher Zahnverfärbung kommen.

Gelegentlich Hepatotoxizität (v. a. bei Überdosierung oder Niereninsuffizienz); bei Minocyclin häufig Schwindelerscheinungen.

Kontraindikationen. Schwangerschaft, Kinder bis zum 8. Lebensjahr; möglichst keine Anwendung bei schweren Lebererkrankungen; bei höhergradiger Niereninsuffizienz nur Doxycyclin.

102.3.5 Aminoglykoside

Gentamicin (Refobacin u. a.), Tobramycin (Gernebcin u. a.), Netilmicin (Certomycin), Amikacin (Biklin u. a.)

Bei Aminoglykosiden handelt es sich um nur parenteral und lokal anwendbare Antibiotika.

Wirkungsspektrum. Aktiv gegen die meisten Enterobakterien, Staphylokokken und die Mehrzahl der Stämme von Pseudomonas aeruginosa (besonders Amikacin); variable Resistenzsituation v. a. bei Hospitalkeimen; nur geringe Wirksamkeit bei A-Streptokokken, Pneumokokken, Meningokokken, Enterokokken, Haemophilus influenzae, Clostridien und Bacteroides; synergistische Wirkung auf Pseudomonas z. B. bei Kombination mit Piperacillin sowie auf Enterokokken bei Kombination mit Ampicillin oder Mezlocillin.

Indikationen. Ungezielte und gezielte Therapie schwerer Infektionen mit gramnegativen Problemkeimen in Kombination mit einem Penicillin oder Cephalosporin; Monotherapie bei Harnwegsinfektionen mit empfindlichen Keimen.

> **Praxistipp**
> Es wird empfohlen, die gesamte Tagesdosis der Aminoglykoside auf einmal zu verabreichen (auch bei neutropenischen Patienten), da die toxischen Wirkungen der Aminoglykoside eher mit der Zeitdauer der Therapie und den Talspiegeln als mit den Spitzenkonzentrationen korrelieren.

Nebenwirkungen. Ototoxizität besonders bei eingeschränkter Nierenfunktion und Überdosierung (ggf. Serumspiegelbestimmung), Nephrotoxizität, selten Allergie.

102.3.6 Makrolide

Erythromycin (Erycinum, Erythrocin, Paediathrocin u. a.), Roxithromycin (Rulid), Clarithromycin (Klacid), Azithromycin (Zithromax), Spiramycin (Rovamycine, Selectomycin)

Von Erythromycin sind verschiedene Ester- und Salzformen verfügbar, die teilweise auch parenteral anwendbar sind. Roxithromycin steht nur zur oralen Therapie zur Verfügung, Clarithromycin und Azithromycin können oral oder intravenös verabreicht werden. Obwohl die Makrolidantibiotika in mancher Hinsicht ähnlich sind (Chemie, Wirkungsmechanismus etc.), bestehen hinsichtlich der antibakteriellen Wirkung, der pharmakokinetischen Eigenschaften und der Indikationen wichtige Unterschiede (◘ Tabellen 102-7 und 102-8).

Erythromycin
Wirkungsspektrum. Gute Empfindlichkeit von grampositiven Erregern (Streptokokken, Pneumokokken, Listerien, Erysipelothrix, Aktinomyzeten, Bacillus anthracis, Chlamydia trachomatis, Mykoplasma pneumoniae und Ureaplasma urealyticum); ebenfalls wirksam gegen Legionellen, Campylobacter, Spirochäten, Enterokokken, Meningokokken und Diphtheriebakterien. Enterobakterien sind resistent, Staphylokokken und Haemophilus variabel empfindlich.

Indikationen. Akute Infektionen des Respirationstrakts, auch Otitis media; Mittel der Wahl bei Legionellose (Legionella pneumophila); wirksam auch bei Campylobacterenteritis; Reservemittel (bei Penicillinallergie) zur Behandlung von Scharlach, Angina, Erysipel, Lues, Gonorrhö und Diphtherie; wirksam auch bei Chlamydieninfektionen wie z. B. Trachom und nichtgonorrhoischer Urethritis. Erythromycin kann zur Keuchhustenprophylaxe angewendet werden.

Nebenwirkungen. Erythromycin verursacht dosisabhängig Störungen v. a. im oberen Gastrointestinaltrakt durch seine motilinagonistische Wirkung. Zur intrahepatischen Cholestase kann es v. a. bei Erwachsenen und bei Personen mit vorbestehenden Lebererkrankungen kommen. Allergische Reaktionen sind selten. Bei intravenöser Gabe kommt es häufig zu Irritationen und Phlebitis an der Einstichstelle.

Roxithromycin, Clarithromycin, Azithromycin
Diese halbsynthetischen Derivate sind im Gegensatz zu Erythromycin säurestabil. Daraus resultieren eine längere Eliminationshalbwertszeit und bessere gastrointestinale Verträglichkeit. Sie sollten deshalb bevorzugt angewendet werden.

Wirkungsspektrum. Ähnlich wie bei Erythromycin (► Tabelle 102-7). Clarithromycin besitzt eine relativ gute

◘ Tabelle 102-7. In-vitro-Aktivität von Erythromycin im Vergleich mit neueren Makrolidantibiotika: Minimale Hemmkonzentrationen [mg/l] für 90% der untersuchten Stämme (Cave: bei einigen Erregern hohe Resistenzquoten mit teilweise großen regionalen Unterschieden)

Erreger	Erythromycin	Roxithromycin	Clarithromycin	Azithromycin
Streptococcus pyogenes	0,03	0,06	0,015	0,12
S. pneumoniae	0,03	0,03	0,015	0,12
S. agalactiae	0,06	0,25	0,06	0,12
Viridansstreptokokken	0,06	0,03	0,03	–
Staphylococcus aureus	0,5	1,0	0,25	2,0
Moraxella catarrhalis	0,25	1,0	0,25	0,03
Haemophilus influenzae	8,0	8,0	8,0	0,5
Legionella spp.	2,0	0,5	0,25	2,0
Chlamydia trachomatis	0,06	–	0,016	0,25
Mycoplasma pneumoniae	<0,004	–	0,03	0,125
Mycobacterium-avium-Komplex	>64	16,0	4,0	32,0

◘ Tabelle 102-8. Pharmakokinetik und Interaktionen von Makrolidantibiotika

Arzneistoff	Dosis [mg]	Halbwertszeit [h]	C_{max} [mg/l]	AUC [mg/l × h]	Säurestabilität	Bioverfügbarkeit	Einfluss von Nahrung auf die Resorption	Interaktionen mit Zytochrom-P450-Enzymen
Erythromycin	500	1,7	1,8	7,0	–	Variabel, ca. 25%	+	++
Roxithromycin	300	10,5–11,9	10,8	116–132	+	Vollständige Resorption	+	+
Clarithromycin	400	4,7	2,1	17,4	+	50%	–	+
Azithromycin	500	10–40	0,45	3,4	+	40%	–	–

Aktivität gegenüber M. avium-intracellulare. Azithromycin wirkt besser als die anderen Makrolide auf gramnegative Bakterien, z. B. auf H. influenzae.

Indikationen. Wie Erythromycin. Clarithromycin oder Azithromycin können in Kombination mit Metronidazol oder Amoxicillin zur Eradikation von Helicobacter pylori gegeben werden. Bei dieser Indikation muss die Antibiotikatherapie durch die Gabe eines H_2-Antagonisten oder Protonenpumpenhemmers ergänzt werden (► Kapitel 42, 93).

Aufgrund der langen Halbwertzeit und der guten Gewebepenetration ist mit Azithromycin eine Kurzzeittherapie über 3 Tage möglich (1-mal täglich 500 mg). Das einfache Einnahmeschema und die kurze Therapiedauer sind mit einer besseren Compliance verbunden. Azithromycin ist in einer Dosierung von 1,0 g auch zur oralen Einmaltherapie von urogenitalen Chlamydieninfektionen geeignet.

Nebenwirkungen. Wie Erythromycin, allerdings bessere gastrointestinale Verträglichkeit.

Interaktionen. Erythromycin, Clarithromycin und Roxithromycin können über eine Beeinflussung hepatischer Monooxygenasen (Cytochrom-P-450-abhängige Enzyme wie CYP 3A4) zu zahlreichen Interaktionen mit anderen Pharmaka führen. Klinisch relevante Interaktionen sind z. B. zwischen diesen Makroliden und Terfenadin, Ergotamin, Carbamazepin, Theophyllin und anderen hepatisch eliminierten Arzneimitteln beschrieben worden.

Bisher gibt es keine eindeutigen Hinweise auf entsprechende Interaktionen bei Anwendung von Azithromycin. Offenbar besitzt dieses sog. Azalid ein deutlich geringeres Potenzial für eine Hemmung der metabolisierenden Enzyme.

Spiramycin

Wirkungsspektrum. Ähnlich wie Erythromycin, jedoch teilweise deutlich schwächere Aktivität. Hohe Dosen sind im Tierversuch gegen Toxoplasma gondii wirksam.

Indikationen. Spiramycin kann bei Toxoplasmose während der Schwangerschaft verordnet werden, wenn das zuverlässiger wirksame Pyrimethamin kontraindiziert ist.

Nebenwirkungen. Gastrointestinale Störungen, gelegentlich allergische Reaktionen.

102.3.7 Ketolide

Telithromycin (Ketek) wird oral genommen. Ketolide besitzen Ähnlichkeiten mit den Makroliden, haben aber z. T. deutlich verbesserte Eigenschaften. Sie wirken auch gegen makrolidresistente Stämme mit einer induzierbaren MLSB-Resistenz (MLSB = Makrolide, Lincosamide und Streptogramin Typ B).

Wirkungsspektrum. S. pyogenes, S. pneumoniae, einschl. erythromycin- und penicillinresistenter Pneumokokkenstämme; Staphylokokken, nicht jedoch Staphylokokken mit konstitutiver MLSB-Resistenz; Haemophilus influenzae, M. catarrhalis sowie Chlamydien, Mykoplasmen und Legionellen.

Indikationen. Therapie leichter bis mittelschwerer Atemwegsinfektionen durch empfindliche Erreger.

Nebenwirkungen. Gastrointestinale Reaktionen werden am häufigsten beobachtet. Telithromycin ist ein Hemmstoff der cytochromabhängigen Monooxygenasen CYP3A4 und CYP2D6. Die Substanz darf nicht gleichzeitig mit anderen Arzneimitteln angewendet werden, die über diese Enzyme verstoffwechselt werden.

102.3.8 Lincosamide

Clindamycin (Sobelin u. a.), Lincomycin (Albiotic)
Lincosamide sind oral und parenteral anwendbar.

Wirkungsspektrum. Grampositive Kokken (v. a. Staphylokokken) und Anaerobier (Bacteroides einschl. B. fragilis, Fusobacterium spp., Actinomycesarten, anaerobe Streptokokken, Campylobacter und die Mehrzahl der Clostridium-perfringens-Stämme. Clindamycin besitzt eine höhere antibakterielle Aktivität als Lincomycin.

Indikationen. Nachgewiesene oder vermutete Anaerobierinfektionen; bei Mischinfektionen Kombination mit Breitbandantibiotika; Reservemittel bei Staphylokokkeninfektionen (Penicillinallergie, Oxacillinresistenz).

Nebenwirkungen. Häufig gastrointestinale Störungen, Gefahr einer bedrohlichen pseudomembranösen Kolitis durch Selektion und Überwuchern toxinbildender Clostridium-difficile-Stämme; gelegentlich Allergien und Hepatotoxizität.

102.3.9 Glykopeptidantibiotika

Vancomycin (Vancomycin CP/Vancomycin Enterocaps)

Vancomycin ist ein bakterizid wirkendes Glykopeptidantibiotikum, das für eine systemische Therapie parenteral (i. v.) gegeben wird. Es wird nach oraler Gabe nicht resorbiert.

Wirkungsspektrum. Gute Wirksamkeit gegen grampositive Erreger, v. a. Staphylokokken und Streptokokken, sowie Enterokokken, Pneumokokken, Clostridium difficile und Diphtheriebakterien; gramnegative Bakterien primär resistent.

Indikationen. Reservemittel (Penicillinallergie, Penicillin-Oxacillin-Resistenz) bei schweren Staphylokokkeninfektionen wie Sepsis, Endokarditis und Osteomyelitis und in Kombination mit Aminoglykosiden bei Enterokokkenendokarditis; orale Gabe bei pseudomembranöser Kolitis durch toxinbildende Clostridium-difficile-Stämme.

Nebenwirkungen. Ototoxizität besonders durch Kumulation bei Niereninsuffizienz, Flush-Syndrom (v. a. bei rascher Infusion); nicht selten Allergien, gelegentlich bis zum anaphylaktischen Schock.

Teicoplanin (Targocid)

Teicoplanin ist chemisch nahe verwandt mit Vancomycin und systemisch ebenfalls nur nach parenteraler Gabe wirksam. Die Eliminationshalbwertszeit ist deutlich länger als bei Vancomycin.

Wirkungsspektrum. Wie Vancomycin.

Indikationen. Wie Vancomycin.

Nebenwirkungen. Allergien, offenbar kein Flush-Syndrom.

102.3.10 Streptogramine

Quinupristin/Dalfopristin (Synercid)

Das Präparat Synercid ist eine Mischung aus Quinupristin und Dalfopristin im Verhältnis 30:70. Quinupristin und Dalfopristin sind Derivate von Pristinamycin, das zu den Streptograminen gehört. Das Präparat wird i. v. appliziert.

Wirkungsspektrum. Hohe Aktivität gegen S. aureus und koagulasenegative Staphylokokken einschl. methicillinresistenter (MRSA) und glykopeptidintermediärer Stämme (GISA); Enterococcus faecium, einschl. ampicillin-, glykopeptidresistenter und aminoglykosidhochresistenter Stämme (E. faecalis ist resistent!); S. pneumoniae, einschl. penicillin- und/oder makrolidresistenter Stämme. Im gramnegativen Bereich sind M. catarrhalis und H. influenzae empfindlich. Auch Neisserien, Mykoplasmen, Chlamydien und Legionellen sind sensibel. Enterobakterien und Pseudomonaden sind jedoch resistent.

Indikationen. Schwere Infektionen durch grampositive Erreger (z. B. nosokomiale Pneumonie, komplizierte Haut- und Weichteilinfektionen), wenn andere Antibiotika nicht in Frage kommen.

Nebenwirkungen. Lokale Irritation v. a. bei Infusion in periphere Venen; dosisabhängig Myalgien, Arthropathien; Hyperbilirubinämie.

102.3.11 Sonstige Antibiotika

Chloramphenicol (Paraxin u. a.)

Chloramphenicol ist ein oral und parenteral anwendbares Reserveantibiotikum mit guter Liquorgängigkeit.

Wirkungsspektrum. Wirksam gegen grampositive und gramnegative Bakterien sowie Rickettsien, Chlamydien, Mykoplasmen, Treponemen und Bacteroides (einschl. B. fragilis). Resistent sind Pseudomonas aeruginosa sowie – regional unterschiedlich – Stämme von Staphylococcus aureus, Vibrio cholerae und verschiedene Enterobakterien. Salmonella typhi ist selten resistent. In den vergangenen Jahren sind auch vereinzelt Resistenzen gegen Haemophilus influenzae, Pneumokokken und Meningokokken festgestellt worden.

Indikationen. Wegen seiner potenziellen Knochenmarktoxizität (▶ unten) sollte Chloramphenicol nur noch zur Behandlung lebensbedrohlicher Infektionen eingesetzt werden, wenn kein gleichwertiges Antibiotikum zur Verfügung steht, z. B. in der Meningitistherapie bei Penicillin- und Cephalosporinallergie und der Typhusbehandlung bei Resistenz gegen andere Chemotherapeutika.

Nebenwirkungen. Aplastische Knochenmarkschädigung (Inzidenz: 1 : 10.000–40.000) mit meist irreversibler Panmyelopathie (Letalität > 50 %) z. T. bereits bei kurzfristiger Gabe, meist nach 2- bis 8-wöchiger Latenzzeit; daneben dosisabhängige reversible Knochenmarksuppression. Allergien, gastrointestinale Nebenwirkungen und Neuritiden sind selten. Bei Neu- und Frühgeborenen kann sich ein sog. Greysyndrom entwickeln, das gekennzeichnet ist durch Erbrechen, Hypothermie, graue Hautverfärbung und respiratorische Insuffizienz mit z. T. letalen Schockzuständen. Ursache ist eine toxische Chloramphenicolkumulation aufgrund der noch unreifen hepatischen Funktionen, insbesondere der mangelhaften Glukuronidierung.

Kontraindikationen. Hämatologische Erkrankungen, Knochenmarkvorschädigung, ausgeprägte Leberinsuffizienz, Dosisbeschränkung bei Früh-/Neugeborenen.

Fosfomycin (Fosfocin)

Das nur parenteral (i. v.) anwendbare Fosfomycin wirkt bakterizid auf Keime während der Wachstumsphase.

Wirkungsspektrum. Wirksam gegen Staphylokokken (gelegentlich Resistenz) sowie Gonokokken, Haemophilus influenzae und einige Enterobakterien. Es besteht eine schlechte Korrelation zwischen In-vitro-Testergebnissen und der klinischen Wirksamkeit.

Indikationen. Reservemittel bei Staphylokokkeninfektionen; wegen möglicher Resistenzentwicklung während der Therapie Kombination empfehlenswert.

Nebenwirkungen. Relativ häufig gastrointestinale Störungen; gelegentlich Allergien.

Polypeptidantibiotika (Polymyxin B, Colistin)

Polypeptidantibiotika werden oral zur Darmdekontamination verordnet, weil sie nicht resorbierbar sind. Zur systemischen Anwendung (Colistin) müssen sie parenteral appliziert werden.

Wirkungsspektrum. Ausschließlich gegen gramnegative Bakterien wirksam, v. a. Pseudomonas aeruginosa, E. coli, Enterobacter und Klebsiellen (Resistenzen selten). Proteus, Neisserien und grampositive Bakterien sind primär resistent.

Indikationen. Die systemische Anwendung scheint heute nicht mehr gerechtfertigt, da wohl in allen Fällen ebenso wirksame Alternativen mit geringerer Toxizität zur Verfügung stehen.

Nebenwirkungen. Häufig Neurotoxizität, Nephrotoxizität und Allergien.

102.3.12 Nitroimidazole

Metronidazol (Clont, Flagyl u. a.), Tinidazol (Simplotan)

Bei den Nitroimidazolen handelt es sich um oral und parenteral (Metronidazol) verabreichbare Chemotherapeutika mit bakterizider Wirkung gegen Anaerobier.

Wirkungsspektrum. Wirksam gegen alle strikt anaeroben Bakterien außer Propionibakterien und Aktinomyzeten; Resistenzen selten; keine Wirkungsunterschiede zwischen den verschiedenen Präparaten; kein Einfluss auf aerobe und fakultativ anaerobe Keime; wirksam auch gegen Amöben, Lamblien und Trichomonaden.

Indikationen. Nachgewiesene oder vermutete Anaerobierinfektionen; stets Kombination mit Breitspektrumantibiotika gegen aerobe Keime, da meist Mischinfektionen; prophylaktisch bei gynäkologischen und Dickdarmoperationen.

Nebenwirkungen. Relativ häufig gastrointestinale Störungen (Nausea, Erbrechen, Diarrhöen), gelegentliche ZNS-Symptome (Schwindel, Ataxie, zerebrale Krampfanfälle), Alkoholintoleranz; bei längerer Anwendung periphere Neuropathie, gelegentlich reversible Neutropenien.

102.3.13 Nitrofurane

Nitrofurantoin (Furadantin u. a.)

Nitrofurantoin ist ein oral anwendbares Chemotherapeutikum, das meist bakteriostatisch wirkt. In hohen Konzentrationen, wie sie im Urin erreichbar sind, ist es auch bakterizid.

Wirkungsspektrum. Die meisten Enterobakterien sind sensibel, Pseudomonas aeruginosa ist primär resistent.

Indikationen. Insbesondere chronische, gegen sonstige Therapie resistente Harnwegsinfekte.

Die Bedeutung dieses Chemotherapeutikums ist in den vergangenen Jahren zurückgegangen, da neuere Substanzen mit günstigerer Nutzen-Risiko-Relation zur Verfügung stehen.

Nebenwirkungen. Relativ häufig Allergien, gelegentlich bis zum anaphylaktischen Schock, selten Cholestase und allergische Lungeninfiltrationen mit gelegentlich irreversibler Lungenfibrose; bei hohen Dosen ZNS-Störungen, z. T. irreversible periphere Neuropathien. Keine Anwendung bei Niereninsuffizienz!

102.3.14 Chinolone

Chinolone hemmen die bakteriellen Topoisomerasen II (= Gyrase) und IV und wurden deshalb früher auch als **Gyrasehemmer** bezeichnet. Die Topoisomerasen beeinflussen Struktur und Funktion der bakteriellen Nukleinsäure (DNA). Die heute überwiegend angewandten Fluorchinolone leiten sich aus älteren, nichtfluorierten Substanzen (z. B. Nalidixinsäure) ab. Nach einem Vorschlag der PEG (Paul-Ehrlich-Gesellschaft für Chemotherapie) lassen sich 4 Gruppen von Fluorchinolonen unterscheiden (▶ Tabellen 102-9 und 102-10).

- **Gruppen I und II** mit unzureichender Wirkung gegenüber Pneumokokken: Norfloxacin (Barazan), Ofloxacin (Tarivid), Ciprofloxacin (Ciprobay). Alle Chinolone sind oral anwendbar; Ciprofloxacin und Ofloxacin stehen auch für eine parenterale (i. v.-)Anwendung zur Verfügung. **Anmerkung:** Ofloxacin liegt als Razemat vor, wobei die antibakterielle Wirkung nur auf dem Gehalt an Levofloxacin, der linksdrehenden Form, beruht.
- **Gruppen III und IV** mit ausreichender Aktivität gegenüber Pneumokokken: Levofloxacin (Tavanic) und Moxifloxacin (Avalox). Diese Chinolone können auch bei Infektionen der Atemwege durch Pneumokokken angewendet werden. Levofloxacin und Moxifloxacin stehen auch zur intravenösen Gabe zur Verfügung.

Wirkungsspektrum

Gruppen I und II: Aktivität insbesondere gegen gramnegative (z. B. Enterobakterien), schwächer wirksam gegen grampositive Erreger. Pneumokokken sind nur mäßig empfindlich, Anaerobier (B. fragilis u. a.) sind ganz überwiegend resistent. Ciprofloxacin besitzt unter allen heute verfügbaren Fluorchinolonen die höchste antibakterielle Aktivität gegenüber Pseudomonas aeruginosa und gegen die meisten anderen gramnegativen Bakterien.

Gruppen III und IV: Im Vergleich zu den Fluorchinolonen der Gruppen I und II deutlich verbesserte Aktivität gegenüber S. pneumoniae (Pneumokokken); Aktivität gegenüber gramnegativen Bakterien (z. B. Enterobakterien) z. T. geringer als die Aktivität der Gruppe-I-Präparate. Moxifloxacin (Gruppe IV) besitzt auch eine therapeutisch relevante Aktivität gegen anaerobe Bakterien.

Indikationen

Gruppen I und II: Norfloxacin kommt wegen der relativ geringen Bioverfügbarkeit v. a. für die Behandlung von komplizierten Infektionen der Harnwege oder bei einer bakteriellen Enteritis in Betracht. Die Bedeutung der Substanz bei anderen Infektionslokalisationen ist gering. Enoxacin hat eine relativ ungünstige Nutzen-Risiko-Relation und ist heute entbehrlich. Ofloxacin und Ciprofloxacin können auch bei zahlreichen anderen Infektionen eingesetzt werden. Infektionen der Atemwege durch grampositive Erreger (Pneumokokken) stellen keine primäre Indikation für diese Fluorchinolone dar. Sinnvoll ist ihre Anwendung dagegen bei Pneumonien und bei Enteritiden durch gramnegative Keime wegen ihrer hohen Fäzeskonzentrationen. Fluorchinolone wie z. B. Ciprofloxacin oder Ofloxacin (bzw. Levofloxacin) sind die einzigen oral anwendbaren Mittel zur Behandlung von Pseudomonasinfektionen. Bei schweren Pseudomonasinfektionen können diese Präparate mit einem Aminoglykosid kombiniert verabreicht werden.

◘ Tabelle 102-9. Antibakterielle Aktivität der Fluorchinolone: Minimale Hemmkonzentrationen [mg/l], bei denen wenigstens 90% der Stämme eines untersuchten Erregers gehemmt werden[a]

Erreger	Norfloxacin (Gr. 1)	Ciprofloxacin (Gr. 2)	Levofloxacin (Gr. 3)	Moxifloxacin (Gr. 4)
Grampositive Kokken				
Staphylococcus aureus	6,3	1,0	0,2	0,12
– Koagulasenegativ	3,1	0,25	0,4	0,12
Streptococcus pyogenes	6,3	2,0	1,6	0,25
Streptococcus pneumoniae	16,0	2,0	1,0	0,12
Enterococcus spp.	8,0	4,0	3,1	2,0
Enterobakterien				
Escherichia coli	0,12	0,03	0,06	0,06
Serratia marcescens	3,1	1,0	1,6	1,0
Salmonella spp. oder Shigella spp.	0,06	0,02	0,06	0,06
Sonstige Erreger				
Pseudomonas aeruginosa	16,0	4,0	8,0	8,0
Stenotrophomonas maltophila	k. A.	2,0	1,6	1,0
Campylobacter jejuni	0,5	0,12	0,12	0,12
Neisseria gonorrhoeae	0,06	0,01	0,01	0,02
Haemophilus influenzae	0,12	0,02	0,01	0,06
Anaerobier				
Anaerobe Kokken	64,0	8,0	4,0	2,0
Bacteroides fragilis	>128,0	8,0	4,0	0,25
Andere Organismen				
Mycobacterium tuberculosis	8,0	1,0	0,5	0,25
Chlamydia trachomatis	25,0	1,6	0,4	0,12

k. A. = keine Angaben;
[a] Die angegebenen Daten stammen aus verschiedenen Untersuchungen und können daher nur zur groben Orientierung dienen.

◘ Tabelle 102-10. Pharmakokinetik von Fluorchinolonen nach oraler Gabe

Arzneistoff	Dosis [mg]	C_{max} [mg/l]	$t_{1/2}$ [h]	AUC[a] [mg/l × h]	Urinwiederfindungsrate [%]
Norfloxacin	400	1,5	3,3	5,4	27
Ofloxacin	400	4,0	5,0	29,0	73
Ciprofloxacin	500	2,5	3,2	9,9	29
Moxifloxacin	400	4,5	13	26,9	20

[a] AUC Area under the curve.

Gruppen III und IV: Diese Derivate können auch bei Infektionen der Atemwege durch Pneumokokken angewendet werden: Besondere Bedeutung besitzen sie für die Behandlung von Infektionen durch penicillinresistente Pneumokokken. Ihre Aktivität gegen gramnegative Bakterien ist in der Regel geringer als die von Ciprofloxacin. Moxifloxacin ist auch bei Infektionen durch Anaerobier indiziert. Da Moxifloxacin primär hepatisch eliminiert wird, kommt es für die Therapie von Harnwegsinfektionen nicht in Frage.

Wegen der günstigen pharmakokinetischen Eigenschaften (hohes Verteilungsvolumen!) sind Fluorchinolone auch bei Infektionen in schwer erreichbaren Kompartimenten (Osteomyelitis, Prostatitis) wichtige Arzneimittel. Spezielle Indikationen für Fluorchinolone können Chlamydien- und Mykoplasmeninfektionen sein. Sie sind darüber hinaus bei Gonorrhö, Salmonellose und Legionellose wirksam. Bei Infektionen durch multiresistente Mykobakterien (M. tuberculosis) stellen sie wichtige Reservepräparate dar (z. B. Moxifloxacin), die in Kombination mit anderen Chemotherapeutika gegeben werden.

Nebenwirkungen

Gastrointestinale Symptome wie Übelkeit und Erbrechen sind die häufigsten unerwünschten Wirkungen. Während ZNS-Störungen wie Schlaflosigkeit, Müdigkeit und Kopfschmerzen häufiger auftreten, werden zerebrale Krampfanfälle, Halluzinationen, Psychosen und Sehstörungen sehr selten beobachtet. Auch Allergien sind eher die Ausnahme. Da Chinolone phototoxisch wirken können, muss eine Exposition mit UV-Licht (Sonnenlicht, Solarien etc.) vermieden werden (8-Methoxyderivate wie Moxifloxacin sind unter üblichen Bedingungen *nicht* phototoxisch).

 Cave
Chinolone besitzen ein kardiotoxisches Potenzial und können die QT-Zeit im EKG verlängern. Sie dürfen deshalb nicht gleichzeitig mit Antiarrhythmika oder anderen Medikamenten gegeben werden, die ebenfalls zu einer Verlängerung der QT-Zeit führen.

Chinolone können zu Tendopathien (Tendinitis, Ruptur) führen. Zahlreiche Fallberichte deuten darauf hin, dass die Veränderungen auch noch mehrere Monate nach Abschluss der Behandlung auftreten können.

Interaktionen. Nach Gabe von Enoxacin wurde eine ausgeprägte Hemmung des Theophyllin- und Koffeinmetabolismus mit entsprechender Symptomatik beschrieben, in geringerem Maße auch nach Ciprofloxacin. Eine weitere wichtige Interaktion besteht zwischen allen Chinolonen und mineralischen Antazida: Magnesium und/oder aluminiumhaltige Antazida können – wahrscheinlich durch Bildung von Chelatkomplexen – die Bioverfügbarkeit der Präparate drastisch reduzieren. Auch mit anderen 2- oder 3-wertigen Kationen (Zink, Eisen etc.) sind entsprechende Interaktionen beobachtet worden.

Kontraindikationen. Chinolone wirken chondrotoxisch und induzieren irreversible Schäden am unreifen Gelenkknorpel und an den Epiphysenfugen juveniler Tiere.

 Cave
Eine Anwendung von Chinolonen bei Kindern, Jugendlichen sowie in der Schwangerschaft und Stillzeit ist daher kontraindiziert.

Mit Ciprofloxacin liegen relativ umfangreiche Erfahrungen bei jugendlichen Mukoviszidosepatienten vor, die zeigen, dass unter üblichen therapeutischen Bedingungen offenbar kein erhöhtes Risiko für akute Gelenkschäden besteht. Eine Behandlung mit Ciprofloxacin kann daher bei Mukoviszidosepatienten erwogen werden.

102.3.15 Sulfonamide, Cotrimoxazol

Sulfonamide haben heute nur noch in der Therapie der Toxoplasmose (in Kombination mit Pyrimethamin, ▶ 97.1.10) und der Nocardiose (▶ 93.3.33) ihren Platz. Bei anderen Indikationen sind sie durch Cotrimoxazol oder ähnlich zusammengesetzte Sulfonamid-Diaminopyrimidin-Kombinationen ersetzt worden. Die Kombinationen wirken synergistisch, sind besser antibakteriell wirksam und lassen nicht so schnell Resistenzen entstehen.

Cotrimoxazol (Eusaprim u. a.)

Die Kombination von Sulfamethoxazol mit Trimethoprim (Diaminopyrimidin) ist oral und parenteral anwendbar. Die übrigen, analog zusammengesetzten Präparate bieten im Vergleich zu dieser Kombination keinen therapeutischen Vorteil.

Wirkungsspektrum. Wirksam gegen zahlreiche gramnegative und grampositive Erreger. Primär resistent sind Pseudomonas aeruginosa, Rickettsien, Chlamydien, Mykoplasmen, Legionellen und Treponemen. Variable Empfindlichkeit mit teilweiser Resistenz findet sich v. a. bei Staphylokokken, Enterokokken, Pneumokokken, Klebsiellen und Enterobacter.

Indikationen. Initialtherapie des Typhus abdominalis (gelegentlich Resistenzen) und bei Shigellose; Behandlung von Harnwegsinfektionen sowie Wund- und Gallenwegsinfektionen; Prophylaxe und Therapie der Pneumocystis-carinii-Pneumonie bei Aids-Patienten.

Nebenwirkungen. Gelegentlich Hämatotoxizität, v. a. bei längerer und hochdosierter Anwendung; selten Agranulozytose, meist leichtere Allergien, gelegentlich schwere exfoliative Dermatitiden (Stevens-Johnson-Syndrom,

Lyell-Syndrom), selten Nephrotoxizität; keine Anwendung in der Schwangerschaft.

102.3.16 Oxazolidinone (Linezolid)

Aus der Gruppe der Oxazolidinone steht bisher nur Linezolid zur oralen antibakteriellen Therapie zur Verfügung.

Wirkungsspektrum. Die therapeutisch relevante Aktivität von Linezolid (Zyvoxid) beschränkt sich auf grampositive Erreger (Streptokokken, Staphylokokken und Enterokokken), einschl. der Stämme, die gegen andere Antibiotika resistent sind. H. influenzae ist überwiegend nicht empfindlich. Enterobacteriaceae und Pseudomonaden sind resistent.

Indikationen. Anwendungsgebiete für Linezolid sind sowohl ambulant als auch im Krankenhaus erworbene Pneumonien durch grampositive Erreger, darunter multiresistente Keime, sowie schwere Hautinfektionen durch Staphylokokken oder Streptokokken. Die Indikation für eine Behandlung mit dem Oxazolidinon sollte streng gestellt werden.

Nebenwirkungen. Gastrointestinale Störungen (z. B. Erbrechen) und ZNS-Symptome werden beobachtet. Da vor allem bei längerer Anwendung Blutbildveränderungen auftreten können, ist unter Therapie generell eine wöchentliche Blutbildkontrolle angezeigt. Aufgrund der MAO-inhibitorischen Wirkung der Substanz können Interaktionen mit Sympathomimetika und anderen Arzneimitteln vorkommen.

Leitlinien – Adressen – Tipps

Internetadressen

http://www.bfarm.de
    Bundesinstitut für Arzneimittel und Medizinprodukte (BfArM)
http://www.cdc.gov
    Centers of Disease Control (CDC)
http://www.dtg.mwn.de
    Deutsche Gesellschaft für Tropenmedizin und Internationale Gesundheit e.V.
http://www.eudra.org/emea.html
    European Agency for the Evaluation of Medicinal Products (EMEA)
http://www.fda.gov
    Food and Drug Administration (FDA)
http://www.ncbi.nlm.nih.gov/PubMed/medline.html
    Medline-Zugang der NIH-Library (PubMed)
http://www.nih.gov
    National Institutes of Health (NIH)
http://www.p-e-g.de
    Paul-Ehrlich-Gesellschaft (PEG)
http://www.rki.de
    Robert-Koch-Institut (RKI)
http://www.who.ch
    World Health Organisation (WHO)
http://www.zct-berlin.de
    Zeitschrift für Chemotherapie

Literatur

Chambers HF, Sande MA (1996) Antimicrobial agents – general considerations (chap 43). In: Hardman JG, Limbird LE (eds) Goodman & Gilman's „The pharmacological basis of therapeutics", 9th edn. McGraw-Hill, New York

Kucers A, Crowe S, Grayson ML, Hoy J (eds) (1997) The use of antibiotics, 5th edn. Butterworth-Heinemann, Oxford

Mandell, GL, Bennett JE, Dolin R (eds) (2000) Mandell, Douglas and Bennett's „Principles and practice of infectious diseases, 5th edn. Curchill Livingstone, New York Edinburgh

Root RK, Waldvogel F, Corey L, Stamm WE (eds) (1999) Clinical infectious diseases. A practical approach. Oxford Univ Press, Oxford

Sektion M
Therapie unter besonderen Umständen

103 Allgemeine Prinzipien der klinischen Pharmakologie – 1707
M. Wehling

104 Besonderheiten der Arzneimitteltherapie in der Schwangerschaft – 1728
W. E. Paulus

105 Pharmakotherapie: Besonderheiten bei älteren Patienten – 1742
J. C. Frölich

103 Allgemeine Prinzipien der klinischen Pharmakologie

M. Wehling

103.1 Einführung – 1709

103.2 Pharmakokinetik – 1709
103.2.1 Absorption – 1710
103.2.2 Distribution – 1711
103.2.3 Elimination und Metabolismus – 1711

103.3 Pharmakodynamik – 1720

103.4 Arzneimittelentwicklung – 1722
103.4.1 Präklinische Entwicklung – 1723
103.4.2 Klinische Entwicklung – 1723
103.4.3 Klinische Studien – 1724

103.5 Allgemeine Empfehlungen und Ausblick – 1726

Literatur – 1727

Die Anwendung von Arzneimitteln ist die am häufigsten geübte therapeutische ärztliche Maßnahme. Jeder Arzt (einzige dem Autor bekannte Ausnahme: einzelne Psychotherapeuten) verordnet Arzneimittel; in den sog. konservativen Fächern, insbesondere der Inneren Medizin, ist dies sogar mit Abstand die wichtigste Behandlungsmaßnahme.

Das ungeheure Ausmaß der Möglichkeiten, aber auch der „Bedrohung" durch unsachgemäße Anwendung soll nur grob durch folgende Zahlen belegt werden. Es werden pro Jahr in Deutschland Arzneimittel im Wert von fast 20 Mrd. Euro verkauft; jeder über 60-Jährige wird im Durchschnitt mit 3 Arzneimitteln dauertherapiert. Die über 60-Jährigen machen 22% der Bevölkerung aus, verbrauchen aber 54% der Arzneimittel, sind also um den Faktor 2,4 überrepräsentiert. Dies zeigt neben der Bedeutung der Arzneimitteltherapie generell v. a. die Zuspitzung aller Probleme im Alter; der Arzneimitteltherapie im Alter ist daher hier auch ein besonderes Kapitel gewidmet.

Der besonderen Bedeutung der Arzneimitteltherapie kann nur gerecht werden, wer sowohl Nutzen als auch Risiko in ihrem Verhältnis zueinander richtig einschätzen kann. Wenn Zahlen genannt werden, nach denen allein in Deutschland jährlich bis zu 20.000 Patienten „an" Pharmaka sterben, 7% aller Todesfälle in mehr oder weniger kausalem Zusammenhang mit deren Einnahme stehen, 20–25% aller Krankenhausaufnahmen aufgrund von Arzneimittelnebenwirkungen zumindest mit verursacht sind, dann zeigt dies die Komplexität der Anwendung mit ihren diesbezüglichen Folgen, aber auch die Potenz moderner Arzneimittel. In der ◘ Abb. 103-1 sind die möglichen Faktoren in einem Netzwerk aufgetragen, die für Arzneimittelwirkungen und v. a. -nebenwirkungen wichtig sind.

Dass viele der Nebenwirkungen vermeidbar wären, liegt auf der Hand, es fehlt an Aus-, Weiter- und v. a. Fortbildung in diesem leider überall nur unterrepräsentierten Bereich. Nach eigenen Schätzungen beträgt der Anteil der pharmakotherapeutischen Inhalte am allgemeinen Curriculum des Medizinstudiums nur 6–10% und stellt somit eine massive Mangelversorgung dar. In der Förderung dieser Lehrinhalte, aber auch der klinischen Pharmakologie als therapeutischem Querschnittsfach sollte daher eine vordringliche gesundheitspolitische Aufgabe gesehen werden, wenn sich an den oben geschilderten Zahlen etwas ändern soll.

Auf der anderen Seite lassen derartige Darstellungen leicht einen therapeutischen Nihilismus entstehen, dem es entschieden entgegenzuwirken gilt. Die positiven Möglichkeiten des großen Arzneimittelschatzes, den wir heute besitzen, waren noch nie so eindrucksvoll, so gut belegt und vielseitig wie heute. Gerade hat einmal wieder ein vermeintlicher oder echter Pharmaskandal das Vertrauen in die Sicherheit von Arzneimitteln erschüttert, in dem für eines der cholesterinsenkenden Statine, das Cerivastatin, eine Häufung von gravierenden und z. T. tödlichen Rhabdomyolysen beschrieben wurde. Gleich wurde der zu weit gehende Einsatz der anderen, langjährig an vielen Millionen Patienten erprobten Statine gerügt, eine Verunsicherung der Ärzte und Patienten war die Folge. In dieser emotionalen Diskussion war allerdings der gewaltige Fortschritt übersehen worden, der mit der Einführung dieser Substanzgruppe in die lipidsenkende Therapie erzielt werden konnte. In einer einfachen Zahlenabschätzung lässt sich zeigen, dass diese Substanzen höchsten bei 1:100.000 Behandlungsjahren eine tödliche Nebenwirkung auslösen, wahrscheinlich nur in einer Frequenz von 1:1 Mio. Die sog. 4S-Studie zeigte jedoch, dass genau mit dieser Therapie in der Sekundärprävention (also nach Myokardinfarkt oder bei sicheren Zeichen der koronaren Herzerkrankung) auf 100.000 Behandlungsjahre 700 Patientenleben zu retten waren. Eine derartig günstige Risiko-Nutzen-Relation (schlechtestenfalls 1:700) kann sonst fast keine Intervention der gesamten Medizin aufweisen, nicht einmal eine einfache Blinddarmoperation. Dieses Beispiel soll natürlich auch auf den Wert der Evidence-based Medicine hinweisen, die zwar leider nicht im Einzelfall, aber für ein Kollektiv deutliche Entscheidungshilfen für oder gegen eine Therapie liefern kann.

Das Beispiel zeigt aber auch, dass ein Großteil der Todesfälle bei richtiger Kenntnis der Materie, z. B. durch Früherkennung und -interpretation der Muskelsymptome, vermeidbar gewesen wären.

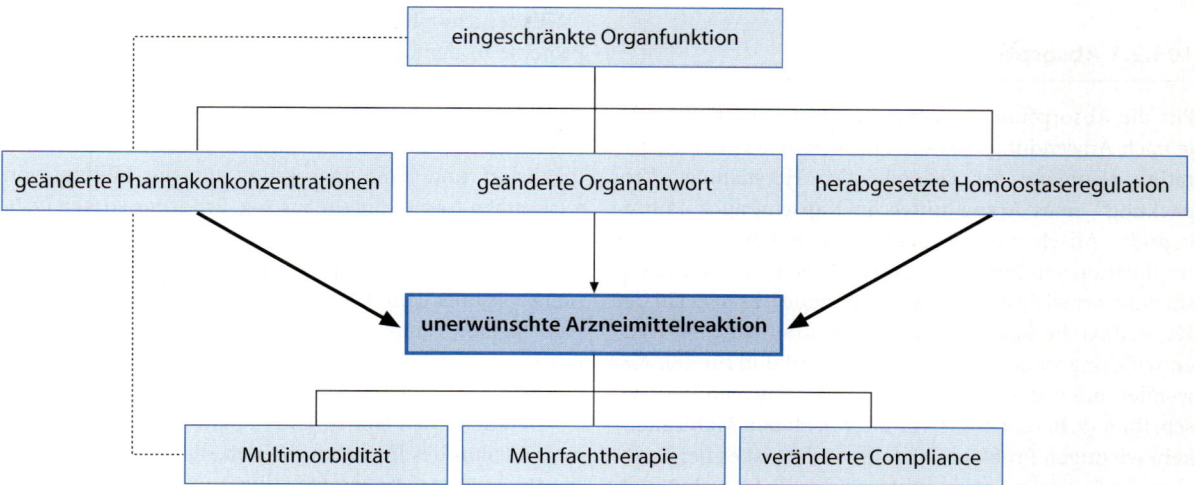

Abb. 103-1. Wie die Spinne im Netz stehen unerwünschte Arzneimittelwirkungen im Zentrum eines komplexen Systems von begünstigenden Faktoren! Ihre Zahl, Häufigkeit und Intensität steigt mit einer zunehmenden Zahl von Erkrankungen, v.a. auch im Alter, stark an

103.1 Einführung

In den folgenden Kapitel sollen Grundprinzipien der Arzneimittelanwendung beschrieben und im Hinblick auf ihre Bedeutung in der praktischen Therapie dimensioniert werden. Das Ziel kann hier aus Platzgründen nicht die umfassende Darstellung aller Einflussgrößen der Pharmakokinetik und -dynamik sein, sondern nur ein auf das klinisch Wesentliche eingeschränktes Spektrum.

Kenntnisse in diesem Bereichen sind sicher der Schlüssel zur Vermeidung der oben beschriebenen Probleme insbesondere der Polychemotherapie, die wir häufig treiben. Es kann aber nicht genug betont werden, dass jede Arzneimittelanwendung den Charakter eines Individualexperimentes mit unsicherem Ausgang hat. Eine große Sicherheit in der Vorhersagbarkeit von Unverträglichkeitsreaktionen kann auch mit den Methoden der molekularen Analyse z.B. von abbauenden Enzymen nicht erreicht werden, da die Variationsbreite der Plasmakonzentration von Arzneimitteln nur zu 30 % genetisch bedingt ist.

Den oft entscheidenden „Rest" von toxischen Plasmakonzentrationen kann neben der Spiegelbestimmung im Plasma nur die sorgsame klinische Beobachtung vermeiden helfen, einschließlich der anamnestischen Erhebung typischer Symptome wie z.B. Muskelschmerzen bei Statinen. Dass dies eine anspruchsvolle Aufgabe ist, liegt auf der Hand; wer aber „scharfe" Messer – und das sind viele hochwirksame moderne Medikamente – führen will, muss mit ihnen umzugehen lernen und dauernd aufpassen, um keinen Schaden anzurichten.

103.2 Pharmakokinetik

Die Pharmakokinetik beschreibt die Gesetzmäßigkeiten des Verhaltens eines Arzneimittels im Organismus bezüglich:
- Absorption (im deutschen eher Resorption)
- Distribution
- Metabolismus
- Elimination (**ADME-Regel**)

Während die ersten beiden Prozesse die Aufnahme des Arzneimittels in den Körper, die Invasion, beschreiben, sind die beiden letzten Begriffe für die Evasion reserviert.

Die Resultante dieser Teilfunktionen der Pharmakokinetik ist der Verlauf der Plasma(oder z.B. Liquor)-Konzentration eines Arzneimittels über die Zeit.

Dosis, Zubereitungsform und Applikationsweg können gewählt werden, alle anderen Einflussgrößen sind mehr oder weniger variabel durch den individuellen Patienten vorgegeben und in ihrer Auswirkung oft nur schwer vorhersehbar.

Durch die Entwicklung oft komplexer mathematischer Modelle versucht nun die Analyse der Pharmakokinetik, eine gesetzmäßige Vorhersehbarkeit von Wirkstoffkonzentrationen zu erzielen. Oben wurde schon gesagt, dass auch in Kenntnis aller abbauenden Enzyme (einschließlich ihrer genetischen Varianten und anderer Variabler aus dem oben genannten Kanon) lediglich 30 % der Variabilität der Plasmakonzentrationen vorhersehbar sind. Daraus folgt, dass alle Kunst des Pharmakokinetikers nicht ausreicht, aus der individuellen Arzneimittelanwendung mehr als ein Individualexperiment zu machen, das nur bei genauer Beobachtung von Wirkungen und Nebenwirkungen einen günstigen Ausgang nimmt.

103.2.1 Absorption

Für die Absorption (Resorption) eines Arzneimittels ist je nach Anwendungsweg die Freisetzung aus der Präparation (Domäne der Galenik, also Herstellung, „Verpackung" eines Arzneimittels in Kapseln, auch Mikrokapseln, Mischung mit Begleitstoffen bei subkutaner Applikation von Insulinen) und die Resorption vom Freisetzungsort wichtig (Tillmann et al. 2000). Es liegt auf der Hand, dass die Galenik einer Präparation bei einer Neuentwicklung standardisiert geprüft wird und für den Anwender außer der Auflage bestimmter Anwendungsvorschriften (z. B. Einnahme vor oder nach den Mahlzeiten) kein wichtiges Problem darstellt. Anders ist es bei Nachahmerpräparaten nach Ablauf der Patentschutzzeit, die zwar in sog. Bioäquivalenzstudien zeigen müssen, dass ihre Präparation in etwa der des Originalherstellers entspricht, aber hinsichtlich der Konstanz der Herstellung dann doch nicht die große Erfahrung des Originalherstellers besitzen. Es ist aber auch von großer Bedeutung, ob die Substanz eine schwierige ist, also sehr variabel resorbiert wird – diese sind dann galenisch kritischer als andere, grundsätzlich gut resorbierbare Verbindungen. Ein schwierige Substanzgruppe sind sicher Digitalispräparate, bei denen galenische Unregelmäßigkeiten zu größeren Intoxikationsepidemien führten. Auf der anderen Seite ist die Galenik von lipophilen Betablockern wie Metoprolol und Propranolol kein Problem, d. h. hier kann man ohne weiteres auf billigere Nachahmerprodukte zurückgreifen.

Seitens des Empfängers der Arzneimittel sind v. a. die Oberfläche der Darmschleimhäute (bei alten Menschen und chronisch-entzündlichen Darmerkrankungen wie Sprue herabgesetzt), aber auch die Motilität der entsprechenden Abschnitte wichtig. Letzteres kann auch zur Resorptionssteigerung ausgenutzt werden, wenn z. B. bei Migräne (Hypomotilität v. a. des Magens) die Passage und damit Resorption eines einfachen Schmerzmittels wie Acetylsalicylsäure durch das motilitätsfördernde Metoclopramid gesteigert wird und so effektiv und kostengünstig ein Anfall kupiert werden kann. Es muss nicht immer Sumatriptan oder eines der teuren Nachfolgepräparate sein.

Für jeden der genannten Grundprozesse der Pharmakokinetik gibt es sowohl krankheits-, alters- als auch medikamentenbedingte Interferenzen, also z. T. unvorhergesehene Abweichungen. Während die sprue- und altersbedingte Verringerung der resorptiven Oberfläche schon genannt wurden, können aluminiumhaltige Säurebinder (z. B. Maaloxan) andere Arzneimittel fast jeder Herkunft und Art „wegbinden" und so ihre Resorption nachhaltig beeinflussen. Abgesehen davon, dass es für derartige Substanzen heute sowieso keine Indikationen mehr gibt, lässt sich eine derartige Interferenz (oder Interaktion) nur durch die Einhaltung eines genügend großen Einnahmeabstandes (>2 h) verhindern.

Es sei schon hier gesagt, dass Enzyme und Transportproteine in der Darmwand für die Resorption und Giftung von Arzneimitteln wichtig und Ziel von Interaktionen sein können. So ist ein großer Teil des Cytochrom-P450-3A4 (▶ unten) in den Enterozyten der Darmwand lokalisiert und kann hier schon für die Bildung von wirksamen Arzneimitteln aus sog. Prodrugs sorgen (z. B. Enalapril aus Enaprilat, zahlreiche Estercephalosporine). Hierbei spricht man auch von einem enteralen First-Pass-Metabolismus (im Gegensatz zum hepatischen First-Pass-Metabolismus). Häufig sind die Prodrugs aufgrund einer besseren Lipidlöslichkeit besser resorbierbar als die eigentliche Wirksubstanz.

Gerade in den letzten Jahren sind Transportproteine in den Fokus des Interesses geraten, die als sog. ABC(ATP-binding-casette)-Transporter bis zu 10% der Gesamtmasse an Proteinen im Körper ausmachen, Sie spielen eine große Rolle im aktiven (ATP-verbrauchenden) Transport von sehr vielen Substanzen einschließlich der Arzneimittel über biologische Membranen. Ein schon lange bekannter Vertreter, das Multidrug-Resistance-Protein, wurde ursprünglich als ein wichtiger Mechanismus von Tumorzellen zur Widerausschleusung und Entgiftung von Zytostatika und damit wichtiger Faktor in der Resistenzentwicklung identifiziert. Inzwischen ist das als P-Glykoprotein bekannte Genprodukt des MDR1-Gens zu einem für die primäre Resorption bzw. Wiederausschleusung von Arzneimitteln wie z.B. dem Digoxin entscheidenden Faktor avanciert, der auch für die Aufrechterhaltung der Blut-Hirn-Schranke wichtig ist. Das P-Glykoprotein scheint Arzneimittel aus den Enterozyten wieder in den Darm auszuschleusen und liegt in verschiedenen genetischen Varianten vor. Eine Form dieser Varianten ist besonders aktiv in der Ausschleusung des Digoxins und daher bei gleicher Digoxindosis mit niedrigeren Plasmakonzentrationen verknüpft.

> **Praxistipp**
> Aufgrund von Konkurrenz kann die gleichzeitige Applikation von anderen, ebenfalls über das P-Glykoprotein transportierten Substanzen zu Arzneimittelinteraktionen mit Erhöhungen von Wirkspiegeln führen (z. B. gleichzeitige Gabe von Ritonavir und anderen HIV-Proteasehemmstoffen, die gleichzeitig Substrate des P-Glykoproteins sind).

Das P-Glykoprotein transportiert eine große Fülle von Arzneimitteln, und es ist unmöglich, sich diese zu merken, zumal die klinischen Auswirkungen dieser Interferenzen noch relativ unerforscht sind. Eine weitere, klinisch wichtige Interferenz an diesem Transporter bezieht sich auf den Grapefruitsaft, der die Resorption z. B. von für Herztransplantierte lebenswichtigem Ciclosporin A behindern kann. Eine ähnliche Interferenz ist für das Johanniskraut beschrieben, das als pflanzliches Arzneimittel primär nicht als gefährlich gilt und daher besonders tückisch ist. Auch pflanzliche Arzneimittel können wirksame Bestandteile enthalten, die dann außer Haupt- in jedem Fall auch Nebenwirkungen haben können.

Natürlich ist die orale Arzneimittelapplikation mit Abstand die wichtigste. Ihr Vorteil ist neben der Einfachheit der Anwendung u. a. die Möglichkeit, auch große Substanzmengen in den Körper zu bringen, v. a. aber eine durch intensiven und langanhaltenden Kontakt mit einer resorbierenden Schleimhaut auch eine größtmögliche Aufnahme zu gewährleisten.

Die mukosale Resorption im Mund oder der Nase geht sehr schnell vor sich, kann aber keine großen Substanzmengen transportieren. Dieser Weg wird für Nitrate bei Angina pectoris, aber neuerdings auch für Insulin in Sprayform benutzt. Letzteres Beispiel zeigt den Hauptvorteil auf, nämlich die fehlende Digestion von Peptidhormonen. Der Nachteil ist die unterschiedliche Durchblutung und damit Resorptionsgeschwindigkeit mit erheblichen Variationen in den Wirkspiegeln.

Abgesehen von banalen Situationen, bei denen z. B. infektbedingtes Erbrechen eine orale Therapie unmöglich macht, sollte die rektale Applikation auf Patienten beschränkt bleiben, die ein lokales Problem im Rektum oder Kolon haben (z. B. umschriebene Colitis ulcerosa).

Bei intravenöser Injektion fehlt das Problem Resorption vollständig, bei subkutaner oder intramuskulärer Injektion hängt die Verteilung (▶ nächster Abschnitt) sehr von der Durchblutung ab, kann also bei Schockzuständen extrem langsam sein. Es ist gelegentlich von großer klinischer Bedeutung, dass eine nur vermeintlich intravenöse Applikation, die in Wirklichkeit paravasal injiziert wurde, neben Gewebeschädigungen bis hin zur Nekrose (z. B. Vincristin) natürlich nur eine verzögerte oder gar keine Resorption aufweist. So banal dieser Umstand erscheint, so oft wird er übersehen, und ein Ausbleiben der Wirkung führt zu weiteren Medikationen.

In der Wertung als klinisches Problem ist die Resorption mit das unwichtigste, das in der Klinik nur eine sehr untergeordnete Rolle spielt.

103.2.2 Distribution

Nach der Freisetzung und Aufnahme eines Arzneimittels muss es in der Regel noch an den Wirkort oder die Wirkorte transportiert werden: Distribution. Hierzu bedient sich die Natur natürlich zunächst der einfachen Konvektion im Blutstrom. Hieraus folgt, dass eine ganz wichtige Verteilungsgröße natürlich das Herzzeitvolumen ist, bei seiner Einschränkung kann die Verteilung sehr lange dauern (Extrembeispiel: bei Herz-Kreislauf-Stillstand kann nur eine suffiziente Reanimation dafür sorgen, dass überhaupt Arzneistoffe ins Herz oder die systemische Zirkulation gelangen.

 Cave

Das Prinzip der Distributionsverzögerung wird durch die Zugabe gefäßkonstringierender Substanzen z. B. bei Lokalanästhetikaanwendung ausgenutzt. Hierbei ist zu beachten, dass die konstringierenden Substanzen (z. B. Noradrenalin) an Akren, insbesondere den Fingern, verboten sind, da hier durch anhaltende Effekte Nekrosen auftreten können.

Eine Domäne der Distribution sind die Transportproteine, die im Plasma in unterschiedlichem Maße Arzneimittel binden und so die freie, aktive Form des Arzneimittels herabsetzen. Interaktionen zwischen Arzneimitteln können auftreten, wenn mehrere Stoffe bei hohem Bindungsgrad um die gleichen Proteine konkurrieren. Obwohl die Liste der möglichen Interaktionen lang ist, soll sie hier nicht abgedruckt werden, da diese Interaktion klinisch im Wesentlichen (aber nicht ausschließlich) nur in einer Situation relevant ist: der Antikoagulanzientherapie mit Cumarinderivaten. Diese (bei uns v. a. Phenprocoumon) werden aus der Plasmaeiweißbindung verdrängt von einer Vielzahl von Medikamenten, insbesondere nichtsteroidalen Antiphlogistika, die auch noch eine Plättcheninhibition bewirken, also auf mehreren Wegen zur Blutungsverstärkung führen können. Bei dieser kritischen Therapie gilt daher stets, dass nach einer Änderung der Begleittherapie (Hinzufügen, Absetzen, Dosiserhöhung, aber auch -reduktion) eine Neueinstellung der INR (international normalized ratio) erfolgen muss. Das gilt auch bei Erkrankungen oder Maßnahmen, die mit einer Veränderung der Transportproteinkonzentrationen einhergehen: schwere Lebererkrankungen, Schwangerschaft, schwere Nierenerkrankungen, Kachexie, auch bei Malignomen u. a.

Bezüglich dieser „schwierigen" Therapie werden die neuen oralen Thrombininhibitoren wie z. B. Ximelagatran eine erhebliche Vereinfachung und Erhöhung der Sicherheit mit sich bringen.

Grundsätzlich sollte der Arzt sich über die Plasmaeiweißbindung der verordneten Arzneimittel im klaren sein, und bei Pharmaka mit enger therapeutischer Breite die gemeinsame Gabe mehrerer Medikamente mit hoher Plasmaeiweißbindung vermeiden.

In der klinischen Gewichtung ist aber auch diese Interaktionsmöglichkeit eher von geringer Bedeutung, wenngleich wichtiger als die Resorption.

103.2.3 Elimination und Metabolismus

Die Elimination umfasst zwei sprachlich nicht sauber gefasste Begriffe: die Beseitigung eines Fremdstoffes durch

Metabolismus (**Biotransformation**) und seine **echte Ausscheidung durch verschiedene Organe** (v. a. Nieren, Galle/Darm) aus dem Körper. Da ersterer Prozess durch Metabolismus hier bereits begrifflich gefasst ist, sei Elimination hier nur auf die stoffliche Entfernung aus dem Körper bezogen.

Das kritische Ausscheidungsorgan in diesem Zusammenhang ist die **Niere**. Dies liegt v. a. daran, dass die Nierenfunktion regelhaft im Alter absinkt und nierengängige Substanzen dann entsprechend vorsichtig dosiert werden sollten. Die durchschnittliche **glomeruläre Filtrationsrate** (GFR) eines 80-Jährigen beträgt 50 % der Leistung eines jungen Erwachsenen, auch wenn nie eine Nierenkrankheit im engeren Sinne vorlag. Dies wird nicht durch einen offensichtlichen Anstieg des Serumkreatinins reflektiert, da die Kreatinproduktion in der im Alter geringer gewordenen Muskulatur entsprechend abgenommen hat. So kann sich das Serumkreatinin trotz geringer Ausscheidung auf niedrige Werte einstellen.

> **Praxistipp**
> Ein Serumkreatinin von 1,0 mg/dl bei einem 80-Jährigen bedeutet normalerweise eine halbierte Nierenfunktion und verpflichtet zu einer Dosishalbierung bei nierengängigen Arzneimitteln.

Natürlich kann die Kreatinin-Clearance bestimmt werden, dies klappt aufgrund von Sammelfehlern in der Praxis aber oft nicht. Eine preiswerte, Patienten-unabhängige Möglichkeit zur Abschätzung der Nierenfunktion (Kreatinin-Clearance) stellt die **Cockroft-Gault-Formel** dar:

Kreatinin-Clearance [ml/min] = (140 – Alter [Jahren]) · (Gewicht [kg])/72 · Kreatinin im Serum [mg/dl] (bei Frauen minus 15 %).

Diese einfache Formel, in die außer den objektivierbaren und auch grundsätzlich verfügbaren Größen Alter und Gewicht nur das billig zu bestimmende Serumkreatinin eingeht, ist für eine Abschätzung in weiten Bereichen (nicht in Extrembereichen nahe der Dialysepflichtigkeit) ausreichend. Dies trifft allemal zu, wenn man bedenkt, dass Dosierungsanpassungen sowieso in der Regel nur in den Kategorien ganz, halb und viertel erfolgen.

Andererseits ist die Nierenfunktion im Rahmen unterschiedlicher, nichtrenaler Erkrankungen häufig kompromittiert, insbesondere durch prärenale Faktoren z. B. bei Herzinsuffizienz. Aber auch renale Begleitreaktionen im Rahmen systemischer Infekte oder Kollagenosen führen oft zu kurzfristigen **Einschränkungen der Nierenfunktion**. Hier sind kritische, d. h. Pharmaka mit enger therapeutischer Breite möglichst unter Plasmakonzentrationsmessungen kurzfristig in der Dosierung anzupassen. Als prominentes Beispiel seien die Aminoglykoside genannt, deren Ausscheidung z. B. bei Sepsistherapie massiv schwanken kann, verbunden mit den gefürchteten Nebenwirkungen.

Die Ausscheidung erfolgt sowohl durch **Filtration** als auch **Sekretion** in die Tubuli, hierbei kann es auch Konkurrenzsituationen geben (Gichtauslösung durch Sulfonamiddiuretika: beides sind organische Säuren, es kommt zum Rückstau der Harnsäure durch die konkurrierende Säureausscheidung). Letzterer Mechanismus kann auch therapeutisch genutzt werden: so kann Probenecid durch tubuläre Ausscheidungskonkurrenz zur Konzentrationserhöhung von Penicillin G benutzt werden, da beide Substanzen um denselben Säuretransporter konkurrieren.

Grundsätzlich ist für jede Substanz die Fraktion zu benennen, die renal und damit abhängig von der GFR ausgeschieden wird. Diese Größen sind z. B. in den Dettli-Tabellen festgehalten. Ihre Kenntnis, aber v. a. die Kenntnis eines vorwiegend renalen Ausscheidungsweges eines Arzneimittels ist für eine sachgerechte Therapie entscheidend. Hierbei ist insbesondere der Anteil einer Substanz wichtig, der nicht über die Nieren ausgeschieden wird (Q_0), bzw. der Anteil, der über die Nieren eliminiert wird ($1-Q_0$). Die Fraktion Q_0 ist 0 bei einer vollständig über die Nieren ausgeschiedenen Verbindung, und 1 bei einer überhaupt nicht renal eliminierten Substanz. In der Realität liegen die Werte dazwischen.

Individuelle Ausscheidungskapazität in Prozent = (Q_0 + Kreatinin-Schätzclearance [ml/min]/ 100 ml/ min · $(1 - Q_0)$) · 100

Q_0 = extrarenal ausgeschiedener bioverfügbarer Dosisanteil bei normaler Nierenfunktion.

Diese individuelle Ausscheidungskapazität geht in eine Abschätzung der Halbwertzeit wie folgt ein:

Individuelle Halbwertzeit [h] = Halbwertzeit bei normaler Nierenfunktion [h] · 100/individuelle Ausscheidungskapazität [%]

> Grundsätzlich kann die Regel gelten, dass eine renal ausgeschiedene Substanz den großen Vorteil aufweist, dass sie nicht sehr anfällig für Interferenzen mit anderen Arzneimitteln ist (Ausnahmen ▶ oben), aber sehr anfällig für Interferenzen mit Krankheiten und/oder altersbedingten Veränderungen der Nierenleistung.

Die **biliäre Elimination** (z. B. von Digitoxin) erfolgt durch bislang 3 bekannte Transportsysteme und ist insbesondere für die in der Leber gebildeten Glucuronide oder Glutathionprodukte wichtig. Nach enterohepatischem Kreislauf kann ein Teil der primär hepatisch eliminierten Konjugate dann aber doch renal ausgeschieden werden.

Hier sei das wichtige Prinzip der **dualen Ausscheidung** erwähnt, also die Kombination einer renal und hepatobiliär ausgeschiedenen Substanz. Dies sind also Pharmaka, deren Q_0 irgendwo in der Mitte der Extreme, also in der Nähe von 0,5 liegt. Derartige Verbindungen können bei Schädigung eines der beiden Hauptausscheidungsorgane Leber oder Niere den jeweils anderen Ausscheidungsweg utilisieren. Dadurch steigen die Plasmakonzentrationen nur leicht an, und es kommt so eine erhöhte Ausscheidung über das ungeschädigte Organ zustande. Dies trifft natürlich nur dann zu, wenn der Ausscheidungsmechanismus nicht bereits mit höchstmöglichem Umsatz läuft und einer linearen, d. h. proportional dem Plasmaspiegel verlaufenden Aktivität folgt.

Dass derartige Pharmaka von den entsprechenden Marketingabteilung gerne als „intelligent" bezeichnet werden, ist allerdings grober Unfug; die Funktionsfähigkeit des dualen Ausscheidungsmechanismus muss regelhaft in klinischen Studien an leber- oder niereninsuffizienten Patienten mit der Fragestellung einer Notwendigkeit der Dosisanpassung geprüft werden.

Der **Metabolismus** von Fremdstoffen ist eine phylogenetisch alte Funktion des Organismus, um schädliche oder unerwünschte Verbindungen v. a. aus der Nahrung unschädlich zu machen. Dies wurde erforderlich, da es in der Natur, v. a. in verdorbenen Nahrungsmitteln unter Einfluss von Mikroorganismen, häufig zur Degradation organischer Materie mit schädlichen Endprodukten kommt. Da aber offensichtlich diese Fremdstoffquellen trotzdem aufgenommen wurden (verdorbene Feldfrüchte, Aas), bestand schon früh in der Phylogenese die Notwendigkeit, diese häufig lipophilen Substanzen mit großer Gewebeaffinität ausscheidungsfähig zu machen.

Hierzu hat die Evolution chemische Reaktionen in 2 Stufen oder Phasen entwickelt:

— In der **Phase I** erfolgt eine Oxidierung lipophiler Fremdstoffe, die per se schon eine bessere Wasserlöslichkeit und damit renale Eliminationsfähigkeit bedingt.
— In der **Phase II** werden an die neuentstandenen Hydroxylfunktionen weitere hydrophile Substanzen, v. a. Glucuronsäure, aber auch Glutathion oder Sulfat gekoppelt, die dann die Wasserlöslichkeit und renale oder biliäre Ausscheidungsfähigkeit wesentlich erhöhen.

Phase-I-Reaktion

Der entscheidende und meist zeitbestimmende Schritt in der Entgiftung von Fremdstoffen (Xenobiotika, zu denen auch die Arzneistoffe gehören, die nicht einer körpereigenen Substanz entsprechen) ist die Phase-I-Reaktion. Diese wird durch eine große, phylogenetisch alte (>1 Mrd. Jahre nachweisbar) Enzymfamilie erzielt, die **Cytochrom-P450-Enzyme** (CYP450). Diese hämeisenhaltigen Proteine sind bräunlich gefärbt und haben ein Absorptionsmaximum bei 450 nm.

Sie wirken als mischfunktionelle Oxidasen, sind im endoplasmatischen Retikulum lokalisiert, und sind teils nicht, teils sehr spezifisch für einzelne Substrate. Ihr Wirkungsmechanismus beruht auf dem durch Hämeisenvermittelten Elektronentransport und damit der Einführung aktivierten Sauerstoffs in organische Strukturen (◘ Abb. 103-2). Je nach Spezies und Untertyp sind die

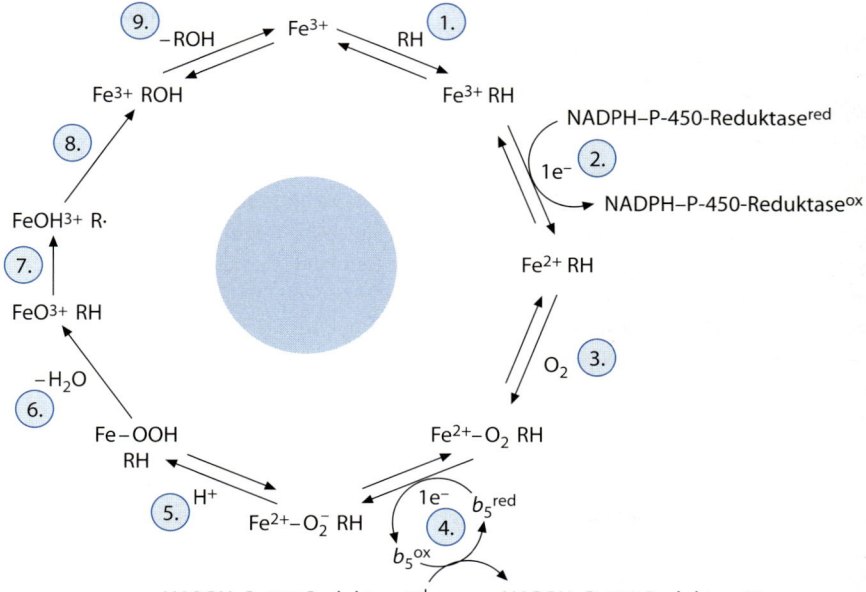

◘ **Abb. 103-2.** Aktionszyklus eines Cytochrom-P450-Enzyms. Das organische Substrat RH wird an das dreiwertige Hämeisen gebunden, und durch Elektronenabgabe erfolgt eine Reduktion zum zweiwertigen Eisen. Sauerstoff (O_2) tritt hinzu und wird zum Radikal O_2^- umgewandelt. Durch Protonenanlagerung entsteht der Zwischenkomplex Fe-OOH-RH, der sehr labil ist und unter Abgabe von H_2O schließlich zu dem organischen Radikal R* und $Fe^{3+}OH$ zerfällt. Das Radikal reagiert mit der OH-Gruppe am Fe^{3+}, und die hydroxylierte organische Verbindung sowie Fe^{3+} werden gebildet. Dann kann der Kreis von neuem beginnen (aus Guengerich 1999, mit freundlicher Genehmigung).

Enzyme abhängig von der Bereitstellung oxidativer Funktionen aus dem System NAD/NADH oder NADP/NADPH. Heute sind über 800 genetisch distinkte Enzyme bekannt, die bei den für den Arzneimittelmetabolismus wichtigen Formen in 3 Kategorien eingeteilt und mit einer Folge Zahl/Buchstabe/Zahl identifiziert werden. Es sei nur erwähnt, dass auch die Synthese und Degradation von Steroidhormonen (die mit den Fremdstoffen aus der Natur hinsichtlich der lipophilen Ringstrukturen viel gemeinsam haben) von Mitgliedern dieser Enzymfamilie durchgeführt wird.

Für den Arzneimittelabbau sind von den ungeheuer zahlreichen CYP450-Enzymen im Wesentlichen die Formen 3A4, 2D6 und 2C9 wichtig. In Einzelfällen kommen noch etwa 10 weitere Vertreter dieser Gruppe hinzu, die hier aber aus Platzgründen nicht ausführlich beschrieben werden können.

CYP450-3A4 macht über 50% der CYP450-Proteinmenge überhaupt aus, ist also quantitativ das wichtigste CYP450. Es kommt als einziges CYP450 in großer Konzentration auch in den Enterozyten vor (30–40% der Gesamtmenge). Es ist für den Abbau etwa von $1/3$ aller metaboli-

Tabelle 103-1. Zusammenstellung wichtiger Arzneimittel, die über das CYP450-3A4 metabolisiert werden. Diese sogar noch unvollständige Liste soll zeigen, dass es unmöglich ist, sich diese Substanzen zu merken (aus Guengerich 1999, mit freundlicher Genehmigung)

- Acetaminophen (quinoneimine formation) Lidocaine (N-deethylation)
- Alfentanil (noralfentanil formation) Lisuride (N-deethylation)
- Alpidem Loratidine (descarboethoxyloratiAcetaminophen (quinoneimine formation) Lidocaine (N-deethylation)
- Alfentanil (noralfentanil formation) Lisuride (N-deethylation)
- Alpidem (propyl) Loratidine (descarboethoxyloratidine formation)
- Alprazolam Losartan (alcohol, aldehyde oxidation)
- Amiodarone (N-deethylation) Lovastatin (60,60 -exo-methylene, 30 0 ,30 ,50 -dihydrodiol)
- Amitriptyline (N-demethylation) Meloxicam
- Artelinic acid (debenzylation) Merck KgaA EMD 68 853
- Astemizole Methadone (N-demethylation)
- Atorvastatin Midazolam (10 ,40)
- Bayer R4407 [(C)K8644)] (pyridine formation) Mifepristone (RU486) (N-demethylation)
- Bayer R5417 [K8644)] (pyridine formation) N-Hydroxyarginine
- Benzphetamine (N-demethylation) Nevaripine
- Budesonide (6) Nicardipine (pyridine formation)
- Carbemazepine (10,11-epoxidation) Nifedipine (pyridine formation)
- Citalopram (N-demethylation) Niludipine (pyridine formation)
- Clarithromycin Nimodipine (pyridine formation)
- Clopidogrel Nisoldipine (pyridine formation)
- Clozapine Nitrendipine (pyridine formation)
- Codeine (N-demethylation) Novartis PSC 833
- Colchicine (2, 3) Novartis SDZ NKT 343
- Cortisol (6) Omeprazole (S, 5)
- Cyclobenzaprine Oxodipine
- Cyclophosphamide Paclitaxel (taxol) (30 -phenyl para-OH)
- Cyclosporin A (AM9, AM1, AM4N; Progesterone (6, some 16)
- nomenclature formerly M1, M17, M21) Propafenone
- Cyclosporin G Proquanil (cyclization)
- Dapsone (N) Quetiapine (Seroquel) (S plus N, O-dealkylation)
- Dehydroepiandrosterone 3-sulfate (16) Quinidine (3, N)
- Delaviridine (60 ,N-dealkylation) Rapamycin (41, others)
- Dextromethorphan (N-demethylation) Retiinoic acid
- Diazepam (3) Ritonavir
- Digitoxin Sameterol
- Diltiazem Schering AG ergot CQA 206-291
- Docetaxel (taxoterc) (t-butyl) Sequenavir
- Ebastine (alcohol oxidation) Sertindole (N-dealkylation)
- 17-Estradiol (2, 4) Sulfamethoxazole (N)
- Erythromycin (O-demethylation) Sulfentanil
- Ethylmorphine (N-demethylation) Tacrolimus (FK 506) (several)
- 17-Ethynylestradiol (2) Tamoxifen (N-demethylation)
- Etoposide Tasosartan
- Felodipine (pyridine formation) Teniposide
- Finasteride (t-butyl) Terfenadine (t-butyl, N-dealkylation)
- Flutamide Terguride
- Germander Testosterone (6, trace 15,2)
- Gestodene Tetrahydrocannabinol
- Granisetrone (7, 90) Theophylline
- Haloperidol (alcohol oxidation) Toremifine (4, N-demethylation)
- Ifosphamide Triazolam
- Imipramine (N-demethylation) Trimethadone (N-demethylation)
- Indinavir Troleandomycin (N)
- Irinotecan (CTP-11) (piperidine) Verapamil
- Ivermectin (several) Warfarin (R-10, S-dehydro)
- Lansoprazole (5) Zatosetron (N)
- Lepetit MDL 73005 (8-[[2-(2,3-Dihydro-1,4- Zonisamide benzo-dioxin-2-yl) methylamino]ethyl]8-azaspiro[4,5]decane-7,9-dione) (M 1 ,M 5)
- In Parenthese, Angabe der Position der Oxidation soweit bekannt

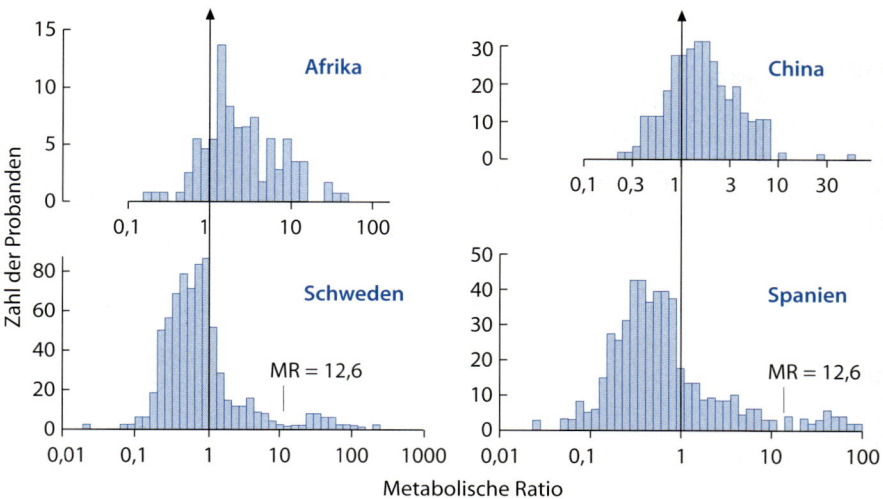

Abb. 103-3. Verteilung der Aktivität des CYP450-2D6 nach der geographischen Herkunft der Probanden. Als Maß der Enzymaktivität wird die metabolische Ratio aus der Testsubstanz (z. B. Debrisoquin) und dem jeweiligen Metaboliten angegeben. Bei hohen Werten ist also noch viel Ausgangssubstanz zu verzeichnen (= niedrige Metabolismusrate). Man erkennt die deutlichen Unterschieden in der Frequenz von Slow Metabolizern in den unterschiedlichen Regionen (aus Kalow 1977, mit freundlicher Genehmigung)

sierter Arzneimittel verantwortlich. Seine große Bedeutung liegt darin, dass eben sehr viele Pharmaka auf die Wirksamkeit dieses Enzyms angewiesen sind, damit keine toxische Akkumulation auftritt. Daraus folgt aber auch, dass bei der äußerst häufigen Applikation mehrerer Arzneimittel gleichzeitig zwei oder mehr darunter sind, die in Konkurrenz um dieses Enzym treten. Dieses Enzym ist also ein notorischer Grund für Arzneimittelinteraktionen (Falkenstein et al. 2000). Tabelle 103-1 listet wichtige Arzneimittel auf, die über CYP450-3A4 metabolisiert werden und daher zumindest theoretisch bei gleichzeitiger Anwendung ein Interaktionspotenzial besitzen (Guengerich 1999).

Traurige Berühmtheit hat der Fall eines neuen Calciumantagonisten, des Mibefradils, erlangt. Obwohl aus der frühen präklinischen und klinischen Entwicklung bekannt war, dass die Substanz über CYP450-3A4 metabolisiert wird, mussten erst mehrere Patienten an Interaktionen, v. a. mit Statinen, sterben, bis die gerade in Verkehr gebrachte Substanz zurückgezogen wurde. Mehrere Statine werden ebenfalls über dieses Enzym metabolisiert (z. B. Simvastatin), ihr Abbau wurde durch die Konkurrenz mit Mibefradil behindert, und toxische Erscheinungen (z. B. Myositis, Leberschäden) z. T. mit Todesfolge traten auf. Ob derartige Interaktionen auch für den jüngsten Fall eines nebenwirkungsbedingten Medikamentenrückzugs verantwortlich ist, muss noch geklärt werden: Cerivastatin führte insbesondere in Kombination mit Gemfibrozil zu einer Häufung von tödlichen Rhabdomyolysen, beide Substanzen werden über CYP450-3A4 abgebaut, Cerivastatin allerdings nicht ausschließlich. Möglicherweise sind auch Konkurrenzprobleme auf der Ebene der Pharmakontransporter an der Interaktion beteiligt.

Ein anderer Interaktionsmechanismus auf der Ebene der CYP450-Enzyme ist die Induktion, also Vermehrung der Proteinexpression, wodurch es zu kritischem Absinken von Plasmakonzentrationen kommen kann. Bekanntes Beispiel ist das Rifampicin, das über diesen Mechanismus z. B. die Konzentrationen von Östrogenen und Gestagenen aus Antikonzeptiva so weit absenken kann, dass ihre Wirkung ausbleibt, mit z. T. drastischen zivilrechtlichen Folgen. Andere Enzyminduktoren sind Phenobarbital, Carbamazepin und Phenytoin. Auch Schadstoffe wie Chlorphenothan (DDT), Hexachlorcyclohexan (Lindan) und einige Kanzerogene können eine Enzyminduktion auslösen.

Ist also CYP450-3A4 die Wetterecke der Arzneimittelinteraktion, so ist CYP450-2D6 das bekannteste CYP450 mit einem auch klinisch relevanten Polymorphismus, das aber seltener Arzneimittelinterferenzen bedingt. Hierbei gibt es bei einem Teil der Bevölkerung (variabel nach Herkunft, Abb. 103-3) genetische Unterschiede (Kalow 1977), die eine nur geringe Aktivität des Enzyms bedingen (5 % Slow Metabolizer), und – v. a. durch Genduplikation – solche, die eine hohe Aktivität bedingen (1 % Ultrarapid Metabolizer). Es liegt auf der Hand, dass im ersteren Falle toxische Erscheinungen durch relative Überdosierungen auftreten, während die therapeutische Wirkung im zweiten Fall eingeschränkt sein kann. Anderseits kann ein Ultrarapid Metabolizer aber auch eine Giftung schneller erzielen, so z. B. bezüglich der Freisetzung von Morphin aus Codein. Dies geschieht normalerweise nur für 1 % der eingesetzten Substanz, während bei diesen Individuen bis zu 5 % umge-

◘ **Abb. 103-4.** Die Abbildungen korrelieren Effekte bei schneller Metabolisierung wt/wt (**a**), heterozygot eingeschränkter Metabolisierung wt/m (**b**) und homozygot eingeschränkter Metabolisierung m/m (**c**) für Probanden mit entsprechend veränderter Rezeptorfunktion. Während auch bei sehr hohen Konzentrationen die Wirksamkeit eines Pharmakons nur von der Rezeptorbeschaffenheit abhängt, ist die Toxizität eine Funktion des Metabolisiererstatus (aus Evans u. Relling 1999, mit freundlicher Genehmigung)

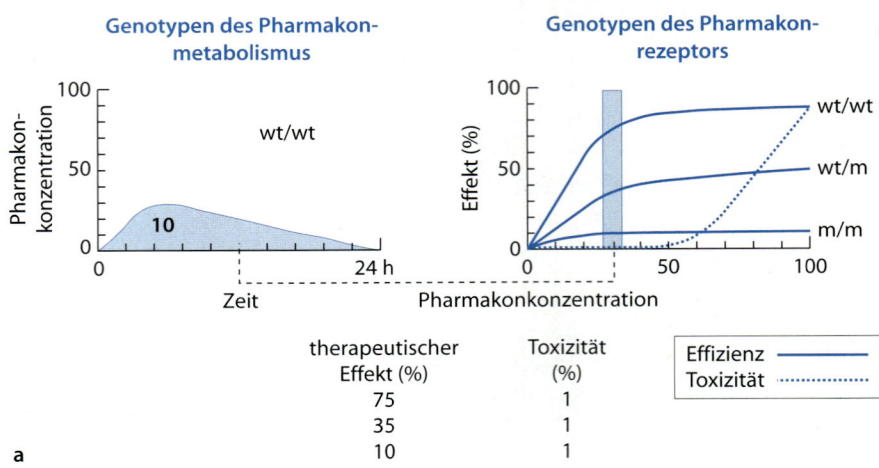

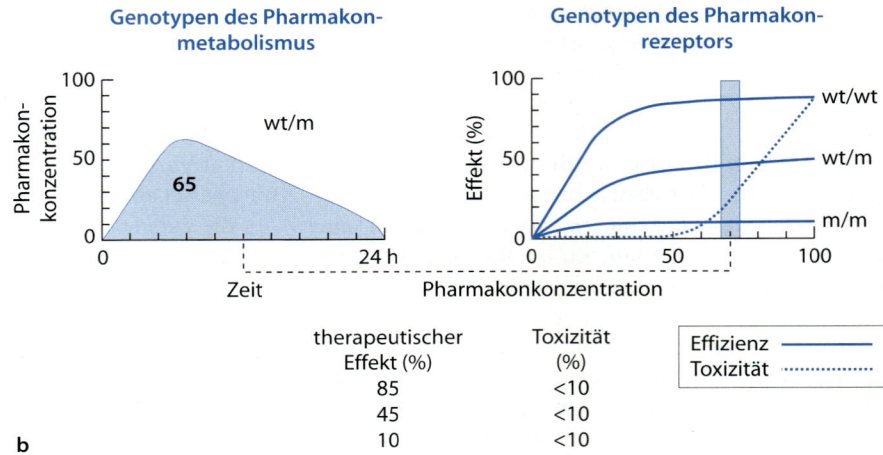

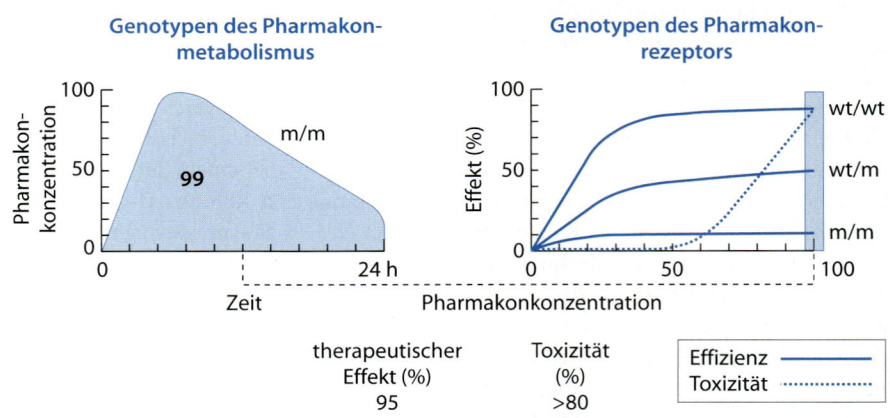

setzt werden können. Für diese Gruppe ist ein erhöhtes Suchtpotenzial durch Codein nachgewiesen, während die analgetische Wirkung von Codein bei den Slow Metabolizern fast vollständig fehlt! Die Zusammenhänge zwischen Metabolismusgeschwindigkeit, aber auch den weiter unten zu diskutierenden Polymorphismen der Arzneimittelrezeptoren sind für die verschiedenen möglichen Varianten in ◘ Abb. 103-4 zusammengefasst (Evans u. Relling 1999).

> **Praxistipp**
> Wichtige Arzneimittelgruppen, in denen derartige Polymorphismen eine Rolle spielen können, sind die Betablocker wie Metoprolol, Antiarrhythmika wie Flecainid und trizyklische Antidepressiva wie Amitriptylin.

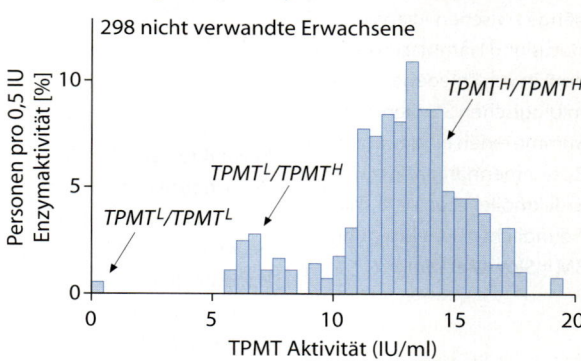

◘ Abb. 103-5. Aktivitätsverteilung der Thiomethyltransferaseaktivität in einer Normalpopulation (aus Weinshilboum et al. 1999, mit freundlicher Genehmigung)

Neben diesen relativ unspezifischen CYP450-Polymorphismen gibt es klinisch relevante Polymorphismen auch bei spezifischeren Prozessen, wie der **Thiopurinmethyltransferase** (TPMT), die für den Abbau der als Zytostatika eingesetzten Purinkörper Azathioprin und Mercaptopurin (Weinshilboum et al. 1999) zuständig ist (◘ Abb. 103-5, 103-6). In der Hochdosistherapie von Hämoblastosen, bei der nur eine oder zwei hohe Dosen appliziert werden, kann man auf die Plasmakonzentrationsbestimmung nicht warten, denn bei einem Abbaublock ist es nach der ersten Applikation bereits zu spät. Eine präventive Genotypisierung zur Identifizierung langsamer TPMT-Metabolisierer hat daher hier bereits Eingang in die Klinik gefunden.

Phase-II-Reaktion

In der Phase-II-Reaktion wird ein möglicherweise zuvor oxidiertes Pharmakon an Glutathion oder Sulfat gekoppelt oder acetyliert, um so hydrophiler und renal oder biliär ausscheidungsfähig zu werden.

Die **N-Acetyltransferase** unterliegt auch einem Polymorphismus, bei dem in unserer Region etwa 50% schnelle und 50% langsame Acetylierer sind. Dieser Polymorphismus wird in Zusammenhang mit Nebenwirkungs-

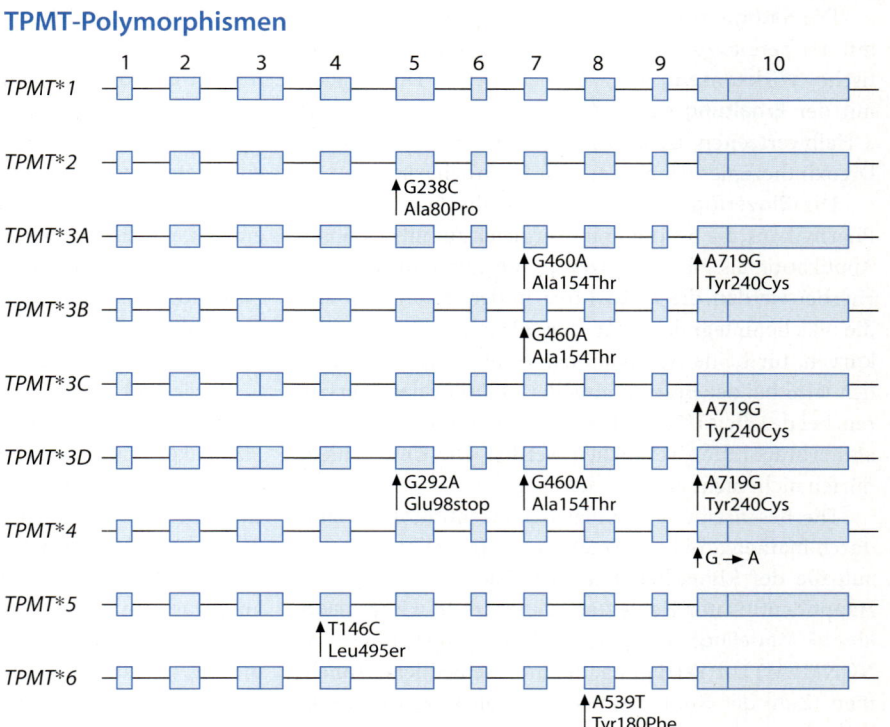

◘ Abb. 103-6. Bekannte genetische Polymorphismen der Thiomethyltransferaseaktivität, die auch in der Hochdosistherapie von Hämoblastosen mit Purinkörpern eine klinische Relevanz haben (aus Weinshilboum et al. 1999, mit freundlicher Genehmigung)

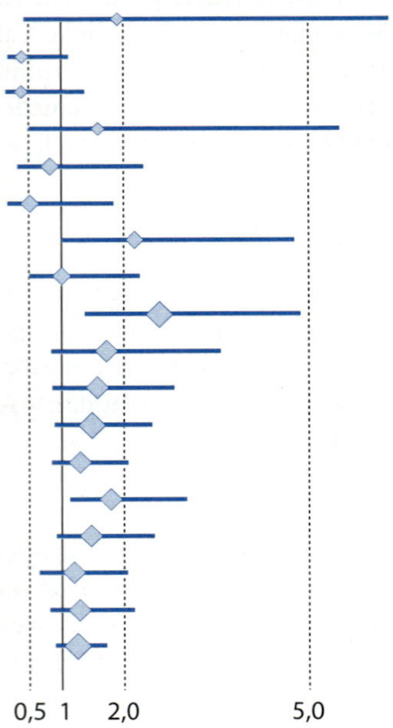

Abb. 103-7. Zusammenhänge zwischen Azetyliererstatus und Harnblasenkarzinom in verschiedenen epidemiologischen Studien, deren Summe einen eindeutigen Zusammenhang zeigt (aus Brockmöller et al. 1998, mit freundlicher Genehmigung). SM = Slow Metabolizer

Langsame Azetylierung als Risikofaktor für das Harnblasenkarzinom

Studie	Fälle	% SM	Kontrollen	% SM
Lower (1983)	18	72	19	58
Karakaya et al. (1986)	23	39	109	61
Miller & Cosgriff (1983)	26	46	26	69
Woodhouse et al. (1982)	30	70	27	59
Cartwright et al. (1984)	58	24	35	29
Hayes et al. (1993)	38	13	43	23
Hanssen et al. (1985)	105	62	42	43
Bicho et al. (1988)	49	43	84	42
Risch et al. (1995)	189	67	59	44
Lower et al. (1979)	71	65	74	51
Kaisary et al. (1987)	98	60	110	49
Mommsen & Aagaard (1986)	228	64	100	54
Evans et al. (1989)	100	66	852	60
Roots et al. (1989)	102	66	292	51
Cartwright et al. (1982)	111	67	207	57
Lower et al. (1979)	115	70	118	67
Ladero et al. (1985)	130	64	157	57
Brockmöller et al. (1996)	374	62	373	58

Odds Ratio und 95%-Konfidenzintervalle: 0,5 1 2,0 5,0

raten bei Isoniazidanwendung, aber auch der Blasenkarzinogenese bei Anilinarbeitern (Brockmöller et al. 1998) gebracht (Abb. 103-7).

Definitionen

Am Ende des Kapitels folgen noch einige wichtige Begriffe der Pharmakokinetik.

Die **Sättigungsdosis LD** (loading dose) ist die Dosis, mit der bereits zu Beginn einer Therapie eine therapeutische Wirkkonzentration erreicht wird. Dies dauert mit der **Erhaltungsdosis** MD (maintenance dose) etwa 4 Halbwertzeiten, ist also z.B. bei der Einleitung einer Digoxintherapie zu langsam (würde 1 Woche dauern).

Die **Bioverfügbarkeit** beschreibt die Fraktion eines Pharmakons, die bei oraler im Vergleich zur intravenösen Applikation als Plasmakonzentrationskurve messbar ist. Hierbei werden die **AUCs** (area under the curve), also die Flächenintegrale unter den Plasmakonzentrationskurven, für beide Applikationsformen verglichen. Ähnlich wird bei der Bestimmung der **Bioäquivalenz** verfahren, bei der die AUCs für Referenzpräparation und Nachahmerpräparation verglichen werden. Die Unterschiede dürfen nicht mehr als 20 % betragen.

Die Beschreibung der Plasmakonzentrationsverläufe durch mathematische Formeln stellte früher eine Hauptaufgabe der klinischen Pharmakologie dar, ja war ihr Hauptidentifikator. Heute stehen hierfür (PK = **Pharmakokinetik-Modeling**) moderne Computerprogramme (z.B. NONMEM) zur Verfügung, die unterschiedliche Annahmen (Zahl der Kompartimente) voraussetzen und eine mehr oder weniger zutreffende Abbildung der Wirklichkeit erreichen. Das zugrunde liegende Formelwerk kann hier nicht dargestellt werden.

Zwischen LD, dem Verteilungsvolumen V_d und der gewünschten Gleichgewichtskonzentration eines Pharmakons C_{ss} (ss steht für „steady state") und der Bioverfügbarkeit F besteht der folgende Zusammenhang.

$$LD = V_d \cdot C_{ss}/F$$

Beträgt also das Verteilungsvolumen 20 l, und soll eine Konzentration von 10 mg/l erreicht werden, müssen 200 mg der Substanz i.v. (F = 1) verabreicht werden. Dann wird bereits nach der ersten Dosis die sog. **Steady-State-Konzentration** erreicht. Von der Zielkonzentration wird eine etwa noch bestehende Restkonzentration abgezogen, um eine Nachdosierung auszurechnen. Bei oraler Gabe muss noch um die Bioverfügbarkeit F (z.B. 0,8, d.h. 80 % der oral gegebenen Substanz erreichen den peripheren Kreislauf) ergänzt werden.

Insgesamt sollte die Bedeutung der Pharmakokinetik, ihrer komplizierten Modelle zur Beschreibung der Plasmakonzentrationsverläufe nicht überbewertet werden. Wer aus der Roten Liste die Halbwertszeit, Dosis und Dosisintervall bei normaler Ausscheidungsfunktion entnimmt, hat „pharmakokinetisch" das Wichtigste getan. Viel größere Probleme sind die richtige Indikationsstellung, auch im Konzert mit anderen Arzneimittel, insbesondere bei Multimorbidität, und das Erkennen und Vermeiden (v.a. durch Weglassen unnötiger Präparate) von Nebenwirkungen. Jede Arzneimittelanwendung ist ein Individualexperiment (Wehling 2000)!

Tabelle 103-2. Veränderungen der Absorption von Pharmaka im Alter, bei Krankheiten und bei der Interaktion mit anderen Medikamenten

Altersabhängige Veränderung	Ähnliche pathologische Veränderung	Ähnliche therapeutische Situation
Erhöhter pH-Wert im Magen	Achlorhydrie	Antazidagabe
Erniedrigte resorbtive Oberfläche	Diarrhö	Anticholinergika
Erniedrigter Blutfluss im Splanchnikusgebiet	Postgastrektomie, Malabsorption	
Erniedrigte gastrointestinale Motilität	Diabetes mellitus	Nahrungsmittel

Tabelle 103-3. Veränderungen der Distribution von Pharmaka im Alter, bei Krankheiten und bei der Interaktion mit anderen Medikamenten

Altersabhängige Veränderung	Ähnliche pathologische Veränderung	Ähnliche therapeutische Situation
Erniedrigtes Herzzeitvolumen	Herzinsuffizienz	negativ inotrope Medikamente
Erniedrigtes Körperwasser	Dehydratation	Diuretika
Erniedrigte Albuminkonzentration	Leberinsuffizienz, Mangelernährung	Pharmakonverdrängung aus der Plasmaeiweißbindung
Erniedrigte fettfreie Gewebemasse	Ödeme, Aszites	Überinfusion

Tabelle 103-4. Veränderungen des Metabolismus von Pharmaka im Alter, bei Krankheiten und bei der Interaktion mit anderen Medikamenten

Altersabhängige Veränderung	Ähnliche pathologische Veränderung	Ähnliche therapeutische Situation
Erniedrigte Lebermasse, Erniedrigter hepatischer Blutfluss	Leberinsuffizienz, Schilddrüsenunterfunktion Herzinsuffizienz, Mangelernährung, maligne Erkrankungen	Pharmakoninteraktionen, strenge Diät Tabak, Insektizide

Tabelle 103-5. Veränderungen der Elimination von Pharmaka im Alter, bei Krankheiten und bei der Interaktion mit anderen Medikamenten

Altersabhängige Veränderung	Ähnliche pathologische Veränderung	Ähnliche therapeutische Situation
Erniedrigte Nierendurchblutung	Hypovolämie	negativ inotrope Medikamente, Diuretika
Erniedrigte glomeruläre Filtrationsrate	Niereninsuffizienz	Diuretika
Erniedrigte tubuläre Sekretion		Säureexkretionskonkurrenz

Tabelle 103-6. Klinisch relevante genetische Polymorphismen von Abbauenzymen und Konsequenzen der diesbezüglichen Phänotypen (aus Evans u. Relling 1999, mit freundlicher Genehmigung)

CYP2C9	Tolbutamid, Warfarin, Phenytoin, nichtsteroidale Antiphlogistika	antikoagulatorischer Effekt von Warfarin
CYP2D6	Betablocker, Antidepressiva, Antipsychotika, Codein, Debrisoquin, Dextremethorphan, Encainid, Flecainid, Guanoxan, Methoxyamphetamin, N-Propylajmalin, Perhexilin, Phenacetin, Phenformin, Propafenon, Spartein	tardive Dyskinesie durch Antipsychotika; narkotische NW Wirksamkeit, und Abhängigkeit; Imipramin-Dosis-Anpassungen; Betablockereffekte
Dihydropyrimidindehydrogenase	Fluorouracil	Fluorouracil-Neurotoxizität
Thiopurinmethyltransferase	Mercaptopurin, Thioguanin, Azathioprin	Thiopurintoxizität und Wirksamkeit, Sekundärkarzinome

In den ⬛ Tabellen 103-2 bis 103-5 sind nochmals wichtige Veränderungen der ADME-Komponenten im Alter, bei Krankheiten und bei Interaktionen mit verschiedenen Medikamenten zusammengefasst. Die ⬛ Tabelle 103-6 zeigt die klinisch relevanten Polymorphismen metabolisierender Enzyme in einer Synopse auf.

103.3 Pharmakodynamik

Wenn die Pharmakokinetik lediglich die stoffliche Verteilung und Ausscheidung eines Arzneimittels im Körper beschreibt, beschreibt die Pharmakodynamik die klinischen Effekte der Arzneimittelapplikation.

Typischerweise wirkt ein Pharmakon über einen spezifischen Rezeptor, der eine Bindestelle für die Substanz aufweist und bei deren Bindung Signale in die Zelle aussendet. In anderen Fällen sind die Pharmakonziele Enzyme (z. B. α-Glukosidase für die Acarbose), aber auch katalytisch aktive Plasmaeiweiße wie z. B. Faktor X für Heparine.

Der häufigste und vielseitigste Rezeptortyp ist der G-Protein-gekoppelte Membranrezeptor mit 7 Durchgängen durch die Zellmembran. Er hat auf der Außenseite die Pharmakonbindestelle und bewirkt nach Bindung Veränderungen der an der Innenseite anliegenden G-Proteine. Hierbei können hemmende und aktivierende G-Proteine entsprechende Effektoren (z. B. die Adenylzyklase) unterschiedlich beeinflussen. Über die sich anschließende intrazelluläre Signalkette, die häufig Calcium, cAMP oder Inositoltriphosphat involviert, werden dann zelluläre Effekte (z. B. Muskelzellkontraktion, aber auch Hormonfreisetzung) ausgelöst, die mit der klinischen Wirkung korrelieren. Wichtige Beispiele für derartige Rezeptoren sind der Acetylcholinrezeptor und die adrenergen Rezeptoren.

Andere wichtige Rezeptortypen sind die Tyrosinkinaserezeptoren (z. B. Insulinrezeptor), die als Dimer nach Wirkstoffbindung eine intrazelluläre Kinasefunktion aktivieren, sowie die Steroidrezeptoren, die nach Ligandenbindung als Transkriptionsfaktoren agieren.

Die Pharmakodynamik eines Arzneimittels wird also von der Kinetik, den Rezeptoren, aber auch modifizierenden Einflüssen wie hormonellen Prägungen, v. a. aber Organeigenschaften, Krankheiten und Alter beeinflusst. Die Vorhersehbarkeit einer Arzneimittelwirkung ist daher sehr begrenzt, was wiederum den Charakter einer Arzneimittelanwendung als Individualexperiment unterstreicht.

Die Variation der Pharmakodynamik beruht u. a. also auch auf den individuellen Eigenheiten von Rezeptoren und Signalketten. In diesem Bereich ist die Forschung noch relativ jung, hat aber z. B. genetische Unterschiede von Angiotensinrezeptoren nachweisen können, die eine direkte Relevanz für den Effekt auch der klinisch weit eingesetzten Angiotensinrezeptorantagonisten hat. Derartige Rezeptorpolymorphismen spielen mit Sicherheit für die Wirksamkeit von Psychopharmaka (z. B. Neuroleptika) eine große Rolle; ihre Beschreibung und ihr Nachweis kann die therapeutische Erfolgsrate gerade in diesem Bereich möglicherweise signifikant beeinflussen. In jedem Fall sind diese Polymorphismen in der Arzneimittelentwicklung (▶ unten) wichtig.

Für die Beschreibung der Pharmakodynamik ist die Dosis-Wirkungs-Kurve eine zentrale Darstellung. Typischerweise hat diese eine sigmoide Form, d. h. sie ist in den mittleren Bereich dosislinear (Verdopplung der Dosis = doppelter Effekt), um dann im Sättigungsbereich abzuflachen. Zwei Kenngrößen sind wichtig: die ED_{50} und der Maximaleffekt. Die ED_{50} beschreibt die Dosis, bei der der halbmaximale Effekt auftritt, ist also eine Dosis. Die

Maximalwirkung tritt bei der höchsten getesteten Dosis auf, die allerdings nur selten weit in den Sättigungsbereich hineinreicht, da dann die Nebenwirkungen intolerabel werden. Ihre Einheit ist die des gemessenen Effektes, also z. B. mmHg bei einem Antihypertensivum. Aus dem Gesagten geht schon hervor, dass ED_{50} und Maximaleffekt meist mit ausreichender Genauigkeit nur im Tierexperiment bestimmt werden können, beim Menschen aber häufig eher unsicheren Schätzungen entsprechen.

In diesem Zusammenhang ist es wichtig, einige diesbezügliche Begriffe zu klären. Eine „hochwirksame" Substanz kann zwei Attribute haben, die völlig verschieden sind, aber in dieser Wortwahl nicht differenziert werden. Einerseits kann gemeint sein, dass kleinere Mengen als für eine analoge Substanz ausreichen, um den gleichen Effekt hervorzurufen. Hiermit ist also die ED_{50} gemeint, die dann eine kleinere Menge in Milligramm beschreibt. Ob dies auf eine höhere Affinität der Substanz zum Rezeptor, eine bessere Resorption oder einen geringeren First-Pass-Effekt in der Leber zurückzuführen ist, ist hierbei unwichtig.

Andererseits kann gemeint sein, dass das Ausmaß des Effektes der Substanz größer als das der bisherigen Vergleichssubstanzen ist, also eine z. B. maximal stärkere LDL-Cholesterin-Senkung. Dies ist bekannt für das Atorvastatin oder Rosuvastatin im Vergleich zu älteren Statinen. Gerade dieses Beispiel zeigt aber das Dilemma dieser Begriffe, denn in diesem Fall ist zwar die bei den handelsüblichen, zugelassenen Dosen erzielte Maximalwirkung verschieden, dies beruht aber ausschließlich auf der Tatsache, dass diese Dosen für Atorvastatin oder Rosuvastatin am oberen Ende der Dosis-Wirkungs-Kurve angesiedelt sind, während die der älteren Präparate im unteren Teil liegen. Dass nun der einfache Schritt, die Dosen der weniger ausgeprägt wirksamen Präparate einfach zu erhöhen, auch falsch sein kann, hat das oben bereits erwähnte Beispiel des Cerivastatins gezeigt. Auch wenn theoretisch hier ein größerer Effekt erzielt werden kann, heißt das nicht, dass die Nebenwirkungen, für die eine grundsätzlich andere Dosis-Wirkungs-Beziehung gelten kann, sich dann noch im Rahmen bewegen, den die anderen Präparate gesetzt haben.

Dieses Beispiel macht deutlich, dass die beiden Kenngrößen ED_{50} und Maximalwirkung, mit denen sich theoretisch auch die Pharmakodynamik beim Menschen beschreiben lassen kann, in der Praxis schwer bestimmbar und daher unklar sein können.

Eine wachsende Bedeutung bekommt das sogenannte **PK-PD-Modeling**, also die Beschreibung des Zusammenhanges der Pharmakokinetik und der Pharmakodynamik. Hierbei wird deutlich, dass die Kopplung zwischen Plasmakonzentrationen und klinischem Effekt für unterschiedliche Präparate sehr verschieden sein kann. Dies liegt an vielen Variablen, die nicht oder nur schwer bestimmbar sind. Eigentlich müsste man die Pharmakonkonzentration am Rezeptor kennen, der nur selten direkt mit Blut in Kontakt tritt (z. B. Blutgerinnungsfaktoren). Wie die Rezeptorkonzentration z. B. an Gehirnneuronen ist, ist reine Spekulation. Hinzu kommt der Umstand, dass tiefe Kompartimente (wiederum v. a. das Gehirn) Plasmakonzentrationsänderungen nur mit zeitlicher Verzögerung widerspiegeln. Auffälligste Konsequenz gerade letzteren Phänomens ist die sog. **Hysterese**, also das Nachhinken einer Pharmakonwirkung. Diese kann sehr wichtig sein, wie das folgende Beispiel zeigen soll: **Carvedilol** kann in der Hypertoniebehandlung 1-mal täglich gegeben werden, in der Behandlung der Herzinsuffizienz sollte es 2-mal gegeben werden. Die antihypertensive Wirkung eines Betablockers ist auch heute – 35 Jahre nach Einführung des ersten Vertreters Propranolol – nicht verstanden, denn der diastolische Blutdruck sinkt anfangs nicht, sondern steigt oft sogar. Erst nach Wochen sinkt auch dieser Wert, und die wertvolle Blutdrucksenkung tritt ein. Wenngleich nicht genau bekannt, scheinen hierfür zentralnervöse Wirkungen verantwortlich zu sein, die stark nachhinken. Deswegen steigt und fällt der Blutdruck auch nicht streng abhängig von der Plasmakonzentration, sondern eher vom integralen Konzentrationsverlauf. Daher ist für die Langzeittherapie des Bluthochdrucks mit dieser Substanz trotz nicht ganz ausreichender Pharmakokinetik eine Einmalgabe pro Tag ausreichend. Anders verhält es sich in der Herzinsuffizienztherapie: In dieser Situation sind periphere Effekte, v. a. die direkt am Herzen über Betarezeptoren vermittelte Herzfrequenzsenkung und die antiarrhythmische Wirkung, für die nachgewiesene Kardioprotektion verantwortlich, und diese folgen den Plasmakonzentrationen ganz kurzfristig. Dies kann an den Wirkungen auf die Herzfrequenz leicht nachgemessen werden.

Dieses Beispiel zeigt, dass auch die Pharmakodynamik oft nur schwer aus der Pharmakokinetik abzuleiten ist und unbedingt die klinisch relevanten Effekte gemessen werden müssen.

Auf die mathematischen Aspekte des PK-PD-Modelings kann hier nicht eingegangen werden.

Ein viel wesentlicherer Punkt in der Pharmakodynamik soll jetzt reflektiert werden, dies sind **krankheits- und altersbedingte Veränderungen der End- oder Zielorgane**. Diese Überlegungen sind weitgehend deckungsgleich mit relativen Kontraindikationen, scheinen aber aufgrund praktischer Erfahrungen dringend erwähnungsbedürftig.

Dass nierengängige Arzneimittel bei **Nierenschäden** nicht oder nur eingeschränkt gegeben werden dürfen, ist bereits oben erwähnt, scheint auch banal. Dass aber zahlreiche Arzneimittel zu funktionellen und ggf. strukturellen Nierenschäden führen können und dann auch akut Intoxikationen entstehen können, wird viel zu wenig beachtet. Hier sind in erster Linie nichtsteroidale Antiphlogistika (NSAID) zu nennen, die gerade in Kombination mit anderen, die Nierenfunktion störenden Pharmaka zu z. T. akutem Nierenversagen führen können. Nicht erwähnt werden müsste eigentlich der

Tabelle 103-7. Interaktionen zwischen Erkrankungen und Arzneimitteln führen oft zu unerwarteten Nebenwirkungen. Diese sind auch bei Beachtung reiner Kontraindikationen nicht zu vermeiden, nur durch intensive klinische Beobachtung des Patienten

Zugrunde liegende Erkrankung	Pharmakon	Unerwünschte Wirkung
Demenz	psychotrope Pharmaka, Levodopa, Antiepileptika	Verwirrtheit, Delirium
Chronische Niereninsuffizienz	NSAID	Verschlechterung
Erregungsleitungsstörungen	trizyklische Antidepressiva	Blockbilder
Bluthochdruck	NSAID	Zunahme der Hypertonie
Diabetes mellitus	Diuretika, Corticosteroide	Verschlechterung
Benigne Prostatahyperplasie	Antimuscarinergika, z. B. Disopyramid	Harnverhalt
Depression	β-Blocker, Benzodiazepine, zentral wirksame Antihypertensiva, Steroide, Alkohol	Zunahme, Suizid
Hypokaliämie	Digoxin/Diuretika	gefährliche Arrhythmien

Umstand, dass bei Hypertonikern ein NSAID im Schnitt das Hinzufügen eines weiteren Antihypertensivums induziert, da die antihypertensive Therapie insgesamt an Wirkung verliert.

Eine andere bekannte, aber häufig unbeachtete Interaktion sind zahlreiche Arzneimittel, die einen **Diabetes mellitus** auslösen bzw. verschlechtern können. Hierzu gehören nicht nur reine Betablocker und hochdosierte Thiazide, sondern auch Glucocorticoide, Ciclosporin A und – als neueres Beispiel – die HIV-Proteaseinhibitoren.

Die besondere Empfindlichkeit des geschädigten, auch alten **Gehirns** auf Sedativa, Morphin, v. a. aber Benzodiazepine (paradoxe Reaktion!) sei hier ebenfalls als prominente Pharmakon-Krankheitsinteraktion erwähnt.

Diese und weitere Beispiele sind in der Tabelle 103-7 zusammengefasst.

103.4 Arzneimittelentwicklung

Nach der schrecklichen Thalidomidkatastrophe wurde fast weltweit, streng zumindest in den westlichen Industrieländern, eine strukturierte Arzneimittelentwicklung als Zulassungsvoraussetzung vorgeschrieben. Für ein Arzneimittel, das diese Entwicklung durchlaufen hat, muss die Wirksamkeit und Sicherheit nach den gültigen gesetzlichen Bestimmungen bewiesen sein. Diese umfangreichen Untersuchungen sind in der Regel geeignet, eine für die breite Anwendung ausreichende Sicherheit zu erzeugen, ohne dass sie jedoch seltene Nebenwirkungen (ab etwa einer Häufigkeit von 1:3000 Anwendungsjahren) ausschließen könnten.

Cave
Es ist daher schon vorab festzustellen, dass es eine endgültige Arzneimittelsicherheit nicht gibt.

Sehr viel bedenklicher ist allerdings der Umstand, dass über die Hälfte der in Deutschland auf dem Markt befindlichen Arzneimittel diesen Zulassungsprozess nicht durchgemacht haben, also auch nicht zugelassen sind. Diese nur registrierten Arzneimittel stammen noch aus Zeiten vor den strengen Zulassungsregeln und werden immer wieder von der **Nachzulassung** „bedroht", die jedoch hinsichtlich des Termins ebenfalls immer wieder verzögert wird. Der letzte Stand ist das Jahr 2006, vorläufig!

Der **Bedarf an neuen Arzneimitteln** ergibt sich aus folgenden Anforderungen: Viele Krankheiten sind derzeit nicht oder nicht ausreichend behandelbar, z. B. Krebserkrankungen. Neue Krankheiten treten auf, z. B. die HIV-Infektion, alte Wirkprinzipien verlieren ihre Wirksamkeit, z. B. Resistenzentwicklung bei Antibiotika. Zu häufige Nebenwirkungen verhindern eine effiziente Therapie, z. B. bei der Hypertoniebehandlung. Außerdem spielen Kostenfaktoren eine derartig große Rolle, dass zumindest für die ärmeren Regionen, bald auch bei uns, nach billigeren Alternativen gesucht wird.

Diese Umstände sind die Grundlage des ständigen Drucks in der Entwicklung neuer Arzneimittel. Dass sich hier die pharmazeutische Industrie engagiert, ist selbstverständlich, wenngleich der Kommerzgedanke zu eher abschätzigen Einordnungen dieser Bemühungen führt. Andererseits existiert kein anderer ernstzunehmender Geldgeber. Dies wird schmerzlich sichtbar, wenn an die sog. **Orphan Drugs** gedacht wird, die eine sichere Wirksamkeit bei seltenen Erkrankungen aufweisen. Da mit ihnen aber aufgrund des kleinen Klientels sicher kein Geld zu verdienen ist, werden sie industriell nicht entwickelt. In diesen Fällen tritt in den USA der Staat als Geldgeber auf und lässt das Arzneimittel auf eigene Kosten entwickeln. Eine entsprechende Regel gibt es in Europa nicht, auch wenn schon lange darüber geredet wird.

Die Arzneimittelentwicklung ist langwierig und teuer. Sie dauert für ein neues Prinzip heute im Durchschnitt 10 Jahre und kostet fast 1 Mrd. Dollar. Dies wird verständlich, wenn man die Anforderungen kennt, die es heute zu Recht gibt.

103.4.1 Präklinische Entwicklung

In der präklinischen Phase werden nach der Synthese oder Isolierung einer „New Chemical Entity" (NCE) In-vitro- und In-vivo-Untersuchungen verlangt, die Aufschluss über Wirkort, also auch die in der klinischen Entwicklung angestrebte Indikation, geben, v. a. aber **pharmakokinetische Daten und Toxizitätstestungen am Tier**. Nach der oben erwähnten Thalidomidkatastrophe sind gerade letztere Versuche entscheidend, die auch Daten zur Mutagenese, Fertilitätsstörungen und – vielleicht das wichtigste – zur Reproduktionstoxizität, also Embryo- und Fetaltoxizität enthalten. Hierbei ist genau vorgeschrieben, in wie vielen unabhängigen In-vitro- und In-vivo-Modellen diese Untersuchungen durchgeführt werden müssen.

> ❗ So müssen Toxizitätsuntersuchungen an mindestens 2 Spezies stattfinden, von denen eine kein Nager sein darf.

In diesen Untersuchungen muss das Toxizitätspotenzial der neuen Substanz abgeschätzt werden und v. a. eine erste, am Menschen anwendbare Dosis für die weitere Testung vorhergesagt werden. Diese muss vom verantwortlichen Toxikologen freigegeben werden. Dass auch die Hypothese einer Wirkung auf die geplanten Zielgrößen (z. B. Blutdruck) überprüft wird, liegt auf der Hand.

Für das Auffinden einer NCE werden heute komplexe Strategien verwendet, die z. B. das Massentesten von Stoffbibliotheken an Rezeptoren (in der Regel kloniert und reexprimiert) durch Roboter beinhalten. Diese Strategie geht davon aus, dass ein „Target", also ein Pharmakoziel wie ein Rezeptor, potenzielle Inhibitoren oder Aktivatoren bindet und so die „interessanten" Mitglieder der Bibliothek erkannt werden. Derartige Strategien können bis zu 100.000 Substanzen am Tag testen, und die Zahl positiver „Hits" ist entsprechend hoch. Sie werden „High throughput Screening" oder HTS genannt. Diese möglicherweise relevanten Verbindungen werden dann gezielt weiteren In-vitro-Tests unterzogen, um ihre Bedeutung und ihr Potenzial für eine weitere Arzneimittelentwicklung abschätzen zu können. Die eingesetzten Stoffbibliotheken können sowohl synthetische, teilweise durch „kombinatorische" Chemie seriell in großen Zahlen hergestellt, als auch isolierte Naturstoffe, z. B. aus Pilzextrakten, enthalten. Ist ein Target in der molekularen, v. a. auch räumlichen (z. B. durch Röntgenbeugung bestimmten) Struktur bekannt, kann mit dem molekularen Drug Design ein möglicher Ligand auch am Reißbrett entworfen und dann gezielt synthetisiert werden. Letztere hochartifizielle Strategie war aber erst in wenigen Fällen (z. B. HIV-Proteasehemmer) erfolgreich. Nach wie vor scheint „Kommissar Zufall" in der Aufspürung neuer Arzneimittel der entscheidende Partner zu sein, und andererseits gibt es kritische Stimmen, die behaupten, mit HTS und Molecular Drug Design wäre Acetylsalicylsäure nicht entdeckt worden.

Von 100 in die präklinische Forschung eingebrachten NCE wird nur etwa 1 in die sich anschließende klinische Entwicklung übernommen. Alle anderen haben eine zu geringe Wirkung oder – was häufiger ist – eine zu große Toxizität, und eine weitere Entwicklung erscheint dem Hersteller nicht aussichtsreich. In jüngerer Zeit wird auch die Art der Elimination ins Kalkül gezogen, wobei eine Metabolisierung über ein interaktionsgefährdendes CYP450 (z. B. 3A4) als ein Negativum gesehen wird.

103.4.2 Klinische Entwicklung

Die klinische Entwicklung eines Arzneimittels wird üblicherweise in 4 Phasen eingeteilt. In der **Phase I** wird eine NCE erstmals am Menschen untersucht, und zwar an einer kleinen Gruppe von 20–30 Individuen. Hierbei wird auf die Pharmakokinetik, also das stoffliche Verhalten im Organismus, aber auch auf die Nebenwirkungen geachtet. Die Hauptwirkung wird noch nicht hinterfragt, denn aus Sicherheitsgründen erfolgt die Prüfung in dieser Phase an **gesunden Freiwilligen**. So kann ein Antihypertensivum bei diesen Personen nur eingeschränkt hinsichtlich der Hauptwirkung untersucht werden, denn diese Substanzen senken den Blutdruck nur bei Hypertonikern ausgiebig.

In der **Phase II** erfolgt erstmals ein Einsatz bei der Zielgruppe von **Patienten**, für die das Medikament entwickelt werden soll. Hierbei wird an einer noch eingeschränkt großen Gruppe von Patienten (etwa 200–300) die Hauptwirkung überprüft und v. a. in Dosissteigerungsstudien eine Dosisfindung versucht. Hiermit möchte man also die später auf den Markt zu bringende Dosis identifizieren, indem man die Effekte bei Dosiseskalation oder Paralleldosisstudien beschreibt. Selbstverständlich wird auch in dieser Phase kritisch nach Nebenwirkungen gefahndet, andererseits ist bei derartig kleinen Fallzahlen eine genügende Aussage über die Sicherheit nicht zu gewinnen.

Hierfür wird schließlich die große **Phase-III-Studie** durchgeführt, die auch **Zulassungsstudie** (alle Studien zusammen sind für die Zulassung notwendig, aber diese ist die kritischste) genannt wird. Je nach Indikation umfasst diese Studie 2000–5000 Patienten, ist daher also auch die teuerste. Diese Studie lässt Nebenwirkungen mit einer Häufigkeit von mindestens 1:1000 erkennen. Sie bestätigt aber auch noch einmal die Wirksamkeit, wobei angesichts der großen Zahl von Patienten auch noch detailliertere Informationen über Subgruppen und Interaktionen durch Begleiterkrankungen gewonnen werden. Parallel zu diesen Studien werden noch Pharmakoninteraktionsstudien durchgeführt, in der Regel mit „anfälligen" Arzneimitteln wie Warfarin und Digoxin.

Sind diese Studien der Phasen I–III positiv verlaufen, wird die Zulassung beantragt, heute in der Regel bei der europäischen Zulassungsbehörde, der EMEA in London oder der FDA in den USA. Die EMEA benennt ein Referenzland, das eine eingehende Prüfung der oft tonnenschweren Unterlagen durch die zuständige nationale Behörde (in Deutschland das BfArM) durchführt und in der EMEA hierüber referiert. Die EMEA spricht dann im positiven Fall eine EU-weite Zulassung aus.

Studien nach der Zulassung entsprechen Phase-IV-Studien; hier werden Fragen beantwortet, die erst bei der breiten Anwendung geklärt werden können. Es sind dies z. B. langdauernde Mortalitätsstudien, die vor der Zulassung nicht möglich waren, da sie die Patentnutzung überschritten hätten. Dies trifft auf die Antihypertensiva zu, die in der Regel ohne echte Mortalitätsstudien zugelassen werden, da letztere aufgrund der niedrigen Ereignisrate bei dieser Erkrankung bis zu 10 Jahren dauern. Andere Phase-IV-Studien prüfen Indikationserweiterungen, Therapieoptimierungen oder erfassen seltene Nebenwirkungen, also Nebenwirkungen mit einer vor der Zulassung nicht erfassten Häufigkeit von < 1:1000.

Die klinische Prüfung wird ebenfalls etwa nur für 1 von 100 Substanzen erfolgreich abgeschlossen, sodass insgesamt nur eine von ursprünglich 10.000 in die Entwicklung eingespeisten Verbindungen schließlich als Arzneimittel verkauft wird. Dies erklärt die hohen Kosten und das hohe wirtschaftliche Risiko der Arzneimittelentwicklung, das kleinere Firmen davon abschreckt und auch große Unternehmen mehr und mehr nur noch Pharmaka für „große" Indikationen, also häufige Erkrankungen, entwickeln lässt. Andererseits erklärt dies die Beliebtheit der Analogpräparatentwicklung, von denen man ziemlich genau die Hauptwirkungen und meist auch die Nebenwirkungen kennt, also auch weiß, wen man damit behandeln kann und wie groß der aufzuteilende Kuchen ist. Dass so kein nennenswerter Fortschritt entsteht, liegt auf der Hand.

103.4.3 Klinische Studien

Die Gesamtheit der oben beschriebenen Zulassungsstudien, und viele Phase-IV-Studien, müssen als prospektive, randomisierte, doppelblinde und plazebokontrollierte Studien durchgeführt werden. Diese Attribute beschreiben gleichzeitig die aufwändigste, aber auch aussagekräftigste Form der prospektiv geplanten klinischen Studie, also die „Königslösung". Die Plazebokontrolle ist Voraussetzung, echte Medikamenteneffekte von Scheineffekten (Plazeboeffekte) zu trennen, was auch ohne die Verblindung von Arzt und Proband/Patient sowie die zufällige Zuteilung zu der Verum- und Plazebogruppe, also die Randomisierung, nicht gesichert wäre. Die Durchführung dieser Studien ist streng reguliert, insbesondere durch die GCP-ICH-Richtlinien (GCP = Good Clinical Practice; ICH = International Conference of Harmonization), die auch gesetzlich verankert sind. In diesen Richtlinien wird u. a. vorgeschrieben:

- regelmäßiges „Monitoring", also eine begleitende Datenüberprüfung bis in die Urquellen
- fortlaufende Durchführungsüberwachung
- ein formales „Auditing" von außen, also ein umfassendes Überprüfen der gesamten Arbeitsabläufe, ihrer Standardisierung in SOPs (standard operating procedure), der Datentreue, -analyse und weiteren Verarbeitung

Es gibt Angaben zu den notwendigen Größen der Studien, die im Einzelfall anhand einer statistischen Fallzahlschätzung weiter dimensioniert werden. Dies ist gleichzeitig die Schnittstelle zur Biostatistik, die vor Beginn einer Studie die primären und sekundären Endpunkte in statistische Verfahren einbindet, die dann auch bei der Endauswertung unverändert durchgeführt werden müssen. Eine klinische Studie ist aus ethischen Gründen nur dann legal und von der Ethikkommission zu genehmigen, wenn es eine fundierte Planung, Durchführung und Auswertung gibt, die einen Erkenntnisgewinn erwarten lässt. Daher ist die Fallzahlschätzung so kritisch: In diese gehen das Signifikanzniveau für den Nachweis eines Unterschiedes, der α-Fehler (üblicherweise 5 %), aber auch des Nachweises eines Nichtunterschiedes, der β-Fehler (üblicherweise 10–20 %) sowie die Streuung und der zu erwartende Unterschied der Messgröße ein. Es ist klar, dass bei kleiner Streuung der Messgröße und großem Unterschied kleine Fallzahlen ausreichen, andererseits bei großer Streuung und kleinem Unterschied große Fallzahlen nötig sind. Dabei muss regelhaft auch gefragt werden, ob ein anzunehmender Unterschied, auch wenn er vielleicht gerade eben signifikant messbar wäre, überhaupt klinisch relevant ist. So lohnt es sich nicht, in einer riesigen Studie eine 5 %ige Mortalitätssenkung nachzuweisen, denn diese ist in praktisch jedem Fall klinisch nicht relevant und steht in keinem Verhältnis zu Nebenwirkungen und Aufwand. Hieran ist schon erkennbar, dass man eine gute Ausgangshypothese braucht, die auch eine möglichst genaue Abschätzung des zu erwartenden Effektes beinhaltet, wobei letztere Abschätzung erfahrungsgemäß am schwierigsten ist, denn der Effekt ist ja oft der Grund für die Durchführung der Studie, also nicht bekannt.

Auch das Testverfahren muss für die Situation adäquat sein, sonst sind die Ergebnisse nicht zu verwerten. Wird z. B. der t-Test bei nicht-normalverteilten Größen eingesetzt, sind seine Ergebnisse unbrauchbar.

Auch die Zwischenauswertungen müssen vordefiniert sein, um Trends, v. a. aber vorzeitige Gründe für einen Studienabbruch zu erkennen. In Mortalitätsstudien kann ein positiver Effekt unerwartet groß sein, sodass eine Fortführung der Studie bis zum geplanten Ende ethisch nicht vertretbar erscheint. Man kann aber auch nicht beliebig oft „nachschauen", denn mit jeder Zwischenauswertung verliert man an Signifikanz, d. h. die Unterschiede, ab denen man von einem signifikanten Effekt der Intervention sprechen kann, müssen dann umso größer werden. Diese Anforderungen können nur in der Zusammenarbeit eines Statistikers und eines in der Durchführung versierten Klinikers, am besten eines klinischen Pharmakologen, sinnvoll erfüllt werden.

Leider bestehen in Deutschland gravierende Hemmnisse für die GCP-gerechte Durchführung von klinischen Studien. Die Gründe sind in der Denkschrift der DFG zur klinischen Forschung niedergelegt und beinhalten einen Mangel an strukturierter Ausbildung, an zentralen Einrichtungen zur Begleitung dieser Studien, einen Mangel der Wertschätzung der klinischen Forschung einschließlich der Abbildung in notwendigen Freistellungen von klinischen Tätigkeiten, die Korruptionsvorwürfe gegenüber der Annahme von Drittmitteln aus der Industrie und schließlich dem bald vollständigen Fehlen einer eigenständigen pharmazeutischen Industrie als Hauptauftraggeber in Deutschland.

Die kontrollierte, randomisierte, doppelblinde klinische Studie ist nicht die einzige Form von Instrumenten zur Abschätzung von Risiko und Nutzen eines Arzneimittels. In Situationen, in denen keine Zulassungsaspekte im Vordergrund stehen, kommen auch einfachere, kostengünstigere Designs in Betracht. Hier sind die Kohorten- und die Fall-Kontroll-Studie zu nennen, in denen keine spezielle, studienbedingte Intervention stattfindet, sondern die Effekte der „normalen", klinisch indizierten Anwendung von Arzneimitteln beobachtet werden. In der Fall-Kontroll-Studie werden Patienten mit einer Erkrankung für eine Gruppe, die das Arzneimittel einnimmt, mit solchen verglichen, die es nicht einnehmen. Hierbei werden die Gruppen aber nicht longitudinal über die Zeit verfolgt, sondern nur die Häufigkeit eines Ereignisses in einem kurzen Zeitintervall bestimmt. So wurde z. B. der günstige Effekt von Acetylsalicylsäure bei Herzinfarkt entdeckt. Diese Ergebnisse geben allerdings nur Verdachtsmomente, die dann in kontrollierten, prospektiven Studien verifiziert werden müssen, wie in diesem Fall in der sog. Ärztestudie. In letzterer Studie wurde dann der Einfluss von Acetylsalicylsäure auf die Herzinfarktfrequenz bei Ärzten plazebokontrolliert geprüft und der Anfangsverdacht bestätigt.

Die Kohortenstudie ist der Fall-Kontroll-Studie ähnlich, nur werden die beiden Kohorten über einen Zeitraum beobachtet, ohne dass jedoch die Intervention und Begleitvariable (sog. Confounders), die das Ergebnis beeinflussen könnten, in ähnlich konsequenter Weise wie in der kontrollierten klinischen Studie in den Kohorten ausgeglichen wären.

Eine wenig bekannte, aber sehr wichtige, noch weniger kontrollierte und aufwändige Methode ist die Analyse des säkularen Trends, in der Koinzidenzen von Häufungen seltener Erkrankungen mit der Einführung von Arzneimitteln auf mögliche Zusammenhänge geprüft werden. Das prominenteste Beispiel ist die Beobachtung britischer Pathologen, die Ende der 60er-Jahre bei jungen, nichtschwangeren Frauen fulminante Lungenembolien aus tiefen Beinvenenthrombosen sahen, eine Erkrankung, die zuvor nur anekdotisch beschrieben worden war. Erst die Analyse der Arzneimitteleinführungen förderte einen möglichen Zusammenhang mit den neu verfügbaren oralen Antikonzeptiva zutage, der dann später in einer Kohortenstudie unzweifelhaft geklärt werden konnte.

Ein weiteres Instrument insbesondere zur Aufspürung seltener Nebenwirkungen von zugelassenen Medikamenten sind die Fallberichte, und – als höher stehendes Instrument – die Fallserienbeschreibungen. In diesem Zusammenhang soll das Problem der Erfassung von Arzneimittelnebenwirkungen im Zusammenhang mit der sog. Pharmakovigilanz, also der Aufmerksamkeit bezüglich der Anwendung von Arzneimitteln am Menschen, erwähnt werden. In Deutschland ist lediglich eine Spontanerfassung von Arzneimittelnebenwirkungen vorgesehen, die große Lücken aufweist.

> **!** An sich ist jeder Arzt aus Gründen des Berufsrechts zur Meldung auch nur vermeintlicher Nebenwirkungen an die Arzneimittelkommission der Bundesärztekammer oder das BfArM verpflichtet (wobei sich letztere Institutionen gegenseitig abgleichen).

Nur ein pharmazeutischer Unternehmer, dem eine Nebenwirkung bekannt wird, muss nach dem härteren Arzneimittelgesetz melden. Die ärztliche Meldung wird also nicht oder nur selten sanktioniert und unterbleibt deswegen häufig. Daher sind diese Meldungen in Deutschland lückenhaft und weder versorgungsrelevant noch wissenschaftlich aussagekräftig. Eine Förderung der Pharmakovigilanz oder Pharmakoepidemiologie, die generell die Verbreitung von Arzneimitteln erfasst und auswertet, erscheint daher dringend notwendig. Dies hat auch der aktuelle Fall des Cerivastatinrückzugs gezeigt: Die ersten Verdachtsmomente für eine überzufällige Häufung von Rhabdomyolysen und diesbezüglichen Todesfällen stammen von der FDA in den USA, die offensichtlich ein effizienteres Meldewesen besitzen.

Dennoch ist die Medizin auf die Fallberichte und Serien angewiesen, und jeder Arzt sollte das Formular zur

Meldung bereithalten und auch großzügig benutzen. Eine Furcht, dass Schadenersatzansprüche oder gar Strafverfolgung aus diesen Meldungen resultieren, ist gänzlich unbegründet.

In diesem Zusammenhang sei noch auf das Problem der unabhängigen Beurteilung von Arzneimitteln hingewiesen, also die Einordnung in eine praktisch orientierte Medizin. Zu älteren Präparaten gibt es oft eine Fülle von Studien, die der praktisch tätige Arzt nicht mehr selbst überschauen kann. Er fürchtet auch zu Recht eine tendenzielle Analyse durch sog. Meinungsbildner, die für ihn Zusammenfassungen schreiben, oft im Auftrag der Industrie. So konnte gezeigt werden, dass Autoren, die für Firmen gearbeitet haben, die Calciumantagonisten herstellen, positiv über Calciumantagonisten schreiben, und solche, die derartige Beziehungen nicht aufwiesen, eher negativ.

Eine sicher positive Entwicklung ist daher die **Cochrane-Collaboration**, die unabhängige Analysen der Studien zu bestimmten Präparaten nach nachvollziehbaren Kriterien erstellt und so einen gewissen Referenzcharakter entwickelt.

Andererseits darf nicht vergessen werden, dass höchstens für 10% der ärztlichen Entscheidungen eine klare Evidenz zugrunde gelegt werden kann. Die meisten Patienten der Wirklichkeit entsprechen eben nicht den Studienpatienten, die durch enge Ein- und Ausschlusskriterien zur Erzielung möglichst klarer Ergebnisse ausgewählt werden. Diese **Grenzen der Evidence-based Medicine** (EBM) werden gerne vergessen. Sie werden in den derzeit an Zahl und Umfang in einem nicht mehr überschaubaren Maß wachsenden Leit- und Richtlinien v. a. durch die sog. **Consensus-Bildung** ausgeglichen, durch die die am häufigsten geübten Praktiken im EBM-freien Raum verankert werden. Leider hat auch die Consensus-Bildung ihre Nachteile, die im folgenden Ausspruch reflektiert sind: „In der Consensus-Konferenz (auf der die Leitlinien erarbeitet werden) wird von allen das zur allgemeinen Vorschrift erklärt, was der Einzelne sonst nie tun würde." Allein die Vielfalt der Leit- und Richtlinien (in der AWMF-Sammlung sind derzeit über 1300 Leitlinien enthalten) macht eine sichere Anwendung unmöglich, zumal sich Leitlinien zu ähnlichen oder benachbarten Themen oft widersprechen.

Diese kritischen Sätze sollten jedoch nicht darüber hinwegtäuschen, dass der Arzneimittelschatz noch nie so gut, vielseitig, sicher und effizient war wie heute. Den ungeheuren Möglichkeiten steht jedoch eine nur mangelhafte Umsetzung in der Wirklichkeit gegenüber. In einer eigenen Studie zur Sekundärprävention der koronaren Herzkrankheit (d.h. alle Patienten hatten einen Herzinfarkt oder sichere Zeichen der koronaren Herzkrankheit) waren bei Aufnahme der Patienten in die Studie nur 4% mit ihrem LDL-Cholesterin auf Werte unter 100 mg/dl eingestellt, also dem von den meisten Gesellschaften (einschließlich amerikanische Kardiologengesellschaft) empfohlenen Wert. Selbst wenn man eine höhere Grenze von 115 mg/dl, wie von der europäischen Kardiologengesellschaft empfohlen, zugrunde legte, waren es nur 9% „leitliniengerecht" eingestellte Patienten. Aus diesen Zahlen folgt, dass von den nach der 4S-Studie möglichen 700 Menschenleben (▶ oben), die bei Behandlung von 100.000 Patienten für 1 Jahr zu retten wären, nur etwa 70 realisiert werden. Im schlimmsten Fall stirbt unter diesen 100.000 Patienten 1 Patient an Nebenwirkungen. Dieses Beispiel zeigt die außerordentliche Wirksamkeit bei einer hohen Sicherheit, die ihresgleichen in anderen Bereichen sucht: Selbst eine harmlose Blinddarmoperation hat ein ungünstigeres Risiko-Nutzen-Verhältnis als die vorbeschriebene Intervention.

Umso schlimmer ist die Unterversorgung in diesem erfolgreichen Bereich der Pharmakotherapie, die so für alle großen Volkskrankheiten gilt: Arterielle Hypertonie, Diabetes mellitus, Herzinsuffizienz, Fettstoffwechselstörungen sind grundsätzlich bei weniger als 10% der Patienten leitliniengerecht behandelt. Daher scheint der ketzerische Spruch zu gelten, dass wir gar keine Primärforschung zur Etablierung neuer Prinzipien mehr brauchen, sondern die Zukunft im Bereich der Versorgungsforschung liegt.

Die Gründe für die eklatante Unterversorgung in diesem Bereich sind vielseitig. Ignoranz auf allen Seiten, Non-Compliance auf Seiten der Patienten, Furcht vor „Chemie" und last not least der zunehmende Budgetdruck sind hier nur einige wenige Faktoren, die eine Rolle spielen. Dabei kann der Arzt sehr viel Geld sparen, auch in Bereichen, die seinem eigenen Budget (nicht dem des Krankenhauses = anderer Topf = uninteressant) zugute kommen. Es gibt notorische Fehlverordnungen im Bereich der Antibiotika bei Virusinfekten, bei Langzeitnitraten, die nur symptomatisch wirken und daher auch nur den heute zum Glück seltenen Patienten mit sonst therapierefraktärer Angina pectoris oder Dyspnoe gegeben werden sollten, bei den durchblutungsfördernden Gingkopräparaten, Dermatika und vielem mehr. Durch Weglassen dieser unwirksamen oder fehlindizierten Arzneimittel kann unmittelbar Geld für hochethische Interventionen gespart werden. In Deutschland kann noch rationalisiert, muss (noch) nicht rationiert werden!

> ❗ **In jedem Fall darf der Grundsatz nie vergessen werden, dass jede Arzneimittelanwendung ein Individualexperiment darstellt, das nur unter genauer klinischer Verlaufskontrolle sicher durchzuführen ist!**

103.5 Allgemeine Empfehlungen und Ausblick

In den ◘ Tabellen 103-8 und 103-9 sind die aus diesem Kapitel abgeleiteten Empfehlungen und ein Ausblick in die zukünftige Therapie unter der Berücksichtigung gentechnischer Aspekte zusammengefasst.

■ **Tabelle 103-8.** Allgemeine Empfehlungen aus den in diesem Kapitel beschriebenen Prinzipien der klinischen Pharmakologie für die Anwendung von Arzneimitteln am Menschen

- Wenige, gut bekannte Pharmaka gezielt einsetzen.
- Nach Effekt individuell titrieren.
- Endpunkte der Therapie definieren.
- Ausscheidungsort kennen und diesbezügliche Organfunktion abschätzen.
- Bei unvermeidbaren(!) kritischen Substanzen (enge therapeutische Breite) TDM (therapeutic drug monitoring), auch bei jeder Änderung der Begleittherapie.
- Heute Genotypisierung nur bei Verfügbarkeit und unerklärt abnormen Plasmaspiegeln/unerwünschten Arzneimittelwirkungen oder bei Hochdosistherapien ohne Dosisanpassungsmöglichkeit (z. B. Chemotherapien), prädiktiv bisher nur wissenschaftlich.
- Nicht alle Erkrankungen sind pharmakologisch erfolgreich therapierbar.

■ **Tabelle 103-9.** Was ist bei Fortentwicklung der molekularen Möglichkeiten zur Vorhersehbarkeit von Arzneimittelstoffwechsel und -wirkungen klinisch zu erwarten?

- Neue Techniken (DNA-Chips) = mehr Genotypisierungen
  - Standard bei chronischen und/oder kritischen Pharmakotherapien von hepatisch eliminierten Pharmaka.

Aber:
- Schon jetzt sind bei rationalem Einsatz (also auch gezieltem, sparsamem Einsatz) von Arzneimitteln unter Berücksichtigung ihrer Abbauwege und -organe (Niere kritischer als Leber!) mehr unerwünschte Arzneimittelwirkungen vermeidbar als durch Gentechnik je möglich!

Leitlinien – Adressen – Tipps

Leitlinien
http://www.uni-duesseldorf.de/WWW/AWMF/

Internetadressen
http://www.cochrane.org

Literatur

Brockmöller J, Cascorbi I, Kerb R, Sachse C, Roots I (1998) Polymorphisms in xenobiotic conjugation and disease predisposition. Toxicol Lett 102–103: 173–183

Evans WE, Relling MV (1999) Pharmacogenomics: translating functional genomics into rational therapeutics. Science 286: 487–491

Falkenstein E, Feuring M, Wehling M (2000) Einfluss von Pharmakogenetik und Erkrankungen auf die Wirkung von Arzneimitteln. Der Kassenarzt 40: 34–37

Guengerich FP (1999) Cytochrome P-450 3A4: regulation and role in drug metabolism. Annu Rev Pharmacol Toxicol 39: 1–17

Kalow W (1977) Pharmacogenetics in biological perspective. Pharmacol Rev 49: 369–379

Tillmann HC, Christ M, Wehling M (2000) Arzneiform und Resorption – Implikationen für den Einsatz von Medikamenten. Z Allg Med 76: 560–566

Wehling M (2000) Arzneimitteltherapie in der Praxis: immer ein individuelles Experiment. MMW-Fortschr Med 142: 27–28

Weinshilboum RM, Otterness DM, Szumlanski CL (1999) Methylation pharmacogenetics: catechol O-methyltransferase, thiopurine methyltransferase, and histamine N-methyltransferase. Annu Rev Pharmacol Toxicol 39: 19–52

104 Besonderheiten der Arzneimitteltherapie in der Schwangerschaft

W. E. Paulus

104.1 Teratogenität – 1729
104.1.1 Einflussmechanismen auf die embryonale/fetale Entwicklung – 1729
104.1.2 Grundregeln der Pränataltoxikologie – 1729
104.1.3 Arzneimittelstoffwechsel in der Schwangerschaft – 1730
104.1.5 Beurteilung des teratogenen Risikos – 1731
104.1.6 Risikoklassifizierung von Arzneimitteln – 1731

104.2 Grundlagen der Arzneimittelberatung in der Schwangerschaft – 1732
104.2.1 Vorsichtsmaßnahmen bei Frauen im fertilen Alter – 1732
104.2.2 Empfehlungen bei Kinderwunsch bzw. eingetretener Gravidität – 1732
104.2.3 Risikoabschätzung nach Exposition – 1732

104.3 Abklärung durch Pränataldiagnostik – 1732
104.3.1 Sonographischer Fehlbildungsausschluss – 1732
104.3.2 Serummarker – 1733
104.3.3 Amniozentese – 1733

104.4 Schädigung durch Arzneimittelanwendung – 1733
104.4.1 Embryonalperiode – 1733
104.4.2 Fetalperiode – 1733
104.4.3 Peripartalperiode – 1733

104.5 Arzneimittel der Wahl in der Schwangerschaft – 1733
104.5.1 Antibiose – 1734
104.5.2 Analgetika/Antiphlogistika – 1737
104.5.3 Asthmatherapie – 1738
104.5.4 Antihypertensive Therapie – 1738
104.5.5 Antikoagulation – 1739

104.6 Zusammenfassung – 1740

Literatur – 1741

Zwischen 1958 und 1961 wurden rund 10.000 Kinder mit schweren Gliedmaßendefekten geboren, deren Mütter das Schlafmittel Thalidomid eingenommen hatten. Seit dieser Katastrophe herrscht bei pharmazeutischer Industrie, Ärzten und Patientinnen berechtigte Vorsicht, häufig jedoch auch irrationale Panik im Hinblick auf den Einsatz von Arzneimitteln in der Schwangerschaft.

Auf dem Gebiet der Teratologie existieren wenige Institutionen für Beratung und Datenerfassung. Schwangere sowie deren betreuende Ärzte und Apotheker stehen daher oft vor der Frage des Schwangerschaftsabbruchs aufgrund mangelnder Informationsquellen.

Nach statistischen Erhebungen nehmen 15–50% aller Schwangeren Medikamente im 1. Schwangerschaftsdrittel ein, oft noch in Unkenntnis der Schwangerschaft, was angesichts der sensiblen Phase der Organogenese in den ersten 3 Schwangerschaftsmonaten besonders schwerwiegende Auswirkungen haben kann.

Nach Thalidomid wurden weitere Arzneimittel wie Cumarinderivate (z.B. Warfarin), Vitamin A und seine Derivate (z.B. Isotretinoin), Folsäureantagonisten oder Antikonvulsiva wie Hydantoin oder Valproinsäure als Teratogene identifiziert.

Eine Vielzahl anderer Wirkstoffe gilt als potenziell embryo-/fetotoxisch, wobei der Effekt dieser Pharmaka v. a. von Dosis und Expositionszeit abhängt. Bei zahlreichen Präparaten liegen Kasuistiken über Fehlbildungen vor, jedoch fehlen Studien mit statistischer Aussagekraft.

Die pharmazeutische Industrie zieht sich oft auf eine juristisch sichere Position zurück, indem sie bei vielen Präparaten in der Fachinformation unter der Rubrik „Schwangerschaft" „kontraindiziert" oder zumindest „strenge Indikationsstellung" vermerkt. Damit wird dem verordnenden Arzt die Verantwortung übertragen.

104.1 Teratogenität

! Nach der Definition der WHO umfasst der Begriff Teratogenität alle exogenen Einflüsse auf die intrauterine Entwicklung, die zu morphologischen oder biochemischen Anomalien sowie zu Verhaltensstörungen führen, die unmittelbar nach der Geburt oder später diagnostiziert werden.

104.1.1 Einflussmechanismen auf die embryonale/fetale Entwicklung

Direkt:
- **Transplazentarer Transport:** Chemische Noxen oder Infektionserreger können die Frucht über die Plazenta erreichen, sofern es die Partikelgröße zulässt.
- **Strahlung:** Ionisierende Strahlen können unmittelbar ihre Wirkung an den embryonalen/fetalen Zellen entfalten.

Indirekt:
- Beeinflussung des mütterlichen Stoffwechsels (z.B. durch Medikamente wie β-Sympathomimetika)
- Veränderungen des mütterlichen Gerinnungssystems (z.B. durch Heparin)
- Verminderung der uteroplazentaren Perfusion (z.B. durch α-Sympathomimetika, Cocain)
- Tonisierung der Unterusmuskulatur (z.B. durch Mutterkornalkaloide)

104.1.2 Grundregeln der Pränataltoxikologie

Auf der Grundlage tierexperimenteller Untersuchungen stellte Wilson (1977) 6 Grundregeln der Pränataltoxikologie auf:

! **Regel 1: Die Empfindlichkeit der Frucht gegenüber toxischen Einflüssen hängt von ihrem Genotyp ab.**

Die unterschiedliche genetische Ausstattung verschiedener Spezies erklärt Abweichungen in der Reaktion auf toxische Einflüsse zwischen Mensch und Tier. Aber auch menschliche Individuen weisen aufgrund ihrer genetisch determinierten Enzymausstattung Variationen in der Metabolisierung exogener Noxen auf: Der genetisch bedingte Mangel des Enzyms Epoxidhydrolase spielt z.B. eine wichtige Rolle bei den durch Phenytoin ausgelösten Fehlbildungen.

! **Regel 2: Die Empfindlichkeit der Frucht gegenüber toxischen Einflüssen hängt von ihrem Entwicklungsstadium ab.**

In den **ersten 2 Wochen** nach Konzeption werden eventuelle Schäden aufgrund der Pluripotenz der Zellen repariert, oder die Frucht stirbt bei einer ausgeprägten Noxe völlig ab. Das Fehlbildungsrisiko wird in dieser Phase für gering gehalten (**Alles-oder-Nichts-Prinzip**).

Während der **Organogenese** (Tag 15–56 post conceptionem) besteht die größte Sensibilität gegenüber exogenen Noxen. In dieser Phase werden die meisten Fehlbildungen ausgelöst.

In der **Fetalperiode** nimmt die Empfindlichkeit der Frucht gegenüber exogenen Noxen zwar ab, doch können auch in dieser Zeit schwerwiegende Funktionsstörungen der kindlichen Organe entstehen. Als Beispiele sind Intelligenzdefekte durch Alkohol, Blei und Methylquecksilber, Niereninsuffizienzen nach ACE-Hemmern oder Zahnverfärbungen durch Tetrazykline zu erwähnen (Paulus 2004).

> **Regel 3:** Unterschiedliche embryotoxische Einflüsse wirken über relativ wenige spezifische Mechanismen auf die morphologische Entwicklung der Frucht ein.

So werden z. B. Neuralrohrdefekte über die Einwirkung auf den Folsäurehaushalt durch unterschiedliche Substanzen wie Valproinsäure, Carbamazepin oder Methotrexat verursacht.

> **Regel 4:** Nach einer Schädigung der Frucht sind verschiedene Verlaufsformen möglich.

Es sind dies im Einzelnen:
- normale Entwicklung nach kompletter Heilung des Defektes
- Absterben
- Fehlbildung
- Wachstumsretardierung
- Störung der Organfunktion
- transplazentare Karzinogenese

Als bekanntes Beispiel für eine Tumorentwicklung nach intrauteriner Exposition lässt sich das synthetische Sexualsteroid Diethylstilbestrol anführen, das bei den Töchtern behandelter Schwangerer Vaginaltumoren verursachte.

> **Regel 5:** Inwieweit exogene Noxen die Frucht erreichen, hängt von ihren chemischen und physikalischen Eigenschaften ab.

Die meisten Substanzen unterhalb eines Molekulargewichtes von 1000 können die Plazenta passieren. In Abhängigkeit von der Molekülgröße überwindet z. B. unter den Antikoagulanzien Phenprocoumon sehr gut die Plazentaschranke, während Heparin (auch in der niedermolekularen Variante) nicht diaplazentar übergeht.

Je lipophiler eine Substanz ist, umso eher geht sie vom mütterlichen in das kindliche Kompartiment über (z. B. gute Plazentagängigkeit von organischen Quecksilberverbindungen im Gegensatz zu anorganischem Quecksilber).

> **Regel 6:** Die Störung der kindlichen Differenzierung nimmt proportional zur Dosis des toxischen Faktors zu.

Nach einer Dosis-Wirkungs-Abhängigkeit wird nach Überschreiten einer Schwellendosis zunächst der teratogene Bereich erreicht, danach folgen der embryo-/fetoletale bzw. maternal toxische Bereich.

104.1.3 Arzneimittelstoffwechsel in der Schwangerschaft

Folgende Veränderungen des mütterlichen Arzneimittelstoffwechsels sind in der Schwangerschaft zu beachten (Paulus 2004a):
- Durch Zunahme des **interstitiellen Flüssigkeitsvolumens** (v. a. bei Präklampsie) muss man von einem deutlich vergrößerten Verteilungsraum für exogen zugeführte Substanzen ausgehen. Bei einer erforderlichen Dauertherapie sollte der Plasmaspiegel des Wirkstoffes während der Schwangerschaft wiederholt kontrolliert werden.
- Durch Veränderung des **Serumeiweißmusters** kann bei Substanzen mit Proteinbindung der frei verfügbare wirksame Anteil variieren. Durch einen Anstieg des Gehalts an thyroxinbindendem Globulin (TBG) reduziert sich z. B. der Anteil des freien Schilddrüsenhormons.
- Die **Aktivierung mütterlicher Leberenzyme** durch die ansteigenden Sexualsteroide kann zu einer beschleunigten Inaktivierung von Arzneimitteln führen.

Die meisten Arzneimittel erreichen den Fetus über die Plazenta, wobei i. Allg. eine Konzentrationsabnahme von Mutter zu Kind festzustellen ist. Der diaplazentare Transfer hängt im Wesentlichen von folgenden Faktoren ab (Fabel 1998):
- **Lipophile Substanzen**, die bei oraler Gabe gut über den mütterlichen Gastrointestinaltrakt resorbiert werden, passieren im Gegensatz zu hydrophilen Substanzen auch relativ leicht die Plazenta.
- Bei einer **Molekularmasse** über 1000 ist mit einer relativ geringen Plazentagängigkeit zu rechnen. Substanzen wie Insulin und Heparin sind daher praktisch nicht plazentagängig.
- Sind Wirkstoffe stark an mütterliches **Plasmaeiweiß** gebunden, ist ebenfalls nur mit einem geringen diaplazentaren Transfer zu rechnen.

Bereits im 3. Schwangerschaftsmonat beginnt die kindliche Leber, Fremdstoffe zu metabolisieren, was ebenfalls zur Konzentrationsabnahme eines Arzneimittels im fetalen Organismus beitragen kann. Andererseits sind manche Enzymsysteme – v. a. bei Frühgeborenen – noch so wenig ausgereift, dass sich gewisse peripartal verabreichte Medikamente anreichern können. Die geringe Glukuronidierungsleistung der kindlichen Leber kann z. B. bei Chloramphenicol zu dem bekannten Grey-Syndrom führen.

 Cave
Besondere Vorsicht bei der Medikation ist bei Schwangeren mit Grunderkrankungen (z. B. Niereninsuffizienz) angebracht, die den Abbau und die Ausscheidung von Arzneimitteln beeinträchtigen (Keller et al 2001).

104.1.5 Beurteilung des teratogenen Risikos

Tierversuche
Vor der Zulassung eines Präparates werden von der pharmazeutischen Industrie reproduktionstoxikologische Untersuchungen an Tieren durchgeführt. Leider sind diese Daten nur bedingt auf den Menschen übertragbar. Aufgrund einer unterschiedlichen genetischen Ausstattung führen exogene Noxen nicht zwangsläufig zu gleichen Resultaten beim Menschen. Dies kann in doppelter Hinsicht Probleme implizieren:

- Im Tierversuch (meist mit Ratten, Mäusen und Kaninchen) treten unter Medikamentenexposition in der Gravidität Fehlbildungen auf, die sich beim Menschen nicht nachvollziehen lassen, z. B. Gaumenspaltbildungen bei Nagern unter Glucocorticoiden.
- Andererseits können sich Substanzen im Tierversuch unproblematisch verhalten, die beim Menschen schwere Fehlbildungen auslösen, z. B. Phokomelie unter Thalidomid.

Darüber hinaus werden in den Tierversuchen meist extrem hohe Dosierungen verabreicht, die die humantherapeutischen Größenordnungen um Potenzen übersteigen. Dadurch werden Darmflora und Stoffwechselprozesse bei den Muttertieren so massiv beeinträchtigt, dass bei diesen bereits toxische Effekte auftreten.

Kontrollierte Studien am Menschen
Kontrollierte Studien an schwangeren Patientinnen verbieten sich meist aus ethischen Gründen, sodass – im Gegensatz zu den sonst überwiegend gut dokumentierten Wirkungen und Nebenwirkungen von Arzneimitteln – relativ wenig fundiertes Datenmaterial aus klinischen Studien in der Schwangerschaft vorliegt.

Epidemiologische Erhebungen
Erkenntnisse über die Teratogenität von Arzneimitteln beim Menschen lassen sich am ehesten durch Sammlung von Fällen nach Exposition in Unkenntnis der Gravidität gewinnen. Einen idealen Zugang zu diesem Kollektiv besitzen teratologische Beratungsstellen, die auch eine Kontrollgruppe aus der gleichen Grundgesamtheit generieren können. Ein wesentlicher Nachteil dieses Vorgehens besteht jedoch in dem meist sehr langwierigen Prozess der Datengewinnung über viele Jahre (Paulus 1999 a).

104.1.6 Risikoklassifizierung von Arzneimitteln

Von verschiedenen Institutionen wurde versucht, die pränatale Toxizität von Arzneimitteln in Risikogruppen einzustufen. Da es sich insbesondere in Anbetracht des häufig begrenzten Kenntnisstandes nur um eine grobe Kategorisierung handelt, sind diese Schemata für die individuelle Risikobeurteilung oft nur von begrenztem Nutzen. Am bekanntesten ist die Einteilung der amerikanischen Food and Drug Administration (FDA):

- **Kategorie A:** Kontrollierte Studien an schwangeren Frauen haben kein erhöhtes Risiko für den Embryo während des 1. Schwangerschaftsdrittels ergeben. Hinweise auf ein Risiko zu einem späteren Zeitpunkt liegen ebenfalls nicht vor. Die Wahrscheinlichkeit einer Schädigung ist sehr gering (Beispiel: Folsäure).
- **Kategorie B:** Zwar existieren keine kontrollierten Studien an schwangeren Frauen, doch ergaben die Tierversuche keinen Anhalt für Teratogenität, oder im Tierversuch beobachtete Schäden konnten in kontrollierten Studien am Menschen nicht reproduziert werden (Beispiel: Penicillin).
- **Kategorie C:** Tierversuche haben Hinweise auf embryonale Schäden ergeben, wobei kontrollierte Studien beim Menschen fehlen, oder Untersuchungen an schwangeren Frauen und Tierversuche liegen nicht vor (Beispiel: Chloroquin).
- **Kategorie D:** Es gibt Hinweise auf ein erhöhtes Risiko für den menschlichen Embryo. Der Nutzen des Medikamentes kann jedoch bei zwingender Indikation eine Anwendung auch in der Schwangerschaft rechtfertigen (Beispiel: Chinin).
- **Kategorie X:** Untersuchungen bei Tieren und Menschen haben eindeutig einen Zusammenhang mit embryonalen Fehlbildungen gezeigt. Das Risiko einer embryonalen Schädigung überwiegt jeden möglichen Nutzen, sodass das Medikament bei Kinderwunsch oder in der Schwangerschaft absolut kontraindiziert ist (Beispiel: Isotretinoin)

Die in Deutschland gebräuchliche Klassifizierung in 11 Kategorien (Rote Liste) lässt ebenfalls keine klare Unterscheidung zwischen Therapieempfehlung einerseits und zurückliegender Exposition andererseits zu.

104.2 Grundlagen der Arzneimittelberatung in der Schwangerschaft

104.2.1 Vorsichtsmaßnahmen bei Frauen im fertilen Alter

Cave
Bei Medikamentenverordnungen an Frauen im fertilen Alter sollte immer auch an eine Schwangerschaft gedacht werden. Eine Anwendung von erprobten älteren Präparaten ist diesbezüglich vorzuziehen. Ist eine Behandlung mit erwiesenen Teratogenen unumgänglich, sollte für eine sichere Kontrazeption gesorgt werden (z. B. bei Retinoiden).

104.2.2 Empfehlungen bei Kinderwunsch bzw. eingetretener Gravidität

Bei chronisch kranken Patientinnen sollte bei Kinderwunsch eine frühzeitige Einstellung auf eine in der Schwangerschaft erprobte Medikation erfolgen. Für die meisten Erkrankungen existieren Therapieregime, die kein teratogenes Risiko mit sich bringen.

Auf keinen Fall sollte bei Patientinnen mit chronischen Erkrankungen wie Asthma bronchiale, Epilepsie oder arterieller Hypertonie aus Angst vor Fehlbildungen auf jegliche Medikation verzichtet werden, da ein abruptes Absetzen zu einer Exazerbation der Grunderkrankung mit schweren Folgen für Mutter und Kind führen kann.

Cave
Grundsätzlich sind in der Schwangerschaft Monotherapien mit einer möglichst moderaten Dosierung anzustreben. Dies gilt insbesondere für die sensible Zeit der Organogenese zwischen Tag 15 und 60 nach Befruchtung.

104.2.3 Risikoabschätzung nach Exposition

Oft werden von Patientinnen in Unkenntnis der Gravidität Medikamente eingenommen. Die aus juristischen Gründen sehr vorsichtig formulierten Angaben der Beipackzettel verursachen bei Schwangeren und betreuenden Ärzten häufig große, aber oft unbegründete Besorgnis. Der Vermerk in der Produktinformation über eine Kontraindikation bei Gravidität beruht meist auf mangelnden Daten beim Menschen, auch wenn die Tierversuche keinen Anhalt für Teratogenität im humantherapeutischen Dosisbereich ergaben.

Cave
Eine Indikation zum Schwangerschaftsabbruch lässt sich nur nach Einnahme weniger Präparate ableiten (z. B. Vitamin-A-Säure-Derivate, Cumarinderivate, Zytostatika), sofern diese in der sensiblen Phase der Organogenese verabreicht worden sind.

104.3 Abklärung durch Pränataldiagnostik

104.3.1 Sonographischer Fehlbildungsausschluss

Mit den Möglichkeiten der modernen Pränataldiagnostik lässt sich bei vielen Medikamentenexpositionen mit einem teratogenen Risiko ein zuverlässiger Fehlbildungsausschluss durchführen (Paulus 2004c). Klärt man eine Patientin über eine potenzielle Fehlbildungsgefahr nach einer bereits erfolgten Arzneimittelanwendung in der Frühgravidität auf, sollte man ihr ein gezieltes Screening in einem entsprechenden Zentrum anbieten. **Neuralrohrdefekte, Herzfehler** oder **Extremitätendefekte** sind typische Beispiele für Anomalien, die einer Diagnostik mit hochauflösenden Ultraschallgeräten gut zugänglich sind. Eine optimale Beurteilung ist in der 20.–22. Schwangerschaftswoche (SSW) möglich. Bei Entdeckung einer schwerwiegenden, nicht therapierbaren Anomalie kann eine Beendigung der Schwangerschaft zu diesem Zeitpunkt noch erwogen werden.

Informiert man z. B. eine Patientin über das Risiko einer Spina bifida von 1–2 % unter Carbamazepintherapie, muss man ihr gleichzeitig erläutern, dass sich dieses Risiko durch eine sonographische Untersuchung im konkreten Fall abklären lässt. Eine solche Medikation kann also per se keine Indikation zum Schwangerschaftsabbruch darstellen. Folgende Arzneimittelanwendungen stellen eine Indikation zur sonographischen Fehlbildungsdiagnostik dar:

— **Androgene:** Aufgrund einer möglichen Maskulinisierung weiblicher Feten sollte das äußere Genitale beurteilt werden. Hierbei handelt es sich jedoch um operativ korrigierbare Störungen.
— **Antikonvulsiva:** Bei Epileptikerinnen sind unter verschiedensten Medikationen kraniofaziale Dysmorphien, Extremitätenveränderungen und Retardierungen des Kindes beschrieben.
— **Antiphlogistika:** Lässt sich eine hochdosierte Dauertherapie mit nichtsteroidalen Antiphlogistika im letzten Trimenon nicht vermeiden, sollte eine sonographische Kontrolle auf vorzeitigen Verschluss des Ductus arteriosus Botalli erfolgen.
— **Carbamazepin:** Über die zuvor bei den Antikonvulsiva genannten Anomalien hinaus ist hier speziell auf das erhöhte Risiko von Neuralrohrdefekten (1–2 %) zu achten.
— **Cumarinderivate** (Phenprocoumon, Warfarin, Acenocoumarol): Ein Teil der beim Warfarinsyndrom beschriebenen Fehlbildungen lässt sich sonographisch

erkennen, sodass sich das unter Warfarin beschriebene Fehlbildungsrisiko von ca. 14% weiter einschränken lässt: Bei ca. 50% der geschädigten Kinder treten Extremitätenhypoplasien unterschiedlicher Schweregrade auf, ein weiteres Kriterium ergibt sich aus der häufigen Hypoplasie der Nase.

- **Lithium:** Aufgrund älterer Publikationen wurde dem Lithium eine erhöhte Rate an Herzfehlern angelastet, was anhand neuerer, prospektiv erhobener Daten angezweifelt wird. Zumindest sollte jedoch einer exponierten Patientin ein fetales Herzechokardiogramm angeboten werden, da insbesondere etliche Fälle der sonst seltenen Ebstein-Anomalie beschrieben sind.
- **Retinoide:** Die überwiegend zur Aknetherapie eingesetzten Vitamin-A-Säure-Derivate stellen nach Thalidomid das gravierendste Teratogen unter den Medikamenten dar. Die schwerwiegendsten Defekte entstehen im Bereich des Zentralnervensystems, was sich sonographisch nicht ausreichend erfassen lässt. Störungen von Gesichts- und Gaumenbildung sowie kardiovaskuläre Defekte, die der sonographischen Diagnostik besser zugänglich sind, spielen demgegenüber nur eine untergeordnete Rolle.
- **Valproinsäure:** Ähnlich wie bei Carbamazepin ist hier zusätzlich zu den bei den Antikonvulsiva beschriebenen Defekten mit einer erhöhten Rate an Neuralrohrdefekten (2%) zu rechnen.

Bei vielen neueren Präparaten, bei denen lediglich Daten aus Tierversuchen vorliegen, sollte der Patientin aus psychischer Indikation eine eingehende sonographische Diagnostik angeboten werden, um die Ängste zu reduzieren, die häufig aufgrund der Angaben auf den Beipackzetteln entstehen.

104.3.2 Serummarker

Bei Medikation mit Substanzen, die für ein erhöhtes Neuralrohrdefektrisiko verantwortlich gemacht werden (z.B. Valproinsäure, Carbamazepin), sollte um die 16. SSW das α-Fetoprotein im mütterlichen Serum bestimmt werden.

104.3.3 Amniozentese

Häufig werden Patientinnen nach Medikamentenexposition um den Konzeptionszeitpunkt bzw. im Embryonalstadium Fruchtwasserpunktionen zur Abklärung einer eventuellen Schädigung angeboten.

 Cave
Da jedoch nur in wenigen Fällen mit einem Einfluss eines Medikamentes auf den Karyotyp zu rechnen ist, kann man eine Amniozentese aus diesem Grunde nicht rechtfertigen.

Eine Karyotypisierung sollte lediglich bei Anwendung von Zytostatika oder Radionukliden innerhalb von 6 Monaten vor Konzeption bei einem der Partner erwogen werden. Da der Chromosomensatz bei der Konzeption feststeht, sind Veränderungen nach Medikamentenanwendung in der Frühgravidität ohnehin nicht zu erwarten. Marker für Neuralrohrdefekte aus dem Fruchtwasser (α-Fetoprotein, Acetylcholinesterase) lassen sich durch sonographische Spezialdiagnostik in Kombination mit mütterlichem Serum-α-Fetoprotein ersetzen (Nadel et al. 1990).

104.4 Schädigung durch Arzneimittelanwendung

104.4.1 Embryonalperiode

Bei wenigen Medikamenten ist eine fruchtschädigende Wirkung in der menschlichen Schwangerschaft nachgewiesen. Bei vielen Präparaten liegen beunruhigende Daten aus extrem hoch dosierten Tierversuchen vor, im humantherapeutischen Bereich reichen die bisherigen Erfahrungen oft nicht für eine klare Risikoabschätzung aus. Die in ◘ Tabelle 104-1 aufgeführten Arzneimittel müssen als embryotoxisch eingestuft werden.

Unter diesen Substanzen ist jedoch in Abhängigkeit von Dosis und Expositionszeit nur bei Cumarinderivaten, Radiopharmaka, Thalidomid, Retinoiden und Zytostatika ein Abbruch der Schwangerschaft ernsthaft zu erwägen. Bei den anderen Präparaten sollte lediglich die Pränataldiagnostik intensiviert werden.

104.4.2 Fetalperiode

Bei Anwendung in der Fetalperiode ist unter den in ◘ Tabelle 104-2 aufgelisteten Substanzen mit Komplikationen zu rechnen.

104.4.3 Peripartalperiode

Bei einer Anwendung bis unmittelbar zur Geburt sollte auf die in ◘ Tabelle 104-3 genannten Probleme beim Neugeborenen geachtet werden.

104.5 Arzneimittel der Wahl in der Schwangerschaft

◘ Tabelle 104-4 zeigt eine Positivliste erprobter Wirkstoffe bei häufigen Behandlungsindikationen in der Schwangerschaft. Einige wichtige Indikationsgebiete werden im Folgenden noch ausführlicher diskutiert.

Tabelle 104-1. Schäden durch Arzneimittelanwendung in der Embryonalperiode

Medikament	Schädigung
Aminoglykoside	Oto-/Nephrotoxizität
Androgene	Maskulinisierung (ab ca. 8. SSW)
Antikonvulsiva:	multiple Fehlbildungen
— Carbamazepin	v. a. Neuralrohrdefekte
— Valproinsäure	v. a. Neuralrohrdefekte
Cumarinderivate (Acenocoumarol, Phenprocoumon, Warfarin)	multiple Fehlbildungen (bei Exposition über 8. SSW)
Ergotamin	Disruptionsanomalien
Lithium	Herz-/Gefäßfehlbildungen (nach neuen Publikationen nur gering erhöhtes Risiko)
Misoprostol	Möbius-Sequenz
Penicillamin	Cutis laxa
Radiopharmaka	multiple Defekte
Retinoide/Vitamin A (> 25.000 IU pro Tag)	multiple Fehlbildungen
Thalidomid	Extremitätenfehlbildungen
Zytostatika	multiple Fehlbildungen

Tabelle 104-2. Schäden durch Arzneimittelanwendung in der Fetalperiode

Medikament	Schädigung
ACE-Hemmer	Nierenschäden
Aminoglykoside	Oto-/Nephrotoxizität
Androgene	Maskulinisierung
Antiphlogistika (nichtsteroidal)	Verschluss des Ductus arteriosus
Cumarinderivate	intrazerebrale Blutungen
Ergotamin	Perfusionsstörung, IUFT
Glucocorticoide	Wachstumsretardierung
Iodüberdosierung	Hypothyreose
Radiopharmaka	multiple Defekte, Leukämie
Tetrazykline	Gelbfärbung der Zähne
Zytostatika	Immunsuppression, Wachstumsretardierung

IUFT: intrauteriner Fruchttod

104.5.1 Antibiose

> **Praxistipp**
> Penicilline, Cephalosporine und Erythromycin zählen zu den Antibiotika der 1. Wahl in der Schwangerschaft.

Spiramycin wird zur Behandlung der Toxoplasmose vor der 16. SSW empfohlen (3 g pro Tag über 4 Wochen). Die neuen Makrolidantibiotika Roxithromycin, Clarithromycin und Azithromycin bereiteten bisher ebensowenig Probleme wie die Muttersubstanz Erythromycin, sollten jedoch im 1. Trimenon noch zurückhaltend eingesetzt werden.

Tetrazykline wie Chlortetracyclin, Doxycyclin, Minocyclin, Oxytetracyclin und Tetracyclin gelten erst als problematisch, wenn die Mineralisierung von Knochen und Zähnen beginnt. Ab der 16. SSW lagern sie sich an Calciumionen von Zahnanlagen und Knochen an, was zu einer Gelbfärbung führen kann. Eine Wachstumshemmung der langen Röhrenknochen wurde nur bei Langzeitbehandlung Frühgeborener beobachtet.

◘ Tabelle 104-3. Schäden durch Arzneimittelanwendung in der Peripartalperiode

Medikament	Schädigung
ACE-Hemmer	Nierenschäden
Aminoglykoside	Oto-/Nephrotoxizität
Antidepressiva (tri-/tetrazyklisch)	Anpassungsstörungen
Barbiturate	Atemdepression, Entzugssymptome
Benzodiazepine	Floppy Infant
Chloramphenicol	Grey-Syndrom
Cumarinderivate	Blutungsrisiko
Ergotamin	Perfusionsstörung, Fruchttod
Lithium	Zyanose, Hypotonie, Hypothermie, Lethargie
Neuroleptika	Anpassungsstörungen, extrapyramidal-motorische Störung
Nitrofurantoin	hämolytische Anämie, Ikterus
Opioide	Entzugssymptome
Sulfonamide	Hyperbilirubinämie
Tetrazykline	Gelbfärbung der Zähne

◘ Tabelle 104-4. Arzneimittel der Wahl in der Schwangerschaft

Indikation	Wirkstoffe
Allergie	Cromoglicinsäure ältere Antihistaminika: Dimetinden, Clemastin Glucocorticoide (lokal, inhalativ, bei systemischer Gabe möglichst Prednisolon)
Antikoagulation	Heparin (auch niedermolekulares Heparin) Acetylsalicylsäure (low dose)
Asthma bronchiale	möglichst inhalative Therapie mit: — erprobten Betamimetika (z. B. Fenoterol, Reproterol, Salbutamol) — Cromoglicinsäure — Glucocorticoiden (z. B. Budesonid)
Autoimmunerkrankungen	Prednisolon/Prednison (bei Dauertherapie bis 0,5 mg/kgKG pro Tag; als Stoßtherapie bis 1000 mg pro Tag)
Bakterielle Infektion	Penicilline, Cephalosporine, Erythromycin im 2. Trimenon Cotrimoxazol zulässig
Chronisch-entzündliche Darmerkrankungen	Mesalazin (im letzten Trimenon maximal 2 g pro Tag) bei Bedarf: Glucocorticoide (Budesonid, Prednisolon)
Depression	ältere trizyklische Antidepressiva (z. B. Amitriptylin) Fluoxetin, Citalopram
Epilepsie	möglichst niedrig dosierte Monotherapie im 1. Trimenon unter Folsäuresubstitution (v. a. bei Carbamazepin) mit erprobten Substanzen (bei Primidon, Phenobarbital, Phenytoin peripartale Vitamin-K-Gabe!) Hinweise auf erhöhtes Risiko unter Valproinsäure
Erbrechen	Dimenhydrinat Meclozin Metoclopramid

◘ Tabelle 104-4 (Fortsetzung)

Indikation	Wirkstoffe
Gastritis/ Ulkusprophylaxe	Antazida (z. B. Magaldrat, Hydrotalcit, Sucralfat) 2. Wahl: Ranitidin bei Bedarf Omeprazol möglich
Husten	Antitussivum: Dextromethorphan Mukolytikum: Ambroxol
Hypertonie	Betarezeptorenblocker (Metoprolol) Methyldopa Dihydralazin
Malariaprophylaxe	Chloroquinphosphat (500 mg pro Woche), ggf. in Kombination mit Proguanil (100–200 mg pro Tag)
Mykose	Nystatin Clotrimazol
Schizophrenie	ältere Phenothiazine Haloperidol
Schmerz	Paracetamol (1. Wahl) Acetylsalicylsäure, Diclofenac, Ibuprofen (2. Wahl; keine Dauermedikation im letzten Trimenon) bei Bedarf kurzfristiger Einsatz von Opioidanalgetika (z. B. Tramadol, Pethidin)

Aminoglykoside entfalten eine relevante systemische Wirkung nur nach parenteraler Applikation. Nach Streptomycin- und Kanamycininjektionen wurden Gehörschäden bei den exponierten Kindern beobachtet. Bei Amikacin, Gentamicin, Netilmicin, Spectinomycin und Tobramycin sind derartige Fälle bisher nicht beschrieben. Aminoglykoside sollten jedoch nur bei vital bedrohlichen Infektionen mit gramnegativen Problemkeimen unter strenger Kontrolle der Plasmaspiegel eingesetzt werden. Eine lokale Applikation (z. B. Augentropfen) ist angesichts der geringen Resorption zulässig.

Chloramphenicol verursacht keine Fehlbildungen. Es kann jedoch bei peripartaler Applikation zu einer lebensbedrohlichen Funktionsstörung des Neugeborenen mit Nahrungsverweigerung, Erbrechen, aschgrauer Hautfarbe, Atemstörung und Kreislaufversagen führen (Grey-Syndrom).

Aufgrund des Folsäureantagonismus bestanden Bedenken gegen den Einsatz von **Sulfonamiden** und **Trimethoprim** in der Schwangerschaft. In hohen Dosen ließen sich im Tierversuch zwar Defekte auslösen, doch waren entsprechende Anomalien im humantherapeutischen Einsatz über viele Jahrzehnte nicht zu beobachten. Sulfonamide und Trimethoprim sollten daher im 1. Trimenon nicht gezielt verwendet werden, eine bereits erfolgte Anwendung stellt jedoch keinesfalls eine Indikation zum Schwangerschaftsabbruch dar. Im 2. Trimenon sind Sulfonamide als Antibiotika 2. Wahl akzeptabel. Wegen der Verdrängung von Bilirubin aus der Plasmaeiweißbindung sollten Sulfonamide in den letzten Tagen vor Geburt nicht eingesetzt werden, um einen verstärkten Neugeborenenikterus zu vermeiden.

Wegen Knorpelschäden bei Hunden in der Wachstumsphase wurden **Chinolone** als potenzielle Teratogene betrachtet. Entsprechende Veränderungen ließen sich jedoch bisher weder bei Tieren noch beim Menschen in der Schwangerschaft nachvollziehen. Auswertungen von über 700 exponierten Schwangeren ergaben kein erhöhtes Fehlbildungsrisiko (Schaefer et al. 1996). Zwar gelten die Chinolone (Cinoxacin, Ciprofloxacin, Enoxacin, Fleroxacin, Moxifloxacin, Norfloxacin, Ofloxacin, Pefloxacin, Rosoxacin) nach wie vor als kontraindiziert in der Schwangerschaft, doch stellt ihre versehentliche Anwendung im 1. Trimenon keinen Grund zum Schwangerschaftsabbruch dar.

Nitrofurantoin erreicht nur in den ableitenden Harnwegen therapeutisch wirksame Konzentrationen, weshalb es sich als Harnwegsantiseptikum bewährt hat. Im Falle eines angeborenen Glucose-6-Phosphat-Dehydrogenase-Mangels kann nach präpartaler Exposition eine hämolytische Anämie mit verstärktem Neugeborenenikterus auftreten. Deshalb ist Nitrofurantoin im letzten Trimenon mit Vorsicht einzusetzen.

Zwar wurde bei hochdosierten Tierversuchen mit **Metronidazol** ein mutagenes und kanzerogenes Potenzial festgestellt, doch konnte man beim Menschen nach langjähriger Erfahrung kein teratogenes Potenzial erkennen (Burtin et al. 1995). Eine orale oder vaginale Applikation von Metronidazol in der Schwangerschaft erscheint daher bei Infektion mit Anaerobiern oder Trichomonaden zulässig. Bei vitaler Indikation ist auch eine parenterale Behandlung von Anaerobierinfektionen vertretbar.

Da eine aktive Tuberkulose auch in der Schwangerschaft behandelt werden sollte, ist der Einsatz von **Tuberkulostatika** (Isoniazid, Rifampicin, Ethambutol sowie Pyrazinamid als Reservemittel) durchaus zulässig (Ad Hoc Committee 1995). Da Isoniazid (empfohlene Dosis: 5–8 mg/kgKG pro Tag) den Pyridoxinstoffwechsel in Säugetierzellen beeinflusst, sollte es immer mit Pyridoxin (50 mg pro Tag) kombiniert werden, um einem neurologischen Defekt vorzubeugen. Ethambutol ist als Bestandteil einer Kombinationstherapie in einer Dosis von 15–25 mg/kgKG pro Tag akzeptabel. Während Rifampicin in 5- bis 10facher humantherapeutischer Dosierung im Tierversuch teratogene Effekte zeigte, wurde beim Menschen unter 8–12 mg/kgKG pro Tag kein erhöhtes Fehlbildungsrisiko registriert. Da bei einer Langzeittherapie die Vitamin-K-Synthese der Mutter gehemmt wird, sollten Neugeborene zur Verhütung hämorrhagischer Komplikationen 2- bis 3-mal pro Woche 1 mg Vitamin K oral erhalten. Unter Pyrazinamid hat sich bisher weder im Tierversuch noch beim Menschen ein Anhalt für ein teratogenes Risiko ergeben, sodass es als Reservemittel gegen Tuberkulose verabreicht werden darf (empfohlene Dosis: 30 mg/kgKG pro Tag). Auf Streptomycin sollte wegen des ototoxischen Risikos auf jeden Fall verzichtet werden.

104.5.2 Analgetika/Antiphlogistika

> **Praxistipp**
> Paracetamol gilt als Analgetikum und Antipyretikum der 1. Wahl in allen Phasen der Schwangerschaft (3- bis 4-mal 500 mg pro Tag).

Acetylsalicylsäure wird in niedriger Dosierung (50–150 mg pro Tag) als Dauermedikation zur Thromboseprophylaxe und Prävention der Präeklampsie verwendet. In höherer Dosis (500 mg) ist Acetylsalicylsäure als Analgetikum und Antipyretikum der 2. Wahl zu betrachten.

 Cave
Bei Dauertherapie mit höheren Dosen von Prostaglandinsynthesehemmern muss im letzten Trimenon auf einen vorzeitigen Verschluss des Ductus arteriosus geachtet werden.

Pyrazolonverbindungen wie Metamizol und Propyphenazon wirken zwar nicht embryotoxisch, werden aber wegen unerwünschter Effekte auf die Hämatopoese nur als Medikamente der 2. Wahl benutzt.

Das nichtsteroidale Antiphlogistikum Propyphenazon passiert die Plazenta. Teratogene Effekte wurden unter Einnahme des Prostaglandinsynthesehemmers nicht beobachtet, allerdings sollte eine langfristige Anwendung im letzten Trimenon wegen bekannter Komplikationen (Wehenhemmung, Blutungsneigung, Verschluss des Ductus arteriosus) vermieden werden.

Reichen Paracetamol oder nichtsteroidale Antiphlogistika nicht zur Schmerztherapie aus, dürfen vorübergehend auch ältere **orale Opioide** wie Tramadol, Tilidin oder Dextropropoxyphen verordnet werden. Unter der Vielzahl von Opioidanalgetika ergab sich bisher kein eindeutiger Zusammenhang mit einem erhöhten Fehlbildungsrisiko. Die meisten Opioidanalgetika passieren die Plazenta und erreichen das fetale Zentralnervensystem. Bei chronischer Anwendung kann Abhängigkeit bei Mutter und Kind eintreten. Entzugssymptome beim Neugeborenen können sich als Tremor, Diarrhö und Trinkschwäche äußern. Diese Symptome wurden z. B. bei Neugeborenen beobachtet, deren Mütter in den Tagen vor der Geburt mit codeinhaltigen Präparaten behandelt worden waren. Derartige Komplikationen lassen sich jedoch unter pädiatrischer Betreuung postnatal beherrschen. In der Geburtshilfe hat sich unter den Opioiden v. a. das Spasmoanalgetikum Pethidin bewährt, das meist präpartal benutzt wird.

Die Substanzklasse der **nichtsteroidalen Antiphlogistika** enthält zahlreiche Vertreter. Die älteren Substanzen Ibuprofen, Diclofenac und Indometacin dürfen im 1. und 2. Trimenon eingesetzt werden. Die neueren Wirkstoffe aus dieser Substanzklasse (z. B. Tiaprofensäure, Lornoxicam, Meloxicam, Piroxicam, Mefenaminsäure) ergaben bisher ebenfalls keine Hinweise auf teratogene Effekte, sodass bei versehentlicher Anwendung nicht mit Fehlbildungen zu rechnen ist. Im letzten Trimenon ist jedoch wegen eines möglichen vorzeitigen Verschlusses des Ductus arteriosus bei Dauertherapie mit all diesen Prostaglandinsynthesehemmern Vorsicht geboten. Als weitere Komplikation einer Langzeitanwendung von nichtsteroidalen Antiphlogistika im letzten Trimenon traten gehäuft fetales Nierenversagen und Oligohydramnion auf.

Bei **Rofecoxib** handelt es sich um ein nichtsteroidales Antiphlogistikum mit selektiver Zyklooxygenase-2-Hemmung. Erfahrungen in der menschlichen Schwangerschaft liegen nicht vor. Wie bei den anderen nichtsteroidalen Antiphlogistika ist bei Anwendung im 1. Trimenon nicht mit Fehlbildungen zu rechnen. Allerdings besteht wegen der Prostaglandinsynthesehemmung eine Kontraindikation im letzten Trimenon.

In der letzten Zeit mehren sich die Berichte über den gefahrlosen Einsatz von **Chloroquin** bzw. **Hydroxychloroquin** in der Schwangerschaft bei Patientinnen mit systemischem Lupus erythematodes (SLE). Die Präparate sind allerdings außer zur Malariaprophylaxe und -therapie in der Schwangerschaft nicht zugelassen. Die niedrig dosierte Malariaprophylaxe (300–500 mg pro Woche) gilt als unbedenklich. Die Gabe von Chloroquinen bei rheumatoider Arthritis und SLE in einer Dosierung von 250–500 mg pro Tag ist nicht ausreichend untersucht.

Fälle mit vestibulären oder retinalen Störungen sind beschrieben.

Untersuchungen an Nagetieren zeigten eine Häufung von Lippen-Kiefer-Gaumen-Spaltbildungen unter Behandlung mit Glucocorticoiden. Dabei scheint es sich um einen speziesspezifischen Effekt zu handeln, da sich beim Menschen nach langjähriger Erfahrung solche Beobachtungen nicht reproduzieren ließen. Eine Tendenz zu leichten Wachstumsretardierungen unter systemischer Dauertherapie mit Glucocorticoiden scheint sich jedoch zu bestätigen. Bei zahlreichen Erkrankungen wie Kollagenosen, chronisch entzündlichen Darmkrankheiten, Asthma bronchiale und Autoimmunprozessen ist eine Fortsetzung der Therapie mit Glucocorticoiden auch in der Schwangerschaft erforderlich.

> **Praxistipp**
> Wegen eines geringeren diaplazentaren Transfers sind in der Schwangerschaft Prednisolon und Prednison den halogenierten Glucocorticoiden vorzuziehen (Anfangsdosis: 0,5–2 mg/kgKG; Erhaltungsdosis: 0,3–0,5 mg/kgKG).

Bei einer kürzeren Behandlung über mehrere Tage dürfen auch höhere Dosen verwendet werden, z. B. beim Schub einer Enzephalitis disseminata (500–1000 mg Prednisolon pro Tag über 3–5 Tage).

104.5.3 Asthmatherapie

> **Praxistipp**
> Die Therapie eines Asthma bronchiale kann auch in der Schwangerschaft entsprechend dem aktuellen Therapiestufenplan fortgesetzt werden (Schatz 1999).

Wirkstoffe, die speziell die β_2-Rezeptoren stimulieren, führen zu einer Bronchodilatation, aber auch zu einer Erschlaffung der Uterusmuskulatur (Tokolyse). Am besten verträglich sind Substanzen mit einer nur geringen Restwirkung auf die β_1-Rezeptoren, die sich in einer Steigerung der Herzaktivität manifestiert. Zur Asthmatherapie empfiehlt sich v. a. die inhalative Applikation, da sich auf diesem Wege die systemische Belastung deutlich reduzieren lässt. Aus der Klasse der β-Sympathomimetika haben sich in der Schwangerschaft die Substanzen Fenoterol, Salbutamol, Reproterol und Terbutalin bewährt. Während ihre Wirkung auf 4–6 h begrenzt ist, zeichnen sich die neueren Vertreter Formoterol und Salmeterol durch eine deutlich längere Wirkdauer (>12 h) aus. Eine präpartale Medikation mit β-Sympathomimetika kann zu fetaler Tachykardie und vorübergehender neonataler Hypoglykämie führen. Allerdings sollten die Präparate präpartal nicht abgesetzt werden, um der Mutter für die atmungsintensive Geburtsphase genügend Vitalkapazität zu erhalten.

Eine Bronchodilatation lässt sich auch über anticholinerge Substanzen wie Ipatropiumbromid erreichen. Hinweise auf eine teratogene Potenz ergaben sich bisher nicht. Ein Einsatz von Ipratropiumbromid zur inhalativen Asthmatherapie als Monopräparat oder in Kombination mit β-Sympathomimetika ist in der Schwangerschaft zulässig.

Zur Behandlung des Asthma bronchiale sollten bevorzugt inhalative Glucocorticoide benutzt werden. Erfahrungen in der Schwangerschaft liegen dabei insbesondere für Budesonid und Beclometason vor, die als Dosieraerosol in allen Phasen der Schwangerschaft zulässig sind. Bei schweren Asthmaanfällen kann eine systemische Therapie erforderlich werden, wobei Prednisolon (bis 1000 mg i.v.) den Fetus am wenigsten belastet (im Fetalblut ca. 10% der mütterlichen Konzentration). Das Swedish Medical Birth Registry konnte keinen Anstieg der Inzidenz kongenitaler Anomalien unter 2014 Kindern feststellen, deren Mütter in der Frühschwangerschaft Budesonid (inhalativ) angewandt hatten (Kallen et al. 1999).

Fehlbildungen durch die inhalative Applikation von Flunisolid sind nicht zu erwarten, allerdings liegen größere Erfahrungen mit dem älteren Glucocorticoid Budesonid vor.

Bei einer allergischen Komponente des Asthma bronchiale zählt Cromoglicinsäure neben den β-Sympathomimetika zu den Mitteln 1. Wahl in der Schwangerschaft. Beim Menschen nicht ausreichend erprobt ist hingegen der neuere Wirkstoff Nedocromil.

Der neue Leukotrienrezeptorantagonist Montelukast erhöhte nach Herstellerangaben das Fehlbildungsrisiko in Tierversuchen mit Ratten und Kaninchen nicht. Allerdings liegen für die menschliche Schwangerschaft noch keine ausreichenden Daten vor, um diesen Wirkstoff für die Schwangerschaft empfehlen zu können.

Das Methylxanthin Theophyllin wirkt bronchodilatatorisch. Als Nebeneffekt stimuliert es auch Herz und Zentralnervensystem. Dies kann sich nach hochdosierter peripartaler Gabe als Übererregbarkeit des Neugeborenen äußern. Beim Menschen verhielt sich Theophyllin im Gegensatz zu hochdosierten Tierversuchen nicht teratogen (Schatz et al. 1997). Bei Asthma bronchiale kann Theophyllin als Mittel 2. Wahl in der Schwangerschaft eingesetzt werden.

104.5.4 Antihypertensive Therapie

> **Praxistipp**
> Bei Planung einer Schwangerschaft sollte eine arterielle Hypertonie bevorzugt mit älteren Betarezeptorenblockern, Methyldopa oder Dihydralazin eingestellt werden.

Nach dem 1. Trimenon kommen als Mittel 2. Wahl Nifedipin, Clonidin, Prazosin oder Urapidil infrage. Bei einer ausgeprägten schwangerschaftsinduzierten Hypertonie steht das antikonvulsiv wirksame Magnesium zur Verfügung.

Die nicht für eine Dauertherapie in der Schwangerschaft geeigneten Antihypertensiva rechtfertigen jedoch keinen Schwangerschaftsabbruch, wenn die Medikation nach Feststellung der Schwangerschaft im 1. Trimenon auf die bewährten Präparate umgestellt wird (Briggs et al. 1998).

Methyldopa kann in einer Dosierung bis 2000 mg pro Tag (verteilt auf 3–4 Einzeldosen) in allen Phasen der Schwangerschaft verabreicht werden.

Unter den **Betablockern** sollten vorrangig die älteren β_1-spezifischen Präparate wie Metoprolol (Tagesdosis: bis 200 mg pro Tag) verordnet werden. Berichte über intrauterine Wachstumsretardierung unter Therapie mit Betablockern sind kritisch zu betrachten, da dies auch durch die Grunderkrankung der Mutter bedingt sein kann. Da Betablocker plazentagängig sind, können sie beim Neugeborenen Bradykardie, Hypotonie und Hypoglykämie auslösen. Die meist nur milden Symptome, die innerhalb der ersten 48 h postnatal verschwinden, erfordern lediglich eine aufmerksame Überwachung des Neugeborenen.

> **Praxistipp**
> Das Absetzen einer Betablockermedikation 24–48 h vor Entbindung ist nicht erforderlich.

Ist eine Schwangerschaft unter einem weniger erprobten Betablocker eingetreten, ist nicht mit einem erhöhten Fehlbildungsrisiko zu rechnen, jedoch sollte eine Umstellung auf ein älteres Präparat erwogen werden.

Dihydralazin gehört zu den bei Schwangerschaftshypertonie am längsten benutzten Medikamenten (orale Tagesdosis: bis 100 mg pro Tag), ohne dass sich bisher ein Anhalt für Teratogenität ergeben hätte. Bei Hochdruckkrisen im Rahmen einer Präeklampsie kann es auch intravenös verabreicht werden.

Das überwiegend zentral wirksame Antihypertensivum **Clonidin** zeigte keine Häufung morphologischer Anomalien bei Neugeborenen behandelter Mütter. In einem kleineren Kollektiv fielen bei einer Nachuntersuchung im Alter von 6 Jahren hyperaktives Verhalten der Kinder und Schlafstörungen auf, was sich mit ähnlichen Beobachtungen in Tierversuchen deckt. Clonidin sollte daher als Antihypertensivum 2. Wahl in der Schwangerschaft betrachtet werden.

Unter den **Calciumantagonisten** sind Nifedipin und Verapamil beim Menschen in der Schwangerschaft noch am besten untersucht. Allerdings konzentrieren sich die Erfahrungen auf die Anwendung im 2. und 3. Trimenon. Unter Nifedipin und Verapamil liegen weniger als 200 publizierte Expositionen im 1. Trimenon vor. Da sich bei Tierversuchen teilweise Extremitätendefekte ergaben, ist man mit einem Einsatz in der Frühgravidität zurückhaltend (Yoshida 1989). Weil viele embryonale Differenzierungsprozesse calciumabhängig sind, wäre eine Störung durch Calciumantagonisten denkbar. Auf eine Anwendung der neueren Präparate Amlodipin, Diltiazem, Felodipin, Gallopamil, Isradipin, Nilvadipin, Nimodipin, Nisoldipin und Nitrendipin sollte verzichtet werden. Solange keine größeren Erfahrungen beim Menschen vorliegen, sollte nach Eintritt einer Schwangerschaft unter Calciumantagonisten eine ausführliche Ultraschalldiagnostik insbesondere zum Ausschluss von Extremitätendefekten erfolgen.

In der Spätschwangerschaft hat sich der Einsatz von **Magnesiumsulfat** unter verschiedenen Indikationen bewährt. Neben der Wehenhemmung dient es als Infusionslösung auch zur Behandlung der Präeklampsie bzw. Eklampsie. Es senkt nicht nur den Blutdruck, sondern auch die Krampfneigung der Mutter.

Unter den Antihypertensiva, die das Angiotensinkonvertierende Enzymsystem hemmen (**ACE-Hemmern**), sind Captopril und Enalapril am besten untersucht. Probleme traten nur bei Fortsetzung der Medikation im 2. und 3. Trimenon auf (Brent u. Beckman 1991). Dabei wurden Fälle von Oligohydramnion, Hypoplasie der Schädelknochen, Niereninsuffizienz bis hin zur dialysepflichtigen Anurie sowie intrauterine Fruchttode beobachtet. Ähnliche Auffälligkeiten lassen sich auch im Tierversuch erkennen. Bei den neueren ACE-Hemmern Benazepril, Cilazapril, Fosinopril, Lisinopril, Perindopril, Quinapril, Ramipril und Trandolapril fehlen ausreichende Daten.

Aufgrund der Erfahrungen mit ACE-Hemmern im 2. und 3. Trimenon wird eine Dauertherapie mit **Angiotensin-II-Rezeptor-Antagonisten** (Candesartan, Eprosartan, Irbesartan, Losartan, Telmisartan, Valsartan) in der Schwangerschaft ebenfalls als kontraindiziert betrachtet.

 Cave
Tritt eine Schwangerschaft unter Dauermedikation mit ACE-Hemmern oder AT-II-Rezeptor-Antagonisten ein, sollte umgehend auf eines der bewährten Antihypertensiva umgestellt werden. Eine Indikation zum Schwangerschaftsabbruch besteht nicht; eine ausführliche sonographische Diagnostik ist anzuraten.

104.5.5 Antikoagulation

Da die Konzentration der meisten Gerinnungsfaktoren in der Schwangerschaft ansteigt, während die Aktivität der Gerinnungsinhibitoren abnimmt, muss in der Schwangerschaft vermehrt mit thrombembolischen Komplikationen gerechnet werden.

In großen Studien (CLASP 1994) wurde niedrig dosierte Acetylsalicylsäure (ASS) (Tagesdosis: 60–100 mg) zur Senkung der Inzidenz einer schwangerschaftsinduzierten Hypertonie bei Patientinnen mit einem hohen Risiko für eine Präeklampsie überprüft. Allenfalls bei Schwangeren mit erhöhtem Risiko für eine früh beginnende und schwere Präeklampsie könnte sich ein Vorteil ergeben. Ein erhöhtes Blutungsrisiko wurde nach intrauteriner Exposition mit niedrig dosiertem ASS nicht beobachtet. Dennoch wird von manchen Autoren ein Absetzen der ASS-Medikation zumindest 5 Tage vor dem Entbindungstermin empfohlen, um Gerinnungsprobleme beim Neugeborenen zu vermeiden. Doppleruntersuchungen ergaben keine Einengungen des Ductus arteriosus durch eine langfristige Therapie mit ASS in niedriger Dosis (Erdmann et al. 1999).

> **Praxistipp**
> Die Anwendung von Acetylsalicylsäure erscheint somit in der Schwangerschaft zur Thrombozytenaggragationshemmung akzeptabel.

Das Mukopolysaccharid Heparin ist bei einer Molekularmasse von ca. 15.000 nicht plazentagängig, sodass eine unmittelbare Beeinträchtigung der embryonalen bzw. fetalen Entwicklung nicht denkbar ist. Bei hoher Dosis sind Blutungskomplikationen im mütterlichen Kompartiment möglich, was z. B. mit einem retroplazentaren Hämatom oder einer vorzeitigen Plazentalösung einhergehen kann. Nur auf diesem indirekten Wege können Aborte oder ein intrauteriner Fruchttod unter Heparintherapie ausgelöst werden.

Bei einer Molekularmasse von ca. 5000 passieren auch die niedermolekularen Heparine nicht die Plazenta. Da diese neuen Präparate eine längere Halbwertszeit aufweisen, genügt 1 Injektion 1-mal täglich. Bei einer entsprechenden Risikoanamnese ist die Heparintherapie u. U. ab dem 1. Trimenon indiziert:
- thrombembolische Vorerkrankungen
- thrombophile Diathese (z. B. Antithrombin-III-Mangel, Protein-C-/-S-Mangel)
- Begleiterkrankungen mit hohem Thromboserisiko (z. B. Herzklappenersatz, operativer Eingriff, Antiphospholipid-Syndrom bei Lupus erythematodes)
- längere Immobilisation (z. B. Bettruhe bei vorzeitigen Wehen)

Die Cumarinderivate Phenprocoumon, Acenocoumarol und Warfarin hemmen als Vitamin-K-Antagonisten die Synthese der Gerinnungsfaktoren II, VII, IX und X. Da sie gut plazentagängig sind, erreichen sie im Gegensatz zu Heparin den Feten. Unter Warfarintherapie wurde ein Fehlbildungssyndrom beschrieben, das durch folgende Stigmata gekennzeichnet ist: Hypoplasie der Nase, Extremitätenhypoplasie bei vorzeitiger Kalzifizierung in den Epiphysen der langen Röhrenknochen, Störungen der Augenentwicklung bis zur Blindheit, intrauterine Retardierung, intellektuelle Entwicklungsverzögerung, Hörstörungen bis zur Taubheit, kongenitale Herzfehler, Wirbelsäulendefekte. Die kritische Phase für eine Warfarinembryopathie wird in der 6.–12. Woche nach Konzeption angenommen. Da über die Hälfte der in den ersten Wochen exponierten Schwangerschaften mit einem Spontanabort enden, beträgt die Fehlbildungsrate der Lebendgeborenen nur ca. 10 % (Hall et al. 1980). Der größte Anteil der Daten zu Cumarinderivaten bezieht sich auf das in den USA gebräuchliche Warfarin. Die in Europa verbreiteten Derivate Phenprocoumon und Acenocoumarol sind in der Schwangerschaft weitaus weniger untersucht.

> **Cave**
> **Tritt eine Schwangerschaft unter Cumarinderivaten ein, sollte unbedingt innerhalb der ersten 6 Wochen nach Konzeption auf Heparin umgestellt werden. Wenn dies frühzeitig gelingt, kann eine Schwangerschaft nach intensiver sonographischer Kontrolle durchaus ausgetragen werden.**

Nach den bisherigen Erfahrungen trat nach Umsetzen der Medikation auf Heparin bis zur 6. SSW post conceptionem unter Phenprocoumon bzw. Acenocoumarol keine Zunahme der Fehlbildungsrate auf (Schaefer u. Spielmann 2001).

104.6 Zusammenfassung

> **Praxistipp**
> Zu große Vorsicht oder gar ein therapeutischer Nihilismus bei chronisch kranken Schwangeren kann z. B. im Falle von Epilepsie, Hypertonie oder Asthma bronchiale zu dramatischen Verschlechterungen der Grunderkrankung und damit zu einer erheblichen Gefährdung der Entwicklung des Feten führen.
>
> Andererseits werden durch unzureichende Aufklärung von Patientinnen und medizinischem Fachpersonal über die tatsächlich bestehenden Risiken einer bereits erfolgten medikamentösen Therapie in der Frühgravidität zahlreiche Schwangerschaftsabbrüche ohne fundierte Indikation durchgeführt.
>
> Grundsätzlich sind altbewährte Präparate neuen Wirkstoffen vorzuziehen. Ist jedoch eine Exposition mit einem unzureichend erprobten Wirkstoff in Unkenntnis der Gravidität erfolgt, sollten ausgewiesene Beratungszentren für Reproduktionstoxikologie mit entsprechenden Datenregistern konsultiert werden.

Leitlinien – Adressen – Tipps

Leitlinien

Leider existieren zu diesem Thema noch keine Leitlinien der Fachgesellschaften.

Beratungsstellen

Zur Abschätzung reproduktionstoxikologischer Risiken wurden in vielen Ländern teratologische Informationszentren gegründet. Um Daten über embryonaltoxikologische Substanzen zu sammeln, auszuwerten und für die Prävention kindlicher Schädigungen einzusetzen, schlossen sich diese Institutionen zum European Network of Teratology Information Services (ENTIS) zusammen. Durch prospektive Studien werden Verlauf der Schwangerschaft und Befinden des Neugeborenen nach Exposition mit einem potenziellen Teratogen verfolgt.

Folgende Beratungsstellen in Deutschland, Österreich und der Schweiz geben Auskunft über das teratogene Potential von Medikamenten, Strahlenexpositionen, Infektionserkrankungen, Umwelt- und Industriechemikalien:

Institut für Reproduktionstoxikologie

Krankenhaus St. Elisabeth
Akademisches Lehrkrankenhaus
der Universität Ulm
Elisabethenstraße 17
88212 Ravensburg
Tel. (07 51) 87-27 99
Fax (07 51) 87-27 98
E-Mail: paulus@reprotox.de
Internet: www.reprotox.de

Beratungsstelle für Embryonaltoxikologie

Spandauer Damm 130
D-14050 Berlin
Tel. (+49) 030/3030 8111
Fax (+49) 030/3030 8122

Teratologische Beratungsstelle

Landesfrauenklinik Linz
Lederergasse 47
A-4020 Linz
Tel. (+41) 0732/7674 0
Fax (+41) 0732/7674 1146

Swiss Teratogen Information Service

Division de Pharmacologie Clinique
Centre Hospitalier Universitaire Vaudois
CH-1011 Lausanne
Tel. (+41) 021/314 4267
Fax (+41) 021/314 4266

Literatur

Ad Hoc Committee of the Scientific Assembly on Microbiology, Tuberculosis and Pulmonary Infections (1995) Treatment of tuberculosis and tuberculosis infection in adults and children. Clin Infect Dis 21:9–27

Brent RL, Beckman DA (1991) Angiotensin-converting enzyme inhibitors, and embryopathic class of drugs with unique properties: Information for clinical teratology counselors. Teratology 43: 543–546

Briggs GG, Freeman RK, Yaffe SJ (1998) Drugs in pregnancy and lactation, 5th edn. Williams & Wilkins, Baltimore

Burtin P, Taddio A, Ariburnu O, Einarson TR, Koren G (1995) Safety of metronidazole in pregnancy: a meta-analysis. Am J Obstet Gynecol 172:525–529

CLASP Collaborative Group (1994) CLASP: a randomized trial of low-dose aspirin for the prevention and treatment of pre-eclampsia among 9364 pregnant women. Lancet 343:619–629

Erdmann M, Paulus WE, Flock F, Herget I, Terinde R, Grab D (1999) Utero- und fetoplazentare hämodynamische Messungen unter low-dose Aspirin. Z Geburtsh Neonatol 203:18–23

Fabel G (1998) Medikation in Schwangerschaft und Stillzeit, 2. Aufl. Urban & Schwarzenberg, München Wien Baltimore

Hall JG, Pauli RM, Wilson KM (1980) Maternal and fetal sequelae of anticoagulation during pregnancy. Am J Med 68:122–140

Kallen B, Rydhstroem H, Aberg A (1999) Congenital malformation after the use of inhaled budesonide in early pregnancy. Obstet Gynecol 93:392-395

Keller F, Griesshammer M, Haussler U, Paulus W, Schwarz A (2001) Pregnancy and renal failure: the case for application of dosage guidelines. Drugs 61:1901–1920

Nadel AS, Green JK, Holmes LB, Frigoletto FD, Benacerraf BR (1990) Absence of need for amniocentesis in patients with elevated levels of maternal serum alpha-fetoprotein and normal ultrasonographic examinations. N Engl J Med 323:557–561

Paulus WE (1999) Pharmakotherapie in der Schwangerschaft. Ther Umsch 56:602–607

Paulus WE (2004a) Medikamente in der Schwangerschaft. In: Boos R (Hrsg) Risiken in der Schwangerschaft und kindliche Fehlbildungen. Spitta, Balingen, S 6/2.1–6/2.24

Paulus WE (2004b) Embryologie und Teratologie. In: Schneider H, Husslein P, Schneider KTM (Hrsg) Facharztbuch Geburtshilfe, 2. Aufl. Springer, Berlin Heidelberg New York, S 61–78

Paulus WE (2004c) Medikamente in Schwangerschaft und Stillzeit. In: Schneider H, Husslein P, Schneider KTM (Hrsg) Facharztbuch Geburtshilfe, 2. Aufl. Springer, Berlin Heidelberg New York, S 81–102

Schaefer C, Amoura-Elefant E, Vial T et al. (1996) Pregnancy outcome after prenatal quinolone exposure. Evaluation of a case registry of the European Network of Teratology Information Services (ENTIS). Eur J Obstet Gynecol Reprod Biol 69:83–89

Schaefer C, Spielmann H (2001) Arzneiverordnung in Schwangerschaft und Stillzeit, 6. Aufl. Urban & Fischer, München Jena, S 165–168

Schatz M (1999) Asthma and pregnancy. Lancet 353:1202–1205

Schatz M, Zeiger RS, Harden K (1997) The safety of asthma and allergy medications during pregnancy. J Allergy Clin Immunol 100: 301–306

Wilson JD (1977) Embryotoxicity of drugs to man. In: Wilson JD, Frazer FC (eds) Handbook of teratology. Plenum Press, New York London, pp 309–355

Yoshida T, Tadegawa Y, Miyago M, Hasegawa Y (1989) Hyperphalangism induced by Ca-blockers in rat fetuses. Teratology 40: 668–669

105 Pharmakotherapie: Besonderheiten bei älteren Patienten

J. C. Frölich

105.1 Häufigkeit der Arzneiverordnungen bei älteren Patienten – 1744

105.2 Gefährdungspotenzial älterer Patienten durch Arzneimittel – 1744

105.3 Hauptsächliche Ursachen für häufige unerwünschte Arzneimittelwirkungen bei Älteren – 1746

105.4 Veränderte Pharmakodynamik bei älteren Patienten – 1747

105.5 Veränderte Pharmakokinetik bei älteren Patienten – 1748

105.6 Besondere Gesichtspunkte für einzelne Arzneimittel und Arzneimittelgruppen – 1750

105.7 Allgemeine Hinweise – 1752

Literatur – 1752

In den letzten Jahrzehnten ist die Lebenserwartung erheblich angestiegen. Das Durchschnittsalter der Patienten auf allgemeinmedizinischen Abteilungen ist auf über 70 Jahre gestiegen; in den geriatrischen Abteilungen sind Patienten mit einem Lebensalter von 100 Jahren keine Seltenheit mehr. Die Tendenz ist weiterhin steigend; schon jetzt ist die Gruppe der über 85-Jährigen diejenige mit dem höchsten prozentualen Zuwachs aller Altersgruppen. Für Ausbildung, Forschung und tägliche Praxis ergibt sich daraus, dass der am häufigsten anzutreffende Patient ein älterer Patient ist.

Mit zunehmenden Lebensalter treten vermehrt Krankheiten auf, wobei in besonderem Maße der Bewegungsapparat, das kardiovaskuläre System, das Zentralnervensystem und der Stoffwechsel betroffen sind. Entsprechend werden die Einrichtungen im niedergelassenen Bereich, in den Krankenhausabteilungen der Inneren Medizin sowie in den kleineren chirurgischen Disziplinen (HNO- und Augenheilkunde) zunehmend von älteren Patienten belegt.

Die mit dem Altern einhergehende Einschränkung der Organfunktionen führt zu einer Vielzahl von Ausfällen, z. B. Gedächtnisstörungen, Schlafstörungen, Depressionen, Alzheimer-Erkrankung und andere Formen der Demenz, die alle mit fortschreitendem Alter häufiger werden. Die Sinnesorgane werden in ihrer Funktion beeinträchtigt, was zu Presbyopie bis hin zur senilen Makuladegeneration und von der Schwerhörigkeit bis hin zur Ertaubung führt. Die isolierte systolische Hypertonie sowie das Herzversagen nehmen mit dem Alter an Häufigkeit zu. Die Osteoarthrose ist mit fortschreitendem Alter immer öfter anzutreffen. Nieren- und Leberfunktion nehmen mit zunehmendem Alter deutlich ab, was erhebliche Konsequenzen für die Arzneitherapie hat. Die Sozialkontakte mit Familie und Freunden werden durch Verluste weniger, neue Kontakte werden kaum noch geknüpft, sodass der Patient vereinsamt, selbst wenn er in einem vollbesetzten Altersheim lebt.

Dabei ist die individuelle Alterungsgeschwindigkeit sehr unterschiedlich, sodass aus dem chronologischen Alter nur bedingt auf Organfunktionen geschlossen werden kann.

Die Probleme des älteren Patienten werden dadurch kompliziert, dass selten nur eine Erkrankung vorliegt, vielmehr laufen gleichzeitig mehrere Pathophysiologien ab, sodass der Arzt mit einem multimorbiden Patienten konfrontiert ist. So haben die Patienten auf internistischen Stationen durchschnittlich 3–4 verschiedene Erkrankungen. In dieser Situation ist es nicht verwunderlich, dass die häufigste therapeutische Maßnahme in der Anordnung einer Arzneimitteltherapie besteht.

Insgesamt muss die Behandlung der älteren Patienten als sehr unbefriedigend bezeichnet werden. So hat eine kürzliche Studie durch Geriater an Patienten, die in der primär hausärztlichen Versorgung behandelt wurden, ergeben, dass bei diesen im Durchschnitt 76 Jahre alten Patienten eine Reihe von erheblichen Therapiemängeln registriert werden musste. Von den 100 untersuchten Patienten wurden bei 76 % neue Diagnosen gestellt und bei 88 % die Medikation geändert. Bei rund 60 % der Patienten wurden Medikamente abgesetzt und bei 68 % neue Medikamente angesetzt. Bei 37 % der Patienten wurden Dosierungen geändert. Die Ergebnisse einer sorgfältigen Revision der Diagnose und Therapie durch die in der Geriatrie spezialisierten Ärzte erwies sich als segensreich: Notfallaufnahmen fielen um 58 %, Arztbesuche um 65 % und Krankenhausaufnahmen um gleichfalls 65 % (Cortez et al. 2001).

105.1 Häufigkeit der Arzneiverordnungen bei älteren Patienten

Die **Multimorbidität** führt in den meisten Fällen zu einer bemerkenswerten Anzahl von Verordnungen. Die an den Nutzen der Verordnung geknüpften Erwartungen von Arzt und Patient sind sehr hoch und oft nicht realistisch. Dadurch bedingt kommt es zur Verordnung einer großen Anzahl von Medikamenten. So erhalten die über 70-jährigen Patienten, die zurzeit etwa 10 % der Bevölkerung ausmachen, 50 % aller Verordnungen von Herz- und Kreislaufmedikamenten, 30 % der Antidiabetika und 30 % der Antirheumatika. Bei einer Befragung älterer Patienten stellte sich heraus, dass über 65-Jährige zu 57 % 1–3 verschreibungspflichtige Medikamente erhalten, 15 % 4 und mehr Medikamente. Bei den über 80-Jährigen waren diese Zahlen nochmals erhöht. Ältere Patienten werden also einer sehr hohen Zahl von Wirkstoffen ausgesetzt. Hinzu kommt noch, dass in dieser Altersgruppe auch **freiverkäufliche Arzneimittel** häufig eingesetzt werden, von denen zahlreiche überhaupt nur für ältere Patienten vorgesehen sind.

105.2 Gefährdungspotenzial älterer Patienten durch Arzneimittel

Ältere Patienten sind durch Arzneimittel in erheblichem Ausmaß gefährdet; dies wurde bereits vor vielen Jahren erkannt und in zahlreichen Studien belegt (Hurwitz 1969; Seidl et al. 1966). In jeder Alterskategorie nimmt die Anzahl der unerwünschten Arzneimittelwirkungen mit der Anzahl der verordneten Medikamente zu. Das hängt damit zusammen, dass es meist schwerer erkrankte Patienten sind, die eine größere Anzahl von Medikamenten benötigen. Auf der anderen Seite sind es aber auch die zahlreichen **Arzneimittelinteraktionen**, die bei diesen Patienten eine Rolle spielen, und ein einfacher Summationseffekt durch die unerwünschten Arzneimittelwirkungen, die jedem einzelnen Präparat anhängen. Von der Seite des Patienten aus betrachtet ist es so, dass bei den 70-Jährigen etwa 20 %, bei den 80-Jährigen etwa 25 % an unerwünschten Arzneimittelwirkungen leiden.

Dabei sind die unerwünschten Wirkungen keineswegs triviale Befindlichkeitsstörungen, sondern es handelt sich um oft schwere unerwünschte Ereignisse. Dies dokumentiert sich beispielhaft an der Anzahl der Krankenhausaufnahmen: Während in den Allgemeinkrankenhäusern etwa 5 % der Aufnahmen wegen unerwünschter Arzneimittelwirkungen erfolgen, sind es in den geriatrischen Abteilungen 10–15 % (Hallas et al. 1993). Für die Krankenhausaufnahme kann ein Sturz mit Hüftgelenkfraktur verantwortlich sein, ein Autounfall nach Psychopharmaka oder eine für den behandelnden Arzt überraschend starke Wirkung von Digitalis mit Herzrhythmusstörungen, ein Schlaganfall nach zu hoch dosiertem Diuretikum, eine Zerebralblutung bei Phenprocoumon oder eine Hyperkaliämie nach Gabe eines ACE-Inhibitors zusammen mit einem kaliumsparenden Diuretikum. Man hat in diesem Zusammenhang die Frage gestellt: „Need we poison the elderly so often?" (Anonymous 1988). Als Ursache für diese häufige Schädigung der älteren Patienten fanden die Autoren die einprägsame Formulierung: „A pill for every ill – an ill from every pill". Die große Anzahl von Verordnungen ist jedoch bloß eine von mehreren Ursachen für die häufigen unerwünschten Arzneimittelwirkungen älterer Patienten (▶ unten).

Die häufigsten **Medikamentengruppen**, die Anlass zur Krankenhausaufnahme geben, sind:
1. Antihypertonika: Stürze, Orthostase
2. Diuretika: Dehydratation mit Schlaganfall oder Herzinfarkt, Multiorganversagen, Hypokaliämie, Hyperkaliämie
3. Digitalispräparate: Herzrhythmusstörungen, Kammerflimmern und Tod
4. ZNS-wirksame Pharmaka: insbesondere Parkinson-Medikamente mit Übelkeit, Erbrechen und Diarrhö; Antidepressiva mit Sedierung und anticholinergem Symptomkomplex (Harnsperre, Glaukomauslösung); Tranquilizer mit Stürzen, Autounfällen, Apathie, Amnesie und Abhängigkeit)
5. Analgetika und Antirheumatika: Magen-Darm-Blutungen, Ulzera, Perforation, Arzneimittelinteraktion mit Antihypertonika und Antikoagulanzien

Häufig wird – meist vergeblich – versucht, eine unerwünschte Arzneimittelwirkung durch Gabe eines weiteren Arzneimittels aufzuheben. Auch kann die Auslösung einer unerwünschten Arzneimittelwirkung unerkannt bleiben und den behandelnden Arzt dazu veranlassen, ein weiteres Medikament zu verabfolgen: Metoclopramid kann die Parkinson-Erkrankung täuschend echt imitieren (dyskinetisches und akinetisches Syndrom, Spätdyskinesien), was fälschlich als neu aufgetretener Morbus Parkinson interpretiert und behandelt wird. Anticholinerge unerwünschte Wirkungen sind eines der häufigsten Probleme in Alten- und Pflegeheimen und bleiben oft unerkannt. Etwa 60 % der Bewohner dieser Heime sind betroffen, was aufgrund der zahlreichen Medikamente, die das Syndrom auslösen können, verständlich ist. Eine Liste mit Beispielen von auslösenden Medikamente findet sich in ◘ Tabelle 105-1. Weiterhin überrascht, dass auch Medikamente, die man nicht mit einer antimuscarinischen Wirkung in Verbindung bringt, bei genauer Analyse solch eine Wirkung entfaltet haben, unter anderem Cimetidin, Digoxin, Nifedipin, Furosemid, Codein und Captopril.

Die Symptome des **anticholinergen Syndroms** sind:
- trockene Lippen, trockener Mund
- Schwierigkeiten beim Sprechen und Schlucken; Verschlucken

◘ Tabelle 105-1. Pharmaka mit anticholinerger Nebenwirkung

Gruppe	Beispiel
Antiemetika	Promethazin, Cyclizin, Dimenhydrinat
Antiarrhythmika	Disopyramid, Procainamid, Chinidin
Antihistaminika	Diphenhydramin, Clemastin
Muskelrelaxanzien	Orphenadrin
Analgetika	Pethidin
Antidepressiva	Amitriptylin, Imipramin, Doxepin, Trimipramin, Nortriptylin, Protriptylin, Maprotilin, Clomipramin
Neuroleptika	Perazin*, Clozapin*, Flupentixol, Fluspirilen, Haloperidol, Levomepromazin*, Olanzapin*, Promethazin*, Chlorpromazin, Thioridazin, Fluphenazin, Prochlorperazin
Hypnotika	Diphenhydramin*

* Besonders ausgeprägte anticholinerge Wirkung.

- Miktionsschwierigkeit (folglich erhalten die Patienten häufig einen Katheter!)
- Gangunsicherheit, Stürze ohne erkennbaren Grund über die Teppichkante
- eingeschränktes Sehvermögen (unscharfes Sehen wegen Mydriasis und Akkomodationsstörung)
- Tachykardie, Arrhythmien
- Ängstlichkeit und Unsicherheit

> **Praxistipp**
> Für den Arzt ergibt sich der Rat, unbedingt auf die anticholinergen Wirkungen zu achten und zu bedenken, dass diese additiv sind, d. h. Medikamente mit dieser Nebenwirkung nicht gleichzeitig an einen Patienten zu geben.

Diese Symptome könnten auch alle eine andere Ursache haben als eine unerwünschte Arzneimittelwirkung. Als Arzt sollte man aber immer zunächst an Medikamente als Ursache denken, weil man damit am häufigsten die richtige Diagnose trifft. Unter den in der Tabelle aufgeführten Medikamenten stehen Psychopharmaka an 1. Stelle für die Auslösung des anticholinergen Syndroms. Die Konsequenzen sind unterschiedlich, je nachdem wie ausgeprägt das Syndrom ist. Sie sind für ältere Patienten lästig bis lebensbedrohlich: Ein trockener Mund kann zu Schwierigkeiten beim Sprechen, aber auch bei der Nahrungsaufnahme, zu Periodontitis, Unterernährung bis zum Verhungern führen.

Die **Therapie** des anticholinergen Syndroms besteht im Absetzen aller nicht unbedingt erforderlichen Medikamente. Ist eine Fortführung der Therapie unerlässlich, müssen Medikamente mit geringer anticholinerger Wirkung eingesetzt werden. Dies bedeutet bei den Antidepressiva Desipramin, bei den Neuroleptika Risperidon, nicht aber Clozapin. Clozapin kann nach Absetzen zu einem Entzugssyndrom mit Diarrhö, Schwitzen, Erbrechen, Erregtheit und Schlaflosigkeit wegen seiner ausgeprägten anticholinergen Wirksamkeit führen.

Die Fähigkeit älterer Patienten, die Konsequenzen einer unerwünschten Arzneimittelwirkung zu kompensieren, wie es der jüngere Patient häufig kann, ist stark eingeschränkt. Eine echte Gangunsicherheit bei orthostatischer Reaktion führt zu Sturz mit Hüftgelenkfraktur. Spätdyskinesien sind öfter irreversibel. Eine pharmakainduzierte Dehydratation führt bei den häufig schon wenig trinkenden Patienten zur Orthostase oder Thrombose. Betarezeptorenblocker können öfter eine kardiale Dekompensation mit Lungenödemen auslösen. Diese Voraussetzungen sind bei jeder Arzneitherapie älterer Patienten zu berücksichtigen.

Die große Anzahl unerwünschter Wirkungen bei älteren Patienten hat schon lange die Aufmerksamkeit von ärztlichen Fachgesellschaften hervorgerufen. So führte das Royal College of Surgeons 1984 eine Untersuchung durch, die zu folgenden Schlussfolgerungen führte:

Cave
„Die erfolgreichste Methode, um eine Abnahme von unerwünschten Arzneimittelwirkungen zu erzielen, besteht in der kritischen Durchsicht aller Verordnungen und im Absetzen aller nicht unbedingt notwendigen Medikamente. Durch Polytherapie kann ein voll funktionsfähiger Mensch zu einem verwirrten, inkontinenten, bettlägerigen Patienten werden."

Diesem Rat ist nichts hinzuzufügen. Leider wird er bis heute kaum befolgt und führt so zu einer großen Anzahl von unnötigen Krankenhausaufnahmen, einer Abnahme der Lebensqualität und bedauerlicherweise auch häufig zu einer Lebensverkürzung.

Schlaglichtartig beleuchtet dies eine kürzlich durchgeführte Untersuchung von Verordnungen an ältere Patienten unter Altenheimbewohnern. Sie zeigte, dass 50 % aller unerwünschten Wirkungen vermeidbar sind, dass es aber bei den tödlichen, lebensbedrohlichen und schweren Reaktionen sogar 71 % sind (Caurwitz et al. 2000). Damit erhalten die unerwünschten Arzneimittelwirkungen für den älteren Patienten einen überlebensbedeutsamen Stellenwert.

Fallbeschreibung
Ein 81-jähriger Patient kommt zur Aufnahme wegen einer supraventrikulärer Tachyarrhythmie, die sich in den letzten 5 Tagen eingestellt hat.

Medikation. Seit 3 Monaten Amitriptylin wegen hirnorganischer Depression, 3-mal 100 mg pro Tag Hydrochlorothiazid, Triamteren und Captopril wegen Herzinsuffizienz, Ipratropium und bei Bedarf Salbutamol wegen Atembeschwerden.

Anamnese und Befund. Gewichtsabnahme von 6 kg in den letzten 8 Wochen, der Patient ist bettlägerig. Bei der Untersuchung fällt auf, dass er undeutlich und verwirrt spricht, Lippen und Zunge sind trocken. Der Patient verweigert Gebiss und feste Speisen. Wegen Miktionsproblemen erhält er einen Blasenkatheter.

Therapie
Absetzen von Amitriptylin, Ipratropium und Diuretikum. Innerhalb der nächsten Woche klart der Patient unter Infusionstherapie auf. Er kann nun mitteilen, dass das Gebiss nicht mehr passt und ihm Schmerzen bereitet hat, weil der Mund so trocken war. Nach einer weiteren Woche kann der Patient am Abend gehen. Die Arrhythmie verschwindet spontan, der Blasenkatheter kann entfernt werden. Das Gebiss ist wieder einsetzbar, und der Patient kann wieder essen. Er verlässt das Krankenhaus zu Fuß.

Fazit. Manche Medikamente sind für ältere Patienten so risikoträchtig, dass sie an diese Patientengruppe überhaupt nicht verschrieben werden sollten (Beers 1997).

105.3 Hauptsächliche Ursachen für häufige unerwünschte Arzneimittelwirkungen bei Älteren

Die folgenden hauptsächlichen Ursachen für das Auftreten unerwünschter Arzneimittelwirkungen bei Älteren sind:

- Verordnung von nicht oder nicht mehr indizierten Medikamenten
- Veränderung der Pharmakodynamik
- Veränderung der Pharmakokinetik
- höhere klinische Wertigkeit von Arzneimittelinteraktionen
- Unfähigkeit des Patienten, den Anordnungen des Arztes zu folgen

> **Unabdingbare Voraussetzung für die Verordnung eines Arzneimittels ist der Nachweis eines Nutzens für den Patienten, der in einem Gewinn an Lebenslänge (Lebenserwartung) oder Lebensqualität nachgewiesen ist. Dabei muss das Risiko, eine unerwünschte Arzneimittelwirkung zu erleiden, in einem angemessenen Verhältnis zu dem zu erwartenden Gewinn stehen.**

Bezogen auf ältere Patienten mit ihrem erhöhten Gefährdungspotenzial (▶ Abschnitt 105.2) bedeutet dies, dass der Nachweis des Vorteils zweifelsfrei belegt sein muss. Ganz besonders wichtig ist, dass er für die Altersgruppe vorliegt, der der Patient angehört. Es ist unzulässig, Daten über Arzneimittel, die an jüngeren Patienten erhoben wurden, einfach auf ältere Patienten zu übertragen. Einmal ist dies wegen des völlig anderen und höheren Gefährdungspotenzials nicht möglich, aber auch die positiven Wirkungen können durchaus ausbleiben, sodass neben den Kosten nichts als eine Gefährdung für den Patienten übrigbleibt. Dabei muss noch zwischen älteren und hochbetagten Patienten (> 85 Jahre) unterschieden werden. Der Arzt muss sich also vergewissern, dass nach Qualität und Umfang ausreichende klinische Studien vorliegen, um den Einsatz eines Arzneimittels zu rechtfertigen. In klassischer Weise wurde so der positive Effekt einer Therapie der isolierten systolischen Hypertonie, einer bei älteren Patienten häufig vorkommenden Form der Hypertonie, an älteren Patienten bewiesen (SHEP Cooperative Research Group 1991).

Ein Beispiel für vorzeitige Anwendung eines Arzneimittels an älteren Patienten ist das Benoxaprofen. Seine Pharmakokinetik war an jüngeren Patienten erprobt und auf dieser Basis die Dosierung festgelegt worden. Bei der Anwendung an alten Patienten kam es zu einer überraschenden Häufung von Leberzellnekrosen mit tödlichem Ausgang in über 80 Fällen. Als Ursache stellte sich heraus, dass die Metabolisierung der Substanz bei älteren Patienten viel langsamer abläuft als bei jüngeren, sodass die Plasmakonzentration bei den älteren Patienten etwa um den Faktor 10 höher lag.

Auch die pharmazeutische Industrie hat erkannt, dass es sinnvoll ist, pharmakokinetische und pharmakodynamische Untersuchungen an älteren Patienten durchzuführen. Bei der Durchsicht solcher neueren Studien wird oft erschreckend deutlich, wie aufgrund falscher Annahmen große Patientenkollektive über Jahre hinweg mit riskanten Therapien behandelt wurden, ohne dass eine adäquate Nutzen-Risiko-Analyse durchgeführt worden war. Zur Zeit erhalten etwa 50–70% der Alten- und Pflegeheimbewohner Psychopharmaka, wobei häufig Antidepressiva bei geringgradiger Depression und Dysthymie eingesetzt werden. Eine größere randomisierte Doppelblindstudie zeigte aber kürzlich, dass mit Plazebo bereits die Hälfte dieser Probleme zu beseitigen und mit Paroxetin nur ein minimal besseres Ergebnis zu erzielen ist (Williams et al. 2000).

Überverordnungen sind bei einer Vielzahl von weiteren Indikationen bei älteren Patienten gegeben. Dazu zählen beispielhaft Diabetes mellitus, Hyperuricämie, und Hyperlipidämie. Auf der anderen Seite gibt es Bereiche in denen eine Unterversorgung zu erkennen ist, z. B. bei der Therapie der isolierten systolischen Hypertonie, die im höheren Lebensalter besonders häufig auftritt und bei der die Therapie besonders lohnend ist, weil es zur Abnahme von Herzinfarkten, Schlaganfällen und Herzinsuffizienz kommt (SHEP Cooperative Research Group 1991).

Auch die Schmerztherapie wird bei älteren Patienten oft unzulässig vernachlässigt; Opioide werden nicht oder zu gering dosiert verabfolgt (Jacox et al.). Hier spielen mehrere Faktoren eine Rolle: Oft artikulieren die Patienten ihre Schmerzen nicht mit der gleichen Dringlichkeit wie jüngere Patienten, und aufgrund der fehlgeleiteten pharmakologischen Ausbildung unserer Ärzte herrscht eine übertriebene Angst der Therapeuten vor unerwünschten Wirkungen dieser Substanzklasse.

Ein grundlegendes Problem, das erst in den letzten Jahren klar erkannt und ansatzweise angegangen wurde, besteht in der mangelhaften wissenschaftlichen Bearbeitung von arzneitherapeutischen Fragen an älteren und sehr alten Patienten durch größere klinische Studien. Meist werden Ergebnisse an jüngeren Patientenkollektiven unzulässig einfach auf die älteren Patienten extrapoliert. Es gibt aber gute Gründe für die Forderung, dass sowohl die erwünschten pharmakologischen Wirkungen, dokumentiert als Verbesserung von Lebenserwartung und/oder Lebensqualität, sowie Sicherheit der Anwendung an diesen älteren Patienten nachgewiesen werden, da sowohl Pharmakodynamik als auch Pharmakokinetik bei diesen Patienten gegenüber jüngeren Patienten oft deutlich verändert sind. Dabei gibt es Gesetzmäßigkeiten, die allerdings nicht nach einem am numerischen Alter erkennbaren Schema ablaufen. Vielmehr gibt es eine große interindividuelle Breite, die eine Individualisierung der Dosis zwingend erfordert. Hierzu sind beim Therapeuten Kenntnisse über veränderte Pharmakodynamik, aber noch weitaus mehr über veränderte Pharmakokinetik unabdingbare Voraussetzung.

105.4 Veränderte Pharmakodynamik bei älteren Patienten

Die Pharmakodynamik ist erstaunlich selten Hauptstudienzielparameter klinischer Studien bei älteren Patienten, obwohl dies gerade mit Bezug auf Indikationsstellung (Verbessert dieses Medikament bei 80-jährigen Patienten die Lebensqualität oder Lebenserwartung?) und Sicherheit (unerwünschte Wirkungen) zu fordern ist. In manchen Fällen sind überraschende Reaktionen älterer Patienten auf Arzneimittel beobachtet worden, die sich durch ihre Wirkung an jüngeren Patienten nicht vorhersagen oder erklären lassen. Dazu zählen die paradoxe Reaktion in Form von Agitiertheit auf Benzodiazepine und die Schlafinduktion durch Kaffee. Betarezeptorenblocker können insbesondere bei älteren Patienten Albträume auslösen, Digitalis kann zu Depressionen führen. Im ersten Fall kommt als Ursache die Abnahme der Anzahl von Betarezeptoren im Alter in Betracht. Bei Morphin, Diazepam und wahrscheinlich allen Benzodiazepinen ist die Empfindlichkeit der Rezeptoren gesteigert. Bei Morphin führt das eher zu einer Atemdepression (ab 10 mg i. v.) und bei Benzodiazepin zu verstärkter Myotonolyse mit der Gefahr zu stürzen. Ältere Frauen sind besonders gefährdet durch orale Antikoagulanzien, weil sie Zerebralblutungen erleiden können, obwohl die Pharmakokinetik bei ihnen nicht verändert ist. Weitere Beispiele veränderter Pharmakodynamik sind ungewöhnliche Reaktionen auf Neuroleptika bei älteren Patienten, die sich als choreiforme Bewegungen, Parkinsonismus und tardive Dyskinesie bemerkbar machen, während jüngere Patienten mit Dystonien reagieren (Smith u. Baldessarini 1980).

Neuerdings sind die älteren Patienten aber auch als wichtige Gruppe der Arzneimittelkonsumenten entdeckt worden. Dies hat die erfreuliche Konsequenz gehabt, dass mehr Arzneimittelprüfungen an diesen Patienten mit der Frage nach Wirksamkeit und Verträglichkeit durchgeführt wurden. Leider fehlen aber immer noch Studien mit der Fragestellung Lebensverlängerung (was zugegebenermaßen schwierig ist, weil große Patientenkollektive nötig sind, da die zu erwartenden Wirkungen klein sein werden) und Lebensqualität. Letzteres ist allerdings an relativ kleinen Kollektiven überprüfbar, und wenn schon bei der Frage nach der Lebensverlängerung keine Antwort vorliegt, wird diese Frage umso dringlicher. Einige positive Beispiele in dieser Hinsicht sind Studien zu Lipidsenkern, die auch für ältere Patienten Vorteile ausweisen wie Abnahme von Herzinfarkten und Schlaganfällen (Winder 1998). Für fibrinolytische Therapien nach Verdacht auf Herzinfarkt wurde durch Metaanalysen von Subgruppen nachgewiesen, dass die unter 75-Jährigen von einer derartigen Therapie profitieren, die über 75-Jährigen aber eine Verkürzung ihrer Lebenszeit zu erwarten haben (Fibrinolytic Therapy Trialists Collaborative Group 1994). Einmal mehr zeigt diese Analyse, dass es unerlässlich ist, die Therapie auf große klinische Studien an älteren Patienten zu stützen.

105.5 Veränderte Pharmakokinetik bei älteren Patienten

Bei älteren Patienten ist die Pharmakokinetik oft und in variablem Ausmaß verändert. Die Vernachlässigung einer entsprechenden Dosisanpassung ist neben der falschen Indikationsstellung die häufigste Ursache für unerwünschte Arzneimittelwirkungen. Die betroffenen pharmakokinetischen Parameter sind Resorption, Verteilung und Elimination (Clearance). Von besonderer klinischer Bedeutung sind die Veränderung des Verteilungsvolumens und Abnahme der Clearance. Die Abnahme der Clearance kommt durch Abnahme der hepatischen und renalen Clearance zustande.

Resorption und First-Pass-Effekt. Die Resorption vieler Arzneimittel ist im Alter unverändert. Kleinere Veränderungen sind klinisch praktisch ausnahmslos ohne Bedeutung. Bei Ondansetron hat man einen verminderten First.-Pass-Effekt gefunden, sodass man hier vorsichtig dosieren muss (Riola u. Del Fowero 1995); das Gleiche trifft auf Nifedipin, Metoprolol, Propranolol und Verapamil zu. Alle diese Medikamente haben einen ausgeprägten First-Pass-Effekt, bei dem häufig mehr als 50 % des Medikamentes eliminiert werden.

Verteilung. Das Verteilungsvolumen älterer Patienten ist gegenüber Jüngeren deutlich verändert, weil der relative Anteil von Fett zu- und die Muskelmasse abnimmt. Die Veränderungen sind erheblich: Der Fettanteil nimmt bei Männern von 18 auf 36 % und bei Frauen von 33 auf 45 % zu. Dies bedingt, dass das Verteilungsvolumen von lipidlöslichen Medikamenten wie z. B. Diazepam vergrößert und dadurch seine Halbwertszeit verlängert ist. Klinisch noch bedeutsamer ist die Abnahme des Verteilungsvolumens für hydrophile Arzneimittel wegen der Abnahme des Körperwassers (10–15 %) und der Muskelmasse. Hiervon sind in 1. Linie Antibiotika mit geringer therapeutischer Breite wie z. B. die Aminoglykoside Gentamicin und Tobramycin betroffen. Bei diesen Medikamenten treten bei „normaler" Dosierung nach Bolusgabe deutlich erhöhte Spitzenkonzentrationen auf, die gefährliche unerwünschte Wirkungen verursachen können. Auch für Digoxin ist das Verteilungsvolumen bei älteren Patienten deutlich reduziert.

Proteinbindung. Die Proteinkonzentration im Plasma nimmt mit dem Alter ab. Der Albumingehalt kann um 10–20 % reduziert sein. Dies kann zu relativ hohen freien Konzentrationen für albumingebundene Medikamente führen. Ein Beispiel dafür ist Naproxen, dessen freie Konzentration bei älteren Patienten doppelt so hoch ist wie bei Jüngeren. Ob allerdings damit eine Gefährdung einhergeht, hängt von der absoluten Konzentration an freiem Wirkstoff ab, da diese Konzentration für die Wirkstärke verantwortlich ist.

> Generell gilt, dass eine erhöhte freie Konzentration auch die Eliminationsgeschwindigkeit beschleunigt, sodass zwar der relative Anteil der freien Konzentration zunimmt, wenn die Proteinbindung abnimmt, die absolute freie Konzentration aber konstant bleibt.

Eine besondere Gefährdung älterer Patienten durch Naproxen ist entsprechend bisher auch nicht beschrieben worden.

Bei dem Drug Monitoring kann die Proteinbindung für Phenytoin bedeutsam werden. Für das Drug Monitoring wird üblicher Weise die Gesamtkonzentration des Arzneimittels, im vorliegenden Falle Phenytoin, bestimmt. Nimmt die freie Konzentration zu, so wird Phenytoin beschleunigt eliminiert, und die Gesamtkonzentration sinkt, u. U. auf nicht therapeutische Werte, obwohl die freie Konzentration im therapeutischen Bereich ist. In diesen Fällen ist also zweckmäßigerweise die freie Konzentration zu messen und als Maßstab für die korrekte Einstellung des Patienten mit Phenytoin heranzuziehen.

Arzneimittelmetabolismus und hepatische Elimination. Im Alter nehmen Lebergröße und Leberblutfluss auch mit Bezug auf das Körpergewicht deutlich ab (Wynne et al. 1989) (Abb. 105-1). Die Veränderungen liegen in Größenordnungen, die für die Pharmakokinetik durchaus relevant sind. So nehmen der Leberblutfluss um ca. 50 % und die Lebergröße um ca. 30 % ab. Die ursprüngliche Annahme, dass die Aktivität der metabolisierenden Leberenzyme der Cytochrom-P450-Familie oder ihre Menge mit dem Alter abnähme, trifft nicht zu.

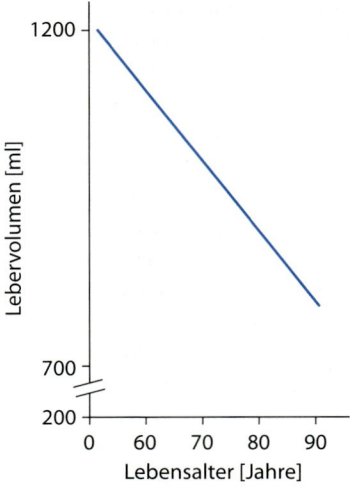

Abb. 105-1. Abhängigkeit des Lebervolumens vom Lebensalter

Der durch die Leber metabolisierte Anteil eines Medikamentes lässt sich in Analogie zur renalen Clearance als **hepatische Clearance** formal wie folgt beschreiben:

$$Cl_h = Q \times \frac{C_a - C_v}{C_a} = Q \times E \ [\text{ml/min}]$$

Cl_h = hepatische Clearance
Q = hepatischer Blutfluss
C_a = arterielle Konzentration des Medikamentes
C_v = venöse Konzentration des Medikamentes
E = Extraktionsrate

Aus diesen Beziehungen geht hervor, dass die Blutmenge, aus der ein Medikament zu 100% durch die Leber entfernt („gecleared") wird, gleich dem Blutfluss Q multipliziert mit der Extraktionsrate E ist. Die **Extraktionsrate** ihrerseits ist die Differenz der Medikamentenkonzentration zwischen arteriellem und hepatisch venösem Blut dividiert durch die arterielle Medikamentenkonzentration. Oder in anderen Worten, die Extraktionsrate gibt an, wieviel Prozent des Medikamentes bei der Leberpassage metabolisiert oder durch die Galle eliminiert werden.

Man teilt die hepatisch eliminierten Medikamtente in 2 Klassen ein:
- Kategorie mit hohen Extraktionsrate ($E \geq 0{,}7$)
- Kategorie mit geringerer Extraktionsrate

Aus der oben genannten Formel erkennt man, dass im Falle einer hohen Extraktionsrate die hepatische Clearance besonders stark vom Blutfluss Q abhängt, weil E gegen 1 strebt. Diese Situation trifft für Medikamente mit **hoher Extraktion** zu wie Propranolol, Metoprolol, Nifedipin und Morphin. Ist dagegen die **Extraktion gering**, d.h. die Differenz zwischen arterieller und venöser Konzentration klein, so wird auch E klein, und die hepatische Clearance hängt von der Aufnahme- und Metabolisierungsgeschwindigkeit der Leber ab. Diese Metabolisierung hängt insbesondere von der Funktionsfähigkeit (Kapazität) der Hepatozyten ab und wird deswegen als kapazitätslimitiert bezeichnet. Medikamente, die in diese Kategorie fallen, sind z. B. Digitoxin, Diazepam, Phenytoin, Chlorpromazin, Tolbutamid und Warfarin.

Daraus ergeben sich folgende praktisch relevanten Schlussfolgerungen für den Therapeuten:

Bei Medikamenten mit hoher Extraktionsrate erhöht sich im Alter die Bioverfügbarkeit. Damit steigt die Plasmakonzentration, und es kann zu unerwünschten Wirkungen bis zur Intoxikation kommen. Bei der Klasse mit niedriger Extraktionsrate erhöht sich im Alter die Plasmakonzentration gleichfalls durch eine Abnahme der hepatischen Clearance, die sich in einer Verlängerung der Halbwertszeit ($t_{1/2}$) niederschlägt. So steigt z. B. die Halbwertzeit von Diazepam bzw. einem pharmakologischen aktiven Metaboliten, dem Methyldiazepam, von 30 auf 100 h an. Das heißt, die Wirkung einer konstanten Dosis nimmt über 400 h ($4 \cdot t_{1/2}$ bis zum Steady State) kontinuierlich zu. Bei Oxazepam, das durch Glukoronidierung (Phase-II-Reaktion) eliminationsfähig gemacht wird, ändert sich im Alter die Halbwertszeit jedoch nicht.

Folgenden Konsequenzen ergeben sich aus den altersbedingten Veränderungen der hepatischen Clearance:

An erster Stelle wird unübersehbar, dass der Arzt über die Ausscheidungswege der von ihm verordneten Medikamente Kenntnis haben muss, um eine adäquate Dosisanpassung durchführen zu können. Weiterhin ist zu berücksichtigen, dass die interindividuellen Schwankungen mit Bezug auf Q und E sehr groß sind und nicht eng mit dem Lebensalter korrelieren. Leider gibt es für die metabolische Leistung der Leber keinen so bequemen Parameter wie das Kreatinin für die Nierenfunktion. Deshalb ist die sorgfältige Beobachtung des Patienten auf Wirkung und Nebenwirkung wichtigstes Gebot.

Generell kann empfohlen werden, mit einer niedrigen bis sehr niedrigen Dosis zu beginnen, sie langsam, d. h. in Kenntnis der Halbwertszeit so lange zu steigern, bis das therapeutische Ziel erreicht ist. In gewisser Weise muss der ältere Patient wie ein Patient mit Leberzirrhose eingestuft werden. Eine diesbezügliche Diskussion findet sich bei Cascorbi (2000). Die beste Basis für eine nebenwirkungsarme, effektive Therapie bildet die klinische Studie an älteren Patienten, die neben Wirksamkeit und unerwünschten Wirkungen auch die Pharmakokinetik dokumentiert. Wegen des hohen Gefährdungspotenzials sollte der Therapeut nur solche gut dokumentierten Arzneimittel bei älteren Patienten einsetzen. In diesem Zusammenhang sei auf das oben erwähnte Beispiel von Benoxaprofen verwiesen, das fast ausschließlich hepatisch eliminiert wird und bei dem ein Anstieg der Plasmakonzentration um den Faktor 10 bei älteren Patienten dokumentiert wurde. Weiterhin sei auch auf das Cerivastatin hingewiesen, das vom Markt genommen wurde, weil es zu Rhabdomyolysen führte. Betroffen waren insbesondere Patienten, bei denen die hepatische Elimination durch gleichzeitige Verabfolgung von Gemfibrozil reduziert war oder die ein sehr hohes Alter hatten.

Renale Elimination. Der renale Blutfluss, die renale Clearance-Funktion (glomeruläre Filtrationsrate, GFR) und die tubuläre Sekretion nehmen im Alter ab. Die Veränderungen sind erheblich für die Ausscheidungsgeschwindigkeit von renal eliminierten Arzneimitteln. Die GFR-Abnahme ist kontinuierlich und beginnt etwa mit dem 60. Lebensjahre relevant zu werden. 80-Jährige haben im Durchschnitt etwa 35–50% ihrer GFR eingebüßt. Die interindividuellen Schwankungen sind erheblich und erfordern vom Therapeuten, dass er die Nierenfunktion misst oder abschätzt (Bestimmung der Kreatinin-Clearance durch Messung von Kreatinin im 24-h-Urin und im Serum) oder aus der Serumkreatininkonzentration abschätzt (sog. **alterskorrigierte Schätzung**

der Kreatinin-Clearance). Die Beziehung für diese Schätzung lautet:

$$\text{Kreatinin-Clearance [ml/min]} = \frac{(140 - \text{Alter [Jahren]}) \times \text{Körpergewicht [kg]}}{72 \times \text{Serumkreatinin [mg/dl]}}$$

oder

$$\text{Kreatinin-Clearance [ml/min]} = \frac{(140 - \text{Alter [Jahren]}) \times \text{Körpergewicht [kg]}}{\text{Serumkreatinin [µmol/l]}}$$

Für Frauen sind von dem Wert 15 % abzuziehen, da sie weniger Muskelmasse haben und deswegen weniger Kreatinin anfällt.

Cave
Es ist wichtig sich zu merken, dass die altersbedingte Abnahme der GFR meist nicht von einer Zunahme des Serumkreatinins begleitet ist. Dies ist bedingt durch eine Abnahme der Muskelmasse mit fortschreitendem Lebensalter, die die Hauptquelle des Kreatinins ist. Deshalb ist bei einem älteren Patienten ein „normales" Serumkreatinin nicht Ausdruck einer normalen Nierenfunktion. Vielmehr kann ein solcher Normalwert mit einer erheblichen Einschränkung der Nierenfunktion einhergehen.

Die alterskorrigierte Abschätzung der GFR (▶ oben) oder eine Messung der GFR schützen vor derartigen gravierenden Irrtümern.

Fallbeispiel

Ein 90-jähriger Patient mit 52 kgKG, Harnwegsinfektion und Herzversagen (New York Heart Association III) wird eingeliefert, und die Urinkultur ergibt eine Klebsielleninfektion, weswegen der Patient mit Gentamicin behandelt werden soll. Auch soll ihm Digoxin verabfolgt werden. Sein Serumkreatininwert beträgt 90 µmol/l und befindet sich damit im Normbereich. Die Abschätzung seiner Kreatinin-Clearance nach der oben angegebenen Formel ergibt jedoch eine Kreatinin-Clearance von 33 ml/min. Dadurch ist die Halbwertszeit von Gentamicin von 2,1 auf 6 h und die von Digoxin von 36 auf 65 h verlängert. Daraus muss der Schluss gezogen werden, dass die übliche Gentamicindosis halbiert und nur etwa $^2/_3$ der üblichen Digoxindosis gegeben werden dürfen. Hätte sich der behandelnde Arzt ausschließlich nach der Serumkreatininkonzentration gerichtet, die ja normal ist, so wäre es mit an Sicherheit grenzender Wahrscheinlichkeit zur Vergiftung durch beide Medikamenten gekommen, mit Nierenschädigung, lebensbedrohlichen Herzrhythmusstörungen und Erbrechen.

Es wird anhand dieses Beispiels deutlich, dass eine korrekte Dosisanpassung bei eingeschränkter Nierenfunktion, wie sie im Alter physiologischerweise vorliegt, den Patienten vor gravierenden unerwünschten Wirkungen schützen kann. Etwa die Hälfte aller häufig verordneten Medikamente werden ganz oder zu einem erheblichen Teil renal eliminiert und bedürfen deshalb der Dosisanpassung bei verringerter Kreatinin-Clearance.

Ziel einer derartigen Anpassung ist, das Zeit-Konzentrations-Integral bei niereninsuffizienten Patienten dem von Patienten mit normaler Nierenfunktion anzunähern. Die dazu geeigneten Verfahren sind im ▶ Abschnitt 105.5 beschrieben. Eine ausführliche Darstellung der Dosisanpassung bei Niereninsuffizienz mit einer von Auflage zu Auflage aktualisierten Liste der am häufigsten eingesetzten 800 Wirkstoffe und Angaben zur prozentualen renalen Elimination ist bei Schnurrer et al. (2003) zu finden.

105.6 Besondere Gesichtspunkte für einzelne Arzneimittel und Arzneimittelgruppen

Analgetika und Antiphlogistika

Die Klasse der nichtsteroidalen Antiphlogistika (NSAID) bringt eine besondere Gefährdung für ältere Patienten, an gastrointestinalen Komplikationen (Ulkus, Blutungen, Perforationen) zu erkranken oder zu sterben. Das Risiko, eine dieser Komplikationen zu erleiden, ist für einen 80-Jährigen durch NSAID-Einnahme um über das 50fache(!) gegenüber Jüngeren erhöht (Perez Gutthann et al. 1997). Besonders die Dauertherapie ist gefährlich, die häufig nicht indiziert ist und über einen längeren Zeitraum hin fortgesetzt wird, als es die klinische Notwendigkeit erfordert. Arthrosen sind typischerweise gelegentlich aktiviert und benötigen dann ein Analgetikum bzw. Antiphlogistikum. Steht die entzündliche Komponente nicht im Vordergrund, genügt in den meisten Fällen sogar Paracetamol als reines Analgetikum.

Die neueren COX-2-selektiven Medikamente (Celecoxib, Rofecoxib) unterscheiden sich mit Bezug auf die Natriumretention erheblich. Rofecoxib bewirkt eine deutlich stärkere Natriumretention, veranlasst deshalb mehr Interaktionen mit Antihypertonika und führt zu einer Verschlechterung der Herzinsuffizienz durch Salz- und Wasserretention (Stichtenoth u. Frölich 2001). Wegen ungünstiger kardiovaskulärer Nebenwirkungen musste diese Substanz jetzt vom Markt genommen werden.

Da bei älteren Patienten eine Nierenfunktionseinschränkung regelhaft vorhanden ist, ist öfter mit einer Verschlechterung der GFR und Hyperkaliämie zu rechnen. Dieses betrifft sowohl die hochselektiven NSAID als auch die nichtselektiven.

Bei Morphin und seinen Verwandten ist mit einer erhöhten Wirksamkeit und Nebenwirkungshäufigkeit zu rechnen. Es empfiehlt sich, bei über 80-Jährigen die Hälfte der sonst üblichen Dosierungen einzusetzen und bei chronischer Gabe nach erreichter Analgesie zu dosieren.

Psychopharmaka

Neuroleptika und Antidepressiva zeigen als charakteristische unerwünschte Wirkung das **anticholinerge Syndrom**, wie oben dargestellt (▶ Abschnitt 105.2). Weiterhin können zahlreiche Neuroleptika (Flupentixol, Haloperidol, Fluspirilen u. a.) ein **Parkinsonoid** auslösen. Es handelt sich dabei keineswegs um eine seltene unerwünschte Wirkung; in den USA geht man von 61.000 Fällen pro Jahr aus. Sehr häufig kommt es durch diese Medikamente zu einem Blutdruckabfall, der für die Patienten direkt oder indirekt (Stürze) lebensbedrohlich werden kann. Weiterhin kommen Spätdyskinesien, die öfter bei älteren Patienten irreversibel sind, und choreatiforme Reaktionen sowie Delirien hinzu. Die Einschränkung der kognitiven Funktionen durch diese Medikamente führt oft zu einer Verstärkung der altersabhängigen Behinderung. Dies betrifft im Übrigen nicht nur Psychopharmaka, sondern auch Medikamente, die bei jüngeren Patienten diese Reaktion nicht auslösen, z. B. Digoxin, Cimetidin, Lithium und Phenytoin.

Benzodiazepine stellen ein besonderes Problem dar, weil sie sowohl pharmakodynamische als pharmakokinetische Besonderheiten bei älteren Patienten zeigen: Bei älteren Patienten kommt es zu paradoxen Erregungszuständen und erhöhter Empfindlichkeit, die beide Konsequenzen einer Veränderung der Pharmakodynamik darstellen. Eine Verlängerung der Halbwertszeit für Diazepam und Chlordiazepoxid um das 3- bis 5fache ist als pharmakokinetische Besonderheit bei älteren Patienten zu berücksichtigen. In beiden Fällen muss also das Medikament sehr niedrig dosiert und in besonderem Maße auf paradoxe Reaktionen geachtet werden.

In allen Fällen muss der Therapeut die erheblichen Konsequenzen der Therapie mit Psychopharmaka für seine Patienten fest im Auge behalten. Wichtigste Vorgaben müssen sein, mit einer minimalen Dosierung das therapeutische Ziel zu erreichen, ständig die zahlreichen unerwünschten Wirkungen im Auge zu behalten und die Therapie so kurz wie möglich zu halten. Tritt keine der erwarteten Verbesserungen oder sogar eine Verschlechterung des psychischen Zustandes ein, muss immer zunächst an die oft langsam zunehmende Wirkung eines Psychopharmakons gedacht werden und erst in zweiter Linie an eine Verschlechterung der Grundkrankheit.

Fallbeispiel. Eine 84-jährige Patientin kam mit Schlaganfallrezidiv, bewusstlos, halbseitengelähmt zur Aufnahme. Am 2. Tag kam es zu beginnender Aufklarung und langsamer Rückbildung der Lähmung. Wegen Schlafstörung (Patientin nachts oft wach) und Agitiertheit mit Angstzuständen erhält sie Levomepromazin. Nach 14 Tagen ist ihr Zustand unverändert, mit stark eingeschränkter kognitiver Fähigkeit, Mühe beim Sprechen und Essen sowie vollkommner Immobilität, und gibt Anlass, ein Bett in einem Pflegeheim anzufordern. Der hinzugezogene klinische Pharmakologe schlägt das Absetzen des Psychopharmakons vor. Zwei Tage später beginnt die Patientin mit ersten Gehübungen, isst besser, kommuniziert besser und wird 1 Woche später selbständig gehend nach Hause entlassen. Das drohende Ende im Pflegeheim ist abgewendet worden.

Diuretika

Bei dieser Substanzgruppe ist daran zu denken, dass das Extrazellulärvolumen älterer Patienten klein ist und die Kompensationsmöglichkeiten bei Volumenverlust eingeschränkt sind. Da Diuretika Flüssigkeit aus diesem kleinen Extrazellulärvolumen abzweigen, kommt es rasch zu spezifischen Komplikationen. Diese pharmakodynamischen Unterschiede machen sich insbesondere durch eine starke erhöhte Gefährdung durch **Dehydration** (Herz- und Hirninfarkt, Bewusstseinseintrübung, Nieren- und Multiorganversagen), **Hyperkaliämie** (insbesondere bei kaliumsparenden Diuretika) oder **Hypokaliämie** und **Hyponatriämie** bemerkbar.

 Cave
Kaliumsparende Diuretika können zur Hypo- und Hyperkaliämie führen. Der Kaliumspiegel muss deswegen bei Diuretika regelmäßig beobachtet werden.

Die Pharmakokinetik vieler Diuretika ist verändert durch eine verlängerte Halbwertszeit mit verzögertem oder vermindertem Ansprechen. Deshalb sollte auf eine abendliche Dosis möglichst verzichtet werden.

Die Therapie sollte so gestaltet werden, dass der ältere Patient mit ausgeprägten Ödemen bei Herzinsuffizienz nicht mehr als 500 g pro Tag abnimmt.

Fallbeispiel. Die 89-jährige Patientin kam ambulant zur Aufnahme wegen Anstrengungsdyspnoe und ausgeprägten Beinödemen. Sie erhielt 80 mg Furosemid gegen 16.00 Uhr. Um 21.00 Uhr war sie nicht mehr in der Lage, aus ihrem Bett aus eigener Kraft aufzustehen; sie sah eingefallen aus und war verwirrt. Die für 22.00 Uhr vorgesehene weitere Dosis von 80 mg wurde auf Anraten des Klinischen Pharmakologen gestrichen und die Therapie mit 20 mg pro Tag am nächsten Tag fortgesetzt. Am nächsten Tag erhielt die Patientin zusätzlich 1,25 mg Enalapril. Nach 5 Tagen verließ sie das Krankenhaus in gebessertem Zustand.

Betarezeptorenblocker und ACE-Hemmer

Ein Teil der **Betarezeptorenblocker** wird überwiegend renal eliminiert (Atenolol, Sotalol, Talinolol), andere überwiegend hepatisch (Metoprolol, Carvedilol, Propranolol). In ersterem Falle ist es sinnvoll, die Halbwertszeit für den individuellen Patienten auf der Basis der geschätzten Kreatinin-Clearance zu berechnen und eine entsprechende Dosisanpassung durchzuführen. Dabei ist auch wichtig, die durch die längere Halbwertszeit verlängerte Zeit bis zum Erreichen des Steady State ($= 4 \cdot t_{1/2}$)

zu berücksichtigen. Normalerweise erwartet man, dass Atenolol ($t_{1/2}$ = 6 h) fast seine gesamte antihypertensive Wirkung am 1. Tag nach Therapiebeginn zeigt (4 · 6 h = 24 h). Bei älteren Patienten, bei denen die Halbwertszeit leicht auf 18 h und mehr ansteigt, können 3 und mehr Tage vergehen, ehe der antihypertensive Effekt bei gleicher täglicher Dosierung erreicht ist, und auch die Herzfrequenz nimmt von Tag zu Tag ab. Bei Carvedilol ist die Elimination bei Älteren deutlich verzögert und die Plasmakonzentration bei gleicher Dosis etwa doppelt so hoch wie bei jüngeren Patienten (Frishman 1998), obwohl das Medikament ausschließlich hepatisch eliminiert wird. Hier dürfte sich die Abnahme von Leberblutfluss und Lebergewicht bemerkbar machen.

Bei den ACE-Hemmern Captopril, Enalapril und Cilazapril erfolgt die Ausscheidung überwiegend renal. Dies muss bei der Dosiswahl berücksichtigt werden, da sonst orthostatische Probleme in erheblichem Umfang und mit den bekannten unerwünschten Konsequenzen auftreten.

Antibiotika

Von besonderer Bedeutung, weil oft lebensrettend, sind die Aminoglykosidantibiotika. Sie werden fast ausschließlich renal eliminiert, was bei der Dosisberechnung zu berücksichtigen ist. Aber auch das kleine Verteilungsvolumen bei älteren Patienten spielt eine Rolle, weil es zu sehr hohen Spitzenkonzentrationen Anlass gibt, wenn die Verabfolgung zu rasch erfolgt. Prinzipiell sollten ältere Patienten eine der Nierenfunktion angepasste Dosis von Aminoglykosiden erhalten, die nur 1-mal täglich verabfolgt wird. Eine Dosisanpassung auf der Basis von Plasmakonzentrationsbestimmungen ist dringlich anzuraten.

Bei Tetrazyklinen ist der katabole Effekt zu berücksichtigen, der sich in einem Anstieg von Harnstoff bemerkbar macht und nicht Ausdruck einer Niereninsuffizienz ist.

105.7 Allgemeine Hinweise

Ältere Patienten stellen offensichtlich eine besondere Herausforderung an den Therapeuten dar. An 1. Stelle muss an die große Zahl unerwünschter Arzneimittelwirkungen in dieser Altersgruppe gedacht werden und durch eine vorsichtige Anpassung der Dosis reduziert werden. Die Angelsachsen empfehlen: „Start low, go slow!" Immer muss der Therapeut sich vergewissern, ob seine Therapie auf der Basis gesicherter Daten die Chance hat, das Leben zu verlängern (was für diese Patienten tatsächlich selten möglich sein wird) oder die Lebensqualität zu verbessern. Es ist nur in den allerseltensten Fällen sinnvoll, eine Verschlechterung der Lebensqualität bei älteren Patienten in Kauf zu nehmen. Deswegen sollte der Patient sorgfältig beobachtet werden und der Therapeut sich dabei jedes Mal die Frage stellen: Sind unerwünschte Wirkungen aufgetreten, die die Lebensqualität verschlechtern? Wenn er eine Verschlechterung konstatiert, muss er sich fragen, ob es sich dabei wirklich um das Voranschreiten des Alterungsprozesses handelt oder doch um das Ergebnis seiner Arzneitherapie. Sorgfältige Analyse der durch Allgemeinmediziner verabfolgten Therapie weist immer wieder auf Unter- oder Überversorgung mit Arzneimitteln hin, wie oben ausgeführt.

Sehr wichtig ist es, den Patienten – möglichst samt Lebensgefährten oder Betreuung – über das Ziel der Therapie aufzuklären, weil dadurch die Compliance verbessert wird. Die Anweisungen über die Medikamenteneinnahme müssen schriftlich in großen, gut lesbaren Lettern erfolgen, und der Patient sollte sofort gebeten werden, noch einmal vorzulesen, was man ihm eben gegeben hat. Der Arzt muss sich vergewissern, dass der Patient die Medikamente auch aus der Verpackung entnehmen kann, weil die Verpackungen oft erstaunlich stabil und schwierig zu öffnen sind. Tabletten sollten immer mit reichlich Flüssigkeit eingenommen werden.

Die Compliance ist bei älteren Patienten überraschend gut, nimmt aber wie auch bei den jüngeren Patienten mit der Anzahl der Verordnungen rasch ab. Ein Problem stellt die Vergesslichkeit dar („Habe ich nun schon meine Herztablette genommen?"). Dieses Problem kann man sehr gut dadurch beseitigen, dass der Patient seine ganze Wochenration in einer Kunststoffschachtel aufbewahrt, die Unterteilungen für jeden Wochentag für bis zu 4-mal tägliche Einnahmezeiten hat. Diese Behältnisse werden in Apotheken bereit gehalten.

Bei jeder Fortsetzung einer Therapie muss die Frage beantwortet werden: „Benötigt dieser ältere Patient das Medikament unbedingt, weil es sein Leben verlängert oder seine Lebensqualität verbessert?"

Leitlinien – Adressen – Tipps

Leitlinien
Leider existieren zu diesem Thema bisher keine Leitlinien der Fachgesellschaften.

Literatur

Anonymous (1988) Need we poison the elderly so often? Lancet II: 20 (Editorial)

Beers MH (1997) Explicit criteria for determining potentially inappropriate medication use by the elderly. Arch Int Med 157: 1531–1536

Cascorbi I (2003) Dosisanpassung bei Leberinsuffizienz. In: Frölich JC, Kirch W (Hrsg) Praktische Arzneitherapie. Springer, Berlin Heidelberg New York, S 80–87

Caurwitz JH, Field TS, Avorn J, McCormick D, Jain S, Eckler M, Benser M, Edmonson A, Bates DW (2000) Incidence and preventability of adverse drug events in nursing homes. Am J Med 109: 87–94

Cortez R, Bair BD, Rothstein G (2001) Impact of a three-hour outpatient geriatric evaluation and management (GEM) assessment in a primary care setting: A prospective study. J Invest Med 49: 13A

Fibrinolytic Therapy Trialists (FTT) Collaborative Group (1994) Indications for fibrinolytic therapy in suspected acute myocardial infarction: collaborative overview of early mortality and major morbidity results from all randomised trials of more than 1000 patients. Lancet 343: 311–322

Frishman WH (1998) Carvedilol. N Engl J Med 339: 1759–1765

Hallas J, Harvald B, Worm J et al. (1993) Drug related hospital admissions. Eur J Clin Pharmacol 45: 199–203

Hurwitz N (1969) Predisposing factors in adverse reactions to drugs. Br Med J 1: 536–539

Jacox A, Carr DB, Payne R et al. Management of cancer pain. U.S. Department of Health and Human Services, Public Health Service, Agency for Public Health Care Policy and Research. AHCPR publication 94-0593

Perez Gutthann S, Garcia Rodriguez LA, Raiford DS (1997) Individual nonsteroidal antiinflammatory drugs and other risk factors for upper gastrointestinal bleeding and perforation. Epidemiology 8: 18–24

Riola F, Del Fowero A (1995) Ondansetron clinical pharmacokinetics. Clin Pharmacokinet 29: 95–109

Schnurrer JU, Fauler J, Frölich JC (2003) Dosisanpassung bei Niereninsuffizienz. In: Frölich JC, Kirch W (Hrsg) Praktische Arzneitherapie. Springer, Berlin Heidelberg New York, S 46–79

Seidl LG, Thornton GF, Smith JW et al. (1966) Studies on the epidemiology of adverse drug reactions II. Reactions in patients on a general medical service. Bull Johns Hopkins Hosp 119: 299–315

SHEP Cooperative Research Group (1991) Prevention of stroke by antihypertensive drug treatment in older persons with isolated systolic hypertension: final results of the systolic hypertension in the elderly program. JAMA 265: 3255–3265

Smith JM, Baldessarini RJ (1980) Changes in prevalence, severity and recovery in tardiv dykinesia with age. Arch Gen Psychiatry 37: 1368–1373

Stichtenoth DO, Frölich JC (2001) Therapie mit präferentiellen und spezifischen COX-2-Inhibitoren. Internist 42: 421–426

Williams JW, Barett J, Oxman T, Frank E, Katon W, Sullivan M, Cornell J, Sengupta A (2000) Treatment of dysthymia and minor depression in primary care. JAMA 284: 1519–1526

Winder A (1998) Management of lipids in the elderly. J R Soc Med 91: 189–191

Wynne HA et al. (1989) The effect of age upon liver volume and apparent liver blood flow in healthy man. Hepatology 9: 297–301

Anhang

A1. **Laborreferenzbereiche** –1757
    A1a. Normalwerte klinisch wichtiger Laborparameter –1757
    A1b. Umrechnungstabelle zwischen SI-Einheiten und konventionellen Einheiten der am häufigsten verwendeten Laborparameter –1760

A2. **Nomogramm zur Bestimmung der Körperoberfläche** –1762

A3. **Dosisanpassung bei Niereninsuffizienz** –1763
    A3a. Nomogramm zur Dosisanpassung bei Niereninsuffizienz –1763
    A3b. Dosierung wichtiger Pharmaka bei Niereninsuffizienz –1764

A4. **Häufigste Erreger – Antibiotikaauswahl** –1777

A5. **Physikalische Unverträglichkeit von Antibiotika und Antimykotika in Infusionslösungen** –1780

A6. **Relative Potenz und Äquivalenzdosen von Glucocorticosteroiden** –1780

A7. **Relative Potenz und Äquivalenzdosen von Opioiden** –1781

A8. **Giftnotrufzentralen in Deutschland** –1781

A9. **Tropenmedizinische Institute im deutschsprachigen Raum** –1781

Sachverzeichnis –1783

Medikamentenverzeichnis –1809

A1. Laborreferenzbereiche

A1a. Normalwerte klinisch wichtiger Laborparameter (nach [2, 4–6])

Normalwerte sind methoden- und laborabhängig, d.h. die Referenzbereiche für Parameter können je nach verwendeter Labormethode verschieden sein. Die hier aufgeführten Werte beziehen sich auf Standardmethoden, die in den meisten Labors verwendet werden.

	Untersuchungsmaterial		Konventionelle Einheit	SI-Einheit
Blut/Plasma/Serum				
ALAT (Alaninaminotransferase) ▶ GPT				
Albumin	Serum		3,5–5,5 g/dl	35–55 g/l
alkalische Phosphatase (AP)	Serum	Erwachsene	55–190 U/l	0,9–3,2 µkat/l
		Kinder	<700 U/l	<11,7 µkat/l
Ammoniak	Plasma		20–94 g/dl	11–55 µmol/l
Antithrombin	Plasma			70–120%
α_1-Antitrypsin	Serum		80–200 mg/dl	0,8–2,0 g/l
ASAT (Aspartataminotransferase) ▶ GOT				
Basenexzess (BE), Basenüberschuss	Blut		–3 bis +3 mval/l	–3 bis +3 mmol/l
Bicarbonat ▶ Standardbicarbonat				
Bilirubin	Serum	gesamt	0,3–1,0 mg/dl	5,1–17 µmol/l
		direkt	0,1–0,3 mg/dl	1,7–5,1 µmol/l
Blutungszeit	Blut			2–9 min
Blutzucker	Plasma	nüchtern	70–110 mg/dl	3,9–6,1 mmol/l
	kapillar	nüchtern	70–100 mg/dl	3,9–5,5 mmol/l
Calcium	Serum	gesamt	4,4–5,6 mval/l	2,2–2,8 mmol/l
		ionisiert	2,4–2,8 mval/l	1,2–1,4 mmol/l
Chlorid	Serum		98–108 mval/l	98–108 mmol/l
Cholesterin	Serum		<200 mg/dl	<5,2 mmol/l
Cholinesterase (CHE)	Serum			2300–8000 U/l
CK (Creatinkinase)	Serum	Frauen	10–70 U/l	0,17–1,17 µkat/l
		Männer	25–90 U/l	0,42–1,50 µkat/l
CRP (C-reaktives Protein)	Serum		<0,5 mg/dl	<5 mg/l
Eisen	Serum	Frauen	40–140 µg/dl	7–25 µmol/l
		Männer	50–150 µg/dl	9–27 µmol/l
Eisenbindungskapazität (EBK), total	Serum		250–380 µg/dl	45–66 µmol/l
Eiweiß, gesamt	Serum		6–8 g/dl	60–80 g/l
Erythrozyten	Blut	Frauen	4,0–5,4 Mio./µl	$4{,}0\text{–}5{,}4 \times 10^{12}$/l
		Männer	4,5–6,2 Mio./µl	$4{,}5\text{–}6{,}2 \times 10^{12}$/l

	Untersuchungsmaterial		Konventionelle Einheit	SI-Einheit
Ferritin	Serum	Frauen	10–200 ng/ml	10–200 µg/l/l
		Männer	15–400 ng/ml	15–400 µg/l
Fibrinogen	Plasma		150–450 mg/dl	1,5–4,5 g/l
GLDH (Glutamatdehydrogenase)	Serum			<5 U/l
α_1-Globuline	Serum			1–4 g/l
α_2-Globuline	Serum			5–9 g/l
β-Globuline	Serum			6–11 g/l
γ-Globuline	Serum			8–15 g/l
GOT (Glutamat-Oxalacetat-Transaminase = ASAT)	Serum	Frauen		3–15 U/l
		Männer		3–18 U/l
GPT (Glutamat-Pyruvat-Transaminase = ALAT)	Serum	Frauen		3–17 U/l
		Männer		3–22 U/l
γ-GT (Glutamyltransferase)		Frauen		4–18 U/l
		Männer		6–28 U/l
Hämatokrit (Hkt)	Blut	Frauen		0,37–0,47 Vol.-%
		Männer		0,45–0,52 Vol.-%
Hämoglobin (Hb)	Blut	Frauen	12–16 g/dl	7,5–9,9 mmol/l
		Männer	14–18 g/dl	8,7–11,2 mmol/l
Haptoglobin	Serum		50–220 mg/dl	0,5–2,2 g/l
Harnsäure	Serum	Frauen	2,5–5,7 mg/dl	149–339 µmol/l
		Männer	3,5–7,0 mg/dl	208–416 µmol/l
Harnstoff	Serum		10–20 mg/dl	3,6–7,1 mmol/l
HBDH (α-Hydroxybutyrat-dehydrogenase)]	Serum			55–140 U/l
HDL-Cholesterin	Serum		>55 mg/dl	>1,42 mmol/l
HGH (human growth hormone) ▶ STH				
Immunglobulin A	Serum		90–325 mg/dl	0,9–3,2 g/l
Immunglobulin G	Serum		800–1500 mg/dl	8–15 g/l
Immunglobulin M	Serum		45–150 mg/dl	0,45–1,5 g/l
Insulin	Serum	nüchtern	6–26 µU/l	43–186 pmol/l
Kalium	Serum		3,5–5,5 mval/l	3,5–5,5 mmol/l
Kreatinin	Serum		0,57–1,24 mg/dl	50–110 µmol/l
Kupfer	Serum		70–140 µg/dl	11–22 µmol/l
LAP (Leucinaminopeptidase)	Serum			11–35 U/l
LDH (Lactatdehydrogenase)	Serum			40–240 U/l
LDL-Cholesterin	Serum		<130 mg/dl	<3,4 mmol/l
Leukozyten	Blut		4000–10.000/µl	$4–10 \times 10^9$/l
Lipase	Serum			<190 U/l
Lymphozyten	Blut		1000–4800/µl	$1–4,8 \times 10^3$/µl
Magnesium	Serum		2–3 mg/dl	0,8–1,2 mmol/l
MCH (mittleres korpuskuläres Hämoglobin = Hb_E, Färbekoeffizient)	Blut		28–32 pg	1,7–2 fmol/l

A1. Laborreferenzbereiche

	Untersuchungsmaterial	Konventionelle Einheit	SI-Einheit
MCHC (mittlere Hämoglobinkonzentration der Erythrozyten)	Blut	30–36 g Hb/100 ml Erythrozytenmasse	300–360 g/l
MCV (mittleres Erythrozytenvolumen)	Blut	82–92 µm^3	82–92 fl
Natrium	Serum	135–145 mval/l	135–145 mmol/l
O_2-Sättigung	Blut		95–98%
Osmolalität H_2O	Serum	275–300 mosm/kg	275–300 mmol/l
pCO_2	Blut	35–45 mm Hg	4,7–6 kPa
pH	Blut		7,35–7,45
Phosphat	Serum	2,5–4,8 mg/dl	0,8–1,5 mmol/l
pO_2	Blut	70–100 mm Hg	9,3–13,3 kPa
PTT (partielle Thromboplastinzeit)	Plasma		30–40 s
Quick ▶ TPZ			
Standardbicarbonat	Blut	22–26 mval/l	22–26 mmol/l
STH (somatotropes Hormon)	Serum	<5 ng/ml	<5 µg/l
Thrombozyten	Blut	150.000–450.000/µl	150–450 × 10^3/µl
Thyroxin (T_4)	Serum	gesamt (TT_4) 5–12 µg/dl	65–155 nmol/l
		freies (FT_4) 0,8–2,0 ng/dl	10–26 pmol/l
TPZ (Thromboplastinzeit, Quick)	Plasma		70–120%
Transferrin	Serum	200–360 mg/dl	2–3,6 g/l
Triglyceride	Serum	<160 mg/dl	<1,8 mmol/l
Triiodthyronin (T_3)	Serum	70–180 ng/dl	1,1–2,8 nmol/l
TSH	Serum		0,3–4 mU/l
TZ (Thrombinzeit)	Plasma		17–21 s
Wachstumshormon ▶ STH			
Zäruloplasmin (= Coeruloplasmin)	Serum	20–60 mg/dl	0,2–0,6 g/l

Urin

	Untersuchungsmaterial		Konventionelle Einheit	SI-Einheit
Albumin	24-h-Urin		<30 mg/Tag	<1,13 mg/mmol Kreatinin im Serum
Calcium	24-h-Urin		<250 mg/Tag	<6,2 mmol/Tag
	24-h-Urin		<300 mg/Tag	<7,5 mmol/Tag
Chlorid	24-h-Urin			110–225 mmol/Tag
Erythrozyten	Urin			<5/µl
Harnsäure	24-h-Urin		250–750 mg/Tag	1,5–4,5 mmol/Tag
Harnstoff	24-h-Urin		18–33 g/Tag	330–550 mmol/Tag
Kreatinin	24-h-Urin	Frauen	0,8–1,5 g/Tag	7–13 mmol/Tag
	24-h-Urin	Männer	1,5–2,5 g/Tag	13–22 mmol/Tag
Natrium	24-h-Urin		3–6 g/Tag	100–260 mmol/Tag
Osmolalität	Urin		750–1400 mosm/kg	750–1400 mmol/l
pH	Urin			5,5–7,0

	Untersuchungsmaterial	Konventionelle Einheit	SI-Einheit
Liquor			
Eiweiß	Liquor	15–45 mg/dl	1,5–4,5 g/l
Glucose	Liquor	45–70 mg/dl	2,5–3,9 mmol/l
Lactat	Liquor	11–19 mg/dl	1,2–2,1 mmol/l
pH	Liquor		7,31–7,34
Zellen	Liquor	(<10/3 Zellen)	3/µl

A1b. Umrechnungstabelle zwischen SI-Einheiten und konventionellen Einheiten der am häufigsten verwendeten Laborparameter

Analyt	SI-Einheit	Umrechnungsfaktor → konventionell	Umrechnungsfaktor SI ←	konventionelle Einheit
Klinisch-chemische Parameter				
Albumin	g/l	0,100	10	g/dl
Ammoniak	µmol/l	1,704	0,587	µg/dl
Bilirubin	µmol/l	0,058	17,1	mg/dl
Calcium	mmol/l	4,000	0,25	mg/dl
Chlorid	mmol/l	3,546	0,282	mg/dl
Cholesterin	mmol/l	38,462	0,026	mg/dl
Eisen	µmol/l	5,587	0,179	µg/dl
Eiweiß	g/l	0,100	10	g/dl
Glucose	mmol/l	17,857	0,056	mg/dl
Harnsäure	µmol/l	0,017	59,5	mg/dl
Harnstoff	mmol/l	5,988	0,167	mg/dl
Harnstoff-N (BUN)	mmol/l	2,808	0,3561	mg/dl
Kalium	mmol/l	3,906	0,256	mg/dl
Kreatinin	µmol/l	0,011	88,4	mg/dl
Kupfer	µmol/l	6,369	0,157	mg/dl
Lactat	mmol/l	9,009	0,111	mg/dl
Magnesium	mmol/l	2,433	0,411	mg/dl
Natrium	mmol/l	2,299	0,435	mg/dl
Phosphat, anorg.	mmol/l	3,096	0,323	mg/dl
Transferrin	g/l	100	0,01	mg/dl
Triglyceride	mmol/l	90,909	0,011	mg/dl
Zink	mmol/l	6,536	0,153	µg/dl

A1. Laborreferenzbereiche

Analyt	SI-Einheit	Umrechnungsfaktor → konventionell	Umrechnungsfaktor SI ←	konventionelle Einheit
Hormone				
17-β-Östradiol (E_2)	pmol/l	0,272	3,67	pg/ml
ACTH	pmol/l	4,545	0,220	pg/ml
Aldosteron	pmol/l	0,036	27,74	ng/dl
Cortisol	nmol/l	0,036	27,6	µg/dl
Insulin	pmol/l	0,139	7,175	µU/ml
Progesteron	nmol/l	0,314	3,18	ng/ml
Prolaktin	ng/ml	21,3	0,047	µU/ml
Serotonin	µmol/l	176,0	0,00568	ng/ml
Testosteron	nmol/l	0,288	3,47	ng/ml
Thyroxin (freies)	pmol/l	0,078	12,87	ng/dl
Trijodthyronin (freies)	pmol/l	0,651	1,536	pg/ml
Vitamine				
Vitamin A	µmol/l	28,6	0,035	µg/dl
Vitamin E	µmol/l	0,431	2,321	mg/l
Vitamin B_{12}	pmol/l	1,355	0,738	ng/l
Folat	nmol/l	0,441	2,27	µg/l
1,25-$(OH)_2$-Vitamin D_3	pmol/l	0,417	2,40	pg/ml
25-OH-Vitamin D_3	nmol/l	0,400	2,496	ng/ml
Alkohol, Pharmaka				
Carbamacepin	µmol/l	0,236	4,23	µg/ml
Chinidin	µmol/l	0,325	3,08	µg/ml
Digitoxin	nmol/l	0,763	1,31	ng/ml
Digoxin	nmol/l	0,781	1,28	ng/ml
Ethanol	mmol/l	46,083	0,0217	µg/ml
Ethosuximid	µmol/l	0,141	7,08	µg/ml
Gentamicin	µmol/l	0,478	2,09	µg/ml
Lithium	mmol/l	1,000	1	mval/l
Netilmicin	µmol/l	0,476	2,10	µg/ml
Phenobarbital	µmol/l	0,232	4,31	µg/ml
Phenytoin	µmol/l	0,253	3,96	µg/ml
Primidon	µmol/l	0,218	4,58	µg/ml
Theophyllin	µmol/l	0,180	5,55	µg/ml
Tobramycin	µmol/l	0,467	2,14	µg/ml
Valproinsäure	µmol/l	0,144	6,93	µg/ml
Vancomycin	µmol/l	1,449	0,690	µg/ml
Hämatologie				
Erythrozyten	$\times 10^{12}$/l (T/l)	1	1	$\times 10^6$/mm^3
Hämoglobin	mmol/l	1,611	0,6207	g/dl
Leukozyten	$\times 10^9$/l (G/l)	1	1	$\times 10^3$/mm^3
Thrombozyten	$\times 10^9$/l (G/l)	1	1	$\times 10^3$/mm^3

Analyt	SI-Einheit	Umrechnungsfaktor		konventionelle Einheit
		→ konventionell	SI ←	
Retikulozyten	%	10,000	0,1	%
MCH	fmol	1,611	0,6207	pg
MCV	fl	1	1	µm³
Urinparameter (Stoffmenge pro Sammelzeit)				
Adrenalin	nmol	0,182	5,482	µg
Cortisol	nmol	0,362	2,759	µg
δ-Aminolävulinsäure (ALA)	µmol	0,131	7,626	mg
Glucose	mmol	0,180	5,551	g
Harnstoff	mmol	0,060	16,65	g
5-Hydroxyindolessigsäure	µmol	0,191	5,23	mg
Kalium	mmol	1000	1	mval
Kreatinin	mmol	0,113	8,8	g
Natrium	mmol	1	1	mval
Noradrenalin	nmol	0,169	5,919	µg
Phosphat, anorg.	mmol	30,960	0,0323	mg
Porphobilinogen (PBG)	µmol	0,226	4,42	mg

T Tera, *G* Giga

A2. Nomogramm zur Bestimmung der Körperoberfläche (aus [3])

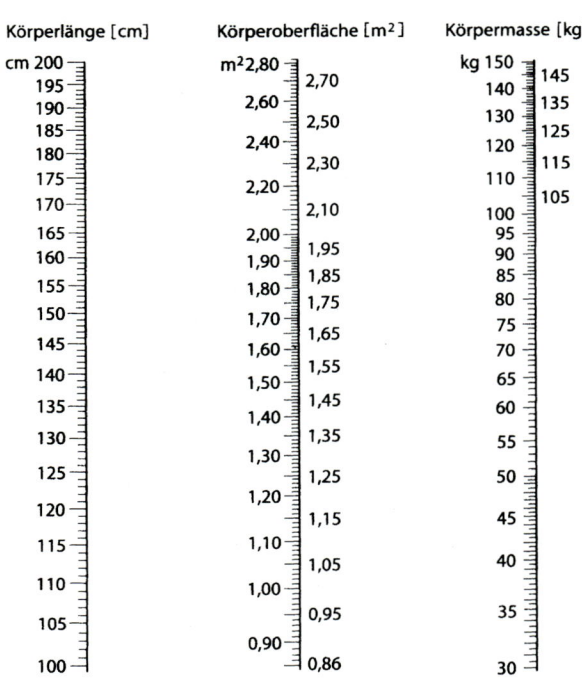

A3. Dosisanpassung bei Niereninsuffizienz

A3a. Nomogramm zur Dosisanpassung bei Niereninsuffizienz (nach [3])

Die Dosisanpassung bei Niereninsuffizienz kann entweder durch eine Reduktion der Dosis (D) oder durch eine Verlängerung des Zeitintervalls (T) erreicht werden. Zur Ermittlung der individuellen Eliminationsfraktion Q wird der Quotient Q_0 (= Halbwertszeit bei normaler Nierenfunktion : Halbwertszeit bei Anurie) zur Abschätzung der extrarenalen Elimination eines Pharmakons benötigt (▶ auch Tabelle A3b). Bei einem hohen Q_0-Wert ist keine Dosisanpassung notwendig.

Beispiel: Dosisanpassung für Digoxin bei einer eingeschränkten Kreatininclearance (30 ml/min). Von dem Q_0-Wert für Digoxin ($Q_0 = 0{,}3$) wird eine Gerade (*blaue Linie*) zur rechten oberen Ecke des Nomogramms gezogen. Der Schnittpunkt dieser Geraden mit der *Senkrechten* vom Clearancewert 30 ml/min (*Abszisse*) ergibt auf der *Ordinate* den individuellen Eliminationswert Q (= 0,5).

Bei einer normalen Tagesdosis von 0,375 mg Digoxin müsste die Dosis in diesem Fall nach der Formel $D = D_{normal} \cdot Q = 0{,}375$ mg/Tag $\cdot\ 0{,}5 = 0{,}18$ mg/Tag angepasst werden. Alternativ müsste nach $T = T_{normal} : 0{,}5 = 24$ h $: 0{,}5 = 48$ h das Dosierungsintervall verlängert werden.

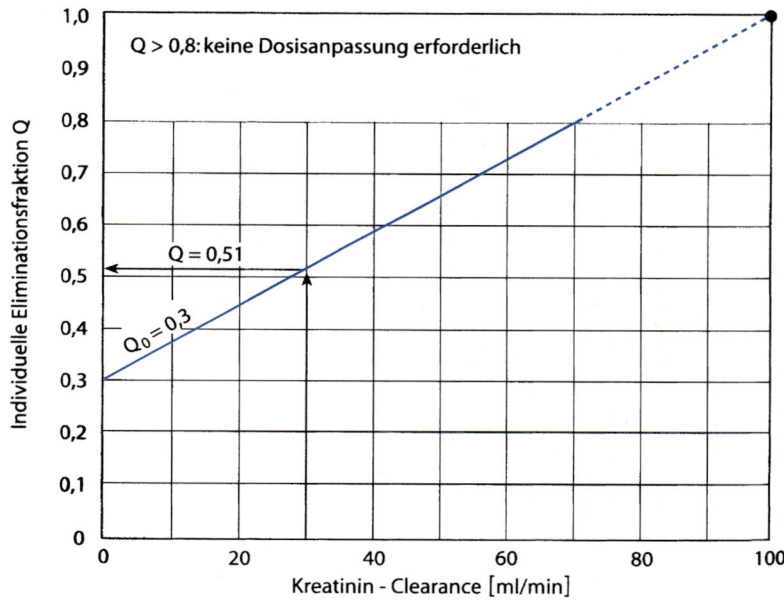

A3b. Dosierung wichtiger Pharmaka bei Niereninsuffizienz (nach [3])

Substanz	Q_0	PU [%]	HWZ N [h]	HWZ An [h]	Protein-bindung	Verteilungs-volumen	Normale Dosis	GFR 50 [%]	GFR 10–50 [%]	GFR <10 [%]	Bemerkungen
Acarbose	0,85	35	3–9	verlängert	15	0,32	50–200 mg 3-mal/Tag	50–100	<25 ml/min vermeiden	vermeiden	
Acebutolol	0,85	55	7–9	7	20	1,2	400–600 mg 1- bis 2-mal/Tag	100	50	30–50	
Acetazolamid	<0,2	100	1,7–5,8	keine Daten	70–90	0,2	250 mg 2- bis 4-mal/Tag	100	2-mal/Tag	vermeiden	
Acetylcystein	0,9	95	2–5,5	keine Daten	30–50	0,33–0,47	200–300 mg 2- bis 3-mal/Tag	100	100	75	
Acetylsalicyl-säure	1,0	5–85	2–3/40	unverändert	80–90	0,2	0,1–3 g/Tag je nach Indikation	100	50	max. 100 mg/Tag	bei Dialysepatienten nur als Aggregations-hemmer; dialysabel
Aciclovir	0,15	40–70	2,8–3,8	20	15–30	0,7	5,0 mg/kgKG 3-mal/Tag	5 mg/kgKG 3-mal/Tag	5 mg/kgKG 1- bis 2-mal/Tag	2,5 mg/kgKG/Tag	
Ajmalin (Propyl-)	0,85	<10	4,3	keine Daten	29–46	6,2	i.v. max. 1 mg/kgKG, nach 24 h oral	100	100	100	
Allopurinol	0,8	30	2 (Met 18–30)	unverändert	<5	0,5	300 mg/Tag	75	50	25	HZW 1 Woche bei term. NI, 25 h bei norm. NF
Amantadin	0,01	90	15	500	60	4–5	100 mg 3-mal/Tag	alle 24–48 h	alle 48–72 h	1-mal/Woche	wenig dialysabel (67 ml/min)
Ambroxol	0,9	80	keine Daten	keine Daten	<5	keine Daten	15–30 mg 2- bis 3-mal/Tag	100	100	kontra-indiziert	unklare Datenlage; Kumulation bei term. NI
Amilorid	0,5	50	6–8	10–144	30–40	5,0–5,2	5,0 mg/Tag	100	50	vermeiden	Vorsicht Hyperkaliämie
Amoxicillin	0,06–0,28	50–70	0,9–2,3	5–10	15–25	0,26	200–500 mg 3-mal/Tag	3-mal/Tag	2- bis 3-mal/Tag	1-mal/Tag	mäßig dialysabel

A3. Dosisanpassung bei Niereninsuffizienz

Ampicillin	0,08–0,27	30–90	0,8–1,5	7–20	20	0,17–0,31	250 mg–2 g 4-mal/Tag	100	50	25–50	mäßig dialysabel
Atenonol	0,06	>90	6,7	15–35	3	1,1	50–100 mg/Tage	100 1-mal/Tag	50 alle 48 h	30–50 alle 96 h	mäßig dialysabel
Atropin	0,45	30–50	2–4	keine Daten	keine Daten	2,7	Asystolie: 1 mg, ggf. wdh.	100	kontra-indiziert	kontra-indiziert	Antidot Physostigmin
Azathioprin	1,0	<2	0,16–1	erhöht	20	0,55–0,8	1,5–2,5 mg/kgKG/Tag	100	75	50	6-Mercaptopurin ist der aktive Metabolit; mäßig dialysabel
Azlocillin	0,4	50–170	0,8–1,5	5–6	30	0,18–0,27	2–3 g 6-mal/Tag	4- bis 6-mal/Tag	3- bis 4-mal/Tag	3-mal/Tag	mäßig dialysabel (14–30 ml/min)
Aztreonam	0,17	75	1,7–2,9	6–8	45–60	0,5–1,0	2- bis 3-mal/Tag	100	50–75	25	nach HD verabreichen, da ca. 40 % der Gesamtdosis dialysiert werden
Baclofen	0,15	85	3,5	keine Daten	30	keine Daten	3-mal 5 bis 3-mal 25 mg	100	50	kontra-indiziert	Muskelrelaxans; kumuliert, kaum dialysabel
Benzbromaron	1,0	keine Daten	2,8	keine Daten	keine Daten	<30	1-mal 50–100 mg	kontra-indiziert	kontra-indiziert	kontra-indiziert	Urikosurikum, wirkungslos bei terminaler Niereninsuffizienz
Benzyl-penicillin	0,08	hoch	20–50 min	3,3–5,1	65	keine Daten	2–24 Mio.IE/Tag	5 Mio.IE 3-mal/Tag	5 Mio.IE 2-mal/Tag	3 Mio.IE 2-mal/Tag	gering dialysabel
Bezafibrat	0,15	50	2,1	7,8–20	95	0,24–0,35	200 mg 2- bis 4-mal/Tag, 400 mg SR/Tag	50–100	25–50	vermeiden	SR („slow release")
Bleomycin	0,45	60	3,1	20	keine Daten	0,3	10–20 U/m²	100	75	50	Kumulation prädisponiert für Lungenfibrose. Hypertonie und Dysurie
Bromazepam	1,0	keine Daten	10–15–30 (ältere)	keine Daten	65–72	0,9–1,4	1,5–3,0 mg oral zur Nacht	keine Daten	keine Daten	keine Daten	einmalige Gabe oder Kurzzeitgabe möglich
Captopril	0,55	30–40	2–3	21–32	25–30	0,7–3	25 mg 3-mal/Tag	100 2- bis 3-mal/Tag	75 1–1,5-mal/Tag	50/Tag	mäßig dialysabel

Substanz	Q_0	PU [%]	HWZ N [h]	HWZ An [h]	Protein-bindung	Verteilungs-volumen	Normale Dosis	GFR 50 [%]	GFR 10–50 [%]	GFR <10 [%]	Bemerkungen
Carbenicillin	0,1	82–98	1	10–20	50–60	0,12–0,20		2 g/6 h	2 g 2-mal/Tag	2 g/Tag	hoher Natriumgehalt! Mäßig dialysabel
Cefaclor	0,25–0,3	70	0,6–1,0	1,5–4,7	22,25	0,14–0,33	1 g 3-mal/Tag	1 g 3-mal/Tag	1 g 2-mal/Tag	1 g/Tag	mäßig dialysabel (20 ml/min)
Cefixim	0,15	18–50	3,1	12	50	0,6–0,11	200 mg 2-mal/Tag	100	75	50	nicht dialysabel
Cefotaxim	0,4–0,6	60	1,2	15	37	0,15–0,55	1,0 g 4-mal/Tag	1,0 g 4-mal/Tag	1,0 g 2- bis 3-mal/Tag	1,0 g/Tag	mäßig dialysabel
Cefuroxim	0,07–0,1	90	1,2	17	35–50	0,13–1,8	250–500 mg 2-mal/Tag	100	100	100	mäßig dialysabel
Chinidin	0,8	20	6	4–14	70–95	2,0–3,5	200–400 mg 2- bis 6-mal/Tag	100	100	75	nicht dialysabel
Chloralhydrat	1,0	keine Daten	8–11	6–35	70–80	0,6	Erw.3-mal 250 mg oral (Sed.)	250 mg/Tag	vermeiden	vermeiden	dialysabel
Cimetidin	0,25	50–70	1,5–2,0	5	20	0,8–1,3	400 mg 2-mal/Tag	100	50	25	erhöht Serumkreatinin, erniedrigt die Kreatininclearance durch Inhibierung der Kreatininsekretion
Cinoxazin	0,35	55	1,2	12	63	0,25	500 mg 2-mal/Tag	100	50	vermeiden	nicht bei Anurie
Clemastin	1	5	21	keine Daten	keine Daten	11,4	1,34–2,68 mg max.3-mal/Tag	100	50	kontra-indiziert	unsichere Datenlage
Clenbuterol	0,4	keine Daten	34	keine Daten	keine Daten	keine Daten	0,01–0,02 mg 2-mal/Tag oral	75	50	33	
Clindamycin	0,9	10–15	3	1,6–3,4	60–95	0,7	300 mg 3-mal/Tag, max.1,8 g/Tag	100	100	50–75	nicht dialysabel
Clofibrat	0,8	40–70	13	30–110	92–97	0,14	500–1000 mg 2-mal/Tag	500–1000 mg 2- bis 4-mal/Tag	alle 12–18 h	vermeiden	behindert Wasserexkretion; dialysabel

A3. Dosisanpassung bei Niereninsuffizienz

Substanz						Normale Dosis	GFR >50	GFR 10–50	GFR <10	Bemerkungen
Clonidin	0,4	45	12	39–42	20–40	3–6	0,1–0,6 mg 2-mal/Tag	100	100	100	
Codein	1,0	5–17	2,5–3,5	unverändert	7	3–4	30–50 mg oral 2-mal/Tag	100	75	50	
Colchicin	1,0	5–17	1,1	19–50	31	4	akut: 2 mg, dann 0,5 mg alle 6 h; chronisch: 0,5–1,0 mg/Tag	100	50–100	25	dauerhafte Anwendung vermeiden, wenn GFR <50 ml/min! Nicht dialysabel
Cortison	0,34	nein	0,5–2	3,5	90	keine Daten	25–500 mg/Tag	100	100	100	
Cyclophosphamid	0,5	10–15	4,0–7,5	10	14–20	0,5–1	1–5 mg/Tag	100	100	75	mäßig dialysabel
Daunorubicin	0,9	nein	18–27	keine Daten	keine Daten	keine Daten	30–45 mg/m²	100	100	100	nicht dialysabel
Dexamethason	1,0	3–4	3,0	70	0,8–1	0,75–0,9 mg/Tag	je nach Indikation	100	100	100	
Diazepam	1,0	hepatisch	20–90	unverändert	94–98	0,7–3,4	5–40 mg/Tag	100	100	100	nicht dialysabel
Diazoxid	0,8	50	17–31	30–60	>90	0,2–0,3	150–300 mg i.v.-Bolus	100	100	100	Natrium- und Wasserretention
Diclofenac	1,0	<1	1–2	unverändert	>99	0,12–0,17	25–75 mg/ 2-mal Tag	50–100	25–50	25	
Dicloxacillin	0,5	35–70	0,7–1,2	1,0	95	0,16	250–500 mg 4-mal/Tag	100	100	100	nicht dialysabel
Digitoxin	0,7	20–25	144–200	210	94	0,6	0,1–0,2 mg/Tag	100	100	50–75	erhöhte Konversion zu Digoxin bei term. NI (8–10 % bei norm. NF). Verteilungsvolumen bei Urämie erniedrigt. Nichtdialysabel

Substanz	Q_0	PU [%]	HWZ N [h]	HWZ An [h]	Protein-bindung	Verteilungs-volumen	Normale Dosis	GFR 50 [%]	GFR 10–50 [%]	GFR <10 [%]	Bemerkungen
Digoxin	0,3	76–85	24-36-44	80–120	20–30	5–8	1,0–1,5 mg initial, dann 0,25–0,5 mg/Tag	100/Tag	25–75 alle 1,5 Tage	10–25 jeden 2. Tag	Intialdosis 50 % bei term. NI. Urämie: Serumspiegel durch RIA überschätzt. Clearance erniedrigt durch Amiodaron, Spironalcton, Quinidin, Verapamil. Hypokaliämie und Hypomagnesiämie erhöhen Toxizität. Nicht dialysabel
Doxycyclin	0,7	35–45	15–20	18–36	80–90	0,75	100 mg/Tag	100	100	100	nicht dialysabel
Encainid	1,0	5–15	2,5/8–11	1,7/?	70–80	3,6	25–50 mg 3-mal/Tag	2- bis 3-mal/Tag	1- bis 2-mal/Tag	alle 1–2 Tage	hepat. Metaboliten in langsame und schnelle Metaboliten. Gering dialysabel
Erythromycin	0,7–0,95	5–15	1,4	5–6	60–95	0,6–1,2	150–300 mg 4-mal/Tag	100	100	50–75	bei hohen Dosierungen Ototoxizität bei term. NI. Verteilungsvolumen bei term. NI erhöht. Wenig dialysabel
Etacrynsäure	0,35	20	2–4	keine Daten	90	0,1	50–100 mg 3-mal/Tag	100 % 2- bis 3-mal/Tag	100 % 2- bis 3-mal/Tag	vermeiden	
Ethambutol	0,2–0,5	75–90	4	5–15	10–30	1,6–3,2	15–25 mg/kgKG/Tag	100 % alle 24 h	100 % alle 24–36 h	100 % jeden 2. Tag	wenig dialysabel (80–90 ml/min)
Etidronsäure		100	10	keine Daten	keine Daten	keine Daten	Hyperkalzämie: 7,5 mg/kgKG über 3 Tage	Vorsicht	vermeiden	vermeiden	
Etilefrin	0,7	keine Daten	3,0	keine Daten	23	mittel	5–10 mg 3-mal/Tag oral	100	vermeiden	vermeiden	

A3. Dosisanpassung bei Niereninsuffizienz

Fenoterol	0,85	60	keine Daten	keine Daten	55	keine Daten	Wehenhemmung 0,5–3 µg/min	keine Daten	keine Daten	keine Daten	
Foscarnet	0,03	85	4,5	bis 100	17	0,3–0,6	40 mg/kgKG 3-mal/Tag bis 90 mg/kgKG 2-mal/Tag	28 mg/kgKG 3-mal/Tag	15 mg/kgKG 3-mal/Tag	6 mg/kgKG 3-mal/Tag	nephrotoxisch; Hypokaliämie, -kalzämie, -magnesiämie, Krampfanfälle
Ganciclovir	0,2	90–100	3,6	30	keine Daten	0,47	5,0 mg/kgKG 2-mal/Tag i.v./ 1000 mg 1- bis 2-mal/Tag max	Dosis 2-mal/Tag	Dosis alle 24–48 h	Dosis alle 48–96 h	Knochenmarktoxizität, dialysabel
Gentamicin	0,02	95	1,8	20–60	<5	0,23–0,26	1,7 mg/kgKG 3-mal/Tag	60–90 mg 2-mal/Tag oder 100 mg 1- bis 2-mal/Tag	30–70 mg 2-mal/Tag oder 100 mg alle 1–2 Tage	20–30 mg lle 1–2 Tage oder 100 mg jeden 2.–4. Tag	dialysabel (26–48 ml/min), Talspiegel messen
Glibenclamid	1,0	50	10	erhöht (Met)	98	0,16–0,3	1- bis 2-mal 1,75–3,5 mg/Tag oral	Vorsicht (75)	kontraindiziert	kontraindiziert	aktive Metaboliten, schwere Hypoglykämien
Gliclazid	1,0	<20	8–11	keine Daten	85–95	0,24	80–320 mg/Tag	50–100	vermeiden	vermeiden	aktive Metaboliten
Glipizid	1,0	4,5–7	3,7	keine Daten	97	0,13–0,16	2,5–15 mg/Tag	100	50	50	aktive Metaboliten
Heparin	1,0	keine Daten	0,3–2	unverändert	>90	0,06–0,1	75 U/kgKG initial, dann 0,5 U/kgKG/min	100	100	100	nicht dialysabel
Heparin, niedermolekular	1,0	keine Daten	2,2–6,0	4–10	keine Daten	0,06–0,13	30–40 mg 2-mal/Tag	100	100	50	
Hydrochlorothiazid	0,05	95	2–3	verlängert	64	0,8	12,5–50 mg/Tag	100	100	vermeiden	
Hydrocodon		95	3,8	keine Daten	keine Daten	mittel	5–10 mg 2- bis 3-mal/Tag oral	100	75	kontraindiziert	
Hydroxyaethylstärke		80		keine Daten	<10	keine Daten	Je nach Indikation	keine Daten	50	15	nicht dialysabel

Substanz	Q_0	PU [%]	HWZ N [h]	HWZ An [h]	Protein-bindung	Verteilungs-volumen	Normale Dosis	GFR 50 [%]	GFR 10–50 [%]	GFR < 10 [%]	Bemerkungen
Hydroxy-chloroquin		23–25	32–50 Tage	keine Daten	55	mittel	Malariaprophylaxe: 310 mg/Woche	100	50	15	
Hydroxyzin		keine Daten	14–20	keine Daten	keine Daten	19,5	50–100 mg 4-mal/Tag	100	50	50	kumuliert bei Nieren-insuffizienz
Ibuprofen	1,0	1	2–3,2	unver-ändert	99	0,15–0,17	800 mg 3-mal/Tag	100	100	100	
Imipramin	1,0	hepa-tisch	12–24	keine Daten	96	10–20	25 mg 3-mal/Tag	100	100	100	
Indometacin	0,9	30	2	unver-ändert	99	0,12	25–50 mg 3-mal/Tag	100	100	100	
Insulin	0,4	nein	2–4	verlängert	5	0,15	variabel	100	75	50	bei Azotämie ist der renale Metabolismus von Insulin herabgesetzt
Isosorbid-dinitrat	1,0	0	0,5–5	unver-ändert	30	1,4	5–40 mg oral bis zu 4-mal/Tag	100	100	100	
Lisinopril	0,3	80–90	6,0	40–50	0–10	0,13–0,15	5–10 mg/Tag	100	50–75	25–50	
Lithium	0,02	renal	14–29	40	–	0,5–0,9	0,9–1,2 g/Tag	100	50–25	25–50	nephrotoxisch; akut toxisch bei Serum-spiegeln > 1,2 mEq/l. (Messung nach 12 h)
Loracarbef		85–95	0,8–1,3	32	25	0,3–0,4	200–400 mg 2-mal/Tag	200–400 mg 2-mal/Tag	200–400 mg/ Tag	200–400 mg alle 3–5 Tage	
Mannitol		80	1–1,7	36	0	0,5	Test: 12,5 g in 3–5 min; 20–200 g/Tag	Vorsicht	vermeiden	vermeiden	
Mebeverin		95	keine Daten	keine Daten	70	keine Daten	3-mal 1 Tbl. á 135 mg	keine Daten	vermeiden	vermeiden	nicht dialysabel
Meclozin		keine Daten	6	keine Daten	keine Daten	keine Daten	2- bis 4-mal 12,5–25 mg	keine Daten	kontra-indiziert	kontra-indiziert	

A3. Dosisanpassung bei Niereninsuffizienz

Medikament								Dosis			Bemerkungen
Meprobamat	0,9	hepatisch (renal)	9–11	unverändert	0–30	0,5–0,8		1,2–1,6 g 4-mal/Tag	2- bis 3-mal/Tag	alle 12–18 h	ausgeprägte Sedierung. Exkretion wird durch forcierte Diurese gesteigert. Wenig dialysabel
Mesalazin (= 5-ASA)	1,0	hoch	1,3	keine Daten	40	keine Daten	500 mg/Tag, pro Woche um 500 mg/Tag steigern	Vorsicht	vermeiden	vermeiden	
Metamizol	1,0	8	6,9	ca. 9	20	<30 l	0,5–1 g oral/i. v. 1- bis 4-mal/Tag	75	75	30	teilweise dialysabel
Metformin	0,1	90–100	1–5	verlängert	zu vernachlässigen	1–4	500–850 mg 2-mal/Tag	50	25	vermeiden	Laktatazidose bei Niereninsuffizienz
Methicillin	0,12	25–80	0,5–1	4	365–60	0,31	1–2 g 6-mal/Tag	1–2 g 3- bis 4-mal/Tag	1–2 g 4- bis 6-mal/Tag	1–2 g 2- bis 3-mal/Tag	nicht dialysabel
Methylprednisolon	1,0	<10	1,0–6,0	unverändert	40–60	1,2–1,5	4–48 mg/Tag	100	100	100	
Methyprylon			3–6	keine Daten	keine Daten	1	nach Indikation	keine Änderung	reduzieren	reduzieren	
Metildigoxin	0,35	70–80	55	80–180	25	3,84+(0,044·6-mal CCr)	Erhaltung: 0,125–0,5 mg/Tag oral	50	30–50	20–30	nicht dialysabel, bei Intoxikation Hämoperfusion!
Metoclopramid	0,3	10–22	2,5–4,0	14–15	40	2–3,4	10–15 mg 4-mal/Tag	100	75	50	extrapyramidale Störungen bei Niereninsuffizienz
Mianserin	1,0	80	18	keine Daten	90	16	initial 30, dann 30–90 mg/Tag oral	100	75	50	kaum dialysabel
Miglitol		100	2	keine Daten	<4	0,18	25–50 mg 3-mal/Tag oral	50	vermeiden	vermeiden	
Mitomycin C		keine Daten	0,5–1	keine Daten	keine Daten	0,5	20 mg/m² alle 6–8 Wochen	100	100	75	Nephrotoxizität. Hämolytisch-urämisches Syndrom

Substanz	Q_0	PU [%]	HWZ N [h]	HWZ An [h]	Protein-bindung	Verteilungs-volumen	Normale Dosis	GFR 50 [%]	GFR 10–50 [%]	GFR <10 [%]	Bemerkungen
Montelukast		<0,2	2,7–6,7	keine Daten	>99	0,13–0,16	10 mg 1-mal zur Nacht	100	100	100	Dosis bei älteren Patienten halbieren
Morphin	1,0	10	2–3	unverändert	35	3,3	5–10 mg i.v.	100	75	50	fraglich dialysabel
Moxalactam	0,05	61–97	2,3	18–23	35–59	0,18–0,4	1–2 g 2- bis 3-mal/Tag	1–2 g 2- bis 3-mal/Tag	1–2 g 1- bis 2-mal/Tag	1–2 g alle 24–48 h	Dialysabel
N-Acetyl-cystein	0,9	30	2,3–6,0	keine Daten	50	0,33–0,47	140 mg/kgKG 6-mal/Tag, dann 4- bis 6-mal/Tag	100	100	75	niedrig dosiert oral: Mukolytikum; hoch dosiert i.v. bei Paracetamolintoxikation
Nadolol	0,4	90	19	45	28	1,9	80–120 mg/Tag	100	50	25	wenig/mäßig dialysabel
Nalixidinsäure	0,8	10–15	6	21	90	0,5–0,35	1,0 g 4-mal/Tag	10	vermeiden	vermeiden	
Neostigmin	0,3	67	1,3	3,0	nein	0,5–1,0	15–375 mg/Tag	100	50	25	
Netilmycin	0,01	90–97	2,0–2,5	20–30	98	1,2	1,5–2 mg/kgKG 2- bis 3-mal/Tag	100	1,5–2 mg/kgKG 2-mal/Tag	1,5–2 mg/kgKG 2-mal/Tag	dialysabel
Nikotinsäure	0,1	keine Daten	0,5–1	unbekannt	keine Daten	keine Daten	1–2 g 3-mal/Tag	10	50	25	toxische Erscheinungen häufig bei Niereninsuffizienz; Aspirin verstärkt Flush
Nitrofurantoin	0,5–0,7	30–40	1	1	20–60	0,3–0,7	50–100 mg 3-mal/Tag	100	vermeiden	vermeiden	
Nitroglycerin	1,0 Met	<1	2–4 min	unverändert	keine Daten	2–3		100	100	100	
Nitroprussid	0,01–1,0	<10	<10 min	<10 min	0	0,2	0,25–8,0 μg/kgKG/min per infusionem	100	100	100	Thiocyanat, ein toxischer Metabolit, akkumuliert und verursacht Krämpfe bis hin zum Koma. Thiocyanat ist hämodialysabel, Thiocyanat-spiegel messen!

A3. Dosisanpassung bei Niereninsuffizienz

Nitrosourea	>50	kurz	keine Daten	keine Daten	keine Daten	variiert	100	75	25–50	irreversible Toxizität bei Dosen > 1500 mg/m²
Nizatidin	0,4	10–15	1,3–1,6	5,3–8,5	28–35	0,8–1,3	150–300 mg zur Nacht		25	
Norfloxacin	0,35–0,7	30	3,5–6,5	8	14	<0,5	400 mg 2-mal/Tag	75	400 mg 1- bis 2-mal/Tag	400 mg/Tag	nicht dialysabel
Ofloxacin	0,1–0,25	68–80	5–8	28–37	25	1,5–2,5	200–400 mg 2-mal/Tag	100	200–400 mg/Tag	200 mg/Tag	
Opipramol	70 M	keine	keine	keine	91	keine Daten	50–100 mg/Tag oral	100	75	50	kaum dialysabel
Pancuronium	0,4	30–40	1,5	4,3–8,2	70–85	0,15–0,38	0,04–0,1 mg/kgKG	100	50	vermeiden	
Paracetamol	1,0	0	1–3	1–3	20–50	0,8–1,4	500–1000 mg 3- bis 4-mal/Tag oral/rektal –	100	100	100	20–50% dialysabel
Penicillamin	1,0	40	2,5	erhöht	80	keine Daten	250–1000 mg/Tag	100	vermeiden	vermeiden	nephrotisches Syndrom kann als Nebenwirkung auftreten
Penicillin G	0,08	60–85	0,5	6–20	50	0,3–0,4	0,5–4 Mio. Einheiten 4-mal/Tag	100	75	20–50	mäßig dialysabel
Penicillin V	0,6	60–90	0,7	4,1	50–80	0,5	250 mg 4-mal/Tag	100	100	100	
Pentazocin	0,8	2–15	3	keine Daten	60–70	5	50 mg bis 6-mal/Tag oral	100	75	50	
Pentopril	0,9	80–90	2–3	10–14	60	0,8	125 mg/Tag	100	50–75	50	
Pethidin	0,9	5–7	4,2	keine Daten	65–70	4,2–5,2	25–100 mg 4-mal/Tag oral	100	75	50	im sauren Urin 20–25% PU
Phenobarbital	0,7	hepatisch	60–150	117–160	40–60	0,7–1	50–100 mg 2- bis 3-mal/Tag	50–100 mg 2- bis 3-mal/Tag	50–100 mg 2- bis 3-mal/Tag	50–100 mg alle 12–16 h	bei alkalischer Diurese werden bis zu 50% unverändert ausgeschieden. Mäßig dialysabel
Phenytoin	1,0	2	6–24	unverändert	90	1	1 g „loading dose", dann 300–400 mg/Tag	100	100	100	Spiegel messen. Bei Niereninsuffizienz ist die Proteinbindung und das Verteilungsvolumen heraufgesetzt. Nicht dialysabel

Substanz	Q_0	PU [%]	HWZ N [h]	HWZ An [h]	Protein-bindung	Verteilungs-volumen	Normale Dosis	GFR 50 [%]	GFR 10–50 [%]	GFR <10 [%]	Bemerkungen
Piperacillin	0,25	75–90	0,8–1,5	3,3–5,1	30	0,8–0,30	3–4 g/Tag	3–4 g alle 4–6 h/Tag	3–4 g 3- bis 4-mal/Tag	3–4 g 3-mal/Tag	mäßig dialysabel
Pirenzepin	0,5	50	11–14	16–19	12	1,3–1,4	2- bis 3-mal 25–50 mg/Tag	100	50	50	kaum dialysabel
Polymyxin B	0,12	60–90	3–6	20–35	keine Daten	keine Daten	75–100 mg 4-mal/Tag oral	Vorsicht	vermeiden	vermeiden	
Prednisolon	1,0 Met	24	2,2	unver-ändert	bis 80	2,2	5–60 mg/Tag	100	100	100	wenig dialysabel
Prednison	1,0 Met		3,6	erhöht	34	2,2	zur Immusuppres-sion nach Bedarf und Indikation	100	100		Dialysierbarkeit abhängig u.a. von Plasmakonzentration
Probenecid	1,0	<2	5–8	unver-ändert	85–95	0,15	500 mg 2-mal/Tag	100	vermeiden	vermeiden	
Promethazin		hepa-tisch	9–12	keine Daten	93	13,5	3-mal 12,5 mg/Tag, 25 mg zur Nacht	100	100	100	ausgeprägte Sedierung bei terminaler Nieren-insuffizienz
Ranitidin	0,3	80	1,5–3,0	6–9	15	1,2–1,8	150–300 mg zur Nacht	75	50	25	wenig dialysabel
Reserpin	1,0	<1	46–168	187–323	96	–	0,05–0,25 mg/Tag	100	100	vermeiden	nicht dialysabel
Rifampicin	0,8 Met	15–30	1,5–5,0	1,8–11,0	60–90	0,9	600 mg/Tag	100	50–100	50–100	wahrscheinlich nicht dialysabel
Risperidon		keine Daten	24	keine Daten	90	keine Daten	0,5–1 mg 2-mal/Tag oral, max. 10 mg/Tag	100	50	50	
Salicylate	1,0	5–85	niedrige Dosis 2–3; hohe Dosis 15–30	unver-ändert	80–90	0,15	Thrombozytenaggre-gationshemmung: 100 mg/Tag, Schmerzen: ab 500 mg	100	50	50	PB bei Urämie und Älteren erniedrigt. Bei hohen Spiegeln dialysabel
Spironolacton	1,0 Met	20–30	1,4–20 Met	unver-ändert	98	keine Daten	25 mg 3- bis 4-mal/Tag	25 mg 2- bis 4-mal/Tag	25 mg 1- bis 2-mal/Tag	vermeiden	aktive Metaboliten mit langer Halbwertszeit

A3. Dosisanpassung bei Niereninsuffizienz

Substanz							Normaldosis	Dosis bei GFR >50	Dosis bei GFR 10–50	Dosis bei GFR <10	Bemerkungen
Streptokinase	keine Daten	0,6–1,5	keine Daten		keine Daten	0,02–0,08	250.000 U initial, dann 100.00 U/h	100	100	vermeiden	
Streptomycin	0,02–0,3	70	2,5	100	35	0,26	75 mg/kgKG 2-mal/Tag (1,0 g/Tag bei Tuberkulose)	Dosis 1-mal am Tag	Dosis jeden 1.–3.Tag	Dosis jeden 3.–4.Tag	mäßig dialysabel (17 ml/min)
Sulfadiazin	0,45	66	7,5–9	keine Daten	55	0,3	1 g 4-mal/Tag oral	50	vermeiden	vermeiden	
Sulfamethoxazol	0,68–0,8	20–30	10	20–50	50	0,28–0,38	1,0 g 3-mal/Tag	1,0 g 3-mal/Tag	1,0 g 1- bis 2-mal/Tag	1 g/Tag	CAPD: normale Dosis alle 48 h
Sulfasalazin	0,4	10–20	10,0	erhöht	43–50	0,26–1,2	500 mg/Tag, pro Woche um 500 mg/Tag steigern	Vorsicht	vermeiden	vermeiden	wird zu Mesalazin (=5-ASA) metabolisiert
Teicoplanin	0,47	40–60	33–190	62–230	60–90	0,5–1,2	6,0 mg/kgKG	100	100	6,0 mg/kgKG jeden 2.Tag	6,0 mg/kgKG jeden 2.Tag
Terbutalin	0,45	55–60	3	keine Daten	15–25	0,9–1,5	2,5–5 mg 3-mal/Tag	100	50	vermeiden	ausgeprägter First-dose-Effekt. Bei terminaler Niereninsuffizienz nicht parenteral verabreichen! Unverändert oral dosieren
Tetracyclin	0,3–0,52	48–60	6–10	55–108	55–90	<0,7	250–500 mg 4-mal/Tag	250–500 mg 2- bis 3-mal/Tag	250–500 mg 1- bis 2-mal/Tag	250–500 mg/Tag	wenig dialysabel
Theophyllin	0,9	nein	4–12	unverändert	55	55	0,4–0,7	6,0 mg/kgKG „loading dose", dann 9 mg/kgKG/Tag	100	100	100	dialysabel (90 ml/min)
Thiazide	>95	6–8	12–20	40	3,0	25–50 mg 2-mal/Tag	100	100	vermeiden	vermeiden	Bei höhergradiger Niereninsuffizienz nur als sequenzielle Nephronblockade
Tiludronsäure	keine Daten	50	keine Daten	keine Daten	keine Daten	400 mg 1-mal/Tag oral für 3 Monate	100	vermeiden	vermeiden		

Substanz	Q_0	PU [%]	HWZ N [h]	HWZ An [h]	Protein-bindung	Verteilungs-volumen	Normale Dosis	GFR 50 [%]	GFR 10–50 [%]	GFR <10 [%]	Bemerkungen
Triamcinolon		keine Daten	1,9–6,0	unverändert	keine Daten	1,4–2,1	4–48 mg/Tag	100	100	100	
Triamteren	0,04–0,8	5–10	2–12	10	40–70	2,2–3,7	25–50 mg 2-mal/Tag	25–50 mg 2-mal/Tag	25–50 mg 2-mal/Tag	vermeiden	Hyperkaliämie bei GFR <30, insbesondere bei Diabetikern. Aktive Metaboliten mit langer HWZ bei term. NI. Folsäureantagonist. Urolithiasis. Kristallurie bei saurem Urin. Kann ANV auslösen.
Warfarin	1,0	nein	34–45	unverändert	99	0,15	10–15 mg initial, dann 2–10 mg/Tag	100	100	100	Prothrombinzeit beachten! Reduzierte Proteinbindung in der Urämie. Nicht dialysabel
Zopiclon	0,95	4–10	3,5–6,5–8	keine Daten	45–80	1,4	7,5 mg 1-mal/Tag oral, abends	100	100	100	nicht dialysabel

Q_0 Quotient (HWZ N/HWZ An) zur Abschätzung der extrarenalen Elimination (die Aktivität der Metaboliten ist nicht immer bekannt).
PU unverändert ausgeschiedene Substanzmenge
HWZ N Halbwertszeit bei normaler Nierenfunktion
HWZ An Halbwertszeit bei Anurie
GFR 50 (10–50, <10) glomeruläre Filtrationsrate bei Kreatininclearence >50 (10–50, <10) ml/min
Met Metaboliten
term. NI terminale Niereninsuffizienz
norm. NF normale Nierenfunktion

A4. Häufigste Erreger – Antibiotikaauswahl
(nach [1])

Erreger	1. Wahl[a]	Alternativen
Acinetobacter baumannii	Ampicillin/Sulbactam, Carbapeneme	Cotrimoxazol, Chinolone
Actinomyces israelii	Penicillin G, Ampicillin	Doxycyclin, Makrolide
Aeromonas hydrophila	Chinolone	Cotrimoxazol
Alcaligenes xylosoxidans	Carbapeneme, Ceftazidim	Cotrimoxazol, AP-Penicilline[b]
Aspergillus spp.	Amphotericin B ± 5-Flucytosin	Itraconazol
Bacillus anthracis	Penicillin G	Ciprofloxacin, Tetrazykline
Bacillus cereus subtilis	Vancomycin, Clindamycin	Carbapeneme, Chinolone
Bacteroides fragilis	Metronidazol	Clindamycin, Ampicillin/Sulbactam, Amoxicillin/Clavulansäure
Bartonellen	Makrolide, Chinolone	Doxycyclin
Bordetella ssp.	Makrolide	Cotrimoxazol, Ampicillin
Borrelia burgdorferi	Penicillin, Doxycyclin, Ceftriaxon, Amoxicillin	Cefuroximaxetil, Cefpodoximproxetil, Makrolide
Brucellen	Doxycyclin + Rifampicin, Doxycyclin + Aminoglykosid	Cotrimoxazol + Aminoglykosid
Burkholderia cepacia	Cotrimoxazol, Ciprofloxacin	Ceftazidim, Carbapeneme
Campylobacter ssp.	Makrolide	Tetracycline, Chinolone
Candida ssp.	Imidazole	Amphotericin B± 5-Flucytosin
Chlamydien	Tetracycline	Makrolide, Chinolone (Gruppe III, IV)
Citrobacter ssp.	Carbapeneme	Chinolone, Cephalosporine (3. Generation)
Clostridium difficile	Metronidazol	Vancomycin
Clostridium ssp.	Penicillin G	Tetrazykline, Clindamycin
Corynebacterium diphtheriae	Penicillin G + Antitoxingabe	Makrolide, Clindamycin
Corynebacterium jeikeium	Vancomycin, Teicoplanin	Chinolone
Coxiella burnetii	Doxycyclin	Chinolone
Eikenella corrodens	Ampicillin/Sulbactam, Amoxicillin/Clavulansäure	Tetrazykline, Chinolone
Enterobacter ssp.	Carbapeneme	Chinolone
Enterococcus faecalis	Ampicillin (± Aminoglykosid[c])	Vancomycin, Teicoplanin ± Netilmicin
Enterococcus faecium	Vancomycin, Teicoplanin	Quinupristin/Dalfoprifaecium, Telithromycin
Enterococcus faecium (VRE)[d]	Quinupristin/Dalfopristin, Chloramphenicol	Linezolid, Ampicillin + Ciprofloxacin ± Gentamicin, Ampicillin + Imipenem
Escherichia coli	Ampicillin/Sulbactam, Amoxicillin/Clavulansäure	Cephalosporine (2./3. Generation), Chinolone
Flavobacterium meningosepticum	Vancomycin + Rifampicin	Cotrimoxazol, Ciprofloxacin
Francisella tularensis	Aminoglykoside	Streptomycin
Fusobakterien	Penicillin G	Metronidazol, Clindamycin
Gardnerella vaginalis	Metronidazol	Clindamycin

Erreger	1. Wahl[a]	Alternativen
Gonokokken	Penicillin G, Cephalosporine (2./3. Generation)	Chinolone, Spectinomycin
Haemophilus influenzae	Cephalosporine, Ampicillin/Sulbactam, Amoxicillin/Clavulansäure	Cotrimoxazol, Makrolide
Helicobacter pylori	Amoxicillin, Clarithromycin	Metronidazol
Kingella kingae	Penicillin G, Ampicillin	Cephalosporine, Aminoglykoside
Klebsiellen	Cephalosporine (3. Generation)	Chinolone
Laktobazillen	Penicillin G	Clindamycin, Erythromycin
Legionella pneumophila	Makrolide ± Rifampicin	Ciprofloxacin ± Rifampicin, Chinolone (Gruppe III/IV) ± Rifampicin
Leptospiren	Penicillin G	Tetrazykline
Listerien	Ampicillin ± Aminoglykoside	Penicillin G, Cotrimoxazol
Meningokokken	Penicillin G	Cefotaxim, Ceftriaxon
Moraxella catarrhalis	Ampicillin/Sulbactam, Amoxicillin/Clavulansäure, Cotrimoxazol	Makrolide, Chinolone, Oralcephalosporine (2./3. Generation)
Morganellen	Cephalosporine (3. Generation)	Ampicillin/Sulbactam, Amoxicillin/Clavulansäure, Chinolone, Carbapeneme
Mycoplasma pneumoniae	Makrolide	Tetrazykline, Chinolone (Gruppe III, IV)
Nokardien	Cotrimoxazol	Minocyclin, Amikacin+ Ceftriaxon
Pasteurella multocida	Penicillin G	Cephalosporine (2./3. Generation), Tetrazykline, Cotrimoxazol
Peptostreptokokken	Penicillin G	Clindamycin, Cephalosporine
Pneumokokken	Penicillin G	Makrolide, Cephalosporine
Pneumokokken (penicillinresistent)	Cephalosporine (3. Generation)	Chinolone (Gruppe III, IV), Vancomycin, Telithromycin
Propionibakterien	Penicillin G	Tetrazykline, Clindamycin
Proteus mirabilis	Ampicillin	Cephalosporine, Cotrimoxazol
Proteus vulgaris	Cephalosporine (3. Generation)	Ampicillin/Sulbactam, Amoxicillin/Clavulansäure, Chinolone, Carbapeneme
Providencia ssp.	Cephalosporine (3. Generation)	Chinolone, Cotrimoxazol
Pseudomonas aeruginosa	AP-Penicilline[b], AP-Cephalosporine[e], jeweils ± Aminoglykoside	Chinolone, Carbapeneme
Rickettsien	Tetrazykline	Chinolone, Chloramphenicol
Salmonella typhi/paratyphi	Amoxicillin	Chinolone, Ceftriaxon, Cotrimoxazol
Salmonella enteritidis	keine Antibiotikatherapie	–
Serratia marcescens	Cephalosporine (3. Generation), Chinolone	Carbapeneme
Shigellen	Cotrimoxazol	Ampicillin, Chinolone
Staphylokokken (MSSA)[f]	Flucloxacillin	Cephalosporine (1./2. Generation)
Staphylokokken (MRSA)[g]	Vancomycin, Teicoplanin	Quinupristin/Dalfopristin[h], Linezolid
Staphylokokken (MRSE)[i]	Vancomycin, Vancomycin + Flucloxacillin	Teicoplanin, Quinupristin/Dalfopristin, Linezolid

A4. Häufigste Erreger – Antibiotikaauswahl

Erreger	1. Wahl [a]	Alternativen
Staphylokokken (GISA) [j]	Vancomycin + Flucloxacillin, Vancomycin + Gentamicin	Ampicillin/Sulbactam, Quinupristin/Dalfopristin, Linezolid
Stenotrophomonas maltophilia	Cotrimoxazol	Chinolone, Minocyclin
Streptokokken (aerob und anaerob)	Penicillin G	Cephalosporine, Makrolide
Treponema pallidum	Penicillin G	Doxycyclin, Erythromycin, Ceftriaxon
Ureaplasma	Tetracycline	Makrolide
Vibrionen	Tetracycline	Cotrimoxazol, Chinolone
Yersinia enterocolitica	Cotrimoxazol	Chinolone

[a] bis zum Vorliegen des Antibiogramms
[b] Antipseudomonas-Penicilline: Piperacillin, Mezlocillin
[c] bei „High-level-Aminoglykosidresistenz": Ampicillin + Vancomycin, Rifampicin + Vancomycin
[d] Vancomycin-resistent
[e] Antipseudomonas-Cephalosporine: Ceftazidim, Cefepim
[f] Methicillin(= Oxacillin)-empfindlich
[g] Methicillin(= Oxacillin)-resistent
[h] weitere Alternativen: Vancomycin + Rifampicin, Cefazolin + Vancomycin + Netilmicin, Imipenem + Vancomycin + Netilmicin, Fusidinsäure + Rifampicin, Cotrimoxazol ± Fusidinsäure oder Rifampicin, Minocyclin, Fosfomycin + Cefotaxim, Cotrimoxazol i. v., Nitrofurantoin bei HWI
[i] Methicillin (= Oxacillin)-resistente S. epidermidis
[j] intermediär empfindlich gegen Glykopeptid (= Vancomycin, Teicoplanin)

A5. Physikalische Unverträglichkeit von Antibiotika und Antimykotika in Infusionslösungen (nach [1])

Antibiotikum	Anderes Pharmakon
Amphotericin B	Elektrolythaltige Lösungen, Antihistaminika, Penicillin G, Corticosteroide, Tetrazykline, Vitamine
Ampicillin, Cephalosporine	Cortison
Aztreonam	Natriumbikarbonat, Aminoglykoside
Cephalotin	Ringer-Laktat, Calciumgluconat, Calciumchlorid
Chloramphenicol	Vitamin-B-Komplex mit Vitamin C
Chlortetracyclin	Ringer-Laktat, Calciumchlorid, Natriumbikarbonat
Erythromycin	Vitamin-B-Komplex mit Vitamin C, Barbiturate, Tetrazykline
Gentamicin	Penicilline, Cephalosporine
Imipenem	Laktat, Aminoglykoside
Oxytetracyclin	Ringer-Laktat, Natriumbikarbonat
Penicillin G	Vitamin-B-Komplex mit Vitamin C, Amphotericin B, Heparin, Tetrazykline
Penicilline	Aminoglykoside, Dextrose- oder Saccharoselösungen, Infusionen mit pH < 5 oder > 8
Piperacillin	Natriumbikarbonat
Quinupristin/Dalfopristin	NaCl-haltige Infusionslösungen
Sulfadiazin	Ionosol und andere polyionisierte Lösungen
Tetrazykline	Ringer-Laktat, Natriumbikarbonat, Heparin, Penicillin G, Barbiturate, Vitamin B, Cortison

A6. Relative Potenz und Äquivalenzdosen von Glucocorticosteroiden

Substanz	Relative Potenz		Äquivalenzdosen [mg]				
	Antiinflammatorisch/ Glucocorticoidwirkung	Natriumretention/ Mineralocorticoidwirkung					
Cortison	0,8	0,8	25	50	100	200	500
Cortisol (Hydrocortison)	1	1	20	40	80	160	400
Fludrocortison	10	125	5	10	20	40	100
Prednison/ Prednisolon	4	0,8	5	10	20	40	100
Methylprednisolon	5	0,5	4	8	16	32	80
Triamcinolon	5	0	4	8	16	32	80
Dexamethason	20	0	1	2	4	8	20
Betamethason	25	0	0,75	1,5	3	6	15

A7. Relative Potenz und Äquivalenzdosen von Opioiden

Substanz	Relative Potenz	Analgetische i. v.-Einzeldosis pro kgKG
Morphin	1	0,02–0,1 mg
Pethidin	0,1–0,2	0,25–1,5 mg
Tramadol	0,2	0,5 –2 mg
Piritramid	0,7	0,1 –0,3 mg
Fentanyl	100	1 –2 µg
Sufentanil	1000	0,1 –0,2 µg

A8. Giftnotrufzentralen in Deutschland

Im Bundesgebiet gibt es folgende Informationszentralen, die einen 24-Stunden-Dienst anbieten. Im Notfall gilt bundesweit für die Giftinformationszentralen die **Notrufnummer 19240** mit entsprechender Vorwahl.

13353 Berlin: Campus Virchow-Klinikum der Charité, Tel. 030/45053555, E-Mail: Giftinfo@charite.de

14050 Berlin: Beratungsstelle für Vergiftungserscheinungen und Embryonaltoxikologie, Tel. 030/19240, E-Mail: berlintox@giftnotruf.de

53113 Bonn: Informationszentrale gegen Vergiftungen der Uni Bonn, Tel. 0228/2873211, E-Mail: gizbn@mailer.ukb.uni-bonn.de

99089 Erfurt: Giftnotruf Erfurt, Gemeinsames Giftinformationszentrum der Länder Mecklenburg-Vorpommern, Sachsen-Anhalt, Sachsen und Thüringen, Tel. 0361/730730, E-Mail: shared.ggiz@t-online.de

79106 Freiburg: Informationszentrale für Vergiftungen, Tel. 0761/19240, E-Mail: giftinfo@kikli.ukl.uni-freiburg.de

37075 Göttingen: Giftinformationszentrum-Nord der Länder, Bremen, Hamburg, Niedersachsen und Schleswig-Holstein, Tel. 0551/383180, E-Mail: Giznord@med.uni-goettingen.de

66421 Homburg/Saar: Universitätskliniken Klinik für Kinder- und Jugendmedizin, Tel. 06841/19240, E-Mail: kigift@med-rz.uni-sb.de

55131 Mainz: Klinische Toxikologie Beratungsstelle bei Vergiftungen, Tel. 06131/232466, E-Mail: Mail@giftinfo.uni-mainz.de

81675 München: Giftnotruf München, Tel. 089/19240, E-Mail: tox@lrz.tum.de

90419 Nürnberg: Medizinische Klinik 2, Klinikum Nürnberg, Lehrstuhl Innere Medizin, Giftnotruf Tel. 0911/3982451, 39826, E-Mail: muehlberg@klinikum-nuernberg.de

A9. Tropenmedizinische Institute im deutschsprachigen Raum

Basel: Schweizerisches Tropeninstitut, Socinstraße 57, CH-4002 Basel, Tel. (0041) (0)61/2848111, http://www.sti.ch/deutsch

Berlin: Institut für Tropenmedizin Berlin, Spandauer Damm 130, 14050 Berlin, Tel. 030/301166, http://www.charite.de/tropenmedizin/
Medizinische Klinik, Schwerpunkt Infektiologie, Universitätsklinikum Rudolf Virchow, Augustenburger Platz 1, 13353 Berlin, Tel. 030/4505-0

Dresden: Institut für Tropenmedizin, Städtisches Klinikum Dresden-Friedrichstadt, Friedrichstraße 41, 01067 Dresden, Tel. 0351/4803805

Düsseldorf: Tropenmedizinische Ambulanz, Klinik für Gastroenterologie und Infektiologie der Universität, Moorenstr. 5, 40225 Düsseldorf, Tel. 0211/8117031, http://www.uni-duesseldorf.de/www/gahepinf/tropen/index.htm

Hamburg: Bernhard-Nocht-Institut für Tropenmedizin, Bernhard-Nocht-Straße 74, 20359 Hamburg, Tel. 040/428180, http://www.bni.uni-hamburg.de

Heidelberg: Institut für Tropenhygiene und Öffentliches Gesundheitswesen der Universität, Im Neuenheimer Feld 324, 69120 Heidelberg, Tel. 06221/562905, http://www.hyg.uni-heidelberg.de/ithoeg/services/ambde.htm

Leipzig: Fachbereich Infektions- und Tropenmedizin, Zentrum für Innere Medizin, Med. Klinik IV, Philipp-Rosenthal-Str. 27, 04103 Leipzig, Tel. 0341/9724971
Zentrum für Reise- und Tropenmedizin, II. Klinik für Innere Medizin Städtisches Klinikum St. Georg, Delitzscher Straße 141, 04129 Leipzig, Tel. 0341/9092619

München: Abteilung für Infektions- und Tropenmedizin der Ludwig-Maximilians-Universität, Leopoldstraße 5, 80802 München, Tel. 089/218013500, http://www.tropinst.med.uni-muenchen.de

Rostock: Abteilung für Tropenmedizin und Infektionskrankheiten der Universität Rostock, Ernst-Heydemann-Straße 6, 18057 Rostock, Tel. 0381/4947510, http://www-kim.med.uni-rostock.de/tropenmed.htm

Tübingen: Institut für Tropenmedizin der Universität, Keplerstraße 15, 72074 Tübingen, Tel. 07071/2982364, http://www.medizin.uni-tuebingen.de/%7Ewebitm

Tropenklinik Paul-Lechler-Krankenhaus, Paul-Lechler-Straße 24, 72076 Tübingen, Tel. 07071/2060, http://www.difaem.de/tropenklinik.htm

Ulm: Sektion Infektionskrankheiten und Tropenmedizin, Medizinische Klinik und Poliklinik der Universität, Robert-Koch-Straße 8, 89081 Ulm; Tel. 0731/50024421

Wien: Institut für spezifische Prophylaxe und Tropenmedizin der Universität, Kinderspitalgasse 15, A-1095 Wien, Tel. (0043) 1-403834322, http://www.reisemed.at

Würzburg: Tropenmedizinische Abteilung, Missionsärztliche Klinik, Salvatorstraße 7, 97074 Würzburg, Tel. 0931/7910, http://www.uni-wuerzburg.de/missio/klinik/abteil.html

Literatur

1. Daschner F (2002) Antibiotika am Krankenbett, 11. Aufl. Springer, Berlin Heidelberg New York
2. Jakob M (2000) Normalwerte pocket: das Vademecum – kurz und findig, 3. Aufl. Börm Bruckmeier, Grünwald, S 33–94
3. Keller CK (2002) Praxis der Nephrologie. Springer, Berlin Heidelberg New York, S 56, 552 und 666–723
4. Reuter P (2001) Springer Wörterbuch Medizin. Springer, Berlin Heidelberg New York, S 978–980
5. Riegel H, Pietsch M, Mross K (2003) Vademecum Labormedizin. Springer, Berlin Heidelberg New York
6. Scriba PC, Pforte A (Hrsg) (2000) Taschenbuch der medizinisch-klinischen Diagnostik, 73. Aufl. Springer, Berlin Heidelberg New York

Sachverzeichnis

Im Sachverzeichnis sind die Medikamentengruppen aufgeführt, die einzelnen Substanzen finden sich im Medikamentenverzeichnis

A

AA-Amyloidose 549
AB0-Testung 1164
ABCD-Schema, sekundäres 296
ABC-Transporter 1710
Absence 1364, 1377, 1378
Absorption 1710
Abstoßung, Nierentransplantation 654–656
Acanthamoeba 1431
ACE-Hemmer
- akutes Koronarsyndrom 20, 27
- ältere Patienten 1752
- Angina pectoris 10
- Bartter-Syndrom 571
- chronische Herzinsuffizienz 102, 112–115
- dilatative Kardiomyopathie 38
- Dosierung 114, 116
- Herzfehler 181
- Hypertonie 5, 245, 247
- Indikationen 113
- Interaktionen 105, 115
- interstitielle Nephritis 560
- Kontraindikationen 115, 116
- Natriumüberschuss 584
- Nebenwirkungen
- Niereninsuffizienz 565, 616
- Pharmakokinetik 113
- primäre Glomerulonephritis 532

Acetylcholinrezeptor 1720
Achalasie 690–692
- evidenzbasierte Therapieempfehlungen 707
Achlorhydrie 1064
Achromobacter 1565
Acinetobacter 374, 1549, 1777
- Pneumonie 384
- Sepsis 1565
ACTHom 773
Actinomyces israelii 1560, 1777
Acylaminopenicilline 1687
Adams-Stokes-Anfall 187
Addison-Krise 156, 1006
Adenin-Phosphoribosyl-Transferase-Mangel 569
Adenokarzinom 486
- Analkanal 754
- Dünndarm 747
Adenoviren 375, 1421
Adenylatzyklase, Stimulation 1229
Aderlass
- chronische Herzinsuffizienz 106

- Hämochromatose 57, 58
- Herzfehler 181
- Polycythaemia vera 1117, 1118
- Porphyrie 936
ADH-Sekretion, inadäquate 582, 956, 957
Adipositas 912–917
- Bewegungstherapie 915
- chirurgische Therapie 916
- Definition 913
- Gewichtsreduktion 913, 914
- Klassifikation 913
- Pharmakotherapie 914
ADME-Regel 1709
Adrenalektomie 948, 949
β_2-Adrenergika, Asthma bronchiale 362, 363
adrenogenitales Syndrom 999–1001
Aeromonas hydrophila 374, 1565, 1777
Aerosol
- COPD 349
- Pneumonie 377
Afibrinogenämie 1206
Aggressionsphase 316
β_2-Agonisten, Asthmaanfall 369
Agranulozytose 1534
Aids 1655–1670
- antiretrovirale Therapie 1658–1665
- Neuropathie 1488
- opportunistische Infektionen 1666–1669
- opportunistische Tumoren 1669, 1670
- Pleuraerguss 393
- Symptomatik 1662
- Therapienebenwirkungen 1663–1665
- Therapiepause 1663
- Vollbild 1657, 1658
Akanthozytose 1070
Akinese
- Parkinson-Syndrom 1386, 1390
akinetische Krise 1393
Akrodermatitis chonica atrophicans 1557
Akromegalie 944
Aktinomykose 1560
Aktinomyzeten 1408, 1560
Akupunktur 1311
Akustikusneurinom 1336
Alagille-Syndrom 811
AL-Amyloidose 548–550
Albinismus 929
Aldosereduktasehemmer, Neuropathie 1449
Aldosteronantagonisten

- Bartter-Syndrom 571
- dilatative Kardiomyopathie 38
- Pleuraerguss 389
Algodystrophie 1284
Alkalose
- bei Azidoseausgleich 75
- metabolische 584, 596–598
- – chloridresistente 598
- – Enzephalopathie 832
- – Therapie 597, 598
- respiratorische 595
Alkaptonurie 575, 929
Alkoholabhängigkeit
- Hepatitis 798, 799
- Pankreatitis 766
- Therapie 1523
Alkoholentzugsdelir 1526
Alkoholintoxikation 1525
Alkoholkardiomyopathie 55
Alkylanzien
- Polycythaemia vera 1117, 1119
- Thymom 484
Allergenkarenz 362, 514–516
Allergie 512–526
- evidenzbasierte Therapieempfehlungen 524
- Hausstaubmilben 514
- Haustiere 515
- Hyposensibilisierung 516, 517
- Immuntherapie 516, 517
- Latex 515, 516
- Nahrungsmittel 515, 522
- Pharmakotherapie 518, 523
- Pollen 514
- Reaktionstypen 512, 513
Allergiepass 523, 745
Allergiesyndrom, orales 522
Alles-oder-Nichts-Prinzip 1730
Allodynie 1447, 1480
Alpha-Storage-Pool-Erkrankung 1227
Alport-Syndrom 567, 568
Altinsulin s. Normalinsulin
Aluminiumosteopathie 1293
Alveolarproteinose 412, 416, 431
Alveolarzellkarzinom 412
Alveolitis 411, 414
- aktive fibrosierende 418, 419
- exogen-allergische 412, 426, 427
- fibrosierende 411
Amenorrhö
- primäre 1012
- sekundäre 1012
Aminoazidurie 1457
Aminoglykosidantibiotika 1688, 1696

- Schwangerschaft 1736
- Wirkungsweise 1682
Aminopenicilline 1687
Aminosalicylate, Nebenwirkungen 730
Aminosäuren, essenzielle 853
Aminosäurestoffwechsel, Störungen 925–929
Aminosäureverlust 318
Ammoniakbildung, Kolon 834
Ammonshornsklerose 1376
Amniozentese 1733
Amöbenenzephalitis, granulomatöse 1429, 1615
Amöbenkeratitis 1616
Amöbenmeningoenzephalitis 1429, 1431, 1615
Amöbiasis
- extraintestinale 1614, 1615
- intestinale 1614
- zerebrale 1429, 1431
Amputation, Arterienverschluss 256
Amyloid, isoliertes atriales 549
Amyloidneuropathie 1455, 1458
Amyloidose 412, 1152
- dialyseassoziierte 549, 638
- Einteilung 549
- glomeruläre Beteiligung 549
- Hämostasedefekt 1216
- hereditäre, vom Transthyretintyp 574
- Myokardbeteiligung 56
- primäre 1152
Amyotrophie, diabetische 1450
Anabolika, Osteoporose 1290
Analfissur 754, 755
Analgetika
- ältere Patienten 1750
- chronische Schmerzen 1481, 1482
- Intensivtherapie 288
- Migräne 1322
- Osteoporose 1289
- Riesenzellarteriitis 267
- Schwangerschaft 1737
- topische 1489
Analgosedierung
- beatmeter Patient 304
- Gewöhnungseffekt 306
- Indikationen 302
- Intensivmedizin 301, 302
- Präparateauswahl 302, 303, 304
- wacher Patient 304
Analkarzinom 754
Analogpräparat 1724
Analrandkarzinom 754
Anämie 1063–1077
- aplastische 1079–1084

Anämie
- – Definition 1079
- – Einteilung 1080
- – evidenzbasierte Therapieempfehlungen 1087
- – isolierte 1084, 1085
- – Stammzelltransplantation 1181, 1188
- – Therapie 1080–1084
- autoimmunhämolytische 1071, 1072
- Eisenmangel 1064, 1065
- Folsäuremangel 1068, 1069
- hämolytische 1069–1075
- hyperchrome 1067–1069
- hypochrome 1064–1067
- bei malignen Erkrankungen 1076
- medikamenteninduzierte 1073, 1074
- megaloblastäre 1069
- mikroangiopathische hämolytische 1074, 1075
- bei Nierenerkrankungen 1076
- perniziöse 1067, 1068
- refraktäre 1091, 1092
- renale 609, 618, 637
- sideroblastische 1067
- Vitamin-B$_{12}$-Mangel 1068, 1069

Anastomose, portokovale 823
Ancylostoma
- brasiliense 1623
- duodenale 375, 1622

Androgene
- aplastische Anämie 1084
- erektile Dysfunktion 1034
- Hypogonadismus 1029, 1031
- Nebenwirkungen 1032
- Überdosierung 1032

Androgenmangel 1026
Androgenresistenz 1029, 1035
Androgenrezeptormangel 1030
Androgensuppression, adrenogenitales Syndrom 1000
Andropause 1034
Anfall
- fokaler 1363, 1377
- generalisierter 1363, 1364, 1377, 1388
- myoklonischer 1364, 1373, 1377
- photosensibler 1364

Angiitis 258
- isolierte des ZNS 1431, 1436

Angina
- abdominalis 746
- Ludovici 1554
- pectoris 7–15
- – Formen 7, 8
- – funktionelle 226
- – Intensivtherapie 282
- – medikamentöse Therapie 8–13
- – Mitralklappenprolaps 126
- – stabile 7
- Streptokokken 1537

Angiodysplasie 747
Angiomatose, bazilläre 1553
Angiopathie, diabetische 891
Angioplastie
- perkutane transluminale 261, 268
- primäre 21, 23

Angiosarkom 163
Angiotensin-Converting-Enzym 112
angiotensin converting enzyme inhibitors s. ACE-Hemmer
Angiotensin-Rezeptorantagonisten, Hypertonie 5
Ankylostomiasis 1431, 1622
- Lungenembolie 402

Anophelesmücke 1603
Anorchie 1030, 1057
- angeborene 1027, 1034
- erworbene 1027

Anorexia nervosa 756, 757
Antazida, Ulkuskrankheit 715
Antecollis 1396
Anthrakose 425
Anthrax s. Milzbrand
Anthrazyklinkardiomyopathie 55
Antiandrogene 1013
Antiangiogenese, myelodysplastisches Syndrom 1096
Antiarrhythmika
- Angriffsort 202
- arrhythmogene rechtsventrikuläre Kardiomyopathie 48
- Auswahl 201, 202
- hypertrophe Kardiomyopathie 46, 47
- Klassifikation 201
- Nebenwirkungen 217
- Therapiekontrolle 215
- Dauertherapie 212

Antibasalmembran-Glomerulonephritis (s. a. Goodpasture-Syndrom) 574
Antibiotika
- akute Leukämie 1103
- ältere Patienten 1752
- Anaerobierinfektion 1554
- Applikation 1684
- Auswahl 1684, 1777–1779
- bakterielle Sepsis 1562, 1564, 1565
- Bartonellose 1553
- Borreliose 1417, 1557
- Brucellose 1552
- Cholangitis 846
- Cholera 1548
- Cholezystitis 845
- Clostridieninfektion 1542
- COPD 351, 356
- Darmfehlbesiedelung 738
- Definition 1681
- Diarrhö 745
- Diphtherie 1539
- Dosierung 1684
- Endokarditis 142
- Erysipeloid 1542
- Fieber unklarer Genese 1675
- Gonorrhö 1543, 1544
- Haemophilus-influenzae-Infektion 1550
- Harnwegsinfekt 680, 681
- Helicobacter-pylori-Infektion 717
- Hirnabszess 1410
- infektiöse Arthritis 1269
- infektiöse Darmerkrankungen 741, 742
- intrathekale Applikation 1408
- Keuchhusten 1550
- Komplementsystemstörungen 574
- Legionellose 1552
- Listeriose 1542
- Lungenembolie 406
- Lymphangitis 277
- Meningitis 1406–1408, 1568
- Meningokokkeninfektion 1543
- Morbus Whipple 727, 728, 1419, 1561
- Mykobakteriose 1558
- Mykoplasmeninfektion 1418
- Neurosyphilis 1415
- Ösophagusvarize 822
- Pharmakodynamik 1682
- Pharmakotherapie 1682
- Pneumonie 378–385
- Pouchitis 735
- Q-Fieber 1573
- Resistenz 1682
- rheumatisches Fieber 1271
- Rickettsiose 1572
- Schwangerschaft 1734
- Sepsis 90
- Staphylokokkeninfektion 1534, 1535
- subdurales Empyem 1409
- Syphilis 1556
- Tetanus 1540
- Ulcus cruris 277
- Wirkungsweise 1682

anticholinerges Syndrom 1744
Anticholinergika
- Asthma bronchiale 363, 366, 368, 369
- inhalative 349
- Parkinson-Syndrom 1391

Antidementiva 1521
Antidepressiva
- Angststörung 1509
- Anpassungsstörung 1510
- chronische Schmerzen 1483
- Depression 1509
- Dysthymie 1509
- Einteilung 1523
- Fibromyalgie 1282
- Indikationen 1513
- Nebenwirkungen 1500, 1514, 1515
- neuropathische Schmerzen 1489
- Osteoporose 1289
- schizoaffektive Störung 1508
- sedierende 1499
- trizyklische 1500
- Wirkmechanismus 1513
- Zwangsstörung 1510

Antidiabetika, orale 877–879
antidiuretisches Hormon 955
Antiemetika, Migräne 1322
Antiepileptika 1364–1372
- Dosierung 1365, 1369
- Eigenschaften 1366–1368
- Nebenwirkungen 1370–1372
- parenterale 1375
- Schwindel 1336
- Überdosierung 1376

Antihistaminika
- Allergie 518
- Asthma bronchiale 365, 366
- Indikationen 1512
- Schlafstörung 1501

Antihypertensiva 244–248
Anti-IL-2-Rezeptor-Antikörper, Immunsuppression 654
Antikoagulanzien 1238–1241
- akutes Koronarsyndrom 28
- Angina pectoris 10
- Applikation 1239
- Arterienverschluss 255
- Beinvenenthrombose 273, 274
- Cor pulmonale 169
- dilatative Kardiomyopathie 38
- nach Herzklappenersatz 134
- Herzklappenfehler 124
- Lungenembolie 408
- Nebenwirkungen 1240
- nephrotisches Syndrom 534
- Schwangerschaft 1739, 1740
- Thrombozytopathie 1230
- Wirkungsmechanismus 1238, 1239

Antikoagulation
- Hämodialyse 627, 628
- Schlaganfall 1353

Antikonvulsiva
- chronische Schmerzen 1484, 1485
- neuropathische Schmerzen 1489
- Schwangerschaft 1732

Antikonzeption, hormonale 1019, 1020
Antikörper
- antimitochondriale 806
- antithrombozytäre 1227, 1231
- monoklonale, ARDS 464
- – multiples Myelom 1158
- – Thrombozytopathie 1229
- – T-Zell-Lymphom 1145

Antilymphozytenantikörper, Immunsuppression 652
Antimalariamittel 1608, 1609

- Lupus erythematodes, systemischer 1272
- rheumatische Erkrankungen 1254, 1255
Antimykotika 1643–1648
Antiöstrogene, Gynäkomastie 1037
Antioxidanzien
- COPD 352
- Neuropathie 1449
Antiphlogistika
- ältere Patienten 1750
- Bartter-Syndrom 571
- Interaktionen 105
- nichtsteroidale
- - primäre Glomerulonephritis 532
- - chronische Polyarthritis 1264
- - chronische Schmerzen 1481, 1482
- - Endangiitis obliterans 266
- - Gicht 919
- - Nebenwirkungen 1252
- - nephrotisches Syndrom 534
- - Perikarditis 158, 163
- - rheumatische Erkrankungen 1251, 1252
- - Spondylitis ankylosans 1267
- - Thyreoiditis 980
- - Ulkuskrankheit 715, 718
- Perikarditis 162
- Schwangerschaft 1732, 1737
- topische 1262
Antiphospholipidantikörper-Syndrom 1275
α_2-Antiplasmin-Mangel 1207
Antipsychotika s. Neuroleptika
Antirefluxtherapie 688, 695–698
Antispastika, multiple Sklerose 1438
Antisympathotonika, Hypertonie 248, 248
Antisynthetasesyndrom 429
Antithrombin 1173
- Endokarditis 144, 145
Antithrombinmangel 1208, 1209
Antithrombotika, neuere 1243
Antithymozytenglobulin
- aplastische Anämie 1080, 1083
- myelodysplastisches Syndrom 1096
Antituberkulotika 1632–1637
Antitussiva
- Lungenembolie 406
- Lungenfibrose 422
Antivertiginosa 1336, 1339, 1340
Antizytokine 1260
Antizytokintherapie, Sepsis 1566
Anulusraffung 130

Anurie, akutes Nierenversagen 605
Aortenaneurysma
- dissezierendes 82, 282, 283
Aorteninsuffizienz 123
- akute 133
- Dekompensation 132, 133
- Therapie 128, 129, 133
Aortenisthmusstenose 178, 179
Aortenklappenendokarditis 147
Aortenklappenstenose, angeborene 177
Aortenstenose 123, 124
- Dekompensation 132
- Therapie 129
Apolipoprotein-B-Defekt 906
- familiärer 900, 907
Apolipoprotein-C-II-Mangel 900
Apoplex s. Schlaganfall
Appendixkarzinoid 748
Applikation
- intramuskuläre 287
- intratracheale 287
- orale 1711
- rektale 287, 1711
- subkutane 287
- sublinguale 304
- transtracheale 423
Arachidonsäuremetabolismus, Inhibitoren 1228
Arcanobacterium 1565
ARDS s. Insuffizienz, respiratorische, akute
Argininanaloga 91
Arrhythmie
- absolute 19
- Herzklappenfehler 124
- Intensivtherapie 282
- Mitralklappenprolaps 125
- primäre 16
- Prophylaxe 25
- supraventrikuläre 46
- ventrikuläre 18, 46
Arterienkrankheit, entzündliche 258, 266, 267
Arterienverschluss
- akuter peripherer 255
- Amputation 256
- Rezidivprophylaxe 257
- Therapie 255–257
Arteriitis
- brachiozephale 266
- segmentalis obliterans 266
- temporalis 267, 1433, 1435
Arteriosclerosis obliterans 258
Arteriosklerose 258
- Fettstoffwechselstörungen 899
Arthritis
- floride 1270, 1271
- infektiöse 1269, 1270
- parainfektiöse 1271
- psoriatica 1266
- reaktive 1268, 1269, 1547
- rheumatoide 412, 429, 1262–1265

- - Nervensystembeteiligung 1431, 1434
- - Perikarditis 163
Arthrose 1277–1780
Arzneimittel
- Dosisanpassung bei Niereninsuffizienz 1763–1776
- Metabolismus 1711–1720, 1748
- Risikoklassifizierung 1730
- unerwünschte Nebenwirkungen 1746
Arzneimittelapplikation 287
Arzneimittelentwicklung 1722–1724
Arzneimittelinkompatilität 286
Arzneimittelinteraktionen 286
Asbestose 412, 425
Ascaris lumbricoides 375
Asherman-Syndrom 1017
Askariasis 1431, 1622
Aspergillom 439
Aspergillose 51, 1427, 1428, 1649, 1650
- invasive pulmonale 1428, 1651
- Lungenfibrose 425
Aspergillus 1427, 1643
- fumigatus 430, 1643
- Pneumonie 375, 1651
Aspirationsembolektomie 256
Aspirationspneumonie 381, 412
Assist-System, kardiogener Schock 84
Asterixis 1399
Asthma bronchiale 359–371
- Allergenkarenz 361
- allergisches 516
- chronisches, Therapie 360–367
- Einteilung 360
- Hyposensibilisierung 362
- nächtliches 361
- Pathogenese 360
- persistierendes 361
- Pharmakotherapie 362–367
- - inhalative 360
- Schwangerschaft 1738
- Stufentherapie 367
Asthmaanfall
- schwerer 361, 367–371
- Beatmung 370
- Pharmakotherapie 369
- Symptomatik 367
- Therapie 368
A-Streptokokken 1536
Aszites 768, 824–829
- Diagnostik 825
- evidenzbasierte Therapieempfehlungen 836
- hepatischer 824–829
- maligner 825
- pankreatogener 825
- Punktion 825, 828
- Therapie 826–829
- therapierefraktärer 827

AT_1-Rezeptorantagonisten
- Angina pectoris 11
- chronische Herzinsuffizienz 114–116
- dilatative Kardiomyopathie 38
- Niereninsuffizienz 565
AT_1-Rezeptorenblocker 245, 247
Ataxie 1343
- familiäre episodische 1343, 1344
Atelektase, respiratorische Insuffizienz 461
Atemanaleptika 476
Ateminsuffizienz s. Insuffizienz, respiratorische
Atemspende 292
- Mund-zu-Mund-Beatmung 293
- Mund-zu-Nase-Beatmung 293
- Mund-zu-Tacheostoma-Beatmung 293
- Technik 293
Atemstillstand, Feststellung 292
Atemtherapie 1307
- Lungenfibrose 421
Atemwege, Freimachen 293
Atemwegsdruck, nasaler kontinuierlich positiver 505, 506
Atemwegsüberdruckbeatmung 1382
Atemzugvolumen 452
Atmungsstörungen 501–510
- s.a. Hypoventilation
- s.a. Schlafapnoe
atrialer natriuretischer Faktor 994
Aufmerksamkeitsstörung, Intensivstation 305
Augensarkoidose 439
Autoimmuncholangitis 809, 810
Autoimmunerkrankungen, Stammzelltransplantation 1181
Autoimmunhepatitis 794, 801, 802
Autoimmunpankreatitis 763
Autoimmunthyreoiditis 962, 979, 980
Autoimmunzytopenie 1086
AV-Block III° 190, 282
AV-Knoten-Reentry-Tachykardie
- evidenzbasierte Therapieempfehlungen 221
- Therapie 203
Azidose
- akutes Nierenversagen 600
- distal-tubuläre 596
- Korrektur 75
- metabolische 595, 619
- - akute 595
- - akutes Nierenversagen 607
- - chronische 596

Azidose
- – Hypokaliämie 585, 586
- – interstitielle Nephritis 560
- – proximale renal tubuläre 570
- – renal tubuläre 584, 1292
- – respiratorische 594
- – schwere 282

Azotämie
- akutes Nierenversagen 608
- Enzephalopathie 832

B

Babesiose 1609
Bacillus
- anthracis 1540, 1777
- cereus 744
- fragilis 1685, 1701, 1777
- melaninogenicus 1685
- Hirnabszess 1409
- Pneumonie 374

Bakteriämie
- chronisch intermittierende 548
- Definition 1561
- Endokarditis 148

Bakteriostase 1681
Bakteriurie, asymptomatische 673
Bakterizidie 1681
Balantidiasis 1616
Ballaststoffe 853
Ballismus 1400
Ballonangioplastie, Aortenisthmusstenose 178
Ballondilatation, koronare, KHK 13, 14
Ballonkompression, Ösophagusvarize 821
Ballonpulsation, intraortale 49
Ballonvalvulotomie, perkutane 126
Bandwurm 1627
Bannwarth-Syndrom 1417, 1488, 1557
Barbiturate
- Intensivtherapie 313
- Schlafstörung 1499

Barotrauma, PEEP-Beatmung 69
Barrett-Ösophagus 700–703, 707
Bartonella
- henselae 1552
- quintana 1553

Bartonellose 1552, 1553
Bartter-Syndrom 571, 584
Basalmembranantikörper 557
Basalmembranerkrankung 567
Basenbedarf, Berechnung 595
Basilarismigräne 1343
Basiskalorienbedarf 317
Beatmung (s.a. Atemspende)
- akute Mitralinsuffizienz 132
- Aortenstenose 132

- ARDS 470, 471
- druckkontrollierte 448, 449, 453
- Entwöhnung 323
- invasive 354, 356, 448–456
- – Asthmaanfall 370
- – Lungenfibrose 424
- – respiratorische Insuffizienz 444
- kontrollierte 132
- – akute Pankreatitis 764
- künstliche 295
- – respiratorische Insuffizienz 288
- maschinelle, Intensivtherapie 323
- – Lungenödem 69
- – respiratorische Insuffizienz 444
- mechanische, Schock 74, 85
- nichtinvasive 323, 353, 356
- – Asthmaanfall 368, 370
- – Hypoventilation 507, 508
- – respiratorische Insuffizienz 444–448
- – Schlafapnoe 507
- – Pneumonie 354
- – respiratorische Insuffizienz 353
- – Sepsis 1562
- volumenkontrollierte 448, 449
- Weaning 455, 456

Beckenbodentraining 1303
Begleitanämie 1076, 1077
Behçet-Syndrom 1276
- ZNS-Beteiligung 1436

Beinvenenthrombose, tiefe 273
- Inzidenz 403

Belastungsinsuffizienz 98
Belastungsischämietest 16
Belastungsreaktion, akute 1526
Bence-Jones-Plasmozytom 548
Benzodiazepine
- Epilepsie 1366
- Indikationen 1511
- Intensivtherapie 309, 310
- Intoxikation 1525
- Rezeptordesensibilisierung 285, 286
- Schlafstörung 1498, 1499, 1510

Benzodiazepinrezeptoragonisten 1497
Benzodiazepinrezeptorantagonisten, hepatisches Koma 835
Bernard-Soulier-Syndrom 1224, 1225
Berylliose 412, 426
Besenreiservarize 275
Bestrahlung s. Strahlentherapie
Bewegungslehre, funktionelle nach Klein-Vogelbach 1307
Bewegungstherapie
- Adipositas 915
- Alveolitis 421

Bewusstlosigkeit
- Feststellung 292
- Lagerung 293

Bewusstseinstrübung, Intensivtherapie 282
Bicarbonatleck 560
Bienengiftallergie 516, 523
Biguanide, Diabetes mellitus 877
Bilharziose 1431, 1626
Bindegewebsmassage 1309
Bioäquivalenz 1718
Bioprothese, kardiale 135
Biostatistik 1724
Bioverfügbarkeit 1718
BiPAP-System 444–446, 448, 453–455
- Lungenödem 68

BIPom 772
Bisphosphonate
- chronische Hyperkalzämie 59
- Hodentumoren 104
- multiples Myelom 116
- Osteoporose 129
- primärer Hyperparathyreoidismus 984

Bizytopenie 1075
Blasenbilharziose 1626
Blasenmole, Hyperthyreose 969
Blasenverweilkatheter, Infektion 679
Blastenkrise 1110, 1115
Blastenvermehrung 1091, 1092
Blastomykose 1426, 1653
Blastozystose 1615
Bleiintoxikation 931
Blickparese, progressive supranukleäre 1386, 1397, 1398
Blitzschlag, Intensivtherapie 282
Block, bisfaszikulärer 190, 195
24-h-Blutdruckmessung 239, 249
Blutdruckselbstmessung 239, 249
Blutgasanalyse, intermittierende arterielle 322
Blutkonserve 1166
Blutprodukte
- Anforderungen 1164
- Bestrahlung 1173
- Nebenwirkungen 77
- Schock 77
- Übersicht 1172, 1173
- Waschen 1171

Blutstammzelltransplantation (s. a. Stammzelltransplantation) 1179–1191
- allogene 1182
- autologe 1182, 1186, 1187
- chronische myeloische Leukämie 1114
- follikuläres Lymphom 1140
- Immunsuppression 1182
- Indikationen 1181
- Komplikationen 1185, 1186

- periphere 1097, 1187
- Stammzellentnahme 1183

Bluttransfusion 1170, 1171
- AB-inkompatible 1174
- Ablaufschema 1165
- Dokumentation 1165
- Durchführung 1164, 1165
- Infektionen 1176

Blutung
- dysfunktionelle 1015
- intrazerebrale 1356
- mittzyklische 1016
- prämenstruelle 1016

Blutungsstörungen, ovariell bedingte 1015
Blutungszeit, pathologische 1224
Blutzuckerbestimmung 862, 863, 869
Body Mass Index 855, 913
BOOP-Syndrom 412, 413, 433
Borderline-Lepra 1559
Bordetella pertussis 1550
Borrelia
- burgdorferi 1416, 1557, 1777
- duttonii 1557
- recurrentis 1557

Borreliose 1270, 1416, 1417, 1557
- Enzephalomyelitis 1417
- Myokarditis 51
- Perikarditis 160
- Schwindel 1339

Botulinustoxin 1541
- Achalasie 691, 692
- Dysphagie 688

Botulismus 1541
B-Prolymphozytenleukämie 1135
Brachytherapie, Ösophaguskarzinom 705
Bradyarrhythmia absoluta 187
Bradyarrhythmie, Vorhofflimmern 189
Bradykardie 18, 25, 184–197
- Ätiologie 185
- Diagnostik 185
- Elektrostimulation 188
- evidenzbasierte Therapieempfehlungen 195, 196
- Herzinsuffizienz 188
- nach Herzoperation 191
- Herztransplantation 196
- kardiogener Schock 82
- medikamentöse Therapie 185
- Synkope 188

Bradykardie-Tachykardie-Syndrom 109, 110, 188, 193
Bradykinese, Parkinson-Syndrom 1386
Bradyphrenie 1386
Breitbandantibiotika, Lymphangitis 277
Brenner-Tumor 1022
Brittle-Diabetes 881

A–C

Bronchialkarzinom s. Lungenkarzinom
Bronchialobstruktion 422
Bronchiektase 423
- sekundäre 439
Bronchiolitis
- obliterans 412
- - GvHD 1186
- respiratorische 413
Bronchitis
- Aspergillus 1651
- bakterielle 422, 423
- obstruktive (s. a. Lungenerkrankung, chronisch-obstruktive) 346
bronchoalveoläre Lavage 415, 416
Bronchodilatatoren 348–350, 356
- Pneumonie 377
Bronchospastik, Therapie 93
Brucella
- abortus 1552
- melitensis 1552
- suis 1552
Brucellose 1552
Brugia
- malayi 1624
- timor 1624
Brugiasis 1624
Brushit 668
B-Streptokokken 1537, 1568
Budd-Chiari-Syndrom 794
Buerger-Syndrom 258, 265
Bulimie 756, 757
Bullektomie, Lungenemphysem 352
Burkholderia
- cepacia 1549, 1777
- pseudomallei 1549
Burkitt-Lymphom 1135, 1143
Bursitis, infektiöse 1270
Bypass
- kardiopulmonaler 288
- peripherer 266
- KHK 14, 15
B-Zell-Lymphom 1136–1144
- diffuses großzelliges 1141
- mediastinales großzelliges 1143
B-Zell-Neoplasie 1135

C

Cajal-Zelle 747
Calciumantagonisten
- Achalasie 690
- akutes Koronarsyndrom 19, 20, 28
- Angina pectoris 12
- Hypermotilität 689
- Hypertonie 247, 248
- hypertrophe Kardiomyopathie 45
- Raynaud-Phänomen 269
Calciumhaushalt, Störungen 589, 590
Calciummangel s. Hypokalzämie
Calciumoxalatstein 668, 670
Calciumphosphatstein 668, 670
Calciumüberschuss s. Hyperkalzämie
Calymmatobacterium granulomatis 1553
Campylobacter 1547
- coli 1547
- fetus 1547
- jejuni 742, 1547, 1701
Canalolithiasis 1337
Candida
- albicans 1426, 1427, 1643
- tropicalis 1643, 1648
Candidameningitis 1428
Candidamykose 1427, 1428, 1643, 1648, 1649
Candidaösophagitis 693, 707, 1649, 1669
- HIV-Infektion 1669
Candidapneumonie 375, 385
Candidaurethritis 674
Capillariasis 1621
Capnocytophaga canimorsus 1565
Carboanhydrasehemmer, metabolische Alkalose 598
Cardioverter-Defibrillator 47, 215, 219
Carnitinmangel 1463
Carnitinpalmitoyltransferase-mangel 1463
Carrión-Krankheit 1553
Cavafilter 409
Cavaschirm 273
CD4-Lymphozyten 1656, 1657, 1659
CEAP-Klassifikation 275
Cephalosporine 1687, 1692–1694
Chagas-Krankheit 1431, 1613
Chagas-Myokarditis 51
Chagom 1613
Chédiak-Higashi-Syndrom 1227
- Stammzelltransplantation 1181
Chelatbildner
- Hämochromatose 812
- Morbus Wilson 815
- myelodysplastisches Syndrom 1095
- Thalassämie 1066
Chemoembolisation, hepatische 775
Chemotherapie
- akute lymphatische Leukämie 1106
- akute myeloische Leukämie 1103–1105
- Analkarzinom 754
- antibakterielle 1680–1703
- B-Zell-Lymphom 1142, 1143
- chronische lymphatische Leukämie 1137, 1138
- chronische myeloische Leukämie 1113, 1114
- follikuläres Lymphom 1140
- Hodentumoren 1044
- Hodgkin-Lymphom 1126–1138
- Insulinom 770
- intrathekale 1106
- kolorektales Karzinom 753
- Lungenkarzinom 487–497
- multiples Myelom 1154–1158
- myelodysplastisches Syndrom 1096, 1097
- Nebennierenrindenkarzinom 999
- Nicht-Seminom 1042–1044
- Ösophaguskarzinom 704
- Ovarialkarzinom 1022, 1023
- Pankreaskarzinom 769
- pankreatischer neuroendokriner Tumor 774
- Phäochromozytom 1002
- Pleuratumor 497
- Seminom 1041
- Thymom 484
Cheyne-Stokes-Atmung 507, 510
Chiclero-Ulkus 1609
Child-Pugh-Klassifikation 818
Chimärismus 1180
Chinolone 1700
Chlamydia
- pneumoniae 1577, 1580
- psittaci 1578, 1580
- trachomatis 675, 1577–1579, 1685, 1697, 1701
Chlamydien 1418, 1577–1579
- Antibiotika 1777
- Enzephalitis 1418
- Epididymitis 1578
- Guillain-Barré-Syndrom 1418
- Hirnnervenparese 1418
- hirnorganisches Psychosyndrom 1418
- Meningitis 1418
- Perikarditis 160
- Pneumonie 375, 382
- Proktitis 1578
- Proktokolitis 1578
- Urethritis 674, 1578
- Zerebellitis 1418
- Zoonose 1578
Chloramphenicol 1699
Cholangitis 845–847
- akute obstruktive 846
- akute Pankreatitis 765
- aufsteigende 768
- autoimmun sklerosierende 810
- autoimmune 809
- chronische 806
- primär sklerosierende 733, 809, 810
- rezidivierende 847
Choledocholithiasis 842, 843, 847
Choledochusrevision 843
Cholelithiasis 840–843
Cholera 743, 1548
Cholestase
- benigne rekurrierende intrahepatische 811
- progressive familiäre intrahepatische 811
Cholesterin
- Anteil in der Nahrung 852
- extrakorporale Elimination 906
Cholesterinperikarditis 156
Cholezystektomie 840, 841
- Kugelzellanämie 1069
- laparoskopische 841, 842, 843
- offene 841, 843
Cholezystitis 844, 845, 847
- akalkulöse 325–327
Cholezystolithiasis 840, 841, 847
Chondrokalzinose 1281
Chorea 1399
- Dopamimetika-induzierte 1393
- Huntington 1399
- Therapie 1399, 1400
Chorionkarzinom, Hyperthyreose 969
Chorioretinitis 1424
Chromosomenanomalien, Leukämie 1100
Churg-Strauss-Syndrom 412, 545, 551, 1433, 1435
Chylomikronämiesyndrom, familiäres 909
Chylothorax 389, 394
CiPAP-Therapie, Atmungsstörungen 506
Claudicatio intermittens 259, 260
Clearance, hepatische 1749
Climacterium virile 1034
Clonorchiasis 1626, 1627
Clostridien 1540, 1541, 1685
- Gastroenteritis 1542
- Zellulitis 1541
Clostridium
- botulinum 1541
- difficile 1777
- histolyticum 1541
- novyi 1541
- perfringens 744, 1541
- septicum 1541
- tetani 1540
Clusterkopfschmerz 1318, 1325, 1326
- chronischer 1326
- episodischer 1325
- Prophylaxe 1325
Coccidioides 1426
- immitis 375
Cockroft-Formel 533
Cogan-Syndrom 1339, 1436
Colitis ulcerosa 320, 733, 734, 758
- chronisch-aktive 734

Colitis ulcerosa
- fulminante 734
COMT-Hemmer, Parkinson-Syndrom 1390, 1393
Consensus-Bildung 1726
Continous-Flow-System 445
COPD s. Lungenerkrankung, chronisch-obstruktive
Cor pulmonale
- Ätiologie 167
Cor pulmonale
- chirurgische Therapie 171
- chronisches 166–173
- Definition 167
- dekompensiertes 168, 173
- Diagnostik 168
- Hypervolämie 85
- kompensiertes 173
- Lungenfibrose 423
- Pathogenese 167
- Symptomatik 168
- Therapie 105, 168–173
Corpus-luteum-Zyste 1020
Corticosteroide
- adrenogenitales Syndrom 1000
- alkoholische Hepatitis 799
- Allergie 518
- Alveolitis 418, 419
- anaphylaktischer Schock 93
- Äquivalenzdosis 1780
- ARDS 465
- Arthrose 1279
- Asthma bronchiale 361, 366, 368, 369, 1738
- Autoimmunhepatitis 801
- chronische Polyarthritis 1264
- chronische Schmerzen 1485
- COPD 351, 356
- Dermatomyositis 1467
- Endokarditis 144, 145
- Gicht 920
- Hyperkalzämie 591
- Hyperpandrogenämie 1012
- intraartikuläre 1261, 1279
- Lungenfibrose 429
- Lupus erythematodes, systemischer 1272
- Lupusnephritis 543
- Meningitis 1409
- multiple Sklerose 1438
- Myokarditis 54
- Myopathie 1465
- Nebennierenrinsuffizienz 952
- Nebennierenrindeninsuffizienz 1006
- Nebenwirkungen 730
- Neuritis 1339
- Neuropathie 1454
- Neurosarkoidose 1455
- Neurotuberkulose 1414
- Panhypopituitarismus 1054
- Perikarditis 162
- Polyarteriitis nodosa 1275
- Polymyalgia rheumatica 1276
- primäre Glomerulonephritis 535

- relative Potenz 1780
- rheumatische Erkrankungen 151, 1253, 1254, 1261
- rheumatisches Fieber 151
- Riesenzellarteriitis 267
- Sarkoidose 436, 437
- septischer Schock 92
- Spondylitis ankylosans 1267
- Sprue 727
- Still-Syndrom 1266
- Takayasu-Krankheit 267
- thrombotisch-thrombozytopenische Purpura 1075
Corynebacterium
- diphtheriae 1539, 1777
- jeikeium 1777
COX-2-Hemmer, primäre Glomerulonephritis 532
Coxiella burnetii 1572, 1777
Coxsackie-Viren
- Enzephalitis 1421
- Pneumonie 375
CPAP-Beatmung 448
- Lungenödem 68
- Schlafapnoe 507, 947, 1382
Creutzfeld-Jakob-Erkrankung 1425, 1426
Crigler-Najjar-Syndrom 811
Critical-Illness-Neuropathie 1457
Cryptococcus neoformans 375, 385, 1426
Cumarin
- Thrombose 273
- Intoxikation 1214
- Nekrose 1240
Cupulolithiasis 1337
Cushing-Syndrom s. Morbus Cushing
Cyclopyrrolone, Schlafstörung 1497
Cyclospora cayetanensis 1620
Cyclosporiasis 1620
Cysteinstein 668, 669
Cystinose 572
Cystinurie 570
Cytochrom P3A4 6
Cytochrom P450 1713–1715
C-Zell-Karzinom 977

D

Darmbilharziose 1626
Darmegel 1627
Darmerkrankungen 724–758
- chronisch-entzündliche 730–736
- evidenzbasierte Therapieempfehlungen 757, 758
- infektiöse 741–744
Darmtuberkulose 743
DDAVP-Therapie 1203
- Hämophilie 1200

- myeoloproliferative Erkrankungen 1232
Decarboxylasehemmer, Parkinson-Syndrom 1388
Defibrillation 295
Dehydratation 580, 581
Dehydratationssyndrom 889
Dekompression
- mikrovaskuläre, Trigeminusneuralgie 1331
- neurovaskuläre, Schwindel 1336
Dekontamination
- digestive 335, 473
- oropharyngeale 473
Dekubitusprophylaxe 1298, 1299
Delirium, Diagnose 305, 306
Deltahepatitis s. Hepatitis D
Delta-Storage-Pool-Erkrankung 1227
Demand-Flow-System 445, 446
Demenz, Lewy-Körper-Typ 1386, 1398
Dent-Erkrankung 570
Depression, Parkinson-Syndrom 1394
Dermatitis
- exfoliativa, staphylogene 1536
- herpetiformis Duhring 727
Dermatomyositis 429, 1273, 1466, 1467
Dermatomyositis
- evidenzbasierte Therapieempfehlungen 1470
Dermoidzyste, Ovar 1021
Detrusorhyperreflexie 1395, 1396
Dextrane, Schock 78
Diabetes insipidus 581, 955, 956, 1054
Diabetes mellitus 858–896
- chemikalieninduzierter 860
- Diagnostik 862–864
- Ernährung 866–869, 874, 876, 882
- evidenzbasierte Therapieempfehlungen 894, 895
- Fettstoffwechselstörungen 893
- Funktionsdiagnostik 863
- genetische Defekte 859, 881
- Hypertonie 250
- Immundiagnostik 863
- Insulintherapie 869–877
- KHK 6
- Klassifikation 859
- Komplikationen 886–891
- körperliche Aktivität 869
- lipatrophischer 859
- medikamenteninduzierter 860
- Myokardiopathie 56
- Pankreaserkrankungen 884
- Patientenschulung 869
- Schwangerschaft 884

- Stoffwechselkontrolle 865, 869, 875
- Therapie 864–885
- Typ 1 859, 860, 862, 865, 880
- Typ 2 859, 860, 862, 865, 868, 881–884
- Vorgehen bei Operation 885, 886
Dialyse (s.a. Hämodialyse)
- akutes Nierenversagen 609, 610
- Indikationen 609, 621, 622, 634, 635
- kontinuierliche, akutes Nierenversagen 610
- Langzeitkomplikationen 638
- Mortalität 638
- Verfahren 609, 610
Dialysekopfschmerz 1320
Dialysepflichtigkeit 616
Diamond-Blackfan-Syndrom, Stammzelltransplantation 1181
Diarrhö
- antibiotikaassoziierte 744, 745
- diabetische 1449
- infektiöse 742, 744
- Pharmakotherapie 742
Diathermie 1310, 1311
Dickdarmerkrankungen 736–741
Dientamöbiasis 1615
Digitalisglykoside (s.a. Herzglykoside)
- Lungenödem 70
Digitalisintoxikation 111, 112
Digoxinantikörper 111
Dihydroxyadenin 923
Diphosphoglyzeratmutasemangel 1070
Diphtherie 1539
Diphyllobothriasis 1627
Diplokokken 1543
Diskriminationsfaktor 799
Distresssyndrom, respiratorisches 458
Distribution 1711
Diurese
- akute 67
- forcierte, hyperkalzämische Krise 591
- Lungenödem 65
Diuretika
- ältere Patienten 1751
- Aszites 826, 827
- chronische Herzinsuffizienz 102–104
- dilatative Kardiomyopathie 38
- Herzklappenfehler 126
- Hypertonie 245, 247
- Indikationen 105
- Intensivtherapie 289
- kaliumsparende 585
- Natriumüberschuss 584
- Nebenwirkungen 104, 827

- nephrotisches Syndrom 533
- primäre Glomerulonephritis 532
- Resistenz 106
- Schock 76
Diversionskolitis 738
Divertikel, epiphrenischer 687
Divertikulitis 736, 737
Divertikulose 736, 737
Donovanosis 1553, 1554
Door-stop-Phänomen 414
Dopaminagonisten
- Akromegalie 946
- Hyperprolaktinämie 949
- Parkinson-Syndrom 1388, 1389
Doppeltransplantation, multiples Myelom 1156
Dosis-Wirkungs-Kurve 1720
Doss-Porphyrie 931
Draconthiasis 1625
Dracunculiasis 1625
Dressler-Syndrom 163, 393
Drogenentzugssyndrom 1524
Drug monitoring 287
Dubin-Johnson-Syndrom 812
Ductus Botalli 175, 178
Duktusverschluss, interventioneller 178
Dumping-Syndrom 711, 713
Dünndarmdivertikel 730
Dünndarmerkrankungen 725–730
Dünndarmkarzinoid 748
Dünndarmtransplantation 729
Dünndarmtumoren 747–754
Dünne-Basalmembran-Krankheit 567
Duodenaldivertikel 730
Durchblutungsschmerz, peripherer arterieller 1299, 1301
Durchblutungsstörungen
- akute 255–257
- chronische 257–264
- funktionelle 267–269
- Klassifikation 257, 258
- periphere arterielle 254–269
- zerebrale 1247–1360
Durchgangssyndrom 306
Durchschlafstörung 1494, 1495
Durstzentrum, Störung 956
Dysarthrie 688
Dysarthrophonie, paroxysmale 1343
Dysbetalipoproteinämie 900
- familiäre 907
Dyschronie, postcibale 721
Dysenterie 1546
Dysfibrinogenämie 1206, 1209
Dysfunktion
- autonome 330
- erektile 1029, 1034
Dyskinesie, Dopamimetika-induzierte 1393
Dyspepsie, funktionelle 711, 719, 720

Dysphagie, oropharyngeale 687
Dysplasie, arrhythmogene rechtsventrikuläre 37
Dyspnoe
- akute, Differenzialdiagnose 64
- kardiogenes Lungenödem 62–70
Dysregulation, orthostatische 1449
- Parkinson-Syndrom 1395
Dystonie 1400
- Dopamimetika-induzierte 1393
- genetisch bedingte 1400
- symptomatische 1400
- Therapie 1400
Dystrophia myotonica 55, 1470

E

Echinococcus
- alveolaris 819, 1429
- granulosus 375
Echinokokken 1429
Echinokokkose 1431, 1628, 1629
- alveoläre 1629
- zystische 1628
Echokardiographie, transösophageale 145
ECHO-Viren 1421
- Pneumonie 375
EHEC, Enterokolitis 1546
Ehlers-Danlos-Syndrom 1227
Ehrlichiose 1574
Eierstockerkrankungen 1010–1024
Eikenella corrodens 374, 1565, 1777
Einschlafstörung 1494, 1495
Einschlusskörperchenmyositis 1466, 1467
Eisenmangel, innerer 1076
Eisenmangelanämie 1064, 1065
Eisenoxidlunge 426
Eisensubstitution, Anämie 1065
Eisentherapie, Schwangerschaftsanämie 1076
Eiweiß s. Protein
Eiweißbedarf 318
Eiweißersatzprodukte, phenylalaninfreie 927
Eiweißverlustsyndrom, enterales 729
Ejakulation, retrograde 1030, 1034
Elektrolythaushalt, akutes Nierenversagen 605–607
Elektrolytlösungen, Schock 78
Elektrostimulation, rückenmarknahe, pAVK 262
Elimination 1711–1720
- renale 1749

Eliminationsdiät 745
Elliptozytose 1070
Embolektomie, chirugische 407
Embolie
- Arterienverschluss 255, 256
- kardiogene 1353
Emotionssynkope 232, 234
Empty-Sella-Syndrom 958
Empyem, subdurales 1409, 1410
Endangiitis obliterans 258, 265, 266
Endokardfibroelastose 151, 152
Endokarditis 137–152
- Ätiologie 138
- bakterielle, Prophylaxe 53
- – Therapie 82
- Definition 138
- Diagnostik 139, 140
- infektiöse 138, 139
- – chirurgische Therapie 145
- – Erreger 139
- – medikamentöse Therapie 140–145
- – Pilze 144
- Karzinoidsyndrom 152
- Lokalisation 138
- Pathogenese 138
- rheumatische 149, 150
- Therapie 140–147
Endokarditisprophylaxe 125, 126, 148, 149
- Herzfehler 181
Endometriosezyste 1020
Endometritis 1554
- Gonorrhö 1543
Endomyokardfibrose 54, 152
Endophthalmitis 1623
- Aspergillus 1651
Endothelrezeptorantagonisten, pulmonalarterielle Hypertonie 176
Endotoxin 87
Energieverbrauch 852
Engpasssyndrom 1488
Enolase, neuronenspezifische 487
Entamöbiasis 1613, 1614
Entamoeba histolytica 1409, 1429, 1613
Enteritis
- Escherichia coli 1546
- necroticans 744
Enterobacter cloacae 1685
Enterobakterien 1545
- Meningitis 1405, 1568
- opportunistische 1544
- Pneumonie 384
- Sepsis 1562
Enterobiasis 1621
- vermicularis 1621
Enterococcus
- faecalis 141, 1777
- faecium 143, 1538, 1777
Enterokokken 1538
- Antibiotika 1685
- Endokarditis 141
Enterokolitis, EHEC 1546

Enteropathie
- exsudative 729
- glutensensitive 726, 727
Enterotoxin 744
Enteroviren 375
Entlastungstrepanation, Hirnödem 1352
Entstauungstherapie, komplexe physikalische 278
Entwicklungsverzögerung, konstitutionelle 1057, 1058
Entwöhnungsphase, Intensivtherapie 306
Entzündungssyndrom, systemisches 88, 1561
Enzephalitis
- chronisch-rekurrierende 1412
- Herpes simplex 1423, 1592
- japanische, Impfung 1584
- Rabiesvirus 1422
- virale 1423–1425
- Zytomegalievirus 1594
Enzephalomyelitis, akute demyelinisierende 1441
Enzephalopathie
- akutes Leberversagen 795
- chronisch vaskuläre 1387
- hepatische 831–835
- portosystemische 822, 831–835
- septische 329, 330
- spongiforme 1425, 1426
- subkortikale arteriosklerotische 1387
Eosinophiliesyndrom, tropisches 1624
Epilepsie 1362–1379
- Akuttherapie 1373
- chirurgische Therapie 1376
- chronische 1363
- evidenzbasierte Therapieempfehlungen 1377
- fokale 1364
- pharmakoresistente 1364
- Pharmakotherapie 1364–1372
- vestibuläre 1343
- Vorgehen bei Operationen 1375
Epispadie 1029
Epstein-Barr-Virus 1421, 1594
- Pneumonie 375
Epstein-Fechtner-Syndrom 568
erektile Dysfunktion 1029, 1034
Ergotherapie 1297, 1311
Ergotismus 268
Erhaltungsbedarf 852
Erhaltungsdosis 1718
Ernährung 851–857
- Adipositas 856
- Diabetes mellitus 866–869, 874, 876, 882
- enterale 319
- – akute Pankreatitis 764
- – Indikationen 319

Ernährung
- – Kontraindikationen 320
- – Fettstoffwechselstörungen 903
- – Gicht 920, 921
- – künstliche 316–321
- – – evidenzbasierte 337
- – – Fette 319
- – – Indikationen 316
- – – Kohlenhydrate 318
- – – Kontrolle 321
- – – Nahrungszusammensetzung 317
- – – Proteine 318
- – – Spurenelemente 319
- – – Vitamine 319
- – – Ziel 317
- – parenterale 320, 321
- – – akute Pankreatitis 764
- – – partielle 320
- – – totale 320, 608
- – präventive 855
- – vollwertige 854, 855
Ernährungsanamnese 855
Ernährungsbedarf, Feststellung 316, 317, 853
Ernährungsempfehlungen 854, 854
- – Hypercholesterinämie 904, 905
Ernährungstherapie, Lungenfibrose 422
Ernährungszustand 855
- – Bestimmung 316
Erregungszustand 1524, 1526
Erysipel 277
Erysipeloid 1542, 1543
Erythema
- – migrans 51
- – nodosum 436
Erythrozyten
- – Bartonellenbefall 1074
- – Formanomalien 1069, 1070
Erythrozytenenzymdefekte 1070, 1071
Erythrozytenkonzentrat, Transplantation 1164
Erythrozytensubstitution, Schock 77
Erythrozytentransfusion 1165–1167
- – Anämie 1072
- – Geschwindigkeit 1167
- – Kälteagglutininkrankheit 1073
- – myelodysplastisches Syndrom 1095
- – Nebenwirkungen 1167
- – Thalassämie 1066
- – Thrombozytopathie 1226
Escape-Phänomen 38
Escherichia coli 1544, 1546
- – Antibiotika 1685, 1777
- – Enteritis 1546
- – enteroaggregative 1546
- – enterohämorrhagische 1546
- – enteroinvasive 1546

- – enteropathogene 1546
- – Meningitis 1407
- – Pneumonie 374, 379
- – Sepsis 1562
Esmarch-Prothese, Atmungsstörungen 506
ETEC-Diarrhö 1546
Ewing-Sarkom, Stammzelltransplantation 1182
Exanthem, allergisches 521
Extrasystolie
- – supraventrikuläre 211
- – ventrikuläre 211, 213

F

Faktor, atrialer natriuretischer 994
Faktor-II-Mangel 1207
Faktor-V-Mangel 1206
Faktor-VII-Konzentrat 1172
Faktor-VIII-Konzenrat 1172
Faktor-IX-Konzentrat 1172
Faktor-X-Mangel 1207
Faktor-XI-Mangel 1207
Faktor-XII-Mangel 1207
Faktor-XIII-Mangel 1207
Faktor-XIII-Konzentrat 1172
Fallbericht 1725
Fall-Kontroll-Studie 1725
Fallot-Tetralogie 175, 181
Falvobacterium meningosepticum 1777
Fanconi-Anämie, Stammzelltransplantation 1181
Fascioliasis 1626
Fasziitis, eosinophile 1282
Faustschlag, präkordialer 293, 294
Favismus 1070
α-Fehler 1724
β-Fehler 1724
Felsengebirgsfieber 1571
Felty-Syndrom 1265
Feminisierung, testikuläre 1029, 1035
α-Fetoprotein 1733
Fett, als Energieträger 852
Fettbedarf 319
Fettleber 797, 798
Fettsäuren
- – essenzielle 852
- – gesättigte 903
Fettstoffwechselstörungen 6, 898–910
- – Arteriosklerose 899
- – Diabetes mellitus 893
- – Diagnostik 901
- – Ernährung 903
- – Klassifikation 899
- – Pathogenese 899
- – Pharmakotherapie 904, 905
- – Therapie 902–910
Fettsucht s. Adipositas

Fiberbronchoskopie 416
Fibrate
- – Hypercholesterinämie 905
- – Hypertriglyzerdämie 909
Fibrinkleber 1173
Fibrinolyse
- – intrapleurale 395
- – Thrombose 275
Fibrinolysetherapie, hämolytisch-urämisches Syndrom 1075
Fibrinolytika, Thrombozytopathie 1230
Fibromyalgie 1282
- – physikalische Therapie 1303
Fibrosarkom 163
Fibrose
- – ausgebrannte 421
- – zystische, Hepatopathie 811
Fieber
- – familiäres mediterranes 574
- – Infektionskrankheiten 1531
- – rheumatisches 50, 52, 1271, 1536
- – – Prophylaxe 53, 151
- – – Therapie 52, 151
- – unklare Genese 1675
Filariasis 1431
Filariose 1624
Filtrationsrate, glomeruläre 533
- – Berechnung 614
Fingerpolyarthrose 1279
First-Pass-Metabolismus, enteraler 1710
Fissurektomie, Analfissur 755
Fistel, bronchopleurale 396
Fleckfieber 1571
Flimmerskotom 1321
Fluoride, Osteoporose 1289
Follikelzyste 1020
Folsäuremangelanämie 1068, 1069
Fontaine-Stadien 258
Foramen ovale, persistierendes 179
Formuladiät, Kurzdarmsyndrom 729
Frambösie 1556
Francisella tularensis 1551, 1777
Fremdkörpersepsis 1562
Friedewald-Formel 901
Friedreich-Ataxie, Myokardbeteiligung 55
Frischplasma, gefrorenes 1170
Frischplasmakonzentrat, Transplantation 1164
Frischplasmatransfusion 1170, 1171
Fruchttod, intrauteriner, Lungenembolie 402
Fructose 318
Frühdumping-Syndrom 711, 713
Frühdyskinesie 1400
Frühhydrozephalus 1359
Frühsynovektomie, arthroskopische 1265

Frühsyphilis 1555
FSH-Mangel 1027
FSME-Impfung 1583
FSME-Virus 1421
Fungämie, katheterassoziierte 335
Funktionsdiagnostik, pulmonale 168
Funktionsstörungen, glomeruläre 285
Fusarium 1643, 1650
Fusionsinhibitoren 1660
Fußsyndrom, diabetisches 893, 1448

G

Gallenblasenpunktion, perkutane transhepatische 327
Gallengangobstruktion 768
Gallengangsstenose 847
Gallenkolik 843, 844
Gallensäureverlustsyndrom 728
Gallensteinleiden s. Cholelithiasis
Gamma-Neutronenaktivierung 318
Gammopathie
- – monoklonale 548, 1148–1160
- – Diagnostik 1152, 1153
- – Differenzialdiagnose 1152
- – Thrombozytopathie 1233
- – unbestimmter Signifikanz 1150
Gangschulung 1307
Gardnerella vaginalis 1565, 1777
Gasbrand 1466, 1541
Gastrinom 771
Gastritis 711
- – atrophische 717, 718
Gastroenterokolitis 743
- – eosinophile 735, 736
Gastroparese 1449
- – diabetische Neuropathie 892
Gastroplastik, vertikale 916
Gastrostomie, perkutane endoskopische 336
Gefäßpunktion (s. a. Venenpunktion)
- – arterielle 301
- – Desinfektion der Punktionsstelle 333
- – Intensivtherapie 297–301
- – Katheterauswahl 297
- – Lokalisation 297, 299, 300
- – Notfallmedizin 297–301
Gegenpulsation
- – aortale 84
- – intraaortale 133
Gelbfieberimpfung 1584
Gelegenheitsanfall 1373
Gelenkblutung 1201

Gelenkschmerz 1300
Gelenktuberkulose 1269, 1639
Genius-System, Hämodialyse 629
Gentherapie 1191
- Hämophilie 1201
- Morbus Fabry 569
- somatische 576
Gerinnung, disseminierte intravasale 1219, 1220
Gerinnungsfaktoren 1196
- Synthesestörungen 1213
- akutes Leberversagen 795
- angeborene plasmatische 1195–1210
- erworbene plasmatische 1212–1222
Germinalzellaplasie 1028
Gerstmann-Sträussler-Scheinker-Syndrom 1426
Gesamtcholesterin 901
Geschlechtsentwicklung, vorzeitige 1055, 1056
Gesichtsmaske 323
Gesichtsschmerz, atypischer 1332
Gestagene, Ullrich-Turner-Syndrom 1057
Gestationsdiabetes 861–863, 885
Gewichtsreduktion, Adipositas 913, 914
Giardiasis 1616
Gicht 918–922
- Ernährung 920, 921
- primäre juvenile 922
Gichtanfall 918
Gichtnephropathie 558
Gichtniere 922
Gilbert-Syndrom 811, 812
Gitelman-Syndrom 570, 571, 584
Glanzmann-Thrombasthenie 1224, 1225
Gleichstrombehandlung 1310
Gliadin 726
Gliedergürteldystrophie 1463
Glioblastom, Stammzelltransplantation 1182
Globalinsuffizienz 443
Globozoospermie 1028
Glomerulonephritis 529–551
- akute 1536
- chronische 614
- evidenzbasierte Therapieempfehlungen 550, 551
- fokal segmental sklerosierende 538
- interstitielle Nephritis 559
- membranoproliferative 536, 537
- membranöse 539
- mesangioproliferative 535
- periinfektiöse 540
- postinfektiöse 540
- primäre 530–540

- - Diagnostik 530
- - Immunsuppression 534, 535, 538
- - Prognose 531
- - Therapie 531–540
- sekundäre 541
Glossopharyngeusneuralgie 1320
Glucocorticoide s. Corticosteroide
Glucose 318
Glucose-6-Phosphat-Dehydrogenase-Mangel 1070
Glucoseaustauschstoffe 318
Glucoseregulatoren, prandiale 878, 881
Glucosetherapie, Porphyrie 934
Glucosetoleranz, gestörte 862, 881
Glucosetoleranztest, oraler 863
Glukagonom 771, 860
Glukosidasehemmer, Diabetes mellitus 877
Glukosurie, Diabetes 862
Glutathionreduktasemangel 1070
Glykogenose 1463
Glykopeptidantibiotika 1689, 1698
GnRH-Analoga, Ovarzyste 1021
GnRH-Sekretionsstörung, sekundäre 1027
GnRH-Therapie, pulsatile 1033
Goldpräparate, rheumatische Erkrankungen 1255, 1258
Gonadendysgenesie 1027
- bei Mädchen 1057
Gonadotropine, Hypogonadismus 1033
Gonadotropinom 951
Gonarthrose 1278, 1279
Gonokokken 1543
- Antibiotika 1685, 1778
- infektiöse Arthritis 1270
Gonorrhö 1543
Goodpasture-Syndrom 430, 546, 551, 557, 574
GP-IIb/IIIa-Thrombozytenaggregationshemmer
- akutes Koronarsyndrom 20
- KHK 15
Graft-versus-Host-Disease, transfusionsbedingte 1174, 1175
Graft-versus-Host-Reaktion 1180
- chronische 1185
- Prophylaxe 1184
- Symptomatik 1184
- Transplantation 1183, 1184
Graft-versus-Leukämie-Reaktion 1190
Granuloma inguinale 1553, 1554
Granulomatose
- bronchozentrische 430
- lymphomatoide 430, 1431, 1436

- septische 1534
Granulopoese
- Aplasie 1084
- Hyperplasie 1109
Granulozytentransfusion 1167, 1168
Granulozytopenie
- Anämie 1075
- Fieber 1566
- Infektionen 1672–1678
- Sepsis 1566
Grey-Platelet-Syndrom 1227
Grippepneumonie 383
Grundumsatz, Berechnung 317
Guedel-Tubus 14
Guillain-Barré-Syndrom 1453, 1488, 1418
Guineawurm 1625
Gummibandligatur
- Hämorrhoiden 755
- Ösophagusvarize 821, 823
Gürtelrose s. Herpes zoster
Gynäkomastie 1034–1037
- Diagnostik 1035
- Einteilung 1035
- hyperprolaktinämische 1037
- idiopathische 1035
- Keimzelltumor 485
- physiologische 1034
- Therapie 1035–1037

H$_2$-Rezeptor-Antagonisten
- peptisches Ulkus 718
- Refluxkrankheit 695
- Ulkuskrankheit 715
- Ulkusprophylaxe 721
Haarleukoplakie, HIV-Infektion 1657
Haarzellleukämie 1135, 1137
HACEK, Meningitis 1407
Haemophilus
- aprophilus 1549
- influenzae 379, 1549, 1685, 1697, 1701
- - Antibiotika 1778
- - infektiöse Arthritis 1270
- - Meningitis 1405, 1407, 1408, 1568
- parainfluenzae 1549
Hafnia 1565
Hakenwurmkrankheit 1622
Hallux rigidus 1279
Halluzination, visuelle, Amantadin 1390
Haltetremor, Parkinson-Syndrom 1386
Haltungstraining 1307
Hämatothorax 394
Hämaturie, benigne familiäre 567
Hamman-Rich-Syndrom 413
Hämoblastose 1534

Hämochromatose 812
- Myokardbeteiligung 57
Hämodiafiltration 288
- akutes Nierenversagen 610
Hämodialyse (s. a. Dialyse) 288, 290, 291, 542
- akute Hyperkaliämie 588
- akutes Nierenversagen 610
- antihypertensive Therapie 636, 637
- Antikoagulation 627, 628
- arteriovenöse 288
- diskontinuierliche 318
- Ernährung 636
- Gefäßzugang 626
- Genius-System 629
- Hyperkaliämie 606
- Hyperkalzämie 591
- Indikationen 626, 635
- intermittierende 610
- Komplikationen 628
- Lactatazidose 891
- Niereninsuffizienz 621
- primärer Hyperparathyreoidismus 984
- Prinzip 625, 626
- venovenöse 629, 630
- Vitaminsubstitution 636
Hämodilution (s. a. Aderlass)
- Hämochromatose 812
- hypervolämische 263, 1359
- normovolämische 263
Hämofiltration 288, 629
- akutes Nierenversagen 610
- chronische Herzinsuffizienz 106
- kontinuierliche 598, 610, 629, 630
- Lungenödem 67
- Prinzip 625
Hämoglobin
- glykosyliertes 864
- instabiles 1071
Hämoglobin A$_{1c}$ 865
Hämoglobin S, pathologisches 1071
Hämoglobin-C-Krankheit 1071
Hämoglobinopathie 1071
Hämoglobinurie, paroxysmale nächtliche 1086–1088, 1188
Hämolyse
- bei Infektionskrankheiten 1074, 1075
- mechanisch ausgelöste 1075
- Substitutionstherapie 1202
- transfusionsbedingte 1174
hämolytisch-urämisches Syndrom 743, 1074, 1075, 1546
- familiäres 574
Hämoperfusion, septischer Schock 92
Hämophilie
- Einteilung 1197
- Lebertransplantation 1201
- Substitutionstherapie 1196–1200

Hämophilie
- Vorgehen bei Operationen 1202

Hämophilie A 1196
Hämophilie B 1196
Hämophilusinfektion 1549, 1550
Hämoptyse 282
Hämorrhoiden 755
Hämorrhoidenprolaps 755
Hämosiderose, transfusionsbedingte 1174, 1177
Hämtherapie 933
Hantavirus 1598, 1600
Harnsäure-Nephropathie 569
Harnsäurestein 668, 670
Harnsäurestoffwechsel, Störungen 569
Harnwegsinfekt 671–682
- Ätiologie 672, 673
- Blasenverweilkatheter 679
- komplizierter 672, 678, 679
- des Mannes 677
- Nierentransplantation 679
- primärer 672
- Urolithiasis 682
Hartmetallfibrose 412, 426
Hartnup-Krankheit 929
Hashimoto-Thyreoiditis 965, 971
Hashitoxikosis 965
Hausstauballergie 514
Hautleishmaniose, amerikanische 1610
Hautperfusion, Verbesserung 263
Hautsarkoidose 440
HDL-Cholesterin 900, 901, 902
Heberden-Arthrose 1279
Hefepilze 1643
Helicobacter-pylori-Infektion 714, 716–718, 1139
- Antibiotika 1778
HELLP-Syndrom 794
Helminthiase 1429, 1620–1629
Hemicrania continua 1319
Hemikolektomie 751
Hemikranie, paroxysmale 1318, 1328
Hemiplegie
- Bobath-Methode 1308
- physikalische Therapie 1304
Hemithyreoidektomie 985
Hemmkörperhämophilie 1203
Heparin 1236–1238
- Applikation 1237
- infektiöse Endokarditis 140
- Nebenwirkungen 1238
- niedermolekulares 1236, 1237
- unfraktioniertes 1236, 1237
- Wirkungsmechanismus 1236
Hepatitis (s. a. Virushepatitis) 779–803
- alkoholische 798, 799
- autoimmune 801, 802, 894
- chronische 801, 802, 1203

- evidenzbasierte Therapieempfehlungen 803
- neonatale 819
- Zytomegalievirus 1594
Hepatitis A 781, 782, 1596
Hepatitis-A-Impfung 783, 1225, 1584, 1596
Hepatitis B 781, 782, 1595
- Bluttransfusion 1176
- chronische 785
- evidenzbasierte Therapieempfehlungen 1599
- Risikopersonen 783, 784
Hepatitis-B-Impfung 621, 783, 784, 1225, 1583, 1595
Hepatitis C 781, 782
- Bluttransfusion 1176
Hepatitis C, chronische 789–793, 1596
- evidenzbasierte Therapieempfehlungen 1600
Hepatitis-C-Impfung 785
Hepatitis D 781, 785
- chronische 789
Hepatitis E 781, 785
Hepatitis G 782
- Bluttransfusion 1177
Hepatopathie, zystische Fibrose 811
hepatorenales Syndrom 829, 830, 836
Herdenzephalitis, septische 1410, 1411
Hermansky-Pudlak-Syndrom 1227
Hermaphroditismus 1035
Herpes
- genitalis 1592
- labialis 1592
- zoster 1424
- - oticus 1339
- - chronische Schmerzen 1488
- simplex 743, 1591, 1592
Herpesenzephalitis 1421, 1423, 1592
Herpesmeningitis 1592
Herpesösophagitis 693, 707, 1592
Herpespneumonie 1592
Herxheimer-Jarisch-Reaktion 1416
Herzdruckmassage 292
- Technik 294
Herzfehler
- angeborene 174–182
- Endokarditisrisiko 176
- Pränataldiagnostik 1732
- Schwangerschaft 176
- zyanotischer 175, 181
Herzglykoside
- chronische Herzinsuffizienz 106–112
- Cor pulmonale 173
- Dosierung 111
- Herzfehler 181
- Indikationen 109, 110

- Intensivtherapie 289
- Interaktionen 105, 108
- Kontraindikationen 111
- Myokardinsuffizienz 81
- Nebenwirkungen 111
- Pharmakodynamik 107, 108
- Pharmakokinetik 107
- Pharmakologie 107
- Sinusrhythmus 110
Herzinfarkt
- Herzinsuffizienz 98
- Herzschrittmacher 191
Herzinsuffizienz
- akute kongestive 282
- Bradykardie 188
- chronische 97–120
- - Ätiologie 98, 99
- - Diagnostik 99, 100
- - Differenzialdiagnose 100
- - evidenzbasierte Therapieempfehlungen 120
- - Pathophysiologie 99
- - Therapie 100–120
- Definition 98
- kompensierte 105, 106
- medikamentöse Therapie 213
- neuere Therapieverfahren 119
- symptomatische Therapie 58
- symptomatische 113
- therapierefraktäre 117–119
- Transplantation 40
Herzkatheter
- Cor pulmomale 168
- Perikarditis 158
Herzklappenersatz, Indikation 128, 129
Herzklappenfehler
- akuter 133
- Arrhythmie 124
- chronischer 123–131
- erworbener 122–135
- Thromboembolie 124
- Nachsorge 134, 135
- Schwangerschaft 135
Herzklappenoperation, Thromboembolie 134
Herzklappenschlussunfähigkeit 147
Herzkrankheit
- Einteilung 98
- koronare s. koronare Herzkrankheit
Herz-Kreislauf-Stabilisierung 297
Herz-Kreislauf-Stillstand 19
Herz-Kreislauf-System, Monitoring 322
Herz-Lungen-Transplantation 171
Herzneurose 226
Herzphobie 226
Herzrhythmusstörungen
- akuter Myokardinfarkt 24
- Ätiologie 199

- bradykarde s. Bradykardie
- tachykarde s. Tachykardie
- Therapie 101
Herzschrittmacher
- biventrikulärer 40
- Bradykardie 187–194
- dilatative Kardiomyopathie 190
- Einkammersystem 192
- Herzinfarkt 191
- Herzinsuffizienz 40
- hypertrophe Kardiomyopathie 47, 190
- Indikationen 187
- kardiogener Schock 84
- Karotissinussyndrom 189
- neurokardiogene Synkope 236
- permanenter 188
- Sinusknotensyndrom 189
- Stimulationsart 191–193
- transvenöser 84
- Vorhofflimmern 209
- Zweikammersystem 193
- Zwischenfälle 194
Herzstillstand 282, 294
Herzsyndrom, hyperkinetisches 226, 227, 229
Herztod, plötzlicher
- Prävention 212, 222
- Risikopatienten 200
Herztransplantation
- Bradykardie 191, 196
- Kontraindikationen 119
- schwere Herzinsuffizienz 40
- therapierefraktäre Herzinsuffizienz 119
Herztumor 163
Herzzeitvolumenmessung 317
Hirnabszess 1409, 1410
- bei Herzfehler 181
Hirninfarkt, thrombotischer 1354, 1355
Hirnnervenparese, Chlamydien 1418
Hirnödem
- akutes Leberversagen 795
- diffuses 1434
- ischämisches 1352
hirnorganisches Psychosyndrom 1418
Hirnphlegmone 1410
Hirnstammenzephalitis 1412
Hirntod
- Definition 1473
- Diagnostik 1473
- Feststellung 1475
- Ursache 1473
Histaminantagonisten, anaphylaktischer Schock 519
Histiocytosis C 412, 413, 430
Histoplasma 1426
- capsulatum 375
HIV-Infektion (s. a. Aids) 1655–1670
- akute 1657, 1661–1665

- Diagnostik 1657
- Enzephalitis 1424
- Neuropathie 1456
- Substitutionstherapie 1203
- Therapie 1658–1665
- Thyreoiditis 979
- Tuberkulose 1639
- Verlauf 1656

HIV-Virus 1421
- Bluttransfusion 1176

HMG-CoA-Reduktasehemmer 6
- Hypercholesterinämie 905, 907
- Niereninsuffizienz 565
- Hypertriglyzeridämie 909

Hochdruckkrise s. hypertensive Krise
Hochfrquenzbeatmung 471
Hochwuchs, konstitutioneller 1058
Hoden, Lageanomalien 1028
Hodenerkrankungen 1025–1050
Hodenhochstand 1056
Hodeninsuffizienz, primäre 1035
Hodentumor
- chirurgische Therapie 1040
- Diagnostik 1038
- Epidemiologie 1037
- hCG-bildender 969
- Klassifikation 1037–1040
- Knochenmetastasen 1048
- maligner 1037–1050
- Rezidivtherapie 1048
- Risikofaktoren 1037
- ZNS-Metastasen 1048

Hodenvarikozele 1028
Hodgkin-Lymphom 1124–1131
- Chemotherapie 1126–1128
- Klassifikation 1125, 1126
- klassisches 1125
- Nachsorge 1131
- Stammzelltransplantation 1181
- Strahlentherapie 1128
- Therapie 1126–1131
- Zweittumor 1130

Hohlfuß, symmetrischer 1457
Holt-Oram-Syndrom 175
Holzbock 1557
Homozystinurie 927, 928
Honigwabenlunge 413, 414, 421
Hormon, antidiuretisches 955
Hormonersatztherapie
- kombinierte 1017
- Kontraindikationen 1018
- koronare Herzerkrankung 28
- Risiken 1018
- Vorteile 1017, 1018
- zyklische 1017

HSV s. Herpes-simplex-Virus
Humanalbumin 1172
- Schock 77
Hundebandwurm 1628
Hustenkopfschmerz 1318
Hydrocephalus internus 1434

Hygienemaßnahmen, Intensivstation 331
Hymenolepiasis 1627
Hyperaldosteronismus
- Glucocorticoid-supprimierbarer 995
- idiopathischer 994
- primärer 994, 995

Hyperalgesie 1447, 1480
- ösophageale 688, 689

Hyperandrogenämie 1012
Hyperbilirubinämie, hereditäre 811
Hypercholesterinämie 899
- Ernährungsempfehlungen 904, 905
- familiäre 900, 906, 907
- polygene 900, 906
- Schlaganfallrisiko 1349
- sekundäre 908
- Therapie 906

Hypereosinophiliesyndrom 54, 1122
Hyperfibrinolyse 1218, 1221
Hyperglykämie, Diabetes mellitus 864, 888
Hyperhomocysteinämie 576, 1209
Hyperhydratation 581, 582
- Niereninsuffizienz 620

Hyperinsulinämie 1013
Hyperinsulinismus, iatrogener 876
Hyperkaliämie 282, 586
- akute 588, 606, 620
- akutes Nierenversagen 600, 606
- Bluttransfusion 77

Hyperkalzämie 590–592
- akutes Nierenversagen 615
- chronische 592
- hypokalziurische familiäre 986
- Niereninsuffizienz 618
- primärer Hyperparathyreoidismus 984
- Sarkoidose 440
- schwere 282

Hyperkalzämiesyndrom 986
hyperkalzämische Krise 591
Hyperkapnie 423
- bei Azidoseausgleich 75
- Lungenfibrose 422
- permissive 368, 452
- Sauerstofftherapie 476

Hyperkoagulabilität 1207
Hyperkortisolismus (s. a. Morbus Cushing) 947, 995–998
Hyperlipidämie
- familiäre 900
- kombinierte 900, 907
- Typ III 907

Hyperlipoproteinämie 899
- monogene primäre 907

Hypermagnesiämie 282, 589
- akutes Nierenversagen 607

Hypermotilität, Ösophagus 689

Hypernatriämie 282
- akute 580, 581
- akutes Nierenversagen 605
- bei Azidoseausgleich 75
- zentrale 581

Hyperosmolarität 890
Hyperosteosesyndrom, diffuses idiopathisches skelettales 1281
Hyperoxalurie, primäre 572
Hyperparathyreoidismus 1293, 1294
- chirurgische Therapie 984, 985
- primärer 984, 1292
- – Schwangerschaft 987
- renaler sekundärer 1292
- rezidivierender 985
- sekundärer 1292
- – im Alter 987
- – intestinaler 986, 987
- – Niereninsuffizienz 592, 617, 619
- – renaler 987, 1292
- tertiärer 987

Hyperphenylalaninämie 926, 927
Hyperphosphatämie 593, 594
- akute 593
- akutes Nierensagen 606, 607
- chronische 593, 594
- Niereninsuffizienz 617, 619

Hyperprolaktinämie 949, 950, 1027, 1035, 1036
Hypersalivation, Parkinson-Syndrom 1395
Hypersensitivitätsvaskulitis 1431, 1435
Hypersomnie 1380–1384
Hypertension
- portale 820–824
- – Hämostasestörungen 1217
- – Notfalltherapie 835
- pulmonale 466

hypertensive Krise 251, 252, 1002, 1003
- Intensivtherapie 282
- kardiogener Schock 82

Hyperthermie
- Intensivtherapie 282
- maligne 1470
- Parkinson-Syndrom 1395

Hyperthyreose 964–970
- amiodaroninduzierte 970
- Ätiologie 964, 965
- dystope Schilddrüse 965
- Exazerbation 969
- α-Interferon-induzierte 970
- jodinduzierte 965
- Kindesalter 969
- Myasthenia gravis 1469
- Schilddrüsenhormonresistenz 970
- Schwangerschaft 968, 969
- sekundäre 970
- Tremor 1398

hypertone Krise, Lungenödem 70
Hypertonie
- im Alter 250
- arterielle 237–253, 867
- – Ätiologie 240
- – Kopfschmerz 1320
- – primäre 239, 241
- – Schlaganfallrisiko 1348
- Diabetes mellitus 250
- Diagnostik 238
- Dialyse-bedingte 636, 637
- Differenzialtherapie 246
- Gewichtsreduktion 243
- induzierte 266
- KHK 5
- Klassifikation 238
- medikamentöse Therapie 244–248
- Nephrosklerose 242
- nichtmedikamentöse Therapie 243
- physikalische Therapie 1304
- pulmonalarterielle 176
- pulmonale 169, 172
- – kardiogener Schock 82
- – Vasodilatation 85
- pulmonalvaskuläre 175
- renoparenchymale 250
- renovaskuläre 241
- Risikofaktoren 239, 241
- Schwangerschaft 251, 1738, 1739
- Therapie 242–253
- therapierefraktäre 249, 250

Hypertriglyzeridämie 6, 899, 901, 908, 909
- Diabetes mellitus 893
- familiäre 908
- primäre 908
- sekundäre 908
- sporadische 900

Hyperurikämie 558, 920
- akute Leukämie 1103
- akutes Nierenversagen 608
- hereditäre 569
- sekundäre 923

Hyperurikosurie 670
Hyperviskositätssyndrom 1339
Hypervolämie
- akutes Nierenversagen 600
- transfusionsbedingte 1174, 1177

Hypnotika
- Absetzen 1504
- Anwendung 1503
- benzodiazepinähnliche 1511
- Schlafstörung 1503, 1504, 1510
- Übersicht 1496

Hypoaldosteronismus 1008
Hypoalphalipoproteinämie 909
- familiäre 900

Hypodermitis 277
Hypofibrinogenämie 1206
Hypoglykämie
- Ätiologie 886

Hypoglykämie
- Diabetes mellitus 864, 876, 883, 886–888
- exogen induzierte 887
- Pathogenese 887
- postalimentäre 886
- postprandiale 888
- reaktive 886
- Symptomatik 887
- Therapie 888

Hypogonadismus
- hypergonadotroper 1057
- hypogonadotroper 953, 954, 1034, 1035
- idiopathischer 1027
- Klassifikation 1026, 1027
- männlicher 1026–1034
- primärer 1026
- sekundärer 953, 1026

Hypokaliämie 282, 584, 585
- akute 585, 586
- akutes Nierenversagen 606
- chronische 584, 585
- Diuretika-bedingte 105
- metabolische Azidose 585, 586
- therapierefraktäre 586

Hypokalzämie 589, 590
- akutes Nierenversagen 606
- Bluttransfusion 77
- chronische 590

Hypokoagulabilität 1196
Hypomagnesiämie 282, 586, 587
- akutes Nierenversagen 607
- chronische 589

Hypomenorrhö 1016
Hypomimie, Parkinson-Syndrom 1386
Hyponatriämie 282
- akutes Nierenversagen 600, 605
- Niereninsuffizienz 619

Hypoparathyreoidismus 988, 989
Hypophosphatämie 592, 593
- akutes Nierenversagen 607

Hypophysenadenom 945, 948, 949
- hormoninaktives 957

Hypophysenhinterlappen, Funktionsstörungen 955–957
Hypophyseninsuffizienz, akute 951, 952
Hypophysenresektion, transsphenoidale 995
Hypophysenvorderlappen
- Insuffizienz 951–955
- Überfunktion 943–951

Hypophysitis 958
Hypopituitarismus 1027
Hypoproteinämie, Humanalbumin 77
Hyposensibilisierung 362
- Allergie 516, 517, 522
- orale 746

Hypospadie 1029

- perineoskrotale 1029

Hypotension, orthostatische, Multisystematrophie 1397
Hypothermie, Intensivtherapie 282
Hypothyreose 961–964
- Ätiologie 962
- kongenitale 964
- Kopfschmerz 1320
- primäre 962
- sekundäre 952, 962
- tertiäre 962
- transiente 962

hypothyreote Krise 963, 964
Hypotonie
- asympathikotone 226, 231
- chronische arterielle 230–234
- Hämodialyse-bedingte 628
- orthostatische 231, 892
- Parkinson-Syndrom 1395, 1396
- physikalische Therapie 1305
- pulmonale 231
- sympathikotone 231

Hypoventilation, alveoläre 507–509
Hypovolämie, akutes Nierenversagen 605
Hypoxämie, arterielle, Therapie 68
Hysterektomie, klimakterische Beschwerden 1017

I

IgA-Glomerulopathie 575, 576
IgA-Nephropathie 535, 550
IgM-Plasmozytom 548
Ikterus, cholestatischer 1032
Ileus, paralytischer 765
Imidazopyridine, Schlafstörung 1497
Immunadsorption
- extrakorporale, interstitielle Nephritis 558
- Myokarditis 42

Immunglobuline
- Granulozytopenie 1678
- Hepatitis A 782
- Infektionskrankheiten 1534
- Infektionsprophylaxe 335
- multiples Myelom 1160
- polyvalente 1085
- Sepsis 90

Immunisierung
- Hepatitis A 783
- Hepatitis B 783, 784

Immunkoagulopathie 1215
Immunkomplexnephritis 536
Immunmodulation, myelodysplastisches Syndrom 1096
Immunmodulatoren 1591

Immunneuropathie 1451, 1458
Immunozytom 1139
Immunprophylaxe 1534
Immunsuppression
- aplastische Anämie 1081, 1083, 1084
- autoimmunhämolytische Anämie 1072
- Autoimmunhepatitis 801
- Endangiitis obliterans 266
- Myokarditis 42
- Nierentransplantation 645–654
- primäre Glomerulonephritis 534, 535, 538
- Riesenzellarteriitis 267
- Stammzelltransplantation 1182
- Takayasu-Krankheit 267

Immunsuppressiva
- Alveolitis 420
- Leberzirrhose 807
- Lupus erythematodes, systemischer 1272
- multiple Sklerose 1440
- Polyarteriitis nodosa 1275
- Nebenwirkungen 730

Immuntherapie 1534
- adaptive 1191
- spezifische 516, 517

Immuntoleranz, Zelltransplantation 1180
Impfung
- aktive 1582
- passive 1582

Impotenz 1034
- Parkinson-Syndrom 1395

Infektion
- abdominelle 1678
- bei Granulozytopenie 1672–1678
- katheterassoziierte 331–334, 1677
- nosokomiale 334
- perianale 1678
- perkutane 1677

Infektionskrankheiten 1529–1680
- bakterielle 1531–1569
- Immunglobuline 335

Infektionsprophylaxe, Intensivtherapie 330, 331, 335
Infektionsschutzgesetz 743
Infertilität, Therapie 1033, 1034
Influenza 1421, 1596, 1597
- Schutzimpfung 347, 1583, 1597

Influenza-A-Virus, Pneumonie 375, 382
Influenza-B-Virus, Pneumonie 375
Infusion, Pharmaka 287
INR 1240
Inselzellantikörper, zytoplasmatische 860
Inselzellkarzinom 894

Inselzelltransplantation, Diabetes mellitus 880
Inselzelltumor 774
Insemination, homologe 1034
Insomnie 1494–1504
- primäre 1494
- transiente 1495

Insuffizienz
- luteale 1014
- ovarielle 1017
- respiratorische 442–478
- – akute 443, 444, 458–473
- – Beatmung 288
- – chronische 444, 474–478
- – Intensivtherapie 282
- – Therapie 353, 423

Insulin
- inhalatives 872
- intermediär wirksames 871
- Kombination mit oralen Antidiabetika 883
- kurz wirksames 870
- lang wirksames 871, 872
- Pharmakokinetik 870
- prandiales 872

Insulinallergie 876
Insulinanaloga
- sehr kurz wirksame 868, 870, 875
- sehr lang wirksame 872

Insulinapplikation 872
Insulinautoantikörper 860
Insulinbedarf 873
- täglicher 870

Insulindosis, Anpassung 874
Insulininfusion, kontinuierliche subkutane 875
Insulininjektor 872
Insulinkonzentration 870
Insulinödem, Insulintherapie 876
Insulinom 770, 893, 894
Insulinpräparate 870
Insulinpumpe 868, 875
Insulinresistenz 861, 876
- Typ A 859

Insulintherapie 869–877
- Indikationen 869
- intensivierte 318, 868, 872–875
- Komplikationen 876
- Kontraindikationen 869
- konventionelle 875, 876
- Spritz-Ess-Abstand 874

Insulin-Zink-Suspension 871, 872
Intensivtherapie 280–338
- Basistherapie 283
- Dokumentation 322
- eingeschränkte 283
- Entwöhnungsphase 306
- Grenzen 283
- Indikationen 282
- Monitoring 322
- Pharmakotherapie 283, 284–292

H–K

- Prophylaxemaßnahmen 330–336
- Qualitätsmanagement 321
- rechtliche Aspekte 283
Interaktionen 286
Interferontherapie
- chronische Hepatitis B 786, 787
- chronische Hepatitis C 790, 791
- Myokarditis 42
Intermediärinsulin 873
Intermediusneuralgie 1320
International Normalized Ratio 1240
Intoxikation, Intensivtherapie 282
Intrinsic-Faktor, fehlender 1067
Intubation, tracheale 323
Inzidentalom 958, 1004, 1005
Iontophorese 1310
Ischämie
- intestinale 746
- kritische 258, 262
- zerebrale s. Schlaganfall
Ischämiesyndrom, akutes 255
Ischämietoleranzzeit 255
Isosporiasis 1620
Ixodes
- ricinus 1557
- scapularis 1557

J

Job-Syndrom 1534
Jodid, Struma 972
Jodmangelstruma 971

K

Kachexie, pulmonale 422
Kala-Azar 1610, 1611
Kaliumhaushalt, Störungen 584–586
Kaliummangel s. Hypokaliämie
Kaliumüberschuss s. Hyperkaliämie
Kallikrein-Kinin-System 112
Kallmann-Syndrom 1027, 1031
Kalorimetrie, indirekte 317
Kälteagglutinine 1073
Kälteagglutininkrankheit 1072, 1073
Kältetherapie s. Kryotherapie
Kalzium s. Calcium
Kammerflimmern
- kardiogener Schock 82
- Therapie 214
Kammertachykardie 25
Kammertachykardie
- polymorphe 214

- Therapie 214
Kandidämie 1428
Kandidose, ZNS 1428, 1429
Kaposi-Sarkom, HIV-Infektion 1669, 1670
Kardiomyopathie 34–60
- alkoholinduzierte 55
- arrhythmogene rechtsventrikuläre 48
- dilatative 36–40
- – Herzschrittmacher 190
- – plötzlicher Herztod 212
- entzündliche (s. a. Myokarditis) 37, 41–43
- evidenzbasierte Therapieempfehlungen 58, 59
- hypertrophe 36, 43–48
- – obstruktive 190, 196
- – Therapie 213
- idiopathische dilatative, Therapie 196
- ischämische 37
- kardiogener Schock 82
- Klassifikation 36, 37
- metabolische 37
- restriktive 36, 37, 48
- in der Schwangerschaft 50
- septische 91
- spezifische 37, 48
- toxische 55
- valvuläre 37
Kardiomyoplastie 119
Kardioversion, elektrische 204, 205
- Kammertachykardie 214
Karditis, rheumatische 50, 51
Karotissinusreflex, hypersensitiver 189
Karotissinussyndrom 189, 1887
- Therapie 196
Karotissinussynkope 234
Karotisstenose
- Schlaganfall 1354
- Schlaganfallrisiko 1349
Karzinoid 748
Karzinoidsyndrom 152, 773
Karzinom
- anaplastisches 976
- hepatozelluläres, Porphyrie 936
- kolorektales 749–754
Kataplexie 1381, 1382
Katarakt, GvHD 1186
Katatonie 1525, 1526
Katayama-Syndrom 1626
Katecholamine
- akutes Nierenversagen 603
- Herz-Kreislauf-Wirkung 286
- Intensivtherapie 292
- Linksherzinsuffizienz 69
- Schock 75, 79
- – septischer 91
Katecholamintoleranz 286
Katheter
- intravasaler 323
- transarterieller 256

- zentralvenöser 334
Katheterablation 204, 209, 210
- Herzrhythmusstörungen 218, 219
Katheterwechsel 334
Katzenkratzkrankheit 1552, 1553
Kavernom, Blutung 1357
Keimbahntherapie 576
Keimzelltumor
- maligner 1023
- mediastinaler 485
- nichtseminomatöser 485
- primär extragonadaler 1049, 1050
Kell-System 1166
Kennedy-Syndrom 1035
Keratitis, Amöben 1616
Keratokonjunktivitis 1592
- epidemica 1421
Ketoazidose, diabetische 156, 282, 888, 889
Ketolide 1688, 1698
Ketonurie 863, 869
Keuchhusten 1550
Keuchhusten-Impfung 1551
KHK s. koronare Herzkrankheit
Kiefervorverlagerung, Atmungsstörungen 506
Kingella kingae 1778
Klebsiella pneumoniae 374, 379, 381, 382, 1544, 1685
Klebsiellen 1544
- Meningitis 1407
Kleinhirnataxie, familiäre 1027
Kleinwuchs 1054
Klimakterium 1017, 1018
Klinefelter-Syndrom 1028, 1030, 1035
Kneipp-Therapie 1310
Knisterrasseln 414
Knochenerkrankungen 1286–1295
Knochenmarkaplasie 1087
Knochenmarkentnahme, Transplantation 1182
Knochenmarktransplantation (s. a. Stammzelltransplantation) 1179–1191
- allogene, chronische myeloische Leukämie 1114
- – myelodysplastisches Syndrom 1097
- – Sichelzellanämie 1071
- – Thalassämie 1066
- – Thrombozytopathie 1225
- aplastische Anämie 1083
- autologe, multiples Myelom 1157
- – myelodysplastisches Syndrom 1097
- Knochenmarkentnahme 1182
- Komplikationen 1185, 1186
- Morbus Fabry 569
Knochentuberkulose 1639
Knochentumoren 1294

Knollenblätterpilzvergiftung 796
Koagulationsnekrose 703
Koanalgetika 1483
Kohlenhydratbedarf 318
Kohlenhydrate, als Energieträger 852, 853
Kohlenhydratstoffwechselstörungen, Myokardbeteiligung 54
Kokainintoxikation 1525
Kokzidiomykose 1653
Kolektomie, subtotale 751
Kolik, physikalische Therapie 1305
Kolitis
- kollagene 735
- lymphozytäre 735
- mikroskopische 735, 758
- pseudomembranöse 1542
Kollagenose 53, 54, 412, 429, 1271
- Ösophagusbeteiligung 693
- Perikarditis 163
Kolliquationsnekrose 703
Kolonischämie 746
Kolonkarzinoid 748, 751
Kolonkarzinom 752
Kolonobstruktion 768
Kolorektalkarzinom 749–754
Koma
- anoxisches 282
- hyperosmolares 861, 889
Kombinationsinsulin 873
Komplementsystem, hereditäre Störungen 574
Kompressionssyndrom 1280
Kompressionstherapie
- chronische Veneninsuffizienz 276
- Lungenembolie 404
- Lymphödem 278
- Thrombose 272, 274
- Varizen 275
Kontrakturbehandlung, manuelle 1309
Kopfschmerz 1317–1332
- analgetikainduzierter 1329
- Klassifikation 1318–1321
- medikamenteninduzierter 1319, 1329
- Spannungstyp 1318, 1326, 1327
- zervikogener 1328, 1329
Koproporphyrinurie, sekundäre 931
Koronarangiographie 5, 13
koronare Herzkrankheit
- Begleitkrankheiten 5
- Bypass-Operation 14, 15
- evidenzbasierte Therapieempfehlungen 29
- Fettstoffwechselstörungen 899
- Hormonersatztherapie 28
- Hypothyreose 963
- Manifestationsformen 4

koronare Herzkrankheit
- operative Therapie 13–16
- Prognose 5
- Risikofaktoren 5
- Tachykardie 216
- Therapieziele 5
Koronarsyndrom, akutes 4, 5, 8, 16–30
- evidenzbasierte Therapieempfehlungen 29, 30
- medikamentöse Therapie 19, 20
- Mobilisierung 27, 28
- präklinische Therapie 17, 18
- Risikostratifizierung 9
Körperfettverteilung 913
Körpergewicht, relative 855
Körperoberfläche, Bestimmung 1762
Kortikosteroide s. Corticosteroide
Korynebakterien 1539
Koxarthrose 1278, 1279
Krankengymnastik 1307–1311
- Parkinson-Syndrom 1391
Kreatinin, Anstieg 600, 611
Kreatinin-Clearance 614, 1749, 1750
Kreislaufinsuffizienz, akute 71–95
Kreislaufstabilisierung, akutes Nierenversagen 607
Kreislaufunterstützung, mechanische 40, 49
Kreuzprobe, Blutkonserve 1166
Krise
- akinetische 1393
- hypertensive 176, 1002, 1003
- hypothyreote 963, 964
- thyreotoxische 969, 970
Krossektomie, Thrombose 272
Krupp-Syndrom 1539
Kryoglobulinämie 547
Kryotherapie 1309
Kryptokokkose 1427, 1428, 1567, 1650, 1652
- HIV-Infektion 1668
Kryptorchismus 1034
Kryptosporidiose 1619
Kugelzellanämie 1069
Kunstherz 119
Kupferstoffwechselstörung 813
Kuru 1426
Kurzdarmsyndrom 729
Kurznarkose 315, 316
Kurzzugverband 276
Kyphoplastie 1160

L

Labyrinthektomie 1336
Labyrinthinfarkt 1339
Labyrinthitis
- akute eitrige 1339
- symphilitische 1339
β-Laktam-Antibiotika 1695
- Wirkungsweise 1682
Lactatazidose 890, 891
- Diabetes mellitus 890
- Diagnostik 891
- Klinik 890, 891
- Therapie 891
- Typ A 890
- Typ B 890
Lactoseintoleranz 729
Lactulose, Enzephalopathie 834
Lagerung, bewusstloser Patient 293
Lagerungsschwindel, benigner paroxysmaler 1335–1337
Lambliasis 1616
Langzeitmuskelrelaxation 314
Laparotomie, explorative 746
Larva migrans, kutane 1623
Laryngitis, allergische 522
Larynxmaske 295
Laserlithotripsie 843
Latexallergie 515, 516
Laurence-Moon-Bardet-Biedl-Syndrom 1027
Lavage, bronchoalveoläre 415, 416
- ARDS 465
Laxanzien, chronische Obstipation 740
LCM-Virus 1422
LDL-Cholesterin 899–902
- Bestimmung 901
- extrakorporale Elimination 906
- Senkung 903
Lebensmittel, funktionelle 853, 854
Lebensmittelallergie 745
Lebensmittelvergiftung 744
Leberdurchblutung, verminderte 285
Leberegel 1626
Lebererkrankungen, Hämostasestörungen 1217
Leberersatzverfahren 796
Leberfiliae, Resektion 751
Leberinsuffizienz, Hämostaseoptimierung 1218
Lebertransplantation
- Hämochromatose 813
- Hämophilie 1201
- hepatorenales Syndrom 830
- Indikationen 819
- Kontraindikationen 819
- Leberversagen 796, 797
- Leberzirrhose 807, 819, 820
- Morbus Wilson 815
- primär sklerosierende Cholangitis 810
- Protoporphyrie 937
Lebervenenverschlussdruckgradient 820
Leberversagen, akutes 794–797
- Ätiologie 794
- Prophylaxe 94
- schwangerschaftsassoziiert 796
Leberzirrhose 817–836
- Aszites 824–829
- biliäre 412, 768
- Ernährungstherapie 818
- Pharmakotherapie 819
- primär biliäre 806–810
- Thrombozytopathie 1232
Legionärskrankheit 1552
Legionella pneumophila 1552, 1685, 1778
Legionellenpneumonie 374, 380, 382–384
Legionellose 1552
Leichtkettenparaproteinämie 1150
Leishmania
- major 1609, 1610
- tropica 1609, 1610
Leishmaniose 1609, 1610
- altweltliche 1610
- kutane 1609
- mukokutane 1610
- viszerale 1610, 1611
Leistungsbedarf 852
Leitungsstörung
- atrioventrikuläre 189, 195
- intraventrikuläre 195
Lennox-Gastaut-Syndrom 1364, 1373
Lente-Insuline 871
Lepra 1559, 1560
- lepromatöse 1559
- multibazilläre 1559
- paucibazilläre 1559
- tuberkuloide 1559
Leprechaunismus 859
Leprom 1559
Leptospira
- canicola 1556
- gripptyphosa 1556
- interrogans 1556
- pomona 1556
Leptospirose 1556, 1557
Lesch-Nyhan-Syndrom 569, 922
- Stammzelltransplantation 1181
Leuconostoc 1565
Leukämie, akute 1099–1107
- Ätiologie 1100
- Diagnostik 1101
- evidenzbasierte Therapieempfehlungen 1106, 1107
- Induktionstherapie 1102–1104
- Klassifikation 1101
- lymphatische 1100, 1106, 1107
- Knochenmarktransplantation 1189
- Stammzelltransplantation 1181
- myeloische 1096, 1100, 1103–1105
- Knochenmarktransplantation 1189
- Stammzelltransplantation 1181
- Pathogenese 1101
- Stammzelltransplantation 1186
- Supportivtherapie 1103
- Therapie 1102–1107
Leukämie, chronische
- lymphatische, Chemotherapie 1137, 1138
- – B-Zell-Typ 1136, 1137
- myeloische 1109–1116
- – BCR-ABL-negative 1116
- – Diagnostik 1110
- – Knochenmarktransplantation 1189
- – minimale Resterkrankung 1116
- – Pharmakotherapie 1113
- – Phasen 1110
- – Ph-negative 1116
- – Prognose 1111
- – Stammzelltransplantation 1181
- – Therapie 1110–1116
- – Thrombozytopathie 1232
- myelomonozytäre 1091
Leukenzephalopathie, progressive multifokale 1425
Leukodystrophie, metachromatische, Stammzelltransplantation 1181
Leukotrienantagonisten, Asthma bronchiale 361, 363, 365
Leukotrienrezeptorantagonisten, Allergie 518
Leukozyturie, sterile 682
Leydig-Zellaplasie 1028
Leydig-Zell-Tumor 1035
LHRH-Agonisten
- Hodenhochstand 1056
- vorzeitige Geschlechtsentwicklung 1055, 1056
Libman-Sacks-Endokarditis 152
Lichtdermatose 935
Liddle-Syndrom 571
Lincosamide 1698
Linksherzendokarditis 138
Linksherzinsuffizienz 26
- akute 69
- Schock 81
Linton-Nachlass-Sonde 821
Lipidspeicherkrankheiten, Myokardbeteiligung 54
Lipoatrophie, Insulintherapie 876
Lipodermatosklerose 276
Lipodystrophie, intestinale 727, 728
Lipohypertrophie, Insulintherapie 876
Lipomastie 1037
Lipoproteinlipasemangel, familiärer 900
Liquorazidose, bei Azidoseausgleich 75

Liquorunterdruckkopfschmerz, postpunktioneller 1330
Listeria monocytogenes 1407, 1542, 1568
Listerien 1542
- Antibiotika 1685, 1778
- Meningitis 1567
- Meningoenzephalitis 1411, 1412
Litholyse, medikamentöse 840, 841
Lithotripsie
- adjuvante 843
- elektrohydraulische 843
Littré-Hernie 730
L-Ketten-Plasmozytom 548
Loa loa 1624
Löffler-Endokarditis 58, 152
Löfgren-Syndrom 436, 438
Loiasis 1625
Lokalanästhesie, Schmerztherapie 302
Lues (s.a. Syphilis) 1555, 1556
- latens 1555
Luftembolie 407
Lunge, Volumenreduktionsplastik 352
Lungenbiopsie 417, 418
Lungenembolie 401–409
- akute 402
- – Schock 80
- Ätiologie 402
- chronisch rezidivierende 169, 403
- Differenzialdiagnose 403
- evidenzbasierte Therapieempfehlungen 409
- Intensivtherapie 282
- kardiogener Schock 82
- Klassifikation 403
- Pleuraerguss 393
- Rezidivprophylaxe 408
- Schwangerschaft 407
- Therapie 404–409
Lungenemphysem 346
Lungenerkrankung, chronisch-obstruktive 345–358
- akute Exazerbation 355, 356
- Bewegungstraining 348
- chirurgische Therapie 352
- Einteilung 346, 355
- Ernährungstherapie 348
- evidenzbasierte Therapieempfehlungen 357
- Patientenschulung 347
- Pharmakotherapie 348–352, 356, 357
- respiratorische Insuffizienz 443
- Therapie 346–355
Lungenerkrankung, interstitielle 411
Lungenfibrose
- idiopathische 412, 413, 431, 432
- Infektionen 424

Lungenfunktion, Stabilisierung 297
Lungenfunktionsanalyse 415
Lungengerüsterkrankungen 410–433
- Ätiologie 412
- Definition 411
- Diagnostik 415
- Histologie 416
- Klassifikation 413
- Therapie 418–424
Lungenhämosiderose, idiopathische akute 430
Lungeninfarkt 403
- Therapie 404–409
Lungeninsuffizienz, transfusionsbedingte 1175
Lungenkarzinom 486–496
- Chemotherapie 487–497
- Epidemiologie 486
- evidenzbasierte Therapieempfehlungen 498
- großzelliges 486
- Klassifikation 486
- kleinzelliges 486–493
- nichtkleinzelliges 486, 487, 493–497
- operative Therapie 492, 493
- Palliativtherapie 497
- Pleurodese 497
- Rezidivtherapie 492
- Stadieneinteilung 488, 494
- Therapie 488–493
Lungenkontusion 459
Lungenödem 457
- akutes, Mitralstenose 131
- Definition 63
- nach Herzinfarkt 26
- kardiogenes 62–70
- – Ätiologie 64
- – Stadien 64
- – Symptomatik 64
- – Therapie 65–70
- nichtkardiogenes 63
- Pathogenese 63
Lungensarkoidose, fibröszystische 439
Lungenstauung, Therapie 133
Lungentransplantation
- COPD 352
- Cor pulmonale 171
- Indikationen 171
- Lungenfibrose 424
- Prognose 172
- Voraussetzungen 172
Lungentuberkulose s. Tuberkulose
Lungentumor 485–496
Lungenvenenfehlkonnektion, partielle 180
Lupus erythematodes, systemischer 429, 1271–1273
- glomeruläre Beteiligung 542, 543
- Nervensystembeteiligung 1431, 1434
Lupus pernio 437

Lupus-Antikoagulanzien 1216, 1222
Lupusnephritis 542, 543, 550
Lyell-Syndrom 1536
Lyme-Arthritis 1270
Lyme-Borreliose 1416, 1557
Lymphadenektomie 985
- ejakulationsprotektive 1043
- nervschonenede 1043
Lymphadenitis, mesenteriale 1547
Lymphadenopathie, disseminierte, HIV-Infektion 1657
Lymphadenosis benigna 1557
Lymphangioleiomyomatose 412–415, 431
Lymphangiosis carcinomatosa 412
Lymphangitis, akute 277
Lymphdrainage, Lymphödem 278
Lymphknotenfiliae, retroperitoneale 1043
Lymphödem 277, 278
- evidenzbasierte Therapieempfehlungen 278
- primäres 277, 278
- sekundäres 277, 278
- Therapie 278
Lymphom
- akutes, Stammzelltransplantation 1186
- anaplastisch großzelliges 1135
- angioimmunoblastisches 1145
- Dünndarm 748, 749
- follikuläres 1135, 1140
- großzellig anaplastisches 1145
- HIV-assoziiertes 1143
- intravaskuläres großzelliges 1135
- lymphoplasmozytisches 1135, 1139
- mediastinales großzelliges 1135
- primäres 1135
Lymphotoxizitätstest 1167
Lymphozytenleukämie, großgranuläre 1145

M

Madenwurm 1621
Magen, Motilitätsstörungen 712, 713
Magenentleerung
- beschleunigte 713
- verzögerte 711–713
Magenerkrankungen 710–722
Magenfrühkarzinom 721
Magenkarzinom 711, 714

Magensonde, akute Pankreatitis 764
Magenstase 712
Magentumor 721
Magnesium, akutes Koronarsyndrom 20
Magnesiumhaushalt, Störungen 586, 587
Magnesiummangel s. Hypomagnesiämie
Magnesiumüberschuss s. Hypermagnesiämie 589
Makrolidantibiotika 1688, 1696
- Lymphangitis 277
Makroprolaktinom 949
Malabsorption, sekundärer Hyperparathyreoidismus 986
Malabsorptionssyndrom 727
Malaria 1429, 1431, 1603–1609
- Diagnostik 1605
- Hämolyse 1074
- Prophylaxe 1604, 1607, 1608
- quartana 1607
- tertiana 1603, 1607
- tropica 1603–1607
- – komplizierte 1606
- – Resistenz 1605
- – Therapie 1605–1607
Malassimilationssyndrom 320
Maldigestion, Substitutionstherapie 767
Malignom, Thrombozytopenie 1218
Malleus 1549
Malnutrition, sekundärer Hyperparathyreoidismus 986
Maltafieber 1552
MALT-Lymphom 711, 715, 717, 1140
Mammakarzinom, Pleuraerguss 391
Manie 1526
Mansonella
- ozzardi 1624
- perstans 1624
- streptocerca 1624
Mantelzell-Lymphom 1135, 1141
MAO-B-Hemmer s. Monoaminooxidase-B-Hemmer
Marfan-Syndrom 175
Marginalzonen-Lymphom 1135, 1139
Marisken 756
Markfibrose 1121
Masernimpfung 1583, 1584
Masernvirus, Enzephalitis 1422
Maskenbeatmung 295
Massage 1309
Massivtransfusion 1219
Mastoiditis 1554
Mastzellstabilisatoren 364
MDRD-Formel 533
Meckel-Divertikel 730
Mediastinaltumor 482–485
- Diagnostik 482
- Klinik 482

Mediastinaltumor
- Pathologie 482
- Therapie 483, 484

Mediatorblockade, Sepsis 91

Medikation, orale 287

Medizin, evidenzbasierte 1726

Meige-Syndrom 277, 393

Melioidose 1549

Melkerson-Rosenthal-Syndrom 1435

Membranbildung, Ösophagus 686

Membranoxygenation, extrakorporale 471

Membranrezeptor, G-Protein-gekoppelter 1720

Mendelson-Syndrom 431

Meningitis
- bakterielle 1405–1409, 1566–1568
- – Therapie 1567, 1568
- Bewusstseinstrübung 282
- Candida 1418
- Chlamydien 1418
- Enterobakterien 1405, 1568
- Escherichia coli 1407
- HACEK 1407
- Haemophilus influenzae 1405, 1407, 1407, 1568
- Herpes simplex 1592
- Klebsiellen 1407
- Listerien 1567
- Mykoplasmen 1418
- Nokardien 1408
- Pneumokokken 1408
- Proteus 1407
- purulente 1405–1409, 1567
- Salmonellen 1405, 1407
- Staphylokokken 1405, 1534, 1568
- Streptokokken 1405, 1407
- tuberculosa 1412, 1638
- virale 1420

Meningoenzephalitis 1418
- Brucellose 1552
- Candida 1649
- Schlafkrankheit 1612

Meningokokken 1543
- Antibiotika 1685
- Meningitis 1408
- Polyneuritis 1557
- Sepsis 1563

Mesenterialarterienembolie 746

Mesenterialarterienthrombose 746

Mesenterialischämie 746
- chronische 746
- nichtokklusive 746

Mesenterialvenenthrombose 746

Mesotheliom 163

metabolisches Syndrom 798, 861, 906

Metabolisierung
- extrahepatische 285
- hepatische 285

Metabolismus, Arzneimittel 1711–1720, 1748

Migräne 1318, 1321–1325
- Kinder 1323
- menstruelle 1324
- Prophylaxe 1323, 1324
- Schwangerschaft 1323
- vestibuläre 1343

Migräneattacke 1321–1323

Mikroangiopathie
- diabetische 891
- funktionelle 269
- GvHD 1186
- symptomatische 1075

Mikrokarzinom, papilläres 976

Mikroprolaktinom 949, 1035

Mikrosporidiose 1620

Miktionsstörungen, Parkinson-Syndrom 1395

Miktionssynkope 232

Miliartuberkulose 1638

Milzbrand 1540

Milzexstirpation s. Splenektomie

Milzvenenthrombose 768

β$_2$-Mimetika, Asthma bronchiale 361, 368
- COPD 349, 356

Mineralocorticoide
- Hypotonie 234
- Nebennierenrinden-insuffizienz 1007

Minimal-Change-Glomerulonephritis 537, 538

minimale Resterkrankung 1116

Minithorakotomie 397

Mini-Transplantation 1188

Mischinsulin 872, 873, 876

Mischkost, energiereduzierte 856

Mitralinsuffizienz 123
- akute 133
- Dekompensation 132
- Therapie 127, 128, 133

Mitralklappenprolaps 125, 226, 227, 229
- Arrhythmie 125
- Thromboembolie 126

Mitralstenose 123
- akutes Lungenödem 131
- Dekompensation 131
- mit Lungenödem 70
- Therapie 126, 127

Mitralvalvulotomie 126, 127

Mittelmeerfieber
- familiäres 549, 550, 1281
- Zeckenbiss 1572

Mobilisierungstechnik nach Maitland 1309

MODY-Diabetes 859, 881

Monoaminooxidase-B-Hemmer, Parkinson-Syndrom 1390

Monobactame 1688

Moraxella catarrhalis 1565, 1697, 1778

Morbus
- Addison 1006
- Basedow 965–967
- – Struma 971
- – Thyreoiditis 979
- Bechterew s. Spondylitis ankylosans
- Boeck 1431
- Crohn 320, 412, 730–733
- – Ernährungstherapie 732
- – evidenzbasierte Therapieempfehlungen 757, 758
- – Pharmakotherapie 732
- Cushing 947, 948
- Fabry 568, 569
- Gaucher 412
- – Stammzelltransplantation 1181
- Günther 931, 937
- Hodgkin s. Hodgkin-Lymphom
- Menière 1336, 1339, 1340
- Meulengracht 811, 812
- Moschkowitz 1355
- Niemann-Pick 412
- Parkinson s. Parkinson-Syndrom
- Recklinghausen 412
- Sudeck 1284
- von Winiwarter-Buerger 265, 1433
- Waldenström 548, 1139
- Wegener 412
- Weil 1557
- Whipple 727, 728, 757, 1419, 1560, 1561
- Wilson 794, 798, 813–815
- – Schwangerschaft 815

Morgagni-Adams-Stokes-Syndrom 188

Morganella 1545, 1565

Motilitätsstörungen
- Ösophagus 226, 227, 688, 689
- Magen 712, 713

Mottenfraßnekrose 785, 806

Muckle-Wells-Syndrom 549

Mukolytika
- COPD 351
- Pneumonie 377

Mukopolysaccharose, Stammzelltransplantation 1181

Mukormykose 375, 1650
- kraniale 1427, 1428

Mukosaprolaps, Rektum 756

Mukoviszidose 430, 431, 768, 769

Multiorganversagen 283, 287
- ARDS 473
- Definition 1561
- Prophylaxe 76, 94
- Stickstoffverlust 318

multiple endokrine Neoplasie 770, 977

multiple Sklerose 1437–1441
- akuter Schub 1437
- evidenzbasierte Therapieempfehlungen 1441
- Intervalltherapie 1439
- Miktionsstörungen 1438
- Schwangerschaft 1441
- Spastik 1438
- Verlauf 1437

multiples Myelom s. Myelom, multiples

Multisystematrophie 1386, 1395–1397

Mumpsimpfung 1583, 1584

Mumpsvirus, Enzephalitis 1422

Mund-zu-Mund-Beatmung 293

Mund-zu-Nase-Beatmung 293

Mund-zu-Tacheostoma-Beatmung 293

Muskelaktivierung, propriozeptive neuromuskuläre 1308

Muskeldystrophie
- distale 1463
- fazioskapulohumerale 1463
- kongenitale 1463
- okuläre 1463
- okulopharyngeale 1463
- progressive 1463, 1465
- – Myokardbeteiligung 54, 55
- – Typ Duchenne 54
- – Typ Becker-Kiener 1463
- – Typ Duchenne 1463, 1465

Muskelfaszikulieren 1447

Muskelmassage 1309

Muskelrelaxanzien
- Indikationen 314
- Intensivtherapie 314
- Porphyrie 935

Muskelschmerz 1300

Mutilation 1448

Mutterkornalkaloide
- Hypotonie 234
- Migräne 1323

Myasthenia
- gravis 1468, 1469
- pseudoparalytica 55

Mycobacterium
- avium 1558, 1697
- tuberculosis 1701

Mycoplasma
- hominis 1579
- pneumoniae 375, 379, 1418, 1579, 1580, 1685, 1697, 1778

Mycosis fungoides 1135, 44

Myektomie, hypertrophe Kardiomyopathie 47

Myelinolyse, zentrale pontine 957

myelodysplastisches Syndrom 1085, 1086, 1090–1098
- Klassifikation 1091
- Prognose 1093
- Therapie 1093–1098
- Thrombozytopathie 1232, 1233

Myelofibrose, sekundäre 1121

Myelom
- aktives 1150, 1151
- asymptomatisches 1150
- multiples 1149, 1488
- – Induktionstherapie 1154
- – – Prognose 1153

- – Stammzelltransplantation 1155
- – Supportivtherapie 1160
- – Therapie 1154–1160
Mykobakteriose 1558
- HIV-Infektion 1667, 1668
- nichttuberkulöse 1558
Mykoplasmen 1418, 1579, 1580
- Guillain-Barré-Syndrom 1418
- Hirnabszess 1418
- Meningitis 1418
- Meningoenzephalitis 1418
- Myositis 1418
- Pneumonie 382
- Querschnittsmyelitis 1418
- Urethritis 674
- Zerebellitis 1418
Mykose 1426–1428, 1642–1653
- Lungenfibrose 425
Myoadenylatdeaminase-Mangel 923, 1463
Myobacterium leprae 1559
Myoblastentransplantation 1465
Myoglobinurie 1465
Myokardablation, perkutane transluminale septale 47
Myokarddepression 297
Myokardinfarkt 16
- akuter 20, 21, 282
- – Schock 80
- – Therapie 82
- interventionelle Therapie 23
- Lungenembolie 403
- Perikarditis 156
- Therapie 213
Myokardinsuffizienz, Endokarditis 147
Myokardischämie
- stumme 7, 129
- transitorische 4
Myokarditis
- allergische 54
- chronisch autoimmunologische 41
- infektiös-toxische 51
- kardiogener Schock 82
Myokardsarkoidose 440
Myoklonus 1401
Myonekrose 1541
Myopathie
- kongenitale 1463
- kritisch Kranker 329
- metabolische 1463, 1465
- mitochondriale 1463
- primäre 1462–1465
- – Diagnostik 1463
- – Klassifikation 1463
- – Therapie 1464, 1465
- sekundäre 1465–1467
- toxische 1467, 1468
- zentronukleäre 1463
Myositis 1465, 1466
- tropische 1466
Myotonia congenita 1470
Myxödem 156
Myxödemkoma 282, 963, 964

N

Nabelschnurstammzelltransplantation 1187
N-Acetyltransferase 1717
Nachlastsenkung
- chronische Herzinsuffizienz 105
- kardiogener Schock 83, 84
Nacke-Zungen-Syndrom 1321
Nagel-Patella-Syndrom 568
NAG-Vibrionen 1548
Nährstoffbedarf 853
- bei Krankheiten 856
Nährstoffe (s. a. Ernährung) 852, 853
Nährstoffmangel 856
Nahrungsmittelallergie 515, 522, 745
Nahrungsmittelintoleranz 745
Nahrungsmittelvergiftung 744
Narkolepsie 1381–1383
Nasenmaske 323
Nasennebenhöhlenentzündung s. Sinusitis
Nasoziliarisneuralgie 1320
Natriumhaushalt, Störungen 582–584
Natriummangel 582
Natriumüberschuss 583
Nebennierenerkrankungen 992–1008
Nebenniereninsuffizienz, sekundäre 952
Nebenniereninzidentalom 1004, 1005
Nebennierenkarzinom 995
Nebennierenrindenadenom 994
Nebennierenrindenhyperplasie 994
Nebennierenrindeninsuffizienz 1006, 1007
Nebennierenrindenkarzinom 998, 999
Nebenschilddrüsenerkrankungen 983–990
Nebenschilddrüsenkarzinom 985
Nebenwirkungen 286
Negativdruckbeatmung 507
Neisseria 1543
- gonorrhoeae 675, 1543, 1701
- meningitidis 374, 1407, 1543, 1568
Nekrolyse, toxische epidermale 1536
Nematoden 1620–1625
Neoangiogenese, therapeutische 261, 263
Neoplasie
- multiple endokrine 770, 977
- testikuläre intraepitheliale 1040
Nephritis, interstitielle 554–561

- akute 555, 556
- bakterielle 558
- Basalmembranantikörper 557
- Begleitkomplikationen 560, 561
- chronisch rezidivierende 558
- chronische 557
- Glomerulonephritis 559
- medikamentös bedingte 559
- Phytotoxine 559
- Sarkoidose 559
- Therapie 558–561
Nephritis, tubulointerstitielle 558
Nephrokalzinose 571
Nephrolithiasis 565, 666–670
- Kolik 669
- Prophylaxe 669
- Risikofaktoren 668
- X-chromosomal gebundene 570
- Zusammensetzung 667
Nephronophthise 566
Nephropathie
- familiäre juvenile hyperurikämische 923
- hypertensive 250
- ischämische 615
- vaskuläre 614
Nephrosklerose 242
nephrotisches Syndrom 533, 534
- idiopathisches 573
- kongenitales 573
- steroidresistentes 573
Nervenstimulation, transkutane elektrische 1486
Nervus phrenicus 1312
Nesidioblastose 770
Neugeborenengonoblenorrhö 1543
Neuralgie 1300
Neuralrohrdefekt 1732
Neuritis vestibularis 1337
Neuroblastom, Stammzelltransplantation 1182
Neuroborreliose 1458
neurodystrophisches Syndrom 1294, 1295
Neuroglykopenie 886
Neuroleptika
- Demenz 1508
- Indikationen 1516
- Intensivtherapie 313
- Kontraindikationen 1519
- Manie 1508
- Mykoplasmeninfektion 1418
- Nebenwirkungen 1501, 1518
- organisches Psychosyndrom 1524
- schizoaffektive Störung 1508
- Schlafstörung 1500
- Wirkmechanismus 1516
Neuropathie
- alkoholische 1450, 1458
- axonale 1446

- demyelinisierende 1446
- diabetische 891, 892, 1447, 1449, 1450, 1458
- – autonome 892
- – chronische Schmerzen 1488
- endokrine 1457
- hereditäre 1457
- bei HIV-Infektion 1456
- Immuntherapie 1452
- infektiöse 1455, 1456
- ischämische 1488
- medikamentös-toxische 1451
- metabolische 1456
- multifokale motorische 1454
- nutritiv bedingte 1457
- okuläre diabetische 1321
- paraneoplastische 1455
- paraproteinämische 1454
- posttraumatische 1488
- bei Schilddrüsenerkrankungen 1457
- toxische 1450
- urämische 1456
- vaskulitische 1455
Neurosarkoidose 440, 1455
Neurosyphilis 1414–1416, 1555
Neurotuberkulose 1412–1414
Neutropenie s. Granulozytopenie
Nichtopioidanalgetika
- chronische Schmerzen 1481, 1482
- rheumatische Erkrankungen 1250
Nicht-Seminom 1042, 1043
Nierenbiopsie
- akutes Nierenversagen 602
- interstitielle Nephritis 555
Nierendegeneration, autosomaldominante polyzystische 564–566
Nierenerkrankungen
- hereditäre 563–57
- interstitielle 61
- medulläre zystische 56
- polyzystische 56
- zystische 564–566
Nierenersatztherapie 290, 291, 542, 621, 622
- s. a. Dialyse
- s. a. Hämodialyse
- s. a. Peritonealdialyse
- akute Pankreatitis 764
- akutes Nierenversagen 603, 609, 610
Nierenfunktion, Parameter 615
Niereninsuffizienz
- Calcium-Phosphat-Haushalt 617
- chronische 565, 613–623
- – Azidose 596
- – Blutdruckkontrolle 616
- – Dialyse 635, 636
- – Nierenersatztherapie 624–639

Sachverzeichnis

Niereninsuffizienz
– – Porphyrie 936
– – Proteinrestriktion 616
– – sekundärer Hyperparathyreoidismus 592
– – Nierenersatzverfahren 621, 622
– Diabetes mellitus 880
– hämorrhagische Diathese 1218
– präterminale 613–623
– Progressionsminderung 616
– Thrombozytopathie 1231
– tuberöse Sklerose 573
– vaskuläre Sklerose 565
Nierenkrankheiten, Anämie 1076
Nierenspender, potenzieller 641
Nierenstein s. Nephrolithiasis
Nierensteinkolik 669
Nierentransplantation 640–658
– Abstoßung 654–656
– Alport-Syndrom 568
– Amyloidose 549
– Hyperparathyreoidismus 987
– Immunsuppression 645–654
– Infektionen 656
– Kontraindikationen 643
– Nephrektomie 657
– Osteoporose 657
– Oxalose 572
– perioperative Betreuung des Empfängers 644
– postoperative Betreuung des Empfängers 645
– Vorbereitung des Empfängers 643
– Warteliste 641, 642
Nierentumor 660–664
– hereditärer 573
Nierenvenenthrombose, nephrotisches Syndrom 534
Nierenversagen
– akutes 599–612
– – Anurie 605
– – Blutungskomplikationen 609
– – Diagnostik 601, 602
– – Dialyse 609, 610, 635
– – Endokarditis 146
– – Ernährung 608
– – evidenzbasierte Therapieempfehlungen 611
– – hyperkataboles 601
– – Hypovolämie 605
– – Infektionen 608, 609
– – intrarenales 601, 603
– – postrenales 601, 603
– – prärenales 601, 603, 605
– – Risikofaktoren 603
– – Röntgenkontrastmittel-induziertes 610
– – Therapie 601–612
– akutes Leberversagen 795
– bei intakter tubulärer Funktion 829
– Prophylaxe 94

Nierenzellkarzinom 661–664
– Einteilung 661
– evidenzbasierte Therapieempfehlungen 664
– lokalisiertes 662
– metastasiertes 663
– Therapie 662–664
Nierenzyste
– erworbene 638
– infizierte 679
Nikotin, arterielle Durchblutungsstörungen 259
Nikotinabusus, KHK 5
Nikotinersatztherapie 347
Nitrate
– Achalasie 690
– akutes Koronarsyndrom 18, 20
– Angina pectoris 11
– portale Hypertension 824
Nitrattoleranz 11
Nitrofurane 1700
Nitroimidazole 1689, 1699, 1700
– Protozoeninfektion 1614
Nitrosegasvergiftung 427
Nocardia 1560
– asteroides 1409
– Meningitis 1408
– Pneumonie 374
Nocardiose 1560
NO-Inhalation, kardiogener Schock 85
Noma 1554
Non-Hodgkin-Lymphom 1133–1146
– Diagnostik 1134
– HIV-Infektion 1670
– Klassifikation 1134, 1135
– Therapie 1136–1146
Nonne-Milroy-Syndrom 277
Noonan-Syndrom 175, 1028
Normaldruckhydrozephalus 1387
Normalinsulin 871, 873, 875
Notfallmedizin 297–301
Nozizeptorschmerz 1478
– somatischer 1486
– viszeraler 1486
Nüchternhypoglykämie, organische 887
Nüchternplasmaglucose 863
Nukleosidanaloga 1586–1590
– chronische Hepatitis B 788
Nukleotidanaloga 1586–1590
Nussknacker-Ösophagus 688, 689

Obstipation
– chronische 740, 741
– Parkinson-Syndrom 1395
Obstruktion
– biliäre 76

– duodenale 76
– Gallengang 768
Ödem 129
– pAVK 26
– Venenpharmaka 276
Odynophagie 693
Ogilvie-Syndrom 739
Okzipitalisneuralgie 1320
Oligomenorrhö 1012, 1016
Onchocerca volvulus 1624
Onchozerkose 1625
Ophthalmitis 1557
Opiate, Lungenfibrose 422
Opiodabhängigkeit 1523
Opioidanalgetika
– chronische Schmerzen 1482, 1483
– rheumatische Erkrankungen 1250
– Äquivalenzdosis 1780
– chronische Schmerzen 1482, 1483, 1491
– Intensivtherapie 306–309
– Intoxikation 1525
– Lungenödem 68
– neuropathische Schmerzen 1489
– Rezeptordesensibilisierung 286
– Schwangerschaft 1737
Opioidentzugssyndrom 1525
Opisthorchiasis 1626, 1627
Optikusneuritis 1321
Orbitopathie, endokrine 968
Orchitis 1028, 1035
– Brucellose 1552
Organogenese 1730
Organspende
– Lebendspender 641, 642
– postmortale 641, 1474
Organtuberkulose 1638
Organversagen, Prophylaxe 76
Orienta tsutsugamushi 1571
Orientbeule 1609
Ornithodorus 1557
Ornithose 1578
Orotazidurie 923
Osmotherapie, Hirnödem 1352
Ösophagektomie 701, 704
Ösophagitis
– Candida 693, 707, 1649, 1669
– Herpes simplex 693, 707, 1592
– infektiöse 693, 694
– Zytomegalievirus 693, 694, 1594
Ösophagus
– Membranbildung 686
– Motilitätsstörungen 688, 689
– Verätzung 702–705
Ösophagusdivertikel 686, 687
Ösophaguserkrankungen 685–707
Ösophaguskarzinom 700, 703, 707
Ösophagusmotilitätsstörungen 226, 227

Ösophagusperforation 691
Ösophagussphinkter
– Myotomie 687, 692
– pneumatische Dilatation 690, 691
Ösophagusstenose, peptische 696–700
– Dilatation 699
– therapierefraktäre 700
Ösophagusvarize 820, 821, 835
Osteomalazie 1291–1293
Osteomyelitis, Aspergillus 1651
Osteomyelofibrose 1121
– Thrombozytopathie 1232
Osteomyelosklerose 1232
Osteo-Onychodysplasie 568
Osteopetrose, Stammzelltransplantation 1181
Osteoporose 1287–1291
– corticoidinduzierte 1288
– Einteilung 1288
– Nierentransplantation 657
– physikalische Therapie 1306
– postmenopausale 1288
– Prophylaxe 1287, 1288
– senile 1288
– Therapie 1289
Osteotomie, maxillomandibuläre, Atmungsstörungen 506
Ostitis deformans Paget 1294
Ostium-secundum-Defekt 180
Östrogene
– Antikonzeption 1019
– Entwicklungsverzögerung 1058
– Gynäkomastie 1036
– Hochwuchs 1058
– Ullrich-Turner-Syndrom 1057
Östrogenmangel 1017
Östrogenrezeptor-Modulatoren, selektive 1291
Östrogentherapie, klimakterische Beschwerden 1017
Ovarialerkrankungen 1010–1024
Ovarialkarzinom 1022
Ovarialkystom 1021, 1022
Ovarialtumoren
– benigne 1021, 1022
– maligne 1022
Ovarinsuffizienz 1017
Ovarsyndrom, polyzystisches 1012–1014
Ovarteratom 1021
Ovarzyste 1020
Overlap-Syndrom 810, 1271
Oviduktpersistenz 1028
Ovulationshemmer
– antiandrogene 1013
– Blutungsstörungen 1015
– Indikationen 1019
– Kontraindikation 1020
– Risiken 1019, 1020
Oxalose 572
Oxazolidinone 1703

Oxygenierung, arterielle 73
Oxyuriasis 1621

P

Panarteriitis nodosa, Nervensystembeteiligung 1431, 1435
Pancreas divisum 763
Panenzephalitis, subakute sklerosierende 1425
Panhypopituitarismus 1054, 1055
Panikattacke 1525, 1526
Pankreas, Denervation 767
Pankreasenzyme, Substitution 767
Pankreaserkrankungen 762–776
Pankreasfistel 768
Pankreasgangstein 768
Pankreasinsuffizienz 769
Pankreaskarzinom 769, 770, 776
Pankreaspseudozyste 766, 767
Pankreastransplantation, Diabetes mellitus 879, 880
Pankreastumor, endokriner 770
Pankreatikographie, endoskopische retrograde 768
Pankreatikojejunostomie 766
Pankreatitis
– akute 320, 763–766
– – Ätiologie 763, 764
– – chirurgische Therapie 765
– – Pharmakotherapie 765
– automimmune 763
– biliäre 765
– chronische 766–768
– – Pankreaskarzinom 769
– evidenzbasierte Therapieempfehlungen 775
– fibrosierende verkalkende 859
– medikamentös induzierte 764
– Pleuraerguss 389, 393
Panzytopenie 1075, 1082
Papillarmuskelabriss 27
Paracetamolintoxikation 795, 797
Paragangliom 1001
Paragonimiasis 1431, 1627
Paragonimus westermani 375
Paragranulom 1125
Parainfluenzavirus 375
Parakokzidioidomykose 1428
Parametritis 1554
Paraproteinämie 1233, 1454
– Hämostasedefekt 1216
Paraquatvergiftung 427, 428
Parasitose 1429–1431, 1602–1630
Parasympatholytika, Bradykardie 187

Parathormon, Osteoporose 1290
Parathyreoidektomie 985
Paratyphus 1545
Parkinson-Syndrom 232, 1386–1395
– Ätiologie 1386
– medikamentös induziertes 1387
– Pharmakotherapie 1387–1391
– Symptomatik 1386
– symptomatisches 1387
Partialinsuffizienz 443
Partington-Rochelle-Operation 766
Parvovirus-B19-Infektion 1085, 1594
Pasqualini-Syndrom 1027
Pasteurella multocida 374, 1778
Pasteurellose 1551
PEEP-Beatmung 444, 450–452
– Asthmaanfall 370
– Lungenödem 69
Peitschenwurm 1621
Pen 872
Penicilline 1691
– Endokarditis 53
Penisdeformation 1029
Peptid, vasoaktives intestinales 772
Peptidhormone, Lungenkarzinom 487
Peptococcus 374
Peptostreptokokken, Pneumonie 374, 379
Perianalvenenthrombose 755
Periarteriitis nodosa 54, 429
Periarthropathia humeroscapularis 1283
Periarthropathie 1283
Pericarditis constrictiva 155, 159, 163
Peridualkatheter, akute Pankreatitis 765
Perihepatitis 1578
– Gonorrhö 1543
Perikardektomie 162
Perikarderguss 156, 159
– maligner 163, 164
Perikardfensterung 162
Perikardioskopie 157, 158
Perikardiozentese 157, 158, 160
Perikarditis 154–163
– akute 155
– Ätiologie 155, 156
– autoreaktive 161, 162
– nach Bestrahlung 163
– chronische 155, 163
– Diagnostik 157
– eitrige 157
– Epidemiologie 155
– Herzkatheteruntersuchung 158
– idiopathische 157, 162
– infektiöse 156, 159
– Kollagenose 163

– Pathophysiologie 155, 156
– Pilze 159, 160
– protozoenassoziierte 159, 160
– rezidivierend-akute 163
– Stoffwechselerkrankungen 156
– Symptomatik 157
– tuberkulöse 160, 161
– urämische 163
– Vaskulitis 163
– virale 160
Perikardkonstriktion, kardiogener Schock 82
Perikardtamponade 158, 159
– kardiogener Schock 82
Perilymphfistel 1340, 1341
Peritonealdialye
– akute Hyperkaliämie 588
– akutes Nierenversagen 610
– ambulante 542
– Infektion 63
– intermittierende 630
– Komplikationen 631
– kontinuierliche ambulante 630, 631
– kontinuierliche zyklische 630
– nächtliche intermittierende 630
– Niereninsuffizienz 621, 622
– Peritonitis 632, 633
– Prinzip 625
– Tunnelinfektion 632
– Verfahren 630
– Verweilkatheter 630
Peritonitis
– bakterielle, spontane 825, 830, 831
– Candida 1649
– diffuse 737
– Peritonealdialyse 632, 633
– Therapie 632
Persulfatvergiftung 427
Pertussis 1550
Pest 1551
Pflanzenstoffe, sekundäre 853
Pfortaderhochdruck (s. a. Hypertension, portale) 820–824
Pfropfarthritis 1279
P-Glykoprotein 1710
Pharmakonrezeptoren 285, 286
Phantomschmerz 1488
Phäochromozytom 860, 861, 1001–1004
– Charakteristika 1001
– Therapie 1001–1004
– Schwangerschaft 1004
Phäohyphomykose 1427, 1428, 1652
Pharmakodynamik 1720–1725
– bei älteren Patienten 1747
Pharmakokinetik 1709–1720
– bei älteren Patienten 1748
Pharmakon
– intratracheale Gabe 287
– rektale Gabe 287
Pharmakonapplikation 287
Pharmakonelimination 285, 288

Pharmakonkonzentration 287
Pharmakotherapie
– Allergie 523
– ältere Patienten 1742–1752
Pharmakovigilanz 1725
Pharyngitis
– allergische 522
– Gonorrhö 1543
Phase-I-Studie 1723
Phase-II-Studie 1723
Phase-III-Studie 1723
Phasenprophylaktika 1520
Phenylalkylamine, Hypertonie 247
Phenylketonurie 926, 927
– maternale 927
Philadelphia-Chromosom, Aberration 1109
Phosgenvergiftung 427
Phosphatasemangel 1292
Phosphatbinder 594
– Hyperphosphatämie 617
– sekundärer Hyperparathyreoidismus 987
Phosphatdiabetes 1292
Phosphathaushalt, Störungen 592, 593
Phosphatmangel s. Hypophosphatämie
Phosphatüberschuss s. Hyperphosphatämie
Phosphodiesterasehemmer 81, 1230
– Rezeptordesensibilisierung 286
– chronische Herzinsuffizienz 117
Phospholipidantikörper 1216
Phykomykose 1427
physikalische Therapie 1296–1312
– Hemiplegie 1304
– Hypertonie 1304
– Hypotonie 1305
– Kreuzschmerzen 1305
– Osteoporose 1306
– Spondylitis ankylosans 1306
– Wirkprinzipien 1311
Phytopharmaka 1522
Phytotoxine, interstitielle Nephritis 559
Pilze, Endokarditis 144
Pilzendokarditis 144
Pilzinfektion s. Mykose
Pinta 1556
Plasmaderivate 1171, 1172
Plasmaersatzmittel, kolloidale 77, 78
Plasmaexpander, Schock 78
Plasmapherese
– Kälteagglutininkrankheit 1073
– Neuropathie 1454
– Goodpasture-Syndrom 430
– synchronisierte, Lupus erythematodes, systemischer 1272

Plasmaseparation, interstitielle Nephritis 558
Plasmaspiegel, Pharmaka 287
Plasmaviskosität, Senkung pAVK 263
Plasmazellleukämie 1151
Plasmazellmyelom 1135
Plasmodium
- falciparum 1429, 1431, 1603
- malariae 1603
- ovale 1603
- vivax 1603
Plasmozytom 548, 1135
- extramedulläres 1151
- solitäres 1151
Plasmozytomniere 559
Plättchen s. Thrombozyten
Plattenepithelkarzinom 486
- Analkanal 753
- Ösophagus 703, 705
Plaut-Vincent-Angina 1554
Plazentaablösung, vorzeitige, Lungenembolie 402
Plesiomonas shigelloides 1565
Pleuradrainage 389
Pleuraempyem 389, 394–396
- chronisches 395
- evidenzbasierte Therapieempfehlungen 399
- parapneumonisches 394
- tuberkulöses 394
Pleuraerguss 388–394
- Ätiologie 388, 389
- Autoimmunerkrankungen 393
- Diagnostik 388, 390
- evidenzbasierte Therapieempfehlungen 399
- maligner 498
- neoplastischer 391
- parapneumonischer 393
- Therapie 388–394
Pleurakammerung 397
Pleuramesotheliom 425
- benignes 398
- malignes 398
Pleurapunktion 389
Pleuratumor 398, 497, 498
- primärer 497
- sekundärer 498
Pleuritis
- exsudativa tuberculosa 1638
- sicca 396
- tuberculosa 390, 391
Pleurodese 392
- Lungenkarzinom 497
- Pleuratumor 497
plötzlicher Herztod s. Herztod, plötzlicher
Plummer-Vinson-Syndrom 1065
Pneumatosis cystoides intestinalis 741
Pneumocystis-jiroveci -Lungenfibrose 425
Pneumocystis-jiroveci - Pneumonie 385

- HIV-Infektion 1666, 1667
Pneumokokken 382, 1538, 1539
- Antibiotika 1686, 1778
- Meningitis 1405, 1408
- Schutzimpfung 347
- Sepsis 1563
Pneumokoniose 425
Pneumonie 373–386
- akute interstitielle 413, 432, 433
- Antibiotika 378–385
- atypische 382
- bakterielle 425
- chronisch nekrotische 1651
- desquamative interstitielle 413
- Diagnostik 376, 377
- Einteilung 376
- eosinophile 416
- Erregerspektrum 374, 375
- Herpes simplex 1592
- idiopathische interstitielle 413, 414
- interstitielle, GvHD 1186
- Klinik 376
- kryptogene 412, 413, 433
- Lungenfibrose 423
- lymphozytäre interstitielle 413
- non-spezifische interstitielle 413
- nosokomiale 375, 383, 384, 462
- parasitäre 375, 385
- Pathogenese 374, 375
- Pneumocystis jiroveci 1666, 1667
- Staphylokokken 1534
- Therapie 377–385
- Zytomegalievirus 1594
Pneumothorax 396, 397
- evidenzbasierte Therapieempfehlungen 399
Polioviren
- Enzephalitis 1422
- Pneumonie 375
Pollenallergie 514
Polyangiitis 551
- mikroskopische 545
Polyarteriitis nodosa 1275, 1488
Polyarthritis, chronische 1262–1265
- Pharmakotherapie 1265
Polycythaemia vera 1117–1119
- Thrombozytopathie 1232
Polymenorrhö 1012, 1016
Polymyalgia rheumatica 1275, 1276, 1431, 1435
Polymyelitis, Impfung 1583, 1584
Polymyositis 429, 1273, 1467
- evidenzbasierte Therapieempfehlungen 1470
- granulomatosa 1466
- idiopathische 1466
Polyneuritis, chronische 1454

Polyneuropathie 1300, 1445–1459
- Diabetes mellitus 892
- kritisch Kranker 329
Polyp, kolorektaler 750
Polypeptidantibiotika 1699
Polyradikuloneuritis, akute 1453
Polyradikuloneuropathie 1488
Polyradikulopathie 1424
Polysaccharide 852
Polysomnographie 1381
Pontiac-Fieber 1552
Porphobilinogensynthasedefekt 931
Porphyria
- cutanea tarda 931, 936, 937
- variegata 931
Porphyrie 930–938
- akute intermittierende 931
- akute toxische 931
- erythropoetische 931, 939
- hepatische 931
- – akute 931–933
- – chronische 931, 936, 937
- hepatoerythropoetische 931
- kongenitale erythropoetische 937
- toxogenetische 931
Porphyriesyndrom, akutes 934
Positivdruckbeatmung 507
- Schlafapnoe 507
Postaggressionsphase 316, 318
Post-Cardiac-Injury-Syndrom 163
Postcholezystektomiesyndrom 841
Postinfarktphase 16
Postinfarktsyndrom, autoimmunes 163
Postpartumthyreoiditis 962, 965, 979, 980
Poststreptokokkenglomerulonephritis 540
Posttransfusionspurpura 1174, 1175
Pouchitis 735
Prader-Labhart-Willi-Syndrom 1027
präkordialer Faustschlag 293, 294
Pränataldiagnostik 1732
Pränataltoxikologie 1729
Praxishypertonie 226, 227
Pressure Support Ventilation 446, 447
Prinzmetal-Angina 7, 10
Prionenerkrankungen 1425, 1426
Proarrhythmie 202
Probiotika 746
Proctalgia fugax 756
Prokinetika 712
- chronische Obstipation 740
Prokonvertin 1172
Proktitis 756, 1578
- Gonorrhö 1543

Proktokolitis 1578
Prolaktinhemmer, Hyperprolaktinämie 1033
Prolaktinom, Schwangerschaft 950
Prolymphozytenleukämie 1137
- T-Zell-Typ 1144
Prostaglandinanaloga, peptisches Ulkus 719
Prostaglandine, Endangiitis obliterans 266
Prostanoide, pAVK
Prostatitis 672, 674, 675
- akute 674
- chronische 674, 675
- Gonorrhö 1543
Prostazykline
- Cor pulmonale 170
- pulmonalarterielle Hypertonie 176, 177
Proteaseinhibitoren 1660, 1661
- akute Pankreatitis 765
- Lungenemphysem 352
Protein, als Energieträger 853
Proteinbedarf 318
Protein C, aktiviertes 92, 1221
- rekombinantes 1173
Protein-C-Konzentrat 1172
Protein-C-Mangel 1208, 1210
Protein-C-Resistenz 1208
Proteinrestriktion, primäre Glomerulonephritis 532
Protein-S-Mangel 1208, 1210
Proteinstoffwechsel 318
Proteus
- mirabilis 379, 1544, 1686, 1778
- vulgaris 1545, 1686
- Meningitis 1407
Prothesenendokarditis 147
Prothrombinkomplex-Konzentrat 1172
Prothrombinkomplex-Mangel 1206
Protonenpumpeninhibitoren
- akute Pankreatitis 765
- chronische Pankreatitis 766, 767
- Gastrinom 771, 772
- Helicobacter-pylori-Infektion 1139
- Ösophagusstenose 700
- Pankreasinsuffizienz 769
- Refluxkrankheit 695, 696, 697
- Ulkusblutung 720
- Ulkuskrankheit 715, 716
Protonenpumpeninhibitortest 688
Protoporphyrie, erythrohepatische 811, 937, 937
Protoporphyrinämie, sekundäre 931
Protozoeninfektion 1603–1620
Provencia 1565
Providencia 1545
Pruritus 521
- Leberzirrhose 807, 808

Pseudallescheria boydii 1652
Pseudoaneurysmen, arterielle 768
Pseudoappendizitis 1547
Pseudochylothorax 389, 394
Pseudogynäkomastie 1034
Pseudohermaphrodismus masculinus 1028
Pseudohyperparathyreoidismus 570
Pseudohypoparathyreoidismus 989
Pseudomonas
– aeruginosa 374, 379, 384, 632, 1548, 1549, 1562, 1686, 1701, 1778
– – Endokarditis 144
– – infektiöse Arthritis 1270
– mallei 1549
– pseudomallei 374
– Sepsis 1562
Pseudoobstruktion
– chronische intestinale 738
– Kolon 739
Pseudopubertas praecox 1056
Pseudoroth 1549
Pseudo-Schwartz-Bartter-Syndrom 934
Pseudovagina 1029
Pseudo-von-Willebrand-Syndrom 1227
Psittakose 1578
Psychopharmaka 1506–1526
– ältere Patienten 1747, 1751
– Einteilung 1507
– funktionelle kardiovaskuläre Störungen 228
– Thrombozytopathie 1230
Psychose, Parkinson-Syndrom 1394, 1395
Psychostimulanzien 1522
Psychosyndrom
– hirnorganisches 1418
– organisches 1524
Psychotherapie, funktionelle kardiovaskuläre Störungen 228, 229
PTCA s. Ballondilatation, koronare
Pubertas
– praecox 1055, 1056
– tarda, konstitutionelle 1027
Pubertätsgynäkomastie 1036, 1058
Puestow-Gillesby-Operation 766
Pulmonalinsuffizienz 130
Pulmonalstenose 130
– isolierte valvuläre 177
Pulsoximetrie 322, 323
Pumpeninsulin 875
Punktion
– s.a. Gefäßpunktion
– s.a. Venenpunktion
– perithorakale, Pneumonie 377
Purging 1186

Purpura
– idiopathische thrombozytopenische 1231
– Schoenlein-Henoch 547
– thrombotisch-thrombozytopenische 1074
Pyelonephritis
– in der Schwangerschaft 678
– unkomplizierte 677, 678
– xanthogranulomatöse 679
Pyodermie 277
Pyomyositis 1534
Pyrazolopyrimidine, Schlafstörung 1497
Pyrimidinstoffwechselkrankheit 923
Pyruvatkinasemangel 1070

Q

Q-Fieber 160, 1572, 1573
Qualitätsmanagement, intensivmedizinisches 321
Querschnittsmyelitis 1418
Quincke-Ödem 521

R

Rabies s. Tollwut
Rabiesvirus, Enzephalitis 1422
Radikulitis, Zytomegalievirus 1594
Radiojodtherapie
– Hyperthyreose 965
– Schilddrüsenautonomie 969
– Struma 974
Rattenbissfieber 1555
Rauchen
– COPD 346
– Endangiitis obliterans 265
– Entwöhnung 346, 347
– Histiocytosis X 430
– KHK 5
– Lungenfibrose 432
– Lungenkarzinom 486
– Ösophaguskarzinom 703
Rausch, pathologischer 1524, 1526
Raynaud-Phänomen 268
Reaktionssyndrom, systemisches inflammatorisches 329
REAL-Klassifikation, Hodgkin-Lymphome 1125
Reanimation, kardiopulmonale 214, 292–297
– Basismaßnahmen 292–294
– erweiterte Maßnahmen 294–297
– Medikamente 295
– evidenzbasierte 336
Rechtsherzendokarditis 138

Rechtsherzinsuffizienz 173
– kardiogener Schock 84
Reduktionsdiät 856
Reflexdystrophie, sympathische 1312, 1488
Reflexnephropathie 558
Reflexsynkope 232
Refluxkrankheit
– endoskopische Therapie 697, 698
– evidenzbasierte Therapieempfehlungen 707
– gastroösophageale 688, 694–696, 718
– Komplikationen 696–702
– nichterosive 696
– Pharmakotherapie 695–697
Refluxtherapie 276
Refraktionsanomalien, Insulintherapie 876
Regionalanästhesie, Schmerztherapie 302
Reifenstein-Syndrom 1029, 1035
Reisediarrhö 743, 1546
Reiter-Syndrom 1268, 1269
Reizdarmsyndrom 737, 738, 758
Reizkontrolltechnik 915
Reizstrombehandlung 1310
Rektumexstirpation 751, 754
Rektumkarzinoid 748
Rektumkarzinom 751, 753
Rektumprolaps 756
Rektumresektion 751
Rektumulkus, solitäres 754
Renin-Angiotensin-Genpolymorphismus 575
Renin-Angiotensin-System 112
Rescue-PTCA 23
Resorption, orale 1711
Respirator, Entwöhnung 368, 370
Respiratory-syncitial-Virus 375, 1597
Resterkrankung, minimale 1116
Retikulozytenkrise 1068
Retinitis, Zytomegalievirus 1594
Retinoide, myelodysplastisches Syndrom 1095
Retinopathie, diabetische 891
Retrobulbärbestrahlung, endokrine Orbitopathie 968
Rettungskette 292, 295
Reye-Syndrom 794
Rezeptor
– adrenerger 1720
– Polymorphismus 1720
β_2-Rezeptor, COPD 349
Rezeptordesensibilisierung 285
α_1-Rezeptorenblocker 248
β-Rezeptorenblocker
– akutes Koronarsyndrom 8, 18, 20, 27
– ältere Patienten 1750
– Angina pectoris 10
– chronische Herzinsuffizienz 102, 116

– dilatative Kardiomyopathie 38
– funktionelle kardiovaskuläre Störungen 228
– Herzrhythmusstörungen 213
– Hypertonie 5, 245, 247
– hypertrophe Kardiomyopathie 44
– Intensivtherapie 312, 313
– Migräneprophylaxe 1324
– portale Hypertension 823, 824
– Schwindel 1336
– Synkope 235
Rhabdomyolyse 610
Rhabdomyosarkom 163
Rhesus-System 1166
rheumatische Erkrankungen 1249–1284
rheumatisches Fieber 50, 1271
Rheumatismus, palindromer 1266
rheumatoide Arthritis s. Polyarthritis, chronische
Rhinokonjunktivitis, allergische 516, 521, 522
Rhinoviren 375
Rhythmusstörungen s. Herzrhythmusstörungen
Rickettsia
– acari 1571
– conorii 1571, 1572
– prowazekii 1571
– rickettsii 1571
– typhi 1571
Rickettsien
– Antibiotika 1778
– Perikarditis 160
Rickettsiose 1571, 1572
Riedel-Struma 962, 979, 981
Riesenbaby, Lungenembolie 402
Riesenfaltengastritis 718
Riesenzellarteriitis 267, 1275
Rigor, Parkinson-Syndrom 1386, 1390
Rinderbandwurm 1627
Ringsideroblasten 1091, 1092
Rötelnimpfung 1583
Rotor-Syndrom 812
Rotz 1549
RT-Inhibitoren
– nichtnukleosidische 1660, 1661
– nukleosidische 1660, 1661
Rubellavirus
– Enzephalitis 1422
– Panenzephalitis 1425
Rückfallfieber 1557
Ruheenergiebedarf 317
Ruheinsuffizienz 98
Ruhetachykardie, vegetative 226
Ruhetremor, Parkinson-Syndrom 1386

S

Salmonella
- enteritidis 742, 1778
- paratyphi 742, 1545, 1778
- typhi 742, 1545, 1778
- typhimurium 742, 1686

Salmonellen
- Gastroenterokolitis 742, 743
- Meningitis 1405, 1407
- Sepsis 1563

Salpingitis 1554, 1578
Salzrestriktion, primäre Glomerulonephritis 532
Salzverlustniere 560
Salzverlustsyndrom, tubuläres 570
Sandkasteninfektion 1623
SAPHO-Syndrom 1281
Sarkoidose 412, 413, 435–440, 1431
- akute 436
- Besnier-Boeck-Schaumann 1436
- chronische 436
- evidenzbasierte Therapieempfehlungen 440
- interstitielle Nephritis 559
- Myokardbeteiligung 57
- Organbefall 439, 440
- Prognose 437
- Schwangerschaft 440
- Therapie 436–439

Sättigungsdosis 1718
Sauerstoffaufnahme, maximale 415
Sauerstoffkonzentrator 353
Sauerstoffpartialdruckdifferenz, alveoloarterielle 415
Sauerstofftherapie
- Alveolitis 418
- Asthma bronchiale 369
- chronische intestinale Pseudoobstruktion 738
- Clusterkopfschmerz 1325
- COPD 169
- Cor pulmonale 169
- hyperbare 738
- Indikationen 169
- Intensivtherapie 323
- Lungenfibrose 422
- Lungenödem 65
- Pneumonie 378
- respiratorische Insuffizienz 353, 423, 444, 476

Säuglingsdyspepsie 1546
Saugwurm 1625–1627
Säure-Basen-Haushalt, Störungen 594–598, 607, 608
Scedosporium prolificans 1652
Schädel-Hirn-Trauma, Intensivtherapie 282
Scharlach 1537
Schatzki-Ring 686
Schilddrüse, dystope 965
Schilddrüsenadenom, follikuläres 974
Schilddrüsenautonomie 965, 968, 969
Schilddrüsenentzündung s. Thyreoiditis
Schilddrüsenerkrankungen 960–981
Schilddrüsenhormone
- Hypothyreose 963
- Struma 973

Schilddrüsenhormonresistenz 962, 970, 971
- zentrale partielle 965

Schilddrüsenkarzinom
- anaplastisches 976
- follikuläres 974
- Häufigkeit 975
- hereditäres 979
- medulläres 549, 974, 977
- papilläres 974
- Therapie 975–979

Schilddrüsenknoten, Sklerosierung 969
Schilddrüsenmalignom 975–979
Schilddrüsentumoren, Klassifikation 974
Schimmelpilze 1643
Schistosomiasis 1626
- Lungenembolie 402

Schizophrenie, katatone 1508
Schlafanfall 1381
Schlafapnoe, zentrale 507, 508
Schlafapnoesyndrom 1382, 1383
Schlafhygiene 504
Schlafkrankheit 1431, 611, 1612
Schlafmittel s. Hypnotika
Schlafpositionstraining 504
Schlafstörungen 1493–1504
- Parkinson-Syndrom 1394

Schlaganfall 1348–1355
- Akuttherapie 282, 1350, 1351
- Primärprävention 1348, 1349
- Risikofaktoren 1348–1350
- Sekundärprävention 1352–1355

Schleifendiuretika
- akutes Nierenversagen 603, 604
- Lungenödem 67
- Überwässerung 582, 620

Schmerz
- chronischer 1477–1491
- – Diagnostik 1480
- – Entstehung 1479
- – Therapie 1481–1491
- – WHO-Stufenschema 1487
- innere Organe 1299, 1300
- neuropathischer 1478, 1488

Schmerzintensität 1480
Schmerzlokalisation 1480
Schmerzqualität 1480
Schmerztherapie
- akute Pankreatitis 764, 765
- ältere Patienten 1747
- chronische Pankreatitis 766
- evidenzbasierte 337
- Intensivmedizin 301
- Lokalanästhesie 302
- Regionalanästhesie 302
- rheumatische Erkrankungen 1250, 1251

Schmerzverlauf 1480
Schmierblutung, prämenstruelle 1012, 1016
Schock 71–95
- anaphylaktischer 92, 93
- – evidenzbasierte Therapieempfehlungen 524
- – Pathophysiologie 92
- – Symptomatik 92
- – Therapie 93, 518, 519
- Ätiologie 72, 73
- Azidose 75
- Definition 72
- evidenzbasierte Therapieempfehlungen 95
- hypoglykämischer 887
- hypovolämischer, Therapie 76–79
- kardiogener 79–85
- – Diagnostik 80, 81
- – Inhalation 85
- – Intensivtherapie 282
- – Schmerzbekämpfung 84
- – Sedativa 84
- – Symptomatik 80
- – Therapie 81–85
- septischer 85–92, 282
- – Definition 1561
- – hyperdynamer 89
- – hypodynamer 89
- – Stadieneinteilung 88, 89
- – Symptomatik 89
- – Therapie 89–92
- Therapie, kausale 73
- – symptomatische 73, 74

Schockapotheke 521
Schockhose 76
Schokoladenzyste 1021
Schrittmacher s. Herzschrittmacher
Schwangerschaft
- Anämie 1076
- Arzneimitteltherapie 1728–1741
- Asthma 1738
- Diabetes mellitus 884
- Fettleber 794
- Herzfehler 176
- Herzklappenoperation 135
- Hyperthyreose 968, 969
- Hypertonie 251, 1738, 1739
- Kardiomyopathie 50
- Leberversagen 796
- Lungenembolie 407
- Migräne 1323
- Morbus Wilson
- multiple Sklerose 1441
- Phäochromozytom 1004
- primärer Hyperparathyreoidismus 987
- Prolaktinom 950
- Pyelonephritis 678
- Sarkoidose 440
- Toxoplasmose 1671
- Tuberkulose 1639, 1737
- Vena-cava-Kompressionssyndrom 93
- Zystitis 678

Schwankschwindel, phobischer 1344
Schweinebandwurm 1627, 1629
Schweißerlunge 426
Schwerkettenerkrankung 548, 1150, 1151
Schwindel 1334–1345
- medikamenteninduzierter 1345
- peripher-vestibulärer 1335–1342
- psychogener 1344
- zentral-vestibulärer 1342–1344

Schwitzen, gustatorisches 1449
Sedativa
- Intensivtherapie 288–292
- kardiogener Schock 84
- Lungenfibrose 422

Sedierungstiefe, Bewertung 302
Seitenastvarize 275
Sekretion, tubuläre 285
Sekretolytika
- Asthmaanfall 369
- COPD 351
- Lungenfibrose 422
- Pneumonie 377

Selbstbeatmung, intermittierende 476
Seminom 485, 1041
Sengstaken-Blakemore-Sonde 821
Sepsis 85–92
- bakterielle 1561
- – Hämolyse 1074
- – Klinik 1563
- – Pathogenese 1563
- – Therapie 1562, 1564–1566
- Definition 86, 87, 1561
- dentogene 1562
- Intensivtherapie 283
- Phasen 85
- postoperative 1562
- schwere, Stickstoffverlust 318
- Staphylokokken 1534
- therapierefraktäre 146
- tonsillogene 1562

Septumperforation 27
Serratia 1545
- marcescens 1686, 1701, 1778
- Pneumonie 374, 379

Serumspiegel, Pharmaka 287
Sézary-Syndrom 1135, 1144
Shi-Drager-Syndrom 232
Shigellen, Durchfallerkrankungen 742, 1546, 1547

Shulman-Syndrom 1282
Shunt
- peritoneovenöser 829
- portokavaler 822, 831
- pulmonaler 85
- splenorenaler 823
- transjugulärer intrahepatischer portosystemischer 823, 829
Sichelzellanämie 1071, 1188
Siderose 426
Silikose 425
SIMV-Beatmung 448, 450
Sinusbradykardie 189
- pathologische 188
- vagal bedingte 187
Sinusitis 324, 325
- Diagnostik 325
- Klinik 325
- Komplikationen 324
- Therapie 325
Sinusknotenerkrankung 189
- Therapie 196
Sinusknotensyndrom 110, 188
- Herzschrittmacher 193
Sinusrhythmus
- Regularisierung 205, 206
- Therapie 110
Sinustachykardie, Therapie 109, 202
Sinusthrombose, zerebrale 1355, 1356
Sinus-venosus-Defekt 180
SIRS 88
Sjögren-Syndrom 1274
- interstitielle Nephritis 559
- Nervensystembeteiligung 1431, 1435
Sklerodermie 429
- Nervensystembeteiligung 1434, 1435
Sklerose
- diffus-mesangiale 573
- multiple s. multiple Sklerose
- noduläre 1125
- progressive systemische 1274
- systemische 546, 551
- tuberöse 412, 573
- vaskuläre, Niereninsuffizienz 565
Skrotum, präpeniles 1029
Somatostatinanaloga
Somatostatinanaloga
- Akromegalie 945, 946
- Gastrinom 772
- Glukogonom 771
- Insulinom 770
- Karzinoide 748
- lang wirksame 773
- Ösophagusvarize 821, 822
- Pankreasfistel 768
- Spätdumping-Syndrom 713
- VIPom 772
Somatostatinom 772, 860
Sondenernährung, Kurzdarmsyndrom 729

Sorbit 318
Spannungskopfschmerz 1318, 1326, 1327
Spannungspneumothorax 397
Spätdumping-Syndrom 711, 713
Spätdyskinesie 1400
Spätsyphilis 1555
Speiseröhre s. Ösophagus
Spenderauswahl, Transplantation 1180, 1181
Spermakryokonservierung 1044
Spermatogeneserarrest 1028
Spermieninjektion, intrazytoplasmatische 1034
Sperroperation, Ösophagusvarizenblutung 823
Spinalerkrankung, funikuläre 1067
Spirillum minus 1555
Spiroergometrie 415
Splenektomie
- Anämie 1071
- chronische lymphatische Leukämie 1137
- Felty-Syndrom 1265
- Kugelzellanämie 1069
- MALT-Lymphom 1140
- Polycythaemia vera 1117
Spondarthritis, seronegative 1266
Spondylitis
- ankylosans 1267, 1268
- - physikalische Therapie 1306
- infektiöse 1269, 1270
spondylogenes Syndrom 1280
Spontanatmung
- augmentierte 445
- Beatmung 449
Spontanpneumothorax 396, 397
Sporothrix schenkii 1426
Sporotrichose 1428
Sprachtherapie 1311
Spritz-Ess-Abstand 874
Sprue
- einheimische 726, 727, 757
- tropische 727, 757
Spulwurm 1622, 1623
Spurenelemente 319
Stammvarize 275
Stammzellentnahme 1183
Stammzelltransplantation
- s. a. Blutstammzelltransplantation
- s. a. Knochenmarktransplantation
- allogene, aplastische Anämie 1080, 1081, 1083
- - chronische myeloische Leukämie 1114
- - myelodysplastisches Syndrom 1097
- - Zytopenie 1086

- autologe, multiples Myelom 1155
- nichtmyeloablative 1188
Staphylococcus
- aureus 334, 374, 384, 632, 744, 1534, 1686
- - Meningitis 1568
- - Sepsis 1562
- epidermidis 334, 632, 1686
Staphylokokken 1534–1536
- Antibiotika 1778
- Endokarditis 1534
- Enteritis 1535
- Hirnabszess 1409
- infektiöse Arthritis 1270
- koagulasenegative 147, 1536
- Meningitis 1405, 1534, 1568
- Pneumonie 374, 379, 381, 382, 1534
- Sepsis 1534, 1562, 1563
Statine, Angina pectoris 12
Status asthmaticus 361, 367–371
- Beatmung 370
- Pharmakotherapie 369
- Symptomatik 367
- Therapie 368
Status epilepticus 282
Staubinde, venöse 68
Stauungsdermatitis 276
- chronische 277
Steady-State-Konzentration 1718
Steatohepatitis 797, 798
- nichtalkoholische 800
Steatorrhö 728
Stellatumblockade 1284
Stemmführung nach Brunkow 1308
Stenose
- arterielle 259, 261
- peptische, evidenzbasierte Therapieempfehlungen 707
Stenotrophomonas maltophilia 384, 1549, 1701, 1779
Stent
- Aortenisthmusstenose 178
- Dysphagie 706
- pAVK 261
- portale Hypertension 823
- PTCA 13, 14
Steroide (s. a. Corticosteroide)
- Abstoßungsreaktion 654, 655
- inhalative 350, 361, 363, 364
- Lupus erythematodes 738
- Nierentransplantation 645–647
- rheumatisches Fieber 52
Steroidentzugssyndrom 658
Steroidrezeptor 1720
Sterolresorptionshemmer, Hypercholesterinämie 905
STH-Antagonisten, Akromegalie 946, 947
STH-Mangel 1053, 1054

Stickstoffbilanz 853
- Berechnung 318
Still-Syndrom, adultes 1265, 1266
Stimulation
- biventrikuläre 119
- transkutane antibradykarde 297
Stoffwechselkontrolle, Diabetes mellitus 865
Stomatozytose 1070
Storage-Pool-Erkrankung 1224, 1227
Stoßwellenlithotripsie, extrakorporale 670, 768, 843
Strahlenenteritis 736
Strahlenkolitis 736
Strahlenpneumonitis 426
Strahlenproktitis 736
Strahlentherapie
- Analkarzinom 754
- B-Zell-Lymphom 1142
- chronische lymphatische Leukämie 1137
- Gynäkomastie 1037
- Hodentumoren 1048, 1049
- Hodgkin-Lymphom 1128
- Hypophysenadenom 947, 948
- Perikarditis 163
- Seminom 1041
- stereotaktische 947
Streptobacillus moniliformis 1555
Streptococcus
- agalactiae 1697
- bovis 1538
- faecalis 375
- pneumoniae 374, 1538, 1568, 1697, 1701
- pyogenes 375, 1697, 1701
Streptogramine 1698, 1699
Streptokokken 1536–1539
- Angina 1537
- Antibiotika 1686
- Endokarditis 141
- β-hämolysierende 50, 150, 1536
- Hirnabszess 1409
- infektiöse Arthritis 1270
- Meningitis 1405, 1407
- nichthämolysierende 1538
- Pneumonie 374, 379
- rheumatisches Fieber 1271
- Sepsis 1562, 1563
- vergrünende 1538
Stresscholezystitis 325–327
Stressulkus 327, 328
Stressulkusblutung 327
Stressulkusprophylaxe 328, 473, 609
- Intensivtherapie 720
Stripping, Varizen 275
Stromatumor, gastrointestinaler 747
- maligner 1023
Strongyloidiasis 1431, 1622

Struma
- Definition 971
- euthyreote 971
- Jodidtherapie 972
- ovarii 965
- retrosternale 965
Struvit 668, 669
Studie, klinische 1724, 1730
Stuhlinkontinenz 756
Stumpfschmerz 1488
Subarachnoidalblutung 1358
- akute 282
Substitutionstherapie
- Gerinnungsstörungen 1196, 1197
- Nebenwirkungen 1202
Sulfonamide 1702
Sulfonylharnstoffe, Diabetes mellitus 877, 878, 884
Summationsanaphylaxie 519
Summerskill-Syndrom 811
Supraorbitalisneuralgie 1320
Surfactantapplikation, ARDS 472, 473
Surfactanterhöhung 462
Süßstoffe 867
Sympathektomie 1284
- Endangiitis obliterans 266
- pAVK 263
Sympathikomimetika
- Bradykardie 185
- Dosierung 83
- Hypotonie 234
- kardiogener Schock 83
- Pneumonie 377
- Wirkungsprofil 83
β-Sympathikomimetika, Schwangerschaft 1738
β$_2$-Sympathikomimetika
- akute Hyperkaliämie 588
- Mitralinsuffizienz 133
- Hyperkaliämie 606
Synchronisationstherapie 119
Syndrom X 226, 227
Syndrom
- adrenogenitales 999–1001
- anticholinerges 1744
- familiäres hämolytisch-urämisches 574
- hämolytisch-urämisches 743, 1074, 1075, 1546
- hepatorenales 829, 830, 836
- hypereosinophiles 1122
- inadäquate ADH-Sekretion 582, 956, 957
- metabolisches 798, 861, 906
- myelodysplastisches 1085, 1086, 1090–1098
- - Klassifikation 1091
- - Prognose 1093
- - Therapie 1093–1098
- - Thrombozytopathie 1232, 1233
- nephrotisches 533, 534
- - idiopathisches 573
- - kongenitales 573
- - steroidresistentes 573

- neurodystrophisches 1294, 1295
- pseudoradikuläres 1280
- spondylogenes 1280
- vertebrales 1280
Synkope
- Bradykardie 188
- Definition 232
- kardiogene 232
- Klassifikation 232
- medikamentös induzierte 232
- neurokardiogene 232, 234, 235
- orthostatische, Parkinson-Syndrom 1395
- postprandiale 232
- vasovagale 232
- zerebrovaskuläre 232
Synovektomie, arthroskopische 1265
Synoviorthese 1261
Syphilis 1555, 1556
- cerebrospinalis 1414, 1415
- konnatale 1555
- Stadien 1555
systemischer Lupus erythematodes s. Lupus erythematodes, systemischer

T

Tabes dorsalis 1414, 1415, 1555
Tabson-Medenhall-Syndrom 859
Tacharrhythmie, Vorhofflimmern 82
Tachykardie 198–223
- Ätiologie 199
- Definition 199
- kardiogener Schock 82
- supraventrikuläre evidenzbasierte, Therapieempfehlungen 221
- supraventrikuläre 47, 210
- ventrikuläre 46
- - koronare Herzerkrankung 216
- - Therapie 82
Taenia
- saginata 1627
- solium 1627, 1629
Takayasu-Krankheit 266, 1435
Tandemtransplantation 1188
Taschen-Doppler-Gerät 297
Taxane, Ovarialkarzinom 1023
Temporallappenepilepsie 1376
TENS 1486
Tensilontest 1469
Teratogenität 1729–1732
Teratom 163
- benignes differenziertes 485

Testosteron
- Entwicklungsverzögerung 1058
- erektile Dysfunktion 1034
- Hochwuchs 1058
- Panhypopituitarismus 1055
- transdermale Applikation 1030
Testosteronsubstitution 953
Tetanie 1540
Tetanus 1540
Tetanus-Impfung 1540, 1541
Tetracycline 1688, 1695
- Schwangerschaft 1734
Thalassaemia major 1066
- Stammzelltransplantation 1181
Thalassämie 1066, 1188
Thermokoagulation, perkutane, Trigeminusneuralgie 1331
Thienopyridine, Angina pectoris 9
Thiopurinmethyltransferase 1717
Thoracic-outlet-Syndrom 275
Thorakoskopie, videoassistierte s. Videothorakoskopie
Thoraxdrainage 395, 397
Thrombangiitis obliterans 265, 1431, 1435
Thrombektomie
- Armvenenthrombose 275
- Beinvenenthrombose 273
- iliofemorale 408
Thrombendarteriektomie, pulmonale 171
Thrombininhibitoren, synthetische 1243
Thromboembolie 402, 403
- rezidivierende 408
Thrombolyse 406
- Beinvenenthrombose 273
- konventionelle 257
- kurzzeitige 257
- lokale 261, 273
- Myokardinfarkt 21–23
- regionale 256
- Schlaganfall 1350
- systemische 256, 261, 273
Thrombolytika 22, 1243–1245
- Mesenterialarterienembolie 746
Thrombopenie
- amegakaryozytäre 1084, 1085
- heparininduzierte 628
Thrombophilie, angeborene 1207–1210
Thrombose
- akute 255, 256
- Arterienverschluss 255, 256
- obere Extremität 275
- oberflächliche 272, 273
- tiefe 273, 274
Thromboseprophylaxe 262, 1298

Thrombozyten
- gestörte Thrombinbildung 1228
- Signaltransduktionsstörung 1228
Thrombozytenaggregationshemmer 1241–1243
- akutes Koronarsyndrom 18, 19
- Angina pectoris 8, 9
- Arterienverschluss 257
- essenzielle Thrombozythämie 1120
- hämolytisch-urämisches Syndrom 1075
- Herzklappenoperation 135
- Indikationen 1242
- Nebenwirkungen 1243
- Polycythaemia vera 1119
- primäre Glomerulonephritis 536
- Schlaganfallrisiko 1349
- Wirkungsmechanismus 1241, 1242
Thrombozytenkonzentrat, Transplantation 1164
Thrombozytensubstitution, myelodysplastisches Syndrom 1095
Thrombozytentransfusion 1169, 1170
- Thrombozytopathie 1226
Thrombozythämie, essenzielle 1119, 1120
- Thrombozytopathie 1232
Thrombozytopathie
- Differenzialdiagnose 1224, 1225
- erworbene 1224, 1228–1213
- - evidenzbasierte Therapieempfehlungen 1233
- hereditäre 1224–1228
- medikamentös induzierte 1228, 1229
- bei Niereninsuffizienz 1231
Thrombozytopenie
- heparininduzierte 1238
- kongenitale, mit Radiusaplasie 1227
Thymom 483–485
Thyreoidektomie 969
- totale 975, 978
Thyreoiditis 979–981
- amiodaroninduzierte 979, 981
- bakterielle 979, 980
- chronische 962
- de Quervain 962, 965, 971, 979, 980
- immunogene 981
- jodinduzierte 979, 981
- medikamenteninduzierte 965
- subakute 971
- traumatische 979
- virale 979, 980
- zytokininduzierte 962, 979

Thyreostatika, Hyperthyreose 966, 967
Thyreotoxikose 282
Thyreotoxikosis factitia 965, 971
thyreotoxische Krise 969, 970
Thyreotropinom 951
Tic 1400
TINU-Syndrom 558
TNF-Antagonisten, myelodysplastisches Syndrom 1096
Tollwut 1598
Tollwutimpfung 1583, 1598
Tolosa-Hunt-Syndrom 1321, 1433, 1436
Torsades-des-Pointes-Tachykardie 188
Toxinschocksyndrom 1535, 1537
Toxocara 375, 1431
- canis 1430
Toxokariasis 1623
Toxoplasma gondii 51, 375
Toxoplasmen, Hirnabszess 1409
Toxoplasmose 1429, 1430, 1466, 1617–1619
- HIV-Infektion 1668, 1669
- bei Immunkompromittierten 1619
- kongenitale 1618
- postnatale 1618
- Prophylaxe 1619
- Schwangerschaft 1617
T-Prolymphozytenleukämie 1135
Trachealstenose 474
Tracheitis, Aspergillus 1651
Tracheomalazie 474
Tracheotomie, Atmungsstörungen 506
Traktionsdivertikel 687
Transfusion s. Bluttransfusion
Transfusionsazidose 77
Transfusionsreaktion 1174–1176
- allergische 1176
- febrile nichthämolytische 1168, 1174
- hämolytische 1174
Transkriptase, reverse 1660
- Inhibitoren 1660, 1661
transkutane elektrische Nervenstimulation 1486
Transplantation
- allogene 1180, 1182
- autologe 1180
- Immuntoleranz 1180
- Spenderauswahl 1180, 1181
- syngene 1180
Trematoden 1625–1627
Tremor 1398, 1399
- essenzieller 1399
- Parkinson-Syndrom 1391
Treponema
- carateum 1556
- pallidum 1415, 1555, 1686, 1778

- pertenue 1556
Treponematose 1555, 1556
Trichinella spiralis 375, 1623
Trichinose 1431, 1466, 1623
Trichomoniasis 1616, 1617
Trichosporon 1652
Trichostrongyliasis 1621
Trichuriasis 1621
Trichuris trichiura 1621
Trigeminusneuralgie 1320, 1330, 1331, 1488
- chirurgische Therapie 1330
- idiopathische 1330
- Pharmakotherapie 1330
- symptomatische 1330
Triglyzeridbestimmung 901
Trikuspidalinsuffizienz, Therapie 129, 130
Trikuspidalstenose, Therapie 130
Triptane, Migräne 1322
Trismus 1540
Tropheryma whippelii 1419, 1560
Troponine, kardiale 8
Truncoarteriitis productiva granulomatosa 266
Trypanosoma
- brucei gambiense 1612
- cruzi 1613
Trypanosomiasis 1431
- afrikanische s. Schlafkrankheit
- amerikanische s. Chagas-Krankheit
Tsutsugamusfieber 1571, 1572
TT-Virus 782
Tuberkulose 412, 425, 1631–1641
- HIV-Infektion 1639, 1667
- Pharmakotherapie 1632–1637
- Pleuraerguss 390, 391
- Prophylaxe 1641
- Schwangerschaft 1639, 1736
Tuboovarialabszess 1554
Tubulopathie
- primäre 572
- - distale 570
- - proximale 570
- sekundäre 572
Tularämie 1551
Tumor
- hypophysärer 944
- kolorektaler 749–754
Tumor-Debulking 773
Tumorlysesyndrom 558, 610
Tumornekrosefaktor-α 799, 1184
Tumorschmerz 1300, 1486, 1487
Turner-Syndrom 1028
Typ-A-Insulinresistenz 859
Typ-1-Diabetes mellitus 859, 860, 862, 865, 880
Typ-2-Diabetes mellitus 859, 860, 862, 865, 868, 881–884

Typhus 743
- abdominalis 1545
Typhus-Impfung 1545
Tyrosinkinaserezeptor 1720
T-Zell-Defekt 1674
T-Zell-Lymphom 1144, 1145
- angioimmunoblastisches 1135
- extranodales 1145
- kutanes 1144
- peripheres 1135, 1145
T-Zell-Neoplasie 1135

U

Überdruckbeatmung 457
Überdruckspontanatmung, Lungenödem 68
Überlappungssyndrom 810, 1271
Überstimulationssyndrom, ovarielles 1014
Ulcus
- cruris 276
- duodeni 711, 714
- molle 1550
- ventriculi 711, 714
Ulkusblutung, akute 720
Ulkusentstehung 715
Ulkuskrankheit 714–719
- peptische 717, 718
Ulkusprophylaxe s. Stressulkusprophylaxe
Ullrich-Turner-Syndrom 1057
Unfruchtbarkeit s. Infertilität
Unterschenkelgeschwür 276
Urämie, akutes Nierenversagen 600
Uratnephropathie 569
Uratstein 668, 670
Ureaplasma 1778
- urealyticum 1579, 1580
Urethritis 672–674
Urikosurika, Gicht 921, 922
Uringlucose, Bestimmung 862
Urinsediment 602
Urogenitaltuberkulose 682, 1638
Urolithiasis (s. a. Nephrolithiasis) 569
- Alkaptonurie 575
- Harnwegsinfekt 682
Urosepsis 1562
Urtikaria 521
Uta 1609
Uveitis 558
- chronische 437
Uveomeningoenzephalitis 1436
Uvulo-Palato-Pharyngo-Plastik 506

V

Vaginitis 674
Variant-Angina 7
Varicella-Zoster-Virus 375, 1593
- Enzephalitis 1422
Varikosis, unkomplizierte 275
Varize
- große 275
- kleine 275
- retikuläre 275
Varizellenenzephalitis 1424
Vaskulitis 258, 429, 430
- allergisch-hyperergisches 54
- chronische Bakteriämie 548
- granulomatöse 412
- Perikarditis 163
- systemische, interstitielle Nephritis 559
vasoaktives intestinales Peptid 772
Vasodilatanzien
- ARDS 466–468
- arterielle 66
- Cor pulmonale 170, 173
- Hypertonie 248
- kardiogener Schock 85
- Lungenembolie 406
- Lungenödem 66
- pAVK 261
- venöse 66
Vasopeptidaseinhibitoren, chronische Herzinsuffizienz 117
Vasospasmus
- zentraler 282
- zerebraler 1359
vasovagales Syndrom 190
Velcro rales 414
Vena-cava-Kompressionssyndrom, in der Schwangerschaft 93
Venenerkrankungen
- akute 271–275
- chronische 275–277
Veneninsuffizienz
- chronische 275
- evidenzbasierte Therapieempfehlungen 277
Venenkatheter, zentraler 297
- Indikationen 297
- Überwachung 298
Venenligatur, Lungenembolie 408
Venenpharmaka 276
Venenpunktion
- direkte 299
- indirekte 299
- periphere 299
- Punktionsort 299
- Punktionstechnik 299, 300, 301
- V. femoralis 300, 301
- V. jugularis externa 299
- V. jugularis interna 300

Venenpunktion
- V. subclavia 300
- zentrale 300
Venenstripping 275
Venenthrombose
- tiefe 273, 274
- zerebrale 1355, 1356
veno-occlusive disease 1185
Ventrikelseptumdefekt 179
- isolierter 175
Verbrauchskoagulopathie 1074, 1075
- Gerinnungsstörungen 1219
- GvHD 1186
- Heparinisierung 76
Verdauungstrakt, Dekontamination 335, 473
Verhaltensstörungen, agierte 306
Verner-Morrison-Syndrom 772
Verschlusskrankheit, arterielle 258
- Antibiotikatherapie 264
- Krankengymnastik 262
- Ödembekämpfung 262
- Schmerztherapie 262
- Therapie 258–264
vertebrales Syndrom 1280
Vestibularisparoxysmie 1336, 1341
Vestibularistraining 1336
Vestibulopathie, bilaterale 1342
Vibrio 1548, 1778
- cholerae 742, 1548
- parahaemolyticus 1548
Videothorakoskopie 395, 417
Virostatika 1585–1591
Virusenzephalitis 1420
Virushepatitis (s.a. Hepatitis) 780–793
Virusinfektion 1581–1601
Virusmeningitis 1420
Virusmyokarditis 41
- akute 49
Viskositätssenkung, pAVK 263
Vitalfunktionen 283
Vitamin-B-Mangel 1488
Vitamin-B_{12}-Mangel 1457
Vitamin-B_{12}-Mangelanämie 1068, 1069
Vitamin-D-Mangel 1291, 1292
Vitamin-E-Mangel 1457
Vitamin-K-Mangel
- Erwachsene 1214, 1222
- Neugeborenes 1213, 1214, 1222
Vitamin-K-Prophylaxe 1215
Vitaminmangelneuropathie 1457
VLDL-Cholesterin 901, 902
Vogt-Kayanagi-Harada-Syndrom 1436
Volumenentzug
- ARDS 469, 470
- kardiogener Schock 84
- Thrombozytopathie 1230

Volumensubstitution
- akute Pankreatitis 764
- akutes Nierenversagen 605
- anaphylaktischer Schock 93
- Dosierung 79
- hypovolämischer Schock 76, 77
- Intensivtherapie 324
- Monitoring 79, 91
- septischer Schock 90
Volumentherapie
- ARDS 469
- Asthmaanfall 369
Volumenverschiebung, hypovolämischer Schock 76
Von-Hippel-Lindau-Syndrom 573
Von-Willebrand-Syndrom
- angeborenes 1204–1206
- erworbenes 1215, 1216, 1222, 1225, 1233
Vorhofarrhythmie 193
Vorhofflattern, Therapie 109, 202, 203
Vorhofflimmern
- Antikoagulation 208
- Bradykardie 189
- evidenzbasierte Therapieempfehlungen 220
- intermittierendes 193
- Klassifikation 208
- paroxysmales 109, 208, 209
- permanentes 208, 209
- persistierendes 208, 209
- Schlaganfallrisiko 1348
- Therapie 109, 203, 204, 207
Vorhofseptumaneurysma 1354
Vorhofseptumdefekt 175, 180
Vorhoftachykardie, Therapie 203, 204
Vorlastsenkung
- chronische Herzinsuffizienz 105
- kardiogener Schock 84
- Lungenödem 65
Vorläufer-T-Lymphoblasten-Lymphom 1145

W

Wachstumsfaktoren, hämatopoetische 1096
- akute Leukämie 1103
Wachstumshormon
- Ullrich-Turner-Syndrom 1057
- vermehrte Sekretion 944
Wachstumshormonmangel 954
Wärmeantikörper 1072
Wärmetherapie 1310
Wasserdefizit s. Dehydratation
Wassergymnastik 1307
Wasserhaushalt, Störungen 580–582
Wasserüberschuss 581, 582

- Berechnung 582
Weaning, Beatmung 354, 455, 456
Wearing-off/End-of-dose-Phänomen 1392
Wegener-Granulomatose 429, 1433, 1435
- evidenzbasierte Therapieempfehlungen 551
- glomeruläre Beteiligung 544
Weichteilblutung 1201
Weichteilrheumatismus 1281–1285
Wernicke-Aphasie 1423
Wespengiftallergie 516, 523
West-Syndrom 1364, 1373
Whipple-Krankheit s. Morbus Whipple
Whipple-Operation 766
Widal-Reaktion 1545, 1552
Windpocken (s.a. Varicella-Zoster-Virus) 1593
Winiwarter-Buerger-Krankheit 265, 1433
Wirbelsäulenschmerz 1300
Wiskott-Aldrich-Syndrom 1181, 1227
Wolff-Parkinson-White-Syndrom 203, 211, 212
Wuchereria bancrofti 1624
Wundstarrkrampf 1540

X

Xanthinoxidasehemmer, Gicht 921
Xanthinoxidasemangel 569, 923
Xanthinurie, hereditäre 923
XX-Mann-Syndrom 1028
Xylit 318
XYY-Syndrom 1028

Y

Yersinia enterocolitica 742, 1547, 1778
- pestis 375, 1551
- pseudotuberculosis 742, 1547
Yersiniose 1547
Young-Syndrom 1029

Z

Zeckenbissfieber 1571
Zehengrundgelenksarthrose 1279

Zeigeataxie 1343
β-Zell-Adenom 893
Zenker-Divertikel 686, 687
Zerebellitis 1418, 1432
Zervizitis
- Gonorrhö 1543
- mukopurulente 1578
Zestoden 1627–1629
Zeugungsunfähigkeit 1026
Zigaretten s. Rauchen
Zinkmangel, Enzephalopathie 832, 833
Zirrhose s. Leberzirrhose
ZNS-Kandidose 1428
Zöliakie 726, 727
Zoster 1424
Zosterenzephalitis 1424
Zosterneuropathie 1456
Zostervaskulitis 1424
Zuckeraustauschstoffe 318, 867
Zuckerersatzstoffe 867
Zulassungsstudie 1723
Zweiknotenerkrankung 193
Zwergfadenwurm 1622
Zygomykose 1427, 1652
Zygomyzeten 1652
Zyklusstörungen 1011, 1012
Zystadenokarzinom 770
Zystadenom
- muzinöses 770
- seröses 770
Zystathionin-β-Synthasemangel 927, 928
Zystenniere 564–566
Zystinose 572928
Zystinurie 570, 928
Zystitis 672, 675–677
- Candida 1649
- in der Schwangerschaft 678
Zystizerkose 1429–1431, 1466, 1629
Zytokine
- Elimination 92
- Leukozyten 1175
- Sepsis 85
- Transplantation 1191
Zytokinhemmstoffe 1260
Zytomegalievirus 1593, 1594
- Bluttransfusion 1177
- Enzephalitis 1421, 1424
- Pneumonie 375
- Enteritis 743
- Kolitis 743
- Ösophagitis 693, 694, 1594
Zytopenie
- isolierte 1084–1086
- refraktäre 1092

Medikamentenverzeichnis

In diesem Verzeichnis sind die einzelnen Namen der Arzneistoffe aufgenommen, die Medikamentengruppen sind im Sachverzeichnis aufgeführt.

A

Abacavir, HIV-Infektion 1661, 1662, 1664
Abciximab
- KHK 15
- Thrombozytenfunktionshemmung 1242

Acamprosat, psychische Störung 1523
Acarbose, Diabetes mellitus 881, 883
Acemetacin
- Gicht 919
- rheumatische Erkrankungen 1251

Acenocoumarol, Schwangerschaft 1740
Acetazolamid
- Alkalose 598
- episodische Ataxie 1344

Acetylcystein, COPD 351
Acetyldigoxin, Herzinsuffizienz 107
Acetylsalicylsäure
- akute hepatische Porphyrie 933
- akutes Koronarsyndrom 18–20, 29, 30
- akutes rheumatisches Fieber 52, 151
- Antiphospholipidantikörper-Syndrom 1275
- arterielle Hypertonie 250
- chronischer Schmerz 1481
- Durchblutungsstörung 257
- essenzielle Thrombozythämie 1120
- Gerinnungsstörung 1221
- Glomerulonephritis 537, 538
- hämolytisch-urämisches Syndrom 1075
- Herzklappenoperation 135
- Intensivtherapie 303
- KHK 15, 29
- Kolonkarzinom 749
- medikamenteninduzierter Kopfschmerz 1329
- Migräne 1322–1324
- Myokardinfarkt 22
- Perikarditis 160–163
- Polycythaemia vera 1117, 1119
- Schwangerschaft 1737, 1740
- Spannungskopfschmerz 1326
- Thrombangitis obliterans 1435
- thrombotisch-thrombozytopenische Purpura 1075
- Thrombozytenfunktionshemmung 1241, 1242
- Thrombozytopathie 1228
- Thyreoiditis 980
- Vorhofseptumdefekt 180
- zerebrale Ischämie 1349, 1354, 1355

Aciclovir
- Epstein-Barr-Virusinfektion 1421
- Harnwegsinfektion 674
- Herpes-simplex-Infektion 1421, 1423
- Herpesviren 1424, 1592
- Ösophagitis 693
- Pneumonie 382
- Varicella-zoster-Virusinfektion 1422
- Varizellenenzephalitis 1424
- Virusinfektionen 1586, 1587
- Windpocken 1593
- Zoster 1424, 1593
- Zosterneuropathie 1455
- Zostervaskulitis 1424

Actimid, multiples Myelom 1158
Acitretin, Sézary-Syndrom 1144
Actonel, Osteoporose 1290
Actovegin, arterielle Durchblutungsstörung 264
Acylaminopenicillin, Katheterinfektion 334
Adefovir
- Hepatitis B 781, 786, 788, 789, 1599
- Virusinfektionen 1588, 1590

Adenosin
- Tachykardie 203, 210

Adrenalin
- anaphylaktischer Schock 93, 520, 521
- Herz-Kreislauf-Stillstand 19
- kardiogener Schock 81, 83
- Myokardinfarkt 26
- Tachykardie 202

Adriamycin
- Anthrazyklinkardiomyopathie 55
- Lungenkarzinom 487, 489, 491, 497
- Thymom 485

ε-Aminokapronsäure, Gerinnungsstörung 1200
Anthrazyklinkardiomyopathie 55
- Lungenkarzinom 487, 489, 491, 497
- Thymom 485

Ajmalin
- Arrhythmie 18
- Kammertachykardie 214, 296
- Vorhofflimmern 203
- Wolff-Parkinson-White-Syndrom 210

aktiviertes Protein C s. Protein C, aktiviertes
Albendazol
- Echinokokkose 1431
- Helminthiasis 1621–1624, 1628, 1629
- Parasitose 1620
- Zystizerkose 1430

Aldosteron, Nebennierenrindeninsuffizienz 1007
Alemtuzumab, peripheres T-Zell-Lymphom 1145
Alendronat
- Osteoporose 1290, 1291
- Ostitis deformans Paget 1294
- Speiseröhrenläsion 694

Alfacalcidol
- Hypoparathyreoidismus 988
- Niereninsuffizienz 618

Alfentanil, Intensivtherapie 303, 304, 309
Alfuzosin, Prostatitis 675
Alizaprid
- Hodentumor 1045
- Parkinson-Syndrom 1387

Alkeran, Lungenfibrose 428
Allopurinol
- Hyperurikämie 569
- interstitielle Nephritis 558, 559

all-trans-Retinolsäure
- akute myeloische Leukämie 1104
- myeloodysplastisches Syndrom 1095

Almitrin, Schlafapnoe 504
Almotriptan, Migräne 1322
Aloprim, interstitielle Nephritis 559
Alphacalcidol, Hyperparathyreoidismus 987
Alprazolam, psychische Störung 1511
Alprostadil, arterielle Durchblutungsstörung 261, 263
Aluminiumhydroxid
- Hyperparathyreoidismus 987
- Niereninsuffizienz 617

Alvendazol, Parasitose 1616
Amantadin
- Hepatitis C 793
- multiple Sklerose 1438
- Multisystematrophie 1397

- Parkinson-Syndrom 1390, 1392, 1394
- progressive supranukleäre Blickparese 1398
- Virusinfektionen 1588, 1590

Ambroxol
- ARDS 465
- COPD 351

Amezinium, chronische Hypotonie 233, 234
Amfetaminil, psychische Störung 1522
Amikacin
- Dosierung 1688
- Enterobacter 1545
- Harnwegsinfektion 681
- Meningitis 1408
- Mycobakterien 1558
- Nocardien 1560
- Sepsis 1565
- Tuberkulose 1635
- Wirkungsspektrum 1685

Amilorid
- Alkalose 598
- Bartter-Syndrom 571
- Cor pulmonale 173
- Herzinsuffizien 102–104
- Hypokaliämie 585
- Tubulopathie 570

Aminoglutethimid, Hyperkortisolismus 997
Aminophyllin, Thrombozytopathie 1229
5-Aminosalicylat, Kolitis 735, 738
- Morbus Crohn 730, 732, 734

Amiodaron
- Arrhythmie 46
- Extrasystolie 213
- Herzinsuffizienz 108, 116
- Intensivtherapie 289
- Kammertachykardie 26, 214, 215, 295
- Kardiomyopathie 46, 212
- KHK 24
- Lungenfibrose 428
- Myokardinfarkt 212, 222
- Tachykardie 203, 221
- Vorhofflimmern 205

Amisulprid, psychische Störung 1517
Amitriptylin
- chronischer Schmerz 1483, 1484
- diabetische Polyneuropathie 892
- Dyspepsie 720
- Fibromyalgiesyndrom 1282
- Migräne 1324
- multiple Sklerose 1438
- Neuropathie 1448

Amitriptylin
- Parkinson-Syndrom 1394
- progressive supranukleäre Blickparese 1398
- psychische Störung 1514
- Reizdarm 737
- Schlafstörung 1496, 1499
- Spannungskopfschmerz 1327
Amlodipin, arterielle Hypertonie 247, 248
Amoxicillin
- Aktinomykose 1560
- Borreliose 1557
- Bronchitis 423
- Cholezystitis 845
- COPD 351
- Dosierung 1687
- Endokarditis 150
- Harnwegsinfekt 677, 680
- infektiöse Arthritis 1270
- Lyme-Arthritis 1270
- Meningitis 1406, 1407
- Milzbrand 1540
- Peritonitis 831
- Pleuraerguss 393
- Pneumonie 379–382
- Pyelonephritis 678
- Wirkungsspektrum 1685, 1691, 1777
- Zystitis 676
Amoxicillin/Clavulansäure
- Darmfehlbesiedelung 727
- Harnwegsinfektion 680
- Pyelonephritis 678
Amphotericin B
- Amöbenmeningoenzephalitis 1431
- Endokarditis 142, 144
- gastroösophageale Refluxkrankheit 693
- Intensivtherapie 335
- Leishmaniose 1610, 1611
- Lungeninfiltrat 1676
- Mykose 1427–1429, 1644, 1648–1653
- Nebenwirkungen 1645
- Peritonitis 632
- Pneumonie 385
- Wirkungsspektrum 1777
Ampicillin
- Darminfektion 742
- diabetische Neuropathie 892
- Dosierung 1687
- Eigenschaften 1692
- Endokarditis 142, 144
- Enterokokken 1538
- Herpes-simplex-Enzephalitis 1423
- Listeriose 1542
- Meningitis 1406, 1407, 1568
- Morbus Whipple 1419
- Pneumonie 379, 382
- Sepsis 1565
- Wirkungsspektrum 1685, 1777
- ZNS-Listeriose 1412

Amprenavir, HIV-Infektion 1661
- Herzinsuffizienz 117
- kardiogener Schock 81
Anagrelid
- essenzielle Thrombozythämie 1120
- Polycythaemia vera 1117, 1119
- Thrombozytose 1115
Anakinra, rheumatische Erkrankungen 1260
Anthracyclin, multiple Sklerose 1440
Antilymphozytenglobulin
- myelodysplastisches Syndrom 1094, 1096
- Nierentransplantation 652, 655
Antithymozytenglobulin
- aplastische Anämie 1083
- myelodysplastisches Syndrom 1094, 1096
a-PC s. Protein C, aktiviertes
Apomorphin, Parkinson-Syndrom 1389, 1390, 1394
Aprostadil, arterielle Durchblutungsstörung 266
Aprotinin
- ARDS 463, 464
- Gerinnungsstörung 1218, 1220, 1221
- Thrombozytopathie 1232
Aripiprazol, psychische Störung 1517
Artemether, Malaria 1606, 1608
Ascorbinsäure
- Alkaptonurie 575, 929
Atazanavir, HIV-Infektion 1661
Atenolol
- akutes Koronarsyndrom 20
- arterielle Hypertonie 245, 247, 251
- kardiovaskuläre Störung 228
- Myokardinfarkt 27
- Synkope 235
Atorvastatin, Fettstoffwechselstörung 6
Atovaquon, Malaria 1431, 1606–1609
Atracurium, Muskelrelaxation 315
Atropin
- Bradykardie 18, 187, 295
- Tachykardie 202
Augmentan, Neurotuberkulose 1414
Avonex, multiple Sklerose 1439, 1440
5-Azacytidin, myelodysplastisches Syndrom 1095, 1096
Azapropazon, Gerinnungsstörung 1201
Azathioprin
- Autoimmunhepatitis 801
- Behçet-Syndrom 1436
- chronische Polyneuritis 1454
- Dermatomyositis 1467

- Gerinnungsstörung 1215
- Glomerulonephritis 536, 538
- Immunneuropathie 1451–1453
- Immunsuppression 645–647, 656
- interstitielle Nephritis 556, 559
- Kolitis 735
- Libman-Sacks-Endokarditis 152
- Lungenfibrose 432
- Lungengerüsterkrankung 418, 419
- Morbus Crohn 731, 732
- multiple Sklerose 1441
- Myasthenia gravis 1469
- Neuropathie 1455
- Perikarditis 162
- Pneumonie 433
- Polymyalgia rheumatica 1276
- Polymyositis 429
- rheumatische Erkrankungen 1256, 1259
- Sarkoidose 57, 438
- systemischer Lupus erythematodes 1272, 1434
- Takayasu-Arteriitis 1435
- Wegener-Granulomatose 430, 1435
Azelastin, Allergie 518
Azetazolamin, Schlafapnoe 504
Azithromycin
- Arthropathie 1281
- Chlamydien 1578
- COPD 351
- Gonorrhö 1544
- Harnwegsinfektion 674
- Mykobakterien 1558
- Mykoplasmen 1579
- Perikarditis 160
- Pharmakokinetik 1697
- Pneumonie 379, 380–382
- Rickettsien 1572
Azlocillin
- Endokarditis 144
- Harnwegsinfektion 681
- Peritonitis 632
Aztreonam
- Dosierung 1688
- Pleuraempyem 395
- Pneumonie 384
Azylstreptase, Myokardinfarkt 22

B

Baclofen
- chronischer Schmerz 1485
- gastroösophageale Refluxkrankheit 696
- multiple Sklerose 1438

- Trigeminusneuralgie 1331
Baldrian, Schlafstörung 1496, 1502
Bambuterol, Asthma bronchiale 363, 364
Basiliximab
- Immunsuppression 646
- Morbus Crohn 735
Beclometason
- Allergie 519
- Asthma bronchiale 363, 364
- COPD 350
Bendamustin
- chronische lymphatische Leukämie 1138
- multiples Myelom 1154
Bendroflumethiazid, Bartter-Syndrom 571
Benserazid, Parkinson-Syndrom 1388
Benzathin, rheumatisches Fieber 1271
Benzathin-Benzylpenicillin, akutes rheumatisches Fieber 53, 151
Benzbromaron, Hyperurikämie 569
Benznidazol
- Chagas-Krankheit 1431, 1613
Benzylpenicillin, Morbus Whipple 727
Bepanthen, Pankreatitis 765, 766
Beraprost, Cor pulmonale 170
Betacaroten, Morbus Günther 937
Betahistin, Morbus Menière 1340
Betain, Steatohepatitis 800
Betamethason
- Morbus Crohn 734
- rheumatische Erkrankungen 1261
Betaxolol, kardiovaskuläre Störung 228
Bexaroten, Sézary-Syndrom 1144
Biperiden
- Dystonie 1400
- Parkinson-Syndrom 1391
- psychische Störung 1524
Biphosphonat, Arthropathie 1281
Bisoprolol, arterielle Hypertonie 245, 247
- Extrasystolie 213
- Herzinsuffizienz 39, 102, 109, 116
- Intensivtherapie 312
- kardiovaskuläre Störung 228
- Synkope 235
Bithionol, Paragonimiasis 1431
Bleomycin
- Hodentumor 1044
- Hodgkin-Lymphom 1127
- Lungenfibrose 428
- Raynaud-Phänomen 268

- Thymom 485
Bluflomedil, arterielle Durchblutungsstörung 261
Bortezomib, multiples Myelom 1155, 1157–1159
Bosentan
- Cor pulmonale 170
- pulmonalarterieller Hypertonie 176
Botulinumtoxin-A, Dystonie 1400
Brivudin, Virusinfektionen 1587, 1589
Bromazepam
- Lungengerüsterkrankung 422
- psychische Störung 1511
Bromocriptin
- Gynäkomastie 1036, 1037
- hepatische Enzephalopathie 835
- Hyperprolaktinämie 949
- Parkinson-Syndrom 1389
Brotizolam, Schlafstörung 1498
Bucindolol, Herzinsuffizienz 116
Budenosid
- Allergie 519
- Asthma bronchiale 363, 364
- COPD 350
- Kolitis 735
- Lungengerüsterkrankung 422
- Morbus Crohn 732
- Pouchitis 735
Bulsulfan, chronische myeloische Leukämie 1114
Bumetanid, Herzinsuffizienz 102
Bupivacain, akute hepatische Porphyrie 935
Buprenorphin
- akute hepatische Porphyrie 933
- chronischer Schmerz 1483
- Gallenkolik 844
- Intensivtherapie 303, 304, 308, 309
- Pleurodese 393
- Tumorschmerz 1487
Bupropion, Nikotinersatztherapie 347
Buspiron
- Angststörung 1513
- psychische Störung 1516
Butylscopolamin, Zystitis 676

C

Cabergolid
- Panhypopituitarismus 1055
- Akromegalie 946
- Hyperprolaktinämie 949
- Parkinson-Syndrom 1389

Calcidiol, Osteoporose 1290
Calcifediol
- Hypoparathyreoidismus 988
- Osteomalazie 1292
Calcitonin
- interstitielle Nephritis 557
- Knochentumor 1294
- Morbus Sudeck 1284
- Osteoporose 1289, 1291
- rheumatische Erkrankungen 1251
Calcitriol
- Hyperparathyreoidismus 984, 987, 1293
- Hypoparathyreoidismus 988
- myelodysplastisches Syndrom 1094
- Niereninsuffizienz 618
- Osteomalazie 1292
- Osteoporose 1290
Calciumacetat
- Hyperphosphatämie 594
- Hypokalzämie 606
- Niereninsuffizienz 617, 620
Calciumcarbonat
- Hyperparathyreoidismus 1293
- Hyperphosphatämie 594
- Niereninsuffizienz 617, 620
Calciumgluconat
- Hyperkaliämie 585, 586, 606
- Hypermagnesiämie 589
- Hypoaldosteronismus 1008
- Hypokalzämie 589, 590
- Niereninsuffizienz 620
Calciumlactat, Hypokalzämie 590
Calcium-Natrium-Hydrogencitrat
- Azidose 596
- Niereninsuffizienz 620
Calciumphosphat, Hypokalzämie 606
Camptothecin, progressive multifokale Leukenzephalopathie 1425
Candesartan
- arterielle Hypertonie 247
- Herzinsuffizienz 39, 115, 116
- KHK 11
Capreamycin, Neurotuberkulose 1414
Capsaicin
- chronischer Schmerz 1486
- diabetische Polyneuropathie 892
- Neuropathie 1448
Captopril
- akutes Koronarsyndrom 20
- arterielle Hypertonie 247
- Herzinsuffizienz 39, 106, 113, 114
- hypertensive Krise 252
- Schwangerschaft 1739
- Sklerose 546
- Tubulopathie 570
- Zystinurie 928

Carbachol, Neurosyphilis 1416
Carbamazepin
- atypischer Gesichtsschmerz 1332
- chronischer Schmerz 1484
- diabetische Polyneuropathie 892
- Epilepsie 1366, 1369, 1375
- Lungenfibrose 428
- Nebenwirkungen 1370, 1371
- Neuropathie 1448, 1489
- Neurosyphilis 1416
- paroxysmale Dysarthroponie 1343
- rheumatische Erkrankungen 1251
- Tremor 1399
- Trigeminusneuralgie 1331, 1438
- vestibuläre Epilepsie 1343
Carbapenem
- Haemophilus influenzae 1550
- Meningitis 1568
- Pneumonie 379
- Sepsis 1562
- Sinusitis 325
- Streptokokken 1539
- Wirkungsspektrum 1777
Carbidopa, Parkinson-Syndrom 1388
Carbimazol, Morbus Basedow 966
Carboplatin
- Hodentumor 1044
- Lungenkarzinom 491, 492
Carvedilol, Herzinsuffizienz 102, 116
Caspofungin
- Mykose 1428, 1648, 1649, 1651
- Pneumonie 385
- Wirkungsspektrum 1646
Cavedilol, Herzinsuffizienz 39
Cefaclor
- Dosierung 1687
- Harnwegsinfektion 680
- Pharmakokinetik 1694
- Streptokokken 1537
- Wirkungsspektrum 1694
- Zystitis 676
Cefadroxil
- Dosierung 1687
- Pharmakokinetik 1694
- Wirkungsspektrum 1694
Cefalexin
- Pharmakokinetik 1694
- Wirkungsspektrum 1694
Cefamandol, Pneumonie 379, 383
Cefazedon, Pneumonie 379
Cefazolin
- Dosierung 1688
- Indikationen 1692
- Nebenwirkungen 1692
- Pneumonie 379, 381
- Sepsis 1565

- Staphylokokken 1534
- Streptokokken 1538
- Wirkungsspektrum 1685, 1692
Cefepim
- Dosierung 1688
- Neutropenie 1675
- Pneumonie 378, 379, 384
- Pseudomonas 1549
Cefixim
- Dosierung 1687
- Gonorrhö 1544
- Haemophilus influenzae 1550
- Harnwegsinfektion 680
- Pharmakokinetik 1694
- Pneumonie 381
- Pyelonephritis 678
- Wirkungsspektrum 1694
- Zystitis 676
Cefoperazon
- Cholangitis 847
- Cholezystitis 845
Ceforoxim, Wirkungsspektrum 1694
Cefotaxim
- arterielle Durchblutungsstörung 264
- Borreliose 1417
- Cholangitis 847
- Darminfektion 742
- Endokarditis 142, 144
- Haemophilus influenzae 1550
- Harnwegsinfektion 680
- Herdenzephalitis 1411
- Hirnabszess 1409
- infektiöse Arthritis 1270
- Intensivtherapie 335
- Meningitis 1406, 1407, 1568
- Neisserien 1543
- Neuropathie 1456
- Peritonitis 831
- Pneumonie 378
- Sepsis 1565
- Wirkungsspektrum 1685
Cefotetan, Pneumonie 382
Cefotiam
- Dosierung 1688
- Pneumonie 379, 381–383
- Wirkungsspektrum 1685
Cefoxitin
- Dosierung 1688
- Indikationen 1693
- Mycobakterien 1558
- Nebenwirkungen 1693
- Wirkungsspektrum 1693
Cefpirom, Pneumonie 384
Cefpodoxim
- COPD 351
- Dosierung 1687
- Haemophilus influenzae 1550
- Pharmakokinetik 1694
- Pneumonie 380, 381
- Wirkungsspektrum 1694

Cefriaxon
- arterielle Durchblutungsstörung 264
- Endokarditis 142
- Harnwegsinfektion 674

Cefsulodin, Pseudomonas 1549

Ceftazidim
- Dosierung 1688
- Harnwegsinfektion 681
- Meningitis 1407
- Neutropenie 1675
- Peritonitis 632
- Pleuraempyem 395
- Pneumonie 378, 379, 384
- Pseudomonas 1549
- Sepsis 1562, 1565
- Wirkungsspektrum 1777

Ceftibuten
- Dosierung 1687
- Harnwegsinfektion 680
- Pharmakokinetik 1694
- Wirkungsspektrum 1694

Ceftriaxon
- Borreliose 1417
- COPD 351
- Darminfektion 742
- Divertikulose 737
- Dosierung 1688
- Gonorrhö 1543, 1544
- Harnwegsinfektion 678, 680
- Herdenzephalitis 1411
- Hirnabszess 1409
- Meningitis 1406, 1407, 1568
- Morbus Whipple 1419
- Neisserien 1543
- Neuropathie 1456
- Neurosyphilis 1415
- Peritonitis 831
- Pneumonie 378, 380, 381
- Prostatitis 675
- Streptokokken 1538, 1539
- Ulcus molle 1550
- Wirkungsspektrum 1685, 1777

Cefuroxim
- COPD 351
- Dosierung 1688
- Gonorrhö 1543
- Haemophilus influenzae 1550
- Harnwegsinfektion 680
- Indikationen 1693
- Nebenwirkungen 1693
- Pharmakokinetik 1694
- Pneumonie 379, 381, 382
- Sepsis 1562, 1565
- Staphylokokken 1534
- Wirkungsspektrum 1685, 1692, 1693

Cefuroximaxetil, Harnwegsinfektion 680

Celecoxib
- Kolonkarzinom 753
- rheumatische Erkrankungen 1251
- Ulkuskrankheit 719

Celiprolol, Intensivtherapie 312, 313

Centoxin, Endokarditis 145

Cephalexetin, Darmfehlbesiedelung 727

Cephazolin, Peritonitis 632

Certoparin, Venenthrombose 273

Ceruletid, Cholezystitis 327

Ceterizin, Allergie 518

Cetuximab, Kolonkarzinom 753

Chinidin, Vorhofflimmern 205

Chinin, Malaria 1605, 1606

Chininsulfat, Hämodialyse 628

Chloralhydrat, Schlafstörung 1496, 1502, 1512

Chlorambucil
- angioimmunoblastisches Lymphom 1145
- Behçet-Syndrom 1436
- chronische lymphatische Leukämie 1138
- Glomerulonephritis 538, 539
- Lupusnephritis 544
- Non-Hodgkin-Lymphom 1137
- Polyarteriitis nodosa 1275
- Polymyositis 1273
- Sarkoidose 439
- Wegener-Granulomatose 1435

Chloramphenicol
- Dosierung 1689
- Indikationen 1699
- Meningitis 1568
- Morbus Whipple 727
- Mykoplasmeninfektion 1419
- Nebenwirkungen 1690, 1699
- Pneumokokken 1539
- Rickettsien 1572
- Wirkungsspektrum 1699
- ZNS-Listeriose 1412

Chlorazepat, Lungengerüsterkrankung 422

Chlormadinonacetat, Antikonzeption 1019

Chloroquin
- chronische hepatische Porphyrie 936, 937
- Lungenfibrose 428
- Malaria 1431, 1605, 1607, 1608
- rheumatische Erkrankungen 1254, 1255
- Sarkoidose 439
- Schwangerschaft 1737
- Trypanosomiasis 1431

Chlorothiazid, Herzinsuffizienz 103

Chlorpromazin, akute hepatische Porphyrie 933

Chlorprothixen, Schlafstörung 1496, 1501

Chlorthalidon
- arterielle Hypertonie 247
- Herzinsuffizienz 103
- Tubulopathie 570

Cholecalciferol
- Hyperparathyreoidismus 98
- Hypokalzämie 59
- Osteomalazie 1292

Cholestyramin
- Diarrhö 74
- Kolitis 73
- Morbus Crohn 73
- Strahlenenteritis 736

Ciclosporin A
- aplastische Anämie 1083
- Autoimmunzytopenie 1086
- chronische Polyneuritis 1454
- Cogan-Syndrom 1436
- Glomerulonephritis 535, 537–539
- Immunneuropathie 1451–1453
- Immunsuppression 645–650, 1184
- interstitielle Nephritis 556, 559
- Lungengerüsterkrankung 418, 420
- Lupusnephritis 544
- Morbus Crohn 731, 734, 735
- myelodysplastisches Syndrom 1094
- nephrotisches Syndrom 573
- Parkinson-Syndrom 1387
- paroxysmale nächtliche Hämoglobinurie 1087
- Polymyositis 1273
- rheumatische Erkrankungen 1256, 1259, 1434
- rheumatoide Arthritis 1434
- systemischer Lupus erythematodes 1273

Cicloxacillin, Pneumonie 379

Cidofovir
- progressive multifokale Leukenzephalopathie 1425
- Virusinfektionen 1588, 1589
- Zytomegalie-Virusinfektion 1421, 1424, 1594

Cilastatin
- Dosierung 1688
- Harnwegsinfektion 681
- Indikationen 1695
- Nebenwirkungen 1695
- Neutropenie 1675
- Wirkungsspektrum 1695

Cilazapril, Herzinsuffizienz 113

Cilostazol, arterielle Durchblutungsstörung 261

Cimetidin
- anaphylaktischer Schock 520
- gastroösophageale Refluxkrankheit 695
- Stressulkusprophylaxe 328

Cinnarizin, Parkinson-Syndrom 1387

Cipramil, kardiovaskuläre Störung 228

Ciprofloxacin
- Bronchitis 423
- Cholangitis 846

- chronische intestinale Pseudoobstruktion 738
- COPD 351
- Darmfehlbesiedelung 727
- Darminfektion 742
- Divertikulose 736, 737
- Gonorrhö 1544
- Granulozytopenie 1566
- Harnwegsinfektion 678, 680
- Indikationen 1700
- Meningitis 1407
- Nebenwirkungen 1702
- Neisserien 1543
- Peritonitis 831
- Pharmakokinetik 1701
- Pneumonie 378, 384
- Pouchitis 735
- Rickettsien 1572
- Ruhr 1547
- Sepsis 1565
- Typhus 1545
- Wirkungsspektrum 1685, 1700, 1701, 1777

Cisaprid
- chronische intestinale Pseudoobstruktion 738
- Motilitätsstörung 7123
- Parkinson-Syndrom 1395

Cisatracurium, Muskelrelaxation 315

Cisplatin
- Hodentumor 1044, 1045, 1048
- Lungenkarzinom 487, 488, 496
- Non-Hodgkin-Lymphom 1143
- Ösophaguskarzinom 705
- Perikarderguss 164
- Thymom 485

Cisprid, gastroösophageale Refluxkrankheit 693, 696

Citalopram
- Neuropathie 1489
- psychische Störung 1514

Claforan, Mendelson-Syndrom 431

Clarithromycin
- Dosierung 1688
- Helicobacter pylori 716
- Keuchhusten 1550
- Lepra 1559
- Marginalzonenlymphom 1139
- Mycobakterien 1558, 1668
- Mykoplasmeninfektion 1419
- Pharmakokinetik 1697
- Pneumonie 379–383
- Q-Fieber 1573

Clavulansäure
- Cholezystitis 845
- Darmfehlbesiedelung 727
- Dosierung 1687
- Harnwegsinfekt 677, 680
- Peritonitis 831
- Pleuraerguss 393
- Pneumonie 379, 382

- Wirkungsspektrum 1691, 1777

Clemastin
- Allergie 518
- anaphylaktischer Schock 520

Clemizolpenicillin, akutes rheumatisches Fieber 52

Clindamycin
- Anaerobier 1554
- Dosierung 1688
- Endokarditis 141, 150
- Gasbrand 1541
- Indikationen 1698
- Mendelson-Syndrom 431
- Nebenwirkungen 1698
- Pleuraempyem 395
- Pleuraerguss 393
- Pneumonie 380, 382–384
- Sepsis 1565
- Streptokokken 1537, 1538
- Toxinschocksyndrom 1536
- Toxoplasmose 1430
- Wirkungsspektrum 1685, 1698

Clobazam, Epilepsie 1369, 1375

Clobutinol, Lungengerüsterkrankung 422

Clodronat
- Hyperkalzämie 592
- multiples Myelom 1160
- Osteoporose 1290

Clofazimin
- Lepra 1559
- Mycobakterien 1558

Clomethiazol
- Alkoholentzugsdelir 1512
- Intensivtherapie 303, 310, 312
- psychische Störung 1525
- Schlafstörung 1503, 1496

Clomifen
- Gynäkomastie 1035, 1037
- Lutealinsuffizienz 1015
- Oligomenorrhö 1016
- polyzystisches Ovar-Syndrom 1013

Clomipramin
- Narkolepsie 1382
- psychische Störung 1514
- Spannungskopfschmerz 1327

Clonazepam
- akute hepatische Porphyrie 933
- Epilepsie 1423
- Nebenwirkungen 1370
- Neurotuberkulose 1413

Clonidin 248
- arterielle Hypertonie 248, 251
- chronische Hypotonie 233, 234
- diabetische Neuropathie 892
- hypertensive Krise 252
- Intensivtherapie 303, 310, 312
- Niereninsuffizienz 616

- psychische Störung 1525
- Raynaud-Phänomen 268
- Schlafapnoe 504
- Schwangerschaft 1739
- VIPom 772

Clopidogrel
- akutes Koronarsyndrom 18, 19, 30
- Angina pectoris 9, 10
- arterielle Durchblutungsstörung 257
- Thrombozytenfunktionshemmung 1242
- Thrombozytopathie 1228, 1229
- zerebrale Ischämie 1354, 1355

Cloxacillin
- Endokarditis 143
- infektiöse Arthritis 1270

Clozapin
- Demenz vom Lewy-Körper-Typ 1398
- Parkinson-Syndrom 1392, 1394
- psychische Störung 1517

Cobalamin, Neuropathie 1457

Codipront, Lungengerüsterkrankung 422

Colchicin
- alkoholische Hepatitis 799
- Amyloidose 56, 550
- Chondrokalzinose 1281
- Gicht 920
- Leberzirrhose 819
- Lungengerüsterkrankung 418, 420
- Mittelmeerfieber 1281
- Perikarditis 160, 162

Colestyramin
- primär biliäre Zirrhose 808, 810
- Protoporphyrie 937

Colistin
- Indikationen 1699
- Nebenwirkungen 1699
- Wirkungsspektrum 1699

Combivir, HIV-Infektion 1664

Cortisol, Nebennierenrindeninsuffizienz 1006

Cotrimoxazol
- aplastische Anämie 1082
- Cholera 1548
- Cholezystitis 845
- Darmfehlbesiedelung 727
- Darminfektion 742
- Dosierung 1689
- Harnwegsinfektion 680
- Indikationen 1702
- Listeriose 1542
- Melioidosis 1549
- Morbus Whipple 727, 1419, 1561
- Nebenwirkungen 1702
- Nocardien 1560
- Parasitose 1620

- Pneumonie 1667, 1677
- Wirkungsspektrum 1685, 1702, 1777, 1779
- ZNS-Listeriose 1412

Cromoglicinsäure
- Allergie 522
- Asthma bronchiale 364, 365
- Gastroenterokolitis 736

Cumarin, systemischer Lupus erythematodes 1434

Cyanidol, alkoholische Hepatitis 799

Cyanocobalamin
- Hyperhomocysteinämie 576
- perniziöse Anämie 1068
- Libman-Sacks-Endokarditis 152

Cyclophosphamid
- akute lymphatische Leukämie 1106
- Amyloidose 549
- angioimmunoblastisches Lymphom 1145
- Antiphospholipidantikörper-Syndrom 1275
- aplastische Anämie 1084
- arterielle Durchblutungsstörung 267
- autoimmunhämolytische Anämie durch Wärmeantikörper 1072
- Autoimmunhepatitis 802
- Behçet-Syndrom 1277
- chronische lymphatische Leukämie 1138, 1139
- Churg-Strauss-Granulomatose 1435
- Cogan-Syndrom 1436
- Dermatomyositis 1467
- Gerinnungsstörung 1215
- Glomerulonephritis 535–539
- Goodpasture-Syndrom 546
- Hodgkin-Lymphom 1127
- Immunneuropathie 1452, 1453
- interstitielle Nephritis 556, 558, 559
- Kälteagglutininkrankheit 1072
- Lungenfibrose 428
- Lungengerüsterkrankung 418, 419, 428
- Lungenkarzinom 487–489, 491
- Lupus erythematodes 429
- Lupusnephritis 543, 544, 550
- lymphomatoide Granulomatose 1436
- multiples Myelom 1158
- Neuropathie 1454, 1455
- Non-Hodgkin-Lymphom 1137, 1143
- Panarteriitis nodosa 1435
- Phäochromozytom 1004
- Pneumonie 433
- Polyarteriitis nodosa 1275

- Polymyositis 429
- Purpura Schoenlein-Henoch 547
- rheumatische Erkrankungen 1256, 1260
- Sarkoidose 57, 439
- Sklerodermie 1274
- systemischer Lupus erythematodes 1272, 1434
- Takayasu-Krankheit 267, 1435
- Wegener-Granulomatose 544, 545, 551, 1435
- ZNS-Angiitis 1436

Cycloserin, Tuberkulose 1635

Cyproteronacetat
- adrenogenitales Syndrom 1000
- Antikonzeption 1019
- Hormonersatztherapie 1017
- polyzystisches Ovar-Syndrom 1013

Cytarabin
- akute lymphatische Leukämie 1106
- akute myeloische Leukämie 1103, 1104
- chronische myeloische Leukämie 1114
- Löffler-Endokarditis 152
- Non-Hodgkin-Lymphom 1143

Cytosin-Arabinosid, myelodysplastisches Syndrom 1095

D

Dacarbazin
- Hodgkin-Lymphom 1127
- Phäochromozytom 1004

Daclizumab, Immunsuppression 646

Dalfopristin
- Dosierung 1688
- Indikationen 1699
- Nebenwirkungen 1699
- Wirkungsspektrum 1699, 1777

Dalteparin, Venenthrombose 273

Danaparoid, Thromboembolieprophylaxe 1238

Danazol
- Endometriose 1021
- Gynäkomastie 1035, 1036
- myelodysplastisches Syndrom 1094

Dantrolen, multiple Sklerose 1438

Dapson
- Lepra 1559
- Pneumonie 385

Darbepoetin, Niereninsuffizienz 618

Daunorubicin
- akute myeloische Leukämie 1103, 1104
- Anthrazyklinkardiomyopathie 55

DDAVP s. Desmopressin

Decitabin, myelodysplastisches Syndrom 1095, 1096

Deferipron, myelodysplastisches Syndrom 1094, 1095

Deferoxamin
- Hyperparathyreoidismus 1293
- myelodysplastisches Syndrom 1094, 1095

Defpodoxim, Harnwegsinfektion 680

Defriaxon, Endokarditis 144

Delaviridin, HIV-Infektion 1661

Demeclocyclin, SIADH 582

Demetidenmaleat, anaphylaktischer Schock 93

Desferoxamin
- ARDS 465
- Hämochromatose 58, 59, 812
- sideroblastische Anämie 1067

Desipramin
- chronischer Schmerz 1483
- diabetische Polyneuropathie 892

Desirudin, Thrombozytenfunktionshemmung 1243

Desloratadin, Allergie 519

Desmopressin
- chronische Hypotonie 233, 234
- Diabetes insipidus 956
- Gerinnungsstörung 1200, 1203, 1216
- Panhypopituitarismus 1055
- Thrombozytopathie 1226–1228, 1231–1233

Desogestrel, Antikonzeption 1019

Desoxyspergualin, Immunsuppression 645

Detriaxon, Lyme-Arthritis 1271

Devorin, interstitielle Nephritis 557

Dexamethason
- Darminfektion 742
- Hirnabszess 1410
- Hypophyseninsuffizienz 952
- Meningitis 1409
- multiples Myelom 1154, 1157–1159
- Neurotuberkulose 1414
- polyzystisches Ovar-Syndrom 1012
- rheumatische Erkrankungen 1261
- Zystizerkose 1430

Dextran
- Schock 78
- thrombotisch-thrombozytopenische Purpura 1075

DHEA, Nebennierenrindeninsuffizienz 1007

Diaminopyridin, Eaton-Lambert-Syndrom 1470

Diazepam
- akute hepatische Porphyrie 933
- akutes Koronarsyndrom 18, 19
- Intensivtherapie 303, 310, 311
- kardiogener Schock 84
- Lungengerüsterkrankung 422
- multiple Sklerose 1438
- Pneumothorax 397
- psychische Störung 1511, 1524, 1525

Diazoxid, hypertensive Krise 252

Diclofenac
- arterielle Durchblutungsstörung 266
- chronische Polyarthritis 1267
- chronischer Schmerz 1481
- Gallenkolik 844
- Gerinnungsstörung 1201
- Gicht 919
- Intensivtherapie 303
- Pleuritis 396
- rheumatische Erkrankungen 1251
- Thyreoiditis 980

Dicloxacillin
- Endokarditis 142, 143
- Pneumonie 383

Dicoxacillin
- Dosierung 1687
- Wirkungsspektrum 1685

Didanosin, HIV-Infektion 1661

Dienogest, Antikonzeption 1019

Diethylcarbamazin
- Filariasis 1431
- Toxocara-Infektion 1432

Digitalis
- Amyloidose 57
- Aorteninsuffizienz 128
- Aortenstenose 129
- Herzinsuffizienz 102, 105, 109, 116
- Kardiomyopathie 45
- Lungenödem 70
- Myokardinfarkt 27
- Tachykardie 65

Digitoxin, Herzinsuffizienz 39, 107, 110–112

Digoxin
- Herzinsuffizienz 39, 106–108, 110–112
- Tachykardie 221
- Vorhofflattern 202, 289
- Vorhofflimmern 206, 289

Dihydralazin
- arterielle Hypertonie 248
- hypertensive Krise 252
- Mitralklappenprolaps 128

- Schwangerschaft 1739

Dihydrocodein
- chronischer Schmerz 1482
- Tumorschmerz 1487

Dihydrocodeinhydrotartrat
- Pleuritis 396
- Pneumothorax 397

α-Dihydroergocriptin, Parkinson-Syndrom 1389

Dihydroergotamin, chronische Hypotonie 233, 234

Dihydrotachysterol, Hypoparathyreoidismus 988

Dihydroxyphenylserin, chronische Hypotonie 234

Diltiazem
- akutes Koronarsyndrom 20
- Arrhythmie 19
- arterielle Hypertonie 246–248
- Cor pulmonale 170
- funktionelle Herzschmerzen 229
- Herzinsuffizienz 108
- Kardiomyopathie 45
- KHK 12
- Raynaud-Phänomen 269
- Sklerodermie 1274
- Tachykardie 204, 221

Dimenhydrinat, Schwindel 1339

Dimethylsulfoxid, Knochenmarktransplantation 1183

Dimeticon, Dyspepsie 720

Dimetinden
- Allergie 518
- anaphylaktischer Schock 520, 521

Dinatriumcromoglycat, Allergie 518

Dinatriumhydrophosphat, Phosphatdiabetes 1292

Diphenhydramin, Schlafstörung 1496, 1502

Diphenylhydantoin
- Lungenfibrose 428
- paroxysmale Dysarthroponie 1343

Diprofloxacin, Pyelonephritis 678

Dipyridamol
- Glomerulonephritis 536, 537
- Mitralklappenprolaps 126
- thrombotisch-thrombozytopenische Purpura 1075
- Thrombozytopathie 1229

Disulfiram, psychische Störung 1523

Dobutamin
- Herzinsuffizienz 26, 117
- kardiogener Schock 81, 83, 95
- septischer Schock 95

Docetaxel, Lungenkarzinom 487, 495, 496

Domperidon
- chronische intestinale Pseudoobstruktion 738
- Migräne 1322
- Motilitätsstörung 712
- Parkinson-Syndrom 1389, 1395

Donepezil, psychische Störung 1521

Dopamin
- Herzinsuffizienz 26, 117
- Hypotonie 606
- kardiogener Schock 81, 83, 95
- Nierenversagen 604, 605
- Schock 26

Dopexamin
- kardiogener Schock 83
- Mitralinsuffizienz 133

Doxazosin, arterielle Hypertonie 248

Doxepin
- Parkinson-Syndrom 1394
- psychische Störung 1514
- Schlafstörung 1496, 1499
- Spannungskopfschmerz 1327

Doxorubicin
- chronische lymphatische Leukämie 1139
- Hodgkin-Lymphom 1127
- Kaposi-Sarkom 1670
- multiples Myelom 1154
- Non-Hodgkin-Lymphom 1143
- Pankreaskarzinom 774

Doxycyclin
- Amöbiasis 1615
- Borreliose 1417, 1456, 1557
- Bronchitis 423
- Brucellose 1552
- Chlamydien 1577, 1578
- chronische intestinale Pseudoobstruktion 738
- Darmfehlbesiedelung 727
- diabetische Neuropathie 892
- Dosierung 1688
- Ehrlichiose 1574
- Erysipeloid 1542
- Harnwegsinfektion 674
- Helicobacter pylori 717
- Helminthiasis 1625, 1626
- Lyme-Arthritis 1270
- Malaria 1607, 1608
- Meningitis 1408
- Myoplasmen 1579
- Neurosyphilis 1415
- Pneumonie 380, 381
- Q-Fieber 1573
- Rickettsien 1572
- Syphilis 1556
- Wirkungsspektrum 1685, 1777
- ZNS-Listeriose 1412

Doxylamin, Schlafstörung 1496, 1502
D-Penicillamin
- alkoholische Hepatitis 799
- Leberzirrhose 819
- Lungenfibrose 428, 429
- Lungengerüsterkrankung 420
- Morbus Wilson 814
- Nephrolithiasis 669
- rheumatische Erkrankungen 1258
- Sklerodermie 1274
- Tubulopathie 570
Droperidol
- akute hepatische Porphyrie 935
- Intensivtherapie 303, 304, 313
Drospirenon, Antikonzeption 1019
D-Tubocurarin, akute hepatische Porphyrie 935
Dydrogesteron
- Lutealinsuffizienz 1015
- Panhypopituitarismus 1055
- prämenstruelle Blutungen 1016

E

Edronax, Parkinson-Syndrom 1394
Efavirenz, HIV-Infektion 1661–1663
Eflornithin, Schlafkrankheit 1612
Ehinylestradiol, Ovulationsstörung 1016
Eletriptan, Migräne 1322
Emeproniumcarrageenat, Harnwegsinfektion 674
Emetin, Amöbiasis 1431
Emtricitabin, HIV-Infektion 1661
Enalapril
- Hypertonie 247
- funktionelle Herzschmerzen 229
- Herzinsuffizienz 39, 113, 114
- Lungenödem 65, 67
- Schwangerschaft 1739
Endothelin I, Cor pulmonale 170
Endoxan, chronische Polyarthritis 1263
Enfuvirtide, HIV-Infektion 1661
Enoxaparin
- Lungenembolie 405
- Venenthrombose 273
Enoximon
- Herzinsuffizienz 117
- kardiogener Schock 81
Entacapon, Parkinson-Syndrom 1390

Epirubicin, Lungenkarzinom 487, 488
Eplerenon, interstitielle Nephritis 556
Epoetin s. Erythropoetin
Epoprostenol, pulmonalarterieller Hypertonie 176
Eprosartan, arterielle Hypertonie 247
Eptifibatid
- KHK 15
- Thrombozytenfunktionshemmung 1242
Ergotamintartrat, Migräne 1323
Erlotinib, Kolonkarzinom 753
Ertapenem
- Indikationen 1695
- Nebenwirkungen 1695
- Pneumonie 381
- Wirkungsspektrum 1695
Erythromycin
- chronische intestinale Pseudoobstruktion 738
- diabetische Neuropathie 892
- Diphtherie 1539
- Dosierung 1688
- Dyspepsie 720
- Erysipeloid 1542
- Harnwegsinfektion 678
- Indikationen 1696
- Keuchhusten 1550
- Legionellose 1552
- Meningitis 1407
- Motilitätsstörung 712
- Mykoplasmeninfektion 1419
- Nebenwirkungen 1696
- Pharmakokinetik 1697
- Pneumonie 379–381
- Q-Fieber 1573
- Sklerodermie 1274
- Streptokokken 1537, 1539
- Syphilis 1556
- Wirkungsspektrum 1696
Erythropoetin
- Anämie 1076, 1077
- multiples Myelom 1160
- myelodysplastisches Syndrom 1094
- Niereninsuffizienz 618
Esmolol
- akutes Koronarsyndrom 20
- Intensivtherapie 292, 312
- Vorhofflattern 203
Esomeprazol
- Antirefluxtherapie 688, 696
- Ulkuskrankheit 716
17β-Estradiol, Ovulationsstörung 1016
Estradiolvalerat, Panhypopituitarismus 1055
Etacrynsäure, Lungenödem 67
Etanercept, rheumatische Erkrankungen 1260
Ethambutol
- Darmtuberkulose 743
- Mykobakterien 1558, 1668
- Nebenwirkungen 1634

- Neurotuberkulose 1413
- Perikarditis 161
- Pleuraerguss 391
- Tuberkulose 1633, 1635
Ethinylestradiol
- adrenogenitales Syndrom 1000
- Antikonzeption 1019
- Hochwuchs 1058
Ethionamid, Neurotuberkulose 1414
Ethosuximid
- Epilepsie 1366, 1369
- Nebenwirkungen 1370, 1371
Etidronat
- Knochentumor 1294
- Osteoporose 1290
- Ostitis deformans Paget 1294
Etilefrin, chronische Hypotonie 233, 234
Etomidat
- Intensivtherapie 303, 313
- Morbus Cushing 948
Etonogestrel, Antikonzeption 1019
Etoposid
- akute myeloische Leukämie 1103
- Hodentumor 1044
- Hodgkin-Lymphom 1127
- Lungenkarzinom 487, 488, 491, 496
- Mantelzellleukämie 1142
- multiples Myelom 1158
- myelodysplastisches Syndrom 1095
- Non-Hodgkin-Lymphom 1143
Ezetimibe, Fettstoffwechselstörung 6

F

Famagillin, Parasitose 1620
Famciclovir
- Epstein-Barr-Virusinfektion 1421
- Herpesviren 1592
- Herpes-zoster-Virusinfektion 1424
- Virusinfektionen 1587, 1588
- Varicella-zoster-Virusinfektion 1422
Famotidin
- gastroösophageale Refluxkrankheit 695
- Stressulkusprophylaxe 328
Fedotozin, Reizdarm 738
Felbamat
- Epilepsie 1369, 1375
- Nebenwirkungen 1370
Felodipin
- arterielle Hypertonie 247

- KHK 12
- Raynaud-Phänomen 269
Fenetyllin
- Narkolepsie 1381
- psychische Störung 1522
Fenoterol
- Asthma bronchiale 362, 363, 369
- COPD 349
- Hyperkaliämie 606
Fentanyl
- akute hepatische Porphyrie 935
- Intensivtherapie 303, 304, 307, 308
- Neuropathie 1491
- Tumorschmerz 1487
Ferrosulfat, Eisenmangelanämie 1065
Fexofendin, Allergie 519
Filgrastim, Non-Hodgkin-Lymphom 1143
Finasterid, polyzystisches Ovar-Syndrom 1013
Flavoxat, Neurosyphilis 1416
Flecainid
- Extrasystolie 213
- funktionelle Herzrhythmusstörung 229
- Tachykardie 221
- Vorhofflimmern 205
Fleroxacin, Harnwegsinfektion 680
Flolan, pulmonalarterieller Hypertonie 176
Flucloxacillin
- Endokarditis 142
- Herdenzephalitis 1411
- Hirnabszess 1409
- Meningitis 1407
- Pneumonie 379, 383
- Sepsis 1565
- Staphylokokken 1534, 1535
- Wirkungsspektrum 1685, 1778
Flucomazol
- Leishmaniose 1610
- aplastische Anämie 1082
- gastroösophageale Refluxkrankheit 693
- Harnwegsinfektion 674
- Mykose 1427, 1428, 1649, 1652, 1653
- Wirkungsspektrum 1646
Flucytosin
- Amöbiasis 1431, 1616
- Endokarditis 142, 144
- Mykose 1427, 1645, 1649–1652
- Nebenwirkungen 1645
- Wirkungsspektrum 1777
Fludarabin
- chronische lymphatische Leukämie 1138
- Non-Hodgkin-Lymphom 1137

Fludrocortison
- adrenogenitales Syndrom 1000
- chronische Hypotonie 233, 234
- Hypoaldosteronismus 1008
- Morbus Cushing 948
- Multisystematrophie 1397
- Natriummangel 582
- Nebennierenrindeninsuffizienz 1007
- Synkope 235, 236

Flumazenil
- hepatische Enzephalopathie 835
- Intensivtherapie 303, 311

Flunarizin
- Migräne 1324
- Parkinson-Syndrom 1387

Flunitrazepam
- Intensivtherapie 303, 304, 310, 311
- Schlafstörung 1496, 1498

Fluocortolon, Dermatomyositis 1467

5-Fluorouracil
- Analkarzinom 754
- Kolonkarzinom 752, 753
- Nierentumor 663
- Ösophaguskarzinom 705
- Pankreaskarzinom 770, 774
- Rektumkarzinoid 748

Fluoxetin
- chronischer Schmerz 148
- Neuropathie 148
- psychische Störung 151
- Synkope 235

Flupentixol, psychische Störung 1517, 1518

Fluphenazin, Intensivtherapie 303

Flupirtin, Creutzfeldt-Jakob-Erkrankung 1426

Fluspirilen, psychische Störung 1518

Flutamid
- adrenogenitales Syndrom 100
- polyzystisches Ovar-Syndrom 1013

Fluticason
- Allergie 51
- Asthma bronchiale 36
- COPD 350, 36
- Lungengerüstkrankung 422

Fluvastatin, Fettstoffwechselstörung 6

Folinsäure
- Kolonkarzinom 75
- Toxoplasmose 1430, 1618, 1669

Folsäure
- Folsäuremangelanämie 1068, 1069
- Homozystinurie 928
- Hyperhomocysteinämie 576

- Sprue 727
- zerebrale Ischämie 1355

Fomivirsen, Virusinfektionen 1588, 1591

Fondaparinux, Thromboembolieprophylaxe 1236

Formoterol
- Asthma bronchiale 362, 363
- COPD 349

Fosamprenavir, HIV-Infektion 1661

Foscarnet
- Darminfektion 743
- Herpesviren 1592
- Ösophagitis 693, 694
- Virusinfektionen 1588, 1590
- Zostervaskulitis 1424
- Zytomegalie-Virusinfektion 1421, 1424, 1594

Fosfomycin
- Indikationen 1699
- Meningitis 1406, 1407
- Nebenwirkungen 1699
- Wirkungsspektrum 1699

Fosinopril
- arterielle Hypertonie 247
- Herzinsuffizienz 39, 113

Frovatriptan, Migräne 1322

FTY, Immunsuppression 645, 646

FU s. Fluorouracil

Furosemid
- akute hepatische Porphyrie 933
- akutes Koronarsyndrom 18
- arterielle Hypertonie 247
- Aszites 826, 827
- Herzinsuffizienz 39, 102, 103, 106
- Hirnödem 1357
- Hyperhydratation 581
- Hyperkaliämie 586
- Hyperkalzämie 591
- Hypermagnesiämie 589
- hypertensive Krise 252
- Lungenödem 65–67
- Niereninsuffizienz 620
- Pleuraerguss 389
- Schock 76
- SIADH 582

G

Gabapentin
- chronischer Schmerz 1484, 1485
- Epilepsie 1366, 1369, 1373
- Nebenwirkungen 1370
- Neuropathie 1448, 1449
- Neurosyphilis 1416
- Trigeminusneuralgie 1331

Galantamin
- psychische Störung 1521

- Harnwegsinfektion 679
- Neuropathie 1456
- Nierentransplantation 656
- Ösophagitis 694
- Virusinfektionen 1587
- Zytomegalie-Virusinfektion 1421, 1424, 1594

Gefitinib, Kolonkarzinom 753

Gelatine, Volumenersatz 78

Gemcitabin
- Lungenkarzinom 487, 494, 495, 497
- Pankreaskarzinom 769

Gemfibrozil, Steatohepatitis 800

Gentamicin
- Dosierung 1688
- Endokarditis 141–144
- Harnwegsinfektion 678, 681
- Herdenzephalitis 1411
- infektiöse Arthritis 1270
- Meningitis 1406–1408
- Pneumonie 379
- Sepsis 1542, 1565
- Staphylokokken 1536
- Streptokokken 1538
- Tularämie 1551
- Wirkungsspektrum 1685
- ZNS-Listeriose 1412

Gestoden, Antikonzeption 1019

Glargin, Diabetes mellitus 884

Glibenclamid
- Diabetes mellitus 878, 881
- Niereninsuffizienz 617

Gliclazid, Diabetes mellitus 878

Glimepirid, Diabetes mellitus 878, 881, 884

Glinid, Diabetes mellitus 883

Gliquidon, Diabetes mellitus 878, 881

Glitazone, Diabetes mellitus 879, 881, 883

Glucose-Bicarbonat, Hyperkaliämie 606

Glucose-Insulin
- Hyperkaliämie 586, 606
- Hypermagnesiämie 589
- Hypoaldosteronismus 1008
- Niereninsuffizienz 620

Glutathion, Lungengerüstkrankung 420

Glyceroltrinitrat
- Gallenkolik 844
- Myokardinfarkt 26

Gold
- chronische Polyarthritis 1263
- rheumatische Erkrankungen 1258

Granisetron, Hodentumor 1045

H

HAES s. Hydroxyethylstärke

Halofantrin, Malaria 1431, 1606

Haloperidol
- Intensivtherapie 303, 313, 314
- Mykoplasmeninfektion 1418
- Neurotuberkulose 1413
- psychische Störung 1517, 1524–1526

Heparin
- akutes Koronarsyndrom 20
- Antiphospholipidantikörper-Syndrom 1275
- ARDS 463
- arterielle Durchblutungsstörung 255, 257
- Einteilung 1236
- Endokarditis 140
- Gerinnungsstörung 1220
- Herzklappenprothese 135
- Lungenembolie 404
- Mesenterialvenenthrombose 746
- Myokardinfarkt 23, 28
- niedermolekulares, akutes Koronarsyndrom 20
- Schock 76, 95
- Thromboembolieprophylaxe 1236–1238
- unfraktioniertes, Lungenembolie 405, 406
- – Thromboembolieprophylaxe 1236, 1238
- Venenthrombose 272, 273, 275
- zerebrale Ischämie 1355, 1356

Heparin, niedermolekulares, Hämodialyse 628
- Lungenembolie 405, 406
- Schwangerschaft 1740
- Thromboembolieprophylaxe 1236, 1238
- Thrombozytopathie 1229
- Venenthrombose 273, 274

Hirudin, Hämodialyse 628

Hopfen, Schlafstörung 1496, 1502

Hyaluronsäure, Arthrose 1279

Hydralazin
- Cor pulmonale 170
- Herzinsuffizienz 39, 40

Hydrochlorothiazid
- arterielle Hypertonie 245, 247
- Herzinsuffizienz 39, 102, 103, 106
- Morbus Menière 1340

Hydrocodonbitartrat, Pleuritis 396

Hydrocortison
- Hypophyseninsuffizienz 952
- interstitielle Nephritis 555
- Morbus Crohn 732, 734
- Myxödemkoma 964
- Nebennierenrindeninsuffizienz 1007
- Panhypopituitarismus 1054
- septischer Schock 92, 96

Hydromorphon, chronischer Schmerz 1483
γ-Hydroxybuttersäure
- Enzephalomyelitis 1442
- Intensivtherapie 303, 304, 312

Hydroxocobalamin
- Hyperhomocysteinämie 576
- perniziöse Anämie 1068

Hydroxycarbamid, myelodysplastisches Syndrom 1095

Hydroxychloroquin
- Fasziitis 1282
- rheumatische Erkrankungen 1254, 1255
- Sarkoidose 439
- systemischer Lupus erythematodes 1272

Hydroxycholecalciferol Hyperparathyreoidismus 986

Hydroxyethylstärke
- arterielle Durchblutungsstörung 263
- Schock 78
- Thrombozytopathie 1229, 1230

Hydroxyurea
- chronische myeloische Leukämie 1114
- Osteomyelofibrose 1121
- Polycythaemia vera 1117, 1118
- Sichelzellanämie 1071
- Thrombozytose 1115

Hydroxyzin, Allergie 518
Hyoscin-N-butylbromid, Gallenkolik 844

I

Ibandronat
- Knochentumor 1294
- Osteoporose 1290
- Ostitis deformans Paget 1294

Iberogast, Dyspepsie 720

Ibuprofen
- chronische Hypotonie 233
- chronischer Schmerz 1481
- Gicht 919
- Migräne 1322, 1323
- rheumatische Erkrankungen 1251
- Spannungskopfschmerz 1326

Idarubicin
- akute myeloische Leukämie 1103
- multiples Myelom 1154
- myelodysplastisches Syndrom 1095

Idoxuridin, Virusinfektionen 1586, 1588

Ifosfamid
- Hodentumor 1044, 1048
- Lungenkarzinom 487, 491
- Non-Hodgkin-Lymphom 1143

Iloprost
- arterielle Durchblutungsstörung 263
- pulmonalarterieller Hypertonie 176
- Raynaud-Phänomen 269
- Thrombozytopathie 1229

Imatinib
- Blastenkrise 1115
- myeloische Leukämie 1113
- Polycythaemia vera 1117, 1119
- Thrombozytose 1115

Imipenem
- Cholangitis 846
- Dosierung 1688
- Harnwegsinfektion 681
- Indikationen 1695
- Meningitis 1407, 1408
- Nebenwirkungen 1695
- Neutropenie 1675
- Nocardien 1560
- Pankreatitis 765
- Pleuraempyem 395
- Pneumonie 378, 384
- Sepsis 1565
- Wirkungsspektrum 1685, 1695

Imipramin
- diabetische Polyneuropathie 892
- funktionelle Herzschmerzen 229
- kardiovaskuläre Störung 228
- Narkolepsie 1382
- Parkinson-Syndrom 1394, 1395

Indinavir, HIV-Infektion 1661
Indometacin
- Bartter-Syndrom 571
- chronische Hypotonie 233, 234
- chronische Polyarthritis 1267
- chronischer Schmerz 1481
- Gicht 919
- Glomerulonephritis 534
- Perikarditis 160, 161, 162, 163
- Pleuritis 396
- rheumatische Erkrankungen 1251
- Thyreoiditis 980
- VIPom 772
- Zystinose 572, 928

Infliximab
- interstitielle Nephritis 559
- Morbus Crohn 731–733
- rheumatische Erkrankungen 1260
- Sarkoidose 439

Insulin-Glucose, Hypoaldosteronismus 1008

Interferon
- multiples Myelom 1155
- myelodysplastisches Syndrom 1094
- pegyliertes, Hepatitis C 791, 792

α-Interferon
- angioimmunoblastisches Lymphom 1145
- chronische myeloische Leukämie 1113
- essenzielle Thrombozythämie 1120
- familiäres mediterranes Fieber 574
- follikuläres Lymphom 1140
- Gerinnungsstörung 1215
- Haarzellleukämie 1137
- Hepatitis B 781, 786, 787
- Hepatitis C 781, 790, 791, 1596, 1599, 1600
- Hepatitis D 781
- Kryoglobulinämie 547
- multiple Sklerose 1439
- Nierentumor 663
- Osteomyelofibrose 1121
- Pankreaskarzinom 774
- Perikarditis 160
- Polycythaemia vera 1117, 1118
- progressive multifokale Leukenzephalopathie 1425
- Rektumkarzinoid 748
- Sézary-Syndrom 1144
- Sklerodermie 1274
- Varizellenenzephalitis 1424
- Virusinfektionen 1588, 1591

β-Interferon
- familiäres mediterranes Fieber 574
- Kardiomyopathie 42
- Lungengerüsterkrankung 421
- multiple Sklerose 1439
- Perikarditis 160
- Varizellenenzephalitis 1424

γ-Interferon, Lungengerüsterkrankung 418, 421

Interleukin 2
- myelodysplastisches Syndrom 1094
- Nierentumor 663

Interleukin 3, myelodysplastisches Syndrom 1094
Interleukin 11, Komplementsystemstörung 574
Iodoquinol, Amöbiasis 1615
Ipratropium
- Asthma bronchiale 363, 366, 369
- Bradykardie 187
- COPD 349

Irbasatan
- arterielle Hypertonie 247
- Herzinsuffizienz 39

Irinotecan, Lungenkarzinom 488

Isoniazid
- Darmtuberkulose 743
- Mycobakterien 1558
- Nebenwirkungen 1634
- Perikarditis 161
- Pleuraempyem 395
- Pleuraerguss 391
- Tremor 1399
- Tuberkulose 1633, 1634
- Urogenitaltuberkulose 682
- Wechselwirkungen 1638

Isoproterenol, Kammertachykardie 214

Isosorbiddinitrat
- Herzinsuffizienz 39, 40
- Kardiomyopathie 58
- KHK 11

Isosorbid-5-mononitrat
- Leberzirrhose 824
- funktionelle Herzschmerzen 229

Isoxazolylpenicillin, Endokarditis 143
Isradipin, KHK 12
Itraconazol
- gastroösophageale Refluxkrankheit 693
- Mykose 1427, 1428, 1649, 1651–1653
- Wirkungsspektrum 1646

Ivermectin, Helminthiasis 1621–1624

K

Kaliumcanrenoat, Herzinsuffizienz 103
Kaliumchlorid
- Alkalose 59
- Bartter-Syndrom 57
- Hypokaliämie 584, 585

Kaliumcitrat
- Azidose 560
- Hypokaliämie 585
- Oxalose 572
- Zystenniere 565

Kaliumjodid, Mykose 1428
Kalium-Natrium-Hydrogencitrat, Azidose 596
Kaliumphosphat, Hypophosphatämie 593
Kalzimimetilen, Hyperparathyreoidismus 987
Ketamin, Intensivtherapie 303, 311
Ketanserin, Sklerodermie 1274
Ketoconazol
- ARDS 464
- Hyperkortisolismus 997
- Leishmaniose 1610
- Morbus Cushing 948
- Mykose 1427
- Pseudopubertas praecox 1056

Ketoprofen, rheumatische Erkrankungen 1251

L

Lactiol, hepatische Enzephalopathie 833
Lactulose
- hepatische Enzephalopathie 833, 834
- Knollenblätterpilzvergiftung 796
- Leberzirrhose 822
- Reizdarm 738

Laevomepromazin, Schlafstörung 1496, 1501
Lamivudin
- Hepatitis A 1599
- Hepatitis B 781, 786, 788
- HIV-Infektion 1661
- Virusinfektionen 1587, 1589

Lamotrigin
- chronischer Schmerz 1484
- Epilepsie 1367, 1369, 1373, 1375
- Nebenwirkungen 1370
- Neuropathie 1448, 1489
- Neurosyphilis 1416

Lanreotid
- Akromegalie 945, 946
- Pankreaskarzinom 773
- Rektumkarzinoid 748
- Spätdumping-Syndrom 713
- VIPom 772

Lansoprazol
- Antirefluxtherapie 688
- Darmfehlbesiedelung 727
- Gastrinom 772
- gastroösophageale Refluxkrankheit 696
- Pankreatitis 765, 766
- Ulkuskrankheit 715
- Stressulkusprophylaxe 328

L-Arginin-Hydrochlorid, Alkalose 597

L-Dopa
- Multisystematrophie 1397
- Parkinson-Syndrom 1388, 1389, 1391–1393

Leflunomid
- chronische Polyarthritis 1265, 1266
- rheumatische Erkrankungen 1255, 1259

Lepirudin, Thrombozytenfunktionshemmung 1243
Leukeran, Lungenfibrose 428
Leuprorelin
- aplastische Anämie 1082
- Pubertas praecox 1056

Levamisol, Glomerulonephritis 538
Levetiracetam
- Epilepsie 1367, 1369, 1373
- Nebenwirkungen 1370
- Neurosyphilis 1416

Levocabastin, Allergie 518
Levocetrizin, Allergie 519
Levofloxacin
- Neisserien 1543
- COPD 351
- Dosierung 1689
- Gonorrhö 1544
- Harnwegsinfektion 680
- Indikationen 1702
- Lepra 1559
- Nebenwirkungen 1702
- Pneumonie 383
- Prostatitis 675
- Typhus 1545
- Wirkungsspektrum 1700, 1701

Levomethadon
- chronischer Schmerz 1483
- Tumorschmerz 1487

Levonorgestrel
- Hormonersatztherapie 1017
- Antikonzeption 1019

Levosimendan, Cor pulmonale 171

Levothyroxin
- Hypothyreose 963
- Myxödemkoma 964
- Struma 973, 974
- Thyreoiditis 980

Lexipafant, Pankreatitis 765
Lidocain
- Arrthythmie 18
- Cluster-Kopfschmerz 1325
- Extrasystolie 211
- Intensivtherapie 289, 296
- Neuropathie 1489, 1491
- rheumatische Erkrankungen 1262

Lincomycin
- Dosierung 1688
- Indikationen 1698
- Nebenwirkungen 1698
- Wirkungsspektrum 1698

Linezolid
- Dosierung 1689
- Indikationen 1703
- Nebenwirkungen 1703
- Pneumonie 379, 384
- Wirkungsspektrum 1703

Lisinopril
- arterielle Hypertonie 247, 248
- Herzinsuffizienz 39, 113

Lisurid
- Gynäkomastie 1036
- Parkinson-Syndrom 1389

Lithium
- Cluster-Kopfschmerz 1326
- psychische Störung 1520
- VIPom 772

L-NMMA, septischer Schock 91
Lodoxamid, Allergie 518, 521
Loperamid
- diabetische Neuropathie 892
- Kolitis 735

Lopinavir, HIV-Infektion 1661
Loprazolam, Schlafstörung 1498
Loracarbef
- Dosierung 1687
- Harnwegsinfektion 680
- Pharmakokinetik 1694
- Pneumonie 381
- Wirkungsspektrum 1694

Loratadin, Allergie 518
Lorazepam, psychische Störung 1511, 1525, 1526
Lormetazepam
- Intensivtherapie 303, 311
- Schlafstörung 1496, 1498

Losartan
- arterielle Hypertonie 247
- Herzinsuffizienz 39, 116
- KHK 11
- Zystenniere 565

L-Thyroxin, Panhypopituitarismus 1054
L-Tryptophan, Schlafstörung 1496, 1503

M

Magnesium, Torsade-des-Pointes-Tachykardie 20
Magnesiumcitrat, Gitelman-Syndrom 571
Magnesiumsulfat
- Hypomagnesiämie 588
- Intensivtherapie 297
- Kammertachykardie 214
- Schwangerschaft 1739

Makrogol, Parkinson-Syndrom 1395
Mannitol
- Enzephalomyelitis 1442
- Hirnödem 1357
- ischämisches Hirnödem 1352

Mebendazol
- Ankylostomiasis 1431
- Filariasis 1431
- Echinokokkose 1431
- Helminthiasis 1621–1623, 1627

Mebeverin, Dyspepsie 720
Medrogeston, Hormonersatztherapie 1017
Medroxyprogesteron
- Hormonersatztherapie 1017
- Schlafapnoe 504

Mefloquin, Malaria 1431, 1605, 1606, 1608
Melarsoprol, Trypanosomiasis 1431
Melatonin, Schlafstörung 1496, 1503
Melisse, Schlafstörung 1502
Meloxicam
- Allergie 522
- rheumatische Erkrankungen 1251

Melperon
- Mykoplasmeninfektion 1418
- Neurotuberkulose 1413
- psychische Störung 1517
- Schlafstörung 1496, 1501

Melphalan
- Amyloidose 56, 550
- multiples Myelom 1154, 1155
- myelodysplastisches Syndrom 1096
- Non-Hodgkin-Lymphom 1143

Memantin, psychische Störung 1521, 1522
Mepivacain, rheumatische Erkrankungen 1262
α-Mercaptopropionylglycin
- Nephrolithiasis 669
- Zystinurie 928

6-Mercaptopurin, akute lymphatische Leukämie 1106
- Morbus Crohn 731, 732

Meropenem
- Indikationen 1695
- Meningitis 1407, 1568
- Nebenwirkungen 1695
- Neutropenie 1675
- Pneumonie 378
- Sepsis 1565
- Wirkungsspektrum 1685, 1695

Mesalazin, Morbus Crohn 732–734
Mestranol, Antikonzeption 1019
Metamizol
- chronischer Schmerz 1481, 1482
- Intensivtherapie 303
- Migräne 1322, 1323
- Tumorschmerz 1487

Metenolon, aplastische Anämie 1084
Metformin
- Diabetes mellitus 881, 883
- Lactatazidose 891
- polyzystisches Ovar-Syndrom 1013

Methadon, Opiatabhängigkeit 1523
Methohexital
- Intensivtherapie 303, 304, 310, 313
- Kurznarkose 315

Methotrexat
- akute lymphatische Leukämie 1106
- Arthropathie 1281
- Autoimmunhepatitis 802
- chronische Polyarthritis 1265–1267
- Immunsuppression 1184
- interstitielle Nephritis 559
- Kolitis 735

- Lungenfibrose 428
- Lungenkarzinom 487
- Morbus Crohn 731–733
- multiple Sklerose 1441
- Non-Hodgkin-Lymphom 1143
- Polymyalgia rheumatica 1276
- Polymyositis 1273
- Reiter-Syndrom 1269
- rheumatische Erkrankungen 1256, 1257
- rheumatoide Arthritis 1434
- Sarkoidose 57, 439
- Sézary-Syndrom 1144
- Sklerodermie 1274
- Takayasu-Arteriitis 1435
- Wegener-Granulomatose 545, 1435

α-Methyldopa
- arterielle Hypertonie 248, 251
- Parkinson-Syndrom 1387
- Schwangerschaft 1739

Methylphenidat, psychische Störung 1522

Methylprednisolon
- anaphylaktischer Schock 93
- aplastische Anämie 1084
- Glomerulonephritis 536, 539
- Immunneuropathie 645, 1452
- interstitielle Nephritis 555, 556, 558
- Kardiomyopathie 42
- Morbus Crohn 732
- Morbus Menière 1340
- multiple Sklerose 1438
- septischer Schock 92
- rheumatische Erkrankungen 1261
- systemischer Lupus erythematodes 1434

Methysergid
- Endokarditis 153
- Lungenfibrose 428

Metildigoxin, Herzinsuffizienz 107

Metixen, Parkinson-Syndrom 1391

Metoclopramid
- akutes Koronarsyndrom 19
- chronische intestinale Pseudoobstruktion 738
- Cluster-Kopfschmerz 1326
- medikamenteninduzierter Kopfschmerz 1329
- Migräne 1322, 1323
- Motilitätsstörung 712, 713
- Parkinson-Syndrom 1387
- Staphylokokken 1535

Metolazon, Herzinsuffizienz 103

Metoprolol
- akutes Koronarsyndrom 18, 20
- arterielle Hypertonie 247, 251
- Extrasystolie 213
- Herzinsuffizienz 39, 102
- Intensivtherapie 312
- kardiovaskuläre Störung 228
- Migräne 1324
- Myokardinfarkt 27
- Schwangerschaft 1739
- Synkope 235
- Vorhofflattern 202, 203
- Vorhofflimmern 206

Metozalon, Herzinsuffizienz 106

Metronidazol
- Amöbiasis 1431, 1614, 1615
- Anaerobier 1554
- Cholezystitis 845
- Clostridien 1542
- Darmfehlbesiedelung 727
- Diarrhö 745
- Divertikulose 736, 737
- Dosierung 1689
- Enterokolitis 1678
- Harnwegsinfektion 674
- Helicobacter pylori 716
- Hirnabszess 1409
- Indikationen 1700
- Marginalzonenlymphom 1139
- Nebenwirkungen 1700
- Pankreatitis 765
- Parasitose 1616, 1617
- Pleuraempyem 395
- Pleuraerguss 393
- Pneumonie 380
- Pouchitis 735
- pseudomembranöse Kolitis 1542
- Sepsis 1565
- Sinusitis 325
- Tetanus 1540
- Wirkungsspektrum 1700, 1777

Metyrapon, Hyperkortisolismus 997

Mexiletin
- diabetische Polyneuropathie 892
- Extrasystolie 213
- Neuropathie 1448
- Neuropathie 1489

Mezlocillin
- arterielle Durchblutungsstörung 264
- Cholangitis 846
- Cholezystitis 845
- Dosierung 1687
- Enterokokken 1538
- Harnwegsinfektion 681
- Indikationen 1692
- Nebenwirkungen 1692
- Pneumonie 379
- Wirkungsspektrum 1685, 1692

Mianserin, Schlafstörung 1496, 1499

Miconazol, Thrombozytopathie 1229

Midazolam
- Arrhythmie 19
- Intensivtherapie 303, 304, 310
- Kurznarkose 315

Midodrin
- chronische Hypotonie 233, 234
- Multisystematrophie 1397
- Neurosyphilis 1416
- Synkope 235
- Herzinsuffizienz 117
- kardiogener Schock 81

Minocyclin
- Dosierung 1688
- Meningitis 1407
- Mycobakterien 1558
- Mykoplasmeninfektion 1419

Minoxidil
- arterielle Hypertonie 248
- Niereninsuffizienz 616

Mirtazapin
- Parkinson-Syndrom 1394
- psychische Störung 1513–1515
- Schlafstörung 1496, 1499

Misoprostol, Trigeminusneuralgie 1331, 1438

Mithramycin, Hyperkalzämie 591

Mitomycin
- Analkarzinom 754
- Lungenkarzinom 487, 496

Mitotane
- Hyperkortisolismus 997
- Morbus Cushing 948
- Nebennierenrindenkarzinom 999

Mitoxantron
- akute myeloische Leukämie 1103, 1104
- chronische lymphatische Leukämie 1138
- multiple Sklerose 1440
- multiples Myelom 1154
- Non-Hodgkin-Lymphom 1137
- Perikarderguss 164

Mizolastin, Allergie 518

Moclobemid, psychische Störung 1513, 1514

Modafinil
- Narkolepsie 1381, 1382
- psychische Störung 1522
- Schlafapnoe 1382

Molsidomin
- KHK 11
- Lungenödem 65, 67

Mometason, Allergie 519

Monobactam, Pneumonie 379

Monofluorophosphat
- interstitielle Nephritis 557
- Osteoporose 1289

Montelukast
- Allergie 519
- Asthma bronchiale 363

Morphin
- akute hepatische Porphyrie 933, 935
- akutes Koronarsyndrom 19
- COPD 356
- Intensivtherapie 303, 304, 306–308
- kardiogener Schock 84
- Lungenödem 65, 66, 68
- Niereninsuffizienz 620
- Nierenkolik 669

Morphinsulfat, chronischer Schmerz 1483

Moxifloxacin
- COPD 351
- Dosierung 1689
- Indikationen 1702
- Nebenwirkungen 1702
- Neurotuberkulose 1414
- Pharmakokinetik 1701
- Pneumokokken 1539
- Pneumonie 383
- Wirkungsspektrum 1685
- Wirkungsspektrum 1700, 1701

Moxonidin
- arterielle Hypertonie 248
- Niereninsuffizienz 616

Mycophenolat, Immunneuropathie 1451

Mycophenolatmofetil
- Autoimmunhepatitis 802
- Glomerulonephritis 538
- Immunsuppression 645, 646, 651, 1184
- interstitielle Nephritis 556
- Lupusnephritis 544, 550
- Morbus Crohn 732
- Wegener-Granulomatose 545, 551

Myleran, Lungenfibrose 428

N

Nabumeton, rheumatische Erkrankungen 1251

N-Acetylcystein
- ARDS 465
- Leberversagen 795, 79
- Lungenfibrose 432
- Lungengerüsterkrankung 418, 420

Nadolol, Leberzirrhose 824

Nadroparin, Venenthrombose 273

Naftidrofuryl, arterielle Durchblutungsstörung 261

Naloxon, Intensivtherapie 303, 309

Naltrexon
- Opiatabhängigkeit 1523
- primär biliäre Zirrhose 808, 810

Nandrolondecanoat
- interstitielle Nephritis 557
- Osteoporose 1290

Naproxen
- chronischer Schmerz 1481
- medikamenteninduzierter Kopfschmerz 1329
- Migräne 1322

Naproxen, Migräne 1324
Naratriptan, Migräne 1322
Natalizumab, Morbus Crohn 735
Nateglinid, Diabetes mellitus 878

Natriumbicarbonat
- Azidose 595, 596, 619
- Hyperkaliämie 586, 606
- Hyperurikämie 569
- Hypoaldosteronismus 1008
- Intensivtherapie 296, 336
- Schock 75

Natriumchlorid
- Alkalose 596
- Hämodialyse 628
- Hyperhydratation 581
- Nierenversagen 605

Natriumcitrat, Oxalose 572
Natriumfluorid, Osteoporose 1289
Natriumfluorphosphat, interstitielle Nephritis 557
Natriumhydrogencarbonat, Niereninsuffizienz 619

Natriumnitroprussid
- Phäochromozytom 1002
- kardiogener Schock 95

Natriumphosphat, Hypophosphatämie 593
Natulan, Lungenfibrose 428
Navelbin, multiples Myelom 1154
Nebivolol, kardiovaskuläre Störung 228

Nedocromil
- Allergie 518, 521
- Asthma bronchiale 364, 365

Nelfinavir, HIV-Infektion 1661

Neomycinsulfat
- hepatische Enzephalopathie 833, 834

Neomycinsulfat, Leberzirrhose 822

Neostigmin
- akute hepatische Porphyrie 933
- Pseudoobstruktion 739

Neproxen, rheumatische Erkrankungen 1251
Netilmicin, Dosierung 1688
Nevirapin, HIV-Infektion 1661, 1664
Nicardipin, Raynaud-Phänomen 269

Niclosamid, Helminthiasis 1627
Nicotin, arterielle Durchblutungsstörung 259
Nicotinsäureamid, Hartnup-Krankheit 929

Nifedipin
- akutes Koronarsyndrom 20
- arterielle Durchblutungsstörung 268
- arterielle Hypertonie 247, 248, 251
- Cor pulmonale 170
- Ergotismus 268
- hypertensive Krise 252
- Kardiomyopathie 45
- KHK 12
- Lungenödem 65, 67
- Phäochromozytom 1002
- Raynaud-Phänomen 269
- Schwangerschaft 1739

Nifurtimox, Chagas-Krankheit 1431, 1613

Nimodipin
- psychische Störung 1521
- Subarachnoidalblutung 1358, 1359
- zerebrale Ischämie 1350

Nimorazol, Amöbiasis 1614
Nitazoxanid, Parasitose 1616, 1619
Nitilmicin, Endokarditis 144
Nitisonon, Alkaptonurie 575
Nitrazepam, Schlafstörung 1498

Nitrendipin
- arterielle Hypertonie 247
- hypertensive Krise 252
- Lungenödem 65

Nitrofurantoin
- Dosierung 1689
- Indikationen 1700
- Lungenfibrose 428
- Nebenwirkungen 1700
- Thrombozytopathie 1229
- Wirkungsspektrum 1700

Nitroglycerin
- arterielle Durchblutungsstörung 268
- Ergotismus 268
- hypertensive Krise 252
- kardiogener Schock 84
- Leberzirrhose 821
- Lungenödem 65, 66
- Niereninsuffizienz 620

Nitroprussidnatrium
- Ergotismus 268
- hypertensive Krise 252
- kardiogener Schock 83
- Lungenödem 65, 67
- Mitralinsuffizienz 132

Nizatidin, gastroösophageale Refluxkrankheit 695

Noradrenalin
- anaphylaktischer Schock 93
- kardiogener Schock 81, 83
- Raynaud-Phänomen 268

Norethisteron, Antikonzeption 1019
- Hormonersatztherapie 1017

Norfenefrin, chronische Hypotonie 233, 234

Norfloxacin
- Cholera 1548
- Harnwegsinfektion 680
- Indikationen 1700
- Nebenwirkungen 1702
- Pharmakokinetik 1701
- Wirkungsspektrum 1700, 1701

Norgestimat, Antikonzeption 1019

Nortriptylin, chronischer Schmerz 1483

Nystatin, Harnwegsinfektion 674

O

Octreotid
- Akromegalie 945
- chronische Hypotonie 233, 234
- chronische intestinale Pseudoobstruktion 738
- hepatorenales Syndrom 830
- Insulinom 894
- Leberzirrhose 822
- Pankreaskarzinom 770, 773–775
- Pankreatitis 768
- Rektumkarzinoid 748
- Sklerodermie 1274
- Spätdumping-Syndrom 713, 714
- VIPom 772

Ofloxacin
- Darminfektion 742
- Harnwegsinfektion 674
- Indikationen 1700
- Lepra 1559
- Nebenwirkungen 1702
- Pharmakokinetik 1701
- Prostatitis 675
- Pyelonephritis 678
- Wirkungsspektrum 1700
- Zystitis 676

OKT3, Immunsuppression 646, 653, 655
Olanzapin, psychische Störung 1517, 1526
Olmesartan, arterielle Hypertonie 247
Omalizumab, Allergie 519
, Herzinsuffizienz 117

Omeprazol
- Antirefluxtherapie 688
- Gastrinom 772
- gastroösophageale Refluxkrankheit 695, 696
- Kurzdarmsyndrom 728
- Pankreatitis 765, 766
- Stressulkusprophylaxe 328
- Ulkuskrankheit 715

Oncovin, Lungenkarzinom 489, 491

Ondansetron
- Hodentumor 1045
- primär biliäre Zirrhose 808

Opipramol, psychische Störung 1513
Orciprenalin, Bradykardie 18, 186
Orlistat, Adipositas 916
Ornidazol, Pneumonie 380
Ornipressin, hepatorenales Syndrom 830

Oseltamivir
- Pneumonie 382
- Virusinfektionen 1591

Östrogen
- funktionelle Herzschmerzen 229
- Myokardinfarkt 28

Oxacillin
- Dosierung 1687
- Endokarditis 143

Oxazepam
- akutes Koronarsyndrom 18, 19
- psychische Störung 1511

Oxcarbazepin
- chronischer Schmerz 1484
- Epilepsie 1367, 1369
- Nebenwirkungen 1370
- Neuropathie 1448

Oxilofrin, chronische Hypotonie 233, 234
Oxitropium, Asthma bronchiale 363, 366
Oxitropiumbromid, COPD 349

Oxybutinin
- Neurosyphilis 1416
- Parkinson-Syndrom 1395

Oxycodon
- chronischer Schmerz 1483
- Neuropathie 1489
- Pleuritis 396
- Tumorschmerz 1487

P

Paclitaxel
- Hodentumor 1048
- Lungenkarzinom 487, 495, 496

Pamidronat
- multiples Myelom 1160
- Osteoporose 1290
- Neurodystrophie 1295

Pancuronium, Tetanus 1540

Pantoprazol
- Antirefluxtherapie 688
- Darmfehlbesiedelung 727

- gastroösophageale Refluxkrankheit 696
- Stressulkusprophylaxe 328
- Ulkuskrankheit 715

Pantozol
- Gastrinom 772
- Pankreatitis 765, 766

Papaverin
- Mesenterialarterienembolie 746
- Parkinson-Syndrom 1395

Paracetamol
- Arthrose 1278
- chronischer Schmerz 1481, 1482
- Fieber 1533
- Gerinnungsstörung 1201
- Intensivtherapie 303
- Migräne 1322
- Pleurodese 393
- rheumatische Erkrankungen 1250, 1251
- Schwangerschaft 1737
- Spannungskopfschmerz 1326
- Tumorschmerz 1487

Parathormon, Osteoporose 1290

Paromomycin
- Amöbiasis 1615
- Leberzirrhose 822
- Leishmaniose 1610
- Parasitose 1616

Paroxetin
- chronischer Schmerz 1484
- Neuropathie 1489
- Parkinson-Syndrom 1394
- progressive supranukleäre Blickparese 1398
- psychische Störung 1514

Pemolin, Narkolepsie 1381

Pemolin, psychische Störung 1522

Penciclovir, Virusinfektionen 1588

Pencuronium, Muskelrelaxation 315

Penicillin
- akutes rheumatisches Fieber 151
- Diphtherie 1539
- Endokarditis 141
- Erysipel 277
- Morbus Whipple 727
- Pleuraempyem 395

Penicillin G
- Aktinomykose 1560
- Clostridien 1541, 1542
- Dosierung 1687
- Endokarditis 142, 143
- Enterokokken 1538
- Gasbrand 1541
- Indikationen 1691
- infektiöse Arthritis 1270
- Knollenblätterpilzvergiftung 796

- Kontraindikationen 1691
- Meningitis 1407, 1408, 1568
- Milzbrand 1540
- Morbus Whipple 1419
- Nebenwirkungen 1691
- Neurosyphilis 1415
- Pasteurellose 1552
- Pneumonie 379–381
- rheumatisches Fieber 1271
- Sepsis 1562, 1565
- Staphylokokken 1535
- Streptokokken 1537, 1538
- Syphilis 1555, 1556
- Wirkungsspektrum 1685, 1691, 1777

Penicillin V
- akutes rheumatisches Fieber 52, 53, 151
- Dosierung 1687
- Meningitis 1408
- Pneumonie 379
- Streptokokken 1537

Penprocoumon, Vorhofflimmern 206

Pentamidin
- Amöbiasis 1616
- Leishmaniose 1610
- Pneumonie 385
- Schlafkrankheit 1612
- Trypanosomiasis 1431

Pentazocin
- Borreliose 1417
- Gallenkolik 844
- Intensivtherapie 303, 308, 309
- Niereninsuffizienz 620
- rheumatische Erkrankungen 1251

Pentoxifyllin
- alkoholische Hepatitis 799
- ARDS 463
- arterielle Durchblutungsstörung 261
- hepatorenales Syndrom 830
- interstitielle Nephritis 557
- Sarkoidose 439

Pergolid, Parkinson-Syndrom 1389, 1392

Perindopril, Herzinsuffizienz 39, 113

Pethidin
- akute hepatische Porphyrie 935
- Gallenkolik 844
- Intensivtherapie 308, 309
- Nierenkolik 669

Phenobarbital
- Crigler-Najjar-Syndrom 811
- Epilepsie 1367, 1369, 1375
- Intensivtherapie 303
- Nebenwirkungen 1370
- psychische Störung 1525

Phenoxybenzamin, Phäochromozytom 1001–1004

Phenoxymethylpenicillin s. Penicillin V

Phenoxypropylpenicillin,
akutes rheumatisches Fieber 52, 53

Phenprocoumon
- arterielle Durchblutungsstörung 257
- KHK 10
- Myokardinfarkt 28
- Schwangerschaft 1740
- Thromboembolieprophylaxe 1239
- Venenthrombose 274

Phentolamin, Cor pulmonale 170

Phenylbutazon, chronische Polyarthritis 1267

Phenytoin
- Epilepsie 1367, 1369, 1375, 1423
- Nebenwirkungen 1370
- Neurosyphilis 1416
- Neurotuberkulose 1413
- Trigeminusneuralgie 1331, 1438
- zerebrale Ischämie 1356

Phosphocysteamin, Zystinose 572

Pibobroman, Polycythaemia vera 1119

Pimozid
- psychische Störung 1517
- Trigeminusneuralgie 1331

Pindolol, Lungenfibrose 428

Pioglitazon
- Diabetes mellitus 879, 881
- Steatohepatitis 800

Pipamperon
- Neurotuberkulose 1413
- Schlafstörung 1496, 1501

Piperacillin
- Cholangitis 846
- Cholezystitis 845
- COPD 351
- Dosierung 1687
- Endokarditis 144
- Harnwegsinfektion 681
- Indikationen 1692
- Meningitis 1406
- Nebenwirkungen 1692
- Neutropenie 1675
- Peritonitis 632
- Pneumonie 378, 379
- Sepsis 1562, 1565
- Wirkungsspektrum 1685, 1692

Pipobroman, Polycythaemia vera 1117

Piracetam, psychische Störung 1521

Pirenzepin, Stressulkusprophylaxe 328

Piretanid
- Herzinsuffizienz 102, 103
- Lungenödem 67

Pirfenidon, Lungengerüsterkrankung 418, 421

Piritramid, Intensivtherapie 303, 308, 309

Piroxicam
- chronische Polyarthritis 1267
- rheumatische Erkrankungen 1251

Pleconaril
- Coxsachie-Virusinfektion 1421
- ECHO-Virusinfektion 1421
- Virusinfektionen 1591

Polyethylenglykol, Reizdarm 738

Polymyxin
- aplastische Anämie 1082
- Indikationen 1699
- Intensivtherapie 335
- Nebenwirkungen 1699
- Wirkungsspektrum 1699

Pramipexol, Parkinson-Syndrom 1389, 1392

Praziquantel
- Helminthiasis 1626, 1627, 1629
- Paragonimiasis 1431
- Zystizerkose 1430, 1431

Prazosin
- arterielle Hypertonie 248
- Cor pulmonale 170

Prednisolon
- akutes rheumatisches Fieber 52
- Amyloidose 550
- Allergie 519
- allergische Myokarditis 54
- Antiphospholipidantikörper-Syndrom 1275
- arterielle Durchblutungsstörung 267
- Arteriitis temporalis 267, 1435
- Asthma bronchiale 369
- Autoimmunhepatitis 801
- Behçet-Syndrom 1436
- Churg-Strauss-Granulomatose 1435
- COPD 356
- Fasziitis 1282
- Gerinnungsstörung 1215
- Gicht 920
- Glomerulonephritis 536, 538
- Goodpasture-Syndrom 546
- Hypersensitivitätsangiitis 1435
- Immunsuppression 645, 1185
- interstitielle Nephritis 555, 556
- Kolitis 735
- Lupusnephritis 543
- Morbus Crohn 732, 734
- multiple Sklerose 1438
- multiples Myelom 1155
- Overlap-Syndrom 810
- Panarteriitis nodosa 1435
- Pleuraerguss 393
- rheumatische Erkrankungen 1253, 1254, 1261

Prednisolon
- Sarkoidose 1436
- Schwangerschaft 1738
- systemischer Lupus erythematodes 1434
- Takayasu-Krankheit 267
- Thyreoiditis 981
- thyreotoxische Krise 970
- TINU-Syndrom 558
- Tolosa-Hunt-Syndrom 1436
- Wegener-Granulomatose 544

Prednison
- Allergie 519
- arterielle Durchblutungsstörung 267
- Blastenkrise 1115
- Chorioretinitis 1430
- chronische lymphatische Leukämie 1138, 1139
- Dermatomyositis 1467
- Glomerulonephritis 536, 539
- Hodgkin-Lymphom 1127
- Hypophyseninsuffizienz 952
- Immunsuppression 645
- Malaria 1431
- medikamenteninduzierter Kopfschmerz 1329
- Morbus Crohn 732
- Neurotuberkulose 1414
- Non-Hodgkin-Lymphom 1143
- Perikarditis 160, 162
- polyzystisches Ovar-Syndrom 1012
- Q-Fieber 1573
- rheumatische Erkrankungen 1253, 1254
- Sarkoidose 438, 440
- Schwangerschaft 1738
- Thymom 485

Pregabalin
- chronischer Schmerz 1485
- Zoster-Neuralgie 1489

Prenalterol, Herzinsuffizienz 117
Primaquin, Malaria 1607
Primidon
- Epilepsie 1367, 1369
- Nebenwirkungen 1370
- Tremor 1399

Probenicid, Hyperurikämie 569
Procain
- akute hepatische Porphyrie 935
- rheumatische Erkrankungen 1262

Procarbazin, Hodgkin-Lymphom 1127
Progesteron, ovarielles Überstimulationssyndrom 1014
Proguanil, Malaria 1431, 1606–1609
Promazin
- Mykoplasmeninfektion 1418
- Schlafstörung 1501

Promethazin
- Asthma bronchiale 369
- psychische Störung 1525
- Schlafstörung 1496, 1501

Propafenon
- Extrasystolie 213
- funktionelle Herzrhythmusstörung 229
- Tachykardie 203, 221
- Vorhofflimmern 205

Propanolol, Thyreoiditis 980
Propicillin
- akutes rheumatisches Fieber 151
- Dosierung 1687

Propofol
- akute hepatische Porphyrie 935
- Epilepsie 1423
- Intensivtherapie 303, 310, 311
- Kurznarkose 315

Propranolol
- akute hepatische Porphyrie 933
- Arrhythmie 46, 47
- arterielle Hypertonie 247
- Extrasystolie 213
- Kardiomyopathie 44, 45
- Leberzirrhose 823, 824
- Myokardinfarkt 27
- Narkolepsie 1382
- Parkinson-Syndrom 1392
- thyreotoxische Krise 970
- Tremor 1399

Propylthiouracil
- alkoholische Hepatitis 799
- Morbus Basedow 966

Propyphenazon, Schwangerschaft 1737
Prostaglandin E$_1$, arterielle Durchblutungsstörung 268
Prostavasin, arterielle Durchblutungsstörung 263
Prostazyklin
- arterielle Durchblutungsstörung 266
- Gerinnungsstörung 1221
- Sklerodermie 1274
- Thrombozytopathie 1229

Prostigmin, Pankreatitis 766
Protamin, Blutungsgefahr 1238
Protein C, aktiviertes, Gerinnungsstörung 1221
- septischer Schock 92, 95

Prothipendyl, Schlafstörung 1501
Protionamid
- Nebenwirkungen 1634
- Neurotuberkulose 1413
- Pleuraerguss 391
- Tuberkulose 1633, 1635
- Wechselwirkungen 1638

Psoralen, Sézary-Syndrom 1144
Purinethol, Blastenkrise 1115
Pyrantel
- Ankylostomiasis 1431
- Askaridiasis 1431
- Helminthiasis 1621

Pyrazinamid
- Nebenwirkungen 1634
- Neurotuberkulose 1413
- Perikarditis 161
- Pleuraempyem 395
- Pleuraerguss 391
- Tuberkulose 1633, 1635
- Urogenitaltuberkulose 682
- Wechselwirkungen 1638

Pyridostigminbromid, Myasthenia gravis 1469
Pyridoxalphosphat, Oxalose 572
Pyridoxin
- Hyperhomocysteinämie 576
- myelodysplastisches Syndrom 1094, 1095
- Neurotuberkulose 1414
- sideroblastische Anämie 1067

Pyrimethamin, Toxoplasmose 1430, 1618, 1619, 1669
Pyritinol, psychische Störung 1521
Pyrvinium, Helminthiasis 1621

Quetiapin
- Demenz vom Lewy-Körper-Typ 1398
- Parkinson-Syndrom 1394
- psychische Störung 1517

Quinacrin
- Creutzfeldt-Jakob-Erkrankung 1426
- Pleurodese 392

Quinagolid, Akromegalie 946
Quinapril
- arterielle Hypertonie 247
- Herzinsuffizienz 39, 113, 114
- Dosierung 1688
- Indikationen 1699
- Nebenwirkungen 1699
- Wirkungsspektrum 1699, 1777

R

Rabeprazol
- Antirefluxtherapie 688, 696
- Gastrinom 772
- Pankreatitis 765, 766
- Ulkuskrankheit 716

Raloxifen
- interstitielle Nephritis 557
- Osteoporose 1291

Ramipril
- arterielle Hypertonie 247, 250
- funktionelle Herzschmerzen 229
- Herzinsuffizienz 39, 113

Ranitidin
- anaphylaktischer Schock 93
- gastroösophageale Refluxkrankheit 695–697
- Stressulkusprophylaxe 328, 329

Rapamycin, Immunsuppression 1184
Rebif, multiple Sklerose 1440
Reboxetin, psychische Störung 1513
Remifentanil, Intensivtherapie 303, 309
Repaglinid, Diabetes mellitus 878
Reproterol, Asthma bronchiale 362, 363
Reserpin
- Parkinson-Syndrom 1387
- Schlafapnoe 504

Reteplase
- Myokardinfarkt 22
- Thrombolyse 1244

13-cis-Retinsäure, myelodysplastisches Syndrom 1095
Reviparin, Venenthrombose 273
Revlimid, multiples Myelom 1158
Ribavirin
- Hepatitis C 791, 792
- Virusinfektionen 1587, 1589
- Hyperhomocysteinämie 576

Ridogrel, Thrombozytenfunktionshemmung 1243
Rifabutin
- Mycobakterien 1558
- Neurotuberkulose 1413

Rifampicin
- Amöbenmeningoenzephalitis 1431
- Darmtuberkulose 743
- Endokarditis 142
- Haemophilus influenzae 1550
- Herdenzephalitis 1411
- Hirnabszess 1409
- Lepra 1559
- Meningitis 1406–1408
- Mycobakterien 1558
- Nebenwirkungen 1634
- Neisserien 1543
- Neurotuberkulose 1413, 1414
- Perikarditis 161
- Pleuraempyem 395
- Pleuraerguss 391
- Pneumonie 383, 384
- primär biliäre Zirrhose 808, 810
- Staphylokokken 1536
- Tuberkulose 1633, 1634
- Urogenitaltuberkulose 682

- Wechselwirkungen 1638
- Wirkungsspektrum 1777

Rimantadin, Virusinfektionen 1590

Risedronat
- Knochentumor 1294
- Ostitis deformans Paget 1294
- Osteoporose 1290, 1291

Risperidon
- psychische Störung 1518
- Schlafstörung 1501

Ritonavir, HIV-Infektion 1661

Rituximab
- chronische lymphatische Leukämie 1138
- interstitielle Nephritis 559
- Mantelzellleukämie 1142
- Non-Hodgkin-Lymphom 1137

Rivastigmin, psychische Störung 1521

Rizatriptan, Migräne 1322

Rofecoxib
- Allergie 522
- chronischer Schmerz 148
- rheumatische Erkrankungen 125
- Ulkuskrankheit 71

Ropinirol, Parkinson-Syndrom 1389

Rosiglitazon, Diabetes mellitus 879, 881

Roxithromycin
- Dosierung 1688
- Indikationen 1697
- Nebenwirkungen 1697
- Pharmakokinetik 1697
- Pneumonie 379, 381, 382
- Q-Fieber 1573
- Wirkungsspektrum 1696

rt-PA
- arterielle Durchblutungsstörung 256
- Lungenembolie 407
- Mesenterialarterienembolie 746
- Myokardinfarkt 22
- Thrombolyse 1243, 1245
- Venenthrombose 273
- zerebrale Ischämie 1350

S

Salazosulfapyridin, Lungenfibrose 428

Salbutamol
- Asthma bronchiale 362, 363
- COPD 349
- Hyperkaliämie 606

Salmeterol
- Asthma bronchiale 362, 363
- COPD 349

Saquinavir, HIV-Infektion 1661

Selegilin
- Narkolepsie 1382
- Parkinson-Syndrom 1390

Seroxat, kardiovaskuläre Störung 228

Sertralin, psychische Störung 1514

Sevelamer, Niereninsuffizienz 617

Sibutramin, Adipositas 916

Silansetron, Reizdarm 738

Sildenafil
- erektile Dysfunktion 1034
- Parkinson-Syndrom 1395

Silibinin, Knollenblätterpilzvergiftung 796

Silymarin, alkoholische Hepatitis 799

Sirolimus
- Immunsuppression 645, 651
- Nierentumor 573

Somatostatin
- chronische intestinale Pseudoobstruktion 738
- Rektumkarzinoid 748

Sorbitol, Niereninsuffizienz 620

Sotalol, Tachykardie 221

Spectinomycin, Dosierung 1688

Spiramycin
- Dosierung 168
- Indikationen 169
- Nebenwirkungen 169
- Toxoplasmose 161
- Wirkungsspektrum 169

Spironolacton
- adrenogenitales Syndrom 1000
- Alkalose 598
- Aszites 826, 827
- Bartter-Syndrom 571
- Herzinsuffizienz 102, 103, 106, 116
- Hypokaliämie 585
- polyzystisches Ovar-Syndrom 1013

Stavudin, HIV-Infektion 1661

Streptokinase
- arterielle Durchblutungsstörung 257
- hämolytisch-urämisches Syndrom 1075
- Lungenembolie 407
- Mesenterialarterienembolie 746
- Myokardinfarkt 22
- Pleuraempyem 395
- Thrombolyse 1243, 1244
- Venenthrombose 273

Streptomycin
- Darmtuberkulose 743
- Morbus Whipple 727, 1419
- Nebenwirkungen 1634
- Neurotuberkulose 1414
- Perikarditis 161
- Pest 1551
- Pleuraerguss 391

- Tuberkulose 1633, 1635
- Tularämie 1551
- Wechselwirkungen 1638

Streptozotocin, Pankreaskarzinom 770, 774

Strontium-Ranelat, interstitielle Nephritis 556, 557

Strophantin, Herzinsuffizienz 110

Sucralfat
- Speiseröhrenläsion 694
- Stressulkusprophylaxe 328, 329

Sufentanil, Intensivtherapie 303, 304, 308, 309

Sulbactam
- Cholangitis 846
- Pleuraerguss 393
- Pneumonie 379, 382
- Wirkungsspektrum 1777

Sulfadiazin
- akutes rheumatisches Fieber 53, 151
- Malleus 1549
- Toxoplasmose 1617, 1618

Sulfalazin
- chronische Polyarthritis 1266, 1267
- rheumatische Erkrankungen 1255, 1257

Sulfalen, Toxoplasmose 1430

Sulfamethoxazol
(s. a. Cotrimoxazol)
- Darmfehlbesiedelung 727
- Darminfektion 742
- Dosierung 1689
- Harnwegsinfekt 677
- Morbus Whipple 727
- Mycobakterien 1558
- Pneumonie 385
- Prostatitis 675
- Wegener-Granulomatose 430, 545
- Zystitis 676

Sulfasalazin
- Arthropathie 1281
- Behçet-Syndrom 1277
- chronische Polyarthritis 1263, 1265
- Morbus Crohn 730
- Reiter-Syndrom 1269

Sulpirid
- Chorea 1399
- Dystonie 1400
- Parkinson-Syndrom 1387
- psychische Störung 1517

Sultamicillin, Dosierung 1687

Sumatriptan
- Cluster-Kopfschmerz 1325
- Migräne 1322, 1323
- psychische Störung 1516

Suprarenin, Bradykardie 18

Suramin
- Schlafkrankheit 1612
- Trypanosomiasis 1431

Suxamethonium, akute hepatische Porphyrie 935

T

Tacrolimus
- Autoimmunhepatitis 802
- Immunsuppression 645, 646, 650
- Lupusnephritis 544

Tamoxifen, Gynäkomastie 1035–1037

Tamsolusin, Neurosyphilis 1416

Tardocillin, Streptokokken 1537

Tazobactam
- Cholangitis 846
- Cholezystitis 845
- COPD 351
- Dosierung 1687
- Neutropenie 1675
- Pneumonie 379

Tegaserod
- Dyspepsie 720
- Motilitätsstörung 712

Teicoplanin
- Dosierung 1689
- Endokarditis 143, 144
- Indikationen 1698
- Nebenwirkungen 1698
- Pneumonie 379
- Wirkungsspektrum 1685, 1698, 1777

Telithromycin
- Pneumonie 379
- Dosierung 1688
- Indikationen 1698
- Nebenwirkungen 1698
- Wirkungsspektrum 1698

Telmisartan, arterielle Hypertonie 247

Temazepam, Schlafstörung 1496, 1498

Tenecteplase, Thrombolyse 1244

Tenofovir
- HIV-Infektion 1661
- Virusinfektionen 1590

Terbutalin
- Asthma bronchiale 362–364, 369
- COPD 349

Terfenadin, Allergie 518

Teriparatid, Osteoporose 1291

Terizidon, Neurotuberkulose 1414

Terlipressin
- hepatorenales Syndrom 83
- Leberzirrhose 822

Testolacton
- adrenogenitales Syndrom 1000
- Gynäkomastie 1035, 1037

Testosteronenantat
- Androgentherapie 1029, 1031
- Gynäkomastie 1036, 1037
- Hypogonadismus 953

Testosteronundecanoat
- Androgentherapie 1029, 1031
- Hypogonadismus 953

Tetrabenazin, Dystonie 1400

Tetracyclin
- Darminfektion 742
- Dosierung 1688
- Ehrlichiose 1574
- Helicobacter pylori 717
- Indikationen 1695
- Marginalzonenlymphom 1139
- Nebenwirkungen 1696
- Parasitose 1616
- Pest 1551
- Pleurodese 392
- Reiter-Syndrom 1269
- Rückfallfieber 1557
- Sprue 727
- Wirkungsspektrum 1695

Tetrazepam
- multiple Sklerose 1438
- rheumatische Erkrankungen 1250

Thalidomid
- Behçet-Syndrom 1277
- multiples Myelom 1154, 1155, 1157, 1159
- myelodysplastisches Syndrom 1095, 1096

THAM-Puffer, Schock 75

Theophyllin
- anaphylaktischer Schock 520, 521
- Asthma bronchiale 364, 366, 369
- COPD 350, 355–357
- Liquorunterdruckkopfschmerz 1330
- Schlafapnoe 1382
- Thrombozytopathie 1229

Thiabendazol
- Askaridiasis 1431
- Helminthiasis 1621, 1622
- Toxocara-Infektion 1432
- Trichinose 1431

Thiamazol, Morbus Basedow 966

Thiamin, Wernicke-Enzephalopathie 1426

Thiazid, Azidose 561

Thioactacid, diabetische Polyneuropathie 892

Thioctansäure, alkoholische Hepatitis 799

Thioguanin
- akute myeloische Leukämie 1103
- Blastenkrise 1115
- Löffler-Endokarditis 152

Thiopental
- Enzephalomyelitis 1442
- Epilepsie 1423
- Intensivtherapie 303, 310
- Kurznarkose 315

Thioridazin, Schlafstörung 1496, 1501

Tiagabin
- Epilepsie 1368, 1370
- Nebenwirkungen 1370

Ticlopidin
- Angina pectoris 9
- Gerinnungsstörung 1221
- Thrombozytenfunktionshemmung 1242

Ticlopidin, Thrombozytopathie 1228, 1229

Tilidin
- arterielle Durchblutungsstörung 262
- Niereninsuffizienz 620
- Pleuritis 396
- Pneumothorax 397

Tilidinhydrochlorid, Pleurodese 393

Tilidin-Naloxon
- chronischer Schmerz 1482
- Tumorschmerz 1487

Tiludronat
- Knochentumor 1294
- Ostitis deformans Paget 1294

Timolol, Myokardinfarkt 27

Tinidazol
- Amöbiasis 1614
- Dosierung 1689
- Indikationen 1700
- Nebenwirkungen 1700
- Parasitose 1616
- Wirkungsspektrum 1700

Tinzaparin, Venenthrombose 273

Tiopronin, Tubulopathie 570

Tiotropium, Asthma bronchiale 363, 366

Tirilazad-Mesylat, interstitielle Nephritis 556

Tirofiban
- KHK 15
- Thrombozytenfunktionshemmung 1242

Tizanidin
- multiple Sklerose 1438
- Spannungskopfschmerz 1327

TNF-α, septischer Schock 91

Tobramycin
- Cholezystitis 845
- Dosierung 1688
- Endokarditis 142, 144
- Harnwegsinfektion 681
- Intensivtherapie 335
- Pneumonie 379
- Wirkungsspektrum 1685

Tolazolin, arterielle Durchblutungsstörung 268

Topiramat
- Epilepsie 1368, 1370, 1373
- Migräne 1324
- Neuropathie 1448

Topotecan, Lungenkarzinom 487, 491

Torasemid
- arterielle Hypertonie 247
- Aszites 826, 827
- Herzinsuffizienz 39, 102, 103
- Hyperkaliämie 586
- Lungenödem 67
- Pleuraerguss 389

Tramadol
- arterielle Durchblutungsstörung 262
- Borreliose 1417
- chronischer Schmerz 1482
- diabetische Polyneuropathie 892
- Intensivtherapie 303
- Intensivtherapie 308
- Neuropathie 1448
- Neuropathie 1489
- Niereninsuffizienz 620
- Tumorschmerz 1487

Trandolapril
- arterielle Hypertonie 247
- Herzinsuffizienz 39
- Zystenniere 565

Tranexamsäure
- Gerinnungsstörung 1200, 1218, 1219, 1221
- Thrombozytopathie 1226

Tranylcypromin, psychische Störung 1513, 1516

Trazodon, Schlafstörung 1496, 1499

Treprostinil, Cor pulmonale 170

Triamcinolon
- gastroösophageale Refluxkrankheit 700
- rheumatische Erkrankungen 1261

Triamcinolonacetat
- Neuropathie 1456
- rheumatische Erkrankungen 1261

Triamteren
- Alkalose 598
- Cor pulmonale 173
- Herzinsuffizienz 102–104
- Morbus Menière 1340
- Narkolepsie 1382
- Schlafstörung 1496, 1498

Triclabendazol, Helminthiasis 1626, 1627

Trientine, Morbus Wilson 815

Trifluridin, Virusinfektionen 1586, 1587

Triglycylvasopressin, Leberzirrhose 821

Trihexyphenidyl, Parkinson-Syndrom 1391

Trimethoprim (s. a. Cotrimoxazol)
- Darmfehlbesiedelung 727
- Darminfektion 742
- Dosierung 1689
- Harnwegsinfekt 677, 680
- Morbus Whipple 727
- Mycobakterien 1558
- Pneumonie 385
- Prostatitis 675
- Pyelonephritis 678
- Wegener-Granulomatose 430, 545
- Zystitis 676

Trimipramin, Schlafstörung 1496, 1499

Trizivir, HIV-Infektion 1664

Trospium, Neurosyphilis 1416

U

Urapidil
- arterielle Hypertonie 248
- hypertensive Krise 252
- Lungenödem 65, 67
- Subarachnoidalblutung 1358

Urokinase
- hämolytisch-urämisches Syndrom 1075
- Lungenembolie 407
- Mesenterialarterienembolie 746
- Pleuraempyem 395
- Thrombolyse 1243, 1244
- Venenthrombose 273

Urovaxom, Zystitis 676

Ursodeoxycholsäure
- Cholelithiasis 841, 842
- cholestatische Leberkrankheit 811
- Hepatitis C 793
- Overlap-Syndrom 810
- primär biliäre Zirrhose 806, 807, 809, 810
- primär sklerosierende Cholangitis 809, 810
- Steatohepatitis 800
- Protoporphyrie 937

V

Valaciclovir
- Herpesviren 1592
- Virusinfektionen 1586, 1587
- Zoster 1593
- Zosterneuropathie 1455

Valganciclovir
- interstitielle Nephritis 558
- Nierentransplantation 655
- Ösophagitis 694
- Virusinfektionen 1587

Valproinsäure
- Cluster-Kopfschmerz 1326
- Epilepsie 1368, 1370, 1375
- Migräne 1324
- Nebenwirkungen 1370, 1371
- Trigeminusneuralgie 1438

Valsartan
- arterielle Hypertonie 247
- Herzinsuffizienz 39, 116
- KHK 11
Vancomycin
- Diarrhö 745
- Dosierung 1689
- Endokarditis 142, 143
Vancomycin
- Endokarditis 150
- Enterokolitis 1678
- Indikationen 1698
- infektiöse Arthritis 1270
- Meningitis 1407, 1408
- Nebenwirkungen 1698
- Pankreatitis 765
- pseudomembranöse Kolitis 1542
- Staphylokokken 1535, 1536
- Wirkungsspektrum 1685, 1698, 1777
Vasopressin
- hepatorenales Syndrom 830
- Leberzirrhose 821
Vecuronium
- Muskelrelaxation 315
- Tetanus 1540
Venlafaxin, psychische Störung 1513, 1514, 1515
Verapamil
- akutes Koronarsyndrom 20
- Arrhythmie 19, 46, 47
- arterielle Hypertonie 246, 247
- Cluster-Kopfschmerz 1325, 1326
- Cor pulmonale 170
- Herzinsuffizienz 108, 109
- Kardiomyopathie 45
- KHK 12
- Raynaud-Phänomen 269
- Schwangerschaft 1739
- Tachykardie 210, 221
- Vorhofflattern 202, 203
- Vorhofflimmern 203, 206
Vidarabin, Virusinfektionen 1586, 1588
Vigabatrin
- Epilepsie 1368, 1370
- Nebenwirkungen 1370
Viloxacin, Narkolepsie 1382
Vinblastin
- Hodentumor 1048
- Hodgkin-Lymphom 1127
- Nierentumor 663
- Raynaud-Phänomen 268
Vincristin
- akute lymphatische Leukämie 1106
- Blastenkrise 1115
- chronische lymphatische Leukämie 1138, 1139
- Gerinnungsstörung 1215
- Hodgkin-Lymphom 1127
- Lungenkarzinom 489, 491
- Non-Hodgkin-Lymphom 1143

- Phäochromozytom 1004
Vindesin, Lungenkarzinom 487
Vinorelbin, Lungenkarzinom 487, 494–496
VM-26, Lungenkarzinom 487
Voriconazol
- Mykose 1428, 1429, 1649–1652
- Pneumonie 385
- Wirkungsspektrum 1646

W

Warfarin
- Glomerulonephritis 536
- KHK 10
- Schwangerschaft 1740
- Thromboembolieprophylaxe 1239
- Vorhofflimmern 206
Wismutsubsalicylat, Kolitis 735

X

Xamoterol, Herzinsuffizienz 116
- Herzinsuffizienz 117
Xipamid, Aszites 826, 827

Y

Yohimbin
- Multisystematrophie 1397
- Parkinson-Syndrom 1395

Z

Zalcitabin, HIV-Infektion 1661
Zaleplon, psychische Störung 1511
- Schlafstörung 1496, 1497
Zanamivir
- Influenza 1597
- Pneumonie 382
- Virusinfektionen 1588, 1591
Zidovudin, HIV-Infektion 1661, 1663
Zilpidem, Schlafstörung 1497
Zinkacetat, Morbus Wilson 815
Zinksulfat, Morbus Wilson 815
Zoledronat, Knochentumor 1294
Zolmitriptan
- Cluster-Kopfschmerz 1325
- Migräne 1322

Zolpidem
- psychische Störung 1511
- Schlafstörung 1496
Zonisamid, Epilepsie 1370
Zopiclon
- psychische Störung 1511
- Schlafstörung 1496, 1497
Zuclopenthixol, psychische Störung 1518
Zyklooxygenase, rheumatische Erkrankungen 1252